J. Kruse, W. Langewitz, A. Schneider, W. Söllner, C. Waller, K. Weidner, S. Zipfel (Hrsg.)

Psychosomatische Medizin

Johannes Kruse, Wolf Langewitz, Antonius Schneider,
Wolfgang Söllner, Christiane Waller, Kerstin Weidner,
Stephan Zipfel (Hrsg.)

Uexküll
Psychosomatische Medizin

Theoretische Modelle und klinische Praxis

9. Auflage

Mitherausgeber der Vorauflagen: Rolf H. Adler, Jörg Michael Herrmann, Wolfgang Herzog, Peter Joraschky, Karl Köhle, Othmar W. Schonecke, Thure von Uexküll, Wolfgang Wesiak

Mit Beiträgen von: Christian Albus, Peter Angerer, Rahel Bachem, Alexander Bäuerle, Harald Bailer, Markus Bassler, Stephanie Bauer, Cord Benecke, Manfred E. Beutel, Elmar Brähler, Karl Heinz Brisch, Burkhard Brosig, Christian Brünahl, Till Johannes Bugaj, Rupert Conrad, Miriam Depping, Ulrike Dinger, Annegret Eckhardt-Henn, Niklaus Egloff, Ulrike Ehlert, Wolfgang Eich, Franziska Einsle, Carl Erb, Yesim Erim, Marvin Fischer, Andreas J. Forstner, Hans-Christoph Friederich, Eckhard Frick, Kurt Fritzsche, Jörg Frommer, David Garcia Nuñez, Charly Gaul, Uwe Gieler, Harald Gündel, Anna-Lena Guth, Felix Geser, Tilman Grande, Werner Geigges, Katrin Giel, Winfried Häuser, Hans-Peter Hartmann, Martin Hatzinger, Markus Haun, Constanze Hausteiner-Wiehle, Peter Henningsen, Leo Hermle, Philipp Yorck Herzberg, Stephan Herpertz, Christoph Herrmann-Lingen, Anne Herrmann-Werner, Wolfgang Herzog, Gereon Heuft, Gerhard Hildenbrand, Klaus Hönig, Jürgen Hoyer, Sabina Hunziker, Paul L. Janssen, Peter Joraschky, Jana Jünger, Hedwig J. Kaiser, Hans Peter Kapfhammer, Alexander Kiss, Paul Köbler, Volker Köllner, Eva Krauss-Köstler, Johannes Kruse, Bernhard Kulzer, Alexa Alica Kupferschmitt, Claas Lahmann, Roberto La Marca, Karin Lange, Michael Langenbach, Wolf Langewitz, Hedda Lausberg, Inga Lau, Bernd Löwe, Frank Luck, Imad Maatouk, Andreas Maercker, Philipp Martius, Jürgen Matzat, Wolfgang E. Milch, Julian Valentin Möhring, Eva Morawa, Astrid Müller, Kathrin Müller, Mechthild Neises-Rudolf, Nico Niedermeier, Christoph Nikendei, Björn Nolting, Eva M.J. Peters, Katja Petrowski, Irmgard Pfaffinger, Christa Probst-Geigges, Olaf Reddemann, Franz Resch, Joram Ronel, Frank Rosanowski, Hans-Martin Rothe, Heinz Rüddel, Rainer Schaefert, Kathrin Schag, Henning Schauenburg, Marcus Schiltenwolf, Christian Schmahl, Hans Ulrich Schmidt, Roger Schmidt, Stefan Schmidt, Antonius Schneider, Wolfgang Schneider, Gerhard Schüßler, Bettina Schwind, Inge Seiffge-Krenke, Johannes Siegrist, Eva-Maria Skoda, Flora Gräfin von Spreti, Wolfgang Söllner, Michael Stasch, Thomas Stegemann, Barbara Stein, Andreas Stengel, Aglaja Valentina Stirn, Claudia Subic-Wrana, Svenja Taubner, Jonas Tesarz, Martin Anton Teufel, Stefan Uhmann, Frank Vitinius, Christiane Waller, Kerstin Weidner, Beate Wild, Jörg Wiltink, Petra H. Wirtz, Ursula Wisiak, Wolfgang Wöller, Anne Wolowski, Deniz Yilmazer-Hanke, Ronja Zannoni, Almut Zeeck, Klaus Zerres, Stephan Zipfel, Martina de Zwaan

ELSEVIER

Elsevier GmbH, Bernhard-Wicki-Str. 5, 80636 München, Deutschland
Wir freuen uns über Ihr Feedback und Ihre Anregungen an kundendienst@elsevier.com

ISBN 978-3-437-21835-4
eISBN 978-3-437-06382-4

Aus Gründen der Barrierefreiheit sind die Bilder in elektronischen Ausgaben dieses Buches mit Alt-Text-Beschreibungen (Alternativ-Text) versehen, die von Elsevier bereitgestellt werden. Mehr Informationen erhalten Sie unter https://www.elsevier.com/about/accessibility.

Elsevier nimmt eine neutrale Position in Bezug auf territoriale Meinungsverschiedenheiten oder Zuständigkeitsansprüche in seinen veröffentlichten Inhalten ein, einschließlich Landkarten und institutionellen Zugehörigkeiten.

9. Auflage 2025

Wichtiger Hinweis
Die medizinischen Wissenschaften unterliegen einem sehr schnellen Wissenszuwachs. Der stetige Wandel von Methoden, Wirkstoffen und Erkenntnissen ist allen an diesem Werk Beteiligten bewusst. Sowohl der Verlag als auch die Autorinnen und Autoren und alle, die an der Entstehung dieses Werkes beteiligt waren, haben große Sorgfalt darauf verwandt, dass die Angaben zu Methoden, Anweisungen, Produkten, Anwendungen oder Konzepten dem aktuellen Wissensstand zum Zeitpunkt der Fertigstellung des Werkes entsprechen.
Der Verlag kann jedoch keine Gewähr für Angaben zu Dosierung und Applikationsformen übernehmen. Es sollte stets eine unabhängige und sorgfältige Überprüfung von Diagnosen und Arzneimitteldosierungen sowie möglicher Kontraindikationen erfolgen. Jede Dosierung oder Applikation liegt in der Verantwortung der Anwenderin oder des Anwenders. Die Elsevier GmbH, die Autorinnen und Autoren und alle, die an der Entstehung des Werkes mitgewirkt haben, können keinerlei Haftung in Bezug auf jegliche Verletzung und/oder Schäden an Personen oder Eigentum, im Rahmen von Produkthaftung, Fahrlässigkeit oder anderweitig übernehmen.

Für die Vollständigkeit und Auswahl der aufgeführten Medikamente übernimmt der Verlag keine Gewähr.
Geschützte Warennamen (Warenzeichen) werden in der Regel besonders kenntlich gemacht (®). Aus dem Fehlen eines solchen Hinweises kann jedoch nicht automatisch geschlossen werden, dass es sich um einen freien Warennamen handelt.

Bibliografische Information der Deutschen Nationalbibliothek
Die Deutsche Nationalbibliothek verzeichnet diese Publikation in der Deutschen Nationalbibliografie; detaillierte bibliografische Daten sind im Internet über https://www.dnb.de abrufbar.

25 26 27 28 29 5 4 3 2 1

In ihren Veröffentlichungen verfolgt die Elsevier GmbH das Ziel, genderneutrale Formulierungen für Personengruppen zu verwenden. Um jedoch den Textfluss nicht zu stören sowie die gestalterische Freiheit nicht einzuschränken, wurden bisweilen Kompromisse eingegangen. Selbstverständlich sind **immer alle Geschlechter** gemeint.

Planung: Dr. Bernhard Gall, München
Projektmanagement: Birgit Pietzsch, München; Julia Stängle, München
Redaktion: Karin Beifuss, Ohmden
Bildrechteklärung: Elisabeth Pilhofer, München
Herstellung: Hildegard Graf, Germering
Satz: Thomson Digital, Noida/Indien
Druck und Bindung: Drukarnia Dimograf Sp. z o. o., Bielsko-Biała/Polen
Umschlaggestaltung: SpieszDesign, Neu-Ulm
Titelfotografie: © Gabriele Rohdd/stock.adobe.com

Aktuelle Informationen finden Sie im Internet unter **www.elsevier.de**

Vorwort

Die Psychosomatische Medizin hat sich in den vergangenen Jahren mit großer Dynamik weiterentwickelt. Unser Wissen über bio-psycho-soziale Zusammenhänge ist gewachsen, neue therapeutische Strategien wurden entwickelt und neue Versorgungsstrukturen implementiert, und auch der theoretisch wissenschaftliche Dialog wurde neu belebt. Daher wurde es notwendig, das Standardwerk der Psychosomatischen Medizin, „den Uexküll", zu aktualisieren und weiterzuentwickeln. Wir sind überzeugt, dass es auch im Zeitalter der elektronischen Medien gut ist, ein umfassendes Lehrbuch in der Hand zu halten, das den Wissensbestand eines Fachgebiets zusammenfasst, praxisrelevant aufarbeitet und Anstöße für die weitere Entwicklung gibt.

Als Thure von Uexküll und seine Mitherausgeber vor nahezu 50 Jahren die Arbeit an diesem Buch begannen, war es ihr Ziel, den psychosomatisch-psychotherapeutischen Verständnis- und Handlungsansatz in die Medizin zu integrieren. In weiten Bereichen der Medizin ist dies zumindest offiziell gelungen, selbst wenn die wissenschaftliche und klinische Praxis auch heute noch diesem Anspruch oftmals nicht gerecht wird.

Dieser Weg der Integration wurde vielfach erreicht, indem die Psychosomatische Medizin mit naturwissenschaftlich objektivierender Methodik bio-psycho-soziale Zusammenhänge evident machte und die Wirksamkeit ihrer Interventionen nachwies. Diese wissenschaftlichen Erkenntnisse ermöglichen die Einbindung in eine evidenzbasierte Medizin. Die Psychosomatische Medizin geht aber darüber hinaus. Sie interessiert sich auch für die Einführung des Subjekts in die Medizin, für die Berücksichtigung des persönlichen Erlebens, der Bedeutungserteilung und Intentionalität, die biografische Dimension unserer psychologischen, sozialen und biologischen Regulations- und Anpassungsprozesse sowie für die zwischenmenschlichen Interaktionen. Dieses Buch greift den Spannungsbogen zwischen dem naturwissenschaftlichen Erklären und dem hermeneutischen Verstehen auf, indem es einerseits die naturwissenschaftlich ermittelten Grundlagen und aktuelles Wissen referiert und andererseits die Bedeutung des Menschen als Subjekt und die interpersonelle Perspektive miteinbezieht.

Und einen zweiten Spannungsbogen greifen wir auf. Uexküll sah in dem fehlenden Anschluss der Medizin an die moderne Wissenschaftstheorie eine Ursache für die Aussparung der psychosozialen Aspekte. Mit seinem Ansatz, Systemtheorie, Konstruktivismus und Semiotik zu verbinden, schuf er eine theoretische Grundlage für die Psychosomatische Medizin. Die wissenschaftstheoretische Verankerung der Psychosomatischen Medizin und die theoretischen Diskussionen zum Leib-Seele-Problem waren einerseits für die Psychosomatische Medizin identitätsstiftend und trugen zur Faszination des Faches bei. Auf der anderen Seite gelang es durch strukturelle Veränderungen mit der Einführung des Fachgebiets Psychosomatische Medizin und Psychotherapie in Deutschland, die Psychosomatische Medizin in der Versorgung, Forschung, Lehre und Weiterbildung als eine spezialisierte fachärztliche psychosomatische Versorgung auszubauen. Mit der Verankerung der Psychosomatischen Grundversorgung und der Zusatzbezeichnung Psychotherapie wurde zugleich die Integration eines psychosomatisch-psychotherapeutischen Verständnisses in alle klinischen Bereiche gestärkt. Die Psychosomatische Medizin ist somit in der Breite in der Versorgung angekommen. Sie ist nicht mehr nur als theoretische Wissenschaft gefordert, sondern als Handlungswissenschaft, die Lösungen anbietet für kranke Menschen und betroffene Systeme, die sich in ihrer Not an uns wenden.

In der vorliegenden Auflage greifen wir dieses Spannungsfeld im ersten Kapitel des Teils „Theoretische Grundlagen" auf, indem wir den Beitrag von Karl Köhle zur Integrierten Medizin aus der Vorauflage aktualisiert an den Beginn stellen und ihn ergänzen um aktuelle Beiträge von Peter Henningsen und Wolf Langewitz zur Leib-Seele-Problematik, die miteinander im Dialog stehen.

Das Kapitel von Karl Köhle wurde bewusst an den Beginn des Buches gestellt, da Köhle als langjähriger Wegbegleiter von Uexkülls schon in den letzten Auflagen als Spiritus Rector dieses Werk wesentlich geprägt hat. Er verstarb im Jahr 2022 und hatte die ersten Schritte zu dieser Neuauflage noch mitbegleitet. Wir möchten ihm diese Auflage widmen.

Im Aufbau des Buches sind wir den Vorauflagen verbunden geblieben. Im zweiten Teil werden zunächst die bio-psycho-sozialen Grundlagen dargestellt. Der gemeinsame Ausgangspunkt der Beiträge dieses Teils besteht darin, dass die seelische und körperliche Gesundheit auf der biologischen, der psychischen und der sozialen Ebene im Rahmen von psychischen, biologischen und sozialen Regelungs- und Anpassungsprozessen hergestellt wird. Die einzelnen Subsysteme werden in ihrer Wissenschaftssprache getrennt dargestellt, aber nicht als voneinander unabhängige Systeme betrachtet. Sie geben jeweils einen vertieften Einblick in den aktuellen Stand der komplexen Forschungslage.

Im Teil zu den gesellschaftlichen und sozialen Grundlagen der Anpassung wurden aktuelle gesellschaftliche Problemfelder und Entwicklungen und ihre Bedeutung für die Psychosomatische Medizin aufgegriffen und die Kapitel „Digitalisierung und Künstliche Intelligenz in der Medizin", „Umwelt, Klimakrise und Gesundheit", „Gender" und „Auswirkungen der COVID-19-Pandemie auf die psychische Gesundheit" neu in das Buch aufgenommen.

Der Arzt-Patient-Kommunikation ist ein gesonderter Teil gewidmet, da das Gespräch ein wesentliches zentrales diagnostisches und therapeutisches Instrument in der Psychosomatischen Medizin darstellt. In dem Gespräch sind die Ärztin und der Arzt gefordert, die erklärende und verstehende Perspektive zusammenzubringen.

Bei den diagnostischen Klassifikationssystemen wurden die Kapitel zur ICD-11 und zum DSM-5, zur psychodynamischen Diagnostik, zur Diagnostik in der Prävention sowie die psychologische Testdiagnostik aktualisiert; neu ins Buch aufgenommen wurden die Diagnostik in der Verhaltenstherapie und in der Systemischen Therapie sowie die Funktionsdiagnostik (ICF).

Auch der Therapie-Teil wurde erweitert und umfasst jetzt erstmalig auch einen Beitrag zur Psychotherapie mit körperlich Kranken sowie ein Kapitel zu den suggestiven, achtsamkeitsbasierten und übenden Verfahren.

Der Teil „Versorgungskontexte" verdeutlicht, wie vielfältig sich die Psychosomatische Medizin entwickelt hat und greift neu die Versorgungsmodelle in der Familienpsychosomatik, die Eltern-Kind-Stationen und die Kinder- und Jugendpsychosomatik sowie sektorenübergreifende Versorgungsformen auf. Er beschreibt ausgehend von der hausärztlichen bio-psycho-sozialen Versorgung, der Psychosomatischen Grundversorgung und den Selbsthilfegruppen die gestufte Versorgung in Form der ambulanten, stationären, tagesklinischen und rehabilitativen spezialisierten psychosomatischen Versorgung, der Versorgung durch Konsiliar-Liaisondienste im Krankenhaus sowie der neuen sektorenübergreifenden Versorgungsmodelle.

In der anschließenden Darstellung der einzelnen Störungsbilder werden sowohl die wissenschaftlichen Grundlagen zur Ätiologie als auch die klinischen Aspekte zur Diagnostik und Therapie detailliert und mit dem aktuellen Stand dargestellt. Die Vielfalt der funktionellen Störungen wird ausführlich beschrieben, wobei auch die neu formulierten diagnostischen Überlegungen der ICD-11 miteinfließen. Neu aufgenommen in diesen Teil wurden auch die nicht-stoffgebundenen Süchte, wie z. B. die Spielsucht.

Abgerundet wird das Bild durch Beiträge zur Psychosomatischen Lehre sowie Fort- und Weiterbildung in Deutschland, Österreich und der Schweiz sowie mit einem Kapitel zur Ärztin- bzw. Arztgesundheit. Insgesamt wurden 39 der 105 Kapitel völlig neu verfasst.

Als Standardwerk der Psychosomatischen Medizin gibt dieses Buch einen umfassenden, aktuellen, verlässlichen, aber auch verständlichen Überblick über die Psychosomatische Medizin. Allen beteiligten Autorinnen und Autoren dieses Lehrbuchs sei für das Einbringen ihrer Expertise, das große Engagement und ihre Geduld gedankt.

Ein Werk mit mehr als 100 Autoren verlangt ein Team, das mit langem Atem den Erarbeitungsprozess zusammenhält. Besonders möchten wir Frau Birgit Pietzsch, Frau Julia Stängle und Herrn Dr. Bernhard Gall für die klare Strukturierung der Abläufe, die kenntnisreiche Unterstützung sowie die Geduld danken, die sie als Editorial-Direktor bzw. als Projektmanagerinnen an den Tag gelegt haben.

Psychosomatische Medizin ist Beziehungsmedizin, ein Lehrbuch der Psychosomatischen Medizin benötigt eine vertrauensvolle Zusammenarbeit. Wir möchten uns bei allen bedanken, die zum Erfolg des Werkes beigetragen haben. Nun wünschen wir den Leserinnen und Lesern viel Freude bei der Lektüre.

Die Herausgeberinnen und Herausgeber

Nachruf Prof. Dr. med. Karl Köhle

Am 23. April 2022 verstarb Prof. Dr. med. Karl Köhle, Mitherausgeber des Lehrbuchs von der 1. bis zur 8. Auflage. Er hatte am Zentrum für Innere Medizin und Kinderheilkunde der Universität Ulm in der Abteilung Innere Medizin und Psychosomatik unter Thure von Uexküll als Oberarzt der psychosomatisch ausgerichteten internistischen Station („das Ulmer Modell") gearbeitet und kannte die Entstehung und die Weiterentwicklung „des Uexküll" aus erster Hand. 1984 wurde er zum Ärztlichen Direktor der Klinik für Psychosomatik und Psychotherapie in Köln berufen, wo er bis zu seiner Emeritierung im Jahr 2005 tätig war. Zentrales Element einer psychosomatischen Diagnostik und Therapie war für ihn die Begegnung mit Kranken und Angehörigen, weshalb es naheliegend war, dass er sich in der Lehre schon früh darauf konzentrierte, die Essenz einer ärztlichen Gesprächsführung zu formulieren, die Betroffenen eine Stimme verleiht – was wir heute als Grundprinzip einer patientenzentrierten Kommunikation anerkennen. Er hat „Kommunikation für die Kitteltasche" entwickelt – in Form von Leporellos, die konkrete Vorschläge für eine erfolgreiche Kommunikation enthielten und in der Lehre und in der klinischen Weiterbildung überaus erfolgreich waren. Was die technische Umsetzung der Lehre in der Kommunikation angeht, war er seiner Zeit immer weit voraus: Er hat als einer der Ersten überhaupt Videos für die Illustration von Kommunikationstechniken entwickelt: Studierende in Köln konnten live dabei sein, wenn Dr. Thomas Reimer, ein Hausarzt in der Eifel, mit Patientinnen und Patienten sprach. Für Karl Köhle war klar, dass Kompetenzen, die sich im Handeln zeigen und nicht in der Wiedergabe von Wissen, im Handeln demonstriert und praktisch geübt werden müssen. Zusammen mit engagierten Mitarbeiterinnen und Mitarbeitern hat er Anfang der 2000er-Jahre internetbasierte Ressourcen in die Lehre eingeführt (NetMediaViewer; bis zur 8. Auflage noch Bestandteil des Lehrbuchs). Diese Technik war so ungewöhnlich, dass mir im Jahre 2006 in der Lehre in Basel untersagt wurde, das Programm im Hörsaal zu nutzen, um „die Studierenden nicht von der Lehre abzulenken".

Im Kreis der Herausgeber war er ein zugewandter Zuhörer und Diskutant. Wir sind dankbar, dass wir die wichtigen Beiträge von Karl Köhle und sein wertschätzendes Wesen zu Beginn dieser 9. Auflage noch erleben konnten. Er hat seine Meinung nicht laut oder übermäßig pointiert vertreten, sondern auf die Wirkung des sorgfältig abgewogenen Arguments vertraut.

Wir werden sein Andenken in Ehren halten.

Basel, im Juli 2024
Prof. Dr. med. Wolf Langewitz

Autorinnen und Autoren

Prof. Dr. med. Christian Albus
Universitätsklinikum Köln (AöR)
Klinik und Poliklinik für Psychosomatik und Psychotherapie
Köln

Prof. Dr. med Peter Angerer
Universitätsklinikum Düsseldorf
Institut für Arbeits-, Sozial- und Umweltmedizin
Düsseldorf

Dr. phil. Rahel Bachem
Universität Zürich
Psychologisches Institut
Psychopathologie und Klinische Intervention
Zürich, Schweiz

Dr. Alexander Bäuerle, M.Sc. Psych.
LVR-Universitätsklinik Essen
Klinik für Psychosomatische Medizin und Psychotherapie
Universität Duisburg-Essen
Essen

Dr. biol. hum. Harald Bailer
Luisenklinik Bad Dürrheim
Ausbildungsinstitut Luisenklinik
Bad Dürrheim

Prof. Dr. med. Markus Bassler
Institut für Sozialmedizin, Rehabilitationswissenschaften
und Versorgungsforschung (ISRV)
Hochschule Nordhausen
Nordhausen

Prof. Dr. rer. soc. Stephanie Bauer
Universitätsklinikum Heidelberg
Institut für Psychosoziale Prävention
Heidelberg

Prof. Dr. phil. Dipl.-Psych. Cord Benecke
Universität Kassel
Institut für Psychologie
Kassel

Prof. Dr. med. Manfred E. Beutel
Universitätsmedizin Mainz
Klinik und Poliklinik für Psychosomatische Medizin
und Psychotherapie
Mainz

Prof. em. Dr. rer. biol. hum. Elmar Brähler
Universitätsmedizin Mainz
Klinik und Poliklinik für Psychosomatische Medizin
und Psychotherapie
Schwerpunkt Medizinische Psychologie und Medizinische
Soziologie
Mainz

Prof. Dr. med. Karl Heinz Brisch
Fortbildungen
Ulm

Prof. Dr. med. Burkhard Brosig
Universitätsklinikum Gießen und Marburg
Abt. für Allgemeine Pädiatrie und Neonatologie
Kinder- und Familienpsychosomatik
Gießen

Prof. Dr. med. habil. Christian Brünahl, MME
MSH Medical School Hamburg
University of Applied Sciences and Medical University
Department Humanmedizin
Lehrstuhl für Psychosomatische Medizin und Psychotherapie
Hamburg

Dr. med. Till Johannes Bugaj
Universitätsklinikum Heidelberg
Klinik für Allgemeine Innere Medizin und Psychosomatik
Heidelberg

Prof. Dr. med. Dipl.-Psych. Rupert Conrad, MBA
Universitätsklinikum Münster
Klinik für Psychosomatische Medizin und Psychotherapie
Münster

Dr. phil. Miriam Depping
Schön Tagesklinik Hamburg
Hamburg

Prof. Dr. rer. nat. Ulrike Dinger
Universitätsklinikum Düsseldorf
Klinisches Institut für Psychosomatische Medizin und Psychotherapie
Düsseldorf
und
LVR Klinikum Düsseldorf
Klinik für Psychosomatische Medizin und Psychotherapie
Düsseldorf

Prof. Dr. med. Annegret Eckhardt-Henn
Klinikum Stuttgart
Krankenhaus Bad Cannstatt
Klinik für Psychosomatische Medizin und Psychotherapie
Stuttgart

PD Dr. med. Niklaus Egloff
Schweizerische Akademie
für Psychosomatische und Psychosoziale Medizin SAPPM
Reiden, Schweiz

Prof. Dr. rer. nat. Ulrike Ehlert
Universität Zürich
Psychologisches Institut
Klinische Psychologie und Psychotherapie
Zürich, Schweiz

Prof. Dr. med. Wolfgang Eich
Universitätsklinikum Heidelberg
Medizinische Klinik, Innere Medizin II
Klinik für Allgemeine Innere Medizin und Psychosomatik
Heidelberg

Dr. rer. med. Franziska Einsle
Technische Universität Dresden
Klinische Psychologie und Psychotherapie
Dresden

Prof. Prof. h.c. Dr. Carl Erb
Augenklinik am Wittenbergplatz
Privatinstitut für angewandte Augenheilkunde Berlin
Berlin

Prof. Dr. (TR) Yesim Erim
Universitätsklinikum Erlangen
Psychosomatische und Psychotherapeutische Abteilung
Erlangen

Marvin Fischer, M.Sc.
Universität Konstanz
Biologische Arbeits- und Gesundheitspsychologie
Konstanz

Prof. Dr. med. Andreas J. Forstner
Universitätsklinikum Bonn
Institut für Humangenetik
Bonn
und
Forschungszentrum Jülich
Institut für Neurowissenschaften und Medizin (INM-1)
Jülich

Prof. Dr. med. Eckhard Frick
Klinikum rechts der Isar der TU München
Klinik und Poliklinik für Psychosomatische Medizin und Psychotherapie
München

Prof. Dr. med. Hans-Christoph Friederich
Universitätsklinikum Heidelberg
Klinik für Allgemeine Innere Medizin und Psychosomatik
Heidelberg

Prof. Dr. med. Kurt Fritzsche
Universitätsklinikum Freiburg
Klinik für Psychosomatische Medizin und Psychotherapie
Department für Psychische Erkrankungen
Freiburg

Prof. Dr. med. Jörg Frommer
Universität Magdeburg
Abt. für Psychosomatische Medizin und Psychotherapie
Magdeburg

Dr. med. David Garcia Nuñez
Universitätsspital Basel
Innovations-Focus Geschlechtervarianz
Basel, Schweiz

PD Dr. med. Charly Gaul
Kopfschmerzzentrum Frankfurt
Frankfurt/M.

Lic. phil. Irene Geiger
Universitätsspital Basel
Basel, Schweiz

Dr. med. Werner Geigges
Heuweiler

Dr. med. Dr. (PhD) Felix Geser, LLM, FEBN
Christophsbad Göppingen
Klinik für Gerontopsychiatrie
Göppingen

Prof. Dr. rer. nat. Katrin Giel
Universitätsklinikum Tübingen
Innere Medizin VI
Psychosomatische Medizin und Psychotherapie
Tübingen

Prof. Dr. med. Uwe Gieler
Vitos Klinik für Psychosomatik Gießen
Gießen

Dr. phil. Dipl.-Psych. Tilman Grande
Psychotherapeutische Praxis
Heidelberg

Prof. Dr. med. Dr. rer. soc. Norbert Grulke
Luisenklinik Bad Dürrheim
Bad Dürrheim

Prof. Dr. med. Harald Gündel
Universitätsklinikum Ulm
Klinik für Psychosomatische Medizin und Psychotherapie
Ulm

Dipl.-Psych. Anna-Lena Guth
Kopfschmerzzentrum Frankfurt
Frankfurt/M

Prof. Dr. med. Dipl.-Psych. Hans-Peter Hartmann
Langgöns

Prof. Dr. med. Winfried Häuser
Medizinisches Versorgungszentrum für Schmerzmedizin und seelische Gesundheit
Saarbrücken - St. Johann

Prof. Dr. med. Martin Hatzinger
Psychiatrische Dienste, Erwachsenenpsychiatrie
Solothurn, Schweiz

PD Dr. med. Markus Haun, M.Sc. Psych., MBA
Universitätsklinikum Heidelberg
Klinik für Allgemeine Innere Medizin und Psychosomatik
Heidelberg

Prof. Dr. med. Constanze Hausteiner-Wiehle
BG Unfallklinik Murnau
Neurologie, Klinische Neurophysiologie und Stroke Unit
Murnau/Staffelsee
und
Klinikum rechts der Isar der TU München
Klinik und Poliklinik für Psychosomatische Medizin und Psychotherapie
München

Prof. Dr. med. Peter Henningsen
Klinikum rechts der Isar der TU München
Klinik für Psychosomatische Medizin und Psychotherapie
München

PD Dr. med. Leo Hermle
Ärztlicher Direktor i.R.
Klinikum Christophsbad
Göppingen

Prof. Dr. med. Stephan Herpertz
Klinik für Psychosomatische Medizin und Psychotherapie
LWL-Universitätsklinikum Bochum
Ruhr-Universität Bochum
Bochum

Prof. Dr. med. Christoph Herrmann-Lingen
Universitätsmedizin Göttingen
Klinik für Psychosomatische und Psychotherapie
Göttingen

Prof. Dr. med. Anne Herrmann-Werner, MME (Bern)
TIME – Tübingen Institute for Medical Education
Medizinische Fakultät & Universitätsklinikum Tübingen
Tübingen

Prof. Dr. rer. nat. Philipp Yorck Herzberg
Helmut-Schmidt-Universität/Universität der Bundeswehr Hamburg
Fakultät für Geistes- und Sozialwissenschaften
Hamburg

Prof. Dr. med. Wolfgang Herzog
Universitätsklinikum Heidelberg
Klinik für Allgemeine Innere Medizin und Psychosomatik
Heidelberg

Prof. em. Dr. med. Gereon Heuft
Universitätsklinikum Münster
Klinik und Poliklinik für Psychosomatik und Psychotherapie
Münster

Dr. med. Gerhard Hildenbrand
Märkische Kliniken GmbH
Klinikum Lüdenscheid
Lüdenscheid

Dr. rer. nat. Klaus Hönig
Universitätsklinikum Ulm
Klinik für Psychosomatische Medizin und Psychotherapie
Konsiliar- und Liaisonpsychosomatik
Ulm

Prof. Dr. phil. Jürgen Hoyer, Dipl.-Psych.
Technische Universität Dresden
Institut für Klinische Psychologie und Psychotherapie
Dresden

Prof. Dr. med. Sabina Hunziker
Universitätsspital Basel
Abteilung für Medizinische Kommunikation/Psychosomatik
Basel, Schweiz

Prof. em. Dr. med. Paul L. Janssen
Meerbusch

Prof. Dr. med. Peter Joraschky
Universitätsklinikum Carl Gustav Carus
Klinik und Poliklinik für Psychotherapie
und Psychosomatik
Dresden

Prof. Dr. med. Jana Jünger, MME
Medizinische Fakultät Heidelberg
Studiendekanat Medizin
Heidelberg

Prof. Dr. med. univ. Hedwig J. Kaiser
Salzburg, Österreich

Prof. Dr. med. Dr. phil. Hans Peter Kapfhammer
Medizinische Universität Graz
Universitätsklinik für Psychiatrie
Graz, Österreich

Prof. Dr. med. Alexander Kiss
Universitätsspital Basel
Basel, Schweiz

Dr. rer. medic. Dipl.-Psych. Paul Köbler
Klinikum und Paracelsus Medizinische Universität Nürnberg
Klinik für Psychosomatische Medizin und Psychotherapie
Nürnberg

Prof. Dr. med. Volker Köllner
Charité – Universitätsmedizin Berlin
Forschungsgruppe Psychosomatische Rehabilitation
Rehazentrum Seehof der Deutschen Rentenversicherung
Teltow

Dr. med. Eva Krauss-Köstler
Klinikum und Paracelsus Medizinische Universität Nürnberg
Klinik für Psychosomatische Medizin und Psychotherapie
Nürnberg

Prof. Dr. med. Johannes Kruse
Universitätsklinikum Gießen und Marburg GmbH
Klinik für Psychosomatische Medizin und Psychotherapie
Justus-Liebig-Universität Gießen und
Philipps-Universität Marburg
Gießen

Prof. Dr. phil. Dipl.-Psych. Bernhard Kulzer
Diabetes Akademie Bad Mergentheim e.V.
Bad Mergentheim

Dr. rer. medic. Alexa Alica Kupferschmitt
Charité – Universitätsmedizin Berlin
Forschungsgruppe Psychosomatische Rehabilitation
Rehazentrum Seehof der Deutschen Rentenversicherung
Teltow

Prof. Dr. med. Claas Lahmann
Universitätsklinikum Freiburg
Klinik für Psychosomatische Medizin und Psychotherapie
Freiburg

Dr. phil. Roberto La Marca
Clinica Holistica Engiadina – Zentrum für Stressfolgeerkrankungen
Susch, Schweiz

Prof. Dr. rer. nat. habil. Dipl.-Psych. Karin Lange
Medizinische Hochschule Hannover
Medizinische Psychologie
Hannover

PD Dr. med. Michael Langenbach
Facharzt für Psychosomatische Medizin und Psychotherapie
Facharzt für Neurologie und Psychiatrie Psychoanalytiker
(DPG, DGPT)
Köln

Prof. Dr. med. Wolf Langewitz
Universitätsspital Basel
Psychosomatik
Basel, Schweiz

Dr. med. Inga Lau
Universitätsklinikum Freiburg
Klinik für Psychosomatische Medizin und Psychotherapie
Department für Psychische Erkrankungen
Freiburg

Prof. Dr. med. Hedda Lausberg
Deutsche Sporthochschule Köln
Abt. für Neurologie, Psychosomatik und Psychiatrie
Köln

Prof. Dr. med. Bernd Löwe
Universitätsklinikum Hamburg-Eppendorf
Klinik und Poliklinik für Psychosomatische Medizin und
Psychotherapie
Hamburg

Prof. Dr. phil. Frank Luck
Katholische Hochschule Freiburg
Pflegewissenschaft
Freiburg im Breisgau

Prof. Dr. med. Imad Maatouk
Universitätsklinikum Würzburg
Medizinische Klinik II
Schwerpunkt Psychosomatik, Psychotherapie und Psychoonkologie
Würzburg

Prof. Dr. phil. Dr. med. Andreas Maercker
Universität Zürich
Psychologisches Institut
Psychopathologie und Klinische Intervention
Zürich, Schweiz

Prof. Dr. med. Philipp Martius
Hochschule München
Fakultät für Soziale Arbeit
München
und
Praxis am Schlossplatz
Bad Kreuznach

Dipl.-Psych. Jürgen Matzat
Universitätsklinikum Gießen und Marburg
Klinik für Psychosomatische Medizin und Psychotherapie
Kontaktstelle für Selbsthilfegruppen
Gießen

Prof. Dr. med. Wolfgang E. Milch
Praxis für Neurologie und Psychiatrie
Wettenberg

Dr. phil. Julian Valentin Möhring
FernUniversität Hagen
Institut für Soziologie
Ernsting's family-Stiftungsprofessur für Mikrosoziologie
Hagen

PD Dr. rer. medic. Dr. habil. med. Dipl.-Psych. Dipl.-Theol. Eva Morawa
Universitätsklinikum Erlangen
Psychosomatische und Psychotherapeutische Abteilung
Erlangen

Prof. Dr. med. Dr. phil. Astrid Müller
Medizinische Hochschule Hannover
Klinik für Psychosomatik und Psychotherapie
AG Substanzungebundene Abhängigkeitserkrankungen
Hannover

Dr. biol. hom. Kathrin Müller
Universitätsklinikum des Saarlandes
Klinik für Allgemeine Pädiatrie und Neonatologie
Homburg/Saar

Prof. apl. Dr. med. Dr. rer. nat. Mechthild Neises-Rudolf
Leimen-Lingental

Dr. med. Nico Niedermeier
Facharzt für Psychosomatische Medizin und Psychotherapie
München

apl. Prof. Dr. med. Christoph Nikendei, MME
Universitätsklinikum Heidelberg
Klinik für Allgemeine Innere Medizin und Psychosomatik
Heidelberg

Dr. med. Björn Nolting
Klinikum Esslingen GmbH
Klinik für Psychosomatische Medizin und Psychotherapie
Esslingen a. N.

Prof. Dr. med. Eva M. J. Peters
Universitätsklinikum Gießen und Marburg
Leitung Psychoneuroimmunologie Labor
Gießen

Prof. Dr. Katja Petrowski
Universitätsmedizin Mainz
Institut für Medizinische Psychologie und Medizinische Soziologie
Mainz

Dr. med. Irmgard Pfaffinger
Fachärztin für Psychosomatische Medizin und Psychotherapie
München

Dipl.-Psych. Christa Probst-Geigges
Praxis für Psychotherapie
Freiburg

Olaf Reddemann
Universitätsklinikum Düsseldorf
Institut für Allgemeinmedizin
Centre for Health and Society
Düsseldorf
und
Praxis-Team Reddemann –
Allgemeinmedizin in der Kölner Innenstadt
Köln

Prof. i. R. Dr. med. univ. Franz Resch
Universitätsklinikum Heidelberg
Klinik für Kinder- und Jugendpsychiatrie
Zentrum für Psychosoziale Medizin
Heidelberg

PD Dr. med. Joram Ronel
Klinik Barmelweid AG
Dep. Psychosomatische Medizin und Psychotherapie
Barmelweid, Schweiz

Prof. Dr. med. Frank Rosanowski
Praxis für Hals-Nasen-Ohrenheilkunde, Phoniatrie und Pädaudiologie
Nürnberg

Dr. med. Hans-Martin Rothe
Praxis für Psychosomatische Medizin und Psychotherapie
Dresden

Prof. Dr. med. Heinz Rüddel
Bad Kreuznach

Prof. Dr. med. Rainer Schäfert
Universitätsspital Basel
Klinik für Psychosomatik, Bereich Theragnostik
Basel, Schweiz

Dr. rer. nat. Kathrin Schag
Universitätsklinikum Tübingen
Innere Medizin VI
Psychosomatische Medizin und Psychotherapie
Tübingen

Prof. Dr. med. Henning Schauenburg
Heidelberger Institut für Psychotherapie
Heidelberg

Prof. Dr. med. Marcus Schiltenwolf
Universitätsklinikum Heidelberg
Zentrum für Orthopädie, Unfallchirurgie und Paraplegiologie
Heidelberg

Prof. Dr. med. Christian Schmahl
Zentralinstitut für Seelische Gesundheit
Klinik für Psychosomatik und Psychotherapeutische Medizin
Mannheim

Prof. Dr. med. Hans Ulrich Schmidt
Universitätsklinikum Hamburg-Eppendorf
Ambulanzzentrum des UKE GmbH
Ärztliche Leitung Bereich Psychosomatische Medizin und Psychotherapie
Hamburg

Prof. Dr. med. Roger Schmidt
Kantonsspital St. Gallen
Klinik für Psychosomatik und Konsiliarpsychiatrie
Departement Innere Medizin
St. Gallen, Schweiz
und
Kliniken Schmieder
Lurija-Institut für Rehabilitationswissenschaften und Gesundheitsforschung an der Universität Konstanz
Allensbach

Prof. Dr. phil. Stefan Schmidt
Department für Psychische Erkrankungen
Klinik für Psychosomatische Medizin und Psychotherapie
Freiburg

Prof. Dr. med. Antonius Schneider
Klinikum rechts der Isar der TU München
Institut für Allgemeinmedizin und Versorgungsforschung
München

Prof. em. Dr. med. Dr. rer. nat. Dipl.-Psych. Wolfgang Schneider
Universitätsmedizin Rostock
Klinik und Poliklinik für Psychosomatik und Psychotherapeutische Medizin
Rostock

Prof. em. Dr. med. Gerhard Schüßler
Medizinische Universität Innsbruck
Innsbruck, Österreich
und
Sigmund Freud Privatuniversität Wien
Fakultät Psychotherapiewissenschaft
Wien, Österreich

Dr. phil. Bettina Schwind, PhD MA
Schweizer Tropen- und Public Health Institut
Department Epidemiologie und Public Health
Allschwil, Schweiz
und
Universität Zürich
Institut für Biomedizinische Ethik und Medizingeschichte
Zürich, Schweiz

Prof. em. Dr. Inge Seiffge-Krenke
Johannes-Gutenberg-Universität
Institut für Psychologie
Mainz

Prof. Dr. phil. Johannes Siegrist
Life-Science-Center
Seniorprofessur Psychosoziale Arbeitsbelastungsforschung
Düsseldorf

Prof. Dr. med. Eva-Maria Skoda
LVR-Universitätsklinik Essen
Klinik für Psychosomatische Medizin und Psychotherapie
Universität Duisburg-Essen
Essen

Prof. em. Dr. med. univ. Wolfgang Söllner
Paracelsus Medizinische Universität Nürnberg
Nürnberg

Prof. Flora Gräfin von Spreti
Klinikum rechts der Isar der TU München
Klinik und Poliklinik für Psychosomatische Medizin und Psychotherapie
München

Dipl.-Psych. Michael Stasch
Praxis für Psychotherapie,
Psychoanalyse sowie Paar- und Familientherapie
Heidelberg

Prof. Dr. med. Dr. sc. mus. Thomas Stegemann
Universität für Musik und darstellende Kunst Wien
Institut für Musiktherapie / Wiener Zentrum für
Musiktherapie-Forschung
Wien, Österreich

Dr. phil. Barbara Stein
Klinikum und Paracelsus Medizinische Universität Nürnberg
Klinik für Psychosomatische Medizin und Psychotherapie
Nürnberg

Prof. Dr. med. Andreas Stengel
Klinikum Stuttgart
Klinik für Psychosomatische Medizin und Psychotherapie
Stuttgart
und
Universitätsklinikum Tübingen
Medizinische Klinik, Innere Medizin VI
Psychosomatische Medizin und Psychotherapie
Tübingen

Prof. Dr. med. Aglaja Valentina Stirn
Christian-Albrechts-Universität zu Kiel
Medizinische Fakultät
Institut für Allgemeinmedizin
Kiel

PD Dr. rer. medic. Claudia Subic-Wrana
Praxis für Psychotherapie und Psychoanalyse (DPV/IPV)
Köln

Prof. Dr. phil. Svenja Taubner
Universitätsklinikum Heidelberg
Institut für Psychosoziale Prävention
Heidelberg

Prof. Dr. med. Jonas Tesarz
Universitätsklinikum Heidelberg
Medizinische Klinik, Innere Medizin II
Klinik für Allgemeine Innere Medizin und Psychosomatik
Heidelberg

Prof. Dr. med. Martin Anton Teufel
LVR-Universitätsklinik Essen
Klinik für Psychosomatische Medizin und Psychotherapie
Universität Duisburg-Essen
Essen

Dipl.-Psych. Stefan Uhmann
TU Dresden
Institut für Klinische Psychologie und Psychotherapie
Dresden

PD Dr. med. Frank Vitinius
Robert-Bosch-Krankenhaus
Abteilung für Psychosomatische Medizin
Stuttgart

Prof. Dr. med. Christiane Waller
Klinikum und Paracelsus Medizinische Universität Nürnberg
Klinik für Psychosomatische Medizin und Psychotherapie
Nürnberg

Prof. Dr. med. habil. Kerstin Weidner
Universitätsklinikum Carl Gustav Carus
Klinik und Poliklinik für Psychotherapie
und Psychosomatik
Dresden

apl. Prof. Dr. sc. hum. Dipl. Psych. Dipl. Math. Beate Wild
Universitätsklinikum Heidelberg
Klinik für Allgemeine Innere Medizin und Psychosomatik
Heidelberg

Prof. Dr. med. Jörg Wiltink
Universitätsmedizin Mainz
Klinik und Poliklinik für Psychosomatische Medizin
und Psychotherapie
Mainz

Prof. Dr. Petra H. Wirtz
Universität Konstanz
Biologische Arbeits- und Gesundheitspsychologie
Konstanz

Prof. Dr. med. Ursula Wisiak
Medizinische Universität Graz
Universitätsklinik für Med. Psychologie und Psychotherapie
Graz, Österreich

PD Dr. med. Wolfgang Wöller
Bonn

Prof. Dr. med. dent. Anne Wolowski
Universitätsklinikum Münster
Zentrum für Zahn-, Mund- und Kieferheilkunde Poliklinik
für Prothetische Zahnmedizin & Biomaterialien
Münster

Prof. Dr. med. Deniz Yilmazer-Hanke
Universität Ulm
Sektion Klinische Neuroanatomie
Institut für Biomedizinische Forschung
Ulm

Dipl.-Psych. Ronja Zannoni
Bundeskriminalamt
Internationale Koordinierung, Bildungs- und Forschungszentrum
Wiesbaden

Prof. Dr. med. Almut Zeeck
Universitätsklinikum Freiburg
Klinik für Psychosomatische Medizin und Psychotherapie
Department für Psychische Erkrankungen
Freiburg

Prof. Dr. med. Klaus Zerres
RWTH Aachen
Universitätsklinikum
Institut für Humangenetik
Aachen

Prof. Dr. med. Stephan Zipfel
Universitätsklinikum Tübingen
Medizinische Klinik, Innere Medizin VI
Psychosomatische Medizin und Psychotherapie
Tübingen

Prof. Dr. med. Martina de Zwaan
Medizinische Hochschule Hannover
Klinik für Psychosomatik und Psychotherapie
Hannover

Ausgeschiedene Autorinnen und Autoren

Judith Alder, Klaus M. Beier, Johannes Bitzer, Walter Bongartz, Manfred Cierpka†, Lukas Degen, Hans-Christian Drossel, Ulrich T. Egle, Matthias Franz, Günther Fritsche†, Moritz de Greck, Ernst-Albrecht Günthert, Hans-Albrecht Haller, Hans-Joachim Hannich, Dirk Hellhammer†, Bernd Hontschik, Christoph Hürny, Horst Kächele†, Stephan Kawski, Peter Keel†, Monika Keller, Clemens Kirschbaum, Uwe Koch-Gromus, Armin Koerfer, Ilany Kogan, Karl Köhle†, Hans Kordy, Rainer Krause, Hendrik Lehnert, Ottmar Leiß, Carsten Leue, Kurt Loewit, Eva Müller-Fries, Ralf Nickel, Bernd Niggemann, Rainer Obliers, Hartmut Radebold†, Thomas Reimer, Marcella Rietschel, Frank Röhricht, Carl Eduard Scheidt, Gerhard Schmid-Ott, Christian Schubert, Gerhard Schüßler, Holger Schulz, Michael Schwab, Reinhold Schwarz†, Wolfgang Tress†, Kai von Klitzing, Friedrich von Wietersheim, Elke Weinel†, Kurt Zänker†

Abkürzungen

5-HT Serotonin
A. Arteria
AAI Adult Attachment Interview
ÄAppO Ärztliche Approbationsordnung
AAPV Allgemeine ambulante Palliativversorgung
ABR akute Belastungsreaktion
Abs. Absatz
ACC anteriorer cingulärer Kortex
ACE adverse childhood experiences
ACh Acetylcholin
ACS akutes Koronarsyndrom
ACTH adrenokortikotropes Hormon
ADHS Aufmerksamkeitsdefizit-Hyperaktivitätsstörung
AMDP Arbeitsgemeinschaft für Methodik und Dokumentation in der Psychiatrie
AN Anorexia nervosa
ANP atriales natriuretisches Peptid
ANS autonomes Nervensystem
APA American Psychiatric Association
ApS Anpassungsstörung
APZ antigenpräsentierende Zellen
ASS Acetylsalicylsäure
AT Angiotensin
AVP Arginin-Vasopressin
AWMF Arbeitsgemeinschaft der Wissenschaftlichen Medizinischen Fachgesellschaften
BaDo Basisdokumentation
BÄK Bundesärztekammer
BDI Beck-Depressions-Inventar
BDNF brain-derived neutrotrophic factor
BDSM bondage, discipline (or domination), sadism (or submission), masochism
BES Binge-Eating-Störung
BHS Blut-Hirn-Schranke
BMI Body-Mass-Index
BMS Burning-Mouth-Syndrom
BN Bulimia nervosa
BNP B-Typ natriuretisches Peptid
BOLD blood oxygen level dependent
BPPV benigner peripherer paroxysmaler Lagerungsschwindel
BPS Borderline-Persönlichkeitsstörung
BSG Bundessozialgericht
BSS Beeinträchtigungsschwerescore
BV Beschwerdenvalidierung
BVAQ Bermond-Vost Alexithymia Questionnaire
BVG Bundesverfassungsgericht
bzgl. bezüglich
CAM komplementäre und alternative Medizin
CAR cortisol awakening response
CART cocaine-and amphetamine-regulated transcript
CBG kortikosteroidbindendes Globulin
cCBT computerized Cognitive Behavioral Therapy
CCS Chorioretinopathia centralis serosa
CD cluster of differentiation
CDC Centers for Disease Control and Prevention
CDSS clinical decision support system
CDT kohlenhydratdefizientes Transferrin
CED chronisch entzündliche Darmerkrankungen
CFS Chronic-Fatigue-Syndrom
CGM continuous glucose monitoring
CL Konsiliar- und Liaison(dienste)
CMD kraniomandibuläre Dysfunktion
CML chronische myeloische Leukämie
CMV Zytomegalievirus
CNV copy number variant
COMT Katechol-O-Methyltransferase
COPD chronisch-obstruktive Lungenerkrankung
COVID Corona virus disease
COX Cyclooxygenase
cP chronische Polyarthritis
CPPS chronic pelvic pain syndrome (chronisches Beckenschmerz-syndrom)
CR konditionierte Reaktion
CrF cancer-related fatigue
CRH Corticotropin-Releasing-Hormon
CRP C-reaktives Protein
CS konditionierter Stimulus
CSF koloniestimulierenden Faktor
CSII kontinuierliche subkutane Insulininfusionstherapie
CU Colitis ulcerosa
CUBS chronischer Unterbauchschmerz
d. h. das heißt
DAG Deutsche Adipositas-Gesellschaft
DDG Deutsche Diabetes Gesellschaft
DDNOS Dissociative Disorder Not Otherwise Specified
DGGG Deutsche Gesellschaft für Gerontologie und Geriatrie
DGP Deutsche Gesellschaft für Palliativmedizin
DGPM Deutsche Gesellschaft für Psychosomatische Medizin und Ärztliche Psychotherapie
DHPV Deutscher Hospiz- und Palliativ-Verband
DID Dissociative Identity Disorder
DKA diabetische Ketoazidose
dlPFC dorsolateraler präfrontaler Kortex
DMP Disease-Management-Programm
DNA Desoxyribonukleinsäure
DSM Diagnostic and Statistical Manual of Mental Disorders
EACLPP European Association of Consultation-Liaison Psychiatry and Psychosomatics
EAPM European Association of Psychosomatic Medicine
EBM Einheitlicher Bewertungsmaßstab
EBS essenzieller Blepharospasmus
EBV Epstein-Barr-Virus
EDNOS Eating Disorder, not otherwise specified
EEG Elektroenzephalografie
EKG Elektrokardiografie
EMCDDA Europäische Beobachtungsstelle für Drogen und Drogensucht
EMDR Eye Movement Desensitization and Reprocessing
ENS enterisches Nervensystem
EOP endokrine Orbitopathie
ER Emotionsregulation
ERP ereigniskorrelierte Potenziale
FE funktionelle Entspannung

FHA	funktionelle hypothalamische Amenorrhö
fMRT	funktionelle Magnetresonanztomografie
FMS	Fibromyalgie-Syndrom
FNS	funktionelle neurologische Störungen
FPT	Fokale psychodynamische Therapie
FSH	follikelstimulierendes Hormon
ggf.	gegebenenfalls
GGT	Gamma-Glutamat-Transferase
GH	growth hormone
GIT	Gastrointestinaltrakt
GKV	Gesetzliche Krankenversicherung
GnRH	Gonadotropin-Releasing-Hormon
GOÄ	Gebührenordnung für Ärzte
GvHD	Graft-vs.-Host-Disease
GWAS	genomweite Assoziationsstudie
HAART	hochaktive antiretrovirale Therapie
HAMD	Hamilton Depression Scale
Hb	Hämoglobin
HCC	hepatozelluläres Karzinom
HCG	humanes Choriongonadotropin
HDL	High-Density-Lipoprotein
HF	Herzfrequenz
HHGA	Hypothalamus-Hypophysen-Gonaden-Achse
HHL	Hypophysenhinterlappen
HHNA	Hypothalamus-Hypophysen-Nebennierenrinden-Achse
HHSA	Hypothalamus-Hypophysen-Schilddrüsen-Achse
HIV	humanes Immundefizienzvirus
HMV	Herzminutenvolumen
HPA	hypothalamic-pituitary-adrenal (axis)
HR	Hazard Ratio
HRS	Herzrhythmusstörungen
HRV	Herzratenvariabilität
HSV	*Herpes-simplex*-Virus
HSZT	hämatopoetische Stammzelltransplantation
HTx	Herztransplantation
HVL	Hypophysenvorderlappen
HZV	Herpes-zoster-Virus
i. S.	im Sinne
i. m.	intramuskulär
i. v.	intravenös
IASP	International Association for the Study of Pain
IC/BPS	interstitielles Zystitis-Blasenschmerz-Syndrom
iCBT	Internet-delivered cognitive behavioral therapy
ICD	International Classification of Diseases
ICF	Internationale Klassifikation der Funktionsfähigkeit, Behinderung und Gesundheit
ICIDH	Internationale Klassifikation der Schädigungen, Fähigkeitsstörungen und (sozialen) Beeinträchtigungen
icv	intrazerebroventrikulär
Ig	Immunglobulin
IL	Interleukin
IMST	interdisziplinäre multimodale Schmerztherapie
IPT	Interpersonelle Psychotherapie
IQ	Intelligenzquotient
IST	idiopathischer spasmodischer Tortikollis
Jh.	Jahrhundert
KBS	körperliche Belastungsstörung
KBT	Konzentrative Bewegungstherapie
KBV	Kassenärztliche Bundesvereinigung
KDS	körperdysmorphe Störung
KHK	koronare Herzkrankheit
KI	Konfidenzintervall Künstliche Intelligenz
KKP	klinischer Konsensuspunkt
KMT	Knochenmarktransplantation
KPT	Körperpsychotherapie
KPTBS	komplexe posttraumatische Belastungsstörung
KST	Kopfschmerz vom Spannungstyp
KVT	Kognitive Verhaltenstherapie
LADA	late-onset autoimmune diabetes in adults
LDL	Low-Density-Lipoprotein
LDLT	Lebersegment-Lebendspende
LH	luteinisierendes Hormon
Lj.	Lebensjahr
LTx	Lebertransplantation
LWS	Lendenwirbelsäule
MAD	arterieller Mitteldruck
MAF	minore Allelfrequenz
MAO	Monoaminoxidase
MC	Morbus Crohn
MCV	mittleres korpuskuläres Volumen der Erythrozyten
MDI	mehrfache tägliche Insulininjektionen
MDK	Medizinische Dienst der Krankenkassen
MDS	Medizinischer Dienst des Spitzenverbandes Bund der Krankenkassen
Mio.	Million
MKG	Mund-Kiefer-Gesicht
ML	Maschinelles Lernen
MOH	medication overuse headache
mPFC	medialer präfrontaler Kortex
MPU	Medical-Psychiatric Unit
Mrd.	Milliarde
MRT	Magnetresonanztomografie
ms	mütterlicherseits
MSM	Minderheitenstressmodell
MUS	medizinisch nicht erklärte Symptome
MW	Mittelwert
N.	Nervus
n/N	Anzahl
nÄAppO	Novellen der Ärztlichen Approbationsordnung
NaSSA	Noradrenalin-Serotonin-selektive Antidepressiva
Ncl.	Nucleus
NES	Night-Eating-Syndrom
NET	narrative Expositionstherapie
NGF	urinary nerve growth factor
NKLM	Nationaler Kompetenzbasierter Lernzielkatalog Medizin
NNT	Number-Needed-to-Treat
NPY	Neuropeptid Y
NS	neutraler Reiz
NS	neutraler Stimulus
NSAR	nichtsteroidale Antirheumatika
NVL	Nationale VersorgungsLeitlinie
NYHA	New York Heart Association
OFC	orbitofrontaler Kortex
OGTT	oraler Glukosetoleranztest
OHIP	Oral Health Impact Profile
OPD	Operationalisierte Psychodynamische Diagnostik
OR	Odds Ratio
OSFED	other specified feeding and eating disorders
OT	Oxytocin
P-A-B	Patient-Arzt-Beziehung
Pat.	Patient(in)
pAVK	periphere arterielle Verschlusskrankheit

PCI	perkutane Koronarintervention
PET	Positronenemissionstomografie
PHQ	Patient Health Questionnaire
PICS	Post-Intensive-Care-Syndrom
PISO	Psychodynamisch-interpersonelle Therapie somatoformer Störungen
PJ	Praktisches Jahr
PMDD	prämenstruelle dysphorische Störung
PMPT	Psychosomatische Medizin und Psychotherapie
PMR	progressive Muskelrelaxation
PMS	prämenstruelles Syndrom
PNI	Psychoneuroimmunologie
POL	problemorientiertes Lernen
PPPD	persistent postural perceptual dizziness
PRL	Prolaktin
PSC	primär sklerosierende Cholangitis
PSD	Post-Stroke-Depression
PSGV	Psychosomatische Grundversorgung
PSNS	parasympathisches Nervensystem
PTBS	posttraumatische Belastungsstörung
PVN	paraventrikulärer Kern des Hypothalamus
QB	Querschnittsbereiche
QM	Qualitätsmanagement
QoL	Quality of Life
RA(A)S	Renin-Angiotensin-(Aldosteron-)System
rCBF	regionaler zerebraler Blutfluss
RCT	randomized controlled trial
RDoC	Research Domain Criteria
RDS	Reizdarmsyndrom
RF	Reflective Functioning
RKI	Robert Koch-Institut
RLS	Restless-Legs-Syndrom
RMET	Reading-the-mind-in-the-eyes-Test
RR	relatives Risiko Blutdruck nach Riva-Rocci
rtfMRT-NF	Real-time fMRT Neurofeedback
s(FasL)	(soluble) Fas ligand
SAD	seasonal affective disorder
SAF	somatoforme autonome Funktionsstörung
SAM	sympathikoadrenomedullär
SAPV	Spezialisierte ambulante Palliativversorgung
SARI	Serotonin-Antagonisten und -Wiederaufnahmehemmer
SAS	sympathoadrenerges System
SBS	somatische Belastungsstörung
SCN	Nucleus suprachiasmaticus
SCR	skin conductance response
SD	Standardabweichung
SGB	Sozialgesetzbuch
SLE	systemischer Lupus erythematodes
SNP	single nucleotide polymorphism
SNRI	selektiver Noradrenalin-Wiederaufnahmehemmer
SNS	sympathisches Nervensystem
SP	standardisierter Patient
SSNRI	selektiver Serotonin-Noradrenalin-Wiederaufnahmehemmer
SSRI	selektiver Serotonin-Wiederaufnahmehemmer
SSW	Schwangerschaftswoche
T_3	Trijodthyronin
T_4	Thyroxin
TAS	Toronto-Alexithymie-Skala
TENS	transkutane elektrische Nervenstimulation
TH	T-Helferzelle
TIA	transitorische ischämische Attacke
TNF	Tumornekrosefaktor
ToM	Theory of Mind
TPJ	temporoparietaler Übergang
TRH	Thyreotropin-Releasing-Hormon
TSG	Transsexuellengesetz
TSH	thyreotropes Hormon
TZA	trizyklische Antidepressiva
u. U.	unter Umständen
u. a.	unter anderem
UAW	unerwünschte Arzneimittelwirkungen
UCR	unkonditionierte Reaktion
UCS	unkonditionierter Stimulus
V.	Vena
V. a.	Verdacht auf
VCA	virus capsid antigen
VEGF	vascular endothelial growth factor
VNS	vegetatives Nervensystem
VR	Virtual Reality
VWD	Verweildauer
WBO	Weiterbildungsordnung
WHO	World Health Organization
WHR	waste-to-hip ratio
WPV	Wahlpflichtfächer
Z. n.	Zustand nach
z. B.	zum Beispiel
ZNS	zentrales Nervensystem
ZVT	Zentralvenenthrombose

Abbildungsnachweis

Der Verweis auf die jeweilige Abbildungsquelle befindet sich bei allen Abbildungen im Werk am Ende des Legendentextes in eckigen Klammern.

F1186-001 La Marca, R. et al.: Association between Cold Face Test-induced vagal inhibition and cortisol response to acute stress. Psychophysiology 2011, Volume 48, Pages 420-429

F1187-001 Setz, C. et al.: Discriminating stress from cognitive load using a wearable EDA device. IEEE Transactions on Information Technology in Biomedicine 2010, Volume 14, Issue 2, Pages 410-417

F1190-001 Hamer, M. et al.: The Effects of Effort-Reward Imbalance on Inflammatory and Cardiovascular Responses to Mental Stress. Psychosomatic Medicine May 2006, Volume 68 Issue 3, Pages 408-413

F1191-001 Dapunt, U. et al.: Quantitative sensory testing in physically active individuals and patients who underwent multidisciplinary pain therapy in the longitudinal course. Journal of Pain Research 2018, Volume 11, Pages 2323-2330

F508-002 Steiger, A.: Neurochemical regulation of sleep. Journal of Psychiatric Research 2017, Volume 41, Issue 7, Pages 537-552

F699-002 Ehlert, U.: Enduring psychobiological effects of childhood adversity. Psychoneuroendocrinology 2013, Volume 38, Issue 9, Pages 1850-1857

G1327 Benecke C., Brauner, F.: Motivation und Emotion. Psychologische und psychoanalytische Perspektiven. Stuttgart: Kohlhammer 2017.
© W. Kohlhammer Verlag GmbH, Stuttgart, 2017

G489-004 Maercker, A.: Posttraumatische Belastungsstörungen. Springer, 4. Aufl. 2013
© With permission of Springer

G512 Gerdes, N.: Zur Theorie in der Rehabilitation. In: Bengel, J., Koch, U. (Hrsg.): Grundlagen der Rehabilitationswissenschaften. Themen, Strategien und Methoden der Rehabilitationsforschung. Springer, 2000

H186-004 Schiltenwolf, M. et al.: Comparison of a biopsychosocial therapy (BT) with a conventional biomedical therapy (MT) of subacute low back pain in the first episode of sick leave: a randomized controlled trial. European Spine Journal 2006, Volume 15, Pages 1083-1092

H432-001 McCarthy, M. et al.: Genome-wide association studies for complex traits: consensus, uncertainty and challenges. Nature Reviews Genetics 2009, Volume 9, Pages 356-369

L106 Henriette Rintelen, Velbert

L157 Susanne Adler, Lübeck

L231 Stefan Dangl, München

M1433 Prof. Dr. med. Marcus Schiltenwolf, Heidelberg

O266 Dr. med. Ueli Grüninger, Bern

P1019 Prof. Dr. med. Winfried Häuser, Saarbrücken

P1456 Prof. Flora Gräfin von Spreti, München

P830 Prof. Dr. med. Eckhard Frick, München

T1042 Dr. Heike Argstatter, Heidelberg

W1312 DGU (Deutsche Gesellschaft für Urologie e. V.). S2k-Leitlinie Diagnostik und Therapie der Interstitiellen Cystitis (IC/BPS). Langfassung, 1. Auflage, Version 1, 2018

W1316 Prof. Dr. Froböse, I., Dr. Biallas, B., Dr. Wallmann-Sperlich, B.: Der DKV-Report 2018. Wie gesund lebt Deutschland?

Fehler gefunden?

An unsere Inhalte haben wir sehr hohe Ansprüche. Trotz aller Sorgfalt kann es jedoch passieren, dass sich ein Fehler einschleicht oder fachlich-inhaltliche Aktualisierungen notwendig geworden sind.

Sobald ein relevanter Fehler entdeckt wird, stellen wir eine Korrektur zur Verfügung. Mit diesem QR-Code gelingt der schnelle Zugriff.

https://else4.de/978-3-437-21835-4

Wir sind dankbar für jeden Hinweis, der uns hilft, dieses Werk zu verbessern. Bitte richten Sie Ihre Anregungen, Lob und Kritik an folgende E-Mail-Adresse: kundendienst@elsevier.com

Inhaltsverzeichnis

Literaturverzeichnis

Das vollständige Literaturverzeichnis finden Sie online. Es ist abrufbar über den folgenden QR-Code oder diesen Link: https://else4.de/Uexkuell9_Literatur

I Theoretische Grundlagen

KAPITEL

1

Karl Köhle†[2]

„Integrierte Medizin"[1]

„Wie alles Lebendige so entfaltet sich die Medizin – in der Wissenschaft und in der ärztlichen Aufgabe – in dauernder Bewegung, in den wechselnden Anschauungen, Erkenntnissen und Bedürfnissen der sich wandelnden Zeit, in jeder Begegnung von Arzt und Krankem …"

Richard Siebeck (1949)

„The patient and I are the case."[3]

John Horder (1981)

1.1 Reform ärztlichen Handelns

1.1.1 Von Uexkülls Anliegen

Thure von Uexküll hat über viele Jahre auf verschiedenen Ebenen entscheidend zur Realisierung des Arbeitsbereichs „Psychosomatische Medizin" in der Bundesrepublik beigetragen. 1975, kurz vor seiner Emeritierung, sah er die Zeit gekommen, gemeinsam mit langjährigen Mitarbeitern den Entwicklungsstand dieses Arbeitsansatzes in Form eines Lehrbuchs darzustellen. Die strukturierte Präsentation von Verständniskonzepten, empirischen Befunden zu Krankheitsbildern, diagnostischen und therapeutischen Verfahren, bereits erprobten Organisationsformen sowie Aus- und Fortbildungskonzepten sollte die Institutionalisierung dieses Arbeitsbereichs sichern, Interessierten den Zugang zum bisher Erreichten erleichtern und sie dazu ermutigen, auf diesem Fundament weiterzubauen.

Schon in den *Grundfragen der psychosomatischen Medizin* (1963) hatte von Uexküll dargelegt, warum sein Anliegen über die Fundierung eines eng gefassten Arbeitsbereichs hinausreichte und sich nicht auf die Psychotherapie von Patienten beschränkte, die an einer Gruppe ausgewählter Störungen leiden. In der Tradition Gustav von Bergmanns, Ludolf von Krehls und Viktor von Weizsäckers verstand er „Psychosomatische Medizin" **nicht** als ein *„neues **Spezialfach,** … sondern* [als] *eine alle Zweige der Medizin betreffende neue Forschungsrichtung"* (1963: 13). Unser Lehrbuch orientierten wir an dieser umfassenderen, in klinischer Tätigkeit gewonnenen und durch

[1] Ich danke Herrn Prof. Dr. Hans Julius Schneider, Philosophisches Institut, Universität Potsdam, sehr dafür, dass er mir Zugang zur Handlungstheorie vermittelt hat (s. auch Schneider 1989, 1996, 1999). Britta Kretschmer und Prof. Dr. Rainer Obliers danke ich für die wiederholte geduldige Diskussion dieses Kapitels, Dr. Walter Thomas für die Möglichkeit, ergänzendes Material digital anbieten zu können.

[2] Ergänzungen für 9. Auflage durch Prof. Dr. Wolfgang Söllner

[3] John Horder, President, Royal College of General Practitioners, Michael Balint Memorial Lecture, 27. Januar 1981

empirische Forschung zunehmend bestätigten *„Auffassung …, dass psychosoziale Einflüsse auf Entstehung, Verlauf und Endzustände von Krankheiten ebenso wichtige und legitime Probleme für die Heilkunde aufwerfen wie die Einflüsse physikalischer, chemischer oder mikrobiologischer Faktoren"* (1979: V). Wir folgten von Uexküll auch in seiner Absicht, dazu beizutragen, dass es **in allen Fachbereichen,** *„quer zur Spezialisierung" möglich wird, „eine medizinische Betreuung kranker Menschen zu verwirklichen, welche die körperlichen, seelischen und sozialen Probleme gleich ernst nimmt".*
Vom psychosomatisch tätigen Arzt verlangt diese Auffassung eine zweifache **Integrationsleistung:**

- In der unmittelbaren Krankenversorgung orientiert er sich am biopsychosozialen Verständniskonzept und versucht, bei aller notwendigen speziellen Diagnostik seine **Patienten** ***„als psychophysische Einheit*** *zu erfassen"* (1979: 3–4).
- Darüber hinaus beteiligt er sich als Mitglied der ärztlichen Berufsgemeinschaft auch an der Entwicklung ***„neuer Formen kollegialer Zusammenarbeit,*** *sowohl in der Krankenversorgung wie in der Forschung"* (1979: V).

Von Uexkülls Anliegen war ein pragmatisches. Es galt primär dem eigentlichen *„Geschäft des Arztes"*, unserem Handeln in der Krankenversorgung (1963: 7–9). Mit theoretischen Konzepten beschäftigte er sich um der notwendigen Reform der Praxis willen: *„Theorie ist etwas, das Praxis ermöglicht und zugleich die Form der Praxis bestimmt"* (1978: 123). Der Gefahr, als „Theoretiker" ausgegrenzt zu werden, trat er entschieden entgegen: *„Mein ganzes Bemühen* [ist es] *zu zeigen, dass psychosomatische Medizin keine Philosophie ist"* (1963: 11).

Dieser identitätsbestimmende **Praxisbezug** prägte auch die Gestaltung unseres **Lehrbuchs.** Schon in der 1. Auflage galten ca. 200 Seiten, ein Viertel des Gesamtumfangs, unmittelbar den Problemen **patientenzentrierten Handelns.** In vielen Beiträgen schilderten wir eigene, mit Kranken- und Behandlungsgeschichten illustrierte Erfahrungen mit der Konsultations-Liaison-Tätigkeit, mit einer internistisch-psychosomatischen Modellstation sowie einer Ambulanz für Hochdruckkranke und stellten Befunde aus Forschungsprojekten dar, deren Ziel es war, die **Qualität ärztlichen Handelns** (u. a. der Gesprächsführung während der Visite) zu evaluieren und konzeptgeleitet weiterzuentwickeln. Die Resonanz auf die erste Auflage des Buches ermutigte uns, diese praxisorientierte Ausrichtung beizubehalten.

1.1.2 Weiterbildungsordnung ermöglicht Reform

Im Zuge allgemeiner gesellschaftlicher Entwicklungen verbesserten sich die Rahmenbedingungen für eine solche Reform. Mit Fortschritten der empirischen Forschung stieg das Interesse von Kollegen an Kooperationsprojekten mit „Psychosomatikern" und unseren Fortbildungsangeboten. In der ganzen Breite der Krankenversorgung wurde die Reform dann realisierbar, als auch die Repräsentanten bisher konkurrierender Fachgesellschaften erkannten, dass eine gestuft organisierte Zusammenarbeit spezialisierter Psychotherapeuten mit Ärzten anderer Fachgebiete, die sich am biopsychosozialen Verständniskonzept orientieren, in der Krankenversorgung eindrucksvolle Synergieeffekte ermöglicht.

Tab. 1.1 Das Gebiet „Psychosomatische Medizin und Psychotherapie"

	Aufgaben	Qualifikation
Psychosomatische Grundversorgung	• Theorie: biopsychosoziales Modell, Krankheitslehre • Reflexion der Arzt-Patient-Beziehung • Techniken verbaler Intervention	Fortbildung (alle Gebiete), in Weiterbildung integriert (Allgemeinmedizin, Frauenheilkunde)
Psychotherapie fachbezogen	Richtlinien-Psychotherapie, in Fachpraxis integriert-psychosomatische Behandlung	Facharzt für … plus Zusatzweiterbildung, berufsbegleitend
Facharzt für Psychosomatische Medizin und Psychotherapie	• *Fachspezifisch:* Richtlinien-Psychotherapie • *Kooperativ:* Konsultations-/Liaison-Dienst, Supervision, Weiterbildung	Vollzeitweiterbildung

1992 beschloss der Deutsche Ärztetag, *„Psychosomatische Medizin und Psychotherapie"*[4] als neues, selbstständiges Gebiet in die Weiterbildungsordnung und damit in den Kanon der medizinischen Fächer aufzunehmen. Das Ärzteparlament übertrug diesem Gebiet zugleich spezialistische und integrative Aufgaben. Es soll:

1. ein bedarfsgerechtes Angebot ärztlicher Fachpsychotherapie – gemeinsam mit Ärzten für Psychiatrie – sicherstellen,
2. Ärzten in allen Bereichen der Krankenversorgung ermöglichen, ausreichend Kompetenz zu erwerben, um ihr Handeln am biopsychosozialen Verständnismodell und darauf bezogenen Behandlungskonzepten auszurichten.

Die Zusammenarbeit von Spezialisten und Generalisten ist als **Versorgungsverbund** konzipiert. Er ermöglicht, wissenschaftlich evaluierte Formen der Psychotherapie sehr viel breiter als bisher in die gesamte medizinische Versorgung einzubeziehen. Die Anforderungen an die jeweilige psychosomatisch-psychotherapeutische Kompetenz der Beteiligten wurden in einem Stufenkonzept definiert (➤ Tab. 1.1).

Die Entscheidung des Deutschen Ärztetages markiert den Beginn einer Erfolgsgeschichte: Heute beteiligen sich in Deutschland ca. 5.000 Fachärzte für Psychosomatische Medizin und Psychotherapie, mehr als 13.000 Fachärzte anderer Gebiete mit der Zusatzbezeichnung „Psychotherapie" und ca. 55.000 Ärzte mit Zulassung zur „Psychosomatischen Grundversorgung" an der Versorgung psychisch und psychosomatisch Kranker (Kruse et al. 2013; BÄK 2022). Darüber hinaus profitiert die gesamte Heilkunde als ein „lernendes System" von dringend benötigten und jetzt verfügbaren Verständnis- und Handlungsansätzen. Der Wandel im Krankheitsspektrum und neue aufwendige und belastende Therapieverfahren verlangen auch von primär im somatischen Bereich tätigen Kollegen zunehmend, ihre Patienten bei der **Verarbeitung** chronischer und schwerer Krankheit zu unterstützen und ihnen zu helfen, dysfunktionales **Krankheitsverhalten** zu modifizieren. Hierfür stehen ihnen nun von Psychotherapeuten über Jahrzehnte entwickelte und erprobte Konzepte zur Verfügung, die es ermöglichen, unter alltäglichen Praxisbedingungen die Arzt-Patient-Beziehung auch psychotherapeutisch wirksam zu gestalten.

4 Bis 2003 „Psychotherapeutische Medizin"

Solche Konzepte wurden inzwischen in die Behandlungsleitlinien von Fachgesellschaften (u. a. Onkologie, Kardiologie, Gastroenterologie und Diabetologie), in Zertifizierungsbedingungen für Zentren (u. a. Onkologie und Multimodale Schmerztherapie) und in die Facharztweiterbildung (u. a. Allgemeinmedizin, Frauenheilkunde) aufgenommen. Die Bezeichnung interdisziplinärer Arbeitsgruppen („Psychoonkologie", „Psychokardiologie", „Psychodiabetologie") lässt erkennen, dass der Bedarf für eine Einbeziehung psychosozial orientierter Verständnis- und Handlungsansätze in diesen Bereichen anerkannt wird. Auch die Gründung multizentrischer, interdisziplinärer und interprofessioneller Versorgungs- und Forschungsnetzwerke, u. a. „Hamburger Netz psychische Gesundheit" (Shedden-Mora 2015) und „FAUST" in der Unfallchirurgie (Angenendt et al. 2011, 2012), entspricht dem Ziel, psychische und soziale Belastungen vermehrt in die gesamte Krankenversorgung einzubeziehen. Die Erarbeitung des „Nationalen Kompetenzbasierten Lernzielkatalogs" (NKLM) als Orientierungsmöglichkeit für Reformansätze in der Ausbildung ist ein wichtiges Beispiel dafür, dass auch in den Fakultäten Initiativen des neuen Fachs auf positive Resonanz treffen (Konsiliar- und Liaisondienste ➤ Kap. 52, Integrierte stationäre Psychosomatik ➤ Kap. 53, Lehre ➤ Kap. 101).

1.1.3 Ziele „Integrierter Medizin"[5]

Die geschilderte Entwicklung verlief deutlich positiver, als von Uexküll dies ursprünglich von einer Reform der Weiterbildungsordnung erwartet hatte. Er erkannte, dass sich damit auch die Voraussetzungen dafür verbesserten, konzeptionell und institutionell die *„dualistische* ***Spaltung der Heilkunde*** *in eine Medizin für Körper ohne Seelen und eine Psychologie für Seelen ohne Körper* [zu] ***überwinden***". Er erweiterte die Bezeichnung seines „Gesamtkonzepts der Heilkunde" zu **„Integrierter Medizin"** und übertrug diesem Konzept **drei** miteinander verbundene **Aufgabenstellungen.**

1. Integrierte Medizin soll in der Ärzteschaft ein **Bewusstsein** dafür **fördern,** dass wir uns aus der starren Fixierung unseres beruflichen **Selbstverständnisses** an die tradierte Auffassung der Medizin als einer „angewandten (Natur-)Wissenschaft" befreien müssen, um unsere wissenschaftlichen Orientierungsmöglichkeiten erweitern zu können.
2. Integrierte Medizin soll das **„biopsychosoziale Modell" „revitalisieren"** (Lewis 2007a; ➤ Kap. 2) und zu einem Konzept **weiterentwickeln,** in dem *„physiologische, psychische und soziale Vorgänge nicht mehr … als isolierte Ereignisse unverbunden nebeneinander stehen, sondern sich gegenseitig beeinflussen und ergänzen"* (von Uexküll 2003: VI).
   Viktor von Weizsäcker hatte sich schon früh von einer *„sozusagen trivialen Anthropologie"* distanziert, die jedermann mit sich herumtrage, *„etwa der Vorstellung, dass der Mensch aus Leib, Seele und Geist besteht"*, und der unverbindlichen *„Vorstellung des Zusammengehörens von drei Stücken"* (1944/1986: 84).
   Herbert Weiner hatte darauf aufmerksam gemacht, dass George Engels Modell (1977) keinen Ansatz für das Verständnis der Wechselwirkungen zwischen den Subsystemen des biopsychosozialen Gesamtsystems enthält. Dieses Defizit trägt dazu bei, dass das Modell seine Funktion als weithin akzeptierter Orientierungsrahmen einzubüßen droht, oft nur noch als *„empty shibboleth"* (Lewis 2007a) oder als *„Cover für konzeptuelle Beliebigkeit"* (Henningsen 2021; siehe auch ➤ Kap. 2) dient. Eine Revitalisierung dieses Modells durch ergänzende Konzeptualisierung und weiterführende Forschung erscheint dringend erforderlich (Lewis 2007a; vgl. Henningsen 2015).
   Um das **Zusammenwirken** der Teilbereiche ärztlichem Verstehen zu erschließen, schlug von Uexküll vor, *„drei einschneidende theoretische Vorannahmen einzuführen"*, *„die* ***Theorie des Konstruktivismus,*** *die* ***Lehre der Zeichen*** *und eine* ***Systemtheorie,*** *in der Organismen zusammen mit ihrer Umwelt ein Ganzes, ein lebendes System bilden"* (von Uexküll und Wesiack 2003: 20).
3. Integrierte Medizin soll von Weizsäckers vielzitierte Forderung nach der **„Einführung des Subjekts"** in die Medizin erfüllen (1944/1986: 82 und 1945/1986: 293). Erst mit der Einführung eines Subjekts, dem etwas widerfährt, das erlebt, interpretiert und selbst handelt, gewinnen Konzepte für das Zusammenwirken von Psyche und Soma Relevanz für den Arzt (1944/1986: 84). *„Die Einführung des Subjekts in die Methode der Forschung ist der Punkt, an dem die Verschiebung der Grundlagen einsetzt"* (1935/1986: 330).

Im folgenden Abschnitt diskutiere ich diese drei Aufgabenstellungen und erläutere sie an zwei kasuistischen Beispielen.

„Die Entfaltung der Heilkunde geschieht nicht nur durch Erfindungen und Entdeckungen, sondern auch durch die Ordnung des Denkens."

Richard Koch (1923)

1.2 Reform in der Praxis: Woran können wir uns orientieren?

1.2.1 Die Stellung ärztlichen Handelns im Feld der Wissenschaften

Unser ärztliches Selbstverständnis

Im Praxisalltag reflektieren wir unseren Bezug zur Wissenschaft kaum, obwohl dieser unser Selbstverständnis und unser Praxisverhalten mitprägt:

„Wir sind in der Vorstellung aufgewachsen, Medizin sei eine angewandte Wissenschaft – und das meint letzten Endes gar keine Wissenschaft, sondern eine Disziplin, welche die Theorien und Methoden von sogenannten Grundlagenwissenschaften für die praktischen Zwecke der Ärzte verwende."

von Uexküll und Wesiack (1998: 2)

Während unserer Aus-, Weiter- und Fortbildung hat sich diese Vorstellung verfestigt. Als *„Habitus"* (s. u.) verkörpert, *„in Fleisch und Blut übergegangen"*, disponiert sie unser ärztliches Verhalten: Wir

[5] Vgl. Integrated Care – ein mehrdimensionales Konzept der ärztlichen Primärversorgung in den Niederlanden (Valentijn et al. 2013)

1

denken, sprechen, entscheiden und handeln vom Standpunkt jener wissenschaftlichen Disziplinen aus, deren Ergebnisse oder Methoden wir anwenden (vgl. Wieland 1975/2004: 7). Damit sind wir zu diesen Disziplinen in ein Abhängigkeitsverhältnis geraten. Von uns unbemerkt lenken sie unsere Aufmerksamkeit und unsere „*Parteinahmen*" (von Weizsäcker 1927/1987: 190): Wir „*sehen nicht, wie weit die Theorien fremder Fächer die Realität der Krankheiten bestimmen, welche die Medizin diagnostiziert und behandelt*" (von Uexküll und Wesiack 1998: 3).

Von Weizsäcker sprach von einer „*Unterwerfung*" unter die Gesetze der Naturwissenschaften, einer „*Knechtschaft*", nicht weit von „*Sklaverei*" entfernt (1947/1987: VII: 141). Inhaltlich gleichgerichtet, in der Form ähnlich scharf, klagt der amerikanische Kardiologe und Friedensnobelpreisträger Bernhard Lown (1996/2004), dass „*die schwer fassbaren seelischen Eigenschaften, die eines jeden Einmaligkeit ausmachen*", kaum mehr beachtet würden, weil sie „*außerhalb des Betätigungsfeldes der Molekularbiologie liegen*", und dieses „*inhumane Kernstück ein tödliches Virus für die Medizin*" darstelle. Er hoffe, dass sich die Menschen „*nicht mit der endgültigen Verfremdung abfinden, zu standardisierten Objekten degradiert zu werden.*" Sie würden letztlich „*nicht akzeptieren, nur als eine Ansammlung entzweigegangener biologischer Teile betrachtet zu werden.*"

Ein klinisches Beispiel soll verdeutlichen, wie sehr die Fixierung unseres ärztlichen Selbstverständnisses in Verbindung mit einer unreflektierten Exklusion ergänzender Sichtweisen die Möglichkeiten klinischer Arbeit einschränkt und dass sie dringend einer Korrektur bedarf.

Patientengeschichte

Kasuistik 1: „Für Gefühle gibt es keinen Titer": nicht einstellbarer Diabetes mellitus – verzweifelt Trauernder

Ein Stationsarzt bittet mich, als Konsiliarius zu einem 62-jährigen Diabeteskranken zu kommen, und berichtet folgende Krankheitsgeschichte: 40 Jahre lang sei der Pat. mit dem Typ-1-Diabetes gut zurechtgekommen. Seit 6 Monaten sei sein Stoffwechsel jedoch „*nicht mehr einstellbar*". Mehrfach sei er ins hypoglykämische Koma geraten. Seit 5 Monaten werde er nun in Kliniken behandelt, jetzt auf dieser Spezialstation für Stoffwechselkranke – bisher erfolglos.

Herr A. erzählt mir seine Krankengeschichte: In den Monaten vor der Erkrankung seien mehrere seiner nächsten Angehörigen gestorben. Nach dem Tod seines Vaters und eines Bruders habe er schließlich auch noch seine 7 Jahre ältere Schwester verloren, die ihm besonders viel bedeutet habe: Schon früh während seiner Kindheit habe sie für ihn die schwer erkrankte Mutter vertreten. Zeitlebens sei er deshalb der Schwester sehr eng verbunden gewesen.

Nach dem Tod seiner Schwester habe er sich „*gelähmt*" gefühlt, „*wie in einem Schock*". Er habe große Sehnsucht nach der Schwester gehabt und sich intensiv gewünscht, sie solle ihn doch auch „*hinüberholen*" – ins Totenreich. Auf dem Weg zum Aufbahrungsort sei er „*ohnmächtig*" geworden und habe so von der Schwester „*nicht mehr richtig Abschied nehmen*" können. Seine Gefühle habe er niemandem mitzuteilen vermocht. Traurigkeit und Weinen könne er mit seinem Selbstverständnis als Mann nicht vereinbaren. Seine Aufgabe in dieser Situation habe er vielmehr darin gesehen, „*die anderen*", seine Frau und die übrigen Angehörigen, zu trösten.

Seinen Arzt habe er gefragt, ob die „*Entgleisung*" des Diabetes mit den erlebten Belastungen in Zusammenhang stehen könne. Man könne dies nicht beweisen, habe der Arzt geantwortet: „*Für Gefühle gibt es keinen Titer.*"

Im Verlauf von drei Gesprächen lockert sich die Blockade: Der Pat. taut auf, wird lebhafter und schließlich auch fähig, offen um die verstorbenen Angehörigen zu trauern. Parallel dazu normalisiert sich die Stoffwechselregulation. Während seines verzweifelten Rückzugs in eine Schutzhaltung hatte der Pat. seine Diät und wohl auch seine Insulinbehandlung doch vernachlässigt; entgegen all seinen Beteuerungen war er nicht mehr in der Lage gewesen, seine Stoffwechselstörung wie bisher ausreichend selbst zu regulieren.

Mit dem Tod seiner Angehörigen erfuhr Herr A. eine gravierende Störung, einen Bruch der „*Einheit des Organismus mit seiner Umwelt*" (von Uexküll, ➤ Kap. 8); er verlor die Unterstützung seiner Selbstgefühlsregulation durch seine Schwester, die für ihn seit seiner Kindheit wichtig war. Es gelang ihm nicht, seinem Arzt die subjektive Bedeutung dieses Verlustes zu vermitteln.

Der Stationsarzt wird das mit dem Beziehungsverlust verbundene Leid des Patienten wahrgenommen haben. Durch die Frage des Kranken in Zugzwang gebracht, legte er ihm seinen Bezug zur Wissenschaft und sein damit verbundenes **professionelles Selbstverständnis** offen: Ausschließlich **metrisch Prüfbares** sei für sein Handeln relevant, subjektiv Erlebtes könne nicht gemessen und damit nicht berücksichtigt werden. Sein konsequentes Festhalten an diesem Wissenschaftsbezug mag unbemerkt auch dadurch mitbestimmt gewesen sein, dass es ihm half, sich vor einer zu starken Mitbelastung durch das Leid des Kranken zu schützen. Immerhin nutzte der Stationsarzt das Angebot unseres psychosomatischen Konsultationsdienstes, seinerzeit ein mutiger Schritt in Richtung einer „integrierten" Praxis. Inzwischen wurden „Abwärtsbewegungen" zwischen der sozialen, der psychischen und der somatischen Integrationsebene des als hierarchisch geordnet konzipierten biopsychosozialen Modells näher untersucht und Empfehlungen für den Umgang mit Angst und Depression als Komorbidität in die Leitlinien auch diabetologischer Fachgesellschaften aufgenommen (Diabetes mellitus ➤ Kap. 79; Verlust und Trauer ➤ Kap. 17; Komorbidität ➤ Kap. 57).

Auch Vertreter altetablierter klinischer Fächer fordern grundlegende Reformen. So ruft der berufspolitisch erfahrene Diabetologe und Gerontologe Walter M. Bortz II zu einem **revolutionären Paradigmenwechsel** auf: weg von Passivität und Abhängigkeit von der Pharma- und Medizintechnikindustrie, hin zu einer „Next Medicine", in der **menschliches Verhalten Priorität** in ärztlichem Denken und Handeln erhält (Bortz 2011, 2012).[6]

[6] Occupy Medicine. A Call for a Revolution to Save American Health Care (2012)

„The physician's role transcends that of simple mechanical repair. The human body is infinitely more than a deterministic machine. … Medicine's mission is to assert and assure human potential … The crisis … requires a revolutionary response … what is needed is a rigorous new alternative, a new paradigm, more complete than the former paradigm."

Bortz (2011: 6–8)

Wir kommen damit zu **von Uexkülls zweiter Aufgabenstellung.**

Kooperation der Subsysteme im biopsychosozialen Modell

Mit der Lösung aus dem beschriebenen Selbst-(miss-)Verständnis soll das biomedizinische Modell keineswegs verworfen werden. Ziel ist vielmehr, dieses Modell zu ergänzen, um unsere wissenschaftlichen Orientierungsmöglichkeiten zu erweitern (vgl. Lewis 2014; siehe auch ➤ Kap. 2). Dafür ist es Voraussetzung, uns noch einmal **Descartes'** bahnbrechendes wissenschaftliches Vorgehen und die spätere Entwicklung von seinen hypothetischen Annahmen zu ideologisch verhärteter Praxis zu vergegenwärtigen.

Descartes' Ansatz war – in methodischer Hinsicht – reduktionistisch. Er selbst hat jedoch, zumindest zunächst, den **hypothetischen** Charakter seines oft als „mechanistisch" bezeichneten Konzepts betont (Sutter 1988):

*„**Ich stelle mir** einmal **vor,** dass der Körper nichts anderes sei als eine … **Maschine,** die Gott gänzlich in der Absicht formt, sie uns **so ähnlich** wie möglich zu machen, und zwar derart, dass er ihr … auch in ihr Inneres alle jene Teile legt, die notwendig sind, um sie laufen, essen, atmen, kurz all unsere Funktionen nachahmen zu lassen, von denen man sich **vorstellen könnte,** dass sie aus der Materie ihren Ursprung nehmen …"*

Descartes (1632, Hervorhebungen KK)

Der große Erfolg dieser hypothetischen Annahme hat es ihr später ermöglicht, der **„Aufsicht der Polizei des Misstrauens"** (Nietzsche 1882: 344) zu entkommen und sich aus ursprünglicher Bescheidenheit in die Position eines alleinherrschenden Dogmas aufzuschwingen[7], aus einem methodischen zu einem ontologischen (substanziellen) Reduktionismus zu wechseln: *„Ziehen wir also den kühnen Schluss, dass der Mensch eine Maschine **ist** …"* (La Mettrie 1748). Ein Schreiben Emil Du Boi-Reymonds, der 1853 die Berliner Physikalische Gesellschaft gründete, verdeutlicht den **ideologischen Charakter** dieser Auffassung: *„Brücke und ich, wir haben uns verschworen, die Wahrheit geltend zu machen, dass im Organismus keine anderen Kräfte wirksam sind, als die gemeinen physikalisch-chemischen"* (1842).

Descartes hatte unseren Organismus durchaus als eine Einheit von Seele und Körper, als ein *„(essentielles) Kompositum"* wahrgenommen:

„… dass ich meinem Körper aufs Engste verbunden (arctissime conjunctum) bin und gleichsam mit ihm vermischt (quasi permixtum), so dass ich mit ihm zusammen ein einheitliches Etwas ausmache (adeo ut unum quid cum illo componam)."

6. Meditation (1642/1956: 141 ff.)

Er sah jedoch keine Möglichkeit, das methodische Problem zu lösen, die **Verbindung** („conjunctio") zu einer **Einheit zu verstehen:**

„… da nach meiner Meinung der menschliche Geist nicht fähig ist, sehr deutlich und zu gleicher Zeit den Unterschied zwischen Seele und Körper und ihrer Vereinigung zu begreifen, weil man sie dazu zugleich als ein einziges Ding und als zwei begreifen muss, was sich widerspricht."

Brief an Elisabeth vom 28.6. 1643 (1643/1949: 272)

Weithin unbeachtet blieb, dass Descartes selbst schon den Grund dieser Beschränkung erkannte (Mohr 2002):

„… was ich hiernach erklären muss, die Art und Weise, diejenigen (Begriffe) zu begreifen, die der Verbindung der Seele mit dem Körper zukommen […]. So haben wir, glaube ich, zuvor den **Begriff der Kraft, mit der die Seele auf den Körper wirkt,** *mit* **der verwechselt,** *mit der* **ein Körper auf den anderen wirkt."**

Brief an Elisabeth vom 21.5. (1643/1949: 265 f.)

Erst **Charles Peirce** (1839–1914), dem Mitbegründer des philosophischen Pragmatismus, gelang es mit der umfassenden **Begrifflichkeit** seiner **Zeichentheorie,** unsere Vorstellungen von Wirkungszusammenhängen zu erweitern. Das Ensemble möglicher Formen von „Ursachen" enthält auch weiter physikalisch einwirkende Kräfte („brute force"), die Wirkung von „Zeichen", und damit von **„semiotischer Kausalität",** kommt jedoch hinzu.

Um diese umfassendere Konzeption von Kausalität ärztlichem Verstehen zugänglich zu machen, schlug von Uexküll vor, die Theorie des Konstruktivismus und die Semiotik in das biopsychosoziale Modell einzuführen (2003: 20).

Die Zeichentheorie hilft **in der klinischen Arbeit,** zumindest Wechselwirkungen zwischen dem sozialen und dem psychischen Subsystem befriedigender zu konzeptualisieren.

Patientinnengeschichte

Kasuistik 2: Schwindelattacke während Neujahrskonzert

Frau B., eine 66-jährige pensionierte Grundschullehrerin, klagt unter Tränen: Ein ganzes Jahr leide sie schon unter täglich auftretenden *„Schwindel"*-Attacken. Zehn konsultierte Ärzte hätten weder die Ursache zu klären noch ihr Leiden zu bessern vermocht. Der Neurologe hatte dem Hausarzt als Diagnose zunächst „orthostatische Dysregulation", später „Verdacht auf

[7] *„In der Wissenschaft haben die Ueberzeugungen kein Bürgerrecht, so sagt man mit gutem Grunde: erst wenn sie sich entschließen, zur Bescheidenheit einer Hypothese, eines vorläufigen Versuchs-Standpunktes, einer regulativen Fiktion herabzusteigen, darf ihnen der Zutritt und sogar ein gewisser Werth innerhalb des Reichs der Erkenntnis zugestanden werden, – immerhin mit der Beschränkung, unter polizeiliche Aufsicht gestellt zu bleiben, unter die Polizei des Mißtrauens." (Nietzsche 1882: 344)*

transitorische ischämische Attacken" mitgeteilt. Hinweise auf Leben und Erleben von Frau B. finden sich in den Berichten nicht.

Frau B.s Beschwerdeschilderung spricht für das Vorliegen eines dissoziativen Schwankschwindels (➤ Kap. 73). Anamnestisch beeindruckt eine Fülle schwerer psychosozialer Belastungen in Form von sich lebenslang wiederholenden Verlust-, Zurückweisungs- und Kränkungserlebnissen.

Bald ergeben sich Hinweise auf einen möglichen Zusammenhang zwischen Belastungen und Schwindelsymptomatik. Die Häufigkeit der „Anfälle" nimmt im Verlauf der Psychotherapie rasch ab. Zu Beginn der ersten Sitzung nach der Behandlungsunterbrechung zum Jahreswechsel berichtet Frau B., während der Pause sei, für sie *„überraschend"* und *„unerklärlich"*, wieder eine Schwindelattacke aufgetreten. Gemeinsam erarbeiten wir den ihr selbst zunächst „verborgenen" Hergang: Am Neujahrsmorgen allein, sah und hörte Frau B. die Übertragung des traditionellen Festkonzerts der Wiener Philharmoniker. Wer in der Lebenswelt „objektiven Stress" vermutet, könnte versucht sein, hier keinen Zusammenhang zu vermuten. Wer dagegen Peirce' Semiotik folgt, wird sich dafür interessieren, wie Frau B. die aus dem goldenen Saal des Musikvereins empfangenen „Zeichen" wahrnahm, zu welchen Gefühlen, Fantasien und Gedanken sie diese Zeichen „weiterentwickelte", was ihr „in den Sinn" kam, während sie die Walzer hörte. Das Ergebnis des semiotischen Prozesses („Semiose") wich von der durchschnittlichen Erwartung und der den Veranstaltern zu unterstellenden Absicht ab: Frau B. erinnerte sich während der Walzermelodien, wie sie sich als 27-Jährige, bald nach dem Scheitern ihrer ersten kurz dauernden Ehe, in Wien in einen 17 Jahre älteren Mann verliebt hatte; sie dachte an ihren Wunsch, diesen Mann zu heiraten, an ihre Hoffnung, mit ihm Kinder zu bekommen, an ihre tiefe Enttäuschung, als er sie zurückwies, an ihre Trennung von ihm – und an das Eintreffen der Mitteilung 1 Jahr später, ihr Freund habe sich erhängt.

Diese Verbindung von Erinnerungen und der Manifestation des Anfalls spricht dafür, die Hypothese einer „semiotischen Kausalität" weiter zu verfolgen. Auslösend wirksam könnte Frau B.s erinnerungsgeleitete **Interpretation** der vom festlichen Ereignis gesendeten „Zeichen" gewesen sein, die **subjektive Bedeutung,** die sie diesen Zeichen erteilte. Die Intensität ihrer hierdurch evozierten Gefühle, Vorstellungen, Fantasien und Gedanken könnte bewirkt haben, dass Frau B. die Kohärenz ihres Selbsterlebens gefährdet erlebte und in einen dissoziativen Zustand geriet.

Damit kommen wir zu von Uexkülls **dritter Aufgabenstellung Integrierter Medizin:** zur Forderung nach der (Wieder-)**Einführung des Subjekts** in die Humanmedizin.

Die Anerkennung des Subjekts

„Der Mensch ist ein Objekt, welches ein Subjekt enthält, und es ist erforderlich, das Subjekt in die Wissenschaft vom Menschen einzuführen oder richtiger, es **anzuerkennen;** *denn man braucht nichts einzuführen, was schon enthalten ist."*[8]

von Weizsäcker (1949/1985: 293)

Heute folgt die Anerkennung des Subjekts bereits aus der Einführung der Semiotik und der Theorie des Konstruktivismus in das biopsychosoziale Modell: „Zeichen" entfalten ihre Wirksamkeit mithilfe von „Interpretanten". Die Wirkung gleicher Zeichen kann sich je nach „subjektiver" Interpretation erheblich unterscheiden (vgl. Kasuistik 2).

Die (Wieder-)Einführung des Subjekts in die Medizin wurzelt in zeitgeschichtlichen Entwicklungen: Auf der sozialen und politischen Ebene erkennt der Medizinhistoriker Lain Entralgo einen mit der Französischen Revolution beginnenden *„Aufstand des Subjekts"* (1969: 125 ff.). Im erkenntnistheoretischen Diskurs lässt sich die Anerkennung des Subjekts als Versuch auffassen, zwei Hauptströmungen der Moderne miteinander zu versöhnen (Jacobi 2012: 36 ff.): Während die Rationalität der Aufklärung alles Subjektive aus dem Erkenntnisprozess als störend zu entfernen suchte, begannen Philosophie und Literatur der Romantik, unsere subjektive Beteiligung am Wahrnehmungs- und Erkenntnisprozess vermehrt zu reflektieren. Später erkannten Naturwissenschaftler, wie unabdingbar für das Verständnis ihrer Beobachtungen und Experimente u. a. in der Verhaltensbiologie und der Humanphysiologie es ist, die artspezifische Umwelt von Tieren (Jakob von Uexküll) oder die subjektive Wahrnehmung bzw. Interpretation untersuchter Menschen (von Weizsäcker und Mitarbeiter) in die Untersuchung einzubeziehen. Sowohl von Weizsäcker als auch von Uexküll leiten ihre Forderung nach einer Anerkennung des Subjekts in der Medizin aus ihrem nicht reduktionistischen Verständnis aller Lebensprozesse her. Nicht zuletzt trugen, wie schon bei Descartes, auch persönliche Erlebnisse zur Entwicklung dieses erweiterten Ansatzes bei.[9]

Beide, von Weizsäcker (1927/1987: 190 ff.) und von Uexküll, bezogen ihre Forderung nach Einführung des Subjekts in wissenschaftlich fundiertes ärztliches Handeln sowohl auf den Patienten als auch auf den Arzt. Die *„Einführung des Subjekts bedeutet auch eine Einführung des Arztes in den Wirkungszusammenhang und die Bildung der Erkenntnisse"* (von Weizsäcker 1935/1986: 327).

---

8 Vgl. von Weizsäcker (1935: 281) und Jacobi (2012)

9 Von Weizsäcker hatte *„1915 im Felde"*, *„einen sozusagen inspiratorischen Augenblick erlebt"*, in dem sich ihm *„gleichsam leiblich denkend"* *„die ursprüngliche Ungeschiedenheit von Subjekt und Objekt"* *„offenbart"* habe. Mit diesem Erleben sei ihm deutlich geworden, dass die Forderung eines wissenschaftlichen Positivismus, das Subjekt aus der Erkenntnis zu entfernen, zu einer *„Verirrung oder Fälschung"* führe. Später habe er erkannt, dass seine experimentellen neurophysiologischen Untersuchungen, u. a. seine Experimente zur Erklärung von Schwindelphänomenen, es erforderlich machten, *„die Erlebnisse des Subjekts als integrierend für die Beschreibung des Vorganges"* anzuerkennen (1944/1986: 81–83).
Von Uexküll erzählte von einer Schlüsselerfahrung, die er als Medizinstudent während einer „postinfektiösen Psychose" im Verlauf einer schweren Typhuserkrankung gemacht habe. Damals habe sich der zugezogene Psychiater nicht für seine wahnhaft veränderte *„individuelle Wirklichkeit"* oder gar für die Funktion ihrer inhaltlichen Ausgestaltung interessiert, sondern sich später nur erkundigt, ob er noch weiter *„an das unverantwortliche Zeug"* glaube, von dem er während dieser Krankheitsphase geredet habe (vgl. Otte 2001: 40 f.).

„Im Rahmen einer ‚Medizin der Subjekte' ist der Arzt (als Subjekt) Beobachter von Objekten, die selbst Subjekte, d. h. Beobachter sind, die ihre Umgebung für ihre Probleme und Verhaltensmöglichkeiten in Form gebracht haben."

von Uexküll und Herrmann (2003: 1358)

Als Ärzte treten wir zum Patienten als einem Subjekt in Beziehung. Gemeinsam mit ihm suchen wir Zugang zu seinem subjektiven Erleben, zu seiner privaten und beruflichen Lebenswelt und zu seiner Geschichte. Wir bemühen uns, ihn in seiner eigenen Aktivität zu unterstützen, Störungen der Integration von physiologischen, psychischen und sozialen Prozessen zu überwinden. Mit der Anerkennung des Subjekts wird Integrierte Medizin zu einer ***„Medizin der Subjekte"***, zu einer **Medizin der Beziehung,** zu einer **Medizin der intersubjektiven Verständigung und Kooperation.** „Krankengeschichten" werden zu „Interaktionsgeschichten" (E. A. Meyer 1993) oder gemäß dem Motto „Der Patient und ich sind der Fall" zu „Kasuistiken"[10].

Mit diesem Verständnis der Arzt-Patient-Beziehung gewann Integrierte Medizin Anschluss an Sigmund Freuds für jede Form von Psychotherapie zentrales Konzept von Übertragung und Gegenübertragung und dessen Weiterentwicklung im Rahmen gegenwärtiger Formen psychodynamischer Psychotherapie (Thomä 2009; Altmeyer und Thomä 2010; ➤ Kap. 13, ➤ Kap. 35 und ➤ Kap. 36).

In der gemeinsamen Arbeit mit Frau B., der Schwindelpatientin, gelang es, Zugang zu negativen Gefühlen zu finden, die sie bisher von ihrem Bewusstsein ferngehalten hatte. Am meisten geholfen habe ihr, meinte sie am Ende der Therapie, dass ihr *„bisher verborgene Vorgänge zugänglich geworden"* seien, und es ihr so möglich wurde, diese *„in den Griff zu bekommen"*. Hierzu trug bei, dass Frau B. im *„hic et nunc et mecum"* der therapeutischen Beziehung mit mir die **Erfahrung** machen konnte, dass sich Turbulenzen im seelischen Erleben über kommunikative Verständigung beruhigen lassen: Auch meine Nichtverfügbarkeit während der Feiertage hatte sie irritiert. Das Gespräch darüber, die Verbindung von Hier und Heute zu Dort und Damals (und zu weiteren früheren Erfahrungen) ermöglichte es ihr, danach Enttäuschung, Zorn und Wut differenzierter wahrzunehmen, zu reflektieren, zu äußern und auch in alltäglichen Situationen Formen gegenseitiger Verständigung zu erproben. Die Fixierung ihrer Interpretation aktueller Ereignisse aufgrund früherer negativer Erfahrungen hatte sich gelockert.

Die Krankengeschichte von Frau B. ist ein Beispiel für die große Gruppe von Patienten, die unter **funktionellen körperbezogenen Beschwerden/somatoformen Störungen** leiden. Die Fixierung ärztlichen Handelns an das Selbstverständnis der Medizin als einer angewandten (Natur-)Wissenschaft trägt zur Unter- und Fehlversorgung dieser Patienten bei, begünstigt die Chronifizierung ihrer Leiden und führt zu einer erheblichen Fehlallokation von Mitteln. Der automatisch und unbemerkt erfolgende Ausschluss ergänzender Perspektiven bedingt eine selektive Verblindung bzw. Vertaubung gegenüber Versuchen der Betroffenen, auf andere Aspekte aufmerksam zu machen. Audiografierte Konsultationen belegen, dass die Patienten selbst regelmäßig auf Probleme auch im psychosozialen Bereich hinweisen, ihre diesbezüglichen Äußerungen jedoch „ungehört" verhallen, weil die Empfänger sie diagnostisch nicht zu prozessieren vermögen und nur selten empathisch reagieren (Ring et al. 2005). Die Kranken erhalten dann regelmäßig die abschließende Mitteilung: „Wir haben nichts (Erklärendes, Krankhaftes) finden können" oder kurz: **„Sie haben nichts."**[11] (➤ Kap. 2, ➤ Kap. 3, ➤ Kap. 68).

Wer sich der Notwendigkeit bewusst ist, sich vom traditionellen Selbstverständnis der Medizin als einer angewandten Wissenschaft zu befreien, wird nach einer neuen Orientierungsmöglichkeit fragen. Sie sollte es ermöglichen, im praktischen Handeln dem einzelnen Individuum in seiner Subjektivität gerecht zu werden und unser Handeln gleichzeitig umfassend am Erkenntnisstand all der Wissenschaftsbereiche evidenzbasiert abzusichern, die für das erweiterte biopsychosoziale Modell relevant sind.

Die Forderung nach „Anerkennung des Subjekts" impliziert, dass es zum Wesen unserer ärztlichen Arbeit gehört, die Spannung zwischen zwei Bereichen, zwischen Individuellem und Allgemeinem, zu überbrücken: Kranke begegnen uns als Einzelne, wir verpflichten uns einem Individuum. Um die Erkrankung zu klären und geeignete Behandlungsmöglichkeiten zu erarbeiten, müssen wir jedoch von der Möglichkeit Gebrauch machen, Singuläres mit Allgemeinem in Beziehung zu setzen, uns am vorhandenen Wissensstand und an gültigen Gesetzmäßigkeiten zu orientieren.

Damit stellt sich die Frage nach der Position unseres ärztlichen Handelns zur Welt erkenntnisgenerierender und erkenntnisprüfender Wissenschaften.[12]

1.2.2 Medizin ist Handlungswissenschaft

Mit der **Handlungstheorie** haben Wissenschaftstheoretiker und Soziologen ein Konzept entwickelt, das es ermöglicht, uns aus der starren Fixierung unseres Selbstmissverständnisses, Medizin sei eine angewandte Wissenschaft, zu lösen (Raspe 2008, 2013). Wir folgen der Darstellung des Philosophen und Arztes Wolfgang Wieland (1933–2015). Er verweist zunächst auf die alte Unterscheidung zwischen „theoretischen" und „praktischen Wissenschaften" (1975/2004, 2001, 1993/2014, vgl. auch Forrester 1996).

Schon Aristoteles unterschied zwischen *techne* (Kunst) und *episteme* (Wissenschaft). Den Wissenschaftler kennzeichnete er als Theoretiker: Er befasse sich nicht mit singulären Dingen oder Ereignissen, sondern mit dem Universellen, mit gültigen Regeln und Gesetzen, die er weder verändern wolle noch könne. Wissen

[10] „Kasuistik" als Titel für klinische Beispiele entspricht der Auffassung, dass für den Verlauf von Diagnostik und Therapie Interaktionsprozesse zwischen Arzt und Patient von wesentlicher Bedeutung sind (Kächele 1993; Meyer 1993).

[11] Der Verbesserung der Versorgung der jährlich etwa 8 Millionen in Deutschland Betroffenen gilt u. a. die Arbeit des Hamburger „Netzwerkes Somatoforme Störungen (sofu-Net)" im „Netz psychische Gesundheit (psychenet.de)".

[12] Von Uexkülls und Wesiacks Forderung, (nach dem Vorbild der Physik) ein eigenständiges Grundlagenfach „Theoretische Medizin" zu gründen (1998: 3), verspricht ebenso wenig eine Lösung wie die Wiedereinführung eines Philosophikums in das Medizinstudium.

suche er um seiner selbst willen. „Kunst" bezeichnete dagegen damals Formen der Praxis – vom Handwerk bis zur Regierungs- und Kriegskunst. Auch die Medizin als Kunst des Arztes gehöre in diesen Bereich. Der in solcher Praxis Tätige sei darauf fokussiert, Produkte herzustellen oder zu verändern. Sein Interesse und seine Aktivität gelten dem Einzelnen und Individuellen. Die Ergebnisse der Wissenschaft könne er nutzen, um seine Aufgaben zu erfüllen (Wieland 1993/2014: 104–105).

In dieser Tradition unterscheidet die Wissenschaftstheorie auch heute **theoretische von praktischen Wissenschaften.** Letztere bezeichnet sie als **„Handlungswissenschaften".** Zu diesen gehören u. a. die Medizin und die Jurisprudenz.

Theoretische Wissenschaften richten sich primär am Erkenntnisprozess aus. Ihr Interesse gilt dem Allgemeinen, der Entdeckung und Prüfung von Regel- und Gesetzmäßigkeiten, der Entwicklung von Theorien. In ihrer Welt dominiert unsere Fähigkeit, rational zu denken.

Aus ärztlicher Sicht ist am methodischen Vorgehen in der Naturwissenschaft zu bedenken, dass die Untersuchung, insbesondere im Experiment, es oft erfordert, das zu untersuchende Objekt aus seinem Kontext herauszulösen, aus seinem gestalthaften Zusammenhang zu desintegrieren. Francis Bacon, einer der Begründer moderner Wissenschaft, beschreibt im *Novum organon scientiarium* eindrucksvoll den Charakter einer solchen *„Exclusion"*, die logisch-induktiver Arbeit vorausgeht:

> *„Daher müssen wir die Natur vorläufig auflösen und zersplittern, nicht durch Kohlenfeuer, sondern das göttliche Feuer des Geistes. Das erste Geschäft der Induction, um die Formen zu verstehen, ist das Abstrahiren von Einzelheiten, welche nicht mit dem Wesen der Sache zusammenhängen."*
>
> Bacon (1620/1981: 127–128)

Handlungswissenschaften haben dagegen nicht primär das Ziel, Erkenntnisse über unsere natürliche oder soziale Wirklichkeit zu mehren. Ihre Aufgabe ist die Begründung von Handlungen. Sie sollen uns ermöglichen, in der gegebenen Wirklichkeit im Einzelnen vernünftig, an Prinzipien orientiert, zu urteilen und zu handeln. Zu urteilen und zu entscheiden erlaubt uns ein von rationalem Denken unterschiedenes, von Kant **„*Urteilskraft*"** genanntes *„Vermögen"*. Urteilskraft befasst sich nicht mit dem Allgemeinen, sondern mit dem Singulären, dem Einzelfall (Wieland 1975/2004). Urteilskraft bezeichnet ein *„Mittelglied der Verknüpfung und des Überganges"* zwischen Theorie und Praxis, einen Teil unseres „Denkungsvermögens": das *„Vermögen, das Besondere unter das Allgemeine zu subsumieren"* und *„umgekehrt, zu dem Besonderen das Allgemeine zu finden"* (Kant 1790/1983, V: 179, 186).

> *„Zu dem Verstandesbegriffe, welcher die Regel enthält, muß ein Actus der Urteilskraft hinzukommen, wodurch der Praktiker unterscheidet, ob etwas der Fall der Regel sei oder nicht; ...es [kann] Theoretiker geben, die in ihrem Leben nie praktisch werden können, weil es ihnen an Urteilskraft fehlt: z. B. Ärzte ..., die ihre Schule gut gemacht haben, die aber, wenn sie ein Consilium zu geben haben, nicht wissen, wie sie sich benehmen sollen."*
>
> Kant (1793/1983, VI: 127)

Kant geht es darum, Empfindungen und Gefühle für die Orientierung und Bewertung *in Verbindung* mit dem wissenschaftsorientierten Verstand nutzen zu können. Nachdrücklich wendet er sich gegen ein *„Herumtappen in Versuchen und Erfahrung"* ohne Bezug zu Prinzipien:

> *„Es kann also niemand sich für praktisch bewandert in einer Wissenschaft ausgeben, und doch die Theorie verachten, ohne sich bloß zu geben, daß er in seinem Fache ein Ignorant sei."*
>
> Kant (VI: 128; vgl. auch Wieland 2001)

Medizin hat ärztliches Handeln nicht nur zum Gegenstand, Medizin **realisiert sich im Handeln** (Wieland 1975/2004: 84). Patienten suchen uns Ärzte als Einzelne wegen lebensweltlicher Probleme auf, die sie selbst nicht zu lösen vermögen. Sie stellen uns die Aufgabe, diese Probleme auf Sachwissen gegründet zu klären und zu bewerten, Lösungsansätze zu entwickeln und umzusetzen.

Mit der Auffassung von Medizin als einer Handlungswissenschaft verändern wir unser **Verhältnis zu den theoretischen Wissenschaften.** Wir lösen uns aus der Fixierung an ihre Perspektive, kehren das bisherige Verhältnis um, stellen diese Wissenschaften in den Dienst unseres Handelns: Wir bedienen uns ihrer Konzepte, Methoden und Ergebnisse, um unser diagnostisches und therapeutisches Handeln zu sichern. Sie bleiben für uns bedeutsam, ja, mit der Erweiterung unseres Verständnisansatzes von einem biotechnischen zu einem biopsychosozialen Modell vergrößert sich das Spektrum der für unser Handeln relevanten theoretischen Wissenschaften (vgl. ➤ Kap. 1.3; Wieland 1975/2004, 2001, 1993/2014). Unsere **Freiheit,** zusätzliche Konzepte zu erproben und unserer ärztlichen Aufgabe gerecht zu werden, wächst. *„Our allegiance is to our patients – not to our models"* (Lewis 2014).

In seiner Analyse des für die Medizin zentralen Begriffs **„Diagnose"** verdeutlicht Wieland den Gewinn, den unsere Praxis aus der Differenzierung zwischen theoretischen Wissenschaften und Handlungswissenschaften zieht (1975/2004): „Diagnose" ist schon von Haus aus **ein auf Handeln bezogener Begriff.** Ziel des „Diagnostizierens" ist es nicht, Sachverhalte zu erkennen. „Diagnose" ist vielmehr immer schon auf Handlung hin konzipiert. Diagnostizieren dient unserem ärztlichen Handeln, ermöglicht und legitimiert es.

Das Erstellen einer Diagnose als Teil der Fallarbeit führt zu einer singulären, nicht zu einer universellen, verallgemeinerungsfähigen Aussage: Es erlaubt, einzelne Patienten bzw. ihre Erkrankung einer **Krankheitseinheit und Indikationsstellung** und damit einer **Therapieleitlinie** zuzuordnen.

Diagnosen helfen uns, die Spannung zwischen Individuellem und Generellem zu überbrücken, indem sie zwischen kategorial Heterogenem vermitteln: Eine Diagnose subsumiert Einzelnes unter ein Krankheitsbild als ein begrifflich Verallgemeinertes. So entscheidet sie mit über das therapeutische Vorgehen. In diesem Sinne sprach auch von Uexküll in der klinischen Arbeit von Diagnosen oft als *„Handlungsanweisungen"*.

Wielands Analyse trägt auch zur Diskussion um die ***„verlorene Kunst des Heilens"*** (vgl. Lown 1996/2002) klärend bei. Wenn auch oft nostalgisch-verklärend, macht sie darauf aufmerksam, dass wir als Ärzte in einem Spannungsfeld zwischen Handlungs- und theoretischer Wissenschaft arbeiten. Schon der römische Arzt Aulus Cornelius Celsus (ca. 25–50 n. Chr.) hat die Bedeutung von Einschätzungs-/Beurteilungsverfahren für die Medizin hervorgehoben und die mit diesem **„Abwägen"** verbundene Unsicherheit betont: *„Medicina est ars coniecturalis."*

Wer die Autorität des Internisten Bernhard Naunyn (1901, 1905) bemüht, um die Wissenschaftlichkeit der Medizin und die damit erwartete Sicherheit zu beschwören *(„Medizin wird Wissenschaft sein oder sie wird nicht sein")*, sollte wissen, dass es Naunyn bei dieser Äußerung darum ging, für die Entwicklung von Therapieverfahren zu fordern, auch sie solle sich endlich an der wissenschaftlichen Entwicklung orientieren. Für die Praxis der Medizin hatte er dagegen geäußert:

> *„Eine Naturwissenschaft … ist sie … nicht geworden und wird sie auch schwerlich jemals werden. Denn jede Wissenschaft steckt sich ihre Grenzen nach ihrem Können! Und dahin kann es die Medicin nicht bringen – dazu sitzt ihr die Humanität zu tief im Blute."*

Der Kardiologe Bernard Lown schlägt schon im Titel seines Buches *Practicing the Art while Mastering the Science* (2000) vor, beide Ansätze zusammen zu nutzen; er überlässt es jedoch uns, das Verhältnis beider Ansätze in der Praxis neu zu organisieren.

Sozial- und Sprachwissenschaftler haben inzwischen begonnen, den **prozesshaften Verlauf professionellen Handelns** in Berufsfeldern wie der Medizin und der Jurisprudenz empirisch zu untersuchen. Beide Berufe haben die Aufgabe, Probleme zu lösen, für die professionelle Hilfe gesucht wird, weil sie im Alltag nicht mehr lösbar erscheinen. Unsere Aufgabe ist es, den Einzelfall so zu bearbeiten, dass für ihn auch das verfügbare spezialisierte Wissen fruchtbar gemacht werden kann. In der Entwicklung des **Einzelfalls** wenden wir in unserer Berufsroutine **Formierungspraktiken** an, die wir nicht bewusst reflektieren.[13]

1.2.3 Ärztliches Handeln als Fallarbeit (Kasuistik)

In der Literaturwissenschaft bezeichnet „Fall" (Kasus) eine spezifische **Darstellungsform,** ein *„komprimiertes Narrativ"* (Ginzburg 2007: 29 f.), dem in **Abwägungs- und Entscheidungsprozessen** eine zentrale Funktion zukommt:

> *„Das Eigentümliche der Form Kasus liegt … darin, dass sie zwar die Frage stellt, aber die Antwort nicht geben kann, dass sie uns die Pflicht der Entscheidung auferlegt, aber die Entscheidung selbst nicht enthält – was sich in ihr verwirklicht, ist das Wägen, aber nicht das Resultat des Wägens."*
>
> Jolles (1930/2006: 191)

Die Bildung eines Falls hilft uns, aus heterogenen Elementen wie Mitteilungen, Beobachtungen, Untersuchungsdaten eine geordnete, **kohärente Einheit,** eine identifizierbare **Gestalt** zu bilden. Die Prozedur der Fallbildung ermöglicht uns, Singuläres in Beziehung zu setzen zu unserem professionellen Wissen, zu gesetzmäßig oder regelhaft Gesichertem. *„Denken in Fällen"* (Forrester 1996) entlastet uns von Unsicherheit.

Fallarbeit wird als ein **Prozess** von Auswahl-, Bewertungs-, Beurteilungs- und Entscheidungsschritten beschrieben. Schon wenn uns ein Leidender konsultiert, beginnen wir, sein Gesundheitsproblem zu bewerten. Fällt sein Leiden in den Bereich unserer professionellen Kompetenz, ist er ein „Fall" für uns, kann er zu unserem „Patienten" werden. Die Auswertung direkt beobachteter oder aufgezeichneter Konsultationen erlaubt eine Differenzierung dieses Prozesses in **Abschnitte:**

- In einem ersten **explorativen Abschnitt** („Her-Richten") generieren und sammeln wir mit professioneller Methodik Wissen über die vorliegende Gesundheitsstörung.
- In einem zweiten stärker **bewertenden** Abschnitt („Zu-Richten") sortieren und strukturieren wir das vorher nur agglomerierte Wissen.

Während dieser Prozeduren orientieren wir uns immer wieder zyklisch an uns **leitenden Modellvorstellungen** und **am Stand gesicherten Wissens:**

- An welcher Konzeption des Organismus orientieren wir uns?
- Auf welchen Teilbereich des Gesamtsystems fokussieren wir unsere Betrachtung?

Bezogen auf den Wissensstand beurteilen wir, welche Teile des explorierten Wissens für die Bildung der Fallgestalt relevant scheinen (vgl. Bergmann 2014a: 27–30).

Die Wahl des Systemausschnitts, die Bewertungen und Entscheidungen werden meist kaum **reflektiert;** sie verlaufen automatisiert, sind Routine. Wir prüfen das gewonnene Wissen auf die Möglichkeit hin, es unter allgemeine Regeln subsumieren und daraus wiederum Konsequenzen für das weitere Vorgehen ableiten zu können. Dabei selegieren wir Teile des angebotenen und von uns gesammelten Wissens. Diese **Prüfung** können wir in mehreren Zyklen wiederholen, bis wir den Fall schließen. Ergeben sich Zweifel oder neue Gesichtspunkte, können wir den Fall erneut öffnen.

Traditionelle Fallarbeit

Herr A., der trauernde Diabetiker, hatte die Prozeduren der Fallarbeit mehrfach „durchlaufen" (➤ Abb. 1.1). Das für die Beurteilung seiner Gesundheitsstörung erforderliche Wissen war jedoch jedes

---

[13] Vor allem im Pflegebereich und in der Physiotherapie folgt Clinical Reasoning einem ähnlichen Ansatz (Higgs et al. 2008; Klemme und Siegmann 2015). Auch in diesem Konzept ist es Ziel, dem einzelnen Patienten in seiner Individualität gerecht zu werden. Die professionell Tätigen sollen sich der Lösung des Problems in einem spiralförmigen Prozess widmen, in dessen Verlauf sie ihr Handeln an dem zur Verfügung stehenden gesicherten Wissen orientieren und ihr Vorgehen (metakognitiv) reflektieren: *„Clinical reasoning is a dynamic, cyclic, reiterative process in which observation, analysis, synthesis, deduction, hypothesis generation, hypothesis testing, inquiry-stategy design, and the skills of examination are all interrelated" (Barrows und Pickel 1991: 125, zit. nach Klemme und Siegmann 2015).*

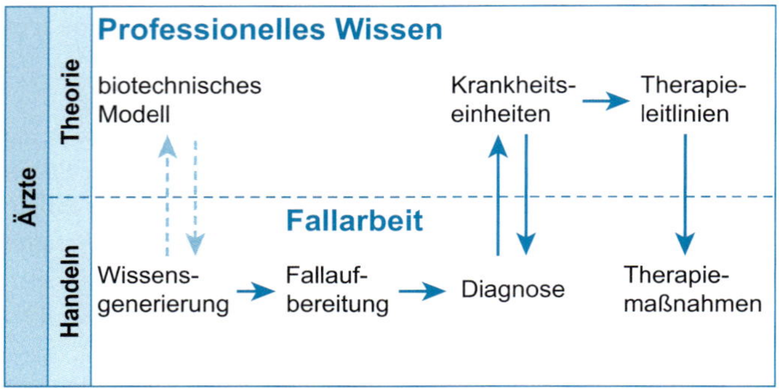

Abb. 1.1 Fallarbeit [L231]

Mal **allein** in der auf die **Stoffwechselstörung** ausgerichteten Perspektive erhoben worden. Auch der gegenwärtige Stationsarzt beschränkte seine Betrachtung ausdrücklich und konsequent auf diesen **Ausschnitt des Gesamtsystems.** Angaben des Patienten zu seiner Lebenssituation und dem Erleben seiner psychischen Destabilisierung ließ er bei der Fallbildung unberücksichtigt; epistemologisch gesehen wurden sie zu „Abfall" (Bergmann 2014b: 430 ff.).

In einer Integrierten Medizin werden die Anforderungen an ärztliche Fallarbeit komplexer (vgl. Frommer 2014; Gülich 2014).

Fallarbeit in integrierter Medizin

Integrative Medizin verlangt, jeden Patienten als autonomes Subjekt anzuerkennen, seine individuelle Wirklichkeit, sein Erleben, seine sozialen Beziehungen und seine Geschichte bei der Klärung seiner Erkrankung und der Wahl therapeutischer Möglichkeiten zu berücksichtigen. Diese Forderung lässt sich nur im Verlauf eines **auf Verständigung und Kooperation ausgerichteten kommunikativen ärztlichen Handelns** erfüllen (➤ Abb. 1.2). Die aktive Mitwirkung des Patienten an der Fallarbeit ist unerlässlich.

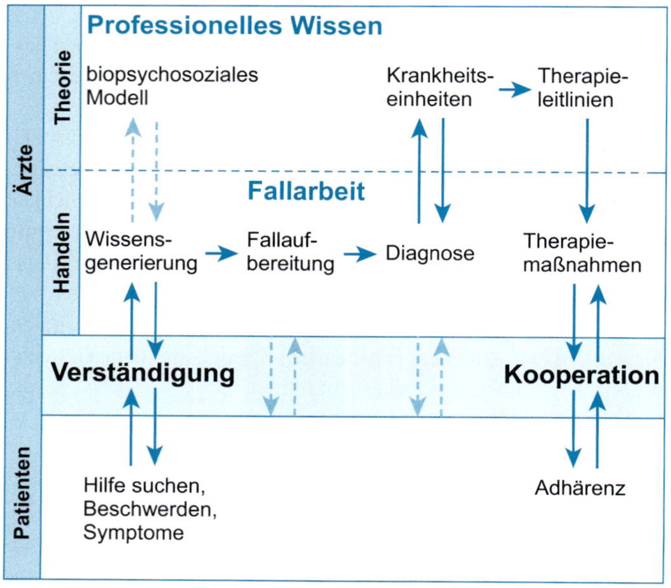

Abb. 1.2 Fallarbeit als Praxis Integrierter Medizin [L231]

Schon der Philosoph Platon hat im Dialog Charmides auf die synergistische Wirkung einer Verbindung pharmakologischer Therapie mit *„gewissen Besprechungen"*, mit *„schönen Reden"* hingewiesen, die der Seele *„Besonnenheit"* vermittelten. Heute können wir hilfreiches kommunikatives Handeln an erneuerter philosophischer Grundlegung (Habermas 1981), an den Befunden sozial- und naturwissenschaftlicher Forschung und an differenziert für die Praxis ausgearbeiteten Anleitungen orientieren.

Mit Ludwig Feuerbach (1843) verließen **Epistemologie** und **philosophische Anthropologie** Descartes' strikt auf das isolierte Individuum zentrierte Position. Auf der Basis einer längeren Vorgeschichte (Buber 1957; Jacobi 2012) stellten Martin Buber (1923), Karl Löwith (1928/1969) und Michael Theunissen (1977) die mitmenschliche **Begegnung,** die unsere personale Existenz begründende Ich-Du-Beziehung, in den Mittelpunkt ihrer Arbeit (s. auch Habermas 2013). Axel Honneth wies nachdrücklich auf unser grundlegendes Bedürfnis nach interpersoneller Anerkennung hin (1998, 2005). Martin Heidegger (1927/1957) beschäftigte insbesondere unsere Verpflichtung, für andere zu sorgen, Emanuel Lévinas unsere große seelische Verletzbarkeit (1980/2003, 1999, 1978/1998) und Maurice Merleau-Ponty (1945/1966) unsere Sensibilität dafür, vom Leid anderer auch körperlich „berührt" zu werden.

Die **evolutionäre Anthropologie** fand empirisch, dass die **Fähigkeit, gestisch und sprachlich vermittelt zu kooperieren,** unsere Sonderstellung unter höheren Primaten begründet (Tomasello 2008, 2009, 2014).

Der finnische Phänomenologe Raimo Tuomela (2007) beschreibt zwei sich ergänzende menschliche Funktionsmodi, den *„I-modus"* und den *„we-modus"*, der uns eine gemeinsame Ausrichtung von Betrachtung, Empathie und Kooperation ermöglicht, der Entwicklungspsychologe Robert Emde (2009, 2011) spricht von *„ego"* und *„we-go"*.

Human Social Genomics untersucht, wie soziale Systeme die Expression für die Regulation physiologischer Funktionen relevanter Gene mitsteuern (Cole 2014).

Die **Entwicklungsbiologie** zeigt, wie sehr Kinder auch nach ihrer Geburt noch auf die Unterstützung der Entwicklung ihrer biologischen Regulationsvorgänge durch ihre Bezugsperson angewiesen sind (Hofer 2014). **Neurowissenschaftler** bezeichnen das Gehirn als „Beziehungsorgan" (Fuchs 2012) und betonen die Abhängigkeit auch der kindlichen Hirnentwicklung von der Qualität früher Beziehungen (Roth und Strüber 2015).

Aus der **Entwicklungspsychologie** sei hier das Konzept des Norwegers Stein Bråten (2009, 2011, 2013) zur Beziehungsaufnahme postpartal erwähnt. Er schließt aus vielen empirisch gewonnenen Befunden, dass der Mensch beziehungsbereit, in Erwartung eines Beziehungsangebots, auf einen „virtuellen Anderen" ausgerichtet auf die Welt kommt (Bindung ➤ Kap. 12 und Frühe Entwicklung ➤ Kap. 18).

Aus der mehr als 100-jährigen Entwicklung der theoretischen Grundlagen **psychotherapeutischer Konzepte** und ihrer systematischen Aufbereitung seither stehen **relationale, intersubjektiv orientierte Ansätze** zur Verfügung (➤ Kap. 13, ➤ Kap. 35 und ➤ Kap. 36, Altmeyer und Thomä 2010).

Für die **Konzeption klinischer Fallarbeit** ist **Kooperation** im Sinne des **Pragmatismus** von Charles Peirce von großer Bedeutung: In scharfer Abgrenzung gegenüber Descartes wies er nachdrücklich auf die grundlegende Bedeutung gemeinsamen Bemühens, auf die Bedeutung fortgesetzten interpersonellen Austauschs in einer „*community of inquiry*" für die Erarbeitung und Sicherung von Erkenntnis hin (Liszka 1996, 2013).

1.3 Fallarbeit im Verlauf

1.3.1 Fall öffnen – kooperative Beziehung aufbauen – Wissen generieren

Kranke suchen beim Arzt Hilfe für Beschwerden. Der erste Abschnitt der Fallarbeit dient dazu, die Aufnahme einer „hilfreichen Beziehung" zu erleichtern und Wissen über den Kranken und sein Leiden zu generieren. Es lohnt, sich etwas Zeit zu nehmen und Patienten Raum für eine Selbstdarstellung anzubieten, um beobachten zu können, wie sie die Beziehung zu uns aufnehmen und wie wir ihr Verhalten „beantworten".

Die **Aufnahme einer hilfreichen Beziehung** legt den Grund für die weitere Zusammenarbeit. Krankheit schwächt und verunsichert. Beides aktiviert unser **Bindungssystem.** Wir suchen nach Schutz und Hilfe bei Sicherheit bietenden Personen. Wenn dies Patienten gelingt, fällt es ihnen leichter, sich an der Exploration durch den Arzt zu beteiligen, mit ihm **gemeinsam** Wissen zu generieren. Negative Erfahrungen in frühen Beziehungen können zur Entwicklung ambivalenter oder unsicher vermeidender „Bindungsmuster" beigetragen haben und die Aufnahme einer vertrauensvollen Beziehung auch beim Arzt erschweren (➤ Kap. 12).

Ein **Beispiel aus der Praxis einer Hausärztin** soll veranschaulichen, wie sehr Patienten zu Beginn einer ersten Konsultation prüfen, ob sie uns Vertrauen entgegenbringen können. Das Gespräch dauerte 7 Minuten und wurde im Rahmen eines Fortbildungsprojekts videografiert. Wir betrachten das Gespräch in einer **Doppelperspektive:** Um neben der interpersonellen Interaktion intrapsychische Prozesse der beiden Beteiligten und ihren **intersubjektiven Austausch** zu rekonstruieren, spielten wir ihnen in getrennten Sitzungen die Aufnahme abschnittsweise vor und baten sie, sich – soweit möglich – zu erinnern, was ihnen jeweils durch den „Kopf gegangen" war („stimulated recall", vgl. Obliers et al. 1993). Die Transkripte sind der leichteren Lesbarkeit wegen geglättet.

Patientinnengeschichte

Kasuistik 3: Beginn einer Konsultation

„Wenn mich einer so offen in die Augen guckt …"

Die Hausärztin führt die eher kleine, adipöse 58-jährige Frau C. zusammen mit der sie begleitenden 5-jährigen Enkelin vom Wartezimmer ins Sprechzimmer. Sie bittet beide, sich zu setzen.

Dr. R.: So, jetzt bin ich bei Ihnen.
Frau C.: Dat geht um Zucker bei mir, … und um de Nieren.

Vor 2 Jahren sei bei ihr eine Zuckerkrankheit diagnostiziert worden, seit 1 Jahr sei sie nicht mehr bei ihrem bisherigen Arzt gewesen. Die Färbung der Urinstreifen und eine Zunahme der Urinausscheidung habe sie auf eine Verschlechterung ihrer Erkrankung aufmerksam werden lassen. Zusätzlich leide sie jetzt an Rückenschmerzen; sie scheint eine Schädigung der Nieren als Folge der Diabeteserkrankung zu befürchten.

Zur Biografie erfährt Frau Dr. R., dass Frau C. aus Pommern stammt, mit 10 Geschwistern aufgewachsen ist und bei Kriegsende, 6-jährig, auf der Flucht in den Westen für längere Zeit von ihrer Mutter getrennt war und Schreckliches erlebt hat. Stolz berichtet Frau C., acht eigene Kinder großgezogen zu haben. Obwohl sie sich von ihrem alkoholkranken und gewalttätigen Mann trennen und dessen erhebliche Schulden habe abarbeiten müssen, sei es ihr gelungen, allen Kindern eine abgeschlossene Ausbildung zu ermöglichen.

Wir haben **Studierende der Medizin** nach Vorführung der Videoaufnahme des 7-minütigen Gesprächs gebeten, den weiteren **Verlauf der Konsultation zu prognostizieren.** Zwei Drittel der Studierenden hielten es für unwahrscheinlich, dass es Frau Dr. R. gelingen würde, eine erfolgreiche Arbeitsbeziehung mit Frau C. aufzubauen. Zur Begründung ihrer Einschätzung verwiesen sie u. a. auf Frau C.s bisheriges Krankheitsverhalten, ihre Ablehnung, ein „Diabetesbuch" zu führen, und ihre Zuordnung der Rückenschmerzen.

Patientinnengeschichte

Kasuistik 3: Beziehungsaufnahme im Rückblick: Patientin[14]

Das **Beziehungsverhalten** der Ärztin beschäftigte Frau C. weit intensiver, als von außen erkennbar war. Sie prüfte vor allem, ob sie Vertrauen zu Frau Dr. R gewinnen könne. Dabei sei für sie bedeutsam gewesen, wie die Ärztin mit ihr Blickkontakt aufnahm und mit ihr sprach.

Frau C.: Ja, … sie guckte einen in die **Augen.** Und nich' dat se wegguckte. Als Patient is dat für mich ne **Vertrauenssache, wenn mich einer so offen in den Augen guckt:** Die is' ganz jetzt dadrauf, wat du sagst und wat du vielleicht hast … Dat is' für mich sehr wichtig.
Interviewer: Was würden Sie denken, wenn ein Arzt oder 'ne Ärztin nich' in die Augen guckt …
Frau C.: De würde überhaupt nicht, dat würde genau wie Schema F ablaufen. Un' dat hat sie jetzt eben nich' gemacht. Sie tat sich richtig mit einem befassen, tat einen schön angucken und alles, und sie sprach auch, ich fand dat ganz toll.

Ihr bisheriger Arzt habe sich nur für die Kontrolle ihres Essverhaltens interessiert. *(„Das wusste ich ja selbst.")* Für sie als Person habe er sich nicht interessiert.

Frau C.:	Also dat is' für mich Ende, ich bin da nich' mehr hingegangen. Ich bin jetzt über 'en Jahr nich' mehr beim Arzt gewesen.

Vor Arztbesuchen fühle sie sich unsicher, beunruhigt.

Frau C.:	Aber hier hab' ich dat nich' gehabt. Dat is' so, als wenn ich hier reingekommen, als wenn ich hier schon Jahr und Tag reingekommen bin, ne. Also, ich hatte eben, in diesem Moment, ganz kurz gesagt, keine Hemmungen.

Gut getan habe ihr auch, dass die Ärztin sie nicht kontrollierend bedrängt habe *(„nicht schon wieder mit dem Buch ankommt")*.

Frau C.:	Für mich war dat also, ganz ehrlich gesagt, ich hab' ein richtiges Vertrauen gehabt, **als wenn ich zu meiner Mutter gesprochen hätte.**

Beziehungsaufnahme im Rückblick: Ärztin

Frau Dr. R. nennt zu Beginn der Fallarbeit zwei Ziele. Parallel zu einer ersten **Orientierung über Determinanten der Krankheit** (Essverhalten, Adipositas, Bluthochdruck, Ursachen der Rückenbeschwerden, Diät und Medikamente) habe sie vor allem beschäftigt, ob es ihr gelingen könne, mit Frau C. eine tragfähige **kooperative Arbeitsbeziehung** aufzubauen.

Frau C. habe sie interessiert. Als Einzelkind habe sie Interesse an großen Familien. Vor Kurzem habe sie eine familientherapeutische Fortbildung begonnen. Frau C.s Lebensleistung imponiere ihr, sie habe so vieles erfolgreich bewältigt. Für den Umgang mit ihrem Diabetes besitze sie offenbar ausreichend Grundkenntnisse. Die Kritik am bisherigen Arzt habe sie nicht irritiert, sie könne diese Kritik *„mit ein wenig Schadenfreude"* nachvollziehen.

Interviewer:	Als die Patientin reinkam?
Dr. R.:	Da versuch' ich eigentlich möglichst wenig zu denken [lacht], sondern lass' erst mal ... wirken. Da mach' ich noch nich' viel.

Ihr sei aufgefallen, dass die Patientin versuchte, *„schon 'n **bisschen Nähe**"* herzustellen, als sie positive Erfahrungen Verwandter in der Praxis erwähnte. Wichtig sei ihr gewesen, wie sie mit ihren Lebensproblemen umgegangen ist.

Dr. R.:	Was kann ich von ihr erwarten, wie weit wird sie mitmachen?

Hinzu sei ihr **erster Eindruck** gekommen:

Dr. R.:	Der war eigentlich: **'n sympathischer Pummel.** [mit Wärme in der Stimme]

Die weitere Entwicklung ihrer **Urteilsbildung** schildert sie als inneren *„Kampf"* vor der Entscheidung, sich auf eine intensivere **Beziehung** mit Frau C. einzulassen oder nicht.

Dr. R.:	Da kam es dann so, dass ich mit mir am **Kämpfen** war, wie forsch geh' ich an sie ran? ... Das sind so die Phasen, wo ich denke: „Wie sehr hängste dich dahinter?", oder sagste einfach: „Och, das hat doch keinen Zweck", und dann denk ich: „Ne, bleib dran!" Das gehörte so in diesen Prozess, das is ja was so langsam entsteht, ich weiß es ja nicht plötzlich, dass dann langsam so'n Gebäude entsteht, wo ich denke, gut, dem kann ich so und so viel zutrauen, und ich guck' mal, was der dann draus macht. Das is also sicher eher was, was über diesen Verlauf sich aufbaut. Nich' schlagartig, also, es is' selten, dass ich so schlagartig denke: „Jetzt, hier muss es gehen."

Der Umgang mit den Lebensproblemen hat sie beeindruckt ...

Dr. R.:	Ja, ich denke, wer bei jedem kleinen Problem wegläuft, der lässt sich jetzt drei Mal 'nen Zucker machen, dann is' der auch weg. Da kann ich zwar irgendwo auch versuchen, dem zu erklären, dass Zucker gefährlich sein kann, werd' ich auch aus irgend 'ner inneren Verpflichtung heraus tun, aber bin natürlich wesentlich weniger überzeugt, dass das Erfolg hat.

... und die Entwicklung der Beziehung im **verbalen** Bereich ...

Dr. R.:	Also, ich wäre sicher in Zweifel gekommen, wenn diese Interaktionen sich nicht so gut entwickelt hätten. Ich hatte für mich das Gefühl, sie versteht, was ich wissen will und was mein Anliegen ist. Das spürt mer irgendwie so, ne.

... und eine **weitere Quelle?**

Dr. R.:	Ja, is' mir auch ein Indiz … ja, also ich hatte bei ihr weder Bauchschmerzen noch sonstige Muskelverspannungen noch sonst irgendwas gemerkt, ne. … Es ging sehr gut. Ich wurde auch nich' unruhig oder so… Ja, bei manchen, wo die Dinge einfach nicht gut laufen, dann krieg' ich dann entweder hier schon mal so'n Drücken im Bauch oder irgendwas oder, ja irgendwie fühle ich mich dann nich' so okay, ne.

Auch die Frage, ob sie sich durch die Patientin zu sehr **emotional belastet** fühle, habe sie geprüft. Sie imponiere ihr als eine Person, die *„ihre Sachen selbst regelt"*, die *„handfest"* ist, *„sich nicht unterkriegen lässt"*. Damit erscheine ihr die Beziehung zu ihr *„gefahrlos"*: *„Die Wahrscheinlichkeit, dass sie klammert* [wie Abhängige], *ist gering"*, auf sie könne man sich *„beruhigt"* einlassen.

Frau C. kam nach der Erstuntersuchung regelmäßig in Dr. R.s Praxis. Innerhalb weniger Wochen gelang es, den Diabetes befriedigend einzustellen.

[14] Die Interviews mit der Patientin und der Ärztin führten Dr. med. Hella Poll und Prof. Dr. phil. Rainer Obliers.

Die Wissensgenerierung beginnt gemeinsam als interaktive Leistung (Bergmann und Quasthoff 2010; vgl. Koerfer et al. 2010; ➤ Kap. 26).

Patienten möchten sich an der Generierung von Wissen **beteiligen.** Während wir Wissen generieren, insbesondere während der körperlichen Untersuchung, dominieren wir Ärzte die Beziehung zum Patienten. Diese funktional begründete Asymmetrie wird im Verlauf oft unnötig dysfunktional: Patienten vermissen während dieses Vorgehens oft die Möglichkeit, sich aktiv zu beteiligen, ihre individuellen Wahrnehmungen und Befürchtungen, ihr subjektives Erleben, ihre eigenen Vorstellungen über die Erkrankung einbringen zu können. Ihr Wunsch, sich zu beteiligen, entspricht ihrem Bedürfnis, dem Erleben passiven Ausgeliefertseins an den Krankheitsprozess und ihrer Abhängigkeit vom Arzt entgegenzuwirken. Als Illustration soll hierzu ein Abschnitt aus der Autobiografie der Publizistin Carola Stern (2001) dienen.

Patientinnengeschichte

Kasuistik 4: „Das Außergewöhnliche für mich ist das Alltägliche für ihn"

Eines Morgens erwacht sie mit Beschwerden, die sich von ihr bekannten Befindensstörungen unterscheiden:
„Vom linken Rückenende zieht ein starker Schmerz das Bein hinunter bis in die Fußsohle hinein. Ich beschließe, einen Orthopäden aufzusuchen. Ungleich schneller als die Schmerzen bin ich mein Selbstbewusstsein los. Das Außergewöhnliche für mich ist das Alltägliche für ihn. Zaghaft versuche ich, Kontakt zu finden, will Erfahrung geltend machen: ‚Ich glaube, es ist der Ischiasnerv.‘ **‚Was Sie glauben, interessiert mich nicht‘**, *sagt er. Seine Arroganz ist mit Ungeduld vermischt. Er fragt, und ich soll Antwort geben; kurz, präzise bitte. Als* **Routinefall** *hänge ich an den Schnüren seiner Fünf-Minuten-Medizin. Zuwendung – kennt er das Wort? Was würde er empfinden, wäre er selbst Patient? Seine Diagnose ist mir unverständlich, nach Erläuterungen wage ich nicht zu fragen. Seine Therapie ist mir verständlich: Die Helferin wird mich an einen Apparat anschließen … Könnte ich mich doch amüsieren oder richtig zornig werden! Weinend gehe ich nach Hause."*

Stern (2001: 296)

1.3.2 Fall aufbereiten – Diagnose stellen

Wieland hat die zentrale Stellung des Diagnostizierens in der ärztlichen Fallarbeit und die Funktion dieser Prozedur beschrieben: Individuelles mit Generellem zu verbinden, um zu einer gesicherten Handlungsanweisung zu kommen.

In einer **Integrierten Medizin** wird auch dieses Vorgehen **komplexer.** Jetzt gilt es, auch Störungen im psychischen und im sozialen Subsystem, in der Beziehung zwischen beiden sowie Wechselwirkungen mit somatischen Abläufen zu berücksichtigen. Dabei haben wir für die Klassifikation zwischen eigenständiger psychischer Störung (dissoziativer Schwindel bei Frau B.) und einer Ergänzung der Hauptdiagnose im Sinne einer Komorbidität (pathologische Trauerreaktion bei Diabetes mellitus bei Herrn A.) zu wählen (➤ Kap. 17 und ➤ Kap. 57).

Angesichts der Häufigkeit psychischer Störungen und von Aufwärts- und Abwärtseffekten im Gesamtsystem empfiehlt es sich, das Vorliegen einer psychischen Störung oder einer Mitwirkung von Belastungen im psychosozialen Bereich bei jeder nicht „banalen" Erkrankung zu prüfen. Dies kann bei solchen Patienten schwierig sein, die Leistungsminderung und Hilfsbedürftigkeit nicht mit ihrem Selbstbild zu vereinbaren vermögen. In solchen Fällen kann die Vervollständigung der Diagnose eine Intervention erfordern, welche die Regulation des Selbstgefühls unterstützt.

Patientengeschichte

Kasuistik 5: „Synkope" – „Commotio cerebri" – „Depression"

Der Anrufer irritiert mich zunächst. Er scheint eher kollegialen Rat als Hilfe zu suchen: Er habe eine *„Synkope"* erlitten und möchte, dass ich *„mit draufschaue.* […] *Sie haben doch auch in der Klinik gearbeitet."*

Während des Erstgesprächs beeindruckt mich die Form der Beziehungsaufnahme des 57-jährigen, *„sportlich"* wirkenden Herrn D. zunächst mehr als seine spärlichen Mitteilungen zur Erkrankung. Er vermeidet vor allem, hilfsbedürftig zu erscheinen. Im Gegenteil: Er scheint eher mich *„einsetzen"* zu wollen: Angesichts der anstehenden Nachbegutachtung seiner Arbeitsunfähigkeit durch die Versicherung sucht er meine Unterstützung.

Zu seiner Erkrankung berichtet Herr D. stichwortartig fragmentiert, scheinbar emotionslos. Von diesem Muster weicht er nur ab, während er seine frühere engagierte Tätigkeit in verschiedenen Arbeitsfeldern schildert. Seinen Bericht zum Hergang der Erkrankung beginnt er mit: *„Ich halte mich durch Sport fit."*

Vor 1 Jahr sei er nach Sport und Sauna am Tresen sitzend – nach vier Kölsch – zuerst nach vorn auf den Tresen, dann rückwärts mit dem Hinterkopf auf den Boden gefallen. Er sei kurz bewusstlos gewesen und habe eingenässt. Der Notarzt habe ihn ins Krankenhaus gebracht. Während der Fahrt habe er ein *„Nahtoderlebnis"* gehabt. Am nächsten Morgen sei er ohne pathologischen Befund auf seinen Wunsch hin wieder entlassen worden. Seither sei es ihm nicht mehr gelungen, wieder *„auf die Beine zu kommen"*. Er fühle sich deprimiert, leide unter Mangel an Initiative, gestörtem Schlaf und Müdigkeit, vor allem morgens. Sein Hausarzt habe ein *„psychovegetatives Erschöpfungssyndrom"* und eine *„reaktive Depression"* diagnostiziert. Die Einnahme von Medikamenten habe er abgelehnt.

Im Entlassungsbericht der Klinik finden sich die Diagnosen: *„Synkope, am ehesten bei Exsikkose und Alkoholkonsum"* und *„Commotio cerebri"*, der Hinweis auf die wunschgemäß vorzeitige Entlassung und – angesichts der unklaren Pathogenese – die Empfehlung *„weiterer Abklärung"*.

Mit der Schilderung des **Sturzhergangs** vermittelt Herr D., wie sozial isoliert er lebt. Damals habe er sich angespannt gefühlt: Weihnachten sei er eingeladen gewesen, *„Erinnerungen an Familie"* seien aufgekommen. Am 27. Dezember, dem Unfalltag, sei er mit zwei Männern am Tresen gesessen und habe mit ihnen *„ums nächste Bier gewürfelt"*.

Ich sage, ich fände es schade, dass er mit seinen Begabungen, seiner Kompetenz, seiner Erfahrung und seinem Engagement in diese schwierige Situation geraten ist, und versuche, ihn zu ermutigen, therapeutische Hilfe anzunehmen. Er betont, sich bisher immer für andere eingesetzt, sich bis in die Details um sie gekümmert zu haben und dabei selbst zu kurz gekommen zu sein. Als ich ihn daraufhin frage, ob er während seiner Entwicklung selbst genügend Zuwendung erfahren habe, verändert sich die Situation überraschend, mich zunächst erschreckend: Herr D. beginnt, sich in der Halsregion krampfartig zu winden, und stößt unartikuliert Töne aus – schreit ansatzweise und versucht gleichzeitig, mit Einsatz seiner Hände am Hals einen Schrei zurückzuhalten. Er beginnt zu weinen, artikuliert Verzweiflung und sein Unvermögen, sich zu äußern. Schließlich kann er mir sagen, dass er seine Situation als etwa 8-jähriges Kind mit all der seinerzeitigen Hilflosigkeit wiedererlebe: Er habe zusehen müssen, wie sein Vater gegen die Mutter gewalttätig wurde. Es wird deutlich, welches Ausmaß an seelischer Arbeit Herr D. lebenslang hat leisten müssen, um nach früher Extrembelastung sein seelisches Gleichgewicht aufrechtzuerhalten.

Herr D. beginnt, meinen Vorschlag, ein Psychotherapieangebot in einem Sicherheit bietenden Rahmen zu suchen, zu akzeptieren. Schließlich geht er für 3 Monate in eine Fachklinik. Wenige Wochen danach beginnt er wieder zu arbeiten.

In **Institutionen** erfolgt die „Aufbereitung" komplexer „Fälle" häufig in interdisziplinärer und auch interprofessioneller Zusammenarbeit. Hierfür wurden neue Strukturen entwickelt, ein Beispiel sind die onkologischen **Tumorboards.**

Psychoonkologische Mitversorgung ist verpflichtender Bestandteil zertifizierter Tumorzentren. Zu prüfen wäre, inwieweit es gelingt, in den Sitzungen von Tumorboards tatsächlich auch psychosoziale Gesichtspunkte systematisch in Diagnosestellung und Behandlungsplanung zu berücksichtigen (s. u.).

1.3.3 Vom Einzelfall zum Krankheitsbild zur Indikationsstellung

Diagnosen ermöglichen es, eine Störung der Gesundheit unter ein Krankheitsbild zu subsumieren und damit Zugang zu dem für sie gesammelten, geordneten und geprüften Wissen zu gewinnen. Die Ergebnisse **externer Evidenzprüfung** sind in der Primär- und Sekundärliteratur dargestellt, in Übersichtsarbeiten und Metaanalysen von Experten geprüft und verdichtet, in Datenbanken zugänglich (u. a. Medline) und z. T. bewertet (Cochrane Library), in Leitlinien der Fachgesellschaften (AWMF) zu Empfehlungen bearbeitet.

Der **Sicherheitsgewinn** aufgrund **evidenzbasierten Vorgehens** kann nicht hoch genug bewertet werden. Jede Anstrengung, diese Sicherheit weiter zu erhöhen, ist der Förderung wert. Gleichzeitig sollten wir uns aber auch bewusst bleiben, dass es sich bei den gewonnenen Daten um **probabilistische** Angaben handelt und dass zur Information von Patienten über den zu erwartenden Verlauf immer auch gehören sollte, **Risikoangaben** verständlich zu vermitteln (vgl. ➤ Kap. 26 und Gigerenzer 2013).

Mit dem Krankheitsverständnis wurden auch die Klassifikationssysteme erweitert und differenziert (Klassifikation ➤ Kap. 27, psychodynamische Diagnostik ➤ Kap. 31, Komorbidität ➤ Kap. 57). Dies erleichtert es, Ansätze Integrierter Medizin auch in Gebiete wie u. a. die Unfallchirurgie einzuführen, denen jeder zunächst den schon von Sophokles formulierten Primat operativer Intervention zubilligen wird: *„Verlangt das Übel einen Schnitt, so singt der weise Arzt nicht Zauberlieder."*

„Rezepte schreiben ist leicht, aber im Übrigen sich mit den Leuten verständigen, ist schwer."

Franz Kafka: Der Landarzt

1.3.4 Partizipative Entscheidungsfindung anstreben

Komplexeres Krankheitsverständnis, aufwendige Therapieverfahren und die Vielfalt externer Informationsangebote stellen zunehmend Ansprüche an unser kommunikatives Handeln. Sie verlangen, Kranke in Entscheidungsprozesse einzubeziehen. Im Verlauf der Fallarbeit ist es Ziel des Abschnitts *„Partizipative Entscheidungsfindung"*, im Rahmen einer vertrauensvollen Arzt-Patient-Beziehung für einen Patienten jeweils die bestmögliche und bestgeeignete Behandlungsform zu finden. In diesen Prozess bringen wir unser klinisches Urteil und die uns zur Verfügung stehende externe Evidenz ein; die Patienten teilen uns ihre Präferenzen bzw. ihre Bedenken mit. Möglicherweise unterschiedliche Zielvorstellungen beider Seiten sollten eruiert, erläutert und abgeglichen werden. Auf dem Weg zu einer partizipativen Entscheidung („shared decison-making") ist es wichtig, auch die Lebenssituation des Patienten, seine individuellen Belastungen und auch seine Ressourcen zu berücksichtigen.

Als Effekt einer 12-stündigen Fortbildung wurde erwartungskonform eine Verbesserung der erforderlichen Kompetenz der Teilnehmer nachgewiesen, in deren Folge sich Angst und Depression bei ihren onkologischen Patienten verminderten. Die Zufriedenheit mit dem ärztlichen Vorgehen unterschied sich allerdings in der Experimentalgruppe nicht von der der Kontrollgruppe (Härter et al. 2015).

Weitere Ergebnisse der Evaluation partizipativer Entscheidungsfindung lassen erkennen, dass dieses Verfahren tatsächlich die Adhärenz zu verbessern vermag und in der Folge auch zu günstigeren Therapieergebnissen führen kann. Allerdings ist ärztlicherseits die Motivation noch bemerkenswert gering, an Evaluationsstudien teilzunehmen (Hauser et al. 2015).

Gelegentlich führt die Klärung der Indikationsstellung auch zu einer Veränderung des Krankheitsverständnisses (vgl. auch ➤ Kap. 26).

Patientengeschichte

Kasuistik 6: Vorhofflimmern – Indikation zur Psychotherapie?

Herr E., ein 72-jähriger Unternehmer, bittet mich, wegen einer absoluten Arrhythmie bei Vorhofflimmern mit ihm eine psychotherapeutische Behandlung zu beginnen. Alle bisherigen Therapieversuche in kardiologischen Zentren einschließlich mehrfacher Kardioversion seien fehlgeschlagen. Er leide sehr unter der Minderung seines Leistungsvermögens.

Ich erläutere Herrn E., warum ich für die Rhythmusstörung keine evidenzbasierte Indikation für Psychotherapie stellen kann. Er drängt, schlägt mir vor: *„Dann behandeln Sie mich, um mich zu unterstützen, die Krankheit seelisch zu verarbeiten!"* Damit erweitert Herr E. seinen Fall. Die Diagnose „Anpassungsstörung" öffnet den Weg zu einer vertretbaren Indikationsstellung für eine psychotherapeutische Intervention.

Betont selbstsicher berichtet Herr E., in einer rundum befriedigenden Situation zu leben. Aktuell drohe ihm jedoch ein gravierender Verlust: Sein alter, treuer Jagdhund sei krank geworden; jetzt bleibe ihm nur, seiner Verpflichtung nachzukommen, den Hund mit einem Bolzenschussgerät zu töten. Für dieses Vorhaben sucht er unterstützende Begleitung. Während der Vorbereitung auf die Tat treten panikartige Angstanfälle auf, auch während der Sitzungen. Schließlich führt Herr E. sein Vorhaben durch. Im Verlauf einiger Trauerwochen gelingt es ihm, sein Erleben ausreichend zu verarbeiten. Zu unser beider Überraschung normalisiert sich sein Herzrhythmus. Ein Jahr später war der Sinusrhythmus weiterhin stabil.

1.3.5 Adhärenz fördern

Die **Therapietreue** chronisch Kranker und aufgrund von Risikofaktoren Gefährdeter ist, bezogen auf die Einnahme von Medikamenten, unbefriedigend. So befolgen nur etwa 50 % der von arterieller Hypertonie Betroffenen ärztliche Verordnungen zuverlässig.

Bei **antihypertensiver Therapie** lässt sich die Adhärenz verbessern. Von der Vereinfachung des Therapieschemas über die Einführung partizipativer Entscheidungsfindung als Grundlage des Verordnungsgesprächs bis zu umfassender Patientenschulung wurden Ansätze erprobt. RCTs zeigten in 60 % eine Verbesserung der Therapietreue; diese ging in der überwiegenden Zahl der Studien auch mit einer Verbesserung mindestens eines klinischen Endpunkts einher (Matthes und Albus 2014).

Es lohnt, ungenügende Adhärenz individuell zu klären. Sie kann auf unzureichendes physiologisches Verständnis zurückgehen: Patienten beginnen die Einnahme von Antihypertensiva nicht oder brechen sie bald wieder ab, weil sie befürchten, in ihrem Körper würden sich giftige Substanzen ansammeln, wie bei einer Quecksilber- oder Kadmiumintoxikation. Von Abbau, Verstoffwechslung und Ausscheidung haben Kranke oft keine zutreffende Vorstellung. Information über mögliche Nebenwirkungen kann zusätzlich Angst auslösen.

Viktor von Weizsäcker hat schon 1927 auf eine Dialektik, auf ein grundlegendes Bilanzproblem, in der Beziehung zwischen Arzt und Patient aufmerksam gemacht. Im Gegensatz zum vorherrschenden Selbstverständnis liegt in dieser Beziehung das „Geben" auch beim Patienten, das „Nehmen" auch beim Arzt – vergleichbar zur Situation zwischen Befehlendem und Gehorchendem: „Befehlen ist Nehmen." Diese Bilanzprobleme im Grundverhältnis können sich mit frühen Beziehungserfahrungen verknüpfen und die Annahme von Hilfsangeboten erschweren: Wir bieten Behandlung, der Patient verbindet schon mit der Diagnose einen dauerhaften Verlust von Gesundheit, mit dem Therapievorschlag lebenslange Abhängigkeit von Medikation und Ärzten (1927/1987: 188).

Patientengeschichte

Kasuistik 7: „Dann wär' ich ja der König?"

Herr F., ein 50-jähriger Zimmerei-Unternehmer, kommt in die Ambulanz für Hypertoniker; außerhalb war es nicht gelungen, seine häufig **krisenhaft ansteigenden Blutdruckwerte** ausreichend zu senken. Vor 2 Jahren hatte Herr F. einen Schlaganfall mit linksseitiger Hemiplegie erlitten. Er berichtet, die Blutdruckwerte würden immer dann ansteigen, wenn er nachdrücklich geäußerte Kundenforderungen weder erfüllen noch abzuweisen vermöge. Er sei eben von seinen Kunden und deren Aufträgen abhängig. Im Gespräch ergänze ich: *„Der Kunde ist bei Ihnen eben König."* Seine Hemmung, sich mit seinen eigenen Bedürfnissen von Forderungen anderer notfalls auch aggressiv abzugrenzen, lässt sich bis in die Kindheit, insbesondere gegenüber seinem oft jähzornigen Vater, zurückverfolgen. Ich biete Herrn F. weitere Gespräche an mit dem Ziel, solche Konflikte leichter zu bewältigen. Herr F. zögert, meint, er könne sich angesichts seiner beruflichen Verpflichtungen nicht nach unseren Ambulanzzeiten richten.

Auch mein Angebot scheint er als Forderung wahrzunehmen, seine Ambivalenz bzw. der darin enthaltene Konflikt vergegenwärtigt sich in unserer Beziehung. Ich äußere vorsichtig: *„Bei uns wären Sie ja der Kunde."* Die Miene des Pat. hellt sich auf, er wirkt interessierter, fragt vorsichtig vorfühlend: *„Dann wär' ich ja der König?"*

Er testet unser Angebot zweimal – *„jetzt hätte ich Zeit"* – erfolgreich. Danach ist Herr F. bereit, Termine zu üblichen Zeiten zu vereinbaren. Innerhalb weniger Wochen gelingt es, seinen Blutdruck mit einer sehr viel geringeren Medikamentendosierung als bisher ausreichend zu senken.

Das Beispiel zeigt, dass es auch während kurzer Sprechstundenbegegnungen möglich werden kann, wirksam psychotherapeutisch zu intervenieren, wenn es gelingt, den Patienten in seiner Welt empathisch zu erreichen. Michael Balint nannte solche Ereignisse *„flash"*, Daniel Stern (2004) sprach vom Gelingen intersubjektiver Verschränkung in *„moments of meeting"*[15].

Gelegentlich sind die Ursachen solch ängstlicher Vermeidung schwerer zugänglich. So kann traumatisch verursachter Vertrauensverlust während der frühen Entwicklung später im Leben die Aufnahme einer hilfreichen Arzt-Patient-Beziehung erschweren.

Patientengeschichte

Kasuistik 8: „Warum musste er sterben, warum bist nicht du verreckt?"

Ein 45-jähriger leitender Molkereiangestellter sucht wegen „schwer einstellbarer" **arterieller Hypertonie und funktioneller Oberbauchbeschwerden** die Ambulanz auf. Zu Beginn jeder Konsultation überreicht er mir eine Tüte mit einer Auswahl von Joghurtspeisen. Im Gesprächsverlauf hebt er seine liebevolle Fürsorge gegenüber seinen Töchtern hervor. Eigene Entbehrungen klingen dabei an. Daraufhin frage ich ihn, ob er selbst als Kind vergleichbare Zuwendung erfahren habe. Schlaglichtartig vergegenwärtigt er seine Situation als Kind: Sein Bruder, Lieblingskind der Mutter, war in einen Brunnen gefallen und gestorben. Danach habe seine Mutter zu ihm gesagt: *„Warum musste er sterben, warum bist nicht du verreckt?"*

Im Verlauf einer Kurzpsychotherapie vermochte er über seine tiefe Kränkung zu sprechen, seine Abwehr aggressiver Impulse vom Bewusstsein zu lockern und mir seine Wut in Bildern von feuerspeienden Vulkanen zu vermitteln, um schließlich in die Rolle eines selbst versorgungsbedürftigen Kranken finden zu können.

„Wie die naturwissenschaftliche Forschung aufwendige Laboratorien und diagnostische Einrichtungen benötigt, so braucht die anthropologische Richtung eine … auf Zusammenarbeit im gleichen Geiste eingestellte Ärztegruppe. … Es bedarf der selbstverständlichen Unterstützung durch einen in gleicher Gesinnung verbundenen Kreis …"

Karl Matthes (1962)

1.4 Integrierte Medizin gemeinsam realisieren

1.4.1 Kooperation in der klinischen Praxis

Die Praxis Integrierter Medizin intensiviert die Beziehung zu Patienten und verlangt eine umfassendere theoretische Orientierung. Beides erhöht die Anforderungen und Belastungen für Ärzte. Wer sich ihnen aussetzt, benötigt **kollegiale Unterstützung,** zumindest in Form reflektierender Gruppenarbeit, wie sie vor allem in dem von Michael Balint begründeten Modell angeboten wird.

In **Institutionen** und größeren Bereichen des Versorgungssystems ist die Realisierung Integrierter Medizin an arbeitsteilig organisiertes und sorgfältig koordiniertes fallbezogenes Handeln in therapeutisch wirksamen Beziehungen gebunden (➤ Kap. 48, ➤ Kap. 52 und ➤ Kap. 53). Nicht immer müssen bzw. können traditionelle Arbeitskonzepte grundlegend und rasch verändert werden. Oft empfiehlt es sich, zunächst all die Situationen für den kollegialen Austausch zu nutzen, die der gegebene klinische Alltag bietet, wie z. B. Stationsbesprechungen, klinische Visiten und interdisziplinäre Fallbesprechungen. Wichtig ist es, an Planung und Aufbau neuer Versorgungskonzepte wie *Stepped Care* oder *Collaborative Care* aktiv mitzuwirken (von Korff et al. 2000; Carter et al. 2024).

Jede **Umstellung verunsichert** zunächst. Einige Gesichtspunkte gelten spezifisch für die Erweiterung ärztlichen Handelns im Sinne Integrierter Medizin.

Die **Erweiterung der theoretischen Orientierungsmöglichkeiten** gefährdet die altgewohnte Sicherheit, die mit unserer in der naturwissenschaftlichen Basis fundierten Position als *„maitres et possesseurs de la nature"* gewährleistet schien (Descartes 1637/1997: 100 ff.). Descartes' Erwartung, dass es demjenigen, der den Bau der funktionierenden Teile genau kennt, auch gelingen wird, sie *„als Arzt im rechten Sinn zu steuern"* (Brief an Burman vom 30.4. 1648), hat sich nur z. T. erfüllt.

Die verfügbaren Ergebnisse wissenschaftlicher Forschung reichen oft genug (noch) nicht für eine sichere Orientierung aus. Mit der Erweiterung unserer Perspektive kommen wir noch öfter in die Lage, für Handlungsentscheidungen von unserer **Urteilskraft** Gebrauch machen zu müssen. Unsere Fähigkeit, auch im erweiterten Konzept Patientenprobleme zu bewerten, Lösungsansätze zu entwickeln, auch kommunikative Untersuchungs- und Interventionstechniken perfektioniert einzusetzen, bedarf längerer Erfahrung und Übung. Zumindest zunächst setzen wir uns damit vermehrt **Unsicherheit** aus.

Zusammenarbeit in einer „Gruppe Gleichgesinnter" vermag diese Unsicherheit zu reduzieren und hilft uns auch, wenn wir mit den **Grenzen unserer Hilfsmöglichkeiten** konfrontiert werden (Wieland 1975/2004). Gleichsinnig wirkt auch unsere Einbindung in die

[15] Die Boston Change Process Study Group (2010) hat retrospektiv Mikroprozesse in Analysestunden untersucht und festgestellt, dass Momente der Begegnung („moments of meeting") ein wirkmächtiges Agens therapeutischer Veränderung sind, welche die Möglichkeit bieten, die intersubjektive Erfahrung in der Dyade neu zusammenzusetzen.

Gemeinschaft des sozialen Feldes „Medizin". Ansätze Integrierter Medizin bieten mit gewohnten Organisationsformen klinischen Handelns Unzufriedenen die Chance, **befriedigendere Formen der Zusammenarbeit** zu erproben (Carter et al. 2024; vgl. ➤ Kap. 48, ➤ Kap. 52 und ➤ Kap. 53).

1.4.2 Solidarität und Wandel im sozialen Feld

Das **„Habitus"**-Konzept des französischen Soziologen und Philosophen Pierre **Bourdieu** (1930–2002) erleichtert uns, Struktur und Funktion dieser handlungsleitenden Schemata als ein Ergebnis von Wechselwirkungen zwischen unseren individuellen Bildungsprozessen und „objektiven" sozialen Gegebenheiten zu verstehen. Bourdieu hat herausgearbeitet, wie wir in lebenslangen Bildungsprozessen eine *„verkörperte", „ generative, um nicht zu sagen kreative Kompetenz"*, eine **Disposition** für *„eine Ars inveniendi"* erwerben. Der Habitus verbindet uns mit dem sozialen Feld, entspricht unserem Bedürfnis nach Zugehörigkeit (Krais und Gebauer 2014; Lenger et al. 2013).

Während der **beruflichen Sozialisation** erwerben wir in Interaktion mit dem sozialen Feld der Medizin einen spezifischen (Arzt-)Habitus. Ein Repertoire von Denk- und Sichtweisen, von Wahrnehmungsschemata, von Beurteilungs- und Bewertungsprinzipien befähigt uns, in der Spontaneität des Moments Handlungsstrategien und Praktiken zu entwickeln und einzusetzen, ohne in jedem neuen Fall das Bewusstsein bemühen zu müssen.

Dieser Habitus verbindet uns mit der Medizin als sozialem Feld. Wir erleben uns in die „Kultur" dieses Feldes eingebettet, als Akteure im Feld der Medizin ein gemeinsames „Spiel" spielend, gemeinsame Praxisformen realisierend, eine Art „Meisterschaft" in dieser Praxis entwickelnd.

Als eine verkörperte Instanz wird der Habitus zu einem Teil unserer „Natur" und als solche „vergessen". Seine „Handlungsanweisungen" für unsere Praxis bleiben unserem Bewusstsein verborgen. **Selbstverborgenheit** in Verkörperung (vgl. Kasuistik 9) erschwert Veränderungsprozesse und trägt dazu bei, dass ein Erfolg von Reformprojekten im Sinne Integrierter Medizin Bereitschaft und Fähigkeit zu geduldiger diskursiver Verständigung voraussetzt.

1.4.3 Im „Widerstreit" mit der Gesundheitswirtschaft

Ökonomische Vernunft trägt in unserer Gesellschaft wesentlich zum Erfolg ärztlicher Sorge für die Gesundheit bei. Auch Integrierte Medizin ist auf die Verfügbarkeit von „Realien", auf die Bereitstellung von Zeit, Raum, Stellen und finanziellen Mitteln angewiesen. Begrenzte Ressourcen bedingen Konkurrenz und auch Konflikte mit Kollegen anderer Gebiete. Solange die Interessen der Partner innerhalb des sozialen Feldes gemeinsamen Grundzielen gelten, die Arzt-Patient-Beziehung nicht beeinträchtigt wird und wissenschaftliche Evidenz als Kriterium gilt, verspricht solidarisch-kollegialer Diskurs Verständigung. Kritische Prüfung und Bewertung kommt zugleich der Weiterentwicklung personal- und zeitaufwendiger Integrierter Medizin zugute.

Dagegen lassen sich solche Gefahren, die dem traditionellen Gesundheitswesen aus Feldern drohen, welche außerhalb der Kultur der Medizin liegen, nicht in rationalem Diskurs bannen. So zeichnet sich ab, dass sich die Ökonomie aus ihrer „Dienstrolle am Leben" (Hardt 2015) verabschiedet, dass ein Verbund von Ökonomie und Administration sich verselbstständigt, um unser solidarisch verfasstes Krankenversorgungssystem in eine markt- und gewinnorientierte Gesundheitswirtschaft zu transformieren (Hontschik 2019).

Die Orientierung an Effizienz und Wettbewerb, der Einsatz lebensferner Finanzprodukte, der Einfluss von Globalisierung, Digitalisierung und Virtualisierung drohen zum Verlust sozialer Nähe, zum Erleben von Entfremdung und Verdinglichung in der Versorgung zu führen. Sie lässt befürchten, dass „Patienten" zu „Kunden" konvertiert werden und ihnen als „Konsumenten" das Produkt „Gesundheit" angeboten wird.

Nach einer solchen **„Disruption"** lassen sich Verständigung und Ausgleich nicht mehr in einem gemeinsamen sozialen Feld anstreben. Unfruchtbare (Selbst-)Behauptungsdiskurse treten an ihre Stelle. In einem **Verhältnis im „Widerstreit"** *(„différend")* vermögen die Beteiligten allenfalls Positionen zu markieren und zu verdeutlichen. Lösung herzustellen vermögen sie nicht (Lyotard 1983/1989; 1979/2015; Hardt 2015).

Auf eine Gruppe solcher Gefahren weisen Anpreisungen und Versprechungen hin, mit denen neuartige Therapieverfahren wie **„personalisierte Medizin"**, „Präzisionsmedizin", „genombasierte stratifizierende Therapie" und **„Systemmedizin"** angekündigt und diskutiert werden. Das Rationale dieser Verfahren und erste Erfolge werden jeden klinisch tätigen Arzt faszinieren, auch wenn noch nicht ausreichend geklärt scheint, ob und inwieweit Versprechungen der Marketingstrategen, Patienten *„auf dem Prunkwagen des medizinischen Fortschritts ins Paradies zu fahren"*, zutreffen oder zu Recht Bedenken bestehen, dass Betroffene und Beteiligte zumindest vorerst *„vor den Karren der molokularbiologischen Forschung und der Pharmaindustrie gespannt"* werden (Woopen 2012).

Das **Skandalon** besteht in der Besetzung des **Begriffs „Person"**, im Übergriff des Marketings auf einen Bereich außerhalb der Biologie, dem Versuch, fremdes Land zu kolonialisieren, um den eigenen Zugang zu finanziellen Mitteln zu verbreitern.

1.5 Persönliche Erfahrungen

1.5.1 Herausforderungen

Mit dem Wandel zu Integrierter Medizin wird die Konzeption **ärztlichen Handelns komplexer.** Beziehungsgestaltung, klinisches Urteilen und Reflexion dieser Prozesse bedürfen zusätzlicher Ansätze in Aus- und Fortbildung. Mit der Erweiterung der Perspektiven steigt die Zahl der für die Orientierung relevanten Wissenschaften und Modellvorstellungen. Je stärker wir auf die Kooperation der Patienten angewiesen sind, desto weniger lässt sich der Erfolg unseres Handelns in einem linearen Systemkonzept als unmittelbare (kausale) Folge unseres „Bewirkens" vorhersagen. Eine Ergänzung von Descartes' Maschinenmodell wird dringender.

Integrierte Medizin erfordert **Umlernen.** Während wir benötigtes Wissen vergleichsweise rasch erwerben, wirkt unserem Bemühen, auf ärztliche Arbeit bezogene Anteile unserer Persönlichkeit zu modifizieren, zunächst oft eine Beharrungstendenz entgegen. Unser Habitus, abgestimmt auf die bisherige Form unserer Tätigkeit, vermittelt uns Sicherheit. Wer umlernt, verfügt nicht mehr über diese sicherheitsgebenden Verhaltensformen und noch nicht über neue Verhaltensweisen. Die Verkörperung des Habitus erschwert und verzögert Veränderungen. Dies gilt in besonderem Maße für eine Modifikation unserer Rollenauffassung gegenüber Patienten.

Eine Episode während einer klinischen Visite soll die automatisch einsetzende Steuerung unseres Verhaltens illustrieren. Der Kollege hatte mich gebeten, ihn zu begleiten, um sein Kommunikationsverhalten besprechen zu können.

Patientengeschichte

Kasuistik 9: Visite – Zuhören oder selbst sehen?

Ein 25-jähriger Leukämiekranker hat erhöhte Temperatur. Während der Visite werden mögliche Ursachen diskutiert, u. a. eine Infektion am Subclavia-Portkatheter. Schließlich fragt der Arzt den Kranken offen: *„Wie geht es Ihnen?"* Der Pat. antwortet: *„Ganz gut, nur das Fieber beunruhigt mich."* Einfühlsam greift der Arzt diese Äußerung auf: *„Beunruhigt?"* Er scheint den Kranken einzuladen, weiter von seiner Beunruhigung zu sprechen. Der Kranke setzt zur Antwort an, gleichzeitig greift der Arzt jedoch nach Lampe und Spatel in der Kitteltasche, führt den Spatel in den schon geöffneten Mund des Pat. ein und bittet ihn, *„Ah!"* zu sagen. Die Klage über *„Beunruhigung"* wird nicht wieder aufgegriffen.

Die „Einführung des Subjekts", die Forderung, nun auch Erleben und Geschichte der Patienten zu berücksichtigen, kann **Schutzreaktionen** auslösen. So wird im Rahmen von Fortbildung geäußert: *„Aus Gesprächen erhalte ich keine objektiven Aussagen, sie enthalten zu viel individuelle Interpretation."* Zusätzliche eigene **emotionale Belastungen** werden befürchtet: *„Geht man zu sehr auf Patienten ein, so nutzen sie dies aus."* – *„Gespräche kosten zu viel Zeit – und werden nicht bezahlt."* – *„Zunächst muss ich wissen, wie ich ein Gespräch begrenze."* Oft wird beklagt, dass eine veränderte Haltung rasch dazu führt, dass Patienten sich umfassender äußern, dass der Erwerb hilfreicher verbaler Interventionsformen zu viel Zeit in Anspruch nehme (vgl. ➤ Kap. 34 und ➤ Kap. 13).

1.5.2 Aus- und Fortbildung

Konzepte und Techniken zur Vermittlung **kommunikativer** ärztlicher **Kompetenz** werden in ➤ Kap. 26 dargestellt.

Die Medizinischen Fakultäten haben begonnen, die Ausbildung zu reformieren und auch die Vermittlung von Handlungskompetenz zu intensivieren. Der Medizinische Fakultätentag, die Gesellschaft für Medizinische Ausbildung, Experten der Fachgesellschaften sowie Vertreter der Bundesärztekammer und der Studierenden haben 2015 den *Nationalen Kompetenzbasierten Lernzielkatalog Medizin* verabschiedet (www.nklm.de, vgl. ➤ Kap. 101), der den Fakultäten als Orientierungsgrundlage für die Weiterentwicklung ihrer Curricula dienen soll (Wissenschaftsrat 2014).

Die Qualität der Fallarbeit lässt sich durch die Vermittlung **problemorientierter Arbeitsansätze** (vgl. Harendza 2015; Clinical Reasoning s. o.) verbessern.

Angesichts der dargestellten, weitgehend fixierten und selbstverborgenen Steuerung unserer klinischen Denk- und Verhaltensgewohnheiten kommt der Förderung unserer Fähigkeit zur **Selbstwahrnehmung und Reflexion** dieser Gewohnheiten, der Ausbildung **metakognitiver Kompetenz** große Bedeutung zu.

Hierfür hat sich eine Form berufsbezogener Selbsterfahrung besonders bewährt, die der Arzt und Psychoanalytiker Michael **Balint** entwickelte (1965): In einer Gruppe mit etwa acht Teilnehmern erzählt ein Mitglied aus seinem Umgang mit einem Patienten. Die übrigen Teilnehmer tragen ihre Wahrnehmung der dargestellten Interaktionen bei, um die vorgetragene Problemsituation aus unterschiedlichen Perspektiven gemeinsam zu betrachten und mithilfe eines Leiters besser zu verstehen. Balints Ziel war es, in den Teilnehmern einen *„Prozess der Befreiung und Lockerung"* von habituellen und dysfunktionalen Wahrnehmungs-, Denk- und Handlungsformen zu fördern und damit eine *„begrenzte, jedoch wesentliche Umstellung in der Persönlichkeit des Arztes"* zu ermöglichen (Balint 1965: 404–405, 399).

Balint-Gruppenarbeit ist fester Bestandteil psychotherapeutischer Weiterbildung und der Fortbildung zur Zulassung zur „Psychosomatischen Grundversorgung" („Reflexion der Arzt-Patient-Beziehung"). Videoaufnahmen und Rollenspiel können helfen, die jeweils geschilderte Situation zu vergegenwärtigen (Söllner et al. 2007).

Patientinnengeschichte

Kasuistik 10: „Ausgelaugt, verschaukelt, Mülleimer": Entwicklung metakognitiver Kompetenz

Frau Dr. A., Ärztin für Allgemeinmedizin in einer Gemeinschaftspraxis, berichtet über eine 50-jährige Pat. mit **herzbezogenen Thoraxschmerzen.** Nachdem alle Untersuchungen keinen erklärenden Befund ergeben hatten, habe sie mit der Pat. ausführlich besprochen, dass es sich um Beschwerden funktionellen Charakters handle. Dieses Gespräch habe jedoch auch nicht weitergeführt. Sie selbst – so beginnt sie zu klagen – habe sich nach dem Gespräch *„ausgelaugt"*, *„ganz fertig"* gefühlt. Obwohl sie sich so engagiert habe, sei sie von dieser Pat. später noch weiter enttäuscht worden: Bei ihrem nächsten Besuch sei die Kranke nicht mehr zu ihr, sondern zu ihrem Kollegen gegangen. Als sie dies hörte, habe sie sich *„hintergangen"*, *„verschaukelt"*, *„ausgenutzt"* gefühlt.

In der Gruppe löst die Enttäuschung der Kollegin Resonanz aus: Bald steht im Mittelpunkt der Diskussion die Frage, wie man sich selbst entlasten, *„entsorgen"* könne, wenn man von Pat. als *„Mülleimer"* benutzt werde und *„überquelle"*.

Ich schlage der Gruppe ein Rollenspiel vor, um die Abläufe differenzierter verstehen und vielleicht modifizieren zu können. Frau Dr. A. spielt selbst die „Patientin" (P), über die sie berichtet hatte. Zwei Kolleginnen übernehmen nacheinander die Rolle der „Ärztin" (Ä).

Rollenspiel 1

Ä: Was für Beschwerden haben Sie? [Fokus auf „Beschwerden"]
P: Mir geht's schlecht. Das ist schon eine lange Geschichte. Hab' hier oft Schmerzen [zeigt auf ihre Brust], kriege so Panik zu Hause, dass ich umfalle und sterbe. Weil ich ganz allein bin. Geh dann raus und fahre mit dem Rad. Deswegen bin ich auch in Behandlung, in der Klinik.
Ä: Was für 'ne Klinik? [Informationsfrage, führt von Patientin weg]
P: [Nennt Name der Klinik] Dort krieg ich auch Medikamente, aber die helfen nicht. Und da werde ich auch ganz dick von.
Ä: Seit wann fühlen Sie sich krank? [Zeitfrage, berücksichtigt Klage nicht]

Die **erste „Ärztin"** hört ausdauernd zu. Sie signalisiert Verständnis, indem sie Blickkontakt hält und zustimmend nickt. Mit verbalen Äußerungen hält sie sich zurück; sie vermeidet, die Beziehung zu intensivieren und das Erzählen der Patientin zu fördern. Sie drückt kein Interesse am emotionalen Zustand der Patientin aus, ihre Frage ist unpassend. Nach dem Gespräch klagt sie, ihre „Patientin" habe *„nur gejammert"*, sie selbst habe sich dabei *„wie gelähmt gefühlt"*, nur noch deren *„Litanei über sich ergehen lassen"* können.

Aus der Gruppe wird vorgeschlagen, das Interventionsverhalten zu modifizieren: Vielleicht würde es der Patientin helfen, wenn die Ärztin zu erkennen gäbe, dass sie das Ausmaß ihrer Angst wahrnehme: Sie könne z. B. einfühlsam formulieren: „So schlimm ist die Angst …"

Rollenspiel 2

Ä: Was führt Sie zu mir? [Fokus offener, schließt Beziehungsaufnahme ein]
P: Das ist 'ne lange Geschichte. Hab hier oft Schmerzen in der Brust und im Arm, kriege dann immer so Beklemmungen zu Hause. Hab so Angst vor 'nem Herzinfarkt, dass ich allein sterbe zu Hause. Ich geh dann immer raus mit dem Fahrrad.
Ä: So eine starke Angst ist das, allein? [Empathische Antwort, verbindet und betont Emotion und soziale Situation]
P: Ja, sehr. Ich muss dann immer unter Menschen, um mich zu beruhigen. Zu Hause halte ich das so allein eben nicht aus. Bin auch in einer Klinik in Behandlung, da krieg ich auch Tabletten. Die machen immer dicker, sonst ändert sich gar nichts.
Ä: Sonst ändert sich gar nichts? [Reflexionsfrage (Typ Echo) nimmt Frustration auf]

Die Veränderung im Gesprächsverlauf des zweiten Rollenspiels erscheint zunächst geringfügig. Sie ermöglicht der Patientin jedoch, ihre *„lange Geschichte"* und ihre aktuelle *„Angst"* zu betonen und mehr von ihrem emotionalen Zustand zu erzählen.

Nach diesem Gespräch berichtet die **zweite „Ärztin"**, es sei ihr schwergefallen, dem Vorschlag der Gruppe zu folgen und auf das Angstgefühl einzugehen. Sie habe bei sich *Widerstand* wahrgenommen. Die Zuhörer hatten sie ebenfalls zögerlich und sehr vorsichtig erlebt. Die **„Patientin"** äußert dagegen, ihr habe das Eingehen auf Angst und Alleinsein *gutgetan;* während dieses zweiten Gesprächs habe sie sich deutlich besser gefühlt. Zu ihrer Überraschung sei ihr zudem plötzlich eingefallen, dass ihre **reale Patientin** während des Gesprächs in ihrer Praxis ***geweint*** habe.

Nun ändert sich die **Stimmung** in der **Gruppe.** Hatte anfangs das Interesse überwiegend differenzialdiagnostischen Problemen gegolten, so konzentriert es sich jetzt auf die schwierige Lebenssituation der Patientin. Die beiden „Ärztin" spielenden Kolleginnen beginnen zu **staunen:** Erst jetzt werde ihnen deutlich, wie nachhaltig sie **emotionale Themen** in ihrem Berufsalltag vermeiden würden. Während ihres Studiums und ihrer Weiterbildung hätten sie eben gelernt, einen **Filter** für Emotionen einzuschalten, um sich *„ganz auf medizinische Zusammenhänge konzentrieren zu können"*. Ein Kollege ergänzt: Sein **Motto** sei gewesen, ***„lieber mit beiden Beinen in der Materie stehen"*** – alles andere mache nur *Angst.*

1.5.3 Zufriedenheit im Beruf

„Glück entspringt der Freude dessen, der tun kann, was er gern tut, was er gut kann, und der dies so vollkommen wie möglich tut."

G. H. von Wright (1963)

Zugewinn an fachlicher **Kompetenz** und der Fähigkeit, diese flexibel einzusetzen, steigert unsere Effektivität, lässt uns Wirksamkeit erleben, fördert unser Selbstgefühl und unsere Zufriedenheit im Beruf. Ein **Circulus benignus** kommt in Gang: Kranke bringen zufriedenen Ärzten mehr Vertrauen entgegen, bewerten deren Leistungen eher positiv, kommen zuverlässiger in die Praxis, befolgen Verordnungen konsequenter und erreichen bessere Behandlungsergebnisse (Scheurer et al. 2009; Söllner et al. 2007).

Anerkennung des Patienten als **Subjekt** mindert in Verbindung mit einem erweiterten Verständnisansatz unsere Gefährdung, selbst psychisch depriviert zu werden. Eine habituelle Tendenz, Patienten zu „verdinglichen", wirkt dagegen als Tendenz zu „Selbstverdinglichung" auf uns zurück, mindert unsere Fähigkeit, innere Zustände zu erleben, Gefühle und Bedürfnisse wahrzunehmen und in unserer Selbstfürsorge zu berücksichtigen (Honneth 2005).

Im Verlauf einer auf die Erweiterung von Verständnis- und Handlungskonzepten ausgerichteten **Fortbildung** („Psychosomatische

1

Grundversorgung") berichten Teilnehmer über verschiedene Facetten einer **Steigerung** ihrer **Berufszufriedenheit.**

Arztäußerungen nach der Fortbildung

- Ich kann jetzt mehr aus den Patienten hervorlocken.
- Die Fälle haben eine größere Vielfalt.
- Die Erzählungen der Patienten, ihre Schicksale interessieren mich wieder.
- Ich kann mir alles besser merken, weil es zusammenhängt.
- Mir fällt alles wieder ein, ohne es aufzuschreiben.
- Ich habe weniger Angst, gehe ruhiger in Gespräche.
- Ich fühle mich von den Patienten weniger ausgenutzt.
- Ich werde viel besser fertig.
- Ich bin viel gelassener.
- Ich kann nach der Arbeit einen schöneren Feierabend machen.

Der Bericht einer allgemeinmedizinisch tätigen Internistin veranschaulicht, dass langjährige Balint-Gruppenarbeit dazu beitragen kann, auch für ein „integriertes" ärztliches Handeln eine habituelle Disposition auszubilden.

Patientinnengeschichte

Kasuistik 11: „Ende eines anstrengenden Tages in der Sprechstunde"[16]

„Meine 87-jährige Pat. Frau H. sollte, veranlasst von ihrem Orthopäden, ein MRT der Hüfte bekommen, um eine eventuelle Operation zu erwägen. Schon vor der Untersuchung war sich Frau H. sicher, dass sie sich nicht operieren lassen würde, wollte dem Arzt aber auch nicht widersprechen.

Am Tag der Untersuchung ging Frau H. in Begleitung der Tochter zum Röntgeninstitut und ließ die Untersuchung über sich ergehen. Sie legte sich brav auf die flache Pritsche und ertrug ruhig den ohrenbetäubenden Lärm.

Vier Tage nach der Untersuchung ruft Frau H. in der Praxis an und bittet um einen Hausbesuch. Im Gespräch berichtet sie, dass sie in der letzten Nacht ständig aufstehen musste, um zur Toilette zu gehen, am Morgen sei ihr übel geworden, und sie fühle sich schlapp …, das MRT habe sie „fertig gemacht". Dass es ihr jetzt so schlecht gehe, käme sicher von der Untersuchung. Ich beruhigte sie und versicherte ihr, dass die Untersuchung doch schon einige Tage her wäre und es sicher besser würde. Die Urinuntersuchung war völlig unauffällig. Zwei Tage später kam sie in meine Sprechstunde und erzählte, der MRT-Befund sei ganz erfreulich, die Hüfte besser als gedacht, und so sei der Orthopäde froh und sie eigentlich auch … aber es ginge ihr schlecht. Sie klagte über Bauchweh, Unruhe, Störungen beim Wasserlassen, und das alles käme vom MRT … Wir einigten uns, dass die Untersuchung aufregend für sie war. Ich gab ihr Opipramol, ein leichtes Beruhigungsmittel, und dachte, es wäre jetzt ausgestanden. Zwei Tage später meldete sie sich wieder: Das Medikament habe geholfen, die Nacht sei besser gewesen, aber es ginge ihr schlecht … sie sei ganz anders als vorher. Es war das Ende eines anstrengenden Tages in der Sprechstunde, und ich war mit meinen Gedanken deutlich weniger bei der Medizin, etwas ermüdet, und sagte ihr, sie solle mir doch einfach erzählen, was ihr einfiele.

Da erzählte sie, dass sie im Krieg verschüttet war … da war sie ganz allein, die Eltern waren in einem anderen Keller, … es war laut und dunkel, und sie hatte solche Angst … Der Vater starb dann … Sie erinnert noch an das Bild der zerstörten Häuser an der Kreuzung, wo ein totes Pferd lag, dem die Menschen aus Hunger Teile rausgeschnitten hatten. … Sie weint … Wir saßen eine Weile beisammen, es war ruhig … Seitdem sprechen wir öfter darüber, maximal 10 Minuten. Von den Beschwerden hat sie nicht mehr berichtet."

[16] Ich danke Frau Dr. med. Aglaja Sedelmeier, Köln, für die Überlassung dieser „Fall"-Geschichte.

LITERATURAUSWAHL

Altmeyer M, Thomä H. Die vernetzte Seele. Die intersubjektive Wende in der Psychoanalyse. 2. A. Stuttgart: Klett-Cotta 2010.

Bergmann J, Dausendschön-Gay U, Oberzaucher F. „Der Fall" Studien zur epistemischen Praxis professionellen Handelns. Bielefeld: transkript 2014; 19–35.

Carter G, Levenson J, Söllner W, Sheehan K. Consultation-Liaison Psychiatry: Four International Perspectives. In: Thomasson R, Guthrie E, House A (eds.): Seminars in Liaison Psychiatry. 3rd ed. Cambridge: Cambridge University Press 2024; 413–447.

Henningsen P. Allgemeine psychosomatische Medizin: Krankheiten des verkörperten Selbst im 21. Jahrhundert. Berlin, Heidelberg: Springer 2021.

Hofer MA. The emerging synthesis of development and evolution: A new biology for psychoanalysis. Neuropsychoanalysis 2014; 16(1): 3–22.

Krais B, Gebauer G. Habitus (Einsichten. Themen der Soziologie). Bielefeld: transkript 2014.

Lewis B. The biopsychosocial model and philosophic pragmatism: Is George Engel a pragmatist? Philosophy Psychiatry Psychology 2007; 14(4): 299–310.

Liszka J. Charles Peirce's rhetoric and the pedagogy of active learning. Educational Philosophy and Theory 2013; 45(7): 781–788.

Schneider HJ. Anthropomorphes versus anthropozentrisches Denken. Zur ethischen und wissenschaftstheoretischen Bedeutung einer Unterscheidung. Thure von Uexküll zum 80. Geburtstag. In: Gatzemeier M (Hrsg.): Verantwortung in Wissenschaft und Technik. Mannheim, Wien, Zürich: BI Wissenschaftsverlag 1989; 34–45.

Tomasello MA. Natural History of Human Thinking. Cambridge, MA: Harvard University Press 2014.

von Uexküll Th, Wesiack W. Theorie der Humanmedizin. Grundlagen ärztlichen Denkens und Handelns. 3. A. München, Wien, Baltimore: Urban & Schwarzenberg 1998.

Wieland W. Diagnose. Überlegungen zur Medizintheorie. Berlin, New York: de Gruyter 2004.

KAPITEL

2

Peter Henningsen[1]

Leib und Seele oder: Das verkörperte Selbst und seine Störungen

Mit dem Konzept der **Integrierten Medizin** verband Thure von Uexküll drei eng miteinander verwobene Ziele:

- die Revitalisierung eines biopsychosozialen Modells, in dem biophysikalische, psychologische und soziale Vorgänge nicht mehr unverbunden nebeneinanderstehen,
- die Loslösung von dem Selbstverständnis, die Medizin sei (nichts als) angewandte Naturwissenschaft, und
- die Erfüllung der alten Forderung Viktor von Weizsäckers nach der „Einführung des Subjekts" in die Medizin (vgl. Köhle 2018).

Im folgenden Kapitel sollen – ausgehend von einer kurzen Diskussion zum Stand des biopsychosozialen Modells – diese drei Ziele aufgenommen werden, und zwar mit besonderem Fokus auf die konzeptuellen und praktischen Belange der Psychosomatischen Medizin. Moderne Entwicklungen im Verständnis der Gehirn- und Organismusfunktionen helfen dabei ebenso wie die damit kompatiblen Entwicklungen im Verständnis der Verbindung von Leib und Seele, die unter Stichworten wie „Embodiment" bzw. deutsch „Verkörperung" in den letzten Jahren vermehrt diskutiert werden. Eine ausführlichere Darstellung findet sich bei Henningsen (2021).

[1] Mein besonderer Dank gilt Constanze Hausteiner-Wiehle für hilfreiche Anregungen zu früheren Fassungen des Manuskripts.

2.1 Der Stand des biopsychosozialen Modells: zwiespältig

International ist das biopsychosoziale Modell durch einen Artikel des Internisten und Psychoanalytikers George Engel in der renommierten Zeitschrift *Science* 1977 besonders bekannt geworden (Engel 1977). An den klinischen Beispielen Diabetes und Schizophrenie diskutierte Engel diejenigen Elemente, die im biopsychosozialen Modell menschlicher Krankheiten über das bislang dominante biomedizinische Modell von Erkrankungen hinausgehen – diese naturwissenschaftlich geprägte Zugangsweise bleibt dabei als ein Element relevant, aber nicht mehr als alleinige Erklärungsebene. Fünf Elemente waren es vor allem, deren Berücksichtigung das **biopsychosoziale Modell** nach Engel charakterisieren sollen:

1. die Bedeutung des subjektiven Krankheitserlebens,
2. die kompetente Diagnostik nicht nur objektiver Befunde, sondern auch subjektiver Bedeutungen,
3. die psychosozialen Kontextfaktoren menschlicher Krankheiten, vor allem im Hinblick auf biografische Ereignisse und den Manifestationszeitpunkt,

- die Effekte der Arzt-Patient-Beziehung und psychosozialer Therapien sowie
- die Effekte der sozialen Krankenrolle.

Mit diesen Elementen benennt Engel zugleich recht konkrete Kriterien, um zu beurteilen, ob in einem bestimmten Bereich der Medizin das biopsychosoziale Modell umgesetzt wird. Diese Kriterien integrierte Engel in einem systemtheoretischen Modell, in praktischer Hinsicht folgen sie aber insofern eher einer übersichtlichen Add-on-

Logik, als sie das getrennte Hinzutreten relevanter psychosozialer Krankheitsaspekte zu den nach wie vor relevanten mechanistisch-biologischen Faktoren beschreiben.

Trotz der weiten Verbreitung, die das biopsychosoziale Modell in der Folge in vielen Bereichen der Medizin erfuhr, gerieten diese Kriterien bald aus dem Blick. Das Modell wurde zu einem programmatischen Schlagwort „für Sonntagsreden", und entsprechend geriet es auch prompt in die Kritik als „Cover für konzeptuelle Beliebigkeit" (Henningsen 2015): Wenn man nur das Schlagwort verwendet, kann sich darunter genauso ein streng psychogenes Konzept verbergen wie ein weiterhin ganz reduktionistisch-mechanistisch-biologisches – oder ein reiner Eklektizismus unterschiedlicher, in sich wenig kompatibler Erklärungsansätze menschlicher Krankheiten. Gleichzeitig blieb und bleibt vor allem die Forschung, mancherorts auch die Praxis der Medizin außerhalb spezieller Bereiche wie der Psychosomatik trotz aller biopsychosozialen Sonntagsreden weiterhin ganz stark dem althergebrachten biomedizinischen Modell verhaftet – in Zeiten von „-omics-Präzisionsmedizin", die individuelle genetische und andere biologische Risikoprofile von Patienten bestimmt, sogar noch intensiviert.

Dennoch: Gerade in den letzten 20 Jahren ist sehr viel neues empirisches Wissen entstanden, das die Relevanz der meisten Engelschen Elemente im biopsychosozialen Modell untermauert – das wird auch in diesem Werk an vielen Stellen sichtbar. So kann z. B. der klinisch relevante Einfluss psychosozialer Faktoren – von traumatischen Lebensbelastungen bis zu aktuellen, z. B. arbeitsplatzbezogenen Stressoren – in der Erklärung vieler organischer, vor allem kardiologischer oder autoimmunologischer Erkrankungen inzwischen als klar gesichert gelten. 2002, also vor 20 Jahren, war das noch umstritten, wie eine „Große Debatte" in der Zeitschrift *Psychosomatic Medicine* dokumentierte (Freedland et al. 2006). Auch in der Grundlagenforschung ist – vor allem dank neuerer Technologien wie der funktionellen Bildgebung – sehr viel mehr über die komplexen Wechselwirkungen zwischen psychosozialen Prozessen, Hirnaktivierungen, endokrinen, immunologischen und anderen körperlichen Prozessen bekannt (s. dazu auch ➤ Kap. 4, ➤ Kap. 5, ➤ Kap. 6, ➤ Kap. 7, ➤ Kap. 8 und ➤ Kap. 9).

Auch das **Vulnerabilitäts-Resilienz-Stress-Konzept** als das wichtigste Bindeglied zwischen den psychosozialen und biologischen Beschreibungsebenen hat sich verfeinert und weiterentwickelt – allerdings bleiben bei diesem generellen Verbindungskonzept nach wie vor mehrere Interpretationsweisen offen; es ist damit nicht gefeit gegen die schon oben beklagte Beliebigkeit. So changiert z. B. die Interpretation des Stresskonzepts häufig zwischen einer Betonung des objektiven Merkmals eines bestimmten biografischen oder aktuellen Stressors („Geschehnis" nach Erwin Straus) und dessen subjektiver Bedeutung für den Betroffenen („Erlebnis") – ein konzeptuell, aber auch methodisch und hinsichtlich klinischer Implikationen erheblicher Unterschied. Ein weiteres Changieren gibt es zwischen der Annahme, dass der Organismus belastungsinduzierte Abweichungen vom Gleichgewicht homöostatisch ausgleicht, und der Annahme, dass er auf absehbare Belastungen bereits vorwegnehmend, antizipatorisch, „allostatisch" reagiert – bei längerem Anhalten unter Inkaufnahme einer „allostatischen Last" durch die antizipatorischen Aktivierungen z. B. der sog. Stresshormonachse.

RESÜMEE

Es gibt also trotz des erheblichen Zuwachses an empirischem Wissen um die Verbindungsmechanismen in der Sequenz „Psyche – Gehirn – Körper – Krankheit" immer noch große Schwierigkeiten, das biopsychosoziale Modell jenseits von Sonntagsreden in der breiten Praxis der modernen Medizin zu verankern.

Diese Schwierigkeiten verführen dazu, das biopsychosoziale an das auf ersten Blick klarere, eindeutigere **biomedizinische Modell** anzugleichen. Um ihm mehr Überzeugungskraft zu verleihen, wird das biopsychosoziale Modell dabei in der naturwissenschaftlich-mechanistischen Sprache und nach der Logik der Biomedizin bzw. der Neurobiologie erklärt: Das Zusammenspiel von Psyche, Gehirn, Körper und Krankheit wird dann so beschrieben wie sonst in der Biomedizin die körperlichen Prozesse in Gesundheit und Krankheit (ein Plädoyer für dieses Vorgehen hält z. B. Lane 2014) – tierexperimentelle Stressexperimente sind dazu z. B. genauso relevant wie Experimente mit Menschen. Beispielsweise werden aktuelle und biografische Stressoren eines Menschen objektivierend im Sinne von Geschehnissen erfasst; oder ein Mensch oder ein Tier werden experimentell bestimmten Stressoren ausgesetzt, zugleich werden Hirnaktivierungen und neuroendokrin-immunologische Parameter gemessen und, was wegen des Aufwands nur selten gelingt, nachfolgend Erkrankungsraten erhoben. So untersuchte und bestätigte z. B. Sheldon Cohen (2021) über Jahre hinweg in Experimenten den Einfluss psychosozialer Stressfaktoren auf die Erkrankungsraten bei Kontakt mit Erkältungsviren (u. a. der Corona-Gruppe …).

In den Augen der dominierenden Biomedizin erlangen biopsychosoziale Belange erst dadurch Legitimität, dass sie durch solches Vorgehen messbar, reproduzierbar und objektivierbar werden. Dies geht aber mit Verlusten einher, die für die Kernanliegen der Psychosomatischen Medizin problematisch sind:

- Durch seine Angleichung an das biomedizinische Modell wird ein stärker verbundenes biopsychosoziales Modell nicht „revitalisiert", sondern vielmehr geschwächt. Es bleibt bei einer Auftrennung in psychische, soziale und biologische Faktoren, die zwar miteinander in Beziehung gesetzt, aber primär als getrennt angesehen werden. Um Alexander Mitscherlich zu paraphrasieren: Es ist noch nicht gelungen, *„auf die Krücken zweier getrennter (psychischer und physiologischer) Regelungskreise zu verzichten"* (Mitscherlich 1967: 81).
- Damit einhergehend wird auch das Ziel verfehlt, Medizin von dem Selbstverständnis zu lösen, sie sei nichts als angewandte Naturwissenschaft. Denn in der Angleichung des biopsychosozialen an das biomedizinische Modell steckt auch die Annahme, dass die Erklärungsansätze der Biomedizin, die mechanistischen, chemischen oder physikalischen Gesetzen gehorchen, letztlich die einzig relevante Erklärungsebene für Entstehung, Aufrechterhaltung oder auch Behandlung menschlicher Krankheiten oder auch für die Zusammenhänge zwischen Psyche, Gehirn und Körper liefern. Die Wirkung von Psychotherapie kann in dieser Logik z. B. nur darüber erklärt werden, dass sie epigenetische und neuroanatomisch-neurochemische Prozesse beeinflusst. Dass das mechanistisch so geschieht, ist das eine – aber ob das ursächlich relevant, ein reines Korrelat und überhaupt eine effi-

ziente Ebene der Erklärung für die Wirkung von Psychotherapie ist, ist mindestens fraglich. Die Möglichkeit von Erklärungen klinischer Phänomene dagegen, die von mechanistischen Details bewusst absehen und z. B. über subjektive psychosoziale Faktoren wie (veränderte) Motive oder Gründe funktionieren, bleibt unberücksichtigt, obwohl sie im praktischen Alltag hoch relevant ist und es für deren wissenschaftliche Validität sehr gute Argumente gibt. Das schwächt den wissenschaftlichen Status gerade eines Fachs wie der Psychosomatischen Medizin erheblich.

- Auch das dritte Ziel, das Thure von Uexküll in der Nachfolge von Viktor von Weizsäcker formulierte, die (Wieder-)Einführung des Subjekts in die Medizin, wird verfehlt. Das subjektive Erleben von Patient*innen, also die Erste-Person-Perspektive („von innen"), hat keinen Platz in der objektiven Außenperspektive der 3. Person, „von nirgendwo", die für die Naturwissenschaften charakteristisch ist. Daran ändern auch die Versuche nichts, über Selbstauskunftsfragebögen und andere standardisierte und damit „objektivierende" Verfahren einen Einblick in das subjektive Erleben eines Gegenübers zu gewinnen. Dadurch wird das eine zentrale Ziel der Integrierten und spezifischer der Psychosomatischen Medizin verfehlt, die „Einführung des Subjekts" und damit die systematische Berücksichtigung dessen, was zum subjektiven Erleben gehört, also auch individuelle, biografisch und soziokulturell geprägte Bedeutungen.

Man kann den Stand des biopsychosozialen Modells daher mit einem Wort so zusammenfassen: zwiespältig. Sicher hat es vielfach zu einer „patientenzentrierteren" Praxis der Medizin beigetragen, es wird aber ganz unterschiedlich ausgelegt; die wachsende Kenntnis über Verbindungsmechanismen zwischen Psyche, Gehirn und Körper, die primär mit naturwissenschaftlichen Methoden gewonnen wurden, erhöht seine Legitimität in den Augen konventioneller Mediziner*innen; dieses Vorgehen widerspricht aber den Zielen der Psychosomatik und kostet einen hohen Preis. Wiederum Mitscherlich (mit de Boor) schrieb 1973, es gebe regelrecht zwei Psychosomatische Medizinen, eine sei eine naturwissenschaftlich angelegte Affektphysiologie, die andere sei eine „verstehende", den Menschen als erlebendes Subjekt ins Zentrum stellende Psychosomatik (de Boor und Mitscherlich 1973). Diese Zweiteilung lässt sich auch für die aktuellen Anwendungen des biopsychosozialen Modells verwenden.

Welche Konzepte können nun aber dabei helfen, das biopsychosoziale Modell tatsächlich zu revitalisieren? Wie kann die gesamte Medizin den Menschen als erlebendes, handelndes, leidendes Subjekt besser in den Blick nehmen? Wie kann wiederum eine heutige „verstehende" Psychosomatische Medizin die enge Verwobenheit von Körper, Psyche und Umwelt besser in den Blick nehmen und vor allem, körperliches Erleben, Bedeutungszuschreiben und Fakten integrieren?

Von Uexküll und Wesiack (1988) hatten vorgeschlagen, das Problem der Kommunikation zwischen den verschiedenen Ebenen eines komplexen Systems, wie es das biopsychosoziale Modell nahelegt, dadurch zu lösen, dass zwischen Ebenen immer Zeichen ausgetauscht und nach ähnlichen Prinzipien verarbeitet werden. Damit hofften sie, zwischen Polen vermitteln zu können – der Dualismus schien überwunden. Eine andere, von aktuellen Forschungsergebnissen inspirierte Sichtweise soll im Folgenden vorgestellt werden. Sie betont die nicht auflösbare Kopplung von „seelischen" Prozessen (z. B. Gedanken, Gefühle) mit „körperlichen" Vorgängen (Veränderungen in unterschiedlichen physiologischen Systemen).

2.2 Mind in Life, Embodiment und Predictive Processing

Anhand der drei – aus der internationalen Diskussion stammenden – Begriffe dieser Zwischenüberschrift sollen wichtige erste Grundlagen für eine Weiterentwicklung oder eben „Revitalisierung" des biopsychosozialen Modells skizziert werden.

2.2.1 Mind in Life

Wir haben uns, sprichwörtlich seit Descartes, an einen Dualismus von Körperlichem und Seelischem gewöhnt, wobei wir öfter schwanken, ob es ein Dualismus zweier Wesenheiten sei oder, in einer durch und durch materiell gedachten Welt, „nur" ein Dualismus von Beschreibungs- und Erklärungssprachen. Letzterer steckt auch im traditionellen Verständnis des biopsychosozialen Modells – das körperlich Biologische wird mechanistisch-physikalisch beschrieben, ganz getrennt davon das Psychosoziale psychologisch-bedeutungshaft (oder systemisch).

Dieser Tradition, die einer fest verankerten Denkweise entspricht, stehen moderne Ansätze gegenüber, die eher gemeinsame Aspekte von Biologischem und Psychosozialem zu erfassen suchen. Ein zentraler Punkt dabei ist die **Bedeutung, also die Intentionalität oder Gerichtetheit auf Inhalte, die für einen Organismus bzw. eine Person wichtig sind.** Diese Bedeutung ist zunächst ein Charakteristikum des Psychologischen, aber schon Jakob von Uexküll hat vor 100 Jahren die Intentionalität im sog. Funktionskreis einer Zecke beschrieben, welche die Wahrnehmung bestimmter Merkmale ihrer Umwelt, insbesondere die Schweißsekretion eines Tieres, das ihr als Nahrungsquelle dienen kann, in eine Handlung umsetzt: das Fallenlassen auf dieses Tier. Auch der von Viktor von Weizsäcker beschriebene Gestaltkreis von Wahrnehmen und Bewegen enthält diese bedeutungshafte Gerichtetheit (vgl. ➤ Kap. 1). Diese deutschen Ansätze wurden später international wenig rezipiert, aber es entwickelten sich ähnliche Ansätze mit Betonung des Bedeutungshaften an biologischen Prozessen, gut beschrieben in dem Buch *Mind in Life* (Thompson 2007). Bezeichnend ist in diesem Zusammenhang auch die Weiterentwicklung des Schlagworts *„Intentionality is the mark of the mental"* zu *„Intentionality as the mark of the vital"* (Thompson und Derr 2000) – die bedeutungsschaffende Gerichtetheit als zentrales Merkmal nicht nur des Psychischen, sondern des Lebendigen im Allgemeinen.

RESÜMEE

Diese konzeptionellen, in der psychosomatischen Tradition durchaus z. T. bekannten Ansätze nähern also über die Bedeutungshaftigkeit biologischer Prozesse diese an die psychische Ebene an – ohne die gewaltigen Unterschiede zwischen einer vorsymbolisch-organismischen und einer symbolisch-psychologischen Bedeutungshaftigkeit zu negieren.

2.2.2 Embodiment

„Verkörperung" oder engl. „embodiment" sind Stichwörter, die zwar schon seit 30 Jahren kursieren (vgl. Varela et al. 1992), die aber erst in den letzten 10–15 Jahren eine ziemliche Karriere gemacht haben (vgl. Fuchs et al. 2010): Sie finden sich heute im Titel von zahlreichen klinischen Tagungen (z. B. „Alles Denken und Fühlen ist verkörpert"), Vorträgen und Artikeln. Davor waren sie nur in relativ engen Zirkeln der phänomenologisch ausgerichteten Philosophie und Psychiatrie präsent (vgl. ➤ Kap. 3). Auch in früheren Auflagen des „Uexküll" – DEM psychosomatischen Lehrbuch seit Jahrzehnten – finden sich die Stichwörter im Übrigen nicht bzw. nur ganz am Rande.

Was aber ist damit genau gemeint? Da ist zum einen die (relativ triviale) Tatsache, dass scheinbar unkörperliche „seelisch-geistige" psychische und soziale Prozesse natürlich in einem bzw. zwischen zwei oder mehreren Körpern stattfinden. Spannender ist die Tatsache, dass körperliche Merkmale wie schon allein die Konfiguration unserer Sinnesrezeptoren oder unseres motorischen Apparats aus Muskeln und Gelenken ganz selbstverständlich mitbestimmen, was wir wahrnehmen und/oder handelnd erreichen können. Spiegelneurone in der motorischen Hirnrinde, die nicht nur bei eigenen Handlungen, sondern auch bei Handlungen eines beobachteten Gegenübers feuern, weisen auf die Beteiligung des Körpers, hier des sensomotorischen Systems, an „psychischen" Funktionen wie dem Verstehen hin, Analoges gilt für die produktive Beteiligung von „Bauchgefühlen" bei komplexen Entscheidungen oder die Rolle des Körperschemas als nicht bewusstseinsfähiger Grundlage räumlicher Interaktionen mit der Umwelt.

2.2.3 Predictive Processing

„Das vorhersagende Gehirn" – damit ist ein aktuelles Modell zur Funktionsweise des Gehirns überschrieben. In diesem Modell hat das Gehirn nicht mehr die Rolle eines wie ein Computer passiv Informationen verarbeitenden Organs. Stattdessen trifft es für den gesamten Organismus ständig **Vorhersagen über zu erwartende Wahrnehmungen,** sowohl aus der Umwelt (sog. Exterozeption) als auch aus dem Körper (sog. Interozeption), und macht entsprechende Handlungsentwürfe. Diese Vorhersagen, geprägt von früheren Erfahrungen mit Umwelt und Körper, werden ununterbrochen mit den vielfältigsten tatsächlichen Sinnesreizen verglichen. Aber nur wenn es hier zu Diskrepanzen bzw. Vorhersageirrtümern kommt, werden diese bis ins Großhirn prozessiert. Entsprechen sich dagegen Vorhersage und Sinnesreiz, verbleiben die mit den Vorhersagen abgeglichenen Sinnesreize auf weiter peripheren Stufen des zentralen Nervensystems und führen zu keiner Reaktion.
Interessant ist, dass auf Vorhersageirrtümer auf zweierlei Art reagiert werden kann:

- durch Anpassung der Vorhersagen an den zunächst als Vorhersageirrtum auffallenden Sinnesreiz oder aber
- durch Anpassung der Sinnesreize an die Vorhersage, etwa über Aktivierungen z. B. in der Stresshormonachse von Hypothalamus, Hypophyse und Nebennierenrinde, die über periphere Reize dann zu besseren Entsprechungen mit der Vorhersage führen (z. B., wenn die Erwartung, in einer bestimmten Situation zu erröten, zu Vasodilatationen peripherer Hautgefäße führt).

Ist die Vorhersage (z. B. „ich werde Schmerzen haben") im statistischen Sinn eines hohen Signal-Rausch-Abstands sehr präzise und zugleich der Sinnesreiz eher unpräzise, wenig verschieden vom Grundrauschen, wird sich die Wahrnehmung von Schmerzen bestätigen, auch wenn kein z. B. durch Gewebsschaden verursachter präziser nozizeptiver oder anderer peripherer Sinnesreiz vorliegt. „Vorhersage" und „Erwartung" sind dabei nicht oder nicht primär als bewusste Kognitionen zu verstehen, sondern als im Nervensystem von kortikal bis spinal gebahnte Voreinstellungen (im Englischen wird diese nicht bewusste Form von Erwartung als „expectancy" abgegrenzt von „expectation"). Es handelt sich also um die aus der Psychotherapie bekannten „inner working models", Schemata bzw. Modi – nur eben nicht rein psychologisch gedacht, sondern biopsychosozial: als im prozeduralen Gedächtnis und in psychophysiologischen Reaktionsschemata verankerte Bewegungssequenzen, oft regelrechten „Ganzkörperprogrammen". Die Vorgehensweise des Gehirns beruht wohl auf statistischen Vorhersagen nach dem Bayes-Theorem; sie ist dabei sehr zielgerichtet, intentional: Es geht darum, möglichst ökonomisch, also unter Einsatz geringer Energieressourcen, eine gute Anpassung des Organismus an Umwelt- und innere Körperprozesse zu erreichen.

Dieses auch als „predictive processing" oder „predictive coding" bezeichnete, hier nur grob skizzierte Modell geht auf Überlegungen u. a. von Hermann von Helmholtz (1821–1894) zurück, der Wahrnehmungen als Rückschlüsse (Schlussbildungen bzw. Inferenz) auf ihre innere oder äußere Ursache beschrieb. Aktuell wird es u. a. von dem englischen Neurowissenschaftler und Psychiater Karl Friston vorangetrieben (Näheres dazu in Henningsen et al. 2018a und Henningsen 2021). In diesem Modell werden psychosoziale oder Top-down-Prozesse (z. B. erfahrungsbasierte Erwartungen, Bedrohungsbewertungen, Belohnungs- oder Entwicklungsanreize, soziokulturelle Erwartungen inkl. Tabus etc.) eng verschränkt mit biophysikalischen oder Bottom-up-Prozessen (z. B. Reizung von Sensoren) – schon dadurch wird dem entsprechenden Ziel integrierter oder eben Psychosomatischer Medizin nähergekommen. Verstärkt wird diese Verknüpfung noch durch die gemeinsame Tatsache, dass es sich – wieder mit Blick auch auf den Organismus bzw. die Person im Ganzen – sowohl auf biologischer als auch auf psychologischer Ebene um Prozesse handelt, die, wenn auch in sehr unterschiedlicher Komplexität, bedeutungshaft sind:

- Auf basaler Ebene geht es um die Bedeutung von Wahrnehmen und Handeln des Organismus, der sich in einer bestimmten Umwelt anpassen, behaupten, letztlich überleben will– durchaus in Analogie zu Jakob von Uexkülls Funktionskreis.
- Auf höherer Ebene geht es um hochindividuelle Bedeutungen von Wahrnehmen und Handeln der Person vor dem Hintergrund ihrer jeweiligen Biografie und ihres aktuellen Kontextes.

Zwei Aspekte des Predictive-Processing-Modells sind von besonderer Bedeutung für das Verständnis des verkörperten Selbst: Zum einen ist das der interpersonelle Entwicklungsaspekt, zum anderen der Aspekt der „interozeptiven Inferenz", also der Schlussbildung auf Ursachen von Körperwahrnehmungen:

- **Erwartungen und Vorhersagen in Bezug auf Körperwahrnehmungen** sind in der Kleinkindzeit zwangsläufig stark beeinflusst von den Interaktionen mit engen Bezugspersonen: Die Erfahrung, ob und wie die Mutter auf einen Unlustausdruck des Babys reagiert, wird dessen Erwartung bestimmen, ob es für dieses Unlusterleben Hilfe, Tröstung, Beruhigung o. Ä. gibt oder ob der Mutter dies regelmäßig nicht gelingt. Die Spuren dieses als psychologisch bereits als sehr prägend erkannten gelingenden oder misslingenden „Attunements" sind also bis in die Neurophysiologie der Wahrnehmung hinein bedeutsam. Meine gegenwärtigen Unlustwahrnehmungen oder Körperbeschwerden (und nicht nur meine damit einhergehenden Gedanken, Gefühle und Verhaltenstendenzen) werden unmittelbar von diesen Vorerfahrungen geprägt und gehen dann eben auch in der Gegenwart mit weitgehend nicht bewussten Erwartungen einher, etwa ob interpersonelle Hilfe und Unterstützung beim Schmerzerleben erwartbar ist oder nicht (Fotopoulou und Tsakiris 2017).

- Wahrnehmungen aus dem Körper sind im Sinne der **interozeptiven Inferenz** keine wertfreien Erkenntnisse. Sie haben deutlich stärker noch als Wahrnehmungen aus der Umwelt motivationale oder intentionale Bezüge, und zwar sowohl zu den basalen körperlichen Regulationsanforderungen der Homöostase und Allostase als auch zu Emotionen als wichtigen Regulatoren unserer Interaktionen mit der (interpersonellen) Umwelt. So motiviert z. B. die Hungerwahrnehmung zur Nahrungsaufnahme und damit zur Wiederherstellung physiologischer Gleichgewichte, die Schmerzwahrnehmung zu Schmerzäußerungen und damit zum Herbeiholen von Hilfe. Für die interozeptive Inferenz ist dabei die Vorhersage oder Erwartung mindestens so wichtig wie aktuelle sensorische Signale– das zeigt z. B. auch die Geschwindigkeit, mit der wir in einer Bedrohungssituation körperlich Angst empfinden: schneller, als es über eine Aktivierung peripherer Stressachsen und daraus folgender Reizung interozeptiver Sensoren erwartbar wäre.

Mit diesen basalen Regulationsaufgaben liefert die interozeptive Inferenz Grundlagen für die basale Wahrnehmung, ein Körper zu sein, die ebenso mit Gefühlen assoziiert ist wie mit körperlicher Zugehörigkeit – mit anderen Worten: Sie liefert die körperliche Basis des minimalen Selbst (Seth und Tsakiris 2018). Sie liefert aber auch – im Vorgriff auf spätere Abschnitte – Grundlagen für das Verständnis von Körperbeschwerden als „Interozeptionsstörungen": Dysfunktionale starke Vorhersagen/Erwartungen, die aus Vorerfahrungen (oder auch evolutionären Voreinstellungen) gespeist sind (z. B. diese Bewegung wird sehr schmerzhaft sein), setzen sich mit hoher Präzision im Abgleich mit tatsächlichen Sinnesreizen als Grundlage der späteren Wahrnehmung durch. Es entsteht dann z. B. der interozeptive Fehlschluss auf Schmerz bei kaum vorhandener Reizung von peripheren Schmerzrezeptoren. Auf diesen ersten interozeptiven folgt dann häufig ein klinisch gut bekannter zweiter, eher kognitiv-emotionaler Fehlschluss: der von Körperbeschwerde auf organische Erkrankung (Henningsen et al. 2018a, b).

2.3 Das verkörperte Selbst

Aufbauend auf dem vorherigen Abschnitt folgt ein nächster Schritt zur Weiterentwicklung oder „Revitalisierung" des biopsychosozialen Modells im Begriff des „verkörperten Selbst". Das Konzept des Selbst ist mit seinen unterschiedlichen Facetten in der Psychologie und Psychotherapie natürlich vertraut, im jetzigen Kontext soll es aber aus breiterer Perspektive betrachtet werden.

Zunächst ist es – auch im Hinblick auf die „Einführung des Subjekts" – wichtig, dass das Selbst eine (inter-)subjektive Struktur ist: Wir können zwar in der Beobachterperspektive des Naturwissenschaftlers die objektiven Ermöglichungsbedingungen des Selbst beschreiben, aber nicht die Gehalte, also die Komplexität der Erfahrungen, Intentionen und Pläne eines bestimmten Selbst, d. h., wie es ist, dieses Selbst zu sein.

Vier wesentliche **Komponenten des Selbst** sind:

- Ich war, bin und werde in einer bestimmten, unverwechselbaren Weise sein: **Identität,** und zwar von basaler, körperlich erlebter Identität, wie sie über homöostatische und allostatische Prozesse hergestellt und erhalten wird, bis hin zur psychologisch beschreibbaren oder narrativen, autobiografischen Identität.
- Ich bin (ich): **Selbstbewusstsein** als Bewusstsein seiner selbst, von einem präkonzeptuellen, vorsprachlichen Meinhaftigkeitserleben („Ownership") bis zu einem expliziten Selbstbewusstsein. Dazu ist auch eine Unterscheidung hilfreich, die William James vorgeschlagen hat, zwischen dem erlebenden „I-Self" und dem reflexiv zum Gegenstand des Denkens und der Wahrnehmung werdenden „Me-Self".
- Ich bewirke: das Selbst als **Handlungsursprung.** Auch hier geht es um ein Spektrum von basalen Aspekten des Handlungsurheberschaftserlebens („agency") bis hin zu motivierten, bewussten, hochkomplexen Planungen und Handlungen.
- Ich und Du/am Du zum Ich: Das Selbst entsteht prä- und postnatal in essenzieller **Bezogenheit** zu anderen und ist auch im weiteren Leben nur in dieser Bezogenheit auf an- und abwesende Andere zu verstehen.

In diesem umfassenderen Verständnis des Selbst lassen sich in allen Komponenten (mindestens) zwei Ebenen unterscheiden: die eines minimalen oder basalen (oft körperlichen, vorsprachlich-intuitiven) Selbst und die eines ausgedehnteren oder narrativen, überwiegend sprachlich-bewussten Selbst. Nur das Letztere war bisher üblicherweise im psychologischen Verständnis des Selbst gemeint.

Das erlebende und handelnde Selbst ist dabei im hier gewählten umfassenderen Sinn immer ein „verkörpertes". Allerdings ist die Bezeichnung „verkörpertes Selbst" etwas irreführend, da sie zu unterstellen scheint, es gäbe auch ein nicht verkörpertes Selbst. Für die Psychosomatik ist diese Betonung wichtig, weil sie so mit der Psyche auch den untrennbar mit ihr verbundenen Körper in den Blick nimmt, und zwar als „beseelten Leib", abseits einer Betrachtung des Körpers als „Theater der Seele" wie in alten psychogenen Modellen oder eines reinen Vermessens und Reparierens seiner biophysikalischen Funktionen.

Die Verkörperung des Selbst, also die konstitutiven Verschränkungen von biophysikalischen, psychischen und sozialen Aspekten des

Selbst, lässt sich anhand der drei sprachlichen Perspektiven der 1., 2. und 3. Person weiter veranschaulichen:

- In der für das Selbstkonstrukt zentralen **Erste-Person-Perspektive (1.PP)** geht es um die uns allen vertrauten Aspekte des Leiblichen als einem Teil des subjektiven Erlebens, von den am eigenen Leib erlebten Emotionen über körperliches Vitalitäts- und Sexualerleben bis hin zum subjektiven Erleben als robust oder anfällig, krank oder gesund. Dies sind natürlich Aspekte des höherstufigen, narrativen Selbst – aber hierher gehören auch Faktoren des minimalen Selbst wie die meist wenn überhaupt eher über Stimmungen und Grundbefindlichkeiten bewusst werdenden homöostatischen Prozesse und ihre Abweichungen oder das meist gar nicht bewusst werdende Erleben von Körpergrenzen, das Erleben des Selbst als Ursprung von Handlungen oder das Zugehörigkeitserleben einzelner Körperteile, das weniger gefestigt ist als oft angenommen – mit einfachen Manipulationen lässt sich z. B. der subjektive Eindruck erzeugen, eine Gummihand gehöre zum eigenen Körper (sog. Rubber-Hand-Illusion). Körperbeschwerden wie Schmerzen oder Schwindel schälen sich gewissermaßen heraus aus dem Fluss der körperlichen Selbsterfahrung: im Übergang vom I-Self zum Me-Self wird aus mit ihrem verbundenen Körper dem mitlaufenden Unwohlsein im Bauch der interozeptive Schluss "ich habe Bauchschmerzen" oder aus der mitlaufenden Unsicherheit im Raum wird "ich habe Schwindel". Dabei ist es wichtig, dass Körperbeschwerden, die länger anhalten und keine völlig banale Erklärung haben, immer auch Selbsterfahrungen sind, Selbstveränderungen bedeuten, denn sie verändern – über die reine Körper- oder Leiberfahrung hinaus – sowohl auf basaler wie auf höherstufigerer, narrativer Ebene Identität, Selbstbewusstsein, Denken und Tätigsein (mehr dazu in ➤ Kap. 2.4.2). Zum besonderen Zugang der „Neuen Phänomenologie" zu dieser und auch zur folgenden Perspektive s. a. ➤ Kap. 3.
- In der für das Selbstkonstrukt ebenso konstitutiven **Zweite-Person-Perspektive (2.PP),** dem „Du", geht es in Verschränkung mit 1.PP um die Wechselseitigkeit von Selbstaspekten in der Beziehung. Auch diese hat nicht nur psychische und per definitionem soziale Aspekte, sondern auch körperliche. Im Anschluss an Merleau-Ponty lässt sich von „Zwischenleiblichkeit" sprechen, er sagt: *„Dann ist es, als wohnten seine Intentionen [des Anderen] meinem Leib inne und die meinen seinem Leibe"* (Merleau-Ponty 1966: 219). Insofern ist auch Empathie mehr als ein explizit-narratives Fremd- oder einfacheres Ausdrucksverstehen – es besteht auch aus unmittelbar leiblicher Resonanz. Diese ist in 1.PP spürbar, aber auch in 3.PP (s. u.) beschreibbar als Synchronisierungsprozesse, bei denen ein Gegenüber auf einmal die Körpersprache der anderen übernimmt oder beide Beteiligten eine gemeinsame Choreografie ausführen, ob in 1.PP bewusst oder nicht.
  Die 2.PP ist natürlich von hoher Bedeutung für die psychosomatisch-psychotherapeutische Diagnostik und Therapie, bei denen es in teilnehmender Beobachtung zugleich um Mentalisierung, Empathie, Selbstreflexion und Resonanz geht; dazu später mehr.
- In der **Dritte-Person-Perspektive (3.PP),** der objektivierenden Beobachterposition der Naturwissenschaften („von außen", gleichsam „von nirgendwo", weil ein Nicht-Ort noch neutraler ist), lassen sich im Hinblick auf Verkörperung die biophysikalischen Ermöglichungsbedingungen auch für psychische oder soziale Selbstaspekte beschreiben, wie in ➤ Kap. 2.2.2 schon skizziert. In dieser 3.PP ist aber auch deutlich, dass Verkörperung immer auch Einbettung in eine physische und soziale Umwelt heißt und damit auch eine kontinuierliche Interaktion mit dieser Umwelt – eine solipsistische Betrachtung verbietet sich hier. In englischen Stichwörtern: „The embodied self" ist eigentlich „the embodied, embedded and enactive self", also das **verkörperte, in seine Umwelt eingebettete und interaktiv handelnde Selbst.**

2.4 Störungen des verkörperten Selbst

Aus dem bisher Gesagten lässt sich schon erkennen, dass mit dem Konstrukt des „verkörperten Selbst" sowohl eine Weiterentwicklung oder zumindest eine Fokussierung des allgemeinen biopsychosozialen Modells und damit auch die „Revitalisierung" der „verstehenden Psychosomatik" möglich sein könnte, über die de Boor und Mitscherlich vor 50 Jahren geschrieben hatten.

- Die Verkörperungsaspekte des Selbst von „mind in life" über „embodiment" bis hin zu „predictive processing" veranschaulichen die engen Wechselwirkungen zwischen biologischen, psychologischen und sozialen Faktoren entlang der gemeinsamen, wenn auch unterschiedlich komplexen intentionalen, bedeutungshaften Ausrichtung einer Person/eines Organismus im Wechselspiel mit seiner Umwelt (zu den Zusammenhängen von Verkörperung, Selbst und Predictive Processing vgl. auch Newen 2018).
- Die subjektiven (1. Person) und intersubjektiven (1. mit 2. Person) Perspektiven zeigen zusätzlich zur naturwissenschaftlichen Dritte-Person-Perspektive die Verbindungslinien zwischen Psyche, Gehirn und Körper auf. Ohne die Letztere als Ermöglichungsbedingungen aus dem Blick zu verlieren, werden so wesentliche Aspekte des Selbst und damit zentrale Dimensionen des Krank-, aber auch des Gesundwerdens sichtbar.

Allerdings fehlt dabei noch die Anwendung auf klinische Fragen, denn erst damit beginnt ja die eigentliche Psychosomatische Medizin. Wie kann das verkörperte Selbst krank werden, und wie ist es mitbeteiligt, wenn ich (körperlich) krank bin? Wie können Störungen des verkörperten Selbst erkannt, verstanden und behandelt werden?

2.4.1 Was macht Veränderungen des verkörperten Selbst zu „Störungen"?

In einem ersten Schritt zur Beantwortung dieser Fragen geht es darum, wie „Störungen des verkörperten Selbst" als womöglich behandlungsbedürftige Krankheitsbilder eigentlich abzugrenzen sind von „Veränderungen des Selbst", die im Rahmen der ständigen, normalen Anpassungs- und Veränderungsprozesse zu sehen sind, denen wir alle nicht nur in Bezug auf unsere Gesundheit in der Interaktion mit ständig wechselnden Kontextsituationen ausgesetzt sind. Hier lassen sich, in Anlehnung an de Haans Diskussion von Kriterien für „Störungen der Bedeutungserteilung" (de Haan 2020), vier Kriterien nennen:

1. **Kongruenz von Bedeutungserteilung und Tatsachen:** Sind Tatsachen, die in 3.PP über die Außenwelt oder auch über Prozesse im Körper intersubjektiv teilbar objektiv festgestellt werden können (z. B. eine Gefahr oder eine Organpathologie), ein wesentlicher Teil im Erklärungsnetzwerk für das Erleben und die Bedeutungserteilung in 1.PP (z. B. Angst oder Schmerz), oder fallen intersubjektive/objektive und subjektive Feststellungen anhaltend auseinander, wie etwa Angst bei subjektiver, aber keiner objektiven Gefahr oder Schmerz bei der subjektiven Überzeugung, dass eine Tumorerkrankung vorliegt, für die aber ein objektiver Nachweis fehlt?
2. **Flexibilität der Bedeutungserteilung über verschiedene Kontexte hinweg:** Kann die Bedeutungserteilung kontextabhängig verändert werden, oder ist sie in gewisser Weise fixiert, steckengeblieben, immun gegen abweichende Wahrnehmungen? Hier geht es, um es noch einmal zu betonen, nicht nur um bewusste Bedeutungserteilungen wie z. B. um Ursachenannahmen zu erlebten Körperbeschwerden, Ängste bei somatischen Erkrankungen etc., sondern es geht auch um interozeptive Inferenzen, um sensomotorische Bewegungs- und Wahrnehmungsmuster oder um mögliche inflexible Verhaltensmuster.
3. **Flexibilität eines reflexiven Standpunkts:** Ist die oder der Betreffende in der Lage, innerlich flexibel Stellung zu nehmen zu dem, was in ihrer/seiner Interaktion mit der Welt dynamisch geschieht, ihr/sein Selbst- und Weltbild entsprechend anzupassen und zu entwickeln? Es geht hier also um die Fähigkeit zur Einnahme einer reflexiven Metaperspektive; Mentalisierung ist ein Teilbereich davon. An dieser Stelle geht es also „ausnahmsweise" um eine exklusiv psychisch (und nicht auch körperlich verankert) zu nennende Fähigkeit.
4. **Leiden:** Nicht jedes Leiden weist auf eine krankheitswertige Störung hin (z. B. Leiden in Trauer), und nicht jede krankheitswertige Störung geht mit Leiden einher (z. B. bei Persönlichkeitsstörungen). Trotzdem ist Leiden und damit einhergehend eine Einschränkung der alltäglichen Abläufe häufig ein wichtiger Indikator gestörter Funktionen und Prozesse in der Interaktion einer Person mit ihrer Welt – und entsprechend häufig ein Anlass, sich Hilfe zu suchen.

Dies also sind Gesichtspunkte, nach denen Veränderungen des verkörperten Selbst auf mögliche Krankheitswertigkeit hin beurteilt werden können – wobei selbstverständlich die Grenzen zwischen Normalität und Krankheit damit noch nicht festgelegt sind; dies ist wiederum von soziokulturellen Normen und Kontexten abhängig.

2.4.2 Störungen des verkörperten Selbst als „Störungen der Interozeption plus"

In den Bemerkungen zu „predictive processing" und der Erste-Person-Perspektive auf das verkörperte Selbst wurde schon angedeutet, dass Interozeptionsstörungen, im Extremfall „interozeptive Fehlschlüsse" bei Krankheiten, die mit Körperbeschwerden einhergehen, eine wichtige Rolle spielen, dass das Störungsbild darüber aber auch hinausgeht im Sinne von Veränderungen oder Störungen des verkörperten Selbst. Dies soll im Folgenden noch einmal etwas genauer beleuchtet werden.

Auf dem Boden des Predictive-Processing-Modells der Gehirn- und Organismusfunktion haben verschiedene Autor*innen in letzter Zeit zunächst einmal tatsächlich eine ganze Gruppe von Erkrankungen als „Störungen der Interozeption" bezeichnet. Diese reichen von funktionellen Körperbeschwerdesyndromen wie Reizdarm- und Fibromyalgiesyndrom über Angst- und depressive bis hin zu Essstörungen, aber auch (pauschal) neurologische, neurodegenerative, psychiatrische und sogar rheumatologische Erkrankungen werden so gefasst (Bonaz et al. 2021; Paulus et al. 2019).

Einerseits verlieren sich in dieser allzu umfassenden Definition von „Interozeptionskrankheiten" klinisch doch eklatante Unterschiede. Andererseits greift auch diese umfassende Definition zu kurz: Ein alleiniger Fokus auf Interozeption und ihre Störungen übersieht Veränderungen in den Dimensionen des verkörperten Selbst, die nichts mit Interozeption zu tun haben. Um das Beispiel von Patient*innen mit anhaltend belastenden **funktionellen Körperbeschwerden** heranzuziehen: Mit den „interozeptiven Fehlschlüssen" gehen bei diesen Patient*innen ja regelhaft **Veränderungen des Selbst** einher, also Veränderungen von Identität, Selbstbewusstsein, Handlungsurheberschaft und Bezogenheit – und zwar sowohl auf der Ebene des minimalen Selbst als auch auf der höheren, narrativen Ebene. Letztere Veränderungen sind klinisch meist evidenter, indem die Patient*innen sich selbst etwa als schwach, krank, hilflos den Beschwerden ausgeliefert etc. und ihr Gegenüber wiederum als enttäuschend, nicht ernst nehmend etc. erleben und sich speziell auch ihr bewusstes Körpererleben – jenseits der spezifischen Körperbeschwerden – verändert, etwa als avital, unattraktiv, behindert oder dem Tode geweiht.

Weniger evident, aber häufig ebenso nachweisbar sind **Veränderungen des minimalen Selbst.** So ist das Zugehörigkeitserleben chronisch schmerzhafter Extremitäten z. B. im Rahmen eines Fibromyalgiesyndroms häufig ebenso verändert wie das Erleben von Tätigsein oder auch das Körperschema, was sich z. B. in einer impliziten Überschätzung der Größe schmerzhafter Extremitäten oder im gleichzeitigen Erleben von extremem Schmerz und mangelnder Zugehörigkeit einer Extremität zum Körper zeigt (Valenzuela-Moguillansky et al. 2017; Viceconti et al. 2020).

Auch für die früher als **Konversionsstörungen** bezeichneten funktionellen neurologischen Störungen beschreiben Drane et al. (2020) ein Störungsmodell, das weit über den Aspekt der Interozeptionsstörungen hinausgeht: Sie nennen daneben u. a. Störungen von Körper-, Meinhaftigkeits- und Handlungsursprungserleben sowie der Emotionsverarbeitung. Störungen **der Emotionsverarbeitung** wiederum betreffen auch die Emotionserkennung bei anderen – auch hier gibt es z. B. Störungsbefunde bei Patient*innen mit Fibromyalgiesyndrom, die Emotionen beim Gegenüber schlechter erkennen als Gesunde (Vaioli und Scarpina 2021).

„Störungen des verkörperten Selbst" sind also „Störungen der Interozeption plus" – wobei sich das „Plus" auf verschiedene, individuell unterschiedlich ausgeprägte Störungsaspekte des verkörperten Selbst von der minimalen bis zur narrativen Ebene bezieht.

Das Spektrum an klinischen Bildern, für die das Konzept einer „Störung des verkörperten Selbst" einen sinnvollen Rahmen darstellt, ist nicht so extrem weit gefasst wie die „Interozeptionsstörungen" der oben zitierten Autor*innen, aber immer noch relativ breit. Es umfasst:

- Funktionelle, somatoforme, dissoziative Körperbeschwerden.
- Psychische Störungen mit starker Körperbeteiligung (wie regelhaft bei Depression, Angst- und posttraumatischer Belastungsstörung).
- Körperliche Erkrankungen, in deren Verlauf es zu störungshaften Veränderungen des körperlichen Selbst kommt, z. B. bei onkologischen Erkrankungen oder neurologischen Erkrankungen wie dem Morbus Parkinson.
- Auch Essstörungen mit ihren regelhaften Veränderungen des verkörperten Selbst sind hier einzuordnen.
- Seltenere, aber oft übersehene Krankheitsbilder wie artifizielle Störungen oder auch die Körperintegritäts-Identitätsstörung gehören hierher.

Natürlich bestehen zwischen diesen Störungsbildern große Unterschiede im klinischen Bild, in der Diagnostik und Therapie. Sogar bezüglich der hier als Gemeinsamkeit betonten Tatsache einer „Störung des verkörperten Selbst" lässt sich bei diesen Bildern pragmatisch noch weiter differenzieren:

- Funktionelle Körperbeschwerden sind gewissermaßen eingebettet in eine umfassendere Selbststörung, die für die Betreffenden i. d. R. nicht im Vordergrund eines Beschwerdeerlebens steht, die aber zumindest der/dem Untersuchenden relativ leicht sichtbar werden kann anhand von Selbst-Merkmalen, wie sie z. B. schon in den psychobehavioralen Kriterien einer somatischen Belastungsstörung deutlich werden (übermäßige Ängste, Gedanken und Handlungen bzgl. der erlebten Beschwerden).
- Die Körperstörung bei organischen Erkrankungen kann die Selbststörung auch eher verdecken, insofern die Aufmerksamkeit von Patient*in und Ärzt*in auf Erstere konzentriert bleibt.
- Wenn das Beschwerdeerleben sowohl psychische als auch körperliche Bereiche umfasst wie regelhaft bei depressiven und Angststörungen, ist der Körper eher subjekthaft, als Leib beteiligt.
- Bei artifiziellen Störungen oder der Körperintegritäts-Identitätsstörung, bei der Dysmorphophobie, auch bei der Anorexie wird der Körper dagegen als Objekt gewissermaßen zum Fokus des dysfunktionalen Selbst-Erlebens und -Handelns.

2.5 Klinische Perspektiven

Was bedeutet die bis hierhin zwangsläufig relativ abstrakte Diskussion nun für die klinische Praxis, nicht nur, aber vor allem in der Psychosomatischen Medizin?

Vier Aspekte seien in aller Kürze angesprochen: Zwei betreffen allgemeine klinische Konsequenzen, die anderen beiden beziehen sich auf diagnostische und therapeutische Aspekte:

- Eine **integriert-biopsychosoziale, bedeutungsorientierte Perspektive,** welche die verschiedenen Dimensionen des (verkörperten) Selbst mitberücksichtigt, rückt sowohl das Erleben und Handeln von Patient*innen als auch Identitäts- und Bezogenheitsaspekte ins Blickfeld. Auf diese Weise kann sich die gesamte Medizin kranken Menschen zuwenden, ihrem Leiden und ihren oft sehr individuellen Bedingungen, wieder gesund zu werden oder mit ihren Krankheiten umzugehen. Dabei machen – diese Abgrenzung ist wichtig – psychosoziale Einflussfaktoren, z. B. ein durch ein belastendes Lebensereignis wie ein Partnerverlust ausgelöster Schub einer Multiplen Sklerose, eine Erkrankung noch lange nicht zu einer psychosomatischen, solange keiner der weiter oben umrissenen Störungsaspekte des verkörperten Selbst vorhanden sind. Auch wenn es natürlich fließende Übergänge gibt, lohnt es sich nicht zuletzt mit Blick auf Therapieindikationen, hier zu differenzieren.
  Psychosomatische Krankheitsbilder werden unter der integrativen, bedeutungsorientierten Perspektive von „Störungen des verkörperten Selbst" umfassender definiert, zugleich näher am körperlichen Erleben und Handeln und auch an biologischen Grundlagen. Für die Kommunikation mit Patient*innen ist die Bezeichnung dieser Perspektive als „Störung des verkörperten Selbst" allerdings möglicherweise weniger gut geeignet, da sie Menschen, die sich primär als körperlich krank oder zumindest belastet erleben, eine Störung ihrer gesamten Person nahelegt, die als tiefgreifender und schwerer behandelbar erscheinen kann. Hier ist die „konventionellere" Redeweise von psychischen und sozialen Folgen körperlicher Beschwerden oder auch die Rede von „organismischer Dysbalance" vielleicht besser vermittelbar.
- Wenn wir uns daran gewöhnen, das **Leiden an Körper, Seele und Beziehungen** eines Patienten oder einer Patientin **als eine Störung des verkörperten Selbst** anzusehen, fällt es uns leichter, diese drei Komponenten konsequent als in einer Person zusammengehörig anzusehen, auch wenn im Einzelfall einzelne Komponenten ganz im Vordergrund zu stehen scheinen. Wir fallen dann auch nicht so leicht in die Sprache vergangener Psychogenie-Modelle zurück, in der Psychisches und Körperliches scheinbar getrennt blieben und durch „rätselhafte Sprünge" oder – moderner – durch Stressachsenaktivierung überbrückt werden mussten. Dieses Getrenntsein (ver-)führt damit bis heute ganz leicht zu „Camouflage-Konstrukten" wie der „Somatisierung" oder der „Konversion" psychischer Belastungen": Auch wenn die eigentlichen Konzepte komplexer waren (z. B. im De- und Resomatisierungskonzept von Max Schur), reduzierte sich das Verständnis doch häufig darauf, dass das Körperliche nur die Bühne und zugleich die Tarnung für das Eigentliche sei, das seelische Problem, auf das sich die Therapie ausschließlich zu fokussieren habe – eine Sicht, mit der sich nicht nur der Patient bzw. die Patientin, sondern sozusagen auch die Krankheit selbst missverstanden fühlen würde, wenn sie denn sprechen könnte. Stattdessen bietet es sich an, die körperlichen und ggf. auch psychischen Beschwerden von Patient*innen als Teil möglicher Störungen des verkörperten Selbst zum Anlass zu nehmen, ohne Vorab-Priorisierung die biologischen, psychologischen

und sozialen Faktoren zu analysieren, die für dysfunktionale Erwartungen einerseits und dysfunktionale sensorische Reize andererseits mitverantwortlich sind – sozusagen **organismische Dysbalance und dysfunktionale Bedeutungszuschreibungen** statt psychischer Konflikt und Somatisierung.

- In der **Diagnostik** möglicher Störungen des verkörperten Selbst gilt es, den schon etablierten Begriff der Simultandiagnostik zu erweitern: Es geht nicht nur um möglichst simultane somatisch-medizinische Diagnostik mit irgendwie drangehängter psychosozialer Anamnese, es geht auch um die möglichst simultane Erfassung sowohl der subjektiven Bedeutungszuschreibungen der Patienten wie der intersubjektiv objektivierbaren Fakten biologischer, psychologischer und sozialer Provenienz – und das sowohl in psychischer als auch in körperlicher Hinsicht. Vom Untersucher sind hier eine professionell-empathische Grundhaltung, eine gut geschulte Beobachtungsgabe und ein in der Praxis nicht immer einfacher Wechsel der Haltung vom teilnehmenden zum objektivierenden Beobachter gefragt.
  Dabei sei noch einmal betont, dass es in der körperorientierten Diagnostik nicht nur um die typischerweise in objektivierend biomedizinischer Perspektive in 3.PP zu erfassenden potenziell pathophysiologischen Körperprozesse geht. Es geht genauso um den in teilnehmender Beobachtung, also in Kombination von 1. und 2.PP, zu erfassenden „intentionalen Körper", also um die sich **körperlich manifestierenden Aspekte des Selbst und ihre möglichen Auffälligkeiten.** Das sind zum einen natürlich das bewusste Körpererleben in seinen Facetten, aber eben auch Körpersprache, körperbezogenes Handeln und sich im physiologischen Körper abbildende Befunde, die sich aus dem körperbezogenen Handeln ergeben (z. B. Narben). Eine wichtige diagnostische Dimension dabei ist auch die vom Untersucher selbst erlebte **Körperresonanz,** die wichtigen Aufschluss z. B. über Erleben und Handeln der Patient*innen geben kann (Hausteiner-Wiehle und Henningsen 2022a, b).
- Auch eine an den Dimensionen und möglichen Dysfunktionen des verkörperten Selbst orientierte psychosomatische Therapie ist keine „Simultantherapie", die Psychotherapie und somatische Therapie ungewichtet parallelisiert. Stattdessen gibt es ein **Primat der interpersonellen Therapie von Störungen der Bedeutungserteilung** (als dem Kernkriterium von Störungen des verkörperten Selbst) – somatische Therapieansätze, z. B. Pharmakotherapie, sind sekundär, wenngleich im Einzelfall natürlich auch wichtig. Diese Priorisierung ergibt sich – belegt durch die empirisch hohe Wirksamkeit interpersoneller Therapieformen – vor allem aus der Übereinstimmung von Problem-, Behandlungs- und Ergebnisdimensionen: Dysfunktionale Bedeutungszuschreibungen, seien sie psychisch oder körperlich manifest, lassen sich zielgenauer mit interpersonell bedeutungsorientierten Methoden verändern.
  Dabei ist „interpersonelle Therapie von Störungen der Bedeutungserteilung" natürlich mehr und anderes als klassische Psychotherapie. Andere deutlicher körperorientierte Ansätze sind körperpsychotherapeutische Verfahren wie die Konzentrative Bewegungstherapie, aber auch Feldenkrais-Therapie und Physio- und Ergotherapie kommen hier günstig zum Einsatz, wenn sie mit der passenden Haltung der Therapeut*innen bzw. allgemein der Behandelnden durchgeführt werden.
  Psychotherapie selbst ist weniger als „talking cure", anhand der dort zumeist unbewussten Synchronisierungsprozesse eher verkörpert als „reflektiert-reflektierender Paartanz" vorzustellen (Lausberg 2022). Dabei ergeben sich gute Übereinstimmungen zwischen Prozessen und Therapiezielen, die sich aus der Predictive-Processing-Perspektive auf interozeptive Inferenz ergeben, einerseits und allgemeinen Psychotherapieprozessen und -zielen andererseits. Erwartungsverletzungen als therapeutisches Agens, das Körperwahrnehmungen ebenso wie Beziehungserfahrungen betreffen kann, Flexibilisierung von Bedeutungserteilungen als Flexibilisierung von Priors oder Mentalisieren der Interozeption als Erweiterung der interpersonellen Fokussierung auf Affekte sind dafür Beispiele, die für eine körper- oder achtsamkeitsorientierte Therapieform ebenso relevant sind wie für Psychotherapie im engeren Sinne. Übergeordnet geht es um den flexibleren und reflektierteren, leidensreduzierteren Umgang mit sich und anderen, also wesentlich um gesteigerte Freiheitsspielräume.
  Psychosomatische Therapie ist bei allen ausgeprägteren Störungen des verkörperten Selbst nach Möglichkeit **multimodale und multiprofessionelle Therapie in Teamarbeit.** Die gemeinsame Orientierung der unterschiedlichen Professionen an Therapiezielen, die wie oben angedeutet auf die Verbesserung von Störungen des verkörperten Selbst ausgerichtet sind, ist dafür notwendiges Mittel.

2.6 Zusammenfassendes Fazit

Wir sind ein Stück vorangekommen bei dem Versuch, das biopsychosoziale Modell für die Psychosomatische Medizin weiterzuentwickeln und damit auch den anfangs zitierten Zielen Thure von Uexkülls (Köhle 2018 und ➤ Kap. 1) zumindest näher zu kommen. Das biopsychosoziale Modell hat in seiner seit dem Artikel von George Engel (1977) breit diskutierten Form mindestens drei Probleme:

- Es wird eher als Eklektizismus fördernder Omnibus-Begriff erlebt.
- Das Modell wird zunehmend auch in der Psychosomatischen Medizin primär neurobiologisch-naturwissenschaftlich verstanden, unter Verlust maßgeblicher Aspekte wie der zentralen Bedeutung von (Inter-)Subjektivität und Verstehen, und
- es verführt mit seiner aufrechterhaltenen Trennung der Bereiche Bio, Psyche und Soziales zu eigentlich überkommenen Camouflage-Konstrukten wie einem vereinfachenden Somatisierungsbegriff.

Mit der Verkörperung bzw. dem Embodiment des Selbst einerseits, dem Predictive-Processing-Verständnis von Gehirn- und Organismusfunktion andererseits wird eine stärkere Engführung von biologischen, psychologischen und sozialen Faktoren erreicht, vor allem wird die „Selbst-bezogene" Bedeutungshaftigkeit nicht nur psychischer, sondern auch körperlicher Prozesse und Wahrnehmungen, also deren Relevanz für die Anpassung an und die Interaktion mit der (mitmenschlichen) Umwelt in einem integrierten Verständnis deutlich. Psychosomatische Medizin wird so zur biohermeneutischen Medizin.

Damit wird für Untersuchende, die sich auch als verkörpertes Selbst zu verstehen bereit sind, ein Zugang zu Patient*innen nahegelegt, der mit dem Primat der teilnehmenden Beobachtung, aber auch unter Anwendung objektivierender 3.PP-Diagnostik, deren zumeist chronischen Krankheiten als Störungen des verkörperten Selbst umfassend so in den Blick nimmt, dass sich daraus klare Perspektiven einer interpersonellen Therapie von Störungen der Bedeutungserteilung ergeben.

LITERATURAUSWAHL

Bonaz B, Lane RD, Oshinsky ML, et al. Diseases, disorders, and comorbidities of interoception. Trends Neurosc 2021; 44: 39–51.

de Boor C, Mitscherlich A. Verstehende Psychosomatik: Ein Stiefkind der Medizin. Psyche 1973; 27: 1–20.

de Haan S. Enactive Psychiatry. Cambridge: Cambridge University Press 2020.

Engel GL. The need for a new medical model: A challenge for biomedicine. Science 1977; 196: 129–136.

Fuchs T, Henningsen P, Sattel H (Hrsg.). The Embodied Self. Dimensions, Coherence and Disorders. Stuttgart: Schattauer 2010.

Hausteiner-Wiehle C, Henningsen P. Körpererfahrung und Körperinteraktion in der psychotherapeutischen Anamnese- und Befunderhebung. Psychother Psychosom Med Psychol 2022a; 72: 216–224.

Henningsen P, Gündel H, Kop WJ, et al. ; EURONET-SOMA Group. Persistent physical symptoms as perceptual dysregulation: A neuropsychobehavioral model and its clinical implications. Psychosom Med 2018a; 80: 422–431.

Henningsen P. Allgemeine Psychosomatische Medizin. Krankheiten des verkörperten Selbst im 21. Jahrhundert. Berlin, Heidelberg: Springer 2021.

Köhle K. Integrierte Medizin. In: Köhle K, Herzog W, Joraschky P, Kruse J, Langewitz W, Söllner W (Hrsg.): Uexküll Psychosomatische Medizin. 8. A. München: Elsevier Urban & Fischer 2018; 3–22.

Thompson E. Mind in Life. Biology, Phenomenology, and the Sciences of Mind. Cambridge, MA: The Belknap Press of Harvard University Press 2007.

Wolf Langewitz

KAPITEL 3 „Was ist das Besondere an der psychosomatischen Arbeitsweise?" Von der Theorie der Humanmedizin zur Neuen Phänomenologie

3.1 Vorbemerkung

Was soll dieses Kapitel leisten? Es soll der Leserin und dem Leser Denkanstöße vermitteln, also keine dogmatischen Positionen vertreten, sondern zu (selbst-)kritischer Reflexion anregen. Einige Beispiele aus der Praxis dienen dem Versuch, theoretische Überlegungen mit klinischer Anwendung zu verknüpfen.
Es gibt im Prinzip zwei Wege, um psychosomatische Theorie und Praxis wissenschaftlich zu fassen:

- Zum einen lässt sie sich durch die Interpretation empirischer Befunde ableiten, die in dem Sinne „objektivieren", dass sie über die Ebene des *individuellen* Erlebens hinausgehen und Gruppen von Individuen beschreiben. Sie beschäftigen sich z. B. mit den Charakteristika des Wahrnehmens und Interpretierens, mit verschiedenen Modi der Entscheidungsfindung oder dem Einfluss biografischer Besonderheiten auf den Umgang mit Herausforderungen (➤ Kap. 2).
- Auf der anderen Seite lassen sich Modelle und Handlungsweisen aus der Perspektive des einzelnen Individuums entwickeln; sie leiten sich nicht aus „objektiven" Befunden, sondern aus subjektivem Erleben ab.

Wie in ➤ Kap. 26 zur patientenzentrierten Kommunikation ausführlich dargestellt wird, besteht die besondere Herausforderung für das Arbeiten in der Psychosomatischen Medizin darin, den Wechsel zwischen der Ebene der objektiven und der subjektiven Tatsachen zu gestalten. Fachpersonen können sich nicht ausschließlich mit der Ebene der subjektiven Wahrnehmungen zufriedengeben; sie müssen spätestens dann, wenn sie die Ergebnisse einer Konsultation an Dritte kommunizieren (z. B. im Stationsbesprechung, im Arztbrief, im Kontakt mit Krankenkassen), den dialogischen Raum zwischen „Ich" und „Du" verlassen und über „Er, Sie, Es …" berichten. Dann wird aus der subjektiven Beschreibung von „Ich fühle mich so mutlos, etwas stimmt nicht mit mir" und dem korrespondierenden „Sie wirken auf mich heute eher ratlos und beunruhigt" ein „Bei XY besteht der Verdacht auf das Vorliegen einer depressiven Störung". Dieser Perspektivenwechsel von der Erste- und Zweite-Person-Perspektive auf die der dritten Person wird durch die Anwendung gängiger Diagnosesysteme oder durch den Bezug auf andere, z. B. pathophysiologische Modelle, die dann handlungsleitend werden, erleichtert (➤ Kap. 2). Da z. B. empirische Arbeiten zum Nutzen von pharmakologischen oder psychotherapeutischen Interventionen sich auf bestimmte Patient*innengruppen beziehen, die so eindeutig wie möglich definiert werden, sollten Patient*innen bei der Auswahl der für sie infrage kommenden Behandlung zunächst einer dieser diagnostisch verwertbaren Gruppen zugeordnet werden – das leistet eine supraindividuelle Arbeitsweise auf dem Boden objektiver Tatsachen.

Dieses Kapitel wird zeigen, dass der Gewinn an Eindeutigkeit und kategorialer Präzision allerdings einhergeht mit einem gravierenden

Verlust an phänomenalem Reichtum, wie er dem unmittelbaren Austausch zwischen „Ich" und „Du" zu eigen ist. Fachpersonen stehen vor der schwierigen Aufgabe, diesen Wechsel in der Perspektive zu bemerken, wenn möglich aktiv zu gestalten und in seinen Auswirkungen abschätzen zu können (➤ Kap. 26). Das konsequente Berücksichtigen der subjektiven Perspektive von Betroffenen und Fachpersonen ist demnach notwendige, aber nicht hinreichende Bedingung für die psychosomatische Praxis.

3.2 Die Theorie der Humanmedizin: Zusammenfassung und Kritik

Da dieses Lehrbuch nach wie vor unter dem Namen seines Begründers (Thure von) Uexküll firmiert, scheint es angemessen, die folgenden Überlegungen mit einer Referenz an die fundamentalen Annahmen einzuleiten, die Thure von Uexküll und Wolfgang Wesiack (1998) in der Theorie der Humanmedizin niedergelegt haben[1]. Ihre Positionen werden kontrastiert mit wesentlichen Aussagen der Neuen Phänomenologie (Schmitz 2005a). Diese philosophische Schule kommt der Forderung, die Subjektivität des Menschen in der Psychosomatischen Medizin zu berücksichtigen, in besonders ausgeprägter Weise nach. Zudem hat sich der Begründer der Neuen Phänomenologie, Hermann Schmitz (1928–2021), explizit vor allem mit Jakob von Uexküll, dem Vater von Thure von Uexküll und seiner theoretischen Biologie (von Uexküll und Kriszat 1936) auseinandergesetzt, der die Theorie der Humanmedizin entscheidende Impulse verdankt. Da Schmitz teilweise konträre Stellungnahmen zu den Konzepten von Jakob von Uexküll formuliert hat, bietet die Gegenüberstellung der Arbeiten dieser Autoren Gelegenheit, grundlegende Fragen zur Diskussion zu stellen.

In der *Theorie der Humanmedizin* geht es um die Frage, was das Besondere am „Gegenstand" einer Medizin für Menschen ist, oder anders formuliert: Mit welchem Menschenbild arbeitet die moderne Medizin? Dabei beschreiben von Uexküll und Wesiack in einer weit ausholenden Suchbewegung grundlegende Probleme einer Erkenntnis- und Wissenschaftstheorie, die sich vor allem gegen die Annahme richtet, es gäbe eine absolute Wahrheit, die man bei ausreichender Anstrengung erkennen könne:

„Der Erkenntnisprozess verläuft im wissenschaftlichen [..] Bereich stets über die Stufen der ‚Wahrnehmung', ‚Interpretation' und ‚Realitätsprüfung'. Das, was wir Wirklichkeit nennen, ist daher niemals eine objektive, sondern immer eine vom beobachtenden Subjekt interpretierte, d. h. konstruierte Wirklichkeit.

von Uexküll und Wesiack (1998, S. 75; Hervorhebung im Original)

Ein weiterer Grundpfeiler ihrer Reflexionen ist die Unmöglichkeit, den individuellen Menschen von seiner Umgebung getrennt zu betrachten – man könnte dies den ökologischen Aspekt ihres Buches nennen, den sie in vielfältiger Art und Weise begründen. Ausgangspunkt ist das **Funktionskreismodell** von Jakob von Uexküll, demzufolge Lebewesen nicht in einer fixen, von außen erkennbaren Realität leben, sondern in ihrer je individuellen Umwelt, die sie mithilfe ihrer Bedürfnisse und Fähigkeiten aus der Umgebung konstruieren (von Uexküll 1993). Dieses Modell impliziert bereits Grundpositionen der Zeichenlehre, weil Objekte bei Jakob von Uexküll als Elemente einer äußeren oder inneren Wirklichkeit nicht per se eine bestimmte Bedeutung haben, sondern sie im Zeichenprozess erst erhalten. Von Uexküll und Wesiack führen weiter aus, dass die Umwelt eines Lebewesens nicht eindimensional, sondern nur als System unterschiedlicher Ebenen verstehbar ist. Damit wird die Frage entscheidend, wie Lebewesen und Umwelt und wie Prozesse auf unterschiedlichen Ebenen eines Systems untereinander kommunizieren. Als Antwort ziehen die Autoren die Zeichentheorie, insbesondere die **triadische Zeichenlehre** von C. S. Peirce (1839–1914) heran (➤ Kap. 1). Sein triadisches Zeichensystem hat den besonderen Vorzug, erklären zu können, dass jedes Individuum eine je eigene Interpretation der Welt leistet, weil sich zwischen das Objekt und das Zeichen, das auf es verweist, ein drittes Zeichen schiebt, das C. S. Peirce den Interpretanten nennt:

„A sign or representamen is something which stands to somebody for something in some respect or capacity. It addresses somebody, i. e., it creates in the mind of that person an equivalent sign, or perhaps a more developed sign. That sign which it creates I call the interpretant of the first sign. The sign stands for something, its object."

Peirce (1931–1935, § 228)

Um dies an einem trivialen Beispiel zu verdeutlichen: Aufziehende dunkle Wolken (das Zeichen) lösen im Beobachter einen Interpretanten aus: „Endlich regnet es!" Das Zeichen verweist auf das „Objekt" bald einsetzender Niederschläge.

Die Welt als Konstellation potenziell unendlich vieler Einzelheiten (einzelner Zeichen) prägt die wesentlichen Definitionen und Modelle in der *Theorie der Humanmedizin.* Sie kommunizieren untereinander nach Prinzipien der Zeichenlehre, die wie eine Lingua franca geeignet sei, die wesentlichen Probleme und ihre möglichen Lösungen zu beschreiben. Einige Zitate aus von Uexküll und Wesiack (1998) mögen dies illustrieren:

- „[…] alles, was wir über Systeme und Vorgänge in Systemen wissen, ist durch Zeichen zu unserer Kenntnis gelangt" (ebd., S. 101).
- „Der grundsätzliche Unterschied zwischen (subjektivem) Klagen und (objektiven) Befunden wird bei informationstheoretischer Analyse irrelevant" (ebd., S. 109).
- „Der Begriff Subjekt beschreibt eine Instanz, die Außenwirkungen auf ein System nach eigenen, nicht von einer anderen Instanz gesetzten Kriterien in Informationen umwandeln kann, die dann die Entscheidungsgrundlage für Verhaltensalternativen bildet" (ebd., S. 156).
- „[Wir können] unter Psyche gar nichts anderes verstehen, als die Summe der Programme (der Codes), über die ein Lebewesen verfügt, um seine (subjektive) Welt, die Welt seines Selbst oder

[1] Eine hervorragende und überaus sorgfältige Darstellung der Uexküllschen Denktradition findet sich in Ottmar Leiss: Konzepte und Modelle Integrierter Medizin – zur Aktualität Thure von Uexkülls (1908–2004). Bielefeld: Transcript Verlag 2020; https://doi.org/10.14361/9783839453643.

seiner Umwelt mit Hilfe seiner Sinnes- und Bewegungsorgane aufzubauen" (ebd., S. 195).

Die überragende Bedeutung, welche die Zeichenlehre in der Theorie der Humanmedizin erhält, hat auch Auswirkungen auf das Verstehen von Kommunikation zwischen Lebewesen: Aus semiotischer Perspektive gelingt Kommunikation, wenn sich im Gespräch ein gemeinsamer Code herausbildet, der bestimmten Zeichen in der Umgebung eine weitgehend ähnliche Bedeutung zuweist (von Uexküll und Wesiack 1998, S. 367 f.) Letztlich vertreten von Uexküll und Wesiack Positionen, die sich unter dem Begriff des **Konstellationismus** subsumieren lassen. Dieser hat lang zurückreichende Wurzeln. Ein frühes Beispiel ist das bekannte Buchstabengleichnis von Demokrit:

„Aus Umstellungen derselben Atome entstünden unterschiedliche Dinge ebenso, wie Tragödie und Komödie aus denselben Buchstaben zusammengesetzt seien. Dieses […] Buchstabengleichnis ist das Wahrzeichen des Konstellationismus: Die Welt (zumindest die Aussenwelt) wird als Vernetzung (Konstellation) einzelner Faktoren gedeutet, so wie ein Text eine Konstellation von Buchstaben ist."

Schmitz (2004, S. 148)

Eine ganz andere Sichtweise nimmt die von Hermann Schmitz (1928–2021) begründete **Neue Phänomenologie** ein, die für eine Fundierung psychosomatischer Positionen deswegen besonders geeignet erscheint, weil sie ihre Erkenntnisse nicht aus der Debatte möglicher abstrakter Begriffe heraus entwickelt (z. B. was ist das Selbst, was ist ein Subjekt, was ist Selbst-Bewusstsein) oder von empirischen, überindividuell gültigen Befunden ableitet, sondern philosophische Fragen und Antworten aus dem unmittelbaren Erleben entwickelt, das Personen in ihren alltäglichen Erfahrungen zur Verfügung steht. Von Weizsäcker Motto „Das Subjekt in die Medizin einführen" wird beim Wort genommen, wenn Schmitz die Aufgabe der Philosophie folgendermaßen beschreibt: *„Philosophie ist: Sichbesinnen des Menschen auf sein Sichfinden in seiner Umgebung"* (Schmitz 1998a, S. 15). Mögliche Auslöser für das Nachdenken über sich sind *Momente, in denen Personen erleben, dass ihnen etwas nahegeht, in denen sie affektiv betroffen sind,* insbesondere dann, wenn sie dieses Erleben nicht erklären können. Dies sind einerseits kritische Lebensphasen (z. B. die Pubertät oder das hohe Alter im Angesicht des bevorstehenden Todes) oder Wendepunkte in der Biografie einer Person, wie sie enttäuschte Erwartungen im Allgemeinen und in der Medizin speziell das Annehmen einer Krankheitsdiagnose oder die Erkenntnis, eine chronische Erkrankung in das Leben integrieren zu müssen, darstellen.

Die grundsätzliche Kritik der Neuen Phänomenologie am theoretischen Konzept von Uexkülls und Wesiacks zielt auf den Primat des Einzelnen, der dann semiotisch interpretiert wird:

„Der Irrtum [der semiotischen Betrachtungsweise bei Jakob von Uexküll] besteht in der Überzeugung, dass alles von vorn herein und ohne Zusatz zu seiner sonstigen Beschaffenheit einzeln ist, so dass ganz selbstverständlich und fertig einzelne Sachen bereitliegen, aus denen unter anderem durch Vergleichen gemeinsame Merkmale abstrahiert werden können. Wie falsch das ist, lässt sich einsehen, wenn man sich nur einmal überlegt, was es heißt, einzeln zu sein, eine einzelne Sache. Was Element einer endlichen Menge ist, vergrößert deren Anzahl um 1. Daraus folgt zunächst, dass nichts einzeln sein kann, ohne Element einer Menge zu sein. Mengen sind aber immer Mengen der XY, wobei für ‚XY' irgendein Name einer natürlichen oder künstlichen Gattung zu setzen ist. Nur so, als Umfänge einer Gattung, eines Merkmals oder einer Eigenschaft, können Mengen bestimmt, d. h. identifiziert werden. Daraus ergibt sich: Etwas kann einzeln nur sein, wenn es Element einer Menge und daher Fall einer Gattung ist."

Aus einem Vortragsmanuskript: Differenzierung und Integration 2007 (Originalzitate z. B. in Schmitz 1997, S. 106 f.)

Dies bedeutet, dass das Wahrnehmen von etwas („Schau mal, eine Bananenstaude!") eigentlich ein „Wieder-Erkennen" ist – eine bereits bekannte Gattung (Bananenstaude) wird in Anwendung gebracht, um aus dem Hintergrundrauschen unendlich vieler Wahrnehmungen ein besonderes einzelnes Element hervorzuheben. Dass auch noch eine Bromelie hätte ins Auge fallen können, geht unter, wenn es dafür keine präexistierende Gattung gibt.

3.2.1 Das Leben in Konstellationen und Situationen

Dem Leben in einer beliebig komplexen, aus lauter bedeutungshaltigen Einzelheiten bestehenden Welt (einer *Konstellation*) wird ein Leben in Situationen entgegengestellt. *Situationen* im Sinne der Neuen Phänomenologie sind dadurch charakterisiert, dass sie sich von der Umgebung abheben, sie besitzen Bedeutung(en), haben etwas zu sagen. Sie sind im Einzelnen nie erschöpfend zu beschreiben, sie werden aber im Innern durch eine ganzheitliche *binnendiffuse Bedeutsamkeit* zusammengehalten (Schmitz et al. 2022). Das Adjektiv ‚binnendiffus' liefert das wesentliche Unterscheidungsmerkmal zur Konstellation: *Situationen* sind zwar bedeutungsvoll, diese Bedeutungen lassen sich aber nicht vollständig im Einzelnen explizieren.

Situationen treten häufig als *segmentierte Situationen* auf, die sich nie ganz, sondern immer nur in Teilen darbieten; der unmittelbare Eindruck, den man in einer ersten Begegnung von einer anderen Person hat, ist dagegen *impressive Situation.* Beispiel für eine segmentierte Situation ist die eigene Muttersprache, die eine kaum übersehbare Vielfalt einzelner Programme (grammatikalischer Regeln) und eine Vielzahl einzelner Elemente (Vokabeln) enthält, die wir nie im Einzelnen werden explizieren können. Das hindert uns nicht daran, uns in unserer Muttersprache traumwandlerisch sicher zu bewegen. Beim Erlernen einer neuen Sprache bewegen wir uns zunächst durch eine *Konstellation;* wir wenden im Einzelnen benennbare Regeln der Konjugation und Deklination an. Gleiches gilt für das Erlernen eines neuen Stücks in der Musik: Am Anfang steht das Erarbeiten einzelner technischer Schwierigkeiten, das dann nach ihrer Bemeisterung in eine „intuitive" Phase übergeht, in der Einzelnes nicht mehr im Fokus steht (Bangert et al. 2014).

Leben in *Situationen* ist mit einer gewissen *Unschärfe* behaftet, die sich aber in Teilbereichen auflösen lässt, wenn es um konkrete Entscheidungen geht. Wenn bei einer Konsultation ein vages Gefühl eines bedrohlichen Zustands entsteht (z. B. „Dieses Kind ist krank" oder „Etwas stimmt nicht mit dieser Patientin"), lassen sich aus der binnendiffusen Bedeutsamkeit der (gemeinsamen) Situation Einzelheiten explizieren, mit denen die Fachperson z. B. eine radiologische Untersuchung anfordert oder eine Laboruntersuchung veranlasst. Indem sie das tut, wechselt sie von der Ebene des „Du" des sich einfühlenden Gegenübers, das die Unruhe des Kindes aufnimmt, in die Ebene des „Er, Sie, Es …" und registriert „objektivierbare" Befunde (z. B. beschleunigte und angestrengte Atmung, Angst des Kindes und Angst der Mutter/des Vaters).

3.2.2 Die Person als segmentierte Situation: Vergessen und Erinnern

Ein Beispiel für eine segmentierte Situation, die sich nie auf einen Schlag darstellt, ist auch die Person. Sie erschließt sich immer nur in Teilen und nie ganz – sie enthält unendlich viel mehr, als jemand über sich selbst oder über jemand anderen aussagen könnte. Ein Großteil dessen, was die persönliche Situation ausmacht, ist dem bewussten Zugriff entzogen, kann also nicht in expliziter Rede vereinzelt werden. Was sich in der binnendiffusen Bedeutsamkeit der persönlichen Situation verbirgt, wurde zunächst einmal „vergessen", womit nicht das endgültige Vergessen („Ich habe meinen Autoschlüssel vergessen" – und dann ist er definitiv nicht da) gemeint ist, sondern das Einwachsen von Erlebnissen, Bindungserfahrungen, Konflikten, Enttäuschungen, Erwartungen an die Zukunft etc. in die persönliche Situation, also eine *Implikation* im Gegensatz zur Explikation bei der Erinnerung (Schmitz 1998b): *„Das Betroffensein [durch etwas, das einem wirklich nahegeht] schlägt in die Persönlichkeit gleichsam Wunden, die durch Vergessen in die persönliche Situation einheilen, aber als Kristallisationskerne der Erinnerung auch ohne explizierende Weckung nachhaltig weiterwirken."* Dabei braucht es sich nicht um irgendwelche Traumata oder Konflikte zu handeln, sondern *„auch die ungeahnte Güte und Ausstrahlungskraft eines Menschen kann so wirken"*. Sich an etwas erinnern können, heißt, aus der Tiefe der persönlichen Situation schöpfen und zutage fördern, was im Vergessen verborgen war. Der Überschuss des Vergessenen über das, was einer Person im Moment an Erinnerung zur Verfügung steht, deckt sich mit der Annahme eines schier unerschöpflichen Unbewussten, aus dem wie eine Insel das Bewusstsein herausragt (Schischkoff 1991). Ein typisches Beispiel für die Vorläufigkeit des Vergessens sind Klassentreffen, auf denen die Gegenwart der Anderen Erlebnisse, Gefühle, Bilder etc. lebhaft wachruft, die einem „entfallen" waren; sie waren nie verloren, aber es jetzt gibt es einen Anlass, sie aus dem Nicht-mehr-Bewussten zu schöpfen. Dieses neophänomenologische Erklärungsmodell entspricht in weiten Teilen dem Verständnis vom Unbewussten aus der psychoanalytischen Krankheitslehre, ist aber offener formuliert als das Konzept des Unbewussten in der orthodoxen psychoanalytischen Theorie (Guggenheim et al. 2016).

Schmitz nimmt mit dieser Offenheit gegenüber den Inhalten und den Prozessen des Vergessens und Erinnerns eine Position vorweg, die sich in der psychoanalytischen Theoriebildung erst in den letzten Jahren etabliert hat. *„Das Konzept eines verdrängten Unbewussten [wurde] inzwischen durch das Konzept eines nichtverdrängten, sondern impliziten Unbewussten ergänzt, das auch verkörperte 'schemes of being-with' oder 'implizites Beziehungswissen' einschließt, also unwillkürlich agierte Formen des Umgangs mit anderen"* (Broschmann und Fuchs 2020).

Für die Praxis bedeutet dies, dass Patientinnen und Patienten im Kontakt mit einer Ärztin oder einem Arzt „Erinnerungskerne" an frühere Beziehungen aktivieren, die ihnen nahelegen, dieser Person zu vertrauen oder auf der Hut zu sein. Diese spezifische Tönung der Beziehung geht weit über das Etablieren eines gemeinsamen Codes zur Interpretation von Zeichen hinaus (s. o.), die Begegnung entspricht einer impressiven Situation, bei der mit einem Schlag evident wird: „Dieser Ärztin kann ich vertrauen!" – oder eben auch nicht.

3.3 Konstellation und Situation: Welches Material ist in einer Konsultation zugelassen, und wer entscheidet darüber, welches Material eingebracht werden kann?

Eine Antwort auf diese Frage ist nicht generell zu geben, sondern wird sich nach dem Anlass für eine Konsultation richten: Wenn Betroffene mit einem ganz konkreten Anliegen kommen, weil sie z. B. bemerkt haben, dass die Fußknöchel am Abend geschwollen sind oder dass gehäuft Nasenbluten auftritt, ist der Anlass für die Konsultation eindeutig beschreibbar. Wenn die Fachperson damit einverstanden ist, wird sich der Dialog im Rahmen einer Konstellation bewegen, die psychosomatisch tätige Hausärztin ist in ihrer somatischen Kompetenz gefordert und wird die angemessenen weiteren Abklärungen vornehmen.

Beschwerden, die sich nicht auf solche umschriebenen Einzelheiten zurückführen lassen, sondern eher aus einem vagen Unwohlsein resultieren („Etwas stimmt nicht mit mir"), führen in die Konsultation Material ein, das Beunruhigung – affektives Betroffensein – anzeigt, ohne dass im Einzelnen anzugeben wäre, wie genau dieses Unbehagen entsteht. In diesem Fall geht es also eher um den Umgang mit einer (gemeinsamen) Situation, aus der erst dann Einzelnes expliziert werden müsste, wenn konkrete Entscheidungen anstehen. Die Beirrung einer Patientin über das momentane So-Sein gibt Anlass zum Nachdenken; sie wird zunächst versuchen, selbst herauszufinden, „was los ist", und erst dann zu einer Fachperson gehen, wenn die eigenen Reflexionen nicht weiterhelfen. Im ersten Beispiel geht es um „objektive Tatsachen", die jede Fachperson in ähnlicher Art beschreiben würde: „An beiden Fußknöcheln finden sich eindrückbare Schwellungen, die Haut ist nicht verfärbt oder überwärmt. Es handelt sich am ehesten um eine Flüssigkeitseinlagerung in das Gewebe". Im zweiten Fallbeispiel ist nicht so einfach feststellbar, worum es geht. Die Patientin trifft eine Aussage, die höchstwahrscheinlich nur sie selbst aussagen kann, sie beschreibt eine *subjektive Tatsache.* Diesen beiden Kategorien lassen sich in der Regel die Aussagen einer Patientin oder eines Patienten in der Anamnese zuordnen. Es gilt:

„Objektive Tatsachen kann jeder aussagen, der fachkundig ist und der Sprache mächtig (z. B. ein EKG-Befund, die Interpretation eines standardisierten Fragebogens). Subjektive Tatsachen kann bestenfalls

jemand im eigenen Namen aussagen (z. B. wie es mir im Moment geht, auf was ich hoffe, wovor ich Angst habe).“

Schmitz (1995, S. 5)

Damit ist eine Antwort auf die beiden eingangs gestellten Fragen gegeben: Die Fachperson muss sich entscheiden, wie sie objektive und subjektive Tatsachen gewichten will. Ist sie vor allem an den objektiven Tatsachen interessiert oder lässt sie (auch) Aussagen gelten, die von außen nicht so einfach nachvollziehbar sind, sondern aus dem subjektiven Erleben der Betroffenen resultieren? Sie steht vor der Frage, ob sie die Schilderung der Patientin aus der Erste-Person-Perspektive („Ich …“) entgegennimmt und ihr als Gegenüber in der Zweite-Person-Perspektive („Du …“) begegnet oder ob sie als objektivierende Beobachterin in der Dritte-Person-Perspektive („Er, Sie, Es …“) beschreibt, was sie gehört hat. Inhalte der letztgenannten Art finden sich im typischen Arztbrief, der eine möglichst distanzierte Sichtweise auf die Äußerungen von Patientinnen und Patienten einnimmt. Für welche Position sich die Fachperson entscheidet, ist vor allem für eine psychosomatisch tätige Hausärztin relevant, weil sie von Fall zu Fall beurteilen muss, wie groß der unmittelbare Handlungsbedarf ist: Wenn die Schilderung einer Patientin schnelles Handeln impliziert, wird sie versuchen, aus der binnendiffusen Situation des subjektiven Unwohlseins belastbare Einzelheiten im Sinne objektiver Tatsachen zu explizieren, mit denen sie die nächsten Schritte begründen kann, z. B. eine Einweisung in ein Krankenhaus, eine bildgebende Untersuchung oder eine Laboranforderung. Wenn ein solch unmittelbarer Handlungsbedarf nicht gegeben ist, kann sie sich auf das Arbeiten in einer Situation einlassen, in der neben objektiven auch subjektive Tatsachen gelten. Dies unterscheidet sie von einer ausschließlich psychotherapeutisch arbeitenden Ärztin, die der Notwendigkeit, die Dringlichkeit einer Intervention abzuschätzen, nur in Ausnahmefällen, wie z. B. beim Vorliegen einer akuten Suizidalität, ausgesetzt ist. Dies ist spezifisch Aufgabe der psychosomatisch arbeitenden Hausärztin, welche die Gewichtung der beiden Sichtweisen jeweils neu austarieren muss. Um den Unterschied zwischen objektiven und subjektiven Tatsachen noch mal in einem ironischen Bonmot auf den Punkt zu bringen:

Hausarzt (vor sich die Akten und Befunde des Patienten): „Na, wie geht es Ihnen?“
Patient (geht kurz aus dem Blickkontakt, überlegt, schaut zurück zum Arzt): „Tja, gut!“
Hausarzt schaut in die Befunde, nickt und sagt: „Stimmt!“

3.4 Wie kann man mit dem Material der Anamnese umgehen?

Prosaische Explikation Wird das, was Betroffene äußern, einer bestimmten Kategorie zugeordnet im Sinne von: „Dieses Symptom ist ein Fall von …“? Wenn das geschieht, bewegen sich Fachperson und Betroffene auf der Ebene der *prosaischen Explikation.* Sie „greift nur die Sachverhalte und Programme heraus, auf die es gerade ankommt und vernetzt sie zu Konstellationen, während der ganze Rest binnendiffuser Bedeutsamkeit gleichgültig übergangen oder gar diskreditiert wird“ (Schmitz 2005b, S. 54 f.).

Patientinnengeschichte

Fall 1

Patientin: „In letzter Zeit fühl' ich mich so müde und irgendwie schlapp. Ich kann mich schlecht zu irgendetwas aufraffen, alles ist so schwer.“
Ärztin: „Hat sich denn etwas in Ihrem Schlafverhalten verändert oder beim Appetit?“
… und man ahnt, dass es um die Frage geht, ob die Patientin somatische Symptome einer Depression zeigt.

Poetische Explikation Wird das, was Betroffene äußern, als nicht weiter hinterfragbare Stellungnahme des Betroffenen angesehen, der aus einer aktuellen Situation heraus spricht, werden neben dem Inhalt, der möglicherweise auf das Vorliegen einer Depression verweist, die Art des Sprechens, die sich einstellende Atmosphäre im Raum und der Verweis auf etwas Schweres, gegen das man sich kaum zur Wehr setzen mag, wichtig. Diese „wattige Schwere“ macht es so mühsam, sich auf irgendein Ziel zu fokussieren, die Patientin müsste „sich aufraffen“, um ihre Energie auf ein bestimmtes Vorhaben auszurichten. Wenn diese vielen unterschiedlichen Aspekte beachtet werden, wenn Fachperson und Betroffene versuchen, passende Worte für das, was gerade vermittelt wurde, zu finden, bewegen sie sich auf der Ebene der *poetischen Explikation: „[Sie] webt vor der zu explizierenden Situation durch geschickte Sparsamkeit einen so dünnen Schleier aus gesagten [Inhalten], dass die nicht direkt aussagbare ganzheitlich-binnendiffuse Bedeutsamkeit unversehrt durchscheint und als integre Bedeutungsfülle vermittelt werden kann“* (Schmitz 2005b, S. 55).

Die Fachperson hat viele Möglichkeiten, auf die Äußerung der Patientin in Fall 1 zu reagieren; dazu gehört auch das aufmerksame Schweigen (Bartels et al. 2016). Wenn sie etwas sagen möchte, könnte sie versuchen, die eigene Befindlichkeit anzusprechen:

„Sie wirken ganz anders auf mich als früher: Mir wurde immer leicht ums Herz, wenn wir miteinander gesprochen haben, und jetzt ist so eine Schwere im Raum …“
Oder die Fachperson könnte versuchen, den Inhalt zu paraphrasieren (> Kap. 26):
„Wenn ich Sie richtig verstehe, gibt es einerseits so eine Art körperliche Symptome: Sie fühlen sich schlapp und müde. Und dann gibt es das Problem, dass es Ihnen schwerfällt, die verbleibende Energie für irgendetwas zu nutzen …?“

Im Vergleich der möglichen Vorgehensweisen einer Fachperson gemäß der prosaischen und der poetischen Explikation wird zunächst einmal deutlich, dass Letztere einen weiten Raum möglicher Fortsetzungen eröffnet, den die Patientin für die Selbstexploration und den beide für das Ringen um angemessene Worte nutzen können.

3

3.5 Der Unterschied zwischen der Schwellung und der Schwere: Körper und Leib

In den Beispielen wurden zwei unterschiedliche Beschwerdebilder vorgestellt, zum einen die Schwellung am Knöchel und zum anderen die Wahrnehmung einer Schwere. Wenn man sich die beiden Konsultationen in Form von Filmclips vorstellt, wird ein wesentlicher Unterschied deutlich: Die Patientin wird auf die Schwellung an den Fußknöcheln zeigen; die Veränderung ist am eigenen Körper eindeutig auffindbar. Die andere Patientin wird eher vage, vielleicht mit einem Schulterzucken oder einem skeptischen Gesichtsausdruck von der „Schwere" sprechen – an definierter Stelle anzutreffen ist sie nicht; sie kann auf keinen Ort zeigen. Damit ist das zentrale Unterscheidungsmerkmal zwischen einem Befund, der dem „Körper" zuzuordnen ist, und einem, der ein leibliches Geschehen beschreibt, in der Terminologie der Neuen Phänomenologie gefunden:

> „Körperlich ist etwas, das an einem bestimmten Ort anzutreffen ist: Der Patient kann mit dem Finger auf eine Schwellung zeigen, die Fachperson kann sie sehen und tasten etc.
>
> Leiblich ist, was jemand in der Gegend [...] seines materiellen Körpers von sich selbst spüren kann, ohne sich der fünf Sinne (Sehen, Tasten, Hören, Riechen, Schmecken) und des aus ihrem Zeugnis abgeleiteten perzeptiven Körperschemas (der habituellen Vorstellung vom eigenen Körper) zu bedienen" (Schmitz 2011, S. 5).

Ähnlich wie die Definition dessen, was als Philosophieren zu bezeichnen ist (s. o.), geht auch die **Unterscheidung von körperlichen und leiblichen Phänomenen** von subjektiven Wahrnehmungen aus, die eine Person an sich selbst machen kann – ein weiterer Beleg für das Bemühen der Neuen Phänomenologie, sich aus der Erste-Person-Perspektive wesentlichen Fragen und möglichen Antworten anzunähern. Mit diesem Zugang ist nicht gesagt, was in der Substanz Körper und Leib sein könnten oder wie sie sich zueinander verhalten; es ist aber angegeben, mit welcher Suchbewegung eine Person welche Art von Phänomen finden kann.

Auch außerhalb leibphilosophischer Diskurse ist der **Begriff des Leibes** im Deutschen geläufig und in seiner Anwendung durch den des Körpers kaum zu ersetzen (Alloa et al. 2019)[2]. Um ein klassisches Beispiel zu nennen: In dem lateinischen Satz „*Hoc enim est corpus meum*" (Lukas 22,19) wird „corpus" mit „[Dies ist mein] Leib" übersetzt und nicht mit „[Dies ist mein] Körper" (Heimerl 2019). Es ist nicht verwunderlich, dass man in der englischsprachigen Literatur keine Referenz auf den Leibbegriff findet – er existiert in dieser Sprache genauso wenig wie im Französischen. Bei der Übersetzung von Edmund Husserl hat man sich im Englischen durch den Zusatz von „living" oder „lived" zum Substantiv „body" beholfen, ähnlich wie Maurice Merleau Ponty, der vom „corps vivant" spricht, wenn er das meint, was wir im Deutschen als Leib bezeichnen.

Zurück zu den klinischen Beispielen: Wenn man die oben gegebene Definition körperlicher und leiblicher Phänomene auf die beiden Symptome Schwellung und Schwere anwendet, entspricht die Schwere, von der die Patientin berichtet, einer ganzheitlichen leiblichen Regung, die insofern „ganzheitlich" ist, als sie den ganzen Leib erfasst. Sie ähnelt damit der Frische beim morgendlichen Erwachen oder der Mutlosigkeit einer Person, die im Moment keinen Ausweg aus einer Problemsituation sieht. In ähnlicher Art und Weise am eigenen Leib empfunden werden zudem Schreck, Schmerz, Frische, Wollust, Ekel, Behagen, Durst und Hunger.

In der deutschsprachigen philosophischen Literatur ist der Leibbegriff auch außerhalb der Neuen Phänomenologie gängig. Viele Autoren der Philosophischen Anthropologie nutzen ihn (Übersicht bei Fischer 2009). In der neueren Literatur sind mit leicht unterschiedlichen Ausprägungen zu nennen: Thomas Fuchs (2000), Gernot Böhme (2003) und Bernard Waldenfels (2000). Die Begründung, warum hier dennoch auf Hermann Schmitz rekurriert wird, liegt in seiner elaborierten Beschreibung leiblicher Phänomene, einem eigentlichen Alphabet des Leibes, wie es in dem einschlägigen Lehrbuch *Der Leib* (Schmitz 2011) dargestellt wird. Dieses Alphabet des Leibes ist insofern hilfreich, als es Begriffe anbietet, mit denen sich im unmittelbaren Kontakt zwischen Patientinnen bzw. Patienten und Fachpersonen arbeiten lässt. Wiederum gilt, dass diese Begriffe aus dem unmittelbaren Erleben von Personen abzuleiten sind und nicht aus abstrakten Konzepten. Als grundlegende Kategorien leiblichen Spürens benennt Schmitz die *Engung* und die *Weitung:* Leibliches Geschehen findet zwischen diesen Polen statt (➤ Kap. 2.9, Fall 3).

PRAXISTIPP

Ein probates Mittel, diese Begriffe in eine Konsultation einzuführen, ist das Beachten der leiblichen und körperlichen Phänomene während eines tiefen Atemzyklus: Ausgehend von der Atemmittellage wird die Einatmung zunächst als eine Weitung empfunden. Wenn man sie forciert, kippt die Weitung in eine rapide zunehmende Engung, die erst durch das Ausatmen wieder an die Weite abgegeben wird. Man kann an sich und am Gegenüber beobachten, dass diese Empfindungen auch ein körperliches Korrelat haben, auffallend ist aber, wie wenig die empfundene (leibliche) Weitung ihre Entsprechung in den (körperlichen) Veränderungen, z. B. einer Zunahme des Thoraxdurchmessers, findet.

Engung und *Weitung* finden nicht nur isoliert statt – eindeutige Engung in plötzlichem Schreck, z. B. beim Tritt ins Leere, weil man die letzte Stufe übersehen hat, eindeutige Weite beim wohligen Dösen in der Badewanne –, sondern meist antagonistisch aneinandergekoppelt. Bei Überwiegen der Engung in der Auseinandersetzung mit der Weitung entsteht *Spannung,* bei Überwiegen der Weitung in der Auseinandersetzung mit der Engung entsteht *Schwellung* (wie in dem Satz „Das Schiff verließ mit stolz geschwellten Segeln den Hafen").

[2] Das Werk enthält eine Übersicht über verschiedene Autoren, die originell zum Leibbegriff beigetragen haben (Husserl, Merleau-Ponty, Levinas, Heidegger, Patočka, Henry, Waldenfels, Schmitz).

3.6 Die Ebene des „Du“: Was charakterisiert Beziehung?

„Die Dinge erheben nicht den Anspruch, gesehen, gewürdigt, geistig ausgewertet zu werden. Wohl aber der Mensch. Er kann das, was er ist, nicht einfach für sich sein; er braucht den, für den er es sein kann. Auf sich zurückgeworfen, verkümmert er. Es gibt einen Anspruch des Geistes an den Geist, ihm gerecht zu werden, […] rein im Hinschauen, Teilhaben, Würdigen, in einem Bruchteil von Verweilen, Hingabe. [Jeder] will an dem, was an ihm wert ist, ‚vernommen' sein.“

Hartmann (1933, S. 148 f.)

Nachdem in den bisherigen Abschnitten versucht wurde, Theorie und Praxis aus der Perspektive der ersten Person abzuleiten, soll in diesem Unterkapitel die Ebene der zweiten Person erläutert werden. Sich in einer Begegnung zu erleben, wird als ein Grundbedürfnis beschrieben, das den Menschen als Lebewesen von den Dingen unterscheidet. Die Betonung von Teilhaben, Gesehen-Werden, Verweilen etc. markiert den Unterschied zwischen einer eigentlichen *Beziehung* im Gegensatz zu einer *Begegnung*, die das rein räumliche Aufeinandertreffen mehrerer Personen kennzeichnet. Die hier interessierende Frage ist, was eine Person dazu veranlasst, sich „in einer Beziehung zu jemandem“ zu erleben. Eine Möglichkeit, dies zu erkunden, ist das Nachdenken darüber, woran wir festmachen würden, dass wir im Rahmen einer Einladung diesen und jene (nur) getroffen, uns mit XY aber „gut unterhalten“ haben. Die Gewissheit, mit XY in eine qualitativ andere Beziehung eingetreten zu sein, resultiert aus einem im Einzelnen meist schwer zu begründenden Eindruck von Nähe, der nicht über die räumliche Distanz, sondern über das Wahrnehmen einer *Wechselseitigkeit* vermittelt wird. Dies gilt natürlich nicht nur für Beziehungen, die positiv erlebt werden, sondern genauso für Interaktionen, die sich mit Skepsis und Ablehnung aufladen. Der Eindruck von „es stimmt“ oder „es passt gar nicht“ resultiert aus einem nicht notwendig bewussten Wahrnehmen am eigenen Leib. Es kann durchaus sein, dass wir erst nach dem Kontakt mit jemandem feststellen, „dass es gut war“.

Das Besondere am Beziehungskonzept der Neuen Phänomenologie ist die Vorstellung, dass mehrere Personen unter bestimmten Voraussetzungen einen gemeinsamen Leib bilden können, bei dem sich dann die oben erwähnten Pole der Engung und Weitung mit unterschiedlicher Gewichtung auf die Interaktanten aufteilen, sodass Engepol oder Weitepol mal mehr bei dem einen, mal mehr bei dem anderen aufgehoben sind. Dieser Wechsel entspricht dem spontanen Hin und Her der Gesprächsinitiative in gelingender Beziehung. Auffällig wird meist erst das Fehlen der Beachtung der momentan gültigen Aufteilung von Enge und Weite, wenn z. B. das Gegenüber, das eigentlich am Weitepol des Zuhörens verortet war, das Narrativ vom letzten Urlaub mit plötzlichen Detailfragen unterbricht. Wenn dies wiederholt geschieht, ist eine Rückkehr zum eigenen Narrativ oft verstellt, und man geht unzufrieden auseinander.

Dieser Wechsel von Engung und Weitung ist immer gefährdet, wenn Beziehungen das Erreichen eines bestimmten Zwecks zum Ziel haben. Genau dies ist bei vielen Begegnungen in der klinischen Medizin allerdings der Fall, sodass vor allem die Person mit der größeren Macht – in der Regel die Repräsentantin des Gesundheitssystems – sich aktiv darum bemühen muss, nicht automatisch den Engepol zu besetzen und das Gegenüber in einer nur noch rezipierenden Weite zu belassen (➤ Kap. 26). Interaktionspartner sind in eine *gemeinsame Situation* eingebunden, was gleichbedeutend damit ist, dass im Einzelnen nicht zu explizieren ist, was genau z. B. den Eindruck einer wechselseitigen Sympathie auslöst oder ob der eine mehr als der andere dazu beigetragen hat. Am Beispiel von Balintgruppen lässt sich dieser Ansatz fruchtbar machen: Während einer Fallvorstellung bildet sich bei ausreichender Intensität der Schilderung und ausreichender Offenheit der Teilnehmenden für das Besondere der Atmosphäre bei den Gruppenmitgliedern ein durchaus divergentes Spüren am eigenen Leib aus, das dann zunächst einmal versuchsweise in Worte gefasst wird. Häufig wird dann die eigene Stimmung einer der beteiligten Personen (z. B. der Patientin, ihrer Mutter, der Referentin) attribuiert. Damit wird das Besondere der *gemeinsamen Situation* geleugnet, die eine solche Zuschreibung nicht erlaubt, sondern im chaotisch Mannigfaltigen belässt, wo die Quelle des Empfindens zu verorten ist (Langewitz und Grossheim 2017).

Damit ist als Substrat einer Beziehung die Leib-mit-Leib-Interaktion formuliert, die in der Diktion der Neuen Phänomenologie als *wechselseitige Einleibung* beschrieben wird. Das Singen im Chor oder das Ensemblespiel sind Beispiele für die *solidarische* Einleibung, die ohne bewussten Fokus auf den anderen zustande kommt. Es geht also nicht darum, z. B. den Anschlag am Klavier in Sekundenbruchteilen mit dem Entstehen eines Tones aus einem Blasinstrument zu koordinieren, sondern es ergibt sich bei gelingendem Musizieren der Eindruck eines beide Leiber umfassenden Einschwingens „auf einen Atem“. Tangotanzen ist nahezu paradigmatisch für die wechselseitige Einleibung, allerdings mit einer diskreten Aufteilung in eine Person, die eher den Engepol repräsentiert und „führt“, d. h. subtile Bewegungsimpulse setzt, und einer Person, die diese Impulse aufnimmt und umsetzt. Nur so gelingt es, Bewegungen nicht zu planen, sondern in der gemeinsamen Improvisation spontan zu entwerfen (Bosch 2022). In diesem Fall geht es um *antagonistische* Einleibung; die Interaktionspartner sind aufeinander bezogen und „ringen um die Dominanz“, allerdings in diesem speziellen Fall ohne Beanspruchung des Blickes als vermittelndes Medium.

In typischen Gesprächssituationen ist es dagegen der *wechselseitige Blick*, der für dieses Streben nach Dominanz eingesetzt wird. Auch hier lohnt es sich zu fragen, in welchen Situationen wir uns dem Blick des Gegenübers verschließen, um ex negativo das Besondere des Blickkontakts herauszuarbeiten. Im Arzt-Patient-Gespräch sind dies Momente, in denen die Empfänger einer neuen Information den Blick abwenden, sich damit sozusagen eine Auszeit aus der Interaktion nehmen, um zu verarbeiten, was gerade gesagt wurde. Sie schützen sich vor der Zudringlichkeit des Blickes, und die Fachperson tut gut daran, diese Pause zu respektieren und zu warten, bis die Patientin oder der Patient „in die Interaktion zurückkehrt“ und wieder den Blickkontakt aufnimmt. Verschiedene Autoren haben sich mit den Besonderheiten des Blicks auseinandergesetzt und vor allem die Reziprozität des Sich-Anschauens betont: Das Auge kann nicht nehmen, ohne zugleich zu geben (Simmel 1995). Im Blick auf den Anderen offenbart man sich gleichzeitig selbst (Bosch 2022, S.

253). Diese enge Verschränkung mehrerer Personen passt sehr gut zu dem oben beschriebenen ökologischen Prinzip in der Theorie der Humanmedizin: Das Besondere des Menschen erschließt sich nicht aus der isolierten Beachtung eines Individuums, sondern vor allem in der Art seiner Interaktionen mit seiner Umwelt. Diese Interaktionen werden von Schmitz nichts als primär harmonisch gesehen, sondern im Gegenteil als eine Form des Ringens um Dominanz: *„Der Blick des anderen trifft mich engend, ich werfe weitend den meinen zurück, der den anderen engt, und so spielt sich, namentlich bei Wiederholung, die Verschränkung von Enge und Weitung ein […]*" (Schmitz 2011, S. 31). *„Blicke sind wie Speere, die zwar nicht in den sicht- und tastbaren Körper, dafür aber unberechenbar tief in den spürbaren Leib eindringen. Dagegen hat die Berührung eine ausgezeichnete Chance der Feineinstellung, die der zarten Berührung zugute kommt. Sie kann viel tiefer und feiner in den Haushalt der leiblichen Dynamik des berührten Leibes eindringen und [im gelingenden Moment] Geborgenheit vermitteln, dabei aber auch auf den […] Berührenden überraschend zurückwirken*" (Schmitz 2011, S. 33).

Damit wäre eine zweite Ebene der Aufnahme von Beziehung angesprochen, die sich über eine *Berührung* vermittelt. Sie kommt im klinischen Alltag sehr viel seltener vor und wird vor allem von Fachpersonen als besonders heikel geschildert. Wenn man eine Berührung z. B. am Arm oder sogar eine Umarmung als eine Form der Gebärde versteht, geht es vor allem um die Stimmigkeit im Ausdruck, um die Frage der angemessenen Nähe. Diese ist vor allem deshalb so schwer zu beurteilen, weil es nicht nur für denjenigen angemessen sein muss, der die Berührung initiiert, sondern auch für denjenigen, der diese Berührung empfängt. Spontane Berührungen lassen sich als eine Form der „agierten Explikation" aus einer gemeinsamen Situation verstehen; sie entstehen aus dem unmittelbaren, am eigenen Leib verspürten Erleben heraus und haben dennoch keinen Wahrheitscharakter („Es war gut, weil es sich für mich gut angefühlt hat!"), sondern sind vorläufiger Natur. Berührungen müssen sich ähnlich wie Blicke an die andere Person herantasten und ihr die Möglichkeit geben, sie zurückzuweisen.

Aus dem bisher Gesagten wird deutlich, dass es durchaus möglich und im klinischen Alltag evident ist, das Besondere von Beziehungen aus der Perspektive der ersten Person und der zweiten Position ohne Zuhilfenahme von Konzepten aus der Perspektive der dritten Person verstehbar zu machen. In der Zusammenschau mit dem, was zu den Besonderheiten der Person als persönliche Situation gesagt wurde, sind Elemente des nicht-expliziten Gedächtnisses immer beteiligt. Es ist nahezu trivial festzustellen, dass Beziehungen immer aus der Tiefe der persönlichen Situation schöpfen und mit meist nicht explizierbaren Qualitäten aufgeladen werden, die auf die Tönung einer Beziehung entscheidenden Einfluss haben. Und warum nennt man das nicht einfach Übertragung und Gegenübertragung? Abgesehen davon, dass diese Begriffe auch in der psychoanalytischen Community alles andere als eindeutig definiert sind (Marchon 2006): Was löst Übertragungsgefühle aus? Auf welchen Ebenen werden sie wahrgenommen? Auf welcher Ebene antwortet darauf die Fachperson? etc. Sie sind je nach psychoanalytischer Schule an bestimmte einschränkende Hypothesen gebunden und nicht primär am leiblichen Spüren von Atmosphären interessiert. Zudem enthalten sie immer eine Richtung von A auf B oder umgekehrt und ignorieren damit die Möglichkeiten einer binnendiffusen Bedeutsamkeit von gemeinsamen Situationen, deren Urheberschaft nicht im Einzelnen geklärt werden kann.

3.7 Das Leibkonzept in der Diagnose und Behandlung funktioneller Störungen

Die Unterscheidung körperlicher von leiblichen Phänomenen ist gerade bei funktionellen Störungen hilfreich (siehe dazu Langewitz und Degen 2017, ➤ Kap. 66.4.6), wie das nachfolgende Beispiel zeigen soll.

Patientinnengeschichte

Fall 2

Eine Pat. (56 J.) wird von der Hausärztin zur psychosomatischen Diagnostik und ggf. Therapie in die Psychosomatische Ambulanz zugewiesen, nachdem umfangreiche gastroenterologische Abklärungen keinen verwertbaren Befund ergeben haben, der die sich akzelerierende Entwicklung immer neuer Nahrungsmittelunverträglichkeiten erklären könnte. Führendes Beschwerdebild der Pat. ist ein überaus unangenehmes Völlegefühl, das sie besonders intensiv im Oberbauch wahrnimmt.

Aus leibphänomenologischer Sicht ist die interessante Frage, um welche Art von „Völlegefühl" es sich handelt: um ein körperliches Phänomen, das bei genügend sorgfältiger Suche auf eine eindeutig lokalisierbare Ursache zurückzuführen ist, oder um ein leibliches Phänomen, das gegen seine Umgebung nicht eindeutig abzugrenzen, aber gut zu spüren ist? In ihrem bisherigen Verständnis des Völlegefühls bestand die Patientin auf möglichst detaillierter somatischer Abklärung, um herauszufinden, was genau so viel Raum einnimmt, dass sie sich „voll" fühlt. Das, wonach sie und die vorbehandelnden Ärztinnen und Ärzte suchen, ist mithin ein Phänomen, das man mithilfe des technisch erweiterten Sehsinns (Bildgebung, Endoskopie) auffinden kann.

Beim Versuch, sich dem Völlegefühl aus leiblicher Perspektive anzunähern, bedarf es zunächst einer methodischen Präzisierung: Leibliche Regungen erfassen längst nicht immer den ganzen Leib, wie Müdigkeit oder Frische, sondern sie finden sich auch auf vage umschriebenen Regionen in der Gegend des eigenen Körpers. Der Leib ist organisiert als „Gewoge unterschiedlicher Leibesinseln", die im Erkrankungsfall in den Vordergrund rücken können und im Falle einer Genesung wieder im Gewoge der Leibesinseln verschwinden und ihre hervorgehobene Stellung verlieren (Langewitz 2016). Ein Beispiel aus der feministischen Leibphänomenologie mag das illustrieren. Ute Gahlings beschreibt in ihrem Lehrbuch die Veränderungen, die sich auf einer im Unterbauch gelegenen Leibinsel in Abhängigkeit von der Hormonphase einer Frau oder besonders prominent während einer

Schwangerschaft ergeben (Gahlings 2016): *Leibinseln* werden – häufig im Zuge körperlicher Veränderungen – geweckt; sie dehnen sich aus, verändern sich und verschwinden i. d. R. wieder; die Erinnerung an die Schmerzen in einer bestimmten Zyklusphase oder an die Schmerzen unter der Geburt verblasst.

Bei der Patientin mit dem Völlegefühl war die Suche nach einer körperlichen Ursache unergiebig. Die Frage war also, ob es Hinweise auf eine Leibinsel im Oberbauch geben könnte, die aus noch zu klärenden Gründen aufgetaucht ist und nicht mehr verschwindet. Es entspinnt sich folgender Dialog.

Patientinnengeschichte

Fall 2 (Fortsetzung)

Psychosomatiker: „Wenn ich Sie richtig verstehe, denken Sie, dass dieses Völlegefühl darauf zurückzuführen ist, dass da etwas ist, was Sie anfüllt, am ehesten etwas, was auf den Magen beschränkt ist?"
Patientin: „Ja, genau, so stelle ich mir das vor."
Psychosomatiker: „Dann sagen Sie, dass Sie seit letzter Woche auch beim Essen von Apfelmus mit diesem unangenehmen Gefühl reagieren?"
Patientin: „Ja, das konnte ich bisher immer ganz gut essen, aber das geht jetzt auch nicht mehr."
Psychosomatiker: „Dann hätte ich eine Bitte: Könnten Sie nächstes Mal ein Glas Apfelmus und einen Löffel mitbringen? Dann probieren wir hier in der Stunde aus, ob dieses ‚fiese Völlegefühl' Löffel für Löffel schlimmer wird, wenn Sie versuchen, Apfelmus zu essen? Oder ob das mit der Menge gar nicht so viel zu tun hat?"

Dieses konkrete Vorgehen nimmt die Erste-Person-Perspektive wörtlich und versucht, das führende Symptom in die therapeutische Interaktion hineinzuholen. Der Therapeut versucht (noch) nicht, biografische Bezüge zu eruieren, sondern wartet ab, ob das Symptom im Dialog zugänglich wird.

Die Patientin ist einverstanden, bringt Apfelmus und Löffel mit und bewertet während des Essens ihr subjektives Völlegefühl. Es ist bereits vor dem Essen da (7–8/10 auf einer visuellen Analogskala) und nimmt während des Essens nicht wesentlich zu. Damit eröffnet sich die Möglichkeit, eine andere Erklärung ins Spiel zu bringen.

Patientinnengeschichte

Fall 2 (Fortsetzung)

Psychosomatiker: „Dann stellen wir beide fest, dass Ihre ‚Völle' nicht von der Art ist, die man löffelweise intensivieren kann?"
Patientin: „Nein, das hängt kaum zusammen."
Psychosomatiker: „Ist es vielleicht eine ‚Völle' wie man sie meint, wenn man sagt, ‚Ich bin so voll Wut, so voller Trauer'?"
Patientin: „Ja, kann schon sein."
Psychosomatiker: „Wenn Sie so einen Satz zu Ende führen würden: Ich bin so voller …, was würde Ihnen denn im Moment einfallen?"
Pat. denkt lange nach und fängt dann an, von den Problemen mit ihrer 18-jährigen Tochter zu sprechen, die sich so schwertun würde, sich zu verlieben und mit einem jungen Mann intim zu werden.
Patientin: „Ich bin ratlos, was ich machen soll, ich bin verzweifelt."
Psychosomatiker: „Könnte man vielleicht sagen, dass Sie diese Verzweiflung besonders deutlich in der Magengegend spüren?"
Die Pat. bejaht das und eröffnet damit die Möglichkeit, zwischen einem Organleiden und Empfindungen auf einer Leibinsel zu unterscheiden.
Psychosomatiker: „Bisher haben Sie und Ihre Ärzte herauszufinden versucht, ob irgendetwas mit dem Magen oder mit dem Darm nicht stimmt – das könnte man ja auch in dieser Gegend spüren. Und wir wissen jetzt, dass es da nichts gibt, was das Völlegefühl erklären könnte und was man vielleicht behandeln sollte. Was ich Ihnen vorschlagen möchte, ist die Idee, dass man das Völlegefühl in dieser Gegend auch wie eine Insel am eigenen Leib anschauen könnte. Ein bisschen wie das Grummeln im Bauch, wenn man Angst hat, oder das Kribbeln vor Aufregung, wahrscheinlich auch eher im Bauch, oder?"
Patientin (ergänzt): „Wenn ich so richtig wütend werde mit [ihrer Tochter], wird mir heiß, aber eher hier oben [zeigt auf eine Stelle in Höhe des oberen Sternums]. Und hinter der Stirn!"
Psychosomatiker: „Genau so meine ich das – wir kennen solche ‚Hotspots' für bestimmte Gefühle."

Was ist durch diese Entwicklung gewonnen? Ganz grundlegend fühlt sich die Patientin ernst genommen – ihre Explikationsversuche dessen, was sie am eigenen Leib erlebt, finden Eingang in die Therapie. Ihr steht mit der Erweiterung des Diskurses um den Begriff einer Leibinsel das Potenzial des Völlebegriffs als Metapher zur Verfügung, die Engführung auf ein körperliches Phänomen wird obsolet. Falls der Begriff der Leibinsel aus den Schilderungen einer Patientin nicht bereits evident ist, ist es hilfreich, sich das eigene Gesicht zunächst durch kontinuierliches Bestreichen zu vergegenwärtigen – es wird als flächig und nicht unterbrochen imponieren. Wenn man dann die Patientin oder den Patienten bittet, sich das Gesicht ohne Berührung vorzustellen, wird es in Inseln der Wahrnehmung zerfallen, zwischen denen sich große Lücken auftun. Der Wechsel von einer möglicherweise somatisch kranken Körperregion auf eine Leibinsel regt die Patientin an, über die Sorgen und Konflikte zu sprechen, die sich vor allem im familiären Umfeld aufgestaut haben und jetzt in einer eigentlichen Psychotherapie bearbeitet werden können. Plausibel sind auch die Lokalisation der Leibinsel im Oberbauch und die Assoziation mit der Völle, da ein wesentliches Konfliktfeld zwischen ihr und der Tochter ihr aus Sicht der Patientin unvorteilhaftes Gewicht darstellt: „Wenn ich sehe, wie sie das … isst, wird mir schon beim Zuschauen schlecht."

3.8 Das Spüren am eigenen Leib und die Gefühle

Fachpersonen und Betroffene neigen dazu, eigenleibliche Phänomene nicht als solche zu benennen, sondern womöglich vorschnell als Gefühle wie Angst, Enttäuschung, Trauer zu etikettieren (Langewitz und Kammler 2021). Eine weitere Engführung im Umgang mit „Gefühlen" kommt dadurch ins Spiel, dass diese Gefühle meist mit einer Richtung oder einer Ursache formuliert werden: „Er hat Angst vor …", „Sie ist traurig wegen …" etc. Das entspricht zwar Husserls Konzept der Intentionalität des Bewusstseins (Husserl 1950), demzufolge Bewusstsein immer „Bewusstsein von etwas" ist, unterliegt aber auch dem Problem, dass unklar ist, wie das Bewusstsein seine Ziele, auf die es sich ausrichtet, findet. Ist es nicht möglich, dass das Finden von etwas für das Bewusstsein (einschließlich der wahrgenommenen Gefühle) auch in umgekehrter Richtung geschieht? Ist nicht denkbar, dass die Umwelt sich einer Person mit Bewusstsein aufdrängt und einen Kondensationskern für Bewusstseinsinhalte anbietet? Das wäre eine Vorstellung, die sehr gut mit von Uexkülls Überlegungen von der nicht aufspaltbaren Einheit aus Lebewesen und (subjektiver) Umwelt übereinstimmt. Innerhalb dieser Einheit tritt in semiotischer Interpretation an die Stelle einer gerichteten Bewegung von A nach B ein Kreisprozess, bei dem die Umgebung ein Merkmal präsentiert, das im Subjekt einen Effektor aktiviert, welcher der Umwelt ein Wirkmal aufprägt (von Uexküll und Wesiack 2011). Mit der Vorstellung einer *Situation,* die etwas zu sagen hat, ohne dass sie als *Konstellation* einzelner Zeichen zu verstehen wäre, wird die Gültigkeit des Funktionskreises eingeschränkt auf Momente, in denen eindeutig Einzelnes eine Rolle spielt. Mit dem Situationsbegriff wird es möglich, auch Atmosphären die Wirkmacht zuzuschreiben, auf eine Person einzuwirken. Die Neigung, das Spüren am eigenen Leib in einem ersten Schritt nicht primär in leibnahen Begriffen (z. B. „mir wird eng ums Herz") zu benennen, sondern gleich auf den zweiten Schritt zu gehen und Gefühle zu explizieren, engt das Feld möglicher Assoziationen unnötig ein.

Das Potenzial eines initialen Beharrens auf dem unmittelbar Gespürten wird gerade in der Balint-Arbeit deutlich, in der es ja wesentlich um die Kenntnisnahme von Gefühlen und Atmosphären geht. Es lohnt sich daher, Teilnehmende zu bitten, zunächst einmal das in Worte zu fassen, was sie während der Fallgeschichte „am eigenen Leib" gespürt haben. Dann werden anstelle der Zuschreibung „Es geht hier um die Angst des Patienten vor der Pensionierung" Beschreibungen angeboten wie: „Mir wurde eng ums Herz, ich wollte hier raus und an die frische Luft", also ein engender Impuls, dem der Teilnehmer am liebsten eine weitende Handlung entgegengesetzt hätte. Dieses „Eingeschnürt-Sein", sich gegen Widerstand frei machen wollen, ist ein vieldeutiger Impuls, dessen Ursprung zunächst einmal offenbleiben kann; er hat weder eine Richtung noch eine bereits feststehende Ursache. In der Gruppenarbeit kann dann probiert werden, ob diese Engung zur Lebenssituation des Patienten passt, die Referentin könnte darüber nachdenken, ob vor allem sie die Engung spürt, wenn sie mit diesem Patienten im Kontakt ist, auch der Teilnehmer, der diese Wahrnehmung bei sich machen konnte, kommt als Quelle dieses Erlebens infrage (Langewitz und Grossheim 2019).

PRAXISTIPP

Genau die gleiche Vorgehensweise bietet sich im Kontakt mit Patientinnen und Patienten in der Psychosomatischen Grundversorgung an: Der unreflektierte Einsatz von emotionalen Kategorien (Trauer, Angst, Wut, Enttäuschung, Neid etc.) verschließt Betroffenen und Fachpersonen die Möglichkeit, das ursprünglich vorhandene Material, also das, was unmittelbar am eigenen Leib gespürt wurde, in seiner Vielfältigkeit zur Kenntnis zu nehmen.

3.9 Das Spüren am eigenen Leib und die ärztliche Konsultation

Gerade für die Frage, inwieweit leibliche Wahrnehmungen für die Arzt-Patient-Beziehung fruchtbar zu machen sind, ist die Überlegung wichtig, dass Gefühle wie die Liebe, der Hass, der Zorn, die Trauer etc. nicht nur die davon unmittelbar betroffene Person leiblich ergreifen, sondern dass sie bei ausreichender Intensität die Macht besitzen, die Atmosphäre um den Betroffenen herum zu prägen (Langewitz 2016). Ein typisches Beispiel ist die Stimmung einer trauernden Gemeinschaft, die sich einer Gruppe von halbwegs sensiblen und fröhlichen Menschen schlagartig erschließt, wenn sie in den Raum hineinplatzen, in dem die Trauergemeinde versammelt ist: Die Trauer als Atmosphäre hat die Autorität, das Lachen zum Verstummen zu bringen; es „verschlägt einem die Sprache". Am Beispiel einer Patientin mit der Zuweisungsdiagnose „Burnout" lässt sich illustrieren, wie wichtig das Beachten von Atmosphären und der eigenen leiblichen Befindlichkeit sein kann.

Patientinnengeschichte

Fall 3

Eine Pat. (56 J.), in der IT-Abteilung eines Pharmaunternehmens tätig, stellt sich in der psychosomatischen Ambulanz zur weiteren Abklärung vor; der betriebsärztliche Dienst habe ein „Burnout-Syndrom" erwähnt. Sie könne sich nicht mehr konzentrieren, fange viele Dinge an und bringe sie nicht mehr zu Ende. In der Nacht vom Sonntag auf den Montag könne sie schlecht schlafen; all die offenen Punkte auf ihrer Agenda „toben ihr im Kopf herum". Es stellt sich heraus, dass sie einen Berg von 12.417 nicht beantworteten Mails vor sich herschiebt, aus dem sich immer wieder Steine in Form von wütenden Erinnerungsmails lösen, die dann auf ihren Schreibtisch prasseln. Sie spricht hektisch, kann nicht gut zuhören, hat alles schon probiert und wieder verworfen, auch Antidepressiva waren mal im Spiel, aber nur für 2 Wochen. Yoga und Tai-Chi hätte sie probiert, aber das sei so anstrengend; außerdem sei das ja ein richtiger Zeitfresser. Sie spricht hektisch, wirkt „unter Strom", ihre Bewegungen sind kurz und fahrig.

Als Psychosomatiker möchte man ihr die Hand auf den Arm legen, um sie zu beruhigen, die eigene Sprechweise wird langsam, nach Begriffen suchend, als ob man die Hitze im Gespräch herunterregeln möchte. Gegen Ende der ersten Stunde ergibt sich folgender Dialog.

Patientinnengeschichte

Fall 3 (Fortsetzung)

Psychosomatiker: „Wenn ich Ihnen zuhöre, gerate ich erstmal in Tatendrang. Ich möchte Ihr Tempo aufnehmen und auch etwas beitragen. Aber immer, wenn ich denke, jetzt hab' ich was verstanden, sind Sie schon weiter. Ein bisschen geht's mir wie dem Igel in dem Märchen vom Hasen und vom Igel. Ich bin immer zu spät – Sie sind so unglaublich schnell!"
Patientin [nimmt das als Kompliment und lächelt]: „Das sagen meine Mitarbeiter auch. Die finden die Teambesprechungen extrem anstrengend. Ich bin halt unter Hochspannung."
Psychosomatiker: „Und jetzt sitzen Sie hier, weil irgendetwas in der Bilanz nicht mehr stimmt …?"
Patientin: „Ja, so geht's wohl nicht weiter, aber ich weiß nicht, wie ich das ändern soll."

Nach der Stunde braucht der Therapeut eine Pause und einen Kaffee, öffnet das Fenster, atmet die frische Luft und verschiebt den Beginn der nächsten Konsultation um 5 Minuten (Cool-down!).

Aus den Wahrnehmungen am eigenen Leib wird deutlich, dass die Balance zwischen weitenden und engenden Impulsen bei der Patientin weit in Richtung Engepol verschoben ist. Es stellt sich die Frage, wo sie in ihrem Leben mit weitenden Impulsen in Kontakt kommt.

In der zweiten Konsultation geht es zunächst im gleichen Tempo weiter, bis der Therapeut die Chance hat, noch einmal das eigene Erleben einzubringen, zu explizieren, wie es ihm auch jetzt wieder geht.

Patientinnengeschichte

Fall 3 (Fortsetzung)

Psychosomatiker: „Es geht mir ein bisschen so wie in unserem ersten Gespräch. Ich komme nicht hinterher, es geht mir zu schnell."
Patientin: „Ja, das geht den meisten so, die kommen nicht nach." [Sie lächelt, scheint diese Exklusivität zu genießen.]
Psychosomatiker: „Mich würde interessieren, ob es in Ihrem Alltag so kleine Momente gibt, in denen Sie auch mal langsamer unterwegs sind?"
Patientin (denkt nach): „Tja, da fällt mir auf die Schnelle nichts ein. Woran denken Sie denn?"
Psychosomatiker: „Ich finde es immer spannend zu hören, wie die Leute morgens duschen. Wenn Sie nach dem Aufstehen duschen, …"
Patientin: „Das kann ich Ihnen sagen, ich geh unter die Dusche und nehme so eine rückfettende Duschlotion, und dann horche ich auf die Kaffeemaschine. Wenn die gurgelt, ist Duschen zu Ende, und ich trockne mich ab. Dabei trinke ich den ersten Kaffee."
Psychosomatiker: „Okay, also ein auf Tempo getrimmtes Duschen, durchgetaktet und immer gleich? Darf ich Ihnen einen Vorschlag machen? Sie lassen die Kaffeemaschine aus, gehen duschen und schauen mal, wie lange es ein angenehmes Gefühl ist, unter dem Wasserstrahl zu stehen. Wenn es Sie langweilt oder wenn Sie unruhig werden, hören Sie auf, und dann schauen Sie, wie lange Sie's ausgehalten haben, einfach mal zu duschen ohne Zeitplan."

Die Bitte, das morgendliche Duschen „achtsam" zu gestalten, ist ein probates Mittel, um Betroffenen eine triviale Möglichkeit anzubieten, mit einem weitenden Impuls in Kontakt zu kommen. Die Patientin kann das nachvollziehen, fragt sich aber, wie sie so etwas im Alltag realisieren könnte. Darauf kann der Psychosomatiker keine Antwort geben, sie erklärt sich aber bereit, nach möglichen Inseln der Weitung zu suchen, und trägt im Laufe der nächsten Stunden zunehmend differenziertere Beobachtungen zusammen, ohne dass sie diese Momente wirklich nutzen würde. Jetzt kommen biografische Bezüge ins Spiel, und sie beschreibt ihre Eltern im Spannungsfeld zwischen engenden und weitenden Impulsen: Der Vater wird als schnell, scharfzüngig, ungeduldig, aber erfolgreich beschrieben, die Mutter als weich und eher unentschlossen. Aus Sicht des Kindes waren die Machtverhältnisse klar. Der Vater wurde zum Vorbild und die Angst, vor ihm nicht bestehen zu können, zum wohlbekannten Begleiter ihres Lebens. Sie war sehr daran interessiert, ihr Verhältnis zu beiden Eltern zu reflektieren, und bereit, sich auf eine psychodynamische Therapie bei einer niedergelassenen Therapeutin einzulassen.

Wir können konstatieren: Das Explizieren der Atmosphäre, die sich in der gemeinsamen Situation einstellt, aus der Zweite-Person-Perspektive nutzt das Spüren am eigenen Leib und Bewegungsimpulse beim Psychosomatiker (Langewitz 2022). Sie passen zu dem, was die Patientin im beruflichen Alltag (und aus ihrer Paarbeziehung) zurückgemeldet bekommt. Sie selbst bemerkt im Verlauf der 12 Stunden umfassenden Konsultationen in der Psychosomatischen Ambulanz, dass sie sich am Ende der Stunde immer ein bisschen schläfrig fühlen würde, aber das könne sie jetzt besser akzeptieren, sie würde dann in der S-Bahn einfach mal aus dem Fenster schauen.

3.10 Fazit

In diesem Kapitel wird versucht, eine strikt aus der Perspektive der ersten und zweiten Person abgeleitete Theorie und Praxis der Psychosomatischen Medizin zu entwickeln. Sie wird damit dem Anspruch gerecht, das Subjekt in die Medizin einzuführen. Es wird allerdings auch deutlich, dass im medizinischen Umfeld, in dem immer wieder klinische Entscheidungen anstehen, das Aufgreifen der subjektiven Ebene zumindest für die Fachperson nicht ausreicht. Sie muss das, was sie vom Anderen hört und ggf. bei sich selbst spürt, in gängige Kategorien übersetzen, die dann handlungsleitend werden. Dieser Sprung in der Ebene des Zugriffs ist die besondere Herausforderung der psychosomatisch tätigen Grundversorger – andererseits eine Chance, den Reichtum individueller Möglichkeiten, sich in schwierigen Lebenssituationen zurechtzufinden, kennenzulernen.

LITERATURAUSWAHL

Alloa E, Bedorf T, Grüny C, Klass TN (Hrsg.). Leiblichkeit. Geschichte und Aktualität eines Konzepts. 2., verb. u. erw. Tübingen: Mohr Siebeck 2019; 7–146.

Bosch A. Differenz und Einheit der Sinne. Leibliche Kommunikation und Interaktionstheorie. In: Bosch A, Fischer J, Gugutzer R (Hrsg.): Körper – Leib – Sozialität. Philosophische Anthropologie und Leibphänomenologie – Differenz und Einheit der Sinne. Leibliche Kommunikation und Interaktionstheorie. Wiesbaden: Springer VS 2022; 241–276; https://doi.org/10.1007/978-3-658-34599-0.

3

Broschmann D, Fuchs T. Zwischenleiblichkeit in der psychodynamischen Psychotherapie: Ansatz zu einem verkörperten Verständnis von Intersubjektivität. Forum Psychoanal 2020; 36: 459–475. DOI: 10.1007/s00451-019-00350-z.

Guggenheim JZ, Hampe M, Schneider P, Strassberg D. Im Medium des Unbewussten – Zur Theorie der Psychoanalyse. Stuttgart: Kohlhammer 2016.

Langewitz W. The lived body (Der Leib) as a diagnostic and therapeutic instrument in general practice. Wien Klin Wochenschr 2022; 134(15–16): 561–568. DOI: 10.1007/s00508-021-01911-1.

Langewitz W, Grossheim M. Balintarbeit und „die Gefühle" – Phänomenologische Überlegungen zum Begriff der Gefühle in der Arbeit. Balint 2017; 18: 41–46. DOI: 10.1055/s-0043-102421.

Langewitz W, Kammler St. Trauer und das Traurig-Sein aus neophänomenologischer Perspektive oder: Die Erfahrung der eigenen Trauer als Ressource in der Arbeit mit Trauernden. In: Bally K, Büche D, Fusi-Schmidhauser T, et al. (Hrsg.): Handbuch Palliativmedizin. 4. vollst. überarb. A. Bern: Hogrefe 2021; 211–224.

Peirce CS. Collected Papers of Charles Sanders Peirce. Ed. by C. Hartshorne and P. Weiss; Vol 2, § 228. Cambridge: Harvard University Press 1931–1935.

Schmitz H. Der unerschöpfliche Gegenstand – Grundzüge der Philosophie. 2. A. Bonn: Bouvier 1995.

Schmitz H. System der Philosophie. Bd. 1: Die Gegenwart. 3. A. Bonn: Bouvier 1998a.

Schmitz H. Phänomenologie als Anwalt der unwillkürlichen Lebenserfahrung. Erwägen Wissen Ethik 2004; 15(2): 215–228.

Schmitz H. Der Gefühlsraum. System der Philosophie III, Teil 2. Bonn: Bouvier 2005a.

Schmitz H. Situationen und Konstellationen – Wider die Ideologie totaler Vernetzung. Freiburg, München: Verlag Karl Alber 2005b; 54 f.

Schmitz H. Der Leib. Berlin, Boston: de Gruyter 2011.

von Uexküll J. Theoretische Biologie. (1. A. Berlin: Springer). Frankfurt/M.: Reprint Suhrkamp 1993.

von Uexküll Th, Wesiack W. Theorie der Humanmedizin. 3. A. München, Wien, Baltimore: Urban und Schwarzenberg 1998.

II Biologische Grundlagen der Anpassung und ihre Entwicklung

KAPITEL

4

Johannes Kruse und Eva M.J. Peters

Biologische Grundlagen der Anpassung und ihre Entwicklung: eine Einführung

4.1 Einleitung

Um in einer Welt, in der es ständig Anforderungen und Veränderungen gibt, gesund zu leben und zu überleben, muss der menschliche Organismus sich immer wieder anpassen können. Das Ziel ist dabei, ein gesundes und qualitativ gutes Leben des Einzelnen zu sichern, aber auch das der Gruppe, um so erfolgreich eine nächste Generation aufzubauen, die sich noch besser an die Herausforderungen anpassen kann.

Damit Anpassung gelingt, ist – eng an die psychischen Dimensionen gekoppelt – in der biologischen Dimension einiges erforderlich. Droht z. B. Gefahr, müssen wir auf allen Ebenen eine Anpassung ermöglichen und reagieren können. Gern wird da, wenn es um die Erklärung geht, welche simultanen Reaktionen hierbei in Psyche und Körper ausgelöst werden, hypothetisch auf den Löwen im Urwald zurückgegriffen: Die Begegnung mit der Gefahr löst eine akute Stressreaktion aus. Wird der Löwe als Herausforderung erkannt, ist Kampfstimmung gefordert oder aber eine schnelle Entscheidung, das Heil lieber in der Flucht zu suchen oder sich tot zu stellen. Neben diesen psychischen Prozessen sind biologische Prozesse erforderlich, die einen erfolgreichen Kampf oder eine gelungene Flucht erst ermöglichen: z. B. eine rasche Energiebereitstellung für Muskulatur und Gehirn, eine gute Zirkulation, welche die Energie in die geforderten Organe bringt, oder eine Immunantwort, die bei Verletzung effizient neue Keime eliminiert. Ebenso erfordert der Totstellreflex eine biologische Anpassungsreaktion.
Diese Prozesse werden im Wesentlichen auf den folgenden Ebenen gesteuert:

- Genetik, Epigenetik (➤ Kap. 5)
- Neurobiologie (➤ Kap. 6)
- Endokrinologie (➤ Kap. 7)
- Immunologie (➤ Kap. 8)
- Physiologie (➤ Kap. 9)

Hier akkumulieren seit gut 90 Jahren die wissenschaftlichen Belege dafür, wie das psychische Erleben und die Steuerung dieser biologischen Prozesse verlinkt sind und sich in ein biopsychosoziales Modell integrieren, wobei traditionell die Physiologie hier in vielen Bereichen den Anfang gemacht hat und sich daher in diesem Kapitel auch zahlreiche Hinweise zu den historischen und allgemein gültigen biopsychosozialen Bezügen finden (➤ Kap. 9).

4.2 Zur Operationalisierung des biopsychosozialen Modells: Stress, Allostase, Resilienz und Krankheit

Im klassischen Stressmodell von Hans Seyle (1950) ist zunächst jede Herausforderung („challenge"), gleichgültig ob positiv oder negativ und potenziell bedrohlich („threat"), als Stress zu bezeichnen. Das aus dem Tierexperiment entwickelte biologische Konzept war zunächst stark reduktionistisch. Die adaptiven Systeme werden aktiviert und nach erfolgter Anpassung (Adaptation) wieder abgeschaltet. Der Organismus ist so zur effektiven Bewältigung („coping") von Herausforderungen fähig, die das Individuum, die Gruppe, in der es lebt, und seine Nachkommenschaft sonst u. U. nicht überleben könnte.

Seit Seyle den Begriff Stress aus der Physik entlehnte, hat er jedoch eine beeindruckende Karriere vorzuweisen. Sicher ist dies darauf zurückzuführen, dass das Stressmodell sich sehr gut dazu eignet, körperliche Anpassungsprozesse genauso zu beschreiben wie Anpassungsprozesse auf der psychischen, behavioralen und sozialen Ebene.

Seit den 1960er- und 1970er-Jahren wird der Stressbegriff in der psychosomatischen Forschung betont pathogenetisch ausgelegt und der Prozess der Anpassung seit Sterling und Eyer (1988) auch als „Allostase" oder „Stabilität durch Veränderung" bezeichnet. Zum Teil wird sich dabei auf die Konzepte des „milieu intérieur" von

Claude Bernard (1865) und der Homöostase von Walter Bradford Cannon (1929) zurückbesonnen. Dabei erfährt das Konzept der Anpassung eine Wandlung: Zunächst wird sie als kämpferische Abwehr der Veränderung definiert, später als Mechanismus zur Erhaltung eines Status quo, und schließlich entwickelt sich die aktuell gültige Vorstellung einer dynamischen wechselseitigen Beeinflussung von Organismus und Umwelt.

In seinem Konzept beschrieb Claude Bernard zunächst die Überlebensnotwendigkeit, ein inneres Milieu des Organismus gegen die ständigen Veränderungen der Umwelt aufrechterhalten zu können. Mit dem Konzept der **Homöostase** wurde von Walter Bradford Cannon darauf aufbauend die Fähigkeit des Organismus beschrieben, bei Veränderung der inneren und äußeren Bedingungen durch stabilisierende Maßnahmen ein Gleichgewicht überlebensnotwendiger Prozesse zu erhalten. Im Konzept der **Allostase** ist Veränderung schließlich integrativer Bestandteil der Anpassung. In diesem Konzept wird die Fähigkeit des Organismus beschrieben, auf Veränderungsanforderungen stabilisierend reagieren zu können. Gesundheit erfordert dabei das fortwährende Zusammenspiel physiologischer Prozesse (Sterling und Eyer 1988; Epel et al. 2018; Sterling 2014). Ermöglicht wird dies durch Stressreaktionssysteme, die über ihre adaptiven und störungskorrigierenden Aufgaben hinaus auch dazu dienen, den Organismus antizipatorisch auf die Begegnung mit Anpassungsanforderungen vorzubereiten. Dieses Zusammenspiel ist in gewissem Maße konditionierbar, wie in verhaltensbiologischen Experimenten gezeigt werden konnte.

In der Konsequenz sind Störungen dieses Zusammenspiels krankheitsverursachend. Werden die adaptiven Systeme akut überstimuliert oder können sie unter dauerhafter Belastung nicht mehr adaptiv funktionieren, spricht man von **allostatischer Last** („allostatic load“) (Fava et al. 2019; Goldstein 2021). Sie wird als diagnostischer Marker für eine Störung der ständig ablaufenden adaptiven Prozesse im Körper genutzt und markiert den Verlust der Flexibilität des Organismus, auf Veränderungen zu reagieren (Epel et al. 2018). Das Konzept ist auf eine Vielzahl von Erkrankungen anwendbar, insbesondere auf die sog. „non-communicable diseases“, also die nicht ansteckenden Erkrankungen, die in der industrialisierten Welt stetig ansteigen. Allostatische Last bietet sich somit als transdiagnostischer Marker für die Abnutzung, den „wear and tear“, der Anpassungskapazität an, vor allem im Kontext chronisch stressender Belastungen. Dabei sind Kombinationen aus biologischen Markern und klinimetrischen Daten besonders instruktiv (Guidi et al. 2021). Operationalisiert wird allostatische Last i. d. R. durch die Erfassung von Parametern, welche die Aktivierung und Funktionalität der adaptiven Systeme anzeigen (Guidi et al. 2021). Dazu gehören:

- **Herzkreislauffunktion** mit Blutdruck, Herzrate und Herzratenvariabilität als Anzeige der Funktion des sympathischen Nervensystems und seines cholinergen Gegenspielers,
- **Kortisol- und weitere Hormonbestimmung** (ursprünglich im Urin, heute meist aus Speichel, Blut oder Haar) als Anzeige der Funktion der endokrinen Hypothalamus-Hypophysen-Nebennierenrinden-Achse [HHNA] (Koumantarou Malisiova et al. 2021),
- **C-reaktives Protein (CRP)** und **Zytokine** wie Interleukin-6 (IL-6) im Plasma, Serum oder aus Immunzellen des peripheren Blutes zur Erfassung des inflammatorischen Status und als Indikatoren für die Funktion des Immunsystems sowie
- Faktoren wie z. B. **Cholesterin** und **High-Density Lipoprotein (HDL,** Fettstoffwechsel) oder **Glukose** und **HbA_{1c}** (Energiestoffwechsel) als Indikatoren metabolischer Funktionen.

Seit Lazarus und Folkmann (1984) wird dabei anerkannt, dass die Ausprägung einer Stressreaktion und ihre pathogenetische Bedeutung auf zellulärer und molekular-toxischer Ebene nicht primär von objektivierbaren Stressfaktoren abhängt, d. h. von den im Labor- oder apparativ messbaren Faktoren. Vielmehr hängt sie sowohl von der Dauer und Intensität des Reizes ab als auch davon, welche Ressourcen der Bewältigung dem betroffenen Individuum zur Verfügung stehen, wie es die Herausforderung bewertet und mit welchen Erwartungen an diese Faktoren der Reiz verknüpft wird (vgl. ➤ Kap. 2). Außerdem wird sie davon bestimmt, wie **resilient** ein Individuum ist (Oken et al. 2015; Malhi et al. 2019; Perna et al. 2020; Bennett et al. 2018). Der Selbstauskunft kommt damit für die Einschätzung von Belastung eine besondere Bedeutung zu. Hier ergeben sich unmittelbare Anknüpfungsstellen auch für psychodynamische Konzepte.

Dosis, Dauer, Qualität und Bewertung des Stressors einerseits sowie biopsychosoziale Konstitution und Kondition andererseits entscheiden über das krankmachende Potenzial einer Stresseinwirkung.

Unter hoher allostatischer Last und bei niedriger Resilienz können die adaptiven Systeme also keine Anpassung mehr bewerkstelligen, und es kommt zur Erkrankung. Am ehesten lässt sich ein **krankheitsrelevanter Stressor** vielleicht definieren als eine von innen oder von außen kommende Bewältigungsanforderung an den Menschen, die nicht nur sein psychisches, soziales und biologisches Gleichgewicht stört, sondern auch zur Wiederherstellung des Gleichgewichts bzw. zur Etablierung eines neuen optimal angepassten Zustands Adaptationsleistungen fordert. Diese können nicht automatisch ablaufen, da sie den Betroffenen aufgrund ihrer psychischen und biologischen individuellen Voraussetzungen und Entwicklung nicht unmittelbar zur Verfügung stehen und sie darüber hinaus über die Maßen Energie kosten. In diesem Zusammenhang ist in den letzten Jahren insbesondere unser Wissen darüber gewachsen, dass extreme frühkindliche Stresserfahrungen die adaptiven Fähigkeiten erheblich reduzieren und ihre Änderung eine hohe Therapieintensität erforderlich macht.

Anhaltende, nicht kontrollierbare Störungen und Belastungen können in Zivilisationskrankheiten einmünden, vor allem dann, wenn die Befähigung, sie zu bewältigen, sowohl im psychischen als auch im somatischen Sinne nicht gegeben ist oder fortschreitend verloren geht (Goldstein 2021; Irwin 2008; Eriksson et al. 2014; Muller und Pawelec 2014; Ridout et al. 2018; Christian et al. 2021; Shields et al. 2020).

4.3 Verlauf von Stressreaktion und Anpassungsprozess

Die Stressoren oder Anforderungen provozieren i. d. R. komplexe Anpassungsprozesse, die mehrere Adaptationssysteme einbinden (➤ Abb. 4.1). In biologischen Systemen und Regelkreisen aktiviert Stress dabei zunächst die sog. klassischen Stressachsen: die HHNA mit Ausschüttung von Kortisol und die sympathische Achse (SA) mit Ausschüttung von Noradrenalin und Adrenalin (➤ Kap. 7, ➤ Kap. 8). Nach neueren Erkenntnissen kommen weitere Stressachsen hinzu: Ausschüttung von Acetylcholinrezeptor-Liganden (cholinerge Achse) (Higley und Picciotto 2014; Ofek und Soreq 2013), Ausschüttung von Neuropeptiden (z. B. Substanz P) und Neurotrophinen (z. B. Nerve Growth Factor, NGF) (Black 2002; Peters et al. 2021; Peters und Stierle 2022; ➤ Abb. 4.1) und weitere. Diese Achsen und Mediatoren interagieren und modulieren gemeinsam z. B. die Schmerzverarbeitung, den Energiehaushalt, die Immunantwort und die Stimmungslage (➤ Kap. 6, ➤ Kap. 7, ➤ Kap. 8, ➤ Kap. 9).

Stress- bzw. Anpassungsprozesse erfolgen dabei in Phasen, wobei auf eine Alarmphase eine Abwehr- und Widerstandsphase und schließlich im günstigen Fall eine Erholungsphase bzw. im weniger günstigen Fall eine Erschöpfungsphase folgen. Ein Zuviel an Reiz(en) kann eine überdimensionierte Alarmreaktion und akute Erschöpfung hervorrufen. Eine länger anhaltende Belastung kann die Erschöpfungsphase protrahieren.

Die Anpassungsreaktion setzt sich aus sehr unterschiedlichen Regulationskreisläufen auf verschiedenen neurobiologischen Ebenen zusammen, die eng miteinander in zirkulären Prozessen interagieren:

- Seitens der **Genetik** sind evolutionär die Voraussetzungen geschaffen, effizient auf eine Herausforderung reagieren zu können. Diese Voraussetzungen können **epigenetisch** dysreguliert sein, d. h., die Kapazität, einer Anpassungsanforderung zu begegnen, kann nicht nur langfristig genetisch vorbestimmt sein, sondern auch durch epigenetische Modifizierung innerhalb einer Lebensspanne und transgenerational geprägt werden (➤ Kap. 5). Epigenetische Veränderungen beinhalten Modifikationen der Weitergabe von genetischen Inhalten, die zudem nachhaltig wirksame Mutationen begünstigen. Diese können durch eine

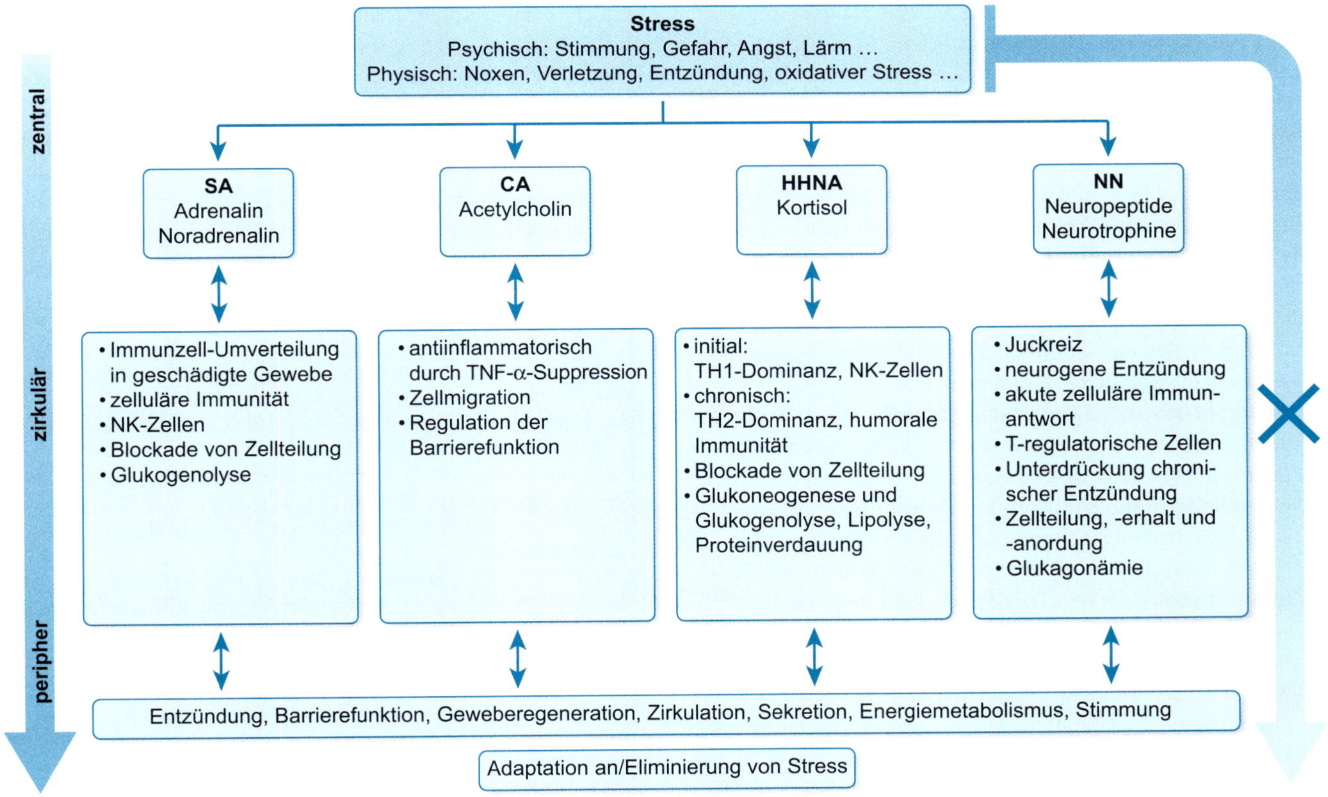

Abb. 4.1 Regulationsvorgänge zwischen verschiedenen Systemebenen, physiologische Stressreaktion, adaptive Regulationen: Wege zur Anpassung involvieren neben den neuroendokrinen Prozessen immer die Immunantwort, die Regenerationskapazität betroffener Gewebe und metabolische Prozesse. Im Verlauf der akuten Stressantwort – u. a. moderiert über die eingezeichneten vier Achsen – verändert sich eine Vielzahl von Variablen verschiedener körperlicher Systeme wie: Herz-Kreislauf-Leistung, Tonus der glatten Muskulatur, Tonus des Halte-, Stütz- und Bewegungsapparats, Sekretion von Schweiß und Verdauungssäften, Aktivierung des Energiestoffwechsels, Immunbalance sowie Aktivierung von Vigilanz und Bewusstsein. Diese Veränderungen können als funktionelle Outcomes durch eine Vielzahl von Surrogatparametern erfasst werden. Das X zeigt an, das bei Nichtgelingen des Adaptationsprozesses eine stressabschaltende Rückkopplung entfällt und eine fortgesetzte Aktivierung der Stressreaktion stattfinden kann. (Abkürzungen: SA – sympathische Achse, CA – cholinerge Achse, HHNA – Hypothalamus-Hypophysen-Nebennierenrinden-Achse, NN – Neurotrophin/Neuropeptid-Achse, NK – natürliche Killerzellen, TNF – Tumornekrosefaktor, TH – T-Helferzell-Antwort) [L231]

Vielzahl von Umwelteinflüssen genauso wie durch psychosoziale Einflüsse provoziert werden. So kann sowohl die genetische Prädisposition als auch eine epigenetische Prägung der Anpassungskapazitäten eine höhere oder niedrigere Stressresilienz bedingen (Kuzminskaite et al. 2021).

- In der **neurobiologischen Dimension** erfolgen Anpassungsprozesse hinsichtlich der Strukturierung und Funktion von Gehirn und peripherem Nervensystem (➤ Kap. 6). In der entsprechenden Forschung wird vor allem auf eine Kartierung der zentralen Prozesse abgehoben. Mit bildgebenden Methoden werden verschiedene Hirnfunktionen lokalisiert, in denen Belastungen bearbeitet und registriert werden, darunter Gedächtnis, Emotionen, Empathie, Repräsentanz sozialer Beziehungen oder das Selbsterleben. Dabei zeigen sich bidirektionale Zusammenhänge. Einerseits steuern zentrale Hirnstrukturen die neuroendokrin-immunologischen Stressreaktionen. Andererseits können durch neuroendokrin-immune Stressreaktionen neuronale Strukturen und Prozesse modifiziert werden.
- Die **Psychoneuroendokrinologie** hat die hormonellen Anpassungsprozesse zum Gegenstand (➤ Kap. 7), sicher am bekanntesten darunter die vielfältigen Möglichkeiten, Kortisol in den verschiedensten Körpermaterialien von Blut über Speichel bis Haar zu bestimmen und darüber auf eine akute vs. chronische Aktivierung der HHNA zu schließen. Aber auch andere Produkte der Hypophyse, der peripheren endokrinen Organe und extraendokriner Organe wie der Haut sind hier Thema, z. B. Oxytocin oder Melatonin. Sie werden einerseits im Hinblick auf psychosoziale und kognitive Funktionen und andererseits an der Schnittstelle zur Immunologie und zur Organfunktion als Immunregulatoren und Wachstumsfaktoren untersucht.
- Die **Psychoneuroimmunologie** beschreibt die immunologischen Anpassungsprozesse. Die Immunantwort reagiert komplex auf die Einwirkung von Stress mit großen Unterschieden zwischen z. B. akuten und chronischen Expositionen (➤ Kap. 8). Vereinfachend lässt sich zusammenfassen:
  - **Akuter Stress,** der mit einer starken, aber zeitlich sehr begrenzten Aktivierung der Stressachsen einhergeht, fördert neurogene Entzündung und eine angeborene unspezifische und zelluläre Immunantwort. Es kommt zur verstärkten Ausschüttung von Zytokinen, die inflammatorisch wirken (IL1-β, IL-6 u. a.), und im Weiteren eine adaptive zelluläre Immunantwort, die sog. T-Helferzell-Reaktion vom Typ 1, anstößt (INF-γ, TNF-α u. a.). So können unter akutem Stress Viren, Bakterien und Pilze besonders rasch und effizient abgewehrt werden (Dhabhar 2018). Jedoch kommt es auch zu prominenten „Kollateralschäden“ z. B. infolge der Freisetzung von Sauerstoffradikalen im Gewebe, Mitochondrien- und Telomerschäden sowie der Abwehr von „Fremdkörpern“, die keine eigentliche Gefahr darstellen (Autoimmunität).
  - Unter **chronischem Stress** hingegen finden sich verstärkt hochspezifische humorale und zelluläre Immunantworten, die wenig „Kollateralschäden“ bewirken, jedoch zeitintensiv und zur Abwehr akuter Gefahren ungeeignet sind. Es werden vermehrt sog. Zytokine wie IL-4, -5 und -10 freigesetzt, welche die akute entzündliche Reaktion unterdrücken. Dies kann subjektiv als Immunsuppression und Schutz vor akuter Erkrankung wahrgenommen werden. Andererseits fördert diese Verschiebung der Immunbalance zum Typ 2 des T-Helferzell-Profils das Risiko der Überproduktion von Antikörpern und damit von autoimmunem Geschehen und Allergien (Dhabhar 2014).
- Gegenstand der **Psychophysiologie** sind schließlich peripher, meist nichtinvasiv ablesbare Indikatoren für eine veränderte Aktivität der adaptiven Systeme (z. B. Blutdruck, Puls, Herzratenvariabilität, Atemfrequenz und -tiefe, Hautleitwert, Muskelaktivität, Hirnströme u. a.; ➤ Kap. 9). Diese Parameter waren unter den ersten Möglichkeiten, eine Stressreaktion experimentell abzubilden. Der Begriff der Psychophysiologie wird daher hier weiter gefasst und beschäftigt sich mit den psychobiologischen Wechselwirkungen im Allgemeinen.

Des Weiteren gewinnen Aspekte der Energiegewinnung (Regulation und Kosten der Energiebereitstellung durch Glykogenolyse, Lipolyse oder Aminosäurenabbau, Energieproduktion auf Zellebenen durch Mitochondrien, Abfallprodukte der Energiegewinnung wie Sauerstoffradikale u. a.) stetig mehr Aufmerksamkeit in der Stressforschung. Mit der Gesamtheit dieser Reaktionen richtet sich der lebende Organismus auf Kampf, Flucht, Sich-tot-Stellen, Bindung-Suchen usw. ein und ermöglicht im Idealfall die Bewältigung der Anforderung. Sie in ihrer Komplexität zu verstehen ist sowohl für das Verständnis der Symptome psychosomatischer Patient*innen als auch für die Erforschung der zugrunde liegenden Pathomechanismen essenziell und könnte auch eine Weiterentwicklung in der Versorgung dieser Patient*innen ermöglichen.

LITERATURAUSWAHL

Bernard C. An Introduction to the Study of Experimental Medicine. Übersetzt von Copley Creene H (ed.). New York: Macmillan 1865/1927.
Cannon WB. Bodily Changes in Pain, Hunger, Fear, and Rage. New York: Appleton-Century-Crofts 1929.
Dhabhar FS. Effects of stress on immune function: the good, the bad, and the beautiful. Immunol Res 2014; 58(2–3): 193–210.
Irwin MR. Human psychoneuroimmunology: 20 years of discovery. Brain Behav Immun 2008; 22(2): 129–139.
Malhi GS, Das P, Bell E, Mattingly G, Mannie Z. Modelling resilience in adolescence and adversity: A novel framework to inform research and practice. Transl Psychiatry 2019; 9(1): 316.
Oken BS, Chamine I, Wakeland W. A systems approach to stress, stressors and resilience in humans. Behav Brain Res 2015; 282: 144–154.
Peters EMJ, Schedlowski M, Watzl C, Gimsa U. To stress or not to stress: Brain-behavior-immune interaction may weaken or promote the immune response to SARS-CoV-2. Neurobiol Stress 2021; 14: 100296.
Seyle H. The Physiology and Pathology of Exposure to STRESS. Montreal: ACTA. INC. Medical Publishers 1950.
Shields GS, Spahr CM, Slavich GM. Psychosocial interventions and immune system function: A systematic review and meta-analysis of randomized clinical trials. JAMA Psychiatry 2020; 77(10): 1031–1043.

KAPITEL

5 Genetik und Epigenetik bei psychischen und körperlichen Erkrankungen

5.1 Genetik psychischer Störungen

Andreas J. Forstner und Rupert Conrad

5.1.1 Einleitung und Terminologie

Der Begriff Genetik ist vom altgriechischen γένεσιζ („génesis") abgeleitet, der sich mit „Ursprung" oder „Erzeugung" übersetzen lässt. Die Frage nach dem Ursprung, dem Woher, lässt sich als Konstante des menschlichen Wesens verstehen (Graw 2020). Insofern ist es nicht verwunderlich, dass sich schon antike Philosophen intensiv mit dieser Frage auseinandersetzten. Die naturwissenschaftliche Erforschung der Genetik beginnt allerdings erst im 19. Jh. mit dem Augustinermönch Gregor Mendel (1822–1884), der in seiner 1866 veröffentlichten Schrift *Versuche über Pflanzenhybriden* erstmals systematisch Grundregeln der Vererbung beschrieb. Allerdings blieb die Arbeit lange Zeit unbeachtet und wurde erst zu Beginn des 20. Jh. wiederentdeckt (Graw 2020).

Die Strukturanalyse der Doppelhelix der Desoxyribonukleinsäure (DNA) durch J. Watson, F. Crick und M. Wilkins 1953 stellte einen ersten Meilenstein dar. Weitere Meilensteine waren die Entdeckung von Methoden zur Identifikation der Basenreihenfolge (Gensequenzierung) durch A. Maxam, W. Gilbert und F. Sanger 1977 sowie die Entdeckung der Polymerasekettenreaktion 1986 durch K. Mullis, die erstmals die Vervielfältigung von DNA außerhalb der Zelle ermöglichte (Graw 2020). Diese Errungenschaften bildeten die Voraussetzung für das Humangenomprojekt, das im Jahr 1990 gegründet worden war und mit der nahezu vollständigen Sequenzierung des menschlichen Genoms im Jahr 2021 seinen vorläufigen Höhepunkt fand.

Was prägt den Menschen: (genetische) Anlage oder Umwelt? Diese zentrale Frage begleitet die genetische Forschung seit ihren Anfängen und wurde erstmals von Sir Francis Galton (1822–1911), einem britischen Naturforscher, Schriftsteller und Cousin von Charles Darwin, gestellt. Galton beschäftigte sich insbesondere mit den genetischen Ursprüngen der Intelligenz und gilt als einer der Väter der Eugenik, was die Schattenseiten der genetischen Forschung von Anbeginn ins Gedächtnis ruft. Erst mit dem Aufkommen der Zwillingsforschung Anfang des 20. Jh. stand ein Forschungsansatz zur Verfügung, der näheren Aufschluss über diese Frage geben konnte. Die Frage „nature or nurture?" wird insbesondere im Licht der Epigenetik (➤ Kap. 5.2) neu gestellt, da es weniger um ein „Entweder-oder" als um ein komplexes Wechselspiel von Anlage und Umwelt, „nature with nurture", geht.

Das **Genom** eines Menschen umfasst im abstrakten Sinne die Gesamtheit der vererbbaren Informationen oder Gene eines Individuums, im engeren Sinne alle in einer Zelle vorhandenen Erbinformationen. Diese sind beim Menschen neben einem kleinen DNA-Molekül in den Mitochondrien auf 46 **Chromosomen** im Zellkern gespeichert: auf 44 autosomalen Chromosomen und zwei Geschlechtschromosomen, dem X- und dem Y-Chromosom. Die Chromosomen bestehen aus stark komprimierter DNA und Proteinen, insbesondere Histonen.

Die Erbinformation ist in der DNA gespeichert. Ein DNA-Strang ist aus vier verschiedenen Nukleotiden aufgebaut, die jeweils aus einem Phosphatrest, dem Zucker Desoxyribose und den vier alternativen Basen Adenin, Guanin, Thymin und Cytosin bestehen. Zwei DNA-Stränge bilden zusammen die typische helixartige Struktur, die an eine verdrehte Strickleiter erinnert. Innerhalb der **Doppelhelix** stehen sich immer zwei Basen gegenüber, wobei jeweils Adenin und Thymin sowie Cytosin und Guanin miteinander koppeln. Das menschliche Erbgut umfasst etwa 20.000 Gene, die für Eiweißkörper (Proteine) kodieren. Innerhalb eines Gens kodieren jeweils drei Basen (Basentriplett oder Codon) für eine spezifische Aminosäure. Beim Prozess der Transkription werden die beiden DNA-Stränge getrennt. Die genetische Information in Form der Basensequenz wird durch die Anlagerung von und Umschreibung in Ribonukleinsäure (RNA) abgelesen. Nach einer weiteren Prozessierung (u. a. Entfernung der Introns im Rahmen des Spleißens) wird die entstandene messenger-RNA (mRNA) zur Herstellung von Proteinen aus Aminosäuren genutzt.

Genetische Veränderungen (Varianten) werden im menschlichen Erbgut häufig beobachtet. Zwischen zwei Genomen findet sich durchschnittlich etwa bei jeder tausendsten Base ein Unterschied (Schaaf und Zschocke 2013); die unterschiedlichen Ausprägungen werden als **Allele** bezeichnet. Genetische Unterschiede tragen zur Variabilität bei zahlreichen Merkmalen wie z. B. der Körpergröße bei, sie können aber auch die Ursache für genetische Krankheiten sein oder die Erkrankungswahrscheinlichkeit für bestimmte Krankheitsbilder beeinflussen.

Genetische Varianten können in verschiedenen Ausprägungen und Häufigkeiten auftreten, und zu unterschiedlichen biologischen Konsequenzen führen:

1. Anhand der **Frequenz** des selteneren Allels können häufige (Frequenz von > 1 % in der Bevölkerung) und seltene (Häufigkeit < 1 %) Varianten unterschieden werden.
2. Zudem können genetische Varianten nach ihrer **genomischen Größe** eingeteilt werden. Lichtmikroskopisch sichtbare Chromosomenstörungen können ganze Chromosomen oder größere Chromosomenabschnitte betreffen, die typischerweise mehrere Millionen Basenpaare umfassen. Als *Kopienzahlvarianten* („copy number variants", CNVs) bezeichnet man Strukturvarianten der DNA, die mehr als 1.000 Basenpaare betreffen. Die genetischen Abschnitte können dabei in verringerter (Mikrodeletionen) oder in erhöhter Kopienanzahl (Mikroduplikationen) vorliegen. Da Deletionen erst ab einer Größe von etwa 3–5 Millionen Basenpaaren in einer hochauflösenden Chromosomenanalyse sichtbar sind (Slater et al. 2005), müssen zur Identifizierung von Mikrodeletionen oder -duplikationen andere molekular(zyto)genetische Technologien (z. B. Fluoreszenz-in-situ-Hybridisierung oder SNP-Arrayuntersuchungen) durchgeführt werden.
   Zudem gibt es Veränderungen der DNA, die nur einzelne oder wenige Nukleotide betreffen. Häufig handelt es sich dabei um sog. *Punktmutationen,* bei denen nur ein einziges Nukleotid verändert ist. Je nach Art der Veränderung können Substitutionen (Austausch eines Nukleotids durch ein anderes Nukleotid), Insertionen (Einbau eines zusätzlichen Nukleotids) oder Deletionen (Verlust eines Nukleotids) unterschieden werden.
3. Genetische Varianten können auch anhand ihrer **biologischen Konsequenzen** klassifiziert werden. Wenn sich eine genetische Veränderung im Bereich eines proteinkodierenden Gens befindet, können folgende Variantenarten beobachtet werden:
   - *Synonyme Varianten* führen nicht zu einer Veränderung der Aminosäureabfolge eines Proteins (da unterschiedliche Codons für die gleiche Aminosäure kodieren können).
   - *Missense-Varianten* führen zum Austausch einer Aminosäure durch eine andere Aminosäure.
   - *Nonsense-Varianten* führen zum Auftreten eines vorzeitigen Stopp-Codons. Dadurch wird entweder ein verkürztes, in der Funktion meist eingeschränktes Protein gebildet oder die spätere Translation durch einen „nonsense-mediated mRNA decay" verhindert.
   - *Spleißvarianten* können zu Veränderungen beim Spleißen der mRNA führen.
   - Kleinere Insertionen oder Deletionen, die nicht eine Vielzahl von je drei Basenpaaren umfassen, können zu einer Verschiebung des Leserasters führen *(Frameshift-Mutationen).* Dadurch wird ab einer bestimmten Position eine veränderte Aminosäurenfolge in das Protein eingebaut; meist tritt nach wenigen weiteren Aminosäuren auch ein vorzeitiges Stopp-Codon auf. Insertionen oder Deletionen, die drei Basenpaare oder eine Vielzahl von drei Basenpaaren umfassen, verändern das Leseraster i. d. R. nicht *(In-frame-Mutationen).*
   - Darüber hinaus gibt es weitere Formen von genetischen Veränderungen, z. B. *Trinukleotid-Repeats* (repetitive Sequenzen von je drei Basenpaaren), die u. a. ursächlich für die autosomal-dominante Chorea Huntington sein können (CAG-Repeat im Huntingtin-Gen).

Hinsichtlich der genetischen Architektur einer Erkrankung können monogene und polygene/multifaktorielle Erkrankungen unterschieden werden:

- Bei einer **monogenen Erkrankung** ist bei einem Patienten eine einzelne genetische Variante in einem spezifischen Gen ursächlich für die Entstehung des Krankheitsbildes.
- Bei **polygenen** bzw. **multifaktoriellen Erkrankungen** tragen dagegen mehrere hundert bis tausend Varianten und Gene sowie Umgebungsfaktoren zur Krankheitsentstehung bei.

5.1.2 Genetische Grundlagen von psychischen Erkrankungen

Es ist bereits seit Langem bekannt, dass psychische Erkrankungen familiär gehäuft auftreten (u. a. Nöthen et al. 2019).

Aufgrund der bisherigen Forschungsergebnisse ist davon auszugehen, dass psychischen Erkrankungen i. d. R. eine multifaktorielle Genese, d. h. ein komplexes Zusammenspiel aus genetischen und Umgebungsfaktoren, zugrunde liegt.

Formalgenetische Zwillings- und Familienstudien haben gezeigt, dass genetische Faktoren bei nahezu allen psychischen Erkrankungen erheblich zur Krankheitsentstehung beitragen. Bei den einzelnen psychischen Erkrankungen wurden dabei moderate (z. B. Depression) bis hohe (z. B. bipolare Störung und Schizophrenie) geschätzte Erblichkeiten (Heritabilitäten) berichtet (➤ Tab. 5.1).

Da formalgenetische Studien keine Aussage über die beteiligten Gene liefern, wurden weiterführende molekulargenetische Studien durchgeführt. Frühe Studien haben dabei nur wenig replizierbare und teils widersprüchliche Ergebnisse erbracht, da sie (i) häufig eine zu geringe statistische Power hatten, (ii) das Genom nur teilweise abdeckten (da z. B. nur wenige Varianten in einzelnen Kandidatengenen untersucht wurden) oder (iii) genetische Methoden einsetzten, die bei der Untersuchung monogener Erkrankungen überaus erfolgreich waren, bei psychischen Krankheitsbildern jedoch nicht der Komplexität des genetischen Beitrags Rechnung trugen (Nöthen et al. 2019).

Die Anwendung neuerer genetischer Methoden und Technologien bei großen Stichproben führte zu einem Durchbruch im Verständnis der genetischen Grundlagen psychischer Erkrankungen, und mittlerweile konnten für zahlreiche psychische Erkrankungen krankheitsrelevante Regionen im menschlichen Erbgut zweifelsfrei identifiziert werden (Nöthen et al. 2019).

Bei den meisten psychischen Erkrankungen ist davon auszugehen, dass ein sog. **allelisches Spektrum** von häufigen und seltenen Varianten mit unterschiedlichen Effektstärken zur Krankheitsentstehung beiträgt (➤ Abb. 5.1). Zur Identifizierung der unterschiedlichen Varianten müssen verschiedene genetische Methoden angewendet werden (vgl. ➤ Abb. 5.1), die im Folgenden kurz mit ihren wesentlichen Ergebnissen bei psychischen Erkrankungen dargestellt werden.

Die größten Erkenntnisse konnten mittels **genomweiter Genotypisierung und genomweiter Assoziationsstudien (GWAS)** erzielt werden. Dabei werden mithilfe von SNP-Arrays bei großen Stichproben von Patienten und Kontrollpersonen mehrere hunderttausend über das gesamte Genom verteilte, häufige genetische Varianten (Einzelnukleotidpolymorphismen, „single nucleotide polymorphisms", SNPs) analysiert. Durch GWAS lassen sich signifikante Unterschiede in der Allelfrequenz von Varianten zwischen Patienten- und Kontrollkollektiven identifizieren; die Ergebnisse werden dabei typischerweise in Form von Manhattan Plots dargestellt (➤ Abb. 5.2). Da bei einer GWAS eine Vielzahl von Varianten gleichzeitig getestet wird, muss eine Korrektur für multiples Testen erfolgen. Eine Assoziation

Tab. 5.1 Häufigkeit und Heritabilität psychischer Erkrankungen

Psychische Erkrankung	Lebenszeitprävalenz [%]	Heritabilität [%]
Alkoholabhängigkeit	17,8	57
Angsterkrankungen	≈ 16	20–60
Anorexia nervosa	0,6	56
Autismus-Spektrum-Störungen	0,1	80
Bipolare Störung	0,7	75
Major Depression	13,0	37
Schizophrenie	0,4	81

Quellen: Purves et al. (2020); Sullivan et al. (2012)

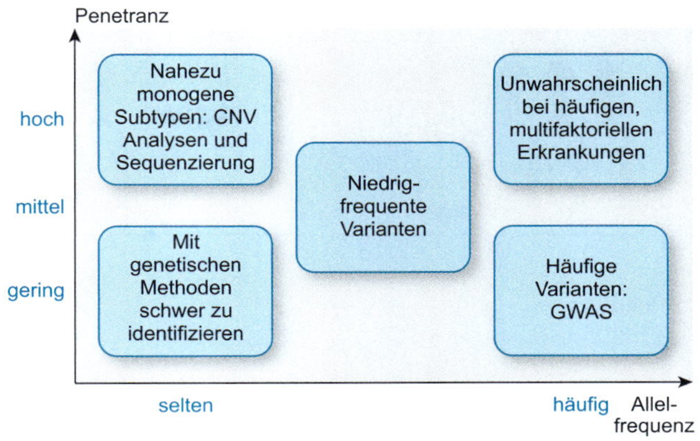

Abb. 5.1 Allelisches Spektrum bei psychischen Erkrankungen (adaptiert nach McCarthy et al. 2008). Bei den meisten psychischen Erkrankungen trägt ein allelisches Spektrum zur Krankheitsentstehung bei, das von seltenen genetischen Varianten mit hoher Penetranz (linke obere Box) bis zu häufigen Varianten mit kleinen Effektstärken (rechte untere Box) reicht. Zur Untersuchung der unterschiedlichen Varianten werden verschiedene genetische Methoden angewendet, u. a. CNV-Analysen und Sequenzierungen zur Untersuchung von seltenen Varianten sowie GWAS zur systematischen Analyse von häufigen Varianten. [H432-001/L231]

wird daher nur als „genomweit signifikant" bezeichnet, wenn sie ein Signifikanzniveau von $< 5 \times 10^{-8}$ aufweist (➤ Abb. 5.2). Die aktuell größten GWAS bzw. Metaanalysen von GWAS-Datensätzen bei psychischen Erkrankungen wurden im Rahmen großer internationaler wissenschaftlicher Konsortien (z. B. Psychiatric Genomics Consortium) durchgeführt. Die Studien umfassten Genotypdaten von mehreren zehn- bis hunderttausend Patienten und Kontrollpersonen. Sie stellten damit die weltweit bislang größten Studien bei diesen Erkrankungen dar und identifizierten bei zahlreichen psychischen Erkrankungen eine 2- bis 3-stellige Anzahl von mit der Krankheit assoziierten genetischen Regionen.

GWAS dienen jedoch nicht nur der Identifizierung von krankheitsrelevanten Genorten; mithilfe der GWAS-Daten und innovativer bioinformatischer Methoden können auch weiterführende Einblicke in die genetischen Grundlagen der entsprechenden Erkrankungen gewonnen werden. So konnte u. a. bei psychischen Erkrankungen der Beitrag häufiger genetischer Varianten zur Krankheitsentstehung (**SNP-basierte Heritabilität**) berechnet werden.

Interessanterweise lag die SNP-basierte Heritabilität bei zahlreichen psychischen Erkrankungen nur bei etwa einem Viertel bis einem Drittel der in formalgenetischen Studien gefundenen Gesamterblichkeit. Dieser Befund könnte darauf hinweisen, dass auch Interaktionen zwischen Genen wirksam sind oder auch seltene Varianten zur Krankheitsentstehung beitragen (s. u.). Zudem konnte gezeigt werden, dass psychische Erkrankungen weitreichende genetische Überlappungen mit anderen psychischen Erkrankungen, aber auch mit Persönlichkeitsmerkmalen wie Neurotizismus zeigen (z. B. Brainstorm Consortium et al. 2018). Dabei ist insbesondere die starke genetische Überschneidung zwischen Schizophrenie und bipolarer Störung (ca. 68 %, Brainstorm Consortium et al. 2018) hervorzuheben. Die nachgewiesenen genetischen Überlappungen legen nahe,

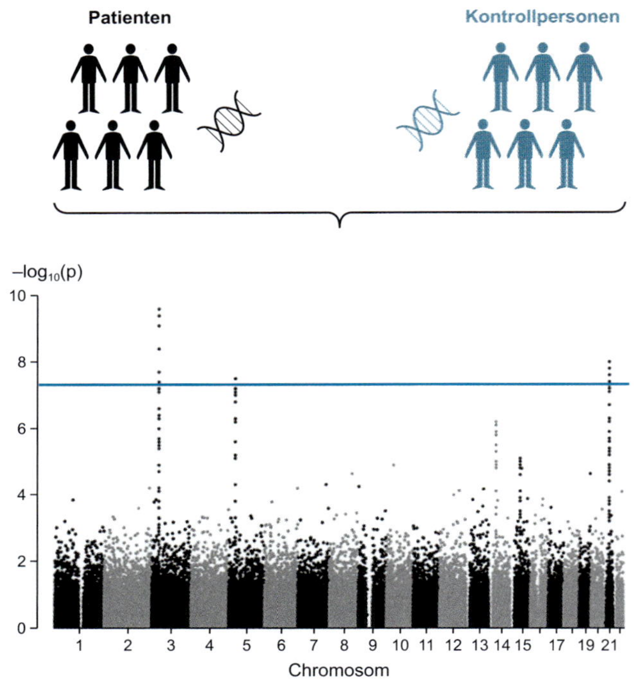

Abb. 5.2 Schematische Übersicht einer genomweiten Assoziationsstudie (GWAS) mit Darstellung eines Manhattan Plots. Bei einer GWAS werden mehrere hunderttausend häufige genetische Varianten bei großen Stichproben von Patienten und Kontrollpersonen untersucht (oberer Teil der Abbildung). Die Allelfrequenzen der Varianten werden zwischen Patienten- und Kontrollkollektiven verglichen. Unterschiede in der Allelfrequenz werden mit statistischen Methoden analysiert. Die Ergebnisse einer GWAS werden typischerweise in Form eines Manhattan Plots (unterer Teil der Abbildung) dargestellt, in dem jeder Punkt eine untersuchte genetische Variante repräsentiert. Auf der x-Achse ist die chromosomale Position einer Variante, auf der y-Achse der negative dekadische Logarithmus des *p*-Wertes aufgetragen. Im vorliegenden Manhattan Plot zeigen drei unabhängige genomische Loci eine genomweit signifikante Assoziation ($P < 5 \times 10^{-8}$, blaue Linie). [H432-001/L231]

dass die klassischen symptombasierten Diagnosesysteme, die psychische Störungen kategorial trennen, in der Zukunft überdacht und ggf. überarbeitet werden müssen (vgl. ➤ Kap. 5.1.5). Darüber hinaus können mittels GWAS-Daten und bioinformatischer Analysen auch die an den Erkrankungen beteiligten Stoffwechselwege (Pathways) charakterisiert werden.

SNP-Arrays konnten auch für die genomweite Detektion von CNVs verwendet werden. Dabei werden die Array-Intensitätsdaten mit speziellen bioinformatischen Technologien analysiert. Die Ergebnisse bisheriger Studien deuten darauf hin, dass seltene CNVs bei bestimmten psychischen Erkrankungen, insbesondere bei den Autismus-Spektrum-Störungen und der Schizophrenie, eine Rolle spielen. Dabei wird geschätzt, dass etwa 7–9 % der Patienten mit einer Autismus-Spektrum-Störung und etwa 2–3 % der Patienten mit Schizophrenie eine seltene, krankheitsrelevante CNV tragen (Morris et al. 2022; Tammimies et al. 2015). Bei anderen psychischen Erkrankungen wie der bipolaren Störung scheint der Beitrag von CNVs geringer zu sein.

Mithilfe von Sequenzierungsmethoden kann der Beitrag seltener kleiner Sequenzvarianten untersucht werden. Neben der klassischen Sanger-Sequenzierung werden mittlerweile vermehrt Next-Generation-Sequenzierungsmethoden angewandt, die Analysen aller proteinkodierenden Gene (Exom-Analyse) bzw. des gesamten Erbguts (Gesamtgenom-Analyse) ermöglichen. Aufgrund der im Vergleich zu den Arrayanalysen noch höheren Kosten sind die analysierten Stichproben bei aktuellen Exom- und Genomanalysen kleiner als bei den GWAS-Metaanalysen der entsprechenden psychischen Erkrankungen. Die aktuell größte **Exom-Analyse** bei Schizophrenie analysierte aber immerhin die Daten von über 24.000 Patienten und 97.000 Kontrollen und konnte sehr seltene kodierende Varianten in 10 Genen identifizieren, die zur Entstehung der Schizophrenie beitragen (Singh et al. 2022). Bei anderen Erkrankungen wie der bipolaren Störung konnten bislang noch keine exomweit signifikanten seltenen Sequenzvarianten identifiziert werden. Mit sinkenden Sequenzierkosten und steigenden Stichprobengrößen ist jedoch zu erwarten, dass entsprechende Befunde in den kommenden Jahren bei allen multifaktoriellen psychischen Erkrankungen erhoben werden. Dies ist insbesondere deshalb wichtig, weil bei der Suche nach seltenen Varianten primär diejenigen mit einer Krankheit in Zusammenhang gebracht werden können, die eine größere Effektstärke haben. Das bedeutet, dass sie die beteiligten Risikogene meist direkt implizieren und typischerweise zu größeren biologischen Konsequenzen führen, sodass sie für funktionelle Folgeanalysen besonders geeignet sind.

Im Folgenden werden beispielhaft die Ergebnisse genetischer Studien bei Depression und Anorexia nervosa dargestellt, da diese beiden Krankheitsbilder häufig und für das Fachgebiet der Psychosomatik sehr relevant sind.

5.1.3 Genetik der Depression

Auf Grundlage zahlreicher Studien ist bekannt, dass die Depression (➤ Kap. 66) familiär gehäuft auftritt. Erstgradig verwandte Angehörige von Patienten mit Major Depression haben ein etwa 2- bis 3-fach erhöhtes Erkrankungsrisiko (z. B. Sullivan et al. 2000). Im Rahmen von Zwillingsstudien konnte gezeigt werden, dass genetische Faktoren erheblich zur Entstehung der Major Depression beitragen, die geschätzte Erblichkeit lag bei etwa 37 % (Sullivan et al. 2000). Da sich aus diesen Befunden jedoch nicht ableiten lässt, welche spezifischen Gene oder molekularen Mechanismen an der Krankheitsentstehung beteiligt sind, wurden zur weiteren Abklärung molekulargenetische Untersuchungen durchgeführt.

Die ersten zuverlässigen Erkenntnisse wurden durch große GWAS-Metaanalysen von internationalen Forschungskonsortien (z. B. Psychiatric Genomics Consortium) erzielt, welche die genetischen Daten von mehreren hunderttausend Personen umfassten. Eine große GWAS-Metaanalyse bei Depression von Levey et al. (2021) untersuchte die genetischen Daten von über 366.000 Patienten und 847.000 Kontrollpersonen und identifizierte 233 unabhängige genomweit signifikante Varianten in 183 genomischen Loci. Mittels innovativer bioinformatischer Analysen der GWAS-Daten konnte gezeigt werden, dass häufige genetische Varianten etwa 9–11 % der Erkrankungswahrscheinlichkeit der Depression erklären (SNP-basierte Heritabilität, Howard et al. 2019; Levey et al. 2021). Die an den assoziierten Loci gelegenen Gene implizierten bestimmte Stoffwechselwege, u. a. die

Entwicklung des Nervensystems sowie die synaptische Funktion und Struktur (Howard et al. 2019, Levey et al. 2021). Darüber hinaus zeigte die Depression umfangreiche genetische Zusammenhänge mit anderen Erkrankungen und Phänotypen. Hervorzuheben sind hier u. a. positive genetische Korrelationen mit z. B. den Autismus-Spektrum-Störungen, der Aufmerksamkeitsdefizit-Hyperaktivitätsstörung, der bipolaren Störung und der Schizophrenie sowie mit Persönlichkeitsmerkmalen (z. B. Neurotizismus) und negative Zusammenhänge mit subjektivem Wohlbefinden (Levey et al. 2021).

In den GWAS wurden neben Patienten mit einer klinisch diagnostizierten Major Depression auch Personen mit selbstberichteter Depression und Individuen aus großen populationsbasierten Studien eingeschlossen, um eine möglichst große Stichprobenzahl zu erreichen (Forstner et al. 2020). Bioinformatische Analysen haben gezeigt, dass die unterschiedlichen Krankheitsdefinitionen große genetische Überlappungen aufweisen (z. B. Howard et al. 2019). Andere Studien haben jedoch darauf hingewiesen, dass der Einschluss von Patienten auf Basis einer „minimalen Phänotypisierung" (d. h. Verwendung von Informationen aus Krankenhausregistern oder Selbstberichten der Betroffenen über Symptome oder Diagnosen) zur Identifizierung von Varianten und Loci führen könnte, die nicht für die Depression spezifisch sind, sondern auch mit anderen Phänotypen im Zusammenhang stehen (Cai et al. 2020). Dieses sollte bei der Interpretation der obigen genetischen Befunde berücksichtigt werden.

Auf der Ebene seltener genetischer Varianten zeigte eine große Studie von Kendall et al. (2019), dass drei CNVs mit selbstberichteter Depression assoziiert waren (1q21.1-Duplikation, Duplikation in der für das Prader-Willi-Syndrom kritischen Region auf Chromosom 15q und 16p11.2-Duplikation). In einer anderen Studie konnten Zhang et al. (2019) nachweisen, dass bei Patienten mit Major Depression eine Häufung von seltenen kurzen Deletionen (< 100 Kilobasen) vorlag. Bezüglich der Rolle kleiner Sequenzvarianten zeigte eine große Exomsequenzierungsstudie bei über 320.000 Personen der UK Biobank (Tian et al. 2021) eine exomweit signifikante Assoziation von möglicherweise funktionell relevanten Missense-Varianten im *SLC2A1*-Gen mit Depression. Interessanterweise kodiert das *SLC2A1*-Gen für einen wichtigen Glukosetransporter in der Blut-Hirn-Schranke (GLUT1). Zudem wurden heterozygote Mutationen im *SLC2A1*-Gen als ursächlich für das GLUT1-Defizienzsyndrom 1 beschrieben, das u. a. durch Entwicklungsverzögerung, Krampfanfälle und Bewegungsstörungen gekennzeichnet ist (Brockmann 2009).

5.1.4 Genetik der Anorexia nervosa

Die Erforschung der genetischen Grundlagen der Anorexia nervosa (AN) hat ebenfalls in den letzten Jahren bedeutsame Fortschritte gemacht und Zusammenhänge mit anderen psychischen Störungen wie auch mit somatisch-metabolischen Krankheitsbildern zutage gebracht. Die genetischen Querverbindungen stellen klinisch beobachtete Ähnlichkeiten auf eine neue Grundlage und ermöglichen ein zukunftsweisendes psychosomatisches Verständnis der Erkrankung.

Das Risiko, am Vollbild einer AN zu erkranken, ist für erstgradig verwandte weibliche Angehörige von Patienten etwa 11-fach erhöht und beträgt ca. 3,4 % (Strober et al. 2000). Die familiäre Häufung der Erkrankung belegt die Bedeutung der genetischen Veranlagung. 90 % der Betroffenen sind weiblich. Die Heritabilität der AN wird ausgehend von Zwillingsstudien zwischen 48 % und 74 % eingeschätzt. Bei Erfüllung sämtlicher diagnostischer Kriterien liegt die Heritabilität sogar noch höher (Yilmaz et al. 2015). Genauerer Aufschluss über die zugrunde liegenden genetischen Faktoren konnte in den letzten Jahren erst im Rahmen von GWAS gewonnen werden. Die bisherigen Befunde verdeutlichen, dass die genetische Vulnerabilität für AN auf einer Vielzahl von genetischen Veränderungen beruht, also polygen bedingt ist. In diesem Kontext ist es sinnvoll, sich die besonderen Herausforderungen bei der genetischen Aufklärung der AN im Vergleich mit der zuvor beschriebenen Depression vor Augen zu führen. GWAS benötigen eine sehr große Fallzahl, um mit der notwendigen statistischen Aussagekraft valide Ergebnisse erzielen zu können. Während die Lebenszeitprävalenz bei der Depression zwischen 11 und 15 % liegt, so beträgt sie bei der AN nur 0,3–0,9 %. Die o. g. GWAS zu Depression von Levey et al. (2021) beruht auf Fallzahlen von über 366.000 Betroffenen und 847.000 Kontrollen. Die bislang größte GWAS zur AN inkludierte dagegen Datensätze von 16.992 Erkrankten und 55.525 Kontrollen (Watson et al. 2019). Für die AN konnte erstmals 2017 ein genomweit signifikanter Locus in einer GWAS nachgewiesen werden, interessanterweise ein bereits mit Diabetes mellitus Typ 1 und Autoimmunerkrankungen assoziiert berichteter Genort (Duncan et al. 2017). Die oben erwähnte bislang größte GWAS bei AN identifizierte acht genomweit signifikante Loci (Watson et al. 2019), die u. a. die pathophysiologisch interessanten Gene *FOXP1* (Forkhead box protein P1) und *PTBP2* (Polypyrimidine tract binding protein 2) enthielten.

- *FOXP1* kodiert für einen Transkriptionsfaktor, d. h. für ein Protein, das die Transkription der DNA reguliert. Das FOXP1-Protein ist bei der Entwicklung verschiedener Organsysteme wie Herz, Gehirn und Lunge beteiligt. Interessanterweise können seltene Mutationen im *FOXP1*-Gen zum FOXP1-Syndrom führen, das mit einem breiten Spektrum psychischer Symptome von Entwicklungsverzögerung und geistiger Behinderung bis hin zu Autismus-Spektrum-Störungen in Verbindung gebracht wird (Lozano et al. 2021).
- *PTBP2* kodiert für ein RNA-bindendes Protein, das bei Spleißprozessen beteiligt ist und eine wichtige Rolle bei der neuronalen Differenzierung und Reifung spielt (Pina et al. 2022). Interessanterweise wurde der *PTBP2*-Locus auch in einer GWAS zur Körperfettverteilung identifiziert (Pulit et al. 2019; Zheng et al. 2022).

Die Schätzungen der auf SNPs basierenden genetischen Korrelationen zwischen AN und psychischen Erkrankungen sowie anderen Persönlichkeits-, Bio- oder Verhaltensmarkern ergaben signifikante positive Zusammenhänge mit Zwangsstörungen, Major Depression und Angstzuständen sowie mit körperlicher Aktivität und Bildungserfolg. Negative Zusammenhänge zeigten sich zwischen AN und Körperform bzw. -gewicht sowie damit assoziierten Biomarkern/Erkrankungen, insbesondere BMI, Körperfettanteil, Taille-Hüft-Verhältnis, Hüftumfang, Leptin, Nüchtern-Insulin und Diabetes mellitus Typ 2 (Watson et al. 2019).

Einen komplementären Ansatz zur GWAS stellt die **phänomweite Assoziationsanalyse (PheWAS)** dar, bei der die Assoziation zwischen (bekannten) DNA-Varianten oder Genen über eine große Anzahl verschiedener biologischer und klinischer Phänotypen hinweg getestet wird (Denny et al. 2010). Ausgehend von den Daten der bislang größten GWAS zur AN konnten Johnson et al. (2023) unter Verwendung innovativer bioinformatischer Programme und unabhängiger Genexpressionsdatensätze 53 mit der Erkrankung zusammenhängende Gene identifizieren, die u. a. mit der Schlafdauer sowie der Körperfettverteilung in Verbindung stehen. Im Rahmen einer PheWAS bei einer klinischen Kohorte ohne AN-Vorgeschichte zeigten sich Assoziationen der Gene mit Autoimmun-, Stoffwechsel- und gastrointestinalen Erkrankungen wie der Zöliakie (Johnson et al. 2023).

Die bislang bei AN durchgeführten CNV-Studien haben keine starken Hinweise darauf ergeben, dass seltene CNVs mit großen Effektstärken zur Krankheitsentstehung beitragen (Bulik et al. 2022). Auch auf der Ebene seltener Sequenzvarianten ließen sich bislang keine genomweit signifikanten Befunde identifizieren (Bulik et al. 2022). Dabei ist jedoch zu beachten, dass in den bisherigen Studien nur begrenzte Stichproben untersucht wurden und möglicherweise viel größere Stichproben analysiert werden müssen, um den Beitrag von CNVs mit moderaten Effektstärken sowie seltenen Sequenzvarianten zur Entstehung der AN systematisch zu charakterisieren (Bulik et al. 2022).

RESÜMEE

Zusammenfassend verdeutlichen die bisherigen genetischen Befunde, dass ein tiefergehendes Verständnis der genetischen Assoziationen bei Anorexia nervosa mit spezifischen Symptomen und Krankheitszuständen Einblicke in die zugrunde liegenden biopsychosozialen Mechanismen gewähren und die Entwicklung neuer therapeutischer Ziele und klinischer Interventionen fördern kann.
Eine Neukonzeptualisierung der Anorexia nervosa als metabolisch-psychische Erkrankung wird seit der GWAS von 2019 vermehrt diskutiert und verdeutlicht den zunehmend größeren Einfluss der Genetik auf die Diagnoseklassifikation und die klinische Versorgung.

5.1.5 Bedeutung der genetischen Erkenntnisse für die klinische Praxis

Die im Rahmen der molekulargenetischen Studien identifizierten Gene und Mechanismen stellen wichtige Zielstrukturen dar, die sich für die Anwendung neuer therapeutischer Ansätze (z. B. die Entwicklung von neuen Medikamenten) eignen.

Zudem können die Erkenntnisse der genetischen Studien auch für eine Patientenstratifizierung verwendet werden. Dies umfasst die Identifikation von Patienten, die bestimmte, seltene CNVs oder funktionell relevante Sequenzvarianten tragen oder Veränderungen in bestimmten Stoffwechselwegen aufweisen, was personalisierte Therapieansätze für die entsprechenden ätiologischen Subgruppen ermöglichen könnte. Andererseits könnten die genetischen Befunde auch für eine Verbesserung der Vorhersage des individuellen Krankheitsrisikos oder -verlaufs verwendet werden. Besonders vielversprechend ist hier die Anwendung von sog. **polygenen Scores,** die unter Verwendung von individuellen Genotyp- und unabhängigen GWAS-Daten eine individuelle Abschätzung des genetischen Erkrankungsrisikos ermöglichen (z. B. Andlauer und Nöthen 2020). Derzeit haben polygene Scores eine zu geringe Varianzaufklärung, um als prädiktive oder diagnostische Tests in der Psychosomatik eingesetzt werden zu können (Budde et al. 2017). Es ist jedoch wahrscheinlich, dass der prädiktive Wert der polygenen Scores durch die Berücksichtigung zusätzlicher häufiger und seltener Varianten erhöht wird (Forstner et al. 2020), sodass sich zukünftig, insbesondere in Kombination mit weiteren Datenebenen (z. B. klinische Daten, Bildgebungsdaten des Gehirns), klinische Anwendungsfelder ergeben könnten.

Pharmakogenetische Studien, die den Einfluss genetischer Faktoren auf die Wirkung von Medikamenten untersuchen, könnten ebenfalls zunehmend eine Relevanz für die klinische Praxis in der Psychosomatik haben. Bisherige Studien bei psychischen Erkrankungen deuten darauf hin, dass genetische Faktoren auch das *individuelle Therapieansprechen auf bestimmte Medikamente* beeinflussen können. Bei Depression konnten u. a. bereits zahlreiche Kandidatengene mit dem Ansprechen auf selektive Serotoninwiederaufnahmehemmer in Verbindung gebracht werden (z. B. Biernacka et al. 2015; Srivastava et al. 2019). Darüber hinaus gibt es Hinweise, dass genetische Faktoren auch den *Erfolg einer Psychotherapie* beeinflussen könnten (z. B. Goldwaser und Miller 2020). Zukünftige pharmako- und „psychotherapiegenetische" Studien könnten daher wichtige Erkenntnisse für personalisierte Therapieentscheidungen liefern.

Die Anwendung von genetischen Tests bei psychischen Erkrankungen wird auf wissenschaftlicher Ebene intensiv diskutiert. Für detaillierte Informationen und Empfehlungen verweisen wir an dieser Stelle auf aktuelle Stellungnahmen internationaler Fachgesellschaften (z. B. International Society of Psychiatric Genetics, https://ispg.net/genetic-testing-statement/).

Darüber hinaus konnte im Rahmen der bisherigen molekulargenetischen Analysen gezeigt werden, dass zahlreiche psychische Erkrankungen auf genetischer Ebene Überlappungen zeigen (➤ Kap. 5.1.2).

RESÜMEE

Diese und andere Befunde deuten darauf hin, dass psychische Erkrankungen in der Zukunft weniger mit kategorialen Diagnosen, sondern eher mit dimensionalen Ansätzen eingeordnet werden sollten (Nöthen et al. 2019; Owen 2014).

In die gleiche Richtung zielt auch die RDoC[1]-Initiative des US-amerikanischen National Institute of Mental Health, welche die Pathophysiologie von Krankheiten als maßgebliche Grundlage für neue Forschungs-, Diagnose- und Therapieansätze herausstellt und damit Ausgangspunkt für zukünftige Klassifizierungssysteme sein könnte (Insel et al. 2010; Nöthen et al. 2019).

5.1.6 Ausblick

In den letzten Jahren ist es mit molekulargenetischen Studien zunehmend gelungen, die psychischen Erkrankungen zugrunde liegenden Mechanismen und biologischen Netzwerke systematisch zu charakte-

[1] RDoC= Research Domain Criteria

risieren. Die bisherigen Studien haben gezeigt, dass bei nahezu allen psychischen Erkrankungen eine Vielzahl an genetischen Faktoren bei der Krankheitsentstehung beteiligt ist. Durch die Analyse größerer Datensätze mit neuesten molekulargenetischen und biostatistischen Methoden ist auch zukünftig zu erwarten, dass genetische Studien tiefergehende Einblicke in die molekularen Grundlagen psychischer Erkrankungen erbringen.

Bei der Vergrößerung der Datensätze werden **innovative Rekrutierungsmethoden,** z. B. der Einschluss von Studienteilnehmern über das Internet mittels Onlinefragebögen (Davies et al. 2019), zunehmend an Bedeutung gewinnen. Neueste digitale Technologien wie Smartphones oder Smartwatches können eingesetzt werden, um Krankheitsverläufe sowie individuelle Umgebungsparameter (z. B. soziale Kontakte, Geolokalisation) detailliert zu erfassen (Reichert et al. 2021). Unter Verwendung dieser Daten wird es zukünftig möglich sein, die genetischen Faktoren von Krankheitsverläufen sowie Gen-Umwelt-Interaktionen systematisch zu untersuchen.

Die bisherigen genetischen Studien bei psychischen Erkrankungen, insbesondere die großen GWAS-Metaanalysen, wurden vorwiegend bei Personen mit europäischer Herkunft durchgeführt (z. B. Peterson et al. 2019). Zukünftige Studien sollten daher vermehrt auch Datensätze von Personen mit nichteuropäischer Herkunft einschließen, um u. a. die **Generalisierbarkeit** der bisher erhobenen Ergebnisse untersuchen zu können (Forstner et al. 2020, Sullivan et al. 2018).

Neben der Erforschung der Erkrankungsursachen ist es ebenfalls wichtig, die **genetischen Grundlagen von Resilienz,** d. h. der Fähigkeit, sich an Belastungen anzupassen und dabei eine gesunde körperliche und geistige Verfassung aufrechtzuerhalten (Maul et al. 2020), zu untersuchen. Bisherige Studien legen nahe, dass auch die Resilienz gegenüber psychischen Erkrankungen eine genetische Komponente hat (Maul et al. 2020). Weitere Studien werden jedoch benötigt, um protektive genetische Faktoren sowie deren Bedeutung für die klinische Praxis systematisch zu identifizieren.

Der Schwerpunkt des vorliegenden Kapitels liegt auf den genetischen Grundlagen von psychischen Störungen. Neben der Untersuchung der DNA sind aber auch Analysen weiterer biologischer Ebenen, z. B. der **Epigenetik** (➤ Kap. 5.2) oder der **Genexpression,** wichtig, um Einblicke in die Pathophysiologie der Erkrankungen zu gewinnen und mögliche Biomarker zu identifizieren. Zudem können epigenetische und Expressionsdaten auch mit genetischen Befunden kombiniert werden, um beispielsweise krankheitsrelevante Gene in den im Rahmen der GWAS gefundenen Regionen zu identifizieren. Darüber hinaus können funktionelle Studien (z. B. Analysen von induzierten pluripotenten Stammzellen) sowie integrative Analysen der genetischen Daten mit weiteren Datenebenen (z. B. Bildgebungsdaten des Gehirns) zu einem besseren Verständnis beitragen, über welche Mechanismen und Strukturen die genetischen Varianten das individuelle Erkrankungsrisiko, Therapiemöglichkeiten und die Prognose beeinflussen.

LITERATURAUSWAHL

Andlauer TFM, Nöthen MM. Polygenic scores for psychiatric disease: From research tool to clinical application. Medizinische Genetik 2020; 32(1): 39–45.

Brainstorm Consortium; Anttila V, Bulik-Sullivan B, Finucane HK, et al. Analysis of shared heritability in common disorders of the brain. Science 2018; 360(6395): eaap8757.

Goldwaser EL, Miller CWT. The genetic and neural circuitry predictors of benefit from manualized or open-ended psychotherapy. Am J Psychother 2020; 73(3): 72–84.

Levey DF, Stein MB, Wendt FR, et al. Bi-ancestral depression GWAS in the Million Veteran Program and meta-analysis in > 1.2 million individuals highlight new therapeutic directions. Nat Neurosci 2021; 24(7): 954–963.

Maul S, Giegling I, Fabbri C, et al. Genetics of resilience: Implications from genome-wide association studies and candidate genes of the stress response system in posttraumatic stress disorder and depression. Am J Med Genet B Neuropsychiatr Genet 2020; 183(2): 77–94.

Nöthen MM, Degenhardt F, Forstner AJ. Durchbrüche im Verständnis der molekularen Ursachen psychiatrischer Störungen. Nervenarzt 2019; 90(2): 99–106.

Purves KL, Coleman JRI, Meier SM, et al. A major role for common genetic variation in anxiety disorders. Mol Psychiatry 2020; 25(12): 3292–3303.

Singh T, Poterba T, Curtis D, et al. Rare coding variants in ten genes confer substantial risk for schizophrenia. Nature 2022; 604(7906): 509–516.

Sullivan PF, Daly MJ, O'Donovan M. Genetic architectures of psychiatric disorders: The emerging picture and its implications. Nat Rev Genet 2012; 13(8): 537–551.

Watson HJ, Yilmaz Z, Thornton LM, et al. Genome-wide association study identifies eight risk loci and implicates metabo-psychiatric origins for anorexia nervosa. Nat Genet 2019; 51(8): 1207–1214.

5

5.2 Epigenetik: Neues zur Anlage-Umwelt-Diskussion

Klaus Zerres[2]

In der Psychosomatischen Medizin wird davon ausgegangen, dass Umwelt und Mensch sich gegenseitig beeinflussen. Als Basis solcher Wechselwirkungen werden i. d. R. Mechanismen postuliert, die zwar zeitlich begrenzt sind und insbesondere nach dem Sistieren einer äußeren Einwirkung zum Erliegen kommen, jedoch nachhaltige Krankheitszustände verursachen können. Im vorliegenden Beitrag werden ausgewählte Erkenntnisse der Epigenetik zusammengefasst, die einen molekularen Erklärungsansatz für diese prinzipiell reversible Wechselwirkung liefern. Epigenetische Veränderungen können als eine Art Speichermedium zwischengeschaltet werden, über das Einflussfaktoren über längere Zeit wirksam sind und u. U. sogar an nachfolgende Generationen weitergegeben werden können. In den nachfolgenden Ausführungen soll zwischen intergenerational und transgenerational wirkenden Einflüssen unterschieden werden: Bei **intergenerationalen Einflüssen** kann ein Schadstoff oder Stressfaktor z. B. in der Schwangerschaft zu einer Einwirkung auf den Feten und seine Gonaden führen und könnte so eine direkte Wirkung auf zwei nachfolgende Generationen (F1 und F2) ausüben, während bei Exposition eines männlichen Tieres nur dessen Gameten und damit die F1-Generation direkt betroffen sein können. **Transgenerationale Einflüsse** dagegen sind auf Veränderungen der Keimzellen zurückzuführen und könnten damit auch weitere Generationen betreffen.

[2] Ich danke Bernhard Horsthemke für die kritischen, aber sehr erhellenden Hinweise. Die Diskussion mit ihm hat wahrscheinlich auch mein Epigenom nachhaltig verändert.

In den vergangenen Jahrzehnten ist unser Wissen über das menschliche Genom dramatisch angewachsen. Mit seiner im Jahr 2002 postulierten vollständigen Entschlüsselung schien der Siegeszug der Genetik unaufhaltsam festzustehen. Es zeigte sich jedoch schon sehr schnell, dass unser Wissen nur rudimentär war. Die Zahl der Gene war nicht bekannt. Entgegen der Erwartung war sie kleiner als vermutet. Wir gehen heute davon aus, dass der Mensch lediglich etwas mehr als 20.000 Gene besitzt. Bedenkt man, dass weit niedere Organismen wesentlich mehr Gene besitzen können, wird deutlich, dass es Mechanismen geben muss, die den Menschen auch mit einer eher kleineren Anzahl von Genen zu einem hochdifferenzierten Wesen werden lassen. Grund für diese scheinbare Diskrepanz sind neben anderen vor allem zwei Mechanismen:

1. Ein Gen enthält den Bauplan eines Proteins, das jedoch unterschiedlich zusammengesetzt sein kann und beim Menschen mehrere Funktionen besitzt. Wesentliche Bedeutung hat hierbei das sog. **alternative Spleißen.** Komplexe, aus mehreren Proteinen zusammengesetzte Substanzen ermöglichen weiterhin vielfältige neue Funktionen. Vor allem diese Mechanismen erklären die Unterschiede zwischen Mensch und Fadenwurm, der weniger als 1.000 Zellen, aber eine dem Menschen vergleichbare Anzahl von Genen besitzt.
2. Die Gene sind in verschiedenen Entwicklungsphasen bzw. Geweben sehr unterschiedlich aktiv. Es wird bereits in einer sehr frühen Phase ein sehr komplexes Programm, präziser: ein sich selbst organisierendes System einer differenzierten Genaktivität realisiert. **Genregulation** ist hierfür der zentrale Mechanismus.

5

5.2.1 Genregulation als Schlüssel für das Verständnis differenzierter Entwicklung

Ein komplexes System der Genregulation ist die Voraussetzung für die Entwicklung jedes Lebewesens aus einer einzelnen Zelle. Sie trägt das Potenzial für die Entwicklung eines ganzen Menschen, der schließlich über mehr als 200 verschiedene Gewebetypen mit gänzlich unterschiedlichen Funktionen verfügt.

Regulationsmechanismen sorgen dafür, dass jede Zelle über ein sehr differenziertes Genaktivierungsmuster verfügen kann. In einem einzigen Zelltyp ist wahrscheinlich jeweils nur ca. ein Drittel der Gene aktiv. Ein Eiweiß, das nur in der Leber gebraucht wird, hätte in anderen Organen keine sinnvolle Funktion. Jeder Organismus muss mithin über Mechanismen verfügen, die dafür verantwortlich sind, dass in den jeweiligen Geweben nur diejenigen Proteine gebildet werden, die dort auch gebraucht werden. Von besonderer Bedeutung ist, dass Gene nicht nur in bestimmten Geweben des Körpers selektiv reguliert bzw. an- oder abgeschaltet werden können, sondern dass diese Aktivitätsmuster auch durch äußere Einflüsse prinzipiell beeinflussbar sind.

Unter den vielen bisher bekannten epigenetischen Mechanismen der Regulation der Genaktivität bzw. der Wirkung der RNA sind vor allem drei hervorzuheben:

- **DNA-Methylierung:** Das Anbringen von Methylgruppen (CH_3) an bestimmten Stellen der DNA, vor allem den sog. Promotoren, bewirkt eine Blockade der Eiweißbildung. Das betreffende Gen kann vollständig ausgeschaltet werden: Methylierung schaltet aus.
- **Histonmodifikation:** Die DNA formiert sich an bestimmten Stellen um die sog. Histone. Die Anbringung sog. Acetylgruppen (CH_3CO) an den Histonen bewirkt ein Einschalten der Proteinbildung: Acetylierung schaltet ein.
- **RNA-Interferenz:** Kleine, kurze RNA-Bestandteile (sog. Mikro-RNA, mRNAs) können über einen speziellen Mechanismus die Aktivität eines Gens beeinflussen bzw. die Wirkung eines Gens funktionell gänzlich ausschalten. mRNAs gehören streng genommen nicht zur molekularen Epigenetik per se. Von besonderer Bedeutung ist, dass mRNAs in den Spermien an Nachkommen weitergegeben werden können.

Molekularbiologisch gesehen beruht die Genregulation in erster Linie auf der Wechselwirkung zwischen *cis*-wirkenden DNA-Sequenzelementen wie Promotoren und Enhancer und den *trans*-wirkenden Transkriptionsfaktoren, die an diese Elemente binden. Chromatinmodifizierende Enzyme sind Partner der Transkriptionsfaktoren und haben eine sekundäre Bedeutung. Nachfolgend sollen jedoch die drei o. g. Mechanismen hervorgehoben werden.

5.2.2 Epigenetik

Die Epigenetik befasst sich nach einer sehr allgemeinen Definition mit Faktoren, welche die Genaktivität beeinflussen. Nach der von Bird (2007) vorgeschlagenen Definition beschreibt Epigenetik *„die strukturelle Anpassung chromosomaler Regionen, um veränderte Zustände der Aktivierung zu kodieren, zu signalisieren oder zu konservieren."* In diesem Beitrag soll der Begriff in der weitverbreiteten Definition enger gefasst werden, wonach insbesondere die Weitergabe von Eigenschaften an Nachkommen betrachtet werden, die nicht auf Abweichungen in der DNA-Sequenz zurückgehen, sondern auf eine vererbbare Änderung der Genregulation und Genexpression. Die Epigenetik scheint damit an einem Dogma der Evolution zu rütteln, das davon ausgeht, dass die Weitergabe von „Erbinformationen" ausschließlich durch Gene erfolgt. Der Biologe Conrad Hal Waddington hat 1942 den Begriff Epigenetik geprägt. Finden sich vor dem Jahr 2000 in der medizinischen Datenbank PubMed nur wenige wissenschaftliche Arbeiten unter dem Stichwort „epigenetics", ist deren Zahl in der Folgezeit kontinuierlich massiv angestiegen, derzeit erscheinen jährlich ca. 1.500 Arbeiten mit diesem Stichwort. Die größte Beachtung findet sie bis heute zweifelsfrei in der onkologischen Forschung. Auf somatischer Ebene sind epigenetische Mechanismen in der Tumorentstehung, die nicht Gegenstand dieses Beitrags sein soll, intensiv untersucht worden.

Die Erforschung epigenetischer Mechanismen als „zweiter Code" wurde in der Laienpresse als revolutionäre Wissenschaft gefeiert. Die anfänglich geradezu euphorisch aufgenommenen Ergebnisse der „neuen" Disziplin schienen eine Fülle von Erklärungsmöglichkeiten lange bekannter Phänomene wie Folgen einer Traumatisierung in Folgegenerationen, Konsequenzen von Drogeneinnahmen, aber auch der Entstehung psychischer Krankheiten zu liefern. Inzwischen ist diese Euphorie in Anbetracht der Komplexität der molekularen Grundlagen verhaltender geworden. Deichmann (2020) und Horsthemke (2022) legen beispielhaft ausführliche kritische Bewertungen vor. Zentraler Einwand ist, dass Veränderungen in den Chromatinmodifikationen eher Veränderungen der Genexpression widerspiegeln, als dass sie diese verursachen.

Epigenetik ist im Tier- und Pflanzenreich seit Langem gut bekannt. Bekanntes Beispiel ist die Entwicklung zur Bienenkönigin. Nachdem im Bienenstaat alle Bienenlarven mit dem gleichen Genom ausgestattet sind, lässt erst die Verfütterung des Gelée royale eine Biene zur Königin werden. Die Methylierung der Genaktivität bestimmter Gene des Leinkrauts erklärt dessen unterschiedliche Blütenformen.

Auch wenn mehr als 200 Jahre nach dem Geburtstag von Charles Darwin an der grundsätzlichen Bedeutung seiner Theorie keine ernst zu nehmenden Zweifel bestehen, bedarf sie aus heutiger Sicht jedoch einer ergänzenden Interpretation. Die Evolutionstheorie basiert darauf, dass es aufgrund von Mutationen zu einer Veränderung der genetischen Ausstattung kommt, die den jeweiligen Lebewesen einen Selektionsvorteil verschafft. Zentraler Mechanismus sind Genmutationen. Diese weitgehend stochastisch ablaufenden Prozesse sind naturgemäß sehr träge, und es bleibt die Frage, ob derart „langsame" Mechanismen ausreichend sind, das Leben in einer sich schnell verändernden Umwelt effizient sicherzustellen und ob die Epigenetik gewissermaßen als Vermittler zwischen Anlage und Umwelt hier einen ergänzenden Mechanismus darstellt.

5.2.3 Genomische Prägung (Imprinting) – Transgenerationseffekte

Imprinting bewirkt in Abhängigkeit von der elterlichen Herkunft der Gene in der frühen Embryonalentwicklung deren unterschiedliche Aktivität. Wenige Gene sind nur aktiv, wenn sie von der Mutter, andere nur, wenn sie vom Vater geerbt wurden. Der zentrale biochemische Mechanismus des Imprinting ist vermutlich die Methylierung der DNA. Unser Wissen über Imprintingmechanismen rührt wesentlich von seltenen Krankheitsbildern, deren Phänotyp von der elterlichen Herkunft der jeweiligen Mutation abhängig ist. Beispiele sind das *Prader-Willi-Syndrom* (mentale Retardierung, Hypogonadismus, Kleinwuchs, Adipositas), das u. a. aus einem Stückverlust des väterlichen Abschnitts des kurzen Arms von Chromosom 15 resultiert, während das *Angelman-Syndrom* (mentale Retardierung, Mikrozephalie, Ataxie, unmotivierte Lachanfälle) Folge eines mütterlichen Stückverlusts der gleichen chromosomalen Region sein kann. Es gibt zahlreiche weitere Beispiele dafür, dass die elterliche Herkunft einer genetischen Veränderung für das klinische Bild verantwortlich ist. Diese Phänomene wurden auf molekularer Ebene intensiv beforscht. Es wurde lange spekuliert, welchen Sinn derartige geschlechtsspezifische Regulationsmechanismen haben könnten. Vor allem die Interpretation der molekularen Mechanismen von Wachstumsstörungen, bei denen Imprintingmechanismen von Bedeutung sind, lieferten die Basis für die 1991 von Moore und Craig formulierte „Konflikthypothese". Sie basiert auf der Annahme, dass bezüglich des embryonalen Wachstums unterschiedliche elterliche Interessen bestehen: Väterlich exprimierte Gene tendieren dazu, das Wachstum des Embryos ohne Rücksicht auf die mütterlichen Ressourcen zu steigern. Mütterlich exprimierte Gene wirken dem entgegen und reduzieren das Embryowachstum soweit, dass auch weitere Schwangerschaften (evtl. mit anderen Vätern) möglich sind. Inwieweit diese Theorie Bestand haben wird, bleibt abzuwarten. Wir gehen heute davon aus, dass vielleicht bis zu 100 Gene einem genomischen Imprinting unterliegen. Geschlechtsunterschiede müssen heute auch unter dem Aspekt der geschlechtsspezifischen Regulation von Genen betrachtet werden. In den frühen Phasen der Embryonalentwicklung kommt es bei der Maus bis zum Blastozystenstadium zu einer fast vollständigen Demethylierung des Genoms, die in Abhängigkeit von der elterlichen Herkunft unterschiedlich schnell abläuft. Es kann danach von Neuem eine (geschlechtsspezifische) Methylierung einsetzen. **Methylierung** und **Demethylierung** befinden sich in einem komplexen dynamischen Gleichgewicht, das prinzipiell sehr stabil ist. Die Analyse von Methylierungsmustern eineiiger Zwillinge zeigt jedoch mit zunehmendem Alter deutliche Unterschiede. Dieser Befund kann ein Schlüssel z. B. für das Verständnis diskordanter Merkmale eineiiger Zwillinge sein, er wirft aber auch die Frage auf, wie die beobachteten Unterschiede verursacht werden.

Wir müssen weiterhin annehmen, dass die Demethylierung des Genoms in der frühen Embryogenese nicht vollständig erfolgt. Hier könnte eine Erklärung für die vermeintliche Beobachtung sog. **Transgenerationseffekte** liegen, die mit klassischen Methoden nicht von der Vererbung von Genveränderungen unterschieden werden könnten. Der zweifelsfreie Nachweis von Transgenerationeneffekten wurde bisher beim Menschen jedoch nicht überzeugend erbracht, seine Existenz wird nach Ansicht von Kritikern sogar gänzlich infrage gestellt (Deichmann 2020). Der in diesem Zusammenhang in der Literatur gelegentlich gebrauchte Begriff „soft inheritance" soll den Unterschied zu Mechanismen der klassischen Mendelschen Genetik, die auf Veränderungen der DNA beruht, herausstellen.

5.2.4 Exkurs in die klassische Genetik: die Entstehung von Volkskrankheiten

Wir verdanken der rasanten Entschlüsselung des Genoms mit der Identifizierung einer Vielzahl von Genen ein zunehmendes Verständnis von physiologischen wie auch pathophysiologischen Vorgängen. Zentrale Beiträge hierzu haben die vergleichsweise seltenen Krankheiten geliefert, die Mendelschen Erbgängen folgen, die unser biologisches und medizinisches Grundlagenwissen dramatisch erweitert haben. Die häufigsten von ihnen haben eine Häufigkeit von < 1 : 1.000. Von 1.000 Menschen werden statistisch weniger als 20 im Laufe des Lebens eine monogen erbliche Krankheit entwickeln. Durch die Identifikation des verantwortlichen Gens und der nachfolgenden Erforschung seiner Funktion des betroffenen Proteins gelang für eine Reihe monogen erblicher Krankheiten die Entwicklung spezifischer Therapien. Die Humangenetik hat sich innerhalb weniger Jahre zu einer Schlüsselwissenschaft in der Medizin entwickelt.

Volkskrankheiten wie die koronare Herzkrankheit (KHK), Bluthochdruck, Demenz, Diabetes, Atopien, Schizophrenien und affektive Störungen sind die Herausforderung der Medizin und damit auch der sozialen Gesundheitssysteme. Die Entstehung von Volkskrankheiten wird nach gängiger Vorstellung damit erklärt, dass sie Folge eines Zusammenspiels von exogenen Einflussfaktoren und einer i. d. R.

ererbten genetischen Disposition sind. Die genetische Basis wiederum ist polygen, geht also auf eine Beteiligung vieler Gene zurück. Nach diesem Modell sind folglich viele Gene mit individuell kleinen Beiträgen involviert. Klassisches Beispiel ist die KHK. Exogene Einflussfaktoren wie Adipositas, Rauchen und Bewegungsmangel sind als Risikofaktoren gut bekannt. Weitere KHK-Risikofaktoren wie Diabetes und Hypertonie stellen gewissermaßen ein Bindeglied zwischen rein genetischen und exogenen Einflussfaktoren dar (➤ Kap. 81). Ergebnisse klassischer Methoden der Genetik wie Familien- und Zwillingsstudien liefern sehr plausible Belege für die Bedeutung genetischer Einflussfaktoren. Es ist gut belegt, dass erstgradig Verwandte (Kinder, Geschwister, Eltern) gegenüber der Normalbevölkerung erhöhte Erkrankungsrisiken für die klassischen Volkskrankheiten aufweisen. Die höchsten Risiken (Konkordanzraten) tragen eineiige Zwillingsgeschwister, welche die gleichen Erbanlagen tragen. Diese Beobachtungen führten dann auch zum Konzept der **Heritabilität,** die den genetisch bedingten Anteil der Varianz eines phänotypischen Merkmals beschreibt. Für alle genannten Krankheiten wurde eine Vielzahl von Risikogenen identifiziert.

5.2.5 „The case of the missing heritability"

Mit dieser Überschrift hat Brendan Maher im November 2008 in einem Editorial der Zeitschrift *Nature* die insgesamt enttäuschenden Ergebnisse von Assoziationsstudien thematisiert. Aktuelle genomweite Assoziationsstudien (GWAS) zur Identifizierung von Genen, die z. B. für die Entstehung von Diabetes oder für die Körpergröße verantwortlich sind, lieferten nicht die erwarteten Ergebnisse. Es zeigte sich, dass der Beitrag der identifizierten Gene an der Entstehung der Krankheiten bzw. Merkmale sehr klein und damit die Anzahl der beteiligten Gene sehr groß sein muss. Diese Ergebnisse waren eher ernüchternd und haben die in den letzten Jahren zunehmend aufkommende Skepsis an der tatsächlichen Bedeutung von Genveränderungen, die als Mutationen, zumindest aber als Varianten eines Gens dessen Wirksamkeit beeinflussen und für die jeweiligen Erkrankungen ursächlich von Bedeutung sind, erneut verstärkt. Als eine der zahlreichen denkbaren Ursachen für die „missing heritability" werden epigenetische Veränderungen der Genaktivität postuliert, die nicht auf eine Veränderung der DNA zurückgehen, sondern in den komplexen Steuerungsprozessen der Aktivitäten von Genen Bedeutung haben. Epigenetische Mechanismen können in Familien- und Zwillingsstudien von solchen, die auf Veränderungen der DNA selbst beruhen, nicht unterschieden werden. Mechanismen, welche die Aktivität von Genen beeinflussen und die an die nächste Generation weitergegeben werden können, bekommen für das Verständnis von der Entstehung von Volkskrankheiten daher besondere Bedeutung.

5.2.6 Genetischer Einfluss auf die DNA-Methylierung

Nachdem sich epigenetische Analysen in der Vergangenheit zunächst oft auf Kandidatengene konzentriert haben, verfügen wir heute über Analysemethoden, die z. B. auch epigenomweite Assoziationsstudien (EWAS) ermöglichen. Hierbei konnte gezeigt werden, dass der Methylierungsstatus signifikant mit speziellen Polymorphismen (SNPs) („single nucleotide polymorphisms") assoziiert ist.

Ein eindrucksvolles Beispiel konnten bereits Klengel et al. (2013) nachweisen. Die Autoren beschreiben eine Interaktion von Polymorphismen (SNPs) des *FKBP5*-Gens. Der Grad der Methylierung war bei Menschen mit kindlichem Trauma im peripheren Blut von den SNP-Allelen abhängig.

Es liegen viele Beispiele für den Zusammenhang von Genotyp und Vulnerabilität durch exogene Einflussfaktoren vor, die über epigenetische Mechanismen realisiert werden. So führt eine Hypomethylierung des MAOA-Gens, das am Abbau z. B. von Serotonin beteiligt ist, durch epigenetische Veränderungen zu einem höheren MAOA-Spiegel und daher zu verminderten Serotoninspiegeln, der dann z. B. Panikattacken befördern könnte. Die Hypomethylierung war umso ausgeprägter, je mehr negative Lebensereignisse durchgemacht wurden. Unterschiedliche Genotypen von MAOA führen dabei zu unterschiedlich ausgeprägten Methylierungszuständen. Weitergedacht lässt sich auf diesem Wege der Erfolg einer Psychotherapie „messen". Ferner bedeutet die Analyse von Genotyp und Methylierung, Erkrankungsrisiken zu definieren. Es eröffnet sich zudem die Perspektive einer gezielten pharmakologischen Beeinflussung des Methylierungsgrades (Ziegler und Domschke 2018).

In einer weiteren wegweisenden Studie untersuchten Teh et al. (2014) das Methylom von variabel methylierten Regionen (VMRs) bei 237 Neugeborenen aus Nabelschnurblut und den jeweiligen Einfluss von Genotyp (G) vs. pränatalem Einfluss (E) bei mütterlichen Einflussfaktoren wie BMI, Glukosetoleranz und Rauchen auf die Methylierung der variablen methylierten Regionen. Sie ermittelten, dass 75 % der VMRs durch eine Interaktion von Genotyp und Umwelteinfluss (G × E) erklärt werden kann, während 25 % durch die SNPs allein und zu 0 % durch die äußeren Einflüsse allein erklärt werden können. Die Studie zeigt wegweisend, dass die Analyse der Interaktion von Genotyp <u>und</u> Umwelteinflüssen (G × E) und ihre Interaktion mit dem menschlichen Epigenom hier zukünftig wichtige Erklärungsansätze liefern können. Zu ähnlichen Ergebnissen kommen in einer umfassenden Studie Czamara et al. (2019).

Vor vorschnellen Antworten sollte jedoch gewarnt werden, da die Aufklärung möglicher Einflussfaktoren von genetischer Variabilität, Epigenetik und exogenen Einflussfaktoren auf das Nervensystem äußerst komplex ist.

5.2.7 Beobachtungen epigenetischer Mechanismen bei Tieren

Bereits in den 1970er-Jahren wurden Hungerexperimente an trächtigen Ratten durchgeführt, welche die Bedeutung der Epigenetik belegen. Die Experimente zeigten, dass junge Ratten, deren Mütter in der Schwangerschaft mangelernährt waren, ebenfalls wieder unterernährt waren, und darüber hinaus, dass dies für die Nachfahren folgender Generationen Auswirkungen hatte.

In anderen Experimenten konnte gezeigt werden, dass Ratten, die über ein aktives (demethyliertes) Agouti-Gen verfügten, eine Art metabolisches Syndrom entwickelten und eine deutlich geringere

Lebenserwartung aufwiesen. Die Tiere sind an ihrer gelben Fellfarbe erkennbar. Aus den Ergebnissen der Untersuchungen des Agouti-Phänotyps wurden mehrere wichtige Erkenntnisse abgeleitet:

- Epigenetische Mechanismen steuern die Aktivität eines Gens, das für ein Krankheitsbild verantwortlich ist.
- Der Phänotyp war über mehrere Generationen „vererbbar".
- Die Verfütterung von Substanzen, die das Methylierungsmuster beeinflussen können (z. B. Folsäure), konnte den Methylierungsstatus verändern, also gewissermaßen umkehren und damit den Phänotyp beeinflussen.

Diese als eines der Paradebeispiele für den Beitrag der Epigenetik an der Entstehung von Krankheitszuständen, intergenerationaler Vererbung und therapeutischer Beeinflussung vielzitierte Studie wird durch weitergehende Experimente in Teilen relativiert. Bertozzi et al. (2021) halten die Zunahme der DNA-Methylierung für ein sekundäres Phänomen und nicht für die Ursache der Veränderungen. Auch hier wird eine weitergehende Klärung notwendig sein.

Die Gabe sog. **endokriner Disruptoren** (Vinclozolin) in der Schwangerschaft an trächtige Tiere führte zu Fertilitätsstörungen der Jungen, aber auch zu entsprechenden Veränderungen in den nächsten Generationen. Weiterhin wurde gezeigt, dass infolge der Vinclozolin-Gabe die Expression einer sehr großen Anzahl von Genen, u. a. auch solchen, die im ZNS Bedeutung haben (z. B. COMT, BDNF, DRD2), hirnarealspezifisch und geschlechtsspezifisch verändert war. Weiterhin konnte gezeigt werden, dass das „anxiety-like" Verhalten verändert war. Eine systematische Literaturanalyse epigenetischer Effekte nach Exposition männlicher Tiere durch endokrine Disruptoren bestätigt die Beobachtungen weitgehend und listet eine Vielzahl von Effekten auch in der F3-Generation auf (van Cauwenbergh et al. 2020).

Wichtige Erkenntnisse sind:

- der Nachweis geschlechtsspezifischer inter- und möglicherweise auch transgenerationaler Effekte und
- die Bedeutung epigenetischer Mechanismen für das Verhalten (Skinner et al. 2008).

Weaver et al. (2004) konnten in vielbeachteten Experimenten zur molekularen Aufklärung einer schon lange Zeit bekannten verhaltensbiologischen Beobachtung bei der Ratte beitragen. Man wusste seit Langem, dass das mütterliche Pflegeverhalten das spätere Verhalten der Jungtiere beeinflusst. Diejenigen Tiere, die ausgiebige Zuwendung (Licking und Grooming) in der Neugeborenenperiode erfahren hatten, wuchsen zu selbstbewussten Tieren auf, während die vernachlässigten Tiere ängstlich waren. Dieser Mechanismus korreliert mit epigenetischen Veränderungen des Glukokortikoidrezeptors. Die umsorgten Tiere zeigten einen geringeren Methylierungsstatus und damit eine verminderte Expression des Glukokortikoidrezeptors als die vernachlässigten Tiere, was wiederum zu erhöhten Glukokortikoidspiegeln führte. Es konnte gezeigt werden, dass das Methylierungsmuster durch spätere intensive Zuwendung veränderbar, also durch Verhalten prinzipiell beeinflussbar war. Ebenso gibt es Hinweise für eine Änderung des Methylierungsstatus durch die Gabe chemischer Substanzen.

Die Bedeutung der mütterlichen Zuwendung für die Entwicklung des Hippocampus konnte in sog. Fremdpflege oder Crossfostering-Experimenten gezeigt werden. Die Hippocampusentwicklung von Jungtieren, die nicht von ihren leiblichen Müttern, stattdessen aber von Fremdmüttern intensiv umsorgt wurden, entsprach derjenigen von Jungtieren, die von ihren leiblichen Müttern selbst intensiv umsorgt worden waren. Diese Befunde unterstreichen eindrucksvoll die Bedeutung der Auswirkungen von Verhalten auf die Hirnfunktion und das Stressverhalten der Tiere. Das Pflegeverhalten beeinflusste jedoch das epigenetische Muster vieler weiterer Gene und verweist damit auf dessen komplexe Folgen. Nicht nur Kortisol, sondern andere Hormone wie Oxytocin und Vasopressin, die Einfluss auf das Sozialverhalten haben, unterliegen der epigenetischen Steuerung. Es existieren Befunde, dass auch die Psyche und das Verhalten beeinflussende Serotonin- und Dopaminstoffwechselwege einer epigenetischen Regulation unterliegen (Soga et al. 2021; Moriam und Sobhani 2013).

RESÜMEE

Diese und weitere Beobachtungen bei Tieren zeigen:

- Epigenetische Mechanismen sind für die differenzielle Regulation von Genen verantwortlich, die mit einem morphologischen, aber auch Verhaltensphänotyp spezifisch korreliert sein können.
- Zumindest die intergenerationale epigenetische Vererbung kann als gesichert gelten, ohne dass diese Vererbung auf Änderungen der DNA basiert, wobei die genauen Mechanismen der Demethylierung durch das Brutverhalten bisher nicht aufgeklärt sind. Transgenerationale epigenetische Vererbung bedarf hingegen weiterhin einer zweifelsfreien Bestätigung.
- Epigenetische Mechanismen können geschlechtsspezifisch wirken. Etwa 100 Gene unterliegen einem genomischen Imprinting.

5.2.8 Hinweise für die Bedeutung epigenetischer Mechanismen beim Menschen

Der Nachweis der äußerst komplexen epigenetischen Mechanismen beim Menschen erweist sich als ausgesprochen schwierig, da der Mensch über hochkomplexe Regelkreissysteme verfügt, die in der Lage sind, flexibel auf verschiedenartige Einflüsse zu reagieren. Schlüssel für das Studium und Verständnis epigenetischer Basismechanismen waren vor allem seltene Syndrome und Krankheitsbilder, welche die Aufklärung epigenetischer Mechanismen an umschriebenen genomischen Bereichen bzw. Einzelgenen (z. B. Prader-Willi-, Angelman- und Silver-Russell-Syndrom) erlaubten. Auch wenn die Bedeutung in der Medizin dieser Krankheitsbilder aufgrund ihrer Seltenheit insgesamt eher gering ist, hat ihre Erforschung dennoch wesentlich zum Verständnis zugrunde liegender epigenetischer Mechanismen beigetragen.

Sieht man von diesen sehr seltenen Krankheitsbildern ab, bei denen epigenetische Mechanismen pathogenetisch die zentrale Rolle spielen, ist deren Bedeutung für die Entstehung häufiger Volkskrankheiten hochkomplex. Die Regulation von Genen unterliegt äußerst dynamischen Prozessen. Genfunktionen sind in komplizierte Signalwege eingebunden, die wiederum sehr vielfältigen Einflüssen unterliegen. Es ist aufgrund der weltweiten intensiven Forschung zu erwarten, dass wir in naher Zukunft sehr viel mehr wissen werden. Bisher existieren jedoch erst relativ wenige systematische Studien, welche die ursächliche Bedeutung der Epigenetik für die Krankheitsentstehung beim Menschen zweifelsfrei belegen.

5.2.9 Ernährung und gesundheitliche Risiken für Nachkommen

Die umfangreichen Untersuchungen der Folgen des Holländischen Hungerwinters 1944/45 werden stetig fortgeführt und sind eine Quelle wichtiger Erkenntnisse über dessen Langzeitfolgen geworden. In einem definierten Zeitraum einer klar umschriebenen Region erhielten die dort lebenden hungernden Menschen, darunter auch viele Schwangere, infolge der deutschen Blockade durchschnittlich nicht mehr als 1.000 kcal/Tag. In zahlreichen Studien konnte gezeigt werden, dass die Kinder der Mütter, die in der Schwangerschaft gehungert hatten, ein erhöhtes Risiko z. B. für niedriges Geburtsgewicht, Diabetes, KHK, Brustkrebs und Schizophrenie trugen; erhöhte Risiken (z. B. für Diabetes) bestehen aber auch für die Enkelkinder der hungernden Mütter. Die vereinfachte allgemeine Erklärung hierfür ist, dass diejenigen Mechanismen, die den unterversorgten Kindern das Überleben sichern sollen, im Laufe des Lebens ein Risiko darstellen. Die erhöhte Aktivität des autonomen Nervensystems, die im Laufe des Lebens nicht angemessen reduziert wird, erweist sich als Risiko. Inzwischen ist durch eine Fülle von Daten die Gültigkeit dieser im Tierversuch bereits vor vielen Jahren gemachten Beobachtung auch beim Menschen belegt.

Pembrey et al. (2006) haben in unterschiedlichen Studien den Einfluss von elterlichem bzw. großelterlichem Ernährungszustand auf die Risiken von Kindern und Enkelkindern untersucht. Dies erfolgte in unterschiedlichen Kollektiven. In einer kleinen, drei Generationen umfassenden Kohorte von Menschen des kleinen nordschwedischen Fischerdorfs Överkalix wurde aus Daten der gut dokumentierten jeweiligen Lebensmittelpreise indirekt auf das jeweilige Nahrungsangebot und damit auf die Ernährungslage der Vorfahren geschlossen. Die Studie zeigte, dass dann, wenn das Nahrungsangebot der Großväter während der Phase der langsamen Wachstumsgeschwindigkeit (SGP) vor dem Pubertätswachstumsschub knapp war, das kardiovaskuläre Risiko der Söhne von Söhnen niedrig war. Das Diabetesrisiko stieg, wenn das Nahrungsangebot der paternalen Großväter während der SGP groß war.

In einer Studie, die auf einer in der früheren englischen Grafschaft Avon sehr detailliert prospektiv erfassten Gruppe von 14.341 Personen beruht, die zwischen dem 1.4.1991 und dem 31.12.1992 geboren wurden, konnte gezeigt werden, dass Enkelsöhne, deren Großväter vor dem 9. Lj. mit dem Rauchen begonnen hatten, eher übergewichtig waren. In einer aktuellen ergänzenden Analyse wiesen Golding et al. (2022) nach, dass Gleiches für die Töchter der Söhne sowie für die Töchter der 3. Generation in einer bestimmten Geschlechterfolge gilt. Neben dem Nachweis geschlechtsspezifischer Effekte weisen die Autoren darauf hin, dass dies unter der Voraussetzung der Bestätigung der Beobachtungen den ersten nachgewiesenen Transgenerationseffekt über vier Generationen darstellt.

Die Avon-Kohorte bietet in der Zukunft sicher eine ideale Basis für die Analyse von Transgenerationseffekten.

Kaspar et al. (2020) legen eine umfangreiche Analyse zur epigenetischen Vererbung von Adipositas und Diabetes vor. Die Autoren sind jedoch hinsichtlich des Nachweises eines transgenerationalen Einflusses zurückhaltend. Sie verweisen auf Unterschiede in der Studienmethodik und betonen, dass Studien beim Menschen auch immer von kulturellen und direkten Umwelteinflüssen beeinflusst werden, womit ein direkter Vergleich auch erschwert sei. Confounder wie von den Eltern erlerntes Verhalten, der soziale Kontext, das geteilte Mikrobiom, der heterogene genetische und Umwelthintergrund sowie andere Faktoren erschweren die Analyse der Bedeutung epigenetischer Faktoren.

Beobachtungen über die rasante Zunahme des Körpergewichts, aber auch eine Zunahme der Körpergröße sind durch exogene Einflüsse allein nur schwer zu erklären. Die beteiligten Gene können sich in wenigen Generationen nicht wesentlich verändert haben. Die Epigenetik könnte hier einen ergänzenden Erklärungsansatz liefern, wofür es bereits erste Hinweise gibt.

5.2.10 Epigenetik und Gehirn – vielfältige Hinweise für ihre bedeutende Rolle

Die Literatur zur Rolle der Epigenetik für vielfältige Hirnfunktionen ist inzwischen beinahe unübersehbar. Es existieren Belege dafür, dass epigenetische Mechanismen für sehr unterschiedliche physiologische Funktionen, aber auch für pathologische Zustände zentrale Bedeutung besitzen. Es konnte gezeigt werden, dass epigenetische Mechanismen für die Gedächtnisfunktion wichtig sind. Mit steigendem Alter wird eine zunehmende Anzahl von Genen methyliert und damit praktisch funktionell ausgeschaltet, während wenige andere demethyliert und damit aktiviert werden. Es gibt Hinweise dafür, dass epigenetische Mechanismen auch in der Entstehung der Alzheimer-Krankheit involviert sind. Neben Einflüssen der Histonacetylierung ist auch die Methylierung von Bedeutung. Die Hypomethylierung der Promotor-Region des Präsenilin-1-Gens führt zu einer erhöhten Genexpression und damit zu erhöhter Amyloidproduktion. Hieraus ergeben sich interessante therapeutische Ansätze.

Daneben existieren erste Hinweise, dass epigenetische Mechanismen an der Entstehung von Psychosen und Autismus beteiligt sind, wobei es sich hierbei ätiologisch sicher um sehr heterogene Krankheitsbilder handelt.

Neben den dargestellten methodischen Problemfeldern wird eine Interpretation z. B. auch dadurch erschwert, dass die genetische Varianz oder die Zelltypverteilung im Blut oft nur unzureichend berücksichtigt wurde.

Nachfolgend sollen wenige ausgewählte Forschungsergebnisse zusammengefasst werden. Aufgrund der Fülle inzwischen existierender Studien kann dies jedoch nur sehr kursorisch erfolgen.

Mangel an elterlicher Zuwendung

McGowan et al. (2009) suchten nach einem geeigneten Untersuchungskollektiv, um zu überprüfen, ob die bei Ratten erhobenen Befunde auch für den Menschen Gültigkeit haben. Es sollte untersucht werden, ob die eindrucksvollen Befunde der Folgen der mütterlichen Umsorgung von neugeborenen Ratten (➤ Kap. 5.2.7) auch prinzipiell für den Menschen gelten. Die Arbeitsgruppe sah in Suizidopfern, die als Kinder missbraucht wurden, ein „Modell" für einen extremen Mangel an kindlicher Fürsorge. Sie untersuchten an Hirnpräparaten den Methylierungsstatus des Glukokortikoidrezeptors des Hippocampus im Vergleich mit einer Kontrollgruppe von Menschen mit anderen Todesursachen sowie Menschen, die sich suizidiert hatten, jedoch nicht missbraucht worden waren. Es zeigte sich für die Autoren fast erwartungsgemäß, dass die Gruppe der missbrauchten Suizidopfer im Vergleich zu den anderen Gruppen einen stark erhöhten Methylierungsstatus des Glukokortikoidrezeptors aufwiesen. Diese wichtige Arbeit bestätigt, dass die an den Versuchen bei Ratten erhobenen Befunde auch beim Menschen nachzuweisen sind.

Auch die Hormone Vasopressin und Oxytocin haben für die soziale Bindungsfähigkeit und die Emotionalität Bedeutung. Im Tierversuch konnte gezeigt werden, dass dieses System durch mütterliche Zuwendung beeinflusst wird. Es ist anzunehmen, dass dies auch für den Menschen gilt. Eine Fülle von epigenetischen Befunden bei Suizidopfern kann Beleg für den Einfluss äußerer Einflussfaktoren auf die Hirnfunktion sein. Auch wenn die dargestellten Zusammenhänge eine starke Vereinfachung weitaus komplexerer Prozesse darstellen dürften, deren Aufklärung bisher nur sehr unvollständig erfolgt ist, können die Ergebnisse bereits heute als „proof of principle" verstanden werden. Für diese wichtigen Beobachtungen steht eine Bestätigung aus, die methodisch jedoch äußerst schwierig sein wird. Die nachgewiesenen Zusammenhänge und Befunde können keine Aussage zur Kausalität liefern, dürften aber zumindest als mögliche Biomarker von großer Bedeutung sein. Eine Herausforderung für die zellbiologische Forschung ist naturgemäß die Beantwortung der Frage nach dem pathophysiologischen Zusammenhang von Emotionalität und molekular messbaren Phänomenen. Auch wenn diese komplexe Frage nicht als aufgeklärt gelten kann, so gibt es doch Belege z. B. für einen Zusammenhang zwischen einer pränatalen Glukokortikoidexposition in speziellen Entwicklungsphasen und lange anhaltenden Änderungen der DNA-Methylierung (Provençal et al. 2020).

Traumata

Die dargestellten Ergebnisse legen nahe, dass traumatische Ereignisse Einfluss auf unser epigenetisches Muster haben können. Die aus der Traumaforschung bekannten Beobachtungen könnten sich jetzt auch experimentell erschließen. Die Brutpflegestudien können bereits in dieser Richtung gedeutet werden (➤ Kap. 5.2.7). Vielfältige Studien zu Fragen von Risikofaktoren für die Entwicklung einer Psychose bei Kindern von Müttern nach Kriegserlebnissen bzw. Bombenangriffen (z. B. Holocaust, israelisch-arabischer Krieg), unerwünschten Schwangerschaften bzw. traumatischen Schwangerschaftserlebnissen könnten hier neue Erklärungen finden. Das erhöhte Schizophrenierisiko für Kinder, deren Mütter in der Schwangerschaft hungern mussten, wurde nicht nur in Nachuntersuchungen zum holländischen Hungerwinter gezeigt; ähnliche Daten konnten auch im Zusammenhang mit den großen Hungerkatastrophen in China zwischen 1959 und 1961 gezeigt werden. Die relativen Erkrankungsrisiken waren jeweils etwa zweifach erhöht. In einer umfangreichen dänischen Studie konnte gezeigt werden, dass für Kinder ein erhöhtes Schizophrenierisiko (RR 1,67) bestand, wenn ein naher Verwandter im ersten Trimenon plötzlich verstarb. Diese Daten stimmen mit Beobachtungen ganzer Bevölkerungen überein, für deren Nachfahren ebenfalls erhöhte Erkrankungsrisiken nach Stresssituationen gezeigt werden konnten. Auch hier kann die Epigenetik einen plausiblen Erklärungsansatz anbieten.

Es kann als gesichert angenommen werden, dass die im Zusammenhang mit Traumata mit und ohne posttraumatischer Belastungsstörung beobachteten epigenetischen Befunde wie DNA-Methylierungsveränderungen intergenerational auch vererbt werden können. Hierzu existiert inzwischen eine umfangreiche Literatur (Übersicht bei Youssef et al. 2018). Genomweite Assoziationsstudien (GWAS) zeigen im Zusammenhang mit Ergebnissen epigenomweiter Methylierungsstudien (EWAS) komplexe Zusammenhänge auf, die wiederum Hinweise für eine ererbte Disposition im Zusammenhang mit epigenetischen Veränderungen nahelegen (Dalvie et al. 2021).

Al Jowf et al. (2021) fassen die Erkenntnisse der Epigenetik bei posttraumatischen Belastungsstörungen zusammen und fordern, epigenetische Veränderungen in der Früherkennung und für zukünftige präventive Paradigmen zu berücksichtigen und betonen damit eine Veränderung von einer primär psychologischen zu einer mehr organisch verbundenen Sichtweise.

Drogenabhängigkeit

Eine zunehmende Zahl von Befunden legt auch für den Menschen nahe, dass epigenetische Mechanismen an der Entstehung der Drogensucht beteiligt sind. Neben erblichen Dispositionen (wie z. B. die Veränderung der Funktion von Enzymen, die bei Entgiftungsreaktionen beteiligt sind) können auch epigenetische Mechanismen das Suchtverhalten beeinflussen, die in der Erforschung der Pathogenese von Suchtverhalten in den Fokus des wissenschaftlichen Interesses rücken. Es konnte gezeigt werden, dass sowohl akuter als auch chronischer Kokain-, aber auch Alkoholkonsum die epigenetische Regulation von Genen beeinflussen kann. Für Cannabis wurden ebenfalls epigenetische Veränderungen nachgewiesen, die auch einen Beitrag zur Diskussion über den Gebrauch von Cannabis liefern könnten. McCarthy et al. (2018) konnten zeigen, dass Nachfahren von männlichen Mäusen, die Nikotin exponiert waren, signifikante DNA-Methylierungsunterschiede des Dopaminrezeptors sowie Verhaltensauffälligkeiten aufwiesen. Cadet und Jayanthi (2021) fassen den Stand der umfangreichen Forschung zu den vielfältigen Aspekten von Epigenetik und Drogenabhängigkeit zusammen. Sie verweisen auf die vielfältigen gesicherten Befunde epigenetischer Veränderungen in vielen Gehirnregionen vor allem bei Tieren und diskutieren die komplexe Problematik möglicher zukünftiger medikamentöser Therapieansätze.

Folgestudien des holländischen Hungerwinters haben gezeigt, dass Kinder, deren Mütter im ersten Drittel der Schwangerschaft hungerten, ein erhöhtes Risiko tragen, drogenabhängig zu werden. Die Autoren heben ausdrücklich die Bedeutung dieser Befunde vor dem Hintergrund des verbreiteten weltweiten Hungers hervor.

5.2.11 Bedeutung und Ausblick

Die eher ernüchternden Ergebnisse der klassischen Genetik auf der Suche nach Veränderungen der DNA-Sequenz als Erklärung für die Entstehung bestimmter Eigenschaften, Verhaltensmuster oder Volkskrankheiten und die wichtigen Befunde der Epigenetik lassen den Schluss zu, dass epigenetischen Mechanismen hierbei eine große Bedeutung zukommt.

Dass auch unser Verhalten die Regulationsmechanismen von Genen beeinflussen kann, liefert bereits jetzt wichtige Erklärungsansätze für unser Verständnis der Entstehung von Erkrankungen und gleichzeitig gänzlich neue Ansätze für die Erforschung der Wirkung von (Psycho-)Therapien.

Die Beobachtung, dass epigenetische Muster wie der Methylierungsstatus einzelner Gene möglicherweise an Kinder weitergegeben werden können, kann eine Brücke zwischen Vererbung und Wirkung exogener Einflüsse bilden. Die Epigenetik als dynamisches System kann ein Bindeglied zwischen Anlage und Umwelt darstellen.

5

Die Erkenntnisse der Epigenetik lassen Elemente der Theorie von Lamarck, die auch aus ideologischen Gründen gänzlich abgelehnt wurde und in Vergessenheit geraten ist, heute in einem anderen Licht erscheinen. Lamarck (1744–1829) ging davon aus, dass evolutionäre Veränderungen erworben sind. Diese während des Lebens erworbenen Veränderungen haben das Ziel, die Überlebenschancen zu erhöhen, werden genetisch kodiert und können an Kinder weitergegeben werden. Wenngleich Lamarcks Theorie zwischenzeitlich durchaus wieder in einem neuen Licht diskutiert wurde und eine attraktive Erklärung für viele Beobachtungen zu liefern schien, stößt sie weiterhin überwiegend und grundsätzlich auf Ablehnung. Stattdessen werden Prozesse diskutiert, welche die genetische Fixierung einer adaptiven plastischen Antwort im Genom beschreiben und als genetische Assimilation bzw. Akkommodation bezeichnet werden: Nimmt die phänotypische Plastizität ab, wird von **genetischer Assimilation** gesprochen, nimmt sie zu, von **genetischer Akkommodation.** Dabei können neue Mutationen eine plastische Eigenschaft in eine andere umwandeln, die sich im Folgenden auch ohne die spezifische Ursache ausbildet. Kritiker verweisen jedoch darauf, dass es auch für diese Erklärung wenig valide Befunde gibt.

Die Erforschung epigenetischer Mechanismen bei der Entstehung von Volkskrankheiten steht erst am Anfang. Es ist sicher zu früh, generelle Schlussfolgerungen aus den bisherigen Befunden zu ziehen. Die Erforschung ist sehr komplex und bedarf gänzlich neuer Strategien. Neben molekularen Befunden kommt der Definition des jeweiligen Phänotyps, aber auch biografischen Befunden der betroffenen Personen und ihrer Vorfahren besondere Bedeutung zu.

Epigenetik muss im Kontext der Erkenntnisse der Evolutionslehre, der klassischen Genetik und der Umweltforschung gesehen werden. Sie wird das Wissen dieser Disziplinen nicht ersetzen; vielmehr bietet sie einen Schlüssel für die Verknüpfung ihrer Erkenntnisse und bietet gänzlich neue Interpretationsmöglichkeiten.

Epigenetische Forschung wird entgegen vorschneller Äußerungen insbesondere die Erkenntnisse der Humangenetik nicht ersetzen. Epigenetik ist ohne die Kenntnis der Funktionen von Genen nicht denkbar, sie baut vielmehr darauf auf. Hinweise dafür, dass auch das Verhalten die Regulation von Genen nachhaltig beeinflussen kann, eröffnen gänzlich neue Dimensionen für die Erforschung psychischer Krankheiten.

Sollten epigenetische Mechanismen besser verstanden und einzelnen Krankheiten genauer zugeordnet werden können, wird vorstellbar, dass sie langfristig auch gezielt beeinflusst werden können. Es existiert eine größere Anzahl von Medikamenten, die epigenetische Mechanismen beeinflussen können. Sie wurden vor allem zur Therapie onkologischer Krankheiten entwickelt. Es erscheint denkbar, dass sich mit dem tieferen Verständnis der molekularen Mechanismen auch Ansätze zur medikamentösen Behandlung mit dem Ziel, epigenetische Veränderungen zu verhindern, aufzuhalten oder rückgängig zu machen, ergeben könnten. Es werden jedoch auch hiergegen Vorbehalte mit dem Argument begründet, dass die Veränderungen in den Chromatinmodifikationen eher Veränderungen in der Genexpression widerspiegeln, als sie zu verursachen, wofür vielmehr Transkriptionsfaktoren und Enhancer verantwortlich seien. Es ist schwer vorstellbar, wie veränderte Entwicklungsbahnen, die z. B. zu unterschiedlichen Zusammensetzungen von Organen geführt haben, rückentwickelt werden können. Sollte es möglich werden, epigenetische Veränderungen exakt zu interpretieren und die Mechanismen ihrer Entstehung zu analysieren, könnten diese Veränderungen ein Element für die **Beurteilung eines etwaigen Therapieerfolgs** sein. Sollten sich derartige Befunde in dem vermuteten Ausmaß weiter erhärten lassen, könnte die Epigenetik auch einen zentralen Platz in der biologischen Psychologie, Psychiatrie und Psychosomatik einnehmen. Epigenetische Muster könnten als Biomarker diagnostische Bedeutung erhalten oder Anhaltspunkte für Therapieeffekte liefern, wofür es bereits bei verschiedenen Krankheitsbildern wie Zwangs- und Angststörungen konkrete Hinweise gibt (Schiele und Domschke 2018). Die beinahe unübersehbare aktuelle Literatur zum Thema Epigenetik lässt jedoch ahnen, wie komplex die möglichen Vorgänge und Interaktionen sind.

Die epigenetische Forschung, die insgesamt erst am Anfang steht, wird in Zukunft ohne Zweifel viele neue Einsichten eröffnen, die auch für die Psychosomatik große Bedeutung haben werden.

LITERATURAUSWAHL

Al Jowf GI, Snijders C, Rutten BPF, et al. The molecular biology of susceptibility to post-traumatic stress disorder: Highlights of epigenetics and epigenomics. Int J Mol Sci 2021; 22(19): 10743.

Cadet JL, Jayanthi S. Epigenetics of addiction. Neurochem Int 2021; 147: 105069.

Franzek EJ, Sprangers N, Janssens JW, et al. Prenatal exposure to the 1944–45 Dutch „hunger winter" and addiction later in life. Addiction 2008; 103: 433–438.

Gluckman PD, Hanson MA, Cooper C, Thornburg KL. Effect of in utero and early-life conditions on adult health and disease. New Engl J Med 2008; 359: 61–73.

Gräff J, Mansuy IM. Epigenetic codes in cognition and behaviour. Behav Brain Res 2008; 192: 70–87.

Jirtle RJ, Skinner MK. Environmental epigenomics and disease susceptibility. Nat Rev Gene 2007; 8: 253–261.

Maher B. Editorial: The case of the missing heritability. Nature 2008; 456: 18–21.
McGowan PO, Sasaki A, D'Alessio AC, et al. Epigenetic regulation of the glucocorticoid receptor in human brain associates with childhood abuse. Nat Neurosci 2009; 12: 342–348.
Pembrey ME, Bygren LO, Kaati G, et al. Sex-specific, male-line transgenerational responses in humans. Eur J Hum Genet 2006; 14: 159–166.
Skinner MK, Anway MD, Savenkova MI, et al. Transgenerational epigenetic programming of the brain transcriptome and anxiety behavior. PLoS One 2008; 3: e3745.
Szyf M, McGowan P, Meaney MJ. The social environment and the epigenome. Environ Mol Mutagen 2008; 49: 46–60.
Tsankova N, Renthal W, Kumar A, Nestler EJ. Epigenetic regulation in psychiatric disorders. Nat Neurosci 2007; 8: 355–367.
Weaver ICG, Cervoni N, Champagne FA, et al. Epigenetic programming by maternal behavior. Nat Neurosci 2004; 7: 847–854.

KAPITEL

6

Christian Schmahl und Manfred E. Beutel

Neurobiologie

6.1 Grundlagen

6.1.1 Neuroanatomie

Das menschliche Gehirn lässt sich aufgrund morphologischer, entwicklungsgeschichtlicher und funktioneller Gesichtspunkte in folgende Abschnitte gliedern (➤ Abb. 6.1):

- Medulla oblongata (verlängertes Mark)
- Pons (Brücke)
- Mesencepahalon (Mittelhirn)
- Diencephalon (Zwischenhirn)
- Cerebellum (Kleinhirn)
- Telencephalon (Groß- oder Endhirn)

Medulla oblongata und **Pons** enthalten Atmungs- und Kreislaufzentren, Hirnnervenkerne und Bahnen zum Kleinhirn. Zusammen mit dem **Mittelhirn** (Augenbewegungskoordination) bilden sie den Hirnstamm, der neben auf- und absteigenden Bahnsystemen die Formatio reticularis enthält – ein Netzwerk von Nervenzellen, das Schlaf und Wachheit reguliert. Das **Zwischenhirn** enthält u. a. den Thalamus als wesentliche sensorische und sensible Umschaltstelle und den Hypothalamus als übergeordnetes vegetatives und endokrines Regulationszentrum. Das **Kleinhirn** dient vor allem der Koordination und Integration von Bewegung. Das **Großhirn,** die größte Hirnregion, wird in Primär-, Sekundär- und Assoziationsfelder eingeteilt: **Primärfelder** sind die primären Endigungsstätten von Sinnesafferenzen (z. B. Sehrinde, Hörrinde) oder der Ursprungsort für absteigende motorische Bahnen (Motorkortex). **Sekundärfelder** sind topografisch unmittelbar benachbart. Bei den sensorischen Feldern sind sie für die Interpretation der Sinnesimpulse, bei den motorischen für die vorbereitende Modulation der absteigenden motorischen Impulse zuständig. Die beim Menschen besonders entwickelten Sekundär- und **Assoziationsfelder** werden als wesentlich für seelische und intellektuelle Leistungen angesehen. Der oberflächliche Teil des Großhirns, die Großhirnrinde, wird durch Furchen (Sulci) gegliedert, die Großhirnwindungen (Gyri) voneinander trennen. Wie ➤ Abb. 6.2 zeigt, werden vier Hirnlappen unterschieden:

- Lobus frontalis (Frontallappen)
- Lobus parietalis (Parietallappen)
- Lobus occipitalis (Okzipitallappen)
- Lobus temporalis (Temporallappen)

Der **Frontallappen** enthält den Motorkortex (Gyrus praecentralis), den Ursprungsort des größten Teils der Pyramidenbahn. Dieser ist somatotopisch gegliedert, d. h., jedem Abschnitt entspricht die Initiation von Bewegung bestimmter Körperteile der gegenseitigen (kontralateralen) Körperhälfte, meist als Homunculus mit besonders großen Regionen für Hand, Mund und Zunge dargestellt. Weitere benachbarte motorische Areale (supplementär, prämotorischer Kortex) dienen der Vorbereitung bzw. Initiierung von motorischen Impulsen, die vom Motorkortex aus das Rückenmark bzw. motorische Hirnnervenkerne erreichen. Das motorische Sprachzentrum (inkl. **Broca-Region**) befindet sich in der dominanten (meist linken) Hemisphäre im Gyrus frontalis inferior und ist für die Sprachbildung in Wortlaut und Satz verantwortlich. Dem weiter frontal gelegenen **präfrontalen Kortex** werden höhere psychische und geistige Leistungen des Menschen zugeschrieben:

Der **orbitofrontale** (hinter den Augenhöhlen liegende) **Kortex (OFC)** erhält u. a. Afferenzen von Insula, olfaktorischem, somatosensorischem und auditorischem Kortex, Amygdala und Thalamus. Efferenzen zu Amygdala und Hypothalamus ermöglichen eine Beeinflussung des autonomen Nervensystems. Beidseitige Läsionen des orbitofrontalen Kortex ziehen häufig sozial unangepasstes Verhalten

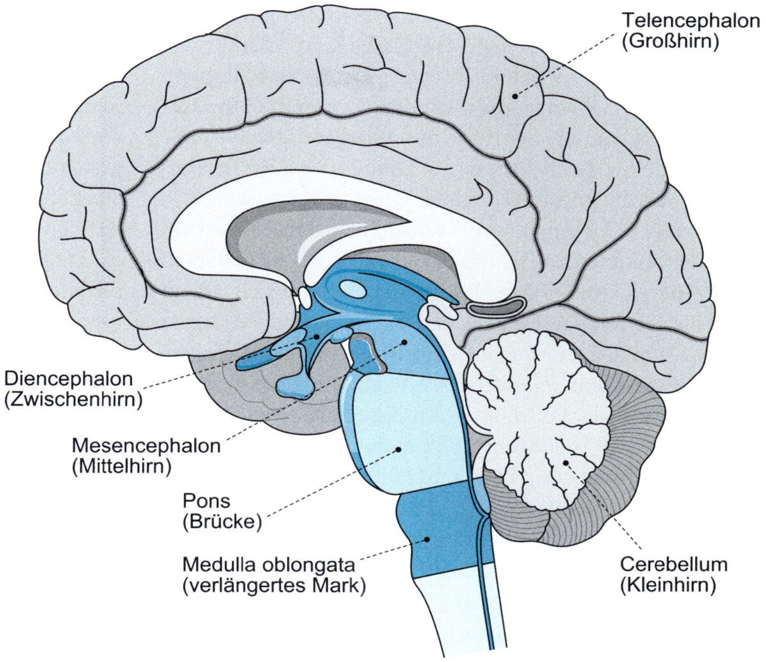

Abb. 6.1 Gliederung des Gehirns in seine Hauptabschnitte [L106]

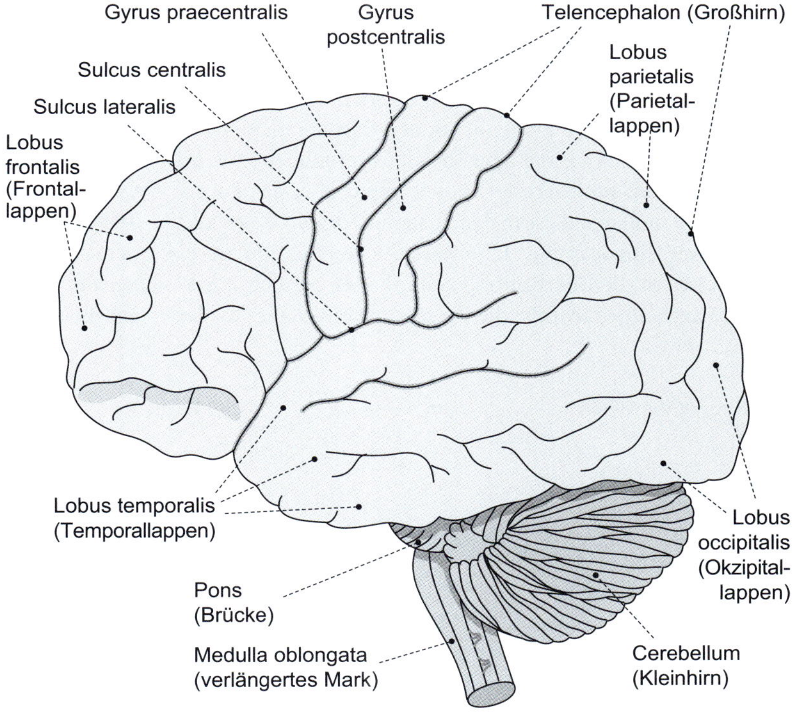

Abb. 6.2 Lateralansicht des Gehirns [L106]

nach sich, verbunden mit mangelnder Antizipation positiver und negativer Verhaltenskonsequenzen.

Der **dorsolaterale präfrontale Kortex (dlPFC),** der die Außenseite des Frontalhirns umfasst, spielt eine wesentliche Rolle bei Problemlösung, Entscheidung, Unterdrückung unerwünschter Erinnerungen und exekutiven Funktionen. Als Funktionen des **medialen präfrontalen Kortex (mPFC)** werden u. a. Hemmung von Furchtreaktionen, Wahrnehmung des Selbst und Reflexion über den mentalen Zustand diskutiert.

Getrennt durch den Sulcus centralis ist der **Parietallappen** der Manifestationsort des somatosensorischen Systems. Der Gyrus postcentralis umfasst die primäre somatosensorische Rinde (Berührung, Wärme, Temperatur, Schmerz und Tastsinn). Der **Okzipitallappen** enthält die primäre Sehrinde, die auch den Okzipitalpol des Gehirns bildet, die sekundäre Sehrinde und übergeordnete visuelle Rindenfelder, die für das Erkennen zuständig sind. Der **Temporallappen** enthält die primäre Hörrinde (Heschl-Querwindungen im Sulcus lateralis). Das angrenzende **sensorische Sprachzentrum** (Wernicke) der dominanten Hemisphäre ermöglicht das Erkennen bzw. Interpretieren von Sprache. Die **Insula** befindet sich tief im Sulcus lateralis des Temporallappens und wird aufgrund vielfältiger Verbindungen zum PFC, zur somatosensorischen und auditorischen Großhirnrinde sowie zum limbischen System als somatosensorischer Integrationskortex angesehen. Eine wesentliche Rolle spielt die Insel bei der gustatorischen (unangenehme Geschmacksempfindungen und Übelkeit bei Stimulation; Ekel) und taktilen Reizverarbeitung sowie der Schmerzverarbeitung.

Besondere Bedeutung für die emotionale Regulation hat das **limbische System** (lat. „limbus“: Saum; Trepel 2021), das sich um Balken (Corpus callosum) und Zwischenhirn herumlegt und eine Übergangszone zwischen Neokortex und Hirnstamm darstellt (➤ Abb. 6.3). Zu diesen Strukturen werden insbesondere Hippocampus, Gyrus cinguli, Amygdala, Corpus mamillare und benachbarte Kortexareale gerechnet. Der **Hippocampus** (griech., Seepferdchen) ist zum größten Teil im Schläfenlappen an der Medialwand des Seitenventrikels lokalisiert. Nach hinten reicht er in einem Bogen zum kaudalen Ende des Balkens, von wo aus er sich unterhalb des Balkens in die Faserstruktur des Fornix fortsetzt. Der Fornix zieht im Bogen über den III. Ventrikel nach vorn und endet in den Corpora mamillaria, die im Papez-Neuronenkreis mit dem Thalamus verbunden sind. Im Papez-Neuronenkreis projiziert der Hippocampus über den Fornix in die Corpora mamillaria, diese in den Thalamus, den Gyrus cinguli und zurück zum Hippocampus. Eine wesentliche Funktion dieses Neuronenkreises ist die Überführung von Inhalten aus dem Kurzzeit- in das Langzeitgedächtnis; die Zerstörung eines der Glieder dieses Neuronenkreises hat Merkfähigkeitsstörungen zur Folge. Daneben wird der Hippocampus mit endokrinen, viszeralen und emotionalen Vorgängen in Verbindung gebracht. Die **Amygdala** ist eine mandelförmige Struktur im anteromedialen Temporallappen. Als somatosensorisches Integrationszentrum erhält sie Input aus visuellen und auditorischen Arealen des Temporallappens sowie olfaktorischen, gustatorischen und viszeralen Input aus kortikalen und subkortikalen Strukturen. Informationen sendet die Amygdala hauptsächlich über den zentralen Kern: Efferente Verbindungen zu temporalen und okzipitalen visuellen Arealen steigern die Aufmerksamkeit für bedrohungsrelevante Reize (➤ Kap. 6.3.1). Weitere kortikale Verbindungen bestehen zum orbitofrontalen Kortex, zum anterioren cingulären Kortex und zur Insula, die gleichfalls Schlüsselfunktionen bei der Verarbeitung affektiver Reize einnehmen. Autonome und endokrine Komponenten der Furchtreaktion werden gesteuert durch die engen Verbindungen zum Hypothalamus (Herzfrequenz, Blutdruck, Schwitzen, gastrointestinale Aktivität, Kortikoidausschüttung), zum Locus coeruleus (Aktivierung, Vigilanzsteigerung), zum zentralen Höhlengrau (Erstarren, Hypalgesie) und zu weiteren Kernen von Basalganglien (Striatum) und Hirnstamm. So koordiniert die Amygdala die kortikale Verarbeitung von aversiven, vermutlich aber auch von neuen und mehrdeutigen Reizen.

Insgesamt kann die Amygdala als die wichtigste emotionsverarbeitende Hirnregion angesehen werden.

Der **anteriore cinguläre Kortex** (ACC) legt sich wie ein Gürtel um den vorderen Bereich des Corpus callosum. Der rostral gelegene „affektive“ Teil hat Verbindungen mit der Amygdala, dem Ncl. accumbens, dem orbitofrontalem Kortex, der vorderen Insula, verschiedenen Hirnstammkernen und dem lateralen Hypothalamus (Steuerung autonomer Funktionen). Der dorsal gelegene „kognitive“ Teil hat Verbindungen mit dem dlPFC, dem posterioren Cingulum, dem parietalen Kortex sowie den motorischen Arealen. Als Funktionen des „affektiven Teils“ werden viszerale und autonome Reaktionen auf affektiv bedeutsame Reize, Emotionsausdruck und Sozialverhalten

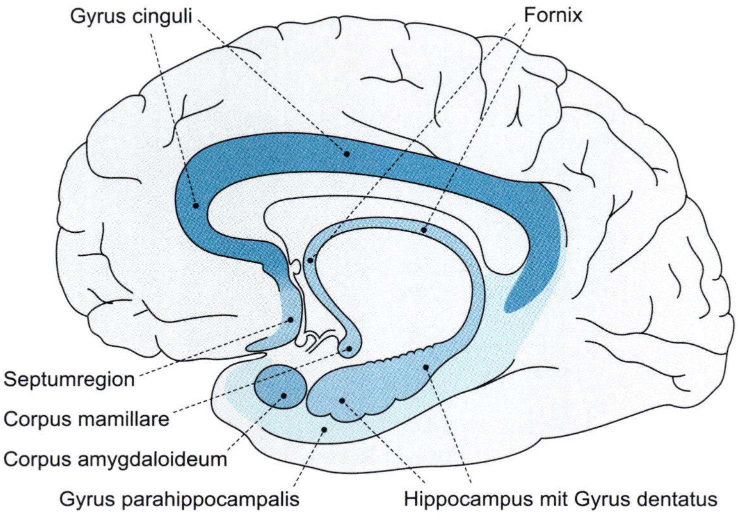

Abb. 6.3 Die wichtigsten Komponenten des limbischen Systems [L106]

postuliert, beim „kognitiven Cingulum“ sind dies visuelle Aufmerksamkeitsprozesse und die Selektion von Reaktionen.

6.1.2 Funktionen des ZNS und ihre Beeinflussung

Die Magnetresonanztomografie (MRT) beruht darauf, dass Protonen der Körperflüssigkeit entlang der Längsachse eines starken magnetischen Feldes angeordnet werden. Radiofrequenzsignale lenken diese Anordnung aus und erzeugen Signale, die von den magnetischen Eigenschaften des spezifischen Zielgewebes abhängen. Da Körperstrukturen unterschiedliche magnetische Eigenschaften haben (je nach ihrem Wasser- und Fettgehalt), kann die **strukturelle MRT** hochaufgelöste Bilder des Gehirns für die klinische Routine erzeugen.

Zur Darstellung der weißen Substanz inkl. der Faserbündel ist die **Diffusions-Tensor-Bildgebung** geeignet.

Die meist gebrauchten **funktionellen** Techniken der BOLD (**Blood oxygen level dependent**)-Bildgebung beruhen darauf, dass sich die magnetischen Eigenschaften sauerstoffreichen und sauerstoffarmen Blutes unterscheiden: Wenn eine bestimmte Region des Gehirns aktiviert wird, steigt der lokale Blutfluss und es kommt zu einem vorübergehenden Anstieg sauerstoffreichen Blutes, da die Zufuhr stärker ansteigt als der Verbrauch. Die hämodynamische Reaktion signalisiert mit einer Verzögerung von 4–6 Sekunden nach Stimulation einen Anstieg neuronaler Aktivität (Zusammenfassung in Beutel et al. 2003). Da die fMRT keine radioaktiven Substanzen oder Kontrastmittel benötigt, kann sie wiederholt angewandt werden, z. B. zum Vergleich von Hirnfunktionen vor und nach Psychotherapie. Einschränkungen ergeben sich vor allem durch den hohen Lärmpegel, die Notwendigkeit, völlig still in einer engen Röhre zu liegen (Klaustrophobie) und nicht zu sprechen (Kopfbewegungen), und das Vorhandensein von Metall am Körper. Farbbilder des Gehirns aus bildgebenden Studien sind jedoch nicht einfach detailgenaue Ausdrucke von Aktivierungen im Gehirn, sondern visualisieren lediglich mathematische und statistische Analysen (Pan et al. 2011). Zahlreiche aufeinanderfolgende Bilder werden statistisch ausgewertet, nachdem sie korrigiert (z. B. Zeitpunkte der Aufnahme, Bewegungen der Proband*innen, Auflösung) und nach einem Gehirnatlas standardisiert wurden.

Eine weitere funktionelle Bildgebungsmethode stellt die **funktionelle Nahinfrarotspektroskopie (fNIRS)** dar – ein optisches Verfahren zur Erfassung der Gehirnaktivität, bei dem die Nahinfrarotspektroskopie zum Zweck des funktionellen Neuroimagings eingesetzt wird (Ferrari und Quaresima 2012). Bei der fNIRS wird die Gehirnaktivität mithilfe von Nahinfrarotlicht gemessen, um die hämodynamische kortikale Aktivität zu schätzen. Neben dem EEG ist die fNIRS eine der gebräuchlichsten nichtinvasiven Neuroimaging-Techniken, die auch in portablen Kontexten eingesetzt werden kann. Das Signal wird häufig mit dem durch fMRT gemessenen BOLD-Signal verglichen (Cui et al. 2011), kann aber nur in Regionen nahe der Kortexoberfläche, also z. B. nicht für die Untersuchung der Amygdala, eingesetzt werden.

Normalerweise dauert es von der Erhebung bis zur Auswertung der fMRT-Daten Tage bis Wochen. Aufgrund der Verbesserung der Soft- und Hardwareleistung besteht nun eine weitere Möglichkeit der Nutzung von fMRT im Einsatz in Echtzeit, um die Aktivität einzelner Hirnregionen oder -netzwerke einer im Scanner liegenden Person zurückzumelden, die versucht, diese Aktivität willentlich zu modulieren. Dieses sog. **Real-time-fMRT-Neurofeedback** (rtfMRT-NF) ist in letzter Zeit immer mehr in den Fokus der klinischen Neurowissenschaften sowie der Psychotherapieforschung gerückt (de Charms et al. 2005; Linden 2014; Ruiz et al. 2013; Tura et al. 2023; Zilverstand et al. 2015, wobei bahnbrechende Studien erste Hinweise darauf liefern, dass rtfMRT-NF eine wichtige Rolle bei der Entwicklung künftiger Therapien für chronische Schmerzen und psychische Störungen wie Depression, Schizophrenie oder Phobien spielen könnte (Pindi et al. 2022). Mehrere an gesunden Teilnehmer*innen durchgeführte Studien zeigten eine Verbesserung der Kontrolle über Schlüsselregionen der emotionalen Reaktion wie die Amygdala oder die Insula, die zunehmend bei Patienten pilotiert werden (Lieberman et al. 2023; Wang et al. 2023). Diese Literatur untermauert die Machbarkeit des Einsatzes von Neurofeedback zur gezielten Beeinflussung von Hirnregionen des affektiven Systems wie der Amygdala als Alternative oder zumindest als Ergänzung zur Psychotherapie bei psychischen Störungen, die mit Emotionsdysregulation einhergehen. Hierbei handelt es sich um eine Möglichkeit der „**Neuromodulation**“, d. h. der gezielten Beeinflussung der Aktivität von Hirnregionen oder -netzwerken, um darüber Erkenntnisse über Hirnmechanismen zu gewinnen und pathologische Aktivierungsmuster therapeutisch zu beeinflussen. Neben der rtfMRT fallen in diesen Bereich die Methoden der transkraniellen Magnetstimulation (TMS), der transkraniellen Direct Current Stimulation (tDCS) und der tiefen Hirnstimulation(Havlik et al. 2024). Box 6.1 geht auf die Bedeutung von Hirnmechanismen und deren Beeinflussung im Rahmen von Psychotherapie ein.

BOX 6.1

Exkurs: Psychotherapie-Mechanismen und Hirnfunktion

Traditionell stützen sich die Bemühungen um die Entwicklung und Implementierung von Psychotherapie auf die wichtigsten psychologisch-psychotherapeutischen Theorien und Prinzipien, wie z. B. die kognitive Verhaltenstherapie oder die psychodynamischen Therapieverfahren. Aus diesen Theorien werden störungsspezifische psychotherapeutische Programme abgeleitet und dann in streng kontrollierten Studien (RCTs) getestet. Die begrenzte Reichweite und Wirksamkeit evidenzbasierter Psychotherapie unter realen Bedingungen sowie inter- und intraindividuell variierende Krankheitsverläufe machen jedoch deutlich, dass flexible, adaptive und langfristige Behandlungsstrategien für Patient*innen mit schweren und chronischen psychischen Erkrankungen erforderlich sind, um sowohl die Qualität als auch die Kontinuität der Versorgung zu verbessern. In der klinischen Realität leiden die Patient*innen häufig an mehr als einer Erkrankung, und die Behandlungseffekte werden durch die Chronizität und die wiederkehrenden Muster bestimmter Symptome beeinträchtigt. Darüber hinaus und ganz zentral entwickelt sich die Psychopathologie in einem sozialen Umfeld, und im Grunde geht jede psychische Störung mit einer Beeinträchtigung der sozialen Funktion einher.

Daher wendet sich die Psychotherapieforschung zunehmend mechanismusorientierten Ansätzen psychischer Störungen in ihrem sozialen Kontext zu und zielt auf ihre Beeinflussung auf verschiedenen Ebenen: der selbstreflexiven, der verhaltensbezogenen und der neurobiologischen Ebene. Dies ist nicht nur auf der individuellen Ebene wichtig, sondern insbesondere auch in der sozialen Interaktion, um z. B. die Frage beantworten zu können, warum sich Patient*innen häufig auf destruktive soziale Interaktionen einlassen und innerhalb ihrer sozialen Gruppe maladaptive Rückmeldungen erhalten. Vor diesem Hintergrund versprechen jüngste digitale Innovationen wie Maschinelles Lernen und die Integration von Selbstberichts-, Verhaltens- und psychobiologischen Daten aus hochfrequenten Alltagsmessungen die prädiktive Modellierung von Krankheitsverläufen – und damit eine adaptive Behandlung. Der Neurobiologie kommt hier eine entscheidende Rolle zu, da das Wissen um die Veränderungen von Hirnaktivitäten (und -struktur!) in regionaler Ausprägung zum einen das Monitoring von therapeutisch intendierten Veränderungsprozessen und zum anderen die gezielte Modulation dieser neurobiologischen Pathomechanismen erlaubt (➤ Kap. 6.3).

6.2 Neurobiologie der normalen und gestörten Persönlichkeit

6.2.1 Emotionen und Emotionsregulation

Emotionen können als komplexe, evolutionär entwickelte Reaktionsmuster auf äußere und innere Reize definiert werden, die eine schnelle Situationsinterpretation und eine entsprechende Handlungstendenz ermöglichen. Die Verarbeitung von Emotionen umfasst automatische und intentionale Prozesse, die das Auftreten, die Intensität, die Dauer und den Ausdruck von Emotionen beeinflussen. Es gibt ein breites Spektrum an Theorien darüber, wie Emotionen das Selbstkonzept, die Identität, die Entscheidungsfindung, die soziale Interaktion und sogar die Politik beeinflussen können (Überblick: Feldman Barrett et al. 2016). Neuroanatomisch gesehen sind die zentralen Bereiche, die an der Emotionsregulation beteiligt sind, die dorsolateralen und ventralen Bereiche des PFC (inkl. des ACC) sowie die Amygdala, der Hippocampus und die Insula. Ochsner und Gross (2014) schlagen ein **psychobiologisches zirkuläres Modell der Emotionsverarbeitung** vor, bei dem Emotionen durch das Zusammenspiel von Makro- und Mikroschaltkreisen durch „Bottom-up"- und „Top-down"-Prozesse erzeugt und moduliert werden. Diesem Modell zufolge sind zentrale Bereiche wie die Amygdala und die Insula an der Bewertung externer und interner Reize hinsichtlich ihrer emotionalen Valenz beteiligt. Diese Reize werden im Hypothalamus und in Hirnstammregionen weiterverarbeitet, um autonome und verhaltensbezogene Reaktionen zu aktivieren. Parallel dazu dienen präfrontale und parietale kortikale Areale der Aufmerksamkeitszuweisung und der Aktivierung möglicher Verhaltensreaktionen. Regulatorische Prozesse zur Kontrolle und Modulation der emotionalen Aktivierung sind mit Bereichen des lateralen und medialen PFC assoziiert und decken damit typische, auf die Reaktion ausgerichtete **Regulationsstrategien** ab. Studien deuten auf eine regulatorische Hierarchie hin, bei der der dlPFC und Bereiche des anterioren medialen PFC das ACC modulieren, das wiederum die Amygdala und weitere subkortikale Bereiche moduliert (Meyer-Lindenberg et al. 2005; Buckholtz et al. 2007). Regulatorische Prozesse können auch durch kognitives Reappraisal, durch Veränderung der Aufmerksamkeit oder durch das Hervorrufen von Erinnerungen aktiviert werden (Ochsner und Gross 2005). Diese kognitiven Strategien führen zu einer Aktivierung lateraler und medialer präfrontaler Areale, die wiederum den ACC einbeziehen und schließlich die emotionale Erregung dämpfen, indem sie die Aktivität der Amygdala, des medialen Cingulums und von Bereichen der Insula abschwächen.

❚❚ Mechanismen der Emotionsregulation unterliegen genetischen Variationen, Reifungsprozessen und interindividuellen Variationen sowie umweltbedingten Risikofaktoren wie frühen aversiven Erfahrungen oder Armut. ❚❚

Eine frühe Möglichkeit der Emotionskontrolle ist die **Steuerung der Aufmerksamkeit.** Da das Gehirn über eine begrenzte Verarbeitungskapazität verfügt, konkurrieren externe und interne Reize um neuronale Ressourcen (z. B. Desimone und Duncan 1995). Daher ist es möglich, die Emotionsentstehung durch Aufmerksamkeitsablenkung oder Aufmerksamkeitsverzerrung zu beeinflussen, d. h. durch die Ausrichtung der Aufmerksamkeit auf bestimmte Aspekte einer Situation hin oder davon weg:

- So konnte z. B. gezeigt werden, dass eine **Ablenkung der Aufmerksamkeit** durch die Beschäftigung mit einer zusätzlichen Aufgabe (z. B. eine Stroop- oder eine Arbeitsgedächtnisaufgabe) emotionale Reaktionen reduziert (z. B. Raymond et al. 2003). Auf neuronaler Ebene führte die Ablenkung durch emotionale Bilder bei gesunden Proband*innen zu einer verringerten Amygdala-Aktivität und zu einer erhöhten Aktivierung im ACC und anderen präfrontalen Regionen (McRae et al. 2010). Pessoa et al. (2002) fanden ebenfalls eine Deaktivierung der Amygdala während einer Aufmerksamkeitsablenkung, wenn die Proband*innen emotionale Gesichter betrachteten. In einer anderen Studie war die Ablenkung der Aufmerksamkeit von schmerzhaften Reizen mit einer Deaktivierung des PFC und des ACC verbunden, die beide an der sekundären Bewertung beteiligt sind (Valet et al. 2004).

- Im Gegensatz zur Aufmerksamkeitsablenkung können **Aufmerksamkeitsverzerrungen** dazu führen, dass die Aufmerksamkeit auf bestimmte Aspekte eines Reizes unter Ausblendung anderer Aspekte gerichtet wird. So ist z. B. die Negativitätsverzerrung („negativity bias") ein gut bekanntes psychologisches Phänomen, bei dem Proband*innen negativen Informationen mehr Aufmerksamkeit schenken, sich besser daran erinnern und sie häufiger abrufen (Baumeister et al. 2001; Rozin und Royzman 2001). Auf neuronaler Ebene konnte gezeigt werden, dass bedeutsame Reize von einem Gehirnnetzwerk verarbeitet werden, das aus der Amygdala, der Insula und dem dorsalen ACC (Seeley et al. 2007; Menon und Uddin 2010) besteht. Bei sozialen Reizen kann eine Aufmerksamkeitsverzerrung auf eine potenzielle Bedrohung bei der vorbewussten Verarbeitung durch einen direkten subkortikalen Pfad vom Thalamus zur Amygdala erleichtert werden (Vuilleumier et al. 2001; Dolan und Vuilleumier 2003).

❚❚ Wie wiederholt gezeigt wurde, sind beide Mechanismen – Aufmerksamkeitsablenkung und Aufmerksamkeitsverzerrung – für die meisten emotionalen Störungen von Bedeutung (Koster et al. 2009). ❚❚

Die **Habituation von Emotionen** kann als ein Mechanismus der impliziten Regulation angesehen werden, der eine Verringerung des subjektiven Stresses bei wiederholter Exposition gegenüber einem aversiven Reiz bewirkt. Habituation ist ein impliziter, hochadaptiver und weitverbreiteter Emotionsregulationsmechanismus. Er liegt der allgemeinen Erfahrung zugrunde, dass man sich durch wiederholte Exposition an etwas Störendes „gewöhnt". Studien an gesunden Proband*innen haben eine Abnahme der BOLD-Aktivierung in der Amygdala bei wiederholter Exposition gegenüber negativen Gesichtern oder emotionalen Bildern gezeigt (Breiter et al. 1996; Wright et al. 2001; Fischer et al. 2003). Bei Patientinnen mit Borderline-Persönlichkeitsstörung (BPS) hingegen zeigte sich dieser Habituationsprozess in der Amygdala nicht (Bilek et al. 2019). Auch im Hippocampus, im ventrolateralen PFC, im fusiformen Gyrus, im medialen und inferioren temporalen Kortex sowie in Regionen, die mit dem Arbeitsgedächtnis und der Kontrolle und Zuteilung von Aufmerksamkeitsressourcen assoziiert sind, wie dem dlPFC, dem mPFC und dem ACC, wurde eine Abnahme der Aktivierung bei wiederholter Präsentation festgestellt (Feinstein et al. 2002; Fischer et al. 2003; Phan et al. 2003; Denny et al. 2014). Eine erhöhte Aktivierung der Insula, des posterioren cingulären Kortex, des Precuneus und des dlPFC wurde ebenfalls beim wiederholten Betrachten von emotionalen Bildern festgestellt (Feinstein et al. 2002; Denny et al. 2014). Außerdem korreliert das Ausmaß, in dem gesunde Personen die funktionelle Konnektivität zwischen Insula und Amygdala bei wiederholtem Betrachten erhöhen, direkt mit dem Ausmaß, in dem sie ihre negativen Reaktionen auf aversive Bilder verringern (Denny et al. 2014).

❚❚ Die emotionale Reaktion einer Person auf eine bestimmte Situation wird stark von der Bedeutung bestimmt, die der Situation zugeschrieben wird. Eine gut untersuchte und hochgradig adaptive Strategie zur Emotionsregulation ist die **kognitive Neubewertung (Reappraisal),** bei der eine emotionsauslösende Situation neu konzeptualisiert wird, um die emotionale Reaktion darauf zu verändern (Gross 1998). ❚❚

Reappraisal wird am häufigsten eingesetzt, um die Intensität negativer Gefühle, die durch aversive Situationen ausgelöst werden, zu verringern oder um positive Gefühle auf neutrale oder positive Hinweise zu verstärken. Die kognitive Aufarbeitung ist nachweislich eine äußerst adaptive Regulationsstrategie (John und Gross 2004), die das subjektive Erleben, den Verhaltensausdruck und die physiologischen Begleiterscheinungen negativer Gefühlszustände reduziert. Gesunde Proband*innen können durch gezieltes Üben ihre Reappraisal-Fähigkeiten verbessern, was wiederum mit einer Verringerung des wahrgenommenen Alltagsstresses in Verbindung gebracht wurde (Denny und Ochsner 2014).

Zwei unterschiedliche Reappraisal-Taktiken wurden eingehend untersucht: die situationsbezogene Umdeutungstaktik und die Distanzierungstaktik (Gross und John 2003; Ochsner et al. 2004; Kross und Ayduk 2008; McRae et al. 2012):

- Bei der **situationsbezogenen Umdeutungstaktik** wird ein Narrativ für eine Situation geschaffen, um deren affektive Valenz zu verändern. So kann z. B. der Krankenhausaufenthalt eines Verwandten wegen einer schweren Krankheit als Chance für diese Person rekonzeptualisiert werden, fachkundige medizinische Versorgung und Aufmerksamkeit zu erhalten, die zu einer schnellen Besserung führen.
- Bei der **Distanzierungstaktik** nimmt das Subjekt eine emotional distanzierte Haltung gegenüber der Situation ein (d. h., es betrachtet die Situation als distanzierter, objektiver, unparteiischer Beobachter). Diese Taktik wird z. B. angewandt, wenn die Notärztin bei der Behandlung eines Schwerverletzten eine klinische Distanz einnimmt, um die Emotionalität zu verringern, die ihre Effektivität beeinträchtigen könnte.

RESÜMEE

Die neuronalen Systeme, die an der kognitiven Neubewertung beteiligt sind, wurden bei gesunden Proband*innen gut untersucht (Buhle et al. 2014). Während des Reappraisals werden Regionen rekrutiert, die am Arbeitsgedächtnis und der selektiven Aufmerksamkeit (dlPFC, posteriorer parietaler Kortex und ACC), an der Attribution mentaler Zustände (dmPFC) sowie an der Reaktionsauswahl und -hemmung (vlPFC) beteiligt sind, und die Aktivität der limbischen Zielregionen für die emotionale Bewertung, insbesondere der Amygdala, wird moduliert.

6.2.2 Selbst und Identität

In den alternativen Modellen von Persönlichkeitsstörungen (PS) im DSM-5 und in der ICD-11 werden Störungen des Selbst bzw. der Identität sowie der sozialen Interaktion als zentral für die normal funktionierende und die gestörte Persönlichkeitsentwicklung angesehen. Das Selbst lässt sich in die Bereiche Selbstbewusstheit, Verarbeitung selbstreferenzieller Informationen und Selbstkontrolle unterteilen.

6

Selbstbewusstheit Als zentral für die Selbstbewusstheit konnte eine neuronale Kaskade, bestehend aus Hirnstamm, Thalamus und kortikalen Regionen (insbesondere der Insula), gezeigt werden (Khalsa et al. 2018). Zum Bereich der Selbstbewusstheit gehört die Interozeption, die z. B. anhand von Herzschlag-evozierten EEG-Potenzialen untersucht werden kann. Bei Patientinnen mit Borderline-Persönlichkeitsstörung (BPS) fanden sich hier Veränderungen (Hart et al. 2013; Müller et al. 2015; Schmitz et al. 2020; Flasbeck et al. 2020). Dissoziative Phänomene wie reduzierte Wahrnehmung der eigenen Person, häufig vergesellschaftet mit reduzierter sensorischer (Schmerz-)Wahrnehmung, sind mit reduzierter Amygdala-Aktivität sowie gesteigerter Aktivität des dlPFC in Verbindung gebracht worden (Schmahl et al. 2006; Reitz et al. 2015).

Selbstreferenzielle Informationen Die Verarbeitung von selbstreferenziellen Informationen sowie von Schlüssen auf mentale Zustände anderer (Mentalisierung oder „Theory of Mind", ToM) findet in nahe der Mittellinie gelegenen Hirnstrukturen wie dem medialen PFC (inkl. ACC), dem posterioren Cingulum sowie dem Precuneus statt (Gunderson et al. 2018). Betroffene mit verstärkter Ärgerrumination zeigten eine gesteigerte Aktivität in Belohnungsregionen, während Patient*innen mit zwanghafter PS eine gesteigerte Konnektivität zwischen dem Default Mode Network (DMN) und dem Precuneus aufwiesen (Coutinho et al. 2015), solche mit antisozialer PS eine fehlende Deaktivierung der posteromedialen Region des DMN in einem Aufmerksamkeits-Task (Freeman et al. 2015).

6

Selbstkontrolle Den Funktionen der Selbstkontrolle liegt ein fronto-parieto-insulares Netzwerk zugrunde. Personen mit Störungen der Selbstkontrolle weisen häufig eine gesteigerte Amygdala-Aktivität auf (Krause-Utz et al. 2014, Schulze et al. 2016). Hierunter fällt auch die Störung der Impulskontrolle; Defizite in der Impulskontrolle bei antisozialen Personen wurden mit einer reduzierten kortikalen Dicke und einer vergrößerten Oberfläche in frontalen und temporalen Regionen sowie der Insula in Verbindung gebracht (Jiang et al. 2017). Impulsive bzw. antisoziale Eigenschaften waren positiv mit präfrontalen Volumina sowie der intrapräfrontalen Konnektivität assoziiert (Korponay et al. 2017). Ein Beispiel für eine Verhaltensstörung bei gestörter Selbstkontrolle ist das nichtsuizidale selbstverletzende Verhalten: Hier findet sich eine Störung des Netzwerks zwischen Amygdala (hypoaktiv) und PFC (hyperaktiv) (Schmahl und Baumgärtner 2015).

6.2.3 Persönlichkeit und soziale Umwelt

Dieser Bereich der sozialen Interaktion lässt sich in fünf Unterbereiche untergliedern, die alle einzeln oder in Kombination gestört sein können: Emotionswahrnehmung, Empathie, Mentalisierungsprozesse, soziale Wahrnehmung und Intimität.

Emotionswahrnehmung Bei der Emotionswahrnehmung fand sich im Zusammenhang mit einer Negativitätsverzerrung (s. o.) eine gesteigerte Amygdala-Aktivität (Bertsch et al. 2013, 2017). Zudem war bei früh traumatisierten Proband*innen die Habituation der Amygdala, d. h. die Abnahme der Aktivität bei der wiederholten Präsentation von negativen Stimuli, reduziert und mit der Traumaschwere korreliert (Bilek et al. 2019). Patient*innen mit BPS weisen bei der Verarbeitung von Gesichtsstimuli im EEG eine gesteigerte initiale visuelle Verarbeitung und eine reduzierte spätere strukturelle und kategoriale Verarbeitung der Gesichter auf (Izurieta Hidalgo et al. 2016); bei BPS-Patient*innen in Remission normalisierte sich die initiale visuelle, nicht jedoch die spätere Verarbeitung (Schneider et al. 2018)

Empathie Die Emotionsverarbeitung, welche die intra- und interindividuelle Emotionsregulation und die Empathie umfasst, schließt auch (präfrontale) Regionen der Mittellinie ein (insb. den ACC). Die Emotionsregulation steht in zentraler Verbindung mit der Amygdala und dem Hippocampus (Gunderson et al. 2018; Schmahl et al. 2014; Schurz et al. 2021). Die empathische Verarbeitung rekrutiert zusätzlich die anteriore Insula. Mehrere Studien lieferten Belege für eine Hyper- (oder Hypo-)Aktivierung dieser Hirnregionen – sowie eine reduzierte funktionelle Kopplung zwischen den Regionen – bei Patient*innen mit **BPS** (Gunderson et al. 2018). Während Aufgaben, die kognitive empathische Leistungen erforderten, war die Aktivität im linken superioren Temporallappen bei BPS-Patienten reduziert; bei eher emotional-empathische Leistung erfordernden Aufgaben zeigten BPS-Patient*innen hingegen eine gesteigerte Aktivierung der rechten mittleren Insula (Dziobek et al. 2011). Während BPS-Patient*innen im Anschluss an schmerzhafte Gesichtsausdrücke Bilder von Händen sahen, denen Schmerzreize zugefügt wurden, fand sich eine gesteigerte Aktivität im supramarginalen Gyrus (Flasbeck et al. 2019). Im Gegensatz dazu zeigten Psychopath*innen beim Betrachten von Schmerzbildern eine niedrigere Aktivierung im Bereich der emotionalen Empathieregionen (Seara-Cardoso et al. 2016). Personen mit **antisozialer PS** wiesen eine gesteigerte Aktivierung in Hirnregionen auf, die mit kognitiver Empathie befasst sind (linker Sulcus temporalis superior, temporoparietaler Übergang [TPJ], Precuneus, medialer und ventrolateraler PFC), aber eine herabgesetzte Aktivität der linken Amygdala während des „reading-the-mind-in-the-eyes task" (Schiffer et al. 2017). Höhere Psychopathie-Werte waren mit niedrigerer Aktivität in der vorderen Insula, im dorsalen ACC und in der Amygdala assoziiert, wenn die Untersuchungsteilnehmer*innen ihre subjektive emotionale Reaktion auf emotionale Gesichter bewerteten (Seara-Cardoso et al. 2016). fMRT- Studien (Decety et al. 2013; Meffert et al. 2013) deuten darauf hin, dass bei **Psychopathen** insbesondere die Verarbeitung empathischer Bedenken und moralische Entscheidungsprozesse im ventromedialen PFC betroffen sind. Die sog. Spiegelneurone im motorischen System werden sowohl bei eigenen motorischen Aktionen als auch beim Beobachten von Handlungen anderer Personen aktiviert. Auch wenn viele Aspekte noch umstritten sind, trägt dieses System wahrscheinlich zur Entwicklung von sozialen Kognitionen und Empathie durch ein unmittelbares („embodied") Miterleben bei (Riečanský und Lamm 2019).

Mentalisierungsprozesse Sie involvieren eher die dorsalen Anteile des mPFC und darüber hinaus häufig den TPJ und die Temporalpole. Diese Hirnregionen sind bei Patient*innen mit BPS häufig hyperaktiv, was ihre Tendenz zur Hypermentalisierung widerspiegeln könnte (d. h. zur Überinterpretation der Absichten und Emotionen anderer) (Gunderson et al. 2018). Die Hypermentalisierung war bei der BPS mit einer gesteigerten Aktivität im mPFC assoziiert (Scherpiet et al. 2015). Außerdem sind die Aktivierungen für selbst- und fremdbezogenes Denken bei Patient*innen mit BPS weniger ausgeprägt als bei gesunden Kontrollpersonen. BPS-Patient*innen zeigten auch eine verringerte funktionelle Konnektivität zwischen emotionsregulierenden Bereichen (z. B. ACC) und dem ToM-Netzwerk (O'Neill et al. 2015). Außerdem wiesen diese Patient*innen ein fehlendes „Abschalten" von sozialen Hirnstrukturen beim Cyberball-Task auf, wenn das Verhalten der Mitspielenden durch feste Regeln vorhersehbar war (Domsalla et al. 2014), sowie eine fehlende Modulation der Insula-Aktivierung in Reaktion auf wechselnde Fairness von Mitspielenden in einem aus mehreren Runden bestehenden Vertrauensspiel (King-Casas et al. 2008). Außerdem fand sich eine reduzierte Konnektivität zwischen Bereichen der Emotionsregulation (Amygdala und dorsaler ACC) und Bereichen, die für sozial-kognitive Prozesse wichtig sind (Duque-Alarcón et al. 2019).

Soziale Wahrnehmung In Bezug auf soziale Wahrnehmung fand eine EEG-Studie bei der BPS während der Cyberball-Einschlussbedingung eine starke Ablenkung der P300-Komponente im EEG-Potenzial, die mit Informationsverarbeitung und Aufmerksamkeitsprozessen in Verbindung steht. Dies kann als eine Veränderung in sozialen Erkenntnisprozessen, d. h. als veränderte Erwartungen bzgl. des Verhaltens anderer in einem interaktionellen Kontext, interpretiert werden (Gutz et al. 2015). BPS-Patient*innen zeigten außerdem eine gesteigerte Aktivität des superioren temporalen Sulcus während der Verarbeitung von sozialen Reizen und eine reduzierte Amygdala-Aktivität während der Verarbeitung von evaluativem sozialem Feedback (Doell et al. 2020).

Intimität Zu den neuronalen Prozessen, die mit Intimität bzw. enger sozialer Kooperation verbunden sind, liegen nicht viele Studien vor. BPS-Patient*innen wiesen hier eine reduzierte Kopplung der Aktivität im TPJ beim gleichzeitigen Durchführen einer Aufmerksamkeitsaufgabe in zwei Scannern (Hyperscanning) auf (Bilek et al. 2017). Eine gesteigerte Aktivierung des dorsalen ACC sowohl während der Ausschluss- als auch der Einschlussbedingung im Cyberball-Task wurde als eine erhöhte Sensitivität gegenüber Signalen potenziell bedrohlicher Nähe bei der BPS interpretiert (Domsalla et al. 2014).

6.3 Ausgewählte Beispiele zur Interaktion zwischen Neurobiologie und Psychotherapie

6.3.1 Neurobiologische Grundlagen des Erinnerns und Vergessens

Explizites und implizites Gedächtnis

Moderne Taxonomien der Gedächtnissysteme basieren auf der Unterscheidung zwischen dem expliziten oder deklarativen und dem impliziten oder nichtdeklarativen Gedächtnis. Inhalte des deklarativen Gedächtnisses können „explizit" erinnert und beschrieben werden; dazu zählen allgemeine Fakten ebenso wie autobiografische Episoden. Dieses Gedächtnissystem ist an die Intaktheit des Hippocampus und benachbarter Strukturen des medialen Temporallappens gebunden.

Inhalte des impliziten Gedächtnisses sind nicht bewusst erinnerbar; es umfasst lebensgeschichtlich früheste Erfahrungen, sensomotorische Fähigkeiten (Wie), Gewohnheiten und Regeln. Das „implizite Beziehungswissen" schließt Bindungsrepräsentanzen ein, die sich bereits im 2. Lj. weitgehend konsolidieren, bevor das explizite System ausgereift ist (erste bewusste Erinnerungen ab 2–3 Jahren). Die beschriebenen Unterformen sind an die Intaktheit bestimmter Hirnstrukturen gebunden, so etwa Fähigkeiten und Gewohnheiten (Basalganglien, insbesondere Striatum), Priming (Neokortex), klassisches Konditionieren (Amygdala; Squire und Knowlton 2000).

Konsolidierung von Gedächtnisinhalten

Nader et al. (2000) folgerten aus ihren Studien, dass Inhalte des Langzeitspeichers nur dann für Veränderung vulnerabel sind, wenn sie gerade erinnert werden. Entgegen der verbreiteten Annahme, einmal abgespeicherte Gedächtnisinhalte seien „konserviert" und bei erneutem Zugriff in unveränderter Form verfügbar („Festplatten-Speichermodell"), werden Erinnerungen im Moment des Zugriffs labilisiert und können substanziell verändert werden.

Zustandsabhängige Enkodierung und zustandsabhängiger Abruf von Gedächtnisinhalten

„Zustandsabhängiger Abruf" bedeutet, dass der Hinweisreiz, auf den hin der Gedächtnisinhalt wieder ins Bewusstsein geholt wird, möglichst genau jene Situation erfahrbar und fühlbar machen muss, in der dieser Gedächtnisinhalt damals enkodiert wurde. Welche Hinweisreize später notwendig sind, damit dieser Gedächtnisinhalt weitgehend authentisch erinnert werden kann, hängt vom Engramm und von den Umständen seiner Speicherung, vom Kontext sensomotorischer Reizwahrnehmung sowie vom inneren Zustand emotionaler und kognitiver Aktivierungen zum Zeitpunkt der Abspeicherung ab. Je mehr Zeit vergangen ist und je verschwommener das Engramm ist, desto stärker engt sich das Spektrum der Hinweisreize ein, die später die Erinnerung wachrufen können. Hinsichtlich der Topologie ist bekannt, dass der linksseitige PFC mit der Enkodierung und die entsprechende Struktur in der rechten Hemisphäre mit dem episodischen Abruf befasst sind.

Äußere Einflüsse können entscheidend beeinflussen, was und wie erinnert wird. Beispiele für Verfälschungen sind die Suggestivkraft einer als vertrauenswürdig empfundenen Person (Loftus 1996), nachträglich eingeführte Fehlinformationen oder die Neigung, in der Rückschau den eigenen Wissensstand zu „vervollständigen". Daher sind in der Psychotherapie aktuelle Übertragungs- und Beziehungsgestalten als mögliche Einflussfaktoren auf Erinnerungen und biografische Rekonstruktionen kritisch zu reflektieren.

Stress und Gedächtnisbeeinträchtigung

Eine aktuelle Forschungsrichtung beschäftigt sich mit der Frage, ob schwerer und anhaltender Stress zu Gedächtnisbeeinträchtigung führt. Grundlage ist die Beobachtung, dass Neurone im Hippocampus gegenüber erhöhten Glukokortikoidspiegeln sensitiv sind und als Folge längerer Exposition degenerieren. Vietnamveteranen mit PTBS hatten kleinere Hippocampi als Vietnamveteranen ohne PTBS und auch als ihre nicht traumatisierten Zwillingsgeschwister (Bremner 2021).

Rekonsolidierung von Gedächtnisinhalten in der Psychotherapie

Um schmerzhafte und vermiedene Erinnerungen zu verändern, die zu wiederholten maladaptiven Verhaltensweisen führen, ist es nach dem Modell von Lane et al. (2015) erforderlich, emotionale Erinnerungen zu aktivieren, mit neuen Erfahrungen zu verknüpfen und als neue Gedächtnisstrukturen durch wiederholte Bearbeitung zu rekonsolidieren.

6.3.2 Strukturelle und funktionelle Veränderungen durch Psychotherapie

6

Bildgebende Verfahren können auch genutzt werden, um Veränderungen in der Hirnfunktion und Hirnstruktur durch psychotherapeutische Interventionen zu untersuchen, z. B. bei BPS oder depressiven Störungen. Im Rahmen eines größeren Projekts in Heidelberg und Mannheim wurden drei Studien durchgeführt, die verschiedene Emotionsregulationsstrategien (Reappraisal, Ablenkung und Schmerz) vor und nach einer 12-wöchigen stationären DBT-Behandlung (Niedtfeld et al. 2017; Schmitt et al. 2016; Winter et al. 2017) im Vergleich zu „treatment as usual" (TAU) und zu gesunden Kontrollproband*innen untersuchten.

- Bei der Verarbeitung negativer Bilder zeigten die **Patient*innen mit BPS** vor und nach der DBT eine verringerte Aktivität der anterioren Insula und des dorsalen ACC. Therapie-Responder wiesen zusätzlich eine verringerte Aktivierung in Amygdala, ACC, OFC und dlPFC, zusammen mit einer gesteigerten limbisch-präfrontalen Kopplung, auf (Schmitt et al. 2016).
- In der zweiten Studie zeigten DBT-Patient*innen auch eine verringerte ACC-Aktivität beim Betrachten negativer (im Vergleich zu neutralen) Bilder. Während der kognitiven Ablenkung (Reappraisal) von negativen Bildern wurde bei BPS-Patient*innen nach der DBT eine verminderte Aktivität im rechten inferioren Parietallappen festgestellt (Winter et al. 2017).
- Die dritte Studie untersuchte die Wirkung von Schmerzreizen auf emotionale Reaktionen und stellte fest, dass die schmerzvermittelte Affektregulation (d. h. die Deaktivierung der Amygdala als Reaktion auf schmerzhafte Stimulation – ein Mechanismus, von dem angenommen wird, dass er der nichtsuizidalen Selbstverletzung zugrunde liegt) nach einer DBT-Behandlung reduziert war (Niedtfeld et al., 2017). Auch auf das Hirnvolumen hatte die DBT-Behandlung einen Einfluss. So vergrößerte sich in der Behandlungsgruppe im Vergleich zur TAU-Gruppe das Volumen des mPFC, einer für die Emotionsregulation wichtigen Hirnregion (Mancke et al. 2019). In einer Prädiktionsanalyse zeigte sich, dass insbesondere die Aktivität und das Volumen von Hippocampus und Amygdala das Ansprechen auf DBT-Behandlung vorhersagten (Schmitgen et al. 2019).

Bei **depressiven Störungen** konnte ebenfalls gezeigt werden, dass Psychotherapie funktionelle und auch strukturelle Hirnveränderungen (zumindest teilweise) wieder normalisieren kann. Eine Übersichtsarbeit, die insgesamt 11 Studien und 210 Personen umfasste, ergab, dass psychodynamische Psychotherapie zu einer Normalisierung der synaptischen oder metabolischen Aktivität in präfrontalen, limbischen und Mittelhirnregionen im Zusammenhang mit der Verbesserung klinischer Parameter bewirkte (Abbass et al. 2014; Beutel et al. 2011; vgl. Cera et al. 2022). In einer Metaanalyse, welche die Auswirkung verschiedener verhaltenstherapeutischer und psychodynamischer Therapieverfahren untersuchte, fand sich bei behandelten Patient*innen im Verlauf der Therapie eine gesteigerte Aktivierung im rostralen ACC (Sankar et al. 2018).

6.3.3 Real-time-fMRT-Neurofeedback

Wie in ➤ Kap. 6.1.2 dargestellt, besteht mit dem rtfMRT-NF die Möglichkeit, gestörte Hirnprozesse gezielt zu modulieren und damit zusammenhängende Pathomechanismen wie die Störung der Emotionsregulation gezielt anzugehen. In diesem Zusammenhang wurde untersucht, ob Studienteilnehmer*innen in der Lage sind, ihre Amygdala-Reaktion auf aversive Bilder herunterzuregulieren, wenn sie ein kontinuierliches Feedback aus dieser Region erhalten. In einer BPS-Studie (Paret et al. 2016) wurde untersucht, ob eine Herabregulierung der Amygdala-Aktivierung in dieser Population erreicht werden kann. Aversive Bilder wurden unter drei verschiedenen Bedingungen präsentiert:

- In der Bedingung REGULIEREN erhielten die Teilnehmenden ein kontinuierliches visuelles Feedback zur Gehirnaktivierung über eine Thermometeranzeige und wurden angewiesen, dieses Feedback zu nutzen, um das Thermometer bewusst herunterzuregulieren. Die eine Hälfte erhielt eine Rückmeldung über die Aktivierung in der Amygdala, während die andere Hälfte diese Rückmeldung von einer Kontrollregion in den Basalganglien erhielt.
- In der BETRACHTEN-Bedingung wurden sie angewiesen, natürlich auf die aversiven Bilder zu reagieren, d. h. keinen Versuch zu unternehmen, das Thermometer zu regulieren.

Die Teilnehmenden nahmen an vier Trainingseinheiten über 2 Wochen teil. Wir fanden eine verringerte Amygdala-Reaktion in der Bedingung REGULIEREN im Vergleich zur Bedingung BETRACHTEN, wobei die Verringerung bereits in der ersten Sitzung festgestellt wurde. BPS-Patient*innen zeigten im Laufe des Trainings auch eine Zunahme der Konnektivität zwischen Amygdala und PFC – ein Muster, das auch bei gesunden Proband*innen während einer rtfMRT-NF-Sitzung beobachtet wurde (Paret et al. 2016).

In einer weiteren Studie (Zähringer et al. 2019) wurde untersucht, welche Aspekte der Emotionsdysregulation sich durch rtFMRT-NF verändern lassen. 25 BPS-Patientinnen nahmen an drei rtfMRT-NF-Sitzungen teil und wurden 6 Wochen später erneut getestet. Die Patient*innen befanden sich während des gesamten Studienzeitraums in konstanter medikamentöser oder psychotherapeutischer Behandlung. Die Emotionsregulation wurde auf physiologischer, verhaltensbezogener und Selbstberichtsebene bewertet. Die Ergebnisse zeigen eine signifikante Herabregulation der Amygdala; Post-hoc-Tests bestätigten den Erfolg in der letzten Trainingssitzung. Nach dem Training gaben die Patient*innen weniger aversive Erregung und negative Emotionen sowie eine geringere Variabilität dieser Messwerte von Stunde zu Stunde an. Die BPS-Symptome verringerten sich im Laufe der Studie signifikant. Insgesamt ergab diese einarmige klinische Studie eine signifikante Verbesserung der Emotionsregulation und eine Verringerung der affektiven Instabilität im täglichen Leben nach rtfMRT-NF bei der BPS. Auch bei depressiven Störungen wurde Amygdala-Neurofeedback erfolgreich zur Behandlung eingesetzt (Young et al. 2018).

LITERATURAUSWAHL

Beutel ME, Stark R, Pan H, et al. Changes of brain activation pre-post short-term psychodynamic inpatient psychotherapy: An fMRI study of panic disorder patients. Psychiatry Res 2010; 184(2): 96–104.

Bilek E, Itz ML, Stößel G, et al. Deficient amygdala habituation to threatening stimuli in borderline personality disorder relates to adverse childhood experiences. Biol Psychiatry 2019; 86: 930–938.

Goodman M, Carpenter D, Tang CY, et al. Dialectical behavior therapy alters emotion regulation and amygdala activity in patients with borderline personality disorder. J Psychiatr Res 2014; 57: 108–116.

King-Casas B, Sharp C, Lomax-Bream L, et al. The rupture and repair of cooperation in borderline personality disorder. Science 2008; 321(5890): 806–810.

Kramer U, Kolly S, Maillard P, et al. Change in emotional and theory of mind processing in borderline personality disorder: A pilot study. J Nerv Mental Dis 2018; 206(12): 935–943.

Schmahl C, Herpertz SC, Bertsch K, et al. Mechanisms of disturbed emotion processing and social interaction in borderline personality disorder: State of knowledge and research agenda of the German Clinical Research Unit. Borderline Personal Disord Emot Dysregul 2014; 1: 12.

Schnell K, Herpertz SC. Effects of dialectic-behavioral-therapy on the neural correlates of affective hyperarousal in borderline personality disorder. J Psychiatr Res 2007; 41(10): 837–847.

KAPITEL

7

Eva M. J. Peters

Psychoneuroendokrinologie

7.1 Einführung

Dass Gehirn und Organe interagieren, ist so lange bekannt, wie es medizinische Konzepte im Abendland gibt. Erst die Entdeckung von Botenstoffen, die diese bidirektionale Kommunikation bewerkstelligen, hat es jedoch möglich gemacht, die Komplexität der Zusammenhänge abzubilden, die psychische und körperliche Ereignisse synchronisieren (s. hierzu auch ➢ Kap. 9). Das Gehirn, als zentrales Organ der Wahrnehmung, steuert dabei Gefühle, Handlung und Beziehung genauso wie korrespondierende Körper- und Ausdrucksfunktionen. Gleichzeitig werden aus den Organen lokale Ereignisse und ihre erfolgreiche Bewältigung an das Gehirn zurückgemeldet. Die beteiligten neuroendokrinen Mediatoren sind i. d. R. Hormone. Ihre glanduläre Produktion wird überwiegend durch Botenstoffe des Nervensystems gesteuert, die gelegentlich selbst Hormonfunktion übernehmen. Sie erreichen ihre Ziele über die Blutbahn, relativ langsam und z. T. über weite Distanzen, können aber auch lokal produziert und zwischen Zellen (parakrin) oder auf die produzierende Zelle zurückwirkend (autokrin) genutzt werden. Wo sie letztendlich ihre adaptive Wirkung entfalten, entscheidet das Rezeptorrepertoire der Zielzellen und Moleküle, welche die Bindung und Aktivität dieser Rezeptoren regulieren.

Neuroendokrine Mediatoren integrieren dabei zentrale und periphere Stressreaktionsmuster. Am bekanntesten hierfür sind Adrenalin und Kortisol. Zeitgleich und angeregt durch ihre Entdeckung und Beschreibung sind zentrale Konzepte biologischer Prozesse entwickelt worden. Sie beschreiben, wie es möglich ist, dass sich Lebewesen stetig an wechselnde Lebensumstände und -bedingungen anpassen können („wear and tear"). Unter diesen Konzepten stehen das Stresskonzept und das Homöostasekonzept im Zentrum psychoneuroendokrinologischer Überlegungen. Neuroendokrine Prozesse werden durch zahlreiche exogene und endogene Einflussfaktoren wie (epi-)genetische Voraussetzungen, Alter und Entwicklungsphase, Geschlecht, Körperkomposition (z. B. Body-Mass-Index), Lebensstilfaktoren (z. B. Ernährung, Schlaf, Bewegung, Stimulanzienkonsum usw.), Stressreize und -erleben sowie Gesundheitsverhalten und weitere biopsychosoziale Einflüsse modifiziert. Psychosomatische Reaktionsmuster erhalten u. a. hierdurch ihre enorme Komplexität sowie intra- und interindividuelle Heterogenität.

Wir beginnen, mithilfe neuroendokriner Botenstoffe zu verstehen, welche hohe Relevanz die Psychosomatik für die Entwicklung einer personalisierten Medizin hat. In diesem Kapitel werden die grundlegenden Aktionsweisen der bekanntesten Stressreaktionssysteme skizziert. Neuroendokrine Mediatoren werden dabei als Teil des Geschehens verstanden, das Adaptation, also die Anpassung an Veränderungen, bewerkstelligt und damit Homöostase bzw. Allostase ermöglicht (➢ Kap. 8). Prozesse, die in diesem Zusammenhang durch neuroendokrine Botenstoffe reguliert werden, adressieren Funktionen von psychisch über metabolisch bis immunologisch. Neuroendokrine Prozesse können dabei in besonderer Weise den Überschlag zwischen psychosozialen und körperlichen Ereignissen beschreiben, die bei versagender Adaptation Entwicklung und Unterhaltung von Krankheiten verantworten. Es ist eine Herausforderung für zukünftige diagnostische und therapeutische Behandlungskonzepte, das Wissen um die adaptive Kapazität neuroendokriner Kaskaden auf evidenzbasiertem Niveau in die Behandlung gerade chronisch und komplex erkrankter Menschen zu integrieren.

7.2 Neuroendokrine Stressreaktionssysteme

Stressoren, die eine neuroendokrine Reaktion auslösen können, verstehen wir, seit Mason (1968) sie definierte, als mehrdeutig, unvorhersehbar und unkontrollierbar (Gaab et al. 2005). Sie werden als bedrohlich erlebt und gedeutet, lösen den Impuls zu einer Kampf- oder Fluchtreaktion aus und sind besonders wirkungsvoll, wenn sie nonnormativ, Selbstwert-bedrohlich, Orientierungsverlust-verursachend, unvorhersehbar, unkontrollierbar und emotional aversiv geladen sind. Das Ziel der Reaktion ist **Adaptation.** Eine der Besonderheiten unserer modernen Lebenswelt ist dabei, dass solche Stressreize jedoch immer häufiger durch Erfahrungen ausgelöst werden, die für ihre Bewältigung eigentlich keine umfassende körperliche Kampf- oder Fluchtreaktion erforderlich machen. Ein Teil der angelegten Reaktionskaskaden verliert so ihre Passung.

7.2.1 Autonomes Nervensystem: Anpassungsreaktion zwischen Alarm und Beruhigung

Das älteste bekannte Stressreaktionssystem ist das **sympathische Nervensystem** (SNS) (➤ Abb. 7.1), auch wenn bei seiner Erstbeschreibung der Begriff noch nicht etabliert war (Goldstein 2021). Der zentrale Botenstoff des SNS wird innerhalb von Sekunden bis Minuten nach Reiz als **Adrenalin** aus dem Nebennierenmark in die Zirkulation und als **Noradrenalin** aus Nervenfasern direkt an Zielzellen **ausgeschüttet** und entfaltet seine Wirkung über G-Protein-gekoppelte α- und β-Adrenorezeptoren. Der Nachweis der Ausschüttung in Blutplasma oder über Abbauprodukte im Urin ist für die Routinediagnostik eine gewisse Herausforderung, da das Zeitfenster sehr klein bzw. der Nachweis aufwendig ist.

(Nor-)Adrenalin bewirkt einen Glukagonanstieg und in Muskeln und Leber den Abbau von Glykogen zu Glukose. Aus Fettdepots setzt es Fettsäuren frei. Bronchien und Blutgefäße in Herz und Leber werden weitgestellt, während Blutgefäße in Haut, Nieren und Verdauungstrakt enggestellt werden. Blutdruck und Herzrate steigen an. Es sorgt also dafür, dass Energie und Sauerstoff überall dort hinkommen, wo sie in einer Kampf- oder Fluchtsituation wahrscheinlich gebraucht werden. Durch eine Verschiebung von Zellen der angeborenen Immunität an die „Fronten" des Körpers sorgt das SNS zudem für eine schnelle, aber unspezifische Reaktion auf mögliche Verletzungen und Keimkontakt. Als positives Feedback kann die Adrenalinausschüttung durch Corticotropin-Releasing-Hormon (CRH), **adrenokortikotropes** Hormon (ACTH) und Acetylcholin (ACh) stimuliert werden.

Auf der psychischen Ebene versetzt das SNS in Kampf- oder Fluchtstimmung. Sehr hohe Adrenalinspiegel sind mit nervöser Unruhe, Angst, Halluzinationen und Psychosen assoziiert.

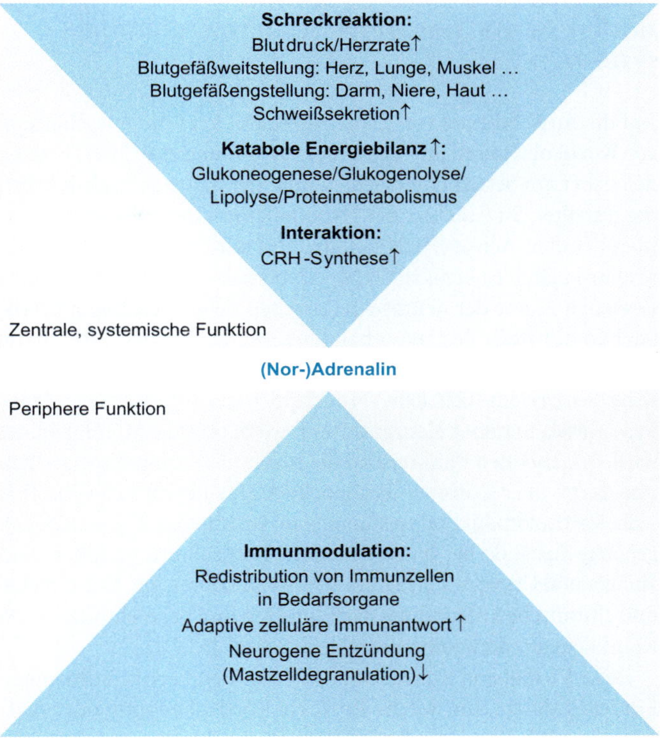

Abb. 7.1 (Nor-)Adrenalinwirkung in Gehirn und Körper [L231]

Komplementiert wird das SNS durch das **cholinerge Nervensystem** (CNS). Zusammen werden sie gern als **autonomes Nervensystem** zusammengefasst (Williams et al. 2019). Der zentrale Botenstoff dieses Systems ist **Acetylcholin (ACh).** Es ist wohl der älteste neuroendokrine Botenstoff in lebenden Organismen, denn bereits einzellige Lebewesen nutzen ihn zur Kommunikation. Oft wird das CNS als Gegenspieler des SNS verstanden; es ist aber wohl eher so, dass es als älteres System an manchen Stellen vom jüngeren überschrieben wurde. Seine vielfältigen Wirkungen werden über eine sehr breite Palette und Kombination von muskarinergen und nikotinergen Rezeptoren geregelt. Sie setzen sowohl neuronale als auch non-neuronale ACh-Signale in Zielzellen um. Aktuell wird eine Funktion für den Vagusnerv bei der Regulation der Stressreaktivität und seine antiinflammatorische Wirkung auf das CNS insgesamt intensiv diskutiert. So senkt ACh über M_2-Rezeptoren am Herzen die Schlagfrequenz und ändert damit die Herzratenvariabilität. Außerdem reduziert es die Ausschüttung proinflammatorischer Zytokine aus Zellen des angeborenen Immunsystems, allen voran TNF-α über Chrna7 auf Makrophagen.

Psychotrop bekannt ist ACh – über seine Rolle bei der Parkinson-Krankheit und als Halluzinogen – für seine steigernde Wirkung auf kognitive Leistungen. Auf Depressivität scheint es sich jedoch synergistisch mit anderen Stressreaktionssystemen negativ auszuwirken (Reuter et al. 2012).

7.2.2 Hypothalamus-Hypophysen-Nebennierenrinden-Achse: bekanntestes Stressreaktionssystem

Auf die Ausschüttung von (Nor-)Adrenalin folgt die Ausschüttung von **Kortisol** (Russell und Lightman 2019; Young et al. 2021) entlang der sicher am besten untersuchten und hier daher auch ausführlich dargestellten Stressachse, der Hypothalamus-Hypophysen-Nebennierenrinden-Achse (HHNA). Zunächst wird hierfür CRH im paraventrikulären Nukleus (PVN) des Hypothalamus gebildet. Von dort erreichen Axone der neurosekretorischen Zellen den Hypophysenstiel an der Basis des Hypothalamus, wo das Liberin CRH in die primären Kapillaren des hypophysären Pfortadersystems freigesetzt wird. So erreicht CRH den Vorderlappen der Hypophyse (Adenohypophyse) in hoher Konzentration, wo daraufhin ACTH gebildet wird, um über den Blutkreislauf die Nebennierenrinde zu erreichen und dort – über G-Protein-gekoppelte ACTH-Rezeptoren vermittelt – die Kortisolproduktion zu stimulieren. Bekannte, z. T. gegensätzlich gepoolte Zustände, bei denen veränderte Kortisolwerte vorliegen, sind Hunger und Übergewicht, akuter Stress und Depression, akute Infekte und chronische Entzündung nach Infekten und bei nichtinfektiösen Krankheiten („non-communicable diseases" [NCD]).

Diese Vielfalt von Konstellationen vermittelt bereits einen ersten Eindruck davon, für welche Prozesse Kortisol adaptiv oder maladaptiv von besonderer Bedeutung ist: psychische, metabolische und immunologische. Über diese Prozesse entscheidet sich, wann Kortisol Teil einer gelingenden vs. misslingenden Anpassungsreaktion ist (➤ Abb. 7.2).

Zweck der Stressreaktion ist also zunächst Anpassung. Unter **Anpassungssyndrom** verstehen wir heute eine vorrübergehende Erhöhung der psychischen und physischen Kraft, die durch einen intensiven Stressreiz ausgelöst wird. Hans Selye hat früh beobachtet, dass ein kurzfristiger Anstieg der Widerstandskraft des Organismus den Auftakt vieler Erkrankungen, von Infekt bis Krebs, charakterisiert. In der Konsequenz dieser Beobachtung wurden Kortikoide in sehr hoher und physiologisch nicht erreichbarer Dosierung zur Bewältigung von Krankheitszuständen erstmalig Ende der 1940er-Jahre an Rheumapatienten getestet. In physiologischer Dosierung erfährt diese Entdeckung aktuell eine Renaissance, und die gesundheitsfördernden Effekte kurzfristiger Stressreaktionen im Wechsel mit Entspannung erweisen sich in zahlreichen tierexperimentellen und klinischen Arbeiten als potente Präventionsstrategien, die z. B. in der Allergie- oder Krebsentwicklung die adaptive Kapazität des Organismus erhöhen können.

HHNA-Stressreaktionssystem

In der ursprünglichen Beschreibung handelt es sich beim Stresskonzept um eine physiologische Reaktion des Körpers auf jede Anforderung, die eine solche erforderlich macht (Selye 1950). Der Begriff ist damit zunächst rein biologisch gefasst und beschreibt eine allgemeine, über eine Vielzahl von Zuständen und Diagnosen hinweg, also transdiagnostisch, beobachtbare adaptive Reaktion des Organismus mit dem Ziel, triggernde Störfaktoren zu beseitigen und den Organismus zum Ausgangszustand zurückzuführen.

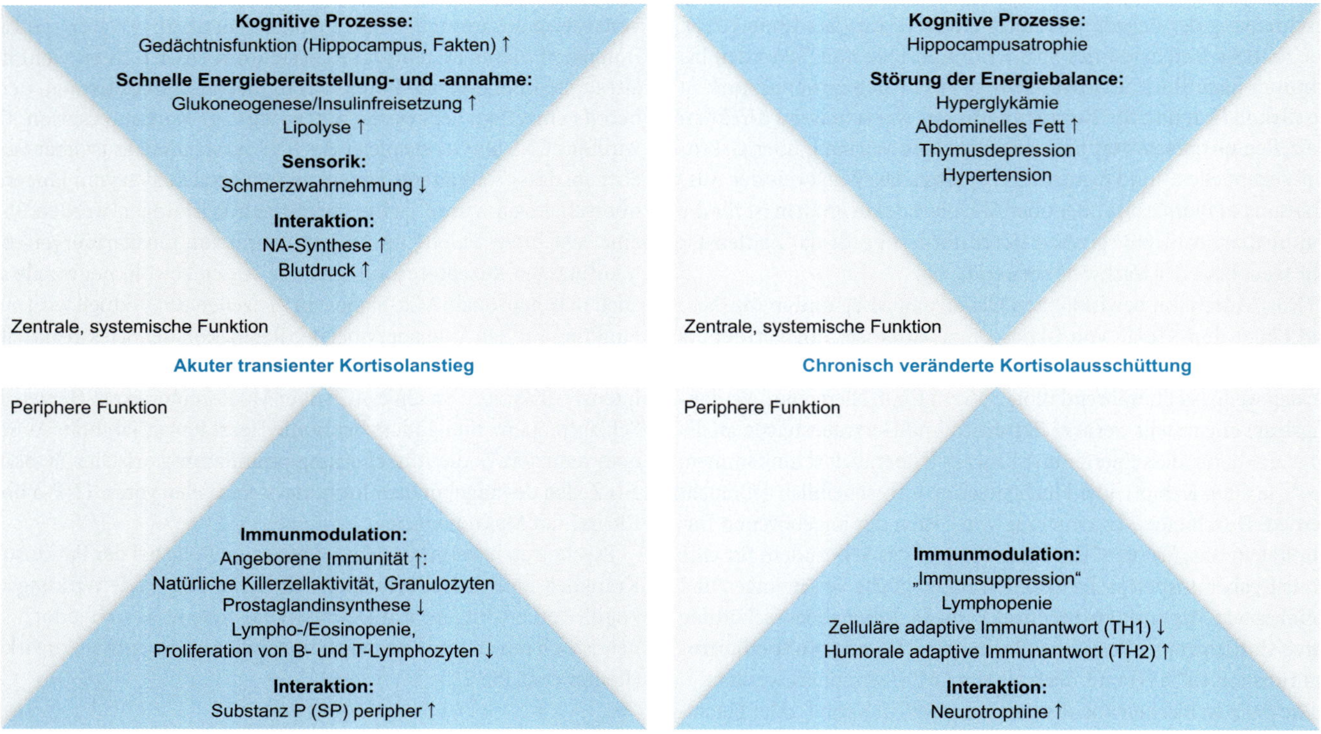

Abb. 7.2 Kortisolwirkung in Gehirn und Körper [L231]

Akute Kortisolausschüttung

Im physiologischen Kontext wird Kortisol auf einen Reiz innerhalb von wenigen Minuten ausgeschüttet, erreicht nach ca. ½ Stunde den Höhepunkt und kehrt spätestens nach 2 Stunden wieder zum Ausgangspunkt zurück. Als erster Reiz des Tages kann dabei das morgendliche Aufstehen betrachtet werden („cortisol awakening response", CAR). Experimentell lässt sich die Ausschüttung über den sehr gut etablierten *Trierer Social Stress Test* (TSST) provozieren (Kirschbaum et al. 1993). Über den Glukokortikoidrezeptor (GR) – kodiert im *NR3C1*-Gen und kontrolliert über das Chaperonprotein FKBP51 – hemmt Kortisol in Gehirn und Hypophyse seine weitere Ausschüttung (negative Rückkopplung). Der resultierende kurze Kortisolimpuls kann gut über wiederholte Messungen im Sputum oder Blutserum abgebildet werden.

Seine adaptive Wirkung auf Stimmung, Energiebereitstellung und körpereigene Abwehr präzisiert synchron auf psychischer und physischer Ebene die Einstellung auf eine Kampf- oder Fluchtsituationen. Es kommt zu einer verschärften Wahrnehmungs- und zu einer herabgesetzten kognitiven Aktivität, zu einer erhöhten Bereitstellung von Energie aus schnell verfügbaren Quellen (u. a. durch Proteinabbau) und zur Mobilisierung der angeborenen Immunantwort.

Chronisch veränderte Kortisolausschüttung

Unter länger andauernder Stressbelastung kommt es zu einer unphysiologischen und maladaptiven Veränderung im Ausschüttungsmuster. Die Beschreibungen dieser Änderungen in der Literatur sind nicht ganz einheitlich, am häufigsten werden sie jedoch wie folgt beschrieben: Akute Anstiege sind abgeschwächt, dafür kommt es zu einer Erhöhung der Basissekretion von Kortisol.

Dieses veränderte Muster lässt sich besonders gut über die vergleichende Messung von Morgenkortisol (z. B. stressreiche vs. stressarme Phasen), die wiederholte Messung in Sputum oder Serum im Laufe eines Tages (z. B. Bestimmung der Area under the Curve (AUC) (Chida und Steptoe 2009) oder über Haarproben darstellen, in denen sich über einen längeren Zeitraum hinweg akkumuliertes Kortisol nachweisen lässt (1 cm Haar überspannt ca. 1 Monat, entsprechend der Wachstumsrate von Kopfhaar) (Stalder et al. 2017). Grundlegende Veränderungen in der Kortisolausschüttung können vor dem Hintergrund von Genpolymorphismen auftreten oder durch (epi-) genetische Veränderungen hervorgerufen werden, z. B. durch Methylierungen oder Histonacetylierungen am *NR3C1*- oder *FKBP5*-Gen.

Kortisol und psychische Prozesse

Auf der psychischen Ebene setzt eine akut erhöhte Kortisolausschüttung die kognitive Leistung und zielgerichtetes Verhalten herab, zugunsten eines raschen Ablaufs gelernter Handlungsweisen und einer blitzlichtartigen Einbrennung der gewonnenen Eindrücke und Emotionen in das Gedächtnis. Bei chronisch veränderter Kortisolausschüttung kommt es hingegen im Gehirn zum Untergang von Zellen, die für Gedächtnis und kognitive Leistungen zuständig sind, mit z. T. sogar makroskopisch in der Bildgebung nachvollziehbaren Veränderungen (➤ Kap. 6). Eine abgesenkte CAR findet sich häufig aber nicht zwingend bei Erschöpfungs- und Überlastungszuständen (Chida und Steptoe 2009; Agustini et al. 2018). (Epi-)genetische Veränderungen im CRHR-, NR3C1- oder FKBP5-Gen werden in Studien zur psychischen Gesundheit besonders häufig bei Patient*innen mit Depression, Angsterkrankungen und PTBS beschrieben (Kang et al. 2018; Dell'Oste et al. 2023; Moser et al. 2020; Nie et al. 2022; Morris et al. 2019; Deussing und Jakovcevski 2017), aber auch bei Anorexia nervosa (Dmitrzak-Weglarz et al. 2016; Kageyama et al. 2021), psychiatrischen Erkrankungen wie Schizophrenie oder bei chronisch entzündlichen Erkrankungen mit häufiger psychischer Komorbidität wie Asthma bronchiale (Saygideger et al. 2022) oder Colon irritabile (Higgins et al. 2022). Entsprechend wird CRH mit einer Reduktion von sexueller Aktivität und Appetit, einer Verstärkung von Furcht und Angst sowie depressiver Symptomatik assoziiert.

Diese Beobachtungen haben dazu geführt, dass psychische Erkrankungen häufig als neuroendokrine Störung definiert werden. Die Grenzen der pharmakologischen Interventionsmöglichkeiten zeigen jedoch, dass die Komplexität der Stressreaktion auf diesem Wege nur bedingt hilfreich modifiziert werden kann. Psychotherapeutische Interventionen versprechen einen umfassenderen Zugang zur Rücküberführung maladaptiver in adaptive neuroendokrine Prozesse.

Kortisol und metabolische Prozesse

Durch eine akute Kortisolausschüttung wird der Glukosespiegel im Blut erhöht, indem in der Leber die Glukoneogenese überwiegend aus Proteinen angekurbelt wird (katabol). Gleichzeitig wird vermehrt Insulin ausgeschüttet, um die Glukose auch in die Zellen zu bekommen, die jetzt Energie für die Anpassungsreaktion brauchen. Durch seine Wirkung auf die Proteolyse wird auch die Verfügbarkeit von Aminosäuren erhöht. Metabolisch wirkt Kortisol unter diesen Bedingungen also adaptiv und primär auf den Kohlenhydrat- und Proteinstoffwechsel. Außerdem wirkt es auf die Lipolyse und erhöht so die Zirkulation von Triglyzeriden und freien Fettsäuren. Da zeitgleich mit ACTH auch α-MSH ausgeschüttet wird, kommt es trotz dieser Mobilisierung von Energiequellen gleichzeitig zu einer Hemmung des Appetits.

Eine längere Erhöhung von Kortisol bewirkt hingegen, dass sich durch die dauerhafte Erhöhung des Blutzucker- und Insulinspiegels eine maladaptive Resistenz der Zielzellen gegen Insulin einstellt und Zucker nicht mehr aus dem Blut in die Zellen aufgenommen werden kann – mit den bekannten Folgen für metabolische Erkrankungen wie den Diabetes mellitus (➤ Kap. 79), aber auch für muskuloskelettale Erkrankungen, die mit Muskelatrophie und Osteoporose einhergehen.

Kortisol und immunologische Prozesse

Auf Ebene der Immunantwort ist die Kortisolausschüttung mit sehr breit agierenden Transkriptionsfaktoren (z. B. NF-κB) und einer Mobilisierung von Zellen der sog. angeborenen Immunität synchronisiert. Es werden also unspezifisch schadenbeseitigende Zellen wie die neutrophilen Granulozyten, Makrophagen und die natürlichen Killerzellen aktiviert. Akute HHNA-Aktivierung führt also keineswegs zur Schwächung der Immunantwort bzw. Immunsuppression, wie es in gängigen Narrativen oft heißt, sondern zu einer Aktivierung schneller Abwehrreaktionen, die der Virusabwehr oder der Vernichtung von Tumorzellen dienen (➤ Kap. 8). Hier ist ein Regelkreis eingebaut, der die akute Reaktion beendet und Regeneration ermöglicht: Werden akute Entzündungszytokine wie IL-1β, IL-2, IL-6 oder TNF-α ausgeschüttet, so wird u. a. die Ausschüttung von CRH und damit eine anhaltende Kortisolausschüttung stimuliert, was wiederum die weitere Ausschüttung dieser Zytokine hemmt. Dadurch erfolgt ein Switch zur erlernten Immunität, was die Produktion von spezifisch abwehrenden T-Zellen und von Antikörpern gegen Mikrobenproteine bewirkt.

Dieser Switch ist zentral für einen adaptiven Ablauf der Immunantwort, begünstigt aber auch autoimmune Reaktionen und kann zur Störung von Regenerationsprozessen führen, z. B. bei der Wundheilung. Bleibt die Stresseinwirkung bestehen, verändert sich das Kortisolausschüttungsmuster, wie oben beschrieben, zudem dauerhaft. Gibt man Steroide therapeutisch, geht man gewissermaßen gleich zu dieser Phase über. Iatrogene Kortikosteroide bewirken dabei, dass die körpereigene Kortisolproduktion zum Erliegen kommt. Plötzliches Absetzen von Kortisol bewirkt daher häufig die bekannten Rebound-Phänomene und eine Exazerbation von Entzündung.

7.3 Weitere neuroendokrine Botenstoffe

7.3.1 Schilddrüsenhormone

Thyreotropin-Releasing-Hormon (TRH) aus dem Hypothalamus regt in der Adenohypophyse die Produktion von **thyreotropem Hormon (TSH)** an, das über die Blutbahn jodabhängig in der Schilddrüse die Produktion von Trijodthyronin (T_3) und Thyroxin (T_4) anregt. Sie können in der Schilddrüse für etwa 2 Monate gespeichert werden und wirken **umfassend** auf den Energiestoffwechsel (Fette, Eiweiße und Kohlehydrate), wodurch sie maßgeblich an der körperlichen Entwicklung sowie an Wachstum und Umbau z. B. von Knochen und Muskeln beteiligt sind.

Genauso umfassend und schwer spezifisch zuordenbar gestaltet sich das Symptomspektrum, das durch Schilddrüsendysfunktion verursacht werden kann. Ein Mangel an Schilddrüsenhormonen, wie er z. B. durch eine Entzündung der Schilddrüse oder Jodmangel häufig vorkommt, führt zu verminderter Leistungsfähigkeit, Müdigkeit und Antriebsschwäche, Kälteüberempfindlichkeit, Verlangsamung von Reflexen und Muskelschwäche, Gewichtszunahme und Blutfetterhöhung (Cholesterin, LDL) sowie Anämie. Des Weiteren kommen Verstopfung, verminderte Libido, brüchiges Haar und Nägel sowie Menstruationsstörungen vor. Die Betroffenen wirken blass, aufgeschwemmt und lethargisch. Eine Unterfunktion findet sich häufig bei Depression, wobei unklar ist, ob die klinisch meist gegebene Substitutionsbehandlung auch die Depression positiv beeinflusst (Loh et al. 2019; Leng und Ravzi 2021). Auch eine mögliche Interaktion von Schilddrüsenfunktion und medikamentöser Behandlung von Depression ist unklar (Caye et al. 2020).

7.3.2 Wachstumshormon und Prolaktin

Aus den somatotropen Zellen der Adenohypophyse wird **Wachstumshormon** („growth hormone" [GH] oder Somatotropin) freigesetzt, das im Hypothalamus die Sekretion von Somatoliberin (auch „growth hormone-releasing hormone", GHRH) steigert und die Sekretion von Somatostatin (auch „somatotropin inhibitory hormone") hemmt. Wachstumshormon wirkt anabol über erhöhte Transkription von Insuline-like Growth Factor (IGF) auf Leber und Muskel und über Epidermal Growth Factor (EGF) auf Knochen und Nieren. Es stimuliert die Nahrungsaufnahme und daraus die Aufnahme von Aminosäuren und steigert die Proteinsynthese, die Fettsäuremobilisation und den Blutglukosespiegel, u. a. durch Insulinresistenz (Tavares et al. 2023). Es kann durch akuten psychischen Stress (Antizipation von psychischer Belastung) sowie metabolischen Stress (eingeschränkte Nahrungsaufnahme, Hypoglykämie, Sport, Schwangerschaft, Adipositas) verstärkt ausgeschüttet werden, meist synchron mit Kortisol. Längerfristige Belastungen führen zur Reduktion.

Prolaktin wird aus den laktotropen Zellen der Adenohypophyse freigesetzt. Prolaktin-Releasing-Hormon (PRH) und TRH fördern die Freisetzung, während Dopamin die Freisetzung hemmt. Weitere neuroendokrine Stimulatoren der Prolaktinproduktion sind vasoaktives intestinales Peptid (VIP), Angiotensin II und Oxytocin. Prolaktin reguliert die Proliferation von Blutgefäßen (Angiogenese) und osmotische Vorgänge, z. B. den Wassertransport durch die Brustzellmembran oder die Natriumresorption im Dünndarm. Die Wirkung auf das Immunsystem entspricht dem, was in der Schwangerschaft günstig ist: Toleranz. Dies gilt auch für transplantiertes Gewebe; es begünstigt dadurch aber auch Autoimmunität. Bei Überproduktion, z. B. durch Medikamente wie Neuroleptika, proteinreiche Nahrung, Cannabiskonsum oder durch Reizung von Nerven im Thoraxbereich (z. B. bei Herpes zoster), kommt es zu korrespondierenden Symptomen wie Brustschmerz, Immunimbalancen und osmotischer Dysregulation. Ähnlich wie bei der HHNA sorgt einmaliger, aber nicht wiederholter akuter Stress für einen Anstieg, lang anhaltender Stress jedoch für niedrige Level. Die Stressaktivierung der HHNA wird durch Prolaktin gehemmt, was partiell die relative Stressresilienz in der Stillzeit erklärt (Faron-Gorecka et al. 2023). Psychosomatisch ist das Bild weniger eindeutig; insbesondere bei PTBS gibt es widersprüchliche Daten, bei Depression werden meist initial höhere, später niedrigere Werte berichtet.

7.3.3 Östrogene und Testosteron

Die Freisetzung von Östrogenen, Progesteron und Testosteron aus den weiblichen und männlichen Keimdrüsen wird durch follikelstimulierendes Hormon (FSH) und luteinisierendes Hormon (LH) aus der Adenohypophyse bewirkt, die wiederum durch Gonadotropin-Releasing Hormon (GnRH) aus dem Hypothalamus hierzu stimuliert werden.

Bei Frauen schwanken **FSH** und **LH** zyklusabhängig: In der Follikelphase (Beginn mit Menstruationsblutung) bewirkt FSH die Follikelreifung und damit den Anstieg von Östrogenen. Dies führt um den 12. bis 13. Zyklustag zu einem Anstieg von LH, was die Ovulation (Beginn der Lutealphase) und die Produktion des Gelbkörperhormons Progesteron bewirkt, das die GnRH-Ausschüttung blockiert (negative Rückkopplung) und schließlich die Menstruationsblutung herbeiführt. Störungen des Zyklus können durch Mangelernährung (z. B. bei Anorexia nervosa, häufige Diäten), Überernährung (polyzystische Ovarien und Androgenüberproduktion) sowie hohe körperliche Aktivität (z. B. Leistungssport) verursacht werden und sind meist reversibel.

Bei Männern stimuliert LH die Freisetzung von Testosteron aus Leydig-Zellen im Hoden. Studien zur Interaktion von Testosteron mit Stress und psychischer Gesundheit sind uneinheitlich. Am verlässlichsten ist die Datenlage zu niedrigen Testosteronspiegeln bei depressiven Menschen (Zito et al. 2023).

7.3.4 Oxytocin und Vasopressin

Das Neuropeptid **Oxytocin** ist sowohl im Gehirn als auch peripher weitverbreitet. Die bekannteste Produktionsstätte sind die parvozellulären Neurone des PVN, von wo es in den Hypophysenhinterlappen (Neurohypophyse) transportiert und in die Blutbahn abgegeben wird. Nach aktuellem Wissensstand kann es genauso wie Vasopressin zusätzlich extrasynaptisch überall im Gehirn von varikösen Dendriten freigesetzt werden. Es verändert den Informationstransfer an konventionellen (z. B. glutaminergen) Synapsen (Grinevich und Ludwig 2021). Angenehme interaktionelle Körpersensationen (Streicheln, sexuelle Stimulation, Orgasmus) erhöhen den Oxytocinspiegel und wirken nachgeschaltet entspannend.

Psychobiologisch konnte gezeigt werden, dass Oxytocin die SNS- und HHNA-Aktivität und damit z. B. den Blutdruck im Kontext von Stress senkt (Grewen und Light 2011). Außerdem wirkt es analgetisch, u. a. über die Modulation der Amygdalafunktion und von µ-Opioid-Rezeptoren (MOR) (Neugebauer et al. 2020). In jungen Jahren wirkt es zudem gewichtsreduzierend, während Oxytocinmangel in späteren Jahren zur Gewichtszunahme beiträgt (Camerino 2023).

Psychosomatisch von besonderem Interesse ist, dass Oxytocin als das Bindungshormon monogamer Spezies bezeichnet wird. Im Tierexperiment stimuliert es Paarungsverhalten und Nachwuchspflege, was u. a. über die Dichte an Oxytocinrezeptoren im Gehirn vermittelt wird und transgenerationell reguliert sein kann (Rigney et al. 2022; Ellis et al. 2021). Humanexperimente mit Oxytocinzufuhr über Nasenspray konnten zeigen, dass es in der Interaktion mit anderen das Vertrauen steigert und Konflikte sowie Angstverhalten und die Stressreaktion reduziert (Kosfeld et al. 2005; Khani et al. 2023). Es definiert zudem auch Gruppen nach außen und ist mit defensiver Aggression assoziiert (Oliveira und Bakker 2022; Lukas und de Jong 2017). Schließlich hat es eine negative Wirkung auf die Gedächtnisbildung, bis zu einem gewissen Grad auch bei den Partnern stillender Mütter. Metaanalytisch ist die Datenlage bzgl. Oxytocin, z. B. zur neurobiologischen Basis von Bindung und Schmerz, bislang jedoch als vorläufig zu betrachten (Arancibia et al. 2023; Lopes und Osorio 2023).

Vasopressin ist ein Neuropeptid, das aufgrund seiner Wirkung häufig als Gegenspieler von Oxytocin betrachtet wird (Rana et al. 2022). Im Hypothalamus gebildet, wird es aus der Neurohypophyse in den Blutstrom abgegeben und zusätzlich in das hypophysäre Pfortadersystem sezerniert. Vasopressin wirkt über die G-Protein-gekoppelte Vasopressinrezeptoren. Steigt der osmotische Druck an, erhöht es im Gehirn über V_1-Rezeptoren Blutdruck und Herzfrequenz. Gleichzeitig erhöht es den Blutdruck über V_2-Rezeptoren in den Nieren, indem es die Wasserrückresorption steigert. V_1-Rezeptoren vermitteln Vasokonstriktion in Haut, Muskeln und mesenterialen Blutgefäßen und damit eine weitere Steigerung des Blutdrucks. In geringer Dosis stimuliert Vasopressin allerdings über V_2-Rezeptoren Vasodilatation.

Psychobiologisch moduliert es soziale Kommunikation und Gedächtnis sowie territoriales und aggressives Verhalten (Rigney et al. 2022; Caldwell 2017; Caldwell et al. 2017). Niedrige Level sind mit Autismus, Psychosen und sozial aggressivem Verhalten assoziiert, erhöhte Level mit ängstlich konnotierter Depression, vermittelt über den V_{1b}-Rezeptor, für den aktuell Antagonisten als Antidepressiva erforscht werden (Hendaus et al. 2019; Szczepanska-Sadowska et al. 2022; Kamiya et al. 2020; Rubin et al. 2013). Die Bestimmung von Oxytocin- oder Vasopressin-Leveln zur Präzision der Diagnostik psychischer Störungen hat sich jedoch bislang nicht bewährt (Iovino et al. 2018; Rutigliano et al. 2016).

7.3.5 Melatonin

Aus der Zirbeldrüse (Epiphyse) wird überwiegend nachts Melatonin ausgeschüttet. So wie beim Serotonin hängt seine Produktion von der essenziellen Aminosäure Tryptophan ab. Licht blockiert seine Ausschüttung und reguliert über die Bindung an G-Protein-gekoppelte Melatoninrezeptoren neben dem Tag-Nacht-Rhythmus auch jahreszeitlich bedingte Anpassungen an die Tageslänge. Neben dem Schlaf und einer damit assoziierten neuroprotektiven Wirkung hat Melatonin weitreichende metabolische, kardiovaskuläre und immunologische Effekte und wird entsprechend auch in Zellen des Nerven- und Immunsystems und an den Körperbarrieren (Darm, Haut, Lunge) produziert. Therapeutisch wird Melatonin zum Schlafanstoß verwendet (Wei et al. 2020). Es ist außerdem ein potentes endogenes Antioxidans und stimuliert die Produktion des mitochondrialen antioxidativen Enzyms Superoxiddismutase (SOD) und den Transfer von Mitochondrien in Zellen mit gestörter mitochondrialer Funktion. Bezüglich der Immunantwort ist Melatonin dafür bekannt, die NLP3-Inflammasom-Aktivierung zu dämpfen, also akute angeborene Immunität vermittelt über Zytokine wie IL-1β. Über Zytokine wie IL-2 vermehrt und aktiviert es natürliche Killerzellen (Calvo et al. 2013). Es wirkt aber auch auf T-Lymphozyten und dämpft vor allem die TH1/17-Antwort (Munoz-Jurado et al. 2022).

Psychosomatisch sind seine aktuell bekanntesten Einsatzgebiete Erkrankungen, die mit einer Störung der zirkadianen Rhythmik assoziiert sind. Hierzu zählen neben der Depression (Boiko et al. 2022; Shokri-Mashhadi et al. 2023) u. a. auch chronisch entzündliche Erkrankungen an Körperbarrieren und im Nervensystem (z. B. rheumatische Erkrankungen, atopische Erkrankungen, Multiple Sklerose) sowie kardiovaskuläre Erkrankungen (Calvo et al. 2013; MacDonald et al. 2020; Stenger et al. 2022). Die schlafregulierende Wirkung von Melatonin scheint jedoch der von Orexin-Antagonisten unterlegen zu sein (Yue et al. 2023). Außerdem wird seine Interaktion mit dem SNS für eine Stress neutralisierende und die Herzrate reduzierende Wirkung, vor allem in der Nacht, verantwortlich gemacht (Repova et al. 2022). Auch bei Traumafolgestörungen wurden erniedrigte nächtliche Melatoninwerte als therapeutisches Ziel identifiziert (Paul et al. 2019), und präoperativ wirkt Melatonin anxiolytisch (Repova et al. 2022).

7.3.6 Renin-Angiotensin System (RAS)

Angiotensin II ist der zentrale Mediator des RAS. Es stimuliert die Synthese der Mineralokortikoide Aldosteron und Dehydroepiandrosteron (DHEA) sowie von DHEA in der Nebennierenrinde. Der Angiotensin-1-Rezeptor (AT_1) ist mitverantwortlich für die SNS- und HHNA-Reaktion auf Stress. Die Blockade dieses Rezeptors wirkt anxiolytisch und reduziert im Tierexperiment den Effekt von Stress auf die Intaktheit von Magen und Darm (Saavedra und Benicky 2007). Seine kardiovaskuläre Wirkung steht der von Melatonin entgegen (Repova et al. 2022). Zusätzlich spielt die Konversion von Angiotensin II zu Angiotensin 1–7 eine zentrale Rolle beim Switch von pro- zu antiinflammatorischen Effekten. In diesem Kontext konnten bereits Stresseffekt-neutralisierende Wirkungen erhöhter mit Angiotensin 1–7 assoziierter Signale bei Darmulzerationen und kardiovaskulärer Pathologie beobachtet werden.

7

7.3.7 Neurotrophine und Neuropeptide

Neurotrophine wie **Nerve Growth Factor** (NGF) und **Brain-derived Neurotrophic Factor** (BDNF) werden zunehmend auch als neuroendokrine Faktoren gewichtet und zeigen eine hohe Sensitivität für epigenetische Dysregulationen biopsychosozialer Funktionen, insbesondere bei andauernder Belastung (Makhathini et al. 2017; Kumar et al. 2019). Sie regulieren neben der Neuroplastizität in relevanten Strukturen der Stressreaktionssysteme, darunter Hypothalamus und peripheres Nervensystem, zahlreiche Hormonfunktionen und kommen dadurch in den Fokus z. B. der Stressforschung (Harb et al. 2017; Noushad et al. 2021), der Depressionsforschung (Autry 2022) und der Schlafforschung (Dikeos et al. 2023). Sie spielen jedoch auch in der Regulation metabolischer, antioxidativer und immunologischer Funktionen eine zentrale Rolle.

Neurotrophine steuern außerdem die Produktion von Neuropeptiden. **Substanz P** wird hier exemplarisch angesprochen (Rana et al. 2022; Garcia-Recio et al. 2015; Kupcova et al. 2022; Theoharides 2020). Es aktiviert Mastzellen und sorgt damit für die Ausschüttung von Histamin und Zytokinen wie TNF-α. Es vermittelt Juckreiz und Schmerzsignale und spielt damit eine zentrale Rolle bei der Vermittlung von Stresseffekten via neurogener Entzündung, z. B. bei Neurodermitis (Pavlovic et al. 2008). Zentral dämpft es die HHNA-Aktivierung (Dudas und Merchenthaler 2021; Jessop et al. 2000) und gewinnt an Bedeutung in der Stress- und Depressionsforschung. Bislang wird sein NK_1-Rezeptor-Antagonist bei Chemotherapie-induziertem Erbrechen eingesetzt; eine weit darüber hinausreichende Anwendung als Adjuvans bei Krebs, Allergie und Depression wird diskutiert.

7.4 Fazit und Ausblick

II Neuroendokrine Botenstoffe vermitteln zentrale Anpassungs- und Belastungsreaktionen an biologische Funktionseinheiten und koordinieren so das biologische Korrelat dieser Reaktionen. **II**

Psychoneuroendokrine Reaktionen korrespondieren einerseits mit Verhalten und Erleben und andererseits mit der Steuerung von zentralen Körperfunktionen und Stressreaktivität. Störungen der psychoneuroendokrinen Homöostase und Allostase können eine Rolle bei einer Vielzahl von psychosomatischen und neuropsychiatrischen Störungen spielen und auch zur Entwicklung von Komorbidität psychischer Erkrankungen mit Zivilisationskrankheiten wie Bluthochdruck, Diabetes mellitus, Asthma bronchiale oder Krebs beitragen. In der Psychoedukation findet dieses Wissen breite Anwendung und erlaubt eine vertiefte Einsicht in die Synchronizität und wechselseitige Beeinflussung erlebter seelischer und körperlicher Belastungen.

In der Forschung sind psychoneuroendokrine Outcomes fest etabliert, sowohl in der pharmakologischen Forschung als auch in der Psychotherapieforschung. Labormessungen für die Routinediagnostik psychischer Störungen sind jedoch weiterhin nicht etabliert, da die hohe intra- und interindividuelle Variabilität neuroendokriner Faktoren die Etablierung von Normwerten für psychische Gesundheit bislang technisch nicht umsetzbar macht. Trotz der zahlreichen Belege für veränderte Level und Funktionsweisen, die z. T. auch als pharmakologische Ziele adressiert werden, haben sich neuroendokrine Faktoren als Mittel zur Erhärtung von Diagnosen wie Depression, Angststörungen, Traumafolgestörungen oder Psychosen diagnostisch bislang nicht bewährt. Auslenkungen aus der adaptiven Produktion von neuroendokrinen Mediatoren mit diagnostischer Relevanz beziehen sich bislang rein auf Störungen der Hypothalamus- oder Drüsenfunktion durch genetische Defekte, Entzündung, metabolische Entgleisung oder Tumoren. Die grundsätzlich mögliche Wirksamkeit von Psychotherapie auf psychoneuroendokrine Prozesse kann als erwiesen gelten.

Die Einbindung psychoneuroendokrinologischer in psychopathologische und psychotherapeutische Konzepte ist eine Aufgabe für die kommenden Jahre; gerade für psychodynamische und systemische Konzepte besteht hier großer Nachholbedarf. Zukünftige Forschung wird die Frage der transdiagnostischen Wirksamkeit unterschiedlicher psychotherapeutischer Verfahren und Maßnahmen sowie der erforderlichen Therapiedauer für eine psychoneuroendokrinologische Wirkung klären.

LITERATURAUSWAHL

Camerino C. The long way of oxytocin from the uterus to the heart in 70 years from Its discovery. Int J Mol Sci 2023; 24(3): 2556.

Dell'Oste V, Fantasia S, Gravina D, et al. Metabolic and inflammatory response in post-traumatic stress disorder (PTSD): A systematic review on peripheral neuroimmune biomarkers. Int J Environ Res Public Health 2023; 20(4): 2937.

Goldstein DS. Stress and the „extended" autonomic system. Auton Neurosci 2021; 236: 102889.

Grinevich V, Ludwig M. The multiple faces of the oxytocin and vasopressin systems in the brain. J Neuroendocrinol 2021; 33(11): e13004.

Kang HJ, Bae KY, Kim SW, et al. Longitudinal associations between glucocorticoid receptor methylation and late-life depression. Prog Neuropsychopharmacol Biol Psychiatry 2018; 84(Pt A): 56–62.

Rana T, Behl T, Sehgal A, et al. Exploring the role of neuropeptides in depression and anxiety. Prog Neuropsychopharmacol Biol Psychiatry 2022; 114: 110478.

Russell G, Lightman S. The human stress response. Nat Rev Endocrinol 2019; 15(9): 525–534.

Seyle H. The Physiology and Pathology of Exposure to Stress. Montreal: ACTA Publications 1950.

Tavares MR, Frazao R, Donato J. Understanding the role of growth hormone in situations of metabolic stress. J Endocrinol 2022; 256(1): e220159.

Zito S, Nosari G, Pigoni A, et al. Association between testosterone levels and mood disorders: A minireview. J Affect Disord 2023; 330: 48–56.

KAPITEL

8

Marvin Fischer und Petra H. Wirtz

Psychoneuroimmunologie

8.1 Einleitung

Die Psychoneuroimmunologie (PNI) ist ein relativ junges, interdisziplinäres Forschungsfeld. Wie sich aus der Begriffszusammensetzung erkennen lässt, beschäftigt sich die PNI sowohl mit psychischen als auch mit neurologischen und immunologischen Prozessen und versucht dabei zu verstehen, wie sich das komplexe Zusammenspiel dieser Systeme auf menschliches Verhalten und Gesundheit auswirkt. In diesem Kapitel werden ausgewählte Konzepte und Forschungsfragen der PNI vorgestellt. Zuerst werden Aufbau und Funktionsweise des Immunsystems beschrieben. Darauf aufbauend wird die Konditionierung von Immunreaktionen als eines der grundlegenden Forschungsgebiete der PNI beleuchtet. Abschließend werden verschiedene Aspekte und Auswirkungen von Stress auf das Immunsystem betrachtet mit Wundheilung als klinischem Anwendungsgebiet.

8.2 Aufbau und Funktion des Immunsystems

Die primäre Aufgabe des Immunsystems ist es, den Körper vor sog. **Pathogenen** zu schützen.

Pathogene: krankheitserregende Mikroorganismen wie Bakterien, Pilze, Parasiten oder Viren.

Zusätzlich spielt das Immunsystem auch eine zentrale Rolle bei der Überwachung körpereigener Zellen im Hinblick auf Entartung, bei der Wundheilung und der Beseitigung abgestorbener Zellen. Um dieser Aufgabe gerecht zu werden, bildet das Immunsystem ein komplexes Netzwerk aus verschiedenen Zellen, Zellprodukten und Geweben. Die verschiedenen Komponenten sind dabei über den Blutkreislauf und das lymphatische System miteinander verbunden. In diesem Unterkapitel wird auf den Aufbau und die Funktion der einzelnen immunologischen Komponenten näher eingegangen (Murphy et al. 2017).

8.2.1 Aufbau

Das lymphatische System

Das lymphatische System besteht aus dem Lymphgefäßsystem und den lymphatischen Organen. Das Lymphgefäßsystem, das sich ähnlich wie das Blutgefäßsystem durch den gesamten Körper zieht, dient hierbei vor allem der Filtration von extrazellulärer Flüssigkeit und deren Rückführung in den Blutkreislauf, aber auch dem Transport von Immunzellen und **Antigenen.**

Antigene: alle Moleküle, die dazu in der Lage sind, das Immunsystem zu aktivieren, indem sie die Produktion von Antikörpern oder die Aktivierung von Immunzellen auslösen.

Lymphatische Organe sind Gewebe, in denen sich Immunzellen bilden, entwickeln, reifen und vermehren. Sie lassen sich in *primäre* **und** *sekundäre* **ly**mphatische Organe gliedern und dienen unterschiedlichen Aufgaben:

- Zu den primären lymphatischen Organen zählen das Knochenmark und der Thymus, in denen die Zellen des Immunsystems, die **Leukozyten,** gebildet werden und größtenteils reifen. Eine wichtige Untergruppe der Leukozyten bilden die **Lymphozyten (s. „Zellen des Immunsystems").**
- Sekundäre lymphatische Organe sind u. a. die Milz, Lymphknoten und lymphatische Gewebe der Schleimhaut, die sich unter dem Begriff „mukosaassoziierte lymphatische Gewebe" (MALT) zusammenfassen lassen. Dazu gehören z. B. Mandeln, Blinddarm und die Peyer-Plaques in der Dünndarmschleimhaut. Die sekundären lymphatischen Organe dienen vor allem der Beherbergung ausgereifter, aber noch inaktiver (naiver) Lymphozyten (B-, T- und NK-Zellen). Im Fall einer Infektion bilden sie den Ort, an dem sog. adaptive Immunantworten (➤ Kap. 8.2.3) initiiert werden.

Zellen des Immunsystems

Im Folgenden werden die wichtigsten Immunzellen kurz vorgestellt. Bis auf T- und B-Lymphozyten, die ausschließlich der adaptiven (spezifischen) Immunantwort zugeordnet werden, sind die anderen Zellen hauptsächlich an der angeborenen (unspezifischen) Immunantwort beteiligt.

Monozyten sind die größten Zellen im Blut und machen ca. 3–8 % aller im Blut zirkulierenden Leukozyten aus. Werden Monozyten aktiviert, wandern sie ins Gewebe, wo sie sich i. d. R. zu Makrophagen ausdifferenzieren.

Makrophagen sind *Phagozyten* (= Fresszellen) und kommen in beinahe jedem Gewebe vor. Darüber hinaus spielen sie eine wesentliche Rolle bei der Produktion von Entzündungsmediatoren und fungieren als **antigenpräsentierende Zellen** (APZ). Makrophagen, die zu hohe Konzentrationen an oxidierten Blutfetten aufnehmen, werden zu sog. Schaumzellen. Schaumzellen sind maßgeblich an der Progression von Arteriosklerose beteiligt.

Granulozyten verdanken ihren Namen den Granula im Zellinnern. Man unterscheidet basophile, eosinophile und neutrophile Granulozyten. **Neutrophile** sind Phagozyten und bilden eine der wichtigsten zellulären Komponenten der angeborenen Immunantwort. Eosinophile und Basophile dienen vor allem der Abwehr von Parasiten und sind in der Lage, verschiedene Enzyme und toxische Proteine aus ihren Granula freizusetzen.

Mastzellen befinden sich vor allem in Bindegeweben und in Schleimhäuten. Ähnlich wie Granulozyten besitzen Mastzellen Granula, die mit Entzündungsmediatoren gefüllt sind. Sie sind maßgeblich an allergischen Reaktionen im Körper beteiligt.

Dendritische Zellen gehören neben Makrophagen und Neutrophilen ebenfalls zu den Phagozyten. Sie sind in der Lage, Antigene direkt über Phagozytose oder indirekt über Filtration extrazellulärer Flüssigkeit aufzunehmen. Zusätzlich wirken sie als APZ und sind damit in der Lage, die adaptive Immunantwort zu aktivieren. Sie bilden die Brücke zwischen dem angeborenen und adaptiven Immunsystem.

Angeborene lymphatische Zellen (ILCs) sind überwiegend residente Immunzellen, die sich hauptsächlich in Leber, Darm, Lederhaut und Lunge finden. Im Rahmen der angeborenen Immunantwort dienen sie vor allem der Signalverstärkung durch die Produktion und Freisetzung von Zytokinen. Anders als andere lymphatische Zellen verfügen sie nicht über antigenspezifische Rezeptoren.

Natürliche Killerzellen (NK-Zellen) stellen eine Mischung aus Lymphozyt und Granulozyt dar. Sie machen ca. 10–15 % aller Leukozyten aus und dienen vor allem der Abtötung virusinfizierter und tumorös entarteter Zellen. Sie erfüllen diese Aufgabe durch Freisetzung ihrer zytotoxischen Granula, welche die Zellmembran der Zielzelle durchdringen und so den programmierten Zelltod (**Apoptose**) induzieren. Auch die NK-Zellen verfügen nicht über einen antigenspezifischen Rezeptor.

B-Lymphozyten (B-Zellen) (B = engl. „bone marrow", Knochenmark) reifen im Knochenmark und dienen hauptsächlich der Produktion von Antikörpern, die auch als **Immunglobuline (Ig)** bezeichnet werden. Darüber hinaus fungieren sie wie Makrophagen und dendritische Zellen als APZ. B-Zellen exprimieren an ihrer Oberfläche membranständige Antikörper als B-Zell-Rezeptoren.

T-Lymphozyten (T-Zellen) (T = Thymus) reifen im Thymus und werden durch Interaktion mit APZ aktiviert. Dabei bindet ein antigenspezifischer **T-Zell-Rezeptor** an Antigene, die sich auf exprimierten MHC-Molekülen (➤ Kap. 8.2.3) der APZ befinden. Man unterscheidet **T-Helferzellen (CD4-T-Zelle)** und **zytotoxische T-Zellen (CD8-T-Zelle),** die jeweils unterschiedliche Aufgaben erfüllen. T-Helferzellen dienen vor allem der Regulation und Orchestration der Immunantwort über die Produktion verschiedener Zytokine (s. „Humorale Bestandteile"). Sie stimulieren hierbei u. a. die Aktivierung, Differenzierung, Proliferation (Vermehrung) und Deaktivierung verschiedenster Immunzellen. Zytotoxische T-Zellen sind dazu in der Lage, infizierte oder entartete körpereigene Zellen zu erkennen und zu töten.

Humorale Bestandteile

Humorale Bestandteile des Immunsystems: Hierbei handelt es sich um in Körperflüssigkeiten gelöste Komponenten der Immunantwort. Zu den wichtigsten gehören Komplementproteine (s. dazu ➤ Kap. 8.2.2), Zytokine, Akute-Phase-Proteine und Antikörper.

Zytokine sind Signalmoleküle, über die immunkompetente Zellen miteinander kommunizieren und das Verhalten anderer Zellen beeinflussen. Man unterscheidet hierbei *Interferone* (z. B. INF-γ), *Interleukine* (z. B. IL-1, IL-6) und *Tumornekrosefaktoren* (z. B. TNF-α). Eine weitere wichtige Untergruppe der Zytokine bilden die *Chemokine,* die als chemische Lockstoffe fungieren und so z. B. Immunzellen aus dem Blut zu Infektionsherden im Gewebe locken können. Interferone wirken antiviral und werden als Reaktion auf Virusinfektionen gebildet. Interleukine und TNF fördern u. a. Entzündungsprozesse im Körper und induzieren die Synthese von Akute-Phase-Proteinen in der Leber.

Eines der wichtigsten **Akute-Phase-Proteine** ist das C-reaktive Protein (CRP), das an Pathogene binden kann und diese so zur Ab-

8

tötung durch Phagozyten markiert. Darüber hinaus ist CRP in der Lage, das Komplementsystem zu aktivieren.

Antikörper (Immunglobuline [Ig]) werden von B-Zellen produziert. Es handelt sich dabei um Y-förmige Moleküle, die sich mittels zweier hochspezifischer Antigenbindestellen an Pathogene anheften können und so verschiedene Effektormechanismen auslösen. Hierzu zählen vor allem Neutralisation, Opsonierung (Markierung von Viren bzw. Bakterien) sowie Komplementaktivierung. Man unterscheidet fünf Klassen von Antikörpern: IgM, IgG, IgA, IgD und IgE.

8.2.2 Das angeborene Immunsystem

Das angeborene Immunsystem bildet die erste Verteidigungslinie. Mit seinen zahlreichen Komponenten ist die angeborene (oder unspezifische) Immunantwort extrem effektiv darin, die meisten mikrobiellen Erreger innerhalb weniger Minuten bis Stunden zu erkennen und abzutöten. Es finden hierbei jedoch weder Anpassungsprozesse noch Gedächtnisbildung statt.

Angeborenes Immunsystem: erste Verteidigungslinie gegenüber Pathogenen, reagiert schnell und unspezifisch (Minuten bis Stunden), keine Gedächtnisbildung oder Anpassung an Erreger.

Natürliche Barrieren

Das angeborene Immunsystem verfügt über Barrieren, die den Eintritt schädlicher Erreger in den menschlichen Körper verhindern sollen. Man unterscheidet dabei mechanische, mikrobiologische und chemische Barrieren:

- Die **mechanischen Barrieren** bilden eine physikalische Abgrenzung zwischen dem Körperinnern und der Außenwelt. Es handelt sich dabei um Oberflächen aus Epithelzellen, zu denen u. a. die Haut, aber auch die Auskleidung der Atemwege und des Magen-Darm-Trakts gehören.
- Als **mikrobiologische Barrieren** wirken nichtpathogene Bakterien (Mikrobiota), welche die Epitheloberflächen besetzen.
- Die **chemischen Barrieren** umfassen Fettsäuren auf der Haut, das saure Milieu im Magen sowie antimikrobielle Substanzen, Peptide und Proteine (z. B. Defensine und Lysozyme). Diese werden vor allem von Epithelzellen und Immunzellen, aber auch von Mikrobiota produziert und sind in der Lage, Strukturen der bakteriellen Zellwand gezielt anzugreifen.

Komplementsystem

Wenn Erreger die immunologischen Barrieren überwinden, wird das Komplementsystem als ein Hauptbestandteil des angeborenen Immunsystems aktiviert. Es besteht aus mehr als 30 löslichen Proteinen, die im Blut und anderen Körperflüssigkeiten vorkommen und in der Leber produziert werden. Damit die Proteine des Komplementsystems in Abwesenheit einer Infektion keinen Schaden am eigenen Körper verursachen, liegen sie in einer inaktiven Vorstufe vor (Zymogene). Diese **Zymogene** erkennen pathogene Muster und werden durch den Prozess der proteolytischen Spaltung enzymatisch aktiviert. Die Komplementaktivierung verläuft hierbei kaskadenförmig, wobei die Aktivierung eines ersten Zymogens innerhalb der Reaktionskaskade zur Spaltung und Aktivierung vieler weiterer Zymogene führt. Hierdurch wird das initiale Signal verstärkt, und es werden unterschiedliche Prozesse angestoßen: zum einen die Stimulierung von Zellen des angeborenen Immunsystems zur Förderung sowohl von Entzündung als auch Phagozytose, zum anderen der direkte Angriff bakterieller Membranen durch entstandene Proteinkomplexe des aktivierten Komplementsystems.

Zelluläre Abwehrmechanismen des angeborenen Immunsystems

Neben den natürlichen Barrieren und dem Komplementsystem bilden die Zellen des angeborenen Immunsystems die wichtigste Abwehrlinie gegenüber Pathogenen. Die verschiedenen Immunzellen erfüllen hierbei ein breites Spektrum an Aufgaben und interagieren dabei u. a. mit Signalen der Epithelzellen sowie dem Komplementsystem. Eine wichtige Gruppe von Immunzellen bilden die sog. **Phagozyten** (= Fresszellen), primär bestehend aus Monozyten, Makrophagen, Granulozyten (vor allem Neutrophilen) und dendritischen Zellen. Generell erfüllen Phagozyten drei wichtige Aufgaben:

- Umfließen und Verdauen von Pathogenen
- Sezernieren von Immunmediatoren (z. B. Zytokine) zwecks Stimulation der Immunantwort und Rekrutierung weiterer Immunzellen in infizierte Gewebe
- Präsentieren von Antigenen zur Aktivierung der adaptiven Immunantwort

Letzteres wird dabei von einer speziellen Untergruppe von Immunzellen, den **antigenpräsentierenden Zellen (APZ),** ausgeführt. Zu den APZ zählen Makrophagen und dendritische Zellen, aber auch die B-Zellen der adaptiven Immunabwehr (➤ Kap. 8.2.1, „Zellen des Immunsystems").

Ablauf der angeborenen Immunantwort

Wenn es einem Pathogen gelungen ist, die natürlichen Barrieren des angeborenen Immunsystems zu überwinden, kommt es zu einem komplexen Zusammenspiel der einzelnen Komponenten. Die sich vermehrenden Pathogene können sowohl von Proteinen des Komplementsystems als auch von Zellen des angeborenen Immunsystems erkannt werden. Durch den Kontakt der Komplementproteine mit dem Pathogen kommt es zur Aktivierung der Komplementkaskade, die wie in ➤ Kap. 8.2.2 („Komplementsystem") beschrieben in drei Prozessen mündet. Durch die Spaltung der Komplementproteine kommt es zur Opsonierung. Dabei haften sich Komplementproteine an einzelne Pathogene an und markieren diese so für die Erkennung durch Phagozyten. Zusätzlich werden durch andere Komplementproteine weitere Immunzellen aus den umliegenden Blut- und Lymphgefäßen in das infizierte Gewebe gelockt. Zuletzt bilden verschiedene Proteine des Komplementsystems sog. membranangreifende Komplexe, die tödliche Läsionen in den Membranen der Pathogene verursachen können. Zur selben Zeit beginnen patrouillierende Immunzellen in der Nähe der Infektion (vor allem Makrophagen und dendritische Zellen) die Pathogene anzugreifen. Die Immunzellen erkennen Pathogene anhand pathogenspezifischer molekularer Strukturen, für welche sie spezielle Rezeptoren besitzen. Außerdem besitzen Immunzellen weitere Rezeptoren, die gebundene Komplementproteine an den Oberflächen der Pathogene erkennen können. Neben dem Prozess der Phagozytose kommt es durch den Pathogenkontakt zusätzlich zur Produktion und Ausschüttung von Zytokinen und Chemokinen. Zytokine stimulieren hierbei die Phagozytose und initiieren die Synthese und Freisetzung von Akut-Phase-Proteinen in der Leber. Die Akut-Phase-Proteine tragen ebenfalls zur Markierung und Phagozytose der Pathogene bei und aktivieren das Komplementsystem zusätzlich. Durch die ausgeschütteten Chemokine werden weitere Immunzellen zum Ort der Infektion gelockt. Gelingt es den Pathogenen die unspezifische Immunantwort zu überwinden und sich weiter zu vermehren, kommt es bei Überschreitung eines Schwellenwerts der Antigen-, d. h. der Pathogenmenge zur Aktivierung der adaptiven (spezifischen) Immunantwort.

8.2.3 Das adaptive Immunsystem

Im Gegensatz zur angeborenen Immunantwort handelt es sich bei der adaptiven Immunantwort um eine hochspezifische Reaktion des Immunsystems gegen Pathogene. Diese Reaktion beginnt mehrere Tage nach der Erstinfektion und beinhaltet sowohl pathogenspezifische Anpassungsprozesse als auch eine Gedächtnisbildung. Zunächst werden unterschiedliche Prozesse beschrieben, die zur Aktivierung einer adaptiven Immunantwort notwendig sind, gefolgt von daraus resultierenden Effektormechanismen. Eine adaptive Immunantwort wird dann initiiert, wenn aktivierte APZ mit T-Zellen interagieren, die noch nicht durch Kontakt mit ihrem spezifischen Antigen aktiviert wurden, sog. naive T-Zellen. Eine solche Interaktion findet in sekundären lymphatischen Organen wie den Lymphknoten statt.

Adaptives Immunsystem: hochspezifisch für ein bestimmtes Pathogen. Die Reaktion beginnt mehrere Tage nach Erstinfektion. Es finden sowohl Anpassungsprozesse als auch eine Gedächtnisbildung statt.

Antigenpräsentation auf MHC-Molekülen

Antigene werden den T-Zellen über **MHC-Moleküle** (engl. „major histocompatibility complex“, MHC) an den Zelloberflächen präsentiert. Man unterscheidet dabei zwei Klassen von MHC-Molekülen.

- **MHC-I-Moleküle** befinden sich auf allen Zellen im Körper, die einen Zellkern besitzen. Beladen werden MHC-I-Moleküle mit Peptiden, die im Zellinnern abgebaut werden. Antigenpräsentation über MHC-I dient vor allem der Verteidigung gegen intrazelluläre Infektionen und zelluläre Entartung. Nur CD8-T-Zellen sind dazu in der Lage, mit an MHC-I gebundenen Antigenen zu interagieren. Erkennt eine CD8-T-Zelle (körper-)fremde Peptide auf den MHC-I-Molekülen einer Zelle, so wird sie aktiviert und die Zielzelle abgetötet.
- **MHC-II-Moleküle** hingegen befinden sich ausschließlich auf APZ und dienen der Aktivierung von CD4-T-Helferzellen. Beladen werden MHC-II-Moleküle mit Peptidfragmenten, die z. B. während der Phagozytose entstehen.

Aktivierung naiver T-Zellen erfordert mehrere Signale

Naive CD4- und CD8-T-Zellen patrouillieren in peripheren lymphatischen Geweben wie den Lymphknoten und interagieren dort kontinuierlich mit APZ (vor allem mit dendritischen Zellen). Zu einer Aktivierung der naiven T-Zellen kommt es, wenn der antigenspezifische T-Zell-Rezeptor sein spezifisches Antigen auf dem MHC-Komplex auf einer APZ bindet. Je nach T-Zelltyp und MHC-Klasse erfolgt dabei zusätzlich eine Bindung der Co-Rezeptoren CD4 oder CD8. Darüber hinaus werden weitere Signale benötigt, welche die T-Zelle zur Proliferation und Differenzierung anregen. Die Proliferation wird hierbei durch die Bindung weiterer Co-Rezeptoren angeregt, während die Differenzierung (vor allem der CD4-T-Zellen) durch Ausschüttung von Zytokinen bestimmt wird.

Aktivierung naiver B-Zellen

Für die Aktivierung einer naiven B-Zelle sind zwei Signale notwendig. Das erste Signal erfordert die Bindung eines B-Zell-Rezeptors an ein passendes Antigen. Dies erfolgt in peripheren lymphatischen Geweben wie den Lymphknoten und wird i. d. R. durch Co-Rezeptoren verstärkt. Hierdurch kommt es zur Aktivierung einer internen Signalkaskade und zur Aufnahme des Antigens ins Zellinnere. Das so aufgenommene Antigen wird anschließend prozessiert und über MHC-II-Moleküle an der B-Zell-Oberfläche präsentiert. Das zweite Signal stammt in den meisten Fällen von einer Subgruppe der CD4-T-Zellen, sog. follikulären T-Helferzellen (T_{FH}), die durch Interaktion mit demselben Antigen bereits aktiviert wurden. Wenn die T_{FH} von einer B-Zelle präsentierte Antigene erkennt, sendet sie verschiedene Signale an die B-Zelle. Dadurch werden die Proliferation und Differenzierung der B-Zelle induziert, und es entstehen antikörpersezernierende B-Zellen (sog. Plasmazellen) sowie B-Gedächtniszellen. Einige hochpotente Antigene sind jedoch in der Lage, B-Zellen auch ohne die Hilfe von T-Zellen zu aktivieren.

Differenzierung und Antikörperproduktion aktivierter B-Zellen

Nachdem eine B-Zelle aktiviert wurde, kommt es im Lymphknoten zur Bildung eines Primärfokus. Dieser besteht aus einem Teil der aktivierten B-Zellen, die sich dort teilen und für eine erste, schnelle Antikörperproduktion zuständig sind. Dieser Prozess wird als erste Phase der primären humoralen Immunantwort bezeichnet und führt vor allem zur Produktion von IgM-Antikörpern. Der andere Teil der aktivierten B-Zellen hingegen bildet zusammen mit ihren T_{FH} im Lymphknoten sog. Keimzentren, wodurch die zweite Phase der primären humoralen Immunantwort eingeleitet wird. Hierbei kommt es in den Keimzentren zu folgenden drei Prozessen:

1. Die aktivierten B-Zellen teilen sich alle 6–8 Stunden (**klonale Expansion**).
2. Durch zyklische Prozesse der Mutation und Selektion der B-Zell-Rezeptoren werden hochaffine und spezifische Antikörper produziert (**somatische Hypermutation**).
3. Reguliert durch Signale der T_{FH}, werden Wechsel der Antikörperklasse von IgM etwa zu IgG vollzogen **(Isotypenwechsel).**

B-Zellen, die Prozesse im Keimzentrum durchlaufen haben, differenzieren anschließend entweder zu Plasmazellen, die Antikörper mit hoher Affinität und geändertem Isotyp produzieren und später ins Knochenmark wandern, oder zu B-Gedächtniszellen. Diese können bei einer wiederholten Infektion mit demselben Erreger (Sekundärinfektion) u. a. in kürzester Zeit erneut Keimzentren bilden.

8.3 Konditionierte Immunreaktionen

8.3.1 Verhalten, Lernen und das Immunsystem

Über die zuvor beschriebenen immunologischen Verteidigungsmechanismen hinaus gibt es das sog. **behaviorale Immunsystem.** Darunter werden Verhaltensweisen zusammengefasst, welche die Widerstandsfähigkeit eines Organismus gegenüber Infektionen erhöhen. Das behaviorale Immunsystem zielt darauf ab, den Kontakt mit potenziellen Gefahrenquellen wie z. B. Pathogenen, Allergenen oder Toxinen, soweit möglich, zu vermeiden. Solche Vermeidungsreaktionen können angeboren sein, wie etwa das Vermeiden unbekannter Nahrung. Einige behaviorale Vermeidungsreaktionen, die u. a. auf Geruchs- oder Geschmacksaversion bis hin zu Ekel basieren, können durch assoziatives Lernen i. S. einer Konditionierung des Immunsystems entstehen. Die Konditionierung von Immunreaktionen benötigt eine Verknüpfung von Signalen aus dem zentralen Nervensystem (ZNS) (z. B. Geruch oder Geschmack) mit Signalen und Informationen aus dem peripheren Immunsystem (z. B. die Ausschüttung von Zytokinen oder die Aktivierung und Proliferation von T-Zellen).

Die Erforschung konditionierter Immunreaktionen hat seit der Entdeckung vor über 100 Jahren das Verständnis über das bidirektionale Zusammenspiel zwischen ZNS und Immunsystem von Grund auf verändert und das interdisziplinäre Forschungsfeld der Psychoneuroimmunologie wesentlich geprägt. Eine detaillierte Zusammenfassung des aktuellen Wissensstands zu konditionierten Immunreaktionen wurde kürzlich von der Arbeitsgruppe Schedlowski zusammengestellt (Hadamitzky et al. 2020).

8.3.2 Grundlagen der klassischen Konditionierung im immunologischen Kontext

Bei der klassischen Konditionierung handelt es sich um eine Form des assoziativen Lernens, die zuerst Anfang des 20. Jh. von dem russischen Forscher Iwan Petrowitsch Pawlow und Kolleg*innen beschrieben wurde.

- **US:** unkonditionierter Stimulus (z. B. Futter)
- **UR:** unkonditionierte Reaktion (z. B. Speichelfluss)
- **NS:** neutraler Stimulus (z. B. Geruch, Geschmack) wird nach Paarung mit US zum CS
- **CS:** konditionierter Stimulus (z. B. Geruch, Geschmack) war vorher NS
- **CR:** konditionierte Reaktion (z. B. Speichelfluss nach CS-Präsentation)

Das Prinzip der klassischen Konditionierung beruht darauf, dass ein neutraler Stimulus (NS) mit einem unkonditionierten Stimulus (US), der bereits eine unkonditionierte Reaktion (UR) auslöst, gepaart wird. Hierdurch wird der NS mit dem US assoziiert, wodurch der NS zum konditionierten Stimulus (CS) wird (**Lern- bzw. Akquisitionsphase**). Anschließend führt die alleinige Präsentation des konditionierten Stimulus (CS) zu einer konditionierten Reaktion (CR), die der unkonditionierten Reaktion (UR) ähnelt oder sogar entspricht (**Abruf- bzw. Evokationsphase**). Im Kontext konditionierter Immunreaktionen wird als US meist eine immunmodulatorische Substanz (z. B. ein Immunsuppressivum) verwendet. Als NS werden häufig geschmackliche, olfaktorische oder auch auditive Reize eingesetzt. Nach mehrmaliger Paarung eines ursprünglich NS (z. B. gesüßtes Wasser) mit einem pharmakologischen US (z. B. eine immunsupprimierende Substanz, die Übelkeit erregt) wird der NS zum CS, und die alleinige Präsentation des ursprünglichen NS (nun CS) löst eine ähnliche immunologische Reaktion aus wie der pharmakologische US.

Die Konditionierung von Immunreaktionen benötigt eine Verknüpfung von Signalen aus dem zentralen Nervensystem (ZNS) (z. B. Geruch oder Geschmack) mit Signalen und Informationen aus dem peripheren Immunsystem (z. B. die Ausschüttung von Zytokinen oder die Aktivierung und Proliferation von T-Zellen).

8.3.3 Konditionierte Immunsuppression

Eine Reihe der wohl bekanntesten Studien zur konditionierten Immunsuppression wurde von Robert Ader und Nicholas Cohen durchgeführt. Für ihre Untersuchungen verwendeten die beiden Forscher ein Geschmacksaversionsparadigma. Dabei wurde Ratten im Anschluss an das Trinken einer 0,1 % saccharinhaltigen Lösung (CS) die immunsuppressive Substanz Cyclophosphamid (US) injiziert. Einer Kontrollgruppe wurden die beiden Stimuli unabhängig voneinander präsentiert (z. B. US vor CS). Drei Tage nach der gepaarten Präsentation der beiden Stimuli, d. h. der Konditionierung, folgte eine Injektion von Schaferythrozyten (SRBC) als immunstimulierendem Antigen und eine erneute Präsentation des CS. Nur in konditionierten Ratten war eine Reduktion der Immunreaktivität anhand verringerter Antikörpertiter gegen SRBC nachweisbar (Ader und Cohen 1975). In weiteren Versuchen konnten Ader und Cohen zeigen, dass Mäuse mit der Autoimmunerkrankung Lupus erythematodes deutlich länger überlebten, wenn ihnen nach einer 8-wöchigen Konditionierungsphase wiederholt der CS präsentiert wurde. Erkenntnisse aus diesen Experimenten wurden 1992, unter der Aufsicht von Robert Ader, sogar zur Behandlung eines an Lupus erkrankten Mädchens eingesetzt. In dieser Einzelfallstudie konnte durch Konditionierung der Immunreaktion die zur Behandlung benötigte Menge an Cyclophosphamid halbiert werden (Olness und Ader 1992). Diese initialen Ergebnisse von Ader und Cohen wurden seither in zahlreichen Tier- und Humanstudien reproduziert und erweitert. Unter Verwendung verschiedener Konditionierungsparadigmen, Substanzen, Stimuli (NS/CS) und Modellorganismen ließ sich zeigen, dass sich die konditionierte Immunsuppression auf viele verschiedene Bereiche des Immunsystems, je nach Paradigma und Substanz, übertragen lässt.

8.3.4 Konditionierte Immunstimulation

Neben den zahlreichen Untersuchungen zur konditionierten Immun*suppression* wurde die konditionierte Immun*stimulation* in vergleichsweise weniger Studien untersucht. Hierfür verwenden Forscher häufig immunstimulierende Substanzen als US. Ein immunstimulierendes Antigen ist z. B. die Substanz Ovalbumin (OVA), das Hauptprotein des Hühnereiweißes. In einer Studie mit Ratten wurden Injektionen von OVA (US) mit saccharinhaltigem Wasser (CS) gepaart. Anschließend führte die alleinige Präsentation des CS zu erhöhten Antikörpertitern gegen OVA sowie zu einer Proliferation von T-Zellen (Husband et al. 1993). In anderen Studien mit Nagetieren verwendeten Forscher die Substanz Poly I:C, synthetisch hergestellte virale doppelsträngige (ds) RNA-Polymere. dsRNA wird üblicherweise während viraler Infektionen produziert und stimuliert über bestimmte Rezeptoren die Produktion von proinflammatorischen Zytokinen (z. B. IL-6, IFN-α), die wiederum die NK-Zell-Aktivität erhöhen. Trotz zahlreicher Unterschiede in den eingesetzten Konzentrationen an Poly I:C, den verwendeten CS wie auch den Konditionierungsparadigmen berichten die Studien übereinstimmend von einer erhöhten NK-Zell-Aktivität bei alleiniger Präsentation des CS (Hadamitzky et al. 2020). Eine ähnliche Stimulierung der Anzahl und Aktivität von NK-Zellen wurde durch Konditionierung einer Adrenalininjektion als US und dem Lutschen eines Brausebonbons als CS beim Menschen nachgewiesen (Buske-Kirschbaum et al. 1992).

8.3.5 Vermittelnde Mechanismen: bidirektionale Kommunikation zwischen ZNS und peripherem Immunsystem

Das Erlernen von Immunreaktionen beruht auf der bidirektionalen Kommunikation zwischen dem ZNS und dem peripheren Immunsystem. Für die Regulation von Immunantworten benötigt das ZNS Informationen über Veränderungen im Immunsystem. Diese Informationen werden vom *afferenten* Arm des peripheren Immunsystems bereitgestellt und ans Gehirn übermittelt. Nach Integration dieser Informationen sendet das Gehirn seinerseits Signale und Informationen über *efferente* Nervenbahnen zurück in die Peripherie (z. B. an primäre und sekundäre lymphatische Organe). Über verschiedene afferente und efferente Kommunikationswege werden Assoziationen zwischen Signalen aus beiden Systemen gebildet, welche die neuroanatomische und biochemische Basis für konditionierte Immunreaktionen bilden. Eine genauere Darstellung bidirektionaler Kommunikationswege zwischen Immunsystem und ZNS findet sich in (Hadamitzky et al. 2020).

8.3.6 Klinische Relevanz konditionierter Immunreaktionen

Die Funktion des peripheren Immunsystems ist durch assoziative Lernprozesse beeinflussbar. Dies könnte darauf hindeuten, dass der Einsatz von immunologischen Konditionierungsparadigmen den Behandlungserfolg von Patient*innen u. U. unterstützen oder sogar verbessern könnte. Das klinische Potenzial konditionierter Immunreaktionen wurde sowohl in Tier- als auch in Humanstudien untersucht. Zu den prominentesten Anwendungsgebieten gehören vor allem Autoimmun- und Tumorerkrankungen sowie Transplantationen.

Immunkonditionierung als unterstützendes Element bei der Behandlung von Autoimmunerkrankungen

Eine Autoimmunerkrankung, in deren Kontext konditionierte Immunreaktionen i. S. von Immunsuppression sowohl in Tier- als auch in Humanstudien untersucht wurden, ist die Multiple Sklerose (MS), eine chronisch-entzündliche Erkrankung des ZNS. In einer Studie mit Mäusen wurde eine durch T-Zellen induzierte Autoimmunerkrankung (experimentelle autoimmune Enzephalomyelitis, EAE) untersucht, die sowohl klinisch als auch immunologisch einer MS-Erkrankung des Menschen ähnelt. Nach mehrmaliger Paarung eines immunmodulatorischen MS-Medikaments (α-Liponsäure) als US mit einem NS/CS (saccharinhaltige Lösung) führte die alleinige Präsentation des CS zu einer signifikanten Reduktion der Symptomatik in der Versuchsgruppe (Jones et al. 2008). Im Hinblick auf Humanstudien wurde bisher lediglich der Beweis erbracht, dass konditionierte Immunsuppression auch bei Patient*innen mit MS induzierbar ist. In einer Pilotstudie mit MS-Patient*innen von Ader und Kolleg*innen wurde ein Geschmacksstimulus (Anissirup, NS/CS) mit der immunsuppressiven Substanz Cyclophosphamid (US) gepaart. Anschließend führte die bloße Präsentation des CS zu einer signifikanten Reduktion der Leukozytenzahl (Giang et al. 1996). Diese Daten unterstützen die in ➤ Kap. 8.3.3 erwähnte Einzelfallstudie zu den positiven Effekten von konditionierter Immunsuppression beim Lupus erythematodes.

Immunkonditionierung als unterstützendes Element bei der Behandlung von Tumorerkrankungen

In verschiedenen Studien mit Mäusen untersuchten Forscher*innen die Wirksamkeit von erlernten Immunreaktionen gegen das Lymphom

YC8. Als US verwendeten die Forscher*innen Alloantigene (Antigene, die in einem Individuum gebildet werden und bei einem Individuum derselben biologischen Spezies eine Immunantwort auslösen), die kleinere strukturelle Ähnlichkeiten mit dem YC8-Tumor aufwiesen. Als NS bzw. CS wurde ein olfaktorischer Stimulus verwendet. Der Behandlungserfolg wurde anhand von Tumorgröße sowie Überlebensrate erfasst. Die Ergebnisse zeigten, dass die erlernten Immunreaktionen gegen den Tumor teilweise sogar eine höhere Wirksamkeit aufwiesen als immuntherapeutische Behandlungen (Hiramoto et al. 1991). Beim Menschen gibt es bislang lediglich Hinweise auf erlernte Immunreaktionen im Zusammenhang mit Chemotherapie. Betrachtet man die sich zyklisch wiederholende Behandlung der Patient*innen aus der Perspektive der Konditionierung, dann könnten die verabreichten Medikamente (die häufig immunsuppressiv wirken) dem US und die klinische Umgebung dem NS/CS entsprechen. Beim Vergleich immunologischer Parameter in Blutproben, die entweder zu Hause (Kontrollbedingung) oder im Krankenhaus (Versuchsbedingung) entnommen wurden, fanden sich in der Versuchsbedingung eine reduzierte T-Zell-Proliferation, NK-Zell-Aktivität sowie verringerte IFN-Konzentrationen. Diese Ergebnisse wurden dahingehend interpretiert, dass die klinische Umgebung als CS konditionierte Immunreaktionen induzierte (Stockhorst et al. 2000).

8.4 Stress

8.4.1 Was ist Stress? Stressor, Stressverarbeitung und Stressreaktion

Für Stress existiert zum heutigen Stand der Forschung keine einheitliche und allgemein gültige Definition. Geprägt wurde der Begriff maßgeblich von Hans Selye, dem „Vater der Stressforschung". Selye definierte Stress als *„die unspezifische Reaktion des Körpers auf jegliche Anforderung"*.

Heutzutage unterscheidet man üblicherweise zwischen Stressor, Stressverarbeitung und Stressreaktionen:

- Unter einem **Stressor** versteht man jede Art von Anforderung, Belastung oder Bedrohung, die potenziell zu einer Stressreaktion führen kann.
- Die **Stressverarbeitung** bezieht sich auf die Art und Weise, wie ein Individuum einen Stressor intern verarbeitet. Das transaktionale Stressmodell von Lazarus und Folkman (1984) definiert Stress als das Ergebnis einer kognitiven, d. h. gedanklichen, Bewertung („cognitive appraisal") der Situation bzw. des Stressors. Dabei wird der Stressor in einem zweistufigen Prozess im Hinblick auf Bedrohung und Herausforderung (Erstbewertung) in Relation zu den eigenen Bewältigungsmöglichkeiten (Zweitbewertung) bewertet (Folkman 2013).
- Die daraus resultierenden **Stressreaktionen** erfolgen auf verschiedenen Ebenen. Neben Gedanken, Emotionen und Verhalten manifestieren sich Stressreaktionen auch auf physiologischer Ebene. Die physiologische Stressreaktion wird dabei vor allem über die beiden Hauptstressachsen, die Sympathikus-Nebennierenmark-Achse (SNA) und die Hypothalamus-Hypophysen-Nebennierenrinden-Achse (HHNA), vermittelt.

Darüber hinaus gibt es weitere stressreaktive Systeme wie das Renin-Angiotensin-Aldosteron-System (RAAS) oder auch das Immunsystem, das durch Stress moduliert wird (➤ Kap. 8.4.2). Eine genaue Beschreibung der physiologischen Stressreaktion durch akuten und chronischen Stress sowie der beiden Hauptstressachsen findet sich in ➤ Kap. 7.

8.4.2 Stress und Immunsystem

Akuter Stress und das Immunsystem

Einer der am besten dokumentierten Effekte von akutem (kurzzeitigem) Stress auf das Immunsystem ist die **Umverteilung von Immunzellen.** Unter akutem Stress steigt die Anzahl von Leukozyten im Blut zunächst stark an. Dieser Anstieg wird vor allem durch die hormonellen Endprodukte der beiden Stressachsen (Glukokortikoide und Katecholamine) bedingt und ist besonders prominent für NK-Zellen und Granulozyten, aber auch für Monozyten und Lymphozyten beobachtbar. Nach dem initialen Leukozytenanstieg im Blut folgt eine rasche Abnahme der Leukozytenzahl. Eine Ausnahme bilden hierbei die Neutrophilen, deren Anzahl im Blut für einen längeren Zeitraum erhöht bleibt. Die beobachtete Zellzahlabnahme wird dahingehend interpretiert, dass die Leukozyten aus dem Blut in für Immunreaktionen strategisch günstige Gewebe und Organe wie Schleimhäute, Haut oder Lymphknoten einwandern. Durch Umverteilung und Aktivierung von Immunzellen kann der Körper sich auf potenzielle Gefahren, wie den Kontakt mit Pathogenen oder Wunden, vorbereiten. Im Falle eines Antigenkontakts ist das Immunsystem so in der Lage, möglichst schnell zu reagieren. Eine solche Umverteilung von Immunzellen ist insofern sinnvoll, als akuter Stress evolutionär betrachtet oft mit einem höheren Risiko für Verletzungen und/oder Infektionen einhergeht (Dhabhar 2018). Befunde, die diese Interpretation unterstützen, konnten vor allem in Tierexperimenten beobachtet werden. So zeigte sich in einer Immunisierungsstudie mit Mäusen, dass akuter Stress zum Zeitpunkt der Antigenexposition zu einer verstärkten Reifung und Migration dendritischer Zellen von der Haut in die Lymphknoten führt. Zusätzlich ließ sich eine verstärkte T-Zell-Aktivierung in den Lymphknoten beobachten (Dhabhar und Viswanathan 2005). In einer weiteren Studie mit Mäusen konnte gezeigt werden, dass akut gestresste Tiere 48 Stunden nach Immunstimulation mit Lipopolysacchariden eine deutlich höhere Infiltration des Lungengewebes mit Neutrophilen aufwiesen als ungestresste Tiere (Tang et al. 2022). Eine solche stressbedingte Umverteilung und verstärkte Aktivierung von Leukozyten wurde nicht nur bei Mäusen, sondern auch in zahlreichen anderen Organismen wie Pferden, Hasen, Primaten und auch beim Menschen beobachtet (Dhabhar 2018). Diese speziesübergreifenden Beobachtungen liefern weitere Hinweise auf die funktionale Bedeutung dieser Mechanismen im evolutionären Kontext.

Neben den Einflüssen auf die Verteilung von Immunzellen gibt es zahlreiche Belege dafür, dass sich akuter Stress auch auf die **Produktion und Freisetzung proinflammatorischer Signalmoleküle** auswirkt. In Studien mit Mäusen führte akuter Stress zum Anstieg mehrerer proinflammatorischer Zytokine im Blut, darunter IL-6, IL-1β, TNF-α und INF-γ (Dhabhar 2018). Zusätzlich konnte bei Mäusen gezeigt werden, dass akuter Stress zu einer vermehrten Genexpression bestimmter Chemokine führt, die dafür zuständig sind, Neutrophile aus der Blutbahn in infizierte Gewebe zu locken. Ähnliche Befunde lassen sich beim Menschen beobachten. Wie Marsland et al. (2017) in einer Metaanalyse fanden, sorgte akuter Stress auch beim Menschen für erhöhte Blutplasmakonzentrationen der Zytokine IL-6, IL-1β, IL-10 und TNF-α mit höchsten Werten 90 Minuten nach Stressende.

Akuter Stress führt vor allem zur Umverteilung von Immunzellen sowie zur Ausschüttung proinflammatorischer Zytokine (z. B. IL-6, TNF-α).

Chronischer Stress und das Immunsystem

Während akuter Stress das Immunsystem auf potenzielle Gefahren vorzubereiten scheint, wirkt sich chronischer, d. h. lang anhaltender, Stress generell beeinträchtigend auf die Funktionalität des Immunsystems aus. So führt der Einfluss von chronischem Stress zu einer sowohl supprimierten als auch dysregulierten Immunantwort, was sich u. a. durch ein erhöhtes Infektionsrisiko, geringere Impferfolge, schlechtere Wundheilung (➤ Kap. 8.4.3), einen vorzeitigen Alterungsprozess sowie ein erhöhtes Risiko für entzündliche Erkrankungen äußert. Auch wird chronischer Stress im Zusammenhang mit tumoröser Entartung diskutiert (Capellino et al. 2020; Glaser und Kiecolt-Glaser 2005). Die supprimierenden Effekte von chronischem Stress auf verschiedene immunologische Parameter konnten sowohl in Tier- als auch in Humanstudien aufgezeigt werden. Einen kurzen Überblick über einige Befunde gibt ➤ Tab. 8.1.

In Tiermodellen wird chronischer Stress häufig durch eine systematische und wiederholte Präsentation von unterschiedlichen, unvorhersehbaren und unkontrollierbaren Stressoren induziert. Diese Form der Stressexposition dauert meist Tage oder Wochen an. Als Stressoren werden häufig Kälteexposition, Immobilisierung, soziale Isolation, soziale Bedrohung durch (dominante) Artgenossen oder Fressfeinde sowie Störungen des Tag-Nacht-Rhythmus verwendet (Sutanto und de Kloet 1994; Nollet 2021). Beim Menschen hingegen wird chronischer Stress nicht induziert, sondern im Zusammenhang mit stressvollen Lebensumständen untersucht. Dazu gehört etwa die Pflege kranker Angehöriger wie Alzheimer-Patient*innen, Arbeitsstress, dauerhafte soziale Isolation oder auch ein niedriger sozioökonomischer Status.

Tab. 8.1 Überblick über Effekte von akutem und chronischem Stress auf verschiedene immunologische Parameter (↑: erhöht; ↓: reduziert)

Immunologischer Parameter	Akuter Stress	Chronischer Stress
Angeborene/Primäre Immunantwort	↑	↓
Adaptive/Sekundäre Immunantwort	↑	↓
Produktion proinflammatorischer Zytokine	↑ (Höchstwerte nach ca. 90 min)	↑
Anzahl Leukozyten im Blut	↑ (initial ansteigend, dann für die meisten Leukozyten abfallend)	↓
NK-Zell Aktivität	↑	↓
Antikörperproduktion	**– gemischte Ergebnisse –**	↓
Immunseneszenz (Alterung der Immunzellen)	–	↑

Als Beispiel wurden in einer Metaanalyse die Auswirkungen von Arbeitsstress auf das Immunsystem untersucht (Eddy et al. 2016). Dabei untersuchten die Autor*innen die Effekte beruflicher Gratifikationskrisen i. S. eines wahrgenommenen Ungleichgewichts zwischen Arbeitsaufwand (physischer, emotionaler und psychischer Art, „effort") und dafür erhaltener Gratifikation (in Form von monetärer Entlohnung, Wertschätzung, Aufstiegschancen und Arbeitssicherheit, „reward"). Insgesamt zeigte sich über mehrere Studien hinweg, dass ein höheres Ungleichgewicht zwischen Arbeitsaufwand und Gratifikation (Effort-Reward-Imbalance, ERI; Siegrist 1996) mit einer deutlich reduzierten Immunität einherging. Die Reduktion manifestierte sich u. a. in reduzierten NK-Zell-Zahlen und geringeren Mengen an IgA im Speichel. Gleichzeitig zeigten sich mit zunehmendem Arbeitsstress erhöhte Spiegel der proinflammatorischen Marker CRP und IL-6. Den offensichtlichen Widerspruch zwischen reduzierter Immunität einerseits und erhöhten Spiegeln proinflammatorischer Marker anderseits greift das **Konzept der vitalen Erschöpfung** auf (Appels 1999). Es geht davon aus, dass chronischer Stress zu einer reduzierten Immunkompetenz führt, aufgrund derer latente systemische Infektionen (z. B. mit Viren wie Herpesviren oder Bakterien wie Chlamydien) reaktiviert werden. Dies hat dann eine erhöhte Freisetzung von Entzündungsmediatoren zur Folge. Die reduzierte Immunkompetenz entwickelt sich dabei vermutlich durch eine initial erhöhte Stresshormonfreisetzung, insbesondere von Glukokortikoiden: Eine erhöhte Glukokortikoidausschüttung scheint zu einer verminderten Sensitivität von Zielzellen für die immunsupprimierende Wirkung dieser Stresshormone zu führen (Miller et al. 2002). Zudem finden sich Hinweise dafür, dass eine dauerhafte Stressbelastung zu einer Art Erschöpfung insbesondere der HHNA führt, sodass weniger Stresshormone freigesetzt werden. Die Kombination beider Prozesse manifestiert sich in Form einer verminderten Immunkompetenz.

Chronischer Stress führt zu einer generell supprimierten und dysregulierten Immunantwort.

8.4.3 Klinische Auswirkungen: Stress und Wundheilung

Eine wichtige Funktion des Immunsystems ist die Wundheilung, die durch Stress beeinflusst wird.

Prozess der Wundheilung

Der Prozess der Wundheilung ist komplex und von verschiedenen Faktoren und Signalen abhängig. Generell lässt sich der Wundheilungsprozess in drei Phasen gliedern, die sich teilweise überlappen.

- Die erste Phase, häufig als **Entzündungsphase** bezeichnet, umfasst einen Zeitraum von Minuten bis Stunden nach Entstehung der Wunde. In dieser Phase wird zunächst versucht, den Verlust von Blut im verletzten Gewebe schnellstmöglich zu stoppen. Dies wird durch blutstillende Vorgänge und die Aktivierung der Gerinnungskaskade erreicht, wodurch es zur *Koagulation,* d. h. zur Gerinnung, des Blutes kommt, welche die Freisetzung von Wachstumsfaktoren aus Thrombozyten nach sich zieht. Zusätzlich werden Entzündungsmediatoren freigesetzt, und die Komplementkaskade wird aktiviert. Dabei spielen proinflammatorische Zytokine, besonders IL-1 und TNF, eine zentrale Rolle. Durch die ausgelöste Entzündungsreaktion (vor allem innerhalb der ersten 72 Stunden) kommt es zur Infiltration des verletzen Gewebes durch Neutrophile und Monozyten, um verletzungsinduzierten Zelldebris abzubauen und eine potenzielle Infektion zu verhindern.
- Die zweite Phase, als **proliferative Phase** bezeichnet, beginnt i. d. R. nach 4–7 Tagen. Hier steht vor allem die Bildung von Granulationsgewebe im Vordergrund, das den Grundbaustein für die Reepithelialisierung (Neubildung des Epithels) legt. In dieser Phase ist das Immunsystem durch die Produktion von Zytokinen und Chemokinen beteiligt, die das Einwandern von Fibroblasten begünstigen und diese stimulieren.
- Die dritte Phase, als **Reparationsphase** bezeichnet, beginnt nach ca. 8 Tagen und kann bis zu 1 Jahr andauern. Hier steht vor allem die Umwandlung von Granulationsgewebe in Narbengewebe im Vordergrund.

Während all dieser Prozesse spielt das Immunsystem eine wichtige Rolle (Trainotti und Scheithauer 2017; Ellis et al. 2018).

Stress und Wundheilung

Eine ganze Reihe von Studien der letzten Jahrzehnte zeigt, dass psychischer Stress den Prozess der Wundheilung negativ beeinflusst. Als Ursache hierfür werden insbesondere die disruptiven Effekte von Stress auf die Produktion proinflammatorischer Zytokine diskutiert. Hierdurch kommt es zur Dysregulation der Wundheilungsprozesse und damit zu einer deutlich verzögerten Wundheilung (Gouin und Kiecolt-Glaser 2011).

In einer der früheren Studien konnten Kiecolt-Glaser et al. (1995) zeigen, dass die Heilung einer Hautwunde bei Frauen, die infolge der Pflege eines Familienmitglieds mit Alzheimer-Krankheit chronischem Stress ausgesetzt waren, signifikant (im Schnitt um 24 %) länger dauerte als in einer Kontrollgruppe. Darüber hinaus produzierten Leukozyten, die aus dem Blut der chronisch gestressten Frauen isoliert und mit Lipopolysacchariden stimuliert wurden, signifikant weniger IL-1β auf intrazellulärer mRNA-Ebene. Interessanterweise scheint die Art des Stresses (akut oder chronisch) auf den Verlauf der Wundheilung keinen gesonderten Einfluss zu haben. In einer Metaanalyse, in der sowohl die Effekte von akutem als auch chronischem Stress auf die Wundheilung und auf mit Wundheilung assoziierte Biomarker untersucht wurden, konnten Walburn et al. (2009) einen negativen Zusammenhang mittlerer Effektstärke zwischen der Menge an Stress und der Geschwindigkeit des Heilungsprozesses von $r = -0{,}37$ identifizieren.

Die klinische Relevanz dieses Zusammenhangs wird durch Interventionsstudien gestützt. Bereits 1988 konnte Holden-Lund in einer Pilotstudie zeigen, dass der Wundheilungsprozess durch psychologische Betreuung der Patient*innen verbessert werden kann. In dieser Studie wurden 24 Personen nach operativer Entfernung der Gallenblase zu einer Kontrollgruppe oder einer Interventionsgruppe randomisiert. Die Interventionsgruppe erhielt in den ersten 3 Tagen nach der Operation Audiotapes mit Übungen zur Entspannung. Im Vergleich zur Kontrollgruppe wies die Interventionsgruppe insgesamt eine reibungslosere postoperative Erholung auf. Eine systematische Übersichtsarbeit zu den Effekten von psychologischen Interventionen auf die Wundheilung belegt, dass die meisten Ergebnisse für eine verbesserte Wundheilung nach Intervention sprechen. Besonders positive Effekte zeigten sich im Hinblick auf die Heilung chirurgischer Wunden und beim Einsatz von Entspannungsverfahren (Robinson et al. 2017).

Weitere klinische Implikationen der Effekte von Stress auf das Immunsystem betreffen die Morbidität und Mortalität im Zusammenhang mit Erkrankungen wie z. B. kardiovaskulären Erkrankungen (Überblick: Kivimäki und Steptoe 2018), beschleunigte Alterungsprozesse sowie ein erhöhtes Risiko für Infektionen (vgl. Glaser und Kiecolt-Glaser 2005).

LITERATURAUSWAHL

Ader R, Cohen N. Behaviorally conditioned immunosuppression. Psychosom Med 1975; 37(4): 333–340.

Dhabhar FS. The short-term stress response – Mother nature's mechanism for enhancing protection and performance under conditions of threat, challenge, and opportunity. Front Neuroendocrinol 2018; 49: 175–192.

Glaser R, Kiecolt-Glaser JK. Stress-induced immune dysfunction: Implications for health. Nat Rev Immunol 2005; 5(3): 243–251.

Gouin JP, Kiecolt-Glaser JK. The impact of psychological stress on wound healing: Methods and mechanisms. Immunol Allergy Clin North Am 2011; 31(1): 81–93.

Hadamitzky M, Lückemann L, Pacheco-López G, Schedlowski M. Pavlovian conditioning of immunological and neuroendocrine functions. Physiol Rev 2020; 100(1): 357–405.

Kivimäki M, Steptoe A. Effects of stress on the development and progression of cardiovascular disease. Nat Rev Cardiol 2018; 15(4): 215–229.

Marsland AL, Walsh C, Lockwood K, John-Henderson NA. The effects of acute psychological stress on circulating and stimulated inflammatory markers: A systematic review and meta-analysis. Brain Behav Immun 2017; 64: 208–219.

Murphy K, Weaver C, Janeway C. Janeway's Immunobiology. 9th ed. New York: Garland Science 2017.

KAPITEL

9 Psychophysiologie

Roberto La Marca und Ulrike Ehlert

9.1 Regulation, Gegen- und Dysregulation: Konzeptionalisierung und Operationalisierung physiologischer Anpassung

Organismen überleben aufgrund ihrer Anpassungsleistungen an ihre Umgebung. In Abhängigkeit der individuellen Voraussetzungen und der jeweiligen Umweltbedingungen qualifizieren sie sich im Laufe ihres Lebens für eine optimale, suboptimale oder pessimale Anpassung. Im Humanbereich lässt sich diese Anpassung durch psychische und physiologische Prozesse beschreiben. Die historische Diskussion um die Reihenfolge bzw. die wechselseitige Abhängigkeit psychischer und physiologischer Reaktionen reicht von der Überlegenheit der physiologischen über die psychischen Komponenten (James-Lange-Theorie; James 1884; Lange 1885) und umgekehrt (Cannon-Bard-Theorie; Bard 1928; Cannon 1927) zur Zwei-Faktoren-Theorie der Emotion unter Einbeziehung kognitiver Bewertungen von Umweltereignissen (Schachter und Singer 1962) bis zu neojamesianischen Theorien wie Damásios Theorie der somatischen Marker, denen zufolge das Empfinden physiologischer Veränderungen ein bedeutsamer Bestandteil von Emotionen ist (Damásio 1994).

Grundsätzlich ist davon auszugehen, dass psychische und physiologische Prozesse sich wechselseitig bedingen und regulieren. Die physiologische Aufrechterhaltung der körperlichen Funktionsfähigkeit, die sich z. B. durch die Kalorienzufuhr zur Deckung des Grundumsatzes oder eine Mindestschlafdauer objektivieren lässt, kann mit einem psychischen Äquilibrium einhergehen, da körperliche Grundfunktionen und damit Grundmotive wie z. B. Hunger befriedigt sind. Somit werden **regulatorische Prozesse** wie die Aufnahme von Nahrungsmitteln als Folge von Hunger einerseits motivational und damit durch psychische Prozesse, andererseits durch eine Vielzahl endokriner, immunologischer, zentral- und periphernervaler Mechanismen beeinflusst. Auf endokriner Ebene führt u. a. das orexigene Hormon Ghrelin, dessen Konzentration vor der Nahrungsaufnahme am höchsten ist, zu einer Stimulation von Neuropeptid Y und Agouti-Related Protein (AgRP) im Ncl. arcuatus. **Gegenregulatorisch** kommt es zu einer inhibitorischen Wirkung auf die Nahrungsaufnahme u. a. durch das Peptid YY (PYY 3–36), das in verschiedenen Darmabschnitten produziert wird. Die Konzentration an PYY 3–36 variiert proportional zum Energiewert der aufgenommenen Nahrung, d. h., sie ist bei fettreichen Speisen höher als nach proteinreicher Nahrung (Drobnjak und Ehlert 2010). Bestehen physiologische Abweichungen vom gesunden Körpermilieu wie ein erhöhtes Körpergewicht in Relation zur Körpergröße (Adipositas), liegt eine psychologische und physiologische Dysregulation vor. Diese kann sich bei der Adipositas physiologisch u. a. durch erhöhte Ghrelinspiegel aufgrund von erfolglosen Diäten (Cummings et al. 2002) und psychisch durch einen Kontrollverlust bei der Nahrungsaufnahme oder einschlägige Lernerfahrungen mit einer Präferenz hochkalorischer Nahrungsmittel äußern (Platte und Meule 2016).

RESÜMEE
Regulation, Gegenregulation und Dysregulation physiologischer Prozesse sind deshalb für das Verständnis psychosomatischer Prozesse grundlegend, weil sich nur bei Berücksichtigung der Interaktion und Veränderung beider Systeme, also psychischer und physiologischer Vorgänge, Gesundheit, Gesundheitsabweichungen und manifeste Erkrankungen erklären lassen.

9.1.1 Physiologische Bedeutung regulativer Prozesse

Eine der Herausforderungen endokriner Substitution besteht bei pathologischen Vorgängen in der Qualität der Imitation physiologischer Prozesse. Liegt z. B. bei einem Patienten ein insulinpflichtiger Diabetes vor, so besteht eine der Adhärenzschwierigkeiten darin, dass der Betroffene ein besonders gutes Verständnis für den Zusammenhang zwischen Nahrungsaufnahme und notwendiger hormoneller Substitution (Selbstverabreichung von Insulin) benötigt. Im gesunden Organismus führt die Aufnahme von Nahrungsmitteln zu einer Kaskade von zentralnervösen und peripheren, quasi automatisch ablaufenden Anpassungsleistungen, die neben der erlebten Sättigung zur Aufrechterhaltung der körperlichen Funktionsfähigkeit beitragen. Bei der Behandlung des Diabetes muss in diesen Regulationsprozess substituierend eingegriffen werden, um die physiologische Reaktion auf die Nahrungsaufnahme gewährleisten zu können. Die Qualität der gesunden Regulation physiologischer Prozesse wird dabei von dispositionellen Voraussetzungen, Verhaltensmerkmalen, stabilen und volatilen psychischen und soziokulturellen Merkmalen beeinflusst.

9.1.2 Moderatoren physiologischer Regulationsprozesse

Genetische Merkmale

Die Bedeutung der genetischen Ausstattung eines Menschen für die physiologische Reagibilität unter Ruhe- und Belastungsbedingungen lässt sich einerseits mittels der genetischen Merkmale anhand von genomweiten Assoziationsstudien zur Erfassung spezifischer Polymorphismen abschätzen; andererseits ergibt sie sich durch epigenetische Veränderungen wie Methylierung oder Histonmodifikationen infolge adaptiver Prozesse an die Lebensbedingungen (Ehlert et al. 2013). In der Ursachenforschung z. B. zur Adipositas, die nachweislich kardiovaskuläre Erkrankungen, Typ-2-Diabetes und gewisse Krebserkrankungen begünstigt, wurde eine Vielzahl von krankheitsspezifischen Einzelnukleotidpolymorphismen („single nucleotide polymorphisms", SNPs) auf verschiedenen Genen gefunden. Interessanterweise sind diese genetischen Merkmale nicht mit der Adipositas per se assoziiert, sondern mit spezifischen anthropometrischen Maßen wie z. B. der Waist-to-Hip-Ratio (WHR) oder dem Taillenumfang. Zu dieser Fragestellung wurden in einer Metaanalyse von Daten aus 22 Polymorphismenstudien 50.000 SNPs von 2.100 Genen untersucht. Dabei konnten 1.) Unterschiede bei bereits bekanntem WHR- oder Taillenumfang-assoziierten Polymorphismen bestätigt werden, und 2.) fand sich ein eindeutiger geschlechtsspezifischer Effekt nur für Frauen. Allerdings zeigte sich auch eine Gen-Gen-Interaktion von mehr als 300 Genen (Yoneyama et al. 2014), was die Interpretation der genetischen Befunde deutlich erschwert.

RESÜMEE
Für regulatorische Prozesse physiologischer Systeme sind sicherlich genetische Besonderheiten zu berücksichtigen. Allerdings ist der aufklärende Varianzanteil an der Verursachung pathophysiologischer Prozesse deutlich geringer, als zu Beginn dieses Jahrtausends vermutet, und die Gen-Gen-Interaktion noch weitgehend unerforscht. Epigenetische Prozesse nehmen per se keinen Einfluss auf die genetische Konstellation, sondern beeinflussen die Funktionsweise wie die Genexpression (➤ Kap. 5.2).

Biologische Moderatoren

Eine Vielzahl biologischer Variablen beeinflusst die Anpassungsleistung an Umweltbedingungen. Es steht außer Zweifel, dass Geschlechts- und Altersmerkmale auf die physiologische Verarbeitung von externen Reizen Einfluss nehmen. So sind Frauen aufgrund der endokrinen Variation und der erhöhten Östrogensekretion über den Lebenszyklus hinweg bis zur Menopause vor kardiovaskulären Erkrankungen besser geschützt als Männer, jedoch hebt sich dieser Vorteil nach der Menopause auf. Auch erhöhen schwangerschaftsabhängige Erkrankungen wie Präeklampsie oder Gestationsdiabetes das Risiko einer kardiovaskulären Erkrankung (Appelman et al. 2015), wobei psychosoziale Belastungen mit einem erhöhten Risiko für schwangerschaftsbedingte Erkrankungen und Geburtskomplikationen einhergehen (Caplan et al. 2020; Lissåker et al. 2022).

Bei biologischen Moderatoren psychophysiologischer Prozesse ist davon auszugehen, dass mehrere Merkmale durch ihre Interaktion spezifische gesundheits- oder krankheitsbezogene Wirkungen zeigen. Eine gute parasympathische Regulation, die z. B. durch die Aktivität des Vagusnervs auf das kardiale System abgebildet werden kann, geht mit einer hohen subjektiv und objektiv messbaren Schlafqualität einher (Werner et al. 2015). Eine Störung der zirkadianen Rhythmik, wie sie bei Schichtarbeitern gegeben ist, geht jedoch mit einer reduzierten parasympathischen Aktivität einher und kann auf diese Weise kardiovaskuläre Erkrankungen begünstigen (Hulsegge et al. 2018). So zeigte sich, dass eine reduzierte vagale Aktivität (erniedrigte Herzratenvariabilität) mit einem verlangsamten Absinken des diastolischen Blutdrucks, des Kortisols und proinflammatorischer Biomarker nach akuter psychosozialer Belastung einhergeht (Weber et al. 2010) (vgl. ➤ Abb. 9.5).

Verhaltensmerkmale und Stressbewältigung

Ungünstige Effekte auf physiologische Prozesse infolge einer **Störung der zirkadianen Rhythmik** sind nicht nur bei Schichtarbeitern oder bei Flugreisenden über mehrere Zeitzonen hinweg zu beobachten, sondern auch im Zusammenhang mit „social jet lag". Diese Form des Jetlags bezieht sich auf Personen, die aufgrund ihrer individuellen Chronobiologie zu den Spätaufstehern und Nachtmenschen gehören, infolge ausbildungsbedingter, beruflicher oder familiärer Pflichten morgens jedoch früh aufstehen müssen. Bei nicht wenigen dieser Personen kommt es zu einem chronischen **Schlafmangel** (< 6 Stunden/ Nacht), wodurch das Risiko eines Diabetes mellitus deutlich erhöht ist (Larcher et al. 2015). Im Ncl. suprachiasmaticus des Hypothalamus, der als „Zeitgeber“ via Lichtexposition wirkt, erfolgt die Expression der sog. Clock-Gene. Diese beeinflussen u. a. die zirkadiane Rhythmik des Kortisols, und umgekehrt beeinflusst ein Kortisolanstieg infolge psychosozialer Stressexposition die Genexpression (Abbruzzese et al. 2014). Eine Beurteilung gesundheitsbezogenen Verhaltens wie dem Schlaf ist also von unterschiedlichsten biologischen und verhaltensbezogenen Merkmalen abhängig und stellt ein gutes Beispiel für die Multikausalität psychosomatischer Prozesse dar.

Verhaltensmerkmale umfassen körperliche Aktivierung wie Alltagsbewegung oder Sport, Ernährungsverhalten, den Konsum psychotroper Substanzen, das Sozialverhalten und das Ausmaß an erlebter sozialer Unterstützung oder den sozioökonomischen Status. Besondere Bedeutung für die Regulation physiologischer Prozesse besitzt die Fähigkeit zur Anpassung an akuten und chronischen Stress sowie Traumata, die in ➤ Kap. 9.2 genauer beschrieben werden. Die Bewältigung individuell erlebter Belastungen und damit die physische Konstitution wird jedoch auch von psychischen Merkmalen beeinflusst, die im Folgenden exemplarisch aufgezeigt werden.

Stabile psychische Merkmale

Grundsätzlich ist davon auszugehen, dass **Persönlichkeitsmerkmale,** aber auch das Ausmaß an Intelligenz oder Spiritualität als relativ stabile Konstrukte anzusehen sind, die den psychophysiologischen Anpassungsprozess an die jeweiligen Lebensbedingungen beeinflussen. So wurde z. B. das Kontinuum von Negativismus zu Optimismus mit einer Vielzahl physiologischer Anpassungsleistungen in Beziehung gesetzt. Neuere Befunde sprechen dafür, dass es einen indirekten Effekt von Optimismus auf günstige Gesundheitsentwicklungen gibt. So wird die Überlebenszeit bzw. Rezidivrate bei Krebserkrankungen nicht direkt durch Optimismus beeinflusst, aber eine optimistische Grundeinstellung fördert die Sinnfindung im Leben mit einer Krebserkrankung, und diese steht in einer positiven Relation zu verschiedenen Biomarkern (Pascoe und Edvardsson 2013).

Im Kontext von Optimismus ist das **Resilienz**konstrukt zu betrachten, das als Fähigkeit zum Erhalt psychischer Belastbarkeit und innerer Stärke beschrieben werden kann (Bonanno et al. 2011). Auch bei diesem Konstrukt ist davon auszugehen, dass es einen indirekten Vermittlungsweg zwischen psychischer Widerstandfähigkeit und physischer Stabilität gibt. So konnten wir in einer Untersuchung an jungen gesunden Frauen ohne Einnahme oraler Kontrazeptiva zeigen, dass es keinen direkten Zusammenhang zwischen subjektiv erlebtem Stress und der Regelmäßigkeit des Menstruationszyklus gibt, dass ein Zusammenhang zwischen diesen beiden Merkmalen jedoch dann gegeben ist, wenn das Ausmaß an Resilienz als Moderator in die Datenanalyse einbezogen wird. Das heißt, die Zyklusregelmäßigkeit wird nur dann beeinträchtigt, wenn hoher Stress bei niedriger Resilienz vorliegt (Palm und Ehlert 2014).

Emotionsregulation stellt eine weitere bedeutsame Einflussgröße der physiologischen Anpassungsleistung auf Belastungssituationen dar (Gross 1998). Das Konstrukt dient der Erfassung von Strategien zur emotionalen Hoch- oder Herunterregulation und zeigt Effekte auf unterschiedlichste Biomarker. So konnten z. B. die Gesichtsmuskulatur und ereigniskorrelierte Potenziale im EEG durch die Wahl der jeweiligen Emotionsregulationsstrategie manipuliert werden (Baur et al. 2015). In Abhängigkeit von der emotionalen Bewältigungsstrategie wie der hedonistischen Emotionsregulation lassen sich übermäßige physiologische Stresseffekte bei akutem Stress dämpfen, wobei dieser Effekt nicht nur bei Normo-, sondern auch bei medikamentös unbehandelten Hypertonikern zu beobachten ist (Wirtz et al. 2006a).

Soziokulturelle Faktoren

Frühe Lebenserfahrungen, die u. a. durch sozioökonomische Verhältnisse und das elterliche Verhalten beeinflusst werden, haben nachweislich lang anhaltende psychophysiologische und epigenetische Konsequenzen für Gesundheit und Krankheit. Kulturelle Besonderheiten wie die aversiven epigenetischen Effekte des niederländischen Hungerwinters im Zweiten Weltkrieg auf die Nachkommen stellen ein Beispiel für die dramatischen Konsequenzen von Mangelernährung bei Schwangeren dar (Tobi et al. 2014; ➤ Kap. 5.2).

Die Bedeutung einer stabilen familiären Struktur für das seelische Wohlbefinden der Ehepartner und Kinder wird von der Art des Zusammenlebens beeinflusst. Zudem scheint die Partnerschaftsqualität einen moderierenden Effekt auf Pathophysiologien zu nehmen. So werden Merkmale des metabolischen Syndroms wie Hüftumfang, Blutdruck, Triglyzeride, HDL-Cholesterin nicht direkt durch die Partnerschaftsqualität, jedoch indirekt durch den moderierenden Effekt depressiver Gestimmtheit bei männlichen und weiblichen Partnern beeinflusst (Henry et al. 2015). Kinder zeigen körperliche (z. B. reduzierte Immunfunktion) und seelische Fehlanpassungen (Verhaltensauffälligkeiten) infolge elterlicher Konflikte, weniger aufgrund einer erfolgten Scheidung als vielmehr aufgrund der vorausgehenden familiären Belastungen wie elterliche Konflikte, inkongruenter Erziehungsstil, psychopathologische Auffälligkeiten der Eltern und nachfolgenden Belastungen wie einer sozioökonomischen Verschlechterung (Nunes-Costa et al. 2009).

RESÜMEE

Physiologische Prozesse werden durch eine Vielzahl biologischer, psychologischer und soziokultureller Faktoren beeinflusst. Die Herausforderung der psychosomatischen Forschung und der praktischen Arbeit besteht darin, theoriegeleitet Untersuchungsstrategien einzusetzen, um die wechselseitige Beeinflussung und die Effekte der oben skizzierten Faktoren in ihrer Bedeutung adäquat abzubilden.

9.2 Interaktive Modelle der physiologischen Anpassung an Umweltereignisse

Im letzten Jahrhundert gab es eine intensive wissenschaftliche Auseinandersetzung mit den individuellen physiologischen Reaktionen auf Belastungen, die im Folgenden als **Stress** bezeichnet werden.

Ging es zu Beginn des Jahrhunderts noch um die Klärung der Frage, welche physiologischen Reaktionen infolge einer Bedrohung auftreten (Cannon 1929), entwickelte Selye (1956) ein physiologisches Anpassungsmodell an länger andauernden Stress. Diesem Modell zufolge wird kurzfristig eine erhöhte physiologische Widerstandskraft gezeigt (Alarmreaktion), langfristig sind jedoch körperliche Fehlanpassungen (Widerstandsstadium) und Schädigungen bis hin zum Tod (Erschöpfungsstadium) zu beobachten. Grundannahme dieser frühen Modelle und ihrer wissenschaftlichen Weiterentwicklungen ist die Interaktion zwischen Umweltgegebenheiten, ihrer Wahrnehmung und Bewertung und der daraus resultierenden psychophysiologischen Reaktion.

9.2.1 Das transaktionale Stressmodell

Lebensbedingungen, die von einem Individuum als Stress erlebt werden, hängen einerseits von den objektiven Merkmalen der Situation ab. Andererseits wird dieses Erleben a) stark von der individuellen Wahrnehmung der Situation, b) den Möglichkeiten ihrer kognitiven und emotionalen Verarbeitung, c) dem individuell verfügbaren Verhaltensrepertoire und d) der daraus resultierenden abschließenden Bewertung der Belastung beeinflusst.

Das Zusammenspiel von objektiven und subjektiven Faktoren beschreiben Lazarus und Folkman (1984) in ihrem **transaktionalen Stressmodell.** Danach wird jede Situation, in der sich eine Person befindet, in Bezug auf ihr Ausmaß an Bedrohung (Primärbewertung) und die zur Verfügung stehenden Bewältigungsmöglichkeiten (Sekundärbewertung) beurteilt. Als Resultat dieser Bewertungsprozesse werden Kognitionen wie automatische Gedanken, Annahmen, Erwartungen oder Einstellungen aktiviert, die wiederum mit Emotionen und physiologischen Vorgängen einhergehen und in sichtbares Verhalten münden. In Abhängigkeit von den Ergebnissen dieser komplexen Vorgänge und von den Konsequenzen aus manifestem Verhalten kommt es zu einer erneuten bzw. abschließenden Bewertung der Situation und des Erfolgs ihrer Bewältigung (Neubewertung), die mittel- oder langfristig das Bewältigungsverhalten in vergleichbaren Situationen beeinflussen wird.

Die körperlichen Vorgänge, die mit der Bewertung einer Stresssituation in Zusammenhang stehen, lassen sich u. a. anhand charakteristischer hormoneller Veränderungen beschreiben. Dazu gehören die **Katecholamine** des sympathiko-adrenomedullären (SAM) Systems und die **Hormone der Hypothalamus-Hypophysen-Nebennierenrinden-Achse** (HHNA). In einer Reihe von Studien konnten wir nachweisen, dass die subjektive Belastung durch einen standardisierten psychosozialen Stressor (i. S. der o. g. Primär- und Sekundärbewertung) in einem eindeutigen Zusammenhang mit physiologischen Stressmarkern stand. Je höher das Ausmaß der wahrgenommenen Bedrohung und je geringer die Überzeugung, dass die zur Verfügung stehenden Mittel geeignet sind, die Situation erfolgreich zu bewältigen, desto höher war der Anstieg des Stresshormons **Kortisol** (➤ Kap. 7) und verschiedener hämodynamischer Parameter (Gaab et al. 2005; Hammerfald et al. 2006; Wirtz et al. 2006b). Den physiologischen Anpassungsleistungen wird im folgenden Stressmodell besondere Rechnung getragen.

9

9.2.2 Das Allostase-Modell

Sterling und Eyer (1988) verwendeten erstmals den Begriff der **Allostase,** um die physiologischen Fähigkeiten der Anpassung an sich verändernde Umweltbedingungen zu beschreiben. Diese Anpassung geht über das Homöostasekonzept hinaus. **Homöostase** bedeutet, dass der Organismus bestrebt ist, nach einer Anstrengung in ein physiologisches Gleichgewicht zurückzukehren. Beispielsweise führt eine körperliche Anstrengung zu einem Blutdruckanstieg, wobei sich der Blutdruck nach Eintreten der Ausgangsbedingungen wieder auf seinem Basisniveau einpendelt.

Allostase bezieht sich auf die gegenregulatorischen Prozesse, mit denen darauf abgezielt wird, länger anhaltenden oder gravierenderen äußeren Belastungen physiologisch entgegenzuwirken, wobei es zu funktionellen und/oder morphologischen körperlichen Veränderungen kommt.

Eine allostatische Aktivierung als Folge einer Überbelastung wird auch als **allostatische Last** aufgrund der physiologischen Veränderungen beschrieben. Nach McEwen (1998) ist diese allostatische Last dann zu erwarten, wenn Stress wiederholt auftritt, keine Habituation stattfindet, die Stressantwort prolongiert auftritt oder die Stressreaktion inadäquat ist. Dabei weisen sowohl erhöhte als auch erniedrigte Stressreaktionen prospektiv negative Gesundheitseffekte auf (Turner et al. 2020). Indikatoren der allostatischen Last sind neben abweichenden Stresshormonspiegeln, erhöhten Entzündungsparametern, veränderten Blutfettwerten und einem erhöhten Wert des Glykohämoglobins HbA_{1C} erhöhte Hautfaltendickenwerte oder eine ungünstige WHR (Juster et al. 2010; s. auch ➤ Kap. 4.1).

Am Beispiel der **Adipositas** lässt sich dieser Vorgang wie folgt skizzieren: Übergewichtige Menschen beschreiben häufig, dass sie unter Stress leiden, und es wurde gezeigt, dass sie eine länger anhaltende Stimmungsverschlechterung als Folge von Stress zeigen als normalgewichtige Personen (Adam und Epel 2007; Epel et al. 2000). Dabei stehen sowohl Stress als auch Übergewicht bzw. Adipositas in Beziehung mit emotionalem Essen, also der Tendenz, in Reaktion auf Emotionen zu essen (Bemanian et al. 2020; Dakanalis et al. 2023). Physiologisch betrachtet ist sowohl die Baseline-Aktivität verschiedener physiologischer Systeme verändert als auch ihre Stressreaktivität prolongiert (Bensons et al. 2009; Brydon 2011, 2008; Jones et al. 2012). Diese ungünstige immunologische, endokrine und kardiovaskuläre Stressreaktivität führt zu einem erhöhten Risiko für Depression, Diabetes mellitus, kardiovaskuläre oder inflammatorische Erkrankungen.

9.2.3 Psychobiologische Adaptation als lebenslanger Prozess

Die bisherigen Erklärungsmodelle beziehen sich primär auf die (Fehl-)Anpassung an akuten oder chronischen Stress bzw. an Lebensereignisse mit belastenden Auswirkungen auf die psychische und physische Verfassung. Darüber hinausgehend ist jedoch zu berücksichtigen, dass bereits pränatale Stressoren weitreichende Konsequenzen für die spätere postnatale Entwicklung haben können (La Marca-Ghaemmaghami und Ehlert 2015). Entsprechend der **fetalen Programmierungshypothese** von Barker kann z. B. eine Hungersnot während der Schwangerschaft Herz-Kreislauf-Erkrankungen im Erwachsenenalter begünstigen – ein Effekt, der mitunter durch systemische Inflammation vermittelt wird (Yue et al. 2023).

RESÜMEE

Stress und Trauma können zu physiologischen Veränderungen wie der Freisetzung von Stresshormonen, epigenetischen Anpassungen wie Hyper- oder Hypomethylierung oder Neurotransmitter-Up- oder -Down-Regulationen via Rezeptorsensitivierung oder Rezeptorreduktion führen. Einfluss auf diese Anpassungsprozesse nehmen genetische oder Persönlichkeitsmerkmale, Copingstrategien wie die Art der Emotionsregulation sowie physische Voraussetzungen wie altersbedingte körperliche Veränderungen. Auch ist inzwischen nachgewiesen, dass prä-, peri- und postnatale Konstellationen die psychophysische Anpassung an das weitere Leben beeinflussen können.

Inwiefern ein Mensch auch nach subjektiv als sehr ungünstig erlebten Belastungen psychophysisch Resilienz zeigt oder mit Fehlanpassungen wie einem Burnout oder mit einer Krankheit oder Störung reagiert, hängt von der Vielzahl und der Interaktion der oben skizzierten Einflussgrößen ab. Bedeutsam ist jedoch die Tatsache, dass die Anpassung, Fehlanpassung oder Krankheit die weitere Entwicklung auch eines bereits erwachsenen oder älteren Menschen beeinflusst. Deshalb ist die psychophysiologische Adaptation an materielle und immaterielle Umweltbedingungen als ein lebenslanger Prozess zu verstehen (➤ Abb. 9.1).

9.3 Grundlagen und Methoden der Psychophysiologie

Die Psychophysiologie befasst sich mit den Zusammenhängen zwischen psychischen und physiologischen Prozessen und beschränkt sich dabei auf den Humanbereich. Unter den psychischen Prozessen kann dabei das ganze Spektrum menschlichen Erlebens und Verhaltens erforscht werden. Auf physiologischer Ebene interessieren primär die physiologischen Effekte oft unbewusster psychischer Prozesse, wobei zentral- und peripherneuronale, endokrine und immunologische Prozesse Inhalt dieser Untersuchungen sein können.

9.3.1 Psychophysiologische Messmethoden

Im Folgenden wird primär auf Messmethoden mit Bezug zum zentralen, autonomen und somatischen Nervensystem eingegangen. Zusammenhänge psychischer Prozesse mit dem endokrinen und dem Immunsystem werden in ➤ Kap. 7bzw. ➤ Kap. 8 behandelt.

Zentrales Nervensystem

Das zentrale Nervensystem (ZNS) setzt sich aus Gehirn und Rückenmark zusammen. In der Psychophysiologie hat das **Elektroenzephalogramm (EEG),** bei dem mittels Elektroden auf der Kopfoberfläche

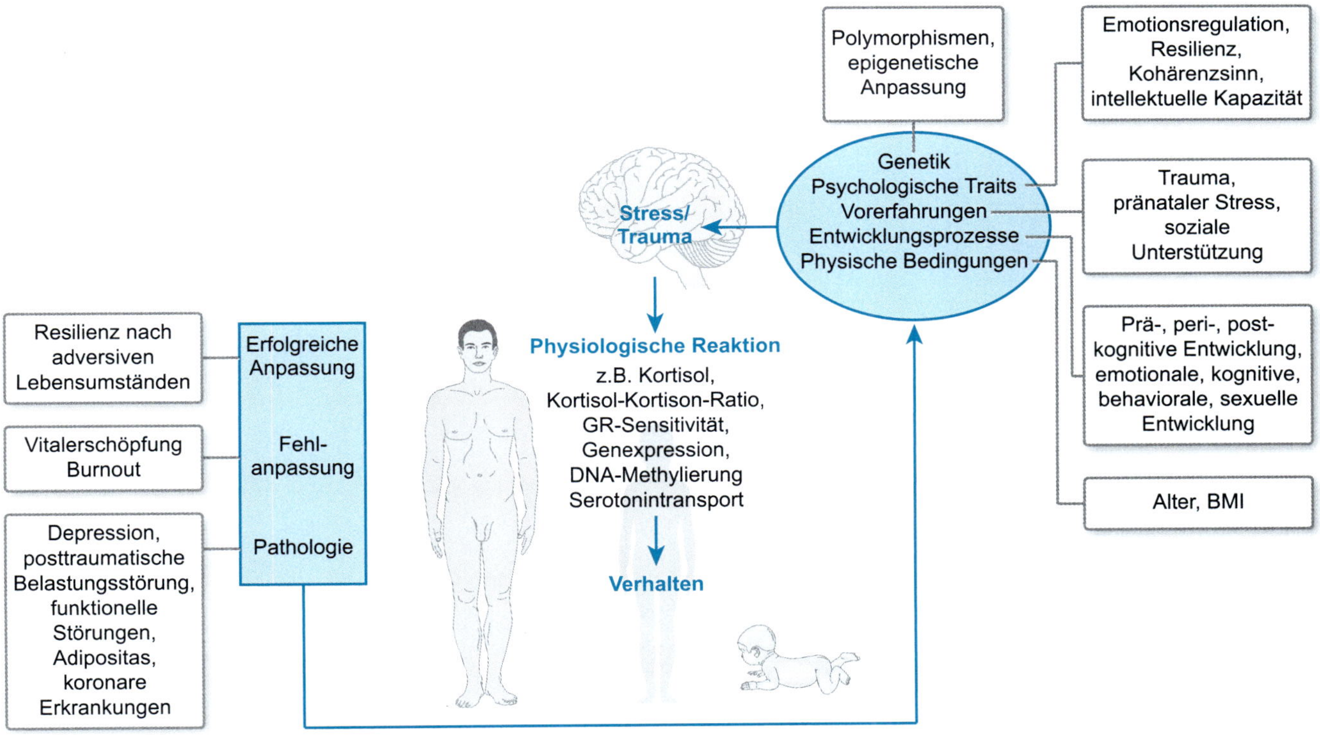

Abb. 9.1 Psychobiologische Anpassung als lebenslanger Prozess (nach Ehlert 2013; BMI: Body-Mass-Index; GR: Glukokortikoid; DNA: Desoxyribonukleinsäure) [F699-002/L231]

9

elektrische Potenzialunterschiede zwischen jeweils zwei Ableitungsorten erfasst werden, eine lange Tradition. Die gemessenen Potenzialunterschiede können verschiedenen Frequenzbändern zugeordnet werden. Oft werden in psychophysiologischen Untersuchungen auch **ereigniskorrelierte Potenziale (ERP)** ermittelt, wobei physiologische Reaktionen auf einen wiederholt präsentierten Zielreiz erfasst und gemittelt werden.

So untersuchten Wiens et al. (2022) in einer Studie zu zentralnervösen Indikatoren von **Spinnenphobie,** ob bei Spinnenphobikern einerseits im Vergleich zu Gesunden und andererseits in Reaktion auf eine Expositionstherapie (eine In-vivo- oder VR-Sitzung) Unterschiede im ERP und in der Beurteilung der Valenz bzw. des Arousals vorlagen. Dabei mussten die Teilnehmer u. a. neutrale und Spinnenbilder betrachten. Die Autoren konnten zeigen, dass die Spinnenphobiker die Spinnen im Vergleich zur Kontrollgruppe als unangenehmer bewerteten sowie eine stärker ausgeprägte „frühe posteriore Negativität" (engl. „early posterior negativity", EPN) und „späte positive Potenziale" (engl. „late positive potential", LPP) aufwiesen – Maße, die mit motivierter bzw. emotionaler Aufmerksamkeit in Verbindung gebracht werden. Während die Autoren zudem einen positiven Interventionseffekt auf die emotionale Bewertung der Spinnenbilder nachweisen konnten, führte keine der beiden Interventionen zu einer Abnahme in der Ausprägung der EPN und LPP. Die Diskrepanz zwischen dem emotionalen und zentralnervösen Behandlungseffekt kann gemäß den Autoren u. a. in Anlehnung an das **Prinzip hemmenden Lernens** betrachtet werden, wobei Strukturen zwar erhalten bleiben, aber neue Informationen aufgenommen werden können, die in Konkurrenz zum bestehenden Wissen stehen.

Zusätzlich zum EEG bzw. ERP gibt es eine Reihe von alternativen Bildgebungsverfahren, bei denen zentralnervöse Prozesse ebenfalls direkt, wie bei der Magnetenzephalografie (MEG), oder indirekt, wie z. B. bei der Positronenemissionstomografie (PET) oder der funktionellen Magnetresonanztomografie (fMRT), untersucht werden (La Marca 2016).

Autonomes Nervensystem

Das autonome Nervensystem (ANS) spielt in der Psychophysiologie eine wesentliche Rolle, vor allem wenn die Thematik Stress und Entspannung im Fokus der Aufmerksamkeit liegt. Das ANS setzt sich aus dem sympathischen (SNS), dem parasympathischen (PSNS) und dem enterischen Nervensystem (ENS) zusammen, wobei sich die meisten Untersuchungen auf die ersten beiden Teilsysteme beschränken.

Innere Organe, Muskeln und Drüsen werden dabei durch das SNS (z. B. Schweißdrüsen), das PSNS (z. B. M. detrusor vesicae, zur Kontraktion der Harnblase) oder durch beide Teilsysteme (z. B. Herz) innerviert. Die Aktivität des SNS steht dabei mit der Kampf- oder-Flucht-Reaktion in Zusammenhang, die Aktivität des PSNS hingegen mit Ruhe und Verdauung. Beide Teilsysteme arbeiten synergistisch zusammen, d. h. auf das gleiche Ziel hin, und können unabhängig voneinander aktiviert sein (➤ Kap. 9.3.2, „Interindividuelle stressphysiologische Unterschiede"). Nachfolgend sollen einige für die Psychophysiologie wesentliche Aktivitätsmaße vorgestellt werden (ausführlich dazu s. Cacioppo et al. 2017).

Aktivität der Schweißdrüsen

Von den beiden Arten von Schweißdrüsen, apokrinen und ekkrinen, sind in der Psychophysiologie die kurzfristig stressreaktiven **ekkrinen Schweißdrüsen** relevant. Diese befinden sich vorwiegend an Händen und Füßen und werden ausschließlich durch den Sympathikus innerviert.

Der häufigste Ableitungsort sind die Hände, wobei zwei Elektroden platziert werden, die entweder beide auf einem aktiven (bipolar) oder eine auf einem aktiven und eine auf einem passiven Ort (unipolar) angebracht werden. Bei der ersten, der sog. **exosomatischen Messung** wird ein schwacher Strom appliziert und die Hautleitfähigkeit („skin conductance", SC) erfasst. Bei der zweiten, der sog. **endosomatischen Messung** wird ohne die Anwendung von Strom das Hautpotenzial („skin potential", SP) erhoben. Bei beiden Methoden lassen sich sowohl Ruhewerte („level"; SCL bzw. SPL) als auch Reaktionen („response"; SCR bzw. SPR) auf Reize messen. Unter Stress nimmt die Hautleitfähigkeit aufgrund erhöhter Aktivität des SNS zu (➤ Abb. 9.2).

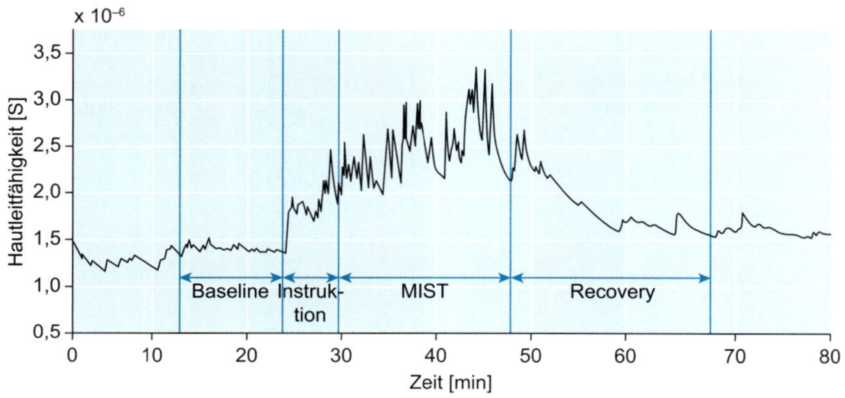

Abb. 9.2 Mittels exosomatischer Messung erhobenes geglättetes EDA-Signal (elektrodermale Aktivität) einer Versuchsperson vor, während und nach einem Stresstest (Montreal Imaging Stress Task, MIST) (aus Setz et al. 2010) [F1187-001/L231]

Candini et al. (2021) untersuchten bei Gesunden den Einfluss räumlicher Nähe/Distanz einer unbekannten Person auf die SCR der Teilnehmer, wobei die Nähe (zwischen 25 und 105 cm) und die Bewegungsrichtung (Annäherung vs. Entfernung) der unbekannten Person experimentell variiert wurden. Es zeigte sich, dass die SCR mit zunehmender Nähe höher wurde. Zudem ging eine Annäherung mit höheren SCR-Werten einher als eine Entfernung. Bei zunehmender Verletzung des eigenen interpersonellen Raums wird somit das sympathische Nervensystem wohl i. S. einer vorbereitenden Kampf- oder Fluchtreaktion aktiviert.

Herzaktivität

Das Herz unterstützt den Körper bei Kampf- oder Fluchtverhalten und optimiert i. S. homöostatischer und allostatischer Prozesse ein optimales Funktionieren des Körpers unter unterschiedlichen Anforderungen. Das Herz schlägt zwar auch ohne Stimulation durch das ANS, es wird aber in seiner Aktivität durch das ANS moduliert.

Der Goldstandard zur Messung der Herzaktivität ist das **Elektrokardiogramm (EKG).** Die aus dem EKG ableitbare Herzrate (HR) stellt ein beliebtes psychophysiologisches Maß dar, das der kombinierten Kontrolle des SNS und PSNS unterliegt. Unter Ruhe dominiert der parasympathische Einfluss, weshalb der Ruhewert als Indikator für die Aktivität des Vagusnervs herangezogen werden kann. Hierfür ist aber insbesondere die Herzratenvariabilität (HRV) von großem Interesse. Sie beschreibt die Schwankungen der Abstände zwischen aufeinanderfolgenden Herzschlägen. Die HRV kann u. a. mittels Spektralanalysen ausgewertet werden und Informationen zur vagalen Aktivität liefern (Reyes del Paso et al. 2013; Task Force 1996). Ein weiteres Maß für die vagale Aktivität stellt die respiratorische Sinusarrhythmie (RSA) dar, also Schwankungen, die im Zusammenhang mit der Atmung auftreten. Sowohl die HR als auch die HRV bzw. RSA schwanken in Reaktion auf akuten Stress (➤ Abb. 9.3).

Während das SNS und die HHNA schon früh als Stresssysteme erkannt und erforscht wurden, erhielt das PSNS bzw. der Vagusnerv erst spät die verdiente Aufmerksamkeit (Porges 1995).

Menschliche Stimme

Eine zunehmend untersuchte Quelle, die Daten über biopsychosoziale Phänomene liefert, ist die menschliche Stimme. Verschiedene Eigenschaften der menschlichen Stimme (u. a. die Grundfrequenz) wurden mit Stress und physiologischem Arousal in Zusammenhang gebracht. Stress scheint z. B. die Grundfrequenz zu erhöhen (Giddens et al. 2013; Kappen et al. 2022). Des Weiteren konnten Zusammenhänge zwischen Stimmparametern und der (Re-)Aktivität von HHNA, SNS und PSNS aufgezeigt werden (Bermudez de Alvear et al. 2013; Stewart et al. 2013; Weusthoff et al. 2013). Dies ist u. a. deshalb interessant, weil die menschliche Stimme einfach und nichtintrusiv erhoben werden kann. Zukünftige Forschung muss die Bedeutung der Stimme als Indikator für emotionale Zustände und physiologisches Arousal jedoch noch weiter beleuchten.

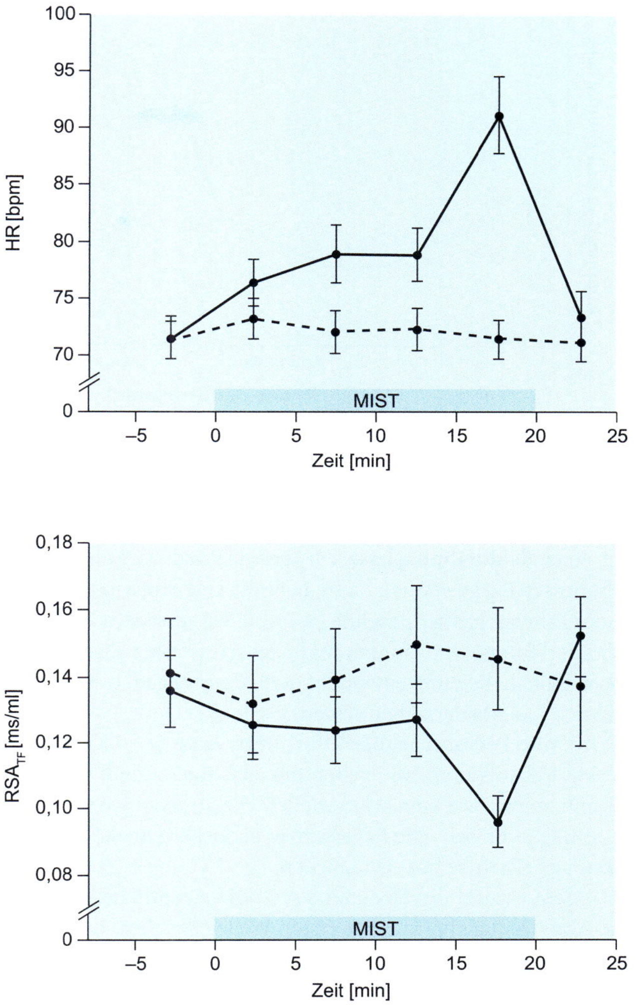

Abb. 9.3 HR und RSA_{TF} (RSA_{TF} = RSA-Transferfunktion; für die Atmung korrigiertes RSA-Maß) vor, während und nach einem Stresstest (Montreal Imaging Stress Task, MIST) (durchgezogene Linie) bzw. einem Kontrolltest (gestrichelte Linie) (aus La Marca et al. 2011) [F1186-001/L231]

Somatisches Nervensystem

Das somatische Nervensystem innerviert die Skelettmuskulatur. Die efferente Steuerung erfolgt im Gegensatz zu der des ANS mehrheitlich willentlich. Mittels Elektroden auf der Haut lässt sich ein Oberflächen-**Elektromyogramm (EMG)** erfassen, das die summierte elektrische Aktivität wiedergibt, die durch unter den Elektroden liegende motorische Einheiten erzeugt werden (La Marca 2016).

9.3.2 Messung der Stressreaktion

Die Erhebung der Stressreaktivität erlaubt einen Einblick in die Funktionsfähigkeit einzelner Organe, Organsysteme und des gesamten Organismus und stellt somit eine wesentliche Bereicherung für das Verständnis von Gesundheit und Krankheit dar.

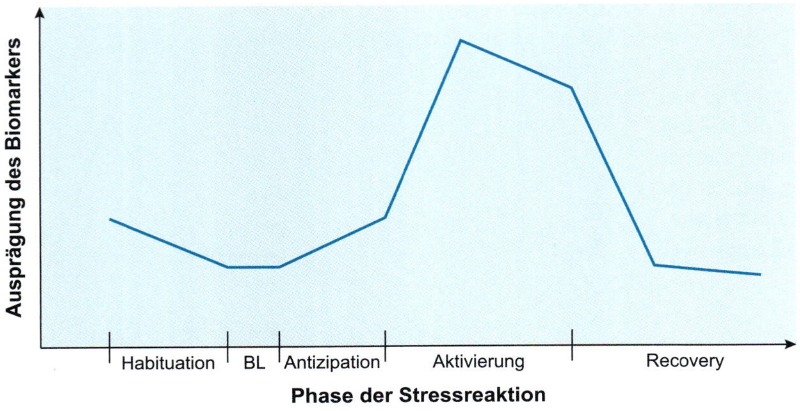

Abb. 9.4 Phasen der Stressreaktion (BL = Baseline) [L231]

Phasen der Stressreaktion

Nach einer **Habituationsphase,** bei der eine Person sich an das Untersuchungssetting gewöhnen kann, beginnt eine Stressuntersuchung mit der Erhebung einer Baseline (➤ Abb. 9.4; alternativ: Ausgangswert oder Tonus), die einem möglichst stressfreien Zustand ohne experimentelle Reizung entspricht (z. B. Fragebogen ausfüllen oder neutrales Videomaterial betrachten).

Wird eine Person darüber informiert, dass sie in Kürze einen Stresstest absolvieren soll, geben die anschließenden Messungen eine antizipierte Stressreaktion wieder. Die Stressantwort aufgrund der Antizipation soll eine bessere bzw. schnellere Reaktion auf den eigentlichen Zielreiz hin ermöglichen.

Mit dem Beginn des Stresstests setzt die eigentliche stressbezogene Aktivierung ein. In einer ersten Welle erreichen zunächst die neuronal vermittelten Reaktionen ihr Maximum (z. B. Anstieg von Herzrate oder Katecholaminspiegel), während in einer zweiten Welle endokrin vermittelte Reaktionen verzögert ihre stärkste Ausprägung erreichen (Kortisol z. B. erreicht Maximum mit 20- bis 30-minütiger Verzögerung) (Dickerson und Kemeny 2004; Ehlert 2011).

Nach dem Ende des Stresstests bzw. nach Erreichen des Zenits der Stressantwort (auch Peak-Antwort) beginnt die **Erholungs- bzw. Recovery-Phase.** Je nach Biomarker kann der Abfall (bzw. Anstieg) unterschiedlich schnell erfolgen. Zeitlich verzögert tritt eine **Restaurations- bzw. Erhaltungsphase** auf, bei der die vorangehenden Anstrengungen kompensiert werden (z. B. durch vermehrten oder tieferen Schlaf).

Maße zur Charakterisierung der Stressreaktion

Es gibt verschiedene Maße, um eine Stressreaktion zu beschreiben. Neben **Rohwerten** werden auch Maße berechnet, die Aktivitätsänderungen z. B. während der Stressphase wiedergeben. Die einfachste Variante stellen **Differenz- bzw. Δ-Werte** dar, also das Ergebnis von Subtraktionen. Diese werden absolut oder relativ (im Verhältnis zur Baseline) angegeben. Des Weiteren haben sich Formeln zur Bestimmung der **Fläche unter der Kurve** („area under the curve", **AUC;** Pruessner et al. 2003) bewährt. Es gibt dabei verschiedene AUCs, z. B. die Berechnung der Gesamtfläche unter der Kurve („AUC with respect to the ground"; AUCg), eine veränderungssensitive AUC, bei der die Baseline mitberücksichtigt wird („AUC with respect to increase"; AUCi) oder AUCs, die nur spezifische Phasen der Stressreaktion berücksichtigen (z. B. AUCrecovery; Nierop et al. 2006). Die Wahl der adäquaten Messgröße hängt dabei von der zugrunde liegenden Fragestellung ab.

Interindividuelle stressphysiologische Unterschiede

Nicht alle Individuen reagieren gleich auf Stress. Einerseits zeigen sich Unterschiede im **Ausmaß der Reaktion.** Andererseits unterscheiden sich Individuen in der **Dominanz der aktivierten Systeme:** So kann z. B. jemand bei Stress mit einem HR-Anstieg reagieren, der eher durch einen Aktivitätsanstieg des SNS zustande kommt, während jemand anderes mit einem ähnlichen HR-Anstieg reagiert, der durch einen Aktivitätsabfall des PSNS erreicht wird. In Bezug auf das ANS wurde der Begriff der **autonomen Balance** eingeführt, die einem eher unidimensionalen Konstrukt entspricht (Wenger und Cullen 1972). Berntson et al. (1994) führten hingegen den Begriff **autonomer Raum** („autonomic space") ein. Damit sollte verdeutlicht werden, dass das SNS und PSNS nicht in einem reziproken unidimensionalen Verhältnis zueinanderstehen, d. h., dass die Aktivität des einen Systems also nicht automatisch abnimmt, nur weil die Aktivität des anderen Systems zunimmt. Personen können sich dabei typischerweise im Dominanzverhältnis zwischen den beiden Ästen voneinander unterscheiden.

Da nicht nur das ANS auf Stress reagiert, sondern alle stresssensitiven Systeme interagieren (➤ Abb. 9.5), kann der Begriff des autonomen Raums theoretisch auf alle Systeme ausgeweitet werden. Zutreffender ist somit wohl die Einordnung jeder Person in einem **„multidimensionalen Stressachsenraum".**

Die multidimensionale Charakterisierung ist jedoch insbesondere deshalb schwierig, weil zumindest teilweise von nichtlinearen Zusammenhängen auszugehen ist. Nichtsdestotrotz haben sich verschiedene Autoren mit der Balance zwischen unterschiedlichen Stresssystemen beschäftigt. Die mathematischen Verhältnisse zwischen verschiedenen Systemen müssen statistisch jedoch korrekt verwendet und interpretiert werden (Sollberger und Ehlert 2016).

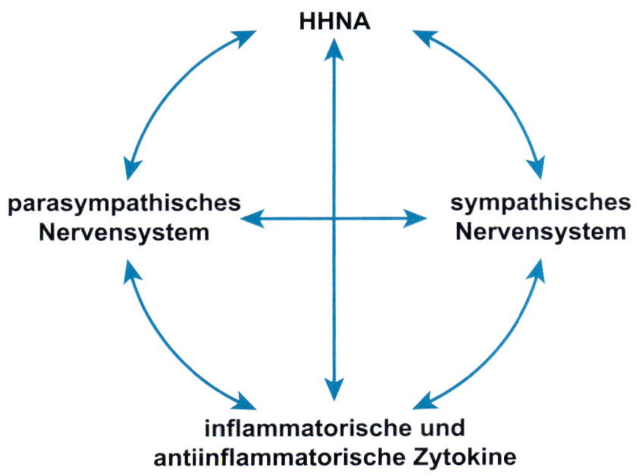

Abb. 9.5 Interkonnektivität der verschiedenen Stresssysteme. Die verschiedenen Mediatoren beeinflussen sich reziprok und schaffen dadurch ein nichtlineares Netzwerk (in Anlehnung an McEwen 2006). [L231]

9.4 Psychophysiologie in der Diagnostik, Therapie und Evaluation

Nachdem die verschiedenen stressrelevanten physiologischen Systeme und einige Grundlagen psychophysiologischer Messungen behandelt wurden, sollen darauf aufbauend ein paar hilfreiche Hinweise für eine adäquate psychophysiologische Diagnostik, Therapie und Evaluation gegeben werden. Dabei geht es primär um den Nachweis intra- oder interindividuell auffälliger Ausgangs- bzw. Reaktionswerte und den Einsatz individuell angepasster Interventionen, um eine Verbesserung der vor der Behandlung gemessenen Werte zu erreichen.

9.4.1 Psychophysiologische Messungen zu diagnostischen Zwecken

Das Ziel solcher Messungen ist die frühzeitige Erkennung dysfunktionaler Prozesse, die einen Risikofaktor für die Gesundheit darstellen. Von Interesse sind einerseits Messungen von **Biomarkern,** um direkt Einsicht in die Aktivität bzw. „Gesundheit" der zugrunde liegenden physiologischen Systeme zu erhalten. Andererseits können Provokationstests Einblicke in dysfunktionale psychophysiologische Zusammenhänge geben (z. B. inadäquate Stressreaktionen). Des Weiteren stellen Biomarker Indikatoren für assoziierte physiologische oder psychologische Konstrukte dar. So konnten z. B. Jarczok et al. (2015) zeigen, dass eine Vielzahl von Biomarkern, die Informationen über den autonomen, inflammatorischen, glykämischen und Lipidstatus lieferten, u. a. mit selbstberichteter Gesundheit assoziiert waren. Von allen Biomarkern war dabei die HRV am stärksten mit der selbstberichteten Gesundheit korreliert.

Biomarker können aber nicht nur Informationen über die aktuelle psychophysiologische Gesundheit liefern, sondern auch zur Früherkennung bzw. zur prognostischen Risikoeinschätzung herangezogen werden. So konnte dieselbe Arbeitsgruppe (Jarczok et al. 2014) nachweisen, dass die HRV den CRP-Spiegel 4 Jahre später vorhersagte. Ähnlich konnte ein prognostischer Zusammenhang zwischen der Kortisol-Stressreaktion und der Entwicklung von Bluthochdruck (Hamer und Steptoe 2012) oder der Progression von Koronararterienverkalkung (Hamer et al. 2012) nachgewiesen werden.

Stressparameter

Nachfolgend werden stress- und allostaserelevante Biomarker aus der Literatur zusammengetragen, um die Vielfalt potenziell zu erhebender Marker aufzuzeigen.

Parameter der akuten Stressreaktion

Übersichtsartikel (Dedovic et al. 2009; Noack et al. 2019) zeigen, dass je nach Studie bzw. Stresstest unterschiedliche zentralnervöse Aktivierungs- und Deaktivierungsmuster festgestellt werden. In einer aktuelleren Studie untersuchten Fehlner et al. (2020) den Effekt eines neuen sozialevaluativen Stresstests, der im Vergleich zum Montreal Imaging Stress Task (MIST) u. a. weniger kognitiv belastend ist und kein deutlich negatives Feedback beinhaltet. Im Vergleich zu einer Kontrollbedingung fanden die Autoren eine stärkere Aktivierung der Amygdala und des perigenualen anterioren cingulären Kortex (pACC).

Chida und Hamer (2008) haben psychophysiologische 729 Stressstudien zusammengetragen, in denen neuroendokrine, autonome und kardiovaskuläre Marker berücksichtigt wurden. In diesen Studien an nichtklinischen Populationen wurden die Ergebnisse für Kortisol, Noradrenalin, Adrenalin, Hautleitfähigkeitsniveau (SCL), Herzrate (HR), diastolischen Blutdruck (DBP), systolischen Blutdruck (SBP), mittleren arteriellen Blutdruck (MBP), Präejektionszeit (Indikator des SNS) und Herzratenvariabilität (HRV) berichtet. Es stellte sich u. a. heraus, dass Feindseligkeit, Aggression und Typ-A-Verhalten positiv, Angst, Neurotizismus und negativer Affekt negativ mit der kardiovaskulären Stressreaktion zusammenhingen. Die letzten drei psychosozialen Faktoren gingen zudem auch mit einem schwächeren kardiovaskulären Recovery einher.

In einem Übersichtsartikel unserer Arbeitsgruppe (Campbell und Ehlert 2012) wurden 49 Studien berücksichtigt, die Zusammenhänge zwischen den psychischen und physiologischen Effekten des *Trier Social Stress Test* (TSST; Kirschbaum et al. 1993) untersuchten. Die verschiedenen Studien verwendeten dabei am häufigsten Kortisol, ACTH, HR, SBP, DBP, sAA, Noradrenalin und Adrenalin. Es zeigte sich, dass u. a. Post- und Prä-Post-Differenz-Messungen der momentanen Befindlichkeit (z. B. Angst) kaum mit der kardiovaskulären Stressreaktion zusammenhingen.

Messung allostatischer Last

Mit *allostatischer Last* sind die Langzeitkosten gemeint, die bei misslungener oder lang anhaltender Anpassung an chronisch bestehende Belastungen auftreten (➤ Kap. 9.2.2). Während das theoretische Konzept der Allostase gut nachvollziehbar ist, stellt die Messung der allostatischen Last eine Herausforderung dar. Als primäre Mediatoren führt McEwen (2003) Glukokortikoide, Dehydroepiandrosteron (DHEA), Katecholamine und Zytokine an. Diese wurden

9

um sekundäre Parameter ergänzt, die allostatische Änderungen aufzeigen, welche der Reaktion der primären Mediatoren folgen, wie z. B. metabolische (z. B. Insulin und Glukose), kardiovaskuläre (z. B. SBP und DBP) und immunologische Parameter (z. B. CRP und Fibrinogen) (Juster et al. 2010). In Studien zu allostatischer Last werden nach Häufigkeit des Auftretens metabolische (34 %), neuroendokrine (25 %), kardiovaskuläre (20 %), anthropometrische (11 %) und immunologische Parameter (10 %) erhoben (Juster et al. 2010). Dabei werden für jeden aufgeführten Biomarker Quartile berechnet, wobei das ungesündere Quartil jeweils mit 1 kodiert wird, während die anderen drei Quartile mit 0 kodiert werden. Eine höhere Summe entspricht dabei einem höheren allostatischen Belastungsindex (Allostatic Load Index). Als Alternative zur Bildung von Summenwerten wurden Modelle der Item-Response-Theorie untersucht, die gewisse Vorteile aufweisen (Liu et al. 2021).

Grundlagen psychophysiologischer Diagnostik

- Eine **wiederholte Erhebung eines Biomarkers während psychischer Prozesse** erlaubt Einblick in verschiedene Eigenschaften und besitzt eine größere Aussagekraft über die Funktionsweise eines Biomarkers bzw. des zugrunde liegenden physiologischen Systems als eine Einzelmessung. So konnten z. B. Yaroslavsky et al. (2013) Depression nur unter Berücksichtigung einer Kombination der RSA-Baseline und -Reaktion auf einen traurigen Filmausschnitt vorhersagen, nicht jedoch bei einer Einzelauswertung der Maße.
- Die **Aggregation von Messungen eines Biomarkers zu ein und demselben Zustand oder Prozess** ist genauer als eine einmalige Messung. In diesem Zusammenhang sind ambulante Messungen im Gegensatz zu Labormessungen von Vorteil, da in der realen Umgebung des Patienten Reaktionen auf eine Vielzahl von Stressoren ermittelt werden können.
- Bezüglich der **Anzahl der Biomarker bzw. Indikatoren eines physiologischen Systems** empfiehlt es sich, mehrere Biomarker zu berücksichtigen, da mehrheitlich nur mittlere Korrelationen zwischen Indikatoren desselben physiologischen Systems vorliegen (z. B. Brindle et al. 2014).
- Bezüglich der **Anzahl der zu untersuchenden physiologischen Systeme,** die zur „Diagnosestellung" herangezogen werden sollen, empfiehlt sich, basierend auf ➤ Kap. 9.3.2 („Interindividuelle stressphysiologische Unterschiede"), eine multidimensionale Stressachsenerhebung, um z. B. das Ungleichgewicht zwischen verschiedenen Systemen oder deren reziproke Beeinflussung zu erfassen.

Funktionstests

Neben standardisierten Stresstests können im Labor auch spezifische Funktionstests eingesetzt werden, die physiologische Systeme gezielt stimulieren oder hemmen und zur Diagnose dieser Systeme herangezogen werden können. Als Beispiel sei hier der **Cold Face Test** (CFT; Khurana et al. 1980) genannt. Der CFT stellt ein diagnostisches Verfahren zur Untersuchung der Funktionsfähigkeit des Vagusnervs dar. Dabei wird durch die Applikation eines Kältereizes im Gesicht eine vorübergehende trigeminal-vagal vermittelte Abnahme der Herzrate induziert (= Imitation des Tauchreflexes). In einer Studie unserer Arbeitsgruppe (La Marca et al. 2011) konnten wir nachweisen, dass Personen mit guter vagaler Funktionsfähigkeit, also einem raschen Abfall der Herzrate, im Vergleich zu Probanden mit einer schlechten Funktionsfähigkeit eine verminderte Kortisolreaktion und eine geringere Stimmungsverschlechterung nach akutem psychosozialem Stress zeigten. Dieser Befund deutet darauf hin, dass einerseits die psychophysiologischen Effekte von akutem Stress von der Funktionsfähigkeit des Vagusnervs abhängen, andererseits sprechen die Ergebnisse für eine funktionale Interkonnektivität zwischen dem PSNS und der HHNA (➤ Abb. 9.5).

9.4.2 Psychophysiologische Messungen zu therapeutischen Zwecken

Biofeedback bzw. Neurofeedback stellt die Rückmeldung biologischer Informationen dar. Diese psychophysiologische Methode beinhaltet i. d. R. die visuelle oder auditorische Rückmeldung elektrophysiologisch erhobener Daten, die Informationen über die (Re-)Aktivität des zentralen und autonomen Nervensystems oder muskulärer Anspannung liefern.

Neue Technologien ermöglichen auch die kontinuierliche Rückmeldung endokriner Marker (z. B. Karter et al. 2021; Visser et al. 2021: kontinuierliche Glukosemessung [CGM] mit Real-Time-Messgeräten für Diabetiker). Es ist eine Frage der Zeit, bis auch inflammatorische oder genetische Informationen (z. B. die RNA-Konzentration) automatisiert und in Echtzeit rückgemeldet werden können. Zudem wird die Darbietung von Biofeedback-Interventionen in Virtual Reality mit fortschreitender und günstiger werdender Technologie immer beliebter (Lüddecke und Felnhofer 2022). Die Idee hinter dem Biofeedback ist einerseits die Rückmeldung und damit Wahrnehmung bzw. Bewusstwerdung mehr oder weniger unbewusster körperlicher Signale und andererseits deren Beeinflussung. Patienten können lernen, sich bzw. ihren Körper zu kontrollieren und i. S. operanter Konditionierung z. B. besser und schneller zu entspannen. Dadurch werden neben Veränderungen physiologischer Prozesse auch zahlreiche kognitive Vorgänge (z. B. Selbstwirksamkeit) beeinflusst. Entsprechend wurde die Effektivität von Biofeedback bei zahlreichen psychischen Störungsbildern und somatischen Erkrankungen nachgewiesen (s. Martin und Schmidt 2023).

Um eine sinnvolle Anwendung sicherzustellen, sollten vor der Biofeedback-Behandlung folgende Fragen beantwortet werden:

1. Welches physiologische System ist betroffen bzw. unterstützt die Behandlung des vorliegenden Problems am besten?
2. Welches psychologische Phänomen (Stress, Ärger, Anspannung, Entspannung etc.) liegt dem vorliegenden Problem zugrunde?
3. Welche Phasen des identifizierten psychologischen Phänomens (➤ Kap. 9.3.2, „Phasen der Stressreaktion") sind besonders betroffen?

Je nach Ergebnis der psychophysiologischen Diagnostik und je nach Antwort auf die o. g. Fragen können unterschiedliche therapeutische Implikationen resultieren.

Psychophysiologische Methoden können zudem auch im Kontext von **Expositionen** bei phobischen Stimuli eingesetzt werden. Hierbei können die psychobiologischen Vorgänge bewusst gemacht und die Effekte der therapeutischen Interventionen optimiert werden. Während solcher Konfrontationen können zusätzlich Entspannungstechniken erlernt werden (angewandte Entspannung; Clark et al. 1994), um das autonome Gleichgewicht schneller und effektiver in Richtung parasympathischer Dominanz zu verschieben. Eine Metaanalyse zu **Entspannungstrainings** bei Angst konnte die besten Effekte für angewandte Entspannung, Meditation, progressive Muskelrelaxation und autogenes Training nachweisen (Manzoni et al. 2008).

Der Einsatz verschiedener Meditationsformen erfolgt in neuerer Zeit bei der Behandlung psychischer Störungen und/oder körperlicher Erkrankungen immer häufiger. **Meditation** ist dabei nicht mit Entspannung gleichzusetzen, auch wenn Entspannungsreaktionen wiederholt nachgewiesen werden. Vielmehr wird ein verändertes Bewusstsein (z. B. für die Einheit von Körper und Geist) betont.

In einer kürzlich veröffentlichten Arbeit (Richer et al. 2022) wurde der Cold Face Test, der in ➤ Kap. 9.4.1 als Funktionstest zur Vagusnervstimulation vorgestellt wurde, erfolgreich als Intervention zur Abschwächung der biologischen Stressreaktion angewandt.

RESÜMEE

Allgemein können Effekte psychophysiologischer Interventionen potenziell auf die Ausgangsaktivität und/oder die Reaktivität der interessierenden Systeme erfolgen, wobei ein zusätzlicher Wirkmechanismus in der Beeinflussung kognitiver Prozesse der Patienten zu sehen ist. In Anlehnung an das transaktionale Stressmodell von Lazarus wäre somit eine positive Veränderung auf der Ebene der primären und sekundären Bewertung denkbar, was eine reduzierte Stressreaktivität und damit möglicherweise auch eine Reduktion der Grundaktivität (z. B. durch die Abnahme perseverativer Kognitionen) nach sich ziehen könnte.

9.4.3 Psychophysiologische Messungen zur Evaluation von Interventionen

„Ein Behandlungserfolg ist nur dann ein Behandlungserfolg, wenn er sich auch im Bereich der physiologischen Ebene nachweisen lässt."

Birbaumer (1982: 301)

Psychophysiologische Messungen können für die Evaluation von Interventionen herangezogen werden. Hierbei stellt die Messwiederholung mit einer Messung vor Beginn der Behandlung und einer weiteren nach deren Ende das einfachste Evaluationsvorgehen dar (Prä-Post-Vergleich). Oft erfolgen Messungen häufiger, z. B. um den Interventionserfolg engmaschiger zu erheben oder nicht erfolgreiche Behandlungen zu modifizieren. Messungen nach Beendigung einer Intervention (Follow-up) werden ebenfalls empfohlen, um die Nachhaltigkeit eines Therapieerfolgs zu überprüfen. Ein **Behandlungserfolg** kann dabei als Verbesserung bzw. Normalisierung der Ausgangswerte und/oder der Stressreaktion (z. B. schwächere Stressreaktion oder schnelleres Recovery) definiert werden. Am wichtigsten bleibt eine Linderung der eigentlichen Beschwerden.

Im Kontext von Untersuchungen der Stresssysteme ist die Wiederholung von Stressprovokationstests zur Evaluation des Behandlungserfolgs problematisch. Faktoren wie Neuartigkeit, Unvorhersehbarkeit, Unkontrollierbarkeit, soziale Evaluation, persönliche Betroffenheit und Leistungs- bzw. Zeitdruck sind zentrale Determinanten der Stressreaktion (u. a. Dickerson und Kemeny 2004; Mason 1968), die bei einer Messwiederholung so anders ausfallen können, dass die Vergleichbarkeit der prä- und postinterventionellen Stresstests nicht immer gewährleistet werden kann. In verschiedenen Studien konnte gezeigt werden, dass das ANS weniger anfällig für Habituationsprozesse ist als z. B. die HHNA (Schommer et al. 2003). Somit erscheinen eine leichte Anpassung der Stresstests (Boesch et al. 2014) und eine multidimensionale Erhebung sinnvoll.

LITERATURAUSWAHL

Barker DJ, Thornburg KL. Placental programming of chronic diseases, cancer and lifespan: A review. Placenta 2013; 34: 841–845.

Berntson GG, Cacioppo JT, Binkley PF, et al. Autonomic cardiac control. III. Psychological stress and cardiac response in autonomic space as revealed by pharmacological blockades. Psychophysiology 1994; 31(6): 599–608.

Bonanno GA, Westphal M, Mancini AD. Resilience to loss and potential trauma. Ann Rev Clin Psychol 2011; 7: 511–535.

Campbell J, Ehlert U. Acute psychosocial stress: Does the emotional stress response correspond with physiological responses? Psychoneuroendocrinology 2012; 37: 1111–1134.

Chida Y, Hamer M. Chronic psychosocial factors and acute physiological responses to laboratory-induced stress in healthy populations: A quantitative review of 30 years of investigations. Psychol Bull 2008; 134(6): 829–885.

Dickerson SS. Kemeny ME. Acute stressors and cortisol responses: A theoretical integration and synthesis of laboratory research. Psychol Bull 2004; 130: 355–391.

Ehlert U. Enduring psychobiological effects of childhood adversity. Psychoneuroendocrinology 2013; 38(9): 1850–1857.

Gross JJ. The emerging field of emotion regulation: an integrative review. Rev Gen Psychol 1998; 2: 271–299.

Juster R-P, McEwen BS, Lupien SJ. Allostatic load biomarkers of chronic stress and impact on health and cognition. Neurosci Biobehav Rev 2010; 35: 2–16.

Porges SW. The cardiac vagal tone: A physiological index of stress. Neurosci Biobehav Rev 1995; 19(2): 225–233.

III Psychologische Grundlagen der Anpassung und ihre Entwicklung

KAPITEL

10

Jürgen Hoyer, Stefan Uhmann und Volker Köllner

Verhaltensbiologische und lerntheoretische Konzepte

10.1 Einleitung

Lerntheoretische und behavioristische Konzepte wurden für den Schluss vom Tiermodell auf menschliches Verhalten kritisiert; dies sei simplifizierend und deterministisch. Wir zeigen, dass experimentell geprüfte verhaltensbiologische Mechanismen dennoch eine wichtige Grundlage für Theoriebildung, Forschung und klinische Praxis darstellen.

Unser Lernbegriff umfasst Performanz (tatsächlich ausgeführtes Verhalten) und Kompetenz (das Vermögen, ein Verhalten zu zeigen) und bezieht sich damit auf erfahrungsbedingte, stabile Veränderungen der Verhaltensdisposition eines Individuums (Rinck und Becker 2020). Eine Diskussion des Begriffs Lernen bieten Bouton (2016) und de Houwer et al. (2013). Die Neurowissenschaften ermöglichen dabei die Beobachtung auch der impliziten und verdeckten Prozesse des Lernens und seiner neuronalen Korrelate (Breedlove und Watson 2023; Quirk et al. 2006).

Im ersten Teil stellen wir grundlegende Lernmechanismen dar. Im zweiten Teil beschreiben wir für Ätiologie und Pathogenese psychosomatischer Erkrankungen wesentliche Mechanismen.

10.2 Assoziatives Lernen

Assoziatives Lernen bezieht sich auf Lernprozesse, bei denen Beziehungen zwischen mehreren Reizen oder zwischen Reizen und bestimmten Verhaltensweisen gelernt werden.

10.2.1 Klassische Konditionierung

Klassische Konditionierung besteht in der Verbindung (Assoziation) von Reizen, die in zeitlicher Nähe zueinander auftreten. Bedeutung erfährt diese Assoziation durch eine reizspezifische Reaktion. Diese Reaktion, wie z. B. der von Pawlow untersuchte Speichelreflex beim Hund, stellen eine sog. **unkonditionierte Reaktion** (= UCR) auf einen **unkonditionierten Reiz** bzw. Stimulus (= UCS) dar (bei Pawlow: Futter). „Unkonditioniert" bedeutet in diesem Fall lediglich, dass die UCR und der UCS bereits vor dem Experiment miteinander verknüpft waren. Wird nun der UCS mehrmals mit einem für die UCR nicht relevanten Reiz, dem **neutralen Reiz** (NS; bei Pawlow: Glockenton), zeitgleich dargeboten, dann werden diese beiden Reize miteinander assoziiert. Aufgrund der bereits bestehenden Verknüpfung von UCR und UCS wird dabei auch jedes Mal die UCR gezeigt. Das Ergebnis der gemeinsamen Darbietung von UCS und NS zeigt sich, wenn der neutrale Reiz in Abwesenheit des UCS dargeboten wird: Ertönte der Glockenton in Abwesenheit jeglichen Futters, zeigten Pawlows Versuchshunde genauso Speichelfluss wie bei den vorherigen

Tab. 10.1 Schema der klassischen Konditionierung

Reiz 1	Reiz 2	Reaktion
UCS (Nahrung)		→ UCR (Speichelfluss)
	NS (Glockenton)	→ keine UCR
UCS	NS (= CS)	→ UCR (= CR)
	CS	→ CR

UCS: unkonditionierter Stimulus; UCR: unkonditionierte Reaktion; NS: neutraler Stimulus; CS: konditionierter Stimulus; CR: konditionierte Reaktion

Durchgängen (➤ Tab. 10.1). Der vormals neutrale Glockenton war damit zum **konditionierten Reiz** (CS), der Speichelfluss zur **konditionierten Reaktion** geworden (CR). Die Kontrolle der Reaktion geht gewissermaßen vom UCS auf den CS über. Dieser Vorgang des Erwerbs einer CR wird **Akquisition** genannt.

Ein praktisches Beispiel ist die konditionierte Übelkeit im Rahmen einer Chemotherapie. Antiemetika werden daher bei einer Chemotherapie gegeben, damit Übelkeit gar nicht erst auftritt und nicht assoziiert werden kann.

Was und wann wird klassisch konditioniert?

Allgemein gilt, dass beim klassischen Konditionieren ein Signal (ein Reiz) ein potenziell wichtiges Ereignis (Futter, Gefahr) ankündigt. Es wird deshalb auch als **Signal-** oder **Erwartungslernen** bezeichnet und stellt einen evolutionären Vorteil dar (Überblick: Domjan 2005).

Es gibt Hinweise, dass sowohl Reize assoziiert werden, also das Lernen von Stimulus-Stimulus-Verbindungen (S-S) stattfindet, als auch für Stimulus-Reaktions-Verbindungen (S-R; Überblick: Koch und Stahl 2017). Weiterhin ist **Konditionierung höherer Ordnung** (➤ Tab. 10.2) möglich. Das bedeutet, dass ein bereits konditionierter Reiz (CS_1) auf einen zweiten, zunächst neutralen Reiz konditioniert wird, der dadurch zum CS_2 wird. Konditionierung dritter Ordnung entspräche dann einer weiteren Paarung des CS_2 mit einem dritten Reiz, der zum CS_3 wird usw. Auch CS_3 löst die CR aus.

❚❚ Sowohl Reize als auch Reaktionen können konditioniert werden. ❚❚

Tab. 10.2 Konditionierung höherer Ordnung am Beispiel von Holland und Rescorla (1975)

1. Lernphase		
UCS +	NS_1 (= CS_1)	→ UCR (= CR)
	CS_1	→ CR
2. Lernphase		
CS_1 +	NS_2 (= CS_2)	→ CR
	CS_2	→ CR
Abrufphase (unter Sättigung)		
CS_1CS_2		→ keine CR→ CR

UCS: unkonditionierter Stimulus; UCR: unkonditionierte Reaktion; NS: neutraler Stimulus; CS: konditionierter Stimulus; CR: konditionierte Reaktion

Als begünstigende Faktoren der Konditionierung in der Akquisitionsphase haben sich folgende Faktoren erwiesen, wobei der Erste der bedeutendste ist:

- **Kontingenz** (die Wahrscheinlichkeit, mit der NS und UCS aufeinander folgen)
- **Kontiguität** (raum-zeitliche Nähe)
- **Intensität der Reize**
- **Preparedness**

❚❚ Das **Preparedness-Prinzip** (Seligman 1971) beschreibt die Tatsache, dass nicht jeder neutrale Reiz zu einem Angstsignal werden kann, wenn er mit einem aversiven oder traumatischen Reiz gekoppelt wird; es gibt biologisch prädestinierte Reize. ❚❚

So sind Phobien mit typischen Reizen (z. B. bestimmten Tierarten oder Reizkonstellationen wie Räume ohne Fluchtmöglichkeit) verbunden. Eine ähnlich hohe Bedeutung hat die gelernte Aversion gegen Reize, die mit giftigen oder verdorbenen Nahrungsmitteln in Zusammenhang stehen. Seligman (1971) nannte diese Reize „prepared", also „vorbereitet", da sie aus phylogenetischer Perspektive potenzielle Gefahren darstellen und die Angstkonditionierung auf solche Reize daher ein evolutionärer Vorteil war (LeDoux 2015).

Derart prädestinierte Reiz-Reaktions-Verbindungen werden nicht nur schneller akquiriert, sondern auch nur schwer wieder verlernt. Gleiches gilt für Reize, die mit traumatischen Ereignissen gekoppelt sind. Im Rahmen posttraumatischer Belastungsstörungen (PTBS) können einmalige Ereignisse zuverlässig mit den während dieses Ereignisses anwesenden Reizen gekoppelt werden. Dies muss nicht einmal bewusst sein und kann zu scheinbar völlig spontanen Intrusionen führen, sobald auch nur einzelne dieser Reize oder ihnen ähnliche wieder auftreten. Das wiederum wird u. a. auf eine erhöhte Konditionierbarkeit höherer Ordnung bei traumaexponierten Personen zurückgeführt (Wessa und Flor 2007).

Generalisierung und Reizdiskrimination

Konditionierte Reize können in ihrer Qualität und Quantität variieren. Dabei sind zwei Phänomene erwähnenswert:

- Erstens wird eine erworbene CR nicht nur durch dem NS/CS identische Reize ausgelöst, sondern auch durch ihm ähnliche Reize. Dies nennt man **Generalisierung** oder **Transfer.**
- Demgegenüber steht das **Diskriminationslernen.** Dabei werden zwei ähnliche Reize dargeboten, aber nur einer von beiden möglichst kontingent mit der UCR verknüpft. Der Generalisierungseffekt wird in diesem Fall unterbunden; stattdessen wird zwischen den Reizen unterschieden und nur der mit der UCR gepaarte löst diese im Nachhinein zuverlässig aus.

Diskriminationslernen macht man sich z. B. in Stressmanagement-Kursen zunutze; dabei definieren Teilnehmer Hinweisreize in der Freizeitumgebung, die für sie Abwesenheit von Arbeit und Belastung signalisieren und deren Wahrnehmung sie trainieren.

10

Extinktion

Das Überlernen konditionierter Reiz-Reaktions-Verbindungen wird **Extinktion** oder **Löschung** genannt. Darunter versteht man im Konditionierungsparadigma die meist mehrfache Präsentation des CS ohne den UCS und das darauffolgende Ausbleiben der CR. Berücksichtigt man S-R-Lernen, kann unter Löschung auch die Darbietung des CS und die Unterbindung der CR verstanden werden (Reaktionsverhinderung).

Schon Pawlow nahm aber an, dass nicht einfach die CS-UCS-Verbindung gelöscht wird, sondern dass **Neulernen** stattfindet. Insofern ist Extinktion als neue Lernerfahrung zu verstehen, durch die der CS als Signal dafür konditioniert wird, dass kein UCS folgt (Craske et al. 2022). In der Psychotherapie dienen Expositionsübungen dazu, dem Patienten diese alternativen Lernerfahrungen zu ermöglichen (Neudeck und Lang 2020).

Eine Auflösung zugrunde liegender Assoziationen – d. h. die Löschung der Assoziation – ist dagegen weder im (tier-)experimentellen Setting noch in der psychotherapeutischen Behandlung (z. B. durch Konfrontationstherapie bei Angststörungen) zu erzielen. So unterscheidet z. B. auch nach erfolgreicher Therapie einer Spinnenphobie die P3-Amplitude im EEG weiterhin zwischen Patienten und Nichtpatienten (Quirk et al. 2006). Ferner „verlernen" phobische Patienten konditionierte phobische Reaktionen schwerer als Nichtphobiker – auch das ist ein Hinweis darauf, dass nicht einfach etwas „entfernt wird", was vorher da war. Befunde zeigen, dass die einmal gebahnte Übertragungsbereitschaft bestehen bleibt, aber (vom medialen präfrontalen Kortex aus) aktiv gehemmt wird (Quirk et al. 2006). Für die Psychotherapie und Psychosomatik wird deshalb heute **Inhibitionslernen** als wesentlicher Wirkmechanismus der Konfrontationsbehandlung verstanden und gegenüber anderen, unter bestimmten Voraussetzungen ebenfalls relevanten Komponenten (z. B. Habituation, ➤ Kap. 10.3.1) als bedeutsamer gewichtet (Craske et al. 2022).

In der Praxis wird eine Konfrontationstherapie oft dadurch erschwert, dass die neue Assoziation (CS-kein UCS) stets als Ausnahme zur zuvor konditionierten (ggf. maladaptiven) allgemeinen CS-UCS-Verbindung gelernt wird (Hoyer und Heinig 2015). Tierexperimentelle Studien untermauern dies eindrücklich: Sie zeigen, dass die Effekte des Extinktionslernens manchmal nur auf einen sehr engen Kontext beschränkt sind (Überblick: Bouton 2004). So kann eine scheinbar „gelöschte" Reaktion unter anderen räumlichen oder zeitlichen Bedingungen (d. h. an einem anderen Ort oder nach einiger verstrichener Zeit) wieder neu auftreten. Dies wird als **Erneuerungseffekt** (räumlich, „renewal effect") bzw. **Spontanerholung** (zeitlich, „spontaneous recovery") bezeichnet.

Analog hierzu erleben Patienten mit Angststörungen nach einer scheinbar erfolgreichen Konfrontationsbehandlung in vielen Fällen ein Wiederaufleben ihrer Angst („return of fear"). Soll ein Verhalten in einer Psychotherapie modifiziert werden, so muss es deshalb Ziel sein, eine neu zu lernende „Ausnahme" (CS-kein UCS) möglichst breit zu generalisieren (d. h., die Ausnahmeregel wird in möglichst vielen unterschiedlichen Situationen erlernt und somit abrufbar) und durch unterschiedliche Strategien zu „vertiefen" bzw. zu stabilisieren (Überblick: Craske et. al. 2022; Hoyer und Heinig 2015). Letzteres ist z. B. dann wahrscheinlicher, wenn die (möglichst explizit formulierten) Erwartungen des Patienten verletzt werden, d. h., wenn negative Ergebnisse nicht eintreten oder der Patient auf Sicherheitsverhalten und -signale verzichtet. Eine Generalisierung der neu gelernten „Ausnahmeregel" wird durch Stimulusvariation (z. B. Auswahl unterschiedlicher Angstreize), Kontextvariation oder Rekonsolidierung (d. h. Verfestigung des Gelernten durch erneuten Abruf) erleichtert.

Neurophysiologie konditionierter Reaktionen

Die Beobachtungen von Bechara et al. (1995) zeigen anschaulich, dass neben zahlreichen anderen Bereichen (wie dem Kleinhirn) der Hippocampus für die explizite (deklarative) und die Amygdala für die implizite (nichtdeklarative) Repräsentation des Konditionierungslernens zentrale Funktionen einnehmen. Auch bei Patienten mit PTBS finden sich Veränderungen hippocampaler Strukturen (z. B. Bremner et al. 2003), wobei aber noch offen ist, ob dies Folge oder prädisponierender Faktor der Störung ist.

Klassische Konditionierungsreaktionen lassen sich auch bei nichtbewussten Reaktionen des menschlichen Organismus beobachten – z. B. im Immunsystem (Stockhorst und Klosterhalfen 2005). Befunde aus Tierstudien zur Konditionierbarkeit der Immunreaktion ließen sich auf den Menschen übertragen (Exton et al. 2000).

Kognitive und affektive Mechanismen der Konditionierung

Obwohl die große Bedeutung des Konditionierungslernens insgesamt unbestritten ist, bleiben gerade aus klinischer Sicht zahlreiche Punkte offen, die insbesondere in Bezug auf die Entstehung psychischer Störungen diskutiert werden (vgl. Vriends et al. 2005):

- Viele Patienten können sich nicht an ein aversives Ereignis zu Beginn ihrer problematischen Reaktionen (Symptome) erinnern.
- Gleiche Ereignisse führen zu individuell unterschiedlichen Reaktionen.
- Problematische Reaktionen unterscheiden sich im Grad ihrer Veränderbarkeit bzw. Löschungsresistenz.
- Die Konditionierbarkeit ist bei verschiedenen Reizen sehr unterschiedlich (s. o.).
- Problematische Reaktionen können auch allein durch Beobachtung erlernt werden (➤ Kap. 10.4).
- Die Angstreaktionen können sich spontan wieder verstärken, auch wenn sie vorher erfolgreich gelöscht wurden.

Diese kritischen Aspekte signalisieren, dass menschliches Lernen und psychopathologische Symptome *nicht allein* auf Konditionierungsprozesse zurückzuführen sind. Der Umkehrschluss, Konditionierung sei wenig bedeutsam, ist aber weder naheliegend noch gerechtfertigt. Die erwähnten offenen Fragen werden weitgehend im Rahmen von Theorien zu den während der Konditionierung ablaufenden internen (vornehmlich kognitiven und affektiven) Prozessen beantwortet (vgl. Rinck und Becker 2020).

Aufseiten der Kognition können **Lernerfahrungen** oder **Erwartungen,** die a priori über die Kontingenz zwischen verschiedenen

Reizen bestehen, die Konditionierung oder Löschung fördern bzw. bremsen. So spricht man von **latenter Hemmung,** wenn die Wahrscheinlichkeit, dass ein Reiz zum CS wird, dadurch sinkt, dass der Reiz vor Paarung mit dem UCS schon mehrfach ohne den UCS dargeboten wurde (also die implizite Erwartung generiert wurde, dass der [spätere] CS nicht relevant wird). Die latente Hemmung lässt sich durch Kombination mehrerer UCS potenzieren (Rodriguez und Hall 2008).

Ein Beispiel für Erwartungseffekte zeigt ein Experiment zum Rauchen: Bei Rauchern wird die klassisch konditionierte Reaktion auf Hinweisreize zum Rauchen (CR = Speichelfluss, Craving, Änderung des Hautwiderstands) durch die Erwartung moduliert, ob tatsächlich eine Zigarette geraucht werden kann oder nicht (Field und Duka 2001). Dieser Befund kann erklären, warum es nach Rauchverboten mehr Menschen gelingt, mit dem Rauchen aufzuhören: Die Erwartung, in bestimmten (zuvor klassisch konditionierten) Situationen (z. B. Gaststätte) rauchen zu können, wird reduziert, was dann auch zum Rückgang des Verlangens nach einer Zigarette führt.

Auch die **Bewertung der UCR,** der späteren CR, spielt eine Rolle. Die Psychoedukation („Normalisierung") im Hinblick auf für Patienten mit Panikstörung ursprünglich sehr beunruhigende Symptome hat daher oft schon eine bessernde Wirkung. Wird die CR nämlich als besonders bedrohlich wahrgenommen, so verstärkt dies auch die Bewertung des CS hinsichtlich seiner Gefährlichkeit – ein sich selbst verstärkender Kreislauf, den es in der Therapie zu entschärfen gilt.

❚❚ Zudem kommt der **Kontrollierbarkeit** große Bedeutung zu. Aversive Reize, die zumindest teilweise vorherzusehen oder kontrollierbar sind, werden sehr viel besser bewältigt als solche, bei denen das nicht der Fall ist (Foa und Rothbaum 1992). Dieses Prinzip ist sowohl bei der Ätiologie als auch bei der Behandlung zahlreicher psychischer Störungen von großer Bedeutung. ❚❚

Die Forschung zur **emotionalen Konditionierung** („emotional conditioning"; Levey und Martin 1975) ergänzt die klassische Konditionierung um eine affektive Komponente. Bei der emotionalen Konditionierung werden keine Reaktionen, sondern Valenzen, also emotionale Bewertungen des Mögens und Nichtmögens, zusammen auftretender Reize miteinander gekoppelt (deshalb wird emotionale Konditionierung auch unter dem Synonym „evaluative conditioning" diskutiert; Hofmann et al. 2010). Diese Valenzen haben genauso Verhaltenskonsequenzen, denn angenehmen Reizen nähert man sich an, negativ bewertete meidet man eher. Emotionale Stimuli gehen oftmals mit klassischer Konditionierung einher, d. h., neben Reaktionen werden auch Valenzen konditioniert.

10.2.2 Operante Konditionierung

Bei der klassischen Konditionierung stehen Reize, die der Reaktion zeitlich vorgelagert sind, im Mittelpunkt. Bei der operanten Konditionierung werden dagegen dem Verhalten nachfolgende Reize auf ihre handlungsleitende Funktion hin betrachtet. Oder einfacher: Wie wirken die Verhaltenskonsequenzen auf das Verhalten selbst zurück?

Verstärkung

Die einfachste Form ist die Belohnung im Paradigma der operanten Konditionierung: positive Verstärkung. Thorndike postulierte mit seinem *Law of Effect,* dass Verhalten häufiger auftritt, wenn ihm befriedigende Konsequenzen folgen, und seltener, wenn es zu unbefriedigenden führt. Thorndike (1932) leitete dieses Gesetz aus der Beobachtung ab, dass hungrige Katzen ihren Käfig („puzzle box") mithilfe eines Hebels, den sie zuvor zufällig betätigt hatten, häufiger öffneten, wenn sie damit zu dem außerhalb des Käfigs dargebotenen Futter gelangten. Skinner führte für diese befriedigenden, verhaltensfördernden Konsequenzen den Begriff Verstärker ein und unterschied positive von negativen Verstärkern:

- **Positive Verstärkung** = positive oder befriedigende Konsequenzen
- **Negative Verstärkung** = Reduktion oder Wegfall negativer Konsequenzen

Beide Formen der Verstärkung führen zu einer Steigerung der Verhaltensrate. Das habituelle Vermeidungsverhalten bei Angststörungen trägt wesentlich zur Aufrechterhaltung der psychischen Störung bei (Hoyer und Heinig 2015) und wird negativ verstärkt. Vermeidungsverhalten reduziert z. B. die negative Konsequenz Angst, die auf einen phobischen Reiz folgt.

Bei den unbefriedigenden Verhaltenskonsequenzen wird in der operanten Konditionierung zwischen direkter oder **positiver Bestrafung** (Typ I) und indirekter oder **negativer Bestrafung** (Typ II) unterschieden. Direkt meint, dass die Verhaltenskonsequenz aus einem negativen, unangenehmen Reiz besteht, der auf das Verhalten folgt. Indirekt meint analog zu den beiden Arten der Verstärkung den Entzug positiver, angenehmer Reize („response cost").

Eine umgangssprachlich als Belohnung bezeichnete Verhaltenskonsequenz (z. B. Zuwendung oder Lob) kann als **primärer Verstärker** Verhalten fördern, indem sie regelmäßig auf ein Verhalten folgt, und umgekehrt Verhalten in seiner Auftretenswahrscheinlichkeit reduzieren, indem sie als Konsequenz auf dieses Verhalten entzogen wird oder nicht wie erwartet eintritt. Da Geld als **sekundärer Verstärker** seinen positiven Charakter erst durch die Assoziation, also z. B. über klassische Konditionierung, mit primären Verstärkern erhält, wird deutlich, dass klassische und operante Konditionierung oft nicht unabhängig voneinander zu betrachten sind.

Reizdiskrimination und Generalisierung

Wie bei der klassischen kommt auch bei der operanten Konditionierung Reizdiskrimination zum Tragen.

❚❚ Bestimmte Reize sind **diskriminative Hinweisreize** (S^D) oder „cues"; sie kennzeichnen Situationen, in denen ein bestimmtes Verhalten verstärkt wird. Andere kennzeichnen Situationen, in denen das gleiche Verhalten bestraft würde. Sie stellen damit einen grundlegenden Mechanismus sozialen Miteinanders dar und aktivieren z. B. sozial adäquates Rollenverhalten. ❚❚

So ist die Anwesenheit des Lehrers in einem Klassenzimmer ein Hinweisreiz, der die Schüler (im Idealfall) von der Pausenaktivität hin zu Ruhe und Aufmerksamkeit wechseln lässt, ohne dass hierfür eine Intervention des Lehrers notwendig wäre. Ein anderes Beispiel ist, dass die jeweilige Kleiderordnung (lässig oder förmlich) Atmosphäre und Verhalten in einer Gruppe prägt. Aufseiten des Verhaltens oder der Reaktion lassen sich ebenfalls diskriminative Hinweisreize finden, insofern in einer Situation nur ein ganz bestimmtes, nicht aber ein ähnliches Verhalten verstärkt oder bestraft wird. Ein Beispiel hierfür ist die Erziehung von Kleinkindern zum Bitte-Sagen: Jede Art des Bittens ohne das „Zauberwort" wird nicht verstärkt, sondern durch das Vorenthalten des begehrten Gegenstands bestraft. Wird das Wort jedoch benutzt, so wird dieses Verhalten positiv verstärkt, indem das Kind bekommt, worum es bittet.

Generalisierung stellt wiederum den Gegenpol zu Reiz- und Reaktionsdiskrimination dar. Ob generalisiert wird oder Verhalten und seine Hinweisreize scharf voneinander getrennt werden, hängt davon ab, welche konkreten Verhaltensweisen auf welche Weise unter welchen Hinweisreizen verstärkt oder bestraft werden.

Verstärkungspläne

Wiederum wirken **Kontiguität,** also zeitlich-räumliche Nähe, und **Kontingenz,** sprich die Zuverlässigkeit, mit der auf ein Verhalten eine bestimmte Konsequenz folgt, auf die Stärke und die Stabilität der Konditionierung.

Hohe Kontingenz hat bei der Anpassung des eigenen Verhaltens eine klare Funktion. Folgt auf ein bestimmtes Verhalten kontinuierlich Verstärkung (d. h. im Idealfall immer), so wird dieses Verhalten sehr schnell konditioniert.
Die *Stabilität* einer einmal konditionierten Reaktion wird größer, wenn die positive Konsequenz auf das Verhalten nur noch intermittierend folgt, die Kontingenz niedriger ist.

Der kontinuierlichen Verstärkung kommt daher eine besondere Bedeutung beim Verhaltensaufbau zu. Je nachdem, ob Verhaltensaufbau, -stabilisierung oder -abbau angestrebt werden, resultieren andere Verstärkungspläne.

Bei intermittierenden Verstärkungsplänen folgt auf das zu konditionierende Verhalten nur mit einer bestimmten Wahrscheinlichkeit eine Verstärkung. Dieser Modus der Verstärkung hat eine besonders hohe Extinktions- oder **Löschungsresistenz** zur Folge. Demgegenüber tritt nach kontinuierlicher Verstärkung Löschung relativ schnell ein, wenn der Verstärkerreiz wegfällt. Kontinuierliche und intermittierende Verstärkungspläne lassen sich auf der Basis von **variablen** oder **fixen Quoten** durchführen, d. h., dass ungefähr jedes x-te oder genau jedes x-te Verhalten eines bestimmten Typs verstärkt wird, oder aber auf der Basis **variabler** oder **fixer Intervalle,** d. h., dass z. B. innerhalb von ungefähr oder genau 4 Minuten ein Verhalten genau einmal verstärkt wird. Man spricht demzufolge von **Quoten- und Intervallplänen.**

Verhaltensmodifikation

Operante Konditionierung bietet damit die Grundlage für zahlreiche Strategien des Aufbaus, aber auch des Abbaus von Verhalten, die in sog. Token-Programmen oder Kontingenzverträgen kombiniert werden können (vgl. z. B. Junge-Hoffmeister und Pittig 2020).

PRAXISTIPP

Selbstverständlich dürfen Methoden des Verhaltensabbaus, die meist aversive Reize umfassen, nur in Absprache mit dem Patienten, bei völliger Transparenz und unter Abwägung von Alternativen eingesetzt werden. Die Kombination mit dem Aufbau alternativer Verhaltensweisen ist ohnehin meist vielversprechender als z. B. der alleinige Einsatz direkter Bestrafung.

Menschen besitzen allerdings die Fähigkeit, auch längerfristige Konsequenzen als mit bestimmtem Verhalten verknüpft zu erkennen und kurzfristig negative Konsequenzen in Kauf zu nehmen, um langfristig die positiven Konsequenzen zu erfahren. Ein solches Verhalten nennt man **Selbstkontrolle.** Hier wird die Unterscheidung zwischen kurz- und langfristigen Konsequenzen bedeutsam, wie sie sich klassisch am Zahnarztbesuch (kurzfristig negative Verhaltenskonsequenzen, langfristig Schmerzfreiheit) oder am Diätverhalten (Belohnungsaufschub: Verzicht auf unmittelbar positive Verhaltenskonsequenzen, langfristig Vorteile in der Lebensqualität) verdeutlichen lassen.

Patientengeschichte

Ein Pat. mit chronifizierter Agoraphobie und Panikstörung konnte aufgrund seiner Angst vor einem plötzlichen Herztod nicht mehr allein sein. Als seine Frau das dritte Kind erwartete, hatte er die Sorge, er müsse während dieser Zeit in der Klinik und die beiden älteren Kinder bei Bekannten untergebracht werden, da er sich außerstande sah, diese zu versorgen. In der therapeutisch begleiteten Expositionsübung gelang es ihm, allein in einen Supermarkt zu gehen und für seine Kinder einzukaufen. Obwohl er eine massive Panikattacke erlitt, verblieb er in der Situation und war überglücklich, da er nun eine Chance sah, seine Rolle als Vater doch noch zu erfüllen. In den nächsten Wochen übte er sehr diszipliniert, und es gelang ihm, seine Kinder allein zu versorgen, während seine Frau in der Klinik war. Der Pat. setzte sich also zuerst einer für ihn aversiven Situation aus (Expositionsübung), um langfristig negative Verhaltenskonsequenzen reduzieren zu können – auch ein Beispiel für Selbstkontrolle.

Operante Konditionierung spielt bei einer Vielzahl psychischer Störungen, besonders bei deren Aufrechterhaltung, eine Rolle. Eines der einflussreichsten Modelle zur Ätiologie psychischer Störungen, insbesondere der Angststörungen, war lange Zeit die **Zwei-Faktoren-Theorie** von Mowrer (1960). Danach gilt die klassische Konditionierung als ursächlich für die Entstehung, operante Konditionierung als ursächlich für die Aufrechterhaltung einer Störung. Im Rahmen eines klassischen Konditionierungsprozesses werde ein ursprünglich neutraler Reiz mit einem emotionalen Erregungszustand (z. B.

mit Angst bzw. den sie begleitenden physiologischen Symptomen) assoziiert. Aufrechterhalten werde die konditionierte (emotionale) Reaktion durch die Vermeidung des auslösenden Reizes. Dieses Vermeidungsverhalten werde operant konditioniert (nämlich durch negative Verstärkung, z. B. in Form eines schnellen Absinkens oder völligen Ausbleibens der Angst).

Die **erlernte Hilflosigkeit** nach Seligman (1975) bezieht sich auf eine bestimmte Form des operanten Lernens, nämlich den Erwerb einer Erwartung, dass sich die Verhaltenskonsequenz (ob positiv oder negativ) nicht durch das eigene Verhalten beeinflussen lässt („Erwartung der Unkontrollierbarkeit").

Machten Hunde mehrfach die Erfahrung, dass sie einem elektrischen Reiz nicht entkommen konnten, egal was sie taten, so ertrugen sie diese direkte Bestrafung auch dann noch, wenn Kontrolle durch bestimmtes Verhalten wieder möglich war. Seligman brachte dieses Muster mit Depression in Verbindung.

Die große Bedeutung, die Belohnung für das Verhalten hat, stimulierte in der neurowissenschaftlichen Forschung zahlreiche Untersuchungen auf der Suche nach den neuronalen Korrelaten eines Belohnungssystems. Berridge und Kringelbach (2015) geben einen Überblick über die zu unterscheidenden Systeme des Wanting (das dopaminerge System für Motivation) und des Liking (das serotonerge System für Affekte) sowie die therapeutischen Implikationen.

10.2.3 Konditionierung als Basis von Verhaltensanalyse und Therapie

Die klassische und die operante Konditionierung bilden die Grundlage für die klassische Verhaltenstherapie. Beide Prinzipien wurden mit der modernen kognitiven Verhaltenstherapie (KVT) um Annahmen über kognitive Konstrukte erweitert.

In Kanfer und Saslows (1969) heuristischem **SORKC-Modell,** das der **Verhaltensanalyse** dient, aufrechterhaltende Faktoren identifizieren hilft und so erste Hinweise auf mögliche Änderungspunkte liefert, finden sich alle Elemente dieser basalen Lernprinzipien wieder (➤ Kap. 29). Das SORKC-Modell ist „heuristisch", denn objektiv und umfassend lassen sich die Komponenten des Modells im Rahmen der Therapie nicht bestimmen. Vielmehr geht es darum, die für das Problemverhalten (R) nach Plausibilitätserwägungen einflussreichsten Faktoren zu identifizieren und zu modifizieren. Das Modell ist also vorwiegend ein Arbeitsmodell für Therapeut und Patient. In ➤ Kap. 10.2.1 und ➤ Kap. 10.2.2 haben wir bereits einige wichtige verhaltenstherapeutische Prinzipien diskutiert. Im Kontext der klassischen Konditionierung haben wir die Inhibition pathologischer Reiz-Reaktions-Verbindungen dargestellt (auf der die Konfrontationstherapie basiert), für die operante Konditionierung bestimmte Methoden zum Verhaltensaufbau und -abbau. In den genannten Fällen ist die Veränderung eines problematischen Verhaltens („R-Komponente") in einem gegebenen Kontext das Ziel.

Manchmal kann es aber auch wichtig sein, das Auftreten eines bestimmten (klassisch konditionierten) Stimulus (oder eines Kontexts) zu verhindern, damit ein Patient Verhalten umlernt. Dieser Einsicht liegen Techniken der **Stimuluskontrolle** und des **Reizdiskriminationslernens** zugrunde. Beispielweise lässt sich Suchtverhalten in der unmittelbaren Konfrontation mit suchtrelevanten Reizen einer gefüllten Zigarettenpackung zu Hause sehr schlecht unterdrücken. Stattdessen würde eine vorgeschaltete Kontrolle dieser Reize, wenn nämlich alle Zigaretten und alle positiven Hinweisreize (Aschenbecher, Lieblingssessel für das Rauchen) aus dem Haushalt entfernt werden, sehr viel mehr Wirkung entfalten.

Organismusvariablen („O-Variablen") sind (abgesehen von variablen körperlichen Zuständen wie Sättigung/Hunger oder Müdigkeit) oft relativ stabil. Um im Rahmen relativ überdauernder Persönlichkeitseigenschaften Verhaltensspielräume zu beeinflussen, setzt die KVT hier in erster Linie an basalen kognitiven Schemata (Grundüberzeugungen, Glaubenssätzen) an. Aber auch Interventionen wie eine Entgiftung oder Entwöhnung von einer Substanz zielen auf die Veränderung von O-Variablen.

Die Rolle von Verstärkerplänen und der Art der Verhaltenskonsequenz wurde in ➤ Kap. 10.2.2 herausgearbeitet, sodass wir um die Bedeutung der C- und K-Komponente wissen: Angenehme Verhaltenskonsequenzen fördern und stabilisieren ein bestimmtes Verhalten. und je nach ursprünglichem Verstärkungsmuster („Verstärkerplan") kann diese Assoziation mitunter sehr löschungsresistent sein. Damit persistiert früher funktionales, unter veränderten Umweltbedingungen oder vor dem Hintergrund der persönlichen Reifung aber mittlerweile dysfunktional gewordenes Verhalten. Hier gilt es in der Verhaltensanalyse Kontingenzen und Kontiguitäten der aufrechterhaltenden Konsequenzen zu identifizieren und zu verändern. Dabei sollte nicht nur das Problemverhalten im Fokus stehen, sondern auch positive, verstärkende Konsequenzen alternativen Verhaltens, das im Idealfall mit dem ursprünglichen Verhalten inkompatibel ist und gezielt etabliert wird, um die Wahrscheinlichkeit des ursprünglichen Verhaltens zu senken – eine oftmals wirksamere Möglichkeit zur Verhaltensänderung, die dem Problem der Löschungsresistenz effektiv begegnet.

Ein Anwendungsbeispiel für die genannten Prinzipien ist die für die Psychosomatik besonders relevante **operante Schmerztherapie** (Thieme et al. 2003), deren Wirksamkeit empirisch sehr gut belegt ist. Grundannahme ist, dass Schmerz zwar ursprünglich reflexhaft auftritt, aber zunehmend durch entsprechende Verstärkerbedingungen operant kontrolliert wird (Fordyce 1976). Positive (z. B. übermäßige Aufmerksamkeit des Partners auf sichtbares Schmerzverhalten) oder negative Verstärkung (z. B. Vermeidung unangenehmer Aktivitäten) führen zu vermehrtem Schmerzverhalten, zu einer übermäßigen Wahrnehmung der Schmerzintensität sowie einer Einschränkung der Aktivität, die wiederum Muskelverspannung und Immobilität zur Folge haben kann (Überblick: Vlaeyen und Linton 2012).

Die Hauptziele einer operanten Schmerztherapie sind daher der Abbau von Schmerzverhalten und der Aufbau von gesundem bzw. schmerzinkompatiblem Verhalten. Zum Erreichen dieser Therapieziele kommen Strategien operanten Lernens zum Einsatz, z. B. die systematische positive Verstärkung von gesundem Verhalten, das Ausbleiben der positiven Verstärkung von Schmerzverhalten, die zeitstatt schmerzkontingente Planung von Aktivitäts- und Ruhephasen sowie der Medikamenteneinnahme. Ein wichtiger Bestandteil des Programms sind definierte physiotherapeutische Übungen zur Wahrnehmungsschulung und Steigerung der Aktivität.

RESÜMEE

Das SORKC-Modell lässt sich noch weiter differenzieren, u. a. in verschiedene Verhaltens- und Konsequenzebenen, sog. Alpha- (externe Umwelt), Beta- (kognitive Prozesse und Inhalte) und Gammavariablen (biologisch-physiologisch; Kanfer und Saslow 1969). Es stellt damit ein sehr nützliches Instrument der schulenübergreifenden Verhaltensanalyse dar und erfährt seine immense Bedeutung durch die unmittelbare Ableitung von Interventionsmöglichkeiten in Anlehnung an grundlegende Lernmechanismen.

10.3 Nichtassoziatives Lernen

Nichtassoziatives Lernen bezeichnet die einfachste Form des Lernens, bei der in Abhängigkeit von der Häufigkeit und Stärke eines dargebotenen Reizes die Empfindlichkeit eines Organismus (d. h. seine Verhaltensreaktion) auf diesen Reiz hin gesteigert oder abgeschwächt wird, d. h., es tritt eine Gewöhnung (Habituation) mit Unterdrückung der synaptischen Signalübertragung bzw. eine Empfindlichkeitssteigerung (Sensitivierung) ein (Pauli et al. 2009).

10.3.1 Habituation

Habituation meint die Abnahme der Reaktionsbereitschaft mit wiederholter oder länger andauernder Darbietung eines Reizes. Das bedeutet z. B., dass eine Orientierungsreaktion auf einen bestimmten Reiz umso geringer ausfällt, je vertrauter dieser Reiz ist.

Habituation ist ein grundlegender Mechanismus, der die Anpassung an die Umwelt unterstützt und die Verarbeitung von Umweltreizen effektiver macht, indem unbedeutende Reize nach mehrfachem oder länger andauerndem Auftreten ignoriert werden.

Habituation ist **reaktionsspezifisch,** d. h. eine bestimmte Reaktion kann habituiert sein, eine andere Reaktionskomponente aber weiterhin mit der ursprünglichen Intensität auftreten.

10.3.2 Sensibilisierung

Das Gegenstück zur Habituation stellt die Sensibilisierung oder Sensitivierung dar.

Sensibilisierung beschreibt eine Steigerung der Reaktionstendenz vor dem Hintergrund eines wiederholt auftretenden Reizes.

Sensibilisierung ist dabei im Vergleich zur Habituation relativ reiz- und reaktionsunspezifisch, d. h., das allgemeine Erregungsniveau (Arousal) steigt und es kommt zu einer allgemeinen Hypervigilanz. Dadurch wird die allgemeine Responsivität des Systems Mensch gegenüber seiner Umwelt erhöht. Dieser allgemeine Mechanismus ist nun bei Menschen mit Angststörungen nicht in seiner Qualität, sondern lediglich in seinem Ausmaß verändert, d. h., die Betroffenen reagieren auf angstspezifische Reize früher und stärker. Diese Überaktivierung des sog. Defensivsystems und die „stärkere Sensitivierung des perzeptuellen Systems" (Hamm et al. 2006, S. 157) verstärken sich dabei gegenseitig.

Dies ist ein Mechanismus, der die Hyperarousal-Symptomatik bei Patienten mit PTBS erklären hilft: Während des Traumas aktivieren klassisch konditionierte Triggerreize ständig das Defensiv- und das perzeptuelle System; durch die in ➤ Kap. 10.2.1 beschriebene Konditionierung höherer Ordnung wird die Klasse traumarelevanter Reize weiter vergrößert, und es resultiert eine fast ständige Aktivierung des defensiven Angstsystems.

10.4 Modelllernen

Einfache Konditionierungsmechanismen vermögen allein nicht, das Lernen komplexerer Verhaltensweisen zu erklären. Zahlreiche Verhaltensweisen beruhen zu großen Teilen auf der Nachahmung oder Imitation eines bei anderen beobachteten Verhaltens. Bandura (1977) prägte hierfür den Begriff des Modelllernens: Der Beobachtete dient als Modell für das Verhalten des Beobachters. Der Beobachter durchläuft **vier Phasen,** bevor er das Verhalten selbst zeigt.

1. Er muss dem Modell **Aufmerksamkeit** entgegenbringen, um das Verhalten zu beobachten. Begünstigend dabei: Es besteht eine emotionale Beziehung zum Modell (Mutter und Kind), oder das Modell besitzt einen besonderen Status oder erreicht besonders positive, auch für den Beobachter erstrebenswerte Verhaltenskonsequenzen („Vorbild").
2. Beobachtung des Verhaltens und dessen Behalten im **Gedächtnis** in Form eines Handlungsschemas.
3. Dies ermöglicht es dem Beobachter, das Verhalten in der **Reproduktionsphase** selbst auszuführen.
4. Allerdings hängt die Ausführung des Verhaltens davon ab, ob dafür tatsächlich die **Motivation** besteht.

Mit der Reproduktionsphase ist der Lernprozess insofern abgeschlossen, als eine Verhaltens*kompetenz* erworben wurde; über die Verhaltens*performanz* entscheiden nun motivationale Faktoren. Wenn wir unser Wissen aus dem Bereich der operanten Konditionierung zu Hilfe nehmen, kennen wir schon eine Bedingung, unter der durch Modelllernen erworbenes Verhalten gezeigt wird: Verstärkung (➤ Kap. 10.2.2).

Beobachten wir, dass Verhalten beim Modell verstärkt wird, so besteht die Motivation, dieses Verhalten ebenfalls zu zeigen, falls die Art der Verstärkung sich dazu eignet, unsere Bedürfnisse zu befriedigen.

Besondere Bedeutung hat das Modelllernen bei der Transmission psychischer Störungen, z. B. bei Angststörungen, indem Kinder durch elterliche Modelle ängstliche Kognitionen, Verhaltensweisen oder deren Determinanten lernen (Übersicht: Rapee 2012). Die Transmission erfolgt neben dem Modelllernen multikausal und in Interaktion mit anderen Risikofaktoren wie z. B. Verhaltenshemmung („behavioral inhibition"). Im Bereich der Substanzstörungen bietet

Modelllernen eine Erklärung für Probierkonsum im Jugendalter als Modelllernen von Peers.

RESÜMEE

Modelllernen liefert also für die lerntheoretischen Grundlagen psychischer Störungen eine wichtige Erweiterung der Konditionierungstheorien, indem es Konditionierungslernen durch die Beobachtung von realen oder medial vermittelten Modellen nahelegt.

10.5 Lernprozesse bei psychosomatischen Erkrankungen

Bei psychosomatischen Erkrankungen spielen alle bisher beschriebenen Lernformen eine Rolle, wobei gerade die Psychosomatik ein gutes Beispiel für das multifaktorielle Zusammenwirken verschiedener Lernmechanismen bei der Entstehung und Aufrechterhaltung psychischer Störungen liefert.

Patientinnengeschichte

Eine Bankkauffrau (53 J.) stellt sich wegen Übelkeit, Appetitlosigkeit und Gewichtsverlust beim Hausarzt vor. In der Anamnese fällt auf, dass eine Aversion vor allem gegen warme Speisen besteht. Im Jahr zuvor hatte sie ihre Mutter gepflegt, die an einem Pankreaskarzinom verstorben war. Dies erklärte, warum die Symptomatik für die Pat. sehr angstbesetzt war. In ihren letzten Wochen musste sich die Mutter häufig übergeben und war auch zunehmend inkontinent. Bei der Reinigung hatte die Pat. ein starkes Ekelgefühl. Trotzdem zwang sie sich unmittelbar danach, das Mittagessen für ihre Familie zu kochen und auch mit der Familie zu essen, damit diese sich keine Sorgen um sie machen sollte. So entwickelte sich über mehrere Wochen eine Kopplung zwischen warmen Speisen und Ekel, die auch nach dem Tod der Mutter bestehen blieb.

Die (tier-)experimentelle Lerntheorie kann auch einen wichtigen Beitrag zum Grundverständnis dafür leisten, warum Menschen in Situationen wie in der Patientengeschichte auch auf der physiologischen Ebene reagieren: In den ursprünglichen Experimenten zur klassischen Konditionierung hatte sich gezeigt, dass die Reagibilität der Speicheldrüsen von Pawlows Hunden nach den Lernexperimenten eine andere war als vorher. Das deutet – übertragen auf den Menschen – darauf hin, dass jeder eine individuelle, von seiner Lerngeschichte geprägte physiologische Reaktionsbereitschaft besitzt.

|| Eine unterschiedliche Lebensgeschichte mit unterschiedlichen Lernerfahrungen kann sich bis auf die physiologische Ebene auswirken. In Uexkülls Sinne kommt es also auch auf dieser Ebene zu Bedeutungserteilungen, die es durch biografische Anamnese und Verhaltensanalyse zu entschlüsseln gilt. **||**

10

Wichtige Erkenntnisse zum Lernen als biopsychosozialem Phänomen kommen aus der Neurobiologie und der funktionellen Bildgebung. So konnte gezeigt werden, dass Lernen mit strukturellen Veränderungen im Gehirn einhergeht und dass diese Veränderungen – ganz im Gegensatz zum früheren Paradigma, nach dem sich das Gehirn im Erwachsenenalter nicht mehr regenerieren kann – bis ins hohe Alter möglich sind.

Ein Beispiel hierfür ist das **Taubsche Training,** das die Möglichkeiten der Rehabilitation von Patienten mit Schlaganfall revolutioniert: Hierbei wird die Funktionsfähigkeit der gesunden Hand durch einen Verband oder dicken Handschuh unterbunden (Beschränkung), sodass der Patient gezwungen ist, Wege zu finden, seine Ziele unter Einsatz der gelähmten Seite zu erreichen. In der Physiotherapie werden hierzu einzelne Bewegungsabläufe trainiert und verstärkt (Shaping), die dann im Rehabilitationsalltag zu komplexen Bewegungs- und Verhaltensmustern weiterentwickelt werden können (Chaining). Auf diese Weise wurden lange Zeit für unmöglich gehaltene funktionelle Verbesserungen erzielt (Taub und Uswatte 2003), die wiederum mit einer im MRT nachgewiesenen Zunahme der grauen Substanz im sensorischen und motorischen Kortex sowie im Hippocampus korrelierten (Gauthier et al. 2008).

Aus der Anwendung der Lerntheorie auf die Medizin hat sich das für Verständnis, Prävention, Therapie und Rehabilitation vor allem chronischer Krankheiten sehr fruchtbare Forschungs- und Praxisfeld der **Verhaltensmedizin** (Köllner und Broda 2005) entwickelt. Nachfolgend gehen wir auf die bisher beschriebenen Formen des Lernens vor dem Hintergrund psychosomatischer Störungen und darüber hinaus auf einige Besonderheiten ein.

10.5.1 Viszerales Lernen

Der aus dem Englischen übernommene Begriff des viszeralen Lernens meint in der Psychosomatik nichts anderes als die Beeinflussung des autonomen Nervensystems und des Immunsystems – beides Systeme, die sich nicht willkürlich beeinflussen lassen, aber, wie beschrieben, sehr wohl durch das ZNS beeinflussbar sind und ihrerseits auf das ZNS wirken. Dies geschieht in erster Linie über die klassische und operante Konditionierung.

10.5.2 Aufmerksamkeits- und Wahrnehmungsprozesse und die somatosensorische Verstärkung

Aufmerksamkeit ist im Hinblick auf assoziatives oder Konditionierungslernen zwar keine unumgängliche Voraussetzung, denn es gibt auch subliminales Lernen, aber es gilt: Wenn ein Reiz, sei es als Signal oder Verstärker, im Fokus der Aufmerksamkeit steht, kann seine Bedeutung für oder seine Relation zu anderen Reizen oder Verhalten leichter gelernt werden.

Eine besondere Rolle spielen Aufmerksamkeitsprozesse bei psychosomatischen Störungen wie der **Hypochondrie.** Sie ist gekennzeichnet durch ausgeprägte Ängste, an einer ernsten Krankheit zu leiden, was dafür sorgt, dass interne Reize, die potenziellen Krankheitswert haben, in besonderer Weise wahrgenommen werden: Sie werden in ihrer Indikatorfunktion als Anzeichen einer Krankheit überschätzt.

Pennebaker (1982) liefert mit seinem Modell der Symptomwahrnehmung Anhaltspunkte dafür, warum die Aufmerksamkeit psychosomatischer Patienten derart auf mögliche Krankheitssymptome fokussiert ist. Er nimmt an, dass die Wahrnehmung von inneren Sensationen mit derjenigen von externen Reizen grundsätzlich identisch ist. Ob ein Reiz wahrgenommen wird, hängt also in erster Linie von Merkmalen des Reizes ab: Ist er neu und besonders intensiv, ist die Wahrscheinlichkeit dafür größer, als wenn er bekannt und eher schwach ist. Den Lernmechanismus dahinter haben wir bereits kennen gelernt: **Habituation.** Diesen Einfluss der Reizmerkmale auf die Verarbeitung bezeichnet man in der Informationsverarbeitung als *Bottom-up*-Prozess. Ihm stehen sog. *Top-down*-Prozesse gegenüber, also Merkmale des verarbeitenden Systems wie z. B. Aufmerksamkeit, aber auch kognitive Schemata, Erwartungen und Attributionsneigungen, die alle Informationssuche und -wahrnehmung steuern und beeinflussen.

Für die Psychosomatische Medizin bedeutet dies, dass **subjektive Krankheitsmodelle** – also *Annahmen* darüber, welche Krankheit man hat, mit welchen Symptomen sie einhergeht und welche Konsequenzen sie hat – die Wahrnehmung dieser Krankheit verzerren können, und zwar sowohl in die wahrnehmungsintensivierende als auch -verleugnende Richtung. Zum besonderen Problem wird dies, wenn objektiv gar keine Krankheit vorliegt, Kognitionen und Reizinterpretationen aber trotzdem die Existenz einer Krankheit nahelegen.

Dieser Vorgang ist ein Beispiel für **somatosensorische Verstärkung** und beschreibt einen Wahrnehmungsstil (Barsky und Wyshak 1990; Duddu et al. 2006), auf dessen Grundlage es zu einer „spiralförmigen" Steigerung von Ängsten kommen kann: Aus gesteigerter Aufmerksamkeit auf körperliche Reize und Prozesse und deren katastrophisierender Interpretation i. S. einer ernsten oder sogar lebensbedrohenden Krankheit resultiert wiederum gesteigerte Symptomwahrnehmung. Nicht selten sind dann Schonverhalten und eine verringerte allgemeine Belastbarkeit die Folge, sodass die Toleranzschwellen des körperlichen Systems eher als bei normal trainierten Personen erreicht werden.

RESÜMEE

Festzuhalten bleibt, dass die geschilderten und miteinander verschränkten Prozesse eher die Aufrechterhaltung als die Entstehung psychosomatischer Erkrankungen erklären können. Derzeit lässt sich nicht mit Sicherheit sagen, ob Aufmerksamkeits-, Wahrnehmungs- und Interpretationsprozesse tatsächlich Prädiktoren somatosensorischer Verstärkung, bloße Folgen oder beides sind.

10.5.3 Lernen und Schmerz

Betrachtet man die Wahrnehmung und Interpretation interner Reize, so ist der Schmerz das klinisch bedeutsamste Phänomen. **Akuter Schmerz** hat eine Indikator- und Schutzfunktion. Daher geht er mit vielen Erkrankungen einher und induziert oftmals sinnvolles Krankheitsverhalten und das Aufsuchen eines Arztes. Problematisch wird dieses analog zur Alarmanlage funktionierende Verständnis von Schmerz, wenn der Schmerz durch primär zentralnervöse Vorgänge induziert wird (z. B. somatoforme Schmerzstörung, Phantomschmerz) oder Folge einer strukturellen Körperschädigung ist, die nicht mehr ohne Weiteres rückgängig gemacht werden kann (z. B. Arthrose, Tumorschmerz). In diesen Fällen **chronifiziert** der Schmerz und erhält die Wertigkeit eines eigenständigen Krankheitsbildes.

Aus ➤ Kap. 10.5.2 wissen wir, dass *Top-down*-Prozesse einen großen Einfluss auf die Wahrnehmung von Symptomen – und akuter Schmerz ist erst einmal ein ernst zu nehmendes Symptom – und internen Reizen haben können. Diese Erkenntnis lässt sich auch auf den Schmerz übertragen. Bei der Wahrnehmung von Schmerzen gibt es allerdings eine bedeutsame Besonderheit. Flor und Birbaumer (1994) fanden bei Patienten mit chronischem Schmerz ein neuronales Korrelat ihres Schmerzleidens. Allerdings war dieses nicht im herkömmlichen Sinn Ursache der Schmerzwahrnehmung, wie es bei physiologischem, akutem Schmerz der Fall ist (Birbaumer und Schmidt 2010). Das körperliche Korrelat von chronischem Schmerz fand sich im Kortex: Durch die wiederholte Erfahrung von Schmerzen in bestimmten Körperbereichen waren die betreffenden kortikalen Regionen einer Reorganisation unterworfen, sodass die schmerzrepräsentierenden Regionen des sensorischen Kortex vergrößert wurden. Diese **kortikale Plastizität** im Angesicht chronischen Schmerzes stellt die physiologische Entsprechung der in ➤ Kap. 10.5.2 beschriebenen *Top-down*-Prozesse dar.

Durch die wiederholte Erfahrung von Schmerzen lernt das Gehirn, seinen Abbildungsbereich und damit die kortikale Sensibilität zu vergrößern, und bildet ein **Schmerzgedächtnis** (Katz und Melzack 1990), was wiederum die Wahrnehmung von Schmerzen begünstigt und fördert.

Früher ging man davon aus, dass Kleinkinder keine Erinnerungen an Schmerzen speichern, enkodieren und abrufen können. Wie man aufgrund gründlicher Forschungen zum Schmerzgedächtnis in der Kindheit (Noel et al. 2012a) jedoch inzwischen weiß, gilt für Erwachsene und Kinder gleichermaßen, dass neben den neurobiologischen Mechanismen (z. B. Sandkühler 2000) auch kognitive Prozesse bedeutsam sind: Personen unterscheiden sich darin, ob und wie stark sie die Erinnerung an einen Schmerzreiz im Nachhinein negativ verzerren. Betroffene erinnern einen Reiz mitunter deutlich intensiver, als sie ihn ursprünglich (beim Auftreten) berichtet haben (Gedney und Logan 2006; Noel et al. 2012b).

Auch Sensibilisierungsprozesse (➤ Kap. 10.3.2) spielen bei der Schmerzwahrnehmung eine wichtige Rolle. Schmerzerfahrungen haben dieselbe Wirkung wie alle sich wiederholenden Reize: Sie bahnen (oder primen) explizite Gedächtnisinhalte. Dies bedeutet, dass die wiederholte Erfahrung von Schmerz die nötige Schwelle an neuronaler Erregung zu dessen nachfolgender Wahrnehmung oder Erinnerung absenkt, d. h., auch explizite, schmerzbezogene Gedächtnisinhalte werden leichter abgerufen, was die Interpretation einer Missempfindung als Schmerz begünstigt.

Die **Gate-Control-Theorie** von Melzack und Wall (1965) postuliert, dass die Verschaltung von Nozizeptoren auf Nervenzellen der Schmerzbahn im Rückenmark z. B. durch die gleichzeitige taktile

Reizung in benachbarten Gebieten gehemmt werden kann. Genau dieser Mechanismus führt dazu, dass das „Wegreiben" von leichten Schmerzen auch und gerade bei Kindern recht zuverlässig funktioniert. Talbot et al. (1989) legen nahe, dass es sich dabei nicht nur um eine Lenkung der Aufmerksamkeit weg vom Schmerzreiz handelt. Die transkutane elektrische Nervenstimulation (TENS) macht sich diesen Mechanismus mittels elektrischer Stimulation zunutze: Schmerzhemmende Fasern werden aktiviert und hemmen die schmerzleitenden Fasern. Darüber hinaus finden sich auch absteigende Bahnen, die auf der Ebene des Rückenmarks die Schmerzwahrnehmung hemmen – ein Hinweis auf die Möglichkeiten des Gehirns, die Wahrnehmung von Schmerzreizen frühzeitig zu unterdrücken, und ein Effekt, der z. B. bei Schockreaktionen zum Tragen kommt. Flor et al. (2002) fanden außerdem heraus, dass die Schmerzunterdrückung zumindest teilweise über opioide Mechanismen vermittelt wird und genauso konditionierbar ist wie auch Immun- oder vegetative Reaktionen. Dies erklärt auch einen Teil der stark ausgeprägten Placebowirkung bei Schmerz: Gute Placebos sind offensichtlich dazu in der Lage, die Ausschüttung endogener Opioide zu stimulieren (Enck et al. 2013).

Eine große und für die verhaltenstherapeutische Schmerztherapie sehr bedeutsame Rolle bei der Aufrechterhaltung von Schmerz spielt operantes Lernen.

10.5.4 Soziales Lernen und Krankenrolle

Neben basalen Lernprozessen in der Informationsverarbeitung und Aufmerksamkeitssteuerung spielen auch *soziale* Kontextfaktoren für Wissenserwerb und -konsolidierung eine wichtige Rolle, wie sie im Konzept des Modelllernens nach Bandura 1977) beschrieben werden (➤ Kap. 10.4). So finden sich bei Patienten mit somatoformen Störungen häufig Erfahrungen mit chronischen Krankheiten bei nahestehenden Verwandten (Eltern oder Geschwister). Auf diese Weise werden Krankheitsmodelle und Attributions- und Interpretationsmuster gelernt, die relativ stabil sind und in besonders stressreichen Lebensphasen oder von akuten Auslösern aktiviert werden. Dysfunktionale physiologische Muster werden über dieses Prinzip zwar nicht direkt gelernt, jedoch lässt sich vermuten, dass ihr Erwerb zumindest teilweise durch kognitive und emotionale Gedächtnisinhalte vermittelt wird. Ohne die Beobachtung, dass Schonverhalten zu bestimmten positiven Konsequenzen führt, würde es möglicherweise gar nicht ausprobiert. Modelllernen schafft damit erst die Lernumwelten, in denen operante Konditionierung wirken kann. Man kann also davon ausgehen, dass ein Teil der Vulnerabilität für somatoforme Störungen über Mechanismen des Modelllernens – aber auch explizit über das kognitive Lernen – weitergegeben wird.

Aktuelle Forschungsergebnisse bestätigen die gewichtige Rolle sozialer Lernprozesse auf die individuelle Lerngeschichte, weisen jedoch verstärkt darauf hin, dass deren Einfluss nicht auf beobachtbares Verhalten oder rein kognitive Prozesse begrenzt ist, sondern sogar grundlegende molekularbiologische Mechanismen, insbesondere die Epigenetik (Molfese 2011), beeinflussen kann. Meaney et al. (2001) konnten im Tiermodell eindrucksvoll nachweisen, dass unterschiedliche psychosoziale Erfahrungen, operationalisiert über die Zeit, in der die Mutter vom Nachwuchs getrennt ist, nicht nur auf der Verhaltensebene Unterschiede bei den Nachkommen hervorrufen. Vielmehr konnte die Arbeitsgruppe um Meaney zeigen, dass der so induzierte Lernprozess bei den Nachkommen zu Unterschieden auf endokriner Ebene und sogar zu Unterschieden in der Genexpression führt. Onto- und phylogenetisch betrachtet findet damit die Vorstellung des sozialen Lernprozesses als wirkungsvollem Adaptationsmechanismus für die Anforderungen der Umwelt weitere Bestätigung.

10.5.5 Sekundärer Krankheitsgewinn

Ein weiterer Faktor, dem gerade bei der Aufrechterhaltung psychosomatischer Erkrankungen traditionell große Bedeutung zugeschrieben wird, ist der sekundäre Krankheitsgewinn oder die Funktionalität einer bestimmten Einschränkung.

Sekundärer Krankheitsgewinn meint die mit Krankheitsverhalten und Einnehmen der Krankenrolle verbundenen positiven Konsequenzen oder (sekundären) Verstärker i. S. der operanten Konditionierung. Dies sind in erster Linie soziale Zuwendung (positiver Verstärker) und Akzeptanz einer passiven, sich selbst schonenden Lebensführung (Vermeidungskomponente, negative Verstärkung).

Knost et al. (1999) fanden in Anwesenheit des Partners, der auf Schmerz normalerweise mit verstärkender Zuwendung reagierte, bei Schmerzpatienten erhöhte Reaktivitäten im EEG. Im Gegensatz zum Schmerzgedächtnis schreibt man hierbei die Übererregung nicht dem somatosensorischen Kortex, sondern dem Gyrus cinguli zu, der als zentral in der affektiven Schmerzverarbeitung gilt (Rainville et al. 1997). Über das Zwischenmenschliche hinaus können auch Konsequenzen auf anderen Ebenen (z. B. Rentenansprüche; Weinbrenner et al. 2020) als sekundäre Verstärker wirksam sein.

Grundsätzlich lassen sich bei nahezu allen Krankheiten positive Konsequenzen finden, was es umso einfacher und verlockender macht, diesen eine allgemeine (und mitunter übergroße) Bedeutung bei Persistenz und/oder unbefriedigenden Therapieverläufen beizumessen. Sekundärer Krankheitsgewinn kann sicher ein Hinweis darauf sein, dass eine Therapie schwierig und die Compliance oder Mitwirkung des Patienten ein zentrales Problem werden kann. Allerdings haben auch Patienten, die objektiv einen sekundären Krankheitsgewinn verzeichnen, einen belastenden und ernst zu nehmenden Leidensdruck, weswegen sie ja auch ärztliche oder therapeutische Hilfe suchen. In der Verhaltensanalyse sollten daher auch die kurz- und langfristigen positiven Konsequenzen des Krankheitsverhaltens abgeklärt werden. Meist sind diese dem Patienten selbst nicht bewusst und ihre Aufdeckung im Rahmen der funktionalen Bedingungsanalyse gibt ihm erst die Freiheit, sich für das Entwickeln alternativer (gesunder) Verhaltensmuster zu entscheiden. Ein Beispiel hierfür ist die wesentliche Rolle, die eine unreflektierte Krankschreibung ohne rehabilitatives Konzept (Zentgraf 2021) bei der Chronifizierung von Kreuzschmerzen spielt – gerade, wenn ein Arbeitsplatzkonflikt vorliegt (BÄK et al. 2017). Auch wenn der Patient bewusst keine AU-Bescheinigung anstrebt, führt die operante Verstärkung von Krankheitsverhalten durch die AU-bedingte Entlastung vom beruflichen Konfliktfeld zu einer operanten Verstärkung des Krankheitsverhaltens.

10.6 Ausblick

Wir haben die Grundprinzipien des Lernens in ihren Bezügen zu pathogenetischen Prozessen und deren Therapie beschrieben. Abschließend ist aber zu betonen, dass Lernen nicht als isolierter Prozess stattfindet; es ist vielmehr an kognitive Funktionen und Strukturen gekoppelt, die wir nicht im Einzelnen darstellen können. So wäre Lernen z. B. ohne die verschiedenen Gedächtnisformen überhaupt nicht denkbar (weiterführend: Goschke 2007; Müsseler 2008).

Ein weiterer Punkt, auf den wir nicht eingehen konnten, betrifft die Frage, ob und wie die hier vorgestellten Mechanismen des Lernens sich über die Lebensspanne umbilden. Während das Lernen in den frühen Lebensjahren sich schon länger großer Aufmerksamkeit erfreut, ist die Frage, ob und wie es sich im höheren Alter verändert (z. B. Nyberg et al. 2012; Li 2012) und welche Implikationen dies für die klinische Praxis hat (s. auch Maercker 2015), noch ein relativ junges Forschungsfeld.

Die Untersuchungen zur neuronalen Plastizität haben gerade in den letzten Jahren Überraschungen gebracht. Auch wenn es trivial ist, dass Lernen die Grundlage jeder Veränderung und damit auch jeder Therapie ist – ein tieferes Verständnis der damit in Verbindung stehenden Prozesse dürfte noch lange Zeit eines der wichtigsten Themen der Neurowissenschaften und der von ihr profitierenden Anwendungsgebiete bleiben. Der Lernforschung sollte gerade unter Klinikern und Therapeuten deshalb anhaltende Aufmerksamkeit sicher sein.

LITERATURAUSWAHL

Baldwin JD, Baldwin JI. Behavior Principles in Everyday Life. Englewood Cliffs, NJ: Prentice Hall 2001.

Bouton ME. Learning and Behavior a Contemporary Synthesis. 2nd ed. Sunderland: Sinauer 2016.

Breedlove SM, Watson NV. Behavioral Neuroscience. 10th ed. Oxford: Oxford University Press 2023.

Domjan M. Pavlovian conditioning: A functional perspective. Annu Rev Psychol 2005; 56: 179–206.

Eifert G, McCormack E, Zvolensky M. Somatoform and dissociative disorders. In: Maddux JE, Gosselin JT, Winstead BA (eds.): Psychopathology: Foundations for a contemporary understanding. 3rd ed. Hillsdale: Lawrence Erlbaum 2012; 347–372.

Fordyce WE. Behavioral Methods for Chronic Pain and Illness. St. Louis: Mosby 1976.

Rinck M, Becker ES. Lernpsychologische Grundlagen. In: Hoyer J, Knappe S (Hrsg.): Lehrbuch der Klinischen Psychologie und Psychotherapie. 3. A. Berlin, Heidelberg: Springer2020; 113–136.

KAPITEL 11

Cord Benecke

Emotionen und ihre Bedeutung für psychische Erkrankung und Psychotherapie

11.1 Einleitung

Emotionen und Prozesse der Emotionsregulation (ER) haben eine zentrale Bedeutung für die Entwicklung und Aufrechterhaltung psychopathologischer Symptome. Emotionen sind eng mit basalen Motivationssystemen verknüpft und stellen eine Art Schnittstelle zwischen Körper, Psyche und sozialer Umwelt dar. Emotionen können als *Werkzeuge der Motive* verstanden werden (Benecke 2014): Sie fungieren als Indikatoren und Evaluatoren der verschiedenen Motive. Emotionen stellen je nach aktiviertem Motivsystem, nach sozialer Situation und nach (unbewusster) Interpretation des Subjekts mehr oder minder geeignete Werkzeuge im Dienste der jeweils aktivierten Motive dar.

Die Fähigkeit zur adaptiven ER befähigt zur Befriedigung wichtiger Bedürfnisse und hilft dabei, psychosoziale Situationen in stabiler Weise zu gestalten (Lammers und Berking 2018). ER-Kompetenzen stehen mit psychischer Gesundheit in Zusammenhang, und psychopathologische Symptome können vielfach als (maladaptive) Versuche von Emotionsregulation verstanden werden (Holl et al. 2020). Der psychotherapeutischen Arbeit an der Verbesserung emotionsregulativer Kompetenzen kann die Bedeutung eines allgemeinen Wirkfaktors zugesprochen werden.

11.2 Emotionstheorien

„Jeder weiß, was eine Emotion ist, bis er gebeten wird, eine Definition zu geben."

Fehr und Russell (1984; zitiert nach Otto et al. 2000, S. 11)

Eine bekannte Definition stammt von Oatley und Jenkins (1996):

„(1) Eine Emotion wird üblicherweise dadurch verursacht, dass eine Person – bewußt oder unbewußt – ein Ereignis als bedeutsam für ein wichtiges Anliegen (ein Ziel) bewertet …

*(2) Der Kern einer Emotion sind Handlungsbereitschaften **(readiness to act)** und das Nahelegen **(prompting)** von Handlungsplänen; eine Emotion gibt einer oder wenigen Handlungen Vorrang, denen sie Dringlichkeit verleiht. So kann sie andere mentale Prozesse oder Handlungen unterbinden oder mit ihnen konkurrieren …*

(3) Eine Emotion wird gewöhnlicherweise als ein bestimmter mentaler Zustand erlebt, der manchmal von körperlichen Veränderungen, Ausdruckserscheinungen und Handlungen begleitet oder gefolgt wird."

Oatley und Jenkins (1996; Übersetzung Otto et al. 2000, S. 16)

Innerhalb der Emotionsforschung hat sich die Vorstellung von sog. **Basisemotionen** (auch Primär- oder Basisaffekte) weitgehend durchgesetzt (Ekman 1992a, 1999). Schon Darwin (1872) lieferte eine Liste mit basalen „*Gemüthsbewegungen*", die den heutigen Basisemotionen recht ähnlich sind. Izard (1994) postuliert zehn Basisemotionen, die sich auch faktorenanalytisch recht gut replizieren lassen: Ärger, Ekel, Verachtung, Angst, Trauer, Überraschung, Interesse, Freude, Scham und Schuld. Obwohl empirisch mehr für die Basisemotionen als für Emotionsdimensionen spricht (Ekman 1992a, b; Johnson-Laird und Oatley 1989; Power und Dalgleish 1999, 2015), scheinen gleichwohl dimensionale Prozesse eine Rolle zu spielen, wie die „emotional shifts" nahelegen: Es ist leichter, die Kategorie zu wechseln (z. B. von Angst zu Wut) als die Intensität (die dabei meist erst einmal erhalten bleibt).

Eine an das biologische Erbe anknüpfende Emotionskonzeption, inkl. einer funktionalen Spezifität von Affekten und den daraus resultierenden Handlungsdispositionen, wurde von Krause (1990) mit einer „Propositionalen Struktur der Affekte" vorgelegt. Jedem der Primäraffekte kann eine spezifische Auslösekonfiguration, d. h. eine bestimmte subjektive Bewertung einer Situation bzw. eines Objekts, sowie ein spezifischer Regulierungswunsch bzw. eine spezifische Botschaft an den jeweiligen Interaktionspartner zugeschrieben werden (Krause et al. 1992). Eine Unterscheidung in intrapsychische und interpersonelle Regulierungsfunktionen der Basisemotionen treffen Magai und McFadden (1995) (➤ Tab. 11.1).

Jeder Emotion sind zudem bestimmte Selbst- und Objektbilder sowie eine bestimmte Beziehungskonstellation inhärent (vgl. „core relationship themes" von Lazarus 1991). Es ist von einer natürlicherweise kurzfristigen Wirksamkeitsdauer der Emotionen auszugehen: Sowohl Chronifizierungen als auch Ausfälle verfehlen diese Funktionen (Krause 1990).

Über den **Affektausdruck** können dem Interaktionspartner Regulationswünsche und Handlungsbereitschaften mitgeteilt werden. Gleichzeitig kann der Interaktionspartner dadurch Rückschlüsse auf den subjektiven Bedeutungsgehalt einer Situation für den Sender ziehen. Diese Wahrnehmungen und Zuschreibungen fungieren wiederum als Auslöser von Emotionen und Handlungsbereitschaft des Gegenübers usw. Dieser interaktive Zirkel läuft üblicherweise unterhalb der bewussten Wahrnehmung ab, trägt aber wesentlich zur konkreten interaktiven Implementierung von inneren Beziehungsmustern bei (vgl. z. B. Merten 2001; Bänninger-Huber et al. 2002; Benecke 2002; Krause 2012).

Um die *Funktion* von Affekten *innerhalb einer Interaktion* verstehen zu können, ist es entscheidend, den *Referenzpunkt* des jeweiligen Affekts zu kennen, d. h., auf wen oder worauf sich der Affekt bzw. das affektive Zeichen bezieht (Benecke 2002). Ein Affekt und/oder ein Affektausdruck können sich, grob unterteilt, direkt auf den aktuellen Interaktionspartner, auf das Selbst oder auf ein mentales Objekt richten.

Dem jeweiligen Referenzobjekt (Interaktionspartner, Selbst, mentales Objekt; ➤ Tab. 11.2) gelten entsprechend die dem Affekt inhärenten Bewertungen sowie die Handlungsankündigungen. Auf wen oder was sich ein mimischer Affektausdruck bezieht, lässt sich nicht aus dem Zeichen per se ablesen. Der Interaktionspartner braucht Hinweise, wie er den Affektausdruck verstehen soll. Der Referenzpunkt muss aus dem Kontext erschlossen werden (Merten 1996; Benecke 2002; Bock 2011).

Zudem sind spezifisch menschliche Aspekte auch in Bezug auf die Funktionen von Emotionen zu bedenken: Durch die Bedeutung von (unbewussten) *Fantasien* und die Fähigkeit zur *Symbolisierung* erfahren Emotionen eine *radikale Erweiterung der „Funktionen"* und sind daher auch nicht mehr notwendigerweise „adaptiv" im evolutionsbiologischen Sinne.

„Was der menschlichen Aggressivität ihre Bösartigkeit verleiht und sie so unerschöpflich macht, ist ihre Bindung an bewußte und unbewußte Phantasiesysteme, die sich selbst scheinbar aus dem Nichts generieren und zum Bösen degenerieren"

Thomä (1990, S. 37)

Der Mensch ist ein Homo symbolicus (Thomä 1990), mehr noch: ein *Homo symbolicus subconscientivus* (Benecke und Dammann 2003).

11.3 Motivsysteme und Emotionen in einem Schichtenmodell

Emotionen und Emotionsregulation können nicht isoliert betrachtet werden, sondern werden als in komplexe Prozesse eingebettet verstanden. Insbesondere ist die **Verbindung zu basalen Motivationssystemen** zentral. Emotionen sind nicht mit Motiven gleichzusetzen, auch wenn eine enge Verbindung besteht:

1. Motive bestehen im Kern aus bestimmten emotionalen Zielzuständen.
2. Emotionen sind Signale nach innen; sie informieren den Organismus über die aktuelle Lage in Bezug auf bestimmte Motivsysteme (Bischof 2009). Bei einer Diskrepanz zwischen aktueller Situationsbewertung und aktuell vorherrschendem Motiv werden andere, meist negative Emotionen ausgelöst.

Tab. 11.1 Funktionen von Emotion nach Magai und McFadden (1995, modifiziert nach Holodynski 1999, S. 47)

Basisemotion	Anlass	Regulierungsfunktion	
		intrapsychisch	interpsychisch
Ekel	Wahrnehmung von schädlichen Substanzen/Objekten	weist schädliche Substanzen/Individuen/Gedanken zurück	signalisiert starke Aversion
Ärger	Zielfrustration	Bereitschaft zur Beseitigung von Barrieren und Quellen der Zielfrustration	warnt vor einem möglichen drohenden Angriff; Aggression
Verachtung	Wahrnehmung von Überlegenheit	organisiert und hält die Aufmerksamkeit für die soziale Position und Überlegenheit aufrecht	signalisiert Überlegenheit über andere, Entwertung anderer
Trauer	Verlust eines wertvollen Objekts	fördert Verlustverarbeitung, Restituierung des Selbst	löst Pflegetendenzen und Unterstützung durch andere aus
Furcht	Wahrnehmung von Gefahr	identifiziert Bedrohung; fördert Flucht- oder Angriffstendenzen	signalisiert Unterwerfung; wehrt Angriffe ab
Freude	Vertraulichkeit; genussvolle Stimulation	signalisiert dem Selbst, die momentane Aktivität fortzuführen	fördert soziale Bindung durch Übertragung von positiven Gefühlen
Überraschung	Neuartigkeit; Erwartungsverletzung	Channel-Cleaning-Funktion, durch die der Organismus auf neue Erfahrungen vorbereitet wird	demonstriert Naivität des Organismus; beschützt diesen vor Angriffen

Tab. 11.2 Funktionen von Affektausdrücken (vgl. Benecke 2014)

Mimik	Funktion	Objekt, auf das sich das Zeichen bezieht	Beispiel
Verachtungsmimik	interaktiv	aktueller Interaktionspartner	Pat.: „Was soll denn jetzt diese blöde Frage?!"
	selbstbezogen	das Selbst	Pat.: „Ich bin halt nicht so selbstsicher und robust."
	objektbezogen	mentales Objekt	Pat.: „Meine Schwiegermutter ist ziemlich aufdringlich."

3. Emotionen motivieren zu bestimmten Handlungen, versetzen den Organismus in Handlungsbereitschaften (Frijda 1996), geben dem Organismus Handlungsempfehlungen, die dazu dienen sollen, die Lage zugunsten der aktivierten Motivsysteme durch Einwirkung auf die Situation/Umwelt zu verändern.
4. Emotionen können durch (motiv-dienliche) Handlungen reguliert werden.
5. Emotionen informieren via Ausdrucksmuster die Umwelt über den aktuellen inneren Zustand des „Senders" (Krause 2012), über seine Handlungsbereitschaften und damit gibt der Ausdruck auch Hinweise auf die Bewertung der Situation und die innere Lage des Senders. Die Interaktionspartner können ihr Verhalten entsprechend darauf einstellen (Benecke und Brauner 2017).

Mittlerweile finden sich in (fast) allen klinischen Theorien Annahmen über primäre oder basale Motivsysteme (z. B. Grawe 2004; Caspar 2008; Sachse 2004; Young et al. 2005; Arbeitskreis OPD 2023). Bisher existiert allerdings kein Konsens darüber, welche Motive/Bedürfnisse zu den Basismotiven oder Grundbedürfnissen gezählt werden sollen, weder in den klinischen noch in den allgemeinpsychologischen Theorien (vgl. Westen 1997; Rheinberg und Vollmeyer 2012).

Zu diesen basalen Motiven oder Grundbedürfnissen können aber wohl folgende gezählt werden (s. Benecke und Brauner 2017):

- Bedürfnis nach **Bindung:** eine primäre objektsuchende Motivation, Suche nach Bezogenheit der Liebe und Bindung (Fairbairn 1952; Balint 1966; Bowlby 1969; Lichtenberg 1991).
- Bedürfnis nach **Sicherheit:** Das Sicherheitsprinzip wird von Sandler (1960) als wesentlich erachtet; es stehe über dem Lustprinzip und sorge dafür, dass als gefährlich erachtete Triebimpulse unter Kontrolle gebracht werden.
- Streben nach **Autonomie** bzw. **Individuation** wird ebenfalls als ein zentrales Motiv angenommen (Erikson 1966; Mentzos 1984).
- Bedürfnis nach **Selbstbehauptung** und **Exploration** (Lichtenberg 1991).
- Bedürfnis nach **sinnlichem Vergnügen** und **sexueller Erregung** (Lichtenberg 1991).
- Kohut (1971, 1979) stellte den **Selbstwert** bzw. dessen Regulation ins Zentrum seiner Theorie (s. auch Mentzos 1984).
- Dem Streben nach Bildung einer **Identität** wird eine starke, spezifisch menschliche motivationale Komponente zugesprochen (Erikson 1966, 1974; Thomä und Kächele 2006; Dammann et al. 2011).

Auf der Basis solcher allgemeinen Motivationstheorien werden in der Operationalisierten Psychodynamischen Diagnostik (OPD; Arbeitskreis OPD 2023; Arbeitskreis OPD-KJ 2013; ➤ Kap. 31) sieben zentrale unbewusste Konflikte unterschieden. In der OPD-3 wurde das Zusammenspiel von Motiven und Affekten differenzierter beschrieben: Es wird zwischen dem „Kernaffekt" (= schmerzlich, abgewehrt) und dem „Leitaffekt" (= bewusst zugängliches Gefühl) unterschieden. Die konflikttypischen Bewältigungsmodi dienen der Abwehr bzw. Regulation der jeweiligen Kernaffekte.

Vor dem Hintergrund der vielfältigen konzeptuellen Annäherungen lassen sich nach Ansicht des Autors mittlerweile **allgemeine Bausteine klinischer Theorien** benennen: Es werden Aussagen über basale Motivationssysteme gemacht. Die Bedeutung früher Beziehungserfahrungen, insbesondere der damit verbundenen Affekte, wird als hoch eingeschätzt. Es wird davon ausgegangen, dass diese (frühen) Beziehungserfahrungen sich in Schemata/Repräsentanzen niederschlagen (mit den Komponenten: Motive, Selbstbild, Objektbild, erwartete Interaktionen, Affekte), die üblicherweise unbewusst sind. Werden diese Schemata/Repräsentanzen und die damit verknüpften Affekte aktiviert, werden Regulierungsprozesse (intrapsychisch, interpersonell) in Gang gesetzt, woraus dann letztlich die Erlebens- und Verhaltensmuster (u. a. Symptome, Syndrome) entstehen (zu nach wie vor bestehenden konzeptuellen Unterschieden in den verschiedenen klinischen Theorien s. Benecke 2016; Benecke und Brauner 2017).

Im Kern der Persönlichkeit finden sich also Repräsentanzen und damit verknüpfte Motive bzw. Motivkonflikte und (häufig bedrohliche, weil schmerzliche) Affekte. Viele Konzepte postulieren eine Art „Schichtenmodell" (z. B. Sandler und Sandler 1985; Caspar 2007). In Erweiterung der Unterscheidung zwischen Vergangenheitsunbewusstem, Gegenwartsunbewusstem und Bewusstem von Sandler und Sandler (1985) haben wir ein Modell mit fünf Schichten vorgestellt (Benecke und Brauner 2017; ➤ Abb. 11.1):

Die Schichten aus ➤ Abb. 11.1 sollen hier kurz erläutert werden:

- Auf der **phylogenetischen Ebene** finden sich biologisch präformierte Antriebssysteme, z. B. angeborene Basismotive (Bischof 2009) bzw. „affektive Instinkte" (Panksepp 1998; Panksepp und Biven 2012), aber auch die sog. Basisaffekte (Ekman 1992a).
- Aus den Erfahrungen, die ein Individuum mit diesen Systemen (meist innerhalb der primären Beziehungen) macht, entwickelt sich das **Vergangenheitsunbewusste:** Dieses enthält die frühen Repräsentanzen mit den individuell dominanten Motiven,

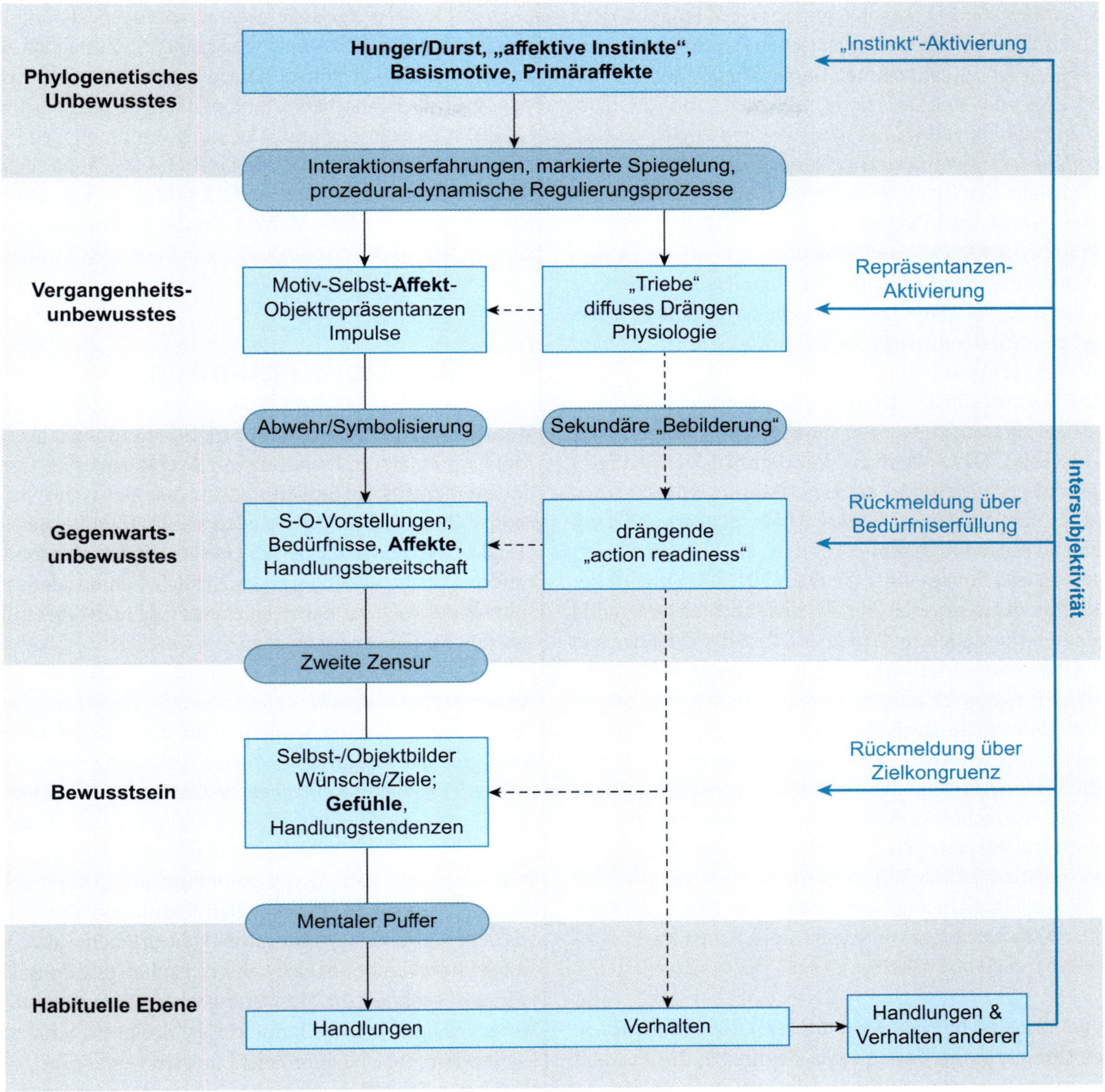

Abb. 11.1 Psychodynamisches Integrationsmodell der Motivation und Emotion (aus Benecke und Brauner 2017, S. 180) [G1327/L231]

Selbstbildern, Objektbildern, erwarteten Interaktionen und Affekten sowie früh entstandene Regulierungsprozesse.
- Werden die Schemata/Repräsentanzen des Vergangenheitsunbewussten später aktiviert, werden sie üblicherweise in eine „erwachsene Form“ gebracht: Das **Gegenwartsunbewusste** entsteht. Das Gegenwartsunbewusste stellt also „erwachsene Formen infantiler Wünsche“ (Sandler und Sandler 1985, S. 805) dar.
- Doch auch die Inhalte des Gegenwartsunbewussten (Fantasien, Affekte, Impulse) können üblicherweise nicht ungehindert ins **Bewusstsein** gelangen: Eine *zweite Zensur* prüft, ob diese Inhalte mit der aktuellen Situation kompatibel sind, ob sie zu Beschämung führen könnten etc., und wandelt sie u. U. noch einmal in bewusstseinsfähige Selbst- und Objektbilder, Wünsche und Ziele, Gefühle und Handlungstendenzen um.
- Diese bewussten Inhalte können nun noch mental „gepuffert“ werden, bevor sie auf einer **habituellen Ebene** in Handlungen umgesetzt werden. Das resultierende Verhalten löst bei anderen relativ spezifische Reaktionen aus, die wiederum vom Vergangenheitsunbewussten „registriert“ werden und meist zu einer erneuten Aktivierung der entsprechenden Repräsentanzen führen, wodurch der ganze Schichtenzirkel mitsamt den Abwehr- und Umwandlungsprozessen erneut durchlaufen wird.

Die Abwehr- und Umwandlungsprozesse können überwiegend als **prozedural-dynamische Regulierungsprozesse** verstanden werden: *prozedural* entsprechend dem prozeduralen Gedächtnis, als neuronal gut gebahnte Abläufe; *dynamisch* in dem Sinne, dass diese Abläufe die Funktion haben, negative Affektzustände *dynamisch unbewusst* zu halten (Benecke 2014; Benecke und Brauner 2017). Klinisch ausformulierte Beispiele dieses Modells finden sich in Benecke (2018).

In ➤ Abb. 11.1 ist ein **Triebmodell** integriert, auf das hier kurz eingegangen werden soll (ausführlich s. Benecke und Brauner 2017). Der Trieb ist traditionell charakterisiert durch eine aus dem Körper in die Psyche *„drängende Kraft“* (vgl. Laplanche und Pontalis 1992, S. 525–529), durch eine Verbindung zwischen Psyche und Soma. Freuds Triebtheorie ist seit Jahrzehnten immer wieder in der Kritik (Sandler 1983; Zepf und Zepf 2007) und laut Mertens sind *„die metapsychologischen Annahmen der klassischen Psychoanalyse bezüglich des Triebbegriffs in der Gegenwart nicht mehr haltbar“* (Mertens 1994, S. 20). Freud siedelte den **Trieb** bekanntermaßen auf der **Schnittstelle zwischen Soma und Psyche** an. Er benennt den Trieb als *„Grenzbegriff zwischen Seelischem und Somatischem, als psychischen Repräsentanten der aus dem Körperinneren stammenden in die Seele gelangenden Reize, als ein Maß der Arbeitsanforderung, die dem Seelischen infolge seines Zusammenhanges mit dem Körperlichen auferlegt ist“* (Freud 1915, S. 214).

Als Triebe i. S. eines solchen Grenzbegriffs können *nicht-mentalisierte Impulse* verstanden werden (Fonagy 2008; Target 2013; Benecke und Brauner 2017). Wenn ein Affektausdruck eines Kleinkindes kongruent gespiegelt und mit einer Markierung versehen wird, so wird der vom Kind ausgedrückte Affekt reguliert und kann somit zunehmend mental repräsentiert und in sein Selbst integriert werden (Bateman und Fonagy 2004; Taubner 2015). Gelingt dieser Prozess wiederholt nicht, so verbleiben die nicht mentalisierten und daher auch nicht repräsentierten Affekte und Impulse auf einer rein prozeduralen Gedächtnisebene, verbunden mit einer physiologischen Erregung, die sich psychisch aber nicht konkreter als eine diffuse Anspannung abbilden kann. Bezieht sich eine solche Nicht-Mentalisierung auf bestimmte Affekte oder Impulse (z. B. aufgrund eigener unverarbeiteter Erinnerungen oder Themen der primären Bezugsperson), so entstehen recht spezifische, aber gleichwohl unbewusste und nur prozedural gespeicherte und wirksame Impulse (die im Unterschied zu später Verdrängtem auch nie bewusst waren). Eine Symbolisierung und damit Mentalisierung dieser Erfahrungen bleibt aus, die Repräsentanz bleibt „ein vorsprachliches Zeichen im Prozessgedächtnis“ (Ermann 2008, S. 384).

Besonders diese nicht gespiegelten Interaktionserfahrungen schlagen sich somit in *körperlichen Impulsen* nieder, die aus dem Körper heraus ihre Wirkung auf die Psyche entfalten. In diesem Sinne lassen sie sich als „triebhaft“ konzeptualisieren: **Triebe** als *nicht-mentalisierte Impulse* (Fonagy 2008; Target 2013; Benecke und Brauner 2017), die sich häufig nur in diffusen, eher körperlich erlebten (Erregungs-)Zuständen äußern und deren Regulierung sich daher den psychischen Strategien meist entzieht.

Diese drängenden Impulse aus dem prozeduralen Gedächtnis können lediglich nachträglich mit Bildern und Fantasien verbunden werden, die den prozeduralen affektiven Repräsentanzen eine kognitive Gestalt geben (Benecke 2014), oder sie heften sich an andere Repräsentanzen und laden diese dann gewissermaßen mit den prozeduralen Affekten auf.

Die von Freud postulierte Dualität der Triebe existiert in diesem Konzept nicht, allerdings liegt es nahe, dass libidinöse und aggressive Affekte/Impulse besonders häufig nicht markiert gespiegelt werden, sodass es in diesen Bereichen häufiger zur Entstehung von „Trieben“ kommt. Ausführlich dargestellt sind solche Prozesse in Benecke und Brauner (2017).

Dieses Konzept der nicht-mentalisierten Affekte und Impulse, die sich meist nur in diffus erlebten körperlichen Zuständen äußern, passt zu Befunden, denen zufolge gerade Patient*innen mit somatoformen oder psychosomatischen Symptomatiken deutliche Schwierigkeiten bei der Wahrnehmung und Erkennung von Emotionen (Subic-Wrana et al. 2005; Benecke et al. 2008; de Greck et al. 2012) und eine verminderte Auseinandersetzung mit kognitiven Aspekten von Emotionen aufweisen, aber andererseits erhöhte Aktivität körperlicher Komponenten des Affektsystems zeigen (Okur Güney et al. 2019; Merten und Brunnhuber 2004).

11.4 Emotionsregulation

Wie oben dargestellt, kommt Emotionen im Zusammenhang mit Motivsystemen die Funktion von „Werkzeugen“ zu. Sie fungieren dabei einerseits als Indikatoren für den Status der verschiedenen Motive (Bischof 2009) und stellen zudem Handlungsempfehlungen (Frijda 1996) bereit, die bei der Umsetzung der Motive hilfreich sind. Eine dauerhafte Verletzung oder Nicht-Erfüllung der basalen Motive führt in der Folge zu leidvollen emotionalen Zuständen, die den Einsatz von ER notwendig machen.

> *„Emotionsregulierung beinhaltet alle bewussten und unbewussten Strategien zur Verstärkung, Aufrechterhaltung oder Abschwächung einer oder mehrerer Komponenten einer emotionalen Reaktion.“*
>
> Gross (2001, S. 215; Übers. CB)

In diesem Sinne kann psychopathologisches Erleben und Verhalten als das Endresultat eines solchen Regulationsprozesses gesehen werden, wobei die symptomwertigen Erlebens- und Verhaltensweisen selbst emotions- bzw. motivregulierende Funktionen haben können. Besonders die Aktivierung von passiv-negativen Emotionen wie z. B. Angst, Trauer, Ohnmacht, Hilflosigkeit, Scham und Schuld – vor allem über längere Zeiträume hinweg – führt zu erhöhtem Regulationsbedarf, da diese Zustände schwer erträglich sind. Wenn ein individuell dominantes basales Motiv aufgrund persönlicher Erfahrung mit einer passiv-negativen Emotion verknüpft ist, kann dies zum automatisierten Einsatz von Regulationsstrategien führen, der notwendig ist, um die schwer erträglichen emotionalen Zustände aus dem bewussten subjektiven Erleben herauszuhalten (Benecke 2014; Arbeitskreis OPD 2023).

Um bei der Vielzahl an ER-Strategien einen Überblick zu bekommen, unternahm Benecke (2018) einen Systematisierungsversuch, bei dem vier Bereiche von ER unterschieden wurden (➤ Tab. 11.3).

Unbewusst/automatisch ablaufende Emotionsregulation In den Bereich unbewusster/automatisch ablaufender ER fallen zum einen Strategien der **handelnd/interpersonellen Emotionsregulation (Bereich A)**, wozu spontane Aktionen gehören, die außerhalb der bewussten Wahrnehmung und ohne Reflexion ablaufen. Es handelt sich dabei um automatisch ablaufende emotionale Verhaltensweisen oder Handlungssteuerung (vgl. Gross 2001), wobei das Verhalten oder die Handlung wiederum regulierend auf die Emotion rückwirkt, z. B.

Tab. 11.3 Versuch einer Systematik der Regulationsformen (modifiziert nach Benecke 2018)

	handelnd/interpersonell	intrapsychisch
unbewusst/ automatisch	**Bereich A:** habituelle Handlungsregulation, unbewusste Prokrastination, implizite Beziehungsmuster	**Bereich B:** Abwehrmechanismen, „experiential avoidance", Dissoziation
bewusst/ reflexiv	**Bereich C:** Coping, Vermeidungsverhalten, Ablenkung, soziale Unterstützung, bewusste Manipulation, volitionale Handlungsregulation	**Bereich D:** kognitives Reappraisal, Grübeln, Akzeptanz, reflexive Emotionsregulation, Mentalisierung

wenn ein*e Interaktionspartner*in zu einer Handlung gebracht wird, die auf den emotionalen Zustand des Subjekts regulierend einwirkt (z. B. Bänninger-Huber et al. 2002).

Zum anderen fallen darunter auch **intrapsychisch ablaufende Regulationsstrategien (Bereich B).** Ein Großteil der in der Psychoanalyse beschriebenen Abwehrmechanismen ist hier einzuordnen, da diese zum Ziel haben, bestimmte motivationale Impulse und damit verbundene Affekte aus dem Bewusstsein fernzuhalten (Freud 1915). Die unbewussten, automatischen Regulationsstrategien können als prozedural-dynamische Regulierungsprozesse bezeichnet werden: es handelt sich um neuronal gut gebahnte Abläufe, die „dynamisch" sind in dem Sinne, dass damit negative Affektzustände vom Bewusstsein ferngehalten werden sollen (Benecke und Brauner 2017; Brauner et al. 2019).

Bewusste/reflexive Emotionsregulation Im Bereich der bewussten/reflexiven ER werden zum einen **handelnde/interpersonelle Regulierungsstrategien (Bereich C)** beschrieben; hier sind bewusst zur Regulation eingesetzte Handlungen wie bspw. das von Lazarus und Folkmann (1984) beschriebene „*problem-focussed coping*" angesiedelt, bei dem intentional auf eine emotionsauslösende Bedingung fokussiert und konkret versucht wird, eine problematische Situation zu verändern bzw. alternative Handlungsmöglichkeiten zu finden. Auch das bewusste Unterdrücken des Emotionsausdrucks („*suppression*", Gross 2001) sowie bewusstes Ablenkungs- oder Vermeidungsverhalten fallen hierunter.

Zum anderen werden **intrapsychisch ablaufende ER-Strategien (Bereich D)** genannt, z. B. kognitives Reappraisal (Gross 2001), reflexive ER (Holodynski et al. 2013), Achtsamkeit und Akzeptanz (z. B. Heidenreich und Michalak 2009) oder mentalisierte Affektivität (Fonagy et al. 2004) oder in dem vom Arbeitskreis OPD (2023) beschrieben affektbezogenen „strukturellen Funktionen" (wie Affektdifferenzierung, Affekttoleranz oder die emotionale Kommunikation nach innen). Ein Großteil psychotherapeutischer Aktivität kann vermutlich als Versuch gesehen werden, diese reflexiv-intrapsychischen Regulierungskompetenzen zu stärken.

RESÜMEE

All diese Regulationsstrategien können in adaptiver bzw. funktionaler Form zum Einsatz kommen oder aber maladaptiv bzw. dysfunktional sein. Empirisch sind adaptive Regulierungsstrategien mit psychischer Gesundheit assoziiert, während maladaptive Strategien in enger Verbindung mit Psychopathologie stehen (Überblick in z. B. von Holl et al. 2020). Von emotionaler Dysregulation kann gesprochen werden, wenn Emotionen in andauernder Form und trotz negativer Konsequenzen nicht in einer Art und Weise reguliert werden können, die zur Befriedigung wichtiger Bedürfnisse und zur Gestaltung stabiler psychosozialer Situationen beiträgt (Lammers und Berking 2018).

11.5 Emotion und psychische Krankheit

Holodynski et al. (2013) beschreiben drei übergreifende Linien in der Entwicklung von Emotionen und deren Regulierung:

1. Im Laufe der Ontogenese entwickelt sich aus einfachen emotionalen Reaktionsmustern eine Vielzahl unterschiedlicher Emotionsqualitäten. Damit geht eine „*Feinabstimmung von Ausdruck und Körperreaktionen auf den Anlass und die situativen Umstände einher, die während einer Emotionsepisode in Abhängigkeit vom erfolgreichen Verlauf nachreguliert werden*" (ebd., S. 197).
2. Die Regulationsfunktion entwickelt sich von einer interpersonellen Regulation (anfangs regulieren die Handlungen der Bezugsperson die Emotionen des Kindes) hin zu einer selbstständigen, intrapsychischen Regulation.
3. Häufigkeit und Intensität von Emotionen nehmen im Laufe der Ontogenese ab, was mit der zunehmenden Kompetenz der intrapsychischen ER in Verbindung gebracht wird.

Alle drei Entwicklungslinien können gestört werden, und es ist augenscheinlich, dass psychische und psychosomatische Störungen häufig damit einhergehen, dass

- die Emotionen wenig differenziert sind und nur eingeschränkt situativ feinabgestimmt werden,
- häufig auf interpersonelle Formen der Regulation bzw. (maladaptives) Verhalten zurückgegriffen wird und/oder
- einige Emotionen häufig und intensiv auftreten (oder es zu emotionaler Leere kommt).

Eine **psychische Störung** kann auf einer ganz basalen Ebene durch ein Ineinandergreifen intrapsychischer und interpersoneller Prozesse charakterisiert werden: (1) Es stehen nur sehr eingeschränkte Interpretationsmöglichkeiten situativer Gegebenheiten zur Verfügung, die (2) mit einer begrenzten Anzahl von (bewussten und/oder unbewussten) Emotionszuständen verbunden sind, (3) für deren Regulierung nur die immer gleichen Prozesse eingesetzt werden können. (4) Das führt zu bei Patient*innen zu beobachtenden maladaptiven Verhaltensweisen, (5) die Interaktionspartner*innen wiederum zu Reaktionen bewegen, (6) welche zur Aufrechterhaltung der Störung beitragen, da sie von den Patient*innen wiederum in der ihnen „vertrauten" Weise interpretiert werden.

Es ist also nicht die eine oder andere bestimmte Emotion oder ER-Form, die psychische oder psychosomatische Störung hervorbringt, sondern die individuell vorherrschenden ER-Strategien sind in komplexe intrapsychische sowie interpersonelle Regelkreise eingebettet. Zwar liegt eine Reihe von Studien vor, die maladaptive Strategien der Emotionsregulation bei einer Vielzahl psychischer und psychosomatischer Störungen zeigen (z. B. Okur Güney et al. 2019; Prefit et al. 2019; Lammers und Berking 2018; Holl et al. 2020; Khafif et al. 2021), dennoch konnten Holl et al. (2020) in einer Metaanalyse keine diagnose*spezifischen* Muster maladaptiver ER-Strategien finden. Sie beschreiben Emotionsregulation auf unterschiedlichen Ebenen:

- Einzelne Regulationsstrategien können bzgl. ihrer Adaptivität/Maladaptivität bewertet werden.
- Der Einsatz von ER-Strategien kann hinsichtlich von Qualitäten wie Flexibilität/Rigidität oder Kontext- bzw. Situationsangemessenheit betrachtet werden
- Es können allgemeine „Niveaus" der ER postuliert werden.

Das Konzept unterschiedlicher Niveaus der Emotionsregulation knüpft an dimensionale Konzepte der Verfügbarkeit bzw. Beeinträchtigung von Persönlichkeitsfunktionen wie der *Level of Personality Functioning Scale* (LPFS, Bender et al. 2011; Zimmermann et al. 2019) an. Diese dimensionalen Schweregradmodelle leiten sich theoretisch aus psychodynamischen Konzepten ab und haben eine große Nähe zu den aktuellen, empirisch gut validierten psychodynamischen Strukturkonzepten (Doering und Hörz 2012; Sell und Benecke 2022).

11.6 Emotionsregulation in der Psychotherapie

Aufgrund der immensen Bedeutung, die Emotionen und Emotionsregulation für psychische Störungen haben, nehmen diese auch in der Psychotherapie (explizit oder implizit) einen hohen Stellenwert ein. Auch wenn die konkrete Vorgehensweise in den einzelnen psychotherapeutischen Verfahren unterschiedlich ist, kann die Arbeit an Emotion und **Emotionsregulation als allgemeiner Wirkfaktor** betrachtet werden. So zeichneten sich in einer Vielzahl von Studien erfolgreiche Psychotherapien durch die Verbesserung der Fähigkeit, mit negativen emotionalen Inhalten adaptiv umzugehen, aus. Weniger erfolgreiche Therapieverläufe gingen mit einer Erhöhung maladaptiver Regulationsformen einher (Znoj 2004). Cuijpers et al. (2019) fanden, dass die Arbeit und Verbesserung von ER-Kompetenzen insgesamt die Wirksamkeit von kognitiver Verhaltenstherapie bei depressiven Patient*innen erhöhte (s. auch Ebert et al. 2017; Anderson et al. 2020).

RESÜMEE

Insgesamt scheinen therapeutische Interventionen, die sich auf emotionale Prozesse richten, prädiktiv für den späteren Behandlungserfolg zu sein, und dies innerhalb ganz unterschiedlicher Behandlungsverfahren.

Damit korrespondieren übereinstimmende und verfahrensübergreifende Befunde, dass insbesondere die **Aktivierung negativer, schmerzlicher Emotionen im (mittleren) Behandlungsprozess** auf Patient*innenseite mit späterem Behandlungserfolg assoziiert ist. Die Aktivierung intensiver negativer Emotionen scheint mit einer vorübergehenden Destabilisierung verknüpft zu sein, und es finden sich deutliche Hinweise, dass sowohl die **Aktivierung spezifischer relevanter Emotionen** in den Sitzungen als auch **kognitive Erkundung und Bearbeitung von deren Bedeutung** für therapeutische Veränderungen wichtig sind. Als Folge steigt im Verlauf von erfolgreichen Behandlungen das Level des *Emotional Experiencing* bzw. des *Emotional Processing* deutlich an, was mit Reduzierung der Symptomatik einhergeht (Høglend und Hagtvet 2019; Castonguay et al. 1998; Carryer und Greenberg 2010; Diener et al. 2007; Diener und Hilsenroth 2009; Whelton 2004; Watson und Bedard 2006; Stevens 2019; Mennin et al. 2018; Fisher et al. 2019).

LITERATURAUSWAHL

Arbeitskreis OPD. Operationalisierte Psychodynamische Diagnostik (OPD-3). Das Manual für Diagnostik und Therapieplanung. Göttingen: Hogrefe 2023.

Benecke C. Negative Affekte in der Psychotherapie. Stuttgart: Kohlhammer 2018.

Benecke C, Brauner F. Motivation und Emotion. Psychologische und psychoanalytische Perspektiven. Stuttgart: Kohlhammer 2017.

Bischof N. Psychologie. Ein Grundkurs für Anspruchsvolle. 2., durchgesehene A. Stuttgart: Kohlhammer 2009.

Brauner F, Müller S, Benecke C. Scham, Neid und Wut – die zentralen Affekte des Narzissmus. In: Doering S, Hartmann H-P, Kernberg OF (Hrsg.): Narzissmus: Grundlagen – Störungsbilder – Therapie. Stuttgart: Schattauer 2019; 317–328.

Fonagy P, Gergely G, Jurist EL, Target M. Affektregulation, Mentalisierung und die Entwicklung des Selbst. Stuttgart: Klett-Cotta 2004.

Freud S. Triebe und Triebschicksale. 1915. GW 10; 209–232.

Holl J, von Oeten R, Benecke C. Emotionsregulation bei psychischen Störungen und in der Psychotherapie. In: Barnow S (Hrsg.): Handbuch Emotionsregulation – Zwischen psychischer Gesundheit und Psychopathologie. Berlin: Springer 2020; 175–206.

Krause R. Allgemeine psychodynamische Behandlungs- und Krankheitslehre. Grundlagen und Modelle. 2., vollst. überarb. u. erw. A. Stuttgart: Kohlhammer 2012.

Okur Güney ZE, Sattel H, Witthöft M, Henningsen P. Emotion regulation in patients with somatic symptom and related disorders: A systematic review. PLoS One 2019; 14: e0217277.

Panksepp J, Biven L. The Archaeology of Mind: Neuroevolutionary Origins of Human Emotions. New York: Norton 2012.

KAPITEL

12 Bindungstheorie

Karl Heinz Brisch

12.1 Vorbemerkungen

Nach dem Zweiten Weltkrieg war der Londoner Kinderpsychiater und Psychoanalytiker John Bowlby von der Weltgesundheitsorganisation (WHO) beauftragt worden, einen Bericht über die psychische Befindlichkeit von Eltern und heimatlos gewordenen Kindern (vor allem Kriegswaisen) zu erstellen. Bowlbys Erkenntnisse über die Folgen von Verlusterfahrungen waren angesichts der vielfältigen psychopathologischen Auffälligkeiten der Kinder (z. B. ausgeprägte Depressionen) erschütternd (Bowlby 1951). Dies motivierte ihn dazu, eine neue, von der psychoanalytischen Metapsychologie abweichende Theorie – die sog. „Bindungstheorie" – zu entwickeln, denn er sah, welch großen Einfluss weltweit der Verlust der elterlichen Bindungspersonen auf die psychische Entwicklung dieser Kinder hatte.

Die bisherige Forschung liefert in Bezug auf die Bindungstheorie eine so gewaltige Fülle von Ergebnissen, dass eine Übersicht den Rahmen dieses Kapitels sprengen würde. Daher werden lediglich die Grundkonzepte der Bindungsforschung im Überblick dargestellt; abschließend wird auf Anwendungsmöglichkeiten für die Praxis, die Psychotherapie und die Prävention hingewiesen.

12.2 Bindung und motivationale Systeme

Aus der Säuglingsforschung ist bekannt, dass es verschiedene überlebenswichtige motivationale Systeme gibt, die für die Entwicklung eines Säuglings von essenzieller Bedeutung sind.

Zu den motivationalen Systemen zählen folgende Grundbedürfnisse des Säuglings: Befriedigung lebenserhaltender physiologischer Bedürfnisse, Bindung, Exploration, sensorische Stimulation, Abwehr aversiver Reize und Selbsteffektivität.

Bindung sichert durch die emotionale Versorgung das Überleben des Säuglings. Die feinfühlige Reaktion auf Signale der Angst, die durch Trennung, Schmerz, Gefahr und auch innere, affektiv belastende emotionale Prozesse (Albträume) entstehen kann, setzt eine emotional verfügbare Bindungsperson voraus. Diese sollte den Säugling in seinen Signalen wahrnehmen und angemessen und prompt mit Körperkontakt zur Beruhigung darauf reagieren, um so die ängstlichen Affekte des Säuglings zu regulieren (Brisch 2022).

Sobald der Säugling eine sichere Bindungsbeziehung erfährt, die ihn bei Angst durch äußere und emotionale Sicherheit beschützt, wird ein weiteres motivationales System, das der **Neugier** und **Erkundungsfreude,** angeregt, sodass der Säugling – ausgehend von einem sicheren „emotionalen Hafen" – seine Umwelt erleben und neugierig entdecken möchte. Eine sichere Bindung ohne die Möglichkeit zur Exploration der Umwelt wäre für die Entwicklung des Säuglings nicht förderlich, im Gegenteil: Der Säugling würde alle möglichen Außenwahrnehmungsstimuli über die verschiedensten Wahrnehmungskanäle vermissen, sodass die wahrnehmenden Sinne in vielen Bereichen verkümmern könnten.

Da der Säugling noch nicht einschätzen kann, welche Explorationen mit Gefahren verbunden sind, bedarf es einer Balance zwischen Sicherheit-Geben und Ermutigung und Unterstützung von feinfühliger Exploration. Die Qualität der Bindungsrepräsentanz im Erwachsenenalter wird durch Erfahrungen mit der Feinfühligkeit der Elternteile während der ersten Lebensjahre beeinflusst (Zeegers et al. 2017).

12.3 Intersubjektivität und Ziele einer gesunden Eltern-Kind-Beziehung

Bezogen auf die genannten motivationalen Systeme wurden im Laufe der Säuglingsforschung verschiedene Theorien begründet. Dabei ist von Bedeutung, dass alle motivationalen Systeme in einen sozialen Kontext der Beziehungen von (meist mehreren) Interaktionspartnern eingegliedert sind und nicht isoliert existieren.

Insofern bildet ein Netz von motivationalen Systemen die Grundlage, auf der intersubjektive Erfahrungen des Säuglings mit allen motorischen, kognitiven, sensorischen und affektiv-emotionalen Inhalten stattfinden.

Dies ist eine gute Voraussetzung dafür, dass im Laufe des 1. Lj. eine gesunde Persönlichkeitsentwicklung des Säuglings beginnen kann, die sich dann über die Folgejahre differenziert, weiter vervollständigt und sich entsprechend den wachsenden neuronalen Vernetzungen und Strukturen auch stabilisiert (Rochat 2008).

12.4 Die Bindungstheorie

Bowlbys Bindungstheorie besagt, dass der Säugling im Laufe des 1. Lj. auf der Grundlage eines biologisch angelegten Verhaltenssystems eine starke emotionale Bindung zu einer Hauptbindungsperson entwickelt (Bowlby 1958). Erlebt der Säugling oder das Kleinkind Angst, wie etwa bei einer Trennung von der Hauptbindungsperson, bei Schmerz oder äußerer oder innerer Bedrohung, wird sein „Bindungssystem“ als innere Verhaltensbereitschaft aktiviert. In seinen unterschiedlichen Formen (z. B. sich rückversichern, anlehnen und anklammern, Nähe und Kommunikation suchen, weinen, rufen, protestieren) tritt das **Bindungsverhalten** nur auf, wenn Gefahr droht. Diese kann von außen kommen (z. B. durch Reizüberflutung, Ungewissheit oder Trennung von der Bindungsperson), aber auch durch innere Befindlichkeiten wie Krankheit, Schmerz, Müdigkeit oder Albträume verursacht sein, wenn die damit zusammenhängenden Probleme nicht aus eigenem Vermögen behoben oder bewältigt und verarbeitet werden können.

Je nachdem, welches Bindungsmuster bei ihm ausgeprägt ist, zeigt der Säugling hieraufhin verschiedene Bindungsverhaltensweisen: Beim sicheren Bindungsmuster sind diese etwa dadurch gekennzeichnet, dass der Säugling nach der Bindungsperson sucht, ihr nachläuft und sich an ihr festklammert. Durch Weinen und ärgerlichen Protest bringt er zum Ausdruck, dass er die Trennung von der Bindungsperson verhindern möchte oder dass er ihre Nähe dringend benötigt. Ist die primäre Bindungsperson nicht erreichbar, können ersatzweise auch andere sekundäre oder tertiäre Bindungspersonen (etwa Vater, Großmutter oder Tagesmutter) aufgesucht werden.

Das Bindungsverhalten hat sich evolutionsbiologisch i. S. der Arterhaltung entwickelt. Bei Säuglingen, die durch Bindungsverhalten Nähe und Schutz vonseiten ihrer Bindungsperson sicherstellen konnten, bestand vermutlich eine größere Wahrscheinlichkeit zu überleben, sodass sich dieses Verhalten in der Phylogenese durchsetzte. Für das unselbstständige menschliche Neugeborene und Kleinkind hat der Schutz durch eine Bindungsperson lebenserhaltende Bedeutung. Ohne diesen Schutz wäre der Säugling verloren.

Das Bindungssystem, das sich im 1. Lj. entwickelt, bleibt während des gesamten Lebens aktiv. Auch im Erwachsenenalter wird das Bindungsbedürfnis aktiviert, sobald Angst erlebt wird, die allein nicht ausreichend bewältigt werden kann.

Auch Erwachsene, die sicher gebunden sind, suchen in Gefahrensituationen die Nähe zu anderen Personen auf, von denen sie sich Hilfe und Unterstützung erwarten. Dies spiegelt sich auch in der **Arzt-Patient-Beziehung** wider: Wenn ein Patient Beschwerden hat, die ihn beunruhigen und ihm Angst machen, sucht er zur weiteren Abklärung und Diagnostik einen Arzt auf. Gleichzeitig überträgt er aber auch seine Wünsche nach Schutz und Sicherheit auf den behandelnden Arzt in der Hoffnung, dass dieser durch Abklärung und Behandlung seine Symptome lindern, ihn aber auch emotional begleiten und seine Angst vor Erkrankung verringern kann. In einer gewachsenen Bindungsbeziehung zwischen Arzt und Patient wird allein die Schutz und Sicherheit vermittelnde Haltung des Arztes („Bonding“), der emotional verfügbar ist, die Angst des Patienten aushält, mit ihm über dessen Gefühle spricht und ihn beruhigt, wesentlich zur emotionalen Stabilisierung und evtl. Krankheitsbewältigung, Compliance und damit zur Gesundung des Patienten beitragen.

Werden diese Bedürfnisse nach Bindungssicherheit befriedigt, so wird das Bindungssystem beruhigt, und es kann als Ergänzung zum Bindungssystem das System der „Exploration“ aktiviert werden. Ohne sichere emotionale Bindung ist keine offene uneingeschränkte Exploration möglich. Dies bedeutet, dass nur ein beruhigter Patient, der sich in der Arzt-Patient-Beziehung emotional sicher fühlt und vor seinem behandelnden Arzt keine Angst hat, auch in der Lage sein wird, den Erklärungen des Arztes über evtl. Befunde neugierig zu folgen, Fragen zu stellen, etwa differenzierte Antworten über Veränderungen der Symptome und Nebenwirkungen der Medikamente etc. zu geben.

12.5 Voraussetzungen für eine sichere Bindungsentwicklung

Als Mitarbeiterin von Bowlby untersuchte Ainsworth (1977) die Bedeutung des feinfühligen Pflegeverhaltens der Bindungsperson. Sie fand heraus, dass Säuglinge sich an diejenige Pflegeperson binden, die ihre Bedürfnisse in feinfühliger Weise beantwortet. Das bedeutet, dass die Pflegeperson die Signale des Säuglings richtig wahrnimmt und sie ohne Verzerrungen durch eigene Bedürfnisse und Wünsche auch richtig interpretiert. Weiterhin muss die Pflegeperson die Bedürfnisse angemessen und prompt – entsprechend dem jeweiligen Alter des Säuglings – beantworten. Je älter der Säugling wird, umso länger können auch die Zeiträume sein, die ihm bis zur Bedürfnisbefriedigung zugemutet werden. Durch viele feinfühlige Interaktionserfahrungen der angemessenen Co-Regulation durch seine Bindungsperson hat der Säugling ein größeres Stresstoleranz-Fenster entwickelt und damit eine bessere Fähigkeit erlangt, seinen Stress selbst zu regulieren und sich auch allein zu beruhigen.

Der Sensibilität der Mutter für die Signale ihres Säuglings sowie ihrer emotionalen Verfügbarkeit entspricht eine intrapsychische Repräsentation, die von George und Solomon (1999) auch als **„Internal Model of Caregiving"** bezeichnet wird. Wenn Mütter in Interviews über ihr potenzielles Verhalten in bindungsrelevanten Situationen befragt werden, so schildern sie in Abhängigkeit von ihrer eigenen Bindungshaltung, wie sie in solchen Situationen ihrem Kind gegenüber voraussichtlich reagieren würden. In der täglichen Pflege- und Spielerfahrung einer Mutter mit ihrem Kind werden aber auch Erinnerungen und Gefühle aus der eigenen Kindheit und den Bindungserfahrungen mit den eigenen Eltern wachgerufen. Die damit verbundenen angenehmen sowie emotional belastenden Gefühle und Bilder können durch Projektionen die Feinfühligkeit und das Verhalten gegenüber dem eigenen Kind bereichern oder auch erheblich behindern. Im schlimmsten Fall werden wiedererlebte Erinnerungen – etwa eine Missbrauchs- oder Verlassenheitserfahrung – beim eigenen Kind wiederholt (Brisch 2022).

Das Konzept der **elterlichen Feinfühligkeit** in der Interaktion mit dem Säugling wurde um die Bedeutung der Sprache ergänzt, und auch auf den Einfluss des Rhythmus und der Zeit in der Interaktion wurde hingewiesen. Ein mittleres Maß an **rhythmischer Koordination** in der zeitlichen Abfolge von Interaktionen zwischen Mutter und Säugling ist für eine sichere Bindungsentwicklung besonders förderlich. Bemerkenswert ist, dass das Ziel nicht eine perfekt synchrone Kommunikation ist, die offensichtlich nicht so entwicklungsfördernd für die emotionale Entwicklung ist, sondern im Gegenteil: Wahrgenommene und korrigierte Missverständnisse in der Interaktion, etwa durch die Fehlinterpretation von Bedürfnissen des Säuglings, können sich geradezu beziehungsfördernd und positiv auf die Bindungsentwicklung auswirken, sofern sie nicht so ausgeprägt sind, dass die Interaktion vollständig abbricht oder auseinanderdriftet.

Analysen der **sprachlichen Interaktion** zwischen Mutter und Säugling konnten eine sichere Bindungsentwicklung des Kindes vorhersagen, wenn die Mutter aufgrund ihrer Empathie in der Lage war, die affektiven Zustände ihres Säuglings angemessen zu verbalisieren (Meins 2013). Diese Ergebnisse sind bemerkenswert, weil sie darauf hinweisen, wie Säuglinge nicht nur auf einer Verhaltensebene in der konkreten Pflege die Feinfühligkeit ihrer Bezugspersonen wahrnehmen und sich an Letztere sicher binden, sondern sich auch durch die empathische Verbalisation von Affektzuständen verstanden fühlen, auch wenn sie, entwicklungsbedingt, den deklarativen Inhalt der Worte der Mutter noch gar nicht verstehen können.

RESÜMEE

In diesem Zusammenhang legen die Forschungsergebnisse von Steele et al. (1991) nahe, dass eine sichere Bindungsentwicklung auch die Fähigkeit des Säuglings zu einer selbstreflexiven mentalen Funktion fördert (**Mentalisierung;** Jurist et al. 2008). Diese Fähigkeit ermöglicht dem Kind in zunehmendem Ausmaß, über sich, andere und die Welt in einer empathischen Weise nachzudenken.

12.6 Vorteile einer sicheren Bindung

Aus vielen Längsschnittstudien ist bekannt, dass ein sicheres Bindungsmuster ein Schutzfaktor für die weitere kindliche Entwicklung ist (Raby et al. 2015; Verhage et al. 2016). Diese Kinder reagieren auf emotionale Belastungen wie etwa eine Scheidung der Eltern mit einer größeren psychischen Widerstandskraft (Resilienz) (Bretherton et al. 2009).

Eine unsichere Bindungsentwicklung dagegen ist ein Risikofaktor, sodass bei Belastungen häufiger eine psychische Dekompensation droht oder Konflikte in einer Beziehung weniger sozial kompetent geklärt werden. So zeigen etwa Kinder mit unsicheren Bindungsmustern schon im Kindergartenalter in Konfliktsituationen weniger prosoziale Verhaltensweisen und eher aggressive Interpretationen des Verhaltens ihrer Spielkameraden (Suess et al. 1992). Im Jugendalter sind sie eher isoliert, haben weniger Freundschaftsbeziehungen und schätzen Beziehungen insgesamt als weniger bedeutungsvoll für ihr Leben ein (Lyons-Ruth et al. 2011; Murray 2011).

12.7 Diagnostik und Klassifikation der kindlichen Bindungsqualität

Die kindliche Bindungsqualität wird mithilfe der standardisierten Methode der **Fremden Situation** („strange situation") untersucht (Ainsworth et al. 1878).

Wird den Bedürfnissen des Säuglings in der von Ainsworth geforderten feinfühligen Art und Weise von einer Pflegeperson entsprochen, so besteht eine relativ große Wahrscheinlichkeit, dass der Säugling zu dieser Person im Laufe des 1. Lj. eine **sichere Bindung** (Typ B) entwickelt. Das bedeutet, dass er diese spezifische Person bei Bedrohung und Gefahr als „sicheren Hort" oder „Hafen" und mit der Erwartung, Schutz und Geborgenheit zu finden, aufsuchen wird.

Reagiert die Pflegeperson eher mit Zurückweisung auf seine Bindungsbedürfnisse, besteht eine höhere Wahrscheinlichkeit, dass der Säugling sich an diese Pflegeperson mit einer **unsicher-vermeidenden** Bindungsqualität (Typ A) bindet. Ein unsicher-vermeidend gebundenes Kind wird die Bindungsperson etwa nach einer Trennungserfahrung eher meiden oder nur wenig von seinen Bindungsbedürfnissen äußern. Es hat sich an die Bereitschaft seiner Bindungsperson, auf seine Bedürfnisse einzugehen, angepasst. Nähewünsche werden vom Säugling erst gar nicht intensiv geäußert, da er weiß, dass diese von seiner Bindungsperson nicht intensiv mit Bindungsverhalten i. S. eines Gewährens von Nähe, Schutz und Geborgenheit beantwortet werden. Dies führt beim Säugling aber zu einer verstärkten inneren Stressbelastung, die sich an erhöhten Kortisolwerten messen lässt (Kuo et al. 2019).

Werden die Signale manchmal zuverlässig und feinfühlig, ein anderes Mal aber eher mit Zurückweisung und Ablehnung beantwortet, so entwickelt sich eine **unsicher-ambivalente** Bindungsqualität (Typ C) zur Bindungsperson, z. B. zur Mutter. Säuglinge mit einer unsicher-ambivalenten Bindung reagieren auf eine Trennung von ihrer Hauptbindungsperson mit einer intensiven Aktivierung ihres Bindungssystems, indem sie laut weinen und sich intensiv an die Bindungsperson klammern. Nach einer kurzen Trennung – sofern diese überhaupt gelingt – und der baldigen Rückkehr der Mutter sind sie für längere Zeit kaum zu beruhigen und können nicht mehr in emotional ausgeglichener Verfassung zum Spiel zurückkehren. Während sie sich einerseits an die Mutter klammern, zeigen sie andererseits aber auch aggressives Verhalten. Hat die Mutter sie etwa auf den Arm genommen, strampeln sie und treten mit den Füßchen nach ihr, während sie gleichzeitig mit ihren Ärmchen klammern und Nähe suchen. Dieses Verhalten wird als Ausdruck ihrer Bindungsambivalenz interpretiert.

Erst später wurde noch ein weiteres unsicheres Bindungsmuster beschrieben, das als **unsicher-desorganisiertes und desorientiertes** Muster (Typ D) bezeichnet wurde (Main und Solomon 1986). Diese desorganisierten Bindungsverhaltensweisen, wie sie bereits bei 12 Monate alten Säuglingen beobachtet werden können (Main und Hesse 1990), sind besonders durch motorische Sequenzen von stereotypen Verhaltensweisen gekennzeichnet, oder die Kinder halten im Ablauf ihrer Bewegungen inne und erstarren für die Dauer von einigen Sekunden, was auch als „Einfrieren“ bezeichnet wird. Solche tranceartigen Zustände erinnern an dissoziative Phänomene. Nach einer Trennung von der Mutter laufen manche desorganisierten Kinder bei der Wiederbegegnung mit der Mutter auf diese zu, halten auf halbem Weg inne, drehen sich plötzlich um, laufen von ihr weg und „oszillieren“ so in ihrem motorischen Verhalten „vor und zurück“. Wieder andere zeigen vorwiegend nonverbal deutliche Anzeichen von Angst und Erregung, wenn sie wieder mit ihrer Bindungsperson zusammenkommen. Das Muster der Desorganisation konnte in früheren Studien auch bei den drei bereits genannten Bindungsmustern als zusätzliche Kodierung vergeben werden. Selbst sicher gebundene Kinder können in kurzen Sequenzen (wenige Sekunden) desorganisierte Verhaltensweisen zeigen.

Die Aktivierung von sich emotional widersprechenden Bindungserfahrungen könnte sich in den desorientierten Bindungsverhaltensweisen des Kindes widerspiegeln und Ausdruck eines desorganisierten oder verschiedener einander widersprechender „innerer Arbeitsmodelle“ der Bindung zur spezifischen Bindungsperson sein (Main und Solomon 1986). Die Mütter wurden etwa für diese Kinder nicht nur zu einem sicheren emotionalen Hafen, sondern manchmal auch zu einer Quelle der Angst und Bedrohung, weil sie sich ihnen gegenüber in Bindungssituationen aggressiv und damit ängstigend oder weil sie sich auch selbst sehr ängstlich gegenüber ihren Kindern verhielten (Hesse und Main 2002).

Heute geht man davon aus, dass das desorganisierte Bindungsmuster aus entwicklungspsychopathologischer Sicht – bei genetischer Vulnerabilität – als Vorläufer für die spätere Entwicklung etwa einer Borderline-Persönlichkeitsstörung angesehen werden kann (Lyons-Ruth et al. 2011; Buchheim 2021).

PRAXISTIPP

Die verschiedenen Bindungsverhaltensweisen eines Kindes in Beziehung zu seiner Bindungsperson kann der Kinderarzt etwa in einer das Kind ängstigenden Untersuchungssituation oder beim Impfen eines Kindes ab dem 2. Lj. sehr gut beobachten, denn durch die Situation wird das Bindungssystem des Kleinkindes aktiviert, sodass es sich gegenüber seiner Bindungsperson entsprechend seiner spezifischen Bindungsqualität verhalten wird.

12.8 Definition und Klassifikation von Bindungsstörungen

In klinischen Stichproben von Patienten finden sich darüber hinaus als Ausdruck einer schwerwiegenden frühen emotionalen Entwicklungsstörung verschiedene Typen von Bindungsstörungen, die auf tiefgreifendere Veränderungen und Deformierungen in der Bindungsentwicklung zurückzuführen sind (Brisch 2022).

Grundlegend bei allen Bindungsstörungen ist, dass frühe Bedürfnisse nach Nähe und Schutz in Bedrohungssituationen und bei ängstlicher Aktivierung der Bindungsbedürfnisse in einem extremen Ausmaß nicht adäquat, unzureichend oder widersprüchlich sowie oft auch mit verschiedenen Formen von Gewalt – und zwar durch die Bindungspersonen selbst schon gegenüber ihrem Säugling – beantwortet wurden.

Solche Störungen können vor allem bei vielfältigen abrupten traumatischen Trennungserfahrungen des Kindes durch Wechsel der Betreuungssysteme entstehen, etwa bei Kindern, die in Heimen aufwuchsen, bei psychisch kranken Eltern mit eigenen traumatischen Erfahrungen oder bei erheblicher chronischer sozialer Belastung und psychischer Überforderung der Eltern (z. B. durch Krankheit, Armut, Verlust des Arbeitsplatzes; Brisch und Hellbrügge 2015a, 2007; Brisch 2006).

Bindungsstörungen weisen mit den oben skizzierten Mustern der Bindungssicherheit bzw. -unsicherheit kaum mehr Ähnlichkeiten auf. In bindungsrelevanten Situationen sind die Störungen in Bezug auf das Bindungsverhalten so ausgeprägt, dass sie als Psychopathologie diagnostiziert werden können. Zwei extreme Formen der **reaktiven Bindungsstörung** können auch nach ICD-10 bzw. ICD-11 klassifiziert und diagnostiziert werden: eine Form mit Hemmung (ICD-10: F94.1; ICD-11: 6B44) und eine mit Enthemmung (ICD-10: F94.2; ICD-11: 6B45) des Bindungsverhaltens (Dilling et al. 1991). Zusätzlich zu den in den internationalen Klassifikationssystemen erfassten Formen von

Bindungsstörungen lassen sich weitere klinisch klassifizierbare Typen von Bindungsstörungen diagnostizieren (➤ Kap. 12.12; Brisch 2022).

12.9 Ursachen der Psychopathologie der Bindungsentwicklung

Es gibt einen Zusammenhang zwischen desorganisiertem Bindungsmuster bei Kindern und ungelösten Traumata der Eltern (u. a. Sauvé et al. 2022).

Diese Eltern haben in der eigenen Kindheit Vernachlässigung, Missbrauch und Misshandlung erlebt, mussten Verluste wichtiger Bezugspersonen oder andere schwere Traumata erleiden. Das Verhalten des eigenen Kindes (z. B. Schreien des Säuglings) triggert das einst erlebte Trauma, da es an das eigene Weinen und den eigenen Schmerz erinnert. Dadurch können bei der Mutter oder dem Vater dissoziative oder auch traumaspezifische und das Kind ängstigende Verhaltensweisen ausgelöst werden (Brisch und Hellbrügge 2015a).

In einer prospektiven Längsschnittstudie konnten Brisch et al. (2003a) zeigen, dass neurologisch erkrankte Frühgeborene signifikant häufiger eine unsichere Bindung an ihre Mutter entwickelt hatten als neurologisch gesund entwickelte Frühgeborene, ganz unabhängig von der mütterlichen Bindungsrepräsentation. Dieses Ergebnis fand sich nicht mehr, wenn die Eltern an einer psychotherapeutischen Intervention teilgenommen hatten.

Für die Bindungsentwicklung von Kindern mit besonderen somatischen Risiken (z. B. Frühgeborene, pädiatrisch erkrankte Kinder) oder Traumaerfahrungen könnten außer der elterlichen Bindungsrepräsentation auch die elterlichen Bewältigungsfähigkeiten und die erfahrene soziale Unterstützung von Bedeutung sein (s. auch Brisch et al. 2003b).

Das Kind könnte sich somit in der Lage befinden, dass es dieselbe Person, die es etwa durch sein Verhalten oder seine Erkrankung ängstigt, gleichzeitig als Trostspender braucht. Die Bindungspersonen (etwa seine Eltern) stehen ihm aber emotional nicht zur Verfügung, da sie möglicherweise wegen der Erkrankung des Kindes mit ihren eigenen Ängsten und Bewältigungsversuchen beschäftigt sind. Auf dieser Basis wird das rasch wechselnde desorganisierte Annäherungs- und Vermeidungsverhalten der Kinder mit desorganisierter Bindung gut nachvollziehbar (Lyons-Ruth 1996).

Eine Metaanalyse von 202 Studien ergab folgende Ergebnisse (Clayton 2019): Der Anteil der Kinder mit desorganisiertem Bindungsmuster betrug ca. 15 %, wobei er in niedrigeren sozialen Schichten („children at-risk“ oder „parent at-risk“) zwischen 28 und 30 % variierte. Faktoren wie z. B. Konstitution und Temperament sowie das Geschlecht hatten keinen signifikanten Einfluss auf die Entwicklung eines desorganisierten Bindungsmusters.

Der stärkste Prädiktor für eine desorganisierte Bindung des Kindes ist die von ihm erlebte Misshandlung (s. auch Lyons-Ruth und Block 1996). Den zweitstärksten Effekt auf die Entwicklung desorganisierter Bindung des Kindes haben erlebte Traumata der Eltern.

Traumatisierungen und ein damit einhergehendes dissoziatives, ängstigendes Verhalten der Erziehungsperson beeinflussen die Entwicklung einer desorganisierten Bindung mehr als eine Trennung der Eltern oder Depression (Lyons-Ruth und Jacobvitz 1999). Als Folge desorganisierter Bindung ergaben sich signifikant häufig **dissoziative Symptome** und **externalisierende Verhaltensstörungen** bei Kindern und Jugendlichen (Lyons-Ruth 1996; Green und Goldwyn 2002).

In einigen Studien wurde ein Zusammenhang zwischen frühen Verhaltensproblemen – besonders bei Jungen – und unsicher-desorganisierter Bindung festgestellt. Es fand sich eine Verbindung zwischen ungelösten Traumata der Eltern bzw. desorganisierten Bindungsmustern der Kinder *und* aggressiven Verhaltensproblemen und Defiziten in sprachlichen Fertigkeiten bei diesen Kindern (Lyons-Ruth 1996).

Da traumatische Erfahrungen der Eltern und/oder der Kinder Prädiktoren für die Entwicklung einer desorganisierten Bindung sind und eine desorganisierte Bindung wiederum ein Prädiktor für externalisierende Verhaltensstörungen ist, wozu die ADHS gehört, liegt die Hypothese nahe, dass kindliche oder elterliche Traumata in einem Zusammenhang mit der Entstehung der **ADHS** stehen könnten. Dies konnte in einer groß angelegten Studie von Vuksanovic (2015) bei Jungen mit ADHS nachgewiesen werden.

Die Längsschnittuntersuchungen über die emotionale Entwicklung von Säuglingen und Vorschulkindern, die unter den Bedingungen schwerer früher Deprivation in rumänischen Heimen aufgewachsen und dann von englischen und kanadischen Familien adoptiert worden waren, sind für das Verständnis der Entwicklung von Bindungsstörungen von großer Bedeutung. Diese Kinder litten teilweise auch Jahre nach der Adoption noch an den Symptomen ausgeprägter reaktiver Bindungsstörungen mit zusätzlichen Störungen der Aufmerksamkeit, Hyperaktivität und solchen Verhaltensstörungen, die den Symptomen von Störungen aus dem autistischen Erkrankungsspektrum ähnelten (Rutter et al. 2001; Madigan et al. 2006; Nelson et al. 2014).

Wenn pathogene Faktoren wie Deprivation, Misshandlung und schwerwiegende Störungen in der Eltern-Kind-Interaktion nur vorübergehend oder phasenweise auftreten, können sie häufig mit desorganisiertem Bindungsverhalten assoziiert sein. Sind sie dagegen *das* vorherrschende frühe Interaktionsmuster und wurden die pathogenen Bindungserfahrungen über mehrere Jahre gemacht, können hieraus Bindungsstörungen resultieren.

PRAXISTIPP

Diese Zusammenhänge sind von hoher klinischer Relevanz: Sieht der Allgemeinarzt, Pädiater oder Kinder- und Jugendpsychiater Kinder mit solchen Symptomen, ist auf jeden Fall auch an eine Traumatisierung in der Entwicklung des Kindes und/oder der Eltern zu denken, weil unter diesen Umständen eher eine intensive psychotherapeutische und weniger eine psychopharmakologische Behandlung angezeigt wäre.

12

Differenzialdiagnose des Kindes

Eine Bindungsstörung des Kindes sollte allerdings – wegen der in diesem Alter bekannten „Fremdenangst", einer entwicklungsbedingten Durchgangsphase mit, wie der Name sagt, Angst des Säuglings gegenüber Fremden – nicht vor dem 8. Lebensmonat diagnostiziert werden. Die psychopathologischen Auffälligkeiten sollten mindestens über einen Zeitraum von 6 Monaten und in verschiedenen Beziehungssystemen beobachtet worden sein.

Probleme aus dem Spektrum der **autistischen Störungen** könnten mit dem Muster der Bindungsstörung mit Hemmung des Bindungsverhaltens verwechselt werden. Kinder mit den Symptomen eines frühkindlichen Autismus zeigen aber im Gegensatz zu Kindern mit gehemmter Bindungsstörung sehr unterschiedliche Formen von Trennungsprotest, wenn ihre Bezugsperson den Raum verlässt (Oppenheim et al. 2009). Bei der Rückkehr der Bindungsperson vermeiden sie den Blickkontakt mit dieser sowie Berührung und Nähe; ihre Sprachentwicklung ist retardiert, und sie fallen durch erhebliche Verhaltensstereotypien auf. Kinder mit weniger ausgeprägten Formen des Autismus könnten mit Kindern mit ausgeprägter Bindungsvermeidung verwechselt werden. Diese bindungsvermeidenden Kinder sind aber in ihrer Exploration eher unauffällig; sogar im Kontakt mit Fremden lassen sie sich auf ein exploratives Spiel ein. Bei sehr großer Angst zeigen sie durchaus Bindungsverhalten, d. h., bei ihnen ist die Schwelle größer, bis sie sich mit Nähesuchen an ihre Bindungsperson wenden. Verhaltensstereotypien lassen sich hier i. d. R. nicht beobachten. Bei einigen Kindern ist die Differenzialdiagnose allerdings schwierig und setzt einen klinisch erfahrenen Untersucher voraus. Anamnestische Angaben über den Verlauf der Entwicklung der Verhaltensstörung sowie ihr Auftreten – nur in einzelnen Situationen oder generalisiert – sind zur Differenzierung erforderlich (Überblick: Brisch 2022).

12.10 Bindungsklassifikation der Bezugspersonen

Die Erwachsenen werden mit dem **Erwachsenen-Bindungsinterview** *(Adult Attachment Interview,* AAI; Main und Goldwyn 1982) oder mit dem *Adult Attachment Projective Picture System* (AAP)von George und West (2011) im Hinblick auf ihre Bindungsrepräsentation untersucht. Beide Verfahren überprüfen die Bindungsrepräsentation von Erwachsenen und führen zu Ergebnissen mit Kategorien wie „sicher" (F = free-autonomous), „unsicher-vermeidend" (D = „dismissive"), „unsicher-ambivalent" (E = „enmeshed") sowie „ungelöste Traumatisierung" (U = „unresolved loss and trauma").

12.11 Die Weitergabe der Bindungsmuster zwischen den Generationen

Aufgrund der Bindungsrepräsentation des Vaters oder der Mutter kann man das Bindungsmuster des 12 Monate alten Kindes in Bezug auf den jeweiligen Elternteil teilweise vorhersagen. Das gilt selbst dann, wenn die elterliche Bindungsrepräsentation noch vor der Geburt des Kindes untersucht wird (Verhage et al. 2018).

Insgesamt bedeutet dies, dass zwischen der Art der Bindungsrepräsentation der Eltern, ihrem beobachtbaren Pflege- und Interaktionsverhalten sowie der Entwicklung der Bindungsqualität ihrer Kinder Zusammenhänge bestehen. Die Bindung im 1. Lj. ist *nicht* ausschließlich für die weitere Bindungsentwicklung determinierend und lässt keine absolute Vorhersage zu; vielmehr spielen weitere Einflussfaktoren offensichtlich eine große Rolle (Grossmann et al. 2005).

Ein ungelöstes Trauma eines Elternteils und/oder des Kindes selbst kann zu entsprechenden Störungen in der ganz frühen Interaktion zwischen Eltern und Säugling führen und auch die physiologische Regulationsebene beeinträchtigen (Galbally et al. 2022). Eine solche Störung in der Interaktion könnte die Ausbildung eines desorganisierten Bindungsverhaltensmusters sowie eines desorganisierten „inneren" Arbeitsmodells der Bindung beim Säugling zur Folge haben. Falls es zu wiederholten traumatischen Erfahrungen kommt, könnte es sein, dass sich nicht nur eine desorganisierte Bindung, sondern – als psychopathologische Steigerung – eine Bindungsstörung entwickelt.

Säuglinge mit einer genetischen Veränderung im Dopamin-Regulationssystem könnten hierfür besonders empfänglich sein (Bakermans-Kranenburg und van Ijzendoorn 2007). Die inkohärenten neuronalen Muster, die vor dem Hintergrund dieser regulatorischen Vulnerabilität ausgebildet werden, könnten durch die ängstlichen, ängstigenden und hilflosen Interaktionen von traumatisierten Eltern mit ihren Kindern noch verstärkt oder fixiert werden und sich in den desorganisierten Verhaltensweisen des Säuglings oder Kindes in bindungsrelevanten Situationen, die einen Stressor für die regulatorischen neurohumoralen Fähigkeiten des Kindes darstellen, abbilden. Die Verhaltensweisen des Kindes bei desorganisiertem Bindungsmuster haben auf der Symptomebene Ähnlichkeit mit dem ADHS-Syndrom und sind im Kindergarten- und Grundschulalter häufig mit aggressiven Verhaltensweisen assoziiert. Somit könnte ein desorganisiertes Bindungsmuster bei Säuglingen und Kleinkindern ein Vorläufer für eine ADHS-Symptomatik bei Vorschulkindern und Schulkindern sein (Brisch 2009, 2002, 2004).

12.12 Bindungstheorie und Medizin im Erwachsenenalter

Die Bindungsrepräsentationen, wie sie mit den Methoden der Bindungsforschung gemessen werden können, haben große Bedeutung für die Emotionsregulation und für die Persönlichkeitsentwicklung im Erwachsenenalter (Zimmermann 2002). Bei einer sicheren Bindung an eine Hauptbindungsperson im Kindesalter und einer späteren sicheren Bindungsrepräsentation im Jugend- und Erwachsenenalter zeigt sich eine deutliche **Resilienz** gegenüber emotionalen Belastungen mit ausgeprägten Bewältigungsstrategien, während unsicher-vermeidende Strategien mehr mit Emotionsabspaltung bei gleichzeitig erhöhter physiologischer Erregung und ambivalente Bindungsmuster mehr mit ängstlichen Entwicklungen zusammenhängen. Kinder, deren Bindungsqualität als desorganisiert oder bindungsgestört klassifiziert wurde, haben große Schwierigkeiten in der **Affektregulation,** weil mit dem Fehlen eines organisierten Bindungsmusters auch die Ich-Funktionen und die Differenzierungen in Selbst- und Objektrepräsentationen nicht ausreichend entwickelt sind.

Die Projektion von nicht aushaltbaren, unintegrierten Affekten wie Angst, Wut, Scham auf das Gegenüber in zwischenmenschlichen Begegnungen und Probleme der **Impulskontrolle** sind häufig anzutreffen, sodass **Borderline-Persönlichkeitsstörungen** in Längsschnittstudien bereits ab dem Jugendalter zu beobachten sind (Lyons-Ruth et al. 2011). Auf den Zusammenhang zwischen dem desorganisierten Bindungsmuster und der Entwicklung von Borderline-Persönlichkeitsstörungen im Erwachsenenalter wurde immer wieder hingewiesen (Buchheim 2008). Es wurden auch spezifische Veränderungen im fMRT bei bindungsrelevanter Stimulation während der Untersuchung gefunden (Buchheim et al. 2008).

Patienten mit **depressiven Störungen** und **Angststörungen** (➤ Kap. 64) hatten häufiger ein unsicher-ambivalentes Bindungsmuster (Schauenberg 2008). Scheidt und Waller (2002) konnten zeigen, dass eine unsichere Bindung mit einer erhöhten physiologischen Reaktionsbereitschaft häufiger bei **psychosomatischen und somatoformen Störungen** wie etwa dem idiopathischen Torticollis spasmodicus auftritt (Waller und Scheidt 2008). **Chronische PTBS** können sich aus frühen Bindungsstörungen entwickeln, die ursächlich auf frühen Entwicklungstraumatisierungen durch Bindungspersonen beruhen.

PRAXISTIPP

Für den Aufbau einer therapeutischen Beziehung ist es von grundlegender Bedeutung, die verschiedenen Bindungsmuster und ihre Störungen zu kennen, weil sie den Erstkontakt und die Reaktionen des Patienten beim Beziehungsaufbau besonders beeinflussen (Brisch 2022).

Auch die Möglichkeiten des Patienten zur Introspektion werden durch die in der Kindheit angelegten inneren Arbeitsmodelle von Bindung geprägt. Patienten mit einer **Borderline-Persönlichkeitsstruktur** haben große Schwierigkeiten in ihrer **Mentalisierungsfähigkeit,** weil sie in der frühen Kindheit vermutlich keine Bindungserfahrungen gemacht haben, die von Feinfühligkeit und Empathiefähigkeit ihrer Bindungspersonen geprägt waren (Steele et al. 1991). Patienten mit einer Bindungsstörung – etwa vom promiskuitiven, indifferenten Typus – sind nicht etwa sozial besonders gewandt, auch wenn es nach außen so erscheint, sondern haben größte Probleme, weil sie keine verlässlichen längerfristigen Beziehungen eingehen können. Daher ist der Aufbau einer tragfähigen therapeutischen Bindungsbeziehung von ihnen zwar sehr gewünscht, aber genauso sehr auch gefürchtet, sodass sie sich zunächst scheinbar ohne Probleme in Behandlung begeben, diese aber ebenso schnell wieder abbrechen und zu neuen Therapien wechseln.

Die klinischen Erfahrungen zeigen, dass therapeutische Bindungsbeziehungen auch mit bindungsgestörten Patienten aufgebaut werden können und dass die Bindungsrepräsentationen dieser Patienten auch über die Zeit durch die neuen Erfahrungen in der Therapie veränderbar sind. Diese Ergebnisse können unser Verständnis in Bezug auf die Persönlichkeitsentwicklung und eine Psychopathologie mit Gewinn für die klinische Anwendung erweitern.

Umfassende Studien aus der Prozessforschung der Psychotherapie (Orlinsky et al. 1994) ergaben, dass der Bindungsbeziehung zwischen Patient und Therapeut („therapeutic bond“), bezogen auf das gesamte Spektrum aller Variablen, die das Therapieergebnis beeinflussen können, ein ganz entscheidender prädiktiver Wert zukommt.

❚❚ Die Psychotherapieforschung zeigt konsistente Zusammenhänge zwischen der Qualität der therapeutischen Bindung und dem Therapieerfolg. Als auslösende Faktoren für die Herstellung und Aufrechterhaltung der therapeutischen Bindung werden die „unausgesprochene Affektabstimmung“ zwischen Patient und Therapeut sowie das „affektive Klima“ angesehen. ❚❚

Eine gute therapeutische Bindung beeinflusst die Bereitschaft des Patienten, sich zu öffnen und defensive Prozesse und Widerstände abzubauen (u. a. Grawe 2000). Der Bindung wird dabei durchaus unterstützende Qualität zugemessen. Sie wird als grundsätzliche Bedingung angesehen, damit therapeutische Techniken und Botschaften aus dem Beziehungserleben innerhalb der Therapie vermittelt werden können. Die Herstellung und Aufrechterhaltung einer guten therapeutischen Bindungsbeziehung über einen langen Therapiezeitraum wird besonders für die Behandlung von Patienten, die mit Persönlichkeitsstörungen und entsprechend schwerwiegender Psychopathologie in die Behandlung kommen, als eine Grundvoraussetzung dafür angesehen, dass man mit ihnen überhaupt einen längeren Therapieprozess einleiten kann.

Man kann vermuten, dass in der therapeutischen Beziehung durch Veränderungen der Affekte, der Kognitionen und des Verhaltens auch die Selbst- und Objektrepräsentanzen des Patienten reifen. Das bindungsrelevante Arbeitsmodell („inner working model“) des Kindes bzw. die Bindungsrepräsentation des Erwachsenen kann sich durch neue Bindungserfahrungen verändern (Talia et al. 2014; Brisch et al. 2013). Nach Bowlby enthält ein Arbeitsmodell nicht nur verschiedene Erfahrungen im Hinblick auf die erlebten Bindungserfahrungen mit den Bindungsfiguren, sondern auch Konzepte des Selbst, die aus den erfahrenen Interaktionen hervorgegangen sind (Garbe 2015). Es wird – etwa bei der Entwicklung von dissoziativen Störungen – angenommen, dass es auch mehrere Arbeitsmodelle geben kann, vor allem wenn verschiedene einander widersprechende Bindungserfahrungen – beispielsweise durch eine verstrickte Bindungsbeziehung zur Mutter und eine vermeidende zum Vater – internalisiert wurden (Farina et al. 2019).

Die Konzentration auf einen bindungsrelevanten Fokus kann der Bearbeitung von psychischen Störungen nutzen. Ein solcher thematischer Schwerpunkt könnte Inhalte aus den Bereichen Bindung, Trennung und Verlust sowie Exploration umfassen.

❚❚ Das Konzept der Bindung stellt eine Grundvoraussetzung für die psychotherapeutische Arbeit dar, und man kann es als übergreifenden Wirkfaktor aller Therapiemethoden betrachten. ❚❚

Ausgehend vom Therapeuten als einer „sicheren Basis" („secure base") können nachfolgend oder parallel auch andere psychische Störungsanteile bearbeitet werden, z. B. Störungen der Triebdynamik oder des Verhaltens (Bowlby 1988).

Ohne sichere Basis, also ohne sichere therapeutische Bindung, ist erfahrungsgemäß eine Bearbeitung etwa von affektiv beladenen traumatischen Erfahrungen und bindungs- sowie triebdynamischen Konflikten kaum möglich.

Unter diesem Aspekt ist es von Bedeutung, mit welchem Bindungsmuster Kliniker ihren Patienten gegenübertreten: Ein bindungssicherer Arzt oder Therapeut wird auf die Not seiner Patienten eher eingehen und ihnen Schutz und Sicherheit anbieten als ein bindungsvermeidender Arzt, der Signale von Angst beim Patienten eher verleugnen oder bagatellisieren würde. Ein Arzt mit eigenen ungelösten traumatischen Erfahrungen würde sich u. U. in der Interaktion mit seinen Patienten nicht feinfühlig verhalten, bis dahin, dass er diese durch sein ängstliches oder angstmachendes Verhalten sehr stressen könnte. Ein solches ärztliches Verhalten wäre besonders gegenüber traumatisierten Patienten sehr schwierig, weil diese dadurch im schlimmsten Falle retraumatisiert werden könnten.

Diese Überlegungen gelten auch für Patienten, die primär wegen körperlicher Beschwerden einen Arzt oder eine Klinik aufsuchen. Wenn die Symptome ihnen Angst machen, ist ihr Bindungssystem aktiviert. Sie erwarten, in dem behandelnden Arzt eine Bindungsperson zu finden, die ihnen durch ihre Diagnostik und Behandlung viel Sicherheit gibt und der sie i. S. einer sicheren Bindungsperson vertrauen können.

- Patienten mit **sicherer Bindungsrepräsentation** werden rasch kooperieren, sodass sich – selbst bei noch nicht gestellter Diagnose und noch fehlender erfolgreicher Behandlung – ihre Angst schon bald vermindern wird. Dies ist wiederum hilfreich für eine erweiterte Anamneseerhebung, die Kooperation in der Behandlung und eine gute Compliance bei möglichst geringem Angsterleben des Patienten.
- Patienten mit **vermeidender Bindungsrepräsentation** werden dagegen eher mehr kognitiv orientierte Gespräche suchen, Fragen stellen und mit ihrem Arzt diskutieren, während sie ihre Gefühle, besonders ihre Angst, dissimulieren oder ganz abspalten.
- Das Gegenteil ist bei Patienten mit **ambivalenter Bindungsrepräsentation** zu erwarten: Sie werden selbst bei wiederholten Gesprächen mit ihrem Arzt kaum weniger Angst erleben und vielfach und immer wieder neu die Versicherung ihres Arztes, dass alles gut gehen wird, benötigen, bevor sie sich ihm beruhigter anvertrauen können.
- **Desorganisierte Bindungsrepräsentationen** führen dagegen oft zu diffusen Ängsten, Unterwerfung, Kampf, Projektionen von Affekten und Agieren. Hier sind Struktur und Klarheit des Arztes sowie genaue Grenzsetzungen und Regeln gefordert. Um immer wieder die Compliance zur Behandlung zu sichern, ist der stete Versuch hilfreich, in einer geschützten ärztlichen Bindungsbeziehung über die diffuse – manchmal paranoide – Angst der Patienten zu sprechen, die nicht in Relation zur Größe des erforderlichen medizinischen Eingriffs stehen muss.

12.13 Ausblick

Die Zukunft der Bindungstheorie könnte verstärkt in ihrer Anwendung i. S. einer **primären Prävention** von emotionalen Entwicklungsstörungen bestehen (Brisch und Hellbrügge 2008; Brisch 2007). Eine solche Primärprävention wird im Präventionsprogramm *SAFE® – Sichere Ausbildung für Eltern* (www.safe-programm.de) erfolgreich angestrebt (Brisch 2008b, 2024; Walter et al. 2019, 2024).

Eine **sekundäre Prävention** von aggressiven und ängstlichen Verhaltensstörungen, wie sie auch bei Bindungsstörungen gefunden werden, wird durch unser Programm der Mutter-Kind-Beobachtung in Kindergärten und Schulen realisiert: *B. A. S. E.® – Babywatching in Kindergarten und Schule* (www.base-babywatching.de) fördert die Empathieentwicklung der Kinder und hilft ihnen, sich auch gegenüber ihren Spielkameraden weniger aggressiv, prosozialer und weniger ängstlich zu verhalten (Brisch 2008b).

Der größte Gewinn einer solchen Entwicklung könnte darin bestehen, dass sich sicher gebundene, empathiefähige Kinder langfristig auch für eine menschlichere Gestaltung von Beziehungen in der Familie und der Gesellschaft insgesamt einsetzen (Brisch 2022).

LITERATURAUSWAHL

Brisch KH. Bindungsstörungen – Von der Bindungstheorie zur Beratung und Therapie. 19. vollst. überarb. u. erw. Neuauflage. Stuttgart: Klett-Cotta 2022.

Grossmann K, Grossmann KE. Bindung – das Gefüge psychischer Sicherheit. Stuttgart: Klett-Cotta 2004.

Grossmann K, Grossmann KE, Waters E. Attachment from Infancy to Adulthood: The Major Longitudinal Studies. New York: Guilford Press 2005.

Kuo PX, Saini EK, Tengelitsch E, Volling BL. Is one secure attachment enough? Infant cortisol reactivity and the security of infant-mother and infant-father attachments at the end of the first year. Attach Hum Dev 2019; 21(5): 426–444.

Lyons-Ruth K, Bureau J-F, Nemoda Z, Sasvari-Szekely M. Qualität der frühen Zuwendung, Trauma und genetische Vulnerabilität als Prädiktoren von Merkmalen einer Borderline-Persönlichkeitsstörung: Eine prospektive Längsschnittanalyse. In: Brisch KH (Hrsg.): Bindung und frühe Störungen der Entwicklung. Stuttgart: Klett-Cotta 2011; 136–166.

Main M, Solomon J. Discovery of an insecure-disorganized/disoriented attachment pattern: Procedures, findings and implications for the classification of behavior. In: Brazelton TB, Yogman MW (eds.): Affective Development in Infancy. Norwood: Ablex Publ. 1986; 95–124.

Meins E. Sensitive attunement to infants' internal states: operationalizing the construct of mind-mindedness. Attach Hum Dev 2013; 15: 524–544.

Murray L. Die Entwicklung von Kindern postpartal depressiver Mütter: Befunde der Cambridge-Längsschnittstudie. In: Brisch KH (Hrsg.): Bindung und frühe Störungen der Entwicklung. Stuttgart: Klett-Cotta 2011; 51–71.

Rutter M, Kreppner JM, O'Connor TG, and the English and Romanian Adoptees (ERA) Study Team. Specificity and heterogeneity in children's responses to profound institutional privation. Br J Psychiatry 2001; 179: 97–103.

KAPITEL

13

Hans-Peter Hartmann

Psychodynamische Konzepte der Selbstregulation und Beziehung

13.1 Einführung

Eine zeitgemäße psychoanalytische Theorie betont die Bedeutung der unbewusst stattfindenden Entwicklungsprozesse körperlich begründeter Bedürfnisse und deren Auswirkung auf bereits im Säuglings- und Kindesalter ablaufende intersubjektive biopsychosoziale Regulationsvorgänge. Im Wesentlichen geht es dabei um Stressregulation, die bereits intrauterin in Abhängigkeit von der Stressbelastung der Mutter stattfindet (Roth und Strüber 2014), und nachgeburtlich insbesondere um das Lernen von Affektbedeutungen und die Regulation der Affekte im Kontakt mit den frühen Bezugspersonen. Dementsprechend fußen psychosomatische Störungen auf nicht angemessenen Affektregulationen und Bewältigungsmechanismen. Diese Vorgänge werden durch mindestens zwei Subjekte beeinflusst und finden in einem sozialen Feld statt. Damit sind zwei grundsätzliche Aspekte einer **Integrierten Medizin** angesprochen:

1. das Verständnis von Gesundheit und Krankheit sowie
2. der Umgang zwischen Arzt und Patient.

Frühere Modelle der Entstehung psychosomatischer Störungen waren gekennzeichnet durch eine Ein-Personen-Psychologie, bei der Konflikte innerhalb der Person entstanden (z. B. Konversion als körperliche Symbolisierung eines psychischen Konflikts), oder das Konzept der De- und Resomatisierung (vgl. Fußnote 5) sowie die Spezifitätshypothese (Alexander 1951), bei der eine Organwahl auf der Grundlage spezifischer Konflikte angenommen wurde. Diese Theorien und Modelle sind heute veraltet und verlassen. Stattdessen hat sich in den letzten 3–4 Jahrzehnten eine Wendung zu einer **Zwei-Personen-Psychologie** vollzogen mit einem veränderten psychoanalytischen Verständnis der Genese psychosomatischer Störungen und auch des Zugangs zum Verstehen in der Arzt-Patient-Beziehung, denn auch sie ist von intersubjektiven und intrapsychischen Regulationsvorgängen geprägt, die besonderer Aufmerksamkeit bedürfen.

Dieser neue Intersubjektivitätsbegriff hat seinen Ausgang im Grunde schon bei Ferenczi und Balint genommen und wurde in den USA besonders durch Mitchells Entwurf einer relationalen Psychoanalyse (2000) befördert. In Deutschland hat Bauriedl (1980) lange vor Mitchell im Rahmen ihrer familientherapeutischen Orientierung die Bedeutung der Beziehungsebene in der psychoanalytischen Behandlung betont, was dann später von Altmeyer und Thomä (2006) als intersubjektive Wende eingeführt wurde.

Schon Freud (1923) wies darauf hin, dass das Psychische aus dem Organischen komme (*„Das Ich ist vor allem ein körperliches…“*, ebd. S. 253), da die Triebe als motivationale Grundlage des Verhaltens einer körperlichen Quelle entstammten. Wir sprechen heute von **Grundbedürfnissen** mit einer neurobiologischen Basis in subkortikalen Hirnstrukturen, sog. emotionalen Systemen (Panksepp und Biven 2012), die reguliert werden: beim Säugling zwischen ihm und seinen wichtigsten Bezugspersonen, beim Arzt zwischen ihm und seinem Patienten.

Der Organismus hat eine Tendenz zur **Selbstregulation,** strebt jedoch als lebendes System von Beginn des Lebens an nach Verbindung mit einem anderen System, um selbst zu wachsen und ein größeres Maß an Komplexität und Kohärenz zu erreichen (Thelen und Smith 1994).

Bei diesen intersubjektiven Regulationsabläufen ist jeder Beteiligte bestrebt, einen kohärenten Selbstzustand zu erlangen. Säuglinge und Kleinkinder sind in diesem Regulationsprozess zunächst in größerem Maß auf Fremdregulation angewiesen als die erwachsenen Bezugspersonen. Überwiegend durch deren empathisches Verständnis entsteht ein Milieu, durch das ein größeres Maß an **Selbstkohärenz** gefördert, d. h. psychische Strukturbildung unterstützt wird. In demselben Handlungsvollzug werden so motivationale Prozesse schon beim Neugeborenen und seiner relevanten Bezugsperson reguliert und durchdringen sich gegenseitig. So reguliert sich der Hunger des Säuglings beim Stillen zusammen mit dem Bedürfnis nach Befriedigung des Säuglings und körperlicher Spannungsabfuhr bei beiden Beteiligten. Aus diesen intersubjektiven Erfahrungen entwickeln sich zwischen der Geburt und dem 4. Lj. auf der mittleren limbischen Ebene der Kern der Persönlichkeit und die basalen Motivationen.

Die **Arzt-Patient-Beziehung** ist einer dieser oben beschriebenen spezifischen intersubjektiven Kontexte, in denen regelmäßig bedeutungsvolle frühe Beziehungserfahrungen und -erwartungen wiederholt werden. In vergleichbarer Weise kommt es generell auch in jeder psychotherapeutischen Beziehung zu Übertragungen aus der Kindheit des Patienten auf den Arzt oder Therapeuten. Jedweder motivationale Zustand und seine Regulation sind also auch hier nur intersubjektiv aus seiner Herkunftsgeschichte verstehbar. Dabei sind Übertragungen früher Erfahrungen und Erwartungen in Beziehungen nahezu immer, zumindest aus Sicht des Patienten, unbewusst. Der Arzt dagegen sollte unbewusst ablaufende Prozesse regelmäßig bei seinem Verständnis der Arzt-Patient-Beziehung berücksichtigen Aber auch er kann unbewusst körperlich und psychisch auf das Verhalten und Beziehungsangebot des Patienten reagieren. Dies wird in einer intersubjektiven Sichtweise von therapeutischen Beziehungen als **Co-Übertragung** bezeichnet.

Insofern ist es hilfreich, wenn der Arzt sich selbst und seinen Reaktionen gegenüber aufmerksam bleibt. Das empathische Verstehen des Arztes ermöglicht dabei im besten Fall dem Patienten ein besseres Selbstverständnis und eine bessere Selbstempathie und trägt damit wiederum zur weiteren psychischen Strukturbildung bei.

13.2 Moderne Psychoanalyse und Intersubjektivität: der Beitrag der Selbstpsychologie

Wichtige Impulse für die Hinwendung zu einem intersubjektiven Paradigma erhielt die Psychoanalyse durch die Objektbeziehungstheorien (➤ Kap. 35) und Bowlbys Bindungstheorie, die sich insbesondere mit den affektregulierenden Auswirkungen von Interaktionen beschäftigt hat (➤ Kap. 12), aber auch schon durch Balint (1968) und Ferenczi (1913). Clara Thompson (1964) gilt in den USA als Wegbereiterin der relationalen Psychoanalyse. Die heutige Wende zur Intersubjektivität findet jedoch in der Psychoanalyse wesentlich erst durch Kohuts Selbstpsychologie statt (➤ Tab. 13.1).

Tab. 13.1 Differenzielles Verständnis von Topografie, Motivation, Entwicklung, Symptombildung und Behandlung in psychoanalytischen Theorien

Theorieebene	Psychoanalytische Theorien			
	Freud (topografisches und Strukturmodell)	Objektbeziehungstheorie	Selbstpsychologie	Intersubjektivitätstheorie
Topografie	Unbewusstes, Vorbewusstes, Bewusstes, Es (unbewusst), Ich und Über-Ich (z.T. bewusst und unbewusst)	Objektbeziehungen meist unbewusst	Selbst und Selbstobjekt meist unbewusst	Organisationsprinzipien meist unbewusst
Motivation	Libidinöse und aggressive Triebe, ödipale Wünsche und Ängste	Widerstrebende Wünsche nach Separation/Individuation, Liebe, Hass, Ambivalenz, Neid, Dankbarkeit, Wiedergutmachung	Selbstobjektbedürfnisse Ziel ist Selbstkohärenz, funktional-motivationale Systeme (Lichtenberg)	Primäre und sekundäre Intersubjektivität, Bindung und Intersubjektivität
Entwicklung	Psychosexuelle Entwicklungsphase; infantile ödipale Wünsche müssen aufgegeben werden	Bindung und Trennung von Selbst und Objekt Mentalisierung, paranoide/depressive Position, Separation-Individuation	Empathische frühe Selbstobjekt-Matrix führt zur Entwicklung eines Kernselbst über Spiegelung und Idealisierung	Angemessene frühe mutuelle Regulation verhindert pathologische Akkommodation im Bindungskontext
Symptombildung	Konflikt zwischen bewussten und unbewussten Triebwünschen, abhängig von Ich-Stärke	Abhängig von der Qualität der Objektbeziehungen, Borderline Persönlichkeitsorganisation	Reifes Selbst ist Hinweis für seelische Gesundheit, Selbststörungen bei ungenügend guten Selbstobjekterfahrungen	Relationales Trauma führt zur Aufgabe eigener kognitiv-affektiver Realität
Behandlung	Widerstandsanalyse und Übertragungsdeutung; wo Es war, soll Ich werden	Therapeut als neues Objekt, Übertragungsinterpretation und übertragungsfokussierte sowie mentalisierungsbasierte Behandlung	Therapeut als Selbstobjekt, Selbstobjektübertragung wird bearbeitet im Prozess von Unterbrechung und Wiederherstellung	Übertragung und Co-Übertragung, Therapeut gestaltet Beziehung mit (dialogisches Verstehen), Empathie im Hier und Jetzt

Die psychoanalytische Selbstpsychologie betrachtet in ihrem Persönlichkeitsmodell psychische Strukturbildung wesentlich als Folge einer angemessenen **Regulation** von Bedürfnissen, die mit einem Selbstobjekt verbunden sind.

Unter **Selbstobjekt** verstand Kohut (1971, 1977, 1984) diejenige Dimension unseres Erlebens eines Mitmenschen, die mit dessen Funktion als Stütze unseres Selbst verbunden ist. Das Selbstobjekt ist der subjektive Aspekt einer das Selbst erhaltenden Funktion, zustande gekommen durch die Beziehung zwischen Selbst und Objekt. Das Selbst, dessen Essenz nicht erkennbar ist und hier nur metaphorisch gebraucht wird (Kohut 1977: 299), entsteht in einem Wechselspiel zwischen der genetischen Ausstattung und seinen frühen Umwelterfahrungen.

Selbstobjektbedürfnisse steuern Motivationen und werden vom Lebensbeginn an in der intersubjektiven Beziehung reguliert (Stern 1985; Dornes 1994). Die strukturelle Entwicklung des Selbst verläuft dabei nach Beebe und Lachmann (1994) von Anfang an über die Interaktionsstrukturen, die zwischen Selbst und Bezugsperson im Prozess von Unterbrechung und Wiederherstellung der Beziehung und unter Einbezug intensiver affektiver Augenblicke entwickelt werden[1]. Die strukturelle Stärke des Selbst ist in selbstpsychologischer Sicht (ähnlich dem Strukturbegriff in der OPD: Arbeitskreis OPD 2006) die Basis für eine optimale Entwicklung der psychischen Ausdrucksmöglichkeiten und Folge der Verinnerlichung der oben erwähnten intersubjektiven Erfahrungen.

Es entsteht dann ein kohärentes, überdauerndes Selbstgefühl (**Selbstkohärenz**[2]), das gewöhnlich nur durch einschneidende Lebensereignisse erschüttert werden kann und selbst bei schweren Traumata nicht zwingend zusammenbricht.

Ein strukturell starkes Selbst vermag die unterschiedlichen motivationalen Strebungen im Gleichgewicht zu halten und kohärent zu bleiben. Es besteht ein motivationaler Primat des Selbstgefühls, d. h., primär geht es nicht um die Befriedigung von Triebwünschen, sondern um die Herstellung oder Wiederherstellung der Kohärenz des Selbst.

In der Folge treten in der psychoanalytischen Selbstpsychologie an die Stelle von Freuds Triebtheorie komplexe interdependente Motivationssysteme (Lichtenberg 1989). Die wesentlichen primären Motivatoren werden in kategorialen Affekten gesehen (z. B. Freude, Ekel, Überraschung etc.) und sind nicht nur auf Lust/Unlust bezogen. Lichtenberg (1989) geht von fünf grundlegenden **Motivationssysteme**n (später sieben; s. Lichtenberg et al. 2011) aus: physiologische Grundregulation, Bindung, Exploration/Assertion, Aversion, Sensualität/Sexualität.

Am wichtigsten für die Entwicklung einer stabilen Selbststruktur und damit bedeutsamer als die Konflikte ist die fortdauernde **gegenseitige Regulation,** vor allem hinsichtlich der Affekte bzw. der kommunikativen „Musikalität" des Affektaustauschs (sog. Vitalitätsaffekte nach Stern 2011). Der Säugling erwartet von seiner Umwelt eine solche Responsivität. Wenn dieses erwartete feinfühlige frühe Interaktionsmilieu vorhanden ist, kann sich der Säugling als wirkmächtig erleben und entwickelt somit neben einer sicheren Bindung auch Selbstwirksamkeit.

13.3 Der Beitrag von Neurobiologie, Entwicklungspsychologie, Säuglingsforschung und Bindungstheorie zur intersubjektiven Wende

Daniel Stern (1985) hat als Psychoanalytiker und empirischer Säuglingsforscher nach Einschätzung von Altmeyer und Thomä (2006) durch sein Verständnis von Entwicklung wesentlich zur intersubjektiven Wende in der Psychoanalyse beigetragen. Dabei zeigt sich die Bedeutung von Regulationsprozessen zwischen Mutter und Säugling bereits pränatal, da sich hier schon Auswirkungen mütterlicher Stressreaktionen über den plazentar vermittelten Kortisolspiegel der Mutter auf die pränatale Hirnentwicklung nachweisen lassen (Roth und Strüber 2014). Schon zu dieser Zeit befindet sich das noch ungeborene Kind in einem ständigen Regulations- und Austauschprozess auf vegetativ-hormoneller bzw. autonom-neuronaler Ebene.

13.3.1 Neurobiologie

Das noch ungeborene Kind ist bei präpartaler Stressbelastung postpartal anfälliger für Stress und psychische Erkrankungen. Solche Kinder sind ängstlich und weniger neugierig. Der Körper der Mutter signalisiert dem Kind durch seine massive stressbedingte Kortisolproduktion und die daraus folgende erhöhte Kortisolkonzentration im fetalen Plasma ständige Gefahr, und daher gehen die Kinder postpartal schneller in einen Kampf-Flucht-Modus. Diese Veränderungen finden sich noch bis in die Adoleszenz – nur aufgrund der in der Schwangerschaft gemachten Erfahrungen (Grace et al. 2016).

Vor allem bindungsbezogene Prozesse, die evolutionär der Sicherheit und dem Schutz vor Gefahr dienen, sind bereits auf einer neurobiologischen Ebene von Bedeutung (➤ Kap. 6), weil Sicherheit zur Senkung des Kortisolspiegels beiträgt und nicht nur psychische, sondern auch psychobiologische Bedeutung hat (Hofer 2014). Bowlby (2006a) spricht von einem inneren Ring von Bindungsreaktionen auf physiologischer Ebene (endokrinologisch, immunologisch), der den

[1] Dies bezieht sich auf Interaktionen, die organisiert werden, wenn Menschen eine massive affektive Zustandsänderung (positiver oder negativer Art) erleben (nach Lachmann und Beebe 1996, z. B. wenn während der Analyse erstmals emotionaler Kontakt ohne Wörter entsteht, bei humorvollen Momenten oder wenn ein sich als hilflos erlebender Patient plötzlich durch Interpretation oder Hinweise des Analytikers Schwächen bei anderen oder Stärken bei sich wahrnimmt und dann aus Verzweiflung ein Stärkegefühl entsteht).

[2] Unter Selbstkohärenz versteht Kohut (1984) einen Selbstzustand, der mit einer gewachsenen oder verminderten Struktur einhergehen kann. Entsprechend liegt ein kohäsives oder fragmentiertes Selbst vor. Durch regulierende Erfahrungen mit Selbstobjekten können Fragmentierungszustände des Selbst in Zustände von Selbstkohärenz verwandelt werden.

äußeren Ring, d. h. die sichtbaren Bindungsverhaltensweisen, ergänzt (➤ Kap. 12).

Die meisten Hirnveränderungen spielen sich nach Roth und Strüber (2014) beim sich entwickelnden Gehirn des noch ungeborenen Kindes und auch nach der Geburt subkortikal ab (limbisches System, Amygdala, Hypothalamus):

- Die unterste limbische Ebene entwickelt sich nach Roth und Strüber zuerst und ist Basis grundlegender Persönlichkeitseigenschaften wie z. B. Stresstoleranz, Selbstberuhigungsfähigkeit, Impulshemmung, Offenheit bzw. Verschlossenheit, Risikobereitschaft, Vertrauen in sich selbst und andere. Diese Ebene entsteht schon vor der Geburt und ist durch Erfahrung und Erziehung nahezu unveränderbar.
- Die mittlere limbische Ebene entwickelt sich kurz nach der Geburt bis etwa zum 3./4. Lj., und diese Entwicklung ist in der Adoleszenz endgültig abgeschlossen. Zusammen mit der ersten Ebene (Temperament) entsteht hier der Kern der Persönlichkeit mit seinen basalen Motivationskräften (Grundemotionen in Verbindung mit spezifischen Situationen, bevorzugte Belohnungsstrategien, Ausmaß an Frustrationstoleranz). Dieser Hirnbereich ist zu Beginn des Lebens höchst plastisch und auch irritierbar. Seine Veränderbarkeit nimmt mit fortschreitendem Alter bis zur Pubertät aber massiv ab: anfangs steil, danach langsamer.
- Die oberste limbische Ebene entwickelt sich in der späten Kindheit ab dem 4./5. Lj. bis zum jungen Erwachsenenalter. Im Vordergrund steht die sozioemotionale Entwicklung mit der Ausprägung von sozial bedeutsamen Persönlichkeitseigenschaften wie Machtstreben, Neigung zu Dominanz oder Unterwerfung, Empathie und Kommunikationsbereitschaft. Auch die Fähigkeiten zur kontrollierten Aufmerksamkeit, Wahrnehmung von Schmerz, Erkennen von emotionalen Wahrnehmungsinhalten vokal, gestisch, mimisch und die Erinnerungsfähigkeit für emotionale Erfahrungen gehören dazu.
- Erst danach entwickelt sich die vierte (kognitiv-sprachliche) Ebene, lokalisiert vor allem in der linken Großhirnrinde. Hier geht es um rationale und bewusste sprachliche Kommunikation. Wir verändern diesen Bereich lebenslang; je nach Anforderungen können wir unser Verhalten z. B. opportunistisch ausrichten oder uns verstellen. Wir lernen hier also ständig dazu.

Auf der Basis dieser anatomischen und entwicklungsphysiologischen Zuordnungen – was entwickelt sich wann – unterscheiden Roth und Strüber neurobiologisch mindestens sechs **psychische Grundmechanismen.** Der grundlegendste ist dabei die **Stressverarbeitung** als wichtigstes System für alle psychischen Störungen, d. h. die Regulation von Adrenalin-, Noradrenalin- und Kortisolausscheidung.

Roth und Strüber kommen zu dem Schluss, dass die entscheidenden Veränderungseinflüsse durch Psychotherapie über korrigierende Bindungserfahrungen ermöglicht werden oder, wie Fonagy (2003) es ausdrückt:

Die spezifische Art des Miteinanderseins in der Psychotherapie ist wichtiger als eine Deutung des unbewussten Konflikts.

Eine weitere Konsequenz aus einem solchen neurobiologischen Modell von Persönlichkeitsentwicklung ist die Annahme, dass subkortikale Hirnabschnitte einen viel bedeutsameren Beitrag zum Verständnis menschlichen Verhaltens und vor allem zu dessen unbewussten Anteilen leisten als bisher gedacht. Besonders ausgearbeitet wird dieser Zugang in Panksepps Konzeptualisierung der Basis menschlichen Verhaltens, d. h. den unbewussten Anteilen, über sieben evolutionär entwickelte subkortikale emotionale Systeme im Säugetiergehirn (Panksepp und Biven 2012). Diese sieben subkortikalen Systeme sind das SEEKING-, RAGE-, FEAR-, CARE-, PANIC/GRIEF-, LUST- und PLAY-System. Die neurobiologische Sicht von Panksepp stellt die subkortikale, im Körperlichen verankerte (s. Freud 1923) Metatheorie für die Urmotive des Verhaltens dar und kann mit Lichtenbergs Annahme von fünf bzw. neuerdings sieben motivationalen Systemen in Verbindung gebracht werden (Lichtenberg et al. 2011).

Motivationale Systeme werden mit dem Ziel entwickelt, mentale Zustände zu organisieren und die daraus folgenden Intentionen und Ziele zu identifizieren. Ausgegangen wird von den Befunden der Säuglingsforschung sowie klinischer psychoanalytischer Beobachtung und Forschung. Motivationale Systeme sind selbstorganisierend und entstehen aus intersubjektiv kreierten Affekten, Intentionen und Zielen. Diese Theorie bezieht sich neurobiologisch auf tertiäre und sekundäre Prozesse, ausgehend von primären Regelkreisen. Dabei kann das SEEKING-System am ehesten mit dem explorativen Motivationssystem Lichtenbergs in Verbindung gebracht werden, das RAGE-System passt zum aversiven Motivationssystem bei Lichtenberg, während das FEAR-, CARE- und PANIC/GRIEF-System mit Bindungsbedürfnissen und Fürsorge und das LUST-System mit Sinnlichkeit und Sexualität in Zusammenhang steht. Das PLAY-System könnte man den explorativen Bedürfnissen, aber auch denjenigen nach Selbstbehauptung (Assertion) zuordnen. Jedoch dürfen diese unterschiedlichen Ebenen der Konzeptualisierung nicht vermischt werden. Panksepp spricht ausdrücklich von primären subkortikalen emotionalen Systemen, welche die neurobiologische Basis für die daraus abgeleiteten erlebten Grundbedürfnisse (sekundäre Ebene) darstellen (➤ Abb. 13.1).

Die Entdeckung der Spiegelneurone in einem motorischen Rindenfeld bei Affen liefert einen weiteren Hinweis für permanente intersubjektive Austauschprozesse (Rizzolatti et al. 1999; Gallese 2000). Eine Aktivierung von Spiegelneuronen wird nach dieser Theorie nicht nur durch selbstausgeführte Bewegungen, Gesten und Aktionen ausgelöst, sondern auch durch Beobachtung derselben Bewegungen, Gesten usw. bei anderen. Dabei geht es nicht um Imitation, sondern um Handlungsverstehen.

Die neurobiologische Forschung bestätigt nicht nur die intersubjektive Verfasstheit menschlichen Lebens von Anfang an, sondern auch die gänzliche Unmöglichkeit, uns dem Mitgefühl zu entziehen, wenn wir Kontakt mit dem anderen aufnehmen. Das ist die schmerzvolle Seite der **Empathie** (Singer und Frith 2005). Wir fühlen den Schmerz emotional auch dann, wenn wir ihn physisch nicht verspüren, und es werden dieselben Hirnregionen aktiviert, ob der Schmerz nur mitgespürt oder selbst körperlich erfahren wird. Dieses empathische Mitfühlen des Schmerzes bei einem anderen – auch in der Arzt-Patient-Beziehung – ist umso ausgeprägter, je stärker wir emotional

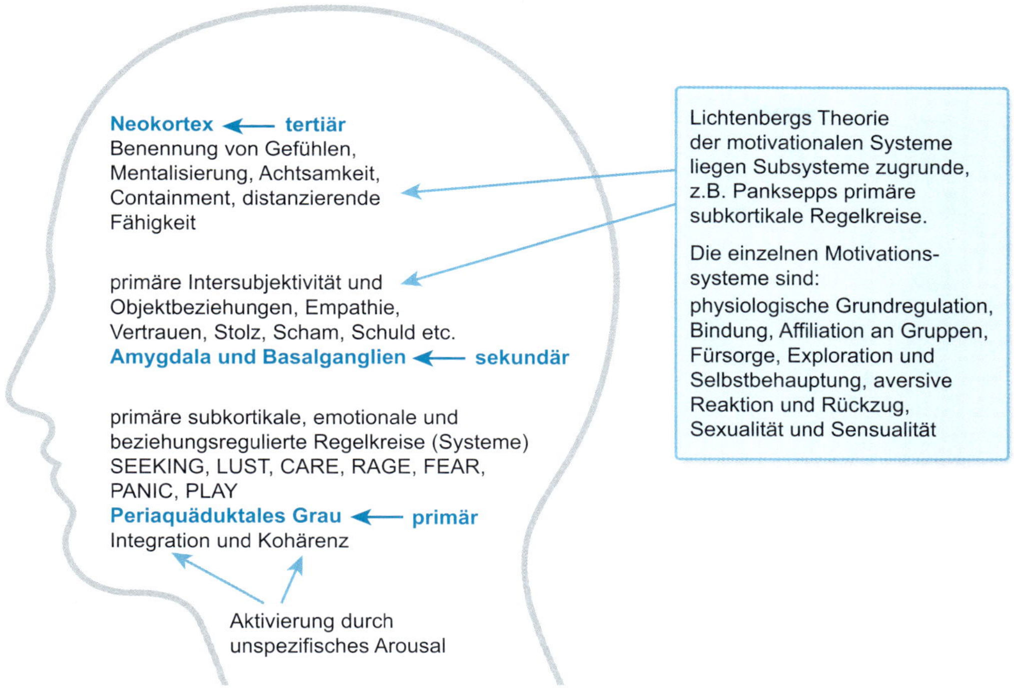

Abb. 13.1 Primäre emotionale Regelkreise, ihre unterschiedlichen Konsequenzen auf der Ebene sekundärer und tertiärer Prozesse und deren Bezug zu motivationalen Systemen [L231]

mit dem anderen verbunden sind (Problem bei Pflegepersonen). Des Weiteren hat die Traumforschung (Siclari et al. 2017) gezeigt, dass im Traum dieselben Hirnareale aktiviert werden wie beim direkten sensorischen Erleben im Wachheitszustand, d. h., auch Vorstellungen und Fantasien führen zumindest neurobiologisch zu identischen Veränderungen.

Empathie – gleichgültig, ob sie über Spiegelneurone oder andere Hirnprozesse erklärt wird – kann als evolutionäre Errungenschaft verstanden werden, die zu verstehen hilft, was andere fühlen, egal ob es um positive oder negative Gefühle geht.

13.3.2 Entwicklungspsychologie und Säuglingsforschung

Ausgehend von frühen intersubjektiven Austauschprozessen[3] entwickeln sich von Anfang an vorsymbolisch Anpassungen, die sowohl den Kontakt zum Objekt als auch zu sich selbst zu schützen versuchen. Dabei ist das **Selbstempfinden,** das rudimentär bereits mit 7 Monaten vorhanden ist, die zentrale organisierende Struktur von Erfahrung (Stern 1985). Es geht um die Geburt von Intersubjektivität über den Transfer von Intentionen, Bedürfnissen und Gefühlen zwischen Mutter und Kind und ihren Körpern und Gehirnen (Ammaniti und Gallese 2014).

Die Mutter-Kind-Dyade reguliert sich gegenseitig wie ein Tanzpaar, und zwar von Beginn an in synchroner Weise. Gliedmaßenbewegungen des Säuglings sind z. B. mit dem Sprechrhythmus der Mutter synchronisiert (Condon und Sander 1974; Sander 1989, 2009).[4]

Ein Wiegenlied der Mutter geht mit synchronen Bewegungen der Hände und Arme des Kindes einher. Die Psyche des Säuglings ist von Anfang an mit der Bezugsperson verbunden, und durch die intersubjektiven Einflüsse wird die Art und Weise geformt, in der der Säugling etwas wahrnimmt, fühlt und Bewegung erlebt (Trevarthen et al. 2006; Stern 2005). Trevarthen (1979) spricht deshalb von primärer Intersubjektivität. Die **primäre Intersubjektivität** weist auf eine in den ersten Wochen und Monaten des Lebens vorhandene „Protokonversation" mit den relevanten Bezugspersonen hin, bei der es zu gegenseitiger Spiegelung (mimisch) und zu sog. alterozentrischer Partizipation kommt.

Alterozentrische Partizipation ist die virtuelle Beteiligung des Ichs am Handeln des anderen, als wäre das Ich ein virtueller Miturheber der Handlung oder als würde es virtuell vom Standpunkt

[3] Piaget spricht hier von den Prozessen der Akkommodation und Assimilation. Findet ein Übermaß an Akkommodation statt, dann spricht man heute von pathologischer Akkommodation als Hinweis für eine intersubjektive Entgleisung im Entwicklungsprozess zum Zweck der Kontakterhaltung zu einem lebenswichtigen frühen Objekt (Brandchaft et al. 2015).

[4] Die Selbstregulation des Säuglings und Kleinkindes entwickelt sich aus der gegenseitigen Regulation (Sander 1989, 2009). Beebe und Lachmann (1988) stellten fest, dass der Säugling (3–4 Mon. alt) hinsichtlich der Sprechpausen und der Sprechaktivität im Kontakt mit der Mutter Erwartungen herausbildet, die weder allein von ihm noch von der Mutter abhängen, sondern von der Aktivität der Dyade.

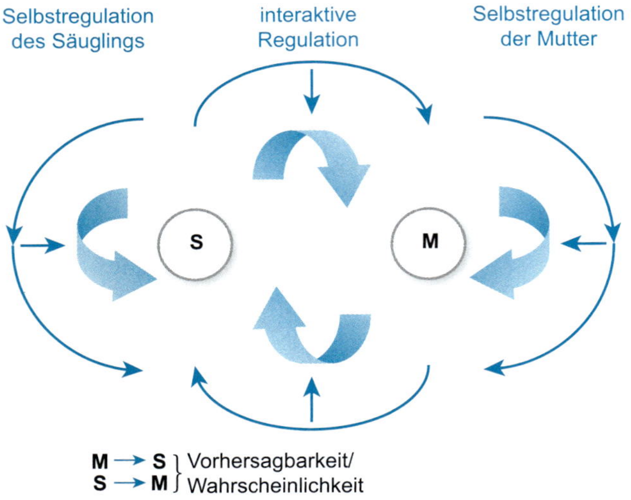

Abb. 13.2 Systemisches Interaktionsmodell. Die Pfeile geben die Richtung der Vorhersage (Koordination oder Einfluss) zwischen den Partnern an. Die gestrichelten Pfeile repräsentieren die Geschichte des Vorhersagemusters (modifiziert nach Beebe und Lachmann 2004) [L231]

des anderen an die Hand genommen (Bråten 2011: 838). Sie ist die genaue Umkehrung der Wahrnehmung anderer aus egozentrischer Sicht. Dazu gehört die empathische Fähigkeit, sich mit dem Anderen in Form eines virtuellen Beteiligten zu identifizieren, als würde sich das dabei stattfindende Mitspielen oder das gemeinsame Erleben im Körper des Anderen abspielen. Stern (2005) spricht von einer basalen intersubjektiven Fähigkeit, durch die Nachahmung, Empathie, emotionale Ansteckung und Identifizierung ermöglicht werden. Das oben erwähnte Spiegelneuronensystem kann für diese Konzeptionen eine neurobiologische Verständnisgrundlage liefern. Viele dieser Prozesse, insbesondere die impliziten, vorsprachlichen, vorsymbolischen und subsymbolischen (Bucci 1997) Austauschprozesse sind bereits im Situationskreis-Modell von Uexküll enthalten, aber in der aktuellen psychoanalytisch inspirierten Säuglingsforschung noch differenzierter dargestellt (s. Beebe und Lachmann 2004, ➤ Abb. 13.2).

13.3.3 Bindungstheorie

Im Zuge der Affektregulation entsteht Bindung (➤ Kap. 12) und nachfolgend kohäsive Narration als Konsequenz weitgehend unbeeinträchtigter Mentalisierung bei erfahrener sicherer Bindung (Fonagy et al. 2004).

❚❚ Die Art und Weise der **Bindungsorganisation** (Bindungsmuster) schafft die Grundlage für die spezifischen Formen der **Emotionsregulation** (Holodynski 2006). ❚❚

Sicher gebundene Kinder verfügen über einen unbeeinträchtigten Zugang zum gesamten Spektrum positiver und negativer Affekte und haben damit die Voraussetzungen für eine optimale Entwicklung von Mentalisierung (➤ Kap. 14). Eine kohäsive Erzählung der Lebensgeschichte wird möglich und hat im Falle von Einschränkungen Bedeutung für den behandelnden Arzt, da er bereits hierdurch Schwierigkeiten in der Emotionsregulation des Patienten vermuten kann.

Eine primäre Form der Affektregulation findet über die sog. **Affektspiegelung** statt (➤ Kap. 14 sowie Fonagy et al. 2004). Sekundär reguliert werden die Gefühle des Kindes danach durch den empathischen Umgang der relevanten Bezugspersonen mit den prämentalistischen Denkmodi des Kindes. Primäre und sekundäre Affektregulation ebenso wie die späteren Mentalisierungvorgänge nach Entwicklung eines reflexiven Selbst sind intersubjektive Prozesse gegenseitiger Adaptation.

13.4 Intersubjektivität und die Entstehung psychosomatischer Erkrankungen

Bezogen auf die Modelle psychosomatischer Erkrankungen hat sich im Zuge dieser theoretischen und praktischen Neuformulierungen psychoanalytischer Grundannahmen der Schwerpunkt der Betrachtung von Krankheitsentstehung von einer intrapersonalen Ein-Personen-Psychologie hin zu einer intersubjektiven Krankheitsverursachung verschoben.

❚❚ Demnach sind nicht mehr intrapsychische Konflikte und Triebbedürfnisse für die Auslösung psychosomatischer Erkrankungen maßgeblich, sondern das intersubjektive Erleben in Beziehungen mit bedeutungsvollen Anderen und dessen regulierende Einflüsse auf die Selbstkohärenz und die motivationalen Systeme (s. u.). ❚❚

So kann z. B. das Modell von De- und Resomatisierung[5] (Schur 1974) intersubjektiv dergestalt neu interpretiert werden, dass unter länger andauerndem Verlust der Selbstkohärenz die Wahrscheinlichkeit

[5] Das Modell von Re- und Desomatisierung wurde von Schur (1955, dt. 1974) entwickelt. Im normalen Entwicklungsprozess des Kindes kommt es zu einer zunehmenden Desomatisierung, d. h., körpernahe seelische Reaktionen können im Laufe der Entwicklung zunehmend symbolisch ausgedrückt werden (z. B. über Sprache). Unter seelischer Belastung und dabei entstehenden Angstzuständen kann es zu einer Resomatisierung kommen.

einer **Resomatisierung** zunimmt, und zwar nicht, wie bei Schur behauptet, als Regressionsfolge, sondern **als Folge von Dysregulation.** Denn inwieweit Selbstkohärenz erlebt wird, hängt entscheidend von verfügbaren stabilisierenden Selbstobjekterfahrungen ab. Bindungstheoretisch formuliert (➤ Kap. 12) geht es um die Verfügbarkeit einer sicheren Bindungsperson. Sie kann konkret anwesend oder i. S. eines inneren Arbeitsmodells von Bindung intrapsychisch vorhanden sein. In beiden Fällen sind die zugrunde liegenden Erfahrungen mit anderen Menschen ganz wesentlich affektregulativ wirksam und steuern so der Erfahrung von Hilf- und Hoffnungslosigkeit entgegen, wie Engel und Schmale (1967, 1972 sowie Engel 1968) betonen, die im Grunde Vorläufer einer intersubjektiven Sichtweise in der Psychosomatik waren. Sie konnten zeigen, dass zeitnahe Erfahrungen von Trennung oder Verlust von wichtigen Bezugspersonen oft mit Gefühlen von Hilf- und Hoffnungslosigkeit verbunden sind, die wiederum den Ausbruch von Erkrankungen fördern. Die Verarbeitung solcher Verluste und Trennungen hängt wesentlich von den jeweiligen Bindungsmustern der betroffenen Personen ab (➤ Kap. 17).

Dieses intersubjektive systemische Regulationsmodell wird auch durch die Ergebnisse der modernen Psychobiologie gestützt. Ausgehend von Hofers (1995) Untersuchungen bei Nagetieren und Primaten wurden verdeckte Regulationsprozesse identifiziert, bei denen mütterliche Bezugspersonen über die verschiedenen Sinnessysteme die autonomen neuronalen Funktionen ihrer Nachkommen regulieren. Werden diese regulativen Einflüsse der primären Bezugspersonen (z. B. Berührung) unterbunden, dann führt dies beim Jungtier zu lebensbedrohlichen körperlichen Zuständen. Diese stellen für Hofer (2014) Trennungsreaktionen des Jungtieres auf die Unterbrechung der emotionalen Verbindung zur Mutter dar, bedingt durch eine ganze Reihe nun ausbleibender Interaktionen – sowohl auf biologischer als auch auf Verhaltensebene.

Nach Hofer dient die Mutter-Kind-Beziehung als Matrix und Schablone für die Entwicklung und Ausformung von Entwicklungsmustern bei den Nachkommen. Dementsprechend werden Veränderungen in der biologischen Ausstattung der Mutter aufgrund ihrer Stresserfahrungen durch das veränderte mütterliche Verhalten in die nächste Generation transportiert und regulieren dort physiologische Abläufe auf der Grundlage früher vorsprachlicher prozeduraler intersubjektiver Austauschprozesse. Dies sind nach Stern (1985) die Vorläufer späterer innerer Repräsentanzen beim heranwachsenden Kind. Ham und Tronick (2009) sprechen von einer **relationalen Psychophysiologie,** in der Mutter und Säugling auf ihren gegenseitigen Stresszustand regulierend reagieren.

Wir können annehmen, dass diese Form geteilter dyadischer Bewusstseinszustände und ihre gegenseitige, meist wenig bewusste Regulation höchst bedeutsam in der Arzt-Patient-Beziehung sind. Die von Engel und Schmale (1967, 1972 sowie Engel 1968) entwickelte Theorie der Hilf- und Hoffnungslosigkeit als ein wesentliches Element der Entstehung psychosomatischer Erkrankungen (s. o.) verwandelt sich in einem intersubjektiven Verständnis zu einem gegenseitigen Regulationsproblem zwischen Patient und Arzt.

Daher ist es hilfreich, wenn der Arzt bemerkt, wie sehr er unweigerlich auf die physiologischen Zustände des Patienten mit seiner eigenen Physiologie reagiert bzw. welche Auswirkungen sein eigener physiologischer Zustand auf die möglichen Veränderungen beim Patienten hat. Das ist mutuelle Regulation.

13.5 Welchen Beitrag leisten die neuen psychoanalytischen Modelle zum Verständnis körperlicher Erkrankungen?

13.5.1 Zur Pathogenese

Schon bei von Uexküll spielen die intersubjektiven Austauschprozesse zwischen Kind und primärer Bezugsperson bzw. zwischen Patient und Umwelt unter Einbeziehung unterschiedlicher Motivsysteme und unter Berücksichtigung von Fantasie und Probehandeln die entscheidende Rolle für die Entstehung von Gesundheit und Krankheit (von Uexküll und Wesiack 1998). Die Säuglingsforschung und Bindungstheorie haben vielfältige Belege für die Richtigkeit dieser Sichtweise beigebracht.

Gegenseitige (mutuelle) Regulation findet bereits im Säuglingsalter auf prozeduralem, implizitem und vor- bzw. subsymbolischem Niveau statt (➤ Kap. 7). Präpartal sind neurobiologische Regulationsvorgänge zwischen Fetus und Mutter bekannt, die sich auch auf die Entwicklung motivationaler Systeme auswirken (Roth und Strüber 2014). Diese frühen Regulationsvorgänge stellen die Grundlage für spätere (sekundäre) Repräsentanzen im späteren Kindes- und Erwachsenenalter sowie der Grundemotionen dar. Symbolische Repräsentanzen (z. B. Worte) transportieren auf diese Weise die Information früher Interaktionen und geben u. U. Hinweise für dysregulative Stresserfahrungen des erwachsenen Patienten als Kind. Am Beispiel eines in der Kindheit erworbenen vermeidenden Bindungsmusters, das sich auf der Grundlage einer negative Emotionen aufgrund eigener Belastung ablehnenden Einstellung der relevanten Bezugsperson entwickelt hat, kann man verdeutlichen, wie sehr solche frühen Erfahrungen, die zudem noch in der Generation der Bindungsperson verankert sind, einen wesentlichen Beitrag zum Umgang des erwachsenen Patienten mit Emotionen und deren Regulation leisten (➤ Kap. 12). Wie in ➤ Kap. 13.3.3 erläutert, stellen schon fetal, aber auch postnatal erworbene Erfahrungen im Umgang mit Stress, die durch die regulativen Fähigkeiten und Möglichkeiten der Bezugspersonen zustande kommen, eine Basis für den im späteren Lebensalter vorhandenen Modus der Stressregulation dar (Roth und Strüber 2014). Diese frühen Erfahrungen prägen die Stressachse des Erwachsenen, d. h. sein Verhalten in stressbelasteten Situationen. Dass sich hieraus (unspezifische) Einflüsse auf die Entstehung psychosomatischer Erkrankungen (insb. chronischer Erkrankungen wie essenzielle Hypertonie, KHK, Diabetes mellitus u. Ä.) ergeben können, liegt auf der Hand (➤ Kap. 9).

13.5.2 Zum Verständnis der Arzt-Patient-Beziehung

So wie die Bedeutung der intersubjektiven Austauschprozesse zwischen Säugling und Bezugsperson gar nicht überschätzt werden kann, so verhält es sich in geringerem Umfang auch mit der Kommunikation zwischen Arzt und Patient. Hier entstehen wie im psychotherapeutischen Prozess sog. Gegenwartsmomente[6] (Stern 2005), die manchmal zu einem Moment der Begegnung werden können, wenn eine passende Reaktion des Gegenübers erfolgt (ähnlich Balint und Norell 1975). Stern (2005) gibt das folgende Beispiel.

Patientinnengeschichte

Im Verlauf einer längeren analytischen Psychotherapie (im Liegen) äußert die Pat., dass sie neugierig wäre, was die Therapeutin da hinter ihrem Rücken macht: ob sie sich z. B. mit irgendetwas anderem beschäftigt, kurz vor dem Einschlafen ist oder etwas aufschreibt usw. Plötzlich dreht sich die Pat. um, und beide schauen sich in die Augen. Es entsteht ein Moment der Stille und Überraschung. Dann sagt die Analytikerin in freundlichem Ton: „Hallo!"

Dieser Begegnungsmoment war für die Patientin deshalb wesentlich, weil sie hierdurch eine persönliche Verbindung zwischen sich und der Therapeutin gespürt hat. Insofern entstand hier eine personale Begegnung in einer Behandlung im Liegen, in der häufig mit einem deutenden Modus und weniger – wie in diesem Beispiel – mit einem antwortenden Modus im Hier-und-Jetzt gearbeitet wird (Heigl-Evers und Heigl 1983; s. a. ➤ Kap. 36).

Neben der Bedeutung von Gegenwartsmomenten ist vor allem die Beachtung der Aktivierung des Bindungssystems beim Patienten für die Beziehungsentwicklung zwischen Arzt und Patient hoch bedeutsam. Die Einschätzung des jeweiligen Bindungsmusters und sein Zusammenhang mit der Emotionsregulation im Beziehungskontext können die Entwicklung von Sicherheit in der Beziehung erheblich fördern und damit auch Einfluss auf eine positivere Krankheitsverarbeitung nehmen.

Erst in sicherer Umgebung kann der Patient die Beziehung zum Arzt explorieren, weshalb Sicherheit und Verlässlichkeit ein ganz vorrangiges Ziel bei der Entwicklung der Arzt-Patient-Beziehung darstellen. Nur in sicherer Umgebung kann der Patient auch über negative Affekte nachdenken und ist offen für eine Kommunikation, die auch unterschiedliche subjektive Meinungen toleriert.

Die Offenheit gegenüber eigenen negativen Affekten ist jedoch für den Arzt genauso wichtig wie für den Patienten, weil nur dadurch unbewusste negative Reaktionen gegenüber dem Patienten vermieden werden können. Die gegenseitige Regulation von Affekten, Beziehungsunterbrechungen und Momente intensiver Begegnung stabilisieren auf Dauer die Arzt-Patient-Beziehung, insbesondere dann, wenn sich gute und schlechte Erfahrungen miteinander nicht ausschließen und beides als zur Beziehung zugehörig akzeptiert wird. Dies meint **gegenseitige Affektregulation.** Die Erfahrung im therapeutischen Kontakt ist somit gleichzeitig Ausgangspunkt für die Erforschung der Wirkmechanismen psychoanalytischen Handelns i. S. von Freuds Junktim von Forschen und Heilen.

[6] Gegenwartsmomente („now moments") und Momente der Begegnung („moments of meeting")

Unter Bezugnahme auf die von Thure von Uexküll angeführten Bereitstellungs- und Ausdruckserkrankungen (von Uexküll und Wesiack 1998; ➤ Kap. 1) kann man diese zwanglos auf einer intersubjektiven Grundlage sowohl hinsichtlich ihrer Pathogenese als auch der Symptomatik verstehen. Die Neurosen, von denen Freud sprach, waren **Ausdruckserkrankungen,** denn in der Konversionssymptomatik kommen abgewehrte Wünsche und Bedürfnisse zum Ausdruck, d. h., hier besteht ein affektiver Zusammenhang zwischen Affekt und Hemmung. Auf der darunterliegenden vegetativ-endokrinen und autonom-nervalen Ebene werden Bereitstellungen für sexuelles Verhalten, Nahrungssuche, Flucht/Kampf etc. aktiviert, die mit Stimmungen und Affekten einhergehen, wobei jedoch der Zusammenhang zwischen Angst und Körpersymptom verloren gegangen ist oder nie vorhanden war. Mangels Auflösung dieser Zusammenhänge wird die dahinterliegende Motivation trotz ständiger Aktivierung nicht deutlich; es verbleibt eine unerklärliche vegetative Symptomatik. An jeder Stelle dieser Abfolge sind intersubjektive Austauschprozesse hemmend oder fördernd wirksam.

13.6 Zur integrativen Konzeptualisierung psychoanalytisch-psychotherapeutischer Verfahren und ihrer Anwendung

Grawe (2004) hat eine Konzeption der Entstehung psychischer Störungen vorgelegt, die mit dem intersubjektiv verfassten Störungsmodell der Selbstpsychologie und Intersubjektivitätstheorie unter Bezug auf die oben dargestellten entwicklungspsychologischen, bindungstheoretischen und neurobiologischen Zugänge in weiten Bereichen kompatibel ist. Er spricht in seinem Modell von einem Streben nach Konsistenz, was hier mit dem Erhalt eines kohärenten Selbstgefühls gleichgesetzt wird. Psychische Störungen und ihre körperlichen Einflüsse sind dann Folge eines inkohärenten Selbstgefühls. Grawe spricht von Inkonsistenzen, verursacht entweder durch – externe – mangelnde Befriedigung der Grundbedürfnisse oder durch gegenseitige – interne – Behinderung gleichzeitig aktivierter **Grundbedürfnisse.** Er geht von vier Grundbedürfnissen aus:

- Orientierung und Kontrolle
- Lustgewinn und Unlustvermeidung
- Bindung
- Selbstwerterhöhung und Selbstwertschutz

Die von Grawe genannten Grundbedürfnisse von Orientierung und Kontrolle, nach Lustgewinn und Unlustvermeidung, nach Bindung und nach Selbstwerterhöhung und Selbstwertschutz zeigen Übereinstimmungen mit Lichtenbergs (Lichtenberg et al. 2011) motivationalen Systemen. In Lichtenbergs Theorie motivationaler Systeme entsprechen die sinnlich-sexuellen Bedürfnisse und das Bindungsbedürfnis exakt beiden Grundbedürfnissen bei Grawe, die anderen fünf motivationalen Systeme Lichtenbergs (Exploration/Assertion, physiologische Grundregulation, Affiliation, Fürsorge und Aversion/Rückzug) beschreiben in Anteilen die verbliebenen zwei Grundbedürfnisse von Grawe.

Sowohl bei Grawe als auch bei Lichtenberg geht es auf der untersten Ebene ihrer Beschreibung psychischer Funktionen um die

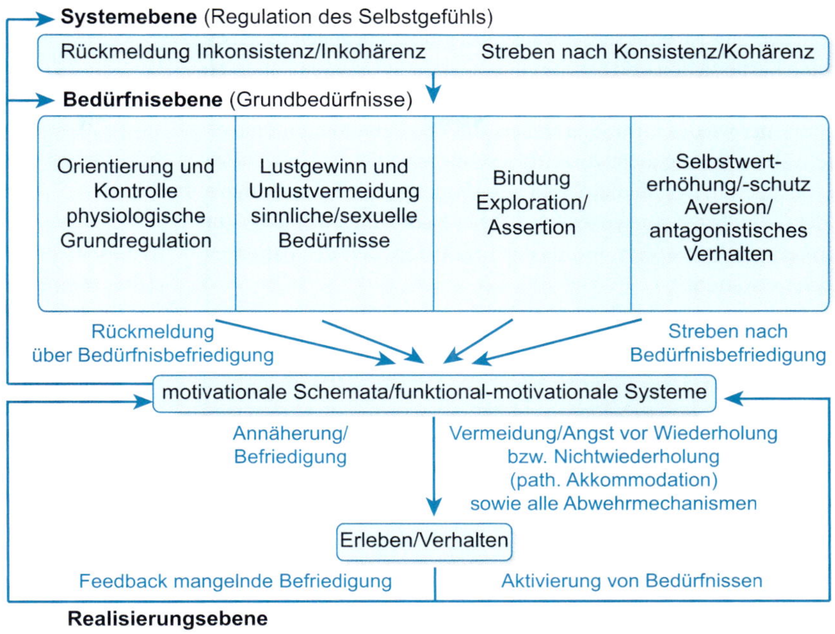

Abb. 13.3 Konsistenz und Kohärenz – ein integriertes Modell seelischer Abläufe (in Anlehnung an Grawe 2004, ergänzt durch den Verfasser) [L231]

Regulierung des Selbstgefühls, d. h., es wird ein motivationales Primat von **Selbstkohärenz** postuliert, dem alles Weitere untergeordnet ist (➤ Abb. 13.3). Die Bedürfnisebene bei Grawe zeichnet sich durch ein Konsistenzstreben hinsichtlich der verschiedenen Grundbedürfnisse aus. Erst danach werden die konkreten motivationalen Schemata betrachtet, die in den intersubjektiven Austauschprozessen der frühen Kindheit entwickelt werden. Vermeidungsschemata, die der Vermeidung von Verletzungen dienen, sind dabei nach Grawe entscheidend für die Entstehung von Inkonsistenzen oder, selbstpsychologisch formuliert, von Inkohärenz.

Die Sichtweise von Grawe auf die Funktionsweisen psychischer Aktivität als überwiegend implizit ist psychoanalytisch und entwicklungspsychologisch seit Langem bekannt und mittlerweile auch neurobiologisch gut belegt (u. a. Roth und Strüber 2014). Schon Freud hat implizites Wissen angenommen, wenn er von Inhalten des Unbewussten spricht. In der Bindungstheorie hat Bowlby (2006b) das innere Arbeitsmodell von Bindung konzipiert, was sich im 2. bis 3. Lj. allmählich entwickelt und Menschen implizit lebenslang begleitet. Bucci (1997) hat unter Berücksichtigung der Ergebnisse der Gedächtnisforschung subsymbolische, implizite, nonverbale von symbolischen Kommunikationsweisen unterschieden, die nonverbal (Bilder) und verbal in Erscheinung treten. Stern und die Boston Study Group (Stern et al. 2012) sprechen von implizitem Beziehungswissen, und auch die mutuellen Regulationsvorgänge in der frühen Mutter-Kind-Beziehung (Beebe und Lachmann 2004) sowie die primäre und sekundäre Affektregulation[7] (➤ Kap. 13.3.3) zeigen die Häufigkeit implizit ablaufender höchst relevanter Anpassungsprozesse.

Dabei kann es auch zu pathologischen Akkommodationen kommen (Brandchaft et al. 2015), und zwar immer dann, wenn zur Erhaltung der Beziehung vom Säugling und Kleinkind ausgeprägte Anpassungen an die Vorstellungen und Bedürfnisse relevanter Bezugspersonen vorgenommen werden. Hier erbringt das Kind auf Kosten seiner weiteren Entwicklungsmöglichkeiten übermäßige Anpassungsleistungen, die mangels nicht ausreichender Übereinstimmung mit seinen inhärenten Entwicklungsmöglichkeiten die Wahrscheinlichkeit für die Entstehung eines inkohärenten Selbstzustands deutlich erhöhen. Dieser Selbstzustand ist dann die Basis für nachfolgende psychische Störungen. Grawe spricht hier, wie erwähnt, von Inkonsistenzen bzw. Inkonsistenzspannungen, deren Reduktion durch die Entwicklung einer psychischen Störung zustande kommt. In dieser Modellvorstellung kann man Ähnlichkeiten zur oben erwähnten pathologischen Akkommodation erkennen.

Grawes Konzeptualisierung der Entwicklung psychischer Funktionen lässt sich ebenso wie diejenige der Intersubjektivitätstheorie plausibel mit entwicklungsorientierten systemtheoretischen Prinzipien verbinden (Smith und Thelen 2003; Thelen und Smith 1994).

Grundprinzipien der Entwicklung ergeben sich aus der Embryologie, Entwicklungspsychologie und Systemtheorie. Der Säugling hat systemtheoretisch keine anderen Möglichkeiten, als alles, was ihm angeboten wird, zur Erweiterung seines Selbst durch Steigerung von Komplexität und Kohärenz zu benutzen (Tronick 2007). Jedes System hat grundsätzlich die Tendenz der Erweiterung durch Anschluss an dasjenige System, das in Reichweite ist und mit dem es in Kontakt steht (Thelen und Smith 1994). Hier könnte also eine nichtlineare Systemtheorie den gemeinsamen metapsychologischen Hintergrund für eine theorieübergreifende Betrachtungsweise psychosomatischer Symptombildung abgeben (Lichtenberg et al. 2011).

Zu kurz greift Grawes Modell jedoch hinsichtlich der Arzt-Patient-Beziehung, die in einem hohen Ausmaß nicht nur implizit subsym-

[7] Unter primärer Affektregulation versteht man den Prozess der Affektspiegelung; sekundär reguliert werden die Gefühle des Kindes danach durch den empathischen Umgang der relevanten Bezugspersonen mit den prämentalistischen Denkmodi des Kindes (➤ Kap. 14).

13

bolisch organisiert ist, sondern in der es darauf ankommt, dass der Arzt in der Lage ist, einerseits etwaige Beziehungsstörungen in seinen eigenen körperlichen und psychischen Reaktionen auf den Patienten wahrzunehmen und vorübergehend einzuordnen und sie andererseits dann immer wieder infrage zu stellen, um den Patienten und die eigene Wahrnehmung nicht vorzeitig festzulegen. Dies ist hinsichtlich des sonstigen in der Medizin üblichen Umgangs mit Erkrankungen auf der Grundlage naturwissenschaftlicher Fakten ungewöhnlich, für ein intersubjektives Verständnis der Erfahrungswelt des Patienten jedoch notwendig.

PRAXISTIPP

Ein solcher Zugang zum Patienten erinnert uns daran, dass auch wir als Ärzte keinen privilegierten Zugang zur Realität außerhalb des gelernten organmedizinischen Wissens haben. Die Suche nach Gewissheit muss hier zugunsten der Suche nach Verstehen aufgegeben werden. Diese Haltung muss geübt werden. Hierfür eignen sich z. B. Balint-Gruppen, die schon im Studium angeboten werden. Im Grunde geht es hier um ein bei Grawe nicht formuliertes Bedürfnis nach primärer Intersubjektivität, wie es Trevarthen und Bråten sowie Stern (2005) bereits dargelegt haben (➤ Kap. 13.3.2).

Intersubjektivität, intersubjektives Teilen von Erfahrungen und Kooperation als evolutionäre Errungenschaften beginnen nach der Geburt und zeigen sich in vielen unscheinbaren mimischen, gestischen, affektiven und vokalisierenden Ausdrucksweisen zwischen Mutter und Kind, die nie mit völliger Spiegelung einhergehen, sondern immer Nachjustierungen durch Kreisläufe von Unterbrechung der Beziehung und deren Wiederherstellung beinhalten. Bindung als Schutz vor Gefahr und Intersubjektivität als Grundlage von Kooperation sind in jeder Entwicklungsgeschichte eines Individuums untrennbar miteinander verbunden, auch wenn sie unterschieden werden können. Beide sind die entscheidende Grundlage für die Entwicklung von Beziehungen zwischen Menschen und auch für die Arzt-Patient-Beziehung.

RESÜMEE

Die wesentliche Botschaft der Bindungstheorie für Verstehen und Verändern ist das Angebot einer sicheren und verlässlichen Beziehung, die wesentliche Botschaft der Intersubjektivitätstheorie ist, immer wieder zu hinterfragen, wie viel pathologische Akkommodation der Patient in die Beziehung zum Arzt einbringt und wie sehr es darauf ankommt, dass der Arzt dies ebenso bemerkt wie seine eigene Neigung, es zu übersehen.

In diesem Sinne wird die Haltung des Arztes intersubjektiv und löst sich aus einer falsch verstandenen naturwissenschaftlichen Wissenschaftsorientierung, ohne sie gleichzeitig aufzugeben, aber im Bewusstsein des Handelns nicht mit objektiven Fakten, sondern mit individuellen Patienten. So entsteht eine breitere Form medizinischer Wissenschaft, in der Natur- und Handlungswissenschaften verbunden sind (➤ Kap. 1).

LITERATURAUSWAHL

Ammaniti M, Gallese V. The Birth of Intersubjectivity. Psychodynamics, neurobiology and the self. New York: Norton 2014.

Beebe B, Lachmann FM. Säuglingsforschung und die Psychotherapie Erwachsener. Stuttgart: Klett-Cotta 2004.

Brandchaft B, Doctors S, Sorter D. Emanzipatorische Psychoanalyse. Frankfurt/M.: Brandes & Apsel 2015.

Hofer MA. The emerging synthesis of development and evolution: A new biology for psychoanalysis. Neuropsychoanalysis 2014; 16: 3–22.

Kohut H. Wie heilt die Psychoanalyse? Frankfurt/M.: Suhrkamp 1984.

Lichtenberg JD, Lachmann FM, Fosshage JL. Psychoanalysis and Motivational Systems. A new look. London: Routledge 2011.

Panksepp J, Biven L. The Archaeology of Mind. New York: Norton 2012.

Sander LW. Die Entwicklung des Säuglings, das Werden der Person und die Entstehung des Bewusstseins. Stuttgart: Klett-Cotta 2009.

Siclari F, Baird B, Perogamvros L, et al. The neural correlates of dreaming. Nat Neurosci 2017; 20(6): 872–878.

Stern DN, Bruschweiler-Stern N, Lyons-Ruth K, et al. Veränderungsprozesse. Ein integratives Paradigma. Frankfurt/M.: Brandes & Apsel 2012.

Tronick E. Why is connection with others so critical? The formation of dyadic states of consciousness and the expansion of individuals' states of consciousness: Coherence governed selection and the co-creation of meaning out of messy meaning making. In: Tronick E (ed.): The Neurobehavioral and Social-Emotional Development of Infants and Children. New York: Norton 2007; 476–499.

KAPITEL 14

Claudia Subic-Wrana

Mentalisierungsbasierte Theoriebildungen als Weiterführung der Alexithymieforschung

Patientinnengeschichte

Frau B. (35 J.) sucht Therapie, weil sie seit mehr als 10 Jahren unter rezidivierenden Blasenentzündungen leidet. Auch wenn keine Entzündungszeichen nachweisbar sind, spürt sie ein unangenehmes Druckgefühl auf der Blase. In einer der Stunden kurz nach Behandlungsbeginn klagt die Pat., dass es ihr gar nicht gut gehe. Der unangenehme Druck auf der Blase sei seit einigen Stunden sehr stark, ihre Stimmung sei „im Keller". Nach möglichen Auslösern gefragt, fällt ihr nichts ein – alles sei „wie immer". Mit offenen, explorativen Fragen unterstützt die Therapeutin Frau B. dabei, ihren bisherigen Tagesverlauf nachzuerleben. Sie erinnert sich, dass sie mit ihrem Kollegen über die bevorstehende Fusion ihres Unternehmens mit einer Tochterfirma gesprochen habe. Der Kollege mache sich große Sorgen um seinen Arbeitsplatz. Die Therapeutin richtet nun den Gesprächsfokus darauf, wie Frau B. die kommende Veränderung erlebt, woraufhin diese zunächst eher flapsig erwidert, das werde schon alles nicht so schlimm werden. Dann wird sie ernst und meint, sie habe so lange nach dieser Stelle gesucht, die sie gut mit der Betreuung der Kinder kombinieren könne; außerdem sei sie die Hauptverdienerin in der Familie. Einen Stellenwechsel könne sie also nicht gebrauchen. Darauf angesprochen, wie sie sich jetzt fühlt, kann sie sagen, dass sie bei dem Gedanken an einen Stellenwechsel ängstlich und angespannt werde. Der Vermutung der Therapeutin, dass sich diese Beunruhigung vielleicht im Anstieg des Druckgefühls auf der Blase bemerkbar gemacht habe, stimmt sie zu.

Die Fallvignette beleuchtet, worum es in diesem Kapitel gehen soll. Die Entstehung somatoformer und anderer psychosomatisch (mit-) bedingter Beschwerden wird als Folge einer Dissoziation zwischen den erfahrbaren körperlichen Korrelaten affektiver Erregung und deren psychischem Erleben verstanden. Der Leser soll mit psychodynamischen Theorien, die diese Hypothese ausarbeiten, und daraus abgeleiteten Behandlungsansätzen vertraut gemacht werden.

14.1 Einführung

Mit ihrem Konzept zur „Mentalisierung und Entwicklung des Selbst" präsentierten Fonagy et al. (2002) ein theoretisches Modell, das nachvollziehbar macht, wie aus der Introjektion der Interaktion zwischen dem Kind und primären Bezugspersonen und der Entfaltung der mit auf die Welt gebrachten kognitiv-emotionalen Funktionen innerpsychische Strukturierung entsteht.

Mentalisieren ermöglicht es, sich und andere als fühlend, denkend und intentional handelnd zu konzeptualisieren, seine Impulse und Affekte zu steuern und in sozialen Interaktionen flexibel zu reagieren.

Damit ist die Mentalisierungstheorie komplexer als das Alexithymiekonstrukt (griech., „ohne Worte für Gefühle" [Sifneos 1973]), einem seit den 1970er-Jahren wichtigen Modell zum Verständnis psychosomatischer Krankheitsbilder. Die Vorstellung, dass eine Störung der Fähigkeit, Gefühle zu erleben und zu verbalisieren, dazu führt, dass physiologische Komponenten der Affektaktivierung als Zeichen körperlicher Krankheit fehlinterpretiert werden und so ein Teufelskreis in Gang gesetzt wird, in dem körperliche Angstzeichen durch eine Fehldeutung intensiviert werden, ist bis heute ein Meilenstein auf dem Weg zum Verständnis psychosomatischer Störungen.

Die Alexithymieforschung hat sich inzwischen weit von der Zentrierung auf psychosomatische Fragestellungen entfernt. Die Ausweitung der Forschung auf psychiatrische Krankheitsbilder und die Untersuchung großer Bevölkerungsstichproben hat dazu geführt, dass das Alexithymiekonstrukt als Persönlichkeitseigenschaft gesehen wird, die ab einer bestimmten Ausprägungsintensität als Risikofaktor für psychische und somatische Störungsbilder gilt, bei denen man Probleme in der Emotionsverarbeitung als mitverursachend annimmt.

So erscheint es nicht mehr zeitgemäß, allein aus dem Alexithymiekonzept Modelle für die Entstehung und Aufrechterhaltung somatoformer Störungen zu generieren. Es bietet sich vielmehr an zu fragen, welche theoretischen Vorstellungen oder empirischen Befunde der Alexithymieforschung auch heute noch einen Beitrag zum Verständnis und zur Behandlung somatoformer Störungen liefern, und diese durch die Mentalisierungstheorie als moderne psychoanalytisch geprägte Entwicklungstheorie (Fonagy et al. 2002) und deren empirische Befunde zu ergänzen.

14.2 Gemeinsame Wurzeln von Alexithymie und Mentalisierung

Sowohl das Alexithymiekonstrukt als auch die Mentalisierungstheorie wurden von Psychoanalytikern als klinische Entwicklungspsychologien erarbeitet. Ein auf die Klinik somatoformer Störungen zentrierter Vorläufer dieser Theoriebildungen ist Ruesch (1948). Er charakterisierte diese Patienten als „infantile Persönlichkeiten", die körperliche Zeichen von Affektaktivierung als Hinweise auf körperliche Erkrankungen fehlinterpretieren (Kernstück des Alexithymiekonstrukts) und denen es nicht gelingt, soziale Situationen zutreffend zu deuten (Folge von Mentalisierungsdefiziten).

Krystal (1978) sah am Beispiel von Holocaust-Überlebenden in der überwältigenden Erfahrung von Hilflosigkeit, die mit psychischer Traumatisierung einhergeht, den Auslöser für Resomatisierung und Desymbolisierung oder Dementalisierung als somatoformen Symptombildungen zugrunde liegende Abwehrprozesse.

McDougall (1990) sah somatoforme Störungen als Folge von Ängsten, ausgelöst durch Triebbedürfnisse und die sie begleitenden Affekte, die nicht ausreichend symbolisch repräsentiert werden können. Sie führt das Symbolisierungsdefizit auf Störungen in der frühen Mutter-Kind-Interaktion zurück, in der Fonagy et al. auch die Ursache von Mentalisierungsdefiziten sehen. McDougalls „süchtig machende Mutter" befriedigt die physischen Bedürfnisse ihres Kindes schnellstmöglich, missachtet jedoch seine psychischen Bedürfnisse.

RESÜMEE

Die genannten Autoren verbinden somatoforme Erkrankungen mit einem Symbolisierungsdefizit, das sie als Folge einer massiven Traumatisierung oder einer gestörten Beziehung zwischen Kleinkind und primärer Bezugsperson verstehen. Insbesondere die Affektaktivierung, die primär eine physiologische Reaktion auf innere oder äußere Wahrnehmungen ist, bleibt „im Körper stecken" und wird nicht zu psychischen Inhalten transformiert. Diese klinisch-theoretische Vorstellung wird sowohl im Alexithymiekonstrukt als auch bei der Mentalisierungstheorie aufgegriffen.

14.3 Theoretische Positionen in der Alexithymieforschung

Die französischen Psychoanalytiker Marty und de M'Uzan (1963) beschrieben bei Patienten mit somatoformen Störungen einen durch Fantasiemangel und das Kleben an Fakten und Details charakterisierten kognitiven Stil („pensée opératoire"), wofür Sifneos (1973) den Begriff „Alexithymie" prägte. Zu Erkrankungen führende physiologische Dysregulationen sind Folge einer **Störung der symbolischen Verarbeitung von Emotionen.**

Taylor et al. (1997) klassifizieren mit Alexithymie einhergehende Krankheiten als „Affektregulationsstörungen". Sie stützten sich auf eine integrierte Sicht von Krankheiten als **Störungen der psychobiologischen Regulation** (Weiner 1989; Schwartz 1989) und beschränkten sich mit diesem allgemeinen Modell nicht allein auf die Erklärung der Entstehung somatoformer Störungen.

Lane und Schwartz (1987) postulieren, dass die emotionale Entwicklung hierarchisch geordneten Stufen folgt, bei denen kognitive Mechanismen mit ansteigender Komplexität die affektive Erfahrung organisieren. Die fünf aufeinander aufbauenden „Stufen des Gewahrwerdens des emotionalen Beteiligtseins" („levels of emotional awareness") umfassen implizite (Körpersensationen, Handlungstendenzen) und explizite (Gefühlserleben in aufsteigender Differenzierung) Modi der Affektverarbeitung. In diesem Modell kann Alexithymie als **unzureichende Überschreibung impliziter Modi in die Modi bewusster Gefühlswahrnehmung** angesehen werden.

In der **Multiple Code Theory** postuliert Bucci (1997), dass frühe Modi der sensorischen und motorischen Verarbeitung von Affekten auch dann wirksam bleiben, wenn sich formal-logische Verarbeitungsformen entwickelt haben und durch *„referential activity"* (Mergenthaler und Bucci 1999) miteinander verbunden werden. Danach wäre Alexithymie die **Folge von Defiziten oder Dissoziationen der symbolischen wie präsymbolischen Repräsentierung von Affekten.**

RESÜMEE

Auch wenn sich Lane und Schwartz sowie Bucci und Mergenthaler auf normative Entwicklungsprozesse beziehen, um die Fehlentwicklungen zu charakterisieren, aus denen alexithyme Formen der Affektverarbeitung resultieren, konzeptualisieren die von ihnen entworfenen Modelle allein den Umschlag von impliziten zu expliziten Formen der Affektverarbeitung, ohne sie in eine umfassende Theorie der Entwicklung basaler psychischer Strukturen einzubetten.

14.4 Mentalisierung

14.4.1 Definitionen

Forschung zur Mentalisierung findet sich in der kognitiven Entwicklungspsychologie, den Neurowissenschaften und in der klinischen Entwicklungspsychologie psychoanalytischer Prägung.

Die kognitive Entwicklungspsychologie definiert Mentalisierung oder *Mind Reading* als Fähigkeit, anderen psychische Zustände („mental states") zuzuschreiben, um deren Verhalten vorhersagen zu können. Ein Meilenstein dieses Forschungsfelds ist eine Arbeit von Baron-Cohen (1985), der zeigen konnte, dass diese Fähigkeit nicht deckungsgleich mit kognitiver Intelligenz ist. Er untersuchte normal intelligente Kinder mit Asperger-Syndrom, intelligenzgeminderte Kinder mit Down-Syndrom und psychisch gesunde Kinder mit einem Mentalisierungstest. Von den drei Gruppen scheiterte nur die Gruppe mit Asperger-Syndrom an der Aufgabe.

In Anlehnung an die Arbeiten in der kognitiven Entwicklungspsychologie wurden in den Neurowissenschaften experimentelle Paradigmen entwickelt, die es möglich machen, die Hirnaktivität bei der Lösung von Theory-of-Mind-Tests (ToM-Tests) zu messen. Wie Frith und Frith (2006) hervorheben, konnten verschiedene Forschungsgruppen unabhängig voneinander zeigen, dass dabei ein neuronales Netzwerk aktiviert wird, zu dem u. a. der Temporalpol, der anteriore cinguläre Kortex und der temporoparietale Übergang gehören.

Mentalisierung als basaler, psychische Strukturierung schaffender Prozess (Fonagy et al. 2002/2006) verbreitert das von der kognitiven Entwicklungspsychologie und den Neurowissenschaften vorgelegte Konzept. Zwar dient auch hier die Mentalisierungsfähigkeit dazu, anderen psychische Zustände zuzuschreiben und so deren Verhalten vorherzusagen; die Betonung liegt jedoch weniger auf dem „Wissen" (Kognition) als auf dem Verstehen (Integration von Wissen und Fühlen; Einfühlungsfähigkeit). Mentalisierung ermöglicht das Verstehen der eigenen Person (seiner selbst gewahr werden, ein kohärentes Selbstbild entwickeln und neue Selbstaspekte integrieren können) wie auch das Verstehen von anderen, indem diese als denkend, fühlend und intentional handelnd konzeptualisiert werden. Dies schließt das Sich-Einfühlen und Mitfühlen-Können ein.

Mentalisierungsfähigkeit ist damit eine wesentliche Voraussetzung für das Gelingen affektiver Selbstregulation und für die Orientierung in sozialen Situationen.

Mentalisierung in diesem Sinne ist ein überwiegend vorbewusster und automatisierter („Intuition"), aber prinzipiell bewusstseinsfähiger Prozess; er schließt bewusstes Nachdenken über sich, die eigene Welterfahrung und Denktätigkeit ein (Metakognition). Eine ausreichend gut entwickelte Mentalisierungsfähigkeit beinhaltet Wissen über die besondere Beschaffenheit psychischer Prozesse, z. B. über die schnelle Veränderung von Gefühlszuständen oder über das Risiko, sich zu irren oder Erinnerungen unter dem Eindruck der aktuellen Situation zu verändern.

RESÜMEE

Mentalisieren als psychische Funktion erweitert das psychoanalytische Konzept des Bewusstmachens von Unbewusstem, indem in der Tradition Bions das Schaffen von Sinn und Bedeutung herausgehoben wird. Vor allem mit der Differenzierung und Bewusstwerdung affektiver Zustände bekommen Wahrnehmungen der äußeren und inneren Welt Bedeutung; die Subjektivität der Bedeutungserteilung kann mithilfe metakognitiver Funktionen reflektiert werden und ermöglicht so Perspektivwechsel.

14

14.4.2 Entwicklung der Mentalisierungsfähigkeit

Das von Fonagy et al. (2002) vorgelegte Konzept zur „Mentalisierung und Entwicklung des Selbst" geht davon aus, dass die psychische Repräsentierung von Affekten als voneinander unterschiedlich erlebte psychophysiologische Zustände, die zunächst mit vorsprachlichen und später sprachlichen Mitteln etikettiert und mitgeteilt werden können, den Grundstein der Mentalisierungsfähigkeit bildet (vgl. ➤ Abb. 14.1). Sie orientieren sich dabei an der **Social Feedback Theory** von Gergely und Watson (1996). Sie postulieren, dass die Anlagen zur Entwicklung psychischer Struktur zur genetischen Ausstattung gehören („pre-wired"), betonen jedoch, dass die Differenzierung dieser Anlagen durch die primäre Beziehungserfahrung bestimmt wird.

Die Ausdifferenzierung und die psychische Repräsentierung emotionaler Zustände erfolgen durch die Internalisierung der markierten Spiegelung („marked mirroring"), mit der primäre Bezugspersonen auf Spannungszustände des Säuglings reagieren. Ihr darauf ausgerichtetes Handeln (z. B. Füttern bei Hunger; Trösten bei Schmerz) zeigt dem Säugling, dass er verstanden worden ist; die diesen Prozess begleitenden Äußerungen des Erwachsenen – zum erahnten Gefühlszustand des Kindes passende Laute, Bewegungen, Worte – kategorisieren den jeweiligen psychophysiologischen Zustand des Kindes. Durch häufige Wiederholung dieser Einfühlungs- und Kategorisierungsprozesse differenzieren sich im Erleben des Säuglings global positive und global negative Spannungszustände zu Kernen distinkter Gefühle; durch das Ineinander von Einfühlung, auf den Spannungszustand zugeschnittenem Handeln und vorsymbolischem und symbolischem Benennen verschmelzen physiologischer Zustand und psychische Repräsentanz – damit werden die erlebten (Gefühls-)Zustände zu Kernen des Selbstgefühls.

Das Markieren des vermuteten Zustands/Bedürfnisses des Säuglings reduziert Angst und gibt Halt, ist aber von der unmittelbaren affektiven Reaktion der primären Bezugsperson auf das Kind (z. B. spontanes Lachen über eine Handlung des Kindes) verschieden – die Wahrnehmung dieses Unterschieds konstituiert die **Selbst-Objekt-Differenzierung.**

Ist das Kind in der Lage, innere und äußere Wahrnehmungen psychisch zu repräsentieren – etwa mit Beginn der Sprachentwicklung –, so verfügt es über den primären Funktionsmodus der **psychischen Äquivalenz.** In diesem Modus werden Besonderheiten psychischer Zustände (z. B. ihre schnelle Veränderbarkeit und Vagheit) noch nicht erfasst, Gedanken und Taten werden noch nicht als voneinander unterschieden erlebt; so kann ein negativer Impuls Angst machen, auch wenn er nicht ausagiert wird, da Denken und Tun noch weitgehend gleichgesetzt werden. Gefühlszustände sind intensiv und allumfassend; eine Veränderung des Gefühlserlebens kann in dem Moment, in dem ein Gefühl das Kind ausfüllt, nicht antizipiert werden.

Mit 2½–3 Jahren wird der Modus der psychischen Äquivalenz durch den **Als-ob-Modus** („pretend mode", Fonagy et al. 2002) ergänzt, gekennzeichnet durch das Einsetzen von Rollenspielen. Das Kind kann sich mit wenigen Mitteln eine vorgestellte Welt schaffen, durch das Handeln in dieser Welt nachfühlen, wie es ihm in der vorgestellten Rolle ergehen würde, und ist sich bewusst, dass die vorgestellte Welt und seine Lebensrealität gleichzeitig existieren.

Die Introjektion der durch das markierte Spiegeln erreichten Affektkategorisierung und die Modi der psychischen Äquivalenz und des Als-ob bilden die Grundbestandteile der Mentalisierungsfunktion. Die Ausdifferenzierung dieser Funktion geschieht über eine Integration von Äquivalenz- und Als-ob-Modus, die schließlich auch Metakognition (Denken über das Denken) möglich macht. Die Mentalisierungsfunktion ist keine „feste Größe", sondern bleibt lebenslang veränderlich: Belastungen und Krisen können regressive Prozesse auslösen und zu einem Rückfall in die psychische Unbeweglichkeit des Äquivalenzmodus führen; Psychotherapie kann die Ausdifferenzierungen der Mentalisierungsfunktion fördern.

Die Entwicklung der Mentalisierungsfähigkeit veranschaulicht zusammenfassend ➤ Abb. 14.1.

14.4.3 Bindung und Störungen der Mentalisierungsfähigkeit

Klinische Phänomene lassen sich als Auswirkung einer unzureichend entwickelten Mentalisierungsfähigkeit, insbesondere einer nicht gelungenen Integration von Äquivalenz- und Als-ob-Modus verstehen.

Die unzureichende Integration der beiden Modi psychischen Funktionierens hat ihre Wurzeln in Störungen der Interaktion zwischen primären Bezugspersonen und Kind. Systematische Fehlreaktionen der primären Bezugspersonen beim markierten Spiegeln von Bedürfnis-Affekt-Äußerungen des Säuglings führen zu Fehlentwicklungen im verinnerlichten Umgang des Kindes mit sich selbst und mit anderen. Deshalb ist die Bindungsforschung einer der wichtigsten empirischen Bezugspunkte der Mentalisierungstheorie.. Dies macht es möglich, Fehlentwicklungen der Mentalisierungsfähigkeit anhand der empirisch ermittelten Bindungstypen zu beschreiben.

Das markierte Spiegeln (➤ Kap. 14.4.2) insbesondere negativ getönter affektiver Aktivierung des Säuglings oder Kleinkindes ist immer auch ein „Management" bindungsrelevanter Angst, das die primären Bezugspersonen für das Kind, das sich noch nicht selbst helfen kann, leisten. Die Art und Weise, in der die primäre Bezugsperson negative Affekte spiegelt und markiert, konstituiert damit über die Introjektion des erlebten Angstmanagements das Bindungsmuster des Kindes, das am Ende des 1. Lj. fest formiert ist.

Unsichere oder desorganisierte Bindung ist eng mit psychischer Krankheit assoziiert.

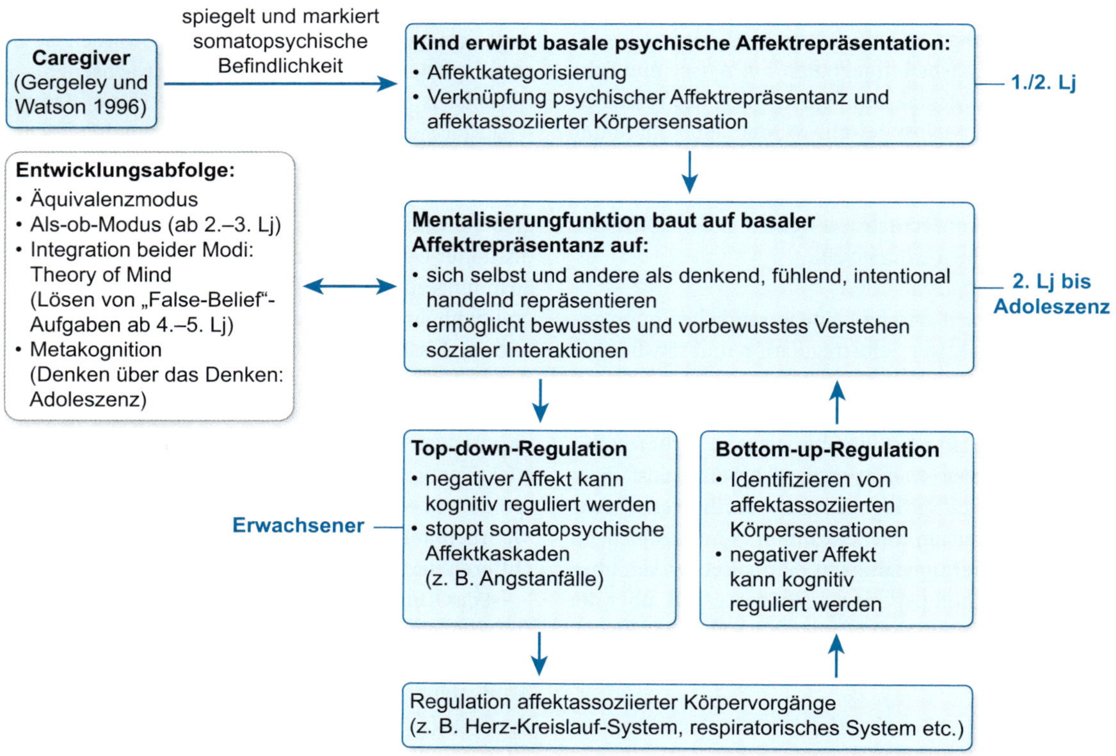

Abb. 14.1 Mentalisierung, Emotionsregulation und Körperfunktion: beziehungsorientiertes psychologisches Entwicklungsmodell [L231]

Eine Metaanalyse von Bakermans-Kranenburg und van Ijsendoorn (2009) ergab, dass diese Bindungstypen in klinischen Populationen überwiegen, während in Bevölkerungsstichproben die sichere Bindung deutlich dominiert.

Fonagy und Allison (2014) beschreiben die Auswirkungen unsicherer und desorganisierter Bindung auf das Selbsterleben und die Gestaltung der Beziehung zu den primären Bezugspersonen und Bindungspartnern, die im Erwachsenenleben an deren Stelle treten:

- Ein unsicher-ambivalentes bzw. **unsicher-ängstliches Bindungsmuster** führt zu einer Verunsicherung gegenüber den eigenen Wahrnehmungen, verbunden mit dem Erleben starker Abhängigkeit von anderen – hier liegt der Vergleich mit der „infantilen Persönlichkeit" nahe, die Ruesch (1948) als typisch für somatisierende Patienten beschrieben hat. Im 1. Lj., in dem die Eltern mit dem Kind durch markiertes Spiegeln kommunizieren, konnten negative Affekte des Kindes durch die primären Bezugspersonen nicht gehalten werden, sondern lösten bei ihnen für das Kind wahrnehmbare Affekte wie Angst, Ärger und Verunsicherung aus. Durch Introjektion dieser Interaktion wird das „Sich-nicht-beruhigen-Können" Bestandteil des kindlichen Selbst.
  Der unsicher-ambivalent gebundene Erwachsene klammert sich an steuernde Objekte und kann die eigene Angstentwicklung nicht einzudämmen: Die Relevanz dieses Störungsmodells für die Psychosomatik spiegelt sich z. B. in dem Befund, dass Patienten mit somatoformen Störungen in stärkerem Maße zu schmerzverstärkendem katastrophisierendem Denken neigen, wenn sie unsicher-ängstlich gebunden sind (Meredith et al. 2006; Sirois und Gick 2014).
- Ein **unsicher-vermeidendes Bindungsmuster** geht mit einem starken Misstrauen gegenüber der primären Bezugsperson einher. Im markierten Spiegeln einer Bezugsperson, das dieses Bindungsmuster formiert, wird die psychophysiologische Angstaktivierung des Kindes nur unzureichend auf einer psychischen Ebene aufgenommen, auch wenn seine körperlichen Bedürfnisse ausreichend abgedeckt werden. Die Entfaltung des inneren Erlebens des Kindes wird so behindert; eine empathische Einfühlung in das Erleben des Kindes findet nicht oder kaum statt.
  Der unsicher-vermeidend gebundene Erwachsene hat Defizite bei der psychischen Repräsentierung affektiver Erregung und Angst, lehnt eine Beschäftigung mit ihn beunruhigenden Wahrnehmungen und Gefühlen eher ab und vermeidet es, sich anderen zu öffnen und Hilfe zu suchen. Die Folgen dieser Haltung beschreiben z. B. Ciechanowski et al. (2010) in einer Langzeitstudie mit mehreren Messzeitpunkten bei Patienten mit Diabetes mellitus: Diabetiker mit unsicher-ambivalenter Bindung hatten ein deutlich erhöhtes Mortalitätsrisiko, wozu mangelnde Compliance gegenüber dem Behandlungsregime und das zu späte Aufsuchen ärztlicher Hilfe wesentlich beitrugen.
- Ein **desorganisiertes Bindungsmuster** bei Kindern bzw. ein in Bezug auf traumatische Erfahrungen nicht gelöster Bindungsstatus bei Erwachsenen zerstört sowohl das Vertrauen in andere als auch die Möglichkeit, aus sich selbst Halt und Zuversicht zu schöpfen und auf die Fähigkeit zu vertrauen, aggressive Impulse und negative Affekte zu beherrschen. George und West (2012) fassen die Bindungserfahrung von Personen mit ungelöstem Bindungsstatus in die Formel, dass die primären Bezugspersonen, die dem Kind Halt und Sicherheit geben sollten, selbst zur Quelle von Gefahr werden; Fonagy und Allison (2014) bezeichnen die Introjektion dieser traumatischen primären Beziehungserfahrung als *„alien self"*: Wird die vorher Halt gebende und Bedeutung schaffende primäre Bezugsperson z. B. vorübergehend zu einer sexuell bedrängenden oder unkontrolliert prügelnden Person, werden die sich bildenden psychischen Repräsentanzen mit affektiv hoch aufgeladenem „Unaussprechlichem" durchsetzt, das bei dem Versuch, tragfähige Bindungen aufzubauen, getriggert und ausagiert wird, ohne selbstreflektivem Verstehen zugänglich zu sein.

Nijenhuis' (2006) Konzept der **somatoformen Dissoziation** betont für diese Krankheitsbilder typische Aspekte der Verbindung von Trauma und Symptomatik und ist damit spezifischer als Mentalisierungstheorie; aus seiner Sicht zeigt sich die Traumatisierung im Körper, z. B. in der funktionellen Störung, und bleibt ohne Verbindung zur Denk- und Reflexionsfähigkeit.

Auch in den in Bezug auf den unsicher-ängstlichen und unsicher-vermeidenden Bindungsstil angeführten Befunden aus der psychosomatischen Forschung ist dies das wesentliche Unterscheidungsmerkmal zu psychischen Erkrankungen: An die Stelle einer zumindest undifferenzierten psychischen Repräsentierung von Affektaktivierung (z. B. Dominanz negativer Affektivität bei Angsterkrankungen und Depressionen) ist die psychophysiologische Affektaktivierung bei psychosomatischen Störungsbildern weitgehend vom Emotionserleben dissoziiert.

RESÜMEE

Auch wenn die psychotherapeutische Behandlung psychosomatischer Störungsbilder ebenso wie die Behandlung anderer Krankheitsbilder mit starken Ich-strukturellen Defiziten eine Verbesserung der Mentalisierungsfähigkeit zum Ziel hat, so können bereits vorliegende, auf die Mentalisierungstheorie gestützte Behandlungsmanuale nicht einfach übernommen werden, sondern sollten auf die Besonderheit der Dissoziation psychophysiologischer und psychischer Affektrepräsentanzen bei psychosomatischen Krankheitsbildern abgestimmt werden.

14.5 Empirische Befunde zum Zusammenhang zwischen Bindung, Mentalisierung und psychosomatischen Störungen

In einer programmatischen Arbeit zur Beziehung des Mentalisierungsansatzes zu psychopathologischen Phänomenen weisen Luyten (et al. 2020) zunächst auf die verschiedenen Dimensionen der Mentalisierungsfunktion hin (automatisiert/unbewusst vs. kontrolliert/bewusst; nach innen vs. nach außen fokussiert; auf das Selbst oder den Anderen gerichtet; kognitiv vs. affektiv) und stellen fest, dass psychische oder psychosomatische Störungen mit unterschiedlichen, auf diese Dimensionen bezogenen Imbalance-Profilen verbunden sein können. Aus ihrer Sicht ist der Mentalisierungsansatz ein hilfreiches transtheoretisches und transdiagnostisches Konzept, das in der Erforschung verschiedenster Störungsbilder angewendet werden kann. Die Ergebnisse einer Übersichtsarbeit von Studien zur Beziehung zwischen Alexithymie und ToM (Pisani et al. 2021) legen nahe, dass verschiedene Studien einen Zusammenhang zwischen einer Einschränkung des affektiven Mentalisierens und somatoformen Störungen zeigen konnten. Dies bestätigt das Hauptergebnis der vermutlich ersten fMRT-Studie zum Zusammenhang zwischen Mentalisierung und Alexithymie, in der bei hochalexithymen Gesunden schlechte Leistungen in einem ToM-Test mit geringer Aktivierung im rechten mediopräfrontalen Kortex verbunden waren, der dem bei ToM-Leistungen aktivierten neuronalen Netzwerk zugerechnet wird (Moriguchi et al. 2006). Kovarianzanalysen von strukturellen fMRT-Studien (Bernhardt et al. 2014) ergaben, dass sich die neuronalen Netzwerke für Emotionserkennung und affektzentrierte Mentalisierung nur z. T. überlappen; Alexithymie wird auch in dieser Arbeit der affektzentrierten Mentalisierung zugeordnet.

RESÜMEE

Da sowohl die Bindungstheorie als auch der Mentalisierungsansatz breit angelegt sind, liefern sie keine globale Theorie zur Entstehung und Aufrechterhaltung psychosomatischer Störungsbilder. Der Nutzen empirischer Erforschung psychosomatischer Störungen mithilfe von Instrumenten, die diese transdiagnostischen Theorien reliabel und valide operationalisieren, liegt vielmehr im Herausarbeiten von störungsspezifischen Dimensionsprofilen – so wie sie Luyten et al. (2020) für die Mentalisierungsfunktion aufzählen und wie sie die Bindungsforschung mit den verschiedenen Bindungstypisierungen bereithält. Diese Dimensionsprofile können Hinweise auf die Entstehungsbedingungen psychosomatischer Störungsbilder und deren Behandlung liefern.

14.5.1 Bindung und psychosomatische Störungsbilder

Seit den 2000er-Jahren beschäftigen sich empirische Untersuchungen in der Allgemeinbevölkerung zu verschiedensten Störungsbildern mit dem Zusammenhang zwischen beeinträchtigter früher Bindung und Alexithymie bzw. affektzentrierten **Mentalisierungsdefiziten.** So legt eine Metaanalyse von 70 Studien in der Allgemeinbevölkerung mit 19.470 Teilnehmern einen Zusammenhang zwischen Bindungsunsicherheit und Störungen im Essverhalten nahe (Faber et al. 2018). Bei Patienten mit medizinisch nicht erklärten somatischen Symptomen (MUS) untersuchten zwei große Follow-up-Studien (Creed et al. 2012: N = 1.443; Taylor et al. 2012: N = 410), in denen die Probanden jeweils im Abstand von 1 Jahr zweimal befragt wurden, die Charakteristika der Teilnehmer, die auch bei der zweiten Befragung weiterhin die Kriterien einer MUS-Diagnose erfüllten. Diese waren durch einen unsicheren Bindungsstil, häufige Arztbesuche, emotionalen Missbrauch in der Kindheit, geringere Bildung und höhere Ausprägungen von Angst und Depressivität charakterisiert und lebten häufig allein.

Hinweise auf Zusammenhänge zwischen psychosomatischen Störungsbildern und **Bindungsdefiziten** lieferte auch eine Übersichtsarbeit zu 17 Studien, die bei Erwachsenen mit idiopathischem Schmerz eine geringere Bindungssicherheit als bei gesunden Kontrollen fanden. In der gleichen Übersichtsarbeit lagen auch bei Kindern mit Schmerzstörungen überdurchschnittlich häufig Hinweise auf unverarbeitete Bindungstraumata vor (Failo et al. 2019). Im Vergleich mit gesunden Kontrollen fand sich bei Patientinnen mit Fibromyalgie insgesamt eine verminderte Bindungssicherheit und ein Überwiegen von unsicher-ambivalenter oder unsicher-vermeidender Bindung bei erhöhten Alexithymiewerten (Penacoba et al. 2018). In einer prospektiven Studie verfolgten Pfeiffer et al. (2018) bei Patienten mit unerklärtem muskulärem Schmerz und Patienten mit Osteoarthritis das Ansprechen auf eine mehrmonatige Schmerztherapie. In beiden Diagnosegruppen profitierten Patienten mit geringer Bindungsängstlichkeit deutlich von der Behandlung, während sich bei der Gruppe mit hoher Bindungsängstlichkeit das Schmerzerleben trotz Therapie verstärkte.

Auch bei einer weiteren Gruppe von MUS-Patienten (n = 58), bei denen hohe Werte im Alexithymiefragebogen TAS 20 als Indikator für affektzentriertes Mentalisieren gewertet wurden, fand sich ein Zusammenhang zwischen der Ausprägung von Bindungsunsicherheit, dem Ausmaß der MUS-Symptomatik und TAS-20-Werten (Riem et al. 2018).

Mehrere Studien an Patienten mit Konversionsstörungen zeigen einen Zusammenhang zwischen unsicherer Bindung, negativem Affekt, Kindheitstraumatisierung und Alexithymie (Jalilianhasanpour et al. 2019; Williams et al. 2019; Gerhardt et al. 2021).

14.5.2 Mentalisierung und psychosomatische Störungen

In einer der wenigen experimentellen Studien, in denen allein die Mentalisierungsfähigkeit untersucht wurde, erhielten die Teilnehmer die Aufgabe, in der Bewegung von zwei Dreiecken in kurzen Zeichentrickfilmen durch die Zuschreibung einer ToM einen sinnvollen Handlungsablauf zu entdecken. Hier schnitten Patienten mit somatoformen Störungen oder Konversionsstörungen schlechter ab als gesunde Kontrollpersonen oder körperlich kranke Patienten (Subic-Wrana et al. 2010; Stonington et al. 2013).

Die Arbeitsgruppe um Fonagy publizierte interessante Befunde zum *Reflective Functioning* (RF, Instrument zur Erfassung der Mentalisierungsfähigkeit im Bindungsinterview AAI) bei Kindern mit Typ-1-Diabetes und deren Müttern: Ein gut eingestellter Diabetes und ein zufriedenstellender HbA_{1c}-Wert fand sich bei den Mutter-Kind-Dyaden, in denen beide einen hohen RF-Wert hatten (Costa-Cordell et al. 2021). Auch Patientinnen mit chronischen Beckenschmerzen hatten im AAI ein deutlich eingeschränktes RF (Leithner-Dziubas et al. 2010). Patientinnen mit chronischen somatoformen Schmerzen konnten basale Emotionen anhand von Gesichtsausdrücken ebenso gut erkennen wie gesunde Kontrollen, waren aber deutlich alexithymer und schnitten in einem ToM-Test schlechter ab (Schönenberg et al. 2014). In der Identifikation von Affekten bei sich selbst und anderen sowie bei auf andere gerichteten Mentalisierungsaufgaben (Mind Reading) schnitten Patientinnen mit Fibromyalgie schlechter ab als gesunde Probandinnen (Di Tella et al. 2015).

14.5.3 Bindung, Mentalisierung und psychosomatische Störungen

Beim Vergleich von Kindern mit MUS-Symptomatik und Kindern mit einer Verhaltensstörung („disruptive behavior disorder") sowie einer gesunden Kontrollgruppe lag die Mentalisierungsfähigkeit der beiden klinischen Gruppen deutlich unter der der gesunden Kinder, in den klinischen Gruppen waren 80 % der Kinder unsicher gebunden (Bizzi et al. 2019). In einer weiteren Studie – diesmal an Erwachsenen – wurden jeweils ca. 100 Patienten mit gastrointestinalen Beschwerden mit und ohne MUS in Bezug auf Bindung und Mentalisierungsfähigkeit verglichen. Die Patienten mit MUS-Symptomatik hatten höheren psychischen Distress und stärker ausgeprägte Risikofaktoren wie belastende Kindheitserfahrungen, unsichere Bindung und ein geringeres ich-strukturelles Entwicklungsniveau (Berens et al. 2021). Redondo et al. (2018) berichten eine positive Korrelation zwischen Bindungsunsicherheit und Symptomatik sowie eine negative Korrelation zwischen Mentalisierungsfähigkeit und Symptomatik bei Patientinnen mit Anorexia nervosa. In einer Untersuchung zu Bindungstyp und Mentalisierungsfähigkeit bei ca. 100 Patienten mit entzündlicher Darmerkrankung und gesunden Kontrollen von Agostini et al. (2019) korrelierte das Ausmaß von unsicherer Bindung mit negativer Affektivität; in einem der Mentalisierungstests korrelierte die Höhe der Mentalisierungsfähigkeit negativ mit der akuten Ausprägung der Erkrankung: Hier deutet sich ein direkter Zusammenhang zwischen eingeschränkter Mentalisierungsfähigkeit und Entzündungsaktivität an.

RESÜMEE

Die referierten empirischen Befunde stammen überwiegend aus Querschnittstudien, die einen Zusammenhang der Risikofaktoren Bindungsunsicherheit und eingeschränkter Mentalisierungsfunktion mit psychosomatischen Krankheitsbildern nahelegen. Die neueren Studien spezifizieren das Mentalisierungsdefizit als affektzentriert, eine Richtung der Bindungsunsicherheit (unsicher-ängstlich vs. unsicher-vermeidend) findet sich nicht. Korrelative Studien geben keine Hinweise auf Krankheitsmechanismen, sonders stecken eher Interessenfelder ab, an denen spezifischere Untersuchungen ansetzen können.

14.6 Behandlungstechnische Konsequenzen

Die Notwendigkeit, mentalisierungsbasierte Behandlungsansätze für Patienten mit somatoformen Störungsbildern zu erarbeiten und auf ihre Wirksamkeit zu prüfen, belegt eine Literaturübersicht zu Studien zur nichtpharmakologischen Behandlung von Patienten mit somatoformen Störungen und MUS (van Dessel et al. 2014). Alle Behandlungsansätze beinhalteten psychologische Interventionen, die jedoch überwiegend als Kurzzeitinterventionen konzipiert waren. Bei > 50 % der Studien handelte es sich um Interventionen aus dem KVT-Spektrum. Die Autoren berichten lediglich kleine bis mittlere Behandlungseffekte (bezogen auf eine Symptomreduktion); Vorteile von Psychotherapie gegenüber einer strukturierten medizinischen Versorgung dieser Patienten fanden sich in den eingeschlossenen Studien nicht.

Die in die obige Übersichtsarbeit nicht eingeschlossene PISO-Studie, in der in einem 5-Wochen-Programm für Patienten mit chronifizierter Schmerzstörung psychoedukatives und psychodynamisches Vorgehen kombiniert wurde, ergab gute Wirkungen bzgl. der Reduktion des Schmerzerlebens (Pieh et al. 2014); das Programm soll Patienten an ein psychosomatisches Krankheitsmodell heranführen und für Psychotherapie motivieren.

Versteht man alexithyme Charakteristika als Folge von affektzentrierten Mentalisierungsdefiziten, so würde sich auch für Patienten mit somatoformen Störungen ein mentalisierungsbasierter Behandlungsansatz anbieten, der nicht auf Einsichtsorientierung und Deutung der Übertragungsbeziehung verzichtet, jedoch basales Mentalisieren (z. B. Herausarbeiten und Benennen von Affekten, aktives Fördern von Perspektivwechseln und probeweises Einfühlen in andere) in den Mittelpunkt stellt (vgl. Bateman und Fonagy 2006). Luyten et al. (2008, 2012) schlagen für diese Patienten einen mentalisierungsfördernden Behandlungsansatz vor, wobei sie besonderes Gewicht auf die Förderung der Mentalisierung körperbezogener Zeichen von Affektaktivierung legen. Sie betonen jedoch, dass es für diese Patienten auch hilfreich ist, ein kohärentes Narrativ ihres Entwicklungsweges zu erarbeiten, das die frühen Deprivations- und Traumaerfahrungen mit dem Krankwerden verknüpft und so den bisherigen Lebenserfahrungen Sinn zuweist.

Eine Manualisierung dieses Ansatzes ist verfügbar (Luyten et al. 2012), bisher liegen aber keine systematisch erhobenen Wirksamkeitsnachweise vor. Dies gilt ebenso für andere klinisch erprobte, besonders im stationären Setting angewandte Ansätze zur Behandlung psychosomatischer Störungsbilder, die sich nicht explizit auf den Mentalisierungsansatz stützen, jedoch stark auf die Förderung (prä-)symbolischer Affektrepräsentanzen abheben (z. B. Beutel et al. 2008).

Eine neue Entwicklung stellt **The *BodyMind* Approach® (TBMA)** von Payne und Brooks (2019, 2020) dar; dieser Ansatz adressiert Patienten mit MUS und versteht sich als angeleitetes Übungsverfahren zur Selbsthilfe. Das Behandlungsprogramm besteht aus den drei Komponenten Emotionsregulation, (Bindungs-)Sicherheit gewinnen und „BodyMindfulness".

RESÜMEE

Die bei Patienten mit somatoformen bzw. funktionellen Störungen vorliegenden Mentalisierungsdefizite unterscheiden sich qualitativ von den Mentalisierungseinschränkungen bei der Borderline-Persönlichkeitsstörung (BPS), sind jedoch hinsichtlich der Schwere der ich-strukturellen Störung durchaus vergleichbar. Dies relativiert die bisher enttäuschenden Befunde zur Wirksamkeit psychotherapeutischer Interventionen, bei denen es sich überwiegend um Kurzzeitinterventionen handelte. Damit ist zu hoffen, dass sich Behandlungsansätze, welche die Spezifität der Mentalisierungseinschränkungen bei somatoformen Erkrankungen berücksichtigen, in der Langzeitbehandlung als ähnlich wirkungsvoll erweisen wie der MBT-Ansatz für BPS, der von Bateman und Fonagy (2008, 2009) vorgelegt und auf seine Wirksamkeit überprüft wurde.

14

14.7 Fazit und Ausblick

Das Alexithymiekonstrukt verhält sich heute zur Mentalisierungstheorie wie ein Klassifikationsbegriff, der die Besonderheiten der eingeschränkten Mentalisierungsfähigkeit bei diesen Störungen – etwa in Abgrenzung zur Einschränkung der Mentalisierungsfähigkeit bei BPS – beschreibt, aber nicht mehr in ihrer Entstehung erklärt.

Die Aufgabe, ein theoretisches Erklärungsmodell für die Entstehung und Aufrechterhaltung psychosomatischer Störungen zu liefern, fällt damit der Mentalisierungstheorie zu. Als moderne psychoanalytisch geprägte Entwicklungstheorie verbindet sie Bindungserfahrung und den Aufbau ich-struktureller Fähigkeiten, die ein flexibles Reagieren auf Lebensanforderungen ermöglichen und so die psychische und körperliche Gesundheit bewahren helfen. Der Entstehung psychischer Repräsentanzen von Affekten kommt in diesem Entwicklungsmodell besondere Bedeutung zu; aus dem Modell lässt sich stringent ableiten, wie Bindungsunsicherheit und Bindungstraumatisierung die Mentalisierung von Affekten beeinträchtigen.

Damit liefert die Mentalisierungstheorie einen Bezugsrahmen, in den sich die besonderen entwicklungspsychologischen und klinischen Bedingungen, die psychosomatische Störungen entstehen lassen und aufrechterhalten, einordnen und theoriegeleitet erforschen lassen. Ebenso ermöglicht dieser Bezugsrahmen, psychotherapeutische Interventionen zu entwickeln, die den spezifischen Einschränkungen der affektzentrierten Mentalisierungsfähigkeit bei psychosomatischen Störungen Rechnung tragen und die auf ihre Wirksamkeit geprüft werden können.

Allerdings liefert die Mentalisierungstheorie als „*transtheoretisches und transdiagnostisches*“ Konstrukt (Luyten et al. (2020) einen breit aufgespannten, jedoch unspezifischen Bezugsrahmen, den es zu spezifizieren gilt, wenn sie einen wesentlichen Beitrag zum Verständnis und zur Behandlung psychosomatischer Störungen leisten soll. Das Profil, das sich in den empirischen Untersuchungen abzeichnet, ist besonders in Bezug auf die Befunde der Bindungsforschung noch sehr unspezifisch, sind doch alle klinischen Gruppen über die verschiedensten Störungsbilder hinweg durch ein Überwiegen unsicherer Bindung gekennzeichnet. Etwas spezifischer sind die Befunde im Hinblick auf die Mentalisierungsdefizite: Hier weisen die empirischen Untersuchungen darauf hin, dass das affektzentrierte Mentalisieren i. S. einer Untersteuerung (Affekt nicht lebendig erleben und Emotionen nicht differenziert beschreiben können) verändert ist. Befunde zu den anderen Dimensionen des Mentalisierens stehen noch aus. Hier könnten die vielfältigen Ergebnisse der Alexithymieforschung zur Hypothesengenerierung genutzt werden, welche die Spezifität der Mentalisierungsdefizite bei psychosomatischen Störungen detailliert beschreiben und damit Verbindungen zu und Abgrenzungen von anderen Krankheitsbildern nicht nur auf einer phänomenologischen, sondern auch auf einer strukturellen Ebene erfassen helfen.

LITERATURAUSWAHL

Bakermans-Kranenburg M, van Ijsendoorn M. The first 10,000 adult attachment interviews: Distribution of adult attachment representations in clinical and non-clinical groups. Attach Hum Dev 2009; 11: 223–263.

Beutel ME, Michal M, Subic-Wrana C. Psychoanalytically-oriented inpatient psychotherapy of somatoform disorders. J Am Acad Psychoanal Dyn Psychiatry 2008; 36(1): 125–142.

Fonagy P, Allison E. The role of mentalizing and epistemic trust in the therapeutic relationship. Psychotherapy 2014; 51: 372–380.

Fonagy P, Gergely G, Jurist E, Target M. Affect Regulation, Mentalization, and the Development of the Self. London: Other Press 2002.

Frith C, Frith U. The neural basis of mentalizing. Neuron 2006; 50: 531–534.

Gergely G, Watson JS. The social biofeedback theory of parental affect-mirroring. Int J Psycho-Anal 1996; 77(Pt 6): 1181–1212.

Luyten P, van Houdenhove B, Lemma A, et al. A mentalization-based approach to the understanding and treatment of functional somatic disorders. Psychoanalytic Psychotherapy 2012; 26: 121–140.

Luyten P, Campell C, Allison E, Fonagy P. The mentalizing approach to psychopathology: State of the art and future directions. Annu Rev Clin Psychol 2020; 16: 297–325.

Pieh C, Neumeier S, Loew T, et al. Effectiveness of a multimodal treatment program for somatoform pain disorder. Pain Pract 2014; 14: E146–151.

KAPITEL

15

Hedda Lausberg und Peter Joraschky

Körpererleben

15.1 Einleitung

Unter der Thematik des Körpererlebens wird in der Psychosomatik das mehrdimensionale Modell des verkörperten Selbst für die klinische Praxis nutzbringend angewandt (➤ Kap. 1). Die Mehrdimensionalität dieses Konzepts leitet sich einmal aus neuen grundlagenorientierten Forschungen zur Neurobiologie, der psychoanalytischen Entwicklungspsychologie wie auch psychophysiologischen Wechselwirkungen ab. Im Kontext des Vulnerabilitäts-Stress-Modells können zudem verschiedene Schweregrade gestörter Emotions- und Selbstregulation im Körpererleben beschrieben werden.

Das Körpererleben hat als Gegenstand wissenschaftlich-psychosomatischer Untersuchungen eine langjährige Tradition, z. B. bei Patient*innen mit Anorexia nervosa, die den Körper als Hort bedrohlicher Triebe erleben, bei zwanghaften und alexithymen Patient*innen mit mechanistischen Körperbildern oder bei narzisstischen Störungen mit übersteigertem Körper-Ich-Ideal.

Das Körpererleben hat einen substanziellen Einfluss auf die psychosomatische Gesundheit und wirkt sich unmittelbar auf den Umgang mit dem eigenen Körper, auf die Sexualität und soziale physische Präsenz aus. Dennoch ist es in der therapeutischen Praxis selten Gegenstand ärztlicher Gespräche. Gründe dafür sind u. a. die Geringschätzung von Körperlichkeit in der christlich-abendländischen Kultur und die Unbewusstheit bestimmter Komponenten des Körpererlebens.

In diesem Kapitel wird neben den wissenschaftstheoretischen Grundlagen dargelegt, wie Körpererleben diagnostiziert und damit therapeutisch gearbeitet werden kann.

15.2 Wissenschaftstheoretische Grundlagen

15.2.1 Leib-Sein und Körper-Haben

Die Ambiguität von Leib-Sein und Körper-Haben hat bei phänomenologisch orientierten Philosophen grundsätzliche anthropologische Betrachtungen angestoßen. Vor allem die französischen Phänomenologen Marcel (1985) und Merleau-Ponty (1966) haben Überlegungen zum Leib-Sein und Körper-Haben als Ausgangspunkt der Selbst- und Umwelterfahrung beigetragen. Die deutsche Phänomenologie in der Tradition von Husserl geht vom „Leib"-Begriff aus, der etymologisch eng mit dem Begriff des „Lebens" verknüpft ist (Küchenhoff und Wiegerling 2008). Die von Schmitz (2007) und Böhme (2003) vertretene moderne Phänomenologie (vgl. ➤ Kap. 1) erarbeitet in ihren Betrachtungen zur Leiberfahrung die Besonderheiten leiblichen Erlebens, wie z. B. die Wahrnehmung von „Enge und Weite" als grundlegende Qualitäten des Spürens am eigenen Leib. Die Selbst-Gewissheit („Es geht hier um mich!") ist in diesen Konzepten an das Spüren am eigenen Leib, insbesondere an das affektive Betroffensein gebunden. Das Oszillieren von Körper-Haben und Leib-Sein lässt sich an klinischen Beispielen beschreiben, wie das Beispiel einer Patientin mit Anorexie zeigt, welche die Breite des Oberschenkels als Problemzone mit offenen Augen (visuelle Perzeption; Körper-Haben) deutlich geringer verzerrt erlebt, als wenn sie dem Oberschenkel mit geschlossenen Augen nachspürt, sich also Gewissheit über das zu geben versucht, was sie in der Gegend ihres Oberschenkels wahrnimmt (Somatosensorik; Leib-Sein).

Auf diese Bidirektionalität beziehen sich in der Klinik z. B. folgende Fragen an Patient*innen:

- „Welche Gedanken oder Bilder kommen Ihnen, wenn Sie den brennenden Schmerz am Rücken empfinden?"
- „Wenn Sie die brutalen Schläge des Vaters schildern, was nehmen Sie in Ihrem Körper wahr?"

15.2.2 Körpererleben aus historisch-psychoanalytischer Sicht

„Das Ich ist zuerst und vor allem ein Körperliches."

Freud (1923)

Im Mittelpunkt konflikthafter Motive stand für die Psychoanalyse in der Tradition von Freud die infantile Bedürfnis- und Triebregulation des Menschen. Das Körper-Ich oder, wie es Schilder (1935) später nannte, das Körperbild organisiert und baut sich in diesen frühen Entwicklungsperioden sukzessiv über einzelne Körperzonen – oral, anal, phallisch, genital – auf, an denen im besonderen Maße affektive Spannungen kulminieren. Diese Körperzonen können als Organisatoren intersubjektiver Erfahrungen durch die Triebaktivierung und deren Kontrolle gesehen werden. Sie beeinflussen durch jeweils unterschiedliche im Vordergrund stehende Affekte und durch subjektive Erfahrungsprozesse bestimmte Phasen und Formen der Persönlichkeit (z. B. „analer Charakter").

Erweitert wurde diese Theorie durch die Objektbeziehungstheorie (Lichtenberg et al. 2000) und seit 20 Jahren durch die Forschungen zu Emotionsregulation (➤ Kap. 11), Selbstregulation und Bindungstheorie (➤ Kap. 12). Die Triebtheorie bleibt aber durch die damit verknüpfte **Lust-Unlust-Regulation** einer der Grundregler im biopsychosozialen Stressmodell.

Zur Triebtheorie kann nur sehr verkürzt darauf verwiesen werden, wie diese Spannungsregulation z. B. in der oralen Phase mit wichtigen Beruhigungssystemen des Rhythmus (Wiegen), der Selbststimulation (Mund-Nase-Stimulation), Schnullen, Schaukeln etc. verbunden ist. In der analen Phase beginnt neben den Grundprinzipien des Ausstoßens und der Trennungs-/Verlustängste der Aufbau der Körpergrenzen mit dem Schamaffekt als Grenzwächter (Erikson 1961). Schließlich erlangt die phallisch-genitale Organisation als sexuelle Erregungszone Bedeutung. Den einzelnen Phasen wurden dabei motorisch spezifische Spannungs-Fluss-Rhythmen zugeordnet (Kestenberg 1965a, b, 1967). Neue Schubkraft erhielt die Triebtheorie durch die neurobiologischen Modelle zum Körpergedächtnis (Schore 2007).

15.2.3 Die Theorie des Embodiment

Das für die Philosophie und die Psychosomatik grundlegende Leib-Seele-Problem wird von der Embodiment-Forschung aus der interdisziplinären Perspektive wieder aufgegriffen. In den letzten 20 Jahren haben sich Philosophie, Psychoanalyse, Psychologie und Neurowissenschaften sowohl mit Fragestellungen der Grundlagenforschung als auch der Anwendung auseinandergesetzt.

Über den Leib wird uns die Welt als erlebte Welt zugänglich. Also nicht nur die Affekte sind immer körperlich gebunden, sondern auch die Kognitionen gehen auf sensomotorische Prozesse zurück. Ein statisches Abbildungskonzept im Gedächtnis wird abgelöst von einem Konzept der Dynamik kontinuierlicher Konstruktion von seelischen Zuständen in aktuellen Interaktionssituationen, wie sie auch die neurobiologische Forschung zum Embodiment vertritt (Gallese 2013).

Für die klinische Forschung und die Therapie sind es vor allem die im Embodiment-Konzept einbezogenen frühesten menschlichen Interaktionserfahrungen, die für die Selbstentwicklung besonders wichtig sind (Leuzinger-Bohleber 2010). Das Embodiment-Konzept bezieht auch epigenetische Studien ein, die belegen, dass frühe Beziehungserfahrungen die genetische Anlage des Säuglings spezifisch aktivieren (Suomi 2011; Lektonen 2013). Die implizit gespeicherten Prozesse bestimmen unser späteres Denken, Fühlen und Handeln grundlegend.

Insbesondere erhält die Intentionalität in der Embodiment-Forschung wieder eine herausgehobene Bedeutung (Henningsen 2021, ➤ Kap. 2). Einen intentionalen Prozess bezeichnet man als eine „Handlung", als einen Vorgang auf ein Ziel hin, mit einer Hoffnung auf etwas, mit einer Angst vor etwas. Hierin drückt sich im Kontrast zur materialistischen Körperauffassung die motivationale Grundlage der Handlung aus. Für die kognitiven Theorien bedeutet dies, dass die formalistischen und funktionellen Modelle durch gefühlsgeleitete Handlungen ergänzt werden.

Die „Embodied mind"-Theorie (Röhricht et al. 2014; Henningsen 2021) besagt, dass der Bezug des Menschen zur Welt auf körperlich handelnder Erfahrung beruht und dass Erkennen immer mit der Einbettung des Erkennens in seine Umwelt zu tun hat. Der Erfahrungshorizont und die vielfältigen Phänomene dieses Oszillierens zwischen Körper-Haben und Leib-Sein, diese Ambiguität ist die Grundlage der dargestellten Thematik.

Zahlreiche experimentelle Studien belegen die Bidirektionalität zwischen Emotion/Kognition und körperlichem Ausdruck. Unsere psychische Verfassung und unser Denken drücken sich in unserer (impliziten) Mimik, Gestik und Körperhaltung aus; umgekehrt können wir jedoch über die explizite Mimik, Gestik und Haltung unser emotionales Befinden und unser Denken beeinflussen (Schwartz et al. 1976; Strack et al. 1988; Larsen et al. 1992; Cook et al. 2006; Sassenberg et al. 2011; Wallbott 1989; Michalak et al. 2009; Riskind und Gotay 1982; Wilson und Peper 2004; Wilkes et al. 2017).

Bei der Anwendung dieser Erkenntnisse in der therapeutischen Praxis ist jedoch wichtig zu beachten, dass eine Beeinflussung des psychischen Erlebens über Ausdrucksbewegungen, z. B. Körperhaltung, nur möglich ist, wenn die bewusste oder unbewusste psychische Bereitschaft für die Erfahrung des damit assoziierten psychischen Erlebens gegeben ist.

15.3 Dimensionen des Körpererlebens – Körperschema, Körperbild und Körperselbst

Aufgrund der vielfältigen wissenschaftstheoretischen Perspektiven besteht eine terminologische Vielfalt. Von zentraler Bedeutung ist nach wie vor die Differenzierung von Paul Schilder (1923) in Körperschema und Körperbild. Unter historischer Perspektive kann ferner auf vorliegende Übersichten verwiesen werden: Bielefeld (1986), Joraschky (1983), Paulus (1982) und Röhricht et al. (2005). Eine genaue theoretische Differenzierung der einzelnen Perspektiven und wissenschaftlichen Zugangswege zum Körperleben findet sich bei Küchenhoff und Agarwalla (2013) sowie Geuter (2015).

Das **Körperschema** wird definiert als der genetisch angelegte, zentralnervös verankerte und konstant durch sensomotorische Information modifizierte Teilaspekt des Körpererlebens. Da die neuronale Repräsentation des eigenen Körpers inkl. der Größe und der Relationen der Körperteile zueinander implizit ist, manifestiert sich das Körperschema primär in der (koordinativen) Bewegungsausführung.

Die Körperschemata reifen in der frühkindlichen sensomotorischen Entwicklung im Zuge der neuronalen Entwicklung entlang genetisch vorgegebener Muster aus (Benton und Sivan 1993; Brugger et al. 2000; Goldenberg 2005). Somatosensorische, visuelle, vestibuläre und akustische Informationen tragen zur Entwicklung der mentalen Repräsentation des eigenen Körpers bei. Körperschemadifferenzierung und motorische Koordination korrelieren daher positiv (Witkin 1965; Piaget 1969, 1979; Buytendijk 1971; Bain 1973; Baumann 1986; Massion 1994; Tafforin 1990). Nach Ausreifung besteht eine relative Stabilität der Repräsentation, die sich z. B. durch die Existenz von Phantomsensationen nach Gliedmaßenamputation manifestiert (Melzack 1990; Goldenberg 2002). In Phasen von körperlicher Veränderung wie Wachstum, Schwangerschaft, Gewichtszunahme kann passager eine Maladaption auftreten, z. B. schlaksige Bewegungen bei Pubertierenden (Baumann 1986; Jarka 1995; Schiff 1999); d. h., die neuronale Kontrolle der Körperbewegungen basiert noch auf dem alten Körperschema, das noch nicht an die neuen Körpermaße angepasst ist. Experimentell lässt sich das Körperschema durch vorgetäuschte falsche visuelle oder sensomotorische Informationen („Pinocchio"-Effekt) akut beeinflussen (Goldenberg 2005; Lackner 1988; Ramchandran und Hirstein 1998). Dies erklärt auch, dass Schmerz das Körperschema (und die darauf basierende Bewegungsimagination) verändert (Schwoebel et al. 2001).

Das **Körperbild** umfasst die den Körper betreffenden mehrdimensionalen Erfahrungs- und Bewertungsaspekte, d. h. das formale Wissen, die Fantasien, Gedanken, Einstellungen, Bewertungen, die Bedeutungszuschreibungen sowie die Affekte in Bezug auf den eigenen Körper. Diese können explizit sein, d. h. auch direkt verbalisiert werden, oder implizit sein, d. h., sie manifestieren sich nur indirekt im Bewegungsverhalten oder im Verhalten gegenüber dem eigenen Körper.

Das Körperbild ist multidimensional konzeptualisiert mit

A) einer perzeptiven Komponente, die Wahrnehmung des eigenen Körpers betreffend (z. B. die Einschätzung der Größe eines Körperteils),
B) einer kognitiv-affektiven bzw.-evaluativen Komponente, die Affekte und Kognitionen den eigenen Körper betreffen (z. B. Genuss, Ekel, Einschätzung der eigenen Attraktivität) und
C) einer verhaltensbezogenen Komponente, das Verhalten in Bezug auf den eigenen Körper betreffend (z. B. Kontrollverhalten) (Thompson 1999; Cash und Deagle 1997; Hilbert und Tuschen-Caffier 2005).

Das Körperbild ist zudem als „Vorstellungsbild" begrifflich und theoretisch verknüpft mit der selbstreflexiven Fähigkeit, den eigenen Körper in Abgrenzung zum anderen zu reflektieren. Für seine Bewertungen und die Einstellungen ist der jeweilige kulturelle Kontext mit den spezifischen körperbezogenen sozialen Umgangsformen und normativen Determinanten besonders zu berücksichtigen. Wie bei der Entwicklung des mentalisierungsfähigen Selbstgefühls (Schultz-Venrath 2021) gehen auch in das Körperbild unbewusste Entwicklungsprozesse mit ein. Hierauf verweist schon Dolto (1985), der das Körperbild als eine *„stets gegenwärtige, lebendige Synthese unserer emotionalen Erfahrungen"* begreift. Diese Prozesse werden in der modernen Säuglingsforschung als Entwicklung des Körperselbst konzipiert.

Mit dem Konstrukt **Körperselbst** wird beschrieben, dass im Rahmen der Identitätsentwicklung zunehmend komplexer werdende Prozesse der Emotions- und Selbstregulation die Kohärenz und Kontinuität des Selbst formen. Mit diesem Prozess gehen der Aufbau der Körpergrenzen und die Selbst-Objekt-Differenzierung Hand in Hand.

15.4 Zur Phänomenologie des Leiberlebens

Die Leibphänomenologie (Schmitz 1986; ➤ Kap. 1) bezeichnet als Leib den von innen wahrgenommenen, subjektiv empfundenen Körper („Erste-Person-Ebene" nach Metzinger 2005) und behält den Begriff Körper für den von außen wahrgenommenen, objektivierbaren Körper vor („Dritte-Person-Ebene"). Die phänomenale Welt der subjektiven Empfindungen ist nur dem Subjekt selbst zugänglich. In diesem Sinne kann der Leib nur in der Perspektive der ersten Person empfunden werden. Diese Empfindungen können mit unterschiedlichen Fragen exploriert werden, z. B.: Wie würde die Patientin ihre Schmerzen beschreiben (spitzig-epikritisch, dumpf-protopathisch; heiß oder kalt; bohrend, betäubend etc.)? Welche Bewegungsimpulse (z. B. „weg hier!") löst der Schmerz aus? Welche Bedeutungen teilt er mit? Wie bewegt er sich? Wie sind Lebenserfahrungen eingeschrieben? In der Zwei-Personen-Perspektive wäre es wichtig zu explorieren, wie der Interaktionspartner den Schmerz wahrnimmt? Hausteiner-Wiehle et al. (2022) beschreiben die Bedeutung des Körpererlebens, der Körpersprache, der Körperhandlungen, Körpernarrative und Körperresonanz unter dem Aspekt der praktischen Anwendung in der ärztlichen Anamnese und Befunderhebung. Ein Fallbeispiel soll hier als roter Faden für die verschiedenen Betrachtungsebenen zum Körpererleben dienen, die sich auch in der sprachbegleitenden Gestik reflektieren.

Patientengeschichte

Der 45-jährige Pat. wurde mit der Diagnose Fibromyalgie auf die Schmerzstation einer Universitätsklinik eingewiesen.

In der ersten Woche löste er eine Krisensituation aus, als er mit der rechten Hand unablässig gegen die Wand seines Krankenzimmers schlug. Über die Gründe befragt, antwortete er, dass er aufgewacht sei und wieder alle Schmerzen im Körper verspürt habe, reflektorisch habe er die Hand vernichten wollen (Dritte-Person-Ebene). In der sprachbegleitenden Gestik repräsentiert die Hand den Schmerz (Formpräsentationsgeste). Er sei jetzt vom Gesamtkörper auf die Hand abgelenkt. Er spricht völlig unbeteiligt, reagiert auf anteilnehmende Sorge mit Abweisung. Er betrachtet die Hand wie abgespalten, geschwollen, gerötet. Sie ist möglicherweise frakturiert. Die ärztliche Untersuchung lässt er zu, mit einem öffnenden Gespräch zu den Schmerzen (Beispielfragen s. o.) kann er nichts anfangen.

Zu einem späteren Zeitpunkt der Therapie gelingt es, vom abgespaltenen Körper eine Brücke zum Erleben zu schlagen. Er kann jetzt den Lageimpuls wahrnehmen und präsymbolisch bildhaft anreichern: Es brenne, er kann es als Feuer darstellen innerhalb eines schwarzen Lochs. In diesem schwarzen Loch fühle er sich leer, aber auch eingespannt wie in einem Schraubstock. Der Körperschraubstock hindere ihn am Laufen, das mache ihn ohnmächtig, rasend, er fühle sich wie angekettet und müsse die Ketten sprengen (Erste-Person-Ebene). In der sprachbegleitenden Gestik agiert der Patient ganzkörperlich, als ob er die Ketten sprengen müsse (pantomimische Geste).

Im Übergang von der präsymbolischen zur symbolischen Ebene kann er darstellen, wie er die Ohnmacht im Körpererleben mit einer Szene verknüpft, als er als kleiner Junge vor dem Vater immer auf dem Holzscheit knien musste, bis er fast bewusstlos war. Er habe sich geschworen, nie mehr in seinem Leben passiv Gewalt hinnehmen zu wollen. Gleichzeitig gab ihm diese Härte Struktur, Halt, Berechenbarkeit, derer er besonders bedurfte, da seine Mutter für ihn nicht erreichbar war.

Die Annäherung an ein weiches Gegenüber, die Entwicklung von Selbstfürsorge und Mitgefühl beanspruchte 2 Jahre, bis in ersten Ansätzen die vernichtende Angst (das schwarze Loch) durch intensive, die nonverbale Ebene einbeziehende Psychotherapie überbrückt werden konnte.

Auf der intersubjektiven Ebene des Körpererlebens war es dann möglich, neben der mörderischen Wut und der vernichtenden Angst die Scham wahrzunehmen, die er empfand, wenn er sich nicht mehr als Fremdkörper behandelt, sondern sich mit seinem Körper in der Therapie ausliefert. Diese Ebenen des phänomenalen Körpererlebens, der Entwicklung des Körperselbst, der Körperbiografie hin zum intersubjektiven Körpererleben sollen im Folgenden in einzelnen Stufen dargestellt werden.

15.5 Die affektmotorischen Schemata

Die erste Organisation des **Kernselbst** (Stern 2007) hängt von den Zusammenhängen zwischen Körperzuständen, Gefühlszuständen und Handlungen ab. Die einzelnen Sinnesbereiche werden z. B. nach Rhythmus und Intensität miteinander verbunden. Neben der Haut als Grenze für Innen- und Außenwahrnehmung ist die Bedeutung der Motorik für die Körper-Umwelt-Differenzierung entscheidend: Jede Bewegung ist propriozeptiv rückgekoppelt: Der Säugling bewegt nicht nur den Fuß oder die Hand, sondern er *spürt* zugleich die Eigenbewegung. Haptische, taktile sowie vestibuläre Wahrnehmung dienen der Information über die Innenwelt (Damasio 2000).

Downing (1996) hat die affektmotorischen Schemata als grundlegend für die Verarbeitung des Erlebens und Handelns dargestellt. Das Erleben von Selbst und Umwelt ist immer ein intersubjektiver Entwicklungsprozess. Passungserfahrungen zwischen Kind und Elternperson erzeugen Bedeutungen. Die ständige Selbstbewegung hat das Modell des passiv-rezeptiven Säuglings dahingehend abgelöst, dass der Säugling aktiv Bedeutungen kreiert.

Passung könnte definiert werden als Prozess der Stimmigkeit zwischen der Spannung, die Neugier erhält, und einer Entspannung, die stressaktivierte Erregungen puffert.

15.6 Das implizite Körpergedächtnis und die Entwicklung des Körperselbst

15.6.1 Körperselbstentwicklung

Das Protoselbst (Damasio 1994) bzw. Kernselbst (Stern 1992) wird als Grundlage für das Körperselbst gesehen. Dieses bildet die tiefste Ebene selbstgemachter Erfahrung – es ist ein grundlegendes Referenzsystem für die spätere Einordnung eigener Erfahrungen und wird in seiner Struktur durch regulierende Aktivitäten der elterlichen Bezugsperson beeinflusst: Charakteristische Interaktionen nennt Stern (2007) *„representations of interaction being generalized"* (RIGs). Diese RIGs sind vorsprachlich und auf der Körperebene als emotionale Reaktionsmuster verankert.

Seit 30 Jahren werden durch die empirische Säuglingsforschung (Übersicht: Geißler 2007; Beebe und Lachmann 2004, 2006) Interaktionsstudien vorgelegt, die heute für die Forschung zur Entwicklung von Emotions- und Selbstregulation bedeutsam sind. Das Neugeborene ist mit grundlegenden Fähigkeiten i. S. interaktiver Kompetenzen ausgestattet, die sich offenbar evolutionär als vorteilhaft erwiesen haben. Im Rahmen der relationalen Betrachtung der Lebensprozesse geht Stern (1992) davon aus, dass am Beginn ein **ganzheitliches Erleben** steht, das auf Integration von Informationen aus unterschiedlichen Sinneskanälen fußt.

Der Säugling erschließt sich ab dem 3. Monat schrittweise die „Welt der direkten Kontakte", in der Erfahrungen mit Nähe und Distanz, mit körperlichen Positionierungen, mit wechselseitigem Erregungsniveau und wechselseitiger Kontrolle gemacht werden. Diese körperliche Regulation erfolgt auch im Dienste der eigenen körperlichen Bedürfnisbefriedigung (z. B. Streichel-, Kitzelspiele). Das gelungene Zusammenspiel zwischen Säugling und elterlichen Bezugspersonen wird mit dem Begriff der „Feinfühligkeit" beschrieben. Diese impliziert, dass die Signale des Kindes richtig wahrgenommen und interpretiert werden, dass die Betreuungspersonen dem Entwicklungsstand des Kindes entsprechend reagieren und dass die Reaktion zeitlich gut abgestimmt erfolgt. Das nonverbale Know-how umfasst die Fähigkeiten zum Aufbau einer guten rhythmischen Architektur im Handeln, von Augenkontakt und Berührungen (Downing 2004), die Fähigkeit, dem Kind die Führung zu überlassen, ablehnende kindliche Signale zu tolerieren und die Interaktion zu stoppen und zu begrenzen.

Die **Entwicklung des Mentalen** geschieht nach psychoanalytischer Ansicht über den Körper als erstem Objekt (Gaddini 1998). Sensorisch ausgelöste Zustände bilden einen ersten mentalen Raum, der noch keine Struktur aufweist. Über stufenweise Integrationsprozesse entstehen Fantasietätigkeit, Raum- und Zeitvorstellungen. In ihrer Theorie zur multiplen Kodierung verbindet Bucci (1997) psychoanalytische, neurobiologische und informationstheoretische Konzepte.

Der Fortschritt zum Symbolischen erfolgt auf einer intersubjektiven Grundlage, immer in Beziehung zum anderen (Plassmann 2016). Klinisch bedeutet dies, dass das nicht sprachfähige Kind nach einem Objekt suchen muss, das in der Lage ist, die bedrohlichen körperlichen Zustände einzuordnen, ihnen Struktur zu geben, sich zu beruhigen. Aufgrund entwicklungspsychologischer und psychoanalytischer Studien ist davon auszugehen, dass die gestische Symbolisierung der verbalen Symbolisierung vorangehen kann. Dies gilt für Entwicklungsprozesse im Kindes- (Goldin-Meadow et al. 1993) als auch im Erwachsenenalter, z. B. während therapeutischer Prozesse (Mahl 1968). Der gestische Ausdruck der Patient*innen ist daher in Bezug auf präverbale Repräsentanzen von Interaktionen in besonderem Maße aufschlussreich.

15.6.2 Berührungserfahrungen und der Aufbau von Körper- und Selbstgrenzen

Berührungserfahrungen beeinflussen das Selbstgefühl grundlegend. Die Haut als Kontakt- und Schutzorgan wird nach Anzieu (1991) im Austausch mit der mütterlichen Haut als „Haut-Ich" zum Kernbereich der Individuation. Abgesichert durch die lustvollen Komponenten des Kontaktspiels mit Anspannungs- und Entspannungsphasen wird die Haut ein Ort des Zusammenhalts. Diese **Containing-Funktion** der Haut kann bei Störungen des Kontakts durch Unter- und Überstimulation fundamental gestört werden. Die taktile Deprivation bewirkt Instabilität der **Abgrenzungssicherheit,** der **Selbstberuhigungsfähigkeit,** eine Störung der emotionalen Balance und kann als Vulnerabilitätsfaktor einen **Kernstörungsbereich** der Persönlichkeitsstörungen bilden. Die Grundbalance der Emotionen kann gestört werden, was neben erhöhter Stressanfälligkeit auch für die Entwicklung des Selbstgefühls und der Selbstgrenzen besondere Bedeutung hat.

Die Stabilität der Körpergrenzen ist nicht allein durch die adäquate Antwort in der Interaktion mit dem Anderen in der „perfekten Resonanz" zu sehen, sondern entwickelt sich auch durch den Unterschied, d. h. auch durch tolerable Frustration von emotionalen Bedürfnissen. Nach Stern wird die **Selbstkohärenz** auf körperliche Grenzerfahrungen zurückgeführt. Stern spricht von der Selbstaffektivität, der Erfahrung, dass Gefühle zur eigenen Person gehören, und der Selbstgeschichtlichkeit, der Vorstellung einer Selbstkonstanz über die Zeit.

Berühren und Berührtwerden sind nicht zu trennen. Die Leib-Leib-Beziehung, die **Zwischenleiblichkeit** bedeutet, dass man in jeder Berührung sich selbst und gleichzeitig den Anderen spürt. Mimische sowie stimmliche Interaktionen sind neben der Berührung weitere affektive Modulatoren des Kontakts und klinisch relevant, z. B. in der Interaktion des Kleinkinds mit einer Mutter, die an Depressionen, an Ängsten oder an einer Persönlichkeitsstörung oder Psychose leidet (Fuchs 2018).

> Eine Fehlwahrnehmung genetisch angelegter individueller Rhythmen und Bedürfnisse durch das Primärobjekt führt zu einem Scheitern der frühen Affektregulation (Weinstein und Ellman 2012).

Der Säugling muss dann mit negativen Emotionen wie Schmerz, Wut, Verzweiflung und Ohnmacht selbstregulativ umgehen. Vor diesem Hintergrund werden archaisch-destruktive Impulse in der Selbst-Entwicklung als schwer integrierbar gesehen. Vor allem Untersuchungen zum Einfluss von traumatisierten Müttern auf die frühe Emotionsregulation, wie sie eindrucksvoll von Schechter und Serpa

(2013) in prospektiven Studien von Müttern mit Gewalterfahrungen durchgeführt wurden, belegen die besondere Vulnerabilität der Stressregulation. Schechter beschreibt z. B. Szenen, wie eine durch das Schreien des Kindes getriggerte Mutter in Panik verfällt, mit der eigenen Hilflosigkeit und Ohnmacht konfrontiert wird und damit das schreiende Kind allein lassen und vernachlässigen muss. In diese Richtung gehen die Untersuchungen zur fehlenden Integration von Impulsen und frühen Dissoziationen. Besonders die Regulation von sog. Spitzenaffekten ist für die frühe Selbst-Entwicklung entscheidend (Leuzinger-Bohleber et al. 2013).

Die Separationsangst als Vulnerabilitätsfaktor für die Affektpufferung durch das Selbstobjekt dürfte für die schwierige Integration von Über- und Unterstimulation mit anderen Affekten wie Ekel und Wut bedeutsam sein.

Am besten untersucht sind bisher frühe Interaktionsmuster bei depressiven Müttern mit ihren Babys (Stern 1992; Feldmann 2012; Rutherford und Mayes 2013). Die Fähigkeit zur emotionalen Resonanz depressiver Mütter ist stark eingeschränkt. Stern beschreibt eindrucksvoll, wie Säuglingen keine andere Wahl bleibt, als die negativen Affekte der depressiven Mütter als Selbstobjekt aufzunehmen. Rutherford und Mayes (2013) belegen an vielfältigen empirischen, insbesondere neurobiologischen Studien, dass die frühen Interaktionserfahrungen mit den Primärobjekten sich vor allem im Stressregulationssystem in prägender Weise niederschlagen. So ist das „social brain" der Neurowissenschaftler immer auch zu ergänzen durch einen „social body".

15.7 Erhebungsmethoden der Störungen des Körpererlebens

Die komplexe Struktur unbewusster und bewusster Determinanten des Körpererlebens spiegelt sich in unterschiedlichen methodischen Zugangswegen (Übersicht: Joraschky et al. 2009). Da unwillentlich ablaufende kognitiv-affektive bzw. kognitiv-evaluative Aspekte durch Selbstauskünfte nicht zuverlässig erfasst werden können (Tuschen-Caffier 2008), sollten subjektive und objektive Verfahren kombiniert werden.

15.7.1 Apparative Erhebungsmethoden der perzeptiven Körperbildstörung

Störungen des Körperbildes wurden zunächst vorwiegend als Wahrnehmungsverzerrung des Körpers, einzelner Körperteile und seiner Proportionen konzeptualisiert und mittels apparativer Methoden zur Größenschätzung operationalisiert. Im Anschluss an die Arbeiten von Bruch (1973) wurde die Körperbildstörung als Leitsymptom der Anorexie und Bulimie zunehmend anerkannt und die verzerrte Körperwahrnehmung dieser Gruppe von Patient*innen Gegenstand vielfältiger Untersuchungen (Thompson et al. 1990, 1999). Seit den 1970er-Jahren wurden Untersuchungen mit verzerrenden Linsensystemen, tachistoskopischen Darstellungen, Darstellungen von Körperteilen auf Fotografien sowie Konstruktionsaufgaben mit einzelnen Fotoausschnitten in der Untersuchung von Körperbildstörungen eingesetzt. Vor allem wahrnehmungspsychologische Untersuchungen beschäftigen sich mit der Fragestellung, inwieweit die Körperwahrnehmung den objektiv physikalisch-räumlichen Gegebenheiten entspricht. In den letzten Jahrzehnten erweiterte sich das Spektrum der apparativen Diagnostik um bildgebende Verfahren, insbesondere die funktionelle Magnetresonanztomografie (fMRT). So finden sich z. B. bei Frauen mit Anorexie und Körperbildstörung bei der Betrachtung von Bildern des eigenen Körpers und von Körpern fremder Personen andere zerebrale Aktivierungsmuster als bei gesunden Frauen ohne Körperbildstörung (Seeger et al. 2002; Uher et al. 2005; Mohr et al. 2008; Sachdev et al. 2008).

15.7.2 Fragebögen

Da sich das Körpererleben sprachlich nur unzureichend erfassen lässt, bieten Selbstbeschreibungsmethoden einen lediglich begrenzten Zugang zum Körpererleben. Durch vorformulierte Äußerungen ist es i. S. von Screeningverfahren jedoch möglich, die Körperakzeptanz, die häufig schamhaft besetzt und schwer formulierbar ist, einer individuellen Bewertung zugänglich zu machen (Übersicht: Pöhlmann et al. 2008).

Fünf im deutschen Sprachraum häufig verwendete mehrdimensionale Fragebögen, die generelle, situationsübergreifende Einstellungen der Person zu ihrem eigenen Körperbild messen, sind:

- **Fragebogen zum Körperbild** (FKB-20, Clement und Löwe 1996)
- **Fragebogen zur Bewertung des eigenen Körpers** (FBeK, Strauß und Richter-Appelt 1996)
- **Frankfurter Körperkonzept Skalen** (FKKS, Deusinger 1998)
- **Dresdner Körperbildfragebogen** (DKB-35, Pöhlmann et al. 2008)
- **Fragebogen zur Bewertung des eigenen Körpers** (FBeK, Brähler et al. 2000)

15.7.3 Projektive Verfahren

Seit den 1970er-Jahren werden Zeichentests wie der **Draw-a-person-Test,** der **Colour-a-Person Test** oder der **Holtzmann Inkblot Test** (Fisher 1970) als projektive Verfahren zur Bestimmung des subjektiven Erlebens der Körpergrenzen und des Körperbildes eingesetzt.

Im **Körper-Foto-Test** (Juchmann 1994) und im **Körpersilhouetten-Test** (Benninghoven 2008) werden Standardschablonen angewandt, um die subjektive Körperwahrnehmung als Projektion zu untersuchen. Von Borkenhagen (2003) wurde ein **digitaler Körper-Foto-Test** entwickelt, in dem die Proband*innen mit ihren persönlichen Digitalfotos konfrontiert werden und die einzelnen Körperzonen als positiv und negativ markiert werden können.

Der **Körperbildskulpturtest** wurde aus der therapeutischen Praxis heraus entwickelt. Dabei wird eine dreidimensionale Plastik aus

Ton mit geschlossenen Augen geformt. Neben der Auswertung der Gestalt nach Strukturmerkmalen kann zu dem Produkt auch ein Körpernarrativ angeregt werden, das sich qualitativ auswerten lässt (von Arnim et al. 2007).

15.7.4 Idiografische Erfassung des Körperbildes

Der **Körper-Grid** ermöglicht es, Körperteil- und Organrepräsentanzen idiografisch, entsprechend der subjektiven Bedeutung und Gewichtung, qualitativ wie quantitativ zu untersuchen. Weiterhin ist es möglich, eine qualitative Inhaltsanalyse über die zentralen Erlebnisdimensionen durchzuführen. Damit bietet der Körper-Grid sowohl für Forschungszwecke als auch für den therapeutischen Prozess vielfältige Möglichkeiten. Hypothesen zu Abspaltungs- und Desintegrationstendenzen einzelner Körperteil- und Organrepräsentanzen lassen sich gezielt prüfen (Küchenhoff 2009; Borkenhagen und Klapp 2009).

15.7.5 Das Körperepisoden-Interview

In Form bedeutsamer Körperepisoden werden für das subjektive Körpererleben relevante Faktoren erfasst, z. B. Erleben von Krankheit bzw. Verletzung, Umgang und Einstellungen bedeutsamer Bezugspersonen zum eigenen Körper. Die Patient*innen können zum Erleben vor dem Spiegel, in Schamsituationen wie auch in Situationen, in denen der Körper als angenehm erlebt wird (z. B. beim Baden) befragt werden. Typische Themen sind das Erleben des Gehaltenwerdens in der Kindheit, körperliche Tröstungserfahrungen, lustvoller Hautkontakt, Umgang mit Sinnlichkeit und Sexualität in der Familie sowie Selbstberuhigungs- und Entspannungsfähigkeit. Das Körperinterview kann mittels Rating-Verfahren zum Körpererleben auf der Strukturachse nach OPD eingeschätzt werden (Küchenhoff 2003, 2013).

15.7.6 Bewegungsanalyse

Ein objektives, nicht auf Selbstauskunft beruhendes Maß für das Körpererleben ist die Bewegungsanalyse (Freedman 1972; Laban 1988; Koemeda-Lutz und Peter 2001; Lausberg 1997). Die Art, wie jemand seinen Körper bewegt, reflektiert sein Körpererleben. So zeigen Frauen mit Essstörungen im Vergleich zu gesunden Kontrollpersonen neben Hyperaktivität (Brewerton et al. 1995; Davis 1997; Davis und Hadiks 1994; Kron et al. 1978) verminderten Unterkörpereinsatz, weniger zentrale Bewegungsinitiation, isolierteren Körpereinsatz, gebundeneren Bewegungsfluss und Dysdiadochokinese, weniger Gewichtsverlagerungen und eine Gleichgewichtsregulationsstörung (Burn 1987; Shenton 1990; Lausberg et al. 1996; Gillberg et al. 1994; Hölter et al. 2008). Diese Veränderungen des Bewegungsverhaltens sind gut vereinbar mit dem Bestreben, den Körper zu kontrollieren, der Ablehnung des eigenen Gewichts generell und von Körperzonen wie Bauch, Hüfte, Po sowie der Fragmentation des Körpererlebens. Auch im nonverbalen Verhalten, z. B. ob und wie jemand seinen Körper berührt, spiegelt sich das Körpererleben. Personen mit psychischen Erkrankungen zeigen signifikante Veränderungen in ihrem Selbstberührungsverhalten (Mahl 1968; Ulrich und Harms 1979; Freedman und Bucci 1981; Kreyenbrink et al. 2017; Reinecke et al. 2020; Lausberg 2022).

15.8 Das Körperselbst-Ideal und der Bodyismus

15.8.1 Sozialpsychologische Untersuchungen

Umberto Eco (2004: 428) charakterisiert das Zeitalter der Massenmedien als totalen Synkretismus und spricht vom *„absoluten und unaufhaltsamen Polytheismus der Schönheit"*.

Die Übereinstimmung mit dem geltenden Körperideal stellt eine Art kulturelles Kapital dar, das für den Einzelnen Zugang zu Aufstiegschancen und eine Quelle von Prestige bieten kann. In Anlehnung an „racism" und „ageism" spricht van den Broek (1988) vom **Bodyismus** unserer Kultur: Schlankheit wird zum Indikator für positive Eigenschaften wie Attraktivität, Selbstkontrolle, Leistungsfähigkeit und Erfolg, Selbstaufwertung im Dienste der narzisstischen Regulation. Dicksein hingegen symbolisiert Faulheit, Charakterschwäche und Versagen. Während Schlankheit somit eine zentrale Rolle im aktuellen kulturellen Körperbild spielt, ist speziell bei Männern zudem das Körperideal im Laufe des 20. Jh. immer muskulöser geworden (Pope et al. 1999; Baghurst et al. 2006; Leit et al. 2001). Sozialpsychologische Studien konnten kumulative und langfristige negative Effekte von Medienbildern auf das eigene Körperbild sowohl bei Frauen als auch bei Männern zeigen (Leit et al. 2002; Hargreaves und Tiggemann 2004; Frederick et al. 2005). In den USA bewerteten 1995 über die Hälfte der befragten Frauen ihr Aussehen negativ und fanden sich zu dick (Cash und Henry 1995). Während bei Frauen die Schlankheit im Vordergrund steht, bezieht sich bei Männern die Körperunzufriedenheit auf die Ausprägung der Muskulatur (Pope et al. 2000; Olivardia et al. 2004).

Frauen, die sich subjektiv zu dick finden, zeigen ein auffälligeres Essverhalten (mehr Diäthalten, mehr Binge Eating) und ein niedrigeres subjektives Wohlbefinden. Weitere individuelle Risikofaktoren für die Entwicklung eines negativen Körperbildes sind z. B. Gehänseltwerden wegen Körperfülle oder das Vorbild der Mutter sowohl hinsichtlich der Einstellung zum eigenen Körper als auch zu Verhaltensweisen der Gewichtskontrolle. Untersuchungen von Patient*innen mit Bulimie und Körperunzufriedenheit legen nahe, dass deren Väter ihrerseits mit ihrer Muskelausprägung unzufrieden sind (Benninghoven 2008).

Bei Patient*innen mit Bulimie wurde in einer Pilotstudie festgestellt, dass zwischen äußerer (objektiver) Attraktivität, sozialer Resonanz und innerer positiver (subjektiver) Körperakzeptanz nur ein geringer Zusammenhang besteht (Pöhlmann et al. 2008), was die Bedeutung sozialpsychologischer Faktoren relativiert. Dies macht es für die Klinik verständlich, wie wichtig es ist, den Blick „nach innen" zu richten und die Bedingungen der Relation von Körperideal und Realkörper zu reflektieren.

15.8.2 Körpermodifikationen

Beim Oszillieren von Leib-Sein und Körper-Haben wird die Akzentuierung des Körper-Habens, der Körper als Objekt vor allem auch unter dem Aspekt körpermodifizierender Maßnahmen, der Einflussnahmen auf das Körperäußere und die Körpergrenzen, bedeutsam. Dieser unter anthropologischen und kultursoziologischen Gesichtspunkten traditionsreiche Forschungsgegenstand umfasst auch ritualisierte Körpermodifikationen (Stirn 2004).

Die instrumentalisierte Betonung des Körpers, die dem Selbstausdruck dient, findet sich exzessiv betrieben bei Bodybuildern oder bei Körpermodifikationen wie Piercing, Tätowierungen und schönheitschirurgischen Körperkorrekturen. Hierbei kann der Körper zum Kultobjekt werden und in exhibitionistischer Weise zur Schau gestellt werden. Die Körpermodifikation kann im Dienste der Selbstabgrenzung, der Körpergrenzen wie auch der Selbststabilisierung bei Körperdissoziationen und -fragmentierungen stehen.

15.9 Körperteildissoziation als Schutzmechanismus im Körpererleben

Um die gesunde Oszillation von Leib-Sein und Körper-Haben aufrechtzuerhalten, wird ein akut erkrankter Körperbereich objekthaft verarbeitet – eine Abgrenzung, die es, wenn das Geschehen nicht traumatische Bedrohungs- und Verlustqualität hat, dem Menschen ermöglicht, den erkrankten Körperbereich in die Verantwortung anderer zu übergeben und medizinisch behandeln oder operieren zu lassen. In der Regel ist hierbei das Gesamtkörpererleben geschützt, selbst bei lebensbedrohlichen Erkrankungen. Bei länger bestehenden Belastungen mit Ängsten und/oder Schmerzen ist das Körpererleben allerdings oft nachhaltig in seiner Kohärenz bedroht. Eine längerfristige Isolierung des erkrankten und schmerzenden Körperbereichs kann dann die Integration des gesamten Körpererlebens gefährden.

Diagnostisch ist bei chronischen Erkrankungen zu klären, inwieweit die Dissoziation im Körpererleben die Selbstregulation und damit den Selbstwert stabilisiert oder bereits als Schutzmechanismus versagt.

Beispiele hierfür sind ubiquitär. So konnte etwa festgestellt werden, dass das Gesamtkörpererleben durch die Dissoziation der Eierstöcke ungestört bleibt, auch wenn eine tubare Infertilität über Jahre bei Fertilisationsbemühungen den sexuellen Körper infrage stellt (Borkenhagen et al. 2005). Dies macht auch verständlich, dass selbst das Körpererleben massiv bedrohender Eingriffe wie Brustoperationen bei Mammakarzinom, Anus praeter oder Amputationen nur in 10–20 % zu depressiven Verarbeitungsstilen und negativem Körpererleben führt. Wir können hier von einer erfolgreichen Dissoziation als protektivem Faktor des Körperselbst sprechen.

Anders ist dies bei einem durch **frühe Emotionsregulationsstörungen** und **Traumatisierungen** verletzten vulnerablen Körperselbst, wo die Dissoziation den gesamten Körper ausgrenzt oder die Dissoziation nicht in der Lage ist, das Körpererleben zu schützen, sodass hier basale Störungen der Körperakzeptanz sowie Desintegrationsprozesse erfolgen.

15.10 Die Dissoziation des Körpers: „Das Fremde im Selbst"

In der Klinik sind wir heute bei einer Vielzahl von Störungen mit einem oft stark negativen Körpererleben konfrontiert: Essstörungen, Sozialphobie, Borderline- und narzisstische Störungen, Sexualstörungen, Hypochondrie und Dysmorphophobie, um nur einige zu nennen. Die Aktivierung der Körperselbstvulnerabilität geschieht häufig im Verlauf von Chronifizierungsprozessen, wo durch negative Affekte und Körpersymptome (z. B. Unterleibsschmerzen) die *„frühen Narben im beschädigten Körperselbst"* getriggert werden.

Zahlreiche Untersuchungen belegen, dass ein negatives Körperbild eine wichtige Rolle bei der Entstehung und Aufrechterhaltung von **Essstörungen** spielt und ein Risikofaktor für Rückfälle nach der Therapie ist (Bruch 1973). Die Körperbildstörung sagt stärker als das Essverhalten den Verlauf der Erkrankung vorher (Steinhausen 2002; Stice 2002). Patient*innen, die ihr Essverhalten normalisieren, aber weiterhin eine negative Einstellung gegenüber ihrem Körper oder Veränderungen des Bewegungsverhaltens (hier: Dysdiadochokinese) zeigen, haben ein höheres Rückfallrisiko (Keel et al. 2005; Gillberg et al. 1994). Die Körperunzufriedenheit hat einen starken Einfluss auf das restriktive Essverhalten am Beginn der Erkrankung (Thompson et al. 1995). Die Frage, die sich für den Risikofaktor Körperbildstörung stellt, ist, in welcher Weise Qualität und Ausprägung der Körperbildstörung Einfluss auf den Krankheitsverlauf nehmen (Joraschky et al. 2008).

In der empirischen Körperbildforschung wird das gestörte Körperbild von Patient*innen mit Anorexie vor allem im Hinblick auf die perzeptiven und affektiven Störungen untersucht. Bei den perzeptiven Störungen fällt neben der Veränderung der verzerrten Gesamtwahrnehmung des Körpers auf, dass die einzelnen emotional hoch besetzten Problemzonen (Oberschenkel, Po, Bauch und Busen) isoliert und extrem verzerrt wahrgenommen werden, sodass kein kohärentes Körperbild entsteht. Die Teile werden nicht integriert, sondern dissoziiert; die Gesamtwahrnehmung lässt sich nicht durch die Konfrontation mit der Realität (z. B. durch Fotos) korrigieren. Die affektive Störung des Körperbildes zeigt sich darin, dass die Patient*innen bei Konfrontation mit ihrem Körper vorwiegend Emotionen wie Scham, Ekel, Angst, Wut und Traurigkeit erleben (Tuschen-Caffier et al. 2003).

Die enge Verbindung zwischen **Zwangsstruktur und Anorexia nervosa** soll als Modellfall gewählt werden, da sich Zwangsmechanismen in der Psychosomatik bei Somatisierungsprozessen sehr häufig feststellen lassen. Die zwanghaften Patient*innen, die sich in der Pubertät häufig an Normen oder in der Familie an Autarkie- und Leistungsidealen orientieren, reagieren auf den Eintritt der Pubertät und die Triebaktivierung mit Ängsten, Scham und Ekel. Die Haut als Körpergrenze ist kein sicherer Schutz, was verstärkt Ekelaffekte aktiviert, die gegen das Eindringen von Fremdkörpern schützen sollen. Berührung wird oft als penetrierend erlebt, erzeugt Ekel und Scham.

Durch die Scham werden die Körpergrenzen durchlässig; reaktiv wird der Körper als Fremdkörper ausgegrenzt. So kann der Körper ein „Fremd-Körper" werden, der seinerseits dann mit Ekel abgestoßen wird. Insbesondere wird die Sexualität als schmutzig definiert und im Körpererleben isoliert. Die Triebaktivierung wird als überwältigend empfunden, die Scham macht das Selbstwerterleben defizitär; die Aggression wird überwiegend gegen das Selbst gewendet. Reaktiv werden triebfeindliche Ideale aufgebaut, und der Körper wird durch restriktives Essverhalten und Askese kontrolliert – ein besonders malignes Bewältigungsmuster, da dieses eine scheinbare Kontrolle über den gesamten Körper zu versprechen scheint und der Leidensdruck reduziert wird. Der Körper kann damit instrumentalisiert, von Trieben befreit und dem Körperideal angenähert werden.

Patientinnengeschichte

Die 25-jährige Pat., 170 cm groß, 48 kg schwer, ist seit dem 15. Lj. wegen Anorexia nervosa in Behandlung. In der Familientagesklinik konnte rekonstruiert werden, dass das negative Körpererleben auch vor dem Hintergrund zu verstehen ist, dass die Mutter, selbst anankastisch-depressiv, ihre Tochter nur mit Latexhandschuhen anfassen konnte. Der Ekel vor dem schmutzigen Säugling war sehr ausgeprägt. Sie konnte das Kind nicht durch Hautkontakt beruhigen, nicht wiegen; der Blickkontakt beim Halten ging nur mit ausgestreckten Armen. Die Mutter litt sehr darunter, sie schämte sich für ihr Unvermögen. Es war ihr jedoch nicht möglich, den Vater stärker in die Betreuung einzubeziehen. Im Kontrast dazu steht ihre Förderung der Mobilität des Kindes, das sie schon sehr früh zu sportlichen Höchstleistungen anspornte. Als der Pat. mit 15 Jahren ein Junge die Hand aufs Knie legte, empfand sie dies als sexuellen Übergriff. Sie ekelte sich vor der ersten Menstruation, grenzte die Sexualität komplett aus und spaltete schließlich bis auf das Gesicht den gesamten Körper ab. Heute schildert sie, nachdem sie durch intensive Körpertherapie (Tanztherapie und Konzentrative Bewegungstherapie) besser mit Scham und Körperverachtung umgehen kann, ihr Körpererleben:

„Aus meinem Bewegungsdrang, der meinen Körper wie ein Räderwerk laufen ließ, ist mehr Bewegungsfreude geworden. Ich nehme Rhythmuswechsel, den Atem, Muskel und Gelenke mehr wahr, muss aber aufpassen, nicht in ein suchtartiges Langstreckenlaufen zu geraten. Wenn ich mich früher im Spiegel betrachtete, konnte ich nur mein Gesicht anschauen, akzeptieren konnte ich meine Haare. Ich vermied, den Körper zu betrachten, sah sofort meine Problemzonen. Ich ekelte mich vor Berührung, beim Eincremen spürte ich den Körper nicht, Ekel auch, wenn sich die Oberschenkel berührten. Die Oberschenkel parallel im Sessel aufzulegen, widerte mich an, sie waren für mich wie aufgequollener Teig. Meinen ganzen Körper zu betrachten, gelingt mir jetzt besser. Ich nehme ihn zu dünn wahr, könnte mir noch zwei Kilo mehr vorstellen. Auch in der Badewanne kann ich besser entspannen. Vermeiden möchte ich am liebsten, mich im Badeanzug im Schwimmbad zu zeigen. Schon das T-Shirt mit kurzen Armen kostet mich jedes Mal Überwindung. Auch wenn ich noch untergewichtig bin, glaube ich, dass ich es nun nach der sechsten stationären Behandlung geschafft habe."

An diesem Beispiel sollen diagnostische Befunde zur Dissoziation im Körpererleben illustriert werden:

- In Fragebogen-Selbsteinschätzungswerten zeigt die Patientin immer noch eine maligne Trias von **negativer Körperakzeptanz, hoher Ablehnung der Sexualität und Berührungssensitivität.** Die Vitalität ist deutlich verbessert, die Selbstaufwertung durch den Körper zeigt mittlere Werte (Pöhlmann et al. 2008). Das bedeutet, dass trotz verbesserter Selbstakzeptanz, Abschluss des Studiums, stabiler Berufssituation und verbesserter sozialer Situation **das Körpererleben den Selbstwert im Verlauf determiniert** und nicht umgekehrt der Selbstwert das Körpererleben verbessern konnte. Dies spricht für eine ausgeprägte Affektdysregulation (vor allem im Ekel- und Schambereich), die noch nicht ausreichend verbessert werden konnte.
- Im Körper-Grid findet sich die typische Dissoziation der Sexualität, die im extrem negativen Pol gelagert ist. Sie dominiert den Körper, der insgesamt als Objekt ausgegrenzt wird.
- Bewegungsanalyse: Die Patientin zeigte vor der Körpertherapie einen gebundenen Bewegungsfluss, einen geringeren Einsatz des Körpergewichts (weniger Gewichtsverlagerung und mehr Gesten), eine kleinere Bewegungsfläche, eher isolierte Körperbewegungen und weniger Unterkörperbewegungen. Dies entspricht auch den Befunden mehrerer unabhängiger Studien zum Bewegungsverhalten von Patient*innen mit Anorexie (s. o.). Der geringere Einsatz von eigenem Körpergewicht könnte auch im Zusammenhang mit der Ablehnung des Eigengewichts gedeutet werden, dem anorektischen Streben, leicht, ätherisch und schwerelos zu sein. Durch die Körpertherapie (Tanztherapie und Konzentrative Bewegungstherapie) ist es ihr jetzt möglich, mehr ganzkörperliche Bewegungen einzusetzen, sich der Bewegung hinzugeben und damit stärker im Pol des Körper-Seins zu verweilen als zuvor.

❚❚ Besonders bei zwanghaften Patient*innen ist ein derartiger Scham-Ekel-Aggressions-Zirkel festzustellen, wodurch die Zwanghaftigkeit ein besonderer Chronifizierungsfaktor werden kann. Empirische Studien bestätigen, dass der Gesamtkörper vor allem durch die Ausstoßung der Sexualität zum Fremdkörper wird (Borkenhagen et al. 2008). ❚❚

Zusammenfassend finden sich typische klinische Phänomene bei desintegrierten dissoziierten Körpererlebensformen:

- Inszenierungen der Deprivation und Überstimulierung an den Körpergrenzen, z. B. durch Schneiden, wobei sich Täter-Opfer-Konstellationen mit Penetration im Wechsel mit Vernachlässigung wiederholen.
- Dissoziationen im Körpererleben können als „tote Zonen" und Fragmentierungen beschrieben werden (Plassmann 2016).

Intensive Forschungen im Bereich frühkindlicher Belastungsfaktoren und Traumatisierungen lassen weitere Erkenntnisse über Vulnerabilitäts- und Resilienzfaktoren in der Entwicklung erwarten. Global lässt sich feststellen, dass etwa 17 % der Bevölkerung durch sog. Bindungstraumata belastet sind (Grossmann und Grossmann 2014). Davon zeigt etwa ein Drittel massive Störungen im Körperselbst und damit eine erhöhte Vulnerabilität für Persönlichkeitsstörungen. Daran wird deutlich, dass vielfältige protektive Faktoren auch in der Entwicklung beachtet werden sollten.

Die neuen Forschungen im Bereich der Säuglings-, Emotions- und Selbstregulationsforschung stellen die große Bedeutung von Vulnerabilitätsfaktoren im Körpererleben für die Entwicklung psychosomatischer Erkrankungen dar. Die verbesserte Diagnostik des Körpererlebens und der emotionalen Dysregulationen hat für die Psychotherapie die Konsequenz, dass nonverbale Verfahren verstärkt für die Prävention von frühkindlichen Dysregulationen und die Kombination mit verbalen Verfahren zur Behandlung von komplexen Selbstregulationsstörungen entwickelt werden.

LITERATURAUSWAHL

Beebe B, Lachmann FM. Säuglingsforschung und die Psychotherapie Erwachsener. Wie interaktive Prozesse entstehen und zu Veränderungen führen. Stuttgart: Klett-Cotta 2004.

Fuchs T, Sattel HC. Henningsen P (eds.). The Embodied Self, Dimensions, Coherence and Disorders. Stuttgart: Schattauer 2010.

Geuter U. Körperpsychotherapie. Grundriss einer Theorie für die klinische Praxis (Psychotherapie: Praxis). Berlin, Heidelberg: Springer 2015.

Henningsen P. Allgemeine Psychosomatische Medizin. Krankheiten des verkörperten Selbst im 21. Jahrhundert. Berlin, Heidelberg: Springer 2021.

Joraschky P. Lausberg H. Pöhlmann K. Körperorientierte Diagnostik und Psychotherapie bei Essstörungen. Gießen: Psychosozial-Verlag 2008.

Joraschky P, Loew T, Röhricht F. Körpererleben und Körperbild: Ein Handbuch zur Diagnostik. Stuttgart: Schattauer 2009.

Küchenhoff J, Agarwalla P. Körperbild und Persönlichkeit. 2. A. Berlin, Heidelberg: Springer 2013.

Lausberg H. Der Körper in der Psychotherapie. Stuttgart: Kohlhammer 2022.

Leuzinger-Bohleber M, Emde RN., Pfeifer R. Embodiment. Ein innovatives Konzept für Entwicklungsforschung und Psychoanalyse. Göttingen: Vandenhoeck & Ruprecht 2013.

Schultz-Venrath U. Mentalisieren des Körpers. Stuttgart: Klett-Cotta 2021.

KAPITEL

16

Wolfgang Wöller und Johannes Kruse

Trauma und Resilienz

16.1 Einleitung

16.1.1 Terminologie

Psychische Traumatisierungen gelten als bedeutsame ätiologische Faktoren bei zahlreichen psychischen und psychosomatischen Störungsbildern. Ungeachtet seiner klinischen Bedeutung blieb der Begriff des psychischen Traumas lange Zeit unscharf definiert. Dies gilt auch für die Definition der **ICD-10** (Dilling et al. 2000):

Danach ist ein **Trauma** ein *„belastendes Ereignis oder eine Situation kürzerer oder längerer Dauer, mit außergewöhnlicher Bedrohung oder katastrophenartigem Ausmaß, die bei fast jedem eine tiefe Verzweiflung hervorrufen würde“.*

Sie wurde als unzureichend und unvollständig betrachtet, da auch Ereignisse, denen die Merkmale „außergewöhnliche Bedrohung“ oder „katastrophales Ausmaß“ fehlen, in hohem Maße traumatisch wirksam sein können.

In der am 1.1.2022 in Kraft getretenen ICD-11 (WHO 2022) wurden im Zusammenhang mit den Diagnosekriterien der posttraumatischen Belastungsstörung (PTBS) traumatische Erfahrungen neu definiert:

ICD-11

Die in den ICD-10-Kriterien aufgeführte Einschränkung, dass traumatische Erfahrungen Ereignisse „mit außergewöhnlicher Bedrohung oder katastrophenartigem Ausmaß“ sein müssten, wurde fallengelassen. Stattdessen wird ein Trauma als *„ein extrem bedrohliches oder entsetzliches Ereignis oder eine Reihe von Ereignissen“* definiert.

Eine weitere Neuerung gegenüber der ICD-10 besteht darin, dass – ähnlich wie in der amerikanischen DSM-5-Klassifikation (APA 2013) – auch Personen von einer Traumafolgestörung betroffen sein können, die nicht unmittelbar selbst bedroht waren, insbesondere solche, die im Polizei- oder Rettungsdienst oder als z. B. Lokomotivführer mit dem Ereignis konfrontiert waren.

Die Breite der psychischen Traumatisierungen umfasst somit die Auswirkungen schwerer Verkehrs- oder Arbeitsunfälle ebenso wie die Folgen von physischer, sexueller und emotionaler Gewalt im persönlichen Nahbereich und im Umfeld von Krieg und politischer Unterdrückung. Im Hinblick auf die Entstehung psychischer und psychosomatischer Störungen kommt Traumatisierungen durch körperliche Misshandlung, sexuelle Übergriffe und emotionale Misshandlung in der Kindheit und Jugend eine besondere Bedeutung zu.

Eine breit akzeptierte Typologie potenziell traumatischer Ereignisse unterscheidet nach Terr (1991):

- **Typ-I-Traumata:** plötzlich und überraschend einsetzende einmalige Traumatisierungen
- **Typ-II-Traumata:** chronisch kumulativ einwirkende Traumata

Typ-I- oder „Schocktraumata" können Naturkatastrophen oder Verkehrsunfälle, aber auch Vergewaltigungen oder räuberische Überfälle sein. Demgegenüber wirken chronisch kumulative Traumata i. S. einer Dauerbelastung auf die Betroffenen ein. Dazu zählen Kriegsereignisse, Gefangenschaft, Folter, Geiselhaft, aber auch Misshandlungen, Missbrauch und Vernachlässigung in der Kindheit sowie häusliche Gewalt im Erwachsenenalter.

16.1.2 Auswirkungen psychischer Traumatisierungen

Die gesamtgesellschaftliche Bedeutung psychischer Traumatisierungen unterlag lange Zeit einer massiven Verleugnung, von der auch die professionelle Welt der Psychologie, Psychiatrie und Psychosomatischen Medizin nicht ausgenommen war (Ariès 1998; Armstrong 1985). Erst in den letzten Jahrzehnten hat sich ein Wandel vollzogen, indem das hohe Schädigungspotenzial traumatischer Einflüsse nun auch in der Fachöffentlichkeit angemessen gewürdigt wird.

In den letzten Jahren konnten hinreichend verlässliche Daten zur Prävalenz psychischer Traumatisierungen in der Allgemeinbevölkerung ermittelt werden. So berichteten in einer repräsentativen Stichprobe der deutschen Bevölkerung aus dem Jahr 2010 12 % der Befragten über körperlichen, 12,5 % über sexuellen und 14,9 % über emotionalen Missbrauch. Schwere bis extreme Ausprägungen wurden mit 2,8 % für körperliche Misshandlungen, mit 1,9 % für sexuellen Missbrauch und mit 1,6 % für emotionalen Missbrauch angegeben (Häuser et al. 2011). Weitere Studien (Witt et al. 2017; Lukaschek 2013) fanden ähnliche Prävalenzwerte in der deutschen Allgemeinbevölkerung für schwere körperliche Misshandlung (2,8 %), schweren sexuellen Missbrauch (1,9 %) und schwere emotionale Misshandlung (1,6 %). Zusätzlich lieferte sie Prävalenzschätzungen zu schwerer körperlicher Vernachlässigung (3,3 %) und zu schwerer emotionaler Vernachlässigung (7,1 %). Weltweit hat nahezu ein Viertel der Erwachsenen (22,6 %) als Kind körperliche Misshandlung erfahren, 36,3 % erlitten emotionalen Missbrauch und 16,3 % körperliche Vernachlässigung, wobei sich keine signifikanten Geschlechterdifferenzen fanden (Abbasi et al. 2015).

Die erste Reaktion auf die Erfahrung intensiver Bedrohung kann in einer **akuten Belastungsreaktion** bestehen, einer vorübergehenden Störung ohne Krankheitswert, die sich üblicherweise innerhalb weniger Tage nach dem auslösenden Ereignis zurückbildet. Jedoch entwickelt eine signifikante Minderheit in Reaktion auf das intensive Bedrohungserleben die Langzeitsymptomatik der **PTBS,** die mit einer erheblichen Funktionseinschränkung verbunden ist. Das Störungsbild ist Ausdruck einer anhaltenden *dysfunktionalen* Adaptation der neurobiologischen Systeme an die traumatische Stressbelastung.

ICD-11

Um die Komplexität der Folgesymptomatik nach Traumatisierungen in Kindheit und Jugend angemessen abzubilden, wurde in der ICD-11 (WHO 2022) die Diagnosekategorie **„Komplexe posttraumatische Belastungsstörung"** eingeführt, wobei der Begriff in der klinischen Praxis in Ermangelung einer geeigneten Diagnosemöglichkeit schon seit Längerem inoffiziell in Gebrauch war (Sack et al. 2013; Reddemann und Wöller 2016).

Die neue Diagnosekategorie erfordert
- den Nachweis eines extrem bedrohlichen oder entsetzlichen Ereignisses oder einer Reihe von Ereignissen, meistens länger dauernde oder wiederholte Ereignisse, bei denen Flucht schwierig oder unmöglich war (z. B. Folter, Sklaverei, Genozidversuche, länger dauernde häusliche Gewalt, wiederholter sexueller oder körperlicher Kindsmissbrauch),
- das Vorhandensein der Kriterien der „einfachen" PTBS und
- zusätzlich mindestens ein Symptom aus den Bereichen „Selbstbild", „Affekt" und „interpersonelle Beziehungen".

Vor allem das letztgenannte Kriterium gestattet es nun, auch die folgenden, nach Traumatisierungen in Kindheit und Jugend oder nach lang anhaltender personaler Traumatisierung im Erwachsenenalter typischerweise auftretenden Phänomene diagnostisch abzubilden:
- Störungen der Emotionsregulierung mit raschem Wechsel der Stimmungslage oder depressiven Zuständen
- Veränderungen der Persönlichkeit mit negativen selbstbezogenen Kognitionen und schwerwiegenden Defiziten der Selbstwertregulation
- Maladaptive Muster der interpersonellen Beziehungsregulation

Unter dem Blickwinkel der psychiatrischen, psychosomatischen und psychotherapeutischen Versorgung kommt der komplexen PTBS eine besondere Bedeutung zu. Prävalenzschätzungen gehen von 1–8 % der Allgemeinbevölkerung und bis zu 50 % der in Mental-Health-Einrichtungen behandelten Patienten aus (Maercker et al. 2022; Murphy et al. 2021).

16.2 Zusammenhänge zwischen psychischer Traumatisierung und psychischen/psychosomatischen Störungsbildern

In spezifischer Weise ist die PTBS mit einer Traumaätiologie verbunden, jedoch reicht das Spektrum der Störungen, bei denen Zusammenhänge mit psychischen Traumatisierungen nachweisbar sind, weit darüber hinaus. Als wichtigste Störungsbilder, die während des ersten Jahres nach einem traumatischen Ereignis auftreten, wurden depressive Störungen, PTBS, Angst- und Panikstörungen sowie verschiedene Formen von Phobien beschrieben (Bryant et al. 2010).

Eine größere Zahl von Studien zeigt Zusammenhänge zwischen psychischen Traumatisierungen in der Kindheit und einer breiten Vielfalt späterer **psychischer und psychosomatischer Störungen.** Zwar ist im Einzelfall der Nachweis des kausalen Zusammenhangs zwischen traumatischen Erfahrungen in der Kindheit und einer Psychopathologie im Erwachsenenalter wegen der Vielzahl intervenierender Einflüsse schwierig; doch lässt die Fülle der korrelativen Zusammenhänge keinen Zweifel an der Mitwirkung kindheitstraumatischer Erfahrungen bei der Entstehung dieser Störungsbilder. So erhöht sexueller Missbrauch in der Kindheit die Wahrscheinlichkeit, im Erwachsenenalter eine schwere Depression zu entwickeln, um das 4-Fache (McCauley et al. 1997). Dissoziative Symptome treten gehäuft sowohl nach sexueller Gewalt wie nach anderen Formen der Misshandlung im Kindesalter auf (Vermetten et al. 2007; Wöller 2020). Somatoforme Störungen und insbesondere somatoforme Schmerzstörungen sind eine häufige Folge schwerer Traumatisierungen (Paras et al. 2009). Unzureichendes epistemisches Vertrauen, eingeschränkte Funktionalität der Persönlichkeit sowie die Entwicklung einer psychischen Symptomatik konnten als Mediatoren des Zusammenhangs zwischen negativen Kindheitserfahrungen und komplexen posttraumatischen Stresssymptomen identifiziert werden (Atasoy et al. 2022; Kampling et al. 2022).

Ebenso wie bei den genannten Störungen finden sich auch bei anderen Störungsbildern wie Angststörungen, Essstörungen, sexuellen Funktionsstörungen, Abhängigkeitserkrankungen und Persönlichkeitsstörungen Zusammenhänge mit psychischen Traumatisierungen in der Kindheit. Doch betreffen die Zusammenhänge – sieht man einmal vom Störungsbild der PTBS ab – nie alle, sondern immer nur einen Teil der betroffenen Erkrankten (Sack et al. 2013; Wöller 2013).

Unter den Persönlichkeitsstörungen (PS) weisen vor allem Patienten mit einer emotional instabilen PS (Borderline-Persönlichkeitsstörung) und solche mit einer dissozialen PS hohe Raten von Traumatisierungen in ihrer Vorgeschichte auf. Jedoch finden sich bei nahezu allen anderen Persönlichkeitsstörungen auch beachtliche Raten an Traumatisierungen (Afifi et al. 2011; Waxman et al. 2014; ➤ Kap. 65.7). Das Funktionsniveau der Persönlichkeit erweist sich als Mediator des Zusammenhangs zwischen verschiedenen Typen von Kindesmisshandlung und der Entwicklung von Depressionen und Angststörungen (Freier et al. 2022).

Psychische Traumatisierungen erhöhen auch das Risiko für die Entwicklung von **somatischen Erkrankungen,** wie z. B. kardiovaskulären Erkrankungen, Diabetes mellitus, Adipositas und Autoimmunerkrankungen (Basu et al. 2017; Felitti et al. 2019; Fleischer et al. 2021; Hughes et al. 2017; Kruse und Ladwig 2017). Für das erhöhte Erkrankungsrisiko traumatisierter Menschen sind unterschiedliche Einflüsse verantwortlich. Einerseits führen traumatische Erfahrungen zu einer erhöhten Vulnerabilität für somatische Erkrankungen durch langfristige Veränderungen in den neurobiologischen Systemen und zu Störungen des Immunsystems (Fagundes et al. 2013). Zum anderen finden sich bei Personen mit schweren Traumatisierungen vermehrt risikoreiche Muster des Krankheitsverhaltens sowie erhöhte Raten an Nikotinabhängigkeit, Adipositas und Schlafstörungen, die als Risikofaktoren für die Entwicklung einer koronaren Herzkrankheit und eines Diabetes mellitus gelten (Back et al. 2020).

16.3 Neurobiologie der posttraumatischen Belastungsstörung

Trotz der Vielfalt der im Zusammenhang mit traumatischen Erfahrungen vorkommenden Störungsbilder hat die PTBS als das am besten untersuchte Störungsbild paradigmatische Bedeutung für die Traumaforschung erlangt. Eine größere Zahl von Studien hat sich mit den neurobiologischen Korrelaten der PTBS befasst. So konnten mittels bildgebender Verfahren konsistent strukturelle und funktionale Abweichungen in verschiedenen Hirnregionen identifiziert werden, namentlich im Bereich der Amygdala, des Hippocampus und des präfrontalen Kortex. Patienten mit einer PTBS wiesen z. B. eine **verminderte Aktivität im präfrontalen Kortex** und ein geringeres **Hippocampus**volumen auf (Karl et al. 2006). Ein weiteres Merkmal der PTBS ist eine **Hyperaktivität der Amygdala.** Dabei scheint eine Interaktion zwischen dem präfrontalen Kortex und der Amygdala, bei der die Amygdala nicht ausreichend durch den präfrontalen Kortex moduliert wird, für die Aufrechterhaltung der PTBS bedeutsam zu sein – mit der Folge einer Überaktivität der Amygdala (Rauch et al. 2006).

Neurochemische Veränderungen bei PTBS umfassen eine abnorme Regulation verschiedener Neurotransmitter, insbesondere von Katecholaminen und Serotonin, sowie abweichende Regulationen im Bereich der Peptide und Opioide. Die Veränderungen von **Katecholaminen und Serotonin** erklären diejenigen Aspekte der PTBS-Symptomatik, die mit Hyperarousal, erhöhter Schreckhaftigkeit und verstärkter Enkodierung angstbezogener Erinnerungen verbunden sind (Strawn 2008). Veränderungen der endogenen Opioide finden sich beim PTBS-Symptom der emotionalen Betäubung, bei stressinduzierter Analgesie und bei dissoziativen Symptomen (Vermetten und Bremner 2002). Veränderungen im Bereich der HHNA und somit der Regulierung des **Kortisolspiegels** sind ebenfalls ein charakteristisches Merkmal bei traumatischem Stress (Heim et al. 2008).

Das Risiko, eine PTBS zu entwickeln, wird stark durch erbliche Faktoren beeinflusst. Genetische Variationen in den entsprechenden neurobiologischen Systemen, insbesondere **Polymorphismen von Transportergenen,** tragen zu Unterschieden in den individuellen Reaktionen auf traumatische Einwirkungen und zum PTBS-Risiko bei. Gen-Umwelt-Interaktionen spielen eine wichtige Rolle. So konnte gezeigt werden, dass stresserzeugende Lebensereignisse das Risiko für psychische und psychosomatische Erkrankungen bei den Trägern bestimmter Varianten von Transportergenen erhöhen, jedoch nicht bei den Trägern der alternativen Varianten dieser Gene (Feder et al. 2009).

Andererseits können traumatische Lebensereignisse und PTBS zu epigenetischen Veränderungen führen, die verantwortlich dafür sind, dass bestimmte DNA-Informationen zur Transkription nicht mehr zur Verfügung stehen. So wiesen z. B. Suizidopfer, deren frühkindlicher Missbrauch dokumentiert war, im Vergleich zu Suizidopfern ohne dokumentierten Missbrauch Veränderungen der Methylierung in der Promotorregion des Glukokortikoid-Rezeptorgens auf (McGowan et al. 2009). Die dadurch verminderte mRNA-Expression im Bereich der Glukokortikoid-Rezeptoren im Hippocampus bewirkt eine verminderte Rezeptordichte, die mit einer erhöhten Stressreagibilität assoziiert ist.

RESÜMEE

Es kann davon ausgegangen werden, dass traumatische Einflüsse auf dem Weg über zytotoxische Prozesse zu strukturellen Läsionen und funktionellen Defiziten führen können. Chronische Exposition gegenüber Stress erhöht die Produktion von Stresshormonen, die in hoher Konzentration neurotoxische Auswirkungen haben, indem sie die Synthese von Neurotransmittern und die Sensibilität der Rezeptoren beeinflussen. Ein defizitäres Umfeld beeinträchtigt auf diese Weise die Entwicklung von Hirnstrukturen und Hirnfunktionen und trägt zu Veränderungen im Bereich der neuronalen Netzwerke, der Hirngröße und der HHNA bei. Diese bewirken eine erhöhte Vulnerabilität für die Entwicklung psychischer und somatischer Erkrankungen.

16.4 Individuelle Verarbeitung traumatischer Einflüsse und posttraumatische Persönlichkeitsentwicklung

Die individuellen Reaktionen auf potenziell traumatische Lebensumstände zeigen eine große Variabilität und werden durch eine Vielzahl von Faktoren beeinflusst. So hängt es von individuellen Bewertungsdimensionen, aber auch von persönlichen Vorerfahrungen ab, ob eine unbekannte Situation als Herausforderung, als Belastung oder als traumatische Überwältigung verarbeitet wird. Lindy (1993) spricht von der „*traumaspezifischen Bedeutung*" als der persönlichen Bedeutung, die eine bestimmte Situation für das Selbstkonzept einer Person haben kann. Am Beispiel von Kriegstraumata lässt sich zeigen, wie sehr die Ausbildung von Traumafolgesymptomen davon abhängt, ob die im Kriegskontext auftretenden Gewalthandlungen vom eigenen Wertesystem legitimiert oder als im Widerspruch dazu erlebt werden.

Kontextbedingungen, darunter vor allem das Ausmaß der wahrgenommenen sozialen Unterstützung zum Zeitpunkt der Einwirkung des Ereignisses, entscheiden darüber, ob sich eine traumatische Reaktion entwickelt und ob sie sich, wenn sie sich bereits entwickelt hat, schnell zurückbildet oder nicht (Lukaschek et al. 2016). Je schwerer die Traumatisierung ist, umso wichtiger werden Umweltfaktoren der emotionalen Unterstützung (Ungar et al. 2013).

Zum Verständnis der im Zusammenhang mit traumatischen Erfahrungen einsetzenden Psychodynamik haben insbesondere psychoanalytische Autoren wichtige Beiträge geliefert. S. Freud (1920) hatte bereits die ökonomischen Aspekte der durchbrochenen Reizschranke mit unkontrolliert überflutender Angst und den Wiederholungscharakter von Traumaphänomenen beschrieben. Psychoanalytisch orientierte Autoren haben im Hinblick auf die Folgewirkungen traumatischer Erfahrungen seit Langem die subjektive Realität der Opfer für bedeutsamer gehalten als die objektiv feststellbaren Bedingungen zum Zeitpunkt der Einwirkung. Das Erleben von Hilflosigkeit, Ohnmacht und Ausgeliefertsein wurde als Ausdruck der Überwältigung des Ichs durch äußere oder innere Kräfte betrachtet und als entscheidendes Kriterium für eine psychische Traumatisierung angesehen (Freud 1920).

Spätere Autoren machten die Persönlichkeitsentwicklung im Gefolge von Traumatisierungen in Kindheit und Jugend zum Gegenstand psychoanalytischer Betrachtungen. Ferenczi (1933/82) entwickelte die nach wie vor gültige Theorie der **Introjektion traumatischer Beziehungserfahrungen** mit ihren nachteiligen Auswirkungen auf die Entwicklung der inneren Normensysteme und des Selbstwertgefühls. Die Persönlichkeitsveränderungen nach Traumatisierungen in Kindheit und Jugend mit den umfassenden Scham- und Schuldgefühlen der Opfer sind plausibel durch diese Theorie erklärbar. Die Neigung traumatisierter Kinder, sich selbst die Schuld an Misshandlungen und Übergriffen zu geben, lässt sich aus der Notwendigkeit erklären, im Interesse des Bindungserhalts das Bild der „guten" Eltern zu erhalten. Mit der Übernahme der Schuld und der Selbstdefinition als „böses" Kind bewahrt sich das Kind die Hoffnung, dass die misshandelnden Eltern ihm wieder ihre Liebe zuwenden, sobald es sich ihnen wieder als „gutes Kind" präsentiert.

Die Degradierung des Kindes zum Objekt von Machtausübung und Bedürfnisbefriedigung der erwachsenen Person führt zu einer schweren Beeinträchtigung des Selbstwertgefühls und zu einer tief verwurzelten Überzeugung des Opfers, nicht nur unfähig und unwert zu sein, sondern auch kein Recht auf eigene Gefühle und Wünsche zu haben. Selbsthass und Ekel vor dem eigenen Körper und sexuellen Aspekten der eigenen Körperlichkeit sind häufige Folgen (Hirsch 1996).

Objektbeziehungstheoretische Ansätze konzipierten die Auswirkungen psychischer Traumatisierungen auf der Ebene der verinnerlichten Objektbeziehungen als Verlust der inneren Repräsentanz einer schützenden und tröstenden Bezugsperson. Zur Kompensation des existenziellen Bedrohungsgefühls setzen regressive Formen der Objektbeziehung ein. Am Beispiel der Vergewaltigungssituation lässt sich zeigen, wie durch das absolute Macht-Ohnmachts-Gefälle, das Gefühl völligen Ausgeliefertseins und das Erleben von vernichtender Demütigung eine **Ich-Regression** in Gang gesetzt wird, in deren Verlauf sich das Opfer hilfesuchend an den Täter wendet. Alle Rettungserwartungen und Bindungswünsche sind nun an ihn gerichtet. Die gleichzeitig einsetzende Erkenntnis, dass statt der ersehnten Hilfe weitere rücksichtslose Schädigung folgt, verstärkt die frühkindlichen Ängste vor völligem Alleingelassen-Werden und existenzieller Bedrohung und mit ihnen wiederum die regressiven, an den Täter gerichteten Rettungserwartungen (Ehlert-Balzer 1996).

In der Auseinandersetzung mit den Traumatisierungen während des Holocaust wurden traumatisch bedingte Störungen der Symbolisierungsfähigkeit beschrieben (Grubrich-Simitis 1984). Die Schilderungen bildeten den Ausgangspunkt für neuere Theorien zu Defiziten der Mentalisierungsfähigkeit im Gefolge bindungstraumatischer Erfahrungen (Fonagy et al. 2004). Die seit Langem im Zusammenhang mit psychosomatischen Störungsbildern beobachteten alexithymen Phänomene konnten als traumatisch bedingte Defizite der Affektverarbeitung in Verbindung mit **Mentalisierungsdefiziten** verstanden werden (➤ Kap. 14).

Die Beobachtung, dass Traumaerinnerungen in stereotypen Verhaltensweisen, wiederkehrenden Träumen, Flashbacks oder sich zwanghaft aufdrängenden Gedanken mitteilen können, machte eine Auseinandersetzung mit der neueren Gedächtnisforschung notwendig (Schacter 1992) und bewirkte eine Renaissance der über Jahrzehnte kaum noch beachteten Arbeiten von Janet (1889). Ob von einem besonderen **Traumagedächtnis** gesprochen werden kann, wurde in der Folgezeit zum Ausgangspunkt heftiger Kontroversen um den Stellenwert von äußerer Realität und innerer Verarbeitung in Form von Fantasien und Abwehrvorgängen (Wöller 2015).

Fischer und Riedesser (1998) unterscheiden die traumatische Situation mit ihren objektiven und subjektiven Aspekten von der traumatischen Reaktion und dem traumatischen Prozess, einer oft lebenslangen Auseinandersetzung mit der Tatsache der Traumatisierung. Die **traumatische Reaktion** lässt sich in Anlehnung an Horowitz (1997) am Paradigma der Typ-1-Traumatisierung in Phasen gliedern:

- Eine erste Phase ist durch heftige affektive Reaktionen der Angst, Wut und Trauer gekennzeichnet.
- In einer zweiten Phase kommt es zu einem „Pendeln" zwischen einer gedanklichen und gefühlsmäßigen Annäherung an das

Trauma und einer Distanzierung durch emotionale Verleugnung und Vermeidung aller traumabezogenen Reize.
- Auf diese Phase des „posttraumatischen Pendelns" folgt die dritte Phase der Durcharbeitung und Erholung.

Der pathologischen Entwicklung entspricht in dem Modell von Horowitz (1997) eine Fixierung auf die beiden Enden des Pendels: Der Annäherung an das Trauma entsprechen die Intrusionen der PTBS, der emotionalen Distanzierung vom Trauma die psychische Betäubung („numbing") und die Vermeidung traumabezogener Stimuli.

Der vielfach replizierte Befund, dass Opfer traumatischer Gewalt in Kindheit und Jugend mit einer um ein Vielfaches erhöhten Wahrscheinlichkeit im späteren Leben wieder Opfer von Gewalthandlungen und Übergriffen werden, kann unter unterschiedlichen psychodynamischen Perspektiven betrachtet werden. Aspekte der Affektregulation spielen hierbei eine ebenso wichtige Rolle wie bindungstheoretische Überlegungen und Aspekte der narzisstischen Regulation (Wöller 2005).

Aus der Perspektive kognitiv-behavioraler Modelle wurde immer wieder hervorgehoben, dass die Art und Weise, wie Menschen traumatische Ereignisse emotional und kognitiv verarbeiten, den Beginn und die Aufrechterhaltung einer PTBS beeinflusst. Wie ein Trauma gedeutet und eingeschätzt wird, hat einen Einfluss auf die Art der Erinnerung und trägt zur Entwicklung einer PTBS bei. Negative Selbstzuschreibungen i. S. eigener Wertlosigkeit, Schlechtigkeit oder Schuld sowie Übergeneralisierungen sind für Patienten mit Traumafolgestörungen charakteristisch. Ungünstige Bewältigungsstrategien tragen zusätzlich zur Aufrechterhaltung der Symptomatik bei (Nemeroff et al. 2006).

16.5 Resilienz

Statt sich ausschließlich auf die negativen Folgen traumatischer Erfahrungen zu konzentrieren, hat sich die Resilienzforschung der Frage zugewandt, warum einige Menschen trotz potenziell traumatischer Lebensumstände nicht an einer Traumafolgesymptomatik erkranken oder sich von ihr zügig wieder erholen. Die aus dieser Fragestellung hervorgegangenen Modelle sind weniger defizit- und stärker kompetenzorientiert; sie haben sich als eine sinnvolle Ergänzung der Beschäftigung mit Traumafolgen erwiesen.

Eine erste Phase der Resilienzforschung befasste sich mit Persönlichkeitsvariablen von Personen, die eine gute Anpassung an belastende Lebensumstände zeigen. Dabei wurden bei einem breiten Spektrum von Traumatisierungen – Traumata i. S. von Naturkatastrophen, schweren Unfällen und Kriegseinwirkungen bis hin zu Traumata im persönlichen Nahbereich und im Kontext politischer Verfolgung – **Faktoren** identifiziert, die **mit Resilienz assoziiert** sind:
- In allgemeiner Hinsicht wurden Dimensionen der Persönlichkeit identifiziert, die zu Resilienz beitragen, darunter ein hohes Maß an Selbstwertgefühl, Selbstwirksamkeit, Bewältigung, Optimismus, Extraversion, Neugier, „hardiness" (Widerstandsfähigkeit) und ein interner „locus of control".
- Auch unterschiedliche Persönlichkeitscharakteristika, die eine positive Weltanschauung und Lebensperspektive widerspiegeln wie Altruismus, Kohärenzgefühl, soziale Bindungen, adaptive soziale Verhaltensweisen, Flexibilität, Akzeptanz von Veränderungen, Anpassungsfähigkeit, Flexibilität auf Herausforderungen und angemessene Reaktionen auf angstbezogene Situationen, tragen zu Resilienz bei (Matheson et al. 2020).
- Resilienz wurde auch mit einer starken sozialen Identität, positiven Beziehungen zu anderen und einem effektiven sozialen Unterstützungsnetzwerk in Verbindung gebracht (Haslam et al. 2016). Ebenso konnten eine positive Beziehung zur eigenen Kultur, Spiritualität, wertschätzende Beziehungen zwischen den Generationen und Verbindungen zum eigenen Land als bedeutsam identifiziert werden (Kirmayer et al. 2011).

Resilienz ist im Wesentlichen ein relationaler Prozess, der das Zusammenspiel individueller, sozialer, kultureller und umweltbezogener Faktoren umfasst.

Eine wichtige Rolle spielen weiterhin individuelle Einschätzungsprozesse und **Bewältigungsstile.** Die Wahrnehmung und die Einschätzung von Stressoren können als moderierende Variable gegenüber der Entwicklung einer PTBS und anderer Traumafolgestörungen angesehen werden. Problemorientiertes Coping war im Umgang mit traumatischem Stress effektiver als emotionales Coping (Folkman und Moskowitz 2000). An einer repräsentativen Stichprobe der deutschen Bevölkerung konnte gezeigt werden, dass Resilienzfaktoren die Folgen aversiver Kindheitserfahrungen abpuffern können (Beutel et al. 2017). Zwei Jahre nach dem Golfkrieg hatten Veteranen mit aktiven Bewältigungsstilen weniger PTBS-Symptome entwickelt als Veteranen mit vermeidenden Bewältigungsstilen (Sharkansky 2000).

Ein anderer Forschungsstrang befasst sich mit den Auswirkungen von **Bindungssicherheit** und familiärem Umfeld auf die Entwicklung von Resilienz. In einer sicheren Bindungsbeziehung lernt ein Kind, anderen zu vertrauen und ein Grundgefühl des Geschütztseins zu entwickeln. Wenn die Welt von Beginn an als sicher und vorhersagbar erlebt wird, wie dies bei sicherer Bindung der Fall ist, ist das Risiko eines destruktiven Einflusses traumatischer Lebensumstände geringer. Wie in einer bahnbrechenden Studie gezeigt werden konnte, erwiesen sich Kinder, die unter hochgradig belastenden Lebensumständen aufgewachsen waren, dann als resilient gegenüber späteren traumatischen Einwirkungen, wenn ihnen im 1. Lj. mindestens eine Person stabile Fürsorge und angemessene Aufmerksamkeit hatte zuteilwerden lassen (Werner 2000). In einer Übersicht von Längs- und Querschnittstudien zu misshandelten oder sexuell missbrauchten Kindern kamen Afifi und MacMillan (2011) zu dem Ergebnis, dass ein **günstiges familiäres Umfeld** konsistent als Prädiktor für Resilienz identifiziert werden konnte; dies galt vor allem dann, wenn eine warme und unterstützende Beziehung zu einem nicht an der Misshandlung beteiligten Elternteil bestand. Bei Frauen mit sexuellen Missbrauchserfahrungen in der Kindheit erklärten die Lebensbedingungen der Familie 13–22 % der Varianz der psychischen Gesundheit, Charakteristika des Missbrauchs hingegen weniger als 3 % (McClure et al. 2007). Andererseits zeigen neuere Befunde auch, in welchem Maße Kindheitserfahrungen die spätere Resilienz determinieren. So war kumulative Exposition gegenüber aversiven Lebensereignissen im Kindesalter mit einer verminderten Resilienz im Erwachsenenalter verbunden (Daníelsdottír et al. 2022). Eine moderierte Mediationsanalyse mit Längsschnittdaten konnte die Rolle der Resilienz als Mediatorvariable des Zusammenhangs zwischen Kindheitstraumatisierungen und negativen emotionalen Symptomen wie Depression, Angst und Stress nachweisen (Chen et al. 2021).

Die Fähigkeit, einen **Sinn und Zweck im Leben** zu sehen, ist ein weiterer wichtiger psychologischer Faktor der Resilienz. In einem spezifischeren Sinn gilt dies für die Fähigkeit, Bedeutung in einer traumatischen Erfahrung und in dem Leben danach zu finden. Personen, denen dies gelingt, können ein persönliches Gefühl von Identität und Zugehörigkeit entwickeln, wenn sie sich innerlich an Menschen gebunden fühlen, die Opfer der gleichen traumatischen Erfahrungen sind (Rutten et al. 2013).

Die vor allem in der ersten Phase der Forschung geübte Praxis, Resilienz als eine Persönlichkeitseigenschaft aufzufassen, wird nach heutiger Auffassung ihrer komplexen Natur nicht ausreichend gerecht. Sie berücksichtigt nicht genug, dass sich die Reaktion auf Stress und Traumatisierungen im Kontext vielfältiger Interaktionen mit anderen Menschen, verfügbaren Ressourcen, spezifischen Kulturen und Religionen, Organisationen, Gemeinden und Gesellschaften vollzieht. Tatsächlich interagieren bei der Herausbildung von Reaktionen auf belastende Erfahrungen zahlreiche biologische, psychologische, soziale und kulturelle Faktoren. Neuere Theorien fokussieren daher in einem breiteren Sinne nicht nur auf individuelle Eigenschaften, sondern auch auf soziale Determinanten psychischer Gesundheit.

RESÜMEE

So betrachtet ist Resilienz weniger ein individuelles Konstrukt als vielmehr ein dynamischer Prozess, bei dem individuelle und biologische Faktoren auf komplexe Weise mit sozialen und Umweltfaktoren interagieren, um eine Person in die Lage zu versetzen, ihre seelische Gesundheit trotz hochgradig belastender Lebensumstände aufrechtzuerhalten oder schnell wiederherzustellen.
Dementsprechend wird Resilienz in der Definition der American Psychological Association als ein Prozess der Anpassung trotz widriger Lebensumstände in Form von traumatischen Einwirkungen, Bedrohungen oder anderen bedeutsamen Quellen von Stress begriffen (APA 2014).
Forschungsmethodisch entsprechen einem solchen Verständnis komplexe Modelle, die vielfältige Interaktionen abbilden können (Welter-Endelin und Hildenbrand 2012).

16.6 Neurobiologische Aspekte von Resilienz

Hinsichtlich der neurobiologischen Faktoren lässt sich sagen, dass sich die neuronale Aktivität hochresilienter Menschen deutlich von derjenigen bei Personen mit geringer Resilienz unterscheidet. In psychobiologischer Hinsicht wird Resilienz als Flexibilität psychologischer und physiologischer Systeme bei der erfolgreichen Adaptation an Stressoren konzeptualisiert. Trotz des wachsenden Interesses an der Suche nach biopsychosozialen Schutzfaktoren befindet sich die Forschung, die individuelle Merkmale und allgemeine soziale Schutzfaktoren mit der Struktur und Funktion des Gehirns in Beziehung setzt, noch in einem frühen Stadium.

Neuroimaging-Studien, in denen die neuronalen Korrelate von Merkmalen der Resilienz untersucht haben, legen nahe, dass mehrere Hirnregionen an der Ausbildung von Resilienz beteiligt sind, darunter Insula, cingulärer Kortex, medialer Temporallappen und der präfrontale Kortex. Offenbar hängt Resilienz mit dynamischen Interaktionen verteilter Hirnareale zusammen, die das Bewältigungsverhalten, die affektive Verarbeitung und die Aufmerksamkeitssteuerung regulieren (Daniels et al. 2011; Reynaud et al. 2013).

Im Einzelnen deuten Forschungsergebnisse darauf hin, dass eine positive Bewältigung von Stresssituationen mit einem erhöhten Volumen des perigenualen anterioren cingulären Kortex (pgACC) verbunden ist (Holz et al. 2016). Morey et al. (2016) berichteten über ein größeres Volumen im ventromedialen präfrontalen Kortex (vmPFC) bei in der Kindheit misshandelten Personen, die gesund geblieben sind, im Vergleich zu ebenfalls misshandelten Personen, die eine PTBS entwickelt hatten. Die Befunde legen nahe, dass das präfrontale Volumen mit Resilienz im Zusammenhang steht. Im Einklang damit stehen Befunde, denen zufolge positives Coping mit einer adaptiven Stressreaktion des vmPFC verbunden ist. Interessanterweise erwies sich die Aktivierung des vmPFC bei Stress als dynamisch, was darauf hindeutet, dass die Stressbelastung im Laufe der Zeit zu einer verstärkten Mobilisierung dieses Bereichs führt (Sinha et al. 2016).

Eine wichtige Rolle scheint auch den neuronalen Schaltkreisen zuzukommen, welche die Belohnungsreaktionen vermitteln (Russo et al. 2012). Ein besonders potenter protektiver Faktor ist offenbar der Neurotransmitter Neuropeptid-Y; er bindet an Rezeptoren von Neuronen im präfrontalen Kortex und verändert deren Reaktion auf Noradrenalin i. S. einer Bremswirkung. Besonders hohe Spiegel wurden bei sehr resilienten Personen unter Stresseinwirkung gefunden (Morgan et al. 2002). Bei Patienten mit chronischer PTBS nach Kriegstraumatisierungen fanden sich signifikant niedrigere Spiegel von Neuropeptid-Y im Liquor als bei gesunden Probanden. Ein anderer Forschungszweig untersucht die Rolle des Oxytocin-Systems für die Ausbildung von Resilienz (Olff 2012). Weitere Befunde sprechen für die Rolle der hippocampalen Neurogenese bei der Ausbildung von Resilienz (Anacker et al. 2018).

Das Prinzip der erfahrungsabhängigen Plastizität gestattet es, dass das Gehirn einer Person auf verschiedene Stimuli mit dynamischen Anpassungen reagieren kann (Davidson und McEwen 2012). Erfahrungsabhängige Mechanismen finden sich auf zellulärer und auf molekularer Ebene. Auf molekularer Ebene kann die epigenetische Regulierung der Gentranskription als Schlüsselmechanismus angesehen werden, der die Adaptation an externe Stimuli auf molekularer Ebene steuert. Epigenetische Veränderungen umfassen Prozesse der Neurogenese und der synaptischen Plastizität. Die epigenetischen Veränderungen könnten zu einer verbesserten Funktion des Immunsystems oder des Hormonsystems führen, die für die Anpassung wesentlich sind (Mehta et al. 2020), oder einer zytokinvermittelten Entzündung entgegenwirken und so vor stressbedingten psychischen und physischen Störungen schützen (Wang et al. 2018).

16.7 Posttraumatisches Wachstum

Ein erst in den letzten Jahren in den Fokus gerückter Aspekt von Resilienz betrifft Phänomene, die mit dem Begriff „posttraumatisches Wachstum" beschrieben werden. Zu posttraumatischem Wachstum kann es kommen, wenn Menschen sich mit ihren traumatischen Erfahrungen auf eine tiefgreifende und bedeutsame Weise auseinandersetzen (Tedeschi und Calhoun 2004; Mangelsdorf 2020). 30–70 % der Personen, die eine Traumatisierung erlitten haben, berichten auch über positive Veränderungen im Gefolge dieser Erfahrung (Joseph und Butler 2010). Sie beschreiben tiefgreifende Veränderungen in der Art, wie sie ihr Leben und ihre persönlichen Beziehungen seit der traumatischen Erfahrung gestaltet haben. Die Veränderungen sind nicht als direkte Folge der Traumatisierung zu verstehen; vielmehr können sie als ein Resultat ihrer erfolgreichen Anstrengungen der Bewältigung begriffen werden. Posttraumatisches Wachstum ist ebenso ein Prozess wie das Ergebnis eines Prozesses. Als entscheidend werden immer wieder emotional unterstützende und wertschätzende Beziehungen und ein Gefühl genuiner Akzeptanz durch andere genannt.

II Im Einzelnen tragen zahlreiche individuelle, kontextuelle und kulturelle Faktoren zum Phänomen des posttraumatischen Wachstums bei. Diesbezügliche persönliche Variablen sind Offenheit, Pflichtgefühl und ein freundlicher Umgangsstil (Karanci et al. 2012). Allgemein wird davon ausgegangen, dass das Vorkommen von posttraumatischem Wachstum nicht mit einer geringeren Stressbelastung durch die traumatische Erfahrung gleichzusetzen ist; sie zeigt jedoch, dass gerade nach sehr stark belastenden Lebenseinflüssen neue Perspektiven und ein neues Lebensverständnis entstehen können. Dabei kann die Zuschreibung von Bedeutung als ein wichtiger Bestandteil der Heilung von einem Trauma angesehen werden (Tedeschi und Calhoun 2004). II

Eine Metaanalyse zu posttraumatischem Wachstum nach einschneidenden Lebensereignissen fand, dass nach durchschnittlich 1½ Jahren viele Probanden einen höheren Selbstwert, tiefere Beziehungen und eine bessere Alltagsbewältigung besaßen als vor dem Ereignis (Mangelsdorf et al. 2019). Inzwischen liegen erste Ansätze vor, wie posttraumatisches Wachstum therapeutisch unterstützt und gefördert werden kann (Roepke 2015).

16.8 Resilienz, Emotionsregulierung und das Prinzip der Ressourcenaktivierung

Die Fähigkeit, positive Emotionen zu generieren und innere positive Ressourcen zu mobilisieren, trägt ebenfalls zur Entwicklung von Resilienz bei. Die Forschung zur Rolle positiver Emotionen hat gezeigt, dass Emotionen wie Freude, Interesse, Zufriedenheit und Liebe und die Möglichkeit, belohnende Erfahrungen zu machen, Verhaltensphänomene vermitteln, die mit zu einer effektiven Bewältigung führen und insofern mit Resilienz in Zusammenhang stehen. So lässt sich u. a. nachweisen, dass resiliente Personen nach belastenden und angstauslösenden Situationen schneller zu emotional positiv getönten Emotionen zurückfinden als weniger resiliente Personen (Tugade und Fredrickson 2004).

Resiliente Personen sind offenbar besser in der Lage, emotional positiv getönte psychische Inhalte – Erinnerungen, Kognition oder Imaginationen – zu mobilisieren und den traumatischen Erinnerungen oder Erinnerungsfragmenten zu assoziieren. Resilienz steht in engem Zusammenhang mit der **Fähigkeit zur Emotionsregulierung** durch Strategien der kognitiven Neubewertung (Reappraisal; ➤ Kap. 6.2.1), aber auch der Akzeptanz und der Achtsamkeit (Buhle et al. 2014). Im Hinblick auf die therapeutische Beeinflussung ist dieser Sachverhalt von größter Bedeutung. So finden psychotherapeutische Methoden zur Stärkung dieser Fähigkeiten zunehmend Beachtung. Methoden der **Ressourcenaktivierung** haben sich bei der Generierung positiver emotionaler Zustände bewährt. Der Gedanke der Ressourcenorientierung knüpft bei Theorien menschlicher Grundbedürfnisse an und ist gut mit modernen Theorien neuronaler Netzwerke vereinbar (Grawe 2004; Flückiger und Wüsten 2015).

Schließlich haben die neueren Forschungen zur **Gedächtnisrekonsolidierung** Befunde vorgelegt, welche die Möglichkeit der Modifikation traumatischer Erinnerungen nahelegen. Dazu kann es kommen, wenn eine traumatische Erinnerung wieder aufgerufen wird, während gleichzeitig eine Information mit entgegengesetzter Botschaft eintrifft, vor allem wenn es sich um eine Information mit positivem Ressourcenbezug handelt. Im Moment des Wiederaufrufens wird eine bereits konsolidierte Erinnerung labilisiert und dadurch modifizierbar, d. h., ihr molekulares Substrat wird formbar. Nach der vorübergehenden Labilisierung und der anschließenden Assoziation des neuen Inhalts kann sich die Erinnerung nun rekonsolidieren (Forcato et al. 2009). Ein theoretisches Modell, das die therapeutische Assoziation adaptiver Informationen an die traumatischen Netzwerke mithilfe der traumabearbeitenden Methode EMDR abbildet, ist das **AIP-Modell** („Adaptive Information Processing", Hofmann 2014; Shapiro 2022). Vor dem gleichen Hintergrund wurde neben dem Konflikt- und dem Strukturmodell ein drittes psychodynamisches Theoriemodell entwickelt, das den therapeutischen Prozess der Assoziation dissoziierter Inhalte an die Repräsentanzenwelt des Alltagslebens beschreibt (Wöller 2016).

16.9 Ausblick

Die einander ergänzenden Perspektiven von Trauma und Resilienz haben das Verständnis zahlreicher Phänomene aus den Bereichen der Psychosomatischen Medizin und der Psychiatrie erweitert und einen wichtigen und dringend benötigten Paradigmenwechsel eingeleitet.

Die Traumaperspektive schuf neue therapeutische Zugänge für Störungsbilder, die mit einem herkömmlichen Pathogeneseverständnis nur schwer erreichbar waren. Speziell zur Behandlung der PTBS stehen heute evidenzbasierte Therapiemöglichkeiten zur Verfügung (Schäfer et al. 2019), und auch für andere Störungsbilder wurden traumabasierte Behandlungsansätze entwickelt, z. B. für traumaassoziierte Persönlichkeitsstörungen (Wöller 2013, 2014).

16

Die Perspektive der Resilienz eröffnet zum einen neue Möglichkeiten der Prävention durch resilienzfördernde Interventionen. Auf der individuellen Ebene zielt sie auf die Stärkung von Faktoren wie Selbstwirksamkeit, Selbstkontrolle und soziale Kompetenz, insbesondere auch auf die Fähigkeit zur Inanspruchnahme von Hilfe. Jedoch beziehen resilienzfördernde Interventionen stets die familiären und gesellschaftlichen Kontextbedingungen ein (von Hagen und Röper 2007).

Darüber hinaus hat die Resilienzperspektive über das mit ihr verwandte Konzept der Ressourcenaktivierung unmittelbar die Entwicklung psychotherapeutischer Konzepte zur Behandlung traumabedingter Störungsbilder beeinflusst. Mit der gezielten Berücksichtigung von Fähigkeiten und Zielen des Patienten und der expliziten Förderung von Selbstheilungskräften gilt Ressourcenorientierung heute als ein wichtiger Bestandteil aller erfolgreichen Psychotherapien (Flückiger und Wüsten 2015; Wöller 2022). Im Bereich der Traumafolgestörungen ist sie nahezu unverzichtbar geworden (Reddemann 2021; Wöller 2013, 2014; Wöller et al. 2020).

LITERATURAUSWAHL

Flückiger C, Wüsten G. Ressourcenaktivierung. 2. A. Bern: Huber 2015.
Maercker M, Cloitre M, Bachem R, et al. Complex post-traumatic stress disorder. Lancet 2022; 400: 60–72.
Mangelsdorf J. Posttraumatisches Wachstum. Z Psychodrama Soziom 2020; 19: 21–33.
Reddemann L, Wöller W. Komplexe posttraumatische Belastungsstörung. Göttingen: Hogrefe 2016.
Sack M, Sachsse U, Schellong J. Komplexe Traumafolgestörungen. Stuttgart: Schattauer 2013.
Schäfer I, Gast U, Knaevelsrud C, et al. S3-Leitlinie Posttraumatische Belastungsstörung. Berlin: Springer 2019.
Witt A, Brown RC, Plener PL, et al. Child maltreatment in Germany: Prevalence rates in the general population. Child Adolesc Psychiatry Ment Health 2017; 11: 1–9.
Wöller W. Neuere psychodynamische Theorien und Modelle zu Traumafolgestörungen. In: Egle U, Joraschky P, Lampe A, et al. Sexueller Missbrauch, Misshandlung, Vernachlässigung. Erkennung, Therapie und Prävention der Folgen früher Stresserfahrungen. 4. A. Stuttgart: Schattauer 2015; 177–186.
Wöller W. Assoziationsmodell. Drittes psychodynamisches Theoriemodell neben Konflikt- und Strukturmodell? Psychotherapeut 2016; 61: 66–72.
Wöller W. Dissoziation. Gießen: Psychosozial-Verlag 2020.
Wöller W, Lampe A, Mattheß H, et al. Psychodynamische Therapie der komplexen posttraumatischen Belastungsstörung. Ein Manual zur Behandlung nach Kindheitstrauma. Stuttgart: Schattauer 2020.

KAPITEL

17

Hans-Peter Hartmann, Manfred Beutel und Wolfgang E. Milch

Verlust und Trauer

Patientengeschichte

Herr A. wurde vom Hausarzt wegen einer akuten Lebenskrise ½ Jahr nach dem Tod der Ehefrau in der Ambulanz einer Psychosomatischen Universitätsklinik angemeldet. Schon lange vor dem vereinbarten Termin erschien Herr A. und ging angespannt auf dem Flur auf und ab. Er hatte langes, ungepflegtes Haar, und seine Kleidung wirkte unordentlich, so als ob er sich nur mit Mühe ankleiden könne. Um Haltung bemüht, saß er kerzengerade auf seinem Stuhl, wirkte verschlossen, angespannt, ängstlich. Es hatte ihn offensichtlich große Überwindung gekostet, sich Hilfe zu suchen. Hinter diesem ersten Eindruck verbarg sich ein sportlicher, früher sicher gutaussehender 50-jähriger Mann, der es nicht gewohnt war, von sich selbst zu sprechen und seine Gefühle mitzuteilen.

Im vergangenen Sommer war seine Ehefrau verstorben, mit der er seit 20 Jahren verheiratet gewesen war. Etwa 3 Jahre nach der Hochzeit wurde bei ihr ein bereits metastasiertes Mammakarzinom entdeckt. Mit starkem Überlebenswillen nahm die Frau alle Behandlungen auf sich. Nach verschiedenen Operationen ging es ihr zunehmend besser; sie schien für einige Jahre rezidivfrei zu sein. Für die behandelnden Ärzte unerwartet entdeckte man etwa 12 Jahre nach Krankheitsbeginn neue Metastasen, und sie verstarb zwei Jahre später trotz verzweifelter Therapieanstrengungen.

Herr A. sprach von seiner Frau liebevoll und so, als ob sie noch lebte. Er berichtete über den Krankheitsverlauf in sachlichem Ton, schilderte die Beerdigung in allen Einzelheiten und beschrieb seinen inneren Kampf, nicht von den eigenen Gefühlen und einer für ihn unerklärlichen Todessehnsucht „übermannt" zu werden. Nach einem Sommerurlaub nahm er seine Tätigkeit als höherer Verwaltungsangestellter wieder auf und trieb gleichzeitig in jeder freien Minute mit größter Anstrengung Sport, um sich zu ermüden und von Gefühlen und vom Denken abzulenken. Er unternahm immer neue Anstrengungen, um seine sportlichen Leistungen zu steigern; trotzdem ließen sich die Gedanken an seine Frau nicht vertreiben. Nach einigen Wochen dieses intensiven Trainings fiel ihm auf, dass seine Leistungsfähigkeit wider Erwarten abnahm. Bei der hausärztlichen Untersuchung musste ein Belastungs-EKG wegen gefährlich hoher Blutdruckwerte abgebrochen werden. Herr A. wurde sofort krankgeschrieben und jeder Sport bis zur erneuten Arbeitsfähigkeit verboten.

Nach den Worten des Pat. kam damit eine Spirale in Gang, bei der es ihm ständig schlechter ging. Er fühlte sich niedergeschlagen, initiativ- und freudlos. Er zog sich von seinen Bekannten zurück und konnte selbst Hausarbeiten oder Korrespondenz nicht mehr erledigen. Diese Unfähigkeit beschämte ihn außerordentlich. Der einzig tragfähige Kontakt bestand zu seinem 21-jährigen Sohn, der allerdings in einer fernen Stadt arbeitete. Obwohl Herr A. bemüht war, seine Problematik herunterzuspielen, wurde er während des ersten Gesprächs förmlich von Affektausbrüchen geschüttelt. Da er keinen Appetit verspürte, hatte er erheblich an Gewicht abgenommen, wie er gestisch an den viel zu großen Hosen demonstrierte. In den folgenden Stunden zeigte er keine Emotionen und schien diese unter Verschluss zu halten und nur wenig Zugang zu seinen Affekten und zu seiner inneren Welt zu haben.

Es wurde deutlich, wie wenig Herr A. den Verlust seiner Frau bisher verarbeitet und sich innerlich von ihr getrennt hatte. Offensichtlich hatte er bislang nicht die Stärke gefunden, sich dem Trauerprozess zu stellen.

Der Therapeut fragte sich, ob der Pat. angesichts der eigenen Hilflosigkeit bei der progredient verlaufenden Krebskrankheit der Ehefrau unbewusst Schuldgefühle hatte. In der Gegenübertragung wurde er bei Herrn A.s Schilderungen sehr traurig, dachte an eigene verstorbene Angehörige und Kollegen. Er bemerkte beim Zuhören, wie schwer es ihm fiel, die Worte des Pat. in sich aufzunehmen und das Gesagte empathisch zu verarbeiten. Auch er spürte den Impuls, wegzuhören und sich diese für ihn schreckliche Geschichte vom Leib zu halten. Da Herr A. trotz schwerer psychischer Krise zu keiner stationären Behandlung bereit war, entschloss sich der Therapeut zunächst zu einer hochfrequenten ambulanten Krisenintervention in Form von täglichen Telefonaten und zwei Gesprächsterminen pro Woche. In den Gesprächen vereinbarten Pat. und Therapeut für jeden Tag eine Aufgabe, die im Wesentlichen auf eine Stärkung der Selbstwirksamkeit des Pat. abzielte. Außerdem besprachen sie, dass der Pat. seinen Sport vorsichtig wiederaufnehmen solle.

Im Erwachsenenbindungsinterview *(Adult Attachment Interview,* AAI; George et al. 1985) schilderte Herr A. seine Mutter als eine überängstliche, besitzergreifende und überemotional reagierende Frau. Sie duldete in seiner Kindheit keinen Widerspruch, war nachtragend und kränkbar. Bei Konflikten redete sie in seiner Kindheit häufig tagelang nicht mit ihm. Der vorwiegend abwesende Vater reagierte gegenüber den Wünschen des Sohnes intolerant und bei Streitigkeiten rechthaberisch. Auf die junge Generation war er neidisch, weil sie es seiner Meinung nach besser hatte. Im Vergleich zu den Eltern wurde die Großmutter dagegen idealisiert.

Auf eine der integrativen Fragen[1] des Interviews, was seiner Meinung nach die Eltern zu ihrer Art der Erziehung veranlasst hatte, antwortete Herr A. eher oberflächlich und normalisierte die elterliche Erziehung.

Herr A. vermied es, über negative Gefühle zu sprechen, und blendete bedrohliche Gefühle wie z. B. Reaktionen auf Zurückweisungen der Bezugspersonen aus. Er ließ nur positive Gefühle zu und benötigte scheinbar keine emotionale Unterstützung. Er schilderte die Beziehung zu seiner Frau so, als ob diese noch lebe; entsprechend benutzte er die Gegenwartsform, auch wenn es sich um vergangene Ereignisse handelte. Über den Tod seiner Ehefrau konnte er nur oberflächlich und intellektualisierend sprechen, und seine Antworten fielen außergewöhnlich kurz aus. Ihren Verlust hatte er emotional noch nicht verarbeitet. Das Bindungsmuster war beziehungsvermeidend (Ds 3) bei unverarbeitetem Verlust (Ul).[2]

Verlauf

In den folgenden Therapiesitzungen sprach der Pat. über seine Arbeit, Schwierigkeiten mit Kollegen, schnitt philosophische oder tagespolitische Themen an. Wegen der abwehrenden Haltung überkamen den Therapeuten immer wieder Zweifel, ob der Pat. überhaupt an einer Therapie interessiert sei. Über andere soziale Beziehungen wie Freunde oder Bekannte berichtete er nur ausnahmsweise. Der einzige Freund litt unter Eheproblemen und Alkoholabhängigkeit. Die stärkste emotionale Beziehung verband Herrn A. mit seinen australischen Freunden, die er allerdings aus verständlichen Gründen nur selten sah.

Wenn die Sprache darauf kam, nutzte der Therapeut die Gelegenheit, ausführlicher über die Lebensführung, die Ernährung oder das sportliche Training des Pat. zu sprechen. Auch gab er ihm Hilfen zur Wahrnehmung der Blutdruckkrisen sowie Möglichkeiten der Selbstregulation und beriet ihn in Fragen seines Blutdrucks. Allmählich schien der Pat. ein Gespür dafür zu bekommen, wann der Blutdruck eine bestimmte Höhe überschritt.

Während der Therapiestunden vermied es Herr A., sich an seine Ehe und seine Frau zu erinnern. Er reagierte sehr unwillig oder brach das Gespräch ab, wenn der Therapeut Verbindungen zu seiner Ehe und zur Verlusterfahrung herstellte. Er kämpfte unablässig gegen seine Gefühle und Erinnerungen an. Der Widerstand in der Übertragung zeigte sich in der mangelnden Bereitschaft, sich zu öffnen, und in der Gegenübertragung in dem Gefühl, ausgebremst zu werden. Die vorsichtigen Versuche einer Bearbeitung machten dem Therapeuten deutlich, dass der Pat. ein inneres Arbeitsmodell („inner working model" nach Bowlby; ➤ Kap. 12) als eine unbewusste Überzeugung internalisiert hatte, wonach das Zulassen von Affekten bei allen bindungsrelevanten Themen für ihn höchst gefährlich ist. Seine Emotionen könnten ihn überschwemmen und völlig handlungsunfähig machen. Die Angst vor Ohnmacht und Ausgeliefertsein wurde gerade dann aktiviert, wenn der Therapeut den Verlust ansprach. Abhängigkeit verband der Pat. mit der Möglichkeit, manipuliert zu werden, so wie er das von seinen primären Bezugspersonen kannte.

Das psychische Befinden besserte sich zum Erstaunen des Behandlers, auch ohne dass der Pat. über seine Frau und seine Gefühle ihr gegenüber sprach. Als der Therapeut die Zurückhaltung des Pat. thematisierte, reagierte dieser vehement mit dem Argument, dass er sich seine Frau nicht wegnehmen lassen wolle; er sei auch nicht bereit, seine Gefühle ihr gegenüber mitzuteilen, gefühlsmäßig solle alles so bleiben, wie es ist. Der Therapeut konnte nur bestätigen, dass er die vom Pat. selbst gesetzten Grenzen achten würde, äußerte aber auch Bedenken, ob die Anstrengung nicht sehr hoch sei, wenn der Pat. das Vergangene als Gegenwart aufrechterhalten wolle. Bis zum Beginn der Sommerferien wurden die Gespräche seltener, weil sich der Pat. besser fühlte und die Behandlungsfrequenz reduzieren wollte.

Nach dem Urlaub rief er notfallmäßig eine Woche vor dem vereinbarten Termin an und bat um einen sofortigen Termin. Er hatte zuvor einige Wochen bei seinen Schwiegereltern verbracht. Dort besuchten ihn auch seine australischen Freunde, um mit ihm den Jahrestag des Todes seiner Frau zu verbringen. In dieser Zeit ging es ihm überwiegend gut, und er fühlte sich in der Familie seiner Frau aufgehoben. Erst am Tag seiner

Rückkehr kam ihm alles leer vor; er verspürte eine eisige Einsamkeit und war sehr niedergeschlagen. Am ersten Arbeitstag erlebte er sich so depressiv, gehemmt und suizidal, dass er sich krankmeldete. Es wurde jetzt erneut eine Krisenintervention notwendig, in der der „blockierte" Trauerprozess wie auch die Vermeidung der traurigen Gefühle besser zu verstehen waren. Therapeutisch wurde es möglich, den Trauerprozess zu fokussieren und die Vermeidung von Erinnerungen und traurigen Affekten anzusprechen.

Auf die Krisenintervention sprach Herr A. gut an; seine Stimmung und auch seine Arbeitsfähigkeit verbesserten sich zunehmend, sodass er nach 10 Tagen seine Arbeit wiederaufnehmen konnte. Es folgte jetzt ein intensiver psychotherapeutischer Prozess, bei dem sich der Pat. aktiv und anhaltend motiviert beteiligte. In manchen Stunden schien er die Trauerstadien wie im Zeitraffertempo zu durchlaufen: Zu Anfang schien er sich gegen die Tatsache zu wehren, überhaupt von seiner Frau getrennt zu sein; es folgten Verzweiflung und Trauer, wenn er sich intensiv mit seinen Erinnerungen an die Verstorbene beschäftigte, in die sich auch Schuldgefühle wegen möglicher Unterlassungen und Wut über das Verlassenworden-Sein und seine Einsamkeit mischten. Allmählich lösten sich Trauer und Verzweiflung und er wandte sich zunehmend mehr seinem Beruf zu, der ihm Struktur und Anerkennung gab. Seither fühlte er sich stabilisiert, und auch sein Blutdruck sank weiter; allerdings nahm auch die vermeidende Bindungsstrategie wieder zu. Etwas über ein Jahr nach dem Erstkontakt konnte die Behandlung beendet werden. Bei einer katamnestischen Nachuntersuchung ein weiteres halbes Jahr später war sein psychisches Befinden unverändert stabil, und sein Blutdruck hatte sich normalisiert.

17.1 Einleitung

17.1.1 Begriffsklärung und diagnostische Einordnung[3]

Der evolutionsbiologische Zweck des Trauerns und die Unterstützung und Begleitung im Schmerz sind wahrscheinlich mit einer kathartischen Erfahrung verbunden, wie sie in vielen Stammesgesellschaften noch erlebt wird. In westlichen Kulturen werden allerdings die Trauer und das schmerzliche Verlusterleben nicht gleichermaßen gefördert (Schiefenhövel 2002), eine Ausnahme stellt vielleicht das jüdische Shiva-Ritual dar (Slochower 1993) dar. Als Folge nicht ausgelebter Trauer und fehlender sozialer Unterstützung dabei (z. B. andere weinen mit dem Trauernden) treten daher in modernen Gesellschaften häufiger länger dauernde depressive Reaktionen bis hin zu schweren depressiven Störungen auf. Immerhin leiden im Mittel bis zu 40 % derjenigen, die einen schweren Verlust erlitten haben, unter leichten bis schweren depressiven Störungen (Zisook und Kendler 2007). Die Bedeutung von Trauer und Verlust für die Entstehung psychischer Erkrankungen wird in westlichen Kulturen also meist unterschätzt.

Normale Trauerreaktionen mit variabler Dauer, die **in allen Kulturen zu finden** sind, werden nach ICD-11 zu den Auffälligkeiten (QE62) gezählt, die den Gesundheitszustand beeinflussen und zur Inanspruchnahme von Gesundheitsdiensten führen (➤ Tab. 17.1). Heftige und anhaltende Trauerreaktionen werden nach ICD-11 erst nach 6 Monaten als pathologisch eingestuft.

Bei den Anpassungsstörungen hingegen handelt es sich um Zustände von subjektivem Leiden und emotionaler Beeinträchtigung, die soziale Funktionen und Leistungen behindern und während des Anpassungsprozesses nach einer entscheidenden Lebensveränderung oder nach belastenden Lebensereignissen auftreten. Hinsichtlich der Frage der individuellen Disposition oder Vulnerabilität ist davon auszugehen, dass das Krankheitsbild ohne Belastung nicht entstanden wäre. Die neue Diagnose einer anhaltenden Trauerstörung (➤ Kap. 17.1.2) wird jetzt nicht mehr zu den Anpassungsstörungen, sondern zu den Belastungsstörungen gezählt.

17.1.2 Exkurs zur anhaltenden Trauerstörung (Prolonged Grief Disorder, PGD)

Die anhaltende Trauerstörung (6B42) wird in der ICD-11 (Disse 2022) als neues Krankheitsbild aufgeführt und weist viele identische Merkmale zur Klassifikation im DSM-5-TR (APA 2022) auf.

Die Erkrankung ist mit Stressreaktionen verbunden und wird unter dem Oberbegriff **Belastungsstörungen** eingeordnet. Bei der

Tab. 17.1 Kodierung von Trauerreaktionen nach ICD-11

Normale Trauerreaktionen	QE62	Tod eines Partners oder Ehegatten
	QE62	Beratungsgespräch
	QE62	Belastung, nicht anderorts klassifiziert
Abnorme Trauerreaktionen	6B43	Anpassungsstörung (Beginn innerhalb von 1 Monat, Dauer (> 6 Monate)
	6B42	Längere depressive Reaktion (sehr heftige Trauerreaktion, Dauer > 6 Monate)
	6A73	Angst und depressive Reaktion gemischt
	6B4Y	Mit vorwiegender Beeinträchtigung von anderen Gefühlen
	6B4Y	Mit vorwiegender Störung des Sozialverhaltens
	6B4Y	Mit gemischter Störung von Gefühlen und Sozialverhalten

[1] Eine integrative Frage versucht zu ergründen, ob der Befragte kritische Lebensereignisse verarbeitet hat und in selbstreflexiver Weise mit der eigenen Geschichte umgehen kann, sodass z. B. damalige eigene und fremde Motive für den Interviewer ersichtlich werden. Die integrativen Fragen des AAI können einen Hinweis für eine sichere Bindung trotz traumatisierender Ereignisse in der Anamnese ergeben.

[2] So wie die desorganisierte Bindung im Kindesalter (Bindungstyp D, ➤ Kap. 12) ist auch die Bindungsklassifikation U (unverarbeitetes Trauma) im Erwachsenenalter lediglich als Zusatzklassifikation und nicht als Hauptbindungsstrategie zu verstehen.

[3] Die entwicklungspsychologische Einordnung des Affekts der Trauer erfolgt in ➤ Kap. 12.

anhaltenden Trauerstörung besteht nach dem Tod eines Partners, Elternteils, Kindes oder einer anderen Person, die den Hinterbliebenen nahe steht (Ereigniskriterium A), eine anhaltende Trauerreaktion, gekennzeichnet durch

- Sehnsucht nach dem Verstorbenen oder anhaltende Beschäftigung mit dem Verstorbenen (Kriterium B – Trennungsstress),
- begleitet von intensivem emotionalem Schmerz (Kriterium C),
- Schwierigkeiten, sich an sozialen oder anderen Aktivitäten zu beteiligen (Kriterium D – funktionelle Einschränkungen).
- Die Trauerreaktion hat nach dem Verlust untypisch lange angehalten (mindestens > 6 Monate) und übertrifft eindeutig die erwarteten sozialen, kulturellen oder religiösen Normen für die Kultur und den Kontext der Person (Kriterium E – kulturell- und zeitbezogen).

Vorläufer dieser Diagnose waren u. a. pathologische Trauer, komplizierte Trauerstörung, komplizierte Trauer, anhaltende komplexe Trauerstörung (Prigerson et al. 2021; Eisma 2023). Für die Einführung dieser neuen Diagnose wurde argumentiert, dass Menschen mit der beschriebenen Störung eine spezifische Behandlung benötigten, die sich von der bei verwandten Störungen (z. B. Depressionen) unterscheidet. Darüber hinaus fanden sich aufgrund empirischer Populationsstudien Kriterien, durch die eine Vorhersage einer anhaltenden Trauerstörung ermöglicht wurde (z. B. Doering et al. 2022; Treml et al. 2022). Hierzu gehören insbesondere ein plötzlich und unerwartet aufgetretener Verlust und der Verlust eines Kindes oder Lebenspartners.

Wie Eisma (2023) ausführt, ist die Vorgeschichte dieser Diagnose nicht klar ableitbar. Kritische Anmerkungen zur neuen Diagnose beziehen sich auf die Abgrenzung von der normalen und der verzögerten Trauer, auf die Operationalisierung und die kulturübergreifende Validität. Statt einer kultursensitiven Betrachtung der Trauer besteht hierdurch die Gefahr einer übermäßigen Pathologisierung.

17.1.3 Erscheinungsformen und Verlauf von Trauerprozessen

Trauerprozesse werden meist als Ablauf von drei **Phasen** mit charakteristischen affektiven, kognitiven, verhaltensbezogenen und körperlichen Anzeichen beschrieben (vgl. Bowlby 1987; Lindemann 1944):

1. Die Phase **„Schock"** („Protest") dauert Stunden bis Tage und ist durch Verleugnung, Gefühle von Betäubung, Unwirklichkeit, Desorganisation und Hilflosigkeit gekennzeichnet. Inaktivität und Lähmung können durch heftige Emotionen wie panische Angst oder Wut unterbrochen werden. Weinen und rastlose „suchende" Aktivität dienen als Versuche, die verlorene Person wiederzugewinnen, Ärger und Klagen als Protest gegen das Verlassenwerden. Der Trauernde weint, empfindet vorübergehend wenig Bedürfnis zu schlafen oder zu essen, verspürt ein Engegefühl im Hals, Leere im Bauch und atmet seufzend.
2. Mit dem allmählichen Realisieren der Endgültigkeit des Verlusts (innerhalb von ca. 2 Wochen) begleiten **Traurigkeit** und **Verzweiflung** die intensive Beschäftigung mit dem Verstorbenen (in Gedanken, Träumen und Tagträumen). Es kommt zum „Durchgehen" der Erinnerungen und ungelöster Schuld, zu vorübergehenden Selbstvorwürfen oder Ärger. Weinen kommt in Wellen. Die Welt erscheint leer und das Interesse an alltäglichen Dingen gemindert. Vorübergehende illusionäre Verkennungen, ein Gefühl der Präsenz der Verstorbenen und fantasierte Dialoge mit ihnen treten auf.
3. Diese Symptome verringern sich bei „normalem" Verlauf in den ersten 6–12 Monaten. Von **Auflösung** spricht man, wenn Hinterbliebene beginnen, Interessen (wieder) zu gewinnen oder neue Bindungen einzugehen. Traurigkeit kann noch nach Jahren z. B. anlässlich von Gedenktagen, Jahrestagen und Feiertagen wieder hervortreten.

Pathologische Trauerreaktionen können nur vor dem Hintergrund zuverlässiger Beschreibungen normaler Trauerprozesse erfasst und unterschieden werden. Man erkennt sie am Ausbleiben der letzten Phase (Auflösung) des normalen Trauerprozesses.

Aus Sicht der Bindungstheorie (vgl. ➤ Kap. 12) gibt es vier Formen pathologischer Trauer:

- **Unerwartete Trauer** (bei schweren und unerwarteten Verlusten) ist charakterisiert durch Schock und Ungläubigkeit sowie die Überzeugung, dass die tote Person noch lebt. In einer Untersuchung von Parkes (1991) hatten alle sicher gebundenen Personen mit pathologischer Trauer plötzliche, unerwartete oder mehrfache Verluste erlitten.
- **Verzögert auftretende Trauer** beginnt nicht innerhalb weniger Tage nach dem Verlust. Sie tritt vor allem bei vermeidendem Bindungsstil auf und ist charakterisiert durch fehlende emotionale Reaktion, Unfähigkeit zu weinen und Beruhigung und Befriedigung in anderen Beziehungen zu erfahren (vgl. Patientengeschichte).
- **Chronische (prolongierte) Trauer** ist Folge von Verzweiflungszuständen, aus denen es kein Entkommen zu geben scheint.
- **Konflikthafte (ambivalente) Trauer** ist bei vorbestehenden konflikthaften Beziehungen zu beobachten und führt u. U. zunächst zu Gefühlen von Entlastung und später zu heftigen Selbstvorwürfen.

Ebenso wie bei Verlusten in der frühen Kindheit ist der Bindungstyp ein Schutz- bzw. Risikofaktor (für pathologische Trauer, nach ICD-11 anhaltende Trauerstörung), der bei sicherer Bindung schützend wirkt und bei unsicherer verletzbarer macht. In ähnliche Richtung weisen einschlägige empirische Untersuchungen (Wayment und Vierthaler 2002), bei denen Menschen mit unsicher-vermeidender Bindung nach einem erlittenen Verlust ein hohes Maß an stressäquivalenter Somatisierung zeigten. Es ist zu vermuten, dass im vorliegenden Fallbeispiel der Hypertonus ohne die Auflösung der anhaltenden Trauer angehalten hätte.

In unserem Beispiel konnte sich der Patient nicht vorstellen, dass er die Beziehung auch in der Trauerarbeit aufrechterhalten konnte. Das Mitteilen von Erinnerungen an seine Frau und das Abschiednehmen erlebte er bereits als Verrat an der Beziehung zu ihr.

17.2 Trauer und Depression

Zur Differenzialdiagnose von Trauer und depressiven Störungen sind die relevanten Unterschiede in ➤ Tab. 17.2 zusammengefasst.

17.2.1 Gesundheitsrisiken und Erkrankungen

Depressive Erkrankungen sind bei immerhin 24–42 % der Hinterbliebenen im ersten Jahr nach Verwitwung zu beobachten (Kristensen et al. 2012). Häufig sind auch Angsterkrankungen, Medikamenten- und Suchtmittelmissbrauch. Der Verlust einer nahestehenden Person ist als Auslöser für das Auftreten oder eine Verschlimmerung so unterschiedlicher Erkrankungen/Symptome wie Colitis ulcerosa, Schmerzsyndrome, funktionelle Darmerkrankungen, Ulcus duodeni, chronische Hyperventilation usw. beschrieben worden.

Nach dem Verlust eines Partners findet sich auch in aktuellen Bevölkerungsstudien vor allem bei Männern eine anhaltend erhöhte Mortalität (nach Katsiferis et al. 2023 um 70 % vs. bei Frauen um 27 % erhöht), (vorwiegend durch KHK). Dies gilt auch nach dem Tod eines Kindes (Song et al. 2019). Eine weitere Bevölkerungsstudie mit 50- bis 70-Jährigen ergab in den 2 Jahren nach dem Tod eines nahestehenden Verwandten (Partner, Elternteil, Kind) eine deutlich erhöhte Mortalität, die durch körperliche Aktivität in dieser kritischen Zeit erheblich gemindert wurde (Allegra et al. 2015).

Risikofaktoren für Erkrankungen sind in ➤ Box 17.1 aufgeführt.

Tab. 17.2 Differenzialdiagnose von Trauer und depressiven Störungen

	Diagnostische Merkmale in der ICD-11	DSM-5-Klassifikation
Normale Trauer (ICD-11: QE62)	Dauer < 6 Mon., aber nicht zwingend	Bei Dauer der Symptomatik 2 Wo.: Major Depression
Anhaltende Trauerstörung (ICD-11: 6B42)	Auslösbar durch geringfügige Verluste, durch die frühe Verluste wiederbelebt werden; Risikofaktor für Depression. Im Unterschied zur Major Depression bzw. zur depressiven Episode ist die Trauer auf die verlorene Person bezogen; es besteht weiterhin Interesse an Erinnerungen an die verlorene Person, Schuldgefühle fokussieren auf Interaktionen mit der verlorenen Person; in Anspruch genommen von positiven Gedanken über die verlorene Person	*Persistent Complex Bereavement Disorder* (noch weitere Studien notwendig) Normale Aktivitäten und Verantwortlichkeiten des Individuums werden mehr als 6 Monate nach Verlust nicht wieder aufgenommen (die zugehörige Symptomatik besteht in unangemessenem Denken und Verhalten, andauernder emotionaler Dysregulation sowie sozialer Isolation und Suizidideen)
Dysthymia (ICD-11: 6A72)	Depressive Reaktion > 2 Jahre	Dysthyme Störung
Anhaltende affektive Störung (ICD-11: 6A7Y)	Weniger schwer oder weniger lang andauernd als bei der Dysthymia	
Depressive Episode (ICD-11: 6A70)	u. a. gedrückte Stimmung, Interessenverlust, Verlust des Selbstwertgefühls, Schuldgefühl, Versagensgefühle, Freudlosigkeit, Antriebsverminderung	Major Depression
Posttraumatische Belastungsstörung (PTBS) (ICD-11: 6B40)	Ausgelöst durch traumatisches Ereignis, Schockgefühl, Hilflosigkeit, Intrusionen, Vermeidungsverhalten. Im Unterschied zur komplizierten Trauer ist die PTBS ausgelöst durch körperliche Bedrohung; dominierende Emotion ist Furcht (anstatt Trauer), Albträume sind die Regel	Posttraumatic Stress Disorder (PTSD)

BOX 17.1

Risikomerkmale für Erkrankungen

- Dazu zählen: Todesart und -umstände, soziale Begleitumstände, Merkmale der Beziehung zum Verstorbenen und Merkmale der Hinterbliebenen.
- Bei gewaltsamen, ungewöhnlichen, mit einer persönlichen Bedrohung einhergehenden oder gehäuften Verlusten besteht ein erhöhtes Risiko für eine PTBS bzw. für pathologische Trauer.
- Die Fähigkeit zu trauern kann durch eine orale Fixierung beeinträchtigt sein, ausgerichtet auf das passive Aufnehmen von körperlicher und seelischer Nahrung und Zuwendung sowie eine geringe Toleranz für Versagungen und Enttäuschungen.
- Personen, die zur Entwicklung von Depressionen neigen, sind auch aufgrund ihrer mangelhaften Reifung und Integration von Ich-Ideal und Über-Ich besonders auf die reale und ständige Präsenz idealisierter Objekte für Wohlgefühl, Sicherheit und Selbstachtung angewiesen.

17.2.2 Klinische Kriterien zur Abgrenzung von Trauer und Depression

Obgleich sich zahlreiche klinische Arbeiten mit den Unterscheidungsmerkmalen von Trauer und depressiver Reaktion befasst haben, ist der Sprachgebrauch verwirrend geblieben. Depression und Trauer werden oft gleichgesetzt (z. B. Depression als Voraussetzung für die Akzeptanz eines Verlustes), oder es werden depressive Symptome wie Schlafstörungen, Appetitminderung und Gewichtsverlust als Teil der normalen Reaktion auf den Verlust angesehen (vgl. Beutel 2002; zur Differenzialdiagnose von Trauer und depressiven Störungen sind die relevanten Unterschiede in ➤ Tab. 17.2 zusammengefasst). Im **DSM-5** (APA 2013) wird jede Trauerreaktion, die länger als 2 Wochen anhält, potenziell als Major Depression bewertet. Trauer ist damit aus der Diagnose einer Major Depression nicht mehr ausgeschlossen, denn häufig entwickeln Menschen mit schwerwiegenden Verlusterfahrungen und nachfolgender Trauerreaktion eine depressive Störung. Die oben erwähnten unterschiedlichen Bindungsmuster bei Trauernden können behilflich sein, das Risiko einer depressiven Entwicklung i. S. einer Major Depression besser einzuschätzen (➤ Kap. 66).

Die folgenden klinischen Kriterien wurden anhand der psychoanalytischen Literatur zusammengestellt. Trauer und depressive Reaktion konnten in einer Serie von Studien zum Verlust eines Kindes (durch Fehl-, Totgeburt, plötzlichen Kindstod) in der Selbstbeschreibung und der klinischen Beurteilung unterschieden werden (vgl. dazu ➤ Box 17.2 am Ende dieses Abschnitts). Nach unserer Erfahrung können Trauer und depressive Reaktion auch kombiniert auftreten. Der vielfach erhärtete Zusammenhang zwischen Objektverlust, Krankheit und Sterblichkeit wird durch depressive Reaktion und Angst vermittelt. Die spezifische Art der Erkrankung hängt von anderen Faktoren ab (z. B. individuellen Risikomerkmalen, genetischen Einflüssen; Beutel 2002).

- **Kulturübergreifende mimische Ausdrucksmuster** von Traurigkeit (Senken der Mundwinkel, Heben des inneren Teils der Augenbrauen und Herunterziehen der Unterlippe) wurden bereits von Darwin beschrieben. Er sah sie als Resultat des Drangs, wie ein Kind auf eine Trennung hin laut aufzuschreien, und seine Hemmung an. Affektstudien wiesen bei depressiven Verstimmungen (Beutel 2002) eine komplexe Mischung von Wut, Angst und Ekel nach.
- In der **Gegenübertragung** wecken Trauernde Mitgefühl, Traurigkeit oder Peinlichkeit und vermögen beim Gegenüber eigene Trauer wiederzubeleben. Hingegen mischen sich in die Gegenübertragung mit zunehmender Schwere einer depressiven Reaktion Distanziertheit, Ungeduld oder Gereiztheit als Reaktionen auf Negativismus, narzisstische Selbstbezogenheit und Selbstmitleid. Monoton wiederholte Selbstbezichtigungen, letztlich verdeckte Anklagen gegen das enttäuschende Objekt, können beim Untersucher gleichfalls schwer erträgliche Gefühle von Macht- und Nutzlosigkeit, Hoffnungslosigkeit oder Ärger hervorrufen.
- Vorwiegend **gute, kostbare Erinnerungen** an den Verstorbenen rufen bei Trauernden intensive Sehnsucht und Traurigkeit hervor, die in Wellen verlaufen (s. Patientengeschichte). Anhaltende depressive Verstimmung, innere Leere, Ärger oder Feindseligkeit können Ursache und Folge schlechter, **enttäuschender Erinnerungen** sein oder Anklagen gegen das Objekt („du hast mich im Stich gelassen").
- Der Trauernde **beschäftigt sich intensiv mit dem verlorenen Objekt:** „Ein trauriger Mensch weiß, wen (oder was) er verloren hat, und sehnt sich nach seiner (oder dessen) Rückkehr", während Depression oft **unpersönlichen Charakter** zeigt („Es drückt mich nieder" statt „Ich trauere um …"). Daher spricht Freud (1917) von einem „dem Bewusstsein entzogenen Objektverlust". Durch die Beschäftigung mit **eigenem Leiden und Selbstmitleid** wird die Lösung vom Verstorbenen gemieden. Der Depressive, nicht aber der Trauernde erlebt sich selbst als **leer, schlecht, wertlos, unfähig** oder verachtungswürdig.
- Die intensive Auseinandersetzung mit dem Verstorbenen in der Trauerarbeit kann zu **vorübergehender Einengung** von Interessen und sozialen Bezügen führen. Die Befriedigung ist bei zuvor hoch geschätzten Aktivitäten vermindert, wenn diese schmerzliche Erinnerungen an das verlorene Objekt wecken. Anhaltende Beeinträchtigungen gewohnter Interessen, Aktivitäten und Leistungsfähigkeit, vor allem aber eine ausgeprägte Antriebshemmung deuten hingegen auf depressive Zustände hin. **Generalisierte Hemmungen** können dazu dienen, Feindseligkeit abzuwenden und den Schmerz abzustumpfen.
- Die **Hoffnung** auf Erholung bzw. Überwindung der Trauer gründet sich auf die Wiedergewinnung von verinnerlichten „guten" Erfahrungen (Klein 1940) und die Möglichkeit des Trauernden, bei anderen **Trost** zu suchen: Der Trauernde „*glaubt irgendwo in seinem Innern, mit der Zeit und mit Unterstützung werde er fähig sein, sich wieder zu erholen, und sei es nur ein wenig*" (Bowlby 1987). In depressiven Zuständen hingegen erscheint das Ich **hilf- und hoffnungslos,** ohnmächtig, mutlos und resigniert. Der Depressive fühlt sich nicht nur unfähig, das sehnlichst erwünschte Liebesobjekt und damit verbundene Wünsche oder Ziele zu erreichen, sondern oft auch unfähig, irgendetwas zu erreichen. Depressive Verarbeitungsmuster wie Selbstanklagen, Selbstmitleid, latente Feindseligkeit und generalisierte Hemmung können andere in ihren hilfreichen Bemühungen entmutigen und den Depressiven daran hindern, Trost anzunehmen.

Nach psychoanalytischem Verständnis spielen unbewusste Identifikations- oder Introjektionsvorgänge eine entscheidende Rolle für die Verarbeitung eines Verlusts. Freud (1917) erklärte die Neigung depressiver Menschen zur Identifikation mit dem verlorenen Objekt damit, dass sie sehr auf das Liebesobjekt angewiesen seien, zu dem sie zugleich auch zwiespältige Gefühle haben. Kommt es bei Enttäuschung oder Verlust zur Identifizierung mit dem aufgegebenen Objekt, werden Wut und Enttäuschungsgefühle gegen die eigene Person gewendet. Hinterbliebene nehmen als Ausdruck der Identifikation Züge an, die denen des verstorbenen Menschen ähneln.

Durch den unreiferen Abwehrmechanismus der **Introjektion** wird das verlorene Objekt zwar auch verinnerlicht, aber nicht in die Selbstrepräsentanz integriert und daher wie ein Fremdkörper erlebt. Der Wunsch nach Verschmelzung mit dem Introjekt kann in Suizidhandlungen münden, motiviert durch einen Wunsch nach magischer Wiedervereinigung. Die **selektive Identifikation** mit bestimmten, vom Hinterbliebenen geschätzten Merkmalen des Verstorbenen kann hingegen zur Bereicherung oder Erweiterung von Selbstbild und Ich-Funktionen führen.

Den besonderen Fall der Trauer um den Verlust eines ungeborenen Kindes beschreibt ➤ Box 17.2.

BOX 17.2

Exkurs: Trauerprozesse nach dem Verlust einer Schwangerschaft und eines Kindes

Der Tod eines Kindes durch Fehl- oder Totgeburt ist ein „unzeitgemäßer", der Generationenfolge widersprechender Verlust. Schwer zu begreifen ist, wie die Geburt, welche das Paar wochen- und monatelang herbeigesehnt hat, zugleich der Tod ihres Kindes ist. Im Unterschied zum Verlust einer nahestehenden Person **fehlt** jedoch eine greifbare **Beziehungserfahrung** mit einer lebendigen Person. Vor allem die erste Schwangerschaft ist eine verwundbare Phase, in der Selbstbild, soziale Beziehungen, Partnerschaft und Lebensgestaltung neu organisiert werden. Ungelebt bleibt nicht nur die Entwicklung des Kindes, sondern auch ein wesentlicher Teil der Lebensentwürfe der Eltern. Zum Schmerz über den Verlust kommen Scham- und

Versagensgefühle, als Frau dem eigenen Ideal von Mütterlichkeit nicht genügt und kein lebensfähiges Kind hervorgebracht zu haben (Beutel 2002; Mergl et al. 2022).
War die Schwangerschaft gewünscht und besteht eine ausgeprägte Bindungsbereitschaft zum Kind, ist **Trauer** ein notwendiger und schmerzlicher Prozess, der in ähnlichen Phasen wie nach dem Verlust einer nahestehenden Person verläuft.
Risikomerkmale für eine depressive Reaktion sind eine zwiespältige Einstellung zur Schwangerschaft, frühere Depressionen, Ängste, unverarbeitete Belastungen im vorangegangenen Jahr, ungünstige Begleitumstände, mangelnde Gesprächsmöglichkeit, fehlende Anerkennung des Kummers und fehlende Unterstützung oder fehlende Hoffnung auf eine neuerliche Schwangerschaft.

17.3 Zur Psychobiologie von Trauerprozessen

Die **physiologischen Korrelate** von Objektverlust sind noch wenig untersucht. Bekannt sind psychobiologische Studien (➤ Kap. 7, ➤ Kap. 13) über endokrinologische Veränderungen (u. a. erhöhtes Serum-Kortisol, Prolaktin) und beeinträchtigte immunologische Funktionen (verminderte Mitogenstimulierbarkeit von Lymphozyten, NK-Zell-Aktivität).

In bildgebenden Studien mit Positronenemissionstomografie (PET) bzw. funktioneller Magnetresonanztomografie (fMRT) fanden Mayberg et al. (1999) bei Induktion von Trauer durch ein individuelles Skript vermehrte Aktivierungen in limbischen und paralimbischen Regionen (vorderer Gyrus cinguli und vordere Insel) und verminderte Aktivierungen im rechten (dorsolateralen) präfrontalen Kortex. Auch Gündel et al. (2003) fanden bei Hinterbliebenen bei Konfrontation mit Fotos des Verstorbenen gleichfalls eine vermehrte Aktivierung im anterioren Cingulum. Parallelen bestehen zwischen diesen Aktivierungen zu Aktivierungsmustern der affektiven Komponente des neuronalen Schmerznetzwerks sowie zu neuronalen Veränderungen bei depressiven Erkrankungen. Neuere Studien zur *Prolonged Grief Disorder* deuteten auf die Aktivierung von Hirnregionen, die dem Belohnungssystem zugerechnet werden (u. a. Basalganglien, Nucleus accumbens), die möglicherweise das Festhalten an dem Verlangen nach dem Verstorbenen erklären (Kakarala et al. 2020).

Die Trauerreaktion kann auch als dem **Stress-Response-Syndrom** (Horowitz et al. 1997) vergleichbar eingeordnet werden. Dementsprechend ähnelt auch die Symptomatik derjenigen der PTBS (➤ Kap. 58). Allerdings spielen die hierfür relevanten Kriterien der Vermeidung und Hypervigilanz bei traumatischen Trauerprozessen eine geringere Rolle. Die Hypervigilanz bezieht sich dabei auf die Suche nach Zeichen der verstorbenen Person. Aus diesem Grund musste das Arbeitszimmer der verstorbenen Ehefrau des in der Fallgeschichte beschriebenen Patienten vollständig unverändert bleiben, als wäre sie noch am Leben.

❚❚ Wesentliche Quelle der Belastungen bei Trauerprozessen ist die Abwesenheit der verstorbenen Person, während bei der PTBS Furcht vor dem Wiedererleben des Stressereignisses besteht. ❚❚

Trennungen und Verlust von Unterstützung führen zu einer Aktivierung der Stressachse (HHNA). Vergleichsweise wenig untersucht sind die **immunologischen Auswirkungen** von Trauer. Intensive Trauer geht mit verminderter Antikörperbildung bei Impfungen und verstärkten Entzündungsvorgängen im Körper einher (Brown et al. 2022). Möglicherweise spielt auch die bei Hinterbliebenen häufig zu beobachtende Einsamkeit eine Rolle für biologische Stressreaktionen (Vedder et al. 2022).

Aktuelle Studien untersuchen zunehmend die biologischen Grundlagen von Depressionen und pathologischer Trauer nach einem Verlust (Assareh et al. 2015). Beispielsweise konnten Schultze-Florey et al. (2012) zeigen, dass inflammatorische Reaktionen nach Verwitwung auch von genetischen Faktoren der Hinterbliebenen abhängen. Zunehmend wird vor diesem Hintergrund die Frage gestellt, welche biologischen und psychologischen Resilienzfaktoren dazu beitragen, dass die Mehrzahl der Hinterbliebenen ihren Verlust längerfristig überwindet. Als vielversprechende Kandidatengene wurden z. B. Serotonin-, Dopamin- und Oxytocinrezeptor-Gene untersucht (Assareh et al. 2015).

17.4 Therapeutische Begleitung bei Trauerprozessen

Eine therapeutische Begleitung ist indiziert, wenn der Trauerprozess durch pathologische Trauer, Depression oder Angsterkrankung kompliziert wird. Das therapeutische Vorgehen ist in ➤ Box 17.3 skizziert.

BOX 17.3

Therapeutisches Vorgehen

Das therapeutische Vorgehen richtet sich nach Symptomatik, Art und Umständen des Verlustes und der verstrichenen Zeitdauer:

- Es kann in Form einer Einzelberatung oder -psychotherapie und/oder als Trauerberatung in einer Gruppe bzw. Gruppentherapie stattfinden.
- Bei massiven Angstzuständen kann (teil-)stationäre Behandlung indiziert sein. Stationäre Behandlung empfiehlt sich bei deutlicher Beeinträchtigung von Alltagsfunktionen in Kombination mit möglicher Einschränkung der Steuerungsfähigkeit bei stärkeren depressiven Reaktionen und Panikreaktionen.
- Bei pathologischer Trauer kann eine konfrontative und bewältigungsorientierte Expositionsbehandlung hilfreich sein. Eine psychodynamische Kurztherapie, besonders wenn sie Beziehungsaspekte einschließt, hilft die unsicheren Bindungsmuster der Betroffenen zu verändern (Strauß et al. 2002).
- Bei gewaltsamen Verlusten gibt es neben kognitiver und narrativer Exposition auch positive Erfahrungen mit Eye Movement Desensitization and Reprocessing (EMDR).

Auch wenn depressive Reaktionen auf einen Verlust hin erfolgen, ist es wichtig, die Gründe für die Unfähigkeit zu trauern einschließlich der o. g. Risikofaktoren zu ermitteln. Mangelndes Ansprechen auf die Behandlung sollte bei depressiven Menschen Anlass geben zu prüfen, ob sich dahinter eine ungelöste Trauerreaktion verbirgt. Ein wichtiger

Grund dafür, dass Trauer im therapeutischen Gespräch oft gemieden oder eine Trauerreaktion verkannt wird, liegt darin, dass der Umgang mit Trauernden beim Therapeuten eine eigene ungelöste Trauer wachrufen kann. Der offene Ausdruck von Trauer durch Weinen wird nicht zugelassen, sondern durch Aktivität, Ablenkung oder Medikation unterbunden. Die **Fähigkeit, sich mit eigener Trauer auseinanderzusetzen,** die in der Gegenübertragung mobilisiert wird, ist die Voraussetzung dafür, diese als Orientierung für Diagnostik und Interventionen zu nutzen.

Bewährt hat sich folgendes Vorgehen (u. a. Worden 2017):

- Die möglichst konkrete Beschreibung der äußeren **Umstände** des Verlustes und der emotionalen Reaktionen hilft, die Realität des Verlustes anzuerkennen und Blockaden bei der Trauerarbeit zu erkennen.
- Hierzu gehört die Klärung der Beziehung sowie **positiver und negativer Einstellungen** zur verstorbenen Person.
- Wichtig ist, sich ein genaues Bild über die **Folgen des Verlusts** für das Selbstkonzept und die Lebensentwürfe zu machen.
- Zu eruieren sind **frühere,** möglicherweise **ungelöste** Verluste, die zu erhöhter Verwundbarkeit und eingeschränkten Bewältigungsmöglichkeiten beitragen. Dabei kann es sich auch um verschwiegene oder tabuisierte Verluste in der Familie handeln (z. B. Fehl- oder Totgeburten und der Tod von Geschwistern).
- Die empathische Zuwendung des Therapeuten ermöglicht es dem Patienten, Traurigkeit, Ärger, scham- und schuldbesetzte **Gefühle auszudrücken.** Tiefe Hilflosigkeit und Verzweiflung kann das Bedürfnis beim Therapeuten auslösen, voreilig zu handeln, zu trösten oder sich zu distanzieren. Eine medikamentöse Therapie (vor allem die Gabe von Anxiolytika) kann den Verlauf einer normalen Trauer blockieren.
- Mitgebrachte **Fotos oder Gegenstände** können helfen, den „unfassbaren“ Verlust eines Kindes in der Schwangerschaft zu **konkretisieren:** Erinnerungen an das verlorene Kind (Fotos, Ultraschallaufnahmen), „Tröster“ (z. B. dem Kind zugedachte Stofftiere), Namen oder „Brückenobjekte“, die unbewusst eine Verbindung zum verlorenen Kind herstellen. Ähnliches gilt auch bei Verlusten älterer Menschen, wo die trauernden Personen aufgefordert werden, Fotografien des Verstorbenen mitzubringen sowie zugehörige Lebensumstände und Geschichten zu erzählen.
- Überlebende Personen sind hilfreich und unverzichtbar für Menschen, die einen schweren Verlust erleiden. Nach dem Verlust eines Kindes erscheint die Einbeziehung des Partners als **Schlüsselperson** sinnvoll. Paarberatung oder -therapie helfen, anstelle von Entfremdung und Missverständnis gegenseitige Unterstützung zu finden. Sind bereits Kinder vorhanden, ermöglicht die Hilfe bei deren Bewältigung des Verlusts, Kompetenz und elterliches Selbstwertgefühl zurückzugewinnen. Der Anschluss an eine Selbsthilfegruppe kann sehr entlastend sein.
- Sozialer Druck, rasch über den Verlust hinwegzukommen, kann zu Unterdrückung von Trauer und zur Verunsicherung über die Angemessenheit eigener Reaktionen führen (Beutel et al. 1997). **Präventiv** kann die **Beratung** helfen, Ärger auf den Verstorbenen als Auflehnung gegen unerwartete, bedrohliche Verluste anzuerkennen, halluzinatorische Erfahrungen oder „Dialoge“ mit dem Verstorbenen als Ausdruck anhaltender Bindung oder Wege zu finden, positive Erinnerungen zu bewahren (entgegen der belastenden Vorstellung, sich zu verabschieden hieße den Verstorbenen zu „vergessen“).
- In Fokaltherapien, in denen zuvor blockierte Trauer erlebt wird, entsteht oft eine intensive Übertragungsbeziehung. Die Trauerarbeit über die Therapiebeendigung und die Begrenzung der in der beschränkten Zeit bearbeitbaren Themen kann als „Modell“ dienen, um mit der Begrenzung der realen Lebensmöglichkeiten aufgrund des erlittenen Verlusts umzugehen und die Krisensituation konstruktiv zu nutzen.

LITERATURAUSWAHL

APA (American Psychiatric Association). Diagnostic and Statistical Manual of Mental Disorders. DSM-5-TR. Washington, DC: American Psychiatric Association 2022.

Assareh AA, Sharpley CF, McFarlane JR, Sachdev PS. Biological determinants of depression following bereavement. Neurosci Biobehav Rev 2015; 49: 171–181.

Disse S. ICD-11-Klassifikation. Psyche Basiswissen. Rotterdam: Bookmundo E-Book (epub) 2022.

Katsiferis A, Bhatt S, Mortensen LH, Mishra S, Westendorp RGJ. Sex differences in health care expenditures and mortality after spousal bereavement: A register-based Danish cohort study. PLoS One 2023; 18(3): e0282892.

Mergl R, Quaatz SM, Edeler LM, Allgaier AK. Grief in women with previous miscarriage or stillbirth: A systematic review of cross-sectional and longitudinal prospective studies. Eur J Psychotraumatol 2022; 13(2): 2108578.

Parkes CM. Attachment, bonding, and psychiatric problems after bereavement in adult life. In: Parkes CM, Stevenson-Hinde J, Marris P (eds.): Attachment across the Life Cycle. London: Hogarth 1991; 268–292.

Schultze-Florey CR, Martínez-Maza O, Magpantay L, Breen EC, Irwin MR, Gündel H, O'Connor M-F. When grief makes you sick: Bereavement induced systemic inflammation is a question of genotype. Brain Behav Immun 2012; 26(7): 1066–1071.

Strauß B, Buchheim A, Kächele H (Hrsg.). Klinische Bindungsforschung. Stuttgart: Schattauer 2002.

Worden JW. Beratung und Therapie in Trauerfällen: ein Handbuch. Göttingen: Hogrefe 2017.

Yadavalli S. Mourning and the capacity to be alone: Cultural and existential rituals in loss. Psychoanalysis Self Context 2022; 17(3–4): 243–254.

17

KAPITEL

18

Inge Seiffge-Krenke

Entwicklungspsychologische Herausforderungen über die Lebensspanne

In den letzten Jahrzehnten ist es zu einer Destandardisierung des Lebenszyklus gekommen. Die Einschätzung der zeitlichen Umgrenzung bestimmter Entwicklungsphasen ist immer schwerer geworden. Die Kindheit hat sich verkürzt, das Jugendalter hat sich verlängert, und in den letzten 20 Jahren ist eine neue Entwicklungsphase entstanden, die zwischen Jugend- und Erwachsenenalter steht. Die Entwicklung im mittleren und höheren Erwachsenenalter ist instabiler, aber auch, was Partnerschaft, Elternschaft und Umgang mit dem Altwerden angeht, flexibler und individualisierter. Zugleich haben diese Veränderungen nicht nur neue Chancen, sondern auch neue Belastungen mit sich gebracht, die sich in einer Zunahme von psychischen und körperlichen Störungen bemerkbar machen.

18.1 Jugendalter: Autonomiebestrebungen, Zukunftsangst und die Suche nach dem neuen Ich

Auffallend in der Jugendlichenentwicklung ist ein Spannungsbogen zwischen nicht abgeschlossener Hirnentwicklung, Verfrühung der körperlichen Reife und Verspätung der Identitätsentwicklung. Die massiven Umstrukturierungen in den Beziehungen tragen ebenfalls dazu bei, dass das Jugendalter als „window of vulnerability" angesehen wird, in dem es zu einer Zunahme von psychischen Störungen kommt.

18.1.1 Identitätsentwicklung im Kontext widersprüchlicher kognitiver Veränderungen

Der von Erikson (1959) für die Adoleszenz formulierte zentrale Konflikt der Identitätsfindung gilt als Grundkonflikt, auf dessen Lösung weitere Entwicklungsaufgaben wie Partnerschaft und Elternwerdung aufbauen. In den letzten Jahren hat sich die Identitätsentwicklung vom Jugendalter in das junge Erwachsenenalter verschoben, ihre Neukonzeptualisierung kündigt sich aber in der Adoleszenz bereits an.

Die Identität enthält viele Komponenten, u. a. die Geschlechtsidentität, die ethnische Identität, die zeitliche Kontinuität des Selbsterlebens, die realistische Wahrnehmung des Selbst über Raum, Zeit und in unterschiedlichen sozialen Bezügen.

Das Jugendalter ist ein veränderungsintensiver Entwicklungsabschnitt, in dem die verschiedenen Identitätsfacetten erste Gestalt annehmen.

Für Erikson war die Identitätsentwicklung noch zentral in der Adoleszenz zwischen den Polen **Identitätssynthese,** d. h. Integration von früheren Identitätsaspekten und Identifikationen aus der Kindheit, und **Identitätskonfusion** (Unfähigkeit, das Ganze zu einer kohärenten Identität zu integrieren) angesiedelt. In einer Übersicht über Längsschnittstudien zur Identitätsentwicklung konnten Kroger et al. (2010) nachweisen, dass gegenwärtig nur rund 17 % der Jugendlichen im Alter von 18 Jahren über eine eher reife Identität verfügen.

18

Auch wenn die Identitätsentwicklung prinzipiell ein lebenslanger Prozess ist, kommt der Adoleszenz diesbezüglich eine besondere Bedeutung zu. Identität entsteht aus **Beziehungserfahrungen,** und diese weisen gerade in der Adoleszenz zahlreiche Umstrukturierungen und Veränderungen auf. Es gibt keinen Lebensabschnitt, in dem so viele sozial-kognitive Lernprozesse in schneller Folge durchlaufen werden, die für die Entwicklung der Identität aus Beziehungen und für die Autonomieentwicklung wichtig und notwendig sind.

In der Adoleszenz wird die Identität immer deutlicher relational. Dabei haben **kognitive Veränderungen** einen entscheidenden Einfluss auf die Entwicklung in der Identität. Jugendliche können hochkomplexe soziale Vergleichsprozesse und Antizipationen des Denkens und Verhaltens von Interaktionspartnern nachvollziehen. Auf diese Weise können sie sich selbst und andere sehr differenziert in Beziehungen setzen, was am Beginn der Adoleszenz allerdings auch mit einem kurzzeitigen Egozentrismus verbunden ist. Die überstarke Beschäftigung damit, wie die anderen einen sehen, trägt zu der erlebten Einzigartigkeit bei (Elkind 1974). Dieser ursprünglich passagere **Narzissmus** hält aber gegenwärtig – im Kontext einer gesamtgesellschaftlichen Entwicklung der übermäßigen Befasstheit mit dem eigenen Selbst – über die Zeit hinaus an (Brailovskaia und Bierhoff 2019).

Charakteristisch für die Adoleszenz ist auch, dass immer stärker psychologische Begriffe für die Charakterisierung von sich und anderen benutzt werden und positive und negative Selbstaspekte integriert werden können, oft durch einen beobachtenden und handelnden Selbstanteil. Die Jugendlichen können sich selbst hypothetisch auf der Ebene des formalen Denkniveaus als ein anderer sehen. Durch die stärkere Zuwendung zu neuen Beziehungen (Freunde, romantische Partner) wird auch die Identität wesentlich erweitert.

Ergebnisse der Neurobiologie verdeutlichen, dass insgesamt die **Hirnentwicklung** noch andauert, vor allem aber, dass ein Ungleichgewicht zwischen der Entwicklung limbischer Hirnregionen und Regionen des präfrontalen Kortex besteht (Schmidt und Weigelt 2019). Das limbische System umfasst eine Gruppe tieferliegender Hirnstrukturen, die an der Verarbeitung emotionaler Inhalte und Gedächtnisprozesse beteiligt sind. Es wird am Beginn der Pubertät, mit etwa 10–12 Jahren, noch aktiver und trägt damit zu den Stimmungsschwankungen bei. Demgegenüber beginnt die Reifung des präfrontalen Kortex, der für kognitive Funktionen wie Handlungsplanung und vorausschauendes Denken zuständig ist, später. Diese zeitliche Diskrepanz erklärt teilweise **jugendspezifisches Risikoverhalten.** Da sich der Beginn der körperlichen Reife immer mehr verfrüht, zugleich aber die Entwicklung des präfrontalen Kortex bis ins dritte Lebensjahrzehnt andauern kann, entsteht ein immer größeres Zeitfenster des Ungleichgewichts.

18.1.2 Zunehmende Zukunftsängste und eine immer stärkere Bezogenheit auf die Welt

Die Jugendlichen sind auch die erste Altersstufe, die sich selbst in Vergangenheit und Zukunft sehen können („self in time") – ein kognitiver Zugewinn, der u. a. zu einer seit Jahrzehnten nachweisbaren Zukunftsangst von Jugendlichen führt. Zukunftsängste bei Jugendlichen wurden in vielen Ländern empirisch untersucht und wiesen bis in die jüngste Vergangenheit einen starken Selbstbezug auf. Diese ängstliche Zukunftsantizipation bezog sich ausschließlich auf die persönliche Zukunft. Die Jugendlichen machten sich Sorgen, nicht den gewünschten Ausbildungsplatz oder Studienplatz zu bekommen oder arbeitslos zu werden. Inzwischen zeigen Studien an Jugendlichen in 25 Ländern (Seiffge-Krenke 2023a) einen starken Bezug auf andere und die Welt. Sie machen sich viele Sorgen um die Welt, über Kriege und die fortschreitende Umweltzerstörung und antizipieren das eigene Verhalten in seinen Konsequenzen für Mitmenschen und Natur. Auch die Shell-Studien bestätigen nach einer langen Periode des politischen Desinteresses nun ein verstärktes Engagement für Biodiversität und Umweltschutz sowie den Schutz von Minderheiten.

18.1.3 Körperliche Reife: unterschiedliches Erleben von Jungen und Mädchen

Zu den Entwicklungen, die es in die Identität zu integrieren gilt, zählt die körperliche Entwicklung mit dem starken asymmetrischen Wachstumsschub und den massiven hormonellen Veränderungen, insbesondere zu Beginn der Adoleszenz. Dies führt zu einer **erhöhten Selbstwahrnehmung,** zu einem starken Fokus auf den Körper und zu einem raschen Wechsel zwischen „Größenselbst" und „Kleinheitsgefühlen". Aufgrund der extremen Unterschiede in der Entwicklungsgeschwindigkeit von 1,6–6 Jahren bleibt den Jugendlichen unterschiedlich viel Zeit für die Integration der körperlich reifen Genitalien in das Körperkonzept und die Identität – nach Laufer und Laufer (1989) ein entscheidender Entwicklungsschritt, von dem Entwicklungsprogression oder Zusammenbruch abhängt. Der massive soziale Vergleich unter Jugendlichen und die extreme Konformität in Form eines Kleidungsdiktats verdeutlichen den Versuch, trotz aller Diversität in der körperlichen Entwicklung eine einheitliche Linie zu finden.

In den letzten Jahrzehnten hat sich nicht nur eine zeitliche **Vorverlagerung der körperlichen Reife** gezeigt, sondern auch ein **Verschwinden des Geschlechtsunterschieds:** Jungen liegen in der körperlichen Reife nur noch knapp 1 Jahr hinter den Mädchen. Ein weiterer wichtiger und konsistenter Befund betrifft die diametral unterschiedlichen Effekte von Frühreife (Flammer und Alsaker 2002). Während frühreife Mädchen depressiver, ängstlicher und schwieriger im Kontakt sind, wirkt sich Frühreife auf das Selbstbewusstsein von Jungen ausschließlich positiv aus. Männliche Jugendliche haben auch deutlich weniger Körperbeschwerden als weibliche. Dass das Körperkonzept von Jungen insgesamt positiver ist als das von Mädchen, ist ein Befund, der seit über 50 Jahren in angloamerikanischen Studien gefunden und auch in deutschen Studien bestätigt wurde (Voelker et al. 2015).

18.1.4 Freunde als Entwicklungshelfer: Ressource und Gefährdungspotenzial

Obwohl für die Entwicklung einer männlichen bzw. weiblichen Identität die Identifizierungen und Entidentifizierungen mit elterlichen Anteilen wichtig sind (Seiffge-Krenke 2020), lässt sich empirisch nachweisen, dass die konkrete Modellierung eher indirekt Bezug auf die Eltern nimmt. Die Modellierung eines männlichen oder weiblichen Körpers geschieht vor allem in engen Freundschaftsbeziehungen, in denen körperliche Erfahrungen geteilt und der neue Körper erprobt wird.

Enge Freundschaftsbeziehungen liefern emotionale Sicherheit und helfen, die Erfahrungen der körperlichen Reife zu verarbeiten und zu einer männlichen oder weiblichen Identität zu gelangen. Die enorme Varianz in der Entwicklungsgeschwindigkeit der körperlichen Reife führt allerdings im Klassengefüge und in den Freundschaftsbeziehungen von Jugendlichen auch zu massiven Statusveränderungen. Wichtiger als die objektiven Daten (z. B. Datum der Menarche) ist die **Wahrnehmung der eigenen Reife im Verhältnis zu Gleichaltrigen,** d. h. die Frage „zu früh“, „gerade richtig“ oder „zu spät“, die zu einer rapiden Veränderung eines Mädchens im Gefüge der Freundinnen bzw. Klassenkameradinnen führen kann. Viel deutlicher als bei Jungen reagiert die Umwelt auf Zeichen körperlicher Reife von Mädchen.

In Beratungsstellen, klinischen Ambulanzen und Online-Beratungsforen trifft man verstärkt Jugendliche, die sich ihrer **Geschlechtsidentität** und ihrer **sexuellen Orientierung nicht sicher** sind und die darauf drängen, dass eine Hormontherapie und anschließend eine Geschlechtsumwandlung vorgenommen werden sollte, weil sie sich in ihrem Körper nicht wohlfühlen. Insbesondere bei den „late-onset“ trans*gender weiblichen Jugendlichen, also den Mädchen, die erst mit Beginn der Pubertät darüber klagen, sind normale Entwicklungsprozesse zu bedenken, aber auch der gesamtgesellschaftliche Kontext. Präsentieren Jugendliche in einer Zeit der Körperfixiertheit, dem Bemühen um Selbstoptimierung, der größtmöglichen Liberalität und Exploration in allen Lebensbereichen, so auch im Körperlichen ihre Antwort i. S. eines „Alles ist möglich“?

Inhaltsanalysen von Tagebüchern belegen, dass der Körper einen breiten Raum in den Tagebüchern weiblicher Jugendlicher einnimmt, mit negativ getönten Beschreibungen und kritischen Vergleichen. Ein erheblicher Teil der geschilderten Aktivitäten zwischen Freundinnen betrifft homoerotische Erfahrungen, aber auch generell einen sehr engen Körperkontakt.

> Die Phase des bisexuellen Schwankens (Blos 1973), die besonders bei Mädchen stark ausgeprägt ist und länger andauert, ist als ein normales Entwicklungsphänomen der Frühadoleszenz anzusehen und sollte bei der Zunahme von trans*gender Mädchen bedacht werden.

Identität entwickelt sich im Wesentlichen aus Beziehungen, ist also eine **relationale Identität,** wobei Mädchen in ihrer Identitätsentwicklung viel stärker auf andere bezogen sind als Jungen (Seiffge-Krenke 2020). Diese stärkere Bezogenheit bietet Chancen, etwa durch die gemeinsame, stützende Identitätsexploration Gleichaltriger, aber auch Gefahren, wie die des Vergleichs, der ständigen Abwertung und des „self-handicappings“. In engen Freundschaftsbeziehungen von Mädchen sind die größere Nähe und Intimität häufig Anlass für Konflikte und ein relativ hohes Ausmaß von relationaler Aggression, während Jungenfreundschaften stabiler und weniger konfrontativ sind. Das ständige gemeinsame Besprechen von Problemen ohne Lösung („co-rumination“) ist bei Mädchen als Risikofaktor identifiziert worden, der ursächlich mit dem Auftreten von depressiven Episoden zusammenhängt (Seiffge-Krenke 2017a).

Für die **Identitätsexploration** in der Adoleszenz werden Narrative nicht nur in Form von Tagebüchern, sondern auch in Form von Homepages, Blogs und Foreneinträgen genutzt. Dieser narrative Ansatz (das „Ich als Geschichtenerzähler“) ist erst ab der Adoleszenz möglich. Auswertungen von Online-Foren (Flaake 2019) zeigen, wie sehr die körperlichen Veränderungen Jugendliche beschäftigen; dabei sind die Bewertungen des eigenen Körpers auffallend negativ und kritisch-vergleichend. Bei Narrativen beschreiben Mädchen viel mehr Beziehungsepisoden, die sie geprägt haben und die für ihre Identitätsentwicklung wichtig waren, als Jungen (McLean und Breen 2009) – ein Hinweis auf die große Bedeutung der relationalen Identität beim weiblichen Geschlecht. Auch in Blogs zeigen sich die größere Bedeutung der Selbstvalidierung und das spielerische Anbieten von Identität und Warten auf die Reaktion der anderen bei Mädchen.

18.1.5 Unterstützungsfunktion der Eltern während der Autonomie- und Identitätsentwicklung

Die geschilderten Entwicklungsprozesse sind bei Eltern von Jugendlichen mit der Aufgabe verbunden, die Kinder loszulassen und ihnen eine eigenständige Entwicklung und Identität zu ermöglichen und die Autonomie zu unterstützen.

Bei zeitgerecht reifenden Jugendlichen ist die Frühadoleszenz, d. h. die Zeit zwischen 12 und 14 Jahren, durch einen enormen Längenwachstumsschub und oft sehr wechselhafte Stimmungen gekennzeichnet. Dass Jugendliche körperlich auf Distanz zu den Eltern, besonders zum Vater gehen, und zwar schon ein Jahr vor den sichtbaren Zeichen körperlicher Reife, muss verarbeitet werden. Wie in ➤ Kap. 18.3 ausgeführt, lässt sich die Autonomieentwicklung durch die Zunahme an Konflikten zwischen Eltern und Jugendlichen festmachen, insbesondere in der Mutter-Tochter-Dyade. Explorationsverhalten und Autonomiebestrebungen werden bei Töchtern auch heute noch sehr viel stärker begrenzt als bei Söhnen (Seiffge-Krenke 2017a).

Empirisch zeigt sich, dass **Väter** in dieser Familienentwicklungsphase für ihre Kinder ein gutes **Modell für Autonomie** darstellen. Der Vater ist nicht nur wichtig für das Körperkonzept, die Strukturbildung und die Unterstützung der Geschlechtsrolle, er ist in Familien mit Jugendlichen als Modell für Autonomie jetzt stärker gefordert. Die väterliche Unterstützung des Körperkonzepts in der Phase der raschen körperlichen Umstrukturierungen hatte positive Auswirkungen auf Töchter, was insbesondere bei den häufigen Essstörungen bei Mädchen eine Pufferfunktion hat (Seiffge-Krenke et al. 2015).

Die Identitäts- und Autonomieentwicklung wird auf vielfältige Weise durch die Eltern beeinflusst. Sie können den Grundstein legen für unsichere Bindungsmuster mit einem negativen Bild von sich und anderen und entsprechend verzögerter Autonomieentwicklung. Die starke psychologische Bedeutung, die Kinder in den letzten Jahrzehnten für Eltern bekommen haben, hat dazu geführt, dass bei gleichzeitigem Wegfall von autoritärer Kontrolle Eltern heute zunehmend **psychologische Kontrolle** einsetzen, um das Kind in Richtung auf eine ganz bestimmte Identitäts- bzw. Autonomieentwicklung zu drängen (vgl. ➤ Kap. 18.2). Weitere familiendynamische Veränderungen in den letzten Jahrzehnten, die dem Kind einen besonderen Wert für das Selbst der Eltern zuweisen, haben dazu geführt, zu viel Unterstützung für zu lange Zeit zu geben (Helikopter-Eltern) und den Weg in die Autonomie zu sorgenvoll zu überwachen bzw. einzuschränken (Lemoyne und Buchanan 2011). Jugendliche sind von Modellen des Selbst umgeben, in der Egozentrik und die Orientierung an eigenen narzisstischen Interessen quasi gesellschaftliche Norm geworden sind.

18.2 Die neue Entwicklungsphase „Emerging Adulthood": ein zweites „Window of Vulnerability"

Vor einigen Jahren wurde eine neue Entwicklungsphase entdeckt, die zwischen Jugend- und Erwachsenenalter steht, das sog. **Emerging Adulthood,** die Periode **zwischen 18 und 30 Jahren** (Arnett 2004). Charakteristisch ist, dass es zu Verzögerungen in objektiven Markern des Erwachsenenalters kommt (wie Heirat, Berufseintritt und Familiengründung). Zugleich hat die Belastung durch psychische und körperliche Symptome zugenommen; junge Erwachsene haben die höchsten Prävalenzraten, sodass von einem zweiten „window of vulnerability" auszugehen ist.

18.2.1 Charakteristische Merkmale des „Emerging Adulthood"

Fünf charakteristische Merkmale des „Emerging Adulthood" *(exploration of identity, instability, self-focus, feeling „in between", diversity)* wurden durch Studien in allen westlichen Industrienationen nachgewiesen.

Starke Selbstfokussierung, Instabilität, Diversität und das Gefühl des Dazwischenseins Zwar sind junge Leute ab dem Alter von 18 Jahren rechtlich gesehen erwachsen, füllen diese Rolle aber nur partiell aus. Sie fühlen sich nicht mehr als Jugendliche, aber auch noch nicht erwachsen („feeling in between") und leben oftmals in Semiautonomie und finanzieller Abhängigkeit von Eltern oder staatlicher Unterstützung. Sie verfolgen zwar gewisse Ziele, revidieren diese jedoch immer wieder und probieren Verschiedenes aus. Diese Experimentierfreudigkeit und **Instabilität** zeigt sich auch in der beruflichen und Umzugsmobilität. Häufige Wohnortwechsel, hohe Quoten von Studienfach- und Berufswechsel, steigende Zahlen von Studienabbrechern sind typisch. Eine große Zahl von Berufseinsteigern gibt ihr Arbeitsverhältnis binnen eines Jahres auf; in den ersten zehn Berufsjahren erfolgen durchschnittlich sieben Anstellungen. Auch im partnerschaftlichen Bereich zeigt sich diese Instabilität mit häufigen Trennungen. Es gibt Hinweise auf einen starken **Selbstfokus.** Größere Autonomie zusammen mit weniger Verantwortung bei finanzieller Unterstützung schaffen jungen Leuten einen Freiraum, in dem sie sich auf ihre eigene Entwicklung konzentrieren können; allerdings fehlt auch die Bezugnahme auf andere.

❚❚ Diese Merkmale lassen sich empirisch bei berufstätigen, in der Lehre befindlichen und arbeitslosen Personen nachweisen, sind aber am ausgeprägtesten bei Studierenden (Seiffge-Krenke 2017b). ❚❚

Die gleichaltrigen Berufstätigen sind deutlich weniger selbstfokussiert, explorieren deutlich weniger, fühlen sich eher erwachsen und sind schon viel stärker auf andere bezogen. Unterschiede im beruflichen und partnerschaftlichen Status, in der beruflichen Entwicklung, in Wohnsituationen und Werteeinstellungen führen zu einer großen Diversität der Entwicklungsverläufe; von Einfluss ist auch die ethnische Herkunft (Seiffge-Krenke und Haid 2012).

Semiautonomie und finanzielle Abhängigkeit Die meisten jungen Menschen in dieser Phase sind nicht in der Lage, eine vollständige Autonomie zu erreichen, da sie, zumindest in der Schul-, Ausbildungs- und Studienzeit, in einem starken finanziellen Abhängigkeitsverhältnis zu ihren Eltern stehen. Bis zu 30 % der „emerging adults" in verschiedenen Ländern sind im Alter von 26 Jahren aufgrund finanzieller, partnerschaftlicher oder beruflicher Probleme mindestens einmal zu den Eltern zurückgezogen (Seiffge-Krenke 2013). Das verdeutlicht, dass sie zwar versuchen, die Verantwortung für ihr Leben zu übernehmen („self-agency"), diese jedoch bei kritischen Lebensereignissen z. T. auch wieder abgeben. Sie nehmen damit also sowohl Aspekte der Erwachsenenrolle als auch Aspekte aus der Adoleszenz an, was für ein Verständnis dieser Entwicklungsstufe als Zwischenphase spricht.

18

18.2.2 Qualitativ veränderte und verlängerte Identitätsentwicklung

Viele Aufgaben, die früher bereits im Jugendalter bearbeitet wurden, beschäftigen junge Erwachsene heute wesentlich länger. Paradigmatisch hierfür ist die verlängerte Identitätsentwicklung. Auf der Basis der Identitätstheorie von Erikson entwickelten sich zahlreiche Ansätze zur empirischen Überprüfung, in denen zwischen Exploration in die Tiefe und Breite – wobei die Exploration in die Breite neu ist – und dem Commitment, d. h. der Verpflichtung zu einem Identitätsentwurf im Bereich Beruf und Partnerschaft, unterschieden wird.

Verzögerte Identitätsentwicklung als normative Entwicklung

Eine reife Identität wurde so definiert, dass nach ausreichender Exploration in verschiedenen Lebensbereichen dann eine Festlegung (für einen Beruf, eine Partnerschaft etc.) erfolgt. Eine Übersicht über 500 Querschnittstudien in Europa und Nordamerika zum Identitätsparadigma (Kroger et al. 2010) belegt, dass nur rund 41 % der jungen Erwachsenen um die 30 eine reife Identität (Commitment nach ausreichender Exploration) aufweisen. Zugleich nahmen im Vergleich zu früheren Jahrzehnten die Prozentsätze von jungen Leuten ab, die gegenwärtig noch eine *foreclosure identity,* also eine ohne Exploration übernommene Identität der Eltern (z. B. im beruflichen Bereich), aufweisen. Außerdem wurden verschiedene Stadien der diffusen Identität gefunden.

Auf der Basis von 124 Längsschnittstudien zeigte sich des Weiteren, dass Progression zweimal so wahrscheinlich war wie Regression. Dies belegt, dass die Identitätsentwicklung sich qualitativ gewandelt hat und wesentlich später abgeschlossen ist als bei früheren Generationen. Analytische Konzeptionen i. S. einer pathologisch prolongierten Adoleszenz, die für frühere Jahrzehnte galten (Blos 1954), sind heute nicht mehr angemessen:

II Eine verlängerte, qualitativ veränderte Identitätsentwicklung ist heute eine normative Entwicklung geworden. **II**

Verzögerte Identitätsentwicklung und Psychopathologie

Klinisch bedeutsam sind einige Befunde, die den Übergang zur Psychopathologie anzeigen. Dazu zählt die Bedeutung der ruminativen Exploration, d. h. des Auf-der-Stelle-Tretens-und-nicht-Vorankommens, wie es auch aus der Depressionsforschung bekannt ist. Klinisch bedeutsam ist auch die Aufdifferenzierung des diffusen Identitätsstatus in eine *carefree diffusion* und eine *troubled diffusion* (Luyckx et al. 2008) – also in junge Leute, die noch eine diffuse Identität haben, was sie aber nicht weiter stört, und solche, die darunter leiden. Da die identitätsbezogene berufliche und partnerschaftliche Orientierung im Jugendalter erst beginnt, weisen mehr Jugendliche (im Vergleich zu jungen Erwachsenen) eine *carefree diffusion* auf. Für junge Erwachsene besteht dagegen ein erheblicher Entwicklungsdruck, identitätsrelevante Entscheidungen in den Bereichen Beruf und Partnerschaft allmählich zu fällen, sodass sorgenvolle Diffusion hier häufiger ist.

II Insbesondere die ruminative Exploration und die sorgenvolle Diffusion sind empirisch mit der Zunahme von Psychopathologie bei jungen Erwachsenen verbunden (Klimstra und Denissen 2017). **II**

18.2.3 Entwicklungsdruck durch geringen Entwicklungsstand bei gleichbleibend hohen Zielen

In den Selbstauskünften der 20- bis 30-Jährigen werden die Entwicklungsaufgaben (Auszug aus dem Elternhaus, Autonomie von den Eltern, Übergang in die Berufstätigkeit, Etablierung stabiler Partnerschaften) weiterhin als zentrale Ziele beschrieben, die allerdings sehr viel schwerer zu erreichen seien als Dekaden zuvor. Lediglich die Entwicklungsaufgabe der Elternschaft hat gegenüber früheren Jahrzehnten als Entwicklungsziel an Bedeutung verloren. Da der Entwicklungsstand in allen Entwicklungsaufgaben niedrig ist, aber die Ziele hochgesteckt sind, ist ein erheblicher **Entwicklungsdruck** entstanden. Gegenüber gleichaltrigen in der Lehre Befindlichen und Berufstätigen sind die Studierenden prototypisch diejenigen, die am stärksten explorieren, sich nicht festlegen wollen, finanziell abhängig bleiben – aber mit ähnlichen Entwicklungszielen wie die anderen Gruppen – und dann einen vergleichsweise hohen Entwicklungsdruck aufweisen. Dies macht sich auch an enormen Zunahmen von Depressionen, besonders bei weiblichen Studierenden, bemerkbar.

18

18.2.4 Der „Master in Narzissmus“

Verlängerte Identitätsexploration, fehlendes Commitment, Selbstfokussierung und eine gewisse Portion Narzissmus sind Merkmale von 18- bis 30-Jährigen, die sich in vielen westlichen Industrienationen nachweisen lassen und somit eher ein kulturell-zeitgeschichtliches als ein nationales oder individuelles Phänomen darstellen. Dies gilt auch für die beobachtete Zunahme an Narzissmus bereits bei Jugendlichen und insbesondere für den extremen Selbstfokus bei Studierenden, der mit einem „Master in Narzissmus“ karikiert wurde (Seiffge-Krenke 2017b).

Tatsächlich gibt es schon seit den 1980er-Jahren Hinweise auf eine Zunahme des Narzissmus in der jungen Generation (Ziehe 1979). Da jedoch die Identitätsentwicklung von Jugendlichen und jungen Erwachsenen auch die gesamtgesellschaftlichen und familienbezogenen Veränderungen aufnimmt und integriert, ist zu bedenken, dass gesamtgesellschaftliche Veränderungen der letzten Jahrzehnte, die eine Ausdehnung der Entwicklungsmöglichkeiten ermöglichen, dazu beigetragen haben. Dazu zählen **emanzipatorische Entwicklungen** wie eine tolerantere Sexualmoral und die Verbreitung **individualistischer Wertesysteme** (z. B. Bedeutung von Selbstverwirklichung). Hinzu kommen Faktoren wie verlängerte Schul- und Ausbildungszeiten (Autorengruppe Bildungsberichterstattung 2010), aber auch die Notwendigkeit, sich in ökonomisch unsicheren Zeiten durch

Mehrfachqualifikation vor Arbeitslosigkeit schützen zu wollen. Dies macht die Entwicklung von Selbstkohärenz nicht einfach, und die Unwägbarkeiten ihrer zukünftigen Lebenssituation, die nur teilweise durch sie beeinflussbar ist, beeinträchtigen auch die *self-agency*.

Allerdings ist die **mediale Selbstdarstellung** in dieser Altersphase, ganz ähnlich wie bei Jugendlichen, äußerst wichtig. Größere und emotional flachere Freundschaftsnetzwerke sind typisch, Zugehörigkeit und geschönte Selbstdarstellung extrem wichtig. Der massive Einbezug der neuen Medien mit einer Audienz und einem sozialen Vergleich zwischen sehr vielen Personen („Me and my 400 Facebook friends"; Manago et al. 2012) verstärkt die Selbstfokussierung und narzisstische Tendenzen.

18.2.5 Die Entwicklung von Paarbeziehungen: Sex ja, Liebe nein?

Es ist es ein längerer Entwicklungsprozess, bis es von den ersten romantischen Begegnungen zu einer Paarbildung bei Jugendlichen kommt. Dieser Prozess, in dem teilweise schon Intimität und Konfliktlösung auf der Paarebene erlernt wurden (Shulman et al. 2006), wird aber von den meisten jungen Erwachsenen zwischen 20 und 30 Jahren nicht fortgesetzt: Die Mehrzahl der jungen Leute – Wesche et al. (2020) nennen in ihrer Metaanalyse immerhin 70 % – haben unverbindliche sexuelle Beziehungen von kurzer Dauer; die Beteiligten erleben sich nicht als Paar. Man fand unterschiedliche Typen der unverbindlichen kurzzeitigen sexuellen Begegnungen (wie One-Night-Stands, „sex with the ex", Freundschaft + und On-Off-Beziehungen), bei denen der Fokus sehr auf der Autonomie und den individuellen (sexuellen) Interessen und kaum auf der Paarbindung liegt. Der Prozess der Paarentwicklung ist auch durch die gleichzeitige Koordinierung von anderen Entwicklungsaufgaben (Ausbildung, Studium bei finanzieller Abhängigkeit und Semiautonomie von den Eltern) beeinträchtigt. Nesthocker und Rückkehrer weisen Defizite in der Partnerschaftsentwicklung auf, während sicher Gebundene eher zeitgerecht ausziehen und schnellere Fortschritte in der Identitäts-, aber auch in der Paarentwicklung machen.

Längsschnittstudien belegen, dass es einige Jahre später zu einer festeren Paarbindung kommt. Dabei gibt es unterschiedliche Entwicklungspfade (Shulman et al. 2018). Die Zahl sporadischer Kontakte nimmt ab und bleibt auf eine kleine Gruppe beschränkt, während die meisten jungen Erwachsenen nach verschiedenen, mehr oder weniger lang dauernden Partnerkontakten dann auf dieser Erfahrung basierend länger dauernde festere Paarbindungen entwickelten. Die Fähigkeit, aus früheren Beziehungen zu lernen, war eine entscheidende Voraussetzung dafür, dass sich über die folgenden Jahre eine stabile Paarbindung entwickeln konnte.

Durch die verlängerte Identitätsentwicklung hat sich heute auch der Zeitpunkt, zu dem sich eine im oben definierten Sinne intime Partnerbeziehung entwickeln kann, deutlich nach hinten verschoben; dennoch bleibt die Bedeutung der Identitätsentwicklung als Voraussetzung für reife Intimität weiterhin zentral (Seiffge-Krenke und Beyers 2016).

18.2.6 Eltern als Identitätsbremse?

Neben den erwähnten gesamtgesellschaftlichen Entwicklungen haben allerdings auch Veränderungen in den Erziehungshaltungen der Eltern, die bereits in ➤ Kap. 18.1 angedeutet wurden, zu der verlängerten Identitäts- und Autonomieentwicklung beigetragen. Befunde aus Längsschnittstudien belegen, dass sich Eltern schlecht von ihren „Kindern" trennen können und bei beiden Eltern Separationsängste nachweisbar sind, und zwar sowohl bei jugendlichen als auch erwachsenen Kindern (Kins et al. 2011). Der Mechanismus, über den Eltern versuchen, die zunehmende Autonomie und Exploration ihres Kindes zu verhindern, ist der Mechanismus **psychologischer Kontrolle** (Barber 2002), bei dem Eltern durch Schuldgefühle-Machen und intrusives Verhalten ein Kind in eine bestimmte Richtung, z. B. zur Übernahme einer bestimmten Identität, drängen wollen. Wann immer die jungen Erwachsenen im Bereich Beruf oder Partnerschaft zu explorieren beginnen, reagieren die Eltern darauf mit verstärkter psychologischer Kontrolle (Luyckx et al. 2007). Diese elterlichen Erziehungshaltungen haben in vielen Ländern, so auch in Deutschland zu Verzögerungen in der Identitätsentwicklung und zu Psychopathologie bei jungen Erwachsenen geführt (Seiffge-Krenke und Escher 2017).

Diese Ergebnisse unterstreichen, dass es unter den heutigen Lebensbedingungen bei gestiegenem Wert der Kinder besonders schwierig für Eltern ist, unangemessen hohe emotionale und praktische Unterstützung zu reduzieren und Bedingungen zu schaffen, die es ihren Kindern erlauben, Selbstkohärenz und Selbstwirksamkeit zu erfahren.

18.3 Besondere Herausforderungen in verschiedenen Phasen der Familienentwicklung

Aufgrund der Destandardisierung des Lebenszyklus folgen bestimmte Lebensereignisse (wie Heirat oder Geburt von Kindern) nicht mehr länger den früher engen und vorhersehbaren Fristen, sondern sind flexibler, individualisierter geworden. Zugleich haben sich Männer und Frauen in ihren Rollen bzgl. Berufstätigkeit und Elternverhalten einander angeglichen, und die Beziehungen des Paares, aber auch die Eltern-Kind-Beziehungen sind in vielen Familien durch Zuneigung, Wärme und Unterstützung der Autonomie gekennzeichnet und nicht mehr länger – wie zu früheren Zeiten – durch autoritäre Prinzipien und Abhängigkeit (Seiffge-Krenke und Schneider 2012). Von besonderer Bedeutung sind die **engen Wechselbeziehungen zwischen elterlicher und kindlicher Entwicklung** in allen Phasen der Familienentwicklung (➤ Kap. 18.3.3).

18.3.1 Destandardisierung der Familienentwicklung, aber auch stabile Befunde

Die Verbreitung sog. **nichtkonventioneller Lebensformen** hat zugenommen und schließt nicht nur das Zusammenleben nichtverheirateter Elternpaare mit heterosexueller Orientierung, sondern auch solche mit einer anderen sexuellen Orientierung, z. B. schwule und lesbische Elternpaare, ein. Es gibt eine zunehmende Zahl von alleinerziehenden Eltern und von Eltern mit einem unterschiedlichen ethnischen Hintergrund. Die Familie ist weniger konventionell, aber auch instabiler geworden, denn die Heiratsneigung ist gesunken und die Scheidungsrate stark gestiegen. Es zeigen sich ein ausgeprägter zeitlicher Aufschub der Familiengründung, rasch steigende Anteile nichtehelich geborener Kinder, ansteigende Anteile von Kindern, die adoptiert oder nach assistierter Zeugung geboren wurden, sowie veränderte Rollen insbesondere von Vätern (Seiffge-Krenke 2016). Hinzu kommt eine längere Beelterung der erwachsenen Kinder.

Auch wenn wir inzwischen eine hohe Diversität von Familienformen haben und das „leere Nest“ in Patchworkfamilien wieder gefüllt wird, wurden einige grundsätzliche Befunde früherer Studien nahezu unverändert bestätigt. Dazu zählt die deutlich **negativere Beurteilung des familiären Klimas** durch die Mütter, die Talfahrt der positiven Beziehungsaspekte in der elterlichen Paardyade, die sich erst nach Auszug der Kinder etwas erholt, und die häufiger durch Frauen initiierten Trennungen (Hofer et al. 2002). Mütter und Väter schätzen verschiedene Aspekte der Familienbeziehungen über den Zeitverlauf unterschiedlich ein. Zu dem Zeitpunkt, an dem das Paar noch kinderlos ist, wird die Beziehung am positivsten eingeschätzt. In der Phase mit kleinen Kindern wird die Qualität der Beziehungen mit abnehmender Tendenz berichtet. Wenn aus Kindern Jugendliche werden, verschlechtern sich die familiären Beziehungen weiterhin und erreichen einen Tiefpunkt zu dem Zeitpunkt, zu dem die Kinder das Elternhaus verlassen. Danach erholt sich die Beziehung wieder. Väter nehmen nicht so deutlich wahr, dass sich eine Verschlechterung in der Kommunikation und den familiären Beziehungen vollzogen hat. Trennungen werden vor allem in Familien mit kleinen Kindern erwogen, und dies wiederum deutlich häufiger von Müttern als von Vätern. Ein zweiter Gipfel in den Überlegungen zu einer möglichen Trennung, die auch mit den realen Scheidungsraten korrespondiert, zeigt sich um den Zeitpunkt, wenn die Kinder aus dem Haus sind. Dies verdeutlicht, dass der Prozess des Elternwerdens, aber auch das Ende der aktiven Elternschaft vermehrt Reflexionen darüber in Gang setzt, wie Elternschaft gestaltet und wie gleichzeitig die Paarbeziehung gelebt werden könnte.

18.3.2 Familienentwicklungsphasen

Die Familienentwicklung ist ein dynamisches Geschehen und erfordert in Abhängigkeit vom Alter der Kinder ganz unterschiedliche elterliche Kompetenzen. Psychische und körperliche Beschwerden, die sich in bestimmten Familienentwicklungsphasen häufen, zeigen an, dass dies keine leichten Aufgaben sind.

Familien mit kleinen Kindern

Insbesondere Frauen sehen die Entwicklung der Partnerbeziehung nach der Geburt von Kindern sehr viel kritischer; bereits in dieser Phase wird über Trennung nachgedacht. Empirisch lässt sich eine deutliche **Verschlechterung der partnerschaftlichen Beziehungen** nachweisen – ein substanzieller Befund, der in vielen Studien gefunden wurde (Kurdeck 2008). Männer haben oftmals Probleme, in ihre neue Rolle als Väter hineinzufinden, und klagen vermehrt über psychosomatische Symptome (Garstick 2013).

Unmittelbar nach der Geburt sind viele Fertigkeiten zur intuitiven Beelterung notwendig. Das implizite Beziehungswissen und die ganz frühen Interaktionserfahrungen sind prägend. Eine wenig feinfühlige Beelterung (aufgrund von Traumatisierung oder einer psychischen Störung der Eltern) kann zu Rupturen im Dialog und möglicherweise dann später zu einem unsicheren Bindungsstil führen. Das Baby ist schlechter regulierbar, und das bedeutet noch mehr Stress für die Eltern (Reck et al. 2008).

Die ersten 3 Monate nach der Geburt des ersten Kindes, die Phase der Überwältigung („baby honeymoon“) und Erschöpfung, sind für manche Paare so beeinträchtigend („Erste-Kind-Schock“), dass sie kein weiteres Kind mehr bekommen werden. Eltern sind in dieser Phase besonders vulnerabel. Dies macht sich u. a. **an erhöhten Raten mütterlicher Depression** bemerkbar. Die Rate **väterlicher Depression** nach der Geburt von Kindern ist fast genauso hoch (10 % gegenüber 13 % bei den Müttern; Marinovic und Seiffge-Krenke 2016). Aus der Konstellation einer relativ hohen Erwartung an Elternschaft, verbunden mit einem stark gestiegenen Wert von Kindern bei gleichzeitig starker Erschöpfung, oft in Verbindung mit einem schlecht regulierten Säugling, kann sich eine Negativdynamik ergeben. Die drastische **Umstellung von der Paar- auf die Elternebene** charakterisiert den Beginn der Elternschaft.

Innerhalb der ersten 6 Monate tritt allerdings eine gewisse Stabilisierung auf, und bis zum Ende des 1. Lj. haben sich die meisten Eltern gut in ihre Elternrolle eingefunden (Petzold 1988).

In Längsschnittstudien wurden die Familienentwicklungsprozesse der Integration eines zweiten Kindes untersucht und festgestellt, dass es weitere 2 Jahre dauert, bis das neue Familienmitglied in das Familiensystem integriert ist (Kreppner 1988). Von daher erfolgen viele Trennungen zu einem Zeitpunkt, zu dem das Familiensystem noch nicht wieder zur Ruhe gekommen ist.

Familien mit Vorschul- und Schulkindern

In der Forschung stand der **Einfluss der Mutter für die Entwicklung einer sicheren Bindung** im Vordergrund mit wichtigen Auswirkungen auf Emotionsregulierung, Neugier, Lernen und Kreativität beim Kind. Auch der Vater nimmt durch seine Spielfeinfühligkeit einen vergleichbar großen Einfluss auf die kindliche kognitive und emotionale Entwicklung sowie die Entwicklung sicherer innerer Arbeitsmodelle. Mit dem Kamikaze-Play, dem Tobespiel, einem lustvollen, gefährlichen und grenzüberschreitenden Spiel, übernimmt der **Vater** die

Rolle des Herausforderers, der seine Kinder im Vorschul- und Schulalter dabei unterstützt, Neues zu entdecken (Seiffge-Krenke 2016). Mit dem Provozieren von starken Affekten beim Kind durch das anfängliche Anspornen und Anheizen des Spiels und dem gemeinsamen Bewältigen in Form eines rechtzeitigen unterbrechenden Eingreifens und Beendens, wenn die Situation zu überdrehen droht, unterstützt der Vater die kindliche Selbstregulation. Auch der Anteil und Grad motorischer Stimulation im Spielverhalten ist ein wesentlicher Unterschied zwischen Vater und Mutter im Umgang mit dem Kind. Das im Bewegungsspiel stattfindende direkte Kanalisieren der auftretenden Aggressivität fördert die Regulation starker Affekte, insbesondere bei Jungen, und bietet ihnen gleichzeitig eine angemessene Bewältigungsstrategie (Fiedlmeier und Holodinsky 2010).

Im Unterschied zu Müttern differenzieren Väter stark nach Söhnen und Töchtern. Das zeigt sich sowohl bei ihrer **Förderung von Lernen und Leistung,** denn die Erklärungsversuche mit Söhnen sind komplizierter und technischer, bei den Töchtern kommt es zu mehr „feeling talk", als auch in der **Förderung der Geschlechtsrollenentwicklung.** In diese familiäre Entwicklungsphase fällt der Umgang mit schulischen Leistungsanforderungen und der Aufbau von Kinderfreundschaften. Es ist bedeutsam, wie Eltern damit umgehen, ob sie durch Ablehnung oder Leistungsdruck zusätzlichen Stress aufbauen. Vergleiche zwischen Vater und Mutter zeigen, dass Väter sehr energisch schon bei Vorschulkindern Kenntnisse vermitteln (Tamis-LeMonda et al. 2004) und auch weiterhin höhere Leistungsstandards setzen als Mütter.

18

Familien mit Jugendlichen

Auch diese Phase ist durch eine rasche und dynamische Kindesentwicklung gekennzeichnet, wobei im Zentrum die körperlichen Veränderungen des Kindes zum Jugendlichen und die beschleunigte Ablösung von den Eltern steht. Streitigkeiten zwischen den Eltern und den Jugendlichen, in denen es um das Aushandeln von Autonomie geht, sind häufig, aber auch für die Eltern untereinander bietet diese Phase Anlass für viele Konflikte. In dieser Phase wird jedoch gleichzeitig rege kommuniziert, und Scheidungen werden sogar etwas seltener erwogen. Die **Entwicklungsfunktion von Konflikten** sowohl auf der Paarebene als auch in den Eltern-Kind-Beziehungen ist hervorzuheben (Laursen und Halfen 2010).

Bei der Entwicklung vom Kind zum Jugendlichen muss das Familiensystem die enormen körperlichen und psychischen Veränderungen des Kindes bewältigen. Eltern frühreifer Kinder müssen sich auf einen sehr beschleunigten Reifungsprozess einstellen, während Eltern und spätreifen Kindern noch länger Zeit bleibt, sich mit den Veränderungen auseinanderzusetzen. In der Spätadoleszenz, mit etwa 16–17 Jahren, nimmt die Konfliktrate wieder ab, was auch ein Zeichen dafür ist, dass die Beziehungen zwischen Eltern und Kindern nun ebenbürtiger geworden sind. Gleichzeitig tauchen neue Familienmitglieder auf: Partner oder Partnerin der Jugendlichen müssen integriert werden.

Ein substanzieller Befund der Forschung zu Eltern mit jugendlichen Kindern ist die Tatsache, dass 40 % der Mütter in Familien mit Jugendlichen über psychosomatische Beschwerden und depressive Störungen klagen (Whiteman et al. 2007).

Insgesamt ist das Familienklima in Familien mit Töchtern durch eine höhere Konfliktrate, aber auch mehr Verbundenheit gekennzeichnet, und auch beide Eltern erleben ihre Beziehung als positiver.

Familien mit erwachsenen Kindern

Im **Auszugsverhalten** der Kinder haben sich in den letzten Jahrzehnten starke Veränderungen ergeben. Einige Kinder bleiben bis Mitte oder Ende 20 bei den Eltern wohnen, mit vielfältiger materieller und instrumenteller Unterstützung durch die Eltern („Hotel Mama"). Die entwicklungspsychologische Forschung über die Determinanten des Auszugsverhaltens zeigt etwa 20–30 % Nesthocker (Seiffge-Krenke 2013), darunter mehr Söhne als Töchter. Zu lange andauernde und unangemessen hohe Unterstützung und die Separationsangst beider Eltern tragen zum Nesthockerphänomen bei. Es zeigt sich im Übrigen, dass die jungen Erwachsenen, die früher ausziehen, häufiger sicher gebunden sind (von Irmer und Seiffge-Krenke 2008). Auf der Basis einer sicheren Bindung entwickelt sich verstärkt ein Explorationsverhalten, was sich u. a. auch am zeitgerechten Auszug deutlich machen lässt. Eine nicht unerhebliche Zahl junger Erwachsener kehrt nach Belastungen (wie Schwangerschaft, Abbruch der Ausbildung, Trennung vom Partner) ins Elternhaus zurück. Die Eltern unterstützen bei zumindest einem Drittel noch bis zum Alter von Ende 20 ihre erwachsenen Kinder materiell.

Empirisch lässt sich eine hohe und lang andauernde Unterstützung der „Kinder" durch die Eltern in vielen Ländern belegen. Gleichzeitig halten die „Kinder" ihre Eltern emotional auf Distanz. Diese Divergenz in der Interessenlage wird seit einigen Jahrzenten beobachtet (Giarrusso et al. 1995). Die „noch lange nicht erwachsenen Kinder" treffen auf eine insgesamt instabiler gewordene Generation von – im Vergleich zu früheren Generationen – deutlich älteren und emotional bedürftigen Eltern.

18.3.3 „Linked Lives": Wechselwirkungen zwischen elterlichem und kindlichem Verhalten und Erleben

Zu den stabilen Befunden, die über die Jahrzehnte nachweisbar sind, gehören **enge Wechselbeziehungen zwischen elterlichem und kindlichem Verhalten.** Relativ viele Studien hatten einen U-förmigen Verlauf der Partnerschaftsqualität gefunden mit einer Abnahme durch die Geburt der Kinder – mit einem starken Abfall in den ersten 5 Jahren nach der Geburt von Kindern – und einem Wiederanstieg nach dem Auszug der Kinder (Kamp-Dusch et al. 2008). Die Forschung zeigt aber auch, dass rund 40 % der Elternpaare stabil glücklich sind.

Es ist sinnvoll, nicht nur die Paardyade, sondern die Triade und das Subsystem Eltern bzw. Kinder zu betrachten, die alle miteinander in komplexer Wechselwirkung stehen. So sind bereits bei Säuglingen **enge Beziehungen zwischen elterlicher Psychopathologie und Problemen der Emotionsregulierung bzw. Bindungsentwicklung** der Babys belegt (Sidor et al. 2017). Sowohl für depressive Mütter als auch depressive Väter konnte nachgewiesen werden, dass sie weniger mit ihren Kindern sprechen und spielen und wenig responsiv sind (Marinovic und Seiffge-Krenke 2016), was zu kognitiven Entwicklungsdefiziten und Einschränkungen in der Bindungsentwicklung führt (Reck et al. 2008). Zahlreiche Studien befassten sich mit den negativen Auswirkungen psychisch oder körperlich kranker Eltern auf die weitere kognitive, soziale und emotionale Entwicklung ihrer Kinder.

Ein Spillover-Effekt von partnerschaftlichem Stress auf Eltern-Kind-Stress wurde mehrfach empirisch gefunden.

Kinder werden ängstlich und depressiv, wenn sie länger elterlichem Streit und Paarkonflikten ausgesetzt sind (Laursen und Hafen 2010). Eltern tragen die negativen Affekte aus der Paarbeziehung dann in ihre Interaktion mit den Kindern, was zu weniger Involvement und mehr Strenge und Bestrafung gegenüber den Kindern führt. Elterliche Konflikte spielen eine wichtige Rolle bei der Negativdynamik, insbesondere in Familien mit verhaltensauffälligen Kindern (Gabriel und Bodenmann 2006). Ungleichheiten in Kontrolle und Macht, zwei der Hauptgründe für **Paarkonflikte,** führen zu weniger Unterstützung, mehr Ablehnung und Rückzug von den Kindern – und diese Effekte sind für Väter noch deutlicher als für Mütter (Lindahl und Malik 2011).

Wie bereits erwähnt führen aber auch **Eltern-Kind-Konflikte,** insbesondere im Jugendalter, vermehrt zu Paarkonflikten. Die Forschung hat des Weiteren nachgewiesen, dass sich Eltern in ihrem Stressbewältigungsverhalten an ihren jugendlichen Kindern orientieren, die deutlich aktiver als ihre Eltern sind (Seiffge-Krenke und Pakalniskiene 2011). In der Tat hat die Fridays-for-Future-Bewegung, ausgelöst durch Aktivitäten von Jugendlichen, Erwachsene veranlasst, zahlreiche Organisationen zu gründen und sich ebenfalls im Hinblick auf gegenwärtige und zukünftige Probleme zu engagieren.

18.3.4 Kulturelle Besonderheiten und Universalien

Menschen mit Migrationshintergrund decken zwar das gesamte sozioökonomische Spektrum ab, stark vertreten sind sie jedoch in den bildungsfernen Schichten mit verhältnismäßig geringen Einkommen und niedrigem Sozialkapital, was eine zusätzliche Belastung in verschiedenen Phasen der Familienentwicklung darstellt. Zugewanderte Eltern müssen ihren Kindern einerseits die überwiegend innerfamilial gelebten Werte ihrer Herkunftskultur vermitteln, ihren Nachwuchs aber gleichzeitig dabei unterstützen, sich den Werten und Verhaltensweisen der Aufnahmekultur anzupassen. Während die Kinder schon recht gut an die Einwanderungskultur angepasst sind, zeigen die Eltern, auch aufgrund ihrer längeren Geschichte in einem Land mit anderen Erziehungs- und Familienwerten, eher eine Beharrungstendenz („**Akkulturationsgap**"). In den südeuropäischen Ländern, und dies gilt auch für Familien aus Südeuropa, die in Deutschland wohnen, wurde traditionell später ausgezogen; diese Tradition hat sich relativ erhalten.

Die elterliche Auffassung darüber, was eine gelungene Erziehung ausmacht, variiert stark zwischen verschiedenen Kulturen (Kagitcibasi 2007). Dies zeigt sich in der unterschiedlichen **Akzentuierung von Autonomie und Verbundenheit:**

- Eltern aus individualistisch orientierten Ländern legen weniger Wert auf Gehorsam, sondern unterstützen Autonomie und Explorationsverhalten. Das Erziehungsverhalten ist eher partnerschaftlich und autoritativ, d. h. durch Wärme und ein relativ geringes Maß an Kontrolle gekennzeichnet. Rollen dürfen ausgehandelt und diskutiert werden und Konflikte stellen keine grundsätzliche Bedrohung für das Familiengefüge und -klima dar.
- Eltern kollektivistischer Kulturen erwarten eher Folgsamkeit von ihren Kindern und sind in ihren Erziehungsmethoden eher restriktiv. Die Eltern-Kind-Beziehungen sind durch eine hierarchische Struktur von Verpflichtungen und Loyalität der Kinder gegenüber der Gemeinschaft und respektvollem Verhalten gegenüber Älteren geprägt (Leyendecker 2012).

Je inkonsistenter die zugewanderten Eltern in der Erziehung ihrer Kinder waren, desto mehr Problemverhalten zeigte das Kind.

Kinder in Migrantenfamilien fordern Diskussionen und Begründungen für bestimmte Familienentscheidungen ein (Schädel 2013). Damit steht auch die elterliche bzw. väterliche Autorität auf dem Prüfstand. Die Aushandlungsprozesse zwischen Eltern und Jugendlichen gestalten sich in Familien mit einem kollektivistischen Hintergrund anders als in aus den westlichen Industrienationen stammenden Familien mit ihrem (zu) starken Fokus auf Autonomie. Insgesamt sind Konflikte zwischen Eltern und Jugendlichen in vielen Ländern typisch, allerdings sind die **Bewältigungsformen verschieden.** So zeigen Studien an Jugendlichen in 18 Ländern (Persike et al. 2018), dass „Stress mit den Eltern" universell, wenn auch in unterschiedlichem Ausmaß vorhanden ist. Jugendliche aus Europa und Nordamerika hatten die niedrigsten Stresslevels, Jugendliche aus asiatischen, arabischen und südamerikanischen Ländern die höchsten. In diesen eher kollektivistischen Ländern reagierten die Jugendlichen aber eher mit Rückzug, während die Jugendlichen aus individualistischen Ländern wie aus Deutschland und anderen europäischen Ländern relativ forsch ihre Autonomie einforderten. In allen Ländern aber ist die Unterstützung durch die Eltern die wichtigste elterliche Erziehungsverhaltensweise, sie trägt erheblich zum Wohlbefinden der Kinder bei (McNeely und Barber 2010) und fördert deren Identitätsentwicklung.

18.4 Herausforderungen im Alter: Umgang mit Wendepunkten und Ich-Integrität

Die Entwicklungspsychologie hat sich erst spät mit der Erforschung des Alterns beschäftigt – zu lange stand die Vorstellung im Vordergrund, dies sei eine Lebensphase, in der keine Entwicklung mehr stattfindet bzw. in der Altersabbau, Verlust der Kräfte, intellektuelle Einbußen vorherrschten. Allerdings hatte bereits die Bonner gerontologische Längsschnittstudie von Ursula Lehr und Hans Thomae (1987) eher ein Altern in Kompetenz als in Hilfsbedürftigkeit gefunden. Sie beschrieben bereits vor Jahrzehnten die Konsequenzen einer Überalterung der Gesellschaft und wiesen darauf hin, dass die negative Sicht auf das Alter mit dem proportional ansteigenden Prozentsatz von alten Menschen (gegenwärtig rund 30 %) in den Industrienationen zusammenhängt. In Entwicklungsländern, wo alte Menschen nur rund 2 % der Bevölkerung ausmachen, sind Respekt vor dem Alter und eine positive Sicht (Kompetenz, Weisheit) vorherrschend.

18.4.1 Längere Lebenszeit, hohe Diversität, neue Optionen

Die Zunahme der Lebensdauer im höheren Erwachsenenalter ist ein gesicherter empirischer Befund, wie auch die relativ gute Gesundheit vieler Älterer, verglichen mit früheren Generationen. Weitere Längsschnittstudien in Deutschland wie der *Alterssurvey*, die *Berliner Altersstudie (BASE)* und die *Interdisziplinäre Längsschnittuntersuchung des Erwachsenenalters (ILSE)* sowie Quer- und Längsschnittstudien auf internationaler Ebene fanden zudem eine hohe Diversität im Alter. Sie belegen eher Kompetenz und Selbstbestimmtheit bei den meisten alten Menschen, ohne jedoch Multimorbidität, Krankheit und Belastungen zu leugnen. Auch finden sich – bei einem zunehmenden Anteil alter Menschen in unserer Gesellschaft – neue Entwicklungen, die es in dieser Form und Häufigkeit bislang nicht gab.

18

Gesellschaftliche Umbrüche und die zunehmende Prekarisierung haben dazu beigetragen, dass Instabilität, neue Optionen, Exploration und ein geringerer Verpflichtungsgrad inzwischen auch für das bislang als von der Entwicklung her als stabil angesehene mittlere und höhere Erwachsenenalter gelten. Die Zunahme von Scheidungen nach langer Ehedauer (im Schnitt nach 25 Jahren), die beträchtliche Anzahl von neuen Partnerschaften, u. a. auch mit Kindern (Seiffge-Krenke und Schneider 2012), in denen das „leere Nest" wieder gefüllt wird, beruflicher Neubeginn nach Kündigung und Konkurs, Arbeitslosigkeit und Frühberentung haben für viele ältere Erwachsene zu Irritationen des bisherigen Identitätsentwurfs mit dramatischen gesundheitlichen Folgen geführt (Kieselbach 2007).

Arbeit als Lebenssinn auch im Alter wurde in mehreren gerontologischen Längsschnittstudien als Schutzfaktor für die Gesundheit bestätigt.

Insgesamt haben alte Menschen heute eine relativ lange Lebensphase mit erheblicher, auch ökonomischer Instabilität vor sich. Dabei führt die unterschiedlich gute ökonomische Absicherung zu sehr unterschiedlichen Lebensverläufen. Das Armutsrisiko alter Frauen ist höher und lässt nur selten ein selbstbestimmtes und freies Leben für sie zu, im Vergleich zu altersgleichen Männern.

18.4.2 Einflüsse des veränderten Familienzyklus

Die Lebenswelt alter Menschen hat sich auch durch den veränderten Familienzyklus verändert. 35 % der gelebten Zeit mit dem Partner ist „nachelterliche Gefährtenschaft" (Lehr und Thomae 1987). Da die Kinder meist in einem kurzen Altersabstand geboren werden, sind die Familienpflichten i. d. R. nach etwa 20 Jahren beendet – wenn „das leere Nest" nicht wieder gefüllt wird. Das „kinderlose" ältere Ehepaar hat dann noch eine längere Zeitspanne zusammen ohne Kinder, als es mit Kindern verbracht hat. Ältere Paare müssen einen neuen Umgang miteinander finden (Riehl-Emde 2009). Die Dauer der Witwenschaft hat sich inzwischen auf 11 % der Lebenszeit einer Frau verlängert.

Dies erfordert eine Auseinandersetzung mit dem Altern, und durch die Berufstätigkeit der „Kinder" kommen neue Aufgaben wie die Großelternschaft hinzu (Hofer et al. 2002). Die Beziehung der alten Eltern zu den Kindern verändert sich insofern, dass die Kinder zwar Unterstützung wünschen, die alten Eltern oft aber emotional auf Abstand halten (Giarrusso et al. 1995). Großeltern erfüllen eine wichtige Funktion in der Betreuung der Enkel. Eine direkte Enkelbetreuung leisten am häufigsten die 55- bis 69-Jährigen, die Kontakthäufigkeit sinkt allerdings mit zunehmendem Alter der Großeltern und Enkel. Durch die Verlängerung der Lebenserwartung kommen aber auch zunehmend die Kinder in die Situation, dass sie sich noch relativ lange um ihre alten und womöglich gebrechlichen Eltern kümmern müssen. Die erneute Abhängigkeit ist für die Alten oft schwer zu ertragen und erfordert innerfamiliäre Solidarität (Kohli 2000).

18.4.3 Altern zwischen Ich-Integrität und „Forever Young"

Für Erikson (1983) war die Zuordnung zur eigenen Altersgruppe ein wichtiges Reifekriterium – besonders bei älteren Erwachsenen. Diese Zuordnung stellt sich für alte Menschen heute anders dar.

Die gesamtgesellschaftliche Entwicklung in Richtung auf einen Optimierungsdruck und eine Idolisierung von Jugendlichkeit hat dazu geführt, dass die biografische Selbstverortung als „alt" zunehmend schwerfällt. Zwar präferieren 81 % derjenigen, die sich der Erwachsenenphase zuordneten, diese Lebensphase, 19 % wären aber lieber im Jugendalter (Endepohls 1995). Als Grund für die Ablehnung des Erwachsenenalters wird angegeben, das sei zu viel Verantwortung: Das sagen besonders die Jüngeren in der Kohorte der Erwachsenen. Studien belegen, dass „staying punk" für nicht wenige Alte eine Identitätsform ist, bei der die eigene Altersgruppe nicht akzeptiert wird und an früheren Identitätsentwürfen, die für die Jugend und das junge Erwachsenenalter galten, festgehalten wird (Davis 2006). Die Medien haben sich dieses „Jugendwahns" bedient; eine ganze Industrie (Reiseunternehmen, Sportveranstaltungen, Mode) setzt auf die „jungen Alten" (Otten 2008).

In ihrer Studie „Getting older, getting better?" fanden Sheldon und Kasser (2001), dass Identitäts- und Intimitätsziele im höheren Erwachsenenalter unwichtiger werden. An ihre Stelle tritt zunehmend die Generativität i. S. eines Weitergebens an die nächste Generation. Alter wird heute nicht mehr nur als Abbau und Einschränkung gesehen, sondern als eine positive Entwicklung i. S. von Integration und Verarbeitung früherer Erfahrungen, durchaus auch im Sinne von „Weisheit" (Baltes 1999).

Es ist allerdings auf die Vorstellung einer stetigen Aufwärtsentwicklung, auf einen starken sozialen Vergleich und eine gewisse Selbstüberschätzung hinzuweisen. Die eigene Entwicklung in 5 Jahren wird als höher als die jetzige eingestuft, und man schreibt sich auch mehr Fortschritte als anderen zu (Johnson 2009). Dieser „optimistische Fehlschluss" und die (zu) positive Sicht des eigenen körperlichen Befindens und der Zukunftsaussichten hat eine eindeutig positive, der Gesundheit förderliche und den Umgang mit Krankheit unterstützende Funktion.

Die Überschätzung der eigenen Gesundheit und der Fähigkeiten zur Selbstwirksamkeit wird als wichtige Ressource im Kampf gegen die hohen Raten von Depression im Alter angesehen.

18.4.4 Lebenslange Identitätsarbeit: Trauer und Integration

Im hohen Erwachsenenalter steht nach Erikson (1983) die Stufe 8, Ich-Integrität vs. Verzweiflung, zur Bearbeitung an. Dies unterstreicht die lebenslange Identitätsarbeit bei älteren Menschen, die durch **Verlust** von Heimat, Beruf und Partnerschaft in ihrer Identität verunsichert sein können. Da Identität aus Beziehungen entsteht, ist es plausibel, dass Brüche in Beziehungen, der Tod oder Verlust des Partners Labilisierungen des Identitätserlebens bewirken. Für die lebenslange Identitätsarbeit sind aber nicht nur Beziehungen relevant, sondern auch äußere Lebensumstände, welche die Identitätsarbeit bedrohen und zu reaktiven Identitätsstörungen führen können (Seiffge-Krenke 2022). Hier werden u. a. gesellschaftliche Faktoren als ursächlich ermittelt, die unter den Begriff **Prekarisierung** fallen. Insbesondere der Verlust der Arbeit, die identitätsstiftend ist, führt bei Menschen durch Frühberentung oder Arbeitslosigkeit zu Depressionen und zahlreichen somatischen Symptomen (Garrett-Peters 2009). Besonders bedeutsam in diesem Zusammenhang sind die **rasant steigenden Suizidraten von Männern** im Alter (Lindner und Schneider 2013). Bewerbungen und Umschulungen sind ohne Erfolg geblieben, niemand wollte diese „alten Arbeitnehmer" nehmen, sie können sich aber ein Leben ohne Arbeit nicht vorstellen.

Identitätsentwicklung im Alter steht im dialektischen Austausch mit dem soziokulturellen Kontext, d. h., sie unterliegt den Einflüssen von Vorbildern, sozialen Rollenmodellen und kulturellen Leitbildern. Diese unterstützten in der Vergangenheit eine traditionelle Männlichkeit bzw. Weiblichkeit. Foster et al. (2003) konnten längsschnittlich zeigen, dass sich zwar narzisstische Persönlichkeitsmerkmale im Alter abschwächen (z. B. hohe Ansprüche, Größenfantasien oder Eigensinn), aber bei älteren Männern stärker ausgeprägt bleiben als bei älteren Frauen. Können Männer, die sich mit diesen Werten identifizieren, schlechter mit dem Alter umgehen, einer Zeit, in der Verlust und Trauer, Abhängigkeit und Tod auf Dauer nicht zu umgehen sind?

18.4.5 Die Bedeutung von zeitgeschichtlichen Ereignissen und Wendepunkten

Die lebenslange Identitätsarbeit und die Bedeutung von Wendepunkten in der eigenen Biografie für die Identitätsentwicklung wird auch in Therapieberichten älterer Patienten deutlich. Nach schweren Belastungen wird in Erzählungen der eigenen Lebensgeschichte wieder Kohärenz und Kontinuität in der Identität hergestellt, und Verluste und nicht gelebte Identitätsaspekte werden betrauert. Wenn alle vorangegangenen Entwicklungsschritte hinreichend gut bewältigt wurden, entwickelt sich ein Gefühl der Akzeptanz. Der Mensch akzeptiert sich als der, der er geworden ist, bzw. ist verzweifelt über verpasste Entwicklungschancen und eine nicht gelebte Identität (Erikson 1983). Bei der beschriebenen Schwierigkeit älterer Erwachsener, sich der eigenen Altersgruppe zuzuordnen („forever punk"), geht es also darum zu klären, welches Stück der Identität hier bewahrt bleiben soll.

In den Narrativen älterer Menschen ist die Einteilung ihres Lebens anhand von Wendepunkten auffallend. In der gerontologischen Forschung wurden zumeist sieben solcher Wendepunkte (wie Heirat, Berufsabschluss) von alten Menschen beschrieben, wobei neben Beziehungserfahrungen auch zeitgeschichtliche Ereignisse genannt werden. Insbesondere für die heutigen Alten waren Ereignisse wie Flucht, Zerstörung, Hunger, Vertreibung, Kriegserlebnisse von großer Bedeutung. Im Alter, wenn die Vulnerabilität zunimmt, richtet sich der Blick unweigerlich mehr in die Vergangenheit, wodurch Zurückliegendes wieder virulent werden kann. Nicht verarbeitete Traumata können daher im Alter wieder auftreten (Heuft 2018). Von denjenigen, die Flucht und Vertreibung erlebt hatten, wiesen im Alter ca. 5 % eine volle und 30 % eine partielle posttraumatische Belastungsstörung auf; andere Studien kamen auf noch höhere Prävalenzen (Peters 2021). Kriegskinder, die ausgebombt worden waren, verfügten im Alter über eine schlechtere körperliche Funktionstüchtigkeit, litten häufiger unter Schmerzsymptomen und wiesen insgesamt eine schlechtere psychische Verfassung auf (Beutel et al. 2007).

In vielen Lebensgeschichten, in denen schwere Konflikte und Brüche („turning points") vorkamen, führten die schmerzhaften Erfahrungen zu mehr Exploration, zur Suche nach Erklärung und Bedeutung. Tieu et al. (2007) dokumentierten eine beeindruckende positive Kraft („positive ending"), die diesen oft dramatischen Ereignissen zugeschrieben wurde. Ältere Erwachsene, die diesen Wendepunkten eine positive Entwicklungskraft zuschrieben, wiesen eine reifere Identität auf. Therapien mit älteren Menschen greifen verstärkt den Schwerpunkt der **Lebensrückblickperspektive** auf, der Integration von Erlebnissen, Erfahrungen und Versäumnissen in die Identität, um von dort aus zu einer Versöhnung mit sich selbst zu gelangen.

LITERATURAUSWAHL

Peters M. Männer im Übergang in die nachberufliche Zeit. Klinische Probleme und therapeutische Möglichkeiten. Psychotherapie im Alter 201; 9(1): 69–85.

Schneewind K. Familienpsychologie. Stuttgart: Kohlhammer 2017.

Seiffge-Krenke I. Therapieziel Identität. Veränderte Beziehungen, Krankheitsbilder und Therapie. Stuttgart: Klett-Cotta 2022a.

Seiffge-Krenke I. Partnerbeziehungen bei jungen Erwachsenen: Flucht vor der Intimität? Psychotherapeut 2022b; 67: 320–329.

Seiffge-Krenke I. Emerging adulthood. Merkmale, Psychopathologie und therapeutische Versorgung. Psychotherapie2023; 68: 67–76.

IV Gesellschaftliche und soziale Grundlagen der Anpassung und ihre Entwicklung

KAPITEL

19

Burkhard Brosig, Julian Möhring und Kathrin Müller

Soziopsychosomatik

19.1 Psychosomatik im historischen Kontext: Neubeginn nach 1945

Die Geschichte der deutschen Psychosomatik weist im internationalen Vergleich einige Besonderheiten auf, die nicht ohne den historischen Kontext zu verstehen sind. Insbesondere die Identifizierung vieler gerade universitär-psychiatrischer, aber auch pädiatrischer und internistischer Einrichtungen mit den im Gesetz zur Verhütung erbkranken Nachwuchses kodifizierten eugenischen Zielen der NS-Diktatur (RGBl 1933) – mit der Folge der Sterilisation und Vernichtung chronisch Kranker, familiär durch Erbkrankheiten stigmatisierter Menschen und psychiatrischer Patienten – führte nach 1945 dazu, dass Kliniken und Abteilungen für Psychosomatische Medizin an Universitätskliniken entstanden. Diese entwickelten sich zu eigenständigen Institutionen für Psychotherapie und Psychosomatik und verstanden sich als *psychosozialer* Gegenentwurf zur etablierten medizinischen Praxis.

Der erste universitäre Lehrstuhl für Psychosomatik und Psychotherapie wurde 1962 am Klinikum der Justus-Liebig-Universität Gießen von Horst-Eberhard Richter gegründet. Dieser Meilenstein universitärer Etablierung des Fachs Psychosomatik und Psychotherapie steht im Zusammenhang mit Alexander Mitscherlichs politisch und sozial engagiertem Wirken und seiner Aufarbeitung nationalsozialistischer Schuld nach 1945 (Mitscherlich 1980). Die Vernetzung von biologischem, psychologischem und sozialem Denken konnte in Gießen besonders weitgehend institutionell verankert werden, weil es hier gelang, ein eigenständiges interdisziplinäres **Zentrum für Psychosomatische Medizin** aufzubauen. In den Abteilungen für Medizinische Psychologie, Soziologie und schließlich der Klinik für Psychosomatik und Psychotherapie konnte so eine interdisziplinär forschende **Soziopsychosomatik** entstehen (vgl. hierzu die medizinhistorische Analyse von Roelcke 2004a, b).

Der emanzipatorische, vielfach kultur- und immer sozialkritische Gestus der Gießener psychosomatischen Bewegung, die ihre Wurzeln in der Psychoanalyse sah, spiegelte sich in den Forschungsthemen wider, die von Richter und seinen Arbeitsgruppen in den Jahren 1962–1992 aufgegriffen wurden. Dabei spielte die Aufarbeitung der NS-Geschichte und ihre Auswirkungen auf die medizinische Praxis eine zentrale Rolle (Richter 1986). Beispielhaft dafür war ein Projekt zur Krankheitsverarbeitung von Chorea Huntington, in der sowohl die nationalsozialistische Eugenik im Umgang mit dieser Erbkrankheit rezipiert als auch deren Auswirkungen auf Familiendynamik und Inanspruchnahme von prädiktiver Diagnostik reflektiert werden konnte (Brosig 1998).

Die psychosoziale Forschung ging dabei aus einem familienorientierten Paradigma hervor. **Familie** wurde als eine **psychosoziale Einheit** verstanden, in der neben Motiven narzisstischer Spiegelung, biologischer Fortpflanzung, Beziehung und Bindung auch die Konflikte der Moderne besonders ausgeprägt hervortreten und zu zukunftsrelevanten Krisen führen: Entfremdung in der Arbeitswelt durch Flexibilisierung von Arbeitszeit und -ort sowie unsichere, prekäre Beschäftigungen in einem Kontext globaler Konkurrenz schaffen ein Klima von existenzieller Verunsicherung und Anpassungsdruck bei Eltern und Kindern.

Dies sensibilisierte dafür, sozialpsychologische Prozesse nicht nur auf der Ebene der Kleinfamilie zu reflektieren, sondern soziale Konflikte kontextuell mitzudenken: Im Rahmen einer Stadtteilarbeit („Eulenkopf") wurden Vereine i. S. eines bürgergesellschaftlichen Engagements (vgl. Zimmer 2007) gegründet und ideell unterstützt und **niedrigschwellige Hilfe** in psychosomatischen Beratungssettings angeboten. Soziales Elend sollte in seinen psychischen Effekten besser verstanden werden.

Die klinische Psychosomatik fand so ihre Entsprechung in der psychosozialen Brennpunktarbeit. Neben den „Hockern" (den Psychoanalytikern hinter der Couch) fanden sich die „Rocker" (die Sozialtherapeuten im Feld), um eine bekannte metaphorische Zuspitzung Richters (1986) zu zitieren.

Der dabei naheliegende präventive Gedanke, psychosoziale Not dort aufzufangen, wo noch keine lähmende Symptombelastung entstanden war, wurde von Michael Lukas Moeller durch die Förderung von **Selbsthilfegruppen** konsequent weiterentwickelt (Moeller 1981) – ein weiterer Schwerpunkt der psychosozialen Forschung in Gießen: Selbsthilfe, nur anfangs thematisch angestoßen durch Professionelle, wurde von der zunehmend bundesweit agierenden „Kontaktstelle für Selbsthilfegruppen" koordiniert (vgl. auch ➤ Kap. 56). Sie war der solidarischen (d. h. im Kontext der Zeit möglichst „hierarchiefreien") seelischen Förderung ihrer Mitglieder verpflichtet. Erfolgreich auch in der Unterstützung von Familien mit chronischer körperlicher Erkrankung, sind Vertreter der Selbsthilfe inzwischen aus der medizinischen Versorgungslandschaft nicht mehr wegzudenken, vertreten sie doch – in der Gesundheitspolitik als dritte Macht neben Krankenkassen- und Ärzteverbänden – die **Patienten als mündige Bürger.**

Es würde den Rahmen dieses Beitrags sprengen, historisch subtil die **biologistische Wende** der Psychosomatik mit ihrer Hinwendung zu funktionell bildgebenden neuropsychologischen experimentellen Designs nach 1990 nachzuzeichnen. Ebenso wäre die bereits früher vollzogene Unterwerfung der Psychosomatik als Forschungsdisziplin unter die Paradigmen der randomisierten kontrollierten Forschungsdesigns zu beschreiben. In diesen Versuchen, Psychosomatik dem vorherrschenden einseitig naturwissenschaftlichen Paradigma anzupassen, zu „professionalisieren", wird vergessen, dass Interdisziplinarität und soziale Sensibilität *konstitutiv* für dieses Fach sind. Anleihen an Forschungsstrategien benachbarter Fächer sind zwar für das interdisziplinäre Querschnittsfach Psychosomatik unabdingbar, jedoch darf dabei die psychosoziale Gesamtausrichtung, die für das Fach entscheidend bleibt, nicht aus den Augen verloren werden.

Für die Darstellung der Vernetzung von sozialen Bedingungen, Gesundheitsrisiken und Entwicklungschancen von Individuen haben wir eine Literaturauswahl getroffen, die auf Familien und Kinder fokussiert. Wie beschrieben, wirken sich im familiären Feld die sozialen Krisen besonders dramatisch aus: Entwicklungschancen mit Einschränkung kognitiver Entwicklung, emotionaler Differenzierung sowie Teilhabe an Sozialisationserfahrungen werden beschnitten. Zudem ist die epidemiologische Datenbasis zumindest für Deutschland in den Kindergesundheitsstudien KIGGS des Robert Koch-Instituts (RKI 2007, 2014, 2018; Hölling et al. 2012) überzeugend, sodass belastbare Aussagen über das Zusammenspiel zwischen sozialer Herkunft und Gesundheit möglich sind. Dabei sind **Migration** und **Status** besonders wichtig.

19.2 Familie und soziale Welt im Spiegel der Epidemiologie

Wie im Kontext der nationalsozialistischen Dienstbarmachung der Medizin beschrieben, gehört zum umfassenden Verständnis des Einzelnen in seiner Lebenswelt, die sozialen Differenzen und Konfliktlagen präsent zu haben. Hier leistet die Epidemiologie einen wichtigen Beitrag zum Verständnis sozialer Konfliktlagen durch Erfassung psychosozialer Variablen, idealerweise auch im Langzeitverlauf.

19.2.1 Epidemiologisch relevante Indikatoren

Der sozioökonomische Status der Herkunftsfamilien prägt Lebensentwürfe, Entwicklungschancen und Verfügbarkeit von Fördermöglichkeiten. Neben Einkommens- und Bildungsunterschieden zwischen Familien prägen insbesondere Migrationserfahrungen. Dies wird, i. S. einer biopsychosozialen Ergänzungsreihe, durch psychoneuroendokrine und -immunologische sowie epigenetische Vermittlungswege realisiert, sodass eine psychosomatische Risikosituation entsteht.

19.2.2 Sozialer Status

Familiäre Statusunterschiede sind im europäischen Vergleich in Deutschland groß (Eurostat 2022, S. 22). Die Variable **Sozialer Status** („socio-economic status", SES) soll möglichst genau die ungleiche Positionierung einzelner Mitglieder innerhalb der Gesellschaft abbilden. Dabei werden neben dem Einkommen auch der Bildungshintergrund und die berufliche Stellung der Eltern verrechnet. Der Status von Kindern und Jugendlichen wird zudem durch den **Lebensstil** jenes Haushalts vermittelt, der die Lebenswelt und damit das primäre Sozialisationsumfeld bildet. Weitere Faktoren wie Zugang zu Medien und Freizeitangeboten können hinzutreten.

Als Hauptursache für Armut gelten heute Arbeitslosigkeit und prekäre Beschäftigungsverhältnisse. Sie betreffen vorwiegend Personen im jungen und mittleren Erwachsenenalter und somit viele Familien mit kleinen Kindern. Zuletzt waren 19 % der Kinder und Jugendlichen unter 18 Jahren von einem Armutsrisiko betroffen (Eurostat 2021, S. 9). Gerade Kinder und Jugendliche aus Familien, in denen beide Eltern arbeitslos sind, werden einem Risiko der „Vererbung" von Armut ausgesetzt. Solche Benachteiligungen nehmen Einfluss auf psychosomatische Problemlagen, wie sie in der **Kindergesundheitsstudie KIGGS** des RKI (2007, 2014, 2018) erfasst sind:

- Armutsbetroffene Kinder und Jugendliche zeigen im Durchschnitt einen schlechteren allgemeinen Gesundheitszustand als jene aus Familien mit mittlerem oder hohem SES (Lampert et al. 2018, S. 121). Ebenfalls zeigen sie eine Häufung von Entwicklungsverzögerungen, insbesondere in den Bereichen des Spracherwerbs und der intellektuellen Entwicklung (Lampert und Richter 2009). In Selbsteinschätzungen werden häufiger psychosomatische Beschwerden wie Schlafstörungen, Bauchschmerzen und Gereiztheit genannt. Diese Kinder sind häufiger übergewichtig und neigen zu Nikotinkonsum. Auch die Mütter mit niedrigem sozialem Status akkumulieren relevante Schwangerschaftsrisiken. So kann u. U. ein niedriger sozialer Status schon vorgeburtlich wirksame erschwerende Bedingungen auf die Entwicklung des Kindes entfalten.
- Einschränkungen der materiellen Versorgung wird bei Kindern und Jugendlichen oftmals durch ein geringeres Selbstwertgefühl und die Erfahrung mangelnder sozialer Teilhabe parallelisiert. Fehlende materielle Ressourcen lassen existenzielle Probleme in den Vordergrund treten und können zu einem Rückzug aus Aktivitäten mit Gleichaltrigen führen.
- Die Effekte sind in den Kontext eines Familienklimas zu setzen, das den sozialen Mangel verstärken oder abfedern kann: So sind Alleinerziehende – ein globaler Trend – besonderen Risiken ausgesetzt.
- Niedriger sozialer Status spiegelt sich oftmals in den mehrfach ungesunden familiären Wohnverhältnissen wider. Ungesunder Wohnraum, kaum Rückzugsmöglichkeiten für Kinder, problembelastete Nachbarschaften und mangelnder Zugang zu Freizeit und Sport bilden häufig die lebensweltliche Kulisse armutsgefährdeter Familien. Eine Spirale von Isolierung, mangelnder sozialer Integration und Teilhabe, Stigmatisierung und Bildungsferne droht ihren Anfang zu nehmen.

Armut und soziale Stigmatisierung müssen nicht in jedem Fall schicksalhaft sein: Schulen und Gleichaltrige bieten Kompensationsmöglichkeiten. Teilhabe hängt hier nicht allein vom materiellen Hintergrund ab. Institutionelles Engagement oder die Peergroup und deren Eltern können im Einzelfall die ökonomische Schlechterstellung abfangen und die Resilienz des sozioökonomisch belasteten Kindes fördern. Dennoch bleibt ein starker Zusammenhang zwischen Schichtzugehörigkeit und Entwicklungschancen bestehen: Die bereits erwähnte KIGGS-Studie verweist in drei Erhebungswellen in ihren Ergebnissen auf **stabile soziale Trends,** die gleichsinnig reproduzierbar waren. Befragt wurden in einer ersten Erhebungswelle 17.641 Kinder und Jugendliche im Alter von 0–17 Jahren und ihre Eltern. Erklärtes Ziel war es, Risiko- und Schutzfaktoren bzgl. der Kinder- und Jugendgesundheit zu identifizieren. Neben Fragebogenbatterien für Kinder, Jugendliche und deren Eltern wurden zudem auch körperliche Befunde und wichtige Laborkennwerte zu Gesundheit, Belastungen und Entwicklung erhoben. Die Ergebnisse bilden den Zusammenhang von Status, Gesundheit und Entwicklungschancen deutlich ab (Lampert und Richter 2009).

RESÜMEE

Kinder und Jugendliche mit einem niedrigen sozialen Status waren im Längsschnitt drei- bis viermal häufiger von psychischen Auffälligkeiten betroffen als jene mit mittlerem oder hohem Status.

19.2.3 Migrationsspezifische Einflüsse auf die Gesundheit von Kindern und Jugendlichen

Migration ist i. d. R. eine prägende Erfahrung für mehrere Generationen. Bei Migranten handelt es sich um eine heterogene Gruppe. Dementsprechend sind die Gesundheitsrisiken – abhängig von der Kultur des Herkunftslandes und dem Zeitpunkt der Migration – sehr unterschiedlich. Dies erschwert statistisch verallgemeinerungsfähige Aussagen (Schenk et al. 2008). Fragen der Kulturzugehörigkeit können im Alltag zu Problemen der Integration und somit zu schwereren Krisen kindlicher Identitätsbildung und kultureller Loyalität führen. Bei ungesicherter Aufenthaltsperspektive, die eine bedeutsame Subgruppe von Migranten betrifft, kumulieren die Risiken. Kinder aus Familien mit beidseitiger Migrationserfahrung (beide Eltern Migranten oder eigene Migrationserfahrungen der Kinder) haben häufig einen geringeren sozialen Status und damit einhergehend auch ein höheres Risiko für einen schlechten Gesundheitszustand (Santos-Hövener et al. 2019). In diesem Kapitel stehen migrationsspezifische Einflüsse auf die Gesundheit von Kindern und Jugendlichen im Fokus; ➤ Kap. 20 widmet sich den Einflüssen im Erwachsenenalter.

Bei der Lebensqualität, die Aufschluss über die subjektive Selbsteinschätzung der Lebenssituation gibt, findet sich zwar bzgl. des sozialen Status dahingehend ein kleiner Effekt, dass sich Kinder und Jugendliche mit niedrigem sozialem Status insgesamt als weniger zufrieden einschätzen (RKI 2007). Dies gilt jedoch nur für Migranten mit beidseitigem Migrationshintergrund, was verdeutlicht, dass Migrationserfahrung und sozialer Status sich nicht automatisch auf die Lebensqualität auswirken. Kinder und Jugendliche mit beidseitigem Migrationshintergrund sind gegenüber Gleichaltrigen mit einseitiger Migration und ohne Migration um ca. 50 % häufiger psychisch auffällig. Hinweise auf seelische Belastungen in den Bereichen emotionale Probleme, Hyperaktivität und Verhalten mit Gleichaltrigen ergeben sich bei 9,7 % der Kinder und Jugendlichen mit Migrationshintergrund *beider* Eltern im Gegensatz zu nur 6,7 % jener ohne Migrationshintergrund (Schenk et al. 2008; Azman et al. 2019).

Typische Entwicklungsaufgaben des Jugendalters wie die Ablösung vom Elternhaus können durch Migration gestört werden. Die erforderliche Neuorientierung an ein fremdes soziales Umfeld, oft im Kontrast zu den aus dem Herkunftsland tradierten Werten stehend, verschärft diese Ablösungsprozesse durch schwer lösbare Identitäts- und Loyalitätskonflikte, die transgenerational wirksam werden. Epidemiologische Kennwerte der kindlichen Entwicklung können diese komplexen Verhältnisse naturgemäß nur unvollständig abbilden. Das Körpergewicht als leicht messbare Variable mit hoher Gesundheitsrelevanz soll paradigmatisch herausgegriffen werden:

Kinder mit einem beidseitigen Migrationshintergrund neigen deutlich häufiger zu Übergewicht und Adipositas als solche ohne Migrationserfahrung. Die Zunahme des Gewichts ist bei Migrantenfamilien deutlich weniger mit dem (niedrigen) sozialen Status assoziiert, als dies für Jugendliche ohne Migrationshintergrund gilt. Weiterhin sind Körperbild und Übergewicht kulturell kodiert und somit nicht ohne kulturspezifisches Wissen vergleichbar.

RESÜMEE

Als genereller Trend zeichnet sich ab, dass die Inanspruchnahme ärztlicher Leistungen mit zunehmendem Alter bei Kindern und Jugendlichen mit Migrationshintergrund und niedrigem sozialem Status sinkt, was meist als Schwellenangst medizinischen Institutionen gegenüber und als mangelnde Fürsorge gedeutet wird. Somit lässt die Migrationssituation einen langfristigen, tiefgreifenden Einfluss auf Gesundheitsverhalten und sozialen Erfolg erkennen.

19.3 Politische Krisen und Gesundheit

Dieser Abschnitt wirft ein Schlaglicht auf die politische Entwicklung nach dem Ende der DDR. Andere politische Krisen durch den Klimawandel oder die Kriegsgefahr werden in anderen Kapiteln dieses Buches behandelt (z. B. ➢ Kap. 24 „Klimakrise und Gesundheit").

Wurde im Jahr 2000 die Frage nach dem wichtigsten historischen Ereignis der letzten 100 Jahre gestellt, so antworteten Befragte aus den alten Bundesländern mehrheitlich, dies sei der Zweite Weltkrieg gewesen, während in den neuen Bundesländern mehrheitlich der Fall der Mauer als wichtigstes Ereignis angesehen wurde (Berth et al. 2006). Dieses Ergebnis verweist schlaglichtartig auf einen weitreichenden Kontinuitätsbruch, der eine Neuorientierung erforderlich machte und damit tief in den Prozess der Identitätsbildung der Bürger im Osten einwirkte.

Auf diese und zukünftige Entwicklungen blickt die Bevölkerung der neuen Bundesländer mitnichten nur zuversichtlich. Ganz im Gegenteil lässt sich anhand der **sächsischen Längsschnittstudie,** begonnen in den späten 1980er-Jahren bis 2011, ein deutlich negativer Trend nachvollziehen. Dieser zeigt, dass in der Vorstellung der Befragten eine gesicherte Zukunft viel eher in der gesellschaftlichen Lage der DDR der 1980er-Jahre als in der Bundesrepublik der 2000er-Jahre möglich scheint (Berth et al. 2006, 2012; Förster et al. 2009). So sank die Zuversicht in allgemeine gesellschaftliche Entwicklungen in Ostdeutschland von über 80 auf unter 30 % ab. Eine andauernde Wegzugbewegung junger Menschen und ein deutlich geringeres Bruttoinlandsprodukt in den neuen verglichen mit den alten Bundesländern untermauern faktisch diese Einschätzung.

Abseits divergierender Wertorientierungen weisen epidemiologische Daten auf die gesundheitlichen Auswirkungen unterschiedlicher Sozialisationsbedingungen hin. Die Wiedervereinigung stellt in diesem Zusammenhang gleichsam ein *experimentum culturae* dar. Wird der Verlauf epidemiologischer Kennwerte für die Atopie betrachtet, so ergibt sich, aufgeschlüsselt nach Geburtskohorten, folgendes Bild:

- In der westdeutschen Bevölkerung waren Erkrankungen des allergischen Formenkreises (z. B. Heuschnupfen, Asthma) insgesamt sehr viel stärker verbreitet als im Staatsgebiet der ehemaligen DDR, wie Surveys des RKI in den Jahren 1990 und 1991 an Erwachsenen im Osten und Westen der Bundesrepublik ergaben. Die Befunde ließen sich sowohl in Fragebogendaten als auch im Serumtest auf Antikörper gegen Inhalationsallergene (RAST) nachzeichnen.
- Ausgehend von der in parallelen Messungen festgestellten höheren Luftverschmutzung im Osten wäre eigentlich zu erwarten gewesen, dass Soforttyp-Allergien in den neuen Bundesländern häufiger anzutreffen gewesen wären als in der alten Bundesrepublik.

Diese Differenz zugunsten der Bundesländer auf dem Territorium der ehemaligen DDR bestand jedoch nicht in allen Altersklassen. Erst bei denen, die nach der deutschen Teilung 1945 geboren worden waren, zeigten sich die Unterschiede, und zwar umso ausgeprägter, je jünger die Probanden waren. Somit erschien plausibel, dass bestimmte Faktoren in der frühen Kindheit sensibilisierend einwirken und sich darüber hinaus in beiden Teilen Deutschlands zunehmend different ausgestaltet hatten.

In der Interpretation dieser Befunde nennt das RKI hier insbesondere die nachfolgenden Faktoren: Die unterschiedlichen Erziehungsstile (90 % der Kinder im Osten erhielten einen Hortplatz) hatten ein Mehr an immunologischem „Training" durch häufigere Infekte, insbesondere mehr durchgemachte Wurmerkrankungen zur Folge. Weitere Erklärungsansätze waren das differente Rauchverhalten der Eltern (schnellere Zunahme des Zigarettenkonsums im Westen) sowie eine höhere Exposition gegen Autoabgase (mehr Kraftfahrzeuge im Westen als im Osten) (Bellach und Thefeld 1994; Nicolai et al. 1997).

Letztlich lassen diese Unterschiede die Hypothese aufkommen, dass bei vergleichbaren genetischen Ausgangsbedingungen in Ost und West **unterschiedliche Sozialisationsbedingungen in der frühen Kindheit** (inkl. ihrer somatisch prägenden Folgen) vorgelegen haben müssen, welche die differenten Prävalenzen beim atopischen Geschehen bedingt haben.

Für die somatische Relevanz von Sozialisationsbedingungen sprechen Ergebnisse aus dem KIGGS-Report zu 20 Jahren deutscher Einheit (Lampert 2010). Gesamtgesellschaftlich lässt sich eine breite Annäherung der Standards in der Gesundheitsversorgung konstatieren. Zur Vereinheitlichung des Gesundheitsniveaus führen jedoch auch gesundheitlich negative Entwicklungen: Für die Verbreitung von **Erkrankungen des allergischen Formkreises** in den neuen Bundesländern bedeutet die Angleichung der Lebensverhältnisse eine nachweisbare und deutliche Zunahme seit der Wiedervereinigung. Der veränderte Lebensstil fällt mit dieser Entwicklung zusammen und verweist auf einen Zusammenhang zwischen der Prävalenz von Allergien mit dem sozialen Wandel, der in den neuen Bundesländern stattfindet. Wir haben es gleichsam mit der somatischen Gegenprobe im Prozess der Wiedervereinigung zu tun, was das Kulturargument unterstreicht.

Wichtige Effekte im Gesundheitsverhalten Jugendlicher zeigen sich auch in den Problemfeldern **Drogengebrauch** (nach der Wende überschießend mehr als vor der Wende und mehr als im Westen), **Rauchverhalten** und bei Essstörungen (siehe dazu Basten et al. 1994; Rathner 1996; Rathner et al. 1995).

Wenig beeinflusst wurde positives Gesundheitsverhalten von Familien in den Bereichen **Impftreue** und Inanspruchnahme von **Vorsorgeuntersuchungen,** die in der DDR zu den elterlichen Pflichten gehörten und auch noch nach der Wende von den Eltern im Osten freiwillig in hohem Maße in Anspruch genommen wurden. Gleichzeitig nahmen auch Eltern im Westen diese präventiven Maßnahmen vermehrt in Anspruch, sodass sich ein Lerneffekt zwischen Ost und West ergab.

19.4 Psychische Gesundheit von Kindern und Jugendlichen in der COVID-19-Pandemie

Ähnlich dramatisch wie in der Folge der Wende wandelte sich das gesellschaftliche Klima im Rahmen der COVID-19-Pandemiebekämpfung. Die hygienebezogenen massiven Restriktionen im Alltag wirkten tief in die Familien hinein, wurden zu bestimmenden Momenten der Einschränkung persönlicher Freiheiten und Entfaltungsmöglichkeiten und nicht zuletzt zu wirtschaftlicher Bedrohung (vgl. zu den sozialen Auswirkungen der Pandemie auch ➤ Kap. 25). Der Alltag war bestimmt durch mobile Arbeitsformen der Eltern (Homeoffice), der Schul- und Kitabetrieb wurde deutlich reduziert oder kam ganz zum Erliegen. Damit wurden wichtige Erfahrungsräume für Kinder und Jugendliche geschlossen, die Sozialisationsmöglichkeiten durch gemeinsames Lernen und das Erleben von Gruppenprozessen entfielen. Im Sinne eines „Rücksturzes ins heimische Nest" und einer „Kompensation durch virtuelle Lebenswelten" veränderten sich die Erfahrungsmöglichkeiten von Kindern und Jugendlichen i. S. einer forcierten Mediatisierung.

Metaanalysen zur Symptombelastung von Kindern, Jugendlichen und ihren Familien zeigen rund um den Globus eine deutliche Zunahme von Angst, Depression und Einsamkeit (Stavridou et al. 2020; Windarwati et al. 2022) im Verlauf dieser Prozesse. Bestanden jedoch vor der Pandemie bereits erhebliche *soziale* Ängste, so konnten Schulschließungen zu einer *Abnahme* der Symptombelastungen führen und wurden als Erleichterung erlebt (Morrissette 2021). Die Ängste der Jugendlichen verstärkten sich dabei durch die Befürchtungen vonseiten der Eltern und Lehrer, sodass die kindlichen Ängste in einem Klima des gesundheitlichen Notstands insgesamt wenig beruhigt und aufgefangen werden konnten. Diese Belastungen waren, entlang der bekannten sozialen Risikofaktoren, besonders stark bei Familien mit geringer finanzieller Sicherheit, niedrigem Bildungsstand und hoher Belastung durch Kleinkinder und unsichere Beschäftigungsverhältnisse. Auch die Faktoren größerer Resilienz waren entlang der Erwartungen: Wissen um die Erkrankung, Bildung, ausreichende ökonomische Ressourcen und das Fehlen eines Migrationshintergrunds wurden als positive Momente der Pandemieverarbeitung in Europa benannt (Wirkner et al. 2021).

19.5 Familiäre Risikofaktoren und Gesundheit

19.5.1 Familiäre Lebensform

Rund 70 % der minderjährigen Kinder leben bei verheirateten Eltern, rund 12 % bei Eltern in Lebensgemeinschaften und 18 % bei alleinerziehenden Eltern (Statistisches Bundesamt 2022a). Die Daten des Statistischen Bundesamtes differenzieren nicht zwischen leiblichen, Stief-, Pflege- oder Adoptiveltern. Sie zeigen jedoch deutlich, dass Minderjährige in Ostdeutschland mit einer Quote von 60,5 % seltener bei verheirateten Eltern leben, wobei sie auch häufiger in eine nichteheliche Partnerschaftsform geboren werden. Auch das Zusammenleben mit nur einem Elternteil ist in Ostdeutschland 2021 mit rund 17 % deutlich höher als in Westdeutschland mit rund 12 % (Statistisches Bundesamt 2022b).

Dies zeigt, dass ein beträchtlicher Teil von Kindern in Deutschland mit der Trennung der Eltern und in der Folge den besonderen Belastungen von Alleinerziehenden konfrontiert ist. Der positive und gleichsam gesundheitsfördernde Einfluss des Zusammenlebens beider Eltern zeigte sich in signifikantem Maße mit einer guten allgemeinen Gesundheit der Kinder. Das positiv erlebte Zusammenleben der Eltern mit positiv erlebtem Familienklima wirkt sich ebenfalls günstig auf die Gesundheit der in diesen Familien lebenden Kinder und Jugendlichen aus (Rattay et al. 2012).

Die Belastungen von **alleinerziehenden Eltern** hingegen werden in den Bereichen Emotionalität, Verhaltensstörungen und spätere Gesundheit bei Kindern und Jugendlichen deutlich (Rattay et al. 2014; Scharte und Bolte 2012; Egle et al. 2016). Darüber hinaus war auch ein reduziertes Gesundheitsverhalten bei Kindern aus alleinerziehenden Familien zu beobachten. Bei Jungen zeigten sich vermehrt adipöse Kinder und Jugendliche (Scharte und Bolte 2012). Es fehlt an erzieherischem Einfluss auf das Essverhalten und an Anreizen für mehr sportliche Aktivität. Gerade bei Alleinerziehenden, die einer beruflichen Tätigkeit nachgehen, bleibt oft wenig Zeit für gemeinsame Mahlzeiten. Das Familienleben wirkt dadurch entleerter, die Familienmitglieder vereinzelter. Mehr Medienkonsum, weniger Außenaktivitäten, damit mehr Adipositas und eine größere Akkumulation weiterer Faktoren, welche die Gesundheit negativ beeinflussen, sind die Folge.

Spannend in diesem Zusammenhang ist die epidemiologische Feldstudie von Regnerus (2012). Hier wurden Amerikaner im Alter von 18–39 Jahren zum Aufwachsen in verschiedenen Familienarrangements und zu ihrer weiteren persönlichen Entwicklung befragt. In der Ergebnisdarstellung zeichnete sich im Spiegel von multivariaten Analysen ab, dass Kinder aus homosexuellen Beziehungen, aus heterosexueller biologischer Elternschaft und aus anderen Formen der Elternschaft (etwa aus Adoptionsfamilien oder auch aus Familien mit alleinerziehendem Elternteil) *unterschiedliche* epidemiologische Kennwerte aufwiesen:

- Kinder aus Scheidungsfamilien, Stieffamilien und Familien mit nur einem Elternteil zeigten sich akademisch benachteiligt.
- Parallel dazu konnten Kinder aus diesen spezifischen Lebensformen auch weniger Haushaltseinkommen erwirtschaften, waren also ärmer.
- Kinder aus diesen besonderen familiären Lebensformen rauchten häufiger Marihuana, sahen mehr fern, wurden häufiger polizeilich auffällig, begingen mehr rechtliche Vergehen, die auch juristisch verfolgt wurden, und hatten mehr sexuelle Partner, als dies bei den bereits beschriebenen Vergleichsgruppen der Fall war.

Diese Ergebnisse standen allerdings in scharfem Gegensatz zu Publikationen bzgl. homosexueller Elternschaften, die bislang die Grundlage für die Beratungspraxis und für die Entscheidungen der Familiengerichte waren. Eine umfassende Darstellung der psychosozialen Indizes kindlicher Entwicklung in Abhängigkeit vom Aufwachsen

19

in „neuen" Familienformen wurde von Golombok (2015) vorgelegt. Sie betont vor dem Hintergrund der sorgfältig zusammengetragenen Empirie die **positive Wirkung der Familie auch in ihrer Diversität.**

19.5.2 Chronische Erkrankung

Ebenfalls wurde untersucht, inwieweit die Ausbildung einer chronischen Erkrankung mit der Familienkonstellation zusammenhängt. Allgemein zeigte sich bzgl. der Ausbildung einer chronischen Erkrankung bei Kindern bis 17 Jahren in Einelternfamilien ein 1,45-fach erhöhtes Risiko (Rattay et al. 2012; Scharte und Bolte 2012).

Am Beispiel von Kindern und Jugendlichen mit **Diabetes mellitus Typ 1** zeigt die Studie von Schlarb et al. (2023), wie sich die Familienstruktur auf den HbA_{1c} und andere Qualitätsindikatoren der Diabeteseinstellung auswirken. Länderübergreifend schließt sie 15.100 Probanden ein und verdeutlicht, dass ein niedriger HbA_{1c} signifikant mit einem Zwei-Eltern-Haushalt mit einem vollzeitarbeitenden Vater und einer mindestens teilzeitbeschäftigten Mutter verknüpft ist. Der Status der Beschäftigung spielt eine wichtige Rolle in der Diabeteseinstellung.

Betrachtet man die soziale Kompetenz von chronisch kranken Kindern, so findet sich in Metaanalysen, dass unter den chronischen Erkrankungen insbesondere Adipositas, Bluterkrankungen, Rheuma, Krebs und gastrointestinale Störungen (in dieser absteigenden Reihenfolge) psychosozial belastend sind. Gegenüber Kontrollgruppen sind die Effekte der Chronizität mit Effektstärken (Cohens *d*) von 0,3–0,8 als klein bis mittelgroß einzuschätzen. Insgesamt schätzen Eltern ihre Kinder als stärker belastet ein als die Kinder sich selbst. Verhaltensprobleme treten seltener auf. Bevorzugt wird internalisierendes gegenüber externalisierendem Problemlösungsverhalten.

19

Variablen wie die Dauer der Erkrankung (zu Beginn stärker als im weiteren Verlauf), das Alter (in der Pubertät stärker als in früheren Jahren), das Geschlecht (Jungen stärker als Mädchen) und die ethnische Herkunft (bei höherem Migrantenanteil stärkere Stigmatisierung als bei geringerem Anteil in der Umgebung) scheinen eine wichtige Rolle zu spielen. Die stabilisierende Wirkung flankierender psychosozialer Maßnahmen in Bezug auf Akzeptanz und Verarbeitung der chronischen Erkrankung kann im historischen Vergleich nachgezeichnet werden. Dies bildet sich auch darin ab, dass die empirisch gemessene Belastung chronisch kranker Kinder bei Veröffentlichungen vor 1990 stärker nachweisbar ist (immer gemessen über die Effektstärken der Stigmatisierungs- und Beeinträchtigungsparameter), als dies bei später erschienenen Publikationen, etwa zwischen 2001 und 2011, der Fall ist. Somit kann empirisch aufgezeigt werden, dass stigmatisierende und sekundär neurotisierende Verhaltensweisen durch chronische Erkrankungen angestoßen werden. Dies kann jedoch in hochentwickelten Ländern mit guter psychosozialer Versorgung und gutem Sozialstatus der Familien relativiert werden.

Der Stellenwert psychosozialer Einflussfaktoren auf das Krankheitsmanagement ist empirisch am Beispiel des Diabetes mellitus Typ 1, einer modellhaften chronischen Erkrankung, gut belegbar: Konflikte mit den Eltern, zu Zwist und Trennung führende Spannungen der Eltern untereinander, mangelnde Kommunikation und Aufsicht in den Familien – all diese Faktoren fungieren als wichtige Störelemente in der Optimierung der Stoffwechseleinstellung. Umgekehrt gelten adäquate Kommunikation in der Familie, konsequente und doch nicht dominierend-gängelnde Kontrolle der Blutzuckerwerte, hohe Expressivität in der Emotionalität und gute affektive Beziehung als Prädiktoren für einen gelingenden Umgang mit Diabetes mellitus (Herge et al. 2012).

19.6 Sozialisation und Gesundheit

Individuation, Ablösung und Identitätsentwicklung sind an Familien- und Feldkonstellationen gebunden und realisieren sich in einem spezifischen historisch-politischen Umfeld, dem gesellschaftlichen Kontext. Die Zunahme von Statusdifferenzen (Reich gegen Arm), Umwälzungen politischer Herrschaftssysteme (Oben gegen Unten), Migrationsbewegungen (Drinnen gegen Draußen) und die Zuspitzung von Generationskonflikten (Jung gegen Alt) wirken prägend auf die Sozialisationsprozesse von Kindern und Jugendlichen ein. So abstrakt die Sprache der Soziologie dies auch immer abbilden mag, so konkret wird dies in einem psychosomatischen Kontext an Indikatoren der gesunden Entwicklung ablesbar. Parallel dazu muss die rasante körperliche und seelische Entwicklungsdynamik von Kindern mit bedacht und in einen interpretativen Gesamtzusammenhang gestellt werden. Dabei entstehen oszillierende Bewegungen zwischen Anlehnung und Ablösung, Identifikation und Entfremdung, bis schließlich ein eigener Weg i. S. der Individuation des Subjekts gefunden werden kann. Diese Zusammenhänge sollen am Beispiel von Gesundheit und Sozialisation verdeutlicht werden.

Kranksein wird heute nicht mehr allein als schicksalhaft empfunden. Der selbstbestimmte Einfluss („Selbstwirksamkeit") lässt Krankheit als eine kritische, aber in Abhängigkeit von körperlichem Zustand und Alter bewältigbare Phase zur Wiedergewinnung von Vitalität begreifen.

Präventionsmaßnahmen und der Ausbau von Public-Health-Programmen sind deutliche Zeichen eines Wertewandels, der zunehmend die soziale Wirklichkeit nach Resilienz und Risiko bewertet und daraus Normen zu erzeugen versucht, wie sie sich in der Praxis der Bonusprogramme von Krankenversicherungen abzeichnen. Der Erhalt von Gesundheit und Produktivität wird schon heute von einigen Soziologen als weit über die medizinische Praxis hinaus bis in die kindliche Sozialisation hineinwirkend beschrieben (vgl. Dippelhofer-Stiehm 2008).

Aktuelle Modelle der Sozialisation vertreten einen akteurszentrierten Ansatz der produktiven Aneignung von Wirklichkeit (Hurrelmann 2006), in dem es sowohl um Anpassung als auch um die individuelle Gestaltung der persönlichen Entwicklung in eine spezifische gesellschaftliche Position hinein geht. Unterschieden wird die Primärsozialisation in der Familie von der Sekundärsozialisation in einer zweiten Sozialisationsinstanz, der Schule sowie später der Rolle als Erwerbs- und Hausarbeiter. Schrittweise orientiert sich das Individuum an immer komplexeren Symbolsystemen, die aufeinander verweisen (Corsten 2020). Orientierungsleistungen mit Bezug auf die eigene Identität sind immer dann besonders schwierig, wenn ein Wechsel des sozialisatorischen Kontextes erforderlich ist, da der Bruch mit eingeübten Routinen Konflikte provozieren kann und in eine offene Zukunft hinein erprobt werden muss. Diese alltäglichen Krisen und ihre Bewältigung lassen sich in den gefundenen Routinelösungen bildungsgeschichtlich nachvollziehen und Aussagen über die Struktur der Individuation in eine nicht festgelegte neue Zeit zu (Oevermann 2004). Hierunter fallen ebenso Versuche der Ablösung aus Elternhaus und Schule wie die Anbahnung und Knüpfung von Paar- und Freundschaftsbeziehungen, die Wahl eines Hobbys oder einer Subkultur u. v. m. Der springende Punkt ist, dass auch vorgezeichnete Wege individuell durchschritten werden müssen und einen subjektiven Erfahrungsgehalt bergen, der zur individuellen Lösung von Handlungsproblemen auffordert und auf die Ausbildung einer spezifischen Autonomie von Lebenspraxis zielt.

Ein anderes Beispiel für die Konflikt- und Prozesshaftigkeit dieser Entwicklungsaufgaben ist die Entscheidung für einen Bildungsweg, eine Subkultur oder einen Lebensstil, der vom familiären Alltag deutlich abweicht. In diesen Separationsprozessen steckt ein kreatives, identitätsbildendes und emanzipatorisches Potenzial. Dieser Prozess ist schwierig und führt vor allem in einem durch einen niedrigen sozialen Status belastenden Umfeld häufiger zu psychischen Krisen. Kommt die Aufgabe hinzu, die medizinischen Anforderungen einer chronischen Erkrankung mit in den Alltag integrieren zu müssen, werden die beschriebenen Prozesse durch ein Mehr an Vorgaben und disziplinierender Kontrolle umso krisenhafter. Der altersentsprechende Wunsch nach mehr Autonomie wird durch die krankheitsimmanente höhere Anpassung und Kontrolle konterkariert (bspw. bei Typ-1-Diabetes).

19.7 Sozialtherapeutische Interventionen und ihre Effekte

Um Familien zu unterstützen, die sich in Krisen befinden oder Risikofaktoren aufweisen, die ein präventives Handeln einfordern, haben sich in Deutschland auf vielfältige Art und Weise regionale und überregionale Programme insbesondere zu „Frühen Hilfen" etabliert (vgl. die Übersicht über präventive Konzepte in ➤ Kap. 33). Es zeigt sich, dass die Pluralität der Programme eine wissenschaftliche Evaluation ihrer Wirksamkeit erschwert. Klare Leitlinien darüber, wann, wie und durch welche ausgebildeten Helfer die betroffenen Familien unterstützt werden sollten, fehlen nach wie vor.

19.7.1 Frühe Hilfen

In einer strukturierten Literaturübersicht (Metaanalyse) zeigen Taubner et al. (2013), dass es in Deutschland an begleitenden Studien zur Wirksamkeit sozialtherapeutischer Maßnahmen mangelt. Zudem musste konstatiert werden, dass sich z. B. in der mütterlichen Symptombelastung im Prä-Post-Vergleich ($d = .28$) und im Vergleich zur Kontrollgruppe ($d = .22$) nur ein geringer positiver Effekt der Programme zu Frühen Hilfen nachweisen ließ. Ebenfalls im Prä-Post-Vergleich zeigt sich bzgl. der maternalen Kompetenzentwicklung immerhin ein kleiner Effekt ($d = .40$). In den untersuchten Bereichen des sozialen Unterstützungserlebens sowie der psychischen und physischen Entwicklung der Kinder war jedoch kein Effekt nachweisbar. Zudem konnte in der Metaanalyse gezeigt werden, dass Interventionen mit niedrigschwelligem Zugang insgesamt effektiv waren ($d = .29$).

Interventionen bei Risikokindern ($d = .29$) waren effektiver als Interventionen bei Risikoeltern ($d = -.10$). Hintergrund ist hierbei, dass ein chaotischer Bindungsstil i. S. eines belastenden Temperaments der Kinder immer dann reduzierbarer ist, wenn die Eltern vergleichsweise frei von eigenen seelischen Belastungen sind und über ein gewisses Maß an Stabilität verfügen (Bakermans-Kranenburg et al. 2005). Mit einer Effektstärke von $d = .23$ konnten die Autoren zeigen, dass psychosoziale Interventionen, die nach dem 6. Lebensmonat des Kindes starten, am effektivsten sind. Als Hintergrund der Effektivität werden die bereits vollzogene Annahme der neuen Familiensituation und die Entwicklung eines Problem- und Konfliktbewusstseins diskutiert. Beginnt die Unterstützung vor dieser Entwicklung, kann das noch nicht adaptierte Familiensystem die Annahme der Unterstützung blockieren. Parallel dazu dokumentiert die Metaanalyse von Nievar et al. (2010), dass bei Risikofamilien häufigere Hausbesuche einen größeren Effekt bewirken als Programme mit weniger Hausbesuchen.

RESÜMEE

Insgesamt zeigt sich durch nationale wie auch internationale Studien im Kontext unterschiedlicher Rahmenbedingungen für diese Hilfen und vermittelt durch unterschiedliche Berufsgruppen eine moderat positive Wirksamkeit, bezogen sowohl auf Variablen von Müttern und Eltern, welche die Fähigkeit zur Sorge um das Kind reflektieren, als auch auf Variablen der kindlichen Entwicklung.

19.7.2 Familienerhaltende sozialtherapeutische Interventionen

Ähnlich moderate Effekte lassen sich für die Fragestellung beschreiben, ob psychosoziale Interventionsprogramme, auf der Ebene statistischer Evaluation nachweisbar, familienerhaltend wirksam werden können. Hierzu ist in den letzten 20 Jahren eine Reihe von Metaanalysen erstellt worden. Nach definierten Gütekriterien (Implementierung der Maßnahme, Kontrollgruppendesign, Qualität der statistischen Evaluation) wurden insgesamt 38 Studien zu 27 verschiedenen Maßnahmen identifiziert. Zwar erwies sich eine ganze Reihe von Interventionen nach den Kriterien der statistischen Signifikanz als erfolgreich, dennoch waren die Effektstärken insgesamt vernachlässigbar gering. Überspitzt formuliert konnten tendenziell förderliche Programme beschrieben werden, die aber letztlich keine bedeutsame Wirksamkeit entfalteten.

In Analysen von familienerhaltenden Präventivmaßnahmen mit dem Ziel der Vermeidung von Inobhutnahmen (Al et al. 2014; Sidor et al. 2018; Taubner et al. 2013) wurden 20 empirisch anspruchsvolle Studien zu familienbezogenen Intensivmaßnahmen mit insgesamt

31.369 (!) teilnehmenden Familien einbezogen. Nun konnte ein sehr viel positiveres Bild gezeichnet werden:

Intensive präventive Familienarbeit („intensive family preservation programs") wies eine mittlere positive Effektstärke auf (Cohens *d* = .5).

Sie war effektiv in der Prävention von extrafamiliärer Betreuung aufgrund latenter Kindeswohlgefährdung bei Multiproblemfamilien, aber nicht in Familien, bei denen familiäre Gewalt das Kernproblem war. Variablen wie Geschlecht des Kindes, Anzahl der Kinder im Haushalt, Erziehung durch einen Elternteil oder ethnische Zugehörigkeit („non-white", stärkster psychosozialer Prädiktor) spielten eine Rolle. Auch die Arbeitsbelastung der Professionellen im jeweiligen Programm (Caseload, zweitstärkster Prädiktor) spielte eine wichtige Rolle: Somit konnte bei massiven Problemen in der Familie eine Inobhutnahme *immer dann verhindert werden,* wenn beide Eltern präsent waren, eher Mädchen als Jungen auffällig wurden, weniger Kinder in der Familie großzuziehen waren, die Eltern der europäisch-weißen Ethnie angehörten und die fallzuständigen Jugendämter nicht überlastet waren. Stand familiäre Gewalt im Vordergrund, waren familienbezogene Hilfen nicht effektiv. Sehr viel weniger optimistisch zur Wirksamkeit intensiver familienerhaltener Interventionen äußern sich Bezecky et al. (2020) in einer Metaanalyse, in die 4.362 Familien aus 37 Studien einbezogen werden konnten. Hier waren die Interventionen immer dann erfolgreich, wenn die Hilfe nur für *ein* Kind als Indexpatient notwendig war, während die Daten für Multiproblemfamilien keine Effekte zeitigten.

Im Einzelfall kann dann jedoch wieder gezeigt werden, dass ein individualisierter, hochintensiver Unterstützungsplan familienerhaltend wirksam sein kann, wie am Beispiel einer Familie mit Münchhausen-by proxy-Agieren gezeigt werden konnte (Einzelfalldarstellung bei Brosig et al. 2014).

19.8 Eine zusammenfassende Perspektive auf Krankheit, Körper und Gesellschaft

Bei Familien zeigt sich vor dem Hintergrund belastbarer epidemiologischer Daten und einer Vielzahl von Studien und Metaanalysen, dass soziale und kulturelle Bedingungen mit den dazugehörigen Konflikten oft mehr zur Erklärung von Symptombelastungen und Gesundheitsrisiken beitragen als ethnische und andere biologische bzw. geschlechtsgebundene Faktoren.

Immer wieder steht die Psychosomatik in Gefahr, dieses sozio-psycho-soziale Spannungsfeld in einem reduktionistischen Gestus der „Professionalisierung" in der Psychotherapie zu entlasten, der Verführung durch psychobiologische Alleinvertretungsansprüche zu erliegen und sich dem interdisziplinären Austausch zwischen Medizin, Psychologie und Soziologie zu entziehen (vgl. Layton 2006).

Der Körper trägt aber die Spuren der gelebten Geschichte und der sozialen Umwelt. Psychische Traumata sind gleichzeitig, symbolisch wie konkret, tief im Körper eingeschrieben – psychosomatische Narben, die latent ihre Wirkmächtigkeit entfalten.

LITERATURAUSWAHL

Al CMW, Stams GJM, Bek MS, et al. A meta-analysis of intensive family preservation programs: Placement prevention and improvement of family functioning. Children and Youth Services Review 2014.34:1472–1479.

Berth H, Brähler E, Zenger M, Stöbel-Richter Y. Innenansichten der Transformation. 25 Jahre Sächsische Längsschnittstudie (1987–2012). Gießen: Psychosozial-Verlag 2012.

Bezeczky Z, El-Banna A, Petrou S, Kemp A. Intensive family preservation services to prevent out-of-home placement of children: A systematic review and meta-analysis. Child Abuse Neglect 2020; 102: 104394.

Brosig B, Tamble K, Zimmer K-P. Familienorientierte Psychotherapie bei vernachlässigten Kindern. Monatsschrift für Kinderheilkunde 2014; 162: 1104–1109.

Lampert T, Richter M. Gesundheitliche Ungleichheit bei Kindern und Jugendlichen. In: Hurrelmann K, Richter M (Hrsg.): Gesundheitliche Ungleichheit. Grundlagen, Probleme, Perspektiven. Wiesbaden: VS-Verlag 2009; 209–230.

Layton L. Attacks on linking. The unconscious pull to dissociate individuals from their social context. In: Layton L, Hollander NC, Gutwill S (eds.): Psychoanalysis, Class and Politics. Encounters in the clinical setting. London, New York: Routledge 2006; 107–117.

Matzat J. Zur Bedeutung von Selbsthilfegruppen in der Gesundheitsvor- und -nachsorge. Prävention 1987; 10: 75–79.

Rattay P, Lampert T, Neuhauser H, Elltert U. Bedeutung der familialen Lebenswelt für die Gesundheit von Kindern und Jugendlichen. Ergebnisse des Kinder- und Jugendgesundheitssurveys (KiGGS). Zeitschrift für Erziehungswissenschaften 2012; 15: 145–170.

Regnerus M. How different are the adult children of parents who have same-sex relationships? Findings from the New Family Structures Study. Soc Sci Res 2012; 41: 752–770.

Richter HE. Die Chance des Gewissens. Hamburg: Hoffmann und Campe 1986.

Roelcke V. Nazi medicine and research on human beings. Lancet 2004; 364 (Suppl 1): s6–s7.

Zimmer A. Vereine–Zivilgesellschaft konkret. Wiesbaden: VS Verlag für Sozialwissenschaften 2007.

KAPITEL

20

Yesim Erim und Eva Morawa

Migration und psychische Gesundheit

20.1 Einleitung

Dieses Kapitel befasst sich mit der Begegnung von Patient*innen und Behandler*innen aus unterschiedlichen Kulturen. Es zielt darauf ab, Ärzt*innen und Psychotherapeut*innen mit der Notwendigkeit einer sensiblen Wahrnehmung der Interkulturalität und Diversität in allen Formen ärztlicher und psychotherapeutischer Praxis vertraut zu machen. Vermittelt werden grundlegende Informationen zur Geschichte der Migration nach Deutschland, zu den kulturellen Einflüssen auf Selbst- und Fremdbilder, zur Bedeutung speziellen ethnosoziokulturellen Wissens, über kultursensible psychotherapeutische Interventionen sowie über Schritte der kulturellen Öffnung in Institutionen.

Relevante Forschungsergebnisse aus dem deutschsprachigen Raum werden im Überblick vorgestellt. Auf diese Art und Weise soll die ärztliche und therapeutische Haltung um die Wahrnehmung kultureller Diversität und um kulturell sensitive Interventionen in der Behandlung ergänzt werden. Es versteht sich von selbst, dass das Kapitel keine systematische Übersicht darstellen kann und Schwerpunkte nach einer subjektiven Auswahl der Autorinnen gesetzt werden. Insbesondere wird das Phänomen aus der bundesdeutschen Perspektive beschrieben und vorausgesetzt, dass viele Aspekte auf andere deutschsprachige und europäische Länder übertragbar sind.

20.2 Migration als globales Phänomen: Fakten, Formen, Ursachen

20.2.1 Zahlen

Die Migration stellt ein weltweites und in der Menschheitsgeschichte omnipräsentes Phänomen dar. In den letzten Jahrzehnten haben die Migrationsströme jedoch deutlich zugenommen. Schätzungen zufolge ist die Gesamtzahl von 281 Mio. Menschen, die im Jahr 2020 in einem anderen Land als ihrem Geburtsland leben, um 128 Mio. höher als 1990 und mehr als dreimal so hoch wie im Jahr 1970. Die Arbeit ist dabei der wichtigste Faktor bei Migrationsbewegungen. Zusätzlich bewegt sich die Zahl der Menschen, die aus ihrer Heimat vertrieben werden, aktuell auf Rekordniveau; weltweit gibt es etwa 55 Mio. Binnenvertriebene und mehr als 26 Mio. Geflüchtete (World Migration Report 2022). Zu den Staaten mit der höchsten Einwanderungsquote gehörten 2020 die USA (50,6 Mio.), Deutschland (15,8 Mio.) und Saudi-Arabien (13,5 Mio.) (World Migration Report 2020). Europa ist weltweit die Region mit der höchsten Anzahl von Migrant*innen. Jede dritte Person mit Zuwanderungsgeschichte weltweit lebt in Europa (vor allem West- und Zentraleuropa), was 12 % der Gesamtbevölkerung des alten Kontinents entspricht (World Migration Report 2020). Im Jahr 2023 lebten in Deutschland, dem wichtigsten Zielland für Migrant*innen in Europa und dem zweitgrößten Aufnahmeland weltweit, mehr als 24,9 Mio. Personen mit Migrationshintergrund (29,7 % der Bevölkerung), was den höchsten Wert seit Beginn der Messung im Jahr 2005 darstellt (Statistisches Bundesamt 2024).

Seit dem Mikrozensus 2014 findet folgende Definition von Migrationshintergrund Anwendung:

„Eine Person hat einen Migrationshintergrund, wenn sie selbst oder mindestens ein Elternteil die deutsche Staatsangehörigkeit nicht durch Geburt besitzt."

Statistisches Bundesamt (2017: 4)

Die Vertriebenen des Zweiten Weltkriegs und deren Nachkommen zählen nicht zur Bevölkerung mit Migrationshintergrund, weil sie und ihre Eltern mit deutscher Staatsangehörigkeit geboren wurden. Die Population der Menschen mit Migrationshintergrund stellt eine hinsichtlich ethnischer Zugehörigkeit, Religion und Kultur, sozialem und rechtlichem Status, Einwanderungsmotiv, Aufenthaltsdauer etc. sehr heterogene Gruppe dar. Die meisten in Deutschland lebenden Personen mit Migrationshintergrund stammen aus der Türkei (11,7 %), aus Polen (8,8 %) und der Russischen Föderation (5,4 %) (Statistisches Bundesamt 2024). Durch kriegsbedingte Fluchtbewegungen aus Syrien (2014) und der Ukraine (2022) haben diese kulturellen Gruppen große Relevanz in der Versorgung erlangt.

20.2.2 Geschichte der ethnischen und kulturellen Unterschiedlichkeit in Deutschland

Deutschland hat seit Mitte des 19. Jh. mehrere Einwanderungswellen erfahren, ohne die sein wirtschaftlicher Aufstieg nicht denkbar wäre. Waren es bis zu Beginn des 20. Jh. vornehmlich Menschen aus den östlichen Landesteilen (u. a. ehemals Westpolen), so kamen später Arbeitskräfte auch aus entfernteren östlichen Staaten, bis in der Zeit des Zweiten Weltkriegs über 8 Mio. Zwangs- und Fremdarbeiter*innen die Kriegsindustrie aufrechterhielten. Nach dem Krieg kamen Flüchtlingsströme aus der DDR und Osteuropa, die in die deutsche Gesellschaft integriert werden konnten. Spätestens mit dem Mauerbau begann eine massive Anwerbepraxis von Arbeitskräften aus dem Mittelmeerraum (vornehmlich Italien, Spanien, Griechenland, Türkei und Jugoslawien), wodurch sich die Zahl der Ausländer*innen in Deutschland deutlich erhöhte.

Wie bei fast allen Migrationswellen zuvor wurde auch jetzt verkannt, dass viele dieser Menschen nicht nur vorübergehend, sondern dauerhaft in Deutschland bleiben würden. Der Anwerbestopp 1973 wurde vonseiten der Migrant*innen damit beantwortet, dass Familienangehörige nachgeholt wurden und die Zahl der Zugewanderten in Deutschland weiterhin stetig stieg. Ab Ende der 1980er-Jahre kamen nunmehr vermehrt Aussiedler*innen aus Polen, der ehemaligen Sowjetunion und Rumänien und infolge politischer Entwicklungen (Militärputsch in der Türkei, Jugoslawienkrieg) auch Geflüchtete nach Deutschland. In der jüngeren Geschichte Deutschlands ist die Zahl der Geflüchteten besonders durch die Kriege in Syrien und der Ukraine nochmals erheblich angestiegen. Ab 2015 gelangten etwa 1 Mio. Syrer*innen nach Europa, wovon der Großteil mit 878.000 Personen in Deutschland Zuflucht fand (Statistisches Bundesamt 2022). Außerdem wurden allein zwischen dem Beginn des russischen Angriffskrieges Ende Februar und Oktober 2022 über 1 Mio. (1.008.935) Personen aus der Ukraine im deutschen Ausländerzentralregister (AZR) registriert (Mediendienst Integration).

Die Beweggründe für eine Migration sind vielfältiger Natur, und nicht selten steht hinter der Entscheidung zu migrieren ein Konglomerat aus verschiedenen Motiven. Manche Menschen wandern freiwillig aus, während andere zu diesem Schritt gezwungen werden (z. B. Flucht vor politischer oder religiöser Verfolgung). Mögliche **Anlässe zur Wanderung** sind in ➤ Box 20.1 zusammengefasst.

BOX 20.1

Mögliche Migrationsanlässe (World Migration Report 2013)

- Ökonomische Faktoren (wachsende Kluft zwischen Ländern in Bezug auf den Lebensstandard: höherer Lebensstandard und größeres wirtschaftliches Wachstum im Zielland = „Pull"-Faktoren)
- Regierung und öffentliche Institutionen (z. B. Korruption und Mangel an qualitativ guten Bildungsangeboten und Gesundheitsleistungen = „Push"-Faktoren)
- Demografisches Ungleichgewicht (z. B. erhöhen sinkende Geburtenraten und die steigende Lebenserwartung in vielen Industrieländern den Bedarf an ausländischen Arbeitskräften)
- Konflikte (z. B. ethnischer oder religiöser Natur, ferner resultierend aus ökonomischer Ungleichheit oder dem Wettbewerb um natürliche Ressourcen; Diskriminierung jeglicher Art)
- Umweltfaktoren (infolge von Naturkatastrophen und Industrieunfällen)
- Transnationale Netzwerke (organisierte Migranten-Communities und Familienangehörige im Zielland = „Pull"-Faktoren")

20.3 Psychische Gesundheit von Migrant*innen: Studienergebnisse und Hauptbefunde

In den letzten Jahren bzw. Jahrzehnten ist ein zunehmendes Forschungsinteresse an psychischen Erkrankungen bei Migrant*innen zu konstatieren. Die einschlägige bundesdeutsche wie internationale Studienlage zeigt konträre Befunde, nicht zuletzt aufgrund methodischer Limitationen wie z. B. unterschiedlicher Operationalisierungen des Migrantenstatus (Kirkcaldy et al. 2006) oder Beschränkungen auf eine Ethnie (Lindert et al. 2008a). So existieren sowohl klinische als auch nichtklinische Untersuchungen, die keine bedeutsamen Differenzen zwischen der allochthonen und der autochthonen Bevölkerung feststellen (Glaesmer et al. 2009; Mewes et al. 2010), während die Mehrheit der Studien signifikant erhöhte Prävalenzraten und Ausprägungsgrade psychischer Erkrankungen bei Migrant*innen verzeichnet (Bermejo et al. 2010; Erim et al. 2011; Morawa et al. 2017; Bas-Sarmiento et al. 2017; Kobel et al. 2020). Es werden z. T. große Unterschiede zwischen verschiedenen Migrantengruppen detektiert. So sind z. B. polnischstämmige Migrant*innen signifikant weniger depressiv als türkischstämmige (Morawa und Erim 2014a; Beutel et al. 2016); spanische und italienische Migrant*innen weisen weniger psychosomatische Beschwerden auf als Personen türkischer und russischer Herkunft (Bermejo et al. 2012). Auch sind bei Migrantinnen meist eine höhere Ausprägung psychischer Symptome (Wittig et al. 2004; Morawa et al. 2017) sowie höhere Prävalenzraten psychischer Erkrankungen (vor allem Depressionen, Angst- und somatoforme Störungen) zu beobachten als bei Migranten (Bermejo et al. 2010; Bedaso und Duko 2022).

Hinsichtlich des Zusammenhangs zwischen der psychischen Befindlichkeit von Personen mit Migrationshintergrund und dem Akkulturationsgrad, z. B. operationalisiert als Sprachkenntnisse (Wiking et al. 2004) bzw. Aufenthaltsdauer im Aufnahmeland (Tran et al. 2007; Foo et al. 2018), sind inkonsistente Befunde zu beobachten. Als relativ gesichert dagegen gilt, dass „unfreiwillige" Migrant*innen (Geflüchtete und Asylbewerber*innen) belasteter sind als „freiwillige" (z. B. Arbeitsmigrant*innen). So fanden Lindert et al. (2008b) in einem Review, der fast 25.000 Migrant*innen aus 18 Ländern einschloss, bei Ersteren doppelt so hohe Prävalenzraten von Depressivität, Angst und posttraumatischer Belastungsstörung (PTBS) wie bei Letzteren. Besonders für PTBS und Depression besteht bei Geflüchteten und Asylbewerber*innen auch Jahre nach der Umsiedelung ein anhaltend hohes Risiko (Blackmore et al. 2020). So zeigte auch eine in Deutschland durchgeführte Studie, dass die psychischen Belastungssymptome bei syrischen Geflüchteten mit deutscher Aufenthaltserlaubnis über einen Zeitraum von 1,5 Jahren auf einem konstant hohen Niveau blieben (Borho et al. 2020).

RESÜMEE

Laut internationalen Studienergebnissen ist kein kausaler Zusammenhang zwischen Migration und Gesundheit nachweisbar, denn Migration führt nicht zwangsläufig zu einer Dekompensation. Nichtsdestotrotz existieren im Kontext der Migration spezifische Belastungsfaktoren, welche die Genese und den Verlauf psychischer Erkrankungen beeinflussen. Hierbei spielen auch soziodemografische und sozioökonomische Merkmale sowie der kulturelle Hintergrund eine Rolle. Es gibt eine ganze Reihe von zusammenwirkenden Faktoren, welche die Beziehung zwischen dem Lebensereignis Migration sowie psychischen Stressoren und Störungen moderieren (Schenk 2007; Bermejo et al. 2010).

20.4 Migration und psychische Gesundheit: Erklärungsmodelle

Auch wenn die Migrationsmotive und -umstände der Ausgewanderten sehr differieren, so bedeutet doch die Migration für alle Betroffenen einen tiefgreifenden Einschnitt in ihr Leben, der vielfältige Anpassungs- und Lernprozesse zur Folge hat. Allerdings sollte eine pathologisierende Herangehensweise an das Phänomen Migration vermieden werden, da die Migration per se nicht krank macht, jedoch einen Risikofaktor für die Genese psychischer Störungen darstellen kann.

Während in der Vergangenheit eine defizitorientierte Perspektive gegenüber der Migration dominierte, wonach die Auswanderung ein krankmachendes Ereignis sei, unterstreichen neuere Ansätze im Sinne einer ressourcenorientierten Sichtweise auch die mit einer Migration assoziierten möglichen Ressourcen, z. B. die soziale Unterstützung seitens der Familie oder der ethnischen Community, die konstruktive Bewältigung der Migration, das persönliche Wachstum, die Verbesserung der Lebensbedingungen etc. (Schenk 2007).

Es gibt eine Reihe von psychologischen Ansätzen, die den zumeist schlechteren Gesundheitszustand der Migrant*innen im Vergleich zur einheimischen Bevölkerung zu erklären versuchen. Diese Erklärungsmodelle können in **drei Hauptkategorien** subsumiert werden (➤ Box 20.2).

BOX 20.2

Erklärungsmodelle für den Gesundheitszustand von Migrant*innen

1 Selektionshypothesen der Migration

Bei der ersten Hauptkategorie werden Positiv- und Negativselektion differenziert:

- Die Theorie der **Positivselektion,** auch *Healthy-Migrant-Effekt* (Gesunder-Einwanderer-Effekt) genannt, geht davon aus, dass vor allem besonders gesunde und junge, körperlich und psychisch robustere Menschen auswandern (Schenk 2007). Selektive Auswahlprozesse können jedoch nicht nur bei der Migration, sondern auch bei der Remigration auftreten *(Salmon-Bias-Effekt)* und in Untersuchungen für einen gegenüber den Einheimischen besseren Gesundheitszustand bei Migrant*innen sorgen, indem z. B. ältere oder kranke Personen in ihr Ursprungsland zurückkehren *(Unhealthy-Remigration-Effekt)* (Razum et al. 1998), um sich in vertrauter Umgebung behandeln zu lassen bzw. den „Lebensabend" dort zu verbringen und somit in Studienstichproben Personen mit einem höherem Erkrankungsrisiko nicht erfasst werden können.
- In historischen Arbeiten wurde auch eine zweite Art der Selektionshypothese, die **Negativselektion,** diskutiert. Diese erklärt die höhere Zahl an psychisch erkrankten Migrant*innen gegenüber der autochthonen Bevölkerung damit, dass sich in erster Linie solche Personen zu einer Auswanderung entschließen, die bereits in ihrer Heimat psychisch

labil waren und von der Migration die „Lösung" ihrer Konflikte und Probleme erwarten (Böker 1975).

2 Migrationsstresshypothesen
Bei der zweiten Hauptkategorie wird angenommen, dass die zahlreichen mit der Migration verbundenen Belastungen und Anpassungserfordernisse (z. B. diverse Verlusterfahrungen, Erwerb einer neuen Sprache etc.) bei Migrant*innen psychische Erkrankungen induzieren können. Unter den Migrationsstresshypothesen können fünf populäre Ansätze unterschieden werden:

- Migration als kritisches Lebensereignis (Faltermaier 2005)
- Migration als Trauma (Grinberg und Grinberg 1990)
- Kulturschocktheorie (Oberg 1960) und Kulturwandeltheorie (Nestmann und Niepel 1993)
- Theorie der unerfüllten Statusaspiration (Parker und Kleiner 1966)
- Akkulturationsstress-Modell (Berry 1990)

Theorie der sozialen Unterprivilegierung
Diese empirisch gut belegte dritte Hauptkategorie besagt, dass die Zugehörigkeit zu einer niedrigen sozialen Schicht das Risiko psychischer Erkrankungen erhöht (Fryers et al. 2005). Da viele Migrant*innen einen niedrigen Sozialstatus aufweisen, wird ihr in Relation zur autochthonen Bevölkerung schlechterer Gesundheitszustand auf ihre soziale Benachteiligung zurückgeführt, die einerseits aus beruflicher und sozialer Degradierung sowie schädlichen Wohn- und Arbeitsbedingungen und andererseits aus ungünstigem Gesundheitsverhalten resultieren können (Schenk 2007).

20.5 Belastungs- und Schutzfaktoren bei Migrant*innen

Als spezifische, mit dem Migrationsprozess und -verlauf assoziierte **Belastungsfaktoren,** die sich sowohl auf das Herkunfts- als auch auf das Zielland beziehen, gelten nach Demiralay und Haasen (2011: 64) vor allem:

- *„Verlust des familiären und muttersprachlichen Umfelds und damit verbundene ungelöste Trennungsängste in Bezug auf die nächsten Angehörigen und die Großfamilie,*
- *Verlust des sozialen Netzwerks,*
- *Entfremdung und Isolation aufgrund anhaltender Trennung,*
- *Veränderung des kulturellen und geografischen Umfelds,*
- *Erwerb einer neuen Sprache,*
- *Konfrontation mit anderen Sitten und Gebräuchen,*
- *Aufbau eines neuen sozialen Netzwerks,*
- *Unsicherheiten hinsichtlich der formaljuristischen (Aufenthaltsstatus) und ökonomischen Lebensbedingungen (Wohnverhältnisse, tatsächliche oder drohende Arbeitslosigkeit, chronische berufliche Belastung),*
- *Stigmatisierung, gesellschaftliche Ablehnung und Ausländerfeindlichkeit,*
- *Anhaltende Ambivalenz hinsichtlich des weiteren Verbleibs im Ankunftsland,*
- *Intergenerationale Rollenkonflikte; widersprüchliche Lebensstile und Ziele einzelner Familienmitglieder."*

Eine erfolgreiche Bewältigung der Migration kann nach Schenk (2007) durch folgende Determinanten (**Schutzfaktoren**) begünstigt werden:

- Günstige Umstände und eine positive Bewertung der Migration
- Persönlichkeitsmerkmale wie Optimismus und Kontrollüberzeugung
- Bewältigungsstrategien und die Fähigkeit, sich in der neuen Lebenswirklichkeit neue Strategien anzueignen
- Materielle und soziale Ressourcen
- Aufbau neuer sozialer Netzwerke – auch mit den Einheimischen

Auch wenn der Großteil dieser Faktoren sowohl auf die Gruppe der „freiwilligen" Migrant*innen als auch die Gruppe der Geflüchteten zutrifft, stehen Geflüchtete und Asylbewerber*innen zusätzlichen postmigratorischen Stressoren gegenüber, die sich auf ihre psychische Gesundheit auswirken. Nach einem systematischen Review von Hajak et al. (2021) gehören dabei ein unsicherer Aufenthaltsstatus, Leben in Gemeinschaftsunterkünften, die Trennung von der Kernfamilie, mangelnde Sprachkenntnisse, Integrationsprobleme und Diskriminierung zu den wichtigsten Risikofaktoren psychischer Erkrankungen, während eine berufliche Beschäftigung einen Schutzfaktor darstellt.

Ob eine Migration erfolgreich bewältigt werden kann, hängt jedoch nicht nur von den Kompetenzen und Ressourcen der zugewanderten Person ab, sondern wird auch von der Stellung und Aufnahmefähigkeit des neuen Landes gegenüber Migrant*innen maßgeblich beeinflusst. Von großer Relevanz in diesem Kontext erscheint z. B. die Frage, ob eine explizite Migrantenpolitik, eine Willkommenskultur sowie bewusstseinsfördernde Maßnahmen für die autochthone Bevölkerung existieren oder aber strukturelle Diskriminierung und Fremdenfeindlichkeit zu konstatieren sind.

20.6 Migration als Risiko oder/und Chance?

Auch wenn Migration mit Belastungen verbunden ist, so bedeutet sie nicht nur Verluste, sondern kann auch mögliche Gewinne zur Folge haben, z. B. Erhöhung des Lebensstandards, Zugang zu besserer medizinischer Versorgung sowie anderen sozialstaatlichen Leistungen, Erweiterung der eigenen beruflichen und Lebensperspektiven, größere Mobilität und Flexibilität des Lebens in modernen Gesellschaften sowie Selbstentfaltung. Grinberg und Grinberg (1990) sprechen im Zusammenhang mit einer gelungenen Verarbeitung der Migration auch von einer Art „Wiedergeburt", die mit der Weiterentwicklung des kreativen Potenzials der Migrant*innen verbunden ist. Machleidt (2005) verortet am Ende eines erfolgreichen Migrationsprozesses, den er auch mit dem Durchlaufen einer „kulturellen Adoleszenz" vergleicht, die Entstehung einer neuen **bi- oder mehrkulturellen Identität,** die als eine Bereicherung der Persönlichkeit des Migranten bzw. der Migrantin angesehen werden kann.

Kultur und Kulturvergleich

Im Kontext der Begegnung von Migrant*innen und Einheimischen wird oft das Konzept von individualistischen vs. kollektivistischen Kulturen gebraucht. Das **Individualism-Collectivism-Konstrukt** von Triandis (1990) kann zur Erklärung von vielfältigen Unterschieden in der Persönlichkeitsstruktur, den Ressourcen und dem Krankheitserleben der Migrant*innen herangezogen werden. Individualistisch geprägte Personen legen mehr Wert auf eigene Ideen und Erfolge als auf den Konsens und die Zufriedenheit in ihrer Gruppe. Sie übernehmen Verantwortung für Lebensziele, die sie selbst bestimmt haben. In manchen – vorwiegend westlichen – Kulturen ist Individualismus als Lebensziel eine Quelle des Wohlbefindens. In kollektivistischen Kulturen dagegen werden persönliche Ziele den Zielen des Kollektivs untergeordnet. Hier sind die meisten Ziele des Individuums mit den Zielen der Ingroup konsistent, die Beziehungen des Individuums zu Mitgliedern seiner Ingroup sind weitgehend stabil.

Die wichtigsten sozialen Beziehungen in einer kollektivistischen Kultur sind vertikal bzw. hierarchisch (z. B. Eltern-Kinder, Männer-Frauen). Die gegenseitige Abhängigkeit zwischen Eltern und Kindern ist demzufolge oft stärker. Ebenso sind die Beziehungen zu Ingroup-Mitgliedern intensiver und von gegenseitiger Abhängigkeit geprägt. Soziale Beziehungen sind äußerlich stabiler, aber auch unfreiwilliger als in individualistischen Gruppen. Interpersonelle Beziehungen werden in individualistischen Gruppen nach dem Prinzip der Autonomie im Vergleich zum Prinzip der Nähe in kollektivistischen Gruppen gestaltet (Erim 2009a).

20.7 Beachtung der ethnischen und kulturellen Unterschiedlichkeit in der psychosozialen Gesundheitsversorgung

20.7.1 Hintergrund

Die gesellschaftlichen Institutionen wie Gesundheits- und Schulwesen sowie psychosoziale Versorgungseinrichtungen haben vielfach verspätet und nicht adäquat auf die Migration reagiert. Erst allmählich hat man psychosoziale Faktoren wie schlechte Wohn- und Arbeitsbedingungen, Armut, Bildungsferne und gesellschaftliche Ausgrenzung, die sich nicht primär aus der ethnischen, sondern insbesondere aus den realen, in Deutschland vorgefundenen Lebensbedingungen ableiten lassen, als bedeutsam erkannt. Die große Welle der asylsuchenden Geflüchteten seit 2014 nach dem Bürgerkrieg in Syrien und aus den Balkanstaaten wie auch die im Februar 2022 begonnene Fluchtwelle aus der Ukraine stellen sowohl die Aufnahmebehörde, das Bundesamt für Migration und Flüchtlinge (BAMF), als auch die Kommunen mit allen ihren Institutionen vor Herausforderungen. Durch die große Anzahl und Sichtbarkeit der Geflüchteten in den Städten ist eine schwierige Diskussion und erneute Auseinandersetzung mit dem Thema Migration angestoßen worden. In diesem Kapitel geht es allerdings nicht um die politischen, sondern um die sozialpsychologischen und psychotherapeutischen Aspekte dieser Begegnung.

Bis heute tun sich die im psychosozialen Bereich agierenden Professionen mit der Versorgung von Menschen mit Migrationshintergrund schwer. Lediglich eine Fachgesellschaft, die Deutsche Gesellschaft für Psychiatrie, Psychotherapie und Neurologie (DGPPN) mit dem Referat für Transkulturelle Psychiatrie, hat einen berufspolitisch eindeutigen Akzent gesetzt. Aber auch beim Deutschen Kollegium für Psychosomatische Medizin besteht seit 2011 eine Arbeitsgruppe Interkulturelle Psychosomatik und Psychotherapie. Darüber hinaus sind die Gesellschaft für Türkischsprachige Psychotherapie und psychosoziale Beratung e. V. (GTP) und die Deutsch-Türkische Gesellschaft für Psychiatrie, Psychotherapie und psychosoziale Gesundheit e. V. (DTGPP) sowie der Dachverband der transkulturellen Psychiatrie, Psychotherapie und Psychosomatik im deutschsprachigen Raum e. V. (DTPPP) und die Deutsch-Polnische Gesellschaft für Seelische Gesundheit zu nennen.

20.7.2 Interkulturelle Begegnung in Institutionen des Gesundheitssystems: Umgang mit kultureller Diversität

Im Patientenkontakt nehmen Personen, die in helfenden Berufen tätig sind, nicht nur den Inhalt der Interaktion wahr, sondern mannigfaltige Informationen über den/die Gesprächspartner*in, z. B. physische Erscheinung, Alter, Geschlecht, ethnische Zugehörigkeit usw. (Kunda und Thagard 1996). Um diese riesige Menge an Informationen zu bewältigen, werden die Gesprächspartner*innen entsprechend der **sozialen Kategorisierungstheorie** (Allport 1954) „kategorisiert“. Hierbei werden mit bestimmten sozialen Gruppen bestimmte Eigenschaften und Verhaltensweisen, sog. Stereotype, assoziiert.

Ein **Stereotyp** ist die kognitive Komponente eines Vorurteils, das Meinungen über die persönlichen Attribute einer Gruppe von Menschen beinhaltet (Ashmore und Del Boca 1981), z. B.: „Alle Franzosen sind Weinkenner.“ Dabei können Stereotype selbstverständlich nicht für alle Angehörigen der betroffenen sozialen Kategorie Geltung haben.

Beim sozialen Kategorisierungsprozess werden durch die Zuordnung der eigenen Identität zu bestimmten sozialen Kategorien *Ingroups* und *Outgroups* (Tajfel und Turner 1986) gebildet. Hierbei besteht eine unbewusste Tendenz, die Ähnlichkeiten innerhalb von Gruppen einerseits und die Unterschiede zwischen Gruppen andererseits jeweils übertrieben wahrzunehmen. Außerdem wird die Ingroup auf verschiedensten Ebenen (z. B. Sympathie, Vertrauenswürdigkeit, Kooperationsbereitschaft) tendenziell höher bewertet als die Outgroup – ein Phänomen, das als „ingroup favoritism“ bezeichnet wird (Hewstone et al. 2002).

Die Benachteiligung einer Person aufgrund ihrer Gruppenzugehörigkeit bezeichnen wir als **Diskriminierung** (Bierhoff 2000). Von unbewussten Wahrnehmungsverzerrungen und tendenzieller Diskriminierung in Bezug auf Mitglieder von Outgroups sind auch professionelle Helfer*innen betroffen. Stereotype können die Interpretation und Beurteilung beobachteter Verhaltensweisen beeinflussen. Dies ist relevant, weil Patient*innen aus ethnischen oder kulturellen Minderheiten für die meisten Angehörigen der helfenden Berufe zu einer Outgroup gehören.

Anzustreben ist ein multikultureller Ansatz (z. B. Wolsko et al. 2000), bei dem kulturelle Differenzen sehr wohl anerkannt und unterschiedliche Weltsichten akzeptiert werden. Dies hat nicht zu bedeuten, dass die professionellen Helfer*innen ihre eigene Weltsicht der ihrer Patient*innen anpassen müssen, sondern lediglich, dass sie ihrer eigenen Weltsicht gewahr sein und andere kulturelle Referenzrahmen verstehen können sollten (Triandis und Singelis 1998).

PRAXISTIPP

Es kann für professionelle Helfer sinnvoll sein, sich im Rahmen von Seminaren zur **interkulturellen Selbsterfahrung** mit der eigenen kulturellen Identität auseinanderzusetzen. In einem solchen Prozess kann erkannt werden, wie resistent einmal geformte Stereotype gegenüber korrigierenden Informationen sind (Gilbert 1998).

Eine interkulturelle Beziehungsdynamik ist stets auch eine Gratwanderung zwischen zu viel Personalisierung (unter Missachtung der kulturellen Besonderheiten) einerseits und zu viel Kulturalisierung (unter Missachtung der individuellen Besonderheiten) andererseits (Rommelspacher 2000). Daher bedarf es im interkulturellen Kontakt diverser elaborierter Strategien und Fähigkeiten.

20.8 Psychosomatische Diagnostik im interkulturellen Kontext

Es ist abzuwägen, ob ethnische, kulturelle oder migrationsbezogene Erfahrungen von Patient*innen in der jeweiligen Lebenssituation und Symptombildung eine bedeutende Rolle spielen. Hierzu gehören prämigratorische Aspekte wie Migrationsentscheidung und -grund (z. B. Einreise als politische Geflüchtete oder Arbeitsmigrant*in) sowie postmigratorische Aspekte wie Staatsbürgerschaft und Aufenthaltsstatus, Sprachkenntnisse, familiäre Unterstützung oder Auflösung der familiären Bande, Eingebundensein ins soziale Netzwerk der Landsleute, Akkulturationsstress in Arbeit, Schule oder Nachbarschaft, Betroffenheit durch schichtspezifische Probleme wie Arbeitslosigkeit oder beengter Wohnraum etc.

Wenn die Sprachkenntnisse der Migrant*innen nicht ausreichen, sollten geschulte Dolmetschende in die Diagnostik einbezogen werden (Krystallidou et al. 2021). In der Diagnostik und Beurteilung sollten psychometrische Instrumente eingesetzt werden, die für die jeweilige Sprache der Migrant*innen validiert und kulturell adaptiert wurden (Glaesmer et al. 2012).

Verschiedene Studienergebnisse zeigen den deutlichen Einfluss der kulturellen Zugehörigkeit auf das Krankheitserleben und das Inanspruchnahmeverhalten von Migrant*innen. So verfügen Migrant*innen über ein geringeres biologisches Wissen über ihre Körperfunktionen (David et al. 2000) und suchen häufiger Notfallambulanzen auf als Einheimische (Borde et al. 2003).

20.9 Instrumente der Psychotherapie im interkulturellen Kontext

20.9.1 Sprache

Sprache ist nicht nur ein Träger von Informationen, sondern auch von Symbolen und Metaphern – der Kultur.

Je mehr sich Ärzt*innen/Therapeut*innen und Patient*innen in einer bestimmten Sprache heimisch fühlen, desto eher werden sie sich auch der kulturellen Vorannahmen dieser Sprache bedienen. Je dürftiger die Kenntnisse einer Sprache sind, desto eingeschränkter sind die sprachlichen Ausdrucksmöglichkeiten. Die Sprache wird evtl. mit weniger Symbolen und Metaphern auskommen müssen. Andererseits wird vielleicht die begrenzte Kenntnis der Sprache dazu führen, dass existenzielle Themen ohne Umschweife benannt werden. Grundsätzlich werden fehlende Kenntnisse der neuen Sprache von Migrant*innen als ein Hindernis wahrgenommen, sich bei einheimischen Ärzt*innen und Therapeut*innen in Behandlung zu begeben, wenn sie befürchten, dass sie sich nicht ausreichend mitteilen können. Tatsächlich ist die Einfühlung in den anderen, die **Empathie,** eng mit dem sprachlichen Verständnis verknüpft.

Sprachliche Verständigungsprobleme können zu Fehldiagnosen und falschen Behandlungen führen (Bundesregierung 2008) und lassen sich durch den **Einsatz von Sprach- und Integrationsmittler*innen** vermeiden (Sleptsova et al. 2015). Die sprachliche Verständigung ist im Gesundheitswesen nicht nur in der Diagnostik, sondern auch in der Behandlung von entscheidender Bedeutung. Geschulte Dolmetschende können nicht nur bei kürzlich eingereisten Personen die Kommunikation gewährleisten, sondern auch bei Migrant*innen, die nach jahrelangem Aufenthalt im Aufnahmeland die Sprache noch nicht so weit beherrschen, dass sie ihre Anliegen formulieren können. Muttersprachliche Psychotherapie wird deutschlandweit in spezialisierten Settings von bilingualen Professionellen für die letztere Gruppe angeboten: Sogenannte **monokulturelle Therapiesettings** sind oft in psychosomatischen Kliniken angesiedelt und bieten für Patient*innen, die sonst keinen Zugang zur Psychotherapie finden würden, muttersprachliche Psychotherapie an (Erim und Koch 2011; Venkat et al. 2016). Für die Rolle der Dolmetschenden bei medizinischen Konsultationen gibt es keine klaren Festlegungen. Neben ihrer zentralen Aufgabe, zwischen Sprachen zu übersetzen, haben sie z. T. andere Rollenfunktionen wie die einer interkulturellen Vermittlung; manche Dolmetschende sehen sich als Anwält*innen der betroffenen Patient*innen und verlassen damit ihre Funktion als „Zwischen"-Person zwischen Hilfesuchenden und Helfenden. Von daher ist es entscheidend, dass das jeweilige Rollenverständnis der professionell dolmetschenden Person vor einem Gespräch geklärt wird.

20.9.2 Empathie

Empathie entsteht nach Mertens (2009) durch drei wichtige Aspekte:

- Durch die **Empfänglichkeit** des professionellen Helfers für die im Bericht des Patienten/der Patientin auftauchenden Gefühlsäußerungen: Damit ist die Bereitschaft der Fachperson angesprochen, sich durch Betroffene affektiv berühren zu lassen.

- Durch die Bereitschaft zur **Perspektivenübernahme:** Gemeint ist das Bemühen darum, selbst nachvollziehen zu können, was die andere Person erlebt und denkt, welche Absichten sie verfolgt. Eigene Erinnerungen werden aktiviert, um sich auf diese Weise die Perspektive des Gegenübers vergegenwärtigen zu können. Anschließend entfernt sich der Therapeut von eigenen Erfahrungen und versucht, die Welt der anderen Person möglichst mit deren Augen zu sehen.
- Durch einen **Abgleich** der eigenen kognitiven und gefühlsmäßigen Komponenten mit denjenigen des Patienten bzw. der Patientin.

Wenn die Lebenswelt der Migrant*innen-Patient*innen fremd bleibt, kann es schwierig werden, sich in diese Patient*innen einzufühlen. Die mangelnde Möglichkeit des Perspektivenwechsels kann eine mangelnde Gefühlsresonanz zur Folge haben. In diesem Zusammenhang entwickeln viele Psychotherapeut*innen ein Interesse für die kulturelle Umgebung ihrer Patient*innen und befassen sich mit literarischen, filmischen oder anderen Produkten, die ihnen deren ursprüngliche Lebenssituation näherbringen.

Es besteht allerdings auch ein gewisses Risiko, dass die häufig traumatischen Erfahrungen von Geflüchteten eine Fachperson in so hohem Maß affizieren, dass eine professionelle Distanznahme nicht mehr gelingt. Dies kann bei Behandler*innen von Traumaopfern zu einer **sekundären Traumatisierung** (Entstehung traumaassoziierter Symptome) führen, für die Fachpersonen professionelle Hilfe suchen sollten.

20.9.3 Kollektive Übertragungsbereitschaft

Die psychoanalytischen Konzepte der Übertragung, der Gegenübertragung und des Enactments lassen keinen Zweifel daran, dass weder die Wahrnehmung des Analytikers bzw. der Analytikerin noch die des Analysanden bzw. der Analysandin „objektiv" sein können, sondern perspektivisch sind. In der therapeutischen Beziehung kommt es regelhaft zu Verwicklungen in Handlungen oder in Beziehungserwartungen, und die Bedeutung des Erkenntnisgewinns aus solchen Interaktionen ist in der tiefenpsychologischen Methode anerkannt.

Heuft (1990) definierte als **Eigenübertragung** alle innerseelischen Konflikte von Behandelnden, die sie nachhaltig daran hindern, die Gegenübertragungsabbildungen im Dienste des therapeutischen Prozesses zu analysieren. In der interkulturellen Begegnung scheinen auch unbewusste Reaktionen im Sinne von Gegenübertragungsphänomenen eine wichtige Rolle zu spielen. Da diese Phänomene in der Begegnung zweier kulturell definierter Kollektive, den Einheimischen und den Migrant*innen, entstehen, können sie als **kollektive Übertragungs- und Gegenübertragungsphänomene** bezeichnet werden (Erim 2004).

Dabei spielen bei einheimischen Fachpersonen das Thema der Überlegenheit (Dominanz) und das Thema der gerechten Versorgung von Benachteiligten eine große Rolle, gekoppelt mit der Angst davor, den eigenen Ansprüchen nicht zu genügen. Häufig bringen Migranten-Patient*innen Wünsche nach Individuation und Ablösung von der Familie in die Psychotherapie ein und projizieren eigene Abgrenzungswünsche auf die Therapeut*innen. Eine ausführliche Darstellung häufiger Übertragungs- und Gegenübertragungsphänomene in diesem Zusammenhang findet sich bei Erim (2004).

20.10 Psychische Entwicklung in der Migration

Die Identitätsentwicklung in der Migration beschreibt Akhtar (1995, 2007) als dritte Individuation nach den Phasen der Separation-Individuation (Mahler et al. 1975) und dem zweiten Individuationsprozess während der Adoleszenz (Blos 1967). Er verdeutlicht, dass es hier nur um eine phänomenologische Ähnlichkeit beider Prozesse geht und die Migrant*innen natürlich wesentliche Schritte ihrer psychischen Entwicklung abgeschlossen haben, wenn sie ins Aufnahmeland kommen.

Der Begriff **dritte Individuation** bezieht sich auf eine Reorganisation der Identität im Erwachsenenalter. Migrant*innen, die in eine kulturell unterschiedliche Umgebung kommen, werden in den neuen Objektbeziehungen verschiedenen psychischen Belastungen ausgesetzt.

Migrant*innen aus einer individualistischen Heimatkultur könnten sich z. B. in einer Umgebung wie Japan, in der die Gruppenzugehörigkeit großgeschrieben wird, unter Druck gesetzt fühlen. Männliche Migranten aus einer „sexuell repressiven" Kultur, z. B. aus einem arabischen Land, könnten in einem westlichen Land im Kontakt zu zugewandt freundlichen Frauen unter Triebdruck geraten. Alle beschriebenen Situationen würden die psychische Stabilität oder die Ich-Stärke der Migrant*innen auf den Prüfstand stellen. Nach der Begegnung mit der neuen Kultur beginnt eine Auseinandersetzung mit der Heimat- und der Aufnahmekultur, mit alten wie neuen Objekten. Die kulturellen Normen, Gebote und Verbote der beiden Kulturen werden abwechselnd idealisiert und kritisiert, bis schließlich eine realistische Haltung gegenüber beiden Objekten entwickelt wird.

Die Differenzen zwischen den Kulturen werden oft am Aspekt der **Repressivität vs. Triebfreundlichkeit** deutlich. Auch für die hier geborenen Migrant*innen ist die Regulierung der Über-Ich-Gebote eine wichtige psychische Entwicklungsaufgabe. In diesem Zusammenhang erleben viele Migrant*innen den Konflikt zwischen Triebwunsch, Triebverbot und ethnischen Wertvorstellungen. So ist z. B. Sexualität außerhalb der Ehe in vielen Herkunftsländern mit einer strengen Religiosität verpönt. Eine mögliche soziale Antwort darauf sind frühe Eheschließungen, die insbesondere für junge Frauen häufig unter starkem sozialem Druck und nicht freiwillig erfolgen.

20.11 Lebenssituation von Migrantinnen und Migranten

Es darf nicht außer Acht gelassen werden, dass Migrant*innen, auch wenn sie wegen psychischer Probleme Rat suchen, oft soziale und wirtschaftliche Probleme haben. Sie weisen eine psychische und eine soziale, also eine doppelte, Bedürftigkeit („double neediness") auf (Acosta et al. 1982). Sie sind häufig von Arbeitslosigkeit, aufenthaltsrechtlichen Einschränkungen, schichtspezifischen Problemen, geringem Bildungsstand, geringer Teilhabe am Wohlstand und von Diskriminierungen in Schule und Verwaltung sowie bei der Arbeitssuche betroffen. Die Sinus-Studie der Antidiskriminierungsstelle der Bundesregierung (2013) stellte fest, dass gegenüber Migrant*innen in vielen unterschiedlichen sozialen Milieus starke emotional getragene Vorbehalte zutage treten. Diese äußerten sich in *„Unbehagen, Misstrauen und irrationalen Ängsten ebenso wie in den bekannten Ressentiment geladenen Negativklischees".*

20.12 Traumafolgestörungen bei Geflüchteten

PTBS und Traumafolgestörungen kommen bei Migrant*innen häufiger vor als in der einheimischen deutschen Bevölkerung (Tagay et al. 2008; Erim et al. 2009; Morawa und Erim 2016; Borho et al. 2020; Hosari et al. 2022). Politische oder Kriegsflüchtlinge erleben (Silove 1999; Sinnerbrink et al. 1997; Erim 2009b; Zbidat et al. 2020) extreme traumatische Ereignisse wie Verfolgung, körperliche Misshandlungen, Folter und Mord selbst oder werden Zeuge davon. Die Flucht erstreckt sich in vielen Fällen über Jahre. Nach der Ankunft im Aufnahmeland werden die Geflüchteten meist durch polizeiliche Maßnahmen erneut belastet, die denen im Heimatland ähneln, z. B. Anhörungen, Verpflichtungen zum Aufenthalt in bestimmten Unterkünften oder Städten (Schweitzer et al. 2006; Hänel 2013). Das kumulative Auftreten derartiger Ereignisse verstärkt den negativen Einfluss auf die Gesundheit erheblich (Tinghog et al. 2017). Nach extremen Traumatisierungen und Verbrechen gegen die Menschlichkeit wird das Phänomen der „Erschütterung des Glaubens" („moral injury") beschrieben, das mit dem Verlust des Glaubens an sich selbst („the self"), die Welt („the world") und die Menschen („mankind") einhergeht.

20.12.1 Prävalenz und Risikofaktoren

Betrachtet man Studien aus dem deutschsprachigen Raum, so lässt sich eine starke Variation der Prävalenzen für PTBS bei Geflüchteten und Migrant*innen zwischen 5,2 und 71,0 % beobachten (Glaesmer et al. 2009; Lindert et al. 2018; Borho et al. 2020). Die unterschiedlichen Ergebnisse sind durch unterschiedliche Erhebungsmethoden und Stichproben bedingt. In einer Metaanalyse von Lindert et al. (2008b) wurden doppelt so hohe Prävalenzraten für Geflüchtete und Asylbewerber*innen festgestellt wie für Arbeitsmigrant*innen. Migrant*innen, die als Inanspruchnahmepopulation in einer psychosomatischen oder allgemeinärztlichen Ambulanz untersucht wurden, gaben im Vergleich zu Einheimischen mehr traumatische Erlebnisse an, und bei ihnen war ein höheres Vorkommen von PTBS zu konstatieren (Erim et al. 2009; Tagay et al. 2008). Hohe Prävalenzraten der PTBS sind nicht nur bei Geflüchteten und Migrant*innen zu verzeichnen, die sich noch nicht lange in Deutschland aufhalten (Gäbel et al. 2006), sondern auch bei denjenigen mit einer durchschnittlichen Aufenthaltsdauer von über 10 Jahren (von Lersner et al. 2008; Bogic et al. 2012; Kizilhan et al. 2013; Tagay et al. 2008; Erim et al. 2009). Als **Risikofaktoren** für eine PTBS wurden in Untersuchungen aus dem deutschsprachigen Raum folgende Merkmale festgestellt:

- höheres Alter und niedrigeres Bildungsniveau (Priebe et al. 2009; Bogic et al. 2012),
- mehr traumatische kriegsbezogene Erlebnisse (Borho et al. 2020),
- Leben in ehemaligen Konfliktgebieten (Priebe et al. 2009),
- Fehlen von vorheriger Kampferfahrung,
- mehr migrationsbezogener Stress und
- kürzere Bleibeperspektive (Bogic et al. 2012; Borho et al. 2020).

In der jüngeren Forschung wird postmigratorischem Stress eine ebenso große Rolle bei der Entwicklung und Aufrechterhaltung von traumaassoziierten Störungen zugeschrieben wie den prämigratorisch erlebten Traumata selbst (Erim und Schellong 2020; Borho et al. 2020; Renner et al. 2021).

20.12.2 Diagnostik

Die PTBS wurde in vielen Kulturen als Folgestörung nach (Extrem-) Traumatisierungen beobachtet und beschrieben (Neuner et al. 2014; Terheggen et al. 2001; Erim et al. 2009; Leidinger et al. 2016). Es wird auch beobachtet, dass Störungsbilder nach Traumaereignissen in einigen Kulturen nicht mit einer PTBS, sondern mit anderen Symptomkomplexen einhergehen. So wird aus der dänischen Flüchtlingsarbeit berichtet (Vindbjerg et al. 2014), dass traumatisierte Geflüchtete vorrangig auch über Depressivität, Angst, Postmigrationsstress, Hoffnungslosigkeit und Sorgen um Behördenentscheidungen klagen, konkrete Intrusionen oder Albträume dagegen seltener angeben. Neben Hypervigilanz und Vermeidung seien bei den Betroffenen fehlende Stimulation durch soziale Kontakte und körperliche Aktivität zu verzeichnen. Auch Somatisierung zeigt sich als wichtige Manifestation der psychischen Belastung bei Geflüchteten mit posttraumatischen Belastungssymptomen (Renner et al. 2021; Borho et al. 2021; Kounou et al. 2017). Eine häufige Folge von Traumatisierungen ist die Entwicklung oder Intensivierung vorbestehender chronischer Schmerzsyndrome (Söllner und Venkat 2017).

Zur frühzeitigen Identifikation psychisch belasteter Geflüchteter bietet sich der flächendeckende Einsatz eines Screeninginstruments wie der *Refugee Health Screener* an, der anhand einer Selbstbeurteilung von den Geflüchteten in ihrer Muttersprache ausgefüllt werden kann. Dieser an unterschiedlichen Geflüchtetenpopulationen validierte Fragebogen zeichnet sich durch seine kurze Bearbeitungs- und Auswertungszeit aus und liefert anhand eines Scores für auffällige Belastungen erste wichtige Hinweise auf eine mögliche psychische Erkrankung (Hollifield et al. 2016; Borho et al. 2022).

20.12.3 Verlauf

Metaanalysen zum Verlauf der PTBS nach unterschiedlichen Traumaerlebnissen (Morina et al. 2014; Steinert et al. 2015) stellen sehr stark variierende Remissionsraten fest. Morina et al. (2014) kommen zu dem Ergebnis, dass nach einem Zeitraum von 40 Monaten (Mittelwert) im Durchschnitt 44,0 % der Betroffenen ohne spezifische Behandlung remittiert waren. Die intensive traumaorientierte Psychotherapie, welche die Geflüchteten benötigen, wird in Deutschland traditionell in Zentren für Geflüchtete und Folteropfer von psychotraumatologisch erfahrenen Psychotherapeut*innen angeboten. Dafür haben sich deutschlandweit rund 32 dieser Einrichtungen in der „Bundesweiten Arbeitsgemeinschaft der psychosozialen Zentren für Flüchtlinge und Folteropfer“ (BAfF) zusammengeschlossen. Diese halten neben der Psychotherapie Sprach- und Kulturmittler*innen, Sozialarbeiter*innen, juristische Beratung etc. in einer gebündelten Form vor (Hänel 2013). Inzwischen halten jedoch auch einige Kliniken (z. B. die Universitätskliniken Erlangen, Heidelberg und Dresden) Angebote für Geflüchtete vor, etwa in Form von psychosomatischen Flüchtlingsambulanzen.

20.12.4 Spezifische Interventionen

Multimodale psychosoziale Interventionen in Beratungszentren

Multimodale psychosoziale Interventionen dienen der Bewältigung migrationsbezogener Belastungen in den Bereichen Wohnen, Spracherwerb und körperliche Gesundheit und werden von vielen Berufsgruppen, allen voran Sozialarbeiter*innen und teilweise ehrenamtlichen Helfer*innen, gemeinsam praktiziert (Abdallah-Steinkopf 2013). Auch niedergelassene Fachärzt*innen, Hausärzt*innen und Psychotherapeut*innen können mit ihrer je unterschiedlichen professionellen Kompetenz einen Beitrag zur Versorgung traumatisierter Geflüchteter leisten, nicht zuletzt durch Stellungnahmen zu Händen von Gerichten und Behörden.

Versorgungsprojekte für Geflüchtete

Das Team des EU-Forschungsprojekts STRENGTHS (Scaling-up Psychological Interventions with Syrian Refugees) entwickelte skalierbare psychologische Interventionen namens **Problem Management Plus (PM+),** die von geschulten Helfer*innen, die keine psychologischen Fachkräfte sind, angeboten werden können. Sie können als Einzel-, Gruppen- oder Onlineversion eingesetzt werden, um Aspekte der psychischen Gesundheit und des psychosozialen Wohlbefindens syrischer Geflüchteter zu verbessern, unabhängig von der Art und Schwere der psychischen Störungen. Die Programme bestehen aus fünf 90-minütigen Sitzungen. Während der Sitzungen lernen die Klient*innen vier Strategien: Stressbewältigung, Problemlösung, Aktivierung von Verhaltensmustern und Fertigkeiten zur Stärkung der sozialen Unterstützung (Sijbrandij et al. 2017).

Das im Jahr 2021 von der World Health Organization (WHO) veröffentlichte Selbsthilfepaket **SelfHelp+** liefert einen weiteren vielversprechenden niederschwelligen Ansatz zur Steigerung des psychosozialen Wohlbefindens Geflüchteter. Im Rahmen dieser multimediagestützten Methode werden Gruppen von Geflüchteten anhand von Audioaufnahmen und eines illustrierten Handbuchs über Stressmanagementmethoden informiert und zu Diskussionen angeregt. Eine erste in Uganda durchgeführte Studie konnte bereits einen signifikanten positiven Effekt dieser Methode auf die psychische Gesundheit der Teilnehmenden zeigen (Tol et al. 2020).

Ein Vorstoß zur Entwicklung einer entlastenden **Selbsthilfe-App (Sanadak)** für arabisch-sprachige Menschen mit Fluchterfahrung konnte zwar zur Reduzierung der Stigmatisierung psychischer Erkrankungen beitragen, brachte aber im Vergleich zu einer Vergleichsgruppe keine signifikanten Verbesserungen der psychischen Gesundheit. Die Entwickler empfehlen die App als erste Hilfemaßnahme sowie zur Überbrückung von Wartezeiten auf eine ambulante Therapie (Röhr et al. 2021).

Traumafokussierte Interventionen (Narrative Expositionstherapie, EMDR u. a.)

Bei den kognitiv-verhaltenstherapeutischen Ansätzen stellt die Löschung (Extinktion) der traumaassoziierten Reize die zentrale Intervention dar (Nickerson et al. 2010; Keller et al. 2023). Auch Gedächtnisstörungen und maladaptive Kognitionen werden fokussiert. Da die Betroffenen zu diesem Zweck mit den traumaassoziierten Erinnerungen konfrontiert werden müssen, wird die Frage, ob hierfür eine vorherige Stabilisierungsphase, wie in der deutschen S3-Leitlinie empfohlen, erforderlich und wann die sichere Umgebung für diese Arbeit gegeben ist, kontrovers diskutiert (Schäfer et al. 2019; Buhmann et al., 2015; Mundt et al. 2011). Aus der klinischen Perspektive ist auch die Tatsache erwähnenswert, dass die Expositionstherapie bei Geflüchteten oder Migrant*innen meistens erst viele Jahre nach ihrer Einwanderung nach Deutschland stattfindet.

Nickerson et al. (2010) betrachteten in ihrer Metaanalyse 19 Studien zur Behandlung von Traumafolgestörungen bei Geflüchteten, mit dem Ergebnis der Besserung der PTBS-Symptomatik mit großen Effektstärken und der Überlegenheit von traumafokussierten Interventionen gegenüber der Kontrollintervention. Die Mehrzahl der Beobachtungsstudien und RCTs war methodisch kognitiv-verhaltenstherapeutisch (KVT) ausgerichtet; es handelte sich entweder um KVT mit Traumafokussierung oder um die **Narrative Expositionstherapie (NET).** Bei der NET geht es inhaltlich um eine narrative Aufnahme der Lebensgeschichte inkl. der traumatischen Ereignisse, die der Therapeut/die Therapeutin in einem Bericht zusammenfasst. Eine Besonderheit der Methode ist die Möglichkeit, Mitglieder der gleichen (ethnischen) Gruppe rasch zu schulen und zur Unterstützung weiterer Personen einzusetzen (Neuner et al. 2000/2001, 2008).

Ein neues Therapiemanual aus dem deutschsprachigen Raum, die ressourcenorientierte Traumatherapie und der Ressourcenaufbau mit **EMDR** (ROTATE; Wöller et al. 2020), eignet sich besonders für Klient*innen mit komplexen Traumafolgestörungen. Die Hauptprinzipien von **ROTATE** (Resource-Oriented Trauma Therapy with Elements of EMDR) sind: psychodynamische Beziehungsorientierung, Resilienz- und Ressourcenorientierung, kulturell adaptiertes Vorgehen sowie die Fokussierung der Selbstfürsorge der Therapeut*innen. ROTATE erwies sich als wirksam bei der Behandlung kambodschanischer Patient*innen mit einer hohen Anzahl von PTBS-Symptomen, emotionaler Belastung und Funktionseinschränkungen. ROTATE ist eine kurze, kulturell anpassbare Intervention, die sich eher auf die Stabilisierung und Stärkung von Ressourcen als auf die Konfrontation mit dem Trauma konzentriert. Sie kann lokalen Fachkräften und Paraprofessionellen beigebracht werden und den Zugang zu psychosozialer Versorgung für bedürftige Patient*innen verbessern (Steinert et al. 2015).

Traumapädagogik: Aufklärung und Schutz der Helfer*innen

Die Fortbildungen zur Traumapädagogik sind zuerst als Schulung von pädagogischen Fachkräften entstanden (DeGPT 2023), die in ihrem Arbeitsalltag Kindern und Jugendlichen mit Traumafolgestörungen begegnen. Das Ziel war, eine frühe Erkennung und frühzeitige Therapie der psychischen Belastungen bei Kindern und Jugendlichen zu ermöglichen. Die zunehmenden Zahlen von traumatisierten Geflüchteten in 2015 führten zu einem hohen Bedarf an Informationen bei ehrenamtlichen und beruflichen Helfer*innen. Um diesen Bedarf zu decken, bietet der Bundesfachverband unbegleitete minderjährige Flüchtlinge (BumF) kostenlose E-Learning-Kurse für Lehrkräfte und Sozialarbeitende zur traumasensiblen Unterstützung von geflüchteten Kindern und Jugendlichen an.

Traumapädagogische Schulungen können auch sekundären Traumatisierungen der Helfer*innen vorbeugen, d. h. psychischen Belastungen, die bei Angehörigen der Heilberufe durch (wiederholte) Konfrontation mit traumatischen Erlebnissen anderer entstehen können. Ein Konzept für derartige Helferschulungen erarbeitete und erprobte die psychosomatische Abteilung des Universitätsklinikums Erlangen ab Januar 2016. Anhand standardisierter Themenschwerpunkte sollen teilnehmende Flüchtlingshelfer*innen durch Erhalt von relevanten Informationen ihr Wissen in Bezug auf Traumafolgestörungen erweitern, posttraumatische Belastungssymptome besser identifizieren können sowie Strategien und Skills zur Anwendung in Krisensituationen erlernen. Außerdem soll das Verständnis für das eigene erhöhte Risiko, an psychischen Störungen zu erkranken, gestärkt und Initiativen zum Erhalt der eigenen psychischen Gesundheit angeregt werden (Grimm et al. 2017). Den hohen Bedarf an solchen Schulungen bestätigten die teilnehmenden Helfer*innen im Rahmen einer begleitend durchgeführten Befragung (Borho et al. 2019).

Im Zusammenhang mit Geflüchteten arbeiten verschiedene Fachgesellschaften zudem an Maßnahmen, bei denen geeignete Migranten*innen (psychisch stabil, der Landessprache mächtig, Beruf aus dem Gesundheitswesen oder Pädagoge/Pädagogin) als traumainformierte Laienhelfer*innen ausgebildet werden (z. B. In2Balance in Düsseldorf). Sie sollen sowohl belastete Personen identifizieren als auch stabilisierende und ressourcenaktivierende Maßnahmen, jedoch keine Traumakonfrontationen durchführen.

20

20.13 Erfolgversprechende Interventionen in der interkulturellen Psychotherapie

Ansätze, die den Patient*innen eine **direkte Unterstützung** anbieten, haben Priorität (➤ Box 20.3). So sollten bei Bedarf in die Therapie auch Hinweise zur Einbürgerung, Einschulung etc. einbezogen werden. Ferner können Maßnahmen, welche die Annahme bestimmter Verhaltensweisen beschleunigen, von Vorteil sein (verhaltenstherapeutisches Shaping). Zudem ist es empfehlenswert, sich mit den traditionellen Therapiepraktiken unterschiedlicher Kulturen vertraut zu machen, die in den therapeutischen Prozess integriert werden können (Rodewig 2000; Erim 2009a; Erim et al. 2010; van Kampenhout 2008).

Psychotherapeut*innen sollten ihre Bereitschaft, mit Migrant*innen psychotherapeutisch zu arbeiten (in Institutionen z. B. mit Flyern, Postern usw.) öffentlich bekanntmachen, um eine „Anfangssympathie" zu erlangen. In einer Studie mit Migrant*innen, die eine angemeldete Erstuntersuchung nicht in Anspruch genommen hatten, erklärten diese „No-show"-Patient*innen, dass sie zwar in der Institution gewesen seien, sich dort jedoch nicht willkommen und angenommen gefühlt hätten. In den ersten Sitzungen sollten die psychotherapeutische Vorgehensweise, Rahmenbedingungen und Zielvorstellungen so erklärt werden, dass sie auch bei kultureller Fremdheit von Psychotherapie nachvollzogen werden können (Kahraman 2008).

BOX 20.3

Erfolgversprechende Faktoren interkultureller Psychotherapie

- **Frühzeitige Therapiezielbestimmung im Kontext der Familie:** Aufgrund der meist vorliegenden kollektivistischen Prägung und der engen, kohäsiven Bindungen in der Familie sollte der Therapeut/die Therapeutin die Rolle des Patienten/der Patientin in seiner/ihrer Familie sorgfältig klären und abwägen, ob es sinnvoll sein kann, die Familie in den ersten Sitzungen einzubeziehen, um sie ggf. als Verbündete zu gewinnen. Verhaltensänderungen sollten dahingehend reflektiert werden, ob sie in der Familie und in der ethnischen Gruppe auf Widerstand stoßen oder akzeptabel erscheinen (Erim et al. 2010).
- **Förderung von Individuation:** Dazu gehört in erster Linie die Erschließung sozialer Beziehungen, die den Aufbau einer autonomen innerpsychischen Haltung ermöglichen, z. B. durch Teilnahme an regelmäßigen Aktivitäten bei Vereinen, Sprachkursen oder die Unterstützung der Abgrenzung des Individuums vom Kollektiv durch Aktivitäten wie Lesen, Spazierengehen usw. (Erim 2004).
- **Therapeutische Situation als interkultureller Raum, der eine bessere Integration ermöglicht:** Ausgehend von der klinischen Erfahrung, dass eine kultur- und sprachfremde Umgebung Angst auslöst, und den wissenschaftlichen Ergebnissen, dass geringe Integration ins Aufnahmeland mit Symptombildungen (z. B. höherer Ausprägung depressiver Symptome (Morawa und Erim 2014b; Morawa et al. 2020; Tuturea et al. 2023) oder einer erhöhten Schmerzwahrnehmung (Söllner und Venkat 2017) assoziiert ist, halten wir Maßnahmen für ratsam, welche die kulturelle Integration der Patient*innen fördern. Schon der regelmäßige Kontakt zu einer einheimischen Institution und zu einheimischen Behandler*innen hat hier eine besondere Bedeutung und heilsame Effekte. Mit dem Gelingen von Verhaltensänderungen nehmen Patient*innen den Wunsch wahr, eine stärkere Bindung zur Aufnahmegesellschaft aufzubauen, der durch den Besuch von Sprachkursen, Rückkehr zur Arbeitstätigkeit oder durch Aufnahme ehrenamtlicher Aufgaben realisiert wird. Diese neue „Beheimatung" der Patient*innen im Aufnahmeland sollte in der Therapie gefördert werden (Erim-Frodermann 1998).

Ansätze für eine stabilisierende **psychodynamische Psychotherapie** von Geflüchteten liefert auch das Manual von Joksimovic und Kruse (2017). Es beschreibt die Schwierigkeit, das Vertrauen der Betroffenen zu gewinnen und eine therapeutische Allianz aufzubauen. Dazu werden besondere Maßnahmen wie die Vermittlung von Hoffnung, die Schaffung einer Arbeitsatmosphäre von Sicherheit und Akzeptanz, das Aufgreifen von Skepsis und Ängsten, die Förderung einer kooperativen Beziehung zwischen Arzt und Patient und eine kultursensitive Haltung empfohlen und beschrieben.

20.14 Ausblick

Aufgrund der bekannten Bevölkerungsentwicklung wird die Beschäftigung mit interkulturellen Aspekten und interkultureller Beziehungsdynamik in Zukunft im gesamten Gesundheitswesen unumgänglich sein. Dem sollten entsprechende Lehrinhalte in der Aus- und Weiterbildung Rechnung tragen. Diese Auseinandersetzung gibt den helfenden Berufen die Möglichkeit, einen Beitrag für eine Gesellschaft zu leisten, in der Heterogenität begrüßt und Solidarität gelebt wird.

LITERATURAUSWAHL

Bermejo I, Mayninger E, Kriston L, Härter M. Psychische Störungen bei Menschen mit Migrationshintergrund im Vergleich zur deutschen Allgemeinbevölkerung. Psychiatr Prax 2010; 37: 225–232.

Blackmore R, Boyle JA, Fazel M, et al. The prevalence of mental illness in refugees and asylum seekers: A systematic review and meta-analysis. PLoS Med 2020; 17(9): e1003337.

Borho A, Viazminsky A, Morawa E, et al. The prevalence and risk factors for mental distress among Syrian refugees in Germany: A register-based follow-up study. BMC Psychiatry 2020; 20(1): 362.

Erim Y. Psychotherapie mit Migranten – Interkulturelle Aspekte in Psychotherapie. In: Erim Y (Hrsg.): Klinische Interkulturelle Psychotherapie. Ein Lehrbuch. Stuttgart: Kohlhammer 2009; 19–63.

Erim Y, Toker M, Aygün S et al. Essener Leitlinien zur interkulturellen Psychotherapie: Interkulturalität in psychotherapeutischer Praxis, Aus- und Fortbildung, Forschung und in der Öffnung von Institutionen. Psychotherapie im Dialog 2010; 11: 299–305.

Foo SQ, Tam WW, Ho CS, et al. Prevalence of depression among migrants: A systematic review and meta-analysis. Int J Environ Res Public Health 2018, 15(9): 1986.

Hajak VL, Sardana S, Verdeli H, Grimm S. A Systematic review of factors affecting mental health and well-being of asylum seekers and refugees in Germany. Front Psychiatry 2021; 12: 643704.

Morawa E, Erim Y. Zusammenhang von wahrgenommener Diskriminierung mit Depressivität und gesundheitsbezogener Lebensqualität bei türkisch- und polnischstämmigen Migranten. Psychiatr Prax 2014; 41: 200–207.

Morina N, Wicherts JM, Lobbrecht J, et al. Remission from post-traumatic stress disorder in adults: A systematic review and meta-analysis of long-term outcome studies. Clin Psychol Rev 2014; 34: 249–255.

Nickerson A, Bryant RA, Silove D, et al. A critical review of psychological treatments of posttraumatic stress disorder in refugees. Clin Psychol Rev 2010; 31: 399–417.

KAPITEL

21

Johannes Siegrist

Arbeit, Gesundheit und Krankheit

21.1 Orientierende Übersicht

Dieses Kapitel befasst sich vorwiegend mit soziologischen und sozialepidemiologischen Aspekten des Zusammenhangs zwischen Arbeit, Gesundheit und Krankheit. Psychologische und psychobiologische Aspekte des Stressgeschehens, das im Zusammenhang mit Arbeitsbelastungen bedeutsam ist, stehen in anderen Kapiteln dieses Buches im Vordergrund (bezogen auf koronare Herzkrankheit insb. ➤ Kap. 81).

Patientengeschichte

Herr A. (51 J.) war seit einigen Jahren als deutscher Entwicklungshelfer in einem afrikanischen Land tätig. Er hatte sich in eine leitende Position hochgearbeitet und war für den Ausbau des Straßennetzes in den Provinzen zuständig. Obwohl er sich mit größtem Einsatz für diesen Ausbau – bekanntlich eine wesentliche Voraussetzung für die wirtschaftliche Entwicklung eines Gebiets – engagierte, kämpfte er gegen eine übermächtige Zentralregierung, die diesen Ausbau zu behindern und zu blockieren suchte (denn dadurch sah sie ihre eigene Machtstruktur gefährdet). Herr A., der seit Jahren ein mäßiger Raucher war und auch erhöhte Blutfettwerte aufwies, sich ansonsten aber bester Gesundheit erfreute, hatte in den vergangenen 2 Jahren ein immer größeres Arbeitspensum zu erfüllen. Die Konflikte mit der Regierung spitzten sich zu, und es standen entscheidende Verhandlungen in der Hauptstadt an. Es war nicht mehr daran zu denken, an den Wochenenden zur Familie zu fahren. Herr A. gönnte sich keine freie Minute mehr. Unter diesem Druck steigerte er seinen Zigarettenkonsum. Häufig war nachts sein Schlaf gestört, die beruflichen Probleme waren übermächtig geworden. Am ersten Verhandlungstag – seine Niederlage zeichnete sich bereits ab – sank er in einer Pause auf der Toilette bewusstlos zusammen. Er starb an Herzversagen (Siegrist 1991: 131 f.).

Das dramatische Fallbeispiel verdeutlicht die engen Wechselwirkungen zwischen einer beruflich stark belastenden Situation, dem sozialen Stressor, und dem Bewältigungsverhalten der arbeitenden Person (speziell dem Einfluss psychischer Disposition, hier in Form eines übersteigerten beruflichen Engagements). Ebenso verweist es auf die Bedeutung der – hier fehlenden – psychosozialen Ressourcen (z. B. in Form von sozioemotionalem Rückhalt) und schließlich auf eine im Gefolge sich anbahnende Erschöpfungsspirale, die, begleitet von gesundheitsschädigendem Verhalten und ungeklärten Schlafstörungen, einen psychophysischen Zusammenbruch – das manifeste Krankheitsereignis – einleitet.

Obwohl in der Beziehung zwischen Arzt und Patient die Komplexität der individuellen Lebenssituation stets berücksichtigt werden sollte, erscheint im ärztlichen Handeln eine Strukturierung und Typisierung der komplexen Wirklichkeit unumgänglich. Sie orientiert sich nicht nur an der verfügbaren klinischen Erfahrung, sondern vor allem an wissenschaftlichen Erkenntnissen zu Risiko- und Schutzfaktoren von Erkrankungen.

Die wissenschaftlich angeleitete Medizin schöpft ihre Erkenntnisse aus drei Quellen: der biomedizinischen Grundlagenforschung, der klinischen Forschung und der epidemiologischen, die Lebenswelt ganzer Bevölkerungsgruppen untersuchenden Forschung. In diesem Kapitel stehen Erkenntnisse aus der epidemiologischen Forschung im Vordergrund, wobei Stressoren und Ressourcen der Arbeitswelt in ihrem Bezug zu Gesundheit und Krankheit untersucht werden.

Einleitend wird der Wandel von Arbeit und Beschäftigung skizziert, der sich als Folge von technischem Fortschritt und ökonomischer Globalisierung in modernen Gesellschaften abzeichnet (➤ Kap. 21.2.1). Ein wesentlicher Aspekt dieses Wandels betrifft das Zurückdrängen physischer, physikalischer und chemischer Arbeitsbelastungen, deren Analyse Gegenstand der traditionellen Arbeitsmedizin ist (➤ Kap. 21.2.2). Im Vordergrund stehen nunmehr neben erhöhten Risiken des Arbeitsplatzverlustes psychomentale und sozioemotionale Belastungen und Ressourcen, zu deren Erfassung Theorien und Methoden der Soziologie und Psychologie erforderlich sind (➤ Kap. 21.2.3). Hier werden zwei besonders umfangreich getestete theoretische Modelle exemplarisch dargestellt: das **Anforderungs-Kontroll-Modell** und das **Modell beruflicher Gratifikationskrisen.** Es wird gezeigt, wie ihre Erklärungskraft anhand epidemiologischer und experimenteller bzw. quasi-experimenteller Studien überprüft werden kann.

Im Hauptteil des Kapitels (➤ Kap. 21.3) wird der gegenwärtige Kenntnisstand zum Einfluss psychosozialer Arbeitsbelastungen auf somatische und psychische Störungen zusammengefasst, wobei der Tatsache Rechnung getragen wird, dass die Evidenzlage zu kardiovaskulären Erkrankungen und zu affektiven Störungen besonders weit entwickelt ist. Der Schwerpunkt liegt hierbei auf Ergebnissen zu Determinanten der Krankheitsentstehung, die auf der Basis prospektiver epidemiologischer Beobachtungsstudien erzielt wurden. Zusätzlich werden vereinzelt vorliegende Befunde aus katamnestischen Studien zum Krankheitsverlauf nach Erstmanifestation referiert. Obwohl der Schwerpunkt der Darstellung auf der Erwerbsarbeit liegt, werden nichtmonetäre Formen der Arbeit (z. B. Ehrenamt, Hausarbeit) in ihren Auswirkungen auf Gesundheit in die Analyse einbezogen, soweit belastbare empirische Ergebnisse vorliegen. Neben diesen epidemiologischen Ergebnissen (➤ Kap. 21.3.1) stehen Befunde aus experimentellen und quasiexperimentellen Studien im Zentrum, da sie neue Einsichten in die zugrunde liegenden psychobiologischen Prozesse ermöglichen (➤ Kap. 21.3.2).

Anknüpfend an das einleitend zitierte Beispiel wird in ➤ Kap. 21.4 nach den praktischen Folgerungen des dargestellten Kenntnisstands für ärztliches Handeln gefragt. Wie können psychosoziale Risiko- und Schutzfaktoren des Arbeitslebens in ihrer Bedeutung für das individuelle Krankheitsgeschehen erkannt und beurteilt werden (➤ Kap. 21.4.1)? Und welche präventiven bzw. interventiven Maßnahmen stehen dem Arzt zur Verfügung (➤ Kap. 21.4.2)? Das Kapitel endet mit einem kurzen Ausblick (➤ Kap. 21.5).

Der folgenden Darstellung sei eine allgemeine epistemologische Bemerkung vorangestellt. **Soziologische Analyse,** wie sie hier unter Bezugnahme auf die deskriptive, theoretische und empirische Vorgehensweise erfolgt, bezieht sich stets auf Kollektive von Personen, auf Institutionen, in denen soziale Handlungen erbracht werden, und auf ihre makrostrukturellen Determinanten. Sie erscheint damit als mit dem Erkenntnisinteresse der Psychosomatischen Medizin nicht vereinbar, da dieses primär dem Verstehen der einzelnen, dem Arzt oder der Ärztin begegnenden Person, ihrer Individualität und ihrer singulären Bezüge dient. An diesem Verstehen orientiert sich sodann die ärztliche Hilfe und Behandlung. Bei näherer Betrachtung konvergieren jedoch beide Erkenntnisinteressen, und zwar überall dort, wo das individuelle Handeln und Erleben vorgeprägt ist durch verinnerlichte oder auferlegte soziale Normen und die Verpflichtungsstruktur sozialer Rollen. Als sozialisierte, fortdauernd in sozialen Bezügen handelnde und lebende Menschen verbinden wir das Singulär-Individuelle stets mit dem gesellschaftlich Allgemeinen. Es ist Aufgabe der Soziologie, diese allgemeinen Anteile am individuellen Handeln und Erleben sichtbar zu machen. Auf der methodischen Ebene erfolgt dies, indem die anhand der Analyse von Kollektiven gesammelten Erkenntnisse mittels probabilistischer Verfahren auf individuelle Personen übertragen werden. Damit gelingt zwar lediglich eine Abschätzung von Risiken und Wahrscheinlichkeiten, jedoch werden dadurch relevante soziale Determinanten individuellen Handelns und Erlebens sichtbar gemacht. Es ist diese Sichtbarkeit, mit der soziologische Analyse den Zugewinn einer individuenzentrierten Psychosomatischen Medizin erbringt.

21.2 Arbeit, Gesundheit und Krankheit in modernen Gesellschaften

21.2.1 Der Wandel von Arbeit und Beschäftigung und seine Bedeutung für die Gesundheit

Arbeit ist zielgerichtete Tätigkeit, deren Ergebnis auf der Basis bestimmter Fertigkeiten und Kenntnisse erzeugte Güter oder Dienstleistungen sind. Als Berufs- oder Erwerbsarbeit bildet sie einen Kernbestandteil der wirtschaftlichen und sozialen Stellung von Menschen. Darüber hinaus dient sie der Erfüllung wichtiger psychischer und sozialer Bedürfnisse, ist zugleich aber auch mit bestimmten gesundheitlichen Risiken behaftet (s. u.). Arbeitsinhalte und -formen haben sich im Laufe der sozialen Evolution grundlegend gewandelt, am deutlichsten mit dem Umbruch von der Agrar- zur Industriegesellschaft, der sich zuerst in Nordwesteuropa im 18. und frühen 19. Jh. ereignet hat und in dessen Folge ein globaler wirtschaftlich-technischer Modernisierungsprozess eingeleitet wurde. Industriell wird eine Produktionsweise genannt, die durch den Einsatz von Maschinen zur Massenerzeugung von Gütern in der Lage ist. Ihre Dynamik erhielt diese Produktionsweise nicht nur durch wissenschaftlich-technische Fortschritte und durch den Wettbewerb um Gewinnchancen in einer privatkapitalistisch organisierten Marktwirtschaft, sondern auch durch die politisch-sozialen und demografischen Umwälzungen, die den Übergang von feudalen zu modernen bürgerlichen, demokratisch organisierten Leistungsgesellschaften bewirkten.

In der Phase **industrieller Gesellschaften** herrschte quantitativ die Industriearbeiterschaft vor, die sich auf Kosten des Agrarsektors stark ausbreitete. In den Jahrzehnten nach dem Zweiten Weltkrieg begann sodann infolge zunehmender Automatisierung der industrielIen Produktion, aber auch als Folge eines zunehmenden Bedarfs an Dienstleistungen eine Verlagerung der Beschäftigungsverhältnisse vom sekundären Erwerbssektor (industrielle Produktion) in den tertiären Erwerbssektor (Dienstleistungen und Handel).

In den modernen westlichen Gesellschaften sind gegenwärtig mehr als zwei Drittel der Erwerbsbevölkerung im Dienstleistungssektor beschäftigt, wobei durch Fortschritte der mikroelektronischen Informationsverarbeitung ein umfangreicher Rationalisierungsprozess stattfindet. Davon am wenigsten betroffen sind Angehörige personenbezogener Dienstleistungsberufe (z. B. Gesundheits-, Erziehungs-, Bildungs-, Beratungs- und Sozialberufe). Ein wachsender Anteil von Beschäftigten lässt sich heute einem quartären Erwerbssektor zuordnen, in dem das Verwalten und Produzieren von Information zu einem dominanten Merkmal wird. Neben Materie und Energie tritt damit Information als dritte universelle Ressource in den Vordergrund der wirtschaftlich-technologischen und sozialen Entwicklung.

Dieser Wandel spiegelt sich nicht zuletzt im Geltungsverlust des Begriffs Industriegesellschaft und der Ausbreitung der Bezeichnungen **Dienstleistungsgesellschaft** und **Informationsgesellschaft** wider.

Mit der Verlagerung der Beschäftigten von den „älteren" zu den „neueren" Erwerbssektoren geht eine weitreichende Veränderung der Anforderungen und Belastungen von Tätigkeiten einher. Damit ändern sich auch die Beziehungen zwischen Arbeit und Gesundheit, da die von der industriellen Produktion ausgehenden physischen bzw. physikalisch-chemischen Einwirkungen auf die Gesundheit der Arbeitenden zurückgedrängt werden (➤ Kap. 21.2.2). Zugleich treten neue Anforderungen und Belastungen in den Vordergrund: psychomentale und sozioemotionale Gesundheitsgefahren moderner Erwerbsarbeit. Ihre Bedeutung wird vor dem Hintergrund einer sich seit einigen Jahrzehnten rasch ausbreitenden ökonomischen Globalisierung besonders klar sichtbar.

Der Begriff der wirtschaftlichen **Globalisierung** bezeichnet im Kern die Ausweitung von Marktwirtschaft und moderner Technologie auf alle Länder der Erde. Mit ihr hat sich der grenzüberschreitende Waren-, Arbeits- und Kapitalmarkt in kurzer Zeit vervielfacht. Die Auswirkungen dieser Globalisierung auf die Beschäftigten in modernen westlichen Gesellschaften lassen sich am besten mit den Begriffen **Arbeitsplatzunsicherheit** und **Arbeitsintensivierung** beschreiben. Einerseits führt die Verlagerung von Arbeitsplätzen in andere Länder sowie die wettbewerbsbedingte Rationalisierung von Arbeitsprozessen zu Personalabbau, steigender Arbeitsplatzunsicherheit und Flexibilisierung von Beschäftigungsverhältnissen. Andererseits wächst für Kern- und Randbelegschaften in den Hochlohnländern der Leistungsdruck in Form von Arbeitsintensivierung, Ausweitung der Arbeitszeiten oder zunehmender Vermischung von Arbeits- und Privatleben. Ausmaß und Intensität psychomentaler Beanspruchungen, Erfahrungen bedrohter Kontrolle und fehlender Sicherheit sowie emotionale Belastungen infolge fehlender oder als ungerecht erlebter Belohnungen begünstigen längerfristig über zentralnervöse Prozesse die Entwicklung stressassoziierter Erkrankungen. Den damit skizzierten Wandlungsprozess beschreiben die beiden nachfolgenden Abschnitte in der gebotenen Kürze.

21.2.2 Physische Arbeitsbelastungen

Trotz der erwähnten Verschiebung der Erwerbssektoren spielen physische Arbeitsbelastungen in bestimmten Industriebranchen, bei gering qualifizierten Dienstleistungsberufen sowie in der Landwirtschaft nach wie vor eine nicht zu unterschätzende Rolle für die Gesundheit und Leistungsfähigkeit der Beschäftigten. Immerhin sind gegenwärtig in den EU-Mitgliedstaaten noch 17 % der Erwerbstätigen im produzierenden Gewerbe beschäftigt. Vibrationen, Lärm, Tragen schwerer Lasten sowie Kontakt zu **gefährlichen biologischen oder chemischen Substanzen** am Arbeitsplatz sind trotz leichter Abnahme noch weitverbreitet. Je nach Branche und Region sind zwischen 17 und 32 % von einer dieser Expositionen betroffen (Eurofound 2016). Hier besteht überall ein ausgeprägter sozialer Gradient: Je geringer das Qualifikationsniveau der Beschäftigten ist, desto häufiger sind sie von diesen Belastungen betroffen (Dragano et al. 2016). In Berufen mit ausgeprägten physischen Arbeitsbelastungen treten neben Berufskrankheiten auch arbeitsbedingte Unfall- und Verletzungsgefahren gehäuft auf.

An der Grenze zwischen physischen und psychomentalen Arbeitsbelastungen ist die **Schichtarbeit** anzusiedeln. Ihre physischen Auswirkungen ergeben sich in erster Linie aus gestörten Biorhythmen, die nach langjähriger Exposition einzelne Organsysteme (insb. das Herz-Kreislauf-System) durch Dysregulation und Fehladaptation schädigen. Ihre psychischen Auswirkungen sind vor allem sozialen Anpassungsprozessen (Vereinbarkeit von Arbeitszeiten und außerberuflichem Alltag) zuzurechnen. Gegenwärtig sind etwa 20 % der in den EU-Staaten Beschäftigten in Schichtarbeit tätig, wobei der Prozentsatz der von Nachtschichtarbeit Betroffenen deutlich geringer ist (Eurofound 2016). Die vorherrschende Schichtart ist der (rotierende) Wechsel zwischen Früh- und Spätschicht. Die überwiegende Mehrzahl aller Untersuchungen zum Zusammenhang zwischen Schichtarbeit und Gesundheit findet mehr negative als positive Auswirkungen, sowohl bzgl. psychischer als auch physischer Gesundheit (Costa 2020).

Viele der durch die arbeitsmedizinische Forschung identifizierten physikalischen und chemischen Stressoren am Arbeitsplatz sind durch Maßnahmen des Arbeitsschutzes verringert worden. Beispiele stellen das Asbestverbot, der Gehörschutz bei Lärmexposition, Strahlenschutzmaßnahmen sowie Schutzkleidung bei gefährlichen Substanzen dar. Durch die Einführung von Grenzwerten und die Implementierung von **Arbeitsschutzbestimmungen,** deren Einhaltung von staatlicher Seite überprüft wird, werden physikalische und chemische Gefahrenquellen am Arbeitsplatz begrenzt. Der Schutzanspruch zeigt sich auch in Maßnahmen der sozialen Sicherung, da Erkrankungen, die eindeutig als Folge beruflicher Exposition zu bewerten sind, als Berufskrankheiten zu finanziellen Kompensationsleistungen berechtigen.

Der Stellenwert physischer Arbeitsbelastungen bei der Beurteilung der Krankheitslast in der Erwerbsbevölkerung variiert von Land zu Land. Selbst innerhalb der EU bestehen nach wie vor beachtliche Unterschiede bzgl. des institutionalisierten Arbeitsschutzes und seiner Überwachung. In Schwellenländern ist der entsprechende Problemdruck besonders hoch.

Aber nicht nur zwischen Ländern, sondern auch innerhalb der Länder variiert dieser Stellenwert, insbesondere nach Branche und Erwerbsstatus. Physische Arbeitsbelastungen stellen ein häufiges Problem bei sog. **prekärer Beschäftigung** dar. Darunter versteht man eine legale Beschäftigung mit oder ohne Arbeitsvertrag, die durch niedrige Arbeitsplatzsicherheit, besondere Schwere oder Gefährlichkeit der Arbeit, mangelnden Arbeitsschutz und niedrige Bezahlung gekennzeichnet ist. Niedrigqualifizierte Beschäftigte in Zeit- und Leiharbeit stellen diesbezüglich eine besondere Risikogruppe dar.

RESÜMEE

Insgesamt kann physischen Belastungen am Arbeitsplatz ein ursächlicher Anteil an der Morbidität und Mortalität in der Erwerbsbevölkerung zugeschrieben werden, der bei Beschäftigten in niedrigen sozialen Schichten besonders ausgeprägt ist. Neben arbeitsbedingten Unfällen und Verletzungen stehen muskuloskelettale Beschwerden im Vordergrund. Gemeinsam mit Berufskrankheiten und weiteren, durch kumulierte Arbeitsbelastungen bedingten Gesundheitsrisiken (➤ Kap. 21.2.2) tragen sie zu einer erhöhten Quote krankheitsbedingter Frühberentungen bei (Dragano et al. 2016).

21.2.3 Psychosoziale Arbeitsbelastungen

Die Wandlungsprozesse, denen Strukturen der Erwerbsarbeit in modernen Gesellschaften unterliegen, beziehen sich nicht allein auf die erwähnte Tertiarisierung und Automatisierung der Arbeit sowie auf das Anwachsen der mit Informationserzeugung und -verwaltung befassten Berufe. Vielmehr werden sie durch soziodemografische Entwicklungen (höherer Frauenanteil, alternde Belegschaften) und wachsende ökonomische Verflechtungen des Kapital-, Waren- und Arbeitsmarktes mitbestimmt. Verkürzte Produktionszyklen, steigender Wettbewerbsdruck, häufige Arbeitsreorganisation infolge von Unternehmensfusionen und Auslagerungen, erhöhte, teils freiwillige, teils erzwungene berufliche Mobilität, steigende Arbeitsplatzunsicherheit und Diskontinuität von Erwerbsverläufen kennzeichnen die Situation vieler Beschäftigter. Mit diesen strukturellen Bedingungen gehen veränderte soziale Beziehungen in Organisationen und Betrieben einher, so vor allem ein Verlust an stabilen innerbetrieblichen Bindungen und solidarischem Handeln und ein erhöhter Konkurrenzdruck, der sich unter dem Diktat der Gewinnmaximierung nicht selten in Handlungsweisen niederschlägt, die durch Rücksichtslosigkeit und Gewalt gekennzeichnet sind (Mobbing).

Somit bestehen für große Teile der Erwerbsbevölkerung vielfältige Quellen wiederkehrender psychomental und sozioemotional belastender Erfahrungen. Will man jedoch deren gesundheitsgefährdende Wirkungen erfassen, so muss diese Belastungsqualität von der umgangssprachlichen Vorstellung von Stress abgegrenzt werden. Im Unterschied zur Alltagssprache werden **krankheitswertige Stressreaktionen** in der Arbeitswelt in erster Linie durch herausfordernde, als wichtig eingeschätzte Situationen ausgelöst, die mit den der Person verfügbaren Mitteln und Fähigkeiten nur schwer oder gar nicht gemeistert werden können. Es handelt sich somit um Erfahrungen eines drohenden oder realen Verlusts der Handlungskontrolle. Dabei wird die Intensität der Stressreaktion durch die zu erwartenden negativen Folgen moderiert (z. B. drohender Arbeitsplatzverlust oder gesundheitliche Folgen für andere Personen, die hiervon direkt betroffen sind; Letzteres trägt zur Erklärung hoher Stressbelastung z. B. bei Fahr- und Heilberufen bei). Krankheitswertige Stressreaktionen im Erwerbsleben werden zudem überall dort erzeugt, wo erbrachte Leistungen nicht bzw. nicht angemessen gewürdigt werden und wo sich ein Ziel nach hohem Aufwand zerschlägt („Sisyphos-Syndrom").

Von wiederkehrenden Erfahrungen bedrohter Kontrolle und bedrohter Belohnung gehen intensive Stressreaktionen auch deshalb aus, weil sie **zentrale psychische Funktionen** der arbeitenden Personen beeinträchtigen, so insbesondere das Erleben von Selbstwirksamkeit und positivem Selbstwertgefühl. Die unter diesen Bedingungen verstärkt aktivierten Stressachsen im Organismus und ihre langfristigen Folgen für Funktionsweise und strukturelle Veränderungen einzelner Organsysteme sind von der medizinischen Stressforschung der vergangenen Jahrzehnte umfangreich untersucht worden und können an dieser Stelle als bekannt vorausgesetzt werden (Überblick in Rensing et al. 2005). Besonders intensiv sind Stressreaktionen infolge bedrohter Kontrolle und Belohnung im Fall eines Arbeitsplatzverlustes und einer sich daran anschließenden längeren Arbeitslosigkeit (zu erhöhten Erkrankungsrisiken ➤ Kap. 21.3.1).

Arbeitsstressmodelle

An dieser Stelle muss jedoch geklärt werden, wie die beschriebenen, die Stressreaktionen bedingenden Situationen und Dispositionen in der Arbeitswelt präziser definiert und gemessen werden können. Dies ist die Aufgabe theoretischer Modelle, die von der soziologischen und psychologischen Forschung entwickelt und bzgl. ihrer Eignung, arbeitsbedingte Erkrankungen zu erklären, getestet werden müssen. Einem **theoretischen Modell** kommt die Funktion zu, auf einer allgemeinen, abstrakten Ebene Merkmale belastender Arbeitsbedingungen zu identifizieren, die auf eine Vielzahl von unterschiedlichen Arbeitsplätzen und Beschäftigungsverhältnissen anwendbar sind und die zugleich Erklärungskraft im Hinblick auf unterschiedlich verteilte Erkrankungsrisiken in der Erwerbsbevölkerung besitzen. Ein theoretisches Modell ist umso gehaltvoller, je riskanter seine Vorhersagen, d. h. je höher der Neuigkeitswert und je größer der Verallgemeinerungsgrad der von ihm abgeleiteten Informationen sind. Zugleich steigt mit der empirischen Überprüfung das Risiko, dass die Annahmen eines Modells nicht bzw. nur teilweise bestätigt werden.

Viele der in der Forschung zu psychomentalen Belastungen im Erwerbsleben entwickelten Modelle zeichnen sich durch einen relativ geringen Spezifizierungsgrad aus, was eine strenge empirische Prüfung erschwert. Mit deutlicher Dominanz psychologischer Theorien konzentrieren sie sich stärker auf das Bewältigungsverhalten arbeitender Personen als auf situative Bedingungen, die Stress auslösen können (Stressoren). Eine angemessene Darstellung des Forschungsstands kann an dieser Stelle nicht erfolgen. Neuere Übersichten finden sich bei Cooper und Campbell Quick (2017) sowie Theorell (2020). Die beiden nachfolgend erörterten soziologischen Arbeitsstressmodelle zeichnen sich dadurch aus, dass sie in den vergangenen Jahren bzgl. ihrer Erklärungskraft arbeitsbedingter Gesundheitsgefahren international besonders intensiv empirisch getestet wurden und dementsprechend zu einer Reihe neuer Erkenntnisse geführt haben.

An erster Stelle ist das **Anforderungs-Kontroll-Modell** zu nennen (Karasek und Theorell 1990). Dieses auch *Job Strain* genannte Modell konzentriert sich auf Aspekte der Arbeitsorganisation und Arbeitsinhalte als Auslöser chronischer Stresserfahrungen. Arbeitsaufgabenprofile, die sich durch hohe psychische und physische Anforderungen und zugleich durch einen geringen Grad an Entscheidungsspielraum und Kontrolle über die Ausführung der Tätigkeit charakterisieren lassen, rufen chronische Stressreaktionen hervor und erhöhen dadurch langfristig das Risiko stressassoziierter Erkrankungen. Dabei wird der Quantität der Anforderungen besondere Beachtung geschenkt (Zeitdruck). Tätigkeiten mit geringem Entscheidungsspielraum begrenzen die Lernchancen und Entwicklungsanreize der sie ausführenden Personen; sie führen zum Erleben von Monotonie und behindern Erfahrungen der Selbstwirksamkeit. Klassisches Beispiel eines stressinduzierenden Arbeitsplatzes nach diesem Modell ist die Fließbandarbeit in der industriellen Fertigung; aber auch verschiedene einfache Dienstleistungsberufe lassen sich diesem Typus zuordnen. Verschärft werden Stresserfahrungen an solchen Arbeitsplätzen, wenn ein potenzieller Schutzfaktor, erfahrener sozialer Rückhalt bei der Arbeit, wegfällt (z. B. bei in Isolation durchgeführten Tätigkeiten). Das Anforderungs-Kontroll-Modell ist aufgrund der herausragenden stresstheoretischen Bedeutung der Dimension „Kontrolle" bedeutsam. Allerdings bleibt es der Black-Box-Perspektive verhaftet, da psychologische Merkmale der arbeitenden Person nicht berücksichtigt werden. Ferner stellt sich die Frage, ob eine Begrenzung von Stresserfahrungen auf Aspekte von Tätigkeitsinhalten angesichts des oben skizzierten Wandels der Arbeitsbedingungen angemessen ist.

Beiden Begrenzungen wird in einem zweiten soziologischen Arbeitsstressmodell Rechnung getragen, dem **Modell beruflicher Gratifikationskrisen** (Siegrist 1996). Dieses – etwas umfassender auch als Anerkennungskrise bezeichnete – Modell geht von der im Arbeitsvertrag angelegten sozialen Reziprozität der Tauschbeziehung zwischen Leistung und Belohnung aus, wonach für erbrachte Arbeitsleistungen angemessene Gratifikationen in Form von Lohn oder Gehalt, beruflichem Aufstieg bzw. Sicherheit des Arbeitsplatzes sowie Anerkennung und Wertschätzung gewährt werden (Siegrist 2021). Ausgeprägte Stressreaktionen sind nach diesem Modell dort zu erwarten, wo einer fortgesetzten hohen Verausgabung keine angemessenen Belohnungen gegenüberstehen, d. h. in Situationen, die für Erwerbstätige durch hohe Kosten bei niedrigem Gewinn gekennzeichnet sind (Gratifikationskrisen). Im Modell werden drei Bedingungen spezifiziert, unter denen dies mit hoher Wahrscheinlichkeit der Fall ist:

1. Bei fehlender Arbeitsplatzalternative (z. B. aufgrund geringer Qualifikation oder eingeschränkter Mobilität)
2. Bei ungünstigen Arbeitsverträgen, die aus strategischen Gründen über einen längeren Zeitraum aufrechterhalten werden (z. B. zum Zweck der Erzielung prospektiver Wettbewerbsvorteile in hochkompetitiven Berufen)
3. Bei Vorliegen eines (angesichts von Leistungssituationen) spezifischen psychischen Bewältigungsmusters, das durch eine distanzlose, übersteigerte Verausgabungsneigung gekennzeichnet ist – häufig einhergehend mit einer unrealistischen Einschätzung der gestellten Anforderungen und der zu erwartenden Belohnungen

Das Modell berücksichtigt somit die Interaktion zwischen Merkmalen der Arbeitssituation und Merkmalen des Bewältigungshandelns arbeitender Personen. Ferner trägt es durch Einbeziehung von Aspekten des Arbeitsmarktes (Lohnniveau, Karrieremuster, Arbeitsplatzsicherheit) Entwicklungen des Erwerbslebens Rechnung, die sich im Zeitalter der Globalisierung durch hohe, häufig erzwungene Mobilität, durch erwerbsbiografische Diskontinuität, durch Arbeitsmarktsegmentierung und erhöhte Risiken eines Arbeitsplatzverlustes kennzeichnen lassen.

RESÜMEE

Das **Anforderungs-Kontroll-Modell** (auch Job-Strain-Modell) und das **Modell beruflicher Gratifikationskrisen** ergänzen sich eher, als dass sie zueinander in Konkurrenz stehen. Sie unterscheiden sich im Hinblick auf die analytischen Schwerpunkte, die stresstheoretische Verankerung (eingeschränkte Handlungskontrolle im Anforderungs-Kontroll-Modell; verletzte soziale Reziprozität im Gratifikationskrisenmodell) und die praktischen Folgerungen für die betriebliche und überbetriebliche Gesundheitsförderung (➤ Kap. 21.4.2). Da manche Berufe sowohl durch Aspekte des Job-Strain-Modells als auch durch jene des Gratifikationskrisenmodells geprägt sind, sind hier kumulierte Stresswirkungen zu erwarten. Dies hat sich in verschiedenen empirischen Studien, die beide Stressmodelle gleichzeitig geprüft haben, bestätigt (Dragano et al. 2017).

Messung und Überprüfung

Zur Messung von Arbeitsstress gemäß den beiden Modellen sind standardisierte, psychometrisch gut charakterisierte Fragebögen entwickelt worden.

Das Anforderungs-Kontroll-Modell wird anhand des *Job Content Questionnaire* gemessen, wobei die beiden Skalen „Psychological Demands" und „Job Decision Latitude" im Zentrum stehen (Karasek et al. 1998).

Das Modell beruflicher Gratifikationskrisen wird mit einem in der Kurzform 16 Likert-skalierte Items umfassenden Fragebogen erfasst, der zum einen die beiden extrinsischen Komponenten „geforderte Verausgabung" und „arbeitsbezogene Belohnungen", zum anderen die intrinsische Komponente „berufliche Verausgabungsneigung" abbildet. Das zentrale stresstheoretische Konstrukt der Gratifikationskrise wird entweder anhand additiver Interaktionsanalyse oder mittels eines Quotienten aus den beiden extrinsischen Skalen überprüft. Je höher der Wert des Quotienten ist, desto höher ist die entsprechend unterstellte Stressbelastung (Siegrist und Wahrendorf 2016).

Zu beiden Messverfahren liegen ausführliche Informationen über ihre Reliabilität und Validität sowie ihre Anwendung in verschiedenen Sprachen vor.

II Zur Überprüfung der Erklärungskraft stresstheoretischer Modelle bzgl. arbeitsbedingter Gesundheitsgefahren stehen unterschiedliche Untersuchungsansätze zur Verfügung. Am wichtigsten ist der methodische Ansatz der **prospektiven epidemiologischen Beobachtungsstudie**. Sie gilt als Goldstandard dieser Forschungsrichtung, da die Erfassung der Exposition der Krankheitsmanifestation stets zeitlich vorgelagert ist (Ursache-Wirkungs-Beziehung) und da die Stärke der statistischen Assoziation (Odds Ratio, Relatives Risiko) unter Berücksichtigung des Einflusses konfundierender Variablen quantifiziert werden kann. Allerdings handelt es sich hierbei, im Gegensatz zu den weniger beweiskräftigen Fall-Kontroll-Studien und Querschnittstudien, um eine sehr zeit- und kostenaufwendige Forschung.

Eine wichtige Ergänzung epidemiologischer Forschung stellen experimentelle und quasiexperimentelle Studien dar. Sie liefern unter kontrollierten Bedingungen Hinweise auf die in statistischen Beziehungen lediglich unterstellten, nicht im Einzelnen nachgewiesenen Bindeglieder oder Mechanismen, die für krankheitswertige Folgen der Exposition verantwortlich sind.

In der **Stressforschung** stehen dabei psychobiologische Marker des autonomen Nervensystems, des endokrinen und des Immunsystems im Vordergrund. Experimentelle Studien in Form von Interventionen sind schließlich für die Krankheitsursachenforschung von besonderer Bedeutung, da eine Senkung des Erkrankungsrisikos als Folge einer gezielten Intervention als starker Hinweis auf eine kausale Beziehung betrachtet werden kann.

Im folgenden Abschnitt wird ein Überblick über die aktuelle empirische Evidenz zum Einfluss psychosozialer Arbeitsbelastungen auf stressassoziierte Erkrankungen anhand der beiden beschriebenen Modelle gegeben. Dabei werden diejenigen Erkenntnisse mit Priorität berücksichtigt, die aus prospektiven Studien zur Vorhersage neu auftretender Krankheitsereignisse resultieren.

21.3 Empirische Befunde

21.3.1 Evidenz aus epidemiologischen Studien

Herz-Kreislauf-Krankheiten

In einer größeren Zahl prospektiver Studien wurde der Zusammenhang zwischen psychosozialen Arbeitsbelastungen, gemessen anhand der beiden genannten Modelle, und der Neuerkrankungsrate an koronaren bzw. kardiovaskulären Krankheiten überprüft. ➤ Tab. 21.1 fasst die Ergebnisse aus Originalarbeiten und Metaanalysen zu beiden Modellen zusammen, wobei zwei zentrale Gesundheitsindikatoren berücksichtigt werden. In der linken Spalte werden die relativen Risikoerhöhungen inzidenter sowie rezidivierender Koronarereignisse bei Vorliegen von Arbeitsstress aufgeführt. In der rechten Spalte sind entsprechende Befunde zum Auftreten einer depressiven Störung dargestellt. Die Tabelle gibt neben der Risikoerhöhung und dem 95 %-Konfidenzintervall (KI) auch die Zahl der Studien an, auf denen die Schätzung basiert. Bezogen auf Herz-Kreislauf-Krankheiten lässt sich festhalten, dass für beide Arbeitsstressmodelle eine signifikante Erhöhung des relativen Erkrankungsrisikos vorliegt. Die meisten Studien beziehen sich auf koronare Neuerkrankungen; nur wenige haben das – allerdings deutlich erhöhte – Reinfarktrisiko nach Rückkehr an einen belastungsreichen Arbeitsplatz untersucht. Zu anderen kardiovaskulären Krankheitsbildern, insbesondere Schlaganfällen, liegen bisher nur wenige Befunde vor. Von Interesse ist ferner, dass die Zusammenhänge sowohl bei Männern wie bei Frauen beobachtet wurden, wenn auch bei Ersteren mit höherer Konsistenz. In einigen Studien zeigte sich darüber hinaus, dass der Effekt von Arbeitsstress bei sozial benachteiligten Berufsgruppen besonders stark war.

Während die Resultate zu einem erhöhten Depressionsrisiko nachfolgend erörtert werden, soll hier darauf hingewiesen werden, dass der Einfluss von Arbeitsstress auf koronare Risiken nicht auf manifeste Krankheitsereignisse begrenzt ist, sondern auch subklinische Stadien sowie biomedizinische und verhaltensbezogene Risikofaktoren einschließt. Relativ umfangreich wurde dies für erhöhte Blutdruckwerte (Gilbert-Ouimet et al. 2013), kardiometabolische Risiken (Pena-Gralle et al. 2022) und gesundheitsschädigende Verhaltensweisen (Heikkilä 2020) gezeigt. Die stressphysiologisch unterstellten Bindeglieder zwischen chronischen Arbeitsbelastungen und kardiovaskulärer Erkrankung werden in ➤ Kap. 21. 3.2 erörtert. Schließlich soll bereits an dieser Stelle betont werden, dass mit den beiden Arbeitsstressmodellen zwar ein besonders intensiv erforschter Zusammenhang dargestellt wurde, dass jedoch eine umfassende Darstellung der Thematik ergänzende Arbeitsstressmodelle (Theorell 2020) sowie weitere Indikatoren von chronischem psychosozialem Stress im Erwerbsleben, insbesondere lange Arbeitszeiten (WHO/ILO 2021), einschließen muss.

Tab. 21.1 Übersicht zu Ergebnissen aus prospektiven Studien zur Erhöhung des relativen Erkrankungsrisikos (RR) an koronarer Herzkrankheit (KHK) (linke Spalte) und Depression (rechte Spalte) bei Exposition gegenüber Arbeitsstress (Anforderungs-Kontroll-Modell; Modell beruflicher Anerkennungskrisen); N = Anzahl Studien)

	Koronare Herzkrankheit				Depression			
	N	RR	95 %-KI	Erstautoren	N	RR	95 %-KI	Erstautoren
Anforderungs-Kontroll-Modell								
Neuerkrankung	27	**1,33**	1,14–1,49	Kivimäki und Kawachi (2015)	11	**1,74**	1,53–1,96	Theorell et al. (2015)
Rezidiv	3	**1,61**	1,14–2,28	Li et al. (2015)	–			
Modell beruflicher Anerkennungskrisen								
Neuerkrankung	16	**1,42**	1,15–1,74	Siegrist und Li (2020)	8	**1,68**	1,40–2,01	Rugulies et al. (2017)
Rezidiv	1	**1,75**	0,99–3,.08	Li et al. (2015)	–			

21

RESÜMEE

Insgesamt liegt ein überzeugendes Mosaik empirischer Befunde zum **Einfluss von Arbeitsstress auf** die verschiedenen Stadien und Entwicklungspfade **kardiovaskulärer Erkrankungen** vor. Allerdings ist es bisher erst in Ansätzen gelungen, diese Pfade in einem einheitlichen, im Längsschnitt geprüften Kausalmodell zu vereinen (Kivimäki und Steptoe 2018).
Für ärztliche Maßnahmen der Diagnostik, Therapie und Prävention wird es zudem hilfreich sein, das relative Gewicht personaler, vor allem psychischer Risikodispositionen (zu ihrem Stellenwert bei KHK ➤ Kap. 81) im Vergleich zu arbeitsbezogenen Risikosituationen genauer bestimmen zu können.

Depressive Störungen

Depressive Störungen stellen aufgrund ihrer Prävalenz in der Allgemeinbevölkerung, wegen ihres bedeutsamen Beitrags zu krankheitsbedingten Fehlzeiten und Frührenten und schließlich aufgrund der mit Depression assoziierten Suizidgefahr ein sehr bedeutsames Gesundheitsproblem in modernen Gesellschaften dar. Bedenkt man zudem, dass Depressionen bei der Entwicklung und beim Verlauf koronarer Herzerkrankungen eine inzwischen überzeugend dokumentierte Rolle spielen (➤ Kap. 64 und ➤ Kap. 66), so wird diese Bedeutung weiter unterstrichen. Obwohl die Diagnostik depressiver Störungen schwieriger und weniger einheitlich ist als diejenige von koronaren Herzkrankheiten, werden doch neben psychiatrisch validierten Diagnosen aussagekräftige Fragebogeninstrumente in einer Vielzahl von epidemiologischen Studien eingesetzt.

Aus einer größeren Zahl prospektiver Studien liegen Ergebnisse zum **Einfluss** der beiden **Arbeitsstressmodelle** auf die **Entwicklung depressiver Symptome** vor (➤ Tab. 21.1). Demnach zeigen sich für Männer wie für Frauen **konsistente, statistisch signifikante relative Risikoerhöhungen** in einem Bereich von 60–80 % bei Vorliegen chronischer Stresserfahrungen im Erwerbsleben. Die Effekte sind etwas schwächer, wenn depressive Ereignisse aufgrund ärztlicher Diagnosen zugrunde gelegt werden; jedoch zeigen sie sich sowohl für das Anforderungs-Kontroll-Modell als auch für das Modell beruflicher Anerkennungskrisen. An dieser Stelle sei darauf hingewiesen, dass Arbeitsplatzunsicherheit nicht nur als Teil des zuletzt genannten Modells, sondern auch als eigenständiger Risikofaktor zur Erklärung depressiver Störungen beiträgt (Niedhammer et al. 2021). Gleiches gilt für ein ergänzendes Konzept psychosozialer Arbeitsbelastungen: die bei der Arbeit erfahrene Organisationsungerechtigkeit. Für dieses Konzept sind ebenfalls eigenständige Effekte auf depressive Risiken belegt (Ndjaboué et al. 2012). Errechnet man aus den vorliegenden Daten das **attributable Risiko,** dann lässt sich in statistischer Betrachtung etwa jede fünfte depressive Störung auf die hier untersuchten stressbedingten Einflüsse zurückführen.

Chronischer Stress im Erwerbsleben stellt lediglich eine von mehreren psychosozialen Risikobedingungen depressiver Störungen dar (Übersicht ➤ Kap. 64 und ➤ Kap. 66). Sein relatives Gewicht ist allerdings in epidemiologischen Studien recht zuverlässig ermittelt worden.

RESÜMEE

Die aus den dargestellten Befunden ersichtliche gesundheitspolitische Bedeutung des Einflusses von Arbeitsbelastungen auf psychische Störungen wird durch eine auf umfangreichen Daten beruhende prospektive Studie aus Finnland weiter unterstrichen (Juvani et al. 2014). Danach werden Männer und Frauen in Berufen, die nach dem Gratifikationskrisenmodell im Mittel durch hohe Belastungswerte gekennzeichnet sind, wesentlich häufiger **aufgrund einer psychischen Störung krankheitsbedingt frühberentet** als Beschäftigte in stressärmeren Berufen. Schließlich muss an dieser Stelle nachdrücklich auf die erhöhten Gefahren depressiver Störungen, ihre Folgen und Komorbiditäten im Fall von Arbeitslosigkeit hingewiesen werden (Dupre et al. 2012; Holleder 2013).

Weitere Anwendungen der Arbeitsstressmodelle

Der Beitrag der genannten Arbeitsstressmodelle zur Erklärung eingeschränkter Gesundheit ist nicht auf Herz-Kreislauf-Krankheiten und depressive Störungen begrenzt, wenngleich er bei diesen beiden Störungsbildern am intensivsten untersucht und bekräftigt wurde. Vereinzelt zeigen sich analoge Zusammenhänge zu Alkoholabhängigkeit (Head et al. 2004), zur Inzidenz muskuloskelettaler Beschwerden (Rugulies und Krause 2007) und zu eingeschränktem Funktionsvermögen (Reinhardt et al. 2013). Interessant ist ferner, dass **Erfahrungen bedrohter Kontrolle und enttäuschter Belohnungserwartungen** nicht nur der Entwicklung stressassoziierter Krankheiten Vorschub leisten, sondern auch die **Arbeitsmotivation** schwächen, bis hin zu „innerer Kündigung", Berufswechsel und vorzeitiger Berufsaufgabe (Karasek und Theorell 1990; Hasselhorn et al. 2004). In einer US-amerikanischen Studie wurde sogar wissenschaftliches Fehlverhalten auf Erfahrungen verletzter Tausch- und Organisationsgerechtigkeit zurückgeführt (Martinson et al. 2006), und eine australische Untersuchung wies nach, dass bei Vorliegen gratifikationskritischer Erfahrungen Vorschriften im Straßenverkehr vermehrt missachtet werden (Hoggan und Dollard 2007).

Erweiterungen des Aussagenbereichs der hier betrachteten theoretischen Modelle ergeben sich jedoch nicht nur hinsichtlich der zu erklärenden Tatsachen, d. h. der Kriteriumsvariablen in empirischen Studien (stressassoziierte Krankheiten, Motivationskrisen, abweichende Verhaltensweisen), sondern auch hinsichtlich der vorhersagenden Größen, d. h. der prädiktiven Variablen, die durch das jeweilige Modell definiert werden. Konkret bedeutet dies, dass beide, das Anforderungs-Kontroll-Modell und das Gratifikationskrisenmodell, in Leistungszusammenhängen **jenseits der Erwerbsarbeit** ihre Brauchbarkeit unter Beweis stellen können. In erster Linie gilt dies für **Hausarbeit** (Chandola et al. 2004; Sperlich et al. 2013), **häusliche Pflege** und **Ehrenamt, Bildungsarbeit** in Schule und Universität sowie den **Austausch in engen sozialen Beziehungen** (Siegrist und Wahrendorf 2016). Hier sind überall, vor allem angesichts von **Erfahrungen verletzter sozialer Reziprozität** im leistungsbezogenen Austausch, erhöhte Gesundheitsgefahren beobachtet worden.

Die zuletzt erwähnten Befunde deuten darauf hin, dass bedrohte Kontrolle in herausfordernden Situationen, in denen **Selbstwirksamkeitserfahrungen** blockiert werden, und enttäuschte Belohnung in Beziehungen, in denen das grundlegende Prinzip sozialer Reziprozität und damit indirekt das **Selbstwertgefühl** verletzt wird, in verschiedenen Bereichen gesellschaftlicher Wirklichkeit ihre krankmachende Wirkung entfalten. Für die Universalität pathogener Effekte von bedrohter Kontrolle und enttäuschter Belohnung im sozialen Austausch spricht auch die Beobachtung, dass die referierten Zusammenhänge zwischen beruflicher Stressbelastung und gesundheitlichen Risiken nicht nur in modernen westlichen Gesellschaften beobachtet wurden, sondern auch in fernen Kulturkreisen wie Japan), China und Südostasien (Siegrist und Wahrendorf 2016).

21.3.2 Evidenz aus experimentellen und quasi-experimentellen Studien

Experimente besitzen den Vorteil, dass Versuchsbedingungen und Reaktionen kontrollierbar und einzelne Variablen planmäßig beeinflussbar sind. Damit wird das Aufdecken kausaler Verknüpfungen erleichtert. Dies geschieht aber um den Preis einer oft geringen externen Validität, die künstlichen Versuchsanordnungen eigen ist. Von dieser Einschränkung sind Feldstudien nicht betroffen, in denen physiologische Reaktionen während der Arbeit ambulant registriert werden, allerdings mit dem Nachteil, dass zusätzliche, nicht gemessene Einflussfaktoren die Ergebnisse möglicherweise verzerren. Werden jedoch beide Verfahren, d. h. experimentelle Untersuchungen und Studien mit kontinuierlichen physiologischen Messungen, die unter lediglich bedingt kontrollierbaren Bedingungen durchgeführt werden, zum wissenschaftlichen Erkenntnisgewinn eingesetzt, so ergibt sich aus der Synthese der ermittelten Ergebnisse ein zuverlässiges Bild. Dies trifft vor allem dann zu, wenn in einer Organisation gezielt Interventionen in dem Bestreben durchgeführt werden, krankmachende Arbeitsbedingungen so zu beeinflussen, dass in der Folge die gesundheitliche Gefährdung verringert wird.

In diesem Abschnitt werden ausgewählte Ergebnisse zu diesen Untersuchungsplänen dargestellt, wobei die in den Arbeitsstressmodellen identifizierten Variablen mit biomedizinischen Indikatoren in Beziehung gesetzt werden, entweder im Rahmen ambulanter Registrierung während der Arbeit oder im Rahmen experimenteller Studien.

Ambulante Registrierung physiologischer Reaktionen während der Arbeit

Dem nachvollziehbaren Misstrauen gegenüber statistischen Befunden aus prospektiven epidemiologischen Studien kann am besten dadurch begegnet werden, dass die unmittelbaren Auswirkungen psychosozialer Belastungen während des Arbeitsalltags anhand physiologischer Registrierungen dokumentiert werden. Hierzu eignen sich Verfahren, die Blutdruck und Herzfrequenz messen, ebenso wie Verfahren wiederholter Messung von Hormonkonzentrationen im Blut oder im Speichel. In diesen Untersuchungen wird die Hypothese geprüft, dass psychosozial Belastete im Vergleich zu Nichtbelasteten signifikant veränderte Reaktionsmuster aufweisen. Die Reaktionsmuster unterscheiden sich dabei nach der Höhe der Mittelwertdifferenzen zwischen den Gruppen im Tagesverlauf. Zusätzlich wird erwartet, dass der Eintritt der Erholungsphase am Ende eines Arbeitstages bei Belasteten später erfolgt als bei Nichtbelasteten.

Verschiedene Studien haben eine **erhöhte kardiovaskuläre Aktivität während des Arbeitsalltags** bei Beschäftigten dokumentiert, deren Arbeitsplatzprofil durch hohe Anforderungen und niedrige Kontrolle (Steptoe 2006) oder durch hohe Verausgabung in Kombination mit niedriger Belohnung gekennzeichnet war (Vrijkotte et al. 2000). Zugleich wurde eine **erniedrigte Herzfrequenzvariabilität** festgestellt, möglicherweise ein Hinweis auf eine gestörte Balance zwischen sympathischer und vagaler Reaktionslage. In der britischen Whitehall-II-Studie waren systolische Blutdruckwerte in der Gruppe der Beamten, die eine übersteigerte berufliche Verausgabungsneigung aufwiesen, zugleich jedoch in der untersten Hierarchiestufe standen, signifikant erhöht (man denke an das oben erwähnte „Sisyphos-Syndrom"; Steptoe et al. 2004).

Inzwischen liegen zu den Zusammenhängen zwischen Stressbelastung am Arbeitsplatz und der Responsivität kardiovaskulärer und hormoneller Marker sowie von Markern des Immunsystems systematische Reviews und Metaanalysen vor. Sie beziehen sich entweder auf beide Arbeitsstressmodelle oder spezifisch auf das Modell beruflicher Anerkennungskrisen (Eddy et al. 2016, 2023; Jarczok et al. 2013). Trotz divergierender Befunde zwischen den Studien zeigt sich zusammenfassend ein die Hypothese stützender Trend.

Experimentelle Untersuchungen

Psychomentale Stressoren im Labor konfrontieren die Versuchspersonen i. d. R. mit herausfordernden mentalen Aufgaben oder schwierigen sozialen Situationen, die als Surrogatmarker von Erfahrungen bedrohter Kontrolle in der Lebens- und Arbeitswelt der Betroffenen interpretiert werden. Unter diesen experimentellen Bedingungen wurde für eine Vielzahl von biologischen Größen eine veränderte Reaktionslage nachgewiesen. Dabei werden vorrangig zwei Reaktionsparameter untersucht: die Differenz zwischen Ausgangswert und maximaler Stressreaktion und die Dauer der Aktivierung bis zum Wiedererreichen des Ruhewerts. Stressinduzierte Anstiege sind für kardiovaskuläre Indikatoren, Katecholamine, Kortisol, Entzündungsmarker, Parameter des Immunsystems (Steptoe 2006) sowie, auf molekularbiologischer Ebene, für den Transkriptionsfaktor NF-kB (Bierhaus et al. 2003) nachgewiesen worden. Ähnliches gilt für eine verzögerte Erholungsphase.

➤ Abb. 21.1 zeigt ein Beispiel für eine solche experimentelle Untersuchung. Darin wurden bei 74 gesunden Männern verschiedene psychomentale Labortests durchgeführt, wobei neben kardiovaskulären Reaktionen die **Entzündungsmarker** C-reaktives Protein (CRP) und Von-Willebrand-Faktor (vWF) analysiert wurden. Die Probanden wurden anhand von Skalenwerten des Gratifikationskrisenmodells in drei gleich große Gruppen aufgeteilt. Die Abbildung illustriert den kontinuierlichen Anstieg der Entzündungsaktivität, gemessen anhand der Differenz zwischen Ausgangs- und Maximalwert, nach dem Ausmaß psychosozialer Stressbelastung. So war z. B. der Anstieg von CRP bei den Hochbelasteten mehr als 5-mal so hoch wie bei den Niedrigbelasteten (Hamer et al. 2006). Eine neuere Studie belegt überdies bei einem größeren Kollektiv männlicher Beschäftigter in Japan eine signifikant erniedrigte Anzahl natürlicher Killerzellen in Leukozyten bei Vorliegen gratifikationskritischer Erfahrungen (Nakata et al. 2011).

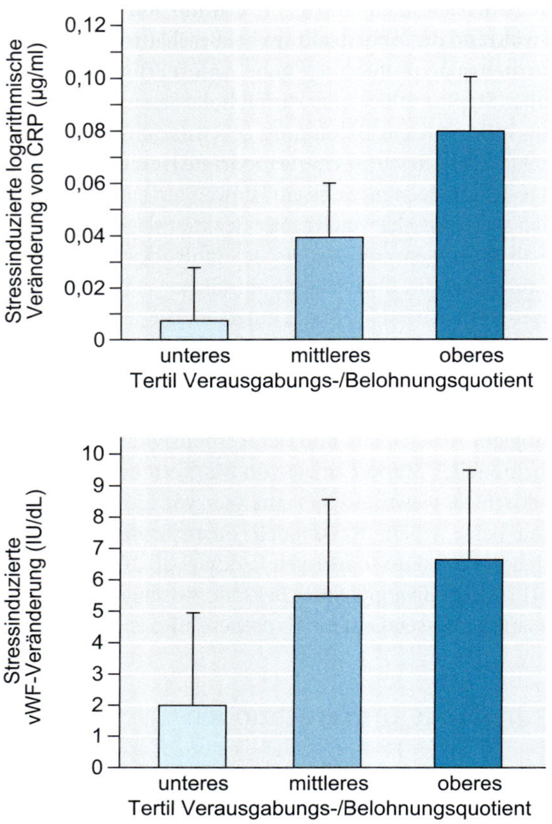

Abb. 21.1 Effekt des Verausgabungs-/Belohnungsquotienten auf Anstiege von C-reaktivem Protein (CRP) und Von-Willebrand-Faktor (vWF) unter mentalem Stress. Mittelwerte und Standardabweichungen adjustiert nach Alter, Körpergewicht und Ausgangswerten (N = 74 Männer; 33,1 ± 8,6 Jahre; Hamer et al. 2006) [L106/F1190-001]

Interventionsstudien

Letztlich besteht ein zentrales Anliegen dieser Forschung in dem Nachweis, dass durch den Abbau von Arbeitsbelastungen positive gesundheitliche Effekte erzielt werden können. Bisher liegen aufgrund der großen methodischen Schwierigkeiten, eine Interventionsstudie nach den Regeln der Kunst durchzuführen, erst wenige Ergebnisse zu Gesundheitsindikatoren aus qualitativ hochwertigen **Interventionsstudien** vor. Immerhin zeigen die Pionierarbeiten einer kanadischen Gruppe in einer neuen Übersichtsarbeit, dass theoriebasierte Interventionsprogramme unter Einbeziehung von Maßnahmen der Personal- und Organisationsentwicklung positive Effekte auf die mentale Gesundheit sowie auf die Kontrolle von Bluthochdruck ausüben. Diese Effekte gehen sowohl auf eine Verbesserung von Kontrolle und Belohnung als auch eine Verringerung der Anforderungsdichte bei der Arbeit zurück (Brisson et al. 2020). Sicherlich bedürfen sie, um nachhaltig zu sein, einer Verstärkung durch unterstützende arbeits- und sozialpolitische Programme auf nationaler Ebene.

RESÜMEE

Sowohl Feldstudien mit ambulanten physiologischen Messungen als auch experimentelle Untersuchungen und Interventionsstudien stützen die epidemiologisch nachgewiesenen Zusammenhänge zwischen Arbeitsbelastungen und Gesundheitsrisiken, sodass starke Argumente für das Vorliegen einer ursächlichen Beziehung sprechen.

21.4 Folgerungen für ärztliches Handeln

21.4.1 Erfassung von Belastungen und Ressourcen im ärztlichen Gespräch

Für psychosomatisch geschulte oder interessierte Ärztinnen und Ärzte steht zunächst die Frage im Vordergrund, wie gesundheitsgefährdende Arbeitsbelastungen bei Patienten im Verein mit den ihnen zur Verfügung stehenden Ressourcen zuverlässig erfasst und in die therapeutische bzw. präventive Arbeit einbezogen werden können. Dabei ist von vornherein klar, dass ärztliche Interventionen primär auf die sie aufsuchenden Personen und ihre engsten Vertrauten begrenzt bleiben und dass – mit Ausnahme von betriebsärztlich tätigen Arbeitsmedizinern – strukturelle Maßnahmen, die sich auf eine Veränderung von Arbeitsbelastungen beziehen, außerhalb der Reichweite ärztlichen Handelns liegen.

Während in der epidemiologischen und experimentellen Grundlagenforschung psychometrisch getestete, ökonomisch einzusetzende Messinstrumente bevorzugt werden, eröffnet sich dem Arzt und der Ärztin im Gespräch mit Betroffenen ein genuiner Zugang zur individuellen Problematik. Voraussetzung ist allerdings eine nach den Regeln und Qualitätskriterien ärztlicher Gesprächsführung durchgeführte Kommunikation, die durch Empathie, aktives Zuhören, Wertschätzung des Gegenübers sowie Echtheit und Transparenz in den Mitteilungen des Arztes gekennzeichnet ist (➤ Kap. 26).

Welche **Fragenkomplexe** sind von ärztlicher Seite anzusprechen, von deren Beantwortung Hinweise auf Art und Schwere erfahrener Belastungen sowie auf verfügbare Schutzfaktoren erwartet werden können? Während das Anforderungs-Kontroll-Modell ausschließlich die Arbeitssituation betrachtet, berücksichtigt das Modell beruflicher Gratifikationskrisen die Interaktion von Arbeitssituation und individueller Disposition. Entsprechende Fragen sind jedoch in den weiteren biografischen Kontext zu stellen. In ➤ Box 21.1 sind einige Beispielfragen zu einer **berufsbezogenen Sozialanamnese** aufgeführt.

BOX 21.1

Berufsbezogene Sozialanamnese (Beispielfragen)

- Sind Sie (oder waren Sie, und falls ja, wie lange) berufstätig? In welchem Beruf (evtl. Hauptberuf, letzter oder gegenwärtig ausgeübter Beruf)?
- Wie gut können Sie Ihre Fähigkeiten und Ihre Interessen in Ihrem Beruf zum Ausdruck bringen (Berufszufriedenheit)?
- Waren (oder sind) Sie von einem der nachfolgenden Ereignisse betroffen: Arbeitslosigkeit (Häufigkeit, Dauer), Berufswechsel (Verbesserung, Verschlechterung), unfreiwillige Versetzung, Frühberentung (krankheitsbedingt oder aus anderen Gründen, unfreiwillig vs. freiwillig)?

- Fühlen Sie sich bei Ihrer Arbeit sehr stark gefordert (überfordert)? Haben die Arbeitsanforderungen in letzter Zeit zugenommen (Überstunden, Arbeitsintensivierung innerhalb der regulären Zeit)?
- Können Sie auf die Gestaltung Ihrer Arbeitsaufgaben Einfluss nehmen? Sind Sie weisungsgebunden? Werden Ihr Arbeitsablauf und Ihr Arbeitsergebnis unmittelbar kontrolliert?
- Entspricht das, was Sie für Ihre Arbeit bekommen (Bezahlung, Anerkennung, Aufstiegschancen), Ihrem Arbeitseinsatz? Haben Sie das Gefühl, dass sich Ihre Anstrengungen bei der Arbeit lohnen?
- Erhalten Sie Hilfe und Unterstützung bei der Arbeit: von Ihrem Vorgesetzten, von Ihren Kollegen? Gibt es dauerhafte Konflikte? Werden Sie ungerecht behandelt?
- Machen Sie sich Sorgen um Ihren Arbeitsplatz oder Ihre berufliche Zukunft?
- Wie leicht fällt es Ihnen, nach der Arbeit abzuschalten und zu entspannen? Wie stark sind Sie innerlich mit Ihrer Arbeit bzw. Ihrem Betrieb verbunden?
- Gibt es Probleme bei der Vereinbarkeit von Beruf und Familie? Oder erleichtert die Familie oder eine andere enge Beziehung Ihren Umgang mit beruflichen Belastungen?
- Haben Sie, abgesehen von Urlaub, eine regelmäßige Abwechslung von den Verpflichtungen des Alltags, z. B. in Form eines Hobbys oder einer Vereinstätigkeit?

Die Fallgeschichte in ➤ Kap. 21.1 hat die **Dynamik der Belastungs- und Bewältigungskarriere** einer von chronischem Arbeitsstress betroffenen Person veranschaulicht. Energieraubende Anpassungsleistungen, wiederkehrende Erfahrungen von Bedrohung und Enttäuschung und den sie begleitenden negativen Emotionen setzen letztlich einen **Prozess der Erschöpfung** in Gang, der sich zunächst in **diskreten Symptomen** manifestiert. Hierzu zählen rasche Ermüdbarkeit, nachlassende Energie, gesteigerte Irritierbarkeit und unkontrollierte Affektäußerungen. Oft gehen damit eine gesteigerte motorische Unruhe, eine eingeschränkte Fähigkeit, Spannungen abzubauen und sich von obsessiven Gedanken und Sorgen zu lösen, und schließlich ungeklärte hartnäckige Schlafstörungen einher. Im ärztlichen Gespräch sollten solche Anzeichen beachtet und angemessen bewertet werden, da sie u. U. eine psychophysische Krisensituation ankündigen. Eine Objektivierung dieser Symptome anhand biologischer (kardiovaskulärer, hormoneller, inflammatorischer etc.) Marker kann aufgrund fehlender populationsbezogener Normwerte und mangelnder Spezifität zum gegenwärtigen Zeitpunkt nur eingeschränkt empfohlen werden.

21.4.2 Therapeutische und präventive Maßnahmen

Eine wichtige ärztliche Aufgabe besteht darin, Kranke über die aus ärztlicher Sicht bedeutsamen Aspekte der anamnestisch erfassten Informationen in Kenntnis zu setzen und mit ihnen gemeinsam mögliche sich daraus ergebende Konsequenzen zu erörtern. Dabei steht die **Stärkung** vorhandener **psychischer und sozialer Ressourcen** ebenso im Vordergrund wie der Abbau akuter Belastungen.

Ärztinnen und Ärzte müssen an dieser Stelle selbstkritisch prüfen, wie weit sie zur Durchführung psychotherapeutischer bzw. verhaltenstherapeutischer **Maßnahmen der Stressbewältigung** (➤ Box 21.2) und Ressourcenförderung qualifiziert sind und sollen ggf. ausgewiesene Experten in diese Arbeit einbeziehen bzw. die Arbeit an diese delegieren.

BOX 21.2

Stressbewältigungsmaßnahmen (Beispiele)

- Die bewusste Wahrnehmung und das Erleben eigener Stressreaktionen in relevanten Situationen anhand eines gesteigerten Gespürs für psychophysische Zustände der Erregung und Anspannung
- Die durch Visualisieren und Erinnern aktualisierten, mit Spannungszuständen assoziierten Kognitionen, Emotionen und Verhaltensweisen
- Die Erfahrung psychophysischer Entspannung und ihre gezielte Herbeiführung anhand von Methoden des autogenen Trainings bzw. der progressiven Muskelrelaxation
- Abbau übersteigerten Leistungsstrebens und unrealistischer Anforderungsbewertungen im Beruf
- Stärkung psychosozialer Kompetenzen bei der Bewältigung von Belastungen (Selbstbehauptung, Distanzierungsfähigkeit, Toleranz, Optimismus, Humor, Vertrauen)

Einzelne Maßnahmen zur Stressbewältigung können mit Gewinn in Form von **Gruppenarbeit** durchgeführt werden (Siegrist und Silberhorn 1998; Kaluza 2004). Die Wirkung der angeführten Maßnahmen wird dadurch gesteigert, dass Therapeuten von ihren Patienten Rückmeldungen über zu Hause oder am Arbeitsplatz durchgeführte Übungen, deren Erfolge und Misserfolge anfordern und dadurch, dass zur Unterstützung von Lern- und Umstellungsprozessen schriftliche, audiovisuelle oder computerbasierte Hilfsmittel eingesetzt werden.

Der präventiv oder therapeutisch ausgerichteten **ärztlichen Arbeit** sind angesichts der aufgezeigten strukturellen Zwänge moderner Erwerbsarbeit deutliche **Grenzen** gesetzt. Auch sind Phänomene wie mangelnder sozialer Rückhalt oder Konflikte mit Vorgesetzten und Kollegen bei der Arbeit einer direkten, vom Arzt in die Wege zu leitenden Intervention nicht zugänglich. In letzterem Fall stehen Maßnahmen des Führungstrainings, der Personal- und Organisationsentwicklung in Unternehmen zur Verfügung, die vor allem im Rahmen betrieblicher Gesundheitsförderungsprogramme umzusetzen sind (Theorell 2020).

Ärztliche Aufgabe ist es in diesem Zusammenhang, Patientinnen und Patienten auf Chancen betrieblicher **Gesundheitsförderungsmaßnahmen** hinzuweisen, Informations- und ggf. Beschwerdeinstanzen zu benennen und durch Arztbriefe entsprechenden Handlungsbedarf anzumahnen.
Bei der Bescheinigung von Arbeitsunfähigkeit, der Begutachtung von Anträgen auf Gewährung einer Erwerbsminderungsrente und anderen Begutachtungen kommt ärztlichem Handeln die verantwortungsvolle Aufgabe zu, den Kenntnisstand zu arbeitsbedingten Gesundheitsgefahren nach bestem Wissen geltend zu machen.

Zusammenfassend lässt sich festhalten, dass selbst im eingeschränkten Rahmen der Arzt-Patient-Beziehung wesentliche Hilfestellungen zur Erkennung und wirksamen Verminderung gesundheitsgefährdender beruflicher Belastungen möglich sind. Es gilt, diese Optionen gezielt wahrzunehmen und zu nutzen, um auf diese Weise zur Verminderung gesellschaftlichen Leidens beizutragen.

21.5 Ausblick

In diesem Kapitel sind die negativen Auswirkungen der **Erwerbsarbeit** auf die menschliche Gesundheit stärker betont worden als ihre positiven Folgen. Dies hängt nicht zuletzt mit den Zielgruppen zusammen, an die sich dieses Lehrbuch wendet: die mit Diagnostik, Therapie und Prävention von Erkrankungen befassten Gesundheitsberufe. Es ist jedoch deutlich geworden, dass die Einsicht in krankmachende Bedingungen der Arbeit zugleich den Blick auf ihre **gesundheitsfördernden Aspekte** öffnet. So können wir aus dem Gesagten folgern, dass unter günstigen Bedingungen zumindest drei für Wohlbefinden und Gesundheit zentrale psychische Bedürfnisse im Medium beruflicher Arbeit ihre Erfüllung finden können: fortgesetzte Erfahrungen der Selbstwirksamkeit, ein gesichertes positives Selbstwertgefühl und ein Gefühl der Zugehörigkeit zu nahestehenden, Anerkennung gewährenden Menschen.

Auch können wir genauer beschreiben, wie solche günstigen Bedingungen der Erwerbsarbeit aussehen sollen. Dazu zählen zumindest:

- ein anspruchsvolles, nicht überforderndes Arbeitsaufgabenprofil mit hoher Autonomie und reichhaltigen Lern- und Entwicklungschancen; angemessene Erfahrungen von Erfolg und sozialer Anerkennung sowie materielle Gratifikationen für erbrachte Leistungen,
- ein vertrauensvolles Klima der Zusammenarbeit sowie des fairen und gerechten Umgangs sowie
- eine aus Sicht der Arbeitenden sinnerfüllte und gesicherte Perspektive der Leistungserbringung.

Angesichts der skizzierten Herausforderungen moderner Erwerbsarbeit im Zeitalter der Globalisierung und Digitalisierung, angesichts einer zunehmenden Verwischung der Grenzen zwischen beruflichem und nichtberuflichem Leben und schließlich angesichts der Ausbreitung von Tätigkeitsfeldern jenseits traditioneller Erwerbsarbeit ist es geboten, in Forschung und Praxis zu einer Stärkung gesundheitsförderndern Arbeitsverhältnisse beizutragen.

LITERATURAUSWAHL

Brisson C, Aubé K, Gilbert-Ouimet M, et al. Organizational-level interventions and occupational health. In: Theorell T (ed.): Handbook of Socioeconomic Determinants of Occupational Health. Cham: Springer 2020; 505–536.
Cooper CL, Campbell Quick J (eds.). The Handbook of Stress and Health. Chichester: Wiley Blackwell 2017.
Karasek RA, Theorell T. Healthy Work. Stress, Productivity and the Reconstruction of Working Life. New York: Basic Books 1990.
Kivimäki M, Steptoe A. Effects of stress on the development and progression of cardiovascular disease. Nat Rev Cardiol 2018; 15(4): 215–229.
Niedhammer I, Bertrais S, Witt K. Psychosocial work exposures and health outcomes: A meta-review of 72 literature reviews with meta-analysis. Scand J Work Environ Health 2021; 47(7): 489–508.
Rensing L, Koch M, Rippe B, et al. Mensch im Stress. Berlin: Springer 2005.
Siegrist J. Anerkennung und Gesundheit. Stuttgart: Kröner 2021.
Theorell T (ed.). Handbook of Socioeconomic Determinants of Occupational Health. Cham: Springer 2020.

KAPITEL

22 Gender

Bettina Schwind, David Garcia Nuñez und Frank Luck

22.1 Einführung

In unterschiedlichen Wissenschaftskontexten ist die Auseinandersetzung über den eigenen theoretischen Zugang zum Forschungsobjekt zentral. Anders stellt sich dies in den Gesundheitswissenschaften dar. Hier werden die zugrunde liegenden Annahmen – etwa in klinischen Interventionsstudien – nur unzureichend expliziert (Emerson et al. 2019). Dieser theoretische „Blick aus dem Nichts" (Haraway 1988) trägt zur Verschleierung der zugrunde liegenden Annahmen bei, wodurch subjektiv beeinflusste Beobachtungen als objektive wissenschaftliche Tatsachen erscheinen können (Fleck 2021). Zugleich wird dadurch ein scheinbar direkter und damit auch „wahrer" Kontakt zwischen Gesundheitsfachpersonen und „der" Biologie hergestellt (Foucault 1973). Beispielsweise wird „Männlichkeit" bzw. „Weiblichkeit" in der Medizin vorrangig anhand der phänotypischen Geschlechtsorgane ermittelt (Grace 2007), obwohl das Verständnis von „Mannsein" bzw. „Frausein" und deren Verknüpfung mit einem bestimmten Körperteil durchaus auch historisch und soziokulturell geprägt sind (Fausto-Sterling 2000; Voss 2011).

Diese oftmals fehlende wissenschaftstheoretische Perspektive wirkt sich auf die Art und Weise aus, wie Gesundheitswissenschaften Geschlecht verstehen, messen, interpretieren und behandeln. Aktuell wird in den Gesundheitswissenschaften Geschlecht als die Ansammlung all jener Eigenschaften verstanden, *„die bei zweigeschlechtlichen Spezies ein Individuum als entweder männlich oder weiblich kennzeichnen"* (Pschyrembel 2020). So ist die aktuelle „geschlechtsspezifische Medizin" trotz ihrer Namensgebung primär bestrebt, Unterschiede zwischen Männern und Frauen mit dem biologischen Geschlecht zu erklären (Grace 2007), wodurch dichotome Unterschiede als natürlich verstanden werden und Frauen und Männer als homogene Entitäten erscheinen (Ahlgren et al. 2016). Sie deklariert dabei, dass eine geschlechtsspezifische Biologie als zentrales Element für hochstehende Qualität in der Gesundheitsforschung zu integrieren sei. Bislang fehlen jedoch Modelle, die Sex und Gender in Bezug auf Gesundheit in ihrer Komplexität gleichzeitig betrachten, um ihre (Ir-)Relevanz für Forschungsergebnisse hinreichend zu reflektieren (Annadale 2014).

Die entscheidende Frage ist daher, wie das komplexe Zusammenwirken von biologischem, psychologischem und sozialem Geschlecht in der Medizin gedacht, verstanden und untersucht werden kann (Crenshaw 1991; Hammarström et al. 2014; Bolte et al. 2015).

Das weiterhin vorherrschende binäre Geschlechterverständnis in der Gesellschaft ist von verschiedenen Kritiker*innen mit einem feministischen, queeren und/oder intersektionalen Hintergrund infrage gestellt worden. Sie wiesen darauf hin, dass diese Praxis keineswegs eine naive und gegebene Geschlechterordnung wiedergibt, sondern vielmehr machtwirksam zur (Re-)Produktion des zweigeschlechtlichen Geschlechterverständnisses und dessen normierten Stereotypen in der Gesundheitsversorgung beiträgt (Fausto-Sterling 2000; Butler 2011).

Diese Kritik hat u. a. zu einem pluralistischen Verständnis von Geschlecht beigetragen, das ansatzweise in diesem Kapitel skizziert wird. Ausgehend von einer kurzen theoretischen Grundlage über die Entstehung der dichotomen Geschlechtervorstellungen in den Gesundheitswissenschaften werden im Folgenden drei konkrete Bereiche zu Geschlecht und Gesundheit dargelegt. Während das Unterkapitel zu chronischen Schmerzen den bislang binär geprägten Blick auf die Geschlechter aufzeigt, nimmt das Unterkapitel zu Männern, Männlichkeit und Gesundheit eine soziologisch geprägte Sichtweise ein und verweist damit beispielhaft auf die Mechanismen der Geschlechterinkorporation. Das Unterkapitel über Geschlechtervarianz stellt eine Verbindung zur Queer-Theorie her und zeigt die gesundheitlichen Folgen von stigmatisierten Gruppen anhand des Minderheitsstressmodells auf. Abschließend wird herausgearbeitet, wie Geschlechterkategorien in der biopsychosozialen Medizin kritisch reflektiert und berücksichtigt werden können.

Ausgehend von der Annahme, dass Geschlecht zwar theoretisch in biologische („sex"), psychologische („gender identity") und soziale („gender role") Aspekte unterteilbar ist, diese aber im klinischen Alltag nicht voneinander getrennt werden können (Haraway 1989; Fausto-Sterling 2000; Butler 2011), wird in diesem Buchkapitel der Begriff „Sex/Gender" verwendet (Kaiser 2012; Schellenberg und Kaiser 2017). Diese Entscheidung bietet die Möglichkeit, auf die Komplexität von Sex/Gender hinzuweisen, um bestehende Forschungslücken und klinische Fragestellungen besser zu verstehen.

22.2 Theoretische Zugänge

Obschon Sex/Gender zentrale Kategorien in den Gesundheitswissenschaften darstellen, kann ihr Verhältnis zu diesem Phänomen als widersprüchlich bezeichnet werden (Hammarström et al. 2014). Einerseits zeigen Untersuchungen, dass Menschen Sex/Gender als Kombination verschiedener körperlicher, psychischer und sozialer Dimensionen erleben, die in einem oszillierenden Spannungsverhältnis zueinander stehen. Andererseits hat sich im Verlauf der letzten Jahrhunderte eine alltagsgestützte Sicht etabliert, die Sex/Gender als binär und damit auch als komplementär gestaltete Körperlichkeit erscheinen lässt (Fausto-Sterling 2000; Voss 2011).

Die Frauengesundheitsforschung zeigte jedoch bereits früh auf, dass Gesundheit nicht geschlechtsneutral ist (Annadale 2014). Zentraler Kritikpunkt war, dass sich die Gesundheitsforschung am „Mann als Norm" orientiert, etwa indem klinische Studien nur mit männlichen Teilnehmenden durchgeführt werden, um die Ergebnisse danach auf die allgemeine Bevölkerung zu übertragen. Infolgedessen entwickelte sich ein Forschungsstrang, der sich mit dem Unterschied zwischen Frauen und Männern beschäftigte und sich für den Einbezug von Frauen in die Gesundheitsforschung einsetzte. Dadurch fokussierte dieser auf biologische Unterschiede wie reproduktive Gesundheit und Geburt, was eine Differenzierung von biologischem und sozialem Geschlecht ermöglichte.

Zugleich entwickelte sich ein weiterer Forschungsstrang, der sich mit der Ähnlichkeit von Männern und Frauen auseinandersetzte. Dieser erklärte etwa den Umstand, dass Männer durchschnittlich früher als Frauen sterben, nicht mit biologischen, sondern vielmehr mit sozialen Faktoren. Als Beispiel sei hier das als männlich interpretierte Verhalten einer größeren Risikobereitschaft genannt, das mit einer höheren Gesundheitsgefährdung einhergeht. Sie argumentierten daher, dass soziale Verhaltensweisen für die Erklärung der Unterschiede im Gesundheitszustand von Männern und Frauen ebenso wichtig, wenn nicht sogar wichtiger seien als die körperlichen Unterschiede zwischen Frauen und Männern.

Parallel zu diesen Forschungssträngen, die Sex/Gender – sei es in ihrer Differenz oder in ihrer Gemeinsamkeit – als binäre Entitäten erachten, hat sich die „Queere Medizin" seit den 1980er-Jahren als weitere wissenschaftskritische Strömung entwickelt. Hervorgegangen ist diese als Reaktion auf den medizinischen Umgang mit homo- und bisexuellen, inter[1] und trans[2] Menschen und mit dem Impetus, Cis-Heteronormativität zu überwinden. In diesem Sinne stellen queere Ansätze eine Kritik an der Fixierung und Homogenisierung von körperlichen, psychischen und sozialen Realitäten innerhalb der Gesundheitswissenschaften dar.

Neben den oben skizzierten Strömungen existieren weitere Ansätze, die es nahelegen, das aktuell vorherrschende dichotome Sex/Gender-Modell zu erweitern. Die entscheidende Frage ist daher, wie das komplexe biologische, psychologische und soziale Zusammenwirken von Sex/Gender in den Gesundheitswissenschaften gedacht, verstanden, untersucht und angewandt werden kann (Crenshaw 1991; Hammarström et al. 2014; Bolte et al. 2015). Dieser Frage soll anhand von Untersuchungen und klinischen Vignetten aus drei unterschiedlichen gesundheitswissenschaftlichen Bereichen nachgegangen werden, um mögliche Antworten geben zu können.

22.3 Genderperspektiven auf Gesundheit

22.3.1 Chronischer Schmerz

Patientinnengeschichte

Frau S. leidet seit etwa 8 Jahren an Schmerzen. Sie wird schnell müde, organisiert ihren Tag gut, um Pausen einzulegen. So kann sie ihren Alltag erledigen, aber an „schlimmen Tagen" ist Kochen zu anstrengend. Vor 3 Jahren hat sie die Diagnose Fibromyalgie erhalten. Ein längerer Krankenhausaufenthalt folgte. Danach hat sie ihre Arbeit zu einem reduzierten Pensum wiederaufgenommen. Heute ist ihr dies nicht mehr möglich. Ein Antrag auf Berentung wurde abgelehnt. Sie hat unterschiedliche Ärzt*innen aufgesucht, von denen sie sich bis zu ihrer Diagnose nicht ernst genommen fühlte. Sie wünscht sich von diesen, als „ganzer Mensch" behandelt zu werden.

Häufigkeit chronischer Schmerzen

In Europa leiden etwa 20 % der Bevölkerung unter chronischen Schmerzen, d. h. Schmerzen, die länger als 3 Monate andauern. Frauen sind häufiger betroffen als Männer und leiden vermehrt an Kopf-, Knie-, Nacken- und Rückenschmerzen, während Männer an selteneren Symptombildern wie Gicht und Clusterkopfschmerz erkranken (Mogil 2012). Bisherige Forschungsergebnisse weisen auf einen geschlechtsspezifischen Zusammenhang zwischen chronischen Schmerzen und Depressionen sowie Ängsten hin (Fillingim 2017), wobei Frauen ein doppelt so hohes Erkrankungsrisiko für Depressio-

[1] Als inter Personen werden Menschen bezeichnet, deren körperliche Geschlechtsmerkmale (insbesondere bei Geburt) nicht eindeutig als „weiblich" oder „männlich" einzuordnen sind.

[2] Als trans Personen werden Menschen bezeichnet, deren Geschlechtsidentität nicht oder nicht vollständig mit dem i. d. R. anhand äußerer Merkmale vor oder unmittelbar nach der Geburt zugewiesenen Geschlecht übereinstimmt.

nen und Ängste aufweisen (Altemus et al. 2014). Andererseits ist die Zahl der nicht diagnostizierten Depressionen bei Männern deutlich höher (Call et al. 2018). Der Grund dafür ist, dass depressive Gefühle sich bei Männern auch durch Aggression, Gewalt oder Substanzmissbrauch zeigen können. Diese Symptome sind allerdings gemäß DSM-5 nicht diagnoseleitend (Call et al. 2018).

Diese Unterschiede in der Prävalenz chronischer Schmerzen zwischen Frauen und Männern lassen sich durch biologische und psychosoziale Aspekte erklären. Die folgende Übersicht gibt wichtige Ergebnisse der aktuellen Evidenz zu geschlechtsspezifischen Unterschieden bei chronischen Schmerzen. Insgesamt ist zu berücksichtigen, dass die Erfassung von Schmerzen auf dem subjektiven Empfinden und dem individuellen Ausdruck des Einzelnen beruht und eine objektive Erfassung von Schmerzen herausfordernd ist.

Biologische Unterschiede

Verschiedene Übersichtsarbeiten zu geschlechtsspezifischen Unterschieden bei Schmerzen verweisen auf biologische Unterschiede zwischen Frauen und Männern (Fillingim 2017; Keogh 2022). Diese konzentrieren sich vorwiegend auf hormonelle und immunologische Aspekte. Dieser Ansatz wird damit begründet, dass die geschlechtsspezifischen Prävalenzunterschiede mit der Pubertät deutlich zunehmen.

Hormonelle Einflüsse auf Schmerzen sind bislang jedoch nicht endgültig geklärt. Sexualhormone scheinen die Schmerzempfindlichkeit zu beeinflussen, die sich mit dem Menstruationszyklus, während der Schwangerschaft und mit zunehmendem Alter verändert. So scheinen Östrogen und Progesteron die Schmerzempfindlichkeit zu erhöhen (Craft et al. 2004), während Testosteron eher einen schützenden Effekt zeigt, der bisher jedoch weniger untersucht wurde (Dance 2019).

Immunologische Einflüsse auf Schmerz sind durch präklinische Tierexperimente belegt. So legen etwa die Ergebnisse einer Übersichtsarbeit (Sorge et al. 2017) nahe, dass geschlechtsspezifische Unterschiede in der Schmerzerfahrung bei Mäusen durch biologische Differenzen des Immunsystems hervorgerufen werden, wobei Sexualhormone eine Rolle zu spielen scheinen, indem sie die Aktivität bestimmter Zellen des Immunsystems regulieren. Andererseits bewirkt bereits eine männliche Testperson eine physiologische Stressreaktion bei Nagetieren, die wiederum in einer Schmerzreduktion resultiert (Sorge et al. 2014).

Psychosoziale Unterschiede

Chronische Schmerzen mögen zwar teils mit biologischen Unterschieden zwischen Männern und Frauen erklärt werden, psychosoziale Aspekte zwischen den Geschlechtern spielen bei der Schmerzerfahrung, der Schmerzäußerung wie auch der Schmerzinterpretation ebenso eine Rolle (Smitherman et al. 2011).

Zwar berichten Frauen häufiger über Schmerzen und zeigen in experimentellen Studien eine höhere Schmerzempfindlichkeit als Männer (Casale et al. 2021), jedoch beruht die Schmerzerhebung primär auf Selbstauskunft, womit geschlechtsspezifische Unterschiede bei der Erfassung von Schmerzen eine Rolle spielen können (Fillingim 2017): Das Ausmaß dieses Unterschieds variiert etwa von Studie zu Studie und hängt von den Eigenschaften der Testpersonen ab (Fillingim 2017; Casale et al. 2021). Versuchspersonen ertrugen Schmerzen etwa länger, wenn sie von einer Person des anderen Geschlechts getestet wurden (Kállai et al. 2004). Hinzukommt, dass bei der Beurteilung von virtuellen Fallvignetten festgestellt wurde, dass (männliche und weibliche) Beobachtende weibliche Fälle anders einschätzten als identische männliche Fälle, indem weibliche Vignetten mit höherer Schmerzintensität, gedrückterer Stimmung, schlechterem Coping und einem höheren Bedarf an medizinischer Behandlung eingeordnet wurden (Hirsh et al. 2008). In ähnlicher Weise werden Schmerzen bei Patientinnen als weniger glaubwürdig wahrgenommen als Schmerzen bei Patienten (Schäfer et al. 2016).

Eine solche geschlechtsspezifische Bewertung kann zu einer impliziten Voreingenommenheit bei der Diagnose und Behandlung und damit zu einer Fehlversorgung führen (Keogh 2022). Dies mag den „gender pain gap" in der klinischen Praxis erklären: Schmerzen von Frauen werden von Hausärzt*innen häufiger als somatoforme Schmerzen eingestuft (Claréus et al. 2019) und erhalten eher eine psychologische Behandlung, während Männer eher schmerzstillende Medikamente und Frauen Sedativa verschrieben bekommen (Chen et al. 2008; Bartley et al. 2013; Schäfer et al. 2016).

In ähnlicher Weise schätzen Frauen und Männer die Schmerztoleranz von Frauen insgesamt geringer ein und gehen davon aus, dass Frauen eher über Schmerzen sprechen als Männer (Robinson et al. 2001). Zur Erklärung wird mitunter die geschlechtsspezifische Sozialisation herangezogen, wobei Weiblichkeit mit Abhängigkeit, Emotionalität, Sanftheit und höherer Schmerzempfindlichkeit und Männlichkeit mit Unabhängigkeit, Härte, Stoizismus und geringerer Schmerzempfindlichkeit assoziiert wird (Myers et al. 2003; Samulowitz et al. 2018). Die Literaturübersicht von Samulowitz et al. (2018) fasst zusammen, wie binäre geschlechtsspezifische Normen das Erleben und den Ausdruck von chronischen Schmerzen beeinflussen. Diese zeigt auf, dass die Leistungseinschränkungen aufgrund chronischer Schmerzen unterschiedlich wahrgenommen werden. Während Männer eher von Leistungseinschränkungen in Sport und Arbeit berichten und ihre männliche Identität als bedroht beschreiben, stellen Frauen Leistungseinschränkungen vielmehr als Lernprozess dar, der eine Repriorisierung von Aufgaben mit Fokus auf Haushalt und Familie erfordert.

Die Literatur weist auch auf Unterschiede im Umgang mit chronischen Schmerzen hin. Frauen scheinen ein breiteres Spektrum an Bewältigungsstrategien zu verwenden und sich reger um den Erhalt ihrer Gesundheit zu kümmern als Männer. Zudem scheinen Frauen eher soziale und emotionale Unterstützung zu suchen und Verhaltensaktivierung anzuwenden, während Männer eher Ablenkungsverhalten als Bewältigungsansatz bevorzugen. Insgesamt scheinen Frauen des Weiteren ein höheres Maß an Katastrophisierung zu zeigen, wobei Katastrophisierung selbst die Schmerzwahrnehmung zu beeinflussen scheint und damit als weiterer Erklärungsansatz für die Unterschiede bzw. Ähnlichkeiten im Ausdruck von Schmerzerfahrung zwischen Männern und Frauen herangezogen wird (Fillingim 2017; Keogh 2022).

RESÜMEE

Es ist festzuhalten, dass zwar Fortschritte hinsichtlich einer zunehmenden Berücksichtigung von Sex/Gender in der Schmerzforschung erzielt wurden, die bisherige Evidenz zu chronischen Schmerzen jedoch weitgehend auf einem binären, heteronormativen Verständnis von Sex/Gender basiert. Eine fundierte und theoriegeleitete Perspektive fehlt oftmals, womit zwar eine scheinbar „objektive" Evidenz hergestellt wird, ein differenziertes Verständnis zu Sex/Gender in Bezug auf chronische Schmerzen jedoch ausbleibt. Dies lässt Männer und Frauen als scheinbar homogene Gruppen erscheinen (Ahlgren et al. 2016), obwohl sich Vorstellungen zu Weiblichkeit und Männlichkeit weitaus komplexer darstellen, wie ➤ Kap. 22.3.2 zu Männern und Männlichkeit beispielhaft veranschaulicht.
Solch eine differenzierte Betrachtungsweise und Untersuchung von Sex/Gender ist jedoch von Bedeutung, wie eine experimentelle Studie aufzeigt: Hier hatte Geschlechtsidentität einen stärkeren Einfluss auf die Schmerzempfindlichkeit als rein binäre Vergleiche zwischen Männern und Frauen (Strath et al. 2020). Solch komplexere und differenzierte Ansätze sind für eine qualitativ hochwertige Forschung und Versorgung notwendig, um als „ganzer Mensch" erfasst, wahrgenommen und behandelt zu werden. Dabei bietet gerade die Psychosomatische Medizin die Möglichkeit einer differenzierten personenzentrierten Perspektive, um die Behandlung aller Menschen zu verbessern.

22.3.2 Männer und Männlichkeit

Patientengeschichte

Herr T. praktiziert seit Jahren Sport, wacht über seine „körperliche Leistungsfähigkeit", tauscht sich mit Gesundheitsfachpersonen (z. B. Ärzt*innen) aus und versucht, „die Dinge seines Lebens" zu kontrollieren. Aufgrund familiär-biografischer Erfahrungen in der Kindheit und Erwachsenenzeit hat er ein Verständnis von Gesundheit, das deutlich über körperliche Aspekte hinausgeht. Explizit gehört hierzu das Thema psychische Gesundheit/psychisches Wohlbefinden, sei es für sich selbst, sei es gegenüber seinen Kindern und deren Lebenssituation als „junge Eltern" und ihrer Care-Situation (vgl. Brückner et al. 2013). Ein Radunfall hat Herrn T. die eigene Verletzlichkeit vor Augen geführt und war Auslöser für eine Reflexion bisheriger Männlichkeitsvorstellungen, insbesondere von Autonomie: Wie wird ihm „als Mann" in der Gesundheits- und Krankheitsversorgung begegnet? Wie gestalten sich Prozesse in Bezug auf Diagnose und Behandlung?

Einführende Gedanken

Im folgenden Unterkapitel[3] werden einzelne Aspekte an der Schnittstelle von Sex/Gender und (Self-)Care von Männern im mittleren Lebensalter zwischen 30 und 60 Jahren skizziert. Mit (Self-)Care sind hierbei Praktiken von (Für-)Sorge für sich selbst verbunden/gemeint, die im Kontext von Gesundheit verstanden werden. Ziel ist es, zu überlegen und zu reflektieren, welches mögliche Potenzial sich daraus für das Thema Männer und Gesundheit ableiten ließe. Zunächst wird beschrieben, mit welchem Verständnis von Männern sowie Männlichkeiten gearbeitet wird, um anschließend auf Gesundheit und Care einzugehen. Die Ausführungen sollen ein differenzierter Beitrag für eine offene Diskussion zu Zusammenhängen des Umgangs von Männern mit Gesundheit im mittleren Lebensalter und Männlichkeit(skonstruktionen) sein.

Männer: Wann ist „Mann" ein Mann?

In diesem Beitrag werden „Männer" als eine geschlechtliche Möglichkeit mit unterschiedlichen Selbstverständnissen und Praktiken in Bezug auf Wahrnehmung, Denken, Fühlen und Handeln verstanden (Maihofer 1995; Bourdieu 2005). Aktuelle Forschungsergebnisse zeigen: Männer sind keine homogene Geschlechtergruppe (Faltermaier 2018; WHO 2018; de Visser 2019). Vielmehr können sich ihre Lebensbiografien, ihre aktuellen Lebensumstände und konkreten Lebenssituationen sehr unterscheiden (Griffith et al. 2019).

Männer, Männlichkeiten und Gesundheit

Weltweit besteht ein „*gender gap*" (Kirby et al. 2002) in der Lebenserwartung und Sterblichkeitsrate zwischen Männern und Frauen (WHO 2019). Die Ursachen in der unterschiedlichen Lebenserwartung werden vor allem in Bezug auf das Gesundheitsverhalten, die Erwerbssituation und die soziale Situation gesehen (Faltermaier 2018). Zur Erklärung des Gesundheitsverhaltens bei Männern werden in den vergangenen Jahren zunehmend Zusammenhänge zwischen Gesundheit und Männlichkeit in den Blick genommen (Oliffe et al. 2013; Krumm et al. 2017). Bezogen auf den Umgang mit Gesundheit im Alltag bedeutet dies, Männer handeln nicht (umgangssprachlich) „von Natur aus", weil sie Männer sind (Luck 2021a, b), sondern sie stellen Männlichkeit auch über ihren Umgang mit Gesundheit erst her (Wehner et al. 2015). Der Einbezug von Geschlecht als relevante, auch soziale Kategorie in den Gesundheitswissenschaften und die Perspektive, den Umgang mit Gesundheit als ein vergeschlechtlichtes und vergeschlechtlichendes Handeln anzusehen, geht auf verschiedene sozialwissenschaftliche Forschungsrichtungen und damit verbundene theoretische Konzeptionen zurück: die Frauengesundheitsforschung und die Männer- bzw. Männlichkeits- und Geschlechterforschung. Am folgenreichsten ist Connells Konzeption „hegemonialer Männlichkeit" (Connell 2015). **Hegemoniale Männlichkeit** ist demzufolge über die Abgrenzung zu „Weiblichkeit" und zu anderen „untergeordneten", „komplizenhaften" oder „marginalisierten" Männlichkeiten definiert (Connell 2015). Hier können z. B. folgende Männer genannt werden: homosexuelle Männer oder Männer, die Aspekte hegemonialer Männlichkeit nicht darstellen, aber von der gesellschaftlichen Vormachtstellung des Mannes profitieren (Connell 2015), sowie Männer mit „Migrationsbiografien", „men of color" und Männer mit

[3] Hinweis zu Inhalten und Literaturquellen: Der vorliegende Abschnitt des Buchbeitrags basiert auf Inhalten und Literaturquellen in leicht adaptierter, modifizierter und aktualisierter Form der Publikationen: Männer*, Männlichkeiten, Männer*gesundheit. Wie gehen Männer* mit Gesundheit im Alltag um? – Eine Genderperspektive (Luck 2021b) und Männer*, Männlichkeiten, Gesundheit und Care (Luck 2021a).

einem niedrigeren sozioökonomischen Status. Es gibt gemäß Connells Konzept verschiedene Männlichkeiten, weshalb die Pluralform verwendet wird. Als zentrale Elemente von hegemonialer Männlichkeit in westlichen Gesellschaften gelten z. B. die Aspekte „heterosexuell", „stark (sein)", „berufszentriert" sowie „Familienernährer" (Wehner et al. 2015). Hegemoniale Männlichkeit weist auf ein normatives Ideal hin, an dem sich Männer zur Herstellung und Absicherung von Männlichkeit orientieren (müssen oder sollen), das aber nur wenige Männer repräsentieren (können). Was als hegemonial männlich gilt, ist historisch und gesellschaftlich-kulturell variabel und somit Wandlungsprozessen unterworfen (Maihofer 2007; Connell 2015).

Zum „Mann" werden

In der bürgerlichen Gesellschaft erlangt und bestätigt der „Mann" seine „Männlichkeit" durch die „Verkörperung" von „männlich" kodierten Praktiken in Bezug auf das Denken, den Umgang mit Gefühlen und der Arbeit mit dem „Körper". Diese Praktiken sind kennzeichnend für das Verhältnis zu sich selbst und zum Verortet-Sein „in der Welt". Es ist eine Herrschaft über sich und gleichzeitig ein Unterwerfen seiner selbst, gerade in Bezug auf die Disziplinierung und Beherrschung seiner Gefühle und der Zurückweisung sozialer Bindungen (Maihofer 1995; Bourdieu 2005). Die Normen traditioneller Männlichkeit werden aber zunehmend von Männern selbst hinterfragt (Urwin 2018; Bola 2020). In der Gesellschaft setzt sich „[…] *die männliche Herrschaft nicht mehr mit der Evidenz des Selbstverständlichen durch* […]" (Bourdieu 1997, S. 226). Sie wird hinterfragt, muss begründet und gerechtfertigt werden.

Männlichkeit und Gesundheit unter den derzeitigen Bedingungen des Neoliberalismus

In der Forschung zeigt sich, dass unterdessen nicht nur Frauen die Verantwortung für Gesundheit und Wohlbefinden zugeschrieben wird (Luck 2021b). Die Maßnahmen zur Gesundheitserhaltung (z. B. Care-Maßnahmen) sind nicht länger nur Teil von Weiblichkeit, sondern ebenso bedeutend für die alltägliche Reproduktion von Männlichkeit. Das Kümmern um Gesundheit sowie Wohlbefinden steht dabei nicht im Widerspruch zu Vorstellungen von „männlicher Selbstständigkeit und Autonomie", sondern zeichnet geradezu ein leistungskonformes „Mann-Sein" unter den derzeitigen Bedingungen des Neoliberalismus aus. Gesundheit und Männlichkeit und was damit verbunden ist, sind beide demnach von einer Vorgabe zu einer Gestaltungsaufgabe geworden (vgl. Kickbusch et al. 2014; Meuser 2007). Es zeigt sich, wie auch Dinges (2016: 929) konstatiert:

„Gesundheitsförderndes Verhalten ist zu einem Kernbestand moderner Selbstsorge geworden – ob als Selbstermächtigung, Biopolitik oder Selbstzwang sei dahingestellt."

Im Fokus derzeitiger Diskussion steht vor allem eine Vorstellung *„von der Gesundheit als aktiver Lebensgestaltung und Lebenslust"* (Kickbusch et al. 2014, S. 18). Als Grund hierfür gilt u. a. das Engagement von *„sozialen Bewegungen wie die Frauenbewegung und die Gesundheitsbewegung sowie die zunehmende Anerkennung der ganzheitlichen Medizin und nicht zu vergessen: die Ottawa Charta für Gesundheitsförderung"* (Kickbusch et al. 2014, S. 18). Die Dynamisierung von „Gesundheit" ist einerseits Konsequenz einer „agency" zugunsten geschlechtlicher und lebensweltlicher Kontexte. Andererseits ist sie Folge der Dynamisierung gesellschaftlicher Ordnungsstrukturen aufgrund des Rückzugs des Staates mit dem Ziel einer „Verantwortungslogik" des Subjekts. Um das zu erreichen, sollen die Subjekte Gesundheitsarbeit leisten und „ihren Körper" für ein „besseres Leben" bearbeiten. Das Kümmern um Gesundheit kann als „Kapitalakkumulation" (Bourdieu 2012) verstanden werden. Gesundheit ist somit nicht mehr länger Idealvorstellung eines Zustands (WHO 1946), sondern vielmehr Ergebnis (Schnabel 2015) einer selbstverantwortlichen „gesunden Lebensführung".

RESÜMEE

Gesundheit wird damit zu einem „Produkt", das erarbeitet werden muss (Kühn 1993; Kickbusch et al. 2014; Schnabel 2015). Gesundheit wird – wie ausgeführt – zum Leistungsausweis. Es geht für die Menschen in der neoliberalen kapitalistischen Gesellschaft darum, die gesellschaftlichen Anforderungen zu verstehen, anzunehmen und Gesundheit als „Mittel zum Zweck" zu interpretieren, um fit zu sein, z. B. für den Arbeitsmarkt im globalisierten und flexibilisierten Kapitalismus unserer Zeit (Lengersdorf et al. 2017; Lenz et al. 2017).

Gesundheit und Gesellschaft

Deutlich wird, wie sehr „Gesundheit" bzw. „Gesundsein" konstitutive Begriffe persönlicher Lebensführung sind. Mit den Potenzialen von „Freiheit" und „Zwang" verbunden ist eine „Führung seiner Selbst" (Foucault 2007), also ein Feld von Handlungsmöglichkeiten und -zwängen. Insofern erscheint es erforderlich, „Gesundheit"/„Gesundsein" und „Care" als „kritische" Begriffe zu verwenden, die bei der Ausgestaltung von Gesundheitspolitik, Gesundheitsversorgung sowie Maßnahmen zur Gesundheitsförderung deren Verwobenheiten mit den bestehenden Macht- und Herrschaftsverhältnissen berücksichtigen.

PRAXISTIPP

Für Diskussionen zum Thema Geschlecht und Gesundheit bietet das „Zusammen-Denken" von Gesellschaft, Ökonomie und Subjektwerdung (Adorno 2018) die Möglichkeit, Macht- und Herrschaftsverhältnisse in Bezug auf Vorstellungen z. B. aktueller Männlichkeiten (aber auch Weiblichkeiten oder nicht-binärer geschlechtlicher Selbstverhältnisse) und (Self-)Care für Diagnose- und Behandlungsprozesse kritisch zu reflektieren.

22.3.3 Geschlechtervarianz

Fallgeschichte

Kim wurde bei Geburt dem weiblichen Geschlecht zugewiesen. Bereits als Kind zeigte Kim Verhaltensweisen auf, die Kims Umfeld als „bubenhaft" bezeichnete, jedoch Kim selbst nicht störten. Mit Beginn einer verspäteten Pubertät (14 Jahre) änderte sich diese Situation. Kim zeigte sich folglich zunehmend depressiv und zog sich sozial zurück. Die Eltern waren besorgt. Kurze Zeit später outete sich Kim als nicht-binäre Person. Zusammen mit den Eltern konnte sich Kim ein paar Monate später bei Geschlechtervarianzspezialist*innen vorstellen. Hierbei berichtete Kim über die Gründe, die zu seiner Ablehnung der zugewiesenen weiblichen Identität geführt hatten. Insbesondere kam Kims Ablehnung der Menstruation und des Brustwachstums zur Sprache. Dank diesen Informationen konnten die Eltern während der Abklärung Kims Situation besser verstehen. In diesem Rahmen entschieden sie sich, Kim im Alltag in einer nicht-binären Form anzusprechen. Ebenso thematisierten sie häufiger das Thema „Geschlecht" mit Kim. Parallel dazu knüpfte Kim Kontakt mit der LGBTIQ+-Community. Unter diesen Maßnahmen besserte sich Kims psychisches Wohlbefinden eindeutig. Gleichzeitig unterstützten diese Schritte Kims Entscheidung, eine medizinische Transition zu beginnen. Sowohl die Eltern als auch die begleitenden Spezialist*innen unterstützten Kim bei diesem Vorhaben, was Kims Lebensqualität zusätzlich verbesserte. Diese positive Entwicklung wurde allerdings durch den Umstand getrübt, dass Kim im Zusammenhang mit einer Schulreise ins Ausland mitgeteilt wurde, dass im Pass entweder eine weibliche oder eine männliche Identität angegeben sein müsse. Eine Option für nicht-binäre Personen sei amtlich nicht vorgesehen. Diese staatliche Verweigerung, Kims Geschlechtsidentität anzuerkennen, führte dazu, dass Kim die Reise nicht antreten konnte und sich sein psychischer Zustand verschlechterte.

Diese Geschichte passt zur queermedizinischen Kritik an Gesundheitswissenschaften, die auf die Widerstände gegen die Akzeptanz von Personen mit einer „außergewöhnlichen" Sex/Gender-Konstellation verweist (Voss 2011; Drescher 2015). Mittels der eingangs erwähnten Praxis konstruieren die Gesundheitswissenschaften normative Grenzen, welche die Trennung zwischen den eindeutigen, kongruenten, binären – sprich: „gesunden" – Geschlechtern und ihren „pathologischen" – sprich: ambivalenten, inkongruenten und nicht-binären – Ausprägungen erlauben. Diese „Zuweisungspraxis aus dem Nichts" hat sich als Instrument gezeigt, um Geschlechtervarianz auf eine binäre Geschlechtsordnung zu verkürzen.

Die Kehrseite dieser Einteilung ist das „Othering" bzw. die Pathologisierung von Menschen mit einem nicht-binären Sex/Gender. Unabhängig davon, ob die Gesundheitswissenschaften die „Problematik" eher im Körperlichen (wie bei den Varianten der Geschlechtsentwicklung), in der Übereinstimmung zwischen Geschlechtskörper, -identität und -rolle (wie bei der Geschlechtsinkongruenz), im Sexualverhalten (wie beim Sadomasochismus) oder in der sexuellen Orientierung (wie bei der Homo- und Bisexualität) der jeweiligen Person verorten, entsteht ein wirkmächtiger medizinischer Imperativ, diese „Störungen" beheben zu müssen (Drescher 2015).

So sind im Verlauf der Geschichte für Sex/Gender- und sexuelle Minderheiten multiple „„reparative" Therapien entwickelt worden. Je nach theoretischem Hintergrund der angenommenen Ätiologien bzw. der Behandlungsansätze handelte es sich hierbei mehr um medizinische, psychiatrisch-psychotherapeutische oder soziale Eingriffe (Drescher 2002; Reis 2013; Wright et al. 2018). Erst langsam und sehr allmählich werden in einigen Ländern „reparative" Behandlungen infrage gestellt (Ethikrat 2012) oder gar verboten (Gerbut et al. 2020), wobei strukturelle Zugangshürden zum Gesundheitssystem durch institutionelle cis-heteronormativ geprägte Traditionen gegenüber den Bedürfnissen dieser Bevölkerungsgruppe weiterhin vorhanden sind (Alencar Albuquerque et al. 2016; Akré et al. 2021; Teti et al. 2021).

Minderheitenstress

Die pathologisierenden Logiken beschränken sich allerdings nicht auf den gesundheitswissenschaftlichen Bereich. Auf der gesellschaftlichen Ebene resultieren diese in der Stigmatisierung von Sex/Gender- und sexuellen Minderheiten (Castro-Peraza et al. 2019). Die permanente Konfrontation mit den verschiedenen Formen von Ausgegrenztsein hinterlässt bei diesen Menschen nachhaltige physische, psychische und soziale Spuren (➤ Tab. 22.1), was wiederum zu ihrem überproportionalen Erscheinen im Gesundheitssystem beiträgt (Akré et al. 2021).

Ein möglicher theoretischer Ansatz, um zu verstehen, wie sich sozialer Stress physisch und psychisch auf die Betroffenen auswirkt, liefern die „Minderheitsstressmodelle" (MSM), die im Verlauf der Zeit für die verschiedenen Subgruppen entwickelt worden sind (Meyer 2003; Hendricks et al. 2012). Die unterschiedlichen MSM differenzieren zwischen diversen Ebenen der Ausgrenzung (strukturell, interpersonell und intrapersonell) und verschiedenen Modi (z. B. verbal, tätlich, symbolisch) und postulieren die Existenz von Resilienzfaktoren, die sich protektiv auf die Gesundheit der jeweiligen Minderheiten auswirken sollen. Diese stigmasensitive Perspektive vermag auch zu erklären, weshalb Sex/Gender- und sexuelle Minderheiten häufiger unter dysfunktionalen Stressabwehrmechanismen (Singer 2010) – wie z. B. der Einnahme psychotroper Substanzen (Connolly et al. 2020) oder dem Nikotinkonsum (Wheldon et al. 2018) – leiden und wie diese die bereits prekäre Gesundheitssituation dieser Menschen potenzieren.

Damit verwandeln die MSM (psycho-)pathologische Phänomene zu nachvollziehbaren „Begleitstörungen" einer Geschlechterordnung, die bisher nicht alle Menschen zu integrieren vermag (Zimmerman et al. 2022). Diese Korrektur der zugrunde liegenden Ätiologie der beobachteten Gesundheitsprobleme wird von einer therapeutischen Fokusverschiebung gefolgt. Nicht die geschlechtliche Normierung von homo- und bisexuellen bzw. trans und inter Personen, sondern die Behebung jener biopsychosozialen Faktoren, welche die Lebensqualität von geschlechtervarianten Personen vermindert bzw. vernichtet, steht neu im Zentrum der Aufmerksamkeit der Behandelnden.

Erste systematische Übersichten und Metaanalysen bestätigen die von den MSM postulierten Zusammenhänge (Pitman et al. 2022).

Tab. 22.1 Odds Ratios für körperliche und psychische Gesundheitsprobleme bei verschiedenen Sex/Gender- und sexuellen Minderheiten im Vergleich zur cis bzw. heterosexuellen Bevölkerung[4]

	Homosexuelle	Bisexuelle	Trans
Körperliche Gesundheitsprobleme			
Bluthochdruck	1,18–1,92 (Sharma et al. 2022 bzw. Everett et al. 2013)	1,19–2,30 (Sharma et al. 2022 bzw. Caceres et al. 2018)	1,6 (Valentine et al. 2022)
Myokardinfarkt	0,62 (Caceres et al. 2018)	1,46 (Caceres et al. 2018)	1,3–4,9 (Alzahrani et al. 2019)
Lebererkrankungen	0,54–5,7 (Ward et al. 2015 bzw. Swartz 2015)	0,46–1,71 (Ward et al. 2015)	1,5 (Brown et al. 2016)
HIV-Krankheit	2,3–8,3 (Mojola et al. 2012)	1,7–5,71 (Bevier et al. 1995 bzw. Friedman et al. 2014)	5,2 (Baral et al. 2013; Reisner et al. 2016)
Andere STD	1,53–8.9 (Porsch et al. 2020 bzw. Swartz 2015)	1,64 (Porsch et al. 2020)	1,56 (Callander et al. 2019)
Psychische Gesundheitsprobleme			
Posttraumatische Belastungsstörung	2,03 (Roberts et al. 2010)	2,13 (Roberts et al. 2010)	1,5–1,8 (Livingston et al. 2022)
Suizidgedanken	1,79–3,61 (Beymer et al. 2022 bzw. Remafedi et al. 1998)	2,33–4,4 (Beymer et al. 2022 bzw. Swannell et al. 2016)	3 (Dhejne et al. 2011)
Angststörungen	1,4–2,55 (Bostwick et al. 2010 bzw. Jones et al. 2017)	2,48–2,7 (Jones et al. 2017 bzw. Bostwick et al. 2010)	3,44–3,7 (Hanna et al. 2019 bzw. Bouman et al. 2017)
Depression	1,5–2,91 (Bostwick et al. 2010 bzw. Gonzales et al. 2017)	1,93–3,26 (Gonzales et al. 2017 bzw. Caceres et al. 2018)	1,63–4,1 (Hanna et al. 2019 bzw. Witcomb et al. 2018)
Suizidversuche	2,29–27,0 (Beymer et al. 2022 bzw. Janković et al. 2020)	2,04–7,10 (Remafedi et al. 1998)	8 (Dhejne et al. 2011)

Ebenso zeigen Studien, dass strukturelle Stressfaktoren (z. B. staatliche Diskriminierungsmaßnahmen) die Lebensqualität von Sex/Gender- und sexuellen Minderheiten (in-)direkt beeinflussen können (Doyle et al. 2022; Bränström et al. 2021). Allerdings werden die MSM auch von verschiedenen Stimmen aus der genetischen, psychologischen und soziologischen Forschung kritisiert (Frost et al. 2023). Aus dem klinischen Alltag wird wiederum bemängelt, dass die gleichzeitige Erfassung von Minderheitsstresssituationen und biologischen Stressindikatoren bisher nur vereinzelt stattgefunden habe, womit nach wie vor ungeklärt bleibe, wie es psychosozialen Stressoren gelingt, „unter die Haut zu gehen" (Hatzenbuehler 2009).

RESÜMEE

Trotz dieser berechtigten Einwände vermögen die Minderheitsstressmodelle (MSM) jene theoretischen Voraussetzungen zu liefern, um die erwähnten Gruppenunterschiede zwischen den Sex/Gender- und sexuellen Minderheiten und der cis-heteronormativen Mehrheit innerhalb eines rational hergeleiteten Rahmens zu verstehen, ohne unreflektierte Geschlechtsnormativitäten zu (re-)produzieren. Zudem bieten MSM eine wissenschaftliche Basis, um bisher nicht genügend erforschte Gebiete (z. B. Evaluation medizinischer Transitionsmaßnahmen) und die Gesundheitssituation bisher vernachlässigter Gruppen (z. B. inter, nicht-binäre und bisexuelle Personen) besser erforschen und verstehen zu können. Damit lassen sich diese queere Perspektive und die daraus folgenden MSM bestens innerhalb einer biopsychosozialen Medizin modernen Zuschnitts integrieren (Winter et al. 2016; Chew et al. 2020).

22.4 Ausblick

Wie dargelegt, sind Sex/Gender keine „statischen Begriffe" oder gar eine „Kategorie" mit einem damit verbundenen „eindeutigen System". Vielmehr existieren vielfältige Perspektiven, um Sex/Gender und deren individuelle sowie gesellschaftliche Implikationen zu fassen sowie differenziert im Kontext Gesundheit thematisieren zu können. Eine bewusste Reflexion der (eigenen) theoriegeleiteten Perspektive ist daher unabdingbar. Ein konsequentes **biopsychosoziales Verständnis von Sex/Gender** würde die Möglichkeit eröffnen, geschlechtliche Mehrdimensionalitäten und Pluripolaritäten – aber auch deren Widersprüche und Konflikte – offen in der klinischen Praxis anzugehen. Wird „*Multidimensionalität als gesellschaftstheoretische Perspektive*" verstanden, eröffnet sich die Möglichkeit, „*[…] Subjektivierungs-, Disziplinierungs- und Normalisierungsprozesse […] sowie damit verbundene Institutionen, Normen, Denkweisen, Körperpraxen und Begehrensformen*" (Demirovic et al. 2013, S. 39) bei Diagnose und Behandlung zu berücksichtigen. Zugleich ist zu fragen, welche Konsequenzen sich damit für das Gespräch mit Patient*innen ergeben. Der Grund dafür ist, dass das Versorgungssystem auch

[4] Die Datenlage zur inter Bevölkerung ist derart lückenhaft, dass an dieser Stelle auf eine tabellarische Zusammenfassung dieser Bevölkerungsgruppe verzichtet wurde.

eine „Vergeschlechtlichung" von Menschen als Fachpersonen (z. B. Ärzt*innen, Pflegefachpersonen, Therapeut*innen) und Menschen als Patient*innen mit sich bringt, ohne dass beide Seiten wissen, welche Aspekte von Geschlecht damit implizit für die Behandlung, Betreuung und Pflege „verbunden" sein können (Maihofer 1995).

PRAXISTIPP

Folgende Fragen können als Reflexionsgrundlage dienen, um Geschlechterperspektiven „sichtbar" zu machen und für eine geschlechtssensible Gesundheits- und Krankheitsversorgung zu sorgen (Sabo et al. 1995; White et al. 2009; Hammarström et al. 2014; APA 2018; WHO 2018; Auderset et al. 2021; Luck 2021b; Meyer 2022):

- Wer spricht Menschen mit welchem wissenschaftlichen Geschlechterverständnis/-wissen über Gesundheit und Krankheit an?
- Wie werden Menschen als Patient*innen „vergeschlechtlicht"?
- Welche Symptome werden bei welchen geschlechtlichen Personen zuerst wahrgenommen und führen zu welcher Einschätzung ihrer Gesundheits- und Krankheitssituation?
- Welche Strategien im Umgang mit Gesundheit und Krankheit werden bei welchen geschlechtlichen Personen wahrgenommen? Welche Konsequenzen ergeben sich daraus für Diagnose, Behandlung, Pflege, Betreuung, Unterstützung und die Gestaltung von Gesundheitsangeboten?
- Welche Kommunikationsformen werden praktiziert, die es Menschen in Gesundheits- und Krankheitsprozessen ermöglichen, sich offen zu äußern, ohne Geschlechterstereotype erfüllen zu müssen?

Zentral ist es, „Kategorisierungen" von Menschen als Patient*innen zu hinterfragen und deren Konzeption bzw. Neukonzeptionen zu reflektieren, um zu differenzierteren Perspektiven zu kommen. Es geht somit um den sensiblen und bewussten Umgang mit „Differenzen", einem „Verschieden-Sein" und um die Frage, welche Bedeutungszuschreibungen sowie Konsequenzen daraus für den Diagnose- und Behandlungsprozess abgeleitet werden.

Hier stellt sich die Frage „[…] *nach möglichen Funktionen der Differenzierungspraxen (Macht und Herrschaftsaspekte)*". Denn „[*wieso denken*] *wir, dass genau diese Differenzen für den professionellen Umgang von Relevanz sind?*" und „[…] *deckt sich diese Einschätzung überhaupt mit der Selbstdefinition jener, die derart kategorisiert werden*?" (Sprung 2021, S. 708). An dieser Stelle erweisen sich binäre „Mono-Sichtweisen" auf „Gender"/„Sex" oftmals als eine Verkürzung der Lebensumstände sowie Lebenskontexte von Menschen. Um der Komplexität der Lebensbedingungen gerecht zu werden, braucht es vielmehr eine **intersektionale Perspektive** (Crenshaw 1991). Diese berücksichtigt Lebensaspekte, wie z. B. sozioökonomische Bedingungen, Bildungsressourcen, biografische Aspekte von Migration, Zugangsbarrieren aufgrund unterschiedlicher Bedürfnisse in Bezug auf Sprache, Hören, Sehen, Bewegung und Mobilität – dies aber nicht additiv, sondern als Verständnis einer Mehrdimensionalität der Lebenszusammenhänge von Menschen, um deren Lebenskontext differenzierter wahrnehmen und Bedürfnisse besser berücksichtigen zu können.

Für die Gesundheits- und Krankheitsversorgung (wie auch für die Wissenschafts- und Forschungspraxis) gehen wir daher nicht von „einem geteilten (Welt-)Vorverständnis" aus, sondern „befragen, hinterfragen und reflektieren" konzeptuelle Vorstellungen von „Gender"/„Sex". Dabei kann eine Orientierung an einem „*Ethos der Ungewissheit*" (Adorno 2018; Maihofer 2018) hilfreich sein.

LITERATURAUSWAHL

Demirovic A, Lettow S, Maihofer A (Hrsg.). Emanzipation. Zur Aktualität eines politischen Begriffs. Münster: Verlag Westfälisches Dampfboot 2013.

Hammarström A, Johansson K, Annandale E, et al. Central gender theoretical concepts in health research: The state of the art. J Epidemiol Commun Health 2014; 68(2): 185–190.

Hendricks ML, Testa RJ. A conceptual framework for clinical work with transgender and gender nonconforming clients: An adaptation of the Minority Stress Model. Prof Psychol Res Pract 2012; 43: 460–467.

Kaiser A. Re-conceptualizing "sex" and "gender" in the human brain. Z Psychol 2012; 220(2): 130–136.

Meyer IH. Prejudice, social stress, and mental health in lesbian, gay, and bisexual populations: conceptual issues and research evidence. Psychol Bull 2003; 129(5): 674–697.

Schellenberg D, Kaiser A. The sex/gender distinction: Beyond f and m. In: APA Handbook of the Psychology of Women. Washington, DC: American Psychological Association 1017; 165–187.

Wolfgang Söllner

KAPITEL 23 Digitalisierung und künstliche Intelligenz in der Medizin: Auswirkungen auf die Arzt-Patient-Beziehung und eine biopsychosoziale Medizin

Patientinnengeschichte

4.9.2043

Frau S. war mit leichter Atemnot aufgewacht. Sie war etwas beunruhigt. Hatte doch ihr vor 9 Monaten verstorbener Mann auch immer wieder unter Atemnot gelitten. Sie blickte auf ihre Google Watch und konstatierte, dass sie einen beschleunigten Puls hatte. Ihr Blutdruck war etwas niedriger als üblich. Der über Videoschaltung kontaktierte Notarzt las telemetrisch die in der Google Watch gespeicherten EKG-Daten aus. Er beruhigte sie, wies sie aber sicherheitshalber ins Klinikum ein.

Der Eingang zur Notaufnahme sah gar nicht wie ein Krankenhaus aus, sondern eher wie die Empfangshalle eines Kurzentrums. Nachdem eine freundliche Krankenschwester, die eher wie eine Hostess wirkte, ihre elektronische Patientenkarte eingelesen hatte, schob sie Frau S. in einen kleinen Untersuchungsraum, ließ sie in einem Lehnsessel Platz nehmen, legte ihren linken Arm in eine Schiene und befestigte Elektroden an ihrer Brust. Sie fragte, ob sie mit einem Arzt oder einer Ärztin sprechen wolle. Sie entschied sich für einen Arzt, hatte sie doch mit ihrem Hausarzt immer gute Erfahrungen gemacht. Ein kleiner freundlich blickender Roboter rollte heran und fragte sie mit angenehmer sonorer Stimme nach ihrem Befinden und ihren Beschwerden. Er folgte ihren Bewegungen aufmerksam mit den Augen, zog die Mundwinkel zu einem Lächeln hoch, wenn es passte, und blieb sonst aufmerksam und ernst. Er stellte Nachfragen zu ihren jetzigen und früheren Beschwerden, zu ihrem Lebensstil und zu Erkrankungen in der Familie.

Dann erklärte er ihr, dass jetzt entsprechende Untersuchungen durchgeführt würden, und verabschiedete sich. Ein leises Surren ließ sie auf ihren linken Arm blicken, an dem ultraschallgesteuert Blut aus einer Armvene entnommen wurde.

Die Krankenschwester kam wieder in den Raum und sagte Frau S., dass sie sitzenbleiben solle, der selbstfahrende Stuhl würde sie zur Röntgenabteilung fahren, wo eine Röntgenaufnahme ihres Brustkorbs und eine Ultraschalluntersuchung ihres Herzens gemacht würden. Im Warteraum vor der Röntgenabteilung hielt der fahrbare Stuhl. Eine Hostess brachte ihr eine Auswahl von Fruchtgetränken.

Nach der Röntgen- und der Ultraschalluntersuchung (auch diese vollautomatisiert) fuhr der Stuhl sie in einen kleinen

Besprechungsraum. An der Wand hing ein großer Bildschirm. Der freundliche Roboter rollte wieder heran und teilte ihr mit, dass ihr Zustand derzeit nicht bedrohlich sei. Sie habe eine beginnende Herzschwäche, die medikamentös behandelt werden sollte. Am Bildschirm konnte sie die Röntgen- und die Ultraschallaufnahme sehen. Dr. Robot erklärte ihr, wo ihre Herzwand erweitert sei, und zeigte auf einen kleinen Erguss im Spalt zwischen Lunge und Zwerchfell. Dann erklärte er ihr, welche Medikamente das digitale Expertensystem des Klinikums, das mit einem führenden Herzzentrum verbunden sei, ihr empfehlen würde, und informierte sie über deren Nebenwirkungen und wie sie die Medikamente einzunehmen hätte. Schließlich wollte er wissen, ob sie noch Fragen habe.

Alle Erklärungen erschienen Frau S. plausibel. Sie war froh, dass sie ins Klinikum gekommen war, dass alle Untersuchungen so zügig durchgeführt worden waren und dass sie nichts Schwerwiegenderes hatte. Früher hätte man da oft stundenlang gewartet. Dennoch hätte sie schon noch gerne mit einem „echten" Arzt gesprochen (es war ihr fast peinlich, das auszusprechen). Der Roboter blieb freundlich und erklärte ihr, dass dies eigentlich nur für privatversicherte Patienten vorgesehen sei. Gegen einen Aufpreis könne sie dies aber selbstverständlich gerne in Anspruch nehmen (in der Armlehne ihres Sessels befand sich praktischerweise ein Slot für eine Kreditkarte). Der Arzt würde ihr dann gerne alles nochmals erklären. Ansonsten sei gerade ein ausführlicher Befund an den Hausarzt gegangen, und sie könne alles Weitere mit diesem besprechen.

Das klingt natürlich sehr utopisch, könnte aber – rein technisch gesehen – schon bald so stattfinden. Digitalisierung und Künstliche Intelligenz (KI) werden die Medizin in den nächsten 20 Jahren dramatisch verändern. Nicht nur Abläufe und Prozesse in der Organisation der Krankenversorgung, sondern auch die inhaltliche Gestaltung von Diagnostik, Behandlung, Rehabilitation und Vorsorge werden tiefgreifenden Veränderungen unterzogen werden. Diese Veränderungen haben bereits begonnen, insbesondere im Bereich der Organisation von Abläufen und im diagnostischen Bereich. Grundlagen dafür wurden auf politischer Ebene vorangetrieben. In den meisten EU-Ländern wurde eine elektronische Gesundheitskarte eingeführt, und es wurden Medizininformatik-Initiativen gestartet. Die deutsche Bundesregierung hat eine **„Dialogplattform Digitale Gesundheit"** mit Forschungseinrichtungen und der Industrie gestartet, und das BMBF hat Förderprogramme zur Zusammenarbeit von Forschung, Krankheitsversorgung und Wirtschaft aufgelegt. Das **Deutsche Netzwerk für Bioinformatik** sammelt – genauso wie die Industrie – Biodaten, u. a. aus Genomsequenzierungen. **Big-Data-Zentren** sind in Berlin und Dresden/Leipzig entstanden. Das Ziel ist ein „lernendes digital vernetztes Gesundheitssystem".

23.1 Was ist Künstliche Intelligenz?

„Artificial Intelligence refers to the simulation of human intelligence in machines that are programmed to think and learn like humans. Machine Learning is a subset of Artificial Intelligence […] that involves the use of algorithms and statistical models to analyze and draw insights from data and use them to make predictions or decisions without being explicitly programmed."

Chatgptonline.ai (letzter Zugriff: 26.1.2024)

Die Entwicklung von KI begann in den 1950er-Jahren. Der KI-Pionier Alan Turing formulierte 1947: „*Was wir wollen, ist eine Maschine, die aus Erfahrungen lernen kann.*" **Maschinelles Lernen** (ML) kann aufgrund eingegebener Daten und (bei einfachem ML noch vorgegebenen) Algorithmen Muster und Gesetzmäßigkeiten automatisch erkennen, Wahrscheinlichkeiten berechnen und Vorhersagen für bestimmte Zielgrößen (z. B. das Erkennen bestimmter Krankheiten) machen. Bei einfachem ML nimmt der Mensch noch Einfluss auf die Analyse der Daten und die Entscheidungen.

Seit der Jahrtausendwende gelang es, mithilfe leistungsstärkerer Computer und neuer mathematischer Modelle künstliche neuronale Netze auf verschiedenen Ebenen (vergleichbar den verschiedenen Schichten im Gehirn) mathematisch zu handhaben und damit komplexere Muster und nichtlineare Zusammenhänge zu erkennen (**Deep Learning**). Zwischen den eingegebenen Daten und dem Ergebnis werden auf verschiedenen hierarchischen Ebenen (sog. „hidden layers") vernetzte Daten in die Rechenmodelle aufgenommen. Wenn neue Daten verfügbar sind, entwickelt sich ML selbstständig weiter, erkennt neue Zusammenhänge und Muster. Damit wird Erfahrungslernen auf der Basis einer Hierarchie von Konzepten möglich. Je nachdem, wie viele Ebenen neuronale Netze beinhalten (mit Großcomputern gelingt dies mit mehreren hundert „hidden layers"), desto komplexere Aufgaben können gelöst werden (Schmidhuber 2015). Damit war es z. B. möglich, Prozesse, die der Mensch intuitiv löst (z. B. Sprach-, Objekt- und Gesichtserkennung), zu berechnen oder komplexe Spiele zu spielen (z. B. Schach und Go).

Eine neuere Anwendung der KI, das **Cognitive Computing,** simuliert das menschliche Verstehen und logisches Schlussfolgern. Dazu muss die KI anpassungsfähig sein (erkennen, dass sich Daten ändern können, und in Echtzeit darauf reagieren; Zweideutigkeit in Daten erkennen) und interaktiv sein (mit Menschen oder anderen Computern kommunizieren). Aus den Erfahrungen mit diesen Interaktionen lernt das System selbstständig weiter (Gupta et al. 2018). Beispiele dafür sind IBMs Watson®, Apples SIRI® oder verschiedene Chatbots (➤ Kap. 23.4.1).

Maschinelles Lernen lernt hypothesenfrei und zieht alle verfügbaren Daten heran. Je größer die zur Verfügung stehende Datenmenge ist, desto besser kann die KI „trainiert" werden („Big Data"). Entscheidend für die Qualität und korrekte Vorhersage ist die Güte der Daten, mit denen das System „trainiert" wird.

23.2 Digitalisierung und KI in der Organisation des Gesundheitswesens

Viele Ärzte und andere Berufsgruppen im Gesundheitswesen wünschen sich, dass durch Digitalisierung und KI-Prozesse die Organisation der Gesundheitsversorgung beschleunigt und vereinfacht und die Kommunikation zwischen verschiedenen Behandlern verbessert wird. Viele Bereiche der Medizin können davon profitieren. Im Folgenden seien nur einige davon erwähnt:

- Organisation von Notaufnahmen durch bessere Planung und Abstimmung zwischen verschiedenen Krankenhäusern und in den Häusern
- Optimierung von OP-Planung und Abläufen in Ambulanzen und Praxen
- Bessere Vernetzung verschiedener medizinischer Zentren
- Einsatz von Telemedizin
- Bessere Vernetzung und Kommunikation zwischen stationärem und ambulantem Bereich
- Optimierung der Logistik von Krankenhäusern (Beschaffungswesen, Transportsysteme, Reinigung, Müllvermeidung und -entsorgung)
- Optimierte Energieplanung und Energieeinsparung
- …

Einiges davon ist bereits an vielen Zentren umgesetzt (z. B. die Telemedizin), einige Krankenhäuser haben automatisierte Prozesse bei Transport und Medikamentenlogistik eingeführt. Die COVID-19-Pandemie hat hier einen deutlichen Schub zu digitalisierten und automatisierten Prozessen bewirkt. Vielen Ärzten gehen diese technologischen Neuerungen zu schleppend voran, insbesondere im Bereich von Anwendungen zur besseren Vernetzung und Kommunikation.

23.3 Digitalisierung und KI im diagnostischen Bereich

Der Einsatz von KI ist überall dort, wo es um Mustererkennung und um die Vernetzung von Daten geht, besonders lohnend. Beispiele dafür sind die Befundung von Labordaten, bildgebenden Verfahren, pathohistologischen Befunden, elektrografischen Ableitungen (EKG, EEG, Lungenfunktionstests) oder die Diagnose von Hautveränderungen. In all diesen Bereichen ist KI in Form **integrierter Expertensysteme (Clinical Decision Support Systems, CDSS)** bereits im Einsatz, insbesondere in der Labormedizin und Radiologie (Hosny et al. 2018; Manava et al. 2020). Mithilfe von Algorithmen werden im ersten Schritt Muster und Kategorien gebildet und im zweiten Schritt – nachdem personbezogene Daten eingegeben wurden – individuelle Zuordnungen zu den gebildeten Kategorien getroffen und daraus Schlüsse gezogen. Man unterscheidet dabei passive und aktive Expertensysteme:

- **Passive Systeme** werden nur auf Anforderung durch einen Arzt zur Entscheidungsunterstützung benutzt.
- **Aktive Systeme** sind in das Informationssystem eines Krankenhauses oder einer Arztpraxis integriert und werden aktiv, sobald individuelle Daten aufgerufen werden. Sie können dann z. B. Differenzialdiagnosen anzeigen und Behandlungsvorschläge machen oder Warnfunktionen aktivieren, wenn Medikamente überdosiert werden oder Medikamenteninteraktionen vorliegen.

Studien zeigen, dass einige solcher Expertensysteme dabei auch erfahrenen Spezialisten ebenbürtig und z. T. überlegen sind, z. B. bei der Erkennung von Hautkrebs (Esteva et al. 2017). Die Nutzung von KI in der Diagnostik könnte somit die Patientensicherheit erhöhen, indem Diagnosen treffsicherer und seltene Erkrankungen weniger leicht übersehen werden. Viele kommerziell erhältliche Produkte haben aber nach wie vor Entwicklungsbedarf und sind hinsichtlich ihrer Qualität und Effizienz nicht ausreichend geprüft (van Leeuwen et al. 2021).

KI kann aus der Vernetzung vieler verschiedener individueller Daten (Symptome, familiäre Belastung, Vorerkrankungen, Labor, Bildgebung, molekularbiologische und genetische Daten etc.) Wahrscheinlichkeiten für medizinische Diagnosen und für die individuelle Prognose einer Erkrankung errechnen. Durch solche **Decision-Support-Systeme** können dem Arzt Differenzialdiagnosen zur Verfügung gestellt und Hinweise für die Behandlung gegeben werden. Zum Beispiel gelang es, mittels KI aus der Kombination von Daten bildgebender Verfahren mit Daten zum klinischen Outcome valide Vorhersagen zum Auftreten von Rezidiven, Metastasen und zum Überleben beim kleinzelligen Lungenkarzinom zu machen (Parmar et al. 2015; Huynh et al. 2017). CDSS können vor allem eine Hilfe für den jungen Arzt, die interdisziplinäre Therapieplanung (z. B. in der Onkologie) und das Erkennen seltener Erkrankungen sein. Wenn solche Systeme zusätzlich zur medizinischen Expertise genutzt werden, können sie die diagnostische Kompetenz der Ärzte verbessern (KI-„Zweitmeinung") und helfen, Fehler zu vermeiden (Han et al. 2020).

Wenn auch genetische Daten, individuelle Risikofaktoren oder Umweltdaten eingegeben werden und das System anhand einer sehr großen und validen Datenmenge zum Verlauf bestimmter Erkrankungen trainiert wurde, besteht die Möglichkeit, mittels KI prospektiv die Wahrscheinlichkeit des Auftretens bestimmter Erkrankungen vorherzusagen. Dies könnte hilfreich für die Gesundheitserziehung und Prophylaxe sein, stellt aber ein Problem dar, wenn solche Daten in unbefugte Hände, z. B. von Versicherungsgesellschaften, gelangen (➤ Kap. 23.9).

23.4 Digitalisierung und KI in der Therapie

Decision-Support-Systeme, die auf der Grundlage sehr großer Datenmengen über den Verlauf verschiedener Erkrankungen trainiert wurden, können in Sekundenschnelle Therapieempfehlungen und Therapiepläne erstellen – eine Arbeit, die bislang von Experten in interdisziplinären Konferenzen (z. B. Tumorboards) kosten- und zeitaufwendig erledigt wird (Moreira et al. 2019). Wenn den CDSS neben den klinischen Daten weitere individuelle Daten, wie Alter, Geschlecht, Ethnie, Erbfaktoren, Lebensstil etc., zur Verfügung stehen, können daraus immer individueller maßgeschneiderte Therapiepläne entwickelt werden (sog. **personalisierte Medizin**).

Schon heute gibt es Anwendungen, die Teile der Therapie auf der Basis von Sensoren und digitalisierten Programmen **autonom steuern** (z. B. Kardioverter-Defibrillatoren). Immer sensiblere Bio-Sensoren werden für verschiedene physiologische Parameter (Blutdruck, Laborwerte, kardiale Aktivität, Hirnströme, Motorik, Mimik etc.) entwickelt, die als Wearables auf die Haut aufgeklebt, als Armband, Uhr oder in der Kleidung getragen oder implantiert werden. Nach dem EPatient Survey 2015 (EPatient RSD 2015) benutzten im Jahr 2014 bereits 20 % der Internet-Surfer Apps, die Daten aus Wearables verwerten. Heute ist diese Rate deutlich gestiegen. Wearables werden heute vor allem zur Selbstauskunft z. B. beim Fitnesstraining verwendet. Ein Drittel der Nutzer wäre nach einer Befragung bereit, die Daten daraus auch der Krankenversicherung zur Verfügung zu stellen (SBK 2015). Momentan noch eher spekulative Voraussagen werden in naher Zukunft Realitäten im Versorgungsalltag sein (Deutscher Ethikrat 2015): Die von Bio-Sensoren erhobenen Daten werden künftig vermehrt zur Steuerung der Behandlung über trainierte KI eingesetzt werden – insbesondere bei chronischen Erkrankungen, die pharmakologisch behandelt werden (z. B. arterielle Hypertonie und Diabetes). Algorithmen berechnen die optimale Dosis eines Medikaments, das durch die KI selbstgesteuert aus implantierten Medikamentendepots abgegeben werden kann. Andere aus Wearables ableitbare Funktionen (z. B. das Schließen auf Emotionen oder auf eine Bewegungsstörung aus der Mimik) werden künftig algorithmengesteuerte autonome Behandlungsoptionen auch bei anderen chronischen Erkrankungen ermöglichen, z. B. die pharmakologische Therapie der Depression oder des Morbus Parkinson. Therapieeffekte können automatisiert an Patienten und Ärzte rückgemeldet werden. Die KI kann über Blutspiegelbestimmungen kontrollieren, ob ein Patient seine Tabletten genommen hat und dies digital an Ärzte melden (sog. **digitale Tabletten;** Rohleder 2015).

Die Beeinflussung von Gehirnzentren mittels Deep-brain-Elektroden, die heute bereits zur Behandlung der Epilepsie, der Parkinsonerkrankung und in Studien auch bei Zwangserkrankungen und schweren Depressionen angewandt werden, könnte künftig mittels geeigneter Biosensoren (zur Messung der Motorik bzw. Einschätzung von Emotionen über Pupillenweite, Stimmmodulation und Mimik) durch KI autonom erfolgen.

Telemedizin ist ein weiterer Anwendungsbereich von eHealth, allerdings eine sehr einfache Anwendung, bei der digitale Medien verwendet werden, um spezialisierte Behandlungen auch an Orten durchzuführen, wo es keine entsprechende medizinische Versorgung gibt. Dies kann in manchen klinischen Bereichen zur Verbesserung der klinischen Qualität von weniger spezialisierten Zentren und für die Versorgung entlegener ländlicher Gebiete führen. Mithilfe von KI könnte die Telemedizin auch weltweit zur Behandlung in Regionen mit weniger hochentwickelter medizinischer Versorgung eingesetzt werden.

Wenn mechanische Geräte mit KI gesteuert werden, spricht man von **Robotik.** Diese kann von Menschen **gesteuert** sein – wie z. B. die robotergestützte Chirurgie oder Assistenzsysteme in der Pflege (z. B. Heben und Hygienefunktionen) und beim Transport von Patienten – oder sich mittels trainierter Software **autonom** steuern. Solche autonomen Roboter werden z. B. in Prothesen angewandt, die ausgehend von elektronischen Bio-Sensoren im Gehirn und erlernten Bewegungsmustern intendierte Bewegungen selbstständig ausführen.

Humanoide (menschenähnliche) Roboter wurden für verschiedene Aufgaben in der Pflege alter und demenzkranker Menschen und in der Betreuung autistischer Kinder entwickelt. Sie können nicht nur die Sprache, sondern auch den emotionalen Ausdruck des Gegenübers erkennen und darauf mit Handlung und Sprache reagieren. Wir sehen hier erst die Anfänge einer rasanten Entwicklung.

23.4.1 Digitalisierung und KI in der Psychotherapie

Die Psychotherapie war eines der ersten Anwendungsgebiete der KI.

In den 1960er-Jahren entwickelte Weizenbaum das Computerprogramm *Eliza* (1964–1966), mit dem er einen Psychotherapeuten simulierte, der nach den Prinzipen der klientenzentrierten Therapie nach Rogers programmiert und trainiert wurde. Das Programm war noch recht einfach: Über einen hinterlegten Thesaurus und programmierte Frage-Antwort-Paare wurde ein therapeutischer Dialog simuliert. Dennoch kann Eliza als erstes KI-ähnliches Computerprogramm bezeichnet werden, das therapeutische Kommunikation simuliert.

Die im Zuge der COVID-Pandemie rasche Zunahme von **Online-Therapien** (➤ Kap. 44) nutzt zwar digitalisierte Prozesse und Technik, um Mensch-zu-Mensch-Therapie über räumliche Distanz zu ermöglichen, ist aber noch keine Anwendung der KI.

Hingegen wurden Programme wie *Eliza* mittels sog. **Therapie-ChatBots** weiterentwickelt. Ältere ChatBots wie Wysa, Tess oder Woebot stellen praktisch reine Entscheidungsbäume dar, die auf der Basis von eingegebenen Daten Empfehlungen für die Behandlung geben oder Selbsthilfeprogramme anbieten. Solche interaktiven Chat-Programme wurden vor allem für die Behandlung von symptomatisch einfach erkennbaren Störungen wie Depressionen, Angststörungen und Adipositas entwickelt (Fitzpatrick et al. 2017). Nach Erkennen der Diagnose werden Anreize für förderliches Verhalten (z. B. körperliche oder soziale Aktivität bei depressiven Patienten) mittels Apps auf Smartphones gegeben („Boosting") bzw. ungünstiges Verhalten negativ konnotiert („Nudging").

Neuere KI-Entwicklungen wie **ChatGPT®** („Chat Generative Pretrained Transformer", entwickelt 2022 von OpenAI) oder die Verwendung von Avataren und Virtueller Realität (Döllinger et al. 2019) eröffnen hier neue Möglichkeiten. Noch sind sie nicht speziell für psychotherapeutische Anwendungen entwickelt. Erste Versuche der Anwendung von hochentwickelten Chatbots wie ChatGPT oder der App „Changing Thoughts" als KI-Therapeut bei simulierten depressiven Zuständen zeigen, dass damit zwar Kognitionen und Stimmungen der simulierten Patienten erfasst und gezielt weiterführende Fragen gestellt werden können, die Antworten darauf aber von einer oberflächlichen empathieähnlichen Haltung und allgemein bekannten Ratschlägen aus einem behavioristischen Repertoire geprägt sind. Wenn der Diskurs komplexer wird, verweist die KI auf professionelle

Hilfe. Sicher werden diese Systeme künftig weiter verfeinert und mithilfe von Therapeuten und durch die Rückmeldung von tatsächlichen Patienten trainiert und verbessert werden. Aber es wird immer eine auf Algorithmen beruhende und „berechnete" Beziehungssimulation bleiben, die beim Gegenüber zwar ein Gefühl des Verstandenwerdens auslösen kann, der es aber nach wie vor an zwischenmenschlicher Wärme, Intuition und Spontaneität fehlen wird.

Forschung mit **hybriden Formen der Psychotherapie,** bei der persönliche Therapie mit KI-Anwendungen (etwa Selbsthilfe-Apps zur Verbesserung der Selbstfürsorge) kombiniert wird, zeigt dass eine solche „Blended Therapy" bei depressiven Patienten hilfreich sein kann und Akzeptanz bei Patienten findet (Schuster et al. 2020; s. a. ➤ Kap. 44). Hybride Formen von persönlicher Therapie mit Unterstützung durch KI-Programme ist für die Zukunft sicher bei manchen Indikationen sinnvoll, birgt aber auch Konfliktpotenzial durch eine mangelnde Abstimmung und mögliche Konkurrenz zwischen Therapeut und KI und die damit einhergehende Verunsicherung der Patienten und das Eröffnen eines „Agierfeldes" als Widerstandsphänomen gegen die Behandlung. Dazu kommen weitere klinisch-praktische und ethische Probleme wie die Prüfung der Einwilligungsfähigkeit, die Gestaltung eines Informed Consent, die Reaktion von KI-Therapie in Gefahrensituationen (Suizidalität, Fremdgefährdung) und die Frage von Kontrolle und Supervision der virtuellen Therapeuten (Fiske et al. 2019).

Experten fordern weitere Forschung zu Nutzen und Gefahren von KI-Anwendungen in der Psychotherapie und darauf aufbauende Richtlinien für die Nutzung von KI auch in Form von hybrider Anwendung neben einer persönlichen Therapie, die Risiken dieser Behandlung beachten und minimieren sollen (Floridi et al. 2018; Kuhn et al. 2021).

23.5 Digitalisierung und KI in der Rehabilitation

Technische Assistenzsysteme, wie z. B. im derzeit schon allenthalben propagierten „Smart Home", stellen elektronisch gesteuerte technische Lösungen für ältere und pflegebedürftige Menschen mit Behinderung zur Verfügung. Dazu gehören Systeme, die gesundheitliche Funktionen überwachen (z. B. Alarmsysteme zu Zirkulation, Mobilität und Bewusstsein) und solche, die die Kommunikation mit dem sozialen Umfeld verbessern, sowie KI-gesteuerte Haushalts- und Pflegehilfen (z. B. zur Unterstützung der Körperhygiene). Dafür werden – heute noch im experimentellen Bereich – auch **Roboter** eingesetzt. Robotergestützte Therapie kann für die Rehabilitation von sensomotorisch gestörten Patienten, z. B. nach Schlaganfall oder Rückenmarksverletzungen, hilfreich sein und ausgefallene Funktionen z. T. ersetzen (Chien et al. 2020; Zhang et al. 2023). Kommunikationsfähige („humanoide") Roboter können als Ansprech„partner" für alleinlebende Menschen und insbesondere für Menschen mit kognitiven und sozialen Beeinträchtigungen dienen. So zeigen z. B. Anwendungen bei Kindern und Jugendlichen mit Autismusstörungen erfolgversprechende Effekte (Kumazaki et al. 2021). Die Anwendungen reichen von technologisch einfachen Lösungen (z. B. Patienten an die Medikamenteneinnahme oder an das Trinken zu erinnern) bis hin zu komplexen Interaktionen, wenn Roboter mittels Sensoren die emotionale Gestimmtheit eines Menschen über die Mimik „errechnen" und darauf mit erlernten Programmen reagieren. Forschung und Anwendung solcher Einsatzbereiche der KI werden von der öffentlichen Hand seit Jahren massiv gefördert (BMBF 2009). Inwieweit solche kommunizierenden Systeme („social robots") einen Nutzen für die Anwender bringen, ist für die Behandlung autistischer Kinder belegt (Saleh et al. 2019), für andere Indikationen gibt es dazu noch wenig empirische Forschung (Martin et al. 2008; Weiß et al. 2013; Broadbent et al. 2016; Bin Sawad et al. 2022).

Der Einsatz von KI kann die Pflege in technischer Hinsicht verbessern und Probleme des Personalmangels im Pflegebereich reduzieren. KI-Lösungen und Robotik können auch für Betroffene und ihre Angehörige eine Erleichterung darstellen und ihre Autonomie erhöhen. Gleichzeitig kann die Kommunikation zwischen Fachpersonen und Selbsthilfeinitiativen verbessert werden.

23.6 Digitalisierung und KI in der Prävention

Die größten Erwartungen zu Einsatzmöglichkeiten von KI richten sich aber auf die Prävention von Erkrankungen. Schon heute können Lebensstildaten neben medizinischen Daten auf E-Health-Karten gespeichert werden (z. B. die Zahl der Schritte, die ein Mensch pro Tag macht). Wearables oder implantierte Mikrochips können viele relevante Gesundheitsdaten (Puls, RR, EKG, Blutwerte, Atemluftbestandteile etc.) messen und an den Betroffenen zur Selbststeuerung rückmelden (sog. „persönliche Gesundheitssysteme"; WHO 2011). Die digitale Vernetzung mit anderen Betroffenen wird heute schon im Rahmen der Selbsthilfebewegung (➤ Kap. 56) genutzt und als Vorteil wahrgenommen. All dies ermöglicht eine erhöhte Aufmerksamkeit und Kompetenz bezüglich der eigenen Gesunderhaltung. Eine entscheidende Frage dabei ist jedoch, wer außer dem Träger noch Zugang zu solchen Daten hat. Einige Versicherungsgesellschaften führten bereits Rabatte für diejenigen Versicherten ein, die die Speicherung und Übermittlung solcher Daten an die Versicherung erlauben.

Mittlerweile sind mehrere hunderttausend **Gesundheits-Apps** am Markt, von Diät- über Bewegungsprogramme bis zu Apps, die depressive Stimmung identifizieren und einfache Selbsthilfeprogramme anbieten (z. B. mehr Bewegung machen, soziale Kontakte suchen, bestimmte Diäten einhalten etc.). Empirische Daten zum Nutzen der eingesetzten Apps sind noch rar: Beispiele sind Effekte auf chronischen Kopfschmerz durch digital gesteuerte psychologische Therapien (Fisher et al. 2015), die Reduktion von Depressivität und Stress durch Mental Health Apps (Donker et al. 2013) und App-vermittelte Gewichtsreduktion (Aguilar-Martinez et al. 2014).

23.7 Forschung und Lehre

KI wird in der Forschung bereits in vielen Bereichen eingesetzt, so z. B. bei der DNA-Analyse, in der sog. „omics"-Forschung (über verschiedene physiologische Systeme übergreifende molekularbiologische Forschung wie Genomics, Proteomics, Metabolomics etc.), bei der Identifikation von Biomarkern für bestimmte Erkrankungen und bei der Entwicklung von Impfstoffen und neuen Substanzen in der Pharmaindustrie. Vernetzte Big Data mit Millionen von individuellen Daten zu Gesundheit, Lebensstil, Genetik, sozialen und psychologischen Mustern ermöglichen einen immensen Wissenszuwachs, etwa bezüglich

- möglicher Einflussfaktoren auf die Entstehung und den Verlauf von Krankheiten und präventive Maßnahmen dagegen,
- der Entwicklung von Krankheiten im globalen Maßstab (was z. B. Prognosen über die Ausbreitung von Infektionskrankheiten erlaubt).

Biodatenbanken ermöglichen eine Verbesserung der Vorsorge und Behandlung von Volkskrankheiten (insbesondere Herz-Kreislauf-Erkrankungen, Diabetes, Krebserkrankungen), aber auch von seltenen Erkrankungen. Mit dem Schlagwort der „Personalisierten Medizin" wird suggeriert, dass die Medizin nicht nur effizienter, sondern auch persönlicher gestaltet wird (Gauthier 2014; https://www.samw.ch/de/Publikationen/Empfehlungen/Grundlagen-personalisierte-medizin.html). Darunter wird aber nicht eine patientenzentrierte Medizin, sondern eine „Personalisierung" hinsichtlich individueller biologischer und genetischer Charakteristika verstanden, ganz in der Logik eines biomechanischen Modells der Medizin (➤ Kap. 1, ➤ Kap. 2, ➤ Kap. 3).

Nach wie vor gibt es nicht ausreichend Forschung zu den Effekten der Anwendung von KI in der Medizin. Die vorhandenen Studien zur Effizienz von Decision-Support-Systemen (CDSS) vergleichen meist Anwendungen mit KI und Anwendungen ohne KI (Sutton et al. 2020). Studien zur Anwendung von CDSS als Zusatz zur ärztlichen Diagnostik und Behandlung liegen kaum vor.

Einen Mehrwert haben KI-Programme sicher für die **Aus-, Weiter- und Fortbildung** von ärztlichem, Pflege- und anderem Gesundheitspersonal. Didaktisch gut aufbereitete digitale und KI-gesteuerte **Lernprogramme** können klinische Problemstellungen simulieren und das Wissen und die Skills der Lernenden mit vorgegebenen Lösungen vergleichen. Sie können standortübergreifend genutzt werden.

23.8 Auswirkungen auf die Autonomie und Gesundheitskompetenz von Patienten und pflegebedürftigen Menschen

Digitale Medien ermöglichen einen sprunghaften Anstieg der Informationsmöglichkeiten für Patienten und deren Angehörige zu Gesundheitsfragen. Nach einer Erhebung der EU-Kommission (2014) nutzten ca. 60 % der Internetnutzer dieses auch für Gesundheitsfragen. In Deutschland lag diese Rate im Jahr 2014 bei 70 % (SBK 2015) und dürfte heute noch deutlich höher sein. Jüngere und gebildetere Menschen nutzen Gesundheitsberatung aus dem Internet und „Internet-Docs" häufig zumindest als erste Beratung beim Auftreten von Gesundheitsproblemen oder als Zweitsicht nach erfolgten Arztbesuchen. Im EPatient Survey (2015) gaben 40 % der Befragten an, dass das Internet ihnen im Umgang mit der Erkrankung geholfen habe, 20 % hatten eine Diagnose-App verwendet und ebenfalls 20 % gaben an, dass sich dadurch die Kommunikation mit den Ärzten verbessert habe. Allerdings wird die Menge und z. T. Widersprüchlichkeit der im Internet gefundenen Informationen aufgrund der fehlenden Einschätzungsmöglichkeit, was relevant und valide ist, häufig als Überforderung erlebt (Baier 2004; Honekamp und Ostermann 2009; van Deurssen 2012; Zok 2014).

Digitale Medien erleichtern auch den Zugang zu medizinischer Expertise, z. B. beim Einholen von **Zweitmeinungen** zu einer Erkrankung und deren Behandlung. Soziale Medien ermöglichen rascheren und breiteren Austausch über Gesundheitsfragen mit von Krankheit ähnlich Betroffenen. Der Anteil des **Austauschs mit ähnlich Betroffenen** oder Selbsthilfegruppen an den gesamten gesundheitsbezogenen Internetkontakten ist aber relativ klein und wird auf 15 % geschätzt (Schachinger 2014). Diese Vernetzungsfunktion kann insbesondere für chronisch kranke Menschen eine wichtige Unterstützungsmöglichkeit sein und die Gesundheitskompetenz und Selbstwirksamkeit erhöhen (➤ Kap. 56). Diese Vorteile sind jedoch stark von der Bildung der Nutzer abhängig.

23.9 Ökonomische Interessen

Der Treiber für diese Entwicklung ist die Ökonomie. Eine Verringerung der direkten Gesundheitskosten und der Ausfälle durch Krankheit erhöht im kapitalistischen System die Produktivität, die Profitrate und die Konkurrenzfähigkeit. Das ***Grünbuch der Europäischen Kommission*** **zu Mobile Health** (EU-Kommission 2014) sagt immense Kosteneinsparungen im Gesundheitswesen durch Digitalisierung und KI voraus. Dies könnte durch eine Reduktion von unnötigem diagnostischem und therapeutischem Aufwand (Überversorgung), die Verringerung stationärer Behandlungen, Personaleinsparungen und insbesondere durch Krankheitsprävention geschehen (White 2014).

Darüber hinaus kann KI dazu beitragen, die Gesundheitsversorgung in ländlichen Gebieten und – auf lange Sicht und optimistisch gesehen – auch in wirtschaftlich wenig entwickelten Ländern zu verbessern sowie personelle Engpässe und Mängel insbesondere im Bereich der Pflege älterer Menschen auszugleichen. Durch Mängel im Beratungsangebot und in der für Patient*innen zur Verfügung stehenden Zeit bedingte Informations- und Betreuungsdefizite könnten partiell kompensiert werden. Digitalisierung allein verbessert aber nicht die Qualität von Beratung, sondern macht diese nur leichter zugänglich, rascher durchführbar und wahrscheinlich kosteneffektiver (Gigerenzer et al. 2016). Die Frage ist letztlich, ob Digitalisierung und KI als zusätzliche Möglichkeit der Information und Gesundheitsversorgung eingesetzt werden oder um zu rationalisieren und Personal auf Dauer zu ersetzen.

Eine Gesundheits- und Behandlungssteuerung auf der Basis von Big Data und KI könnte dazu führen, dass solche Algorithmen nicht mehr weiter hinterfragt werden, weil ja ein so großes Ausmaß an „Wissen" dahinterstehe, das in selbstlernenden Modellen der KI nur mehr bedingt nachvollziehbar und kontrollierbar ist. Es wird aber entscheidend sein, welche Daten in solche Anwendungen eingeflossen sind und wie die Qualität dieser Daten ist. Es ist zu befürchten, dass in einem biomechanisch gedachten Gesundheitsmodell soziale Daten und psychologische Daten darin wenig Raum und Resonanz finden und diese Aspekte vernachlässigt werden.

Forschung zu autonomen KI-Systemen mit Gesundheitsdaten erfordert hohe Investitionen. Dazu sind neben staatlichen Einrichtungen nur große Konzerne in der Lage, die dadurch Wettbewerbsvorteile am „Gesundheitsmarkt" erlangen. Dies begünstigt die **Monopolbildung** in diesem Bereich (Institut für Innovation und Technik 2019). Zur Entwicklung und zum Training von KI werden in großem Stil und auf internationaler Ebene valide Gesundheitsdaten benötigt, die vor allem große Universitätskrankenhäuser zur Verfügung stellen können. Vernetzte ***Super Diagnostic Centers*** mit Data-Validation-Abteilungen kreieren die nötigen Big Data. Daran sind nicht nur Forschung und Politik interessiert, sondern vor allem die Industrie. IT-Konzerne wie IBM, Google und Amazon bieten Großkrankenhäusern kostengünstige IT-Systeme für Forschungsaufgaben und für die klinische Versorgung an – sicher nicht aus altruistischen Motiven, sondern um Zugang zu solchen Daten zu erhalten. Auf Super-Computern der E-Industrie (IBM Watson, Apple Health Kit; Alphabet) werden so Millionen von individuellen gesundheitsbezogenen Daten gespeichert und verarbeitet (Comstock 2013; http://www.forbes.com/sites/zinamoukheilber/2014/09/08/mayo-clinic-turns-to-imb-watson-to-match-cancer-patients-with-clinical-trials; http://www.zeit.de/digital/mobil/2015-04/ibm-watson-apple-watch-healthkit-researchkit). Großkonzerne der Pharmabranche und E-Branche betreiben Versicherungsgesellschaften und kaufen sich in Medizinische Versorgungszentren, Krankenhäuser und Universitätskliniken ein.

Daraus ergeben sich rechtliche, ethische und politische Fragen, die hier nur angerissen werden können. Einen Überblick zu Chancen und Risiken des Einsatzes von KI in der Medizin gibt ➤ Tab. 23.1.

23.10 Rechtliche und ethische Fragen

Jede neue Technologie in der Medizin wirft ethische Fragen auf. Die übergeordnete Frage ist dabei, ob eine neue Technologie die Behandlung von Patient*innen verbessert oder mehr Schaden als

Tab. 23.1 Überblick über Chancen und Risiken durch KI in der Medizin

	Chancen	Risiken
Organisation des Gesundheitswesens	• Effizientere und nachhaltigere Logistik • Bessere Vernetzung und Abstimmung zwischen verschiedenen Behandler*innen (z. B. mittels E-Gesundheitskarte)	• Unzureichende Datensicherheit und ungenügender Datenschutz („der gläserne Mensch") • Risiko von Systemstörungen der komplex vernetzten IT-Systeme • Mangelnde Kontrollierbarkeit selbstlernender KI
Diagnostik	• Mehr Patientensicherheit (raschere und gezieltere Diagnostik, Prävention von Medikamenteninteraktionen, rasches Erkennen von Nebenwirkungen, Erkennen seltener Erkrankungen) • Weniger Doppeluntersuchungen (bessere Dokumentation durch eHealth)	• Mehr Überdiagnostik (viele erhobene Minimalbefunde durch diagnostische Expertensysteme)
Therapie	• Gezieltere individualisierte Behandlung (Personalisierung) • Weniger Unter- und Überbehandlung • Mehr Patientensicherheit (Fehlervermeidung) • Mehr Patient*innen können hochwertige Behandlung erhalten (Telemedizin)	• Unpersönlichere Behandlung (Technik statt Beziehung) • Rechtliche Unsicherheit bzgl. Behandlungsfehlern
Rehabilitation, Nachsorge	• Unterstützung komplexer Reha- und Pflegeaufgaben	
Prophylaxe	• Frühzeitiges Erkennen von Risikofaktoren • Förderung von Prävention (Verhalten, Lebensstil)	• Potenzielle Überbehandlung • Steigerung von Gesundheitsängsten • Diskriminierung chronisch oder künftig Kranker in Versicherungsleistungen
Patientenautonomie	• Mehr Patientenwissen und damit Autonomie • Mehr Vernetzung mit ähnlich Betroffenen	• Überforderung von Patient*innen durch zu viel nicht gefilterte Information (Nachteil für weniger Gebildete)
Arzt-Patient-Beziehung	• Zeitgewinn kann für persönliche Betreuung genutzt werden	• Vertrauensproblem • Zeitgewinn wird für Rationalisierung genutzt • Humanoide Roboter ersetzen partiell Arzt/Pflege-Patient-Beziehung
Forschung	• Durch Big Data: Generierung neuer Hypothesen zur Pathophysiologie, bessere globale Gesundheitsstatistiken	• Größere Abhängigkeit der Forschung von der Industrie • Monopolbildungen

Nutzen bringt. Auch wenn eine Methode als ausreichend sicher bewertet wird, lässt sich diese Frage oft schwer beantworten, bevor es genügend Erfahrung mit der Anwendung in der Praxis gibt und eine neue Technologie als ausreichend wirksamer, sicherer und angemessener Behandlungsstandard etabliert wird. Bei der Anwendung von KI in der Medizin sind zusätzlich spezielle ethische Problemfelder zu bedenken:

- Wer verfügt über personbezogene Daten, und wie wird die Autonomie der Patient*innen geschützt?
- Wie beeinflussen die neuen Technologien die professionellen Beziehungen (Arzt-Patient-Beziehung, Pflege-Patient-Beziehung)?
- Wie wird ein Shared Decision-Making garantiert?

Einige der damit zusammenhängenden Fragen sollen in diesem und im nächsten Abschnitt angerissen werden.

> Eine grundlegende rechtliche und ethische Frage ist, wem die individuellen Gesundheitsdaten gehören, wer darüber letztlich verfügen darf.

Wer kann darüber bestimmen, was mit den individuellen Daten geschieht? Man sollte aufgrund der heute gültigen Rechtsprechung meinen: der jeweilige Betroffene. Aber die KI nutzt die Daten und entwickelt daraus Muster, Trendanalysen zur Prognoseabschätzung, Therapieprogramme und bildet durch Vernetzung der Daten Profile; und sie entwickelt als selbstlernendes System aus den eingegebenen Daten weitere Daten und Muster. Wer hat die Verfügung darüber: der Entwickler der KI-Software, der Anwender der KI-Software, staatliche Institutionen? Wenn z. B. private Krankenversicherungsgesellschaften Zugang zu persönlichen Gesundheitsdaten und auch zu genetischen Informationen und Lebensstildaten erhalten, könnte dies zu einer Diskriminierung von chronisch Kranken und künftig potenziell Kranken führen, indem diese keine oder nur sehr teure Verträge für Krankenversicherungen erhalten. Und über finanzielle Anreize spielen viele Versicherte (vor allem jüngere) mit und stimmen der Weitergabe ihrer gesundheitsbezogenen Daten zu bzw. liefern diese selbst über Wearables an die Versicherungen – zumindest solange sie noch gesund sind. Dies könnte die **Gefahr einer Entsolidarisierung des Versicherungs- und Gesundheitswesens** vergrößern.

Damit hängt eng die Frage der **Informiertheit der Betroffenen,** der **Datensicherheit** und des **Datenschutzes** zusammen. Bisherige Erfahrungen zeigen, dass trotz herkömmlichen Datenschutzes aus Big-Data-Sätzen auf die individuellen Daten rückgeschlossen werden kann. So machte eine in *Science* publizierte Studie Furore, bei der US-Wissenschaftler aus partiellen genetischen Daten, Alter und Herkunftsland die Daten konkreter Personen und deren naher Verwandten identifizieren konnten (Couzin-Frankel 2015). Tausende Unternehmen handeln mittlerweile mit personenbezogenen Daten und erzielen daraus immense Umsätze und Gewinne, und der ursprüngliche Eigner der Daten hat im Verlauf kaum eine Möglichkeit zu verfolgen, wer seine Daten nutzt und wofür sie genutzt werden (Federal Trade Commission 2014).

Der Deutsche Sachverständigenrat für Verbraucherfragen hat schon im Jahr 2016 Empfehlungen in Richtung einer „transparente(n) und verlässliche(n) (evidenzbasierten) Verbraucherinformation und einer Stärkung der Alltagskompetenzen der Verbraucherinnen" (Gigerenzer et al. 2016) mit den folgenden Schwerpunkten formuliert:

- Klare Kennzeichnung und Versorgung mit verlässlichen und transparenten Gesundheitsinformationen zu und mittels eHealth und mHealth.
- Stärkung der Gesundheitskompetenz und der digitalen Kompetenz der Verbraucher*innen, um nützliche von gesundheitsschädlichen Angeboten am Gesundheitsmarkt zu unterscheiden.
- Anpassung des Datenschutzes und Transparentmachen von „Zweck und Kriterien von Algorithmen, wenn diese für die Entscheidungsfindung, z. B. bei der Festlegung einer Therapie, genutzt werden". Betroffene sollten Einsicht in ihre persönliche Patientenakte haben und bei Nutzung von Bio-Sensoren (Wearables etc.) auch darüber informiert werden, wer diese Daten erhält und verwertet (Gigerenzer et al. 2016, S. 4).

Die in diesen Empfehlungen geforderte **Transparenz** wird für die „Verbraucher*innen" von Gesundheitsleistungen (so werden in der Gesundheitswirtschaft sowohl die Patient *innen als auch die Nutzer*innen von gesundheitserhaltenden Leistungen genannt) aber nur bei KI-Systemen herzustellen sein, deren Funktion für einen bestimmten Zweck einmal trainiert wurde (sog. „locked" KI) und die sich nicht selbst auf der Basis von immer neuen vernetzten Daten und Musterbildungen durch autonomes Lernen weiterentwickelt (sog. Blackbox-KI).

Durch die Möglichkeit, Stimuli zu manipulieren und in Echtzeit physiologische Parameter zu erheben, besteht die Gefahr einer **Manipulation des Verhaltens** (z. B. in Richtung von vermehrter Anwendung bestimmter Gesundheitsprodukte).

Letztlich ist auch die Frage nicht geklärt, **wer die Verantwortung trägt,** wenn die KI Fehler in der Diagnostik oder Therapie macht. In Europa gibt es bisher keine speziellen gesetzlichen Regelungen zur Anwendung von KI, außer sie fallen unter Medizinproduktegesetze. Im Falle von CDSS werden diese wie Zweitmeinungen behandelt. Die Haftung tragen die Ärzte, die solche KI-Systeme einsetzen (künftig könnte es auch rechtlich bei Behandlungsfehlerprozessen ein Problem werden, wenn ein Arzt oder eine Ärztin ein vorhandenes und validiertes CDSS nicht eingesetzt hat). Das Problem ist nur, dass die Ärzt*innen sich auf die KI-Entwickler*innen verlassen müssen, weil sie das Funktionieren der KI nicht durchschauen und kontrollieren können (AW Algorithm Watch 2019). Die Forschung zu Möglichkeiten der Nachvollziehbarkeit und Transparenz von Systemen des Maschinellen Lernens („explainable AI") ist bisher unzureichend (Gilpin 2023). Daraus ergeben sich nach wie vor ungelöste wissenschaftliche, rechtliche und ethische Fragen, um die vier bioethischen Prinzipien Autonomie, Schutz vor Schaden, ausreichende Fürsorge und Gerechtigkeit (Beauchamp und Childress 2019) zu gewährleisten.

23.11 Auswirkungen auf die Arzt-Patient-Beziehung

Ein wesentlicher Faktor für die Effektivität und die Sicherheit medizinischer Maßnahmen ist das **Vertrauen in die Behandler*innen.** Wenn Patient*innen Zugang zu ihrer digitalisierten Krankenakte haben, kann dies einer holländischen Studie zufolge die Kooperation mit den Hausärzt*innen (besser informierte Entscheidungsfindung) und das Vertrauen zu ihnen fördern (Thielmann et al. 2023). Wie steht es aber um das Vertrauen der Patient*innen und potenzieller Patient*innen, wenn die KI zu einer Tragsäule der Behandlung wird? In den letzten Jahren wurden Umfragen unter Patient*innen und in der Bevölkerung dazu durchgeführt. Auftraggeber dieser Umfragen war die an KI interessierte Industrie. Eine vom Bundesverband Digitale Wirtschaft in Auftrag gegebene repräsentative Umfrage unter mehr als 1.000 deutschen Bürger*innen aus dem Jahr 2018 (www.bvdw.org/fileadmin/user_upload/BVDW Digital Trends Kuenstliche Intelligenz Allgemein.pdf) kam zu folgenden Ergebnissen:

- 58 % der Befragten begrüßten Apps, die Terminvereinbarungen durchführen und Untersuchungsbefunde kommunizieren.
- 52 % der Meinung waren, dass mithilfe von KI Krankheiten besser diagnostiziert und Heilungschancen verbessert werden könnten.
- 57 % befürworteten, dass auf KI basierende Expertensysteme als Zweitmeinung von Ärzten verpflichtend eingesetzt werden sollten.
- Jüngere Menschen, Männer und Akademiker*innen äußerten diesbezüglich eine höhere Zustimmung.

In eine ähnliche Richtung gehen Ergebnisse einer im selben Jahr publizierten repräsentativen Umfrage im Auftrag der Managementberatungsfirma Pricewaterhouse & Coopers (2018) unter ca. 2.000 Personen in Deutschland (https://www.pwc.de/de/gesundheitswesen-und-pharma/ki-robotics-healthcare-interaktiv.pdf). Dabei gaben 41 % an, sich vorstellen zu können, in Zukunft im Krankheitsfall einen „Robo-Doktor" anstelle eines menschlichen Arztes zu konsultieren. Nur 25 % der Befragten lehnten den Einsatz von „Robo-Docs" prinzipiell ab. Auch dabei gaben Männer und Jüngere eher positive Antworten.

Darin spiegelt sich u. a. eine veränderte Einstellung zu und ein stark gestiegenes Nutzungsverhalten von internetbasierter Wissensvermittlung. Die meisten Befragten befürworten, dass Ärzt*innen bei schwierigen Problemstellungen KI-Unterstützung in Anspruch nehmen. Allerdings bevorzugt die große Mehrheit der Befragten, dass die persönliche ärztliche Behandlung im Falle einer schwerwiegenderen Erkrankung nicht durch „Robo-Docs" ersetzt werden soll. Diese Einstellung wird deutlicher, wenn man erkrankte Menschen befragt.

Heute schon wendet sich ein großer Teil der Patient*innen zunächst ans World-Wide Web, wenn Gesundheitsprobleme auftauchen. Dies führt einerseits zu größerer Informiertheit der Betroffenen, führt aber häufig zu großer Verunsicherung und zu Ängsten, wenn im Web die ganze Bandbreite möglicher Diagnosen und Behandlungen vor Augen geführt wird und diese nicht durch ein informiertes und einfühlsames Gegenüber (z. B. den Hausarzt) im persönlichen Kontakt auf die individuelle Situation der Patient*innen bezogen und unter Berücksichtigung ihrer Sorgen und Ängste erklärt wird. KI-Software verfügt sicher besser als jeder Arzt über ein umfängliches Faktenwissen und kann dies einem „User" zur Verfügung stellen, dabei möglicherweise auch dessen emotionale Befindlichkeit erkennen und darauf mit einem behavioristisch trainierten Sprachprogramm reagieren. Was ihr aber fehlt, ist die persönliche Begegnung mit einer Person, die sich in den Patienten oder die Patientin auch aufgrund ihrer eigenen Erfahrung, Befindlichkeit und Emotionalität einfühlen und darauf in einem kognitiven und emotional-leiblichen Austauschprozess geplant und intuitiv reagieren kann (vgl. ➤ Kap. 2 und ➤ Kap. 3).

„Roboter sind niemals müde." Durch den breiten Einsatz von KI wird sich die Rolle von Ärzt*innen und die Beziehung zwischen Ärzt*in und Patient*in verändern.

Bei optimistischer Betrachtung könnte man annehmen, dass der Einsatz von KI Ärzt*innen und Pflegenden insbesondere bei Routineaufgaben Zeit einspart, die dann für eine stärker patientenzentrierte ärztliche oder pflegerische Tätigkeit verwendet werden könnte. Eine pessimistische Sicht könnte zu der Einschätzung kommen, dass die KI vorwiegend zur Kostenreduktion im Gesundheitswesen und zur Einsparung von Gesundheitspersonal führen wird (Maté 2020). Das ist nicht in jeder Hinsicht verwerflich, wenn man an den Mangel von Pflegepersonal bei einer ständig älter werdenden Gesellschaft denkt. KI und Robotik können hier sicher Aufgaben übernehmen. Wenn aber auch die persönliche Betreuung von Patient*innen, Kindern und älteren Menschen zunehmend von humanoiden Robotern übernommen wird – und die Technik liefert dafür heute schon überzeugende Belege, dass dies in technologischer Hinsicht möglich ist und sein wird – würde dies zu einem zunehmenden Ersatz der menschlichen Behandlung, Pflege und Betreuung durch technische Systeme führen. Wenn man der neoliberalen kapitalistischen Logik freien Lauf lässt, wird die Entwicklung vornehmlich in diese Richtung gehen. Die KI wird dann vornehmlich zur Rationalisierung, Kontrolle und vorausschauenden Kostendämmung eingesetzt werden. Es wird politischer Überlegungen und Entscheidungen bedürfen, welche Prioritäten im Gesundheitssystem gesetzt werden.

Das noch größere Problem besteht darin, dass die KI selbst genuin ärztliche und pflegerische Aufgaben übernehmen wird, von der Therapie- und Pflegeplanung bis hin zur emotionalen Betreuung von Patient*innen, Kindern und alten Menschen. Dies könnte die Rolle von Gesundheitsberufen dramatisch verändern.

Ärzt*innen würden zunehmend zu **Gesundheitsmanagern** werden, die verschiedene KI-Systeme zum Einsatz bringen. Sie könnten diese selbstlernenden Systeme nicht durchschauen und auch nicht steuern. Sie müssten sich auf Spezialisten verlassen, die diese Systeme entwickeln und koordinieren. Und auch die KI-Spezialisten hätten bei selbstlernenden vernetzten Systemen nur mehr eingeschränkte Kompetenzen, die Aktivitäten der KI nachzuvollziehen und zu kontrollieren. Dies führte bereits zu einer intensiven Debatte unter Wissenschaftlern (KI-Technolog*innen, Sozialwissenschaftler*innen, Jurist*innen, Ethiker*innen etc.), wie die KI kontrolliert werden kann. Programme zur verbesserten Transparenz von KI-Systemen („Explainable AI") sind ohne weitere KI-Unterstützung nicht möglich (Gilpin et al. 2022). Wer kontrolliert dann die kontrollierende KI?

Letztendlich konfrontiert uns dies mit der Frage, auf welchen Ebenen die menschliche Intelligenz der KI überlegen ist. Momentan sicher noch im Bereich komplexer Entscheidungen bei nicht üblichen und somit von Algorithmen schwer vorhersagbaren Problemstellungen (Zweig et al. 2018), in der intuitiven und in der wertegeleiteten Entscheidungsfindung und im Herstellen vertrauensvoller sozialer Beziehungen (Precht 2020).

RESÜMEE

Menschen brauchen Beziehungen, um sich sicher zu fühlen – insbesondere dann, wenn sie durch Krankheit oder Behinderung in persönliche Krisen geraten. Patient*innen brauchen die haltgebende Beziehung zu Ärzt*innen und Pflegenden und das Gefühl, von diesen als einzigartige Person gesehen und ein Stück begleitet zu werden, wenn sie ernsthaft erkrankt sind (Söllner 2018). Dies kann KI nicht leisten, auch wenn künftige Generationen schon in der Kindheit Erfahrungen machen werden, sich auf KI-Systeme stärker zu verlassen, als dies heute der Fall ist.

23.12 Wie wird sich die Psychosomatische Medizin in diesem Kontext entwickeln?

Die bisherige Forschungslage lässt erkennen, dass KI nicht nur neue Möglichkeiten für eine technisch und organisatorisch verbesserte und sicherere Medizin liefern und vielleicht auch mehr Raum für die „sprechende Medizin" bieten kann, sondern auch Probleme erzeugen und freie und demokratische Gesellschaften mit Gefahren konfrontieren wird (Überblick: ➤ Tab. 23.1).

KI-gestützte Diagnosetools können effektiv dazu beitragen, psychische Belastungen und Erkrankungen bei Patient*innen in Allgemeinarztpraxen und psychische Komorbidität bei ambulanten und stationären Patient*innen mit körperlichen Erkrankungen frühzeitiger zu erkennen und entsprechende Behandlungen anzubieten (z. B. proaktive Konsiliar-Liaison-Interventionen, ➤ Kap. 52). Ein breites KI-gesteuertes Screening von Symptomen in Arztpraxen und in der Bevölkerung wird ohne eine entsprechende einfühlsame ärztliche Aufklärung aber zu einer Zunahme von Gesundheitsängsten und somatischen Belastungsstörungen führen (➤ Kap. 68). Vorwiegende Kommunikation mit virtuellen Gesprächspartnern könnte – insbesondere bei Menschen mit sozialen Ängsten – den Rückzug aus zwischenmenschlichen Beziehungen (Fiske et al. 2019) und nicht-stoffgebundene Süchte wie die Computersucht verstärken (➤ Kap. 59.2).

Der Psychosomatischen Medizin werden die Krankheiten nicht ausgehen. Mit ihrem Fokus auf eine humane, patientenzentrierte Medizin („Beziehungsmedizin") wird sie sicher bei großen Teilen der Bevölkerung und der in den Gesundheitsberufen arbeitenden Menschen attraktiv bleiben. Ob sich dann allerdings alle eine solche Medizin leisten können, bleibt eine offene Frage. Wenn sich neoliberale Strömungen weiterhin durchsetzen, könnte dies zu einer tiefgehenden Spaltung der Gesundheitsversorgung in eine KI-dominierte, personalisierte (d. h. auf das Individuum abgestimmte), kostengünstige Medizin für die breite Masse der Bevölkerung und eine teurere „persönliche Medizin" mit einer Betonung der zwischenmenschlichen ärztlichen und pflegerischen Beziehung für gut situierte Menschen führen (so wie es im Mittelalter die Bader für die Armen und die Leibärzte für die Reichen gab).

Viele Fragen bleiben für die Natur-, Geistes- und Sozialwissenschaften offen. Die Psychosomatik-Forschung wird an der Schnittstelle dieser Wissenschaften ein breites Betätigungsfeld finden. Letztlich wird es einer breiten gesellschaftlichen und wissenschaftlichen Debatte, ausführlicher kritischer Information der Bevölkerung und politischer Entscheidungen bedürfen, um zu garantieren, dass die durch die KI eröffneten Chancen für die Medizin und die Gesundheitsversorgung genutzt und gleichzeitig die Risiken und Gefahren minimiert werden.

LITERATURAUSWAHL

Floridi L, Cowls J, Beltrametti M, et al. AI4People – an ethical framework for a good AI society: Opportunities, risks, principles, and recommendations. Minds Mach (Dordr) 2018; 28(4): 689–707.

Gigerenzer G, Schlegel-Matthies K, Wagner GG. Digitale Welt und Gesundheit. eHealth und mHealth – Chancen und Risiken der Digitalisierung im Gesundheitsbereich. Berlin: Sachverständigenrat für Verbraucherfragen 2016; https://epatient-rsd.com/wp-content/uploads/2016/02/01192016_Digitale_Welt_und_Gesundheit.pdf (letzter Zugriff: 19.4.2024).

Gupta S, Kar AK, Baabdullah A, Al-Khowaiter WA. Big data with cognitive computing: A review for the future. Int J Inf Manage 2018; 42: 78–89.

Haring R (Hrsg.). Gesundheit digital: Perspektiven zur Digitalisierung im Gesundheitswesen. Berlin: Springer 2019.

Huss R. Künstliche Intelligenz, Robotik und Big Data in der Medizin. Berlin: Springer 2019.

Kuhn E, Fiske A, Henningsen P, Buyx A. Psychotherapie mit einer autonomen Künstlichen Intelligenz – Ethische Chancen und Herausforderungen. Psychiatr Prax 2021; 48: S26–S30.

Maté C. Medizin ohne Ärzte. Ersetzt künstliche Intelligenz die menschliche Heilkunst? Salzburg: Residenz-Verlag 2020.

Precht RD. Künstliche Intelligenz und der Sinn des Lebens. München: Goldmann 2020.

Schmidhuber J. Deep learning in neural networks: An overview. Neural Netw 2015; 61: 85–117.

Sutton RT, Pincock D, Baumgart DC, et al. An overview of clinical decision support systems: Benefits, risks, and strategies for success. NPJ Digit Med 2020; 3(1): 17

KAPITEL

24

Christoph Nikendei und Till Johannes Bugaj

Umwelt, Klimakrise und Gesundheit

24.1 Prolog

Bereits 1972 machte der Club of Rome die Weltgemeinschaft in seinem Bericht *Die Grenzen des Wachstums* auf die Existenz nicht nur lokaler, sondern auch globaler wirtschafts- und rohstoffbezogener Grenzen aufmerksam. Zum Zeitpunkt der Wende vom 18. auf das 19. Jh. besaß jeder Bürger der westlichen Welt in etwa 100 persönliche Gegenstände. Heute sind es durchschnittlich 10.000 Habseligkeiten, die wir unser Eigen nennen. Im Jahr 2021 – so lauten Berechnungen von Wissenschaftlern – hat die Masse der von Menschen produzierten Güter sogar erstmals die Biomasse der Erde überschritten. Durch die industrielle Revolution und die (von uns fantasierte grenzenlose) Verfügbarkeit fossiler Brennstoffe macht es die Menschheit im Zeitalter des ca. 200 Jahre bestehenden Anthropozäns – eines denkbar kurzen Ausschnitts der 2,8 Mio. Jahre umfassenden Menschheitsgeschichte – möglich, die weitere Existenz unserer selbst auszulöschen.

Entsprechend erscheint es an mancher Stelle mittlerweile salonfähig, auf die Gefahren dieser entfesselten Gier und dieser „Sucht nach fossilen Brennstoffen" hinzuweisen. UN-Generalsekretär António Guterres warnt vor dem „Selbstmord der Menschheit", die Präsidentin der Europäischen Zentralbank Christine Lagarde bekundet: „Wir werden getoastet, geröstet, gegrillt." Doch im Alltag – und auch in unserem klinischen Alltag – scheinen die Einsparung von Energie, die Reduktion von CO_2, die Investition in nachhaltige Materialien und der langfristige Gewinn für die Gesundheit, die Natur und den Menschen nur eine marginale Rolle zu spielen. Im Vordergrund steht das Diktat der steigenden Produktivität und eines „Weiter so". Wie kann das sein?

24.2 Klimawandel

24.2.1 Wissenschaftlicher Hintergrund

Es ist uns wohlbekannt: Seit der industriellen Revolution am Ausgang des 19. Jh. steigt der CO_2-Gehalt der Atmosphäre, ausgehend von einer Konzentration von ca. 275 parts per million (ppm), kontinuierlich an. 2015 – im Jahr des Pariser Klimaabkommens – wurde die Schwelle einer Konzentration von 350 ppm in der Atmosphäre überschritten; die aktuelle CO_2-Konzentration liegt bei 425,08 ppm (Stand: Februar 2024). Damit einhergehend steigt die mittlere Erdtemperatur ebenfalls kontinuierlich an. Bereits heute ist eine Erhöhung um ca. 1,45 °C zu verzeichnen. Es wird erwartet, dass bei anhaltend steigender CO_2-Emission im Jahr 2100 die mittlere Erdtemperatur plus 3,5 °C betragen wird. Da sich die CO_2-Aufnahmekapazitäten der Wälder und Meere jedoch erschöpfen, ist davon auszugehen, dass sich dieser Prozess noch weiter beschleunigen wird. Während der weltweite durchschnittliche jährliche CO_2-Ausstoß pro Kopf bei ca. 4,7 t CO_2 liegt, wird er für Deutschland auf ca. 8 t CO_2 und für die USA auf ca. 15 t CO_2 beziffert. Die Folgen dieser Temperaturerhöhung lassen sich

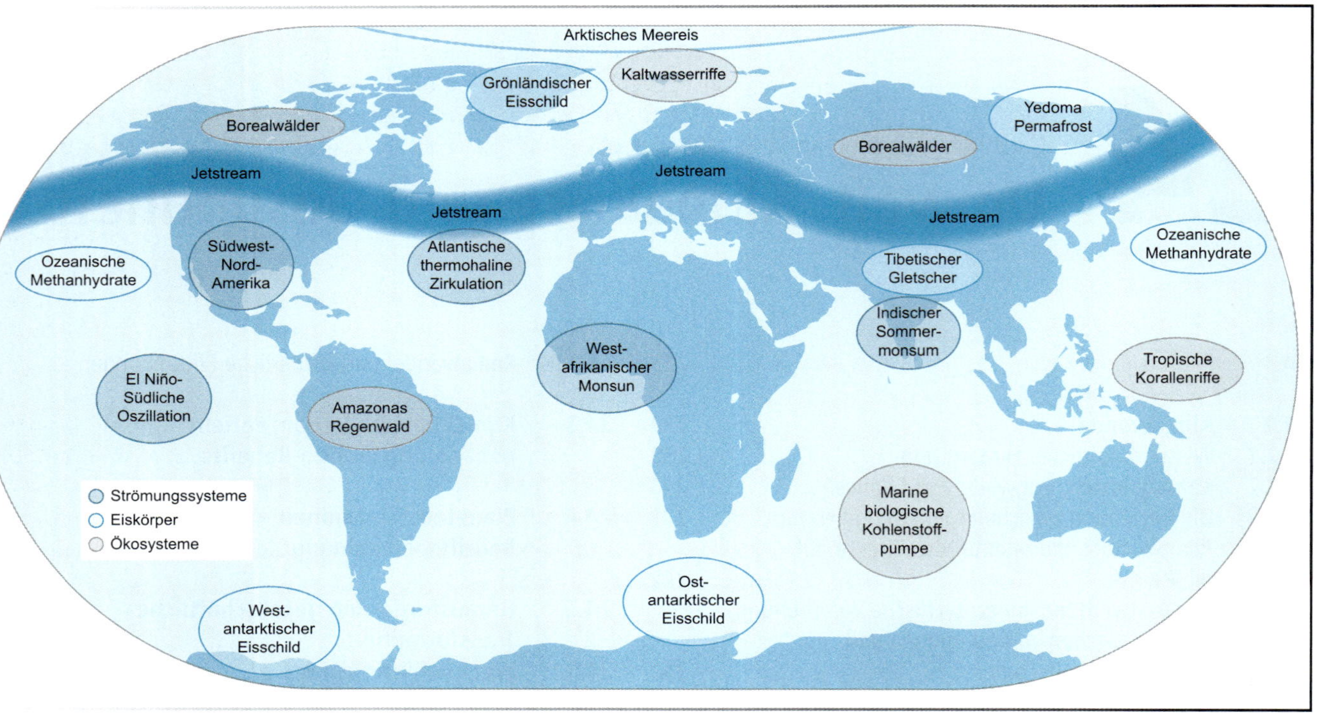

Abb. 24.1 Klimatische Kipppunkte [L231]

am besten durch das **Phänomen der klimatischen Kippelemente** beschreiben, das ein zentrales Konstrukt der Klimawissenschaft darstellt (> Abb. 24.1). Es beschreibt die klimabezogene Schädigung einzelner Öko-, Strömungs- und Eissysteme, die in einem gegenseitigen Selbstverstärkungsprozess zu einer nicht korrigierbaren und unaufhaltsamen Schädigung dieser Natursysteme führt (Nikendei et al. 2020).

24.2.2 Konsequenzen, Tragweite und Chancen

Die **Auswirkungen der Temperaturerhöhung** auf unseren Planeten sind vielfältig und dramatisch. Der Hochrisikopfad, auf dem sich die Menschheit aktuell bewegt, zieht drastische Konsequenzen nach sich:

- Im Jahr 2100 werden 74 % der weltweiten Bevölkerung unter klimatischen Bedingungen leben, die an mindestens 20 Tagen im Jahr nicht mit der Überlebensfähigkeit vereinbar sind. Bereits jetzt führen uns **Hitzerekorde** wie in Kanada im Jahr 2020, als das Dorf Lytton bei registrierten Temperaturen von 49,6 °C evakuiert werden musste, oder die Hitzewellen in Indien im Jahr 2022, als bereits im April 25 Menschen bei Höchsttemperaturen von 43,2 °C durch Hitzschlag starben, drastisch vor Augen, dass wir nur stark begrenzt adaptationsfähig sind.
- Der **Meeresspiegel** wird bis zum Jahr 2200 um 7,5 m ansteigen, sodass ganze Inselketten als Lebensraum für ihre Bewohner verschwinden werden und eine Vielzahl der Millionenstädte in unmittelbarer Küstennähe ins Landesinnere verlagert werden müssen, weil Landflächen verloren gehen werden (Nikendei 2020). Bereits heute kämpfen Bewohner indonesischer Inselstaaten vor den Vereinten Nationen um ihren Schutz, werden Mammutprojekte wie das Projekt „Mose" vor Venedig initiiert, um die Küstenregion vor Fluten zu schützen, und bereits heute gilt es als beschlossen, dass die Millionenstadt Jakarta – aus Gründen des instabilen Untergrunds sowie des steigenden Meeresspiegels – komplett umziehen wird.
- Die **Ernteerträge** werden sich aufgrund der klimatischen Bedingungen weltweit signifikant reduzieren. Es wird bis zum Jahr 2100 mit Reduktionen um 20 % für Reis, 16 % für Soja und 12 % für Weizen zu rechnen sein (Leng und Hall 2018). Bereits heute berichten unsere Landwirte in Deutschland über 5 % reduzierte Erträge.
- Bereits jetzt verlassen Menschen aufgrund unwirtlicher Lebensbedingungen, die auch durch die klimatischen Veränderungen bedingt sind und ihre Existenz nicht mehr genügend sichern, ihre Heimat. Es wird angenommen, dass es bis zum Jahr 2050 250 Mio. **Klimaflüchtlinge** geben wird (Clement et al. 2021).
- Hinzukommt, dass wir uns nach Ansicht einiger Wissenschaftler bereits mitten im 6. **Artensterben** befinden (Ehrlich und Ehrlich 2012). Dieses zieht nicht nur den Schwund von Fauna und Flora nach sich, sondern begünstigt auch pandemische Entwicklungen, wie wir sie in der Corona-Pandemie erleben und erlebt haben. Bereits jetzt zeigt sich in Studien, dass bei zunehmenden Temperaturen 50 % der Populationen von Fauna und Flora den Adaptationsversuch i. S. einer Wanderung zum Kältepol hin nicht überdauern (Wiens 2016).

Möglicherweise fühlen wir uns von diesen Szenarien gar nicht so sehr bedroht. Manche der berichteten Aspekte liegen weiter in der Zukunft, andere sind geografisch gesehen weiter entfernt. Warum sollten uns diese Entwicklungen innerlich berühren? Jüngst haben uns die Corona-Pandemie und der Krieg in der Ukraine demonstriert, wie sensibel und fragil unsere etablierten Systeme sind und wie schnell staatlich initiierte Maßnahmen zum Bevölkerungsschutz, das Versagen globaler Lieferketten, die notwendige Sicherstellung der Energieversorgung, die Schwierigkeit sozial gerechter Ausgleichsmaßnahmen und die Bedrohung des Lebensstandards zu Spaltung, Ideologisierung und Radikalisierung in der Bevölkerung führen. So gehen Think Tanks davon aus, dass es durch die globale Verflechtung, den Kampf um die Ressource Wasser, aufflammende Konflikte und Kriegshandlungen sowie zunehmende Migrationsströme zu einem Zusammenbruch etablierter Gesellschaftsstrukturen kommen könnte, und eine Erhöhung der mittleren Erdtemperatur von 3,5 °C nicht mehr mit der Form des Zusammenlebens – so wie wir sie kennen – vereinbar sein wird (www.breakthroughonline.org.au2). Verschärfend wirkt sich aus, dass die unterschiedlichen Erdteile und Länder nicht gleichermaßen vom Klimawandel betroffen sind. Während Länder, die – wie oben skizziert – einen hohen CO_2-Ausstoß pro Kopf aufweisen, häufig weniger von den drastischen Auswirkungen der klimatischen Veränderungen betroffen sind, leiden ärmere Länder, die pro Kopf deutlich weniger Emissionen verursachen, aufgrund der geografischen Lokalisation und der reduzierten Adaptationsmöglichkeiten deutlich stärker unter den Auswirkungen der Klimakrise. Hinzu kommt, dass wir im Rahmen von Klimaschutzinitiativen häufig diesen Ländern zusätzlichCO_2-Einsparungen durch die von uns erworbenen CO_2-Kompensationsmaßnahmen aufbürden.

Es zeigt sich, dass sich die soziale und wirtschaftliche globale Schieflage in der Klimakrise fortpflanzt und sogar deutlich verschärft. Dies wird mit der Forderung nach **„Klimagerechtigkeit"** („climate justice") zum Ausdruck gebracht. Vor diesem Hintergrund ermöglicht die Klimakrise jedoch, wie von einigen Vertreter*innen der existenziellen Psychotherapie formuliert, die Chance auf eine neue, radikale Form der weltumspannenden Solidarität (Orange 2017).

24.2.3 Die Beziehung zwischen Mensch und Natur

„Die Natur tut dem Menschen gut", so lautet eine weitverbreitete Meinung. Tatsächlich führt der Aufenthalt in der Natur nachweislich zu einer verbesserten Gesundheit. Menschen, die Zugang zu Grünflächen haben, sind im Durchschnitt gesünder (De Vries et al. 2003) und weisen ein niedrigeres Mortalitätsrisiko auf (Takano et al. 2003). Dabei besteht die **gesundheitsfördernde Wirkung** auf somatischer Ebene vor allem darin, dass die Naturnähe die Bereitschaft zur Bewegung steigert, was wiederum positive Auswirkungen auf das Herz-Kreislauf-System (Verringerung von Blutdruck, Herzfrequenz und Kortisolausschüttung), auf evtl. bestehendes Übergewicht oder eine diabetische Stoffwechsellage hat.

Das Naturerleben fördert aber nicht nur die Gesundheit, sondern unterstützt auch die Behandlung bestehender Krankheiten (Annerstedt und Währborg 2011). So gibt es Hinweise darauf, dass sich rekonvaleszente Patient*innen nach einer Operation schneller erholen und weniger Schmerzmittel benötigen, wenn sie Kontakt zur Natur haben. Diese **regenerative Wirkung** der Natur wird u. a. durch die Stimulierung des Parasympathikus erklärt, dem eine bedeutsame Rolle bei der körperlichen Regeneration beigemessen wird.

Eine Naturverbundenheit kann sich auch positiv auf die psychische Gesundheit auswirken (Bratman et al. 2019). So wird dem Naturerleben eine wesentliche Rolle bei der **Prävention von psychischen Störungen** zugeschrieben. Das Naturerleben ruft Gefühle des Behagens sowie einen Zustand der entspannten Wachsamkeit hervor, während negative Emotionen wie Wut und Angst abnehmen. Durch eine sinnstiftende Komponente wird das Naturerleben auch mit gutem Erfolg als Bestandteil der Depressionsbehandlung eingesetzt. Die Wirkung der Natur auf die Psyche wird dabei im Wesentlichen durch drei Theorien erklärt:

- Die **Biophilia-Hypothese** verfolgt den Gedanken, dass den Menschen die emotionale Verbindung zur Natur angeboren ist. Bei der „Biophilie", der Liebe des Menschen zur Natur und sein Bedürfnis zum Naturerleben, könnte es sich evolutionsbiologisch um einen simplen Überlebensvorteil gehandelt haben, da hieraus eine bessere Anpassung an die Umwelt resultierte (Wilson 1984).
- Die **Attention-Restoration-Theorie** sieht die gesundheitsfördernde Wirkung der Natur vor allem darin begründet, dass sie zur Erholung von intellektueller Anstrengung und Erschöpfung infolge „direkter Aufmerksamkeit" beiträgt. Direkte Aufmerksamkeit tritt beispielswiese beim fokussierten Arbeiten oder beim konzentrierten Autofahren auf. Die handlungsentlastete Natur bietet hingegen vielfältige Anreize zur Aktivierung der „indirekten Aufmerksamkeit". Diese Form der Aufmerksamkeit erfordert keine Anstrengung (Tennessen und Cimprich 1995).
- Die **Psychophysiological-Stress-Recovery-Theorie** postuliert ebenfalls, dass die positive Reaktion des Menschen auf die Natur angeboren ist. Ihr zufolge bewirkt die Natur aber nicht nur eine Erholung von erschöpfter Aufmerksamkeit, sondern von jeglichem Stress. So wird ein naturassoziierter Entspannungsreflex vermutet, der vom limbischen System ausgelöst wird und vor allem dann auftritt, wenn eine Person sich bereits in einer stressbelasteten Situation befindet.

Aus psychotherapeutischer Sicht könnte postuliert werden, dass der Mensch im Besitz einer **inneren,** sog. **ersten Natur** ist, welche die naturbezogenen Bedürfnisse repräsentiert. Zudem ist der Mensch von der **äußeren,** der sog. **zweiten Natur** umgeben. Im Idealfall leben der Mensch und seine innere Natur im Einklang mit dieser äußeren Natur i. S. eines vollkommenen, selbsterhaltenden Naturprozesses. Neben der inneren Natur verfügt der Mensch über ein kulturschaffendes Ich, das kreativ und gestaltend sein kann, das sich jedoch auch – angetrieben durch Leistungsanforderungen und Ich-Ideale – gegen die Natur wenden kann und dann dazu führt, dass der Mensch nicht mehr in die Natur eingebettet ist, sondern sich gegen sie richtet (Ley 2001). In einem narzisstischen, antisozialen Selbstermächtigungsprozess muss sich die Natur der Profitgier und den persönlichen Wünschen und Vorstellungen des Einzelnen unterordnen (Nikendei 2021b). Der Imperativ der Moderne, die ständige „Weltreichweitenvergrößerung", führt dazu, dass wir mit der Natur nicht mehr in Kontakt stehen, uns nicht mehr in „Resonanz" befinden (Rosa 2016).

24.2.4 Klimawandel und direkte Hitzeeffekte auf die Psyche

Die Erhöhung der mittleren Erdtemperatur hat direkte Auswirkungen auf die psychische Entwicklung und Befindlichkeit. Große epidemiologische Studien zeigen, dass Menschen in Ländern mit einem milderen Klima, das näher an der Komforttemperatur von 21 °C liegt, sozial verträglichere Persönlichkeitszüge mit mehr Offenheit und Extraversion aufweisen. Bei Patient*innen mit vorbestehenden psychischen Erkrankungen wie schizophrenen Störungen, Sucht- und demenziellen Erkrankungen zeigt sich, dass pro 1 °C Temperaturanstieg die Mortalität um 5 % ansteigt. Auch zeigt sich eine Erhöhung der suizidbedingten Mortalität um 5,7 % nach sprunghaften Temperaturerhöhungen um 5 °C (Nikendei 2022a). Dies bedeutet, dass psychisch vorbelastete oder erkrankte Personen zu einer vulnerablen Gruppe zu zählen sind, die in besonderem Maße unter einem Anstieg der mittleren Erdtemperatur und unter Temperatursprüngen zu leiden haben.

24.2.5 Bewusstwerdung, innerpsychische Verarbeitung der klimatischen Veränderungen und Handlungsbereitschaft

Die katastrophalen Konsequenzen, die aus den klimatischen Veränderungen resultieren, können aufgrund ihrer Massivität unser Selbstverständnis und unsere Selbstkohärenz gefährden. Entsprechend versucht der Mensch – trotz der ubiquitär verfügbaren Informationen über den Klimawandel –, diese äußere Bedrohung (partiell) von sich selbst fernzuhalten, um sich „nicht vom Weg abbringen zu lassen", innere Stabilität zu wahren und den Blick auf sich selbst und die Zukunft nicht zu irritieren:

- Aus **psychodynamischer Perspektive** könnte man postulieren, dass das Bedrohungsgefühl, Angst und Sorge um Familie und Kinder, aber auch die Scham bezüglich der persönlichen Beteiligung an dem Desaster der Klimakrise, so unerträglich sind, dass diese Affekte aus dem Bewusstsein verbannt werden müssen. Dies wird durch spezifische Abwehrmechanismen wie *Rationalisierung* („Ich habe es mir verdient, in den Urlaub zu fliegen; ich habe in den vergangenen Wochen so hart gearbeitet") oder *Projektion* („Die Amerikaner sind ja die eigentlichen Umweltsünder!", „Wir werden das mit unseren technologischen Errungenschaften meistern!") gewährleistet (Nikendei 2021b).
- Unter **kognitionspsychologischen Gesichtspunkten** kommt es zu kognitiven Verzerrungen, die den Blick auf unser Handeln vor uns selbst ins rechte Licht rücken. So werden beispielsweise i. S. eines Interpretationsbias faktische Informationen (z. B. zum wissenschaftlichen Hintergrund des Klimawandels) in Abhängigkeit der sozialen Gruppenzugehörigkeit und Grundeinstellung unterschiedlich wahrgenommen, verarbeitet und eingeordnet (z. B. je nach parteipolitischer Grundhaltung gegenüber dem Klimawandel) (Nikendei 2021b).

Hinzu kommen verschiedene Aspekte, die uns daran hindern, die Klimakrise in ihrer ganzen Dimension und Auswirkung zu erfassen und situationsadäquat zu handeln (Nikendei 2021a):

- Versteht man die Klimakrise als ein Traumaereignis, so ist die Wahrnehmung desselben dadurch erschwert, dass – aus **psychotraumatologischer Sicht** – unser Sensorium das denkbar schlechteste ist, um die Charakteristika der stattfindenden Katastrophe zu erfassen. Traumata sind gekennzeichnet durch akut und unmittelbar auftretende, distinkte Ereignisse, deren Konsequenzen die psychische und körperliche Integrität gefährden und deshalb zu einer Alarmreaktion führen. Im Sinne eines tief verwurzelten Reflexes führt diese Alarmreaktion zu den Verhaltensweisen „Kampf, Flucht oder Erstarren". Der Klimawandel unterscheidet sich jedoch von den Eigenschaften klassischer Traumaereignisse. Die Bedrohung ist nicht sehr konkret, entwickelt sich schleichend und häufig ohne direkt spürbare Konsequenzen. Der Klimawandel und unsere Wahrnehmungsmöglichkeiten für denselben stellen somit ein „perfect mismatch" dar.
- Erschwert wird die Wahrnehmung der klimabezogenen Gefährdung unserer selbst auch durch den Umstand, dass wir den Klimawandel in seiner Breite und seinen unterschiedlichen Facetten nur eingeschränkt kognitiv fassen, verstehen und realisieren können. Der Hintergrund ist, dass unser kognitives Fassungsvermögen für die Erfassung der Komplexität nicht hinreichend ist. Dieses Phänomen wird als „**bounded rationality**" bezeichnet.
- Aber auch unsere Trauer- und Leidensfähigkeit sowie die Möglichkeit, sich kontinuierlich einem sorgenvollen Thema auszusetzen, sind begrenzt. Dieser Limitierung wird mit dem Begriff des „**finite pool of worry**" Rechnung getragen.

Auch das Entwickeln von Lösungsstrategien gestaltet sich aus soziologischer Sicht auf unterschiedlichen Ebenen schwierig (Nikendei 2022a):

- Komplexe Problemstellungen ziehen häufig auch komplexe Lösungsstrategien nach sich – eine Konstellation, die als „**wicked problem**", also als vertracktes Problem, beschrieben werden kann. Dies bedeutet, dass oftmals keine eindimensionalen Lösungsstrategien existieren, da ein hoher Komplexitätsgrad, Interdependenzen, Unschärfen und eine Zielpluralität vorliegen. Diese Faktoren erschweren die Schwerpunktlegung auf eine konsentierte Lösungsstrategie.
- Auch das aus der Psychotraumatologie bekannte Phänomen des „**passive bystander**" kann bei der Notwendigkeit, der Klimakrise entgegenzutreten, zum Tragen kommen. Wie bei einer Gruppe von Menschen, die einen Unfall beobachten, aber nicht aktiv helfend einschreiten, kann eine Verantwortungsdiffusion, die implizite Delegation der Verantwortung zu handeln und die Angst, Fehler zu machen, wirksam werden.
- Soziologische Untersuchungen, sog. „**public good games**" demonstrieren eindrucksvoll, dass es in Situationen, in denen die Gemeinschaft gefordert ist, ein gemeinsames Gut zu schützen und dafür einzutreten (in diesem Fall für die Gesundheit unserer Erde und damit unserer ureigenen Existenz), vielfach dazu kommt, dass einzelne Mitglieder der Gemeinschaft auf Kosten des Allgemeingutes versuchen, einen Vorteil aus der Situation zu ziehen – dies ist die „**tragedy of commons**".
- Nicht zuletzt sind wir eine **Gesellschaft aus Singularitäten** (Reckwitz 2019), die durch einen entgrenzten Konsum und das Schmücken mit Statussymbolen versuchen, eine Identität zu erlangen und sich damit i. S. eines „falschen Selbst" zu bekleiden. Hier wird eine Neuorientierung zeitgleich zu einer Identitätsfrage.

24.2.6 Bedrohungserleben durch den Klimawandel und „neue" Belastungsformen

Werden das Voranschreiten des Klimawandels und seine herausfordernden Konsequenzen zunehmend realisiert und wahrgenommen, kann dies nicht nur zu einem situationsadäquaten Handeln führen, sondern auch Sorgen und Befürchtungen hervorrufen. Dass in der Weltbevölkerung eine Sorge für die Zukunft der Erde und unser persönliches Dasein sowie dessen Perspektiven vorherrscht, zeigen bereits zahlreiche repräsentative Studien, von denen exemplarische Untersuchungen in ➤ Tab. 24.1 aufgeführt sind (Nikendei et al. 2023).

Ein solches psychisches Belastungserleben kann zunächst als eine der Situation angemessene psychische Befindlichkeit verstanden werden, möglicherweise jedoch auch so gravierend sein, dass es zu klinisch relevanten Störungen und psychosozialen Beeinträchtigungen kommt. Die Grenze zwischen beiden Polen ist fließend. Es sind in der Literatur verschiedene Definitionen zu finden, die psychische Belastungen im Kontext der Klimakrise und deren unterschiedliche Charakteristika beschreiben. Diese sind in ➤ Tab. 24.2 dargestellt (Nikendei et al. 2023).

Untersuchungen zeigen dabei, dass Personen weiblichen Geschlechts, mit umweltfreundlichen Einstellungen und Verhaltensweisen, einer emotionalen und kognitiven Beziehung zur Natur sowie Menschen, die versuchen, Gedanken an die Klimakrise zu unterdrücken, ein höheres Risiko haben, einem umweltbezogenen Distress ausgesetzt zu sein.

Aktuell diskutiert wird auch das Phänomen der **„prätraumatischen Belastung"** als eine Form der klimabezogenen psychischen Beeinträchtigung. Dieser Begriff soll verdeutlichen, dass wir uns einem potenziell traumatisierenden Ereignis ausgesetzt sehen und bereits in Antizipation desselben unter einer traumatischen Symptombelastung leiden. Auf den ersten Blick scheint dies kontraintuitiv, da Traumafolgestörungen – wie das Wort sagt – eines vorangehenden Traumas bedürfen und nicht ein „lediglich" zukünftiges potenzielles Trauma voraussetzen. Allerdings zeigen uns die Erkenntnisse zur Sekundärtraumatisierung, dass das Sich-empathisch-in-eine-Situation-Einfühlen und die bildhafte Vorstellung schwerwiegender Ereignisse, ohne das direkte Erfahren und Erleben eines Traumas, bereits traumabezogene Symptome evozieren kann. Insofern ist es theoretisch denkbar, dass Menschen durch die Realisierung und Antizipation der Klimakatastrophe unter traumatischen Symptomen leiden können (Nikendei et al. 2023)

Tab. 24.1 Relevante bevölkerungsrepräsentative Umfragen zu Belastungen und Sorgen in Bezug auf den Klimawandel

Repräsentative Umfragen zum Erleben des Klimawandels	
Studie (N)	**Relevante Befunde**
Forsa-Studie (n = 800; BMUV 2009)	84 % der Kinder und Jugendlichen im Alter von 10–14 Jahren machen sich Sorgen um die Entwicklung des Weltklimas.
R+V-Studie (n > 2.000; R+V 2020)	41 % der Befragten gab an, Angst davor zu haben, „dass der Klimawandel dramatische Folgen für die Menschheit hat".
Sinus-Studie (n = 1102; Sinus-Institut 2019)	Zwei Drittel der 14- bis 24-Jährigen sagten, dass ihnen „der Klimawandel große Angst macht".
SOS-Studie (n = 400; SOS Kinderdorf 2020)	85 % der Kinder und Jugendlichen haben Angst, dass wir die Erde zerstören.
WHO-Studie (n = 1,2 Mio.; Flynn et al. 2021)	Zwei Drittel der interviewten Menschen sehen die Klimakrise als globalen Notfall an.

Tab. 24.2 Formen der psychischen Belastung im Kontext des Klimawandels

Belastungsform	Charakteristika
„Climate Grief" (Cunsolo und Ellis 2018)	Klimabezogene Trauer als primär situationsadäquate Trauer i. S. einer Antwort auf die Realisierung der allumfassenden Zerstörung unserer Lebensvoraussetzungen
„Climate Despair" (Fritze et al. 2008)	Durchdringende Verzweiflung und Ohnmacht, die aus der klimabezogenen Trauer resultiert
„Environmental melancholia" (Lertzman 2015)	Form der unverarbeiteten, zu Überforderung führenden Trauer über die Umweltzerstörung, deren (subjektiv erlebte) Unüberwindbarkeit eine Eigendynamik entfaltet und damit im Zentrum der Problematik steht
„Eco Anxiety" (Searle und Gow 2010)	Umweltangst, die sich in Form von umweltbezogenen Ängsten im Kontext der globalen Erwärmung manifestiert
Solastalgie (Albrecht 2005)	Physisches und psychisches Stresserleben, das durch die bestehenden Umweltveränderungen hervorgerufen wird

24.2.7 Traumafolgestörungen im Kontext von Extremwetterereignissen

Als Traumaereignisse werden (passive) „Widerfahrnisse" oder „Erleidnisse" bezeichnet, welche die physische Integrität der vom Ereignis betroffenen Person oder einer beobachtenden Person gefährden und bei nahezu allen betroffenen Menschen Angst und Schrecken auslösen. Hurrikans, Tornados, Waldbrände, Sturmfluten und Überschwemmungen sind Naturereignisse, auf welche die Kriterien eines lebensbedrohlichen Traumaereignisses zutreffen können. Es existieren Erkenntnisse, dass Hurrikans mittlerweile häufiger auftreten, Waldbrände häufiger sind und die Waldbrandsaison kontinuierlich früher beginnt. Mit der Flut im Ahrtal mit über 130 Toten ist auch diese Facette der Klimakrise mitten in Deutschland angekommen. Kommt es zu Naturereignissen und Naturkatastrophen, so „kehrt die Dynamik der missachteten Natur nicht zurück", sondern „schlägt zurück" und wird von uns ursachenverschleiernd als „Naturkatastrophe" bezeichnet (Ley 2001). Die Daten zur Prävalenz der **posttraumatischen Belastungsstörung (PTBS) nach Naturereignissen** umfasst eine hohe Spannbreite von ca. 5–50 %. Dies ist verständlich, da das Ausmaß des Naturereignisses, dessen Charakteristika und die untersuchte (Teil-)Population entscheidend für Häufigkeit von Traumafolgestörungen sind. Neben der peritraumatischen Dissoziation und dem weiblichen Geschlecht ist auch der Verlust von Hab und Gut im Kontext des Extremwetterereignisses ein wichtiger Prädiktor für die Entwicklung einer PTBS. Aber auch wenn klinisch keine PTBS in Erscheinung tritt, können **Anpassungsstörungen, depressive Störungen** und **Angsterkrankungen durch Naturereignisse** resultieren (Nikendei 2022b).

24.2.8 Klimawandel und körperliche Erkrankungen

Bei der Betrachtung der körperlichen Erkrankungen, die aus dem Klimawandel resultieren, ist es aus didaktischen Gründen sinnvoll, direkte und indirekte Auswirkungen des Klimawandels zu unterscheiden.

Direkte somatische Auswirkungen

Schon heute sind **Hitzewellen** eine reale Bedrohung, die zukünftig weiter an Bedeutung gewinnen wird. So ist in Deutschland bis zum Ende des 21. Jh. eine Verdreifachung der Hitzewellen sowie eine Zunahme ihrer Dauer und Intensität zu erwarten. Hitzeerschöpfung und -krampf, Sonnenstich und Hitzeschlag sind direkte Folgen von Hitze. In Hitzewellen kommt es aber auch vermehrt zu Myokardinfarkten, Schlaganfällen oder Dekompensationen bei bestehender Herz- oder akuter Niereninsuffizienz (Michelozzi et al. 2009). Flüssigkeits- und Elektrolytverlust mit erhöhter Blutviskosität sowie eine hitzebedingte Vasodilatation mit konsekutivem Absinken des Blutdrucks gelten als ursächlich für diese Hitzeauswirkungen. Da der Körper auch durch eine gesteigerte Atemfrequenz versucht, überschüssige Wärme abzugeben, kann es zur Exazerbation einer vorbestehenden COPD oder eines Asthma bronchiale kommen (Scherber et al. 2013). Diese vielfältigen gesundheitlichen Auswirkungen erklären, dass in Hitzewellen eine Übersterblichkeit beobachtet wird. In Baden-Württemberg wurden in den Monaten Juni bis August 2018 fast 2.000 hitzebedingte Todesfälle registriert, was rund 7,5 % der insgesamt 26.200 Todesfälle im genannten Zeitraum entspricht (aerzteblatt.de 2018).

Säuglinge, Kleinkinder und ältere Menschen gelten aufgrund einer eingeschränkten Thermoregulation als Risikogruppe, die vor den Hitzeauswirkungen besonders geschützt werden sollte. Bei älteren Patient*innen steigt die Zahl der gesundheitlichen Vorfälle in Hitzewellen auch an, weil das Durstgefühl im Alter abnimmt. Darüber hinaus kann die Thermoregulation negativ durch einige Medikamente (z. B. Diuretika oder anticholinerge Substanzen) oder bestimmte Vorerkrankungen (z. B. Lungenerkrankungen, Übergewicht oder Diabetes) beeinflusst werden. Auch Patient*innen mit psychischen Erkrankungen gehören, z. B. bei Vorliegen einer sozialen Isolation oder bei bestehender Bettlägerigkeit, zur Risikogruppe.

Der Klimawandel scheint das Auftreten von sog. **Ozonniedrigereignissen** zu begünstigen. Hierbei handelt es sich um zeitlich begrenzte Extremereignisse, bei denen aufgrund von ozonarmen Luftmassen überdurchschnittlich hohe UV-Strahlungswerte erreicht werden. Außerdem wird es durch den Klimawandel in den Sommermonaten in Mitteleuropa zu einer Abnahme der Bewölkung, d. h. der Bedeckung des Himmels mit Wolken, kommen, was zu einer **erhöhten UV-Exposition** führen wird. UV-Strahlung stellt einen Hauptrisikofaktor für das Melanom und andere, nicht-melanotische Hautkrebsarten (vor allem Basaliom und Spinaliom) dar. Des Weiteren sind im Bereich der Augenheilkunde verschiedene akute Effekte von UV-Strahlung bekannt (z. B. Photokeratitis und Photokonjunktivitis). Langfristig kann eine erhöhte UV-Exposition auch zur Entwicklung einer Katarakt führen.

Wetter ist ein Phänomen, das den kurzfristigen Zustand der Atmosphäre an einem bestimmten Ort zu einer bestimmten Zeit beschreibt, wohingegen sich das Klima langfristig manifestiert. Die beobachtete Häufung von **Extremwetterereignissen** kann nach Einschätzung des Deutschen Wetterdienstes (DWD) inzwischen als Indiz dafür gewertet werden, dass Extremwetterlagen vor dem Hintergrund des Klimawandels zunehmen. Neben der bereits erwähnten Hitze und der konsekutiven Trockenheit gehen Risiken in Deutschland vor allem von Stürmen, Gewitterzellen oder Starkniederschlägen und damit einhergehenden Sturzfluten und Überschwemmungen aus. Extremwetterereignisse können beim Menschen zu körperlichen Verletzungen, auch mit Todesfolge, sowie Beschädigungen an kritischer Infrastruktur und Gebäuden führen. Selbst nach Abklingen eines Hochwassers kann es durch instabile Gebäude oder Elektrounfälle zu Verletzungen kommen, auch Trinkwasserverschmutzungen infolge zerstörter Infrastruktur sind möglich. Hochwasser sind auch für Veränderungen des Auftretens von Infektionskrankheiten verantwortlich, die Durchfeuchtung des Mauerwerks betroffener Gebäude begünstigt darüber hinaus das Wachstum von Schimmelpilzen, was zu Atemwegserkrankungen und Hautreizungen führen kann. Dass Extremwetterereignisse auch zu einer PTBS oder anderen psychischen Störungen führen können, wurde in ➤ Kap. 24.2.7 bereits dargestellt.

Indirekte Auswirkungen

Aufgrund verlagerter Verbreitungsareale infolge des Klimawandels halten **neue allergene Pflanzen** Einzug in unsere heimischen Gefilde. Exemplarisch sei hier das ursprünglich in Nordamerika beheimatete beifußblättrige Traubenkraut *(Ambrosia artemisiifolia)* genannt. Somit sind Auswirkungen auf die **saisonale Rhinitis** und das **Asthma bronchiale** sehr wahrscheinlich. Außerdem verlängert sich die Pollensaison für viele Pflanzen aufgrund des früheren Blühbeginns und des späteren Laubfalls. Erschwerend kommt hinzu, dass eine erhöhte atmosphärische CO_2-Konzentration ebenfalls zu einer Zunahme der Pollenfreisetzung führt (Ziello et al. 2012) und dass Luftschadstoffe wie Ozon und Stickoxide zu einem erhöhten allergenen Potenzial von z. B. Birkenpollen beitragen (Beck et al. 2013).

Der Klimawandel kann sich auf die Ausbreitung und Übertragung von Krankheitserregern in Lebensmitteln auswirken. So können heiße Sommer und mildere Winter die Häufigkeit von Insekten und Nagetieren erhöhen, die Krankheitserreger in Lebensmitteln verbreiten können. **Nahrungsmittelübertragene Erkrankungen** werden in Deutschland bisher jedoch vor allem durch *Salmonella enterica* und *Campylobacter jejuni* ausgelöst, wobei eine Häufung im Frühjahr und Sommer festgestellt werden kann. Während die Auswirkungen des Klimawandels auf *Campylobacter*-Enterokolitiden bisher schwer zu beurteilen sind, konnte für Salmonellen ein linearer Anstieg der Krankheitsfälle bei erhöhten Temperaturen dokumentiert werden. Allerdings wird, auch aufgrund der strengen Nahrungsmittelkontrollen in Deutschland und der EU, nur eine geringe Auswirkung des Klimawandels auf Salmonellen-Gastroenteritiden erwartet.

Eine ähnliche Herausforderung stellt es dar, die zukünftige Entwicklung von **vektorübertragenen Erkrankungen** in Deutschland vorherzusagen, was – wie bei den nahrungsmittelübertragenen Infektionserkrankungen – daran liegt, dass zahlreiche weitere Faktoren darauf Einfluss ausüben. Es gilt allerdings als wahrscheinlich, dass es in Zukunft zu lokal begrenzten Ausbrüchen einiger tropischer Infektionserreger auch in Deutschland kommen wird. Das **West-Nil-Fieber** wird durch das gleichnamige Virus hervorgerufen, das durch die Asiatische Tigermücke *(Aedes albopictus)* übertragen wird. Obwohl eine Infektion mehrheitlich (ca. 80 % der Fälle) asymptomatisch verläuft, kann es auch zu grippeähnlichen Verläufen und – in ca. 1 % der Fälle – zu einer Beteiligung des Zentralnervensystems kommen. Autochthone menschliche Infektionen mit dem West-Nil-Virus wurden in Deutschland bereits beschrieben, und nach Experteneinschätzung ist in Zukunft mit einer Zunahme von Infektionen zu rechnen.

An heißen Sommertagen können sich die natürlicherweise in deutschen Binnengewässern und in der Ostsee vorkommenden **Cyanobakterien** massenhaft vermehren. Die von ihnen gebildeten Toxine können bei oraler Aufnahme Vergiftungssymptome und gastrointestinale Beschwerden hervorrufen. Juckreiz und Ausschlag können die Folge von Hautkontakt sein. Auch **Vibrionen** aus dem flachen und brackigen Meerwasser der Nord- und Ostsee können sich bei entsprechenden Wassertemperaturen schnell vermehren. Durch den Verzehr kontaminierter Meeresfrüchte (vor allem wenn Meeresfrüchte und Fischprodukte nicht ausreichend erhitzt werden) oder durch die Aufnahme von kontaminiertem Wasser ist eine Durchfallerkrankung infolge einer Vibrio-Infektion möglich. Neben den Erkrankungen durch die orale Aufnahme können viele Vibrionen auch lokale Wund- oder Ohrinfektionen sowie lebensgefährliche Blutvergiftungen auslösen, wobei, wie auch bei der Erkrankung nach oraler Ingestion, ältere und immunsupprimierte Menschen besonders gefährdet sind. Entsprechend sollten Menschen mit offenen oder schlecht heilenden Wunden, insbesondere beim gleichzeitigen Vorliegen einer Immunschwäche, warmes Meerwasser ab 20 °C Wassertemperatur meiden.

24.3 Klimakommunikation, Patient*innenbehandlung und Co-Benefits

Da der Klimawandel einerseits eine existenzielle Bedrohung darstellt, andererseits für viele aber noch nicht unmittelbar erfahrbar zu sein scheint, braucht es eine spezifische und zielgruppenspezifische **Klimakommunikation,** um die Gesellschaft für die (gesundheitlichen) Folgen der Klimakrise zu sensibilisieren.

PRAXISTIPP

Im Rahmen der Klimakommunikation sollte auf polarisierende oder angstauslösende Schilderungen verzichtet und stattdessen vermittelt werden, dass jeder Mensch einen Beitrag zur globalen CO_2-Reduktion leisten kann, etwa durch reduzierten Fleischkonsum oder klimabewusstes Reiseverhalten. Gleichzeitig sollte über die resultierenden Co-Benefits aufgeklärt werden.

Als **gesundheitliche Co-Benefits** werden diejenigen positiven Gesundheitseffekte zusammengefasst, die sich als erfreulicher Nebeneffekt aus den oft als mühsam empfundenen Klimaschutzmaßnahmen ergeben. Die Synergien zwischen Klimaschutz und Gesundheit sollten also für die Patientenbehandlung und -beratung zentral herausgearbeitet werden. Einige Beispiele hierfür finden sich auch in ➤ Tab. 24.3.

PRAXISTIPP

Es kann davon ausgegangen werden, dass Patient*innen besser erreicht werden, wenn weniger von Verzicht, z. B. auf das Autofahren, und mehr von Gesundheitsvorteilen gesprochen wird. Auch erscheinen Vorteile für die eigene Gesundheit greifbarer und schneller erreichbar zu sein als die eher abstrakten Vorteile für das Klima.

Co-Benefits können sowohl auf gesellschaftlicher Ebene wirksam sein (z. B. Reduktion von Morbidität und Mortalität durch verringerte Luftverschmutzung) als auch auf individueller Ebene (z. B. aktive Mobilitätsformen, welche die Gesundheit des Einzelnen verbessern).

24.4 Planetare Gesundheit – eine Begriffsbestimmung

Planetare Gesundheit („planetary health") beschreibt ein in Ausbildung und Praxis der Gesundheitsberufe vielfach noch unterrepräsentiertes Konzept, das die menschliche Gesundheit in Zusammenhang mit den sozialen, ökonomischen und politischen Systemen sowie den natürlichen Systemen unseres Planeten denkt (Müller et al. 2018).

Das Konzept erkennt dabei die (dominante) Auswirkung der menschlichen Aktivitäten im Anthropozän auf die Umwelt an. Zahlreiche nationale und internationale Vertreter*innen von Gesundheitsberufen haben 2020 eine Art „neuen Hippokratischen Eid" in der Fachzeitschrift *Lancet* zur Diskussion gestellt – den *Planetary Health Pledge.* In diesem Gelöbnis geht es u. a. um das Bekenntnis, das eigene Leben *„in den Dienst der Menschheit zu stellen und die natürlichen Lebensgrundlagen zu schützen, von denen die menschliche Gesundheit abhängt".* Dies bedeutet, dass es eine Bewegung von einem individualisierten Gesundheitsverständnis hin zu einem planetaren Gesundheitsverständnis geben muss. Dieses Gelöbnis könnte, so die Idee der Verfasser*innen, zum Abschluss medizinischer Berufsausbildungen geleistet werden. Erwartungsgemäß hat der Vorstoß eine kontroverse Diskussion zur Verantwortung der Gesundheitsberufe im Anthropozän angestoßen.

Tab. 24.3 Beispielhafte Co-Benefits exemplarisch dargestellter Maßnahmen, die einen Benefit für den Klimaschutz aufweisen (adaptiert nach: CCCA 2020)

Exemplarische Maßnahmen mit Benefit für den Klimaschutz	Gesundheitlicher Co-Benefit dieser Maßnahmen (= positiver Zusatzeffekt)
Reduzierter Fleischkonsum spart Treibhausgasemissionen (Ernährung ist für ca. ¼ aller globalen Treibhausgasemissionen verantwortlich; 80 % davon sind der Viehwirtschaft zuzurechnen)	**Reduzierter Fleischkonsum verhindert vorzeitige Sterbefälle** (Konsum tierischer Produkte erhöht u. a. das Risiko für Typ-2-Diabetes, arterielle Hypertonie und Herz-Kreislauf-Erkrankungen)
Obst und Gemüse aus regionaler und saisonaler Produktion reduzieren Treibhausgasemissionen (Transportwege und Kühllagerung sind besonders klimaschädlich)	**Besserer Geschmack und Nährstoffgehalt von Gemüse und Früchten aus regionaler Produktion** (verkürzte Transportwege und saisonale Verfügbarkeit haben Auswirkungen auf den Nährstoffgehalt, besserer Geschmack führt zu gesünderer Ernährung)
Bio-Lebensmittel schonen das Klima (bei der Produktion biologischer Lebensmittel wird auf den Einsatz von energieaufwendigen, synthetischen Mineraldüngern verzichtet)	**Einige Bio-Lebensmittel haben gesundheitliche Vorteile** (z. B. durch Verzicht auf synthetische Mineraldünger)
Mobilitätswende (= Umstellung des Verkehrs auf nachhaltige Energieträger sowie zunehmende Vernetzung verschiedener Formen des Individualverkehrs und des öffentlichen Personennahverkehrs) **führt zu geringeren Treibhausgasemissionen** (aufgrund der Verbrennung fossiler Brennstoffe ist der Verkehr aktuell noch Hauptverursacher der Treibhausgasemissionen)	• **Umstieg vom Pkw auf das Fahrrad fördert die kardiovaskuläre Gesundheit** (durch mehr Bewegung bei aktiverem Transportmittel) • **Weniger nachteilige Gesundheitsauswirkungen bei geringerem Verkehrsaufkommen** (weniger Luftschadstoffe durch weniger verbrannte fossile Brennstoffe) • **Radfahren und öffentlicher Personenverkehr sind wesentlich sicherer als das individuelle Autofahren** (wer z. B. vom Auto zum Fahrrad wechselt, gewinnt unter Berücksichtigung aller Risiken und Gesundheitsgefährdungen durch das Radfahren statistisch gesehen Lebenszeit)
Als weitere Folge der Mobilitätswende weniger Schadstoffemission durch weniger Staus auf den Straßen (Autos, die im Stau stehen, stoßen bis zu 40 % mehr Schadstoffe aus als solche, die sich bewegen)	**Geringere Mortalität infolge verminderter verkehrsbedingter Schadstoffexposition** (Verkehrsteilnehmer*innen, die im Verkehr festsitzen, sind erheblich mehr schädlichen Schadstoffpartikeln ausgesetzt als diejenigen, die im frei fließenden Verkehr fahren – eine hohe Schadstoffexposition begünstigt Asthma und andere Atemwegserkrankungen, Herz-Kreislauf-Erkrankungen bis hin zu Lungenkrebs)

Während es den Gesundheitszustand der menschlichen Zivilisation und der sie umgebenden Umwelt, von der sie abhängt, beschreibt, beleuchtet das **One-Health-Konzept,** für das es im deutschen Sprachraum bisher keine einheitliche Übersetzung gibt, die Zusammenhänge zwischen menschlicher Gesundheit, Tiergesundheit und Ökosystemen. Somit versucht das One-Health-Konzept die Grenzen zwischen Ökologie, Humanmedizin und Veterinärmedizin zu überbrücken (Bugaj und Nikendei 2023).

24.5 Herausforderung gesellschaftliche Transformation

Eine ausgeprägte Wettbewerbs- und Konsumorientierung prägt die Lebenswelt und den Lebensstil der modernen Industriegesellschaften. Die Transformation zu einer nachhaltigen Gesellschaft setzt daher ein kollektives Umdenken voraus. Tief verwurzelte Überzeugungen müssen überwunden werden, und es muss ein neues „Mindset" etabliert werden, damit ein dringend benötigter radikaler Wandel gelingen kann. Dies stellt sich jedoch äußerst herausfordernd dar. Als Bottom-up-Prozesse werden politische Beteiligungsprozesse beschrieben, die ihren Ursprung in der Zivilgesellschaft haben. Im Gegensatz dazu stehen Top-down-Ansätze, die von „oben", etwa vom Staat, initiiert und reguliert werden. Für die notwendigen Transformationsprozesse erscheint eine Verzahnung dieser beiden Ansätze nötig. Darüber hinaus braucht es Treiber, die den gesellschaftlichen Wandel forcieren, indem sie ihn zu einem Prozess der ganzen Gesellschaft machen. Neben politischen oder Wirtschaftsakteur*innen können auch Ärzt*innen, aufgrund ihrer gesellschaftlichen Vorbildfunktion und ihrer (natur-)wissenschaftlichen Bildung, als besonders geeignete Brückenbauer*innen zwischen Wissenschaft, Politik und der Öffentlichkeit fungieren.

Als jüngere Beispiele für politische und legislative Weichenstellungen zur gesellschaftlichen Transformation gelten die folgenden Ereignisse:

- Das **Pariser Klimaabkommen** aus dem Jahr 2015, Nachfolgedokument des Kyoto-Protokolls, gilt als wichtiger Meilenstein im Kampf gegen die Erderwärmung. Hierfür vereinbarten 196 Staaten plus die Europäische Union, die Erderwärmung im Vergleich zum vorindustriellen Zeitalter auf deutlich unter 2 Grad Celsius zu begrenzen, möglichst sogar auf unter 1,5 Grad.
- Als Reaktion auf das Pariser Abkommen gilt der **European Green Deal,** ein umfangreiches Maßnahmenpaket und eine damit verknüpfte Vision der ökologischen Umgestaltung und Modernisierung von Wirtschaft und Gesellschaft. Die Präsidentin der EU-Kommission, Ursula von der Leyen, hat den European Green Deal 2019 vor dem Europäischen Parlament vorgestellt und den Plan mit den Herausforderungen des Mondfluges in den 1960er-Jahren verglichen. Zentrales Vorhaben der Initiative, die sich aus 47 Einzelmaßnahmen zusammensetzt, ist es, Europa bis zum Jahr 2050 zum ersten „klimaneutralen" Kontinent zu machen.
- Im April 2021 hat schließlich das **Bundesverfassungsgericht,** in einem vielfach als „historisch" rezipierten Urteil das **Klimaschutzgesetz der Bundesregierung** als teilweise verfassungswidrig erklärt. Das Klimaschutzgesetz enthält Klimaschutzziele

für verschiedene Sektoren (Verkehr, Bau oder Landwirtschaft) bis 2030; Zwischenziele für die Zeit nach 2030 fehlen jedoch. Das sei den nachfolgenden Generationen gegenüber nicht gerecht, so die Gerichtsentscheidung. Was diese Gerichtsentscheidung auch verdeutlicht: Es gibt ein **Grundrecht auf Schutz vor den Folgen des Klimawandels,** und die 1,5-Grad-Grenze des Pariser Klimaabkommens ist als verfassungsrechtlich verbindlich zu betrachten. Diese Verbindlichkeit zum klimapolitischen Handeln der Bundesregierung soll durch eine gesetzliche Bindung der Zielvorgaben für die einzelnen Sektoren, regelmäßige Kontrollen und eine vorgegebene Nachsteuerung operationalisiert werden. Bei aller Freude über die o. g. Weichenstellungen darf nicht unerwähnt bleiben, dass zumindest kurz- und mittelfristig ein Rückschritt für die Erreichung der gesteckten Klimaziele prognostiziert wird (DNV Group 2022), da die energiepolitischen Folgen des Ukrainekrieges schwer wiegen.

24.5.1 Wirtschaftliche Aspekte

Wir erleben die stärkste Beschleunigung und damit ein exponentielles Wachstum in allen Lebensbereichen. Egal, ob Energie, Wasserverbrauch, Bevölkerungswachstum, Telekommunikation, Reisen, Konsumgüter (McNeill 2016) – der Bedarf steigt beständig in permanenter Beschleunigung. Alle Güter brauchen dabei Rohstoffe und Energie für den Produktionsprozess. Vor dem Diktat des Wirtschaftswachstums werden häufig Innovationen als vermeintlich sparsam(er), nachhaltig oder „grün" deklariert. Im Sinne des marktwirtschaftlichen Wettbewerbs werden jedoch nicht nur nachhaltige *Ersatzstrukturen* geschaffen, sondern immer auch rohstoff- und energiezehrende *Parallelstrukturen.* In Wahrheit entsteht somit nicht zwingend ein Einsparungspotenzial, sondern – ganz im Gegenteil – eine Erweiterung von Wirtschaftsstrukturen. Ob ein „grünes Wachstum" überhaupt möglich ist, wird angezweifelt. Dies bedeutet, dass neben weiteren Anstrengungen zur Effizienz (ergiebigere Nutzung von Materialien und Energie) auch Aspekte der Konsistenz (Nutzung naturverträglicher Technologien) und Suffizienz (geringerer Ressourcenverbrauch durch Verringerung der Nachfrage von Gütern) eine zentrale Rolle werden spielen müssen. Da jeder Euro in der weiteren Wertschöpfungskette CO_2 produziert, wird von Post-Wachstumsökonomen postuliert, dass eine Re-Regionalisierung und eine Reduktion der Liquidität stattfinden müssen (Paech 2018).

24.5.2 Die Verantwortung des Gesundheitswesens

Dass der Klimawandel zu den größten Gefahren für die menschliche Gesundheit im 21. Jh. zählt, wurde bis hier hinreichend dargestellt. Umso paradoxer erscheint es, dass ausgerechnet der Gesundheitssektor selbst einen wesentlichen Teil zur Klimakrise beiträgt: Dem im September 2019 vorgestellten Bericht *Health care's climate footprint: How the health sector contributes to the global climate crisis and opportunities for action* (Health Care Without Harm 2019) ist zu entnehmen, dass der CO_2-Fußabdruck des Gesundheitssektors 4,4 % der globalen Nettoemissionen beträgt (ca. 2 Gigatonnen CO_2-Äquivalent/Jahr). Wäre der globale Gesundheitssektor ein Land, wäre er folglich der fünftgrößte Emittent von Klimagasen. Der Bericht ließ somit keinen Zweifel daran, dass eine Transformation des Gesundheitssektors in Übereinstimmung mit dem Pariser Klimaabkommen zwingend nötig ist.

Doch weshalb ist der Gesundheitssektor ein so bedeutender CO_2-Emittent? Grundsätzlich gibt es drei Geltungsbereiche („Scopes"), in denen Treibhausgase in Unternehmen oder Institutionen emittiert werden:

- Scope 1 beinhaltet Emissionen aus Quellen, die unmittelbar in ihrem Besitz oder Geltungsbereich liegen (z. B. direkte Emissionen der Einrichtung oder des Fuhrparks). Die direkten Emissionen des Scope 1 betragen im Gesundheitssektor ca. 17 %.
- Die Emissionen des Scope 2 werden mit etwa 12 % veranschlagt. Scope 2 beinhaltet jene indirekten Emissionen, die aus der Nutzung von eingekaufter Energie (Stromverbrauch, Wärme, Kühlung etc.) stammen.
- Den größten Anteil machen die Medizinprodukte („health care supply chain") und somit der sog. Scope 3 (mit ca. 71 %) aus.

Gegenwärtig tragen die USA, China und die EU noch mehr als die Hälfte zum Fußabdruck im globalen Gesundheitssektor bei. Der britische National Health Service (NHS), bis dahin das einzige Gesundheitssystem der Welt, das regelmäßig seinen Treibhausgas-Fußabdruck offengelegt hat, verkündete im Januar 2020, alle Anstrengungen zu verstärken, um gegen den Klimawandel anzugehen – mit dem Ziel, ein klimaneutrales Gesundheitswesen zu werden.

Seit einiger Zeit hat sich auch in Deutschland der etwas unscharf definierte Begriff **Green Hospital** etabliert. Ein „grünes" Krankenhaus unternimmt im Allgemeinen besondere Anstrengungen für einen geringeren Ressourcenverbrauch, weniger Abfallproduktion oder umweltfreundliche Baustoffe.

Verantwortung der psychosozialen Fachbereiche

Mitarbeiter im Gesundheitswesen genießen ein hohes Ansehen und Vertrauen in der Gesellschaft. Zudem besitzen sie eine wissenschaftlich fundierte Ausbildung und eine Haltung und Professionalisierung im Bereich der menschlichen Gesundheit. Somit wird im Gesundheitswesen tätigen Menschen eine zentrale Position und Verantwortung zuteil. Vielfach wird gefordert, dass sich diese Personengruppe politisiert, sichtbarer wird und eine Vorbildfunkton in der Gesellschaft einnimmt. Gerade die psychosozialen Fachbereiche haben das Potenzial, durch die psychologische Expertise und die Fähigkeit zur vertieften Reflexion von Wahrnehmung und Handlungsmotivationen einen wichtigen Beitrag zur Bewältigung der Klimakrise zu leisten (Nikendei 2021b; Simons et al. 2021).

Klimakrise und Psychotherapie

Es ist ein Gegenstand intensiver Diskussion, inwieweit das Thema Klimakrise in das psychotherapeutische Behandlungszimmer Einzug halten kann und darf. Einerseits werden die realen Auswirkungen der Klimakrise und die zunehmende Realisierung und Wahrnehmung dieser Auswirkungen dazu führen, dass mehr Menschen in der Psychotherapie die Klimakrise als Belastungsfaktor thematisieren werden oder sich vermehrt in Therapie begeben. Obwohl es um nichts Geringeres als die Wahrung unserer Lebensgrundlage geht, lehnen viele Psychotherapeut*innen bereits die anamnestische Befragung der Patient*innen zu ihrer Einstellung zur Natur ab. Auch Interventionen zu klimabezogenem Verhalten werden als kritisch eingestuft und ein aktives Engagement von Therapeut*innen häufig generell als Verletzung einer falsch verstandenen Abstinenz abgelehnt. Dabei geht es nicht um eine politische oder persönliche Einstellung des Therapeuten oder der Therapeutin, sondern, wie oben i. S. der planetaren Gesundheit ausgeführt, um den Schutz eines Allgemeingutes und der gemeinsamen Lebensgrundlagen (Chmielewski 2019). Es ist auch vorstellbar, dass die aktive Thematisierung der Klimakrise die Patient*innen entlasten kann, vergleichbar mit anderen belastenden und mit Unsicherheiten oder Schamaspekten besetzten Themen (z. B. Sexualstörungen) – insbesondere deshalb, weil ja alle Menschen bereits unweigerlich mit dem Thema Klimawandel konfrontiert sind (Gebhardt et al. 2023).

24.6 Fazit und Ausblick

Der Klimawandel ist real und stellt eine existenzielle Bedrohung dar. Die Erderwärmung wirkt sich auf vielfältige Weise auf unsere somatische und psychosoziale Gesundheit aus. Selbst die Bewusstwerdung der Brisanz der Klimakrise kann eine psychische Störung hervorrufen. Entsprechend müssen sich die Berufsgruppe der psychosomatisch denkenden und tätigen Ärzt*innen und andere Berufsgruppen im Gesundheitswesen auf diese neuen Themen vorbereiten. Sie sind in der Pflicht, vorhandenes Expert*innenwissen einzubringen, neues Wissen zur Klimakrise und deren Auswirkungen auf die menschliche Gesundheit zu erwerben und dieses der Gesellschaft zur Verfügung zu stellen.

Patient*innen sollten dabei unterstützt werden, ein Problembewusstsein zu generieren, eine Umweltverantwortung zu entwickeln und bestehende Konsumgewohnheiten kritisch zu reflektieren. Wir können es uns nicht länger erlauben, das Thema Klimakrise aus unseren Therapien herauszuhalten.

LITERATURAUSWAHL

Bratman GN, Anderson CB, Berman MG, et al. Nature and mental health: An ecosystem service perspective. Sci Adv 2019; 5(7): eaax0903.

CCA (Climate Change Centre Austria). Themenaufbereitung: Co-Benefits. Positive Nebeneffekte von Klimaschutz und Klimawandelanpassung. 2020; https://www.klimafonds.gv.at/wp-content/uploads/sites/16/Themenaufbereitung_CoBenefits_2020.pdf (letzter Zugriff: 19.4.2024).

Mora C, Dousset B, Caldwell I, et al. Global risk of deadly heat. Nature Clim Change 2017; 7: 501–506.

Müller O, Jahn A, Gabrysch S. Planetary Health: Ein umfassendes Gesundheitskonzept. Dtsch Arztebl 2018; 115(40): A-1751/B-1473/C-1459;. https://www.aerzteblatt.de/archiv/201358/Planetary-Health-Ein-umfassendes-Gesundheitskonzept (letzter Zugriff: 19.4.2024).

Nikendei C. Klima, Psyche und Psychotherapie: kognitionspsychologische, psychodynamische und psychotraumatologische Betrachtung einer globalen Krise. Psychotherapeut 2020; 65: 3–13.

Nikendei C. Warum das OffenSICHTliche unSICHTbar bleibt: ein Modell zur konflikt- und strukturdynamischen Betrachtung einer globalen Katastrophe. In: Scherer M, Berghold J. Hierdeis H (Hrsg.): Klimakrise und Gesundheit. Göttingen: Vandenhoeck & Ruprecht 2021; 127–144.

Nikendei C, Bugaj TJ, Nikendei F, Kühl S, Kühl M. Klimawandel: Ursachen, Folgen, Lösungsansätze und Implikationen für das Gesundheitswesen. ZEFQ 2020; 156: 59–67.

Nikendei C, Bugaj TJ, Tabatabai J, Cranz A, Herrmann A, Nikendei F (Hrsg.). Heidelberger Standards der Klimamedizin. Heidelberg: Medizinische Fakultät Heidelberg 2023.

Orange DM. Climate Crisis, Psychoanalysis, and Radical Ethics. New York: Routledge 2017.

Wilson EO. Biophilia. Cambridge, Mass.: Harvard University Press 1984.

KAPITEL

25

Martin Teufel, Eva-Maria Skoda und Alexander Bäuerle

Auswirkungen der COVID-19-Pandemie auf die psychische Gesundheit

25.1 Eine globale Pandemie und ein globales Kontrollverlusterleben

Als im Dezember 2019 erstmalig von Wuhan (China) die Berichte einer durch SARS-CoV-2 ausgelösten Lungenkrankheit nach Europa drangen, hatten die wenigsten eine Vorstellung von der überwältigenden Dynamik der COVID-19-Pandemie (Huang et al. 2020). Die COVID-19-Pandemie, welche die Weltbevölkerung mehr als 3 Jahre lang anhaltend im Griff behalten sollte, beschäftigt Menschen und Institutionen auch noch im Januar 2023. Spätestens nach Ausrufung der pandemischen Lage durch die Weltgesundheitsorganisation im März 2020 wurde klar, dass das Virus uns in eine nie gekannte Situation brachte: eine globale Pandemie in einer globalisierten Welt (WHO 2020). Die Kontrolle über die Ausbreitung des Virus erschien bei diesen Voraussetzungen beinahe unmöglich. Ländergrenzen kannte das Virus nicht. Der Kontrollverlust der Welt war greifbar.

Der Versuch, die Kontrolle durch Einschränkung sozialer Kontakte, des öffentlichen Lebens und des Alltags der Menschen wiederzuerlangen, fühlte sich an vielen Stellen wie der berühmte Kampf gegen Windmühlen an.

Während in anderen Ländern das Virus Gesundheitssysteme an ihre Grenzen brachte, wie z. B. im benachbarten Italien oder auch in Spanien, zeigte sich die Lage in Deutschland, der Schweiz und Österreich lange stabil (Lupu und Tiganasu 2022). Nichtsdestotrotz waren die Neuheit der Situation und die Unsicherheit über die weiteren Schritte sowohl bei politischen Entscheidungsträger*innen als auch bei den Vertreter*innen plötzlich relevanter Institutionen wie dem Robert Koch-Institut stetig spürbar. Kaum von der Hand zu weisen war die Ausbreitung einer gesamtgesellschaftlichen Unsicherheit und Unruhe. Die Folge waren teils zutiefst verunsicherte Menschen. Möglicherweise spürte man auch selbst diese Verunsicherung. Das individuelle Kontrollverlusterleben war greifbar.

Der Unsicherheit folgte eine weitere Emotion: Neben der Ausbreitung von SARS-CoV-2 war es auch zu einer Ausbreitung von Angst gekommen.

25.2 Von der protektiven Furcht zur einschränkenden generalisierten Angst

Im Verlauf der COVID-19-Pandemie wurde relativ bald klar, dass die Auswirkungen auf unsere Psyche nicht zu unterschätzen sind (Bäuerle et al. 2020a; Skoda et al. 2021; Petzold et al. 2020a; Ravens-Sieberer et al. 2021). Die erhöhte psychische Belastung der Allgemeinbevölkerung spiegelte sich in Furcht und **Angst, Distress und Depressivität** wider (Wang et al. 2020). Insbesondere die Furcht und die Ängste vieler Menschen hatten eine zentrale Rolle im Hinblick auf die eigene psychische Gesundheit eingenommen. Die Auseinandersetzung mit der Bedrohung durch das Virus resultierte für manche in der Entwicklung einer durchaus „Corona-spezifischen Furcht" (Schweda et al. 2021; Petzold et al. 2020a). Diese Furcht kann als spezifisch virusbezogen verstanden werden und lässt sich durch neu entwickelte Instrumente messen (Petzold et al. 2020b).

Entwicklungspsychologisch und evolutionär betrachtet dient **Furcht** dem Individuum als protektives Element in einer jederzeit potenziell bedrohlichen Welt (➤ Kap. 64.1). Sie sichert das Überleben, indem sie entsprechende „Fight or Flight"-Reaktionen" auslöst. Furcht ist also eine „physiologische" Reaktion auf eine bedrohliche Situation. Furcht geht mit einem erhöhten Arousal, also einer erhöhten Aufmerksamkeit für die Umgebung einher. In der globalen Pandemie konnte eine solche Furcht folglich protektiv sein: Es ist wichtig, aufmerksam auf Abstands- und Hygieneregeln zu achten; es ist hilfreich, Menschenansammlungen und zu viel körperliche Nähe zu anderen zu meiden, um die eigene Gesundheit zu schützen. Die Furcht und das daraus resultierende adhärente Sicherheitsverhalten stellen also eine **funktionale Copingstrategie** im Umgang mit dem Stressor „globale Pandemie“ dar (Schweda et al. 2021). Durch entsprechende Verhaltensweisen kann Kontrollerleben wiederhergestellt werden – mit der Konsequenz, dass die Furcht zurückgeht und die psychische Belastung abnimmt.

Hält die Furcht mit der dazugehörigen physiologischen Stressreaktion an, stellen sich je nach individueller Vulnerabilität psychische Symptome ein (McEwen 2007). Dieser Zusammenhang war erkennbar: In Phasen hoher Sterberaten und großer sozialer Restriktionen gab es hohe Furchtniveaus, während sie in den initial „Corona-freien“ Sommermonaten wieder absank (Blanchflower und Bryson 2023).

Deutlich wurde auch, dass initial protektive Furcht bei Persistenz generalisieren und zu (pathologischer) Angst werden kann. Die protektive Furcht nahm einen allumfassenden bedrohlichen Charakter an. Eine vorbestehende Vulnerabilität (Ängstlichkeit, psychische Vorerkrankungen) erschwerten das Coping mit der erlebten Unsicherheit und persistierenden Furcht in der Pandemie. Auch jüngere Menschen waren verstärkt in Gefahr, eher eine unkontrollierbare **generalisierte Angst** zu erleben. Die verschiedenen Aspekte von Corona-spezifischer Furcht vs. generalisierter Angst während der COVID-19-Pandemie sind in ➤ Abb. 25.1 dargestellt.

Die Anzahl der davon betroffenen Menschen in Deutschland war groß. Die Bewertung der zahlreichen Studien zum Thema ist allerdings komplex. Nationalen wie internationalen Studien zufolge lag die Prävalenz generalisierter Angstsymptome in der Allgemeinbevölkerung bei 25–30 % (Salari et al. 2020). Hervorzuheben ist, dass die Prävalenz der generalisierten Angst nicht so dynamisch veränderlich war wie die der Corona-spezifischen Furcht. Wie bereits beschrieben, ging die Corona-Furcht in den initial „Corona-freien“ Sommermonaten zurück. Dieser Rückgang war allerdings bei der generalisierten Angst nicht in gleichem Maße erkennbar. Eindeutige Ergebnisse hinsichtlich der Frage, wie und ob die generalisierte Angstsymptomatik über das Ende der Pandemie bzw. die Hochphase hinaus persistiert, gibt es bisher keine. Entsprechende Aussagen in die eine wie auch die andere Richtung sollten also mit Vorsicht bewertet werden. In der klinischen Routine sollten eine als belastend wahrgenommene COVID-19-Pandemie bzw. die allgemeinen Folgen der Pandemie (z. B. Verlust der sozialen Kontakte) als Faktor für aktuelle Symptome betrachtet und ggf. adressiert werden (➤ Kap. 25.6). Dass es sich beim Thema Furcht und Angst in Bezug auf Corona um einen Aspekt von Kontrolle und **Kontrollverlusterleben** handelt, lässt sich auch am Beispiel von Mitarbeitenden im Gesundheitswesen ablesen. Weltweit richtete sich im Rahmen der Pandemie relativ früh eine große Aufmerksamkeit auf die (Über-)Belastung der „frontline workers“. Wo Kontrolle verloren war, da war auch die körperliche und nicht zuletzt psychische Belastung hoch (Hannemann et al. 2022; Li et al. 2021). Auch in den deutschsprachigen Ländern ging die Furcht vor einem nicht zuletzt auch psychischen Zusammenbruch des Gesundheitssystems um. Was die psychische Belastung der Mitarbeitenden aber tatsächlich betraf, so war diese erstaunlicherweise geringer als die der Allgemeinbevölkerung während der Pandemie (Morawa et al. 2021). Eine große Rolle spielten hierbei Copingstile, soziale Unterstützung und das Vertrauen in die Zuverlässigkeit der Kolleg*innen. Nicht zuletzt bedeutete hierbei evtl. die Möglichkeit, einen aktiven, Kontrolle zurückgewinnenden Copingstil im Rahmen des pandemischen Stils zu praktizieren, dass dadurch eine Reduktion der Furcht und damit eine psychische Stabilität erreicht werden konnten.

Neben Furcht, Angst und Distress berichteten viele Menschen von den Symptomen einer **Depression.** Bekannte Risikofaktoren, darunter Arbeitsplatzverlust, Isolation und finanzielle Unsicherheit, waren während der Pandemie besonders stark ausgeprägt und spielten eine entscheidende Rolle. Auch der Verlust von Routine und Struktur, den viele Menschen als Folge der Pandemie erfuhren, hat zu einer Zunahme der berichteten depressiven Symptomatik geführt.

	Alter	Assoziation mit Depressivität	Assoziation mit Risikoerkrankung für schweren Verlauf einer COVID-19-Erkrankung
Corona-Furcht	eher älter (50+ Jahre)	⊖	⊕
Corona-bezogene generalisierte Angst	eher jünger (20–35 Jahre)	⊕	⊖

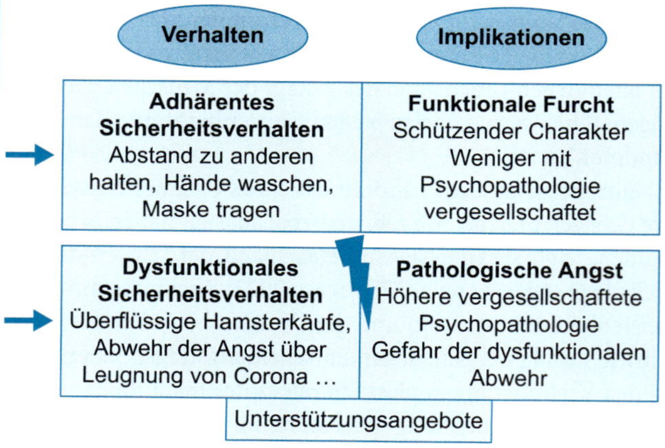

Abb. 25.1 Unterschiedliche Aspekte und Folgen von Corona-spezifischer Furcht und generalisierter Angst während der COVID-19-Pandemie [L231]

Die Natur der Pandemie mit anhaltendem Bedrohungsgefühl und Verlust sozialer Kontakte erwies sich auch bei **Kindern und Jugendlichen** als schädlich. Gerade in vulnerablen Entwicklungsphasen und im Erlernen sozialer Interaktionen verhinderte die Pandemie die Ableistung vieler Entwicklungsaufgaben. Hier fand sich ebenfalls eine Zunahme psychischer Belastungen, insbesondere depressiver und ängstlicher Symptome über die verschiedenen Wellen der Pandemie (Ravens-Sieberer et al. 2022; Mohler-Kuo et al. 2021; Sevecke et al. 2022). Schwache soziale Verhältnisse, Migrationshintergrund sowie eine existierende psychische Erkrankung der Eltern stellten hierbei die größten Risikofaktoren für Kinder und Jugendliche dar. Ein Rückgang auf den präpandemischen Status war auch hier nicht zu beobachten, wenngleich sich eine Besserung abzeichnete. Auf Gesamtbevölkerungsebene legen die Daten nahe, dass die Depressivität mit dem Rückgang der COVID-19-Inzidenz und der Erkrankungsschwere durch weniger virulente Mutationen zurückging und wohl weiter zurückgehen wird (Hapke et al. 2022). Was dies für die Kindergesundheit bedeutet, ist allerdings nicht abzuschätzen, da die erlebten Einschränkungen in dieser Gruppe z. T. höchst vulnerable Entwicklungsphasen betrafen und eine Nachreifung der verpassten Entwicklungsschritte an vieler Stelle nicht möglich sein wird.

RESÜMEE

Insgesamt hat sich die COVID-19-Pandemie erheblich auf die psychische Gesundheit ausgewirkt. Es bestand also die unabdingbare Notwendigkeit, in Pandemiezeiten Maßnahmen zum Erhalt der psychischen Gesundheit zu ergreifen. Präventionsmaßnahmen, auch im sekundär- und tertiärpräventiven Sinne, sind jedoch nur sinnvoll, wenn es die richtigen Adressat*innen erreicht. Im Laufe der Pandemie stellte sich also die Frage: Wer fürchtet sich (nur), und wer wird psychisch krank?

25.3 Wer fürchtet sich (nur), und wer wird psychisch krank?

Eine endgültige Antwort auf die Frage, welche Menschen auf die anhaltende Belastung mit psychischer Erkrankung reagiert haben, bleibt bisher unscharf. Dabei spielt das **Vulnerabilitäts-Stress-Modell** eine entscheidende Rolle. Die individuellen Ressourcen und Risikofaktoren jeder Person treffen hierbei auf ein sehr individuelles Maß an Corona-spezifischen Belastungen, die am Schluss ein bestimmtes Level an Corona-spezifischem Distress hervorrufen (➤ Abb. 25.2).

Frühere Erfahrungen im Umgang mit Herausforderungen und Schwierigkeiten scheinen besonders wichtig zu sein, was sich u. a. darin zeigt, dass sowohl ältere Menschen als auch Menschen mit bestehenden körperlichen Erkrankungen eher eine Corona-Furcht als generalisierte Angstsymptome berichteten (Schweda et al. 2021). Nachvollziehbarerweise gaben diese Gruppen mehr Corona-spezifische Furcht an, da sie ein erhöhtes Risiko für einen schwerwiegenderen Verlauf hatten. Die weniger ausgeprägten generalisierten Angstsymptome in diesen Gruppen können z. T. auf vorhandene kompetente Bewältigungsmechanismen zurückzuführen sein.

Risikofaktoren für die Entwicklung und Zunahme von Depressionssymptomen und Ängsten sind u. a.: weibliches Geschlecht, niedriger oder besonders hoher Bildungsstatus, Alleinleben, empfundene Einsamkeit, geringeres Einkommen und finanzielle Belastungen, erhöhtes Infektionsrisiko, ausgeprägte Nutzung sozialer Medien sowie eine bereits existierende psychische oder körperliche Erkrankung (Liu et al. 2020; Salari et al. 2020; Wang et al. 2020; Fitzpatrick et al. 2020).

Potenzielle **Schutzfaktoren** sind: starkes Vertrauen in staatliche Strukturen, wahrgenommene Verfügbarkeit verständlicher und genauer Informationen, soziale Unterstützung. Weitere bekannte

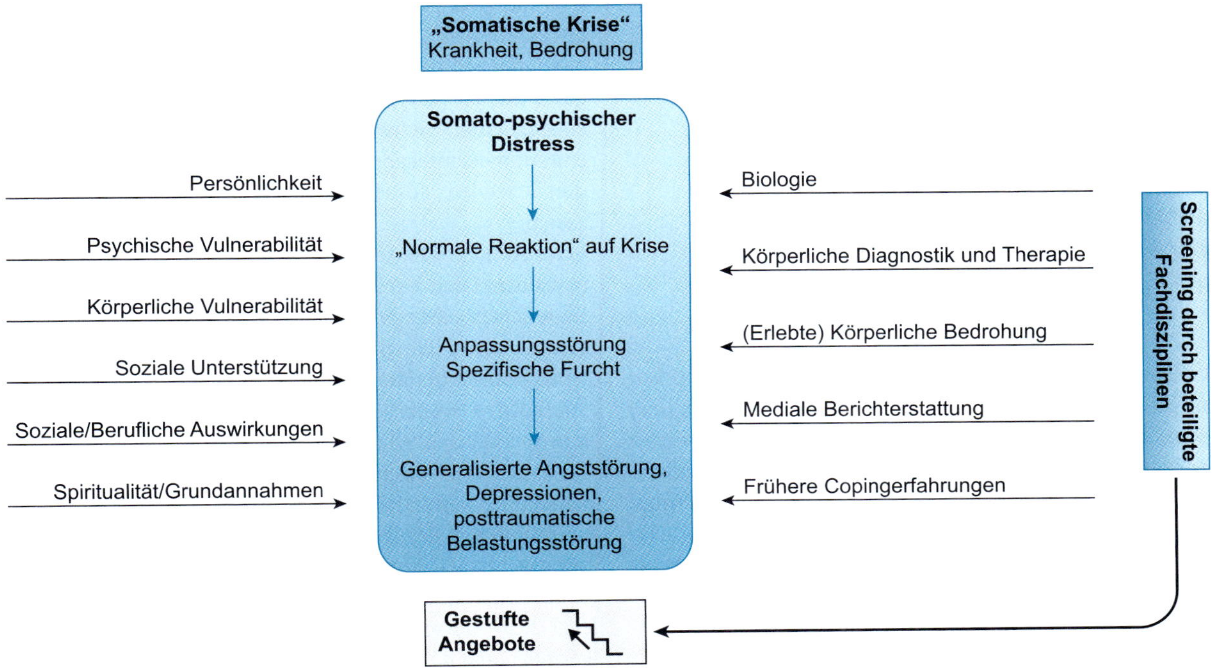

Abb. 25.2 Entwicklung von Corona-spezifischem Distress, beeinflusst durch unterschiedliche Einflussfaktoren [L231]

	Demografisch	Individuell	Exposition gegenüber der Pandemie
Schutzfaktoren	• Feste Partnerschaft	• Resilienz • Selbstwirksamkeit • Positive Bewältigungsstrategien • Sicherer oder vermeidender Bindungsstil	• Soziale Unterstützung • Soziale Vernetzung • Erhalt von zuverlässigen, angemessenen und rechtzeitigen Informationen über Epidemien • Wahrgenommene Wirksamkeit von Vorsichtsmaßnahmen • Annahme von Vorsichtsmaßnahmen • Erhöhte körperliche Aktivität • Vertrauen in die Regierung und das Gesundheitssystem • Ausreichende Grundversorgung
Risikofaktoren	• Weibliches Geschlecht • Jüngeres Alter • Beschäftigungslosigkeit • Einkommensschwach • Alleinstehend • Verwitwet/geschieden/getrennt sein	• Negative Bewältigungsstrategien • Bereits bestehende psychische Erkrankung • Bereits bestehende körperliche Erkrankung • Vorherige belastende Lebenserfahrungen	• Leben in Hochrisikogebieten • Exposition gegenüber epidemiebezogenen Nachrichten • Größere Auswirkungen auf das tägliche Leben • Ausgangssperre oder Lockdown • Reduzierte (körperliche) Aktivität im Freien • Enger Kontakt mit infizierten Personen • Unzureichende Versorgung • Selbst/Familie/Bekannte unter Quarantäne gestellt/infiziert/gestorben • Höhere epidemiebedingte Ängste/Sorgen • Nachteilige ökonomische Auswirkungen • Einsamkeitsgefühle

Abb. 25.3 Risiko- und Schutzfaktoren für die psychische Gesundheit im Kontext der COVID-19-Pandemie [L231]

Schutzfaktoren wie Resilienz, Selbstwirksamkeit und positive Copingstile spielen ebenfalls eine entscheidende Rolle. Eine Übersicht über Risiko- und Schutzfaktoren im Kontext der COVID-19-Pandemie gibt ➤ Abb. 25.3.

RESÜMEE

Bei der COVID-19-Pandemie handelt es sich um einen multifaktoriellen Stressor. Individuelle Risiko- und Schutzfaktoren spielen eine entscheidende Rolle dabei, wie stark dieser Stressor das individuelle psychische Wohlbefinden beeinflusst.

25.4 Implikationen für die psychotherapeutische Versorgung in der COVID-19-Pandemie

Für viele Menschen war die COVID-19-Pandemie psychisch belastend. Eine große Anzahl von Menschen hat auch Symptome einer Depressions- oder Angsterkrankung entwickelt. Nichtsdestotrotz ist festzustellen, dass der größte Teil der Bevölkerung eine durchaus starke Widerstandkraft bewiesen und keine (persistierenden) Symptome einer psychischen Erkrankung entwickelt hat.

Für die psychotherapeutische Versorgung bedeutet dies, dass **gezielte und bedarfsorientierte Maßnahmen** indiziert sind. Betrachtet man die psychotherapeutische Versorgungslandschaft in Deutschland, Österreich und der Schweiz, so betrug die durchschnittliche Wartezeit auf einen Behandlungsplatz vor Beginn der Pandemie 20 Wochen (BPtK 2018). Laut Bundespsychotherapeutenkammer spitzte sich dies während der COVID-19-Pandemie weiter zu (BPtK 2021); ähnliche durch die Pandemie verschärfte Versorgungsengpässe fanden sich auch in der Schweiz und in Österreich (Rota et al. 2021; ÖBVP 2020).

Hieraus lässt sich ableiten, dass durch den gesteigerten Bedarf oder das gesteigerte Bewusstsein für einen Bedarf bei einem jedoch unveränderten Angebot an Behandlungsmöglichkeiten bzw. durch pandemiebedingte Praxis- und Klinikschließungen teils sogar eingeschränkten Therapiemöglichkeiten eine herausfordernde Situation entstanden ist. Diesen Umständen zu begegnen war und ist nicht nur eine Herausforderung der COVID-19-Pandemie, sondern auch der nun folgenden „Post-COVID"- sowie aller weiteren krisenbehafteten Zeiten.

Im Kontext von COVID-19 gewinnt der Ansatz der **gestuften psychosozialen Versorgung** noch viel stärker an Bedeutung. Den Betroffenen sollten zunächst die wirksamsten, am wenigsten ressourcenintensiven Behandlungen angeboten werden, an die sich dann je nach ihren Bedürfnissen ressourcenintensivere Interventionen anschließen können (Brakemeier et al. 2020; Galea et al. 2020). Idealerweise sollten psychotherapeutische Angebote niederschwellig sein; zusätzlich sollte für die o. g. Risikogruppen eine notfalltherapeutische Versorgung verfügbar sein (Strauß et al. 2021).

Im Rahmen der Pandemie haben viele Kliniken rasch Konzepte zur psychischen Notfallversorgung der Bevölkerung, aber auch von Krankenhausmitarbeitenden und Angehörigen entwickelt (Rentrop et al. 2020), die sowohl in analoger (z. B. Telefonsprechstunde für Bürgerinnen und Bürger, Notfalltelefon für Mitarbeitende) als auch digitaler Form (z. B. Homepages, niederschwellige digitale Interventionen oder Apps) angeboten wurden. Erstaunlich war, dass diese Angebote mancherorts rasch entwickelt und mithilfe der städtischen oder kommunalen Verantwortlichen implementiert wurden, vielfach aber weder von der Bevölkerung noch von den Gesundheitsfachkräften in dem Maße in Anspruch genommen wurden, wie initial vermutet worden war.

RESÜMEE

Insgesamt hat sich gezeigt, dass es einerseits auf das richtige Maß an Niederschwelligkeit ankommt (so wurden die Sorgentelefone gemeinnütziger Verbände viel häufiger genutzt als z. B. an Kliniken angesiedelte Telefonangebote) und andererseits auf das richtige Maß an Adressat*innenorientierung (so hat sich beispielsweise die digitale self-guided eMental Health Intervention *CoPE It* am besten für diejenigen Teilnehmenden bewährt, die psychisch am stärksten belastet waren) (Bäuerle et al. 2020b).

25.5 Digitalisierung in der psychotherapeutischen Versorgung

In Deutschland ist die Digitalisierung inzwischen auch in vielen Bereichen der medizinischen Versorgung angekommen. Häufig wird über mangelnde Fortschritte geklagt, während sich an anderer Stelle Möglichkeiten eröffnen, die ohne konsequentes Vorantreiben einer digitalen Gesundheitsstrategie nicht vorhanden wären.

Insbesondere in Zeiten, in denen soziale Kontakte möglichst vermieden werden sollten, konnte man die Schwächen, aber auch die Stärken hinsichtlich einer digitalen Gesundheitsversorgung feststellen. Betrachtet man nun die psychotherapeutische Versorgung ist festzustellen, dass sich hier durchaus einige digitale Lösungsansätze für die oben beschriebene Belastung der Bevölkerung auf der einen Seite und mangelnde Behandlungsangebote auf der anderen Seite aufgetan haben.

Dass **Psychotherapie per Video** durchgeführt werden konnte und dies durch die gesetzliche Krankenversicherung vergütet wurde, bot sowohl für Behandelnde als auch Patientinnen und Patienten zusätzliche Optionen. Die neu gewonnene räumliche Flexibilität war insbesondere in Anbetracht der Tatsache, dass so Ansteckungen vermieden werden konnten und auch unter Quarantänebedingungen professionelle Hilfe angeboten werden konnte ein attraktiver Lösungsansatz.

Eines der digitalen Leuchtturmprojekte im deutschen Gesundheitswesen sind die **Digitalen Gesundheitsanwendungen (DiGAs),** auch **Apps auf Rezept** genannt. Hierbei handelt es sich um zertifizierte Medizinprodukte, die auf einem Smartphone oder teilweise auch auf dem Computer genutzt werden können. DiGAs stehen für unterschiedliche Indikationen zur Verfügung. Die F-Diagnosen als Indikation stellen hier den größten Anteil. DiGAs müssen den Patient*innen wie Medikamente verschrieben werden. Nach erfolgter Verschreibung melden sich die Patient*innen bei ihrer Krankenkasse und erhalten einen Code, der in der entsprechenden DiGA eingelöst werden kann. DiGAs basieren i. d. R. auf kognitiver Verhaltenstherapie und stellen so eine effiziente Behandlungsoption für unterschiedliche Störungsbilder dar.

Diese niederschwellige Behandlungsmöglichkeit, die von der nutzenden Person räumlich wie auch zeitlich unabhängig in Anspruch genommen werden kann, bietet eine interessante Ergänzung zur herkömmlichen psychotherapeutischen Behandlung. Insbesondere unter erschwerten Bedingungen wie denen der COVID-19-Pandemie können DiGAs indiziert unterstützen.

Generell ist es für die Entwicklung von (digitalen) Behandlungsangeboten elementar, dass die Bedürfnisse der Zielgruppe von der Konzeptualisierung bis hin zur Umsetzung konsequent einbezogen werden. Nur so kann eine bedürfnisorientierte Behandlung gewährleistet werden. Ein weiterer Grund ist die Förderung der Behandlungsadhärenz zu den eingesetzten DiGAs bzw. digitalen Behandlungsangeboten. Diese ist nachweislich höher, wenn ein bedürfnisorientierter Entwicklungsprozess stattfindet.

Bei der Implementierung und Entwicklung von DiGAs stellte und stellt die COVID-19-Pandemie einen wichtigen Katalysator für eine Dynamisierung des Prozesses und auch eine Digitalisierung in der Sprechenden Medizin dar.

25.6 Psychotherapie in Krisenzeiten

Das Bewerten, Bearbeiten und Bewältigen von kritischen Lebensereignissen ist Kern einer jeden psychotherapeutischen Behandlung. In der Regel handelt es sich um **individuelle kritische Lebensereignisse** einzelner Patient*innen, die wir vielleicht nachvollziehen können, die wir i. d. R. aber nicht selbst durchlebt haben. Für viele Menschen stellte und stellt diese Pandemie eine Herausforderung dar, die eine individuelle Anpassungsleistung erfordert, also ein kritisches Lebensereignis. Auch Menschen ohne manifeste psychische Erkrankung reagierten auf diese tiefgreifende Krise, und dies wirkte sich, ohne dass es zwangsläufig zu diagnostizierbaren psychischen Erkrankungen kam, auf Emotionen, Kognitionen und Verhalten aus. Furcht und Angst, Verlust von Selbstwirksamkeitserleben und Überforderungserleben sind typische Reaktionen, die einerseits vollkommen funktional, zu einem nicht zu verkennenden Anteil aber auch dysfunktional sind. Die COVID-19-bezogene Furcht und das Furcht neutralisierende funktionale, aber auch dysfunktionale, auf lange Sicht eher belastende Sicherheitsverhalten (Kohler et al. 2021; Weismülller et al. 2021) konnte an vielen Stellen im kleinen individuellen, aber sicher auch im großen politischen Rahmen beobachtet werden und stellt hierfür ein eindrückliches Beispiel dar.

Nun stellte dieses kritische Lebensereignis aber nicht nur ein sehr individuelles, den einzelnen Menschen betreffendes Ereignis dar, sondern plötzlich eine neue, nicht oft dagewesene Form eines **kollektiven kritischen Lebensereignisses.** Therapeut*innen sind gleichsam „Leidensgenoss*innen", aber auch therapeutische Begleiter*innen. Die meisten erlebten Affekte im Rahmen der Pandemie betrafen und betreffen also nicht nur den Patienten oder die Patientin, sondern in ähnlichem Maße auch den Therapeuten bzw. die Therapeutin, wobei sich das Ausmaß und emotionale, kognitive und verhaltensnahe Konsequenzen vielleicht unterscheiden. Das therapeutische Arbeiten, insbesondere die therapeutische Beziehung sowie das Setting mit den Patient*innen, die aufgrund der Belastungen durch die COVID-19-Pandemie Unterstützung suchen, hat sich verändert. Es ist aber nicht nur Herausforderung, sondern auch Chance, die gemeinsam erlebte Angst und Bedrohung im psychotherapeutischen Setting zu besprechen und zu validieren. Diese gemeinsam erlebte Bedrohung kann die therapeutische Allianz positiv beeinflussen; es kann zu einer deutlicheren „**therapeutischen Gefährtenschaft**" (Dorst 2020, S. 51) kommen, als es in vielen anderen Lebenssituationen möglich wäre. Eine gemeinsam formulierte und erlebte Verunsicherung und das gemeinsame Aushalten dieser Verunsicherung können i. S. der Dialektisch-behavioralen Therapie, aber auch einer dialektisch verstandenen psychodynamischen Therapie bzw. jeder Psychotherapieform, die einen dialektischen Ansatz der therapeutischen Beziehung verfolgt, eine Validierung erreichen. Diese ist neben der typischen expliziten Validierung auch eine Art stiller, impliziter und kontinuierlicher Validierung der Emotionen von Patient*innen: „Du bist nicht allein, in diesem Boot sitzen wir alle, auch ich, die Therapeutin, spüre diese aufwühlenden Emotionen." Die COVID-19-Pandemie – auch eine Chance im therapeutischen Arbeiten?

Natürlich stellten die Einschränkungen des öffentlichen Lebens im Rahmen der Pandemie auch eine **Einschränkung der therapeutischen Herangehensweise** dar. Besonders bedeutsam, i. S. der Verstärkerverlusttheorie (Lewinsohn 1974), ist der Verlust der positiven Verstärker für Patient*innen, die natürlich einerseits überhaupt die Entstehung einer Psychopathologie begünstigten, aber andererseits den Weg aus derselben erschwerten. Altbewährte Verstärker wie Treffen im Freundes- und Familienkreis waren riskant, phasenweise auch verboten; positive Freizeitaktivitäten konnten nicht mehr ausgeführt werden; Ablenkung vom omnipräsenten Thema Pandemie war kaum möglich. Psychotherapeutisch gesehen war somit der Aufbau positiver Aktivitäten, der zuvor im Rahmen der Behandlung depressiver Symptomatik nahezu uneingeschränkt empfohlen werden konnte, deutlich erschwert. Alternative positive Aktivitäten mussten erst mit den Patient*innen zusammen entdeckt und entwickelt werden – z. B. Videochats mit Freund*innen, gemeinsame Zoom-Konzerte, Spaziergänge mit der Familie im Freien. Dies fördert nochmal auf eine andere Art das Selbstwirksamkeitsgefühl sowohl von Patient*innen als Therapeut*innen, wenn gemeinsame Lösungen nicht nur aufgezeigt werden mussten, sondern zusammen entwickelt werden konnten. Auch bekannte Techniken, z. B. aus der **Akzeptanz- und Commitment-Therapie** (Hayes 2004), haben sich dabei als hilfreich erwiesen, dysfunktionale Kontrollversuche aufzugeben und eine offene und flexible Haltung gegenüber Belastungen (wie unangenehmen Gedanken, schwierigen Gefühlen und Körperwahrnehmungen) aufzubauen. Dieses **kognitive Reframing** kann außerdem dabei helfen, eine andere Perspektive einzunehmen, indem beispielsweise positive Folgen der gemeinsam erlebten Pandemie, wie Entschleunigung, ein Zusammenrücken der Gesellschaft im digitalen Bereich, beleuchtet werden.

Neben der eigenen Rolle von Therapeut*innen als Mitbetroffene und der Notwendigkeit, die eigenen Techniken und Interventionen den Umständen der Pandemie anzupassen, ist auch das feste Rahmengerüst der Psychotherapie während dieser Pandemie zumindest neu beleuchtet worden.

Quarantäne, gesetzliche Bestimmungen zu Mindestabstand oder Maskenpflicht und auch die Ängste der Patient*innen vor Infektionen gaben Psychotherapeut*innen sowohl im ambulanten als auch im (teil-)stationären Setting Aufgaben auf. Konzepte für Therapien mit genügend Abstand, Lüften und z. T. auch das Sistieren von z. B. tagesklinischen Settings stellten hierbei den Alltag dar. Therapie mit Maske, früher zumindest als großer Hemmfaktor beschrieben, musste nun durchgeführt werden. Bei schwerer zu beurteilender Mimik fielen in der Psychotherapie nun andere Faktoren ins Gewicht, z. B. **Gestik und Augenkontakt.**

In einer neuen Realität musste **videobasierte Psychotherapie** im Eilschritt implementiert werden, wo doch zuvor in vielen Communities diese Form der Therapie als unklar und für therapeutische Allianzen z. T. auch als fragwürdig etc. erachtet worden war. Auch hier erwies sich die Pandemie als Katalysator: einerseits für die breitflächige Nutzung, andererseits für die wissenschaftliche Auseinandersetzung mit dem Thema. Die Bewertung dieser Tools ist vielfach noch nicht abgeschlossen, doch scheint es so, dass Abwehrhaltungen in der Community abgebaut werden konnten und dass Patient*innen die therapeutische Allianz und Zufriedenheit mit der Behandlung nicht schlechter erleben als in der analogen, Face2face-Therapie (Thomas et al. 2021). Dies wiederum zeigt auch Chancen auf, gerade für Patient*innen, die in Gegenden mit einer schlechteren Versorgungsinfrastruktur leben, oder bei denen andere Einschränkungen für eine Face2face-Psychotherapie bestehen, z. B. Immunsuppression bei/nach Knochenmarktransplantation im psychoonkologischen Setting, schwergradige Adipositas mit Mobilitätseinschränkung etc.

Die Herausforderungen gingen also auch in der COVID-19-Pandemie mit Chancen einher. Psychotherapie in dieser Krisenzeit stellt hier keine Ausnahme dar und nimmt eine bedeutsame Doppelrolle ein: Sie ist nicht nur einer der zahlreichen Nebenschauplätze der Pandemie, an dem sie sich adaptieren und weiterentwickeln musste, sondern ist im Rahmen der Krise gleichsam zu einer Hauptakteurin geworden. Die zunehmenden psychischen Belastungen während der Pandemie, die relativ schnell und intensiv gesellschaftliche Aufmerksamkeit erhielten, haben die Psychotherapie und die psychotherapeutische Versorgung zeitweise beinahe genauso in den Fokus gerückt wie die intensivmedizinische Behandlung von Betroffenen und nun auch die Versorgung von Patient*innen mit einem Post-COVID-Syndrom. Doch diese Fokussierung war weder nachhaltig, noch konnte sie ausreichend Konsequenzen für die psychotherapeutische Versorgungslandschaft nach sich ziehen.

Neben den offensichtlichen Schauplätzen der Versorgung psychisch belasteter Menschen während der Pandemie wurde die Bedeutung der mit der psychotherapeutischen Versorgung befassten Berufsgruppen und Fachbereiche aber auch in anderen Aspekten sichtbar. Das **Phänomen der Coronaverleugnung** und die Zunahme verschiedenster Verschwörungstheorien zum Ursprung und zur Existenz des Coronavirus selbst sind hier beispielhaft zu nennen. Eine wissenschaftliche Herangehensweise und die Entwicklung eines Verständnisses für diese Gruppe gestalteten sich durch die schwierige Erreichbarkeit als herausfordernd. So zeigt sich in manchen Untersuchungen, dass ein großer Anteil derjenigen, die sich zumindest skeptisch gegenüber den Coronamaßnahmen gaben und an Anti-Corona-Demos teilnahmen, psychisch noch belasteter war als die Allgemeinbevölkerung

(Teufel et al. 2021). Handelte es sich bei der massiven Abwehrhaltung gegenüber der Realität des Virus um den Versuch einer psychischen Stabilisierung bei einer überdurchschnittlich hohen Belastung? Unbestreitbar war ein erhöhtes Maß des Glaubens an Verschwörungstheorien mit einem verringerten persönlichen Sicherheitsverhalten gegenüber dem Coronavirus sowie einer reduzierten Impfbereitschaft assoziiert (Ripp und Röer 2022). Letzteres hatte dann wiederum sowohl gesamtgesellschaftliche als auch individuelle Konsequenzen. Soziologische Konzepte, welche die Ursache einer solchen Zunahme an Verhaltensweisen ins Visier nehmen, wie in der Autoritarismusstudie von Decker und Brähler (2018), liefern gesamtgesellschaftliche Verständnisansätze. Diese Ideen wurden von Nocun und Lamberty (2020) sowie von Wirth (2022) auch im Konzept der Verschwörungstheorien und des Politikpopulismus weitergedacht. Immer spielen dabei aber auch psychische Faktoren als Grundlage einerseits für Verschwörungsglauben, andererseits für die Ablehnung von Corona-Schutzimpfungen eine Rolle (Romate et al. 2022).

In Bezug auf die Adressierung von Impf(un)willigkeit durch Techniken wie z. B. Motivational Interviewing und die Generierung von Verständnis für intraindividuelle Beweggründe und Sorgen braucht es Psychosomatische Medizin (Kassianos et al. 2022). Der Psychotherapie und der Psychosomatischen Medizin, die sich in der Krise selbst neu finden und erweitern mussten, kommt hierbei eine zentrale Rolle und Bedeutsamkeit zu. Beide werden auch in künftigen Krisen wie Kriegen, Naturkatastrophen und Klimawandel (➤ Kap. 24) eine Verantwortung und Aufgabe haben, die es anzunehmen und vor allem mit klinischen und wissenschaftlichen Konzepten für besondere Bedürfnisse und Situationen vorzubereiten gilt.

LITERATURAUSWAHL

Bäuerle A, Teufel M, Musche V, et al. Increased generalized anxiety, depression and distress during the COVID-19 pandemic: A cross-sectional study in Germany. J Public Health (Oxf) 2020a; 42(4): 672–678.

Benecke AV, Bäuerle A, Jansen C, et al. Techniques, methods, and dissemination of community-based psychological support strategies in times of the COVID-19 pandemic. J Prim Care Community Health 2020; 11: 215013272094332.

BPtK (Bundespsychotherapeutenkammer). BPtK-Auswertung: Monatelange Wartezeiten bei Psychotherapeut*innen [Internet]. BPTK 2021; https://www.bptk.de/bptk-auswertung-monatelange-wartezeiten-bei-psychotherapeutinnen/ (letzter Zugriff: 19.4.2024).

Dorst B. Auf der Suche nach der Weisheit des Herzens. In: Müller L, Müller A (Hrsg.): Quintessenz – Wofür es sich lohnt zu leben. Opus Magnum 2020; 47–58.

Galea S, Merchant RM, Lurie N. The mental health consequences of COVID-19 and physical distancing: The need for prevention and early intervention. JAMA Intern Med 2020; 180(6): 817–818.

Hannemann J, Abdalrahman A, Erim Y, et al. The impact of the COVID-19 pandemic on the mental health of medical staff considering the interplay of pandemic burden and psychosocial resources – A rapid systematic review. PLoS One 2022; 17(2): e0264290.

Hapke U, Kersjes C, Kuhnert R, et al. Depressive Symptomatik in der Allgemeinbevölkerung vor und im ersten Jahr der COVID-19-Pandemie: Ergebnisse der GEDA-Studie 2019/2020. J Health Monitoring 2022; 7(4; https://www.rki.de/DE/Content/Gesundheitsmonitoring/Gesundheitsberichterstattung/GBEDownloadsJ/Focus/JHealthMonit_2022_04_Depressivitaet_COVID-19_GEDA_2019_2020.pdf?__blob=publicationFile (letzter Zugriff: 19.4.2024).

Kassianos G, Puig-Barberà J, Dinse H, et al. Addressing COVID-19 vaccine hesitancy. Drugs Context 2022; 11: 1–19.

Mohler-Kuo M, Dzemaili S, Foster S, et al. Stress and mental health among children/adolescents, their parents, and young adults during the first COVID-19 lockdown in Switzerland. Int J Environ Res Public Health 2021; 18(9): 4668.

Ripp T, Röer JP. Systematic review on the association of COVID-19-related conspiracy belief with infection-preventive behavior and vaccination willingness. BMC Psychol 2022; 10(1): 66.

Strauß B, Berger U, Rosendahl J. Folgen der COVID-19-Pandemie für die psychische Gesundheit und Konsequenzen für die Psychotherapie – Teil 1 einer (vorläufigen) Übersicht. Psychotherapeut 2021; 66(3): 175–185.

Weismüller B, Schweda A, Dörrie N, et al. Different correlates of COVID-19-related adherent and dysfunctional safety behavior. Front Public Health 2021; 8: 625664.

V Arzt-Patient-Kommunikation

KAPITEL

26 Professionelle Gesprächsführung

Wolf Langewitz

26.1 Welche Erkenntnisse werden gewonnen?

Lehrbuchartikel zur möglichst professionellen Gestaltung einer Anamnese beschreiben i. d. R. die Felder, zu denen Fragen gestellt werden, und die verschiedenen Möglichkeiten, diese Fragen offen, fokussiert oder geschlossen zu formulieren. Typische Beispiele für Inhalte einer Anamnese sind „Das jetzige Leiden“ und die „Familienanamnese“. Die Auswahl bestimmter Arbeitsfelder und ihre relative Bedeutung unterscheiden sich von Fach zu Fach, für eine gynäkologische Anamnese ist z. B. die Erfassung von Schwangerschaften und Geburten wesentlich, für eine neurologische Anamnese die präzise Beschreibung der Qualitäten eines abweichenden Gefühls in einer bestimmten Körperregion.

In der Folge von George Engel wird von einer psychosomatischen Anamnese gefordert, dass sie psychische und soziale Belange aufnimmt; sie seien genauso reliabel zu bestimmen wie die biologischen Daten (Engel 1977, 1980). Das daraus resultierende Gespräch im biopsychosozialen Modell sagt allerdings nichts darüber aus, welcher inhaltlichen Kategorie diese Angaben zuzuordnen sind (Brendel 2007). Sind die Vorgaben des Modells erfüllt, wenn eine anamneseführende Person z. B. das Beck-Depressions-Inventar (Beck et al. 1996) oder eine Skala ausgibt, die das Verhältnis aus Anforderung und Belohnung in der Arbeitswelt misst (Siegrist und Li 2020)? Diese Frage ist unmöglich zu beantworten, wenn wir nicht vorgängig klären, welche „Daten“ wir mit der Anamnese erheben wollen.

Daher soll zu Beginn im Rückgriff auf ➤ Kap. 3 eine zusätzliche Kategorie zur Einordnung des in der Anamnese generierten Materials vorgestellt werden: der Unterschied zwischen Angaben, die eher der Welt der *objektiven Tatsachen* und solchen, die eher der Welt der *subjektiven Tatsachen* zuzuordnen sind. Naturwissenschaften bemühen sich darum, objektive Tatsachen festzustellen, die jedermann in der Welt, der über das nötige Fachwissen verfügt, genauso aussagen würde. Dazu gehört z. B. die Interpretation eines bestimmten Scores in einem standardisierten Fragebogen oder Gewicht und Größe oder die Anzahl Stockwerke, die jemand ohne Schmerzen in den Beinen steigen kann. Subjektive Tatsachen kann bestenfalls jemand im eigenen Namen aussagen; ob es mir im Moment des Schreibens und den Leserinnen und Lesern im Moment des Lesens gut geht, wird man Lesenden nicht unbedingt an äußeren Merkmalen ablesen können, wenn wir mal von der Ausnahme absehen wollen, dass dieser Text so massiven Ekel auslöst, dass dieser mit hoher Treffsicherheit am Gesichtsausdruck zu erkennen wäre.

❚❚ Objektive Tatsachen kann jeder aussagen, der fachkundig und der Sprache mächtig ist (z. B. ein EKG-Befund, die Interpretation eines standardisierten Fragebogens). Subjektive Tatsachen kann bestenfalls jemand im eigenen Namen aussagen (z. B. wie es mir im Moment geht, auf was ich hoffe, wovor ich Angst habe) (Schmitz 1995). ❚❚

Die Unterscheidung zwischen subjektiven und objektiven Tatsachen enthält eine nicht selbstverständliche Hypothese: Ob etwas als Tatsache zu akzeptieren ist, wird strikt aus individueller Perspektive definiert: Für betroffene Personen ist die momentane Befindlichkeit eine nicht zu hinterfragende Tatsache, also kein Befund, an dem irgendein Zweifel möglich wäre; es ist eindeutig so, dass mir im Moment so und so zumute ist. Diese Tatsächlichkeit subjektiver Tatsachen ist nicht an die Gegenwart gebunden, sondern sie kann sich sogar auf etwas beziehen, was im Moment *noch nicht ist*, sondern noch in der Zukunft liegt, was vielleicht irgendwann einmal sein wird, also in die Gegenwart eintritt. Zu dieser Sorte noch nicht realisierter Tatsachen gehören die Hoffnungen und Pläne von Menschen. Sie bestimmen das Handeln und Fühlen, das Sein in der Welt, in hohem Ausmaß. Sie sind handlungswirksam, obwohl es sie als *gegenwärtige* Tatsachen noch nicht gibt. In der Medizin sind die Erwartungen an die Wirksamkeit einer Behandlung oder die befürchteten Nebenwirkungen i. S. von Placebo- und Nocebo-Effekten Beispiele für die Wirksamkeit von Tatsachen, die sich in der Gegenwart noch nicht als solche bewiesen haben (➤ Kap. 45).

Zu Beginn eines Anamnesegesprächs ist noch unklar, mit welcher Kategorie, objektiven oder subjektiven Tatsachen, wir es zu tun haben, denn die typische Eingangssequenz eines Anamnesegesprächs überlässt es dem Patienten oder der Patientin, sich für eine dieser grundlegenden Kategorien zu entscheiden:

❚❚ *Fachperson:* „Erzählen Sie doch mal, weswegen sind Sie hier sind …"
Pat. A mit chronischer Herzinsuffizienz: „Ich habe in den letzten 2 Wochen 4 kg zugenommen, und ich weiß, dass das nicht gut für mein Herz ist." ❚❚

Diese Patientin hat verstanden, dass Gewichtszunahme bei ihrer Erkrankung kritisch ist, und sie hat gelernt, im Rahmen des Selbstmanagements auf solche *objektiven Befunde* zu achten.

❚❚ *Pat. B mit chronischer Herzinsuffizienz:* „Irgendwas stimmt nicht mit mir. Ich bin so unruhig und mache mir Sorgen." ❚❚

Dieses innere Gefühl eines vagen Unwohlseins ist eine *subjektive Tatsache*, die womöglich nicht weiter präzisiert werden kann.

Die häufigsten weiteren Fragen einer Fachperson wollen i. d. R. genau dies leisten: in das vage subjektive Unwohlsein das Knochengerüst objektiver Tatsachen implantieren. Das geht dann so:

❚❚
- „Haben Sie denn auch Schlafprobleme? Eher beim Einschlafen oder eher beim Durchschlafen?" [DD Depression?]
- „Haben Sie in letzter Zeit abgenommen?" [DD Hyperthyreose?] etc. ❚❚

Dieses Nachfragen illustriert das Misstrauen der klassischen Schulmedizin gegenüber subjektiven Tatsachen. Sie sind vor allem im Bereich der sog. funktionellen (oder somatoformen) Störungsbilder häufig, bei denen Patient*innen mit subjektiven Beschwerden Hilfe suchen, die nur schwer einer objektiv messbaren Veränderung zuzuordnen sind. Sie verweisen aber auch auf ein grundlegendes Dilemma des Dialogs zwischen Personen mit unterschiedlicher fachlicher Expertise: Die Fachperson *muss* herausfinden, ob sich in den subjektiven Angaben von Betroffenen womöglich Hinweise auf eine diagnostisch verwertbare Kategorie finden lassen. Sie *muss* also versuchen, subjektive Tatsachen in objektive Tatsachen zu übersetzen. Von daher sind Fachpersonen notgedrungen Wanderer zwischen den Welten der subjektiven und der objektiven Tatsachen; problematisch wird dies erst, wenn sie z. B. das vage Unwohlsein als solches nicht gelten lassen, solange es nicht durch objektive Befunde zu begründen ist.

Die hier vorgestellten ontologischen Grundkategorien lassen sich auf alle Arbeitsfelder im biopsychosozialen Modell anwenden; körperliche Beschwerden sind nur manchmal objektiv feststellbar, wenn sie z. B. von außen als Rötung oder Schwellung sichtbar sind, wenn man sie mithilfe des technisch aufgerüsteten Sehsinns (Bildgebung, Ultraschall) oder im Labor nachweisen kann.

Sofort einsichtig ist, dass das psychische Befinden einer Person vor allem der Domäne der subjektiven Tatsachen zuzuordnen ist; wenn allerdings psychisches Befinden mithilfe standardisierter Fragebögen erhoben wird, gehört dies in den Bereich der objektiven Tatsachen, da jede Fachperson einen bestimmten Score in gleicher Art und Weise interpretieren würde. Soziale Determinanten (z. B. Bildungsniveau, Jahreseinkommen) sind objektiv feststellbar. Die Frage ist allerdings, ob diese Angaben aus der Sicht der Betroffenen das Gleiche bedeuten wie aus der Sicht der empirischen Sozialforschung. Es ist ja durchaus möglich, dass jemand der Ansicht ist, sein im Vergleich zum Durchschnitt der Berufsgruppe hohes Jahresgehalt reflektiere nicht sein berufliches Engagement – er fühlt sich nicht belohnt, sondern ist gekränkt.

26.2 Die typischen Diskursformen Narrativ und Interrogativ

Im eigentlichen Wortsinn beschreibt das Narrativ (lat. „narrare": erzählen) „das Erzählte" und steht im Gegensatz zum Interrogativ, bei der Person A Fragen stellt (lat. „interrogare": abfragen) und Person B auf diese Fragen antwortet (Charon 2004; Lucius-Hoene und Deppermann 2004; Adler et al. 2016; van den Poel und Hermans 2019; Koerfer und Köhle 2007). Im Gespräch zwischen Fachperson und Betroffenen sind fast immer beide Diskursformen anzutreffen, häufig in der typischen Abfolge von Narrativ („Erzählen Sie doch bitte mal, weswegen Sie gestern ins Spital eingetreten sind") und Interrogativ, bei dem einzelne Angaben aufgegriffen und präzisiert werden („Sie sagen, Sie hatten Fieber. Wie hoch war das denn genau?").

Die Gesprächsinitiative, also die Bereitschaft, Themen und Inhalte einzubringen, liegt im Narrativ beim Patienten und im Interrogativ bei der Fachperson, welche die Fragen stellt. Fragen ergeben sich entweder aus den Hypothesen, die mit gezielten Fragen überprüft werden oder sie sind das Resultat feststehender Konventionen, die festlegen, nach was gefragt werden soll (s. Anamneseschema). Diese wiederum sind ebenfalls hypothesengebunden, weil die fachliche Community entschieden hat, dass ein bestimmtes Set an Fragen

Tab. 26.1 Wesentliche Unterscheidungsmerkmale einer arzt- und einer patientenzentrierten Gesprächsführung

Charakteristika	Typus	
	Interrogativ	Narrativ
Wer hat die Initiative?	Fachperson	Patient*in
Erkenntnistyp	Hypothesen überprüfen	Hypothesen generieren
Diskursiver Raum	Raum eingrenzen	Raum öffnen
Kommunikationsform der Fachperson	Fragen stellen	Zuhören
Kommunikationsform der Betroffenen	Antworten	Erzählen

häufiger als andere entscheidende Hinweise auf das Vorliegen einer Erkrankung liefern. „Erzählen Sie doch mal …" ist eine Eröffnung, die den diskursiven Raum öffnet, gezielte Fragen engen ihn ein. ➤ Tab. 26.1 fasst diese Unterschiede zusammen (Langewitz 2023).

Auch die oben getroffene Unterscheidung von subjektiven und objektiven Tatsachen lässt sich in dieses Schema einordnen: Nach objektiven Tatsachen kann man fragen („Wie hoch war denn das Fieber?"); subjektive Tatsachen muss man sich erzählen lassen („Wie haben Sie das damals denn geschafft, als Ihr Sohn so krank war?").

Der Abgleich der Gesprächsinitiative vollzieht sich in alltäglicher Kommunikation unter hierarchisch ähnlichen Personen mit vergleichbarem kulturellem Hintergrund durch das Beachten oft subtiler Signale, die wie ein Einatmen oder der Verlauf einer Satzmelodie anzeigen, ob der Sprechende die Initiative bei sich behalten oder dem anderen überantworten möchte. In professioneller Kommunikation zwischen Arzt und Patient ist dieses glatte Interagieren durch die eindeutige Aufgabenverteilung gestört: Der Patient hat ein Problem, das er mithilfe einer kompetenten Fachperson lösen zu können hofft, und dies in einem nicht vertrauten Setting und mit einem begrenzten Zeitbudget. Deshalb ist patientenzentrierte Kommunikation überhaupt ein Thema in Lehre und Weiterbildung (➤ Kap. 26.8): Sie ergibt sich nicht automatisch aus sozial kompetentem Verhalten im Alltag, sondern muss für diese spezifische Art von Interaktion erarbeitet werden.

26.3 Patientenzentrierte Gesprächsführung

Aus dem bisher Gesagten ist klargeworden, dass es in einer Anamnese, die mehr leisten soll als das Zusammenstellen einer Liste eindeutiger Normabweichungen, die dann unmittelbar in Diagnose- und Handlungsalgorithmen eingeführt werden, darum geht, objektive *und* subjektive Tatsachen im oben definierten Sinne zu erheben. Auch ein Gefühl ist in diesem Verständnis eine Tatsache, denn Betroffene zweifeln nicht daran, dass ihnen bang wird, wenn sie an die Möglichkeit denken, es könnte sich um ein Krebsleiden handeln – diese Angst ist für sie subjektiv genauso tatsächlich wie die von ihnen beschriebenen Symptome von Gewichtsabnahme und zunehmenden Schluckbeschwerden in den letzten Wochen. Das wohlwollende Interesse an dem, was Betroffene zu sagen haben und was auch nur sie aussagen könnten, spiegelt sich in einer bestimmten Art der Gesprächsführung wider. Sie stellt den Patienten mit seinem je subjektiven Erleben ins Zentrum und ist in diesem Sinne **patientenzentrierte Gesprächsführung.**

26.3.1 Definition der patientenzentrierten Gesprächsführung

In der Literatur kursieren unterschiedliche Definitionen dessen, was unter patientenzentrierter Kommunikation zu verstehen ist. Einige Modelle propagieren weit ausgreifende inhaltliche Schwerpunkte, die in einem patientenzentrierten Gespräch abgearbeitet werden sollten: Mead und Bower (2000) fordern, dass sich Ärzt*in und Patient*in als ganze Personen („as whole person") einbringen, und betonen die Wichtigkeit einer therapeutischen Allianz sowie der geteilten Macht und Verantwortung. Epstein et al. (2005) nennen folgende Ziele einer patientenzentrierten Gesprächsführung:

- die Sichtweise des Gegenübers herausfinden und verstehen (Sorgen, Vorstellungen, Erwartungen, Bedürfnisse, Gefühle, Auswirkungen im Alltag),
- eine Person in ihrem einzigartigen psychosozialen Kontext verstehen,
- ein gemeinsames Verständnis des Problems und seiner Behandlung erarbeiten, das mit den Werten des Betroffenen übereinstimmt,
- das Gegenüber dabei unterstützen, Macht und Verantwortung zu teilen, indem es an den ihm oder ihr wichtigen Entscheidungen beteiligt wird.

Moira Stewart (2001) hat in mehreren Arbeiten betont, wie wichtig es für die patientenzentrierte Kommunikation ist, dass Ärzt*innen *aktiv* die Ansichten von Betroffenen explorieren. Diese Forderung wurde bereits von de Haes (2006) kritisch hinterfragt: Es gäbe keine ausreichenden Belege dafür, dass alle Patient*innen ein Interesse daran hätten, psychosoziale Aspekte anzusprechen, ihre Sorgen mit einer Fachperson zu teilen, eine partnerschaftliche Beziehung zu pflegen oder aktiv in gemeinsame Entscheidungsfindung einbezogen zu werden. In jedem Gespräch müsse zunächst geklärt werden, ob Betroffene in einer Konsultation eine Fachperson wünschen, die ihnen „patientenzentriert" begegnet, oder ob sie bei einem konkreten Anlass eher eine Fachperson bevorzugen würden, welche die Führung übernimmt, sich z. B. um einen klar umrissenen Auftrag kümmert und Informationen nur auf ausdrücklichen Wunsch mitteilt. Tatsächlich ist gerade in der somatischen Grundversorgung evident, dass es in vielen Konsultationen schlicht darum geht, einen konkreten Auftrag abzuarbeiten (z. B. Information zu Impfungen, Kontrolle von Blutdruck- und Blutzuckerwerten). Wenn solche Konsultationen immer durch ein Narrativ ergänzt werden, ist wahrscheinlich wenig gewonnen.

Den oben genannten umfassenden Vorstellungen stellen wir unser Modell entgegen, in dem patientenzentrierte Kommunikation zu einer einfachen Maxime verdichtet wird:

*Kommuniziere so, dass sich ein Gegenüber (Patient*innen oder Angehörige) eingeladen fühlt, seine Sichtweise darzustellen („invite the patient's perspective").*

Diese Definition impliziert nicht, dass eine Fachperson immer patientenzentriert kommunizieren sollte; sie lässt Raum für Begegnungen, in denen das Gegenüber seine Position nicht offenlegen will, sondern schlicht um eine Dienstleistung bittet („Könnten Sie mal den Blutdruck messen?"). Es bleibt allerdings in der Verantwortung der Fachperson zu entscheiden, ob sie dem Wunsch nach „kurz und knapp" nachkommen mag oder darauf bestehen muss, die Situation umfassender zu verstehen oder detailliertere Informationen zu geben.

Im Folgenden werden konkrete Kommunikationstechniken besprochen, die es beiden Gesprächspartner*innen erleichtern, den verfügbaren Gesprächsraum bestmöglich zu nutzen. Diese Techniken sind von Expert*innen vor allem mit dem Ziel entwickelt worden, Studierenden und Ärzt*innen professionelle Formen der Kommunikation zu vermitteln.

PRAXISTIPP

- SAMW (Schweizerische Akademie der Wissenschaften). Leitfaden Kommunikation im medizinischen Alltag der SAMW 2013; www.samw.ch
- Ärztekammer Nordrhein. Kommunikation im medizinischen Alltag – Ein Leitfaden für die Praxis 2023; https://www.aekno.de/wissenswertes/dokumentenarchiv/aerztekammer-nordrhein/kommunikation-im-medizinischen-alltag

Allein die korrekte Anwendung professioneller Gesprächstechniken macht allerdings die Qualität eines Gesprächs nicht aus; entscheidend ist auch, ob z. B. eine Ärztin von der Patientin als authentisch erlebt wird (Salmon und Young 2011). Dies bedeutet hier zunächst einmal, dass sie an das glaubt, was sie sagt – oder zumindest so erlebt wird. In diesem Sinne ist **Authentizität** nah am Begriff der Wahrhaftigkeit. Ärzt*innen *spielen* nicht diese Rolle, sondern sie *sind* es.

26.3.2 Techniken der patientenzentrierten Gesprächsführung

Professionelle Gespräche finden nicht im luftleeren Raum statt. Sie haben ein Ziel und sind in eine Struktur eingebunden, die nicht zuletzt enge Zeitgrenzen definiert. Ihre Funktion lässt sich wie folgt umschreiben:

- Kennenlernen der subjektiven Welt der Patient*innen mit objektiven und subjektiven Tatsachen,
- Abgleich mit der fachlich informierten Sichtweise der Problemsituation,
- Information der Patient*innen über die fachlichen Aspekte,
- ggf. gemeinsame Entscheidungsfindung.

In einem übergeordneten Sinn kann es sinnvoll sein, Betroffene dabei zu unterstützen, ihre Selbstwahrnehmung zu präzisieren und das, was sie „am eigenen Leib" oder in der Welt um sich wahrnehmen, in ein stimmiges Bild von sich und anderen zu integrieren.

Explizites Strukturieren

Themen gemeinsam festlegen, Zeitbudget kommunizieren

Bei Gesprächen im Gesundheitswesen trifft i. d. R. eine Fachperson, die im Krankenhaus oder in der eigenen Praxis sozusagen Hausrecht hat, auf Patient*innen oder Angehörige, denen diese Umgebung fremd ist. Daher ist es sinnvoll und für Betroffene ausgesprochen hilfreich, zu Beginn eines Gesprächs die strukturellen Bedingungen der Begegnung explizit zu klären.

Wir empfehlen daher, bei jedem Gespräch zunächst offenzulegen, wie das Gespräch ablaufen wird. Dazu gehört, die Dauer der Konsultation zu kommunizieren und die Themen zu definieren (Gobat et al. 2015), die in der anstehenden Begegnung erörtert werden sollten. Beide Seiten, Fachperson und Betroffene, bringen Themen ein und müssen sich einig werden, was heute, innerhalb des vorgesehenen Zeitbudgets Platz hat. Die häufig eingesetzte initiale offene Frage („Weswegen kommen Sie heute zu mir?") lässt vieles offen und generiert nicht notwendigerweise eine Liste relevanter Themen, sondern wird oft als Variation von: „Wie geht es Ihnen denn heute?" verstanden. In den dann folgenden Äußerungen gehen Betroffene i. d. R. auf das im Moment vordringliche Thema ein; etwaige andere Themen fallen unter den Tisch oder werden erst beim Abschied („Oh, was ich Sie noch fragen wollte …") aufgebracht (Robinson et al. 2016; Staiger et al. 2005; Hood-Medland et al. 2021). Das initiale gemeinsame Erstellen einer Themenliste soll aber zunächst nur eine Liste der *möglichen* Themen generieren, inkl. derjenigen, welche die Fachperson von sich aus einbringen möchte. Erst dann entscheiden beide Seiten darüber, was heute vordringlich besprochen wird und was ggf. auf einen weiteren Termin verschoben werden kann. An dieser Stelle ist es auch angebracht, andere für die Bearbeitung eines Problems besser geeignete Fachpersonen (z. B. Sozialdienst, Pflegeexpert*innen, spezielle Beratungsangebote) ins Spiel zu bringen.

Techniken, die den Gesprächsraum für Patienten öffnen

Wir haben auf die Übergabe der Gesprächsinitiative an Patient*innen als eine wesentliche Komponente der patientenzentrierten Gesprächsführung hingewiesen (Langewitz 2023). ➤ Tab. 26.2 fasst unter diesem Aspekt Gesprächstechniken zusammen, die im folgenden Abschnitt im Einzelnen erläutert und mit Beispielen illustriert werden.

WWSZ-Techniken

Warten, aufmerksames Schweigen

Mit der Abkürzung WWSZ (Warten, Spiegeln, Wiederholen, Zusammenfassen) haben wir Techniken zusammengestellt, die es der

Tab. 26.2 Zusammenstellung von Zielen in der patientenzentrierten Gesprächsführung und entsprechenden Kommunikationstechniken

Ziel	Gesprächstechnik
Patient*innen die Gesprächsinitiative überlassen	Warten, aufmerksames Schweigen
Patient*innen die Gesprächsinitiative zurückgeben	Wiederholen, Spiegeln auf Inhalt, Benennen von Emotionen (Zusammenfassen)
Im Narrativ von Patient*innen Akzente setzen oder verschieben	Spiegeln auf Inhalt, Zusammenfassen auf höherem Abstraktionsniveau
Patient*innen helfen, die Gesprächsinitiative zu sich zu nehmen	Verständnis für Gefühle äußern, Anerkennung für Verhalten äußern

Fachperson ermöglichen, das Rederecht bei Patient*innen zu belassen oder an sie zurückzugeben (Ärztekammer Nordrhein 2023). Die wahrscheinlich wichtigste „Technik“ ist das aufmerksame Schweigen, die Bereitschaft der Fachperson zuzuhören. Für Betroffene steht das Zuhören der Fachperson weit oben in den Wünschen an eine gelungene Konsultation (Del Rio-Lanza et al. 2016; Longo et al. 2006; olde Hartman et al. 2013; Scott et al. 2003). Das Problem des aufmerksamen Zuhörens ist das Timing: Wie lange ist ein Schweigen hilfreich, wann wird es belastend? In linguistischen Analysen von Konsultationen zeigt sich, dass die Pausen zwischen Redebeiträgen von Person A und Person B mit durchschnittlich 200 Millisekunden kurz sind (Finset 2016), Pausen über zwei Sekunden Länge werden als solche eindeutig wahrgenommen (Bartels et al. 2016). Ihre Positionierung und ihre effektive Länge sind mit einem Regelwerk nicht zu beschreiben. Die Entscheidung über die angemessene Länge eines Schweigens ist vor allem das Resultat eines aufmerksamen Beachtens der eigenen Befindlichkeit (Langewitz 2022).

Bezogen auf das erste konkrete Ziel eines Arzt-Patient-Gesprächs, nämlich den Austausch von Informationen, dient Warten also dazu, Patient*innen **ihre eigene Geschichte** erzählen zu lassen, ihren Informationsfluss nicht durch eigene Fragen zu unterbrechen.

Wiederholen

Das Wiederholen („echoing“) hat einen stärker einladenden Charakter zur Fortsetzung eines Gesprächs als das Warten. Im folgenden Beispiel wird diese Technik verdeutlicht:

P: … Na ja, und dann hat mein Mann gefunden, ich sollte doch mal mit Ihnen darüber reden, ob das vielleicht vom Herzen kommen könnte. [Pat. schaut die Ärztin an und schweigt; offenkundig erwartet sie jetzt eine Aktion der Ärztin]
Ä: Vom Herzen?
P: Ja, weil es bei ihm mit dem Herzen ganz ähnlich angefangen hat. Der hatte auch immer so ein Kältegefühl im Unterkiefer und so einen Druck in der Brust, und hinterher war's dann ein richtiger großer Herzinfarkt.

Spiegeln

Beim Spiegeln („mirroring“) greift die Fachperson etwas auf, das sie vom Gegenüber wahrgenommen oder verstanden hat. Es gilt: „Im Spiegel erscheint nur etwas, was sich bereits vor dem Spiegel befindet!“ Das Beispiel der Patientin, die sich Sorgen um eine etwaige Herzerkrankung macht, mündet in ein Spiegeln auf Emotion ein:

P: Ja, weil es bei ihm mit dem Herzen ganz ähnlich angefangen hat. Der hatte auch immer so ein Kältegefühl im Unterkiefer und so einen Druck in der Brust, und hinterher war's dann ein richtiger großer Herzinfarkt.
Ä: Und jetzt machen Sie sich auch Sorgen, dass es bei Ihnen etwas Ernsthaftes sein könnte …? [Spiegeln auf Emotion; Benennen der Emotion]

Hier benennt die Ärztin eine Stimmung der Patientin mit dem Ziel, weitere Informationen von ihr zu erhalten. Gleichzeitig erreicht die Ärztin, dass die Patientin das Bemühen der Ärztin, ihre Situation zu verstehen, wahrnimmt.

Typische Einleitungen für eigentliches **Spiegeln auf Emotionen** sind:

Ä: Sie wirken auf mich im Moment …
Ich habe den Eindruck, dass Sie …
Könnte es sein, dass Sie …

Diese Beispiele machen eines deutlich: Das Benennen einer Emotion sollte als *Vorschlag* erfolgen, den Betroffene korrigieren oder aber aufgreifen und u. U. begründen können. So eingesetzt, ist auch das Spiegeln eine Technik, die den Spielraum von Patient*innen erweitert, innerhalb dessen sie sich entfalten und ihre eigene Geschichte erzählen können. Eine affirmative Behauptung (Ärztin: „Sie sind jetzt sehr in Sorge!“) hat abschließenden und nicht einladenden Charakter. Eine typische Fortsetzung im obigen Beispiel lautet:

Ä: Und jetzt machen Sie sich Sorgen, dass es bei Ihnen auch etwas Schlimmes sein könnte …? [Spiegeln auf Emotion, Benennen der Emotion]
P: Ja, dazu kommt noch, dass meine Mutter in einem ähnlichen Alter wie ich, so ungefähr Mitte 50, im Urlaub auf Mallorca aus heiterem Himmel eine Herzattacke hatte. Da sind die dann ganz schnell mit einem Ambulanzflugzeug wieder nach Hause gekommen, und die Ärzte haben gesagt, dass sie noch mal richtig Glück hatte.
Ä: Na, da kann ich gut verstehen, dass Sie sich Sorgen machen. [Verständnis zeigen für Emotionen]

Man kann auch **Spiegeln auf den Inhalt** des Gesagten; dann entspricht das Spiegeln auf Inhalt einer Zusammenfassung auf hohem Abstraktionsniveau, d. h. weit weg von den *einzelnen* Tatsachen (s. u.).

P: Ich hab' da in letzter Zeit so ein Schwächegefühl im Oberschenkel, vor allem im Liegen. Und dann gibt's öfter mal so ein Kribbeln. Das hat zuerst in den Fußsohlen angefangen und ein bisschen auch in den Händen und ist dann fast bis zum Ellenbogen raufgekrochen. [Pause] In der Firma gibt's eine Umstellung – die wollen uns alle in ein Großraumbüro stecken, und ich kann bei dieser Unruhe nicht arbeiten. Das weiß ich, deswegen bin ich von meiner alten Arbeitsstelle weggegangen! Ich brauche die Arbeit aber, weil wir unseren Jüngsten in ein Internat geben müssen; mit dem klappt es in der Schule überhaupt nicht. Der ist jetzt 13, und wir haben ihn vor 2 Wochen im Krankenhaus abholen müssen, weil er eine Alkoholvergiftung hatte.

Ä: Ach Gott … [Verstehen von Emotionen?] Da ist ja in letzter Zeit unglaublich viel zusammengekommen … [Spiegeln auf Inhalt]

Zusammenfassen

Mit dem Zusammenfassen dessen, was Betroffene gesagt haben, findet ein eindeutiger Wechsel im Rederecht statt. Während das Warten das Rederecht beim Betroffenen belässt, das Wiederholen ihn oder sie ermutigt, es weiterhin wahrzunehmen, und gelungenes Spiegeln sich sehr gut in die Erzähllinie von Patient*innen einpasst, fordert die Fachperson ihr Gegenüber beim Zusammenfassen auf, ihr zuzuhören. Von daher sollte sie das Zusammenfassen ankündigen und dann in eigenen Worten wiedergeben, was sie bisher verstanden hat. Sie hat dabei die Möglichkeit, sehr dicht an den einzelnen Angaben des Gegenübers zu bleiben oder aber auf höherem Abstraktionsniveau nur ein oder zwei Themen zu benennen, zu denen Patient*innen ausführliche Angaben geliefert haben (s. Beispiel oben). In diesem Fall entspricht das Zusammenfassen auf hohem Abstraktionsniveau dem Spiegeln auf Inhalt.

P (48 J.): Ich habe in letzter Zeit Probleme mit dem Wasserlassen. Ich muss manchmal unglaublich dringend, und dann geht auch schon mal was daneben. Da kommt dann nicht so wahnsinnig viel, aber ich trage in letzter Zeit lieber dunkle Hosen, damit man das nicht so sieht. <Pause> Ich habe mir überlegt, eigentlich bin ich für die Prostata noch ein bisschen zu jung, außerdem kommt der Urin auch noch im Strahl, und das war ja bei meinem Vater ganz anders. Er ist an einem Prostatakarzinom gestorben, aber da war er ja schon älter.

Ä: Herr B., ich würde gern eben zusammenfassen, was ich bisher von Ihnen gehört habe. <Pause> [Jetzt wartet die Ärztin darauf, ob der Patient durch seinen Blick oder ein Nicken signalisiert, dass er den Wechsel im Rederecht verstanden hat; wenn dies nicht der Fall ist, redet er womöglich weiter oder unterbricht die Ärztin bei ihrer Zusammenfassung.]

Ä: Sie haben also Probleme mit dem Wasserlassen. Sie haben dann oft einen enormen Harndrang; es kommt aber dann nicht so schrecklich viel raus, aber es passiert manchmal, dass Sie sich in die Hose machen. Und dann haben Sie sich anscheinend überlegt, ob das wohl von der Prostata kommen könnte, weil ihr Vater an einem Prostatakarzinom gestorben ist, sind aber zu dem Schluss gekommen, dass das bei Ihnen sehr unwahrscheinlich ist, weil der Urin noch im Strahl rauskommt und weil sie mit 48 eigentlich noch zu jung sind …?

P: Ja … [Die Zusammenfassung der Ärztin war korrekt, es entsteht kein Korrekturbedarf durch den Patienten.] Ich frag mich auch, woher das kommt. Ob das wohl die Nerven sind? Ich habe in letzter Zeit ziemlich viel Stress. Wir haben eine neue Chefin, und die mischt den Laden ordentlich auf.

In diesem Beispiel hat sie alle Angaben des Patienten, die seine Stressinkontinenz betreffen, in der Zusammenfassung korrekt und vollständig aufgeführt; der Patient hätte nun die Gelegenheit gehabt, sie bei allfälligen Missverständnissen zu korrigieren oder aber ihre Ausführungen um andere Beobachtungen zu ergänzen. Offenkundig war er aber mit diesem Abschnitt der Anamnese und dem Verständnis der Ärztin zufrieden und führt ein neues Thema ein: seine Belastung am Arbeitsplatz. An diesem Beispiel wird auch deutlich, dass das Zusammenfassen tatsächlich der **gegenseitigen Qualitätskontrolle** dient: Die Ärztin überprüft, ob sie den Patienten korrekt verstanden hat, und bietet ihm eine Korrekturmöglichkeit. Der Patient hat die Möglichkeit zu überprüfen, ob er wirklich alles, was ihm wichtig erscheint, mitgeteilt hat. Die Ärztin hätte selbstverständlich den Akzent in ihrer Zusammenfassung auch auf die Angst des Patienten verschieben können, indem sie z. B. „spiegelt" und fortsetzt mit: „Offenkundig haben Sie sich Sorgen gemacht, ob Ihre Beschwerden bedeuten könnten, dass Sie selber ein Prostatakarzinom haben. Sie haben sich dann selbst beruhigen können, als Sie überlegt haben, dass Sie deutlich jünger sind, als Ihr Vater es damals war …?"

Mit einer solchen Intervention hätte die Ärztin einen Modus der Selbstregulation der Affekte des Patienten angesprochen, der in der eigenen Erfahrungswelt nach Argumenten sucht, welche die Intensität seiner Beunruhigung abschwächen.

Umgehen mit Emotionen: das NURSE-Modell

In der amerikanischen Literatur hat sich als Akronym für die Kommunikationstechniken, die beim Umgang mit emotionalen Äußerungen wesentlich sind, das Akronym NURSE etabliert (Back et al. 2007). Die Buchstaben stehen für:

- **N**aming: Emotionen benennen
- **U**nderstanding: wenn möglich, Verständnis für die Emotionen ausdrücken
- **R**especting: Respekt oder Anerkennung artikulieren
- **S**upporting: Unterstützung anbieten
- **E**xploring: weitere Aspekte zur Emotion herausfinden

NURSE wird nicht jedes Mal komplett von oben nach unten durchlaufen, wenn Betroffene Emotionen zeigen. Es bietet ein Set von möglichen Reaktionen, die beim Umgang mit Emotionen hilfreich sind. Nur für das **Verstehen einer Emotion** gilt eine bestimmte Reihenfolge: Man sollte nur dann sein Verständnis äußern, wenn Fachperson und Betroffene sich darin einig sind, welche emotionale Qualität im Moment vorherrscht.

Emotionen sind oft unmittelbar erkennbar. Sie werden entweder benannt („Ich habe Angst!"), oder sie werden nonverbal ausgedrückt, indem jemand weint, indem sich die Stimme oder die Körperhaltung verändert. Genauso ist es möglich, dass die emotionale Ebene dadurch dem Untersucher bewusstwird, dass eine an sich zu erwartende emotionale Reaktion wie im folgenden Dialogbeispiel ausbleibt:

A: Es tut mir leid, Ihnen sagen zu müssen, dass wir bei der Biopsie bösartige Zellen gefunden haben. Das heißt, Sie haben Krebs!
P: Okay. Wann fangen wir mit der Therapie an?

Auch in diesem Beispiel geschieht etwas auf der emotionalen Ebene: Es bleibt ein emotionales Loch, das die Fachperson aufgreifen könnte, indem sie z. B. sagt:

A: Mein Gott, Sie nehmen das ja unglaublich gelassen …

Hier wäre sehr gut vorstellbar, dass das *Benennen der Emotion,* das wir weiter oben als *Spiegeln auf Emotionen* bereits kennengelernt haben, diesen Patienten dazu veranlasst zu erklären, warum er die Diagnose anscheinend so gelassen entgegennimmt. Sobald er dies tut, nutzt er den Raum, den die Ärztin ihm zur Verfügung stellt, und in diesem Sinne ist das Benennen der Emotion oder aber auch das Benennen der fehlenden Emotion eine typische patientenzentrierte Kommunikationstechnik.

Emotionen benennen („naming emotion") = Spiegeln auf Emotionen

Der wichtigste Punkt ist, dass Emotionen i. S. eines Vorschlags benannt werden. Das hat neben der oben bereits dargestellten Absicht, den Raum offen zu halten, einen zweiten Grund: Es ist oft schwierig, die Stimmungslage eines fremden Menschen zutreffend einzuschätzen. Von daher sollten Patient*innen die Möglichkeit erhalten, die emotionale Qualität, die ihnen von der Fachperson zugeschrieben wird, in ihrem Sinne zu korrigieren.

Emotionen verstehen („understanding emotion")

Floskelhaftes Äußern von Verstehen wirkt gekünstelt und im schlimmsten Fall verlogen. Damit es eine Verbindung zwischen Fachperson und Betroffenen herstellt, muss es sozusagen von Herzen kommen. Die folgenden Beispiele zeigen unterschiedliche Abstufungen im Verständnis für die Emotion einer Patientin.

P: Ich habe bei diesen Mammografien jedes Mal Angst, dass sie wieder was vom Tumor finden. [Emotion benennen erfolgt durch die Patientin]
Ä: Das kann ich sehr gut verstehen.

Deutlich schwieriger fällt es der Ambulanzärztin, die seit einem Jahr die Ehefrau eines Alkoholikers betreut und mit ihr zusammen alle Möglichkeiten des sozialen und therapeutischen Umgangs mit einem alkoholabhängigen und gewalttätigen Ehemann und Vater durchexerziert hat (Kontaktverbot für den Ehemann, Schloss auswechseln in der Wohnung, Wegweisung durch die Polizei etc.). Als die Patientin mit einem blauen Auge in der Sprechstunde auftaucht, entwickelt sich folgender Dialog:

P: Gestern ist er gekommen und hat gesagt, jetzt ist endlich Schluss mit Saufen, und ich habe ihm geglaubt. Ich habe ihn reingelassen, dann ist er eben noch mal weg, Zigaretten holen, und als er wiederkam, habe ich schon gemerkt, dass er getrunken hatte. Ich wollte ihn ja nicht reinlassen, aber dann hat er gesagt, er will mit mir reden. Dann haben wir uns gestritten, und jetzt das. Schauen Sie mal! Ich bin so verzweifelt!
Ä: Ja, das sehe ich, dass es Ihnen nicht gut geht. [Benennen der Emotion; ein Verstehen ist ihr in dieser Situation nicht möglich gewesen.]

Respekt zeigen, Anerkennung („respecting")

Patient*innen entwickeln in schwierigen Situationen oft Lösungsmöglichkeiten, die uns Respekt abnötigen. Es ist gar nicht so einfach, diesen Respekt dann auch in Worte zu fassen, vor allem dann nicht, wenn man selbst Mühe hat, mit Lob umzugehen. Das folgende Beispiel zeigt, wie es gehen könnte. Die Patientin hat ihren Mann vor ½ Jahr verloren und ist traurig. Sie weint, als sie von diesem Verlust erzählt, und berichtet dann, dass sie vor 2 Wochen in der Volkshochschule einen Sprachkurs begonnen hat, weil sie mit ihrer Freundin bald zum Sightseeing nach Andalusien fahren möchte. Sie schließt diesen Absatz mit der Bemerkung:

P: … Mal schauen, ob ich das Spanisch aus dem Kurs dann auch gebrauchen kann.
Ä: Das ist sicher eine schwierige Zeit für Sie. [Benennen der Emotion] Aber ich finde es toll, dass Sie wieder etwas unternehmen und noch eine neue Sprache lernen!

Unterstützung anbieten („supporting")

Gerade in besonders schmerzlichen und schwierigen Situationen entsteht der Wunsch, Betroffenen oder den Angehörigen in irgendeiner Form Unterstützung anzubieten. Wenn die Zeit dazu ausreicht, ist es hilfreich, sich vor dem Gespräch zu überlegen, was man eigentlich anbieten kann.

Im folgenden Beispiel handelte es sich um einen 56-jährigen Patienten, bei dem eigentlich eine kurative Prostatektomie vorgesehen war, von der die Urologen jedoch Abstand nahmen, weil sich intraoperativ im Schnellschnitt mehrere Lymphknoten als positiv erwiesen. Der Patient war verzweifelt und auch in langen Gesprächen kaum zu beruhigen. Der urologische Assistent beschreibt die Ehefrau des Patienten als klar denkende und liebevolle Partnerin; er erlebt sie als die wichtigste Ressource des Patienten. Er hat sich überlegt, dass es im Tessin eine private Reha-Klinik gibt, in der Ehepaare gemeinsam aufgenommen werden und wo die Möglichkeit besteht, Paargespräche zu erhalten. Als er das Zimmer des Patienten betritt, sitzt die Ehefrau neben dem Bett und hält seine Hand. Sobald der Patient den Assistenzarzt sieht, wendet er sich von der Ehefrau ab und beginnt, sich laut und unter Schluchzen über den „Verrat" der Urologen zu beklagen, die ihm Heilung versprochen und ihn jetzt schmählich mit dem Krebs hätten sitzen lassen. Schließlich beendet er seine Klage mit den Worten:

P:	… Wie soll das denn jetzt werden? Ich bin gerade zum Rektor gewählt worden. Ist das etwa alles umsonst?
A:	Ja, das kommt sehr, sehr plötzlich jetzt diese Entwicklung. [Spiegeln auf die Situation] Wenn Sie mögen, will ich gern mit Ihnen und Ihrer Frau zusammen reden, damit wir die nächste Zeit ein bisschen planen können. [Unterstützung anbieten]
P:	Was gibt's denn da noch zu planen, es ist doch eh alles vorbei.
Ehefrau [zum Arzt]:	Was meinen Sie denn damit?
A:	Ich meine damit, wie es in den nächsten 3 Wochen weitergehen könnte.
Ehefrau:	Ja, was denken Sie denn?

Der Arzt wendet sich an die Ehefrau und erklärt ihr seinen Vorschlag, für die beiden einen Aufenthalt im Tessin zu organisieren. Die Ehefrau unterstützt diesen Vorschlag, der Patient signalisiert ein mögliches Interesse durch die Frage: „Wo soll das denn liegen, dieses Spital? Da ist es doch jetzt auch nicht besonders schön, so vom Wetter her."

Emotion herausfinden („exploring")

Der letzte Schritt kommt dann zur Anwendung, wenn die Fachperson den Eindruck hat, dass die emotionale Reaktion noch nicht wirklich vollständig benannt, geschweige denn verstanden ist. Ein anderer Grund für das Explorieren von Emotionen ist das Spüren am eigenen Leib der Fachperson: Ihr wird in bestimmter Art und Weise zumute, etwas „liegt in der Luft", was sie nicht erklären oder zuordnen kann (Langewitz 2022). Typische Fragen, die sich diesem Schritt zuordnen lassen, sind:

Ä: Sie haben jetzt über Ihre Trauer gesprochen, aber ich habe den Eindruck, dass es noch irgendetwas anderes gibt, ich weiß aber nicht, was das ist …
oder:
Ich habe den Eindruck, dass es Ihnen im Moment nicht gut geht, aber ich bin nicht sicher, ob das stimmt. [WARTEN] Mögen Sie was dazu sagen?

Wenn die Fachperson jetzt wartet, haben Betroffene die Möglichkeit, sich das Angebot zu weiteren Ausführungen zu überlegen, doch noch einmal genau und in Ruhe in sich nachzuspüren, ob mit dem Begriff der Trauer eigentlich wirklich alles gesagt ist. Wiederum hätte die Fachperson mit ihrer Intervention „den Raum geöffnet", den Patient*innen nutzen könnten, um ihr eigenes Erleben in den Diskurs einzuführen.

26.4 Arztzentrierte Kommunikation

Arzt- bzw. auf die Fachperson zentrierte Kommunikation bedeutet, dass in diesen Gesprächsphasen die Gesprächsinitiative eindeutig bei der Fachperson liegt, die das Gespräch in die Hand nimmt. Im Idealfall geschieht das in dem Moment, in dem die bisherigen Angaben der Patient*innen zusammen mit den anderen objektiven Befunden die Formulierung einer Hypothese erlauben, deren Gültigkeit dann durch gezielte Fragen abgeklärt wird.

Je umfassender das fachliche Wissen und die Erfahrung einer Fachperson, desto häufiger wird sie beim Zuhören erleben, dass sich bestimmte **Assoziationen** zu den Informationen der Patient*innen einstellen. Die Versuchung ist groß, diese Überlegungen sofort in Form von Fragen in den Diskurs einzuführen. Damit unterbricht die Fachperson den Redefluss der Patient*innen und übernimmt die Initiative. Dies wäre im Prinzip kein Problem, wenn es Betroffenen gelänge, nach diesem Gesprächsabschnitt wieder in die eigene Geschichte zurückzukehren – so, als ob es keine Unterbrechung gegeben hätte. Aber: Jeder Erzähler und jede Erzählerin wissen, dass es nach einer Zwischenfrage schwierig ist, wieder in den Erzählduktus zurückzufinden; manchmal ist „schlicht die Luft raus", und der Faden reißt ab. Dann hilft auch eine offene Frage nicht mehr weiter. Betroffene warten ab, was sie gefragt werden und geben nur noch Antworten.

Das größte Problem beim Wechsel auf den arztzentrierten Gesprächsteil ist das **Finden des richtigen Moments.** Wenn die Fachperson die Gesprächsführung zu früh übernimmt, muss sie befürchten, etwas Wesentliches zu übersehen. Wenn sie zu spät „das Heft in die Hand nimmt", kann sie womöglich innerhalb ihres Zeitbudgets keine Diagnose stellen, geschweige denn eine Therapie initiieren. Der Zeitpunkt des klugen Wechsels auf die arztzentrierte Kommunikation ist extrem variabel: In Abhängigkeit vom Problem und je nachdem, ob die Fachperson einen Betroffenen zum ersten Mal sieht, kann dieser Wechsel nach 90 Sekunden eintreten oder womöglich erst nach 20 Minuten. Eine goldene Regel gibt es nicht; grundsätzlich lässt sich aber feststellen, dass die Übernahme der Gesprächsführung durch die Fachperson unnötig früh erfolgt – in US-amerikanischen Untersuchungen nach weniger als 30 Sekunden, obwohl die meisten Patient*innen bei einem Erstkontakt das Rederecht von sich aus bereits nach 2 Minuten (im Schnitt nach 90 Sekunden) an die Fachperson übergeben (Langewitz et al. 2002; Marvel et al. 1999).

Ganz eindeutig wird von Betroffenen die Übernahme der Gesprächsführung gewünscht, wenn es darum geht, Informationen zu erhalten. Sie wollen nicht erst nachfragen müssen, sondern erwarten, dass die Fachperson von sich aus Informationen anbietet (Leckie et al. 2006).

Typische Techniken der arztzentrierten Kommunikation

Typische **geschlossene Fragen** fordern eine ganz bestimmte Antwort; sie lassen sich meist mit einfacher Bejahung oder Verneinung oder durch eine Mengenangabe beantworten:

A: Haben Sie Fieber?
P: Nein.
A: Wie viel haben Sie denn in den letzten 4 Wochen abgenommen?
P: Drei Kilo!

Typische **offene Fragen** fungieren als Einladung, sich umfassender zu äußern; sie gehören zur patientenzentrierten Kommunikation und finden sich fast immer am Anfang einer Anamnese, z. B.: „Erzählen Sie mal. Weswegen kommen Sie?"

Zwischen offenen und geschlossenen Fragen stehen die **fokussierenden** oder **Trichterfragen,** die dazu einladen, sich zu einem bestimmten Thema zu äußern:

A: Gut, jetzt hab' ich erst mal alles beisammen, was Ihnen Sorge macht; vor allem mit dem Herzen scheint was nicht zu stimmen [Spiegeln auf Inhalt]. Ich wüsste gern noch was zu Ihrem Alltag. Wie sieht das denn mit Bergaufgehen aus? [Fokussierte Frage mit Einladungscharakter] Konnten Sie hier den Petersgraben hoch, oder hatten Sie schon Mühe mit Schnaufen? [Geschlossene Frage mit dem Risiko, dass der Patient nur mit Nein! antwortet]
P: Das ging noch, ist ja nicht so weit vom Bus bis hier, aber zu Hause merk' ich das schon, vor allem wenn ich mit dem Hund spazieren geh'. Unsere Runde oben auf dem Bruderholz mag ich nicht mehr. Da hab ich eine Nachbarin gefragt, die geht dann mit ihm. Aber wir müssen schon aufpassen, er wird dick. Die lässt ihn halt nicht von der Leine.
A: Och, geht das schon länger? [Eine formal geschlossene Frage, die unmittelbar an das anschließt, was der Patient gesagt hat]
P: Ja, eben seit diesem Anfall im März, als ich so schlecht Luft gekriegt hab.

Deutlich wird an diesem Beispiel, dass „Nebensächliches" oft wesentliche Informationen enthält, hier eine Angabe zum zeitlichen Verlauf der Belastungsdyspnoe, die bereits so lange besteht, dass der Hund des Patienten Gewichtsprobleme entwickelt hat! Der Arzt greift diesen Hinweis auf und klärt den zeitlichen Verlauf mit einer geschlossenen Frage.

In typischen Arzt-Patient-Gesprächen werden weiterhin geschlossene weitaus häufiger gestellt als offene Fragen (Kindler et al. 2005; Weber et al. 2007). Obwohl Patienten nach einer offenen Frage sehr viel mehr sagen *könnten* als nach einer geschlossenen, sind die Unterschiede zwar signifikant, aber nicht überragend: In Prämedikationsgesprächen (Kindler et al. 2005) folgen auf geschlossene Fragen des Anästhesisten im Schnitt 2,75 ± 3,5 Patientenäußerungen; nach einer offenen Frage sind es 3,84 ± 4,5.

26.5 Gesprächsführung in besonderen Situationen

26.5.1 Vermitteln von Informationen

In typischen Arzt-Patient-Gesprächen in der nicht psychotherapeutischen Medizin geht es vor allem um den Austausch von Informationen; sie machen bis zu 90 % aller Äußerungen aus (Langewitz et al. 2009). Patient*innen, die zu Defiziten im Krankenhaus befragt werden, beklagen sich, dass sie nicht ausreichend informiert werden (z. B. Langewitz et al. 2002).

Ziel der Informationsvermittlung sind informierte Patient*innen, die in der Lage sind, eine korrekte Einschätzung zu Diagnose, Art, Durchführung, Ziel, Nutzen und Risiken einer Intervention abzugeben. Zudem müssen sie informiert sein über Art, Risiken und Nutzen von Alternativen sowie über die Option, nichts zu tun.

Fachpersonen unterschätzen meist die Schwierigkeit, Informationen an jemanden zu übermitteln, der nur über vage medizinische Kenntnisse verfügt. Selbst Grundkenntnisse über die Funktion der Lunge (bringt Sauerstoff ins Blut) oder des Herzens (pumpt das Blut im Kreislauf herum) sind nicht immer vorhanden.

Daher ist es sinnvoll, während der Vermittlung immer wieder zu überprüfen, wie das Gegenüber mit Informationen umgeht, ob es sie in vorbestehende Konzepte einbetten kann oder nicht. Je besser es gelingt, mit den neuen Informationen an vorhandenes Wissen anzuknüpfen, desto größer ist die Wahrscheinlichkeit, dass Neues verstanden und behalten wird. Auch bei Personen mit einem gewissen Vorwissen (z. B. Patient*innen mit länger bestehendem Diabetes) lohnt es sich, zunächst herauszufinden, was sie bereits wissen, um die neue Information passgenau in das vertraute Weltbild einzufügen.

Informationen erzeugen beim Empfänger häufig Fragen, z. B. zur Bedeutung für die eigene Situation, zu den Konsequenzen im Langzeitverlauf oder zu den Risiken und zum Nutzen einer Intervention. Diese Fragen steuern im Idealfall, wie viele Informationen in welcher Detailgenauigkeit jemand benötigt. Um herauszufinden, welche Fragen konkret auftauchen, muss die Möglichkeit bestehen, Informationen erst einmal zu verdauen. Dies ist der Grund für die Empfehlung, nach zwei bis drei Informationen Pausen einzustreuen und abzuwarten, ob sich Fragen ergeben oder nicht.

In einer Serie von Arbeiten wurde untersucht, ob die **strukturierte Vermittlung** von Informationen das Behalten beeinflusst. Als Gedächtnisstütze haben wir den Begriff der *Buchmetapher* (Langewitz et al. 2015) geprägt, um auf die Analogie der Wissensvermittlung von Büchern und in der mündlichen Form zu verweisen: Genau so, wie ein Buch seinen Inhalt in bestimmten Abschnitten präsentiert (Titel, Inhaltsverzeichnis, Kapitelüberschriften, Text, Anhang), sollte Information auch bei mündlicher Übermittlung gegliedert werden.

Beispiel:
„Ich möchte mit Ihnen über den Eingriff morgen sprechen, die Spiegelung der Brusthöhle [eine Thorakoskopie]." „Dabei würde ich gerne folgende Punkte besprechen:
1. warum wir diesen Eingriff machen wollen,
2. wie genau er ablaufen wird,
3. was die Risiken des Eingriffs sind und
4. wie es danach weitergehen wird." <Pause>

Wenn der Patient mit diesem Vorgehen einverstanden ist (Nicken, erwartungsvolles Schauen und Abwarten), beginnt das Vermitteln von Informationen:
„Also, zum ersten Punkt: Warum wir diesen Eingriff machen wollen."
Dann folgt die detaillierte Information.

Tatsächlich verbessert explizites Strukturieren das Behalten von Informationen bei Betroffenen mit geringem medizinischem Vorwissen; bei allen untersuchten Patient*innen erhöht es die Adhärenz mit Verhaltensempfehlungen, die bei der Entlassung von der Notfallstation mitgegeben wurden (Siegrist et al. 2021). Auch für Patient*innen auf einer Notfallstation zeigt sich, dass sie zufriedener mit solchen Ärzt*innen sind, die nicht nur die Konsultation insgesamt, sondern auch die Informationen bei der Entlassung explizit strukturieren. Sie erleben diese Fachpersonen zudem als fachlich kompetenter (Langewitz et al. 2015; Siegrist et al. 2018).

Allerdings ist selbst mit einer klaren Gliederung die Menge an neuer Information, die ein Mensch überhaupt aufnehmen kann, endlich. Die **Cognitive Load Theory** (van Merrienboer und Sweller 2010) fasst die Forschungsergebnisse in dem Befund zusammen, dass das Arbeitsgedächtnis mit sieben (± zwei) Informationen ausgelastet ist. Eine weitere Einschränkung ergibt sich dadurch, dass ein Mensch bestenfalls zwei bis vier Elemente gleichzeitig bei einer Entscheidung bedenken kann. Des Weiteren geht die Cognitive Load Theory davon aus, dass die einzelnen Prozessoren des Arbeitsspeichers jeder für sich überlastet werden können. Dies führt zu der Empfehlung, Informationen nicht nur auf einem Kanal zu vermitteln, sondern **verschiedene Informationsmedien** einzusetzen. Entsprechende Versuche waren zwar nicht immer von Erfolg gekrönt, scheinen aber mit dem Einsatz interaktiver multimedialer Informationsmodule das Behalten und Verstehen von Information zu verbessern.

Als letzter Punkt soll erwähnt werden, dass Fachpersonen sehr selten überprüfen, was Patient*innen verstanden haben. Die am besten untersuchte, selten angewandte, aber sehr erfolgreiche Technik ist das „Teach-back": Empfänger einer Information vermitteln ihr Verständnis zurück an den Informanden (Talevski et al. 2020).

Eine Möglichkeit, das korrekte Verständnis von Informationen zu überprüfen, klingt folgendermaßen:

Teach-back-Beispiel Fachperson:
„Ich finde es ganz schön schwierig, diesen Eingriff gut zu erklären. Mich würde vor allem interessieren, was Sie heute Abend Ihrer Partnerin/Ihrem Partner von unserem Gespräch erzählen werden. Dann schau' ich mal, ob es etwas gibt, was ich besser erklären muss."

Was tun mit dem Material, das Patienten anbieten?

Die Anwendung von WWSZ und das Strukturieren führen dazu, dass Patient*innen mehr Informationen liefern: Bei Anamnesegesprächen in der Medizinischen Poliklinik korrelieren die Menge an Informationen und die Häufigkeit von WWSZ mit $r = 0{,}64$ ($p = 0{,}003$) (Langewitz et al. 2009). Gerade Studierende stehen dann oft vor dem Problem, diese Informationen nicht verarbeiten zu können. Womöglich ist diese Frage deswegen so drängend, weil im Studium vor allem vermittelt wird, wie Studierende intelligente Fragen stellen. Intelligente Fragen setzen ein ärztliches Erklärungskonzept voraus, auf dessen Basis sie formuliert werden (z. B.: „Tut es speziell beim Husten weh?" bei V. a. Pleuritis). Ärztliche Erklärungskonzepte sind i. d. R. Anleitungen zum Handeln. Von daher liegt es nahe, auch mit den Informationen, die ein Gegenüber *spontan* liefert, aus der Perspektive des Handelns umzugehen und dann darunter zu leiden, dass einem zunächst kein professionelles Modell zur Verfügung steht, aus dem sich Handlungsanweisungen ableiten lassen. Ein möglicher Denkfehler besteht also darin, den professionellen Umgang mit gezielt gesuchten Informationen auf den Umgang mit spontan geäußerten Informationen zu übertragen und sich damit unnötig unter Druck zu setzen.

Manchmal beschreiben Patient*innen Wahrnehmungen und Gefühle, welche die Fachperson sofort an ein bestimmtes Krankheitsbild denken lassen. Dann lassen sie sich problemlos in ärztliche Erklärungsmodelle übersetzen. Wenn dies nicht gelingt, stellt sich die Frage, wie sich eine ordnende Struktur in der „Lose-Blatt-Sammlung" der Patientenäußerungen entdecken lässt. Einerseits kann man gezielt danach fragen, wahrscheinlich am einfachsten mit einer vorgeschalteten Äußerung der eigenen Unsicherheit.

Ä: Ich bin nicht sicher, ob ich das richtig verstehe; für Sie gibt's anscheinend einen Zusammenhang zwischen dem Urlaub und den Bauchschmerzen?

Eine andere Möglichkeit wäre die von Peter Maguire „educated guess" genannte wohlüberlegte Vermutung (Maguire et al. 1986a, b). Sie entspricht häufig einem lauten Mitdenken der Fachperson mit Betroffenen: Sie spinnt den Faden fort, den die Patientin oder der Patient begonnen hat.

Woher weiß die Fachperson, was sie jetzt am besten sagt? Womöglich „weiß" sie es, weil sie sich insoweit auf die Stimmung des Gegenübers im Gespräch eingelassen hat, dass sie sich auf dieses Erleben einschwingen und in ihrem Sinne weiterdenken und fühlen konnte. Sie fasst in Worte, was „in der Luft liegt", was also an Atmosphäre den Raum erfüllt (Langewitz 2007, 2022). Eine Ärztin könnte den inhaltlichen Erzählstrang einer Patientin fortsetzen und z. B. sagen:

P: … und dann hat mein Mann noch gesagt, ich sei irgendwie dicker geworden um den Bauch rum, aber ich hatte doch gar nicht zugenommen! <Pause>
Ä: … und dann haben Sie gedacht, da kann was nicht stimmen, und sind zu ihrer Frauenärztin gegangen?
P: Ja, und die hat das dann eben rausgefunden mit dem Krebs.

26.5.2 Vermitteln schlechter Nachrichten

Wenn eine Fachperson einem Gegenüber Nachrichten übermitteln muss, wird die weitverbreitete Erwartung, es werde schon „weiter so gehen im Leben", in ihren Grundfesten erschüttert. In diesem Moment wird deutlich, wie sehr die Zukunft einer Person, ihre prospektiven Anteile, die noch nicht in der Gegenwart verwirklicht sind, dennoch Gegenstand dessen sind, was eine Person ausmacht: Ich bin nicht nur der, der ich in meiner Lebensgeschichte bisher war, und der, der ich jetzt bin, sondern ich bin auch, was ich erwarte, in Zukunft zu sein. Diese Erschütterung jemand anderem zumuten zu müssen, ist eine große Herausforderung für Fachpersonen.

Tab. 26.3 SPIKES-Protokoll (Baile et al. 2000)

Setting	Angemessenen Gesprächsrahmen sicherstellen, Störungen vermeiden
Perception	Wie sieht der Patient seine Erkrankung, was weiß er?
Invitation	Wie detailliert möchte die Patientin informiert werden?
Knowledge	Mitteilen der relevanten Informationen
Empathy	Emotionen aufgreifen, Mitgefühl zeigen, Elemente aus NURSE anwenden
Strategy and summary	Zusammenfassen und die nächsten konkreten Schritte besprechen

Inzwischen gibt es eine reiche Literatur, die zeigt, dass diese kommunikative Aufgabe mithilfe bestimmter Anleitungen für die Fachpersonen handhabbar gemacht werden kann; zu nennen ist vor hier allem das am weitesten verbreitet SPIKES-Protokoll (Baile et al. 2000; ➤ Tab. 26.3).

In einer deutschen Validierungsarbeit zeigt sich, dass eine 5-Faktoren-Lösung, bei der *Perception* und *Invitation* auf einem Faktor laden, die Antworten von Patient*innen auf einen standardisierten Fragebogen am besten zusammenfasst (von Blanckenburg et al. 2020). Aus den Antworten der Patient*innen folgt, dass dem *Setting* die höchste Bedeutung zugemessen wird, gefolgt von der *Vermittlung von Informationen* und dem *Besprechen der nächsten Schritte.* Dann folgt der Faktor *Eingehen auf Emotionen,* und das Schlusslicht bildet aus Sicht der Betroffenen der Faktor *Perception/Invitation.*

Eine umfangreiche Patientenbefragung, die Betroffene mit anderen die Lebenserwartung beeinträchtigenden Krankheitsbildern umfasst, bestätigt im Wesentlichen die Aussage, dass die sechs Schritte im SPIKES-Protokoll dem entsprechen, was sie für wichtig halten. Am wichtigsten ist auch in dieser Studie ein Arztverhalten, das zeigt, dass die Fachperson sich Zeit nimmt (Setting) und sicherzustellen versucht, dass die Betroffenen die Information verstanden haben (Vermittlung von Informationen) (Mirza et al. 2019).

Wenn Fachpersonen sich mit Methoden des Teach-back (s. o.) vergewissern würden, was Betroffene verstanden haben, wäre viel gewonnen (Choi und Choi 2021; Gray et al. 2021). Viele Studien haben inzwischen den Beweis erbracht, dass Fachpersonen erfolgreich lernen, die Vermittlung schlechter Nachricht zu professionalisieren; dies gilt – allerdings nur mit niedriger oder bestenfalls moderater Evidenz – für Fachpersonen auf allen Stufen der beruflichen Qualifikation (Moore et al. 2018). Das bisher ungelöste Problem ist allerdings der fehlende Nachweis, dass die aus Expertensicht verbesserte Kommunikation bei den Betroffenen auch ankommt: Es ist nach wie vor unklar, ob Patient*innen von einer professionelleren Kommunikation profitieren. In einem Cochrane Review von 2018 heißt es: Die Analyse von 17 randomisierten kontrollierten Studien ergab „keinen Hinweis auf eine Abnahme der Burnout-Häufigkeit von Fachpersonen oder positive Auswirkungen auf die mentale oder körperliche Gesundheit und die Zufriedenheit von Betroffenen".

Es wäre daher wünschenswert, nicht immer weitere Studien zur Erlernbarkeit der „professionellen Vermittlung von schlechten Nachrichten" zu publizieren, sondern neu zu überlegen, was in dieser besonderen Situation aus Patientensicht hilfreich sein könnte. Bedenkenswert ist die Überlegung, ob der Fokus auf den Moment der eigentlichen Übermittlung der Diagnose vielleicht der am wenigsten geeignete Moment ist, um wesentliche positive Effekte auf Patientenseite zu erreichen: Viele Patient*innen berichten, dass sie durch das Entgegennehmen einer schockierenden Nachricht kaum mehr im Kontakt mit dem Gegenüber waren, sondern wie im Nebel vorübergehend die Orientierung verloren hatten. Sie sind eher betäubt und brauchen vor allem eines: Zeit zur Verarbeitung und die Möglichkeit, die Fragen, die entstehen, zeitnah mit der Fachperson zu besprechen.

26.6 Evaluationsforschung in der Arzt-Patient-Kommunikation

Es gibt inzwischen viele empirische Arbeiten, die sich mit den Charakteristika der Arzt-Patient-Kommunikation unter verschiedensten Bedingungen auseinandersetzen. Die International Association for Communication in Health Care (each.international) koordiniert entsprechende Anstrengungen auf internationaler Ebene. Sie bietet eine umfangreiche Sammlung didaktischer Angebote, koordiniert und informiert Forschungsanstrengungen und führt die Scientific Community auf jährlichen Konferenzen zusammen.

Wichtige Ergebnisse zur Wirksamkeit einer patientenzentrierten Kommunikation kommen aus der Placeboforschung, für die exemplarisch eine häufig zitierte Arbeit von Kaptchuk et al. (2008) angeführt wird. Die Autoren haben untersucht, ob Patient*innen mit Reizdarmsyndrom, die im Placeboarm einer Akupunkturstudie beobachtet wurden, von einer patientenzentrierten Kommunikation des Arztes profitieren. Im Vergleich zu Konsultationen, die dem üblichen Schema folgten, war die „angereicherte" („augmented") Kommunikation mit höherer Lebensqualität und deutlich verminderter Symptomlast vergesellschaftet.

Erst in den letzten Jahren wurden Arbeiten veröffentlicht, die zeigen, dass innerhalb von Institutionen berufsgruppenübergreifende Schulungen in Spitälern dazu führen, dass die Patientenzufriedenheit mit ihren Behandler*innen nach einer Intervention ansteigt, in der die Kompetenz von Fachpersonen im Bereich der patientenzentrierten Kommunikation adressiert wird (Norgaard et al. 2012; Pedersen et al. 2021; Charon 2004; Lucius-Hoene und Deppermann 2004). In einer aktuellen Arbeit aus unserer Arbeitsgruppe konnten wir zeigen, dass eine berufsgruppenübergreifende Intervention, bestehend aus einem 8-stündigen Seminar und 1:1-Feedback während der klinischen Tätigkeit (z. B. während begleiteter Visiten) über eine Beobachtungszeit von 6 Jahren die Patientenzufriedenheit nachhaltig verbesserte (Scheel-Sailer et al. 2022). Aus der Feedbackliteratur wissen wir, dass Lernziele im Verhaltensbereich in hohem Maße von einem unmittelbaren strukturierten Feedback profitieren (Hunt et al. 2014; Taras und Everett 2017). Das ist in einem Spitalsetting im Prinzip umsetzbar, da es hier möglich ist, ein Feedback während der klinischen Arbeit durch geschulte Fachpersonen anzubieten. Im niedergelassenen Bereich ist ein solches Angebot schwer vorstellbar. Hier bietet sich an, Begegnungen mit standardisierten Patient*innen über eine Web-basierte Schulung einzusetzen, die zu einem Zeitpunkt stattfindet, den interessierte Kolleg*innen nach ihren Möglichkeiten auswählen können (Langewitz et al. 2021).

Lohnt sich professionelle Kommunikation für Betroffene und Angehörige? Einige Beispiele belegen diesen Zusammenhang. So hat z. B. der Einsatz von Fachkräften, die in Kommunikation geschult waren, den Kontakt zwischen Angehörigen schwerstkranker Patient*innen und den Behandlungsteams auf Intensivstationen so weit verbessert, dass unnötig lange Behandlungen bei infauster Prognose und die damit verbundenen immensen Kosten vermieden wurden. Bei den Angehörigen selbst ließ sich die Häufigkeit depressiver Störungen im Follow-up signifikant reduzieren (Curtis et al. 2016). Professionelle Kommunikation von Hausärzt*innen, denen es gelingt, katastrophale Interpretationen von Rückenschmerzen aufseiten der Patient*innen durch gezielte Information zu entkräften, führt zu einer Reduktion der Anzahl von Arztbesuchen (Traeger et al. 2015).

In einigen Arbeiten wurde an ausgesuchten Krankheitsbildern untersucht, ob sich professionelle Kommunikation positiv auf den klinischen Verlauf von Erkrankungen auswirkt. Fabbri et al. (2020) konnten zeigen, dass Personen mit Herzinsuffizienz, die das Ausmaß an patientenzentrierter Kommunikation ihrer Behandler*innen als sehr gut bewerten, eine um 30 % reduzierte Mortalität aufwiesen. In einer anderen Arbeit wurde die Hypothese bestätigt, dass Patient*innen mit einer chronischen Hochdruckerkrankung, die ihren Behandler*innen ein besonders hohes Ausmaß an patientenzentrierter Kommunikation attestierten, eher Empfehlungen zur Behandlung befolgen (Swiatoniowska-Lonc et al. 2020).

26.7 Integration von Anamneseschema und Gesprächstechniken

Diese schematische Zusammenstellung gilt in Situationen, in denen mindestens 15 Minuten für das Erheben einer Anamnese zur Verfügung stehen. Wenn dies nicht gewährleistet ist oder ein akutes Krankheitsbild vorliegt, gilt die Beschränkung auf jetziges Leiden und spezielle Anamnese sowie auf ausgewählte Fragen zur Eigenanamnese oder zur Systemanamnese, wenn sie die Diagnostik oder die Notfalltherapie beeinflussen könnten (z. B. Allergien, Unverträglichkeiten, aktuelle Medikation).

Jetziges Leiden Angaben in diesem Abschnitt beantworten die Frage: Warum kommt dieser Patient jetzt zum Arzt/ins Krankenhaus?

1. Wenn das Problem nicht unmittelbar ersichtlich ist (z. B. Luftnot, blutende Wunde, Frakturzeichen): **Freiraum schaffen für Patient*innen:**
   - Gesprächstechniken einsetzen, die Betroffenen den Raum verschaffen, ihre Probleme ausreichend deutlich darzustellen: *Warten, Wiederholen.*
   - Betroffenen mit *Spiegeln, Zusammenfassen und Benennen von Emotionen* zeigen bzw. sicherstellen, dass ihre Ausführungen gehört und korrekt verstanden werden.
   - Während das Gegenüber spricht, stellen sich der Fachperson zwei Aufgaben:
     a) einen ersten Eindruck vom Gegenüber bekommen und
     b) in den Aussagen ein Muster entdecken.
2. Sobald der Patient oder die Patientin das Rederecht an die Fachperson übergeben hat und diese weiß, worum es geht, wenn sie ein Muster in den anamnestischen Angaben entdeckt hat und eine Arbeitshypothese formulieren kann, gilt: **Fachperson bringt ihre Sichtweise ein.**
   - Übernahme der Gesprächsführung ankündigen *(Struktur)*
   - Ggf. *Zusammenfassung* mit einer ersten *Information* über die ärztlichen Hypothesen
   - Erweiterung der Symptombeschreibung mit Fragen nach:
     - **Zeit:** Wann erstmals aufgetreten, Dauer, Verlauf?
     - **Ort:** Wo am deutlichsten, Ausstrahlung?
     - **Qualität:** Wie lässt es sich beschreiben, wie intensiv ist es? Begleitsymptome?
     - **Einflussfaktoren:** Was macht es schlimmer, was macht es erträglicher?

Spezielle Anamnese Angaben in diesem Abschnitt beantworten die Fragen: Hat der Patient/die Patientin so etwas (diese Erkrankung) schon mal gehabt? Wie sah die Behandlung aus?

- Bei Hinweis auf spezifisches Krankheitsgeschehen gezieltes Nachfragen
- Gesprächstechniken einsetzen, bei denen Betroffene möglichst präzise Angaben machen können *(fokussierende Fragen, geschlossene Fragen)*

Eigenanamnese/Persönliche Anamnese Angaben in diesem Abschnitt beantworten die Fragen: War diese Patientin/dieser Patient in ihrem bisherigen Leben jemals krank? Wurde sie/er jemals operiert? Wie hat sie/er bestimmte Lebensabschnitte (Kindheit, Adoleszenz, Schwangerschaften, Geburten etc.) bewältigt?

Je nach Interesse der Fachperson und verfügbarem Zeitrahmen wird die leere Bühne wieder mit patientenzentrierter Kommunikation zur Verfügung gestellt, oder die Fachperson bleibt auf der Bühne präsent und führt das Gegenüber mit fokussierenden und geschlossenen Fragen.

Systemanamnese/vegetative Anamnese Angaben in diesem Abschnitt beantworten die Fragen: Gibt es irgendwelche Hinweise darauf, dass in einem physiologischen System des Patienten/der Patientin (Atmung, Kreislauf, Ernährung etc.) Besonderheiten auftreten? Gibt es andere Symptome, die nicht spontan erwähnt wurden?

Dies ist normalerweise der Abschnitt der Anamnese, in dem die Fachperson eine Serie von *geschlossenen oder fokussierenden Fragen* stellt (s. Listen auf den typischen Anamneseschemata; hier auch Fragen nach aktuellen Medikamenten und Allergien).

Familienanamnese Angaben in diesem Abschnitt beantworten die Fragen: Gibt es ähnliche Krankheitsbilder in der Familie der Patientin/des Patienten? Gibt es andere Erkrankungen mit Vererbungstendenz in ihrer Familie (z. B. Hochdruck, Depression, Typ-2-Diabetes, bestimmte Tumorerkrankungen)?

- In diesem Abschnitt ist *Strukturieren* wichtig; Patient*innen sollten wissen, warum die Fachperson sich für die Familiengeschichte interessiert und wie detailliert sie informiert werden möchte.
- Überwiegend *fokussierende und geschlossene Fragen.*

Sozialanamnese Angaben in diesem Abschnitt beantworten die Fragen: Unter welchen sozialen Bedingungen lebt dieser Patient/diese Patientin? Wie geht er/sie mit der Erkrankung im Alltag um?

- Wenn es keine spezifischen Hinweise z. B. auf berufsbedingte Erkrankungen gibt (z. B. Kontaktallergien, Schlafstörungen bei Schichtarbeit), mit patientenzentrierter Kommunikation Raum öffnen für Patient*innen; sonst fokussierende Fragen.
- Nach Abschluss der vollständigen Anamnese *Zusammenfassen, Informieren* über die Arbeitshypothesen und die nächsten Schritte in Diagnostik und Therapie.

Besonderheiten in den einzelnen Fächern Gerade in der **Systemanamnese** wird deutlich, dass die einzelnen Fächer unterschiedlich genaue Angaben zu einzelnen Organ- oder funktionellen Systemen fordern (z. B. Menarche, Regelanamnese, Art der Geburten, Menopause etc. in der Gynäkologie).

Für einzelne Krankheitsbilder gibt es spezielle Fragen, mit denen in der **speziellen Anamnese** der Schweregrad einer Erkrankung eingeschätzt wird (schmerzfreie Gehstrecke [pAVK], Leistungsfähigkeit [NYHA]), Müdigkeit und Schlafbedürfnis [CFS] etc.).

Gerade Studierende und weniger erfahrene Fachpersonen erleben während der Anamnese typische Probleme, die sie dadurch zu vermeiden versuchen, dass sie das Heft möglichst nicht aus der Hand geben. In der Folge sind diese vor allem im Unterricht häufig berichteten Probleme zusammen mit Lösungsmöglichkeiten aufgelistet, die sich aus dem bisher Gesagten ergeben.

Umgehen mit Emotionen Eine Krankheits- (und Lebens-)Geschichte enthält manchmal problematisches Material, das traurig oder ärgerlich macht. Dann Emotionen mit NURSE aufgreifen und nicht ignorieren.

Zeitnot Zeitgrenzen sind allgemein akzeptiert. Zeitnot lässt sich durch initiales Benennen der Zeitgrenzen vermeiden. Wenn Zeitnot entsteht, offen ansprechen und Prozedere klären.

Notizen Zur Dokumentation und aus Zeitgründen meist unvermeidbar. Dennoch gilt die Regel: So viel Blickkontakt wie möglich.

26.8 Besonderheiten der Vermittlung patientenzentrierter Gesprächsführung in der Aus-, Weiter- und Fortbildung

Beim Üben konkreter Kommunikationsfertigkeiten wird der Begriff der **Authentizität** häufig benutzt, um sich vor der Zumutung zu schützen, etwas Neues auszuprobieren, anstatt sich im gewohnten Repertoire an etablierten Äußerungen zu bedienen. Grundsätzlich ist der Begriff der Authentizität problematisch, weil er voraussetzt, dass „das wahre Selbst" einer Person bekannt ist, mit dem dann das aktuelle Verhalten als übereinstimmend zu beurteilen wäre. Dies führt zu einer zirkulären Argumentation: Authentisch ist, wer sein wahres Selbst einbringt, was man wiederum daran erkennt, dass jemand authentisch ist etc.

Für das Thema „Vermittlung patientenzentrierter Kommunikation" ist eine kritische Sicht auf den Authentizitätsbegriff deswegen wichtig, weil er in der **Vermittlung von Kommunikationstechniken** oft dazu benutzt wird, das Einüben bestimmter Techniken als floskelhaftes, eben nicht authentisches Nachplappern zu diskreditieren. Dies lässt außer Acht, dass das Ausprobieren neuer Verhaltensweisen immer eine gewisse Verunsicherung mit sich bringt, die niemand gern als „authentischen" Anteil seiner Person akzeptieren würde. Es weist aber auch darauf hin, dass gerade im Bereich einer so alltäglichen Verrichtung wie der Kommunikation mit anderen Menschen die gewohnten Verhaltensweisen Teil der kaum reflektierten selbstverständlichen Elemente in der Selbstwahrnehmung einer Person sind, die sie nur ungern aufgibt.

Hier hilft der Begriff der **Fassung** (Langewitz 2017) weiter, der hinterfragt, was eine Person verliert, wenn sie die Fassung verliert: *„In der Fassung identifiziert sich der Mensch mit etwas, das eindeutiger ist als er selbst"* (Schmitz 2011, S. 45 f.). Eine Person hat verschiedene Fassungen, zu denen die einer Fachperson gehört, die sich Lernende in der Ausbildung erarbeiten und die erfahrene Fachpersonen ihr Leben lang weiterentwickeln. Die Existenz mehrerer Fassungen ist leicht einzusehen, wenn man sich überlegt, was einen selbst als Vater/Mutter, Supervisor*in, Lehrer*in, Ehepartner*in oder eben als klinisch tätige(n) Arzt oder Ärztin „an den Rand der Fassung bringen könnte".

Die Entwicklung einer professionellen Identität – einer Fassung als Arzt oder Ärztin – ist wesentlicher Teil des *hidden curriculum,* das als nicht explizite Unterströmung das Medizinstudium (und die spätere berufliche Karriere) durchzieht. Dadurch, dass die professionelle Fassung von der unterschieden wird, die Lernende z. B. als Freundin oder Freund Gleichaltriger besitzen, lässt sich begründen, warum tatsächlich die ersten Laufversuche „als Arzt oder Ärztin" so ungewohnt und mit Peinlichkeit und Unwohlsein verknüpft sind. Die Sicherheit im Privatleben ist eine notwendige, aber nicht hinreichende Bedingung für die Sicherheit, als Fachperson mit Betroffenen sprechen zu können.

Das Zurückweisen übender Elemente in der Vermittlung von Kommunikationsfertigkeiten als Zumutung ist auch in späteren Berufsphasen anzutreffen, dann allerdings eher mit dem Argument, dass die bisherige klinische Erfahrung gezeigt habe, dass es so schlecht nicht um die eigene Kommunikation bestellt sei. Hier gilt für Fachpersonen das Gleiche wie für Patient*innen, denen man eine Verhaltensänderung vorschlagen möchte: Man riskiert, Lösungen für Probleme anzubieten, die sie nicht haben. Im Sinne des transtheoretischen Modells und der motivierenden Gesprächsführung (z. B. Rollnick et al. 2010) müsste es also zunächst einmal darum gehen, kritische Seminarteilnehmer*innen mit der Möglichkeit vertraut zu machen, dass sie Verbesserungspotenzial haben. Dies gelingt womöglich über die Präsentation empirischer Befunde, die z. B. das unvollständige Erinnern medizinischer Information bei Patient*innen darstellen (z. B. Langewitz et al. 2015), wird aber wohl erst dann überzeugend, wenn das eigene konkrete Verhalten der Empirie gegenübergestellt wird. Dies ist einer der Gründe, warum es sich lohnt, Kommunikationsfertigkeiten im Rollenspiel und in kleinen Gruppen zu üben, in denen ein intensives Feedback möglich ist (z. B. Scheel-Sailer et al. 2022).

RESÜMEE

Die professionelle Kommunikation wird in der Ausbildung erst dann die ihr zustehende Bedeutung erhalten, wenn klar ist, dass sie Teil der beruflichen Kompetenz einer Fachperson ist, die dementsprechend im Abschlussexamen konkret geprüft wird. In der Schweiz ist dies seit 2011 der Fall; der Schweizer Lernzielkatalog (Swiss Catalogue of Learning Objectives, http://sclo.smifk.ch/) führt die zu überprüfenden Lerninhalte auf, die in Gesprächen mit standardisierten Patient*innen nachgewiesen werden müssen.

26.8.1 Zusammenfassung

In diesem Kapitel wurden verschiedene grundlegende Aspekte hervorgehoben, die wir kurz zusammenfassen wollen:

1. Die Bedeutung der subjektiven Tatsachen in der Medizin im Allgemeinen und in der Psychosomatischen Medizin im Besonderen
2. Die prinzipielle Verschlossenheit subjektiver Tatsachen, die bedingt, dass man nach ihnen nicht direkt fragen kann, sondern dass man sie sich erzählen lassen muss
3. Die Techniken einer Gesprächsführung, die Patient*innen ins Erzählen bringen und gleichzeitig den Arbeitsraum der Fachperson respektieren

Es zeigt sich, dass bereits auf der Mikroebene des Hin und Her von Arzt- und Patientenäußerungen eine feine Abstimmung darüber stattfindet, wer die Gesprächsinitiative innehat.

❚❚ In diesem Sinne ist jedes gelungene Gespräch auch das Resultat einer partizipativen Entscheidungsfindung (Shared Decision-Making) über Ablauf und Inhalte eines Gesprächs. **❚❚**

LITERATURAUSWAHL

Baile WF, Buckman R, Lenzi R, et al. SPIKES – A six-step protocol for delivering bad news: Application to the patient with cancer. Oncologist 2000; 5(4): 302–311.

Charon R. Narrative and medicine. New Engl J Med 2004; 350: 862–864.

Engel G. The clinical application of the biopsychosocial model. Am J Psychiatry 1980; 137: 535–544.

Finset A. Silence is golden. Pat Educ Couns 2016; 99(10): 1545–1546.

Gobat N, Kinnersley P, Gregory JW, Robling M. What is agenda setting in the clinical encounter? Consensus from literature review and expert consultation. Patient Educ Couns 2015; 98(7): 822–829.

Hood-Medland EA, White AEC, et al. Agenda setting and visit openings in primary care visits involving patients taking opioids for chronic pain. BMC Fam Pract 2021; 22(1): 4.

Langewitz W. Ärztliche Haltung – Was ist das und wie kann man es erreichen? Rostocker Phänomenologische Manuskripte Bd. 27; Rostock 2017.

Langewitz WA. The lived body (Der Leib) as a diagnostic and therapeutic instrument in general practice. Wien Klin Wochenschr 2022; 134 (15–16): 561–568.

Langewitz W. Patienten-zentrierte Kommunikation. Swiss Medical Forum 2023; 23(6): 888–892.

Langewitz W, Pleines Dantas Seixas U, Hunziker S, et al. Doctor-patient communication during the Corona crisis — Web-based interactions and structured feedback from standardized patients at the University of Basel and the LMU Munich. GMS J Med Educ 2021; 38(4): Doc81.

Lucius-Hoene G, Deppermann A. Narrative Identität und Positionierung. Gesprächsforschung 2004; 5(1): 166–183.

Moore PM, Rivera S, Bravo-Soto GA, et al. Communication skills training for healthcare professionals working with people who have cancer. Cochrane Database Syst Rev 2018; 7: CD003751.

Scheel-Sailer A, Eich S, Jelmoni L, et al. Effect of an interprofessional small-group communication skills training incorporating critical incident approaches in an acute care and rehabilitation clinic specialized for spinal cord injury and disorder. Front Rehabil Sci 2022 28 Jul: 3:883138.

Schmitz H. Der unerschöpfliche Gegenstand – Grundzüge der Philosophie. 2. A. Bonn: Bouvier 1995; 5.

Siegrist V, Mata R, Langewitz W, et al. Does information structuring improve recall of discharge information? A cluster randomized clinical trial. PLoS One 2021; 16(10): e0257656.

Talevski J, Wong Shee A, Rasmussen B, et al. Teach-back: A systematic review of implementation and impacts. PLoS One 2020; 15(4): e0231350.

Taras J, Everett T. Rapid cycle deliberate practice in medical education – A systematic review. Cureus 2017; 9(4): e1180.

VI Diagnostik

KAPITEL

27

Miriam Depping, Christian Brünahl und Bernd Löwe

Diagnostische Klassifikationssysteme: ICD-11, ICD-10 und DSM-5-TR

27.1 Einleitung

In Klassifikationssystemen sollen gesundheitliche Störungen nach logischen Prinzipien eingeteilt und gegliedert werden (Baumann und Stieglitz 2005). Den Störungsbildern werden Kategorien (Diagnosen) zugeordnet, die anhand spezifischer Erscheinungsbilder und Verläufe unterschieden werden und meist aus einer Gruppe verschiedener Symptome bestehen. Die entsprechenden Kategorien werden mitsamt einer Beschreibung der Symptome und Richtlinien für die Zuweisung zu den Kategorien in Klassifikationssystemen zusammengefasst. Informationen über Störungen sollen in Klassifikationssystemen so organisiert und aufbereitet werden, dass sie u. a. die akkurate Diagnose und Behandlung von psychischen Störungen unterstützen können und eine Differenzierung zu nicht pathologischen Zuständen ermöglichen.

Klassifikationssysteme erfüllen in ihren Anwendungsbereichen wichtige Funktionen. Zu den Anwendungsbereichen für Klassifikationssysteme zählen klinischer Einsatz, Forschung, Lehre und Training, Gesundheitsstatistiken und Gesundheitswesen (International Advisory Group for the Revision of ICD-10 Mental and Behavioural Disorders 2011). In allen diesen Bereichen erleichtern Klassifikationssysteme die Kommunikation. Klassifikationssysteme wurden mit dem Ziel entwickelt, eine gemeinsame Sprache über Störungen zu schaffen, die fachübergreifend im klinischen wie auch im Forschungskontext Geltung hat (Sartorius et al. 1993). In der klinischen Versorgung sollen Klassifikationssysteme zudem Klinikern helfen, effektive Interventionen zu wählen, den Störungsverlauf, die Prognose sowie zukünftige Versorgungsbedürfnisse einzuschätzen und Störungsbilder von subklinischen Formen zu unterscheiden, um die Behandlungsindikation einzuschätzen (First 2010). Forschungsrelevante Funktionen beinhalten z. B. die Fallidentifikation in epidemiologischen Studien, das Schaffen einer Grundlage für die Erforschung der Ätiologie und des Verlaufs von Störungen sowie die Verbesserung der Kommunikation über Forschungsergebnisse (Stieglitz und Freyberger 2009).

Derzeit sind hauptsächlich zwei Klassifikationssysteme für psychische Störungen gebräuchlich:

- Die **Internationale Klassifikation psychischer Störungen** (*International Classification of Diseases,* ICD) wird seit 1991 in der inzwischen 11. Revision von der Weltgesundheitsorganisation (WHO) herausgegeben (Dilling et al. 2014; Dilling und Freyberger 2010). Dieses Klassifikationssystem ist für das Gesundheitswesen in Deutschland maßgeblich. Die 11. Revision des ICD (ICD-11) wurde offiziell am 1.1.2022 eingeführt. Wann die ICD-11 in Deutschland verbindlich sein wird, ist derzeit noch nicht absehbar. Bis dahin ist für Diagnostik und Abrechnung weiterhin die ICD-10 maßgeblich.
- Das **Diagnostische und Statistische Manual Psychischer Störungen (DSM)** wird von der American Psychiatric Association (APA) herausgegeben. 2013 wurde die fünfte Revision des DSM veröffentlicht, die seit dem 1.12.2014 auch in deutscher Übersetzung vorliegt (DSM-5; APA 2013; Falkai und Wittchen 2014). Im Jahr 2022 ist die Textrevision des Manuals mit relevanten Präzisierungen im Text erschienen (DSM-5-TR; APA 2022). Dieses Klassifikationssystem findet im US-amerikanischen Gesundheitssystem Anwendung und wird in Deutschland z. T. in forschungsorientierten Einrichtungen zusätzlich zur ICD-10 verwendet.

Neben diesen zwei Klassifikationssystemen existiert für den Einsatz in der tiefenpsychologisch orientierten Therapie die **Operationalisierte**

Psychodynamische Diagnostik (OPD), die in ➤ Kap. 26 ausführlich dargestellt wird. Gegenstand dieses Kapitels sind die Klassifikationssysteme ICD und DSM.

Klassifikationssysteme können als Momentaufnahmen in einem sich ständig verändernden klinischen Feld gesehen werden (Talbott und Spitzer 1980). Sie spiegeln neue Forschungserkenntnisse und -entwicklungen wie auch kulturelle und soziologische Veränderungen wider. In diesem Kapitel sollen konzeptuelle und pragmatische Aspekte bei der Entwicklung von Klassifikationssystemen erläutert und z. T. exemplarisch verdeutlicht werden.

Klassifikationssysteme können als offizielle Nomenklaturen für ihren regionalen Geltungsbereich gesehen werden:
- Die **ICD** wird von der Weltgesundheitsorganisation (WHO) veröffentlicht und ist für das Gesundheitswesen in Deutschland maßgeblich.
- Das **DSM** wird von der Amerikanischen Psychiatrischen Vereinigung (APA) herausgegeben. Es gilt im Gesundheitssystem der Vereinigten Staaten und wird z. T. in forschungsorientierten Einrichtungen in Deutschland zusätzlich zur ICD-10 verwendet.

Beide Klassifikationssystemen können durch zwei wichtige Eigenschaften beschrieben werden: operationalisierte Diagnostik und Komorbiditätsprinzip (Dilling et al. 2014).

27.1.1 Operationalisierte Diagnostik

In deskriptiver, operationalisierter Diagnostik wird die Expression psychischer Störungen beschrieben. Dabei wird jede Diagnose durch einen Kriterienkatalog (Ein- und Ausschlusskriterien) mit Verknüpfungsregeln für die Kriterien definiert (Fydrich 2002). Deskriptive, operationalisierte Diagnostik wurde eingeführt, um die Übereinstimmung zwischen verschiedenen Klinikern oder bei wiederholter Einschätzung durch denselben Kliniker zu erhöhen (**Reliabilität**).

Es wird zudem argumentiert, dass für Klassifikationssysteme eine deskriptive und operationalisierte Diagnostik angemessen sei, weil einerseits eine vollständige Beschreibung der zugrunde liegenden pathologischen Prozesse bei den meisten Störungen unmöglich und Gegenstand von Forschung und Diskussion sei (APA 2013). Andererseits vertreten unterschiedliche psychotherapeutische Schulen verschiedene Erklärungsmodelle bzgl. Ätiologie und Nosologie (Fydrich 2002).

Deskriptive operationalisierte Diagnostik hat den Anspruch, durch die reine Beschreibung der Symptomatik ätiologieneutral zu sein und somit schulenübergreifende Gültigkeit zu besitzen.

Zentraler Unterschied zwischen der Darstellung der Diagnosekriterien in der ICD und im DSM ist, dass in der DSM-5-TR operationalisierte diagnostische Kriterien aufgelistet werden, während die Kriterien in der ICD-10 durch narrative, prototypische Beschreibungen der Störungsbilder dargestellt sind (Maj 2011).

27.1.2 Komorbiditätsprinzip

Komorbidität bezeichnet das gemeinsame Auftreten verschiedener psychischer Erkrankungen bei einer Person.

Bei der Diagnostik anhand der ICD sollen so viele Diagnosen verschlüsselt werden, dass das klinische Bild vollständig beschrieben wird. Dabei treten bestimmte Störungsbilder gehäuft gemeinsam auf, z. B. depressive und Angststörungen. Komorbidität kann sowohl im Querschnitt (zum gleichen Zeitpunkt) als auch im Längsschnitt (zu unterschiedlichen Zeitpunkten im Laufe des Lebens eines Patienten) auftreten (Stieglitz und Freyberger 2009).

27.2 Internationale Klassifikation Psychischer Störungen (nach ICD-10, ICD-11)

Die ICD umfasst psychische und medizinische Störungen und Erkrankungen; die ICD-10 ist in 21 Kapitel gegliedert. Für den Bereich der psychischen Störungen ist das Kapitel V „Psychische und Verhaltensstörungen" relevant, das seit 1991 als 10. revidierte Fassung (ICD-10) verfügbar ist. Am 1. Januar 2022 trat die ICD-11 in Kraft. Wann sie die ICD-10 in Deutschland zur Morbiditätskodierung ablösen wird, ist gegenwärtig noch unklar. Bis dahin bleibt die ICD-10-Klassifikation für Deutschland gültig und wird in diesem Kapitel beschrieben. In der ICD-10 wird der Begriff „Störung" (engl.: „disorder") verwendet, um den Gebrauch von Begriffen wie „Krankheit" oder „Erkrankung" weitgehend zu vermeiden.

27.2.1 ICD: Geschichte und neuere Entwicklungen

Die Geschichte der ICD ist durch eine Abfolge von Revisionskonferenzen gekennzeichnet, die von 1 bis 11 durchnummeriert sind. Dabei bezog sich erst die 6. Revisionskonferenz auf die ICD, während sich die Revisionskonferenzen 1 bis 5 mit dem Todesursachenverzeichnis **ILCD** *(International List of Causes of Death)* befassten. Die erste ILCD wurde 1893 veröffentlicht und vom International Statistical Institute eingesetzt. Bis zur 4. Revisionskonferenz des ILCD wurden Verzeichnisse über Krankheiten und solche über Todesursachen als grundsätzlich verschieden und voneinander völlig unabhängig eingeschätzt. Ein Umdenken setzte (spätestens) 1945 bei der 5. Revisionskonferenz ein.

Die WHO publizierte 1948 die 6. Revision der ILCD als **ICD-6** (in Deutschland 1952) – ein Klassifikationssystem, das erstmals Erkrankungen miteinschloss. Umfangreich überarbeitete Neuauflagen folgten in Deutschland 1968 (ICD-8), 1997 (ICD-9), 1998 (ICD-10, 2003–2004 ICD-10 GM), 2022 (ICD-11, englischsprachig). Die 10. Revision ist gegenüber der ICD-9 wesentlich erweitert worden. Die Entwicklung der klinischen Beschreibungen und diagnostischen Leitlinien der **ICD-10** wurde in einer vorläufigen Version in einer internationalen multizentrischen Feldstudie untersucht; darin wurden die Akzeptanz der z. T. neu geschaffenen Kategorien, die Passgenauigkeit, die Reliabilität und die Übereinstimmung zwischen Diagnostikern untersucht (Sartorius et al. 1993). Die ICD-10 wurde mit dem primären Ziel entwickelt, den klinischen Nutzen des Klassifikationssystems im Gesundheitswesen international zu steigern (International Advisory Group for the Revision of ICD-10 Mental and Behavioural Disorders 2011).

Die **ICD-11**-Entwicklung zielte zusätzlich darauf ab, mehr Komplexität abzudecken sowie der Digitalisierung des Gesundheitswesens gerecht zu werden (BfArM 2022). Es handelt sich also um inhaltliche und formelle Ziele, welche die klassifikatorische Diagnostik in einer zunehmend digitalisierten Welt ankommen lassen sollen. Eine **formelle Neuerung** besteht in der Veröffentlichung als webbasiertes Kodierwerkzeug (Jakob 2018).

ICD-11

Inhaltliche Änderungen gegenüber der ICD-10

- **Lebensspannenansatz:** Störungen werden thematisch gruppiert, anstatt dass die „Verhaltens- und emotionalen Störungen mit Beginn in der Kindheit und Jugend" in einem separaten Kapitel untergebracht sind. Zudem wird in der Beschreibung der Störungsbilder in den jeweiligen Kapiteln auf lebensabschnittsspezifische Aspekte hingewiesen. Beispielsweise wird bei der somatischen Belastungsstörung (engl. „bodily distress disorder") spezifiziert, dass die Störung bei Kindern und Jugendlichen häufig eine geringere Anzahl verschiedener Symptome umfasst und z.T. mit Schulabsentismus in Verbindung steht. Im Falle der neuen Persönlichkeitsstörungsdiagnose in der ICD-11 gibt es die Möglichkeit, eine Störung mit Beginn im Erwachsenenalter mittels „late onset qualifier" zu kodieren, wenn diese erstmals nach dem 25. Lj. auftritt (Tyrer et al. 2015).
- Die ICD-11-Diagnostik ist weiterhin kategorial, berücksichtigt **ergänzend** jedoch für verschiedene Störungsbilder **dimensionale Aspekte** (Gaebel et al. 2020). Dies ist z.B. bei der Verschlüsselung von Schweregraden der somatischen Belastungsstörung der Fall. Am stärksten ausgeprägt ist eine Annäherung an dimensionale Ansätze bei der Verschlüsselung von Persönlichkeitsstörungen. Hier wird auf die Unterteilung in zehn Störungen verzichtet. Stattdessen kann eine **generelle Persönlichkeitsstörung** diagnostiziert (6D10) und deren Schweregrad (leichtgradig, mittelgradig, schwergradig) kodiert werden.
- Einige **neue Diagnosen** wurden in die ICD-11 aufgenommen, u.a. Binge-Eating-Störung, komplexe posttraumatische Belastungsstörung und prolongierte Trauerstörung (Gaebel et al. 2020).
- Die Schlafstörungen wurden aus dem Kapitel Psychische Störungen ausgegliedert und sind jetzt im neuen Kapitel 7 „Schlaf-Wach-Störungen" (engl. „sleep-wake disorders") angesiedelt; die Störungen der Geschlechtsidentität und sexuelle Funktionsstörungen finden sich nun im Kapitel 17 „Bedingungen im Zusammenhang mit der sexuellen Gesundheit". Die akute Belastungsreaktion i.S. der ICD-10: F43.0 wurde zudem aus dem Kapitel 6 ausgegliedert und kann jetzt als Akute Belastungsreaktion (QE84) im Kapitel 24 „Faktoren, die den Gesundheitszustand beeinflussen oder zur Inanspruchnahme des Gesundheitswesens führen" verschlüsselt werden. Im Kapitel 24 wird auch „Burnout" als Berufsphänomen (QD85) und nicht als ein medizinischer Zustand verschlüsselt (WHO 2019).

Die ICD-11 wurde im Juni 2018 von der WHO vorgestellt und im Mai 2019 von der *72. World Health Assembly* verabschiedet. Seit dem 1.1.2022 können Mitgliedstaaten ihre Mortalitätsdaten ICD-11-kodiert an die WHO berichten. Bis zur verbindlichen Einführung der ICD-11 für die Morbiditätskodierung in Deutschland ist weiterhin die ICD-10 die amtlich gültige Klassifikation.

27.2.2 ICD und Psychosomatische Medizin

Der Begriff „psychosomatisch" wird in der **ICD-10** nicht gebraucht, da er in verschiedenen Sprachen und psychotherapeutischen Schulen nicht einheitlich verwendet werde (Dilling et al. 2014). Störungen, die in anderen Klassifikationssystemen als psychosomatisch bezeichnet werden, finden sich im Abschnitt F45 (somatoforme Störungen), F50 (Essstörungen), F52 (sexuelle Funktionsstörungen), und F54 (psychische und Verhaltensstörungen bei andernorts klassifizierten Störungen und Krankheiten). Weiter sind für die Psychosomatische Medizin u. a. auch die Abschnitte F32 (depressive Episode), F33 (rezidivierende depressive Störungen), F34 (anhaltende affektive Störungen), F40 (phobische Störungen), F41 (andere Angststörungen) und F44 (dissoziative Störungen) relevant. Die Diagnose F54 soll verwendet werden, wenn für eine körperliche Erkrankung, die an anderer Stelle in der ICD-10 verschlüsselt wurde (z. B. Asthma bronchiale), psychische und Verhaltenseinflüsse erfasst werden sollen, *„die wahrscheinlich eine wesentliche Rolle in der Manifestation der körperlichen Erkrankung spielen"*.

Die somatoformen Störungen (F45) sind unterteilt in Somatisierungsstörung, undifferenzierte somatoforme Störung, hypochondrische Störung, somatoforme autonome Funktionsstörung (mit der Möglichkeit, das Organgebiet zu spezifizieren), anhaltende Schmerzstörung und andere nicht näher bezeichnete somatoforme Störungen.

Störungen, die als dem Fachgebiet der Psychosomatischen Medizin zugehörig bezeichnet werden können, finden sich in der **ICD-11** im Kapitel 6 in den Gruppen „Affektive Störungen", „Angst- oder furchtbezogene Störungen", „Zwangsstörung oder verwandte Störungen", „Fütter- oder Essstörungen", sowie „Störungen des körperlichen Erlebens oder der körperlichen Belastung". Zur Gruppe „Störungen des körperlichen Erlebens oder der körperlichen Belastung" gehört die Körperliche Belastungsstörung (6C20, engl. „bodily distress disorder"; ähnlich der somatischen Belastungsstörung im DSM-5-TR), die durch eine Positivsymptomatik charakterisiert wird und keine ungeklärte körperliche Ursache voraussetzt (Löwe et al. 2022). Wie bei anderen Störungen werden die Schweregerade „leichtgradig", „mittelgradig" und „schwergradig" unterschieden. In dieser Gruppe findet sich außerdem die neue Diagnose der Körper-Integritäts-Identitätsstörung (6C21, engl. „body integrity dysphoria").

Die Gruppe „Zwangsstörung oder verwandte Störungen" umfasst die körperdysmorphe Störung (6B21, engl. „body dysmorphic disorder") und Hypochondrie (6B23, engl. „hypochondriasis"). Bei beiden Diagnosen ist eine Unterscheidung von Fällen mit oder ohne Krankheitseinsicht möglich.

In der Gruppe „Fütter- oder Essstörungen" werden u. a. Anorexia nervosa (6B80), Bulimia nervosa (6B81) und auch die neue Diagnose der Binge-Eating-Störung (6B82) aufgeführt.

27.2.3 ICD-Kodierung von Diagnosen

Da die ICD für das Gesundheitswesen in Deutschland maßgeblich ist, soll hier die Verschlüsselung von Diagnosen in der ICD ausführlicher dargestellt werden.

ICD-10-Kodierung

Die noch in der ICD-9 rein numerische Verschlüsselung wurde in der ICD-10 durch ein alphanumerisches Kodierungsschema ersetzt. Dieses Schema ermöglicht Erweiterungen durch Kodierung von weiteren Besonderheiten innerhalb von Kategorien und enthält Leerstellen für zukünftige Differenzierungen. Die ICD-10-Klassifikation für psychische Störungen (Kapitel V; F-Kodierungen) umfasst 10 Hauptgruppen (Übersicht: ➤ Box 27.1). Diese **Hauptgruppen** werden zweistellig kodiert, z. B. „F3" für die Gruppe der affektiven Störungen.

BOX 27.1

Hauptgruppen der ICD-10-Klassifikation für psychische Störungen

- **F0** Organische, einschließlich symptomatischer psychischer Störungen
- **F1** Psychische und Verhaltensstörungen durch psychotrope Substanzen
- **F2** Schizophrenie, schizotype und wahnhafte Störungen
- **F3** Affektive Störungen
- **F4** Neurotische, Belastungs- und somatoforme Störungen
- **F5** Verhaltensauffälligkeiten in Verbindung mit körperlichen Störungen und Faktoren
- **F6** Persönlichkeits- und Verhaltensstörungen
- **F7** Intelligenzminderung
- **F8** Entwicklungsstörungen
- **F9** Verhaltens- und emotionale Störungen mit Beginn in der Kindheit und Jugend

Den in ➤ Box 27.1 dargestellten Hauptgruppen werden jeweils 10 (dreistellig kodierte) **Hauptkategorien** zuordnet (0–9, s. Beispiel in ➤ Abb. 27.1). Durch Nachkommastellen werden vier- und fünfstellig weitere Unterkategorien verschlüsselt. Diese Subtypen und Zusatzkodierungen sollen die Spezifität einer Diagnose erhöhen. Nicht alle Hauptgruppen haben tatsächlich 10 Hauptkategorien. Die Ziffern 8 und 9 werden verwendet, um die Restkategorien zu verschlüsseln. Dabei handelt es sich um „sonstige" oder „nicht näher bezeichnete" Formen der jeweilig übergeordneten Kategorie oder Gruppe.

ICD-11-Kodierung

In der ICD-11 wird das alphabetische Verzeichnis mit Druckausgabe der ICD-10 zugunsten eines digitalen ICD-11 Coding Tools aufgegeben. Unter https://icd.who.int/browse11/l-m/en ist die aktuelle Browser-Version zugänglich. Eine aktuelle Entwurfsfassung der deutschen Übersetzung findet sich hier beim BfArM (2024). Die Kapitel sind mit arabischen statt wie zuvor mit römischen Ziffern nummeriert (WHO 2019). Psychische Störungen sind im **Kapitel 6 „Psychische Störungen, Verhaltensstörungen oder neuronale Entwicklungsstörungen"** (engl. „mental, behavioural or neurodevelopmental disorders") aufgeführt. Die nächste Hierarchieebene in einem Kapitel – z. B. Kapitel 6 – sind die Gruppen von Störungen, die – anders als in der ICD-10 – ohne Codebereich angezeigt werden. Die neuen ICD-11-Kodierungen der psychischen Störungen fangen mit der Kapitelnummer 6 an und sind mindestens 4-stellig (z. B. 6B80 für Anorexia nervosa). Diese primären Codes der ICD-11 werden als „stem codes" (dt. **Stammcodes**) bezeichnet. In Stammcodes ist der Endbuchstabe „Y" für die Restkategorie „andere Angaben" und der Endbuchstabe „Z" für die Restkategorie „unspezifiziert" reserviert.

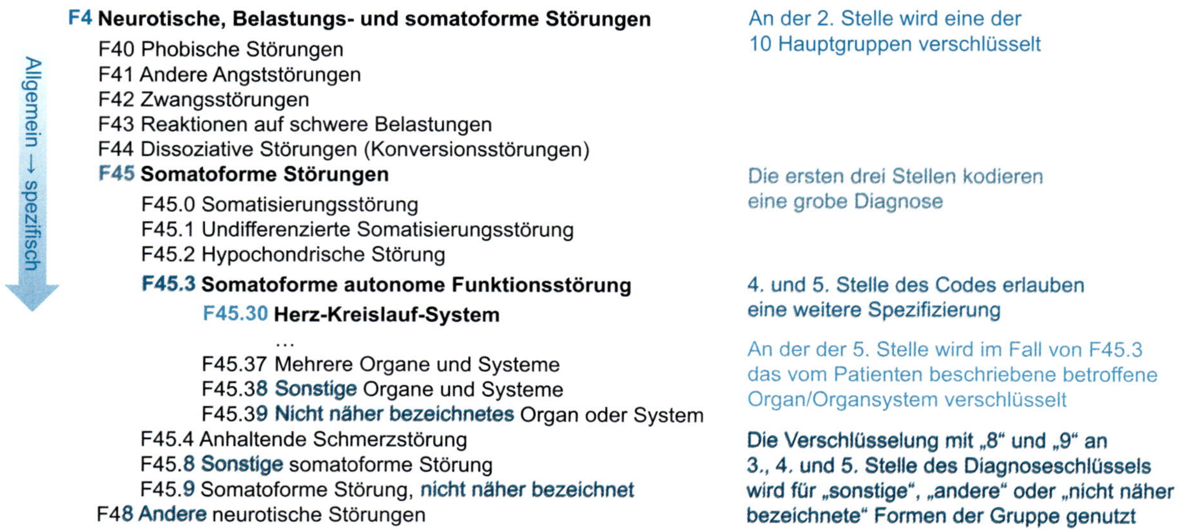

Abb. 27.1 Verschlüsselung von Diagnosen: Die Zuordnung erfolgt vom Allgemeinen zum Besonderen. Dabei gibt es Hauptgruppen (z. B. F4), Hauptkategorien (z. B. F45), Diagnosen (z. B. F45.3) und weitere Spezifizierungen der Diagnosen (z. B. F45.30). [L231]

Codestruktur und Postkoordination durch Mehrfachkodierung („cluster coding")

Werden mehrere ICD-Codes in ein Cluster kombiniert, spricht man von **Postkoordination,** die eine detailliertere Beschreibung von klinischen Phänomenen ermöglichen soll (Drösler et al. 2021). Das bedeutet, dass primäre Codes durch Mehrfachkodierung mit primären Codes und/oder sekundären Zusatzcodes spezifiziert werden. Die Postkoordination einer spezifischen Manifestation wird durch „/" mit dem Stammcode verbunden.

Weitere Details über Verlauf, Zeitpunkt des Auftretens in der Lebensspanne, Ätiologie und weitere können durch „extension codes" (dt. **Zusatzcodes**) aus dem X-Kapitel verschlüsselt werden. Alle Zusatzcodes, die dem Stammcode zusätzliche Informationen oder Details hinzuzufügen, beginnen mit einem „X", z. B. „XT6S" für „Zeitraum ab dem Beginn des 25. Lj. bis zum Ende des 64. Lj.". Ein Zusatzcode kann nie ohne Stammcode zugewiesen werden und wird immer mit „&"vor dem Zusatzcode mit einem Stammcode verbunden.

ICD-11

Code und Postkoordination am Beispiel Persönlichkeitsstörung

- 6D10 Persönlichkeitsstörung
  - 6D10.0 Leichtgradige Persönlichkeitsstörung
  - 6D10.1 Mittelgradige Persönlichkeitsstörung
  - 6D10.2 Schwergradige Persönlichkeitsstörung
    Postkoordination: mit Manifestation „Ausgeprägte Persönlichkeitsmerkmale oder -muster", z. B. 6D11.4 Anankasmus bei Persönlichkeitsstörung oder -problematik
- **Cluster Code: 6D10.2/6D11.4: schwergradige Persönlichkeitsstörung mit Anankasmus**

Cluster Code mit Postkoordination und Zusatzcode

- **6D10.2/6D11.4.&XT6S: „schwergradige Persönlichkeitsstörung mit Anankasmus und Beginn nach dem 25. Lj.**

27.3 Das Diagnostische und Statistische Manual Psychischer Störungen (DSM)

Das DSM ist ein medizinisches Klassifikationssystem für psychische Störungen.

27.3.1 DSM: Geschichte und neuere Entwicklungen

Eine Vorläuferversion des DSM wurde bereits 1844 von der APA veröffentlicht, durch die hospitalisierte Patienten mit psychischen Störungen statistisch klassifiziert werden sollten. Zunächst sollte diese Dokumentation die Kommunikation über die Patientengruppen in Krankenhäusern verbessern, später wurde sie Teil der Volkszählung. Als Klassifikationssystem wurde das DSM erstmals 1952 (DSM-I) publiziert; stark überarbeitete Neuauflagen erschienen in den Jahren 1968 (DSM-II), 1980 (DSM-III), 1987 (DSM-III-R), 1994 (DSM-IV), 2013 (DSM-5) und 2022 (DSM-5-TR).

Im Dezember 2014 wurde die deutsche Übersetzung des **DSM-5** (Falkai und Wittchen 2014) veröffentlicht, 2022 erschien die englische Textrevision, das **DSM-5-TR** (APA 2022). Die Entwicklung des DSM-5 wurde mit der Entwicklung der ICD-11 abgestimmt. Dabei wurde eine Annäherung von DSM-5 und ICD-11 angestrebt (DSM-5: APA 2013). Das erklärte Hauptziel im Revisionsprozess war es, eine ausführliche klinische Charakterisierung jedes Patienten zu ermöglichen, indem die kategoriale Diagnostik durch neue Dimensionen ergänzt werden sollte (Maj 2011). Trotz Annäherung der beiden Klassifikationssysteme unterscheiden sich die Revisionsprozesse daher in Bezug auf ihre Zielstellung. Das DSM-5 wurde von 1999 bis 2013 in einem mehrstufigen Prozess entwickelt, indem zunächst Stärken und Schwächen des DSM-IV identifiziert und evaluiert wurden. Der Entwicklungsprozess umfasste weiterhin eine Serie von Diskussionsschriften und wissenschaftlichen Konferenzen, die Publikation einer vorläufigen Version, Feldstudien anhand der vorläufigen Version und eine öffentliche Feedbackperiode.

Gegenüber dem DSM-IV wurden einige **wesentliche Änderungen im DSM-5 bzw. DSM-5-TR** umgesetzt:

- Die Organisation der Kapitel weicht z. B. von der Kapitelfolge im DSM-IV ab, um neuen Entwicklungen in der konzeptuellen Verknüpfung einzelner Störungsbilder Raum zu geben. So werden in Teil II z. B. entwicklungspsychologische Aspekte in der Organisation der Störungen berücksichtigt, und die Kapitelfolge orientiert sich am typischen Lebensalter bei Erstmanifestation der Störung.
- Zudem wird zwischen verschiedenen Gruppierungen unterschieden, wie z. B. Störungen der neuronalen und mentalen Entwicklung, Gruppen von internalisierenden (emotionalen und somatischen) Störungen und externalisierenden Störungen sowie neurokognitive und andere Störungen.
- Neben den etablierten Störungsbildern werden im III. Teil des DSM-5 bzw. DSM-5-TR Störungsbilder dargestellt, bei denen weitere Forschung erforderlich ist, bevor sie als eigenständige Störungsbilder in das DSM eingeschlossen werden. Die hier angegebenen Kriterien, Grenzwerte und Zeitangaben entsprechen dem aktuellen Forschungsstand und sollen als Forschungskriterien dienen. Zu diesen sog. Kapitel-3-Störungen gehören z. B. die Störungsbilder „Depressive Episoden mit kurz anhaltender Hypomanie" und „Störung durch eine anhaltende komplexe Trauerreaktion".
- Zudem werden Erhebungsinstrumente für eine störungsübergreifende dimensionale Erfassung verschiedener Bereiche der psychischen Gesundheit dargestellt.

27.3.2 DSM-5-TR und Psychosomatische Medizin

Störungen im Bereich der Psychosomatischen Medizin finden sich im DSM-5-TR hauptsächlich in den Abschnitten „Depressive Störungen", „Angststörungen", „Zwangsstörung und verwandte Störungen", „Trauma- und belastungsbezogene Störungen", „Somatische Belastungsstörung und verwandte Störungen" und „Fütter- und Essstörungen".

Im Bereich der Psychosomatischen Medizin enthält das DSM-5-TR einige deutliche Veränderungen gegenüber dem DSM-IV (DSM-5, APA 2013), die hier beispielhaft in Bezug auf (die bisherigen) „somatoformen Störungen" dargestellt werden sollen. Das Ergebnis des Revisionsprozesses, das hier vorgestellt werden soll, illustriert, wie Klassifikationssysteme durch verändertes klinisches Verständnis und neue Forschungserkenntnisse geformt werden. Insbesondere wird deutlich, dass Revisionen mit dem Ziel durchgeführt werden, bestehende Probleme im System zu lösen bzw. zu verbessern. Im DSM-5 bzw. DSM-5-TR werden somatoforme Störungen als somatische Belastungsstörung („somatic symptom disorder") und verwandte Störungen bezeichnet. Im DSM-IV gab es Überlappungen zwischen somatoformen Störungsbildern und Unklarheiten über ihre Grenzen (DSM-IV, dt. Saß et al. 1996). In der Klassifikation des DSM-5 bzw. DSM-5-TR wurde die Anzahl dieser Störungen und Unterkategorien reduziert, um Überschneidungen zu vermindern. Die Diagnosen „Somatisierungsstörung", „Hypochondrie", „Schmerzstörung" und „Undifferenzierte somatoforme Störungen" wurden entfernt.

Somatische Belastungsstörung

Das DSM-5-TR hat den Anspruch, die Komplexität des Zusammenspiels von psychischen Erkrankungen und Medizin besser zu berücksichtigen als vorherige Klassifikationssysteme. Die Beziehung zwischen somatischen Symptomen und Psychopathologie wird dabei eher kontinuierlich verstanden. Deshalb ist die Anzahl der körperlichen Symptome für die Klassifikation der Störung auch nicht entscheidend.

II Für die Diagnose einer somatischen Belastungsstörung ist zudem nicht entscheidend, ob körperliche Symptome mit einer „körperlichen" Diagnose einhergehen, sondern vielmehr, ob die Patienten dysfunktionale Gedanken, Gefühlen und Verhaltensweisen berichten oder zeigen. **II**

Die DSM-5-TR-Diagnose „Somatische Belastungsstörung" fasst u. a. die DSM-IV-Störungen „Somatisierungsstörung" und „Undifferenzierte somatoforme Störung" zusammen (➤ Abb. 27.2). Die DSM-IV-Diagnose „Somatisierungsstörung" basierte auf der Prävalenz einer Vielzahl „medizinisch ungeklärter Symptome" (➤ Kap. 27.3.3). Die Patienten, die nicht alle Kriterien für eine Somatisierungsstörung erfüllten, erhielten die Diagnose „Undifferenzierte somatoforme Störung".

Nach den DSM-5-TR-Kriterien wird die Diagnose „Somatische Belastungsstörung" nur dann vergeben, wenn sie zusätzlich zu den körperlichen Symptomen die Positivkriterien dysfunktionale Gedanken, Gefühle und Verhaltensweisen aufzeigen, die diese Störung definieren. Die DSM-5-TR-Diagnose „Somatische Belastungsstörung" kann auch vergeben werden, wenn diagnostizierte medizinische Störungen bestehen. Die Aufhebung des willkürlichen Unterschieds zwischen den beiden Diagnosen soll die Nützlichkeit in der klinischen Praxis erhöhen. Die Ergebnisse der Feldstudien im DSM-5-Revisionsprozess legen nahe, dass die Diagnose „Somatische Belastungsstörung" nun zu einer der Diagnosen mit der höchsten Übereinstimmung zwischen Klinikern zählt (κ = .61; Freedman et al. 2013).

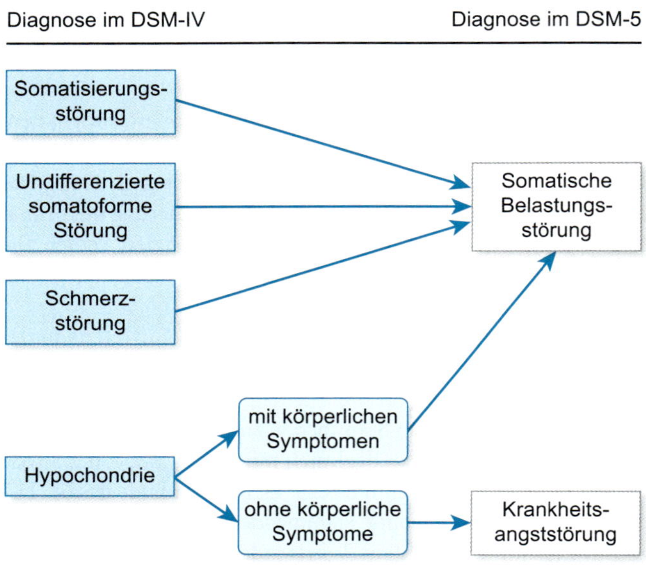

Abb. 27.2 Vergleich der DSM-IV- mit den DSM-5-TR-Diagnosen „Somatische Belastungsstörung" und „Krankheitsangststörung" Blaue Rechtecke: DSM-IV-Diagnosen; weiße Rechtecke: DSM-5-TR-Diagnosen; abgerundete hellblaue Rechtecke: Diagnosekriterien, die eine Zuordnung von Patienten mit Gesundheitsängsten zu den Diagnosen „Somatische Belastungsstörung" (mit körperlichen Symptomen) oder „Krankheitsangststörung" (ohne körperliche Symptome) erlauben [L231]

Ergänzend kann ein Schweregrad bestimmt werden. Die Störung wird als „leicht" eingestuft, wenn nur 1 Symptom aus Kriterium B erfüllt wird, als „mittel" bei mindestens 2 Symptomen des B-Kriteriums und als „schwer" bei mindestens 2 Symptomen aus dem Kriterium B sowie zusätzlich multiplen somatischen Beschwerden (oder ein sehr ausgeprägtes somatisches Symptom). Weiter kann spezifiziert werden, ob überwiegend Schmerz vorliegt (vormalig „Schmerzstörung") oder die Symptomatik andauernd besteht (schwergradige Symptome, deutliche Beeinträchtigung, lange Dauer (> 6 Monate). Aktuelle Forschungsergebnisse legen nahe, dass die DSM-5- bzw. DSM-5-TR-Diagnose „Somatische Belastungsstörung" eine deutlich verbesserte Validität im Vergleich zu den Vorgängerdiagnosen „somatoforme Störung" bzw. „Somatisierungsstörung" aufweist (Löwe et al. 2022).

27.3.3 Medizinisch unerklärte Symptome (MUS) – ein Begriff im Wandel der Zeit

In den DSM-IV-Kriterien war die Abwesenheit von medizinischen Ursachen für körperliche Symptome ein zentraler Aspekt in der Diagnostik somatoformer Störungen. Im Vorfeld der DSM-5-Entwicklung wurde dieser Aspekt kritisch hinterfragt, da sich für viele anhaltende und belastende Körperbeschwerden keine monokausalen somatischen Auslöser identifizieren lassen und zudem der Begriff der medizinisch unerklärten Symptome von den Patienten als sehr stigmatisierend wahrgenommen wird. Die Reliabilität von MUS ist außerdem begrenzt, da sie vom aktuellen Wissensstand des Diagnostikers abhängig ist, der wiederum durch eine Vielzahl weiterer Faktoren beeinflusst wird, so etwa von seiner Berufserfahrung, der Möglichkeit einer ausführlichen Diagnostik mittels medizinischer Instrumente und vom aktuellen Forschungsstand im betreffenden klinischen Feld. Eine Diagnose auf die Abwesenheit einer Erklärung zu stützen, erscheint zudem problematisch, da es einen Körper-Seele-Dualismus impliziert, anstatt vielmehr ein biopsychosoziales Störungsmodell zugrunde zu legen. Medizinisch unerklärte Symptome bleiben im DSM-5 weiterhin ein Schlüsselkriterium in der Konversionsstörung und bei Scheinschwangerschaft, weil in diesen Fällen i. d. R. nachweisbar ist, dass die MUS nicht mit organischer Pathologie einhergehen.

Hypochondrie und Krankheitsangststörung

Gesundheitsbezogene Ängste, die von tatsächlichen körperlichen Symptomen begleitet sind, gehen im DSM-5-TR in der somatischen Belastungsstörung auf (➤ Abb. 27.2). Personen, die eine hohe gesundheitsbezogene Angst ohne somatische Symptome haben, erhalten laut DSM-5-TR die Diagnose „Krankheitsangststörung" („illness anxiety disorder"), wenn die Angst nicht besser durch eine primäre Angststörung wie z. B. eine generalisierte Angststörung erklärt werden kann.

27.4 Kritik an Klassifikationssystemen

Wie in ➤ Kap. 27.1 beschrieben, können Klassifikationssysteme als Spiegel ihrer Zeit gesehen werden. Überarbeitungen reflektieren Bemühungen, den aktuellen Stand der Forschung und Lösungsmöglichkeiten für Probleme und Kritikpunkte an vorherigen Versionen zu integrieren. Dabei bedeutet die Publikation der Neuauflage eines Klassifikationssystems nicht, dass es sich dabei um einen Konsens aller Kliniker handelt. Im Gegenteil: Veränderungen in den Neuauflagen geben meist Anlass zu einer regen Diskussion unter Klinikern und Forschern. Aktuell wird viel über neu eingeführte Diagnosen in der ICD-11 debattiert. Ein vieldiskutierter Aspekt ist z. B., ob die Diagnose einer verlängerten Trauerstörung zu einer Pathologisierung von Trauer führt. Während der Diskurs möglicherweise zu Unsicherheit bei Lernenden führt, muss klar sein, dass er gleichzeitig Motor für neue Erkenntnisse und die Weiterentwicklung des Feldes ist.

Ein Kritikpunkt bezieht sich auf eine z. T. **sehr niedrige Übereinstimmung zwischen Klinikern** (Reliabilität) bei der Diagnose von Störungen. Operationalisierte Diagnostik hat den Anspruch, eine eindeutige Zuordnung der Symptome zu einer Kategorie (Diagnose) zu ermöglichen. Tatsächlich hat eine Vielzahl von Studien zeigen können, dass die Übereinstimmung verschiedener Kliniker bei der Vergabe von Diagnosen recht gering ist. Das bedeutet, wenn verschiedene Kliniker unabhängig voneinander den Zustand eines Patienten einschätzen, kommen sie z. T. zu sehr unterschiedlichen Einschätzungen, welche Diagnose angemessen ist. Bei dieser Form der Übereinstimmung spricht man von **Reliabilität,** die statistisch in Koeffizienten geschätzt werden kann (z. B. Cohens κ). Die z. T. geringe Übereinstimmung zeigt, dass das Ziel einer eindeutigen Zuordnung anhand der Klassifikationssysteme bis heute noch nicht erfolgreich umgesetzt wurde. Auffällig ist dabei, dass die Übereinstimmung bei manchen Störungsbildern vergleichsweise hoch ist; laut Feldstudien im Revisionsprozess des DSM-IV hat z. B. die somatische Belastungsstörung eine Übereinstimmung von κ =.61, die Diagnose für eine Major Depression jedoch nur von κ =.28 und für eine generalisierte Angststörung sogar nur κ =.20 (Freedman et al. 2013). Ob ein Klassifikationssystem daher tatsächlich als „gemeinsame Sprache" gelten kann, bleibt dabei fraglich.

Kliniker kritisierten oftmals, dass der rein deskriptive Ansatz der operationalisierten Diagnostik den Patienten nicht gerecht würde. Dabei wird angenommen, dass die Klassifikation der Störungen den diagnostischen Prozess auf die Erfassung beobachtbarer Kriterien einschränke und so **biografische und strukturelle Aspekte** psychischer Störungen bei der Diagnosestellung nicht berücksichtige (Saß 1990).

Aus grundlagenbezogener Forschungsperspektive wird zudem vermehrt kritisiert, dass der kategoriale Ansatz in Klassifikation und Diagnostik unangemessen sei. Kategoriale Diagnostik suggeriere, dass es keine Kontinuität zwischen „normalem" und „abweichendem" Verhalten, Fühlen und Denken gibt. Durch das Bemühen, zu homogene Patientengruppen zu gelangen, würden zudem immer neue Diagnosen geschaffen; dies würde zu rein **definitionsbedingter Komorbidität** führen (APA 2013). Im DSM-5 wird daher neben dem kategorialen Klassifikationssystem eine forschungsorientierte, alternative diagnostische Strategie aufgezeigt, die sich an grundlagenbezogenen Facetten psychischer und neurobiologischer Funktionen orientiert.

Weitere Kritikpunkte beziehen sich auf eine gesetzte Abwendung von begrifflichen Konventionen. In dem Bestreben, eine gemeinsame Sprache für Störungsbilder und Symptome zu schaffen, werden z. T. schulenspezifische Termini nicht verwendet. Diese **Abwendung von etablierten Begriffen** und somit disruptive Setzung neuer Standards in neuen Auflagen der Klassifikationssysteme hat immer wieder Diskussionen ausgelöst. Dies wird exemplarisch an der Diskussion über die Begriffe „psychogen" oder „Psychose" deutlich. Der Begriff „psychogen" wird als Bezeichnung diagnostischer Kategorien in der ICD-10 nicht verwendet, da er unterschiedliche Bedeutungen habe. Gleichzeitig wird er im Text gelegentlich verwendet, wenn dies auf offensichtliche Ereignisse oder Belastungen hinweisen soll, welche die Störung (mit-)verursacht haben könnte (Dilling et al. 2014).

Eine kurze Zusammenfassung der Vor- und Nachteile von Klassifikationssystemen bietet ➤ Box 27.2.

BOX 27.2

Einige Vor- und Nachteile von Klassifikationssystemen

Vorteile:

- Klassifikationssysteme ...
  - ... erleichtern die Kommunikation, indem sie eine gemeinsame Definition bieten und große Informationsmengen reduzieren,
  - ... erleichtern Diagnostik und den Zugang zu angemessener Behandlung von Patienten,
  - ... erhöhen durch operationalisierte Kriterien die Übereinstimmung zwischen Diagnostikern.

Nachteile:

- Klassifikationssysteme ...
  - ... reduzieren Informationen so, dass die Einzigartigkeit des Menschen nicht berücksichtigt wird,
  - ... können dazu beitragen, dass Menschen stigmatisiert werden,
  - ... suggerieren durch kategoriale Diagnostik, dass es keine Kontinuität zwischen „normalem" und „abweichendem" Verhalten, Fühlen und Denken gibt.

27

LITERATURAUSWAHL

APA (American Psychiatric Association). Diagnostic and Statistical Manual of Mental Disorder, Fifth Editon, Text Revision (DSM-5-TR). Washington, DC: American Psychiatric Publishing 2022.

Dilling H, Mombour W, Schmidt MH. Internationale Klassifikation psychischer Störungen, ICD-10 Kapitel V (F). Klinisch-diagnostische Leitlinien. Bern: Huber 2014.

Drösler SE, Weber S, Chute CG. ICD-11 extension codes support detailed clinical abstraction and comprehensive classification. BMC Med Inform Decis Mak 2021; 21 (Suppl 6): 278. DOI: 10.1186/s12911-021-01635-2.

Falkai P, Wittchen HU. Diagnostisches und Statistisches Manual Psychischer Störungen DSM-5. Göttingen: Hogrefe 2014.

Freedman R, Lewis DA, Michels R, et al. The initial field trials of DSM-5: New blooms and old thorns. Am J Psychiatry 2013; 170(1): 1–5.

Gaebel W, Stricker J, Kerst A. Changes from ICD-10 to ICD-11 and future directions in psychiatric classification. Dialogues Clin Neurosci 2020; 22(1): 7–15.

International Advisory Group for the Revision of ICD-10 Mental and Behavioural Disorders A conceptual framework for the revision of the ICD-10 classification of mental and behavioural disorders. World Psychiatry. 2011; 10: 2. 86–92.

Jakob R. ICD-11 – Anpassung der ICD an das 21. Jahrhundert. Bundesgesundheitsbl –Gesundheitsforsch – Gesundheitsschutz 2018; 61(7): 771–777; https://doi.org/10.1007/s00103-018-2755-6.

Löwe B, Levenson J, Depping M, et al. Somatic symptom disorder: A scoping review on the empirical evidence of a new diagnosis. Psychol Med 2022; 52: 632–648.

WHO (World Health Organization. Tenth Revision of the International Classification of Diseases and Related Health Problems (ICD-10). Geneva: WHO 1992.

KAPITEL

28 International Classification of Functioning (ICF)

Markus Bassler

28.1 Hintergrund

Die WHO befasste sich erstmals in den 1970er-Jahren mit der Entwicklung einer Klassifikation von Krankheitsfolgen, was 1980 erstmalig zur Verabschiedung der Internationalen Klassifikation der Behinderung führte (**International Classification of Impairments, Disability and Handicaps – ICDH**). Die ICDH fasste Behinderungen als direkte Folge einer zugrunde liegenden Krankheit auf („Krankheitsfolgenmodell"), was jedoch frühzeitig als ein zu enges Verständnis von Behinderung kritisiert und stattdessen darauf abgehoben wurde, dass „man nicht behindert ist, sondern behindert wird". Der zugrunde liegende Gedanke dieser Formulierung zielt darauf ab, dass es nicht so entscheidend ist, welche Beeinträchtigung bzw. welches Handicap eine Person als Behinderung aufweist, sondern dass es maßgeblich darum geht, welche Möglichkeiten zur gesellschaftlichen bzw. sozialen Teilhabe (Inklusion) die Umwelt Menschen mit Behinderung/Handicap eröffnet. Wenn z. B. eine Person aufgrund ihrer Gehunfähigkeit keine Treppe ersteigen kann, könnte die Gesellschaft die Umweltbedingungen (Kontextfaktoren) für diese Person etwa dadurch verbessern, dass sie bei Treppen ergänzend mit Rollstuhl befahrbare Rampen bereitstellt. Diesem weitergefassten Verständnis von Behinderung liegt ein Krankheits- und Gesundheitskonzept zugrunde, das statt des nur individuumszentriert ausgerichteten Krankheitsfolgenmodells der ICDH die komplexe Wechselwirkung von biologischen, psychischen und sozialen Faktoren und deren Auswirkung auf die gesellschaftliche Teilhabe berücksichtigt.

Diese erweiterte Sichtweise von Behinderung führte dazu, dass die WHO 2001 ihre damalige Fassung der ICDH revidierte und unter dem neuen Namen **International Classification of Functioning, Disability and Health (ICF)** verabschiedete. Die WHO empfahl dabei, die ICF als Ergänzung zur ICD-10 anzuwenden, da die der ICD-10 zugrunde liegende biomedizinische Diagnostik bzw. Klassifikation nicht beschreiben kann, wie sich eine Krankheit und eine damit gegebene Beeinträchtigung auf die Teilhabe einer betroffenen Person auswirkt. Die deutschsprachige Version der ICF wurde vom DIMDI 2005 unter dem Titel „Internationale Klassifikation der Funktionsfähigkeit, Behinderung und Gesundheit" herausgegeben. Die ICF ist dank der zugrunde liegenden biopsychosozialen Perspektive nicht primär defizitorientiert, sondern fokussiert sehr viel stärker auf krankheits- bzw. gesundheitsbezogene Bewältigungsressourcen, wobei sie bzgl. der Krankheitsätiologie einen neutralen Blickwinkel einnimmt. Die ICF kann daher auf alle Menschen bezogen werden, nicht nur auf Menschen mit Behinderungen.

2009 wurde für Deutschland die von den Vereinten Nationen im Jahr 2008 ratifizierte **Behindertenrechtskonvention** (UN-BRK 2009) sozialrechtlich verpflichtend in Kraft gesetzt. Die daraus abzuleitende Aufgabe für den Gesetzgeber, die Lebenssituation von Menschen mit Behinderungen durch mehr Selbstbestimmung und mehr Teilhabe zu verbessern, führte zu Überarbeitungen des Neunten Sozialgesetzbuches (SGB IX) unter verstärkter Einbeziehung der biopsychosozialen Perspektive und der darauf fußenden Terminologie und Anwendung der ICF.

Die ICF hat sich im Zuge dieser sozialrechtlichen Verankerung insbesondere in der medizinischen Rehabilitation sowie in der sozialmedizinischen Begutachtung zur Beurteilung von Erwerbsunfähigkeit als ein anerkanntes trägerübergreifendes Assessment etabliert, das für die Bedarfsfeststellung und Verlaufsbeurteilung von Rehabilitation unerlässlich ist (Ostholt-Corsten 2021). Hierfür stehen schon seit Längerem sowohl ICF-basierte Selbstrating-Assessments für Patient*innen (z. B. Psych-AT 50 von Nosper 2008) als auch Fremdratinginstrumente wie die Mini-ICF-App (Linden und Baron 2005; Linden et al. 2015) zur Verfügung.

28.2 Grundbegriffe der ICF

In der ICF werden einige Grundbegriffe verwendet, deren Definition zunächst kurz erläutert werden soll.

- **Aktivität:** die Durchführung einer Aufgabe oder Handlung (Aktion) durch eine Person.
- **Teilhabe** (Partizipation): das Einbezogensein in eine Lebenssituation.
- **Beeinträchtigungen der Aktivität:** Schwierigkeiten, die eine Person bei der Durchführung einer Aktivität haben kann.
- **Beeinträchtigungen der Teilhabe:** Probleme, die eine Person beim Einbezogensein in eine Lebenssituation erlebt.
- **Umweltfaktoren:** bilden die materielle, soziale und einstellungsbezogene Umwelt ab, in der Menschen leben und ihr Dasein entfalten.
- **Personbezogene Kontextfaktoren:** umfassen Eigenschaften einer Person, die nicht Teil ihres Gesundheitsproblems oder -zustands sind, jedoch einen Einfluss auf ihre Funktionsfähigkeit haben können.

Das biopsychosoziale ICF-Modell ist hierarchisch aufgebaut und gliedert sich auf oberster Stufe in den Teil 1 „Funktionsfähigkeit und Behinderung" und in den Teil 2: „Kontextfaktoren". Auf der nächster Gliederungsstufe werden im Teil 1 die beiden Komponenten „Körperfunktionen und Strukturen" sowie „Aktivitäten und Teilhabe" unterschieden, im Teil 2 die beiden Komponenten „Umweltfaktoren und personbezogene Faktoren" (➤ Abb. 28.1).

Je nach gewünschter Detaillierung dieser Komponenten stehen drei Ebenen zur Verfügung:

- Die 1. Ebene enthält die Liste der Überschriften von insgesamt 30 Kapiteln und gibt somit nur eine vergleichsweise grobe Strukturierung vor.
- Die 2. Ebene beinhaltet eine Auffächerung aller Kapitel in insgesamt 360 Domänen bzw. Kategorien, was auch als „Kurzversion" der ICF bezeichnet wird.
- Die 3. Ebene umfasst schließlich in weiterer Differenzierung aller Domänen insgesamt 1.424 Items (Syn. Kategorien). Diese Ebene bildet die „Vollversion" der ICF ab und dient bislang überwiegend zu Forschungszwecken, da sie für die Belange der klinischen Praxis als zu zeitaufwendig gilt.

Zum Zwecke einer vereinfachten Klassifikation steht ab der 1. Ebene ein alphanumerischer Code zur Verfügung, der für die ersten drei Komponenten mit einem Kleinbuchstaben beginnt und je nach Differenzierungsgrad der Beschreibung um bis zu fünf numerische Stellen erweitert werden kann (➤ Abb. 28.2). Für die Komponente 4 (Personbezogene Faktoren) hat die WHO bislang keine Klassifikation vorgelegt, was mit der Schwierigkeit zu tun hat, dass hierfür eine sehr komplexe Systematik zu entwickeln ist, um die sehr unterschiedlichen sozialen und kulturellen Eigenheiten angemessen berücksichtigen zu können.

Anhand eines vereinfachten Beispiel soll die ICF-Klassifikation mit einem Fall aus der sozialmedizinischen Begutachtung dargestellt werden.

Patientinnengeschichte

Bei einer Sprachtherapeutin, die in einer staatlichen Einrichtung des Gesundheitswesens tätig war, kam es nach einem Hörsturz zu einer anhaltenden Hörminderung. Die Hörminderung kann mit dem ICF-Code s299 bezeichnet werden, der für *„Strukturen des Ohres und mit ihnen im Zusammenhang stehenden Strukturen, nicht näher bezeichnet"* steht. Die daraus resultierende Störung des Sprachverständnisses lässt sich mit dem spezifischen Item b16700 kodieren, was sich auf *„das Verständnis gesprochenen Sprache betreffende Funktionen"* bezieht. Hinsichtlich der Perspektiven für die weitere berufliche Partizipation könnte beispielsweise d8451 kodiert werden, was *„ein Arbeitsverhältnis behalten"* bedeutet. Hinsichtlich der Kontextfaktoren könnte noch der Ort des Arbeitsplatzes der Sprachtherapeutin genannt werden, wofür sich in ihrem Fall die Kodierung mit e5800 *„Dienste des Gesundheitswesens"* anbieten würde, da sie in einer staatlichen Gesundheitseinrichtung arbeitet.

Wie dieses Beispiel zeigt, lassen sich mit der ICF-Klassifikation je nach gewünschter Detailgenauigkeit sowohl allgemeinere als auch spezifischere Kategorien zur Beschreibung eines Gesundheitsproblems kodieren.

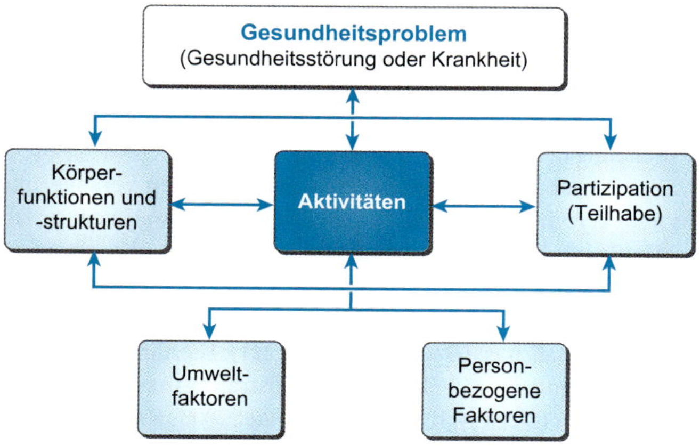

Abb. 28.1 Das biopsychosoziale Modell der ICF [L157]

Neben der bloßen Benennung können die jeweiligen Kategorien zusätzlich auf einer 5-stufigen Likert-Skala beurteilt werden:

- Für die **Körperfunktionen und -strukturen** sowie die **Aktivitäten- und Partizipations-Items** bezieht sich die Beurteilung auf das Vorhandensein eines Problems: „0" = ein Problem ist nicht vorhanden, „1" = ein Problem ist leicht ausgeprägt, „2" = ein Problem ist mäßig ausgeprägt, „3" = ein Problem ist erheblich ausgeprägt, „4" = ein Problem ist voll ausgeprägt.
- **Umweltfaktoren** werden auf dieser 5-stufigen Skala bzgl. des Ausmaßes positiver oder negativer Effekte geratet (z. B. „0" = Barriere bzw. Förderfaktor nicht vorhanden):
  - *Förderfaktoren* werden dabei mit einem „+" statt des Punktes vor dem Beurteilungsmerkmal kodiert (z. B. bzgl. des Arbeitsverhältnisses förderliche Kontextfaktoren: d8451+2),
  - *Barrieren* mit einem „–" (z. B. bzgl. des Arbeitsverhältnisses hemmende Faktoren: d8451-2).

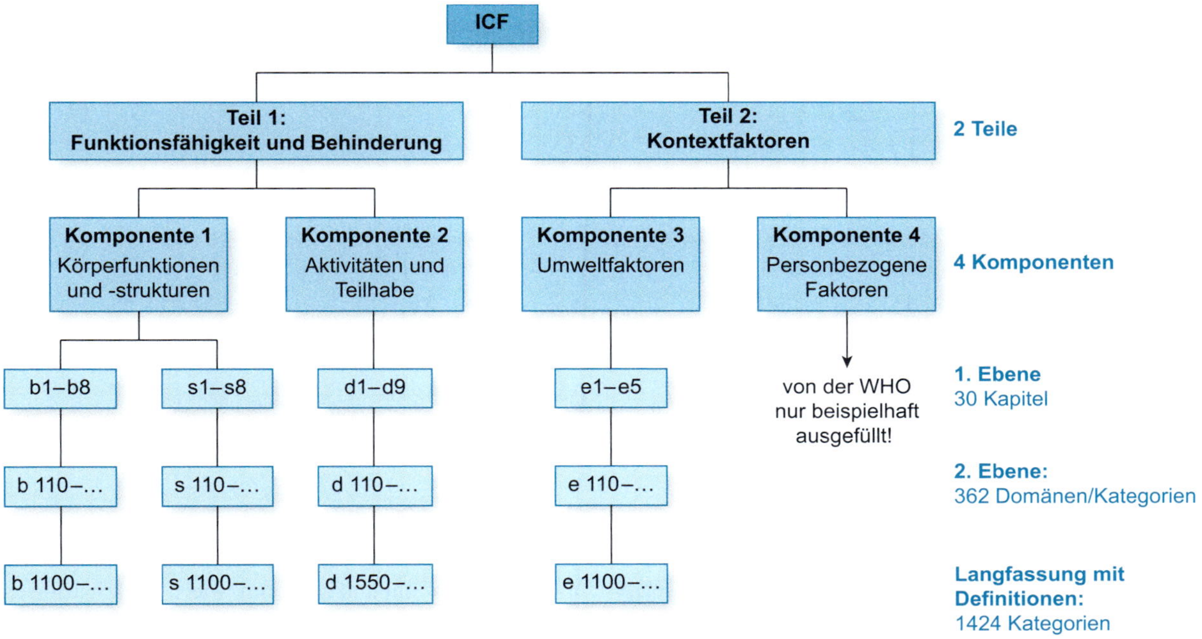

Abb. 28.2 Mehrebenen-Klassifikation der ICF (Quelle: Arbeitshilfe „ICF": MDS 2021) [L231]

Ein genereller Kritikpunkt an der ICF ist, dass manche Beurteilungsmerkmale noch nicht genügend trennscharf operationalisiert sind und ihre Graduierung in der Praxis daher Schwierigkeiten bereitet. Für einige Erkrankungen sind in den letzten Jahren ausgewählte Core Sets von Items mit verbesserter Operationalisierung entwickelt worden – bspw. abrufbar auf der Online-Plattform „ICF Research Branch" (www.icf-research-branch.org) und dort für den Bereich psychischer Störungen etwa bzgl. Depression und Schizophrenie.

Im Folgenden sollen die vier Komponenten der ICF inhaltlich näher dargestellt werden, um die allgemeineren Kategorien der darauf bezogenen Mehrebenenklassifikation besser veranschaulichen zu können.

28.3 Komponenten der ICF

28.3.1 Gesundheitsproblem

Gesundheitsproblem ist ein Oberbegriff für (akute oder chronische) Krankheiten, Gesundheitsstörungen, Verletzungen oder Traumata. Dieser Begriff kann jedoch auch andere Phänomene umfassen, z. B. Schwangerschaft, Altern, Stress, kongenitale Anomalien oder genetische Prädispositionen. Das Gesundheitsproblem kann Informationen zur Pathogenese bzw. Ätiologie enthalten, ist selbst aber nicht integraler Bestandteil/Komponente der ICF, sondern wird typischerweise mit der ICD-10 kodiert.

Körperfunktionen und -strukturen

Körperfunktionen umfassen die physiologischen Funktionen von Körpersystemen einschließlich psychologischer Funktionen, wozu nicht nur die elementaren Funktionen der einzelnen Körpersysteme (z. B. auch Schmerz), sondern ebenso die kognitiv-perzeptorischen Funktionen des Gehirns (z. B. Bewusstsein, Gedächtnis) zählen. **Körperstrukturen** sind anatomische Teile des Körpers wie Organe, Gliedmaßen und ihre Bestandteile (➤ Tab. 28.1).

Negative Normabweichungen bzw. der Verlust sowohl somatischer oder psychischer Funktionen als auch anatomischer Strukturen werden als **Schädigungen** bezeichnet. Diese können auf der Ebene der Organe, Organsysteme oder des gesamten Körpers auftreten und sowohl subjektiv wahrgenommen als auch objektiv erfasst werden (z. B. in Form von funktionsdiagnostischen, somatischen oder bildgebenden Befunden).

Aktivitäten und Teilhabe (Partizipation)

Eine **Aktivität** ist die Durchführung einer Aufgabe oder Handlung durch eine Person, **Teilhabe** bezeichnet das Einbezogensein in eine Lebenssituation. Eine eindeutige Trennung von Aktivitäten und Teilhabe ist i. d. R. nur in Kenntnis der Fragestellung und der individuellen Lebensumstände möglich, weshalb die beiden Komponenten in der ICF auch in einem Kapitel zusammengefasst sind (➤ Tab. 28.2).

Beeinträchtigungen der Aktivitäten: Damit sind Schwierigkeiten gemeint, die ein Mensch bei der Durchführung von Aktionen wie z. B. beim Lernen, Schreiben, Rechnen, Kommunizieren, Gehen, bei der Körperpflege oder beim Umgang mit Stress haben kann. Ursachen für beeinträchtigte Aktivitäten sind zumeist Krankheiten oder Ver-

Tab. 28.1 ICF-Klassifikation der Körperfunktionen und -strukturen auf erster Ebene

Kap.	Körperfunktionen	Kap.	Körperstrukturen
b1	Mentale Funktionen	s1	Strukturen des Nervensystems
b2	Sinnesfunktion und Schmerz	s2	Auge, Ohr und mit diesen in Zusammenhang stehende Strukturen
b3	Stimm- und Sprechfunktion	s3	Strukturen, die an der Stimme und dem Sprechen beteiligt sind
b4	Funktionen des kardiovaskulären, hämatologischen, Immun- und Atmungssystems	s4	Strukturen des kardiovaskulären, des Immun- und des Atmungssystems
b5	Funktionen des Verdauungs-, Stoffwechsel- und endokrinen Systems	s5	Mit dem Verdauungs-, Stoffwechsel- und endokrinen System im Zusammenhang stehende Strukturen
b6	Funktionen des Urogenital- und reproduktiven Systems	s6	Mit dem Urogenital- und dem Reproduktionssystem im Zusammenhang stehende Strukturen
b7	Neuromuskuloskelettale und bewegungsbezogene Funktionen	s7	Mit der Bewegung im Zusammenhang stehende Strukturen
b8	Funktionen der Haut und der Hautanhangsgebilde	s8	Strukturen der Haut und Hautanhangsgebilde

Tab. 28.2 ICF-Klassifikation der Aktivitäten und Teilhabe auf erster Ebene

Kap.	Aktivitäten und Teilhabe
d1	**Lernen und Wissensanwendung** (z. B. bewusste sinnliche Wahrnehmungen, elementares Lernen, Wissensanwendung)
d2	**Allgemeine Aufgaben und Anforderungen** (z. B. Aufgaben übernehmen, die tägliche Routine durchführen, mit Stress umgehen)
d3	**Kommunikation** (z. B. Kommunizieren als Empfänger/als Sender, Konversation und Gebrauch von Kommunikationshilfen)
d4	**Mobilität** (z. B. die Körperposition ändern und aufrechterhalten, Gegenstände tragen, bewegen und handhaben, gehen und sich fortbewegen, sich mit Transportmitteln fortbewegen)
d5	**Selbstversorgung** (z. B. sich waschen, an- und auskleiden, die Toilette benutzen, essen, trinken, auf seine Gesundheit achten)
d6	**Häusliches Leben** (z. B. Beschaffung von Lebensnotwendigkeiten, Haushaltsaufgaben und anderen helfen)
d7	**Interpersonelle Interaktionen und Beziehungen** (z. B. allgemeine interpersonelle Interaktionen, besondere interpersonelle Beziehungen)
d8	**Bedeutende Lebensbereiche** (z. B. Erziehung/Bildung, Arbeit und Beschäftigung, wirtschaftliches Leben)
d9	**Gemeinschafts-, soziales und staatsbürgerliches Leben** (z. B. Gemeinschaftsleben, Erholung und Freizeit, Religion und Spiritualität)

letzungen (Struktur- und Funktionsschädigungen). Der Bezug zur Ebene der Aktivitäten wird durch die Anwendung der ICF unterstützt und kann bei der Beantwortung z. B. folgender Fragen relevant sein:

- Welche Aktivitäten sind beeinträchtigt und wenn ja, wie lange?
- Welche Maßnahmen erscheinen geeignet, diese Beeinträchtigung positiv zu beeinflussen?

Beeinträchtigung der Teilhabe: Damit ist gemeint, dass ein Problem besteht, das eine Person im Hinblick auf ihr Einbezogensein in Lebenssituationen haben kann, wie z. B. im häuslichen Leben, in Beziehungen, bei der Erziehung, bei der Arbeit oder in der Freizeit. Bei den Ursachen handelt es sich i. d. R. um krankheitsbedingte Aktivitätseinschränkungen, die die Teilhabe beeinträchtigen. In manchen Fällen sind aber auch Umweltfaktoren wie z. B. fehlende Barrierefreiheit beim Zugang zu öffentlichen Gebäuden oder auch individuelle Einstellungen zu Mitmenschen für eine beeinträchtigte Teilhabe verantwortlich.

Für die verschiedenen Teilhabebereiche tragen unterschiedliche Leistungsträger die Verantwortung, z. B. die Rentenversicherungsträger (RVT), die Gesetzliche Unfallversicherung (GUV) und die Gesetzliche Krankenversicherung (GKV).

28.3.2 Kontextfaktoren

In der Lebenswelt einer Person sind sowohl **Umweltfaktoren** als auch **personbezogene Faktoren** von zentraler Bedeutung. Beide können die Auswirkungen eines Gesundheitsproblems vermindern oder verstärken. Positiv wirkende Kontextfaktoren werden als *Förderfaktoren oder Ressourcen,* negativ wirkende Kontextfaktoren als *Barrieren* bezeichnet.

Umweltfaktoren

Umweltfaktoren umfassen die natürliche materielle Welt mit ihren Eigenschaften und die vom Menschen geschaffene materielle Welt (➤ Tab. 28.3). Dazu zählen auch andere Menschen in verschiedenen Beziehungen und Rollen, Einstellungen und Werte, Sozialsysteme und Dienste sowie Handlungsgrundsätze, Regeln und Gesetze. Umweltfaktoren stellen somit den gesamten Hintergrund des Lebens und der Lebenssituation eines Menschen dar, der als solcher einen Einfluss auf die Funktionsfähigkeit dieser Person haben kann. Umweltfaktoren können sowohl die Krankheit als auch die Krankheitsauswirkungen

Tab. 28.3 ICF-Klassifikation der Umweltfaktoren der ersten Ebene

Kap.	Umweltfaktoren
e1	**Produkte und Technologien** (z. B. Lebensmittel, Medikamente, Hilfsmittel, Vermögenswerte)
e2	**Natürliche und vom Menschen veränderte Umwelt** (z. B. demografischer Wandel, Pflanzen, Tiere, Klima, Laute, Geräusche, Luftqualität)
e3	**Unterstützung und Beziehung** (z. B. Familie, Freunde, Vorgesetzte, Hilfs- und Pflegepersonen, Fremde)
e4	**Einstellungen** (z. B. individuelle Einstellungen der Familie, von Freunden, gesellschaftliche Einstellungen)
e5	**Dienste, Systeme, Handlungsgrundsätze** (z. B. des Wohnungs-, Versorgungs-, Transport-, Gesundheitswesens, der Wirtschaft, Politik)

Tab. 28.4 DGSMP-Klassifikation der personbezogenen Faktoren

Kap.	Personbezogene Faktoren
1	**Allgemeine Merkmale einer Person** (Alter und Geschlecht)
2	**Physische Faktoren** (z. B. Körpermaße und -form, bewegungsbezogene Faktoren, Faktoren des Stoffwechsels)
3	**Mentale Faktoren** (Faktoren der Persönlichkeit, kognitive und mnestische Faktoren)
4	**Einstellungen, Handlungskompetenz und Gewohnheiten** (z. B. Einstellung zu Krankheit, Lebenszufriedenheit, Empowerment, Verhaltensgewohnheiten)
5	**Lebenslage** (z. B. familiärer Status, Wohnsituation, Beschäftigungsstatus, wirtschaftlicher Status, Bildungsstatus)

positiv oder negativ beeinflussen, d. h., sie können für die einzelne Person einen Förderfaktor oder eine Barriere darstellen. Förderfaktoren können z. B. barrierefreie Zugänge, Verfügbarkeit von Hilfsmitteln, Medikamenten und Sozialleistungen sein. Barrieren sind in diesem Zusammenhang z. B. schlechte Erreichbarkeit von Leistungserbringern oder soziale Stigmatisierung und finanzielle Belastung durch Therapiekosten.

Personbezogene Faktoren

Personbezogene Faktoren sind der spezielle Hintergrund des Lebens und der Lebensführung eines Menschen; sie umfassen Gegebenheiten des Menschen, die nicht Teil ihres Gesundheitsproblems oder -zustands sind. Die bislang noch nicht fertiggestellte Systematisierung dieser ICF-Komponente erschwert die Verständigung im Sozial- und Gesundheitswesen. Da personbezogene Faktoren aber zentraler Bestandteil einer ganzheitlichen Betrachtung krankheits- und behinderungsbedingter Auswirkungen auf die Teilhabe sind und ihre systematische Beschreibung, sofern für die Fragestellung relevant, die Transparenz und Nachvollziehbarkeit der im Rahmen der Bedarfs- und Leistungsermittlung gefällten Entscheidungen unterstützt, wird vielerorts bereits auf die für den deutschen Sprachraum entwickelte Systematik der Deutschen Gesellschaft für Sozialmedizin und Prävention (DGSMP) verwiesen (DGRW 2012; ➤ Tab. 28.4). Personbezogene Faktoren dürfen ausschließlich nur anlassbezogen in die sozialmedizinische Bewertung einfließen.

Die vorgeschlagene Systematik ermöglicht in der sozialmedizinischen Begutachtung neben der Berücksichtigung von Umweltfaktoren auch die der begutachtungsrelevanten personbezogenen Faktoren, z. B. im Rahmen der Sozialanamnese oder bei der körperlichen Untersuchung.

28.4 Beurteilungsmerkmale

Die ICF bietet für alle Komponenten Beurteilungsmerkmale an (➤ Tab. 28.5). Diese sind unterschiedlich angelegt, um die Auswirkungen des individuellen Gesundheitsproblems möglichst genau beschreiben zu können. Da sich die von der ICF vorgesehene Schweregradeinteilung in der Praxis bislang jedoch noch nicht zufriedenstellend operationalisieren lässt, ist eine entsprechende Kodierung nach ICF in der sozialmedizinischen Begutachtung bislang noch nicht umgesetzt worden.

Leistung/Leistungsfähigkeit

Für die Komponente der Aktivitäten/Teilhabe sind seitens der ICF die Beurteilungsmerkmale *Leistung* und *Leistungsfähigkeit* vorgesehen. Diese sind insbesondere in der sozialmedizinischen Begutachtung des Leistungsvermögens von Bedeutung.

Tab. 28.5 Beurteilungsmerkmale für die Komponenten der ICF

Komponente	Beurteilungsmerkmal
Körperfunktion	• Ausmaß der Schädigung
Körperstruktur	• Ausmaß der Schädigung • Art der Schädigung • Lokalisation der Schädigung
Aktivitäten/Teilhabe	• Leistung • Leistungsfähigkeit • Leistungsfähigkeit mit Hilfsmitteln/Assistenz • Leistung ohne Hilfsmittel/Assistenz • Unter zusätzlicher Berücksichtigung von personbezogenen Faktoren (z. B. Zufriedenheit, Einstellung)
Umweltfaktoren	• Ausmaß, in dem der Umweltfaktor als Förderfaktor oder als Barriere wirkt

- **Leistung:** fokussiert auf Aktivitäten unter realen Bedingungen, d. h. unter Berücksichtigung sowohl der konkreten Umwelt- als auch personbezogener Faktoren (positiv wie negativ wirkend), die das resultierende Aktivitätsniveau einer Person beeinflussen.
- **Leistungsfähigkeit:** fokussiert auf Aktivitäten unter standardisierten Bedingungen, also ohne Berücksichtigung der Einflüsse aus dem aktuellen und konkreten Umfeld.

Unter standardisierten Testbedingungen wird das höchstmögliche Niveau einer Aktivität beurteilt.

Leistungsvermögen/Leistungsbild

Bei der sozialmedizinischen Begutachtung der Arbeitsunfähigkeit im Rahmen der GKV wird als Synonym des ICF-Begriffs „Leistung" der Begriff „Leistungsvermögen" verwendet und hinsichtlich positivem und negativem Leistungsbild beurteilt. Die Begutachtung hat unter Würdigung der nachstehenden Aspekte nur festzustellen, ob eine Arbeitsunfähigkeit vorliegt oder nicht („Ja/Nein-Entscheidung"):

- Positiv wie negativ wirkende Kontextfaktoren aus der Umwelt
- Krankheits- bzw. behinderungsbedingtes Risikoprofil bzw. Gefährdungsfaktoren
- Ggf. vorhandene arbeitsplatzbezogene Belastungen
- In der Person begründete Faktoren (z. B. Einstellung zu Arbeit, Lebenszufriedenheit)

Bei der sozialmedizinischen Begutachtung im Rahmen der Rentenversicherung wird die Leistungsfähigkeit im Erwerbsleben stattdessen hinsichtlich des qualitativen und quantitativen Leistungsvermögens beurteilt, wobei Letztere im Gegensatz zur bloßen Ja/Nein-Entscheidung der Arbeitsunfähigkeit die zeitlichen sowie anforderungsbezogenen Aspekte des Leistungsvermögens graduiert zu erfassen erlauben.

- **Qualitatives Leistungsvermögen:** umfasst alle festgestellten positiven und negativen Fähigkeiten, d. h. die festgestellten Ressourcen im Hinblick auf die noch zumutbare körperliche Arbeitsschwere, Arbeitshaltung und Arbeitsorganisation (positives qualitatives Leistungsvermögen), und die Fähigkeiten, die krankheitsbedingt oder behinderungsbedingt nicht mehr bestehen bzw. wegen der Gefahr einer gesundheitlichen Verschlimmerung nicht mehr zu verwerten sind (negatives qualitatives Leistungsvermögen).
- **Quantitatives Leistungsvermögen:** bezeichnet den zeitlichen Umfang, in dem eine Erwerbstätigkeit unter den festgestellten/beurteilten Bedingungen des qualitativen Leistungsvermögens arbeitstäglich ausgeübt werden kann, d. h. zumutbar ist.

28.5 Weiterentwicklung der ICF

Die WHO hat die ICF in den vergangenen Jahren stetig weiterentwickelt. Die entsprechenden Updates bis einschließlich 2017 sind in den ICF-Browser der WHO eingepflegt, wobei in Deutschland jedoch vorerst noch die Fassung von 2005 gültig bleibt. Zwischenzeitlich wurde die ICF in die englischsprachige ICD-11-Maintenance-Plattform der WHO aufgenommen.

Des Weiteren hat die WHO bereits 2007 mit der ICF-CY auch eine von der ICF abgeleitete Klassifikation für Kinder und Jugendliche veröffentlicht. Diese berücksichtigt die Besonderheiten der in Entwicklung befindlicher Funktionen und besonderen Lebenswelten von Kindern und Jugendlichen. Auf Deutsch ist die ICF-CY z. B. über die Online-Plattform „Rehadat-ICF-Lotse" (www.rehadat-icf.de/de) verfügbar.

LITERATURAUSWAHL

DGRW (Deutsche Gesellschaft für Rehabilitationswissenschaften e. V.). Stellungnahme der DGRW zu „Personbezogene Faktoren der ICF – Entwurf der AG ‚ICF' des Fachbereichs II der Deutschen Gesellschaft für Sozialmedizin und Prävention (DGSMP)". Rehabilitation 2012; 51(02): 129–130.

Linden M, Baron S. Das Mini-ICF Rating für psychische Störungen. Ein Kurzinstrument zur Beurteilung von Fähigkeitsstörungen bei psychischen Erkrankungen. Rehabilitation 2005; 44: 144–151.

Linden M, Baron S, Muschalla B, Ostholt-Corsten M. Fähigkeitsbeeinträchtigungen bei psychischen Erkrankungen. Diagnostik, Therapie und sozialmedizinische Beurteilung in Anlehnung an das Mini-ICF-APP. Bern: Huber 2015; 185–200.

Medizinischer Dienst des Spitzenverbandes Bund der Krankenkassen e.V. (MDS). Arbeitshilfe „ICF". Essen: MDS 2021.

Nosper M. ICF AT-50. Psychische Entwicklung eines ICF-konformen Fragebogens für die Selbstbeurteilung von Aktivitäten und Teilhabe bei psychischen Störungen. DRV-Schriften 2008; Bd. 77; 127–128.

Ostholt-Corsten. ICF-Orientierung der Rehabilitation. In: Köllner V, Bassler M (Hrsg.): Praxishandbuch Psychosomatische Medizin in der Rehabilitation. München: Elsevier Urban & Fischer 2021; 14–18.

UN-BRK (UN-Behindertenrechtskonvention). Übereinkommen über die Rechte von Menschen mit Behinderungen. Hrsg.: Beauftragter der Bundesregierung für die Belange von Menschen mit Behinderungen. Bonn: BMAS 2009.

WHO (World Health Organization). International Classification of Functioning, Disability and Health: ICF. Geneva: WHO 2001.

WHO (World Health Organization). International Classification of Functioning, Disability and Health: Children and youth version: ICF-CY. World Health Organization. Geneva: WHO 2007; https://apps.who.int/iris/handle/10665/43737 (letzter Zugriff: 19.4.2024).

KAPITEL

29

Franziska Einsle und Volker Köllner

Diagnostik in der Verhaltenstherapie

29.1 Einführung

In der Psychotherapie sind Diagnostik und Behandlung eng miteinander verzahnt (Zaby und Heider 2012). Gerade in der Verhaltenstherapie ist die Diagnostik am praktisch therapeutischen Handeln orientiert, und therapeutische Übungen führen wiederum zu diagnostisch relevanten Informationen. Da diagnostisch relevante Informationen Patient*innen i. d. R. schnell zurückgemeldet (Grundprinzip der Transparenz) oder durch Selbstbeobachtung direkt erarbeitet werden, stehen sie ihnen als Grundlage für Verhaltensänderungen zur Verfügung und werden daher unmittelbar therapeutisch relevant.

Ein multiaxiales psychodynamisches Diagnosesystem wie die OPD (➤ Kap. 31) existiert in der Verhaltenstherapie schon allein aufgrund der verschiedenen Therapiestränge (➤ Kap. 37) nicht. Die OPD hat zum Ziel, die Psychodynamik eines Patienten bzw. einer Patientin abzubilden; diese ist vergleichbar mit der verhaltenstherapeutischen Fallkonzeption der Mikro- und Makroanalyse (➤ Kap. 29.2), auch wenn zu deren Erstellung die unterschiedlichsten diagnostischen Informationen herangezogen werden.

Die in der OPD integrierte Mehrebenendiagnostik wird auch in der Verhaltenstherapie umgesetzt. So erfolgt auf der einen Seite eine strukturierte Diagnostik zur kategorialen Klassifikation mittels Diagnosen, wobei hier zunehmend mehr auch dimensionale diagnostische Ansätze zur Abbildung des Schweregrads integriert werden, wie es u. a. im DSM-5 realisiert wird (Knappe und Härtling 2017). Die Abbildung der jeweiligen Störungsgenese und -aufrechterhaltung erfolgt dann in der individuellen Problem- und Verhaltensanalyse, die sowohl eine horizontale als auch eine vertikale Verhaltensanalyse umfasst (➤ Kap. 29.2).

Für die verhaltenstherapeutische Praxis kommt einer strukturierten und standardisierten Diagnostik somit kardinale Bedeutung zu. Qualitätssicherung und Professionalisierung psychotherapeutischen Handelns sind ohne reliable und valide Diagnostik nicht denkbar. Eine durchdachte Diagnostik hilft, den verhaltenstherapeutischen Prozess transparenter und effektiver für Therapeut*in und Patient*in zu gestalten (Hoyer und Knappe 2012). Unterstützende Materialien zur Gestaltung des therapeutischen Prozesses finden sich auch in Neudeck und Mühlig (2020).

29.2 Der diagnostische Prozess

In der Verhaltenstherapie stellt die Entwicklung einer für den Patienten bzw. die Patientin individualisierten Fallkonzeption eine der therapeutischen Hauptaufgaben dar. Basierend auf dieser Konzeption erfolgt die Planung der weiterführenden Diagnostik, die Gestaltung der therapeutischen Beziehung sowie die Planung der verhaltenstherapeutischen Behandlung (Knappe und Härtling 2017).

Der diagnostische Prozess umfasst in der Verhaltenstherapie dabei sehr verschiedene Facetten (zur Vertiefung s. Knappe und Härtling 2017):

1. **Erstellen einer Diagnose:** Zu Beginn einer verhaltenstherapeutischen Behandlung ist das sorgfältige und valide Stellen einer Behandlungsdiagnose im Rahmen klassifikatorischer Diagnostik essenziell. Diese basiert i. d. R. auf den beiden Klassifikationssystemen ICD-10 bzw. -11 oder dem DSM-5 (s. a. ➤ Kap. 27). Neben den Ergebnissen der klinischen Anamneseerhebung stehen zur Validierung strukturierte Interviews, Fragebögen und Verhaltensbeobachtungen (vgl. ➤ Box 29.1) zur Verfügung. Im deutschen Sprachraum sind strukturierte Interviews wie das Diagnostische Interview bei psychischen Störungen (DIPS, Margraf et al. 1991) oder das Strukturierte Klinische Interview für DSM-V (SKID-5CV, Beesdo-Baum et al. 2019) sowie computerisierte standardisierte Interviews (DIA-X – Diagnostisches Expertensystem für Psychische Störungen; Wittchen und Perkonigg 1997) zur Absicherung der Diagnose im Einsatz. Diese helfen, potenzielle Fehlerquellen klinischer Urteile zu minimieren (Hoyer und Knappe 2012).
2. **Stellen einer Indikation/Prognose:** Im Rahmen des diagnostischen Prozesses wird neben der Diagnosestellung vor Beginn einer verhaltenstherapeutischen Behandlung auch geprüft,

welche Art der Behandlung (z. B. stationäre Therapie) indiziert ist, welche Behandlungstechniken (z. B. Konfrontationsbehandlung), aber auch welche anderen Interventionen (z. B. Schuldnerberatung) angezeigt sind und ob Dritte (z. B. Ehepartner*innen) einbezogen werden sollten. Des Weiteren erfolgt anhand verschiedenster Parameter (z. B. Vorerfahrungen, Einstellung, Ressourcen) eine Beurteilung zur Prognose des gewählten Behandlungsansatzes.
Zur Absicherung von Indikation und Prognose werden sehr häufig störungsspezifische Fragebögen herangezogen (Übersicht: Geue et al. 2016 sowie ➤ Kap. 32).
3. **Individuelle Problemanalyse:** In diesem zentralen Teil des diagnostischen Prozesses erfolgt zum einen die detaillierte Analyse des aktuellen Zustands der Patient*innen (Mikroanalyse) und zum anderen werden potenzielle Einflussfaktoren zur Erklärung des Entstehens und der Aufrechterhaltung des Problemverhaltens (Makroanalyse) erhoben (➤ Kap. 29.2).
4. **Erarbeiten von Therapiezielen:** Eine essenzielle Grundlage verhaltenstherapeutischen Arbeitens ist das transparente Klären der Art und des Umfangs der zu erreichenden Behandlungsziele. Bedeutsam ist hierbei die Absprache möglichst konkreter und realistischer Ziele, die in Bezug auf das Anliegen des Patienten bzw. der Patientin möglichst nützlich sind. Aus den Therapiezielen lassen sich konkrete Behandlungsbausteine ableiten (aus der „Modifikation der Grundannahme „Ich werde nur geliebt, wenn ich immer für andere da bin und nie an mich denke" würde z. B. folgen, dass Techniken der kognitiven Umstrukturierung eingesetzt werden).
Auch hier stehen diagnostische Verfahren zur Unterstützung des Prozesses zur Verfügung, z. B. die Zielerreichungsskala, u. a. in Neudeck und Mühlig 2020).
5. **Begleitende Verlaufsdiagnostik:** Diese Art der Diagnostik umfasst die kontinuierliche Erhebung der Zielvariablen, z. B. das Ausmaß an erreichter Symptomreduktion oder die Veränderung des sozialen Funktionsniveaus. Hierfür werden i. d. R. validierte Tests in Abhängigkeit von den zu verändernden Zielvariablen eingesetzt (Übersicht: ➤ Kap. 32).
6. **Begleitende Prozessdiagnostik:** Um die verhaltenstherapeutischen Prozesse bereits während der Behandlung für Patient*innen zugänglich zu machen und die Qualität zu sichern, wird die Therapie kontinuierlich bzgl. der Frage nach (auch außerhalb der Behandlung liegenden) Einflussfaktoren auf eine Befindensänderung begleitet. Typische Variablen, die im verhaltenstherapeutischen Prozess erhoben werden, sind z. B. die Qualität der therapeutischen Beziehung oder die allgemeine Zufriedenheit mit der Therapie, die zumeist durch Fragebogeninstrumente erhoben/erfasst werden (z. B. Patienten- und Therapeutenstundenbogen, Flückiger et al. 2010). Aber auch unstandardisierte Fragen wie z. B. „Wie bewertet Ihre Partnerin die Veränderungen, von denen Sie gerade berichtet haben?" können für das Verständnis des therapeutischen Prozesses bedeutsam sein. Darüber hinaus ermöglichen Videoaufzeichnungen einen objektiveren Einblick in den therapeutischen Prozess. Diese Videos werden von Therapeut*innen allein oder mit dem jeweiligen Patienten bzw. der Patientin zur begleitenden Prozessdiagnostik angeschaut, können aber bei entsprechendem Einverständnis auch für supervisorische Prozesse eingesetzt werden.
7. Neben Interviews, standardisierten und unstandardisierten Fragebögen spielen **Verhaltensbeobachtungen** eine wichtige Rolle im verhaltenstherapeutischen Diagnostikprozess (➤ Box 29.1).

BOX 29.1

Verhaltensbeobachtung: Einstieg in den diagnostisch-therapeutischen Zirkel

Die direkte Verhaltensbeobachtung ist ein besonders geeigneter Weg, Informationen über das Verhalten von Patient*innen und möglicherweise auch von deren Bezugspersonen zu gewinnen und gleichzeitig in einen diagnostisch-therapeutischen Zirkel einzusteigen (Köllner und Bernardy 2005). Dies kann auf unterschiedliche Weise ablaufen:
- Der Therapeut bzw. die Therapeutin kann gemeinsam mit dem Patienten bzw. der Patientin Problemsituationen aufsuchen oder Verhaltenstests durchführen (z. B. Hyperventilationsübung bei Panikstörung).
- Innerhalb des therapeutischen Settings können Problemsituationen im Rollenspiel dargestellt werden. Dies ist besonders günstig in einer therapeutischen Gruppe, kann aber auch in der Einzeltherapie erfolgen. Videoaufzeichnungen können eine Detailanalyse erleichtern und Selbstbeobachtung durch die Patient*innen ermöglichen.
- Ist eine Beobachtung in vivo nicht möglich, kann der Patient bzw. die Patientin auch aufgefordert werden, sich die Problemsituation in einer Imaginationsübung (in sensu) vorzustellen und über die hierbei auftretenden Gefühle und Gedanken fortlaufend zu berichten.

Im Rahmen der Selbstbeobachtung werden die Patient*innen aufgefordert, sich über einen definierten Zeitraum in bestimmten Situationen selbst zu beobachten und hierüber Protokoll zu führen. Zur Strukturierung werden bestimmte Beobachtungseinheiten vorgegeben, z. B. die in der Situation auftretenden Gefühle und Gedanken.

29.3 Die individuelle Verhaltens- und Problemanalyse

Grundlage der verhaltenstherapeutischen Diagnostik ist die individuelle Verhaltens- und Problemanalyse (Caspar und Goldfried 2007), die sich an der Verhaltensgleichung von Kanfer orientiert (➤ Abb. 29.1).

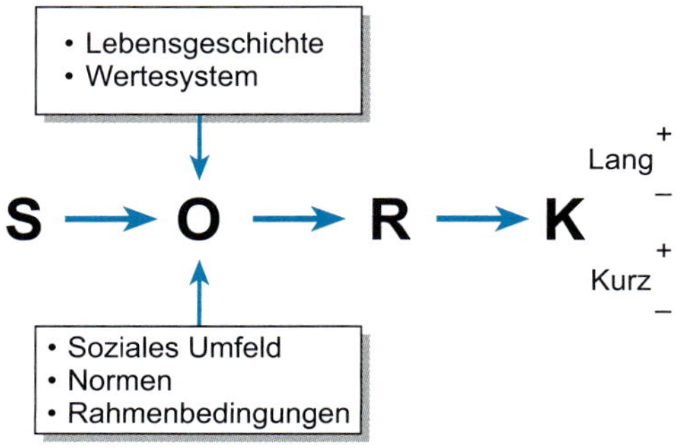

Abb. 29.1 Dynamisches Modell der Analyse menschlichen Verhaltens [L106]

Kanfer (1996) geht von einer kognitionspsychologischen Unterscheidung zwischen „automatisierter und kontrollierter" Informationsverarbeitung aus, die er in die Analyse von Verhalten integrierte. Automatisierte Informationsverarbeitung ist bei Routine- und Alltagstätigkeiten (wie Auto fahren, Alltagsgespräche führen) hilfreich. Problematisch ist jedoch, wenn dysfunktionale Kognitions- und Verhaltensmuster so automatisiert wurden, dass sie zu immer wiederkehrenden Problemsituationen und damit zu psychischem Leid führen. Aufgabe der Therapie (Kanfer 1996) ist es, Klient*innen über eine Rückkehr in den Modus der bewussten (kontrollierten) Informationsverarbeitung dabei zu helfen, diese automatischen Muster zu erkennen und zu modifizieren.

Durch die parallele Beschreibung beobachtbaren Verhaltens, gedanklich/emotionaler Prozesse und physiologischer Abläufe ist das Modell von Kanfer (➤ Abb. 29.1) besonders geeignet, ein verhaltenstherapeutisches Fallkonzept zu entwickeln (ein vertieftes Beispiel s. ➤ Kap. 37.3, Patientengeschichte 2).

Die Analyseebenen zur Beschreibung des aktuell problematischen Patientenverhaltens (auch Mikroanalyse) sind in ➤ Tab. 29.1 vereinfacht beschrieben und anhand einer Patientengeschichte illustriert.

Während bei der **horizontalen Verhaltensanalyse (Mikroebene)** vor allem diejenigen Prozesse betrachtet werden, die in der aktuellen Problemsituation bewusst oder automatisiert ablaufen, geht es in der **vertikalen Verhaltensanalyse (Makroebene)** um den Zusammenhang zwischen den aktuellen Problemen und der Lebens-/Lerngeschichte der Patient*innen sowie deren meist nicht direkt bewussten Grundannahmen/Grundbedürfnissen, Werten und längerfristigen Zielen. Wenn in einer Situation verschiedene Grundbedürfnisse miteinander konkurrieren (z. B. „Ich muss immer stark sein, damit ich meiner Partnerin ein stabiles Gegenüber bin" [Bedürfnis nach Bindung] vs. „Mein Bluthochdruck geht mit unkontrollierbaren Blutdruckanstiegen einher; das macht mich hilflos" [Bedürfnis nach Kontrolle]), kann es zum Erleben von Inkongruenz (Grawe 2004) und zum Auftreten von psychischen Symptomen kommen.

Generell geht es in der Makroanalyse darum, zu klären, wie die Symptomatik des jeweiligen Patienten bzw. der Patientin auf der Basis von verhaltenstherapeutischen Überlegungen entstanden ist und wodurch sie aufrechterhalten wird. Hierfür stehen verschiedenste verhaltenstherapeutischen Erklärungsmodelle zur Verfügung, wobei praktisch am häufigsten, zumindest zu Beginn der Behandlung, auf die Erarbeitung eines Vulnerabilitäts-Stress-Modells zurückgegriffen wird.

PRAXISTIPP

Eine andere Möglichkeit der Erstellung einer vertikalen Verhaltensanalyse ist die **Plananalyse** (Caspar 2018). Neben problematischen Aspekten der Symptomatik werden hierbei auch Ressourcen und Entwicklungspotenziale deutlich. Die Plananalyse bezieht sich darauf, Diagnostiker*innen darin zu unterstützen, das Verhalten ihrer Patient*innen in zwischenmenschlichen Aktivitäten zu analysieren, dabei stabile Interaktionsmuster zu erkennen und diese mit Bedürfnissen in Verbindung zu bringen. Basierend auf den daraus erarbeiteten Oberplänen werden dann entsprechende Interventionen abgeleitet. Für eine detailliertere Darstellung wird auf Caspar (2018) verwiesen.

LITERATURAUSWAHL

Caspar F. Plananalyse. In: Fliegel S, Jänicke W, Münstermann S, et al. (Hrsg.): Verhaltenstherapie. Tübingen: dgvt 2018; 469–499.
Flückiger C, Regli D, Zwahlen D, et al. Der Berner Patienten- und Therapeutenstundenbogen 2000. Ein Instrument zur Erfassung von Therapieprozessen. Z Klin Psychol Psychother 2010; 39(2): 71–79.
Geue K, Strauß B, Brähler E (Hrsg.). Diagnostische Verfahren in der Psychotherapie. Göttingen: Hogrefe 2016.
Grawe K. Neuropsychotherapie. Göttingen, Bern: Hogrefe 2004.
Kanfer FH, Reinecker H, Schmelzer D. Selbstmanagement-Therapie. 2. A. Berlin: Springer 1996.

Tab. 29.1 Ebenen einer Verhaltensanalyse, illustriert am Beispiel einer Patientin (28 J., alleinstehend, Produktionsarbeiterin) mit vermehrten Krankheitsängsten

S	**Situation**	In welcher äußeren und inneren aktuellen Situation befindet sich die Person, wenn das problematische Verhalten auftritt?	Allein zu Hause, Fernsehen (Dokumentation über gesunde Ernährung bei Bluthochdruck) Angespannt nach anstrengendem Arbeitstag → „endlich Ruhe"
O	**Organismus**	Was sind wichtige körperliche und psychische Faktoren, die stabil in der Person liegen, die mit dem problematischen Verhalten einhergehen, z. B. Grundannahmen über die eigene Person, chronische somatische Erkrankungen?	Überbehütung in der Kindheit → „Du darfst dir nicht zu viel zumuten" Schlaganfall des Großvaters und eigene Asthmaerkrankung seit der Schulzeit → „Körpersymptome sind gefährlich" Hohes Leistungsmotiv → „Nur wenn ich funktioniere und mein Bestes gebe, bekomme ich Anerkennung"
R	**Reaktion**	Wie lässt sich das problematische Verhalten als Reaktion auf das Zusammenspiel zwischen Situation und Organismus auf den Ebenen der Gedanken, der Gefühle, der körperlichen Symptome und der Verhaltensweisen beschreiben?	*Körper:* innere Unruhe, vermehrtes Herzklopfen, Schwindel *Gedanken:* „Was ist denn nun schon wieder los?", „Ich hoffe nicht, dass mein Blutdruck zu hoch ist und ich einen Schlaganfall bekomme" *Gefühl:* Verunsicherung, Anspannung/Angst *Verhalten:* Puls/Blutdruck messen, Freundin (Arzthelferin) anrufen und sich in langem Telefonat rückversichern, Aufregung/körperliche Bewegung vermeiden
K	**Konsequenzen**	Welche kurz- und langfristigen Konsequenzen hat das problematische Verhalten? Wodurch wird somit die Symptomatik aufrechterhalten, und wodurch kommt der aktuelle Leidendruck zustande?	*Kurzfristig:* Reduktion der Anspannung/Angst *Langfristig:* keine korrigierenden Erfahrungen, Verfestigung der Gedanken „Körpersymptome sind gefährlich" und „Ich brauche immer jemanden/etwas, der/das mich beruhigt" (Entwicklung einer Abhängigkeit); Belastung der Freundschaft könnte zu sozialen Konflikten und auch zum Rückzug der Freundin führen

Knappe S, Härtling S. Diagnostik und Verhaltensanalyse. Techniken der Verhaltenstherapie. Weinheim: Beltz 2017.
Köllner V, Bernardy K. Verhaltensbeobachtung und -diagnostik. In: Janssen P, Joraschky P, Tress W (Hrsg.): Leitfaden Psychosomatische Medizin und Psychotherapie. 2. A. Köln: Deutscher Ärzteverlag 2009; 166–169.
Neudeck P, Mühlig S. Therapie-Tools Verhaltenstherapie: Therapieplanung, Probatorik, Verhaltensanalyse. 2. A. Weinheim: Beltz 2020.
Zaby A, Heider J. Verhaltenstherapeutische Diagnostik. In: Senf W, Broda M (Hrsg.): Praxis der Psychotherapie. 5. A. Thieme: Stuttgart 2012; 293–303.

KAPITEL

30

Markus W. Haun

Systemische Diagnostik

30.1 Kritik der störungsorientierten klassifikatorischen Diagnostik nach dem medizinischen Modell

Die Güte der klassifikatorischen Diagnostik nach bspw. dem *Diagnostic and Statistical Manual of Mental Disorders* (DSM) hängt maßgeblich ab von deren

- **Reliabilität** (Wie reproduzierbar ist die Diagnose über verschiedene Beobachter*innen hinweg unter gleichen Bedingungen?) und
- **Validität** (Wird durch die jeweilige Diagnose tatsächlich eine reale Entität beschrieben?). Entsprechend wurde die Entwicklung des DSM wesentlich durch die vermeintliche Verbesserung seiner Reliabilität geprägt (Vanheule et al. 2014).

Bereits ab den 1960er-Jahren stellten verschiedene experimentelle wie konzeptionelle Arbeiten die Reliabilität der klassifikatorischen Diagnostik infrage (Meehl 1973; Pottick et al. 2007; Rosenhan 1975, 1973; Temerlin 1968). Unter dem Eindruck dieser Kritik erfolgte mit dem DSM-III die Hinwendung zur rein deskriptiven Symptomerfassung (Spitzer und Fleiss 1974). Eine Verbesserung der Reliabilität vom DSM-II hin zum DSM-5 ist nicht festzustellen (Vanheule 2017). Unabhängig davon liegen nur für 4 % der 541 DSM-5-Diagnosen empirische Befunde vor, die auf ausreichende Reliabilität hinweisen (Regier et al. 2013; Vanheule 2017). Auch unabhängig davon, dass Reliabilität als Voraussetzung für Validität angesehen wird, erscheint die Validität klassifizierender Diagnostik für sich fraglich (Fried et al. 2020; Fried und Nesse 2015). Bis heute wurde, mit Ausnahme des Bereichs neurodegenerativer Erkrankungen, für keine Störung eine spezifische (d. h. überlappungsfreie) neurobiologische Ätiologie identifiziert, welche den dem körpermedizinischen Verständnis entlehnten objektiven Krankheits- bzw. Störungsbegriff psychischer Diagnostik stützen würden (Allsopp et al. 2019; Hyman 2010; Jablensky 2012). Aus systemtheoretischer Perspektive führt klassifikatorische Diagnostik eine ontologisierende Tendenz in die therapeutische Beziehung ein. Zugunsten einer Vergegenständlichung von diagnostischen Beschreibungen wird die gelebte Erfahrung der Betroffenen weitgehend ausgeklammert, bspw. wenn die subjektive Belastung durch *ein* Symptom gegenüber der Summation der Einzelsymptome zur Bestimmung des Schweregrads einer Diagnose außer Acht gelassen wird (Hyman 2010; Ziółkowska 2012). Klassifikatorische Diagnostik beschränkt sich weitgehend auf ein individuumszentriertes Verständnis von symptomatischem Erleben und Verhalten, das eine lineare Aneinanderreihung (Ursache-Wirkung) von initialer Diagnostik und konsekutiven therapeutischen Interventionen impliziert (Schiepek 1986).

30.2 Konstruktivismus und Systemtheorie als erkenntnistheoretische Grundlagen systemischer Diagnostik

Soziale Systeme bestehen aus einer Menge von Elementen bzw. Mitgliedern (bspw. Familienmitgliedern), die über Interaktionen in Verbindung stehen (von Bertalanffy 1968; Meadows und Morse 2001). Diese Systeme konstellieren sich um einen von den Mitgliedern geteilten Sinn, der aus dem Angebot an Kommunikations- und Handlungsmöglichkeiten entsprechende Interaktionen so selektiert, dass weitere Kommunikationen und Handlungen der Systemmitglieder sinnhaft anschließen können (Luhmann 2002). Die Interaktionen sind zirkulär organisiert, d. h., Wirkungen koppeln stets auf Ursachen zurück. Auch wenn diese zirkuläre Perspektive bei klaren Täter-Opfer-Konstellationen im Kontext sexualisierter und körperlicher Gewalt, erheblicher somatischer Komponente (z. B. bei Essstörungen) sowie schweren Bindungstraumatisierungen Einschränkungen unterliegt, ist in den nichtlinearen komplexen Arrangements sozialer Systeme nicht vorhersagbar, welche Ereignisse wann und wie in der Systemdynamik zum Tragen kommen (Dell 1982). Beobachtung muss folglich individuelles Erleben, Denken und Verhalten in den Kontext des Gesamtsystems einbetten (Ashby 1956; Selvini Palazzoli et al. 1980).

Systemische Diagnostik beinhaltet daher die „*integrierte Betrachtung der am erweiterten therapeutischen Prozess beteiligten sozialen Systeme*", wobei mehr als ein Mitglied des jeweiligen Systems anwesend sein kann, aber nicht zwangsläufig anwesend sein muss (Schiepek 1986: 27).

Mit der paradigmatischen Wende in der Systemischen Therapie hin zur Kybernetik 2. Ordnung wurde die Vorstellung unabhängiger Beobachter*innen und eines objektiv beobachtbaren Verhaltens (bspw. einer fehlangepassten Familienstruktur) aufgegeben (Maturana 1985; Schiepek 1987). Seitdem wird davon ausgegangen, dass die klinische Praxis maßgeblich durch kontextabhängige Beobachterleistungen geprägt wird, die sich in sprachlichen Beschreibungen, wie etwa dem Störungsbegriff und der damit verbundenen diagnostischen Taxonomie, niederschlagen (Tomm 2001). Vor diesem Hintergrund und angesichts der Widerlegung der familientherapeutischen Spezifitätshypothese, nämlich dass familiäre Interaktions- und Kommunikationsmuster typische Störungen erzeugen würden, wurde die Vorstellung, Patient*innen würden als Symptomträger*innen eines dysfunktional ausgeprägten sozialen Systems fungieren, aufgegeben (Brunner 1998; Cierpka 1989). Wenn herangezogen, werden klassische Diagnosen nunmehr lediglich als eine Weise möglicher Wirklichkeitsbeschreibungen in die Kommunikation eingebracht. Sie sind nicht Merkmale der damit bezeichneten Personen oder sozialen Systeme, sondern Zuschreibungen von außen, die Betroffenen positive Entwicklungen (z. B. Entlastung) ermöglichen und in ihrer Komplexitätsreduktion die Kommunikation unter Professionellen erleichtern (Lieb 2014).

Die sprachlichen Beschreibungen in der diagnostischen Praxis unterliegen jedoch der gravierenden Einschränkung, dass die Wirklichkeit niemals vollständig in Sprache abgebildet werden kann, wie im Nicht-Vollständigkeitspostulat dargelegt: „*Die Landkarte ist nicht das Territorium, aber wenn die Landkarte der Struktur des Territoriums ähnlich ist, ist sie brauchbar*" (Korzybski 1933: 58). Sprachliche Beschreibungen als Leistungen von Beobachter*innen müssen jedoch an einem Punkt der Interaktionen in den rekursiven Beziehungen beginnen und gleichzeitig der der Sprache inhärenten Tendenz zur Darstellung von Ursache-Wirkungs-Zusammenhängen (Subjekt – Prädikat – Objekt) widerstehen. In diesem Sinne sind Diagnosen Arbeitshypothesen, welche die Funktion eines „*Wegweisers zu neuen Informationen*" haben (Selvini Palazzoli et al. 1980: 2). Der Einbezug von Beziehungen und Kontexten, innerhalb deren Symptome überhaupt erst bedeutsam werden, ist somit eine „*Minimalanforderung*" an eine systemische Diagnostik (Levold 2021a: 143). Angesichts der Unbestimmtheit der Problemlagen in therapeutischen Prozessen ist dabei das wichtigste Kriterium zur Evaluation der Passung der jeweiligen diagnostischen Hypothese die Selbsteinschätzung der Betroffenen, inwiefern die Hypothese zu der von ihnen oder von einem Dritten (bspw. Überweiser*innen) gewünschten Veränderung beiträgt (Fiegl und Reznicek 2000; Fuchs 2011).

30.3 „Wir können nicht *nicht* diagnostizieren"[1] – Grundprinzipien kontextualisierender Diagnostik in der Systemischen Therapie

Systemische Diagnostik erfolgt prozesshaft in einem Beziehungssystem, das sich zu einem bestimmten Zeitpunkt zusammenfindet und weiterentwickelt. Betroffene und Therapeut*innen konstruieren die diagnostischen Beschreibungen gemeinsam (Cierpka 2000; Glenn 1984; Kendell und Jablensky 2003). Die Beschreibungen orientieren sich primär an „*Nützlichkeits- und ethischen Kriterien als an Wahrheitskriterien*" (Schiepek 1986: 59). Es wird berücksichtigt, dass biomedizinische Erklärungsmodelle zwar das Ausmaß verringern, in dem Menschen für ihre eigenen psychischen Symptome verantwortlich gemacht werden, aber sowohl mit pessimistischeren Prognosen als auch weniger gezeigter Empathie durch Professionelle einhergehen (Lebowitz und Appelbaum 2019).

Systemische Diagnostik zeichnet sich demgegenüber durch eine integrative Sicht auf das Erleben, Denken und Verhalten der wesentlichen Mitglieder eines sozialen Systems (bspw. Familie) aus, das sich um die Leid erzeugenden Symptome konstituiert (Wampler und Patterson 2020).

Spezifisch berücksichtigen Diagnostiker*innen bzw. Therapeut*innen, welche Inhalte die jeweils gestellten Fragen fokussieren bzw. außer Acht lassen, welche subtilen verbalen wie nonverbalen Konditionierungen ablaufen und welche Erklärungsmodelle den Betroffenen implizit oder explizit angeboten werden (Schiepek 1986). Eingedenk dessen, dass Diagnostik auf das diagnostizierte System zurückwirkt und Professionelle immer Teil des diagnostizierten Systems sind (Keeney 1979), erfolgt die Konstruktion von Diagnosen als „*Orientierungshilfen*" (Levold 2021b: 106) im Hinblick auf die Erreichung bestimmter Ziele in der Therapie. Ferner reflektieren Diagnostiker*innen bzw. Therapeut*innen die diagnostische Einordnung vor ihrer Rolle im jeweiligen institutionellen Hintergrund, in dem die Diagnostik erfolgt. Selbstreflexion zielt auf die durch Diagnosen erzeugte Wirklichkeit und die damit verbundenen sozialen Folgen ab (bspw. Möglichkeit der Legitimation von Leistungen der Krankenversicherung, Entlastung der Betroffenen von Verantwor-

[1] Levold et al. (2017)

tung, resultierende Stigmatisierung). Liegt der Schwerpunkt klassifizierender Diagnostik auf einer möglichst exakten Beschreibung der Phänomene, fokussiert systemische Diagnostik darauf, ob die jeweilige diagnostische Beschreibung für die Patient*innen und die Mitglieder ihrer Bezugssysteme den Möglichkeitsraum im Hinblick auf die gewünschten Veränderungen eher auf- oder eher zumacht.

30.4 Systemische Diagnostik im Gesundheitssystem entlang der Leitunterscheidung „gesund – krank"

30.4.1 Störungsübergreifende funktionale Perspektive auf Symptome

Auch wenn Kritik an klassifikatorischer Diagnostik mittlerweile sogar von regulatorischer Seite laut wird (Vanheule et al. 2019) und im wissenschaftlichen Diskurs systemorientierte Modelle zur Störungsbeschreibung (Borsboom et al. 2022, 2019; Wittenborn et al. 2016) an Bedeutung gewinnen, setzt psychosomatisch-psychotherapeutische Leistungserbringung im Kontext der auf dem Solidarprinzip fußenden Krankenversicherung eine „Störung mit Krankheitswert" voraus (Borst 2003; Fiegl und Reznicek 2000; Hunger-Schoppe et al. 2022). So fordert etwa die Psychotherapie-Richtlinie explizit eine ätiologisch orientierte Diagnostik als Voraussetzung für die Durchführung von Psychotherapie. Für systemische Therapeut*innen ist in *diesem* Kontext die deskriptiv-nosologische Diagnostik nach ICD-10 bzw. ICD-11 verbindlich. Sie können Diagnosen nicht ignorieren, und zwar auch dann nicht, wenn sie deren jeweiligen Konnotationen und Implikationen ablehnen, wie etwa, dass damit Betroffenen vorformatierte Konzepte angeboten werden und der Möglichkeitsraum zur Entwicklung eigener passender Narrative tendenziell eingeengt wird (Levold 2021a; Levold et al. 2017; Tomm 2001). Letztlich tragen Diagnosen der „Handlungsnotwendigkeit in komplexen Systemen" Rechnung und erfüllen zwei wesentliche Funktionen (Schiepek 1986: 47):

1. **Entlastungsfunktion:** Deskriptiv-nosologische Diagnostik hat zu einer gewissen Entmoralisierung zumindest einzelner Störungsbilder beigetragen. Diagnosen, die mit einem biologischen Erklärungsmodell verbunden werden, ermöglichen den Betroffenen, auch Professionellen, eine Externalisierung der Ursachen und damit die Entlastung von Verantwortung für notwendige Schritte zur Veränderung sowie von Schuldgefühlen (Spitczok von Brisinski 1999).
2. **Orientierungsgewinn:** Diagnosen verweisen auf Symptomkomplexe, die über eine gewisse Zeit mit einer gewissen Intensität vorliegen. Während das auch aus konstruktivistischer Perspektive anerkannt wird, werden jedoch keine darunterliegenden objektiven Entitäten i. S. von Kausalerklärungen abgeleitet (Borsboom 2008). Diagnosen bündeln Wissen zu Symptomkomplexen und erleichtern die schnelle Informationsgewinnung (Edwards et al. 2020). Ferner ermöglichen Diagnosen Anschlussfähigkeit an die Kommunikation unter Professionellen (bspw. Leitlinien), dienen zur Erstellung von zumindest kurzfristig nützlichen Therapieplänen (siehe bspw. zu Systemischer Therapie bei depressiven Störungen: Asen 2013; Leff et al. 2000), Berichten und Gutachten und begründen Allokationsentscheidungen im Gesundheitswesen (Baumann und Epple 2013). Vor diesem Hintergrund folgt systemische Diagnostik im Gesundheitswesen einer Sowohl-als-auch-Position der Störungsorientierung und Nicht-Störungsorientierung. Es gilt ein funktionaler Ansatz: Jede Störung wird verstanden als eine i. S. der jeweiligen Eigenlogik der Betroffenen *„angemessene Antwort auf eine vorausgehende Ver-Störung, die es zu bewältigen gilt"* (Lieb 2014: 127).

30.4.2 Systemische Diagnostik in der Praxis

Zuschreibung von Krankheitswert durch klassifikatorische Diagnosestellung

Zu Beginn des Kontakts sollte zunächst der Überweisungskontext (Wer kam auf die Idee zur Vorstellung? Was wurde von der Überweisung verstanden? Was soll erreicht werden?) und die etwaig bestehende Einbindung bzw. potenzielle Gewinnung anderer Helfersysteme geklärt werden (Fiegl und Reznicek 2000; Stierlin et al. 2001). Im Kontext krankenkassenfinanzierter Therapie beinhaltet Diagnostik dann zunächst die Klärung bzw. Zuschreibung von Krankheitswert durch klassifikatorische Diagnosestellung nach ICD-10 bzw. ICD-11 ausgehend vom psychopathologischen Befund (Retzlaff 2021; Stein et al. 2022). Vor dem Hintergrund der Eigendynamik und mangelnden Prognostizierbarkeit in komplexen Systemen ergeben sich aus diesen a priori festlegten Beschreibungskonzepten in vielen Fällen keine unmittelbar handlungsleitenden Implikationen für den therapeutischen Prozess (Ludewig 1987; Schiepek 1986). Zumindest kann anhand von Erfragung der subjektiven Störungstheorie erkundet werden, ob die jeweilige Diagnose im therapeutischen Dialog nützt (bspw., weil sie zunächst oder auch im Verlauf an die Selbstbeschreibung der Betroffenen anschließt) bzw. wem sie schaden könnte und welche Erwartungszuschreibungen zwischen Betroffenen und Therapeut*innen damit verbunden sind. Durch die Frage nach symptomfreien Zeiten als Ausnahmen vom Problem kann herausgearbeitet werden, welche Ressourcen die Diagnose möglicherweise ausblendet. Schließlich kann eruiert werden, ob und wie die Diagnose in der Therapie i. S. der Erreichung der gewünschten Veränderung genutzt werden kann (bspw. in einer Externalisierungsintervention als ontologisch konstruierte Instanz) (Levold et al. 2017).

Funktionale Beschreibung der Symptomatik und des Problemgeschehens

Innerhalb der Therapie werden die Symptomkomplexe als die in der jeweiligen Situation bestmögliche Antwort der Betroffenen auf vorausgehende und zu bewältigende „Ver-Störungen" verstanden. Unter Würdigung der meist leidvollen Kompromissleistung, die mit dieser Antwort verbunden ist, erkunden Betroffene und Therapeut*innen gemeinsam in einer funktionalen Analyse die Frage nach dem Wofür der Symptomatik (Schleiffer 2013). Die Leitfrage zur funktionalen Beschreibung lautet: „Wie heißt das Problem, für welches das Symptom eine Lösung darstellt, und welchem System als Überlebenseinheit gilt das?" (Lieb 2014: 240). Häufig ermöglichen Symptome in von hoher Ambivalenz (bspw. Zugehörigkeit und Ablösung) geprägten seelischen Krisen ein Sowohl-als-auch in nahen Beziehungen und stabilisieren die Beziehungsarrangements insgesamt (MacFarlane 2003). Der Symptomatik wird also eine sinnhafte Bedeutung zugeschrieben und die mit den Symptomen verbundene Einschränkung von Freiheitsgraden zugleich gewürdigt. Ist-Zustände werden nicht grundsätzlich als optimal angesehen, sondern wünschenswertere Entwicklungen als die momentan eingeschlagenen angeregt (Levold et al. 2017). Die angenommene Funktionalität der Symptomatik impliziert im Weiteren die Verschränkung systemischer Diagnostik und Interventionen über den gesamten therapeutischen Prozess, wobei Inhaltsebene (Was wird berichtet?) und Prozessebene (Wie läuft die Interaktion?) changierend fokussiert werden (von Sydow 2015). Es werden kontinuierlich Hypothesen zu den jeweiligen Kontextbedingungen des als gestört markierten Erlebens und Verhaltens entwickelt und daraus Interventionen abgeleitet, deren Wirkung rekursiv die weitere Hypothesenbildung prägt usw. (Ebbecke-Nohlen et al. 2014; Glenn 1984; Schiepek 1987). Reflektiert wird zudem der Einfluss des Diagnostikers bzw. der Therapeutin als erkennendes und beschreibendes System (Schiepek 1986; Tomm 2001):

- Auf welches System konzentriert er/sie sich?
- Welche Schwerpunkte setzt er/sie?
- Welchen Zweck verfolgt er/sie?
- In welchem Ausmaß versucht er/sie zu steuern?

Gezielt wird dabei eine „Dynamisierung" der Diagnosen angestrebt, etwa über die Frage nach Zeiten, in denen die Symptomatik nicht auftritt, und entsprechenden situativen Einflussfaktoren (Levold et al. 2017: 116). Das zusätzliche Herausarbeiten von Stärken und Ressourcen stabilisiert die therapeutische Beziehung und ergibt Ansatzpunkte für Veränderung (Schiepek und Matschi 2013).

Intervenierende Diagnostik durch Hypothesenbildung

Um Hypothesen zur Funktion der Symptomatik bilden zu können, werden die in ➤ Box 30.1 aufgeführten Quellen herangezogen.

BOX 30.1

Quellen der Hypothesenbildung

- Direkte Beobachtung der verbalen und nonverbalen Interaktionen (bspw. durch spontane Problem- und Lösungsinszenierung in sog. Enactments im Mehrpersonensetting)
- Aussagen der Betroffenen zu ihrem aktuellen Beziehungserleben und Befinden
- Beobachtung und Analyse der verbalen und nonverbalen Interaktionen zwischen den Systemmitgliedern und zwischen diesen und den Therapeut*innen
- Rekonstruktion erlebter und gemeinsam geschaffener Systemgeschichte
- Informationen über die objektive materielle und soziale Lebenslage der Beteiligten (Art und Umfang der Berufstätigkeit, Wohnsituation, soziale Unterstützungssysteme, Möglichkeiten der Kinderbetreuung und des Freizeitverhaltens sowie interkulturelle Aspekte und Aspekte der Geschlechtsidentität)

(Carr et al. 2020; Fiegl und Reznicek 2000; Hays 2013; von Sydow 2015)

Im Zuge der Problembeschreibung wird das aktuelle Beziehungserleben und Befinden der Betroffenen über die Bildung von offenen Hypothesen im Rahmen eines „*intervenierenden Interviewens*" (Tomm 2001) rekonstruiert. **Hypothesen** werden ausgehend von einer Kontextualisierung der Symptomatik (bspw. über „Wann traten die Probleme das erste Mal auf?", „Wie reagiert(e) Ihr nahes Umfeld?", „Gibt es Zeiten, in denen die Problematik weniger drängend ist?", „Worauf führen Sie Ihr Problem zurück?") und aus einer möglichst neutralen Position heraus formuliert („Es könnte so sein … es könnte auch anders sein") (Lieb 2014). Dabei werden die interpersonelle Funktion für das nahe Umfeld der Betroffenen und Zukünftiges in den Blick genommen („Was könnte passieren, falls …) (Dansak 1973).

Die **Rekonstruktion** der erlebten und gemeinsam geschaffenen Systemgeschichte, d. h. auch der transgenerationalen Beziehungsmuster und Themen, beinhaltet die Erfragung von Lebensereignissen und von individuellen und familiären Faktoren mit protektiver oder chronifizierender Wirkung. Krisen stehen häufig in Verbindung mit Entwicklungsaufgaben zentripetaler Phasen (Kohäsion, eher emotionale Zuwendung, bspw. wenn kleine Kinder in der Familie sind) und zentrifugaler Phasen (Differenzierung, eher emotionale Abgrenzung, bspw. wenn Adoleszente in der Familie sind). Ferner werden häufig familiäre Glaubenssätze deutlich (Edwards et al. 2020). Die Auseinandersetzung mit der eigenen Kindheit sowie der Vergangenheit über die Generationen hinweg ist ein Mittel zum Zweck, mit dem kompetenzorientiert das gewünschte Anliegen im Hier und Jetzt erreicht werden soll. Genogramminterviews, Systembrett/-skulptur und Zeitlinienarbeit stellen für die Rekonstruktion der Systemgeschichte die wesentlichen Methoden dar (Pendergast und Sherman 1977).

Zur diagnostischen Validierung werden zum einen Inkonsistenzen in den Aussagen der Betroffenen zu ihrem Beziehungserleben und Befinden besonders reflektiert, zum anderen standardisierte, Individual- wie Systemebene fokussierende Fragebogenverfahren eingesetzt (Aguilar-Raab 2012; Cierpka 2000; Hunger-Schoppe et al. 2022). Die diagnostizierenden Therapeut*innen greifen Problembeschreibungen, -bewertungen und -erklärungen der Betroffenen und bisherige Lösungsversuche auf („Wieso ist das Problem aus Ihrer Sicht trotz Ihrer bisherigen Lösungsversuche nicht gelöst?") und eröffnen mit zunehmend passgenaueren Hypothesen den Raum für daran anschließende Interventionen. Im sich entfaltenden therapeutischen Prozess bestimmen die Betroffenen, was aus den angebotenen Interventionen für sie Bedeutung erlangt – selbstreferenzielle autopoietische Systeme sind nicht steuerbar, sondern lediglich durch Umweltkontakte modulierbar. Inwieweit störungsspezifische Diagnosen dabei nützlich sein können, entscheiden die Betroffenen (Lieb 2014). Insgesamt bestimmt sich der Umgang mit solchen Diagnosen aus systemischer Perspektive stets durch den Kontext (Dialog mit den Betroffenen in der Therapie vs. Stellen eines Therapieantrags, Abrechnung einer Therapie mit den Kostenträgern, Forschung und Qualitätssicherung u. a.).

RESÜMEE

In der Systemischen Therapie werden Diagnosen als historisch gewachsene soziale Konstruktionen angesehen. Die Anwendung von Diagnosen wird in erster Linie eher von den jeweiligen Auswirkungen als von den Ursachen her bestimmt. Die möglichst objektive Abbildung des Ist-Zustands, wie sie die klassifikatorische Diagnostik nach dem medizinischen Modell anstrebt, tritt in den Hintergrund. Leitfrage systemischer Diagnostik ist vielmehr, ob die Diagnose für die betroffene Person und das soziale Umfeld eher entlastend oder eher zusätzlich belastend wirkt.

LITERATURAUSWAHL

Blashfield RK, Keeley JW, Flanagan EH, Miles SR. The cycle of classification: DSM-I through DSM-5. Annu Rev Clin Psychol 2014; 10: 25–51.

Borsboom D, Haslbeck JMB, Robinaugh DJ. System-based approaches to mental disorders are the only game in town. World Psychiatry 2022; 21: 420–422.

Fiegl J, Reznicek E. Diagnostik in der Systemischen Therapie. In: Laireiter A-R (Hrsg.): Diagnostik in der Psychotherapie. Wien: Springer 2000; 235–245.

Glenn ML. On Diagnosis: A Systemic Approach. New York: Brunner/Mazel 1984.

Hyman SE. The diagnosis of mental disorders: The problem of reification. Annu Rev Clin Psychol 2010; 6: 155–179.

Levold T, Lieb H, Britten U. Für welche Probleme sind Diagnosen eigentlich eine Lösung? Göttingen: Vandenhoeck & Ruprecht 2017.

Lieb H. Störungsspezifische Systemtherapie: Konzepte und Behandlung. Heidelberg: Carl-Auer 2014.

Schiepek G. Systemische Diagnostik in der Klinischen Psychologie. Weinheim: Beltz PVU 1986.

Tomm K. Die Fragen des Beobachters: Schritte zu einer Kybernetik zweiter Ordnung in der systemischen Therapie. 3. A. Heidelberg: Carl-Auer 2001.

Wittenborn AK, Rahmandad H, Rick J, Hosseinichimeh N. Depression as a systemic syndrome: Mapping the feedback loops of major depressive disorder. Psychol Med 2016; 46: 551–562.

KAPITEL

31

Cord Benecke, Manfred Cierpka[†], Michael Stasch, Tilman Grande und Henning Schauenburg

Operationalisierte Psychodynamische Diagnostik (OPD)

31.1 Einleitung

Vorgestellt wird ein multiaxiales System zur Persönlichkeitsdiagnostik, das in den deutschsprachigen Ländern sowie international weite Verbreitung gefunden hat und in der Diagnostik und Therapie psychosomatischer und psychischer Krankheitsbilder vielfältig zum Einsatz kommt. Nach der Darstellung der vier OPD-Achsen „Krankheitserleben und Behandlungsvoraussetzungen", „Beziehungsmuster", „Intrapsychische Konflikte" und „Struktur" werden klinische Anwendungsmöglichkeiten diskutiert (➤ Kap. 31.3). Insbesondere Fokusformulierungen zur Psychodynamik von Patient*innen lassen sich mit dem OPD-System in ambulanten und stationären Kontexten durchführen. Optionen und Grenzen der OPD-Diagnostik werden anhand der Beurteilung eines Erstgesprächs und dessen Diskussion illustriert (➤ Kap. 31.4).

31.2 Operationalisierung psychoanalytischer Konstrukte

In Deutschland wurde 1990 von Psychoanalytiker*innen, Psychosomatiker*innen und Psychiater*innen der **Arbeitskreis Operationalisierte Psychodynamische Diagnostik** (OPD) gegründet. Dieser entwickelte ein diagnostisches Inventar und stellte 1996 ein Handbuch für erfahrene Therapeuten zum Training und zur klinischen Anwendung zur Verfügung (Arbeitskreis OPD 1996). 2006 folgte eine gründliche Überarbeitung: die OPD-2 (Arbeitskreis OPD 2006), die in zahlreiche Sprachen übersetzt wurde. Trainingszentren und Arbeitsgruppen existieren in Deutschland, Österreich, der Schweiz, in England, Chile, Ungarn, Italien, Rumänien, Dänemark, Tschechien, Türkei, Russland und China. Mittlerweile liegt die OPD in der dritten Version vor (OPD-3; Arbeitskreis OPD 2023). Das OPD-System basiert auf vier psychodynamisch relevanten diagnostischen Achsen[1]:

- **Achse I:** Krankheitserleben und Behandlungsvoraussetzungen
- **Achse II:** Beziehung
- **Achse III:** Konflikt
- **Achse IV:** Struktur

Nach einem 1- bis 2-stündigen Erstgespräch können Kliniker*innen (oder auch ein unabhängiger Beurteiler einer Videoaufnahme) die Psychodynamik von Patient*innen auf der Grundlage der OPD-Kategorien einschätzen und in die Evaluationsbögen eintragen. Ein Interviewleitfaden hilft, die für die OPD-Diagnostik relevanten Informationen zu gewinnen, ist dabei aber so flexibel gestaltet, dass das Interview trotzdem weitgehend als offenes psychodynamisches Interview geführt werden kann.

Der Arbeitskreis OPD möchte die symptomzentrierte, deskriptiv orientierte ICD-/DSM-Klassifikation psychischer und psychosomatischer Störungen um grundlegende psychodynamische Dimensionen erweitern. In der Psychiatrie haben die internationalen Klassifikationsschemata zur Erhebung von Diagnosen bei seelisch kranken Patienten – z. B. das *Diagnostic and Statistical Manual* (DSM) der American Psychiatric Association oder die *International Classification of Mental and Behavioral Disorders* (ICD) der WHO – große Verbreitung erfahren. Weltweit wurde durch diese die Kommunikation zwischen Diagnostiker*innen im psychosozialen Feld erleichtert, weil Übereinstimmung und Unterschiede beim Diagnostizieren auf

[1] Die syndromale Klassifikation (bisher in der OPD eine eigene Achse) wurde in der OPD-3 in die Achse I eingegliedert und somit der psychodynamischen Diagnostik gewissermaßen vorangestellt.

einer fixierten und transparenten Folie darstellbar wurden. Psychodynamische Psychotherapeut*innen, die unbewusste Konflikte, strukturelle Beeinträchtigungen und dysfunktionale Beziehungsmuster von Patient*innen als wesentlich für deren Symptomatik ansehen, bedauern jedoch die mangelnde Therapierelevanz der phänomenologischen und symptomzentrierten Diagnosen nach ICD oder DSM. Sie fordern, dass in eine Klassifikation von seelischen Störungen eine mehrdimensionale Perspektivierung psychischer Probleme Eingang finden muss.

Ein weiteres Motiv für die Erarbeitung des OPD-Systems leitet sich aus der Unzufriedenheit der Psychoanalytiker*innen mit der Diversifizierung der psychoanalytischen Theorien ab. Als Freud begann, die Persönlichkeit mithilfe der triebtheoretischen Konzepte und der Instanzen des Ich, Es und Über-Ich zu verstehen, schuf er die Grundlage für eine psychoanalytische Klassifikation. Bei der Konzeptualisierung des Falls wird bis heute eine Differenzierung der Persönlichkeit auf der Basis der Triebtheorie vorgenommen, ergänzt um die Ich-Psychologie und die Objektbeziehungstheorie. Im Erstinterview und in der Anamnese verwenden ärztliche und psychologische Psychotherapeut*innen zur Beschreibung psychischer Funktionen und ihrer Störungen eine Vielzahl von (meta-)psychologischen Kategorien. Viele dieser metapsychologischen Theorien wurden allerdings im Laufe der Zeit auf so hohem Abstraktionsniveau formuliert, dass sie sich mehr oder weniger von den klinisch beobachtbaren Phänomenen entfernt haben und häufig nur erschlossen werden können. Diese Entwicklung führte ohne Zweifel zu Konfusionen in den Begrifflichkeiten der Psychoanalyse und dadurch zu einer oft uneinheitlichen Beschreibung von psychischen Störungen.

RESÜMEE

Das OPD-System ist ein beobachtungsnahes und theorienübergreifendes diagnostisches Instrumentarium, das die Kommunikation innerhalb der Psychodynamischen Psychotherapien und mit den Nachbardisziplinen fördert. Dazu musste in der OPD-Gruppe u. a. auch bedacht werden, wie groß bzw. wie klein das Ausmaß an indirekter Schlussbildung (z. B. auf unbewusste Anteile) in der klinischen Beurteilung von Verhaltensweisen sein darf.

31.3 Kurzdarstellung der Achsen

31.3.1 Achse I: Krankheitserleben und Behandlungsvoraussetzungen

Unabhängig davon, ob eine somatische Behandlung bei Patient*innen mit organischen Krankheiten indiziert ist oder ob eine differenzielle Psychotherapieindikation abgeklärt werden soll, hat die Art des Krankheitserlebens und der Krankheitsverarbeitung eine wichtige Bedeutung. Dabei stellt jede Behandlungsmethode mehr oder weniger große Ansprüche an die emotionale und kognitive Bereitschaft und Belastbarkeit von Patient*innen zur Kooperation und Mitarbeit. Für die differenzielle Indikationsstellung zur Psychotherapie ist z. B. von Bedeutung, ob Patient*innen Leidensdruck aufweisen, Einsichtsfähigkeit in psychodynamische Zusammenhänge des Krankheitsgeschehens zeigen, für die geplante Psychotherapieform motivierbar sind und über die notwendigen persönlichen und sozialen Ressourcen verfügen.

Zu Beginn wird in der Achse I die klassifikatorische Diagnostik nach ICD-11 oder DSM-5 eingetragen. Dies dient der genauen Erfassung von psychopathologischen Phänomenen, die auch in einer psychodynamischen Diagnostik ihren Platz haben muss und gewissermaßen deren Ausgangspunkt darstellt.
Die dann folgenden Einschätzungen umfassen folgende Bereiche:

- Zur Erfassung der **Erkrankungsschwere** wird auch auf etablierte Skalen (GAF, EQ-5D) zurückgegriffen.
- **Dauer und Verlauf** der Störung werden für die Haupterkrankung festgehalten, aber auch Vorerkrankungen erfasst. Zudem können verschiedene Verlaufsmuster angegeben werden.
- **Subjektive Krankheitskonzepte,** also die Frage, wie sich Patient*innen selbst ihre Beschwerden erklären (somatisches Krankheitskonzept, externale Attribution, intrapsychisches Krankheitskonzept), werden erfasst.
- Damit meist eng verknüpft sind die **Veränderungs- und Behandlungskonzepte** der Patient*innen mit eher somatischen oder psychotherapeutischen Behandlungskonzepten oder gänzlich andere Vorstellungen von Veränderung, z. B. durch Veränderungen in der sozialen Umwelt.
- **Veränderungsressourcen und Veränderungshemmnisse** sind wichtige Bausteine der Behandlungsplanung und -prognose und werden detailliert erfasst.
- Liegt eine Indikation zur Psychotherapie vor, werden zu guter Letzt übergreifende Veränderungsstrategien und Ziele der Patient*innen erfasst. Geht es ihnen ausschließlich um Symptomreduktion, oder besteht auch eine Motivation nach Reflexion und Klärung? Wünschen sie sich emotionale Unterstützung oder stärker aktive Anleitung?

Die einzelnen diagnostischen Dimensionen werden inhaltlich im Manual detailliert ausgeführt. Ankerbeispiele für die einzelnen Ausprägungsgrade erhöhen die diagnostische Zuverlässigkeit.

Eine sorgfältige Abklärung der Aspekte der Achse I hilft, Fehlindikationen zu vermeiden, stattdessen eine für die jeweiligen Patient*innen passende Behandlungsform zu finden.

31.3.2 Achse II: Beziehung

Psychische Störungen sind i. d. R. „Beziehungskrankheiten“ – insofern gilt interpersonelles Verhalten als zentraler Aspekt für die Entstehung und Aufrechterhaltung psychischer Erkrankungen. Die Abbildung von dysfunktionalen bzw. maladaptiven Beziehungsmustern ist deshalb etwa seit den 1980er-Jahren ins Zentrum der psychodynamischen Forschung gerückt. Lebenslange „Ablagerungen“ von Beziehungserfahrungen in Form von kognitiv-affektiven Schemata (Horowitz 1991) sind Grundlage dessen, was in der Psychoanalyse mit dem Übertragungs- und Gegenübertragungsgeschehen konzeptualisiert wurde.

Die Grundstruktur der OPD-Beziehungsachse bildet den zirkulären bzw. transaktionellen Charakter menschlicher Interaktion (also das Wechselspiel von subjektivem Erleben und Antwort der Umwelt) ab. Es wurde ein Rahmen entwickelt, der auf einer ersten Ebene das subjektive Erleben der Patient*innen sowohl in Bezug auf die eigene Person als auch auf relevante Bezugspersonen erfasst. Auf einer zweiten Ebene ist es möglich, auch das Erleben dieser anderen

(Bezugspersonen, Interviewer) sowie ausgelöste Impulse abzubilden. Die Konstruktion des OPD-Instruments ergibt sich dementsprechend aus den zwei Perspektiven des Selbst- und des Objekterlebens.

- Wie erlebt der/die Patient*in das Beziehungsverhalten anderer gegenüber seiner/ihrer Person?
- Wie erlebt sich der/die Patient*in selbst in den Beziehungen?

Auch Therapeut*innen schätzen ihre Übertragungs- und Gegenübertragungserleben in diesen beiden Perspektiven ein:

- Wie erleben Therapeut*innen die Beziehungsaufnahme durch die Patient*innen?
- Wie erleben sich Therapeut*innen selbst in der Beziehung zu den Patient*innen?

Die OPD-Beziehungsachse stellt zur Beurteilung des Beziehungserlebens in diesen unterschiedlichen Perspektiven Items bereit, mit deren Hilfe die Vielfalt menschlicher Verhaltensmöglichkeiten in Beziehungen einigermaßen breit erfasst werden kann.

Die zur Beurteilung von Interaktionsverhalten herangezogenen Items entstammen der Tradition der interpersonellen Kreismodelle, die menschliches Verhalten auf den Dimensionen Zuneigung und Kontrolle abbilden (Leary 1957; Benjamin 1974; Kiesler 1983).

Durch die Integration der verschiedenen Erlebensperspektiven ist es möglich, habituelles Beziehungsverhalten von Patient*innen zu beschreiben, wobei der Schwerpunkt auf dysfunktionalen Mustern liegt, wie sie häufig Thema oder Fokus in Psychotherapien sind. Aus den dominanten Verhaltensweisen in den vier Perspektiven kann eine zusammenfassende **beziehungsdynamische Formulierung** erstellt werden, die ein erster Ansatzpunkt für die Psychotherapie sein kann.

31

31.3.3 Achse III: Konflikt

Unbewusste Konflikte nehmen (neben Selbst-, Objekt- und Beziehungsrepräsentanzen sowie strukturellen Beeinträchtigungen) innerhalb der psychodynamischen Störungstheorie eine zentrale Stellung ein. Sie beinhalten das Zusammentreffen gegensätzlicher Positionen, den Widerstreit von Motiven, Wünschen, Bedürfnissen, Werten und Vorstellungen. Konflikte sind universelle Phänomene, wobei äußere und innere Konflikte zu unterscheiden sind.

Die OPD unterscheidet sieben lebensbestimmende intrapsychische Konflikte und Zusatzkategorien für die abgewehrte Konflikt- und Gefühlswahrnehmung:

1. Individuation vs. Abhängigkeit
2. Kontrolle vs. Unterwerfung
3. Versorgung vs. Autarkie
4. Selbstwertkonflikt
5. Schuldkonflikt
6. Ödipaler Konflikt
7. Identitätskonflikt

Diesen Grundkonflikten liegen basale motivationale Systeme zugrunde. Für jeden Konflikt wird ein zugrunde liegendes Basismotivsystem angenommen und ausgearbeitet, wie sich dies bei einer gelungenen Entwicklung in Bezug auf dieses Motivsystem psychisch äußert. Problematische Erfahrungen mit dem jeweiligen Motivsystem führen zur Entwicklung einer intrapsychischen Konfliktkonstellation und (prototypischen) Bewältigungsformen (passive oder aktive Bewältigungsmodi).

In der OPD-3 wird zwischen dem „Kernaffekt" (= schmerzlich, abgewehrt) und dem „Leitaffekt" (bewusst zugängliches Gefühl) unterschieden. Zudem wird eine Unterscheidung zwischen „lebenslang" und „aktuell" ermöglicht, wodurch Veränderungen (z. B. im Bewältigungsmodus) besser abgebildet werden können.

Die Konflikte sollen bei allen Strukturniveaus geratet werden (auch bei *gering* integriert oder *desintegriert*). Die Manifestationen der Konflikte auf den Strukturniveaus *gut* integriert, *mäßig* integriert und *gering* integriert wird ausformuliert. In einem gesonderten Kapitel wird die Integration des Konzepts der psychotischen *Dilemmata* gemäß Mentzos in die Konfliktachse vorgeschlagen.

Durch das Rating der Bedeutsamkeit der Themen und der jeweilig vorherrschenden Bewältigungsmodi lässt sich für jede Patientin bzw. jeden Patienten ein individuelles Konfliktprofil erstellen. Darüber hinaus werden für alle Patient*innen noch die zwei Hauptkonfliktbereiche (kategoriale Wertung) angegeben.

Die Konflikte erschließen sich aus der klinischen Beschreibung wahrnehmbarer Verhaltens- und Erlebensweisen im anamnestischen Gespräch (Szene, Übertragung und Gegenübertragung) und manifestieren sich sowohl auf der Subjekt- und der Objektebene (innerpsychisch) als auch in der Interaktion mit anderen Personen.

31.3.4 Achse IV: Struktur

„Struktur" bezieht sich auf die **Verfügbarkeit über psychische Funktionen** in der Regulierung des Selbst und seiner Beziehung zu den inneren und äußeren Objekten. Es geht um das **„Können"**, um **basale psychische Fähigkeiten, in Beziehung mit sich und anderen sein zu können.**

Die OPD unterscheidet vier Integrationsniveaus der Struktur (➤ Box 31.1):

BOX 31.1

Integrationsniveaus der Struktur

- Das Niveau der **guten Integration** bedeutet, dass ein autonomes Selbst über einen psychischen Binnenraum verfügt, in dem intrapsychische Konflikte ausgetragen werden können und ein breites Spektrum an Erlebensmöglichkeiten bei gleichzeitig sicher etablierten Regulierungsfähigkeiten besteht.
- Das Niveau der **mäßigen Integration** lässt eine geringere Verfügbarkeit über regulierende Funktionen und eine schwächere Ausdifferenzierung psychischer Substrukturen erkennen. Konflikthafte Impulse oder Affekte werden oft „übersteuernd" reguliert, was häufig eine psychische Rigidität mit sich bringt.
- Das Niveau der **geringen Integration** ist dadurch gekennzeichnet, dass der seelische Binnenraum und die psychischen Substrukturen nicht sicher verfügbar sind, sodass Konflikte kaum intrapsychisch, sondern vorwiegend interpersonell ausgetragen werden. Es besteht eine Neigung zur Untersteuerung von Affekten und Impulsen, sodass es häufig zu interpersonellen Verwerfungen kommt. Alternativ kann es zum Abschalten von Affekten und Impulsen kommen, was sich in Zuständen von Leere äußert.
- Das **desintegrierte** Niveau ist dadurch charakterisiert, dass die strukturellen Fähigkeiten nicht mehr verfügbar und Kompensationen meist nur noch unter Realitätsverleugnung möglich sind. Affekte können völlig überfluten. Das psychische Erleben ist oft durch Fragmentierungen charakterisiert.

Die Operationalisierung der Struktur erfolgt anhand von fünf Dimensionen:
1. Selbst- und Objektwahrnehmung (das Selbst und die Objekte wahrnehmen)
2. Steuerung (das Selbst und den Bezug zu den Objekten regulieren)
3. Abwehr (belastende Inhalte aus dem Bewusstsein fernhalten)
4. Emotionale Kommunikation (nach innen und mit anderen)
5. Bindung (an innere und an äußere Objekte)

Anhand der im Manual gegebenen ausführlichen Operationalisierungen und klinischen Beispiele wird es möglich, für jede strukturelle Kategorie ein Integrationsniveau festzulegen. Daraus lässt sich zum einen ein strukturelles Profil über die Dimensionen, zum anderen ein strukturelles Gesamtniveau bestimmen. Außerdem steht eine Checkliste zur Verfügung, mit deren Hilfe die Items reliabel geratet werden können.

Die OPD-3 ermöglicht zwei optionale Variabilitätsratings der Struktur:
- Zum einen können nun Veränderungen des Strukturniveaus über die Zeit abgebildet werden (z. B. ein Einbruch struktureller Fähigkeiten nach einem traumatisierenden Lebensereignis).
- Zum anderen können Unterschiede der Verfügbarkeit der strukturellen Funktionen in verschiedenen Lebensbereichen abgebildet werden (z. B. besseres Niveau im Bereich Arbeit, schlechteres im Bereich Intimität).

Diese Optionen ermöglichen bei einer Reihe von Patient*innen eine bessere Abbildung des psychischen Geschehens.

Bei Betrachtung der OPD-Achsen wird deutlich, dass sie in einigen Bereichen inhaltliche Überschneidungen aufweisen bzw. in enger Interaktion miteinander zu sehen sind: Die psychische Struktur stellt gewissermaßen den Hintergrund dar, auf dem sich Konflikte mit ihren gut oder schlecht angepassten Lösungsmustern abspielen. Habituelle dysfunktionale Beziehungsmuster können als Ausdruck von inneren Konflikten und Strukturmerkmalen und zugleich als Ausdruck von deren Bewältigung verstanden werden.

Das Zusammenspiel der verschiedenen Achsen wird im Manual ausführlich beschrieben und ermöglicht eine sehr differenzierte Erfassung individueller psychodynamischer Konstellationen für jeden einzelnen Patienten bzw. jede einzelne Patientin.

31.4 Status- oder Prozessdiagnostik: Möglichkeiten der Fokusbildung

Neben der forschungsorientierten Statusdiagnostik liegt die wichtigste Zielsetzung der Verwendung von OPD im klinisch-therapeutischen Bereich. Hier können die OPD-Befunde Kliniker*innen Informationen liefern, die ihre Indikationsentscheidung und Therapieplanung begründen helfen:
- Befunde der Achse I können die grundsätzliche Einstellung der Patient*innen gegenüber einer Psychotherapie klären helfen.
- Einschätzungen des Strukturniveaus (Achse IV) sind mitentscheidend für die Wahl geeigneter psychotherapeutischer Verfahren und des Settings oder auch in der Wahl zwischen mehr stützenden und strukturierenden oder deutend-aufdeckenden Vorgehensweisen, u. U. auch für die Alternative von stationärer oder ambulanter Psychotherapie.
- Darüber hinaus geben die OPD-Befunde im Einzelnen konkrete Hinweise auf die therapeutisch zu bearbeitenden Themen: Dysfunktionale Beziehungsmuster (Achse II) erfordern im Sinne pathogener Überzeugungen spezielle therapeutische Aufmerksamkeit und evtl. auch spezielle Interventionen, um die Behandlung nicht an interaktionellen Komplikationen scheitern zu lassen.
- Akzentsetzungen in den vorherrschenden Konflikten (Achse III) bzw. Verknüpfungsmuster von verschiedenen Konflikten und zugehörige differenzialdiagnostische Überlegungen begründen wiederum spezielle therapeutische Vorgehensweisen; Inhalte der strukturellen Auffälligkeiten, welche die Vulnerabilität der Patient*innen ebenso wie ihre verfügbaren Ressourcen deutlich machen, können frühzeitig in die therapeutische Planung einbezogen werden.
- Das Zusammenspiel von Struktur, Konflikt und Beziehungsmuster ermöglicht eine differenzierte Prognose über die zu erwartenden therapeutischen Prozesse und Komplikationen.

Alle Achsen erlauben die Bestimmung eines Fokus.

Als Foki gelten diejenigen Merkmale des OPD-Befunds, welche die Störung mitverursachen und aufrechterhalten und deshalb für die Psychodynamik des Krankheitsbildes eine bestimmende Rolle spielen.

Damit verbunden ist die Annahme, dass sich hinsichtlich dieser Foki etwas verändern muss, wenn ein substanzieller therapeutischer Fortschritt erreicht werden soll. Bei der Fokusbestimmung ist darauf zu achten, dass je nach Art der Störung das Gewicht der Struktur- oder Konfliktanteile unterschiedlich ist und dass dieses Verhältnis sich in der Auswahl der Foki widerspiegeln sollte. In eindeutigen Fällen können ausschließlich Konflikt- oder ausschließlich Strukturfoki gewählt werden. Meist sind jedoch beide Aspekte bedeutsam.

Auf der Grundlage der individuellen OPD-Diagnostik können therapeutische Foki benannt werden, um die verschiedenen Aspekte einer Störung zu erfassen; es hat sich dabei als vorteilhaft erwiesen, einen **Beziehungsfokus** und mindestens je einen **Konflikt- und Strukturfokus** auszuwählen.

In einer Reihe von Forschungsprojekten konnten vielfältige Zusammenhänge untersucht werden, z. B. welche Foki bei welchen Diagnosen gewählt werden und welches Ausmaß therapeutischer Veränderung in unterschiedlichen Behandlungsverfahren bei welchen Foki erzielt werden kann (Schauenburg et al. 2014).

Um die therapeutischen Veränderungen in den OPD-Befunden über eine einfache Dichotomie hinaus (Merkmal vorhanden/nicht vorhanden) differenzieren zu können, wurde die **Heidelberger Umstrukturierungsskala** entwickelt. Sie ist an die *Assimilation of Problematic Experiences Scales* (APES; Stiles et al. 1990) angelehnt und erlaubt durch ihre Feinabstufung eine quantitative Gewichtung der therapeutischen Veränderungen in jedem einzelnen Fokus.

PRAXISTIPP

Als Ergänzung der OPD-Diagnostik mit ausführlichem Interview und anschließendem Rating wurden in den letzten Jahren Selbstbeurteilungsinstrumente zur Achse III (OPD-Konfliktfragebogen, OPD-KF; Benecke et al. 2018) und zur Achse IV (OPD-Strukturfragebogen, OPD-SF; Ehrenthal et al. 2012) entwickelt. Der OPD-Strukturfragebogen liegt zudem als Kurzform vor (OPD-SFK, Ehrenthal et al. 2015).

31.4.1 Falldarstellung

Eine 33-jährige Patientin kam wegen ihrer seit 12 Jahren bestehenden Bulimia nervosa in stationäre psychosomatische Behandlung. Überwiesen wurde sie von ihrer Psychotherapeutin, bei der sie seit einem Jahr in psychodynamischer Einzelpsychotherapie war. Im Erstgespräch ließ sich der Schweregrad der Symptome nach den Items der OPD-Achse I als mittelgradig ausgeprägt einschätzen. Die Patientin zeigte hohen Leidensdruck. Ihr Krankheitskonzept war intrapsychisch begründet, und sie war für eine psychotherapeutische Behandlung mit emotional-supportiven und reflektierend-analytischen Ansätzen hoch motiviert. Die Prognose für die Therapie erschien aufgrund der guten persönlichen und psychosozialen Ressourcen günstig.

Zur Formulierung der dysfunktionalen habituellen Beziehungsdynamik der OPD-Achse II ist die folgende im Interview von der Patientin erzählte Beziehungsepisode wichtig. Im Transkript sind die für die Itembestimmung relevanten Textpassagen kursiv gedruckt. In Klammern ist die Zuordnung zu einer der vier Perspektiven Selbst (S), Andere (A), Übertragung (Ü) oder Gegenübertragung (GÜ) angegeben.

Patientinnengeschichte

Beziehungsepisode im Erstgespräch

Pat.: Ich hab immer versucht, Liebe und Anerkennung von meinem Vater zu bekommen. Durch alles Mögliche, *ich habe wirklich nichts unversucht gelassen* (S), weder als Kind noch als Jugendliche. Ich war super gut in der Schule; es war egal. Ich bin sitzengeblieben; es war egal. Ich hab, weiß nicht, Vorlesewettbewerbe gewonnen; es war egal. Ich hab Mist gemacht – es war alles egal immer, *es kam so gar keine Reaktion* (A).
Th.: Können Sie mir ein Beispiel geben dafür? Eine bestimmte Episode?
Pat.: Also, was mich am meisten getroffen hat, das ist noch was relativ Nahes. Ich hab Fachabitur gemacht und war die Beste in der ganzen Stadt mit 1,1 und hab da mit Handschlag vom Bürgermeister und einer Feier … und hab mir halt gewünscht, dass meine Eltern da hinkommen. *Aber sie sind halt einfach nicht gekommen* (A). *Haben auch nicht abgesagt* (A). Also das war sowas, das mich sehr …
Th.: Haben Sie sie eingeladen?
Pat.: Ja, natürlich. Klar.
Th.: Hatten Sie sie darauf hingewiesen, dass Ihnen das wichtig ist? Können Sie mir das ein bisschen näher schildern, wie Sie das machen?
Pat.: Also, ich hab halt angerufen und gesagt, dass da diese Feier ist, dass da so ein Essen ist und die anderen auch mit ihren Eltern kommen und dass ich mich freuen würde, wenn sie auch kommen.
Th.: So haben Sie es gesagt.
Pat.: Ja, ganz normal formuliert.
Th.: Und mit wem haben Sie gesprochen?
Pat.: Mit meiner Mutter. Die Kommunikation zu meinem Vater lief auch immer über meine Mutter.
Th.: Und die Mutter hat dann was gesagt am Telefon?
Pat.: Dass sie denkt, sie kommen. Also das war so 10 Tage vorher, da mussten wir halt Bescheid geben, ob da noch jemand mitkommt.
Th.: Und dann?
Pat.: *Sind sie einfach nicht gekommen* (A).
Th.: Und dann haben Sie nachgefragt, wahrscheinlich?
Pat.: Danach dann – also vorher hatte ich nicht mehr nachgefragt, weil ich dachte, es wäre klar gewesen. Es war nicht Boshaftigkeit oder so von mir, dass ich da nicht noch mal nachgefragt habe; mir war das ja selbst so wichtig, und irgendwie war das in meinem Kopf so, dass das für sie auch wichtig sein müsste, weil – *eigentlich habe ich das ja nur gemacht, um ihnen zu gefallen* (S). Und dann hab ich nachgefragt, und dann hatten sie es halt „ganz vergessen" gehabt (Pat. schlägt sich mit Hand auf die Stirn) (A). Und das konnte ich damals nicht verstehen, und das kann ich auch bis heute nicht verstehen. Wie man so was vergessen kann, find ich komisch.
Th.: Was passierte dann in Ihnen?
Pat.: Da hatte ich dann so das Gefühl: *Egal, was ich mache, es ist einfach nicht gut genug* (S). Ich werde diese Liebe oder Anerkennung von meinem Vater einfach nicht bekommen. *Ich kann mir das Bein ausreißen* (S), und *es interessiert ihn nicht* (A). (Pat. weint)
Th.: Das macht Sie traurig?
Pat.: Ja.
Th.: Mhm.
Pat.: Ich kann mich schon fast nicht mehr entscheiden, ob ich traurig oder wütend bin.
Th.: Es ist beides, Sie sind auch wütend.
Pat.: Ja. Auch ein bisschen wütend. Genau das ist auch das Gefühl, das ich zulasse, seit ich hier bin. Vorher war ich immer nur traurig. Oder so verständnislos, ich hab's einfach nicht verstanden.
Th.: Es klingt auch so, *als ob Sie immer versucht hätten, es noch besser zu machen.*
Pat.: *Ja* (S).
Th.: Um sie vielleicht doch noch zu erhalten, diese Aufmerksamkeit und Zuwendung.

Der Therapeut erlebt die Patientin in dieser Episode als sehr beflissen und bemüht (Ü), gleichzeitig nimmt sie sich sehr zurück und macht sich dabei gleichsam unscheinbar und bedeutungslos (Ü). Obgleich sie ihre Enttäuschung verbal äußert, ist keinerlei Ärger spürbar (Ü).

Beim Therapeuten selbst entsteht einerseits das Gefühl, die Patientin trösten und unterstützen zu wollen (GÜ). Er bemerkt aber auch, dass er sich innerlich von ihr entfernt und das Interesse an ihr zu verlieren droht (GÜ).

Die nach den Vorgaben der OPD erarbeitete beziehungsdynamische Formulierung ergibt das folgende maladaptive Beziehungsmuster für die Patientin: „Die Patientin bemüht sich sehr um die interessierte Zuwendung anderer, wird aber immer wieder im Stich gelassen und ignoriert. Sie reagiert darauf dann harmonisierend und mit verstärkter Anpassung. Die Übertragung ist von ihrer Selbstentwertung geprägt, was bei anderen dazu führen kann, dass sie nicht wahrgenommen wird. Dies kann im Zirkelschluss dazu beitragen, dass sie sich wiederum ignoriert und im Stich gelassen fühlt." Wie oben beschrieben, werden in der Beziehungsachse der OPD all diesen Beziehungsaspekten jeweils Items aus einer Standardliste zugeordnet, was hier nicht näher ausgeführt werden kann.

31.4.2 Beurteilung des Erstgesprächs

Schon in diesem kurzen Interviewausschnitt wird deutlich, wie sehr sich die Patientin selbst zurücknimmt, um Anerkennung und Zuwendung zu bekommen. In der Achse III der OPD („Konflikte") deutet dies auf einen **Versorgungs- und Autarkiekonflikt** hin. Ihre Reaktion auf das enttäuschende Verhalten der Eltern ist tendenziell selbstentwertend, wobei sie die geliebten Objekte erhöht. Der zweitwichtigste Konflikt ist in diesem Fall der **Selbstwertkonflikt.** Beide Konflikte konnten als sehr bedeutsam eingestuft werden.

In der Achse IV der OPD („Struktur") findet sich insgesamt ein **mäßiges Strukturniveau.** Die Patientin reguliert ihre Affekte vornehmlich übersteuernd, was ihr aber in den bedeutsamen Beziehungen aktuell kaum mehr gelingt. Wie sich in dem Interviewausschnitt andeutet, besitzt sie gegenüber wichtigen Objekten zu wenig Abstand und Unabhängigkeit, um ihre mächtigen Affekte verstehen und damit steuernd umgehen zu können. Die ungünstigsten Einschätzungen zeigten sich entsprechend im Bereich der **Selbststeuerung** (insb. der Selbstwertregulation) und der Affekttoleranz.

Für diese Patientin konnten die folgenden Behandlungsfoki bestimmt werden:

- **Typische interaktionelle Verwicklung (Beziehungsfokus):** Die Patientin bemüht sich sehr um die interessierte Zuwendung anderer, wird aber immer wieder im Stich gelassen und ignoriert. Sie reagiert darauf dann harmonisierend und mit verstärkter Anpassung. Die Übertragung ist von ihrer Selbstentwertung geprägt, was bei anderen dazu führen kann, dass sie nicht wahrgenommen wird. Dies kann im Zirkelschluss dazu beitragen, dass sie sich wiederum ignoriert und im Stich gelassen fühlt.
- **Konfliktfokus:** Die Patientin wird innerlich angetrieben von einem schwer erträglichen Mangelerleben (Versorgungs- und Autarkiekonflikt), verbunden mit der stark schambesetzten Überzeugung, der dringend benötigten Versorgung und Zuwendung nicht wert zu sein (Selbstwertkonflikt). Sie versucht, das Mangelerleben und die Scham zu regulieren, indem sie sich selbst zurücknimmt und besondere Leistungen erbringt – in der Hoffnung, so doch noch die Anerkennung und Zuwendung zu bekommen. Als dies an markanter Stelle erneut ausbleibt (Versagungssituation), kommt es zum Zusammenbruch der Abwehr und zur Symptombildung.
- **Struktureller Fokus:** Die Patientin hat bisher ihre Wünsche, Affekte und Impulse vornehmlich übersteuernd reguliert (mäßiges Integrationsniveau), was sie zwar stabil und funktionsfähig hielt, aber auch dazu führte, dass sie schwierige Affekte (Gefühle von Mangel, Trauer, Enttäuschung) nicht wahrgenommen und verstanden hat. In der Therapie kommt sie nun in Kontakt mit solchen Affekten, was für sie schmerzlich ist, aber den Weg für eine nachhaltige Veränderung eröffnet.

31.5 Fazit

In psychosomatischen Kliniken, Suchtkliniken, universitären Abteilungen für Psychotherapie und Psychosomatik wird die OPD zur Behandlungsdokumentation genutzt (Heuft et al. 2005; Mendler et al. 2005). Die Anwendung der OPD im Psychotherapie-Antragsverfahren wurde ebenfalls beschrieben (Stasch et al. 2014). Für die Kinder- und Jugendlichenpsychotherapie gibt es die Operationalisierte Psychodynamische Diagnostik im Kindes- und Jugendalter (OPD-KJ-2, 2014). Ein Anwendungsmanual liegt für den Bereich der psychotherapeutischen Behandlung von Eltern mit Säuglingen und Kleinkindern vor (Cierpka et al. 2007).

Eine auf diese Art operationalisierte psychodynamische Diagnostik weist über die traditionellen rein deskriptiven psychopathologischen Klassifikationen hinaus. Sie versucht die Beschreibung von persönlichkeitsbezogenen psychodynamischen Konstrukten mithilfe eines beobachtungsnahen Vorgehens um Letztere klinisch hilfreich zu ergänzen..

31

RESÜMEE

- Die OPD kann **klinisch-diagnostische Leitlinien** für den klinischen Gebrauch vorgeben, die den Anwender*innen aufgrund relativ offen formulierter diagnostischer Kriterien einigen diagnostischen Spielraum lassen. Die OPD trägt so zu einer größeren Transparenz im Sinne der Qualitätssicherung bei.
- Die OPD kann für die **Ausbildung** in der psychodynamischen Psychotherapie von großem Nutzen sein, weil die operationalisierten psychischen Phänomene beobachtungsnah formuliert werden, sodass die psychodynamische und phänomenologische Klassifikation geübt werden kann.
- Die OPD kann als **Forschungsinstrument** für wissenschaftliche Untersuchungen eingesetzt werden, um über striktere diagnostische Kriterien zu einer stärkeren Stichprobenhomogenisierung in Studien beitragen zu können.
- Die OPD kann zu einer besseren **Kommunikation** innerhalb der *scientific community* (im weiteren und engeren Sinne) über die Konstrukte der psychodynamischen Theorie beitragen. Vor dem Hintergrund einer deutlich verbesserten Reliabilität gegenüber der herkömmlichen Diagnostik führt die OPD zu einer besseren Kommunizierbarkeit von psychodynamischen Formulierungen.

Die OPD will ein grundlegendes Kompendium der relevanten psychodynamischen Konstrukte sein, die sich auf vier Achsen anordnen lassen. Das Manual der OPD liefert eine Grundlage für die klinische Diskussion, die von vielen Kliniker*innen sehr geschätzt wird. Psychotherapeut*innen mit geringer klinischer Erfahrung erhalten für ihre weitere Ausbildung eine Basis. Komplexere psychoanalytische Theorien und ausführliche psychoanalytische Fallkonzeptionen können ergänzend darauf aufbauen.

Die bisherigen Erfahrungen mit dem OPD-System zeigen, dass die konstruierten Achsen für den klinischen Gebrauch in ganz unterschiedlichen Behandlungsfeldern praktikabel und die Konstrukte valide sind und auch im Forschungskontext reliabel eingeschätzt werden können – ein ausführlicher Überblick über die empirische OPD-Forschung findet sich im Manual der OPD-3 (Arbeitskreis OPD 2023).

Die bestehende Arbeitsgruppe versteht die Operationalisierung von psychodynamischer Diagnostik und Therapie als Prozess, der in Praxis und Forschung zu einer weiteren Klärung und Differenzierung der zugrunde liegenden Konstrukte beitragen soll.

LITERATURAUSWAHL

Arbeitskreis OPD (Hrsg.). Operationalisierte Psychodynamische Diagnostik. Grundlagen und Manual. Bern: Huber 1996.

Arbeitskreis OPD (Hrsg.). Modul Abhängigkeitserkrankungen: Das Diagnostik-Manual. Bern: Huber 2013.

Arbeitskreis OPD (Hrsg.). Operationalisierte Psychodynamische Diagnostik (OPD-3). Das Manual für Diagnostik und Therapieplanung. Göttingen: Hogrefe 2023.

Benecke C, Henkel M, Doering S, et al. Der OPD-Konfliktfragebogen. Z Psychosom Med Psychother 2018; 64: 380–393.

Ehrenthal JC, Dinger U, Horsch L, et al. Der OPD-Strukturfragebogen (OPD-SF). Erste Ergebnisse zu Reliabilität und Validität. Psychother Psychosom Med Psychol 2012; 62: 25–32.

Rudolf G, Grande T, Oberbracht C. Die Heidelberger Umstrukturierungsskala. Ein Modell der Veränderung in psychoanalytischen Therapien und seine Operationalisierung in einer Schätzskala. Psychotherapeut 2000; 45: 237–246.

Schauenburg H, Friedrich A, Ehrenthal JC, et al. Konflikt oder Struktur? Die Erfassung von OPD – Foki in Psychotherapien. In: Sammet I, Dammann G, Schiepek G (Hrsg.): Der Psychotherapeutische Prozess. Stuttgart: Kohlhammer 2014; 196–206.

Stasch M, Grande T, Janssen P, et al. OPD-2 im Psychotherapie-Antrag: Psychodynamische Diagnostik und Fallformulierung. Bern: Huber 2014.

KAPITEL

32

Philipp Yorck Herzberg und Elmar Brähler

Psychologische Diagnostik

32.1 Einleitung

Beim psychologischen Diagnostizieren geht es nicht darum, wie man oft von besorgten Patienten hört, das Wesen eines Menschen zu durchschauen, sondern um die Beantwortung einer praktischen Fragestellung. Inhalte und Methoden der psychologischen Diagnostik beziehen sich auf die regelgeleitete Sammlung und Verarbeitung gezielt erhobener Informationen, die für das Verständnis des Verhaltens und Erlebens von Personen oder Personengruppen bedeutsam sind. Mithilfe der gewonnenen Informationen sollen Fragestellungen (z. B. eines Auftraggebers) beantwortet und Entscheidungen getroffen werden.

Das Kapitel gibt einen Überblick über die Zielsetzung psychologischer Diagnostik, die Erfassung diagnostischer Daten und die Gütekriterien psychodiagnostischer Testverfahren. Ein Überblick über wichtige Testverfahren für den Bereich der Psychosomatischen Medizin erlaubt die rasche Auswahl entsprechender Verfahren.

32.2 Zielsetzung psychologischer Diagnostik in der Psychosomatischen Medizin

Psychologische Diagnostik im Bereich der Psychosomatischen Medizin hat in Anlehnung an Baumann und Stieglitz (2003) folgende Aufgaben:

- **Beschreibung:** umfasst die qualitative und quantitative Beschreibung des Ausgangszustands und ggf. die Beschreibung von Veränderungen. Unterschieden wird dabei zumeist zwischen den Ebenen Symptom – Syndrom – Diagnose/Störung.
- **Klassifikation:** umfasst die Zuordnung einer Person zu Klassen eines Klassifikationssystems (z. B. ICD-10 oder DSM-5) unter der Berücksichtigung von Differenzialdiagnosen und Komorbiditäten.
- **Erklärung:** ist die Bereitstellung von Informationen über die möglichen Ursachen für die Entstehung, Auslösung und Aufrechterhaltung der psychischen Auffälligkeiten oder Störungen neben der reinen Beschreibung der Symptom- und Merkmalsausprägungen.
- **Prognose:** dient der Vorhersage des natürlichen oder durch Interventionen beeinflussten Verlaufs psychischer Störungen sowie

der Abschätzung der Erfolgswahrscheinlichkeit von therapeutischen Interventionen.
- **Evaluation:** ist die Bewertung der durch Interventionen induzierten Veränderungen (formative Evaluation) und der Zielerreichung (summative Evaluation). Der Fokus der Evaluation kann auch auf die Intervention (Wirksamkeitsnachweis) oder den Therapeuten bzw. die Versorgungseinrichtung (Qualitätssicherung) gerichtet sein.

Um diese Ziele zu erreichen, bedient sich die psychologische Diagnostik verschiedener Strategien, die sich nach Pawlik (1976) wie in ➢ Tab. 32.1 dargestellt unterscheiden lassen.

32.2.1 Uni- vs. multimethodale Diagnostik

Unter **unimethodaler Diagnostik** ist die Anwendung einer einzelnen Methode bzw. Verfahrensgruppe (z. B. Selbstbericht mittels Fragebogen) zur Beschreibung eines Merkmals oder Symptoms zu verstehen. Eine ausschließlich unimethodale Diagnostik wird den unterschiedlichen Facetten des untersuchten Merkmals i. d. R. nicht gerecht. Erst der Einsatz unterschiedlicher Methoden erlaubt eine umfassende Beschreibung der verschiedenen Facetten eines Merkmals. So lässt sich z. B. Angst nur mittels verschiedener Methoden (z. B. Selbstauskunft, Verhaltenstests und -beobachtungen und über physiologische Parameter) auf unterschiedlichen Datenebenen (z. B. psychologische, soziale und biologische Ebene) diagnostizieren, da Angst Teil eines komplexen Reaktionsmusters ist, dessen Facetten relativ autonom reagieren. Ein anderes Beispiel ist die Diagnostik von Bindungen, die über subjektive Einschätzungen von Beziehungserfahrungen erfolgen kann, aber auch durch die Rekonstruktion innerer Repräsentationen oder Arbeitsmodelle mittels Interviewmethoden oder durch semiprojektive Verfahren.

Tab. 32.1 Unterscheidungsmerkmale klinisch-psychologischer Diagnostik

Dimensionen	Diagnostische Zielsetzungen
unimethodal ↓↑ multimethodal	Beschreibung eines Merkmals mittels einer Methode ↓↑ Beschreibung eines Merkmals bzw. mehrerer Merkmale oder Facetten mittels mehrerer Methoden
dimensional ↓↑ kategorial	Schweregraderfassung, Quantifizierung ↓↑ Klassifikation
normorientiert ↓↑ kriteriumsorientiert	Vergleich des Merkmals mit der Merkmalsverteilung einer Bezugsgruppe ↓↑ Vergleich des Merkmals mit einem inhaltlich definierten Maßstab
Statusdiagnostik ↓↑ Verlaufsdiagnostik	Ist-Zustand (diagnostisch oder prognostisch) ↓↑ Prozess- oder Veränderungserfassung
störungsübergreifend ↓↑ störungsbezogen	universelle und vergleichende Erfassung ↓↑ spezielle und konstruktnahe Erfassung

Multimethodale Diagnostik erlaubt darüber hinaus, die Validität der erhobenen Daten zu schätzen, indem die Relationen zwischen den Datenquellen beurteilt werden können. Die multimethodale Diagnostik eines Patienten ist multimodal in Bezug auf Datenebenen, Datenquellen, Untersuchungsverfahren sowie untersuchte Merkmale und Funktionsbereiche.

32.2.2 Dimensionale vs. kategoriale Diagnostik

Dimensionale Diagnostik betrachtet die Merkmalsausprägung auf kontinuierlichen Dimensionen. Das Ergebnis ist eine Quantifizierung der Merkmalsausprägung, bezüglich derer sich alle Patienten vergleichen lassen, z. B. in Bezug auf die Ausprägung bindungsbezogener Angst. Die meisten psychologischen Konstrukte sind multidimensional, bestehen also aus zwei oder mehr Dimensionen. Bindung z. B. wird multidimensional als bindungsbezogene Angst und bindungsbezogene Vermeidung operationalisiert (Fraley et al. 2000).

Kategoriale Diagnostik nimmt an, dass zwischen Patienten qualitative Unterschiede bestehen, etwa bzgl. ihrer Bindungsmuster (sicher, abweisend oder verstrickt). Das diagnostische Ziel ist, Patienten verschiedenen Klassen (z. B. Störung vorhanden oder nicht vorhanden) zuverlässig zuzuordnen. Die Klassifikation basiert darauf, dass Patienten aufgrund ihrer Ähnlichkeit im Hinblick auf relevante Symptome bzw. Merkmalsausprägungen unter Ausblendung von Unterschieden, die für die Fragestellung nicht relevant sind, prototypisch zusammengefasst werden. Die beiden wichtigsten Klassifikationssysteme für psychische Erkrankungen sind die ICD-11 der WHO und das DSM-5 der American Psychiatric Association (APA).

❚❚ Dimensionale und kategoriale Diagnostik können sinnvoll miteinander kombiniert werden. So wird häufig bei der dimensionalen Vorgehensweise ein Cut-off-Wert verwendet, anhand dessen eine Klassifikation vorgenommen werden kann. ❚❚

So wird z. B. ein Patient, der beim Beck-Depressions-Inventar II (BDI-II) einen Punktwert < 13 erhält, als klinisch unauffällig oder remittiert bezeichnet.

Gegenwärtig lässt sich eine Konvergenz dimensionaler und kategorialer Diagnostik bei der Konzeptualisierung einiger psychischer Störungen erkennen. In der Sektion III des DSM-5, dem sog. Alternativen Modell der Persönlichkeitsstörungen, wird ein Hybridmodell – dimensional und kategorial – für die Diagnostik der Persönlichkeitsstörungen vorgestellt.

ICD-11

Die kategoriale Einteilung der Persönlichkeitsstörungen nach ICD-10 wurde in der ICD-11 durch eine dimensionale Diagnostik abgelöst, die auf dem Schweregrad von Funktionsbeeinträchtigungen (aufgeschlüsselt in die drei Gruppen leicht, mittel, schwer) sowie der Beschreibung von übergeordneten prominenten Persönlichkeitsmerkmalen (negative Affektivität, Distanziertheit, Dissozialität, Enthemmung und Anankasmus) beruht. Bei Vorliegen der Diagnose einer Persönlichkeitsstörung wird jeweils der Schweregrad angegeben, und die charakteristischen Persönlichkeitsmerkmale werden dimensional erfasst.

Die Kombination der beiden Ansätze erlaubt die simultane Klassifikation und Quantifizierung von Symptomen.

32.2.3 Normorientierte vs. kriterienorientierte Diagnostik

Testwerte erhalten ihre Bedeutung erst durch eine Referenzsetzung. In der psychologischen Diagnostik ist es häufig die Referenz zu anderen Personengruppen (gleichen Alters oder gleicher Diagnose), die Auskunft über die relative Ausprägung der gemessenen Eigenschaft gibt. Ebenso können Testwerte auch durch die Referenz zu festgelegten Inhalten Bedeutung erlangen, wie dies bei kriteriumsorientierten Tests der Fall ist.

Ein Test ist **kriteriumsorientiert,** wenn seine Testwerte als kontinuierliche oder kategoriale Ausprägungen eines Individuums bzgl. einer wohldefinierten Verhaltens- oder Inhaltsdomäne interpretiert werden können. Ein weiterer wesentlicher Unterschied ist die intendierte Interpretation der Testwerte.

Testwerte **normorientierter Tests** zielen auf die Erfassung interindividueller Differenzen ab, also auf den Vergleich von Personen. Ein bekanntes Beispiel ist der Intelligenzquotient, der die Leistung einer Person in Bezug auf eine Normgruppe widerspiegelt.

Mit einem kriteriumsorientierten Test gewonnene Testwerte sollen im Hinblick auf die untersuchte Inhalts- oder Verhaltensdomäne interpretiert werden (z. B. Erfüllung von Alltagsanforderungen, Therapiezielerreichung). Sie eignen sich sowohl zur Beschreibung von individuellen Merkmalsausprägungen als auch zur Klassifikation in zwei (z. B. gesund vs. krank) oder mehr Gruppen. Kriteriumsorientierte Testverfahren können auch zur Evaluation der Effektivität von Interventionsprogrammen verwendet werden, indem Veränderungen in den Merkmalsausprägungen oder Veränderungen der Gruppenzuordnungen durch wiederholte Testung registriert werden (Herzberg und Frey 2011).

32.2.4 Statusdiagnostik vs. Verlaufsdiagnostik

Unter **Statusdiagnostik** versteht man die Erfassung eines Merkmals zu einem definierten Zeitpunkt mit dem Ziel, Aussagen über den Ist-Zustand zu treffen (z. B. Stärke des Symptoms zu Therapiebeginn).

Verlaufsdiagnostik verfolgt das Ziel, durch wiederholte Erfassung eines Merkmals Aussagen über seine Stabilität oder Änderung zu treffen. Dabei kann der Fokus z. B. auf dem Therapieprozess, dem Therapiefortschritt oder dem Therapieerfolg liegen. Diese Informationen können entweder zur weiteren Therapieplanung oder zur Bewertung der Effektivität der Behandlung genutzt werden (z. B. Veränderung des Symptoms im Therapieverlauf).

32.2.5 Störungsübergreifende vs. störungsbezogene Diagnostik

Bei der **störungsübergreifenden Diagnostik** handelt es sich um Methoden und Verfahren, die bei allen Störungsgruppen anwendbar sind. So sind z. B. die Anamnese und Exploration immer Bestandteil des diagnostischen Vorgehens und damit zu einem gewissen Teil immer auch störungsübergreifend. Bei den Selbstbeurteilungsverfahren gelten die *Symptom-Checkliste* (SCL-90-R, Franke 2013) und bei den Fremdbeurteilungsverfahren das *AMDP-System* als Prototypen störungsübergreifender Verfahren.

Für den Einsatz spezifischer Störungsgruppen entwickelte Verfahren werden als **störungsbezogene Verfahren** bezeichnet. Die diagnostische Breite bei den störungsübergreifenden Verfahren wird durch diagnostische Tiefe bei den störungsbezogenen Verfahren eingetauscht. Auf den Einsatz störungsübergreifender Verfahren sollte auch beim Vorliegen spezifischer Hypothesen nicht verzichtet werden, um komorbide Störungen nicht zu übersehen. Störungsbezogene Verfahren liegen für alle Hauptgruppen der ICD-11 vor.

Weitere Unterscheidungen klinisch-psychologischer Diagnostik sind möglich, z. B. in nicht theoriebezogene vs. theoriebezogene Diagnostik, Testen vs. Inventarisieren oder Diagnostik als Messung vs. Diagnostik als Information für und über Behandlung. Diese Aufzählungen lassen sich aber gut aus dem dargestellten Schema ableiten bzw. stellen Kombinationen mehrerer der genannten Unterscheidungsmerkmale dar (Stieglitz 2008).

32.3 Erfassung diagnostischer Daten

Innerhalb der psychologischen Diagnostik lassen sich L-(Life-)Daten, Q-(Questionnaire-)Daten und T-(Test-)Daten voneinander abgrenzen (Cattell 1965):

- Unter **L-Daten** werden Daten, die aus Erhebungen über objektive Vorgänge und Tatbestände (z. B. Anzahl der Freundschaften), biografische Merkmale und Fremdbeurteilungen gefasst.
- **Q-Daten** entstammen Selbstauskünften in Befragungen, die zumeist mittels Persönlichkeitsfragebögen erhoben wurden. Persönlichkeitsfragebögen werden deshalb auch als **subjektive Persönlichkeitstests** bezeichnet. Selbstbeurteilungsverfahren basieren dabei auf der Fähigkeit zur Selbstreflexion (Selbstbeobachtung, Introspektion) und liefern Selbstbeschreibungen und Selbstberichte von Patienten. Der Einsatz von Selbstbeurteilungsverfahren erweist sich vor allem dann als relevant, wenn es um die Erfassung von Merkmalen geht, die am leichtesten mittels Selbsteinschätzung erhoben werden können oder aber überhaupt nur der Selbstbeobachtung zugänglich sind (wie z. B. Beschwerden, Befindlichkeit, Gedanken). Auf der anderen Seite besitzen die entsprechenden Verfahren ihren Stellenwert aber auch in solchen Merkmalsbereichen, die prinzipiell ebenso durch Fremdbeobachtung erfassbar sind (z. B. in der Angst- und Depressionsdiagnostik).

- **T-Daten** schließlich sind Resultate von Messungen des Verhaltens, von Leistungen oder psychophysiologischen Reaktionen von Personen. Erfolgt die Messung im Rahmen standardisierter Testsituationen, heißen sie **objektive Tests.**

Bei einem psychodiagnostischen Test handelt es sich um

„... ein wissenschaftlich entwickeltes und überprüftes Routineverfahren, bei dem in standardisierten Situationen Verhalten – provoziert durch definierte Anforderungen – registriert bzw. Verhaltensmerkmale von Personen oder Personengruppen erfasst werden, die als Indikatoren für bestimmte Eigenschaften, Zustände oder Beziehungen dienen sollen."

Guthke et al. (1990, S. 108)

Ein Test ist ein wissenschaftliches Verfahren, da er nach den Regeln einer Testtheorie konstruiert und überprüft wurde. Die meisten psychodiagnostischen Verfahren im klinischen Einsatz basieren auf der klassischen Testtheorie (Lord und Novick 1968), wesentlich seltener auf der probabilistischen (Rasch 1980) oder der kriteriumsorientierten Testtheorie (Herzberg und Frey 2011).

32.4 Testgütekriterien

Um die Qualität psychometrischer Testverfahren beurteilen zu können, ergeben sich aus der Anwendung der Testtheorien eine Reihe von Gütekriterien. Die Hauptgütekriterien sind Objektivität, Reliabilität und Validität (➤ Kap. 32.4.1), zu den Nebengütekriterien zählen Normierung, Testökonomie, Nützlichkeit, Zumutbarkeit, Unverfälschbarkeit und Fairness (➤ Kap. 32.4.2).

32.4.1 Hauptgütekriterien

32

Objektivität

Unter der **Objektivität** eines Tests versteht man die Unabhängigkeit der gewonnenen Testergebnisse von der Person des Testanwenders (Durchführungsobjektivität), des Testauswerters (Auswertungsobjektivität) und des Testinterpreten (Interpretationsobjektivität).

Eine hohe Objektivität wird vor allem durch eine klare Strukturierung und Standardisierung des Vorgehens beim Testen erreicht, d. h. durch die Vorgabe detaillierter Vorschriften und Regeln für die Durchführung des Tests (z. B. exakter Wortlaut der Instruktion), des Vorgehens bei der Auswertung (z. B. Auswertungsschablonen) und der Interpretation der Testergebnisse (z. B. Darstellung von Beispielfällen). Ein höchstmöglicher Grad an Objektivität wäre erreicht, wenn verschiedene Untersucher bei denselben Testpersonen (Probanden) zu den gleichen Ergebnissen gelangen würden und der Test von verschiedenen Diagnostikern bei verschiedenen Testpersonen so durchgeführt werden kann, dass eine hohe Vergleichbarkeit der Testergebnisse gewährleistet ist.

Reliabilität

Unter der **Reliabilität** (Messgenauigkeit) eines Tests versteht man den Grad der Genauigkeit, mit dem er ein bestimmtes Persönlichkeits- oder Verhaltensmerkmal misst – gleichgültig, ob er dieses Merkmal auch zu messen beabsichtigt.

Der Nebensatz in der Definition mag auf den ersten Blick etwas verwirren, er verweist jedoch lediglich darauf, dass es sich bei der Reliabilität um ein formales (messtheoretisches) Kriterium handelt. Die Beurteilung der inhaltlichen Güte eines Tests erfolgt durch Validitäts- bzw. Gültigkeitsstudien (s. u.).

Für die Bestimmung der Zuverlässigkeit eines Tests existieren verschiedene methodische Zugänge. Ein vergleichsweise einfacher Weg besteht darin, einer Stichprobe von Personen den Test zweimal zu unterschiedlichen Zeitpunkten vorzulegen (**Retest-Methode**). Bei einem zuverlässigen Test, wäre zu erwarten, dass in beiden Untersuchungen gleiche Ergebnisse resultieren. Da sich beim Messen psychologischer Merkmale jedoch auch das „Messsubjekt" und damit u. U. auch die individuelle Ausprägung des zu erfassenden Merkmals verändern kann (z. B. durch Therapie oder Medikamente), ist diese Methode nur eingeschränkt anwendbar. Wird z. B. einer Person im Abstand von einigen Tagen ein Depressivitätstest vorgelegt, so kann sich allein aufgrund der Auseinandersetzung mit der eigenen Symptomatik, die durch die erste Testdarbietung induziert wurde, das Ergebnis der zweiten Messung von dem der ersten unterscheiden.

Eine Möglichkeit, vor allem bei Leistungstests verfälschende Lern- und Gedächtniseffekte zu umgehen, besteht darin, bei der zweiten Untersuchung eine parallele Variante des Tests vorzugeben. Diese besteht aus sowohl inhaltlich wie formal vergleichbaren, jedoch nicht mit dem ersten Test identischen Items (**Paralleltest-Methode**).

Andere Möglichkeiten zur Schätzung der Zuverlässigkeit eines Verfahrens sind durch die **Halbierungsmethode** („split-half") gegeben. Hier teilt man den einmalig vorgegebenen Gesamttest in zwei vergleichbare Hälften auf und wertet diese getrennt aus. In einem zuverlässigen Test sollten sich die Ergebnisse der beiden Hälften hoch entsprechen.

Eine Sonderform der Halbierungsmethode ist die Schätzung der **internen Konsistenz.** Hierbei wird die Güte des Tests dadurch geprüft, indem der Gesamttest in so viele Teile zerlegt wird, wie er Einzelitems aufweist. Angaben zur Zuverlässigkeit (Reliabilität) des Tests müssen in jedem Testmanual enthalten sein. Im Allgemeinen liegen diese in Form von Korrelationskoeffizienten vor, welche die Höhe der Übereinstimmung der Tests bzw. Testhälften zum Ausdruck bringen. Die Korrelationskoeffizienten können dabei zwischen 0 und 1 variieren, wobei höhere Werte für eine größere Zuverlässigkeit des Tests stehen. Als Richtgröße für eine gute bis sehr gute Reliabilität kann ein Wert von 0,80 und höher gelten (Ähnliches gilt für das Maß der internen Konsistenz, **Cronbach-α**).

Das Ausmaß der Zuverlässigkeit ist letztlich ein wesentliches Kriterium für die Interpretierbarkeit der gewonnenen Testergebnisse.

Validität

Unter **Validität** wird die Übereinstimmung von Testergebnissen mit dem, was der Test messen soll, verstanden. Es handelt sich um ein Urteil darüber, wie angemessen bestimmte Schlussfolgerungen vom Testwert auf das Verhalten außerhalb des Tests oder auf ein Merkmal der Person sind.

Die Validität ist das wesentlichste und alle bisher erwähnten Aspekte voraussetzende Gütekriterium eines Tests. Die Angaben zur Validität eines Tests als inhaltliches Kriterium geben Auskunft darüber, ob z. B. das Ergebnis eines Konzentrationstests tatsächlich i. S. von Konzentrationsfähigkeit interpretiert werden kann und der Test nicht auch noch „nebenbei" Intelligenz oder Schulbildung erfasst.

Für die Überprüfung der Validität eines Tests gibt es verschiedene Möglichkeiten. Sie richten sich in erster Linie nach dem spezifischen Anspruch des Tests, d. h. nach seinem Gültigkeitsbereich. Soll mit einem Test eine Prognose geleistet werden, wird zu prüfen sein, inwieweit das Testergebnis in der Lage ist, späteres Verhalten vorherzusagen (prognostische Validierung an einem externen Kriterium; z. B. Vorhersage späteren aggressiven Verhaltens durch einen Aggressivitätstest). Ist es hingegen Ziel des Tests, mit ökonomischem Aufwand diagnostisch relevante Informationen zu erlangen, so hat die Validierung konkurrent (d. h. in direktem Vergleich mit einem externen Kriterium) zu erfolgen (z. B. durch Vergleich des Ergebnisses eines Depressivitätstests mit der psychiatrischen Depressionsdiagnose). Beide Vorgehensweisen lassen sich unter dem Begriff Kriteriumsvalidierung subsumieren.

Darüber hinaus gibt es psychologische Tests, bei denen Experten den Test und seine Items als valide für den angestrebten Gültigkeitsbereich einschätzen (logische oder Inhalts- bzw. Kontentvalidität). Ebenfalls wichtig ist die Eigenschafts- oder Konstruktvalidierung. Sie erfolgt vor allem durch In-Beziehung-Setzen des Tests zu einem entsprechenden theoretischen Bezugssystem. Für Tests im klinischen Bereich dominiert die kriterienbezogene Validierung. Entsprechende Angaben in den Testmanualen sind für den verantwortungsvollen Anwender unerlässlich, um eine Falsch- bzw. Überinterpretation der Testergebnisse zu vermeiden.

RESÜMEE

Ein Test kann erst dann gültige Ergebnisse liefern, wenn er objektiv und reliabel ist. Der Umkehrschluss ist jedoch nicht zulässig. Objektivität und Reliabilität sind notwendige, aber nicht hinreichende Voraussetzungen für die Validität eines Tests. So kann z. B. ein Test, dessen Resultate stark von der Person des Testanwenders abhängig sind und der zudem mit größeren formalen Messfehlern behaftet ist, keine gültigen und aussagekräftigen Ergebnisse liefern. Umgekehrt kann sich ein Test zwar als objektiv und reliabel erweisen, trotzdem kann jedoch sein Gültigkeitsbereich (d. h. seine Validität) aufgrund mangelnder Validitätsstudien als fraglich angesehen werden.

32.4.2 Nebengütekriterien

Neben den Hauptgütekriterien sind bei der Bewertung von psychodiagnostischen Testverfahren noch die Nebengütekriterien zu berücksichtigen. Dazu zählen z. B. die **Ökonomie** eines Tests (Zeitaufwand für die Durchführung und Auswertung) oder seine **Akzeptanz** durch die Anwender und Probanden.

Ein wichtiges Nebengütekriterium stellt die **Normierung** dar, da der Anwender für eine angemessene Interpretation der Testergebnisse ein Bezugssystem (Normwert) benötigt, anhand dessen er das individuelle Testergebnis einordnen kann. Die Normen sollten auf entsprechenden repräsentativen Stichproben beruhen und nicht veraltet sein. Wenn Alters- oder Geschlechtseffekte für das untersuchte Merkmal vorhanden sind, müssen entsprechende Alters- und Geschlechtsnormen vorliegen.

Nützlichkeit meint, dass der Test ein relevantes Merkmal misst und dieses nicht durch einen anderen Test gemessen werden kann, der alle anderen Gütekriterien zumindest gleichwertig erfüllt.

Fairness bedeutet, dass Tests bestimmte Gruppen von Personen nicht systematisch diskriminieren dürfen, z. B. durch inhaltliche Merkmale des Testmaterials, sprachliche Verständlichkeit der Instruktion oder technische Merkmale des Tests (z. B. Schriftgröße bei älteren Personen, Vertrautheit im Umgang mit Computern bei computergestützten Testverfahren).

Fragebögen gehören zu den reaktiven Messinstrumenten, da die den Fragebogen beantwortende Person ihre Antworten absichtlich oder unabsichtlich beeinflussen kann. Um die erhaltenen Testwerte angemessen interpretieren zu können, muss sichergestellt sein, dass der Patient bei der Beantwortung des Fragebogens nicht aggraviert, simuliert, dissimuliert oder i. S. sozialer Erwünschtheit geantwortet hat. Das Ausmaß der Anfälligkeit eines Tests gegenüber solchen Antworttendenzen wird als **Unverfälschbarkeit** bezeichnet.

32.5 Beschwerdenvalidierung

Neben den Gütekriterien Validität und Unverfälschbarkeit ist in der klinischen Praxis die Beschwerdenvalidierung (BV) relevant, um zu unverfälschten, möglichst objektiven Ergebnissen in der Diagnostik zu kommen. Dies ist insbesondere in der Erstellung von Sozialgerichtsgutachten zur Einschätzung der Erwerbs(un)fähigkeit notwendig und gefordert. Beschwerdenvalidierung bezeichnet einen komplexen psychodiagnostischen Urteils- und Bewertungsprozess, um die Gültigkeit der von einer Person beklagten gesundheitlichen Beschwerden, psychischen Leiden oder gezeigten Funktionsbeeinträchtigungen evaluieren zu können. Die Prävalenzraten nichtauthentischer Beschwerden schwanken je nach Fachgebiet und zugrunde gelegten Kriterien. Sie werden auf 30–50 % geschätzt, für Patienten mit psychosomatischen Erkrankungen in einer Reha-Klinik auf ca. 35 % (Merten et al. 2020).

Beschwerdenvalidität ist die Gültigkeit einer Beschwerdenschilderung oder Symptompräsentation bei einem Untersuchten.

Der BV-Bedarf ergibt sich aus möglichem Leistungsmissbrauch, aus dem erhebliche volkswirtschaftliche Kosten resultieren (z. B. durch unberechtigte Frühberentung) und der Zuweisung zu nicht notwendigen Behandlungen, die ebenfalls Kosten verursachen und beschränkte Ressourcen verbrauchen.

Unter **Beschwerdenvalidierung** (BV) wird die Gesamtheit individualdiagnostischer Bemühungen zur systematischen Überprüfung der kognitiven, emotionalen und motivationalen Bedingungen, unter denen von einer Person Beschwerden geäußert oder Funktionsbeeinträchtigungen gezeigt wurden, verstanden.

Damit erlaubt sie gleichzeitig den Grad an Vertrauen über die Aufrichtigkeit der Beschwerdenschilderung und der Gültigkeit gezeigter Leistungen (in Verhaltensproben und Tests) zu evaluieren. Im Sinne eines patientenorientierten Vorgehens, das die zu behandelnde Person als Experten für ihre eigene Erkrankung auffasst und sie aktiv in die Gestaltung der Behandlung einbezieht, ist es relevant, dass Ärzte und Therapeuten sich auf die Schilderungen ihrer Patienten verlassen können und ihnen keine Falschdarstellungen unterstellen.

Die Indikation zu BV ist dann gegeben, wenn Patienten ein Motiv haben, ein bestimmtes Antwortverhalten zu präsentieren. BV muss nicht auf Simulieren und Aggravation von Symptomen wie bei Renten- oder Erwerbsminderungsbegehren oder bewusstem und unbewusstem sekundärem Krankheitsgewinn beschränkt sein, sondern kann auch bei Motivation zum Nachweis psychischer Gesundheit (z. B. nach Führerscheinentzug oder bei gerichtlichen Auflagen) indiziert sein.

In der praktischen Anwendung darf ein Gutachter sich nicht auf Gefühl und klinischen Eindruck verlassen, da die Beurteilung der Beschwerdenauthentizität allein nach dem klinischen Eindruck kaum besser ist als der Zufall (Hall und Poirier 2020). Es müssen verschiedene Untersuchungsmethoden wie Aktenanalyse, Gespräche und psychologische Testung angewendet und diese auf mögliche Inkonsistenzen sowie Plausibilität geprüft werden (multimethodaler und multimodaler Zugang). Dafür steht eine Reihe von Beschwerdenvalidierungstests zur Verfügung (➤ Tab. 32.2). Um die diagnostische Absicherung auf mehreren Ebenen zu gewährleisten, empfiehlt sich der Einsatz verschiedener Verfahren. Dies reduziert außerdem die Falsch-Positiv-Rate der Entscheidung.

Beschwerdenvalidierungstests gibt es in Form von Leistungstest und Selbstbeurteilungsverfahren:

- Bei Leistungstests werden Parameter wie Reaktionszeiten, Leistungskurven und suboptimales Leistungsverhalten erhoben (z. B. unterhalb der Rateschwelle oder Vergleich mit Normierungsstichproben).
- Bei Selbstbeurteilungsverfahren werden neben tatsächlich möglichen Beschwerden unrealistische Symptome (z. B. „ich spüre oft ein Pochen im Knie") oder Symptomkombinationen erfragt oder Antwortmuster auf ihre Plausibilität ausgewertet.

Tab. 32.2 Beschwerdenvalidierungstests (Auswahl)

Verfahren	Abkürzung	Autoren
Self-Report Symptom Inventory, dt. Version	SRSI	Merten et al. (2022)
Structured Interview of Reported Symptoms - 2	SIRS-2	Schmidt et al. (2019)
Amsterdamer Kurzzeitgedächtnistest	AKGT	Schmand und Lindeboom (2005)
Bremer Symptomvalidierung	TBFN	Heubrock und Petermann (2012)
Test of Memory Malingering	TOMM	Tombaugh (1996)

Generell gilt: Ein Validierungsbefund ist immer spezifisch auf das untersuchte Merkmal auszurichten, über dessen Gültigkeit eine Aussage getroffen werden soll. Es ist nicht pauschal von authentischen vs. nichtauthentischen Beschwerden auszugehen.

32.6 Psychodiagnostische Erhebungs- und Untersuchungsverfahren

In der Psychosomatik kommt neben Tests auch weiteren psychodiagnostischen Methoden große Bedeutung zu. Zu nennen sind hier insbesondere **Interviewverfahren.** Aufgrund ihres hohen Strukturiertheits- und Standardisierungsgrades erfüllen einige der klinischen Interviews (z. B. DIA-X/SCID; Beesdo-Baum et al. 2019; Wittchen und Pfister 1997) wesentliche formale Kriterien, die an psychologische Tests angelegt werden. Allerdings fehlt bei den meisten Interviews eine Normierung an einer Referenzpopulation. Da sie häufig im Rahmen der klassifikatorischen Diagnostik zum Einsatz kommen, orientieren sich viele klinische Interviews an Kriterien der diagnostischen Klassifikationssysteme (ICD-11 und/oder DSM-5).

Weitere klinisch relevante Verfahrensgruppen sind **Checklisten, Beobachtungsverfahren** sowie **Tagebücher.** Auch die **Felddiagnostik** (alltags- und ereignisnahe Datenerfassung, häufig unter Nutzung technikgestützter Selbstbeobachtungsverfahren, z. B. auf Smartphones oder Tablets) gewinnt innerhalb der Psychosomatik zunehmend an Bedeutung.

Obwohl Testverfahren zur Leistungsdiagnostik sowie zur neuropsychologischen Funktionsdiagnostik auch im Rahmen der Psychosomatik einen nicht zu unterschätzenden Stellenwert besitzen (z. B. bei Patienten mit komorbiden depressiven Störungen oder aber bei komorbidem Alkohol- und Drogenmissbrauch), kann auf diese Verfahrensgruppe hier nicht näher eingegangen werden. Auch projektive Testverfahren können wir hier nicht ausführlicher diskutieren, obwohl diese in relativ enger (theoretischer) Beziehung insbesondere zu psychoanalytischen und psychodynamischen Therapieansätzen stehen (Rauschfleisch 2006).

Im Mittelpunkt unserer weiteren Betrachtung sollen vor allem die psychometrischen **Persönlichkeitstests** und klinischen Testverfahren stehen. Diesen kommt vonseiten der Testdiagnostik im Kontext der psychologischen Diagnostik in der Psychosomatik zweifellos die größte Bedeutung zu. Folgt man der in ➤ Tab. 32.3 eingeführten Systematik, besitzen dabei die Persönlichkeitsstrukturtests und insbesondere die klinischen Tests für die Psychosomatik den größten Stellenwert.

Tab. 32.3 Klassifikation von Testverfahren nach inhaltlichen Gesichtspunkten

Leistungstest	1. Entwicklungstests
	2. Intelligenztests
	3. Allgemeine Leistungstests
	4. Schultests
	5. Spezielle Funktionsprüfungs- und Eignungstests
Psychometrische Persönlichkeitstests	1. Persönlichkeits-Struktur-Tests
	2. Einstellungs- und Interessentests
	3. Klinische Tests
Persönlichkeitsentfaltungsverfahren (projektive Tests)	1. Formdeuteverfahren
	2. Verbal-thematische Verfahren
	3. Zeichnerische und Gestaltungsverfahren

32.6.1 Mehrdimensionale Persönlichkeitsfragebögen

➤ Tab. 32.4 enthält die wichtigsten mehrdimensionalen Persönlichkeitsfragebögen für den deutschen Sprachraum, beschränkt sich jedoch auf die Darstellung von Verfahren für den Erwachsenenbereich. Die Referenzen der Testverfahren werden aus Platzgründen nicht im Literaturverzeichnis aufgeführt, lassen sich aber leicht aus den Testkatalogen bzw. auf Internetseiten der Verlage Hogrefe, Schuhfried und Pearson bzw. aus Testübersichten wie von Strauß und Schumacher (2005), Geue et al. (2016) oder einfach im Internet recherchieren.

Wir haben uns bemüht, vor allem solche Testverfahren in die Übersicht aufzunehmen, die den anerkannten methodischen Standards für die Testkonstruktion und Testevaluation genügen (Häcker et al. 1998) und sich darüber hinaus in der klinischen Praxis einer hohen Akzeptanz und auch Beliebtheit erfreuen (Roth et al. 2010). Auf eine weitergehende Bewertung der einzelnen psychodiagnostischen Verfahren (i. S. von Empfehlungen) wurde bewusst verzichtet.

Tab. 32.4 Auswahl mehrdimensionaler Persönlichkeitsfragebögen

Verfahren	Abkürzung	Autoren
16-Persönlichkeits-Faktoren-Test	16 PF-R	Schneewind und Graf (2010)
Freiburger Persönlichkeitsinventar – Revidiert	FPI-R	Fahrenberg et al. (2020)
Gießen-Test	GT II	Beckmann et al. (2012)
Minnesota Multiphasic Personality Inventory – 2 Restructured Form	MMPI-2-RF™	Engel (2019)
NEO-Fünf-Faktoren-Inventar	NEO-FFI	Borkenau und Ostendorf (2008)
NEO-Persönlichkeitsinventar – Revidiert	NEO-PI-R	Ostendorf und Angleitner (2003)
Trierer Integriertes Persönlichkeitsinventar	TIPI	Becker (2003)

PRAXISTIPP

Jeder Testanwender sollte sich deshalb vor dem praktischen Einsatz eines Verfahrens anhand der Handanweisung und ggf. unter Hinzuziehung psychodiagnostischer Expertise über Möglichkeiten und Besonderheiten, aber auch Grenzen des jeweiligen Erhebungsinstruments eingehend informieren. Wichtige Orientierungs- und Entscheidungshilfen können hier die Arbeiten von Geue et al. (2016), diagnostische Themenhefte (Brähler und Herzberg 2007; Herzberg und Roth 2008) oder aber die regelmäßig in psychologischen Fachzeitschriften (z. B. Diagnostica, Zeitschrift für Klinische Psychologie, Psychologie Report) und insbesondere die durch das Diagnostik- und Testkuratorium (DTK) der Föderation Deutscher Psychologenvereinigungen (BDP, DGPs) (https://psyndex.de/tests/testkuratorium/) publizierten Testrezensionen (z. B. Herzberg et al. 2008) liefern.

32.6.2 Störungsübergreifende und störungsbezogene Selbstbeurteilungsverfahren

In ➤ Tab. 32.5 ist eine Auswahl störungsübergreifender klinischer Selbstbeurteilungsverfahren zusammengestellt. Als störungsübergreifend gelten Verfahren, die sich auf Merkmalsbereiche beziehen, die prinzipiell im Zusammenhang mit sehr unterschiedlichen psychischen Störungen von Bedeutung sein können. Zu solchen Bereichen gehören z. B. körperliche Beschwerden, emotionales Befinden, subjektives Erleben des eigenen Körpers, Qualität der sozialen Beziehungen innerhalb von Ehe, Partnerschaft und anderen Bezugsgruppen, soziale Kompetenzdefizite oder wahrgenommene Probleme im Umgang mit anderen Menschen. Wichtig im Kontext psychotherapeutischer Interventionen sind auch mental repräsentierte Beziehungsschemata, die mit Bindungsfragebögen erfasst werden können. Die therapeutische Haltung und die Interventionen sind auf den jeweiligen Bindungsstil einzustellen, um typische Fehler aus den mit maladaptiven Stilen verbundenen Interaktionsmustern zu vermeiden.

➤ Tab. 32.6 enthält eine Auswahl wichtiger störungsbezogener Selbstbeurteilungsverfahren aus den Merkmalsbereichen Angst, Depression, Zwang sowie somatoforme Störungen, die im Bereich der Psychosomatik häufig komorbid auftreten.

32.6.3 Fremdbeurteilungsverfahren

Die Fremdbeurteilungsverfahren oder Ratingskalen zur Zustands- und Verlaufsbeschreibung stellen neben den Selbstbeurteilungsverfahren die zahlenmäßig größte Verfahrensgruppe innerhalb der klinischen Psychodiagnostik dar. Prinzipiell haben Fremdbeurteilungsverfahren ähnliche Anwendungsbereiche wie Selbstbeurteilungsinstrumente. Allerdings existieren auch klinisch relevante Bereiche, die generell oder zum größten Teil nur der Fremdbeobachtung und -einschätzung zugänglich sind (z. B. Wahnphänomene, schizophrene Negativsymptomatik).

Fremdbeurteilungsverfahren lassen sich ebenso wie Selbstbeurteilungsinstrumente nach unterschiedlichen Kriterien klassifizieren. Eine wichtige Unterscheidung ist die nach den jeweils genutzten Datenquellen (Arzt/Psychologe, Pflegepersonal, Angehörige u. a.). Insbesondere in Therapiestudien wird häufig die Forderung erhoben, unterschiedliche Datenquellen zur Evaluation heranzuziehen. Dies

Tab. 32.5 Auswahl störungsübergreifender klinischer Selbstbeurteilungsverfahren

Verfahren	Abkürzung	Autoren
Beck-Suizidgedanken-Skala	BSS	Beck et al. (2016)
Revised Adult Attachment Scale	AAS-R	Schmidt et al. (2016)
Befindlichkeits-Skala – Revidiert	Bf-SR	von Zerssen und Petermann (2011a)
Beschwerden-Liste – Revidiert	B-LR	von Zerssen und Petermann (2011b)
Brief-Symptom-Checklist	BSCL	Franke (2017
General Health Questionnaire	GHQ	Goldberg und Williams (2011)
Bielefelder Fragebogen zu Partnerschaftserwartungen	BFPE	Höger et al. (2007)
Bielefelder Fragebogen zur Klientenerwartung	BFKE	Pollak et al. (2008)
Ergebnis-Fragebogen (Outcome-Questionnaire)	OQ	Haug et al. (2004)
Experiences in Close Relationship Scale – D	ECR-D	Ehrenthal et al. (2011)
Gießener Beschwerdebogen	GBB-24	Brähler et al. (2008)
Fragebogen zur Beurteilung des eigenen Körpers	FBeK	Strauß und Richter-Appelt (1996)
Fragebogen zur Partnerschaftsdiagnostik	FPD	Hahlweg (2016)
Partnerschaftsfragebogen Kurzform	PFB-K	Kliem et al. (2012)
Fragebogen zur Sozialen Unterstützung	F-SozU	Fydrich et al. (2007)
Inventar zur Erfassung Interpersonaler Probleme	IIP-D	Horowitz et al. (2016)
Symptom-Checklist-90®-Standard	SCL-90-S	Franke (2014)
Toronto-Alexithymie-Skala	TAS-26	Kupfer et al. (2001)

entspricht dem Prinzip der multimethodalen Diagnostik, bei der davon ausgegangen wird, dass neben unterschiedlichen Perspektiven der Beurteilung (Datenquellen) auch unterschiedliche Merkmale des Individuums (Datenebenen) in Bezug auf unterschiedliche Funktionsbereiche sowie unterschiedliche methodische Untersuchungsansätze zu berücksichtigen sind. In ➤ Tab. 32.7 sind wichtige klinische Ratingskalen aufgelistet.

32.6.4 Erfassung der gesundheitsbezogenen Lebensqualität und des Wohlbefindens

Die Erfassung der gesundheitsbezogenen Lebensqualität und des Wohlbefindens gewinnt als Evaluationskriterium in der Psychosomatischen Medizin immer mehr an Bedeutung (vgl. Albert 1998), insbesondere wenn wie bei chronischen Erkrankungen keine Restitutio ad integrum (i. S. einer vollständigen Remission) durch Therapie möglich ist. Auch wenn keine allgemein verbindliche Definition des Begriffs „gesundheitsbezogene Lebensqualität" existiert, besteht doch dahingehend Konsens, dass eine operationale Definition sinnvoll ist.

Tab. 32.6 Auswahl störungsbezogener klinischer Selbstbeurteilungsverfahren

Verfahren	Abkürzung	Autoren
Beck-Depressions-Inventar	BDI-2	Hautzinger et al. (2009)
Gesundheitsfragebogen für Patienten	PHQ	Löwe et al. (2002)
Hopkins-Symptom-Checkliste-25	HSCL-25	Petermann und Brähler (2013)
Eating Disorder Inventory 2	EDI-2	Paul und Thiel (2004)
Fragebogen zu Dissoziativen Symptomen	FDS	Spitzer et al. (2021)
Multidimensionales Zwangsstörungsinventar:	MZI	Gönner et al. (2016)
Impact of Event Scale – Revidiert	IES-R	Maercker und Schützwohl (1998)
Münchner Alkoholismustest	MALT	Feuerlein et al. (1999)
Screening für Somatoforme Störungen	SOMS	Rief und Hiller (2008)
Skala zur Erfassung der Schwere der Alkoholabhängigkeit	SESA	John et al. (2001)
State-Trait-Angst-Depressions-Inventar	STADI	Laux et al. (2013)

Tab. 32.7 Auswahl klinischer Fremdbeurteilungsverfahren (Ratingskalen)

Verfahren	Abkürzung	Autoren
Alzheimer's Disease Assessment Scale	ADAS	Ihl und Weyer (1993)
AMDP-System	AMDP	AMDP (2022)
Bech-Rafaelsen-Melancholie-Skala	BRMS	Stieglitz et al. (1998)
Beeinträchtigungsschwere-Score	BSS	Schepank (1995)
Hamilton Anxiety Scale	HAMA	CIPS (2005)
Hamilton Depression Scale	HAMD	CIPS (2005)
Montgomery and Åsberg Depression Rating Scale	MADRS	Montgomery und Åsberg (1979)
Yale-Brown Obsessive Compulsive Scale	Y-BOCS	Büttner-Westphal und Hand (1991)
Operationalisierte Psychodynamische Diagnostik	OPD-2	Arbeitskreis OPD (2014)

Eine operationale Definition betrachtet **gesundheitsbezogene Lebensqualität** als multidimensionales Konstrukt, das körperliche, emotionale, mentale, soziale, spirituelle und verhaltensbezogene Komponenten des Wohlbefindens und der Funktionsfähigkeit (des Handlungsvermögens) aus der subjektiven Sicht der Betroffenen beinhaltet. Die gesundheitsbezogene Lebensqualität bezieht sich somit auf den subjektiv wahrgenommenen Gesundheitszustand bzw. die erlebte Gesundheit (vgl. Schumacher et al. 2003).

Zur diagnostischen Erfassung der gesundheitsbezogenen Lebensqualität wurden in den letzten Jahren zahlreiche Erhebungsinstrumente entwickelt, die sich auf einzelne oder mehrere Dimensionen der Lebensqualität beziehen:

- Zu den *unidimensionalen* Verfahren zählen Globalfragen und Indizes, die vor allem innerhalb der Gesundheitsökonomie sehr häufig eingesetzt werden.
- Die *multidimensionalen* Verfahren umfassen Instrumente, die eine Profildarstellung der Lebensqualität ermöglichen, sowie entsprechende Fragebogenbatterien.

Darüber hinaus lassen sich Instrumente zur Erfassung der Lebensqualität danach klassifizieren, ob es sich um krankheitsübergreifende oder krankheitsspezifische Verfahren handelt. Letztere beziehen sich oft auf eine spezifische Erkrankung und die damit im Zusammenhang stehenden Behandlungsmaßnahmen. Obgleich weitgehend Konsens darüber besteht, dass die gesundheitsbezogene Lebensqualität nur sinnvoll aus der subjektiven Sicht der Betroffenen erfasst werden kann, existieren in der Lebensqualitätsforschung neben Selbstbeurteilungsverfahren (Fragebögen) auch Fremdbeurteilungsinstrumente (Ratingskalen), die den Anspruch erheben, eine Beurteilung der Lebensqualität aus Sicht der behandelnden Ärzte oder des Pflegepersonals zu ermöglichen.

Unter erhebungsmethodischen Aspekten ist wichtig zu beachten, dass die gesundheitsbezogene Lebensqualität ein latentes Konstrukt darstellt, das nicht direkt beobachtbar ist, sondern nur indirekt über **Indikatoren** (emotionale Befindlichkeit, körperliche Beschwerden und Schmerzen, körperliche Funktionen, soziale Interaktionen, kognitive Funktionen, Lebenszufriedenheit) operationalisiert werden kann.

➤ Tab. 32.8 zeigt eine Auswahl wichtiger Verfahren zur Erfassung der gesundheitsbezogenen Lebensqualität.

Tab. 32.8 Verfahren zur Erfassung der gesundheitsbezogenen Lebensqualität

Verfahren	Abkürzung	Autoren
Gesundheitsbezogene Lebensqualität		
EORTC Quality of Life Questionnaire	EORTC QLQ-C30	EORTC Quality of Life Group (2011)/Hinz et al. (2014)
European Quality of Life Questionnaire	EuroQOL (EQ-5D)	Hinz et al. (2014)
Nottingham Health Profile	NHP	Kohlmann et al. (1997)
Profil der Lebensqualität chronisch Kranker	PLC	Siegrist et al. (1996)
SF-36 Fragebogen zum Gesundheitszustand	SF-36	Morfeld et al. (2011)
WHO Instrumente zur Erfassung der Lebensqualität	WHOQOL-100 WHOQOL-BREF	Angermeyer et al. (2000)
Lebenszufriedenheit		
Fragebogen zur Lebenszufriedenheit	FLZ	Fahrenberg et al. (2000)
Fragen zur Lebenszufriedenheit	FLZ^M	Daig et al. (2011)
Satisfaction with Life Scale, dt. Version	SWLS	Janke und Glöckner-Rist (2012)

32.6.5 Erfassung personaler und sozialer Ressourcen

Neben der Erfassung von Symptomen ist für die Einschätzung der Effektivität des therapeutischen Vorgehens die Erfassung personaler und sozialer Ressourcen des Patienten bedeutsam. Diese Ressourcen können protektive Faktoren sein, denen bei der erfolgreichen Bewältigung von Belastungen und Problemen große Bedeutung zukommen kann und die daher in die Behandlungsplanung einbezogen werden sollten.

Zu den wichtigsten protektiven Merkmalen auf der **personalen Ebene** zählen:

- **Selbstwirksamkeitserwartung** („self-efficacy"): bezieht sich auf die persönliche Einschätzung der eigenen Kompetenzen im täglichen Leben, mit Schwierigkeiten und Barrieren zurechtzukommen und kritische Anforderungssituationen aus eigener Kraft erfolgreich bewältigen zu können (Jerusalem und Schwarzer 2003).
- **Dispositionaler Optimismus:** bezeichnet generalisierte und zeitlich stabile positive Ergebniserwartungen (vgl. Scheier und Carver 1985).
- **Kohärenzgefühl** („sense of coherence"): ist definiert als eine globale Orientierung, die zum Ausdruck bringt, in welchem Umfang man ein generalisiertes, überdauerndes und dynamisches Gefühl des Vertrauens besitzt, dass die eigene innere und äußere Umwelt vorhersagbar ist und dass sich die Dinge mit großer Wahrscheinlichkeit so entwickeln werden, wie man es vernünftigerweise erwarten kann (vgl. Antonovsky 1987).

Zu den wichtigsten **sozialen Ressourcen** gehören die sozialen Netzwerke eines Patienten und die daraus resultierende soziale Unterstützung (vgl. Laireiter 1993). Mit dem Begriff **„Soziales Netzwerk"** werden Muster sozialer Beziehungen bezeichnet, in die eine Person eingebunden ist. Das Netzwerkkonzept repräsentiert somit vor allem die strukturellen Aspekte sozialer Beziehungen.

Stärker auf die funktionalen Aspekte zwischenmenschlicher Beziehungen ist dagegen das Konzept der **sozialen Unterstützung** bezogen. Sie lässt sich allgemein als Art und Ausmaß von Hilfeleistungen charakterisieren, die eine Person bei der Bewältigung von Lebensproblemen und Lebensbelastungen von ihrer sozialen Umwelt erfährt oder zu erfahren glaubt. Angesprochen ist hiermit bereits die unter diagnostischen Gesichtspunkten wichtige Unterscheidung von erhaltener und wahrgenommener bzw. als verfügbar erlebter sozialer Unterstützung. Für die Beschreibung und Erfassung des multidimensionalen Unterstützungskonzepts erweisen sich daneben aber auch die Anlässe von Unterstützung (Alltag oder Belastungen/Krisen), die Unterstützungsquellen (Partner, Eltern oder Kinder, Verwandte, Freunde und Bekannte, Nachbarn und Arbeitskollegen, professionelle Helfer) sowie die spezifischen Inhalte der sozialen Unterstützung (emotional, kognitiv, materiell, informationsbezogen) als bedeutsam. Nicht zuletzt sollte auch berücksichtigt werden, dass

Tab. 32.9 Verfahren zur Erfassung personaler und sozialer Ressourcen

Verfahren	Abkürzung	Autoren
Fragebogen zur Sozialen Unterstützung	F-SozU	Fydrich et al. (2007)
Fragebogen zu Kompetenz- und Kontrollüberzeugungen	FKK	Krampen (1991)
Fragebogen zur Erfassung von Kontroll-überzeugungen zu Krankheit und Gesundheit	KKG	Lohaus und Schmitt (1989)
Interview zum Sozialen Netzwerk und zur Sozialen Unterstützung	SONET	Laireiter et al. (1997)
Life Orientation Test (zur Erfassung des dispositionalen Optimismus)	LOT-R	Glaesmer et al. (2008)
Resilienzskala	RS	Leppert et al. (2008)
Skala zur Allgemeinen Selbstwirksamkeitserwartung	SWE	Schwarzer und Jerusalem (1999)
Sense of Coherence Scale	SOC	Singer und Brähler (2007)

soziale Beziehungen nicht per se als unterstützend und hilfreich erlebt werden, sondern dass aus ihnen auch soziale Belastungen erwachsen können.

Für die diagnostische Erfassung des sozialen Netzwerks und der sozialen Unterstützung liegen zahlreiche Instrumente vor. Schwerpunktmäßig handelt es sich um Selbstbeurteilungsverfahren (Fragebögen) und Interviewmethoden (vgl. Laireiter 2001). In ➤ Tab. 32.9 sind einige Verfahren zur Erfassung personaler und sozialer Ressourcen aufgeführt.

32.6.6 Verfahren zur therapiebezogenen Diagnostik

32

Für den Verlauf der Therapie spielen psychodiagnostische Verfahren vor allem bei der Verlaufsanpassung von Indikationsentscheidungen an Veränderungen des Problemverhaltens und/oder der Therapieziele eine bedeutsame Rolle (adaptive Indikation). Basierend auf der Diagnostik der Veränderungen des Patientenverhaltens soll der Therapieverlauf durch diese Modifikationen auf bestimmte Zielgrößen hin optimiert werden. Letztlich geht es um die Anpassung des therapeutischen Vorgehens an den Einzelfall. Zentrale Bedeutung kommt hierbei der Therapieprozessdiagnostik sowie der therapiebegleitenden Veränderungsmessung zu (Baumann und Stieglitz 2001).

Sowohl bei der Erfassung von Veränderungen im Verlauf der Therapie als auch im Rahmen der Evaluation des Therapieerfolgs („Outcome-Diagnostik") spielen psychodiagnostische Verfahren (insb. klinische Selbst- und Fremdbeurteilungsinstrumente) eine bedeutsame Rolle.

Zu den wichtigsten Ansätzen, mit denen sich Veränderungen im Verlauf bzw. nach Abschluss therapeutischer Interventionen erfassen lassen, zählen nach Baumann und Stieglitz (2001):

- Indirekte Veränderungsdiagnostik
- Direkte Veränderungsdiagnostik
- Beurteilung der Therapiezielerreichung
- Beurteilung des (psychopathologischen) Status nach Therapieende

Bei der **indirekten Veränderungsdiagnostik** werden Veränderungsinformationen zumeist durch die Differenzbildung zwischen zwei Statusmessungen (zu Beginn und Ende der Therapie) gewonnen. Im Konzept der Änderungssensitivität wird der Versuch unternommen, bei einem Testverfahren diejenigen Items auszuwählen, die sich z. B. aufgrund von therapeutischen Interventionen in ihren teststatistischen Kennwerten ändern und von denen deshalb angenommen wird, dass sie dadurch sensitiv für die Abbildung von Veränderungen sind. Für die Bewertung der stattgefundenen Veränderungen stehen im Rahmen der indirekten Veränderungsdiagnostik unterschiedliche Ansätze zur Verfügung (vgl. Hoyer und Uhmann 2008). Diese reichen von der einfachen Bestimmung der prozentualen Ab- oder Zunahme von Skalenwerten über die zufallskritische (statistische) Absicherung intraindividueller Veränderungen (Bestimmung des *Reliable Change Index*, RCI) bis hin zu elaborierteren Ansätzen wie der figurationsanalytischen Auswertung oder der Abschätzung der klinischen Signifikanz von Veränderungen:

- Beim *figurationsanalytischen Ansatz* werden sowohl der Status als auch die Veränderungen bei einem individuellen Patienten in Relation zu einer definierten Bezugs- oder Referenzgruppe (z. B. Patienten einer bestimmten Institution) bewertet (vgl. Grawe und Braun 1994).
- Das Konzept der *klinischen Signifikanz* (vgl. Jacobson und Truax 1991) geht davon aus, dass sich eine signifikante therapieabhängige Veränderung 1) deutlich von einer zufälligen Veränderung unterscheiden und 2) in Richtung einer Angleichung des Patienten an die gesunde Normpopulation erfolgen sollte. Voraussetzungen für die Anwendung des Konzepts der klinischen Signifikanz sind ein reliables Messinstrument (mit geringem Messfehler) sowie ein darauf basierender Cut-off-Wert (kritischer Testwert), der gesunde Probanden und Patienten eindeutig trennt.

Bei der **direkten Veränderungsdiagnostik** werden Erhebungsinstrumente verwendet, die es einer Person erlauben, stattgefundene Veränderungen direkt einzustufen, wobei die Aussagen zur Beschreibung der subjektiv erlebten Veränderungen in der Komparativform gehalten sind (z. B. besser, schlechter). Im Unterschied zur indirekten Veränderungsdiagnostik, die mindestens zwei Erhebungszeitpunkte voraussetzt, ist für die direkte Veränderungsdiagnostik eine einmalige Erhebung zum Therapieende ausreichend.

Bei der **Beurteilung der Therapiezielerreichung** kommen Verfahren zum Einsatz, bei denen versucht wird, die Veränderung von einem Ausgangszustand (Therapiebeginn) in einen Zielzustand (Therapieende) abzubilden, wobei hier zumeist eine individuumszentrierte, einzelfallanalytische Vorgehensweise gewählt wird. Als bekannteste Methode zur Evaluation psychotherapeutischer Maßnahmen und zur zielorientierten Erfolgsmessung ist hier die Zielerreichungsskalierung *(Goal Attainment Scaling)* zu nennen.

Bei der Beurteilung des (psychopathologischen) Status nach Therapieende schließlich wird überprüft, inwieweit interventionsabhängige Veränderungen innerhalb oder außerhalb eines bestimmten

Normbereichs liegen. Diese Vorgehensweise ist vor allem dann von praktischer Relevanz, wenn für ein Testverfahren Normwerte für gesunde Probanden vorliegen, zu denen der nach Beendigung einer Therapie erhobene individuelle Wert eines Patienten in Beziehung gesetzt werden kann.

Auch wenn sich für die einzelnen Phasen des therapeutischen Prozesses jeweils spezifische psychodiagnostische Aufgaben formulieren lassen (wie etwa die selektive Indikationsentscheidung zu Therapiebeginn), sind andere Aufgaben nicht an bestimmte Phasen gebunden. Auch für eine lückenlose Dokumentation der psychotherapeutischen Behandlung sind diagnostische Informationen aus allen Phasen der Psychotherapie relevant. In ➤ Tab. 32.10 sind ausgewählte psychodiagnostische Verfahren für die therapiebezogene Diagnostik zusammengestellt.

32.6.7 Screeningverfahren

Eine weitere wichtige Verfahrensgruppe in der psychologischen Diagnostik sind Screeningverfahren. In der Psychosomatischen Medizin dient das Screening der Identifikation von Störungen und Belastungen, die häufig komorbid zu den psychosomatischen Erkrankungen auftreten (z. B. Depression, Persönlichkeitsstörungen), und der Identifikation von Patienten, bei denen erste subsyndromale Symptome der Erkrankung vorhanden sind, die Erkrankung aber noch nicht im Vollbild manifestiert ist.

Screening bezeichnet eine diagnostische Vorgehensweise, bei der Patienten bzgl. eines definierten Prüfbereichs auf einige relevante Kriterien hin untersucht werden. Dabei ist das Screening der Ausgangpunkt im diagnostischen Prozess; der weitere Ablauf hängt davon ab, ob spezifische Hypothesen vorliegen oder nicht.

Liegen keine spezifischen Hypothesen vor, ist der Einsatz störungsübergreifender Verfahren zu empfehlen, beim Vorliegen spezifischer Hypothesen der Einsatz störungsbezogener Verfahren.

Ein positives Screeningergebnis ist kein Beleg dafür, dass eine Störung oder Erkrankung vorliegt, sondern ein Datum, das für die Planung der nachfolgenden differenzierten Diagnostik Informationen liefert.

Für Screeningverfahren gelten neben den klassischen Gütekriterien insbesondere das der Testökonomie bzgl. Zeit und Kosten. Zwei Aspekte der Validität spielen bei Screeningverfahren eine entscheidende Rolle: Die **Sensitivität** eines Tests ist die Wahrscheinlichkeit, dass ein Test bei einer tatsächlich erkrankten Person positiv ausfällt, und die **Spezifität** eines Tests ist die Wahrscheinlichkeit, dass ein Test bei einer tatsächlich gesunden Person negativ ausfällt. Für die klinische Brauchbarkeit müssen die Relationen beider Kennwerte optimiert werden.

In ➤ Tab. 32.11 sind exemplarisch einige Screeningverfahren für die Anwendung in der Psychosomatischen Medizin aufgeführt.

Tab. 32.10 Auswahl von Verfahren zur therapiebezogenen Diagnostik

Verfahren	Abkürzung	Autoren
Therapieverlaufsdiagnostik		
Gruppenfragebogen	GQ	Bormann et al. (2011)
Gruppenklimafragebogen	GCQ-S	Tschuschke et al. (1991)
Heidelberg Structural Change Scale	HSCS	Rudolf et al. (2000)
Helping Alliance Scale	HAQ	Bassler (1996)
Stations-Erfahrungsbogen	SEB	Sammet und Schauenburg (1999)
Berner Patienten und Therapeuten-Stundenbogen	BSB	Flückiger et al. (2010)
Stundenbogen für die Allgemeine und Differenzielle Einzelpsychotherapie	STEP	Krampen (2002)
Vanderbilt Psychotherapie-Prozess-Skala	VPPS	Strauss et al. (1992)
Direkte Veränderungsdiagnostik		
Veränderungsfragebogen des Erlebens und Verhaltens – Revidiert	VEV-R	Zielke und Kopf-Mehnert (2001)
Veränderungsfragebogen für Lebensbereiche	VLB	Grawe et al. (1990)
Veränderungsfragebogen zum Entspannungserleben und Befinden – Psychotherapie	VFE-PT	Krampen (2008)
Indirekte Veränderungsdiagnostik		
Kieler Änderungssensitive Symptomliste	KASSL	Zielke (1979)
Therapieerfolgsdiagnostik		
Outcome Questionnaire	OQ-45.2	Lambert et al. (2002)
Diagnostik von Therapiemotivation, Therapiezielen und therapiebezogenen Erwartungen		
Berner Inventar für Therapieziele	BIT	große Holtforth (2001)
Fragebogen zur Analyse Motivationaler Schemata	FAMOS	große Holtforth und Grawe (2002)
Fragebogen zur Messung der Psychotherapiemotivation	FMP	Schneider et al. (1989)
Goal Attainment Scaling	GAS	Pöhlmann (1994)
Inventar zur Erfassung interpersonaler Motive	IIM	Thomas et al. (2012)
Inkongruenzfragebogen	INK	große Holtforth et al. (2004)

Tab. 32.11 Auswahl von Screeningverfahren

Verfahren	Abkürzung	Autoren
EUROHIS-QOL	EUROHIS-QOL	Brähler et al. (2007)
Wohlbefindens-Index der WHO	WHO-5	Brähler et. al. (2007)
Selbstratinginstrument zur Generalisierten Angst	GAD-7	Löwe et al. (2007)
Hospital Anxiety and Depression Scale	HADS-D	Herrmann-Lingen et al. (2018)
Montgomery-Asberg-Depressions-Skala – short version	sv-MADRS	Möller und Schnitker (2007)
Hamburger Zwangsinventar – Kurzform	HZI-K	Klepsch et al. (1993)
General Health Questionnaire	GHQ-12	Klaiberg et al. (2004)
Gesundheitsfragebogen für Patienten – Depression	PHQ-2	Löwe et al. (2005)
Major Depression Inventory	MDI	Bech et al. (2001)
Screening für Somatoforme Störungen	SOMS	Rief und Hiller (2008)
Trierer Skalen zur Krankheitsbewältigung	TSK	Klauer und Filipp (1993)
SF-12 Fragebogen zum Gesundheitszustand	SF-12	Morfeld et al. (2011)
Sense of Coherence Scale	SOC-L9	Schumacher et al. (2000)
Symptom-Checkliste von Derogatis – Kurzform	SCL-9	Klaghofer und Brähler (2001)

LITERATURAUSWAHL

Baumann U, Stieglitz R-D. Psychodiagnostik psychischer Störungen: Allgemeine Grundlagen. In: Stieglitz R-D, Baumann U, Freyberger H-J (Hrsg.): Psychodiagnostik in Klinischer Psychologie, Psychiatrie, Psychotherapie. 2. A. Stuttgart: Thieme 2001; 3–20.

Brähler E, Herzberg PY. Messinstrumente in der Medizinischen Psychologie. Berlin: Akademische Verlagsgesellschaft 2007.

Geue K, Strauß B, Brähler E. Diagnostische Verfahren in der Psychotherapie. Göttingen: Hogrefe 2016.

Herzberg PY, Frey A. Kriteriumsorientierte Diagnostik. In: Hornke LF, Amelang M, Kersting M (Hrsg.): Methoden der psychologischen Diagnostik. Enzyklopädie der Psychologie. B/II/2: Göttingen: Hogrefe 2011; 281–324.

Herzberg PY, Roth M. Themenheft: Stand und Perspektiven der Psychologischen Diagnostik. Klin Diagn Eval 2008; 1.

Hoyer J, Margraf J. Angstdiagnostik–Grundlagen und Testverfahren. Berlin, Heidelberg: Springer 2003.

Hoyer J, Uhmann S. Therapieevaluation. Klin Diagn Eval 2008; 1: 84–106.

Roth M, Schmitt V, Herzberg PY. Psychologische Diagnostik in der Praxis: Ergebnisse einer Befragung unter BDP-Mitgliedern. Report Psychologie 2010; 35: 118–128.

Stieglitz R-D. Klinische Diagnostik. Klin Diagn Eval 2008; 1: 19–40.

Strauß B. Schumacher J. Klinische Interviews und Ratingskalen. Göttingen: Hogrefe 2005.

KAPITEL

33

Svenja Taubner

Früherkennung und psychosoziale Prävention

33.1 Einleitung

Psychische Störungen sind allgegenwärtig. Viele Menschen sind direkt oder indirekt betroffen: Rund 29,2 % der Weltbevölkerung erkranken mindestens einmal im Verlauf ihres Lebens an einer psychischen Störung (Steel et al. 2014). In der Europäischen Union sind jährlich 164,8 Mio. Menschen betroffen (Wittchen et al. 2011), in Deutschland sind es 17,8 Mio., was ca. 28 % der erwachsenen Bevölkerung entspricht (Jacobi et al. 2014). Am häufigsten sind Angststörungen, Depressionen und Abhängigkeitserkrankungen verbreitet. Viele der bestehenden Leiden werden allerdings nicht diagnostiziert oder gar angemessen behandelt. Nur jeder Fünfte begibt sich überhaupt in Behandlung (DGPPN 2018), was zu einer Verschlechterung des allgemeinen Gesundheitszustands und zu Chronifizierungen führen kann. Auch die Lebenserwartung ist bei schweren psychischen Erkrankungen deutlich eingeschränkt (DGPPN 2018). Darüber hinaus ist aufgrund der wechselseitigen Beziehung meist auch die körperliche Gesundheit durch psychische Probleme beeinträchtigt, wie auch körperliche Erkrankungen nicht selten mit psychischen Beeinträchtigungen einhergehen.

Kinder und Jugendliche sind ebenso bedenklich häufig betroffen: In Deutschland liegt die Prävalenz bei mindestens 10 % (Ravens-Sieberer et al. 2015), weltweit wird sie auf bis zu 20 % geschätzt (Kieling et al. 2011). Auch hier sind Angststörungen, Depressionen, außerdem Störungen des Sozialverhaltens und hyperkinetische Störungen vertreten.

Neben erheblichem Leid für die Betroffenen sind psychische Störungen mit hohen Kosten für die Gesellschaft verbunden. Allein 2016 lagen die Ausgaben der gesetzlichen Krankenversicherung zur Behandlung psychischer Störungen bei 9,7 Mrd. Euro; die assoziierten Folgekosten beliefen sich auf über 44 Mrd. Euro (Wissenschaftliche Dienste 2017). Darüber hinaus ist die Therapie von psychischen Störungen langwierig und teuer, und Behandlungsangebote sind nur in unzureichender Zahl verfügbar.

Allen Bemühungen zum Trotz hat die Steigerung der Behandlungsleistungen keine messbare Reduktion der Prävalenz psychischer Störungen bewirkt (Jorm et al. 2017). Expert*innen empfehlen deshalb eine alternative Strategie, um der zunehmenden Belastung der Gesellschaft und des Gesundheitswesens beizukommen: Prävention psychischer Störungen anstelle kostenintensiver Behandlungen. Jedoch wurden die Möglichkeiten der Prävention psychischer Störungen lange unterschätzt (Herrman 2001), und mentale Gesundheit wird heute immer noch nahezu ausschließlich durch Behandlungen gefördert, wenn Erkrankungen sich bereits manifestiert haben (Jorm et al. 2017). Dabei stellen präventive Maßnahmen bereits heute einen nachhaltigeren und kosteneffizienteren Ansatz zur Minderung von Leid dar (Hosman et al. 2005).

Mit zunehmendem Verständnis der Wechselwirkungen von Risiko- und Schutzfaktoren sowie der Pathogenese von psychischen Störungen steigt auch das Potenzial, diese Prozesse durch präventive Maßnahmen frühzeitig zu beeinflussen. Daher kommt der Früherkennung psychischer Störungen ein hoher Stellenwert zu. Dieses Kapitel gibt einen Überblick über Grundlagen, Möglichkeiten und Wirksamkeit psychosozialer Prävention.

33.2 Prävention und Gesundheitsförderung

Neben Therapie und Rehabilitation ist Prävention einer der drei Aufgabenbereiche psychosozialer Intervention.

Vom lat. „praevenire" („zuvorkommen" oder „verhüten") abgeleitet, bedeutet **Prävention im Gesundheitswesen,** das Auftreten einer Krankheit und den damit einhergehenden Schaden zu verhindern, Risiken einer Krankheit zu reduzieren bzw. den Krankheitsverlauf positiv zu beeinflussen, die Wahrscheinlichkeit für ein Rezidiv zu verringern und negative Folgeerscheinungen zu minimieren.

In Literatur und Politik werden die Begriffe Gesundheitsförderung und Prävention häufig synonym verwendet, obwohl sie etwas Unterschiedliches bedeuten:

- **Gesundheitsförderung** umfasst alle Maßnahmen, die dazu dienen, die Gesundheit zu erhalten oder zu verbessern (vgl. BZgA 2018),
- **Präventive Maßnahmen** zielen darauf ab, die Inzidenz und Prävalenz von Krankheiten einzudämmen (Arrango et al. 2018).

Gesundheitsförderung und Prävention setzen somit strategisch an unterschiedlichen Stellen an. Während sich die Gesundheitsförderung an der Salutogenese ausrichtet (Was hält Menschen gesund?), ist die Prävention auf die Pathogenese fokussiert (Was macht Menschen krank?). Public Health bzw. Bevölkerungsgesundheit ist ein interdisziplinäres Arbeitsfeld und vereint Praxis und Wissenschaft zur Erhaltung der Gesundheit, zur Eindämmung von Krankheit und zur Verlängerung des Lebens durch gesellschaftlich-organisierte Bemühungen. Ein gemeinsames Ziel aller Bemühungen im Bereich von psychosozialer Prävention und Public Health ist eine Verbesserung gesundheitsbezogenen Wissens. Hier wurde der englische Begriff der „mental health literacy" eingeführt.

Mental Health Literacy bezeichnet das Wissen und Einstellungen zu psychischer Gesundheit bzw. Krankheit sowie Wissen über gesundheitsförderliches Verhalten und mögliche Hilfsangebote (Jorm et al. 1997). Zudem können entstigmatisierende Einstellungen zu psychischer Krankheit als Teil dieses Wissens angesehen werden (Riebschleger et al. 2017).

Krankheitsprävention bezieht sich auf *alle* Erkrankungen. Im Fokus stehen dabei häufig chronische Erkrankungen wie z. B. Herzerkrankungen, Diabetes, Adipositas, psychosomatische Störungen, Sucht- und andere psychische Erkrankungen. Der **psychosozialen Prävention** kommt dabei eine besondere Rolle zu, da Risikofaktoren im individuellen Verhalten für die Entstehung und den Verlauf der meisten chronischen Krankheiten maßgeblich sind, z. B. Rauchen, mangelnde Bewegung, ungesunde Ernährungsgewohnheiten, übermäßiger Konsum von Alkohol, Stress und ungünstige Lebensbedingungen.

33

Präventionsmaßnahmen werden unterteilt in Verhältnis- und Verhaltensprävention:

Verhältnisprävention fokussiert auf den Kontext und strebt an, ungünstige Lebensbedingungen so zu verändern, dass die Wahrscheinlichkeit für einen Krankheitsausbruch reduziert wird (z. B. rauchfreie Lebensbereiche).

Verhaltensprävention setzt an den Möglichkeiten einzelner Personen an, das eigene gesundheitliche Verhalten zu steigern bzw. gesundheitsproblematisches Verhalten zu reduzieren, z. B. durch Wissens- und Kompetenzsteigerung im Bereich der Folgen von Nikotinkonsum. Da psychosoziale Prävention eher in den Bereich der Verhaltensprävention gehört, wird im Folgenden darauf fokussiert.

33.3 Formen der Verhaltensprävention

Gemäß dem Zeitpunkt des Einsatzes einer Präventionsmaßnahme wird zwischen Primär-, Sekundär- und Tertiärprävention unterschieden (Caplan 1964). Diese Einteilung folgt der Idee:

1. Krankheiten vor ihrem ersten Auftreten in der Allgemeinbevölkerung vorzubeugen, etwa durch Impfungen (**Primärprävention**),
2. bei vorliegenden Risikofaktoren bzw. bei definierten Risikogruppen durch Früherkennung frühe, symptomfreie Stadien einer Krankheit zu detektieren (**Sekundärprävention**), z. B. Gebärmutterhalskrebs-Screening bei Frauen ab 35 J. durch einen Test auf humane Papillomviren, oder
3. der Abwendung einer Verschlechterung, Chronifizierung bzw. Behinderung einer manifest gewordenen Krankheit durch wirksame Therapie und Rehabilitation (**Tertiärprävention**), z. B. durch Sportgruppenangebote für Patient*innen mit Herzinfarkt.

Da besonders die tertiäre Prävention nach dieser Einteilung nicht von der Intervention und Rehabilitation unterschieden werden kann, bezieht sich eine alternative Klassifikation unterschiedlicher Präventionsmaßnahmen auf definierte Zielgruppen und das jeweils verbundene Risiko, eine Krankheit zu bekommen bzw. durch eine solche geschädigt zu werden (Gordon 1983). Präventives Handeln wird so definiert, dass es zum Einsatz kommt, bevor sich Krankheit manifestiert. Hier wird unterschieden zwischen universeller, selektiver und indizierter Prävention. Am Beispiel der Drogenprävention wird im Folgenden die Einteilung verdeutlicht:

- *Universelle Maßnahmen* wie „Keine Macht den Drogen" setzen als Kampagne bei gesunden Personen der Allgemeinbevölkerung an.
- Maßnahmen für Jugendliche suchtkranker Eltern bzw. für solche, die eine höhere Wahrscheinlichkeit aufweisen, eine Abhängigkeit zu entwickeln, gehören zur Gruppe *selektiver Maßnahmen.*
- *Indizierte Maßnahmen* kommen zum Einsatz, wenn bereits ein problematisches Konsummuster und erste Symptome aufgetreten sind, ohne jedoch das Vollbild einer Abhängigkeit zu erfüllen (vgl. Bühler 2009).

Kürzlich wurde die Caplan-Präventionsklassifikation um eine vierte Ebene der Prävention ergänzt (Jamoulle 2015).

Die **quartäre Prävention** bezeichnet die Vermeidung der Überdiagnostik von vermeintlichen Krankheiten bzw. ihrer Vorformen, die bei den Betroffenen keinerlei Beschwerden verursachen würden.

Die möglichen Folgen von Überdiagnostik sind unnötige Behandlungen (Übertherapie), die zu schwerwiegenden Nebenwirkungen führen können, z. B. Schilddrüsen-OPs bei leichter Dysfunktion, Antibiotika bei Virusinfekt, Gebärmutterentfernung ohne passende Indikation. Im Bereich der psychosozialen Prävention könnte eine quartäre Prävention dafür Sorge tragen, dass Trauerreaktionen nach einem Todesfall nicht fälschlicherweise als Depression diagnostiziert werden, was durch eine sorgfältige Anamnese und das Beachten der Zeitkriterien erreicht wird. Im Sinne der quartären Prävention kann es besser sein, Patient*innen darüber aufzuklären, dass Nichtstun oder Abwarten der bessere Weg sein kann. Da die Gefahr eines falsch positiven Ergebnisses bei standardisierten Tests im Bereich von weniger ausgeprägten Symptomen (Niedrigprävalenz) steigt, wird für die Früherkennung allgemein eine abgestufte und länger beobachtende Diagnostik empfohlen, die Tests und klinisches Urteil über einen definierten Zeitraum kombiniert (Schneider et al. 2006). In Bezug auf die Diagnosestellung einer Persönlichkeitsstörung in der Adoleszenz ist hingegen das gegenteilige Phänomen zu beobachten. In der Annahme, dass hier komplexe Entwicklungsprozesse eine frühe Diagnose infrage stellen, werden kritische Zeitfenster verpasst, in denen die Entwicklung einer Persönlichkeitsstörung vermieden werden könnte. Tatsächlich bedarf die effektive Behandlung einer adoleszenten subklinischen Persönlichkeitsstörung eines modifizierten Settings, sodass eine zu späte Diagnose zu einer Fehlindikation und -behandlung führen kann und damit zu einer Verschlechterung der Symptome beiträgt (Chanen et al. 2022).

33.4 Risiko- und Schutzfaktoren

Grundlage psychosozialen präventiven Handelns ist die Verringerung von Risikofaktoren, die das Auftreten einer Erkrankung begünstigen, sowie die Förderung von Schutzfaktoren, welche die Widerstandskraft (Resilienz) stärken. Einzelne Risiken verstärken einander und diese kumulativen Effekte können zur Entwicklung einer psychischen Störung führen (Kazdin et al. 1997). Risikobeschreibungen werden differenziert in Risikoindikatoren und kausale Risikofaktoren.

Risikoindikatoren sind Marker, die ein erhöhtes Erkrankungsrisiko kennzeichnen, dieses aber nicht kausal begründen können.

Beispielsweise ist das Risiko, eine drogeninduzierte Psychose zu entwickeln, dann erhöht, wenn ein junger Erwachsener regelmäßig in der Technoszene feiern geht. Dies ist jedoch kein kausaler Risikofaktor, lediglich ein Indikator – da mit dieser Subgruppenzugehörigkeit die Wahrscheinlichkeit für multiplen illegalen Substanzkonsum erhöht ist, was wiederum einen kausalen Risikofaktor in diesem Beispiel darstellt. Indikatoren enthalten prognostische Informationen, die entsprechende Handlungsempfehlungen und Präventionsangebote leiten.

Die Identifizierung von Risiko- und Schutzfaktoren ist aufgrund der Interaktion von Personen- und Umweltfaktoren bei psychischen Störungen herausfordernd und komplex. Mithilfe von Längsschnittstudien lassen sich **Prädiktoren** unterscheiden, die innerhalb bestimmter Entwicklungsphasen oder über die ganze Lebensspanne das Krankheitsrisiko erhöhen. Besonderer Beachtung bedürfen Risikofaktoren dabei **während kritischer Entwicklungsphasen** wie der prä- und postnatalen Periode, der frühen Kindheit, der Adoleszenz und dem jungen Erwachsenenalter (Arango et al. 2018). In diesen vulnerablen Phasen finden bedeutsame Entwicklungs- und Veränderungsprozesse statt, und schadhafte Einflüsse können langfristige Veränderungen bewirken. In der Lebensspanne vor dem mittleren Erwachsenenalter findet sich auch die höchste Inzidenz psychischer Störungen: 50 % der psychischen Störungen beginnen vor dem 14. Lj. und 75 % vor dem 24. Lj. (Kessler et al. 2007). Auch das höhere Lebensalter ist in den Blick der psychosozialen Prävention geraten. Hier zielen Präventionsprogramme vorrangig darauf ab, das Risiko für Demenz durch eine Kombination von Diät, körperlicher Aktivität und kognitivem Training zu senken (z. B. Ngandu et al. 2015).

In ➤ Tab. 33.1 sind **Risikofaktoren** aufgeführt, welche die Entwicklung einer psychischen Störung in den ersten Lebensjahren begünstigen. Einen Überblick über aktuelle Frühpräventionsmaßnamen im deutschsprachigen Raum findet sich bei Taubner und Aguilar-Raab (2021). Manche Risikofaktoren, wie z. B. genetische Prädispositionen, lassen sich nicht durch psychosoziale Maßnahmen beeinflussen. Um biologische Risiken auszugleichen, können protektive Faktoren gestärkt werden. **Schutzmechanismen** fördern adaptives Coping und hemmen oder schwächen den Einfluss von Risikofaktoren. Dazu zählen Selbstwirksamkeit, Selbstbewusstsein, höhere kognitive Fähigkeiten und soziale Kompetenzen, Familienkohäsion und unterstützende Eltern-Kind-Beziehungen (Min et al. 2013).

Tab. 33.1 Risikofaktoren (Auswahl) für die Entwicklung psychischer Störungen

Biologische Faktoren	Familiäre Faktoren	Umwelt- und gesellschaftliche Faktoren
(Epi-)Genetische Risikofaktoren	Peripartale psychische Störungen, z. B. Depression	Mobbing
Infektionen oder andere Erkrankungen im Mutterleib	Drogen- und Medikamentenkonsum der Eltern	Niedriger sozioökonomischer Status
Entbindungskomplikationen/Frühgeburt	Psychische Erkrankung der Eltern	Soziale Isolation
Körperliche Krankheiten	Missbrauch (emotional, körperlich, sexuell)	Stigmatisierung
Hirntrauma	Misshandlung	Immigration
Nahrungs- und Nährstoffmangel	Elterliche Vernachlässigung	Gefährliches Wohnumfeld

Als Schutzfaktoren können daher Ressourcen bezeichnet werden, die im Angesicht von Risikofaktoren zu günstigeren Bewältigungs- und Umgangsformen führen können.

Schutzfaktoren sind mit einer hohen (oder höheren) Resilienz bzw. einer niedrigen (niedrigeren) Vulnerabilität verknüpft. Der Zusammenhang zwischen Resilienz/Vulnerabilitäten und wirksamen Protektivfaktoren ist jedoch oftmals nicht eindeutig oder kausal. In bestimmtem Fällen sind Schutz- und Risikofaktoren auf einem Kontinuum als Gegenspieler angesiedelt, wie z. B. in Bezug auf die Beziehungsqualität zwischen Eltern und Kind: in der einen Ausprägung als Risikofaktor (schlechte Beziehungsqualität) und in der anderen Ausprägung als Schutzfaktor (gute Beziehungsqualität).

Ob und wann eine psychische Störung entsteht, ergibt sich aus der Dauer, der Dosis und dem dynamischen Zusammenwirken multipler Risiko- und Schutzfaktoren.

Um eine größere und nachhaltigere Wirksamkeit zu entfalten, beeinflussen Präventionsprogramme daher meist eine Reihe verschiedener Risiko- und Schutzfaktoren. Greifen Präventionsmaßnahmen, so verringert sich einerseits die Wahrscheinlichkeit, Risikofaktoren ausgesetzt zu sein, bzw. es werden die damit einhergehenden schädlichen Effekte eingedämmt. Andererseits wird die Wahrscheinlichkeit für das Greifen von Schutzfaktoren erhöht. Der Rückgriff auf psychische Ressourcen ermöglicht einen flexibleren, adaptiven Umgang mit Herausforderungen bzw. mit verschiedenen negativen Einflussfaktoren.

Um die Effektivität von Prävention zu erhöhen, können Empfehlungen, die aus den Erkenntnissen der Entwicklungspsychopathologie und den Studien zu Risiko- und Schutzfaktoren abgeleitet wurden, gegeben werden. Diese werden im Folgenden dargestellt.

33.5 Gesundheitsverhalten und Entwicklungspsychopathologie

Gesundheitsrelevantes Verhalten wird im Rahmen von Stufen- bzw. Stadienmodellen differenziert. Einerseits wird versucht zu erklären, wie sich gesundheitsrelevante Verhaltensweisen verändern können (vgl. Health-Belief-Modell, Modell des geplanten Verhaltens, Modell der Selbstwirksamkeitserwartung, Theorie der Schutzmotivation etc.), andererseits werden verschiedene Motivationsstufen beleuchtet, die in gesteigertem Gesundheitsverhalten münden (vgl. transtheoretisches Modell der Verhaltensänderung, Prozessmodell präventiven Handelns, Prozessmodell gesundheitlichen Handelns). Um effektive psychosoziale Maßnahmen zur Vorbeugung einer Erkrankung zu gestalten, sind darüber hinaus umfassende Kenntnisse über die Pathogenese der betreffenden Störung notwendig.

Im Rahmen der Entwicklungspsychopathologie wird vor allem auf das wechselseitige Zusammenspiel von „gesunder" und „pathologischer" Entwicklung fokussiert. Mit dem **psychischen Gesundheitsmodell** der Entwicklungspsychopathologie geht das Verständnis einher, dass Kinder sich vor allem vor dem Hintergrund einer supportiven und ressourcenreichen Umgebung „gut" entwickeln. Hierzu gehören neben einer engen, guten und fürsorglichen Bindung an die Eltern auch ein prosoziales, fürsorgliches Schulumfeld. Hingegen ist der Entwicklungsverlauf dann von Schwierigkeiten, Dysfunktionen und Störungen gekennzeichnet, wenn das Kind einem ressourcenarmen, desorganisierten, feindseligen, konfliktreichen und delinquenten familiären und schulischen Umfeld ausgesetzt ist.

Es bestehen individuelle Unterschiede in der Weise, wie Menschen physiologisch ausgestattet sind, wie sie sich wachstumsmäßig entwickeln und verhalten. Entwicklungsverläufe sind dabei vor dem Hintergrund eines bestimmten lebensgeschichtlichen Verlaufs bedingt anpassungsfähig aufgrund der adaptiven Plastizität. Ungünstige Rahmenbedingungen führen nicht unweigerlich zu Dysfunktionalität und Störungen, sondern erst einmal zu „alternativen" Anpassungsstrategien. Belastende Umgebungsfaktoren führen also zu Strategien, die unter ebendiesen widrigen Umständen adaptiv sind – wenngleich sie sich langfristig als nachteilig auswirken können wie z. B. bei der Entwicklung eines unsicher-gebundenen Bindungsstils als Reaktion auf „riskante" Umgebungsfaktoren.

Lebensgeschichtlich bedeutsam sind die Verfügbarkeit von Ressourcen, das allgemeine Erkrankungs- oder Sterblichkeitsrisiko (Gefahr) sowie der Grad an Unvorhersehbarkeit bzw. Unberechenbarkeit. Ob sich Umweltfaktoren „positiv" oder „negativ" auswirken, definiert sich anhand der Auswirkung auf die Passung zwischen Individuum und Umwelt.

Bei der Beschreibung von pathologischen Verläufen besteht die Erkenntnis der **Multifinalität,** d. h., dass risikoreiche Lebensstrategien bei einigen Menschen zu positiven und bei anderen zu negativen Entwicklungsverläufen führen können. Je nach Rahmenbedingungen und Person können also Einflüsse als Risiko- oder als Schutzfaktoren gelten – z. B. kann eine erhöhte Reaktivität in Abhängigkeit vom Phänotyp ein Risiko- oder ein Schutzfaktor sein (z. B. wird ein sensibler Phänotyp von einer erhöhten Reaktivität profitieren).

Weiter ist es möglich, dass Risikofaktoren für die Entstehung bestimmter Erkrankungen bei bestimmten Menschen vor Erkrankungen schützen können, was auf die **Kontextabhängigkeit** von Risiko- und Schutzfaktoren verweist, z. B. wird ein vermeidender Stress-Coping-stil unter normalen Bedingungen als ungünstig angesehen, während dasselbe Verhalten unter stressreichen Umständen eine schützende Wirkung haben kann, wie z. B. bei Gefahr physischer Gewalt keine Angriffsfläche zu bieten. Umgekehrt führen Schutzfaktoren allgemein zu einer schwächeren oder weniger aktiven Abwehr- und Verteidigungsfunktion und können so unter bestimmten Umständen sogar dazu beitragen, schweren Bedrohungen ungeschützter ausgesetzt zu sein. Dies ist sehr wichtig zu beachten, da sich dies konträr zu unserem intuitiven Verständnis von Risiko- und Protektivfaktoren verhält.

Als Dreh- und Angelpunkt erscheint vor allem die **Anfälligkeit für Umwelteinflüsse** bedeutsam (These der differenziellen Empfänglichkeit, Cicchetti 2016). In Abhängigkeit davon, ob ein Individuum anfälliger ist, auf Umweltreize zu reagieren, reagiert die Person sowohl auf Stressoren als auch auf unterstützende Umweltfaktoren stärker. Übersetzt heißt das auch, dass Personen, die besonders durch ungünstige Einflüsse geschädigt werden, auch diejenigen sind, die besonders von günstigen Einflüssen profitieren können. Kinder z. B., die in einem Elternhaus mit alkoholabhängigem Vater und emotional instabiler Mutter aufwachsen, können im Unterschied zu Kindern mit einem unauffälligen Elternhaus deutlich stärker davon profitieren, wenn in der Schule und Nachmittagsbetreuung bzw. durch erweiterte Bezugspersonen wiederkehrende positive Beziehungserfahrungen internalisiert werden können – als Ressourcenaufbau auch für den späteren Entwicklungsverlauf. Kinder aus intakten Familienstrukturen profitieren an dieser Stelle vermutlich vergleichsweise weniger maßgeblich. In der Literatur wird auch von „**Orchideenkindern**" gesprochen, die besonders empfänglich für stark belastende, aber gleichzeitig auch für nährende Umgebungsfaktoren sind. Umgekehrt sind „**Löwenzahnkinder**" mit einer Fähigkeit ausgestattet, bei mehr oder weniger günstigen wie auch ungünstigen Bedingungen adäquat zu funktionieren. Anfällige Individuen – also „Orchideenkinder" – verfügen über eine vergleichsweise weite Reaktionsbreite und sind deutlicher in einer Positiv-Negativ-Polarität wichtiger Einflussfaktoren positioniert. Anders ausgedrückt bedeutet das, dass sensible Kinder sehr stark (deutlich stärker als robuste Kinder) auf unterschiedliche Umwelteinflüsse reagieren – sie blühen wie Orchideen auf, wenn die Rahmenbedingungen zum Erblühen beitragen, und werden deutlich schneller oder härter geschädigt, wenn dies äußere Faktoren bedingen. Sie sind also deutlich abhängiger davon, was von außen auf sie einwirkt als dies bei den „Löwenzahnkindern" der Fall ist.

Dieser theoretische Standpunkt führt zu einer veränderten Sicht auf Risiko- und Schutzfaktoren. Beispielsweise lässt sich vor diesem Hintergrund verstehen, warum einige Forschungsarbeiten bei hoch anfälligen Kindern so unterschiedlich ausfallen. Die Synergie zwischen kontextualistischer Perspektive der bedingten bzw. angepassten Plastizität einerseits und wahrscheinlicher Kausalität andererseits wird mit dem Ansatz der differenziellen Empfänglichkeitsperspektive ermöglicht. Man könnte den Ansatz der differenziellen Empfänglichkeit als eine Art Ausdifferenzierung oder Ergänzung des Diathese-Stress-Modells verstehen. Dieses legt vor allem die individuellen Unterschiede in der Responsivität auf Umweltfaktoren nahe und fokussiert in großen Teilen auf die Variationsbreite der Reaktionen auf kontextuelle Widrigkeiten.

RESÜMEE

Anschließend an die hier dargelegten Modelle bedeutet dies für die Präventionsarbeit, Strategien zu vermitteln, die dabei helfen, günstige Rahmenbedingungen für den Entwicklungsverlauf zu schaffen. Auch soll die adaptive Plastizität genutzt werden, um eine adäquate Passung zwischen Person und Umwelteinflüssen zu ermöglichen und darauf aufbauend wiederum zu funktionalen oder förderlichen Bewältigungsmechanismen beizutragen – insbesondere in entwicklungsbedingten sensiblen Schwellensituationen. Das Nachzeichnen „typischer" Entwicklungslinien von sowohl robusten als auch besonders anfälligen Kindern ermöglicht es abzuleiten, wo präventive Maßnahmen mindestens oder spätestens erfolgen sollten, um Spätfolgen so gut wie möglich rechtzeitig abzuwenden.

33.6 Wirksamkeit und Nutzen von Prävention

Prävention sollte so früh wie möglich, immer wieder und an verschiedenen Risiko- und Schutzfaktoren gleichzeitig ansetzen. Zwei parallele Strategien in Bezug auf die Zielgruppen erscheinen erfolgversprechend: einmal sollte auf eine Breitenwirksamkeit gesetzt werden und zum anderen sollten insbesondere Risikofamilien adressiert werden. Letzteres orientiert sich am sog. **Präventionsparadox,** das sich besonders in Bezug auf die Prävention bei nicht übertragbaren Erkrankungen findet (Franzkowiak 2022) und somit auch für die psychosoziale Prävention diskutiert werden sollte. Präventive Maßnahmen, die zwar für die Bevölkerung einen hohen Nutzen bringen, bieten dem einzelnen Menschen oftmals wenig. Denn wenn viele Einzelne mit geringem Risiko (z. B. leichtes Übergewicht) eine präventive Maßnahme durchführen, nützt diese besonders der Gesamtpopulation, weil hier bei einer großen Anzahl von Menschen die Häufigkeit kardiovaskulärer Krankheitsereignisse oder vorzeitiger Todesfälle langfristig gesenkt wird. Eine Einzelperson mit leichtem Risiko wird aber nur selten einen direkten Nutzen durch kurz- oder mittelfristige Verbesserungen der Gesundheit oder durch eine Verlängerung ihrer behinderungsfreien Lebenszeit erfahren. Andererseits haben präventive Maßnahmen, die einer kleinen Risikogruppe (z. B. bei stark adipösen Menschen) einen hohen Nutzen bringen, für die Bevölkerungen einen geringen bis gar keinen Nutzen. Hier ist der individuelle Gesundheitsgewinn durch Früherkennung, Frühbehandlung oder Tertiärprävention ungleich höher als bei Menschen mit mittlerem und niedrigerem Risiko. Allerdings ergibt sich für die Gesamtpopulation kein vergleichbar großer Effekt.

33.7 Prävention psychischer Störungen bei Risikogruppen

Randomisierte Kontrollgruppenstudien, Längsschnittstudien und Metaanalysen belegen die Wirksamkeit von Maßnahmen zur Prävention psychischer Störungen bei Kindern, Jugendlichen und Erwachsenen. Teilweise haben diese Programme auch einen sehr deutlichen Kosten-Nutzen-Effekt (Mihalopoulos und Chatterton 2015), der jedoch bisher in der Breite unzureichend untersucht wurde. Eine Zusammenstellung aller verfügbarer Metaanalysen und Reviews ergab, dass die psychosoziale Prävention erfolgreich den Onset von **Depressionen und Angststörungen** mit kleinen Effektstärken verhindern kann (Mendelson und Eaton 2018; Moreno-Peral et al. 2017). Wirkungen auf eine verminderte Inzidenz von Angst und Depression mit positiven kleinen Effekten waren auch nach internetbasierter Prävention messbar (Deady et al. 2017). In Bezug auf die Wirkung internetbasierter Prävention für Kinder und Jugendliche ist die Studienlage allerdings uneindeutig und besonders für unter 10-Jährige mangelhaft (Thabrew et al. 2018). Für indizierte und selektive Programme zur Prävention von Depressionen liegen klare empirische Nachweise einer verminderten Inzidenz vor, während diese Wirkung für universelle

Programme nicht nachgewiesen ist (Cuijpers et al. 2021). Allerdings zeigen sowohl universelle als auch selektive Präventionsprogramme positive Wirkungen auf **allgemeine psychosoziale Aspekte der Gesundheit** wie z. B. allgemeiner psychischer Stress, Substanzkonsum, psychisches Funktionsniveau etc. (Salazar de Pablo et al. 2021).

In Bezug auf die Prävention von **schizophrenen Erkrankungen** erscheint eine indizierte Prävention mit psychosozialen Methoden erfolgversprechend, um die Erstmanifestation einer Psychose zu verhindern oder Abstände zwischen Episoden zu verlängern (McGorry et al. 2021; Mendelson und Eaton 2018; Marshall und Rathbone 2011). Allerdings ist die Studienlage zu den Effekten von Prävention bei Psychosen deutlich heterogener als bei anderen psychischen Störungen, und es zeigte sich keine Überlegenheit bestimmter psychosozialer Maßnahmen (Davies et al. 2018). Hier ist deshalb weitere Forschung notwendig, um altersbezogene Effekte sowie funktionelle Unterschiede zwischen pharmakologischer und psychosozialer Prävention besser auf den individuellen Fall und Risikostatus anwenden zu können (Schmidt et al. 2015).

Auch beim Vergleich verschiedener Maßnahmen zur **Suizidprävention** ergaben sich keine differenziellen Unterschiede verschiedener psychosozialer Präventionsmaßnahmen (Zalsman et al. 2016).

33.8 Psychosoziale Prävention

33.8.1 Kindes- und Jugendalter

Bei Kindern und Jugendlichen haben sich verschiedene Präventionsprogramme für eine Reihe von Störungen als wirksam erwiesen. Dazu zählen Präventionsprogramme zur Vorbeugung von Angststörungen, Substanzmissbrauch, Störungen des Sozialverhaltens, Depressionen und Essstörungen (Waddell et al. 2014). Die Programme umfassen allgemein ein breites Spektrum: z. B. Skillstraining, Medienkompetenztraining, Elemente der Kognitiven Verhaltenstherapie (KVT), Bindungsinterventionen sowie Familien- und Eltern-Kind Trainings.

Auch bei der Prävention der **bipolaren Störung** gibt es metaanalytische Hinweise auf eine erfolgversprechende Prävention bei Kindern mit einem hohen Risiko aufgrund von daran erkrankten Angehörigen, aversiven Kindheitserfahrungen oder prodromalen Symptomen (Post et al. 2020). **Angsterkrankungen** können ebenfalls bereits im Kindesalter erfolgreich verhindert werden, wenn Risikofaktoren wie Verhaltensinhibition, soziale Ängstlichkeit oder Unsicherheit, hohe Angstsensitivität, Trennungsangst, subsyndromale Paniksymptome oder isolierte Panikattacken sowie elterliche Angsterkrankungen als Ausgangspunkte genommen werden (Domschke et al. 2021; Lawrence et al. 2017). Der Beginn von **Depressionen** kann mit kleinen positiven Effektstärken bei Kindern und Jugendlichen mit subklinischen Symptomen verhindert werden, wobei verschiedene Ansätze (KVT, Interpersonale Therapie oder achtsamkeitsbasierte Ansätze) keine unterschiedliche Wirkung zeigten (Hetrick et al. 2016).

Risikofaktoren, die empirisch mit einem Onset von **Persönlichkeitsstörungen** in Verbindung stehen und bereits in der Kindheit diagnostiziert werden können, sind emotionaler, physischer und sexueller Missbrauch sowie emotionale und physische Vernachlässigung (Solmi et al. 2021). Hieraus ergeben sich Desiderate für die selektive und indizierte Prävention von Persönlichkeitsstörungen bereits in der Kindheit und frühen Jugend (Chanen et al. 2022; Hutsebaut und Aleva 2021).

In dieser Altersspanne spielen **Schulen** eine zentrale Rolle in der **Universalprävention:** Laut einer Metaanalyse können dort Anti-Mobbing-Kampagnen die Schikane von Mitschüler*innen um bis zu 20 % senken (Ttofi und Farrington 2011), was wiederum eine Reduktion von Angst, Depressionen und internalisierenden Symptomen bewirkt (Williford et al. 2012). Darüber hinaus haben universelle Präventionsmaßnahmen bei Kindern einen positiven Effekt auf die soziale und emotionale Kompetenz, das Verhalten und Schulleistungen (Durlak et al. 2011). Nicht zuletzt sind universelle Maßnahmen auch in Anbetracht des Kosten-Nutzen-Faktors empfehlenswert: In Großbritannien werden durch jedes in die Prävention bei Kindern investierte Pfund gesundheitsbezogene Ausgaben in Höhe von 10–17 Pfund pro Kind gespart (McDaid et al. 2017).

Neuere Metaanalysen empfehlen allerdings eher selektive und indizierte Prävention statt universeller Programme, schätzen die Schule aber als ein für die Prävention sehr geeignetes Setting ein (Werner-Seidler et al. 2017).

33.8.2 Erwachsenenalter

Ein Großteil präventiver und gesundheitsfördernder Maßnahmen bei Erwachsenen findet im Rahmen der **betrieblichen Gesundheitsvorsorge** statt, denn arbeitsbedingter Stress trägt zu psychischen Problemen bei, führt zu gesundheitsschädlichem Verhalten wie Rauchen, Alkohol- oder Drogenkonsum und fördert Übergewicht und Depressionen (Nakao 2010). Eine Metaanalyse belegt die Wirksamkeit primärer, sekundärer und tertiärer Präventionsmaßnahmen wie Stressmanagement, individuelle Beratungsangebote und KVT mit moderaten bis großen Effekten (Joyce et al. 2016). Sie bewirken eine Reduktion von Angst- und depressiver Symptomatik, verringern Fehltage und fördern die Wiedereingliederung in die Arbeit nach Krankheit.

Überdies richtet sich eine Reihe selektiver **Präventionsangebote an Eltern,** die unter psychischen Störungen leiden. Hilfs- und Unterstützungsangebote wie Beziehungs- und Erziehungskompetenztraining sowie Skills- und Parenting-Programme dienen der Reduktion elterlicher Belastungen, die potenziell mit einem gesteigerten Risiko von Missbrauch, Misshandlung und Vernachlässigung für das Kind zusammenhängen (Adam und Walter 2012).

Frühe Interventionen sind deshalb so hochrelevant, weil Kinder, deren Eltern an psychischen Störungen leiden, ein stark erhöhtes Risiko haben, selbst ein psychisches Leiden zu entwickeln. Diese transgenerationale Weitergabe psychischer Erkrankungen kann aber durch präventive Maßnahmen um bis zu 40 % verringert werden kann (Siegenthaler et al. 2012; Loechner et al. 2018).

Metaanalysen belegen die Wirksamkeit sog. **Früher Hilfen,** deren Effekte auf die mütterliche Kompetenz und die Symptombelastung der Eltern (Taubner et al. 2015) sowie die positive Wirkung von Elternprogrammen auf die Prävention von Angststörungen bei Kindern und Jugendlichen (Anna-Kaisa et al. 2021). Auch Kosten-Nutzen-Analysen sprechen eindeutig für selektive Interventionen: Unterstützungsprogramme für Mütter sind mit Einsparungen zwischen 6.000 und 17.200 Dollar pro Kind assoziiert (Aos et al. 2004).

33.8.3 Im hohen Alter

Traditionell richten sich Präventionsprogramme meist an Kinder und Jugendliche (National Research Council and Institute of Medicine 2009). Jedoch leidet etwa jeder Vierte im Alter zwischen 65 und 84 Jahren an einer psychischen Störung (Andreas et al. 2017), und der Anteil älterer Menschen in unserer Gesellschaft nimmt mit steigender Lebenserwartung zu. Dazu kommen degenerative Erkrankungen und/oder psychische Störungen mit organischer Ursache wie Demenzen.

Universelle, selektive und indizierte Präventionsmaßnahmen für Menschen im hohen Alter senken die Inzidenz von Angststörungen, Schlafstörungen und Depressionen und können das Wiederauftreten psychischer Störungen verhindern (Germain et al. 2006; Leggett und Zarit 2014; Rosenberg et al. 2010).

Effektive Interventionen umfassen psychosoziale Maßnahmen und KVT. Die Prävention psychischer Störungen bei älteren Menschen stellt aber eine Herausforderung dar, da Angebote für ältere Menschen häufig örtlich nur schwer und unter Aufwand zu erreichen sind. Darüber hinaus besteht ein Mangel an Studien mit einer ausreichenden Zahl an Teilnehmenden (Leggett und Zarit 2014).

33.9 Fazit und Ausblick

Trotz der inzwischen beeindruckenden Befunde wurden die Möglichkeiten zur Prävention psychischer Störungen von Gesundheitsexpert*innen und Politik lange verkannt und vernachlässigt (Herrman 2001; Jorm und Mulder 2018). Um den Leitgedanken der Prävention stärker gesellschaftlich zu verankern, wurde daher 2015 das „**Gesetz zur Stärkung der Gesundheitsförderung und der Prävention**" (Präventionsgesetz – PrävG) verabschiedet (Altgeld 2018). Das Risiko für das Auftreten von nicht ansteckenden „Volkskrankheiten" wie Diabetes, Herz-Kreislauf-Erkrankungen und ausgeprägtem Übergewicht soll dadurch weiter verringert werden. Das Gesetz schreibt auch die Weiterentwicklung von **Früherkennungsuntersuchungen** vor und beschreibt einen Rahmen des gesunden Aufwachsens durch Bewegung, Ernährung und eine allgemeine Lebenskompetenz, was den Bereich der psychosozialen Prävention i. S. der Förderung von Schutzfaktoren betrifft. Gesondert erwähnt werden in diesem Gesetz zudem die Früherkennung und Prävention von depressiven Erkrankungen, da diese laut WHO zu den häufigsten Erkrankungen der Menschheit zählen, auch wenn sich in den neueren epidemiologischen Studien zeigt, dass sich im Kindes- und Jugendalter eher Angststörungen und Störungen des Sozialverhaltens häufen.

Inzwischen belegen Studien die Wirksamkeit von psychosozialen Präventionsprogrammen, mit deren Hilfe psychische Störungen und Behandlungskosten reduziert werden können und das betrifft tatsächlich auch schwere psychische Störungen wie Psychosen, bipolare und Persönlichkeitsstörungen.

Besonders bei den schweren psychischen Störungen zeigt sich, dass ein früheres Einschreiten die Transition in die schwere Erkrankung unterbrechen hilft und daher in diesen Fällen die Früherkennung wichtiger wäre als das Abwarten oder die Gefahr von Fehldiagnose und Stigmatisierung.

Insgesamt zeigen sich allerdings bei allen Präventionsmaßnahmen eher kleine Effektstärken, und das Kosten-Nutzen Verhältnis ist nur in wenigen Fällen untersucht worden (Stockings et al. 2016). Tatsächlich ist eine gesamtgesellschaftliche Wirkung der Prävention z. B. auf die Enttabuisierung psychischer Erkrankungen durch die gängigen Forschungsinstrumente kaum abbildbar. Deshalb werden Feldstudien benötigt, um die Wirksamkeit, Wirkmechanismen und Wirtschaftlichkeit von Präventionsprogrammen und die Einstellungen zu psychischen Erkrankungen weiter zu untersuchen. Aktuell fließen nur 5 % der finanziellen Mittel zur Erforschung mentaler Gesundheit in Präventionsstudien (MQ 2018). Um diesen Defiziten beizukommen, braucht es nicht nur substanzielle Investitionen, sondern auch ein stärkeres Bewusstsein und gemeinsame Verantwortung für die Prävention psychischer Störungen.

In der Abwägung zwischen universellen, selektiven und indizierten Präventionsmaßnahmen muss zwischen der Gefahr der Stigmatisierung einer Gruppe, der Erreichbarkeit und den gewünschten Effekten abgewogen werden.

Universelle Programme sind per definitionem unselektiert und daher wenig stigmatisierend. Allerdings sind sie aufgrund der großen Gruppe, die angesprochen werden soll, organisatorisch aufwendig, manchmal teuer und haben wesentlich kleinere Effekte. Gezielte Maßnahmen wie die **selektive und indizierte Prävention** erfordern die Definition von Risikofaktoren, was mit einer höheren Stigmatisierung einhergeht, allerdings auch mit einer besseren Wirksamkeit und damit potenziell höheren Kosteneffektivität. Zur Definition der Zielgruppen liefern Längsschnittstudien inzwischen eine sehr gute, wenn auch breite Risikoeinschätzung. Hilfreich wären in Zukunft zusätzliche Studien zur Erfassung der potenziell negativen Effekte von Präventionsmaßnahmen inkl. der Stigmatisierungserfahrungen, um die Abwägung von Nutzen und Risiken selektierter Programme noch besser einschätzen zu können.

Interessanterweise zeigen sich bislang **keine differenziellen Wirksamkeitsnachweise** für spezifische Präventionsprogramme, was dem Äquivalenzparadoxon oder Dodo-Bird-Verdikt aus der Psychotherapieforschung entspricht. Auch in der Psychotherapieforschung zeigt sich, dass verschiedene therapeutische Ansätze vergleichbar wirksam sind, obwohl sie sich in den Störungsmodellen und In-

33

terventionslogiken deutlich unterscheiden. Dies wird mit allgemeinen Wirkfaktoren erklärt und manifestiert sich oft in der Aussage, dass es viele „Wege nach Rom“ gibt. Die Wirkmodellforschung in der psychosozialen Prävention steckt noch in den Anfängen, aber auch hier ist von starken allgemeinen Wirkfaktoren in allen Programmen auszugehen (z. B. Zuwendung, Motivation, Selbstwirksamkeit, Hoffnung), welche die fehlenden Wirkunterschiede erklären könnten.

LITERATURAUSWAHL

Andreas S, Schulz H, Volkert J, et al. Prevalence of mental disorders in elderly people: The European MentDis_ICF65+ study. Br J Psychiatry 2017; 210(2): 125–131.

Anna-Kaisa V, Virpi K-K, Mervi R, et al. Review: Economic evidence of preventive interventions for anxiety disorders in children and adolescents – A systematic review. Child Adolesc Ment Health 2021; 27(4): 378–388.

Arango C, Díaz-Caneja CM, McGorry PD, et al. Preventive strategies for mental health. Lancet Psychiatry 2018; 5(7): 591–604.

Chanen AM, Sharp C, Nicol K, Kaess M. Early intervention for personality disorder. Focus (Am Psychiatr Publ) 2022; 20(4):402–408.

Cicchetti D. Developmental Psychopathology: Risk, Resilience, and Intervention. 3rd ed. New York: Wiley 2016.

Cuijpers P, Pineda BS, Quero S, et al. Psychological interventions to prevent the onset of depressive disorders: A meta-analysis of randomized controlled trials. Clin Psychol Rev 2021; 83: 101955

VII Therapie

KAPITEL

34 Allgemeine Prinzipien in der Psychotherapie

Ulrike Dinger

34.1 Einleitung

Dass es sich bei der Psychotherapie um eine wirksame Behandlungsform für psychische und psychosomatische Störungen handelt, ist heute unstrittig. Seit den 1970er-Jahren wird der aktuelle Stand der Wirksamkeitsforschung therapieschulübergreifend in den jeweiligen Auflagen des berühmt gewordenen *Handbook of Psychotherapy and Behavior Change* zusammengefasst. In der 7. Auflage von 2021 erfolgte ein Update zur Wirksamkeitsforschung auf Basis eines umfangreichen Literaturreviews (Barkham und Lambert 2021), das im Wesentlichen die Kernaussagen der früheren Auflagen wiederholt:

> Lege artis durchgeführte Psychotherapien sind für die Mehrzahl der Patient*innen, die Zugang zu diesen Therapien haben, wirksam.

Die heute in vielen Ländern großflächig praktizierte Psychotherapie stellt damit für eine große Gruppe von Menschen in Not eine sinnvolle und effektive Behandlungsform dar. Es bedeutet auch, dass **unterschiedliche Therapieformen** hilfreich sind. Hierzu gehören die verschiedenen theoretischen Orientierungen, von denen im deutschen Sprachraum durch die Psychotherapie-Richtlinie die psychoanalytisch orientierten, die kognitiv-verhaltenstherapeutischen und inzwischen auch die systemischen Therapieverfahren die größte Rolle spielen. Ebenso können **unterschiedliche Settings** wirksam sein, so z. B. neben der klassischen Einzeltherapie auch Gruppen- sowie Paar- und Familientherapiesettings.

Allerdings hat die Vielfalt auch Grenzen: Die zusammengefasste, positive Evidenz für Wirksamkeit bezieht sich ausdrücklich nur auf solche Therapieformen, die wissenschaftlichen Qualitätsansprüchen genügen. Wampold et al. (1997) definierten grundlegende **Qualitätskriterien für die Gestaltung und Durchführung** von Psychotherapien, die bis heute Gültigkeit haben. Dazu gehört eine theoretische Fundierung der verwendeten Methode auf psychologischen Prinzipien, die nachvollziehbar und überprüfbar dargelegt sind (z. B. über Manuale oder entsprechende andere Quellen), ebenso wie die entsprechende Qualifizierung der Therapeut*innen in der jeweils angewandten Methode.

Allerdings identifizieren Barkham und Lambert (2021) auch methodische Studienaspekte, die zur Einordnung der beobachteten **Effektgrößen** in Wirksamkeitsstudien entscheidend sind. Es ist bei näherer Betrachtung wenig überraschend, dass die Art der betrachteten *Kontrollgruppe* die Größe des Effekts in einer Studie wesentlich mitbestimmt. Da es Hinweise darauf gibt, dass in Wartelisten-Kontrollgruppen sogenannte *Nocebo-Effekte* aufgrund von z. B. enttäuschter Erwartung entstehen können, sind Weiterentwicklungen der Designs und intelligente Gestaltungen der Kontrollgruppen notwendig, um die Effektgrößen der Psychotherapieverfahren nicht zu überschätzen (vgl. auch Enck und Zipfel 2019).

Erst in den letzten Jahren rücken auch **potenziell negative Effekte** und „Nebenwirkungen" von Psychotherapien in den Blick (Linden und Strauß 2018). Neben ausbleibender Besserung oder sogar einer Symptomverschlechterung für einzelne Patient*innen fallen hierunter auch durch die Therapieinterventionen direkt hervorgerufene negative Effekte wie z. B. das Wiedererleben unangenehmer Erinnerungen.

Die Forschung zu positiven wie unerwünschten Folgen therapeutischer Interventionen trägt ebenso wie die große Anzahl von Wirksamkeitsstudien dazu bei, dass sich das Bild der Wirkung von Psychotherapie zunehmend ausdifferenziert. Dies ist für die Sicherung der Finanzierung von Psychotherapie in den Gesundheitssystemen notwendig, aber auch eine Entscheidungsgrundlage für Patient*innen, die darüber nachdenken, eine Psychotherapie in Anspruch zu nehmen. Eine sich daran anschließende Frage rückt das Verständnis der beschriebenen Wirkung in den Vordergrund: Psychotherapie wirkt – aber wie, worüber und für wen? Die nachfolgenden Abschnitte geben einen Überblick über den Stand der Forschung und tragen so den Wissenstand zu allgemeinen Wirkprinzipien in der Psychotherapie zusammen.

34.2 Die zeitliche Dynamik von Veränderungen

Auch wenn Psychotherapie grundsätzlich wirksam ist, so sind die beobachteten Veränderungen keineswegs identisch für verschiedene Patient*innen. Dies gilt auch für Personen, die mit einer identischen Diagnose dieselbe manualisierte Therapieform erhalten. Ebenso kann die Veränderungsrate einer einzelnen Person über den Verlauf einer Therapie stark schwanken. So können auf individuelle therapeutische Fortschritte auch Phasen der Stagnation oder sogar Rückschritte folgen.

Die Beschreibung von Veränderungsprozessen über die Zeit hat hohe Relevanz für die Gestaltung der Therapiedosis (z. B. die Dauer einer Behandlung bzw. die Anzahl an Sitzungen).

Einen „Klassiker" der Therapieforschung stellen Ken Howards Arbeiten zu **Dosis-Wirkungs-Zusammenhängen** dar, die bis heute zitiert und repliziert werden. Danach steht das Ausmaß an Veränderungen mit der Anzahl der Sitzungen in einem loglinearen Zusammenhang. Der Therapieerfolg war grundsätzlich höher, je mehr Sitzungen es gab. Gleichzeitig war dies aber nicht linear: Während große Verbesserungsraten während der ersten (wenigen) Sitzungen beobachtet wurden, nahm der zusätzliche Effekt mit zunehmender Therapiedauer ab (Howard et al. 1986). Das bedeutet, dass (für einige Patienten) viel Veränderung während der ersten Sitzungen passiert, während weitere Veränderungen deutlich mühsamer sind und erheblich mehr Zeit kosten. Dieser grundsätzliche Befund wurde kürzlich in einem Review mit hohen methodischen Anforderungen an die eingeschlossenen Studien bestätigt (Robinson et al. 2020). Die aktuellen Befunde weisen darauf hin, dass etwa 50 % aller Patient*innen nach 21 Sitzungen eine bedeutsame und klinisch signifikante Verbesserung erlangen. Um dies für 70 % aller Patient*innen zu erreichen, sind jedoch bereits 35 Sitzungen nötig (Lutz et al. 2021). Bei diesen Zahlen ist zu beachten, dass sie überwiegend aus Studien bzw. Kontexten stammen, in denen deutlich kürzere Behandlungskontingente zur Verfügung stehen, als dies im System der deutschen Richtlinienpsychotherapie der Fall ist.

Als Alternative zum Dosis-Wirkungs-Modell, das implizit von einer kausalen Beziehung zwischen Sitzungsanzahl und Therapieeffekt ausgeht, gilt das sogenannte **„Good-Enough-Level"-Modell** für die Routineversorgung. Es besagt, dass Patient*innen üblicherweise nur so lange in Therapie bleiben, wie es nötig ist, und die Therapie beenden, wenn sie eine ausreichende Verbesserung erleben (Barkham et al. 2006). Das bedeutet, dass kürzere Therapien für gut und schnell ansprechende Personen ausreichen können, während komplex erkrankte Patient*innen längere Behandlungen benötigen. Die empirische Evidenz deutet auch tatsächlich darauf hin, dass bei unbegrenztem Zugang zu Therapiestunden diejenigen Patient*innen, die weniger Stunden in Anspruch nehmen, schnellere Besserungsraten aufweisen. Wichtig in diesem bis heute lebendigen Forschungsfeld ist in jedem Fall die Erkenntnis, dass Veränderungsraten individuell unterschiedlich sind. Somit sind Aussagen zu einer allgemein gültigen „optimalen Dosis" von Therapie als Daumenregel nicht seriös möglich, da diese sich über Kontexte Patient*innengruppen und andere Faktoren hinweg erheblich unterscheidet. Letztlich sind Studien mit homogenen Gruppen innerhalb des jeweiligen Versorgungssystems nötig, um hier zu evidenzbasierten Empfehlungen zu kommen.

RESÜMEE

Die Untersuchung der Veränderungsraten über die Zeit hat aber neben der Frage nach der optimalen Dosis noch weitere Erkenntnisse hervorgebracht. So wurde deutlich, dass unabhängig von der Länge der Therapie ein frühes Ansprechen i. S. einer frühen Symptomreduktion während der ersten Sitzungen ein wichtiger Prädiktor für das Therapieergebnis insgesamt ist. Dies bedeutet, dass unabhängig vom theoretischen Hintergrund die gemeinsame Arbeit zu Beginn der Therapie auf die Verbesserung von Symptomen fokussiert sein sollte, wie dies z. B. in Empfehlungen zur Psychotherapie der Depression umgesetzt wird (➤ Kap. 66).

34.3 Einflussfaktoren in der Psychotherapie

Die das Therapieergebnis mitbestimmenden Einflussgrößen können verschiedenen Kategorien zugeordnet werden: Faktoren, die durch die Patient*innen (vgl. Constantino et al. 2021), die Therapeut*innen (Wampold und Owen 2021) und die Psychotherapie selbst bestimmt werden. Zusätzlich sind auch externe Faktoren der persönlichen oder sozialen Umgebung einflussreich, wenn z. B. Patient*innen ihre Arbeitsstelle verlieren, von einer Naturkatastrophe betroffen sind oder andere einschneidende Veränderungen ihrer Lebensrealität erleben. Der Fokus dieses Abschnitts liegt auf den Faktoren, die innerhalb der Psychotherapie selbst wirksam werden oder durch die Therapie angestoßen werden. Diese Faktoren können zum Verständnis beitragen, wie Psychotherapie wirkt. Die hier zusammengefasste Evidenz fokussiert auf solche Faktoren, die in verschiedenen Formen von Psychotherapie, d. h. allgemein, wirksam sind. Diese werden in der Literatur auch als „common factors", bezeichnet – im Gegensatz zu den verfahrensspezifischen Wirkfaktoren, die unterschiedliche Wirkmechanismen in distinkten Therapieverfahren erklären.

34.3.1 Die therapeutische Beziehung

In einer Übersicht zu allgemeinen Prinzipien in der Psychotherapie muss die therapeutische Beziehung eine zentrale Stellung einnehmen.

Die Therapiebeziehung gilt als universell wirksamer Einflussfaktor in allen Therapieverfahren und stößt auf ungebrochen hohes Interesse über die Grenzen der Therapieverfahren hinweg.

Patient*innen schreiben ihren Beziehungserfahrungen in der Therapie zentrale Bedeutung zu, Psychotherapeut*innen wollen mehr darüber lernen (Tasca et al. 2015), und Forschende führen buchstäblich eine Studie nach der anderen zum Einfluss von Beziehungsvariablen durch. So ist es nur folgerichtig, dass in diesem Bereich die größte Anzahl von Originalstudien in der gesamten Psychotherapieforschung verfasst wurde.

Grundsätzlich setzt sich die therapeutische Beziehung aus allen Gefühlen, Gedanken, Einstelllungen und Erwartungen zusammen, die Patient*innen und Therapeut*innen einander entgegenbringen, sowie aus der Art und Weise, wie sie diese ausdrücken (Gelso und Carter 1994). Die ausführliche Beschäftigung mit der therapeutischen Beziehung hat dazu geführt, dass aufgrund der immer ausgefeilteren empirischen Operationalisierungen heute ein umfangreiches Wissen zu unterschiedlichen Aspekten der Therapiebeziehung vorliegt. Auch wenn sich diese nicht immer sauber trennen lassen und z. T. zusammenhängen oder gegenseitig bedingen, ermöglicht die Übersicht ein differenziertes Bild, wie die Beziehung in der Therapie ihre heilsame Wirkung entfalten kann.

Die therapeutische Allianz

Die Allianz nimmt als Arbeitsbeziehung eine zentrale Stellung in der Forschung zur klinischen Konzeptualisierung zum Beziehungsgeschehen zwischen Patient*in und Therapeut*in ein.

Allianz ist definiert als die Übereinstimmung von Patient*in und Therapeut*in im Hinblick auf die Ziele der Therapie, die Übereinkunft, welche Aufgaben auf dem Weg dorthin notwendig sind, sowie die emotionale Verbindung zwischen beiden („bond"; Bordin 1979).

Das ursprünglich auf psychoanalytischen Autoren (Zetzel 1956; Greenson 1965) basierende Konstrukt der **Arbeitsbeziehung** wird inzwischen explizit pantheoretisch verstanden und von Vertreter*innen aller Therapieschulen als bedeutsam anerkannt. Die derzeit aktuellste metaanalytische Zusammenfassung zeigt über 295 einzeltherapeutische Studien mit > 30.000 erwachsenen Patient*innen hinweg, dass die Arbeitsbeziehung und das Therapieergebnis in einem moderaten Umfang von $r = .28$ korrelieren (Flückiger et al. 2018).

Aufgrund der hohen Popularität der therapeutischen Allianz hat sich am Beispiel dieses Konstrukts auch die Forschungsmethodik entscheidend weiterentwickelt. Kritiker der Betonung von Beziehungsaspekten gegenüber spezifischen, theoriebasierten Wirkfaktoren hatten die fehlende kausale Aussagekraft der bis zu diesem Zeitpunkt überwiegend korrelativen Forschungsdesigns angemerkt. Als Alternativerklärung führten sie an, dass der positive Zusammenhang auch durch Wechselwirkungen mit einer frühen Symptomverbesserung zu erklären sei. Nachfolgende methodische Weiterentwicklungen mit longitudinalen Forschungsdesigns und statistischen Modellierungen reziproker Effekte konnten die **wechselseitige Wirkung von Allianz und Symptomen** bestätigen. Dies bedeutet, dass frühe Symptomveränderungen eine positive Wirkung auf die nachfolgende Arbeitsbeziehung haben. Umgekehrt hat auch die Allianz eine eigene und von der vorangegangenen Symptomentwicklung unabhängige Wirkung auf nachfolgende Symptomverbesserung für den einzelnen Patienten (Barber et al. 2014; Flückiger et al. 2020). Dieser Befund kann als bedeutsam markiert werden: Wenn Patient*innen im Verlauf der Therapie eine Verbesserung der Allianz erleben, folgt darauf i. d. R. eine Verminderung der Symptome in den nächsten Sitzungen. Anders ausgedrückt: Bessere Arbeitsbeziehungen führen zu Symptomverbesserungen im Verlauf der Therapie. Insbesondere die Differenzierung zwischen dem mittleren Level der Therapiebeziehung über den Verlauf der Behandlung und den individuellen Verläufen bzw. Schwankungen der Allianz hat zu einem genaueren Verständnis darüber beigetragen, für wen, wann und warum die Allianz ein besseres Therapieergebnis vorhersagt (Zilcha-Mano und Fisher 2022).

RESÜMEE

Die aktuelle Allianzforschung bewegt sich hin zu einer Perspektive, in der die Allianz als individueller Veränderungsmechanismus mit einer eigenen kurativen Wirkung angesehen wird. Diese Befunde bedeuten, dass ein Grundprinzip therapeutischer Arbeit darin liegen muss, eine gemeinsame und kollaborative Atmosphäre herzustellen bzw. wiederherzustellen, wenn diese verloren zu gehen droht. Nur wenn Therapeut*in und Patient*in „am selben Strang ziehen", also gemeinschaftlich auf geteilte Ziele hinarbeiten, ist diese Arbeit auch erfolgversprechend.

Empathie, Wertschätzung und Kongruenz

Der Allianz als Arbeitsbeziehung wird häufig die **Realbeziehung** („real relationship") gegenübergestellt. Damit ist die genuine, persönliche Beziehung zwischen Patient*in und Therapeut*in gemeint, die frei von Verzerrungen durch z. B. Übertragungsprozesse ist und auf Augenhöhe stattfindet (Gelso et al. 2018). Obwohl die Realbeziehung mit der Arbeitsbeziehung empirisch teilweise überlappt (insb. mit dem Bond), ist sie konzeptuell distinkt, weil sie sich explizit auf die Person als Ganzes und nicht auf die gemeinsame Arbeit bezieht. Eine Metaanalyse von 5 Studien und > 1.500 Patient*innen berichtet einen korrelativen Zusammenhang zwischen der Realbeziehung und dem Therapieergebnis von $r = .35$ bei moderater Studienheterogenität (Gelso et al. 2018).

Die genuine persönliche Beziehung hängt eng mit der Grundhaltung von Therapeut*innen zusammen, die bereits der humanistische Psychotherapeut und Therapieforscher Carl Rogers beschrieb und als notwendig erachtete. Dazu gehören Empathie, positive Wertschätzung und Kongruenz. Für diese drei Variable liegen separate Metaanalysen zum korrelativen Zusammenhang mit dem Therapieergebnis vor, auch wenn davon ausgegangen werden kann, dass die einzelnen Variablen hoch miteinander korrelieren. Alle drei Variablen korrelieren moderat mit dem Therapieergebnis, unabhängig davon, ob die Patient*innen oder unabhängig Beobachtende die Therapeut*innen als empathisch, wertschätzend und genuin/kongruent wahrnahmen (Zusammenhangsmaße zwischen .23 und .28 bei hoher Heterogenität der beobachteten Effekte: Elliott et al. 2018; Farber et al. 2018; Kolden et al. 2018).

34

RESÜMEE

Die Realbeziehung zwischen Patient*in und Therapeut*in lässt sich separat von der Arbeitsbeziehung und Allianz konzeptualisieren. Die klassischen humanistischen Grundhaltungen (Empathie, positive Wertschätzung und Kongruenz) haben keineswegs an Aktualität eingebüßt, sondern bleiben eine wichtige Variable im therapeutischen Beziehungsgeschehen zum Wohle der Patient*innen.

Öffnungsbereitschaft und emotionaler Ausdruck

Der Prozess des Sich-Mitteilens prägt eine Beziehung und das Erleben derselben: Je mehr eine Person sich öffnet, umso mehr Nähe kann entstehen und umso intensiver kann eine positive Beziehung wachsen. Dafür ist ausreichend Vertrauen nötig. Der positive Effekt für das Beziehungserleben tritt vor allem dann ein, wenn das Gegenüber auf die Selbstöffnung mitfühlend, interessiert und mit Respekt reagiert. Über die Bedeutung der **Förderung des emotionalen Erlebens von Patient*innen,** der gemeinsamen Exploration von Gefühlen sowie des Abbaus der Vermeidung negativer Emotionen ist in der humanistischen Tradition, aber auch in den psychoanalytisch begründeten Verfahren viel geschrieben worden. In der dritten Welle der Verhaltenstherapie ist dieser Fokus ebenfalls repräsentiert, sodass hier erneut von einem allgemeinen Wirkprinzip ausgegangen werden kann (Greenberg 2014). Die entsprechenden metaanalytischen Zusammenfassungen zeigen, dass der emotionale Ausdruck von Emotionen während der Therapiesitzungen der Patient*innen positiv mit dem Therapieergebnis korreliert (Diener et al. 2007; Pascual-Leone und Yeryomenko 2016; Peluso und Freund 2018). Hier existieren viele Primärstudien; der Zusammenhang ist höher als für andere Prozess- und Beziehungsaspekte ($r = .40$ bei vergleichsweise nur geringer Heterogenität zwischen den eingeschlossenen 42 Studien; Peluso und Freund 2018). Bei aller Vorsicht aufgrund der Interpretation korrelativer Befunde liegt hier offenbar ein bedeutsamer Zusammenhang vor: Die Förderung des emotionalen Erlebens von Patient*innen und des Ausdrucks von Gefühlen in der therapeutischen Beziehung ist wichtig.

Doch was ist mit den *Therapeut*innen?* Auch sie sind aktive Beziehungspartner und gestalten die Beziehung mit. Welche Rolle spielt ihr Ausdruck von Gefühlen und damit die Selbstöffnung für die Gestaltung der Beziehung und letztlich für die Genesung der Patient*innen? Das größte Spannungsfeld besteht hier sicher in den psychoanalytisch begründeten Verfahren, in denen einerseits das Ideal der therapeutischen Abstinenz besteht, deren Weiterentwicklungen jedoch relationale Faktoren betonen und z. B. in der psychoanalytisch-interaktionellen Methode die direkte emotionale Reaktion auf die Patient*innen sogar in den Vordergrund stellen (Mitchell und Aron 1999; Heigl-Evers und Heigl 1994). Auch verhaltenstherapeutische Manuale und Therapietheorien haben den emotionalen Ausdruck von Therapeut*innen lange Zeit zumindest nicht explizit in den Fokus genommen, während dies in den humanistischen Verfahren i. S. der genuinen Beziehung von Beginn an gefördert wurde (Rogers 1951). Die Forschungsbefunde sind hier vergleichsweise eindeutig: Auch für den Ausdruck von Emotionen durch die Therapeut*innen besteht ein moderater und homogener Zusammenhang mit dem Therapieergebnis ($r = .27$ bei 13 Studien; Peluso und Freund 2018). Interessanterweise wird dieser Befund zusätzlich durch eine qualitative Metaanalyse gestützt. Hier arbeiteten die Autorinnen auf der Basis publizierter qualitativer Primärstudien heraus, dass es im Anschluss an Selbstöffnungen von Therapeut*innen in den untersuchten Therapietranskripten zu verbesserten (vertieften) Beziehungen, Symptomverbesserungen und mehr Einsicht aufseiten der Patient*innen kam und nur selten zu einer Hemmung der Exploration oder zu negativen Effekten für die Therapeut*innen selbst (Hill et al. 2018).

RESÜMEE

Der Ausdruck von Emotionen ist keine Einbahnstraße von Patient*innen in Richtung ihrer Therapeut*innen. Vielmehr zeigen auch die empirischen Befunde, was längst Eingang in die modernen Therapiemanuale gefunden hat. In gelingenden therapeutischen Kontakten sind Therapeut*innen weder „blanke Projektionsfläche" für Übertragungen noch „stoische Therapierroboter", die ein Manual erfüllen. Stattdessen erfordert die genuine Begegnung auch eine Selbstöffnung und Mitteilung des eigenen Erlebens. Für beide Interaktionspartner*innen gilt dabei aber auch eine Grenze dessen, was produktiv ist: Im Fokus der gemeinsamen Arbeit muss die persönliche Weiterentwicklung der Patient*innen stehen.

Umgang mit negativer Gegenübertragung und Beziehungsbrüchen

Das Komplement zum Einfluss des positiven Beziehungserlebens auf die Therapiebeziehung ist der Umgang mit schwierigen Situationen, in denen die therapeutische Beziehung gefährdet ist. Hier gilt das Motto: „*First, do no harm.*" Ganz sicher ist z. B. eine ungefilterte Mitteilung von negativen Emotionen wie Ärger, Langeweile oder Ablehnung durch die Therapeut*innen schädlich. Bereits früh schrieben Therapieforscher, dass **unkontrolliert ausgelebte Gegenübertragung** einen negativen Effekt auf das Therapieergebnis hat, die Interventionen von Therapeut*innen negativ beeinflusst und das Verständnis der Patient*innen behindert (Singer und Luborsky 1977, S. 449). Gleichzeitig ist klar, dass auch negative Reaktionen zum Beziehungsgeschehen in der Psychotherapie gehören und vorkommen. Therapeut*innen aller Therapieschulen sind gefordert, einen Umgang damit zu finden, unabhängig davon, ob sie für deren Verständnis auch auf unbewusste Prozesse oder ungelöste Konflikte bei sich selbst zurückgreifen und die negativen Affekte als diagnostische Informationsquelle schätzen, wie dies in den psychoanalytisch begründeten Verfahren der Fall ist, oder ob primär die Verhinderung des Ausagierens bewusst erlebter negativer Reaktionen im Vordergrund steht.

Für die empirische Untersuchung des Umgangs mit negativer Gegenübertragung wurden in der Vergangenheit vor allem Ratinginstrumente für externe Personen wie z. B. Supervisor*innen eingesetzt. Eine Metaanalyse zeigt einen positiven Zusammenhang zwischen gutem Management der Gegenübertragung und dem Therapieergebnis, auch wenn die Ergebnisse der 13 eingeschlossenen Studien sehr heterogen sind (Hayes et al. 2018). Ein guter Umgang mit der Gegenübertragung erfordert sowohl *Verständnis* der eigenen Reaktion und ein einfühlendes Verständnis in die Patient*innen als auch eine gelingende *Regulation* der eigenen Gefühle und Impulse (Pérez-Rojas et al. 2017; Hayes et al. 2018).

Der Umgang mit schwierigen Interaktionen steht insbesondere in der Forschung zu **Beziehungsbrüchen** („alliance ruptures") in der Tradition von Safran und Muran (2000) im Fokus. Plötzliche Verschlechterungen der Arbeitsbeziehung finden entweder in Form einer Konfrontation (z. B. Kritik am Therapeuten bzw. an der Therapeutin) oder durch Rückzug (z. B. einsilbige Antworten) statt. Manchmal ist die Verschlechterung offenkundig, manchmal eher subtil und nur durch genaues Mitverfolgen zu beobachten. In jedem Fall ist die gemeinsame Arbeit gestört: Beide „ziehen nicht mehr am selben Strang". Aufgabe von Therapeut*innen ist somit die Wiederherstellung der Arbeitsbeziehung. Eine Metaanalyse zeigt, dass Brüche ein häufiges, vermutlich unvermeidliches Phänomen sind. Wenn Therapieaufzeichnungen durch geschulte, unabhängige Beobachter*innen auf Brüche geratet werden, finden sich mehr Sitzungen mit als solche ohne Brüche. Entscheidend ist nun, wie mit einem Bruch umgegangen wird. Die Rate der Auflösungen („repair") ist auch metaanalytisch mit besseren Therapieergebnissen verknüpft (Eubanks et al. 2018). In diesem Sinne kann die Auflösung eines Bruchs als „korrektive emotionale Beziehungserfahrung" verstanden werden und eine eigenständige heilsame Wirkung entfalten (Christian et al. 2012).

Dyadische Prozesse und Co-Regulation

Die Konzeptualisierung der Therapiebeziehung verschiebt sich zunehmend mehr in Richtung einer **Zwei-Personen Perspektive:** Patient*innen sind keineswegs passive Empfänger*innen der von den Therapeut*innen angebotenen Beziehungsqualität. Ebenso wenig machen Therapeut*innen ihrem Gegenüber roboterhaft ein immergleiches Beziehungsangebot, sondern gestalten diesen Prozess gemäß ihrer eigenen Individualität in jeder Dyade auf einzigartige Weise neu. Kurz gesagt: Beide Interaktionspartner*innen tragen aktiv zur Gestaltung des Beziehungsgeschehens bei.

Nimmt man diese Sichtweise ernst, greift das klassische Forschungsdesign, bei dem eine Person nach der Qualität der Beziehung befragt wird, zu kurz. Vielmehr rückt das Miteinander in den Fokus – im Fall von Allianzfragebögen also weniger der absolute Score der (meist von Patient*innen ausgefüllten) Beziehungsfragebögen, sondern stattdessen der Grad der Übereinstimmung zwischen Patient*innen und Therapeut*innen: Kommen beide zu einem ähnlichen Urteil über die gemeinsame Arbeit? Einzelne Arbeiten in dieser noch relativ jungen Forschungstradition zeigen, dass die Übereinstimmung der Beurteilung tatsächlich einen eigenen Vorteil für den weiterem Symptomverlauf mit sich bringt (z. B. Jennissen et al. 2020; Whelen et al. 2023).

Weiter gedacht wird die Zwei-Personen Perspektive in der gegenwärtigen Forschung um **nonverbale Synchronisationsprozesse.** Diese sind grundsätzlich für alle möglichen Funktionen und autonomen Parameter denkbar (z. B. Redegeschwindigkeit, Herzrate, etc.). Eine Literaturübersicht und Metaanalyse zeigt, dass vor allem die Synchronie von Körperbewegungen in positivem Zusammenhang mit der therapeutischen Beziehung steht (Jennissen et al. 2023). Das theoretische Modell von Koole und Tschacher (2016) postuliert, dass das Aufeinander-Einstellen auch biologische, hirnorganische Veränderungen nach sich zieht, die letztlich zu verbesserten Regulationsfähigkeiten bei Patient*innen und besseren Therapieergebnissen führen. Hier sind in den nächsten Jahren sicher noch weitere interessante Forschungsbefunde zu erwarten, die zur Klärung der Bedeutung von nonverbaler Co-Regulation im therapeutischen Prozess beitragen werden.

34.3.2 Erwartungen

Kann „der Glaube Berge versetzen"? Tatsächlich spielt die Macht der Erwartung in der Medizin, in der Psychosomatik und in der Psychotherapie eine große Rolle. Dies lässt sich an vielen Stellen beobachten. Die bekannten **Placebo-Effekte** in Psychopharmakologiestudien sind ein eindrückliches Beispiel dafür, dass Medikamente nicht nur über die angenommenen biochemischen Mechanismen wirken, sondern komplexere Phänomene am Werk zu sein scheinen, die auch mit der Erwartung einer Besserung zu tun haben (Enck und Zipfel 2019; Kirsch 2009). Neurowissenschaftliche Studien zum klassischen Placebo-Effekt stützen die These, dass die Erwartung, dass die verabreichte Zuckerpille hilfreich ist, eine wesentliche Rolle spielt (Petrovic et al. 2005). Erstaunlicherweise können jedoch auch Open-Label-Placebos, also Pillen, von denen bekannt ist, dass sie keinen Wirkstoff enthalten, eine messbare Wirkung auf emotionales Erleben entfalten, die ohne präfrontale Beteiligung vermutlich auf anderen Wirkmechanismen beruht (Schaefer et al. 2023). Auch der vielen Psychotherapeut*innen bekannte **Wartelisteneffekt** kann hier angeführt werden: Allein das Wissen, dass eine Behandlung folgen wird, führt bereits zu einer Entlastung und Symptomverbesserung (Jennissen et al. 2021; Leichsenring und Rabung 2006). Auch hier kann ein Erwartungseffekt vermutet werden, da bereits die Aussicht auf Behandlung (vermutlich in Verbindung mit der Annahme, dass diese erfolgversprechend ist), dazu beiträgt, die emotionale Belastung zu reduzieren.

Die Forschung zu Erwartungen in der Psychotherapie differenziert zwischen Erwartungen in Bezug auf das Therapieergebnis und solchen in Bezug auf die Behandlung selbst (z. B. Erwartungen zu Rollen, Dauer der Behandlung etc.). Insbesondere die Erwartung guter Therapieergebnisse zu Anfang der Behandlung hängt empirisch mit dem Therapieerfolg zusammen. Eine große Metaanalyse von 81 Studien mit mehr als 12.700 Patient*innen berichtet einen positiven Zusammenhang der **Ergebniserwartung** mit dem Therapieerfolg ($r = .18$, $I^2 = 76\,\%$; Constantino et al. 2018). Diese Ergebnisse sind im Einklang mit Jerome Franks (1961) klassischem Konzept der Remoralisierung. Demnach gewinnen Patient*innen in einer frühen Phase einer gelungenen Therapie zunächst ihre Hoffnung auf Besserung zurück, gefolgt von einem besseren Selbstwirksamkeitserleben. Hier wird angenommen, dass der eigenen Erwartung, dass die Therapie helfen wird, ein größeres Engagement der Patient*innen in der Sitzung und eine bessere Therapiebeziehung zur Therapeut*in folgt, sodass insgesamt ein positives Therapieergebnis resultiert.

Auch die stattfindenden Therapieprozesse sind durch initiale Erwartungen geprägt. Für die Therapiebeziehung konnte z. B. gezeigt werden, dass Allianzbeurteilungen etwa zu 25 % davon bestimmt werden, welche initiale Vermutung die Patient*innen im Hinblick auf die Therapiebeziehung zur Therapeutin bzw. zum Therapeuten hatten (bevor sie die Person überhaupt kennengelernt haben). Für die **Beziehungserwartungen** spielen verinnerlichte Bilder wichtiger Bezugspersonen eine entscheidende Rolle (Barber et al. 2014; Zilcha-Mano et al. 2014). Auch die Erwartung daran, wie aktiv man selbst im Therapieprozess sein wird, wirkt positiv auf die Qualität der späteren Therapiebeziehung (Coleman und Neimeyer 2015).

RESÜMEE

Aus den Befunden zur Erwartung abgeleitete Empfehlungen zielen darauf ab, die Behandlung und ihre erwartete Wirkung aktiv zu erklären, die Patient*innen möglichst individuell auf Basis ihrer Stärken und Ressourcen im Therapieprozess anzusprechen und anhand dieser die Aussicht auf persönliche Besserung als wahrscheinlich aufzuzeigen. Letztlich geht es darum, ob Therapeut*innen einen (realistischen) Optimismus und Hoffnung auf Besserung ausdrücken und transportieren. Hier zeigt sich, dass interpersonelle Wärme und Kompetenz der Therapeut*innen negative Erwartungen zum Positiven verändern können (Seewald und Rief 2023). Insgesamt kann ein positiver, unterstützender interpersoneller Stil der Therapeut*innen die Ergebniserwartungen verbessern (Constantino et al. 2021) und somit zu einem positiven Gesamtergebnis der Therapie beitragen.

34.3.3 Aktivität und „Agency" der Patient*innen

Therapie geht nicht ohne Aktivität der Patient*innen. Trotz teilweiser und häufig sehr verständlicher Wünsche, die Therapeut*in möge für die Gesundung sorgen, ist dies allein wenig erfolgsversprechend. Konzeptuell kann die aktive Partizipation von Patient*innen als Komplement zur Betonung der Gemeinsamkeit und Verbundenheit mit der Therapeut*in verstanden werden: Hier geht es um den Eigenbeitrag von Patient*innen zum Therapiegeschehen. Dieser ist allerdings eng mit der Qualität der therapeutischen Beziehung verbunden.

Partizipation

Die aktive Partizipation, also das Engagement, von Patient*innen in der Therapie gilt verfahrensübergreifend als wesentliches Kriterium für einen gelingenden Psychotherapieprozess. Hier behält das Zitat von Orlinsky et al. seit Jahrzehnten Gültigkeit:

„The quality of the patient's participation in therapy appears to emerge as the most important determinant of outcome."

Orlinsky et al. (2004, S. 324)

Allerdings kann diese Partizipation je nach Therapieverfahren unterschiedlich aussehen. So kann eine aktive Mitarbeit in der KVT z. B. über eine hohe Compliance bei den Therapie-Hausaufgaben definiert werden, während humanistische Therapeut*innen den Grad der emotionalen Auseinandersetzung und Psychoanalytiker*innen die Reflexion über deutende Hypothesen der Therapeutin bzw. des Therapeuten oder das Mitteilen freier Einfälle als hohe Partizipation definieren können. Für alle Verfahren gilt aber: Die Therapie kann nur dann wirken, wenn Patient*innen selbst aktiv werden. Dies entspricht der klinischen Erfahrung und ist für zahlreiche Aspekte des Verhaltens gezeigt worden, z. B. für die Regelmäßigkeit der Teilnahme an den Sitzungen (Defife et al. 2010), die Compliance und Qualität der Hausaufgaben (Katzantzis et al. 2016), bzw. die Compliance insgesamt (Tryon und Winograd 2011). Umgekehrt zeigen Forschungsbefunde, dass ein ausgeprägter Widerstand auf Seite der Patient*innen dem Therapieerfolg eher schadet.

Selbstwirksamkeit und Agency

Die Bedeutung von Engagement und die Aktivität von Patient*innen kann aus verschiedenen Perspektiven verstanden werden. Ohne Frage können therapeutisch wirksame Bestandteile einer Therapie (z. B. die Reduktion kognitiver Verzerrungen oder die Förderung einer besseren Mentalisierungsfähigkeit) nur dann entstehen, wenn Patient*innen mitarbeiten und die Anregungen ihrer Therapeut*innen aufnehmen. Diese Sicht ist mit einem medizinisch geprägten „interventionistischen" Modell von Therapie gut vereinbar. In diesem Modell „empfangen" Patient*innen die richtige Intervention der Therapeut*in und setzen diese bestenfalls gut um. Es ist hochwahrscheinlich, dass dieser Mechanismus in allen Therapieformen eine wesentliche Rolle spielt. Allerdings wäre die Mitarbeit eine notwendige, aber keine hinreichende Voraussetzung für das Gelingen der Therapie, denn die ursächliche Wirkung käme über andere Prozesse zustande (Wampold und Imel 2015).

Ein alternatives Modell sieht die **Patient*innen selbst als primäre Agenten der Veränderung,** die diese selbstständig kreieren (Bohart und Tallmann 2022). In Ergänzung zum o. g. interventionistischen Modell kann in diesem erweiterten Modell auch dem eigenen Erleben von Selbstwirksamkeit in der Therapie eine kurative Wirkung zukommen: Patient*innen können in der Therapie die Erfahrung machen, dass sie einflussreich sind und ihre Ziele verfolgen können. Diese Erfahrung kann, gerade bei sonst vorwiegendem Erleben von eigener Passivität, geringem Antrieb oder Gefühlen eines Ausgeliefert-Seins eine sehr positive Wirkung haben, sich auf das Selbstwirksamkeitserleben außerhalb der Therapie auswirken und so zur Genesung beitragen.

Im Zuge dieser Überlegungen ist die Forschung um Agency relevant.

Agency ist definiert als die subjektiv erlebte und intentional wahrgenommene Handlungsfähigkeit in der Therapie (Huber et al. 2019).

Erleben sich Patient*innen als einflussreich im Therapieprozess oder als passiv gegenüber ihren Therapeut*innen? Auch vor dem Hintergrund der o. g. Befunde zur positiven Wirkung einer aktiven Partizipation erscheint es wichtig, dass Patient*innen sich als handlungsfähig und „wirkmächtig" erleben – warum sollten sie sonst aktiv werden? Erste Studien konnten dementsprechend die „therapeutische Agency" als unabhängigen Wirkfaktor etablieren (Huber et al. 2021). Wie erwartet werden kann, überlappt die Agency durchaus mit der therapeutischen Allianz, vor allem mit der Übereinstimmung zu Zielen und Aufgaben. Trotzdem können die beiden Konstrukte konzeptuell getrennt werden und wirken beide unabhängig auf das Therapieergebnis. Im besten Fall sind beide positiv (Jennissen et al. 2022), was vermutlich einer Balancierung der menschlichen Grundbedürfnisse zwischen Autonomie auf der einen und gleichzeitiger Wahrung von Verbundenheit zur Therapeut*in auf der Anderen Seite entspricht.

34.4 Zusammenfassung

Die hier zusammengestellte Übersicht umfasst wichtige allgemeine Prinzipien und Wirkfaktoren, die zur Veränderung in allen Formen von Therapien beitragen. Zu diesen gehören unterschiedliche Facetten der therapeutischen Beziehung, aber auch Erwartungen von Patient*innen und Therapeut*innen sowie die Partizipation und das Agency-Erleben. Diese Liste der allgemein wirksamen Einflussfaktoren ist sicher nicht erschöpfend, deckt aber wesentliche Aspekte ab, zu denen eine ausreichende empirische Datengrundlage existiert. Allerdings darf das Wissen über die hier berichteten Wirkfaktoren nicht mit dem Postulat verwechselt werden, es würden in jeder Therapie immer wieder die gleichen ein, zwei oder drei uniformen Mechanismen wirken. Ganz im Gegenteil ist davon auszugehen, dass über verschiedene Patient*innen, Therapiedyaden oder -gruppen sowie verschiedene therapeutische Verfahren und verschiedene Kontexte hinweg die bekannten Wirkfaktoren jeweils unterschiedlich stark zum Therapieergebnis beitragen.

Dies gilt bereits für die sogenannten „common factors“: Die Bedeutung, die z. B. eine gute Therapiebeziehung für das Therapieergebnis hat, wird sich auch danach unterscheiden, wie explizit oder wie implizit die Therapiebeziehung Gegenstand der therapeutischen Arbeit ist. Darüber hinaus ist nicht davon auszugehen, dass alle Patient*innen das Gleiche brauchen, sodass ihre individuellen Merkmale ganz i. S. einer „personalisierten Psychotherapie“ von Therapeut*innen Responsivität und Anpassung verlangen (Kramer und Stiles 2015).

Zuletzt ist wichtig festzuhalten, dass die Wirkung der allgemeinen Therapieprinzipien durch die spezifischen Wirkmechanismen ergänzt wird. Hier hinkt die Forschung gegenüber der beeindruckenden Zahl an Primärstudien zu allgemeinen Faktoren hinterher; trotzdem ist inzwischen einiges darüber bekannt, welche spezifischen Prozesse durch die großen „Schulen“ der Therapieverfahren angestoßen werden und in diesen ihre Wirkung entfalten (Crits-Christoph und Connolly Gibbons 2021). Führt man sich erneut die Notwendigkeit der individuellen Anpassung an die jeweiligen beteiligten Personen vor Augen, so wird die Komplexität des Gesamtgeschehens langsam deutlich. Für die Forschung bedeutet die zunehmende Anerkennung der Notwendigkeit einer Individualisierung von Wirkmodellen, dass es noch vieles zu untersuchen, zu entdecken und zu verstehen gibt. Für Therapeut*innen bedeutet dies ebenfalls: Es wird so schnell nicht langweilig! Neugier auf die Individualität, die unterschiedlichen Kontexte und Erfahrungen der Patient*innen helfen ebenso wie die Orientierung an allgemeinen und spezifischen Prinzipien der Veränderung dabei, den einzelnen Patient*innen ein hilfreiches Angebot zu machen.

LITERATURAUSWAHL

Barkham M, Lambert M. The efficacy and effectiveness of psychological therapies. In: Barkham M, Lutz W, Castonguay LG (eds.): Bergin and Garfield's Handbook of Psychotherapy and Behavior Change: 50th anniversary edition. Hoboken, NJ: Wiley 2021; 135–189.

Crits-Christoph P, Connolly Gibbons MB. Psychotherapy process–outcome research: Advances in understanding causal connections. In: In: Barkham M, Lutz W, Castonguay LG (eds.): Bergin and Garfield's Handbook of Psychotherapy and Behavior Change: 50th anniversary edition. Hoboken, NJ: Wiley 2021; 263–296.

Flückiger C, Rubel J, Del Re AC, et al. The reciprocal relationship between alliance and early treatment symptoms: A two-stage individual participant data meta-analysis. J Consult Clin Psychol 2020; 88(9): 829–843.

Gelso CJ, Carter JA. Components of the psychotherapy relationship: Their interaction and unfolding during treatment. J Couns Psychol 1994; 41: 296–306.

Koole SL, Tschacher W. Synchrony in psychotherapy: A review and an integrative framework for the therapeutic alliance. Front Psychol 2016; 7: 862.

Linden M, Strauß B. Risiken und Nebenwirkungen von Psychotherapie. 2. A. Berlin: Medizinisch Wissenschaftliche Verlagsgesellschaft 2018.

Norcross JC, Lambert MJ (eds.). Psychotherapy Relationships that Work. Volume 1: Evidence-Based Therapist Contributions. 3rd ed. New York: Oxford Academic 2019.

Safran JD, Muran JC. Negotiating the Therapeutic Alliance: A relational treatment guide. New York, NY: Guilford Press 2000.

Wampold BE, Imel ZE. The Great Psychotherapy Debate: The evidence for what makes psychotherapy work. 2nd ed. New York: Routledge/Taylor & Francis 2015.

KAPITEL

35

Paul L. Janssen

Psychoanalyse und Gruppenanalyse

35.1 Einleitung

Die Grundlage aller psychoanalytisch begründeten Psychotherapien ist die Theorie der Psychoanalyse, die zwischen 1890 und 1920 in ihren Anfängen von Sigmund Freud und seinen Schülern entwickelt wurde. Nach einer mehr als 100-jährigen Geschichte herrscht Pluralismus in Theorie und Praxis der Psychoanalyse (vgl. Williams 2005; Wallerstein 2006). Die Grundlagen der Behandlungstechnik beziehen sich auf die Persönlichkeits- und Krankheitstheorien vom Unbewussten, die Trieb-, Konflikt-, Strukturtheorie, Ich-Psychologie, Objektbeziehungstheorie, Selbstpsychologie bzw. Narzissmustheorie sowie die Bindungs- und Mentalisierungstheorie.

35.2 Freuds Behandlungstechnik und die „klassische" Psychoanalyse

Als Freud die Reihe seiner technischen Schriften etwa 1915 beendete, hielt er die psychoanalytische Behandlungstechnik für die Behandlung von Neurosen für weitgehend konzipiert und formalisiert. Die grundlegenden technischen Schriften wurden von Freud (1916/17) selbst und von weiteren Analytikern überblicksartig dargelegt (z. B. Fenichel 1941; Greenson 1973; Sandler et al. 1973).

Freuds Zielvorstellungen waren, dass sich gemäß seinem Strukturkonzept in der Psychoanalyse infantile unbewusste Triebabwehrkonflikte, d. h. intersystemische Konflikte zwischen Ich, Über- bzw. Ideal-Ich und Es in der Übertragung wiederholen, bewusst gemacht und durch eine deutende Bearbeitung und Durcharbeitung der **Übertragungsneurose** aufgelöst werden. Bei gelingendem Prozess wurde in der Übertragungsneurose die Vergangenheit, d. h. die infantilen Konflikte, in der Gegenwart wiederhergestellt und gedeutet, wodurch es zu einer Auflösung der Neurose (der Übertragungs- wie der infantilen Neurose) kommt. Diese strukturellen Veränderungen im psychischen Apparat sollen den Patienten befähigen, sich optimal an seine Lebensumstände anzupassen.

Freuds (1914) These von der **Wiederholung infantiler, unbewusster konflikthafter Beziehungsmuster in der Beziehung zum Therapeuten in der Übertragung,** also der psychogenetische Aspekt der Übertragung (s. u.) ist von hohem theoretischem und therapeutischem Wert. In der Wiederholung im Hier und Jetzt und mit dem Psychotherapeuten kann das Verdrängte als Gegenwärtiges wiedererlebt werden. Das interpersonelle Feld, insbesondere das der Eltern-Kind-Beziehung, war damit als Entstehungsbedingung für psychische Störungen entdeckt und Wiederholungen dieser verinnerlichten, unbewussten Konflikte in Denk- und Verhaltensschemata wurden in der Beziehung zum Arzt als therapeutischer Zugang konzipiert. Heute ist dieses Konzept durch die Säuglings- und Bindungsforschung wie auch durch neurobiologische Forschung erweitert worden (➤ Kap. 35.5).

Die von Freud (1914) definierte Behandlungstechnik wird als **klassische Psychoanalyse** oder als **Standardverfahren** bezeichnet. Die Psychoanalyse beginnt mit einem Erstinterview oder einer Probebehandlung. Der Analysand ist ein Leidender, dessen Motivation zur psychoanalytischen Therapie über den Leidensdruck gesichert ist. Der Patient trifft eine positive Entscheidung für ein Bündnis mit dem Analytiker und seiner Methode, wenn die aktuelle Begegnung mit ihm seine Bereitschaft fördert, sich auf einen klärenden Prozess der Begegnung mit sich selbst und seinem Verhalten einzulassen.

Die Entscheidung des Analytikers, einen Behandlungskontrakt einzugehen, ist von seiner Gegenübertragung und seinen psychoanalytisch-diagnostischen Einschätzungen abhängig. Er stellt in einer oder mehreren Sitzungen fest, ob sich eine therapeutische Beziehung herstellen lässt, ob sich unbewusste Konfliktkonstellationen oder Objektbeziehungsmuster finden, ob eine Übertragungsbereitschaft vorhanden ist, Reflexionsfähigkeit besteht und der Patient eine adäquate Beziehung zur Realität aufrechterhalten kann. Des Weiteren muss der Patient analysierbar sein, d. h. eine therapeutische Ich-Spaltung zwischen erlebenden und beobachtenden Ich-Anteilen vollziehen und sich mit dem analysierenden Ich des Analytikers identifizieren können (zur differenziellen Indikationsstellung vgl. Janssen 2016).

In der Einleitung der Behandlung (Freud 1913) wird dem Patienten das „Zeremoniell der Situation" mitgeteilt. Der Patient liegt auf der Couch, der Analytiker sitzt hinter dem Kopfende. Es werden ein pünktlicher Beginn und ein pünktliches Ende der Stunde (45 oder 50 min) vereinbart. Freund traf sich 6-mal/Woche mit seinen Patienten. Die heutige Regel besagt nach den Kriterien der Internationalen Vereinigung für Psychoanalyse (IPV), dass Analytiker und Patient sich 3- bis 5-mal/Woche treffen. Des Weiteren gehört zur Einleitung der Behandlung die **Klärung der Rahmenbedingungen:** z. B. Finanzierung, Frequenz und Sitzungszeiten, Regelungen über ausfallende Stunden, mögliche Dauer der Analyse, berufliche und familiäre Situation des Patienten, Urlaubsregelungen, Verschwiegenheit u. a. (Pflichthofer 2012).

35.2.1 Freie Assoziation und Widerstand

In der Einleitung der Behandlung werden dem Analysanden des Weiteren die **Bedingungen der Behandlung** mitgeteilt: „Sie können alles, was Ihnen durch den Sinn geht, sagen. Sie sollten sich darum bemühen, alles zu sagen, alle Gefühle, Eindrücke, Erfahrungen, Erinnerungen, Träume." Die freie Assoziation ist für den psychoanalytischen Prozess unabdingbar.

Der „*Austausch von Worten zwischen Analysierten und dem Arzt*" (Freud 1916/17: 9) ist die grundlegende Kommunikationsmethode zwischen Patient und Analytiker. Sie ist grundlegend verschieden zur Alltagskommunikation, führt zur Regression auf infantile Erlebnisweisen und zur Übertragung, in welcher der Analytiker zur Elternfigur wird. In dieser **Asymmetrie** der Beziehung ist die **freie Assoziation** der Weg zur Entdeckung des Unbewussten.

Die Methode der freien Assoziation ist eine bedeutende Entdeckung Freuds (Freud 1913; Greenson 1973). Der Patient soll alles sagen, offen und ohne Zensur, ohne Wertungen, auch wenn er es für unsinnig und unwichtig hält. In der Analyse in einem entspannten Zustand und in einer spezifischen Situation seinen Vorstellungen, Gedanken und Gefühlen freien Lauf zu lassen und sie unzensiert und spontan zu äußern, ist auch eine besondere Erfahrung für den Patienten und kommt einem meditativen Zustand nahe (Zwiebel 2013).

Zur freien Assoziation gehört auch die Aufforderung an den Patienten, **Träume** und Fantasien mitzuteilen, die ein besonderer Zugang zum Unbewussten sind.

Der Analysand entwickelt **Widerstände** gegen die aufdeckende Behandlung. Widerstände sind strukturell in der Persönlichkeit verankerte Abwehrformen, die für seine Person spezifisch sein können. Die Bewusstmachung dieser Widerstände und der Abwehr ist eine zentrale Technik der Psychoanalyse.

In der Psychoanalyse wird der Widerstand als charakterologisch verankerte Abwehrleistung des Patienten gegen die Aufdeckung unbewusster Konflikte und als ein Widerstand gegen Erinnern verstanden (Freud 1914).

Widerstand kann in jedem psychischen Akt enthalten sein. Als psychische Symptombildung dienen die Widerstände dazu, ein innerseelisches Gleichgewicht aufrechtzuerhalten.

> *„Dieses Durcharbeiten der Widerstände mag in der Praxis zu einer beschwerlichen Aufgabe für den Analysierten und zu einer Geduldsprobe für den Arzt werden. Es ist aber jenes Stück der Arbeit, welches die größte verändernde Einwirkung auf den Patienten hat und das die analytische Behandlung von einer Suggestionsbeeinflussung unterscheidet."*
> Freud (1914: 136)

Widerstände äußern sich in sehr verschiedenen Formen, z. B. durch Ausbleiben der Einfälle, Schweigen, Zu-spät-Kommen, Heraushalten von Gefühlen, in den speziellen charakterologisch verankerten Abwehrformationen, z. B. Rationalisierung, Isolierung von Affekten, Verleugnungen, Verdrängungen, Verkehrungen ins Gegenteil, Wendungen gegen die eigene Person, Spaltungen, Projektionen, projektive Identifikationen u. a. (vgl. allgemeine psychoanalytische Krankheitslehre).

Widerstände treten dann in Erscheinung, wenn besondere Ängste vorliegen.

So kann die Angst vor Beschämung und Bloßstellung, aber auch die Angst vor Verurteilung oder Bestrafung, die Angst vor Verlassenwerden oder Trennung, die Angst vor Kränkungen oder psychischem Zusammenbruch den Patienten motivieren, Widerstände gegen bestimmte unbewusste Ängste und Themen zu entwickeln, z. B. peinliche sexuelle Themen. Widerstände und Ängste äußern sich selbstverständlich in der je spezifischen Übertragungs-Gegenübertragungs-Konstellation. Widerstände sind keine „Fehler", sondern „Schätze". Der Analytiker erkennt an ihnen die Bedeutsamkeit im therapeutischen Prozess.

35.2.2 Übertragung, Übertragungsneurose und Arbeitsbündnis

Durch die Asymmetrie in der Beziehung zum Psychoanalytiker entwickeln sich Übertragungen. Sie sollen die innere Objektwelt des Patienten, seine Erwartungen und unbewussten Konflikte erfahrbar machen. Gemäß dem Wiederholungszwang wird der Patient seine früheren Erfahrungen und seine Erwartungen an Beziehungen auf den Analytiker oder auf andere Personen übertragen.

Übertragungen sind unbewusste Reaktionsbereitschaften des Menschen in Beziehungen.
Übertragungsneurose heißt die Wiederherstellung der infantilen Neurose in der Arzt-Patient-Beziehung als eine „künstliche Neurose" (Freud 1916/17), eine „artifizielle Erkrankung" (Freud 1914).

In der klassischen psychoanalytischen Behandlungstechnik ist also der Analytiker die Projektionsfläche der inneren Verhältnisse des Patienten, z. B. seiner Abwehrformation, seiner Über-Ich-Forderungen, seiner Triebwünsche, seiner Liebeswünsche in der **Übertragungsliebe** (Freud 1915).

Schon sehr früh stieß Freud bei der Behandlung der Patientin Dora auf die Übertragung als zentrales Agens des psychoanalytischen Prozesses (Freud 1905); nachdem er in späteren Behandlungen die Bedeutung der Übertragung erfasst hatte (Freud 1912), definierte er Übertragung folgendermaßen:

„Es sind Neuauflagen, Nachbildungen von den Regungen und Fantasien, die während des Vordringens der Analyse erweckt und bewusst gemacht werden sollen, mit einer für die Gattung charakteristischen Ersetzung einer früheren Person durch die Person des Arztes. […] Es gibt solche Übertragungen, die sich im Inhalt von ihrem Vorbild in gar nichts bis auf die Ersetzung unterscheiden. Das sind also […] einfache Neudrucke, unveränderte Neuauflagen. Andere sind kunstvoller gemacht, […] indem sie sich an irgendeine geschickt verwertete reale Besonderheit an der Person oder an den Verhältnissen des Arztes anlehnen. Das sind also Neubearbeitungen, nicht mehr Neudrucke."

Freud (1916/17: 279–280)

Aus dem also, was „zwischen" dem Patienten und dem Analytiker passiert, leitete er den Begriff der „Übertragung" ab. Intrapsychische, also strukturelle, Veränderungen sollen über die Analyse der Übertragungen und der Übertragungsneurose möglich sein, wenn der Analytiker sich als **„Spiegel"** verhält. Viele Analytiker haben dieses bedeutsame Verständnis Freuds, die Übertragung, als Bild für die intrapsychischen Verhältnisse in die Behandlungstechnik übernommen. Greenson (1973) z. B. hat nach Freud die **Übertragung** definiert als *„ein Wiederdurchleben der Vergangenheit, ein Missverstehen der Gegenwart gemäß der Vergangenheit"* (S. 41).

Das Bewusstmachen unbewusster Hintergründe und Motive in der Übertragung wird in der Psychoanalyse als **Deutung** beschrieben. Die Deutung stellt dem Patienten Erklärungen als Hypothesen für bisher unverbundene, nebeneinanderstehende Handlungen und seelische Zustände, insbesondere intrapsychische Vorgänge wie Gedanken, Fantasien, Gefühle, Träume, aber auch Handlungen und somatische Reaktionen u. a., zur Verfügung. Deutung bezieht sich auf die unbewussten Phänomene, z. B. in Beziehungen (insb. Übertragungsbeziehungen). Deutungen sind Interventionen, in denen der Analytiker dem Patienten sein Verständnis mitteilt, z. B. welche unbewussten Motive seinen Inszenierungen zugrunde liegen könnten. Deutungen führen zur Einsicht des Patienten, zur Auflösung der Übertragung und zu psychischen Veränderungen.

Einsicht bedeutet, für Verhalten und Erleben im Hinblick auf die unbewussten Hintergründe ein strukturiertes und organisiertes Bezugssystem zur Verfügung zu haben. Innerhalb dieses Bezugssystems kann der Patient sein subjektives Erleben auf die für ihn nützliche Weise einordnen. Einsicht ist immer mit der emotionalen Erfahrung verbunden, sodass es sich um eine emotional-kognitive Erkenntnis handelt, die strukturell verändert. Vor allem kommt es aber auf die **Durcharbeitung** in wiederholten Inszenierungen im Alltagsleben und in der therapeutischen Beziehung an.

Die Wirkung des psychoanalytischen Prozesses ist also zum einen abhängig von der **Einsichtsvermittlung** und zum anderen von der korrektiven emotionalen **Erfahrung** in der Beziehung, d. h. vom **Erleben einer hilfreichen therapeutischen Beziehung** und deren Verinnerlichung (Luborsky 1988). Die Verschränkung von Erfahrung und Einsicht steht noch nicht lange im Vordergrund. In der klassischen Psychoanalyse war die Förderung der Einsicht das zentrale Ziel (Sandler et al. 1973; Cremerius 1979; Ermann 1993; Pflichthofer 2012; Mertens 2022). Einsicht führt zur Stärkung des Ichs, zur Reduktion von bewertenden bis bestrafenden Über-Ich-Aspekten und zu einer Toleranz gegenüber bisher abgelehnten Selbstaspekten (Sandler und Sandler 1985). Mit einer gestärkten Selbstreflexion wären die Veränderungsziele der Psychoanalyse erreicht, und die Trennung aus der Übertragungsbeziehung, die sehr unterschiedlich leicht bis sehr schwierig verlaufen kann, wäre eingeleitet. Eine Terminierung des Prozesses ist in der klassischen Psychoanalyse nicht vorgesehen. Die Beendigung wird zwischen Patient und Analytiker vereinbart.

Die Entwicklung des Übertragungskonzepts

Die Analyse der Übertragung erfährt im Laufe der Entwicklung des Verständnisses vom analytischen Prozess verschiedene Wandlungen. Gill (1982) z. B. charakterisiert die **Übertragungen** noch durch die „Unangemessenheit" der vom Patienten auf den Analytiker ausgerichteten negativen oder positiven Gefühle. Sie summieren sich im Laufe des Prozesses zu einer **Übertragungsneurose.** Die Übertragung ist ubiquitär in verschiedenen Beziehungen wirksam und nicht nur auf den Analytiker bezogen (Gill 1982). Sie aktualisiert sich nicht nur in Vorstellungen und Fantasien, sondern auch im Verhalten des Patienten. So können Gefühle, motorische Handlungen, Träume, Kindheitserinnerungen, Kommentare über die Realität, schließlich jede Äußerung des Patienten einen unmittelbaren Übertragungsbezug haben. Das Vorhandensein von Übertragungen heißt noch nicht, dass der Patient darüber spricht, denn er schämt sich, seine Gefühle

35

und Einstellungen, Gedanken und Einfälle (z. B. über die Person des Analytikers) zu äußern. Er entwickelt also einen Widerstand gegen die Wahrnehmung der Übertragung. Der Widerstand hängt mit Schamgefühlen, Verlegenheit und Demütigungen zusammen, mit „*internalisierten sozialen Missbilligungen*" (Sandler und Sandler 1985). Gill (1982) unterscheidet zwei Manifestationsformen der Übertragung:

- den **Widerstand gegen die Wahrnehmung der Übertragung** und
- den **Widerstand gegen die Auflösung der Übertragung.**

Im Widerstand gegen die Wahrnehmung der Übertragung manifestiert sich die Abwehr. Im Widerstand gegen die Auflösung der Übertragung zeigt sich die Wirkung des Wunsches.

Die Bedeutung der Arbeit an der Übertragung, die essenziell für psychoanalytisches Arbeiten ist, liegt darin, dass die in Vergessenheit geratenen und strukturbildenden libidinösen oder aggressiv besetzten Beziehungen der Vergangenheit an der Person des Analytikers wiederbelebt und erinnert werden. Sie werden affektiv aktualisiert, erkannt und geklärt, gedeutet und auch aufgelöst. In der **Rekonstruktion** der infantilen Szene wird dem Patienten ein Stück seiner vergessenen/verdrängten Vorgeschichte, seiner „verbliebenen Kindlichkeit" vorgeführt (Freud 1937; Lorenzer 1970; Blum 1994, Fürstenau 1977b), was zu Einsicht und Selbstreflexion führt.

Neben der Übertragung hat Freud (1912), abgeleitet aus der Suggestibilität des Menschen, eine weitere Ebene der Beziehung zwischen Patient und Analytiker beschrieben, die er „unanstößige" oder „milde" Übertragungen nennt. Die **unanstößige Übertragung** entspricht der nicht spezifizierten Voraussetzung bei Patienten, sich auf eine therapeutische Beziehung einzulassen. Sie lässt sich mit einer emotionalen Verfassung vergleichen, die Erikson (1970) „Urvertrauen" nennt oder die nach der Bindungsforschung mit „sicher-gebundenem Verhalten" bezeichnet wird. An anderer Stelle stellt er diesen Aspekt einer positiven Elternbeziehung durch eine andere Formulierung heraus, indem er, besonders für die Einleitung der Behandlung, das Ziel beschreibt, der Analytiker müsse den Patienten an sich binden, an sich attachieren (Freud 1913).

Insbesondere Gill (1982) greift diesen Aspekt auf und beschreibt ähnlich wie Stone (1973) die unanstößige Übertragung als eine reife Übertragung, die nicht analysiert werden soll. Sie sei notwendig, damit der Patient den Widerstand in der Analyse überwindet. Sie sei für den psychoanalytischen Prozess förderlich.

Aus der Konzeption der unanstößigen Übertragung wird unter ichpsychologischen Aspekten später das Konzept der **therapeutischen Allianz** (Zetzel 1974) oder das des **Arbeitsbündnisses** (Greenson 1973). Beides sind keine festen Größen der Patient-Analytiker-Beziehung; sie sind variabel und hängen von der jeweiligen Konstellation Analytiker-Analysand ab. Diese Beziehungsebene ist daher mehr als ein reales, rationales Arbeitsbündnis. Es ist eine basale Beziehung/Übertragung, auf der jede Behandlung gründet, die mit dem Bedürfnis des Menschen nach Bezogenheit zusammenhängt (vgl. Deserno 1994).

35.2.3 Psychoanalytische Haltung, Szene und interaktionelles Verständnis von Übertragung und Gegenübertragung

In den ersten Arbeiten zur psychoanalytischen Behandlungstechnik wurde von Freud (1915) die **Abstinenz- und Anonymitätsregel** im Zusammenhang mit der Analyse der **Übertragungsliebe** eingeführt. Der Psychoanalytiker soll die Bedürfnisse des Patienten, die Triebwünsche (z. B. den Wunsch, berührt zu werden) enthalten, nicht erfüllen. Er soll auch nicht über sein Privatleben informieren und entsprechende Wünsche auf ihre unbewussten Motive hin analysieren. Der Kontakt zwischen Analytiker und Analysand soll auf die Behandlungsstunde beschränkt bleiben.

Diese Regeln dienen auch dazu, die Übertragungsfantasien des Patienten anwachsen zu lassen. Die Patienten erleben die Regel häufig als Quelle von Versagung. Sie können allerdings nur fruchtbar verarbeitet werden, wenn sich der Patient nicht gekränkt fühlt und der Analytiker die Wünsche des Patienten nicht ablehnend und bewertend zurückweist. Auch für den Analytiker besteht Abstinenz, d. h., er soll die Befriedigung eigener Wünsche in der Übertragung vermeiden (vgl. Cremerius 1984; Körner und Rosin 1985; Pflichthofer 2012).

Eine Orientierung in der Regel der Abstinenz gibt Anna Freud (1936). Sie schlug vor, der Analytiker solle einen optimalen Abstand zum Ich, Es und Über-Ich des Patienten aufrechterhalten. Daraus ist in der amerikanischen Ich-Psychologie der Begriff der **technischen Neutralität** entstanden, der die Abstinenz- und Anonymitätsregel umfasst, aber auch weitere Aspekte der analytischen Haltung wie grundsätzliche Offenheit gegenüber dem Material, keine Auswahl zu treffen, sich flexibel auf die Interaktion einzustellen und nicht am eigenen Konzept festzuhalten. Besonders hervorzuheben ist, dass der Analytiker sich nicht zu Stellungnahmen gegenüber dem Patienten hinsichtlich seiner Person, aber auch in Bezug auf Werte und Urteile verleiten lassen soll (Kernberg 1999). Manche Konzepte zur Abstinenz und Neutralität betonen das Bemühen des Analytikers, sich in im Rahmen der Übertragungs- und Gegenübertragungsbeziehung einstellende emotionale Verwicklungen mit dem Patienten einzufühlen, sie zu reflektieren und so ein unbewusstes Agieren des Analytikers zu vermeiden und die Verwicklungen interpretativ aufzulösen (Bauriedl 1997). In der intersubjektiven Psychoanalyse (➤ Kap. 35.5) wird dieses komplexe Thema erneut aufgegriffen.

Die Wahrnehmungseinstellung des Psychoanalytikers ist die der **teilnehmenden Beobachtung** bzw. der **„gleichschwebenden Aufmerksamkeit".** Freud (1923: 215) verstand unter gleichschwebender Aufmerksamkeit:

„Sich seiner eigenen unbewussten Geistestätigkeit überlassen, Nachdenken und Bildung unbewusster Erwartungen möglichst vermeiden, nichts von dem Gehörten sich bewusst im Gedächtnis fixieren wollen und solcherart das Unbewusste des Patienten mit seinem eigenen Unbewussten auffangen."

Es ist ein Verstehensprozess, in dem **Empathie** für die Lebenssituation des Patienten und Identifikation mit ihm eine Rolle spielen (Loch 1965a).

In den letzten Jahrzehnten entwickelte sich ein weiteres Verständnis der Übertragungs-Gegenübertragungs-Prozesse, das mehr interpersonale Aspekte hat. Im deutschsprachigen Raum formulieren Argelander (1968, 1970, 1974) und Lorenzer (1970, 1983) das Konzept des **„szenischen Verstehens"** (vgl. auch Drews 2000; Laimböck 2015; Bohleber 2018). Durch die „szenische Funktion des Ichs" (Argelander 1970) werden unbewusste Konflikte in die Begegnung des Analytikers mit den Patienten eingebracht. Unbewusste Bedeutungen liegen nicht allein in verbalen Mitteilungen, sondern auch in situativen interaktionellen Informationen und Handlungen. Aus diesen **situativen Informationen** in der Begegnung kann der Analytiker die unbewussten Fantasien des Patienten herausarbeiten. Die unbewussten Konfliktsituationen aus der Vergangenheit werden in der neuen Situation der Analytiker-Patient-Begegnung angepasst; es geschieht ein „Gestaltwandel". Es manifestiert sich nicht ein einzelnes infantiles Ereignis, sondern eine Konfiguration von Ereignissen aus dem Leben des Patienten. **In der Szene wird der Analytiker zum Teilhaber der Lebenspraxis** des Patienten, was ihm die Möglichkeit verschafft, Zugang zu dessen verschütteter Innenwelt inkl. der infantilen Szene zu gewinnen. In der Szene ist er nicht nur Teilhaber, sondern zugleich auch **„Mitspieler"** (Loewald 1960/2017).

Entsprechend dem szenischen Konzept spricht Klüwer (1983, 2006) von einem **Handlungsdialog zwischen Patient und Analytiker.** Amerikanische Psychoanalytiker (z. B. Gabbard 1999) nennen solche Szenen *Enactments.* Es sind unbewusste Handlungsmotive, die sowohl der Analysand als auch der Analytiker spüren können. Ich habe dies in der stationären psychoanalytischen Therapie unter den Begriff **„handelnde Inszenierung"** gefasst (Janssen 1987, 2014).

Gegenübertragung ist für den frühen Freud (1910) noch etwas Störendes, eine unbewusste Reaktion des Therapeuten auf den Patienten. Dieses „monadische" Konzept der Übertragung (Balint 1970) ist für viele Analytiker obsolet geworden, da dadurch dem Einfluss der Person des Analytikers zu wenig Beachtung geschenkt wird (vgl. Thomä 1999; Thomä und Kächele 2006). Zunehmend bekam ein neues Konzept von Gegenübertragung Bedeutung. Die Arbeiten von Heimann (1960) und Racker (1959) gaben den Anstoß dazu. Die Gegenübertragung wird als konkordante oder komplementäre Spiegelung der Übertragung des Patienten konzeptualisiert. Die **konkordante Gegenübertragung** setzt ein empathisches Band zwischen Analytiker und Patient voraus. Der Analytiker kann sich mit einer Selbstrepräsentanz des Patienten identifizieren. Eine komplementäre Gegenübertragung setzt die Identifizierung des Analytikers mit einer verleugneten inneren Objektrepräsentanz des Patienten voraus.

Mit dem **Enactment**-Konzept vertritt Gabbard (1999) eine ähnliche methodische Position. Enactment, in der Gegenübertragung auch **Gegenübertragungsinszenierung** genannt, ist ein Beispiel für das Ineinandergreifen von Übertragungs- und Gegenübertragungsmomenten. Danach wirkt sich die Übertragung auf die Haltung des Analytikers aus und beeinflusst das interpersonale Feld zwischen Patient und Analytiker.

Während das Konzept der projektiven Identifizierung (➤ Kap. 36.3) den Analytiker als Container begreift, sieht das Enactment-Konzept den **Analytiker als handelnde Person.** Individuelle Unterschiede der Analytiker führen zu unterschiedlichen Gegenübertragungsinszenierungen. Der Analysand ruft bestimmte Reaktionen beim Analytiker wach, die inneren Selbst- und Objektrepräsentanzen des Analytikers selbst machen die endgültigen Gegenübertragungsreaktionen aus.

Dieser **interaktionelle Gesichtspunkt** bestimmt heute stärker das Verständnis des psychoanalytischen Prozesses. Entscheidend ist die Einsicht, dass Übertragung und Gegenübertragung eine Einheit sind und zwischen Patient und Analytiker auch eine unbewusste Kommunikation stattfindet (vgl. Racker 1959; Gill 1982; König 1991; Körner 1990; Ermann 1996; Thomä 1999). Der Analytiker ist auch ein **„neues Objekt"** (Treurniet 1995) und nicht nur Übertragungsobjekt. Nicht alles, was der Patient am Analytiker wahrnimmt, ist Spiegelung. Die realistischen Wahrnehmungen verbinden sich mit den Übertragungen oder sind Auslöser von Übertragungen.

Die Selbst- und Objektbeziehungsmodelle, die in der Übertragung aktualisiert werden, sind generalisierte Muster, die im prozeduralen oder im autobiografischen Gedächtnis gespeichert wurden und reaktiviert werden. Die Erinnerung ist zwar ein Epiphänomen in einer aktuellen interpersonalen Beziehung, aber dennoch eine psychische Realität, die zu verstehen und in Bezug zum Aktuellen zu setzen für das Ziel der Psychoanalyse, d. h. die Verbesserung der Selbstreflexion, förderlich ist.

RESÜMEE

Aus den interaktionellen Gesichtspunkten ergibt sich ein erweitertes Verständnis der Übertragungs- und Gegenübertragungsprozesse: Übertragung ist zum einen die spontane Aktualisierung früher Beziehungserfahrungen in den Interaktionen mit Therapeuten oder anderen Bezugspersonen und gewissermaßen objektiv erfassbar. Übertragung ist aber nicht nur verzerrte Wiederholung der Vergangenheit in der Gegenwart in der Beziehung zum Therapeuten, sondern auch das Ergebnis bewusster und unbewusster Erfahrungen in den Beziehungen zum Therapeuten und damit ein **Amalgam zwischen Vergangenheit und Gegenwart.** Aber sie ist auch nicht allein Ergebnis einer Subjekt-Subjekt-Beziehung, wie dies im strikten intersubjektiven Verständnis der Psychoanalyse erscheint (➤ Kap. 35. 5), sondern partiell Externalisierung der Innenwelt des Patienten (s. a. Gabbard 1997).

35.3 Das objektbeziehungstheoretische Verständnis des psychoanalytischen Prozesses

Stand bei Freud z. B. ganz die Sprache und damit die freie Assoziation im Vordergrund, so ist es bei Melanie Klein (1932) in der **Kinderanalyse** die **Spieltechnik.** Sie hat sich besonders mit den frühen Objektbeziehungen zwischen Mutter und Säugling befasst und diese Beziehung als Teilobjektbeziehung verstanden. Durch Projektionen und Introjektionen werde die innere, psychische Welt des Säuglings geschaffen. Damit verlagert sich der Schwerpunkt der psychoanalytischen Theorie auf die Konzeption des Selbst und seiner Beziehungen in der frühen Phase der infantilen Entwicklung.

Die gespielte Fantasie ist eine zu zweit erzählte Fantasie. Übertragung ist damit nicht nur das „Unangemessene", sondern Übertragung ist das, was sich unmittelbar zwischen Analysand und Analytiker als **Objektbeziehung** aktualisiert, wie in einer Spielszene. Übertragen wird die Gesamtsituation (Emotionen, Abwehrmechanismen, Objektbeziehungen). Dieses Verständnis von der Übertragung prägt auch die psychoanalytischen Behandlungen nach dem objektbeziehungstheoretischen Konzept. Die Vereinbarungen des Standardsettings (Couchsetting, 4–5 Stunden pro Woche) werden auch bei der Behandlung von Borderline-Persönlichkeitsorganisationen aufrechterhalten (Steiner 1998).

Bion (1990) hat diese Auffassung prägnant herausgearbeitet. Übertragung ereignet sich immer dann aktuell, wenn ein Bewusstsein von der Gegenwart eines Objekts vorhanden ist. Die Begegnung mit dem Anderen (dem Objekt, z. B. der Mutter oder Teilen der Mutter) prägt vom Lebensbeginn an die Interaktion, ebenso wie die Begegnung mit dem Analytiker von Anfang an durch die **unbewussten Fantasien** bestimmt wird, die zur Sprache gebracht (gedeutet) werden müssen. Da Kinder und psychotische Erwachsene nicht die Fähigkeit zur sprachlichen Symbolisierung haben, müsse der Analytiker die verbale Symbolisierung in Deutungen, z. B. der Allmachtsfantasien oder Neidgefühle, übernehmen. Der Patient „lernt" die Sprache des Analytikers. Eindrucksvoll haben z. B. Rosenfeld (1981) sowie Jackson und Williams (2007) solche Übertragungsprozesse bei psychotisch Kranken beschrieben.

Melanie Klein (1946) formulierte mit der **projektiven Identifikation** ein zentrales Konzept der kleinianischen Psychoanalyse: Schlechte Anteile des Ichs werden ausgestoßen, in das Objekt verlegt und dadurch kontrolliert. Nach Klein werden die projizierten Inhalte eher *in* das Selbst des Objekts hinein als *auf* das Objekt projiziert. In diesen projektiven Prozessen wird die Zeitlichkeit (Vergangenheit und Gegenwart) aufgehoben, sodass die unbewussten Übertragungs- und Gegenübertragungsfantasien einen ahistorischen Charakter bekommen und sich im Hier und Jetzt ereignen (Segal 1964).

Das Konzept der projektiven Identifizierung wurde vor allem von Wilfred R. Bion (1990, 1992) aufgegriffen und zu einer Behandlungstheorie weiterentwickelt. Die projektive Identifizierung charakterisiert nicht nur die basale Form der Kommunikation zwischen Mutter und Säugling, sondern ist auch eine elementare Kommunikation im späteren Leben zwischen zwei Personen, so zwischen Patient und Analytiker, aber auch zwischen und innerhalb von Teilnehmern in einer Gruppenanalyse (➤ Kap. 36.7). Bion unterscheidet eine normale und eine pathologische projektive Identifizierung. Die projizierten Selbstanteile können „gut" oder „böse" sein. Die emotionale Beeinflussung des Analytikers durch die Projektion des Patienten ist der zentrale Bestandteil im psychoanalytischen Geschehen. Im optimalen Fall gelingt es ihm, die Reaktion auf die Projektion des Patienten zu verarbeiten. Bion konzipierte für diesen Prozess die Theorie von **Container** und **Contained.** Der Container ist die zur Aufnahme fähige Psyche des Objekts (z. B. des Analytikers), welche die Inhalte, die in sie hineinprojiziert werden, bewahren („containen") kann. Durch das Containment werden die Inhalte transformiert. Der Analytiker nimmt sie also auf und verändert sie so, dass sie auch wieder reinternalisiert werden können. Damit hat die projektive Identifikation einen interpersonalen, intersubjektiven Aspekt jenseits der Projektion von unbewussten Fantasien.

Bions Konzept wurde von vielen Psychoanalytikern aufgegriffen (vgl. Frank und Weiß 2007). Ogden (1988) beschreibt z. B. drei Aspekte der projektiven Identifikation:

1. Ein Aspekt des Selbst wird unbewusst auf eine andere Person verlagert (projiziert).
2. Der Projizierende übt über interpersonelle Interaktionen Druck aus, um die Person zu zwingen, sich mit dem Projizierten zu identifizieren und entsprechend zu erleben und zu verhalten.
3. Der Empfänger der Projektion soll in der therapeutischen Situation diesen Druck aushalten und die projizierten Inhalte verändert wiedergeben, sodass sie auch reintrojiziert werden können.

Die Gefühle, die der Patient beim Analytiker auslöst, sind also Gefühle, die der Patient schwer ertragen kann. Projektive Identifizierung ist nach Ogden ein universeller Aspekt der Externalisierung einer inneren Objektbeziehung, also ein Aspekt der Übertragung.

Bei Kernberg (1975) ist die projektive Identifikation anders als bei Bion eine Abwehrform, in der die empathischen Verbindungen mit dem projizierten Inhalt auf den Analytiker erhalten bleiben und der Versuch unternommen wird, den Analytiker im Dienste der Abwehr zu kontrollieren und zu manipulieren. Aus dieser Position entwickelte sich eine weitere Behandlungstechnik: die Übertragungsfokussierte Psychotherapie der Borderline-Persönlichkeitsstörung (➤ Kap. 37.4).

Sandler (1976) hat für das Verständnis dieses Prozesses das Konzept der **Bereitschaft zur Rollenübernahme** bzw. der **Rollenspielbereitschaft** formuliert: Der Patient aktualisiert in der Übertragung unbewusst eine internalisierte Objektbeziehung, in welcher der Analytiker eine aus der intrapsychischen Welt des Patienten abgeleitete Rolle erhält. Der Analytiker muss bereit sein, diese Rolle bewusst anzunehmen, um die Übertragungs-Gegenübertragungs-Konstellation erkennen und deuten zu können.

Auch die Objektbeziehungstheorien von Winnicott (1971, 1974) und von Balint (1970) sind teilweise der Objektbeziehungstheorie zuzuordnen. Winnicott beschreibt die fördernde therapeutische Haltung als Bemutterung in Form von „holding, handling, object presenting". Dem Patienten wird ermöglicht, vom Analytiker einen fördernden Gebrauch zu machen. Balint hat dies mit der „*Heilkraft der Objektbeziehung*" beschrieben. So wurde Erfahrungsvermittlung statt Einsicht konstitutiv für den analytischen Prozess (vgl. Cremerius 1979).

Loch (1965a, b, 1974, 1975) hat eine eigenständige Synthese von Balints Ansätzen und der klassischen Psychoanalyse gefunden. Gegenübertragung ist eine Vorbedingung aller Verstehensprozesse und geht also der Übertragung voraus. Der Analytiker müsse eine Tendenz zur Übernahme der Pflegerolle haben, damit Entwicklung möglich ist. Er müsse ein tragendes mütterliches Objekt werden, primäre Mütterlichkeit vermitteln können.

Fürstenau (1977a, b) will ebenso durch die Verschränkung von Einsicht und Erfahrungsvermittlung im analytischen Prozess bei strukturell Ich-gestörten Patienten die Ich-Integrität des Patienten, die Analysierbarkeit, im therapeutisch-analytischen Prozess erhalten. Der Analytiker solle deswegen eine „*dosierte, stellvertretende Ausübung derjenigen Ich-Funktionen, die jeweils nicht, nicht genügend oder nicht angemessen vom Patienten ausgeübt werden, deren Ausübung jedoch notwendig sind, um einen … Zusammenbruch der Ich-Integrität … zu vermeiden*", übernehmen (Fürstenau 1977b, S. 851).

Gemeinsam ist allen objektbeziehungstheoretisch Orientierten, dass sie neue Behandlungskonzeptionen für sog. frühe Störungen, strukturelle Ich-Störungen (Fürstenau 1977a) oder Borderline-Funktionsstörungen (Kernberg 1975) konzipiert haben. Solche Konzeptionen haben auch zu neuen Behandlungsansätzen in der psychodynamischen Psychotherapie geführt (➤ Kap. 37).

35.4 Das selbstpsychologische Verständnis des psychoanalytischen Prozesses

Ausgehend von Freuds Narzissmustheorie (libidinöse Besetzung des Ichs) entwickelte Kohut (1973) die **Selbstpsychologie** zunächst nur für die Behandlung narzisstischer Störungen. Sie führte nicht nur zu einer Erweiterung der psychoanalytischen Theorie, sondern auch zu einer Behandlungstechnik, insbesondere auch der strukturellen Ich-Störungen und der psychosomatischen Erkrankungen (Janssen 2018).

Kohut definiert die Selbstentwicklung als von der Ich- und der Triebentwicklung unabhängig. Im affektiven Dialog zwischen Mutter und Säugling entstünden die ersten Selbstvorstellungen über verschiedene Sinneseindrücke (z. B. Haut, Mund, Augen oder Ohren). Sie verbinden sich zu einem Selbstkern, der Grundlage des Selbstwertgefühls ist. Solange das Kind unreif ist, wird es vom mütterlichen Objekt als **Selbstobjekt** und von dessen Spiegelung und Bedürfnisbefriedigung abhängig sein. In der Behandlung der narzisstischen Störungen soll der Analytiker Selbstobjektfunktionen (z. B. eine **emotionale Resonanz,** Bestätigung, Beruhigung, Reizschutz) übernehmen, um die Defizite in der Selbstentwicklung auszugleichen. Über ein empathisches Spiegeln (**Spiegelübertragung**) sollen die fehlenden Selbstobjektfunktionen ersetzt und übermäßige Frustrationen vermieden werden. Die idealisierende Übertragung, in der sich das grandiose Selbst im Analytiker spiegelt, ist Voraussetzung für einen psychoanalytischen Prozess, in dem dann später auch eine deutende Aufarbeitung der Konfliktpathologie möglich ist (Milch 2019).

Dieses Konzept des Selbstobjekts und die daraus abgeleitete Bedeutung der empathischen Beziehung des Psychoanalytikers zum Patienten als Wirkfaktor hat eine neue psychoanalytisch begründete Psychotherapierichtung ins Leben gerufen, die vor allem die Selbstentwicklung in den Vordergrund stellte. Diese Richtung wurde durch die neuere Säuglings- und Kleinkindforschung bestärkt (z. B. Lichtenberg und Kutter 1989; Stern 2012).

Die Rolle des Selbstobjekts ist unter dem Gesichtspunkt der neueren entwicklungspsychologischen Untersuchungen die zentrale Basis aller therapeutischen Interventionen, wobei in der Therapie eine Atmosphäre der Empathie und des Vertrauens entstehen und dadurch das Selbst stabilisiert werden kann, was Kohut **Selbstkohärenz** nennt.

Das Ziel der Psychoanalyse, Selbstkohärenz zu entwickeln, bezeichnet die Fähigkeit, eine integrierte Vorstellung von sich selbst aufrechtzuerhalten. Das Gegenteil dazu ist die Fragmentierung, d. h. die Auflösung des Selbst in einzelne, nicht mehr miteinander verbundene Teile, was zum Verlust des Selbstwertgefühls führt. In der Behandlung stehen also nicht so sehr die Neutralität und die Abstinenz im Vordergrund, sondern der Therapeut reagiert mit „optimaler Responsivität" (Milch 2019), empathischer Begleitung und dosierter Frustration. Diese selbstpsychologisch orientierten Psychoanalysen werden im Standardsetting (Couch-Setting, 4–5 Sitzungen pro Woche) durchgeführt.

35.5 Relationales bzw. intersubjektives Verständnis des psychoanalytischen Prozesses

Der Wandel der Auffassung, dass das Intrapsychische sich in den Übertragungs- und Gegenübertragungsprozessen abbildet (➤ Kap. 35.1), zu der der relationalen oder intersubjektiven Sicht der Übertragungs-Gegenübertragungs-Prozesse, ist ein Paradigmenwechsel. Er wird in den verschiedenen psychoanalytischen Schulen laut Bohleber (1999, 2018) zum Mainstream. Sowohl Fonagy und Target (2006) als auch Bohleber (2018) weisen darauf hin, dass es schon frühere Ansätze dazu gab.

So haben z. B. Sullivan (1980) und Fairbairn (2001) ihre Enttäuschung über den rein intrapsychischen Ansatz der Psychoanalyse ausgedrückt. Sie bemängelten, dass das zentrale Merkmal menschlichen Verhaltens, die Objektsuche, in den klassischen Psychoanalysen zu wenig Beachtung finde; daher haben sie ihre Theorie objektal orientiert. Während Fairbairn mehr in Richtung der kleinianischen Schule tendiert, schuf Sullivan mit der interpersonalen Psychiatrie eine eigene Schule. Erst in den 1980er-Jahren wurde der interpersonale Ansatz wieder in der Psychoanalyse aufgegriffen, und zwar als Greenberg und Mitchell (1983) ihren Überblick über die Objektbeziehungstheorien herausgaben. Nach Fonagy und Target (2006) ist es besonders Mitchell, der die intersubjektive Sichtweise entschieden vertreten und gefördert hat (Mitchell 2003, 2005).

Fonagy und Target (2006, S. 278) sehen das Gemeinsame des interpersonalen, relationalen, intersubjektiven Ansatzes in der „*Grundannahme, dass die psychoanalytische Begegnung von zwei aktiven Teilnehmern gemeinsam konstruiert (ko-konstruiert) wird und dass die Subjektivitäten des Patienten und des Analytikers die Form und den Inhalt des Dialogs erzeugen*".

Nach den intersubjektiven Theorien der Psychoanalyse (z. B. Eagle 1988; Greenberg und Mitchell 1983; Mitchell 2003, 2005; Modell 1990; Renik 1993, 1999; Ogden 1994; Bauriedl 1994; Ferro 2003; Altmeyer 2003; Altmeyer und Thomä 2006) ist nicht das Subjekt (der Patient) *das Objekt* des erkennenden Analytikers, sondern es ist eine Begegnung *zweier Subjekte.* Patient und Analytiker sind „*Koautoren des analytischen Prozesses und der schöpferischen Konstruktion von Bedeutungen, die relativ multipel und nicht abschließend festzulegen sind*" (Bohleber 1999, S. 816).

In den intersubjektiven Behandlungskonzepten sind statt Neutralität Authentizität und eine zeitweise **„Selbstenthüllung"** (Renik 1999) des Analytikers gefordert. Das „alte Paradigma" von Übertragung und Gegenübertragung soll ersetzt werden durch die Begegnung im intersubjektiven Feld.

Bohleber (2012, 2018) hält für die deutsche Entwicklung der Psychoanalyse in ihrer klinischen Anwendung die Perspektive der Intersubjektivität für stilbildend: Für heutige Psychoanalytiker sei die „*intersubjektive Realität von Analytiker und Analysand […] die reziproke Beeinflussung […], unhintergehbar*" (Bohleber 2012, S. 12). Deshalb hält er es für berechtigt, von einer **intersubjektiven Wende in der Psychoanalyse** zu sprechen, in der die Konzepte von Übertragung, Gegenübertragung und Neutralität neu gedacht werden. Begründend schlägt Bohleber (2018) einen weiten Bogen von der Phänomenologie

Husserls, Merlau-Ponty, Gadamer und den sich anschließenden philosophischen Debatten über die Beziehung von Selbst und Anderem und der frühen intersubjektiven Psychoanalyse (Binswanger, Scheunert, Schottlaender, Gill, Green u. a.). Besonders Argelanders und Lorenzers Konzept des „szenischen Verstehen" (➤ Kap. 35.2.3) führe zu einer intersubjektiven Auffassung. Begründend für den Wandel sind aber insbesondere auch Forschungen zur Bindung von Bowlby, wonach es u. a. eines Anderen bedarf, um sich selbst zu erfahren, und zur Entwicklung der Mutter-Kind-Interaktion (s. auch ➤ Kap. 12, ➤ Kap. 13).

Aus der Perspektive der **intersubjektiven Wende** tauchen neue, aber auch kontrovers diskutierte Auffassungen des psychoanalytischen Prozesses auf (z. B. Bohleber 2018; Schmidt 2014; Kirschner 2018; Picht 2018 u. a.):

- Die „**Begegnung**" i. S. des ontologischen Begriffs von Buber (1954) und der Intersubjektivitätstheorien Hegels und der philosophischen Phänomenologie (Waldenfels 2015; Picht 2018).
- Moment der Begegnung, **Gegenwartsmoment** i. S. Sterns (2004): Die „präsentische Erfahrung" (Bohleber 2012, 2018) mit der Betonung der Unmittelbarkeit, der Authentizität und der Spontaneität tritt an die Stelle der Neutralität.
- Das Konzept des **bipersonalen Feldes** (Ferro 2003) und seiner Bedeutung für den psychoanalytischen Prozess, der damit mehreren Einflussfaktoren unterliegt.
- Das Konzept des **„Ereignisses"** (Nissen 2018), d. h. eines aktuellen Geschehens in der Psychoanalyse, in dem der Analytiker wirklich Teil der Szene ist. Das Ereignis ist dann unbewusster Ausdruck des Prozesses zwischen Analysand und Analytiker.

In der Praxis ist jedem Analytiker vertraut, dass es Gegenwartsmomente und Ereignisse gibt, die den Prozess entscheidend fördern oder behindern, die das Geschehen zwischen Subjekt und Subjekt aber verständlich machen. Für ausführliche Beispiele wird auf die Fallbeschreibung in Janssen (2017, S. 286–296) und den Bericht über eine Analyse aus der Sicht einer Analysandin und den Kommentar des Analytikers (Sand und Janssen 2019) verwiesen, in denen solche präsentischen Momente und Ereignisse beschrieben werden.

Die intersubjektiven Sichtweisen sind keinesfalls nur Außenseiterpositionen. Aus der freudianischen Psychoanalyse, die der naturwissenschaftlichen Positionierung Freuds entspricht, wird in manchen Aspekten daher eine hermeneutische Wissenschaft, eine „Begegnungspsychotherapie" i. S. Bubers (1954). Freud hatte noch die Vorstellung, dass die Psychoanalyse von der Macht der Vergangenheit und dem Wiederholungszwang in der Gegenwart befreit. Die neuen subjektivistischen und konstruktivistischen Theorien heben diese Macht der Vergangenheit auf und setzen nun auf die intersubjektive Bedeutung und den Austausch von Narrativen.

Die Definition für die im Krankenkassensystem als Richtlinien-Psychotherapie angewandte analytische Psychotherapie (➤ Kap. 37), eine Anwendungsform der Psychoanalyse, ist noch deutlich am Konzept der klassischen Psychoanalyse orientiert. In den Psychotherapie-Richtlinien heißt es in § 16b: „*Analytische Psychotherapie umfasst jene Therapieformen, die … dabei mit Hilfe der Übertragungs-, Gegenübertragungs- und Widerstandsanalyse unter Nutzung regressiver Prozesse in Gang setzen und fördern*" (nach Diekmann et al. 2021, S. 140). Die heutige Auffassung von Psychoanalyse weicht von dieser Definition ab. Zwiebel (2013) z. B. hat unter Berücksichtigung der aktuellen Diskussion **drei Grundelemente eines psychoanalytischen Arbeitsmodell** genannt:

- Die Präsenz mit dem Modus der gleichschwebenden Aufmerksamkeit und freien Assoziation und den Polaritäten der Anwesenheit und Abwesenheit,
- die auftretenden Verwicklungen in Übertragung und Gegenübertragung mit der Ergänzung der intersubjektiven und interpersonellen Inszenierung und
- das deutende und Einsicht vermittelnde Arbeiten, also das Intervenieren und Interpretieren.

Diesen Grundelementen habe ich mich als praktizierender Psychoanalytiker unter Erweiterung durch eine diagnostische Phase zu Beginn einer Psychoanalyse und durch die Erweiterung der Zielsetzung „Einsicht" um die der „Erfahrung im Prozess mit dem Analytiker" angeschlossen (Janssen 2017, S. 282).

35.6 Psychoanalyse und Psychosomatische Medizin

Freud hat sich skeptisch zur Anwendung der Psychoanalyse in der Behandlung von psychosomatischen und somatopsychischen Erkrankungen geäußert (Press 2021). Dennoch waren die psychoanalytische Krankheitslehre und Therapie im 20. Jh. lange ein dominierendes Konzept in der Psychosomatischen Medizin, zumindest in Deutschland (Henningsen 2021). Heute ist sie als **„verstehende Psychosomatik"** (de Boor und Mitscherlich 1973) im biopsychosozialen Modell neben neurobiologischen, bindungstheoretischen, psychotraumatologischen, sozialen, systemischen und verhaltensmedizinischen Konzepten ein Konzept von mehreren (➤ Kap. 1).

Die hier dargestellte Psychoanalyse befasst sich gemäß ihrer Neurosentheorie in den psychoanalytischen Behandlungen mit den innerseelischen Prozessen, mit dem Einfluss psychodynamischer Prozesse auf die Störungen körperlicher Funktionen (psychogene Erkrankungen) und mit dem Einfluss psychischer Begleitprozesse bei der Entstehung und beim Verlauf somatischer Erkrankungen. Die unbewusste Innenwelt des Subjekts steht ganz im Vordergrund der Analyse – auch bei den somatischen Erkrankungen.

Im Laufe der Geschichte der verstehenden Psychosomatik wurden auf der Basis der theoretischen Grundannahmen der Psychoanalyse verschiedene Konzepte vertreten. Nach Janssen (2018) lassen sich folgende unterscheiden:

- Auf der Basis des intrapsychischen Konfliktmodells wird das **Konzept der Konversion** (Freud) entwickelt. Es bedeutet, dass seelische Energie in körperliche Innervationen umgewandelt wird. Der „Sprung" vom Seelischen ins Körperliche blieb mysteriös. Das Konzept wurde auf funktionelle Körperstörungen angewandt und auch auf sog. Organneurosen.
- Das **Konzept der spezifischen psychodynamischen Grundkonflikte** (Alexander): Spezifische Konflikte sollen ursächlich über das vegetative Nervensystem zu bestimmten somatischen Erkrankungen beitragen (z. B. Hypertonie, Neurodermitis u. a.). Empirisch bestätigt sich dieses Konzept nicht.

- Aus der psychoanalytischen Ich-Psychologie wird das Modell der **De- und Resomatisierung** (Schur) entwickelt: Die infantile Entwicklung verläuft im Affektausdruck von der Körpersprache zur Symbolisierung von Affekten in der Wortsprache. Dieser Prozess kann bei Belastungen rückläufig sein.
- Das **Modell des Objektverlustes:** Erleben eines Objektverlustes führt zu einem Hilfs- und Hoffnungslosigkeitssyndrom (Engel), das sich neben Trauer über körperliche Symptome ausdrücken kann (z. B. chronische Darmerkrankungen).
- Das **Konzept der zweiphasischen Abwehr** (Mitscherlich): Bei emotionellen Belastungen wird zur Abwehr der Affekte zunächst die neurotische Ebene der Symptombildung und in einer tieferen Regression die somatische Ebene aktiviert.

Die Auffassung, dass der somatisch sich manifestierenden Erkrankung eine psychische Desorganisation vorausgeht, wird bis heute vertreten. Press, der sich der französischen Psychosomatik zurechnet, definiert:

„Die Psychosomatik befasst sich mit dem psychosomatischen Gleichgewicht des Individuums und mit der Untersuchung des ökonomischen und/oder symbolischen Wertes der somatischen Erkrankung.

Press et al. (2021, S. 14)

Aus dieser Perspektive geht es in der psychoanalytischen Behandlung auch der somatischen Störungen darum, ihnen auf der Basis des Übertragungs-Gegenübertragungs-Prozesses einen Sinn zu geben, eine Bedeutung zuzuweisen, z. B. als Folge einer Verschiebung des psychischen Zusammenbruchs in den Körper. Dies sei ganz i. S. von Freuds Konversionsmodell, nur stünde nicht die Sexualität im Vordergrund, sondern das psychische Überleben.

Erst mit dem Konzept der Alexithymie (Sifneos 1983) bzw. des operativen Denkens (Marty und de M'Uzan 1978) wird ein Wandel in der analytischen Theorie der Psychosomatik eingeleitet. Diese Begriffe beschreiben ein klinisches Phänomen, das bei psychosomatischen Störungen zu beobachtet ist. Es ist charakterisiert durch die Unfähigkeit, Gefühle zu erfassen und zu beschreiben, durch mechanistische Denkprozesse und Beziehungsmuster, durch den Mangel an Fantasie, durch die Gebundenheit an Fakten, durch den Mangel an Empathie für andere und das Angewiesensein auf die Präsenz von anderen. Press (2021) nennt es ein „roboterhaftes Verhalten". Neurobiologisch gesehen sind es Defizite in der Affektwahrnehmung und Affektverarbeitung (s. a. ➤ Kap. 15).

Unter dem Einfluss der neurobiologischen Forschung, der Säuglings- und Bindungsforschung, der Entwicklungspsychologie und-physiologie, der Emotions- und Affektforschung wandeln sich die ätiologischen Konzepte zur Psychosomatik, die der analytischen Behandlung psychosomatischer Störungen zugrunde liegen:

Bei psychosomatischen Störungen liegt **ein Mangel an Selbst und Ich stabilisierenden und Emotionen regulierenden Beziehungen** in der kindlichen Entwicklung vor. Diese Funktionen sind eine Voraussetzung für psychische und psychosomatische Gesundheit (➤ Kap. 9, ➤ Kap. 12). Psychosomatische Störungen sind Somatisierungen oder überschießende physiologische und/oder affektive Reaktionen mit **Störungen der Selbst-Entwicklung**, der **Ich-Entwicklung** oder **Störungen der Mentalisation/des Mentalisierens.**

Die aktuelle analytische Psychosomatik, die auf diesen Forschungen aufbaut, ist an der psychischen Entwicklung des **Selbst und seinen Störungen** orientiert. Plassmann (2019, 2022) spricht von **„Rissen im Selbst"**, Leickert (2019, 2022) von „verkapselten Körperengrammen im **sinnlichen Selbst**". Plassmann wendet sich gegen das Konversionsmodell, also die Dominanz des Seelischen über das Körperliche:

„Das Körperliche ist lebenslang Grundlage des Selbstprozesses, also der Entstehung einer Persönlichkeit. Das Seelische springt nicht in den Körper, sondern es entsteht aus ihm."

Plassmann (2022, S. 19)

Diese Sicht ist eine grundlegende Kehrtwende in der Psychoanalyse. Er teilt diese Auffassung mit anderen psychoanalytischen Autoren, z. B. Schulz-Venrath (2021) und Lemma (2018). Das Selbst ist ein komplexes System mit verschiedenen Ebenen: der körperlichen, der sinnlich-sensorischen, der emotionalen und der sprachlich-symbolischen Ebene. Die körperlichen und sinnlich-sensorischen Ebenen entstehen aus der körperlichen Interaktion mit der Umwelt und den Pflegepersonen. Sie sind ebenso im Selbst repräsentiert wie die sprachlich-symbolischen. Das Selbst ist also eine Summenrepräsentanz der erzeugenden Systeme. Psychosomatische Symptome wie z. B. ein körperlicher Schmerz sind ein „Zerreißen des Selbst".

Nach diesem Verständnis vom Selbst bekommen die „Selbstemotionen" eine zentrale Bedeutung. Emotionen, die eng mit dem Körperlichen verbunden sind, sind Organisatoren des Seelischen *und* des Körperlichen. Emotionen haben Bewertungsfunktionen (z. B. gut oder schlecht) Steuerungsfunktionen (z. B. für Motorik) und Kommunikationsfunktionen im intersubjektiven Dialog. Nur als „Notfallmaßnahme" bedienen sie sich des Körpers, z. B. in Form der Somatisierung. Der **Körper dient also als Hilfsorgan für die Emotionsverarbeitung.** Somatisierungen sind demnach *„gescheiterte Versuche der Affektregulation und der Transformation"* (Plassmann 2022, S. 44) auf der psychischen Ebene besonders bei Traumafolgestörungen.

Auch Leickert (2019, 2022) geht von der psychoanalytischen Konzeption des Selbst aus. Er spricht von der Entstehung des **Körperselbst** oder des **sinnlichen Selbst** oder des **Kernselbst** im Affektdialog zwischen Säugling, Mutter und weiterem Umfeld von Geburt an. Die Affektdialoge mit Spiegelung und Resonanz sind der Austausch lautlicher, mimischer und motorischer Signale und die dadurch erfolgte körperliche Aktivierung (Spannung, Entspannung). Es ist ein hochkomplexer zerebraler, hormoneller und neuronaler Prozess **im intersubjektiven Feld** (➤ Kap. 12). Er wird die Basis des Körperselbst, der körperlichen Identität, des Lebensgefühls des Individuums. Dieses nonverbale sinnliche System wird *vor* dem sprachlichen System im Selbst verankert und über Affekte signalisiert. Es entstünde ein psychischer Apparat der Affekte. Sie suchen eine andere Ausdrucksweise, z. B. über den Körper oder auch über die Musik. Scheitert der Affektdialog – z. B. durch **kumulative Traumatisierungen** in der Dyade – entstehen **„verkapselte Körperengramme".** Sie sind sprachlich nicht zugänglich und von dem symbolischen Unbewussten ab-

35

zugrenzen, das sich auf Träume, Fantasien und die bildhafte Sprache stützt. Leickert nennt es das **körperlich enkodierte Unbewusste.**

Nach Schultz-Venrath (2021) ist **Mentalisation** ein Begriff aus der französischen Psychosomatik (Marty). Er beschreibt eine Ich-Funktion, die basale körperliche Empfindungen und motorische Muster in innerseelische Repräsentanzen umwandelt. Der Begriff „**Mentalisieren**" hingegen stammt aus der Mentalisierungstheorie (Peter Fonagy u. a., ➤ Kap. 14). Sie unterscheidet in der infantilen Entwicklung prämentalistische Stadien, die der Fähigkeit zu mentalisieren vorausgehen.

Für das früheste – das prä- und postnatale – Stadium konzipiert Schultz-Venrath (2021) den **Körper-Modus des Selbst.** Vor der Verständigung mit Worten ist es eine Kommunikation mit dem Körper zwischen Säugling und Eltern, eine verkörperlichte („embodied") Interaktion, die im **verkörperten Selbst** lebenslang repräsentiert wird. Er knüpft damit nicht nur an moderne Strömungen in der Psychoanalyse an, z. B. das **verkörperte Selbst** von Lemma (2018), sondern auch an das Konzept der phänomenologischen Philosophie von der **Zwischenleiblichkeit** (Merleau-Ponty), an das Embodiment-Modell von Varela und das Konzept der impliziten Beziehung von Stern. Lemma (2018) schreibt bezugnehmend auf die Gedächtnisforschung: *„Die frühen körperlichen Erfahrungen mit Primärobjekten, die für die Etablierung eines angemessen libidinös besetzen Körperselbst zentral sind, werden als prozedurale Erinnerungen gespeichert"* (S. 35).

Vergleichbar ist der Körper-Modus dem „vorsymbolischen System" (Bucci) in der Entwicklung bis zum sprachlich-symbolischen System, in dem der italienische Psychosomatiker Solano (2021) den Ursprung somatischer Pathologie sieht. Störungen im Entwicklungsprozess der prämentalistischen bzw. vorsymbolischen Stadien führen zu körperlich sich manifestierenden Störungen. Zumindest soll dies ein Anteil der Psyche an den körperlichen Störungen sein.

Diese Modelle führten also zu einer Veränderung der Wahrnehmungseinstellung des Analytikers in der **Begegnung** mit dem Patienten, eine die stärker auf den Körper ausgerichtet ist und die körperlichen Sinne benutzt und nicht nur der freien Assoziation, den Fantasien und Träumen des Patienten folgt. Der **sinnliche Diskurs sei ein anderer als der verbale Diskurs.** Für die psychoanalytische Behandlungspraxis folgt daraus:

- Bei der psychoanalytischen Behandlung von psychosomatischen oder somatopsychischen Störungen muss der Therapeut in den Übertragungs-Gegenübertragungs-Prozessen nach dem Gegenwartsmoment Sterns (2004) seine Aufmerksamkeit auf seine Affektresonanz und seine Körperreaktionen richten. Volz-Boers (2022) nennt diese psychoanalytische Haltung die „sensorisch-intuitive Haltung". Lemma (2018) spricht von der „somatischen Gegenübertragung" und meint damit *„eine Fülle von sinnlichen und motorischen Erfahrungen wie z. B. ein körperliches Unbehagen, Atemwechsel, ein Gefühl von Müdigkeit, Schläfrigkeit oder Ruhelosigkeit, Jucken oder Übelkeit usw."* (S. 46). Die körperlichen Gegenübertragungsreaktionen werden also bei bestimmten Patientengruppen wichtiger als Träume, Fantasien und Gedanken über den Patienten. Die Aufgabe des Psychoanalytikers besteht darin, über Verbalisierung und Deutungen den vorsymbolischen Zustand, den Körper-Modus in den symbolisch-verbalen zu überführen. Scharff (2021) trainiert die Wahrnehmung der eigenen Körperreaktionen in eigens für Analytiker eingerichteten Seminaren.
- Die zweite Folge für die Behandlungstechnik könnte sein, neben einer psychoanalytischen Therapie **Körpertherapien** (➤ Kap. 40) **oder Musiktherapie** (➤ Kap. 43.2) zum Anknüpfen an den vorsymbolischen Zustand einzuführen und körperliches Erleben übend zu aktivieren, also multimodal zu behandeln. Die Erfahrungen aus der stationären psychoanalytischen Therapie, die eine multimodale Psychotherapie per se ist, führen in diese Richtung der Kombination von verschiedenen therapeutischen Ansätzen (Janssen 1987, 2014; Janssen und Sachs 2018). Dafür sind aber eher die psychodynamischen Therapieverfahren offen als die Psychoanalyse (➤ Kap. 37).

35.7 Psychoanalyse und Gruppe bzw. Gruppenanalyse

Da Menschen als soziale Wesen in Gruppen und Gesellschaft zusammenleben und in diesen Gruppierungen auch Probleme besprechen, sind die Untersuchungen des Gruppenverhaltens auch schon früh Gegenstand der Psychoanalyse geworden. Freud (1921) hat sich mit dem Verhalten von Gruppen (Kirche und Militär) zu Führern und Leitern befasst. Freud führt die Gruppenbildung auf eine Vereinigung von Individuen, auf eine Über-Ich-Gemeinsamkeit, einen Über-Transfer, also auf eine Identifikation mit Regeln, Normen, Werten und Idealen zurück.

Freud ist stets der Auffassung geblieben, dass eine Gruppe oder Masse eine Vereinigung von Individuen ist und das Soziale aus dem Intrapsychischen entsteht. Er bleibt bei dem Konzept, dass die Gruppe über die Projektionen der Innenwelt des Individuums auf den Leiter, vor allem über den Transfer des Über-Ichs, entsteht. Gegenüber der therapeutischen Anwendung der Psychoanalyse in der Gruppe blieb Freud offensichtlich skeptisch, so jedenfalls muss man es einem Brief an Trigant Burrow aus dem Jahr 1926 entnehmen (Schultz-Venrath und Döring 2009).

Burrow (1926, vgl. ausführliche Darstellung bei Sandner 2013 und Schultz-Venrath 2015) war einer der Ersten, der die Anwendung der Psychoanalyse in Gruppen vorschlug. Diese Skepsis Freuds gegenüber Gruppen ist bei einigen Psychoanalytikern der folgenden Jahrzehnte bis heute festzustellen.

Erst nach dem Zweiten Weltkrieg entwickelte sich aus einer Mangelsituation die Anwendung der Psychoanalyse in Gruppen. Englische Psychoanalytiker waren im Northfield-Experiment aufgefordert, eine große Anzahl psychisch kranker Soldaten zu behandeln. Sie benutzten dazu die Gruppe. Aus diesen Erfahrungen entstanden die Gruppenanalyse (Bion 1960) und die gruppenanalytische Psychotherapie (Foulkes 1946, 1978) sowie die therapeutische Gemeinschaft (Main 1946). Letztere brachte neue Gesichtspunkte für die stationäre Psychotherapie, die grundsätzlich eine Form von Gruppenpsychotherapie ist (vgl. Janssen 1987, 2014) und auf die in ➤ Kap. 51 eingegangen wird.

Bion (1960), dem es in seinem Konzept um die Psychoanalyse der **Gruppe als Ganzes** geht, begründet sein Verständnis der Gruppe in der Tradition von Melanie Klein, welche die Gruppe wie Freud als aus der Innenwelt der Individuen entstanden versteht. Diesem Konzept schließt sich Bion an und beschreibt die Gruppe wie ein Individuum in der Beziehung zum Leiter, **als quasi duale Situation.** Er unterscheidet in der Gruppe eine Arbeitsebene von drei Grundannahmeebenen („basic assumptions"). Dabei handelt es sich um regressive, kollektive Phänomene, die sich im Laufe des Gruppenprozesses entwickeln können, da die Teilnehmer unbewusste Übereinkünfte in unbewusste Übertragungswünsche auf den Gruppenleiter richten. Auf der Grundannahmeebene entwickeln sich gemeinsame unbewusste Gruppenwünsche nach oraler und narzisstischer Bedürfnisbefriedigung von einer spendenden und bestätigenden „Mutter". Die Gruppenteilnehmer verharren in Erwartung der Erfüllung dieser Wünsche in Abhängigkeit und Passivität, da die individuellen Wünsche nicht wirklich verfolgt werden dürfen, da sonst Neid entstünde. Diesen Zustand der Gruppe nennt Bion Gruppenmentalität. Auf der Arbeitsebene kann die Gruppe zwar realitätsorientiert bleiben und Denken, Rationalität und Aufgabenorientierung in den Vordergrund stellen. Auf der Grundannahmeebene werden die Gruppenprozesse aber durch die Grundannahmephänomene „Abhängigkeit, Kampf/Flucht oder Paarbildung" beeinflusst:

- Abhängige Gruppen erwarten vom idealisierten Leiter Versorgung, Hilfe und Bestätigung.
- Kampf- oder Fluchtgruppen tragen Wut und Hass aus oder fliehen.
- Paarbildungsgruppen suchen Erlösung in einem idealisierten Paar.

Foulkes (1946, 1978), der die Gruppe ebenfalls als Ganzes versteht, beschreibt in seinem Konzept der gruppenanalytischen Psychotherapie die Gruppe abweichend **als Netzwerk von Beziehungen.** Das Netzwerk ist die Matrix der Gruppe – ein Gewebe von interpersonalen, intrapsychischen und transpersonalen Beziehungen, in denen sich auch multiple Übertragungen manifestieren. Stärker als Bion sieht Foulkes das Intrapsychische durch das Gruppale oder Soziale beeinflusst. Nach Foulkes wird jedes Individuum zentral von der Welt, in der es lebt, durch die Gemeinschaft, durch die Gruppe bestimmt. Im Netzwerk der Gruppen differenziert Foulkes eine Grundmatrix von der dynamischen Matrix. Erstere entsteht, weil alle Menschen sind. Letztere entsteht, weil über das Menschsein hinaus jedes Individuum spezielle kulturelle und familiäre Hintergründe hat. Die dynamische Gruppenmatrix entwickelt sich im Laufe eines Gruppenprozesses.

Nach Foulkes erfasst die Gruppensituation besser das Intrapsychische, da jedes Individuum ein Interaktionsnetzwerk der Primärfamilie internalisiert hat, das es auch i. S. der Übertragung in dieses neue Netzwerk der entstehenden Gruppe projiziert. Infantile familiäre Beziehungen sind gruppale Beziehungen und führen zu gruppalen internalisierten Objektbeziehungen und nie zu einzelnen personalen Internalisierungen. Diese gruppalen Internalisierungen können in Inszenierungen in neuen Gruppensituationen externalisiert werden.

II Nach Foulkes bedeutet Gruppenanalyse also die Analyse der Gruppenmatrix auf den familiären, interkulturellen und aktuellen Beziehungs- und Übertragungsebenen. **II**

In Deutschland entstand in den 1960er-Jahren eine Gruppenbewegung, welche die Gruppe als „Heilsbringer", als Medium für die angestrebten individuellen, familiären, institutionellen, politischen und gesellschaftlichen Veränderungen sah. Ein Exponent dieser Richtung ist der Psychoanalytiker Horst Eberhard Richter (1972), der seinem Buch *Die Gruppe* den Untertitel „Hoffnung auf einem neuen Weg, sich selbst und andere zu befreien" gab.

Mit der intensiven Gruppenbewegung wurde auch die Kritik Freuds (s. o.) überwunden, und die Möglichkeiten der Gruppenanalyse konnten genutzt werden. Gemäß dem Konzept von Bion und Foulkes entwickelten sich viele Ausgestaltungen der Gruppenanalyse (s. Argelander 1972; Kutter 1976; Lorentzen 2014; Schlapobersky 2016; Janssen und Sachs 2018; Dietrich und Fossel 2022). Die gemeinsame Grundidee lässt sich folgendermaßen zusammenfassen:

- In der freien Assoziation und Interaktion in der Gruppensituation kondensieren und verdichten sich Gedanken, Fantasien und Erfahrungen zu einer gemeinsamen Gruppenwelt.
- Sprechen, Zuhören und Verstehen sind die Basis für eine wechselseitige innere Resonanz, die von der jeweiligen aktuellen Gruppensituation abhängig ist.
- In den interpersonalen Mustern können verinnerlichte Interaktionserfahrungen aus früheren (infantilen) Beziehungen (Familienintrojekte) in personifizierter Form wiederholt werden. Diese gruppalen interaktiven Wiederholungsaktionen sind unbewusst und werden als interaktionelle Reinszenierungen (Übertragungen) verstanden.
- Im haltenden Rahmen der Gruppe wirken Spiegelphänomene, d. h., in den Interaktionen begegnen sich die psychische, soziale und physische Welt des jeweiligen Subjekts mit der Welt des Anderen.
- Im Prozess der Gruppe werden neue Erfahrungen mit sich selbst und anderen gemacht, sie schaffen Veränderungen in der Gruppe und durch Imitation, Identifikation und soziales Lernen psychische Veränderungen des Individuums.

RESÜMEE

Die so verstandene Gruppenanalyse baut mit ihrem Verständnis von Übertragung und Gegenübertragung sowohl auf der intersubjektiven, psychoanalytischen Behandlungstheorie als auch auf den Konzepten der sozialen Dimension des Individuums auf. Der multipersonalen Übertragung kommt eine größere Bedeutung zu. In der Gruppenanalyse wird das Innerseelische in der Regression im interpersonalen Geschehen in der Gruppe aktualisiert, wodurch die unbewussten Beziehungen zu bedeutsamen Anderen in der Übertragung verstehbar werden.

Des Weiteren besteht über die multipersonalen Übertragungsprozesse hinaus in der **Gruppe als Ganzes** eine Verbundenheit der Teilnehmer über unbewusste Fantasien, über Regeln, Normwerte und Aufgaben. Dieses Zusammengehörigkeitsgefühl macht die **Gruppenkohäsion** oder die **Container-Funktion** aus. Sie kann auch mit dem Konzept der „Umweltmutter" (Winnicott 1974) als eine entwicklungsfördernde und haltende Umgebung (supportive Funktion) beschrieben werden.

In der Gruppenanalyse lassen sich damit vier Prozessebenen unterscheiden (s. auch Janssen und Sachs 2018):

1. die realen Interaktionen, die Arbeitsgruppenebene, die Ebene der bewussten Interaktionen und der manifesten Aktionen,
2. die unbewussten Übertragungs- und Gegenübertragungsprozesse in der multipersonalen Situation der Gruppe,
3. die Gruppe als Ganzes, die Gruppenmatrix, die Gruppe als „Container", als haltendes, supportives Objekt („Umweltmutter") und
4. die Gruppe als Versammlung von Körpern (Körpererleben von sich und anderen, Handlungen und Gestik, Stimme und Stimmungen, Affektpräsentationen).

Gemäß der intersubjektiven Psychoanalyse ist die Gruppenanalyse ein komplexer Lern- und Bildungsprozess, in dem Subjektivität (eigene Erfahrungen), Intersubjektivität (Beziehungserfahrungen) und Objektivität (Realitätserfahrungen) sich wechselseitig beeinflussen (vgl. Altmeyer und Thomä 2006). Damit steht die Gruppenanalyse der intersubjektiven Psychoanalyse nahe (➤ Kap. 35.6). Sie findet ihre Anwendung auch in Institutions- und Organisationsberatung (z. B. Lohmer 2000; Gfäller 2010), aber besonders in der psychodynamischen Gruppenpsychotherapie (➤ Kap. 36.7.1).

LITERATURAUSWAHL

Altmeyer M, Thomä H (Hrsg.). Die vernetzte Seele. Die intersubjektive Wende in der Psychoanalyse. 2. A. Stuttgart: Klett-Cotta 2010.
Bohleber W. Was Psychoanalyse heute leistet. Stuttgart: Klett-Cotta 2012.
Dietrich G, Fossel F. Gruppenpsychoanalyse – Methode – Geschichte – Praxis. Wien: Facultas 2022.
Fonagy P, Target M. Psychoanalyse und Psychopathologie der Entwicklung. Stuttgart: Klett-Cotta 2006.
Fürstenau P. Praxeologische Grundlagen der Psychoanalyse. In: Pongratz LJ (Hrsg.): Handbuch der Psychologie. Bd. 8. Klinische Psychologie. Göttingen: Verlag für Psychologie 1977b; 847–888.
Lemma A. Der Körper spricht immer-Körperlichkeit in psychoanalytischen Therapien und jenseits der Couch. Frankfurt/M.: Brandes & Apsel 2018.
Mertens W. Psychoanalytische Behandlungstechnik. Stuttgart: Kohlhammer 2022.
Milch W. Selbstpsychologie. Göttingen: Vandenhoeck & Ruprecht 2019.
Mitchell SA. Psychoanalyse als Dialog – Einfluss und Autonomie in der analytischen Beziehung. Gießen: Psychosozial-Verlag 2005.
Pflichthofer D. Spielregeln der Psychoanalyse. Gießen: Psychosozial Verlag 2012.
Thomä H, Kächele H. Lehrbuch der psychoanalytischen Therapie. Bd. 1 Grundlagen. 3. A. Berlin, Heidelberg: Springer 2006.
Zwiebel R. Was macht einen guten Psychoanalytiker aus? Stuttgart: Klett-Cotta 2013.

KAPITEL

36

Paul L. Janssen

Psychodynamische Psychotherapieverfahren

36.1 Einleitung

Die Anwendungen der Psychoanalyse in der psychodynamischen Psychotherapie haben ebenso wie die Psychoanalyse selbst eine fast 100-jährige Geschichte, die schon mit Freud (1919) beginnt. Er schreibt, „... *dass die verschiedenen Krankheitsfolgen, die wir behandeln, nicht durch die nämliche Technik erledigt werden können*" (S. 191). Fürstenau (1993) nennt dies einen programmatischen und prophetischen Satz, denn Freud erkenne, dass die klassische Psychoanalyse nicht jedes Krankheitsbild behandeln könne und Modifikationen der analytischen Methode sowie Variabilität in den angewandten Methoden zielführend sein könnten.

In der Folgezeit sind es Ferenzci, Reich, Balint, Alexander, French, Simmel u. a., die Modifikationen der Psychoanalyse anstreben. Insbesondere geht es ihnen um eine Verkürzung der Psychoanalyse, um eine Arbeit am dynamischen Fokus oder weitere Modifikationen der Behandlungstechnik. Zwischen 1960 und 1980 blühten die Kurztherapien auf. Einen großen Einfluss auf die Entwicklung der psychodynamischen Verfahren hatte in Deutschland die ab 1967 etablierte Richtlinien-Psychotherapie, wozu bis heute die tiefenpsychologisch fundierte und die analytische Psychotherapie gehören, sowie die Anwendungen auf psychosomatische Erkrankungen, Borderline-Persönlichkeitsstörung, Psychosen und im Rahmen stationärer Psychotherapie. Diese Anforderungen der Behandlungspraxis haben insgesamt zu einer Modifikation von Setting und Methoden der Psychoanalyse geführt (s. Janssen und Paar 1989). Diese geschichtlichen Prozesse haben Hauten und Jungclaussen (2021), Gödde (2021) sowie Janssen und Geyer (2022) umfassend dargestellt.

In der amerikanischen Psychoanalyse zeigte sich eine ähnliche Entwicklung. Dort wurde lange die expressiv deutende Psychoanalyse von der supportiven Psychotherapie getrennt. Wallerstein (1990) wies nach, dass auch in der Psychoanalyse suggestive und supportive Techniken eingesetzt werden (vgl. Gabbard 2004, 2005). Kernberg (1999) hingegen grenzt die klassische Psychoanalyse strikt von der psychoanalytischen Psychotherapie und der psychoanalytisch fundierten supportiven Psychotherapie ab. Er differenziert nach Therapiezielen, Strategien, Praktiken und Techniken in der Behandlung; Unterscheidungsmerkmale sind der Umgang mit Übertragung und Gegenübertragung, der Einsatz von Deutungen – i. S. von Klärung, Konfrontation und Interpretation – wie auch die Aufrechterhaltung der technischen Neutralität und der freien Assoziation. Kernberg (1999) meint, die Behandlungs*methoden* seien in der **psychoanalytischen Psychotherapie** mit denen der Psychoanalyse identisch: Verwendung der freien Assoziation, Analyse der Übertragung mit Modifikation bei schweren Persönlichkeitsstörungen (➤ Kap. 36.4.3). In der **supportiven Psychotherapie** hingegen gäbe es keine Deutung. Übertragungen würden nur zu edukativen Zwecken genutzt. Beratungen und Eingriffe in die Lebensrealität veränderten die technische Neutralität (Kernberg 1981, 1993).

Gabbard (2004, 2005) hingegen sieht die psychoanalytischen Verfahren auf einem Kontinuum, das von der übertragungszentrierten, deutenden Psychoanalyse bis hin zur supportiven Psychotherapie mit psychoedukativen und beratenden Behandlungsanteilen reicht. Er befindet sich damit in der Tradition von Freud, der auch der pädagogischen Funktionen der Psychoanalyse mehr Bedeutung einräumte, wie Pflichthofer (2012) nachweist.

In den letzten 70–80 Jahren entwickelten sich in Deutschland die tiefenpsychologisch fundierten/psychodynamischen Psychotherapien zu einem **eigenständigen Verfahren,** das sich von der Psychoanalyse und der psychoanalytischen Therapie abgrenzt, obwohl sie weiterhin auf dem „Mutterboden" der Psychoanalyse wuchsen. Neben der Anwendung der Psychoanalyse in der psychotherapeutischen Versorgung von Patienten (Richtlinien-Psychotherapie) und dadurch notwendig werdende Modifikationen (z. B. Fürstenau 1993) hatten nicht zuletzt die Diskussionen in der ärztlichen Weiterbildung und um das Psychotherapeutengesetz Anteil an dieser Entwicklung. Es entstand eine Praxeologie psychodynamischer Verfahren, die im Folgenden abrissartig dargestellt werden sollen. Eine ausführliche Darstellung findet sich z. B. bei Heigl-Evers et al. (1997), Reimer und Rüger (2012), Beutel et al. (2010), Wöller und Kruse (2018), Boll-Klatt und Kohrs (2018), Gumz und Hörz-Sagstetter (2018), Rudolf (2014, 2019), Hauten (2021), Wöller (2022).

Der Begriff **psychodynamische Psychotherapie** wurde in Deutschland anstelle des Begriffs „tiefenpsychologisch fundierte Psychotherapie" auf Vorschlag der Deutschen Gesellschaft für Psychosomatische Medizin und ärztliche Psychotherapie in die Musterweiterbildungsordnung der Fachärzte (2003) aufgenommen und später vom Wissenschaftlichen Beirat Psychotherapie (2005) in Anpassung an die internationalen Gepflogenheiten für alle psychoanalytisch begründeten Verfahren in der Richtlinienpsychotherapie benutzt.

> Als „Psychodynamische Psychotherapie" werden hier alle Verfahren bezeichnet, die zwar auf der psychoanalytischen Persönlichkeits-, Krankheits- und Behandlungstheorie gründen, aber unterschiedliche Methoden (z. B. EMDR) integrieren, eine unterschiedliche Dauer und Intensität (Kurzzeit-/Langzeittherapie), ein unterschiedliches Setting (Einzel, Paar, Familie, Gruppe), eine unterschiedliche Frequenz (i. d. R. 1 Stunde/Woche) und Zielsetzung haben können (s. a. Rudolf 2014).

Zu den **psychodynamischen Psychotherapieverfahren** als Anwendungen der Psychoanalyse differenziert Janssen (2002):

- Nach dem **Setting:**
  - *Zweipersonensetting:* analytische Psychotherapie, tiefenpsychologisch fundierte Psychotherapie, Fokaltherapie, Kurztherapie, supportive Therapie
  - *Mehrpersonensetting:* psychoanalytische und tiefenpsychologisch fundierte Gruppenpsychotherapie, psychoanalytische Paar- und Familientherapie, stationäre/teilstationäre psychoanalytische Therapie als multimodale Behandlung durch ein Team
- Nach **verbalen und nonverbalen Verfahren:** psychoanalytische Kunst-, Musik- und Körpertherapien

Aus dem großen Spektrum an Anwendungen der Psychoanalyse soll auf einige Konzepte eingegangen werden, da sie in der ambulanten Praxis für die Behandlung psychosomatischer und psychoneurotischer Störungen von Bedeutung sind. Hinsichtlich der stationären/teilstationären Psychotherapie wird auf ➤ Kap. 50 und ➤ Kap. 51 verwiesen. Die sog. nonverbalen Verfahren werden in ➤ Kap. 40 und ➤ Kap. 43 behandelt.

36.2 Psychoanalytisch begründete Psychotherapie in der Richtlinienpsychotherapie

In der vertragsärztlichen Versorgung (Richtlinienpsychotherapie) werden die Verfahren der analytischen Psychotherapie und der tiefenpsychologisch fundierten Psychotherapie noch unterschieden, obwohl diese Unterscheidung nach einigen fachlichen Auffassungen veraltet sein und der konkreten Situation in der Anwendung in der psychotherapeutischen Versorgung nicht mehr entsprechen soll (z. B. Mertens 2020; Wöller und Kruse 2020; Wöller 2022). Hinsichtlich Technik und Zielsetzung sind die Methoden ausdrücklich im Text der seit 1967 in Deutschland eingeführten Psychotherapie-Richtlinie differenziert (s. u.). Sie regelt die krankenkassenfinanzierte Psychotherapie administrativ (s. Dieckmann et al. 2021) und war damit lange Zeit stilbildend für die psychodynamische Psychotherapie. Wöller (2022) sieht z. B. lediglich einen Unterschied in der für die Durcharbeitung der Psychodynamik der Störungen zur Verfügung stehenden Zeit. Mertens (2020) sieht ein falsches Verständnis von Regression in der analytischen Psychotherapie. Es ist daher aktuell einiges in Bewegung bzgl. der Verfahren der Richtlinienpsychotherapie, sodass die Zusammenfassungen in ➤ Kap. 36.2.1 und ➤ Kap. 36.2.2 nur die formale Rechtslage und weniger die aktuelle Praxis wiedergeben können.

36.2.1 Analytische Psychotherapie

Analytische Psychotherapie wird definiert als Technik der Behandlung der neurotischen Konflikte und der zugrunde liegenden neurotischen Struktur mithilfe der Übertragungs-, Gegenübertragungs- und Widerstandsanalyse unter Nutzung regressiver Prozesse.

Sie wird i. d. R. 2- bis 3-mal wöchentlich im Liegen durchgeführt, phasenweise auch 4-mal/Woche. Die analytische Psychotherapie wird in Stufen (bis max. 300 Stunden) beantragt. Sie kommt der nichtterminierten, hochfrequenten Psychoanalyse (hohe Stundenfrequenz, Couchsetting) sehr nahe (➤ Kap. 35), ist aber wegen der therapeutischen Zielsetzungen und Terminierung zeitbegrenzter als die Psychoanalyse. In einigen Studien wird sie auch als psychoanalytische bzw. psychodynamische Langzeittherapie bezeichnet (vgl. de Maat et al. 2013; Leichsenring et al. 2013). Die Frequenz soll zwar einerseits nach der Metaanalyse von de Maat et al. (2013) keinen Einfluss auf das Therapieergebnis haben, andererseits ist aber nach Leichsenring und Rabung (2008) eine längere Therapiedauer bei komplexen und chronifizierten Störungen wirksamer als eine kürzere.

Die analytische Psychotherapie soll neben der Bearbeitung aktueller Konflikte auch die Modifikation struktureller Vulnerabilitäten und neurotischer Selbst- und Objektrepräsentanzen zum Ziel haben. Die Handhabung der Regression (freie Assoziation, liegendes Setting) in der therapeutischen Beziehung richtet sich nach dem Ausmaß der strukturellen Vulnerabilitäten sowie der Stärke und Rigidität der Abwehrformationen. Bei ausreichender Verfügbarkeit von strukturellen Funktionen führt die Förderung der Regression zu einer Lockerung der Abwehr und zu einer deutenden Bearbeitung der Übertragung in ihren aktuellen wie infantilen Bezügen. Bei stärkerer struktureller Vulnerabilität werden die regressiven Prozesse begrenzt (sitzendes Setting, niedrigere Stundenfrequenz, stärkere strukturierende und fokussierende Interventionen). Diese Veränderung der Methode wird in der Praxis als **modifizierte analytische Psychotherapie** bezeichnet, die auch einen veränderten Umgang mit der Übertragung beinhaltet (➤ Kap. 36.4). Diese sog. modifizierte analytische Psychotherapie kommt der tiefenpsychologisch fundierten Langzeitpsychotherapie (50–100 Sitzungen) nahe, wobei deren zeitliche Begrenzung für Psychotherapeut und Patient jedoch zum Problem werden kann.

36.2.2 Tiefenpsychologisch fundierte Psychotherapie

Unter die **tiefenpsychologisch fundierte Psychotherapie** werden Kurztherapie, Fokaltherapie, dynamische Psychotherapie und niederfrequente Therapie in einer Halt gewährenden therapeutischen Beziehung subsumiert. Die Kurztherapien werden in ➤ Kap. 36.3 behandelt; hier geht es um die tiefenpsychologisch fundierte Langzeitpsychotherapie.

Die **tiefenpsychologisch fundierte Psychotherapie als Langzeitpsychotherapie** wird technisch definiert als Durcharbeitung aktuell wirksamer unbewusster Konflikte unter Beachtung von Übertragung, Gegenübertragung und Widerstand und wird i. d. R. einmal pro Woche im Sitzen durchgeführt. Sie wird in Stufen bis maximal 100 Stunden beantragt.

In Deutschland hat die tiefenpsychologisch fundierte Psychotherapie die weiteste Verbreitung gefunden. Sie wird viel häufiger angewandt als die analytische Psychotherapie (Kruse et al. 2013; Wöller und Kruse 2020; Wöller 2022). Gegenstand der tiefenpsychologisch fundierten Psychotherapie sind sowohl die aktuellen **intrapsychischen** als auch die **interpersonellen Konflikte,** wobei ein Schwerpunkt auf den interpersonellen Konflikten liegt. Bearbeitet werden die reaktualisierten Beziehungsrepräsentanzen in aktuellen interpersonellen Beziehungen. Ermann (2004) nennt dies **Außenübertragung,** d. h. ein Übertragungsmuster in aktuellen sozialen Beziehungen. Er grenzt sie von der **Binnenübertragung** ab, d. h. der Übertragung auf den Therapeuten. Die sich manifestierenden Außenübertragungen werden nicht wie in der Psychoanalyse in die Binnenübertragung transportiert.

Weitere Unterscheidungen liegen in einer **aktiveren therapeutischen Haltung,** im Einsatz von stützenden, ermutigenden, ressourcenorientierten, grenzsetzenden Interventionen, in der Aufrechterhaltung der technischen Neutralität und in der Einschränkung regressiver Prozesse (➤ Kap. 36.8).

❚❚ Die Behandlungstechnik zielt also nicht auf die Bearbeitung der unbewussten Konflikte und Entwicklungsstörungen in der Übertragungs-Gegenübertragungs-Konstellation, sondern auf die Durcharbeitung der in den aktuellen interpersonellen Konstellationen sich manifestierenden unbewussten intrapsychischen Konflikte und Entwicklungsstörungen und deren Zusammenhang mit Symptomen. ❚❚

Die Therapeuten nutzen dabei auch supportive und psychoedukative Techniken und wechseln zwischen Strukturieren und Freiraum-Gewähren (z. B. Dührssen 1972,1988; Mertens 2004; Reimer und Rüger 2012; Wöller und Kruse 2018; Wöller 2022).

Dührssen (1972, 1988) war hier Vorreiter mit ihrem Konzept der **dynamischen Psychotherapie,** die sie schon sehr früh der analytischen Psychotherapie gegenüberstellte (vgl. Rüger 2016). Die analytische Psychotherapie war damals noch sehr an den strengen Kriterien des Standardverfahrens (➤ Kap. 35) orientiert, während die dynamische Psychotherapie Patienten erreichen sollte, die sich aufgrund ihrer aktuellen Lebenssituation nicht den starren Rahmenbedingungen anpassen konnten. Es gab flexible, sitzende Termine, mögliche, auch häufigere Krisensitzungen, zwar keine Abkürzungen der Psychotherapie, aber doch weniger Termine insgesamt. Die Behandlung orientierte sich an der Lebenssituation des Patienten und an aktuellen, auch unbewussten Konflikten, vermied eine stärkere Regression und Übertragungsdeutungen, um Abhängigkeiten des Patienten vom Therapeuten zu reduzieren. Die Interventionen sollten den Dialog fördern, ein günstiges emotionelles Klima schaffen, klarifizierend und auch pädagogisch wirken. Die deutenden Interventionen sollten die unbewussten, biografisch herzuleitenden „Inneren Formeln", die das Selbstverständnis des Patienten und seine Beziehung zu anderen prägen, erhellen. Rüger (2016) sieht hierin eine Nähe zu den kognitiven Psychotherapien.

Dieses gut evaluierte Verfahren ist von Rudolf (2014, 2019) zur psychodynamischen Psychotherapie von Konflikt-, Trauma- und Strukturstörungen weiterentwickelt worden (s. u.). Auch die von Hoffmann (1983) konzipierte niederfrequente psychoanalytische Langzeittherapie geht in eine ähnliche Richtung, verwendet aber mehr die Übertragungsdeutungen im Hier und Jetzt.

Wie noch vor Jahrzehnten verstehen auch heute manche Psychoanalytiker die tiefenpsychologisch fundierte Psychotherapie als Kurz- oder Fokaltherapie – als psychoanalytische Therapien mit niedriger Frequenz, bei denen sich die Methodik der Analyse von Widerstand und Übertragung nur unwesentlich ändert. Sie sehen ein Kontinuum zwischen allen psychoanalytischen Settingformen, von der Kurztherapie bis zur hochfrequenten Langzeitanalyse (z. B. Pollak 2020). Auch Dreyer und Schmidt (2008) sprechen von **niederfrequenter psychoanalytischer Psychotherapie,** nicht nur um den Ausdruck „psychoanalytisch" zu erhalten und damit auszudrücken, dass diese Behandlungen auf der psychoanalytischen Theorie gründen, sondern auch, dass keine nennenswert von der Psychoanalyse abweichende Technik verwendet wird, auch wenn weitere Behandlungsstrategien und -techniken wie z. B. Fokalisierung eingesetzt werden. Das bedeutet auch, dass in niederfrequenten Therapien mit Widerstand und Übertragung gearbeitet wird, wohin gegen die Regression und die allzu heftige Verwicklung in Übertragungsprozessen vermieden werden soll.

Die Kontinuitätsidee wird international wie in Deutschland an manchen Aus- und Weiterbildungsinstituten vertreten. Dies ergab sich aus einer Befragung der Internationalen und der Deutschen Psychoanalytischen Vereinigung (IPV und DPV) von 1998, die nach der Stellung von Psychoanalyse und Psychotherapie in der Ausbildung fragte (Janssen 2017, S. 400 ff.). Fast alle Institute vermitteln neben Psychoanalyse auch Psychotherapie, was von der Kommission wegen mangelnder Kompetenz der Analytiker in der Vermittlung von psychotherapeutischen Techniken als problematisch angesehen wurde. Dennoch findet sich auch in der neuen Weiterbildung zum Fachpsychotherapeuten für Erwachsene die Kontinuitätsidee wieder, die zurzeit eher eine „Einheitsfantasie" ist (z. B. Subic-Wrana et al. 2021).

Zur tiefenpsychologisch fundierten Psychotherapie wird auch die **Katathym-imaginative Psychotherapie (KIP)** gerechnet (Ullmann et al. 2017), die ursprünglich von Leuner (2012) als katathymes Bilderleben oder Tagtraumtechnik konzipiert wurde. Sie ist hier einzuordnen, weil sie das Konzept des Unbewussten und des Übertragungs-Gegenübertragungs-Geschehens berücksichtigt. Neben der bildhaft-imaginativen Technik fokussiert sie auch auf zentrale unbewusste Beziehungskonflikte. Die *Tagtraumtechnik* nutzt vorgegebene Symbole wie z. B. Blume oder Berg. Im suggestiv hergestellten regressiv-hypnoiden Zustand sollen zu diesen Symbolen Assoziationen geäußert werden, und wie in einer Maltherapie können auch malerische Produkte in den therapeutischen Dialog integriert werden (Friedrichs-Dachale und Ullmann 2020). Dadurch wird die Kreativität gefördert, die an sich einen therapeutischen Wert hat.

36.3 Kurz- und Fokaltherapien

Zu den psychodynamischen Psychotherapieverfahren werden auch die **Kurztherapien** gerechnet, die international wie in Deutschland eine weite Verbreitung gefunden haben. Seit Beginn der Psychoanalyse ist die Tendenz zur Zeitbegrenzung zu erkennen. Namhafte Psychoanalytiker haben sich mit kurztherapeutischen Konzepten befasst, allen voran z. B. Ferenczi. In den frühen Jahren waren es besonders die psychodynamischen Ansätze, z. B. von Balint, Malan und von Davanloo. Im Laufe der Entwicklung kamen mehr interpersonale Ansätze von Luborsky (1988), von Strupp und Binder (1991) und in Deutschland von Meyer et al. (1987), Tress et al. (1996) hinzu. Beutel (2000) und Küchenhoff (2004) geben einen Überblick über diese Entwicklung. Beutel z. B. unterscheidet 16 Kurztherapiekonzepte, die hier nur begrenzt dargestellt werden können (s. u.).

36.3.1 Kennzeichen

Gemeinsam sind allen Kurztherapien die **Zeitbegrenzung** sowie die frühzeitige und konsequente Fokussierung. Zeitbegrenzung und Fokussierung stehen im Gegensatz zur nichtterminierten Psychoanalyse. Die Zeit ist i. d. R. auf 12–25 Stunden begrenzt. In der Richtlinienpsychotherapie sind sie bei abgrenzbaren neurotischen Konflikten und bei begrenzter Zielsetzung indiziert und als tiefenpsychologisch fundierte Psychotherapie durchführbar.

Kurztherapie ist nicht zu verwechseln mit **Kurzzeittherapien,** wie sie mit KZT 1 (12 Sitzungen) und KZT 2 (12 Sitzungen) zwar antragspflichtig, aber nicht berichtspflichtig, in die Richtlinienpsychotherapie rein auf der Basis von Behandlungsdaten eingeführt wurden. Diese Struktur folgt keinem Behandlungskonzept und soll sowohl bei tiefenpsychologisch fundierter wie analytischer Psychotherapie durchführbar sein. Sie folgt im Antragsprozess möglicherweise den probatorischen Sitzungen und kann in beiden Verfahren in Langzeittherapien umgewandelt werden, die dann berichts- und gutachtenpflichtig sind.

In der **Fokussierung** werden von Anbeginn an Konflikte bearbeitet, insbesondere bestimmte aktuelle Konflikte mit symptomatischer Auswirkung und Vernachlässigung anderer. Die Fokusformulierung in der Psychoanalyse geht auf Balint zurück, der die Arbeiten seines Lehrers Ferenzci aufgriff (Balint et al. 1972). Balint griff das Bild des querstehenden und den Fluss blockierenden Baumstamms im Treibholz auf, um Kurz- und Fokaltherapie verständlich zu machen. Wird der querstehende Stamm wieder in Fließrichtung gebracht, dann hebt sich die Blockade des Treibholzes auf. Malan (1963) hat in einer kritischen Untersuchung die Wirksamkeit an zahlreichen kurztherapeutischen Fällen untersucht und eine noch heute lesenswerte Systematik entworfen.

Auch in Deutschland wurde die **Fokaltherapie** Balints aufgegriffen, z. B. von Klüwer (1970) und von Meistermann-Seeger (1989). Besonders Klüwer (2000) hat mit seiner Arbeitsgruppe die Technik der Fokusformulierung bei der psychoanalytischen Kurztherapie prägnant entwickelt und Jahrzehnte darüber geforscht (s. Klüwer 2005). Klüwer spricht davon, eine prägnante Gestalt des unbewussten Konflikts herauszuarbeiten, wobei er zwischen dem Dreieck der

Einsicht (Übertragung–Kindheit–äußere Realität) und dem Dreieck der Abwehr (Abwehr–Angst–Abgewehrtes) unterscheidet. Die Fokusformulierung erfolgt zu Beginn der Behandlung aus dem vom Patienten mitgeteilten Material. Dadurch wird eine Strukturierung des therapeutischen Prozesses möglich.

Nach Leuzinger-Bohleber (1985) und Lachauer (1992) soll der Fokus stets eine aktuelle Problemsituation, eine Übertragungsmanifestation und frühe infantile Konfliktsituationen enthalten. Entgegen dieser oft vertretenen Überzeugung wiesen Piper et al. (1991) ungünstigere therapeutische Ergebnisse bei Patienten nach, die einen hohen Anteil an **Übertragungsdeutungen** erhalten hatten. Andere Studien konnten dies zunächst bestätigen, in einer zweiten Untersuchung (Høglend et al. 2008) gelang dies jedoch nicht mehr. Die Frage, ob Übertragungsdeutungen fördern oder nicht, wird unter Kurztherapeuten nach wie vor kontrovers diskutiert. Übertragungsdeutungen sind in einer Kurztherapie nach meiner Erfahrung förderlich, wenn sie nicht einseitig als Verzerrung der Beziehung auf der Basis infantiler Konflikte, sondern als Inszenierungen und Fehlinterpretationen im aktuellen interpersonellen Geschehen zwischen Patient und Therapeut gedeutet werden.

Heute geschieht die Fokusformulierung auch auf der Grundlage der in der operationalisierten Diagnostik erhobenen Konflikt- oder Strukturstörungen (Rudolf et al. 2000; Rudolf 2014). Dabei ergeben sich auch grundsätzlich modifizierte Behandlungstechniken (➤ Kap. 36.4.2).

36.3.2 Interpersonelle Ansätze in der Kurzpsychotherapie

Die Psychoanalyse hat schon sehr früh festgestellt, dass viele der inneren Konflikte bei den Störungsbildern sich in interpersonellen Beziehungen manifestieren. Daraus ist eine interpersonelle Systematisierung neurotischer Störungen, neurotischer Stile oder dysfunktionaler Beziehungsmuster entstanden (Schwidder 1972; Shapiro 1991; Benjamin 2001). Die Folge solcher unbewussten Beziehungserwartungen kann sein, dass Therapeuten auf unterschiedliche Weise zu reziprokem Verhalten in der Übertragung gedrängt werden (Gegenübertragungsagieren).

Aus diesem zunächst klinisch beschriebenen Beziehungsmuster sind vor allem Kurztherapien entwickelt worden. Einige seien hier genannt:

- Luborsky und Crits-Christoph (1990) definieren das **Zentrale Beziehungskonfliktthema (ZBKT)** durch einen Wunsch (z. B. nach Anerkennung), der häufig so eingebracht wird, dass die Reaktion der anderen (z. B. klein machen) den eigenen Befürchtungen (Ängsten) entspricht. Diese Reaktionen der anderen können das negative Selbstbild des Patienten bestätigen. Das ZBKT wird in der Übertragung, in der Beziehung zu Anderen und in den Beziehungen zu Familienmitgliedern analog bearbeitet.
- Eine weitere Kurztherapie ist die **zeitbegrenzte dynamische Psychotherapie** nach Strupp und Binder (1991). Auch sie zentrieren auf die maladaptiven Beziehungsmuster, in denen sich der Therapeut über Einfühlung in die Inszenierung hineinbegibt und sie für den Patienten interpretieren kann. Wenn der Patient sie erkennt, kann er sie auch verändern.
- Eine weitere Kurztherapie ist die **SASB-Methode** (Benjamin 2001; Tress et al. 1996; Junkert-Tress et al. 1999). SASB bedeutet „Strukturelle Analyse des sozialen Verhaltens" und knüpft an die psychoanalytische Konzeption von der zeitlich überdauernden Wiederholung früherer, häufig negativer Erfahrungen mit wichtigen Bezugspersonen an, die sich im aktuellen, generalisierten Verhalten gegenüber dem Therapeuten und anderen äußert. Dem Patienten soll geholfen werden, gegenwärtige und vergangene maladaptive Muster in den Beziehungen zwischen ihm und den Anderen zu erkennen, das maladaptive Beziehungsmuster zu blockieren und neue adaptivere Muster zu entwickeln.
- Weiss und Sampson (1986) formulierten die **Control-Mastery-Theorie,** nach der die pathogenen Überzeugungen aus traumatischen Erfahrungen mit Bezugspersonen in der Kindheit unbewusst an den Therapeuten herangetragen werden, damit getestet wird, ob der Therapeut sich so verhält wie die traumatisierenden Objekte. Die Grundannahme ist, dass Patienten nicht grundsätzlich nach Frustrationen suchen, wie Freud in seiner Theorie zum Wiederholungszwang annahm, sondern primär nach Gratifikationen und dem Erleben der **Meisterung.** Die Patienten hoffen, dass der Therapeut sich anders verhält als die traumatisierenden Objekte. Wenn dies in den Interventionen deutlich gemacht wird, kann der Patient nach und nach ungelöste Konflikte besser meistern oder seine Traumatisierungen bewältigen. Die pathogenen Überzeugungen können jedoch erst aufgegeben werden, wenn der Patient sich in der therapeutischen Situation sicher fühlt, also hinreichend „getestet" hat. Erst über die neuen Erfahrungen mit dem Therapeuten und dem Erleben der Meisterung gewinnt er Sicherheit.

RESÜMEE

Kurztherapien setzen besondere Schwerpunkte, z. B. in der Fokusformulierung und/oder in der Zeitbegrenzung und/oder in der interpersonellen Bearbeitung von dysfunktionalen Beziehungsmustern.

36.4 Störungsorientierte psychodynamische Psychotherapien

Aus den Anforderungen der Patientenversorgung wurden weitere strukturierende psychodynamische Verfahren entwickelt, insbesondere für Störungsbilder aus dem Bereich der Ich-strukturellen Störungen, der sog. präödipalen oder frühen Störungen oder Störungen auf dem Borderline-Funktionsniveau. Psychodynamisch sind diese gekennzeichnet durch eine unzureichende Selbstobjektdifferenzierung, den Einsatz früher Abwehrmechanismen (z. B. Spaltung und Projektion), Störungen der Ich-Funktionen wie der Realitätswahrnehmung, des Denkens und der Wahrnehmung, Differenzierung und Steuerung der Affekte sowie Identitätsstörungen. Sie können auch psychosomatischen Störungen und nicht nur Persönlichkeitsstörungen zugrunde liegen (Kap. 35.6).

Zu den störungsorientierten Psychotherapien gehören z. B.:

- Ich-psychologisch orientierte Psychotherapien (Blanck und Blanck 1978) wie die psychoanalytisch-interaktionelle Therapie (Heigl-Evers und Heigl 1983; Heigl-Evers et al. 1997; Streeck und Leichsenring 2015)
- Strukturbezogene Psychotherapie für Ich-strukturell gestörte Patienten (Rudolf 2006, [2017]) basierend auf der OPD-2 (Arbeitskreis OPD 2006)
- Übertragungsfokussierte Psychotherapie für Borderline-Störungen (TFP) (Kernberg 1993; Clarkin et al. 2017),
- Mentalisierungsbasierte Psychotherapie (MBT) (z. B. Bateman und Fonagy 2008, 2019, Schultz-Venrath 2013 [2023})
- Psychodynamische Traumatherapien (z. B. Reddemann 2004/2016; Wöller et al. 2020)

36.4.1 Ich-psychologisch orientierte Psychotherapien und psychoanalytisch-interaktionelle Therapie

Aus der Ich-Psychologie entwickelten Blanck und Blanck (1978) als Erste eine Modifikation der Technik, die insbesondere für Patienten mit struktureller Ich-Störung (z. B. schwere Neurosen, Persönlichkeitsstörungen, Abhängigkeitserkrankungen, Psychosen, manche psychosomatischen Erkrankungen) konzipiert wurde, die wenig Angst- und Frustrationstoleranz haben. Zentrales therapeutisches Anliegen ist, ein höheres Entwicklungsniveau in den Ich-Funktionen und den Objektbeziehungen zu erreichen. Die Unterstützung vorhandener Ich-Funktionen soll dem Patienten helfen, seine Erlebensweisen und Handlungen auf einem reiferen Entwicklungsniveau zu halten. Dazu ist auch manchmal eine Stärkung der Abwehrfunktionen des Ichs erforderlich und auf jeden Fall eine Stärkung der Autonomietendenzen. Die Verbalisierung dient dazu, den Symbolisierungsprozess zu unterstützen und damit auch die Unabhängigkeit und die Autonomie des Patienten.

Einen ähnlichen Ansatz wie Blanck und Blanck verfolgen Heigl-Evers und Heigl (1983) in der **psychoanalytisch-interaktionellen Therapie** für schwer gestörte Patienten, deren therapeutische Beziehung durch Schwächen der Abwehr, mangelnde Selbst- und Objektdifferenzierung, Dominanz infantiler Affekte, Impulsdurchbrüche und triebgeleitete Beziehungswünsche geprägt sind.

Die psychoanalytisch-interaktionelle Therapie löst das Prinzip Deutung durch das Prinzip Antwort ab. Das **Prinzip „Antwort"** besagt, dass dem beobachtbaren Verhalten und den vorbewussten Interaktionen zwischen Therapeut und Patient viel stärker Rechnung getragen wird. Der Therapeut ist selektiv darauf ausgerichtet, mit seinem „antwortenden Verhalten" und komplementären Erleben auf die Interaktionen des Patienten zu reagieren und diesem sein Erleben als Antwort zur Verfügung zu stellen. Der Therapeut ist also vielmehr ein interaktionelles Gegenüber und lässt sich nicht in regressive Übertragungsmanifestationen, z. B. i. S. von Selbstobjektübertragungen (➤ Kap 35.4), verwickeln. Der antwortende Interventionsmodus des Therapeuten wird angewandt, um eine stärkere Differenzierung und Trennung von Selbst und Objekt im Gegensatz zum Wunsch des Patienten nach Ungetrenntsein und Verschmelzen zu erreichen. Des Weiteren wird dem Patienten vor Augen geführt, dass sich der Therapeut nicht in aussaugende Beziehungen verstricken lässt, dass das interpersonelle Verhalten des Patienten dysfunktional ist und er die Grenzen des anderen (des Therapeuten) beachten muss.

RESÜMEE

In dieser Wendung von der Deutung der Übertragung zur interaktionellen Antwort liegt eine grundsätzliche Veränderung psychodynamischer Psychotherapieansätze, deren Wirkung z. B. bei Borderline-Patienten nachgewiesen wurde (Leichsenring et al. 2007).

Zur ausführlichen Darstellung der Methodik mit Beispielen wird insbesondere auf Heigl-Evers et al. (1997) sowie Streeck und Leichsenring (2015) verwiesen.

36.4.2 Strukturbezogene Psychotherapie (OPD-basierte Psychotherapie)

Eine Fortführung der dynamischen Psychotherapie (➤ Kap. 36.2.2) sowie der psychoanalytisch-interaktionellen Therapie (➤ Kap. 36.4.1) ist die von Rudolf entwickelte Strukturbezogene Psychotherapie auf Basis der OPD (Arbeitskreis OPD 2006; Rudolf 2006/2017). Nach dem Verständnis der OPD äußern sich psychische Störungen in dysfunktionalen Beziehungsmustern, denen entweder unbewusste intrapsychische Konflikte oder strukturelle Beeinträchtigungen oder beides zugrunde liegen. Rudolf konzentriert sich insbesondere auf die strukturellen Störungen, die gemäß OPD auch nach Schweregraden unterschieden werden. In jedem konkreten Behandlungsfall werden die Störungen anhand einer Fokusliste (Rudolf et al. 2000) ermittelt und zum Fokus der Psychotherapie. Die OPD insgesamt ist also nicht nur ein diagnostisches System, sondern auch die Grundlage für eine Anwendung in der Psychotherapie (➤ Kap. 31).

Auch der strukturbezogene Ansatz von Rudolf (2006) zielt wie der psychoanalytisch-interaktionelle auf Patienten, deren Pathologie primär nicht konfliktbedingt ist, sondern die i. S. der OPD strukturell gestört sind. Die Behandlungstechniken sollen erreichen, sich selbst von Anderen differenzieren zu können, ihr Handeln, ihr Fühlen und ihren Selbstwert besser steuern, den Anderen verstehen und wichtige emotionale Beziehungen aufrechterhalten und bewahren zu können. Rudolf beschreibt plastisch eine **spezielle therapeutische Haltung,** die von der neutralen psychoanalytischen Haltung abweicht: Man solle sich entweder hinter den Patienten stellen und ihn unterstützen oder neben ihn (Position des Dritten) und ihn anregen und bei der Untersuchung der Beziehungen außerhalb der therapeutischen Beziehung begleiten, oder man solle sich dem Patienten gegenüberstellen, d. h., ihm Antwort geben, ihm andere Verhaltensweisen vorstellen, ihn spiegeln oder auch ihn konfrontieren. Schließlich sollte man auch vermitteln zwischen ihm und seinen Objekten. Der Therapeut hat also neben der deutenden Funktion auch ein pädagogische.

36.4.3 Übertragungsfokussierte Psychotherapie (TFP)

Eine weitere manualisierte psychodynamische Psychotherapie ist die Übertragungsfokussierte Psychotherapie (Clarkin et al. 2017). Sie orientiert sich an der Theorie der Borderline-Persönlichkeitsstörung (BPS). Mit der TFP haben wir auch in der stationären Psychotherapie der BPS Erfahrungen gesammelt (vgl. Janssen et al. 2007).

Charakteristisches Merkmal der TFP ist eine transparente und klar zielorientierte **Grundhaltung des Therapeuten,** der regressive Prozesse begrenzt und strukturierende Therapievereinbarungen trifft. Er ist mehr an der Realität und der Beziehungsgegenwart auch der aktuellen Übertragungsinszenierungen als an der Fantasie orientiert.

In der **Behandlungsstrategie** werden zuerst Behandlungsprioritäten bei Selbst- und Fremdgefährdung festgelegt. Der Behandlungsrahmen wie auch die Neutralität des Therapeuten werden wegen der Neigung der Patienten, die Therapeuten in Inszenierungen zu verwickeln, besonders geschützt. Dennoch wird der Übertragung, anders als in der psychoanalytisch-interaktionellen Therapie oder auch in der mentalisierungsbasierten Psychotherapie, Beachtung geschenkt. Analysiert werden vor allem die negativen Aspekte der Übertragung i. S. der **dominanten Objektbeziehungen im Hier und Jetzt,** in der sich die primitiven Abwehrmechanismen (insb. Spaltung und projektive Identifikation) in der Patient-Therapeut-Dyade zeigen. In der stationären Psychotherapie stellt die Arbeit an den Übertragungsspaltungen in der Beziehung zum Gesamtteam die Psychotherapie dar, die bei vielen Patienten zu einer Abnahme der Selbstverletzungstendenzen und deren Schweregrad führen, sodass sie außerhalb der Klinik leben können, um eine ambulante Therapie fortzusetzen. Fallbeispiele und die Evaluierung der Behandlungen finden sich in Janssen und Sachs (2018, S. 204–213).

36.4.4 Mentalisierungsbasierte Therapie (MBT)

Die neueste Methode der psychodynamischen Psychotherapie für strukturelle Störungen ist die Mentalisierungsbasierte Therapie (Bateman und Fonagy 2008, 2019). Die MBT geht von einem Defizit in der Ich-Selbst-Entwicklung aus, was sich mit den Ergebnissen der Bindungstheorie, der Säuglingsforschung und den neurobiologischen Forschungen begründen lässt. Die zentrale Annahme der MBT ist, dass das Affektleben des Kindes sich in den frühesten Stadien des Lebens in einer sicheren Bindung entwickelt. Diese dyadische Erfahrung bildet die Grundlage der Mentalisierung. Die sichere Bindung führt über Stadien des Prämentalisierens zum **Mentalisieren,** d. h. zur Fähigkeit, über ein Wahrnehmen von Gedanken, Gefühlen, Überzeugungen, Wünschen und körperlichem Erleben sich selbst und den Anderen sowohl kognitiv als auch affektiv zu verstehen (Schultz-Venrath 2021; ➤ Kap. 14). Dazu entwickeln sich „innere Arbeitsmodelle" des Selbst, sozusagen die innere beruhigende „Mutterimago", ein Ergebnis der Erfahrung zwischen affektivem Selbst und beruhigendem Objekt. Unter den Bedingungen einer unsicheren Bindung persistieren die prämentalistischen Stadien der Mentalisierung. Sie werden in einem späteren Lebensstadium in affektiv belastender Situation reaktiviert und führen zu Pathologien. Die höchste erreichte Stufe der Mentalisierung ist die sprachliche Symbolisierungskompetenz.

Das Mentalisieren ist also ein Teil unseres Selbst, unserer Sprachfähigkeit und unseres interpersonellen Verhaltens.

In der MBT wird aufgrund des therapeutischen Kontrakts ein Sicherheitsgefühl vermittelt und durch Vereinbarungen werden auch Rituale etabliert, z. B. Behandlungsrituale, aber auch Auflagen wie z. B. Alkoholabstinenz. Zentral ist aber nicht der Kontrakt, sondern eine spezifische, differenzierte Fragetechnik, welche die Mentalisierungskapazität des Patienten fördern soll. Der Patient wird nach der Wahrnehmung seiner Gefühle und der Gefühle, die er bei anderen vermutet, gefragt. Ziel ist, dass er die subjektive Bedeutung der eigenen Gefühle erkennt („mentalisierte Affektivität") und auch die Gefühle der anderen reflektieren und verstehen kann. Der Patient soll nicht Deutungen erhalten, sondern über die gezielten Fragen dahin gelenkt werden, seine eigenen Affekte möglichst zu reflektieren und zu differenzieren. Ziel ist der Aufbau einer Mentalisierungskompetenz, auf die dann weitere, auch übertragungsorientierte Psychotherapien folgen können.

Diese Methode eröffnet meiner Ansicht nach einen neuen, entwicklungspsychologisch und neurobiologisch gut begründeten Schritt in der psychodynamischen Therapie psychischer und besonders psychosomatischer Störungen (ausführliche Darstellung in der Einzel- und Gruppenpsychotherapie bei Bateman und Fonagy 2019, Schultz-Venrath 2023, 2021, Schultz-Venrath und Felsberger 2016).

36.4.5 Psychotraumatherapie

Seit ihren Anfängen befasst sich die Psychoanalyse mit Trauma und Traumaverarbeitung. Freud hat sich zwar von der Verarbeitung traumatischer Erfahrungen, vor allem der traumatisierenden sexuellen Erfahrungen als Ursprung der neurotischen Entwicklung bei der Hysterie, ab- und mehr der Verdrängung der sexuellen Fantasien zugewandt, jedoch haben die psychobiologischen und psychologischen Forschungen zu Psychotraumatisierungen und ihren Folgen (vgl. Fischer und Riedesser 1998) den Einfluss der Traumata auf die psychische Entwicklung korrigiert und auch zu neuen traumazentrierten psychodynamisch orientierten Psychotherapien geführt (z. B. Fischer 2000; Reddemann 2004, [2016]; Wöller et al. 2020; Wöller 2022).

Priorität in der Therapie hat die Stabilisierung des Patienten durch **Imaginationen eines sicheren Ortes** und eines **inneren Helfers,** der jederzeit aufgesucht oder angefragt werden kann. Erst nach der Stabilisierung, die durch diese Übungen erreicht wird, ist eine Traumakonfrontation indiziert, die eine Erinnerung auch der abgespalteten Teile schrittweise ermöglicht. Auch weitere Techniken wie z. B. EMDR werden dazu erfolgreich eingesetzt (Hofmann 2009).

Die häufigsten zu bearbeitenden Pathologien sind Störungen der Affektregulation, dissoziative Symptome und Depersonalisationsphänomene, Wiederbelebung traumatischer Erfahrungen im täglichen

Leben, sich aufdrängende belastende Gedanken und Erinnerungen an das Trauma, Übererregungssymptome (Schlafstörungen, Schreckhaftigkeit, vermehrte Reizbarkeit, Affektintoleranz, Konzentrationsstörungen, Vermeidungsverhalten), selbstverletzende Verhaltensweisen, aber auch Essstörungen (bulimische Ess- und Brechattacken) bis hin zu Persönlichkeitsstörungen (Wöller 2006). Schon die Breite des Störungsspektrums zeigt, wie bedeutsam die Ansätze der Traumapsychotherapie in der psychodynamischen Psychotherapie traumatisch bedingter psychischer Störungen oder auch der somatoformen Störungen oder Persönlichkeitsstörungen insgesamt sind.

36.5 Störungsspezifische psychodynamische Psychotherapien

Störungsspezifische Behandlungsansätze i. S. einer symptomspezifischen Psychotherapie wurden zunächst in den kognitiv-behavioralen Therapieansätzen konzeptualisiert. Psychodynamische Psychotherapien definieren Störungen psychodynamisch als Konflikt- oder Strukturstörung oder als psychotraumatische Störung, in deren Folge unterschiedliche Symptombilder auftreten können. Daher war die Störungsspezifität in der psychodynamischen Psychotherapie zunächst kaum vertreten. Dennoch gibt es spezifische Merkmale bei klinisch definierten Störungsbildern, z. B. im Hinblick auf Interaktionsmuster, Übertragung und zugrunde liegende Konfliktdynamik (vgl. Beutel et al. 2010).

In den letzten Jahren wurden vermehrt psychodynamische Behandlungsmodelle entwickelt, die sich störungsspezifisch verstehen. Auch im deutschen Sprachraum liegen verschiedene störungsspezifische psychodynamische Psychotherapien vor, deren Wirksamkeit durch RCTs gesichert ist:

- Panikfokussierte psychodynamische Psychotherapie (Subic-Wrana et al. 2012; ➤ Kap. 36.5.1)
- Psychodynamische Therapie der generalisierten Angststörung (Leichsenring und Salzer 2014; ➤ Kap. 36.5.2)
- Psychodynamische-interpersonelle Therapie somatoformer Störungen (PISO) (Arbeitskreis PISO 2012; ➤ Kap. 36.5.3)
- Fokale psychodynamische Psychotherapie der Anorexia nervosa (Friederich et al. 2014; ➤ Kap. 36.5.4)

36.5.1 Panikfokussierte psychodynamische Psychotherapie

Für die psychodynamische Psychotherapie der Panikstörungen konzeptualisierten Subic-Wrana et al. (2012) einen phasischen Verlauf:

- Er beginnt mit der Exploration der Panikattacken und den Umständen zu Beginn der Symptomatik sowie den Gefühlen und persönlichen Deutungen der Symptomatik. Daraus soll der Therapeut die unbewussten Konflikte ableiten, die zentral für die Psychogenese der Panikstörung sind (z. B. Umgang mit Trennungssituationen, Abhängigkeitsgefühlen und Angst vor aggressiven Impulsen).
- In der zweiten Phase der Therapie sollen diese Konflikte in der Übertragung durchgearbeitet werden. Über die Bewusstmachung des emotionalen und interaktionellen Stils soll die Panikvulnerabilität reduziert werden.
- In der letzten Phase wird die Trennung vom Therapeuten bearbeitet.

Als Behandlungsdauer in einer ambulanten Psychotherapie werden 25–100 Sitzungen (1–2 Sitzungen/Wo.) angegeben.

36.5.2 Psychodynamische Therapie der generalisierten Angststörung

Leichsenring und Salzer (2014) konzeptualisieren eine **Kurztherapie** (25 Sitzungen) nach der supportiv-expressiven Therapie von Luborsky (1988), in der das zentrale Beziehungskonfliktthema (ZBKT), d. h. die in Beziehungssituationen sich manifestierenden unbewussten Wünsche und Ängste, durchgearbeitet werden (➤ Kap. 36.3.1).

36.5.3 Psychodynamisch-interpersonelle Therapie somatoformer Störungen (PISO)

Organisch nicht ausreichend erklärbare Körperbeschwerden werden als somatoforme Störungen oder funktionelle Syndrome bezeichnet; sie sind in allen Gebieten der klinischen Medizin verbreitet (➤ Kap. 67).

Der Arbeitskreis PISO (2012) hat eine durch RCTs überprüfte manualisierte Kurzzeitpsychotherapie von 12 Stunden vorgelegt, welche „die Sprache der Körperbeschwerden" in den Vordergrund stellt. Sie verfolgt vor allem das Ziel, eine tragfähige therapeutische Beziehung zu etablieren, die durch eine aktive und stützende therapeutische Vorgehensweise erreicht werden soll. Es werden aber auch Beziehungsepisoden herausgearbeitet und mit dem Zusammenhang von Lebensereignissen und Symptombildung konfrontiert.

Die Behandlungstechnik folgt der psychoanalytisch-interaktionellen Methode (➤ Kap. 36.4.1), verbindet mit der psychodynamischen Technik aber auch Entspannungsmethoden wie progressive Muskelrelaxation, imaginative Übungen und Körpertherapien (s. a. Henningsen et al. 2007; Roenneberg et al 2019; DGPM und DKPM 2018).

36.5.4 Fokale psychodynamische Psychotherapie der Anorexia nervosa

Da die Behandlung der Magersucht eine große Herausforderung darstellt und die Patientinnen i. Allg. für eine Psychotherapie nicht motiviert sind, verdient das psychodynamische Konzept von Friederich et al. (2014) mit i. d. R. 40–50 Sitzungen eine weite Verbreitung.

Diese auf der Basis der Fokusformulierung nach OPD (➤ Kap. 36.4.2, ➤ Kap. 31) konzeptualisierte psychodynamische Therapie orientiert sich besonders an den spezifischen Merkmalen der Psychodynamik von Patientinnen mit Anorexie, etwa ihr Bemühen um forcierte Autonomie und ihren Verlust zwischenmenschlicher Kontakte. Über eine Durcharbeitung der interpersonellen Konflikte sowie der abgewehrten Affekte und Ängste sollen eine Normalisierung des Essverhaltens sowie eine Korrektur des Körperbildes und des Körper- wie auch Selbstwerterlebens erreicht werden. Im therapeutischen Vorgehen wird also auf die unbewussten interpersonellen Probleme, assoziiert mit Affekten und Körpererleben bzw. Essverhalten, und je nach Fokusformulierungen auf die ermittelten Konflikt- oder Strukturstörung zentriert. Die psychodynamische Arbeit wird mit Vereinbarungen zu Mahlzeitenstruktur, Gewichtskontrollen und medizinischen Begleituntersuchungen verbunden, wie es sonst in verhaltenstherapeutischen Behandlungen anzutreffen ist. Die Langzeitergebnisse zeigen, dass sich BMI, Essverhalten und psychische Symptome bei > 80 % der Patientinnen dauerhaft besserten (Herzog et al. 2022).

RESÜMEE

Diese kurze Skizzierung störungsspezifischer psychodynamischer Psychotherapien zeigt, dass es erfolgreich sein kann, störungsspezifische Orientierungen an den Symptombildern mit psychodynamischen, kurztherapeutischen Techniken zu verbinden und auf Störungsbilder zu fokussieren. Wie die Manuale zeigen, lassen sich in psychodynamische Behandlungstechniken auch verhaltenstherapeutische Techniken integrieren, was als Modell für eine Weiterentwicklung der psychodynamischen Psychotherapie in den nächsten Jahren dienen könnte.

36.6 Supportive, ressourcenorientierte und systemische Interventionen in der psychodynamischen Psychotherapie

Obwohl es eigene Kapitel zu den suggestiven, hypnotherapeutischen und achtsamkeitsbasierten Methoden (➤ Kap. 42) und erst recht zum eigenständigen Verfahren der Systemischen Therapie (➤ Kap. 39) gibt, kann es bei bestimmten Patientengruppen durchaus sinnvoll sein, im Rahmen einer psychodynamischen Psychotherapie **supportiv, d. h. Ich-stützend** und nicht konfliktaufdeckend und/oder strukturbezogen zu arbeiten. Dies ist nach der Psychotherapie-Richtlinie unter tiefenpsychologisch fundierter Psychotherapie in der Untergruppe „niederfrequente Therapie in einer längerfristigen haltgewährenden therapeutischen Beziehung" möglich. Dieser Ansatz kommt bei Patienten mit starker somatischer, psychischer oder auch psychosomatischer Symptombildung infrage, z. B. bei chronisch körperlich und psychisch Kranken, bei denen eine Übernahme von Hilfs-Ich-Funktionen, eine Stärkung der Ich-Funktionen, der Realitätsanpassung und eine Stärkung des Selbstwertgefühls indiziert sind.

Anders als in den übrigen Therapien ist die Sitzungsfrequenz meist variabel. Es wird ein Therapieziel formuliert und mit dem Patienten abgestimmt, aber auch notfallpsychotherapeutische Sitzungen sind erforderlich. Deutungen treten in den Sitzungen zurück, soziale Unterstützung, Empfehlungen, Klärungen und vorsichtige Konfrontationen in den Vordergrund. Häufig sind Grenzsetzungen und auch Verbote oder Strukturierungen erforderlich. Wie in der Ich-psychologisch orientierten Therapie sollen Abwehrvorgänge, die adaptiv sind, gestärkt werden. Übertragungsbeziehungen sollten möglichst positiv sein (zur weiteren Technik s. Freyberger et al. 1996; Wöller et al. 1996).

Die **Ressourcenorientierung** ist nach Grawe (1998) ein Kernmerkmal jeder Psychotherapie, wird aber besonders in der behavioralen und kognitiven Psychotherapie aktivierend eingesetzt (Willutzky und Teismann 2013; Flückiger und Wüsten 2015). Besonders die Förderung der Selbstwirksamkeit und die Progressions- und Lösungsorientierung des Therapeuten sieht Grawe (1998) als Ressourcen. Wöller (2022) hält die Ressourcenorientierung von Beginn einer psychodynamischen Psychotherapie an für unverzichtbar, besonders bei der Behandlung von strukturell und/oder traumatisch bedingten Störungen. Eine ressourcenorientierte Haltung schaue nicht nur auf Pathologie und Probleme, sondern auch auf Aspekte in der Gegenwart und Vergangenheit, die für den Patienten positiv, hilfreich, förderlich waren und sind. Bei seiner objektbeziehungstheoretischen Position schaut Wöller besonders auf die positiven intrapsychischen Repräsentanzen des Patienten. Die **intrapsychischen Ressourcen** sind insbesondere die Erinnerungen an positiv erlebte, Sicherheit vermittelnde Beziehungen, an vertrauenswürdige Objekte und an Situationen mit Wohlbefinden. Ressourcenaktivierung bedeutet in diesem Sinne, den Patienten zu ermutigen, an emotional positive Erfahrungen mit den Objekten anzuknüpfen.

❚❚ Die wirksamste Erfahrung ist die ein positives Lebensgefühl vermittelnde Erfahrung in der therapeutischen Beziehung, die auch bei Krisen und Rupturen in der therapeutischen Beziehung wirksam bleibt und nicht zum Abbruch der Behandlung führt. ❚❚

Aktiviert werden können auch **externe Ressourcen** wie z. B. Unterstützung durch andere Personen, Partner oder Familie, durch Verbesserung der beruflichen Situation und durch Anerkennung und Lob.

❚❚ Insgesamt hat die psychodynamische Psychotherapie eine Förderung von intrapsychischen Ressourcen zum Ziel, denn sie fördert die Reflexions-, Mentalisierungs- und Symbolisierungsfähigkeit. ❚❚

Bei einem größeren Teil der chronisch körperlich und psychisch kranken Menschen sind auch zusätzlich **systemische Interventionen,** z. B. in Paar- und Familientherapiegesprächen, erforderlich. In der Systemischen Therapie wird die psychische oder körperliche Störung des Patienten weniger als Ausdruck seiner individuellen Probleme verstanden, sondern vielmehr als Folge spezifischer Struktureigentümlichkeiten innerhalb seiner Partner- und/oder Familienbeziehungen. Die Aufgabe des Therapeuten ist es, die vorherrschenden Beziehungsmuster zu erfassen und sie – wenn nötig – zu verändern. Ziel ist es, Ressourcen des familiären Systems besonders für chronisch Kranke zu mobilisieren und voll auszuschöpfen.

Fürstenau (2007) hat diese systemischen Ansätze mit der Psychoanalyse zu einer **psychoanalytisch begründeten Systemischen Therapie** weiterentwickelt. Er nennt sein Buch *Psychoanalytisch verstehen – Systemisch denken –Suggestiv intervenieren:*

- Mit „psychoanalytisch verstehen" meint er, die Psychopathologien und Störungen als Ausdruck „verbliebener Kindlichkeit" zu betrachten, die sich unbewusst in Übertragungen manifestiert und verhindert, dass Lebenssituationen gemeistert werden.

Gleichzeitig sind aber gesunde Ich-Anteile und persönliche Ressourcen vorhanden, die geweckt werden müssten.
- „Systemisch denken“ meint, den Klienten in einem Netzwerk, in einem System zu sehen und nicht allein als Individuum.
- „Suggestiv intervenieren“ heißt, so zu intervenieren, dass das jeweilige Klientensystem sich weiterentwickeln kann. Das erfordert eine Flexibilisierung des Settings (Einzel-, Paar-, Familien-, Gruppen-, Institutionsinterventionen). Das Selbstwertgefühl und das Vertrauen in die Kompetenzen der Klienten sollen suggestiv gestärkt werden. Dazu übt der Therapeut i. S. väterlicher oder mütterlicher Funktionen stellvertretend Ich-Funktionen aus.

36.7 Psychodynamische Psychotherapien im Mehrpersonensetting

Die von der Psychoanalyse abgeleiteten Psychotherapien in einem Mehrpersonensetting sind für die psychotherapeutische Versorgung der Bevölkerung von großer Bedeutung. Nur auf die Gruppenpsychotherapie kann unter dem Aspekt des Mehrpersonensettings näher eingegangen werden. Aber auch die **psychoanalytisch begründeten Paar- und Familientherapien,** die unter Systemischer und Familientherapie subsumiert werden (➢ Kap. 39), arbeiten nach der psychodynamischen Grundannahme:

❚❚ Dysfunktionale interpersonelle Beziehungen in Paar- und Familienkonstellationen tragen zur Entstehung oder auch zur Aufrechterhaltung von individuellen Symptomen bei, wobei die psychoanalytischen Ansätze die unbewussten und vorbewussten interpersonellen Konflikte, Beziehungsmuster und Abwehrstrukturen in die Betrachtung des Systems integrieren (vgl. Bauriedl 1994; Cierpka 1996). ❚❚

Psychodynamische Gruppenpsychotherapie

Als Anwendungsform der Psychoanalyse und der Gruppenanalyse gründet die psychodynamische Gruppenpsychotherapie auf der Persönlichkeits- und Krankheitslehre wie der Behandlungstheorie der Psychoanalyse, berücksichtigt aber mehr die soziale, interkulturelle und interpersonelle Dimension der Persönlichkeit. Zur Theorie der Gruppenanalyse und den vier Ebenen von Gruppe aus gruppenanalytischer Sicht s. ➢ Kap. 35.7, Janssen und Sachs (2018) sowie Dietrich und Fossel (2022).

Die psychodynamische Gruppenpsychotherapie wendet wie jede psychoanalytisch begründete Psychotherapie die Analyse der Übertragung, der Gegenübertragung und des Widerstands auf der Basis eines therapeutischen Bündnisses oder einer hilfreichen therapeutischen Beziehung an. Dabei ist jedoch der Therapeut als Gruppenleiter aufgefordert, gleichermaßen Individuum wie Gruppe zu beachten. Grundlegend für die psychodynamische Gruppenpsychotherapie sind die in ➢ Kap. 35.7 dargestellten gruppenanalytischen Konzepte, die Forschungen der Gruppendynamik und das Vier-Ebenen-Modell der Gruppe.

Das Vier-Ebenen-Modell für die Betrachtung der Prozesse in Gruppen ist schon in der Konzeptualisierung bei Bion und Foulkes zu finden (➢ Kap. 35.7) und wurde z. B. von Heigl-Evers und Heigl (1973), Kutter (1976), Sandner (1978) sowie Janssen und Sachs (2028) weitergeführt (➢ Kap. 35.7). Heigl-Evers und Heigl (1983) sprechen z. B. von einer psychoanalytisch-interaktionellen Gruppe, wenn der Arbeit an den manifesten Aktionen und dem Rollenverständnis Vorrang eingeräumt wird. Die Gruppenleiter intervenieren i. S. des Antwortgebens (➢ Kap. 36.4.1). Von dieser Ebene der Gruppe kann der Leiter nach dem **Göttinger Modell** zu den tiefenpsychologisch fundierten Gruppenpsychotherapien übergehen, die mehr an den unbewussten Konflikten in der Interaktion arbeiten, oder zur analytischen Gruppenpsychotherapie, die an den unbewussten Gruppenfantasien arbeitet (zusammenfassende Darstellung bei König und Lindner 1991; Streeck und Leichsenring 2009; Staats et al. 2014).

Im Gegensatz zu dieser „Schematisierung“ von Gruppenprozessen bin ich wie viele andere Gruppenpsychotherapeuten der Auffassung, dass in jeder Gruppenpsychotherapie immer je nach Gruppenprozess alle vier Ebenen wirksam sind und vom Gruppenleiter entsprechend beachtet werden müssen. Belege für diese gruppenpsychotherapeutische Haltung finden sich in den Beispielen bei Janssen und Sachs (2018).

Im Unterschied zum dualen Psychotherapiesetting äußern sich Übertragungen, Gegenübertragungen und Widerstände im manifesten interpersonellen Geschehen in der Gruppe. Sie sind daher nicht wie in der Einzeltherapie bi-, sondern **multipersonal.** Ein Ziel einer psychodynamischen Gruppenpsychotherapie ist die Reflexion dieser multidimensionalen und multipersonalen Übertragungsprozesse im interpersonellen Geschehen. Dabei ist die Gruppe als Ganzes ein Container für die Inszenierung von Gefühlen, ein Erleben von Zusammengehörigkeit und Kohärenz. Mehr als im dualen oder bipersonalen Setting ist der Psychotherapeut im gruppalen Setting aufgefordert, seine Aufmerksamkeit auf die Beobachtung von Ereignissen in der Gruppe, von Interaktionen, interpersonellen Begegnungen und körperlichem, gestisch-mimischem, nonverbalem Verhalten zu richten.

Eine Besonderheit psychodynamischer Gruppenpsychotherapie, die schon Foulkes (1978) mit der **Spiegelmetapher** herausgestellt hat, liegt vor allem in der Begegnung mit der Welt des Anderen oder der Anderen. Gruppenpsychotherapie hat in diesem Sinne eine Bedeutung für das Verständnis, für die Toleranz innerhalb unserer heterogenen Welt. Sonst schotten sich die individuellen homogenen Welten gegeneinander i. S. von „Ich gehöre hierzu, du gehörst dazu“ ab.

Seit über 60 Jahren ist die psychodynamische Gruppenpsychotherapie in der vertragsärztlichen Praxis eine anerkannte Therapieform. Sie wird in der Psychotherapie-Richtlinie als psychoanalytisch begründete Gruppenpsychotherapie definiert. Es handelt sich um eine **Anwendung der tiefenpsychologisch fundierten Psychotherapie** oder der **analytischen Psychotherapie in der Gruppe,** also um eine Methode und nicht um ein eigenständiges Verfahren. Hier werden beide Verfahren unter dem Begriff psychodynamische Gruppenpsychotherapie zusammengefasst.

Die analytische Gruppenpsychotherapie kann nach der Psychotherapie-Richtlinie (Dieckmann et al. 2021) maximal 150 und die tiefenpsychologisch fundierte Gruppenpsychotherapie maximal 80 Doppelstunden umfassen. Die **psychoanalytisch-interaktionelle**

Gruppenpsychotherapie wird der tiefenpsychologisch fundierten Gruppenpsychotherapie zugerechnet. Auch die **mentalisierungsbasierte Gruppenpsychotherapie** nach Schultz-Venrath und Felsberger (2016) wird zur tiefenpsychologisch fundierten Gruppenpsychotherapie gerechnet. Sie wendet die Prinzipien der mentalisierungsbasierten Psychotherapie (➤ Kap. 36.4.4) in der Gruppe an. Mit diesen Stundenzahlen sind immerhin 2–4 Jahre Gruppenpsychotherapie möglich.

Methodisch orientieren sich viele psychodynamische Psychotherapeuten in der ambulanten analytischen Langzeit-Gruppenpsychotherapie an der gruppenanalytischen Psychotherapie nach Foulkes (➤ Kap. 35.7). Die **tiefenpsychologisch fundierte Gruppenpsychotherapie** hingegen geht weniger auf die regressiven Prozesse und die multipersonalen Übertragungsszenen ein, sondern arbeitet an den interpersonellen Konflikten der Gruppe oder am Rollenkonflikt im Leben der Gruppenteilnehmer.

Bei verschiedenen, z. B. somatopsychischen, Krankheitsbildern sind eher supportive Techniken indiziert. Darum wurden Kurzzeit- bzw. Intensiv-Gruppenpsychotherapien entwickelt worden, in denen der Therapeut sich eher offen, transparent, expressiv, fokus- und ressourcenorientiert einstellt (Lorentzen 2014). Der Therapeut reduziert die Ängste, stützt manchmal die Abwehr, achtet auf die Förderung der Autonomie der Gruppenteilnehmer und deutet nur negative Übertragung.

Diese und andere grundlegende Behandlungsprinzipien sind für verschiedene Störungsbilder weiterentwickelt worden. Einen Überblick über die Gruppenpsychotherapie generell geben Yalom (2010), Tschuschke (2010), Strauß und Mattke (2018), Strauß (2022) und über die psychodynamische Gruppenpsychotherapie Janssen und Sachs (2018).

36.8 Psychoanalytische und psychodynamische Behandlungstechniken: Unterschiede

Schon die begrenzte und kurze Darstellung einiger psychodynamischer Psychotherapieverfahren zeigt, dass die Behandlungsstrategien der psychodynamischen Verfahren vielfältig und störungsbezogen sind und sich sowohl mit als auch unabhängig von der Psychoanalyse zu einem eigenständigen Verfahren entwickelt haben. Psychodynamische Psychotherapie verwendet weniger deutende (expressive) Interventionen, sondern auch stützende, antwortende, bestätigende, konfrontative, aktivierende, ressourcenorientierte und beschreibende Interventionen. Solche Interventionen sind insbesondere erforderlich bei Patienten mit Ich-Schwäche, Ich-strukturellen Störungen und bei akuten Belastungen (z. B. traumatischen Ereignissen). Sie umfassen den Aufbau einer hilfreichen therapeutischen Beziehung, eine Stärkung der Ich-Funktionen, z. B. der Realitätsprüfung oder der Impulskontrolle und die Erarbeitung von Zielen, z. B. die Bearbeitung von interpersonellen Konflikten. Zu den Interventionen gehören aber auch Lob und Anerkennung, um das Selbst zu unterstützen. Den Beziehungsaspekten, der Person des Therapeuten sowie seiner Identifikation mit der angewandten Methode wie auch der Stabilität der therapeutischen Beziehung wird heute besonders Bedeutung beigemessen.

Zusammenfassend können folgende Kriterien genannt werden, welche die psychodynamischen Behandlungstechniken von der Psychoanalyse unterscheiden:

- Weniger freie Assoziation und mehr Fokussierung auf die aktuellen Probleme und die Auswirkungen von strukturellen Störungen in den psychosozialen Situationen im Wechselspiel mit den intrapsychischen Konflikten
- Aufbau einer hilfreichen therapeutischen Beziehung als erstes Ziel der Therapie
- Zeitbegrenzung anstelle des nichtterminierten Prozesses in der Psychoanalyse mit festgelegtem Behandlungsziel
- Bei bestimmten Zielen auch direktive Interventionen
- Strukturierung des therapeutischen Prozesses (Anfang – Mitte – Ende)
- Bearbeitung der reaktualisierten Beziehungsrepräsentanzen in den aktuellen Beziehungen (Außenübertragungen) und möglicher Bezug zur Patient-Therapeut-Beziehung (Binnenübertragung)
- Dezentrierung des Übertragungsraums und eine Gleichstellung der Binnenübertragung mit der Außenübertragung, jedoch keine Förderung der Übertragungsneurose
- Förderung der positiven sowie Einschränken bis Vermeiden der negativen Übertragung
- Aktive therapeutische Haltung mit Phasen der freien Assoziation im Wechsel mit thematisch fokussierten Phasen oder Strukturierungen
- Der Therapeut als aktives, partnerschaftliches Gegenüber, weniger Asymmetrie
- Weniger Deutungen und Rekonstruktionen, mehr Konfrontation, Klärung und Unterstützung
- Aufrechterhaltung der „technischen Neutralität", jedoch selektive Abstinenz (auch „Antworten" statt „Deuten")
- Einsatz von supportiven, imaginativen, ressourcenorientierten und systemischen Interventionen
- Einschränkung der Regression durch das Setting (z. B. Sitzen statt Liegen und niedrigere Frequenz)
- Stärkere Berücksichtigung der aktuellen Lebenssituation des Patienten und seiner Möglichkeiten
- Handlungsaktivierende Interventionen und Übernahme von Hilfs-Ich-Funktionen
- Grenzsetzende Interventionen
- Überwindung der Mentalisierungsdefizite durch gezielte, die Reflexion anregende Fragen
- Integration von verhaltenstherapeutischen, suggestiven und systemischen Techniken
- Integration von Mal-, Musik- und Körpertherapien

Diese Techniken werden je nach Methode unterschiedlich eingesetzt (s. a. Hoffmann 2017; Ehrenthal 2020). Das Ziel ist immer ein therapeutisches: Linderung der Symptomatik und der zugrunde liegenden Konflikte und/oder strukturellen Störungen und/oder traumatischen Erfahrungen.

36.9 Wirksamkeit psychoanalytischer und psychodynamischer Verfahren

In den Kapiteln zu den einzelnen Krankheitsbildern werden vereinzelt empirische Arbeiten zitiert, welche die Wirksamkeit psychoanalytischer und/oder psychodynamischer Therapieverfahren im Einzelnen belegen. Darüber hinaus gibt es Studien und Metaanalysen, die nachweisen, dass aus Sicht der **Evidenzbasierten Medizin** die psychodynamischen/-analytischen Verfahren und Methoden hinreichend evaluiert sind (z. B. Sandell et al 2001; Leuzinger-Bohleber et al. 2002; Fonagy et al. 2005; Leichsenring 2008; Leichsenring und Rabung 2008; Leichsenring et al. 2013; de Maat et al. 2013; Steinert et al.2017; Abbass et al 2017; Leuzinger-Bohleber et al. 2019). Ein Gesamtüberblick über die bisherige Forschung zu Psychoanalyse und psychodynamischen Therapie über nahezu 100 Jahre findet sich bei Beutel et al. (2010). Einen Überblick über die aktuellen Forschungsergebnisse geben Ehrenthal et al. (2014) sowie Wöller und Kruse (2020). Diese Übersichten enthalten neben älteren Studien neuere RCTs und naturalistische Studien.

RESÜMEE

Ohne im Einzelnen auf Studien eingehen zu können, bestätigt diese Zusammenstellung eine gute und anhaltende Wirkung von psychoanalytischen und psychodynamischen Behandlungen, insbesondere auch der Langzeitbehandlungen.

Zentrale Wirkfaktoren sind die Person des Therapeuten und seine Kompetenz, eine therapeutische Beziehung („alliance") aufzubauen, sowie das Ausmaß, in dem sich der Psychotherapeut mit seiner Methode identifiziert („allegiance"). Zusammengefasst kann man dies als spezifische Kompetenz im Einsatz von expressiven (deutenden) und supportiven Interventionen beschreiben.

LITERATURAUSWAHL

Beutel ME, Doering St, Leichsenring F, Reich G. Psychodynamische Psychotherapie. Göttingen: Hogrefe 2010.
Boll-Klatt A. Kohrs M. Praxis der psychodynamischen Psychotherapie. 2. A. Stuttgart: Schattauer 2018.
Clarkin JF, Yeomans FE, Kernberg OF. Psychotherapie der Borderline-Persönlichkeit. 4. A. Stuttgart: Schattauer 2017.
Gumz A, Hörz-Sarstetter S. Psychodynamische Psychotherapie in der Praxis. Weinheim: Beltz 2018.
Janssen PL, Sachs G. Psychodynamische Gruppenpsychotherapie. Stuttgart: Schattauer 2018.
Reimer C, Rüger U (Hrsg.). Psychodynamische Psychotherapie. 4. A. Berlin, Heidelberg: Springer 2012.
Rudolf G. Psychodynamische Psychotherapie. Die Arbeit an Konflikt, Struktur und Trauma. 2.A. Stuttgart: Schattauer 2014.
Rudolf G. Strukturbezogene Psychotherapie. 4.A. Stuttgart: Schattauer 2017.
Schultz-Venrath U. Lehrbuch Mentalisierung. 4. A. Stuttgart: Klett-Cotta 2023.
Strauß B, Mattke D . Gruppenpsychotherapie. 2. A. Berlin, Heidelberg: Springer 2018.
Streeck U, Leichsenring F. Handbuch psychoanalytisch-interaktioneller Therapie. 2.A. Göttingen: Vandenhoeck & Ruprecht 2015.
Wöller W. Psychodynamische Psychotherapie – Lehrbuch der ressourcenorientierten Praxis. Stuttgart: Schattauer 2022.
Wöller W, Kruse J. Tiefenpsychologisch fundierte Psychotherapie. 5.A. Stuttgart: Schattauer 2018.
Wöller W, Lampe A, Mattheß H, et al. Psychodynamische Therapie der komplexen posttraumatischen Belastungsstörungen. Ein Manual zur Behandlung von Kindheitstrauma. Stuttgart: Schattauer 2020.

KAPITEL

37

Volker Köllner und Franziska Einsle

Verhaltenstherapeutisch orientierte Therapieverfahren

37.1 Grundlagen

Dieses Kapitel gibt einen Überblick über die Grundhaltung in der Verhaltenstherapie sowie verschiedene kognitiv-verhaltenstherapeutische Methoden und ihre Anwendung im medizinischen Kontext. Eine ausführliche Darstellung der lerntheoretischen Grundlagen der Verhaltenstherapie (VT) bietet ➤ Kap. 10; weiterführende Informationen zur Diagnostik in der VT finden sich in ➤ Kap. 29.

Die kognitive Verhaltenstherapie (KVT) ist aus heterogenen Denkrichtungen und Behandlungsansätzen entstanden, wobei das verbindende Element die Orientierung an der Lerntheorie und der empirischen Psychologie ist. Verhaltenstherapie lässt sich somit nicht als eine einzelne, klar umrissene Therapiemethode beschreiben. Margraf und Lieb (1995) haben deshalb vorgeschlagen, nicht von einer Therapieschule, sondern von einer psychotherapeutischen Grundorientierung zu sprechen. Hieraus leitet Margraf (1996) für die Verhaltenstherapie folgende Definition ab:

„Die Verhaltenstherapie ist eine auf der empirischen Psychologie basierende psychotherapeutische Grundorientierung. Sie umfasst störungsspezifische und -unspezifische Therapieverfahren, die aufgrund von möglichst hinreichend überprüftem Störungswissen und psychologischem Änderungswissen eine systematische Besserung der zu behandelnden Probleme anstreben. Die Maßnahmen verfolgen konkrete und operationalisierte Ziele auf den verschiedenen Ebenen des Verhaltens und Erlebens, leiten sich aus einer Störungsdiagnostik und individuellen Problemanalyse ab und setzen an prädisponierenden, auslösenden und/oder aufrechterhaltenden Problemänderungen an. Die in ständiger Entwicklung befindliche Verhaltenstherapie hat den Anspruch, ihre Effektivität empirisch abzusichern."

(Margraf 1996, S. 3)

Verhaltenstherapeutischem Arbeiten liegen nach Margraf (1996) folgende Prinzipien zugrunde:

- **Orientierung an empirisch gesicherten Befunden der Psychologie:**
  d. h., die VT geht davon aus, dass menschliches Verhalten und somit auch psychische Störungen über vorhersagbare und nachweisbare psychische Prozesse gesteuert werden.
- **„Experimentelle" Methode:**
  Damit ist gemeint, dass verhaltenstherapeutische Interventionen zunächst einmal Hypothesen überprüfen, die gemeinsam von Therapeut*in und Patient*in erarbeitet wurden. Im Experiment, d. h. im alltäglichen Leben des Patienten bzw. der Patientin, werden sie dann auf ihre Gültigkeit überprüft, bei Erfolg bestätigt, bei Teilerfolg oder Misserfolg umformuliert oder ergänzt.
- **Orientierung am Einzelfall:**
  Um zu gewährleisten, dass allgemein gültige Prinzipien den individuellen Gegebenheiten angepasst werden, wird mithilfe der Verhaltensanalyse versucht, die individuellen Bedingungen im Zustandekommen der Symptomatik für eine Person abzuleiten und so weit zu verstehen, dass es gelingt, ihr dysfunktionales Verhalten zu verändern.
- **Orientierung am Problem und an möglichen Lösungen:**
  Die Behandlung setzt i. d. R. an der vom Patienten bzw. von der Patientin geschilderten und aktuell bestehenden Problematik und daraus abgeleiteten Therapiezielen an. Hierbei soll nach Möglichkeit nicht nur das aktuelle Problem gelöst, sondern auch die Problemlösekompetenz allgemein erhöht werden, um die Gefahr von Rückfällen zu minimieren.
- **Transparenz und Hilfe zur Selbsthilfe**
  Therapeutische Strategien werden Patient*innen gegenüber offen deklariert; sie sollen zu Expert*innen für die Lösung der eigenen Probleme werden.

- **Ätiologieverständnis: prädisponierende, auslösende und aufrechterhaltende Bedingungen eines Problems**
  Die VT geht nicht von einer linearen Ursache-Wirkungs-Beziehung bei der Entstehung psychischer Störungen aus, sondern von einer Interaktion zwischen prädisponierenden (Vulnerabilitäten), auslösenden (kritische Lebensereignisse) und aufrechterhaltenden Bedingungen (Vulnerabilitäts-Stress-Modell).

37.2 Entwicklungen und verhaltenstherapeutische Methoden

37.2.1 Fokus auf Lerntheorien – die erste Welle

Die VT ging zunächst davon aus, dass Menschen selbst wenig Einfluss auf ihre psychischen Beschwerden haben, sondern ungünstige Verhaltensweisen durch ihre Umwelt „erlernen". Hierbei werden der Behandlung neben anderen Lerntheorien (➢ Kap. 10) insbesondere die Konzepte der klassischen und operanten Konditionierung zugrunde gelegt.

Basierend auf der durchgeführten Verhaltensanalyse zu Beginn jeder kognitiv-verhaltenstherapeutischen Behandlung werden die Bedingungen und Wirkungen des dysfunktionalen Ausgangsverhaltens analysiert, und das entsprechende Zielverhalten wird definiert. Daraus lassen sich die notwendigen Maßnahmen zur Verhaltensmodifikation ableiten, die am Stimulus, am konkreten Verhalten selbst oder an den Konsequenzen sowie an den Kontingenzen und Kontiguitäten ansetzen.

➢ Tab. 37.1 stellt die lerntheoretischen Maßnahmen getrennt für Verhaltensaufbau, Verhaltensabbau und Verhaltensstabilisierung dar, von denen im Folgenden einige exemplarisch vorgestellt werden.

Modifikation über die Veränderung der Situation

Ein bestimmtes Verhalten kann dann abgebaut werden, wenn situative Bedingungen mit Signalwirkung (auch Stimuli) eliminiert werden. Diese Methode wird als Stimuluskontrolle bezeichnet.

Ein Beispiel hierfür ist die Anwendung der Stimuluskontrolle bei der Behandlung der Adipositas (Epstein et al. 2004). Wesentliches Element der Therapie ist hierbei das Entfernen leicht erreichbarer und hochkalorischer Nahrungsmittel (z. B. Schokolade oder Chips) aus dem Umfeld der übergewichtigen Patient*innen, sodass sie als unmittelbare Reize nicht wirksam werden.

Stimuluskontrolle wird auch in der Therapie von Schlafstörungen eingesetzt (Spiegelhalder et al. 2011): Bett und Schlafzimmer haben für viele Patient*innen mit chronischer Insomnie ihren Hinweisreiz für das „Einschlafen" verloren und sind stattdessen Hinweisreize für Fernsehen, Grübeln oder Ärger. Dies führt dazu, dass Patient*innen mit Insomnie zwar müde zu Bett gehen, dort aber wieder hellwach werden. Um diesen Lernvorgang rückgängig zu machen, werden die Patient*innen aufgefordert, nur bei ausgeprägter Müdigkeit zu Bett zu gehen, dieses nur zum Schlafen zu verwenden (Ausnahme: sexuelle Aktivitäten) und das Bett bei längerem (individuell festzulegendem) Wachliegen wieder zu verlassen.

Wenn die Eliminierung des Stimulus nicht möglich ist, können zur Berücksichtigung der Situation lerntheoretisch begründet auch Verfahren der Desensibilisierung oder Gegenkonditionierung eingesetzt werden. Grundlage der **„systematischen Desensibilisierung"** (Wolpe 1958) ist die Beobachtung, dass sich Angst durch ihre physiologischen Charakteristika selbst verstärkt (Herzklopfen, Schwitzen, schnelleres Atmen). Daher müssen auslösende Reize so niederschwellig dargeboten werden, dass die physiologische Begleitreaktion der Angst ausbleibt. Dies wird dadurch unterstützt, dass zunächst ein Entspannungsverfahren erlernt wird (z. B. progressive Muskelrelaxation). Die angstauslösenden Reize werden in ansteigender Intensität meist in sensu (in der Vorstellung) dargeboten und mit dem Herstellen einer Entspannungsreaktion kombiniert. Über die Entspannungsreaktion wird sichergestellt, dass es zu keiner ausgeprägten physiologischen

Tab. 37.1 Lernpsychologisch begründete Maßnahmen der Verhaltensmodifikation (modifiziert nach Narciss 2006, S. 392)

Komponente	Verhaltensaufbau	Verhaltensabbau	Verhaltensstabilisierung
Situation (S)	Stimulus einführen Sensibilisieren Klassisches Konditionieren	Stimulus eliminieren Desensibilisieren Gegenkonditionieren	Fading – S ausblenden Diskrimination Generalisierung
Beziehung S – R	Kontiguität herstellen Kontingenz herstellen	Kontiguität auflösen Kontingenz auflösen	Kontiguität reduzieren Kontingenz reduzieren
Reaktion (R)	Shaping Chaining Modellieren	Verstärker (Premack-Prinzip) Sättigung Alternative modellieren	Variabel üben Fading – Ausblenden von Hilfestellungen
Beziehung R – K	Kontiguität herstellen Kontingenz herstellen	Kontiguität auflösen Kontingenz auflösen	Kontiguität reduzieren Kontingenz reduzieren
Konsequenz (K)	Positiv verstärken Negativ verstärken Erhöhung	Bestrafen – Typ 2 Bestrafen – Typ 1 Reduktion Löschen	Fading – Konsequenz ausblenden Selbstverstärkung

Erregung kommt. Heute spielt die systematische Desensibilisierung zumeist nur noch bei der Therapie von Kindern eine Rolle.

Demgegenüber werden bei der **Reizüberflutung (Flooding)** Patient*innen in vivo mit angstauslösenden Reizen in stärkster Ausprägung konfrontiert. Mit den Patienten wird vereinbart, dass die Therapeutin ihn dabei unterstützt, in Kontakt mit dem Reiz zu bleiben, ihn nicht zu vermeiden („response prevention"; Baum 1970) und das bisher eingesetzte Sicherheitsverhalten zu reduzieren. Bei ausreichend langer Exposition „habituiert" die physiologische Reaktion. Patient*innen machen die Erfahrung, dass sie im Angesicht angstauslösender Reize ruhiger werden, ohne direkt auf den Verlauf der Angst Einfluss genommen zu haben. Wichtig für den Erfolg ist, dass Patient*innen so lange in der angstauslösenden Situation verbleiben, bis ein deutlicher Angstabfall eintritt. Diese Erfahrung sollte mehrmals wiederholt werden.

Lege artis durchgeführte Expositionsverfahren sind in ihrer Wirksamkeit auf phobische Störungen sehr gut belegt, auch wenn diskutiert wird, was die zugrunde liegenden Wirkmechanismen tatsächlich sind: Habituation, Extinktion oder Neulernen (u. a. Craske 2015).

Bei Patient*innen, denen aus medizinischen Gründen eine massive Reizkonfrontation nicht zugemutet werden kann, besteht die Möglichkeit eines abgestuften Vorgehens in enger Absprache zwischen Therapeut*in und somatisch behandelnder Ärzt*in (Köllner et al. 2011; Herrmann-Lingen und Köllner 2019). Wenn eine Exposition in vivo mit zu großem Aufwand oder geringer Kontrollierbarkeit verbunden wäre, stellt **Konfrontation in sensu** eine Alternative dar. Konfrontationsverfahren sind integraler Bestandteil bei der Behandlung von Zwängen (Kozak und Foa 1996), Abhängigkeitserkrankungen (Lindenmeyer 2005), posttraumatischen Belastungsstörungen (Boos und Smucker 2005; Maercker 2019) oder Essstörungen (Tuschen-Caffier 2005).

Modifikation über die Verhaltenskomponente

Um bei einer Person neue, komplexe Verhaltensweisen aufzubauen, die bisher nicht zu ihrem Repertoire gehörten, werden Methoden zur Verhaltensformung (Shaping) und zur Verkettung von Verhaltensweisen (Chaining) verwendet:

- Beim **Shaping** wird ausgehend von einer ersten, zumindest teilweise erfolgreichen Handlung versucht, das gewünschte Zielverhalten aufzubauen. Mit zunehmendem Lernfortschritt erfolgt eine weitere Differenzierung des zu verstärkenden Verhaltens.
- Beim **Chaining** wird demgegenüber versucht, komplexe Verhaltensabläufe aufzubauen. Dabei wird als Erstes das letzte Glied einer Kette von Verhaltensweisen verstärkt und mit einer entsprechenden Auslösebedingung verknüpft. Im Anschluss werden Schritt für Schritt weitere Glieder des Ablaufs aufgebaut und schließlich miteinander verknüpft. Jede einzelne Handlung wird dabei zur Auslösebedingung (diskriminativer Hinweisreiz) für die nachfolgende Handlung.

Im medizinischen Kontext werden diese grundlegenden Techniken des Verhaltensaufbaus z. B. in der medizinischen Rehabilitation des Schlaganfalls angewendet, wenn Patient*innen z. B. wieder lernen sollen, selbstständig zu essen oder sich anzuziehen.

Modifikation über die Konsequenzkomponente

Beim Einsatz operanter Techniken werden die Konsequenzen des Verhaltens verändert. Prinzipiell wird damit, wie in ➤ Kap. 10 erörtert, die Auftretenswahrscheinlichkeit eines Verhaltens beeinflusst. Tatsächlich bestimmt dieses Prinzip sowohl das therapeutische Vorgehen als auch das soziale Verhalten allgemein. Nicht nur Psychotherapeut*innen, sondern Menschen im Allgemeinen verstärken bestimmte Aussagen ihres Gegenübers durch selektive Zuwendung wie Kopfnicken oder zustimmenden Gesichtsausdruck. Im Rahmen der KVT wird dieses **Prinzip der Verstärkung** darüber hinaus systematisch angewendet, um erwünschtes Verhalten zu festigen oder unerwünschtes zu löschen:

- Bei der **positiven Verstärkung** folgt ein positiver Reiz auf ein erwünschtes Verhalten (z. B. Lob). Die Verstärkung muss dabei nicht vom Therapeuten bzw. der Therapeutin kommen, sondern kann darin bestehen, dass der Patient bzw. die Patientin selbst in der Therapie sein/ihr Verhalten explizit als positiv bewertet.
- Bei der **negativen Verstärkung** bleibt ein negativer Reiz auf ein erwünschtes Verhalten aus, z. B. indem die negativen, sich selbst entwertenden Gedanken entfallen.

Das **Prinzip der operanten Löschung** besteht darin, dass Verhalten durch den Fortfall einer Verstärkung gelöscht wird. Wenn unerwünschtes Verhalten (z. B. Rückzug bei Schmerz) durch wohlgemeinte Zuwendung von Angehörigen aufrechterhalten wird, könnte eine Intervention darin bestehen, diese positive Unterstützung zu unterlassen.

Auch Methoden der **Bestrafung** könnten zur Veränderung von Verhalten eingesetzt werden. Allerdings bewirken sie meist keinen nachhaltigen Verhaltensabbau, sondern unterdrücken nur das Verhalten. Hier hat es sich bewährt, Bestrafung „anzudrohen" und parallel positiv besetztes Alternativverhalten zu verstärken.

In verschiedenen Zusammenhängen kann es wichtig sein, wann genau die Verstärkung erfolgt. Wenn eine primäre Verstärkung nicht zum Zeitpunkt des erwünschten Verhaltens erfolgen kann, wird ein Münzsystem benutzt, d. h., die Betroffenen erhalten eine Marke, für die sie zu einem späteren Zeitpunkt einen primären Verstärker eintauschen können (**Token Economy**). Dieses Verfahren kann auch hilfreich sein, wenn es erforderlich ist, Verstärker für kleine, schnell erreichbare Teilziele zu vereinbaren. Dies ist z. B. bei der VT der Adipositas der Fall (Ellrott und Pudel 1998). Ein Verstärker in ferner Zukunft („Wenn ich 10 kg abgenommen habe, kaufe ich mir einen neuen Anzug!") ist weniger verhaltenssteuernd als ein Verstärker, der bei der Bewältigung zeitlich nahe liegender Versuchungssituationen zum Einsatz kommt (Bsp.: „Immer, wenn ich statt eines sehr fetthaltigen ein gesundes Nahrungsmittel auswähle, kann ich 1 Euro in die Spardose für den neuen Anzug tun!").

Aufbau spezifischer Verhaltensweisen

Entspannungsverfahren

Unter dem Begriff Entspannungsverfahren lassen sich zahlreiche Methoden und Techniken unterschiedlicher Herkunft zusammenfassen. Gemeinsames Ziel der Entspannungsverfahren ist die Herstellung einer Entspannungsreaktion, die im Gegensatz zur Aktivierungsreaktion steht, die mit Erregungs- und Anspannungszuständen einhergeht. Die wichtigsten Verfahren sind das **Autogene Training** von Schultz und die **Progressive Muskelrelaxation** nach Jacobson (vertiefende Details: Krampen 2013). Darüber hinaus kommen im verhaltenstherapeutischen Setting aber auch Hypnose, Meditation sowie imaginative Verfahren und Biofeedbacktechniken zum Einsatz (Übersicht zu Biofeedback: Rief und Bierbaumer 2010).

Das Erlernen der Entspannungsreaktion ist eine wesentliche Komponente vieler verhaltenstherapeutischer Verfahren. Zahlreiche Untersuchungen bestätigen die Wirksamkeit und häufige Verwendung von Entspannungsverfahren (➤ Kap. 42). Generell zeigt sich, dass die Wirkung von Entspannungsverfahren größer ist, wenn sie Teil eines übergreifenden Behandlungskonzepts ist.

❚❚ Auch vor dem Einsatz von Entspannungsverfahren ist eine sorgfältige Verhaltensanalyse zur Indikationsstellung notwendig. Häufig zeigt sich, dass Beschwerden (z. B. Schmerzen) nicht nur durch An- bzw. Verspannung entstehen, sondern auch mit ängstlicher Bewegungsvermeidung und Muskelatrophie einhergehen. Hier ist eine Kombination mit einem Muskelaufbautraining indiziert und Lernziel des Entspannungsverfahrens ist eine bessere Körperwahrnehmung und Selbstregulation von Anspannung und Entspannung. ❚❚

Stressbewältigung und Problemlösefertigkeiten

Bei der Stressbewältigung (kritische Auseinandersetzung mit der Definition von Stress in ➤ Kap. 9) wird davon ausgegangen, dass es ein ungünstiges Verhalten einer Person bei der Auseinandersetzung mit einer Belastung gibt, das geändert werden kann. So kann z. B. beruflicher Stress bei Medizinern mit einem ungünstigen eigenen Zeitmanagement, der fehlenden Möglichkeit körperlich und geistig zu entspannen, mit stressverschärfenden Gedanken (z. B. „ich muss immer alles perfekt machen") oder fehlenden sozialen Kompetenzen in der Arbeit mit Patient*innen, Kolleg*innen und Vorgesetzten zusammenhängen.

Basierend auf den unterschiedlichen Ursachen für individuelles Stresserleben basieren **Stressbewältigungstrainings** meist auf mehreren verschiedenen Modulen. Hierbei werden neben Entspannungsverfahren auch kognitive Techniken (zur Veränderung stressverschärfender Kognitionen) und euthyme Maßnahmen (z. B. Genusstraining) eingesetzt.

Ein Beispiel für ein Stressbewältigungstraining mit einem starken Fokus auf kognitiven Techniken findet sich in ➤ Box 37.1.

BOX 37.1

Das Stressimpfungstraining

Meichenbaum und Cameron (1983) gehen davon aus, dass sich eine Person durch den Aufbau bestimmter Verhaltensweisen, wie bei einer Impfung, gegen die Auswirkungen von Stress immun machen kann. Das von ihnen entwickelte Training umfasst die folgenden Phasen:

Phase I – Konzeptualisierung
Identifizierung der Problemdeterminanten; Unterscheidung zwischen Leistungsversagen und Defizit an Fähigkeiten; Behandlungsplan und Aufgabenanalyse; Training der Selbstbeobachtung

Phase 2 – Aneignen und Üben von Bewältigungsfähigkeiten
Training zur Aneignung von Fähigkeiten wie z. B. Kommunikation, Selbstsicherheit, Problemlösen, Arbeitsverhalten oder von „palliativen" Fähigkeiten wie z. B. Ablenkung, Suche nach sozialer Unterstützung, Entspannung etc.; Entwicklung eines flexibel einsetzbaren Repertoires dieser Fähigkeiten; Üben dieser Fähigkeiten: im Rollenspiel, in der Imagination.
Training von Selbstinstruktionen: Diesem Teil wird eine besondere Bedeutung beigemessen, da der „innere Monolog", mit dem wir unser Handeln kommentieren, bei der Entstehung von Stress bedeutsam zu sein scheint. Im Rahmen des Selbstinstruktionstrainings sollen destruktive Selbstinstruktionen („Das schaffe ich nie, ich bin einfach zu blöd!") durch funktionale („Es ist noch kein Meister vom Himmel gefallen, mit etwas Übung kriege ich das schon hin!") ersetzt werden.

Phase 3 – Anwendung und „Durcharbeiten"
Induzierung der Anwendung: Bewältigung in der Vorstellung, wobei frühe Anzeichen von Stress als Hinweisreize für die Anwendung der Bewältigung dienen; Anwendung im Rollenspiel antizipierter Stresssituationen; abgestufte Anwendung in realen Situationen; Generalisierung und Pflege der Fähigkeiten; Entwicklung von Strategien für den Umgang mit Misserfolg; Follow-up.

Eine besondere Bedeutung im Rahmen von Stressbewältigungstrainings kommt auch dem **Problemlösetraining** zu (Liebeck 2015). Dieses Modul basiert auf folgenden Schritten:

1. Identifizieren und Beschreiben des Problems sowie Definieren der Ziele
2. Entwicklung von Lösungsmöglichkeiten (Brainstorming ohne Bewertung)
3. Bewertung der Lösungsmöglichkeiten und Entscheidung
4. Planen der Schritte
5. Durchführung der Schritte
6. Rückblick und Bewertung

Die Validierung von Stressbewältigungsprogrammen zeigt u. a. für das Manual „Gelassen und sicher im Stress" (Kaluza 2015) eine stabile Reduktion der subjektiven Belastungswerte, den Aufbau aktiver Bewältigungsstrategien und ein allgemein positiveres Befinden für verschiedene Personengruppen. Diese Effekte waren auch im Follow-up stabil (Kaluza 1999).

Training sozialer Kompetenzen

Für die Veränderung von sozialen Kompetenzen wurde eine Gruppe von Interventionsprogrammen entwickelt, die insbesondere der Verbesserung von individuellen Fertigkeiten bzgl. der Gestaltung und Verarbeitung sozialer Interaktionen dienen. Dabei konnte die Wirksamkeit verschiedener Trainings nachgewiesen werden, wenn diese auch zumeist wirksamer sind, wenn sie mit anderen Techniken kombiniert werden (Helbig-Lang und Klose 2011). Die beiden wichtigsten Vertreter aus der Gruppe der Trainings zur Förderung sozialer Kompetenzen sind:

- **Selbstsicherheitstrainings** (z. B. Assertiveness-Training-Programm; Ullrich und deMynck 1998, 2015), die insbesondere auf die Reduktion sozialer Ängste abzielen. Diese Trainings bestehen zumeist aus Übungen, die in der Schwierigkeit aufsteigen und verschiedene Bereiche sozialer Angst betreffen (Kritik-/Fehlschlagangst, Kontaktangst, Ablehnungsangst beim Äußern eigener Bedürfnisse oder bei der Abgrenzung gegenüber anderen).

Für diese Trainings konnte in verschiedenen Studien eine langfristige Effektivität gezeigt werden.

- **Trainings sozialer Fertigkeiten** (z. B. Gruppentraining sozialer Kompetenzen; Hinsch und Pfingsten 2023) fokussieren demgegenüber auf den Aufbau sozialer Kompetenzen. Hierbei werden verschiedene Situationstypen unterschieden: z. B. Recht durchsetzen, Beziehungen gestalten und um Sympathie werben. Diese Trainings zielen neben der Entwicklung neuer Fertigkeiten und Kompetenzen auf die situationsangemessene Anwendung i. S. einer verbesserten Performanz. Hierbei stehen die Informationsvermittlung, Wahrnehmungsübungen sowie Übungen in Rollenspielen und in vivo im Mittelpunkt der Behandlung.

37.2.2 Fokus auf Kognitionen und Selbstregulation – die zweite Welle

In den 1970er-Jahren geriet die VT in eine schwere Krise. Es hatte sich herausgestellt, dass Versuchspersonen wie z. B. Gefängnisinsassen gegen ihren Willen Programme zur „Verhaltensmodifikation" aufgezwungen worden waren (Stolz 1978). Dadurch kam es innerhalb der VT zu einer kritischen Auseinandersetzung mit der Problematik der Kontrolle menschlichen Verhaltens. Die darauffolgende **kognitive Wende** in der VT beinhaltet sowohl die Einführung kognitiver Konstrukte in Theoriebildung und Therapie als auch die Entwicklung von Modellen zur Selbststeuerung oder Selbstregulation.

Mit dem **Selbstmanagementansatz** (Kanfer et al. 2012) rückte der Veränderungsprozess selbst in den Mittelpunkt des wissenschaftlichen Interesses und der Theoriebildung. Dabei ist es langfristiges Ziel der Therapie, dass Patient*innen Autonomie und Selbstregulation (wieder-)erlernen, die häufig im Rahmen psychischer Störungen verloren gehen. Essenzielle Bestandteile des therapeutischen Prozesses sind daher u. a. die Klärung und der Aufbau von Veränderungsmotivation. Kanfer, Reinecker und Schmelzer (1996) beschrieben ein 7-Phasen-Modell des therapeutischen Prozesses (➤ Abb. 37.1).

In den 1970er-Jahren kam es des Weiteren zu einer Neuerung in der Betrachtung psychischer Störungen. Die neueren Theorien basieren auf dem „Kognitivismus", der davon ausgeht, dass der Mensch kein ausgeliefertes Wesen ist, sondern vielmehr eine gedankliche Vorstellung seiner Umwelt konstruiert. Aus Sicht der kognitiven Theorien sind es diese gedanklichen Repräsentationen, die essenziell an der Entstehung psychischer Störungen beteiligt sind. Hauptvertreter der kognitiven Therapieansätze sind. A. Ellis (1977, Ellis und Dryden 2007), A. T. Beck (1979, 1993) und D. Meichenbaum (1995; Meichenbaum und Deffenbacher 1988). Allen Theorien liegt das Kognitive Modell zugrunde (➤ Abb. 37.2).

Grundlage kognitiver Therapien ist die sog. **kognitive Umstrukturierung,** deren therapeutisches Vorgehen an einem Fallbeispiel erläutert werden soll.

Patientengeschichte

Ein 59-jähriger Augenarzt musste sich nach einem gut abgeheilten Herzinfarkt einer Bypass-Operation unterziehen, die bis auf eine kleine, gelegentlich schmerzende Narbenhernie komplikationslos verlief. Der Pat. erreichte durch sein diszipliniertes körperliches Training in der Rehabilitation eine für seine Altersgruppe überdurchschnittliche körperliche Leistungsfähigkeit. Bald nach der Entlassung aus der Reha-Klinik kam es jedoch immer wieder zu Anfällen mit linksthorakalen Schmerzen, Herzrasen, Schwitzen und Todesangst. Es folgten mehrere Notarzteinsätze sowie kardiologische Diagnostik bis zum Herzkatheter, ohne dass eine Erklärung für die Beschwerden gefunden werden konnte. Als Arzt schämte sich der Pat., seine Kollegen immer wieder grundlos zu belästigen, und blieb deshalb mit seiner Todesangst allein bzw. nahm Benzodiazepine ein. Es kam zusätzlich zu einer depressiven Symptomatik, die dann zur Vorstellung in der Psychosomatik führte.

Den ersten Schritt in der Kognitiven Therapie stellt die Vermittlung des Kognitiven Modells dar, die begleitet wird durch das **Registrieren bzw. Explorieren automatischer Gedanken.** Die Vermittlung des Modells kann dabei auf der Basis des sog. ABC-Schemas nach Ellis anhand eines fiktiven Beispiels und/oder einer Patientengeschichte erfolgen. Hierbei werden gemeinsam mit dem Patient bzw. der Patientin unter Verwendung eines Protokollbogens (➤ Tab. 37.2) typische Problemsituationen besprochen. Ziel ist es, den Betroffenen zu verdeutlichen, welche Rolle automatische Gedanken für die problematischen Emotionen sowie das dysfunktionale Verhalten spielen können. Darüber hinaus kann über die automatischen Gedanken auch die Bedeutung von Grundüberzeugungen (überdauernde Annahme; z. B.: „Ein Arzt muss sich immer selbst therapieren") hergeleitet werden.

Zweiter Schritt der Kognitiven Therapie ist es, die **dysfunktionalen Gedanken** (führen zu ungünstigen Emotionen und Problemverhalten) „aufzuweichen" oder „**umzustrukturieren**". Dabei werden dysfunktionale Kognitionen mithilfe verschiedener Techniken auf ihre Angemessenheit, Logik und Nützlichkeit hin untersucht. Wichtig ist, den Patient*innen nicht einfach aus der Fachperspektive heraus zu erklären, warum sie beispielsweise keinen Herzinfarkt haben; vielmehr kommt es darauf an, sich auf das Gedankensystem des Patienten bzw. der Patientin einzulassen, um von innen heraus, also „systemimmanent" (Tuschen und Fiegenbaum 2000), gemeinsam Widersprüche zu suchen. Eine Möglichkeit hierzu ist der **sokratische Dialog.** Diese Gesprächstechnik ermöglicht, dysfunktionale Gedanken zu hinterfragen und Widersprüche aufzuzeigen. Für das Hinterfragen steht den Behandelnden eine Vielzahl kognitiver Techniken zur Verfügung (zur Vertiefung: Einsle und Hummel 2015; Leahy 2007; Wilken 2015). In unserem Fallbeispiel könnte z. B. gemeinsam eine Liste erstellt werden, was für bzw. gegen seine Überzeugung, „einen Herzinfarkt zu erleiden", spricht, oder es könnte die Nützlichkeit des Gedankens mit Blick auf seinen Wunsch, seinen Lebensabend zu genießen, disputiert werden. Außerdem könnte die Grundüberzeugung „Ein Arzt muss sich immer selbst therapieren" hinterfragt und auf ihre Machbarkeit hin überprüft werden.

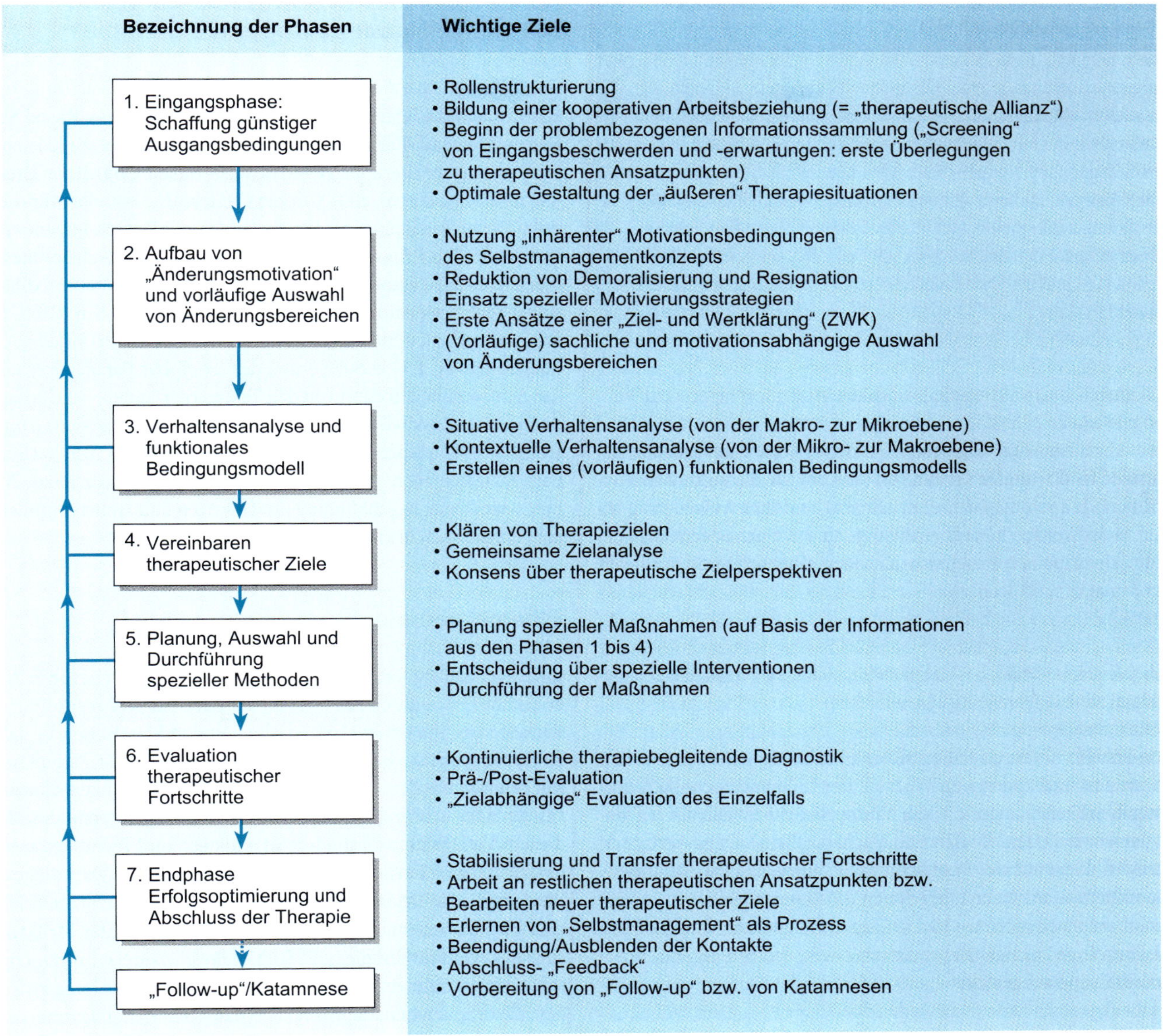

Abb. 37.1 Phasenmodell des therapeutischen Prozesses nach Kanfer et al. (1996) [L106]

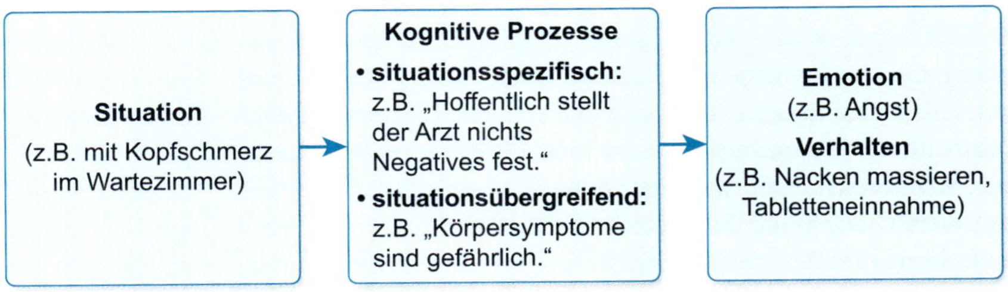

Abb. 37.2 Schematische Darstellung des Kognitiven Modells (mod. nach Einsle und Hummel 2015) [L231]

Ergänzt werden sollte die rein kognitive Arbeit über die Durchführung von **Verhaltensexperimenten,** die u. a. dazu dienen, den Bezug zur Realität herzustellen und neue Erfahrungen zu ermöglichen. Im Fallbeispiel könnte der Patient (nach Rücksprache mit dem betreuenden Kardiologen) dazu aufgefordert werden, sich bei Beschwerden körperlich zu belasten (z. B. Treppen zu steigen) oder Nitrospray einzusetzen. Ziel ist es hierbei, über die reale Erfahrung die Idee einer rein kardialen Herkunft der Beschwerden zu entkräften. Verhaltensexperimente dienen als experimentelle Methode dazu, eigene Vorhersagen für den Ausgang einer Situation zu überprüfen

Tab. 37.2 Identifikation automatischer Gedanken im Fallbeispiel anhand des ABC-Modells nach Ellis

A = Aktivierendes Ereignis	B = Beliefs (Überzeugungen)	C = Consequences (Reaktionen)
D. h. externer/ interner Reiz	D. h. automatische Gedanken (situationsspezifisch)	D. h. emotionale Reaktion, Verhalten
Herzstechen	„Das ist der zweite Herzinfarkt, ich werde sterben"	Angst, Rückversicherung durch Arztkontakt
Nach der Angstattacke	„Ich kann meinen Lebensabend nicht genießen", „Ich bin der Situation hilflos ausgeliefert"	Passivität, Depressivität, Rückzug

und dadurch dysfunktionale Gedanken zu hinterfragen (zur Vertiefung: Stangier 2023).

Den Abschluss der Kognitiven Therapie bilden der **Aufbau alternativer funktionaler Gedanken** (sowohl für die automatischen Gedanken als auch die Grundannahmen) und ihre Anwendung im Alltag. Meist werden hierfür eindeutige und einfache Merksätze erarbeitet, die in realen Problemsituationen eingesetzt und auf ihren Effekt hin überprüft werden.

37.2.3 Fokus auf Emotionen, Akzeptanz und Achtsamkeit – die dritte Welle

In den letzten 30 Jahren haben sich auf Grundlage der klassischen behavioralen und kognitiven Wurzeln der VT neue Techniken und Herangehensweisen etabliert, die häufig als dritte Welle der VT bezeichnet werden (Heidenreich und Michalak 2013). Diese Verfahren haben sich meist aus der Beobachtung an einzelnen Patient*innengruppen heraus entwickelt, bei denen die klassischen kognitiv-verhaltenstherapeutischen Ansätze keinen hinreichenden langfristigen Erfolg brachten. Einige dieser Ansätze werden im Folgenden zusammenfassend vorgestellt.

Dialektisch-behaviorale Therapie (DBT) für die emotional instabile Persönlichkeitsstörung

Die DBT wurde in den 1980er-Jahren von Marsha M. Linehan entwickelt und wird bis heute vor allem bei Patient*innen mit einer emotional instabilen Persönlichkeitsstörung eingesetzt (Linehan 1996). Aufgrund der Besonderheiten im Interaktionsverhalten dieser Patient*innen ist es notwendig, die Balance zwischen Verstehen bzw. Wertschätzen und dem Setzen von Grenzen bzw. Fördern der Veränderung immer wieder herzustellen. Darüber hinaus liegt die Aufmerksamkeit auf dem Erlernen von Fertigkeiten (Skills) für den Umgang mit inneren Spannungszuständen, die bei den Betroffenen immer wieder zu selbstverletzenden Verhaltensweisen führen können (s. auch Koerner 2013).

Achtsamkeitsbasierte Stressreduktion und achtsamkeitsbasierte Kognitive Therapie

Das Erlernen von Achtsamkeit findet besondere Beachtung in der achtsamkeitsbasierten Stressreduktion (**Mindfulness-Based Stress Reduction**– MBSR; Kabat-Zinn 1999) und in der achtsamkeitsbasierten kognitiven Therapie (**Mindfulness-Based Cognitive Therapy** – MBCT; Zindel et al. 2001), wobei Letztere insbesondere für die Reduktion von Rückfällen bei Patient*innen mit Depression entwickelt wurde. Beiden Programmen ist gemeinsam, dass Achtsamkeit zumeist in Gruppen über sog. formale Übungen (u. a. Atemmeditation, Body-Scan) erlernt und über informelle Übungen im Alltag (u. a. achtsam gehen, achtsam eine Tasse Kaffee trinken) in den Alltag übertragen wird. Dieses Erlernen des scheinbar banalen Verhaltens der Achtsamkeit erfordert von den Teilnehmer*innen viel Übung und Ausdauer, sodass Schwierigkeiten in der Umsetzung in den Gruppenstunden nachbesprochen werden müssen, um die Motivation der Patient*innen aufrechtzuhalten (Heidenreich und Michalak 2022). Eine vertiefende Beschäftigung mit Übungen und Hintergrundwissen zur Achtsamkeit ermöglicht Schug (2022).

Schematherapie

Jeffrey E. Young hat die Schematherapie (zur Vertiefung: Young et al. 2005; Roediger 2011) insbesondere für Nonresponder entwickelt, d. h. für Patient*innen, die von den klassischen Verfahren zu wenig profitiert haben. Dies gilt insbesondere für Patient*innen mit interaktionellen Auffälligkeiten (d. h. Persönlichkeitsakzentuierungen oder -störungen). Neben kognitiven Elementen finden sich in diesem Verfahren insbesondere Grundlagen und Techniken psychodynamischer Therapien (z. B. Rückbezug auf die grundlegenden Bindungs- bzw. Beziehungserfahrungen in den ersten Lebensjahren und ihre Bedeutung für die Entwicklung neuronaler Strukturen) sowie der Gestalttherapie (z. B. Stuhldialoge). Dabei wird gemeinsam mit dem Patienten bzw. der Patientin ein Zusammenhang zwischen den erworbenen maladaptiven Schemata (beinhalten Erinnerungen, Emotionen, Kognitionen etc.) und dem aktuellen Verhalten (genannt Modus) hergestellt und im weiteren Prozess mittels strukturierter Modifikation des ungünstigen Verhaltens ein für die jeweils Betroffenen funktionaleres Verhalten erarbeitet und eingeübt.

Akzeptanz- und Commitment-Therapie (ACT)

Die ACT wurde von Hayes als diagnoseunabhängiges Verfahren mit einem besonderen Fokus auf Achtsamkeit und Akzeptanz von psychischen Prozessen sowie die Orientierung auf die eigenen Werte entwickelt (Hayes und Smith 2007; Hayes et al. 2014). Dabei werden sechs Prozesse postuliert, auf denen die Entwicklung psychischer Inflexibilität und damit psychischer Störung basiert:

1. Erlebnisvermeidung (bedeutet, dass Menschen unangenehme Emotionen, Gedanken und Körperempfindungen sowie damit einhergehende Erlebnisse zu umgehen versuchen),

2. Mangel an Achtsamkeit (vor allem in Bezug auf das Handeln im Hier und Jetzt),
3. Kognitive Fusion (d. h. Überernstnehmen eigener Gedanken als Tatsachen anstatt der bloßen Betrachtung als Gedanken),
4. ein erstarrtes bzw. instabiles Selbsterleben (dazu gehören das Abhängigmachen der eigenen Stimmung von äußeren Erlebnissen, starre Annahmen über die eigene Person sowie das Verschmelzen der eigenen Person mit ihrem Gefühl – z. B. „ich bin wütend" statt „ich fühle mich wütend"),
5. die Unklarheit eigener Werte und Ziele sowie damit einhergehend
6. ein Mangel an engagiertem, wertbezogenem Handeln.

Zur Veränderung dieser Prozesse wurden im Rahmen von ACT verschiedene Techniken zur Veränderung entwickelt (Überblick: Wengenroth 2017). Für die Psychosomatik hat die ACT eine besondere Bedeutung, da sich diese Methode sehr gut dazu eignet, Patient*innen bei der Akzeptanz und Verarbeitung chronischer körperlicher Krankheiten zu unterstützen (Schroth und Köllner 2020), z. B. bei der Bewältigung chronischer Schmerzen (Kaiser 2016) oder einer Post-COVID-Symptomatik (Kupferschmitt et al. 2023). Darüber hinaus eignet sich ACT als Second-Line-Therapie bei Patient*innen, bei denen eine Konfrontationstherapie keinen hinreichenden Erfolg brachte.

Cognitive Behavioural Analysis System of Psychotherapy (CBASP)

CBASP wurde von McCullough (2006) speziell für Patient*innen mit chronischer Depression entwickelt. McCullough geht davon aus, dass klassische verhaltenstherapeutische Techniken bei dieser Patient*innengruppe aufgrund von Besonderheiten in der Informationsverarbeitung und im Verhalten nicht wirken. Dazu gehören u. a. ein egozentrisches Denken, ein Mangel an Empathie, aber auch ein Verschmelzen von Denken und Realität, die zu Problemen in der Interaktion mit anderen führen (Schweiger und Sipos 2011). Diesen interpersonellen Besonderheiten wird mit angepassten verhaltenstherapeutischen Techniken begegnet, z. B. mit einer Situationsanalyse (zur realistischen Beurteilung interpersoneller Situationen und zum Abbau von Vermeidungsverhalten), einer Diskriminationsanalyse (zum Erlernen des Zusammenhangs zwischen Verhalten und Konsequenz anhand von Situationen in der therapeutischen Beziehung unter Verwendung des Kiesler-Kreises als Abbildung der Wirkung des Patienten bzw. der Patientin auf andere) und „Consequation"-Strategien (limitierte Selbstöffnung, bei der die Therapeut*innen die Betroffenen auf Wahrnehmungs- und Empathiedefizite und deren Konsequenz beim Gegenüber – dem Therapeuten bzw. der Therapeutin – hinweisen) sowie einem sozialen Kompetenztraining.

Metakognitive Therapie

Die Metakognitive Therapie (Wells 2011) beschäftigt sich in Abgrenzung zur klassischen VT nicht mit einzelnen ungünstigen Gedanken, sondern mit übergeordneten Prozessen, dem kognitiven Stil und den Metakognitionen. Die Metakognitive Therapie geht davon aus, dass unangenehme Gedanken und Gefühle bei Patient*innen mit psychischen Störungen durch ein perseverierendes Programm kognitiver Prozesse (sog. Cognitive Attentional Syndrome, CAS) aufrechterhalten werden. Dieses Programm beinhaltet insbesondere ein vermehrtes Sich-Sorgen und Grübeln, die Verschiebung der Aufmerksamkeit auf potenzielle Gefahren und den Einsatz ungünstiger Bewältigungsstrategien (z. B. das Unterdrücken von Gedanken). Diese Prozesse bestimmen, wie eine Person auf innere Erlebnisse, Gedanken und Gefühle reagiert. Ziel der Metakognitiven Therapie ist es, über Techniken der kognitiven Umstrukturierung, Achtsamkeit und Aufmerksamkeitslenkung das CAS-Programm abzuschaffen sowie ungünstige metakognitive Überzeugungen zu verändern (Wells 2011; zur Vertiefung auch Exner und Hansmeier 2020).

37.3 Komplexe Therapiepläne

Gegenüber den Anfängen der VT hat sich gezeigt, dass die Anwendung isolierter Techniken zwar durchaus einen Effekt hat, dass dieser Erfolg jedoch größer ist, wenn Verhalten auf mehreren Ebenen betrachtet und beeinflusst wird. Für zahlreiche Krankheitsbilder wurden daher spezifische, multimodale Therapiemanuale entwickelt und erprobt, in denen Module mit unterschiedlichen therapeutischen Zielsetzungen und Strategien miteinander kombiniert werden, z. B. auch Techniken aus der ersten, zweiten und dritten Welle. Die oben gewählte Darstellung anhand der historischen Entwicklung impliziert nicht, dass die Methoden der ersten Welle weniger wirksam oder gar veraltet wären. So gehören operante Techniken (siehe Schmerztherapie) nach wie vor zum Standardrepertoire der VT, die in Studien nach wie vor hohe Effektstärken erzielen.

Exemplarisch sei hier auf Module zur Schmerzbewältigung hingewiesen. Das sich der Reiz „Schmerz" nicht direkt beeinflussen lässt, kommt der kognitiven Bewältigung – als intrapsychischem Coping – eine besondere therapeutische Bedeutung zu. Im deutschen Sprachraum ist das Manual zur psychologischen Therapie bei Kopf- und Rückenschmerzen von Basler (2001) weitverbreitet. Es umfasst ausführliche psychoedukative Informationsblöcke, Strategien zur Aufmerksamkeitslenkung, kognitives Umstrukturieren, operante Techniken sowie euthyme Ansätze. Zusätzlich zu einem Entspannungsverfahren (PMR) sind aktive Bewegungsübungen vorgesehen. Körperarbeit und -erfahrung sind also integraler Bestandteil dieses Therapiemanuals.

Zu beachten ist, dass Verhaltenstherapie nicht auf die bloße Abarbeitung von Manualen reduziert werden sollte, auch wenn deren Anwendung sich vielfach als effektiv herausgestellt hat (u. a. Schulte et al. 1991). Basierend auf der oben beschriebenen Analyse des Verhaltens ist für jeden Patienten bzw. jede Patientin individuell eine **Fallkonzeption** und daraus abgeleitet das therapeutische Vorgehen anzustreben. Im Folgenden wird das komplexe Zusammenspiel der einzelnen verhaltenstherapeutischen Techniken anhand eines Patientenbeispiels[1] erläutert.

[1] Das Fallbeispiel geht zurück auf Prof. O.W. Schonecke, Mitbegründer dieses Lehrbuchs und einer der Begründer der VT in der Psychosomatik.

Patientinnengeschichte

Therapeutisches Vorgehen

Eine verheiratete Pat. (26 J.) wurde wegen depressiver Stimmungslage und eines nur mäßigen Erfolgs der somatischen Therapie eines Morbus Crohn (MC) zur psychosomatischen Untersuchung und Mitbehandlung überwiesen.

Körperliche Symptomatik

Die Pat. litt unter anfallartigen Schmerzen im unteren Abdomen, die häufig durch „Aufregung" ausgelöst wurden. Sie hatte zudem an manchen Tagen bis zu zehn Stühle. Weder die Pat. noch ihr Ehemann waren über die chronische Natur der Erkrankung oder die Prognose informiert. Erste Beschwerden waren während der Phase der Trennung von einem erheblich älteren verheirateten Partner aufgetreten; die Lösung von diesem Mann war ihr erst gelungen, als sie ihren Ehemann kennengelernt hatte. Im Rahmen dieser neuen Beziehung zog sie vom Wohnort der Mutter weg, um in der Nähe ihres Verlobten sein zu können, was zu einer Verschlechterung der Beschwerden und schließlich zur Diagnose des MC führte.

Psychische Symptomatik

Neben der körperlichen Symptomatik bestand eine ausgeprägte Depression mit Antriebsverlust, niedergedrückter Stimmung und Selbstvorwürfen. Daneben war es im Laufe der Zeit zu einer fast totalen sozialen Isolation gekommen. Die Hausarbeit wurde im Wesentlichen vom Ehemann (Polizist) geleistet. Die Patientin stand gegen Mittag auf und verbrachte dann den Tag damit, kleinere Hausarbeiten zu erledigen. Diese Tätigkeiten waren von ständigem Grübeln begleitet, dessen Inhalt fast ausschließlich aus Selbstvorwürfen bestand.

Lebensgeschichte

Die Pat. war das jüngste von vier Kindern. Die Mutter hatte aus erster Ehe Zwillinge, die bei der Geburt der Pat. bereits 20 J. alt waren. Der Vater hatte aus erster Ehe eine Tochter, die kurz vor der Geburt der Pat. beim Baden ertrunken war. Da die Pat. dieser Tochter sehr ähnlich war, war sie vom Vater sehr verwöhnt und bevorzugt worden, ebenso von der Mutter, die ihr alle Schwierigkeiten aus dem Weg geräumt hatte. Dies hatte in der Schule dann zu ersten Schwierigkeiten geführt, da sie nicht daran gewöhnt war, irgendetwas selbstständig zu machen. Der Vater litt an Kopfschmerzen, die er mit Alkohol zu dämpfen versuchte. Dies führte zu Unberechenbarkeit und Gewalttätigkeit sowie tätlichen Auseinandersetzungen zwischen den Eltern. Der Vater verstarb in einer psychiatrischen Klinik, wofür sich die Pat. schämte und was mit sozialer Isolation einherging.

Soziale Lebenssituation

Die Pat. war seit 2 Jahren für insgesamt 5 Jahre befristet berentet; vorher war sie, bis kurz nach der Eheschließung, als kaufmännische Angestellte berufstätig gewesen. Die befristete Berentung hatte die Pat. nur widerwillig hingenommen, obwohl sie am Arbeitsplatz Schwierigkeiten mit einer Kollegin gehabt hatte. Tatsächlich trat nach der Berentung eine weitere Verschlechterung ein, die zu einer stationären Behandlung in einer internistisch-psychosomatischen Einrichtung führte. Dort kam es zu einer Besserung, die jedoch nach der Entlassung nur von kurzer Dauer war.

Verhaltensanalyse

a) Makroanalyse: Die Pat. wächst in einer Situation auf, in der sie kein adäquates Selbstwertgefühl aufbauen kann („Ersatzfunktion" für die verstorbene Halbschwester, extrem verwöhnendes Verhalten und massive Hilfe beider Eltern auch bei Kleinigkeiten) und nicht erlernt, Probleme eigeninitiativ zu lösen. Gleichzeitig dürften die mithilfe der Eltern erbrachten Leistungen höher gewesen sein, als es ihrem damaligen tatsächlichen Leistungsvermögen entsprochen hätte, wodurch ein überhöhter Leistungsanspruch an sich selbst resultierte und das Gefühl eigener Unfähigkeit verstärkt wurde. Die Pat. erlernte dadurch eine depressive Kontrollattribution: Erfolg ist durch äußere Hilfe gegeben, Misserfolg jedoch durch eigene Unfähigkeit bedingt. Auslöser für die Beschwerden sind verschiedene Konfliktsituationen, in denen die Pat. auf sich selbst gestellt ist (Trennung vom Partner, berufliche Konfliktsituation) und die mit einem Verstärkerverlust einhergehen. Aufrechterhaltend ist neben dem inaktiven Verhalten und Grübeln insbesondere die subjektive Theorie von Krankheit und Gesundheit, wobei Krankheit vor allem als Folge von Überlastung gesehen wird; folglich werden Schonung und Rückzug heilsame Fähigkeit zugeschrieben und dadurch die Inaktivität der Pat. gefördert.

b) Mikroanalyse:

Situation:	Allein zu Hause, nichts zu tun, erledigt kleine Aufgaben wie Tischabräumen
Organismus:	„Du musst dich schonen und darfst dir nicht zu viel zumuten", „Ich bin selbst nicht in der Lage mir zu helfen", überhöhter Leistungsanspruch, depressive Kontrollattribution, inadäquate Problemlösefähigkeiten, physiologische Prozesse (z. B. Entzündungsreaktionen) im Rahmen des MC, Medikamentennebenwirkungen
$\text{Reaktion}_{\text{kognitiv}}$:	„Ich bin zu nichts nütze", „Mein Leben ist sinnlos"
$\text{Reaktion}_{\text{emotional}}$:	Schuldgefühle, Traurigkeit
$\text{Reaktion}_{\text{physiolog}}$:	Anspannung, Durchfall, fehlender Appetit, körperliche Schwäche
$\text{Reaktion}_{\text{behavioral}}$:	Rückzug, Grübeln, Inaktivität
Kurzfristige K:	C–: Nachlassen der Schuldgefühle
C+:	Zuwendung durch den Ehemann („Du musst dich schonen")
Langfristige K:	C–: fehlende Verstärkung durch zielorientiertes Verhalten
$\text{C+}_{\text{gestrichen}}$:	Korrektur dysfunktionaler Schemata bleibt aus

Verlauf der Therapie

Zu Therapiezielen und geplanten Interventionen vgl. ➤ Tab. 37.3.

Nach der Verhaltensanalyse wurde prototypisch zur Verhaltensaktivierung (Hoyer und Krämer 2021) ein Tagesplan aufgestellt, der für die einzelnen Wochentage variiert werden konnte. Die zeitlichen Einzelabschnitte mussten zunächst sehr klein gewählt werden. In den zunächst wöchentlichen therapeutischen Sitzungen wurden Erfolge und Schwierigkeiten erörtert, u. a. durch die Besprechung und Modifikation dysfunktionaler Gedanken. Dabei wurde die Pat. u. a. angehalten, im Hinblick auf Ereignisse positive Gedanken laut zu verbalisieren und dies auch in ihrer häuslichen Umgebung zu tun. Nach einigen Stunden konnten diese Verbalisierungen „verdeckt" durchgeführt werden. Zusätzlich wurde das morgendliche Aufstehen vorverlegt, zunächst in 15-Minuten-Intervallen. Nach einigen Sitzungen wurde es notwendig, zusätzlich zu Selbstverbalisierung von Lob einen äußeren Verstärker in Form von Geld einzuführen. Für jeden erfolgreich durchgeführten Abschnitt konnte sie 50 Cent aus einer vom Ehemann zur Verfügung gestellten Kasse entnehmen. Dabei zeigte sich die Notwendigkeit, die Patientin anzuhalten, eigene Wünsche zu formulieren; sie hatte das Geld zunächst ihrer Haushaltskasse hinzugefügt.

Durch den Fortschritt der Therapie entstand für die Pat. zunehmend mehr Freizeit, die sie zunächst nicht nutzen konnte. Sie begann mit Tätigkeiten wie Glasmalerei oder das Teppichknüpfen, die sie zu Hause durchführen konnte. In späteren Phasen der Therapie wurden die Hobbys mehr aus dem häuslichen Bereich herausverlegt. Sie besuchte Kurse in der Volkshochschule und knüpfte dabei zunehmend soziale Kontakte, die schließlich auch zu gegenseitigen Besuchen führten, sodass ihre soziale Isolation abnahm.

Im Zuge dieser Veränderungen, vor allem nach der Verbesserung der körperlichen Symptomatik, entwickelte sich bei der Pat. einerseits ein Kinderwunsch, andererseits der Wunsch nach Berufstätigkeit. Beide Wünsche schlossen sich für die Pat. gegenseitig aus, da sie der Meinung war, mit der Erziehung eines Kleinkindes sei eine berufliche Tätigkeit nicht zu vereinbaren. Der Ehemann unterstützte ihren beruflichen Wunsch, da er die Gesundheit seiner Frau durch eine Schwangerschaft gefährdet sah. So setzte sich die Pat. mit dem Arbeitsamt in Verbindung, ließ ihre Arbeitsunfähigkeit vor dem sich durch die Befristung ergebenen Termin beenden und fand schließlich eine Halbtagsstelle als Schreibkraft.

Schwierigkeiten ergaben sich, da der Ehemann sich nur schwer an die Veränderung seiner Frau anpassen konnte. Er empfand die zunehmende Selbstständigkeit als Abkehr von seiner Person und als Gefährdung der Partnerschaft. Zu einer Eskalation kam es, als er nicht, wie geplant, zusammen mit ihr zu einer Karnevalseinladung gehen konnte und sie „rhetorisch" dazu aufgefordert hatte, doch allein hinzugehen – einer Aufforderung, der sie zu seiner Überraschung und Enttäuschung dann auch nachkam. Daraufhin nahm der Ehemann an zwei therapeutischen Stunden seiner Frau teil und konnte so schließlich ihre zunehmende Autonomie als Teil des Gesundungsprozesses ansehen und akzeptieren.

Erfolgskontrolle

Ein Jahr nach Beendigung der Therapie fand ein Nachgespräch mit der Pat. statt. Sie war berufstätig und hatte keine Schwierigkeiten, ihren Haushalt zu erledigen. Die körperliche Symptomatik war gebessert geblieben, die Medikation mit Kortison war bereits während der Therapie abgesetzt und die Behandlung mit Sulfasalazin reduziert beibehalten worden. Für den Erfolg der Therapie war wohl nicht unwesentlich, dass der Ehemann die Therapie sehr unterstützte und seine Einstellungen und Erwartungen an seine Frau modifizieren konnte, als diese zunehmend mehr Autonomie entwickelte.

Tab. 37.3 Therapieziele und geplante Interventionen

Ziele	Therapieplan
1. Aufbau eines individuellen Erklärungsmodells für depressive Symptome und körperliche Reaktionen	Ausführliche Psychoedukation & Erarbeitung eines funktionalen Störungsmodells zur Entstehung und Aufrechterhaltung der Symptomatik
2. Abbau des Schonverhaltens und Aufbau positiver Aktivitäten	Verhaltensaktivierung, d. h. Aufbau zielgerichteter (sinnstiftender) Aktivitäten (Hautzinger 2021); Erlernen von Selbstverstärkung, Training sozialer Kompetenzen (u. a. Kontakt zu anderen aufnehmen)
3. Identifikation und Modifikation grundlegender kognitiver Schemata und dysfunktionaler Überlebensregeln	Kognitive Umstrukturierung dysfunktionaler automatischer Gedanken; Herausarbeiten der Rolle früherer Beziehungserfahrungen und Gestaltung von Grundannahmen; Disputation & Modifikation der Grundannahmen mit Bezug zum Selbstwert (Einsle und Hummel 2015)
4. Veränderung der Interaktion mit dem Ehemann	Angehörigengespräche (Psychoedukation, Ableitung von verändertem Interaktionsverhalten)
5. Selbstmanagement und Rückfallprophylaxe	Mehrwöchige Selbstkontrollphase zur selbstständigen Umsetzung der erlernten Strategien (z. B. mittels Hausaufgaben, Fehm und Helbig 2008) mit zunehmend größeren Abständen; ausführliche Rezidivprophylaxe

37.4 Bedeutung kognitiv-verhaltenstherapeutischer Verfahren in der Medizin

In den letzten Jahrzehnten hat sich im Bereich der Psychosomatischen Medizin der Einfluss verhaltenstheoretisch orientierter Denkmodelle und Therapiemethoden kontinuierlich verstärkt. Dies liegt zum einen an der empirisch gut belegten Wirksamkeit der KVT (u. a. Grawe et al. 1994; Meyer et al. 1991) und zum anderen daran, dass für zahlreiche Krankheitsbilder empirisch überprüfte Therapiemanuale zur Verfügung stehen, mit denen Therapeut*innen ihre Therapie konkret und auf den Einzelfall bezogen planen können. Beispiele finden sich in den störungsspezifischen Kapiteln dieses Buches.

Die enge Verzahnung zwischen Medizin und Verhaltenstherapie führte u. a. zur Entwicklung der **Verhaltensmedizin,** die nach Schwartz und Weiss (1978) folgendermaßen definiert wird:

> *„Verhaltensmedizin meint einen interdisziplinären Ansatz, in dem man sich um die Entwicklung und Integration des Wissens und von Verfahren bemüht, die von Seiten der verhaltens- und biomedizinischen Wissenschaften für Probleme der Gesundheit und Krankheit bedeutsam sind. Dieses Wissen und diese Verfahren werden zur Prävention, zur Diagnose, zur Behandlung und zur Rehabilitation eingesetzt."*
>
> zit. nach Reinecker (2012, S. 206)

Verhaltensmedizin ist somit ein interdisziplinäres Arbeitsfeld im Kontext eines biopsychosozialen Erklärungsmodells von Krankheit und Gesundheit (Köllner und Broda 2005).

RESÜMEE

Die Verhaltenstherapie beinhaltet eine Vielzahl von Ansätzen, die eine Verhaltensänderung ermöglichen und damit das Leiden von Patient*innen mit psychosomatischen und psychischen Störungen reduzieren können. Dabei verweist insbesondere die Ausrichtung am wissenschaftlichen Erkenntnisgewinn darauf, dass die Verhaltenstherapie sich weiterentwickeln wird, um bestmöglich an die Erfordernisse der Patient*innen angepasst zu sein.

LITERATURAUSWAHL

Beck AT. Cognitive Therapy: Past, Present and Future. J Consult Clin Psychol 1993; 61(2): 194-198.

Einsle F, Hummel KV. Kognitive Umstrukturierung – Techniken der Verhaltenstherapie. Weinheim: Beltz 2015.

Ellis A, Dryden W. Practice of Rational Emotive Behavior Therapy. 2nd ed. New York: Springer 2007.

Hoyer J, Krämer LV. Verhaltensaufbau und Aktivierung. Göttingen: Hogrefe 2021.

Margraf J. Grundprinzipien und historische Entwicklung. In: Margraf J (Hrsg.): Lehrbuch der Verhaltenstherapie. Bd. 1. Berlin, Heidelberg: Springer 1996.

Schroth S, Köllner V. Akzeptanz- und Commitment-Therapie (ACT) bei körperlichen Erkrankungen. Ärztl Psychother 2020; 15: 177-183.

Schweiger U, Sipos V. Cognitive Behavioral Analysis System of Psychotherapy (CBASP). In: Linden M, Hautzinger M (Hrsg.): Verhaltenstherapiemanual. 7. A. Berlin, Heidelberg: Springer 2015; 327-333.

Stangier U. Verhaltensexperimente. Göttingen: Hogrefe 2023.

Wells A. Metakognitive Therapie bei Angststörungen und Depression. Weinheim: Beltz PVU 2011.

Young JE, Klosko JS, Weishaar ME. Schematherapie – ein praxisorientiertes Handbuch. Paderborn: Junfermann 2005.

KAPITEL

38

Alexa Alica Kupferschmitt und Volker Köllner

Psychoedukation

38.1 Einleitung

Patienten wollen wissen, was ihre Symptome bedeuten, woher sie kommen und was dagegen getan werden kann. Eine Studie zur Gesundheitskompetenz der deutschen Bevölkerung (Schaeffer et al. 2016) zeigt, dass 54,3 % der Deutschen nur über eine eingeschränkte Gesundheitskompetenz verfügen, z. B. beim Umgang mit gesundheitsrelevanten Informationen, bei der Bewältigung von Krankheiten oder wenn Herausforderungen der Gesundheitserhaltung anzugehen und dafür erforderliche Entscheidungen zu treffen sind. Im Gegensatz zu traditionellen, auf die Behandlung von Pathologie ausgerichteten medizinischen Modellen spiegelt die Psychoedukation einen Paradigmenwechsel zu einem salutogenetischen und kompetenzbasierten Ansatz wider, bei dem Zusammenarbeit und Selbstbestimmung im Vordergrund stehen (Marsh 1992). Zu den zugrunde liegenden Theorien und Modelle der psychoedukativen klinischen Praxis gehören die ökologische Systemtheorie, Kognitive Verhaltenstheorie, Lerntheorie, Konzepte der Gruppenarbeit, Stress- und Bewältigungsmodelle, Ansätze zur sozialen Unterstützung sowie narrative Ansätze (Anderson et al. 1986; Lukens und Mcfarlane 2004).

Während in der Psychiatrie und Psychosomatik der Begriff Psychoedukation üblich ist, wird in der somatischen Medizin von **Patientenschulung** gesprochen.

38.2 Begriffsbestimmung

Psycho-„Edukation“ beschreibt die systematische und strukturierte Vermittlung von wissenschaftlich fundierten Informationen, die das Ziel verfolgt, das krankheitsbezogene Wissen von Patienten und ihren Angehörigen zu verbessern, um damit zeitgleich Adhärenz und Krankheitsbewältigung zu fördern (Bäuml et al. 2016; Matthäus und Stein 2016; vgl. auch ➤ Tab. 38.1).

Psychoedukation ist eine didaktisch-psychotherapeutisch aufbereitete Maßnahme, die unterschiedlichen Zielen dient und sowohl in inhaltlich sehr breiten als auch sehr spezifischen Bereichen eingesetzt werden kann. Zentral ist hierbei, dass das fachspezifische Wissen

Tab. 38.1 Kurzdefinition des Konzepts der Psychoedukation

Psychoedukation – Kurzdefinition (Bäuml et al. 2018)	
Wie?	• Systematische Interventionen mit didaktisch-psychotherapeutischer Ausrichtung
Für wen?	• Für Patienten und deren Angehörige
Was wird vermittelt?	• Information über die Erkrankung und ihre Behandlung
Wozu?	• Förderung des selbstverantwortlichen Umgangs mit der Krankheit • Förderung der Therapieadhärenz • Unterstützung bei der Krankheitsbewältigung

so aufbereitet und „gedolmetscht" wird, dass es für medizinische Laien an „Bedrohlichkeit" verliert und als hilfreiche Richtschnur empfunden werden kann. Hierdurch können die Betroffenen Fähigkeiten entwickeln und verbessern, um ihre soziale Lebenswelt und ihr Leben selbst zu gestalten, aktiv an ihrer Genesung mitzuwirken (Antonovsky 1997; Behrendt und Schaub 2005) und sich nicht von außen gestalten zu lassen (Empowerment).

38.3 Historische Entwicklung

Bereits 1908 verwendete Paul Dubois das Wort Edukation (frz. „éducation"), was ihn zu einem Vordenker machte, der den Begriff in die Psychologie und Psychotherapie einführte (Dubois 1909). 1980 kam die Psychoedukation als ergänzendes, in der Verhaltenstherapie verortetes Verfahren im Kontext eines neuen therapeutischen Konzepts für Patienten mit Schizophrenie auf, das die Familienangehörigen bzgl. Symptomatik und Verlauf der schizophrenen Erkrankung aufklären und ihre sozialen Kompetenzen stärken sollte.

Angesichts der seit den 1980er-Jahren abnehmenden Krankenhausverweildauer und der Notwendigkeit eines sparsamen Umgangs mit therapeutischen Ressourcen stieg der Bedarf nach zeitlich eng bemessenen und dennoch effektiven therapeutischen Methoden. Gleichzeitig entspricht dieser Ansatz der Forderung nach einer partizipativen Entscheidungsfindung von Arzt und informiertem Patienten.

38.4 Umsetzung der Psychoedukation

Psychoedukation kann in Einzelgesprächen oder Gruppen erfolgen und wird i. d. R. von Psychologen oder Ärzten durchgeführt; diese Aufgabe kann aber auch von geschulten Spezialtherapeuten oder vom Pflegepersonal übernommen werden. Neben der Wissensvermittlung sollen Patienten mit ihren Vorerkenntnissen und Erfahrungen aktiv einbezogen werden, um hierüber bereits Verhaltensänderungen anzustoßen. Ergänzend werden Materialien wie Selbsthilfemanuale, Literatur, Broschüren (Bibliotherapie) und zunehmend auch Online-Materialien eingesetzt.

Sowohl in der ambulanten psychosomatischen Praxis, wo psychoedukative Kurzgruppen gerade als neue Möglichkeit eingeführt wurden, als auch in der psychosomatischen Krankenhausbehandlung hat Psychoedukation einen hohen Stellenwert. Besondere Bedeutung kommt Psychoedukation und Patientenschulung in der psychosomatischen Rehabilitation zu, wo viele psychoedukative Konzepte primär entwickelt wurden (Vogel und Faller 2020).

38.4.1 Psychoedukation 2.0

Unter **Psychoedukation 2.0** werden Internetplattformen mit Informationen, Podcasts zu Gesundheitsthemen oder informierende Videos auf Social-Media-Plattformen verstanden.

Angesichts der Fülle an online verfügbaren Inhalten zu Gesundheitsthemen lassen sich seriöse von unseriösen Informationen teils auch für Fachpersonal nur schwer unterscheiden. Psychoedukation hat heute auch die Aufgabe, Patienten zu helfen, die Flut an Informationen zu sortieren und für sich nutzbar zu machen.

PRAXISTIPP

Die Internetseite https://www.gesundheitsinformation.de/wie-finde-ich-gute-gesundheitsinformationen-im-internet.html nimmt sich der Frage an, wie man seriöse Gesundheitsinformationen finden und dabei pseudowissenschaftliche und kommerziell orientierte Beiträge umgehen kann.
Weitere Wegweiser zu Gesundheitsinformationen im Internet sind:
- https://www.weisse-liste.de/krankenhaus
- https://www.gesundheitsinformation.de/
- https://www.stiftung-gesundheitswissen.de/

38.4.2 Psychoedukation fördert Adhärenz

Häufig geht die Behandlung von Erkrankungen mit Maßnahmen einher, denen Betroffene zunächst zurückhaltend bis ablehnend gegenüberstehen (z. B. Medikamenten-Einnahme, Rauch-Stopp, Ernährungsumstellung). Psychoedukation versucht hier, durch Vermittlung des zugrundeliegenden Therapierationals Verständnis für die Notwendigkeit aufzubauen, kurzfristig negative Konsequenzen in Kauf zu nehmen, um langfristig einen gesundheitlichen Vorteil zu erhalten. Der Patient soll als „Experte in eigener Sache" in die Lage versetzt werden, sich aktiv und informiert für oder gegen eine therapeutische oder präventive Empfehlung zu entscheiden. Gerade in der Psychosomatik ist es von entscheidender Bedeutung, Patienten mit primär somatischem Krankheitsverständnis die Bedeutung psychischer Faktoren und psychosomatischer Wechselwirkungen für die Entstehung und/oder Aufrechterhaltung ihres Störungsbildes zu vermitteln, um Psychotherapiemotivation aufzubauen.

38.4.3 Anwendungsbereiche psychoedukativer Konzepte und Manuale

Psychoedukation ist vor allem Bestandteil kognitiv-verhaltenstherapeutischer Therapiemanuale (Schaub et al. 2013) und aus vielen Anwendungsbereichen wie z. B. der multimodalen Therapie chronischer Schmerzen nicht mehr wegzudenken. Sie findet sich aber auch zunehmend in tiefenpsychologisch fundierten Therapiemanualen (Nickel et al. 1999) wieder. Im Kontext der Schmerztherapie schafft Psychoedukation die Voraussetzung für eine multimodale Behandlung, die neben somatischen und physiotherapeutischen Behandlungselementen auch psychotherapeutische Interventionen vorsieht. Ergänzend zur Wissensvermittlung können falsche Erwartungen geklärt und Missverständnisse sowie Behandlungsabbrüche verhindert werden (Nobis und Pielsticker 2013). Neben diesen klärenden Effekten wirkt Psychoedukation wie ein Katalysator zur Bahnung einer erfolgreichen Psychotherapie: Wenn Patienten die Erfahrung machen, dass Wissensvermittlung ein Teil der Psychotherapie sein kann, fühlen sie sich in ihrem Bedürfnis nach Autonomie und Selbstbestimmung respektiert. Zudem unterstreicht der Einsatz von Psychoedukation die fachliche Qualifikation des Therapeuten, was vertrauensbildend wirkt und zugleich die Kooperationsbereitschaft erhöht (von Wachter und Hendrischke 2021).

Die psychoedukativen Manuale dienen als Grundlage systematischer Gruppenprogramme, die das Wissen über einzelne Störungsbilder und Erkrankungen gut und verständlich vermitteln sollen (➢ Tab. 38.2). Diverse AWMF-Leitlinien (DEGAM 2022; DGPPN 2022; DGPM und DKPM 2018) empfehlen die Psychoedukation als festen Bestandteil einer adäquaten Behandlung. Zu vielen Leitlinien gibt es inzwischen in allgemeinverständlicher Sprache

Tab. 38.2 Psychoedukative Konzepte und Manuale (Auswahl)

Indikationsbereich	Titel der weiterführenden Literatur
Psychoedukation und Patientenschulung allgemein	Bäuml J, Behrendt B, Henningsen P, Pitschel-Walz G. Handbuch der Psychoedukation für Psychiatrie, Psychotherapie und Psychosomatische Medizin. Stuttgart: Schattauer 2016 Küffner R, Reusch A. Schulung patientenorientiert gestalten: Ein Handbuch des Zentrums Patientenschulung. Tübingen: dgvt 2014
Psychoedukation, Therapie und Unterstützung bei psychischen Störungen	
ADHS	D'Amelio R, Retz W, Philipsen A, Rösler M. Psychoedukation und Coaching. ADHS im Erwachsenenalter: Manual zur Leitung von Patienten- und Angehörigengruppen. München: Elsevier Urban & Fischer 2008
Angststörung und Panik	Alsleben H. Psychoedukation bei Angst- und Panikstörungen. Manual zur Leitung von Patienten- und Angehörigengruppen. München: Elsevier Urban & Fischer 2003
Depression	Schaub A, Roth E, Goldmann U. Kognitiv-psychoedukative Therapie zur Bewältigung von Depressionen: Ein Therapiemanual. Göttingen: Hogrefe 2013
Generalisierte Angststörung	Hoyer J, Plag J. Generalisierte Angststörung. Psychiatrie und Psychotherapie Up2date 2013; 7: 89–104
Soziale Phobie	Stangier U, Heidenreich T, Peitz M. Soziale Phobien. Ein kognitiv-verhaltenstherapeutisches Behandlungsmanual. Weinheim: Beltz 2009
Persönlichkeitsstörungen	Schmitz B, Schuhler P, Handke-Raubach A. Kognitive Verhaltenstherapie bei Persönlichkeitsstörungen und unflexiblen Persönlichkeitsstilen. Lengerich: Pabst 2002
Borderline-Persönlichkeitsstörung	Rentrop M, Reicherzer M, Bäuml J (Hrsg.). Psychoedukation Borderline-Störung. München: Elsevier Urban & Fischer 2006
Chronischer Schmerz	von Wachter M, Hendrischke A. Psychoedukation. Psychoedukation bei chronischen Schmerzen. Manual und Materialien. 2. A. Berlin, Heidelberg: Springer 2021; 5–10
Somatoforme Störung	Kleinstäuber M, Bleichhhardt G, Gottschalk J, Rief W. Therapie-Tools Somatoforme Störungen. Weinheim: Beltz 2018
Trauma	Liedl A, Schäfer U, Knaevelsrud C. Psychoedukation bei posttraumatischen Störungen: Manual für Einzel- und Gruppensetting. 2. A. Stuttgart: Schattauer 2018
Patientenschulung bei somatischen Erkrankungen	
Kardiologie	Battegay E, Benedict M, Schmidt D, Elke B (Hrsg.). Hypertonie – Essenz und Evidenz. 2. A. Göttingen: Hogrefe 2017 Köllner V, D'Amelio R, Fliser D, Girndt M. Patientenschulung Arterielle Hypertonie: Manual zur Leitung von Patientengruppen. München: Elsevier Urban & Fischer 2010 Meng K, Musekamp G, Seekatz B. Curriculum Herzinsuffizienz – Manual. Standardisierte Patientenschulung. Würzburg 2013; https://www.psychotherapie.uni-wuerzburg.de/forschung/herzinsuffizienz/Curriculum_Herzinsuffizienz_-_Manual_Endversion.pdf
Neurodermitis	Simon D. Neurodermitis – Ein Leitfaden für Ärzte und Patienten. 4. A. Bremen: unimed 2022
Onkologie	Weis J, Heckl J, Seuthe-Witz S. Psychoedukative Interventionen mit Krebspatienten. Das Therapiemanual. Stuttgart: Schattauer 2021
Tinnitus	D'Amelio R, Schaafe H, Kranz D. Module für die Tinnitus-Behandlung: Counseling, Psychoedukation und Psychotherapie. Göttingen: Hogrefe 2021

verfasste Patientenversionen, die als Informationsquelle empfohlen werden und als Grundlage der krankheitsspezifischen Psychoedukation dienen können.

PRAXISTIPP
Eine Übersicht über publizierte und evaluierte Patientenschulungsprogramme findet sich auf der Homepage des Zentrums für Patientenschulung: http://www.zentrum-patientenschulung.de/manuale/verzeichnis/

Eine Auswahl an fachlich hochwertigen und zu empfehlenden Ratgebern/Medien für Patienten bietet ➤ Tab. 38.3.

38.5 Patienten als Experten

Um Patienten eine aktive und gleichberechtigte Entscheidungsfindung in der Therapiegestaltung zu ermöglichen, ist ein Behandler notwendig, der „den Betroffenen zum Experten seiner eigenen Erkrankung" macht. Zahlreiche Patienten, die von ihren behandelnden Ärzten zum Psychotherapeuten oder in die Psychosomatik „geschickt" werden, halten trotz zahlreicher erfolgloser somatisch orientierter Therapieversuche an ihrer somatischen Behandlungserwartung fest (von Wachter und Hendrischke 2021). Patienten reagieren sehr sensibel und fühlen sich allzu schnell „als Simulant abgestempelt" oder als psychisch krank diffamiert („Ich habe körperliche Schmerzen, keine Psycho-Macke"). Der Behandler hat dann die Aufgabe, angemessen und respektvoll auf die subjektiven Krankheitsvorstellungen des Patienten einzugehen und diese sukzessive in Richtung eines biopsychosozialen Bedingungsmodells zu erweitern. Über die Vermittlung aktueller Forschungsergebnisse, Krankheitsursachen, mögliche psychophysiologische Zusammenhänge („Psycho-Somatik") sowie Behandlungsoptionen kann der Patient in seiner Rolle als Experte für seine eigene Erkrankung gestärkt werden. Auch hier wird dem Bedürfnis nach Autonomie und Selbstbestimmung Rechnung getragen (Nobis und Pielsticker 2013).

Unabhängig von der Informationsvermittlung sollen die Betroffenen in ihrer Introspektionsfähigkeit gefördert werden, um ihnen eine reflexive Haltung gegenüber ihren emotionalen bzw. kognitiven Reaktionen zu ermöglichen.

PRAXISTIPP
In diesem Zusammenhang meint **Empowerment** einen Zustand von Selbstverantwortung und Selbstbestimmung, der dadurch geschaffen wird, dass den Therapiezielen des Patienten Priorität eingeräumt wird. Über die Förderung eigener Aktivität und Entscheidungsfähigkeit wird die Therapie in eine veränderungszuversichtliche Selbstverantwortung geführt, die das Vertrauen in die eigene Kraft und Handlungsfähigkeit des Patienten stärkt (Bäuml und Pitschel-Walz 2018).

Tab. 38.3 Psychoedukative Patientenratgeber/-literatur

Indikationsbereich	Weiterführende Literatur
Diabetes mellitus	Kulzer B, Hermanns N, Maier B et al. Typ-2-Diabetes selbst behandeln. MEDIAS 2 BASIS Patientenbuch. 19. A. 2021; https://www.diabetes-schulungs-lounge.de/shop/schulungslounge/typ-2-diabetes/medias2-basis/typ-2-diabetes-selbst-behandeln/
Gynäkologie	Beckermann M. Wechseljahre – was muss ich wissen, was passt zu mir? Göttingen: Hogrefe 2020 Becherer E, Schindler A. Endometriose – ganzheitlich verstehen und behandeln. 3., überarb. A. Stuttgart: Kohlhammer 2023 Dorn A, Schwenkhagen A, Rohde A. PMDS als Herausforderung. Die prämenstruelle dysphorische Störung als schwerste Form des PMS. Stuttgart: Kohlhammer 2022
Psychokardiologie	Köllner V, Langheim E, Kleinschmidt J. Mein Herz + meine Seele: Das Zusammenspiel von Psyche und Herz: Spannende Einblicke in die Psychokardiologie. Stuttgart: TRIAS 2020 Schubmann R, Eckelt S, Hermes S, Leithäuser B. Psycho-Kardiologie KOMPAKT: Verständlich auf den Punkt gebracht. Balingen: Spitta 2018
Post-COVID	Nüßlein S, Ott C. Mit Long Covid zurück ins Leben. München: Südwest Verlag 2022 Ellert C. Long Covid – Wege zu neuer Stärke. München: ZS Verlag 2022
Angelehnt an die Reihe „Fortschritte der Psychotherapie" (Blaue Reihe) sind einige Patientenratgeber erschienen, die sich gut als Begleitlektüre zur ambulanten, stationären und rehabilitativen Therapie eignen.	
Psychoedukation 2.0	
Internetseiten (Auswahl)	• Angebote zur Patientenschulung: *zepg.de* • Alkoholsucht: *kenn-dein-limit.de* • AWMF-Patientenleitlinien: *register.awmf.org/de/start* • Depression: *deutsche-depressionshilfe.de* • Essstörungen: *bzga-essstoerungen.de* • Glücksspielsucht: *check-dein-spiel.de* • Herzerkrankungen: – *herzstiftung.de* – *ratgeber-herzinsuffizienz.de/* • Illegale Substanzen/Drogen: *drugcom.de* • Organtransplantation: *organspende-info.de* • Rauchen/Rauchstopp: *rauchfrei-info.de*
Podcasts (Auswahl)	• Angststörung: Keine Panik – Der Angst-Podcast • Depression: NDR Info: Raus aus der Depression • Kardiologie/Psychokardiologie: IMPULS (Deutsche Herzstiftung)

38.6 Psychoedukation als therapeutische Intervention und in Abgrenzung zur Psychotherapie

Psychoedukative Methoden stellen ein Bindeglied zwischen der professionellen Behandlung und den Selbsthilfepotenzialen der Betroffenen dar. Die psychotherapeutisch ausgerichteten Aspekte sollen die Copingfähigkeit, das Problemlösen und die Kommunikationsfertigkeiten verbessern. Ferner beinhaltet der psychotherapeutisch ausgerichtete Teil der Psychoedukation die Auseinandersetzung mit der Erkrankung und somit mit einem emotional belastenden Lebensthema; dieser Prozess geht über die reine Informationsvermittlung hinaus. Psychoedukation lässt sich daher nicht eindeutig von Psychotherapie abgrenzen, zumal sie i. d. R. in ein psychotherapeutisches Gesamtbehandlungskonzept eingebettet ist. Sie kann durch Vermittlung eines schlüssigen und annehmbaren Störungsmodells die psychotherapeutische Arbeitsbeziehung anbahnen, die mit einem höheren Maß an emotionaler Aktivierung einhergeht und umfangreichere Problemlösefähigkeiten entwickeln lässt. In der psychotherapeutischen Arbeit spielt dann die Therapeut-Patient Beziehung eine größere Rolle und gestaltet sich intensiver als bei einem rein psychoedukativen Vorgehen.

38.6.1 Stellenwert der Psychoedukation im psychotherapeutischen Prozess

Die Psychoedukation ist ein wichtiger, häufig notwendiger Schritt, um in eine Psychotherapie einzusteigen. Durch psychoedukatives Vorgehen bei Therapiebeginn fühlen sich die Patienten in ihren Beschwerden wahr- und ernst genommen und können den „Wissen vermittelnden" Therapeuten als kompetent und auf ihre Bedürfnisse empathisch eingehend erleben. Dieses „Ernstnehmen" ist ein wichtiger Wirkfaktor für den Aufbau einer stabilen therapeutischen Beziehung und für das Gelingen psychotherapeutischer Interventionen (Gündel et al. 2014).

38.6.2 Kontraindikationen

Der „Informed Consent" (informiertes Einverständnis) ist die Grundlage jeder therapeutischen Tätigkeit, sodass kaum Kontraindikationen gegen Psychoedukation formuliert werden können. Vielmehr sollte bedacht werden, dass in psychischen Ausnahmezuständen und Krisensituationen Patienten eher supportive Techniken benötigen, um im Anschluss psychisch wieder stabilisiert adäquat an einem psychoedukativen Setting teilnehmen und profitieren zu können.

38.6.3 Spezifische Wirkfaktoren von Psychoedukation

Indem komplexe Sachverhalte verständlich erklärt werden, kann den Betroffenen *Orientierungshilfe* gegeben werden in Form eines *„Gefühls des Durchblicks"* mit *„Aha-Erlebnissen"* und somit das *Erleben von Selbstwirksamkeit* gefördert werden. Um dies zu erreichen, ist es aber wichtig, eine anschauliche Darstellung zu erarbeiten und eine Sprache zu wählen, die auch bildungsferne Betroffene erreicht. Auf keinen Fall dürfen die Folien aus dem letzten Kongressvortrag unverändert übernommen werden (siehe Exkurs didaktische Methoden).

Das bewusste Einbeziehen von *protektiven Potenzialen der Angehörigen oder des Umfeldes* ist ebenfalls ein Spezifikum der Psychoedukation. Hier gilt es, den informierten selbstverantwortlichen Umgang mit der Erkrankung aufseiten der Patienten zu fördern, ihre „Expertenrolle" zu vertiefen und die Angehörigen bzw. das nahe Umfeld in seiner „Co-Therapeuten"-Funktion zu stärken. Die *Ressourcenorientierung* verweist gezielt auf die zur Verfügung stehenden, nutzbaren oder zu beeinflussenden, schützenden und fördernden Kompetenzen und äußeren Handlungsmöglichkeiten.

38.7 Praktisches Vorgehen

Psychoedukation folgt ungeachtet des zugrunde liegenden Krankheitsbildes einheitlichen Durchführungsregeln (➤ Tab. 38.4).

Den **Ausgangspunkt** der Psychoedukation bilden die **individuellen Erfahrungen** der Teilnehmer mit ihrer Erkrankung. Dieser Austausch gibt den Patienten ein Gefühl der Zugehörigkeit (Wirkfaktor „Universalität des Leidens"; Mattke und Weber 2020) und wirkt zugleich entstigmatisierend. Der Therapeut wiederum erfährt etwas über das subjektive Erleben der Patienten und kann sich, als wichtige Voraussetzung für die Erarbeitung eines adäquaten Störungsmodells, ein Bild von den (kognitiven und emotionalen) Sichtweisen, Einstellungen, Erwartungen, Vorbehalten etc. hinsichtlich der Erkrankung machen (Borbé et al. 2017).

Psychoedukation ist mehr als ein Frontalvortrag zur Wissensvermittlung. Kennzeichnend sind die (Klein-)Gruppenarbeit mit Austausch über die subjektiven Erfahrungen der Teilnehmer und die Einbeziehung von deren Kompetenz in die Erarbeitung von Lösungen.

Tab. 38.4 Übersicht: allgemeiner Aufbau psychoedukativer Interventionen (Borbé et al. 2017)

Schwerpunkt	Intervention
Informationsvermittlung	• Rahmen schaffen: gegenseitige Vorstellung (Therapeut und Teilnehmer) • Individuelle Erfahrungen: Austausch über subjektives Krankheitserleben (Teilnehmer) • Vermittlung der zentralen Wissensinhalte zur Symptomatologie (Therapeut) • Austausch über subjektive Theorien zu Ursache und Entstehung der Erkrankung, weiterem Krankheitsverlauf und Therapie (Teilnehmer) • Wissensvermittlung zu Krankheitsgenese, -verlauf und professionellen Behandlungsmöglichkeiten (Therapeut) • Erarbeitung eines annehmbaren, wissenschaftlich fundierten multifaktoriellen Krankheitsmodells (Teilnehmer und Therapeut)
Therapeutische Aspekte	• Vermittlung von Fähigkeiten zum Umgang mit Symptomen bzw. zur Verhaltensänderung • Alltagstransfer, Generalisierung und Festigung des gesundheitsförderlichen Verhaltens • Rückfallprophylaxe und Erarbeitung eines Krisenplans

Im Anschluss findet unter Rückgriff auf die individuellen Krankheitskonzepte der Patienten die **umfassende Wissensvermittlung** durch den Therapeuten statt. Entscheidend ist hierbei, dass der Therapeut **in klarer und laiengerechter Sprache** den aktuellen wissenschaftlich gesicherten Kenntnisstand vermittelt und auch auf noch unklare Sachverhalte hinweist.

38.7.1 Inhaltlicher Ablauf der Wissensvermittlung

Im Rahmen der **verhaltensmodifizierenden Interventionen,** die sich an die Wissensvermittlung anschließen, können z. B. operante Methoden (um Verhalten auf- oder abzubauen), Rollenspiele (handlungsorientiert oder in Form von kognitiver Psychotherapie) oder Problemlösetraining zur Anwendung kommen (➤ Kap. 37; ➤ Box 38.1).

Psychoedukation sollte Bestandteil jeder Einzel- und Gruppentherapie sein, wobei sie für Letztere besonders geeignet ist. Insbesondere im stationären Setting sollte sie in jedem Fall stattfinden oder während eines Krankhausaufenthalts zumindest beginnen. Der Einsatz elektronischer Medien (➤ Kap. 38.4.1) kann unterschiedliche Themen deutlich erweitern und als verhaltensmodifizierende Ergänzung im ambulanten Kontext das (tägliche) Üben der Teilnehmer unterstützen (z. B. De-Rena Nachsorge, https://de-rena.de/).

BOX 38.1

Didaktische Methoden und Gestaltung von psychoedukativen Vorträgen

Auch wenn es zahlreiche Medien gibt, die zur Wissensvermittlung eingesetzt werden können, haben sich bei psychoedukativen Basisschulungen Vorträge – in der Praxis zumeist durch das Präsentieren von Folien – durchgesetzt. Hierbei gilt es bzgl. Aufbau, Qualität sowie inhaltlichen und formalen Aspekten einiges zu berücksichtigen.
Jeder präsentierte Inhaltsaspekt sollte mit einer kurzen und treffenden Überschrift versehen werden, die im Kopfbereich der Folie steht. Aussagen sollten auf das Wesentliche begrenzt werden. Größere Zusammenhänge sollten in Einzelschritten entwickelt und die wichtigsten Elemente durch gezielten Einsatz gestalterischer Mittel so hervorgehoben werden, dass die Aufmerksamkeit auf den relevanten Aspekt gelenkt wird.
Praktische Hinweise zur **Foliengestaltung** allgemein:

- Beschriftung, Legenden, Text und Grafiken sollten eindeutig und lesbar sein (Schriftgrad nicht < 24 Punkte)
- Folien (insb. ausgedruckte Folien) zwecks Orientierung und einfacher Sortierung nummerieren

Bei der Gestaltung von Textfolien gilt als oberste Prämisse: Den Zuhörer nicht zum Leser machen! Vielmehr gilt:

- Nur wichtige Aspekte auf die Folien schreiben. Nicht alles, was den Patienten verbal mitgeteilt wird, muss auch für alle auf der Folie zu „lesen" sein!
- Es sollte immer nur ein thematischer Zusammenhang (z. B. ein Gliederungspunkt) pro Folie dargestellt werden.
- Stichpunkte statt ganzer Sätze. Ganze Sätze sind ausschließlich für Definitionen, Zitate, Regeln oder zentrale Botschaften reserviert.
- Nicht mehr als 6 Unterpunkte pro Thema und Folie.
- **Fremdwörter vermeiden** (oder in Klammer erklären).
- **Der zeitsparende Einsatz der englischsprachigen Folien vom letzten Kongress ist ein absolutes No-Go!**

Neben der Gestaltung der Medien ist das **Verhalten des Vortragenden** entscheidend:

- Frontal zu den Teilnehmern stehen, offene Körperhaltung, Blickkontakt mit Teilnehmern aufnehmen und halten.
- Laute, klare Intonation.
- Die Teilnehmer interaktiv in den Vortrag einbeziehen, z. B. nach ihren Erfahrungen fragen, Abstimmen per Handzeichen etc.
- Metaphern, Geschichten, eingängige Sprachbilder verwenden.
- Auf keinen Fall die Folien ablesen/als Teleprompter benutzen!

38.7.2 Angehörigengruppen

Ziele der therapeutischen Angehörigengruppen sind vor allem Entlastung und Unterstützung. Durch umfassende Informationen sollen Angehörige in die Lage versetzt werden, dysfunktionale Denkmuster zu korrigieren und die intrafamiliäre Interaktion über gezielte Hilfestellungen aus der Gruppe zu optimieren. Angestrebt wird, dass Patienten ihre Angehörigen als Verbündete bei der Behandlung der Erkrankung sehen können und sie aktiv in die Therapie einbeziehen.

38.8 Psychoedukation bei psychosomatischen Erkrankungen

38.8.1 Bedeutung der Psychoedukation bei psychosomatischen Krankheitsbildern, chronischem Schmerz und Angsterkrankungen

Da sowohl Patienten mit **somatoformen Störungen** als auch solche mit **chronischen Schmerzstörungen** unter körperlichen Beschwerden leiden, liegt für sie die Kausalattribution auf eine somatische Ursache nahe. Hier gilt es, bei der Psychoedukation somatoformer Störungen und chronischer Schmerzstörungen die in ➤ Box 38.2 genannten Aspekte und Inhalte zu beachten.

BOX 38.2

Inhalte und Aspekte der Psychoedukation am Beispiel chronischer Schmerz

- **Grundhaltung:** Schmerz ist das, was der Patient sagt, und nicht das, was im MRT etc. zu sehen ist.
- **Entlastende Grundbotschaften** senden (Nobis und Pielsticker 2013):
  - „Schmerz ist echt."
  - „Schmerzen können auch ohne Schädigung sehr heftig sein."
  - „Einflussnahme auf den Schmerz ist möglich."
- **Mögliche Themen** (von Wachter und Hendrischke 2021):
  - Akuter vs. chronischer Schmerz
  - Schmerzverarbeitung auf neuronaler Ebene (Gate-Control-Theorie; Neuroplastizität)
  - Biopsychosoziales Störungsmodell/Krankheitsverständnis
  - Risikofaktoren für Chronifizierung
  - Aufmerksamkeitslenkung, Schmerzbewältigungsstrategien
  - Eigenverantwortlicher Umgang mit Medikation
  - Motivation und Bewegung, Balance zwischen Schonung und über-

mäßiger Aktivität (Avoidance-Endurance-Modell; Hasenbring und Verbunt 2010)
- Veränderung der kognitiven Verarbeitung der Schmerzen, Schmerztagebuch
- Ressourcenaktivierung, Akzeptanz
- Stressbewältigung, Entspannungsverfahren
- Schmerz-Affekt-Differenzierung, Grundbedürfnisse
- Schmerz und Arbeit/Beruf
- Chronische Schmerzerkrankung und Einflüsse auf die Familie/familiäre Interaktion

Bei **Angsterkrankungen** haben bereits das Besprechen der Untersuchungsergebnisse und das Mitteilen der resultierenden Diagnose einer Angststörung einen entscheidenden Einfluss auf den weiteren Therapieverlauf. Auf Basis dieser Informationen kann das Krankheitsmodell erarbeitet werden, was den Patienten eine Erklärung für ihre körperlich stark spürbaren Beschwerden bietet (z. B. massives Herzklopfen, Schwitzen, Zittern, Luftnot bei einer Panikattacke). Sowohl bei Angsterkrankungen als auch bei somatoformen oder chronischen Schmerzstörungen sind psychoedukative Interventionen wie z. B. **Teufelskreismodelle** (Alsleben 2005) und somatosensorische Verstärkung wesentlich, um den Patienten ein Verständnis für ihre Symptome zu ermöglichen.

38.8.2 Psychoedukation (Patientenschulung) bei somatischen Krankheitsbildern

Begriffe wie „Patientenschulung" oder „Gesundheitsbildung" werden i. d. R. eher im Kontext körperlicher Erkrankungen gewählt, beschreiben jedoch dasselbe, wie Psychoedukation bei psychischen Störungen. Dadurch soll die Therapieadhärenz verbessert und Gesundheitsverhalten sowie Lebensqualität chronisch kranker Menschen sollen gesteigert werden. In den Therapieleitlinien verankerte Patientenschulungsprogramme existieren für Herz-, Krebs-, gastrointestinale Erkrankungen, Diabetes, Asthma, Schmerz, Dialyse- und Hochdruckerkrankungen (Behrendt und Schaub 2005) sowie auch für Patienten, die aufgrund ihrer Grunderkrankung langwierige, die gewohnte Lebensweise deutlich verändernde Behandlungsmaßnahmen hinnehmen müssen (z. B. Transplantationsmedizin, Onkologie; Gündel et al. 2015) und von entsprechenden Programmen profitieren.

38.8.3 Psychoedukation beim Post-COVID-Syndrom

Im Verlauf der COVID-19-Pandemie haben sich allein in Deutschland über 40 Mio. Menschen mit COVID-19 infiziert; ca. 2–10 % der mit SARS-CoV-2 Infizierten erkranken an einem Post-COVID-Syndrom. Obgleich die COVID-19-Pandemie und auch das Post-COVID-Syndrom immer wieder den gesellschaftlichen und politischen Diskurs emotionalisieren, erscheint die Kenntnis über mögliche Ursachen, Wechselwirkungsprozesse und Interventionsmöglichkeiten unzureichend. Viele Betroffene sind durch die Fülle der z. T. widersprüchlichen Informationen zu ihrem Krankheitsbild sehr verunsichert. Hinzu kommt, dass ein Teil der Betroffenen ausschließlich somatische Mechanismen als Einflussfaktor auf die Symptomatik annimmt, was in den Medien teils auch so dargestellt wird. Aus diesem Grund fällt der Psychoedukation bei dem zu empfehlenden multimodalen Behandlungsangebot (Kupferschmitt et al. 2023) eine besondere Rolle zu.

Da die biochemischen Krankheitsmechanismen bisher noch nicht vollständig verstanden sind und auch keine kausale Therapie verfügbar ist, ist der Schwerpunkt der Post-COVID-Therapie symptomatisch orientiert. Dafür ist es essenziell, den Patienten ein **multifaktorielles biopsychosoziales Krankheitsmodell** verständlich zu machen (Kupferschmitt und Köllner 2023), bei dem neben der „somatischen Black Box" auch psychologische (z. B. Teufelskreis aus Angst – Hyperventilation – Atemnot; Teufelskreis aus Angst – Anspannung – Schmerzen; Teufelskreise aus Angst/depressiver Stimmungslage – Belastungsvermeidung – Dekonditionierung – Fatigue) und soziale bzw. Umweltfaktoren (z. B. Existenznöte, Isolation) einen Einfluss auf die Krankheitsverarbeitung haben. Auf dieser Grundlage kann dann die Motivation für ein biopsychosoziales Therapie- oder Rehabilitationsangebot aufgebaut werden.

PRAXISTIPP

In der Praxis ist der Hinweis wichtig, dass nicht davon ausgegangen wird, dass das Post-COVID-Syndrom psychisch verursacht wird. Hilfreich ist es hier, anhand anderer körperlicher Krankheitsbilder (z. B. Herzinfarkt, Diabetes) aufzuzeigen, dass psychosoziale Faktoren nicht nur Krankheitsverlauf und Lebensqualität, sondern sogar medizinische Komplikationen und Sterblichkeit entscheidend beeinflussen können und entsprechende Interventionen sehr hilfreich sein können.

Diese Wechselwirkungen können dann anhand eigener Erfahrungen erarbeitet und mithilfe des Schemas in ➤ Abb. 38.1 o. Ä. veranschaulicht werden. Entlastend ist auch die Information, dass Fatigue und ähnliche Symptome nach Viruserkrankungen kein grundsätzlich neues Phänomen sind, sondern dass hier Vorerfahrungen mit anderen Viruserkrankungen genutzt werden können. In unserem Setting hat es sich bewährt, die Psychoedukation mit Bewegungstherapie zu kombinieren, sodass eine Verbesserung der Alltagsfunktion durch ein individuell angepasstes Training nicht nur postuliert wird, sondern auch direkt erlebt werden kann.

38.9 Psychoedukation in der Prävention

Gesundheitsförderliche Maßnahmen setzen neben dem Gesundheitsverhalten der Einzelperson auch an der Verbesserung der gesundheitsrelevanten Lebensbedingungen der Gesellschaft an. Dies geschieht über Sensibilisierung für gesundheitliche Zusammenhänge und Förderung von Ressourcen, wobei dem Faktor **Partizipation** – die bewusste Einbindung der Betroffenen in Entscheidungsprozesse – als eine wesentliche Umsetzungsstrategie Bedeutung zukommt. Aktuelle Ansätze orientieren sich konzeptuell an einem positiven, biopsychosozialen Gesundheitsverständnis und am Salutogenese-Konzept, d. h. an der Entstehung und Aufrechterhaltung von Gesundheit (Antonovsky 1997). Hierfür ist das Wissen über Risikofaktoren und

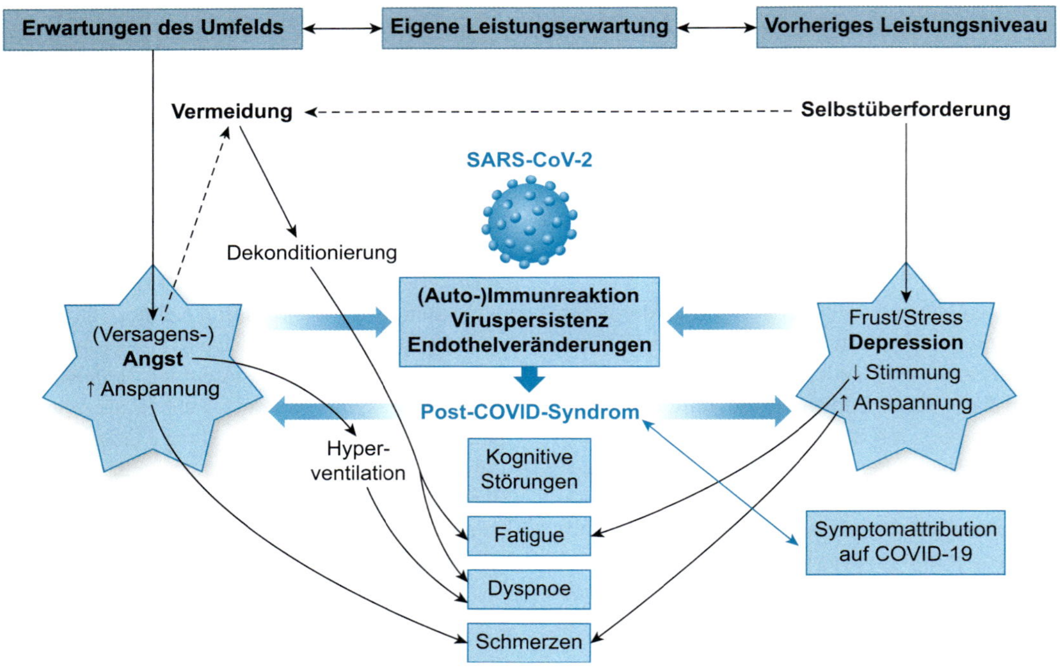

Abb. 38.1 Multifaktorielles Erklärungsmodell des Post-COVID-Syndroms (Kupferschmitt und Köllner 2023) [L231]

Gesundheitsfaktoren jedoch die Voraussetzung. Psychoedukation zielt in der Prävention auf Informationsvermittlung zu gesundheitsförderlichen Verhaltensweisen ab (z. B. regelmäßige körperliche Aktivität, ausgewogene Ernährung, Verzicht auf Substanzen wie Nikotin und Alkohol), die alle den Gesundheitszustand/-verlauf positiv beeinflussen.

Psychoedukation ist ein wesentlicher Bestandteil der Primär-, Sekundär- und Tertiärprävention und wird im Rahmen zahlreicher geprüfter Angebote der Krankenkassen, der Deutschen Rentenversicherung sowie von Drittanbietern wie Volkshochschulen oder der Gesundheitsförderung in Betrieben umgesetzt.

38.10 Fazit und Ausblick

Psychoedukation dient der Aufklärung von Patienten und ihren Angehörigen; dazu sollen ein angemessenes Störungsmodell und Therapieinformationen vermittelt werden, die den Betroffenen bei der Krankheitsbewältigung helfen. Die Selbstmanagementkompetenz ist für die Therapieadhärenz ein notwendiger Faktor. So ist die Psychoedukation ein essenzieller Bestandteil in Psychosomatik und Psychotherapie und wirkt zugleich präventiv. Entscheidend hierfür ist jedoch das Erreichen von Risikogruppen, deren Zugang zu den benötigten Fachinformationen z. T. aufgrund eines geringeren Bildungsniveaus häufig unzureichend ist. Im Sinne von Gesundheitsförderung, Krankheitsprävention und Therapie sollten künftig psychoedukative Maßnahmen forciert implementiert werden.

LITERATURAUSWAHL

Bäuml J, Behrendt B, Henningsen P, Pitschel-Walz G. Handbuch der Psychoedukation für Psychiatrie, Psychotherapie und Psychosomatische Medizin. Stuttgart: Schattauer 2016.

Borbé R, Pitschel-Walz G, Bäuml J. Psychoedukation und Angehörigenarbeit. In: Möller HJ, Laux G, Kapfhammer HP (Hrsg.): Psychiatrie, Psychosomatik, Psychotherapie. Berlin, Heidelberg: Springer 2017; 1177–1192.

Gündel H, Hümmeler V, Lordick F. Welche Tumorpatienten profitieren von einer interdisziplinären Psychoedukation im Rahmen der Tumortherapie? Z Psychosom Med Psychother 2014; 53(4): 324–338.

Kupferschmitt A, Köllner V. Psychotherapeutische Begleitung bei Post-COVID-Syndrom. Psychotherapie 2023; 68: 475–488; https://doi.org/10.1007/s00278-023-00691-5.

Vogel H, Faller H. Psychoedukation und Gesundheitsförderung. In: Köllner V, Bassler M (Hrsg.): Praxishandbuch Psychosomatische Medizin in der Rehabilitation. München: Elsevier Urban & Fischer 2020; 82–86.

von Wachter M, Hendrischke A. Psychoedukation. Psychoedukation bei chronischen Schmerzen. Manual und Materialien. 2. A. Berlin, Heidelberg: Springer 2021; 5–10.

KAPITEL

39

Stefan Schmidt, Werner Geigges und Christa Probst-Geigges

Systemische Therapie

39.1 Einleitung

The smallest indivisible human unit is two people, not one; one is a fiction.

Tony Kushner

Die Systemische Therapie ist durch ihre Fundierung in systemtheoretischen wissenschaftlichen Modellen und Konzepten gekennzeichnet. Sie stellt damit, neben den beiden psychoanalytisch orientierten und dem kognitiv-verhaltenstherapeutischen Verfahren, eine der vier wissenschaftlich anerkannten therapeutischen Grundorientierungen dar.
Aus dieser Fundierung ergibt sich ein Fokus der Systemischen Therapie auf soziale Interaktionen. Der Mensch wird maßgeblich in seiner sozialen Natur verstanden und in seinen Beziehungen zu anderen gesehen (Levold und Wirsching 2014). Die Betonung dieser interaktionalen Perspektive wird von den neuesten Forschungsergebnissen in den Neurowissenschaften und der Psychologie gestützt (Knoblich et al. 2011; Redcay und Warnell 2018). Wird der Mensch folglich als soziales Wesen i. S. des Eingangszitats von Tony Kushner gesehen, dann ist er auch nur im Wechselspiel seiner sozialen Interaktionen und Beziehungen verstehbar. Diese soziale und interaktionale Perspektive bezieht sich dabei gleichermaßen auf körperliche, psychische und soziale Probleme.

Das Theoriesystem, die Störungstheorie und die Behandlungstheorie der Systemischen Therapie beziehen sich auf systemtheoretische Ansätze, die Modelle zur Erklärung komplexer, dynamischer Wechselwirkungen in Systemen anbieten. Diese umfassen dabei i. S. des biopsychosozialen Modells sowohl die Wechselwirkungen zwischen körperlichen und psychischen Merkmalen als auch soziale Interaktionen. Ziel ist es dabei, mit Modellen und Erklärungen zu arbeiten, die der Komplexität der Interaktionen in intraindividuellen wie interindividuellen Systemen gerecht werden.

Der soziale Kontext psychischer Störungen, die Interaktion zwischen Familienmitgliedern und der sozialen Umwelt, stehen im Fokus des therapeutischen Handelns, das zusätzlich zu einem oder mehreren Klient*innen („Indexpatient*in") weitere Mitglieder des für die Klient*innen bedeutsamen sozialen Systems berücksichtigt. Krankheitssymptome und Probleme werden als „Gemeinschaftsleistung" (Schweitzer et al. 2007) verstanden und behandelt: Statt einseitiger Ursachen-Wirkungs-Betrachtungen (z. B. „Das Verhalten der Eltern ist schuld an der Essstörung der Tochter") oder der alleinigen Betrachtung von Beziehungsprozessen (z. B. „Die übermäßig protektiven

Eltern erschweren die Ablösung ihres Kindes“) – werden konsequent die Wechselbeziehungen, d. h. die **Kommunikations- und Interaktionsmuster, sowie die Beziehungsdynamiken** zwischen den Interaktionspartnern, ihren Symptomen sowie ihrer weiteren Umwelt zum Gegenstand des Verstehens und der Veränderungen gemacht.

Der Begriff Systemische Therapie beschreibt eine theoretische Orientierung. Der stark assoziierte Begriff der Familientherapie beschreibt dagegen ein Setting (von Sydow und Borst 2018). Systemische Therapie kann in verschiedenen Settings stattfinden. Ziel ist es, relevante Bezugspersonen bzw. relevante Systeme für die jeweilige Problematik in den therapeutischen Prozess zu integrieren. So kann Systemische Therapie als Familientherapie, als Paartherapie, als Einzel- oder auch als Gruppentherapie oder als Multifamilientherapie durchgeführt werden, und das Setting kann je nach Kontext und Anliegen im Prozess verändert werden. Bedingt durch die systemische Ausrichtung ist dabei aber die Arbeit im sog. Mehrpersonensetting eher die Regel.

Patientinnengeschichte

Fall 1

Frau A. (33), verheiratet mit Herrn A. (36) und Mutter einer Tochter (9) und eines Sohnes (11), erhält die Erstdiagnose Morbus Hodgkin im Stadium CS IV. Zu Beginn der Erkrankung rückt die Familie eng zusammen: Der Ehemann bricht alle Vereins- und Freizeitaktivitäten ab, engagiert sich sehr für seine Kinder und besucht seine Frau regelmäßig während der stationären Aufenthalte. Das familiäre Gefüge der Familie wird vor allem durch die Betonung komplementärer Beziehungsformen stabilisiert. Zeichen der Schwäche bei Frau A. führen zu ausgesprochener Stärkedemonstration bei Herrn A., der offenbar ganz problemlos mit seiner neuen Aufgabe als Haupterziehungsperson zurechtkommt. Zeigt sich Frau A. entmutigt, verhalten sich vor allem die Kinder betont optimistisch und versorgen ihre Mutter z. B. mit froh stimmenden Zeichnungen. Um das familiäre System zu stabilisieren, versuchen die Familienmitglieder, Konflikte abzuschwächen und zu verbergen, und regulieren aufkommende negative Gefühle zugunsten von Harmonie und Stabilität. Mit einem hohen Anspruch an Durchhaltevermögen und Sachlichkeit sorgen alle für ein ruhiges Miteinander. Frau A. sucht religiösen Rat und Zuspruch und betreibt ein intensives Literaturstudium zum Thema Krebs und Psyche.

In einem Familiengespräch ca. 10 Monate nach der Krebsdiagnose zeigen sich deutliche Veränderungen dieses initialen familiären Interaktionsmusters: Die Familie reagiert sehr besorgt auf diese Veränderungen: Der 11-jährige Sohn wird zunehmend aggressiv, erlebt einen schulischen Leistungseinbruch und wird seither zusätzlich durch eine Familienberatungsstelle betreut. Das geplante Familiengespräch findet in der Hausarztpraxis statt.

39.2 Entstehung der Systemischen Therapie und die Rolle der Familientherapie

Im Unterschied zu anderen Therapierichtungen hat die Systemische Therapie keine Gründungsfigur und keinen eindeutigen Ausgangspunkt. Der Wechsel von einer intrapsychischen zu einer interaktionalen Perspektive und die Betrachtung dieser Interaktionen mittels systemtheoretischer Konzepte hat viele Anfänge und fand an vielen Orten in unterschiedlichen Formen mehr oder weniger gleichzeitig statt. Neben der Entwicklung einer neuen praktischen Herangehensweise an Psychotherapie war dabei parallel die Entwicklung vieler systemtheoretischer Konzepte maßgeblich.

Die grundlegenden Paradigmenwechsel in der Physik zu Anfang des 20. Jh. bereiteten den Boden für die Entstehung der **Kybernetik** in den 1940er-Jahren, die sich u. a. auf die Macy-Konferenzen (1946–1953) in New York verorten lässt und mit Namen wie Norbert Wiener, Gregory Bateson, Heinz von Foerster, Claude Shannon, Kurt Lewin sowie John von Neumann verbunden ist (Lutterer 2021). In der Palo-Alto-Gruppe in den USA der 1950er-Jahre entstand die Idee, die neuen Konzepte der Kybernetik auf Psychotherapie anzuwenden. Hier sind insbesondere Don D. Jackson, Gregory Bateson, Virginia Satir, Paul Watzlawick und Jay Haley zu nennen. Dabei kam Virginia Satir als eine der Ersten auf die Idee, mit ganzen Familien statt mit Einzelpersonen zu arbeiten (Levold 2008). Der grundlegende Perspektivenwechsel bestand darin, davon auszugehen, dass nicht das Individuum krank ist, sondern die Art der Kommunikation (Herwig-Lempp 2002). Dies lenkte den Fokus weg von der Einzelperson hin zu den Kommunikationsmustern von Familien, die nun mit den neuen Erkenntnissen und Prinzipien aus der Kybernetik betrachtet werden konnten, z. B. Feedback, Rückbezüglichkeit oder Zirkularität. Familien und ihre Kommunikation wurden als sich selbst regulierende Systeme betrachtet.

In der Folge entstanden in der 2. Hälfte des 20. Jh. zahlreiche familientherapeutische Ansätze an verschiedensten Orten. Diese kamen aus den unterschiedlichsten Therapierichtungen, der Begriff der Familientherapie versteht sich daher nicht nur systemisch. Von Schlippe und Schweitzer (2016) unterscheiden hier mehrere familientherapeutische „Konzeptfamilien“, die sie unter die Oberbegriffe „psychodynamische Verfahren“ und „Mehrgenerationentherapie“, „wachstumsorientierte-humanistische Verfahren“ und „kognitiv-behaviorale Verfahren“ fassen.

Innerhalb des systemischen Theorierahmens entwickelte sich ebenfalls eine größere Anzahl von Ansätzen, so z. B. die Strukturelle Familientherapie nach Salvador Minuchin oder die Strategische Familientherapie durch Jay Haley. Diese Entwicklungen korrespondieren jeweils eng mit der Weiterentwicklung der unterschiedlichen systemischen Modelle und Theorien sowie dem Entstehen neuer systemisch orientierter Ansätze in den unterschiedlichsten Disziplinen. Levold (2008) schlägt hier den Begriff einer Systemischen Bewegung vor, denn erst im Rückblick aus heutiger Perspektive lassen sich diese Entwicklungen im Bild eines zusammengehörigen systemischen Ansatzes gruppieren. Einen markanten Schub erfuhr diese Ausrichtung durch die Mailänder Gruppe Mitte der 1970er-Jahre, die basierend auf systemischen Prinzipien strategische Behandlungsmodelle für

Familien mit einer Indexpatientin entwarf und so die systemische interaktionale Perspektive konsequent in einen therapeutischen Handlungsrahmen überführte.

In den 1980er-Jahren führten vor allem zwei neuere theoretische Impulse dazu, dass der Übergang von der Familientherapie zur Systemischen Therapie, wie wir sie heute kennen, vollzogen wurde.

- Dies war zum einen die Einsicht, dass die Therapeutinnen und Therapeuten in einer Familie zum Teil des Systems werden und dieses daher nicht mehr „von außen“ strategisch steuern können. Dies wird als **Kybernetik zweiter Ordnung** bezeichnet und ist mit dem Namen Heinz von Foerster assoziiert.
- Die andere Wende kam durch den Konstruktivismus, der u. a. aus der biologischen Erkenntnistheorie von Humberto Maturana und Francisco Varela hervorging (➤ Kap. 39.6.1). Eine objektive Sichtweise wurde als unerreichbar verworfen. Von Foerster beschrieb den Begriff der Objektivität als die Illusion, dass es eine Beobachtung ohne Beobachter*in geben könne (Poerksen 2004, S. 4). Dies öffnete die Tür für multiple Sichtweisen und unterschiedliche Wirklichkeiten derselben Situation.

Weiterhin gab es theoretische Impulse durch Luhmanns Theorie sozialer Systeme, die Sprachphilosophie nach Wittgenstein, die Synergetik, den sozialen Konstruktionismus sowie Narrations- und Dialogtheorien (Ludewig 2018). Auf therapeutischer Seite entwickelten sich systemisch-konstruktivistische Zugänge, die lösungsorientierten und hypnosystemischen Therapien, narrative Ansätze sowie das Reflecting Team und Open Dialogue (von Schlippe und Schweitzer 2016).

Es zeigt sich, dass die systemorientierte Konzeptualisierung der Behandlung entscheidender ist als die konkrete Anwesenheit von Familienmitgliedern in der Therapie (Lebow und Gurman 1995).

In den 1990er-Jahren konsolidierten sich diese unterschiedlichen Zugänge unter dem Begriff Systemische Therapie. Der systemische Ansatz etablierte sich zunächst hauptsächlich im Sozialwesen und in der Jugendhilfe und erreichte dort schnell eine große Schlagkraft. Dies führte zur Entstehung von systemischen Fachverbänden und dem Wunsch nach wissenschaftlicher und kassenärztlicher Anerkennung der Systemischen Therapie als einer **Systemischen Psychotherapie,** die dann – nach langem Ringen – 2008 (wissenschaftlich) und 2018 (sozialrechtlich) erfolgte. Seit 2020 können Behandlungen psychischer Störungen mittels Systemischer Psychotherapie bei Erwachsenen mit der Kasse abgerechnet werden. Die Behandlung kann dabei jederzeit im sog. Mehrpersonensetting unter Einbezug relevanter Bezugspersonen stattfinden. Mit diesem Schritt ist die Anwendung der Systemischen Therapie in der Regelversorgung etabliert – allerdings innerhalb eines Versorgungssystems, das nur kranke Individuen kennt und diesen über die Diagnosepflicht eine defizitorientierte global-gültige psychische Störung zuschreibt.

Die Systemische Psychotherapie bewegt sich daher im Spannungsfeld der eigenen Grundannahmen und der Gegebenheiten des medizinischen Versorgungssystems und hat die Aufgabe, dieses Spannungsverhältnis in einem multiperspektivischen Rahmen in einen therapeutisch fruchtbaren Dialog zu überführen.

39.3 Grundannahmen und Grundprinzipien der Systemischen Therapie

- **Interaktionale Perspektive:** Die Systemische Therapie versteht den Menschen und sein Verhalten primär aus seinen sozialen Interaktionen und Kontexten (s. a. ➤ Kap. 39.1). Diese Grundannahme beruht auf einer systemtheoretischen Konzeption und grenzt sich von simplen linear-kausalen Erklärungsmodellen ab. Symptome und (Problem-)Verhalten werden als eine soziale Gemeinschaftsleistung verstanden (Schweitzer et al. 2007). Eine Konsequenz dieser Perspektive ist die Behandlung im **Mehrpersonensetting,** z. B. als Paar-, Familien- oder Multifamilientherapie.
- **Der Kontext ist entscheidend:** Wird der Mensch in seinen Interaktionen gesehen, dann ist für sein Verhalten der jeweilige **Kontext** von zentraler Bedeutung. Anstatt globale Zuschreibungen an das Individuum vorzunehmen (X ist aggressiv), wird das Verhalten vor dem entsprechenden sozialen und situativen Kontext beschrieben (X zeigt in der Schule aggressives Verhalten, wenn Lehrer Y sie ermahnt). Dieser Fokus auf den Kontext führt u. a. zu einer **Skepsis gegenüber statischen Diagnosen** (wie z. B. in der ICD), die ihrer Natur gemäß immer global, dekontextualisiert und vom konkreten Verhalten gelöst sind.
- **Menschen sind autonom:** Menschen werden als selbstorganisierte und selbsterhaltende Systeme betrachtet (Autopoiese). Diese sind gemäß der Logik des systemischen Ansatzes nicht von außen steuerbar, sondern handeln aus ihrer eigenen inneren Logik heraus und stellen den Sinn ihres Verhaltens selbst her. Diese Grundannahme beendet die Allmachtsfantasie der Therapeuten und Therapeutinnen, zu wissen, was gut für die Klientinnen und Klienten ist, und sie diesbezüglich durch bestimmte Interventionen zu verändern. Die Konsequenz dieser Grundannahme ist es, den Klientinnen und Klienten auf Augenhöhe als Expert*innen ihres eigenen Lebens zu begegnen und diese in ihrer Person und Leistung wertzuschätzen. Die resultierenden Grundprinzipien sind **Auftragsorientierung, Ressourcenorientierung** und **Wertschätzung** (Herwig-Lempp 2002).
- **Multiperspektivität:** Basierend auf seinen **konstruktivistischen** Theorieannahmen geht der systemische Ansatz davon aus, dass es keine objektiven Beschreibungen geben kann, sondern lediglich Beobachtungen und Sichtweisen, die immer an Personen gebunden sind. Vorherrschende Realitäten können daher immer nur auf sozialen Aushandlungsprozessen beruhen, und auch die wissenschaftliche Praxis wird als ein sozial ausgehandelter regelgeleiteter Prozess aufgefasst. Diese Grundannahme führt zur Grundhaltung der Multiperspektivität. Diese kann sich z. B. auf das Erleben von Situationen in Familien beziehen, bei denen dasselbe Ereignis oder dieselbe Dynamik von Einzelnen ganz unterschiedlich erlebt wird und es keine „richtige“ Sichtweise gibt. Die Multiperspektivität kann sich aber auch z. B. auf das psychotherapeutische Feld beziehen, in dem psychodynamische, kognitiv-behaviorale oder systemische Erklärungsmodelle für menschliches Verhalten verschiedene Perspektiven vor dem Hintergrund unterschiedlicher Grundannahmen beschreiben. Dabei

wird von einer Heuristik ausgegangen, dass mit jeder weiteren Perspektive die Beschreibung des Sachverhalts vollständiger wird. Dies führt zu einer Grundhaltung der Multiprofessionalität, die weit über den psychotherapeutischen Rahmen hinausreicht.
- **Funktionale Betrachtung von Symptomen:** Aus Perspektive des systemischen Ansatzes können Symptome und Probleme sowohl in einem sozialen System wie auch intrapsychisch eine **stabilisierende Funktion** einnehmen. Sie können aus dieser Perspektive als zweitbeste Lösung konnotiert werden. Es gilt daher solche Funktionen sichtbar zu machen, um Veränderungen zu ermöglichen. Diese Grundannahme führt dazu, dass in der Systemischen Therapie Symptome und Verhaltensweisen **akzeptanzbasiert** gesehen und oft auch **wertschätzend,** zumindest aber als für den Erhalt des Systems sinnhaft konnotiert werden.
- **Ressourcen- und Lösungsorientierung:** In der Systemischen Therapie wird davon ausgegangen, dass Veränderung und damit auch Lösungen von Problemen sowie Entwicklung aus der internen Dynamik des Systems heraus entstehen. Daher liegt ein Hauptfokus des systemischen Arbeitens darauf, die positiven Möglichkeiten und Potenziale jeglicher Systeme zu erkennen, zu betonen und anzuregen (**Ressourcenorientierung und Ressourcenaktivierung).**
  Oft wird in der Psychotherapie nach einer Ursache für Probleme gesucht und versucht, diese zu beseitigen. Der systemische Ansatz geht davon aus, dass solche linearen und unidimensionalen Kausalerklärungen nur in den seltensten Fällen zutreffen. Die Übertragung einer mechanistischen Reparaturmetapher auf lebende Systeme wird der Komplexität dieser Systeme nicht gerecht. Als Konsequenz ist die therapeutische Arbeit weniger auf Ursachensuche ausgerichtet, sondern stellt vielmehr positive Zielvorstellungen, Lösungsideen sowie die zirkuläre Verbindung von Problem und Lösungsversuchen in den Vordergrund. Als ein Nebeneffekt kann diese Orientierung auch zu einer Verkürzung mancher Therapieprozesse führen. Dieser **lösungsorientierte** Zugang und die lösungsorientierte Kurzzeittherapie wurde maßgeblich von der Gruppe um Steve de Shazer geprägt (De Shazer 1989).

39.4 Allgemeine Indikationen für eine Systemische Therapie/Familientherapie

Bereits 1945 gab Richardson seinem Abschlussbericht zu einem Forschungsprojekt über die Gesundheitsversorgung von Familien in den USA den Titel *„Patients have families"*. In späteren Jahrzehnten wandte sich das wissenschaftliche und therapeutische Interesse der systemischen Familientherapie vor allem Familien mit psychisch Kranken zu. Weakland (1977) prägte den Begriff „Familiensomatik" und setzte sich für die Nutzung der familiendynamisch-interaktionellen Perspektive auch bei Krankheiten mit organisch bedingter Pathologie ein.

Bloch (1983) prägte den Begriff „Systemische Familienmedizin" als Schnittpunkt von Familientherapie, Systemtheorie und moderner Medizin und – in Abgrenzung zum Begriff „Familienmedizin" – als eigenständiges Fach, das sich in den USA aus der Allgemeinmedizin heraus entwickelte und primär das Ziel verfolgte, verschiedene Probleme in der Zusammenarbeit von allgemeinärztlichen Praxen mit Fachärzt*innen und Krankenhäusern zu lösen.

Systemische Familienmedizin ist charakterisiert durch die Anwendung systemischer familientherapeutischer Sichtweisen und Interventionstechniken auf die Gebiete der Biomedizin und der Gesundheitsversorgung (Altmeyer und Hendrischke 2012). Ziele sind u. a., eine chronische Krankheit besser zu bewältigen, die Kommunikation innerhalb der Familie und mit den beteiligten Behandelnden zu verbessern, die Akzeptanz eines nicht heilbaren medizinischen Problems zu erleichtern oder Unterstützung bei notwendigen Veränderungen des Lebensstils zu bieten (McDaniel et al. 1997).

Wichtige **Prinzipien** systemischer Familienmedizin sind dabei:
- Enge Kooperation mit Patient*innenfamilien und ihre routinemäßige Einbeziehung bei der Krankenversorgung
- Patient*innenbezogene Kooperation von Expertinnen und Experten aus dem medizinischen, psychosozialen und nichtmedizinischen Bereich durch Bildung interdisziplinärer Behandlungsteams

Für eine **Systemische Psychotherapie im Mehrpersonensetting** ergibt sich in Abgrenzung zur Einzeltherapie vor allem in folgenden Situationen eine Indikation:
- Das klinische Problem einer Klientin oder eines Klienten ist eng mit Problemen in ihren Paar- oder Familienbeziehungen verknüpft, und diese Beziehungsprobleme sind ohne Familientherapie nicht oder nur sehr viel langwieriger zu lösen.
- Mehrere Mitglieder des jeweiligen primären Bezugssystems bedürfen gleichzeitig einer psychotherapeutischen Behandlung, oder die individuelle psychotherapeutische Behandlung eines Mitglieds hat gesundheitsgefährdende Beziehungskrisen bei dessen Angehörigen ausgelöst.
- Chronische oder sehr belastende akute Krankheitsprozesse von Menschen, die Bewältigungsressourcen ihrer Angehörigen erschöpft haben, sodass bei diesen eine Dekompensation droht.
- Für das Weiterleben eines kranken Mitglieds in der Familie sollen alternativ zu langfristiger Hospitalisierung oder Heimunterbringung familiäre Ressourcen aktiviert werden.
- Andere Mitglieder des Bezugssystems/der Familie können einen wesentlichen Beitrag zur Bewältigung oder Milderung der klinischen Problematik der Patientin oder des Patienten leisten, und dieser Beitrag ist ohne die Einbeziehung dieser Familienmitglieder in die Therapie nicht oder nur unzureichend aktivierbar.

39.5 Wirksamkeit der Systemischen Therapie

Psychotherapie wird in der Forschung meist medizinischen Interventionen gleichgesetzt und mit der entsprechenden Methodik untersucht. Wampold weist in seinen zahlreichen Arbeiten (z. B. Wampold und Imel 2015) darauf hin, dass dieser Ansatz („Medizinisches Modell"), der einer bestimmten Intervention oder Technik einen linear-kausalen Effekt zuschreibt, weder dem psychotherapeutischen Geschehen gerecht wird noch mit der Datenlage der entsprechenden Metaanalysen der Psychotherapieforschung übereinstimmt. Im systemischen Ansatz wird zwischen trivialen und nichttrivialen (komplexen) Maschinen unterschieden (von Foerster 2003). Eine triviale Maschine liefert auf den gleichen Input immer auch den gleichen Output. Eine komplexe Maschine – und der Mensch wird als solche betrachtet – gehorcht nicht dieser simplen Logik, sondern zeigt in Abhängigkeit von internen Zuständen und dem weiteren Kontext unterschiedliche Reaktionen auf den gleichen Input. Daher gilt es auch aus dieser Perspektive als unmöglich, aus einer bestimmten Intervention einen bestimmten Behandlungsverlauf vorherzusagen.

Eine Psychotherapieforschung, die diese Umstände berücksichtigt, fokussiert daher auf kontextuelle Bedingungen und allgemeine Wirkfaktoren wie z. B. die Person der Therapeutin oder des Therapeuten oder die Beziehungsgestaltung. Gerade diese Faktoren werden aber in klassischen randomisierten Studien ignoriert oder unzulässig standardisiert. Ein streng systemisch orientierter Forschungsansatz setzt weiterhin erkenntnistheoretische Annahmen voraus, die nur bedingt mit dem gegebenen Methodenkonsens des heutigen medizinisch-psychologischen Forschungszugangs übereinstimmen. Insofern bietet der systemische Zugang auch immer ein fruchtbares Potenzial, bestehende wissenschaftliche Grundannahmen (z. B. linear-kausale Modelle, Objektivitätsbegriff) kritisch zu hinterfragen und neue Herangehensweisen aufzuzeigen (Ochs 2012). Im Zuge der berufsrechtlichen und sozialrechtlichen Anerkennung musste die Systemische Therapie jedoch auch im Rahmen der bestehenden Forschungslogik des Medizinischen Modells und im Kontext der Evidenzbasierten Medizin den Nachweis ihrer Wirksamkeit aufzeigen (für eine Kritik s. Kriz 2000).

In einer Metaanalyse von 37 RCTs, die einen systemischen Therapieansatz bei erwachsenen Patientinnen und Patienten als Indexpatient*innen untersuchten (Pinquart et al. 2016), zeigte sich die Systemische Therapie über alle Diagnosen hinweg mit einer mittleren Effektstärke von *Hedges*' $g = 0{,}51$ ($k = 10$ Studien) einer Nichtbehandlung (Wartegruppe) überlegen. Im Vergleich zu aktiven Kontrollgruppen (andere Therapieverfahren, Medikation, Psychoedukation) erbrachte die Systemische Therapie eine kleine, aber signifikante Effektstärke von $g = 0{,}25$ ($k = 24$) als Nachweis ihrer Spezifität. Für die Kombination Systemische Therapie plus Medikation im Vergleich zu alleiniger Medikation ergab sich $g = 0{,}71$ ($k = 8$). Im Vergleich zu anderen Verfahren zeigte die Systemische Therapie eine geringere Dropout-Rate (15 vs. 23 %).

In einer vergleichbaren Metaanalyse wurde die entsprechende Evidenz für randomisierte Studien mit Kindern und Jugendlichen als Indexpatient*innen ermittelt (Riedinger et al. 2017). Hier ergab sich ebenfalls im Vergleich zur Nichtbehandlung eine mittlere Effektstärke ($g = 0{,}59$; $k = 7$) und eine kleinere im Vergleich zu anderen Therapieverfahren ($g = 0{,}32$, $k = 43$).

Im Rahmen der sozialrechtlichen Zulassung der Systemischen Therapie durch den Gemeinsamen Bundesausschuss wurde beim Institut für Qualität und Wirtschaftlichkeit im Gesundheitswesen (IQWiG) ein Bericht zur Nutzenbewertung der Systemischen Therapie als Psychotherapieverfahren auf der Basis entsprechender RCTs beauftragt (Grümer et al. 2017). Der Bericht belegte Anhaltspunkte für einen Nutzen bei Angst-/Zwangsstörungen, depressiven Störungen, Essstörungen, körperlichen Erkrankungen und gemischten Störungen.

Insgesamt weist damit die Systemische Therapie ähnliche Evidenz und Wirksamkeitskriterien wie die anderen Richtlinienverfahren auf. Die Abgrenzung zwischen den einzelnen Verfahren auf Studienebene ist dabei nicht immer ganz einfach. Insgesamt zeigt sich in der Psychotherapieforschung in wiederholten Untersuchungen und Metaanalysen, dass Psychotherapie per se wirksam ist, dass sich aber ein Überlegenheitsnachweis einzelner Verfahren gegenüber anderen nicht erbringen lässt (Wampold und Imel 2015). Daher gilt der Fokus der Forschung vermehrt Modellen von allgemeinen Wirkfaktoren von Psychotherapie (z. B. therapeutische Beziehung, Setting, Besserungserwartung, Problemaktualisierung, Ressourcenorientierung), die dann in den jeweiligen spezifischen Therapietechniken kontextualisiert sind.

39.6 Theoretische Fundierungen und deren Konsequenzen

39.6.1 Systemischer Ansatz und biopsychosoziales Modell

Der systemische Ansatz hat mehrere Theoriestränge zur Grundlage. Auf Basis einer systemisch geprägten Erkenntnistheorie, die einen Objektivitätsbegriff als nicht erreichbar ablehnt, wird keine kohärente singuläre Theoriebildung angestrebt. Vielmehr ergibt sich eine Vielzahl von Modellen, derer man sich auf Basis ihrer Nützlichkeit und ihres Erklärungswertes für die jeweilige Zielsetzung bedient. Bei diesem Vorgehen ist es zentral, diese Modelle auch immer als solche zu begreifen und nicht mit der Wirklichkeit zu verwechseln: Die Landkarte ist nicht das Land.

Die gemeinsamen Wurzeln der systemischen Modelle und des psychosomatischen Ansatzes i. S. Thure von Uexkülls liegen in der Konzeption von Organismus und Umwelt des Biologen (und Vaters von Th. von Uexküll) Jakob von Uexküll (1864–1944). Demnach definieren sich **lebende Systeme als Einheiten aus Organismus und Umwelt.** Nach diesem Modell *konstruiert* der lebende Organismus aus einer neutralen Umgebung die zu seinen Bedürfnissen und Verhaltensmöglichkeiten passende Umwelt. Durch Veränderungen im Organismus sowie der Umgebung muss diese **Passung** zwischen Organismus und Umweltdurch Assimilations- und Akkommodationsprozesse immer wieder neu hergestellt werden. Gelingt dies nicht, kommt es zu einem **Passungsverlust.** Im biopsychosozialen Modell einer nichtdualistischen Heilkunde (von Uexküll und Wesiack 2011) zeigt sich dies als Ausdruck von Krankheit.

Die Biologen Maturana und Varela (1987) definierten *lebende* Systeme als **autopoietische Systeme,** welche die Elemente, aus denen sie bestehen, selbst erzeugen. Autopoietische Systeme sind **operational und informationell geschlossen.** Dies bedeutet, dass sie nur aus ihrer eigenen inneren Logik und nur aus den ihnen zur Verfügung stehenden Prozessen heraus reagieren können (➤ Kap. 39.3). Trotzdem sind sie über sensomotorische Schleifen und Feedbackprozesse in ihre Umwelt eingebunden. In der Interaktion mit anderen (sozialen) Systemen kann es über solche Rekursionen zu wechselseitigen Strukturveränderungen kommen. Maturana und Varela nennen dies **strukturelle Kopplung.** Diese Relation stellt auch eine sinnvolle Beschreibung für den Zusammenhang zwischen biologischem, psychischem und sozialem System dar.

Dieses theoretische Modell bildet die erkenntnistheoretische Grundlage für die grundsätzliche ressourcen- und lösungsorientierte Haltung in der Systemischen Therapie. Therapie wird in diesem Modell zum System-Umwelt-Kontext für erfolgreiche Selbstorganisation.

> *„Dies bedeutet für die psychotherapeutische Arbeit unter anderem, die richtigen Zeitpunkte für Veränderungen zu nutzen, Ressourcen auszukundschaften und eine behutsame Anregung des Energieniveaus zu betreiben, indem man dem Patienten behilflich ist, seine eigene Kraft zu fühlen und zu mobilisieren, anstelle Lösungen von außen vorzugeben. Fehlerfreundlichkeit im Sinne eines gelassenen Umgangs mit Umwegen, Rückschlägen und Stagnation erscheint als Merkmal einer genesungsförderlichen therapeutischen Interaktion."*
>
> Empt und Schiepek (2000, S. 687)

39.6.2 Die konstruktivistische Betrachtungsebene

Als Konsequenz der Entdeckung des Beobachterproblems in der Quantenphysik im ersten Jahrzehnt des 20. Jh. entwickelte sich – von der Biomedizin lange Zeit unbeachtet– die „konstruktivistische Wende" (von Glasersfeld 1981): Wirklichkeit liegt nicht einfach vor, sondern wird von lebenden Systemen (als beobachtenden Systemen) permanent konstruiert. Damit ist auch eine neue Beziehung zwischen Organismus und Umwelt verbunden: Mithilfe von Zeichenprozessen konstruiert der Organismus die zu ihm passende Umwelt.

Konsequenzen, die sich aus dieser erkenntnistheoretischen Revolution auch für die Systemische Therapie ergeben, sind, dass in der Begegnung von Einzelnen bzw. Systemen und Therapeut*innen ganz **unterschiedliche Wirklichkeitskonstruktionen** aufeinandertreffen:

- *Eine Wirklichkeit, die vom behandelten System (z. B. Paar oder Familie) i. S. einer gemeinsamen Wirklichkeit konstruiert wird:* In dieser Wirklichkeit wird das Kranksein der (Index-)Patient*innen als drohender Passungsverlust erlebt und der Therapeutin in dem Bemühen, die Passungsstörung zu überwinden, die Rolle einer Helferin zugeschrieben. In familientherapeutischen Sitzungen ergeben sich daraus folgende konkrete Fragestellungen:
  - Wie konstruieren die einzelnen Systemmitglieder ihre unterschiedlichen subjektiven Wirklichkeiten?
  - Mit welchen (familiären) Interaktions- und Kommunikationsmustern sind diese Wirklichkeitskonstruktionen verbunden?
  - Wie bestätigt jeder durch sein Verhalten die Wirklichkeitskonstruktionen aller anderen?
  - Wie verändern sich solche Weltbilder, und wie verändern sich Interaktionsmuster?
  - Wie entstehen aus den unterschiedlichen subjektiven Wirklichkeitskonstruktionen gemeinsame Wirklichkeiten?

  Die konstruktivistische Sicht des therapeutischen Prozesses bedeutet auch Abschiednehmen von der Annahme, man könne irgendwelche, von den Bedingungen der Beobachtung unabhängige, d. h. sog. objektive, Aussagen über Personen bzw. Systeme von Personen machen und dementsprechend auch „objektiv richtige" Therapiestrategien für „objektiv definierte" Störungen entwickeln.
- *Eine Wirklichkeit, in der die Behandelnden leben und in der sie die Beschwerden bzw. Probleme der Patient*innen und ihrer Bezugssysteme in ihre Krankheits- bzw. Störungsnosologie einordnen* und hieraus diagnostische und therapeutische Schritte planen. Dabei sind auch die Behandlerinnen und Behandler durch beruflich-institutionelle Kontexte, methodisches Vorgehen und einen biografischen Lebens- und Erfahrungshintergrund geprägt. Als Konsequenz ergibt sich die Notwendigkeit, dass Behandelnde und das behandelte System eine gemeinsame Wirklichkeit konstruieren, einen gemeinsamen Code entwickeln müssen. Die Therapeutinnen und Therapeuten werden in der Therapie zu einem Teil des (familiären) Systems (Kybernetik 2. Ordnung, ➤ Kap. 39.3). Voraussetzung hierfür sind auch eine gute „*affektive Rahmung*" (Welter-Enderlin und Hildenbrand 1998) zur Förderung einer vertrauensvollen therapeutischen Beziehung zu jedem Einzelnen und zum Gesamtsystem sowie eine gründliche Klärung des Überweisungs- und Erwartungskontextes und des Behandlungsauftrags.

Die konstruktivistische Sichtweise der Wirklichkeit des Systems ist die theoretische Begründung für **Neutralität** (➤ Kap. 39.6.1) als zentraler Grundhaltung systemischer Therapie.

Therapeutische Interventionen bestehen wesentlich in der gemeinsamen Dekodierung von Möglichkeits- und Wirklichkeitskonstruktionen des Einzelnen, des Paares und des ganzen (Familien-) Systems im Hinblick auf deren Nützlichkeit für entwicklungsförderliche Passungsprozesse. Kognition, Emotionen und Verhaltensmuster sind dabei zirkulär miteinander verknüpft, sie beeinflussen sich gegenseitig. Fokussiert werden im therapeutischen Prozess einerseits Bedeutungserteilungen einem Verhalten gegenüber und andererseits Verhaltensmuster bzw. emotionale Reaktionen, die sich aus einer Bedeutungserteilung ergeben können.

Therapie ist dabei grundlegend verknüpft mit der Erzeugung von Neuem. Es gilt, mit den Klienten und Klientinnen im Hinblick auf ihre Probleme neue Unterschiedsbildungen anzuregen, die für ihre konkrete Lebenspraxis einen relevanten Unterschied machen (Bateson 1985) und neue Informationen erzeugen, welche zum Verschwinden oder zur Milderung ihrer Probleme beitragen.

Beispiel

Die Therapeutin sagt z. B.: „Angenommen, Ihre bulimische Essstörung wäre plötzlich verschwunden. Wer in der Familie würde die Veränderung als Erstes bemerken? Wie würde sich der Alltag in der Familie verändern?"

Somit bedeutet therapeutisches Intervenieren immer auch die Störung gegenwärtig rekursiv vollzogener Operationen (i. S. von Beschreibungen, Erklärungen, Beurteilungen und Interaktionsmustern).

> *Als Konsequenz konstruktivistischer Sichtweisen entwickelte sich auch der Systembegriff: „Der Begriff ‚System' steht für ein Abstraktum, er kann letztlich jeder Menge von Relationen zugeschrieben werden. Der Beobachter entscheidet, was er als System betrachten und wo er dessen Grenze sehen will. Wird über System gesprochen, so ist immer diese vom Beobachter vorgenommene Definition vorausgesetzt."*
>
> Simon (2005, S. 40)

39.6.3 Krankengeschichte als Lebenserzählung (Narrativ)

Ein wichtiger Aspekt innerhalb des kommunikativen Realitätsprinzips ist die **narrative Dimension** in der innerfamiliären Kommunikation wie auch der Kommunikation zwischen Mitgliedern eines (Familien-) Systems und Therapeutinnen und Therapeuten. Um die „Krankheit" als medizinisches Konstrukt bilden sich sprachliche Sinn-Umwelten, ein Netzwerk von Geschichten, durch die Krankheit zum sozialen Phänomen, zur „geteilten" familiären Wirklichkeit wird. Wie das autobiografische Narrativ ist auch das familiäre Narrativ als Sammlung von Geschichten über familiäre Erfahrungen in der Bewältigung von Lebensereignissen und Lebenskrisen ein Realitätskonstrukt, das als Integral unterschiedlichster Passungserfahrungen gebildet wird und über Generationen hinweg die Reaktion von Familien auf bedrohliche Krankheiten prägt. Wichtige Fragen in Familiengesprächen sind daher:

- Welche familiären Lebenserzählungen durchziehen wie ein „roter Faden" die Schilderungen der Familienmitglieder?
- Welche Wirklichkeitskonstruktionen im Hinblick auf Ätiologie, Verlauf und Bewältigung von Krankheiten bzw. von erfolgreichen Heilungsstrategien sind in diesen Erzählungen enthalten?

Für eine salutogene Passung zwischen Behandelnden und Familiensystem ist deshalb ein kommunikativer Abstimmungsprozess über die jeweilige Bedeutungserteilung des Symptoms, des Krankheitsbildes, der Ursachenattribution und der Vorstellungen über Heilung und Krankheitsbewältigung beiderseits notwendig und sinnvoll. Wälte et al. (2000) konnten zeigen, dass Paare und Familien in der subjektiven Konstruktion ihrer Krankheitstheorien als Folge des intrafamiliären Abstimmungsprozesses hohe Übereinstimmung zeigen.

Im Gegensatz dazu ist die intrafamiliäre Übereinstimmung, welche Ressourcen in der Familie zur Bewältigung der Krankheit tatsächlich zur Verfügung stehen, äußerst gering; dies unterstreicht die Wichtigkeit eines ressourcenorientierten familientherapeutischen Vorgehens und Fragens. Neben Lebenserzählungen, in denen es um sinnhafte Deutung bedrohlicher Krankheitsprozesse geht (Krankheitsnarrativ), gilt es daher familiären Lebenserzählungen nachzuspüren, die erfolgreiche Bewältigungserfahrungen von Krankheiten und Krisen enthalten (Heilungsnarrativ). Angesichts lebensbedrohlicher und Chaos stiftender Aspekte von schwerer Krankheit bzw. familiären Krisen wird das individuelle und familiäre Kohärenzgefühl wesentlich durch „narrative Wirklichkeiten" gesichert (Frank 1998; Geigges und Probst-Geigges 2002).

Fallgeschichte

Fall 2

Eine 41-jährige Pat. im fortgeschrittenen Stadium einer chronisch myeloischen Leukämie suchte ca. 3 Monate vor ihrem Tod die ambulante psychoonkologische Sprechstunde auf. In ihrer Herkunftsfamilie starben die meisten Mitglieder über Generationen hinweg an Schlaganfällen, meist mitten aus einem arbeitsreichen Leben heraus. Vor dem Hintergrund dieser Familientradition und dieser Familienerzählungen wurden die starken Ängste der Pat. verständlich, die sich vor allem darauf bezogen, anderen zur Last zu fallen und pflegebedürftig zu werden. Bis zu ihrem Tod versuchte sie konsequent, ihre große innere Not und Verzweiflung vor ihrem Ehemann und ihren Kindern geheim zu halten. Ein offenes Gespräch, eine Vorbereitung des Abschieds, waren in der Familie nicht möglich. Bis zuletzt versuchte sie, ihre Rolle als Ehefrau und Mutter von vier noch recht kleinen Kindern verzweifelt durchzuhalten. In einem Brief kurz nach dem Tod seiner Frau schrieb mir der Ehemann: „Sie sind wohl der Einzige, gegenüber dem meine Frau nicht nur ihre Hoffnung, sondern auch ihre Verzweiflung geäußert hat. Ein Gespräch mit Ihnen wäre mir daher sehr wertvoll."

Im einmaligen Familiengespräch 6 Wochen nach dem Tod der Pat. mit den vier Kindern (3, 5, 7 und 9 Jahre) und ihrem Vater wurde das Angebot des Therapeuten dankbar aufgegriffen, über die vergangenen Wochen und Monate aus der Perspektive jedes einzelnen Familienmitglieds zu sprechen. Der Therapeut würdigte die Leistung der Gesamtfamilie, zusammenzuhalten, die Mutter zu unterstützen, aber auch den Kontakt zu Freundinnen und Freunden aufrechtzuerhalten. Außerdem versuchte er das Verhalten der Mutter aus dem Lebenskontext ihrer Ursprungsfamilie verständlich zu machen.

In einem kleinen Ritual mit einem leeren Stuhl, stellvertretend für die verstorbene Mutter und Ehefrau, formulierten jedes Kind und der Vater, was sie der Mutter noch gern gesagt hätten und abschließend, wo sie in ihrem jeweiligen Erleben einen guten Platz finden könnte, um an sie zu denken und zu trauern.

39.7 Grundhaltungen

39.7.1 Neutralität

Unter Neutralität des Therapeuten bzw. der Therapeutin i. S. „vielgerichteter Parteilichkeit" auch als *Allparteilichkeit* bezeichnet, verstand die Gruppe um Selvini-Palazzoli (1981) von Anfang an *„eine spezifische pragmatische Wirkung (des Therapeuten), die seine Gesamthaltung während der Sitzung auf die Familie ausübt und nicht seine intrapsychische Verfassung"*, d. h., entscheidend ist, inwieweit die Klientinnen und Klienten ihre Therapeut*innen als neutral erleben. Die Intention dieser Haltung ist es, dem Klient*innensystem zu helfen, die eigenen Denk- und Handlungsspielräume zu erweitern. Die Konfrontation mit einer **multiperspektivischen Sicht** – die als solche bereits einen neuen Denk- und Handlungsrahmen anbietet – soll so zur Veränderung des Problemsystems beitragen.

Für die therapeutische Praxis sind drei Arten von Neutralität zu unterscheiden:

- **Soziale Neutralität** gegenüber den Personen des Klient*innensystems i. S. der Nähe der Einzelnen zur Therapeutin, aber auch bzgl. Einladungen des Systems zu moralischen Unterscheidungen (z. B. Opfer – Täter, Starke – Schwache, Recht – Unrecht).
- **Konstruktneutralität** bedeutet Enthaltsamkeit gegenüber Erklärungen, Lösungsideen und Meinungen, die innerhalb der Familie geäußert werden, aber auch eine Distanz der Behandelnden zu ihren eigenen Realitätskonstruktionen.
- **Veränderungsneutralität** gegenüber der Bewertung von Symptomen oder Problemen als gut oder schlecht. Stattdessen wird eine Metaposition gegenüber den Bewertungseinladungen der Familie eingenommen.
- **Zielneutralität:** Im Sinne eines auftragsorientierten Vorgehens stehen die Ziele der Klient*innen, nicht die der Behandelnden im Vordergrund.

39.7.2 Ressourcen- und Lösungsorientierung/ Ressourcenaktivierung

Ausgehend von der systemischen Arbeitshypothese, dass Ressourcen zur Problemlösung im Klient*innensystem selbst vorhanden sind, wird Systemische Therapie zur gemeinsamen Suche nach vernachlässigten oder unentdeckten Ressourcen. Eng damit verknüpft besteht die Haltung der Lösungsorientierung im gemeinsamen Suchprozess nach „Ausnahmen" von Problemen und der Förderung positiver Zielvisionen durch Antizipation *„einer Zukunft nach der Problemlösung"* (De Shazer 1989).

Patientengeschichte

Fall 3

Frau S. (40), Mutter des 6-jährigen Paul, wendet sich telefonisch auf Empfehlung einer Kinderklinik an die familientherapeutische Praxis. Frau S. schildert, dass bei Paul vor 2 Monaten die Diagnose eines Typ-1-Diabetes gestellt wurde. Seither sei die Familie in eine schwere Verunsicherungskrise geraten, obwohl Paul im stationären Rahmen im Umgang mit dem Diabetes gut geschult worden sei und die Familie den Diabetes ganz gut „im Griff" habe. Erschwerend hinzu kämen zunehmende Spannungen zwischen Frau S. und dem Ehepartner im Umgang mit dem Diabetes. Auch der 42-jährige Vater von Paul leidet seit seinem 6. Lj. an einem insulinpflichtigen Typ-1-Diabetes.

Zum vereinbarten Termin erscheinen die Mutter (Sozialpädagogin, derzeit als Hausfrau und Mutter zu Hause), der Vater (Jurist), Paul und seine 9-jährige Schwester Anna. Die Familie wirkt freundlich und fröhlich, gleichzeitig angespannt. Die Kinder steuern das Praxissofa an, nehmen nach Rücksprache mit den Eltern Platz und begutachten die Spielsachen.

Im Gespräch begegnet uns eine offene, freundliche Familie, die Kinder überwinden sehr rasch eine erste Scheu und bringen sich aktiv, interessiert und aufmerksam ins Gespräch ein. Dabei wird deutlich, dass der kleine Paul sehr im Mittelpunkt steht. Er unterstreicht seine Sonderposition, indem er sich stolz mit „Herrn Diabetes" an seiner Seite präsentiert, verbunden mit „dem Papa, der auch noch einen Herrn Diabetes dabeihat, den er aber schon länger kennt". Anna, zunächst ein wenig zurückhaltend, erhofft sich vom Gespräch, dass sie wieder Freundinnen zur Übernachtung mitbringen kann; der Vater wünscht seinem Sohn einen „zwanglosen" Umgang mit der Erkrankung; die Mutter erhofft sich ein neues familiäres Gleichgewicht.

Die Eltern berichten von Pauls „schockartig" erlebtem erstem hypoglykämischem Zustand, Anna von ihrer Betroffenheit, da zu dem Zeitpunkt, als Paul mit dem Notarzt in die Klinik gebracht wurde, gerade eine Freundin bei ihr übernachtete. Paul berichtet vom Klinikaufenthalt, dem regelmäßigen Übernachtungsbesuch eines Elternteils. Er lenkt während des Gesprächs den Aufmerksamkeitsfokus auf seine Erkrankung, fordert die mitgebrachten Gummibärchen ein und demonstriert, wie er selbstständig sein Insulin injizieren kann.

Im Gespräch wird rasch deutlich, dass vor uns eine sehr kompetente, einfühlsame und kommunikationsoffene Familie sitzt. Die Verunsicherung und Angst der Eltern, dass Paul, die Erfahrungen des Vaters mit familiärer Ausgrenzungstendenz und Unverständnis wiederholen muss, kann im systemisch geführten Familiengespräch thematisiert und durch die Fokussierung der sichtbar gewordenen familiären Ressourcen verringert werden. Auch Annas anfangs geäußerter Wunsch, wieder Freundinnen mit nach Hause zu bringen, wird als ihr hilfreicher Impuls aufgegriffen, der verhindern hilft, den Aufmerksamkeitsfokus der Eltern nur auf den erkrankten Bruder zu richten. Auch Anna will mit ihren Wünschen gesehen werden.

Es folgen zwei Paargespräche in mehrwöchigen zeitlichen Abständen, in denen die Eltern zum einen über den Umgang und die Bedeutung des väterlichen Diabetes in der vergangenen Paardynamik reflektieren. Zum anderen wird die aktuell veränderte und verunsicherte elterliche Rollenaufteilung im Umgang mit Pauls Diabetes thematisiert und neu abgestimmt: Herr S., bisher „Experte" im Umgang mit dem Diabetes, jedoch tagsüber beruflich außer Haus, beginnt, seiner Frau Verantwortung zu überlassen und Vertrauen in ihren Umgangsstil mit Paul und seinem Diabetes zu entwickeln.

In einem größeren zeitlichen Abstand folgt ein weiteres Familiengespräch als „Prophylaxe", damit jeder in der Familie einen guten Platz einnehmen kann. Anna berichtet als Erste ganz zufrieden von ihren Freundinnenbesuchen, Paul von gemischten Erlebnissen mit seinem „Herrn Diabetes", der ihn manchmal auch nerve, die Eltern von einer neu gefundenen Sicherheit im Umgang mit Pauls Erkrankung und seiner Sonderrolle. Sie berichten ein wenig stolz, dass Anna wieder mehr in den Fokus der Aufmerksamkeit gerückt sei und die Familie wieder zu einer Alltagsnormalität zurückgefunden habe.

39.8 Therapeutische Techniken

In der Systemischen Therapie gibt es zahlreiche spezifische Behandlungstechniken. Die wichtigsten werden im Nachfolgenden kurz beschrieben. Dabei ist zu berücksichtigen, dass diese Techniken per se nicht den Kern der Systemischen Therapie ausmachen, sondern immer erst durch die Einbettung in entsprechende Grundhaltung und Orientierung (➤ Kap. 39.3) dazu werden.

39.8.1 Die Erstellung eines Genogramms

Genogramme sind grafische Darstellungen einer über mehrere Generationen reichenden Familienkonstellation. Sie zeigen Positionen in der Geschwisterreihe, Todesfälle, Krankheiten, Symptome, Lebensereignisse usw. in übersichtlicher Form. Sie werden im Rahmen eines Anamnesegesprächs mit Einzelpersonen bzw. Systemen erstellt. Der Vorschlag, ein Genogramm zu zeichnen, kann in der Therapie auf folgende Weise eingeführt werden:

Beispiel

„Wir haben uns jetzt ausführlich über Ihr Problem unterhalten. Ich würde mir jetzt gern noch ein Bild darüber machen, welche Menschen zu Ihrer Familie gehören und auch welche Krankheiten und besonderen Fähigkeiten in Ihrer Familie vorkommen. Während Sie erzählen, zeichne ich diese Informationen nach Art eines Familienstammbaums auf."

Durch vorsichtige Kommentare zu den Ereignissen bieten sich zahlreiche Möglichkeiten, in ein vertiefendes Gespräch mit den Klientinnen und Klienten einzusteigen, z. B.:

Beispiel

- „In Ihrer Familie befinden sich viele Menschen mit chronischen Kopf- und Bauchschmerzen. Wie denken Sie darüber?"
- „Sie waren damals 6 Jahre alt, als Ihr Vater starb … erinnern Sie sich noch an diese Zeit?"

Die Arbeit am Genogramm kann im Sinn der Ressourcenorientierung dazu genutzt werden, nach unerkannten Ressourcen, Vorbildern, gelingenden Prozessen und bisherigen erfolgreichen Lösungsstrategien zu fahnden.

39.8.2 Hypothesengeleitetes Vorgehen

Hypothesen dienen in der Systemischen Therapie als explizite **Leitlinie für die Gesprächsführung** (➤ Box 39.1). Sie sollten möglichst viele Mitglieder eines Systems umfassen und die Handlungen der verschiedenen Akteure in wertschätzender Weise verbinden, d. h. entweder gute Absichten mit unbeabsichtigten negativen Folgen oder umgekehrt, das Leiden an einem Problem mit positiven Nebenwirkungen verknüpfen; in jedem Fall sollten sie neue und überraschende Beschreibungen des bisherigen Problems ermöglichen (von Schlippe und Schweitzer 2016).

BOX 39.1

Leitfaden für ein familientherapeutisches Erstgespräch (Geigges 2014)

1. Joining-Phase: Kontaktaufnahme zu allen Familienmitgliedern und Erklären des therapeutischen Settings
2. Kontextklärung: Überweisungskontext, Anlass aufseiten der Familie, Kontext auf Therapeutenseite
3. Problemdefinition – Wirklichkeitsbeschreibungen der einzelnen Familienmitglieder – Multiperspektivität
4. Beziehungsmuster – Interaktionszirkel – Regeln der Kommunikation
5. Auftragsklärung
6. Zukunftsfragen – Möglichkeitskonstruktionen – Lösungsvisionen
7. Reflexionsphase – Therapiepause
8. Abschlusskommentare – Abschlussinterventionen – Therapievereinbarungen

Eine wichtige Arbeitsgrundlage zur Hypothesenbildung bildet das **Genogramm** (➤ Kap. 39.8.1) (➤ Abb. 39.1).

Eine weitere diagnostische Quelle zu hypothesengeleitetem Vorgehen findet sich im **lebenszyklischen Aspekt familiärer Wirklichkeit:** Schwere oder chronische Krankheiten können in allen Stadien des Lebenszyklus einer Familie auftreten und beeinflussen diese stadiencharakterisierende Entwicklungsdynamik der Familie in positiver und negativer Art und Weise. Betrachten wir z. B. Familien mit Kindern in der Adoleszenz: Die Hauptaufgabe dieser Entwicklungsphase ist die allmähliche Ablösung der Kinder, die sich mehr ihrer Peergroup zuwenden und auf der Suche nach der eigenen Identität und eigenen Lebenszielen sind. In einer solchen Situation führt die schwere Erkrankung eines Familienangehörigen leicht zum Abbruch bzw. Aufschub dieser Ablösungsdynamik; Regressionstendenzen und Abhängigkeits-Autonomie-Konflikte können die Folge sein. Individuationsbemühungen werden oft schuldhaft verarbeitet (Ausbruchschuld). Erleidet ein Elternteil eine schwere Erkrankung, werden heranwachsende Kinder häufig mit entsprechenden Elternfunktionen betraut (Parentifizierung) und damit wieder stark an die Familie gebunden. Dies hemmt ihren Ablösungsprozess, selbst wenn sie sich diesem Aufgabentransfer verweigern und sich zurückziehen, da erfolgreiche Individuation stets „bezogene Individuation" bedeutet: Wir können uns nur miteinander und müssen uns gleichzeitig gegen unsere wichtigen Bezugspersonen individuieren (Stierlin 2001).

Ein Kind kann auch den unbewussten elterlichen Auftrag (Delegation) erhalten, das Leben eines früh verstorbenen Geschwisterkindes weiterzuführen, um die von der Familie in dieses Geschwister gesetzten Erwartungen und Ideale zu erfüllen. Dadurch vermeidet die Familie die Trauerarbeit.

Eng mit der Hypothesenbildung verbunden ist die Technik der **positiven Konnotation** (s. Patientengeschichte in ➤ Kap. 39.7.7) und der positiven Umdeutung (**Reframing**). Gemeint ist die grundsätzlich wertschätzende Beurteilung aller Verhaltensweisen in der Familie als einen konstruktiven Beitrag in Bezug auf spezifische Wirklichkeitskonstruktionen sowie auf die Funktionen des Zusammenhalts innerhalb der Familie. Positive Konnotationen bedeuten eine kreative Umdeutung einseitig pathologisch bewerteter Probleme bzw. Symp-

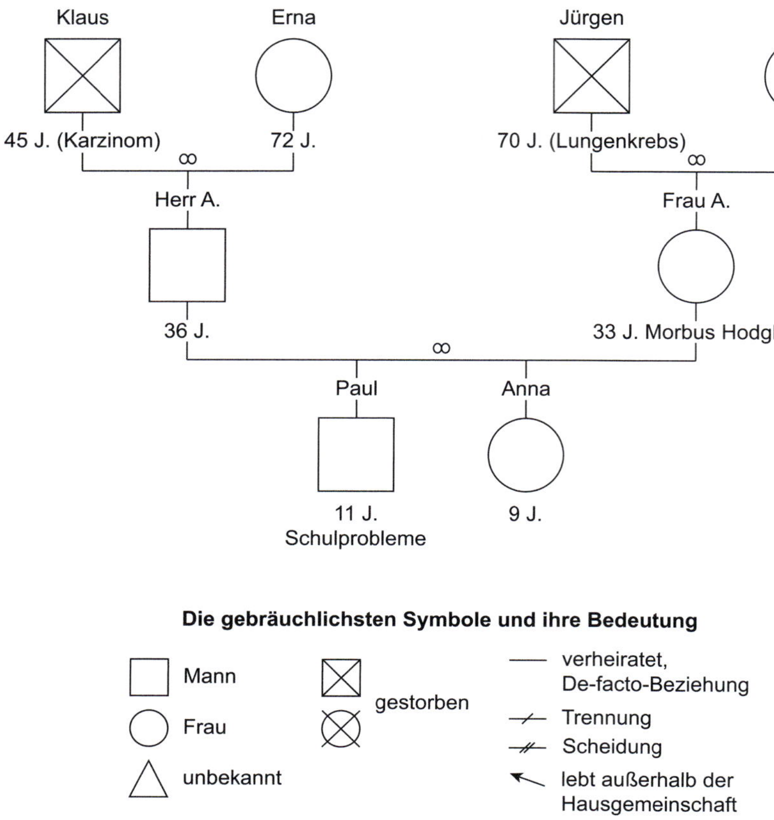

Abb. 39.1 Genogramm [L231]

tombeschreibungen i. S. suboptimaler Lösungsversuche bzw. als Signale für nötige Veränderungen im System i. S. der Selbstorganisation. So können Krisen auch als nützliche Vorboten von fälligem Wandel im System statt als „Quittung" für Fehlverhalten und Insuffizienz bzw. als Ausdruck der Dysfunktionalität verstanden werden.

39.8.3 Fragen als therapeutische Interventionen

Das von dem Mailänder Team um Selvini-Palazzoli (1981) entwickelte Konzept des **zirkulären Fragens** dient durch Einführen von Unterscheidungen gleichzeitig der Informationsgewinnung und der Informationserzeugung. Die Fragen weisen dabei auf die soziale Bedingtheit von Verhalten hin. So werden ständig neue Perspektiven angeboten und neue Bewertungsdimensionen erzeugt, z. B.:

- Fragen, die gegenseitiges Sich-Bedingen nahelegen: „Was tun Sie als Vater, wenn Ihre Frau sich depressiv zeigt?" „Wie reagiert dann der jüngere Sohn, wie der ältere?"
- Hypothetische Fragen: „Angenommen, Sie könnten sich jetzt endgültig von Ihrer Depression verabschieden. Wer wäre am meisten überrascht davon? Welche konkreten Auswirkungen könnte das auf Lebensentscheidungen Ihres Mannes haben?"
- Erklärungsfragen: „Welche Erklärungen werden Ihre Kinder sich suchen, wenn Sie, Frau A., überhaupt keine depressiven Symptome mehr zeigen?"

Weitere Fragen und Fragetechniken beziehen sich auf Klassifikations-, Übereinstimmungs- und Prozentfragen, auf Fragen nach Unterschieden, Ausnahmen und Ressourcen, aber auch auf problemorientierte Fragen (z. B. Verschlimmerungsfragen) und Fragen nach dem Nutzen von Problemen. Unter den lösungsorientierten Fragetechniken nimmt die Wunderfrage eine prominente Stellung ein (s. a. von Schlippe und Schweitzer 2016).

39.8.4 Kontext und Auftragsklärung

Häufig sind unklare und widersprüchliche Aufträge und Kontextkonstellationen ein entscheidender stabilisierender Faktor lange bestehender Symptome. Nützliche Fragen nach Kontext und Auftrag:

- Wie definieren die Überweisenden das Problem?
- Welche Folgen hätten Veränderungen für die Beziehung des Überweisenden zu den Familienmitgliedern?
- Warum sucht die Familie gerade jetzt therapeutische Hilfe?
- Warum gerade in dieser Institution?
- Bestehen gleichzeitige Kontakte zu anderen Helfenden und Institutionen?
- Worin bestehen die Vorerfahrungen der Klientinnen und Klienten?

39.8.5 Reflektierendes Team

Bei dieser Intervention wird das Gespräch mit der Familie unterbrochen, und dann führen mehrere an der Therapie beteiligte Personen (Co-Therapeut*in, Beobachter*innen) miteinander ein wertschätzendes Gespräch vor der Familie, bei dem sie ihre Beobachtungen während des vorangegangenen Gesprächs sowie ihre Hypothesen und Ideen zur Familie austauschen. Die Familie wird gebeten, offen zuzuhören und sich aus dem Angebotenen frei zu bedienen.

Diese offene Reflexion des Therapieprozesses *(Reflecting Team)* dient der Einführung neuer Sichtweisen durch die Etablierung einer Außenperspektive und der offenen Formulierung systemischer Hypothesen.

39.8.6 Externalisierende Aufstellungen

Direkter als mithilfe zirkulärer Fragen lassen sich Beziehungsstrukturen durch externalisierende Aufstellungen sichtbar machen. **Personenskulpturen** haben dabei einen hohen emotionalen Erlebnisgehalt sowohl für die gestellten als auch die beobachtenden Personen (Kleve 2014; Weinhold et al. 2014). Dabei werden Beziehungsstrukturen i. S. von Nähe – Distanz, Hierarchien usw. durch Positionierung der Beteiligten im Raum verdeutlicht und das Erlebte anschließend verbalisiert. Lösungsschritte (Wunschbilder) können in der Skulptur erprobt und im Hinblick auf Konsequenzen für die Dynamik reflektiert werden. Abhängig vom Grad der Veränderungsbereitschaft oder Entwicklungsdynamik des Systems folgen Kommentare, Metaphern, Geschichten, Handlungsvorschläge, Beobachtungsaufgaben oder Rituale (z. B. Konflikt-, Trauer-, Versöhnungsrituale).

Aufstellungen können aber auch in vielfältiger Weise dazu dienen, innere Anteile und Positionen zu externalisieren und in einen gemeinsamen (begehbaren) Raum zu holen (Daimler et al. 2016). Dies eignet sich auch für das Einzelsetting. Als Hilfsgegenstände können Schuhe, Tassen, Klötzchen, Spielzeug oder andere Symbole verwendet werden. Bei der Simultanaufstellungsmethode im Mehrpersonensetting fertigen mehrere Mitglieder eines Systems Aufstellungen ihrer Sichtweise des Systems an. So lassen sich unterschiedliche Wirklichkeitskonstruktionen, z. B. innerhalb einer Familie, verdeutlichen.

Patientinnengeschichte

Fall 1: Fortsetzung

Zwischen den Ehepartnern aus Patientinnengeschichte 1 (➤ Kap. 39.3) entfaltet sich folgendes Interaktionsmuster: Während bei Frau A. ein vorwurfsvoll forderndes Verhalten mit verdeckten symbiotischen Wünschen dominiert, wehrt Herr A. eigene Ängste ab, in die depressive Welt seiner Frau einbezogen zu werden, indem er Distanz sucht, anschließend jedoch wieder Schuldgefühle bekommt und seine Frau zu positivem Denken auffordert. Das aggressive Verhalten und die Leistungsverweigerung des ältesten Sohnes werden von den Therapeut*innen positiv konnotiert i. S. eines Versuchs, der emotionalen Spannung in der Familie Ausdruck zu verleihen. Gleichzeitig wurde hervorgehoben, dass er durch seine Verhaltensauffälligkeiten indirekt auch einen wichtigen neuen Außenkontakt („Außenperspektive") in Form einer therapeutischen Beziehung für die Familie (und dadurch zugleich Unterstützung für seine anstehenden Individuationsschritte) schafft.

Die Veränderungen in der Paarbeziehung werden positiv konnotiert als notwendige Veränderungs- und Anpassungsprozesse i. S. einer dynamischeren Beziehungsregulation, die nach der initialen, fast symbiotischen Nähe auch neue Distanzierungsmöglichkeiten erfordert. Die Verstärkung von beruflichen und Vereinsaktivitäten durch Herrn A. und das Engagement von Frau A. für andere betroffene Krebspatient*innen im Rahmen einer Selbsthilfegruppe werden so umgedeutet. Die intensive Suche nach symbiotischer Nähe zur Mutter beim jüngsten Sohn wird ebenfalls positiv konnotiert als Versuch, die Mutter zu unterstützen und ihre unausgesprochenen Ängste in seinem Verhalten auszudrücken.

39.8.7 Multifamilientherapie

Therapeutische Settings, die mit mehr als einer Familie, d. h. in Mehrfamiliengruppen, systemisch arbeiten, haben sich in den letzten 25 Jahren in verschiedenen Bereichen der Erwachsenenpsychiatrie und -psychotherapie etabliert (Asen 2014). In diesem vielversprechenden Zugang werden Konzepte des Selbsthilfeansatzes und der Systemischen Therapie miteinander kombiniert. In den Multifamiliengruppen teilen die Familien ihre Erfahrungen, Kompetenzen und ihr Repertoire effektiver Strategien. Sie sehen und lernen, dass sie mit ihren Problemen nicht allein sind und finden gemeinsam Ressourcen und Lösungen. Die Kommunikation und die sozialen Kontakte der Familien werden so gefördert, Außenseiterrollen und Stigmatisierung werden abgebaut (Behme-Matthiessen und Pletsch 2020).

Die Multifamilientherapie kommt bei der Arbeit mit psychotisch erkrankten, Alkohol- und drogenabhängigen und spezifisch somatisch erkrankten Menschen zur Anwendung. Im Bereich der Kinder- und Jugendpsychiatrie wird Multifamilientherapie bei der Behandlung von Patient*innen mit Anorexia nervosa (Zinser et al. 2022) und schweren sozialen und emotionalen Störungen sowie bei der Arbeit mit sog. Multiproblemfamilien angewendet.

LITERATURAUSWAHL

Altmeyer S, Hendrischke A. Einführung in die systemische Familienmedizin. Heidelberg: Carl Auer 2012.

Behme-Matthiessen U, Pletsch T (Hrsg.). Lehrbuch der Multifamilientherapie: Grundlagen, Methoden und Anwendungsfelder. Berlin, Heidelberg: Springer 2020.

Levold T, Wirsching M (Hrsg.). Systemische Therapie und Beratung: das große Lehrbuch. Heidelberg: Carl Auer 2014.

Pinquart M, Oslejsek B, Teubert D. Efficacy of systemic therapy on adults with mental disorder: A meta-analysis. Psychother Res 2014; 26(2): 241–257.

Riedinger V, Pinquart M, Teubert D. Effects of systemic therapy on mental health of children and adolescents: A meta-analysis. J Clin Child Adolesc Psychol 2017; 46(6): 880–894.

Schweitzer J, Beher St, von Sydow K, Retzlaff R. Systemische Therapie/Familientherapie. Psychotherapeutenjournal 2007; 1: 4–19.

von Schlippe A, Schweitzer J. Lehrbuch der systemischen Therapie und Beratung. Das Grundlagenwissen. 3., unveränd. A. Göttingen: Vandenhoeck & Ruprecht 2016.

von Sydow K, Borst U (Hrsg.). Systemische Therapie in der Praxis. Weinheim: Beltz 2018.

Weinhold J, Bornhäuser A, Hunger Ch, Schweitzer J. Dreierlei Wirksamkeit. Heidelberg: Carl Auer 2014.

KAPITEL

40

Claas Lahmann

Körperorientierte Psychotherapie

40.1 Einleitung

Das Ineinandergreifen von körperlichem und psychischem Geschehen wird in kaum einem Bereich der Psychosomatischen Medizin und Psychotherapie so direkt in die therapeutische Arbeit umgesetzt wie in der körperorientierten Psychotherapie, die Becker (2006, S. 761) zufolge einen „*Königsweg zum psychosomatisch Kranken*" darstellt.

Und so ist es nicht verwunderlich, dass körperorientierte Therapieangebote integraler Bestandteil nahezu aller multimodaler psychosomatischer Behandlung sind, sowohl im stationären als auch teilstationären Setting. Aber auch im ambulanten Bereich werden – je nach Indikation sowie Therapierichtung – körperorientierte Angebote häufig genutzt.

Da eine Vielzahl zum Teil sehr heterogener therapeutischer Verfahren als körperorientiert gelten – von körper- und symptombezogenen Verhaltensexperimenten über übende Entspannungsverfahren wie der Progressiven Muskelrelaxation bis hin zu eigenständigen körperpsychotherapeutischen Verfahren wie der Konzentrativen Bewegungstherapie oder der Funktionellen Entspannung – ist eine differenzierte Betrachtung unabdingbar. Dies gilt vor allem hinsichtlich der Abgrenzung der Körperpsychotherapie von körperorientierten Ansätzen im weiteren Sinn, wobei die Übergänge fließend sind.

Als **körperorientiert** können in der Psychosomatik und Verhaltensmedizin alle therapeutischen Verfahren verstanden werden, die in therapeutischer Absicht auf den Körper einwirken, um physische bzw. psychische Verbesserungen zu erzielen. Diese Methoden, wie z. B. die Progressive Muskelrelaxation (PMR) nach Jacobson oder Biofeedbackverfahren werden zumeist in ein Gesamtbehandlungskonzept integriert.

Als **Körperpsychotherapie** (KPT) im engeren Verständnis kann ein Verfahren dann bezeichnet werden, wenn es auch die Kriterien für Psychotherapie, z. B. nach Strotzka (1975), erfüllt (vgl. Loew et al. 2006).

Therapeutisch werden dann körperbezogene Interventionen im Rahmen einer spezifischen Theorie und meist unter Berücksichtigung psychophysischer Konzepte wie dem Konzept des Embodiments genutzt. Im Kontext der Abrechnungsmöglichkeiten werden diese Ansätze zumeist im Rahmen multimodaler stationärer oder teilstationärer Behandlungen eingesetzt, haben aber auch bei alleiniger Anwendung im ambulanten Setting eine nachgewiesene Wirksamkeit.

Als besonders hilfreich gelten körperorientierte Psychotherapieformen dort, wo andere „*Therapien noch nicht weit genug in den non- und präverbalen Erlebnisbereich vorgedrungen sind. […] In den Körperpsychotherapien geht es um die unmittelbare körperliche Bindung und Besetzung in Beziehung zu anderen und den damit verbundenen emotionalen Qualitäten, aber auch ganz zentral um die eigene Körperbesetzung*" (Becker 2006, S. 761).

40.2 Historische Entwicklung körperorientierter Psychotherapie

Die heutigen körperorientierten Psychotherapieansätze haben eine breite historische Verwurzelung. Diese geht bis in die Entwicklungen in Pädagogik, Gymnastik, Kunst und Psychotherapie bzw. Psychoanalyse der 1920er-Jahre zurück, wobei der Reformbewegung in Gymnastik und Tanz sowie körperorientierten Alternativbewegungen innerhalb der Psychoanalyse besondere Bedeutung zukommen.

Im Bereich der Gymnastik und Leibpädagogik prägte Elsa Gindler mit ihrem „Seminar für harmonische Körperausbildung" die Ausbildung körperorientierter psychotherapeutischer Techniken und Schulen.

Und auch in der Psychoanalyse gab es seit den 1930er-Jahren zunehmend Bestrebungen, dem Körper mehr Gewicht einzuräumen.

Denn obwohl Freud in seiner 1923 publizierten Arbeit „Das Ich und das Es" noch postulierte: „*Das Ich ist vor allem ein körperliches*" (Freud 1923), wurde dem Leib als dem beseelten Körper in klinischer Theoriebildung und praktischer Anwendung so gut wie keine Beachtung geschenkt. Als einer der ersten Psychoanalytiker, die hiermit unzufrieden waren, brachte Wilhelm Reich die Idee der Entsprechung von Muskel- und Charakterpanzerungen ein und begründete damit die Vegetotherapie. Innerhalb der Psychoanalyse stieß er damit allerdings auf wenig Resonanz; vielmehr wurde er 1934 aufgrund seiner nicht in den damaligen Zeitgeist passenden Bestrebungen aus der Internationalen Psychoanalytischen Vereinigung ausgeschlossen (Reich 1995). Auch Sándor Ferenczi versuchte, den Körper in seine psychoanalytische Arbeit einzubeziehen, was Freuds Vorstellungen ebenfalls widersprach. Weitere Entwicklungen schließen Fritz Perls Gestalttherapie sowie Jakob Moreno mit dem Psychodrama ein.

Später kamen als dritte historische Entwicklungslinie neben der Reformbewegung in der Leibpädagogik sowie den körperorientierten Initiativen im Bereich der Psychoanalyse auch noch Bewegungen im Bereich des Ausdruckstanzes hinzu (vgl. Geuter 2006).

In den letzten Jahrzehnten ist allerdings eine verstärkte Aufmerksamkeit für Körperphänomene auch in den weitverbreiteten psychotherapeutischen Ansätzen wie der Psychoanalyse und der Verhaltenstherapie zu beobachten. Dies gilt sowohl für die theoretische Konzeptualisierung und klinische Anwendung als auch zunehmend für die Körperpsychotherapieforschung. In diesem Zusammenhang sind auch die Erkenntnisse der Embodiment-Forschung relevant, die eindrücklich die Verschränkung von Körper, Psyche und Umwelt als Grundlage kognitiver wie emotionaler Prozesse belegen und der körperorientierten Psychotherapie neue Impulse geben.

Röhricht stellte vor dem Hintergrund einer kritischen Analyse der historisch relevanten Literatur fest, dass die Herkunft der sich erheblich überschneidenden Methodik zumeist nicht eindeutig den Urhebern der unterschiedlichen KPT-Schulen zugeordnet werden kann, und entwickelte eine historisch fundierte Systematik der Körpertherapie und der Körperpsychotherapie (vgl. Röhricht 2000), die sich entlang der Ausrichtung der Hauptwirkkomponenten auf zwei differenten Beschreibungsebenen bewegt (➤ Tab. 40.1):

- Die funktionalen Methoden zielen darauf ab, physiologische Prozesse und autonome Regelkreise wie Atmung, Kreislauf, Spannungsregulation etc. zu beeinflussen.
- Die konfliktorientierten Methoden sind dagegen oft psychodynamisch fundiert und streben dementsprechend über aufdeckende Arbeit heilsame Prozesse an.

Die Mehrheit der körperorientierten Psychotherapieansätze hat eine psychodynamische Grundausrichtung.

Tab. 40.1 Systematik der Körpertherapie und der Körperpsychotherapie (Röhricht 2010, mod. nach Röhricht 2000)

	Funktional/übungszentrierte Körpertherapie	Konfliktorientierte/aufarbeitende oder regulative KPT
Integrativ	• Craniosakrale Körpertherapie • Eutonie	• Integrative Leib- und Bewegungstherapie • Konzentrative Bewegungstherapie
Beziehungsorientiert		• Analytische KPT • Thymopraktik • Klientenzentrierte KPT
Wahrnehmungsorientiert	• Sensory Awareness • Gindler-Arbeit • Feldenkrais	• Funktionelle Entspannung • Körperzentrierte Psychotherapie • Hakomi • Focusing
Bewegungs-/handlungsorientiert	• Atemtherapie • Alexander-Technik • Tai-Chi • Yoga	• Tiefenpsychologisch fundierte Tanztherapie • Dance/Movement Psychotherapy
Affekt-/spannungsorientiert	• Autogenes Training • Progressive Muskelrelaxation • Biofeedback • Rolfing • Shiatsu	• Bioenergetische Analyse • Core-Energetik • Biosynthese • Biodynamik • Organismische Psychotherapie

40.3 Konzeptuelle Grundlagen und Wirkfaktoren körperorientierter Psychotherapie

Die Psychosomatische Medizin und Psychotherapie beschäftigt sich mit dem Lebendigen, mit Menschen, denen ihr belebter Körper, der Leib, zur Last wird – dies gilt nicht nur für die primär leibzentrierten Erkrankungen wie die somatische Belastungsstörung oder die Essstörungen, sondern auch für fast alle „psychischen" Störungen wie depressive oder Angststörungen, die ebenfalls eine Vielzahl an körperlichen Beschwerden einschließen.

Aus einer entwicklungspsychologischen Perspektive betrachtet gehen körperliche Interaktions- und Erlebensformen den sprachlichen weit voraus. Die frühen Beziehungserfahrungen sind körperliche Erfahrungen, und auch im weiteren Leben werden Lebenserfahrungen einverleibt und bleiben als körperliche Erinnerungsspuren im impliziten Körpergedächtnis verinnerlicht (vgl. Martens et al. 2023).

Eine Brücke zwischen psychoanalytischem Gedankengut und den Erkenntnissen der Hirnforschung schlägt die **Multiple Code Theory** von Wilma Bucci und stellt damit einen innovativen Ansatz für die Konzeptbildung körperorientierter Psychotherapie dar (vgl. Bucci 2021). In diesem Modell wird die Art und Weise, wie Informationen vom Menschen wahrgenommen und verarbeitet werden, in zwei grundlegende Codes unterteilt: den vorsymbolischen (körperlichen) und den symbolischen Code. Der symbolische Code teilt sich wiederum in den symbolisch verbalen und den symbolisch nonverbalen auf. Die Codes haben unterschiedliche Inhalte und Verarbeitungsprinzipien und werden durch den referenziellen Prozess miteinander verbunden (Negri et al. 2019).

❚❚ Psychische und psychosomatische Erkrankungen werden in Buccis Modell als Unterbrechung dieser Verbindung zwischen den Informationsverarbeitungssystemen bzw. als nicht gelingende Kompensationsversuche verstanden. Ein therapeutisches Ziel besteht nach Bucci entsprechend darin, die Dissoziation zwischen den drei

Systemen aufzuheben und die gestörten Verbindungen wiederherzustellen. ▮

Hier kommt dem symbolisch-nonverbalen Code, insbesondere dem Bildersystem, eine Schlüsselrolle zu. Die direkt erfahrenen, körperlichen und sensorischen Eindrücke des vorsymbolischen Systems können nämlich nicht direkt in den abstrakten, verbalen Code überführt werden, sondern benötigen eine Art „Übersetzungshilfe", um eine Verbindung zwischen dem primär nicht mit Worten zu fassenden Körperlichen und der Welt des sprachlichen Ausdrucks herzustellen (vgl. Tschacher und Storch 2010). Dies kann über Bilder geschehen, aber auch über das Ringen um ganz individuelle Sprachbilder und Wortneuschöpfungen, wie sie in der KPT immer wieder zu beobachten sind.

Damit ist auch schon ein **zentraler Wirkfaktor** von Körperorientierter Psychotherapie benannt, der zugleich die Abgrenzung zu reiner Körpertherapie erlaubt, nämlich das beständige **Oszillieren zwischen körperfokussierter Arbeit und verbaler Bearbeitung des Erlebten,** das dann wiederum auf eine körperliche Ebene zurückgeführt wird und zu neuer leiblicher Erfahrung führt. Hierdurch wird der eigene Körper belebt und aus der Perspektive der ersten Person als eigener belebter Körper – als Leib – erfahren (vgl. von Arnim et al. 2022).

40

Weitere empirisch abgesicherte und häufig in Kombination zu findende Wirkfaktoren körperorientierter Psychotherapie hat Geuter (2019) systematisiert, wobei nicht jedes körperorientierte Psychotherapieverfahren alle Wirkfaktoren nutzt, da einige Verfahren z. B. nicht oder kaum mit Berührung arbeiten, während dies bei anderen Verfahren ein prägender Bestandteil sein kann:

- Wahrnehmung und Gewahrsein
- Erkunden
- Ausdruck
- Regulieren
- Berührung
- Verkörpern

Schlussendlich lassen sich alle allgemeinen Wirkfaktoren einer psychotherapeutischen Behandlung, wie sie bereits Grawe (1995) beschrieben hat, auch in der körperorientierten Psychotherapie wiederfinden (Röhricht und Geuter 2020; ➤ Box 40.1).

BOX 40.1

Allgemeine Wirkfaktoren der körperorientierten Psychotherapie

- Die leibnahen Angebote setzen häufig verloren geglaubte Potenziale frei und bewirken eine Ressourcenaktivierung, die gelegentlich bereits nach den ersten Sitzungen eine deutliche Besserung auf Symptomebene bedingen.
- Insbesondere nonverbale dialogische Angebote im Zweier- oder Gruppensetting können i. S. einer psychodramatischen Reinszenierung der therapeutischen Problemaktualisierung dienen.
- Das Ausprobieren anderer körpernaher Verhaltens- und Ausdrucksweisen, z. B. Grenzsetzungen, Spannungs- und/oder Atmungsregulation, kann eine – häufig klinisch überraschend effektstarke – Hilfe zur Problembewältigung darstellen.
- Und nicht zuletzt kann das unmittelbare leibliche Erfahren von Schwierigkeiten, Spannungen und Widerständen in einem emotional-kognitiv-perzeptiven Erfahrungsraum die motivationale Klärung unterstützen.

40.4 Grundlagen körperpsychotherapeutischer Interventionen

Es existiert eine sehr große Anzahl teils sehr ähnlicher, teils aber auch hoch divergenter körperpsychotherapeutischer Ansätze und Schulen. Fast alle dieser Ansätze integrieren jedoch mindestens eines der nachfolgenden **Grundprinzipien,** meistens sogar eine Kombination davon (vgl. Geuter 2019; Lahmann 2015a, b; Röhricht 2000).

Embodiment Im Mittelpunkt der Körperpsychotherapie steht das Konzept des Embodiment, das die Untrennbarkeit von Geist und Körper betont und als Verkörperung jeglicher Lebensprozesse verstanden werden kann. Es fokussiert auf die Bedeutung sensomotorischer Fähigkeiten für die allgemeine Intelligenz, die körperliche Situiertheit von Kognitionen sowie die Rolle des Körpers in der Gestaltung des Geistes insgesamt (Metzinger 2007). Auch die subjektive Erfahrung, einen Körper zu haben und zugleich ein Leib i. S. eines belebten Körpers zu sein, wird oft herausgehoben.

Arbeit mit Spannungsbögen Körperorientierte Ansätze in der Psychotherapie fazilitieren die körpernahe emotionale Regulation häufig über die Nutzung von Spannungsbögen, die sich im geleiteten Wechsel zwischen den Polen Anspannung vs. Entspannung, Stimulation vs. Beruhigung, Dynamik vs. Statik, Widerstand vs. Anpassung usw. darstellen. Die verbesserte Regulationsfähigkeit entspricht einer Ressourcenaktivierung und erleichtert den weiteren therapeutischen Prozess.

Achtsamkeit Körperliches Gewahrwerden ohne unmittelbare Bewertung ist eine Grundsäule körperorientierten Arbeitens. Dies setzt allerdings zugleich basale Kompetenzen in der Selbstwahrnehmung voraus – eine Fähigkeit, die durch Wahrnehmungsübungen und -angebote nachhaltig gefördert werden kann.

Atmung Die Atmung ist sehr eng mit dem autonomen Nervensystem verknüpft. Dies erklärt, warum viele psychosomatische Störungen, aber auch primär psychische Störungen, wie z. B. die Angststörungen, sehr häufig mit Regulationsstörungen des Atmungssystems einhergehen. Auch umgangssprachlich schlägt sich diese enge Verbindung in Redewendungen wie „mir stockte der Atem", „mir blieb vor Schreck die Luft weg", „erleichtertes Aufatmen" oder „Dampf ablassen" nieder. Da die Verbindung zwischen psychovegetativer Spannung und Atmung eine wechselseitige ist, wirken die meisten körperorientierten Psychotherapieverfahren explizit oder mindestens implizit auf die Atmung ein.

Bewegung Das leibliche Erleben ist eng an körperliche Bewegung gebunden. Dies zeigt sich bereits daran, dass nahezu alle Menschen unwillkürlich anfangen, sich zu bewegen, wenn sie ihre körperliche Wahrnehmung auf eine bestimmte Körperregion fokussieren. Die Bewegungsangebote der verschiedenen körperorientierten Psychotherapieverfahren können dabei u. a. die körperliche Selbstwahrnehmung verbessern, Konfliktmuster über deren Ausdruck im Bewegungsverhalten sichtbar und veränderbar machen sowie bei Partner- oder Gruppenangeboten an interaktionellen Herausforderungen arbeiten.

Berührung Einige, aber bei Weitem nicht alle körperorientierten Psychotherapieverfahren nutzen körperliche Berührungen als Medium der nonverbalen Kommunikation, zur Unterstützung der leiblichen Selbstwahrnehmung, zur Stimulation von Ausdrucksbewegungen oder auch als unmittelbare Ressource. Während einige Methoden hier sehr zurückhaltend sind und entweder ganz auf Berührungen verzichten oder diese nur in sehr zurückhaltender Weise einsetzen, gehen andere Schulen davon aus, dass Kontakt- und Berührungserfahrungen in der therapeutischen Arbeit an biografisch frühe Beziehungserfahrungen anknüpfen und damit Erfahrungen aus der präverbalen Erlebniswelt einer vorerst nonverbalen psychotherapeutischen Bearbeitung zugänglich machen.

Dialogischer Prozess Im Gegensatz zu reinen körperorientierten Verfahren wie den klassischen Entspannungstechniken, die auch als Eigenübung durchgeführt werden können, folgt die körperorientierte Psychotherapie immer einem dialogischen Prinzip. Die Arbeit mit Gegenübertragungserleben bzw. das Arbeiten im intersubjektiven Raum umfasst immer auch eine leibliche Dimension, die es gezielt zu beachten gilt (vgl. Sletvold 2012). Die von Stern (2004) als Gegenwartsmoment beschriebene Begegnung in der therapeutischen Beziehung hat Merleau-Ponty bereits 1966 folgendermaßen beschrieben: „*Es ist, als ob die Intentionen des anderen meinen Leib bewohnten und meine Intentionen den seinen.*"

Wechselspiel von Erleben und Reflexion Bereits im späten Mittelalter wurde mit dem Grundsatz „ora et labora" das Wechselspiel zwischen Arbeit und damit körperlicher Aktivität und der geistigen Sammlung, die auch das gesprochene Wort inkludiert, propagiert. In der körperorientierten Psychotherapie jedweder Provenienz ist die therapeutische Arbeit stets ein Wechselspiel von Innehalten, Erspüren, Bewegen, Erfahren – und danach immer wieder der Verwörterung des Erlebten im therapeutischen Dialog. Entsprechend dem in ➤ Kap. 40.3 beschriebenen referenziellen Prozess ist es jedoch kaum möglich, das vorsymbolische System der körperlichen Wahrnehmung direkt mit dem symbolisch-verbalen System zu verbinden, sodass hier im therapeutischen Prozess als verbindende symbolisch und noch nicht differenziert verbale Ebene oft sehr individuelle Sprachbilder und Metaphern entwickelt werden. Diese Übersetzungsarbeit bleibt allerdings nicht auf der verbalen Ebene stehen, sondern wird dann idealerweise wieder auf eine leibliche Erfahrungsebene mit erneutem Spüren oder entsprechenden Angeboten zurückgeführt. Der körperpsychotherapeutische Prozess kann also als ein stetes Oszillieren zwischen den beschriebenen Ebenen verstanden werden.

40.5 Körperorientierte Psychotherapieforschung

Wenngleich die KPT-Forschung hinter dem Umfang an Studien im Bereich der allgemeinen Psychotherapieforschung immer noch weit zurückbleibt, so liegen mittlerweile doch genügend Daten vor, um an der Wirksamkeit körperorientierter Psychotherapie generell keine Zweifel mehr zu lassen.

Anfänglich waren es vor allem einzelne körperpsychotherapeutische Therapieschulen, die einen Wirksamkeitsnachweis des jeweiligen Verfahrens zu erbringen versuchten. Diese Studien beruhten jedoch leider oft auf kleineren Stichproben und wiesen methodische Schwächen auf. Ein Überblick über eine Auswahl dieser schulenspezifischen Studien findet sich z. B. bei Röhricht (2009). Darüber hinaus findet sich – methodisch ebenfalls mit heterogenem Niveau – eine Reihe störungsspezifischer Studien, welche die Wirksamkeit von körperorientierter Psychotherapie bei verschiedenen psychosomatischen, aber auch bei schweren psychischen Störungen belegen.

May (2005), der auch Studien mit nichtklinischen Stichproben und „graue" Literatur einbezog, berichtet von positiven Ergebnissen in der Hälfte der Wirksamkeitsstudien und betont auch negative Ergebnisse. Loew et al. (2006) berichten in einer älteren Übersichtsarbeit von positiven Effekten auf Symptome, Körperwahrnehmung und Sozialverhalten in acht Studien, die verschiedene Methoden körperorientierter Psychotherapie integriert haben. Für die Funktionelle Entspannung, insbesondere bei der Behandlung von Asthma sowie funktionellen Körperbeschwerden, liegen einige Studien vor (vgl. Lahmann 2015a, b). Für die Konzentrative Bewegungstherapie bemerkt Seidler (2001), dass es nur wenige Studien gibt; drei quasiexperimentelle Studien deuten darauf hin, dass diese Methode das Wohlbefinden und das Selbstbewusstsein steigert. Röhricht (2009) konstatiert eine Zunahme der Evidenz und beschreibt einen störungsspezifischen Nutzen bei Schizophrenie.

Eine Übersichtsarbeit, die ein breites Spektrum an körperorientierten Therapien berücksichtigte, kommt zu positiven Ergebnissen (Bloch-Atefi und Smith 2014), und eine Metaanalyse von Rosendahl et al. (2021) zeigte mittlere Effekte von körperorientierter Psychotherapie auf die primären Endpunkte Psychopathologie und psychische Belastung. Bei signifikanter statistischer Heterogenität der eingeschlossenen Studien ergaben explorative Subgruppenanalysen, dass die Diagnose und das Ausmaß der Kontrollgruppenaktivität relevante Moderatoren der Studienergebnisse waren.

RESÜMEE

Insgesamt erlaubt die vorliegende Evidenz im Bereich der Körperpsychotherapieforschung also den Schluss, dass diese Ansätze bei einem breiten Spektrum psychischer und psychosomatischer Erkrankungen von Nutzen sind. Es besteht allerdings weiterhin ein dringender Bedarf an qualitativ hochwertigen Studien mit größeren Stichproben und klar definierten diagnostischen Entitäten, um die Wirksamkeit der körperorientierten Psychotherapie zu untermauern.

LITERATURAUSWAHL

Geuter U. Geschichte der Körperpsychotherapie. In: Marlock G, Weiss H (Hrsg.): Handbuch der Körperpsychotherapie. Stuttgart: Schattauer 2006; 17–32.

Geuter U. Praxis Körperpsychotherapie. Psychotherapie: Praxis. Berlin, Heidelberg: Springer 2019.

Lahmann C. Embodiment, Körpererleben und Körperakzeptanz. In: Rief W, Henningsen P (Hrsg.): Psychosomatik und Verhaltensmedizin. Stuttgart: Schattauer 2015a; 46–51.

Lahmann C. Körperorientierte Ansätze: Entspannung, Biofeedback, Körperpsychotherapie. In: Rief W, Henningsen P (Hrsg.). Psychosomatik und Verhaltensmedizin. Stuttgart: Schattauer2015b; 381–408.

Martens U, Schweitzer D, Herholz I. Körperpsychotherapie. Historischer Überblick und aktuelle Standortbestimmung. Psychotherapie 2023; 68: 172–178.

Röhricht F. Body oriented psychotherapy. The state of the art in empirical research and evidence-based practice: A clinical perspective. Body, Movement and Dance in Psychotherapy 2009; 4: 135–156.

Röhricht F. Körperorientierte Psychotherapie. In: Adler RH, Herzog W, Joraschky P, et al. (Hrsg.): Uexküll Psychosomatische Medizin. Theoretische Modelle und klinische Praxis. München: Elsevier Urban & Fischer 2010; 476–484.

Röhricht F, Geuter U. Klinische Körperpsychotherapie. In: Egle, UT, Heim C, Strauß B, von Känel R (Hrsg.): Psychosomatik. Neurobiologisch fundiert und evidenzbasiert. Ein Lehr- und Handbuch. Stuttgart: Kohlhammer 2020; 735–742.

Rosendahl S, Sattel H, Lahmann C. Effectiveness of body psychotherapy. A systematic review and meta-analysis. Front Psychiatry 2021; 12: 709798. DOI: 10.3389/fpsyt.2021.709798.

von Arnim A, Lahmann C, Johnen R. Subjektive Anatomie. Theorie und Praxis körperbezogener Psychotherapie. Stuttgart: Schattauer 2022.

KAPITEL

41

Wolfgang Söllner

Psychotherapie mit körperlich Kranken

41.1 Bedarf und Versorgungslage

Der Begriff „körperlich Kranker" mag unkorrekt und missverständlich sein, gibt es doch keine Erkrankung, die nicht körperlich ist. Auch die sog. psychischen Erkrankungen haben immer ein körperliches Korrelat und die körperlichen Erkrankungen eine psychosoziale Komponente (➤ Kap. 1, ➤ Kap. 2, ➤ Kap. 3). Dennoch verwende ich hier den Begriff „körperlich Kranke" in Anlehnung an den im Angelsächsischen üblichen Begriff „medically ill", um die hier besprochene Gruppe von Patienten mit einer primär körperlichen Erkrankung von denjenigen mit einer primär psychischen Erkrankung („mental illness", wie Angststörung, Depression oder Suchterkrankung) abzugrenzen. Patienten mit einer sog. psychosomatischen Störung, also einer primär psychischen Störung, die sich mit körperlichen Beschwerden (z. B. funktionelle Störung/somatische Belastungsstörung; ➤ Kap. 67, ➤ Kap. 68) oder einer Essstörung (➤ Kap. 61) präsentiert, werden in diesem Kapitel nicht besprochen.

Körperliche Erkrankungen gehen häufig mit psychischen Störungen einher (**Komorbidität**). Härter et al. (2007) werteten Daten des Bundesgesundheitssurveys aus und fanden bei Männern mit chronischen körperlichen Erkrankungen 27,5 % psychische Komorbidität und bei Frauen 45,6 %. In akuten Krankheitsphasen sind akute Belastungsreaktionen und delirante Syndrome (Leentjens et al. 2012; Jenewein 2024) am häufigsten, in subakuten und chronischen Phasen Anpassungs-, Angst-, affektive Störungen (➤ Kap. 57, ➤ Kap. 58) und Abhängigkeitserkrankungen (➤ Kap. 59.1). Aber auch 46 % der Patienten mit psychischen Erkrankungen leiden komorbid an körperlichen Erkrankungen (Hofmann et al. 2013), bei zunehmendem Alter mit steigender Prävalenz (Katon et al. 2007).

Patienten mit komorbiden körperlichen und psychischen Erkrankungen werden aufgrund der schlechteren Prognose der körperlichen Erkrankung und des höheren multidisziplinären Behandlungsaufwands zu den **komplexen Erkrankungen** gerechnet, die eine besondere Aufmerksamkeit bei der Behandlungsplanung und integrierte Behandlungsansätze erfordern (Stiefel et al. 2006).

Chronische körperliche Erkrankungen mit unbehandelter psychischer Komorbidität

- haben ein schlechteres Outcome als solche ohne psychische Komorbidität, z. B. Volkskrankheiten wie die koronare Herzkrankheit (KHK) (Barth et al. 2004; Rutledge et al. 2006) und Diabetes mellitus (Darwish et al. 2018; Ehrmann et al. 2020),
- führen zu einer stärkeren Beeinträchtigung der Lebensqualität von Betroffenen und ihren Angehörigen (Baumeister et al. 2011) und
- erzeugen einen höheren Behandlungsaufwand und höhere Kosten im Gesundheitssystem (Hutter et al. 2011; Baumeister et al. 2012; Wild et al. 2014; Guthrie et al. 2016).

Patienten mit körperlich-psychischer Komorbidität erhalten seltener eine psychotherapeutische Behandlung als Patienten mit psychischen Erkrankungen (Albani et al. 2010). Die Gründe dafür sind mannigfaltig. Sie reichen von mangelndem Erkennen der psychischen Störung (Söllner et al. 2001) über mangelnde Information von Zuweisern über psychische Behandlungsmöglichkeiten, zu langen Wartezeiten auf eine Psychotherapie, mangelnder Erfahrung vieler Psychotherapeuten, solche Patienten zu behandeln, bis hin zu Gefühlen von Stigmatisierung bei den Patienten (Söllner 2016; Singer et al. 2017).

Nicht nur klinisch definierte psychische Komorbidität ist eine Indikation und ein Anlass für psychotherapeutische Interventionen mit körperlich Kranken. Häufig sind es erhöhter Distress sowie Gefühle von Hilf- und Hoffnungslosigkeit (heute häufig als Demoralisierung bezeichnet; ➤ Kap. 41.5) in verschiedenen Phasen der Erkrankung, Probleme mit der Akzeptanz von eingreifenden medizinischen Maßnahmen sowie der Wunsch von Betroffenen, selbst aktiv zur Behandlung beizutragen (Fritzsche 2005; Söllner 2018).

41.2 Verlusterlebnisse und existenzielle Krise

Von Kindheit an muss sich der Mensch damit auseinandersetzen, Erkrankungen zu meistern. Die meisten Erkrankungen sind leichte Verletzungen und mehr oder weniger schwer verlaufende, zeitlich limitierte Infektionskrankheiten. Wir lernen, dass der Körper mithilfe von Schonung und manchmal medikamentöser oder unfallchirurgischer Behandlung rasch damit fertig werden kann. Wenn noch liebevolle Zuwendung hinzukommt, werden die unangenehmen körperlichen Erscheinungen durch eine als wohltuend erlebte Regression gemildert.

❚❚ Treten hingegen schwere oder chronische Erkrankungen auf, führt dies zu einer Bedrohung der körperlichen Integrität und eines als bisher unverwundbar fantasierten Körper-Selbst. Der damit verbundene Leitaffekt ist die Angst. ❚❚

Eine Reihe von Bedrohungen und Verlusten muss bewältigt werden:
- **Verlust oder drohender Verlust von Körperfunktionen und eines intakten Körperbilds**: Der bisher als zuverlässige Basis des eigenen Selbst erlebte Körper wendet sich plötzlich gegen einen selbst, fügt Schmerzen zu, behindert bisher als lustvoll erlebte Funktionen. Das Vertrauen in den eigenen Körper ist erschüttert und muss in einem mehr oder weniger mühsamen Anpassungsprozess wiederhergestellt werden.
- **Verlust von Kontrolle**: Die Betroffenen fühlen sich dem Krankheitsprozess zunächst hilflos ausgeliefert, sind auf Hilfe von außen, durch Ärzte, Pflegende, Spezialisten anderer Gesundheitsberufe und Angehörige angewiesen. Besonders ausgeprägt ist dieses Verlustgefühl bei fortschreitenden Erkrankungen und solchen, die mit einem Verlust kognitiver Funktionen einhergehen.
- **Verlust von Lebensperspektiven und Bedrohung von Selbstwert und Identität**: Bei existenziell bedrohlichen oder chronisch verlaufenden Erkrankungen werden bisherige Vorstellungen, Entwürfe und Pläne für das eigene Leben infrage gestellt und müssen der neuen Situation angepasst werden. Verlust körperlicher, kommunikativer oder sozialer Funktionen (in Beruf, Familie und Gesellschaft) erschüttern den Selbstwert und die darauf gegründete Identität. Jede schwere oder chronische Krankheit stellt eine „narzisstische Kränkung" des Selbst dar, eine Erschütterung der (unbewussten) Vorstellungen von Ganzheit und Unverwundbarkeit (Kruse und Wöller 1995).
- **Verlust sozialer Kontakte und „existenzielle Einsamkeit"**: Einschränkungen der Mobilität und der kommunikativen Funktionen oder Scham aufgrund krankheitsbedingter körperlicher Veränderungen führen häufig zu einer Behinderung sozialer Kontakte und sozialem Rückzug. Neben einer möglichen realen Vereinsamung erleben Schwerkranke aber auch ein Gefühl der „existenziellen Einsamkeit" oder Entwurzelung („groundlessness" nach Yalom 2004, S. 9), die darauf beruht, dass der Betroffene in der Erfahrung seiner Krankheit ja letztlich allein ist, auch wenn andere sich in ihn einfühlen können.
- **(Drohender) Verlust des Lebens**: Jede Krankheit konfrontiert uns mit der Endlichkeit des Lebens, auch wenn dies nicht immer bewusst erlebt wird. Sie bedroht ein „omnipotentes Gefühl der Unverwundbarkeit". Wenn die Erkrankung schwerwiegend oder gar akut lebensbedrohlich ist, erfordert die Abwehr der Todesfurcht und des Gefühls der *„letztendlichen Verlassenheit"* (Freud 1926) unbewusste Abwehrleistungen, wie Verleugnung, Entwicklung von Allmachtsvorstellungen („Bei mir verläuft die Krankheit anders") oder die Suche nach einem Retter (in Form von „Heilern" jeglicher Art) oder bewusste Bewältigungsleistungen wie eine aktive Auseinandersetzung, Hedonismus oder karitative Aktivitäten (Engagement für ähnlich Betroffene).

Aus diesen Verlusterlebnissen und existenziellen Bedrohungen resultieren nach Yalom (2015) vier grundlegende Bedürfnisse von Patienten:
- **Bedürfnis nach Sicherheit und Geborgenheit**: Krankheit erzeugt einen regressiven Zustand, ein Bedürfnis nach einer als allmächtig fantasierten Elternfigur, die Krankheit, Schmerz und Leid nehmen kann (Wesiack 1980; Rodewig 1997).
- **Bedürfnis nach Kontakt und Beziehung**: Schmerz, Ohnmachtsgefühle, die „existenzielle Einsamkeit" und Todesfurcht können letztlich nur durch eine Einbettung in vertrauensvolle zwischenmenschliche Beziehungen gemildert werden.
- **Bedürfnis nach Sinn**: Der Versuch, der durch eine schwere Krankheit veränderten Lebenssituation Bedeutung und Sinn zu geben, ermöglicht die Entwicklung neuer, an die Krankheit angepasster Lebensperspektiven – allerdings erst, wenn die verlorengegangenen Möglichkeiten und Perspektiven betrauert werden konnten. Kast (2018) betont die Notwendigkeit dieses Trauerprozesses in Anlehnung an Weischedels (1980) Prinzip des *„abschiedlichen Lebens"*, wonach erst die bewusste Auseinandersetzung mit der Endlichkeit des Lebens und damit einhergehende Trauer eine Neuentwicklung ermöglichen.
- **Bedürfnis nach Hoffnung**: Hoffnungslosigkeit ist nach Bloch (1959, S. 3) *„im zeitlichen, wie im sachlichen Sinn das Unaushaltbarste, das ganz und gar den menschlichen Bedürfnissen Unerträgliche"*. Hoffnung ist eine antizipierte Wunscherfüllung und richtet sich nicht nur auf ein längeres Überleben, sondern kann sich auch auf ein gutes Leben mit der Krankheit, eine Verbesserung von Beziehungen oder ein Nachholen von Versäumtem richten. Dadurch können bei manchen Kranken Persönlichkeitsentwicklungen angestoßen werden, die ohne die Krankheit nicht möglich gewesen wären (s. dazu das Konzept der „Reifungsschritte durch Krisen" bei Cullberg 1980 und das Konzept des „posttraumatic growth" bei Tedeschi und Calhoun 1995).

41.3 Besondere Anforderungen an die Psychotherapie mit körperlich Kranken

Nicht alle schwer und chronisch Kranken verfügen über ausreichende individuelle Bewältigungsmechanismen, ein ausreichend hilfreiches soziales Netz und vertrauensvolle zwischenmenschliche Beziehungen, um die beschriebenen Verluste und Bedrohungen so verarbeiten zu können, dass das Leben mit der Krankheit als lebenswert erlebt wird. Manche entwickeln anhaltende Angst, depressive Zustände, sozialen Rückzug oder Suizidgedanken. Der Schwerpunkt einer psychotherapeutischen Behandlung liegt in diesen Fällen in der Bewältigung der Verlusterfahrungen, der Verminderung von Angst und „existenzieller Einsamkeit" und der Wiederherstellung von Selbstwert.

Um sich besser in körperlich Kranke einfühlen und den Krankheitsprozess gedanklich begleiten zu können, benötigen Psychotherapeuten ein **Minimum an Wissen über die Erkrankung,** an der der Patient leidet.

PRAXISTIPP

Häufig ist es nötig und sinnvoll, mit den medizinischen Behandlern zu kooperieren, sich so Wissen anzueignen und die Behandlung an die jeweiligen medizinischen Erfordernisse anzupassen. Psychotherapie mit körperlich Kranken erfordert aufgrund des wechselnden Krankheitsverlaufs (z. B. bei einer Krebserkrankung: Diagnosephase – Therapiephase – Remission, ggf. Rezidiv und Metastasierung – „cancer survivors" oder Palliativphase) einen **flexiblen Ansatz** (Straker 1997) i. S. einer Anpassung des Behandlungsfokus.

Manchmal benötigt der Patient Krisenintervention (z. B. nach dem Gewahrwerden einer einschneidenden Diagnose), manchmal Phasen mit stärker supportiven Maßnahmen (z. B. während einer eingreifenden und belastenden medizinischen Maßnahme wie Operation, Chemotherapie, Bestrahlung, Organtransplantation) und dann evtl. Phasen mit eher aufdeckenden Interventionen (während stabiler Phasen der Grunderkrankung) oder mit stärkerem Betonen von existenziellen Themen (wie z. B. in der palliativen Phase der Behandlung).

Flexibilität erfordert auch der **Umgang mit unterschiedlichen Abwehr- bzw. Copingmechanismen,** wie z. B. Verleugnung, Rationalisierung, Abspaltung von Affekten oder Regression. Dabei sollte – abgestimmt auf die Persönlichkeit, individuelle Vorerfahrungen und die aktuelle Behandlungssituation – abgewogen werden, inwieweit solche Strategien in einer bestimmten Situation funktional oder dysfunktional sind. Kontraproduktiv und schädlich sind Versuche, die Abwehr zu durchbrechen, wenn sie zur Aufrechterhaltung des Gleichgewichts der Ich-Funktionen dringend nötig ist (z. B. in sehr belastenden oder existenziell bedrohlichen Krankheitsphasen).

Nicht nur die direkt Betroffenen sind psychisch belastet, sondern auch die **Angehörigen der Kranken.** Häufig empfiehlt es sich, diese mit dem Einverständnis des Patienten in die Therapie, zumindest zu Beginn der Behandlung oder in Phasen der Krankheitsverschlechterung in Form von Paar- oder Familiengesprächen einzubeziehen. Bei schwer oder chronisch kranken Kindern und Jugendlichen kann eine Familientherapie sinnvoll sein (➤ Kap. 39).

41.4 Besonderheiten der Technik und des Settings

Anders als bei klinisch manifesten psychischen Erkrankungen suchen auch Patienten, die keine lang dauernden ausgeprägten neurotischen Entwicklungen oder Persönlichkeitsstörungen aufweisen, im Fall einer neu aufgetretenen oder sich aggravierenden körperlichen Erkrankung eine psychotherapeutische Behandlung oder werden dieser zugewiesen. Bei diesen Patienten genügt oft eine **fokussierte Kurzpsychotherapie,** um die Belastungssituation besser zu verarbeiten. Der Fokus liegt dabei zunächst meist auf dem Ausdruck schwierig zu verarbeitender Emotionen, insbesondere der Angst vor dem Fortschreiten der Erkrankung und bleibender Beeinträchtigungen, sowie auf der Bearbeitung von Bewältigungsstrategien und persönlichen Ressourcen. Daneben wird aber häufig ein Bedürfnis deutlich, die persönliche Lebenssituation und wichtige Beziehungen im Lichte der Erkrankung zu reflektieren und die Bedeutung der Erkrankung für persönliche Prioritäten zu erörtern (McCormack et al. 2001; Krenz et al. 2014; Söllner 2018). Im Rahmen einer *Verhaltenstherapie* wird auf die auslösenden Situationen der Symptomatik und die Modifizierung von Copingmechanismen (u. a. Reduktion von Hilflosigkeit), bei einer *psychodynamischen Kurztherapie* auf den durch die körperliche Erkrankung aktualisierten Konflikt (z. B., wenn sich Patienten aufgrund vermeintlicher Versäumnisse oder Fehlhandlungen an der Entstehung der Erkrankung schuldig fühlen) oder auf die durch die Erkrankung entstandene narzisstische Kränkung fokussiert. Bei allen Therapieformen steht jedoch der Beziehungsaspekt im Vordergrund, das Bedürfnis, sich jemandem mitzuteilen, ängstigende Gedanken und ambivalente Gefühle zu klären und emotionale Unterstützung zu erhalten (Salander 2010; Krenz et al. 2014).

Patienten, bei denen die körperliche Erkrankung vorbestehende psychische Erkrankungen und massive neurotische Konfliktsituationen auslöst bzw. verstärkt und zu massiver Angst, Ohnmachts- und Vernichtungsgefühlen, depressiven oder manischen Reaktionen, ausgeprägten Schuld- und Schamgefühlen und manchmal zu Problemen der Adhärenz mit der medizinischen Behandlung führt, benötigen eine **intensivere, länger dauernde Psychotherapie** und ggf. medikamentöse Behandlung. Aber auch chronisch-rezidivierende oder anhaltende Krankheitsverläufe, die mit körperlichen oder sozialen Beeinträchtigungen einhergehen, sind sinnvolle Indikationen für eine länger dauernde Therapie, ohne dass neurotische Grundkonflikte oder vorbestehende Traumatisierungen vorhanden sein müssen.

Manchmal kann erst im Verlauf einer Kurztherapie erkannt werden, dass schwerwiegendere psychische Probleme und/oder eine Motivation des Patienten für eine länger dauernde Therapie bestehen, sodass sich **Stepped-Care-Modelle** anbieten, bei denen zunächst eine limitierte Zahl von Sitzungen angeboten (z. B. während einer Krankenhausbehandlung durch den psychosomatischen Konsiliar-Liaisondienst; ➤ Kap. 52) und bei Fortbestehen der Problematik eine längere Therapie angeschlossen wird (Albus et al. 2011; Fritzsche et al. 2011; Krenz et al. 2014; Rosenblat et al. 2020).

Die oben skizzierten Bedrohungen und die Bedürfnisse körperlich schwer oder chronisch kranker Menschen nach einer schutzgewährenden und sicheren Beziehung machen **haltgebende und ressourcenorientierte Ansätze** in der Psychotherapie zur Basis der Behandlung (Wöller et al. 1996). Zunächst muss eine sichere therapeutische Beziehung hergestellt werden, bei der der Therapeut bzw. die Therapeutin durch die Übernahme einer „holding function" die Ich-Funktionen und die Abwehr des Patienten gegen überbordende Angst stützt und existenzielle Bedrohung aushaltbar wird (Winnicott 1974).

Daneben bestimmen die Persönlichkeitseigenschaften, die psychische Komorbidität und ggf. eine vorausgehende Traumatisierung die therapeutische Technik. Beim Vorliegen aktueller interpersoneller Konflikte oder einer Reaktualisierung überdauernder intrapsychischer Konflikte sind auch stärker konfrontierende und konfliktbearbeitende Methoden angezeigt. Eine in der Schweiz durchgeführte qualitative Studie bei psychodynamischen Kurzpsychotherapien (4–12 Sitzungen) mit Krebspatienten, in der die Stundenprotokolle der Therapeuten analysiert wurden, zeigte, dass 50 % der Interventionen supportiv oder darauf angelegt waren, den Ausdruck von Emotionen zu fördern, während 37 % der Interventionen auf Introspektion zielten. Dabei war bei den kürzer dauernden Behandlungen der supportive Charakter der Therapie deutlich vorherrschender (Krenz et al. 2014).

41

Bei der **Auseinandersetzung mit existenziellen Fragen** und der Trauerarbeit im Zuge der Bewältigung von Verlusten sind biografisch orientierte und tiefenpsychologische Ansätze besonders wertvoll. Vertreter verschiedener Therapieschulen haben dazu spezielle psychotherapeutische Ansätze entwickelt.

Als erster hat Viktor Frankl die Fragen von Bedeutung und Sinn traumatischer Erfahrungen und Krisen in seinem logotherapeutischen Ansatz aufgegriffen (Frankl 1982; Längle 1990). Existenzielle Bedrohung konfrontiert uns mit grundlegenden Fragen des Lebens. Nach Yalom (2015) sind dies insbesondere die Fragen nach der Freiheit, dem Sinn, der Einsamkeit und dem Tod. Psychotherapieansätze, die diese existenziellen Fragen explizit aufgreifen, sind z. B. die Existenzielle Psychotherapie (Yalom 2004/2015), die Kognitiv-existenzielle Therapie (Kissane et al. 2003) und die *Meaning-centered Psychotherapy* (Breitbart et al. 2010). Spiegel und Classen (2000) haben Yaloms Ansatz aufgegriffen und in eine Gruppentherapie für Krebspatienten integriert, die manualisiert und umfangreich evaluiert wurde (dt. Übersetzung des Manuals: Reuter und Spiegel 2016). Alle diese Ansätze greifen im Einzel- oder Gruppensetting biografie- und ressourcenorientiert Sinnfragen auf, um eine „autobiografische Kohärenz" (Kenyon 2000), Selbstwert und Identitätsgefühl zu stärken und um Hilflosigkeit und Isolation zu verringern (Übersicht über existenzielle Psychotherapieverfahren: Vogel 2013).

Psychotherapeuten sollten möglichst über ein breiteres Repertoire an therapeutischen Techniken verfügen bzw. mit anderen Therapeuten, die in bestimmten Phasen der Erkrankung passende Behandlungsformen anbieten können, kooperieren.

Die folgenden speziellen Techniken können als eigenständige Kurzinterventionen, z. B. im Rahmen eines psychosomatischen Konsiliar-Liaisondienstes (➤ Kap. 52), oder als adjuvante Verfahren bei einer länger dauernden psychodynamischen oder verhaltenstherapeutischen Behandlung hilfreich sein:

- **Psychoedukation** kann zur Angstreduktion und zur Verbesserung der Adhärenz mit medizinischen Maßnahmen eingesetzt werden. Als basale psychosoziale Intervention am Beginn einer schweren körperlichen Erkrankung kann sie die psychische Bewältigung der Krankheit unterstützen (Weis et al. 2006; Fritzsche u. Gölz 2010; ➤ Kap. 38).
- **Entspannungsverfahren, achtsamkeitsbasierte Interventionen** (➤ Kap. 42), **imaginative Techniken** (Frick et al. 2008; Söllner 2018), **Musik- und Kunsttherapie** (➤ Kap. 43) sind besonders während akuter Krankheitsphasen und belastender medizinischer Behandlung hilfreich. Sie ermöglichen in belastenden Situationen ein partielles Sich-Distanzieren, aber auch den Ausdruck von Emotionen und das Wiederbeleben persönlicher Ressourcen.
- **Positive Psychology Interventions (PPI)** sind Interventionen mit dem Ziel, positive Verhaltensweisen, Gefühle und Kognitionen wie eine optimistische Einstellung und positive Lebensziele zu verstärken. Dazu werden bestimmte sinnerfüllende und gesundheitsförderliche Verhaltensweisen durch Übungen gefördert. So wie **Selbstmanagement-Skills** können sie zur Reduktion von Hilflosigkeit, zu besserem Gesundheitsverhalten und zur Mitarbeit bei der Behandlung der Grunderkrankung führen.
- **Spezielle behaviorale Techniken** (meist in Kombination mit Entspannungsverfahren) können zur Behandlung von antizipatorischem Erbrechen bei Chemotherapie beitragen (Syrjala et al. 1992).
- **Kreative Verfahren,** wie die Arbeit mit Bildern, Symbolen und Märchen im Rahmen einer psychodynamischen Kurztherapie, können zur besseren Bewältigung schwer zu ertragender oder die Behandlung behindernder Affekte (Angst, Aggression) beitragen (Söllner et al. 2002; Wentzlaff et al. 2007 und 2008; Frick et al. 2008).
- Für bestimmte Patientengruppen und Risikokonstellationen wurden **multimodale Verfahren** entwickelt, z. B. eine Kombination aus psychodynamischer Therapie mit Entspannungsverfahren und verhaltenstherapeutischen Elementen bei Patienten mit KHK zur Reduktion von Ohnmachtsgefühlen und aggressiver Spannung (Fritzsche et al. 2011) oder eine Kombination von supportiver psychodynamischer Therapie mit Entspannung und Kunsttherapie zur Behandlung von Krebspatienten (Müller et al. 2007). Gruppentherapien in Rahmen psychosomatischer Institutsambulanzen (➤ Kap. 49) stellen ein besonders geeignetes Setting für multimodale und multiprofessionelle Verfahren dar.

Bei der Beendigung der Behandlung ist bei Patienten, deren Erkrankung sich verschlechtern oder erneut auftreten kann, möglichst auf eine therapeutische Konstanz zu achten und in solchen Fällen eine Wiederaufnahme der Therapie in Aussicht zu stellen.

RESÜMEE

Gruppentherapieverfahren sind bei der Behandlung von Patienten mit körperlichen Erkrankungen besonders hilfreich, sofern ein Patient/eine Patientin für eine solche Therapie geeignet ist und sich in einer Gruppe öffnen kann.

Patienten fühlen sich in homogenen Gruppen mit Patienten, die an derselben oder einer ähnlichen Erkrankung leiden, besonders rasch und gut verstanden und finden gegenseitige emotionale und praktische Unterstützung in der Gruppe. Anders als in Gruppentherapien mit neurotisch Kranken, in denen Kontakte außerhalb der Gruppe möglichst hintangehalten werden, wird man in diesen Gruppen die gegenseitige Unterstützung auch außerhalb der Gruppe fördern.

41.5 Behandlung in der Palliativphase der Erkrankung

Ziele der palliativen Behandlung sind neben Symptomkontrolle und Schmerzreduktion auch die emotionale und spirituelle Begleitung der Patienten und ihrer Angehörigen. Psychotherapeuten sind regelmäßige Mitglieder von Palliativteams oder kooperieren eng mit diesen. Patienten, Angehörige und Teammitglieder suchen auch öfter die Unterstützung von Therapeuten, wenn es gilt, schwierige Entscheidungen zu treffen, insbesondere Entscheidungen für oder gegen eingreifende Behandlungsmaßnahmen und Therapiebegrenzungen. Manchmal werden von Patienten in palliativen Situationen auch Gedanken an und Wünsche nach assistiertem Suizid geäußert. Dies stellt Psychotherapeuten vor ethisch und emotional schwierige Herausforderungen, die einen offenen Umgang mit diesen Themen, möglichst auch unter Einbeziehung der Angehörigen, erfordern. Dabei ist es leichter, wenn der Therapeut bzw. die Therapeutin mit dem Patienten schon vertraut ist (Söllner 2018).

Häufig sind Menschen in den letzten Lebensphasen auch einsam, sei es, weil sie keine nahen Angehörigen oder Freunde (mehr) haben, sei es, weil sie nicht gewohnt sind, über innere mentale Zustände zu kommunizieren.

Wenn man als Psychotherapeut erst hinzugezogen wird, wenn die palliative Phase der Behandlung bereits erreicht ist, bleibt oft nur wenig Zeit für eine psychotherapeutische Begleitung. Daher bieten sich oft Kurztherapien an, bei denen man aber nie weiß, wie lange sie dauern werden. Eine Begleitung bis ans Lebensende ist in den meisten Fällen nötig – und wenn die Angehörigen in ihrem Trauerprozess noch unterstützt werden auch darüber hinaus. Die psychotherapeutische Behandlung von Menschen in einer Palliativsituation erfordert ein besonders hohes Ausmaß an Flexibilität, sei es, weil die körperlichen Beeinträchtigungen der Patienten hoch sind, ihre Mobilität eingeschränkt oder ein kurzfristiger Wechsel zwischen ambulanter und stationärer medizinischer Versorgung nötig ist. In der gegenwärtigen Versorgungspraxis findet eine supportive Psychotherapie zumeist im Rahmen einer stationären palliativen Behandlung oder im Hospiz statt. Ambulante Therapie erfordert in den letzten Phasen der Erkrankung oft eine aufsuchende oder eine Online-Therapie.

RESÜMEE

Die letzten Lebensphasen sind geprägt vom Abschiednehmen. Dazu gehört auch das Zurückblicken auf wichtige Lebensabschnitte und unter Umständen das Aufarbeiten von „Unerledigtem" und das Klären von Konflikten. In vielen Fällen ist es sinnvoll, die Angehörigen des Patienten in einen solchen Klärungsprozess zumindest partiell miteinzubeziehen. Dies ist vor allem dann wichtig, wenn der/die Sterbende noch minderjährige Kinder hat.

Das Abschiednehmen ist je nach dem Fortschreiten der Erkrankung und der inneren Einstellung des Betroffenen und seiner Angehörigen von wechselnden Gefühlslagen (zwischen Angst, Wut und Resignation) und Haltungen (zwischen Auflehnung und Akzeptanz) geprägt. Nicht selten wird anfangs noch an Themen, Vorstellungen und Bildern festgehalten, die scheinbar mit der palliativen Situation nichts zu tun haben (Faller 1993); gleichzeitig ist dem Patienten das nahende Sterben bewusst. Rodin und Zimmerman (2008) bezeichneten diese ambivalente Haltung, die es zu bewältigen gilt, als „*double awareness*".

Sozial isolierte und/oder emotional wenig gebundene Menschen erleben in dieser Situation oft anhaltende Gefühle von existenzieller Verzweiflung, Hilflosigkeit und Sinnlosigkeit. Engel hat dafür das Konzept des „*giving-up – given-up complex*" (1968) beschrieben, das später von Frank (1974) als **Demoralisation** in die psychiatrische Terminologie und von Kissane et al. (2001) in die Palliativversorgung eingeführt wurde.

ICD-11

Als diagnostische Kategorie wurde Demoralisation von Fava (2017) konzeptionalisiert und schließlich mit den Leitsymptomen „Hilflosigkeit, Hoffnungslosigkeit, Entmutigung, Sinnverlust und Verlust des Vertrauens in die eigenen Fähigkeiten zur Bewältigung der Situation" in die ICD-11 (MB22.2) aufgenommen.

Wenn dieser Zustand alles überdeckt, werden die Akzeptanz des Sterbens und ein bewusstes Abschiednehmen erschwert. Das Sterben wird als sinnlos und als persönliches Versagen erlebt. Dann tauchen auch vermehrt Wünsche nach einem vorzeitigen Sterben und evtl. nach assistiertem Suizid auf (Vehling et al. 2017). Solche Sterbewünsche sind bei Patienten mit fortgeschrittenen Erkrankungen nicht selten (nach Druss und Pincus 2000 bei ca. 15 %), wohingegen reale Suizide im Vergleich dazu selten sind (ca. 2 %). Neben dem Wunsch, eine unerträgliche Belastung zu beenden, sind Sterbewünsche oft auch ein Versuch, ein Gefühl von Kontrolle zu behalten (➤ Kap. 87).

Ziele einer psychotherapeutischen Behandlung in der Palliativphase sind:

- Zur Linderung und Kontrolle von verstärkten körperlichen Beschwerden (Schmerzen, Fatigue etc.) beitragen
- Autonomie und Selbstbestimmung fördern
- Den vielfältigen Prozess des Abschiednehmens unterstützen
- Den Blick zu öffnen auf das, was im Abschiednehmen noch möglich ist, in Beziehungen und an persönlicher Entwicklung noch entstehen kann
- Ggf. die Kommunikation mit den Angehörigen verbessern
- Zu einem würdevollen Sterben beitragen

Einige therapeutische Interventionen wurden speziell für die palliative Behandlung entwickelt. Hier sollen nur einige davon skizziert werden:

- **Sinnbasierte Therapieverfahren,** wie die Logotherapie von Viktor Frankl, die *Existential Psychotherapy* (Yalom 2015), *Meaning-centered Psychotherapy* (Breitbart et al. 2010) oder die CALM-Methode *(Managing Cancer and Living Meaningfully;* Rodin et al. 2018) versuchen, im Prozess des Abschiednehmens ein Sinn- und Kohärenzgefühl zu fördern.
- **Würdeorientierte Therapieverfahren**: Die von Chochinov et al. (2005) entwickelte *Dignity Therapy* zielt in einer Kurzintervention mit Patienten und Angehörigen darauf ab, Respektiertwerden und das spirituelle Wohlbefinden zu fördern. In 3–5 Sitzungen wird auf wichtige Lebensereignisse Bezug genommen, diese werden verschriftlicht und mit den Angehörigen geteilt.
- Eine Übersicht über **spirituelle Therapieverfahren** findet sich bei Visser et al. (2010).
- **Trauerzentrierte Therapie** versucht, den Abschiedsprozess meist unter Beiziehung der Angehörigen zu unterstützen. Einzel- und familientherapeutische Ansätze dazu wurden u. a. von Worden (2008) sowie Kissane et al. *(Family-centered Grief Therapy;* 2006) entwickelt. Letztere ist eine systemisch orientierte Kurzpsychotherapie (4–8 doppelstündige Sitzungen) über ½–1½ Jahre zur Verbesserung der Kohäsion und Konfliktverarbeitung in Familien nach einem Verlust. Nach dem Tod des Patienten kann sich eine Trauerbegleitung der Angehörigen anschließen, die von einigen wenigen Sitzungen bis zu einer länger dauernden Therapie von Angehörigen mit einer komplizierten Trauerreaktion (➤ Kap. 17) reichen kann.

Psychotherapie ist ein wesentlicher Teil einer umfassenden palliativen Behandlungsstrategie. Manchmal muss sie mit einer psychopharmakologischen Behandlung kombiniert werden (➤ Kap. 46). Insbesondere bei ausgeprägter Schmerzproblematik wird in letzter Zeit die Kombination von supportiver Psychotherapie mit psychedelischen Drogen (LSD, Psylocibin) erprobt (Ross et al. 2022). Bei allen therapeutischen Interventionen sind immer auch der kulturelle Hintergrund und damit zusammenhängende Haltungen und Gepflogenheiten (Rituale) zu berücksichtigen (➤ Kap. 20).

41.6 Besonderheiten der therapeutischen Haltung und Beziehung

Es macht einen Unterschied, ob man als Therapeut mit einem Patienten arbeitet, der an einer körperlichen Erkrankung mit einer (relativ) guten Prognose leidet, bei der eine psychotherapeutische Behandlung zur Reduktion von Risikofaktoren, zur Verbesserung der Adhärenz mit der medizinischen Behandlung, zur Reduktion von umschriebenen Ängsten und niedergedrückter Stimmung dienen soll, oder ob man mit schwer und lebensbedrohlich erkrankten Menschen konfrontiert ist. Im ersten Fall wird im Therapeuten eine prinzipiell optimistische Grundstimmung und -haltung überwiegen, aus der situationsangepasste und ressourcenorientierte Unterstützungsangebote gemacht werden können.

Im zweiten Fall werden Patienten und Behandler mit heftigen Affekten von existenzieller Angst, Hilflosigkeits- und Ohnmachtsgefühlen konfrontiert. Diese müssen auch im Therapeuten bewältigt werden. Das Erleben des Patienten löst beim Therapeuten ähnliche Gefühle („Existenzielle Angst steckt an") oder gegensätzliche Gefühle und Haltungen aus (z. B. wenn der Therapeut auf die Hilflosigkeit des Patienten mit der Tendenz reagiert, verstärkt Selbstmanagement-Übungen anzubieten). Der Behandler ist dabei mit eigenen Ängsten und Erfahrungen konfrontiert, die zunächst oft nicht bewusst sind und die Behandlung mitprägen.

Die gemeinsame Abwehr äußert sich in unterschiedlichen, aber oft typischen **Übertragungs- und Gegenübertragungs-Reaktionen**:

- Eine anhaltende Verleugnung der Erkrankungsfolgen oder unbewusste Omnipotenzfantasien („Mein Immunsystem ist so gut, dass mir die Krankheit nichts anhaben kann") führen bei reflektierten Therapeuten zu dem vorsichtigen Versuch, diese Haltung zu hinterfragen, um für den Patienten ungünstige Verläufe der Erkrankung (wenn z. B. Kontrolluntersuchungen nicht wahrgenommen oder Risikofaktoren für ein Fortschreiten der Krankheit nicht reduziert werden) hintanzuhalten, manchmal aber i. S. einer **konkordanten Gegenübertragung** ebenso zu Omnipotenzfantasien („Durch die Therapie stärken wir sein Immunsystem") und einer Haltung, den Patienten in seinen Heilungsfantasien zu bestärken.
- Die Regression des Patienten auf eine hilflose, abhängige Position, sein Wunsch nach einer allmächtigen, schützenden, Leid und Schmerz nehmenden Elternfigur (Rodewig 1994), seine „Suche nach einem Retter" (Yalom 2015) lösen im Therapeuten i. S. einer **komplementären Gegenübertragung** Retterfantasien und eine verstärkte Helferneigung aus – seltener i. S. einer Haltung, den Patienten von seiner Erkrankung heilen zu wollen (solche Größenfantasien wurden und werden von einigen Psychotherapeuten auch bewusst verfolgt), sondern häufiger in dem Sinne, mit und für den Patienten die bestmögliche aktive Bewältigungsstrategie zu finden und seinen „fighting spirit" zu stärken. Dies kann in manchen Phasen der Behandlung sinnvoll sein, z. B. im Verlauf eingreifender und belastender medizinischer Maßnahmen und bei Kurzinterventionen, als überdauernde Strategie führt es aber dazu, die Auseinandersetzung mit Verlust- und Trauergefühlen zu blockieren und im Fall eines Fortschreitens der Erkrankung bei beiden, Patient und Therapeut, ein Gefühl des Scheiterns zu erzeugen.

In beiden Fällen führt die unbewusste Haltung des Therapeuten zu einer Abwehr auch seiner Ängste vor Krankheit und Tod und von Gefühlen von Ohnmacht.

RESÜMEE

Erst die Auseinandersetzung des Therapeuten mit eigenen Erfahrungen und damit zusammenhängenden Ängsten, Ohnmachts- und Trauergefühlen ermöglicht es ihm, die gemeinsame unbewusste Abwehr solcher Gefühle bewusst zu machen und in den Behandlungsdialog einzubringen. Der Satz „Die Veränderung beginnt *im* Therapeuten" (Bauriedl 1997) gilt zwar für alle Formen interaktionell-dialogisch verstandener Psychotherapie, hat in der Arbeit mit existenziell bedrohten Menschen aber eine besondere Bedeutung. Auch Behandler sind dabei mit den Grenzen ihrer Existenz konfrontiert, mit

Todesfurcht und narzisstischer Verletzlichkeit. Dies verbindet sie mit ihren Patienten und kann im Behandlungsprozess zu unbewusster gemeinsamer Abwehr und im Fall der Reflexion und Auflösung dieser Abwehr zu einem tiefen Verständnis und einer sehr persönlichen Begegnung führen.

Nicht selten fragen Patienten ihre Therapeuten, ob sie selbst auch schon einmal mit lebensbedrohlichen Situationen konfrontiert waren, wie sie damit umgegangen sind, ob sie an ein Leben nach dem Tod glauben etc. Solchen Fragen kann man nicht mit einer missverstandenen abstinenten Haltung (Thomä und Kächele 2013, S. 504; ➤ Kap. 36) begegnen, indem man sich auf Gegenfragen zurückzieht. Sie erfordern eine Antwort (wenn auch eine begrenzte, den Schutz der persönlichen Sphäre des Therapeuten beachtende), ein persönliches Gegenüber. Yalom umschreibt dieses Sich-auf-eine-personale-Begegnung-Einlassen mit dem Begriff der Transparenz („transparency"; Yalom 2015). Der von der Buberschen Philosophie des „Dialogischen Prinzips" (Buber 1978) beeinflusste jungianische Analytiker Hans Trüb hat diese personale Begegnung folgendermaßen beschrieben:

„Damit ist der zentrale Heilungspunkt aufgezeigt, der in der psychotherapeutischen Behandlung primär zu konstellieren ist: das ‚Auge in Auge', die partnerische Konfrontierung, die der Arzt in personaler Begegnung hervorruft und dank welcher die Wiederherstellung der Begegnungsfähigkeit des Patienten in Gang kommt."

Trüb (1951, S. 19)

Wenn der Patient existenzielle Themen aufgreift, Fragen nach der persönlichen Bedeutung und dem Sinn der Erkrankung für sein Leben stellt und danach fragt, wie er sein Leben im Angesicht der existenziellen Bedrohung gestalten möchte, ob er etwas ändern möchte, welche ungelebten Aspekte in seinem bisherigen Leben er betrauert, stellen sich ähnliche Fragen prinzipiell auch für den Therapeuten. Autoren, die sich mit der Auseinandersetzung mit diesen Themen in der Psychotherapie mit schwer kranken Menschen beschäftigt haben, weisen auf die Bedeutung einer **„abschiedlichen Haltung"** (Kast 2012) hin. Zum Bewusstsein der Endlichkeit gehört auch, *„dass man sich zum Dasein entschließt"* (Weischedel 1980). *„Aus der Grundeinstellung des radikalen Fragens ergeben sich die drei Grundhaltungen der Offenheit, Abschiedlichkeit und Verantwortlichkeit …"* (Weischedel, zit. nach David 2016, S. 28). Und Verena Kast (2012, S. 106) ergänzt: *„Abschiedliches Leben [braucht] die Bindung, die Beziehung, die Nähe."* Es bedeutet ein Sich-Einlassen und Wieder-Loslassen – auch in der psychotherapeutischen Behandlung.

Die Konfrontation mit der Endlichkeit des Seins und die damit verbundene Krise ermöglichen eine Radikalität des Denkens, Wertmaßstäbe und Prioritäten verschieben sich, und der Kranke empfindet mehr innere Freiheit. Dies ermöglicht manchmal ein intensiveres Leben im Hier und Jetzt, eine gesteigerte Wahrnehmung und Lebensfreude. Herr A., ein Patient mit einem Hodenkarzinom, drückte dies so aus: „Niemand ist nach einer Krebserkrankung derselbe wie vorher. Aber das hat auch Vorteile: Im beruflichen Alltag bin ich gelassener, kann relativieren, was wichtig ist für mich. Zum Beispiel der Kontakt zu meinen Kindern, da verwende ich jetzt mehr Zeit dafür. […] Ich bin gleichzeitig ängstlich und wachsam. Das hält mich aktiver, lebendiger."

❚❚ In der Arbeit mit existenziell bedrohten Menschen sind auch Therapeuten gefordert, ihre eigenen Lebensziele und Prioritäten zu überprüfen, und darauf gestoßen, mit sich selbst achtsamer und reflektierter umzugehen. Für diese Reflexion und für die Prävention von Burnout ist eine regelmäßige Intervision, Supervision oder eine andere Form des offenen Austauschs mit einem Selbsterfahrungsanteil dringend zu empfehlen. ❚❚

41.7 Effektivität der Psychotherapie mit körperlich Kranken

Bislang wurden vorwiegend Studien zu den Effekten von Psychotherapie auf psychische Beschwerden (Ängstlichkeit, Depressivität, Distress), körperliche Beschwerden (Schmerz, Übelkeit) oder Befunde (Einstellung von Hochdruck oder Diabetes), psychische Syndrome (Major Depression) und auf die Lebensqualität durchgeführt. Erst in neuerer Zeit wurden spezifischere Outcome-Parameter für die Untersuchung der Effektivität bestimmter Therapieformen angewandt (z. B. Hoffnung, Sinnfindung). Insgesamt wird die methodische Qualität der vorhandenen Studien als eher schwach eingeschätzt (Vamos 2006); so wurden selten Follow-up-Untersuchungen über einen längeren Zeitraum durchgeführt.

Psychische Beschwerden Supportiv-expressive psychodynamische Therapie (SET), Kognitive Verhaltenstherapie (KVT), Interpersonale Therapie (IPT), *Mindfulness-Based Therapy* (MBT) und Entspannungsverfahren können **Stress und depressive Symptome** bei verschiedenen körperlichen Erkrankungen mit geringen bis mittleren Effektstärken reduzieren (Übersicht bei Rosenblat et al. 2020), z. B. bei Patienten mit KHK (Zou et al. 2021), Herzinsuffizienz (Rutledge et a. 2006), Diabetes mellitus (Li et al 2022), chronischer Niereninsuffizienz (Natale et al. 2019), Nierentransplantation (Sambucini et al. 2022), Krebs (Rodin et al. 2007, Faller et al. 2013), Multipler Sklerose oder Parkinson-Krankheit. Bei fortgeschrittenen Erkrankungen ist die positive Wirkung von SET und MBT belegt (Vos et al. 2015; Li et al. 2022). Positive Psychology Interventions (PPI) können **Angst** und Distress bei Patienten mit körperlichen Erkrankungen über einen Zeitraum von 8 Wochen postinterventionell reduzieren und das Wohlbefinden verbessern. Länger dauernde Interventionen sind effektiver als kürzere (Metaanalysen: Vos et al. 2015; Brown et al. 2019; Tönis et al. 2023). Bei Krebspatienten können speziell zugeschnittene verhaltenstherapeutische Interventionen Progredienzangst (Tauber et al. 2019) und psychodynamische Therapien (Managing Cancer and Living Meaningfully, Rodin et al. 2018) Todesängste reduzieren.

Körperliche Beschwerden Verschiedene psychotherapeutische Verfahren, insbesondere aus dem verhaltenstherapeutischen Spektrum, können Schmerz, schmerzbedingte Beeinträchtigungen, Fatigue und Übelkeit bei Chemotherapie positiv beeinflussen. KVT kann bei Anwendung im Gruppensetting die Einstellung eines Diabetes positiv beeinflussen (Verminderung von HbA_{1c}, Blutzucker und diastolischem Brutdruck) (Li et al. 2022). Durch KVT und PPI konnten kardiovaskuläre Ereignisse und die Dauer und Intensität von Angina-pectoris-Anfällen im Follow-up-Zeitraum reduziert werden, nicht jedoch die kardiovaskuläre Mortalität (Metaanalyse: Megan et al. 2022).

Lebensqualität Durch verschiedene psychotherapeutische Verfahren, insbesondere solche mit einem Stepped-Care-Ansatz, kann die gesundheitsbezogene Lebensqualität bei Patienten mit somatischer und psychischer Komorbidität verbessert werden (Baumeister et al. 2011), insbesondere bei Patienten mit Krebs (Faller et al. 2013), Koronarerkrankungen (Zou et al. 2021; Mhanna et al. 2023), Diabetes (Li et al. 2022) und depressiven Dialysepatienten (Natale et al. 2019).

Gesundheitsförderliches Verhalten und Behandlungscompliance Dazu liegen mit Ausnahme von Studien bei Diabetikern nur wenige RCTs vor. PPI beeinflussen die Aufnahme von körperlicher Aktivität positiv (Feig et al. 2022) und verschiedene psychotherapeutische Interventionen im Einzel- und Gruppensetting können die Compliance von Patienten mit Typ-2-Diabetes (Winkley et al. 2020) und asthmakranken Jugendlichen (Mosnaim et al. 2016) verbessern.

41

Sinnfindung und Hoffnung Diese wurden bislang selten als primäre Outcome-Variablen untersucht. Erste Ergebnisse deuten darauf hin, dass Life-Review-basierte Interventionen bei älteren Patienten mit körperlichen Erkrankungen Hoffnung steigern können (Hernandez und Overholser 2021).

Palliativmedizin Hier wurden vor allem sinn- und würdeorientierte Therapieverfahren untersucht. Die in ➤ Kap. 41.5 vorgestellten sinn- und würdeorientierten Verfahren *(Meaning-centered Psychotherapy; Managing Cancer and Living Meaningfully, Dignity Therapy)* zeigen postinterventionell und zum Follow-up eine Reduktion von Depressivität und Angst sowie eine stärkere Sinnorientierung.

Musiktherapie kann Stress und Angst bei Patienten in kritischen Krankheitsphasen reduzieren (Umbrello et al. 2019). In der Palliativphase eingesetzte spirituelle Therapieverfahren zeigten keine sicheren Effekte auf Lebensqualität und Coping mit der Erkrankung (Candy et al. 2012).

RESÜMEE

Insgesamt ist die **Wirkung psychotherapeutischer Interventionen** auf die Verminderung von Angst, Depression und bestimmten körperlichen Beschwerden sowie die Verbesserung der Lebensqualität bei **Patienten mit körperlichen Erkrankungen gut belegt.** Die Effektstärken sind dabei gering bis mittelgradig, was möglicherweise auch darauf zurückgeführt werden kann, dass es sich bei den untersuchten Stichproben meist um ältere Menschen mit einer rezidivierenden oder fortschreitenden körperlichen Erkrankung handelte, die auch die Stimmung und Lebensqualität zunehmend beeinträchtigt (Dodd et al. 2014).

In den **VersorgungsLeitlinien** für verschiedene chronische Erkrankungen wie KHK, Herzinsuffizienz, COPD, Diabetes mellitus, CED oder onkologische Erkrankungen wurden psychosoziale Interventionen als supportive Maßnahmen mit sehr hohem (Soll-Empfehlungen) oder hohem (Sollte-Empfehlungen) Empfehlungsgrad aufgenommen (Übersicht in den jeweiligen klinischen Kapiteln des Buches sowie bei Strauß et al. 2013).

Effekte auf die körperliche Grunderkrankung waren in bisherigen Studien jedoch nur eingeschränkt beobachtbar. Es gibt zwar Befunde, dass mit Psychotherapie körperliche Regulationsprozesse (Stressparameter, Blutdruck, Gerinnung, immunologische Parameter) beeinflussbar sind, Auswirkungen auf die körperlichen Symptome wurden bislang jedoch nur bei Diabetes, arterieller Hypertonie und KHK beobachtet. Sichere Belege für eine anhaltend verbesserte Prognose der jeweiligen körperlichen Erkrankung konnten bisher nicht gefunden werden.

Ein systematisches Review zu den ökonomischen Effekten psychologischer Interventionen bei körperlich Kranken (46 Studien, davon 21 zu Gruppentherapie) belegt die **Kosteneffektivität** der Interventionen, insbesondere in der Behandlung von Patienten mit chronischen Schmerzen und mit Krebserkrankungen (Nicklas et al. 2022).

LITERATURAUSWAHL

Breitbart W, Rosenfeld B, Gibson C, et al. Meaning-centered group psychotherapy for patients with advanced cancer: A pilot randomized controlled trial. Psycho-Oncology 2010; 19: 21–28.

Chochinov HM, Hack T, Hassard T, et al. Dignity therapy: A novel psychotherapeutic intervention for patients near the end of life. J Clin Oncol 2005; 23: 5520–5525.

Kast V. Abschiedlich existieren – sich einlassen und loslassen. In: Frick E, Vogel R (Hrsg.): Den Abschied vom Leben verstehen. Stuttgart: Kohlhammer 2012; 104–116.

Rodin G, Lo C, Rydall A, et al. Managing Cancer and Living Meaningfully (CALM): A randomized controlled trial of a psychological intervention for patients with advanced cancer. J Clin Oncol 2018; 36: 2422–2432.

Söllner W. Psychotherapie mit körperlich Kranken aus psychodynamischer Perspektive – Vom Umgang mit existentieller Bedrohung. Psychotherapie im Dialog 2016; 1:38–42.

Söllner W (Hrsg.). Kranker Körper – kranke Seele. Psychotherapie mit körperlich Kranken. Heidelberg-Berlin: Springer 2018.

Vamos M. Psychotherapy in the medically ill: A commentary. Aust N Z J Psychiatry 2006; 40(4): 295–309.

Vogel RT. Existentielle Themen in der Psychotherapie. Stuttgart: Kohlhammer 2013.

Vos J, Craig M, Cooper M. Existential therapies: A meta-analysis of their effects on psychological outcomes. Consult Clin Psychol 2015; 83(1): 115–28.

Yalom ID. Existenzielle Psychotherapie. Bergisch Gladbach: Andreas Kohlhage Verlag 2015.

Zheng R, Guo Q, Cgen Z, Zeng Y. Dignity therapy, psycho-spiritual well-being and quality of life in the terminally ill: Systematic review and meta-analysis. BMJ Support Palliat Care 2023; 13(3): 263–273.

KAPITEL

42 Suggestive, achtsamkeitsbasierte und übende Verfahren

Rupert Conrad

42.1 Hypnose und Hypnotherapie

42.1.1 Grundlagen

Der Begriff Hypnose leitet sich von griech. „hypnos“ für Schlaf ab, wobei die Bezeichnung irreführend ist, weil sich die mittels EEG gemessene Hirnaktivität unter Hypnose klar vom Schlafzustand abgrenzen lässt. Hypnose ist zwar seit der Antike bekannt, die wissenschaftliche Erforschung begann aber erst im 19. Jh. mit dem Augenchirurgen James Braid (1795–1860), der auch den Begriff Hypnose prägte. Sigmund Freud setzte sich insbesondere zu Beginn seiner Tätigkeit intensiv mit Hypnose auseinander. Die moderne Entwicklung der Hypnose ist untrennbar mit dem amerikanischen Psychiater Milton H. Erickson (1901–1980) verknüpft, der die Möglichkeiten dieser Therapieform vor dem Hintergrund seiner schweren Polioerkrankung erforschte.

Mit **Hypnose** wird im Folgenden eine Methode bezeichnet, durch die ein als Trance bezeichneter veränderter Bewusstseinszustand herbeigeführt werden kann.

42.1.2 Hypnotische Induktionstechniken

Als hypnotische Induktionstechnik kann jede interpersonale Prozedur angesehen werden, bei der versucht wird, Trancephänomene hervorzurufen (Revenstorf und Peter 2015). Dabei lassen sich direkte und indirekte Induktionstechniken unterscheiden, die über alle Sinneskanäle laufen können. Die wohl am häufigsten angewandte **direkte Technik** ist die optische Induktion mittels der Augenfixationsmethode. Hierbei wird ein Objekt, meist der Finger des Therapeuten, fixiert. Dieser wird in etwa 20 cm Entfernung vom Klienten so platziert, dass der Blick leicht aufwärtsgerichtet werden muss. Die Anstrengung der Fixierung führt zur Ermüdung der Augenmuskulatur bzw. zu Augenbrennen und erhöht die Tranceneigung. Begleitend werden Verbalsuggestionen gegeben: „*Sie schauen immer nur auf meinen Finger … immer nur auf meinem Finger … vergessen alles andere … nichts tun, nichts denken … schauen und schauen … die Augen werden immer müder und müder … können zufallen.*“ Meist erfolgt der Augenschluss innerhalb von 2 Minuten.

Die **indirekten Induktionen** gehen auf Milton H. Erickson zurück, der davon ausging, dass eine indirekte Kommunikation unter Nutzung der ganzen Komplexität von Sprache und sinnlicher Wahrnehmung die intuitive Umsetzung unter Umgehung des verstandesmäßigen Begreifens befördert. Am Anfang steht also nicht eine angekündigte und mit dem Patienten transparent besprochene Induktionseinleitung, sondern die Induktionen erfolgen über eine subtile, sehr individuell an den Patienten und seine Situation angepasste Kommunikation. Beispielhaft könnte für einen durch eine sehr herausfordernde berufliche Situation belasteten Patienten eine indirekte Induktion, welche den aktuell vom Patienten geschilderten Zeitdruck, die Ruhelosigkeit und innere Beengtheit aufgreift, wie folgt aussehen: *„Sich eine Auszeit gönnen kann sehr wohltuend sein … einfach nur dasitzen … nichts denken … nichts tun … Kraft aus seinem Innern schöpfen … wie man so sagt … mehr Zeit für sich nehmen … tut gut … gut zu sich sein … ein weiter, klarer Raum in sich … eine Quelle von Kraft und Ruhe. Ich bin neugierig, wie schnell Sie diese Quelle heute in sich entdecken können … und diese Weite, Ruhe und Kraft spüren …"*

RESÜMEE

Indirekte Induktionen lassen dem Klienten mehr Wahlfreiheit und Kontrolle. Bei der direkten Induktion sind die Rollen des aktiven Therapeuten und des passiv reagierenden Patienten klar verteilt. Dies kann Menschen entgegenkommen, die von ihrer Persönlichkeitsstruktur her ein stärkeres Bedürfnis nach Autorität und Abhängigkeit haben.

42.1.3 Psychologische Phänomene in Trance

42

Es gibt viele interindividuell unterschiedliche psychologische Veränderungen im subjektiven Erleben, die in Hypnose stattfinden können. Standardisierte Fragebögen, Verhaltensbeobachtungen oder objektivierende neurophysiologische Befunde können diese Phänomene nicht angemessen erfassen, helfen aber Charakteristika des Erlebens zu verstehen (Yapko 2018). Nach einer Hypnose wird typischerweise eine **eingeengte Aufmerksamkeit** mit einer **verminderten Wahrnehmung optischer und akustischer Umgebungsreize** berichtet. Allerdings zeigen Untersuchungen der Hirnaktivität unter Hypnose nicht notwendigerweise eine Veränderung der Hirnaktivität in den für die sensorische Reizverarbeitung zuständigen Regionen (Wolf et al. 2022). Diese aktuellen Daten legen nahe, dass ein Trancezustand nicht per se die sensorische Verarbeitung beeinflusst, sondern dass implizite Suggestionen oder Aufgabenanforderungen, die in das jeweilige hypnotische Induktionsverfahren eingebettet sind, einen solchen Effekt haben können (Kihlstrom 2008).

Eine **verbesserte Vorstellungskraft** mit einer größeren Lebendigkeit und Wirklichkeitsnähe der Bilder ist ein weiteres Merkmal hypnotischer Erfahrung. „Es war so intensiv, als wenn ich wirklich mit diesem Menschen gesprochen hätte", berichten z. B. Patienten nach einer in Trance erlebten Begegnung. Daneben wird eine Veränderung der Intensität von positiven oder negativen Affekten beschrieben sowie eine Veränderung von Körperwahrnehmungen. So können Arme oder Beine verlängert oder verkürzt wahrgenommen werden.

Die veränderte Wahrnehmung kann sich auch auf die zeitliche Ausdehnung erstrecken. Typischerweise wird die in Trance erlebte Zeitdauer deutlich unterschätzt, was zunächst mit einem verlangsamten Ablauf der inneren Uhr erklärt wurde, nach neueren Untersuchungen aber eher auf spezifische Erwartungshaltungen in Reaktion auf Aufgabenanforderungen zurückzuführen ist (Martin et al. 2016).

Die sog. **Trancelogik** gilt als ein weiteres Charakteristikum des hypnotischen Zustands (Orne 1977). Eine suggerierte Realität wird akzeptiert, so unlogisch und sogar unmöglich sie auch sein mag, als wäre sie die einzige Realität. So kann etwa die Gegenwart sich in weiter Entfernung befindlicher Menschen oder Verstorbener suggeriert und mit diesen Menschen kommuniziert werden, ohne dass dies auf Widerspruch stößt.

Besonders wichtig für hypnotherapeutische Interventionen ist eine **erhöhte Suggestibilität** in Trance. So lassen sich Emotionen und Vorstellungen leichter hervorrufen und verändern. *„Ihr Schlaf ist tief und erholsam …"*, *„Ihre Sorgen ziehen vorüber wie Wolken am Himmel …"* sind Beispiele für direkte Suggestionen im therapeutischen Kontext.

Ein wesentliches Merkmal der Trance sind **dissoziative Phänomene** (Cleveland et al. 2020). Die Möglichkeit, durch Dissoziation starke Reize auszublenden, bildet die Grundlage der hypnotischen Analgesie. Kontrollierte Studien zeigen, dass auf diese Weise bei verschiedenen medizinischen Interventionen (z. B. Zahnextraktionen, Brustoperationen) Schmerzfreiheit erzielt werden kann (Kendrick et al. 2016; ➤ Kap. 42.1.6).

42.1.4 Physiologische Phänomene in Trance

Eine aktuelle systematische Übersicht auf Basis einer kritischen Zusammenschau aller Publikationen der letzten 40 Jahre fand klare Belege für **funktionelle Veränderungen der Hirnaktivität** (Wolf et al. 2022). Neurophysiologische Studien mittels Elektromyografie, somatosensorisch evozierten Potenzialen und EEG zeigen in Trance eine stärkere Aktivität über dem frontalen Gehirnbereich sowie vermehrte Theta-Wellen (4–7 Hz). Betrachten wir die bildgebenden Studien, so können die Ergebnisse einer methodisch anspruchsvollen Studie mit dem Vergleich von 36 hoch suggestiblen und 21 gering suggestiblen Probanden mittels fMRT näheren Aufschluss geben (Jiang et al. 2017):

- Erstens zeigte sich bei hoch suggestiblen Personen eine in verschiedenen Untersuchungen beschriebene Verminderung der Aktivität im dorsalen anterioren cingulären Kortex. Dieser Bereich gehört zum sog. Salienz-Netzwerk, das entscheidet, wie stark ein Mensch auf bestimmte Reize reagiert, und signalisiert damit, was besonders relevant ist. Die Deaktivierung kann erklären, warum in Trance Außenreize unbeantwortet bleiben.
- Daneben zeigte sich eine erhöhte Aktivität der Verbindung zwischen dem zum Exekutivnetzwerk gehörenden dorsolateralen präfrontalen Kortex und der Inselrinde. Die Inselrinde ist in vielfältiger Weise an der Verarbeitung von Körpersignalen beteiligt und spielt eine zentrale Rolle in der Schmerzmatrix. Die verstärkte Konnektivität in Trance kann die erleichterte Beeinflussung von Körperprozessen erklären.
- Drittens zeigte sich eine verminderte Konnektivität zwischen dem dorsolateralen präfrontalen Kortex und dem posterioren cingulären Kortex als Teil des Ruhezustandsnetzwerks, das bei Abwesenheit konkreter Aufgaben typischerweise für mentale Prozesse wie Selbstreflexion verantwortlich ist. Die verminderte Verbindung könnte die geringere Selbstbewusstheit in Trance erklären.

Die Auswirkungen der Hypnose auf das **autonome Nervensystem** wurden in einer Vielzahl von Studien untersucht. Eine aktuelle Übersichtsarbeit (Fernandez et al. 2022) listet allein 30 Studien zur Herzfrequenz, 18 Studien zur Herzfrequenzvariabilität und 25 Studien zur Hautleitfähigkeit auf. Die Untersuchungen wurden weit überwiegend an Gesunden durchgeführt. Die große Mehrzahl der Studien zeigte unter einer Entspannung mit Hypnose ein Absinken von Herzrate, Blutdruck, Muskeltonus, Atemfrequenz und Hautleitfähigkeit. Konsistent zeigt sich auch ein Anstieg der Herzfrequenzvariabilität, was die Verschiebung des Gleichgewichts im autonomen Nervensystem in Richtung Parasympathikus unterstreicht. Wird im Rahmen der Hypnotherapie mit aversiven Stimuli gearbeitet, kommt es zu einem Anstieg des Sympathikotonus.

Die Auswirkungen von Hypnose auf das **Immunsystem** wurden nur in wenigen Studien untersucht. So wurde in zwei Studien neben einer Steigerung des Wohlbefindens ein signifikant protektiver Effekt von Selbsthypnose auf den durch Prüfungsstress bedingten Abfall von natürlichen Killerzellen und CD8-Lymphozyten bei Medizinstudenten im Vergleich zu einer Kontrollgruppe nachgewiesen (Gruzelier et al. 2001; Naito et al. 2003). Allerdings lässt aktuell die geringe Zahl an methodisch anspruchsvollen Studien noch keine validen Rückschlüsse zu.

42.1.5 Diagnostik und Therapie

In der modernen Hypnotherapie, die auf Milton H. Erickson zurückgeht, ist der Begriff der Utilisation zentral. Hierbei werden die (unbewussten) Ressourcen des Patienten für die Heilung nutzbar gemacht. Zu diesen zählen alle Kompetenzen einer Person, wobei die für die Problemlösung notwendigen Fertigkeiten oder Fähigkeiten dem Patienten zunächst nicht zugänglich sind. In der Diagnostik stellen sich vor diesem Hintergrund folgende Fragen:

1. Welches therapeutische Ziel soll erreicht werden?
2. Welche Ressourcen werden für die Zielerreichung benötigt?
3. Wie können die benötigten Ressourcen nutzbar gemacht werden?

Die Utilisation von Ressourcen bildet den Kern der Hypnotherapie und zeigt die vielfältigen Möglichkeiten der Hypnose. Revenstorf unterscheidet die in ➤ Box 42.1 genannten Therapiestrategien (Revenstorf und Peter 2015).

BOX 42.1

Therapeutische Strategien der modernen Hypnotherapie

- **Assoziation von Ressourcen:** Besteht z. B. eine heftige Angst vor einer konflikthaften Auseinandersetzung mit dem aktuellen Vorgesetzten, kann die Erfahrung eines erfolgreich bewältigten Konflikts in der Vergangenheit mobilisiert und als Ressource für den aktuellen Konflikt assoziiert werden.
- **Dissoziation von überwertigen Erfahrungsaspekten:** Ist die Lebensqualität z. B. bei chronischem Schmerz oder Tinnitus eingeschränkt, kann die störende Körper- oder Sinnesempfindung ausgeblendet werden.
- **Regression in die Entstehungssituation:** Beruht z. B. eine heftige Angst vor Hunden auf einer traumatischen Hundebegegnung als Kleinkind, kann in der hypnotischen Regression dieses Erlebnis aufgesucht und zu einem besseren Ende geführt werden, sodass die daraus resultierende Belastung vermindert wird.
- **Progression in den Lösungszustand oder Heilungsprozess:** Resultiert die Belastung z. B. aus Entscheidungsschwierigkeiten bzgl. der zukünftigen beruflichen Tätigkeit, so können Berufssituationen in der Zukunft aufgesucht und erlebt werden, was eine emotionale Differenzierung ermöglicht und die Prokrastination lösen hilft.
- **Transformation (Reframing):** Klagt ein depressiver Patient z. B. darüber, dass er von anderen abgelehnt wird, weil er als „zu kompliziert" gilt, kann das Reframing folgendermaßen aussehen: Durch Umdeutung der Kompliziertheit in Komplexität und Vielschichtigkeit der Persönlichkeit wird das als Hemmnis erlebte Kennzeichen zum besonderen Persönlichkeitsmerkmal, das auch von anderen wertgeschätzt werden kann. Die Veränderung oder Umdeutung des Rahmens kann in besonders kreativer Weise zur Lösung führen.

42.1.6 Klinische Wirksamkeit

Für eine aktuelle Übersicht über die Wirksamkeit von Hypnose wurde die *Public Library of Medicine* nach aussagekräftigen Metaanalysen der letzten 5 Jahre durchsucht. In einer aktuellen Metaanalyse zur Wirksamkeit von Hypnose zur Schmerzreduktion wählten Milling et al. (2021) aus allen bislang veröffentlichten kontrollierten Studien 42 methodisch anspruchsvolle Studien aus, die ein breites Spektrum von Krankheitsbildern oder Interventionen umfassten (u. a. Multiple Sklerose, Tumorschmerz, Fibromyalgie, chronischer Kopf- und Rückenschmerz, Phantomschmerz, postoperativer Schmerz, Schmerz bei Lumbalpunktion oder Knochenmarkaspiration). Die Hypnosebehandlung erfolgte in den meisten Studien mithilfe direkter auf den Schmerz gerichteter Suggestionen, wobei die Anzahl der Sitzungen in der Metaanalyse nicht genauer beschrieben wird. Die Effektstärke wurde mittels Hedges' *g* errechnet, die nach Cohen (1988) analog zur Effektstärke *d* folgendermaßen interpretiert werden kann: *g* bzw. $d =$ 0,20 bis $< 0{,}50$: schwacher Effekt; 0,50–0,80: mittlerer Effekt; $> 0{,}80$: starker Effekt. In Anbetracht der Heterogenität der untersuchten Studien wurden drei verschiedene Schmerzarten unterschieden, für die sich im Kontrollgruppenvergleich in Bezug auf die Schmerzreduktion nach der Behandlung folgende Effektstärken ergaben:

- 0,55 bei Schmerz im Rahmen eines diagnostischen oder therapeutischen Verfahrens (engl. „procedural pain"),
- 0,63 bei akutem Schmerz und
- 0,64 bei chronischem Schmerz.

Neun Studien zu chronischem Schmerz untersuchten die Wirksamkeit darüber hinaus in einer Nachuntersuchung, die je nach Studie zwischen 4 Wochen und 1 Jahr nach der Intervention stattfand. Diese ergab eine Effektstärke von durchschnittlich 0,61.

RESÜMEE

Insgesamt fand sich eine mittelgroße Wirksamkeit der Hypnose für alle Schmerzarten postinterventionell und für chronischen Schmerz auch in der Nachuntersuchung. Interessanterweise bestand zwischen den Studien, die mit direkt auf den Schmerz bezogenen Suggestionen arbeiteten, und denen, die sich indirekter Suggestionen bedienten, kein signifikanter Wirksamkeitsunterschied

Weitere Metaanalysen untersuchten die Wirksamkeit bei Schmerz und assoziierten Symptomen spezifisch bei ausgewählten Krankheitsbildern. Eine Metaanalyse untersuchte anhand von 50 Studien die Wirksamkeit von prä-, intra- oder postoperativer Hypnose bei **elektiven chirurgischen Eingriffen** unter Vollnarkose oder Lokal-/Regionalanästhesie auf Schmerz und psychische Belastung (Holler et al. 2021). Die Hypnoseintervention erfolgte persönlich oder mittels Tonaufnahme, die mediane Interventionszeit betrug 30 Minuten. In Bezug auf **Schmerzreduktion** zeigte sich mit $g = 0{,}37$ ein kleiner Effekt, die Wirksamkeit im Hinblick auf die **psychische Belastung** zeigte mit $g = 0{,}55$ einen mittelgroßen Effekt. Vor dem Hintergrund der Opioidkrise in den USA wird verstärkt nach nichtpharmakologischen schmerzreduzierenden Interventionen unter Opioidtherapie wie u. a. der Hypnose gesucht. In eine aktuelle Metaanalyse zum Thema wurden 60 randomisierte klinische Studien mit Mind-Body-Interventionen, davon 25 mit Hypnose, eingeschlossen (Garland et al. 2020). Diese betrafen Erwachsene, die für chronische oder akute Schmerzen Opioide erhielten. Für Hypnose wurde eine mittelgroße Wirksamkeit zur Schmerzreduktion nachgewiesen (Cohens $d = -0.54$).

Die Wirksamkeit von Hypnose auf vier verschiedene Arten von **Angst** wurde in einer Metaanalyse von 17 kontrollierten Studien untersucht (Valentine et al. 2019): Für die Behandlung von *Zahnarztangst* betrug die mittlere gewichtete Effektstärke postinterventionell $d = 0{,}51$ und für die Reduktion von *Angst vor Operationen* und *Arztangst* 0,82. In Studien, die sich auf *allgemeine Angst* konzentrierten, betrug die mittlere gewichtete Effektgröße 0,93 und für die Behandlung von *Prüfungs- und Leistungsangst* 0,95.

Abschließend noch ein Blick auf ältere Metaanalysen: Bei Depression wurde eine Effektstärke von $g = 0{,}57$ ermittelt (Shih et al. 2009), bei psychosomatischen Erkrankungen (ICD-10 F45;F54) (Flammer und Alladin 2007) betrug diese $d = 0{,}61$.

42

RESÜMEE

Insgesamt ist die Wirksamkeit der Hypnosebehandlung für ein breites Spektrum an Symptomen belegt, die nachgewiesenen Effektstärken sind überwiegend mittelgroß.

42.2 Autogenes Training

42.2.1 Grundlagen

Das autogene Training (AT) wurde 1932 von J. H. Schultz (1884–1970) vor dem Hintergrund seiner Erfahrungen mit Hypnose und den in Trance geschilderten Körperempfindungen entwickelt. Die Methode einer willentlich herbeigeführten Entspannung durch Autosuggestion war zum damaligen Zeitpunkt neuartig und von der Überzeugung getragen, dadurch verschiedene psychosomatische Symptombilder günstig beeinflussen zu können. Insgesamt verschiebt AT die Balance des autonomen Nervensystems in Richtung eines parasympathikotonen Zustands (Mitani et al. 2006).

42.2.2 Durchführung

Die sog. **Grundübungen** des autogenen Trainings können in sitzender oder liegender Körperhaltung durchgeführt werden. Der Patient konzentriert sich mit geschlossenen Augen auf verschiedene Körperregionen und spricht für sich die nachfolgenden formelhaften Sätze. Die 6 Übungen der Grundstufe des AT sind:

1. Schwereübung: „Arme/Beine sind schwer."
2. Wärmeübung: „Arme/Beine sind warm."
3. Herzübung: „Herz schlägt ruhig und kräftig."
4. Atemübung: „Atem fließt ruhig."
5. Bauchübung: „Bauch ist strömend warm."
6. Kopfübung: „Stirn ist angenehm kühl."

42.2.3 Klinische Wirksamkeit

Die Wirksamkeit des autogenen Trainings ist gut belegt. Eine aktuelle Metaanalyse zeigt für Schmerzen im Vergleich zu passiven Kontrollgruppen eine mittelgroße Wirksamkeit ($g = 0{,}58$; Kohlert et al. 2022). Frühere kontrollierte Studien wiesen eine kleine bis mittelgroße Wirksamkeit bei Angst ($d = 0{,}42$) nach (Manzoni et al. 2008). In einer Metaanalyse von 60 Studien zeigten sich positive Wirkungen mittlerer Effektstärke für Spannungskopfschmerz/Migräne, leichte bis mittelschwere essenzielle Hypertonie, KHK, Asthma bronchiale, somatoforme Schmerzstörung, Angststörungen, leichte bis mittelschwere Depression/Dysthymie und funktionelle Schlafstörungen (Stetter und Kupper 2002).

42.3 Achtsamkeitsbasierte Stressreduktion

42.3.1 Grundlagen

Das bekannteste achtsamkeitsbasierte Verfahren ist die Achtsamkeitsbasierte Stressreduktion (engl. **Mindfulness-Based Stress Reduction [MBSR]**[1]) von Jon Kabat-Zinn (geb. 1944). Sie bildet die Grundlage für andere achtsamkeitsbasierte Therapien wie etwa die Achtsamkeitsbasierte Kognitive Therapie (**Mindfulness-Based Cognitive Therapy [MBCT]**) oder die Achtsamkeitsbasierte Suchtprävention (**Mindfulness-Based Relapse Prevention [MBRP]**).

Die MBSR wird umfassend in dem Buch *Full Catastrophe Living* beschrieben (Kabat-Zinn 1990). Interessanterweise wurde in der deutschen Übersetzung der Titel wesentlich zu „Gesund durch Meditation" verändert (Kabat-Zinn 2019), wobei Jon Kabat-Zinn selbst die Wichtigkeit des Originaltitels betont, den er trotz der Bedenken seines Lektors, der das Wort Katastrophe nicht unbedingt verkaufsfördernd fand, beibehielt, weil er ihn am passendsten fand. Den Hintergrund des Titels verrät der Autor am Anfang seines Buches. Dazu zitiert er

1 Da sich auch im deutschsprachigen Raum eher das Akronym MBSR durchgesetzt hat, wird dies auch hier im Text verwandt.

aus dem Film *Alexis Sorbas,* in dem die Titelfigur gefragt wird, ob er jemals geheiratet habe. Seine Antwort lautet: „Bin ich nicht ein Mann? Natürlich habe ich geheiratet. Frau, Haus, Kinder … die ganze Katastrophe!" Kabat-Zinn erläutert, dass er diese Antwort nicht i. S. einer Klage über die Zumutungen des Ehelebens versteht, sondern das aus seiner Sicht darin die höchste Wertschätzung für die Fülle des Lebens in all seiner Widersprüchlichkeit, mit allen Höhen und Tiefen zum Ausdruck kommt. Sorbas' Antwort auf die Katastrophe ist, inmitten der größten Niederlage zu tanzen und über sich selbst und das Leben zu lachen. Darin liegt die Anerkennung der ganzen Lebenskatastrophe und die Möglichkeit, sie akzeptierend lebbar zu machen. Die MBSR versucht, diese Lebenseinstellung zu vermitteln. Dazu gründete Kabat-Zinn 1979 am University of Massachusetts Medical Center eine *Stress Reduction Clinic* und fast 20 Jahre später an der University of Massachusetts das *Center for Mindfulness in Medicine, Health Care and Society,* die sich die weltweite Verbreitung der MBSR als gesundheitsförderndes Verfahren zum Ziel gesetzt haben.

Von zentraler Bedeutung ist dabei der Begriff der **Achtsamkeit** (engl. „awareness"). Kabat-Zinn beschreibt Achtsamkeit als eine radikale Maßnahme zur mentalen Heilung, die dazu führt, mehr im Augenblick zu leben, anstatt sich in sinnentleertem Handeln zu verausgaben. Der Kern der Achtsamkeitspraxis ist dabei die auf den Augenblick gerichtete, nicht wertende Aufmerksamkeit. Kabat-Zinn verwendet in diesem Zusammenhang auch die Metapher eines Achtsamkeitsmuskels, der analog der Skelettmuskulatur anhand von Widerständen trainiert werden muss, um wachsen und stärker werden zu können. Selbstdisziplin und Durchhaltevermögen sind laut Kabat-Zinn unabdingbare Voraussetzungen, um einen hohen Grad an Achtsamkeit zu entwickeln.

42.3.2 Durchführung

Das MBSR-Trainingsprogramm geht über einen Zeitraum von 8 Wochen und verlangt von den Teilnehmern, an mindestens 6 Tagen/Woche eine mindestens 45-minütige Meditationssitzung in ihren Tagesablauf zu integrieren. Achtsamkeit wird dabei über die nachfolgend aufgeführten Übungen vermittelt.

Atemmeditation Die Aufmerksamkeit wird im Liegen oder Sitzen auf die Atmung gelenkt. Das Ein- und Ausatmen dient als Metapher für den Grundrhythmus des Lebens und das Gewahrsein des eigenen Lebendigseins. Anstelle der oberflächlichen Brustatmung wird die Zwerchfellatmung erlernt. Kabat-Zinn beschreibt den Bauch als Zentrum der Schwerkraft des Körpers und erläutert in „Full Catastrophe Living" mit suggestiven Bildern das achtsame Eintauchen:

„Lenken Sie Ihre Aufmerksamkeit behutsam auf die Bauchdecke, als ob Sie sich einem scheuen Tier näherten, das sich auf einem Baumstumpf auf einer Lichtung im Wald in der Sonne wärmt."

Kabat-Zinn (1990, S. 93)

Sitzmeditation Die Meditation kann auf einem Stuhl oder mit einem Kissen auf dem Boden sitzend erfolgen. Wichtig ist die aufrechte Körperhaltung, sodass Kopf, Nacken und Rücken eine lotrechte Linie bilden. Die Haltung verkörpert Würde, Selbstakzeptanz und konzentrierte Aufmerksamkeit. Fokussiert wird das achtsame Erleben des Augenblicks, das mit dem Atemrhythmus beginnt und zur Beobachtung von Gedanken und Körperempfindungen und der damit einhergehenden Ruhelosigkeit fortschreitet. Das Gewahrwerden und Aushalten der inneren Unrast, das bewusste Erleben von Handlungsimpulsen, ohne diesen nachzugeben, stehen im Zentrum.

Body-Scan Diese Meditationsform wird im Liegen ausgeführt. Beginnend bei den Zehen des linken Fußes richtet sich die Aufmerksamkeit auf jede einzelne Körperregion und verweilt dort kurz. Alle Körperempfindungen werden aufmerksam registriert. Wenn Schmerzen auftreten, werden auch diese sehr bewusst wahrgenommen, aber die Aufmerksamkeit soll nicht auf Dauer in der schmerzenden Region verweilen, sondern bewusst alle Facetten des Schmerzes wahrnehmen und anschließend andere Körperbereiche aufsuchen und spüren. Das Ein- und Ausatmen in die schmerzende Stelle kann die Fokussierung unterstützen. Durch den Body-Scan wird das Loslassen geübt, sodass allen Körperregionen unabhängig von ihrer aktuellen Befindlichkeit die gleiche Aufmerksamkeit zuteilwird, ohne dass der Fokus von Schmerz oder anderen Empfindungen erzwungen wird. Diese Übung verbindet Schmerzkonfrontation und Neubewertung.

Hatha-Yoga Das Sanskritwort Hatha steht zum einen für Kraft, zum anderen für die Einheit entgegengesetzter Pole, wie männlich/weiblich oder Sonne/Mond. Kabat-Zinn verweist selbst auf die Wortbedeutung des Sanskritworts „Yoga", wörtlich übersetzt mit Joch oder Zuggeschirr, das dazu dient, z. B. Ochsen vor einen Wagen oder Pflug zu spannen. Es geht also um die sinnvolle Verkopplung oder Vereinigung zweier Kräfte, wie die von Körper und Seele. Im Yoga erfolgen sanfte Dehn-, Kräftigungs- und Gleichgewichtsübungen, bei deren Durchführung der Übende sorgfältig alle Empfindungen wahrnimmt. Es geht es also im Gegensatz zum Body-Scan um Körperbewegung, wobei das ruhige Verharren in bestimmten Positionen ein wichtiges Übungselement darstellt. Die Yoga-Übungen sollten den Körper nicht in bestimmte Positionen zwingen, sondern mit Achtsamkeit die in diesem Augenblick bestehenden körperlichen Grenzen aus einer inneren Haltung der Gelassenheit wahr- und annehmen. Es geht also nicht um ein Übungsprogramm zur Steigerung der körperlichen Fitness, sondern um die Möglichkeit eines Wachstums innerer und äußerer Bewegungsspielräume durch die Bewusstwerdung eigener Grenzen.

Gehmeditation Hierbei wird analog der Sitzmeditation das achtsame Erleben des Gehens eingeübt, das mit großer Langsamkeit erfolgt. Gehen stellt laut Kabat-Zinn einen Wechsel zwischen kontrolliertem Vorwärtsfallen und Sich-Fangen dar. Das Wahrnehmen des Bewegungsimpulses, die Verlagerung des Körpergewichts, die Veränderung der Körperspannung und das Ausbalancieren des Gleichgewichts werden aufmerksam im Zusammenspiel mit dem Atemrhythmus wahrgenommen.

Vereinfachte Übersicht über das Übungsprogramm:

- **Woche 1 und 2:** 45 min Body-Scan, 10 min Sitzmeditation mit Atemgewahrsein

- **Woche 3 und 4:** 45 min Body-Scan im Wechsel mit achtsamem Yoga, 15–30 min Sitzmeditation mit Atemgewahrsein
- **Woche 5 und 6:** 45 min Sitzmeditation, Body-Scan, Yoga im Wechsel, Experimentieren mit Gehmeditation und Yoga-Übungen im Stehen
- **Woche 7 und 8:** 45 min eine Meditationsform oder eine Kombination der erlernten Formen

42.3.3 Klinische Wirksamkeit

MBSR ist seit seiner Einführung in einer Vielzahl von Studien auf seine Wirksamkeit überprüft worden. In der Public Library of Medicine fanden sich am 10.3.2022 mit dem Suchwort „MBSR" 835 Treffer: 455 Publikationen stammten allein aus den letzten 5 Jahren, darunter 36 Metaanalysen zur Wirksamkeit von MBSR.

Bei näherem Hinsehen werden in vielen Metaanalysen allerdings verschiedene Verfahren, in die MBSR-Elemente aufgenommen wurden, unter dem Begriff **Mindfulness-Based Therapy (MBT)** zusammengefasst und gemeinsam untersucht (z. B. Kombination mit MBCT) (Lin et al. 2022), was eine differenzierte Beurteilung der Wirksamkeit einzelner Verfahren erschwert. Die methodisch vorbildliche Metaanalyse von Xunlin et al. (2020) verglich den Effekt von MBSR mit MBCT und anderen Mind-Body-Therapien auf Angst und Depression bei Patienten mit verschiedenen Krebsdiagnosen auf der Basis von 29 RCTs mit insgesamt 3.476 Teilnehmern. Direkt im Anschluss an die Intervention zeigten sich für MBSR/MBCR kleine Effekte auf Angst ($d = -0.30$) sowie Depression (–0,35). Über alle Verfahren hinweg ergaben sich kleine Effekte auf Lebensqualität (0,32), Fatigue (0,48) und Stress (–0,35) und ein mittlerer Effekt auf posttraumatische Reifung („posttraumatic growth") (0,58) sowie Achtsamkeit (0,54). Eine neuere Metaanalyse speziell zu Fatigue bei Krebserkrankung auf Grundlage von 41 RCTs zu verschiedenen Mind-Body-Therapien fand sogar eine große Wirksamkeit von MBSR auf Fatigue ($d = -1{,}23$) (Yuan et al. 2022).

In Bezug auf Schmerzsyndrome ergab sich folgendes Bild: Bei chronischem Kreuzschmerz (Metaanalyse von 16 Studien mit 1.058 Patienten, Petrucci et al. 2021)) zeigt MBSR einen kleinen Effekt auf die Verminderung der Schmerzintensität ($d = 0{,}30$), keine signifikanten Effekte auf Depressivität und Einschränkung der Funktionsfähigkeit. Bei Fibromyalgie (Haugmark et al. 2019) zeigen sich für die achtsamkeitsbasierten Verfahren MBSR, MBCT und ACT am Ende der Intervention sowie nach 2–6 Monaten ausgehend von 9 Studien mit 750 Teilnehmern kleine Effekte auf die Schmerzintensität ($d = -0{,}46$; –0,25), Depressivität (–0,49; –0,48) und Ängstlichkeit (–0,37; –0,44), sowie ein mittlerer Effekt auf die gesundheitsbezogene Lebensqualität (–0,74; –0,61).

Eine aktuelle Metaanalyse von 23 Studien mit 1.815 Teilnehmern (Haller et al. 2021), die u. a. die Wirksamkeit von MBSR auf die Angstsymptomatik über das gesamte Spektrum von Angststörungen hinweg untersuchte, zeigte im Vergleich zur Standardbehandlung nach der Intervention einen großen Effekt ($d = -1{,}42$) und im Vergleich zur Psychoedukation einen mittleren Effekt (–0,66). Demgegenüber war die Verbesserung der Angstsymptomatik im Vergleich zur Verhaltenstherapie signifikant geringer.

RESÜMEE

Zusammenfassend zeigen die Metaanalysen im Hinblick auf MBSR postinterventionell eine kurz dauernde Wirksamkeit kleiner bis mittlerer Effektstärke bei verschiedenen Störungsbildern und Symptomen. Die längerfristige Wirksamkeit ist ausgehend von den aktuellen Studien noch schwer zu beurteilen. Allerdings weist Kabat-Zinn selbst darauf hin, dass Achtsamkeit vor allem dann wirksam ist, wenn es eine täglich geübte Praxis ist.

42.4 Progressive Muskelrelaxation

42.4.1 Grundlagen

„*An anxious mind cannot exist in a relaxed body.*"

Jacobson (1974, S. 3)

Die Grundidee der Progressiven Muskelrelaxation (PMR) wurde von dem amerikanischen Arzt und Psychophysiologen Edmund Jacobson bereits 1908 entwickelt und an der Harvard Universität vorgestellt. Das Verfahren zählt zu den körperorientierten Entspannungsverfahren, während etwa das autogene Training den mentalen Entspannungsverfahren zugerechnet wird. Jacobson ging davon aus, dass eine enge Wechselbeziehung zwischen dem peripheren muskulären Anspannungszustand und der psychischen Verfassung besteht, wobei die von Jacobson postulierten Auswirkungen des muskulären Anspannungszustands auf die zentralnervöse Aktivierung nach wie vor ungeklärt sind (Petermann 2020).

42.4.2 Durchführung

Das ursprünglich von Jacobson entwickelte Verfahren führt den Übenden schrittweise durch verschiedene Körperbereiche des gesamten Körpers (Kopf, Arme, Beine, Rumpf), wobei jeweils bestimmte Muskelgruppen zunächst für die Dauer von 1–2 Minuten angespannt und anschließend über 3–4 Minuten maximal entspannt werden. Die auftretenden Empfindungen sollen von den Übenden intensiv wahrgenommen werden. Die Kontraktion der Muskulatur soll nicht unbedingt mit maximaler Intensität erfolgen, vielmehr geht es um die achtsame Wahrnehmung des möglichen Spektrums der mit verschiedenen Anspannungsgraden verknüpften Empfindungen. Die zunehmend geschärfte Wahrnehmung soll mit fortschreitender Übungspraxis ermöglichen, auch kleinste Muskelspannungen abzubauen (Petermann 2020). Das Verfahren kann im Sitzen wie auch im Liegen durchgeführt werden. Es verzichtet bewusst auf suggestive Elemente, da es um die willentliche An- und Entspannung der Muskulatur geht. Die Ursprungsform der PMR dauert etwa 1 Stunde; zur Beherrschung des Verfahrens werden 50 Trainingssitzungen gefordert, sodass das Erlernen eine mehrmonatige Übungspraxis verlangt. Neben der Entspannung des gesamten Körpers ist mit diesem Verfahren auch die sog. differenzielle Entspannung erlernbar, die i. S. einer bestmöglichen Ökonomisierung des Krafteinsatzes eine Entspannung jeweils nicht genutzter Muskulatur bei alltäglichen Aktivitäten anstrebt.

42

Da die Durchführung des Ursprungsverfahren recht zeitaufwendig ist, haben sich in der Folge viele deutlich kürzere Varianten entwickelt. Die bekanntesten stammen von Wolpe (1958), der das Verfahren im Rahmen der gestuften Desensibilisierung einsetzte, und von Bernstein und Borcovec (1973), von denen die Anzahl geübter Muskelgruppen bzw. die Dauer der Übungszyklen deutlich gekürzt wurden. In der letztgenannten Variante dauern die Anspannungsphasen 5–7 Sekunden und die Entspannungsphasen 45–60 Sekunden.

42.4.3 Klinische Wirksamkeit

Die PMR wurde vor allem zur Stress- und Angstbewältigung wie auch bei Schmerz vielfältig eingesetzt, insbesondere bei Patienten mit Herz-Kreislauf-Erkrankungen, Schlafstörungen und Krebs, wobei berücksichtigt werden muss, dass in den empirischen Studien verschiedene Versionen der PMR zur Anwendung kamen.

Die Wirksamkeit von PMR wurde bis vor etwa 20 Jahren intensiver beforscht und kann als gut belegt gelten. Vor diesem Hintergrund hat die Zahl von Studien in den letzten Jahrzehnten abgenommen. Eine aktuelle Metaanalyse von 12 RCTs zu verschiedenen Outcome-Parametern bei Krebspatienten zeigte signifikante Effekt auf Angst $d = -1{,}32$ und Schmerz $d = -1{,}02$ und Lebensqualität $d = 1{,}65$ mit jeweils großen Effektstärken, wobei die methodische Qualität der Studien deutlich eingeschränkt war (Tan et al. 2022). Eine weitere systematische Übersichtsarbeit ohne Metaanalyse, die 6 RCTs umfasste, fand bei allen Studien einen positiven Effekt auf Häufigkeit und Dauer von Chemotherapie-induzierter Übelkeit und Erbrechen bei Krebspatienten (Tian et al. 2020).

Eine systematische Literaturübersicht ohne Metaanalyse von Studien aus den Jahren 1970–2015 belegt die Wirksamkeit der PMR bei der Migräneprophylaxe: Intensität und Häufigkeit von Migräneattacken konnten durch tägliches Üben von 5–25 Minuten Dauer vermindert werden (Meyer et al. 2018).

Die dem autogenen Training signifikant überlegene Wirksamkeit von PMR bei Spannungskopfschmerz konnte bereits in einer älteren Metaanalyse (Stetter und Kupper 2002) nachgewiesen werden.

Der Einfluss von PMR auf Ängste bei gesunden Probanden sowie bei psychischen und körperlichen Erkrankungen wurde in einer Metaanalyse von 19 Studien im Vergleich zu Kontrollgruppen untersucht (Manzoni et al. 2008). Es zeigte sich eine Effektstärke von $d = 0{,}55$, wobei der Effekt bei Gesunden mit $d = 0{,}73$ am größten war und bei körperlicher Erkrankung ($d = 0{,}38$) und psychischer Erkrankung ($d = 0{,}43$) im Bereich einer kleinen Effektstärke lag.

Bei essenzieller Hypertonie zeigt die zurzeit aktuellste Metaanalyse e von 16 Studien nur einen geringfügigen Effekt auf den systolischen (–4,8 mmHg) oder diastolischen (–2,8 mmHg) Blutdruck (Dickinson et al. 2008).

RESÜMEE

PMR ist ein sowohl im Rahmen von Psychotherapie wie auch als unterstützende Methode bei körperlichen Erkrankungen sehr häufig angewandtes Entspannungsverfahren, das insbesondere bei Angst und Schmerz klinisch relevante Wirksamkeit zeigen konnte.

42.5 Imagination

42.5.1 Grundlagen

Imagination, abgeleitet von lat. „imago" für Bild, bezeichnet im engeren Sinne die Fähigkeit, durch Einbildungskraft innere Bilder hervorzurufen. Im weiteren Sinne, meint der Begriff, wie er auch in der Psychosomatischen Medizin und Psychotherapie verwendet wird, die Fähigkeit, im Geiste intensive, realitätsnahe Sinneseindrücke unterschiedlicher Sinnesqualitäten (Hören, Sehen, Riechen, Schmecken, Fühlen) entstehen zu lassen (Petermann 2020).

Im Gegensatz zur Hypnose, die in Trance intensiv mit Sinneseindrücken arbeitet, arbeitet die Imagination mit dem wachen Bewusstsein. Die intensive Vorstellung einer Zitrone dürfte das bekannteste Vorstellungsbild aus dem Bereich der Imagination sein, das bei den meisten Menschen unter dem inneren Sinneseindruck des sauren Geschmacks unmittelbar eine physiologische Reaktion, nämlich Speichelfluss, hervorruft. Neben einzelnen Bildern können natürlich auch Bildsequenzen, quasi innere „Kinovorführungen", verwendet werden. Besonders häufig kommt die Imagination als Entspannungsverfahren zur Anwendung, sie ist aber als Technik mit verschiedenen Zielsetzungen flexibel in allen Psychotherapieverfahren einsetzbar.

42.5.2 Durchführung

Die geleitete Imagination („guided imagery") eines sicheren Ortes dient häufig zur Herstellung einer inneren Entspannung. Dabei wird unter Ansprechen aller Sinneskanäle die intensive Vorstellung einer angenehmen und sicheren Umgebung evoziert. Auch eine imaginierte Reise in ein märchenhaft schönes Land (Fantasiereise) kann eine Entspannung hervorrufen.

Im Kontext der **kognitiven Verhaltenstherapie** spielt die Imagination aversiver Bilder bei der *Angsttherapie* im Rahmen der gestuften Desensibilisierung (Wolpe 1958) eine wichtige Rolle. Angstbesetzte Vorstellungen werden auf Grundlage einer Angsthierarchie imaginiert; die dadurch hervorgerufene Anspannung wird mittels PMR gelöst. Mittels Imagination können auch reale Wahrnehmungsinhalte transformiert werden („imagery rescripting"), sodass etwa bei einer furchteinflößenden Autoritätsperson ein freundlich zwinkernder Zwerg auf der Schulter imaginativ hinzugefügt wird.

Auch im Rahmen von *Suchttherapie* können Imaginationen angewandt werden, etwa wenn mit Alkoholgenuss intensive aversive Vorstellungen gekoppelt (z. B. Geschmack von Erbrochenem) oder mit dem Überwinden der Sucht positive Bilder verknüpft werden (z. B. Familie sieht mit Stolz auf den Betroffenen).

Im Bereich der **psychodynamischen Therapie** wird mit von Patienten spontan geäußerten Vorstellungsbildern gearbeitet, die als Ausdruck unbewusster Wünsche und Konflikte gedeutet werden können. In der **katathym-imaginativen Psychotherapie** (KIP; „guided affective imagery") von Leuner (1955) werden vom Therapeuten verschiedene standardisierte Bildmotive ansteigender Komplexität vorgegeben (z. B. Grundstufe: Bach, Wiese; Mittelstufe: Rosenbusch,

Autostopp; Oberstufe: Sumpfloch, Folianten), welche die Auseinandersetzung mit unbewussten Konflikten anregen. Letztlich soll die stellvertretend auf der imaginativen Bühne stattfindende Konfrontation, die vom Therapeuten unterstützt wird, zur Lösung neurotischer Konflikte beitragen. Die KIP wird bei einem breiten Spektrum psychischer und psychosomatischer Erkrankungen eingesetzt.

42.5.3 Klinische Wirksamkeit

Die Wirksamkeit der Imagination im Rahmen der schrittweisen Sensibilisierung kann als gut belegt gelten (vgl. ➤ Kap. 37). In einer Metaanalyse von 26 Studien heterogener Qualität wurde die Wirksamkeit von geleiteter Imagination („guided imagery") auf das Gesundheitsverhalten untersucht (Conroy und Hagger 2018). Es zeigten sich signifikante Effekte kleiner Größe ($d = 0{,}23$) auf Verhaltensvariablen (z. B. Gewichtsreduktion), die Effektgrößen auf psychologische Maße wie Kontrollgefühl ($d = 0{,}08$) waren kleiner als die Effekte auf Verhaltensvariable. Längere Interventionen sowie detaillierte Anleitungen führten zu größeren Effekten.

In einer Metaanalyse von 7 Studien geringer Qualität, die entweder geleitete Imagination oder Hypnose einsetzten, wurde der Effekt bei Fibromyalgie untersucht (Zech et al. 2017). Postinterventionell zeigten sich kleine bis mittlere Effekte auf psychische Belastung ($d = -0{,}40$), Schmerzbewältigung ($d = -0{,}32$) und Fatigue ($d = -0{,}46$), große Effekte auf Schlafprobleme ($d = -0{,}91$) und Schmerzintensität ($d = -1{,}12$).

Die Wirksamkeit der transformierenden Imagination („imagery rescripting") über im Mittel 4,5 Sitzungen ließ sich eindrucksvoll in einer Metaanalyse von 19 Studien, davon 7 RCTs, nachweisen (Morina et al. 2017); einbezogen wurden Studien zu sozialer Phobie (6), PTBS (8), Dysmorphophobie (2) und je 1 Studie zu Zwangsstörung, Bulimia nervosa und Depression. Die Effektstärken für die postinterventionelle bzw. Follow-up-Symptomreduktion lag über alle Studien hinweg bei $g = 1{,}22$ bzw. $g = 1{,}79$.

Metaanalysen zur Wirksamkeit der Imagination bei KIP oder im Rahmen der psychodynamischen Therapie fehlen bislang.

LITERATURAUSWAHL

Haller H, Breilmann P, Schröter M, et al. A systematic review and meta-analysis of acceptance- and mindfulness-based interventions for DSM-5 anxiety disorders. Sci Rep 2021; 11(1): 20385.

Kabat-Zinn J. Gesund durch Meditation. Das große Buch der Selbstheilung mit MBSR. München: Knaur 2019.

Milling LS, Valentine KE, LoStimolo LM, et al. Hypnosis and the alleviation of clinical pain: A comprehensive meta-analysis. Int J Clin Exp Hypn 2021; 69(3): 297–322.

Petermann F. Entspannungsverfahren: Das Praxishandbuch. Weinheim, Basel: Beltz 2020.

Revenstorf D, Peter B (Hrsg.). Hypnose in Psychotherapie, Psychosomatik und Medizin. Berlin, Heidelberg: Springer 2015.

KAPITEL

43 Künstlerische Therapien

43.1 Kunsttherapie

Flora von Spreti und Philipp Martius

43.1.1 Einleitung

Kunsttherapie ist eine künstlerische Therapieform im Feld der ressourcenorientierten psychotherapeutischen Behandlungsverfahren. Im Verlauf der letzten etwa 30 Jahre erfuhr sie beachtliche Anerkennung und Verbreitung. Ausgehend von ersten, sehr individuellen „Gehversuchen" entwickelte sich das künstlerisch-therapeutische Gestalten als fester Bestandteil von Behandlungssettings in der medizinischen Akutbehandlung und Rehabilitation, in allen Feldern der „Psycho"-Medizin sowie in angrenzenden medizinischen Bereichen wie der Onkologie, Kardiologie und Palliativmedizin. Weitere Anwendungsgebiete sind die Prävention, die Jugend- und Seniorenarbeit, Projekte mit geflüchteten und traumatisierten Menschen oder die Umsetzung störungsspezifischer Psychotherapiekonzepte mit kunsttherapeutischen Mitteln (Haberkorn 2022; Martius et al. 2018; Martius 2020; von Spreti 2022; von Spreti et al. 2022; Steger 2022; Titze 2007).

Die wichtigsten Therapieangebote sind kunsttherapeutische Gruppen als Teil klinischer multimodaler Therapiekonzepte, ferner die Kunsttherapie als Einzeltherapie, kunsttherapeutische offene Ateliers sowie ambulante kunsttherapeutische Langzeitgruppen in der Nachbetreuung psychisch Kranker (von Spreti et al. 2022). Kunsttherapie hat sich als anschauliches, regressionshemmendes, ressourcenförderndes und autonomiestärkendes Verfahren in allen diesen Bereichen bewährt. Auch das hohe ästhetische Potenzial hat zu einer wachsenden Bedeutung der Kunsttherapie beigetragen.

Dementsprechend hat Kunsttherapie viele Facetten und daher auch viele Namen (Mechler-Schönach 2005): Aus den einmal erfassten über 40 unterschiedlichen Bezeichnungen hat sich letztlich die Bezeichnung „Kunsttherapie" durchgesetzt, eine Übersetzung des englischen Begriffs „art therapy".

Die Patient*innen werden in diesen Verfahren nicht angehalten, „Kunst zu machen". Doch werden sie angeregt, sich mit Pinsel, Stift und Farbe auf die Reise in ihre innere Welt zu begeben und in sorgsamer Begleitung von Therapeut*innen neue Spiel- und Handlungsräume zu entdecken! Dabei dienen häufig Bildthemen der äußeren Welt, übertragen auf das bildnerische Objekt, als Schlüssel zur inneren Welt der Patient*innen. Dadurch entsteht auch eine Nähe zum genuin künstlerischen Handeln. Neo Rauch, ein zeitgenössischer Künstler, zitiert in seinen Bildern immer wieder bekannte historische und literarische Szenen. Dabei nimmt er Bezug auf eigene unbewusste, innere Themen und lebensgeschichtliche Erfahrungen, die er als „verwendbare Vergangenheit" kennzeichnet. (Spies 2011). Ähnlich finden sich auch bei der Begegnung mit psychischem Leid im kunsttherapeutischen Prozess häufig Bezüge zur eigenen Biografie. Verwendbare Vergangenheit liefert so die Bausteine und Versatzstücke, die – jenseits der unmittelbaren klinischen Symptomatik – zu einer für Patient*innen und Therapeut*innen begehbaren Brücke hin zum verdrängten und abgespaltenen psychischen Hintergrund weisen kann.

„… Ein Bild vereint vielschichtig divergierende Zeiten, Orte, Erlebnisse, Gedanken und Gefühle. Ressourcen, bisher unbewusste künftige Lösungen, oder versteckte Konflikte der Vergangenheit offenbaren sich im gegenwärtigen Werk …"

Titze (2017, S. 163)

43.1.2 Fallvignette Kunsttherapie: „Todeswege – Lebenswege"

Patientinnengeschichte

Beispiel aus der kunsttherapeutischen Behandlung einer suizidalen Patientin

Eine 24-jährige Patientin, die wegen ihrer unzähligen suizidalen Handlungen auf der Akutstation einer psychiatrischen Universitätsklinik bekannt und gefürchtet ist, malt eines Tages in der Kunsttherapie – nach vielen vorangegangenen düsteren Darstellungen (➤ Abb. 43.1, ➤ Abb. 43.2) – zum Thema „Der Weg" ein schwarzes Bild mit einem breiten weißen Streifen von links oben nach rechts unten. Ebenfalls von links nach rechts gestaltet sie im weißen Feld mit schwarzen Blockbuchstaben plakativ das Wort „Wie" (➤ Abb. 43.3).

Nach einer langen Phase des Containments von suizidalen, aggressiven und autoaggressiven Tendenzen, die sich wie im klinischen Alltag auch in den Bildern zeigten, sah die Therapeutin den Zeitpunkt gekommen, die destruktive Bilddynamik zu unterbrechen. In Erweiterung der eingeengten und bedrohlich wirkenden Gestaltungsaussage reagiert die Therapeutin bewusst paradox auf die provokativ-naive Frage der Patientin: „Wissen Sie vielleicht, was das bedeuten könnte?" in ihrer Antwort sachlich-neutral: „Sie fragen sich in Ihrem Bild vielleicht, wie es mit Ihrem Lebensweg wohl weitergehen mag?"

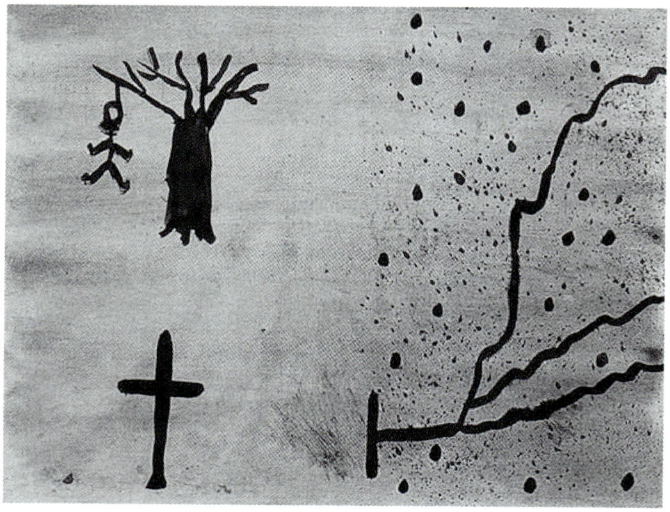

Abb. 43.1 „Baum, Kreuz, Wege" [P1456]

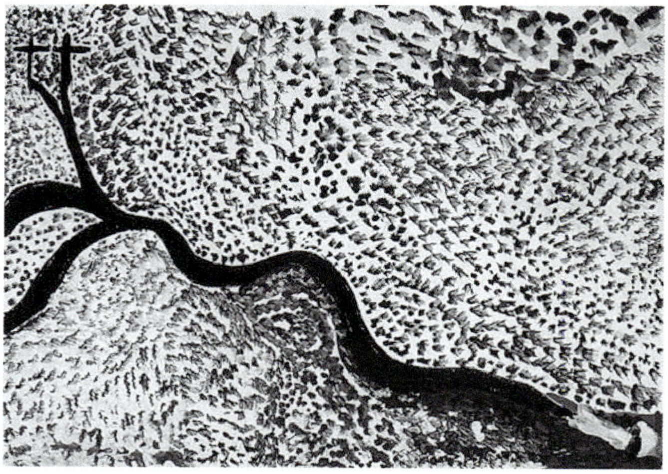

Abb. 43.2 „Weggabelung mit Kreuzen" [P1456]

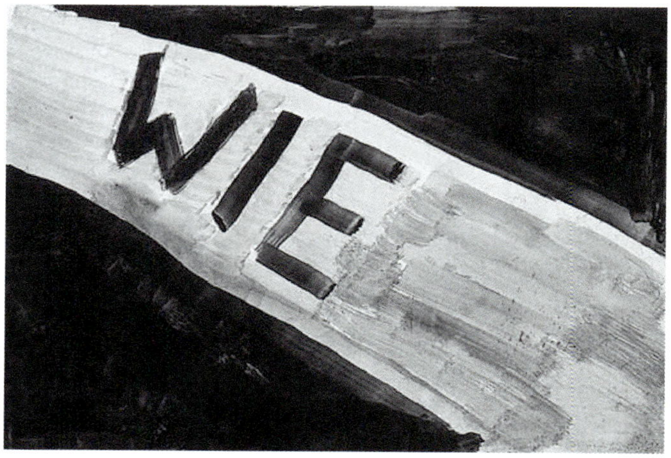

Abb. 43.3 „WIE" [P1456]

Der Blick der Therapeutin auf den „Lebensweg", verbunden mit dem gleichzeitigen Wissen um den „Todesweg", erprobte eine neue Art der therapeutischen Begegnung auf der Bühne des Bildes, der nicht stereotyp nur vom Drama der „Todeslandschaften der Seele" (Benedetti 2001) geprägt war.

Dabei kann die vorsichtige Umdeutung i. S. einer Positivierung der negativ gemeinten Bildaussage vielleicht Menschen mit schizophrener oder affektiver Psychose entlasten. Bei Menschen mit Persönlichkeits- bzw. Borderline-Störung muss man sich ggf. auch auf negative therapeutische Reaktionen gefasst machen und sich auf angemessene Interventionen vorbereiten (von Spreti und Marten 2017). In einem Moment wie dem oben beschriebenen wird die an sich wünschenswerte Positivierung vielfach nur schwer ausgehalten: Hat die Therapeutin der Patientin damit nicht das „vertraute negative Agieren" als Opfer unbeeinflussbarer Umstände genommen, mit dem diese ihre Gefühle von Leere und Spannung regulieren konnte? Welche Folgen und Verantwortung könnten die „Schrecknisse einer unerwarteten positiven Erfahrung" mit sich bringen? Immer wieder findet sich z. B. bei Patientinnen mit Borderline-Störung eine große Scheu vor Veränderungen ihrer dunklen, inneren Gefühlswelt. Das Neue –

selbst wenn vermeintlich positiv – kann möglicherweise nicht mehr kontrolliert werden wie das Negative, aber sehr Vertraute. Dementsprechend stellt sich solchen Perspektiven oft auch emotional heftig geäußerter Widerstand entgegen, der im therapeutischen Setting zunächst paradox wirkt und nicht selten wiederum Enttäuschung, Ärger und Ablehnung aufseiten der Behandler*innen hervorruft. Doch in diesem Fall nahm die ressourcenorientierte Sicht der Therapeutin der Patientin die Möglichkeit, eigene destruktive Erfahrungen im Bild immer wieder – fast lustvoll – zu zitieren und mit manipulativer Macht weiterhin ihrer Therapeutin aufzubürden.

Patientinnengeschichte

Fortsetzung

Die junge Frau, die im persönlichen Kontakt angepasst und hilfsbedürftig wirkte, empfand daher die Positivierung der Bildbotschaft als überaus kränkend. Dass die Therapeutin schlicht keine Ahnung von ihrem Leiden habe, sei ihr jetzt klar geworden, denn ihre wirkliche Frage sei doch gewesen: „Wie schaffe ich es, mich umzubringen?" Nach langem Diskurs musste die Pat. schließlich widerstrebend einräumen, dass da eine kleine Unklarheit im Bild sei, weil sie ihren Todeswunsch nicht vollständig draufgeschrieben habe. Das tragikomische Ringen um einen lebensbejahenden Aspekt der destruktiven Bildaussage brachte die junge Frau – sichtbar wider Willen – zum Lachen. Sie meinte erstaunlich heiter, dass hier gefeilscht würde wie auf einem Basar. Doch schnell wandelte sich der heitere Augenblick des gemeinsamen Lachens in entwertende Anklage: „Sie Märchentante reden so einen Blödsinn! Sie checken überhaupt nichts!"

Da Märchen u. a. die Aufgabe haben zu vermitteln, dass auch die stärkste Macht des Bösen selbst vom unscheinbarsten Guten besiegt werden kann, akzeptierte die Therapeutin diesen Vergleich. Immerhin hatte sich das von der Patientin entwertete „märchenhaft Positive" für kurze Zeit zeigen dürfen. Jener Moment der Erweiterung des eingeschränkten Blickwinkels der jungen Frau wurde zu einem kleinen Schritt auf dem langen, von Idealisierung und Entwertung, Macht und Bedürftigkeit geprägten Weg zum Überleben. Viele Bilder entstanden während ihres 6-monatigen Klinikaufenthalts, von denen einige hier gezeigt werden können.

Das Bild als „Seelenbarometer"

Die Bilder erwiesen sich auch für das Team und den Arzt, mit dem die Kunsttherapeutin in engem Austausch stand, als zuverlässiger Gradmesser der seelischen Befindlichkeit der Patientin. Von Dunkelheit und Ausweglosigkeit wandelten sich die Darstellungen langsam zu einem lichteren Szenario und damit zu einem hoffnungsvolleren Blick auf ihren Zukunftsweg (➤ Abb. 43.4, ➤ Abb. 43.5, ➤ Abb. 43.6).

Nach Abklingen der ausgeprägten chronischen Suizidalität konnte die Patientin erstmals zur weiteren psychotherapeutischen Behandlung in eine psychosomatische Fachklinik überwiesen werden. So bescheiden sehen manchmal die kleinen Schritte der Stabilisierung bei chronisch suizidalen Borderline-Patientinnen aus.

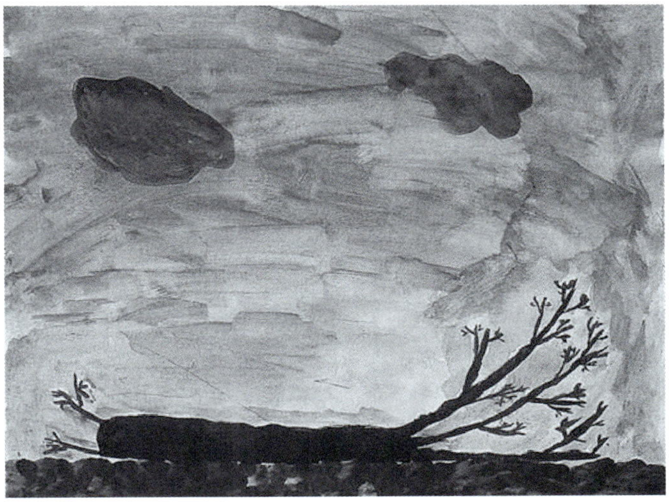

Abb. 43.4 „Entwurzelter Baum" [P1456]

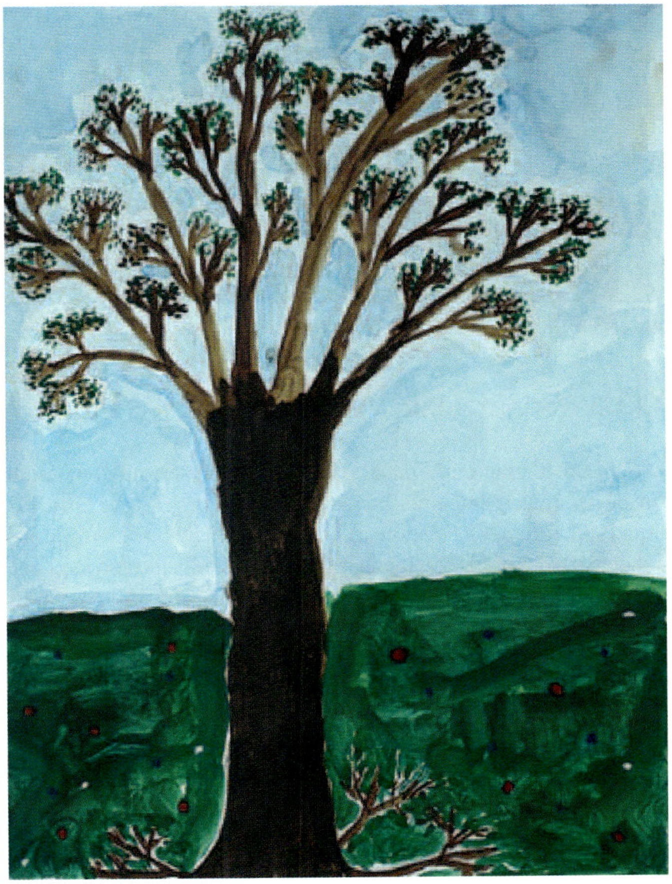

Abb. 43.5 „Baum mit schwarzem Stamm" [P1456]

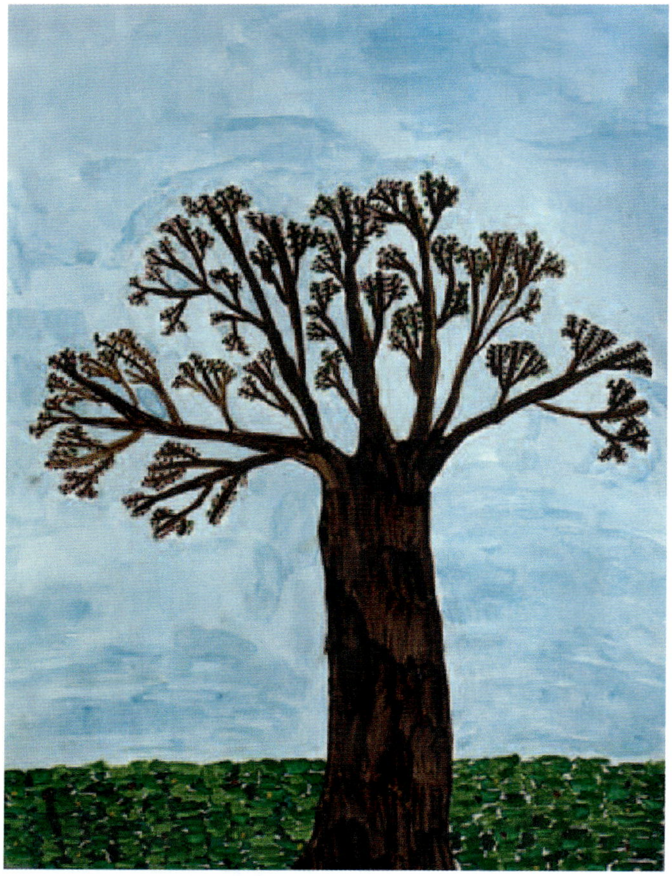

Abb. 43.6 „Blühender Baum am Wege" [P1456]

43.1.3 Patient – Bild – Therapeut

In der Kunsttherapie eröffnet die Gestaltung einen erweiterten Raum für Begegnung, therapeutische Beziehung und progressive Entwicklung (von Spreti 2022; Dannecker 2017). Das Bild wird zur Bühne, auf der sich das breite Spektrum seelischer Befindlichkeiten stets neu inszenieren kann. Dort spielt sich das Beziehungsdrama – Tragödie, aber manchmal auch Komödie – eines Konflikts ab. Auch die Regulierung von Nähe und Distanz kann auf der Probebühne des bildnerischen Werks erkundet und in neuen Formen eines Probehandelns spielerisch eingeübt werden.

Der Schutzraum eines klar begrenzten Blattes Papier erlaubt Patientinnen und Patienten in der therapeutischen Beziehung – in entlastendem Abstand zur eigenen Person – die Auseinandersetzung mit innerer Problematik. Dem Sinne nach sagt der Surrealist René Magritte, dass auf dem Bild alles geschehen dürfe, sogar ein Mord. So wird das Verstehen von Konflikt, Aggression und Autoaggression durch die „Sprache" der Gestaltung nicht selten leichter fallen als eine Klärung im verbalen Austausch mit der Therapeutin. Die bildnerische Darstellung kann als triangulierendes Element einen erweiterten Begegnungsraum für das gemeinsame Sehen und Erkennen schaffen.

Daher ist eine gelingende Beziehungsaufnahme in der Kunsttherapie – neben der wohlmeinenden therapeutischen Haltung – ebenso abhängig von der Akzeptanz des bildnerischen Objekts, d. h. einer primär nicht deutenden und wertenden, sondern achtsamen und wertschätzenden Wahrnehmung des bildnerischen Werks.

Manchmal – dies gilt auch für den Umgang mit Borderline-Patientinnen – kann der reflektierte humorvolle Umgang mit destruktiven Bildinhalten zum Anstoß progressiver Entwicklungen hilfreich sein. Dabei sollte der Ernst der Situation zu keiner Zeit aus den Augen verloren werden. Durch ein gemeinsames Lachen kann auch der bedrohlichsten Bilddarstellung ein unerwarteter Aspekt abgerungen werden, der für einen Augenblick die düstere Weltsicht erhellt.

43.1.4 Zur Geschichte

Die lange Tradition der Bedeutung der Künste für die Behandlung von Krankheiten des Leibes und der Seele ist bekannt (von Engelhardt 2022). Bereits die prähistorischen Malereien und Skulpturen der Steinzeit zeugen vom Glauben an die magische Kraft der Bilder.

Die Hoffnung auf die heilsame Wirkung der Künste zieht sich wie ein unsichtbarer Faden weiter über die Antike bis zur Neuzeit. Um 1900 erlangten die bildnerischen Werke der „Geisteskranken" erstmals Beachtung durch Veröffentlichungen von z. B. Cesare Lombroso, Walter Morgenthaler und Adolf Wölfli. Hans Prinzhorn (Prinzhorn 1923), der in den 1920er-Jahren diese „Bildnereien" systematisch sammelte und dokumentierte, erkannte in der bildnerischen Tätigkeit der Kranken einen Versuch, die Symptome ihres psychischen Leidens zu mildern.

In der Folge entwickelte sich in Deutschland ein reges Interesse an l'Art Brut, und die Werke von „Außenseitern" hatten nachhaltigen Einfluss auf die Kunst der Moderne. Erste kunsttherapeutische Ansätze dieser Zeit sind mit der anthroposophischen Medizin eng verbunden. 1927 wurde in einer Schweizer anthroposophischen Klinik bereits ein systematisches Behandlungskonzept für künstlerische Therapien durch M. Hauschka erarbeitet (Jäger 2020). Ebenso gab es erste Impulse der Integration des bildnerischen Gestaltens als therapeutischem Ansatz in psychiatrischen Anstalten. Die Verbrechen in der Zeit des Nationalsozialismus an psychisch Kranken machten diese Entwicklung zunichte. Die Werke der l'Art Brut und der meisten Expressionisten galten als entartete Kunst. Viele namhafte Künstler aller Bereiche, Vertreter der Psychoanalyse und Pionierinnen der Kunsttherapie wie Margaret Naumburg und Edith Kramer mussten aus Deutschland fliehen und emigrieren. Das hatte zur Folge, dass sich auch die Kunsttherapie in Deutschland erst spät wieder etablieren konnte.

43.1.5 Forschungsansätze und Studienlage

Forschungskonzepte in der Kunsttherapie bilden nach Jahrzehnten grundsätzlicher und gegensätzlicher Streitigkeiten über den Königsweg zur Evidenz inzwischen die Bandbreite wissenschaftlicher methodischer Herangehensweisen ab. In der Praxis finden sich sowohl Studiendesigns, die an die Psychotherapie-Forschung angelehnt sind (Schulze 2017; Seifert 2022), als auch eine Forschungsorientierung an spezifischer Theoriebildung (Dannecker 2022; Melches 2017). So wird z. B. anstelle des „Dritten Ohrs" der Psychoanalyse von der „Dritten

Hand" (Kramer 2003, zit. nach Dannecker 2022) in der Interaktion von Kunsttherapeutin und Patientin gesprochen:

„[Die Dritte Hand] wird von einem Kunsttherapeuten geführt, der sich auf den schaffenden Patienten einstellt, mit ihm mitschwingt, weil er als psychotherapeutisch denkender und ästhetisch wahrnehmender Künstler erahnen kann, was der Patient empfindet und was er braucht, um ‚voranzukommen'. In der Beziehung mit dem Patienten hat er ein ‚intersubjektives Repertoire dessen, was man zusammen machen kann' (Stern et al. 2012, S. 95) zur Verfügung."

Dannecker (2017, S. 91)

Strauß (2022) betont seinerseits, dass sich die Kunsttherapie den üblichen Herausforderungen der Psychotherapie-Forschung konstruktiv stellen sollte. Grundsätzlich seien doch die (wissenschaftlichen) Fakten – unter dem Aspekt der Klärung und Aufklärung – auch bei einem negativen Forschungsergebnis – „immer freundlich", weil jedes Ergebnis die Möglichkeit zur Verbesserung und Veränderung eröffne. Quasi i. S. einer Kompromissbildung betonen Leichsenring und Rüger (2004), dass es auch für die Kunsttherapie notwendig ist, die Praxisrelevanz durch (Versorgungsforschungs-)Studien mit sog. naturalistischem Design zu belegen.

Weitere interessante Ansätze zur Untersuchung der Wirksamkeit von Kunsttherapie kommen aus der Grundlagenforschung. Schubert (2017) hat sich z. B. mit möglichen Wirkungen künstlerischen Tuns auf das sog. psychoneuroimmunologische (PNI-) System beschäftigt, das „*Wechselwirkungen zwischen psychischen, neuronalen, hormonellen und immunologischen Faktoren*" (S. 55) erfasst. In eine ähnliche Richtung zielen Studien zur Wirkung kunsttherapeutischen Handelns auf das sog. Embodiment: Dieses Konzept macht die körperliche Verankerung psychischer Prozesse deutlich: „*Die Psyche lenkt und der Körper führt aus, gewissermaßen*" (Henningsen 2022, S. 117). Auch der „embodied cognition" geht es um neuronale Netzwerke, wobei dynamische und funktionale Prozesse der Verstärkung und Rückkopplung von biologischen Systemen und Teilsystemen sowie der Austausch mit der Umwelt im Fokus des Forschungsinteresses stehen. Zur kunsttherapeutischen Grundlagenforschung gehört auch die Klärung von Zusammenhängen zwischen z. B. physiologischen Grundlagen von Kreativität und (psychischer) Gesundheit (Martius 2017a).

Für die konkrete kunsttherapeutische Arbeit werden immer wieder differenzierte und begründbare Indikationen und Methoden gefordert. Dieser Wunsch ist aber nicht unumstritten. Jedenfalls besteht hier weiterer Klärungs- und Forschungsbedarf (Martius 2017b; Strauß 2022). Ebenso ist die Frage, wie sich verschiedene Bildthemen (Körperbild, Portraitgestaltung, emotionale Befindlichkeiten wie z. B. Wut, Schmerz, Trauer, Angst) auf unterschiedliche Erkrankungen auswirken, bis jetzt nicht befriedigend wissenschaftlich beantwortet, trotz des soliden empirischen Wissens, das auf langjähriger praktischer Erfahrung beruht (von Spreti und Marten 2017). Außerdem wissen wir immer noch (zu) wenig über die **Wechselwirkungen unterschiedlicher Therapieansätze:**

- Wirken sie „adjuvant" und sich gegenseitig verstärkend oder doch eher „kompetitiv" und sich gegenseitig behindernd?
- Und was unterscheidet generell die verbalen Behandlungsansätze von den sog. nonverbalen Therapien, z. B. in ihrer Wirkung?
- Und schließlich gibt es trotz des umfangreichen empirisch-klinischen Erfahrung bisher zu wenig systematische Kenntnisse über die Wechselwirkung unterschiedlicher kunsttherapeutischer Behandlungsansätze.

RESÜMEE

Künstlerische Therapien besitzen zweifellos in diesem (auch berufspolitisch brisanten) Feld noch reichlich Entfaltungspotenzial. Allerdings sind auch die vielfältigen kunsttherapeutischen Forschungsanstrengungen der letzten Jahre bisher nicht genügend in das Blickfeld professioneller Therapieforscher gelangt.

LITERATURAUSWAHL

Dannecker K. Der ästhetische Moment – Intersubjektivität und Veränderungsprozesse in der Kunsttherapie. In: von Spreti F, Bertram W, Fuchs T (Hrsg.): Kunsttherapie Kompakt. Stuttgart: Schatttauer 2022; 80–95.

Henningsen P. Kunsttherapeutisches Handeln. In: von Spreti, Bertram W, Fuchs Th (Hrsg.): Kunsttherapie kompakt. Stuttgart: Schattauer 2022; 117–121.

Martius P. Kunsttherapie. In: Köllner V, Bassler M (Hrsg.): Praxishandbuch Psychosomatische Medizin in der Rehabilitation. München: Elsevier Urban & Fischer 2020; 103–109.

Prinzhorn H. Bildnerei der Geisteskranken. Wien, New York: Springer 1923.

Schubert Ch. Bewusstwerdung als Heilung – die Wirkung künstlerischen Tuns auf das Immunsystem. In: von Spreti F, Martius P, Steger F (Hrsg.): KunstTherapie. Wirkung – Handwerk – Praxis. Stuttgart: Schattauer 2017; 43–128.

Strauß B. Forschung in der Kunsttherapie. In: von Spreti F, Rentrop M, Förstl H (Hrsg.): Kunsttherapie bei psychischen Störungen. 3. A. München: Elsevier Urban & Fischer 2022; 51–57.

von Engelhardt D. Zur therapeutischen Wirkung schöpferischer Prozesse aus historischer Sicht. In: von Spreti F, Martius P, Förstl H (Hrsg.): Kunsttherapie bei psychischen Störungen. München: Elsevier Urban & Fischer 2005; 3–8.

von Spreti F, Marten D. Hand-Werk Kunsttherapie. In: von Spreti F, Martius P, Steger F (Hrsg.): KunstTherapie. Künstlerisches Handeln – Wirkung – Handwerk. Stuttgart: Schattauer 2017; 537–543.

von Spreti F, Rentrop M, Förstl H (Hrsg.): Kunsttherapie bei psychischen Störungen. 3. A. München: Elsevier Urban & Fischer 2022.

43.2 Musiktherapie

Hans Ulrich Schmidt, Thomas Stegemann und Horst Kächele†

43.2.1 Einleitung

„These 2

Der Begriff ‚Musiktherapie' ist eine summarische Bezeichnung für unterschiedliche musiktherapeutische Konzeptionen, die ihrem Wesen nach als psychotherapeutische zu charakterisieren sind, in Abgrenzung zu pharmakologischer und physikalischer Therapie. […]

These 6

Musiktherapeutische Methoden folgen [gleichberechtigt] tiefenpsychologischen, verhaltenstherapeutisch-lerntheoretischen, systemischen, anthroposophischen und ganzheitlich-humanistischen Ansätzen."

Kasseler Thesen zur Musiktherapie (DMtG 1998)

Musiktherapie „*spielt mittlerweile eine wichtige Rolle im ‚Kanon' psychotherapeutischer Methoden – das gilt für die klinische Anwendung, eine breit gefächerte Fort-, Weiter- und Ausbildungslandschaft sowie die zunehmende wissenschaftliche Etablierung*" (Schmidt et al. 2020, Vorwort). Im deutschsprachigen Raum stehen jährlich ca. 250 – meist berufsbegleitende – Studienplätze zur Verfügung, in der Mehrzahl auf Masterniveau. Über die 2017 gegründete Wissenschaftliche Fachgesellschaft für Künstlerische Therapien (WFKT) ist die Musiktherapie in den Diskussionsprozess der AWMF integriert. Insgesamt enthalten rund 30 medizinische Leitlinien musiktherapeutische Behandlungsempfehlungen, dabei etwa die Hälfte für die Bereiche Psychiatrie/Kinder- und Jugendpsychiatrie sowie Psychosomatik und Schmerz (Stegemann et al. 2021, S. 122; ➤ Kap. 43.2.6; ➤ Tab. 43.3 und ➤ Tab. 43.4).

Die Studien- und Veröffentlichungskultur hat sich deutlich verbessert; es besteht eine klare Entwicklung von Einzelfallbeschreibungen zu größeren und deutlich mehr klinischen Studien. Ein deutscher HTA-Bericht (Fried 2019) beschäftigte sich mit musiktherapeutischen Behandlungsergebnissen bei Krebserkrankungen: Unmittelbar nach dem Therapieende könne Musiktherapie Angst, Abgeschlagenheit, Stimmungsschwankungen, Stress und Anspannung verringern. In einem österreichischen HTA-Bericht (Gassner und Mayer-Ferbas 2020) wurden die klinischen Felder Autismus-Spektrum-Störungen, Demenz, Depression, Schlafstörungen und Schizophrenie im Hinblick auf musiktherapeutische Behandlungseffektivität untersucht: Für die fünf Behandlungsfelder lagen zehn randomisierte kontrollierte Studien mit insgesamt 1.248 Patient*innen vor (➤ Kap. 43.2.4).

Benennung von Indikationen, Kontraindikationen und unerwünschten Wirkungen (Schmidt und Stegemann 2019), Vorgehen nach Behandlungsmanualen (Hillecke et al. 2021b), eine angewachsene Palette spezieller musiktherapeutischer Forschungsinstrumente (Wosch 2020; Wheeler und Murphy 2016) sowie eine zuletzt zunehmend auszumachende Beschäftigung mit Fehlerkultur (Schmidt und Stegemann 2019; Körber und Spitzer 2019; Gilboa und Hakvoort 2022) spiegeln die immer stärkere Annäherung an Qualitätskriterien länger etablierter psychotherapeutischer Methoden und Verfahren wider (➤ Kap. 43.2.4).

Dessen ungeachtet ist die berufsrechtliche Positionierung der Musiktherapie in Deutschland nach wie vor nicht verbindlich geregelt. Qualitätsnachweise erfolgen – neben den Studienabschlüssen (BA, MA) – via Zertifizierungen, insbesondere durch das Zertifikat „Musiktherapeut*in DMtG" der Deutschen Musiktherapeutischen Gesellschaft (DMtG). Hilfreich wäre ein die Musiktherapie allein oder Künstlerische Therapien insgesamt betreffendes Berufsgesetz. Eine solche gesetzliche Regelung der Musiktherapie existiert in Österreich seit 2009. In einer auf dieses Gesetz bezogenen Ausbildungsverordnung sind u. a. Mindestanforderungen für musiktherapeutische Studiengänge definiert. In der Schweiz ist Musiktherapie seit 2002 – gemeinsam mit tiefenpsychologischen, humanistischen, körperpsychotherapeutischen, kunst- und ausdrucksorientierten Richtungen – in die „Charta für Psychotherapie" integriert. In allen Ländern ist aber die unzureichende ökonomische Verankerung im ambulanten Bereich nach wie vor problematisch.

Außer mit aktiver und rezeptiver Musiktherapie und der Kombination von Musiktherapie mit Entspannungsverfahren arbeiten einige Musiktherapeut*innen auch körpertherapeutisch. Der aktiven Musiktherapie mit freier Improvisation, angelehnt an die Arbeit mit freier Assoziation innerhalb analytischer und tiefenpsychologisch fundierter Verfahren, kam in der Entwicklung der Musiktherapie im deutschsprachigen Raum eine besondere Rolle zu (Decker-Voigt 1996; Jahn-Langenberg und Schmidt 2001; Timmermann 2004).

43.2.2 Historische Aspekte der Musiktherapie in der Psychosomatik im deutschsprachigen Raum

Während sich die Geschichte der Musik in der Medizin bis in die Antike zurückverfolgen lässt (Möller 1971) und die Nutzung von Rhythmen und Klängen im Zusammenhang mit Heilungsritualen vermutlich schon in prähistorischen Zeiten stattfand (Altenmüller 2018), ist die systematische therapeutische Anwendung von Musik in der Psychosomatik ein relativ neues Phänomen. Im Jahr 1990 schreibt der österreichische Arzt, Suizidforscher und Musikliebhaber Erwin Ringel in seinem Buch *Unbewußt – höchste Lust. Oper als Spiegel des Lebens* (1990, S. 332f.):

„Die Musik hat ja viele Dimensionen; eine vertikale, weil sie wie sonst nichts auf der Welt imstande ist, Emotionen aus der tiefsten Tiefe unserer Seele emporzureißen; dann eine Dimension, die über unser kleines Menschsein zum Himmel hinaufführt, zum Göttlichen […]; und dann eine dritte, die man als horizontale oder auch soziale, therapeutische Dimension bezeichnen könnte (Musiktherapie spielt bei der Behandlung von psychosomatischen Erkrankungen eine wesentliche unterstützende Rolle)."

Ringel war es auch, der ab 1965 das erste musiktherapeutische Praktikum auf seiner psychosomatischen Station an der Psychiatrisch-Neurologischen Universitätsklinik („Klinik Hoff") in Wien implementierte und in Form einer Psychosomatik-Vorlesung für die Musiktherapie-Studierenden begleitete (Riedl und Stegemann 2022). Zusammen mit dem Psychiater Hans Hoff und anderen prominenten Akteuren der Wiener Ärzteschaft (z. B. Raoul Schindler) gehörte Ringel zu den wichtigsten Unterstützern beim Aufbau der ersten akademischen Musiktherapie-Ausbildung Europas an der damaligen Akademie für Musik und darstellende Kunst Wien. Musiktherapeutisch geleitet wurde das Praktikum von Alfred Schmölz, dem späteren Studiengangsleiter, der zu den Pionieren der Musiktherapie in der Psychosomatik zu zählen ist und der die psychotherapeutische Orientierung der „Wiener Schule der Musiktherapie" maßgeblich prägte (Riedl 2021).

Christof Schwabe – heute vor allem durch sein Konzept der Regulativen Musiktherapie bekannt – baute bereits ab Anfang der 1960er-Jahre an der Leipziger Universitätsklinik (Leitung: Christa Kohler) die Musiktherapie als Teil eines multimodalen psychotherapeutischen Behandlungskonzepts auf (Haase 2021). Schwabe (1973, S. 102) resümiert seinen Ansatz folgendermaßen:

„Der psychotherapeutische Charakter der Musiktherapie beruht auf der Spezifik der Musikwirkung, die immer eine psychische ist, und andererseits auf der methodisch gezielten Gestaltung der musiktherapeutischen Behandlungssituation, die aus wesentlichen psychotherapeutischen

Faktoren besteht, insbesondere aus der Beherrschung soziodynamischer Faktoren in der Beziehung Therapeut-Patient, sowohl in der Einzel- als auch Gruppensituation.“

Die aus Chemnitz stammende Musikerin und Musiktherapeutin Maria Schüppel baute ab 1963 in Berlin (West) die erste anthroposophisch-musiktherapeutische Ausbildung auf. In Zusammenarbeit mit Ärzten u. a. aus der Inneren Medizin entwickelt sie eine eigene Musiktherapiemethodik unter differenzierter Verwendung unterschiedlichster Musikinstrumente wie z. B. Leier, Krummhorn, Glocken und Kupferflöte (Florschütz 1996).

Gertrud Katja Loos, Pionierin der westdeutschen Musiktherapie, begann 1972 in Berlin-Spandau unter Harm Willms mit ihrer musiktherapeutischen Arbeit[1] (Loos 2000). Loos (1986) entwickelte neue Wege, durch Improvisation das Körpererleben zu fördern, aber auch das verbale Reflektieren einzubeziehen. Der Arzt und Psychotherapeut Willms, der sich früh mit der Indikations- und insbesondere Kontraindikationsfrage beschäftigte (1975), war einer der wichtigen ärztlichen Wegbereiter der Musiktherapie in Deutschland.

Wichtige Pionierarbeit in der Schweiz leisteten der deutsche Musiktherapeut und Hochschullehrer Hans-Helmut Decker-Voigt und der Arzt Josef Escher (1994) mit der Etablierung und dauerhaften Integration musiktherapeutischer Behandlung in einer Klinik für Innere Medizin im Kanton Wallis.

RESÜMEE

Wie aus dem historischen Abriss deutlich wird, gibt es nicht *die* Musiktherapie, sondern eine Vielzahl von Richtungen mit unterschiedlichen professionellen Backgrounds (vor allem pädagogisch, künstlerisch, psychotherapeutisch, medizinisch).

43.2.3 Überblick über musiktherapeutische Behandlungsmethoden

Der Musikbegriff wird in der Musiktherapie sehr weit gefasst: Er reicht von Musik als purer akustischer Schwingung, als Erleben musikalischer Phänomene über experimentierendes und gestaltendes Spiel mit Musik bis hin zu durch Musik ausgelöste Effekte und Veränderungen.

Im therapeutischen Prozess sind laut Hegi-Portmann et al. (2006) folgende Qualitäten der Musik bedeutungsvoll:

- Musik als präsentatives Symbol
- Musik als Bedeutungsträger
- Musik als Bewegung
- Musik als Verbindung von Vergangenheit, Gegenwart und Zukunft
- Musik als Kommunikation

Das Insinuieren eines Gegensatzes von „verbaler“ und „nonverbaler“ Therapie ist ein unglückliches Konstrukt (Kächele und Scheytt 1990). Es verkennt, dass explizit nonverbales Geschehen, wie es z. B. in der Musik- oder Kunsttherapie zur Anwendung kommt, immer in jene dialogischen Prozesse eingebettet ist, die für die Herstellung einer therapeutischen Beziehung unerlässlich sind. Sprache in der Musiktherapie dient insbesondere der Verbalisierung und Reflexion des musikalischen Geschehens.

Musikalisches Erleben und Körpererleben sind eng miteinander verknüpft. Hegi-Portmann et al. (2006) erwähnen folgende Zusammenhänge:

- Körper und Musik als früheste Prägungen
- Körperreaktionen durch Musik
- Wechselwirkung von Körper und Klangkörper
- Körper als Musikinstrument
- Analogien von Körper- und Musikausdruck

Neben den spezifischen musiktherapeutischen Wirkfaktoren gilt die Qualität der therapeutischen Beziehung auch in der Musiktherapie als wichtigster therapeutischer Wirkfaktor. Mössler (2018: 113) weist jedoch darauf hin, dass *„spezifische Faktoren in der Musiktherapie durchaus von größerer Bedeutung sein könnten als es für psychotherapeutische Verfahren bisher belegt werden konnte“* (zu Studienergebnissen zu spezifischen Wirkfaktoren ➤ Kap. 43.2.4).

Musiktherapeutische Methodologie unterscheidet zwischen aktivem und rezeptivem Vorgehen im Einzel- oder Gruppensetting:

- In der **aktiven Musiktherapie** sind die Patient*innen selbst musikalisch tätig, spielen oder singen. Die Therapeutin hört zu, spielt mit, gibt zunächst musikalisch, dann verbal Resonanz.
- In der **rezeptiven Musiktherapie** spielt der Therapeut live oder vom Tonträger Musik für die Patient*innen. Wenn möglich, wird das Erlebte anschließend gemeinsam verbal reflektiert. Der rezeptive Einsatz von Musik wird oft mit imaginativen oder entspannenden Verfahren verbunden.

Aktive und rezeptive Anwendung gehen in der Praxis häufig ineinander über.

Nach Kenneth Bruscia (vgl. Stegemann 2020) können in der Musiktherapie im Wesentlichen vier **Behandlungsmethoden** unterschieden werden:

- Improvisation
- Reproduktion (z. B. das gemeinsame Singen von Liedern)
- Komposition (z. B. therapeutisches Songwriting)
- Musikhören (s. o. rezeptive Musiktherapie)
- Darüber hinaus kommt insbesondere in der Psychosomatik Übungen zu Körperwahrnehmung und Bewegung oder auch Rollenspielen große Bedeutung zu.

Smetana und Storz (2020) beschreiben drei große Gruppen von psychotherapeutischen Techniken, die in der Musiktherapie zum Einsatz kommen (➤ Tab. 43.1). Wie sie betonen, ist *„der Einsatz musiktherapeutischer Techniken grundsätzlich kontextabhängig und auf der Basis einer empathischen und wertschätzenden Grundhaltung zu verstehen“* (S. 58).

[1] Zunächst gab es dieses Angebot nur in der Psychiatrie; Willms richtete ab 1975/76 dann auch in der Psychosomatik Musiktherapie ein (briefl. Mitteilung 12/02).

Tab. 43.1 Psychotherapeutische Techniken in der Musiktherapie (Quelle: Smetana und Storz 2020, S. 54 ff.)

Gruppe von Techniken	Beispiele	Beschreibung
Haltgebende, stützende und emotionszentrierte Techniken	Einhüllen	Begleiten des Spiels mit schwebenden, noch formlosen Klängen
	Halten	Verlässliches klanglich-rhythmisches Spiel mit sehr einfachen musikalischen Mitteln, das von einer inneren Sicherheit der Therapeut*innen zeugt […]
	Spiegeln	Das musikalische Spiel, der Ausdruck sowie die Körpersprache der Patient*innen, d. h. insbesondere die direkt ausgedrückten oder die indirekt, unterschwellig spürbaren Stimmungen und Gefühle, werden gleichzeitig oder zeitverschoben aufgegriffen und wiedergegeben […]
Dialog-/kommunikationszentrierte Techniken	Vervollständigen	Hinzufügen einer bestätigenden musikalischen Bemerkung oder Abschließen von offen gebliebenen oder abgebrochenen Phrasen
	Bewusstes Pausenmachen	–
	Dialogisieren	Gezieltes Anregen zum Fragen und Antworten
Konfrontationszentrierte Techniken	Übertreiben	Aufgreifen und Übertreiben eines charakteristischen Elements einer Spielweise, wodurch speziell hervortretende Merkmale des Ausdrucks bewusst gemacht und weiterentwickelt werden
	Doppeln	Musikalisches Anklingen-Lassen von Gefühlsqualitäten, welche die Patient*innen noch nicht wahrnehmen und ausdrücken können, um unbewusste und verdrängte Gefühle bewusst zu machen, sodass sie leichter zugelassen werden können
	Veränderung einführen	Einführen eines neuen Themas, Motivs oder neuer musikalischer Parameter und Fortführung des Spiels in veränderter Weise

43.2.4 Forschung zur Musiktherapie in der Psychosomatik

Die Musiktherapie beruht längst auf einer akademischen Ausbildung, und allein im deutschsprachigen Raum sind bis dato mehr als 250 Dissertationen aus dem musiktherapeutischen Bereich zu verzeichnen. Die zunehmende Akademisierung spiegelt sich auch in einem linearen Anstieg des Publikationsoutput weltweit wider. In einer bibliometrischen Analyse für den Zeitraum 2000–2019, in die Originalartikel und Reviews eingeschlossen waren, belegte Deutschland bei der Anzahl der musiktherapeutischen Publikationen immerhin den zweiten Platz hinter den USA (Li et al. 2021). Klinische Studien – meist in interdisziplinärer Zusammenarbeit mit Forschenden aus der Medizin und Psychologie – bilden mittlerweile den größten Anteil bei den Veröffentlichungen (➤ Abb. 43.7). Bezogen auf die Forschungsansätze lassen sich drei generelle Trends beobachten: kollaborative Forschung, Mixed-Methods-Forschung und randomisierte Studien zu nichtbehavioraler Musiktherapie (Gold und Stegemann 2018, S. 138).

Die zunehmende Forschungsaktivität in der Musiktherapie steht nicht zuletzt in Verbindung mit dem Anspruch einer evidenzbasierten Praxis. Gleichzeitig besteht, wie Hillecke et al. (2021a, S. 271) zu bedenken geben, *„in der Musiktherapie und anderen künstlerischen Therapieformen ein starkes Spannungsverhältnis zwischen der Rechtfertigung durch den Einsatz von Forschungsmethoden zur Evidenzbasierung und ihrer Angemessenheit".*

Der Wirksamkeitsforschung kommt dabei auch in den globalen Forschungstrends der Musiktherapie eine gewichtige Rolle zu (Li et al. 2021). Zu einer Reihe von Störungsbildern und Indikationen liegen mittlerweile Cochrane Reviews vor, die regelmäßig aktualisiert werden (https://www.cochranelibrary.com/). Basierend auf den Cochrane Reviews kommt ein unabhängiges Forschungsinstitut in Österreich in einem HTA-Bericht bzgl. fünf Indikationsbereichen zu folgendem Schluss:

> *„Zusammenfassend erwies sich Musiktherapie als niederschwellige Methode, physische, psychische und soziale Einschränkungen bei Patient*innen mit Autismus-Spektrum-Störungen, Demenz, Depression, Schlafstörung und Schizophrenie zu verbessern oder zu stabilisieren. Sie kann als Alternative oder Ergänzung zu krankheitsspezifischen Therapien gesehen werden."*
>
> Gassner und Mayer-Ferbas (2020, S. 9)

Bezogen auf musiktherapeutische Wirkfaktoren in der Psychosomatik ist eine schon ältere Studie von Danner und Oberegelsbacher (2001) von Bedeutung, in der unspezifische und spezifische Wirkfaktoren in einer Gruppen-Musiktherapie katamnestisch untersucht wurden. In einer Stichprobe von 71 ehemals stationär behandelten psychosomatischen Patient*innen, die zu fast 50 % auch an Körperbeschwerden litten, wurden drei spezifische Faktoren identifiziert:

1. Ausdruck, Darstellung und Kommunikation mittels Musik
2. Aktives musikalisches Beziehungsangebot der Musiktherapeutin
3. Musiktherapeutisches Durcharbeiten und Möglichkeit zur musiktherapeutischen Transformation

In einer der ersten Metaanalysen von musiktherapeutischen Interventionsstudien im Zeitraum 1990–2004, in die 69 kontrollierte (n = 3.146) und 56 Prä-Post-Studien (n = 1.260) eingingen, gibt Pešek (2005) für alle Studien eine Effektstärke von 0,82 für aktive und 0,74 für rezeptive Musiktherapie an – Effektstärken, die denen aus der Psychotherapie mindestens vergleichbar sind. Aus der Gesamtheit fallen 14 Studien unter „Psychosomatische Medizin" (kardiovaskuläre sowie funktionelle gastrointestinale Erkrankungen, Asthma, Tinnitus, COPD), 13 unter „chronischen Schmerz" (Rheuma, Kopfschmerz, Migräne, Rückenschmerz). Die höchsten Effektstärken beschreibt Pešek für chronischen Schmerz (0,98), die niedrigste für akuten Schmerz (0,46).

Aktuellere Metaanalysen und systematische Übersichtsarbeiten bestätigen frühere Studien und die Wirksamkeit musikbasierter

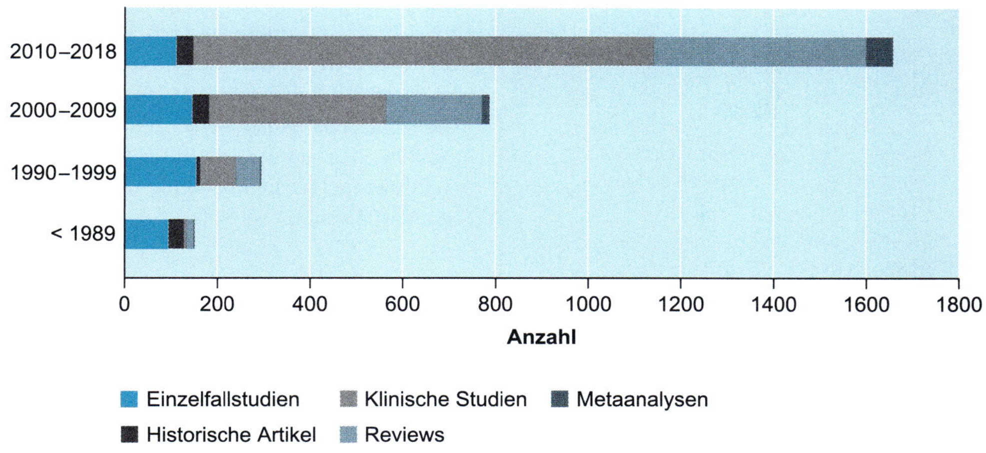

Abb. 43.7 Ausgewählte Publikationstypen zur Forschung in der Musiktherapie im zeitlichen Überblick 1900–2018 (Quelle: Riedl et al. 2020; adaptiert nach Argstetter 2007; Recherchen in Psyndex, PsychInfo, MedLine) [T1042/L231]

Interventionen in der Schmerzmedizin (Lee 2016; Garza-Villareal et al. 2017). So zeigte sich in der Untersuchung von Garza-Villareal et al. (2017) eine Reduktion chronischer Schmerzen und depressiver Symptome, insbesondere wenn die Patient*innen die Musik selbst ausgewählt hatten.

Für die Onkologie fanden Bradt et al. (2021) in einem Cochrane Review für Musiktherapie bzw. musikbasierte Interventionen folgende Wirkungen:

- Starke Reduktion von Angst
- Moderate Reduktion von Depressivität
- Starker Anstieg von Hoffnung
- Moderate bis ausgeprägte Verbesserung der Lebensqualität
- Moderate Reduktion von Schmerz
- Leichte Reduktion von Fatigue

RESÜMEE

Insgesamt zeigt sich eine starke Zunahme musiktherapeutischer Forschung in vielen klinischen Feldern auf z. T. hohem methodologischem Niveau. Für die Zukunft wären mehr Studien aus der Psychosomatischen Medizin im engeren Sinne („klassische Somatosen", somatoforme Störungen) wünschenswert. Wichtig wären dabei auch detailliertere Beschreibungen der jeweiligen musiktherapeutischen Interventionen sowie deren interdisziplinärer Kontext, etwa bei Studien im stationären und teilstationären Setting.

43.2.5 Klinische Einsatzbereiche und Indikationen der Musiktherapie in der Psychosomatik

Eine differenzielle Bewertung der Methode bzgl. ihrer spezifischen Indikationen dürfte wohl erst zu leisten sein, wenn mehr Therapiestudien mit ambulanter Einzel- und Gruppenmusiktherapie zur Bewertung herangezogen werden können. Zurzeit finden sich eher indizierte Krankheitsgruppen oder patient*innenseitige Gegebenheiten, weniger enger umschriebene Diagnosen. Aus der zuletzt intensiveren Beschäftigung mit Kontraindikationen ergaben sich i. d. R. settingbezogene relative Kontraindikationen.

Bei psychosomatischen Patient*innen fördert Musik u. a. sozialkommunikative Fähigkeiten, Zugang zu abgewehrten Gefühlen, emotionalen Ausdruck, Selbst- und Fremdwahrnehmung. Musiktherapie wird hier z. B. bei Essstörungen, somatoformen Störungen (etwa funktionelle Schmerzstörungen), Psychosomatosen (Tinnitus, Migräne, chronisch entzündliche Darmerkrankungen), Angststörungen und Depressionen eingesetzt. Meist findet die Arbeit mit dem Medium Musik in Kombination mit Gesprächen statt. Vermehrt werden aktuell bei somatopsychischen Erkrankungen rezeptive Methoden angewendet (z. B. somatischer Schmerz, ➤ Tab. 43.2).

Geyer und Hessel (1996, S. 228) empfehlen generell die Anwendung von Musik zu Heilzwecken:

- Rezeptive Musiktherapie, um Entspannungsprozesse und Fantasie zu fördern
- Aktiv-produzierende Musiktherapie, um zum Spielen zu animieren, Gefühle zu aktivieren und interaktionelle Prozesse zu befördern

Die – historisch in der damaligen ostdeutschen Musiktherapie begründete und wenig verbreitete, aber gerade für psychosomatische Patient*innen interessante – Regulative Musiktherapie gibt als wesentlichste Indikation *„eine Wahrnehmungseinengung für körperliche und seelische Vorgänge an, sofern sie in der Pathogenese der Krankheit nachweisbar von Bedeutung ist. Oft handelt es sich um Personen mit sog. frühen Störungen, die Defizite in der Verbalisierungsfähigkeit, gestörte Ich-Funktion sowie die Unfähigkeit zur Herstellung stabiler Objektbeziehungen aufweisen"* (Schwabe und Röhrborn 1996, S. 241).

Theoretisch weiter und psychoanalytisch subtiler begründet und von Winnicotts Konzept des Übergangsraums inspiriert, diskutiert Janssen (1982) kreative Angebote im Rahmen einer Selbst- und Objektpsychologie, bei der neben der Förderung der Expressivität auch die Förderung der kommunikativen Fähigkeit eine bedeutsame Rolle spielt. Nach Tarr-Krüger (1990, S. 34) erweist sich der musiktherapeutische Ansatz *„als besonders geeignet für Personen mit stark rationalisierender Abwehr, für Personen, die ihre Probleme nicht sprachlich fassen können, für Personen, deren kognitive emotionale und somatomotorische Ausdrucksfähigkeit reduziert ist"*. Sie führt auch

Tab. 43.2 Indikation und musiktherapeutisches Vorgehen (Quelle: Schroeder 1995, S. 309)

Indikationsgebiet	Therapieziel	Musiktherapeutischer Ansatz
Psychovegetative und psychosomatische Funktionsstörungen	Beziehungsaufnahme zu den somatisierten Impulsen	Körperwahrnehmung, Entspannen zu Musik, Bewegen zu Musik
Neurosen, konfliktbedingte intrapsychische Beziehungsstörungen	Beziehungsaufnahme zu den konflikthaft abgespaltenen Erlebnisanteilen	Spielerisch-improvisierende Exploration dieser Erlebnisanteile und Durcharbeitung
Interaktionsstörungen, interpersonale Beziehungsstörungen, Verhaltensstörungen	Wahrnehmung und Verbesserung sozialkommunikativer Fähigkeiten	Beziehungsklärende und kommunikationsanregende Spielangebote, gruppendynamische Improvisationen
Krisen im Wert- und Sinnbereich, Krisen in der 2. Lebenshälfte	Entwicklung und Ordnung kognitiver und ästhetischer Strukturen	Wahrnehmen eigener musikalischer oder anderer kreativer Potenziale

Gründe an, die gegen eine Musiktherapie sprechen, wobei sie sich auf ihre spezielle Erfahrung mit Frauen mit bulimischer Symptomatik bezieht. Loos (1986) beschreibt ausführlich die musiktherapeutische Behandlung von Patient*innen mit Essstörungen.

Eine immer breitere klinische Anwendung besteht bei Patient*innen mit Borderline-Persönlichkeitsstörung (s. Strehlow und Schmidt 2017).

In somatopsychischer Hinsicht spielt der Einsatz bei Krebs- und chronischen Erkrankungen (z. B. Dialyse) eine immer wichtigere Rolle, hier z. B. mit den Zielpunkten Schmerzreduktion und Verbesserung der Lebensqualität (Bradt et al. 2021; Schulz-Kindermann et al. 2006; Wormit et al. 2007). Ein wichtiger neuer Behandlungsfokus liegt auf der Prävention mit z. T. auch niedrigschwelligen psychotherapeutischen Behandlungsangeboten (z. B. Primär- und Sekundärprävention bei KHK).

43.2.6 Musiktherapie in psychosomatischen Leitlinien

Musiktherapie findet sich mittlerweile in verschiedenen medizinischen Leitlinien, die z. T. auch die Psychosomatik betreffen (Stegemann et al. 2021). In ➤ Tab. 43.3 und ➤ Tab. 43.4 sind die Empfehlungen aus AWMF-Leitlinien (Stand: 2020) angeführt, die unmittelbar oder mittelbar die Psychosomatik betreffen.

RESÜMEE

Mit dem künstlerischen Medium Musik im psychotherapeutischen Beziehungssetting bietet Musiktherapie oft einen unmittelbareren Zugang zu Körper und Emotionen, als es durch rein verbale Verfahren möglich ist. Die Auswahl an Musikinstrumenten und das ästhetische Erleben üben einen hohen Appellcharakter aus – somit kann Musiktherapie auch Patient*innen mit niedriger Therapiemotivation erreichen (Gold et al. 2013). Gerade im multidisziplinären stationären Setting kann Musiktherapie als wichtige Ergänzung zu störungsspezifischen Behandlungsansätzen gesehen werden. Last but not least möchten wir an dieser Stelle an Horst Kächele (1944–2020) erinnern, der Mitverfasser der früheren Auflagen dieses Kapitels war und der Musiktherapie stets kritisch-wohlwollende Impulse gab.

Tab. 43.3 Musiktherapie in den AWMF-Leitlinien im Bereich Psychosomatik und Schmerz (Stand: März 2024; basierend auf Stegemann und Riedl et al. 2021)

Leitlinie (Jahr)	Kategorie	Empfehlungsgrad	Evidenzgrad
Behandlung akuter perioperativer und posttraumatischer Schmerzen (2021)	S3	**EK** MT und andere Maßnahmen sollen bei Früh-/Neugeborenen bei nur gering schmerzhaften Maßnahmen zur Reduktion der Schmerzäußerung/der physiologischen Schmerzantwort unterstützend eingesetzt werden	*keine Angabe*
Chronischer Unterbauchschmerz der Frau (2022)	S2k	MT wird als Therapiebaustein im Rahmen einer empfohlenen multimodalen Schmerzbehandlung aufgeführt	*keine Angabe*
Definition, Pathophysiologie, Diagnostik und Therapie des Fibromyalgiesyndroms (2017; in Überarbeitung)	S3	MT wird als Therapiebaustein im Rahmen einer empfohlenen multimodalen Schmerzbehandlung aufgeführt	MT kann aufgrund der Datenlage nicht positiv oder negativ eingeschätzt werden
Funktionelle Körperbeschwerden (2018; in Überarbeitung)	S3	**KKP** starker Konsens	*keine Angabe*
Psychosomatisch orientierte Diagnostik und Therapie bei Fertilitätsstörungen (2019)	S2k	Keine klare Einschätzung zur MT; Erwähnung in einer MT-Studie (RCT), die bei Frauen in IVF-Therapie eine Angstreduktion bewirkte	*keine Angabe*

MT: Musiktherapie; Kategorie: S3 = evidenz- und konsensbasierte Leitlinie; S2k = konsensbasierte Leitlinie; Empfehlungsgrade: EK = Expertenkonsens; GCP/KKP = Good Clinical Practice/Klinischer Konsenspunkt

Tab. 43.4 Musiktherapie in den AWMF-Leitlinien im Bereich Onkologie (Stand: März 2024; basierend auf Stegemann und Riedl et al. 2021)

Leitlinie (Jahr)	Kategorie	Empfehlungsgrad	Evidenzgrad
Früherkennung, Diagnostik, Therapie und Nachsorge des Mammakarzinoms (2021)	S3	**EK** zur psychoonkologischen Versorgung MT wird als mögliche Interventionsform im Rahmen der psychoonkologischen Versorgung aufgeführt	*keine Angabe*
Palliativmedizin für Patienten mit einer nicht heilbaren Krebserkrankung (2020)	S3	**EK** MT als Kreativtherapie wird als „Kann"-Option der psychosozialen Basisbetreuung aufgeführt MT wird im Rahmen des multimodalen Behandlungskonzepts der palliativen Tagesklinik aufgeführt	*keine Angabe*
Psychoonkologische Diagnostik, Beratung und Behandlung von erwachsenen Krebspatienten (2023)	S3	**0** MT zur Reduktion von Schmerz als Ergänzung zu einer leitliniengerechten Schmerztherapie **B** MT zur Reduktion von Angst, Depressivität, Stress und zur Verbesserung gesundheitsbezogener Lebensqualität	1a
Psychosoziale Versorgung in der Pädiatrischen Onkologie und Hämatologie (2019)	S3	**EK**	*keine Angabe*

MT = Musiktherapie; Kategorie: S3 = evidenz- und konsensbasierte Leitlinie; Empfehlungsgrade: EK = Expertenkonsens; 0 = „Kann"-Empfehlung; B = „Sollte"-Empfehlung; Evidenzgrad: 1a = qualitativ hochwertiges systematisches Review (SR) von randomisierten kontrollierten Studien (RCTs) mit geringem Risiko für Verzerrungen.

LITERATURAUSWAHL

Bernatzky G, Kreutz G (Hrsg.). Musik und Medizin: Chancen für Therapie, Prävention, Rehabilitation und Bildung. 2. A. Wien: Springer 2024.

Decker-Voigt HH, Weymann E (Hrsg.). Lexikon Musiktherapie. 3. A. Göttingen: Hogrefe 2021.

Fancourt C, Finn S. Health Evidence Network synthesis report 67. What is the evidence of on the role of the arts in improving health and well-being? A scoping review. Geneva: WHO 2019.

Gassner L, Geretsegger M, Mayer-Ferbas J. Effectiveness of music therapy for autism spectrum disorder, dementia, depression, insomnia and schizophrenia. Update of systematic reviews. Eur J Public Health 2022; 32(1): 27–34.

Kächele H, Oerter U, Scheytt-Hölzer N, Schmidt HU. Musiktherapie in der deutschen Psychosomatik. Psychotherapeut 2003; 48: 155–165.

Schmidt HU, Stegemann T. Kontraindikationen, unerwünschte Wirkungen und mögliche Behandlungsfehler in der Musiktherapie. Musikth Umsch 2019; 40(4): 352–363.

Schmidt HU, Stegemann T, Spitzer C (Hrsg.). Musiktherapie bei psychischen und psychosomatischen Störungen. München: Elsevier Urban & Fischer 2020.

Stegemann T, Lutz Hochreutener S, Schmidt HU (Hrsg.). Literaturkompass Musiktherapie. Gießen: Psychosozial-Verlag 2023.

Stegemann T, Riedl H, Evers-Grewe B, Körber A. Musiktherapie in Medizinischen Leitlinien – Eine systematische Literaturrecherche der AWMF-Leitlinien. Musikth Umsch 2021; 42(2): 109–127.

Wheeler B, Murphy K (eds.). Music Therapy Research. 3rd ed. Dallas: Barcelona Publishers 2016.

KAPITEL

44

Stephanie Bauer

Neue Medien in der psychotherapeutischen und psychosomatischen Versorgung

44.1 Einleitung

E-Mental Health bezeichnet den Einsatz von Medien und Technologien zu Screeningzwecken sowie zur Gesundheitsförderung, Prävention, Frühintervention, Selbsthilfe, Behandlung, Nachsorge und Rückfallprävention im Bereich psychischer Erkrankungen (Riper et al. 2010).

Die Mehrzahl der Interventionen basiert auf Internet- und/oder Mobiltechnologie. Ihr Verbreitungsgrad in der Bevölkerung verspricht eine enorme Reichweite entsprechender Angebote. Große Populationen ansprechen und unterversorgte Gruppen erreichen zu können, sind wesentliche Vorteile von E-Mental Health: Geografische Entfernungen und praktische Hindernisse wie z. B. Wartezeiten sowie psychologische Barrieren (z. B. Unsicherheit, Scham, Angst vor Stigmatisierung), welche die Inanspruchnahme professioneller Hilfsangebote im Face-to-Face-Setting erschweren, können überbrückt werden, und es eröffnen sich neue Möglichkeiten für eine stärkere Flexibilisierung therapeutischer Angebote (z. B. durch Kombination von E-Mental Health und konventionellen Behandlungen) sowie eine eventuelle Senkung der Versorgungskosten. Darüber hinaus erlauben E-Mental-Health-Programme eine Verbindung von bisher zum Nachteil der Betroffenen oft stark getrennten Versorgungssektoren, so z. B. an den Übergängen von der Prävention zur Frühintervention oder von der Therapie zur Nachsorge.

Bei der Bewertung innovativer Versorgungsangebote gilt es, auch die Herausforderungen, Grenzen und möglichen Risiken im Blick zu behalten (z. B. Berger und Andersson 2009; Rozental et al. 2014):

- Bei (vor allem frei im Internet verfügbaren) E-Mental Health-Programmen muss zunächst auf die Transparenz von Angebot und Anbieter sowie die qualitätssichernden Maßnahmen geachtet werden. In vielen Fällen erfolgt eine wissenschaftliche Überprüfung nur im Ansatz oder fehlt gänzlich.
- Aspekte des Datenschutzes und der Datensicherheit besitzen eine hohe Priorität, über die Nutzer umfassend informiert werden müssen.
- Der reduzierte oder fehlende persönliche Kontakt zwischen Nutzer und Anbieter erfordert geeignete Maßnahmen, um z. B. dem Fehlen nonverbaler Informationen und dem damit verbundenen Risiko für Missverständnisse in der Kommunikation zu begegnen und einer möglicherweise durch die Anonymität verringerten Verbindlichkeit und dem erhöhten Dropout-Risiko entgegenzuwirken.
- Besondere Aufmerksamkeit verlangt das Krisenmanagement; d. h., es werden verlässliche Vereinbarungen benötigt, welche Maßnahmen im Krisenfall (z. B. unangekündigter Kontaktabbruch, Suizidalität) von Anbieterseite aus zu ergreifen sind (Bauer und Kordy 2008).

44.2 Formen und Einsatzbereiche von E-Mental Health

Die Anzahl digitaler Interventionen in der psychosozialen Versorgung steigt seit einigen Jahren. Einsatzbereich, Zielsetzung, Konzeption und technische Umsetzung variieren erheblich, sodass der Begriff E-Mental Health höchst unterschiedliche Programme beschreibt (Berger 2015):

- Die Angebote lassen sich z. B. nach **Umfang und Intensität des Kontakts** ordnen, der zwischen Anbieter und Nutzer vorgesehen ist. Das Spektrum reicht von ungeleiteten Programmen, die von den Teilnehmern ohne Kontakt zum Anbieter eigenständig durchgearbeitet werden, über Programme, die den Kontakt mit einem Berater oder Therapeuten ermöglichen oder verlangen, bis hin zu solchen Programmen, bei denen sich die Interaktion

nur wenig von Face-to-Face-Interventionen unterscheidet (z. B. videobasierte Psychotherapie).
Ungeleitete Angebote scheinen im Vergleich zu geleiteten mit einem höheren Dropout-Risiko und geringeren Interventionseffekten assoziiert zu sein (z. B. Karyotaki et al. 2018; Titov et al. 2008). Wenig ist dagegen darüber bekannt, wie viel persönliche Betreuung nötig ist und welche Personen- oder Berufsgruppe die Leitung übernehmen sollte. Dies hat unmittelbare Bedeutung für die mit dem Angebot verbundenen Kosten und sollte Gegenstand zukünftiger Studien sein.

- Als weiteres Merkmal zur Einordnung von E-Mental-Health-Angeboten bietet sich der **Grad der Standardisierung oder Individualisierung** an. Während einige Programme durch ein manualisiertes Angebot sicherstellen wollen, dass die Intervention in identischer Form und identischem Umfang allen Teilnehmern dargeboten wird, versuchen andere, die Intervention flexibel zu gestalten und sie in Form, Intensität und Dauer an den individuellen Unterstützungsbedarf der Nutzer anzupassen. Manche Programme verwenden teilweise oder vollständig vorformulierte Texte, die von Beratern an die Teilnehmer geschickt werden, während bei anderen individuelle Kommentare und Rückmeldungen verfasst werden. Auch diese Aspekte wirken sich auf den mit einer bestimmten Intervention auf Anbieterseite verbundenen Aufwand und damit die Programmkosten aus.
- Aus der Versorgungsperspektive ist darüber hinaus besonders relevant, ob und ggf. wie eine **Kombination von E-Mental Health- und konventionellen Behandlungsangeboten** realisiert wird. In vielen Fällen erfolgt die Nutzung digitaler Interventionen unabhängig von der konventionellen Versorgung (wie z. B. bei Selbstmanagementprogrammen: ➤ Kap. 44.2.2), d. h. als „Stand-alone“-Intervention. Kombinierte Ansätze sehen hingegen eine sequenzielle Nutzung (wie z. B. bei Nachsorgeprogrammen: ➤ Kap. 44.2.1) oder eine parallele Nutzung von digitalen und konventionellen Angeboten vor. Bei Letzterer spricht man auch von „Blended-Care“-Ansätzen. Diese behandlungsbegleitende Nutzung von digitalen Interventionen kann eine *Effizienzsteigerung* zum Ziel haben, indem bestimmte Therapiebestandteile digital vermittelt werden und dadurch weniger Therapiezeit im konventionellen Setting benötigt wird. Alternativ kann sie aber auch auf eine *Wirksamkeitssteigerung* abzielen, indem durch die zusätzliche Nutzung einer digitalen Intervention eine Intensivierung der Behandlung und dadurch eine Verbesserung ihrer Ergebnisse angestrebt wird.
- Schließlich sollten E-Mental-Health-Angebote stets im Hinblick auf ihre **Platzierung im Versorgungssystem** beurteilt werden. Hierbei spielen nationale Besonderheiten der Versorgung, gesundheitspolitische Aspekte sowie geltende berufs- und haftungsrechtliche Regelungen eine wichtige Rolle. Dies beschränkt die Übertragbarkeit von einem Land auf ein anderes. In Deutschland wurde im Jahr 2020 mit dem *Digitale-Versorgung-Gesetz (DVG),* durch das Versicherte einen Leistungsanspruch auf digitale Gesundheitsanwendungen (DiGAs) haben, eine wesentliche Voraussetzung für eine zunehmende Integration von E-Mental-Health-Angeboten in die ärztliche und psychotherapeutische Versorgung geschaffen. Es ermöglicht Ärzten und Psychotherapeuten, ihren Patienten digitale Interventionen, die in einem vom Bundesinstitut für Arzneimittel und Medizinprodukte (BfArM) geführten Verzeichnis gelistet sind, zu verschreiben. Voraussetzung für die Aufnahme in dieses *DiGA-Verzeichnis* ist, dass es sich bei der jeweiligen Software um ein zertifiziertes Medizinprodukt handelt und entsprechende Kriterien hinsichtlich Sicherheit, Funktionstauglichkeit und Datenschutz/-sicherheit erfüllt sind. Hersteller müssen außerdem einen Nutzennachweis erbringen, d. h. gegenüber dem BfArM nachweisen, dass die DiGA zu einer Verbesserung der Patientenversorgung beiträgt. Nachzuweisen ist hierbei auch, dass die positiven Versorgungseffekte tatsächlich – wie z. B. bei den ungeleiteten Selbstmanagementprogrammen (➤ Kap. 44.2.2) – durch die Software (und nicht etwa durch technikvermittelte therapeutische Interaktion) erzielt werden. Nachdem für den Bereich der psychischen Erkrankungen (vor allem Depressionen und Angststörungen) mittlerweile erste DiGAs in das Verzeichnis aufgenommen wurden, bleibt abzuwarten, wie häufig diese in der Routineversorgung tatsächlich nachgefragt und verordnet werden und inwiefern die durch das DVG geschaffenen Möglichkeiten die Versorgung langfristig beeinflussen werden.

44.2.1 Sektorenübergreifende Versorgung

Die Versorgungsforschung unterstreicht den **Bedarf an Nachsorge** nach stationärer Behandlung oder Rehabilitation für Menschen mit psychischen oder psychosomatischen Erkrankungen aufgrund hoher Rückfall- und Wiederaufnahmeraten. Diese Nachsorge lässt sich wegen der sektoriellen Trennung zwischen stationärer und ambulanter Versorgung in vielen Fällen aber nicht oder zumindest nicht unmittelbar im Anschluss an den Klinikaufenthalt realisieren.

PRAXISTIPP

Hier bietet sich ein versorgungsrelevanter Ansatzpunkt für E-Mental-Health-Angebote, die es Kliniken erlauben, Patienten im Anschluss an die Entlassung kontinuierlich zu unterstützen, beim Übergang in den Alltag zu begleiten, Selbstmanagementkompetenzen im Umgang mit der Erkrankung zu stärken und bei Symptomverschlechterung frühzeitig die Inanspruchnahme adäquater professioneller Unterstützung anzuregen.

Aufgrund dieser spezifischen Versorgungssituation wurden Versorgungsangebote über Internet und Mobiltelefon für Patienten mit psychischen oder psychosomatischen Erkrankungen nach stationärer Behandlung oder Rehabilitation zunächst in Deutschland konzipiert. Entwickelt und evaluiert wurden z. B. **SMS-** und **chatbasierte Nachsorgeprogramme** nach stationärer Psychotherapie, die sich in kontrollierten Studien als wirksam erwiesen haben. Teilnehmern der Interventionsgruppen gelang es besser, die in der Klinik erzielten Behandlungsergebnisse aufrechtzuerhalten, als Teilnehmern der Kontrollgruppen, die kein entsprechendes Nachsorgeangebot erhielten. Die Interventionen waren mit einer substanziellen Verbesserung des psychischen Wohlbefindens sowie mit einer signifikanten Senkung der Rückfallraten assoziiert. Interventions- und Kontrollgruppen unterschieden sich nicht im Hinblick auf die Häufigkeit oder den

Umfang mit den in Anspruch genommenen ambulanten psychotherapeutischen Leistungen. Die Daten lassen jedoch vermuten, dass die Teilnahme an den Chat- und SMS-basierten Nachsorgeangeboten zu einer bedarfsorientierteren Inanspruchnahme geführt hat, indem Betroffene bei Symptomverschlechterung eher ambulante Therapien aufgenommen haben (Bauer et al. 2011, 2013).

RESÜMEE

Die Chat- und SMS-basierten Formen der Nachsorge am Anschluss an stationäre Psychotherapie haben sich angesichts der Senkung der Rückfallraten bei praktisch gleich bleibenden Versorgungskosten (stationär und ambulant) sowie der sehr geringen Interventionskosten als kosteneffektiv erwiesen (Moessner et al. 2014). Positive Evaluationsergebnisse liegen auch bzgl. anderer Nachsorgeprogramme vor (z. B. Ebert et al. 2013; Fichter et al. 2012; Giel et al. 2015). Dennoch werden weitere großangelegte und qualitativ hochwertige Studien benötigt, um die Evidenzbasierung in diesem gerade in Deutschland ausgesprochen versorgungsrelevanten – Bereich zu stärken (Hennemann et al. 2018).

Gleiches gilt für andere Bereiche, in denen eine Verbesserung der Versorgungskontinuität wünschenswert wäre. Dazu zählen z. B. digitale Interventionen zur Überbrückung von Wartezeiten für die bislang keine ausreichende Evidenz vorliegt. Auch eine weitere Evaluation von digitalen (z. B. Smartphone-basierten) Monitoringsystemen, die es ermöglichen, Betroffene mit chronischen Erkrankungen längerfristig zu begleiten, auftretende Erkrankungsepisoden früh zu erkennen und zeitnah intensivere Maßnahmen einzuleiten, ist notwendig, da diese versprechen, z. B. bei Patienten mit rezidivierender Depression die Belastung durch depressive Symptome zu verkürzen und symptomfreie Zeiten zu verlängern (Kordy et al. 2016). Neben der kontinuierlichen Dokumentation von Symptom- und Verhaltensänderungen und der Unterstützung der Selbstbeobachtung ermöglichen solche Monitoringsysteme es, automatisiert Teilnehmern supportive Rückmeldung zu geben und Therapeuten im Falle gravierender Verschlechterungen zu informieren. Ein solches Monitoring kann zu einer Individualisierung von Behandlungen beitragen, indem therapeutische Interventionen in ihrer Art und Intensität flexibler an den momentanen Gesundheitszustand angepasst werden.

44

44.2.2 Internetbasierte Selbsthilfe und Psychotherapie

In der internationalen Literatur werden als häufigste Form von E-Mental-Health sog. Selbstmanagement-Interventionen beschrieben, die auf kognitiv-verhaltenstherapeutischen Ansätzen beruhen: **cCBT** für *computerized Cognitive Behavioral Therapy* oder **iCBT** für *internet-delivered Cognitive Behavioral Therapy.* Angeboten werden diese Programme in unterschiedlichen Formaten. Einige werden als reine Selbsthilfeprogramme ohne Kontakt zum Anbieter bearbeitet, andere werden als geleitete Selbsthilfe mit gelegentlichem oder optionalem Kontakt zu einem Berater oder Coach angeboten, und wieder andere sehen einen regelmäßigen Austausch zwischen dem Nutzer und einem Therapeuten vor. Gemeinsam ist der Mehrzahl der Programme, dass sie auf einem für die Verhaltenstherapie im Face-to-Face-Setting entwickelten Manual basieren, dessen Inhalte in entsprechende Online-Sitzungen übertragen wurden.

In einer ganzen Reihe von kontrollierten Studien ergaben sich positive Effekte von iCBT. Die größten Interventionseffekte werden erwartungsgemäß für geleitete iCBT im Vergleich zu Wartelistegruppen berichtet; geringere Effekte zeigten sich im Vergleich zur Routineversorgung („care as usual") und zu aktiven Kontrollgruppen (z. B. Andrews et al. 2018). Als vorläufig sollten Befunde betrachtet werden, denen zufolge iCBT zu vergleichbaren Therapieergebnissen wie Face-to-Face Behandlungen führt (z. B. Carlbring et al. 2018; Olthuis et al. 2016); hier mangelt es an qualitativ hochwertigen Nichtunterlegenheitsstudien, in denen digitale Interventionen direkt mit evidenzbasierter konventioneller Psychotherapie in klinischen Stichproben verglichen werden. Zwei solcher Studien liegen im Bereich der Essstörungsbehandlung (Bulimia nervosa und Binge-Eating-Störung) vor. Beide kommen zu dem Ergebnis, dass eine Psychotherapie im Face-to-Face-Setting die Methode der Wahl darstellt, da sie zu einer schnelleren und größeren Symptomreduktion führte als die jeweilige digitale Intervention. Dennoch werden beide E-Mental-Health-Interventionen aufgrund der langfristig beobachteten Effekte als vielversprechende Therapieoption eingeschätzt, z. B., wenn eine konventionelle Psychotherapie für Patienten nicht verfügbar oder nicht erreichbar ist (de Zwaan et al. 2017; Zerwas et al. 2017).

Weitere Limitationen stellen bislang weitestgehend fehlende Nachweise hinsichtlich der Kosteneffektivität von iCBT dar (Kolovos et al. 2018), sowie – insbesondere im Bereich der ungeleiteten iCBT-Programme – die vergleichsweise geringe Adhärenz- sowie hohe Abbruch- und Dropout-Raten dar, die auf die Grenzen dieser Angebote hinweisen (z. B. Donker et al. 2013; Löbner et al. 2018).

Dennoch wird iCBT in einigen Ländern wie Schweden, den Niederlanden, Australien oder Großbritannien für bestimmte Krankheitsbilder als Teil der Routineversorgung angeboten. Prominente Beispiele sind das australische Programm *MoodGym* für Betroffene mit Depressionen (Bennett et al. 2010) oder die englischen Programme *Fearfighter* für Angst- und Panikstörungen und *Beating the Blues* für Depression. Letztere werden vom National Institute for Health and Clinical Excellence (NICE 2006) in Großbritannien im Rahmen der Primärversorgung als Teil einer gestuften Behandlungsstrategie empfohlen, da man sich von ihnen eine kosteneffektive Ergänzung der Routineversorgung verspricht.

44.2.3 Virtuelle Realitäten

Neben den beschriebenen Interventionen umfasst das Feld E-Mental Health viele weitere Ansätze. Einige werden als ergänzende Bausteine in konventionellen (Face-to-Face-)Behandlungen, d. h. im Rahmen von „Blended-Care"-Ansätzen eingesetzt. Ein prominentes und in empirischen Studien gut überprüftes Beispiel sind Interventionen, die auf der Technologie der Virtuellen Realitäten (VR) basieren und vor allem genutzt werden, um **Expositionsübungen** im Rahmen einer Angstbehandlung in einer virtuellen Umgebung statt in vivo durchzuführen.

II VR-Lösungen sind i. d. R. weniger aufwendiger und kostengünstiger und bieten den Vorteil, dass individuelle Angstauslöser dargeboten werden können, bei Bedarf Wiederholungen möglich sind und Reaktionen des Patienten besser beobachtbar und leichter messbar sind (Mühlberger und Pauli 2011). II

Mehrere aktuelle Übersichtsarbeiten kommen zu dem Ergebnis, dass VR-basierte Exposition eine wirksame Intervention in der Behandlung von Angststörungen und PTBS darstellt (Carl et al. 2019; Freitas et al. 2021; van Loenen et al. 2022). Die Mehrzahl der vergleichenden Studien fand zudem keine Unterschiede zwischen den im konventionellen und im virtuellen Setting erzielten Effektgrößen.

44.3 Fazit

E-Mental Health umfasst eine Vielzahl höchst unterschiedlicher Interventionen. Die wachsende empirische Evidenz legt nahe, dass einige dieser Interventionen das Potenzial haben, die Reichweite konventioneller Therapien zu erweitern und daher eine vielversprechende Versorgungsoption darstellen können, wenn bewährte Verfahren nicht verfügbar, nicht erreichbar oder nicht finanzierbar sind. Vor dem Hintergrund der genannten vielversprechenden Ergebnisse sollten für evidenzbasierte Ansätze entsprechende Trainingsangebote konzipiert und evaluiert werden, um den Verbreitungsgrad von E-Mental Health zu steigern.

Mehrere Studien deuten zudem darauf hin, dass die Teilnehmer technikgestützter Interventionen die therapeutische Beziehung im Rahmen dieser Programme i. d. R. ähnlich positiv einschätzen wie bei konventionellen Angeboten. Dies zeigte sich über unterschiedliche Interventions- und Kommunikationsformen sowie über verschiedene Medien hinweg (Berger 2017).

Damit E-Mental Health sich langfristig als Bestandteil der psychosozialen und psychotherapeutischen Versorgung etablieren kann, gilt es über den Wirksamkeitsnachweis hinaus zu klären, ob und in welchem Ausmaß eine für die Patienten und/oder die Gesellschaft bedeutsame Optimierung des konkreten Versorgungsgeschehens erreicht werden kann, z. B. durch eine Steigerung der Wirtschaftlichkeit, eine Erleichterung des Zugangs oder eine Erweiterung der Verfügbarkeit von Hilfsangeboten (WHO 2010). Den vielfach behaupteten Vorteilen von E-Mental Health im Hinblick auf diese Faktoren steht nach wie vor eine vergleichsweise schwache Evidenzbasis gegenüber, die den Bedarf an weiterer Versorgungsforschung in diesem Bereich klar aufzeigt.

LITERATURAUSWAHL

Andrews G, Basu A, Cuijpers P, et al. Computer therapy for the anxiety and depression disorders is effective, acceptable and practical health care: An updated meta-analysis. J Anxiety Disord 2018; 55: 70–78.

Bauer S, Okon E, Meermann R, Kordy H. SMS-Nachsorge: sektorenübergreifende Versorgung für Patientinnen mit Bulimia nervosa. Verhaltenstherapie 2013; 23: 204–209.

de Zwaan M, Herpertz S, Zipfel S, et al. Effect of internet-based guided self-help vs individual face-to-face treatment on full or subsyndromal binge eating disorder in overweight or obese patients: The INTERBED randomized clinical trial. JAMA Psychiatry 2017; 74: 987–995.

Ebert DD, Tarnowski T, Gollwitzer M, et al. A transdiagnostic internet-based maintenance treatment enhances the stability of outcome after inpatient cognitive behavioral therapy: A randomized controlled trial. Psychother Psychosom 2013; 82: 246–256.

Hennemann S, Farnsteiner S, Sander L. Internet-and mobile-based aftercare and relapse prevention in mental disorders: A systematic review and recommendations for future research. Internet Interventions 2018; 14: 1–17.

Karyotaki E, Riper H, Twisk J, et al. Efficacy of self-guided internet-based cognitive behavioral therapy in the treatment of depressive symptoms: A meta-analysis of individual participant data. JAMA Psychiatry 2017; 74: 351–359.

Kolovos S, van Dongen JM, Riper H, et al. Cost effectiveness of guided Internet-based interventions for depression in comparison with control conditions: An individual–participant data meta-analysis. Depress Anxiety 2018; 35: 209–219.

Olthuis JV, Watt MC, Bailey K, et al. Therapist-supported Internet cognitive behavioural therapy for anxiety disorders in adults. Cochrane Database Syst Rev 2016; 3: CD011565.

Rozental A, Andersson G, Boettcher J, et al. Consensus statement on defining and measuring negative effects of Internet interventions. Internet Interventions 2014; 1: 12–19.

van Loenen I, Scholten W, Muntingh A, et al. The effectiveness of virtual reality exposure-based cognitive behavioral therapy for severe anxiety disorders, obsessive-compulsive disorder, and posttraumatic stress disorder: Meta-analysis. J Med Int Res 2022; 24(2): e26736.

KAPITEL

45

Wolf Langewitz

Placebo – Nocebo

45.1 „Placebo" – die unverstandene Macht zu heilen

„Placebo" ist das lateinische Wort für „ich werde gefallen" und meint – sehr allgemein formuliert – eine Art „Versprechen", dass Beschwerden durch eine therapeutische Maßnahme eines Heilbehandlers (ob Arzt oder Quacksalber) verschwinden werden. Zur Geschichte des Begriffs berichtet Schonauer (1992), dass es im lateinischen Spätmittelalter bei christlichen Totenfeiern gebräuchlich war, den Psalm 116 zu zitieren: „*Placebo Domino in regione vivorum*" („Ich werde dem Herrn gefallen im Lande der Lebenden"). In einem medizinischen Wörterbuch taucht der Begriff erst 1803 auf.

In der Literatur sind bis jetzt viele Versuche unternommen worden, die Auswirkungen von Placebo- und Nocebo-Interventionen zu definieren. Wir greifen auf die Formulierung einer Konsensuskonferenz zurück, bei der sich 29 Expertinnen und Experten auf folgende Definition geeinigt haben.

Innerhalb der klinischen und der pharmakologischen Medizin bezeichnen **Placebo- und Nocebo-*Effekte*** positive bzw. negative spezifische Auswirkungen nach der Gabe einer inerten Substanz oder als Bestandteil eines aktiven Behandlungsregimes. Sie werden vor allem auf Erwartungen der Betroffenen zurückgeführt, die sich in diversen psychologischen und neurobiologischen Auswirkungen manifestieren.

Placebo- und Nocebo-*Antworten* dagegen beschreiben jede Veränderung im Gesundheitszustand, die im Rahmen kontrollierter Studien im Placeboarm auftritt. Dies schließt unspezifische Faktoren wie den natürlichen Verlauf oder Regression zur Mitte ein (Evers et al. 2018).

Bei der Unterscheidung von Verum und Placebo wird i. d. R. auf den Doppelblindversuch verwiesen (z. B. Schonauer 1999). Nach dieser Definition gilt als **Verum** ein therapeutisches Agens,

- für dessen Wirksamkeit ein überindividuell gültiges theoretisches Fundament angenommen wird,
- das unter möglichst genau kontrollierten Bedingungen isoliert gegeben wird, ohne dass Versuchsteilnehmer oder Untersucher es identifizieren können,
- und für das ein eindeutiger Unterschied zwischen der Bedingung „Verum anwesend" vs. „Verum abwesend" nachweisbar ist.

Die Forderung, sowohl Patient als auch Arzt zu „verblinden", unterstreicht die Bedeutung, welche die Medizin dem Individuum und seiner ganz eigenen Interpretation von Phänomenen beimisst. Erstaunlich ist nur, dass die Bedeutung der individuellen Interpretation lange als zu eliminierender Störfaktor und erst in letzter Zeit als eine wesentliche Möglichkeit gesehen wird, den Verlauf einer Erkrankung günstig zu beeinflussen.

Möglicherweise entsteht die große Schwierigkeit bei der Definition des Placebobegriffs dadurch, dass Medizin und Pharmakologie von linearen Ursache-Wirkungs-Ketten ausgehen, um Heilungseffekte zu erklären. In diesem Verständnis müssen sich distinkte Komponenten als Ursache der Placebowirkung identifizieren lassen, denen dann spezifische Effekte zugeordnet werden können. Die Betonung der *einzelnen* Effekte ist auch typisch für das semiotische Verständnis von Placebo, bei dem einzelne Zeichen wahrgenommen und in einer bestimmten Art und Weise (als gut = Placebo oder als schlecht = Nocebo) interpretiert werden.

Vorstellbar wäre aber auch, dass es prinzipiell falsch ist, von *einzelnen* Komponenten eines Heilungs- oder Behandlungsprozesses auszugehen; die Vorgänge bei einer erfolgreichen Behandlung kranker Menschen sind womöglich immer so komplex, dass sie innerhalb *eines* Begriffssystems nie erschöpfend erklärt werden können. Oder anders formuliert: Eine hilfreiche Begegnung zwischen einer Fachperson auf der einen und einem hilfesuchenden Menschen auf der anderen Seite enthält mehr bedeutsame Wirkkomponenten, als sich im Einzelnen explizieren lassen.

In der oben zitierten Definition werden die eigentlichen Placebo-**Effekte** von Placebo-**Antworten** unterschieden („effect" vs. „response"). Veränderungen in klinischen Parametern sind aber immer mögliches Opfer von Zeitreiheneffekten, die sich in einem Herausmitteln extremer Werte (Tendenz zur Mitte) oder in einem prinzipiell fluktuierenden Verlauf eines Störungsbildes äußern. Gerade bei Störungen wie den somatischen Belastungsstörungen oder psychischen Beeinträchtigungen, die auf Lebensumstände reagieren, wird dies relevant, da Patienten ärztliche Hilfe meist in einem Moment in Anspruch nehmen, in dem die Beschwerden ein subjektiv unerträglich hohes Niveau erreicht haben. Allein das Abwarten und Begleiten durch die Fachperson könnte positive Auswirkungen haben, wenn es sich mit einer spontanen Abnahme der Beschwerdeintensität im zeitlichen Verlauf überlappt (Price et al. 2007).

45.1.1 Komponenten der Placebowirkung

PRAXISTIPP

Unter der Adresse www.jips.online finden Interessierte eine monatlich aktualisierte Liste der kompletten Literatur zum Thema Placebo und Nocebo. Mitte 2020 umfasste dieses öffentlich zugängliche Archiv über 4.500 einschlägige Artikel (Enck und Klosterhalfen 2020).

In einem Review von Colloca und Barsky (2020) werden folgende Mechanismen für die Entstehung von Placebo- und Nocebo-Effekten aufgeführt: Freisetzung unterschiedlicher Substanzen wie endogene Opioide, Endocannabinoide, Dopamin, Oxytocin etc. Die Bedeutung der einzelnen Agenzien ist nicht generisch, sondern hängt vom Typ der Erkrankung und vom jeweils wesentlichen Zielsystem ab (Motorsystem, Schmerzverarbeitung etc.). Bildgebende Verfahren zeigen, dass unterschiedliche Areale im Gehirn und im Rückenmark bei diesen Effekten beteiligt sind.

Diese **molekularen Effekte** werden im Wesentlichen durch **Erwartungen** ausgelöst, die sich auf ein positives oder negatives Ergebnis einer Behandlung richten. Erwartungen wiederum sind durch entsprechende Informationen zum Guten wie zum Schlechten veränderbar. Ein Beispiel für die Manipulation von Erwartungen sind Arbeiten, in denen untersucht wird, ob sich die Wirksamkeit von Analgetika unterscheidet, wenn die Substanzen offen sichtbar injiziert oder hinter dem Rücken des Patienten unbemerkt appliziert werden (Open-Hidden-Paradigma). Für alle getesteten Substanzen zeigte sich ein signifikant besseres Ansprechen auf die offen deklarierte Injektion (Colloca et al. 2004). Erwartungen werden nicht nur durch positiv gefärbte Informationen beeinflusst, sondern auch durch relativ unspezifische Veränderungen im Verhalten einer Fachperson: Wenn eine Scheinakupunktur in einer freundlichen, offenen, am Gegenüber interessierten Art und Weise erklärt wird, ist sie deutlich wirksamer, als wenn die gleichen Informationen ohne spezielles Engagement gegeben werden (Kaptchuk et al. 2008).

45.1.2 Zum Geltungsbereich von Placebowirkungen

Placebowirkungen wurden mittlerweile bei vielen Krankheitsbildern nachgewiesen; dies schließt Herz-Kreislauf-Erkrankungen und neurologische Krankheitsbilder wie den Morbus Parkinson ein (z. B. Lidstone et al. 2010).

Die aktuellen Diskussionen um Sinn und Unsinn orthopädischer Eingriffe lassen sich gut in das Placebokapitel integrieren: Erst der Einschluss von Placebo-Interventionen hat deutlich werden lassen, dass der eigentliche Eingriff oft keinen Einfluss auf das Beschwerdebild der Patienten hat (Laupattarakasem et al. 2008). Inzwischen liegen 6.734 Studien zu chirurgischen Eingriffen wegen chronischer Schmerzen vor, von denen 64 eine Kontrollbedingung „no treatment" einschließen. Die Autoren schlussfolgern: Wenn solche Studien durchgeführt wurden, sprechen sie meist nicht für den chirurgischen Eingriff (Harris et al. 2020).

Ähnlich aufschlussreich waren Untersuchungen zur Wirksamkeit der laparoskopischen Durchtrennung von Briden („Verwachsungen im Bauchraum") bei Patientinnen mit unklaren chronischen Bauchschmerzen: Ein Placeboeingriff, bei dem nur die Bauchhöhle inspiziert wurde, ohne Briden zu durchtrennen, ist langfristig genauso (un-)wirksam wie der vollständige Eingriff inkl. Bridendurchtrennung (Swank et al. 2003). Auch dazu gibt es mittlerweile neue Langzeitergebnisse, die den ursprünglichen Befund über einen Verlauf von 12 Jahren bestätigen: Briden nur zu zählen, ohne sie zu durchtrennen, ist analgetisch genauso wirksam wie der eigentliche operative Eingriff und zusätzlich mit weniger Komplikationen behaftet (Molegraaf et al. 2017).

Neuere Übersichtsarbeiten zur Wirksamkeit von Antidepressiva im Vergleich zu Placebo sind gleichfalls erhellend: 80 % der positiven Auswirkungen einer Verumgabe lassen sich auch im Placeboarm einer Studie nachweisen (Jones et al. 2021). Die Liste lässt sich beliebig fortsetzen; sie wächst in dem Ausmaß, in dem die Potenz von Placebo-Interventionen wahrgenommen und akzeptiert wird.

45.2 Placebos als wirksame „Substanzen"

Die explizite Gabe von Placebo ist selten versucht worden. Ein gut dokumentiertes Beispiel stammt von der Arbeitsgruppe um Ted Kaptchuk, die Patientinnen mit Reizdarmsyndrom offen deklarierte Placebo-Pillen verabreichte (Kaptchuk et al. 2010). Das Placebo wurde nach einem 15-minütigen Gespräch gegeben, bei dem folgende Punkte diskutiert wurden:

1. „Der Placeboeffekt ist mächtig."
2. Der Körper kann von allein (automatisch) auf Placebo-Pillen reagieren, so wie die Hunde von Pawlow, die beim Ertönen der Glocke anfingen, Speichel zu produzieren.
3. Eine positive Einstellung ist hilfreich, aber nicht notwendig.
4. Es kommt sehr darauf an, die Tabletten zuverlässig zu nehmen.

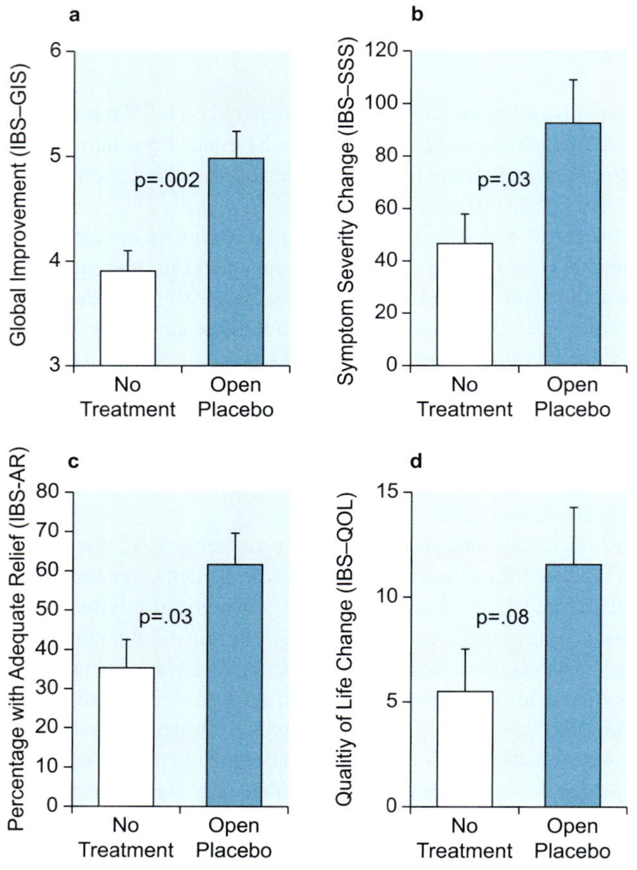

Abb. 45.1 Behandlungsergebnisse bei Studienende nach 3 Wochen; keine Behandlung vs. offen deklarierte Placebogabe. Auch die offen deklarierte Behandlung mit Placebo ist wirksam (Kaptchuk et al. 2010). [L231]

Die Kontrollgruppe wurde einer Wartegruppe ohne Behandlung zugeteilt. Die Ergebnisse sind zwar nur für eine kurze Beobachtungszeit (3 Wochen) nachgewiesen, aber dennoch beeindruckend (➤ Abb. 45.1). Neue Arbeiten bestätigen die Machbarkeit der Gabe von offen deklariertem Placebo; sie geben zusätzlich Hinweise auf mögliche biologische Korrelate (Guevarra et al. 2020).

Placeboeffekte sind nicht nur psychologische Wirkungen, wie noch von Spiro (1986) behauptet wurde. Placebowirkungen lassen sich auch bei der Untersuchung physiologischer und biochemischer Prozesse nachweisen. Dies wurde besonders sorgfältig bei der Analyse der analgetischen Wirkung von Placebos untersucht, die gemäß einer Übersichtsarbeit von Hrobjartsson und Gotzsche (2001) auch dann nachweisbar ist, wenn Placebo mit einer unbehandelten („No-treatment"-)Gruppe, also nicht nur mit einer Verumgruppe, verglichen wird.

Inzwischen ist gut belegt, dass sich die analgetische Wirkung von Nicht-Verum-Gaben auf opioidabhängige und nicht opioidabhängige (z. B. cannabisabhängige) Mechanismen zurückführen lässt (Annoni 2013).

Analgetische Placebowirkungen in der experimentellen Forschung

Die italienische Arbeitsgruppe um Amanzio und Benedetti hat sich seit den 1990er-Jahren intensiv mit dieser Problematik auseinandergesetzt. Ihre Arbeiten werden in der bereits erwähnten Übersichtsarbeit von Price et al. (2008) zusammenfassend dargestellt. Die Arbeitsgruppe hat in einem eigenen Übersichtsartikel versucht, die nächsten Schritte in der Placeboforschung zu formulieren (Finniss et al. 2010). Da die biologischen und psychologischen Effekte von Placebos breit abgesichert sind, wird es vor allem um den sinnvollen und ethisch vertretbaren Einsatz von Placebos gehen.

Neuere Arbeiten nutzen die Möglichkeiten bildgebender Funktionsdiagnostik und belegen – wenig überraschend –, dass placeboinduzierte Analgesie sich in einer Abnahme neuronaler Aktivität von Hirnstrukturen widerspiegelt, die der sog. *Pain Matrix* (Thalamus, S1/S2, Gyrus cinguli anterior, Insel; ➤ Kap. 75) zugeordnet werden (z. B. Price et al. 2007). Mittlerweile ist sehr deutlich, wie wichtig es ist, dass Patienten davon überzeugt sind, dass sie in den Genuss einer wirksamen Intervention kommen.

In der Verlaufsuntersuchung der placebokontrollierten Implantation fetaler Zellen bei Parkinson-Patienten unterschieden sich Placebo und Verum nicht; entscheidend war, ob die Patienten glaubten, das Verum erhalten zu haben. War dies der Fall, zeigten sie 12 Monate nach dem Eingriff auf diversen psychologischen und funktionellen Skalen deutlich bessere Werte (McRae et al. 2004). Daraus folgt, dass randomisierte Interventionsstudien immer ergänzt werden müssen durch die Fragen: „Was erwarten Sie von der Behandlung?" und „Haben Sie eine Idee, in welche Gruppe Sie randomisiert wurden?"

RESÜMEE

Die Effizienz einer positiven Wirkungserwartung hängt davon ab, ob Patienten kognitiv in der Lage sind, eine solche Bewertung einer Intervention vorzunehmen. Wenn ihnen dies nicht (mehr) gelingt, profitieren sie nicht von der Placebokomponente einer Analgesie und benötigen höhere Analgetikadosen, um den gleichen Effekt zu erzielen (Benedetti et al. 2006).

45.3 Versuch einer erweiterten Analyse von Placebowirkungen

In den bisher zitierten Arbeiten ist klar geworden, dass die Bedingungen, unter denen eine Intervention appliziert wird, eine entscheidende Rolle spielen. Es stellt sich die Frage, mit welcher Theorie am besten zu erklären ist, was das Wesentliche ausmacht, das darüber entscheidet, ob günstige oder ungünstige Bedingungen gewählt werden.

In der semiotischen Tradition dieses Lehrbuchs bietet es sich an, über einzelne Komponenten solcher Bedingungen nachzudenken. Dazu könnten Sprach- oder Verhaltensweisen gehören, mit denen es gelingt, dem Patienten ein besonders fundiertes Vertrauen in eine ärztliche Intervention zu vermitteln. Ein Beispiel für ein solches im Einzelnen beschriebenes Verhalten stellt die Placebo-Akupunkturintervention von Kaptchuk et al. (2008) dar. Im Methodikteil wird detailliert beschrieben, wie sich Ärzte verhalten sollen, um eine freundliche und positive Atmosphäre zu erzeugen (➤ Box 45.1).

BOX 45.1

Voraussetzungen für freundliche und positive Gesprächsatmosphäre

- **Ausreichende Konsultationszeit zu Beginn der Studie zur Verfügung stellen:** Vor Applikation der Placebo-Nadel findet einmal eine 45 Minuten lange Konsultation statt.
- **Vollständige Anamnese erheben:** Symptome sorgfältig erheben. Wie sehr beeinträchtigen IBS-Symptome die Beziehungen und das tägliche Leben? Gibt es andere Symptome außer IBS? Hat der Patient eine Idee, woher seine Beschwerden kommen, und hat er etwas zu sagen?
- **Zugewandter Gesprächsstil:** freundliches Auftreten; aktives Zuhören (➤ Kap. 26.2); Verständnis für die Beschwerden der Patienten äußern; 20 Sekunden nachdenkliches Schweigen beim Pulsfühlen; Kommunikation positiver Erwartungen („Ich habe bisher gute Erfahrungen mit dieser Behandlung gemacht!").

Offen blieb allerdings, ob Patienten im Placeboarm diese Komponenten tatsächlich einzeln wahrgenommen haben oder ob sie nicht eher unter dem Einfluss einer insgesamt positiven Atmosphäre in der Konsultation positive Erwartungen an die Placebo-Akupunktur entwickelten.

Womöglich profitieren die Patienten in dieser Studie von der Bereitschaft der Ärzte, sich gemeinsam mit den Patienten einem Ritual zu unterziehen. In der deutschen Akupunkturstudie bei Rückenschmerzen (Haake et al. 2007) zeigte sich das erstaunliche Ergebnis, dass Akupunktur doppelt so wirksam war wie eine konventionelle Standardtherapie. Noch erstaunlicher war, dass es keinen Unterschied zwischen Verum- und Scheinakupunktur gab. Die Ergebnisse zeigen zum einen, dass die Standardtherapie erstaunlich schwache Effekte hat und dass heilende Rituale wie in den Akupunkturarmen der Studie große positive Wirkungen haben. Wenn man eine bestimmte Art der Gestaltung einer Konsultation – wie im Beispiel von Kaptchuk et al. (2008) gezeigt – als „Ritual" bezeichnet, dann gilt dies sicher auch für das typische Psychotherapie-Setting, das im Unterschied zu Konsultationen in der somatischen Medizin sehr viel mehr nach initial besprochenen Regeln abläuft (Dauer einer Sitzung, Frequenz, explizites Klären der Vertraulichkeit, Einigung auf ein Therapieziel etc.). Diese unspezifischen Wirkfaktoren unterschiedlicher Formen der Psychotherapie erklären neben den möglichen Placebo-Effekten und den allen therapeutischen Interventionen innewohnenden unspezifischen Wirkfaktoren (natürlicher Verlauf einer Erkrankung, Regression zur Mitte, methodische Probleme) den größten Teil der Wirksamkeit, der für spezifische Wirkfaktoren einzelner Psychotherapieverfahren nur noch wenig Spielraum lässt (Enck und Zipfel 2019).

Zur Erklärung dieser Effekte haben sich am Einzelnen orientierte semiotische Überlegungen als nicht ausreichend erwiesen; alternativ ließen sich Ansätze beschreiben, die – in Anlehnung an die Neue Phänomenologie – darauf verweisen, dass Arzt und Patient nicht nur in einem komplexen Setting von einzeln zu beschreibenden Zeichen miteinander umgehen, sondern auch eingebettet sind in eine „Situation", deren Bedeutsamkeit im Einzelnen nicht vollständig expliziert werden kann (Langewitz 2007). In diesem Sinne lässt sich Michael Balint (1984: 315) verstehen, wenn er sagt: *„Jeder Arzt schafft unwillkürlich, durch seine Art zu praktizieren, eine einzigartige Atmosphäre und versucht dann, seine Patienten danach auszurichten."* Diese einmalige Atmosphäre charakterisiere den einzelnen Arzt, *„aber wir wissen noch zu wenig, als dass wir dogmatisch sein dürften. Es ist nach dem jetzigen Stand des Wissens* [Anm. d. Autors: das Buch erschien erstmals 1964] *nicht möglich, feste Regeln zu definieren, die erklären, wann welches Vorgehen angemessen ist"* (Balint 1984: 320).

45.4 Grenzen der Placebowirkung

Die in diesem Kapitel zitierten Arbeiten zeigen, dass der Nachweis großer Placeboeffekte vor allem bei Erkrankungen gelungen ist, die durch einen großen Anteil subjektiven Erlebens am Zustandekommen von Beschwerden gekennzeichnet sind. Als Paradebeispiel könnten Studien bei (chronischen) Schmerzen und bei somatoformen Beschwerden dienen.

In der Asthmabehandlung hat sich gezeigt, dass objektive und subjektive Beschwerden unterschiedlich auf Verum und Placebo reagieren (Wechsler et al. 2011), dass also die oft zitierte Aussage, Placeboeffekte seien überall anzufinden, so nicht gilt. Studienteilnehmer unter Albuterol (Verum) berichteten über einen signifikanten Anstieg des forcierten exspiratorischen Volumens (FEV) um 20,1 %, während Patienten unter Placebo, Scheinakupunktur und in der Kontrollgruppe eine Verbesserung um 7,5 % zeigten. Placebo-Interventionen waren also nicht in der Lage, das objektive Ziel einer Zunahme des FEV_1 zu erreichen. Wenn man allerdings den subjektiven Endpunkt der Studie anschaut, berichteten die Teilnehmer über eine 50-prozentige Verbesserung der Atemnot mit allen Interventionen, während die Wartegruppe sich nur um 21 % verbesserte. Im begleitenden Editorial wird hervorgehoben, dass dieses Ergebnis nur teilweise gegen den Einsatz von Placebo spricht; letztlich habe die subjektive Atemnot die Patienten zum Arzt geführt und nicht ein ihnen unbekanntes Phänomen wie die Reduktion des FEV_1 (Moerman 2011).

45.5 Ungewollte Nocebo-Effekte in der Arzt-Patient-Interaktion

Placebos haben aber nicht nur positive Auswirkungen auf eine Erkrankung, sind also „Placebos" im eigentlichen Sinne, sondern führen auch zu unangenehmen **Nebenwirkungen.**

Je nach untersuchtem Krankheitsbild berichten zwischen 40 und 70 % (Ramírez-Saco et al. 2022) der Patienten über negative Auswirkungen einer nicht pharmakologisch aktiven Intervention (Howick 2021; Tavel 2022).

45

Der **Nocebo-Effekt** ist ein unerwünschtes Ereignis, das auf Überzeugungen und Erwartungen eines Patienten beruht. Er tritt im Rahmen klinischer Studien und in der Routineversorgung auf. Er sollte unterschieden werden von fehlattribuierten Symptomen und Nebenwirkungen, die auf die Non-Placebo-Intervention zurückzuführen sind (Howick 2021).

Als Beispiel für eine letztlich wenig erfolgreiche Kombination von Interventionsebenen ließe sich eine Konsultation vorstellen, bei der eine Intervention auf Verhaltensebene (z. B. Ernährungsumstellung und mehr Bewegung) in einer biografisch günstigen Phase empfohlen wird (z. B. Möglichkeit, per Fahrrad zur Arbeit zu fahren), die aber letztlich durch einen frustrierten Arzt zum Scheitern verurteilt ist, weil er nach langen Praxisjahren davon überzeugt ist, dass sich Menschen durch wohlmeinende Ratschläge nicht erreichen lassen. Hier fehlt eine überzeugende optimistische Haltung, über die dem Patienten die Placebowirkung einer an sich sinnvollen Verum-Intervention vermittelt würde. Gerade in der Psychotherapieforschung lässt sich zeigen, dass die Überzeugung der Behandelnden, etwas Sinnvolles zu tun, den Erfolg einer Intervention positiv beeinflusst, unabhängig davon, ob es um eine medikamentöse oder eine psychotherapeutische Intervention geht (Blease et al. 2020).

Eigentliche Nocebo-Interventionen sind ethisch nicht vertretbar; es gibt allerdings Situationen, in denen Ärzte in bester Absicht durch ihr Verhalten negative Erwartungen wecken und so das Potenzial von Nocebowirkungen ungewollt ins Spiel bringen. Dazu gehört die häufig empfohlene Ankündigung einer schmerzhaften Prozedur („Gleich tut's mal ein bisschen weh!"). Lang et al. (2005) berichten, dass solche Äußerungen die Schmerzintensität einer Prozedur signifikant steigern (Schmerzscore 3,9 vs. 2,8; $p = 0{,}03$). Ebenso führten entsprechende Warnungen zu einer deutlich gesteigerten Angst bei Patienten (Angstscore 4,4 vs. 3,2; $p = 0{,}0007$).

Interessant ist die Frage, ob nicht die Verpflichtung zu umfassender Information, die ja im Wesentlichen auf die möglichen Nebenwirkungen fokussiert, unvermeidbar Nocebo-Effekte provozieren muss. Diese Position wird in einem Artikel vertreten, in dem es um die umfassende Aufklärungspflicht in der Anästhesie geht, die in vielen Ländern gesetzlich gefordert wird (Chrimes und Marshall 2018). Die Autoren stellen fest, dass das Befolgen legaler Erfordernisse häufig dazu führt, dass Patienten von dem Spektrum wesentlicher möglicher Nebenwirkungen überwältigt werden; sie würden nicht im Sinne des Shared Decision-Making an einen klugen Entscheid herangeführt, sondern im Wesentlichen verunsichert und verwirrt.

45.6 Ausblick

Es konnte gezeigt werden, dass an jeder positiv erlebten Intervention der Kontakt zwischen Arzt und Patient beteiligt ist, wenn er als unterstützend und freundlich erlebt wird. Ebenso gilt das Gegenteil: Eine nicht als unterstützend und zugewandt erlebte Begegnung wird häufig unterwünschte negative Auswirkungen haben. Es ist zu hoffen, dass diese Erkenntnis dazu führt, dass die Bedeutung einer tragfähigen persönlichen Beziehung zwischen Patient und Therapeut breite Unterstützung erfährt. Zeitbeschränkungen im Kontakt zwischen Arzt und Patient und die Betonung technischer Leistungen vermindern auch die Wirksamkeit anerkannter pharmakologischer oder technischer Interventionen, wenn diese allgemeinen therapeutischen Aspekte einer gelungenen Beziehung an Bedeutung verlieren.

LITERATURAUSWAHL

Benedetti F, Lanotte M, Lopiano L, Colloca L. When words are painful? Unraveling the mechanisms of the nocebo effect. Neuroscience 2007; 147(2): 260–271.

Crow R, Gage H, Hampson S, et al. The role of expectancies in the placebo effect and their use in the delivery of health care: A systematic review. Health Technol Assess 1999; 3(3): 1–96.

Di Blasi Z, Harkness, Ernst E, et al. Influence of context effects on health outcomes: A systematic review. Lancet 2001; 357(9258): 757–762.

Finniss DG, Kaptchuk TJ, Miller F, Benedetti F. Biological, clinical, and ethical advances of placebo effects. Lancet 2010; 375(9715): 686–695.

Haake M, Muller HH, Schade-Brittinger C, et al. German Acupuncture Trials (GERAC) for chronic low back pain: Randomized, multicenter, blinded, parallel-group trial with 3 groups. Arch Intern Med 2007; 167(17): 1892–1898.

Kaptchuk TJ, Friedlander E, Kelley JM, et al. Placebos without deception: A randomized controlled trial in irritable bowel syndrome. PLoS One 2010; 5(12): e15591.

Laupattarakasem W, Laopaiboon M, Laupattarakasem P, Sumananont C. Arthroscopic debridement for knee osteoarthritis. Cochrane Database Syst Rev 2008; 1: CD005118.

Moerman DE. Meaningful placebos – controlling the uncontrollable. N Engl J Med 2011; 365(2): 171–172.

Price DD, Finniss DG, Benedetti F. A comprehensive review of the placebo effect: Recent advances and current thought. Annu Rev Psychol 2008; 59: 565–590.

Wechsler ME, Kelley JM, Boyd IO, et al. Active albuterol or placebo, sham acupuncture, or no intervention in asthma. N Engl J Med 2011; 365(2): 119–126.

KAPITEL

46

Hans Peter Kapfhammer

Psychotherapie und Pharmakotherapie

46.1 Einleitung

Psychische und psychosomatische Störungen werden heute innerhalb eines multifaktoriellen Krankheitsmodells konzeptualisiert. Biologische, psychologische und soziale Einflüsse tragen zum Verständnis von Disposition und Vulnerabilität, von Risiko- und Auslösebedingungen sowie von Verlaufskonsequenzen in je unterschiedlichem Ausmaß bei.

Psychotherapeutische Verfahren und psychopharmakologische Strategien definieren die beiden Hauptzugangsweisen in der Behandlung von psychischen und psychosomatischen Störungen. Beide Therapieoptionen können in störungsbezogener Indikationsstellung mittlerweile auf eine relativ breite empirische Datenbasis zur Wirksamkeit einzelner Interventionen zurückgreifen. Orientierende Empfehlungen sind auch für die Behandlungspraxis möglich. Vorliegende empirische Daten verweisen aber stets auf besondere Studienkontexte, auf unterschiedliche diagnostische Methoden und auch auf meist nach speziellen Kriterien ausgewählte Patienten mit i. d. R. relativ eng umschriebenen Störungsbildern. Diese Studienvoraussetzungen entsprechen den üblichen Versorgungsbedingungen oft nur sehr annähernd.

46.2 Allgemeine Voraussetzungen einer Kombinationsbehandlung

Pharmakotherapie und Psychotherapie beziehen sich zunächst auf unterschiedliche theoretische Wirkprinzipien:

- Eine **Pharmakotherapie** entfaltet ihre Effekte hauptsächlich über biologische Mechanismen. Medikamente versuchen definierte Dysregulationen in unterschiedlichen Neurotransmittersystemen zu korrigieren, hormonelle und andere Stressreaktionssysteme zu beeinflussen und neuroplastische Adaptationsvorgänge in neuronalen Schaltkreisen anzustoßen.
- Eine **Psychotherapie** strebt ihre Wirksamkeit vorrangig über psychologische Mechanismen innerhalb einer therapeutischen Beziehung an. Sie zielt auf eine günstigere Integration und Regulation des affektiven Erlebens, eine kognitive Restrukturierung sowie eine vorteilhaftere Verhaltenskompetenz und Selbstwirksamkeit.

Beide therapeutischen Ansätze beziehen sich möglicherweise auf unterschiedliche Ziele und vermitteln ihre Effekte vermutlich auch in unterschiedlichen Zeitspannen. Beide therapeutischen Ansätze teilen aber sehr wohl auch grundlegende Aspekte miteinander.

So beinhaltet auch eine schwerpunktmäßig pharmakologische Therapie eine Reihe wichtiger psychologisch-edukativer und supportiver Elemente wie Aufklärung über die diagnostizierte Störung, den Krankheitsverlauf, verfügbare Behandlungsoptionen mit zu erwartenden Wirkungen und möglichen Nebenwirkungen, emotionale Unterstützung, ferner auch Angehörigenarbeit, psychosoziale Beratung und ressourcengeleitete Aktivierung.

In jedem Fall schließt eine wirksame Pharmakotherapie immer auch eine subtile Psychologie der Medikamentenverschreibung und -einnahme ein. Durch Pharmaka wird stets ein vielschichtiges verhaltenswirksames Bedeutungserleben angestoßen, das es aufzunehmen gilt. Umgekehrt belegen zahlreiche Studien eindrucksvoll, dass auch erfolgreich gestaltete Psychotherapien auf neurobiologischen Untersuchungsebenen zu vielfältigen Veränderungen der neuronalen Funktionalität führen, die jenen pharmakologischer Verfahren sehr ähnlich sind oder diese stimmig ergänzen (Grambal et al. 2015; Rubart et al. 2018; Siegel 2019).

In der Behandlungspraxis werden Psycho- und Pharmakotherapie nicht selten kombiniert. Mit Blick auf empirische Studien sind aber weiterhin einige Fragen offen (Craighead und Dunlop 2014).

Eine spezifische psychopharmakologische Medikation ist in der Indikationsstellung, der Zielsetzung und den möglichen Interaktionen mit einer geplanten oder schon aufgenommenen Psychotherapie rational zu begründen und innerhalb der therapeutischen Beziehung offen zu besprechen. Dies gilt für Psychotherapien jedweder theoretischen Ausrichtung.

Für psychodynamische Verfahren ist es relevant zu erkennen, dass es mit der Einführung von Medikamenten zu einer Verschiebung des Bedeutungserlebens kommen kann, die in ihren bewussten und unbewussten Dimensionen im Hinblick auf das Arbeitsbündnis und auf aktuelle Übertragungs- und Gegenübertragungsprozesse reflektiert werden muss. Vorteilhaft ist die Sichtweise auf eine Kombinationstherapie als ein interpersonales Unternehmen, in dem ärztlicherseits ein autoritativer Verordnungsstandpunkt vermieden und vielmehr eine „teilnehmende Verschreibung" mit einer verständnisvollen Offenheit für das recht unterschiedliche Bedeutungserleben des Patienten angestrebt wird. Es bestärkt das angestrebte Arbeitsbündnis eher positiv, wenn solche Überlegungen bereits bei Aufnahme einer Psychotherapie angestellt werden.

Psycho- und pharmakotherapeutische Ansätze in Mono- und Kombinationsbehandlung werden nachfolgend für Patienten mit depressiven und Angststörungen diskutiert. Diese thematische Beschränkung wird mit der hohen epidemiologischen Bedeutung dieser Störungsbilder im Gesundheitssystem begründet. Gerade an diesen seelischen Erkrankungen lässt sich veranschaulichen, wie ein multifaktorielles Krankheitsverständnis ein multimodales Handeln nahelegt und häufig auch notwendig macht.

46.3 Depressive Störungen

46.3.1 Allgemeine Aspekte

Depressive Störungen zählen zu den häufigsten psychischen Störungen in der Allgemeinbevölkerung. Mehrfache Rezidive sind typisch, chronische Verläufe nicht selten. Depressive Störungen gehen mit einer beachtenswerten psychiatrischen und somatisch-medizinischen Komorbidität sowie mit einem erhöhten Suizidrisiko einher. Depressionen werden häufig im Kontext wichtiger psychosozialer und persönlicher Stressoren ausgelöst. Genetische und somatisch-physikalische Faktoren spielen gleichermaßen eine wichtige ätiopathogenetische Rolle. Psychosoziale und neurobiologische Einflüsse bestimmen in unterschiedlichem Ausmaß sehr heterogene klinische Zustandsbilder. Die Unterscheidung von unipolaren und bipolar affektiven Störungen ist grundlegend. Subjektives Leiden, partnerschaftliche und familiäre Belastungen, psychosoziale Behinderungen sowie enorme sozioökonomische Kosten sind bedenkenswerte Folgen.

Ein Großteil der Patienten mit depressiven Störungen wird von Allgemeinärzten, Internisten und Psychiatern vorrangig psychopharmakologisch behandelt. Die **klinische Realität** einer **Psychopharmakotherapie** zeigt zunächst: Auch jenseits einer diagnostisch-ätiologischen Differenzierung können depressive Syndrome unterschiedlicher Schweregrade in ca. 60–70 % der Fälle mit **Antidepressiva** gebessert werden. Eine solche „Therapie-Response" darf aber nicht mit einer „Remission", einer völligen Kontrolle depressiver Symptome, gleichgesetzt werden. Die Remissionsquote liegt bedeutsam niedriger. Ein Wiedererreichen der gewohnten psychosozial integrierten Lebensweise– ein „Recovery" – gelingt noch seltener. Häufig können subjektiv störende depressive Restsymptome, vor allem anhaltende somatoforme Beschwerden oder mit der Erkrankung verknüpfte psychologische oder psychosoziale Probleme fortbestehen.

Selbst mit ausgefeilten psychopharmakologischen Strategien besteht bei ca. 20 % eine **Therapieresistenz** gegenüber Antidepressiva; klinisch imponiert eine **„chronische Depression"**. Nach Absetzen der Medikamente muss mit einem bedeutsamen Rückfallrisiko gerechnet werden, wobei es häufig aber schwierig ist, zwischen Absetzeffekten und echten Rezidiven zu unterscheiden. Selbst wenn Antidepressiva recht erfolgreich auch als Langzeittherapie eingesetzt werden, vermitteln Medikamente allein keine ausreichende Suizidprophylaxe.

Trotz einer breiten Palette mittlerweile verfügbarer Substanzklassen mit unterschiedlichen Wirkprofilen stellen gerade die Nebenwirkungen für manche Patienten im ambulanten Behandlungssetting eine kaum zu tolerierende Beeinträchtigung dar. Sie gehen mit einer erheblichen **Noncompliance** sowie hieraus resultierender **Rückfallgefährdung** einher. Irrationale bzw. unreflektierte Ängste und Meinungen über die Wirkungen von Antidepressiva (z. B. das Gefühl, hierdurch die persönliche Autonomie zu verlieren, in seinem Selbstwertgefühl getroffen zu werden, seine Selbstheilungskräfte zu unterminieren usw.) sind wichtige psychodynamische Motive, die neben pharmakologischen Gründen eine Noncompliance bedingen können.

In einer Beurteilung der vorliegenden Studienergebnisse zur Wirksamkeit von Antidepressiva darf auch nicht übersehen werden, dass ca. 30–40 % der randomisiert einer Placebo-Kontrollgruppe zugeteilten Patienten sich in ihrer depressiven Symptomatik ebenfalls bessern.

46.3.2 Grundzüge eines pharmakotherapeutischen Vorgehens

In der Beurteilung von Ergebnissen aus randomisierten kontrollierten Studien (RCTs) oder Metaanalysen ist stets zu berücksichtigen, dass

Wirkbelege von antidepressiven Substanzen sich i. d. R. nur auf ein globales Konstrukt von „Depression" beziehen, also wichtige symptomatologische Differenzierungen, ätiologisch bedeutsame Aspekte und Verlaufsgesichtspunkte außer Acht lassen (Maj et al. 2020). Ein pharmakotherapeutisches Vorgehen kann daher hier nur in sehr orientierenden Grundzügen skizziert werden (Benkert und Hippius 2021):

- Eine **antidepressive Pharmakotherapie** beachtet drei Hauptaspekte: erwartbare Wirkungen, das Nebenwirkungsspektrum und mögliche Medikamenteninteraktionen. Es sind prinzipiell zahlreiche psychopharmakologische Optionen verfügbar: selektive Serotonin-Wiederaufnahmehemmer (SSRI), dual wirksame Serotonin-Noradrenalin-Wiederaufnahmehemmer (SNRI), Trazodon (SARI), Mirtazapin (NaSSA), Reboxetin (SNRI), Bupropion (Noradrenalin-Dopamin-Wiederaufnahmehemmer), Moclobemid (selektiver und reversibler MAO-A-Inhibitor), Agomelatin (Melatoninrezeptor- und selektiver Serotoninrezeptoragonist) sowie Vortioxetin (multimodaler Wirkmechanismus). Diese modernen Antidepressiva haben eine medikamentöse Behandlung im Vergleich zu den traditionellen Antidepressiva, insbesondere den Trizyklika (TZA) wesentlich erleichtert. Sie sind insgesamt nebenwirkungsärmer und prinzipiell auch sicherer.
- Bei der **Akutbehandlung** von Depressionen im leichten bis mittleren Intensitätsbereich sind alle derzeit verfügbaren Antidepressiva ähnlich wirksam. Im Vergleich zu einem stationären Behandlungssetting werden in der primärärztlichen Versorgung im Durchschnitt niedrigere Dosierungen angewendet. Dies ist aus Verträglichkeitsgründen gut nachzuvollziehen. Mehrere Untersuchungen zeigen jedoch, dass ambulant mit Antidepressiva behandelte Patienten sehr häufig im subtherapeutischen Bereich sind und trotz Langzeitmedikation depressiv bleiben.

Eine generelle **Niedrigdosierungsstrategie** ist also mit einem beachtenswerten Risiko eines verlängerten depressiven Leidens, einer verringerten Response und mangelnden Remission und damit wahrscheinlich auch mit einer ungünstigeren Verlaufsprognose verbunden.

- Bei allen Antidepressiva besteht eine **Wirklatenz** von ca. 2–3 Wochen, während Nebenwirkungen schon nach der ersten Einnahme auftreten können. Zur Überbrückung wird deshalb oft ein Benzodiazepin zusätzlich verabreicht. Wenn ausgeprägte Schlafstörungen imponieren, ist auch die Gabe eines Hypnotikums (z. B. Zoplicon, Zolpidem) zu vertreten. SSRI oder SNRI besitzen einen deutlich günstigeren Letalitätsindex bei Überdosierungen aus Versehen oder in suizidaler Absicht als TZA. Trotzdem sollte bei ihnen die zu Beginn einer Behandlung nicht selten auftretende **ungerichtete Aktivierung,** die subjektiv als verstärkte Unruhe oder Ängstlichkeit verspürt wird, ärztlich sorgfältig beachtet werden. Dies gilt besonders in Fällen suizidal-depressiver Verstimmungen. Dann ist eine Kombination mit Benzodiazepinen (z. B. Lorazepam) oder atypischen Antipsychotika (z. B. Olanzapin, Quetiapin) anzuraten. Das jüngst eingeführte Ketamin kann über einen glutamatergen Mechanismus oft schon nach wenigen Applikationen das Ausmaß von depressiven Symptomen, vor allem von Suizidalität, signifikant reduzieren. Es wird derzeit vor allem bei nachgewiesener Therapieresistenz eingesetzt. Mögliche dissoziative Symptome sind zu beachten.
- Empirische Studien zeigen, dass ein Viertel bis ein Drittel der Patienten, die nach 4 Wochen einer adäquaten Dosierung noch **keine Response** zeigen, sich nach 8 Wochen doch gebessert haben. Eine Remission nach vorheriger Response benötigt i. d. R. bis zu 6 Wochen. Bei chronisch depressiven Patienten ist es sinnvoll, einen Zeitraum von bis zu 3 Monaten abzuwarten. Spricht ein Patient auf eine Medikation innerhalb von 14 Tagen noch überhaupt nicht an, ist eine Dosiserhöhung für weitere 2 Wochen vertretbar. Bei weiter bestehendem unverändertem Status sollte eine diagnostische Neubewertung erfolgen (Cosci und Fava 2021a). Allgemein sprechen ca. 50 % der depressiven Patienten auf das erste Medikament nur unzureichend an. Es stehen dann psychopharmakologisch im Prinzip zwei erfolgversprechende Möglichkeiten zu Gebote: entweder ein **Wechsel** auf ein anderes Medikament derselben bzw. einer anderen Wirkklasse oder aber eine **Augmentation** z. B. mit Lithium, Schilddrüsenhormonen oder mit einem atypischen Antipsychotikum (z. B. Quetiapin, Aripiprazol). In kontrollierten Studien hat sich die Augmentationsstrategie einer Wechselstrategie als überlegen erwiesen (Jones et al. 2021).
- Zahlreiche Patienten zeigen nach einer antidepressiven Medikation trotz erfreulicher Remission zentraler affektiver und kognitiver Depressionssymptome doch noch eine Reihe unspezifischer somatoformer Beschwerden. Diese depressiven **Residualsymptome** sind mit einem höheren und rascheren Rezidivrisiko im weiteren Krankheitsverlauf verbunden. Antidepressiva mit einem dualen Wirkmechanismus (Venlafaxin, Milnacipran, Duloxetin) sind diesbezüglich den SSRI wahrscheinlich überlegen.
- Bei der Behandlung **schwerer Depressionen** ist die Frage eines Unterschieds zwischen den altbewährten TZA und den moderneren Antidepressiva im Hinblick auf die Wirksamkeit nicht leicht zu beantworten. Es finden sich empirische Belege, die eine Überlegenheit der TZA über die SSRI in dieser Indikation nahelegen. Mirtazapin und Venlafaxin scheinen den SSRI bei schweren Depressionen überlegen zu sein. Im Falle einer psychotischen Depression (mit synthymen Wahninhalten) hat sich die Kombination des Antidepressivums mit einem atypischen Antipsychotikum klinisch bewährt.
- Antidepressiva werden sehr oft über einen zu kurzen Zeitraum eingenommen. Die medikamentöse Behandlung von Depressionen verlangt i. d. R. eine Langzeitperspektive. Es ist Konsensus, dass sich nach einer Akuttherapie bei erfolgter symptomatischer Remission eine **Erhaltungstherapie** von mindestens weiteren 4–9 Monaten anschließen muss, um das Risiko einer wieder auftretenden depressiven Symptomatik aus der aktuellen Indexepisode zu minimieren. Und Patienten mit wiederholten Depressionen benötigen i. d. R. eine mehrjährige **Langzeitmedikation** bzw. **Rezidivprophylaxe.** Die grundlegende Frage aber, wann und wie eine längerfristig durchgeführte antidepressive Medikation reduziert und abgesetzt werden kann, ohne ein

bedeutsames Rezidivrisiko einzugehen, ist derzeit noch nicht befriedigend beantwortet (van Leeuwen et al. 2021).

- Das **Nebenwirkungsprofil** eines Antidepressivums erklärt sich aus den potenziellen Interaktionen mit den diversen Rezeptortypen. Neuere Antidepressiva zeichnen sich durch eine höhere Selektivität in der Beeinflussung von Rezeptorsystemen aus. Ihr Nebenwirkungsspektrum ist deutlich enger und erklärt sich z. B. bei den SSRI vor allem durch deren Interaktionen mit dem 5-HT_2- und dem 5-HT_3-Rezeptor-Subtypus. Relevante Nebenwirkungen bei SSRI/SNRI sind gastrointestinale Beschwerden, sexuelle Dysfunktionen, Körpergewichtssteigerung und erhöhte Blutungsneigung.

Eine detaillierte Kenntnis differenzieller Nebenwirkungsprofile bei den einzelnen Präparateklassen ist für den Arzt Grundvoraussetzung seines therapeutischen Handelns. Patienten müssen hierüber ausführlich informiert sein, um eine gute Compliance sicherstellen zu können.

Ein empirisch sehr umstrittenes Thema ist, ob langfristige Behandlungen mit Antidepressiva eigenständig zu einer ungünstigeren Verlaufsdynamik und zu Therapieresistenz beitragen könnten (Fava 2020). Eine therapieresistente Depression gilt als hochkomplexe klinische Herausforderung (Strawbridge et al. 2019; Borbély et al. 2022).

46.3.3 Psychotherapie

Unter den störungsorientierten, meist als Kurzbehandlungen konzipierten **Psychotherapien bei Depressionen** liegen vor allem Erfahrungen zu kognitiv-behavioralen Ansätzen (KVT) sowie zur Interpersonalen Psychotherapie (IPT), aber auch zu psychodynamischen Kurzzeitverfahren vor.

In einer Gesamtbeurteilung der Wirksamkeit von Psychotherapie bei depressiven Störungen, die sich auf eine Vielzahl von kontrollierten Studien, systematischen Reviews und Metaanalysen stützen kann, ist Psychotherapie bei leichten, mittelschweren und z. T. auch schweren unipolaren, nichtpsychotischen Depressionen einem medikamentösen Ansatz ebenbürtig. Höhere methodische Anforderungen sind auch an künftige Psychotherapiestudien zu stellen, um eine bessere Vergleichbarkeit von Effekten und Nebenwirkungen psychotherapeutischer und psychopharmakotherapeutischer Interventionen zu ermöglichen (Guidi et al. 2018).

46

Allgemein ist bei schweren, vor allem psychotischen Depressionen einer antidepressiven Medikation der klare Vorrang einzuräumen.

Psychotherapie zeigt im Vergleich zu einer medikamentösen Monotherapie vermutlich eine Überlegenheit in der **Reduktion der Rückfallgefährdung.** Ein Vorteil psychotherapeutischer Verfahren ist vermutlich auch in einer breiter streuenden Effektivität zu sehen. Unter den etablierten Psychotherapieverfahren bestehen in dieser Indikationsstellung kaum signifikante Unterschiede (Leichsenring und Steinert 2018; Cuijpers et al. 2019). Andere Variablen wie therapeutische Kompetenz, Patientenpräferenz oder regional verfügbare Angebote scheinen von größerer Bedeutung zu sein. Nicht geklärt ist, welche Elemente wann in einem bestimmten Therapieansatz (z. B. KVT) vorteilhaft ihre Wirkung entfalten (einfache Verhaltensaktivierung, Training sozialer Fertigkeiten, ruminationsfokussierte Techniken, kompetitives Gedächtnistraining, kognitive Umstrukturierung, Problemlöseverhalten, Exposition, partnerorientierte Strategien, achtsamkeitsbasierte Elemente).

46.3.4 Kombination von Pharmako- und Psychotherapie

Für eine Kombination von Pharmakotherapie und Psychotherapie bei depressiven Störungen stellt sich ebenfalls eine differenzierte empirische Datenlage dar. Hinsichtlich einer pragmatischen Übersetzung in die reale Versorgungslandschaft sind aber noch eine Reihe offener Fragen und Probleme zu erkennen.

- Studien zu einer **simultanen Kombination** von Psychotherapie (KVT, IPT, psychodynamische Kurztherapie) und Pharmakotherapie in der **Akutphase** weisen darauf hin, dass ein solches Vorgehen oft nur zu diskreten Zusatzeffekten gegenüber den jeweiligen Monotherapien führt. Ergebnisse aus RCTs zeigen allerdings nur eine ungenügende externe Validität und können schwerlich auf konkrete Bedingungen einer durchschnittlichen Versorgungspraxis generalisiert werden. In metaanalytischen Auswertungen findet sich hinsichtlich „Remission“ und „Geschwindigkeit des Eintretens der Remission“ allgemein eine Überlegenheit der Kombinationsbehandlung bei höherem Schweregrad rezidivierender Depressionen sowie generell bei älteren und bei weiblichen Patienten. Eine herausragende Studie, die KVT und eine flexible, Algorithmus-gestützte Pharmakotherapie mit Mono-Pharmakotherapie hinsichtlich symptomatischer Remission und psychosozialer Erholung verglich, wies eine **Überlegenheit der Kombinationsbehandlung** speziell für Patienten mit einem hohen Symptomniveau nach (Hollon et al. 2014).
- Eine Kombinationsbehandlung führt im Vergleich zu alleiniger Antidepressivatherapie bei chronischen Verläufen einer Depression zu uneinheitlichen Ergebnissen. Eine Kombinationstherapie weist gegenüber einer Mono-Psychotherapie meist ebenfalls nur diskrete Vorteile auf (Cujipers et al. 2010). Patienten mit **chronischen Depressionen** in einem Bedingungskontext früher Traumatisierungen scheinen eher auf psychotherapeutische Interventionen als auf eine antidepressive Medikation anzusprechen (Teicher et al. 2022).
- Auch die wenigen Studien, die eine Beurteilung für die **Erhaltungsphase** erlauben, deuten auf komplexe Zusammenhänge hin. So zeigten Follow-up-Beobachtungen, dass sowohl eine KVT als auch eine Kombinationsbehandlung während der Akutphase im weiteren Verlauf zu einer signifikanten Senkung des Rückfallrisikos gegenüber einer medikamentösen Monotherapie beitragen kann (Furukawa et al. 2021).
- Studien, die sich auf den möglichen Stellenwert einer Kombinationsbehandlung für die **Rezidivprophylaxe** in der Lang-

zeitperspektive konzentrierten, sind selten. Eine bedeutsame Untersuchung zu dieser Fragestellung stammt von Frank et al. (1990). Die Autoren analysierten die Neuerkrankungsrate in einem 3-Jahres-Zeitraum bei einer Gruppe von Patienten mit rezidivierender Depression, die nach einer Kombinationstherapie (IPT + Imipramin) während der Akut- und der Erhaltungsphase in guter symptomatischer Remission waren und anschließend entweder in dieser Kombinationstherapie fortgeführt oder mittels IPT allein, IPT + Placebo, Imipramin-Monotherapie oder Placebo behandelt wurden. In ihrer rezidivprophylaktischen Wirksamkeit erzielten sowohl die Kombinationstherapie als auch die Imipramin-Monotherapie die besten Resultate, unterschieden sich aber voneinander nicht signifikant. Eine Überlegenheit der Kombinationstherapie gegenüber alleiniger IPT war festzuhalten.

- Einen anderen Fokus wählten Untersuchungen, die in einer **sequenziellen Anwendung** entweder Psychotherapie oder Medikation bei Patienten einsetzten, die zuvor in der Akuttherapie auf die jeweils andere Modalität nur ungenügend angesprochen hatten. In dieser Perspektive zielte ein Kombinationsansatz auf die **Erhöhung einer unter monotherapeutischen Bedingungen unzureichenden Therapie-Response.** Eine solche sequenzielle Kombinationsstrategie hat sich der simultanen Kombinationsbehandlung als überlegen erwiesen. Die Vorteile zeigten sich insbesondere bei der schwerer depressiv erkrankten Patientensubgruppe (Frank et al. 2007).
- Eine vorausgehende medikamentöse Stabilisierung in der Akuttherapie sowie eine anschließende Psychotherapie entweder allein oder unter Fortführung der antidepressiven Medikation in der **Erhaltungstherapie** stellten sich als eine vorteilhafte Strategie hinsichtlich des Rezidivrisikos im weiteren Verlauf dar (Breedvelt et al. 2021; Guidi und Fava 2021).
- **Wirkmechanismen dieser sequenziellen Strategie** könnten darin bestehen, dass eine zusätzliche Psychotherapie residuale Symptome einer Depression verbessert und auch mit der Erkrankung bzw. der Disposition assoziierte psychologische und psychosoziale Dimensionen positiv verändert.
- Das Erreichen von **Remission** definiert das vorrangige therapeutische Ziel in der Behandlung depressiver Patienten. Aus den vorliegenden metaanalytischen Studien lassen sich einige allgemeine Aussagen ableiten: Niedriger sozioökonomischer Status, geringer Bildungsgrad, höheres Lebensalter und somatische Komorbidität verringern generell eine Remissionswahrscheinlichkeit über alle Therapiemodalitäten. Eine Kombinationsbehandlung erhöht diese Wahrscheinlichkeit wiederum, wobei Dysthymien unter den chronischen Depressionen vermutlich hiervon am wenigsten profitieren. Bei höheren Schweregraden einer depressiven Symptomatik erzielt eine Kombinationstherapie gegenüber einer Antidepressiva-Monotherapie wahrscheinlich leichter eine Remission. Chronische Depressionen im Entstehungskontext von frühkindlichen Missbrauchserfahrungen scheinen keinen signifikanten Vorteil aus einer Kombinationstherapie zu ziehen (Teicher et al. 2022). Ein hohes Angstlevel prädiziert einen ungünstigeren Outcome für die Behandlung einer Major Depression (Cosci und Fava 2021b). Hier müssen längere Zeiten für das Erreichen einer Remission angesetzt werden (Huibers et al. 2014).
- Aus einer **pragmatischen klinischen Perspektive** ist bei schweren depressiven Zuständen zunächst eine antidepressive Medikation allein angezeigt. Erst nach einer gewissen symptomatischen Erholung kann eine Kombination mit einem psychotherapeutischen Verfahren erwogen werden. Eine routinemäßige Kombination von Psychotherapie und Pharmakotherapie ist für eine große Anzahl von depressiven Patienten aber nicht notwendig.

RESÜMEE

Im Rahmen einer Psychotherapie auftretende Zustände einer akut bedrohlichen oder anhaltend als quälend erlebten Verstimmung sind stets als Indikationsfälle einer Kombinationsbehandlung zu diskutieren. Dies empfiehlt sich in besonderer Weise bei depressiven Patienten mit reduzierter Impulskontrolle und akuter Suizidalität sowie mit massiver Zwangssymptomatik und eingeschränktem Realitätsurteil. Antidepressiva sollten immer auch dann ernsthaft erwogen werden, wenn bei bereits langfristigen Psychotherapien allenfalls eine Teilbesserung eingetreten ist oder psychovegetative Symptome hartnäckig persistieren.

46.4 Angststörungen

46.4.1 Pharmakotherapie der Angststörungen

Die auf deskriptiven Kriterien beruhenden psychiatrischen Klassifikationssysteme führen in der Gruppe der Angststörungen folgende Störungen auf: generalisierte Angststörung, Panikstörung mit und ohne Agoraphobie, Agoraphobie, soziale Phobie und spezifische Phobien. Auch die Angststörungen zählen zu den häufigsten psychischen Störungen in der Allgemeinbevölkerung. Eine Tendenz zum chronischen Verlauf, vor allem bei der generalisierten Angststörung sowie eine hohe psychiatrische Komorbidität besonders hinsichtlich depressiver Störungen und Substanzmissbrauch sind kennzeichnend. Angststörungen gehen mit einem ähnlich hohen Ausmaß an psychologischer Beeinträchtigung, psychosozialer Behinderung und sozioökonomischer Kostenverursachung einher wie depressive Störungen.

Die diagnostische Differenzierung einzelner Angststörungen ermöglicht auch eine differenzielle Pharmakotherapie. Die empirischen Studien sind zahlreich und beziehen sich mehrheitlich auf akute Behandlungsstadien. Sie lassen aber auch für die Langzeitperspektive grundlegende Aussagen zu. Ein Forschungsdefizit besteht hinsichtlich therapieresistenter Behandlungsverläufe von Angststörungen. Die pharmakotherapeutischen Erkenntnisse werden vorrangig für die Panikstörung dargestellt. Sie ist auch modellbildend für andere Angststörungen, bei denen lediglich spezielle Aspekte ergänzt werden (Domschke et al. 2017).

Panikstörung mit und ohne Agoraphobie

Mehrere Metaanalysen zur Wirksamkeit pharmakologischer Interventionen bei der Panikstörung belegen, dass **SSRI** in der **Akut- und Langzeitperspektive** klare Vorteile besitzen. Empirisch kann keinem

Einzelpräparat ein Vorzug eingeräumt werden. Der **SNRI** Venlafaxin zeigt in der Akut- wie auch Langzeitbehandlung vergleichbar gute Effekte. **Clomipramin** und **Imipramin** ebenso wie **MAO-Hemmer** (Phenelzin, Tranylcypromin) besitzen ebenfalls eine gute antipanische Wirkung; ihre bedeutsamen Nebenwirkungen benachteiligen sie allerdings gegenüber SSRI und SSNRI.

Auch hochpotente **Benzodiazepine** (z. B. Alprazolam, Clonazepam) haben einen anerkannten Stellenwert. Die drei Substanzklassen SSRI/SNRI, TZA/MAO-Hemmer und Hochpotenz-Benzodiazepine erreichen etwa bei 50–80 % der Panikpatienten eine Therapie-Response (Reduktion der Anzahl der Panikattacken bzw. der globalen Angstsymptomatik um mindestens 50 %). Die Benzodiazepine wirken schneller und weisen ein günstiges Nebenwirkungsprofil auf. Allerdings sind mögliche Probleme der Langzeitapplikation zu beachten; bei einer zusätzlich zur Panikstörung häufig vorliegenden depressiven Symptomatik haben sie im Vergleich zu SSRI/SNRI und TZA/MAO-Hemmer Nachteile. SSRI zeigen gegenüber Benzodiazepinen einen verzögerten Wirkeintritt von einigen Wochen. Panikpatienten sind in der Anfangsphase oft überempfindlich gegenüber den SSRI-Nebenwirkungen. Sie tolerieren Symptome von Herzklopfen, Schwitzen, Zittern, ängstliche Unruhe, die initial sogar verstärkt sein können, nur schlecht.

Im Hinblick auf Therapiemotivation und Compliance empfiehlt sich deshalb anfangs häufig eine **Kombination von SSRI und Benzodiazepin.** Eine initiale begleitende Benzodiazepin-Medikation zielt neben einer besseren Verträglichkeit der SSRI-Therapie auch auf eine wirksame Kontrolle der Panikattacken, bis die serotonerge Medikation ihre Effekte entfalten kann. Patienten ohne eine ausreichende Dosierung sowohl des Antidepressivums als auch speziell des Benzodiazepins erreichen oft keine Symptomremission. Eine Kontrolle der Angstsymptome durch diese Kombinationsstrategie wird für zahlreiche Patienten innerhalb von 4–8 Wochen erzielt, sodass dann eine sukzessive Reduktion des Benzodiazepins unter Beibehaltung des SSRI möglich wird. Bei einer Teil-Response oder Nicht-Response auf eine antidepressive Therapie kann auch eine langfristige Zusatzmedikation von Benzodiazepinen hinsichtlich möglicher Vorteile und Nachteile kritisch erwogen werden. Eine Langzeitmedikation mit einem SSRI muss im Hinblick auf die hohe Chronizität und den in seiner symptomatischen Intensität fluktuierenden Verlauf einer Panikstörung erwogen werden. Derzeit verfügbare Langzeitdaten erlauben noch keine zuverlässige Beurteilung, wie lange im Einzelfall eine SSRI-Medikation wirklich verordnet werden sollte.

Da unter natürlichen Behandlungsbedingungen viele Patienten mit Panikstörung trotz über mehrere Jahre beibehaltener SSRI-Medikation nicht vollständig symptomfrei sind, scheint nicht so sehr die Gesamtdauer der Behandlung, sondern eher die erreichte Remissionsqualität die entscheidende Determinante dafür zu sein, in welchem Ausmaß nach einem allmählichen Absetzen von den SSRI wieder mit einem Rezidiv zu rechnen ist.

Beim Absetzen von SSRI können vor allem bei zu schnellen Reduktionsschritten SSRI-Entzugssymptome auftreten. Längere Krankheitsdauer, stärkere Intensität der Paniksymptome, ausgeprägtes phobisches Vermeidungsverhalten, Komorbidität mit depressiven und anderen Angststörungen, speziell mit generalisierter Angststörung sowie mit Persönlichkeitsstörungen, reduzieren die Wahrscheinlichkeit, dass die Patienten auf eine alleinige antipanische Medikation positiv ansprechen, signifikant. Kombinationen oder Augmentationen, speziell SSRI/SSNRI mit Benzodiazepinen, dem Stimmungsstabilisator und Alpha$_2$-Delta-Liganden Pregabalin oder atypischen Antipsychotika werden pharmakotherapeutisch diskutiert.

Generalisierte Angststörung

Die empirische Literatur zur Wirksamkeit pharmakologischer Interventionen bei der generalisierten Angststörung führt zu einer recht ähnlichen Einstufung der verfügbaren Substanzgruppen wie bei der Panikstörung. Die Effizienz von serotonerg wirksamen Präparaten wie **SNRI** (Venlafaxin, Duloxetin) und **SSRI** (Paroxetin, Sertralin, Escitalopram) ist in kontrollierten Studien nachgewiesen. Das insgesamt günstigere Nebenwirkungsprofil gibt ihnen im Vergleich zu Trizyklika (Imipramin) den Vorzug, die sich aber ebenfalls als gut wirksam erwiesen haben. Angesichts einer häufig assoziierten depressiven Symptomatik, speziell auch in der Präsentationsform von hartnäckigen somatoformen Beschwerden, kommt den SSRI und vor allem den SNRI eine große Bedeutung zu. Eine initial mögliche Intensivierung der Angstsymptomatik unter SSRI und SSNRI ist zu beachten und evtl. kurzfristig mit Benzodiazepinen zu kupieren. Aufgrund mittlerweile zahlreicher kontrollierter Studien kann **Pregabalin** eine empirisch ähnlich gut abgesicherte Stellung als Mittel der 1. Wahl unter dieser Indikation zugesprochen werden.

Generalisierte Angstsyndrome stellten traditionell auch einen Hauptindikationsbereich für den Einsatz von **Benzodiazepinen** dar. Zahlreiche kontrollierte Studien belegen ihre anxiolytische Wirksamkeit. Allerdings erfahren nur ca. zwei Drittel der Patienten eine mäßige bis gute Besserung. Patienten mit stark ausgeprägten kognitiven und somatischen Angstsymptomen, aber nur geringer depressiver Verstimmung und wenigen interpersonalen Problemen sprechen mit einer höheren Wahrscheinlichkeit positiv auf die Gabe eines Benzodiazepins an. Allgemein sollte bei guter Response die Medikation in der therapeutisch wirksamen Dosierung bis zu 1 Jahr aufrechterhalten werden. Die hohe Chronizität und klinische Komplexität der generalisierten Angststörung machen es wahrscheinlich, dass selbst bei guter Stabilisierung und dann vorsichtigen Reduktionsschritten häufig wieder Angstsymptome auftreten. Bei sehr stark ausgeprägter, umfassend behindernder Ängstlichkeit sowie einem Versagen zuvor erprobter pharmakologischer Optionen ist auch ein längerfristiger Einsatz von Benzodiazepinen zu diskutieren. Eine Indikation hierfür beruht auf dem sorgfältigen Vergleich des subjektiven Wohlbefindens, der beruflichen Leistungsfähigkeit und der Lebensqualität eines Patienten unter Benzodiazepinen und ohne zusätzliche Benzodiazepine. Eine detaillierte Aufklärung über die möglichen Risiken einer Langzeitmedikation mit Benzodiazepinen ist in jedem Fall durchzuführen. In der Behandlung therapieresistenter Verläufe kommt der Kombination/Augmentation mit atypischen Antipsychotika (z. B. Quetiapin) eine mögliche Rolle zu.

Soziale Phobie

Auch die pharmakologische Behandlung der sozialen Phobie stützt sich im Wesentlichen auf **SSRI** (Paroxetin, Sertralin, Fluvoxamin, Fluoxetin, Escitalopram) und **SNRI** (Venlafaxin). Bei etwa zwei Drittel der Patienten kann unter dieser Medikation mit einer Therapie-Response (Reduktion der sozialen Angst um ≥ 50 %) gerechnet werden. Für **Mirtazapin** liegen ebenfalls positive Resultate vor. Die Daten bzgl. traditioneller Trizyklika sind hingegen nicht überzeugend. Das Wirkprinzip der MAO-Hemmer ist für den nichtselektiven und irreversiblen MAO-Inhibitor **Phenelzin** überzeugend nachgewiesen. Der selektive MAO-A-Hemmer Moclobemid zeigte in kontrollierten Studien allerdings nur bescheidene Effekte gegenüber Placebo. Die Gabe von Benzodiazepinen kann in Einzelfällen gerechtfertigt sein. Kontrollierte Studien (Alprazolam, Clonazepam, Bromazepam) mit positiven Resultaten liegen vor. Für die Stimmungsstabilisatoren Gabapentin und Pregabalin existieren ebenfalls erfolgversprechende Ergebnisse. Für Betablocker (z. B. Atenolol) gibt es nur einige positive Wirkhinweise bei umschriebenen sozialen Ängsten, nicht aber bei der generalisierten sozialen Phobie.

Spezifische Phobien

Bei spezifischen Phobien besteht nur in Ausnahmefällen eine Indikation für den Einsatz von Medikamenten.

46.4.2 Bewertung der Pharmakotherapie

Generell muss für die Pharmakotherapie der Angststörungen festgestellt werden, dass nach Absetzen der Medikamente ein hohes Rezidivrisiko droht, wenn diese zuvor ausschließlich monotherapeutisch verabreicht wurden.

Selbstverständlich sind Probleme der Nebenwirkungsunverträglichkeit und die hiermit assoziierten Schwierigkeiten von Noncompliance bzw. Therapieabbruch zu bedenken. Hinsichtlich eines Benzodiazepin-Langzeitgebrauchs müssen zusätzliche Risiken und Komplikationen wie z. B. Missbrauchs- und Abhängigkeitsproblematik reflektiert werden. Zur klinischen Herausforderung pharmakotherapierefraktärer Verläufe liegen zwar neuere Therapieoptionen (z. B. Ketamin, D-Cycloserin, Cannabidiol, Psychedelika) vor, ihre Wirksamkeit auf Versorgungsebene kann derzeit aber noch nicht beurteilt werden (Garakani et al. 2020; Vollenweider und Preller 2020; Hertenstein et al. 2021).

46.4.3 Kombination von Pharmako- und Psychotherapie

Psychotherapie nimmt einen zentralen Stellenwert in der Behandlung von Angststörungen ein. Verhaltenstherapeutische Ansätze können sich insgesamt auf eine umfangreichere Basis empirischer Studien stützen als psychodynamische Verfahren (Domschke et al. 2017): Wo auch immer möglich, sollten Patienten zu einer differenzierten störungsorientierten Psychotherapie motiviert werden. Psychotherapeutischen Verfahren ist gegenüber einem medikamentösen Vorgehen wahrscheinlich eine Vorrangstellung einzuräumen, wenn die vorliegenden Angststörungen einen leichten bis mittleren Störungsgrad aufweisen. Aber auch bei dieser Ausgangssituation sind das typische Krankheitsverständnis und die subjektive Therapieerwartung eines Patienten zu berücksichtigen. Sowohl psychotherapeutische als auch medikamentöse Ansätze allein haben sich aber mit dem speziellen Problem einer bedeutsamen Dropout-Rate auseinanderzusetzen. Die empirischen Ergebnisse erlauben vorläufig noch keine Behandlungsempfehlung zugunsten von eher kognitiv-behavioralen gegenüber eher psychodynamischen Verfahren, sieht man von der definierten Indikation eines prominenten Vermeidungsverhaltens ab, das besonders vorteilhaft auf Expositionsverfahren anspricht.

In einem Vergleich von Psychotherapie und Pharmakotherapie werden bei den Angststörungen für die psychotherapeutischen Ansätze häufig höhere Effektstärken gefunden (Emmelkamp 2013). Nicht selten ist hierbei aber die Qualität des medikamentösen Therapiearms in den Untersuchungen zu kritisieren. Gegenüber früheren Einschätzungen relativieren jüngere metaanalytische Untersuchungen die erzielten Effekte bedeutsam (Chen et al. 2019). Die berichteten Effizienzgrade dürfen nicht überschätzt und auch nicht so ohne Weiteres auf durchschnittliche Versorgungsbedingungen extrapoliert werden.

RESÜMEE
Berücksichtigt man höhere klinische Schweregrade, eine mehrheitlich assoziierte psychische Komorbidität, bedeutsame Rezidivraten, nicht selten begrenzte Therapieerfolge je eines Ansatzes, u. U. ein nicht simultanes, sondern ein sequenziell angelegtes Vorgehen, dann lassen sich speziell in üblichen Versorgungskontexten gute Gründe für eine Kombinationsbehandlung bei Angststörungen finden (Cuijpers et al. 2014; Domschke et al. 2017; van Leeuwen et al. 2021).

Panikstörung und Agoraphobie

In Metaanalysen zur Panikstörung finden sich nur wenige Belege für die Vorteile einer Kombination von Pharmako- und (meist kognitiv-behavioraler) Psychotherapie.

Vorteile einer Kombinationsbehandlung gegenüber Pharmako- und Psychotherapie je allein stellen sich für die Akutphase dar. Diese Vorteile eines kombinierten Vorgehens bestehen in der Langzeitbehandlung gegenüber einer medikamentösen Monotherapie, nicht aber gegenüber alleiniger Psychotherapie.

Wegen ihres nach wie vor breiten Einsatzes unter dieser Indikationsstellung sind auch etwaige Kombinations- bzw. Interaktionseffekte von Benzodiazepinen und Expositionstherapie zu diskutieren. Mehrheitlich konnten keine statistisch oder klinisch relevanten Unterschiede aufgedeckt werden, obwohl unter der Kombination die therapeutischen Effekte früher auftraten. In der Langzeitperspektive musste aber ein differenzielles Entwicklungsmuster festgehalten werden. Während die Therapieeffekte nach einer Expositionsmonobehandlung stabil blieben, kam es in der Kombinationsgruppe nach Absetzen von Alprazolam doch zu einem deutlichen Wiederaufflammen des phobischen Vermeidungsverhaltens.

Betrachtet man die durchaus günstigen Kombinationseffekte in der Akutintervention, so sollte man bei einer individuellen Entscheidung für den zusätzlichen Einsatz eines Benzodiazepins pragmatisch dafür sorgen, dass dieses möglichst noch während des aktiven Expositionstrainings wieder ausgeschlichen wird. Aufgrund der vorliegenden Studienergebnisse gibt es wiederum keinen Hinweis, dass eine psychologische Exposition oder Verfahren der kognitiven Verhaltenstherapie durch eine antidepressive Medikation negativ beeinflusst würden. Hinsichtlich eines antipanischen Effekts entfalten beide Therapiemodalitäten für sich bereits gute Wirkungen, die in einer Kombination aber nicht durchgängig gesteigert werden.

Von großer klinischer Bedeutsamkeit ist, dass sich die in der Akutphase erzielten Kombinationseffekte auch nach 2 Jahren noch stabil halten. Sie vermitteln einen guten Schutz gegenüber dem hohen Rezidivrisiko, das nach Absetzen einer Antidepressiva-Monotherapie droht.

Zu beachten ist, dass ca. 20 % der Patienten aber auch von einer Kombinationstherapie letztlich nicht entscheidend profitieren. Das Vorliegen einer zusätzlichen Persönlichkeitsstörung erweist sich als ungünstiger Prädiktor für die Therapie-Response. Gerade bei diesen Patienten mit unzureichendem Ansprechen auf eine pharmakologische Monotherapie oder eine einfache Kombination von Antidepressiva und Exposition sind differenzierte pharmakotherapeutische Strategien zu erwägen. Auch zusätzliche Kombinationen mit kognitiven Verfahren oder mit psychodynamischen Ansätzen können durchgeführt werden.

Eine Kombination von Pharmakotherapie und Psychotherapie kann auch **sequenziell** erfolgen. So zeigten Patienten, die zuvor langfristig Benzodiazepine erhalten hatten, eine signifikant höhere Chance, mittels kognitiv-behavioraler Techniken einen Benzodiazepin-Entzug erfolgreich zu absolvieren und auch noch nach 6 Monaten abstinent zu bleiben. Zudem erzielten sie über dieses psychotherapeutische Zusatzverfahren einen günstigeren Schutz vor einem Rezidiv der Angststörung. Umgekehrt können Patienten mit Panikstörung, die auf eine kognitive Verhaltenstherapie nicht oder nur sehr unzureichend angesprochen haben, von der anschließenden Gabe eines SSRI noch gut profitieren.

Generalisierte Angststörung

Für die generalisierte Angststörung sind kombinierte Therapieansätze eher die Regel als die Ausnahme. Dies ist aber nicht Ausdruck einer schon durch empirische Daten gut abgestützten Behandlungsrationale. Vielmehr spiegeln sich hierin die häufigen Schwierigkeiten im therapeutischen Vorgehen bei dieser Patientengruppe wider. Die wenigen kontrollierten Untersuchungen gestatten bisher keine eindeutige Schlussfolgerung für eine klinische Handlungsanweisung.

Soziale Phobie

Auch bei der sozialen Phobie sprechen zunächst klinische Aspekte für den möglichen Nutzen einer Kombinationsbehandlung, berücksichtigt man die häufig unzulänglichen Therapieeffekte z. B. unter alleiniger VT (Dropout-Rate bis zu 30 %), ein ungenügendes Ansprechen auf in dieser Indikationsstellung erprobte Medikamente wie z. B. Moclobemid (mangelhafte Therapie-Response von bis zu 50 %) sowie eine ausgeprägte psychische Komorbidität.

Spezifische Phobien

Trotz einiger kontrollierter Studien mit älteren Psychopharmaka besteht Einigkeit darin, dass spezifische Phobien primär nicht medikamentös behandelt werden sollten. Ausnahmen bestehen bei sekundär sich entwickelnden Komplikationen wie einer anderen Angst- oder depressiven Störung. Lediglich bei massiven panikartigen Ängsten in der Konfrontation mit einem phobischen Objekt kann der passagere Einsatz eines Benzodiazepins gerechtfertigt sein.

46.5 Körperliche Krankheiten mit koexistenter Depression und Angst

Patienten mit körperlichen Krankheiten haben gegenüber den Prävalenzraten in der Allgemeinbevölkerung ein signifikant erhöhtes Risiko für komorbide depressive und Angststörungen.

Diese psychische Komorbidität besitzt wiederum bedeutsame negative Auswirkungen auf die somatische Krankheitsdynamik im Verlauf. Sie ist mit einer höheren Morbidität und auch Mortalität, einem bedeutsamen Suizidrisiko, einer nachteiligeren gesundheitsbezogenen Lebensqualität und einer schwierigeren psychosozialen Reintegration verbunden.

Das ätiopathogenetische Verständnis dieser psychischen und somatischen Komorbidität berücksichtigt komplexe psychologische, psychosoziale und biologische Einflussfaktoren. Zwischen den einzelnen Betrachtungsebenen bestehen entscheidende Interaktionen, die sowohl eine „psycho-somatische" als auch eine „somato-psychische" Perspektive erfordern. Angesichts der hohen Prävalenzen koexistenter Depressionen und Ängste ist nach wie vor eine auffällig niedrige Anzahl störungsorientierter psychotherapeutischer und pharmakotherapeutischer Ansätze festzustellen, die Effekte auf koexistente Depressionen und Ängste einer definierten klinischen Relevanz (psychometrische Skalen) oder auf diagnostischem Störungsniveau (standardisierte klinische Interviews) ermittelt haben. Ein somatischer Krankheitskontext bei Patienten erniedrigt im Vergleich zu körperlich gesunden Personen die Wirksamkeit sowohl von Psychotherapien als auch von Pharmakotherapien allgemein. Positive Effekte von Psychotherapien auf eine koexistente, klinisch relevante Depression, Angst, auf chronischen oder posttraumatischen Stress bei körperlichen

Krankheiten sind nachweisbar, wenngleich nicht immer konsistent. Dies gilt auch für pharmakotherapeutische Ansätze. Die derzeitige empirische Datenlage erlaubt für beide Therapiemodalitäten aber noch nicht die Schlussfolgerung, dass mit einer Verbesserung der affektiven oder stressbezogenen Komorbidität parallel auch eine positive Veränderung des biologischen Krankheitsgeschehens einhergehen muss (Kapfhammer 2022).

Dieser komplexe biopsychosoziale Hintergrund ist gerade auch für Allgemeinärzte und Fachärzte, für Psychosomatiker, Psychiater und Psychotherapeuten von grundlegender Bedeutung, da viele ihrer Patienten nicht nur Depressionen und Ängste aufweisen, sondern häufig gleichzeitig auch an oft chronischen somatischen Krankheiten leiden. Dies kompliziert speziell eine wirksame und sichere Durchführung einer Psychopharmakotherapie.

CAVE

Die Patienten zeigen nicht nur eine besondere Vulnerabilität gegenüber Nebenwirkungen, sondern es treten vor allem bedeutsame Interaktionsprobleme mit zahlreichen internistischen Medikamenten auf. Ein Basiswissen über mögliche nachteilige Effekte einer Psychopharmakotherapie auf die je zugrunde liegenden Pathophysiologien der einzelnen somatischen Krankheiten ist unabdingbar.

Nachfolgend sollen nur **einige pragmatische Aspekte** sehr verkürzt skizziert werden (zu Detailaspekten: Levenson und Ferrando 2017; Benkert und Hippius 2021; Kapfhammer 2022):

- Den meisten **Wechselwirkungen** liegt ein **pharmakokinetischer Mechanismus** zugrunde. Dabei wird die Konzentration eines Arzneimittels durch Absorption, Verteilung, Metabolismus (Phase-I- und Phase-II-Enzyme) und Exkretion beeinflusst.
  Als wichtigste Enzyme für den Arzneistoffmetabolismus in Phase-I-Reaktionen lassen sich in der Leber substratspezifische Cytochrom-P_{450}-Isoenzyme (CYP) identifizieren. Die gängigen Antidepressiva werden durch verschiedene CYP-Subsysteme unterschiedlich stark abgebaut (z. B. Fluoxetin: 2C9, 2C19, 2D6; Paroxetin: 2D6; Fluvoxamin 1A2, 2C9, 2C19, 3A4; Venlafaxin: 2D6, 3A4; Duloxetin: 1A2, 2D6). Einige Antidepressiva wie z. B. Escitalopram oder Mirtazapin weisen hingegen ein nur relativ geringes Interaktionspotenzial auf. Milnacipran und auch Vortioxetin werden nicht entscheidend über die Leber metabolisiert und weisen daher kein pharmakokinetisches Interaktionsrisiko auf. Die meisten Antidepressiva besitzen zwar kein Induktionspotenzial (außer Johanniskraut, **cave:** forcierter Abbau von Ciclosporin und Tacrolimus nach Organtransplantation), einige aber ein beachtliches Hemmpotenzial. Dieses Hemmpotenzial an diversen CYP-Subsystemen besteht vor allem bei Fluoxetin, Fluvoxamin, Paroxetin, Sertralin, Duloxetin und Bupropion. Da viele Internistika vorrangig über 2D6, 3A4, aber auch 1A2 abgebaut werden, kann ihr Wirkspiegel also unter einer antidepressiven Co-Medikation mit Hemmpotenzial signifikant ansteigen.
  Einige im Bereich internistischer Erkrankungen verordnete Pharmaka sind selbst wiederum bedeutsame **Inhibitoren** mit konsequentem starkem Anstieg der gleichzeitig hierüber abgebauten Antidepressiva (z. B. **CYP1A2:** Cumarine; Theophyllin; Pentoxifyllin; Grepafloxacin; Ondansetron; **CYP2D6:** Opioidanalgetika; Flecainid, Mexiletin, Propafenon; Ondansetron; Propranolol; **CYP3A4:** Ciclosporin A, Tacrolimus, Steroide; Makrolide; HIV-Proteasehemmer; Kalziumantagonisten; Azol-Antimykotika; einige Antihistaminika; Protonenpumpenhemmer; Amiodaron, Lidocain, Chinidin, Ciprofloxacin; einige Antimalariamittel).
  Andere wirken als potente **Induktoren** und können ein starkes Absinken der Wirkspiegel von Antidepressiva bewirken (z. B. **CYP1A2:** Rauchen, Carbamazepin, Modafinil, Omeprazol; **CYP3A4:** Carbamazepin, Oxcarbazepin, Johanniskraut, Phenobarbital, Phenytoin, Modafinil, Dexamethason, Rifampicin).

PRAXISTIPP

Der wichtigste Hinweis an die Praxis ist nicht, all diese potenziellen Interaktionen zu kennen, sondern überhaupt daran zu denken. Einfache handhabbare, über Apps verfügbare Algorithmen sind im Versorgungsalltag sehr hilfreich.

- **Wechselwirkungen** können auch auf einem **pharmakodynamischen** Mechanismus beruhen, wenn mehrere Pharmaka auf dasselbe Rezeptorsystem einwirken. Die meisten Antidepressiva betreffen vorrangig das Serotoninsystem. In einer Kombination mit anderen ebenfalls serotonerg wirksamen Medikamenten kann eine klinisch potenziell gefährliche Nebenwirkung, ein **Serotonin-Syndrom** (Angst, Agitiertheit, Verwirrtheit, Delir, zahlreiche gastrointestinale und neurologische Symptome) auftreten. Zahlreiche Internistika besitzen eine serotonerge Wirkkomponente (z. B. Tryptophan, Dextrometorphan, Meperidin, Fentanyl, Ergotamin-Alkaloide, Linezolid, Tedizolid, Isoniazid, Procarbazin, Pentazocin, Tramadol, Triptane).
- SSRI und SNRI sowie andere neuere Antidepressiva zeigen im Vergleich zu den Heterozyklika ein relativ sichereres **kardiales Nebenwirkungsprofil.** Citalopram und Escitalopram bedingen am wahrscheinlichsten eine **QT_c-Zeit-Verlängerung.** Trizyklika hingegen sollten wegen ihres Chinidin-ähnlichen Effekts nicht mehr eingesetzt werden. Auf diesbezüglich potenziell ebenfalls einwirkende Internistika, auch Anticholinergika und übliche nichtsteroidale Antiphlogistika (NASR) ist jeweils zu achten.
- Da die meisten Antidepressiva (Ausnahme: Milnacipran, Vortioxetin) über die Leber abgebaut werden, sind deutliche Dosisreduktionen bei relevanten **hepatischen Erkrankungen** vorzunehmen. Unter den Benzodiazepinen bilden Lorazepam, Oxazepam, Temazepam und Nitrazepam keine aktiven Metaboliten (keine Metabolisierung an CYP-Subsystemen, lediglich an Phase-II-Enzymreaktionen beteiligt). Bei einigen Psychopharmaka (z. B. Agomelatin, Mianserin, Valproat) besteht ein erhöhtes lebertoxisches Risiko.
- Bei chronischen **Nierenkrankheiten** sind die Dosierungen ebenfalls zu reduzieren. Bei einer Dialysepflichtigkeit besitzen Antidepressiva mit hoher Plasmaproteinbindung (z. B. SSRI) Vorteile, da sie nicht mitdialysiert werden.
- Unter vielen Antidepressiva (z. B. Mirtazapin) ist vor allem in der Langzeittherapie eine **Gewichtssteigerung** zu beobachten. Eine Adipositas kann sich negativ auf das Risiko eines **Diabetes mellitus** (insb. Typ 2) auswirken. Es sind keine klinisch bedeut-

samen Interaktionen von Antidepressiva mit Antidiabetika bekannt. Trotzdem können die SSRI Fluoxetin und Fluvoxamin über CYP3A4 prinzipiell den Metabolismus der Thiazolidinedione Pioglitazon, Meglinitid, Repaglinidin und Nateglinidin beeinflussen und das Risiko von Hypoglykämien erhöhen. Über CYP2C9 bestehen für Fluoxetin und Fluvoxamin potenziell auch negative Interaktionen mit den Sulfonylharnstoffderivaten Tolbutamid und Glimepirid. Zu Metformin, Acarbose und Miglitol besteht kein Interaktionsrisiko. S
- SSRI/SNRI können prinzipiell durch ihren Einfluss auf die Thrombozyten ein erhöhtes **Blutungsrisiko** vermitteln. Klinisch relevante Effekte werden aber meist nur in Kombination mit anderen rheologisch aktiven Substanzen beobachtet (z. B. NSAR, Cumarine, Clopidogrel).

46.6 Schlussbemerkungen

Multifaktorielle Krankheitsmodelle sind heute für das Verständnis aller psychischen und psychosomatischen Störungen bestimmend. So lassen sich in der Entstehung, Auslösung und Aufrechterhaltung eines Krankheitsgeschehens stets sowohl gewichtige neurobiologische als auch psychologische und psychosoziale Faktoren identifizieren, wenngleich in je unterschiedlichem Ausmaß und differenzieller Gewichtung. Diese Sichtweise hat für die Planung und Durchführung von Behandlungen bedeutsame Folgen. In der Behandlungspraxis stehen sich psychotherapeutische und pharmakologische Ansätze, die beiden Hauptsäulen der Versorgungsebene, nicht mehr als wetteifernde Rivalen oder gar als Gegner gegenüber. Beide Ansätze spielen vielmehr in einem integrativen, prinzipiell multimodalen Behandlungsmodell kooperativ zusammen. Eine entspannte und informierte Haltung gestattet einerseits, die differenziellen Möglichkeiten, aber auch die speziellen Grenzen der jeweiligen Monotherapie vor dem Hintergrund von Forschungsresultaten zu diskutieren sowie andererseits auch in definierten Situationen eine Kombination unterschiedlicher biologischer und psychologischer Verfahren zu erproben.

LITERATURAUSWAHL

Benkert O, Hippius H. Kompendium der Psychiatrischen Pharmakotherapie. 13. A. Berlin, Heidelberg: Springer 2021.

Breedvelt JJF, Warren FC, Segal Z, et al. Continuation of antidepressants vs sequential psychological interventions to prevent relapse in depression: An individual participant data meta-analysis. JAMA Psychiatry 2021; 78: 868–875.

Chen TR, Huang HC, Hsu JH, et al. Pharmacological and psychological interventions for generalized anxiety disorder in adults: A network meta-analysis. J Psychiatr Res 2019; 118: 73–83.

Guidi J, Fava GA. Sequential combination of pharmacotherapy and psychotherapy in major depressive disorder: A systematic review and meta-analysis. JAMA Psychiatry 2021; 78: 261–269.

Hertenstein E, Trinca E, Schneider CL, Wunderlin M, et al. Augmentation of psychotherapy with neurobiological methods: Current state and future directions. Neuropsychobiology 2021; 80: 437–453.

Jones BDM, Husain MI, Mulsant BH. The use of sequential pharmacotherapy for the treatment of acute major depression: a scoping review. Expert Opin Pharmacother 2021; 22: 1005–1014.

Kapfhammer HP. Depression, Angst, traumatischer Stress und internistische Krankheiten – eine psychosomatische und somatopsychische Perspektive. Berlin, Heidelberg: Springer 2022.

Siegel DJ. The mind in psychotherapy: An interpersonal neurobiology framework for understanding and cultivating mental health. Psychol Psychother 2019; 92: 224–237.

Teicher MH, Gordon JB, Nemeroff CB. Recognizing the importance of childhood maltreatment as a critical factor in psychiatric diagnoses, treatment, research, prevention, and education. Mol Psychiatry 2022; 27: 1331–1338.

van Leeuwen E, van Driel ML, Horowitz MA, et al. Approaches for discontinuation versus continuation of long-term antidepressant use for depressive and anxiety disorders in adults. Cochrane Database Syst Rev 2021; 4: CD013495.

VIII Versorgungskontexte

KAPITEL

47

Antonius Schneider

Psychosomatische Medizin in der allgemeinmedizinischen Praxis

47.1 Allgemeines zur hausärztlichen Arbeitsweise

Bereits die Definition des Fachs Allgemeinmedizin impliziert ein ganzheitliches Herangehen an die medizinische Versorgung der Patientinnen und Patienten:

*„Der Arbeitsbereich der Allgemeinmedizin beinhaltet die Grundversorgung aller Patient*innen mit körperlichen und seelischen Gesundheitsstörungen in der Notfall-, Akut- und Langzeitversorgung sowie wesentliche Bereiche der Prävention und Rehabilitation. Allgemeinärztinnen und Allgemeinärzte sind darauf spezialisiert, als erste ärztliche Ansprechpartner bei allen Gesundheitsproblemen zu helfen. Die Arbeitsweise der Allgemeinmedizin berücksichtigt somatische, psychosoziale, soziokulturelle und ökologische Aspekte. Bei der Interpretation von Symptomen und Befunden ist es von besonderer Bedeutung, den Patienten, sein Krankheitskonzept, sein Umfeld und seine Geschichte zu würdigen (hermeneutisches Fallverständnis). Die Arbeitsgrundlagen der Allgemeinmedizin sind eine auf Dauer angelegte Arzt-Patienten-Beziehung und die erlebte Anamnese, die auf einer breiten Zuständigkeit und Kontinuität in der Versorgung beruhen."*

Beschluss der Jahreshauptversammlung vom 21.9.2002 (https://www.degam.de/fachdefinition)

Aufgrund dieser fachspezifischen Erfordernisse erwachsen dem hausärztlichen Arbeitsbereich eigene Herausforderungen und eine breite Auffächerung der Aufgaben. Der europäische Arm des Weltverbandes der Allgemeinärzte (***W****orld* ***O****rganization of* ***N****ational* ***C****olleges, Academies and Academic Associations of General Practitioners/Family Physicians,* WONCA*)* hat eine Heuristik strukturiert, mit der die hausärztlichen Kernkompetenzen benannt werden. Die damit verbundenen Aufgaben werden in ➤ Abb. 47.1 illustriert.

Anhand der Grafik wird deutlich, dass eine ganzheitliche biopsychosoziale Herangehensweise bei der Behandlung der Patient*innen vorausgesetzt wird, die auch die Familie der Patient*innen einbezieht. Die Realisierung dieser Ansprüche ist selbstverständlich von der Konstruktion des Gesundheitswesens der verschiedenen Länder abhängig. Aber die Vielseitigkeit der Aufgaben verdeutlicht auch, dass Hausärzt*innen keine Psychosomatiker*innen i. S. von Fachspezialist*innen sein können. Der Hausarzt bzw. die Hauärztin ist vielmehr als „**Arzt der ersten Linie**" zu verstehen, wie Braun (1970) es bereits sehr treffend formuliert hat, denn die Patient*innen wenden sich bei der Erstmanifestation von Beschwerden i. d. R. zuerst an ihn/sie als primäre Vertrauensperson. In der hausärztlichen Praxis werden somit erste diagnostische Maßnahmen und häufig auch erste Behandlungsversuche unternommen. Bei mangelnder Besserung erfolgen Überweisungen zu den nachfolgenden Sektoren im Gesundheitswesen. In dieser Funktion kommt den Hausärzt*innen eine sog. **Gatekeeper-Funktion** zu.

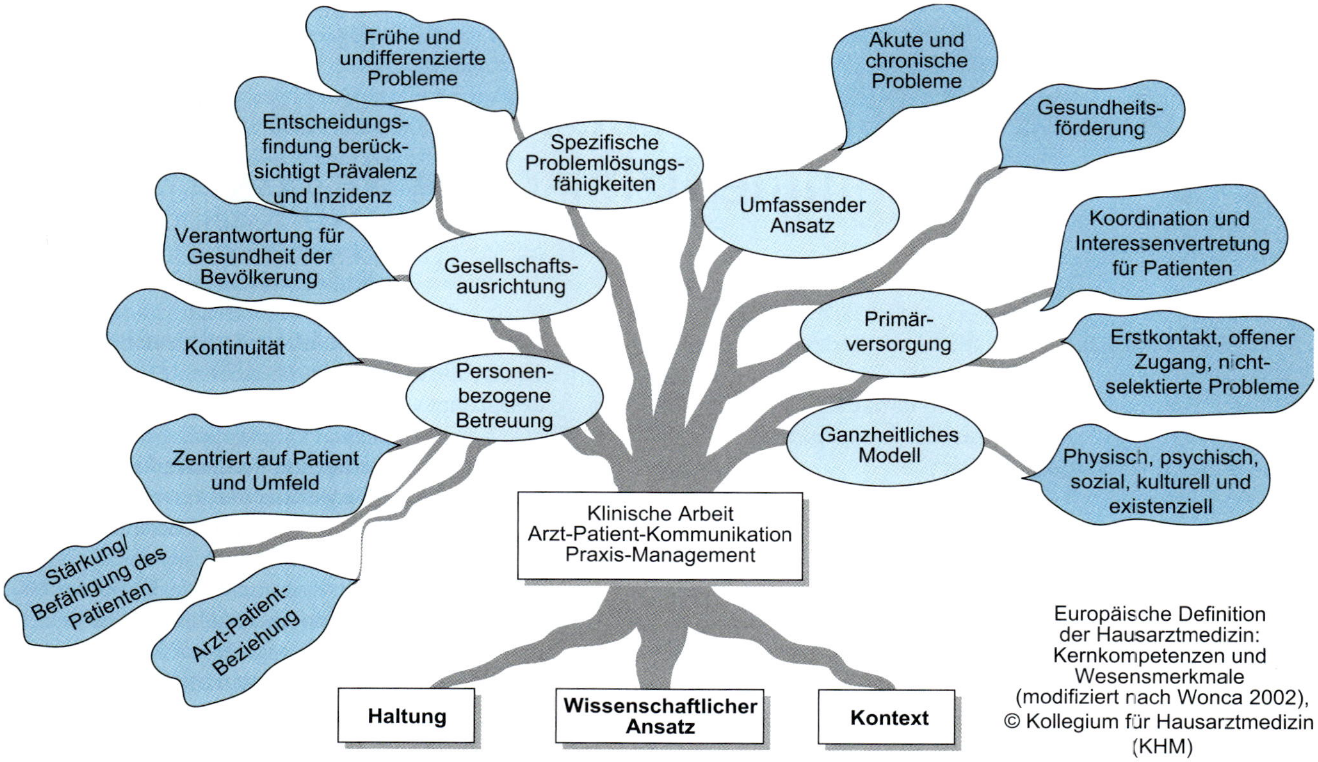

Abb. 47.1 Aufgaben der Hausärzt*innen [O266]

47.2 Zur Diagnostik von psychosomatischen Erkrankungen und psychischer Komorbidität in der Hausarztpraxis

Die Konsultation der Patient*innen bei ihren Hausärzt*innen weist in Bezug auf die Identifikation von Beschwerden und diagnostischer Entscheidungsfindung erhebliche Unterschiede zum klinischen Versorgungsbereich auf. Die Ursache dieser Unterschiede soll in einem Selektionsmodell erklärt werden, um ein Verständnis der für den hausärztlichen Versorgungsbereich spezifischen Stärken und Schwächen zu schaffen (➤ Abb. 47.2).

In einer epidemiologischen Studie von White et al. (1961), die Green et al. (2001) 40 Jahre später wiederholten, zeigte sich in den USA, die Zeit überdauernd, dass innerhalb von 1 Monat von 1.000 Menschen insgesamt 800 über Beschwerden klagen, aber nur 217 einen Arzt/eine Ärztin aufsuchen, 9 in ein Krankenhaus eingewiesen werden und davon nur 1 in einer Universitätsklinik aufgenommen wird. Hierbei wird die Selektion über die verschiedenen Versorgungssektoren deutlich, bei der die Vortestwahrscheinlichkeiten von Erkrankungen von Hausarztpraxis via Facharzt bis zum Universitätskrankenhaus deutlich ansteigen. Aus epidemiologischer Sicht spricht man in diesem Zusammenhang von einem „**unausgelesenen Patientenkollektiv**“ in der Hausarztpraxis.

Letztlich bedeutet dies für die Allgemeinärzt*innen, dass die Wahrscheinlichkeit, mit der ein Patient mit bestimmten Symptomen, wie z. B. unspezifischen Schmerzen im gesamten Körper oder mit einem morgendlichen Stimmungstief, tatsächlich eine somatische Belastungsstörung bzw. Depression aufweist, geringer ist als in einer psychosomatischen Klinik, Ambulanz oder bei niedergelassenen ärztlichen/psychologischen Psychotherapeut*innen. Ein weiterer wichtiger Sachverhalt ist, dass die Krankheitsintensität in der Hausarztpraxis häufig geringer ist als im klinischen Setting, da die Patienten in den ersten Stadien einer Erkrankung zu den Hausärzt*innen kommen, während sie im klinischen Kontext bereits vorselektiert wurden (Knottnerus 1991).

Daher liegt das Kernproblem der hausärztlichen Diagnostik in der systemimmanenten diagnostischen Unsicherheit, die auf die niedrige Prävalenz (= **Vortestwahrscheinlichkeit**) von Erkrankungen und die geringere Krankheitsintensität zurückzuführen ist. Erklärbar ist dies durch den Sachverhalt, dass die Wahrscheinlichkeit von Diagnosestellung bzw. -ausschluss (= **Nachtestwahrscheinlichkeit**) und Prävalenz (= Vortestwahrscheinlichkeit) einer Erkrankung miteinander verknüpft sind. Die Bedeutung dieses statistisch durch das Bayes-Theorem beschriebenen Zusammenhangs für die medizinische Diagnostik wurde bereits 1959 durch Ledley und Lusted herausgearbeitet: Die diagnostische Treffsicherheit von klinischen Zeichen und Symptomen ist höher, wenn die Vortestwahrscheinlichkeit höher

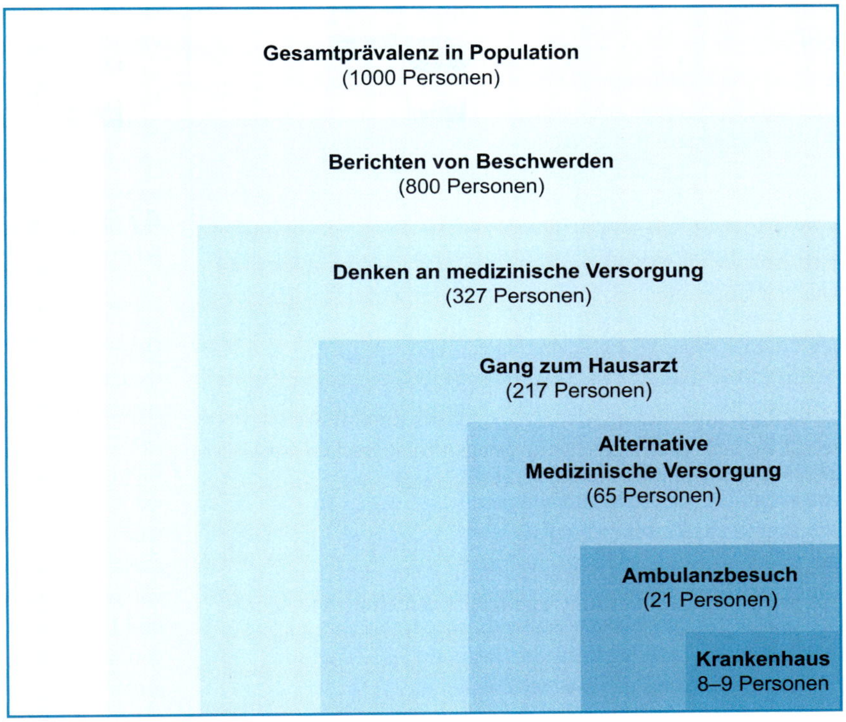

Abb. 47.2 Prävalenz und Morbidität in den verschiedenen Gesundheitssektoren (mod. nach Green et al. 2001) [L231]

ist. Als Konsequenz bedeutet dies für die hausärztliche Praxis eine niedrigere diagnostische Treffsicherheit, da hier im sog. **Niedrigprävalenzbereich** gearbeitet wird (Schneider et al. 2006a). Dies verdeutlicht, dass der Umgang mit psychosomatischen Störungen in der Hausarztpraxis zwangsläufig unter anderen Bedingungen abläuft als im vorselektierten klinischen Bereich.

Hierbei muss berücksichtigt werden, dass hinter einem Symptom zahlreiche Erkrankungen stecken können, die das gesamte Kontinuum von somatischen und psychischen Beschwerden und deren Überschneidungen umfassen. Einen Schritt weitergedacht könnte, bezogen auf das **biopsychosoziale Modell,** formuliert werden, dass bei jedem individuellen Fall überlegt werden muss, in welchem Bereich sich die Patientin oder der Patient mit seinen Beschwerden im Moment der Präsentation befindet (➤ Abb. 47.3). Eine Unterarmfraktur nach Sturz beim Basketballspiel (1) ist biologisch kausal einzuordnen, während eine generalisierte Angststörung (2) am psychischen Pol eingeordnet werden kann; bei bestehender KHK kann die Patientin oder der Patient mit Herzangst reagieren (3) und befindet sich daher in einem Zwischenbereich, ebenso wie der Patient, der aufgrund von Stressoren am Arbeitsplatz depressiv reagiert (4).

❚❚ Insofern ist jede Arzt-Patient-Begegnung neu, jeder Kontakt ist anders, wenn überlegt werden muss „wo der Patient gerade am besten abgeholt werden kann". ❚❚

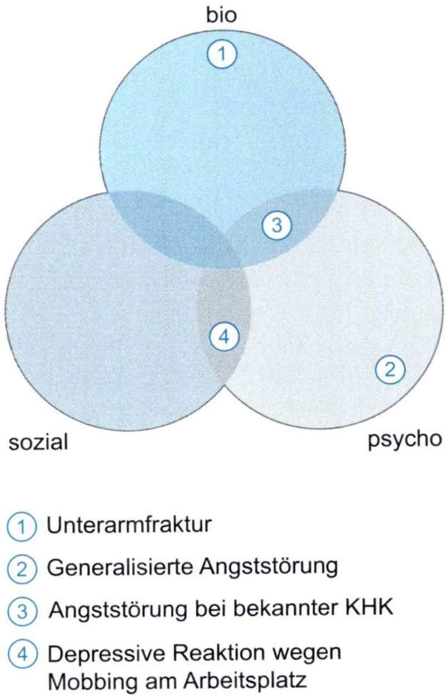

Abb. 47.3 Das biopsychosoziale Modell für Beratungsanlässe in der Hausarztpraxis [L231]

Patientinnengeschichte

Fall 1

Eine 32-jährige Pat. kommt erstmalig in die Sprechstunde und stellt sich wegen linksseitiger Kopfschmerzen vor, die seit 1 Woche andauern. Bei genauerem Nachfragen berichtet sie, dass sich die Lokalisation im Verlauf nur leicht ändern würde, mal seien die Schmerzen eher im Nacken, dann wieder linksbetont. Sie leide wiederholt unter Kopfschmerzen, aber das sei jetzt neu, vor allem weil nun ein Schwindel von schwankender Qualität aufgetreten sei. Nun mache ich mir wirklich Sorgen, und im Hinterkopf entwickelt sich bereits der Gedanke, rasch ein Schädel-MRT zum Ausschluss eines Hirntumors zu veranlassen. Ich erkläre der Pat., dass man bei der Symptomkonstellation schon eine eingehende Diagnostik durchführen sollte, um keine körperlichen Erkrankungen zu übersehen. Eine etwas angespannte Stimmung macht sich nun breit.

Ich erkläre ihr, dass ich noch gern eine umfassende Anamnese erheben möchte, da sie nun erstmalig bei uns in der Praxis sei. Es bestehen keine wesentlichen Vorerkrankungen, Allergien sind nicht bekannt, an Medikamenten wird lediglich die „Pille" angegeben. Nach familiären Bezügen befragt berichtet sie, dass sie ledig sei und es aktuell keinen Lebenspartner gebe. In Bezug auf die berufliche Situation erzählt sie, dass sie vor 3 Monaten ihre Arbeitsstelle als Juristin gewechselt habe, sie habe neue Herausforderungen gesucht. Aktuell arbeite sie 60 Stunden pro Woche, um sich in die neuen und komplexen Sachverhalte einzuarbeiten, schließlich müsse sie auch die Probezeit überstehen. Ich frage nach, ob auch davon die Kopfschmerzen kommen könnten. Sie fängt beinahe erleichtert zu lachen an und sagt, dass sie auch schon daran gedacht habe. Wir werden uns rasch einig, dass ein MRT nun so schnell doch nicht notwendig ist. Bei der körperlichen Untersuchung zeigen sich erhebliche Nackenverspannungen, sodass die Symptomatik durchaus mit einem Spannungskopfschmerz aufgrund der erheblichen Belastungssituation vereinbar ist. Ich zeige ihr Bewegungsübungen zur Entspannung der Nackenmuskulatur, empfehle generell leichte sportliche Betätigung zur Auflockerung und bei Bedarf ruhig auch mal die Einnahme einer leichten Schmerztablette wie z. B. Paracetamol. Auf jeden Fall solle sie sich innerhalb der nächsten 14 Tage nochmal vorstellen, falls die Beschwerden nicht nachließen.

Auch wenn im hektischen Praxisalltag gründliche Anamnesen nicht immer möglich erscheinen, so wird doch deutlich, dass auf jeden Fall stets familiäre und berufliche Bezüge erfragt werden sollten, denn im systemischen Sinne gilt: „Alles ist nichts ohne den Kontext!" Ohne das **ganzheitliche Erfassen** der Patientin i. S. des biopsychosozialen Modells wäre unnötigerweise ein Schädel-MRT durchgeführt worden, und die Patientin hätte zumindest einige Tage in Ungewissheit und Angst vor einem Hirntumor leben müssen. Die Möglichkeit der Wiedereinbestellung erlaubt in der Hausarztpraxis die Kontrolle über den Krankheitsverlauf, ohne sofort mit einer Maximaldiagnostik agieren zu müssen. Der Nutzen dieser Strategie, eine Art „Sicherheitsnetz" einzuziehen, rückt neuerdings verstärkt in den Fokus der Forschung, im Englischen wird dies mit dem treffenden Begriff **„safety netting"** bezeichnet (Jones et al. 2019).

47.3 Epidemiologie psychosomatischer Störungen in der Allgemeinarztpraxis

Depression, Angst-, Panikstörungen und somatoforme Störungen treten in der Allgemeinbevölkerung häufig auf und kommen entsprechend oft auch in der Hausarztpraxis vor. Für eine stichhaltige Diskussion über eine optimale Gestaltung von Diagnostik und Therapie im hausärztlichen Kontext muss auf Studien zurückgegriffen werden, die auch tatsächlich in der Primärversorgung durchgeführt wurden. Dies ist von hoher Bedeutung, da Patient*innen mit psychischen Beschwerden i. d. R. erstmalig in der hausärztlichen Praxis vorstellig werden. In einer epidemiologischen Studie von Wittchen und Pittrow (2002) zeigte sich bei Major Depression eine Prävalenz von 4,3 % in den deutschen Hausarztpraxen, zudem wiesen 3,4 % eine moderate und 3,2 % eine milde **Depression** auf. Die Schätzungen der Prävalenzen von **Angststörungen** in der Hausarztpraxis im internationalen Kontext reichen, je nach Einschluss von unterschiedlichen Formen (einfache Angststörung, generalisierte Angststörung, nicht näher bezeichnete Angststörungen, Sozialphobie, PTBS) von 6 % (Roy-Byrne und Wagner 2004) bis 19,5 % (Kroenke et al. 2007). Screeningstudien in Deutschland mit dem *Patient Health Questionnaire* (PHQ-D) (Löwe et al. 2004) zeigen eine Häufigkeit psychischer Komorbidität von ca. 25 %, wobei die Häufigkeit der ärztlich vergebenen psychosomatischen Diagnosen eine ähnliche Größenordnung aufweist (Hanel et al. 2009; Schneider et al. 2013a). Daraus folgt, dass letztlich in jedem vierten Beratungsanlass eine erhöhte psychische Komorbidität „mitschwingt", die es aufzugreifen gilt, um den Patient*innen im Rahmen des Beratungsanlasses auch wirklich umfassend gerecht zu werden.

Patientinnengeschichte

Fall 2

Eine 27-jährige Pat., die bereits seit einiger Zeit in der Praxis bekannt ist, kommt am Montag in die Sprechstunde, weil sie eine Arbeitsunfähigkeitsbescheinigung für den Rest der Woche wünscht. Auf Nachfrage berichtet sie, dass sie sich erheblich erkältet fühle, seit einigen Tagen Halskratzen habe und heute morgen heftige Niesattacken aufgetreten seien. Leicht erstaunt über die Diskrepanz zwischen objektivem Befund und subjektivem Befinden frage ich nach, was sie eigentlich derzeit arbeite. Sie erzählt, dass sie seit 1 Jahr eine Promotionsstelle auf der Basis einer 50 %-Stelle als Wissenschaftliche Mitarbeiterin in einem Labor habe, dass sie aber letztlich mindestens 50 Stunden pro Woche arbeite, um das Projekt und damit ihre Doktorarbeit umzusetzen. Da die Stelle so schlecht finanziert sei, jobbe sie an zwei Abenden pro Woche noch in einem

Restaurant, um finanziell über die Runden zu kommen. Sie halte dem Druck mittlerweile kaum mehr stand, fühle sich schnell überfordert und reagiere dann bereits bei kleineren Arbeitsaufträgen gereizt. Seit einigen Wochen sei sie nun im Konflikt mit der Laborleiterin, und auch mit zwei anderen Mitarbeitern im Labor gebe es ständig Ärger. Sie fühle sich gemobbt und fange oft an zu weinen. Ich erkundige mich, ob es „Bündnispartner" im Labor gebe, die die Lage ähnlich sehen würden wie sie, um Anhaltspunkte über die „Sichtweise der anderen" zu erhalten. Allgemein scheint die Stimmung im Labor nicht sehr gut zu sein.

Ich gebe der Patientin den Rat, sich an den Arbeitsgruppenleiter zu wenden, ihm ihre allgemeine Situation zu beschreiben und deutlich zu machen, dass eine weitere Arbeit im Labor unter den bestehenden finanziellen Bedingungen für sie schwierig werden könnte. Auf diesen Vorschlag reagiert sie ängstlich, sie könnte „zur Minna gemacht werden". Um ihr „eigenes Ich" zu stärken, mache ich ihr deutlich, dass ich bei ihr eine hohe Leistungsbereitschaft sehe und vermute, dass auch der Arbeitsgruppenleiter auf ihre wertvolle Arbeit angewiesen ist. Insofern müssten ihre Chancen auf eine Erhöhung des Stellenausmaßes doch eigentlich nicht schlecht stehen. Im Gesprächsverlauf erschließt sich mir, dass die Ausgestaltung der Konflikte am Arbeitsplatz auch mit der Art der Beziehungsgestaltung der Pat. zusammenhängen könnte. Da innerhalb der Einzelsprechstunde nicht alle Probleme auf einmal gelöst werden können, vereinbare ich mit der Pat. einen Folgetermin für ein Gespräch im Rahmen der Psychosomatischen Grundversorgung.

Auf den ersten Blick könnte man denken, „Coaching am Arbeitsplatz" sei keine hausärztliche Aufgabe. Aber letztlich besteht bei diesen Beschwerden, die auf den ersten Blick als „Burnout-Symptomatik" imponieren, häufig eine hohe psychische Komorbidität. Im Rahmen einer Querschnittserhebung mit 225 Patient*innen korrelierte die Dauer der Arbeitsunfähigkeit mit emotionaler Erschöpfung, Depersonalisation, Depression, Angst und Somatisierung, und zwar unabhängig von der Ursache der Krankschreibung (Schneider et al. 2017). In der Regressionsanalyse verblieb jedoch nur die Angststörung als einziger auffälliger psychologischer Prädiktor, sodass die Burnout-Symptomatik nicht als eigenständige aufklärende Variable belegt werden konnte.

Dieses Beispiel soll illustrieren, dass die **erhöhte psychische Komorbidität** für den hausärztlichen Praxisalltag eine bedeutsame Rolle spielt. Patient*innen mit erhöhten Depressions-, Angst-, Panikwerten und somatoformen Störungen nehmen erheblich mehr Überweisungen zum Facharzt in Anspruch und sind länger arbeitsunfähig, zudem sind **somatoforme Störungen** mit einer hohen hausärztlichen Kontaktrate assoziiert (Schneider et al. 2013a). Auch internationale Studien belegen, dass Patient*innen mit einer psychischen Komorbidität eine höhere Inanspruchnahme von Ressourcen im Gesundheitswesen aufweisen, wobei das Ausmaß in den einzelnen Ländern u. a. auch von der Struktur des Gesundheitswesens abhängt. Beispielsweise wurden in einer Studie aus den USA Patient*innen mit mehr als durchschnittlich 4,55 Praxisbesuchen pro Jahr als „high utilizer" bezeichnet (Barsky et al. 2005). Diese Zahlen sind selbstverständlich auf das deutsche Gesundheitswesen mit seiner freien Zugänglichkeit zur Versorgung bis hinein zu Spezialdisziplinen nicht übertragbar. Im Hinblick auf die Kommunikation konnte gezeigt werden, dass bei psychischer Symptomatik, erfasst mit dem PHQ-D, häufiger ein **Mismatch zwischen Patient*innen und Hausärzt*innen** im Hinblick auf den Beratungsanlass auftritt (Schneider et al. 2013b) – Missverständnisse, die so weit reichen, dass ein Patient beispielsweise angab, er komme wegen Knieschmerzen, der Hausarzt aber Bauchschmerzen dokumentiert. Ein derartiges Mismatch könnte nicht nur eine Quelle für Fehlmedikation oder Fehldiagnostik sein. Es illustriert auch, dass mehr Anstrengungen notwendig sind, um eine patientenzentrierte Versorgung zu erreichen. Hierfür ist auf gesundheitspolitischer Ebene eine stärkere Honorierung von „sprechender Medizin" notwendig, damit mehr Zeit für die Kommunikation mit diesen z. T. von Hausärzt*innen als schwierig erlebten Patient*innen zur Verfügung steht.

Eine zunehmende Zahl von Surveys beschäftigt sich mit den **Herausforderungen der alternden Gesellschaft** für die ärztliche Versorgung. Dabei konnte gezeigt werden, dass nicht nur mit steigender somatischer Morbidität auch die psychische Komorbidität zunimmt (Smith et al. 2014), sondern dass dies auch generell mit steigendem Alter gilt (Weyerer et al. 2013). Vor allem im Hinblick auf die nachlassenden Sinnesfunktionen hat dies eine besondere Bedeutung. So konnte gezeigt werden, dass eine **nachlassende Sehkraft** vermehrt mit körperlicher Gebrechlichkeit und mit einer depressiven Entwicklung einhergeht, was auf die soziale Isolation durch die Sehstörung selbst zurückzuführen ist (Court et al. 2014). Dies gilt auch für **Hörstörungen** im Alter, die ebenfalls die Kommunikation erheblich einschränken (Gates und Mills 2005). Sinnvoll wäre hier die verbindliche Integration von Seh- und Hörtest in das geriatrische Basisassessment, um rechtzeitig durch augenärztliche Versorgung (z. B. Katarakt-OP, Brillenanpassung) und Hörgeräteanpassung den alternden Patient*innen eine adäquate Teilhabe am sozialen Leben zu ermöglichen und damit einer Isolation im Alter vorzubeugen.

Um diesen Anforderungen einer intensivierten und strukturierten Betreuung gerecht zu werden, sind Veränderungen der Praxisstrukturen notwendig, die eine Delegation von umschriebenen diagnostischen und therapeutischen Aufgaben i. S. eines „chronic care model" ermöglichen (Bodenheimer et al. 2002).

47.4 Depressive Erkrankungen und Angststörungen in der Hausarztpraxis

Häufig wird bzgl. Depressionen und Angststörungen der Vorwurf laut, dass diese psychischen Störungen von hausärztlicher Seite übersehen werden. Dies ist insbesondere deshalb von Bedeutung, weil die psychische Morbidität in hohem Maße zu Krankschreibungen führt. Zur Verbesserung der Situation werden daher **Screeningbögen** vorgeschlagen, um diese Patient*innen besser identifizieren zu können

(Kroenke et al. 2007; Löwe et al. 2003). Problematisch ist jedoch hierbei die **niedrige Vortestwahrscheinlichkeit von Angst und Depressivität** in der Praxis. Die Sensitivitäten und Spezifitäten von Screeningbögen wie PHQ) für Depressionen (Löwe et al. 2003) oder GAD-7 für Angststörungen (Kroenke et al. 2007) variieren je nach Festlegung des Cut-off-Wertes zwischen 60 % und 90 %. Wenn man nun von einer recht hoch gegriffenen Vortestwahrscheinlichkeit von 20 % ausgeht, dann errechnet sich unter ebenfalls optimistischer Annahme einer Sensitivität und Spezifität von jeweils 80 % nach dem Satz von Bayes (Schneider et al. 2006a) ein positiver Vorhersagewert (Wahrscheinlichkeit, dass jemand mit positivem Testergebnis wirklich krank ist) von 50 % und ein negativer Vorhersagewert (Wahrscheinlichkeit, dass jemand mit einem negativem Ergebnis wirklich gesund ist) von 94 %. Bei einer realistischeren Vortestwahrscheinlichkeit von 10 % beträgt der positive Vorhersagewert nur noch 31 %, der negative Vorhersagewert 97 %. Wenn man nun auch noch den Spontanverlauf der Erkrankung in Betracht zieht, der bei milden Störungen auch Spontanheilungen zulässt, muss festgestellt werden, dass derartige Tests für eine (positive) Einschlussdiagnose ungeeignet sind. Allerdings würden sie sich aufgrund des hohen negativen Vorhersagewertes zum Ausschluss einer psychosomatischen Störung eignen.

Letztlich wird ein reines **Screening auf Depressivität** in der Hausarztpraxis, u. a. aufgrund des niedrigen positiven Vorhersagewerts, kritisch diskutiert (Gilbody et al. 2006). Bezüglich depressiver Erkrankungen könnte es sinnvoll sein, den Patient*innen zwei Screeningfragen zu stellen, namentlich zu Interessenverlust und getrübter Stimmung innerhalb der letzten 2 Wochen (Löwe et al. 2005). Bei Verneinung der beiden Fragen ist das Vorliegen einer Depression unwahrscheinlich, bei positiver Antwort sollte eine Abklärung durch eine erweiterte Anamnese erfolgen. Bei **Angststörungen** wären dies Fragen zu Nervosität, Ängstlichkeit und Anspannung innerhalb der letzten 2 Wochen und die Unmöglichkeit, die Sorgen zu stoppen oder zu kontrollieren (Kroenke et al. 2007). Ein derartiger Ansatz konnte bislang nicht durch Studien belegt werden, sodass letztlich immer noch unklar ist, unter welchen Bedingungen sich Patient*innen mit depressiven und Angststörungen auf hausärztlicher Ebene am effizientesten identifizieren lassen.

Bezüglich des Krankheitsverlaufs bei Depressionen untersuchten Hegel et al. (2006) die Remissionsraten von depressiven Symptomen. Diese waren mit 9–13 % innerhalb eines Monats verhältnismäßig gering. Ein die Krankheit verleugnender Verarbeitungsstil war prognostisch ungünstig für den Verlauf, während ein aktivierender Verarbeitungsstil sich günstig auswirkte. Strittig ist, ob Patient*innen mit einer milden bis mittelschweren Form der Depressivität, die erstmals in der Hausarztpraxis identifiziert werden, mehr von einer psychotherapeutischen Intervention oder eher von einer psychopharmakologischen Medikation profitieren. In einem Review von Kirsch et al. (2008) wird sogar die Schlussfolgerung gezogen, dass die modernen Antidepressiva bei milden bis mittelschweren Formen nicht wirksamer sind als ein Placebo, wobei eine große Metaanalyse mit individuellen Patientendaten diesem Ergebnis widersprach (Gibbons et al 2012). In einer Netzwerkmetaanalyse, die nur Patient*innen aus der Primärversorgung einschloss, zeigte sich ebenfalls ein dem Placebo überlegener **signifikanter Effekt von Antidepressiva** inkl. Johanniskraut (Linde et al. 2015a). Ein systematisches Review zur Psychotherapie von Patient*innen aus der Primärversorgung ergab eine signifikante Überlegenheit im Vergleich zu „usual care", wobei im Bereich Verhaltenstherapie weniger ressourcenintensive Ansätze ähnlich effektiv waren wie höherfrequente Therapieverfahren (Linde et al. 2015b). In der Nationalen VersorgungsLeitlinie (NVL) Depression wird die Einbettung einer medikamentösen Therapie in ein therapeutisches Gesamtkonzept, also mit angeleiteter Selbsthilfe, gesprächsbasierten Interventionen im Rahmen der Psychosomatischen Grundversorgung inkl. Psychotherapie empfohlen (NVL Depression 2022).

Als besonders erfolgreich haben sich komplexe Behandlungsansätze erwiesen, die je nach Schweregrad individuell an die Patient*innen angepasst werden. Zahlreiche Studien haben gezeigt, dass unter Einbindung eines Praxisteams mit „counselor/nurse practitioner" (speziell ausgebildete MFA), Hausärzt*in, Liaison-Hausärzt*in und assoziiertem Psychiater **abgestufte Behandlungskonzepte** (engl. „stepped care") realisiert werden können, die zu einer Verbesserung der medikamentösen Adhärenz und Depressivität führen (Gilbody et al. 2006; Hunkeler et al. 2006). Einschränkend muss festgehalten werden, dass Versorgungskonzepte wie in den USA oder Großbritannien nicht einfach auf das deutsche Versorgungssystem übertragbar sind. Während international oft Großpraxen mit mehr als zehn Hausärzt*innen geführt werden, wird die Versorgung in Deutschland i. d. R. durch Einzel- oder Gemeinschaftspraxen sichergestellt; und Berufsbilder wie „nurse practitioner" sind bei uns nicht etabliert. **Versorgungskonzepte im Teamansatz** sind jedoch auch bei uns möglich, z. B. durch Einbindung der Arzthelferin als „Case Managerin" (Gensichen et al. 2009). Neue Entwicklungen betreffen den Einsatz von internetbasierten Technologien bzw. Apps. Diesbezüglich wird in der NVL Depression (2022) empfohlen, dass Patient*innen mit leichten depressiven Episoden internet- und mobilbasierte Interventionen, eingebettet in ein therapeutisches Gesamtkonzept, angeboten werden sollen. Hier ist die Verordnungsfähigkeit in der Hausarztpraxis bzw. die Kostenerstattung für die Patient*innen jedoch unklar, zumal die entsprechende Evidenz für jede individuelle App eingefordert werden sollte, analog zur Verordnungsfähigkeit von Medikamenten. Wünschenswert wären Implementierungsstudien, die den Nutzen von Apps auch für die Anwendung im Kontext des deutschen Gesundheitssystems belegen.

47.5 Organisch nicht erklärbare Symptome, Somatisierung und somatische Belastungsstörung

Unspezifische, aber hartnäckige körperliche Beschwerden oder Symptome wie Schwindel, allgemeines Schwächegefühl, Rücken-, Bauch- und Kopfschmerzen sind häufig Anlass für eine erste Konsultation in der Hausarztpraxis. Der Umgang mit diesen Symptomen, die diagnostische Aufarbeitung und die Entscheidungsfindung gemeinsam mit den Patient*innen sind die Kernaufgaben der hausärztlichen Tätigkeit und zugleich deren größte Herausforderung. Die Patient*innen kommen i. d. R. in frühen und daher undifferenzierten Stadien ihrer Erkrankung zum Hausarzt. Die geschilderten Beschwerden sind dementsprechend meist einer größeren Anzahl von Erkrankungen zuzuordnen, sodass eine differenzialdiagnostische Auswahl getroffen werden muss, die das gesamte Kontinuum von rein psychischen über psychisch-körperlich gemischte bis hin zu rein körperlichen Erkrankungen abbildet. Beispielsweise kann sich hinter dem Symptom „Schwächegefühl" eine Depression oder ein Tumor verbergen, oder bei subjektiv wahrgenommenen Palpitationen kommt eine Herzangst oder eine u. U. maligne Herzrhythmusstörung in Betracht. Schließlich könnten auch beide Erkrankungen hinter einem beklagten Symptom stehen.

Diese hohe Anzahl an diagnostischen Entscheidungsmöglichkeiten induziert häufig eine diagnostische Kaskade, die letztlich mit einem unverhältnismäßig hohen Ressourcenverbrauch einhergeht. Häufig ist ein abwartendes Beobachten (engl. „watchful waiting") sinnvoller, evtl. kombiniert mit einer zeitlich gestuften Diagnostik (Schneider et al. 2006a), als eine sofortige komplette Abklärung.

Problematisch ist hierbei, dass die von den Patient*innen geschilderten Beschwerden häufig nie aufgeklärt werden können. In der internationalen Literatur spricht man hier von „vague complaints" oder „**medically unexplained symptoms**" (MUS). Jackson und Passamonti (2005) konnten mit einer Stichprobe von 500 allgemeinmedizinischen Patient*innen nachweisen, dass zwar mehr als die Hälfte der subjektiven Beschwerden nach 5 Jahren verschwindet, dass andererseits ein Drittel der Beschwerden als nicht somatisch erklärbar bestehen bleibt. Die medizinisch nicht erklärbaren Symptome hingen nicht signifikant mit Angst und Depressivität zusammen. Allerdings hatten die meisten Patient*innen mit somatoformen Störungen MUS mit geringer Besserungstendenz im Verlauf von 5 Jahren. Zudem transformieren sich manche MUS gelegentlich in „handfeste" organische Erkrankungen (Rief et al. 2007), und auch die Mortalität ist erhöht (Macfarlane et al. 2001), was für den hausärztlichen Behandlungskontext eine besondere Herausforderung darstellt.

Es wird also deutlich, dass monokausale Einschätzungen, ob körperliche Symptome somatisch erklärbar sind, unzuverlässig sind.

Demzufolge erscheint die neue Kategorisierung der somatoformen Beschwerden im DSM-5 und ICD-11 als „somatische Belastungsstörung" aus hausärztlicher Sicht durchaus sinnvoll, da diese neue Definition vor die exzessive Beschäftigung mit den körperlichen Beschwerden betont – eine somatische Erkrankung muss in diesem Sinne gar nicht mehr ausgeschlossen werden (Schaefert et al. 2021). Passend hierzu wurde schon vor längerer Zeit vorgeschlagen, dass die ärztliche Konsultation idealerweise als eine beiderseitige Konversation und Übereinkunft zwischen Patient*in und Ärzt*in gesehen wird, in der deutlich wird, dass es keine ultimative Sicherheit über das Vorhandensein oder die Abwesenheit einer Organpathologie gibt (Gask et al. 2011). Hier wird die hausärztliche Heuristik des „**abwartenden Offenlassens**" vs. rechtzeitiges Erkennen des „**abwendbar gefährlichen Verlaufs**" besonders deutlich. Letztlich bedeutet dies auch, dass Hausärzt*innen besonders in der Lage sein müssen, diagnostische Unsicherheit auszuhalten, und diese Phase der Unsicherheit muss den Patient*innen adäquat kommuniziert werden.

Patientengeschichte

Fall 3

Ein 43-jähriger Pat. berichtet von Brustschmerzen, die seit 2 Monaten wiederholt auftreten, vor allem in stressigen Phasen, im Beruf oder in angespannten Situationen zu Hause. Die Brust würde sich dabei zusammenziehen, wie wenn ein Metallgürtel um den Brustkorb langsam zugezogen wird. Seltsamerweise treten die Beschwerden bei körperlicher Belastung nicht auf, z. B. wenn er auf den Berg geht. Der Großvater väterlicherseits hatte mit 60 Jahren einen Herzinfarkt, Mutter und Vater (beide 70 Jahre) seien jedoch noch relativ gesund. Der Pat. selbst ist Nichtraucher und treibt 3-mal pro Woche 2–3 Stunden Sport. Der Blutdruck ist 130/85, Puls 76, regelmäßig. Der Pat. hat große Angst, einen Herzinfarkt zu erleiden, wie er es gerade bei einem 50-jährigen Kollegen am Arbeitsplatz miterlebt hat.

In der Praxis wird sogleich ein EKG angefertigt, u. a. auch, um den Patienten zu beruhigen. Das EKG ist in allen Belangen unauffällig. Bei der weiteren Besprechung wird betont: „Ja, es ist gut, dass Sie zu uns in die Praxis gekommen sind. Wir werden Sie gründlich untersuchen, denn es ist wichtig, dass organische Dinge, also eine Herzerkrankung, nicht übersehen werden. Da werden wir ein ganz genaues Auge drauf haben. Gleichzeitig ist es aber auch wichtig, die seelischen Aspekte nicht zu vernachlässigen. Letztlich bilden Körper und Seele ja doch eine Einheit, wie auch wissenschaftliche Studien zeigen. Sie haben erzählt, dass Sie in letzter Zeit erheblich unter Stress stehen, und das Erlebnis Ihres Arbeitskollegen nimmt Sie auch sehr mit." Im weiteren Verlauf der Sprechstunde werden diese Aspekte noch kurz angerissen, aber das Wartezimmer füllt sich langsam, sodass wir zum Ende kommen müssen. Abschließend einigen wir uns: „Morgen nehmen wir Ihnen noch nüchtern Blut ab und machen einen Gesundheitscheck. Dann machen Sie bitte an der Rezeption noch einen Termin für ein Belastungs-EKG aus. Sie selbst machen sich aber noch Gedanken und gerne auch ein paar Notizen, wann die Brustschmerzen auftreten, was Ihnen dabei durch den Kopf geht und inwiefern psychische Aspekte eine Rolle spielen könnten. In 2 Wochen kommen Sie nochmal zu mir, wenn das Belastungs-EKG durchgeführt wurde. Dann können wir alle diese Themen zusammen besprechen."

Um eine somatische Fixierung zu vermeiden, lohnt es sich also, i. S. der Simultandiagnostik von Anfang an die „**Sowohl-als-auch-Haltung**" einzunehmen, in der die somatischen und psychischen Perspektiven gleichermaßen gewürdigt und offengehalten werden (S3-Leitlinie Funktionelle Körperbeschwerden). In diesem Zusammenhang gilt der **Umgang mit diagnostischer Unsicherheit** als eine Kernkompetenz in der Hausarztpraxis (Dinant 2004), wobei die Kommunikation von Unsicherheit Hausärzt*innen mit erhöhtem Neurotizismus wohl schwerer fällt (Schneider et al. 2014). Problematisch bzgl. der diagnostischen Zuordnung von MUS ist die variable Definition der einzelnen Kategorien von Somatisierungsstörung und somatoformen Störungen. Durch Abwesenheit oder Präsenz einzelner Symptome verändern sich die diagnostischen Kategorien deutlich, und damit variieren die Prävalenzen der einzelnen Erkrankungen ausgeprägt (Fink et al. 1999). Hierdurch wird auch offensichtlich, dass diagnostische Kategorien letztlich willkürlich festgelegt werden und dass insbesondere somatoforme Störungen, die in Abhängigkeit vom kulturellen Kontext unterschiedliche Krankheitsbilder hervorbringen, eine Herausforderung für die theoretischen Modelle der Medizin darstellen. Auf der anderen Seite kann es sich hierbei um ein Problem der diagnostischen Kategorisierung an sich handeln. Die ICD-Klassifikation geht letztlich auf eine Statistik der Todesursachen zurück und setzt voraus, dass stets eine fertige Diagnose gestellt werden kann. Dies ist diametral entgegengesetzt zum hausärztlichen Diagnostizieren, da hier häufig die Patient*innen erst in der anfänglichen Entwicklung einer Erkrankung kommen, deren Beschwerden im Spontanverlauf entweder schlechter werden oder auch wieder verschwinden. Dementsprechend wird das **abwartende Beobachten/Offenlassen** in der hausärztlichen Klassifikation **ICPC (International Classification of Primary Care)** besser abgebildet (Laux et al. 2007; Okkes und Lambers 2004). In dieser Klassifikation werden die Symptome erst im Verlauf einer fest definierten Erkrankung zugeordnet. Die oben erwähnte Studie von Jackson et al. entspricht in ihrem abwartenden Beobachten am realistischsten dem hausärztlichen Versorgungsbereich. Dies könnte auch erklären, warum in deren Studie MUS nicht mit Depressivität und Angst assoziiert waren, während MUS im Rahmen von definierten somatoformen Krankheitsbildern eine hohe positive Assoziation aufwiesen (Henningsen et al. 2003). In diesem Zusammenhang erscheint denkbar, dass die neue Definition der **somatischen Belastungsstörung** im DSM-5 bzw. ICD-11 mit ihrer Betonung der übertriebenen Beschäftigung mit den Körpersymptomen (B-Kriterium) für die Hausarztpraxis ein großes Potenzial bietet, da eine Fixierung auf organische Befunde weniger bedeutsam wird und die Thematisierung von Gesundheitsängsten in den Vordergrund rückt. Letztlich wird hier deutlich, dass noch zahlreiche Studien in der Primärversorgung als Niedrigprävalenzbereich, in der Patient*innen mit geringerer Krankheitsschwere behandelt werden, nötig sind, um optimale Behandlungsstrategien für die hausärztliche Ebene zu entwickeln.

❚❚ Nach wie vor ist eine **abgestufte Intervention in Abhängigkeit des Schweregrades,** wie es von Henningsen et al. (2007) vorgeschlagen wurde, zielführend: Für leichtere Störungen sollte den Patient*innen bei Anerkennung ihrer Beschwerden versichert werden, dass keine organische Störung vorliegt. Insbesondere der Begriff „funktionelle Beschwerden“ bietet sich hier an, um Patient*innen deutlich zu machen, dass ein Organ derzeit „nicht so gut funktioniert“, also gestört ist – und nicht zerstört. ❚❚

Im Rahmen dieses Erklärungsmodells kann dann verdeutlicht werden, „dass die Funktionsstörung auf einem vegetativen Ungleichgewicht beruht, beispielsweise einem erhöhten Sympathikotonus, verursacht durch Stress.“ Unter Berücksichtigung dieser positiven Einschätzung, da keine schwerwiegende körperliche Erkrankung vorliegt, sollten vor allem aktivierende Maßnahmen und nicht passive Erholungsphasen empfohlen werden. In einem nächsten Schritt sollten die dysfunktionalen Attributionen mit den Patient*innen besprochen werden, und es sollte ein „Reframing“ erreicht werden, innerhalb dessen die Patientin bzw. der Patient lernt, die körperlichen Beschwerden im Kontext der eigenen verstärkenden und abschwächenden psychosozialen Belastungsfaktoren zu sehen. Bei schwerer Ausprägung der Symptome werden antidepressive Medikamente und psychotherapeutische Interventionen vorgeschlagen. Neuere vielversprechende Behandlungskonzepte ähneln dem **teambasierten Ansatz** bei depressiven Erkrankungen. Beispielsweise konnte gezeigt werden, dass bei Einbindung eines Psychosomatikers/Psychiaters bzw. Psychosomatikerin/Psychiaterin in die Betreuung von Patient*innen mit somatoformen Störungen eine deutlichere Verbesserung der Beschwerden erreicht wird als bei konventioneller Behandlung durch die Hausärzt*in allein (van der Feltz-Cornelis et al. 2006). Vielversprechend ist auch eine Integration der **Intensiven psychodynamischen Kurzzeittherapie** in die hausärztliche Behandlung, wie dies für die kanadische Primärversorgung in einem **Collaborative-Care-Ansatz** exemplarisch gezeigt wurde (Cooper et al. 2017). Die Effektivität eines Kooperationsmodells mit einem Psychosomatiker direkt in der hausärztlichen Praxis mit Einbindung in die Gesprächsgruppe mit den Patient*innen konnte auch für die deutsche Primärversorgung gezeigt werden, insbesondere für Patient*innen mit schwererer Symptomausprägung (Schaefert et al. 2013; eingehende Darstellung ➤ Kap. 68). Unklar ist, inwiefern Patient*innen mit **somatischen Belastungsstörungen** mit gezielten psychotherapeutischen Interventionen in unserem Gesundheitssystem mit freier Arztwahl effektiv behandelt werden können. So hat eine Analyse der Routinedaten von > 100.000 Patient*innen gezeigt, dass Patient*innen mit somatoformen Störungen über 15 Jahre hinweg häufiger MRT-, CT- und Röntgenuntersuchungen sowie chirurgische Interventionen in der ambulanten Versorgung in Anspruch nahmen als andere Patient*innen, wobei eine hausärztlich koordinierte Versorgung mit einer geringeren Inanspruchnahme einherging (Schneider et al. 2021). Denkbar ist, dass Patient*innen, welche die nichtorganische Ursache ihrer Erkrankung nicht anerkennen wollen und hartnäckig weitere Untersuchungen einfordern, aus Frustration die Hausarztpraxis wechseln, weil die von ihnen verlangte Diagnostik vorenthalten wird. Ein weiterer Grund für einen Arztwechsel könnte der subjektive Affront sein, den Patient*innen erleben, wenn die Hausärztin bzw. der Hausarzt die psychische Genese einer Erkrankung thematisiert. Zahlreiche Forschungsfragen müssten diesbezüglich gelöst werden. Möglichkeiten würden sich bieten, indem man die Anzahl von identifizierten Patient*innen mit psychosomatischen Erkrankungen, deren Ressourcenverbrauch und deren Behandlungszufriedenheit vor und nach psychotherapeutischer Schulung von Hausärzt*innen vergleicht.

Patientengeschichte

Fall 3 (Fortsetzung)

Es zeigt sich ein unauffälliger Befund im Belastungs-EKG bei einer Ausbelastung bis 250 Watt. Obwohl der Pat. durchaus Zusammenhänge zu stressigen Ereignissen herstellen kann, bleibt er unruhig und hat Sorgen, dass eine organische Erkrankung übersehen werden könnte. Zwischenzeitlich sucht er einen Orthopäden und einen Kardiologen auf, darüber hinaus wird ein Thorax-CT angefertigt. Ein pathologischer Befund kann in keinem Fall erhoben werden. Der Patient stellt sich nun wiederholt in der Praxis vor, aus Sorge, dass sich nun doch ein Herzinfarkt anbahnen könnte, und bittet vorsorglich um eine AU-Bescheinigung.

Der Pat. wird zu festen Terminen alle 2 Wochen einbestellt, nur für 15 Minuten, um zu besprechen, wie es ihm während der Wartezeit auf eine Psychotherapie geht. Die Auflage ist, dass er auch kommen muss, wenn es ihm gut geht, quasi zur „Bestandsaufnahme". Es wird gemeinsam mit ihm erarbeitet, dass Rückzug die falsche Strategie wäre, weil sie letztlich in eine Abwärtsspirale „Passivität – depressive Entwicklung – noch mehr Passivität" führen würde. Vielmehr soll er weiterhin im Arbeits- und Privatleben aktiv bleiben, frei nach dem Motto: „Wer rastet, der rostet". Nach mehreren Gesprächen kann herausgearbeitet werden, dass bei dem Pat. aufgrund des Erlebens eines Herzinfarkts bei dem Kollegen in jungen Jahren eigene Lebensängste wach geworden sind. Ihm wird deutlich, dass eigene Konflikte fokussiert und im Rahmen einer Psychotherapie bearbeitet werden müssen.

47.6 Arzt-Patient-Interaktion: Konzepte für den Umgang mit psychosomatischer Erkrankung und psychischer Komorbidität in der Hausarztpraxis

Den wesentlichen einschränkenden Faktor für eine optimale Diagnostik stellt die geringe Zeit dar, die für die Behandlung einzelner Patient*innen zur Verfügung steht. Je nach Vergütungssituation durch Kassenärztlichen Vereinigungen und Praxisorganisation stehen pro Patient*in im Schnitt 5 bis maximal 10 Minuten zur Verfügung, was letztlich auch eine extrem hohe Kontaktrate pro Tag bedeutet. Durch die wettbewerbliche Strukturierung des Gesundheitswesens müssen Hausärzt*innen zahlreiche organisatorische Aspekte wie Budgetierung, Finanzen, Personal- und Sicherheitsmanagement im Auge behalten, was letztlich auch auf Kosten der Zeit für die Patientenversorgung geht. Dementsprechend ist in Deutschland der Aufwand für Qualitätsmanagement, Verwaltung und Dokumentation besonders hoch (Koch et al. 2011).

Hierbei muss jedoch berücksichtigt werden, dass es sich bei der „5-Minuten-Medizin" um Durchschnittswerte handelt. Bei Strukturierung der Sprechzeiten i. S. einer Bestellpraxis lassen sich auch Zeitfenster entwickeln, die längere Gespräche mit den Patient*innen erlauben, um eine psychosomatische Grundversorgung umsetzen zu können. Dennoch müssen aufgrund der zeitlichen Restriktionen Möglichkeiten entwickelt werden, mit denen möglichst effizient Patient*innen mit psychosomatischen Störungen identifiziert werden können. Ein schnelles Diagnostikum, das auch innerhalb dieser engen Grenzen nutzbar sein kann, ist die Wahrnehmung von **Übertragungs- und Gegenübertragungsphänomenen** in der hausärztlichen Begegnung mit den Patient*innen.

Eine Verbalisierung von Emotionen, von fehlender Übereinstimmung von Inhalts- und Beziehungsebenen oder von vermuteten Bedürfnissen durch die Hausärztin bzw. den Hausarzt kann hier u. U. rasch zu einer Klärung von Patientenwünschen, die hinter einem Präsentiersymptom versteckt werden, führen.

In **Balint-Gruppen,** die im Rahmen der Weiterbildung für die Psychosomatische Grundversorgung obligat in das Curriculum eingebettet sind (➤ Kap. 103), werden diese Aspekte systematisch genutzt, um schwierige Arzt-Patient-Beziehungen zu analysieren und diese ggf. zu verbessern. Eine psychotherapeutisch wirksame Intervention setzt allerdings neben einer entsprechenden Ausbildung eine Vertrauensbasis voraus, die i. d. R. erst nach einer längeren Arzt-Patient-Beziehung gegeben ist. Diese ist im Vergleich zum klinischen Setting von großem Vorteil. Häufig kennt der Arzt bzw. die Ärztin die Patient*innen über viele Jahre, kennt deren Krankheitsverläufe und die Einbettung in die familiären und beruflichen Bezüge und kann dies für die Diagnostik nutzen. Auf der Basis dieser Vertrauensbeziehung können manchmal verhältnismäßig einfach Zusammenhänge zwischen der Symptomatik und aktuellen Lebenssituationen oder der Lebensgeschichte hergestellt werden. Dabei können effektive gesprächstherapeutische Interventionen, ggf. auch recht konkrete Vorschläge zur Verhaltensänderung, zur Anwendung kommen.

Systematische Untersuchungen, die diese Art der Arzt-Patient-Interaktion auf hausärztlicher Ebene naturalistisch beobachten und analysieren, gibt es bislang jedoch noch nicht. Eine eigene Untersuchung mit 234 Patient*innen hat ergeben, dass Hausärzt*innen instinktiv richtig einschätzen, ob die Patient*innen einen gleichberechtigten, paternalistischen oder autonomen Kommunikationsstil bei der medizinischen Entscheidungsfindung bevorzugen (Schneider et al. 2006b). Die Ärzt*innen schienen sich bei ihrer Einschätzung an Schulbildung und Alter zu orientieren. Weiterführende Studien zur Analyse von Arzt-Patient-Interaktionen wären sicherlich vielversprechend, um effiziente Kommunikationsstrategien für eine frühzeitige Diagnostik und Therapie entwickeln zu können. Eine sehr anschauliche Konzeptualisierung der hausärztlichen Arzt-Patient-Begegnung zur Diagnostik und Therapie psychosomatischer Erkrankungen stammt von Wesiack (1996) (➤ Box 47.1).

BOX 47.1

Hausarzt-Patient-Begegnung zur Diagnostik und Therapie psychosomatischer Erkrankungen (Wesiack 1996)

1. Der Erstkontakt zwischen Ärzt*in und Patient*in findet i.d.R. in der hausärztlichen Praxis in der allen Patient*innen zugänglichen Sprechstunde statt, ausnahmsweise auch außerhalb der Sprechstunde und in der Wohnung des Patienten oder der Patientin.
2. Die Anzahl der zu untersuchenden und zu behandelnden Patient*innen kann von vornherein nicht oder nur unzulänglich begrenzt werden, wodurch Zeitdruck entsteht.
3. Die Patient*innen kommen ohne Auslese zum Arzt bzw. zur Ärztin der ersten Linie, wodurch sich das Tätigkeitsfeld sehr erweitert.
4. Hausärzt*innen müssen zunächst auf komplizierte technische Hilfsmittel sowie auf kollegialen und fachärztlichen Rat verzichten und trotzdem weitreichende Entscheidungen fällen.
5. Dies zwingt Hausärzt*innen, das Wesentliche bzw. das Problem der Patient*innen zu erkennen und sich darauf zu konzentrieren.
6. Hausärzt*innen stehen dem Lebens- und Tätigkeitsbereich ihrer Patient*innen i.d.R. viel näher als Kliniker*innen und sind häufig von vornherein mit dem ganzen persönlichen Hintergrund vertraut.
7. Bei einer großen Anzahl der Patient*innen kann die Hausärztin bzw. der Hausarzt Langzeitbeobachtungen und Langzeitbetreuung betreiben.
8. Dadurch entsteht eine sehr starke persönliche Beziehung und Bindung zwischen Ärzt*innen und Patient*innen.
9. Diagnostik und Therapeutik stehen in der Hausarztpraxis in noch viel engerem Zusammenhang als bei Spezialisten und Kliniker. Der diagnostisch-therapeutische Zirkel bildet in der Hausarztpraxis noch eine Einheit.
10. Durch rechtzeitiges Eingreifen vermögen Hausärzt*innen Chronifizierungen zu verhindern. Die Bedeutung für Prophylaxe, die Früherkennung und die Frühbehandlung von somatischen, psychosomatischen und neurotischen Erkrankungen ist groß und noch keineswegs voll ausgeschöpft.

47.7 Hausärztliche Medizin als Familienmedizin

Eine wichtige Ressource neben den langjährigen Patientenkontakten ist die Kenntnis der familiären Bezüge. Insbesondere im ländlichen Bereich behandeln Hausärzt*innen häufig Großeltern, Kinder, Enkel und sogar Urenkel; im angelsächsischen Sprachraum spricht man daher auch von „family physician". In der deutschen Definition wird **Familienmedizin** als Bestandteil der Allgemeinmedizin verstanden. Explizit wird festgehalten, dass die Familie fast immer von der Krankheit des Patienten bzw. der Patientin betroffen ist, manchmal stärker als diese selbst, und dass das Familienleben selbst und insbesondere belastende Ereignisse zu Krankheiten führen können (Himmel et al. 2017). Eine familienmedizinische Anamnese beinhaltet dementsprechend die Erfassung der Familienstruktur, familiärer Belastungen und der sozialen, beruflichen und ökonomischen Situation. Hilfreich ist darüber hinaus die Identifikation familiärer Hilfsquellen und Ressourcen.

Konzepte für strukturierte Interventionen auf familiärer Ebene bei psychosomatischen Beschwerden in der Primärversorgung wurden von McDaniel et al. (1997) vorgeschlagen. Launer (2002) hat diese systemischen Konzepte explizit für die hausärztliche Tätigkeit mit anschaulichen Fallbeispielen herausgearbeitet. Systemische Interventionen, die auch für den hausärztlichen Kontext nutzbar sind, werden teils auch von den einzelnen Gesellschaften der Systemischen Therapeuten/Familientherapeuten gelehrt. Einzelne Techniken lassen sich für den Praxisalltag gut verwenden. Häufig kommen beispielsweise Paare in die Praxis, sodass **zirkuläre Fragen** rasch Einblicke auf die familiäre Funktion von Beschwerden oder auf deren „gelebten" Schweregrad geben (Details zur Familientherapie: ➤ Kap. 39).

Patientinnengeschichte

Fall 4

Ein Ehepaar, beide Mitte 30, kommt in die Sprechstunde. Die Pat. ist bereits seit Längerem wegen eines Diarrhö-dominanten Reizdarmsyndroms in Behandlung, wobei eigentlich keine richtigen Fortschritte erzielt werden. Überraschend kommt dieses Mal der Ehepartner mit, weil eben beide ihre Unzufriedenheit über den mangelnden Fortschritt bei der Therapie äußern wollen. Nach einiger Zeit frage ich den Ehemann: „Bei welcher Situation erleben Sie, dass es Ihrer Frau besonders schlecht geht?" Er antwortet: „Nun ja, oft, wenn es besonders stressig zugeht in der Arbeit. Ich finde, sie ist dann besonders unter Druck, schläft auch dann schlechter. An Sex ist in dieser Zeit z. B. gar nicht zu denken. Das stresst uns dann beide, da wir ja eigentlich einen Kinderwunsch haben." An dieser Stelle ist der Pat. vielleicht etwas rasch „mit der Tür ins Haus gefallen". Die Pat. selbst reagiert verärgert und antwortet ihm gereizt „Um das geht's doch hier jetzt gar nicht. Also, wie kannst du jetzt hier sowas sagen? Da kann ich doch nichts dafür, dass mir mein Bauch so Beschwerden macht!" Peinlich berührt schweigt der Partner, weiß sich in dem Moment nicht so recht zu helfen. Ich springe ein und meine: „Ich kann schon verstehen, dass das für Sie jetzt unangenehm ist. Das ist jetzt überraschend. Aber eigentlich ist der Kinderwunsch eine enorm wichtige Sache, die Sie beide sehr beschäftigt, vielleicht sogar unabhängig vom Reizdarmsyndrom. Vielleicht ist es doch also ganz gut, wenn Ihr Partner das so offen anspricht. Sie brauchen sich da nichts zu denken. Wenn Sie möchten, können Sie auch gerne Ihre Sichtweise schildern."

Von hoher Bedeutung bei der Kommunikation mit Paaren bzw. Familien ist die Einhaltung von **Neutralität.** Dies mag auf den ersten Blick manchmal schwerfallen, insbesondere, wenn einer der Kommunikationspartner wenig Sympathien erweckt oder man den Eindruck erhält, der andere habe in der Diskussion „keine Chance". Es muss jedoch bedacht werden, dass die Positionierung des Diskussionsleiters auf einer Seite in jedem Fall eine Reaktanz der anderen Seite provoziert, da die andere Seite sich dann in der schwächeren Position erlebt. Hierdurch ist ein Gesprächsabbruch durch den (vermeintlich) Schwächeren sehr wahrscheinlich. Neutralität ist also unabdingbar, wenn die Kommunikation aufrechterhalten werden soll. Idealerweise erhält das Paar im weiteren Verlauf durch eine geschickte Moderation einen neutraleren Blick auf die Standpunkte des jeweils anderen.

Auch bei **Hausbesuchen** offenbaren sich die Dynamiken von Störungen in der Familie besonders deutlich. Hilfreich für ein besseres Verständnis dieser familiären Dynamiken könnte eine Zuordnung von haus- bzw. familienärztlichen Patient*innen analog der systemischen Einteilung sein (von Schlippe und Schweitzer 2000):

- Kund*in (Person mit Beschwerden, die Vorstellungen mitbringt, aktiv etwas dagegen zu tun),
- Klagende/r (Person mit Beschwerden, Veränderungen werden jedoch in erster Linie von anderen erwartet),
- Besucher*in (kommen oft nicht freiwillig, es gibt keine explizite Beschwerde und daher keinen Veränderungsauftrag) und
- Co-Therapeut*in (Person ohne Beschwerden, hat eigene Konzepte, wie eine Verbesserung des Gesundheitszustands des Indexpatienten erreicht werden kann).

Eine derartige Interpretation kann die Reflexion der eigenen Rolle als Behandler*in im System erleichtern. Darüber hinaus können hierdurch gezielt Aufgaben für Angehörige herausgearbeitet werden, um den Umgang mit gesundheitlichen Problemen innerhalb der Familie zu erleichtern (z. B. Co-Therapeut*in utilisieren, Besucher*in und Klagende motivieren). Elemente aus der Systemischen Therapie und Beratung können auch auf verhältnismäßig einfacher Basis verwendet werden, um stützende Gespräche strukturiert vorzunehmen, bis der Patient oder die Patientin einen Psychotherapieplatz erhält.

Patientengeschichte

Fall 5

Ein 33-jähriger Pat. stellt sich in der Sprechstunde wegen seit einigen Wochen andauernder erheblicher Schlafprobleme vor. Er berichtet, dass er nur sehr schwer einschlafen könne, erst um 1 Uhr nachts „kriege er die Kurve". Aber er wache dann schon um 5 Uhr morgens auf und finde nicht mehr in den Schlaf, weil seine Gedanken stets um seine gescheiterte Beziehung kreisten. Vor 6 Monaten habe seine Freundin unerwartet „Schluss gemacht", obwohl schon eine relativ lange Zeit wiederholt Beziehungskrisen aufgetreten seien. Ihm sei bewusst, dass es sich um eine Reaktivierung schwieriger Kindheitserlebnisse handele. Er habe diesbezüglich vor 4 Jahren bereits eine Verhaltenstherapie über 25 Stunden erhalten, die ihm recht gutgetan habe, die er aber nicht mehr fortgeführt habe, weil er das Gefühl hatte, die Therapie nicht mehr zu brauchen, zumal er seine Partnerin zu der Zeit kennengelernt hatte, mit der aber jetzt eben „Schluss sei". Seine Eltern hätten sich abrupt getrennt, als er selbst erst 8 Jahre alt war. Damit sei er über viele Jahre nur schwer klargekommen. Er sei im weiteren Verlauf bei der Mutter geblieben, die jedoch sehr viel arbeiten musste, sodass die Großeltern viele elterliche Aufgaben übernommen hätten. Er spüre immer noch den Zorn auf die Eltern, auch dass in der Familie nie offen darüber geredet worden sei. Letztlich sehe er hierin die Ursache, dass er es im Leben so schwer habe, sowohl in Beziehungen als auch in beruflichen Belangen. Nun würden ihm so viele Gedanken durch den Kopf gehen: ob er in eine kleinere Wohnung umziehen solle, aber eigentlich würde er wieder jemand Neuen kennenlernen. Auch im Beruf sei er unzufrieden, weil ihm so wenig Zeit für sein Privatleben bliebe – häufig müsse er Überstunden in seinem Job als IT-Manager schieben, wobei er dadurch schon auch recht gut verdiene. Aber die ungünstige Work-Life-Balance mache ihn zunehmend unzufrieden, er könne aber einfach nicht Nein sagen und mute sich daher immer mehr zu. Wegen all dieser Gedanken könne er nicht schlafen – wenn er nur in den Schlaf finden würde, hätte er wieder mehr Schwung, um all diese Probleme zu lösen.

Bereits im Erstgespräch wurde deutlich, dass eine ambulante Psychotherapie aller Voraussicht nach hilfreich wäre, damit der Patient seine aktuelle Lebenslage und zukünftige Entwicklung günstiger und erfüllender gestalten kann. Mit folgenden Techniken aus dem Bereich der Systemischen bzw. Verhaltenstherapie könnte die Wartezeit strukturiert und für den Patienten vielleicht gewinnbringend genutzt werden, indem die eigentlichen Ziele, verborgenen Wünsche und Konflikte im Verlauf klarer herausgearbeitet werden können:

1. **Schriftlich Ranglisten bilden:** Dies soll der Bewusstmachung und Gewichtung der verschiedenen Ziele dienen.
2. **Hausaufgaben geben:** Gemeinsam mit dem Patienten eine Aufgabe herausarbeiten, die bis zur nächsten Vorstellung in der Praxis bearbeitet werden soll, z. B. zwei Wohnungsbesichtigungen durchführen oder ein Bewerbungsgespräch führen. Dies soll eine konkrete Problemlösung forcieren, zudem wird sich der Patient vermehrt Gedanken machen, ob er das (vermeintliche?) Ziel wirklich erfüllt haben will.
3. **„Wunderfrage":** „Nehmen wir an, eine Fee erscheint und erfüllt Ihnen den Wunsch, dass Sie durchschlafen würden und jeden Morgen kraftvoll und energiegeladen aufwachen – was wäre dann anders in Ihrem Leben?" Eine derartige Frage lenkt die Aufmerksamkeit des Patienten darauf, wie das Leben aussehen könnte, wenn das beklagte Problem nicht existieren würde. Eventuell wird damit ein Zugang zu den wirklichen Bedürfnissen des Patienten ermöglicht.

47.8 Herausforderungen für eine Optimierung

Früher wurde der Mangel an psychosomatischem ganzheitlichem Verständnis in der hausärztlichen Medizin zu Recht beklagt. Dieser Mangel scheint überwunden zu sein, wenn man sich z. B. die europäische Definition des Hausarztes vor Augen führt, bei der das biopsychosoziale Verständnis einen zentralen Baustein der Heuristik darstellt. Für die Erlangung der Zusatzqualifikation „Psychosomatische Grundversorgung" werden eingehende Kenntnisse verlangt, die in speziellen Kursen erworben werden. Nach Anerkennung durch die jeweilige Landesärztekammer führt dies zu einer höheren Vergütung durch Steigerung des Fallwertes in der Praxis.

Als Beleg für die weite Verbreitung der Psychosomatik in der Hausärzteschaft mag dienen, dass im 4. Quartal 2021 die Ziffern für Psychosomatische Grundversorgung bei 83 % der Hausärzt*innen und hausärztlichen Internist*innen in Bayern abgerechnet wurden. Negativ für eine optimale Umsetzung einer biopsychosozialen Medizin wirkt sich die kurze Zeitdauer aus, die für die einzelne Behandlung der Patient*innen zur Verfügung steht. Hier wären strukturelle Änderungen zu fordern, die für eine Entlastung der Hausärzt*innen sorgen. Schließlich wäre i. S. einer kontinuierlichen Qualitätsförderung eine regelmäßige Reflexion in Form von Balint-Gruppen wünschenswert. Denkbar wäre auch eine Integration der Thematik in Qualitätszirkeln, wie bereits beispielhaft demonstriert wurde (Bahrs et al. 2001).

Hierbei muss allerdings berücksichtigt werden, dass diese Fortbildungstätigkeiten von den Ärzt*innen bereits in der Freizeit aufgebracht werden. Es sind also Begrenzungen in der Realisierung zu sehen, da bei den aktuell hohen Arbeitsbelastungen und Fortbildungsverpflichtungen weitere Verpflichtungen nicht mehr praktikabel erscheinen. Bei dem derzeit drohenden Mangel an Hausärzt*innen sollte also überlegt werden, wie derartige Fortbildungen in den Arbeitsalltag ohne Zusatzbelastungen integriert werden können. Eine Schulung von Ärzt*innen im Umgang mit schwierigen Patient*innen könnte eine höhere Berufszufriedenheit ermöglichen, wie eine Studie zur leitlinienbasierten Curriculumsentwicklung für somatoforme Störungen gezeigt hat (Schaefert et al. 2007). Vielleicht ist hierdurch auch eine Prävention von Burnout (➤ Kap. 105) und durch ein verbessertes Verständnis der allgemeinärztlichen Heuristik eine Steigerung der Attraktivität des hausärztlichen Berufsbildes möglich.

LITERATURAUSWAHL

Cooper A, Abbass A, Town J. Implementing a psychotherapy service for medically unexplained symptoms in a primary care setting. J Clin Med 2017; 6:109.

Fink P, Sorensen L, Engberg M, et al. Somatization in primary care. Prevalence, health care utilization, and general practitioner recognition. Psychosomatics 1999; 40: 330–338.

Gask L, Dowrick C, Salmon P, et al. Reattribution reconsidered: Narrative review and reflections on an educational intervention for medically unexplained symptoms in primary care settings. J Psychosom Res 2011; 71: 325–334.

Green LA, Fryer GE Jr, Yawn BP, et al. The ecology of medical care revisited. N Engl J Med 2001; 344: 2021–2025.

Henningsen P, Zipfel S, Herzog W. Management of functional somatic syndromes. Lancet 2007; 369: 946–955.

Jackson JL, Passamonti M. The outcomes among patients presenting in primary care with a physical symptom at 5 years. J Gen Intern Med 2005; 20: 1032–1037.

Schaefert R, Kaufmann C, Wild B, et al. Specific collaborative group intervention for patients with medically unexplained symptoms in general practice: A cluster randomized controlled trial. Psychother Psychosom 2013; 82: 106–119.

Schneider A, Hilbert S, Hamann J, et al. Bedeutung psychischer Symptome für die Arbeitsunfähigkeitsdauer. Dtsch Arztebl Int 2017; 114(17): 291–297.

Schneider A, Donnachie E, Zipfel S, Enck P. Somatoforme Störungen und potenziell schädliche Interventionen in der ambulanten Versorgung. Dtsch Artzebl Int 2021; 118: 425–431.

Smith DJ, Court H, McLean G, et al. Depression and multimorbidity: A cross-sectional study of 1,751,841 patients in primary care. J Clin Psychiatry 2014; 75: 1202–1208.

KAPITEL

48

Nico Niedermeier und Irmgard Pfaffinger

Niedergelassene Fachärztinnen und Fachärzte für Psychosomatische Medizin und Psychotherapie

48.1 Einleitung

Die Psychosomatik hat in der Praxis der niedergelassenen Fachärzt*innen Deutschlands eine lange Tradition. Zumeist waren es Internist*innen, die sich über berufsbegleitende psychotherapeutische und oft auch psychoanalytische Weiterbildungen oder Tätigkeiten an universitären Spezialabteilungen das Wissen um dieses Fach erwarben und es theoretisch und praktisch in ihre ärztliche Tätigkeit integrierten. Gleichzeitig fanden sich auch in anderen Fachgebieten (z. B. in der Gynäkologie oder Rheumatologie) Befunde, welche die Bedeutung der Psychosomatik in der Medizin unterstrichen und so die Entwicklung einer „fachgebundenen Psychosomatischen Medizin" nach sich zogen. Ferner zeigte sich in oft replizierten Studien, dass in den Praxen der verschiedensten Fachgebiete Patient*innen anzutreffen sind, die an psychosomatisch (mit-)bedingten Störungen leiden. Folglich erschienen die Schaffung und die Tätigkeit von Fachärzt*innen für Psychosomatische Medizin und Psychotherapie (PSM) in der ambulanten Versorgung sinnvoll und konsequent.

Seit der Implementierung des Fachgebiets Psychotherapeutische Medizin in die ärztliche Weiterbildungsordnung (WBO) im Jahr 1992 und nach der Umbenennung in Psychosomatische Medizin und Psychotherapie 2003 gelang es zunehmend, es in die ambulante Versorgungslandschaft zu integrieren. Trotz der rasch anwachsenden Zahl von selbstständig niedergelassenen Fachärzt*innen (oder bei niedergelassenen Fachärzt*innen angestellten Fachärzt*innen) – 2.842 (Stand Dezember 2020, BÄK) – war und ist deren Identitätsfindung nicht immer leicht. Schwierig ist, dass es zwar eine klare Weiterbildungsordnung für das Fachgebiet gibt, viele der derzeit niedergelassenen Fachärzt*innen diese Bezeichnung aber noch über die sog. Übergangsbestimmungen erlangt haben. Damit stammt eine große Anzahl der momentan **praktizierenden** Fachärzt*innen aus der Gruppe, die vor der Schaffung des Fachgebiets als „niedergelassene ärztliche Psychotherapeut*innen" gearbeitet und innerhalb dieses Berufsbildes auch die psychosomatisch erkrankten Patient*innen überwiegend mit Richtlinienpsychotherapie behandelt hatten. Dieses Setting und die damit verbundene Form der Behandlung deckt sich aus vielerlei Gründen nicht mehr mit den Anforderungen, die an die heutigen Fachärzt*innen für Psychosomatische Medizin und Psychotherapie in der Weiterbildungsordnung, aber auch an das von der Fachgesellschaft und dem Berufsverband vertretene Tätigkeitsprofil dieses Fachgebiets gestellt werden. Seit der Erstfassung dieses Kapitels haben viele Kolleg*innen ihre fachärztliche Tätigkeit altersbedingt beendet, sodass dieser Aspekt zunehmend in den Hintergrund tritt.

Wenn wir im Folgenden von Fachärzt*innen für Psychosomatische Medizin und Psychotherapie sprechen, dann beziehen wir uns explizit auf die Letztgenannten, deren Aufgaben und Möglichkeiten in der gegenwärtigen Versorgungslandschaft im Weiteren beschrieben werden sollen.

48.2 Aufgaben und Möglichkeiten in der niedergelassenen Praxis

48.2.1 Inhaltliche Aspekte

Niedergelassene Fachärzt*innen für Psychosomatische Medizin und Psychotherapie sollen sowohl primäre Ansprechpartner*innen für Betroffene als auch Mittler*innen und Schnittstelle zwischen Behandelnden aus den unterschiedlichsten Fachgebieten sein, wenn es sich um eine Störung handelt, die eine psychosomatische, somatopsychische oder spezialisierte psychotherapeutische Behandlung notwendig erscheinen lässt.

Das **Spektrum der zu behandelnden Erkrankungen** ist groß und umfasst z. B. auch die Psychoonkologie, Psychodiabetologie, Psychokardiologie, Psychodermatologie, die Schmerztherapie und gynäkologische Psychosomatik sowie die Arbeit mit traumatisierten oder suchtkranken Patient*innen.

Initial sollten sich die Betroffenen im Rahmen einer offenen Sprechstunde direkt in der fachärztlichen Praxis vorstellen und/oder von den primär behandelnden Kolleg*innen dorthin überwiesen werden.

In diesem Setting soll eine **spezielle psychosomatische Differenzialdiagnostik,** die eine organische, psychosoziale und auch testpsychologische Diagnostik umfasst, entweder selbst durchgeführt und/oder ggf. weitergehende medizinische Untersuchungen veranlasst werden, um dann (in Kommunikation mit niedergelassenen Kolleg*innen bzw. Institutionen) die entsprechenden psychosomatischen Diagnosen stellen zu können.

Nach erfolgter Diagnostik soll mit den Patient*innen unter Einbeziehung der lebensgeschichtlichen Kontextvariablen, in denen die Störung entsteht und aufrechterhalten wird, zunächst ein **psychosomatisches Krankheitsmodell** erarbeitet werden, um dann gemeinsam mit den Betroffenen und den mitbehandelnden Kolleg*innen einen **störungsspezifischen psychosomatischen Behandlungsplan** zu entwerfen. Entsprechend den Empfehlungen des Behandlungsplans werden dann z. B. bei leichteren Störungen psychoedukative und/oder supportive Gespräche im Rahmen regelmäßiger zeitlich begrenzter Kurztermine durchgeführt oder bei schwerer erkrankten Patient*innen aus den o. g. Diagnosegruppen z. B. Psychotherapie im Rahmen der Richtlinienpsychotherapie vorgeschlagen. Einigen Patient*innen werden Therapiegruppen angeboten, die schwerpunktmäßig spezielle Krankheitsbilder (z. B. Krebserkrankungen, Herzängste, somatische Belastungsstörungen, chronische Schmerzsyndrome), aber auch spezielle störungsübergreifende Kontexte (wie z. B. die Vermittlung eines biopsychosozialen Krankheitsmodells in der Psychosomatik) beinhalten.

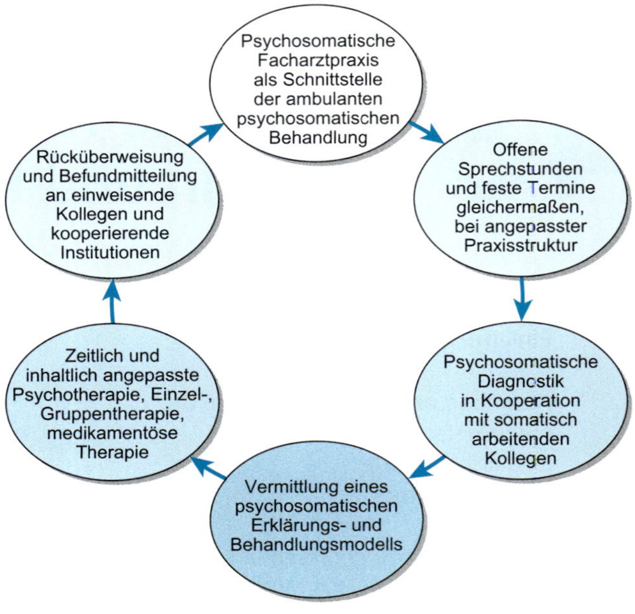

Abb. 48.1 Aufgaben und Möglichkeiten des niedergelassenen Facharztes für Psychosomatische Medizin und Psychotherapie [L106]

Gerade die an den Bedürfnissen der Patient*innen orientierte **Behandlungsintensität** ist eine besondere Anforderung an die niedergelassenen Fachärzt*innen. Nicht nur im Hinblick auf die Auswahl der Behandlungszeit, sondern auch hinsichtlich der **Behandlungstechnik** sollte große Flexibilität gezeigt werden. In Bezug auf die psychotherapeutische Intervention werden Fachärzt*innen therapieschulenübergreifend die jeweils empirisch als erfolgversprechend angesehenen Verfahren in ihre Arbeit integrieren (➤ Kap. 41). Auch eine evtl. notwendige **medikamentöse Behandlung** wird von ihnen eingeleitet, überwacht und ggf. angepasst. ➤ Abb. 48.1 fasst die Aufgaben und Möglichkeiten niedergelassener Fachärzt*innen für Psychosomatische Medizin und Psychotherapie im Überblick zusammen.

48.2.2 Strukturelle Aspekte

Im Idealfall arbeiten die niedergelassenen Fachärzt*innen für Psychosomatische Medizin und Psychotherapie in enger Vernetzung mit Kolleg*innen anderer somatischer Fachgebiete. Folglich erscheint auch eine **strukturelle Vernetzung** sinnvoll, wie sie z. B. ein Ärztehaus oder ein Medizinisches Versorgungszentrum (MVZ) bietet. Ebenso soll es eine verbesserte Kooperation der einzelnen Praxis mit Kliniken und Tageskliniken, aber auch anderen komplementären Einrichtungen wie z. B. Selbsthilfeorganisationen (➤ Kap. 56) oder Angehörigengruppen geben. Erfordert die Therapie die Einbeziehung von Physio-, Körper- oder Kunsttherapeut*innen, Sozialpädagog*innen, ggf. Paartherapeut*innen und ähnlichen oder verwandten Therapieangeboten, sollte dies von den Fachärzt*innen vermittelt und koordiniert werden (z. B Kappe et al. 2022).

Die Gegebenheiten der Praxis selbst ähneln zunehmend denen der meisten anderen Fachgebiete. Neben den Fachärzt*innen arbeitet zumindest eine Medizinische Fachangestellte (ggf. in Teilzeit) in der Praxis mit, um die offenen Sprechstunden sowie den Praxisablauf zu koordinieren. Wünschenswert erscheint es, auch ausgebildete Co-Therapeut*innen, z. B. für die Durchführung standardisierter psychoedukativer Maßnahmen oder Entspannungsverfahren, in die Versorgungstätigkeit einzubinden.

Die Praxis sollte neben einem Warteraum mehrere Behandlungszimmer aufweisen, in denen neben psychosomatischen Sprechstunden auch organmedizinische Untersuchungen und Blutentnahmen sowie Einzelpsychotherapien, (spezifische) Gruppenpsychotherapien oder z. B. Entspannungsverfahren stattfinden können. ➤ Tab. 48.1 fasst die strukturellen Schwerpunkte noch einmal zusammen.

48.3 Bedarf an niedergelassenen Facharztpraxen für Psychosomatische Medizin und Psychotherapie

Patient*innen mit psychosomatischen Störungen sind in jeder Arztpraxis zu finden, und die Prävalenzraten scheinen in Industrieländern gegenwärtig eher noch zu steigen. Mindestens 25 % der Patient*innen in Hausarztpraxen leiden an psychisch und/oder psychosomatisch (mit-)bedingten Störungen. Gleiches gilt für nahezu alle anderen ärztlichen Fachgebiete. Trotz der Einführung der Psychosomatischen Grundversorgung gelingt eine suffiziente Behandlung für die meisten Betroffenen allein durch Hausärzt*innen (oder andere auf ihr Fachgebiet spezialisierte Primärversorger) selbst oft nicht. Dies gilt insbesondere für Patient*innen mit somatischen Belastungsstörungen sowie für solche mit komorbiden körperlichen und psychischen Erkrankungen.

Auch wenn die Hausarztpraxen bemüht sind, ihre Patient*innen an psychotherapeutisch spezialisierte Behandler*innen weiterzuvermitteln, ist es häufig schwierig, Therapeut*innen zu finden, welche die Patient*innen zeitnah sehen, diagnostizieren, behandeln oder zumindest an andere spezialisierte Behandler*innen weitervermitteln können. Auch in den statistisch überversorgten Ballungsräumen dauert es oft mehrere Wochen, bis Patient*innen durch Psychologische oder Ärztliche Psychotherapeut*innen (i. d. R. mit Psychotherapie im Rahmen der Richtlinienpsychotherapie) behandelt werden können. In ländlichen Gebieten und in den östlichen Bundesländern sind Wartezeiten von bis zu 1 Jahr keine Seltenheit.

RESÜMEE

Es besteht folglich ein immenser Bedarf an Fachärzt*innen für Psychosomatische Medizin und Psychotherapie, die Patient*innen auf der Grundlage ihres umfassenden psychischen und somatischen Wissens zeitnah und mit flexiblen Interventionsmethoden untersuchen, diagnostizieren und behandeln können. Ein weiter zu verfolgendes berufspolitisches Ziel bleibt somit die **Implementierung einer eigenständigen Bedarfsplanung** für das Fachgebiet Psychosomatische Medizin und Psychotherapie und die adäquate Finanzierung der psychosomatischen Gesprächsleistungen. Nur so kann die Spezifität des Fachgebiets in Abgrenzung von anderen inkl. der Psychologischen Psychotherapie auch im Abrechnungssystem dargestellt werden, und nur so lassen sich Fehlanreize in Richtung ausschließlicher Abrechnung von Richtlinienpsychotherapie vermeiden.

Tab. 48.1 Strukturelle Besonderheiten einer Praxis für PSM

Der Facharzt für Psychosomatische Medizin und Psychotherapie …	Die Struktur seiner Praxis ist gekennzeichnet durch …
• arbeitet eng vernetzt mit Kolleg*innen anderer Fachgebiete • Strukturell geschieht dies z. B. über die Tätigkeit in einem – Ärztehaus – MVZ • In enger Kooperation mit – Kliniken – Tageskliniken – anderen komplementären Einrichtungen	• Mitarbeitende (Arzthelfer*in, Co-Therapeut*innen) • Mehrere Behandlungsräume für – medizinische Untersuchungen – Einzeltherapie – Gruppentherapie – Entspannungsverfahren – Testpsychologie – Biofeedback

48.4 Weiterbildung und Qualifikation

Die o. g. Aufgaben sind aus der Weiterbildungsordnung (WBO) für dieses Gebiet ableitbar. Fachärzt*innen für Psychosomatische Medizin und Psychotherapie sind in der deutschen Versorgungslandschaft (Henningsen et al. 2008) die am besten ausgebildeten Psychotherapeut*innen (➤ Tab. 48.2 – z. B. selbst durchgeführte Behandlungsstunden).

Gemäß WBO für das Fachgebiet Psychosomatische Medizin und Psychotherapie werden nicht nur verschiedene Psychotherapie-Schulen, wie psychodynamische, verhaltenstherapeutische oder systemische Therapieansätze integriert, sondern neben der Ausbildung in den verschiedenen Settings (wie Einzel-, Gruppen-, Paar- und Familientherapien) auch spezialisierte Ansätze wie die Vermittlung sexual- oder traumatherapeutischer Techniken gefordert.

Neben dieser psychotherapeutischen Kernkompetenz verfügen Fachärzt*innen durch das vorausgehende Medizinstudium und den Weiterbildungsanteil in einem somatischen Fachgebiet, über ein ausgezeichnetes Grundgerüst für die Diagnostik und Behandlung

Tab. 48.2 Anzahl der dokumentierten und supervidierten Ausbildungsbehandlungsstunden in Psychotherapie für unterschiedliche psychotherapeutische Versorger in Deutschland

Psychotherapeutische Behandelnde	Im Rahmen der Ausbildung geforderte Behandlungsstunden
Fachärzt*innen für Psychosomatische Medizin und Psychotherapie	1.500 h dokumentierte und supervidierte Einzel- und Gruppentherapie
Psychologische Psychotherapeut*innen	600 h dokumentierte und supervidierte Therapiestunden
Ärzt*innen für Psychiatrie und Psychotherapie	120 h Einzel- und Gruppenbehandlung psychiatrischer Krankheiten unter Supervision

von Störungen und Erkrankungen aus allen medizinischen Fachgebieten, in denen es Überschneidungen zur Psychosomatik gibt (z. B. Innere Medizin/Allgemeinmedizin, HNO, Neurologie, Orthopädie, Dermatologie, Frauenheilkunde).

Die 5-jährige, ganztägige Weiterbildung legt den Schwerpunkt auf eine mindestens 3-jährige Weiterbildung an Psychosomatischen Kliniken bzw. weiterbildungsbefugten Praxen. Daneben wird eine 12 Monate dauernde Weiterbildung in einem anderen Gebiet der somatischen Patientenversorgung gefordert. Zusätzlich können 12 Monate Psychiatrie und Psychotherapie und/oder Kinder- und Jugendpsychiatrie und -psychotherapie eingebracht werden. Hieraus ergeben sich für die niedergelassenen Fachärzt*innen die folgenden Qualifikationsmerkmale:

- Durch die intensive praktische Ausbildung werden Fachärzt*innen bestens vorbereitet, inhaltlich und schwerpunktmäßig mit psychosomatisch kranken Menschen zu arbeiten, sei es i. S. von Diagnostik oder Therapie mittels Langzeit- oder Kurzzeittherapie, aber auch durch niedrigschwelligere Therapieangebote wie Sprechstunden oder Einzelgespräche in kürzeren Zeiteinheiten, supportive Psychotherapie oder (z. B. psychoedukative) Therapie in Gruppen.
- In gleichem Maße erfolgt durch Studium und Weiterbildung die Vorbereitung auf primär somatisch kranke Menschen, bei denen sekundär psychische Probleme (i. S. einer somatopsychischen Störung oder krankheitsbedingte Interaktionen aus der somatischen Erkrankung heraus) entstehen. Als Beispiel seien Patient*innen mit chronischen neurologischen, Tumor- oder Schmerzerkrankungen genannt.
- Darüber hinaus sind Fachärzt*innen sehr gut weitergebildet, um Patient*innen psychotherapeutisch zu versorgen, die unter Störungen leiden, bei denen neben psychischen auch somatische Aspekte immer wieder eine zentrale Rolle spielen (z. B. Patient*innen mit Herzängsten, Essstörungen oder somatisierten Depressionen) und/oder bei denen eine extrem komplexe psychotherapeutische Kompetenz gefordert wird (➤ Kap. 57).
- Durch die jeweils 1-jährige, ganztägige Weiterbildung verfügen sie zusätzlich über ein differenziertes und fundiertes Wissen in somatischer Medizin.
- Dies schließt auch den sicheren Umgang mit psychopharmakologischer und internistischer Medikation ein, sodass sie eine hervorragende synergistische Behandlungskompetenz für psychotherapeutische und medikamentöse Therapieoptionen haben.

48.5 Profile

48.5.1 Gemeinsamkeiten mit und Unterschiede zu Psychologischen Psychotherapeut*innen

Die wichtigsten Unterschiede gegenüber Psychologischen Psychotherapeut*innen ergeben sich durch das unterschiedliche Grundstudium (hier Psychologie, dort Humanmedizin) sowie die unterschiedliche Aus- bzw. Weiterbildung. Insbesondere die somatischen Kenntnisse führen dazu, dass Fachärzt*innen für Psychosomatische Medizin und Psychotherapie für das gesamte Feld der Erkrankungen, bei denen somatische Aspekte in der Genese, Symptomatik und/oder Therapie der Störung eine wichtige Rolle spielen, umfassend ausgebildet sind. Naturgemäß werden Patient*innen, die an diesen Symptomen oder Störungen leiden, psychotherapeutische Behandler*innen bevorzugen, die organische Krankheitsmodelle und Differenzialdiagnosen kennen und auch andere, z. B. medikamentöse, Behandlungen durchführen können, was sich in Befragungen von Patient*innen zu diesem Themenkomplex bestätigt hat (Niedermeier et al. 2006). Dieser Kompetenz wird z. B. auch dadurch Rechnung getragen, dass Fachärzt*innen im Gegensatz zu Psychologischen Psychotherapeut*innen Rezepte oder AU-Bescheinigungen ausstellen können.

Gleichwohl finden sich im Vergleich mit den Psychologischen Kolleg*innen auch vielfach **Überschneidungen hinsichtlich des Aufgabengebiets,** z. B. in der Behandlung von Angst- oder Zwangsstörungen. Vorstellbar und wünschenswert wäre es (wie es an zahlreichen Kliniken und auch in vielen niedergelassenen Praxen gut funktioniert), dass beide Fachgruppen bei diesen Störungen eng verzahnt zusammenarbeiten.

Jenseits von theoretischen oder aus-/weiterbildungsbedingten Unterschieden und/oder Gemeinsamkeiten zwischen beiden Fachgruppen finden sich **Unterschiede in der Behandlungsrealität.** So konnten Kruse und Herzog (2012) nachweisen, dass Fachärzt*innen für Psychosomatische Medizin und Psychotherapie einen höheren Anteil an somatoformen Störungen behandeln und dass sie gegenüber Psychologischen Psychotherapeut*innen deutlich weniger antragspflichtige Leistungen (Richtlinienpsychotherapie) über den Einheitlichen Bewertungsmaßstab (EBM) abrechnen (65 vs. 73,3 %).

48.5.2 Gemeinsamkeiten mit und Unterschiede zu Fachärzt*innen für Psychiatrie und Psychotherapie

Wie bereits in ➤ Kap. 48.4 erwähnt, ist ein zentrales Unterscheidungskriterium gegenüber Psychiater*innen die ungleich intensivere und differenziertere psychotherapeutische Qualifikation der Fachärzt*innen für Psychosomatische Medizin und Psychotherapie.

Von den Krankheitsbildern her gibt es deutlich **unterschiedliche Schwerpunkte im Behandlungsspektrum** (z. B. alle psychosomatischen und somatopsychischen Störungen im engeren Sinne). Es kann und soll aber auch nicht geleugnet werden, dass es auch hier eine Überschneidung von Krankheitsbildern gibt, bei denen die Kompetenz beider Behandler*innengruppen synergistisch gefordert sein kann. Als Beispiel seien schwer zu behandelnde komplexe depressive Störungen genannt, bei der neben einer spezifizierten medikamentösen Therapie durch Psychiater*innen zumeist auch eine höher spezialisierte Psychotherapie durch Psychosomatische Mediziner*innen indiziert erscheint. Wie in ➤ Kap. 48.5.1 erwähnt, wünschen sich Patient*innen auch in dieser Hinsicht ein „weniger an Gegeneinander und ein mehr an Miteinander ihrer Behandler*innen" (Niedermeier et al. 2006) bei diesen sich überschneidenden Störungen.

48.6 Niedergelassene Fachärzt*innen für Psychosomatische Medizin und Psychotherapie: „Ist"-Situation

48.6.1 Wird das „theoretisch formulierte Fachärzt*innenprofil" angenommen?

Die Umsetzung des Fachärzt*innenprofils in der niedergelassenen Praxis erfolgt noch sehr heterogen (➤ Kap. 48.1). Grundsätzlich kann man drei große Strömungen unterscheiden:

- Es gibt die traditionell weitergebildeten Psychotherapeut*innen, welche die Fachärzt*innenbezeichnung im Rahmen der Übergangsbestimmungen erhalten haben und sich in ihrer beruflichen Tätigkeit sehr stark an ihrer Psychotherapieweiterbildung und den damit verbundenen Vorgaben orientieren. Dies impliziert, dass sie zumeist wenige Patient*innen über längere Zeit im festen Rahmen der Richtlinienpsychotherapie sehen und Aspekten wie „Medikation der eigenen Patient*innen, körperliche Untersuchungen, offene Sprechstunden, Einbeziehung von Angehörigen" skeptisch gegenüberstehen oder für sich selbst ganz ablehnen. Wie in ➤ Kap. 48.1 erwähnt, ist diese Gruppe in den letzten Jahren immer kleiner geworden.
- Die andere (immer größer werdende) Gruppe rekrutiert sich zumeist aus denjenigen Kolleg*innen, die ihre Weiterbildung nach der heute gültigen Weiterbildungsordnung absolviert haben. Diese sind quasi mit der neuen Identität des Fachgebiets „sozialisiert" worden und integrieren folglich Aspekte wie offene Sprechstunden für Diagnostik und/oder schulenübergreifende, pragmatische, niederschwellige Therapie psychosomatischer Störungen in ihre niedergelassene Tätigkeit; daneben greifen sie aber noch sehr auf (die finanziell absichernde) Richtlinienpsychotherapie zurück.
- Drittens gibt es die (immer größer werdende) Gruppe von Kolleg*innen, die ausschließlich als Psychosomatische Mediziner*innen und nahezu gänzlich ohne Richtlinienpsychotherapie arbeiten (s. Fallbeispiel). Für viele junge Fachärzt*innen ist dies ein sehr befriedigendes, abwechslungsreiches Tätigkeitsspektrum. Um eine solche Praxis wirtschaftlich attraktiv führen zu können, müssten die abrechenbaren Leistungen in unserem Facharztkapitel noch besser und endlich extrabudgetär vergütet werden. Die aktuell im Spitzenverband der Krankenkassen und den Gremien der Kassenärztlichen Bundesvereinigung diskutierten Überlegungen gehen genau in diese Richtung.

Auch die von der Politik geforderte Verkürzung der Wartezeiten auf eine qualifizierte Diagnostik bzw. einen Psychotherapieplatz soll mit rasch zur Verfügung gestellten Erstgesprächen, Diagnostikterminen und verschiedenen Kurzzeitsettings umgesetzt werden. Hierfür ist weiterbildungstechnisch die Gruppe der Fachärzt*innen für Psychosomatische Medizin und Psychotherapie geradezu prädestiniert.

Zu Recht bezieht die Fachgebietsbezeichnung sowohl die Psychosomatische Medizin als auch die Psychotherapie mit ein. Eine individuelle Schwerpunktsetzung muss dennoch weiter möglich sein.

Fallgeschichte

Eine moderne fachärztliche Praxis für Psychosomatische Medizin

Dr. S. hat seine Weiterbildung zum Facharzt für Psychosomatische Medizin und Psychotherapie nach der WBO 2003 abgeschlossen. Seitdem ist er in einer fränkischen Kleinstadt mit 10.000 Einwohnern als einziger Facharzt für Psychosomatische Medizin und Psychotherapie niedergelassen. Am Ort arbeiten zwei niedergelassene Psychologische Psychotherapeuten, ein Psychiater sowie mehrere Allgemein- und Fachärzt*innen. Von Anfang an ist Dr. S. mit der „Einengung der psychosomatischen Arbeit durch die Richtlinienpsychotherapie" unzufrieden. Mit der Einführung des „Facharztkapitels" stellt er seine Praxisstruktur völlig um. Er vergrößert sich räumlich, engagiert zwei Medizinische Fachangestellte in Teilzeit und informiert alle Kolleg*innen am Ort über seine „neue Psychosomatikpraxis", die auch durch die Einführung einer 2 ×/Woche stattfindenden offenen Sprechstunde gekennzeichnet ist. Die gesamte Praxisdokumentation ist elektronisch ausgerichtet. Dies erleichtert den ständig stattfindenden Datenaustausch mit den anderen Ärzt*innen am Ort. Binnen kurzer Zeit schicken die Kolleg*innen so viele Patient*innen, dass er die offene Sprechstunde auf 4 ×/Woche ausweitet. In der offenen Sprechstunde sieht er Patient*innen sowohl zu diagnostischen Zwecken als auch zu kürzeren therapeutischen Einheiten. Zusätzlich findet dort auch eine medikamentöse Einstellung statt. An den Nachmittagen führt Dr. S. Richtlinienpsychotherapie mit den Patient*innen durch, für die eine intensivierte Behandlung indiziert ist. Die Patient*innen, bei denen keine psychosomatischen oder somatopsychischen Krankheitsbilder im Vordergrund stehen, überweist er an die niedergelassenen psychologischen Kolleg*innen. Diese wiederum schicken ihm ihre Patient*innen zur ärztlichen Konsiliaruntersuchung vor der Psychotherapie. Dr. S. ist sehr zufrieden mit dieser „ausgesprochen abwechslungsreichen ärztlichen" Tätigkeit. Eine Rückkehr in die „reine Richtlinienpsychotherapiepraxis" schließt er für sich aus.

48.6.2 Zahlen zur gegenwärtigen Versorgungssituation

Nahmen Ende 1994 bundesweit 117 anerkannte Fachärzt*innen (damals noch Fachärzt*innen für Psychotherapeutische Medizin) an der ambulanten Krankenversorgung teil, waren es Ende 2002 bereits 2.839. Der rasche Anstieg in diesen Jahren ist auf die Möglichkeit der Erlangung der Fachärzt*innenqualifikation durch die Übergangsbestimmungen zurückzuführen. Nach den vielen Jahren des Zuwachses bewegt sich die Zahl der niedergelassenen Fachärzt*innen in den letzten Jahren zwischen 2.800 und 3.100 Fachärzt*innen für Psychosomatische Medizin und Psychotherapie), die als niedergelassene (oder bei Niedergelassenen angestellte) Vertragsärzt*innen an der ambulanten Versorgung teilnehmen. Analog zur Entwicklung in anderen Fachbereichen besteht auch in unserem Fach ein starkes

West-Ost-Versorgungsgefälle zuungunsten der östlichen Bundesländer und ein Stadt-Land-Gefälle zuungunsten der ländlichen Gebiete (vgl. Schulz et al. 2008).

48.7 Niedergelassene Fachärzt*innen für Psychosomatische Medizin und Psychotherapie: Entwicklungsbedarf

48.7.1 Strukturelle Entwicklungsnotwendigkeiten

Die moderne Praxis für Psychosomatische Medizin und Psychotherapie sollte, um die genannten Punkte umsetzen zu können, strukturell noch weiter verändert werden. Gegenwärtig arbeiten die meisten Fachärzt*innen für Psychosomatische Medizin und Psychotherapie noch in Einzelpraxen, zumeist ohne Medizinische Fachangestellte. Die Praxen bestehen oft nur aus einem Raum. Wartezimmer, ein organisierter Telefondienst, mehrere Sprechzimmer, ein Zimmer für körperliche Untersuchungen oder andere Voraussetzungen, die in einer Praxis mit Sprechstunden obligat sind, sind sehr häufig nur eingeschränkt vorhanden. Ziel muss es unverändert sein, über die Berufs- und Standespolitik die Möglichkeiten weiter zu verbessern, damit dieses immer noch „junge" Fachgebiet die in ➤ Kap. 48.2.2 dargestellten notwendigen Strukturveränderungen hin zu einer „modernen Fachärzt*innenpraxis" vollziehen kann. Eine bereits stattgehabte, sehr hilfreiche Entwicklung in diesem Bereich ist die Einführung der sog. **Pauschale fachärztliche Grundversorgung** (PFG, EBM), die diese strukturelle Veränderung hin zur modernen Fachpraxis unterstützen soll.

Gleichwohl werden auch Psychosomatiker*innen in zunehmendem Maße versuchen müssen, sich im Rahmen von medizinischen Versorgungszentren, Ärztehäusern und Praxisgemeinschaften zu organisieren. Dies wird der eigenen Berufszufriedenheit (Einzelkämpfer in der Medizin leiden gehäuft an Burnout; Bergner 2007) dienlich sein, die Versorgung der Patient*innen verbessern und ökonomisch betrachtet notwendig werden. Das gilt auch für eine verbesserte Kooperation der einzelnen Praxis mit Kliniken und Tageskliniken, aber auch anderen komplementären Einrichtungen wie z. B. Selbsthilfeorganisationen oder Angehörigengruppen.

48.7.2 Finanzpolitische Entwicklungsnotwendigkeiten

Einer der größten berufspolitischen Erfolge für das Fachgebiet war die Einführung des eigenen Facharztkapitels 22 im EBM 2000plus, der am 1. Juli 2005 in Kraft trat. Hiermit wurde die Eigenständigkeit des Fachgebiets erstmalig auch durch die **Schaffung fachspezifischer Abrechnungsziffern** anerkannt. Darüber hinaus wurde hierdurch auch der Rahmen geschaffen, die erbrachten Leistungen analog den o. g. Möglichkeiten von Fachärzt*innen abzurechnen.

Zum 1.4.2017 wurde zunächst die Bewertung und dementsprechend auch die **Vergütung einzel- und gruppentherapeutischer Leistungen der Richtlinienpsychotherapie** deutlich angehoben. Die gleichzeitige Förderung der Gruppenpsychotherapie ist durchaus auch eine Chance für die Fachärzt*innen. Durch die jährliche Anpassung des bundesweit gültigen Punktwertes und die 100-prozentige Auszahlung können die Fachärzt*innen mit der Erbringung von Richtlinienpsychotherapie ein angemessenes Honorar erwirtschaften. Im Rahmen der Gesetzlichen Krankenversicherung (GKV) steht ab 2009 erstmals ein fester Eurobetrag für eine Zeiteinheit (50 min) Richtlinienpsychotherapie zur Verfügung. Dieser Wert liegt derzeit bei rund 112,30 Euro (Stand: EBM 1.1.2024).

Zum 1.4.2020 wurden endlich auch die **Gesprächsleistungen** des EBM-Facharztkapitels 22 höher bewertet: Das (10-minütige) psychosomatische Gespräch (GOP 22221) wurde um rund 70 % höher bewertet, das (10-minütige) psychotherapeutische Gespräch um gut 40 %. Fünfzig Minuten psychosomatisches oder psychotherapeutisches Gespräch erbringen nominell derzeit 91,90 Euro. Da diese Leistungen keiner extrabudgetären Vergütung unterliegen, werden sie bedauerlicherweise in den Kassenärztlichen Vereinigungen (KVen) uneinheitlich und zu deutlich unter 100 % ausbezahlt (vgl. Pfaffinger 2021).

Je mehr Fachärzt*innen eine moderne Facharztpraxis (in der viele Behandlungszeiten außerhalb der sog. Richtlinienpsychotherapie erbracht und abgerechnet und viele Patient*innen z. B. nur kurzzeitig oder nur zu diagnostischen Gesprächen gesehen werden) führen, desto höher steigt die Honoraranforderung in diesem Bereich und desto geringer wird das definitiv ausgezahlte Honorar.

Erschwerend kommt hinzu, dass der **Arbeits- und Personalaufwand** und vor allem die Kosten für eine „wirkliche Fachärzt*innenpraxis" deutlich höher sind und dieser extreme Mehraufwand in der momentanen Honorierung nur unzureichend vergütet wird. Die Einführung der Pauschale fachärztliche Grundvergütung (PFG, rund 20 Euro), die immer dann abrechenbar ist, wenn keine Richtlinienpsychotherapie erbracht wird, ist nur ein kleiner Schritt in die richtige Richtung.

Wirtschaftlich denkende Fachärzt*innen für Psychosomatische Medizin und Psychotherapie müssen leider immer noch in die Richtlinienpsychotherapie ausweichen, wenn sie überleben wollen. Wer sich als Facharzt/Fachärztin und das Fachgebiet repräsentieren will, muss finanzielle Einbußen in Kauf nehmen, finanziert quasi die gewollte Förderung mit. Durch die überwiegende Abrechnung von Richtlinienpsychotherapieleistungen wird unser psychosomatisches Arbeiten im System nicht deutlich. Es besteht scheinbar kein Handlungsbedarf für KV- und Kassenvertreter.

RESÜMEE

Wenn wir das Fachgebiet weiterentwickeln wollen, muss der Gesetzgeber eingreifen! Nur dann wird es Fachärzt*innen für Psychosomatische Medizin und Psychotherapie möglich sein, auch einen Schwerpunkt auf ihre Kernkompetenz Psychosomatische Medizin zu legen und – vielleicht sogar in offenen Sprechstunden – niedrigschwellig, individuell zeitgetaktete psychosomatische Gesprächsleistungen anzubieten, die wir gerade für den somatisch kranken Menschen mit psychischer Begleitsymptomatik und den psychisch kranken Menschen mit körperlichen Symptomen so dringend brauchen. Auch die Patient*innen mit potenziellem Post-COVID-Syndrom würden hiervon profitieren.

Dies kann und soll aber nicht darüber hinwegtäuschen, dass trotz ständigen berufspolitischen Einsatzes die **Vergütungssituation** durch die KVen für das Fachgebiet **insgesamt noch unbefriedigend** ist. Der Jahresbericht des Zentralinstituts für die Kassenärztliche Versorgung Deutschlands vom Februar 2024 (ZiPP 2023) weist für den Fachbereich „Psychotherapie und Psychosomatik" einen Jahresüberschuss je Inhaber von 106.100 Euro aus. Demgegenüber steht z. B. ein Jahresüberschuss im hausärztlichen Bereich von 220.900 Euro oder im neurologisch-psychiatrischen Bereich von 207.700 Euro. Gerne wird hier argumentiert, dass sich dieser Unterschied auch aus der geringeren Wochenarbeitszeit von psychosomatisch tätigen Fachärzt*innen ergibt. Der ZiPP-Jahresbericht korrigiert diese Falschannahme durch Korrelationsrechnungen zu geleisteten Arbeitsstunden. Auch hier ist das Ergebnis mit 54,70 Euro Überschuss pro geleisteter Arbeitsstunde im psychotherapeutischen und psychosomatischen Bereich gegenüber 97,70 Euro im hausärztlichen und 92,30 Euro im psychiatrischen Bereich leider völlig eindeutig. Hier besteht also weiterhin der größte Anpassungsbedarf unseres Fachgebiets, da dieser Aspekt natürlich auch die Nachwuchsentwicklung in hohem Maße beeinflusst und beeinflussen wird.

48.8 Zusammenfassung und Ausblick

Trotz aller Schmerzen, die wohl jeder Geburt zu eigen sind, hat sich das Profil der niedergelassenen Fachärzt*innen für Psychosomatische Medizin und Psychotherapie bis heute sehr gut entwickelt. Auch wenn die Rahmenbedingungen, in denen sich die Kolleg*innen bewegen müssen, noch nicht optimal sind, gelingt es im ambulanten Bereich zunehmend, Strukturen zu entwickeln, welche die Form und den Inhalt repräsentieren, den der Deutsche Ärztetag bei der Einführung des Fachgebiets 1992 vor Augen hatte. Dies ist vor allem den niedergelassenen Kolleg*innen zu verdanken, welche die Hindernisse, die sich ihnen hierbei entgegenstellen, nicht als „unüberwindbar" interpretieren, sondern es vielmehr als Herausforderung ansehen, das bisher Erreichte immer noch weiter voranzutreiben. Beispiele und Diskussionsbeiträge finden sich in beinahe jeder Ausgabe der Zeitschrift „Ärztliche Psychotherapie und Psychosomatische Medizin" der Fachgesellschaft (Deutsche Gesellschaft für Psychosomatische Medizin und Ärztliche Psychotherapie, DGPM). Wie beschrieben, versuchen besonders Kolleg*innen, die den Facharzttitel nach der derzeit gültigen WBO erworben haben, ihre Identität im Rahmen der o. g. Möglichkeiten und Grenzen mit großem Engagement zu finden. Es entstehen Einzelpraxen, Praxisgemeinschaften, Versorgungszentren – allesamt innovativ und motiviert, das Fachärzt*innenprofil auf die vielfältigste Weise so gut wie möglich umzusetzen. In diesem Sinne sind die niedergelassenen Fachärzt*innen für Psychosomatische Medizin und Psychotherapie auf dem besten Wege.

LITERATURAUSWAHL

Bergner TMH. Burnout bei Ärzten. Stuttgart: Schattauer 2010; 126–133.

Henningsen P, Niedermeier N, Zaudig M, Berberich G. Das Profil des niedergelassenen Facharztes für Psychosomatische Medizin – eine Bestandsaufnahme 15 Jahre nach Implementierung. Ärztl Psychother Psychosom Med 2008; 3: 46–49.

Kappe H, Meyer T, Timmermann J, et al. Evaluation eines fakultativ multimodalen Behandlungskonzeptes in einem medizinischen Versorgungszentrum mit psychosomatischen Schwerpunkt. Ärztliche Psychotherapie 2022; 17: 51–58.

Kruse J, Herzog W. Zwischenbericht zum Gutachten „Zur ambulanten psychotherapeutischen/psychosomatischen Versorgung in der kassenärztlichen Versorgung in Deutschland – Formen der Versorgung und ihre Effizienz. Heidelberg, Gießen: 2012; https://www.kbv.de/media/sp/Gutachten_Psychosomatik_Zwischenbericht.pdf (letzter Zugriff: 19.4.2024).

Niedermeier N, Pfeiffer T, Hegerl U. Von unseren Patienten lernen. Ein Erfahrungsbericht nach fünf Jahren Diskussionsforum im Rahmen des Kompetenznetzes Depression. Nervenheilkunde 2006; 25: 361–367.

Pfaffinger I. Wert der Psychosomatischen Medizin. Ärztliche Psychotherapie 2021; 16: 99–103.

Schulz H, Barghan D, Harfst T, Koch U. Gesundheitsberichterstattung des Bundes Heft 41. Psychotherapeutische Versorgung. Berlin: Robert Koch-Institut Berlin 2008.

ZiPP (Zentralinstitut für die Kassenärztliche Versorgung in Deutschland). Zi-Praxis-Panel. Jahresbericht 2022 Wirtschaftliche Situation und Rahmenbedingungen in der vertragsärztlichen Versorgung der Jahre 2018 bis 2021. 13. Jg. Berlin 2024; https://www.zi-pp.de/pdf/ZiPP_Jahresbericht_2022.pdf (letzter Zugriff: 19.4.2024).

KAPITEL

49

Johannes Kruse und Hans-Martin Rothe

Ambulante und sektorenübergreifende Versorgungsformen

In den vergangenen Jahrzehnten hat sich in Deutschland für Patient*innen mit psychischen und psychosomatischen Störungen ein – auch im internationalen Vergleich – sehr differenziertes Versorgungssystem zur ambulanten und stationären Behandlung und Rehabilitation entwickelt.

Dieses Versorgungssystem beruht auf einem im Fünften Buch Sozialgesetzbuch (SGB V) geregelten definierten Rahmen. Das SGB V regelt das System der Krankenversicherung und deren Leistungen für den ambulanten und stationären Sektor. Hinzu kommt die Rehabilitation als dritter Sektor, der im SGB IX verankert ist. Jeder Sektor hat seine eigenen Regelungen, eine eigene Bedarfsplanung sowie sehr unterschiedliche Finanzierungsstrukturen. Diese Regelungen und Strukturen werden durch die jeweils zuständigen Gremien und Institutionen (u. a. Bundes- und Länderministerien, G-BA, KBV, Deutsche Rentenversicherung) festgelegt, die unabhängig voneinander arbeiten. So entwickelten sich abgeschottete Sektoren mit entsprechend starren Sektorengrenzen. Da diese Aufspaltung der Versorgung zu erheblichen Versorgungsproblemen führt, gibt es zunehmend Initiativen, die Sektorengrenzen aufzuweichen und Versorgungsmodelle zu entwickeln, welche die Barrieren reduzieren können. So werden im Folgenden die ambulante Versorgung sowie sektorenübergreifende ambulante Versorgungsmodelle dargestellt, die eine bessere Vernetzung der Versorgung anstreben.

49.1 Die ambulante Versorgung

Die ambulante Versorgung der erwachsenen Patient*innen mit psychischen und psychosomatischen Störungen erfolgt sowohl in der hausärztlichen als auch in der fachärztlichen Versorgung. Sie umfasst drei Säulen:

- die psychiatrisch-psychotherapeutische,
- die psychologisch-psychotherapeutische und
- die psychosomatisch-psychotherapeutische Versorgung.

Darüber hinaus leisten außerhalb des SGB-V-Bereichs Beratungsstellen, sozialpsychiatrische Dienste, Gesundheitsämter, Vereine etc. wertvolle Unterstützung.

49.1.1 Die Entwicklung der ambulanten psychotherapeutischen Versorgung

Kristallisationspunkt für die Entwicklung der aktuellen ambulanten psychotherapeutischen Versorgungsstruktur war die Einführung der „Psychotherapie-Richtlinie“ im Jahr 1967 durch den Bundesausschuss der Ärzte und Krankenkassen. Mit Einführung dieser Richtlinie hatten alle sozialversicherten Patient*innen in der BRD Anspruch auf Psychotherapie beim Vorliegen einer entsprechenden Erkrankung, und zwar eine tiefenpsychologisch fundierte (1967), psychoanalytische (1978), verhaltenstherapeutische (1987) oder

Systemische Therapie (2020). Die Aufnahme der Psychotherapie in den Leistungskatalog der Krankenkassen gelang, da zuvor zahlreiche Studien (u. a. Dührssen et al. 1962) einen Wirksamkeitsnachweis für diese Behandlungsform erbracht hatten. Die klinische Expertise, auf der diese Entwicklungen beruhen, wurde sowohl in den alten als auch in den neuen Bundesländern schon in den 1960er- bis 1980er-Jahren in den psychosomatisch-psychotherapeutischen Kliniken sowie an psychoanalytischen Instituten erworben.

Um die Qualität der Versorgung zu sichern, führte die Bundesärztekammer 1957 die Weiterbildung für die Zusatzbezeichnung Psychotherapie und 1978 für die Zusatzbezeichnung Psychoanalyse ein. 1992 wurde die Gebietsbezeichnung Psychosomatische Medizin und Psychotherapie (ehemals Psychotherapeutische Medizin) in die Weiterbildungsordnung aufgenommen. Damit vollzog man eine Entwicklung nach, die zuvor in der DDR zur Gebietsbezeichnung Psychotherapeutische Medizin geführt hatte. Gleichzeitig wurden die Weiterbildungsinhalte für die Gebietsbezeichnung Psychiatrie und Kinder- und Jugendpsychiatrie ergänzt um eine psychotherapeutische Qualifikation. In der Folge entwickelten sich die psychosomatisch-psychotherapeutische und die psychiatrisch-psychotherapeutische Versorgung als eigenständige Versorgungsbereiche. Mit der Reform der Musterweiterbildungsordnung der BÄK im Jahr 2018 wurden die Weiterbildungsstrukturen bestätigt und die Inhalte der Weiterbildung an die aktuellen Entwicklungen angepasst.

Diplom-Psycholog*innen konnten zunächst im Rahmen des Delegationsverfahrens ambulante Psychotherapien durchführen, wenn sie eine Qualifikation an einem psychoanalytischen oder verhaltenstherapeutischen Ausbildungsinstitut erworben hatten. Als neuer Heilberuf wurde Psychologische Psychotherapie 1999 durch das Psychotherapeuten-Gesetz eingeführt, in dessen Folge sich der psychologisch-psychotherapeutische Versorgungsbereich etablierte. Durch das Psychotherapieausbildungsreformgesetz (2020) wurde die Aus- und Weiterbildung vom Psychologiestudium entkoppelt und der Masterstudiengang Psychotherapie sowie eine 5-jährige Weiterbildung in psychotherapeutischen Richtlinienverfahren implementiert.

49.1.2 Die Psychotherapie-Richtlinie

Die Psychotherapie-Richtlinie des Gemeinsamen Bundesausschusses (G-BA 2021) legt fest, welche Psychotherapieverfahren, Methoden und Techniken in der Patient*innenbehandlung als ausreichend, zweckmäßig und wissenschaftlich begründet gelten, um in der ambulanten vertragsärztlichen Versorgung durch die gesetzlichen Krankenversicherungen finanziert zu werden.

Als Behandlungsformen sind die tiefenpsychologisch fundierte Psychotherapie, die Analytische Psychotherapie, die Verhaltenstherapie und die Systemische Therapie sozialrechtlich anerkannte Psychotherapieverfahren. Als Sonderform der tiefenpsychologisch fundierten Psychotherapie gelten die Kurztherapie, die Fokaltherapie, die dynamische Psychotherapie und die niederfrequente Therapie in einer längerfristigen, Halt gewährenden therapeutischen Beziehung. Bei der Verhaltenstherapie können sich stimulusbezogene Methoden (z. B. systematische Desensibilisierung), Response-bezogene Methoden (z. B. operantes Konditionieren, Verhaltensübungen), Methoden des Modelllernens, Methoden der kognitiven Umstrukturierung und Selbststeuerungsmethoden als Schwerpunkte des therapeutischen Handelns ergeben. Schwerpunkte der systemischen Behandlungsmethoden sind insbesondere Methoden der systemischen Gesprächsführung und systemische Fragetechniken, narrative Methoden, lösungs- und ressourcenorientierte Methoden, strukturell-strategische Methoden, Aktionsmethoden, Methoden für die Arbeit am inneren System, Methoden zur Affekt- und Aufmerksamkeitsregulation sowie symbolisch-metaphorische und expressive Methoden.

Das Katathyme Bildererleben kann im Rahmen der tiefenpsychologisch fundierten Psychotherapie Anwendung finden, die Rational-Emotive Therapie (RET) im Rahmen der Verhaltenstherapie. Das Eye Movement Desensitization and Reprocessing (EMDR) kann bei Erwachsenen mit PTBS als Methode im Rahmen der psychodynamischen Verfahren oder der Verhaltenstherapie eingesetzt werden.

Die anerkannten Verfahren können als Einzeltherapie, als Gruppentherapie oder als Kombination aus Einzel- und Gruppenbehandlung angewandt werden, die Systemische Therapie auch im Mehrpersonensetting. Die Psychotherapie-Richtlinie sieht dabei einen gestuften Zugang zur Psychotherapie vor. Initial wird in der psychotherapeutischen **Sprechstunde** zunächst geklärt, ob eine Erkrankung vorliegt, die eine Richtlinien-Psychotherapie erforderlich macht, oder ob andere Unterstützungs- und Beratungsangebote hilfreich sein können. An die Sprechstunde schließt sich eine **Akuttherapie** (mindestes 25 Minuten, maximal 24 Sitzungen) oder eine **Richtlinienpsychotherapie** an. Diese kann als **Kurzzeit- oder Langzeittherapie** beantragt und mit vorab genehmigten Stundenkontingenten durchgeführt werden. In **probatorischen Sitzungen** kann zunächst geprüft werden, ob das jeweilige Verfahren indiziert ist.

Die **Kurzzeittherapie** umfasst in den Verfahren 2 × 12 Therapiestunden à 50 Minuten, wobei diese auch in 25-minütigen Sitzungen mit entsprechender Vermehrung der Gesamtsitzungszahlen erfolgen kann. Die Kontingente der **Langzeittherapien** umfassen bei der Analytischen Psychotherapie 160 Stunden (Höchstgrenze 300 Stunden), bei der tiefenpsychologisch fundierten Psychotherapie 80 Stunden (Höchstgrenze 100 Stunden) und bei der Verhaltenstherapie 45 Stunden (Höchstgrenze 80 Stunden). An die Langzeittherapie kann sich die **Rezidivprophylaxe** anschließen. In den letzten Jahren wurden insbesondere **gruppentherapeutische Angebote** zunehmend ausdifferenziert und von der Antragspflicht befreit. Neu ist die gruppentherapeutische Grundversorgung. Sie dient der Vermittlung und Vertiefung von grundlegenden Inhalten der ambulanten Psychotherapie mit dem Ziel, Vorbehalte gegenüber der Psychotherapie in Gruppen abzubauen. Für die Behandlung von Kindern und Jugendlichen gelten gesonderte Behandlungskontingente, auf die hier nicht eingegangen wird (➤ Kap. 97).

Pro Jahr führen mehr als 2,2 Mio. gesetzlich Versicherte mit einer oder einem der ca. 38.000 niedergelassenen ärztlichen oder psychologischen Psychotherapeut*innen zumindest ein Gespräch (KBV 2019). Über 1,2 Mio. Versicherte werden im Rahmen einer Richtlinienpsychotherapie versorgt, wobei ca. 60 % eine Therapie im verhaltenstherapeutischen und ca. 40 % eine Behandlung in psychodynamisch orientierten Verfahren erhielten (KBV 2019). Insgesamt hat die Zahl der ambulanten psychotherapeutischen Behandlungen in den vergangenen 10 Jahren deutlich zugenommen. Die Wirksamkeit, insbesondere der Verhaltenstherapien und der psychodynamischen Kurzzeittherapien, wurde in zahlreichen Studien nachgewiesen (Leichsenring et al. 2023), wobei – mit Ausnahmen bei Panikstörungen und spezifischen Phobien – zwischen den Verfahren kein Unterschied in den Effekten aufgezeigt werden konnte.

RESÜMEE

Die Psychotherapie entsprechend der Richtlinie stellt eine Behandlungsform im Rahmen eines Gesamtbehandlungsplans dar, der auf dem Boden einer umfassenden biopsychosozialen Gesamtdiagnose zu erstellen ist. Somatomedizinische Differenzialdiagnostik, pharmakologische Behandlungen, Sozialtherapie, psychosomatische, psychiatrische oder psychologische Gespräche können u. a. weitere Aspekte der Behandlungsplanung darstellen. Vor dem Hintergrund unterschiedlicher Aus- und Weiterbildungen sowie Anforderungen haben sich differenzierte Behandlungsbereiche auch im ambulanten Sektor entwickelt.

49.1.3 Die ambulante psychosomatisch-psychotherapeutische Versorgung

Im Rahmen eines gestuften Versorgungskonzepts erfolgt die ambulante psychosomatisch-psychotherapeutische Versorgung anhand

- der Psychosomatischen Grundversorgung als Basisversorgung in der Hand primär somatisch tätiger Ärzt*innen,
- der ambulanten Psychotherapie durch somatische Fachärzt*innen mit Zusatzbezeichnung Psychotherapie,
- der spezialisierten psychosomatisch-psychotherapeutischen Versorgung durch Fachärzt*innen für Psychosomatische Medizin und Psychotherapie.

Der überwiegende Teil der Patient*innen mit psychischen und psychosomatischen Störungen wünscht primär eine Behandlung durch Hausärzt*innen (Larisch et al. 2013). Diese versorgen in einer ersten Behandlungsstufe den größten Anteil dieser Patient*innengruppe. Insbesondere die **Psychosomatische Grundversorgung** (PGV) (➤ Kap. 102) bietet hierfür einen guten Rahmen. Im Rahmen der PGV werden die somatischen, psychologischen und sozialen Aspekte der Erkrankung beachtet, es wird eine „biopsychosoziale Gesamtdiagnose" gestellt und ein Gesamtbehandlungsplan erarbeitet, der sowohl die somatische als auch die psychosomatisch-psychotherapeutische Behandlung erfasst. Nahezu 75.000 Ärzt*innen haben die Qualifikation zur Durchführung der PGV erworben. Diese Weiterbildung ist verpflichtend für alle Allgemeinmediziner*innen und Gynäkolog*innen (➤ Kap. 102).

In einer zweiten Behandlungsstufe werden die Patient*innen von mehr als 8.600 der ambulant tätigen Fachärzt*innen aus somatischen Fachgebieten (Allgemeinmedizin, Gynäkologie, Innere Medizin etc.; Stand: 31.12.2022, BÄK) mit **Zusatzbezeichnung Psychotherapie** versorgt. Ein Drittel dieser Ärzt*innen arbeitet überwiegend psychotherapeutisch im Rahmen der Richtlinienpsychotherapie, der überwiegende Teil nutzt die Zusatzbezeichnung, um eine vertiefte PGV durchzuführen bzw. diese mit der Richtlinienpsychotherapie zu verbinden (Fritzsche et al. 2022). Vergleichbare Entwicklungen zeigen sich in Österreich und in der Schweiz (➤ Kap. 103).

Die spezialisierte fachärztliche Versorgung im Bereich **Psychosomatische Medizin und Psychotherapie** wird aktuell durch ca. 3.000 ambulant tätige Fachärzt*innen (Stand: 31.12.2022, BÄK) gewährleistet. Gemeinsam mit den Fachärzt*innen mit Zusatzbezeichnung Psychotherapie übernehmen sie im ambulanten Bereich den überwiegenden Anteil der psychosomatisch-psychotherapeutischen Versorgung im Rahmen unterschiedlicher Versorgungsmodelle. Das Versorgungsprofil wird ausführlich in ➤ Kap. 48 beschrieben.

49.1.4 Die ambulante psychiatrisch-psychotherapeutische Versorgung

Die somatotherapeutische, psychopharmakologische, psychotherapeutische sowie sozialpsychiatrische Behandlung und Rehabilitation von Patient*innen mit psychischen Störungen erbringen aktuell ca. 4.900 Fachärzt*innen für Psychiatrie und Psychotherapie (BÄK 2022). Pro Quartal versorgen sie ca. 1,8 Mio. gesetzlich versicherte Patient*innen (KBV 2019). So besteht das Behandlungsangebot vornehmlich in der Aufklärung der Patient*innen, einer pharmakotherapeutischen Behandlung sowie in einem kurzen therapeutischen Gespräch (Kruse und Herzog 2012).

49.1.5 Die ambulante psychologisch-psychotherapeutische Versorgung

Nahezu 29.000 psychologische Psychotherapeut*innen und Kinder- und Jugendlichenpsychotherapeut*innen (KBV 2021) führen überwiegend ambulante Richtlinienpsychotherapie durch, wobei ein Schwerpunkt auf verhaltenstherapeutischen Verfahren liegt. Mit über 1 Mio. Patient*innen pro Jahr übernehmen sie einen sehr hohen Anteil an der Versorgung mit Richtlinienpsychotherapie. Im Schwerpunkt werden Patient*innen mit Anpassungsstörungen, Depressionen und Angststörungen behandelt (Kruse und Herzog 2012). Die Arbeit erfolgt vielfach in Kooperation mit dem psychosomatisch-psychotherapeutischen Versorgungsbereich.

49.2 Sektorenübergreifende und strukturierte Versorgungsformen

Die ambulante Versorgung, insbesondere von Patient*innen mit chronischen körperlichen Erkrankungen, die zugleich unter einer psychischen Störung leiden, erfolgt häufig fragmentiert. Eine gelungene Kooperation der Behandelnden ist eher die Ausnahme als die Regel. Die Patient*innen sind vielfach orientierungslos und verwirrt durch die für sie nicht durchschaubaren Behandlungsangebote. Hinzu kommt, dass das deutsche Gesundheitssystem im Vergleich mit anderen technisch hochentwickelten Ländern eine hohe Krankenhausbettendichte aufweist (Zahlen der OECD 2019 auf je 1.000 Einwohner*innen: Deutschland: 7,9; Niederlande: 3,1; Schweiz: 4,6; Japan allerdings: 12,6). Daher gibt es zahlreiche politische Initiativen, die ambulante Versorgung zu strukturieren und die Gesamtversorgung zu „ambulantisieren".

Die psychosomatische Herangehensweise mit ihrem patient*innen- und beziehungsorientierten Ansatz hat per se eine große Affinität zu Versorgungsformen, welche die Behandlung der Patient*innen in einen sektorenübergreifenden Gesamtbehandlungsplan einbinden. Auf der Ebene der einzelnen Patient*innen ist zu klären, welche Leistungen in welchem Sektor im Rahmen eines Gesamtbehandlungsplans zu welchem Zeitpunkt des Behandlungsprozesses integriert werden sollen und wer der Lotse in diesem Prozess ist. Dabei sind aber im Rahmen der Versorgung sowohl die psychosozialen als auch die somatischen Therapien zu integrieren. In den vergangenen Jahren hat sich eine Reihe sehr unterschiedlicher Versorgungsmodelle etabliert.

49.2.1 Disease-Management-Programme in der Versorgung chronisch Kranker

Disease-Management-Programme (DMP) sind durch den G-BA definierte strukturierte Behandlungsprogramme für Patient*innen mit chronischen Erkrankungen. Die Behandlungsprogramme gewährleisten, dass die strukturierte, leitlinienorientierte Behandlung auch transsektoral bei den Patient*innen durchgeführt wird und schreiben die Qualifikation der verschiedenen an der Behandlung beteiligten Personen vor. In aller Regel übernehmen Hausärzt*innen dabei die Lotsenfunktion, in Einzelfällen auch Fachärzt*innen.

Aktuell existieren solche DMPs z. B. für Asthma bronchiale, chronisch obstruktive Lungenerkrankung (COPD), Diabetes Typ 1 und Typ 2, Depression, koronare Herzerkrankung, chronische Herzinsuffizienz und chronische Rückenschmerzen. Die Patient*innen schreiben sich freiwillig in die Programme ein.

In einigen DMPs ist die psychosomatische bzw. psychotherapeutische Behandlung, wo erforderlich, auch transsektoral, explizit integriert, wie z. B. im DMP Diabetes oder im DMP Depression. Beim DMP Koronare Herzerkrankung sind Stressreduktionsprogramme berücksichtigt. In den Behandlungsprogrammen ist das biopsychosoziale Modell z. T. ausdrücklich inkludiert. So heißt es etwa im DMP „Chronischer Rückenschmerz" explizit, dass eine differenzierte Therapieplanung auf der Basis der psychischen und somatischen Situation erfolgen muss und eine gemeinsame Verständigung auf ein biopsychosoziales Krankheitsmodell Voraussetzung für die Therapieplanung ist (https://www.g-ba.de/richtlinien/83/).

49.2.2 Spezialfachärztliche Versorgung am Krankenhaus nach § 116a, b

Auch die ambulante spezialfachärztliche Versorgung (ASV) ist ein gesetzgeberischer Versuch, eine strukturierte sektorenübergreifende Versorgung zu ermöglichen. Es gilt im Falle der ASV ausschließlich für Patient*innen mit komplexen, schwer therapierbaren somatischen Erkrankungen, bei denen die Expertise von Krankenhausärzt*innen zum Tragen kommen soll, welche die jeweiligen Patient*innen von stationären Behandlungen i. d. R. kennen. Hierzu zählen z. B. Tumorerkrankungen, biliäre Zirrhose, schwere immunologische Erkrankungen, aber auch chronisch entzündliche Darmerkrankungen (CED), rheumatische Erkrankungen sowie Erkrankungen, die unter der Rubrik „seltene Erkrankungen" gefasst werden (z. B. Tuberkulose, Mukoviszidose, Marfan-Syndrom).

Nicht nur bei den CED und den rheumatischen Erkrankungen, sondern auch bei den Tumorerkrankungen und bei fast allen seltenen Erkrankungen wird die Möglichkeit der Hinzuziehung von Fachärzt*innen für Psychosomatische Medizin und Psychotherapie oder Psychiatrie, von psychologischen oder ärztlichen Psychotherapeut*innen zur Mitbehandlung in der ASV als Strukturvoraussetzung explizit benannt. In der Regel arbeiten dabei dann spezialisierte Ärzt*innen verschiedener Fachrichtungen in einem Kernteam zusammen, übernehmen gemeinsam und koordiniert die Diagnostik und Behandlung und ziehen entsprechend erforderliche Fachärzt*innen oder psychologische Psychotherapeut*innen anderer Gebiete hinzu. Im Sinne der integrierten Psychosomatischen Medizin schafft die ASV eine sehr gute Möglichkeit, psychosomatische und psychische Aspekte in die ambulante Versorgung somatisch und somatopsychisch chronisch Erkrankter mit einzubeziehen.

49.2.3 Modellprojekte nach §§ 63, 64 SGB V

Krankenkassen können *„zur Verbesserung der Qualität und der Wirtschaftlichkeit der Versorgung Modellvorhaben zur Weiterentwicklung der Verfahrens-, Organisations-, Finanzierungs- und Vergütungsformen der Leistungserbringung"* (§ 63 Abs. 1 SGB V) vereinbaren, die auf längstens 8 Jahre befristet sind und wissenschaftlich ausgewertet werden. Aus diesem Paragrafen sind zahlreiche Modellprojekte auch im Bereich der psychischen Erkrankungen erwachsen. Wegweisend waren dabei Modellprojekte mit Regionalbudgets. Psychiatrische Kliniken handelten mit den Krankenkassen ein fixes Jahresbudget aus, mit dem sie dann die stationäre, teilstationäre, institutsambulante und aufsuchende Behandlung von Patient*innen in ihrer Region gewährleisteten und dabei frei nach therapeutischen Gesichtspunkten entschieden, welche Patient*innen sie wie lange in welchem Segment behandelten. Einzelne dieser Projekte sind nach 8 Jahren verlängert worden.

Da finanzielle Risiken vorwiegend bei den Krankenhäusern verblieben, haben sich diese Modelle noch nicht flächendeckend umsetzen lassen. Bei solchen Projekten die ambulanten Versorger mit einzubinden, wäre ein herausforderndes Unterfangen, das bisher für den Bereich psychosomatischer und psychisch erkrankter Menschen noch keine Umsetzung gefunden hat. So blieben die Modellprojekte im psychiatrisch-psychosomatischen Bereich bisher krankenhauszentriert. Das bundesweit einzige indikationsübergreifende, populationsbasierte – nicht indikationsbezogene – Modellprojekt ist das regional begrenzte Projekt „Gesundes Kinzigtal" (Strukmann et al. 2015).

49.2.4 Koordinierte und strukturierte Versorgung schwer psychisch kranker Versicherter mit komplexem Behandlungsbedarf (KSVPsych-RL)

In Entsprechung zu dem an die Krankenhäuser angebundenen Versorgungssystem der Psychiatrischen und Psychosomatischen Institutsambulanzen (➤ Kap. 49.3) eröffnet die *Richtlinie über die berufsgruppenübergreifende, koordinierte und strukturierte Versorgung insbesondere für schwer psychisch kranke Versicherte mit komplexem psychiatrischen oder psychotherapeutischen Behandlungsbedarf* (KSVPsych-RL) von 2021 bedarfsadäquate Versorgungsmöglichkeiten, die primär aus dem ambulanten Sektor erwachsen.

Krankenhäuser werden zwar als Kooperationspartner einbezogen, der Schwerpunkt der KSVPsych-RL liegt aber auf der Koordination der rein ambulanten Versorgungsangebote und deren intensiver und strukturierter Vernetzung. Räumlich-örtlich durchaus unabhängig arbeitende Leistungserbringer werden in einen koordinierenden Netzverbund eingebunden, für den ein Finanzierungsanteil bereitgestellt ist. Entsprechend sind *„Regelungen zur Vereinfachung des Zugangs zu den erforderlichen Maßnahmen, zur Gewährleistung der notwendigen Koordination der an der Umsetzung eines gemeinsamen Gesamtbehandlungsplans beteiligten Leistungserbringer verschiedener Berufsgruppen sowie zur Erleichterung des Übergangs zwischen der stationären und der ambulanten Versorgung"* zentraler Bestandteil der entsprechenden Richtlinie des G-BA (https://www.g-ba.de/richtlinien/126/). An den Netzverbund sind bestimmte Mindestvoraussetzungen geknüpft, welche die Anzahl beteiligter Fachärzt*innen, Psychologischer Psychotherapeut*innen und Kooperationspartner betreffen. Die im Verbundnetz behandelbare Patient*innengruppe psychisch Erkrankter wird über einen geforderten Schweregrad entsprechend dem *Global Assessment of Functioning* (GAF < 50) sowie die für das Erreichen bestimmter Therapieziele erforderliche Mindestdosis begrenzt. Zentrale*r Ansprechpartner*in für die einzelnen Patient*innen und die im jeweiligen Fall beteiligten Berufsgruppen ist ein*e Bezugsärzt*in oder Bezugspsychotherapeut*in. Die Koordination innerhalb des Netzverbundes wird jedoch von einer entsprechenden qualifizierten nichtärztlichen Fachperson übernommen. Aktuell ist noch nicht sicher abzuschätzen, ob die KSVPsych-RL angesichts der geringen finanziellen Ausstattung die ambulante Versorgung bei schwerst beeinträchtigen Patient*innen nachhaltig verändern kann.

Fortwährend versucht der Gesetzgeber, die Schwierigkeiten und Ineffizienzen der sektoralen Versorgung mit der Ermöglichung weiterer Modellprojekte und neuer Versorgungsformen zu verringern, und stellt dafür in nahezu jeder Legislaturperiode neue Finanzierungswege zur Verfügung. Neben skizzierten Modellen bieten auch integrierte Versorgungsmodelle nach § 140a SGB V sowie Selektivverträge der Krankenkassen Möglichkeiten, sektorenübergreifend zu arbeiten. In vielen Fällen besteht das Problem, dass diese vielfach als Modell erprobt werden, ohne die Regelversorgung zu erreichen.

49.2.5 Weiterbildungsambulanzen nach § 117 Abs. 3b

Mit Verabschiedung des Gesetzes zur Reform der Psychotherapeutenausbildung 2019 ergab sich auch eine wichtige Veränderung für Einrichtungen, die nach Landesrecht für die Weiterbildung von Psychotherapeut*innen oder Ärzt*innen in Psychotherapeutischen Fachgebieten zugelassen sind (Bundesgesetzblatt 2019). Ambulanzen an solchen Einrichtungen sind nun vom Zulassungsausschuss auf Antrag und nach Bedarfsprüfung zur ambulanten psychotherapeutischen Versorgung zu ermächtigen. Damit schließt sich eine Lücke in der Organisation der Facharztweiterbildung im Gebiet der Psychosomatischen Medizin und Psychotherapie, da ambulante Behandlungen nun in den Klinikambulanzen erbracht werden können, wodurch sich auch das ambulante Behandlungsangebot für Patient*innen mit psychosomatischen Erkrankungen an den Kliniken erweitert. Die Chance auf Erteilung der Ermächtigung ist jedoch regional sehr unterschiedlich.

49.3 Psychosomatische Institutsambulanzen als Modell sektorenübergreifenden Behandelns

Sowohl die Psychiatrischen Institutsambulanzen (nach § 118 Abs. 1 und 2 SGB V) als auch die Psychosomatischen Institutsambulanzen (nach § 118 Abs. 3 SGB V) ermöglichen eine breite sektorenübergreifende strukturierte Versorgung. Sie stehen nicht nur an der Schnittstelle zwischen ambulanter und stationärer Versorgung, sie sind zugleich diese Schnitt- und Verbindungsstelle.

In ihrer wachsenden Bedeutung für die psychosomatische Versorgung sollen die Psychosomatischen Institutsambulanzen (PsIA) etwas ausführlicher dargestellt werden. Mit ihrem multimodalen Therapieangebot halten sie die besonderen Mittel des Krankenhauses vor, wie sie in der Form nur in ganz wenigen „Versorgungspraxen" (➤ Kap. 48) darstellbar sind; zugleich sind sie eine rein ambulante Versorgungsform.

49.3.1 Versorgungsauftrag der PsIA

Psychosomatische Institutsambulanzen erfüllen einen spezifischen Versorgungsauftrag für psychisch und psychosomatisch Kranke, die wegen der Art, Schwere oder Dauer ihrer Erkrankung eines besonderen ambulanten, krankenhausnahen Versorgungsangebots bedürfen. Ihr multiprofessionelles Behandlungsangebot richtet sich an eine Gruppe von Patient*innen, die von anderen ambulanten Versorgungsangeboten nicht ausreichend profitieren können.

Konkretisiert wird die Patient*innengruppe anhand einer Diagnosenliste (ICD-10-Diagnosegruppen F32–F34, F40–F48, F50–F64). Der genuin psychosomatische Schwerpunkt der PsIA wird dadurch gewährleistet, dass diese Diagnose aus dem F-Kapitel der ICD-10 pathogenetisch mit einer somatischen Diagnose aus den übrigen Kapiteln der ICD-10 verbunden sein muss. Prototypische Beispiele von pathogenetisch verbundenen somatischen Erkrankungen, für die eine große wissenschaftliche Evidenz vorliegt, sind z. B. KHK, Herzinsuffizienz, Hypertonie, Asthma bronchiale, CED, Diabetes mellitus und chronische Schmerzsyndrome.

Die pathogenetische Kopplung wird für die somatoformen Störungen und die Gruppe der dissoziativen Störungen nicht gefordert, da bei diesen explizit körperlichen Störungen pathognomonisch sind.

Der als Einschlusskriterium für die Behandlung in der PsIA geforderte Schweregrad ergibt sich implizit aus der Überweisung durch psychosomatische oder psychiatrische Fachärzt*innen oder ärztliche Psychotherapeut*innen, die ihre Patient*innen nur zuweisen, wenn die ambulanten vertragsärztlichen Möglichkeiten ausgeschöpft sind („nicht erfolgreich“ sind). Damit ist i. d. R. auch schon eine gewisse Krankheitsdauer verbunden. In der PsIA können zudem Patient*innen ab dem 16. Lj. behandelt werden.

49.3.2 Behandlungsangebot

Entsprechend ihrem Versorgungsauftrag hält die PsIA ein spezialisiertes multimodales und multiprofessionelles Behandlungsangebot vor, welches das gesamte Spektrum psychosomatischer Diagnostik und Therapie umfasst. In der Terminologie des Sozialgesetzbuchs sind das die besonderen „Mittel des Krankenhauses“, deren Notwendigkeit neben der ständigen Erreichbarkeit ärztlicher Behandlung üblicherweise die Indikation für eine stationäre Krankenhausbehandlung rechtfertigt.

Die PsIA überwindet so, ähnlich wie die PIA, die strikte Unterteilung in ambulant und stationär. Vergleichbar mit ambulanten Operationen, die gleichwohl im Krankenhaus durchgeführt werden, bietet die PsIA alle therapeutischen Möglichkeiten, wie sie sonst in der stationären oder teilstationären Behandlung zur Anwendung kommen, in einem vollständig ambulanten, wenn auch krankenhausnahen Setting.

In einem individualisierten Behandlungsplan werden die auf die jeweiligen Therapieziele hin orientierten einzelnen Behandlungsmaßnahmen festgelegt. Neben einzelnen Leistungen können auch sog. Komplexleistungen erbracht werden. Gleichwohl stellt das multiprofessionelle multimodale Behandeln in der PsIA den Normalfall dar. Im Einzelnen können die Behandlungselemente aus ➤ Box 49.1 kombiniert werden.

BOX 49.1

Behandlungselemente in der PsIA

- Psychosomatische und biopsychosoziale Diagnostik (psychologische, psychometrische und psychopathologische Diagnostik)
- Psychosomatische/psychotherapeutische Einzel- und Gruppeninterventionen
- Psychoedukative Einzel- und Gruppeninterventionen
- Einbezug von Bezugspersonen in die Behandlung
- Somatische Behandlung
- Pflegerische Interventionen
- Spezialtherapien (z. B. Musik-, Bewegungs-, Gestaltungs-, Kunst-, Tanztherapie)
- Physiotherapie
- Sozialarbeiterische Betreuung
- Psychopharmakotherapie
- Krisenintervention
- Nonverbale und übende Therapieverfahren

Diese einzelnen Behandlungselemente können individuell oder auch zu fixen Komplexbehandlungspaketen kombiniert und individuell dosiert und in bestimmten zeitlich definierten oder zeitlich offenen Prozessen im multiprofessionellen Team anhand eines Behandlungsplans zielgerichtet geführt und integriert werden.

Als besondere Möglichkeit hebt die PsIA-Vereinbarung die Implementierung störungsspezifischer Versorgungskomplexe hervor. Gruppentherapeutische Spezialangebote z. B. können u. a. für Patient*innen mit Essstörungen, somatoformen Störungen, PTBS oder Zwangsstörung angeboten werden.

Abhängig vom derzeit je nach Bundesland unterschiedlichen Vergütungsmodell ergeben sich, entsprechend mitbedingt durch den ökonomischen Rahmen, verschiedene therapeutische Möglichkeiten, aber auch Grenzen. Ist beim Modell der sog. Einzelleistungsvergütung („Bayerisches Modell“, das aber z. B. auch in Thüringen, Sachsen, Sachsen-Anhalt und Teilen von Hessen etabliert ist) sehr vieles möglich, so begrenzt eine quartalsweise Vergütungspauschale im Einzelfall das, was zweckmäßig und notwendig für die Patient*innen realisiert werden müsste.

RESÜMEE

Die formale und praktische Implementierung der PsIA ist ein ganz wesentlicher Schlussstein, der die Psychosomatischen Fachkliniken und Abteilungen in die Lage versetzt, systemkonform ihren Beitrag zu einer sektorenübergreifenden, vernetzten Versorgung zu leisten. Dabei sichern die hohen Anforderungen an die Struktur- und Prozessqualität der PsIA eine qualitativ hochwertige spezialisierte psychosomatische Versorgung, die es Psychosomatischen Fachkliniken und Abteilungen erlaubt, ihrem spezifischen Versorgungsauftrag besser nachzukommen.

49.4 Fazit und Ausblick

Das Feld der ambulanten und sektorenübergreifenden psychosomatischen Versorgung hat sich in den letzten Jahren auf verschiedene Weise ausdifferenziert und weiterentwickelt. Fach- und versorgungspolitische Initiativen der Psychosomatischen Fachgesellschaften und Verbände und das Bemühen des Gesetzgebers, die Schwierigkeiten der getrennt arbeitenden Sektoren mit den in diesem Kapitel geschilderten Gesetzesänderungen zu überwinden, haben sich ergänzt und eine Fülle neuer Möglichkeiten geschaffen, die psychosomatische, biopsychosoziale Herangehensweise im gesundheitlichen Versorgungssystem stärker zu verankern und bestehende Strukturen zu verbessern. Die ambulante psychosomatische Versorgung in ihren verschiedenen Formen und Strukturen kann so einen hervorragenden Platz in der Versorgung einnehmen.

Modelle von Case-Management seitens der Kostenträger, die Implementierung von Bezugsärzt*innen, die Sprechweise von Lotsenfunktionen, mittels derer Patienten durch das Medizinische Versorgungssystem gelotst werden, betonen die Bedeutung der personalen und beziehungsorientierten Medizin vor dem Hintergrund konstanter Beziehungen, wie sie im Bereich der Psychosomatischen Medizin und Psychotherapie besonders deutlich hervortritt. Auf der Seite der Patient*innen stehen gleichwohl eine individuelle Eigendynamik und Mobilität, die freie Arztwahl und die Patientenautonomie, die das Erfordernis unterstreicht, dass Medizin nicht nur für Patient*innen gemacht ist, sondern dass Medizin auch nur mit ihnen zusammen gelingen kann.

Sogenannte Compliance- oder Adhärenzprobleme gilt es besonders auch im Bereich der ambulanten Versorgung im Kontext einer beziehungsorientierten Medizin einzuordnen und zu lösen.

LITERATURAUSWAHL

G-BA (Gemeinsamer Bundesausschuss). Psychotherapie-Richtlinie. Richtlinie über die Durchführung der Psychotherapie, geändert am 20.11.2020 BAnz AT 17.02.2021; https://www.g-ba.de/richtlinien/20/ (letzter Zugriff: 19.4.2024).

Herzog W, Beutel M, Kruse J. Psychosomatische Medizin und Psychotherapie heute: Zur Lage des Fachgebietes in Deutschland. Stuttgart: Schattauer 2013.

KBV (Kassenärztliche Bundesvereinigung). Änderungsvereinbarung zur Vereinbarung des bundeseinheitlichen Kataloges für die Dokumentation der Leistungen der psychiatrischen Institutsambulanzen (PIA) nach § 295 Absatz 1b Satz 4 SGB V (PIA-Doku-Vereinbarung) zuletzt vom 30.11.2020; https://www.g-drg.de/PEPP-Entgeltsystem_2021/PIA-Dokumentation (letzter Zugriff: 19.4.2024).

Kruse J, Herzog W. Zur ambulanten psychosomatischen/psychotherapeutischen Versorgung in der kassenärztlichen Versorgung in Deutschland – Formen der Versorgung und ihre Effizienz. Universitätsklinikum Heidelberg/Universitätsklinikum Gießen/Marburg 2012.

Rothe HM, Anderssen-Reuster U, Weidner K. Psychosomatische Institutsambulanzen – kein missing link mehr! Situation und Aufgaben der Institutsambulanzen der Kliniken für Psychosomatische Medizin und Psychotherapie in der Pflichtversorgung. Ärztliche Psychotherapie 2013; 8(2): 117–124.

Rothe HM, Cuntz U, Driessen M et al. Psychosomatische Institutsambulanzen (PsIA) – und (k)ein Ende. Ein guter Anfang, der nun weiterentwickelt werden will. Z Psychosom Med Psychother 2020; 66(1): 32–46.

KAPITEL

50

Almut Zeeck und Inga Lau

Tagesklinische Psychotherapie und Psychosomatik

50.1 Einleitung und Begriffsbestimmung

Tageskliniken haben in der Psychosomatischen Medizin eine vergleichsweise junge Geschichte. Während es in der Psychiatrie schon Anfang des letzten Jahrhunderts zur Eröffnung von Tageskliniken kam, spielen sie an Kliniken für Psychosomatische Medizin erst seit den 1990er-Jahren eine zunehmende Rolle. Dies liegt u. a. daran, dass sich die Psychosomatik als eigenständiger Versorgungsarm erst in den 1950er- und 1960er-Jahren etabliert hat.

Im Gegensatz zur stationären Behandlung sind die Patient*innen während einer tagesklinischen Behandlung nur tagsüber im Krankenhaus, werden aber im Vergleich zur ambulanten Behandlung durch ein multiprofessionelles Team behandelt und erhalten ein intensives Therapieprogramm, das stationären Programmen ähnlich ist (Zeeck et al. 2020).

In Deutschland existieren unterschiedliche Arten von Psychosomatisch-Psychotherapeutischen Tageskliniken: Neben eigenständigen Tageskliniken an Kliniken der Akutversorgung gibt es Tageskliniken an Reha-Einrichtungen und „integrierte" tagesklinische Plätze, die Stationen zugeordnet sind. Letztere werden i. d. R. zur Vorbereitung auf die Entlassung genutzt.

50.2 Besonderheiten des tagesklinischen Settings

Eine eigenständige Tagesklinik unterscheidet sich von einer Station im Wesentlichen dadurch, dass die Patient*innen nicht in der Klinik übernachten, sondern die Abende und in den meisten Fällen auch die Wochenenden zu Hause verbringen. John Rosie sprach von *„half time in and half time out"* und beschrieb die sich daraus ergebenden Wirkungen folgendermaßen:

> *„Partial hospitalization thus presents the opportunity for a creative, and ultimately therapeutic interplay between the patient's experience in the general community and his or her experience in the program. This fairly equal balance of the two areas, in time and intensity, cannot be achieved in either full time inpatient treatment or standard outpatient care."*
>
> Rosie (1987, S. 1291)

Andere Autoren sprechen aus psychoanalytischer Sicht von einer „Ausgewogenheit zwischen Realitäts- und Therapieraum", die zu einem optimalen, da begrenzten Regressionsangebot führe (Küchenhoff 1998; Ogrodniczuk und Piper 2001). Küchenhoff u. a. betonen auch die *„Entlastung von dem starken Binnendruck vollstationärer Therapieeinrichtungen"*, da die Patient*innen die Möglichkeit haben, sich abends und am Wochenende von den intensiven Prozessen in der Klinik zu distanzieren. Ihnen bleibt mehr Spielraum, Nähe und Distanz nach ihren Bedürfnissen zu regulieren, was insbesondere in der Therapie von strukturell beeinträchtigen Patient*innen von Bedeutung ist (Heigl-Evers et al. 1986; Küchenhoff 1998, 2002). Diese Regulation erfolgt nicht selten über den „Rahmen", d. h. ein Nichterscheinen in der Tagesklinik oder über Krankmeldungen (Somatisierung), die therapeutisch entsprechend aufgegriffen werden können.

Eine weitere Besonderheit ist, dass im häuslichen Umfeld entstehende Schwierigkeiten sehr zeitnah, d. h. täglich, in die Therapie eingebracht werden können. Schon Cameron (1947, S. 62) meinte dazu:

> *„Our work rendered more vital, the issues have been made more living and pressing by reason of the fact that the patient remains in daily, in*

realistic relation with the problems of his home and his general social setting. This new design has enabled us to obviate the 'escape into hospital'."

Patient*innen nehmen oft den Faktor der *geringeren Stigmatisierung* als besonders positiv wahr. Die Therapiezeiten von morgens bis zum frühen Abend entsprechen normalen Arbeits- oder Ausbildungszeiten, sodass Außenstehende wie Nachbarn oder Freunde nichts von der Behandlung erfahren müssen. Zudem werden häufig die Wohnortnähe sowie die verbleibende Zeit für Familie, Partnerschaft oder Haustiere geschätzt.

Tagesklinische Behandlung kann dadurch aber auch als sehr anstrengend erlebt werden und zu Gefühlen von *Überforderung* führen: Zum einen müssen nach einem intensiven Therapieprogramm noch Haushalt und familiäre Aufgaben bewältigt werden. Angehörige haben nicht selten die Vorstellung, dass die Patient*innen sich den Tag über in der Klinik erholen könnten, sodass sie am Abend und am Wochenende in der Lage sein sollten, ihre Alltagsaufgaben weiter zu erledigen. Zum anderen wird der Wechsel zwischen Therapie- und Alltagswelt häufig als sehr anstrengend empfunden, da er bedeutet, sich täglich neu auf unterschiedliche soziale Situationen und Anforderungen einzustellen. Zudem haben Patient*innen innerhalb der Klinik häufig keine eigenen Zimmer, sondern teilen sich gemeinsame Aufenthaltsräume, wodurch Gruppendynamiken oft besonders intensiv erlebt werden. Hier gilt es abzuschätzen, für welche Patient*innengruppen diese Gesamtkonstellation eine therapeutisch sinnvolle Herausforderung darstellt und in welchen Fällen sich durch eine Überforderung negative Effekte einstellen könnten.

Aber auch für die **Behandlungsteams** ergeben sich in einer Tagesklinik Besonderheiten: Täglich muss entschieden werden, ob Patient*innen nach Hause entlassen werden können. Dies erfordert gute, tragfähige therapeutische Beziehungen und eine enge teaminterne Abstimmung. Die Situation ist ferner durch das tägliche Kommen und Gehen sowie Einflüsse von außen rascher veränderlich als auf einer Station. Der engmaschige Austausch fördert aber auch den Zusammenhalt der Teams, und es kommt zu weniger Informationsverlusten durch Übergaben zwischen Nacht- und Tagdienst.

Die dritte Perspektive ist die der **Angehörigen.** Diese sind im Vergleich zur stationären Behandlung intensiver in Therapie- und Veränderungsprozesse eingebunden und haben damit die Chance, Entwicklungen, die sich durch die Therapie ergeben, kontinuierlich mitzuerleben. Andererseits sind sie täglich mit einem beeinträchtigten Familienmitglied konfrontiert, was auch zu Belastungen führen kann. Familien und Partner sollten daher in Form von Paar- und Familiengesprächen aktiv in die tagesklinische Behandlung einbezogen werden.

➤ Tab. 50.1 fasst die Vor- und Nachteile einer tagesklinischen Psychotherapie im Vergleich zu einer vollstationären Behandlung zusammen.

Tab. 50.1 Vor- und Nachteile tagesklinischer Behandlung

Vorteile	Nachteile
Verminderung von Abhängigkeit und zu starker Regression	Gefühl von Überforderung/Anstrengung
Betonung von Eigenverantwortlichkeit	Keine 24-Stunden-Betreuung möglich
Nähe und Distanzregulation einfacher als im stationären Rahmen	Weniger Schutz und „Containment"
Aufrechterhaltung von unabhängigen Aktivitäten zu Hause	Mögliche Probleme mit Fahrtstrecke und Unterkunft
Intensiver Kontakt zu Familie, Freunden und Peers bleibt erhalten	Weniger Abstand zur Umgebung, die auch pathogen und mit starken Konflikten belastet sein kann
Familiäre oder soziale Probleme sind „emotional präsenter" als bei stationärer Therapie	Schule und Berufstätigkeit werden unterbrochen (ähnlich stationärer Therapie)
Leichterer Übergang in ambulanter Situation als nach stationärer Therapie	Widerstände gegen die Behandlung sind evtl. schwerer zu bearbeiten, wenn Pat. diese durch Fernbleiben von der Tagesklinik ausdrücken
Weniger soziale Stigmatisierung	Weniger Entlastung und Erholung
Kontinuierlichere Zusammenarbeit des Teams, da kein Schichtdienst	Fordernder für das Team: größere Risiken und Unsicherheiten, mehr Austausch erforderlich
Intensiver Gruppenprozess (wenig Rückzugsmöglichkeiten): therapeutische Chance ↔ Überforderung	

50.3 Historische Entwicklung

Die ersten beiden Psychosomatisch-Psychotherapeutischen Tageskliniken wurden 1982 unabhängig voneinander in Düsseldorf und Bielefeld eröffnet. Die von Heigl-Evers et al. (1986) ausführlich in ihrem Buch *Die Vierzigstundenwoche für Patienten* dargestellte Tagesklinik in Düsseldorf war besonders auf die Behandlung schwerer Persönlichkeitsstörungen ausgerichtet.

Nach diesen ersten Versuchen kam in der Psychosomatik erst in den 1990er-Jahren ein intensiveres Interesse am tagesklinischen Setting auf (Küchenhoff 1998). Heute halten viele psychosomatische Kliniken in großen Städten oder Ballungszentren tagesklinische Plätze vor, entweder im Rahmen eigenständiger Tageskliniken oder als „integrierte" Plätze in stationären Einheiten. Das Interesse an tagesklinischer Versorgung nahm stetig zu und ist weiterhin hoch. Hinzu kommen „integrierte" teilstationäre Behandlungsplätze.

Im Laufe der Zeit kam es dabei zu einer zunehmenden Ausdifferenzierung und auch Spezialisierung der angebotenen Therapieprogramme, insbesondere wurden spezifische Programme zur Behandlung von Ess-, Persönlichkeits-, Schmerz- und Traumafolgestörungen sowie zur Behandlung von psychosomatischen Störungen bei älteren Patient*innen entwickelt.

50.4 Therapiekonzepte von Psychosomatischen Tageskliniken in Deutschland

Tagesklinische Behandlungsplätze in der Psychosomatischen Medizin finden sich an Universitätskliniken, psychosomatischen Abteilungen von Allgemeinkrankenhäusern, größeren psychosomatischen Fachkliniken oder Rehabilitationseinrichtungen. Dabei ist zwischen eigenständigen tagesklinischen Einheiten und „integrierten" tagesklinischen Plätzen zu unterscheiden.

Integrierte tagesklinische Behandlungsplätze sind einer stationären Einheit zugeordnet und werden von demselben Behandlungsteam versorgt. Zwischen dem stationären und tagesklinischen Setting ist ein flexibler Übergang möglich, ohne dass das Behandlungsteam oder die Gruppe der Mitpatient*innen gewechselt werden muss, was andernfalls zu einer ungünstigen Unterbrechung der therapeutischen Kontinuität führen würde. „Integrierte" tagesklinischen Plätze dienen meist als Übergangssetting vor der Entlassung. Bei der Behandlung in der teilstationären Behandlungsphase liegt dann i. d. R. ein Fokus auf dem Alltagstransfer des in der Therapie Erreichten, andererseits können aber auch teilstationär behandelte Patient*innen in Krisen vorübergehend in den stationären Rahmen wechseln.

Eigenständige tagesklinische Einheiten sind meist kleiner als Stationen (i. d. R. 10–20 Behandlungsplätze). Die Intensität der Behandlung ist dabei mit 22–23 Stunden/Woche[1] der „Therapiedosis" einer stationären Behandlung vergleichbar, wie die an zehn repräsentativen Abteilungen durchgeführte DINSTAP-Studie zeigen konnte (Zeeck et al. 2009a). Die Behandlungszeiten liegen zwischen 1½ und 4 Monaten (von Wietersheim et al. 2005; Zeeck et al. 2009a; Weidner et al. 2021). Die Therapiedauern hängen dabei nicht nur von den prozentualen Anteilen bestimmter Störungsgruppen (z. B. längere Therapiedauer bei Anorexia nervosa oder somatischer Komorbidität), sondern häufig auch von regionalen Gegebenheiten (Verfügbarkeit ambulanter Behandlungsplätze) und den Vorgaben der Kostenträger ab.

Naturalistische Studien zeigen, dass die Schwere der Beeinträchtigung stationär und tagesklinisch behandelter Patient*innen weitgehend vergleichbar ist (Zeeck et al. 2009a, 2003; Weidner et al. 2021). Grundsätzlich können also auch schwer kranke Patient*innen tagesklinisch behandelt werden. Ausnahmen bilden z. B. stark untergewichtige Patient*innen mit Anorexia nervosa, Patient*innen mit schwerer Depression oder mit komorbiden somatischen Erkrankungen, die eines regelmäßigen körperlichen Monitorings bedürfen (u. a. Zeeck et al. 2015).

Eine psychosomatische tagesklinische Behandlung ist (ebenso wie die stationäre) primär eine **Gruppenbehandlung,** da Patient*innen in einen intensiven Beziehungskontext eingebunden sind. Je nach Konzeption der Tagesklinik kann die Arbeit an dysfunktionalen Beziehungsmustern und die therapeutische Nutzung des Milieus unterschiedlich stark gewichtet sein. Hat eine Tagesklinik einen sehr offenen Rahmen, bei dem Patient*innen nur zu den Therapiestunden anwesend sein müssen, ist die Intensität der Gruppenprozesse i. d. R. geringer, als wenn eine äußere Struktur vorgegeben ist, die den Beginn und den Abschluss des gemeinsamen Tages markiert (z. B. durch Morgen- und Abendrunden) und bei der die Gruppenerfahrungen einen wichtigen Bestandteil der therapeutischen Arbeit bilden.

Eine Sonderform der tagesklinischen Behandlung bilden Tagesklinken für die **multimodale Behandlung chronischer Schmerzstörungen,** bei denen Fachärzt*innen für Psychosomatische Medizin und Psychotherapie sowie Psycholog*innen fest in das Behandlungsteam integriert sind und psychotherapeutische und psychoedukative Behandlungselemente neben Bewegungstherapie und Medizinischer Trainingstherapie einen wesentlichen Bestandteil der Therapie ausmachen (Arnold et al. 2014).

Auch die **Therapieelemente** psychosomatischer Tageskliniken gleichen denen, die für stationäre Programme beschrieben wurden (➤ Kap. 51): Einzel- und Gruppentherapie, Spezialtherapien wie Körper-, Gestaltungs-, Musik- und Tanztherapie, störungsorientierte Gruppen, Bezugspflegegespräche, psychosomatische Visiten sowie Paar- oder Familiengespräche sind zentrale Bestandteile der Therapieprogramme. Eine wichtige Funktion hat ferner der Sozialdienst, mit dessen Hilfe mit Patient*innen konkret an Schwierigkeiten in der Wohn- und Arbeitssituation arbeiten können. Ergänzend werden häufig Physiotherapie, Entspannungsverfahren und sportliche Aktivitäten sowie für ältere Patient*innen ein kognitives Training angeboten (s. auch Zeeck et al. 2020).

Das **therapeutische Vorgehen** kann entweder an psychodynamischen oder an verhaltenstherapeutischen Theoriemodellen orientiert sein, wobei i. d. R. auch noch Elemente aus anderen Verfahren integriert werden (z. B. Arbeit mit Symptomtagebüchern oder Exposition bei ansonsten psychodynamischer Grundorientierung).

> Von zentraler Bedeutung ist das Zusammenführen der einzelnen Therapieprozesse zu einem Gesamtbild, um ein umfassendes Verständnis der Patient*innen und eine individuelle Behandlungsplanung zu ermöglichen.

Grundsätzlich sind auch weitere **Formen teilstationärer Angebote** denkbar, z. B. „Halbtageskliniken", Tageskliniken, die nur an 2–4 Tagen/Woche geöffnet sind, oder auch „Nachmittags-", „Nacht-" oder „Abendklinken". Wie in einem wissenschaftlichen Projekt gezeigt wurde, war in einer Abendklinik, die an drei Abenden pro Woche für jeweils 3 Stunden geöffnet war, die intensive Behandlung von Patient*innen möglich, die stärker beeinträchtigt waren als ambulante Patient*innen, aber weniger beeinträchtigt als stationär behandelte (Dinger et al. 2019). Als großer Vorteil wurde gesehen, dass die Patient*innen bei indizierter intensiver multimodaler Therapie weiter ihren Alltagsverpflichtungen (z. B. Arbeit oder Studium) nachgehen konnten, was die Alltagsgestaltung deutlich weniger beeinträchtigte als bei einer herkömmlichen stationären oder tagesklinischen Behandlung. Allerdings führte die Doppelbelastung von Therapie und beruflichem Alltag zu einer sowohl zeitlichen als auch psychischen Herausforderung, sodass auf Patient*innenseite ein vergleichsweise hohes Funktionsniveau erforderlich ist (Brunner et al. 2019). Insgesamt könnten Abendkliniken helfen, eine Versorgungslücke zwischen ambulanter Therapie und Tagesklinik zu schließen. Die genannten Formen teilstationärer Behandlung spielen in der psychosomatischen Klinikbehandlung aber bislang noch keine bedeutende Rolle.

[1] Geplante Gespräche mit dem Pflegepersonal („Bezugspflegegespräche") wurden miteingerechnet.

50.5 Indikationsstellung

Die zentralen Kriterien für die Indikation zur tagesklinischen Psychotherapie entsprechen denen, die auch für eine stationäre Therapie gelten. Es geht um Patient*innen, die auf eine ambulante Therapie nicht ausreichend ansprechen (➤ Kap. 46 und ➤ Kap. 47) und einer multimodalen Therapie sowie eines haltgebenden strukturierten Rahmens bedürfen. Auch die **Kontraindikationen** entsprechen denen für eine stationäre Psychotherapie in psychosomatischen Kliniken: akute Suizidalität, Alkohol- und Drogenabhängigkeit, akute psychotische Störungen oder ausgeprägtere hirnorganische Erkrankungen.

Kriterien für die Entscheidung, ob eher eine stationäre oder eine tagesklinische Therapie indiziert ist, leiten sich aus den in ➤ Kap. 50.2 skizzierten Besonderheiten von Tageskliniken ab. Eine Tagesklinik ist z. B. bei Patient*innen vorzuziehen, die starke Abhängigkeiten entwickeln und bei denen das stärker regressionsfördernde Milieu einer Station vermieden werden sollte oder bei denen es therapeutisch wichtig erscheint, den Bezug zum Alltag aufrechtzuerhalten.

PRAXISTIPP

Bei einer stationären Behandlungsindikation sollte den Krankenkassen gegenüber jeweils begründet werden, warum eine tagesklinische Behandlung als die kostengünstigere Alternative *nicht* möglich ist (aufgrund der Schwere der psychischen Beeinträchtigung, z. B. bei starker Antriebsminderung, weil die Wegstrecke zur Klinik nicht bewältigt werden kann, oder wegen der Notwendigkeit einer 24-Stunden-Betreuung).

Bei der Indikationsstellung zu berücksichtigende Aspekte sind in ➤ Tab. 50.2 zusammengestellt.

Um die Frage einer differenziellen Indikationsstellung beantworten zu können, wurde eine Expertenumfrage durchgeführt, auf denen die in ➤ Tab. 50.2 beschriebenen Aspekte basieren (von Wietersheim et al. 2005). Von empirischer Seite wiesen bestimmte Punkte einen besonders deutlichen Zusammenhang mit der Indikationsentscheidung auf (Zeeck et al. 2009a):

- Wenn Therapeut*innen eine Entlastung von alltäglichen Aufgaben oder eine Distanzierung von der familiären Situation für erforderlich hielten, sahen sie eher die Indikation für eine stationäre Behandlung. Gleiches galt bei zu langem (> 45 min) oder aus psychischen Gründen (Antriebsstörung, Ängste) schwer bewältigbarem Anfahrtsweg.
- Versprach es hingegen therapeutische Vorteile, den alltäglichen Kontext i. S. eines „Übungsfeldes" während der Behandlung einzubeziehen, wurde den Patient*innen eher eine tagesklinische Behandlung nahegelegt.

Des Weiteren wurde untersucht, welche Aspekte mit einem guten oder schlechten Behandlungsergebnis assoziiert waren. Hier zeigte sich, dass tagesklinische Behandlung vor allem dann erfolgreich war, wenn die Patient*innen eine gute Motivation mitbrachten. Stationäre Behandlungen verliefen schlechter bei Patient*innen mit hohem Regressionspotenzial und bei einer Kopplung von Symptomen an tägliche Auslöser (Zeeck et al. 2009c). In einer naturalistischen Studie zur stationären und tagesklinischen Behandlung der Depression ließen sich keine eindeutigen „präskriptiven Prädiktoren" identifizieren, die Hinweise auf eine individuell zu bevorzugende Behandlungsform geben konnten (Zeeck et al. 2016).

Tab. 50.2 Indikationsstellung: bedeutsame Aspekte

Bereich	Einzelaspekte
Anfahrtsweg	Beträgt die Anfahrtszeit mehr als 45 min? Ist die Bewältigung des Weges durch körperliche oder psychische Symptome eingeschränkt?
Versorgungsaufgaben, Belastung im Alltag	Ist die Anwesenheit zu Hause erforderlich (Kinder, Pflegebedürftige, Haustiere)? Ist eine Entlastung von entsprechenden Aufgaben therapeutisch sinnvoll?
Struktur	Wie viel Hilfe ist bei der Strukturierung des Tagesablaufs nötig?
Soziale Einbindung	Wie stark ist das Ausmaß an sozialer Isolation? Leitet sich daraus die Arbeit an sozialer Einbindung als Therapieziel ab?
Antrieb/Erschöpfung	In welchem Ausmaß ist der Antrieb reduziert? Wie stark ist das Gefühl von Erschöpfung?
Somatische Situation	Besteht die Notwendigkeit kontinuierlicher medizinischer Betreuung und wäre diese tagesklinisch ausreichend gewährleistet?
Symptomatik	Besteht eine bedeutsame Kopplung der Symptome an Auslöser im Alltag?
Selbststeuerung	Wie stark ist das Ausmaß suizidaler Impulse und selbstschädigender Verhaltensweisen? Besteht ein Substanzmissbrauch? Ist die diesbezügliche Selbststeuerungsfähigkeit für eine tagesklinische Behandlung ausreichend?
Vorbehandlungen	Wie waren die Erfahrungen nach früheren stationären Aufenthalten (z. B. Symptomverschlechterungen nach Entlassung)?
Familie/soziales Umfeld	Wie groß ist das Ausmaß an Konflikten und Verstrickung innerhalb der Familie oder im sozialen Umfeld? Besteht die Notwendigkeit der Distanzierung?
Motivation	Wie groß ist die Motivation zur Behandlung?
Regressionspotenzial	Wie ausgeprägt sind Versorgungs- oder Abhängigkeitswünsche (bzw. deren Abwehr) in Beziehungen?

50.6 Bisherige Forschungsergebnisse zur Wirksamkeit tagesklinischer Behandlung

Grundsätzlich lässt sich eine gute Wirksamkeit tagesklinischer Behandlung bei psychischen Erkrankungen zeigen – wobei ein großer Teil der Studien an Psychiatrischen Kliniken durchgeführt wurde (Marshall et al. 2011; Horvitz-Lennon et al. 2001; Zeeck et al. 2020).

Wie auch in anderen Behandlungssettings ist eine gute Qualität der therapeutischen Arbeitsbeziehung als allgemeiner Wirkfaktor für ein positives Behandlungsergebnis von Bedeutung (Beiling et al. 2020). Bezüglich möglicher spezifischer **Wirkfaktoren** sind vor allem qualitative Arbeiten hinweisgebend: Als hilfreiche Besonderheit tagesklinischer Behandlung wird die enge Verzahnung zwischen Struktur und Sicherheit gebenden Komponenten bei gleichzeitiger Förderung von Verantwortlichkeit und Autonomie beschrieben. Zudem wird der tägliche Transfer zwischen Alltags- und Therapieerfahrungen als besonders wertvoll wahrgenommen. Durch enge Einbeziehung des sozialen Umfelds ist darüber hinaus eine stärkere familiäre Unterstützung möglich (Hoge et al. 1988; Mörtl und von Wietersheim 2008).

Trotz der geringen Anzahl an Studien zur Effektivität tagesklinischer Behandlung an psychosomatischen Kliniken zeichnet sich auch hier eine mit stationären Therapien vergleichbare Wirksamkeit ab (Dinger et al. 2015; Zeeck et al. 2015; Hirt et al. 2022). Die jeweils berücksichtigten Durchschnittswerte lassen allerdings keinen Rückschluss auf möglicherweise bestehende Vor- und Nachteile für Subgruppen innerhalb bestimmter Diagnosegruppen zu.

Für folgende Diagnosegruppen finden sich empirische Hinweise zur Effektivität tagesklinischer Behandlung:

- Studien zu Patient*innen mit **Essstörungen** ergaben Hinweise auf die Notwendigkeit einer differenziellen Indikationsstellung: So nahmen erwachsene Patient*innen mit *Anorexia nervosa* im tagesklinischen Kontext bis zur Entlassung weniger an Gewicht zu als im stationären Setting (Zeeck et al. 2006). Die große Angst vor einer Gewichtszunahme und eine untergewichtsbedingte körperliche Gefährdung machen in vielen Fällen zunächst eine stationäre Therapie erforderlich. Vor Entlassung ist eine sich anschließende tagesklinische Behandlungszeit zur Konsolidierung der erarbeiteten Veränderungen dann aber i. d. R. günstig, wenn die Behandlung im Rahmen eines integrierten Settings durch das gleiche Team erfolgen kann. In einer Studie aus dem Bereich der Kinder- und Jugendpsychiatrie waren eine vollstationäre Therapie und eine tagesklinische Therapie im Anschluss an eine 3-wöchige stationäre Stabilisierungsphase gleichwertig, das kombinierte stationär-teilstationäre Setting war kostengünstiger und in der 2,5-Jahres-Katamnese in Hinblick auf Faktoren wie psychosexuelle Entwicklung und Gewicht sogar überlegen (Herpertz-Dahlmann et al. 2014). In einer kleinen randomisierten klinischen Studie zum Vergleich stationärer und tagesklinischer Behandlung bei *Bulimia nervosa* fanden sich vergleichbare Besserungen im Therapieverlauf und ebenfalls eine Überlegenheit der tagesklinischen Therapie im Verlauf nach Entlassung (3-Monats- und 1-Jahres-Katamnese; Zeeck et al. 2009b, d).
- Für Patient*innen mit **Persönlichkeitsstörungen** legt eine ältere Übersichtsarbeit die Effektivität einer psychiatrischen Tagesklinikbehandlung nahe, vor allem im Vergleich zu ambulanter Therapie (Ogrodniczuk und Piper 2001). Auch eine Beobachtungsstudie aus dem deutschsprachigen Raum spricht für die Wirksamkeit tagesklinischer Behandlung von Persönlichkeitsstörungen (Küchenhoff 2002).
- Tagesklinische und vollstationäre Behandlungen für Patient*innen mit einer **Depression** wurden in einer naturalistischen Studie sowie einer randomisierten Studie verglichen (Dinger et al. 2014, 2015; Zeeck et al. 2015, 2016). In beiden Studien war die Effektivität der beiden Settings vergleichbar. In der naturalistischen Studie ergaben sich zusätzlich Hinweise auf eine differenzielle Indikationsstellung: Bei schwerer Antriebsminderung, starker Erschöpfung oder schwerer somatischer Komorbidität wurden die Patient*innen eher stationär behandelt (Zeeck et al. 2015). Komorbidität mit weiteren psychischen Störungen war in beiden Settings mit einem ungünstigeren Verlauf assoziiert (Zeeck et al. 2016).
- Auch **ältere Patient*innen** (55–81 J.), die häufig an komorbiden körperlichen Erkrankungen leiden, können erfolgreich tagesklinisch behandelt werden. So besserten sich psychische Beschwerden, kognitive Leistungen und die Lebensqualität in einer kontrollierten Studie deutlich. Diese Besserungen waren über einen Zeitraum von 6 Monaten nach Entlassung stabil (Wunner et al. 2014, 2018).

RESÜMEE

Insgesamt ergeben sich aus den vorliegenden wissenschaftlichen Studien klare Hinweise auf die Effektivität tagesklinischer Behandlung bei schweren psychischen Störungen. Es ist trotzdem nicht davon auszugehen, dass stationäre durch tagesklinische Behandlung ersetzbar ist. Beide Settings erweisen sich zwar im Durchschnitt als ähnlich effektiv, die unterschiedlichen Rahmenbedingungen bringen aber spezifische Vor- und Nachteile mit sich, die eine Differenzialindikation erforderlich machen.

50.7 Gesundheitsökonomische Aspekte und Qualitätssicherung

Tagesklinische Behandlung ist kostengünstiger als stationäre Therapie, was sie auch für die Kostenträger attraktiv macht. Die Kostenersparnis wird für den Bereich der Psychiatrie mit 21–37 % angegeben, was aber auf die Psychosomatische Medizin nur begrenzt übertragbar ist (Marshall et al. 2011; Kallert et al. 2005). Die Kostengünstigkeit ergibt sich daraus, dass keine Betten und entsprechenden Räume zur Verfügung gestellt werden müssen und vor allem Pflegepersonal eingespart wird, das die Betreuung der Patient*innen auf einer Station nachts und am Wochenende gewährleistet. Andererseits bleiben die Kosten für das therapeutische Personal (Ärzt*innen, Psycholog*innen, Spezialtherapeut*innen) vergleichbar hoch, wenn eine ähnliche Therapiedichte wie auf einer Station angeboten wird. Es bleibt abzuwarten, wie sich Vergütung und Personalvorgaben unter dem neuen Pauschalisierenden Entgeltsystem Psychiatrie und Psychosomatik (PEPP) sowie der Richtlinie für die Personalausstattung in Psychiatrie und Psychosomatik (PPP-RL) entwickeln werden. Eine angemessene Vergütung und Personalausstattung tagesklinischer Psychotherapie sind essenziell, um ihre Stellung in der klinischen Versorgung sicherzustellen bzw. noch weiter auszubauen.

Das PEPP-System macht für stationäre und tagesklinische Behandlungen auch Vorgaben, die als **Qualitätssicherungsmaßnahmen** verstanden werden können: Zu den Strukturmerkmalen gehören die Erhebung soziodemografischer Daten, ein psychopathologischer Befund mit Festlegung der Haupt- und Nebendiagnosen, je nach Grundorientierung eine Verhaltensanalyse oder eine Diagnostik nach OPD (Achsen II–IV) sowie eine Schweregradeinschätzung nach dem Beeinträchtigungsschwerescore (BSS) und dem *Global Assessment of*

Functioning (GAF). Gefordert ist ferner eine Prä-Post-Evaluation des Behandlungsverlaufs, wobei die verwendeten Messinstrumente von den Kliniken selbst gewählt werden können.

50.8 Zusammenfassung und Ausblick

Tageskliniken in der Psychosomatischen Medizin stellen einerseits einen eigenständigen Versorgungsbereich dar, der für bestimmte Patientengruppen spezifische Chancen bietet. Andererseits ist tagesklinische Behandlung in „integrierten" stationären Einheiten im Rahmen eines Gesamtbehandlungskonzepts als Übergangssetting in die ambulante Situation von Bedeutung. Für einige Patient*innen können Tageskliniken, vor allem in Städten, in denen sie gut erreichbar sind, eine wirksame Alternative zu einer stationären Therapie darstellen, sie ersetzen stationäre Behandlungen jedoch nicht.

Eine weitere Zunahme der Kapazität tagesklinischer Behandlungsplätze in der Psychosomatik und eine kostendeckende Finanzierung durch die Kostenträger sind wünschenswert.

Tageskliniken bieten zunehmend auch spezifische Programme für definierte Patientengruppen an. Die aktuelle Entwicklung geht dahin, dass neue Formen intensiver und multimodaler teilstationärer Therapien (wie z. B. Abendkliniken) entwickelt und erprobt werden, die perspektivisch die weiterhin bestehende Versorgungslücke zwischen ambulanter und tagesklinischer Psychotherapie schließen könnten.

LITERATURAUSWAHL

Dinger U, Klipsch O, Köhling J, et al. Day-clinic and inpatient psychotherapy for depression (DIP-D): A randomized controlled pilot study in routine clinical care. Psychother Psychosom 2014; 83: 194–195.

Dinger U, Komo-Lang M, Schauenburg H et al. Die psychotherapeutische Abendklinik: Konzept und erste Ergebnisse. Psychother Psychosom Med Psychol 2019; 69(5): 197–202.

Heigl-Evers A, Henneberg-Mönch U, Odag C, Standke G. Die Vierzigstundenwoche für Patienten. Göttingen: Verlag für Medizinische Psychologie 1986.

Herpertz-Dahlmann B, Schwarte R, et al. Day-patient treatment after short inpatient care versus continued inpatient treatment in adolescents with anorexia nervosa (ANDI): A multicentre, randomised, open-label, non-inferiority trial. Lancet 2014; 383(9924): 1222–1229.

Küchenhoff J. Teilstationäre Psychotherapie. Stuttgart: Schattauer 1998.

Marshall M, Crowther R, Sledge WH, et al. Day hospital versus admission for acute psychiatric disorders. Cochrane Database Syst Rev 2011; 12: CD004026.

Wunner C, Reichhart C, Strauss B, Söllner W. Effectiveness of a psychosomatic day hospital treatment for the elderly: A naturalistic longitudinal study with waiting time before treatment as control condition. J Psychosom Res 2014; 76: 121–126.

Zeeck A, Weber S, Sandholz A, et al. Inpatient versus day clinic treatment for bulimia nervosa: A randomized clinical trial. Psychother Psychosom 2009; 78: 152–160.

Zeeck A, von Wietersheim J, Weiss H, et al. Symptom course in inpatient and day clinic treatment of depression: Results from the INDDEP-Study. J Affect Disord 2015; 187:319–327.

Zeeck A, Lau I, Flößer K. Behandlung in psychosomatisch-psychotherapeutischen Tageskliniken. Psychotherapeut 2020; 65(3): 211–222.

KAPITEL

51

Henning Schauenburg, Ulrike Dinger und Gerhard Hildenbrand

Stationäre Psychotherapie und Psychosomatik

51.1 Einleitung

Stationäre psychosomatisch-psychotherapeutische Behandlung in der Klinik ist ein eigenständiges, multimodales diagnostisch-therapeutisches Angebot im Einvernehmen mit den Patient*innen, der Therapieeinrichtung und der Bezugsgruppe (d.h. hier familiäres und berufliches Umfeld und Kostenträger), bei dem verschiedenartige, konzeptionell aufeinander bezogene Psychotherapien angewendet werden. Dabei werden in einem in besonderer Weise organisierten Krankenhaussetting psychodynamische, verhaltenstherapeutische, systemische, soziotherapeutische und andere Interventionen angeboten.

51.2 Geschichte und Aufbau der stationären psychotherapeutischen Behandlung in Deutschland

51.2.1 Geschichte

Die stationäre Psychotherapie in Deutschland blickt inzwischen auf eine über 80-jährige Geschichte zurück, die 1927 mit der Gründung einer „Psychoanalytischen Klinik" in Berlin-Tegel durch Ernst Simmel begann. Hier sollten Patient*innen Behandlung finden, die „*infolge der Schwere und Ausdehnung ihres neurotischen Symptombildes ambulant entweder gar nicht behandelt werden können oder bei denen sich die ambulante Behandlung alleine als unzureichend erweist, um den Heilerfolg – in den gegebenen zeitlichen Grenzen – zu erzielen*" (Simmel 1928). Es handelt sich also um eine Gruppe von „*Problempatienten, die aufgrund ihrer Beeinträchtigung ohne Behandlung Gefahr liefen, chronisch beeinträchtigt zu werden und ein Leben zu führen, das sie von Arzt zu Arzt oder durch die üblichen Sanatorien*" (Simmel 1928) führen würde.

Etwa zum selben Zeitpunkt wurde auch in der Inneren Medizin die Notwendigkeit stationärer Behandlungsmöglichkeiten gesehen, die auch die seelischen Aspekte körperlicher Erkrankungen berücksichtigten. Viktor von Weizsäcker gründete 1929 mit Unterstützung des Internisten Ludolf Krehl an der Heidelberger Universität die erste stationäre Einrichtung für psychosomatische Erkrankungen. Im Nationalsozialismus kam es zu einer Stagnation stationärer psychotherapeutischer Angebote, nicht zuletzt, weil führende Vertreter des Fachs das Land verlassen mussten. Nach dem Zweiten Weltkrieg waren es dann zunächst nichtuniversitäre Einrichtungen wie das Landeskrankenhaus Tiefenbrunn bei Göttingen oder die Wiegmann-Klinik in Berlin, in denen stationäre Behandlungsmöglichkeiten mit überwiegend psychoanalytischem Konzept aufgebaut wurden. In den 1950er-, vor allem aber in den 1960er-Jahren kam es mit der zunehmenden Etablierung dieses „zweiten Arms" der Versorgung und Therapie psychisch erkrankter Menschen zur Gründung von entsprechenden Universitätsabteilungen für Psychosomatik. Die stationären Einrichtungen waren auch deshalb so wichtig, weil sich in ihnen viele Ärzt*innen in der psychotherapeutischen Behandlung von Patient*innen ausbilden lassen konnten. Diese trugen ihr Wissen weiter und bekamen einen wesentlichen Einfluss auf die Entwicklung des Fachs Psychosomatik innerhalb der gesamten Medizin. Ein Wendepunkt war schließlich das Jahr 1970, in dem die Neufassung der ärztlichen Approbationsordnung der Psychosomatik und der Psychotherapie einen wichtigen Platz als Hauptfach in der medizinischen Ausbildung zuwies. In den folgenden Jahren wurden an allen medizinischen Fakultäten der Bundesrepublik Abteilungen für „Psychosomatische Medizin und Psychotherapie" etabliert.

Parallel zu den Veränderungen in den psychiatrischen Großkliniken, die seit den 1970er-Jahren gemäß einer sozialpsychiatrischen Ausrichtung in regionalisierte Versorgungseinrichtungen für Psychiatrie und Psychotherapie umgewandelt wurden, entstanden psychosomatische Krankenhäuser, psychosomatische Abteilungen in Krankenhäusern und psychosomatische Rehabilitationseinrichtungen sowie Spezialkliniken für Alkohol- und Medikamentenabhängigkeit (Suchtkliniken). Heute gibt es in Deutschland eine sehr differenzierte Versorgungsstruktur zur Behandlung und Rehabilitation von Patient*innen mit psychischen und psychosomatischen Störungen.

Insgesamt existierten im Jahr 2021 in Deutschland 275 Abteilungen/Kliniken für Psychosomatische Medizin mit insgesamt 12.616 Betten und 87.658 behandelten Patient*innen. Außerdem gab es 151 Tageskliniken mit insgesamt 2.434 Plätzen. Berücksichtigt man, dass einige Krankenhäuser tagesklinische Behandlungen auch in stationären Bereichen durchführen, gab es sogar 156 Krankenhäuser mit teilstationären Behandlungskapazitäten mit insgesamt 16.832 tagesklinischen Behandlungsfällen. Die genannten Einrichtungen des Behandlungssystems sind teilweise durch unterschiedliche Patientengruppen sowie Vorgehensweisen gekennzeichnet. Im Bereich der medizinischen Rehabilitation existieren zusätzlich 186 stationäre Fachabteilungen.

51.2.2 Behandlungsschwerpunkte und Wirkfaktoren

Stationäre Psychotherapie steht denjenigen Patient*innen zur Verfügung, die ambulant nicht ausreichend zu behandeln bzw. nicht zu rehabilitieren sind und/oder die der besonderen multimodalen Bedingungen und/oder der besonderen Behandlungsintensität eines Krankenhaussettings bedürfen. Dabei muss grundsätzlich zwischen den Zielsetzungen und Möglichkeiten der Psychosomatischen Krankenhausbehandlung und der Rehabilitationsbehandlung unterschieden werden (➤ Kap. 51.5).

Stationäre Psychotherapie ist primär **gruppenpsychotherapeutisch** ausgerichtet. Die „therapeutische Gemeinschaft" stellt den Patient*innen einen alltäglichen Lebensraum zur Verfügung, der zum einen Schutz und Unterstützung anbietet und zum anderen ein Ort ist, an dem persönliche Konflikte und Lebensschwierigkeiten erneut zum Ausdruck kommen bzw. sich widerspiegeln können. Letzteres ermöglicht erst die Erfüllung der Kernaufgabe stationärer Psychotherapie: Stationär psychotherapeutisch behandelte Patient*innen erleben oft einen krisenhaften oder bereits chronisch feststellbaren Zusammenbruch ihrer Bewältigungsmöglichkeiten in Alltag, Beruf und Familie. Insofern dienen stationäre psychotherapeutische Behandlungsangebote vor allem dazu, erneut Halt und Struktur zu geben, ein Verständnis der Entstehung und des Kontextes der erlebten Störung bzw. Symptomatik herzustellen und die aktive Suche nach Veränderung, Problemlösung, Überwindung von Ängsten und Hindernissen durch psychotherapeutische Unterstützung zu ermöglichen. Wesentliche **Wirkfaktoren** sind hier im psychodynamischen Sinne die Möglichkeit der Bearbeitung zentraler dysfunktionaler Beziehungsmuster im Kontakt mit vielfältigen Personen des therapeutischen Teams, die Möglichkeiten interpersonellen Lernens und im gelingenden Falle affektiver Geborgenheit, die unterstützende Herausforderung zu experimentierendem und expansivem Verhalten bei Berücksichtigung der jeweiligen persönlichen Grenzen sowie die direkte Erarbeitung individuell sinnvoller Bewältigungsstrategien, insbesondere bei schwereren Persönlichkeitsstörungen bzw. Ich-strukturellen Beeinträchtigungen und Traumafolgestörungen.

Die zentrale Bedeutung von guten (therapeutischen) Beziehungen zum therapeutischen Team und innerhalb der Patientengruppe konnte auch in empirischen Studien bestätigt werden (Dinger et al. 2015).

In Deutschland haben sich entsprechend den Notwendigkeiten der Krankenversorgung zwei unterschiedliche Behandlungssettings durchgesetzt:

1. **Stationäre internistisch-psychosomatische Einheiten,** in denen schwerpunktmäßig Patient*innen mit körperlichen Erkrankungen und psychischer Komorbidität oder Patient*innen mit somatoformen Störungen oder mit gravierenden körperlichen Folgen aufgrund ihrer psychischen Erkrankung behandelt werden: Die Patient*innen werden zum Großteil aus anderen medizinischen Fachbereichen übernommen. Das Behandlungskonzept ist stärker in die medizinische Versorgung integriert, und dementsprechend gibt es solche Einheiten vor allem in Universitätskliniken und Allgemeinkrankenhäusern. Verschiedene Organisationsformen mit einem unterschiedlich hohen Grad der Integration wurden entwickelt, etwa in die Innere Medizin integrierte Stationen, sog. Satellitenbetten in anderen medizinischen Fachbereichen, oder eigenständige Stationen mit internistisch-psychosomatischem Schwerpunkt. Die Behandlung ist zur besseren Bewältigung der Erkrankung stärker auf Krisenintervention, Psychoedukation und Einzelpsychotherapie fokussiert, und die Verweildauer ist häufig kürzer als im Modell 2.
2. **Stationäre psychosomatisch-psychotherapeutische Einheiten,** in denen schwerpunktmäßig Patient*innen mit somatoformen, Ess-, Angststörungen, PTBS, depressiven und Persönlichkeitsstörungen mit dem in diesem Kapitel ausführlicher geschilderten Konzepten behandelt werden.

Daneben gibt es eine ganze Bandbreite von Übergangsformen zwischen 1 und 2 mit verschiedenen Schwerpunkten innerhalb einer psychosomatischen Abteilung.

51.2.3 Wirksamkeit stationärer Psychotherapie

Praktisch alle stationären psychotherapeutischen Kliniken und Abteilungen führen seit vielen Jahren Evaluationen der Symptomentwicklung von der Aufnahme bis zur Entlassung mit standardisierten Fragebögen durch. Die frühesten Arbeiten finden sich bei Bräutigam et al. (1990), Rudolf et al. (1988) und für die Reha-Kliniken bei Schmidt (1991) und Zielke (1993). In vielen Untersuchungen zu störungsspezifischen Behandlungen, aber auch in Übersichtsarbeiten wird gezeigt, dass die Behandlungseffekte hinsichtlich der Besserung der Gesamtbeschwerdesymptomatik unmittelbar bei Abschluss der stationären Behandlung im sehr guten Bereich liegen. Dies gilt sowohl für die Reha-Behandlung (Steffanowski et al. 2007) als auch für die Krankenhausbehandlung (z. B. Liebherz und Rabung 2013), umso mehr, wenn Subgruppen nach Diagnose und Schweregrad differenziert werden (Döring et al. 2023a, b) (➤ Tab. 51.1).

Stationäre Psychotherapie, insbesondere im Bereich der Krankenhausbehandlung, wird vor allem Patient*innen angeboten, bei denen ambulante Therapieversuche meist schon mehrfach gescheitert sind. Insofern stellt die Tatsache, dass etwa zwei Drittel aller Patient*innen deutlich von stationärer Psychotherapie in gut ausgestatteten Einrichtungen, auch katamnestisch profitieren, einen Qualitätsnachweis dar. Trotzdem fehlen zum Wirksamkeitsnachweis bisher randomisierte kontrollierte Studien in größerem Ausmaß, da die Erkrankungsschwere keine Vergleichsstudien mit z. B. Wartegruppen erlaubt. Einzelne Studien vergleichen tagesklinische und vollstationäre Programme und berichten gute Effekte für beide Behandlungsformen (➤ Kap. 50). Allerdings ist zu berücksichtigen, dass sich die Behandlungsdauer im Bereich der stationären Psychotherapie von 1986 bis 2009 um durchschnittlich 40–50 Tage halbiert hat. Dieser Rückgang geht mit einer deutlichen Verringerung der Effektstärken einher (Zielke 2009). Dieser letzte Umstand führt mit dazu, dass bei Patient*innen nach Krankenhausbehandlung fast immer die Notwendigkeit besteht, die stationäre Therapie teilstationär oder ambulant fortzusetzen. Untersuchungen weisen darauf hin, dass etwa zwei Drittel der Patient*innen diese Empfehlung annehmen.

51.3 Diagnosenverteilung in stationären psychotherapeutischen Einrichtungen

Die Frage, inwieweit sich die Patientenzusammensetzung zwischen Psychosomatischen Krankenhäusern und Fachabteilungen, Psychosomatischen Reha-Einrichtungen und Psychotherapeutischen Abteilungen in Psychiatrischen Kliniken unterscheidet, ist umstritten. Die sehr grobe Charakterisierung des Diagnosespektrums durch das Statistische Bundesamt (2004) weist darauf hin, dass es im Bereich der Psychosomatischen Krankenhausbehandlung und der Rehabilitation starke Überlappungen gibt: Eine insgesamt 8.390 Patient*innen in stationärer Psychotherapeutischer Krankenhausbehandlung umfassende Untersuchung zeigt, dass im Bereich der Erstdiagnosen ca. 50 % eine depressive Episode aufweisen, 5 % eine somatoforme Störung, 8 % eine Essstörung, 15 % eine Angst- oder Zwangsstörung sowie 3,3 % eine akute oder eine posttraumatische Belastungsstörung. Die Erstdiagnose Persönlichkeitsstörung wird selten und dann überwiegend im Bereich der schweren Persönlichkeitsstörung (Borderline-Störung) vergeben und findet sich bei etwa 8,2 % der Patient*innen. Aus anderen Untersuchungen ist bekannt, dass stationär psychotherapeutisch behandelte Patient*innen als Zweitdiagnose in etwa 30–40 % der Fälle eine Persönlichkeitsstörung aus einem der weiteren Merkmalsbereiche aufweisen (Tritt et al. 2003).

In den psychiatrischen Kliniken wird die überwiegende Anzahl der Patient*innen aufgrund von Abhängigkeitserkrankungen, Psychosen und schweren affektiven Störungen sowie organisch verursachten psychischen Störungen behandelt. Eine Aufschlüsselung des Diagnosespektrums im Bereich der psychotherapeutischen Abteilungen in psychiatrischen Krankenhäusern gibt es nicht. Jedoch ist aus klinischer Erfahrung davon auszugehen, dass auf diesen Stationen überwiegend Patient*innen mit affektiven und Angsterkrankungen sowie schweren Persönlichkeitsstörungen behandelt werden. Insofern existiert auch hier eine breite Überlappung mit der Klientel stationärer Psychotherapie in den anderen genannten Versorgungsbereichen.

Tab. 51.1 Metaanalysen und Studien zur Wirksamkeit stationärer Psychotherapie

Steffanowski et al. (2007)	46 Studien (N = 3680)	Alle Verfahren stationärer, psychosomatischer Reha-Behandlung	Durchschnittliche Within-Group-Effektstärken zur 12-Monats-Katamnese: $d = 0,41$ (Bereich 0,06–1,19)
Liebherz und Rabung (2013)	Metaanalyse von 103 Studien	Alle Verfahren	Durchschnittliche Within-Group-Effektstärke $g = 0,72$ Katamnese $g = 0,80$ Hinweise auf „small study bias", d. h. höhere Effekte in kleineren Studien
Doering (2023a, b)	Studie an 19 Unikliniken (N = 2.094)	Alle Verfahren stationärer und tagesklinischer Krankenhausbehandlung	Within-Group-Effektstärken von $d = 78$ bis $d = 3,61$ bei mittlerer bis hoher Symptomschwere, besonders ausgeprägt bei Angst-, depressiven Störungen und PTBS

51.4 Charakteristika stationärer Psychotherapie

51.4.1 Multimodale Therapie im multiprofessionellen Team

Vorbemerkung

Stationäre Psychotherapie soll in einer relativ geschützten Umgebung sowohl Halt angesichts schwerer psychischer Beeinträchtigungen bieten als auch einen „Raum" darstellen, in dem neue Bewältigungswege erprobt werden können. Dazu ist für die Patient*innen eine verstehende Auseinandersetzung mit den lebensgeschichtlichen Hintergründen ihrer krisenhaften Entwicklungen nötig. Moderne stationäre Psychotherapie verbindet den „Therapieraum" und den „Realraum" in einem integrierten Konzept (Janssen 1987):

- Im **Therapieraum** kommt es auf die Betrachtung konflikthafter und von Übertragungen geprägter Interaktionen mit verschiedenen therapeutischen Kontaktpersonen, aber auch mit den Mitpatient*innen an, die im einzel- und gruppentherapeutischen Setting und unter Hinzuziehung anderer Therapiemodi bearbeitet werden können.
- Als „**Realraum**" wird der alltagswirkliche Aspekt des stationären Zusammenlebens bezeichnet, der den Umgang mit Regeln, mit Strukturen, aber auch mit sozialer Kontrolle und interpersonellem Lernen umfasst. Im weiteren Sinne zählen hierzu auch die Auseinandersetzung mit und die Vorbereitung auf die unverändert bestehenden Anforderungen der jeweiligen Lebenswelt der Patient*innen, insbesondere im Rahmen soziotherapeutischer Interventionen (vgl. auch Bösel et al. 2014).

❚❚ Ein zentraler Aspekt für das Gelingen des Gesamtkonzepts der verschiedenen Therapiekomponenten und Berufsgruppen ist die gemeinsame Arbeit der beteiligten Behandler*innen an einem geteilten therapeutischen Fokus. Aus diesem Grund ist ein regelmäßiger Austausch aller Beteiligten in multiprofessionellen Fallkonferenzen und Supervisionen unerlässlich. ❚❚

Im Folgenden werden die wichtigsten Elemente stationärer Psychotherapie dargestellt.

Einzelpsychotherapie

Einzelpsychotherapie wird auf Psychotherapiestationen i. Allg. von ärztlichen oder psychologischen Psychotherapeut*innen meist zwei- bis dreimal in der Woche mit einer Dauer von jeweils 25–50 Minuten und mit psychodynamischer, verhaltenstherapeutischer oder systemischer Ausrichtung durchgeführt. Mit diesem vergleichsweise intensiven Kontakt nehmen Einzeltherapeut*innen für die Patient*innen erfahrungsgemäß eine zentrale Rolle ein. In Untersuchungen wird die Einzeltherapie von den Patient*innen meist als der wichtigste Bestandteil der Behandlung angesehen. Die Einzeltherapeut*innen sind diejenigen im Behandlungsteam, die wesentlich mitbestimmen, ob der Hintergrund und die Ausprägung der Problematik eher einen auf Konfliktbearbeitung, Konfrontation und Deutung ausgerichteten oder eher einen stützenden, struktur- und haltgebenden, antwortenden Ansatz angezeigt erscheinen lassen.

Gruppenpsychotherapie

Ein Kernelement der stationären Behandlung sind gruppenpsychotherapeutische Angebote, die von entsprechend ausgebildeten Therapeut*innen, teilweise in Co-Therapie mit Angehörigen anderer Berufsgruppen (z. B. Pflegeteam) durchgeführt werden. Typischerweise werden 2–4 Sitzungen pro Woche mit einer Sitzungsdauer von 50–100 Minuten durchgeführt. Gruppentherapie ist auch deshalb ein zentrales Element, weil die Wirkfaktoren in der gegenüber ambulanter Gruppentherapie sehr intensiven Auseinandersetzung mit den anderen Gruppenmitgliedern besonders zum Tragen kommen. Hierzu gehören das Erleben von Gruppenzusammenhalt (Kohäsion), das soziale Lernen, die Erfahrung der Ubiquität psychischen Leidens sowie die Ermöglichung kathartischer emotionaler Erlebnisse. Die traditionell störungsübergreifenden, häufig auf die Interaktion der Teilnehmer*innen ausgerichteten psychodynamischen Gruppentherapien werden dabei in vielen Kliniken zunehmend durch zusätzliche störungsspezifische Gruppen ergänzt, in denen die strukturierte Auseinandersetzung mit den vorrangigen Symptomen im Vordergrund steht (z. B. Essgruppen, Schmerzgruppen etc.).

Kunst- bzw. Gestaltungstherapie

Hierbei handelt es sich um ein therapeutisches Verfahren, bei dem die Potenziale der Bildenden Kunst zur Entfaltung kommen und eine Hilfe beim Bewältigen von Leiden, Krisen oder Krankheit darstellen. Kunsttherapie als therapeutische Anwendung dient der Wiederherstellung, Förderung und Erhaltung schöpferischer Selbstorganisation und aktiviert verborgene Fähigkeiten, fördert Kreativität und Freude am Gestalten und gibt Selbstvertrauen (➤ Kap. 43.1).

Sie erleichtert den Zugang zur Emotionalität, zur Fähigkeit der Selbstdarstellung sowie zu Individuationstendenzen und Selbstentfaltung. Oft ermöglicht sie eine relative angstfreie Symbolisierung und Mitteilung affektiv hoch besetzter, manchmal der bloßen Reflexion entzogener Fantasien.

Bewegungs- bzw. Körpertherapie

Der Überbegriff umfasst eine Vielfalt von therapeutischen Herangehensweisen, die von der Konzentrativen Bewegungstherapie über biodynamische Körpertherapie bis hin zu verschiedenen Formen der Entspannungs- bzw. Tanztherapie reichen. Allen gemeinsam ist die Berücksichtigung der oft vernachlässigten Aspekte des motorischen Ausdrucks und der Körperlichkeit, gerade bei psychosomatischen Störungen. Das Unbemerkte im eigenen Körper soll bemerkt und eine Verbesserung des Körpererlebens sowie eine Bewusstmachung der eigenen Leiblichkeit sollen gefördert werden. Körpertherapie zählt wie auch Kunsttherapie zum festen Bestandteil des multimodalen Therapieangebots (➤ Kap. 40).

Musiktherapie

Grundlage der Musiktherapie ist zum einen die Wirkung von Musik auf psychovegetative Regulation und Gestimmtheit. Die kommunikative Funktion der Musik ermöglicht das Verständnis eigener Schwierigkeiten im Austausch mit anderen und das Gruppenerleben beim gemeinsamen Musizieren sowie das subjektive, individuelle Erleben von Musik. Es wird zwischen rezeptiver Musiktherapie (regulatives Musiktraining, gemeinsames Hören von Musik) und aktiver Musiktherapie (freie Improvisation) unterschieden. Besonders Letztere erlaubt einen direkten Zugang zu heftigen und ambivalenten Gefühlszuständen und ermöglicht kathartische Erfahrungen. So ist Musik oft als präverbaler Einstieg in die Therapie bei schwerer beeinträchtigten Patient*innen geeignet (➤ Kap. 43.2).

Sozialtherapie

Beratung und sozialtherapeutische Begleitung bei den in diesem Bereich sehr häufigen, teils krankheitsauslösenden, teils krankheitsaufrechterhaltenden sozialen Beeinträchtigungen in den Bereichen Ausbildung/Beruf, Partnerschaft/Familie, Lebensunterhalt/Schulden, berufliche Integration/Erwerbsminderungsfragen, Entschädigung etc. sind zentrale Bestandteile der stationären Therapie. Sozialtherapie umfasst sowohl eine direkte sozialpädagogische Beratung als auch im eigentlichen Sinn der Sozialtherapie die Ermöglichung von verbesserter Bewältigung sozialer Schwierigkeiten (z. B. im Rahmen von Rollenspielen, Praktika und Arbeitsversuchen).

Psychosomatische Pflege

Das Pflegepersonal ist in der stationären Psychotherapie Repräsentant des alltäglichen mitmenschlichen Realitätsbereichs. Interventionen des Pflegepersonals zielen häufig auf eine vorsichtige Rückmeldung und Konfrontation mit schwierigen Verhaltensweisen, auf die Förderung realitätsorientierten Probehandelns sowie eine Verbesserung der sozialen Kompetenz ab. Pflegekräfte sind auf der Station ständig präsent und repräsentieren insofern auch eine elterliche Instanz. In vielen Einrichtungen sind sie zudem mit Aufgaben betraut, die der konkreten Symptombewältigung i. S. einer verhaltenstherapeutischen Begleitung der Patient*innen dienen (z. B. bei Angst-, Ess- und Zwangsstörungen).

Psychoedukative Gruppenverfahren

Insbesondere in verhaltenstherapeutisch ausgerichteten Kliniken stellt die Psychoedukation, d. h. die ausführliche Vermittlung von Informationen über verschiedene Krankheitsbilder sowie über Möglichkeiten der Bewältigung und Überwindung, einen wesentlichen Bestandteil dar. Häufig finden solche Interventionen im Gruppenrahmen statt und orientieren sich an strukturierten Manualen.

Traumatherapeutische Interventionen

Traumatherapeutische Interventionen wie insbesondere verschiedene Anwendungen des EMDR-Verfahrens (➤ Kap. 58) haben sich in den letzten Jahren in dem Maße etabliert, in dem spezifische Settings für traumatisierte Patient*innen geschaffen wurden. Diese sind, wie oben beschrieben, durch eine starke Zentrierung auf beruhigende, stabilisierende und Sicherheit gebende Rahmenbedingungen sowie durch die Vermeidung von potenziell retraumatisierenden konfliktbezogenen Vorgehensweisen charakterisiert. Hierbei wird zwischen **stabilisierenden** (z. B. imaginativen Verfahren wie dem „sicheren Ort") und **konfrontativen** (d. h. die das traumatische Erleben direkt bearbeitenden) **traumatherapeutischen Interventionen** unterschieden. Sie erfordern eine eigene Ausbildung und sind nur unter intensiver Supervision und in ständiger Abstimmung mit dem gesamten therapeutischen Prozess durchführbar. Auch wenn bisher keine Untersuchungen zur Wirksamkeit im stationären Rahmen vorliegen, sind doch die klinischen Erfahrungen äußerst vielversprechend.

Entspannungsverfahren

Stationäre Psychotherapie ermöglicht ohne großen Aufwand, den Patient*innen Fähigkeiten in Entspannungsverfahren wie autogenem Training oder progressiver Muskelrelaxation (➤ Kap. 42) zu vermitteln. Ebenso kommt Biofeedback, insbesondere als Element der stationären Therapie von Schmerzstörungen, zum Einsatz.

Pharmakotherapie

Auch wenn der Schwerpunkt der Behandlung auf psychotherapeutischen Interventionen liegt, werden ca. 30–50 % der stationär psychotherapeutisch behandelten Patient*innen kontinuierlich oder bei Bedarf mit psychotroper oder auch anderweitig notwendiger Medikation behandelt. Hierbei ermöglicht der stationäre Rahmen besonders gut, auf die medikamentöse Compliance und auf z. B. initial irritierende Nebenwirkungen einzugehen. Untersuchungen zur Wirksamkeit von Psychopharmaka im stationären Setting zeigen allerdings meist keinen zusätzlichen Nutzen der Pharmakotherapie auf das Behandlungsergebnis (z. B. Dinger et al. 2014; Franz et al. 2015).

Paar- und familientherapeutische Interventionen

Die stationäre psychotherapeutische Behandlung eines Familienmitglieds wirkt sich tief auf die soziale Umgebung und die Familie aus. Häufig stellen familiäre Konflikte einen der Hintergründe für die stationäre Behandlungsbedürftigkeit dar. Gezielte, teils vor allem diagnostische, teils aber auch von Interventionen begleitete paar- oder familientherapeutische Sitzungen mit mehreren Mitgliedern des therapeutischen Teams zählen deshalb zu den regelmäßigen Bestandteilen der Behandlung in stationären psychotherapeutischen Einrichtungen.

RESÜMEE

Im Rahmen stationärer Psychotherapie kommen vielfältige Therapiemethoden in einem multimodalen und in der Praxis schulenübergreifenden Modell zum Einsatz. Dies gilt sowohl für psychoanalytisch-psychodynamische als auch für verhaltenstherapeutische oder systemische Konzeptanteile. Untersuchungen zeigen, dass sich die jeweiligen Vorgehensweisen der großen Therapieschulen zwar auch im stationären Setting gut unterscheiden lassen, eine differenzielle Zuweisung ist allerdings schwierig, da sie von sehr vielen Faktoren und nicht zuletzt von der Patientenpräferenz bestimmt wird. Vergessen werden darf auch nicht, dass die Grundorientierung einer stationären Einrichtung nicht ausschließt, dass Elemente der jeweils anderen Herangehensweise im Vorgehen integriert sind und sich deren Anwendung eher adaptiv an die Möglichkeiten und Bedürfnisse der Patient*innen anpassen kann.

51.4.2 Störungsspezifische Settings und besondere Patientengruppen

Moderne stationäre Psychotherapie und Psychosomatik erfordert eine spezialisierte Behandlung bestimmter psychosomatischer Störungsbilder. Deshalb haben immer mehr Psychosomatische Kliniken und Abteilungen störungsspezifische Gruppenangebote entwickelt. Außerdem wurden in einigen Kliniken spezielle Gruppenangebote für unterschiedliche Patient*innengruppen mit spezifischen Bedürfnissen und Behandlungsnotwendigkeiten eingerichtet, z. B. für ältere Menschen, Kinder und Jugendliche, Migrant*innen sowie Mutter/Eltern-Kind-Einheiten (➤ Kap. 54).

Im Vordergrund der störungsspezifischen Settings stehen Patient*innen mit Essstörungen, somatoformen Störungen und Traumafolgestörungen.

- In der Behandlung von Patient*innen mit **Essstörungen** haben sich die Kombination psychodynamischer, verhaltenstherapeutischer und familientherapeutischer Konzepte besonders bewährt (➤ Kap. 61). Hier werden u. a. Gewichtsverträge, therapeutische Essbegleitungen sowie häufig eine spezifische Körpertherapie mit besonderem Fokus auf Körperbild und Körperwahrnehmung (Backmann 2022) in das Gesamtprogramm integriert.
- In stationären Settings mit Fokus auf **funktionellen bzw. somatoformen und Schmerzstörungen** nehmen die Psychoedukation und die Entwicklung eines biopsychosozialen Krankheitsmodells sowie Therapiekomponenten wie Biofeedback, Körperpsychotherapie (u. a. Wahrnehmung, Körpererleben) und die Förderung von Bewegung eine besondere Rolle ein.
- Störungen infolge **psychischer Traumatisierung,** sei es i. S. klassischer posttraumatischer Belastungsstörungen nach Unfällen, Gewalterfahrungen, Naturkatastrophen etc., sei es im Rahmen von Folgeerkrankungen nach frühkindlichen Missbrauchs- oder Gewalterfahrungen, erfordern ein angepasstes Therapiesetting und eine besondere therapeutische Haltung der Behandler*innen. Die Eigendynamik im Rahmen der Bewältigung traumatischer Erfahrungen macht ein Vorgehen nötig, das primär auf die Stabilisierung der psychischen Bewältigungsfunktionen der Patient*innen ausgerichtet ist. Erst wenn diese gegeben ist, folgen spezifische Herangehensweisen an die Traumabewältigung (z. B. Konfrontation mittels spezifischer Methoden wie EMDR).

❚❚ Eine Abtrennung solcher Settings von den traditionellen und eher „herausfordernden" Vorgehensweisen sowohl psychodynamischer als auch verhaltenstherapeutischer Provenienz hat sich als günstig erwiesen (Reddemann und Sachsse 2000). ❚❚

51.5 Aktuelle Versorgungsformen

Die stationäre psychosomatisch-psychotherapeutische Behandlung in Deutschland wird heute von Abteilungen und Kliniken mit unterschiedlicher Aufgabenstellung, Zielsetzung und Größe geleistet. Dabei muss, wie beschrieben, zwischen Krankenhausbehandlung und Rehabilitation unterschieden werden:

- Alle Aspekte der **Krankenhausbehandlung** (Einweisung, Fachaussicht, Behandlungskonzeption etc.) sind in § 39 und § 108 SGB V geregelt. Die Behandlung kann üblicherweise unmittelbar auf dem Wege der stationären Einweisung durch einen niedergelassenen Arzt erfolgen.
- Die **Rehabilitationsbehandlung** erfolgt nach § 40 und § 111 SGB V entweder zu Lasten der Gesetzlichen Krankenversicherung oder zu Lasten der Rentenversicherungsträger. Erforderlich ist hierfür die vorausgehende Antragstellung auf eine Reha-Behandlung durch Patient*innen und behandelnde Ärzt*innen, die Prüfung auf Reha-Bedürftigkeit, Reha-Fähigkeit und eine ausreichende Reha-Prognose bei adäquaten Reha-Zielen sowie die Ausstellung einer Kostenbewilligung für die zeitbegrenzte Realisierung einer Reha-Behandlung.

51.5.1 Krankenhausbehandlung

Folgende Strukturen werden unterschieden:

- **Abteilungen für Psychosomatische Medizin und Psychotherapie an Universitätskliniken,** die neben Forschung und Lehre an der Schwerpunktversorgung teilnehmen, aber auch Spezialisierungen aufweisen.
- **Abteilungen für Psychosomatische Medizin und Psychotherapie an Allgemeinkrankenhäusern** mit regionalem Versorgungsangebot. Sie verfügen neben einem begrenzten Bettenkontingent (durchschnittlich 12–36 Betten) über Konsiliar- und Liaisondienste (➤ Kap. 52), die eine frühzeitige Identifikation von Patient*innen mit psychosomatischen und somatopsychischen Störungen ermöglichen. In häufig enger Abstimmung mit den somatischen Disziplinen werden akute und chronifizierte psychosomatische/psychische Erkrankungen (z. B. Depression, Angst, Zwang, somatoforme Störungen, Essstörungen, dissoziative Störungen, Traumafolgestörungen), Persönlichkeitsstörungen und auch somatopsychische Erkrankungen behandelt.

- Größere **Fachkliniken für Psychosomatik und Psychotherapie,** die der Behandlung von psychogenen Erkrankungen, Persönlichkeitsstörungen und auch psychosomatischen und in geringerem Umfang somatopsychischen Erkrankungen dienen. Diese großen Fachkrankenhäuser weisen häufig Spezialisierungen für bestimmte Störungen auf und haben ein überregionales Einzugsgebiet.
- **Abteilungen für Psychosomatische Medizin und Psychotherapie an psychiatrischen Fachkrankenhäusern,** die im Regelfall jedoch nicht über die infrastrukturellen Gegebenheiten verfügen, um schwer psychosomatisch oder somatopsychisch kranke Patient*innen mit der oben dargestellten komplexen Intensivpsychotherapie zu behandeln.
- Reine **Konsiliar- und Liaisonabteilungen** an Allgemeinkrankenhäusern und Universitäten (➤ Kap. 52).

51.5.2 Rehabilitation

Die Reha-Behandlung erfolgt in Kliniken für stationäre psychosomatische Rehabilitation mit meist überregionalem Einzugsgebiet. Die psychotherapeutische Berücksichtigung individueller Schädigungen („Impairment"), Behinderungen („Disability") und sozialer Beeinträchtigungen („Handicap") erfolgt mit dem Ziel, Gesundheit, Lebensqualität und insbesondere die Erwerbsfähigkeit der Betroffenen zu erhalten oder wiederherzustellen (➤ Kap. 55).

51.5.3 Weitere Aspekte

In den letzten Jahren wurden vielerorts auch teilstationäre, d. h. tagesklinische, Behandlungsangebote etabliert. Diese sind für Patient*innen vorgesehen, bei denen der Verbleib in der bestehenden sozialen Verantwortung sinnvoll ist und gleichzeitig ambulante Psychotherapie nicht erfolgreich oder aufgrund der Kontextfaktoren zum Zeitpunkt der Aufnahme nicht ausreichend war. Hier gibt es unterschiedliche Konzepte, teils mit strikter Trennung zwischen stationär und teilstationär behandelten Patient*innen, teils in gemischten Settings, die dann unter Verbleib in der gewohnten Peergroup einen Wechsel in stationäre bzw. teilstationäre Therapie ermöglichen (Zeeck et al. 2002; Dinger et al. 2014). Zur bedarfsgerechten Versorgung ist in der Zukunft eine weitere Ausdifferenzierung der Behandlungsintensität, auch durch den zu erwartenden Ausbau der psychosomatischen Institutsambulanzen, wahrscheinlich.

51.6 Indikation

51.6.1 Stationäre Behandlung

Die Indikation zu einer stationären oder teilstationären Behandlung ist i. d. R. gegeben, wenn eine Patientin oder ein Patient ambulant noch nicht oder nicht mehr ausreichend behandelt werden kann, wenn sie den besonderen Mitteln dieser Behandlungsform (multimodales Setting mit Kombination einzel- und gruppentherapeutischer, verbaler und nonverbaler Interventionen) bedürfen oder wenn andere Behandlungsmaßnahmen ohne Erfolg geblieben sind. Akuität und Schwere der vorliegenden psychischen oder psychosomatischen Störung sind dabei nur zwei der umfassenden und komplexen Indikationskriterien. Insbesondere die Entwicklung eines psychogenen Krankheitsverständnisses und einer intrinsischen Psychotherapiemotivation spielen für die Indikation zur stationären Behandlung eine wichtige Rolle. Häufig erfordert z. B. eine chronisch verlaufende somatoforme Störung oder eine depressive Entwicklung eine Krankenhausbehandlung, weil nur im intensiven und multimodalen Setting ein Krankheitsverständnis mit den Patient*innen erarbeitet werden kann, das weitergehende ambulante Psychotherapie aussichtsreich erscheinen und chronifizierte Prozesse unterbrechen lässt (vgl. auch Schauenburg et al. 2007). Die Deutsche Gesellschaft für Psychosomatische Medizin und Ärztliche Psychotherapie (DGPM) hat einen Kriterienkatalog für die Notwendigkeit von psychosomatisch-psychotherapeutischer Krankenhausbehandlung vorgelegt, der die Indikationsfeststellung und deren Überprüfung im Verlauf erlaubt (Loew und Hildenbrand 2007; ➤ Box 51.1). Bei stationär behandelten Patient*innen ist eines dieser Kriterien meist sehr stark ausgeprägt; häufiger werden mehrere dieser Kriterien nebeneinander erfüllt.

BOX 51.1

Indikationskriterien für eine stationäre Behandlung

- **Art und Schwere der Störungen:**
  - Psychische und somatische Instabilität, Komplexität, Komorbidität
  - Interaktionelle Symptomatik mit der Gefahr gravierender sozialer Folgen
  - Schweregrad (z. B. SCL-90, BSS, GAF)
- **Gescheiterte ambulante Behandlungsversuche**
- **Akuität der Störungen:**
  - Aktuell drohende körperliche Verschlechterung
  - Aktuell drohende psychische Verschlechterung
  - Aktuell drohende Eskalation interpersoneller Probleme
  - Krisenintervention
- **Fehlende Voraussetzungen für ambulante Behandelbarkeit/ Grenzen bei Patient*innen:**
  - Fixierung auf Organogenese, gravierende Somatisierungsneigung
  - Unfähigkeit zur Selbstwahrnehmung (Alexithymie)
  - Unzureichende Zuverlässigkeit, an einer ambulanten Therapie mitzuwirken
  - Notwendigkeit der Herausnahme aus einem pathogenen interpersonellen Beziehungsumfeld
  - Fehlende Zielorientierung bzgl. anzustrebender Veränderungen
  - Notwendigkeit, das Erproben und Einüben neuen Verhaltens teamorientiert zu unterstützen
- **Grenzen im sozialen Umfeld:**
  - Gegenwärtige, in erheblichem Maße die Störung aufrechterhaltende familiäre und interpersonelle Situation
  - Gegenwärtige, in erheblichem Maße die Störung aufrechterhaltende berufliche Konstellation
  - Pathogene Wohnsituation
  - Grenzen der ambulanten Versorgung
- **Ziele, die nur im Krankenhaussetting erreichbar sind:**
  - Stationsmilieu als Rahmen
  - Multiprofessionelle Diagnostik und Behandlung

- Ständige fachärztliche Präsenz bei Krisen
- Kontinuierliche fachpflegerische Betreuung
- Klinik als Übungsfeld (z. B. Exposition etc.)
- Therapieplanänderungen/-anpassungen (inkl. Medikamenten-ein-/-umstellung)
- Diagnosestellung, differenzialdiagnostische Abklärung
- Verlaufsbeobachtungen im multiprofessionellen Team unter Regie

- **Symptomausprägung:**
  - Psychosomatische/Psychophysische Reaktion
  - Dissoziativer Zustand
  - Selbstverletzendes Verhalten/Selbstverletzungsdruck
  - Essgestörtes Verhalten
  - Aggressives Verhalten
  - Angst/Panik
  - Kontaktvermeidung
  - Antriebsstörung
  - Drogen, Medikamente, Alkohol
  - Psychose/-nähe
  - Suizidalität

51.6.2 Krankenhausbehandlung oder Rehabilitation

Krankenhaus- und Rehabilitationsbehandlung unterscheiden sich nicht nur bzgl. der sozialrechtlichen Bestimmungen und Zugangswege (Krankenhauseinweisung vs. Genehmigung durch Krankenkasse oder Rentenversicherung), sondern auch im Hinblick auf die jeweils zugrunde liegenden Krankheitsmodelle, Behandlungsvoraussetzungen und -ziele (Hildenbrand 2003; Senf 2007; Hildenbrand et al. 2014). Hierauf weisen auch die Begutachtungsrichtlinien Vorsorge und Rehabilitation des MDS[1] hin.

Bei häufig ähnlichem Diagnosespektrum stehen in der Reha-Behandlung die Überwindung von Krankheitsfolgen bei chronischen Störungen sowie die Reduktion von Funktionseinschränkungen und die Verbesserung der Teilhabe am Arbeitsleben und im Alltag im Vordergrund. In der Krankenhausbehandlung geht es dagegen um die Therapie der Grunderkrankung (ätiologische und pathogenetische Orientierung mit kurativem Behandlungsziel).

Aufgrund der damit gegebenen stärkeren Orientierung an einem individuellen Gesamtbehandlungsplan finden sich hier auch weniger standardisierte Programme für bestimmte Patient*innengruppen, sondern vielmehr individualisierte Behandlungspläne mit speziell angepassten Behandlungszeiten, -strategien und -zielen.

- **Krankenhausbehandlung** versucht Patient*innen mit psychosomatischer Symptomatik (oder V. a. eine solche), aber noch fehlendem Psychogeneseverständnis und unzureichender Behandlungsmotivation möglichst frühzeitig zu erreichen. Bei akuter krisenhafter psychosomatischer/psychischer Dekompensation können Patient*innen unmittelbar über Notaufnahme, Intensivstation oder Verlegung aus anderen Fachabteilungen Auf- bzw. Übernähme finden. Organmedizinische wie psychosomatische und psychosoziale Diagnostik und Indikationsstellung erfolgen im Rahmen eines gestuften Versorgungssystems (Ambulanz, tagesklinische oder stationäre Krankenhausbehandlung) schnellstmöglich und simultan.
- **Stationäre Rehabilitation** setzt Reha-Fähigkeit (Motivation/Motivierbarkeit und Belastbarkeit) voraus und zielt darauf, Fähigkeitsstörungen und/oder Beeinträchtigungen zu beseitigen, zu vermindern oder eine Verschlimmerung zu verhüten. Im Zusammenhang mit Auseinandersetzungen zwischen Krankenhäusern und Kostenträgern/MDs zur Notwendigkeit bzw. Dauer von Krankenhausbehandlung hat der 3. Senat des Bundessozialgerichts (BSG) seit 2005 diese mehrfach als multimodale Behandlung komplexer Krankheitsbilder mit kurativer Zielsetzung bezeichnet und sie ausdrücklich nicht auf eine „Akutbehandlung" begrenzt.

[1] Begutachtungs-Richtlinien Vorsorge und Rehabilitation des Beschlussgremiums nach § 213 SGB V vom 12.3.2001. Diese Richtlinie nach § 282 Satz 3 SGB V ist für die Begutachtung der MDK-Gutachter verbindlich.

51.7 Die ökonomische Bedeutung psychosomatisch-psychotherapeutischer Krankenhausbehandlung

1994 stellte A. E. Meyer fest, dass in den ersten Jahrzehnten der stationären Psychotherapie der überproportionale Ausbau Psychosomatischer Reha-Einrichtungen zu Versäumnissen in der Primär- und Sekundärversorgung geführt habe. Das heißt, Patient*innen mit psychosomatischen Erkrankungen haben so lange keine oder nur eine somatische Behandlung erhalten, bis ihre Arbeitsfähigkeit ernsthaft gefährdet war und eine Berentung erwogen wurde (Meyer 1994). Heute ist es eine der besonderen Aufgaben der psychosomatisch-psychotherapeutischen Krankenhausbehandlung, Patient*innen sehr früh in ihrem Erkrankungsprozess zu erreichen und für eine störungsadäquate Therapie zu gewinnen. Im stationären Versorgungsbereich unseres Gesundheitssystems haben dabei die Psychosomatischen Abteilungen an Allgemeinkrankenhäusern und die Psychosomatischen Konsil- und Liaisondienste eine besondere Verantwortung (➤ Kap. 53 und ➤ Kap. 52). Folgerichtig kam es in den letzten 10 Jahren zu einer erheblichen Zunahme an psychosomatisch-psychotherapeutischen Krankenhausabteilungen und -betten (➤ Kap. 52.2.1).

Ökonomisch betrachtet kostet die Inanspruchnahme Psychosomatischer Medizin zwar Geld – und scheinbar auch nicht wenig (durchschnittliche Fallkosten z. B. ca. 6.000 Euro bei ambulanter tiefenpsychologischer Psychotherapie von 60 Stunden oder ca. 9.200 Euro bei stationärer Psychotherapie mit einer durchschnittlichen Aufenthaltsdauer von 40 Tagen, Lohmann et al. 2007), viel höhere (Folge-)Kosten entstehen aber durch deren Nicht-Inanspruchnahme. Viele psychosomatisch/psychisch erkrankte und behandlungsbedürftige Menschen nehmen nie oder erst sehr spät fachkompetente Hilfe in Anspruch. Niedrigschwellige aufsuchende Angebote der Diagnostik und Therapie vermögen dies zu ändern. Problempatient*innen (geringe Motivation, Schulbildung, fehlendes psychosoziales Verständnis) bedürfen, um aus einer (latent) vorhandenen Therapiebereitschaft eine aktive Therapieaufnahme zu entwickeln, der kontinuierlichen Weiterbegleitung im Versorgungssystem, also einer regionalen und regional vernetzten Versorgung.

Polysymptomatik und die Vielfalt der Erscheinungsbilder bei psychogenen Erkrankungen bewirken eine kaum überschaubare Streuung der Inanspruchnahme von teilweise unwirksamer, aber kostenintensiver medizinischer Diagnostik und Therapie (Haag und Stuhr 1994; Franz 2000).

Eine psychische Komorbidität findet sich bei 36 % aller internistischen Patient*innen eines Akutkrankenhauses der Maximalversorgung. Hinsichtlich der Liegedauer zeigen Patient*innen mit psychischer Komorbidität eine Verlängerung der Aufenthaltsdauer um bis zu 8,2 Tagen gegenüber Patient*innen ohne eine solche Komorbidität. Dieser Zusammenhang ist unabhängig von konfundierenden Erkrankungsmerkmalen (Krankheitsdauer, Erkrankungsschwere) nachweisbar. Die psychische Komorbidität erweist sich damit als zentraler Einflussfaktor auf einen der wichtigsten Parameter der Krankheitskosten – die Liegedauer (Friederich et al. 2002).

Stationäre Psychotherapie reduziert fallbezogen Krankheitskosten (AU- und Krankenhaustage, ambulante Arztkontakte, Krankheitsdauer) (Übersicht: Zaudig 2004).

Bei Patient*innen mit Somatisierungs- bzw. somatoformen Störungen finden sich gegenüber der Normalbevölkerung um bis zu 6-fach (Krankenhausbehandlung) bzw. bis zu 14-fach (ambulante Therapie) gesteigerte Behandlungskosten (Lamprecht 1996).

51.8 Die Zukunft der stationären Psychotherapie

Die Krankenhauslandschaft in Deutschland ist in Bewegung. Ökonomische und politische Vorgaben sorgen für grundlegende Veränderungen in der Anzahl und Struktur stationärer Einrichtungen, deren Teilnahmemöglichkeiten an der ambulanten Versorgung und auch bei der Dauer der derzeitigen stationären Regelversorgung (Krankenhausentgeltgesetz, KGEntgG; GKV-Versorgungsstrukturgesetz, GKV-VSG). Der weltweit einmalige Prozess der Entwicklung eines intensiven, hoch qualifizierten und effektiven stationären psychotherapeutischen Versorgungssystems in der Bundesrepublik Deutschland hat sich in den letzten Jahren, entgegen einem Trend zum Bettenabbau in somatischen Fachgebieten, fortgesetzt. Die Versorgungssituation für Patient*innen mit schwerwiegenden psychischen Erkrankungen, die einer psychotherapeutischen Behandlung zugänglich sind und für die eine ambulante Therapie nicht ausreicht, verbessert sich durch die ausgeweitete Bettenplanung in vielen Bundesländern (Baden-Württemberg, Bayern, Berlin-Brandenburg, Hessen).

Das Krankenhausfinanzierungssystem im Gebiet Psychosomatische Medizin, Psychiatrie und Psychotherapie ist derzeit im Umbruch. Statt der bisher üblichen tagesgleichen Pflegesätze wurde 2017 bundeseinheitlich eine leistungsorientierte, pauschalierende Vergütung auf der Grundlage tagesbezogener Entgelte geben (Pauschalierendes Entgeltsystem Psychiatrie und Psychosomatik, PEPP) eingeführt. Patient*innenmerkmale (Diagnose, Alter, Komorbidität) und Leistungsintensität (OPS-Prozeduren für Regel-, Intensiv- und Komplexbehandlung, spezialleistungsbezogene Zusatzcodes wie z. B. erhöhter Betreuungsaufwand, Krisenintervention, integrierte Psychosomatisch-Psychotherapeutische Komplexbehandlung) sollten zu einer unterschiedlichen Vergütung (PEPP-Entgelte + ergänzende Tagesentgelte) führen. Da das PEPP-System aber allein nicht in der Lage war, die Qualität psychiatrischer und psychosomatischer Behandlungsqualität zu verbessern, hat der G-BA am 19.9.2019 die Erstfassung einer **Richtlinie zur Personalausstattung in Psychiatrie und Psychosomatik (PPP-RL)** beschlossen, welche die Personalausstattung für alle Berufsgruppen (!) angibt, die mindestens notwendig ist, um die Patientensicherheit nicht zu gefährden (unterhalb dieser Grenzen droht den Kliniken der Vergütungsausschluss).

Bei der Budgetfindung für die Krankenhäuser/Abteilungen für Psychosomatische Medizin wird die Erfüllung des ab 2020 zu führenden Personalnachweises und künftig auch zusätzlich die Einhaltung der Mindest-Personalvorgaben (MV) der PPP-RL entscheidend sein. Das PEPP-System ist lediglich ein Abschlagssystem, das die Summe der Relativgewichte (DMI) der einzelnen Leistungen des Hauses liefert. Studien zur weiteren Ausdifferenzierung von Behandlungsbereichen sind in Durchführung, um die unterschiedlichen psychotherapeutischen und somatomedizinischen Behandlungsaufwände in der PPP-RL sachgerecht abzubilden.

Krankenhäuser werden zunehmend zu Unternehmen mit bereichsübergreifenden Leistungen. Hier bietet eine integrative Psychosomatik flächendeckend und frühzeitig psychosomatische Untersuchung und Behandlung in und für andere Fachgebiete an. In vielen Bereichen wird Psychosomatische Medizin z. B. mit Programmen zur Stressreduktion und -bewältigung, Psychoedukation etc. zur Prävention psychischer Störungen beitragen (z. B. in der Intensivmedizin, Onkologie usw.).

Psychosomatische Medizin ist damit auch Dienstleister für somatische Fachgebiete und hilft diesen in der Beherrschung prozess- und ergebnisrelevanter psychischer Komorbidität und/oder Störungen der Arzt-Patient-Beziehung.

Stationäre Psychotherapie wird immer eine „kritische Masse" an **Behandlungsdauer** benötigen, um wirksam werden zu können. Verweildauern von maximal 40 Tagen, wie sie heute von vielen Kostenträgern verlangt werden, reichen bei einer großen Anzahl der schwer erkrankten und chronifizierten Patient*innen nicht aus. Zukünftig wird es darum gehen, Settings und Indikationen zu schaffen, die hier besser zwischen Patient*innen trennen können, die z. B. im Rahmen einer laufenden ambulanten Therapie zu einer Krisenintervention aufgenommen werden können, und solchen, die erst mit einem therapeutischen Prozess beginnen. Eine willkürliche Mischung von Patient*innen aus diesen beiden Gruppen ist nach klinischer Erfahrung nicht sinnvoll. Eine zweckmäßige Liegezeitverkürzung steht und fällt mit dem Angebot komplementärer ambulanter Behandlungsmöglichkeiten. Allerdings zeigt die Erfahrung, dass die Besonderheiten der psychotherapeutischen Versorgung hier keine Vernetzung möglich machen, die mit der ambulant-stationären Behandlung von somatisch erkrankten Menschen vergleichbar wäre. Psychotherapie ist Beziehungsmedizin und insofern auf Kontinuität und die langsame Entwicklung von Behandlungsbündnissen zwischen Menschen angewiesen. In diesem Bereich entstehen immer wieder Konflikte zwischen Krankenhäusern und Medizinischen Diensten, die – die Besonderheiten stationärer Psychotherapie außer Acht lassend – Behandlungskosten ab dem Moment an nicht mehr tragen, in dem Patient*innen keine unmittelbar akute und schwere (z. B. depressive) Symptomatik mehr zeigen. Diese Betrachtung verkennt psychische Aspekte wie Stabilität bzw. Vulnerabilität bzw. die Bedeutung von Kontextfaktoren und kann mühsam errungene Behandlungserfolge gefährden.

Dennoch wird es in Zukunft um eine noch **bessere Vernetzung von ambulanter, teilstationärer und stationärer Psychotherapie** gehen, wobei hier die inzwischen gesetzlich verankerten und zunehmend in der Versorgung relevanten Psychosomatischen Institutsambulanzen für den Teil der Patient*innen einen Beitrag liefern können, der nicht in der hoch qualifiziert durchgeführten vertragsärztlichen Psychotherapie bei Niedergelassenen „unterkommt".

Die weitere Entwicklung von **dezentralen Psychosomatischen Abteilungen an Allgemeinkrankenhäusern** wird es ermöglichen, Patient*innen in psychotherapeutische Prozesse zu begleiten, die traditionell oft nicht in der Lage sind bzw. waren, solche Behandlungsangebote anzunehmen.

Anzustreben ist die Weiterentwicklung eines flächendeckenden ambulant und teilstationär bzw. stationär organisierten psychotherapeutischen Versorgungssystems in enger Kooperation mit somatischen Abteilungen und mit Psychiatrischen Krankenhäusern, um die Lebensqualität der Patient*innen zu verbessern und die Krankheitsfolgen inkl. ihrer Kosten zu reduzieren.

LITERATURAUSWAHL

Albani C, Becker-Pfaff J, Gramich B, et al. Krankenhausbehandlung im Gebiet Psychosomatische Medizin und Psychotherapie. Grundlagen. Schriftenreihe der Deutschen Gesellschaft für Psychosomatische Medizin und Ärztliche Psychotherapie (DGPM). Arbeitsheft 1. Flyer-Alarm. Berlin: DGPM Fortbildungsakademie gGmbH 2020.

G-BA (Gemeinsamer Bundesausschuss). Richtlinie über die Ausstattung der stationären Einrichtungen der Psychiatrie und Psychosomatik mit dem für die Behandlung erforderlichen therapeutischen Personal gemäß § 136a Absatz 2 Satz 1 des Fünten Buches Sozialgesetzbuches (SGB V) Stand: 2021; https.//www.g-ba.de/downloads/62-492-2656/PPP-RL_2021-09-16_IK-2022-01-01.pdf (letzter Zugriff: 13.5.2024).

Hildenbrand G. Zur Differenzierung psychosomatisch-psychotherapeutischer Krankenhausbehandlung und stationärer Rehabilitation. Z Psychosom Med Psychother 2003; 49: 308–322.

Hölzer M, Wöller W, Berberich G. Stationäre Psychotherapie. Von der Anmeldung bis zur Entlassung. Stuttgart: Schattauer 2018.

Janssen PL. Psychoanalytische Therapie in der Klinik. Stuttgart: Klett-Cotta 1987.

Köllner V, Hildenbrand G, Gündel H. Psychosomatische Rehabilitation – Unterschiede zur Krankenhausbehandlung und Differentialindikation. Ärztliche Psychotherapie 2018; 13: 6–15.

Liebherz S, Rabung S. Wirksamkeit psychotherapeutischer Krankenhausbehandlung im deutschsprachigen Raum: Eine Meta-Analyse. Psychother Psychosom Med Psychol 2013; 63: 355–364.

Steffanowski A, Löschmann C, Schmidt J, et al. Meta-Analyse der Effekte stationärer psychosomatischer Rehabilitation: Mesta-Studie. Bern: Huber 2007.

Zielke M. Behandlungsdauer und Ergebnisqualität von stationären Behandlungs- und Rehabilitationsverläufen bei psychischen und psychosomatischen Erkrankungen – Ergebnisse langfristiger Prozessanalysen. Z Klin Verhaltensmed Rehabil 2009; 83: 8–46.

KAPITEL

52

Wolfgang Söllner und Barbara Stein

Konsiliar- und Liaisondienste

52.1 Begriff und Geschichte

Der Begriff *Liaison Psychiatry* wurde von dem amerikanischen Krankenhauspsychiater Edward G. Billings geprägt, der 1939 am University of Colorado General Hospital den ersten *Consultation-Liaison (CL) Service* etablierte. Der Ausdruck Liaison sollte eine besonders enge Kooperation zwischen einem psychiatrischen Dienst und einer „somatischen" Krankenhausabteilung beschreiben, die neben patientenzentrierten (Konsultation) auch teamzentrierte Leistungen (Liaison) umfasste.

Begünstigt wurde die Entwicklung der CL-Psychiatrie in den USA durch die Einrichtung psychiatrischer Abteilungen in Allgemeinkrankenhäusern *(General Hospital Psychiatry)* und die Entwicklung einer neuen wissenschaftlichen Strömung, deren Forschungsgegenstand die Zusammenhänge zwischen somatischen und psychosozialen Faktoren in der Medizin war *(Psychosomatic Medicine,* Lipsitt 2001). Letztere wurde von Forschern und Klinikern aus verschiedenen Fachdisziplinen wie George Engel (Internist), Henry und Romano (Psychiater), Helen Dunbar, Franz Alexander und Felix Deutsch (Psychoanalytiker) sowie Adolf Meyer und Herbert Weiner *(Behavioral Medicine)* repräsentiert. Durch Förderprogramme der Rockefeller Foundation (seit 1935) wurden erste CL-Abteilungen eingerichtet, und durch Förderung von Training und Forschung durch das National Institute of Mental Health (NIMH) konnten seit 1975 landesweit akademische und klinische Abteilungen für *C-L Psychiatry* eingerichtet werden. An vielen akademischen Krankenhäusern entstanden neben CL-Diensten auch sog. *Med-Psych Units,* an denen Patienten mit somatischer und psychischer Komorbidität interdisziplinär durch CL-Psychiater*innen und Internist*innen behandelt werden (Wulsin et al. 2006; Carter et al. 2024). Obwohl Zahl und Größe dieser Abteilungen durch massive Einsparungsprogramme im Gesundheitswesen in den letzten 15 Jahren zurückgingen, konnte sich die *CL-Psychiatry* als medizinische Disziplin formieren und wurde 2003 unter dem Namen *Psychosomatic Medicine* als eigenständige Subdisziplin der Psychiatrie formal anerkannt. Im Jahr 2017 wurde die Subdisziplin in Consultation-Liaison Psychiatry umbenannt (Boland et al. 2018).

In Europa entwickelten sich CL-Psychiatrie und Psychosomatische Medizin in den einzelnen Staaten sehr unterschiedlich. Während sich in Ländern wie Großbritannien, den Niederlanden, Spanien und Portugal die CL-Psychiatrie etablieren konnte, entstanden in Deutschland und in einigen Zentren der Schweiz und Österreichs psychosomatische Abteilungen mit **Konsiliar-Liaison-Diensten (CL-Diensten)** an akademischen und einigen großen kommunalen Krankenhäusern (Pontzen 1994; Söllner 2012). Durch die Einführung des Facharztes für Psychosomatische Medizin und Psychotherapie in Deutschland und die in der Folge stattfindende Anpassung der Landesbettenpläne wurden psychosomatische Abteilungen mit CL-Diensten auch zunehmend in Allgemeinkrankenhäusern eingerichtet. In Österreich entstanden als Folge des Psychotherapiegesetzes neben psychiatrischen Konsildiensten nahezu flächendeckend psychotherapeutische CL-Dienste, die an größeren Krankenhäusern interdisziplinär zusammengesetzt sind (ärztliche und psychologische

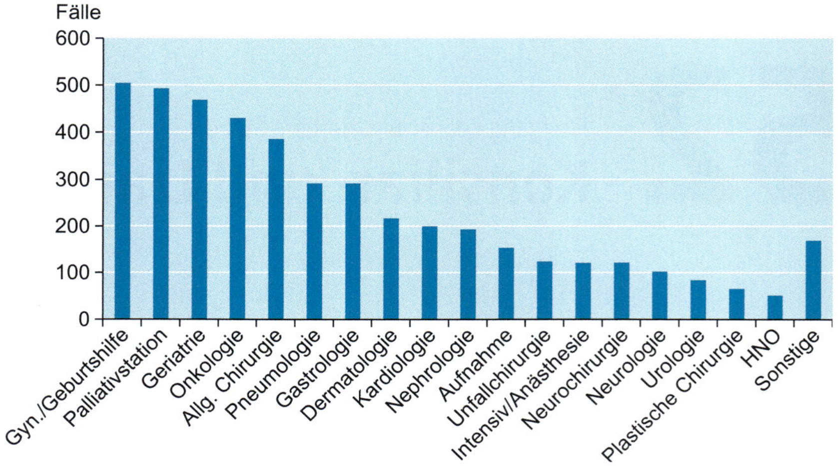

Abb. 52.1 Zahl der Fälle pro überweisende Klinik, Psychosomatischer CL-Dienst am Klinikum Nürnberg 2020 (n = 4.491) [L231]

Psychotherapeut*innen, Sozialarbeiter*innen, manchmal CL-Pflege). Heute sind in fast allen europäischen Ländern CL-Dienste an Krankenhäusern der Maximalversorgung in mehr oder weniger ausgeprägtem Umfang sowie klinische und Versorgungsforschung in diesem Feld vorhanden, was seinen organisatorischen Ausdruck in der Gründung der *European Association of Consultation-Liaison Psychiatry and Psychosomatics* (EACLPP) und in der Folge nach der Vereinigung mit in einem losen Netzwerk zusammengeschlossenen Psychosomatiker*innen in der *European Association of Psychosomatic Medicine* (EAPM, Söllner und Sharpe 2023) fand.

In den letzten 25 Jahren förderte die Europäische Gemeinschaft eine Reihe von Studien zur Beschreibung und Evaluation der CL-Tätigkeit (Huyse et al. 2000), zu psychosozialen Risikoindikatoren von Patient*innen im Krankenhaus (Huyse et al. 1999) und zur Implementierung von Qualitätssicherungsprogrammen in CL-Diensten (Herzog und Stein 2003). Diese Studien haben gezeigt, dass psychiatrische und psychosomatische CL-Dienste unterschiedliche Profile aufweisen. **Psychosomatische Dienste** behandeln mehr Patient*innen mit Angststörungen, Belastungsreaktionen, posttraumatischer Belastungsstörung (PTBS) und Anpassungsstörungen, während **psychiatrische Dienste** häufiger Patient*innen mit organisch bedingten psychischen Störungen behandeln.

In psychosomatischen CL-Diensten waren die Zahl der Patientenvisiten und der Zeitaufwand pro Patient höher, und es wurden häufiger psychotherapeutische als pharmakologische Interventionen durchgeführt als in psychiatrischen Diensten. Psychosomatische Dienste fokussierten auch stärker auf die Kommunikation mit zuweisenden Ärzt*innen und Pflegepersonal (Herzog et al. 2004). Die Inanspruchnahme und Verteilung der verschiedenen Interventionen in einem psychosomatischen Dienst werden beispielhaft für den CL-Dienst am Klinikum Nürnberg gezeigt (➤ Abb. 52.1, ➤ Abb. 52.2). Insgesamt kann man daraus schließen, dass psychosomatische Dienste eher den Gedanken einer **integrativen psychosomatischen Versorgung** in den Krankenhäusern verfolgen und Liaisondienste favorisieren, während psychiatrische Dienste bislang mit wenigen Ausnahmen als Konsiliardienste organisiert sind, die in Krisensituationen rasch und punktuell intervenieren.

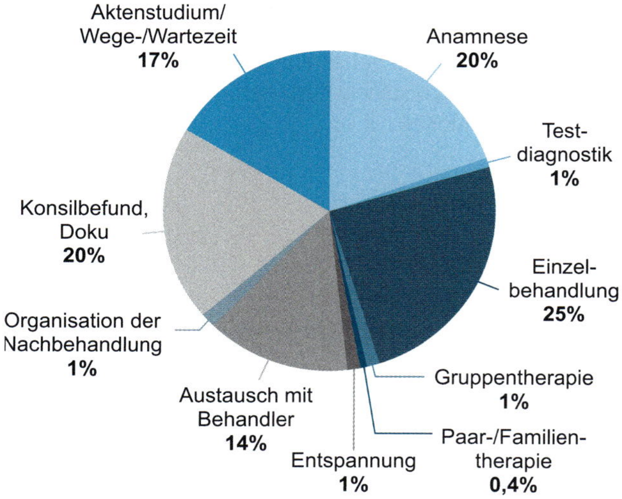

Abb. 52.2 Interventionen im CL-Dienst, Klinikum Nürnberg 2020 (in % der aufgewandten Zeit; n = 4.491) [L231]

52.2 Bedarf und Inanspruchnahme von CL-Diensten

Rund ein Drittel aller Krankenhauspatient*innen mit primär somatischen Beschwerden weist krankheitswertige psychische Symptome auf (van Niekerk et al. 2022). Zu den wichtigsten Störungen gehören:

- Psychische Störungen mit somatischen Beschwerden und Symptomen (z. B. somatische Belastungsstörungen)
- Psychische Störungen als Folge medizinischer Erkrankung und/oder Behandlung (z. B. delirante Symptome, Anpassungs- und Belastungsstörungen, Angst, Depression)
- Körperliche Erkrankungen mit psychischer (Mit-)Verursachung oder Auslösung
- Vorbestehende, häufig bisher unentdeckte psychische Störungen (z. B. Substanzmittelmissbrauch)

Die mangelnde Identifikation und Berücksichtigung psychischer Störungen führt zu unnötigem Leiden von Patient*innen und Angehörigen, zu einer deutlichen Verlängerung des stationären Aufenthalts, zu höherer und unangemessener Inanspruchnahme poststationärer somatischer Diagnostik und Therapie sowie zu wiederholten Krankenhausaufenthalten (Friederich et al. 2002; Burgmer et al. 2004).

Diese epidemiologischen Befunde (➤ Kap. 57) lassen sich nicht einfach in Bedarfszahlen übertragen. Patient*innen und behandelnde Ärzt*innen sollten eine Konsultation für sinnvoll halten. Die Bedarfseinschätzung steigt mit zunehmendem Kontakt zu den Patient*innen. Insbesondere chronisch kranke Patient*innen äußern den Wunsch nach psychologischer Unterstützung sowohl durch Psychotherapeut*innen als auch die behandelnden Ärzt*innen (Fritzsche et al. 2004). Nach der AWMF-Leitlinie für den CL-Dienst (https://register.awmf.org/de/leitlinien/detail/051-021) ist bei mindestens 5 % aller stationären Patient*innen eine psychosomatische Mitbehandlung indiziert (Herzog et al. 2003).

Das Versorgungsangebot wird dem Bedarf an psychosomatischer Mitbehandlung wenig gerecht: Nur ein kleiner Teil der Allgemeinkrankenhäuser hat eine psychiatrische und/oder psychosomatische Fachabteilung, welche die CL-Versorgung potenziell übernehmen kann.

Die tatsächliche Inanspruchnahmerate beträgt selbst bei gut ausgestatteten CL-Diensten 2–4 % (Huyse et al. 2000; Windhager et al. 2015). Sie variiert stark zwischen den Krankenhausabteilungen und ist in operativen Fächern niedriger als in den konservativen. In einzelnen Fachbereichen (z. B. Onkologie, Palliativmedizin, Brustzentren) leisten Fachärzt*innen oder Psycholog*innen oft als Einzelkämpfer ohne fachliche Anbindung und Supervision seelische Unterstützung.

52.3 Ziele, Funktion und Organisationsform von CL-Diensten

Ziel der CL-Versorgung ist die Verbesserung der psychosozialen Versorgung von Patient*innen und die Förderung einer biopsychosozialen Sichtweise der Behandelnden im Allgemeinkrankenhaus. Dies kann durch zwei unterschiedliche Strategien erreicht werden:

- Das **Konsiliarmodell** entspricht der im Krankenhaus üblichen ärztlichen Konsultation und zielt vorrangig auf eine **bessere direkte Versorgung und Unterstützung von Patient*innen und Angehörigen,** indem patientenbezogen psychosoziale Aspekte bei Diagnose- und Indikationsstellung berücksichtigt und in den Behandlungsplan integriert werden. Diese konsiliarische Kooperation kann auch für bestimmte Gruppen, z. B. Patient*innen nach Suizidversuch oder bei umschriebenen Erkrankungen und Behandlungsangeboten (z. B. onkologischen Zentren, Transplantationszentren), vertraglich vereinbart sein (Kontraktmodell). Es schließt bei entsprechender Indikationsstellung die Förderung der Motivation zu einer poststationären psychosozialen Behandlung wie auch ihre Bahnung durch den CL-Dienst ein.
- Das **Liaisonmodell** strebt zusätzlich zur konsiliarischen Mitbehandlung die **Verbesserung der psychosozialen Kompetenz** der Behandler*innen durch Fort- und Weiterbildung an. Diese Kompetenz kann sowohl niederschwellig und fallbezogen (z. B. durch persönliche Rückmeldung nach einem Konsil, gemeinsame Gespräche mit Patient*innen oder Fallbesprechungen im Team) als auch durch strukturierte Fortbildung (Vorträge, *Communication-Skills*-Kurse), Supervision und Balint-Gruppen gefördert werden. Liaisonmodelle streben eine strukturelle Verankerung in den Alltagsbetrieb der somatischen Klinik an. Dazu gehört eine regelmäßige Präsenz der Konsilmitarbeitenden auf Station. Je enger der Kontakt zum „somatischen" Behandlungspersonal ist, desto eher werden Fortbildungseffekte erreicht und die Empfehlungen der CL-Mitarbeitenden befolgt und desto effektiver ist das Konsil (Huyse et al 1993).
- In den letzten Jahren wurde in den angelsächsischen Ländern eine neue Variante des Liaisonmodells unter der Bezeichnung **Proactive Integrated Consultation-Liaison Services** entwickelt. Dabei sind einer medizinischen Abteilung bestimmte CL-Mitarbeitende aus verschiedenen Berufsgruppen (Psychiater*innen, CL-Nurses, Psycholog*innen und/oder Sozialarbeiter*innen) zugeordnet, die bei allen neu aufgenommenen Patient*innen die (elektronischen) Krankengeschichten auf vorbestehende psychische Erkrankungen durchsehen, ein Screening auf psychische Belastung (entweder mittels Interview oder Kurzfragebogen, der depressive und evtl. auch Angstsymptome erhebt) durchführen und darauf aufbauend einen Aktionsplan für eine multiprofessionelle Behandlung entwickeln (Sharpe et al. 2020; Oldham et al. 2021). In den deutschsprachigen Ländern haben sich ähnliche proaktive CL-Dienste in onkologischen Zentren etabliert, in der Schweiz und in den Niederlanden in geriatrischen Kliniken und Reha-Einrichtungen mithilfe des INTERMED-Screening-Tools (Stiefel et al. 2008).

52.4 Diagnostik und Behandlung im CL-Dienst

Diagnostik und Behandlung im CL-Dienst sind durch die Rahmenbedingungen der Arbeit im Krankenhaus geprägt:

- Die Behandlung erfolgt im Rahmen einer somatisch-medizinischen Station oder Ambulanz. „Auftraggeber" der (Mit-)Behandlung ist daher nicht nur der Patient bzw. die Patientin, sondern auch die zuweisende Ärztin/Pflegeperson. Der geschützte Rahmen der therapeutischen Beziehung muss mit der Patientin bzw. dem Patienten und den anderen Therapeut*innen in jedem Einzelfall definiert und aktiv hergestellt werden. Systemische Aspekte der Behandlung im Krankenhaus müssen besonders beachtet werden.
- Die Motivation zur psychosomatischen Mitbehandlung liegt zunächst i. d. R. bei der zuweisenden Ärztin und nicht beim Patienten.

- Patient*innen sind häufig in einem sehr geschwächten körperlichen Zustand, manchmal existenziell bedroht oder sterbend. Oft sind sie zudem durch ihre Erkrankung oder deren Behandlung kognitiv beeinträchtigt.
- Die immer kürzer werdende Verweildauer im Krankenhaus verlangt eine rasche diagnostische Klärung und die Entwicklung eines Behandlungsplans. Die psychotherapeutische Behandlung beschränkt sich i. d. R. auf kurze Interventionen und die Stärkung der Motivation zu einer weiterführenden ambulanten Behandlung.

Patientengeschichte

Konsilanforderung

Die Intensivstation eines Schwerbrandzentrums fordert ein psychosomatisches Konsil mit der „Bitte um Mitbetreuung, Verbrennung, Z. n. Ablation bds., Anus praeter" für einen 25-jährigen Pat. an.

Vorinformation

Vom medizinischen Behandlungsteam erfährt die CL-Mitarbeiterin, dass der Pat. Ralph S. vor 30 Tagen alkoholisiert gegen einen Baum gefahren sei, wobei das Auto in Brand geriet. Der Pat. habe Grad-III-Verbrennungen von > 50 % der Körperoberfläche sowie ein Inhalationstrauma erlitten. Unmittelbar nach dem Unfall sei er ober- bzw. unterschenkelamputiert und es sei ein Anus praeter gelegt worden. Seitdem hätten mehrere Hauttransplantationen stattgefunden. Nach 22 Tagen im künstlichen Koma habe der noch tracheotomierte Pat. seit einem Tag eine Sprechkanüle. Neben sedierenden Schmerzmitteln sei „prophylaktisch" ein Antidepressivum verordnet worden. Der Pat. müsse noch mehrfach operiert werden; ein längerer Aufenthalt auf der Intensivstation sei zu erwarten. Um psychosomatische Mitbetreuung sei gebeten worden, weil der Pat. passiv und wenig kooperativ sei. Den behandelnden Ärzt*innen sei auch nicht klar, ob er den Verlust beider Beine realisiert habe. Im Vorgespräch wird spürbar, dass das Schicksal des Pat. viel Mitleid hervorruft, das Behandlungsteam andererseits angesichts des langen stationären Aufenthalts auf der Intensivstation und die geringen Fortschritte aber auch ungeduldig ist.

Erstkontakt

Die CL-Mitarbeiterin findet einen schmächtigen, jugendlich wirkenden Pat. vor, der Kontakt aufnimmt, dabei jedoch zurückgezogen bleibt. Er hat noch deutliche Schwierigkeiten mit der Nutzung der Sprechkanüle. Er gibt an, diffuse Schmerzen zu haben und müde zu sein. Ansonsten ginge es ihm gut. Auf die CL-Mitarbeiterin macht er einen fragilen, traurigen und angespannten Eindruck. Da das kurze Gespräch den Pat. erschöpft, schlägt ihm die CL-Mitarbeiterin einen erneuten Besuch am nächsten Tag vor. Herr S. stimmt lächelnd zu.

Zweitkontakt

Im zweiten Kontakt ist Herr S. deutlich wacher und auch im Umgang mit der Sprechkanüle geübter. Er freue sich über den Besuch der CL-Mitarbeiterin, da er aufgrund der erheblichen Entfernung zu seiner Familie nur einmal in der Woche Besuch erhalte. Obwohl er sich gut betreut fühle, sei ihm manchmal langweilig und er habe Heimweh; das habe er aber „im Griff". Vor der am nächsten Tag anstehenden Hand-OP habe er keine Angst. Was genau gemacht würde, wolle er nicht wissen. Auf die Frage, welche Verletzungen er habe, sagt er, dass seine Füße und Beine und sein Arm verbrannt seien. Er könne sich weder an den Unfall noch an die unmittelbare Zeit davor erinnern. Man habe ihm gesagt, er sei „im Suff gegen einen Baum gefahren". Er könne sich dies jedoch nicht vorstellen.

Der CL-Mitarbeiterin fällt auf, dass Herr S. angespannt und ängstlich wirkt, sich aber als selbstsicher und stark bezeichnet und bemüht ist, die Situation und seine Emotionen zu kontrollieren. Um ihn nicht durch eine emotionale Überflutung zu labilisieren, der angespannt-ängstlichen Stimmung aber trotzdem Rechnung zu tragen, schlägt ihm die CL-Mitarbeiterin eine Entspannungsübung mit geleiteter Imagination vor, was Herr S. dankbar annimmt. Er kann sich gut entspannen und schläft während der Fantasiereise ein.

Im Nachgespräch teilt das Behandlungsteam mit, dass der Pat. weiterhin passiv sei und die sofortige Erfüllung seiner Wünsche einfordere. Bei der Stomapflege würde er wegschauen und sei zu keiner Mithilfe zu motivieren.

Biografischer Hintergrund

Ein Jahr nach der Geburt hätten sich die Eltern von Herrn S. getrennt; die Mutter habe erneut geheiratet, als er 11 Jahre alt war. Er hätte drei wesentlich jüngere Halbgeschwister. Zum leiblichen Vater bestünde kein Kontakt; der Pat. schimpft über ihn. Die Mutter sei eine wichtige Vertrauensperson für ihn. Die Beziehung zum Stiefvater sei seit der Pubertät konflikthaft und durch Rivalität um die Mutter geprägt; durch die aushäusige Berufstätigkeit des Stiefvaters könnten sie sich jedoch aus dem Weg gehen. Wenn der Stiefvater da sei, ziehe sich Herr S. in sein Dachgeschosszimmer zurück, bekomme dort auch das Essen von der Mutter hingestellt. Obwohl er gut verdiene, lebe er nach wie vor zu Hause und würde dort sehr umsorgt. Trotz schlechter Schulleistungen habe er durch Eigeninitiative eine Lehrstelle in der Autoindustrie gefunden und sich dort hochgearbeitet. In wenigen Wochen wäre er nach seinem Zivildienst in einem Behindertenheim in die Firma zurückgekehrt. Die Arbeit mit den Behinderten gefalle ihm; er habe sich auch nie vor körperlichen Berührungen geekelt. Die 7-jährige Beziehung zu seiner Freundin habe er 2 Wochen vor dem Unfall beendet, da er sich eingeengt gefühlt habe.

Verlauf

Die CL-Mitarbeiterin vereinbart mit dem Pat., ihn während seines stationären Aufenthalts regelmäßig zu besuchen, um ihn bei der Verarbeitung seiner Situation zu unterstützen. Während der nächsten Wochen sieht die CL-Mitarbeiterin den Pat. regelmäßig zweimal pro Woche. Die Gespräche, die insbesondere auf der Intensivstation durch die körperliche Verfassung und die insgesamt 15 Folgeoperationen geprägt sind, werden zunehmend intensiver. Der Wundverlauf ist komplikationsträchtig; immer wieder muss nachoperiert und transplantiert werden. Nach Revision einer seiner Beinstümpfe realisiert der Pat., dass er beinamputiert ist. Seine Stimmung wird mürrisch-gereizt, er wird ungeduldig und anspruchlich, was zu Konflikten mit dem Pflegeteam führt. Trotz des deutlichen Schocks über die Folgen des Unfalls und der Fassungslosigkeit und Traurigkeit zeigt Herr S. eine unbekümmert-optimistische, auch unrealistische Seite: Er sei froh, überlebt zu haben; er sei immer ein Glückskind gewesen und habe auch jetzt wieder mal Glück gehabt. Er sei sicher, dass er es schaffen werde, wieder wie früher zu leben. Die Stimmung wechselt zwischen kämpferischem Optimismus und vorwurfsvollem innerem Rückzug. Nach und nach stellt sich auch die Erinnerung an die Zeit vor dem Unfall ein. Aus dem Gefühl heraus, nach der langjährigen Beziehung endlich „mal frei zu sein", habe er in einer Diskothek kräftig gefeiert und sei dann angetrunken ins Auto gestiegen.

Beurteilung

Herr S. leidet unter einer Anpassungsstörung nach einem lebensbedrohlichen und lebensverändernden Verkehrsunfall. Die Suchtanamnese ist unauffällig. In der Bewältigung seiner Situation schwankt er zwischen tiefer Verzweiflung und Ohnmacht und einer verleugnenden Fehleinschätzung seiner Situation. Die Behandlungskomplikationen verstärken die Gefühle des Ausgeliefertseins und der geringen Selbstwirksamkeit. Noch wenig abgelöst aus einer engen Bindung an die Mutter und einer rivalisierenden Beziehung zum Stiefvater verstärken die Bedingungen der Intensivstation und die körperlichen Einschränkungen den Autonomie-Abhängigkeits-Konflikt. Über seine Gefühle kann Herr S. erst am Ende der stationären Behandlung sprechen: Bei der Verlegung von der Intensiv- auf die Normalstation und später in eine Reha-Einrichtung kann er seine Angst vor dem Verlust des Vertrauten und des Umsorgtseins ausdrücken.

52.4.1 Besonderheiten des Erstinterviews im CL-Dienst

In etwa der Hälfte der Fälle ist das Erstinterview im CL-Dienst die einzige Intervention mit den Patient*innen. Es muss daher diagnostische und therapeutische Funktionen erfüllen. Am Ende des Erstinterviews soll der Behandlungsauftrag geklärt, eine erste Diagnose formuliert und ein Behandlungsplan entworfen sein, der mit den Patient*innen besprochen werden muss; ggf. muss auch die Motivation für eine weitere ambulante Behandlung geklärt und aktiv gestärkt werden. Im Anschluss erfolgen die Formulierung eines Befundberichts und die Besprechung mit dem zuweisenden Arzt bzw. dem Stationsteam.

Klärung des Behandlungsauftrags

Zu Beginn besteht oft Unklarheit über die Motive für die Anforderung eines Konsils. Hinter dem „offiziellen" Zuweisungsgrund (z. B. „Patient psychisch belastet. Bitte um Mitbehandlung") verbergen sich häufig nicht ausgedrückte oder unbewusste Wünsche der Zuweiser. In einer qualitativen Studie beschrieben Thiel et al. (1997) solche Wünsche: Der Konsil-Mitarbeiter solle

- Schwerkranken oder Sterbenden die emotionale Unterstützung anbieten, die zuweisende Ärzt*innen wegen zu starker persönlicher Betroffenheit bzw. mangelnder Abgrenzung vermeiden;
- schwierige oder unkooperative Patient*innen in seine Verantwortung „übernehmen";
- im Fall von Therapieversagen, Nebenwirkungen der Therapie oder Behandlungsfehlern das Behandlungsteam von Schuldgefühlen entlasten;
- bei Unstimmigkeiten zwischen Ärzt*innen und Patient*innen oder im Behandlungsteam quasi als „Schiedsrichter" fungieren.

Oft ist es schwierig, solche Aufträge nicht unreflektiert zu übernehmen. Die „Kunst" der CL-Mitarbeitenden besteht darin, aufgrund des Erkennens der szenischen Gestaltung (s. u.) und eigener Gegenübertragungsgefühle diese unbewussten oder wegen Scham- oder Schuldgefühlen nicht kommunizierten Motive zu erkennen und taktvoll einen gemeinsamen Verstehensprozess zu fördern.

Weiterhin gibt es definierte Kooperationen, bei denen der CL-Dienst bei allen Patient*innen mit einer „überschwelligen Belastung" (z. B. nach Screening in einem onkologischen Zentrum, Söllner et al. 2004) oder vor einer invasiven Behandlungsmaßnahme (Adipositaschirurgie, Transplantation, Geschlechtsumwandlung) zur Diagnostik und ggf. Mitbehandlung zugezogen wird.

Beachten der szenischen Information

Die Konsultation ist immer in ein Szenario des Behandlungsablaufs im Krankenhaus eingebettet. Die szenische Gestaltung der Konsultation kann Hinweise auf den Kommunikationsstil der jeweiligen Patient*innen, intrapsychische und interpersonelle Konflikte, Teaminteraktionen und zunächst unbewusste oder unausgesprochene Motive für die Hinzuziehung des*der CL-Mitarbeiter*in geben. Da das Verstehen dieser szenischen Information im CL-Dienst von spezieller Bedeutung ist, brauchen CL-Psychosomatiker*innen die Möglichkeit zur regelmäßigen Reflexion ihrer Konsile und ihrer eigenen Beteiligung an der Beziehungsgestaltung mit Patient*innen, Angehörigen und Behandlungsteam in Fallkonferenzen im Kreis der mit dieser Arbeit vertrauten Kolleg*innen (Söllner 2018a).

Konzentration auf die aktuell nötigen Aufgaben unter Berücksichtigung der Ressourcen des Patienten

Die diagnostischen und therapeutischen Aufgaben haben sich darauf zu konzentrieren, ob eine psychische Störung vorliegt, wie der Patient mit der aktuellen Bewältigung seiner Erkrankung und der Behandlung zurechtkommt und welche Unterstützung dabei angemessen ist. Ressourcen, die aus der Persönlichkeit und Lebenserfahrung des Patienten und seinem Beziehungsumfeld kommen, müssen geklärt, angesprochen und manchmal aktiv unterstützt werden.

Einbeziehung von Angehörigen

Die Einbeziehung von Angehörigen in den diagnostischen Prozess ist hilfreich, um einerseits ihre Belastung und Copingstrategien sowie die Qualität ihrer emotionalen und praktischen Unterstützung für die Patient*innen einzuschätzen und andererseits auch Unterstützung für Angehörige anbieten zu können.

Patientengeschichte

Fortsetzung

Betreuung der Angehörigen

In Absprache mit Herrn S. nimmt die CL-Mitarbeiterin Kontakt mit der Mutter des Pat., Frau T., auf. Dem medizinischen Behandlungsteam fiel auf, dass die Mutter bei den wenigen Besuchen psychisch sehr belastet wirkte. Sie würde viel weinen, könne sich kaum beruhigen und sei eher eine Belastung für den Pat. als eine Unterstützung. Der Stiefvater dagegen wirke dem Pat. gegenüber abweisend und vorwurfsvoll. Auf das telefonische Angebot der CL-Mitarbeiterin zur psychosozialen Unterstützung reagiert die Mutter erleichtert. Allerdings könne sie nur am Sonntag in die Klinik kommen, da sie selbst nicht Auto fahre und ihr Mann sie aus beruflichen Gründen wochentags nicht fahren könne. Wir vereinbaren daher telefonische Gespräche. Frau T. ist psychisch völlig erschöpft. Sie äußert große Sorge um den Sohn und Angst vor der Zukunft. Sie habe niemanden, mit dem sie über ihre Ängste oder auch praktische Dinge sprechen könne. Innerlich ist sie völlig zerrissen zwischen der Loyalität gegenüber ihrem Sohn einerseits und ihrem Ehemann andererseits. Die beiden seien seit Jahren zerstritten. Sie äußert Schuldgefühle, nicht genügend für ihren Sohn da sein zu können. Sie könne nachts nicht mehr schlafen, würde viel weinen und käme überhaupt nicht mehr zur Ruhe. In dem Telefongespräch kann Frau T. motiviert werden, mit ihrem Hausarzt über ihre aktuelle psychische Verfassung zu sprechen. Im Folgekontakt eine Woche später ist sie deutlich ruhiger; ihr Hausarzt habe ihr Unterstützung angeboten und ein Beruhigungsmittel verschrieben. Nun könne sie endlich wieder schlafen und komme langsam zu Kräften. Beim dritten Telefongespräch ist sie auch bzgl. ihres Sohnes entspannter. Sie habe den Eindruck gewonnen, dass ihr Sohn die Situation psychisch besser verkrafte, und sie hätten angefangen, miteinander Pläne zu schmieden, wie das Leben nach dem Unfall konkret aussehen könne. Dabei habe sie gespürt, wie wichtig es für ihren Sohn sei, dass sie zu ihm stehe.

52.4.2 Weiterführende patientenbezogene Interventionen

Je nach der Art der Erkrankung und Behandlung sind weiterführende therapeutische Interventionen sinnvoll. Da sich die stationäre Verweildauer ständig reduziert, sind Folgegespräche immer seltener möglich. Oft ist eine ambulante Weiterbehandlung nötig. Durch die in Deutschland (immer noch) bestehende weitgehende Trennung von stationärer und ambulanter Therapie ist dies „aus einer Hand" nur eingeschränkt möglich. Die Art der Behandlung ist von der Erkrankung, dem Behandlungsauftrag und den persönlichen Therapiezielen abhängig.

- **Körperlich schwerkranke Patient*innen mit Problemen der Krankheitsverarbeitung:** Patient*innen mit ausgeprägten akuten Belastungsreaktionen im Rahmen der Mitteilung belastender Diagnosen, bei Rezidiven oder Fortschreiten einer Erkrankung oder mit länger dauernden Problemen der Krankheitsbewältigung (Anpassungsstörungen) benötigen in erster Linie **ressourcenorientierte supportive psychotherapeutische Interventionen** (Söllner 2018b; ➤ Kap. 41). Je nach theoretischer Orientierung wird sich der Therapeut dabei eher auf verhaltensmedizinische oder psychodynamische Konzepte stützen. Im Falle schwerer körperlicher Erkrankung gründet der therapeutische Ansatz aber meist sehr „pragmatisch" auf einem Verständnis des Verhaltens und emotionalen Erlebens des Patienten. Verschiedene spezifische Kurztherapieverfahren sind dazu entwickelt worden, z. B. psychodynamische/expressiv-supportive Psychotherapie (Guthrie et al. 1991), kognitiv-existenzielle Therapie (Kissane et al. 2004), oft kombiniert mit Entspannungsübungen sowie imaginativen und kunsttherapeutischen Methoden (Söllner 2016). Hilfreich ist die Fokussierung der therapeutischen Kurzintervention auf die aktuellen Leitaffekte, vor allem die Angst, aber auch Trauer, Wut und Scham (Wentzlaff et al. 2007, 2008).
- **Affektive Störungen als Komorbidität bei „körperlichen" Erkrankungen:** Depressive Syndrome können begleitend zu jeder schweren oder chronischen Erkrankung auftreten, bei bestimmten internistischen (Herzinfarkt, Diabetes), neurologischen (Apoplex, Morbus Parkinson, Multiple Sklerose) und onkologischen Erkrankungen treten sie jedoch gehäuft auf. Sie sind in ihrem Erscheinungsbild heterogen, oft nicht direkt mit der Schwere der körperlichen Erkrankung korreliert und multifaktoriell bedingt (➤ Kap. 57). Vorhergehende affektive Störungen, Probleme der Krankheitsbewältigung, mangelnde Unterstützung aus dem sozialen Netzwerk und neuroimmunologische Veränderungen tragen zu ihrer Entstehung bei. Neben den erwähnten psychotherapeutischen Maßnahmen sind pharmakologische und sozialtherapeutische Interventionen angezeigt (➤ Kap. 46).
- **„Somatisierende" Patient*innen:** Patient*innen mit somatischer Belastungsstörung, funktionellen und dissoziativen Syndromen (➤ Kap. 68) sind das „tägliche Brot" in Notaufnahmen. Da ihre diagnostische Abklärung schwierig ist, werden sie – je nach Hauptsymptomatik – häufig zur weiteren Diagnostik auf internistischen, neurologischen oder anderen Stationen aufgenommen. Obwohl diese Patient*innen psychosomatische Fachkompetenz erfordern, wird der psychosomatische CL-Dienst –

wenn überhaupt – meist kurz vor der Entlassung hinzugezogen, wenn somatisch „nichts gefunden" wurde. Dies führt zur Frustration aller Beteiligten, vor allem aber der Patient*innen, die sich im Stich gelassen und als „Psychofall" stigmatisiert fühlen. Eine enge Liaisonkooperation mit der Notaufnahme kann zu einer frühzeitigen Mitwirkung der Psychosomatischen Medizin bei diesen Patient*innen führen und zu einer integrierten psychosomatischen Sichtweise bei den behandelnden Kolleg*innen und den Patient*innen beitragen (Stephenson und Price 2006; Schweickhardt et al. 2007; Söllner und Stein 2015).

- **Akut traumatisierte Patient*innen:** Obwohl ca. ein Fünftel aller verunfallten Patient*innen eine akute Belastungsreaktion zeigt und ein Jahr nach dem Unfall bei ca. 15 % eine PTBS festzustellen ist, werden akut traumatisierte Patient*innen selten psychosomatisch betreut. Gezielte Krisenintervention und supportive Entlastung zeitnah nach dem Unfall können dazu beitragen, die Entwicklung einer psychischen Störung bei Patient*innen und Angehörigen zu vermeiden (➤ Kap. 58).
- **Verwirrte Patient*innen:** Postoperative delirante „Durchgangssyndrome", delirante und demenzielle Syndrome bei neurologischen Störungen und Hospitalismusfolgen bei älteren Patient*innen sind häufige Komorbiditäten im Krankenhaus. Sie führen oft zur Inanspruchnahme eines CL-Dienstes und erfordern zur Abklärung und Therapieplanung psychiatrische Fachkompetenz. Hierzu wurden von den amerikanischen (APM) und europäischen (EAPM) Fachgesellschaften klinische Empfehlungen publiziert (Leentjens et al. 2012).
- **Substanzabhängige Patient*innen:** Suchterkrankungen sind ein häufig unterschätztes Phänomen im Krankenhaus und – falls unbehandelt – ein erheblicher Risikofaktor für das Fortschreiten bestimmter chronischer Erkrankungen. Eine Alkoholabhängigkeit wird, wenn sie im Krankenhaus nicht in ein Entzugssyndrom mündet, in etwa der Hälfte der Fälle nicht diagnostiziert und noch häufiger nicht im Behandlungsplan berücksichtigt (Smith et al. 1995). Neben der psychiatrischen Behandlung der akuten Folgen der Suchterkrankung (Entzugssyndrom, Psychosen) liegt die Aufgabe des psychiatrischen/psychosomatischen Konsiliars darin, die Krankenhausärzt*innen für das Erkennen von Suchterkrankungen zu sensibilisieren und die Patient*innen zu einer Suchttherapie zu motivieren (➤ Kap. 59.1).
- **Suizidale Patient*innen bzw. Patient*innen nach Suizidversuch:** Patient*innen, die wegen eines Suizidversuchs akutmedizinisch behandelt werden, benötigen eine **Krisenintervention.** Die im Moment günstigsten individuellen Bewältigungsstrategien müssen mit den Patient*innen unmittelbar am Krankenbett erarbeitet, und es muss ein sich an die Akutversorgung anschließender „Handlungsplan" entwickelt werden (Brakoulias et al. 2006).
- Bei **Erkrankungen, die eine Änderung von Lebensgewohnheiten** und **Rollenfunktionen erfordern** (z. B. KHK oder Diabetes), sind **Beratung und Psychoedukation** (➤ Kap. 3) hilfreich.
- **Störungs- und problemspezifische Psychotherapiemethoden** – oft in Kleingruppen – können vom CL-Dienst während der stationären Behandlung begonnen und evtl. ambulant weitergeführt werden. Sie sind meist multimodal und umfassen psychoedukative Elemente, Methoden der Stressverarbeitung, interaktionell-psychodynamische und interdisziplinäre Ansätze (➤ Kap. 41). Sie sind u. a. für Patient*innen mit somatoformen Störungen, chronischen Schmerzerkrankungen, Krebserkrankungen, KHK und Tinnitus entwickelt und evaluiert worden (Literatur s. entsprechende Kapitel).

Patientengeschichte

Fortsetzung

Fallbesprechung

Aufgrund der zunehmenden Konflikte zwischen dem Pat. und dem medizinischen Behandlungsteam bietet die CL-Mitarbeiterin eine Fallbesprechung zu Herrn S. an. Das Pflegepersonal von zwei Schichten, die stationsleitende Anästhesistin und – zeitlich begrenzt – der Plastische Chirurg nehmen an der 40-minütigen Besprechung teil. Als Einstieg bittet die CL-Mitarbeiterin, alle Informationen zusammenzutragen, die das Team zu diesem Zeitpunkt über Herrn S. hat. Als alle über den gleichen Kenntnisstand über die medizinische und soziale Situation des Pat. verfügen, berichten die Teilnehmer*innen über ihre individuellen Erfahrungen mit Herr S. Dabei wird deutlich, dass Herr S. heftige und kontroverse Reaktionen auslöst. Einige bedauern den Pat. sehr: Dies sei doch keine Lebensqualität mehr und ob es nicht besser gewesen wäre, er hätte den Unfall nicht überlebt. Emotional ist dabei eine Vorwurfshaltung gegenüber den behandelnden Chirurgen spürbar. Andere ärgern sich über die Passivität und die fordernd vorgetragenen Wünsche von Herrn S. Sie fordern von ihm mehr Engagement, er solle sich zusammenreißen und aktiv mitmachen, dann würde es auch schnell besser werden. Hier schwingt gegenüber dem Pat. der Vorwurf mit, am Unfall und seinen Folgen selbst schuld zu sein, während die erste Gruppe in der Identifikation mit dem Pat. den Chirurgen die Verantwortung für den aktuellen Zustand zuweist.

Im Gespräch wird den Teilnehmenden deutlich, dass dieser junge Pat. das Behandlungsteam aufgrund seines Verletzungsausmaßes, seiner langen Liegezeit auf der Intensivstation und des schwierigen, mit Rückschlägen geprägten Behandlungsverlaufs emotional besonders belastet. Auch für sehr erfahrene Pflegepersonen stellt dieser Pat. hohe Anforderungen an die Verarbeitung der beruflichen Belastungen. Es kann mit dem Team erarbeitet werden, dass die widersprüchlichen Gefühle, die der Pat. im Team auslöst, die Gefühlslage des Pat. widerspiegeln. Es wird erlebbar, dass auch Herr S. sich manchmal wünscht, diesen Unfall nicht überlebt zu haben, und sich fragt, wie es mit ihm weitergehen solle. Das Behandlungsteam kann nachvollziehen, dass die Verzweiflung und Hilflosigkeit des Pat. in Passivität münden. Aus Angst vor Überforderung und aus einem Ohnmachtsgefühl heraus wandeln sich seine Autonomiewünsche ins Gegenteil und werden vom Pflegeteam als Vorwürfe und Ansprüche an die Versorgung wahrgenommen. Im letzten Teil der Fallbesprechung wird gemeinsam überlegt, wie Herrn S. vermittelt werden kann, dass auch er Möglichkeiten hat, die Gestaltung seines Behandlungstages zumindest teilweise mitzubestimmen. Mit konkreten Vorschlägen, auch für die Art, wie mit dem Pat. umgegangen wird, endet die Fallbesprechung.

52.4.3 Auf das Behandlungsteam bezogene Interventionen

Interventionen im CL-Dienst finden stets in einem triangulären Beziehungsgefüge zwischen Patient, Konsiliar und Zuweiser statt (Söllner und Lampe 1997). Die primären Auftraggeber der CL-Mitarbeitenden sind i. d. R. die zuweisenden Ärzt*innen, die deshalb auch Anspruch auf eine Rückmeldung (Konsilbefund) haben. Dies stellt eine Besonderheit des Arbeitsbündnisses zwischen Patient*in und Therapeut*in dar. Es ist wichtig, mit den Patient*innen offen zu besprechen, dass vertrauliche Informationen den zuweisenden Ärzt*innen nicht mitgeteilt werden, sofern sie für die aktuelle Behandlung irrelevant sind. Ein CL-Dienst kann nur gut funktionieren, wenn es gelingt, ein Vertrauensverhältnis zu den Patient*innen und gleichzeitig zu zuweisenden Ärzt*innen und Pflegepersonen aufzubauen. Dazu sind standardisierte und transparente Kommunikationsprozesse zwischen CL-Mitarbeitenden und Zuweiser*innen, aber auch zu Mit- und Weiterbehandelnden innerhalb und außerhalb des Krankenhauses nötig (Stein et al. 2000). Dies betrifft vor allem:

- die Vermittlung ausreichender Informationen bei Zuweisung der Patient*innen zum CL-Dienst in strukturierter und schriftlicher Form (z. B. Zuweisungsformular),
- den (wenn möglich) mündlichen Austausch vor und nach der CL-Intervention mit den Zuweiser*innen,
- die rasche und strukturierte Kommunikation des psychosomatischen Befunds und der Behandlungsempfehlung in schriftlicher Form (Konsilbefund) und
- die schriftliche Vermittlung des Konsilbefunds an die poststationären Nachbehandler*innen im Rahmen des Arztbriefes der Abteilung oder direkt durch den CL-Dienst.

In Abteilungen, Stationen oder ambulanten Einheiten, in denen viele Patient*innen behandelt werden, deren Therapie für alle beteiligten Berufsgruppen (Ärzt*innen, Pflege, medizinisch-technisches Personal) schwierig und belastend ist, empfiehlt sich eine enge und konstante Liaisonkooperation. Der Aufbau eines funktionierenden Liaisondienstes ist ein Prozess, der zumindest einige Jahre dauert, bis das nötige Vertrauensverhältnis durch verschiedene „Bewährungsproben" der Kooperation in besonders schwierigen Fällen gefestigt ist. Die folgenden Kooperationsmöglichkeiten können je nach lokaler Situation genutzt werden:

- **Informelle Kontakte:** Wenn nach einiger Zeit der*die CL-Mitarbeitende als vertraute*r Kooperationspartner*in erlebt wird, werden die Kontakte von den Ärzt*innen und Pflegepersonen der kooperierenden Abteilung häufig genutzt, um differenzialdiagnostische Fragen, Probleme der Arzt-Patient-Beziehung und eigene berufsbezogene Probleme zu besprechen.
- **Gemeinsame Fallbesprechungen:** Am einfachsten organisierbar sind solche, wenn die CL-Mitarbeitenden zu bestehenden regelmäßigen Fallkonferenzen oder Pflegeübergaben eingeladen werden. In besonders schwierigen und belastenden Behandlungssituationen (z. B. bei Complianceproblemen oder nach dem Tod eines Patienten, um den sich ein Team intensiv bemüht hat) haben sich nach unserer Erfahrung Ad-hoc-Fallbesprechungen als hilfreich erwiesen (s. Patientengeschichte).
- **Teilnahme an Visiten:** Aus ökonomischen Gründen ist diese meist auf eine oder einige wenige Visiten pro Woche begrenzt. Dadurch können die Liaisonmitarbeitenden auf belastete Patient*innen aufmerksam werden, die ansonsten nicht zugewiesen würden. Die Teilnahme an Visiten oder onkologischen Fallkonferenzen hat sich besonders in Abteilungen bewährt, in denen viele Schwerkranke behandelt werden; sie fördert die Integration des CL-Dienstes in die Arbeit der Abteilung.
- **Balint-Gruppen:** Eine wesentliche Voraussetzung für die Akzeptanz von Balint-Gruppen ist, dass Ärzt*innen oder Pflegepersonal die Psychosomatiker*innen in Krisensituationen als hilfreich erlebt haben. Nach unserer Erfahrung haben sich abteilungsübergreifende Balint-Gruppen für bestimmte Berufsgruppen (Ärzte, Pflege, Ergo- und Physiotherapeut*innen) besser bewährt als abteilungs- oder stationsbezogene Gruppen.
- **Fortbildungsangebote:** Neben der regelmäßigen Mitwirkung an der internen Fortbildung einer Abteilung haben sich **strukturierte Fortbildungskurse in ärztlicher Gesprächsführung und kommunikativer Kompetenz** bewährt. Solche Kurse werden an verschiedenen Zentren vom psychosomatischen CL-Dienst für Krankenhausärzt*innen bzw. für Pflegepersonal angeboten. Die Evaluation der Fortbildung zeigt, dass dadurch Patient*innen mit psychischer Belastung oder Komorbidität eher erkannt werden und Ärzt*innen/Pflegepersonal sich im Umgang mit schwierigen Interaktionen sicherer fühlen (Langewitz et al. 1998; Söllner et al. 2007b; Stiefel et al. 2010; Karger et al. 2017).

52.5 Die Vernetzungsfunktion des CL-Dienstes

Aufgrund der Aufgabe des CL-Dienstes, eine eingehende biopsychosoziale Gesamtsicht der Patient*innen und ihres jeweiligen Umfelds zu entwickeln, können CL-Mitarbeitende häufig eine Vernetzungsfunktion zwischen organmedizinischen und psychosozialen Behandelnden sowie zwischen der ambulanten und der stationären psychosozialen Versorgung wahrnehmen.

52.5.1 Horizontale Vernetzung im Krankenhaus

Die Akzeptanz einer psychosomatischen CL-Kooperation nimmt deutlich zu, wenn eine psychosomatische Abteilung Patient*innen, die eine intensivere psychosomatische Behandlung benötigen, zeitnah in ambulante oder (teil-)stationäre Behandlung übernehmen kann. Dies ist insbesondere bei Patient*innen in akuten Krisensituationen und bei Patient*innen mit somatischen Belastungsstörungen bedeutsam. Eine psychosomatische Kurzbehandlung im Akutkrankenhaus kann bei Patient*innen mit somatischer Belastungsstörung in einer akuten Phase der Krankheit und in einer Umgebung, die den Patient*innen Sicherheit und eine rasch verfügbare somatisch-medizinische Kompetenz vermittelt, sehr viel eher ein psychosomatisches Krankheitsverständnis mit nachfolgender Motivation für eine intensivere psychosomatisch-psychotherapeutische Behandlung herstellen als die Überweisung zu einer ambulanten Psychotherapie, die in den meisten Fällen nicht zustande kommt.

Aufgrund der ausgeprägten Spezialisierung und Partikularisierung in Großkrankenhäusern übernimmt der Konsiliar nicht selten auch die Funktion, die Kommunikation zwischen den Patient*innen, ihren Angehörigen und verschiedenen medizinischen Spezialist*innen zu verbessern.

RESÜMEE

Ein sinnvolles Case-Management im Krankenhaus (horizontale Vernetzung) und auf den ambulanten Sektor übergreifend (vertikale Vernetzung) ist nur dann möglich, wenn es in Kooperation mit den anderen daran beteiligten Berufsgruppen (Krankenhaus- und Hausärzt*innen, stationäre Pflege, Übergangs- und Hauskrankenpflege, Sozialarbeiter*innen) erfolgt.

52.5.2 Vertikale Vernetzung mit dem ambulanten und rehabilitativen Versorgungssektor

Interventionen im CL-Dienst sind meist sehr begrenzt. Häufig können sie die Motivation zu einer weiterführenden Rehabilitation oder ambulanten Psychosomatischen Grundversorgung, psychotherapeutischen Behandlung, sozialpädagogischen Beratung oder zur Teilnahme an einer Selbsthilfegruppe (➤ Kap. 56) schaffen oder stärken. Damit diese Angebote auch tatsächlich in Anspruch genommen werden, ist eine aktive Unterstützung durch den Konsiliar vorteilhaft. Eine solche „Vernetzungshilfe" kann neben ausreichender Information in Hilfe bei der Kontaktaufnahme zu Nachbehandler*innen, Mitgabe von Flyern usw. bestehen. Psychosomatische Institutsambulanzen ermöglichen für bestimmte Patient*innengruppen eine zeitnahe ambulante Weiterbehandlung „in einer Hand" (➤ Kap. 49).

In den letzten 10 Jahren haben sich integrierte und schrittweise aufgebaute Versorgungskonzepte dabei nicht nur als hoch wirksam, sondern auch gegenüber einer Routineversorgung als kostensparend erwiesen (Camacho et al. 2016; Li et al. 2017). Bei solchen im englischsprachigen Raum als **Collaborative Care** bezeichneten Modellen werden chronisch Kranke mit psychischer Komorbidität von in Hausarztpraxen oder Polikliniken tätigen Care-Managern (geschultes Pflegepersonal oder Sozialarbeiter*innen) regelmäßig kontaktiert, ihre somatischen und psychischen Belastungen erhoben und in einem **Stepped-Care-Ansatz** zunächst mit einfachen psychoedukativen und psychotherapeutischen Methoden durch die Care-Manager behandelt. CL-Psychiater*innen oder -Psychosomatiker*innen supervidieren die Care-Manager wöchentlich und übernehmen die direkte Patient*innenbehandlung, wenn sich die psychischen Beschwerden nicht bessern. Solche Behandlungsmodelle wurden bislang bei depressiven Patient*innen mit Diabetes (Katon et al. 2008), KHK (Rollman et al. 2009; Davidson et al. 2010; Huffman et al. 2014) und Krebs (Strong et al. 2008; Sharpe et al. 2014) entwickelt und evaluiert.

52.6 Qualitätssicherung und Evaluation

52.6.1 Qualitätsmanagement (QM)

Supervision und Fallbesprechungen sind in der CL-Versorgung fest verankerte und häufig genutzte Qualitätssicherungsmaßnahmen. Dezidierte Qualitätsentwicklung geht jedoch darüber hinaus und zielt auf die Weiterentwicklung dieses Versorgungsbereichs. Eine multizentrische europäische Studie hat gezeigt, dass die Anwendung von QM – verstanden als kontinuierlicher Prozess der Überprüfung und Neuorientierung von Prozess-, Struktur- und Ergebnisqualität an den Leitideen – erfolgreich in der CL-Versorgung angewandt werden kann (Herzog und Stein 2003). Die teilnehmenden CL-Dienste fokussierten insbesondere auf Kommunikationsprobleme innerhalb des Krankenhauses sowie mit externen Vor- und Nachbehandler*innen. Dabei kam die prozessorientierte Betrachtungsweise von QM, die fächer- und berufsgruppenübergreifende klinische Abläufe und Schnittstellen untersucht, den strukturellen Bedingungen der CL-Versorgung entgegen. Deutlich wurde dabei jedoch auch:

Erfolgreiches QM setzt eine Zieldefinition des CL-Dienstes, die Bereitstellung von Ressourcen, Zeit für regelmäßige Qualitätszirkel sowie klar definierte Qualitätsziele und umschriebene Qualitätsprojekte voraus (Stein et al. 2000).

52.6.2 Basisdokumentation

Die sorgfältige und kontinuierliche Dokumentation von Patient*innen- und Leistungsdaten gehört zu den Routineaufgaben in der CL-Versorgung. Auf Initiative einer gemeinsamen Arbeitsgruppe der psychosomatisch-psychotherapeutischen Fachgesellschaften in Deutschland wurde 2005 nach einem mehrstufigen Prozess eine Basisdokumentation für den CL-Dienst (**CL-BaDo**) entwickelt, die nicht nur den Anforderungen an methodische Qualität, inhaltliche Relevanz und Benutzerfreundlichkeit entspricht, sondern auch eine Möglichkeit darstellt, multizentrisch standardisierte relevante CL-Versorgungsdaten zu erfassen und zusammen auszuwerten (Stein et al. 2006).

Die vollelektronische, in das klinikinterne EDV-System integrierbare CL-BaDo stellt Daten für die patient*innenbezogene Behandlungsplanung und -kontrolle, die abteilungsinterne Versorgungs- und Personalplanung, für QM und die innerbetriebliche Leistungsverrechnung sowie die Kalkulation der CL-Versorgungskosten zur Verfügung. Die CL-BaDo hat sich als ein zeitökonomisches, klinisch praktikables und akzeptables Instrument zur Dokumentation von CL-Leistungen erwiesen (CL-BaDo und elektronische Datenerfassungsmöglichkeit können bei den Autoren angefordert werden).

52.7 Fort- und Weiterbildung

Die Konsiliar-Liaison-Tätigkeit ist neben der integrierten (teil-) stationären psychosomatisch-psychotherapeutischen Behandlung das Kerngebiet der Psychosomatischen Medizin. Sie muss deshalb ein wesentlicher Bestandteil der Facharztweiterbildung des Gebietes sein. Dies ist zwar an den akutmedizinischen Zentren meist gewährleistet, und es werden spezielle Fortbildungsworkshops von den Fachgesellschaften angeboten, aber in der Weiterbildungsordnung (WBO) wurde dieser Bereich bislang nicht ausreichend berücksichtigt. Die EACLPP hat Leitlinien für „Training in C-L" entwickelt (Söllner et al. 2007a).

Der Kernbereich der speziellen Weiterbildung in CL-Psychosomatik ist die Diagnostik und (Mit-)Behandlung von körperlich kranken Patient*innen mit psychischer Komorbidität und/oder ausgeprägten Problemen der Krankheitsverarbeitung unter Berücksichtigung systemischer Aspekte der Institution Krankenhaus. Weiterbildungscurricula in CL-Arbeit wurden in Großbritannien (Guthrie 2008), Österreich (Maislinger et al. 2007) und Deutschland (Weidner et al. 2009; Fritzsche et al. 2008) entwickelt. In einigen Ländern wurde eine Subspezialisierung für Psychiater*innen in Konsiliar-Liaisonpsychiatrie mit einem 1-jährigen (USA, GB) bzw. 2-jährigen (Schweiz) Curriculum in einer CL-Unit etabliert (Söllner et al. 2019). Durch die Absolvierung von Weiterbildung, klinischer Praxis und Forschungstätigkeit im CL-Bereich kann im Rahmen der EAPM eine European Fellowship in Psychosomatic Medicine erworben werden (www.eapm.eu.com).

52.8 Outcome, ökonomische Aspekte und künftige Entwicklung

CL-Dienste sind Ausdruck der Spezialisierung in der Medizin und der interdisziplinären Zusammenarbeit zwischen diesen Spezialist*innen. Waren Studien zur Effektivität dieser Dienste dadurch motiviert, die Notwendigkeit solcher Dienste zu belegen, sind heute Outcomestudien eher bedeutsam, um zu klären, welche Form von CL-Interventionen in welchen Einsatzbereichen effektiv ist. Systematische Reviews und Metaanalysen kommen zu folgenden Resultaten:

- CL-Dienste sind hinsichtlich der Verminderung von depressiven Beschwerden und Angstsymptomen effektiv, insbesondere wenn diese Dienste stärker in die internistischen und chirurgischen Abteilungen integriert sind (Stein et al. 2020), während dies bei rein reaktiven, auf ärztliche Anforderung hin tätigen Konsildiensten nicht gezeigt werden konnte (Toynbee et al. 2021).
- Integrierte CL-Dienste führen zu einer höheren Inanspruchnahme des Dienstes und erhöhen die Zufriedenheit medizinischer Teams mit der Kooperation stärker als reine Konsildienste (Oldham et al. 2021; Sharpe et al. 2024a).
- In die CL-Arbeit integrierte Fortbildungsprogramme für Krankenhausärzt*innen und Pflegepersonal erhöhen die psychosoziale Kompetenz der Trainierten (Langewitz et al. 1998; Barth und Lannen 2011).

Die fortschreitende Ökonomisierung des Gesundheitswesens erfordert aber nicht nur den Nachweis der Effektivität eines medizinischen Verfahrens, sondern darüber hinaus auch den **Nachweis der Effizienz,** d. h. der günstigen Relation zwischen dem erzielten Nutzen und den aufgewandten Kosten. Nun ist es relativ leicht, die Kosten (vor allem Personalkosten) von Interventionen im CL-Dienst zu kalkulieren, aber schwer, den Nutzen abzuschätzen oder gar zu berechnen. Letzterer kann als direkter Nutzen für die Patient*innen (z. B. Reduktion von Beschwerden, Verbesserung der Lebensqualität) und als Nutzen für die Gesellschaft (z. B. Verminderung krankheitsbedingter Arbeitsausfälle/unnötiger Kosten) erhoben werden.

Bisherige Studien zeigen, dass psychische Komorbidität die Verweildauer (VWD) und die Behandlungskosten im Krankenhaus verlängert (Friederich et al. 2002) und zu einer kostenintensiven „Fehlinanspruchnahme" somatischer Diagnostik und Behandlung führt (Smith et al. 1995; Gündel et al. 2000; Kathol et al. 2006).

Diese für die Gesundheitsökonomie einer Region oder eines Staates gewichtigen Argumente zählen jedoch auf betriebswirtschaftlicher Ebene eines Einzelkrankenhauses wenig, wenn die Finanzierung der gesamten medizinischen Versorgung nicht koordiniert ist. Das Management des Teilbereichs Krankenhaus wird auf Dauer nur dann die Kosten für eine CL-Versorgung tragen, wenn daraus auch für diesen Teilbereich ein ersichtlicher Nutzen erwächst:

- Studien aus den USA zeigen, dass durch proaktive CL-Dienste die VWD auf internistischen Stationen trotz insgesamt kurzer Liegezeiten um ca. 1 Tag verkürzt werden (Oldham et al. 2019 und 2021). Eine randomisierte multizentrische englische Studie konnte Hinweise dafür nur bei Patient*innen mit langer Liegedauer finden (HOME-Studie, Sharpe et al. 2024b; Söllner 2024).
- Relevant für eine Kostenreduktion ist auch die Vermeidung von „Fehlbelegungen" auf somatischen Abteilungen und unnötigen Wiederaufnahmen von Patient*innen mit somatoformen Störungen durch rasche Liaisontätigkeit, insbesondere in den Aufnahmebereichen von Krankenhäusern (Ehlert et al. 1999).
- Die Diagnose und Behandlung psychischer Komorbidität erzielen zurzeit nur bei wenigen Erkrankungen zusätzliche Erlöse im DRG-System (Häuser et al. 2005). Hier sind weitere Datensammlungen und deren Analysen sowie Verhandlungen mit dem Institut für Entgeltkalkulation (InEK) nötig.
- Ein die Erlöse eines Krankenhauses nicht unwesentlich beeinflussender Aspekt der CL-Tätigkeit ist die Akquirierung und Bindung von Patient*innen an das Krankenhaus, weil die erzielte Fallzahl im DRG-System den wichtigsten Erlösfaktor ausmacht. Ein gut funktionierender CL-Dienst kann als Qualitätsvorteil zur Attraktivität eines Hauses wesentlich beitragen.

Insgesamt ist in der klinischen Routineversorgung der Wunsch internistischer und chirurgischer Kolleg*innen nach einer guten psychischen Versorgung ihrer Patient*innen durch CL-Dienste sehr viel höher, als es die bislang völlig unzureichende Finanzierung erlaubt. Für die künftige Entwicklung sehen wir kurzfristig durch die Finanzierungslücken der CL-Versorgung im DRG-System Probleme, die mancherorts auch schon zur Reduktion dieser Versorgung geführt haben. Gleichzeitig sehen wir auch Chancen: An zahlreichen Krankenhäusern sind psychosomatische Abteilungen mit CL-Aktivitäten nicht zuletzt auch deshalb entstanden, weil die Einrichtung medizinischer Zentren (onkologische Zentren, Brust-, Herz-, Schmerz-, Transplantationszentren, Palliativstationen etc.) eine begleitende psychosomatisch-psychotherapeutische Versorgung vorsieht. In etlichen Fällen ist diese Mitbehandlung aus gesetzlichen Gründen (z. B. Lebendspenden bei Transplantationen, Adipositaschirurgie) oder das Vorhalten von psychosomatisch-psychologischer Expertise zur Abrechnung bestimmter Komplexziffern (etwa in der neurologischen und geriatrischen Frührehabilitation, der multimodalen Schmerztherapie und der palliativmedizinischen Behandlung) zwingend erforderlich.

Mittelfristig werden sich bei der Behandlung multimorbider, chronisch kranker „komplexer Patient*innen", die eine multidisziplinäre Therapie benötigen, integrierte Behandlungsansätze vermehrt durchsetzen. Da integrierte Versorgungsmodelle eine frühzeitige Identifizierung dieser Patient*innen erfordern, wird es nötig sein, komplexe Patient*innen hinsichtlich psychischer Störungen und Belastungen zu screenen und gezielt psychosoziale Unterstützung anzubieten.

Als Screeningmethoden (➤ Kap. 32) kommen visuelle Analogskalen (z. B. Distress-Thermometer), einfache Fragebögen (z. B. PHQ, Loewe et al. 2004) oder kurze strukturierte Interviews wie das INTERMED (Huyse et al. 1999; de Jonge et al. 2005) infrage. Bisher wurden solche Versorgungsmodelle auf onkologischen (Söllner et al. 2004), neurologischen und internistischen Stationen (de Jonge et al. 2003; Stiefel et al. 2008; Ludwig et al. 2014; van Reedt Dortland et al. 2017) und in der Notaufnahme (Matzer et al. 2012) getestet.

Wie diese Untersuchungen zeigen, führt das Screening psychischer Komorbidität zu einer besseren multidisziplinären Therapieplanung und zu einem effektiveren Case-Management i. S. einer proaktiven CL-Tätigkeit, wenn die Ergebnisse des Screenings den behandelnden Ärzt*innen unmittelbar rückgemeldet werden oder der CL-Dienst bei Vorliegen erhöhter Werte direkt beigezogen wird.

Durch seine Vernetzungsfunktion kommt dem CL-Dienst bei der Therapieplanung komplexer Patient*innen eine Schlüsselrolle zu. Diese Vernetzungsfunktion sollte aus unserer Sicht dazu führen, dass die CL-Aktivität sich auch auf den ambulanten Bereich ausdehnt und niedergelassene Ärzt*innen bei der Behandlung komplexer Patient*innen unterstützt (Huyse 2009; Leentjens et al. 2009; Söllner 2012). Exemplarische Versorgungsmodelle wie das **Collaborative-Care-Modell** zeigen, dass so nicht nur die psychische Störung, sondern auch die somatische Erkrankung effektiver und kostensparend behandelt werden kann.

LITERATURAUSWAHL

Carter G, Söllner W, Levenson J, Sheehan K. Consultation-liaison psychiatry. Four international perspectives. In: Thomasson R, Guthrie E, House A (eds.): Seminars in Liaison Psychiatry. 3rd ed. Cambridge: Cambridge University Press 2024; 413–447.

Herzog T, Stein B, Söllner W, Franz M. Psychosomatisch-psychotherapeutischer Konsiliar-/Liaisondienst – Leitlinien und Quellentext. In: Herzog T, Stein B (Hrsg.): Konsiliar-/Liaisonpsychosomatik und -psychiatrie: Leitlinien und Qualitätsentwicklung. Stuttgart Schattauer 2003; 39–53.

Huyse FJ, Herzog T, Lobo A, et al. European consultation-liaison psychiatric services: The ECLW collaborative study. Acta Psychiatr Scand 2000; 101: 360–367.

Leentjens AF, Boenink AD, Sno HN, et al. The guideline "consultation psychiatry" of the Netherlands Psychiatric Association. J Psychosom Res 2009; 66(6): 531–535.

Oldham MA, Desan PH, Lee HB et al. Proactive consultation-liaison psychiatry: American Psychiatric Association resource document. J Acad Consultation-Liaison Psychiatry 2021; 62(2): 169–185.

Sharpe M, Toynbee M, Walker J et al. Proactive Integrated Consultation-Liaison Psychiatry: A new service model for the psychiatric care of general hospital inpatients. Gen Hosp Psychiatry 2020; 66: 9–15.

Söllner W. Konsiliar-/Liaisondienste – von der „Feuerwehrfunktion" zu integrierten Versorgungsmodellen. In: Herzog W, Beutel M, Kruse J (Hrsg.): Psychosomatische Medizin und Psychotherapie heute. Stuttgart Schattauer 2012; 68–73.

Söllner W, Creed F, and the EACLPP Workgroup on Training in C-L European guidelines for training in consultation-liaison psychiatry and psychosomatics: Report of the EACLPP Workgroup on Training in Consultation-Liaison Psychiatry and Psychosomatics. J Psychosom Res 2007; 62: 501–509.

Stein B, Fritzsche K, Schäfer C et al. Implementierung der multizentrischen Basisdokumentation CL-BaDo für den Konsiliar- und Liaisondienst: Generierung von Daten für internes Qualitätsmanagement und Kostenkalkulation. Z Psychosom Med Psychother 2006; 52: 141–160.

Stein B, Müller MM, Meyer LK, et al. Psychiatric and psychosomatic consultation-liaison services in general hospitals: A systematic review and meta-analysis of effects on symptoms of depression and anxiety. Psychother Psychosom 2020; 89(1): 6–16.

Wulsin LR, Söllner W, Pincus HA. Models of integrated care. Med Clin North Am 2006; 90(4): 647–677

KAPITEL

53

Christiane Waller, Paul Köbler und Eva Krauss-Köstler

Integrierte stationäre Psychosomatik

53.1 Modelle und Anforderungen

53.1.1 Internationale Perspektive

Mit dem Ziel einer zunehmend transdisziplinären Versorgung komplex erkrankter Patienten bemühen sich integrierte stationäre Behandlungsmodelle weltweit um eine Überwindung der starren Fächergrenzen (auch Silodenken genannt). Grundlagen für diesen fach- und professionsübergreifenden Zugang sind das gemeinsame, patientenzentrierte Arbeiten in räumlicher Nähe sowie ein stetiger Austausch zu den biopsychosozialen Diagnostik- und Therapieaspekten (➤ Abb. 53.1). Komplex Erkrankte profitieren im Besonderen von einer solchen Herangehensweise, da sich diese stark auf die Interdependenz zwischen psychischen und somatischen Komorbiditäten sowie auf Wechselwirkungen mit Therapieadhärenz oder auch der Qualität der Patient-Arzt-Beziehung konzentriert (Huyse und Stiefel 2007).

Für diese Arten der integrierten stationären Behandlung wurden in den letzten Jahrzehnten überall auf der Welt Behandlungsmodelle entwickelt, die sich in der fachlichen und administrativen Leitung (Psychosomatik, Psychiatrie oder Organmedizin), im Standort (z. B. Universitätsklinik, kommunales oder privates Krankenhaus) und in der Spezifikation (z. B. Schwerpunkte in chronisch internistischen Erkrankungen, Essstörungen, Schmerzstörungen etc.) unterscheiden (Kathol 1994; Wulsin et al. 2006). Bei den meisten dieser Strukturen handelt es sich um Betteneinheiten, die eine multimodale Behandlung sowohl psychischer als auch somatischer Komorbiditäten ermöglichen.

International sind für die Bezeichnung integrierter Versorgungsmodelle die Begriffe der *Medical Psychiatry Units* (MPU) oder *Integrated Medical Psychiatry Units* (IMPU) gebräuchlich. Diese Units zielen auf die strukturelle und technische Vernetzung zur Versorgung von Patienten mit akuten psychischen und somatischen Erkrankungen mit stationärer Behandlungspflicht ab. Dort werden Behand-

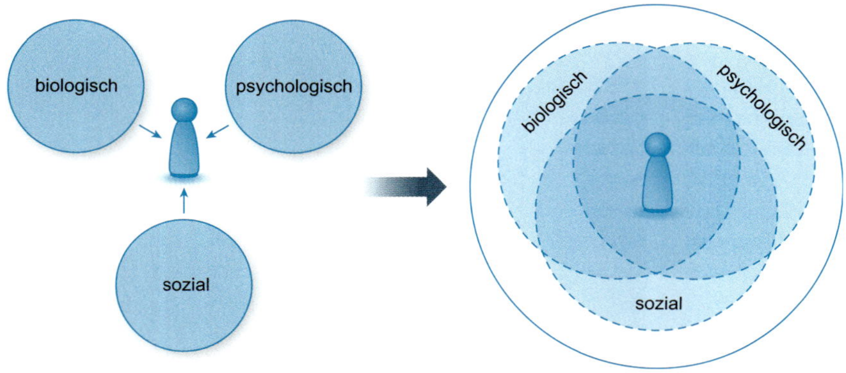

Abb. 53.1 Entwicklung transdisziplinärer biopsychosozialer Versorgung (nach Marsha N. Wittink, University of Rochester Medical Center, Rochester, NY) [L231]

Tab. 53.1 Darstellung der Stufen integrierter Versorgungsmodelle (Kishi und Kathol 1999)

Typ		
I	Erhöhter psychischer Versorgungsaufwand und Akuität bei geringem somatischem Versorgungsaufwand und Akuität	Complexity of Intervention
II	Erhöhter somatischer Versorgungsaufwand und Akuität bei geringem psychischem Versorgungsaufwand und Akuität	
III	Erhöhter psychischer Versorgungsaufwand und Akuität bei durchschnittlichem somatischem Versorgungsaufwand und Akuität	
IV	Erhöhter psychischer Versorgungsaufwand und Akuität bei hohem somatischem Versorgungsaufwand und Akuität	

lungspersonal mit Fachkenntnissen in beiden Fachbereichen und die Fähigkeit, sowohl somatische als auch psychotherapeutische Interventionen in einer integrierten und sicheren Umgebung durchzuführen, benötigt (Pudalov et al. 2018; van Schijndel et al. 2022). Die MPU-Klassifikation nach Kathol et al. (1992) orientiert sich an der Akuität des entweder psychischen oder somatischen Problems und gliedert sich in vier Kategorien (➤ Tab. 53.1):

- Die **Typ-I- und Typ-II-Kategorien** folgen dem traditionellen Ansatz der räumlichen Trennung psychischer und somatischer Disziplinen und werden am besten durch psychosomatische/psychiatrische Abteilungen mit konsiliarischer somatischer Unterstützung (Typ I) oder allgemeine Krankenhausabteilungen mit konsiliarischer psychosomatischer/psychiatrischer Unterstützung (Typ II) charakterisiert.
- **Typ-III- und -IV-Kategorien** können Patienten mit mittelschwerer bis schwerer psychopathologischer und somatischer Symptomatik in einer stärkeren organisatorischen Integration betreuen.
  - In Typ-III-Units werden hauptsächlich Patienten mit schwerer Psychopathologie und mittelschwerer Organpathologie behandelt. Sie werden meist von Psychosomatikern oder Psychiatern administrativ geleitet (Psych-Med-Units).
  - Einheiten des Typs IV behandeln die gleichen medizinischen Probleme wie allgemeinmedizinische Stationen, unabhängig vom Schweregrad, zusammen mit jeder psychischen Erkrankung, die üblicherweise in einer psychosomatischen und psychiatrischen Akutstation behandelt wird (Alberque et al. 2009) und werden meist von Ärzten der somatischen Disziplinen administrativ geleitet (Med-Psych-Units).

Da sich die Definitionen der vier Typen überschneiden und oft nicht eindeutig genug sind (van Schijndel et al. 2019), etabliert sich zunehmend der zusammenfassende Begriff der **Complexity Intervention Units** (Kathol et al. 2009) für Einheiten, die eine stärkere integrierte Versorgung bieten.

Im internationalen Kontext richten sich die häufigsten Bemühungen stationärer integrierter Versorgung auf die Behandlung schwerer psychischer Erkrankungen, insbesondere Schizophrenie, bipolare Störungen und schwere depressive Störungen mit somatischer Komorbidität (de Hert et al. 2011; Pudalov et al. 2018). In den USA weisen entsprechende MPUs eine über 30-jährige Tradition auf. In Europa entwickelten sich diese Einheiten vor allem aus psychiatrisch-geriatrischen Einheiten heraus und sind am stärksten in den Niederlanden etabliert, wo zuletzt 30 von 90 Krankenhäusern diese Komplexbehandlungsstrukturen vorhielten (Carter et al. 2024; van Schijndel et al. 2019). Der spezifisch in Deutschland entwickelte Fokus psychosomatischer Kliniken auf die Behandlung von affektiven und Angststörungen, somatoformen Störungen, Essstörungen sowie trauma- und stressbedingten Störungen bildet sich hierzulande in der entsprechenden integrierten Versorgung ab.

53.1.2 Entwicklungen im deutschsprachigen Raum

Die integrierte internistische Psychosomatik hat im deutschsprachigen Raum eine lange Tradition und gilt als eine der historischen Wurzeln der Psychosomatischen Medizin, denn deren ärztliche Fachvertreter waren oft gleichzeitig Internisten und Psychoanalytiker (Deter et al. 2018). Aus dieser Kompetenz heraus wurden stationäre Behandlungseinheiten in oder nahe an der Inneren Medizin gegründet, z. B. in Heidelberg, Lübeck, Bern, Ulm, Stuttgart, Hamburg, Berlin, Marburg, Wien, Saarbrücken, Göttingen und Nürnberg (Adler 1994; Häuser et al. 2004; Herrmann-Lingen 2011; Herzog et al. 2003; Köhle et al. 1980; Schmeling-Kludas et al. 1991; Wedler 1992).

Das von Christian und Hahn beschriebene Stufenmodell zur Charakterisierung integrierter Psychosomatik in Deutschland definiert nach dem Modell der „**Heidelberger Schule**" die integrierte stationäre Versorgung in Deutschland in drei Stufen (Hahn 1980):

- Stufe 1: Internistische Station mit psychosomatischer Basisversorgung (Konsiliar- und Liaisondienst/Fallbesprechungen) (➤ Kap. 52)
- Stufe 2: Integrierte stationäre internistisch-psychosomatische Station
- Stufe 3: Psychosomatische Psychotherapiestation mit internistischer Versorgungskompetenz, wie in ➤ Kap. 51 beschrieben

Später kamen Konzepte hinzu, die eine integrierte Versorgung in sog. Beleg- oder Streubetten in internistischen Kliniken möglich machten, in denen eine eigenständige stationäre psychosomatische Einheit nicht durchsetzbar war (Deter et al. 2004).

In Deutschland sind, abhängig von den lokalen Gegebenheiten und den fachlichen Schwerpunkten, stationäre integrierte Versorgungsmodelle sowohl als eigenständige Behandlungseinheiten als auch im Belegbettensystem mit der somatischen Medizin etabliert. Diese Behandlungen können entweder über DRG (Diagnosis Related Groups/Diagnosebezogene Fallgruppen) oder PEPP (Pauschalierte Entgelte für die Psychiatrie und Psychosomatik) in Abhängigkeit davon abgerechnet werden, welches die fallführende Abteilung der belegten Betten ist. Dabei bieten die meisten Einheiten graduell gestufte Formen von Simultandiagnostik und -therapie somatischer und psychosozialer Faktoren insbesondere bei nichtspezifischen, funktionellen und somatoformen Körperbeschwerden (Schaefert et al. 2014) sowie bei chronischen internistischen Erkrankungen mit psychischer Komorbidität an. Trotz der Vielzahl an Möglichkeiten integrierter stationärer Versorgungsmodelle halten aktuell nur wenige psychosomatische Abteilungen an Universitätskliniken und Versorgungskrankenhäusern (z. B. Heidelberg, Berlin, Göttingen, Nürnberg) diese Versorgungsform vor.

Integrierte Psychosomatik in der Schweiz und in Österreich

Am Zentrum für Innere Medizin am universitären Inselspital in Bern etablierte Rolf Adler (1994) eine integrierte psychosomatische Abteilung mit einem Schwerpunkt im Bereich der Geriatrie und Schmerzmedizin. Neben den Abteilungen in Heidelberg und Ulm war dies die prägendste internistisch-psychosomatische Modellstation im deutschsprachigen Bereich. Der psychosomatische Kompetenzbereich am Inselspital ist heute noch fest etabliert und fand vor wenigen Jahren eine neue Zuordnung weg von der Inneren Medizin hin zur Universitätsklinik für Neurologie.

In Österreich entstanden in den 1980er-Jahren zwei in die Gastroenterologie des Wiener Spitals der Barmherzigen Schwestern und des Landeskrankenhauses Baden bei Wien integrierte psychosomatische Stationen mit dem Schwerpunkt der Behandlung von funktionellen und entzündlichen Darmerkrankungen und Essstörungen (Knefel et al. 2021; Weiss, 2007). Im Zuge der Etablierung einer Spezialisierung in Psychosomatischer Medizin im Jahr 2018, die nach einer 18-monatigen Weiterbildung an einer stationären psychosomatischen Einrichtung von Fachärztinnen und Fachärzten aller medizinischen Fachbereiche erlangt werden kann (➤ Kap. 103.2), entstanden weitere in die Innere Medizin integrierte Departements mit kleinen Bettenabteilungen.

Integrierte psychosomatische Versorgung am Beispiel des Nürnberger Modells

In den vergangenen 20 Jahren wurden am Klinikum Nürnberg integrierte Konzepte zunächst mit dem besonderen Fokus auf interdisziplinäre Tageskliniken für die Behandlung von geriatrischen Patienten und Schmerzpatienten sukzessive weiterentwickelt (Wulsin et al. 2006). Ausgehend von einem breit vernetzten und in die Tiefe integrierten psychosomatischen Konsiliar- und Liaisondienst (CL-Dienst) (Pontzen 1994) entstand im Verlauf eine integrierte stationäre und teilstationäre Versorgung, die weniger in aufbauenden Stufen, sondern eher in komplementären Behandlungsfacetten und bedarfsorientiert die Therapiemöglichkeiten abbildet (➤ Abb. 53.2). Diese eng miteinander vernetzten Behandlungseinheiten ermöglichen eine integrierte Versorgung, die von der Sofortübernahme aus der somatischen Medizin bis zur individualisierten Dosisanpassung der Therapiedichte bei schwerer somatischer Komorbidität und noch rudimentärem psychosomatischem Krankheitsverständnis des Patienten reicht.

Insbesondere an Kliniken der Maximalversorgung wird oft diese individualisierte Form der integrierten Versorgung benötigt, denn

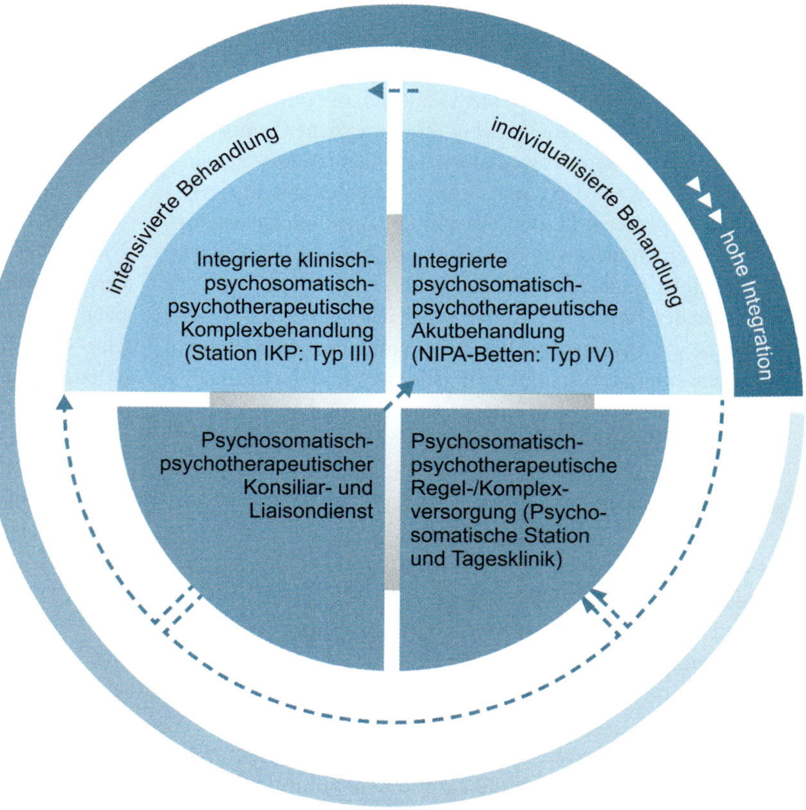

Abb. 53.2 Die komplementären Behandlungsfacetten integrierter psychosomatischer Behandlung am Beispiel des Nürnberger Modells der Integrierten Versorgung (IKP = Integrierte Klinische Psychosomatik; NIPA = Nürnberger Integrierte Psychosomatische Akutbetten) [L231]

die stationär behandelten Patienten sind 1) schwerer somatisch und komorbid erkrankt und 2) oft (noch) nicht in der Lage, an einem mehrwöchigen psychotherapeutischen Behandlungskonzept in der psychosomatischen Klinik teilzunehmen. Psychosomatische Behandlungseinheiten der Regel- und Komplexversorgung mit einem geringen Grad der Integration (➤ Kap. 51) sind strukturell und mitunter auch fachlich nicht darauf ausgerichtet, schwerer körperlich kranke Patienten somatisch mitzuversorgen. Somatische Stationen wiederum sind nicht ausreichend dazu qualifiziert, psychische bzw. psychosomatische Störungen mit zu behandeln.

Aus dieser Situation heraus gewinnen niedrigschwellige integrierte Konzepte in Kooperation zwischen der Psychosomatischen Medizin und den organmedizinischen Fächern zunehmend an Bedeutung, die sich aus psychotherapeutischer Perspektive an die Fähigkeiten und Bedürfnisse dieser Patienten adaptieren können.

53.2 Intensivierte Versorgung am Beispiel der Integrierten psychosomatisch-psychotherapeutischen Komplexbehandlung (Station IKP: Typ III)

Die Integrierte klinisch-psychosomatisch-psychotherapeutische Komplexbehandlung (Zusatzcode OPS 9-642 zum Basiscode 9–63) sieht eine intensivierte Behandlung für Patienten vor, die gleichzeitig sowohl somatisch als auch psychisch erkrankt sind. Es handelt sich um Patienten, die aufgrund einer akuten oder chronischen somatischen Erkrankung **unmittelbar medizinisch behandlungsbedürftig** sind und **gleichzeitig eine psychische Komorbidität** aufweisen oder z. B. Schwierigkeiten im Umgang mit ihrer körperlichen Erkrankung haben. Dazu zählen auch psychosomatische Erkrankungen, die sich vorwiegend somatisch präsentieren, wie z. B. Anorexia nervosa, Schmerz- oder somatoforme und dissoziative Störungen. Je nach Schwerpunkten der integrierten Behandlungseinheiten (➤ Tab. 53.1) reichen die Diagnosespektren von Patienten z. B. mit spezifischer Phobie nach mehrfacher Defibrillatorauslösung bei Herzinsuffizienz und Vermeidungsverhalten über Patienten mit chronisch entzündlichen Darmerkrankungen mit rezidivierenden Schüben und Depression bis hin zu Patienten mit Schwierigkeiten in der Lebensführung und selbstschädigendem Verhalten bei nikotinbedingter COPD.

Die Behandlungseinheit ist dann als intensiviert zu bezeichnen, wenn den Patienten ein strukturiertes, gruppenorientiertes, im Mittel ca. 6 Wochen dauerndes (für Patienten mit Anorexie, Adipositas oder anderen komplexen komorbiden Störungen auch länger), auf die somatische Einschränkung adaptiertes Behandlungsprogramm angeboten wird.

Dieses setzt sich aus ärztlich/psychologisch geleiteten Gesprächsgruppen- und Einzeltherapie, Bezugspflegegesprächen, körperorientierten Therapieverfahren, Kunst, Musiktherapie, Entspannungsverfahren, psychosozialer und sozialrechtlicher Beratung, Paar- und Familiengesprächen und Physiotherapie, Ernährungsberatung sowie Diätassistenz zusammen. Zudem müssen Strukturmerkmale vorgehalten werden, die regelmäßig einer Prüfung durch die Krankenkassen unterzogen werden (➤ Box 53.1).

BOX 53.1

Strukturmerkmale der Integrierten klinisch-psychosomatisch-psychotherapeutischen Komplexbehandlung

Strukturmerkmale OPS 9-642

- Behandlungsleitung durch einen Facharzt/eine Fachärztin für Psychosomatische Medizin und Psychotherapie/Psychiatrie und Psychotherapie
- Weitere Facharztqualifikation aus den Fächern der Inneren Medizin/Allgemeinmedizin, Neurologie, Orthopädie oder Anästhesie/Schmerztherapie durch gleiche oder andere Person oder einen zweiten Facharzt im Team
- Vorhandensein einer Intensiv- und/oder Intermediate-Care-Station
- 24 Stunden pflegerische Versorgung mit täglicher Kontaktaufnahme zum Patienten pro Schicht
- Arbeitstägliche Anwesenheit bzw. Visite eines Arztes/einer Ärztin

Kernmerkmal dieser integrierten Versorgungseinheit ist die **regelmäßige interdisziplinäre Abstimmung** mit allen an der Behandlung beteiligten somatischen Fachgebieten, die mindestens 3-mal wöchentlich stattfindet und dokumentiert werden muss. Der dadurch täglich gelebte multidisziplinäre Austausch ermöglicht die Vermittlung der Fachkompetenzen disziplin- und berufsgruppenübergreifend und stellt ein ideales Lernfeld für ärztliche und psychologische Ausbildungskandidaten dar. Umgekehrt kann eine 6-monatige Weiterbildungszeit in der Psychosomatischen Medizin und Psychotherapie auf die Facharztweiterbildung für Innere Medizin und andere organmedizinische Fächer angerechnet werden. Im Klinikum Nürnberg arbeitet ein Arzt/eine Ärztin in der Weiterbildung zum Facharzt Innere Medizin fest zugeordnet als Rotationsassistent*in auf der IKP, und es findet einmal in der Woche eine Visite oder Fallbesprechung durch einen internistischen Oberarzt bzw. eine internistische Oberärztin auf dieser Station statt.

Der Begriff intensivierte Versorgung bezieht sich auf die Dichte des psychotherapeutischen Angebots in Kombination mit der Diagnostik und Therapie der somatischen Komorbidität.

Die erfolgreiche Behandlung setzt voraus, dass Patienten ausreichend psychosomatisch motiviert und körperlich in der Lage sind, am therapeutischen Angebot regelmäßig und über die Länge des Behandlungszyklus hinweg teilzunehmen. Auch aus therapeutischer Sicht bedarf es einer intensivierten Anforderung, denn sowohl die psychische als auch die somatische Erkrankung müssen antizipiert, miteinander verbunden gesehen und in den therapeutischen Prozess miteinbezogen werden, ohne den Patienten, die Gruppe oder das Behandlungsteam zu überfordern. Je nach Kooperationspartner und Zuweisungswegen der Patienten entwickeln sich in den integrierten Versorgungseinheiten fachliche Schwerpunkte (z. B. Psychokardiologie, Psychoonkologie, Psychogastroenterologie, Psychopneumologie) oder gemischte organbezogene Settings, die mitunter eine Herausforderung, aber auch eine Chance für die Behandlung darstellen. So kann es passieren, dass z. B. ein älterer Patient mit Defibrillator und Herzinsuffizienz und eine junge Patientin mit Colitis ulcerosa gemeinsam an der interaktionellen Gesprächsgruppe teilnehmen.

Patientengeschichte

Bedarfsgerechte integrierte Versorgung im Übergang von der somatischen in die psychosomatische Medizin

Herr A., ein 53- jähriger Pat. in stationärer gastroenterologischer Behandlung zur Abklärung abdomineller Schmerzen bei Z. n. Leistenhernien-OP, wurde unserem Konsildienst mit Bitte um Mitbeurteilung vorgestellt. Die internistische Diagnostik ergab keine akute OP-Indikation in Bezug auf eine Revision der Leistenhernie. Eine konsiliarische Vorstellung in der Allgemeinchirurgie mit CT des Abdomens wies auf eine Schmerzgenese durch eine Flüssigkeitsansammlung i. S. eines postoperativen Hämatoms an der OP-Narbe hin. Ein Narbendefekt oder eine offene Hernie konnte nicht festgestellt werden. Herr A. konnte sich auf dieses Erklärungsmodell jedoch nur sehr schwer einlassen und äußerte persistierend große Sorgen, dass es komplizierend zu einer „Darmeinklemmung" kommen könnte.

Ein halbes Jahr vor dem stationären Aufenthalt habe er einen kleineren operativen Eingriff wegen eines Abszesses am Arm gehabt und sich anschließend einer Leistenhernien-OP unterziehen müssen. Unmittelbar danach habe er eine schwere Influenza-Infektion durchgemacht und sich zu Hause 2 Wochen isoliert. In dieser Zeit hätten die Panikattacken massiv zugenommen, was schließlich nun zu einer „Angst vor der Angst" und entsprechend weiterem Rückzugsverhalten geführt habe. Zum Zeitpunkt des psychosomatischen Erstkontakts hatte Herr A. täglich Panikattacken, die er mit Lorazepam behandelte. In diesem Zusammenhang äußerte er große Sorgen, abhängig zu werden.

Durch die häufigen Panikattacken habe er sich nicht mehr getraut, allein zu Hause zu sein. In der psychosomatischen Anamnese wurde deutlich, dass Herr A. jedoch vorher schon kaum noch aus dem Haus gegangen war. Bereits 2011 sei seine Angsterkrankung erstmalig aufgetreten. In den vergangenen Jahren habe er vor allem durch ein ausgeklügeltes Vermeidungsverhalten die Symptomatik gut eindämmen können. Es sei ihm schon länger schwergefallen, Termine außerhalb seines Heimatdorfes wahrzunehmen, zuletzt habe er nur noch kurze Autofahrten unternehmen können. Mit Beginn der Corona-Pandemie hätte sich die Situation verschärft, da er und seine Frau sich aus Infektionsschutzgründen sehr zurückgezogen hätten, was wiederum die Ängste verstärkt habe.

Herr A. arbeitete seit der Pandemie ausschließlich im Homeoffice in der Verwaltung eines mittelständischen Unternehmens. Er sei selbst als Kind eines psychisch schwer kranken Vaters aufgewachsen, der wegen ausgeprägter Somatisierungsstörung und Depression häufig in stationärer Behandlung und deshalb im Familienalltag nicht präsent gewesen war. Seine überforderte Mutter habe Herrn A. und seinen drei Geschwistern nicht immer gerecht werden können und bisweilen auch Gewalt in der Erziehung angewandt. Der Pat. war seit über 20 Jahren verheiratet und lebte mit seiner Frau zusammen. Das Paar hatte keine gemeinsamen Kinder. Aufgrund der starken Aggravation der Symptomatik ohne ausreichende Kompensationsmöglichkeiten leiteten wir eine stationäre integrierte Behandlung als direkte Übernahme aus der internistischen Behandlung zur Therapie der Somatisierungsstörung sowie Agoraphobie und Panikstörung mit ausgeprägtem Vermeidungsverhalten ein.

Behandlung

Wir nahmen den Pat. zunächst direkt in unsere integrierte psychosomatisch-psychotherapeutische Akutbehandlung (NIPA, ➤ Kap. 53.3) auf. Aufgrund seines hohen, z. T. chronifizierten Leidensdrucks, der sich durch erhöhte Anspannung und wechselnde körperliche Beschwerden äußerte, erarbeiteten wir folgende Therapieziele:

- Erwerben eigener Strategien zur Angstreduktion und gezielter Maßnahmen zur Entspannung
- Ausschleichen der Benzodiazepin-Medikation
- Sammeln erster positiver Erfahrungen in der Konfrontation mit angstauslösenden Situationen und Themen
- Bahnung einer psychosomatischen Weiterbehandlungsperspektive im Anschluss an die Stabilisierung im Rahmen der integrierten Akutbehandlung

Zur Verbesserung der Selbstregulation wurde mit dem Pat. im Rahmen psychoedukativer Einheiten der individuelle Kreislauf von Angst- und Unruhezuständen sowie Techniken des Ausstiegs bzw. der Regulation erarbeitet und eingeübt (Aufmerksamkeitsverschiebung, bestärkende und beruhigende Selbstaffirmationen statt katastrophisierender Gedanken, bewusstes Einsetzen der gezeigten Atemtechniken). Diese Techniken konnte der Pat. rasch und mit Erfolg zur Linderung der Anspannung einsetzen, sodass er bereits nach einer Behandlungswoche die Benzodiazepin-Bedarfsmedikation kaum mehr benötigte.

Wir arbeiteten darauf aufbauend an der Stärkung des Bewusstseins für psychosomatische Zusammenhänge, wobei wir zunächst auf eine Markierung der Belastungsthemen und der damit zusammenhängenden Förderung des eigenen Problembewusstseins fokussierten. Dabei thematisierten wir wiederholt die Neigung des Pat., sich bei angst- und schuldbesetzten Themen vermeidend zu verhalten. Wir motivierten Herrn A. dementsprechend, sich in unserer Begleitung sukzessive damit auseinanderzusetzen.

Die Entspannungsübungen – insbesondere die Progressive Muskelrelaxation nach Jacobsen – unterstützte den Pat. dabei, seine Körperempfindungen zu verbessern und deren Regulation von Anspannungs- und Schmerzzuständen zu beobachten und selbst etwas zu beeinflussen. In der Begleitung der physikalischen Medizin erwarb sich Herr A. wieder mehr Zutrauen in die eigene Kraft und Beweglichkeit. Psychopharmakologisch erhöhten wir die bereits bei Übernahme bestehende Pregabalin-Medikation auf 75 mg 2 × tgl. Darunter konnte eine unterstützende Linderung der Angstsymptomatik beobachtet werden, sodass die vorbestehende Lorazepam-Bedarfsmedikation vollständig abgesetzt werden konnte.

Zur Verstetigung und weiteren Verbesserung des Umgangs mit seiner Angst- und Schmerzsymptomatik sowie der dafür notwendigen Entspannungsfähigkeit empfahlen wir die Übernahme in das intensivierte integrierte Komplexbehandlungssetting (IKP; ➤ Kap. 53.2), wo der Fokus – wie oben skizziert – auf der Gruppenpsychotherapie lag. Herr A. erklärte sich damit einverstanden und konnte sich hier vertieft durch die Sicherheit der täglichen ärztlichen Mitbehandlung, Abklärung und Symptomkontrolle im integrierten Setting auf die psychotherapeutische Arbeit konzentrieren. Im Hinblick auf seine bisherige Therapieerfahrung reflektierte Herr A. rasch, wie stark er seinen eigenen Körper wahrnahm, der teilweise intensiv auf die nun stärkere Konfrontation mit interpersonellen Themen und entsprechenden Konflikten im Rahmen der Gruppentherapie reagierte. Hierbei erhielt er wertvolle Rückmeldungen aus der Gruppe im Hinblick auf seine eigenen Überforderungstendenzen, konnte gleichzeitig aber auch die Erfahrung echter Anteilnahme und Sorge um das Wohl anderer Pat. erleben, was ihn in seiner Selbstwirksamkeit deutlich stärkte. Im Verlauf der Therapie fasste er Mut, ließ sich sein Fahrrad von zu Hause bringen und nutzte diese neu hinzugewonnene Mobilität, um in den Therapiepausen seinen Bewegungsradius um das Klinikum herum schrittweise zu erweitern. Die Gruppe unterstützte ihn in seinem Wunsch nach Selbstverantwortung und Veränderung und bestärkte ihn in seinen Erfolgen.

Die regelmäßigen Imaginationsübungen sowie kreativtherapeutischen Einheiten nutzte Herr A. besonders, um sich von den repetitiv auftretenden, intensiv erlebten Schmerzsymptomen distanzierend zu entlasten. Zum Behandlungsende hin erlebte sich der Pat. deutlich gestärkt und dankbar sowie motiviert, eine weiterführende ambulante Psychotherapie wahrzunehmen, zu der er bereits Kontakt aufgenommen hatte. Allerdings mobilisierten sich durch die Entlassung auch verstärkt Unsicherheiten.

So äußerte er z. B. große Ängste, von seiner Frau mit dem Auto von der Klinik nach Hause gefahren zu werden – er hatte die Sorge, eine Panikattacke zu durchleben, und wollte kein Sicherheitsrisiko und vor allem keine Belastung für sie darstellen. In einem Paargespräch mit Herrn A. und seiner Partnerin erarbeiteten wir ein Schema, mit dessen Hilfe er schließlich einverstanden war, sich der ängstigenden Situation einer gemeinsamen Heimfahrt zu stellen. Herr A. bemerkte bereits während dieses Paargesprächs, wie sich die anfängliche Anspannung nach und nach regulieren ließ. Am Entlassungstag war es ihm schließlich möglich, wie vereinbart mit einem ausreichend regulierbaren Anspannungslevel nach Hause zu fahren.

Dem klinischen Eindruck einer erfolgreichen Behandlung entsprechend nahmen die Belastungswerte im psychodiagnostischen Assessment zwischen Aufnahme und Entlassung im Durchschnitt auf allen Symptomskalen (Depressivität –PHQ-9 von 15 auf 6 Punkte; somatische Symptome – PHQ-15 von 15 auf 10 Punkte) und insbesondere im Hinblick auf die Angstsymptomatik (GAD-7 von 11 auf 4 Punkte) deutlich ab.

In einer unkontrollierten Prä-Post-Studie konnten Wentzlaff et al. (2015) zeigen, dass die in den Jahren 2012–2014 behandelten 244 Patient*innen der integrierten psychosomatischen-psychotherapeutischen Komplexbehandlung auf einer internistischen Station (IKP) am häufigsten unter endokrinologischen, kardiovaskulären und pulmologischen Erkrankungen litten und die häufigsten psychischen Diagnosen depressive Störungen, Angststörungen und Anpassungsstörungen waren. Die Hälfte der Patient*innen kam über den psychosomatischen CL-Dienst aus somatischen Abteilungen des Klinikums zur Weiterbehandlung in die IKP, die andere Hälfte wurde von extern zugewiesen. Die Durchschnittsliegedauer lag bei 35 Tagen (1–70 Tage). Nach der Behandlung waren die psychische Symptomatik (Summenwert im ICD-10-Rating) und die Depressivität signifikant mit einer hohen Effektstärke (Cohens $d = 0{,}89$ bzw. 1,07) sowie die Angstsymptomatik mit mittlerer Effektstärke ($d = 0{,}66$) vermindert.

53.3 Individualisierte Versorgung am Beispiel der integrierten psychosomatisch-psychotherapeutischen Akutbehandlung (NIPA, Typ IV)

Integrierte Konzepte, die eine Belegung einzelner psychosomatischer Behandlungsbetten in spezialisierten somatischen Stationen vorsehen, ermöglichen eine individualisierte und zeitnahe psychosomatische Behandlung nach Therapieende im somatischen Setting. Dies ist vor allem für Patienten relevant, denen aufgrund körperlicher und/oder psychischer Belastbarkeitsgrenzen ohne ausreichendes psychosomatisches Krankheitsverständnis ein wie in ➤ Kap. 53.2 dargestelltes intensiviertes psychosomatisches Therapiekonzept (noch) nicht zumutbar ist.

Eine entsprechende Organisationsstruktur wurde in Deutschland mit dem **Marburger Modell** der in die Innere Medizin integrierten Akutbetten erstmals von Schüffel (1998; Lomb et al. 2014) und später mit dem **Steglitzer Belegbettenmodell** von Deter et al. (2004) beschrieben. Die inhaltliche Ausrichtung dieser Einheiten orientierte sich damals an infrastrukturellen Bedingtheiten der Klinik und war damals die einzige stationäre psychosomatische Versorgungsmöglichkeit.

Ein aktuell bestehendes, individualisiertes Belegbettenkonzept stellen die **Nürnberger integrierten psychosomatischen Akutbetten (NIPA)** dar. Räumlich zugeordnet zum jeweiligen somatisch spezialisierten Umfeld, das für die körperliche Symptomatik der Patienten am besten geeignet ist, sind sie das niedrigschwelligste integrierte Setting in der stationären Therapie komplexer psychosomatischer Störungsbilder (Köbler et al. 2022). Dies wird durch Therapieangebote direkt am Krankenbett, die sich engmaschig an den Bedürfnissen und Belastbarkeitsgrenzen der Patienten orientieren, die tägliche internistisch-ärztliche und pflegerische Versorgung sowie durch eine direkte Übernahmeperspektive gewährleistet.

Die Zuweisung erfolgt i. d. R. durch bedarfsgeleitete Konsilanfragen und proaktive Liaison-Kooperationen mit den somatischen Stationen. Eine psychosomatische Behandlung kann sich dann direkt an den somatischen Aufenthalt im gleichen Krankenbett anschließen. So

Tab. 53.2 Übersicht der psychischen Behandlungsdiagnosen im Rahmen der ersten NIPA-Behandlungen (Köbler et al. 2022)

	n = 72	n	%
(F32, F33)	Depressionen	58	80,6
(F41.0)	Panikstörung	32	44,4
(F45)	Somatoforme Störungen	20	27,8
(F43.1)	Posttraumatische Belastungsstörung	9	12,5
(F10)	Alkohol: schädlicher Gebrauch/Abhängigkeit	4	5,6
(F50)	Essstörungen	3	4,2
(F06.7)	Leichte kognitive Störung	3	4,2
(F40.2)	Spezifische Phobie	2	2,8
(F90)	Aktivitäts- und Aufmerksamkeitsstörung	1	1,4

wird den Phänomenen von Chronifizierung oder auch Hospitalisierung komplex erkrankter Patienten aktiv entgegengewirkt (Sporinova et al. 2019). Das NIPA-Konzept kann dabei über die erste Stabilisierung der Patienten hinaus auch eine **Türöffnungs- oder Lotsenfunktion** innerhalb des biopsychosozialen Versorgungssystems ermöglichen.

Therapiezielorientiert wird ein **Behandlungsplan** erstellt, der z. B. auf eine Erhöhung von Selbstfürsorge und Mobilisierung, Angstreduktion bei Bewegung, Verbesserung der psychosozialen Versorgungssituation oder den Aufbau von Ressourcen und machbaren Alltagsaktivitäten abzielt. Das multiprofessionelle Behandlerteam bringt dabei bewährte **Interventionen** an das Krankenbett:

- Psychotherapeutische Einzelgespräche
- Entspannungs- und Imaginationsübungen
- Kunsttherapie und Konzentrative Bewegungstherapie
- Genuss- und Ressourcentraining
- Bezugspflegegespräche

Eine engmaschige interdisziplinäre Visite (tägliche internistische Visiten sowie psychosomatische Visiten 3 ×/Woche) sowie regelmäßige Physiotherapie und eine niedrigschwellige Begleitung durch sozialpädagogische Beratungs- und Interventionsmöglichkeiten sind weitere Grundpfeiler der NIPA-Behandlung.

Eine hohe Bedeutung hat auch hier der **regelmäßige interdisziplinäre Austausch** im Rahmen von Fallbesprechungen und Übergaben. Im NIPA-Konzept werden diese 3 ×/Woche abgehalten; hinzu kommt der niedrigschwellige Austausch zwischen psychosomatischem und somatischem Behandlungsteam im Rahmen der Therapieeinheiten. Dies ist zur Sicherung der Therapiequalität mit Blick auf ein umfassendes biopsychosoziales Verstehen und Unterstützen der Patienten sinnvoll und notwendig, aber auch, um schnell auf potenzielle somatische Verschlechterungen reagieren zu können.

Evaluationsdaten der NIPA-Behandlung zeigten bei den Patienten eine hohe Krankheitsschwere mit durchschnittlich sechs klinisch relevanten **somatischen Komorbiditäten** (vor allem aus den Bereichen der chronischen Lungenerkrankungen, gastrointestinalen, muskuloskelettalen, urogenitalen, onkologischen und kardialen Erkrankungen sowie im Hinblick auf eingeschränkte Mobilität und Teilhabe). Als **psychische Diagnosen** zeigten sich am häufigsten affektive und Angststörungen und insgesamt Störungsbilder mit hoher Komorbidität und Komplexität (➤ Tab. 53.2). Die mittlere Behandlungsdauer betrug 16 Tage.

Es zeigten sich eine relevante Symptomverbesserung sowie eine gute Passung zu den Patientenbedürfnissen (Köbler et al. 2022). Weiterführende Behandlungen fanden in der Psychosomatischen Institutsambulanz (PsIA), im Rahmen der intensivierten, integrierten psychosomatisch-psychotherapeutischen Komplexbehandlung und sozialpsychiatrischer wohnortnaher Angebote statt.

Patientinnengeschichte

Integrierte psychosomatische Behandlung für somatisch schwer und multimorbid erkrankte Patienten

Anamnese

Frau S. (49 J.) wurde uns konsiliarisch während ihrer stationären Behandlung in der Klinik für Pneumologie vorgestellt. Die psychosomatische Mitbetreuung erfolgte zur weiteren Stabilisierung nach schwer verlaufener COVID-19-Infektion vor 3 Monaten mit Intensivpflichtigkeit und Langzeitbeatmung nach respiratorischer Insuffizienz Typ II und ARDS III°. Im Verlauf stellten sich komplizierend ein akutes Nierenversagen, eine Klebsiellen-Pneumonie sowie ein Herpes zoster C8/Th1 ein.

Zum Zeitpunkt des konsiliarischen Erstkontakts wies die Pat. eine sehr starke körperliche Erschöpfung und Leistungsminderung mit einer Gehstrecke von wenigen Metern auf. Sie war kurzatmig und sauerstoffpflichtig. Vor der COVID-Erkrankung war sie komplett selbstversorgend gewesen.

Frau S. beschrieb die Zeit des Aufwachens aus dem künstlichen Koma als sehr belastend. Sie habe dabei verstörende und ängstigende Verwirrtheitszustände und Wahnvorstellungen erlebt, die nun zwar abgeklungen seien, deren zugehörige Erinnerungen sie aber weiterhin verfolgten. Als besonders belastend erlebte sie die stellenweise massiven Schlafstörungen, oft auch mit Albträumen. So wurde sie am Tag vor der Erstvorstellung von ihrer Zimmernachbarin aufgrund eigener heftiger Schreie geweckt. In den Morgenstunden erlebte Frau S. oft starke emotionale Tiefs. Während des Tages fühlte sich die Pat. unter höchster Anspannung. Als maßgebliches Belastungsthema äußerte Frau S. den Kontrollverlust und die Ängstigung vor Abhängigkeit (vor allem von der Sauerstoffbeatmung).

Hinzu kamen familiäre Sorgen: Kurz vor der COVID-Erkrankung waren beide Eltern durch Schlaganfall der Mutter und stetig abnehmende Belastbarkeit des Vaters relativ rasch pflegebedürftig geworden. Gegenüber dem einzigen Bruder hatte Frau S. zudem Schuldgefühle, da dieser als Bevollmächtigter während ihrer Beatmung im künstlichen Koma schwierige Entscheidungen bzgl. ihrer Behandlung zu treffen hatte.

Frau S. litt seit ihrer Geburt an einer Erblindung durch Rötelnembryopathie. Im Rahmen ihrer Sehbehinderung habe sie sich zeitlebens immer erkämpfen müssen, was für andere selbstverständlich war. Vor ihrer COVID-Erkrankung habe sie ein „normales" Leben mit eigener Wohnung, einer Angestelltentätigkeit und einem sehr aktiven Lebensstil geführt. Sie beschrieb einen großen Freundeskreis, engagierte sich ehrenamtlich und organisierte Reisegruppen für Sehbehinderte.

Wir diagnostizierten bei der Pat. eine posttraumatische Belastungsstörung, kumulativ entstanden durch die lange Behandlung auf Intensivstation, das anschließende postoperative Delir und das damit zusammenhängende intensive Bedrohungserleben. Aufgrund der Schwere der Erkrankung und mit dem Ziel des Verhinderns der Chronifizierung sowie zur Unterstützung bei der Krankheitsverarbeitung bei gleichzeitiger somatischer Stabilisierung nahmen wir Frau S. in unser individualisiertes integriertes Behandlungssetting (NIPA-Bett) auf.

Behandlung

Der Pat. ging es um ein „Zurückkämpfen ins Leben". Sie wollte wieder autonom werden und zeigte sich hinsichtlich ihrer Genesung und ihrer Fortschritte bisweilen ungeduldig und von dem traumaassoziierten Belastungserleben überfordert. Wir erarbeiteten mit Frau S. folgende Therapieziele:

- Stabilisierung und Reduzierung der Symptomatik, insbesondere Erlernen von selbstberuhigenden und traumadistanzierenden Techniken
- Gemeinsames, durch Psychoedukation geleitetes Einordnen des Erlebten
- Verbesserung des Schlafs, u. a. durch suffiziente medikamentöse Einstellung

Die Pat. nutzte vom ersten Tag der Behandlung an interessiert die therapeutischen Angebote mit großer Motivation.
Die psychotherapeutische Begleitung fokussierte auf die gemeinsame Entwicklung eines Narrativs zur Verarbeitung des traumatisch Erlebten. So gingen wir sukzessive die medizinischen Interventionen, deren Komplikationen und Folgeereignisse während ihrer Zeit auf Intensivstation mit der Pat. durch, füllten Erinnerungslücken und ergänzten diese mit den Berichtsvignetten von Freunden und Verwandten. Dies half Frau S., sich nach und nach wieder in der Gegenwart einzurichten und das Durchlebte in die Vergangenheit einzuordnen. Die Pat. profitierte von psychoedukativen Erläuterungen, die sie insbesondere im Hinblick auf die ängstigenden Erlebnisse des Delirs im Rahmen der Reduktion der sedierenden Medikation auf Intensivstation als sehr entlastend erlebte.

Im Rahmen der Entspannungstherapie konnte Frau S. rasch bereits aus eigener Meditationspraxis bekannte Regulierungstechniken ausbauen und für sich nutzen, sodass sich die anfängliche Grundanspannung im Verlauf der Behandlung deutlich reduzierte. Dies ging nicht zuletzt auch mit der Besserung ihres somatischen Allgemeinzustands im Zuge des kontinuierlichen physiotherapeutischen Übens einher.

Im Verlauf der Behandlung erweiterte sich der Blick der Pat. auf die zugrunde liegenden Muster ihrer Krankheitsverarbeitung – sowohl im Hinblick auf ihre Ressourcen (Resilienz, viel Engagement, großes soziales Netz und sinnvoll erlebtes Leben) als auch auf die ihr eigenen Herausforderungen. So kam Frau S. – besonders getriggert durch mehrere Absagen von Reha-Kliniken aufgrund ihrer Sehbehinderung – mit dem ihr altbekannten Muster in Kontakt, sich immer besonders anstrengen zu müssen, um in der Welt ihren Platz und eine Chance zu bekommen. Die daraus resultierende Ungeduld und teilweise Härte gegen sich selbst wurden der Pat. immer wieder behutsam gespiegelt und deren Auflockerung auch von ihr als mögliche Entwicklungsperspektive aus der schweren Erkrankung heraus in Betracht gezogen (Suche nach Sinn der Erkrankung).

Wir konnten Frau S. schließlich nach 3 Wochen integrierter psychosomatischer Behandlung psychisch deutlich stabilisiert entlassen, obgleich einige große Themen (Meistern des Alltags, veränderte Lebens- und Pflegesituation der Eltern) und ein langer Weg der Rekonvaleszenz vor ihr lagen. Im Vergleich zur Aufnahme wiesen die Belastungswerte in den psychischen Assessments zum Entlassungszeitpunkt durchschnittlich geringere Ausprägungen auf (PHQ-9: von 9 auf 5 Punkte, GAD-7: von 10 auf 6 Punkte). Zudem wies Frau S. eine deutlich verbesserte Ausdauer und Kraft auf, sodass zur Entlassung auch keine Versorgung mit Sauerstoff mehr notwendig war. Die vorübergehend angesetzte Bedarfsmedikation mit Zolpidem zur Verbesserung des Einschlafens konnte bei Entlassung ebenfalls abgesetzt werden.

Bei einem ambulanten Gespräch ca. 6 Monate nach Entlassung aus der Klinik berichtete die Pat. von einer Genesung sowohl vonseiten der körperlichen als auch der psychischen Symptomatik. Der Schlaf wurde wieder als erholsam erlebt, und sie konnte sich darüber freuen, die schwere Erkrankung überlebt zu haben. Sie hatte ihr Leben in Autonomie wieder aufnehmen können und war seit wenigen Tagen auch wieder in reduzierter Stundenzahl an ihren Arbeitsplatz zurückgekehrt.

53.4 Diskussion und Ausblick

Integrierte stationäre Versorgungsmodelle vor allem an der Schnittstelle zur inneren Medizin haben in der Psychosomatischen Medizin eine lange Tradition. Dennoch werden entsprechende Strukturen noch zu wenig realisiert. Dabei wären nicht nur integrierte internistisch-psychosomatische Behandlungseinheiten umsetzbar, sondern auch Einheiten mit jeder stationär arbeitenden Fachdisziplin wie z. B. der Gynäkologie, Urologie, Neurologie oder Chirurgie.

Die integrierte stationäre Versorgung stellt nicht nur eine Spezialisierung innerhalb der Psychosomatischen Medizin, sondern auch eine grundsätzliche Notwendigkeit für alle Abteilungen dar, die das gesamte Versorgungsspektrum der Psychosomatischen Medizin abdecken wollen.

Chronisch und multimorbid erkrankte Patienten finden in den stationären Psychotherapiesettings aufgrund des hohen und spezialisierten somatischen Versorgungsaufwands oft keinen Behandlungsplatz. Zudem liegt nicht selten ein unzureichendes psychosomatisches Krankheitsverständnis vor, sodass das Therapieprogramm im Gruppensetting eine Überforderung sowohl für die Patienten als auch für die Behandler darstellt. Die von Behandlerseite häufig vorhandene Sorge vor einer Exazerbation der somatischen Komorbidität unter Psychotherapie (z. B. Angina-pectoris-Anfall bei KHK, akute Dyspnoe bei COPD, Steigerung der Anfallshäufigkeit bei dissoziativen Störungen) ist aufgrund der bekannten psychobiologischen Wechselwirkungen berechtigt, sollte den Patienten aber nicht die Behandlungsmöglichkeit nehmen. Aufgrund der hohen Spezialisierung der organmedizinischen Fachbereiche ist es heute kaum mehr anzuraten, die somatische Mitversorgung komplex und chronisch erkrankter Patienten in der Psychosomatik aus einer Hand allgemeininternistisch oder allein über konsiliarische Mitbetreuung abzudecken. Neben einer, je nach Standort, zu wenig gewachsenen klinischen Kooperation auf „Augenhöhe" zwischen der Psychosomatischen Medizin und den organmedizinischen Abteilungen könnte auch die Sorge vor fachlicher Überforderung mit diesen Patienten die noch zögerlichen Initiativen integrierter psychosomatischer Versorgung im Krankenhaus erklären.

Es finden sich vielfältige Hinweise auf den Nutzen der Verbesserung psychosomatischer Versorgung in den somatischen Behandlungen überall auf der Welt:

- So können Krankenhausaufenthalte dadurch potenziell verkürzt, eine geringere Inanspruchnahme von Notfalldiensten nach Entlassung, aber auch eine Reduktion von Stressfaktoren für das medizinische Personal erreicht werden (Pudalov et al. 2018).
- Einige dieser Faktoren könnten sich auch in einem ökonomischen Nutzen für Krankenhäuser und Kostenträger in der Behandlung komplex erkrankter Patienten niederschlagen, wobei ein derartiger Nachweis schwierig zu führen und die empirische Studienlage dazu uneinheitlich ist (Kathol 2010; Leue et al. 2010).
- Weiterhin stellen integrierte Versorgungskonzepte aufgrund der transdisziplinären Wirkungsansätze ein hervorragendes Ausbildungsumfeld für Medizinstudierende und Assistenzärztinnen und -ärzte dar und erhöhen die Akzeptanz psychosomatischer Therapie auf Patienten- wie Behandlerseite (van Schijndel et al. 2022).

Integrierte Behandlungskonzepte sind organisatorisch und inhaltlich aufwendig, denn sie erfordern das Vorhalten der im OPS geforderten Strukturmerkmale (➤ Kap. 53.1) und sind daher bislang häufig unzureichend kostendeckend. Während es im ambulanten Bereich z. B. über die Psychosomatische Institutsambulanz oder die ambulante spezialfachärztliche Versorgung für Patienten mit komplexen, schwer therapiebaren Erkrankungen vielversprechende Konzepte für Diagnostik und Behandlung gibt, fehlt dieses Analogon für den stationären Bereich. Strukturelle Ausnahmen finden sich in der Palliativmedizin sowie in der Geriatrie und Schmerzmedizin mit ihren interdisziplinären tagesklinischen Angeboten (Arnold et al. 2014; Söllner et al. 2017; Wunner et al. 2020).

Die Zukunft wird zeigen, ob es gelingen wird, Diagnostik und Therapie der Patienten mit somatischer und psychosomatischer Komorbidität in der Personalbemessung der Psychosomatischen Medizin so abzubilden, dass sich die integrierten Konzepte gut finanzieren lassen. Nur so wird sich die hier ausgeführte psychosomatisch-psychotherapeutische Versorgungslücke schwer und komplex chronisch erkrankter Patienten im Krankenhaus schließen lassen.

LITERATURAUSWAHL

de Hert M, Correll CU, Bobes J, et al. Physical illness in patients with severe mental disorders. I. Prevalence, impact of medications and disparities in health care. World Psychiatry 2011; 10(1): 52–77.

Huyse FJ, Stiefel FC. Controversies in consultation–liaison psychiatry. J Psychosom Res 2007; 62(2): 257–258.

Kathol RG, Kunkel EJS, Weiner JS, et al. Psychiatrists for medically complex patients: Bringing value at the physical health and mental health/substance-use disorder interface. Psychosomatics 2009; 50(2): 93–107.

Kishi Y, Kathol RG. Integrating medical and psychiatric treatment in an inpatient medical setting: The type iv program. Psychosomatics 1999; 40(4): 345–355.

Pudalov LR, Swogger MT, Wittink M. Towards integrated medical and mental healthcare in the inpatient setting: What is the role of psychology? Int Rev Psychiatry 2018; 30(6): 210–223.

van Schijndel MA, van Wijngaarden JDH, van de Klundert JJ. Organization and outcomes of integrated inpatient medical and psychiatric care units: A systematic review. Psychiatr Serv 2022; 73(1): 64–76.

van Schijndel MA, Jansen LAW, van de Klundert JJ. Empirical types of medical psychiatry units. Psychother Psychosom 2019; 88(2): 127–128.

Wulsin LR, Söllner W, Pincus HA. Models of integrated care. Med Clin North Am 2006; 90(4): 647–677.

KAPITEL

54 Versorgungsmodelle in der Familienpsychosomatik

Kerstin Weidner und Björn Nolting

54.1 Familienpsychosomatik

Die Zusammenhänge zwischen biografischen Vulnerabilitäts- und Resilienzfaktoren und späterer körperlicher und seelischer Gesundheit sind bekannt. Je früher und schwerwiegender vulnerabilisierende Faktoren auf ein Kind treffen, desto deutlicher sind auch neurobiologische Korrelate mit strukturellen Störungen nachweisbar, die neben der körperlichen und psychischen Gesundheit auch die Prognose späterer Psychotherapie prägen. Psychische und somatische Störungen in der Schwangerschaft sind die frühesten potenziell negativ prägenden Einflussfaktoren auf die kindliche Entwicklung. In jedem weiteren Lebensabschnitt können Belastungsfaktoren einerseits und Resilienzfaktoren andererseits die psychosomatische Gesundheit des Kindes/Adoleszenten prägen. Psychische und psychosomatische Erkrankungen können sich über alle Lebensspannen hinziehen und sind nicht auf bestimmte Lebensphasen beschränkt. Schwellensituationen können das Risiko erhöhen, erstmals zu erkranken.

Auch wenn diese Aspekte sicherlich lange bekannt sind, so widmet sich das Gebiet der Psychosomatischen Medizin und Psychotherapie erst seit einigen Jahren verstärkt der Diagnostik, Therapie und Prävention bei unter 18-Jährigen. Diese neue Entwicklung ist jedoch von großer Bedeutung, da die frühere Fokussierung eine schnellere Diagnostik und dadurch eine früher beginnende Behandlung mit geringerer Gefahr der Chronifizierung ermöglicht. Dieser Beitrag fasst die Prävalenz psychischer Störungen in Schwangerschaft und Postpartalzeit bei Frauen und Männern sowie die Bedeutung psychosomatischer Erkrankungen bei Kindern und Jugendlichen zusammen und zeigt die Auswirkungen auf die kindliche Entwicklung. Psychotherapeutische Interventionen mit dem Ziel der frühzeitigen Behandlung und Prävention von Gesundheitsstörungen für Kinder und Jugendliche werden vorgestellt.

54.1.1 Schwangerschaft und Postpartalzeit

Bedeutung mütterlicher peripartaler psychischer Störungen

Patientinnengeschichte

In den ersten Wochen nach der Geburt zeigt sich bei Frau I. (32 J.) eine stetig zunehmende Anspannung mit hoher Verunsicherung bzgl. der Gesundheit ihres Sohnes Nils. Frau I. konsultiert wiederholt die Kinderärztin mit unterschiedlichen Fragestellungen. Sie habe das Gefühl, dass Nils nicht lächle und autistische Züge habe. Er schaue sie nicht an, außerdem sorge sie sich, dass nachts die Atmung aussetzen könnte. Sie kontrolliert immer wieder die Atmung, weckt Nils auf, um sicher zu sein. Nils hat zunehmend einen stark gestörten Schlaf, schreit schrill, ist unruhig und schwer zu beruhigen. Dies bestärkt Frau I. in ihrer Wahrnehmung, mit ihrem Sohn stimme etwas nicht. Sie entwickelt Schuldgefühle, in der Schwangerschaft zu viel Stress gehabt und Nils damit geschadet zu haben. Bereits in der Schwangerschaft habe sie sich ängstlich, angespannt erlebt und sei wiederholt zu ihrer Gynäkologin gegangen, um Beruhigung zu erfahren. Aus Angst vor dem Vergleich mit negativer Selbstbewertung meidet sie mittlerweile den Kontakt zu anderen Müttern. Sie schlafe zunehmend schlechter, grübele.

Peripartale **Angststörungen** und **Depressionen** sind mit 12–15 % hochprävalent. Ein Review von Goodman et al. (2016) zeigt, dass postpartale Angststörungen häufiger sind als angenommen, aber seltener diagnostiziert werden. In der Versorgung spielen zunehmend **Sub-**

stanzstörungen mit bis zu 14 %, aber auch Persönlichkeitsstörungen, insbesondere die **Borderline-Persönlichkeitsstörung,** bei etwa 2 % eine große Rolle. 3–4 % der Frauen weisen eine posttraumatische Belastungsstörung (PTBS) und 0,1–0,2 % eine postpartale Psychose auf (Asselmann et al. 2016; Dennis et al. 2017; Howard et al. 2014).

Peripartale psychische Störungen stellen einen Risikofaktor für die kindliche Entwicklung dar. Diese beginnt bereits im Mutterleib und wird von psychischen und körperlichen Faktoren der Mutter beeinflusst, sodass Schwangerschaft sowie frühe Mutter-Kind-Dyade gleichzeitig ein sensibles Behandlungsfenster mit Optionen der Prävention für die kindliche Entwicklung darstellen.

Mittlerweile sind diese Auswirkungen psychischer Störungen in der Schwangerschaft auf den Schwangerschaftsverlauf und die Geburt über pathophysiologische Mechanismen der Stresssysteme bekannt, aber auch auf die kindliche Entwicklung – moderiert durch die frühe Mutter-Kind-Interaktion als Voraussetzung für die Bindungsentwicklung (de Cock et al. 2017). Über das Stresssystem vermittelte Mechanismen und Erkrankungen wirken transgenerational über epigenetische Mechanismen, wie an zahlreichen tierexperimentellen Untersuchungen gezeigt wurde (Heim et al. 2020). Mütterliche Stressbelastung im Rahmen von Angst, Depression oder PTBS führt häufiger zu Schwangerschaftskomplikationen (z. B. vorzeitige Wehentätigkeit und Frühgeburt, aber auch Hyperemesis oder schwangerschaftsinduzierter Bluthochdruck; Ding et al. 2014). Es zeigt sich eine Korrelation mit fetal-neonatalen Markern wie z. B. niedrigerem Geburtsgewicht oder Geburtslänge (Grigoriadis et al. 2013). Die Mutter-Kind-Interaktion und -Bindung ist durch weniger Einfühlsamkeit, stärkere Impulsivität gekennzeichnet, Mütter beginnen seltener zu stillen (Challacombe et al. 2016).

Hinsichtlich der kindlichen Entwicklung gibt es mittlerweile prospektive Studien bis zum 18. Lj. des Kindes. Pearson et al. (2013) haben in einer prospektiven Studie 4.500 Eltern-Kind-Paare eingeschlossen:

Mütterliche **Depression in der Schwangerschaft** zeigte sich als **unabhängiger Prädiktor für eine Depression der Kinder im Alter von 18 Jahren,** unabhängig davon, ob die Mutter im weiteren Verlauf depressive Episoden hatte.

Auch das Bildungslevel änderte nichts an diesem Zusammenhang. Korrelationen bestehen weiterhin zu Regulationsstörungen beim Neugeborenen, zu Temperaments- und Verhaltensauffälligkeiten und Veränderungen der Immunfunktionen mit häufigeren Infekten und Neurodermitis.

Letztendlich lässt sich bei etwa 20–30 % der Frauen mit einer postpartalen psychischen Erkrankung eine **Mutter-Kind-Beziehungsstörung** nachweisen, wobei bereits subklinische depressive Symptome einen negativen Einfluss auf die mütterliche Bindung zum Kind haben können (Brockington 2016). Die Mutter-Kind-Interaktion im Alter von 4 Monaten – also das Erkennen der Bedürfnisse des Säuglings, das adäquate und angepasste Reagieren, der liebevolle Umgang, der Glanz im Auge der Mutter, das Berühren, Streicheln – prädizieren die Bindungsklassifikation mit 1 Jahr. Die Bindung wiederum ist essenziell für die kognitive, soziale, körperliche und emotionale Entwicklung (Conway et al. 2014; Petersen et al. 2017; ➤ Kap. 12). Fuchs et al. (2016) konnten in einer prospektiven Studie an 101 Mutter-Kind-Dyaden bis zum 6. Lj. nachweisen, dass die durch Lehrer bewerteten kindlichen Verhaltensprobleme im 6. Lj. signifikant durch das mütterliche Bonding in der 2. Lebenswoche prädiziert wurden.

In der Praxis erlebt man häufig, dass Mütter die Interaktions- oder Bindungsstörung reflektieren und als eigenes Versagen interpretieren. Zentral in der Symptomatologie postpartaler psychischer Störungen sind Schuld- und Insuffizienzgefühle bei therapeutisch meist motivierten und reflektierten Müttern (Coenen et al. 2021).

Postpartale psychische Störungsbilder der Mutter können durch Schwangerschaft, Geburt und Postpartalzeit ausgelöst oder bereits vorher bestehen und verstärkt werden. Sie zeigen sich durch spezifische Symptome (➤ Tab. 54.1) und sind durch typische Interaktionsmuster geprägt.

Von postpartalen psychischen Störungen der Mutter spricht man, wenn die Symptome innerhalb des 1. Lj. des Kindes erstmalig oder erneut auftreten.

Während die meisten Störungsbilder sich schleichend entwickeln, treten einige Formen der postpartalen Depression und die postpartale Psychose innerhalb der ersten 14 Tage akut auf.

Tab. 54.1 Spezifische Symptome der häufigsten postpartalen psychischen Störungen und psychische Störungen mit Besonderheiten im Kontext der Peripartalzeit

Postpartale Depression
Scham und Insuffizienzerleben als Mutter, Schuldgefühl dem Kind gegenüber, typische depressive Symptome bei meist gut erhaltener Tagesstruktur, Passivität, starre Mimik, mangelnde Sensitivität, Rückzug aus der Beziehung bei aggressiven Zwangsgedanken, Gefahr des Suizids bei schweren Verläufen
Angst- und Zwangsstörungen
Angst- sowie Zwangsgedanken und -handlungen beziehen sich auf das Kind (Gesundheits- und Verschmutzungsängste), Überprotektivität mit Behinderung der psychomotorischen Entwicklung des Kindes
Posttraumatische Belastungsstörung
Ambivalenz im Bindungsaufbau und Vermeidung des Kindes als Auslöser des Traumas, Ablehnung insbesondere bei Retraumatisierung durch die Geburt
Borderline-Persönlichkeitsstörung
Emotionale Konkurrenz mit dem Kind, ständige Veränderung der Beziehungsqualität (Liebe/Ärger, Zuneigung/Ablehnung bis Feindseligkeit, Fürsorge/Nachlässigkeit), in permanenter Notsituation mit eingeschränkter Mentalisierungs- und Empathiefähigkeit, Störungen der Impulskontrolle mit Gefahr der Kindeswohlgefährdung
Postpartale Psychose
Verhaltensveränderungen, irreale Ängste und Gedanken, Halluzinationen oder produktiv psychotische Symptome, die sich meist auf das Kind beziehen mit Gefahr des erweiterten Suizids oder Infantizids

Kinder werden aufgrund dieser spezifischen Interaktionsmuster in ihrem Verhalten, ihrer Emotionalität, ihrem Körperselbst spezifisch geprägt. Die Notwendigkeit der frühzeitigen Behandlung von Mutter und/oder Vater, insbesondere im Hinblick auf die Bindung, leitet sich logisch ab.

Interventionen in der Schwangerschaft

Wesentliche Ziele der Psychotherapie in der Schwangerschaft sind: Symptomreduktion, Verhinderung der übermäßigen pränatalen Stressbelastung durch Angst, Depression oder Trigger, Erkennen maladaptiver Verhaltensweisen, Optimierung der Rahmenbedingungen mit Schaffung eines sozialen Netzes, Befähigung zum sicheren Bindungsaufbau zum ungeborenen Kind, Geburtsplanung, Erstellung eines Notfallplans unter Einbeziehung des Partners.

Obwohl es seit über 20 Jahren Forschungsbemühungen bzw. auch Bemühungen, Mutter-Kind-Einheiten zu etablieren gibt, ist die Versorgung auch in der Gegenwart immer noch eklatant schlecht. In der Praxis zeigt sich nach wie vor eine große Unsicherheit ärztlicher und psychologischer Therapeut*innen auch hinsichtlich Psychopharmakotherapie bzw. seitens der betroffenen Frauen Scham angesichts der Mystifizierung von Schwangerschaft (Evans et al. 2018).

Eine zentrale Frage ist, ob man mit gezielten Interventionen in der Schwangerschaft bzw. unmittelbar postpartal einer postpartalen Depression vorbeugen kann. Insgesamt gibt es wenige Untersuchungen zu evidenzbasierten Therapieprogrammen und kaum randomisierte kontrollierte Studien (RCTs). Ein Review von Dennis und Dowswell (2013) konnte in 28 Studien mit 17.000 Frauen zeigen, dass Frauen mit einer psychotherapeutischen oder psychosozialen Intervention in der Schwangerschaft oder unmittelbar postpartal ein geringeres Risiko hatten, eine postpartale Depression zu entwickeln. Dabei waren die Interventionen sehr heterogen: von der intensiven Einzelbetreuung postpartal durch Krankenschwestern oder Hebammen über die laien-/peerbasierte Telefonunterstützung nach der Entbindung, Interpersonelle Psychotherapie oder Identifikation von Hochrisikopersonen. In zwei neueren Reviews wurde vorsichtig geäußert, dass ängstliche Symptome in der Schwangerschaft sich durch die Behandlung im weiteren Verlauf zu reduzieren scheinen, aber der eindeutige Effekt wegen der Heterogenität und der insgesamt wenigen Studien nicht klar formuliert werden kann (Evans et al. 2020; Loughnan et al. 2018). Eine Metaanalyse von van Ravesteyn et al. (2017) fand dagegen moderate robuste Therapieeffekte, insbesondere für Kognitive Verhaltenstherapie, weniger für die Interpersonelle Psychotherapie.

Eine **intensive psychosoziale Versorgung** auch durch Hausbesuche wurde für junge Schwangere mit Depression oder junge Mütter mit traumatisch erlebter Geburt evaluiert. Ein unmittelbarer Einfluss präpartaler Interventionen auf kindliche Parameter wie Gestationsalter, Geburtsgewicht und APGAR-Score ließ sich in einer aktuellen Metaanalyse von 16 Studien nicht nachweisen, wobei auch hier wieder die kleine Fallzahl problematisch war (Brouwer et al. 2018).

Dagegen zeigen sich in verschiedenen **Präventionsprogrammen** wie *SAFE* (Brisch 2010; Walter et al. 2019), *Das Baby verstehen* (Cierpka 2004), *STEEP* (Erickson und Egeland 2009), *LOS* (Richter et al. 2012; Bittner et al. 2014), *PALME* bzw. *WIR2* (Franz und Thielen 2019; Weihrauch et al. 2014) kleine, aber signifikante Effekte auf das psychische Befinden der Mutter, eine signifikante Reduktion der mütterlichen Stressparameter, eine Reduktion vaginal-operativer Entbindungen bzw. sekundärer Sectiones. Weiterhin ergaben sich positive Auswirkungen auf das kindliche Verhalten, die Bindung, das Belastungserleben und das mütterliche/elterliche Kompetenzgefühl.

Interventionen in der frühen Mutterschaft

Patientinnengeschichte

Fortsetzung

Frau I. kontrolliert immer intensiver und engmaschiger die Körperfunktionen ihres mittlerweile 7 Monate alten Sohnes und äußert starke Verschmutzungsangst, sodass sie Nils rund um die Uhr im Tuch an ihrem Körper trägt und den Kontakt mit anderen Kindern meidet. Wegen massiver Erschöpfung mit Gewichtsabnahme und zunehmenden Regulationsstörungen bei Nils (nächtliches Schreien) wird sie von der betreuenden Kinderärztin in die Psychosomatische Spezialsprechstunde des Bereichs Peripartal- und Familienpsychosomatik einer universitären Psychosomatischen Klinik vermittelt. Anamnestisch ergibt sich, dass Frau I. mit ihrem Mann (37 J.) seit 8 Jahren zusammenlebt und nach langjähriger Kinderwunschbehandlung schwanger geworden war. Beide haben einen akademischen Abschluss (sie als Biochemikerin, er als Maschinenbauingenieur) und sind in ihrer wissenschaftlichen Laufbahn erfolgreich. Bei Frau I. kann eine einmalige Anpassungsstörung mit Arbeitsstörung im Rahmen des Dissertationsabschlusses eruiert werden bei sonst unauffälliger Anamnese.

Die Diagnostik ergibt eine postpartale Zwangsstörung mit Zwangsgedanken und -handlungen, sekundär eine leichtgradige depressive Episode. Die Interaktion mit Nils ist überprotektiv und hochangespannt; erste Versuche des Robbens werden von Frau I. unterbunden. Die Bindung wird als verzögert eingeschätzt. Nils ist vegetativ sehr angespannt und unruhig. Der Partner ist eng in Nils' Versorgung eingebunden, angesichts der zunehmenden Kontrolle durch seine Frau aber auch mehr und mehr erschöpft und hilflos. Den Vorschlag zur Aufnahme in die Mutter-Kind-Tagesklinik kann Frau I. zunächst nicht, aufgrund der sich zuspitzenden Symptomatik aber im Verlauf von 2 Wochen ambulanter Therapie akzeptieren, sodass sie 8 Monate nach der Geburt von Nils in die Mutter-Kind-Tagesklinik aufgenommen wird.

Postpartale psychische Störungen benötigen eine spezifische Therapie sowohl im ambulanten als auch im stationären Setting. In den vergangenen Jahren sind Mutter-Kind-Behandlungssettings vorrangig in psychiatrischen, kinder- und jugendpsychiatrischen und psychosomatischen Kliniken entstanden. In Deutschland muss man nach wie vor von einer sehr geringen Versorgungsdichte und einem großen Bedarf ausgehen. Die Behandlung wird von den Krankenkassen jedoch nicht adäquat finanziert.

Die videogestützte Interaktionstherapie im Mutter-Kind-Setting – nicht mit Rooming-in-Setting und ausschließlicher Mitaufnahme des Babys zu verwechseln – ist hocheffektiv (Weidner et al. 2021), wie auch ein Review belegt, das Mutter-Kind-Einheiten in Großbritannien, Australien und Frankreich erfasste (Connellan et al. 2017). Die Wirksamkeit zeigt sich hinsichtlich der psychischen Gesundheit der Mutter und der Mutter-Kind-Bindung (Christl et al. 2015). Dies scheint unabhängig von kulturellen Faktoren zu sein, wie eine indische Studie von Chandra et al. (2015) ergab.

Wesentliche Ziele der **frühen Mutter-Kind-Therapie** sind neben Symptomreduktion die Verhinderung transgenerationaler Konflikte, Befähigung zum sicheren Bindungsaufbau unter Einbeziehung des Partners, Schaffung von Ressourcen und Verbesserung des Kompetenzerlebens (Weidner et al. 2021). Zentrales Behandlungselement der spezifischen Mutter-Kind-Therapie ist die videobasierte Mutter-Kind-Interaktionstherapie (Downing 2003), ergänzt um verschiedene Therapiebausteine einer interdisziplinären psychosomatisch-psychotherapeutischen bzw. psychiatrischen Komplexbehandlung (z. B. störungsspezifische Einzeltherapie nach einer differenzierten Diagnostik, Paar- und Familientherapie, psychoedukative Gruppeninterventionen, somatische Behandlung von Mutter und Baby, Psychopharmakotherapie). Spezialtherapeutische Therapieverfahren und spezifische bindungsfördernde Maßnahmen (therapeutische Babymassage) sowie beratende Angebote (Still- und Ernährungsberatung) ergänzen das multimodale Angebot. Eine sozialpädagogische Kinderschutzfachkraft realisiert die Kommunikation mit Einrichtungen der Jugendhilfe und psychosozialen Trägervereinen, aber durch Hausbesuche auch die Integration des Erlernten in den häuslichen Alltag. Im Bedarfsfall initiiert sie Unterstützungsangebote der Frühen Hilfen (z. B. Familienhebamme) bzw. Jugendhilfe nach SGB VIII (z. B. Sozialpädagogische Familienhilfe). Die enge Absprache aller Therapeut*innen im Team ermöglicht die gemeinsame Arbeit am Fokus (Bittner et al. 2021).

Kern der spezialisierten Mutter-Kind-Interaktionstherapie ist die **Videointeraktionstherapie.** Dabei werden standardisierte dyadische Situationen (Wickeln, Füttern, Spielen) aufgenommen und Feinfühligkeit sowie Fähigkeit, die kindlichen Signale zu erkennen und darauf einzugehen, eingeschätzt. Mütter werden zum altersgerechten Spiel oder Füttern angeleitet und in der Versorgung des Säuglings im Alltag therapeutisch begleitet. Therapie der Mutter-Kind-Dyade ist insbesondere in anspruchsvollen Situationen, z. B. bei Säuglingen mit Regulationsstörungen (exzessives Schreien, Fütter- und Schlafstörungen) notwendig. Positive Aspekte werden gemeinsam mit der Mutter identifiziert und hervorgehoben und Skills zur Verbesserung erarbeitet. Videoaufnahmen im Verlauf zeigen der Mutter und auch den Therapeut*innen positive Veränderungen sehr praktisch.

Dabei ist es sehr wichtig, nicht in Konkurrenz oder schädigende Fürsorge zu gehen und der behandelten Mutter als Teammitglied zu zeigen, wie „man richtig mit dem Baby umgeht", sondern die Mutter immer wieder in ihrer Reflexions- und Mentalisierungsfähigkeit anzusprechen, die mütterliche Kompetenz zu fokussieren und Handlungsfertigkeiten zu erarbeiten.

Der Partner ist von Beginn an durch regelmäßige Paargespräche involviert, sofern er verfügbar ist (➤ Abb. 54.1).

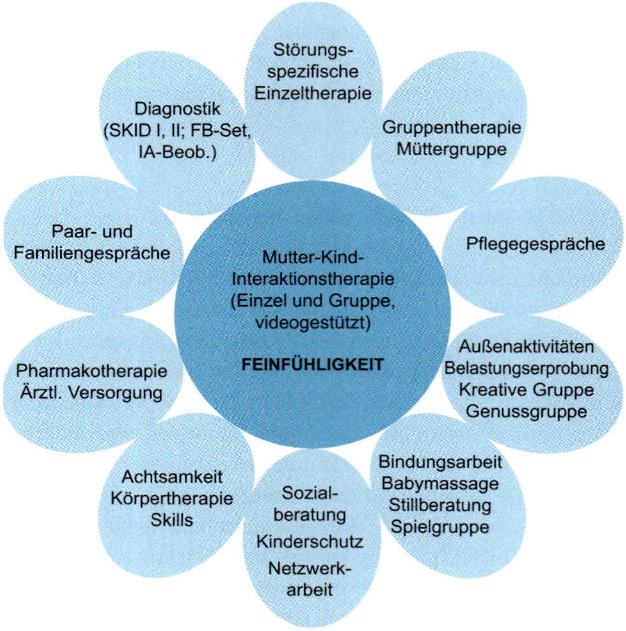

Abb. 54.1 Therapiebausteine einer Mutter-Kind-Tagesklinik, hier: Bereich Peripartal- und Familienpsychosomatik an der Klinik und Poliklinik für Psychotherapie und Psychosomatik, Universitätsklinikum C. G. Carus Dresden (adaptiert nach Weidner et al. 2024) [L231]

Patientinnengeschichte

Fortsetzung

Frau I. gelingt es nur sehr zögerlich, sich auf die Therapie einzulassen; zunächst ist ihr Fühlen von Schuld und Scham geprägt. Einfühlsam wird ihr das Störungsmodell erklärt, in den Videos erlebt sie sich selbst überprotektiv und intrusiv, sodass eine intrinsische Therapiemotivation entwickelt werden kann. Sie erkennt ihren biografieleitenden Perfektionismus mit überhöhtem Selbstanspruch als Kompensation ihrer Selbstzweifel. Die Hintergründe der Zwangsgedanken als Ausdruck ihrer Angst und Schuld reflektiert sie und exponiert sich. Sie fühlt sich zunehmend in die Bedürfnisse von Nils ein mit zunehmender Mentalisierungsfähigkeit. Die erlebte Ambivalenz in der Mutter-Kind-Beziehung mit verzögertem Bindungsempfinden wird ihr deutlich. Der Zusammenhang zwischen Schuldgefühlen und überstimulierendem Interaktionsstil wird reflektiert, und videogestützt kann Frau I. Nils gelassener begegnen und ihm mehr Freiraum gewähren. Nils beginnt, die sicheren Arme der Mutter zu verlassen und zu explorieren, was Frau I. auch zunehmend zulassen kann. Im Paargespräch zeigen sich gute Ressourcen und eine zunehmende Rückbesinnung auf gemeinsame Paarzeiten. Die begonnene Auseinandersetzung mit den eigenen biografisch determinierten Persönlichkeitsstilen wird in einer ambulanten psychodynamischen Psychotherapie fortgesetzt. Nils kann während der 43-tägigen teilstationären Behandlung den motorischen Entwicklungsrückstand aufholen, die Regulationsstörungen bessern sich deutlich.

54

Die Behandlung von mittlerweile mehr als 300 Mutter-Kind-Paaren in der oben erwähnten Tagesklinik erweist sich als sehr effektiv. Die Evaluation zeigt nach einer im Schnitt 32-tägigen Behandlung signifikante Effekte auf die mütterliche Psychopathologie sowie einen Rückgang der Mutter-Kind-Beziehungsstörung. Das elterliche Kompetenzerleben nimmt signifikant zu: Die Zufriedenheit mit der Elternrolle und der Selbstwert als Mutter steigen. Die Mütter erleben sich in ihrer Feinfühligkeit verbessert. Die Mutter-Kind-Beziehung verbessert sich ebenfalls signifikant. Mütter werden somit unter Einbeziehung des Partners/der Partnerin zum sicheren Bindungsaufbau befähigt, die Mentalisierung und Empathiefähigkeit wird gefördert. Vielversprechend ist der stabile Behandlungserfolg für alle Bereiche 1 Jahr nach der Behandlung. Eine primär- und sekundärpräventive Auswirkung auf die Kinder ist anzunehmen (Weidner et al. 2021).

54.1.2 Die Väter

Für Männer stellen die Schwangerschaft der Frau und frühe Vaterschaft ebenfalls Risikofaktoren dar. In einem Review von Leach et al. (2016) konnte bei 4–16 % der Männer eine präpartale Angststörung und bei bis zu 18 % eine postpartale Angststörung nachgewiesen werden, die wiederum mit Depression hoch korrelierte. Die Heterogenität der Ergebnisse ist durch verschiedene Erfassungsinstrumente begründet. Etwa 10 % der Männer litten unter prä- bzw. postpartaler Depression. Die Zusammenhänge wie z. B. Risikofaktoren sind bei den Vätern aufgrund des sehr jungen Forschungsgebiets noch nicht so differenziert erfasst wie bei den Müttern. Wichtig ist, diese Beeinträchtigungen zu erkennen, da sich auch bei den Vätern typische Auswirkungen auf die Vater-Kind-Bindung zeigen. Väter mit psychischen Beschwerden sind weniger aktiv und responsiv in der Vater-Kind-Interaktion (Hoffmann et al. 2017; Sethna et al. 2015), dies zeigt sich kurzfristig in einer stärkeren Passivität der Babys (Parfitt et al. 2013), langfristig in einer beeinträchtigten kognitiven Entwicklung mit 18 Monaten und einer schlechteren sprachlichen Entwicklung mit 3 Jahren (Paulson und Bazemore 2010).

Wenn Mutter und Vater seelisch beeinträchtigt sind, besteht ein kumuliertes Risiko. Mütterliche und väterliche Depressivität 6 Wochen postpartal korrelieren miteinander sowie mit Bindungsproblemen 6 Monate postpartal. Die Bindung zum Kind ist bei den Eltern am niedrigsten, die beide depressive Symptome berichten (Kerstis et al. 2016). Andererseits kann der feinfühlige Umgang eines Elternteils mit dem Baby bei defizitärem Umgang des anderen einen puffernden Effekt auf die kindliche Entwicklung haben. In knapp 2.000 jungen Familien zeigte sich in einer 6-jährigen prospektiven Studie eine weitgehend unauffällige Entwicklung der familiären Interaktionen trotz mütterlicher Depression, wenn der Vater feinfühlig im Umgang mit dem Kind war. War der Vater dagegen zusätzlich zur mütterlichen Depression wenig engagiert, wenig feinfühlig, zeigten sich in der Familie deutliche Disharmonien (Malmberg et al. 2016; Vakrat et al. 2018).

RESÜMEE

Väter leiden oft selbst an einer psychischen Erkrankung und müssen therapiert werden. Die väterliche Erkrankung ist ein Risikofaktor für ein schlechteres Therapieoutcome der Mutter, psychische Gesundheit stellt dagegen einen positiv korrigierenden Faktor für die Familienentwicklung dar. Somit sollte der Vater im ambulanten sowie stationären Versorgungssystem immer einbezogen werden.

54.2 Kinder- und Jugendpsychosomatik und -psychotherapie

Psychische und psychosomatische Erkrankungen ziehen sich über alle Lebensspannen, sie sind nicht auf bestimmte Lebensphasen beschränkt und somit altersunabhängig und generationsübergreifend. In bestimmten Schwellensituation erhöht sich das Risiko, erstmals zu erkranken oder aber auch einen erneuten Ausbruch einer früheren Erkrankung zu erleiden. Zu den Schwellensituationen im Kindes- und Jugendalter gehören **erste Trennungserfahrungen** von den Primärobjekten (z. B. Eintritt in Kindergarten und Schule oder Trennung der Eltern). Im weiteren Verlauf sind die immer früher beginnende **Pubertät** und **Adoleszenz** als eine besonders vulnerable Phase herauszustellen. Mit der holistischen Betrachtungsweise der Psychosomatischen Medizin ist daher die Einbeziehung der Bindungserfahrungen und der frühen psychosexuellen Entwicklungsphasen von besonderer Bedeutung.

Die Arzt-Patient-Beziehung in der Kinder- und Jugendpsychosomatik ist, im Gegensatz zur Erwachsenenpsychotherapie, nicht primär auf das Individuum, sondern auf das System der Familie zu richten, da der sog. Indexpatient als Symptomträger der Familie zu verstehen ist. In der Behandlung ist es daher unabdingbar, das System der Familie einzubeziehen, etwa in Form von regelmäßig durchgeführten Familiengesprächen.

Diagnostik, Therapie und Prävention bei unter 18-jährigen Patient*innen liegen im Schnittmengenbereich dreier unterschiedlicher fachärztlicher Gebiete; es existiert kein eigenes Gebiet der „Kinder- und Jugendpsychosomatik“. Neben dem Gebiet der Psychosomatischen Medizin und Psychotherapie ist das Gebiet der Kinder- und Jugendmedizin sowie das Gebiet der Kinder- und Jugendpsychiatrie und -psychotherapie zu nennen. In allen drei Musterweiterbildungsordnungen der Bundesärztekammer werden kognitive, Methoden- und Handlungskompetenzen zu Verhaltensauffälligkeiten und psychosomatischen Störungen im Kindes- und Jugendalter gefordert. Die Versorgungslandschaft in Deutschland ist im Vergleich zu vielen anderen Ländern demnach ausgesprochen heterogen, die Ziele sind jedoch einheitlich: eine zeitnahe und leitliniengerechte Versorgung der < 18-Jährigen und ihrer Familien. Bei dem großen Behandlungsbedarf psychosomatischer Erkrankungen bei Kindern und Jugendlichen ermöglicht die Kooperation der drei verschiedenen Fachgebiete eine umfassende und spezifische Therapie. Eine einheitliche Basisdokumentation (Ertl et al. 2022) für die Kinder-, Jugend- und Familienpsychosomatik zur Qualitätssicherung ist in der Entstehung.

Innerhalb der Versorgungslandschaft sind die Kliniken für die psychotherapeutische Behandlung von < 18-Jährigen unter fachärztlicher psychosomatischer Leitung bislang unterrepräsentiert (Peters 2019). Neben dem Umstand, dass erst in den letzten Jahren eine besondere Beachtung dieses Altersspektrums in den spezifischen stationären und tagesklinischen Behandlungsangeboten zu verzeichnen ist, ist sicherlich die deutlich geringere finanzielle Vergütung der Behandlungen von < 18-Jährigen in Psychosomatischen Kliniken im Vergleich zu Kliniken für Kinder- und Jugendpsychiatrie von hoher Relevanz.

Um den besonderen Anforderungen dieser speziellen Patientengruppe gerecht zu werden, ist eine spezifische **Zusatzqualifikation** sinnvoll und notwendig. Diese kann über eine Weiterbildung zur „Fachlichen Befähigung der Kinder- und Jugendpsychotherapie" erlangt werden, die in der Psychotherapievereinbarung geregelt ist (KBV und GKV-Spitzenverband 2017). Die Deutsche Gesellschaft für Psychosomatische Medizin und Ärztliche Psychotherapie (DGPM) bietet ein entsprechendes Weiterbildungscurriculum in Kooperation mit der Akademie für Psychotherapie Erfurt (AfP) an. Neben der Durchführung von 200 Theoriestunden beinhaltet es bis zu 200 Behandlungsstunden unter regelmäßiger Supervision in den Richtlinienpsychotherapieverfahren.

54

54.2.1 Transition

Die Adoleszenz ist in der Entwicklung vom Jugendlichen zum Erwachsenen eine besonders vulnerable Phase (➤ Kap. 18). Adoleszente durchlaufen in dieser Zeit eine Reihe biologischer, psychischer und psychosozialer Veränderungen: Sie werden autonom, entwickeln und festigen ihre eigene Persönlichkeit, sexuelle Identität und beschäftigen sich mit ihrer beruflichen Zukunft. Die anstehenden Aufgaben der Adoleszenz sind vielfältig (➤ Box 54.1).

BOX 54.1

Entwicklungsaufgaben der Adoleszenz (Havighurst 1953)

- Aufbau neuer und reiferer Beziehungen zu Altersgenossen beiderlei Geschlechts
- Übernahme der männlichen oder weiblichen Geschlechterrolle
- Akzeptanz der eigenen körperlichen Erscheinung
- Effektive Nutzung des eigenen Körpers
- Emotionale Unabhängigkeit von den Eltern und anderen Erwachsenen
- Vorbereitung auf Ehe- und Familienleben
- Vorbereitung auf die berufliche Karriere
- Entwicklung von Werteorientierung und eines ethischen Systems sowie Aneignung sozial verantwortlichen Verhaltens

Diese klassischen Entwicklungsaufgaben nach Havighurst haben auch heute noch große Relevanz. Allerdings müssen sie insbesondere in Bezug auf die Übernahme der Geschlechterrolle und Familienplanung i. S. der Auseinandersetzung mit der eigenen Geschlechterrolle und Identitätsfindung modifiziert werden.

Da Schwellensituationen ohnehin mit einer erhöhten Gefahr der Entwicklung psychischer und psychosomatischer Beschwerden einhergehen, verwundert es nicht, dass gerade in dieser Zeit eine Zunahme psychischer und psychosomatischer Erkrankungen zu verzeichnen ist (Greiner et al. 2021). Bei der Indikationsstellung für eine spezifische Therapie darf dabei nicht nur das reale, numerische Alter beachtet werden, sondern insbesondere das **Entwicklungsalter.** So kann eine 17-jährige Patientin, die bereits während ihrer Schulzeit ein Jahr im Ausland gelebt hat und für ihre Ausbildung bereits von zu Hause ausgezogen ist, deutlich „erwachsener" sein als ein formal erwachsener junger Mann mit 21 Jahren, der aber weiterhin bei seinen Eltern lebt und die überwiegende Zeit des Tages mit Computerspielen verbringt. Dies verdeutlicht, dass mit dem Erreichen der Volljährigkeit die adoleszentäre Entwicklung nicht abgeschlossen ist. Arnett (2000) hat in diesem Kontext den Begriff der **Emerging Adulthood** geprägt (➤ Kap. 18.2), d. h., viele der von Havighurst genannten Punkte (z. B. Heirat, Familiengründung etc.) werden heute zumeist erst im Alter von 30 oder 40 Jahren realisiert.

Auf diesen Wechsel zielt die Thematik der **Transition** ab.

Laut S3-Leitlinie „Transition von der Pädiatrie in die Erwachsenenmedizin" der Gesellschaft für Transitionsmedizin e. V. ist **Transition** definiert als „der zielgerichtete, geplante Übergang von Jugendlichen und jungen Erwachsenen mit chronischen Beeinträchtigungen von kindzentrierten zu erwachsenenorientierten Gesundheitsversorgungssystemen, mit dem Ziel, eine koordinierte, ununterbrochene Gesundheitsversorgung zu gewährleisten" (GfTM 2021). Unterschieden wird hierbei zwischen personen- und einrichtungsbezogenen Transitionskriterien (Driessen et al. 2021).

Mit Blick auf die Lebenszeitprävalenz sind im Alter von 14 Jahren bereits 50 % und im Alter von 24 Jahren 75 % aller psychischen Erkrankungen manifest (Kessler et al. 2005). Umso besorgniserregender ist es, dass fast 80 % der Kinder mit Hinweisen auf psychische Auffälligkeiten in Deutschland nicht in der Fachversorgung angekommen sind (Klasen et al. 2017).

Bei den **Essstörungen** kommt der Transition von Adoleszenten ins Erwachsenenalter eine herausragende Bedeutung zu (➤ Kap. 61). Essstörungen sind sehr häufige chronische Erkrankungen, die im Erwachsenenalter persistieren. Die Prävalenz liegt bei Jugendlichen in den USA und Europa bei ca. 3–6 % (Swanson et al. 2011). Im Rahmen der COVID-19-Pandemie ist es zu einer weiteren Zunahme von Essstörungen im Kindes- und Jugendalter gekommen (Otto et al. 2021). Nach Asthma bronchiale und Adipositas sind sie die dritthäufigste chronische Erkrankung bei Jugendlichen (Gonzalez et al. 2007). Der Beginn von Essstörungen liegt i. d. R. deutlich vor dem 18. Lj., wobei aktuelle Berichte über einen immer früheren Beginn widersprüchlich sind. Altersspezifische Behandlungsangebote, die nicht mit der Volljährigkeit enden, sondern eine Kontinuität in der therapeutischen Beziehung ermöglichen, sind daher zu bevorzugen (Herpertz-Dahlmann et al. 2021).

54.2.2 Die Bedeutung der Familie in der Kinder- und Jugendpsychosomatik

Anders als im Bereich der Erwachsenenpsychosomatik kommt der Familie bei psychosomatisch erkrankten Kindern und Jugendlichen eine herausragende Bedeutung zu. Dies betrifft nicht nur die Diagnostik und das Verständnis der Ätiologie der psychosomatischen Erkrankung, sondern insbesondere auch die Behandlung. Da das Kind Symptomträger der Familie ist, greift eine ausschließliche Behandlung des Individuums zu kurz. Zu den wesentlichen **Kennzeichen einer angemessenen Elternschaft** zählen (Bürgin und Steck 2019, S. 47):

- Guter emotionaler Zusammenhalt der Partner
- Offene, direkte Kommunikation zwischen allen Beteiligten mit klarem, so ehrlich wie möglich gehaltenem Gefühlsausdruck
- Kontinuität und Kohärenz in der Beziehung
- Festigkeit und Flexibilität zugleich bzgl. der in Geltung stehenden innerfamiliären Regelsysteme

In Familien, in denen Kinder und Jugendliche ernsthafte psychosomatische Störungen entwickeln, zeigen sich dagegen häufig folgende Charakteristika (Bürgin und Steck 2019):

- Spezifische physiologische Vulnerabilität und/oder organische Dysfunktion des Individuums
- Spezifische interaktionelle Eigenheiten innerhalb der Familie mit
  - zu starker oder zu schwacher Abgrenzung jedes einzelnen
  - übermäßigem gegenseitigem Ausmaß von Besorgnis über das körperliche Wohlbefinden des anderen
  - ungenügenden Fähigkeiten zur Adaptation bei starren, innerfamiliären Strukturen
  - Vermeidung von Konflikten
- Symptomwahl nach vorgegebenen familiären Mustern
- „Maligne Verklammerung" (Stierlin 1990, S. 360) und resultierende Harmonisierung mit Unterdrückung von Konflikten und belastenden Gefühlen

In der Folge muss die gesamte Familie in die Behandlung einbezogen werden, um pathologische Muster aufzuzeigen und verändern zu können. Dies erfordert von psychosomatisch tätigen Ärzt*innen eine besondere emotionale, fachliche und kommunikative Kompetenz.

Die Bedeutung der Somatik in der Psychosomatischen Medizin Kinder und Jugendlicher

Frühe Konzepte der psychosomatischen Medizin (Schur 1955) weisen auf den Prozess der **Desomatisierung** im Rahmen der Entwicklungspsychologie hin. Hierunter wird die zunehmende Fähigkeit verstanden, Triebenergien unbewusster, primärprozesshafter Reaktionen auf Angstsignale, die sich in motorischen, unkoordinierten Reaktionen ausdrücken, zu neutralisieren. Diese neutralisierte Energie kann für psychische Prozesse wie bewusstes Denken und Handlungsreaktionen im Dienst des Ichs verwendet werden. Unter seelischer Belastung oder Angst ist dieser Prozess umkehrbar und wird als **Resomatisierung** bezeichnet. Im Kindes- und Jugendalter steht das Erleben somatischer Symptome häufig im Vordergrund, da die „Psychisierung" ein Entwicklungsprozess ist, der nicht abgeschlossen ist. So erleben kleine Kinder z. B. vermehrt Bauchschmerzen statt Trauer, Angst und Ärger. Im Gegensatz zu Erwachsenen überwiegen eher monosymptomatische Beschwerdebilder. Die Verankerung der Psychosomatischen Grundversorgung in der Kinder- und Jugendmedizin (Lienert et al. 2019) trägt dieser besonderen Beachtung psychosomatischer Symptome Rechnung. ➤ Tab. 54.2 gibt einen Überblick über typische Körpersymptome in Abhängigkeit vom Alter.

Tab. 54.2 Typische körperliche Symptome in Abhängigkeit vom Entwicklungsalter

Entwicklungsalter	Typische Symptome
Kleinkinder	Ausscheidungsstörungen
Kinder vor der Pubertät	Wiederkehrende Bauchschmerzen, oft in Verbindung mit Übelkeit Kopfschmerzen
Jugendliche	Kopfschmerzen Muskelschwäche Müdigkeit Erhöhte Erschöpfbarkeit Rücken- und Gliederschmerzen

Die Symptomatik psychosomatischer Erkrankungen im Kindes- und Jugendalter ist sehr stark vom Alter sowie von den Entwicklungsaufgaben abhängig. So können in den ersten beiden Lebensjahren folgende Symptome auftreten:

- Drei-Monats-Kolik
- Schlafstörungen
- Fütter- und Gedeihstörungen
- Affektkrämpfe

Zu den psychosomatischen Erkrankungen mit primär körperlichen Symptomen im Kindes- und Jugendalter zählen:

- Somatoforme Störungen
- Dissoziative Störungen
- Störungen der Krankheitsverarbeitung bei primär körperlichen Erkrankungen
- Ausscheidungsstörungen
- Essstörungen

Die Diagnostik und Differenzialdiagnostik können dabei die Behandler*innen vor große Herausforderungen stellen, weswegen eine enge interdisziplinäre Zusammenarbeit verschiedener Fachdisziplinen unabdingbar ist.

Patientinnengeschichte

Vor der Erstkonsultation der 16-jährigen Pat. nimmt die Mutter per E-Mail und telefonisch Kontakt auf, ob eine psychosomatische Untersuchung sinnvoll erscheint. Es werden umfangreiche Vorbefunde zur Verfügung gestellt.

Im Erstgespräch berichtet die im Rollstuhl sitzende Pat., die einen sehr offenen und freundlich zugewandten Eindruck macht, über seit ca. 1 Jahr bestehende Symptome: Sie habe das Gefühl, dass etwas mit ihrem Körper nicht stimme, da sie sehr schnell ermüdbar sei. Lange Spaziergänge seien zunehmend anstrengend geworden, sie habe „wacklige Beine" gehabt, ihr Gangbild sei schwankend geworden, die Erschöpfung habe zugenommen. Die Beschwerden hätten sich dann weiter auf Oberarme und Oberschenkel ausgebreitet, sodass Treppensteigen zunehmend anstrengend geworden sei. Sie sei bis zu 20-mal/Tag gestürzt, ohne das Bewusstsein zu verlieren oder sich dabei Verletzungen zuzuziehen. Mit Beginn der Symptome sei eine umfangreiche pädiatrische und neurologische Diagnostik erfolgt, ohne dass eine somatische Ursache gefunden und eine entsprechende Diagnose gestellt werden konnte. Seit einer stationären Reha-Maßnahme für rheumatische Erkrankungen sitze sie im Rollstuhl. Die körperliche Situation habe sich weiter zugespitzt, sie habe Schluckstörungen entwickelt, nicht mehr essen und trinken können, weswegen eine erneute pädiatrische Aufnahme und anschließende Verlegung in eine Kinder- und Jugendpsychiatrie erfolgt sei. Aufgrund der Schluckstörung und des damit einhergehenden gravierenden Gewichtsverlustes habe sie mit einer nasogastralen Sonde versorgt werden müssen. Relativ früh sei die Verdachtsdiagnose einer Autoimmunerkrankung mit Muskelbeteiligung gestellt worden, die entsprechenden Antikörper seien jedoch durchweg negativ gewesen. Auch entsprechende klinische Tests seien nicht eindeutig gewesen. Im psychopathologischen Befund wirkt die Pat. auffällig unauffällig, indifferent. Eine gewisse Besorgnis ist erkennbar, jedoch ist die Pat. nicht depressiv. Es fällt auf, dass die Pat. in den sozialen Medien des Internets einen eigenen Videokanal eingerichtet hat, auf dem sie regelmäßig kurze Videos von sich und ihrer Erkrankung einstellt. Von den Nutzern und „Followern" erhält sie sehr viel Zuspruch und Anteilnahme.

Die Pat. ist in wohlbehüteten, finanziell gesicherten Verhältnissen aufgewachsen. Beide Eltern sind Akademiker, bei der Geburt der Pat. bereits > 40 Jahre alt. Ein Belastungsfaktor der letzten Jahre sei die zwischenzeitlich überwundene Krebserkrankung der Mutter gewesen. Die Erkrankung der Pat. führt zu Hause zu starken Spannungen, da sie das Gefühl hat, als ob die Ernsthaftigkeit nicht gesehen werde. Eine erste kurze partnerschaftliche Beziehung über wenige Monate zu einem gleichaltrigen Jungen hat wegen ihrer körperlichen Einschränkungen nicht gehalten. Sie ist eine gute Schülerin, die Anpassung der räumlichen Gegebenheiten an den Rollstuhl sei in der Schule möglich gewesen. Später wolle sie im medizinischen Bereich, als Krankenschwester oder Ärztin, tätig sein.

Im Behandlungsverlauf ermöglicht das stationäre psychosomatische Setting in einer Abteilung für Jugendliche und junge Erwachsene einer Psychosomatischen Klinik mit einem multimodalen Behandlungsansatz aus hochfrequenter Einzeltherapie, tiefenpsychologisch fundierter Gruppentherapie, Musik-, Kunst- und Bewegungstherapie und der stationären therapeutischen Gemeinschaft i. S. von Tom Main (Hilpert 1983), dass sich die zugrunde liegende Konfliktdynamik des „Nicht-gesehen-Werdens" szenisch reinszenieren kann. Zunächst erscheint es so, als „stecke" sich die Pat. an den psychischen und psychosomatischen Symptomen ihrer Mitpatienten „an" und entwickele dadurch neue Symptome wie dissoziative Anfälle oder auch nichtsuizidales selbstverletzendes Verhalten. Der Wunsch nach Aufmerksamkeit und Zuwendung innerhalb der Patientengemeinschaft und durch das Behandlungsteam kann zögerlich mit der Pat. thematisiert werden. Durch den engmaschigen Kontakt zu den Betreuerinnen und dem therapeutischen Team kommt die Pat. zunehmend mit ihren eigenen Affekten in Kontakt. Neben abgespaltenen Gefühlen von Trauer über die Einschränkungen durch ihre Erkrankung imponieren zunehmend Wut und Ärger, die innerhalb der therapeutischen Beziehung bearbeitet werden können. Im Verlauf ist es möglich, i. S. eines „ehrenvollen Rückzugs" die Eigenverantwortlichkeit der Pat. zu stärken; sie kann schrittweise von der nasogastralen Sonde entwöhnt werden, wieder eigenständig essen und trinken und dabei langsam an Gewicht zunehmen. Versuche zur Mobilisation unter Zuhilfenahme eines Rollators werden unternommen, ein Verzicht auf den Rollstuhl ist jedoch zum Entlassungszeitpunkt noch nicht möglich. In den regelmäßig erfolgenden Familiengesprächen wird insbesondere an der innerfamiliären Kommunikation gearbeitet. Die enge Kooperation zwischen der Psychosomatischen Klinik und der Neuropädiatrie ist für die Pat. von großer Bedeutung, um sich ernst genommen zu fühlen und sich auf die Behandlung einlassen zu können. Die Diagnosemitteilung einer dissoziativen Störung ist der Pat. und ihren Eltern zum Ende der Therapie gut vermittelbar. Zu einem späteren Zeitpunkt erfolgt ein zweiter stationärer Aufenthalt i. S. einer Intervalltherapie; am Ende dieser Behandlung ist die Pat. dann in der Lage, ohne Hilfsmittel und ohne Rollstuhl eigenständig zu gehen.

54.3 Fazit und Ausblick

Schwangerschaft und Postpartalzeit erfordern für Frauen, Partner und Familien enorme Anpassungsleistungen (➤ Kap. 90). Psychische Störungen in der Peripartalzeit werden in ihrer Prävalenz nach wie vor deutlich unterschätzt und aufgrund von Stigmatisierung, Schuld und Scham bei den Betroffenen, aber auch aufgrund von Unsicherheit aufseiten der Behandelnden unzureichend erkannt und behandelt (Weidner et al. 2021; Turmes 2012). Peripartale psychische Störungen sind jedoch hochprävalent und auch aufgrund der transgenerationalen Auswirkung sehr bedeutsam. Durch eine frühe Mutter-Kind-Behandlung mit Verbesserung der Bindungsfähigkeit, Verhinderung der Projektion mütterlicher emotionaler Defizite auf das Baby (z. B. Parentifizierung) sowie Vermeidung des Übertragens ungefilterter Emotionen auf das Baby (Wut, Aggressivität) ergibt sich die Option der Prävention transgenerationaler Konflikte. Frühe Mutter-Kind-Behandlung sollte selbstverständlich in den Behandlungskatalog aufgenommen und von den Krankenkassen finanziert werden. Eine gezielte Fortbildung ist sinnvoll und in die Facharztweiterbildung zu integrieren. Die Kinder-, Jugend- und Familienpsychosomatik ist ein noch relativ junges Gebiet, das jedoch aufgrund steigender Prävalenzzahlen, nicht nur bedingt durch die COVID-19-Pandemie, zunehmende Bedeutung erlangen wird. Die Behandlung bedarf der Interdisziplinarität unterschiedlicher Fachgebiete; ein multimodaler Behandlungsansatz ermöglicht die szenische Reinszenierung unbewusster, der Erkrankung zugrunde liegender Konflikte. Die Einbeziehung der primären Bezugspersonen, i. d. R. die Eltern, ist unverzichtbar.

RESÜMEE

Versorgungsmodelle in der Kinder-, Jugend- und Familienpsychosomatik stellen sich in Deutschland sehr heterogen dar. Fachpolitische Grenzen sollten i. S. der frühzeitigen und kompetenten Versorgung überwunden und Modellprojekte mit dem potenziellen Ziel der Verstetigung evaluiert werden.

LITERATURAUSWAHL

Arnett JJ. Emerging adulthood: A theory of development from the late teens through the twenties. Am Psychol 2000; 55: 469–480.

Bittner A, Peukert J, Zimmermann C, et al. Early intervention in pregnant women with elevated anxiety and depressive symptoms: Efficacy of a cognitive-behavioral group program. J Perinat Neonat Nurs 2014; 28(3): 185–195.

Bürgin D, Steck B. Psychosomatik bei Kindern und Jugendlichen. Stuttgart: Kohlhammer 2019; 47.

Connellan K, Bartholomaeus C, Due C, Riggs DW. A systematic review of research on psychiatric mother-baby units. Arch Womens Ment Health 2017; 20(3): 373–388.

GfTM (Gesellschaft für Transitionsmedizin). S3-Leitlinie Transition von der Pädiatrie in die Erwachsenenmedizin. Stand: 8.3.2021; gültig bis: 7.3.2026; https://register.awmf.org/de/leitlinien/detail/186-001 (letzter Zugriff: 19.4.2024).

Grigoriadis S, VonderPorten EH, Mamisashvili L, et al. The impact of maternal depression during pregnancy on perinatal outcomes: A systematic review and meta-analysis. J Clin Psychiatry 2013; 74(4): 8615.

Heim C, Dammering F, Entringer S. Frühe Programmierung von Gesundheit und Krankheit. In: Egle UT, Heim C, Strauß B, von Känel R (Hrsg.): Psychosomatik–neurobiologisch fundiert und evidenzbasiert. Stuttgart: Kohlhammer 2020; 185–191.

Klasen F, Meyrose AK, Otto C, et al. Psychische Auffälligkeiten von Kindern und Jugendlichen in Deutschland. Ergebnisse der BELLA-Studie. Monatsschr Kinderheilkd 2017; 165: 402–407.

Lienert S, Endres M, Rexroth C. Psychosomatische Grundversorgung in der Kinder- und Jugendmedizin. Monatsschr Kinderheilkd 2019; 167: 796–802.

Turmes L. Historische Entwicklung und Bedarfssituation. In: Wortmann-Fleischer S, von Einsiedel R, Downing G (Hrsg.): Stationäre Eltern-Kind-Behandlung. Ein interdisziplinärer Leitfaden. Stuttgart: Kohlhammer 2012; 11–28.

KAPITEL

55

Markus Bassler und Volker Köllner

Psychosomatische Rehabilitation

55.1 Einleitung

Die medizinische Rehabilitation wird in Deutschland in stationärer oder ambulanter Form bzw. auch in Kombination beider Modalitäten durchgeführt. Nach den Richtlinien der Gesetzlichen Rentenversicherung hat Rehabilitation das Ziel, Versicherte nach akuten oder bei chronischen Erkrankungen wieder eine Teilhabe am Erwerbsleben zu ermöglichen bzw. diese zu erhalten Dafür steht ein differenziertes Spektrum an rehabilitativen Angeboten zur Verfügung, was je nach Indikation von multimodaler stationärer oder ambulanter Rehabilitation bis hin zu speziellen beruflichen Fördermaßnahmen reichen kann. Oberstes Prinzip dabei ist, vor der Gewährung einer Rente zunächst zu versuchen, eine bereits eingetretene oder drohende Beeinträchtigung der Erwerbsfähigkeit zu beseitigen oder so weit zu lindern, dass ein vorzeitiges Ausscheiden aus dem Erwerbsleben verhindert oder aufgeschoben werden kann („Reha vor Rente").

Wegen der besonderen medizinischen wie auch gesundheitsökonomischen Tragweite von chronischen Erkrankungen gewinnen Prävention und medizinische Rehabilitation für eine effiziente Gesundheitsversorgung zunehmend an Bedeutung. Bei den Prozessen, die für die Entstehung und Aufrechterhaltung chronischer Erkrankungen maßgeblich sind, haben psychische bzw. psychosomatische Faktoren nachweislich einen großen Anteil, weshalb sich speziell die Psychosomatische Rehabilitation zu einer tragenden Säule der psychosozialen Versorgung in Deutschland entwickelt hat (Köllner und Bassler 2021).

Im Folgenden sollen der gedankliche Hintergrund und die Zielsetzung der Medizinischen bzw. Psychosomatischen Rehabilitation näher dargestellt werden.

Patientengeschichte

Herr A., ein 43-jähriger Servicetechniker im Außendienst, leidet an einer Agoraphobie mit Panikattacken sowie einer mittelgradigen depressiven Episode. Die Symptomatik verschlechterte sich deutlich im Rahmen eines Arbeitsplatzkonflikts, und er ist bei Aufnahme in die Reha-Klinik trotz ambulanter Verhaltenstherapie seit 8 Monaten arbeitsunfähig. Während der AU-Zeit war er in den letzten Monaten weitgehend beschwerdefrei, aber jedes Mal, wenn er mit einer Rückkehr an den Arbeitsplatz konfrontiert wurde, kam es erneut zu Panikattacken inkl. agoraphoben bzw. herzbezogenen Ängsten, vor allem bei Annäherung an den Arbeitsplatz. Wegen seiner kardialen Symptome ließ er sich immer wieder medizinisch abklären; bis auf eine Grenzwerthypertonie gab es keinen pathologischen Befund.

55.2 Psychosomatische Rehabilitation: Definitionen, Theorie, Abgrenzungen

Grundsätzlich soll die Psychosomatische Rehabilitation Betroffene dazu befähigen, mit ihrer chronischen Erkrankung angemessen und selbstbestimmt umzugehen, und sie dabei unterstützen, ihre beruflichen Funktionen sowie ihre Rollen in Familie und Gesellschaft trotz der krankheitsbedingten Einschränkungen bestmöglich wahrzunehmen.

Hinter dieser allgemeinen Zielsetzung steht die Erfahrung, dass bei chronischen Erkrankungen und ihren Folgen häufig keine vollständige Genesung mehr erreicht werden kann. In Abgrenzung zum primär kurativen Auftrag der Krankenhausbehandlung fokussiert die medizinische Rehabilitation daher vor allem darauf, den eingeschränkten Gesundheitszustand so weit wie möglich zu bessern oder aber wenigstens ein Fortschreiten des Krankheitsprozesses aufzuhalten, bereits eingetretene Funktions- und Aktivitätsstörungen zu mindern sowie einer Beeinträchtigung der Teilhabe bzw. dem Auftreten dauerhafter Benachteiligungen wirksam vorzubeugen (Köllner et al. 2018).

Diese Auffassung von Aufgaben und Zielen von Rehabilitation basiert im Wesentlichen auf dem Krankheitsfolgenmodell der **Internationalen Klassifikation der Funktionsfähigkeit, Behinderung und Gesundheit (ICF;** ➤ Kap. 28). In Deutschland wurden mit dem Neunten Sozialgesetzbuch (SGB IX) – Rehabilitation und Teilhabe behinderter Menschen" – wesentliche Aspekte der ICF unter Berücksichtigung der historisch gewachsenen und anerkannten Besonderheiten aufgenommen. Mit der ICF lassen sich Notwendigkeit und Zweckmäßigkeit vieler Leistungen der Gesetzlichen Krankenversicherung (GKV), der Sozialen Pflegeversicherung und anderer Sozialleistungsträger besser als bisher beschreiben, begründen und beurteilen (Schuntermann 2022).

Der wichtigste Grundbegriff der ICF ist der der **funktionalen Gesundheit** (Schuntermann 2022). Danach gilt eine Person als funktional gesund, wenn vor ihrem gesamten Lebenshintergrund (**Konzept der Kontextfaktoren**)

1. ihre körperlichen Funktionen (inkl. des geistigen und seelischen Bereichs) und ihre Körperstrukturen allgemein anerkannten (statistischen) Normen entsprechen (**Konzepte der Körperfunktionen und -strukturen**),
2. sie all das tut oder tun kann, was von einem Menschen ohne Gesundheitsproblem (Gesundheitsproblem i. S. der ICD) erwartet wird (**Konzept der Aktivitäten**), und
3. sie ihr Dasein in allen Lebensbereichen, die ihr wichtig sind, in der Weise und dem Umfang entfalten kann, wie es von einem Menschen ohne Beeinträchtigung der Körperfunktionen oder -strukturen oder der Aktivitäten erwartet wird (**Konzept der Teilhabe an Lebensbereichen**).

Funktionale Gesundheit lässt sich danach als Ergebnis der Wechselwirkung zwischen dem Gesundheitsproblem (klassifiziert nach ICD) einer Person und ihren Kontextfaktoren (klassifiziert nach ICF) auffassen.

Die ICF hat für die medizinische (und insb. die Psychosomatische) Rehabilitation maßgebliche Bedeutung gewonnen. Sie hat entscheidenden Anteil bei der Feststellung des Reha-Bedarfs, der funktionalen Diagnostik sowie der Planung und Evaluation rehabilitativer Maßnahmen. Sie ermöglicht es zudem, erstmals auch Kontextfaktoren (Umweltfaktoren, personbezogene Faktoren) konsequent in den Rehabilitationsprozess einzubeziehen.

Implizit wird mit dieser konzeptionellen Neuausrichtung der medizinischen Rehabilitation das in der somatischen Medizin meist noch vorherrschende eindimensionale Kausalitätsmodell durch ein wesentlich komplexeres Interaktionsmodell abgelöst, das alle relevanten biopsychosozialen Einflussgrößen berücksichtigt (Gerdes und Weis 2000; ➤ Abb. 55.1). Diesem Interaktionsmodell folgend ist grundsätzlich davon auszugehen, dass funktionale bzw. strukturelle Schäden über komplexe Verarbeitungsprozesse direkten Einfluss auf Fähigkeitsstörungen/Aktivitäten und Beeinträchtigungen/Teilhabe nehmen (➤ Kap. 1, ➤ Kap. 2). Der Bewältigungsprozess wird von Fähigkeiten, Einstellungen, Haltungen, Ressourcen und Kompensationsmöglichkeiten des Individuums bestimmt.

Wie zahlreiche Studien belegen, spielen sozioökonomische Faktoren, soziale Unterstützung und soziale Netzwerke, Persönlichkeitsfaktoren, frühe Bindungs- und Trennungserfahrungen sowie überdauernde unverarbeitete negative Affekte bei der Entstehung und Aufrechterhaltung vieler chronischer Erkrankungen eine wesentliche Rolle. Insbesondere traumatische Kindheitserfahrungen verstärken die gesundheitlichen Risikofaktoren für körperliche und seelische Probleme wie Drogenmissbrauch, Suizidversuche, Übergewichtigkeit, Schmerzen und Herz-Kreislauf-Erkrankungen (Edwards et al. 2003; Anda et al. 2006). Zwischen der Qualität und Intensität von Emotionen, die aus der Selbstregulation im sozialen Austausch resultieren, und Gesundheit/Krankheit besteht ein Zusammenhang, in den neurale, neuroendokrine, hormonelle und immunologische Prozesse einbezogen sind (Siegrist 1996; Schubert 2021).

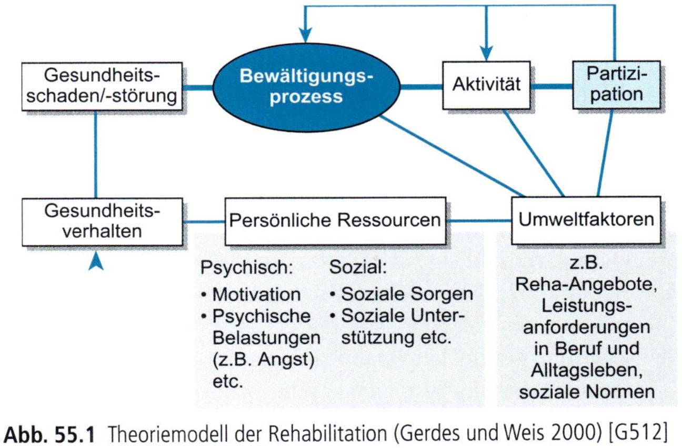

Abb. 55.1 Theoriemodell der Rehabilitation (Gerdes und Weis 2000) [G512]

55

55.3 Zur Epidemiologie der Krankheitsfolgen

In der internationalen epidemiologischen Forschung sind Begriffe eingeführt worden, die mit dem Krankheitsfolgenmodell korrespondieren. Im Konzept der globalen Krankheitslast („global burden of disease“, Murray und Lopez 1996; WHO 2001) wurde ein einheitliches Maß für krankheitsinduzierte Belastungen entwickelt. Die Summe der **globalen Krankheitslast** setzt sich zusammen aus dem Verlust (zu erwartender) gesunder Lebensjahre infolge vorzeitiger Mortalität und den mit einer Krankheit gelebten Jahren, adjustiert nach der Krankheitsschwere:

- Ein **DALY** („disability-adjusted life year“) ist ein verlorenes gesundes Lebensjahr.
- Ein **QALY** („quality-adjusted life year“) ist ein durch Interventionen gewonnenes Lebensjahr.

Im Weltgesundheitsbericht wurden für Deutschland je 100.000 Einwohner bezogen auf die Gesamtzahl von 25.663 verlorenen gesunden Lebensjahren (DALY) im Jahr 2019 folgende Zahlen angegeben: Krebserkrankungen 19,3 %, kardiovaskuläre Erkrankungen 17,6 %, psychische inkl. Abhängigkeitserkrankungen 9,3 %, neurologische Erkrankungen 8,0 % und muskuloskelettale Erkrankungen 7,4 % (WHO 2022). Unter der Annahme, dass bei vielen der genannten somatischen Krankheitsgruppen auch psychosoziale Faktoren an der Ätiopathogenese bzw. Chronifizierung beteiligt sind, darf vermutet werden, dass der eigentliche prozentuale Anteil der psychischen und psychosomatischen Erkrankungen deutlich höher liegt (eigene Schätzung: ca. 30 %), was insbesondere für die medizinische Rehabilitation einen großen Versorgungsbedarf bedeutet.

Neben dem Einfluss von Lebensstil und biografischen Risikofaktoren auf die Krankheitslast ist in den hochindustrialisierten Ländern die sich verändernde Arbeitswelt verantwortlich zu machen. Moderne Rehabilitation beachtet in besonderer Weise den Einfluss von **Arbeit bzw. Nichtbeschäftigung** auf Gesundheit und Krankheit. Erwerbsarbeit ist nach wie vor ein wichtiges Ziel gesellschaftlicher Sozialisation. Krankmachende Bedingungen haben sich in der neuen Arbeitswelt weitreichend verändert (Sennet 1998). Im Vordergrund stehen heute **psychomentale und soziale Belastungen,** die sich sowohl aus der Arbeitsorganisation, der spezifischen Arbeit, den sozialen Beziehungen am Arbeitsplatz, der Entlohnung und den berufsbiografischen Risiken ergeben. Job-Stress wird verstanden als beeinträchtigende körperliche und emotionale Reaktion auf berufliche Anforderungen, die sich nicht mit den Kapazitäten, Ressourcen und Bedürfnissen des Arbeitnehmers decken (Gabriel und Liimatainen 2000). Teure Folgen sind eine rasante Zunahme an psychischen und psychosomatischen Leiden, insbesondere Depressionen, die den rascheren Zerfall familiärer und sozialer Strukturen fördern (European Risk Observatory 2007). Besonders davon betroffen sind Frauen, ältere Arbeitnehmer, neue Migranten und Menschen mit unzureichender schulischer und beruflicher Qualifikation.

Der Zusammenhang zwischen psychosozialen Belastungen und Einschränkungen der Leistungsfähigkeit im Erwerbsleben ist in zahlreichen Studien dokumentiert (Sanderson und Andrews 2006; McAid 2008). Die genannten Risikofaktoren sind weitverbreitet. So geben in der EU zwei Drittel der befragten Arbeitnehmer an, dass ihre derzeitige Arbeit nicht ihre Karrierewünsche fördert; zwei Drittel arbeiten unter Zeitdruck; 40 % erhalten geringe Unterstützung von ihren unmittelbaren Vorgesetzten oder üben monotone Arbeit aus (Parent-Thirion et al. 2007). Nach Bethge et al. (2008) berichtet knapp ein Drittel der befragten erwerbstätigen Personen von Einschränkungen der Leistungsfähigkeit im Erwerbsleben. Dies weist auf einen Bedarf an betrieblicher Gesundheitsförderung und Rehabilitation hin.

Bei der Frühberentung spielen psychische Beeinträchtigungen eine zunehmend bedeutsame Rolle. Markant ist der Rückgang der Frühberentungen wegen orthopädischer Störungen und Herz-Kreislauf-Erkrankungen. Hervorzuheben ist die Entwicklung der psychischen Störungen als Berentungsdiagnosen in den vergangenen Jahren. Wurden im Jahr 2000 an 51.500 Personen Erwerbsminderungsrenten wegen psychischer Erkrankungen ausbezahlt, waren im Jahr 2020 rund 73.000 Fälle zu verzeichnen, was einer Steigerung von 41,7 % entspricht (DRV 2021a). Ein Teil der Verschiebungen lässt sich auf die verbesserte Diagnostik und Dokumentation sowie auf den medizinischen Fortschritt und die höhere gesellschaftliche Akzeptanz psychischer Erkrankungen zurückführen.

55.4 Formen der medizinischen Rehabilitation

Art und Umfang biopsychosozialer Fähigkeitsstörungen und Beeinträchtigungen erfordern verschiedene Leistungsformen sowie einen unterschiedlichen personellen und medizinisch-technischen Aufwand. Stationäre, ganztägig ambulante und ambulante Angebote bilden als aufeinander abgestimmte Leistungen das flexible System der Rehabilitation. Individuelle Bedürfnisse in der Rehabilitation fordern ein interdisziplinäres und ganzheitliches Rahmenkonzept (Köllner und Bassler 2021):

- Differenziertes, dem jeweiligen Indikationsgebiet entsprechendes Rehabilitationskonzept
- Rehabilitationsteam
- Bezugsarzt/-therapeut als Ansprechpartner des Patienten
- Psychologische und soziale Beratung
- Verlaufskontrolle, Dokumentation der Therapie und Evaluation
- Kooperation mit Hausärzten, Angehörigen, Rehabilitationsberater, Betriebsarzt

55.5 Bedeutung der Rehabilitation in der Behandlungskette und Differenzialindikation zur Krankenhausbehandlung

Die Psychosomatische Rehabilitation ist eine wertvolle Ergänzung zur ambulanten und zur Krankenhausbehandlung. Hierbei stellt sich nicht nur die Frage, ob eine Reha-Maßnahme indiziert ist, sondern auch, wann der optimale Zeitpunkt im Gesamtbehandlungsplan ist.

In der somatischen Medizin ist die in vielen Fällen durch das Konzept der Anschlussheilbehandlung (AHB) klar definiert. Zunächst erfolgt im Krankenhaus die Akutbehandlung (z. B. Herzoperation, Gelenkersatz), von dort erfolgt die Verlegung in die Reha-Klinik zur Nachbehandlung. In der Psychosomatik, wo die Kontinuität der Arzt-Patient-Beziehung eine besondere Rolle spielt, ist ein solches arbeitsteiliges Modell wenig sinnvoll. Nur selten geht einer psychosomatischen Rehabilitation eine psychosomatische Krankenhausbehandlung unmittelbar voraus. Die Reha-Indikation wird i. d. R. vom ambulanten Behandler gestellt, der dann auch den Befundbericht zum Reha-Antrag erstellt.

Die DRV ist inzwischen von einer starren Auslegung des Grundsatzes „ambulant vor stationär" abgewichen und genehmigt eine Rehabilitation auch, wenn noch keine ambulante Psychotherapie begonnen wurde.

Dies ermöglicht es z. B., eine Rehabilitation aus der Psychosomatischen Grundversorgung heraus zu initiieren, wenn eine ambulante Therapie aufgrund langer Wartezeiten nicht verfügbar ist oder zum Erhalt der Teilhabe am Erwerbsleben aufgrund fortgeschrittener Chronifizierung nicht ausreichend sein wird. Grundsätzlich ist es aber günstiger, wenn bereits eine ambulante Therapie begonnen wurde und an die so entstandene therapeutische Beziehung nach der Reha angeknüpft werden kann.

Bei einer längerfristig bestehenden Arbeitsunfähigkeit (> 6 Wochen), bei der nicht absehbar ist, dass sie mithilfe der ambulanten Therapie beendet werden kann, ist von einer Gefährdung der Erwerbsfähigkeit auszugehen und die Indikation zur stationären Behandlung sollte geprüft werden (zur Differenzialindikation Krankenhaus/Reha-Klinik s. u.) Über das Wunsch- und Wahlrecht können die Versicherten die Auswahl der Reha-Klinik maßgeblich beeinflussen.

PRAXISTIPP

Es hat sich bewährt, als ambulanter Behandler mit einigen Reha-Kliniken enger zu kooperieren und eine Kommunikationsstruktur aufzubauen, die hilft, Schnittstellenprobleme bei den Übergängen ambulant – stationär – ambulant zu vermeiden (Broda et al., 2013).

Nicht selten wird eine Rehabilitation auch durch die Sozialversicherungsträger (GKV, DRV, Arbeitsagentur) angeregt. Die Versicherten können ein solches Angebot nicht ohne Weiteres ablehnen, ohne ggf. versicherungsrechtliche und finanzielle Nachteile in Kauf zu nehmen. Durch das konsequente AU-Management der Krankenkassen kann eine solche Aufforderung u. U. bereits nach 6-wöchiger AU-Dauer erfolgen. Wenn dies während einer ambulanten Behandlung erfolgt, sollte mit dem Patienten gemeinsam reflektiert werden, ob der Zeitpunkt für eine Rehabilitation gerade sinnvoll ist. Wenn ja, sollte der Reha-Antrag ärztlich unterstützt und begleitet werden. Wenn nein (z. B., wenn gerade eine intensive ambulante Therapiephase läuft, die nicht unterbrochen werden sollte und die ggf. zum Ende der AU führt), sollte mit dem Kostenträger Kontakt aufgenommen werden, um einen Aufschub oder ein Aussetzen der Aufforderung zur Rehabilitation zu erwirken. Mit einer schlüssigen medizinischen Begründung ist dies i. d. R. möglich.

Die sozialgerichtliche Rechtsprechung hat sich wiederholt mit der Frage befasst, ob sich Krankenhäuser und (Psychosomatische) Reha-Kliniken hinsichtlich ihrer organisatorischen bzw. strukturellen Voraussetzungen trennscharf unterscheiden lassen. In einem richtungweisenden Urteil des Bundessozialgerichts vom 20.12.2005 (Az. B 3 KR 9/03 R, ZfS 2005, 217) wird ausgeführt, dass die Abgrenzung zwischen stationärer Krankenhausbehandlung und medizinischer Rehabilitation vor allem im Bereich der Psychotherapeutischen Medizin/Psychosomatik schwierig ist, weil Reha-Klinik und Krankenhaus sich darin decken, dass beide auf die Behandlung von Krankheiten und die Beseitigung ihrer Folgen gerichtet sind. Deshalb könne eine Unterscheidung im Wesentlichen nur nach der Art der Einrichtung, den Behandlungsmethoden und dem Hauptziel der Behandlung getroffen werden, die sich auch in der Organisation der Einrichtung widerspiegeln (> Tab. 55.1).

Vonseiten der wissenschaftlichen Fachgesellschaften sowie zahlreicher Experten sind wiederholt Versuche unternommen worden,

Tab. 55.1 Unterschiede zwischen Krankenhaus und Rehabilitationsklinik

	Krankenhaus	Reha-Klinik
Zuweisung	Direkte Einweisung durch den Arzt	Der Versicherte stellt Antrag beim Kostenträger, der Arzt schreibt einen Befundbericht, der Kostenträger prüft den Antrag und weist unter Berücksichtigung des Wunsch- und Wahlrechts eine Vertragsklinik zu
Zeit bis zur Aufnahme	Wenige Tage bis > 6 Monate, je nach Wartezeit der Klinik	Im Eilverfahren max. 3 Wochen, ansonsten ca. 6–8 Wochen nach Antragstellung
Aufenthaltsdauer	Offen, auch Behandlungsdauern von > 12 Wochen möglich	Im Durchschnitt 38 Tage, Behandlungsdauern von > 6 Wochen sind nur in Ausnahmefällen zu realisieren
Behandlungsziel	Behandlung einer akuten oder chronischen Erkrankung i. S. der ICD-10	Behandlung von Krankheitsfolgen bei chronischen Erkrankungen i. S. der ICF
Behandlungsspektrum	Meist das gesamte Fachgebiet	Festlegung auf bestimmte Indikationen, die von der DRV gezielt angesteuert werden. Häufig Spezialangebote für bestimmte Störungsbilder, Komorbiditäten, berufliche Problemlagen oder erforderlichenfalls auch fremdsprachige Therapieangebote*
Berufsbezug	Eher gering ausgeprägt	In vielen Kliniken gibt es spezielle Therapieprogramme mit Bezug zur Arbeitswelt; obligat sind die sozialmedizinische Beurteilung und Weichenstellung am Ende der Rehabilitation

* Eine Übersicht über Indikationen und Behandlungsschwerpunkte findet sich im Klinikverzeichnis auf der Homepage der Deutschen Gesellschaft für Klinische Psychotherapie, Prävention und Psychosomatische Rehabilitation (DGPPR; www.dgppr.de).

55

die sozialrechtlich unscharfen Abgrenzungskriterien zwischen Krankenhausbehandlung und medizinischer Rehabilitation inhaltlich prägnanter zu fassen. Neben einigen anderen Vorschlägen (Köllner et al. 2018) haben Büscher et al. (2007) eine **erweiterte Kriterienliste (KLAR)** zur differenziellen Indikation vorgelegt, die folgende Punkte enthält:

1. Vitale Gefährdung, ärztliche Präsenz
2. Diagnose, Schweregrad
3. Erkrankungsdauer, Chronifizierung
4. Vorbehandlungen
5. Somatische Komorbidität
6. Psychische Komorbidität
7. Kognitive Funktionen
8. Aktivitäten des täglichen Lebens und Mobilität
9. Erwerbsfähigkeit, psychische Belastung
10. Interpersonelle Aktivitäten und Beziehungen
11. Freizeit und Gesellschaft
12. Behandlungsmotivation

Bei den aufgelisteten Kriterien bedürfen zumindest einige noch einer weitergehenden Operationalisierung, um für valide und reliable Indikationsentscheidungen ausreichend trennscharf zu werden. Für die Krankenhausbehandlung spricht spezifisch das Kriterium 1, für die medizinische Rehabilitation sprechen spezifisch die Kriterien 3, 4 sowie 8–11. Die Kriterien 2, 5–7 und 12 sind dagegen als nicht trennscharf zu bewerten, da sie sowohl für Krankenhausbehandlung als auch für medizinische Rehabilitation zutreffen.

55.6 Einleitung der Rehabilitation

Neben den versicherungsrechtlichen Voraussetzungen setzt die **sozialmedizinische Entscheidung** zur Teilhabe an einer medizinischen Rehabilitation folgende Bedingungen fest: Reha-bedürftigkeit, Reha-Fähigkeit, positive Prognose hinsichtlich der Reha-Ziele, fehlender akutmedizinischer Handlungsbedarf und Nachweis, dass ambulante Behandlung nicht ausreichend ist. Der Zugang zur Rehabilitation führt i. d. R. über einen Antrag des Versicherten. Die am Antragsverfahren beteiligten Ärzte berücksichtigen i. Allg. folgende Gesichtspunkte:

- Indikation bzw. die Indikationskombination bei Multimorbidität
- Schweregrad der Erkrankung
- Rehabilitationsziele
- Spezielle Therapieanforderungen
- Entfernung vom Wohnort
- Wünsche des Patienten (sog. Wunsch- und Wahlrecht)

Im Zuge der medizinischen Sachaufklärung sind weitere Informationen für das Reha-Team wünschenswert: Motivation, Einsichtsfähigkeit, Krankheitsverarbeitung, Grad der Information und Schulung, berufliche Belastung, Alltagsbewältigung und soziale Unterstützung, aber auch Vorbereitung auf die anstehende Rehabilitation (Nebe 2021).

Eine Rehabilitation sollte möglichst frühzeitig, also schon in der Akutphase beginnen und als langfristiger, die verschiedenen Institutionen übergreifender Prozess i. S. eines Gesamtplans angelegt werden. Bei der Antragsbearbeitung durch die Rentenversicherungsträger wird die **Reha-Bedürftigkeit** im Rahmen der sozialmedizinischen Prognose geprüft: Reha-Erwartung und Behandlungsmotivation haben eine prognostische Bedeutung für den Reha-Erfolg. Eine aktive Mitarbeit des Rehabilitanden wird durch angemessene Reha-Vorbereitung erleichtert. Daran sind insbesondere niedergelassene Ärzte, Medizinische Dienste und Krankenkassen, Rentenversicherungsträger sowie Suchtberatungsstellen, Psychotherapeuten etc. beteiligt und auch gefordert.

55.7 Diagnostik in der medizinischen Rehabilitation

Die Diagnostik in der Rehabilitation bezieht sich auf für rehabilitationsspezifische Fragestellungen modifizierte diagnostische Verfahren. Schwerpunkt ist die **Erfassung der Fähigkeitsstörungen in ihren Auswirkungen auf das Leistungsvermögen des Rehabilitanden.** Dazu gehören:

- Medizinische Diagnose mit Komorbidität
- Psychosoziale Diagnostik
- Beurteilung der Krankheits- und Behindertensituation vor dem Hintergrund der individuellen Lebensgeschichte
- Leistungs- und funktionsbezogene Diagnostik vor dem Hintergrund der Anforderungen in Alltag und Beruf
- Verlaufskontrollen
- Sozialmedizinische Beurteilung
- Minimierung der Risiken einer rehabilitativen Therapie

Im Bedarfsfall können weitere leistungs- und fähigkeitsbezogene Untersuchungen in Form von Belastungserprobungen, arbeitstherapeutische Maßnahmen mit begleitender medizinischer und psychophysiologischer Diagnostik und berufsbezogene Beratungen veranlasst werden.

Zwischenzeitlich stehen für die Beurteilung des psychischen und somatischen Gesundheitszustands in der psychosomatischen Rehabilitation zahlreiche diagnostische Assessments zur Verfügung (Bassler 2021; ➤ Kap. 32).

55.8 Therapie in der medizinischen Rehabilitation

In den vergangenen Jahrzehnten haben sich in der medizinischen Rehabilitation sowohl interdisziplinäre als auch multimodale Therapiekonzepte entwickelt, an denen verschiedene Berufsgruppen gleichberechtigt mitwirken. Folgende Therapieelemente sind dabei von besonderer Bedeutung:

- Ärztliche Diagnostik und Behandlung
- Bewegungstherapie (Physio-, Sporttherapie)

- Arbeitsbezogene Maßnahmen
- Gesundheitsbildung und Patientenschulung
- Psychologische Diagnostik und Behandlung
- Entspannungsverfahren
- Ergotherapie
- Physikalische Therapie
- Ernährungsberatung mit/ohne Lehrküche
- Soziale, sozialrechtliche und berufliche Beratung

Unter dem Eindruck des Erfolgs von störungsorientierten Therapiekonzepten wurden in den letzten Jahren auch in der Psychosomatischen Rehabilitation differenzielle Behandlungsangebote entwickelt, die im Folgenden kurz skizziert werden sollen.

55.8.1 Berufsbezogene Reha-Konzepte

In der Psychosomatischen Rehabilitation liegen bei etwa 60–65 % besondere berufliche Problemlagen vor, weswegen seitens der Deutschen Rentenversicherung (DRV) seit einigen Jahren unter dem Stichwort **Medizinisch-beruflich orientierte Rehabilitation (MBOR)** die berufliche Orientierung der Reha-Behandlung intensiviert wurde (DRV 2023a). Insbesondere wurden dabei spezifische diagnostische und therapeutische Leistungen mit besonderem Berufsbezug implementiert, um die Inhalte der Rehabilitation besser mit den Arbeitsplatzerfordernissen der Rehabilitanden in Einklang zu bringen.

Ein besonderes Augenmerk in der Diagnostik richtet sich auf den differenzierten Vergleich zwischen beruflichen Anforderungen und Fähigkeiten des Rehabilitanden. Therapeutisch kommen vor allem **berufsbezogene therapeutische und psychoedukative Gruppenangebote** zum Einsatz, z. B. zur Erarbeitung berufsbezogener Ziele sowie zu Strategien für den Umgang mit Belastungen am Arbeitsplatz. Das Konzept der MBOR wurde zunächst in der Orthopädie entwickelt und implementiert. Für die Psychosomatik ergab sich daraus die Herausforderung, ein zunächst eher trainingsorientiertes Konzept psychotherapeutisch weiterzuentwickeln (DGPPR 2018), da sich berufliche Problemlagen hier eher aus interpersonellen Konflikten und motivationalen Problemen ergeben, die einer Psychotherapie bedürfen. Hier wurden inzwischen entsprechende Konzepte implementiert und evaluiert (Wittmann et al 2021).

RESÜMEE

Nach aktueller Studienlage darf als gesichert gelten, dass MBOR bei Rehabilitanden mit besonderen beruflichen Problemlagen nachweislich die Wahrscheinlichkeit der beruflichen Wiedereingliederung verbessert. In diesem Zusammenhang gewinnen zunehmend auch Konzepte der nachstationären ambulanten Rehabilitation bzw. Fallbetreuung seitens der Rentenversicherung an Bedeutung, um den erzielten Reha-Erfolg zu stabilisieren bzw. weiter zu vertiefen.

Dieser Trend zeigt sich deutlich auch in Österreich: Dort werden vorzugsweise poststationäre ambulante Modelle der Psychosomatischen Rehabilitation in zwei Stufen realisiert: zunächst 4–6 Wochen tagesklinisch und dann bis zu 1 Jahr ambulante Reha-Behandlung (z. B. in Form einer wöchentlichen Gruppentherapiesitzung; vgl. Sprung et al. 2019). Zur diesbezüglichen Gestaltung der Psychosomatischer Rehabilitation in der Schweiz wird auf die Übersichtsarbeit von Ettlin und Kischka (2019) verwiesen.

55.8.2 Reha-Konzepte für spezielle Gruppen

In den vergangenen Jahren wurden in der Psychosomatischen Rehabilitation für verschiedene Problem- bzw. Risikogruppen von Rehabilitanden spezielle Behandlungskonzepte entwickelt. Als besondere **Risikomerkmale** erwiesen sich dabei höheres Alter, (länger bestehende) Arbeitslosigkeit, längere und wiederholte AU-Zeiten, Rentenantragstellung vor Beginn der Rehabilitation, des Weiteren ein überwiegend somatisches Krankheitsverständnis, geringe Änderungsbereitschaft bzw. ungünstige Motivationslage sowie eine negative subjektive Erwerbsprognose.

Um diese Risikomerkmale frühzeitig und vollständig erfassen zu können, hat sich zu Beginn der Rehabilitation eine **differenzierte Eingangsdiagnostik** bewährt. Auf ihrer Grundlage können gemeinsam mit dem Rehabilitanden spezifische und für ihn passende Reha-Ziele erarbeitet werden. Hierbei ist erwähnenswert, dass viele Reha-Einrichtungen wegen der gehäuft auftretenden beruflichen Problemlagen vermehrt indikative Gruppen zu Themen wie Burnout, Mobbing, Stress- bzw. Aggressionsbewältigung anbieten.

In Problemfällen mit erfahrungsgemäß ungünstiger Reha-Prognose hat sich als zweckmäßig erwiesen, nach der einleitenden Diagnostikphase auf die Durchführung der eigentlichen Reha-Behandlung zu verzichten und stattdessen alternative Therapiemöglichkeiten (z. B. Krankenhausbehandlung oder besondere ambulante Behandlung) bzw. ein spezielles nachstationäres Case Management der Rentenversicherung in die Wege zu leiten.

Neben speziellen Therapiekonzepten für Risiko- und Problemgruppen haben in den letzten Jahren vermehrt auch **genderspezifische Behandlungsangebote** an Bedeutung gewonnen. Aktuell werden sie vor allem in Form von Gruppentherapien mit besonderem Fokus auf genderspezifische Themen klinisch erprobt (Mittag und Grande 2008; von Hörsten et al. 2019).

Ein besonderes Aufgabenfeld stellt die **Komorbidität psychischer und somatischer Erkrankungen** dar. Einerseits stellen diese Patienten sozialmedizinisch eine Risikogruppe dar, andererseits haben hier etablierte Behandlungsverfahren wie Psychotherapie und Psychopharmakotherapie nicht selten geringere Effektstärken. Dies erfordert die Entwicklung spezifischer interdisziplinärer Reha-Angebote, die zunächst in der Psychokardiologie entwickelt (Langheim et al. 2022) und dann auch auf andere somatische Disziplinen in Kooperation mit der Psychosomatik unter der Bezeichnung „duale Reha" ausgeweitet wurden (Specht 2021).

In diesem Kontext ist auch die **Rehabilitation bei Post-COVID-Syndrom** zu sehen, die als aktuelle Herausforderung an die Rehabilitation zu sehen ist. Selbst wenn von den etwa 50 Mio. Infizierten in Deutschland nur etwa 1 % ein Post-COVID-Syndrom mit chronischen alltagsrelevanten Beeinträchtigungen entwickeln würden, wären dies etwa 500.000 Betroffene – was der Gesamtkapazität der Psychosomatischen Rehabilitation für mehr als 3 Jahre entspräche. Diese Rechnung zeigt, dass es darauf ankommt, niedrigschwellige und wohnortnahe Reha-Konzepte zu etablieren, die eine Chronifizierung

55

nach Möglichkeit verhindern können. Da für das Post-COVID-Syndrom bisher noch keine kausale Therapie vorliegt, kommt der Rehabilitation ein besonderer Stellenwert zu (Platz et al. 2023). Interdisziplinäre Konzepte mit maßgeblicher psychosomatischer Beteiligung wurden inzwischen entwickelt (Kupferschmitt et al. 2023a); auch erste Evaluationsergebnisse liegen schon vor (Kupferschmitt et al. 2023b; ➤ Kap. 25 und ➤ Kap. 74).

55.9 Sozialmedizinische Beurteilung in der medizinischen Rehabilitation

In Deutschland ist die sozialmedizinische Beurteilung integraler Bestandteil der medizinischen Rehabilitation. Eine Begutachtung sollte wirklichkeitsnah sowie verlaufs-, arbeitsplatz-, verarbeitungs- und ressourcenbezogen sein (DRV 2011). Beurteilungsbereiche sind: Schweregrad der Störung und Störungsfolgen, Umstellbarkeit des Patienten, Veränderungsmöglichkeit und -fähigkeit sowie Anregbarkeit der Therapiemotivation.

Eine Besonderheit der psychosomatischen Rehabilitanden ist in der ausgeprägten **Chronizität** ihrer Störungen zu suchen. Infolgedessen ist für die Begutachtung in der Psychosomatischen Rehabilitation nicht so sehr die Stärke der Beeinträchtigungen als vielmehr deren Dauer und dadurch bedingte schlechtere Prognose der Patienten maßgeblich. Die relevanten Merkmale für die Leistungsbeurteilung sind hierbei weniger in der Beeinträchtigung von körperlichen Funktionen zu suchen als vielmehr in komplexen psychischen und sozialen Merkmalskombinationen (Weinbrenner et al. 2021).

Die diagnostische Zuordnung der Störungen erfolgt anhand der ICD-10-Klassifikation. Für die sozialmedizinische Beurteilung sind im Rahmen der ICF vor allem jedoch die für die Leistungsfähigkeit im Erwerbsleben maßgeblichen **Krankheitsfolgen unter Berücksichtigung von Kontextfaktoren** ausschlaggebend (vgl. BAR 2016). Seitens der Rentenversicherung wurden bereits 2012 und im Update 2018 Leitlinien zur sozialmedizinischen Begutachtung von psychischen und Verhaltensauffälligkeiten (DRV 2019) erstellt.

Für die **Erwerbstätigkeitsprognose** wurden Indikatoren entwickelt, die mit prädiktiver Validität die Gefährdung des Erwerbslebens zu messen vermögen. Die AU-Dauer vor der Behandlung stellt in verschiedenen Studien einen maßgeblichen negativen Prädiktor für die spätere Rückkehr an den Arbeitsplatz bzw. die Wiederherstellung der Arbeitsfähigkeit dar, der nur noch von der Variable „laufendes Rentenverfahren" als negativem Risikofaktor übertroffen wird (Kulik et al. 2001).

55.10 Nachsorge und berufliche Wiedereingliederung

An die Rehabilitation kann sich eine Nachsorge anschließen, um bestimmte Reha-Ziele zu vervollständigen und zu verstetigen. Dabei sollen Eigenaktivitäten gestärkt und das Selbsthilfepotenzial gefördert werden. Durch die Nachsorge kann die Behandlungsgruppe länger und intensiver an ihren Reha-Zielen arbeiten (Kobelt-Pönicke und Muschalla 2021). Vor allem profitieren davon Patienten, die am Ende der stationären oder ganztägig ambulanten Rehabilitation noch starken Symptomdruck beklagen und noch nicht genügend Kompetenzen aufbauen konnten, um sich ihren privaten und beruflichen Alltagsproblemen zu stellen. Dazu gehören die Verbesserung noch eingeschränkter Fähigkeiten, die Verstärkung der Selbstwirksamkeit, der nachhaltige und prüfbare Transfer des Gelernten in den Alltag sowie die Förderung persönlicher und sozialer Kompetenz (Kobelt-Pönicke und Muschalla 2021). Allerdings scheinen Patienten mit massiver Chronifizierung auch von einer Nachsorge nicht mehr erreicht werden zu können. Nicht zuletzt durch die COVID-19-Pandemie bekamen online- und App-basierte Programme zur Reha-Nachsorge eine zunehmende Bedeutung und führen dazu, dass Reha-Nachsorge nun leichter und flexibler erreichbar und einsetzbar ist.

Zu den wichtigsten Nachsorgemaßnahmen gehören Behindertensport, Rheumafunktionstraining, ambulante Herzgruppen, Suchtnachsorge sowie verschiedene psychosomatische Nachsorgegruppen (vgl. hierzu auch die weiter oben erwähnten Angebote zur gestuften Psychosomatischen Rehabilitation in Österreich). Einer medizinischen Reha-Maßnahme können sich Leistungen zur beruflichen Wiedereingliederung wie betriebliche Maßnahmen zur Arbeitsplatzgestaltung und innerbetrieblichen Umsetzung, zur stufenweisen Wiedereingliederung sowie spezielle Berufsförderungsleistungen anschließen (verschiedene Leistungen zur Teilhabe am Arbeitsleben, LTA).

Patientengeschichte

Fortsetzung

Das Therapieprogramm in der Rehabilitation enthielt eine arbeitsplatzbezogene interaktionelle Therapiegruppe, eine verhaltenstherapeutische Gruppe zur Angstbewältigung (je 2 × 90 min/Woche) und tiefenpsychologisch orientierte Einzelgespräche. In der biografischen Anamnese zeigte sich, dass Herr A. vor dem Hintergrund der Beziehung zur eher überfürsorglichen Mutter und der wegen häufiger berufsbedingter Abwesenheit des Vaters eher fehlenden männlichen Identifikationsmöglichkeiten kein gutes Selbstwertgefühl ausbilden konnte, insbesondere seine Konflikt- und Durchsetzungsfähigkeit blieben wenig ausgeprägt. Nachdem es ihm am Arbeitsplatz immer weniger gelang, sich abzugrenzen und er immer mehr zusätzliche Aufgaben übernahm, kam er zunehmend in innere Bedrängnis. Schließlich führte eine Umstrukturierung im Rahmen eines Chefwechsels zur Überforderung und Dekompensation. Symptomstabilisierend wirkten sich die erst nach Auftreten der Angstsymptomatik einsetzende verständnisvolle und fürsorglich-schonende Reaktion der Ehefrau (i. S. der Reaktivierung der Kindheitserfahrungen mit der überfürsorglichen Mutter) und auch die Krankschreibung aus, die ihn davon entlastete, den Konflikt mit dem Vorgesetzten austragen zu müssen.

Im Verlauf der Therapie konnte Herr A. erkennen, dass er sich im Wesentlichen aufgrund seines ausgeprägten

Harmoniebedürfnisses und der Vermeidung von Auseinandersetzungen schlecht gegenüber Leistungserwartungen abgrenzen konnte und sich dadurch überfordert hat. Insbesondere die Veränderung der Arbeitsplatzsituation (wechselnde Tätigkeitsorte, wechselnde Projekte) konnte er als Auslöser seiner zunehmenden Angst- und Paniksymptomatik erkennen. Ihm wurde klar, dass er auf neue Herausforderungen am Arbeitsplatz und später auch schon auf die bloße Vorstellung, nach der Krankschreibung wieder an den Arbeitsplatz zurückkehren zu müssen, zunehmend phobisch reagiert hatte.

Gegen Ende der Therapie schwankte er einerseits zwischen Mut und Zuversicht, die Herausforderung der Rückkehr an den Arbeitsplatz annehmen und bewältigen zu können, und andererseits seiner Angst und noch ausgeprägten Vermeidungstendenzen. Im testpsychologischen Befund zeigte sich eine deutliche Verbesserung der ängstlich-depressiven Symptomatik und der interaktionellen Kompetenz; zugleich bestanden bei ihm aber noch erhebliche Zweifel an seiner Selbstwirksamkeit und seiner Fähigkeit zu Aktivität und Partizipation. Die Blutdruckwerte hatten sich auch ohne Medikation vollständig normalisiert, was der Pat. sowohl auf das in der Klinik gelernte Entspannungsverfahren als auch auf das regelmäßige Ausdauertraining zurückführt; beides möchte er zu Hause fortsetzen.

Mit Einverständnis des Pat. wurde die Rückkehr in den Beruf über eine stufenweise Wiedereingliederung beantragt, der der Arbeitgeber auch zustimmte. Da Herr A. das Gruppensetting in der Rehabilitation als sehr hilfreich erlebt hatte, wurde er ergänzend zur Weiterführung der ambulanten Einzeltherapie in eine wohnortnah verfügbare Reha-Nachsorgegruppe vermittelt.

55.11 Qualitätssicherung in der medizinischen Rehabilitation und Ergebnisqualität

Die medizinische Rehabilitation gehört in Deutschland zu den bestuntersuchten medizinischen Versorgungsbereichen, woran neben den Qualitätssicherungsprogrammen der DRV auch die enge Zusammenarbeit der Reha-Einrichtungen mit regionalen bzw. überregionalen Forschungsverbünden maßgeblichen Anteil hat. In umfangreichen jährlich erscheinenden Publikationen, die einer breiten (Fach-)Öffentlichkeit kostenfrei zugänglich sind (z. B. über verschiedene Internetportale der DRV Bund), werden alle wesentlichen Leistungs- und Versorgungsdaten der DRV dargestellt. Im Folgenden sollen einige aktuelle Daten aus diesen Publikationen vorgestellt werden.

Im Jahr 2021 führte die DRV insgesamt 1.018.129 medizinische Rehabilitationen durch; davon entfielen auf die stationäre Psychosomatische Rehabilitation 140.921 und auf die ambulante Psychosomatische Rehabilitation 9.262 Fälle. Dabei stellen die affektiven Störungen mit rund 56 % die häufigste Erstdiagnose dar, gefolgt von den neurotischen, Belastungs- und somatoformen Störungen mit 31 %. Im gleichen Zeitraum wurden insgesamt 165.824 Erwerbsminderungsrenten ausbezahlt, anteilig davon rund 41,5 % wegen psychischer bzw. psychosomatischer Erkrankungen. Insgesamt gab die DRV im Jahr 2021 rund 7,112 Mrd. Euro für Reha-Maßnahmen aus, was rund 2,0 % ihrer Gesamtausgaben entspricht (vgl. DRV 2021b). Dazu ist anzumerken, dass diese Prozentrate aufgrund der Budgetierung der Reha-Kosten in den vergangenen Jahren im Verhältnis zu den Gesamtausgaben eine deutlich rückläufige Tendenz zeigte.

Die Rehabilitation bei psychischen bzw. psychosomatischen Störungen erfolgte 2021 in 198 Reha-Einrichtungen mit einer Gesamtzahl von insgesamt 20.783 psychosomatischen Reha-Betten. Des Weiteren waren 2017 11.410 psychosomatische Betten in psychosomatischen Krankenhausabteilungen und in Fachkrankenhäusern verfügbar. Menschen mit komplexen psychischen Störungen (z. B. Persönlichkeits- oder Essstörungen) werden hierbei in besonders qualifizierten Schwerpunkteinrichtungen rehabilitiert. Ferner existieren spezielle Reha-Einrichtungen für Menschen mit psychischen Erkrankungen (sog. RPK-Einrichtungen).

In den letzten Jahren hat die DRV Bund große Anstrengungen unternommen, differenzierte Qualitätsindikatoren für die medizinische Rehabilitation zu entwickeln und in der klinischen Praxis zu erproben (Ostholt-Corsten 2021; DRV 2023b). Nachfolgend sind die wesentlichen Qualitätsdimensionen und ihre inhaltliche Ausgestaltung orientierend aufgelistet:

- **Qualität der rehabilitativen Versorgung (Behandlungsqualität)**
  - Peer-Review-Verfahren
  - Therapeutische Versorgung (Klassifikation therapeutischer Leistungen, KTL)
  - Reha-Therapiestandards
- **Qualität aus Sicht des Rehabilitanden (Patientenorientierung)**
  - Rehabilitandenzufriedenheit
  - Subjektives Behandlungsergebnis
- **Qualität der Struktur und Organisation der Reha-Einrichtung**
  - Strukturqualität (z. B. Personal, Ausstattung, Qualitätsmanagement)
- **Qualitätssicherung „vor Ort"**
  - Visitation

Empirische Forschungsergebnisse zur Psychosomatischen Rehabilitation

Insbesondere seit der Reha-Kommission 1991 wurde zu dieser Thematik eine Vielzahl von Studien vorgelegt, in denen vor allem die Effektivität und Effizienz medizinischer Reha-Leistungen im Mittelpunkt standen (vgl. Haaf 2005; Steffanowski et al. 2005; Steffanowski et al. 2007; Steiner et al. 2009; Nübling et al. 2018).

Die Versorgungsforschung hat eine ihrer Wurzeln in der Psychosomatischen Rehabilitation, wozu u. a. die langjährigen Forschungs-

55

ergebnisse von Zielke (1993) und Nübling et al. (1999) beigetragen haben. Eine Metaanalyse von 65 Studien zur Psychosomatischen Rehabilitation zeigte von der Aufnahme bis zur Entlassung einen gemittelten gewichteten Gesamteffekt von 0,51 und bis zur Katamnese nach 1 Jahr (46 von 65 Studien) von 0,41 (Steffanowski et al. 2007; vgl. eine entsprechende Metaanalyse zu den Ergebnissen in Österreich von Sprung et al. (2019). Insbesondere bewältigungsbezogene Kriterien wie der kognitive und funktionale Bereich bleiben in der Katamnese stabil. Die Autoren schließen aus diesen Ergebnissen, dass poststationär ein erfolgreicher Alltagstransfer der in der Rehabilitation erworbenen Einstellungen bzw. veränderten Copingstrategien erreicht werden konnte.

Nach einer Modellrechnung der PROGNOS-Studie (Steiner et al. 2009) ermöglicht die medizinische Rehabilitation insgesamt beträchtliche Einsparungen, die jährlich zwischen 5 und 30 Mrd. Euro betragen. Schätzungen des Return on Investment (ROI) liegen zwischen 1,5 und 4,5; dies bedeutet, dass für einen in die Rehabilitation investierten Euro zwischen 1,50 und 4,50 Euro in die Volkswirtschaft zurückfließen. Ergebnisse einer neueren Studie bestätigen diese Schätzungen (Kaluscha et al. 2022).

55.12 Ausblick

Die Stärken des Reha-Versorgungssystems in Deutschland liegen in dem großen Fundus an gesammeltem Reha-spezifischem Wissen (Schmid-Ott et al. 2015), dem ausgebauten Netz von Versorgungseinrichtungen und der auf dem Krankheitsfolgenmodell fokussierenden Behandlung. Rehabilitation ist interdisziplinär und methodenpluralistisch angelegt. Ihre gegenwärtigen Schwächen liegen in Defiziten einer wohnortnahen ambulanten Rehabilitation, in einem Kontinuitätssprung an den Schnittstellen zwischen akuter und rehabilitativer Versorgung sowie zwischen medizinischer und beruflicher Rehabilitation.

Die sich verändernden sozialen Strukturen mit zunehmender Individualisierung, weniger haltgebenden Familien sowie Migration führen zu einer wachsenden Diversifizierung der psychosozialen Anforderungen an den Einzelnen (Genkova 2019).

Unterschiedliche Lebensentwürfe, Einstellungen, Ressourcen und Barrieren unterscheiden zwischen den Geschlechtern und den kulturellen Hintergründen und bedingen ein unterschiedliches Gesundheitsverhalten (Lange und Finger 2017). Dies hat Konsequenzen für die medizinische Rehabilitation.

Zu entwickeln ist eine Binnendifferenzierung hinsichtlich Diagnosen, Alter, Geschlecht, sozialem Status und ethnisch-kulturellem Hintergrund, um die entwickelten Strukturen und Inhalte in der medizinischen Rehabilitation den Bedürfnissen spezifischer (Sub-) Gruppen anzupassen.

Prävalenz und Inzidenz chronischer Erkrankungen werden infolge von demografischer Entwicklung, Veränderungen in der Arbeitswelt und Fortschritten in der Medizin weiter zunehmen. Damit steigt auch der Bedarf an qualifizierter Rehabilitation. Ob die derzeitigen Gesundheitssysteme geeignet und organisiert sind, bei knapper werdenden Ressourcen diejenigen Interventionen zu fördern, deren Effektivität und nachhaltige Wirkung belegt sind, ist sehr fraglich (Helou et al. 2002). Das in der kurativen somatischen Medizin noch vorherrschende biotechnische Modell kann jedenfalls nicht mehr Grundlage für die Gesundheitsagenda der nächsten Jahrzehnte sein.

LITERATURAUSWAHL

BAR (Bundesarbeitsgemeinschaft für Rehabilitation). Gemeinsame Empfehlung für die Durchführung von Begutachtungen möglichst nach einheitlichen Grundsätzen. (Gemeinsame Empfehlung „Begutachtung"). Frankfurt 2016; https://www.bar-frankfurt.de/themen/gemeinsame-empfehlungen/zu-den-gemeinsamen-empfehlungen.html (letzter Zugriff: 19.4.2024).

Köllner V, Bassler M (Hrsg.). Praxishandbuch Psychosomatische Medizin in der Rehabilitation. München: Elsevier Urban & Fischer 2021.

Linden M. Psychosomatic Inpatient Rehabilitation: The German Model. Psychother Psychosom 2014; 83: 205–212.

Linden M, Baron S. Das Mini-ICF Rating für psychische Störungen. Ein Kurzinstrument zur Beurteilung von Fähigkeitsstörungen bei psychischen Erkrankungen. Rehabilitation 2005; 44: 144–151.

Meyer T, Bengel J, Wirtz MA. Lehrbuch der Rehabilitationswissenschaften. Göttingen: Hogrefe 2022.

Steffanowski A, Löschmann C, Schmidt J, et al. Metaanalyse der Effekte psychosomatischer Rehabilitation. Bern: Huber 2007.

WHO (World Health Organization). International Classification of Functioning, Disability and Health – ICF. Geneva: WHO 2001; https://www.who.int/standards/classifications/international-classification-of-functioning-disability-and-health (letzter Zugriff: 19.4.2024).

55

KAPITEL

56

Jürgen Matzat

Selbsthilfegruppen

56.1 Einleitung

Der Psychoanalytiker und Gruppentherapeut Michael Lukas Moeller, Promotor der Selbsthilfebewegung in Deutschland, bezeichnete Selbsthilfegruppen als Identitätswerkstatt, Gruppenselbstbehandlung und Bürgerinitiative (Moeller 1978). Nach Klauer (2005) stehen sie etwa in der Mitte zwischen Psychotherapie und sozialer Unterstützung. Sie sind keine Psychotherapie, aber sie haben psychotherapeutische Effekte und sind mittlerweile in unserem Gesundheitswesen als „vierte Säule" anerkannt (Matzat 2002).

Ihre Anzahl in Deutschland wird auf bald 100.000 geschätzt, ihre Mitglieder auf 2–3 Millionen (Hundertmark-Mayser und Möller 2004). Ihr Themenspektrum reicht von Allergie bis Zöliakie, von Angst bis Zwang, aber auch von Alleinerziehenden bis Zwillingseltern. Über 7.000 Gruppen sind im Suchtbereich tätig (Janßen und Schneider 2013), und die Recherche im Rahmen eines Forschungsprojekts über Selbsthilfegruppen für psychisch und psychosomatisch kranke Menschen erbrachte 2004 bereits etwa 5.000 „Psycho"-Selbsthilfegruppen (Meyer et al. 2004). In diesem Bereich ist seither eine starke Zunahme zu beobachten.

56.2 Selbsthilfegruppen: heilsame Gespräche ohne Therapeuten

„Selbsthilfegruppen sind freiwillige, meist lose Zusammenschlüsse von Menschen, deren Aktivitäten sich auf die gemeinsame Bewältigung von Krankheiten, psychischen oder sozialen Problemen richten, von denen sie – entweder selber oder als Angehörige – betroffen sind. Sie wollen mit ihrer Arbeit keinen Gewinn erwirtschaften. Ihr Ziel ist eine Veränderung ihrer persönlichen Lebensumstände und häufig auch ein Hineinwirken in ihr soziales und politisches Umfeld. In der regelmäßigen, oft wöchentlichen Gruppenarbeit betonen sie Authentizität, Gleichberechtigung, gemeinsames Gespräch und gegenseitige Hilfe. Die Gruppe ist dabei ein Mittel, die äußere (soziale, gesellschaftliche) und die innere (persönliche, seelische) Isolation aufzuheben. Die Ziele von Selbsthilfegruppen richten sich vor allem auf ihre Mitglieder und nicht auf Außenstehende; darin unterscheiden sie sich von anderen Formen des Bürgerengagements. Selbsthilfegruppen werden nicht von professionellen Helfern geleitet; manche ziehen jedoch gelegentlich Experten zu bestimmten Fragestellungen hinzu."

Deutsche Arbeitsgemeinschaft Selbsthilfegruppen,
zit. nach Matzat (2004: 17f.)

Als eine besondere Ausprägung gelten die **Gesprächsselbsthilfegruppen,** von Moeller auch „psychologisch-therapeutische" Selbsthilfegruppen genannt (Haller und Gräser 2012; Matzat 2007a, 2012; Moeller et al. 1984). Im Vordergrund ihrer Arbeit steht die emotionale Be- oder Verarbeitung von Krankheiten und Krisen. Sie machen sich in besonderer Weise das Gruppenprinzip und die Heilkraft des

Wortes zunutze: „Reden hilft!" Oft sind es 6–9 Personen, die sich zu wöchentlichen Sitzungen von ca. 90 Minuten Dauer treffen. Das Setting entspricht also weitgehend dem, was früher in der Psychotherapie-Richtlinie (§ 18) für psychodynamische Gruppentherapie vorgegeben wurde.

Man kann solche Gesprächsselbsthilfegruppen als eine Art Gruppentherapie ohne Therapeuten verstehen. Gesprächsselbsthilfegruppen haben ihre Stärke in der Bearbeitung seelischer Probleme im Sinne neurotischer, psychosomatischer oder funktioneller Störungen, aber auch bei der seelischen Verarbeitung anderer Krankheiten und Krisen. Ihre Gruppendynamik lebt von der unmittelbaren persönlichen Begegnung, von der Entwicklung vertrauensvoller kontinuierlicher Beziehungen untereinander, von Offenheit und Selbstenthüllungsbereitschaft, von Introspektion und Einfühlung, von aktivem Zuhören und dem Angebot neuer Sichtweisen, ausgehend von den Lebens- und Leidenserfahrungen der anderen Betroffenen.

Viele Mitglieder solcher Selbsthilfegruppen haben auch schon in irgendeiner Form professionelle psychotherapeutische Hilfe erfahren, von wenigen Beratungsgesprächen über längerfristige ambulante Behandlungen bis zu Aufenthalten in psychiatrischen oder psychosomatisch-psychotherapeutischen Kliniken (vgl. Höflich et al. 2007a, b; ➤ Kap. 51). Sie suchen Selbsthilfegruppen als eine Form der Nachsorge auf, als Auffrischung bei erneuten Problemen oder auch parallel als Ergänzung zu einer Einzeltherapie. Insbesondere unter Aspekten der Prävention (hier im Sinne von Rückfallprophylaxe), der Stabilisierung von professionell erzielten Behandlungserfolgen und der Rehabilitation (Korsukéwitz 2003), kommt diesen Gruppen eine enorme Bedeutung zu, die sicherlich auch ökonomisch zu Buche schlägt. Nicht ohne Grund hat die Deutsche Rentenversicherung (2015: 307) „Vermittlung in Selbsthilfegruppe" in ihre Klassifikation therapeutischer Leistungen in der medizinischen Rehabilitation aufgenommen. Auch in diversen Behandlungsleitlinien der AWMF, u. a. zu psychischen Störungen, werden sie als Ergänzung zur professionellen Therapie empfohlen (vgl. Matzat 2013). An der Erstellung solcher Leitlinien werden Patientenvertreter, zumeist aus der Selbsthilfe, inzwischen regelhaft beteiligt.

56

Patienten bringen ihre Therapieerfahrungen in die Selbsthilfegruppenarbeit ein. Sie sind keineswegs naive Dilettanten, die eher noch weiteren Schaden anrichten, so wie es in der Anfangsphase der Selbsthilfegruppen-Bewegung von vielen Fachleuten befürchtet wurde (vgl. die Widerstandsanalyse von Moeller 2007, ➤ Kap. 3). Vielmehr ist Laienkompetenz im psychosozialen Bereich (Müller-Kohlenberg 1996) weiter verbreitet und sehr viel wirksamer, als man gemeinhin annimmt. Die berühmte Vanderbilt-I-Studie (vgl. Strupp 2000: 6) machte deutlich, wie erstaunlich erfolgreich Laientherapeuten sein können, wenn sie – spontan – bestimmte Variablen realisieren, die als unspezifische Wirkfaktoren in Psychotherapien gelten.

❚❚ Idealerweise wird jedes Mitglied in einer Selbsthilfegruppe zum Co-Patienten und Co-Therapeuten zugleich und oszilliert, je nach Situation, zwischen diesen Rollen. Der Gruppentherapeut wird tendenziell ersetzt durch die Integration (nicht nur Addition) salutogener Potenziale, der gesunden Ich-Anteile der Mitglieder. ❚❚

Gerade in Deutschland mit seinem besonders umfangreichen psychotherapeutischen Versorgungssystem und seiner tiefenpsychologischen Tradition ist entsprechendes Wissen längst in Alltagssprache und Alltagswissen eingesickert. Andererseits besteht ein gewisses Risiko, dass sich Einzelne zu Mini-Therapeuten aufschwingen, dass persönliche Abhängigkeiten entstehen und ernsthafte seelische Probleme übersehen oder vernachlässigt werden. In einzelnen Fällen mag es in Selbsthilfegruppen auch explizit zur Ablehnung psychosomatischer Aspekte kommen.

Nach über 40-jähriger Praxiserfahrung in der Anregung, Unterstützung und Beratung solcher Selbsthilfegruppen lässt sich allerdings sagen, dass diese Gefahr wohl eher als gering einzuschätzen ist. Die unkontrollierte Überhitzung von Emotionen kommt selten vor; das sehr viel häufigere Problem ist die Verflachung, der Ausbruch von Langeweile, ein Trend zum Kaffeeklatsch. Dass dies unbewusste Abwehrstrategien der Gruppen zur Vermeidung von Konflikten und „heißen Themen" sein können, zeigt sich in supervisionsartigen Beratungsgesprächen mit Fachleuten, falls solche von den Gruppen in Anspruch genommen werden. Auch die Einfachheit des *Dropout* – man geht einfach nicht mehr hin – dient sicherlich oft als Ventil, wenn es jemandem zu eng wird. Die Chance zur Bearbeitung und zur möglichen Veränderung wird dann allerdings verpasst, und in gewissem Sinne wird auch die Selbsthilfegruppe als Ganzes geschädigt. Diese muss nämlich selbst für ihr eigenes Weiterbestehen sorgen – eine Verantwortung, die Patienten in professioneller Gruppentherapie den Therapeuten überlassen können. Therapieabbrüche und Therapieresistenz, negative therapeutische Reaktionen und unerwünschte Nebenwirkungen sind zwar auch aus der professionellen Psychotherapie bekannt (Linden und Strauß 2022), aber die vergleichsweise hohe Dropout-Rate ist ein spezielles Problem gerade für Gesprächsselbsthilfegruppen-, da diese in besonderer Weise auf die kontinuierliche und verlässliche Teilnahme und Beteiligung ihrer Mitglieder am Gruppenprozess angewiesen sind.

❚❚ Auch die Teilnahme an einer Selbsthilfegruppe erfordert **Compliance,** wenn sie wirksam sein soll, und gewiss besteht auch hier ein Dosis-Wirkungs-Zusammenhang. Moeller (1978, ➤ Kap. 7) betonte daher das „Kontinuitätsprinzip". ❚❚

Positiv könnte man allerdings auch von einer Art Probeteilnahme zur Überprüfung der „Selbstindikation" sprechen, die insgesamt zu einem Prozess der Selbstselektion der Teilnehmer führt. Wem es hilft, der bleibt. Neben dem eigenen Leidensdruck muss bei allen Beteiligten auch ein hohes Maß an Verantwortlichkeit für die anderen und für die Gruppe als Ganzes vorhanden sein. Es muss eine Art multiple Arbeitsallianz (vgl. Flückinger et al. 2015) geschlossen werden – und das auch noch in einer Gruppe, die eher zufällig, jedenfalls unsystematisch (bis auf die gemeinsame Betroffenheit) zusammengesetzt ist.

Gruppenselbsthilfe kann überhaupt nur bei einem hohen Maß von Engagement der Beteiligten gelingen. Psychoanalytisch würde man von gesunden Persönlichkeitsanteilen, Ich-Stärke oder -Struktur sprechen, allgemeiner von notwendigen Ressourcen (man denke z. B. an das Resilienzkonzept), über die die Gruppenmitglieder verfügen müssen. In der Debatte über Selbsthilfegruppen und ihre segensreichen Wirkungen wird dies allzu gern vergessen: Selbsthilfegruppen liefern nicht nur einen Output (Hilfe, Unterstützung, Information, Erfahrungsaustausch etc.), sondern sie benötigen auch einen Input, und der muss praktisch ausschließlich von den Mitgliedern selbst kommen.

Wer jedoch solche Ressourcen nicht (oder nicht mehr oder noch nicht wieder) aktivieren kann, für den wird der Selbsthilfegruppen-Ansatz eben nicht infrage kommen. Ähnlich wie in der professionellen Psychotherapie muss zwischen Person und „Methode" eine hinreichende Passung bestehen, sonst ist erfolgreiche Arbeit nicht zu erwarten. Aus diesem Grund sind Selbsthilfegruppen auch *nicht* wie übliche Versorgungsangebote planbar und verlässliche Leistungserbringer, aus diesem Grund kann die Teilnahme *nicht* verschrieben werden, und aus diesem Grund können sie *keinen* Versorgungsauftrag übernehmen.

56.3 Anonymous-Gruppen („12 Schritte"): eine ganz eigene Tradition

Ein ganz besonderer Fall sind die Anonymen oder 12-Schritte-Selbsthilfegruppen. Sie dürften der populärste Selbsthilfegruppentyp überhaupt sein, und ihre Wirksamkeit ist wissenschaftlich gut untersucht (z. B. Bottlender und Soyka 2005; Kelly et al. 2020). Sämtliche *Anonymous*-Gruppen haben ihre jeweiligen Programme und Verfahrensweisen von den Anonymen Alkoholikern (AA) abgeleitet (➤ Kap. 59). Es sind offene Gruppen; d. h., jederzeit können neue Betroffene hinzustoßen, ohne weitere Regularien, wenn sie nur den ernsthaften Wunsch haben, von ihrer Sucht loszukommen, psychisch gesund zu werden und diese Gesundheit zu erhalten. Es gibt keine formale Mitgliedschaft, keine Vereinsvorstände, Satzungen o. Ä. Der Sitzungsleiter hat im Wesentlichen die Aufgabe, das Wort zu erteilen – eine Rolle, die in bestimmten Zeitabständen wechseln soll. Die Redebeiträge werden stets mit einer Art Bekenntnis eingeleitet („Ich heiße Peter, und ich bin Alkoholiker" oder „Ich heiße Brigitte, und ich bin magersüchtig"), womit der sonst üblichen Verleugnung von Sucht und seelischer Krankheit demonstrativ ein Ende bereitet werden soll.

Inhaltlich bestehen sie aus Erzählungen über das eigene Schicksal, die Erkrankung, Versuche ihrer Bewältigung, Rückfälle und Rückschläge, wichtige Ereignisse aus der vergangenen Woche oder aus der Lebensgeschichte, Pläne und Vorhaben für die Zukunft, Ängste und Freuden. Die Gesprächsregeln der *Anonymous*-Gruppen verbieten es, nachzufragen oder Ratschläge zu erteilen; jeder spreche über sich selbst. Diese Redeweise ist für viele Menschen zunächst befremdlich, vor allem, wenn sie bereits über andere Gruppenerfahrungen verfügen. Dennoch findet natürlich „identifikatorische Resonanz" statt (vgl. Moeller 1996, ➤ Kap. 4). Was eben von anderen gesagt wurde, löst kognitive und insbesondere emotionale Reaktionen in den Zuhörern aus und wird ihre nächsten Redebeiträge beeinflussen, und dies umso mehr, als *Anonymous*-Gruppen vom jeweiligen Krankheitsbild her äußerst homogen zusammengesetzt sind – so jedenfalls die Selbstwahrnehmung der Mitglieder. Die Ähnlichkeit der Lebensläufe ist für neue Gruppenmitglieder oft frappierend. „Die anderen erzählen ja *meine* Geschichte!", sagen sie. Erfolgreiche Gruppenmitglieder sind lebendige Hoffnung und Ansporn, selbst auch Verantwortung zu übernehmen und einen eigenen Beitrag zur Genesung zu leisten – und zwar *mit* und *durch,* zugleich aber auch *für* die anderen Gruppenmitglieder. „Du allein kannst es, aber du kannst es nicht allein", heißt es bei den Anonymen Alkoholikern. Ein Motto, das man eigentlich über die gesamte Selbsthilfebewegung stellen könnte.

Eine andere Eigenheit der *Anonymous*-Gruppen drückt sich bereits in ihrer Namensgebung aus: Das Gruppenmitglied braucht seine Identität nicht preiszugeben. Die Anrede mit Vornamen ist obligatorisch; Angaben zur Person werden nicht verlangt. Es gibt keinerlei schriftliche Aufzeichnungen, keine Aktenführung. Die Aufforderung „Was du in diesen vier Wänden hörst, lass es hier!" hängt in vielen Räumen, die von *Anonymous*-Gruppen für ihre Treffen („Meetings") genutzt werden (➤ Box 56.1). Diese Schweige(selbst)verpflichtung und die weitgehende Anonymität sind gerade für Menschen mit Suchtkrankheiten und seelischen Störungen von großer Bedeutung, um ihre Ängste vor gesellschaftlicher Stigmatisierung und ganz realen Nachteilen zu dämpfen. Dies trägt erheblich zur Niederschwelligkeit solcher Selbsthilfegruppen bei.

BOX 56.1

Anonymous-Gruppen

Das *Anonymous*-Konzept hat eine bemerkenswerte Verbreitung gefunden, geografisch über die ganze Welt, thematisch über verschiedene Süchte, auch für Angehörige von Suchtkranken und für Menschen mit anderen Problemen, z. B.

- *Overeaters Anonymous* (OA) für Menschen mit Essstörungen
- *Emotions Anonymous* (EA) für Menschen mit psychischen Störungen
- *Borderline Anonymous* (BA) für Menschen mit Borderline-Persönlichkeitsstörung
- *Co-Dependents Anonymous* (CoDA) für Menschen in Abhängigkeitsbeziehungen
- *Gamblers Anonymous (GA)* für Menschen mit Glücksspielstörung
- …

Diese Gruppen stellen wohl die erfolgreichste Laienbewegung im Gesundheitsbereich dar. In den USA sind sie extrem populär, werden oft fast mit der Selbsthilfegruppenbewegung gleichgesetzt. In Deutschland spielen sie in der öffentlichen, z. T. auch in der fachöffentlichen Debatte über Selbsthilfegruppen und deren Förderung vor allem deswegen nur eine untergeordnete Rolle, weil sie weitgehend expertenfern arbeiten und finanzielle Unterstützung von außen ebenso ablehnen wie politische Stellungnahmen und lobbyistische Interessenvertretung. In ihrem ganzen Ansatz sind sie radikal individuumszentriert („*Ich* muss das erste Glas stehen lassen!").

56.4 Gemeinschaftliche Selbsthilfe bei körperlichen Erkrankungen

Ganz anders als mit den weitgehend innenorientierten Gesprächsselbsthilfegruppen oder den politisch bewusst abstinenten *Anonymous*-Gruppen verhält es sich mit den z. T. recht großen *Selbsthilfeorganisationen* chronisch Kranker und Behinderter (Danner 2017), die sehr wohl in der gesundheits- und sozialpolitischen Arena präsent sind. Sie nehmen Einfluss auf Gesetzgebungsverfahren, werden als Sachverständige gehört und vertreten die Interessen der Betroffenen ähnlich einer „Patientengewerkschaft". Seit 2004 sind sie im Gemeinsamen Bundesausschuss vertreten, dem obersten Beschlussgremium des deutschen Gesundheitswesens (Danner und Matzat 2007).

In ihren Verbandszeitschriften werden auch psychologische Themen, mögliche psychosomatische Zusammenhänge, Copingmechanismen, Auswirkungen auf Partnerschaft und Familie etc. aufgegriffen. Dies geschieht in Form von Erfahrungsberichten Betroffener (bzw. Angehöriger) oder durch Gastbeiträge von psychotherapeutischen Fachleuten.

Auf örtlicher Ebene entstehen Selbsthilfegruppen von Menschen mit körperlichen Erkrankungen, die zumindest teilweise auch psychosoziale Arbeit leisten (vgl. z. B. Kofahl et al. 2019; Matzat 2012; Wendt 2003). Andererseits findet man gelegentlich bei bestimmten Selbsthilfegruppen auch antipsychologische Affekte, etwa wenn es um sog. Umweltkrankheiten oder somatoforme Störungen geht. Hier wird eine psychosomatische Sichtweise eher als Bedrohung empfunden, da man ja „nicht verrückt" ist, sondern „wirklich etwas hat". Irrationale Krankheitstheorien können noch gegenseitig verstärkt werden. Kontakt zu solchen Gruppen wäre am ehesten über einen somatopsychischen Ansatz (Verarbeitung von Krankheitsfolgen) denkbar (vgl. Hausteiner-Wiehle und Henningsen 2015).

Von den Selbsthilfeorganisationen können Betroffene Standardbroschüren beziehen, die Krankheitsbilder allgemeinverständlich erklären, Aufklärung über Diagnose- und Behandlungsmöglichkeiten leisten, Tipps für Ernährungsumstellung, Gymnastik oder Vorsorgeuntersuchung geben und schließlich Informationen über Rechtsansprüche etwa auf Kuren und Rehabilitationsmaßnahmen oder einen Schwerbehindertenausweis und entsprechende Vergünstigungen enthalten.

Selbsthilfeorganisationen leisten in diesem Sinne Bildungsarbeit („health literacy") und tragen zu Gesundheitskompetenz (Dierks und Kofahl 2019) und *Empowerment* der Betroffenen bei.

Noeres et al. (2011) konnten z. B. zeigen, dass Brustkrebspatientinnen, die sich einer Selbsthilfegruppe angeschlossen hatten, sich von Nichtmitgliedern im Hinblick auf ihren Wissenstand über Erkrankung, Prävention und Nachsorge positiv unterschieden. Nickel et al. (2019) untersuchten Patienten mit Diabetes mellitus, Prostatakrebs, Multipler Sklerose und Tinnitus sowie Angehörige von Demenzkranken danach, wie sie mit ihrer jeweiligen Erkrankung im Alltag umgehen und wie sich ihre gesundheitliche Versorgung sowie ihre soziale Unterstützung gestalten. Auch hier zeigte sich der Beitrag von Selbsthilfegruppen zum Erwerb von Wissen über die Krankheit und über Rechte als Patienten.

Die Verbesserung des Informationsstands kann für die Betroffenen durchaus auch psychotherapeutische Effekte haben. Verwirrung, Desorientiertheit und Panik, wie sie infolge einer schwerwiegenden Diagnose auftreten können, werden so verringert. Selbsthilfegruppen wirken Vereinsamung und sozialer Isolation entgegen, einem bedeutsamen Risikofaktor für eine verminderte Lebensqualität und bei manchen chronischen Krankheiten auch für eine schlechtere Krankheitsprognose (Holt-Lundstad 2021).

Es ist bekannt, dass Menschen, die anderen helfen, sich vergleichsweise wohler fühlen und gesünder sind (Spitzer 2006a, b). Der Selbsthilfeforscher Frank Riessman (1965) sprach vom „*helper therapy principle*": Helfen hilft!

Durch die Ähnlichkeit oder sogar Gleichheit der Erkrankung sind Mitglieder von Selbsthilfegruppen vom sog. Helfersyndrom (vgl. Schmidbauer 2007) womöglich stärker bedroht als professionelle Helfer, sind doch die Rollen des Hilfegebenden und Hilfeempfangenden bei ihnen nie klar zu trennen. Beide werden von ein und derselben Person verkörpert, je nach Situation, Krankheitsverlauf und Position in der Gruppe oder im Verband. Selbsthelfer verfügen bei drohender „*Verstrickung in Übertragung und Gegenübertragung*" (Müller-Kohlenberg 1996: 201) i. d. R. auch *nicht* über die Korrektive von Supervision oder kollegialer Beratung, auf die im professionellen Versorgungssystem zurückgegriffen werden kann. Allerdings können sie sich ggf. an Selbsthilfe-Kontaktstellen (➤ Kap. 56.6) wenden.

56.5 Stand der Forschung

Selbsthilfegruppen haben keine einheitliche Vorgehensweise; sie sind keine „Methoden" im engeren Sinne, keine Health Technology; sie sind nicht standarisiert, kontrolliert oder manualisiert. Sie sind vielmehr selbstgemacht, spontan, autonom, eigenverantwortlich, auf persönliche Erfahrungen und Vorstellungen gestützt, sozusagen „Bürgerinitiativen in Sachen der eigenen (seelischen) Gesundheit". Eine soziale Bewegung (vgl. Borgetto 2013) lässt sich nicht randomisieren. Wer von *den* Selbsthilfegruppen spricht, unterliegt daher schnell einem Uniformitätsmythos.

Dies ist auch einer der Gründe für den vergleichsweise kleinen und fragmentarisch wirkenden „body of evidence" empirischer Forschung zu Selbsthilfegruppen. Gegenstand (Art und Thematik der Selbsthilfegruppe), Methodik und Design (kaum kontrollierte Studien oder gar RCTs) sind höchst unterschiedlich. Als ein populäres – und gut untersuchtes – Beispiel kann hier auf die Suchtselbsthilfe verwiesen werden. Bei dauerhaftem Besuch einer Selbsthilfegruppe erlangen 70–80 % der Suchtkranken (von denen übrigens etwa 30 % *ohne* professionelle Vorbehandlung direkt zur Selbsthilfe gehen!) eine „zufriedene Abstinenz" (Gövert 2004: 218). „*Die generelle Wirksamkeit von Nachsorge, sei es in Form von Selbsthilfegruppen oder als professionelle Nachsorge, erscheint ausreichend empirisch nachgewiesen*" (Küfner 2004: 249), wobei die Präferenz des Patienten von entscheidender Bedeutung ist! Besonders eindrucksvoll ist ein Cochrane Review über die Wirksamkeit von Anonymen Gruppen (➤ Kap. 56.3) von Kelly et al. (2020).

Eine interessante Studie, der man wegen ihrer Realitätsnähe im Sinne der Versorgungsforschung eine hohe externe Validität zubilligen möchte, ist die Replikation der berühmten Consumer Reports Study für Deutschland durch Hartmann (2006). Er befragte – entsprechend dem amerikanischen Original – neben Psychotherapiepatienten auch Selbsthilfegruppenmitglieder. Über 88 % von ihnen gaben „viel" oder „etwas" Symptombesserung an, wobei 29 % „absolut", 34 % „sehr" und 29 % „ziemlich zufrieden" mit ihrer Selbsthilfegruppe waren.

Diese Werte waren fast identisch mit denen der Psychotherapiepatienten in der Studie. Ähnliche Befunde berichten Höflich et al. (2007a, b). In einem Review von Effektivitätsstudien fanden Pistrang et al. (2008: 110) 12 Studien mit „*limited but promising evidence*" dafür, dass Menschen mit psychischen Störungen von Selbsthilfegruppen profitieren. Zusammenstellungen weiterer Studien zur Wirksamkeit von Selbsthilfegruppen finden sich z. B. bei Bottlender und Soyka (2005), Borgetto (2004), Höflich et al. (2007a) sowie Klytta und Wilz (2007).

Folgendes Zitat von Klytta und Wilz (2007: 91) dürfte den Stand der Dinge zutreffend beschreiben: „*Angesichts des naturalistischen Studiendesigns kann man deshalb durchaus von einer positiven Bilanz sprechen, die für die Effektivität von SHGs spricht.*" Oder wie es Humphreys (2004: 126 f.) nach Sichtung von über 500 Studien zur Wirksamkeit von Selbsthilfegruppen ausdrückt: „*The facts we have so far are friendly.*"

Was psychotherapeutische Wirkfaktoren in Selbsthilfegruppen angeht, sind wir auf Analogieschlüsse und Hypothesen angewiesen, da es eine systematische Prozessforschung jenseits klinischer Beobachtungen, Fallstudien und Selbsterfahrungsberichte von Betroffenen (z. B. Daum 1984; Lübke 1995; Matzat und Spangenberg 1989; Matzat und Zottl 2023; Rockel und Semmler 2012; Taubmann und von Wietersheim 2008; Vogel 1991 sowie eine Vielzahl von Artikeln in den Selbsthilfegruppenjahrbüchern der Deutschen Arbeitsgemeinschaft Selbsthilfegruppen 1999 ff.) nicht gibt.

Matzat (1999) diskutiert in diesem Sinne einige intendierte Vorgehensweisen psychotherapeutischer Verfahren, die möglicherweise in psychologisch-therapeutischen Selbsthilfegruppen ihre Wirkung entfalten. Vermutlich sind auch hier eher unspezifische Faktoren (➤ Kap. 34) entscheidend, vor allem die Beziehung (hier die zwischen den Gruppenmitgliedern) im Sinne einer guten therapeutischen Allianz (vgl. Wampold und Imel 2017), allgemeine salutogene Wirkfaktoren (Borgetto 2004: 169 ff.), die Vermittlung von Hoffnung, das Gefühl von Selbstwirksamkeit, die erfahrene Zuwendung und emotionale Unterstützung, letztlich eine tragende therapeutische Gemeinschaft mit einem „therapeutischen Milieu", wie es auch für die professionelle Gruppentherapie oder die stationäre Psychotherapie beschrieben wird (Strauß und Mattke 2018).

56.6 Selbsthilfekontaktstellen: die zentrale Infrastruktur vor Ort

Selbsthilfekontaktstellen gelten neben örtlichen Selbsthilfegruppen und überregionalen Selbsthilfeorganisationen als das dritte Element der Selbsthilfe in Deutschland. Viele von ihnen sind aus der Selbsthilfebewegung heraus entstanden. Sie stehen sozusagen mit einem Bein in der professionellen und mit dem anderen in der Selbsthilfewelt. Ihre Wirksamkeit bzgl. Anzahl und Themenvielfalt von Selbsthilfegruppen in der jeweiligen Region konnte empirisch gezeigt werden (Stremlow 2006). Der Begriff „Selbsthilfekontaktstelle" hat sich in den letzten 30 Jahren zu einem Terminus technicus entwickelt, der auf ein Arbeitsgebiet mit spezieller Fachlichkeit, mit eigenen Fähigkeiten, Fertigkeiten und Werthaltungen hinweist (Matzat 2021).

Zu den grundlegenden **Aufgaben** der Selbsthilfekontaktstellen gehört es,

- Interessenten über das allgemeine Konzept von Selbsthilfegruppen zu informieren,
- den Zugang zu bestehenden Gruppen zu eröffnen,
- bei der Gründung neuer Gruppen behilflich zu sein,
- bestehende Gruppen – sofern gewünscht – bei auftauchenden Problemen zu beraten,
- als Drehscheibe den Selbsthilfebereich mit dem professionellen Versorgungssystem zu verknüpfen,
- den Ansatz eigenverantwortlicher Selbsthilfegruppen-Arbeit öffentlich zu vertreten.

Die Beratung von Selbsthilfegruppen-Interessenten mit seelischen und psychosozialen Problemen sowie die Kooperation mit „Psycho"-Selbsthilfegruppen (Matzat 2007b; Meyer et al. 2004; Moeller 2007) hat in der Selbsthilfekontaktstelle einen besonderen Stellenwert.

Selbsthilfekontaktstellen haben sich in doppelter Weise zu einer Drehscheibe zwischen dem professionellen Versorgungssystem und dem Selbsthilfesystem entwickelt. Zum einen werden sie vermehrt von Fachleuten der medizinischen und psychosozialen Versorgung in Anspruch genommen, die nach Selbsthilfemöglichkeiten für ihre jeweilige Klientel fragen. Man denke etwa an Rehabilitationskliniken, die oft weit entfernt vom Heimatort der Patienten stationäre Behandlungen durchführen und genau wissen, dass ein längerfristiger Therapieerfolg nur über die Stabilisierung vor Ort im Alltagsleben gesichert werden kann, oder an niedergelassene Psychotherapeuten, die sich von Selbsthilfegruppen eine Art Nachsorge für ihre Patienten versprechen, wenn die Dosisbegrenzung der Psychotherapie-Richtlinie das Ende der Behandlung erzwingt. Umgekehrt informieren Selbsthilfekontaktstellen anfragende Betroffene oft auch über professionelle Einrichtungen, an die sie sich noch mit ihren Problemen wenden könnten, darunter häufig solche aus dem Gebiet der Psychosomatik und Psychotherapie (z. B. durch Hinweis auf die „psychotherapeutische Sprechstunde"). Informationen über Selbsthilfekontaktstellen wie auch über landes- bzw. bundesweite Selbsthilfeorganisationen sind bei den nachstehend aufgeführten nationalen Selbsthilfezentren erhältlich.

PRAXISTIPP

Zentrale Informationsstellen für alle Fragen zu Selbsthilfegruppen, Selbsthilfeorganisationen und Selbsthilfekontaktstellen

- NAKOS (Nationale Kontakt- und Informationsstelle zur Anregung und Unterstützung von Selbsthilfegruppen), Otto-Suhr-Allee 115, D-10627 Berlin; www.nakos.de
- ÖKUSS (Österreichische Kompetenz- und Servicestelle für Selbsthilfe), Biberstraße 20, A-1010 Wien; www.oekuss.at
- Selbsthilfe Schweiz, Laufenstrasse 12, CH-4053 Basel; www.selbsthilfe-schweiz.ch

56.7 Kooperation von Ärzten und Psychotherapeuten mit Selbsthilfegruppen

Wenn Selbsthilfekontaktstellen die zentrale Einrichtung zur themenübergreifenden Anregung und Unterstützung von Selbsthilfegruppen vor Ort sind, so besteht doch bei vielen Selbsthilfegruppen darüber hinaus ein dringendes Interesse an der Kooperation mit spezialisierten Experten. Die Patienten möchten sich durch Fachvorträge über die jeweiligen Krankheiten sowie diagnostische, therapeutische und rehabilitative Möglichkeiten informieren und eigene Erfahrungen, z. B. mit Nebenwirkungen und sonstigen Folgen medizinischer Maßnahmen, diskutieren. Der zweite große Wunsch der Selbsthilfe an Ärzte und Therapeuten ist die Zuweisung neuer Interessenten.

Slesina und Knerr (2007) konnten zeigen, wie sich die Zusammenarbeit von Ärzten und Selbsthilfegruppen über die letzten Jahre gestaltet hat. Krankenhäuser und Praxen bieten eine ideale Gelegenheit, Patienten auf die Existenz von Selbsthilfegruppen und Selbsthilfeorganisationen hinzuweisen und ggf. zur Teilnahme zu ermutigen (vgl. z. B. Laumen und Langenbach 2014). Es gibt sogar Kliniken, in denen die Teilnahme an einer Selbsthilfegruppe schon *während* der stationären psychosomatischen Rehabilitation ein selbstverständliches Element der Komplexbehandlung darstellt (Meyer et al. 2008). Von besonderer Bedeutung dürfte die **Zusammenarbeit von Reha-Einrichtungen** (➤ Kap. 55) **mit der Selbsthilfe** sein (Lindow et al. 2011). Dies setzt allerdings einen hinreichenden Informationsstand der Profis und eine selbsthilfefreundliche Einstellung voraus. Befragungsergebnisse von niedergelassenen Ärzten und Psychotherapeuten hierzu zeigen ein positives Bild (Scholze 2008). Kassenärztliche Vereinigungen bemühen sich seit Jahren um eine bessere Kooperation mit der Selbsthilfe (Litschel 2009). Wie sich das im Einzelfall konkret gestalten kann, zeigt der Diabetologe Hans-Peter Filz (2012) beispielhaft, der wiederholt Einladungen von Selbsthilfegruppen zu Referaten und Diskussionen angenommen hat.

Eine besonders elaborierte Form der Beratung von bzw. mit Selbsthilfegruppen von psychisch und psychosomatisch Kranken stellt das „**Gesamttreffen**" dar, wie es von Moeller und seiner Arbeitsgruppe in Gießen entwickelt wurde (Matzat und Meyer 2020; Moeller 1996, ➤ Kap. 8). Hierzu werden alle Selbsthilfegruppen zu „Psycho"-Themen der Region eingeladen, um ihre Erfahrungen mit der Gruppenselbsthilfe auszutauschen, aufgetretene Schwierigkeiten zu bearbeiten und Anregungen für das weitere Vorgehen zu erhalten. Die Leiter des Gesamttreffens, psychotherapeutisch versierte **Selbsthilfegruppenberater,** haben hier nicht nur Moderatorenfunktion, sondern geben auch fachliche Kommentare, helfen zum Verständnis von Widerständen und stellen Wissen aus der professionellen Einzel- und Gruppentherapie zur Verfügung. Je länger sie diese Arbeit leisten, umso mehr werden sie auch zu „Hütern" des in den Selbsthilfegruppen gesammelten Erfahrungsschatzes und stellen ihr Praxiswissen zur Verfügung. Dabei ist eine ressourcenorientierte Grundhaltung der Selbsthilfegruppenberater von zentraler Bedeutung. Es gilt, Lösungsideen zu entdecken und zu entwickeln, die in der jeweiligen Gruppe – oder in den Geschwistergruppen auf dem Gesamttreffen – bereits vorhanden, aber vielleicht noch nicht ausgesprochen waren. Die wichtigste Technik besteht darin, nicht vorschnell kluge Antworten, brillante Deutungen oder erfolgversprechende Handlungsanweisungen zu geben, sondern durch Rückfragen bei allen Vertretern der Selbsthilfegruppen lehrreiche Erfahrungen und spontane Ideen zu erfragen. Der Berater soll als Modell dafür stehen, dass in Selbsthilfegruppen i. d. R. das Potenzial vorhanden ist, die anstehenden Fragen erfolgreich zu bearbeiten.

Ein analoges Vorgehen empfiehlt sich bei der Beratung, Supervision oder Starthilfe für einzelne **Psycho-Selbsthilfegruppen** (z. B. Daum und Leszczynska-Koenen 1991; Matzat und Spangenberg 1989), um das „Umkippen" der Selbsthilfegruppe in eine professionell geleitete Gruppentherapie zu vermeiden. Frühe, sehr spezielle Formen der Kooperation von psychosomatischen Fachleuten mit Selbsthilfegruppen, etwa in Form von „Semi-Selbsthilfegruppen", „angeleiteten" oder „koordinierten" Selbsthilfegruppen (z. B. Rathner et al. 1993; Söllner und Wesiack 1987) sind Einzelfälle geblieben und haben im deutschsprachigen Raum keine Nachahmung gefunden.

Bereits etabliert und seit Langem unbestritten ist die Zusammenarbeit zwischen dem professionellen Versorgungssystem und Selbsthilfegruppen vor allem auch als Nachsorgemöglichkeit im Bereich der Suchterkrankungen (Bürkle 2004; Hüllinghorst 2007). Im Suchtbereich ist sie absoluter Standard, und es ließe sich wohl ohne große Übertreibung von einem „Kunstfehler" sprechen, wenn versäumt würde, einen Patienten über Selbsthilfegruppen zu informieren.

Es ist zu vermuten, dass dies in absehbarer Zeit auch für andere Fachgebiete der Medizin (z. B. Onkologie) zutreffen wird. Die **Kooperation mit Selbsthilfegruppen** dürfte aus Patientensicht zu einem **Qualitätsmerkmal von Kliniken und Praxen** werden. Die Deutsche Krebsgesellschaft hat sie bereits zu einem offiziellen Bewertungskriterium für die Zertifizierung von onkologischen Zentren erhoben.

LITERATURAUSWAHL

Danner M, Nachtigäller C, Renner A. Entwicklungslinien der Gesundheitsselbsthilfe. Erfahrungen aus 40 Jahren BAG SELBSTHILFE. Bundesgesundheitsbl –Gesundheitsforsch – Gesundheitsschutz 2009; 52: 3–10.

Deutsche Arbeitsgemeinschaft Selbsthilfegruppen. Selbsthilfegruppenjahrbuch. 1999 ff. www.dag-shg.de/service/jahrbuecher.

Haller F, Gräser H. Selbsthilfegruppen. Weinheim, Basel: Beltz Juventa 2012.

Höflich A, Matzat J, Meyer F, et al. Inanspruchnahme von Selbsthilfegruppen und Psychotherapie im Anschluss an eine stationäre psychosomatisch-psychotherapeutische Behandlung. Psychother Psychosom Med Psychol 2007b; 57: 213–220.

Holt-Lundstad J. Loneliness and social isolation as risk factors: The power of social connection in prevention. Am J Lifestyle Med 2021; 15(5): 567–573.

Hundertmark-Mayser J, Möller B. Selbsthilfe im Gesundheitsbereich. Gesundheitsberichterstattung des Bundes. Berlin: Robert-Koch-Institut 2004 (23).

Kofahl C, Haack M, Nickel S, Dierks, M-L (Hrsg.). Wirkungen der gemeinschaftlichen Selbsthilfe. Reihe Medizin-Soziologie. Münster: LIT-Verlag 2019.

Moeller ML. Selbsthilfegruppen. Reinbek b. Hamburg: Rowohlt 1996.

Moeller ML. Anders helfen. Selbsthilfegruppen und Fachleute arbeiten zusammen. Gießen: Psychosozial-Verlag 2007.

Pistrang N, Barker C, Humphreys K. Mutual help groups for mental health problems: A review of effectiveness studies. Am J Community Psychol 2008; 42: 110–121.

IX Klinik

KAPITEL

57

Gerhard Schüßler, Peter Joraschky und Wolfgang Söllner

Komorbide Depression, Angst- und Anpassungsstörungen bei körperlichen Erkrankungen

Komorbidität meint das gleichzeitige Auftreten zweier (oder mehrerer) Störungen (Erkrankungen) bei demselben Patienten (Feinstein 1967). Jenseits eines statistisch zufälligen gemeinsamen Auftretens[1] ist eine darüber hinausgehende erhöhte Komorbidität klinisch relevant. So beschrieb Feinstein (1967) „*clinical comorbidity*“ als die Veränderung des Verlaufs einer Erkrankung durch eine zweite Erkrankung im Rahmen dieser erhöhten Komorbidität. In den letzten Jahrzehnten wurde deutlich, dass weit über die zufällige Koinzidenz körperlicher Erkrankungen und seelischer Störungen (Angst und Depression) hinaus bei fast allen körperlichen Erkrankungen deutlich erhöht seelische Störungen auftreten (Wells et al. 1988; Schüßler 1993; Kessler und Bromet 2013). Im Folgenden werden grundsätzliche Modelle und Folgen von Komorbidität dargestellt; die Daten zu spezifischen somatischen Krankheitsbildern sind in den jeweiligen Kapiteln nachzulesen.

57.1 Modelle der Komorbidität

Was sind die Ursachen für die über die zufällige Koinzidenz hinausgehende Komorbidität von körperlichen und seelischen Störungen? Bereits Feinstein (1967) hat mehrere grundsätzliche Möglichkeiten der Entstehung von Komorbidität aufgezeigt (➤ Abb. 57.1).

[1] So sollte bei einer Prävalenzrate der Depression von etwa 4–5 % zufällig etwa jeder 20. Patient mit Diabetes mellitus auch eine depressive Störung aufweisen.

- So kann ein gemeinsamer Ursachenfaktor zu erhöhter Vulnerabilität führen, die zwei verschiedene Erkrankungen wie z. B. Herzinfarkt (HI) und Depression (Dep) zur Folge hat (➤ Abb. 57.1, Modell 3).
- Unterschiedliche Faktoren, die wiederum selbst in Wechselwirkung stehen, können jeweils eine erhöhte Vulnerabilität erzeugen und somit zu komorbiden Störungen (Herzinfarkt und Depression) führen (➤ Abb. 57.1, Modell 1 und Modell 2).
- Im Rahmen der sequenziellen Komorbidität wird davon ausgegangen, dass eine Erkrankung die andere verursacht, also der Herzinfarkt die Depression und umgekehrt (Modell 4).
- In einem multivariaten Modell der Komorbidität (Modell 5) werden all diese Faktoren zusammengefasst, sodass ätiologische Faktoren und die Folgen der manifesten Erkrankungen sich auf vielfältigste Weise wechselseitig beeinflussen.

Diese grundsätzlichen Erklärungsmöglichkeiten für Komorbidität lassen sich klinisch als sieben häufige Grundmuster der Komorbidität zwischen körperlicher Erkrankung und seelischer Störung darstellen:

1. Die seelische Störung ist organisch mitbedingt (**somatopsychisch**): Sie ist mitbegründet in organischen Auswirkungen der körperlichen Erkrankung oder der Auswirkung der körperlichen Behandlung (vor allem pharmakogen) auf das ZNS (z. B. Schilddrüsenstörung und Depression, depressiogene Nebenwirkungen von Medikamenten wie z. B. Interleukinen).
2. Seelische Störungen (und ihre biologischen Auswirkungen) verursachen die körperliche Erkrankung mit und beeinflussen deren Verlauf (**psychosomatisch**). So führt Nikotinabhängigkeit

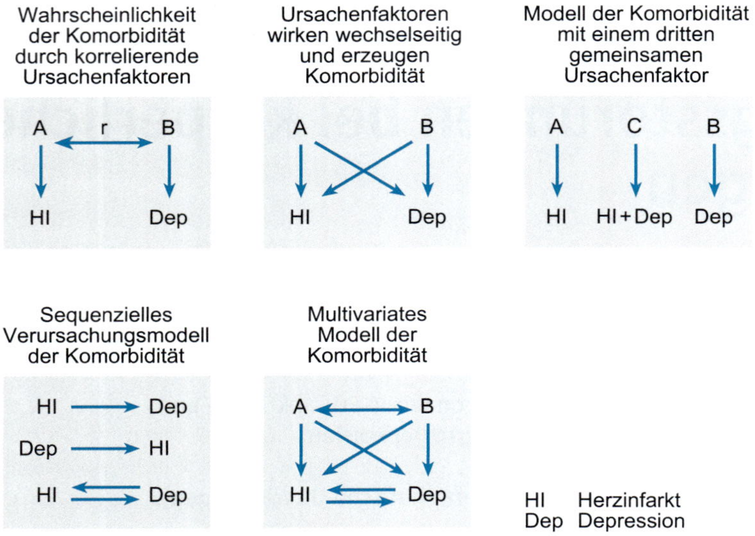

Abb. 57.1 Modelle der Komorbidität [L106]

bei einem erheblichen Teil der Patienten langfristig zu COPD/Lungentumoren, oder eine seit Langem bestehende Depression erhöht das Risiko, einen Herzinfarkt zu erleiden, um das 2-Fache (van der Kooy et al. 2007).

3. Es besteht eine **gemeinsame Ursache** der körperlichen Erkrankung und der seelischen Störung: Schwere Missbrauchserfahrung in der Kindheit/Jugend erhöht die Wahrscheinlichkeit, an einer seelischen und körperlichen Störung zu erkranken (Adverse Childhood Experiences [ACE] Studies, Felitti 2002). So besteht bei Vorliegen mehrerer ACEs ein erhöhtes Erkrankungsrisiko (Krebserkrankung > 50 %, kardiovaskuläre Erkrankung > 50 %, Diabetes > 50 %, Atemwegserkrankungen > 90 %). Gleichzeitig besteht bei mehreren ACEs ein höheres Risiko für psychosoziale Störungen: Alkoholmissbrauch > 100 %, Drogenmissbrauch > 300 %, Nikotin > 80 %, Adipositas > 25 % (Bellis et al. 2019).
4. Seelische Störungen als Folge der körperlichen Erkrankung:
   a) Seelische Anpassungsstörungen („reaktiv") als Folge nicht gelungener „Bewältigung" der körperlichen Erkrankung bei individueller Disposition und Vulnerabilität (z. B. depressive Anpassungsstörung nach einer Krebserkrankung).
   b) Missbrauch/Abhängigkeit von Suchtstoffen und Medikamenten bei körperlichen Erkrankungen, um den psychischen/somatischen Auswirkungen der Erkrankung (z. B. Schlaflosigkeit, Schmerz) zu entfliehen (z. B. Missbrauch von Benzodiazepinen).
5. Wiederauslösung (Verstärkung) einer bereits früher aufgetretenen seelischen Störung durch die körperliche Erkrankung, z. B. Wiederauftreten einer in der Jugend bestehenden und behandelten Angsterkrankung oder Verstärkung einer Zwangsstörung.
6. Vorliegen besonderer psychosozialer Risikobedingungen (schwierige Lebenssituation, erhebliche psychosoziale Konflikte bei vorwiegend subsyndromaler Symptomatik), die durch die Auseinandersetzung mit der körperlichen Erkrankung zur manifesten seelischen Störung werden (z. B. bereits vor der Erkrankung bestehende soziale Isolation und neurotische Erlebens- und Verhaltensweisen dekompensieren bei körperlicher Erkrankung zur chronischen Depression).
7. Multikausale Störung: Wechselwirkung von *brain* (organischer Faktor), *drug* (pharmakogener Faktor) und *mind* (psychischer Faktor). Ein HIV-Patient weist einen zentralnervösen Befall auf *(brain)*, steht unter Medikation *(drug)* und zeigt gleichzeitig eine depressive Reaktion auf die Erkrankung *(mind)*.

„Clinically comorbid" beinhaltet aber nicht nur eine komplexe Ätiologie, sondern auch die Frage nach der Veränderung des Verlaufs der körperlichen Erkrankung durch die psychische Störung und umgekehrt. ➤ Abb. 57.2 fasst die wesentlichen Folgen dieser klinischen Komorbidität körperlich-seelischer Erkrankungen zusammen.

❚❚ Entgegen dieser – nicht für alle, aber für viele akute und chronische körperliche Erkrankungen – nachgewiesenen erhöhten Komorbidität mit seelischen Störungen und den daraus folgenden medizinischen und sozioökonomischen Belastungen werden in der klinischen Realität die komorbiden seelischen Störungen meist nicht erkannt – und bleiben somit unbehandelt. Unverzichtbar ist folglich 1) eine korrekte Diagnose und 2) eine adäquate Behandlung **beider** Erkrankungen/Störungen. ❚❚

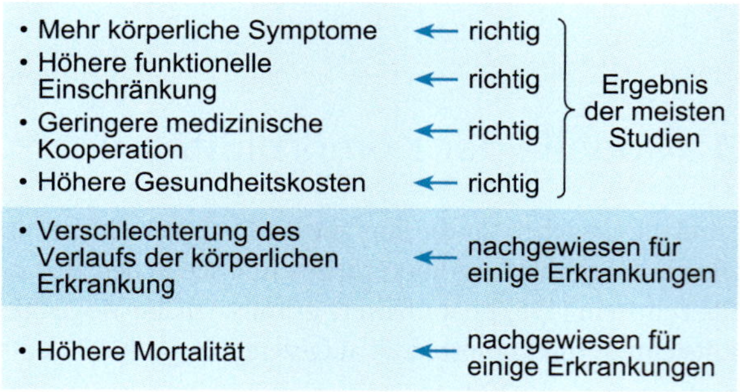

Abb. 57.2 Folgen einer Komorbidität körperlich-seelischer Erkrankungen [L106]

57.2 Klassifikation komorbider psychischer Störungen

Als Krankheiten werden in der medizinischen Terminologie Syndrome mit einer spezifischen Ätiologie und einem spezifischen Verlauf sowie begründeten therapeutischen Maßnahmen bezeichnet. Psychische Symptome und Syndrome hingegen werden in der internationalen symptombasierten Klassifikation (Operationalisierung) als Störungen auf einem atheoretischen Hintergrund beschrieben, d. h. ohne ätiologisch klare Zuordnungen und Begründungen (Ausnahme sind z. B. die organische Depression, die posttraumatische Belastungsstörung und die Anpassungsstörung). Sowohl die von der WHO getragene ICD-11 als auch das DSM-5 stützen sich auf eine derartige kategoriale atheoretische Beschreibung von Angst- und depressiven Störungen (➤ Tab. 57.1).

Die Operationalisierung dieser Syndrome zu unterschiedlichen kategorialen Störungen wie Major Depression, Dysthymia oder Anpassungsstörung hat zwar die Reliabilität der Diagnostik deutlich verbessert, die Validität dieser Kategorien ist jedoch gering und zunehmend in die Kritik geraten, da psychische Störungen wie Depression und Angst **nicht kategorial, sondern dimensional** (entlang eines Kontinuums von Schwere und Dauer) verteilt sind. Weiterhin ist die Abgrenzung zu Trauerprozessen – wie sie bei körperlichen Erkrankungen häufig sind – nicht geklärt (Horwitz und Wakefield 2007).

Die Trennung in unterschiedliche depressive Störungsbilder wie Anpassungsstörung („adjustment disorder") oder depressive Episode (Major Depression) wird operational durch die Anzahl und Schwere der Symptome vorgegeben, beruht also in erster Linie auf einer quantitativen Festlegung. Da beide Störungen ähnliche Symptomprofile aufweisen, können sie letztlich nur durch Einbeziehung der Lebensgeschichte und derzeitigen Lebensbedingungen (Trauerreaktion bei Verlust einer nahestehenden Person, Reaktion auf Krankheit usw.) unterschieden werden. Ansonsten werden alle Anpassungs-/(Trauer-)reaktionen als Major Depression (biologische Depression) fehleingeschätzt (Wakefield et al. 2007).

Auch wenn die Unterscheidung in **primäre Depression** (bereits vor der körperlichen Erkrankung bestehend) und **sekundäre Depression** (im Anschluss an die somatische Erkrankung auftretend) sich bei Querschnittsuntersuchungen aufgrund der Reliabilitätsprobleme nicht durchsetzen konnte, zeigen Untersuchungen bei Patienten mit akutem erstem Herzinfarkt, dass unterschiedliche Patienten bzgl. der ätiologischen Risikokonstellation beschrieben werden:

- Die Patienten, bei denen eine Depression bereits mindestens 1 Monat vor dem Auftreten eines Herzinfarkts bestand, waren jünger, weiblichen Geschlechts, sozial isolierter, hatten häufiger die Vorgeschichte einer Depression, häufiger eine Trennung von den Eltern während der Kindheit und mehr soziale Belastungen erlebt.
- Die Patienten, bei denen die Depression erst nach dem akuten ersten Herzinfarkt auftrat, wiesen hingegen häufiger medizinische Probleme und vermehrt Angina pectoris auf (sie zeigten also eine größere medizinische Krankheitsschwere; Dickens et al. 2004).

Tab. 57.1 Depressionskategorien in DSM-5 und ICD-11

DSM-5	ICD-11
Major Depression	Depressive Episode (6A70)
Persistent Depressive Disorder	Depressive Episode rezidivierend (6A71)
	Dysthyme Störung (6A72)
	Angst, Depression gemischt (6A73)
	Anpassungsstörung (6B43)

Eine Major Depression und eine Minor Depression sowie eine unter der diagnostischen Schwelle liegende grenzwertige depressive Verstimmung – **Subthreshold-Depression** (ein bis zwei Symptome, unterschiedliche Dauer) – gehen im Verlauf von depressiven Störungen häufig ineinander über (Cuijpers et al. 2004). So wechselt in Langzeitverläufen fast die Hälfte der Patienten mit Major Depression in eine Subthreshold-Depression, während bei einem Drittel der Patienten mit Subthreshold-Depression sich die Symptomatik derart verstärkte, dass die Diagnose einer Major Depression notwendig wurde.

Es besteht also ein **klinisches Kontinuum** der depressiven Störungen.

Depressive Störungen bei körperlichen Erkrankungen verändern sich im Verlauf: Bei neurologischen ambulanten Patienten konnte beim Erstkontakt bei 40 % ein komorbides depressives Syndrom (davon 65 % als Major Depression) bestimmt werden. Bei 226 Patienten war eine 8-monatige Nachbeobachtung möglich. Die Anzahl der depressiven Syndrome blieb im Wesentlichen unverändert, und 70 % der bei Erstkontakt diagnostizierten depressiven Syndrome bestanden kontinuierlich (Carson et al. 2003). Bei Krebserkrankungen sind im ersten Jahr der Erkrankung etwa 40 % der Patienten chronisch (dauerhaft) klinisch depressiv, bei 30–50 % der Patienten klingt die depressive Störung (meist Anpassungsstörung) ab, und bei 15–20 % der Patienten treten erst im Verlauf depressive Störungen neu auf (Riedl und Schüßler 2021).

Bei der Frage der Komorbidität von Depressionen und körperlichen Erkrankungen stellt sich die Frage der Reliabilität und Validität der somatischen depressiven Symptome wie Fatigue, Gewichtsveränderung, Appetitverminderung, Libidoverlust, psychomotorische Agitation oder Verlangsamung und Schlafstörungen. Diese Symptome treten häufig bei körperlichen Erkrankungen auf und sind ihrer Natur nach unspezifisch. Wenn also diese somatischen Symptome sowohl durch eine Depression als auch durch die körperliche Erkrankung ausgelöst werden können, muss bei Beibehaltung der Depressionskriterien (depressive Kernsymptome *und* somatische Symptome) geklärt werden, ob und inwieweit diese Depressionskriterien bei körperlichen Erkrankungen gültig sind:

- Muss differenziert werden, ob das somatische Symptom (z. B. Fatigue) der Depression oder der körperlichen Erkrankung zuzuordnen ist?
- Oder sollten die somatisch-vegetativen Symptome aus der Diagnose der Depression gestrichen und nur die psychischen Symptome (depressive Verstimmung, Antriebsstörung) zur Diagnosefindung herangezogen werden (Endicott 1984)?
- Oder sollten nur Teile der somatischen Symptome (Fatigue und Appetitveränderung) gestrichen werden?

57

In einer multizentrischen Untersuchung bzgl. der somatischen Symptome zeigten sich keine wesentlichen Unterschiede zwischen depressiven und körperlich kranken Personen (Yates et al. 2004). Patienten mit somatischer und depressiver Komorbidität zeigten selbstverständlich mehr körperliche Symptome. Auch Simon et al. (1999) fanden bzgl. Fatigue, Gewichtsveränderungen, Appetit, psychomotorischer Agitation, Verlangsamung und Schlafstörungen keine Hinweise, dass sie weniger valide Indikatoren einer Depression bei körperlich Kranken seien.

Die Ergebnisse sprechen also dafür, dass der inklusive Ansatz (Einschluss von körperlichen Symptomen, die auch durch die körperliche Erkrankung verursacht sein könnten) keine diagnostischen Nachteile bzgl. der Spezifität und Sensitivität gegenüber dem exklusiven Ansatz (Ausschluss dieser Symptome in der Diagnose einer Depression) erbringt (Fedoroff et al. 1991).

Betrachtet man **Angsterkrankungen** bzgl. ihrer Klassifikation, gelten dieselben grundsätzlichen Probleme. Diese klassifikatorischen Probleme verschärfen sich noch, da Angst und Depression oft gemeinsam auftreten. Dies hat in vielen Studien dazu geführt, dass im Wesentlichen **„klinisch relevante depressive Syndrome"** (also depressive Episode, Dysthymia und Anpassungsstörung zusammengefasst) oder klinisch schwerere **„Angststörungen"** zusammengefasst (in Anlehnung an ICD-11 oder DSM-5) diagnostiziert werden. Diese diagnostischen Differenzen führen zu unterschiedlichen Modi der Diagnostik und zu unterschiedlichen Ergebnissen.

Im Folgenden wird auf psychische Symptome oder Störungen eingegangen (Angststörung, Depression), die zu einer Diagnose im Rahmen des DSM-5 oder der ICD-11 führen, die Störungsschwelle überschreiten und in Wechselwirkung mit der körperlichen Erkrankung stehen („clinical depression", „clinical anxiety"). Aber auch subsyndromale, unter dieser diagnostischen Schwelle liegende depressive und ängstliche Beschwerden können Einfluss auf körperliche Erkrankungen nehmen. Dies ist zumindest im Rahmen von Herz-Kreislauf-Erkrankungen und Herzinfarkt gesichert. Psychische Störungen zeigen somit einen fließenden Übergang und Überlappung mit sonstigen „psychologischen Faktoren und Verhaltenseinflüssen bei anderenorts klassifizierten Krankheiten" (Kategorie ICD-11, 6E40). Hierunter sind vielfältige soziale und emotionale Probleme zusammengefasst: interpersonelle Störungen, die Auswirkung auf die Erkrankung besitzen (z. B. Arzt-Patient-Beziehungsstörung), ungünstiges Bewältigungs- oder Abwehrverhalten (Verleugnung oder Non-Compliance) als Persönlichkeits- oder Bewältigungsstil und ungünstiges Gesundheitsverhalten (Rauchen, übermäßiges Essen, risikobehaftetes Sexualverhalten, fehlende körperliche Betätigung). Diese Faktoren sind bei Depressionen und Angsterkrankungen verstärkt und gehäuft anzutreffen (z. B. das Problem der Non-Compliance).

Obwohl in der Diagnostik und Klassifikation psychischer Störungen bei körperlichen Erkrankungen die Fremdeinschätzung unverändert als Goldstandard der Diagnostik gilt, werden in den meisten Studien – zumindest zum Screening – Selbsteinschätzungsinstrumente verwendet (unterschiedlichste Depressions- und Angstskalen). Selbst- und Fremdeinschätzung korrelieren nur mittelmäßig (r =

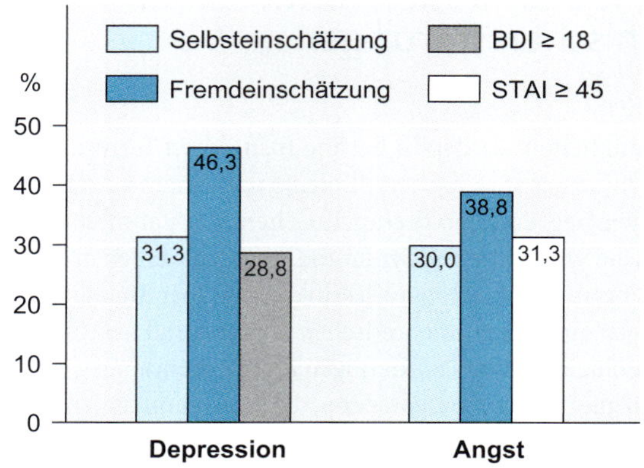

Abb. 57.3 Vergleich der Häufigkeit klinisch relevanter Depression/Angst [L106]

0,5–0,6). Dies liegt an den unterschiedlichen Sichtweisen von Patient und Beurteiler. So verleugnen einige Patienten ihre psychische Störung (oder wollen sie *nicht* als Depression benannt haben), manche Patienten aggravieren hingegen.

Meist liegt die Anzahl der Depressions-/Angststörungen gemäß Selbsteinschätzung höher, da die Schwelle niedrig gesetzt wird, um möglichst keine Patienten zu „übersehen" (falsch positiv). Wird jedoch z. B. im Beck-Depressions-Inventar (BDI) die Schwelle zur Depression auf > 18 Punkte bestimmt, nähern sich die Angaben zwischen Fremd- und Selbsteinschätzung an: Fremd- und Selbsteinschätzung kommen zu vergleichbaren Ergebnissen, wenn „clinical depressive syndromes" erhoben und verglichen werden (Riedl und Schüssler 2021; ➤ Abb. 57.3).

57.3 Angststörungen und Progredienzangst bei körperlichen Erkrankungen

Im Zusammenhang mit der Chronizität, Schwere und Prognose einer körperlichen Erkrankung ist deren Verarbeitung in ein komplexes Bedingungsgefüge eingebettet, in dem Anpassungsstörungen und depressiv-ängstliche Störungen eng ineinandergreifen.

Die psychologischen Bedingungsfaktoren ängstlich-depressiver Verarbeitung konzentrieren sich auf die grundlegenden Themen von Bedrohung und Unkontrollierbarkeit, die mit Angstaffekten assoziiert sind, so auf ein Verlusterleben als Ausgangspunkt von Trauer und depressiven Affekten.

Die Bedrohungserlebnisse bei körperlichen Erkrankungen beziehen sich auf Ängste um die körperliche Integrität, narzisstische Verletzlichkeit, Furcht vor körperlichem Kontroll- und Autonomieverlust, Verstümmelung und Vitalitätsverlust und letztlich Todes- und Trennungsangst. In der Bewältigung der Ausgangssituation lassen sich Abwehr- und Copingstile der akuten Bedrohung (Schüßler 1992, 1998; ➤ Kap. 86.2) bewerten und gleichzeitig die Vulnerabilität anhand der Hilflosigkeits- und Ohnmachtsreaktionen erschließen.

Als **Realangst** begleiten Bedrohungsgefühle und Unsicherheit die Erkrankung körperlich kranker Menschen. Funktionell sind diese

Ängste, wenn sie z. B. zu einem gesunden Lebensstil beitragen oder kommunikativ in Behandlungserwartungen und -klärungen im Patient-Arzt-Gespräch umgesetzt werden.

Die **Progredienzangst** geht wie andere Ängste auch mit emotionalen, kognitiven, behavioralen und physiologischen Veränderungen einher (Mehnert et al. 2009). Alle chronischen Erkrankungen, insbesondere jedoch Erkrankungen mit schubartigem Verlauf wie Multiple Sklerose, Rheuma, Parkinson-Krankheit, entzündliche Darmerkrankungen, COPD, aber auch Rezidivängste bei Krebs oder Schlaganfall (Berg et al. 2011) sind eng mit Progredienzangst verbunden. Die Progredienzangst korreliert bei Krebspatienten moderat mit allgemeinen psychopathologischen Ängsten; das spricht dafür, dass es sich um ein eigenständiges Angstphänomen handelt. Sie ist mit einer reduzierten Lebensqualität und einer Beeinträchtigung des sozialen Funktionsniveaus assoziiert und lässt sich psychologisch-therapeutisch verbessern (Herschbach et al. 2010; Tauber et al. 2019; Sharpe et al. 2023).

Mittlerweile liegt ein umfangreiches Wissen über die Komorbidität von Depression und körperlicher (chronischer) Erkrankung vor. Hingegen ist die Frage über die Assoziation von Angsterkrankungen und körperlichen Erkrankungen erst später in das Blickfeld der klinischen Forschung gerückt. Angsterkrankungen haben eine Punktprävalenz in der Bevölkerung von > 10 % (soziale und einfache Phobien sind am häufigsten) und eine Lebenszeitprävalenz von 15–20 % (phobische Störungen ICD-11: 6B02/03: Agoraphobie mit und ohne Panikstörung, soziale Phobie, spezifische Phobie, sonstige Phobien und Angststörungen; 6B01: Panikstörung, 6B00: generalisierte Angststörung, Angst).

In den bisherigen klinischen und epidemiologischen Studien findet sich einerseits eine höhere Rate körperlicher Erkrankungen bei Patienten mit Angsterkrankungen (Wells et al. 1988), andererseits bestehen bei körperlichen Erkrankungen häufiger generalisierte Angststörungen und Panikstörungen im Vergleich zur Allgemeinbevölkerung. Metaanalysen fanden bei bi 28 % der stationären Patienten Angstsymptome und bei ca. 8 % eine Angststörung (Walker et al. 2021). Angststörungen zeigen eine hohe Assoziation mit folgenden körperlichen Erkrankungen:

- Lungen- und Atemwegserkrankungen
- Herz-Kreislauf-Erkrankungen
- Schmerz/Migräne
- Magen-Darm-Erkrankungen

❚❚ In jedem dieser klinischen Bereiche führt die Komorbidität zu schlechterer sozialer Funktionsfähigkeit, mehr körperlichen Symptomen, stärkerer körperlicher Einschränkung und mehr körperlichen Symptomen, auch wenn die Schwere der Erkrankung und sonstige Faktoren berücksichtigt werden (Sareen et al. 2006; Katon et al. 2007). ❚❚

Bei kardiovaskulären Erkrankungen war das Risiko, an einer KHK zu erkranken, deutlich erhöht (Tully et al. 2016). Und Angststörungen sind sowohl bei kardiovaskulären Störungen als auch bei Herzinfarkt mit einer erhöhten Mortalität (OR 1,2 bzw. 1,47) assoziiert (Roest et al. 2010; Celano et al. 2015; Tran et al. 2018).

Generell kann vermutet werden, dass bei vielen (wenn nicht sogar bei fast allen) Erkrankungen Angststörungen eine erhöhte Prävalenz besitzen (die hierzu notwendigen Untersuchungen fehlen bisher). Einige körperliche Erkrankungen (die hier dargestellten) scheinen jedoch besonders mit Angststörungen verbunden zu sein.

Für **Lungen- und Atemwegserkrankungen** (insb. COPD und Asthma bronchiale) ist eine hohe Assoziation zwischen Angst und körperlicher Erkrankung (Dyspnoe löst Angst aus, und Angst löst Dyspnoe aus) sofort verständlich und nachgewiesen (Katon 2003; Ng et al. 2007). In epidemiologischen Übersichten zu Angst und Depression bestehen bei fast der Hälfte der Betroffenen gleichzeitig eine depressive Störung *und* eine Angststörung. Ob die psychische Komorbidität Angst und Depression mit körperlicher Erkrankung zu stärkeren Erkrankungen führt, ist offen.

Bei der chronisch obstruktiven Lungenerkrankung (COPD) finden sich bei etwa einem Drittel der Patienten begleitende Angsterkrankungen.

❚❚ Aufgrund der hohen klinischen und prognostischen Bedeutung von Depression und Angststörungen bei COPD haben sich psychosomatische Rehabilitationsprogramme (Psychoedukation, Entspannung, körperliches Fitnesstraining, Kurzzeitpsychotherapie) in der Rehabilitation bewährt und zeigen insbesondere in der Verbesserung der Angstsymptomatik deutliche Erfolge (de Godoy und de Godoy 2003). ❚❚

57.4 Depression und körperliche Erkrankung

Bei einer Punktprävalenz der depressiven Störungen in der Allgemeinbevölkerung von etwa 2,2–6 % (im Mittel 4 %) ist heute gesichert, dass bei fast allen körperlichen Erkrankungen die Prävalenz depressiver Störungen erhöht, meist deutlich erhöht ist. Die Lebenszeitprävalenz einer depressiven Episode beträgt 6–21 %, mit höheren Depressionsraten in entwickelten Ländern als in Ländern mit niedrigen bis mittleren Einkommen (jeweils Daten aus 18 WHO-Ländern, Kessler und Bromet 2013). In der ärztlichen Primärversorgung zeigen dementsprechend 5–10 % und in der stationären Versorgung 12–14 % der Patienten eine depressive Störung (Katon et al. 2004; Walker et al. 2021).

❚❚ **Diese erhöhte Komorbidität von Depression und körperlicher Erkrankung hat relevante biopsychosoziale Folgen:**

- Die Anzahl der körperlichen Symptome ist bei Komorbidität (auch nach statistischer Kontrolle) erhöht.
- Die körperliche und psychosoziale Funktionsfähigkeit ist deutlich eingeschränkt; es besteht eine erhöhte Arbeitsunfähigkeit (Baune et al. 2007).
- Die Gesundheitskosten erhöhen sich im ambulanten und stationären Bereich um ca. 50 %, wobei der erhöhte Kostenaufwand im Wesentlichen Folge einer erhöhten organmedizinischen und nicht einer psychosozialen Betreuung ist.

- Im Rahmen der Krankenhausbehandlung führt die Komorbidität zu einer längeren Krankenhausverweildauer und zu mehr Komplikationen.
- Patienten mit komorbider Depression weisen auch mehr medizinisch nicht erklärbare Symptome („medically unexplained symptoms", MUS) auf als Patienten, die nur an einer chronischen körperlichen Erkrankung leiden (Katon 2003).

Die multizentrische WHO-Untersuchung zu seelischen Störungen bei Patienten mit **Herz-Kreislauf-Erkrankungen** bestätigte die erhöhte Häufigkeit von depressiven Störungen bei kardiovaskulären Krankheiten (OR 2,1) nicht nur für die westlichen Länder, sondern auch für den Mittleren Osten, Asien und Afrika.

Wie fast alle seelischen Erkrankungen gehen Angst und Depression mit einem ungünstigen Lebensstil (Rauchen, Bewegungsmangel, Essproblemen, Complianceproblemen) einher. Dennoch erklären diese Faktoren nicht oder nur ungenügend (da sie in den meisten Studien kontrolliert werden) das Ergebnis, dass komorbide Depression i. d. R. zu einem schlechteren Krankheitsverlauf der körperlichen Erkrankung führt. Für viele körperliche Störungen (z. B. Schlaganfall, Herzinfarkt) ist nicht nur ein ungünstigerer Verlauf, sondern sogar eine erhöhte Mortalität nachweisbar (z. B. Robinson 2003; Doering et al. 2009; Cohen 2015).

Eine **wechselseitige (bidirektionale) Beeinflussung** von depressiver Störung und körperlicher Erkrankung ist für chronische Schmerzen, Herzkrankheiten, Schlaganfall und das metabolische Syndrom (Pennix und Lange 2018) gesichert.

So erhöhen Depressionen das Risiko einer KHK bzw. eines Schlaganfalls i. d. R. um das 1,5- bis 2-Fache (van der Kooy et al. 2007). Personen mit Koronarerkrankung und Depression haben nach Koronarereignissen häufiger Reinfarkte und insgesamt eine erhöhte Mortalität (Barth et al. 2004; Nicholson et al. 2006). Die American Heart Association hat Depression als einen Risikofaktor für ein ungünstiges Outcome bei Patienten mit KHK anerkannt (Lichtman et al. 2014).

Im Bereich **chronischer Schmerzerkrankungen** wurde in Anbetracht der häufigen Assoziation mit Depression/Angst oft die Frage gestellt, ob chronischer Schmerz Ausdruck einer Depression oder die Depression Ausdruck der chronischen Schmerzen sei. Langfristige epidemiologische Studien haben geklärt, dass eine bidirektionale Beziehung besteht: Chronischer Schmerz erhöht das Risiko für eine Depression und umgekehrt. Aus allen Studien kann geschlossen werden, dass sich bei komorbiden Patienten – global geschätzt – etwa die Hälfte der chronischen Schmerzerkrankungen aus einer depressiven Erkrankung entwickelt und umgekehrt die Hälfte der Depressionen infolge der chronischen Schmerzerkrankung auftritt. Psychische Probleme oder Störungen führen jedoch nicht zu einer spezifischen Schmerzstörung. Je höher die vorhergehende Belastung (Depression oder Schmerz), umso wahrscheinlicher ist das Auftreten des jeweils anderen Störungsbereichs (Tunks et al. 2008).

Die Verbindung von **Schlaganfall** und Depression ist Klinikern schon seit über 100 Jahren bekannt. Die Häufigkeit der komorbiden Depression liegt in den Studien sowohl im ambulanten als auch im stationären Bereich zwischen 20 und 40 % (Robinson 2003). Die Assoziation Depression und Schlaganfall führt zu einer signifikant stärkeren funktionalen Einschränkung der Patienten. Das Mortalitätsrisiko war bei komorbiden Patienten meist um das 3-Fache (gegenüber Patienten mit Schlaganfall ohne Depression) erhöht.

Depressive Störungen als Folge komplexer pharmakologischer Behandlungsregime sind in der Medizin lange bekannt. Besondere Bedeutung hatte die heute praktisch verlassene immunmodulatorische Behandlung mit **Interferon-alpha** (IFN-α) im Rahmen der Hepatitis-C-Infektion. Bei dieser antiviralen Behandlung entwickelten 20–50 % der Patienten milde bis schwere depressive Syndrome mit Non-Compliance oder Beendigung der Therapie (Raison et al. 2005). Gesicherter Risikofaktor für das Auftreten derartiger „organischer" depressiver Syndrome ist das anamnestische Vorhandensein von (auch subsyndromalen) depressiven Symptomen vor Beginn der Behandlung.

➤ Tab. 57.2 gibt eine Übersicht zur Häufigkeit von Depressionen bei einigen häufigen Krankheitsgruppen. Auf die spezifischen (jeweils ein Krankheitsbild betreffenden) Ergebnisse wird in den jeweiligen Kapiteln eingegangen. Im Folgenden wird die Frage der Komorbidität, der ätiologischen Verknüpfungen und der Therapie am Beispiel einiger Krankheiten behandelt (weitere Bespiele finden sich in ➤ Kap. 79 und ➤ Kap. 86).

Tab. 57.2 Häufigkeit von Depression bei körperlichen Erkrankungen

Körperliche Erkrankung	Häufigkeit von Depression [%]	Quelle
Chronischer Schmerz	15–50	Tunks et al. (2008)
COPD	10–50	Ng et al. (2007)
Diabetes mellitus	12–36	Farooqi et al. (2022)
Epilepsie	10–50	Giesinger et al. (2008)
Kardiovaskuläre Erkrankungen	17–27	Rudisch und Nemeroff (2003)
HIV-Infektion	20–40	Mayston et al. (2012)
Krebserkrankungen	15–25	Singer et al. (2010) Riedl und Schüssler (2021)
Schlaganfall	20–40	Robinson (2003)

57.5 Parkinson-Krankheit und Depression: somatopsychische Faktoren

Depressive Symptome sind bei etwa der Hälfte der Patienten mit Parkinson-Krankheit zu finden und ein wesentlicher Grund für erhebliche funktionale Einschränkungen. Das Depressionsprofil der Betroffenen unterscheidet sich von demjenigen anderer depressiver Patienten: Patienten mit Parkinson-Krankheit berichten über weniger Traurigkeit, weniger Anhedonie, weniger Schuldgefühle, jedoch deutlich mehr Konzentrationsprobleme als Vergleichskontrollen (Ehrt et al. 2006). Die Veränderung der depressiven Syndromgestalt legt die Vermutung nahe, dass das Auftreten depressiver Symptome nicht allein eine Reaktion auf die erheblichen Krankheitseinschränkungen ist, sondern dass die depressive Verstimmung einen Teil des neuroanatomisch-degenerativen Krankheitsprozesses darstellt.

Ein Teil der Depressionen kann pathophysiologisch also als Konsequenz dieser neurodegenerativen Veränderungen angesehen werden, die zu ausgeprägter Dysfunktion dieses Netzwerks (Basalganglien, striatales System, Neokortex) führen.

Bei Patienten mit Parkinson-Krankheit sind Antidepressiva im Vergleich zu Placebo nur geringfügig wirksam (Rocha et al. 2013). Psychoedukativ-psychotherapeutische Maßnahmen bei Morbus Parkinson zielen darauf ab, die Auswirkungen der Erkrankung positiv zu beeinflussen; die Wirksamkeit von psychotherapeutischen Programmen ist belegt (Storch et al. 2010).

57.6 Krebserkrankungen und Depression

Im Rahmen der Diagnose und Behandlung von Krebserkrankungen ist es notwendig, Anpassungsstörungen (leicht bis milder Verlauf) von klinischen Depressionen zu unterscheiden. Systematische Übersichten von Mitchell et al. (2011), Vehling et al. (2012) sowie Riedl und Schüssler (2021) belegen einen umfassenden Kenntnisstand: Alle methodisch adäquaten Erhebungen im Verlauf des ersten Jahres nach Diagnose ergeben für fast alle Tumorarten eine **Depressionsprävalenz** von **15–20 %.** Am unzuverlässigsten in der Erhebung waren aufgrund eines erheblichen Underreporting „chart-based diagnoses" (anhand der Krankenakte). Fragebogenuntersuchungen (bei hohem Schwellenwert) und Interviews zeigten vergleichbare Ergebnisse. Unterschiede in soziokulturellen Gegebenheiten (z. B. Europa vs. Asien) führten nicht zu wesentlich anderen Prävalenzraten, d. h., sie gelten weltweit für die beschriebenen Gesundheitssysteme. Was führt zu dieser Depression?

RESÜMEE

Werden die erhobenen Risikofaktoren im Rahmen einer systematischen Übersicht gesichtet (Riedl und Schüßler 2022), ergeben sich folgende biopsychosoziale Faktoren: **Somatische Faktoren** (z. B. Krankheitsschwere und -verlauf) sind für das Vorhandensein einer klinischen Depression gegeben, aber nicht wesentlich; bedeutsamer sind **soziale Faktoren** (z. B. soziale Unterstützung) und am wesentlichsten **psychische Faktoren** (vorbestehende Depression oder bereits früher depressive Symptome).

Was die Bidirektionalität (Krebs ↔ Depression und Depression ↔ Krebs) betrifft, so ist die Frage, ob seelische Störungen zu einer höheren Krebsprävalenz führen, noch offen.

57.7 Coronavirus-Erkrankungen und Angst/Depression

Zu COVID-19 liegen noch keine endgültigen Ergebnisse vor. Es zeichnet sich jedoch klar ab, dass Depressions- und Angststörungsprävalenzen mit einer Zunahme auf 25–36 % deutlich erhöht sind (COVID-19 Mental Disorders Collaborators 2021). Die Gesamtprävalenz von Angst/Depression bei COVID-19 lag bei 32 % aller Patienten. Frauen und jüngere Menschen sind besonders betroffen, ferner Patienten mit anderen chronischen Erkrankungen und Patienten in Quarantäne (Wu et al. 2021). Die bedeutsamsten Risikofaktoren des Auftretens einer klinisch schwerwiegenden COVID-19-Infektion sind das metabolische Syndrom mit Übergewicht, aber auch Angststörungen (Kompaniyets et al. 2021).

Für andere Coronavirus-Erkrankungen (SARS, MERS) liegen abschließende Ergebnisse vor: Angststörung/Depression traten bei 34 % der akut-klinischen Patienten und in der Post-Illness-Phase bei immerhin noch 15 % auf (Rogers et al. 2020).

Bei Corona-Erkrankungen sind Angst/Depression wesentliche Risikofaktoren, und es besteht eine erhöhte Komorbidität akut und im weiteren Verlauf (➤ Kap. 25).

57.8 Therapeutische Überlegungen

Bei vielen komorbiden Patienten bleibt die seelische Störung in Praxis und Klinik unerkannt und somit unbehandelt (Söllner et al. 2001). Daraus ergibt sich die Notwendigkeit einer diagnostischen Schulung der Ärzte in der Fachversorgung und entsprechender Screeningmaßnahmen. Verbessertes Screening führt zwar zu einer besseren diagnostischen Erkennung, jedoch nicht zu einer verbesserten Therapie oder zu besseren Behandlungserfolgen (Schade et al. 1998; Thombs et al. 2008; Carlson et al. 2012). Im Bereich der Krankenhausversorgung ergibt sich zwingend die Notwendigkeit eines klinisch personell ausreichend ausgestatteten diagnostischen und therapeutischen Konsiliar- und Liaisondienstes (➤ Kap. 52).

Die grundsätzlichen therapeutischen Optionen sind die medikamentöse (Antidepressiva, Anxiolytika) oder psychotherapeutische Behandlung.

Sowohl zur psychopharmakologischen als auch psychologisch-psychotherapeutischen Behandlung fehlen oft kontrollierte Studien für einzelne Erkrankungen. Die klinische Evidenz für psychologisch-psychotherapeutische Behandlungen ist jedoch aus der jahrzehntelangen Erfahrung i. Allg. groß (Schüßler 1998), für einzelne Störungsbilder liegen auch gut dokumentierte Ergebnisse vor: Psychologisch-psychotherapeutische Interventionen bei KHK führen zu einer signifikanten Verminderung von Distress (Tönis et al. 2023), Angst/Depression und maladaptivem Coping sowie zu einer Senkung der kardiovaskulären Mortalität (OR 0,8; Richards 2018). Weitere Wirksamkeitsbelege für psychologisch-psychotherapeutische Interventionen sind den verschiedenen Buchkapiteln zu entnehmen: Effekte bei Diabetes (➤ Kap. 79), KHK (➤ Kap. 81) und Krebserkrankungen (➤ Kap. 86).

Die **psychologisch-psychotherapeutische Behandlung** reicht vom ärztlich-psychosomatischen Gespräch und Psychoedukation über Gruppenprogramme und Entspannungsverfahren bis hin zur Fachpsychotherapie und umfasst damit einen breiten Bereich von wenigen Sitzungen bis zu längeren Behandlungen (➤ Kap. 41). Die Bedeutung einer hinreichenden Dosierung psychotherapeutisch-psychosozialer Maßnahmen jenseits einer akuten Besserung (Symptomminderung der Depression) hin zu einer längerfristigen psychischen Stabilität belegt exemplarisch eine Studie zur Behandlung depressiver Störungen bei der altersbedingten Makuladegeneration: Die Behandlung mit Problemlösetherapie (6 Sitzungen) führte zu einer signifikanten Besserung der depressiven Symptome, das Ergebnis verschlechterte sich jedoch nach 6 Monaten wieder – die Behandlung war folglich zu kurz, um eine bleibende Wirkung zu erzielen (Rovner et al. 2007).

Auch für die **psychopharmakologische Behandlung** fehlen häufig kontrollierte Studien. Die metaanalytischen Ergebnisse sprechen für eine Wirksamkeit von Antidepressiva bei depressiven Patienten mit körperlicher Erkrankung (Rayner et al. 2010). Gerade bei körperlich erkrankten Patienten ist jedoch bzgl. Medikamenteninteraktionen und Nebenwirkungen besondere Vorsicht geboten (➤ Kap. 45).

Am effektivsten und kostengünstigsten sind integrierte Behandlungsansätze, die somatisch-medizinische, psychotherapeutisch-psychologische und pflegerische Teile umfassen (z. B. teamcarehealth.org) (Katon et al. 2008; Rosenberg et al. 2014). In den angelsächsischen Ländern wurden in den letzten 15 Jahren **Collaborative-Care-Programme** entwickelt, bei denen Hausärzte, Care Manager (speziell geschulte Pflegekräfte oder Sozialarbeiter) und Psychiater/Psychosomatiker eng kooperieren. Dabei werden chronisch kranke Patienten systematisch nachverfolgt, depressive Beschwerden erhoben und in **Stepped-Care-Ansätzen** psychotherapeutisch und pharmakologisch behandelt.

RESÜMEE

Collaborative-Care-Programme haben sich in RCTs bei Patienten mit Diabetes und Depression (Katon et al. 2008; van der Feltz-Cornelis et al. 2021), mit KHK (Tully und Baumeister 2015; Camacho et al. 2016; Cui et al. 2019) und Krebserkrankungen (Li et al. 2017) nicht nur als hoch wirksam, sondern auch als kostensparend erwiesen.

57

57.9 Reaktionen auf schwere Belastungen

57.9.1 Anpassungsstörungen bei körperlichen Erkrankungen

Zu den stressbedingten Störungen zählen die akute Belastungsreaktion, die posttraumatische Belastungsstörung (PTBS) (ICD-11: 6B40/41, ➤ Kap. 58), die Prolonged Grief Disorder (ICD-11: 6B42) und die Anpassungsstörung (APS). Diese Störungen des psychischen Erlebens und Verhaltens treten in der Folge eines ungenügend verarbeiteten Stressors auf. Dieser auslösende Stressor kann eine schwere körperliche Erkrankung sein. Die Symptome können sich dabei als Beschwerden aus dem Bereich der affektiven, Angst- und neurotischen Störungen sowie als Verhaltensauffälligkeiten (z. B. aggressives Verhalten oder Non-Compliance) äußern.

"The disorders in this section can thus be regarded as maladaptive responses to severe or continued stress, in that they interfere with successful coping mechanisms and therefore lead to problems of social functioning."

WHO 2021

ICD-11

Anpassungsstörung (6B43)

A) Identifizierbare psychosoziale Belastung, von einem nicht außergewöhnlichen oder katastrophalen Ausmaß; Beginn der Symptome innerhalb von 1 Monat (kann auch um bis zu 3 Monate verzögert sein)
B) Symptome und Verhaltensstörungen, wie sie bei affektiven Störungen, Angst und den Störungen des Sozialverhaltens vorkommen. Die Kriterien einer einzelnen Störung werden aber nicht erfüllt.
C) Außergewöhnliche Beschäftigung mit dem stressauslösenden Ereignis oder dessen Folgen (Rumination, exzessive Sorge und/oder wiederkehrende belastende Gedanken)
D) Die Symptome dauern nicht länger als 6 Monate nach Ende der Belastung oder ihrer Folgen an.

Glaesmer et al. (2015) fanden in einer faktorenanalytischen Studie **sechs Symptomcluster** bei Patienten mit **Anpassungsstörung:** übermäßige Beschäftigung mit dem Stressor, Probleme der Verarbeitung, Vermeidung, Depressivität, Angst und Impulsivität. In der ICD-11 wird jedoch anders als im DSM-5 die APS nicht weiter in Subsyndrome differenziert, weil die vorliegenden empirischen Daten eine sehr hohe Überlappung der unterschiedlichen Beschwerden der APS zeigen.

Anpassungsstörungen bei körperlichen Erkrankungen sind häufig. In der multizentrischen europäischen Studie ODIN (Outcome of Depression International Network) betrug das Risiko, im Rahmen einer körperlichen Erkrankung eine APS zu entwickeln, 8,6 % (Ayuso-Mateos et al. 2001). Bei Krebspatienten wird je nach Tumorart, Tumorstadium und onkologischer Behandlung bei 12–38 % der Patienten eine APS diagnostiziert (Mitchell et al. 2011; Mehnert et al. 2013; Kocalevent et al. 2014; van Beek et al. 2022). APS waren damit etwa gleich häufig wie depressive Störungen (15 %) und häufiger als Angststörungen (9 %). In einer epidemiologischen Studie mit über 2.000 Krebspatienten wurde mit dem für Tumorpatienten angepassten *Composite International Diagnostic Interview* (CIDI-O) nach den eher restriktiven Kriterien des DSM-IV einer „subthreshold disorder" (d. h. nach Ausschluss anderer Achse-I-Störungen) eine 4-Wochen-Prävalenz der APS in Höhe von 12,4 % festgestellt (Hund et al. 2016). Als häufigste Stressoren wurden dabei die Eröffnung der Krebsdiagnose, ein Fortschreiten der Erkrankung und die onkologische Behandlung angegeben. In systematischen Reviews zu psychischen Störungen und Problemen bei Patienten mit Multipler Sklerose und bei Patienten nach einer Herztransplantation war die Häufigkeit von APS mit 17,3 bzw. 11 % der bei Krebspatienten vergleichbar (Rosti-Otajärvi und

Hämäläinen 2013; Loh et al. 2020). Maercker et al. (2012) fanden in einer repräsentativen Bevölkerungsstichprobe 10 % APS.

Im Krankenhaus sind APS mit 11,5–21,5 % der zugewiesenen Patienten nach den organisch begründeten psychischen Störungen der zweithäufigste Grund für die Inanspruchnahme eines psychiatrischen Konsildienstes (Strain et al. 1998).

Abzugrenzen sind die APS vor allem gegenüber affektiven Störungen, Angststörungen und PTBS. Die Diagnose einer APS wird von manchen Fachleuten kritisiert, weil sie in Bezug auf Depressionen und Angststörungen eine Ausschlussdiagnose und von anderen Achse-I-Diagnosen oft schwer abgrenzbar ist. Die Aufrechterhaltung der Diagnose APS ist jedoch sinnvoll, um für die häufig im Gefolge starker Stressbelastungen (z. B. durch eine schwere körperliche Krankheit) auftretenden emotionalen bzw. Verhaltensstörungen (z. B. „abnormal illness behaviour") eine diagnostische Kategorie verfügbar zu haben, die sich von den „klassischen" psychischen Erkrankungen unterscheidet und zudem ätiologische Faktoren und den Verlauf berücksichtigt (Casey und Doherty 2012). Auch wenn APS zumeist einen milderen klinischen Verlauf haben als andere psychische Störungen und die Dauer nach ICD-11 mit 6 Monaten begrenzt ist (sofern die Stressbelastung nicht persistiert), hat neuere Forschung gezeigt, dass bei einem Drittel der Patienten die Symptomatik auch nach 12 Monaten noch persistiert und dass die APS nicht selten in eine Angststörung, eine depressive Störung oder eine PTBS übergeht (O'Donnell et al. 2016). Gegen die Bezeichnung der APS als „milde" psychische Störung spricht auch, dass die Rate von Suiziden bei Patienten mit APS vergleichbar ist mit der bei affektiven Störungen (Casey et al. 2015).

In der epidemiologischen ODIN-Studie gelang es nicht, Depression und APS aufgrund der Symptomschwere zu unterscheiden (Casey et al. 2006). All dies führt dazu, dass APS unterdiagnostiziert, fälschlich als Major Depression diagnostiziert, zu häufig mit Antidepressiva behandelt und zu wenig beforscht wird (Casey und Doherty 2012; Diagnostik und Assessment von APS ➤ Kap. 58).

Je nach Lebenszyklus und den dabei anstehenden Entwicklungsaufgaben können sich Anpassungsstörungen sehr unterschiedlich manifestieren. So steht bei älteren Menschen die Bewältigung von Verlusten – u. a. der körperlichen Integrität und von Lebensperspektiven im Rahmen der Entwicklung schwerer oder chronischer körperlicher Erkrankungen –im Vordergrund (➤ Kap. 98).

57.9.2 Therapie der Anpassungsstörung

„The primary treatment of adjustment disorders is talking."
Strain et al. (2015)

Bei der **Behandlung** der APS kommen vor allem zeitlich begrenzte psychologische und psychotherapeutische Methoden zum Einsatz. Dabei stehen zum einen supportive, ressourcen- und wachstumsorientierte Therapieformen im Vordergrund (Schüßler 1998; Söllner 2016), zum anderen die Förderung der Möglichkeit, emotionale Belastungen zu verbalisieren. Für die Therapie von APS bei körperlichen Erkrankungen wurden **Kurztherapieverfahren** entwickelt, z. B.:

- Fokussierte psychodynamische Verfahren wie die supportiv-expressive Psychotherapie (Übersicht Söllner 2018).
- Speziell angepasste kognitive Verhaltenstherapie (z. B. die Problemlösetherapie nach Nezu et al. 2003).
- Kreative und imaginative Verfahren.
- Psychoedukative Methoden (Gündel et al. 2007).
- Verfahren, die sich bei der Behandlung der PTBS als wirksam erwiesen haben, z. B. EMDR (Mihelich 2000).
- In den letzten Jahren wurden auch virtuelle Therapie- und Selbsthilfeverfahren für Patienten mit APS entwickelt und evaluiert (Eimontas et al. 2018, Quero et al. 2019).

Das Angebot einer kurzen psychologischen Behandlung scheint von Patienten mit APS in hohem Ausmaß akzeptiert zu werden (in einer holländischen Studie von 65 % der Krebspatienten mit APS; van Beek et al. 2022). Bei länger anhaltenden oder im Rahmen chronisch-rezidivierender Erkrankungen immer wieder auftretenden Belastungsreaktionen ist aber auch eine länger dauernde oder im Intervall erfolgende Psychotherapie angezeigt. Die **Einbeziehung von Angehörigen** in die Therapie und Psychotherapie in homogenen Gruppen körperlich Kranker, welche die gegenseitige emotionale und praktische Unterstützung der Patienten fördern, haben sich als besonders hilfreich erwiesen (Yalom 2015).

Daneben können **pharmakologische Interventionen** nötig und hilfreich werden, vor allem wenn ausgeprägte Ängste und Schlafstörungen auftreten. Bei kürzer dauernden Angstzuständen kann ein zeitlich limitierter Einsatz von Benzodiazepinen infrage kommen (➤ Kap. 46). Für die Wirksamkeit von Antidepressiva gibt es bei APS keine ausreichende empirische Evidenz, außer für sedierend wirkende Antidepressiva bei Schlafstörungen (Casey und Bailey 2011).

Körperliches Training und Sporttherapie können Fatigue und psychische Belastung reduzieren. Die Kombination mit pharmakologischer und psychotherapeutischer Behandlung ist in vielen Fällen sinnvoll (Wolf et al. 2020; Bellon et al. 2021; Köllner und Kleinschmidt 2021).

Aufgrund der Schwierigkeiten, die APS klar von anderen psychischen Störungen abzugrenzen, und der zeitlichen Begrenztheit der Symptomatik gibt es nur sehr wenige RCTs zur Effektivität der Behandlung von APS. Die Mehrzahl der in systematische Reviews zu den Behandlungseffekten bei APS (Arends et al. 2012, O'Donnell et al. 2018) eingeschlossenen Studien weist eine nur unzureichende methodische Güte auf, sodass die empirische Datenlage bislang nicht ausreicht, um Leitlinien zur Behandlung von APS zu entwickeln.

LITERATURAUSWAHL

Casey P, Bailey S. Adjustment disorders: The state of the art. World Psychiatry 2011; 10: 11–18.

Felitti J. The relationship of adverse childhood experience to adult health. Z Psychosom Med Psychother 2002; 48: 359–369.

Katon WJ, Russo JE, von Korff M, et al. Long-term effects on medical costs of improving depression outcomes in patients with depression and diabetes. Diabetes Care 2008; 31(6): 1155–1159.

Kessler RC, Bromet EJ. The epidemiology of depression across cultures. Annu Rev Public Health 2013; 34: 119–138.

Mitchell AJ, Chan M, Bhatti H, et al. Prevalence of depression, anxiety, and adjustment disorder in oncological, haematological, and palliative-care

settings: A meta-analysis of 94 interview-based studies. Lancet Oncol 2011; 12: 160–174.
O'Donnell ML, Metcalf O, Watson L, et al. A systematic review of psychological and pharmacological treatments for adjustment disorder in adults. J Trauma Stress 2018; 31: 321–331.
Schüßler G. Krankheitsbewältigung und Psychotherapie bei körperlichen und chronischen Erkrankungen. Psychotherapeut 1998; 43: 382–390.
Söllner W. Psychotherapie mit körperlich Kranken in psychodynamischer Perspektive. Psychotherapie im Dialog 2016; 1: 38–42.
Strain JJ, Freidman MS. Considering adjustment disorders as stress response syndromes. Depress Anxiety 2011; 28: 818–823.
Walker J, Hansen CH, Martin P, et al. Integrated collaborative care for major depression comorbid with a poor prognosis cancer (SMaRT Oncology-3): A multicentre randomised controlled trial in patients with lung cancer. Lancet Oncol 2014; 15(10): 1168–1176.

KAPITEL

58

Andreas Maercker und Rahel Bachem

Belastungsreaktion, Anpassungsstörung und posttraumatische Belastungsstörungen

58.1 Definition und Klassifikation

Psychische Störungen, die in einem engen zeitlichen und ursächlichen Zusammenhang mit der Auswirkung von belastenden Lebensereignissen auftreten, werden als **Belastungsstörungen** bezeichnet. Die belastenden Lebensereignisse können nach systematischen Gesichtspunkten in zwei Intensitätsstufen eingeteilt werden:

- Kritische Lebensereignisse (meist engl.: „severe life events") als potenzielle Auslöser von Anpassungsstörungen (APS)
- Traumatische Ereignisse als potenzielle Auslöser von akuten Belastungsreaktionen (ABR), posttraumatischen Belastungsstörungen (PTBS; engl. „posttraumatic stress disorder", PTSD) und – gemäß ICD-11 – komplexen posttraumatischen Belastungsstörungen (KPTBS).

Eine **Anpassungsstörung** kann demnach eine Reaktion auf einmalige (z. B. Jobverlust) oder fortbestehende belastende Erlebnisse (z. B. schwerwiegende Erkrankung) sein. Belastende Lebensereignisse können auch die zwischenmenschlichen Beziehungen einer Person betreffen (wie Trennungserlebnisse, z. B nach einer Flucht).

Die traumatischen Ereignisse, die eine ABR, PTBS oder KPTBS auslösen, sind potenzielle oder reale Todesbedrohungen, ernsthafte Verletzungen oder Bedrohungen der körperlichen Unversehrtheit bei sich oder anderen sowie extreme Formen der Demütigung („humiliation"; insb. bei psychischer Folter). Traumatische Erlebnisse werden nach zwei Dimensionen eingeteilt (➤ Abb. 58.1):

- Verursachung: akzidentell (zufällig) vs. intendiert/interpersonell („man-made")
- Erstreckung: kurz dauernd und einmalig (Monotrauma oder Typ-I-Trauma) vs. lang dauernd und/oder mehrfach (Multitrauma oder Typ-II-Trauma)

Die einzelnen Traumaarten unterscheiden sich in Bezug auf das Risiko, eine nachfolgende PTBS oder KPTBS auszubilden, wobei – wie aus ➤ Abb. 58.1 hervorgeht – die intendierten Traumata vom Typ II die höchste Pathogenität besitzen.

Im ICD- und DSM-System werden die Belastungsfolgestörungen unterschiedlich eingeteilt:

- In der **ICD-11** gehören die PTBS (6B40) und die KPTBS (6B41) zusammen mit der APS (6B43) und der neuen Diagnose der anhaltenden Trauerstörung (6B42) in die Gruppe der Stressfolgestörungen. Die ABR (QE84) wird in der ICD-11 nicht mehr als Diagnose, sondern als „gesundheitsrelevanter Faktor" aufgeführt.
- Im **DSM-5** werden die ABR (308.3) und die PTBS (309.81) den trauma- und stressorbezogenen Störungen zugerechnet, ebenso die APS (309.0–9); zudem wurde ein PTBS-Subtyp mit dissoziativen Symptomen eingeführt (Depersonalisation und Derealisation).

		Einteilung nach Verursachung	
		Akzidentelle Traumen	Intendierte/ interpersonelle Traumen
Einteilung nach Erstreckung	Typ-I-Traumata	• Schwere Verkehrsunfälle • Berufsbedingte Traumata (z.B. Polizei, Feuerwehr, Rettungskräfte) • Kurz dauernde Katastrophen (z.B. Wirbelsturm, Brand)	• Sexuelle Übergriffe (z.B. Vergewaltigung) • Kriminelle bzw. körperliche Gewalt • Ziviles Gewalterleben (z.B. Banküberfall)
	Typ-II-Traumata	• Lang dauernde Naturkatastrophen (z.B. Erdbeben, Überschwemmung) • Technische Katastrophen (z.B. Giftgaskatastrophen)	• Sexueller, seelischer und körperlicher Missbrauch in der Kindheit bzw. im Erwachsenenalter • Kriegserleben • Geiselhaft • Folter, politische Inhaftierung (z.B. KZ-Haft)

Geringes Risiko für eine PTBS
Mittleres Risiko für eine PTBS
Hohes Risiko für eine PTBS

Abb. 58.1 Einteilung von traumatischen Ereignissen und Risikograden für die Ausbildung einer PTBS [G489-004/L106]

ICD-11

Die ICD-10-Diagnose „Persönlichkeitsveränderung nach Extrembelastung" (ICD: F62.0) ist in der ICD-11 nicht mehr aufgeführt. Sie wurde durch die KPTBS ersetzt, die insbesondere nach intendierten Typ-II-Traumata auftritt (Maercker et al. 2022). Die psychischen Folgen sexuellen Missbrauchs als lang dauernde Kindheitserfahrungen werden als Prototyp dieser Diagnose gesehen. Operationalisiert wird die komplexe PTBS als PTBS-Kernsymptome und Symptome aus den Bereichen affektive Dysregulation, negatives Selbstkonzept und interpersonelle Störungen (WHO 2018).

Im DSM-5 wurde ein Subtyp „pre-school" eingeführt, der gemeinsam mit dem Subtyp „dissoziative Symptome" der komplexen PTBS klinisch nahekommt (weitere differenzialdiagnostische Überlegungen s. Maercker 2019).

58.2 Epidemiologie

Im Belastungsstörungsbereich liegen zuverlässige Schätzungen bisher insbesondere für die traumatischen Lebensereignisse und die PTBS vor. Die Prävalenz der PTBS variiert in verschiedenen Ländern und Regionen aufgrund von unterschiedlichen Häufigkeiten traumatischer Ereignisse wie z. B. Kriegshandlungen, Naturkatastrophen und ziviler Gewaltbereitschaft. Eine repräsentative US-Studie von Goldstein et al. (2016) fand dort Lebenszeitprävalenzen in der Gesamtbevölkerung von 68,6 % für traumatische Lebensereignisse und von 6,1 % für die PTBS nach DSM-5. In einer israelischen Studie wurden 1-Monats-Prävalenzen von 9,0 % für PTBS und 2,6 % für KPTBS nach ICD-11 festgehalten (Ben-Ezra et al. 2018). In Europa und weiteren Ländern sind diese Lebenszeitprävalenzen geringer anzusetzen: In Deutschland wurde bei Verwendung der ICD-11-Kriterien eine 1-Monats-Prävalenz von 1,5 % für die PTBS und 0,5 % für die KPTBS gefunden (Maercker et al. 2018).

Eine wichtige Bestimmungsgröße ist die *Conditional Probability* (CP), die ausdrückt, wie viele Betroffene nach einem Belastungsereignis eine Störung ausbilden. Für die PTBS ergibt sich: 50–60 % nach sexualisierter Gewalt (inkl. sexuellen Kindesmissbrauchs), 25–40 % nach Kriegseinwirkungen, 15–20 % nach körperlicher Gewalt, 2–10 % nach schweren Verkehrsunfällen, ca. 10 % nach lebensbedrohlichen Erkrankungen und nach Natur- oder technischen Katastrophen.

Für die ABR liegen folgende Angaben vor: nach Autounfällen 13–21 %, bei Opfern von Gewaltakten 16–19 %, nach Industrieunglücken 6–12 %, bei Augenzeugen einer dramatischen Massenschießerei 33 % (Bryant 2004).

Epidemiologische Daten zur APS sind noch rar. In einer repräsentativen Stichprobe in der deutschen Allgemeinbevölkerung fand sich eine Prävalenz von 0,9 % für die APS nach ICD-11 (Maercker et al. 2012), während eine Befragung älterer Menschen in der Schweiz (65–95 Jahre) eine Prävalenz von 2,3 % ergab (Maercker et al. 2008).

Die häufigsten Belastungsereignisse sind der Verlust einer wichtigen Bezugsperson, finanzielle- und arbeitsbezogene Schwierigkeiten (zu viel/zu wenig Arbeit). Als schwerwiegendste Lebensereignisse wurden am häufigsten der Verlust einer Bezugsperson, finanzielle Schwierigkeiten und familiäre Konflikte genannt (Maercker et al. 2012).

58.3 Symptomatik

58.3.1 Anpassungsstörung

Patientinnengeschichte

Fall 1

Frau B. (47 J.) hat vor Kurzem erfahren, dass gegen ihren etwas jüngeren Lebenspartner wegen Kokainkonsums und -verkaufs ein Ermittlungsverfahren eingeleitet wurde. Anlässlich der polizeilichen Vernehmungen, die sich auch auf sie erstreckten, erfuhr sie, dass ihr Partner seit mindestens 1 Jahr Kokain konsumiert.

Zusätzlich kam heraus, dass sich ihr Lebenspartner nicht nur bei einer Bank, sondern auch bei gemeinsamen Freunden massiv verschuldet hat. Aufgrund der Menge des gefundenen Kokains und belastender Zeugenaussagen über sein Handeln mit Kokain muss der Lebenspartner eine mehrjährige Haftstrafe befürchten. Gleichzeitig berichtet Frau B., dass bei ihrem 14-jährigen Sohn kürzlich massive Schulprobleme aufgetreten seien und ihre 18-jährige Tochter voller Versagensangst vor der gymnasialen Reifeprüfung stehe. Beide Kinder seien zurzeit „völlig aus dem Häuschen", und sie könne den beiden als Mutter keinerlei Unterstützung geben. Die Pat. beschreibt sich selbst als „nervlich völlig am Ende"; sie könne nicht mehr schlafen, sich nicht mehr entspannen und wisse für ihre eigene persönliche Situation und die ihrer Kinder, für die Beziehung zu ihrem Partner sowie die drohende finanzielle Verschuldung (z. B. drohender Verkauf der jetzigen Eigentumswohnung) keinerlei Rat mehr.

ICD-10 und DSM-5 formulieren keine verbindliche Annahme über eine gemeinsame Kernsymptomatik, die APS reliabel charakterisieren würde.

ICD-11

Erst in der ICD-11 werden Kernsymptome der APS spezifiziert: Präokkupationen (gedankliches Verhaftetsein wie übermäßiges Grübeln, wiederkehrende und belastende Gedanken oder anhaltende Sorgen) und Anpassungsschwierigkeiten (mangelnde Erholungsfähigkeit, Konzentrationsschwierigkeiten, Schlafstörungen; WHO 2018). Diese Formulierungen lehnen sich an psychologische Modellvorstellungen des Stress-Response-Syndroms nach Horowitz an (➤ Kap. 58.4.1) und siedeln die APS ebenso wie PTBS und KPTBS, auf einem Stresskontinuum an.

Die APS ist eine zeitlich befristete Störung, die sich innerhalb von 1 Monat nach dem Auftreten der Belastung entwickelt und innerhalb von 6 Monaten zurückbildet, es sei denn, der Stressor bleibt über längere Zeit bestehen.

Eine Sonderform der APS ist die Verbitterungsreaktion (ICD-11: 6B46), die in Reaktion auf Ungerechtigkeit, Herabwürdigung oder Erniedrigung auftritt (Linden und Rotter 2018). Besteht die Verbitterungsreaktion über einen langen Zeitraum, wird die Verarbeitung des Stressereignisses verhindert, und die Verbitterung dehnt sich auf weitere Lebensbereiche aus, die mit dem ursprünglichen Stressereignis nichts zu tun hatten.

Patientinnengeschichte

Fall 1: Fortsetzung

Frau B. berichtet, seit der Entdeckung des Kokainkonsums ihres Lebenspartners wie benommen zu sein; ihre Gedanken kreisten „20 Stunden am Tag" um die Frage, wie alles zustande kam und ob es jemals wieder einen Weg aus der verfahrenen Lage gäbe.
Auf Nachfrage bestätigt sie mehrere Vermeidungsverhaltensweisen: Sie spreche weder mit ihrem Mann noch mit ihren Kindern über das Suchtproblem, und sie versuche ständig – erfolglos – Schluss mit den Grübeleien zu machen. Nachts könne sie kaum mehr einschlafen und fühle sich ständig erschöpft. Sie bemerke selbst, dass sie schon beim kleinsten Anlass „aufbrausend" sei, was das Verhältnis zu den Kindern noch mehr belaste.

58.3.2 Akute Belastungsreaktion

Die ABR kann innerhalb von Stunden oder wenigen Tagen nach einem traumatischen Ereignis und nicht erst – wie die PTBS – frühestens 1 Monat nach dem Stressereignis diagnostiziert werden. Sie remittiert normalerweise innerhalb von Tagen nach der Beendigung der Stresssituation. Die ABR bezeichnet ein gemischtes Symptombild, das autonome Anzeichen von Angst (z. B. Tachykardie, Schwitzen, Hitzewallungen), Benommenheit, Verwirrtheit, Traurigkeit, Ängstlichkeit, Wut, Verzweiflung, Überaktivität, Inaktivität, sozialem Rückzug und Benommenheit einschließen kann (WHO 2018). Solche Reaktionen auf den Stressor gelten in Anbetracht seiner Schwere als normal.

58.3.3 Posttraumatische Belastungsstörung und komplexe posttraumatische Belastungsstörung

Patientinnengeschichte

Fall 2

Frau M. (45 J.) gibt an, seit ca. 10 Jahren unter Schlafstörungen, Albträumen, Unruhe- und Schwindelzuständen sowie Kopf- und Rückenschmerzen ohne organische Ursache zu leiden. Seit 1 Jahr habe sie Panikattacken während des Autofahrens und auf Bahnhöfen. Vor 13 Jahren habe sie 3 Jahre lang mit einem Mann zusammengelebt, der sie fortgesetzt körperlich und sexuell massiv misshandelt und ihr Leben bedroht habe. Sie sei ihm „aus Todesangst hörig" gewesen. Die Trennung von ihm sei zwangsläufig erst eingetreten, als der Partner wegen Tötung einer Bekannten verhaftet wurde. In der weiteren Exploration berichtet die Pat., als Kind von ihrem Stiefvater etwa 2 Jahre lang regelmäßig sexuell missbraucht worden zu sein (zwischen 10. und 12. Lj.). Die Mutter habe ihr keinen Schutz bieten können. Zur Symptomatik berichtet die Pat. weiter, sie habe Angst, verrückt zu werden, da sie die Bilder der beiden misshandelnden Männer auch im Wachzustand „wie Halluzinationen vor den Augen" habe. Die Heimunterbringung im Alter von 12 Jahren habe sie als Erlösung angesehen. Später sei sie zu Pflegeeltern gekommen, die ihr Liebe und Geborgenheit gegeben hätten und die sie noch heute als ihre Eltern betrachte. Als sie mit 20 Jahren ihre erste eigene Wohnung beziehen konnte, habe sie sich psychisch gesund und sehr glücklich gefühlt. Die ersten längeren Beziehungen mit Männern seien dann von Gewalt durch die Partner und gegenseitige Abhängigkeit geprägt gewesen.

Die PTBS nach ICD-11 ist abgesehen vom Vorliegen eines traumatischen Ereignisses durch das gleichzeitige Auftreten von Einzelsymptomen aus drei Symptomgruppen gekennzeichnet:

- **Wiedererleben,** z. B. sich aufdrängende schmerzliche Erinnerungen an das Trauma; Wiedererleben in Bildern, Gedanken oder Sinneswahrnehmungen (taktil, olfaktorisch), Flashbacks (blitzlichtartige und momentan überwältigende Erinnerungsbilder), belastende Träume und Albträume

- **Vermeidungssymptome,** z. B. Gedanken- und Gefühlsvermeidung/Situations- und Aktivitätsvermeidung in Bezug auf das erlebte Trauma
- **Anhaltendes Bedrohungsgefühl,** z. B. Hypervigilanz oder eine verstärkte Schreckreaktion auf Reize wie etwa unerwartete Geräusche

Wenn Betroffene mit Reizen konfrontiert sind, die mit Elementen des Traumas assoziieren, oder in Situationen kommen, die dem ursprünglichen Trauma ähneln (z. B. Medienberichte über ähnliche Traumata), kann es zu unwillkürlichen physiologischen Reaktionen (z. B. Palpitationen, Nausea, Panikattacken) kommen. Die Persistenz der Symptomatik kann zunächst vereinfacht im lerntheoretischen Sinne als eine Verschränkung von klassischen und operanten Konditionierungsprozessen (**Zwei-Faktoren-Theorie**) verstanden werden, in der Vermeidungsverhalten eine zentrale Rolle der Aufrechterhaltung spielt. Konzepte wie etwa das **Furchtstrukturmodell** nach Foa und Kozak (1986) ergänzen die lerntheoretische Perspektive und erklären Symptome der Intrusion, der Vermeidung, des Hyperarousals und der Dissoziation (s. a. die lernpsychologischen Grundlagen in ➤ Kap. 10). Die Diagnose KPTBS setzt das Vorhandensein der PTBS-Kernsymptome sowie weitere Störungen in der Selbstregulation voraus (engl. „disturbances in self-organization", DSO), die ebenfalls drei Symptomgruppen betreffen:

- **Emotionsregulationsprobleme,** z. B. erhöhte emotionale Reaktivität, Schwierigkeiten, sich von kleinen Belastungen zu erholen, heftige Gefühlsäußerungen, Dissoziationsneigung in belasteten Zuständen
- **Negatives Selbstkonzept,** z. B. anhaltend beeinträchtigtes Identitätsgefühl durch Überzeugung, selbst schwach, zerbrochen und wertlos zu sein; generalisierte Gefühle von Scham und Schuld
- **Beziehungsschwierigkeiten,** z. B. Schwierigkeiten, Beziehungen aufrechtzuerhalten oder sich anderen nahe zu fühlen.

Weitere häufige Symptome, die zu den genannten Symptomgruppen gehören, sind ein erheblicher Verlust des Interesses an zuvor gern ausgeübten Tätigkeiten sowie das Gefühl der Entfremdung gegenüber anderen Menschen, die kein solches Trauma erlebt haben. Wurde das Trauma mit anderen zusammen erlebt und kamen diese dabei ums Leben, kann es zu hartnäckigen Schuldgefühlen bei den Überlebenden kommen („survivor guilt").

Verzögerte Formen der PTBS

In weniger als 15 % der Fälle kommt es nach mehr als 6 Monaten bzw. im weiteren Lebensverlauf zu einer verzögerten Ausbildung des Vollbildes einer PTBS. Dabei kommt es i. d. R. zur Exazerbation einer partiellen oder subsyndromalen Symptomatik (die z. B. aus Hyperarousal-bedingten Ein- und Durchschlafstörungen mit häufigen Albträumen besteht). Fälle einer verzögerten PTBS wurden z. B. bei Holocaust-Überlebenden mit zwischenzeitlich gutem psychosozialem Funktionsniveau oder bei Kriegs- und Vertreibungsopfern beschrieben, bei denen der verzögerte Beginn der Symptomatik z. B. durch kritische Lebensereignisse ausgelöst werden kann.

Patientinnengeschichte

Fall 2: Fortsetzung

Frau M. hatte zunächst in der Folge des sexuellen Missbrauchs durch den Stiefvater offensichtlich keine manifeste Störung ausgebildet. Ihr Befinden verschlechterte sich während des Zusammenseins mit dem letzten Partner. Während dieser Zeit habe sie „eine zweite Persönlichkeit" ausgebildet. So berichtet sie über tagelange tranceartige Schwindelzustände, über dissoziative Depersonalisierungszustände wie z. B. „Spaltungen", in denen eine Person geheime Flucht- und Rachepläne schmiedete, während die andere unterwürfig war und alles tat, um den Täter bei Laune zu halten.

Nach dessen Inhaftierung habe sie sich von den Bildern der Misshandlungen und Bedrohungen verfolgt gefühlt. Sie litt unter überdauernden Unruhezuständen mit Vorstellungen, der Täter würde zurückkommen und sich an ihr rächen. Schlaflosigkeit, Albträume und quälende Flashbacks führten zu überdauernden Erschöpfungszuständen. Frau M. mied viele Orte und ließ sich kaum mehr auf soziale Kontakte ein. Sie machte sich zudem starke Vorwürfe, dass sie den Partner so lange ertragen hatte und nicht aus eigener Kraft einen Ausweg aus der Beziehung gefunden hatte.

58.4 Ätiopathogenese, Salutogenese, Schutz- und Risikofaktoren

Die Ätiopathogenese der Belastungsfolgestörungen unterscheidet sich insoweit von allen anderen psychischen Störungen, als *ein* wesentlicher Verursachungsfaktor – die erlebte (Extrem-)Belastung – schon als Definitionsbestandteil vorausgesetzt wird. Zudem spielen wie bei den anderen psychischen Störungen auch weitere biologische, psychische und soziale (Risiko-)Faktoren eine Rolle, wie dies in den verschiedenen Erklärungsansätzen zum Ausdruck kommt (s. nachfolgende Abschnitte).

In der Traumafolgenforschung entstand auch der inzwischen breiter angewendete **Salutogenese**-Ansatz (lat. „salus": gesund; altgriech. „genesis": Entstehung). Antonovsky (1987) hatte das Konzept der Salutogenese aufgrund seiner Untersuchungen von in Israel lebenden KZ-Überlebenden eingeführt, von denen rund ein Drittel 20 Jahre nach der Befreiung aus den KZs in gründlichen Untersuchungen körperlich und psychisch gesund war.

Im Zusammenhang mit dem Salutogenese-Konzept spielen die ebenfalls positiv aufgefassten Begriffe wie Schutz- bzw. protektive Faktoren, Resilienz, Ressourcen und posttraumatische Reifung in umfassenden Verständniskonzepten von Belastungsfolgestörungen eine wichtige Rolle. Als Schutz- oder **protektive Faktoren** werden vornehmlich diejenigen epidemiologischen Kenngrößen verstanden, die mit einer geringen Wahrscheinlichkeit einer nachfolgenden Krankheit einhergehen.

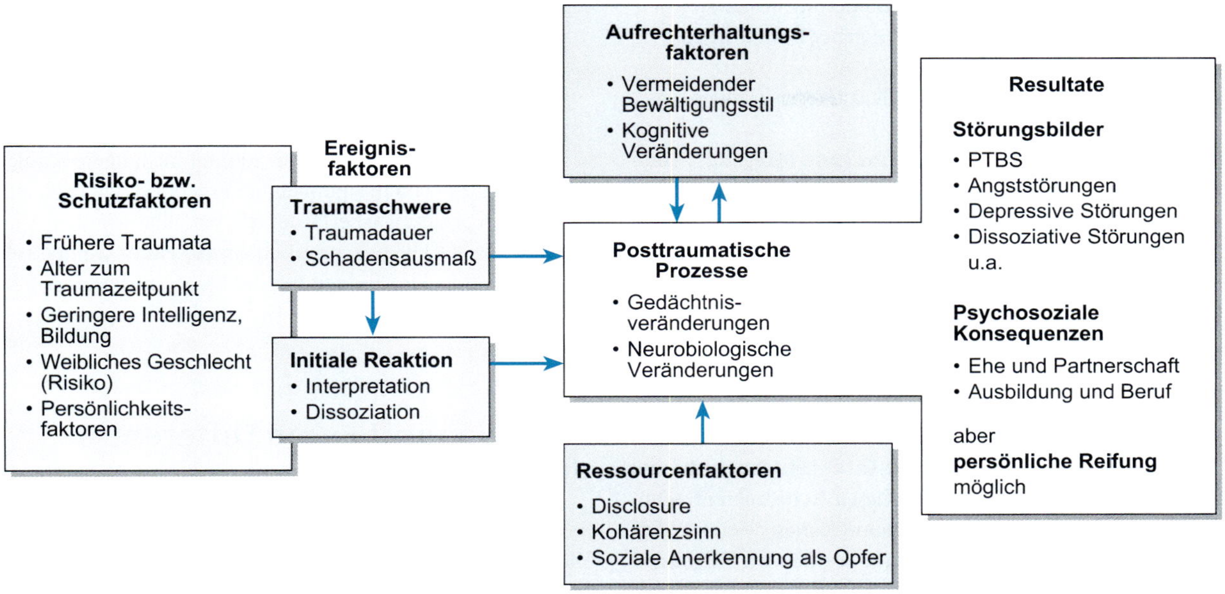

Abb. 58.2 Rahmenmodell der Ätiologie von Traumafolgen [G489-004/L106]

58.4.1 Integratives Rahmenmodell

Über die als zentral angenommenen posttraumatischen Gedächtnisveränderungen hinaus beschreibt das integrative Rahmenmodell von Maercker (2019, S. 34; ➤ Abb. 58.2) die multifaktorielle Syndromgenese der Traumafolgestörungen.

Eine Besonderheit des Rahmenmodells liegt darin, dass der Fokus nicht ausschließlich auf den pathologischen Vorgängen liegt, sondern Schutzfaktoren, Ressourcen und posttraumatische Reifungsprozesse einbezogen werden. Neben den intrapsychischen Bedingungen werden außerdem Bedingungen der sozialen Umwelt und die Interaktion der traumatisierten Person als ätiologische Faktoren für die Gesundung bzw. die Entwicklung der Symptomatik als maßgebend betrachtet. Im Folgenden werden ausgewählte Faktoren des Rahmenmodells beschrieben (Traumaschwere, Ressourcen, posttraumatische Reifung; umfassende Modelldarstellung s. Maercker 2019).

Traumaschwere

Die einfache Annahme, dass die Schwere des Traumas (z. B. je mehr Todesopfer ein Betroffener neben sich sah, je schwerer die Verletzungen waren oder je länger die traumatischen Ereignisse dauerten) die wesentliche Bestimmungsgröße für das Ausmaß der PTBS sei (Dosis-Wirkungs-Zusammenhang), konnte nur teilweise belegt werden. Die Zusammenhänge von Traumaschwere und Störungsausmaß sind eher gering und klären nur bis zu 10 % der Störungsvarianz im individuellen Fall auf (Brewin et al. 2000). Dieser schwache Dosis-Wirkungs-Zusammenhang kann nicht erstaunen, wenn man berücksichtigt, dass die PTBS-Ätiologie multifaktoriell ist (➤ Abb. 58.2).

Ressourcen

Gemäß der Definition von personalen Ressourcen als prätraumatische Fähigkeiten, die als gesunde Ich-Anteile posttraumatisch die Genesung unterstützen, sind das Offenlegen der Traumaerfahrung („disclosure") und die Fähigkeit, das Erlebte geistig einzuordnen (Kohärenzsinn), gesundheitsfördernde Faktoren. Das Offenlegen von Traumaerfahrungen wurde nicht nur als positiv für das psychische Wohlbefinden, sondern auch für die Verbesserung psychoimmunologischer Parameter identifiziert (Pennebaker und Seagal 1999). Die Fähigkeit zum Kohärenzsinn wurde bereits – mit anderen Begriffen – von Viktor E. Frankl (1973) als hilfreiche Bewältigung traumatischer Erfahrungen beschrieben (bei ihm als gelungene Verarbeitung seiner eigenen KZ-Erlebnisse).

Zu den personalen Ressourcen kommen noch soziale Ressourcen wie das Ausmaß der sozialen Unterstützung, der sozialen Anerkennung und Wertschätzung als Traumaopfer hinzu (Maercker und Müller 2004).

Posttraumatische Reifung

Nicht zu vernachlässigen ist auf der anderen Seite, dass viele Personen, die ein Trauma erlebt haben, im Nachhinein meinen, dieses Ereignis habe einen persönlichen Reifungsprozess in Gang gebracht (z. B. Frankl 1973). Die Mehrzahl der Betroffenen meint, dass sie die erlebten Erfahrungen und Einsichten für ihr weiteres Leben nicht mehr missen wollen. Zur posttraumatischen Reifung („posttraumatic growth") liegt ein Fragebogen für verschiedene Opfergruppen vor (Maercker und Langner 2001), der folgende Dimensionen erfasst:
- Beziehungen zu anderen (z. B. tieferes Verbundenheitsgefühl)
- Wertschätzung des Lebens (z. B. andere Prioritätensetzung)

- Neue Möglichkeiten (z. B. stärkerer Veränderungswillen)
- Persönliche Stärken (z. B. Entwicklung eigener Bewältigungsmöglichkeiten)
- Religiös-spirituelle Veränderungen (z. B. stärkerer Glauben)

Die eigene Reifung nach einem Trauma kann neben der Symptomreduktion und Gesundheitsstabilisierung eine wichtige zusätzliche Zielgröße für die psychotherapeutische Behandlung sein.

58.4.2 Neurobiologische Veränderungen

Die meisten Untersuchungen zur Neurobiologie nach Trauma beziehen sich auf traumatisierte Personen mit PTBS. Zur KPTBS liegen bisher noch kaum spezifische Befunde vor. Am besten untersucht sind Veränderungen der Hypothalamus-Hypophysen-Nebennierenrinden-Achse (HHNA), das noradrenerge System und endogene Opiate. Die hierbei vorliegenden wichtigsten Befunde werden im Folgenden summarisch dargestellt, wobei jedoch auf ausführliche Darstellungen verwiesen wird (Überblick bei Teicher et al. 2016).

Physiologische Veränderungen:
- Erhöhtes allgemeines autonomes Arousal (sympathikoton) mit abnormer Schreckreaktion, langsamerer Habituation an wiederholte Reize
- Erhöhtes spezifisches Arousal für mit dem Trauma assoziierte Reize (z. B. Fotos oder Geräusche des Geschehens)
- Evozierte Potenziale mit verzögerter N2- und P3-Komponente als Hinweise auf erschwerte Diskrimination zwischen relevanten und irrelevanten Reizen, was sich negativ auf die Konzentrations- und Gedächtnisleistungen auswirkt
- Veränderungen in der Schlafphysiologie, u. a. mit vermehrter motorischer Aktivität im Schlaf

Neuroendokrine Veränderungen:
- Hypersuppression der HHNA mit erniedrigtem basalem (unstimuliertem) Kortisolspiegel sowie einer unterdrückten ACTH- und Kortisolreaktion nach CRH-Stimulation
- Dysfunktionale Feedbackregulation mit erhöhtem CRH bei erniedrigtem basalem Kortisolspiegel
- Gesteigerte noradrenerge Aktivität mit erhöhtem Metabolitenspiegel (Katecholamine) in Blut und Urin
- Dysregulation im System endogener Opiate (z. B. Endorphine) mit einer allgemeinen Senkung der Schmerzschwelle unter Ruhebedingung und Anhebung der Schmerzschwelle unter Stress (stressinduzierte Analgesie)

Neuromorphologische Veränderungen:
- Überaktivität der Amygdala (Mandelkern), Erhöhung des regionalen zerebralen Blutflusses in der Amygdala und im Gyrus cinguli. Eine erste Studie verglich die funktionelle Aktivität während der Verarbeitung von bedrohlichen Stimuli zwischen Personen mit KPTBS und PTBS. Die Befunde deuten darauf hin, dass Personen mit KPTBS mehr Aktivität in der Amygdala und Insula verzeichnen als Personen mit PTBS (Bryant et. al. 2021).
- Verringerung des Hippocampusvolumens. Auch wenn die bisherige Forschungslage nicht eindeutig ist, ob es sich dabei um eine Folge der PTBS oder um einen prädisponierenden Faktor der Störung handelt (Nelson et al. 2017; s. a. ➤ Kap. 10), sprechen einige Ergebnisse der Zwillingsforschung dafür, dass das vor dem traumatischen Ereignis geringere Hippocampusvolumen als prädisponierend für die Ausbildung einer PTBS eingeschätzt werden kann (Gilbertson et al. 2002). Eine jüngere Studie kam hingegen zu keinem signifikanten Ergebnis (Hall et al. 2012). Weitere Forschung ist erforderlich, vor allem vor dem Hintergrund der KPTBS bei chronisch einwirkenden traumatischen Stressoren in der Kindheit mit der Frage, inwieweit sich kumulativer Stress dauerhaft auf die Hirnstrukturen auswirkt.

58.5 Diagnostik und Differenzialdiagnostik

Die klinischen Bilder der APS, ABR, PTBS und KPTBS sind unter Berücksichtigung des Vorliegens der jeweilig vorgängigen (traumatischen) Lebensereignisse sowie der zugehörigen Symptomatik (➤ Kap. 58.1) einfach zu beurteilen. Für die strukturierte Diagnosestellung bzw. die Erhebung des Schweregrades liegen international validierte Verfahren vor. Nach der *Stress-Response*-Operationalisierung der APS sind seit Neuerem auch hier reliable und valide Diagnosestellungen möglich. Ein Überblick über diagnostische Verfahren gibt ➤ Tab. 58.1.

In der klinischen Praxis müssen die Belastungsfolgestörungen differenzialdiagnostisch vor allem abgegrenzt werden gegen:
- Depressive Störungen
- Angststörungen
- Borderline-Persönlichkeitsstörung

Im Rahmen gutachterlicher Tätigkeit erfolgt die Abgrenzung in erster Linie von einer artifiziellen Störung und von Simulation. Dabei ist zu beachten, dass sich die diagnostischen Kriterien in ICD-10, ICD-11 und DSM-5 z. T. sehr deutlich unterscheiden, sodass sich je nach verwendetem Klassifikationssystem unterschiedliche Diagnosen ergeben können (Shevlin et al. 2018).

58.6 Therapie

Bei allen hier aufgeführten Störungsbildern haben sich unterschiedliche Therapieverfahren bewährt. Hilfreich bei der Therapieplanung für Patienten mit Traumafolgestörungen ist die S3-Leitlinie der Deutschsprachigen Gesellschaft für Psychotraumatologie (DeGPT 2019). Interessierte Leser seien zudem auf das aktuelle Lehrbuch von Maercker (2019) verwiesen. Einige spezifische Punkte werden im Folgenden überblicksartig zusammengefasst.

58.6.1 Psychosoziale Notfallhilfe

Die notfallpsychologischen Interventionen im Anschluss an ein traumatisches Ereignis haben das Ziel, die Ausbildung einer PTBS zu

Tab. 58.1 Diagnostische Verfahren zur Diagnosestellung der Belastungsfolgestörungen (angegeben sind jeweils die Autoren und Publikationen der deutschsprachigen Veröffentlichungen; S = Selbstbericht; F = Fremdbericht)

Verfahren	Autoren	Zielsetzung	Kurzbeschreibung	
S	**International Trauma Questionnaire**	Christen et al. (2021)	Erfassung der PTBS- und KPTBS-Symptomatik nach ICD-11	Ein kurzes Screeninginstrument, das in jeweils 6 Items die Kernsymptome der PTBS und KPTBS erfasst. Außerdem wird funktionale Beeinträchtigung eingeschätzt
F	**International Trauma Interview**	Originalversion Roberts et al. (2022)	Erfassung der PTBS- und KPTBS-Symptomatik nach ICD-11	Ein klinisches Interview, das die Kernsymptome der PTBS und KPTBS erfasst. Zudem wird funktionale Beeinträchtigung eingeschätzt Die deutschsprachige Version befindet sich im Jahr 2022 noch in der Validierungsphase
F	**Clinician-Administered PTSD Scale** (CAPS)	Cwik et al. (2015)	Strukturiertes klinisches Interview zur PTBS-Diagnostik und -Forschung	Erfasst Angaben zum traumatischen Ereignis und 20 DSM-5-Kriterien für PTBS. Punkt- und Lebenszeitprävalenz
S	**Impact of Event Scale-Revised** (IES-R)	Maercker und Schützwohl (1998)	Erfassung der PTBS-Symptomatik	Psychometrisch entwickelt. 21 Items für 3 Subskalen (Intrusionen, Vermeidung, Hyperarousal); kein Gesamtwert. Abschätzung der PTBS-Diagnose möglich
S	**Posttraumatic Stress Diagnostic/Symptom Scale** (PDS-5)	Wittmann et al. (2021)	Erfassung der PTBS-Symptomatik	In enger Anlehnung an die Operationalisierung im DSM-5-System konzipiert, erfasst 20 DSM-Kriterien für 4 Subskalen und Gesamtwert. Erfasst parallel Auftreten und Schwere der Symptome
F	**Akutes Stress-Störungs-Interview**	Landolt und Schnyder (2008)	Strukturierte Diagnostik der ABR-Symptomatik	Die 8 Kriterien der ABR nach DSM-IV werden zusammen mit Onset- und Verlaufsfragen erfasst
S	**Akute Stress-Störungs-Skala**	Helfricht et al. (2009)	Erfassung der ABR-Symptomatik	19 Items mit 5-stufiger Beantwortung, ein Gesamtwert zur Diagnoseabschätzung wird gebildet
S	**Adjustment Disorder – New Module** (ADNM)	Einsle et al. (2010)	Fragebogen für APS nach dem neuen Stress-Response-Konzept der ICD-11	Liste schwerer Lebensereignisse und 20 Items zu Kernsymptomen und assoziierten Symptomen. Es liegt eine 8-Item Kurzversion vor, die sich auf die Kernsymptomatik beschränkt
F	**CIDI Adjustment Disorder Module** (CIDI-AD)	Perkonigg et al. (2016)	Klinisches Interview für APS nach dem neuen Stress-Response-Konzept der ICD-11	Ereignisliste zur Erfassung von akuten und chronischen Belastungen der letzten 12 Monate. Anschließend Erfassung von Kern- und Zusatzsymptomen der APS nach ICD-11

verhindern und die Bewältigungsprozesse zu unterstützen. Innerhalb der notfallpsychologischen Intervention wird zwischen Vorort-Maßnahmen (On-Scene Support Service) und Debriefings bzw. Einsatznachsorge unterschieden.

Debriefings werden i. d. R. von notfallpsychologisch geschulten Experten durchgeführt. Ursprünglich wurden Debriefings im militärischen Bereich nach Einsätzen eingeführt (Bengel und Becker 2019). Das Interventionsprogramm *Critical Incident Stress Debriefing* (CISD) wurde von Mitchell und Everly (1998) entworfen (➤ Box 58.1).

BOX 58.1

Critical Incident Stress Debriefing (CISD; Mitchell und Everly 1998)

Das CISD besteht aus einer einzelnen Besprechung, die im Normalfall 2–3 Stunden dauern kann. Diese folgt einer festen Struktur mit sieben Phasen:

1. Einführung: Formalien und Zweck der Besprechung
2. Faktenphase: Zusammenfassender Bericht über das Geschehen
3. Gedankenphase: Äußern der belastenden Gedanken während des Einsatzes
4. Reaktions- bzw. Gefühlsphase: Äußern der schlimmsten Ereignisse während des Einsatzes
5. Auswirkungsphase: Äußern der an sich selbst festgestellten Veränderungen
6. Information (Psychoedukation) über die typischen posttraumatischen Symptome
7. Abschluss

Im Regelfall sollten diese Debriefings durch Hinweise auf die Bedeutung der sozialen Unterstützung und auf nachfolgende Betreuungsangebote psychologischer und psychiatrischer Dienste ergänzt werden.

58.6.2 Systematik der Therapieverfahren bei PTBS

Die spezifischen Methoden der PTBS-Therapie können therapieschulübergreifend in folgende Techniken eingeteilt werden, die einzeln

angewandt werden können:
- Ressourcenarbeit bzw. Stabilisierung inkl. Skillstraining
- Traumaexposition
- Kognitive Restrukturierung bzw. Reintegration

Ressourcenarbeit bzw. Stabilisierung

Als **Ressourcenarbeit** bzw. zur **Stabilisierung** schlug Reddemann (2001, 2004) Achtsamkeitsübungen sowie die Imagination eines „sicheren Ortes" vor. Die Übererregungssymptomatik, große Ängstlichkeit und das leichte Aktivieren von traumaassoziierten Stimuli erfordern eine Umgebung mit hohem Reizschutz. Möglichst wenige Trigger, gute Rückzugsmöglichkeiten und eine von Achtung, Respekt und Verständnis für die speziellen Belange von Traumapatienten geprägte therapeutische Atmosphäre sind wichtig.

❚❚ In der Praxis werden zumeist in einem ersten Schritt stabilisierende Maßnahmen angewendet, insbesondere dann, wenn kumulative Polytraumatisierungen komplexe Belastungsreaktionen hervorgerufen haben. Es kann die begründete Befürchtung bestehen, dass es ohne hinreichende Stabilisierung während der Expositionsphase zu Dekompensation, Symptomverstärkung, Anstieg der Suizidgefahr und Therapieabbruch käme (Cloitre et al. 2020; DeGPT 2019; Wenk-Ahnson et al. 2019). ❚❚

Traumaexposition

Traumaexpositionstechniken sind für die Verarbeitung der traumatischen Erlebnisse zentral. Insbesondere bei der Behandlung von Patienten mit KPTBS wird ein phasenbasierter Ansatz empfohlen, bei dem stabilisierende und traumafokussierte Techniken zum Einsatz kommen (ISTSS 2019; DeGPT 2019). Es liegen zurzeit zwei validierte Therapiemanuale für die KPTBS vor:
- das Skillstraining zur affektiven und interpersonellen Regulation/ Narrative Therapie (STAIR/NT) (Cloitre et al. 2020) und
- die Dialektisch-behaviorale Therapie-PTBS (DBT-PTBS) (Steil et al. 2007).

Über verschiedene Therapieschulen hinweg kann man die nachfolgend aufgeführten Techniken systematisch zusammenfassen (geordnet nach dem Stellenwert der Traumaexposition im Gesamtkonzept).

Varianten der Traumaexposition:
- Prolongierte Exposition (Foa et al. 2019; Foa und Rothbaum 2001), zumeist als **In-sensu-Exposition** ggf. ergänzt durch In-vivo-Exposition
  - Imaginativ-narrative Exposition als besondere Form der In-sensu-Exposition, z. B. Screen- oder Bildschirmtechnik (Putnam 2003; Wenk-Ansohn et al. 2019; Beispiel: ➤ Box 58.2)
  - *Imagery Rescripting and Reprocessing Therapy* (IRRT) nach Schmucker (Schmucker und Köster 2014)
- **EMDR** (Eye Movement Desensitization and Reprocessing; Shapiro 1998)
- **Narrative Expositionstherapie** (NET; Neuner et al. 2004), u. a. Schreibtherapie, *Testimony*-Ansatz

BOX 58.2

Screen- oder Bildschirmtechnik als Stabilisierungs- und Expositionstechnik (Beispiel)

Die imaginativen Expositionsverfahren greifen auf Trance- und Dissoziationstechniken der neueren **Hypnotherapie** *sensu* M. Erickson und auf Spiegel (1989) zurück. Hypnotherapie zielt mittels kontrollierter Dissoziation auf die Konfrontation mit den traumatischen Erfahrungen und auf die Aktivierung von Ressourcen ab. Die Betroffenen sollen ein Gefühl der Kontrolle über Intrusionen und Entfremdungszustände erlangen (Kap. 42).
Für die Traumaverarbeitung auf der Imaginationsebene werden Techniken wie „Safe Place", „Tresor", „Screen Work" und „Inneres Kind" (Reddemann 2004), heilende Geschichten, Märchen, Mythen und Metaphern etc. eingesetzt (Taylor 1996). Die ursprüngliche *Split-Screen*-Methode der Hypnotherapie wurde als dissoziatives Traumaexpositionsverfahren inzwischen vielfach verfeinert und um NLP-, Psychodrama- und KVT-Aspekte ergänzt (Wenk-Ansohn et al. 2019).

Kognitive Restrukturierung bzw. Reintegration

Die Techniken der kognitiven Restrukturierung bzw. Reintegration stammen aus verschiedenen Therapieschulen. Der Patient wird angeleitet, wie er dysfunktionale Überzeugungen infrage stellen und ersetzen kann. Typische traumabedingte Verzerrungen gibt es in den Bereichen Sicherheit, Vertrauen, Kontrolle, Selbstachtung und Intimität.

Patientinnengeschichte

Fall 2: Fortsetzung

Angesichts der komplexen PTBS wurde bei Frau M. nach Psychoedukation und Vermittlung der Therapierationale eine 3-monatige **Stabilisierungsphase** eingeleitet. In dieser Phase lernte die Pat., die traumatischen Erinnerungsbilder und Gedanken zu kontrollieren, indem diese bewusst „abgespalten" und in einem gedachten „Safe" beim Therapeuten deponiert wurden.

Gleichzeitig wurden ausschließlich positive ressourcenstabilisierende innere Bilder installiert, mit Konditionierung auf allen Wahrnehmungsebenen. Dazu dienten geleitete Fantasiereisen, verschiedene Entspannungstechniken (z. B. nach Jacobson, ➤ Kap. 42) sowie das Auffinden eines „sicheren inneren Ortes". Als Kraft und Sicherheit gebende Quellen konnte die Pat. die Heimunterbringung als Entkommen vom missbrauchenden Stiefvater, die späteren Pflegeeltern, die erste eigene Wohnung als junge Erwachsene sowie ihre „großstädtische Schlauheit" und ihre dialektgebundene „freche Schnauze" ausmachen. Die damit verbundenen positiven Erinnerungsbilder wurden bereits jetzt mithilfe der Screentechnik intensiv imaginiert und mit allen Sinneskanälen konditioniert. Parallel wurden die Panikattacken und agoraphobischen Verhaltensmuster kognitiv-behavioral behandelt (Psychoedukation, Entspannung, gestuftes Expositionsprogramm). Die somatoformen Schmerzen wurden ebenfalls mit variablen kognitiven Techniken so weit behandelt, dass die Pat. die Schmerzempfindungen besser kontrollieren und positiv verändern konnte.

Nach der umfassenden Stabilisierungsphase willigte die Pat. in eine **Exposition in sensu** ein. Das zuvor gelernte Visualisieren in Richtung einer gedachten Leinwand wurde nun auf die belastendsten Szenen ihrer Traumatisierungen angewendet. Die Pat. sah sich selbst in wiedererlebten Gewaltszenen und wurde gebeten, Worte und Sätze zu dem Geschehen zu formulieren. Dies fiel ihr anfangs schwer, und der Therapeut musste durch Vorschläge und Paraphrasieren behilflich sein. Mehrfach signalisierte sie anfangs unerträgliche emotionale Belastungen, die nach vorübergehender Distanzierung (kleineres Bild) wieder erträglich wurden und ihr die Fortsetzung der Exposition ermöglichten. Einige Male musste sie den Traumafilm vollständig schließen und konnte sich ihm erst nach Visualisierung ihrer sicheren Orte an einer anderen Wand des Therapieraums wieder zuwenden. Während der sechs folgenden Doppelstunden reduzierte sich die innere Anspannung. Infolge sich einstellender zunehmender Erinnerungen für viele Details im Zusammenhang mit den traumatischen Ereignissen wurden die Narrative immer länger, und ein Durchgang dauerte schließlich fast 2 Stunden. Flashbacks traten zwischen den Sitzungen nicht mehr auf, und auch somatoforme Schmerzen wurden nicht mehr empfunden, während Schwindelgefühle in geringerem Maße noch in Belastungssituationen im Alltag auftraten. Das zuvor dissoziative „Sehen" der Täter konnte durch alternative ressourcenbezogene Bildvorstellungen stark verringert werden und verschwand gänzlich, als die Pat. mitgebrachte Fotos der beiden Missbraucher in einem Ritual im Freien verbrannte. Die 6 Monate später durchgeführte Katamnese bestätigte die weitgehende Symptomfreiheit.

58.6.3 Therapieforschung

Die Wirksamkeit der **Psychotherapie** bei PTBS und, in geringerem Ausmaß, auch bei KPTBS ist durch viele kontrollierte Studien belegt. Eine gute Zusammenfassung geben die vorliegenden Metaanalysen (Cusack et al. 2016; Karatzias et al. 2019) und verschiedene Leitlinien: die S3-Leitlinie der Deutschsprachigen Gesellschaft für Psychotraumatologie (DeGPT 2019), die Leitlinien des National Institute for Clinical Excellence (NICE 2018) und der International Society for Traumatic Stress Studies (Bisson et al. 2019; ISTSS 2019).

Zur **Pharmakotherapie** der PTBS liegen entsprechende Überblicksarbeiten vor (Hoskins et al. 2015, Coventry et al 2020). Verglichen mit psychotherapeutischen Interventionen erwiesen sich pharmakologische Interventionen dabei als weniger wirksam (Coventry et al. 2020). Auf Basis internationaler Leitlinien und aktueller Metaanalysen hält die S3-Leitlinie der DeGPT Folgendes fest:

- Eine Psychopharmakotherapie soll weder als alleinige noch als primäre Therapie der PTBS eingesetzt werden.
- Falls nach einem informierten und partizipativen Entscheidungsprozess trotz der geringen Effekte eine Medikation bevorzugt wird, sollte lediglich Sertralin, Paroxetin oder Venlafaxin angeboten werden.
- Benzodiazepine sollen nicht eingesetzt werden.

Zur Pharmakotherapie der APS gibt es nur wenige Befunde. Nach aktueller Studienlage können allenfalls Antidepressiva oder pflanzliche Substanzen begleitend zur Psychotherapie eingesetzt werden (Stein 2018). Auf den Einsatz von Benzodiazepinen sollte verzichtet werden.

Patientinnengeschichte

Fall 1: Fortsetzung

Die Pat. stand durch die Verhaftung ihres Lebenspartners vor vielen Problemen mit dringendem Regelungsbedarf. Im therapeutischen Gespräch wurde ihr angeboten, neben der Besprechung konkreter Lösungsoptionen immer auch den eigenen Bewältigungsmöglichkeiten Zeit zu widmen. Orientiert an einem Drei-Phasen-Modell (kognitive Vorbereitung, Aneignung neuer Bewältigungsstrategien, Anwendungsphase) wurden sieben Sitzungen durchgeführt:

- In der ersten Phase wurde erarbeitet, die Pat. besser über sich und die Determinanten ihrer Reaktionen zu orientieren. Dies wurde durch Selbstbeobachtung der generellen Problembedingungen erreicht, die in mehrfachen Variationen durchgeführt wurde, wobei der Therapeut die Pat. auf ihr teilweise ausgeprägtes Vermeidungs- bzw. dysfunktionales Verhalten (z. B. Wutanfälle) aufmerksam machte.
- In der Bewältigungsstrategie-Phase wurden Problemfelder identifiziert. In Bezug auf ihre Wutanfälle wurden bewältigungsorientierte Selbstgespräche geübt, in denen die Pat. mithilfe vorbereitender Gedanken („Was ist zu tun? Ich stelle einen Plan auf und setze mich damit auseinander! Ich schaffe es! Ich entspanne mich. Tief durchatmen") und nachfolgender Selbstreflexionen („Die Sache ist geschafft! Eins nach dem anderen! Jetzt mache ich eine Pause, um mich selbst zu belohnen!") mit den erlebten Belastungen umgehen lernte.
- Im abschließenden Anwendungstraining wurden Rollenspiele für zu erwartende weitere Belastungen mit dem Therapeuten durchgeführt („Besuch beim Partner im Strafvollzug – Wie sag ich's meinen Kindern?").

Die Pat. erreichte eine deutliche Abnahme ihrer generellen Anspannung und ein Abschalten-Können von der dauernden Beschäftigung mit ihren realen Sorgen. Ihre negativen Selbstäußerungen wurden reduziert und die Pat. dafür zu häufigeren positiven Selbstäußerungen ermutigt. Ihre Stresstoleranz nahm zu, wobei sie neuen Problemen mit positiven Bewältigungserwartungen gegenüberstand. In einem Katamnesegespräch 6 Monate nach Therapieende zeigte sie sich stabil und berichtete, dass auch die Kinder sich in der Zwischenzeit gut entwickelt hätten.

58.7 Prävention „sekundärer Traumatisierung" der Therapeuten

Besonderes Augenmerk sollte den Therapeuten geschenkt werden: Hier droht die Gefahr einer sekundären bzw. „stellvertretenden" Traumatisierung durch das Miterleben von Traumata, welche die Patienten in der Therapie schildern und wiedererleben.

Eine „sekundäre PTBS" als Resultat wiederholter Belastungen durch traumatische Berichte der Patienten kann in Form von Intrusionen, Depressionen, Hilflosigkeitsgefühlen, Entfremdung, Rückzug und Zynismus auftreten. Ein frühzeitiges Erkennen der eigenen Reaktionen (z. B. Schlaflosigkeit, Grübeln) und das Sich-Öffnen gegenüber Kollegen sind hilfreich für die Prophylaxe der sekundären PTBS und eines Burnout-Syndroms. Sinnvoll ist es, für sich selbst das Gefühl zu akzeptieren, dass nach einem mittelbar oder unmittelbar erlebten traumatischen Erlebnis „nichts mehr so ist, wie es früher war". Eine besondere Rolle kommt in diesem Zusammenhang der Nutzung professioneller Netzwerke und kollegialer Unterstützung (z. B. Supervision) sowie der bewussten Planung eigener Entspannungs- und Freizeitmöglichkeiten zu (Gurris 2003; Deighton et al. 2007).

LITERATURAUSWAHL

Cloitre M, Cohen LR, Ortigo KM, et al. Treating Survivors of Childhood Abuse and Interpersonal Trauma: STAIR narrative therapy. New York: Guilford Press 2020.

Coventry PA, Meader N, Melton H, et al. Psychological and pharmacological interventions for posttraumatic stress disorder and comorbid mental health problems following complex traumatic events: Systematic review and component network meta-analysis. PLoS Med 2020; 17: e1003262.

Bachem R, Casey P. Adjustment disorder: A diagnosis whose time has come. J Affect Disord 2018; 227: 243–253.

Ehlers A, Clark DM A cognitive model of posttraumatic stress disorder. Behav Res Ther 2000; 38: 319–345.

Foa EB, Hembree EA, Rothbaum BO. Prolonged Exposure Therapy for PTSD. New York: Oxford University Press 2019.

Maercker A . Posttraumatische Belastungsstörungen. 5. A. Berlin, Heidelberg: Springer 2019.

Maercker A, Cloitre M, Bachem R, et al. Complex post-traumatic stress disorder. Lancet 2022; 400: 60–72.

Reddemann L. Psychodynamisch Imaginative Traumatherapie. PITT–das Manual. Stuttgart: Pfeiffer 2004.

Shapiro F. EMDR: Grundlagen und Praxis. Paderborn: Junfermann 1998.

KAPITEL

59 Abhängigkeitserkrankungen

59.1 Stoffgebundene Süchte unter besonderer Berücksichtigung von Alkohol

Felix Geser, Deniz Yilmazer-Hanke und Leo Hermle

Patientengeschichte

Der Pat. kam in seinem 3. Lebensjahrzehnt zum sechsten Mal aufgrund einer Alkoholintoxikation vom Übergangswohnheim für Bewährungshilfe in unsere stationäre psychiatrische Behandlung (mod. nach Hermle et al. 2017, mit frdl. Genehmigung). Er wirkte ängstlich und unruhig, zeigte einen deutlichen Händetremor, eine Tachykardie und einen Blutalkoholgehalt von 2,0 ‰. Anamnestisch sei er seit 2 Jahren völlig alkohol-, medikamenten- und drogenabstinent, habe jedoch vor 2 Wochen einen starken Rückfall erlitten. Beim Besuch seines früheren Stammlokals hätte das Beobachten seiner Bier trinkenden Kumpane trotz seines festen Vorsatzes, abstinent zu bleiben, augenblicklich zu einer intensiven Unruhe und zu einem massiven Drang nach Alkohol geführt. Seitdem trinke er wieder etwa einen Kasten Bier und mehrere Schnäpse pro Tag. Außerdem habe er jeden Abend erneut Haschisch geraucht. Aufgrund von Entzugssymptomen habe er wieder Distraneurin® (2 Kps. alle 2–3 h) und bis zu 5 mg Rohypnol® täglich eingenommen. Die Tabletten seien ihm von verschiedenen Ärzten verschrieben worden.

Ausgehend von seiner Vorgeschichte schwer beherrschbarer Entzugsanfälle verabreichten wir dem Pat. retardiertes Carbamazepin, Clomethiazol und Clonidin. Danach wurde er mit folgenden Diagnosen in ein benachbartes Krankenhaus verlegt: „Schwere Polytoxikomanie (ICD-10: F19.2) im Rahmen einer kombinierten Persönlichkeitsstörung (F61.0)."

Der Pat. berichtete, dass er von seiner Mutter direkt nach seiner Geburt in ein Säuglingsheim gegeben worden und– wie auch sein jüngerer Bruder – in einem Kinder- und Jugenddorf aufgewachsen sei; sein leiblicher Vater sei ebenfalls ein „schwerer Alkoholiker" gewesen. Später habe er dann eine Lehre als Kunst- und Bauschlosser mit Erfolg abgeschlossen. Seit seinem 17. Lj. habe er vermehrt Alkohol getrunken und auch ab und zu Haschisch, Kokain, Amphetamin und Heroin konsumiert. Bei einer heroinabhängigen Frau habe er sich mit Hepatitis C infiziert. Aufgrund schwerer Alkoholintoxikationen kam es mehrfach zu notfallmäßigen stationären Behandlungen.

Es erfolgte die erstmalige Behandlung auf einer Psychotherapiestation. Auf seine flapsige Art angesprochen, gab der Pat. an, dass er sich nirgendwo heimisch gefühlt habe. Die strukturierte stationäre Betreuung zielte durch tiefenpsychologisch orientierte Einzel- und Gruppengespräche, Rollenspiele, Gestaltungstherapie und themenzentrierte Interaktionsgruppen auf die Entwicklung von konfliktverarbeitenden Strategien ab. Das Engagement des Pat. auf Station gestaltete sich äußerst wechselhaft. Immer wieder fielen seine Stimmungsschwankungen auf. Insbesondere stellte seine Ambivalenz bzgl. der Langzeittherapie ein großes Problem dar. Wegen seiner zahlreichen Verstöße gegen die Regeln und seines lauten, provozierenden Verhaltens war der Umgang mit dem Pat. herausfordernd. Immer wieder versuchte er, seine Entgleisungen durch Freundlichkeit und Überanpassung auszugleichen. In vergleichbarer Art habe er auch an seinen früheren Arbeitsplätzen probiert, seine alkoholbedingten Vernachlässigungen durch starkes Engagement in nüchternem Zustand wettzumachen.

Nach mehreren Rückfällen wurde er im Anschluss an eine Entgiftungsbehandlung erneut auf einer Psychotherapiestation behandelt. Die Entlassungsdiagosen lauteten: 1. Alkoholabhängigkeit, ggw. abstinent, aber in beschützender Umgebung (F10.21); 2. kombinierte Persönlichkeitsstörung (F61.0). Bei Letzterer bestanden Anteile einer emotional instabilen und einer dissozialen Persönlichkeitsstörung ohne dominierendes Symptommuster.

Das gruppenorientierte Setting im stationären Rahmen integrierte gestalt- und verhaltenstherapeutische sowie interaktionelle und analytisch orientierte Anteile. Der Pat. hatte während des Aufenthalts überraschenderweise keine wesentlichen Schwierigkeiten, sich in die Gemeinschaft einzuordnen. Es entstand der Eindruck, als würde er die therapeutische Gruppe als „Ersatzzuhause" annehmen. Zudem kam es zu deutlichen Übertragungsphänomenen gegenüber den Therapeuten i. S. von Elternfiguren. Der Pat. konnte im Rahmen der Gruppentherapie neue Verhaltensmuster sich selbst und anderen gegenüber erarbeiten. Dieser Prozess wurde durch den Wunsch nach Rückkehr in das häusliche Umfeld seiner ebenfalls alkoholabhängigen schwangeren Partnerin unterbrochen. Er nahm zunächst eine Beziehung zu einer älteren Mitpatientin auf. Schließlich wurde er erneut alkoholrückfällig.

59.1.1 Epidemiologie

Ein **Alkoholmissbrauch** lag in 2012 bei 1,6 Mio. und eine **Alkoholabhängigkeit** bei 1,8 Mio. Bundesbürgern vor (Pabst et al. 2013); in 2018 beliefen sich diese Zahlen auf 1,4 bzw. 1,6 Mio. Menschen (Atzendorf et al. 2019; Rummel et al. 2023). 9 Mio. Menschen in Deutschland im Alter zwischen 18 und 64 Jahren zeigten in 2021 einen problematischen Alkoholkonsum (Rauschert et al. 2022). Im gleichen Jahr konsumierten 32,0 % der 18- bis 25-jährigen deutschen Erwachsenen regelmäßig Alkohol, und 16,7 % taten dies oberhalb der Schwelle für gesundheitlich riskanten Konsum (Orth und Merkel 2022). Die Tagesgrenzwerte für einen „riskanten Alkoholkonsum" liegen bei über 24 g Reinalkohol bei Männern und mehr als 12 g Reinalkohol bei Frauen, was 0,6 bzw. 0,3 Litern Bier entspricht (vgl. S3-Leitlinie: DGPPN und DG-Sucht 2021); bis zu diesen Grenzwerten spricht man in Kombination mit mindestens 2 alkoholabstinenten Tagen pro Woche von einem „risikoarmen Alkoholkonsum". Der letztere Begriff beinhaltet, dass es keinen risikofreien Konsum von Alkohol gibt. Das Erkrankungsrisiko ist mit einer genetischen Prädisposition sowie zusätzlichen Risikofaktoren (z. B. Rauchen) verbunden (vgl. auch Singer et al. 2011).

59

Eine gesundheitsökonomische Schätzung für das Jahr 2007 ergab, dass die durch den Konsum von Alkohol verursachten Kosten (z. B. Organschäden, Unfälle, Gewaltdelikte, Arbeitsunfähigkeit und Frühinvalidität) 26,7 Mrd. Euro betrugen (s. Adams und Effertz 2011 mit den darin enthaltenen Literaturangaben). 2019 beliefen sich die durch Alkoholkonsum ausgelösten volkswirtschaftlichen Aufwendungen auf ca. 57 Mrd. Euro (Effertz 2020; BMG 2024). Untersuchungen zur alkoholbezogenen Mortalität in Deutschland für 2016 gehen von 62.000 alkoholbedingten Todesfällen aus (Griswold et al. 2018; Rummel et al. 2023; vgl. John et al. 2023).

Als Folge der modernen Zivilisation ist die Verfügbarkeit aller Rauschmittel weltweit nahezu unbegrenzt. Der Mental Health Survey der World Health Organization (WHO) fand beträchtliche transnationale Unterschiede in der Prävalenz von Störungen im Zusammenhang mit Alkohol- und Drogenkonsum, die auf viele unterschiedliche Faktoren (z. B. sozioökonomische oder rechtliche Parameter) zurückzuführen sein dürften (Degenhardt et al. 2019; Glantz et al. 2020).

Die Zahl der Personen im Alter zwischen 15 und 64 Jahren in Deutschland mit einem Hochrisiko-**Opioidkonsum** wird für 2020 auf 1,7–2,0 pro 1.000 Einwohner geschätzt (European Monitoring Centre for Drugs and Drug Addiction 2023); 2021 wurden 1.826 Drogentote gezählt. Nicht eingerechnet wurden die Todesfälle durch Alkohol oder durch den kombinierten Konsum von Alkohol und Tabak (s. o.). An den Folgen des Rauchens verstarben 2018 ca. 127.000 Menschen – somit wesentlich mehr Personen als die sog. Rauschgiftopfer (Deutsches Krebsforschungsinstitut 2020; Rummel et al. 2023).

Cannabis hat sich in den westlichen Ländern in problematischer Weise zur am häufigsten konsumierten Freizeitdroge entwickelt. Laut nationalem epidemiologischem Sucht-Survey haben 2012 4,5 % der deutschen Erwachsenen Cannabis geraucht (Pabst et al. 2013). Daten des Epidemiologischen Suchtsurveys sprechen von 7,1 % (2018) bzw. 8,8 % (2021) der 18- bis 64-jährigen deutschen Erwachsenen (Atzendorf et al. 2019; Rauschert et al. 2022, 2023); bei den 12- bis 17-jährigen Jugendlichen zeigen sich ähnliche Werte, d. h. 7,6 % für 2021 (Orth und Merkel 2022; Rauschert et al. 2023).

Während die Zahl der Opioidkonsumenten in den letzten Jahren offenbar stagniert, steigt der Missbrauch von **Stimulanzien** stetig an. Der Europäische Drogenbericht 2023 schätzt, dass etwa 15,3 Mio. der 15- bis 34-jährigen Europäer Cannabis, 2,3 Mio. Kokain, 1,3 Mio. Amphetamin/Methamphetamin und 1,8 Mio. MDMA (3,4-Methylendioxy-N-methylamphetamin) konsumieren; dies entspricht 12-Monats-Prävalenzen von 15,1 % (Cannabis), 2,3 % (Kokain), 1,3 % (Amphetamin/Methamphetamin) und 1,8 % (MDMA) (European Monitoring Centre for Drugs and Drug Addiction 2023).

Nach dem *Diagnostic and Statistical Manual of Mental Disorders* (4th ed., DSM-IV) beträgt die hochgerechnete 12-Monats-Prävalenz substanzbezogener Störungen (2018) in Deutschland hinsichtlich Abhängigkeit 453.000 (Cannabis, Kokain oder Amphetamine), für Analgetika 1,6 Mio. und Hypnotika oder Sedativa 361.000 (Atzendorf et al. 2019; Rummel et al. 2023); die entsprechenden Zahlen für Missbrauch belaufen sich bei den genannten Drogen auf 423.000, bei den Analgetika auf 3,9 Mio. und bei den Hypnotika auf 361.000. Die Ärzteschaft zeigt ein erhöhtes Risiko, eine Substanzkonsumstörung zu entwickeln, d. h., es besteht eine Lebenszeitprävalenz von ca. 7–8 % (Bransi et al. 2020; vgl. BÄK 2024).

59.1.2 Diagnosestellung

Diagnostische Kriterien

Nach der *International Classification of Diseases and Related Health Problems* Version 10 (ICD-10: F1x.1) wird für die Diagnose eines „schädlichen Gebrauchs" von psychotropen Substanzen eine tatsächliche Schädigung der psychischen und/oder physischen Gesundheit des Konsumenten vorausgesetzt (Dilling et al. 2016). Die Diagnose „Abhängigkeitssyndrom" (F1x.2) soll nach den Forschungskriterien der **ICD-10** gestellt werden, wenn drei oder mehr der in ➤ Box 59.1 genannten sechs Kriterien mindestens 1 Monat lang gemeinsam vorhanden waren oder innerhalb von 1 Jahr wiederholt zusammen bestanden.

BOX 59.1

Abhängigkeitssyndrom nach ICD-10 (F1x.2) (mod. nach Dilling et al. 2016)

1. Starker Wunsch oder ein gewisser Zwang, die Substanz zu konsumieren
2. Verminderte Kontrolle im Hinblick auf Beginn, Terminierung und Ausmaß des Konsums
3. Auftreten eines körperlichen Entzugssyndroms
4. Entwicklung von Toleranz
5. Eingeengtes Verhaltensmuster hinsichtlich der Substanz (Vernachlässigung anderer Interessen, hohes Ausmaß an eingesetzter Zeit für Substanzbeschaffung, Konsum und damit verbundener Erholung)
6. Anhaltender Substanzgebrauch ungeachtet klarer schädlicher Folgen

Die Störungen durch psychotrope Substanzen werden je nach klinischem Syndrom und Verlauf in sechs weitere Unterkategorien aufgeteilt (➤ Box 59.2).

BOX 59.2

Psychische Störungen durch psychotrope Substanzen nach ICD-10 (F10-F19) (mod. nach Dilling et al. 2016)

1. Akute Intoxikation (F1x.0)
2. Entzugssyndrom (F1x.3)
3. Entzugssyndrom mit Delir (F1x.4)
4. Psychotische Störung (F1x.5) (während oder 2 Wochen nach Substanzeinnahme)
   - Schizophreniform (F1x.50)
   - Vorwiegend wahnhaft (F1x.51)
   - Vorwiegend halluzinatorisch (F1x.52)
   - Vorwiegend polymorph (F1x.53)
   - Vorwiegend affektiv (F1x.54–F1x.56)
5. Amnestisches Syndrom (F1x.6)
6. Restzustände (F1x.7)
   - Nachhallzustände (Flashbacks) (F1x.70)
   - Persönlichkeits- und Verhaltensstörungen (F1x.71)
   - Affektive Störungen (F1x.72)
   - Demenz (F1x.73)
   - Andere anhaltende kognitive Beeinträchtigungen (F1x.74)
   - Verzögert auftretende psychotische Störung (F1x.75)

In der **ICD-11** werden – wie bisher –Abhängigkeit und schädlicher Gebrauch unterschieden (Saunders et al. 2019; Heinz et al. 2022). Die sechs Kriterien des Abhängigkeitssyndroms nach ICD-10 wurden aber in ICD-11 in drei Paaren gruppiert, die jeweils zwei der ICD-10-Kriterien enthalten (BfArM 2024). Für die Diagnose einer Abhängigkeitserkrankung müssen zwei dieser drei neuen Kriterien erfüllt sein, wobei pro Doppelkriterium nur ein Symptom vorliegen muss (➤ Box 59.3). Diese Symptome sollten über einen Zeitraum von mindestens 1 Jahr vorhanden sein. Die Diagnose kann jedoch auch gestellt werden, wenn der Konsum über zumindest 3 Monate kontinuierlich (täglich oder fast jeden Tag) erfolgt.

BOX 59.3

Abhängigkeitssyndrom nach ICD-11*

1. Beeinträchtigte Kontrolle über den Substanzkonsum (d. h. Beginn, Häufigkeit, Intensität, Dauer, Beendigung, Begleitumstände; entsprechend ICD-10-Kriterium 1 bzw. 2)
2. Zunehmendes Vorziehen des Substanzkonsums gegenüber anderen Aspekten des Lebens, einschließlich der Gesundheit und der Aufrechterhaltung der Aktivitäten des täglichen Lebens und Pflichten, sodass der Substanzkonsum trotz des Auftretens von Schäden oder negativen Folgen (z. B. wiederholte Beeinträchtigungen von Beziehungen, berufliche oder schulische Folgen, negative Auswirkungen auf die Gesundheit) fortgesetzt oder gesteigert wird (entsprechend ICD-10-Kriterium 5 bzw. 6)
3. Physiologische Merkmale, die auf eine Adaptation an die Substanz hinweisen:
   - Toleranz gegenüber der Wirkung der Substanz oder die Notwendigkeit, immer größere Mengen der Substanz zu konsumieren, um den gleichen Effekt zu erzielen
   - Entzugssymptome nach Beendigung oder Verringerung des Substanzkonsums
   - Wiederholter Konsum der Substanz oder pharmakologisch ähnlicher Substanzen, um Entzugssymptome zu verhindern oder zu lindern (entsprechend ICD-10-Kriterium 3 bzw. 4)

* Eigene Übersetzung nach WHO (2024), vgl. auch die Entwurfsfassung des Bundesinstituts für Arzneimittel und Medizinprodukte (BfArM 2024).

Die Alkoholkonsumstörung des **DSM-5** definiert ein „problematisches Muster von Alkoholkonsum", das in „klinisch bedeutsamer Weise zu Beeinträchtigungen oder Leiden" führt, wobei die Symptome mindestens 1 Jahr vorhanden sein müssen (Falkai und Wittchen 2015). Dabei werden anhand von 11 Symptomkriterien drei Schweregrade unterschieden: leicht (2–3 Kriterien), mittel (4–5 Kriterien) und schwer (≥ 6 Kriterien).

Psychische und somatische Komorbidität

Mehr als die Hälfte aller Patienten mit Abhängigkeit weist noch weitere psychische Erkrankungen auf. Besonders überrepräsentiert sind die Diagnosen **dissoziale Persönlichkeitsstörung,** affektive Störungen und **Missbrauch anderer psychotroper Substanzen** (Mann und Günthner 1999). Eine epidemiologische Studie des amerikanischen National Institute of Mental Health (Epidemiologic Catchment Area Study) ergab unter Patienten mit einer **Schizophrenie** eine Lebenszeitprävalenz von 47 % für Missbrauch/Abhängigkeit von Alkohol bzw. illegalen Drogen (Regier et al. 1990; Gouzoulis-Mayfrank und Scherbaum 2007; Gouzoulis-Mayfrank 2007). Eine **affektive Er-**

krankung war mit mehr als einem doppelt so hohen Risiko für ein „Alkohol- oder Drogenproblem", verbunden. Hierbei fielen die Zahlen für die bipolare Störung um ein Mehrfaches höher aus als die der unipolaren Depression. Auch ist eine starke Assoziation von **Angsterkrankungen und posttraumatischen Belastungsstörungen** mit Alkohol- und Drogenmissbrauch gut belegt (Suh und Ressler 2018; Puddephatt et al. 2022).

Eine Erklärung für die hohe Komorbidität zwischen Substanzmissbrauch und psychiatrischen oder psychosomatischen Erkrankungen ist die **Selbstmedikationshypothese.** Nach diesem Grundmodell wird angenommen, dass das Suchtverhalten eine Reaktion bzw. einen inadäquaten Copingversuch auf direkte negative Auswirkungen schwerwiegender psychischer Störungen darstellt (Khantzian 1997). Mit dieser Sichtweise verwandt ist das sog. **Affektregulationsmodell.** Danach sind es die gleichen Persönlichkeitsdimensionen, die bei primär gesunden wie auch bei psychisch kranken Menschen zur Entwicklung eines Substanzmissbrauchs prädisponieren, d. h., die Neigung zu negativen Affekten und Neurotizismus sowie impulsivem Verhalten. Neben dem Erklärungsmodell einer Verursachung oder Begünstigung einer Alkoholabhängigkeit durch die psychische Erkrankung werden gemäß Schuckit (2006) noch andere Modelle unterschieden, d. h. Begünstigung/Verursachung einer weiteren psychischen Störung oder vorübergehender psychischer Symptome durch die Alkoholabhängigkeit, deren gegenseitige Unabhängigkeit oder auch ein gemeinsamer dritter Faktor.

In jedem Fall ist vor der Durchführung einer entsprechenden Therapie eine Einzelfallklärung des Zusammenhangs zwischen Alkoholabhängigkeit und komorbider psychischer Erkrankung notwendig (Lindenmeyer 2021).

Besonders häufig diagnostizierte Komplikationen und somatische Komorbiditäten des Alkoholkonsums sind neben Verletzungen und Knochenbrüchen das Delirium tremens, Krampfanfälle, Leberzirrhose, Polyneuropathien und Bauchspeicheldrüsenentzündungen (Kiefer et al. 2022). Eine Auswahl an alkoholassoziierten Störungen und Begleiterkrankungen findet sich in ➤ Tab. 59.1. Bei Alkoholabhängigkeit im Alter stehen die direkten Beeinträchtigungen der durch das Lebensalter bereits eingeschränkten Leistungen (z. B. kognitiv-mnestischen Fähigkeiten oder die Koordination) im Vordergrund (Holzbach 2021).

Anamnese

Die Diagnose initialer Störungen im Zusammenhang mit Alkoholkonsum und deren häufiger Komorbidität mit anderen psychiatrischen bzw. psychosomatischen Erkrankungen erfordert das Erheben einer **gezielten Anamnese** (Hermle et al. 2017). Erschwert wird die Diagnose in den Anfangsstadien einer alkoholbedingten Störung oft durch untypische Symptome und Tendenzen zum Dissimulieren und Verleugnen. Wichtige Schritte zur Abklärung einer Alkoholabhängigkeit sind in ➤ Box 59.4 zusammengestellt. Die komorbiden Erkrankungen können vor, während oder auch nach dem Missbrauch von Substanzen vorliegen. Patienten mit Mehrfachdiagnosen (Sucht

Tab. 59.1 Auswahl typischer alkoholassoziierter Störungen und Begleiterkrankungen*

Organ	Erkrankungen
Gastrointestinaltrakt	• Morphologische, metabolische und funktionelle Veränderungen der oberen Schluckstraße • Akute erosive Gastritis, Mallory-Weiss-Syndrom, Ösophagus- und Mundhöhlen-, Magen-, Dickdarmkarzinom • Refluxkrankheit • Ösophagusvarizen • Ösophagusblutungen, gastrointestinale Blutungen, Bluterbrechen • Störungen der Motilität • Veränderung der Darmflora und Darmpermeabilität
Leber	• Fettleber, alkoholtoxische Hepatitis, Leberzirrhose, Leberzellkarzinom • Reduzierte Synthese (vor allem Gerinnungsfaktoren, Albumin) • Portale Hypertension mit Umgehungskreislauf • Zieve-Syndrom
Pankreas	• Akute und chronische Pankreatitis • Pankreaskarzinom • Exokrines Pankreas: Störungen der Blutzuckerregulation/Diabetes mellitus Typ 2 • Beeinträchtigung des endokrinen Pankreas
Herz-Kreislauf-System	• Hypertonus • Kardiomyopathie
Nervensystem	• Entzugssymptome/Delirium tremens • Krampfanfälle • Hirninfarkte und intrazerebrale Blutungen • Polyneuropathie • Korsakow-Syndrom
Lunge/Respirationstrakt	• Infektion (Pneumonie, Tuberkulose) • Beeinträchtigte alveoläre Membranfunktion • Karzinome • Asthma, COPD (mit Rauchen)
Bewegungsapparat	• Osteopathie • Myopathie
Blut und Immunsystem	• Veränderungen der roten und weißen Blutzellreihe, der Thrombozytopoese und Zytokinproduktion • Beeinträchtigungen des Abwehrsystems mit erhöhter Infektanfälligkeit (Pneumonie, Tuberkulose, virale Infektionen)
Endokrines System	• Beeinträchtigungen der hypothalamisch-hypophysär-adrenalen (HPA-) Achse, der hypothalamisch-hypophysär-gonadalen (HGA-) Achse, der hypothalamisch-hypophysär-thyreoidalen (HTA-) Achse, des Hypophysenhinter- und -vorderlappens, der endokrinen Funktion des Fettgewebes • Verminderte Testosteronproduktion
Metabolismus	• Störungen des Fett-, Harnsäure-, Aminosäuren- und Porphyrinstoffwechsels
Fetales Alkoholsyndrom/fetale Alkoholeffekte	• Kleinwuchs, Fehlbildungen (besonders Gesicht), postnatale Entwicklungsstörungen (Kognition, Verhalten) • Psychische Störungen, vor allem ADHS

* mod. nach Wetterling (2021) sowie Singer und Teyssen (2005) mit den entsprechenden Literaturangaben für die einzelnen Organsysteme (vgl. Hermle et al. 2017)

und schwere psychische Erkrankungen wie Psychosen) stellen in unserem Versorgungssystem schon lange keine Randerscheinung mehr dar (Gouzoulis-Mayfrank 2007). Es sollte auch besonders hinsichtlich von Symptomen affektiver Krankheiten, Angststörungen und Belastungsreaktionen exploriert werden. Für die Diagnose Depression bei Alkoholabhängigkeit gilt laut S3-Leitlinie, dass sie nicht eher als nach dem Abklingen einer Intoxikation bzw. eines Entzugs gestellt und hinsichtlich einer therapeutischen Indikation evaluiert werden soll (DGPPN und DG-Sucht 2021).

BOX 59.4

Abklärung einer alkoholbezogenen Störung nach S3-Leitlinie (DGPPN/DG-Sucht 2021)

- Ausführliche Eigen- und Fremdanamnese:
  - Aktuelle Trinkmenge und Trinkhäufigkeit, trinkfreie Tage bzw. Abstinenzperioden
  - Familienanamnese hinsichtlich Substanzabhängigkeiten
  - Bisherige Entgiftungs-/Entwöhnungsbehandlungen (ambulant/stationär)
  - Komplikationen: z. B. epileptische Anfälle, delirante Syndrome, „pathologischer" Rausch?
  - Verlust der Fahrerlaubnis, Straftaten unter Alkoholeinfluss, Veränderung im sozialen Umfeld im Zusammenhang mit exzessivem Trinken?
- Klinisch somatische Untersuchung
- Bestimmung klinisch relevanter Laborparameter
- Fakultativ: Anwendung von Fremd- und Selbstbeurteilungsinstrumenten

Fragebögen dienen der Abschätzung der körperlichen und psychischen Abhängigkeit und können verhältnismäßig leicht in die Anamneseerhebung eingebaut werden (Hermle et al. 2017; Voderholzer et al. 2022).

- Das standardisierte *Composite International Diagnostic Interview - Substance Abuse Module* (**CIDI-SAM**) ermöglicht eine differenzierte Erhebung von Substanzmissbrauch und Substanzabhängigkeit (Lachner und Wittchen 1996).
- Der **CAGE-Test** umfasst vier Fragen und stellt den einfachsten Test zur Feststellung einer Alkoholabhängigkeit dar (Mayfield et al. 1974). Wenn zwei oder mehr der folgenden vier Items bejaht werden, ist diese Diagnose wahrscheinlich.
  - **C**ut-down: Haben Sie (erfolglos) versucht, Ihren Alkoholkonsum zu reduzieren?
  - **A**nnoyed: Ärgern Sie sich über kritische Bemerkungen Ihrer Umgebung wegen Ihres Alkoholkonsums?
  - **G**uilt feelings: Haben Sie Schuldgefühle wegen Ihres Trinkens?
  - **E**ye-opener: Brauchen Sie morgens Alkohol, um erst richtig leistungsfähig zu werden?
- Der **Münchner Alkoholismus-Test (MALT)** besteht aus 24 Items und ist damit umfangreicher (Feuerlein 1989). Er beinhaltet als Screeningtest einen Selbstbeurteilungsbogen mit einem Fremdbeurteilungsbogen. Damit kann bei ca. 90 % der Alkoholkranken eine klare Diagnose gestellt werden.
- Da der MALT auch Laborwerte beinhaltet und deswegen aufwendig ist, wird von der WHO zum **Alcohol Use Disorders Identification Test (AUDIT)** geraten, weil er besser als CAGE oder MALT geeignet ist, den aktuellen Alkoholkonsum und damit mögliche Komplikationen abzuschätzen (Wetterling und Veltrup 1997). Wenn die Durchführung des AUDIT zu umfangreich ist, wird die aus drei Fragen bestehende Kurzfassung **Alcohol Use Disorders Identification Test – Consumption (AUDIT-C)** empfohlen.

Labor und bildgebende Untersuchungen

Bei Anzeichen von internistischen Begleiterkrankungen (➤ Tab. 59.1) empfiehlt sich die Durchführung einer entsprechenden Labordiagnostik (Hermle et al. 2017). Die Gamma-Glutamat-Transferase (GGT), das mittlere korpuskuläre Volumen der Erythrozyten (MCV) und das kohlenhydratdefiziente Transferrin (CDT) zeigen einen exzessiven Alkoholkonsum an. Jedoch ist keiner dieser Marker für sich allein genommen hinreichend zuverlässig (sensitiv oder spezifisch). In der alltäglichen klinischen Arbeit hat sich bei Männern eine Kombination aus CDT und GGT, bei Frauen eine Kombination aus CDT, GGT und MCV als brauchbares Instrument bewährt (Neumann und Spies 2003; Sander et al. 2006). CDT stellt einen reliablen Marker für Alkoholkonsum (> 60 g Alkohol/Tag) in den letzten 2 Wochen vor Testung dar. Dabei können lediglich bei schweren Lebererkrankungen und bei jungen Frauen falsch positive Werten auftreten (Hermle et al. 2017). Laborchemisch kann chronischer Alkoholkonsum als Ethylglucuronid (Haar) oder als Phosphatidylethanol (Blut) nachgewiesen werden (DGPPN und DG-Sucht 2021).

Als zusätzliche Untersuchungen sollten je nach dem klinischen Kontext eine Computertomografie (CT) bzw. Magnetresonanztomografie (MRT) des Gehirns, eine Elektroenzephalografie (EEG), eine Elektrokardiografie (EKG), eine Sonografie, eine Gastroskopie, eine Elektromyografie und – bei kognitiven Störungen – neuropsychologische Tests durchgeführt werden.

59.1.3 Abhängigkeit

Grundlagen der Neuropharmakologie

Nicht jeder Alkoholkonsument entwickelt eine Alkoholabhängigkeit (Heilig et al. 2019). Selbstverabreichungstiermodelle, Zwillingsstudien und Assoziationsstudien beim Menschen deuten darauf hin, dass genetische Faktoren zu individuellen Unterschieden in der Anfälligkeit für Sucht einen Beitrag leisten (Carter et al. 2009; Seemiller et al. 2022); dazu gehören u. a. Unterschiede in der Verstoffwechselung der Substanzen oder der Neurotransmitterantwort auf die Suchtmittel. Dem weitverbreiteten Konsum und Missbrauch von Alkohol und auch anderen Rauschmitteln liegt offenbar ein archaisches Bedürfnis des Menschen nach deren unmittelbaren Effekten wie Lust und Belohnung zugrunde (Spaemann 2009). Alle bekannten Suchtstoffe unterscheiden sich erheblich in ihrer Pharmakodynamik und Pharmakokinetik, ihre Einnahme ist aber mit einer gemeinsamen Aktivierung mesolimbischer und mesokortikaler dopaminerger neuronaler Bahnen verbunden. Alkohol, Nikotin und andere Suchtmittel haben dadurch eine direkte aktivierende Wirkung auf Motivationsbildung und Verhaltensbewertung bezogen auf die eingenommene

Substanz (Belohnung durch bzw. Konditionierung auf den Suchtstoff) mit gleichzeitiger Stimmungsverbesserung (positives Reinforcement), während die positive verstärkende Wirkung von natürlicherweise belohnenden Stimuli gedämpft wird (Vengeliene et al. 2008).

Die Einnahme von Suchtmitteln wie Alkohol, Opioiden und Psychostimulanzien (Amphetamin, Kokain, Ecstasy) führt direkt oder indirekt zur Aktivierung bzw. Hemmung verschiedener, das mesolimbisch-mesokortikale Belohnungssystem modulierender neuronaler Schaltkreise.

In Tierversuchen zeigten sich bei akuter und chronischer Alkoholbelastung entgegengesetzte Effekte auf die dopaminergen, GABAergen und glutamatergen Transmittersysteme: In niedriger Dosierung induziert Alkohol über die Aktivierung von erregenden Serotonin-(Hydroxytryptamin-Familie 3) und nikotinergen Acetylcholinrezeptoren die Freisetzung von Dopamin (Vengeliene et al. 2008). Alkohol wirkt außerdem inhibitorisch, indem er die Aktivität von Glycin- und GABA-A-Rezeptoren potenziert, G-Protein-gekoppelte (einwärts gerichtete) Kaliumionenkanäle (engl. „G protein-coupled inwardly rectifying potassium channels") aktiviert und den N-Methyl-D-Aspartat(NMDA)-Subrezeptor des erregenden glutamatergen Systems hemmt (Tsai et al. 1995; Söderpalm et al. 2017; Klenowski und Tapper 2018).

Die **akute Wirkung von Alkohol** kann schlagwortartig dahingehend zusammengefasst werden, dass er abgesehen von der bereits erwähnten Dopaminfreisetzung und damit verbundenen Stimmungsverbesserung im Prinzip Hemmvorgänge aktiviert und die neuronale Erregung dämpft (Hendriks 2020). Diese Effekte führen bei niedriger Alkoholkonzentration bei vielen Menschen zu der bekannten entspannenden und auch angstreduzierenden Funktion des Alkohols, während bei höherer Konzentration die sedierende Wirkung des Alkohols überwiegt.

Die **chronische Einnahme von Suchtstoffen wie Alkohol** führt über adaptive neurochemische Mechanismen wie Sensitivierung (Bahnung) und Desensitivierung (Toleranz) zu Konditionierungs- und Lernvorgängen und damit zur süchtigen Fehlentwicklung des Individuums.

Neben den anatomisch-physiologischen und molekularbiologischen Determinanten einer abhängigen Fehlentwicklung konnte durch viele tierexperimentelle, verhaltenspharmakologische Modelle (z. B. operante Techniken wie orale bzw. intravenöse Selbstverabreichung von Alkohol und Drogen, konditionierte Platzpräferenz etc.) nachgewiesen werden, dass die verschiedenen Suchtmittel ähnliche Verstärkereigenschaften aufweisen (Rommelspacher 1998).

Ein Kennzeichen von Abhängigkeit ist der Übergang von kontrolliertem Suchtmittelkonsum zu selbstschädigendem Verhalten. Durch die Sensitivierung des dopaminergen Verstärkersystems kommt es zu einer erhöhten Aufmerksamkeit gegenüber drogenassoziierten Reizen. Entscheidend dabei ist, dass mit zunehmender Sensitivierung die euphorischen (d. h. belohnenden) Wirkungen nicht weiter zunehmen, sondern lediglich die mit Suchtstoffen assoziierten Stimuli intensiver wahrgenommen werden („incentive salience") und verhaltensprägend wirken (Heinz und Batra 2003). Das Belohnungssystem ist damit der zentrale neuronale Schaltkreis für Antizipations- und Bewertungsvorgänge drogenbezogener Schlüsselreize (vgl. Robinson und Berridge 1993 zur **Incentive-Sensitization-Theorie**).

Psychosozialer Stress kann ebenfalls Sensitivierungsprozesse fördern (vgl. erhöhtes Erlangen von Amphetamin im Tiermodell anhand eines Paradigmas zur Selbstverabreichung nach Piazza et al. 1990). Diese häufige Beobachtung mag auch erklären, warum Menschen ohne erbliche Belastung unter schweren psychosozialen Stressbedingungen Abhängigkeitserkrankungen entwickeln. Die „individuelle Freiheit" in der Entscheidung eines abhängigen Patienten für oder gegen einen Suchtmittelkonsum geht deshalb verloren, weil alternative Handlungsmotive nicht mehr wahrgenommen werden können bzw. zu schwach sind, um handlungswirksam zu sein.

RESÜMEE

Fortgesetzter Konsum von Suchtstoffen trotz negativer Konsequenzen ist somit kaum als Ausdruck von „Freiheit", sondern als substanzinduzierte Störung des motivationalen Systems des Gehirns zu verstehen. Hieraus leitet sich der medizinische und psychotherapeutische Handlungsbedarf ab.

Neurobiologische und psychologische Modelle zur Entstehung und Aufrechterhaltung von Abhängigkeit

Die Kenntnis um die pathologischen Schaltkreise im Gehirn, die zu einer Bevorzugung von Alkohol gegenüber der Gesundheit zuträglichen „Belohnungen" und damit zur Sucht führt, ist für die Entwicklung von entsprechenden Therapiestrategien entscheidend (Heilig et al. 2019).

Auf Systemebene kommt es zu einer „Hypofrontalität" mit reduzierter orbitofrontaler und medial-präfrontaler kortikaler Aktivität. Die dadurch erschwerte Entscheidungsfindung und die verminderten exekutiven Funktionen schränken die Fähigkeit zur Einhaltung der Abstinenz ein, während die verringerte Impulskontrolle die Vulnerabilität zum Rückfall erhöht. Gleichzeitig führt der Wegfall der präfrontalen Hemmung zu einer Enthemmung der Amygdala mit nachfolgender vermehrter Angstbereitschaft (Domi et al. 2021). In einer fMRT-Studie konnte gezeigt werden, dass alkoholabstinente Patienten im Vergleich zu rückfälligen Personen eine erhöhte neuronale Aktivität in exekutiven Gehirnarealen während einer hohen Arbeitsgedächtnisleistung haben (Charlet et al. 2014).

Die enge Nachbarschaft glutamaterger, dopaminerger, serotonerger, GABAerger, nikotinerger, opioiderger, nozizeptinerger und cannabinoiderger Synapsen im Belohnungssystem ist wahrscheinlich eine der wichtigen biologischen Grundlagen zur suchtbezogenen Gedächtnisrepräsentation (Rommelspacher 1998; Vengeliene et al. 2008; Domi et al. 2021).

Hiermit könnte auch das rückfallprophylaktisch bedeutsame Phänomen des gierig-dranghaften Suchtverlangens zusammenhängen. Im angloamerikanischen Sprachraum wird dieses Ereignis seit Langem als **Craving** bezeichnet (Böning 1994). Craving basiert auf dem intensiven Wunsch nach Wiederholung der positiven Verstärkerwirkung des Suchtmittels (positives Reinforcement). Findet die Alkoholexposition regelmäßig in einem bestimmten Kontext statt (z. B. in der Kneipe), so kann das Belohnungssystem bereits antizipatorisch aktiviert werden, wenn der konditionierte Stimulus (Kontext) allein auftritt, während das Weglassen einer erwarteten Belohnung (Alkohol) zur Unterdrückung der Aktivität der dopaminergen Neurone in der ventralen tegmentalen Region führt (Schultz et al. 1997). Bei Wegfall oder plötzlicher Reduktion eines chronischen Alkoholmissbrauchs wird die hemmende GABAerge Wirkung abgeschwächt, und erregende glutamaterge Transmissionsvorgänge gewinnen die Oberhand. Das klinische Korrelat ist das sog. **Alkoholentzugssyndrom** bzw. das **Delirium tremens** (Heinz et al. 2012). Dieser zweite Mechanismus, der das Craving begleitet, hat mit der Vermeidung von unerwünschten Folgen des Entzugs zu tun (aktives Vermeidungslernen): z. B mit der Erfahrung, dass fehlende Alkoholzufuhr bei Abhängigen zu Unruhe, Angst und vegetativen Störungen führt (negatives Reinforcement).

Nach dem Modell des klassischen Konditionierens können bestimmte Zeichen in der Umgebung oder der Kontakt mit Personen des früheren Drogenkonsums (Kontext) sowie der Gebrauch von Begleitsubstanzen (z. B. Nikotinkonsum durch Rauchen) augenblicklich Craving auslösen (Batra et al. 2016). Auch nach langer Abstinenzzeit kann ein derartiges „Pseudo-Entzugssyndrom" nach Littleton (1995) durch entsprechende interne und externe konditionierte Stimuli immer wieder hervorgerufen werden. Bei dem Patienten unseres Fallbeispiels konnte bereits die mit Alkohol assoziierte Kneipenatmosphäre nach 2-jähriger Abstinenz augenblicklich eine kombinierte psychologische und neurobiochemische Reaktion auslösen. Dadurch wurde offenbar Craving induziert und führte zu einem Rückfall. Nach klinischer Erfahrung lässt sich ein Zusammenhang zwischen subjektiv erlebtem Drogenverlangen und nachfolgendem Relapse nur bei einem Teil der Fälle beobachten. So kann Craving z. B. kurz nach erfolgter Drogeneinnahme auftreten oder wird vom Patienten nach einem Rückfall sogar ausdrücklich verneint.

In diesem Zusammenhang ist wegen der klinisch-therapeutischen Bedeutung der **Einfluss des Opioidsystems** auf der Suche nach dem Suchtstoff Alkohol besonders hervorzuheben. Im Tierexperiment verstärken Opioide Lernmechanismen, die zu einem motorisch dranghaften Suchtverhalten führen. So wurde bei Ratten nach Aktivierung von μ- bzw. κ-Rezeptoren durch Opioide eine Verstärkung bzw. Hemmung der sog. Langzeitpotenzierung beschrieben (Morris und Johnston 1995). Aufgrund dieser Erkenntnisse kann spekuliert werden, dass μ- bzw. κ-Rezeptoren bei der Verknüpfung von „angenehmen" und „unangenehmen" Drogenerfahrungen eine wichtige Rolle spielen. Opioide scheinen damit die synaptische Plastizität sowohl im Ncl. accumbens als auch im Hippocampus zu verändern. In beiden limbischen Strukturen werden nämlich u. a. bewusste Erinnerungen von Situationen gespeichert (sog. explizites Gedächtnis), und diese sind funktionell eng mit der Amygdala (sog. emotionales Gedächtnis) verknüpft (Willingham 1997; Mansouri et al. 1997). Ähnliche maladaptive Mechanismen in kortiko-limbisch-ventralstriatalen Netzwerken, die im Tierexperiment zur Alkoholsuche und zum Rückfall führten, wurden auch für die glutamatergen und GABAergen Transmittersysteme und für andere peptiderge Systeme (z. B. Corticotropin-Releasing-Hormon [CRH], Neuropeptid Y, Neurokinine) beschrieben (Domi et al. 2021).

Soziale Bedingungen und die **individuelle Lerngeschichte** sind ebenfalls für die Entwicklung süchtiger Verhaltensweisen bedeutsam. Von psychoanalytischen Autoren wurde postuliert, dass abhängiges selbstschädigendes Verhalten auf dem Boden einer spezifischen Persönlichkeit entsteht. Der Beitrag der Psychoanalyse zu Abhängigkeitserkrankungen und den ihnen zugrunde liegenden psychodynamischen Prozessen zeigt seit Freud eine Entwicklung mit vielen Paradigmenwechseln (Wurmser 2000). Als gemeinsamer Ansatz findet sich die Annahme einer **gestörten Persönlichkeitsstruktur,** aus der sich sämtliche psychodynamischen, somatischen und sozialen Folgen ableiten lassen.

Der Ansatz der **Objektbeziehungstheorie** liefert eine Erklärung für die Suizidalität und die Autodestruktion bei vielen Abhängigen. Hier handelt es sich um eine frühe Störung der Identitätsbildung, in der das Kleinkind „böse und gute Welt" nicht trennen kann und über den Mechanismus der Projektion und Re-Introjektion in innere Objekte umwandelt. Ich und Nicht-Ich, Gut und Böse können bei diesen Kindern und Jugendlichen nicht genügend voneinander abgegrenzt werden – mit der Folge, dass ein positives Selbstbewusstsein nicht entwickelt werden kann und die Droge als „böses Objekt" der Selbstschädigung dient. Diese Gruppe von Abhängigen macht ca. 25 % der Patienten in Fachkliniken und psychiatrischen Suchtstationen aus (Rost 1987). Die Betroffenen sind im weiteren Verlauf durch suizidales Verhalten, Polytoxikomanie und Polymorbidität sehr gefährdet und entsprechen Menningers „Suizid auf Raten" (Menninger 1956/1974).

59.1.4 Therapie

Psychotherapie

Die Psychotherapie mit dem Ziel der absoluten Abstinenz stellt den Königsweg in der Behandlung abhängiger Patienten dar. Sie beginnt mit der Diagnosestellung, reicht über die Motivationstherapie bis zum Antritt einer intensiven stationären oder ambulanten Psychotherapie im Rahmen der Entwöhnung. Bezüglich der Behandlung von Intoxikationen und Entgiftungen wird auf Hewer et al. (2017) verwiesen.

Die psychotherapeutische Suchtbehandlung erfuhr eine zunehmende Evidenzbasierung (Burian 2000; Lindenmeyer 2016). In einer Metaanalyse von klinischen Studien in der Behandlung von Störungen des Alkoholkonsums zeigte sich die stärkste Wirksamkeitsevidenz für Kurzinterventionen, das Training sozialer Fertigkeiten, Verstärkung durch die Gemeinde, Verhaltensverträge, Paar-Verhaltenstherapie und Case-Management (Miller und Wilbourne 2002). Gemäß einem Literaturüberblick über Evaluationsstudien zur psychosozialen Therapie im Suchtbereich erreichten soziales Kompetenztraining, gemeindeorientierte Suchttherapie, motivationale Therapieansätze, verhaltensorientierte Paartherapie sowie Aversionsaufbau durch verdeckte Sensibilisierung die besten Ränge hinsichtlich ihrer Effektstärken (Küfner 2003). Bei sämtlichen Verfahren gelten die grundlegenden Wirkfaktoren (Ressourcenaktivierung, Destabilisierung von Störungsattraktoren, Veränderung motivationaler Schemata) als „aktive Hilfe zur Problembewältigung" (vgl. Grawe 1998).

Das ideale psychotherapeutische Konzept sollte niedrigschwellig viele Suchtpatienten möglichst früh erreichen, noch bevor sie schwere somatische und psychische Folgeerkrankungen entwickelt haben (Mann et al. 2007). Im Rahmen der primärmedizinischen Versorgung haben sich bei Patienten mit Alkoholmissbrauch bzw. -abhängigkeit sog. **Kurzinterventionen** bewährt. Ziele der Kurzintervention variieren von Trinkmengenreduktion bei riskantem Konsum bis zur Überführung in eine Akutbehandlung bei einem suchtmedizinisch ausgebildeten Spezialisten. Die beratenden Elemente von Kurzinterventionen, die insbesondere die Vermittlung von Krankheitsinformation und das Anbieten von Anlaufstellen suchtspezifischer Hilfen umfassen, werden von der **motivierenden Gesprächsführung** aufgegriffen (Motivational Interviewing nach Miller und Rollnick 2002). Wesentliche Merkmale sind eine empathische Grundhaltung mit Verzicht auf Konfrontation, Förderung der Veränderungsbereitschaft, Aufbau von Vertrauen in das Erleben von Selbstwirksamkeit bei zielgerichteten Handlungen und die Vereinbarung gemeinsam festgelegter Behandlungsziele (Spaemann 2009). Der Einsatz von Methoden der motivierenden Gesprächsführung kann helfen, an der ambivalenten Therapiemotivation der Patienten zu arbeiten und Verhaltensveränderungen zu initiieren (Fehr und Marly 2021).

Vor dem Hintergrund steigender Prävalenzzahlen durch illegalen Drogen- und Alkoholkonsum ist das Risiko des Auftretens einer Psychose und/oder affektiven Störung deutlich erhöht. Entsprechend muss sich die Suchtprävention verstärkt der Thematik der **Doppeldiagnosen** widmen. Insgesamt lässt die Mehrzahl der Untersuchungen zur Komorbidität von Drogen-/Alkoholmissbrauch und Psychose erkennen, dass Patienten mit Doppeldiagnosen mehr affektive Störungen, mehr Gewalttätigkeit und eine schlechtere Compliance aufweisen als Patienten mit leerer Drogenanamnese. Diese Umstände erschweren eine erfolgreiche Krankheits- und Lebensbewältigung und tragen zu einer ungünstigen Prognose bei (vgl. Gouzoulis-Mayfrank 2007; Hermle et al. 2013).

Der psychotherapeutische Behandlungserfolg scheint zwischen stationären und ambulanten Behandlungen keinen Unterschied aufzuweisen. Bei einer größeren Schwere der Abhängigkeit und weiteren komorbiden psychischen Erkrankungen ist allerdings eine längere stationäre Behandlung einer kürzeren ambulanten eindeutig überlegen (Küfner und Feuerlein 1989).

Abhängige, die längerfristig an **Selbsthilfegruppen** teilnehmen bzw. von Fachambulanzen, Beratungsstellen oder von ärztlichen und psychologischen Therapeuten weiterbetreut werden, haben i. d. R. eine bessere Prognose (Mann et al. 2006). Selbsthilfegruppen wird seit Jahrzehnten eine Schlüsselrolle in der Behandlung von Abhängigkeitserkrankungen zugeschrieben. Insbesondere scheinen z. B. Anonyme Alkoholiker (AA-Gruppen) in der Lage zu sein, einen wichtigen Beitrag zur Klärung und Bearbeitung von Konflikten und Rückfällen und damit zur Aufrechterhaltung der Abstinenz zu leisten (vgl. ➤ Kap. 56). Voraussetzungen sind die Konstanz der Gruppe über einen längeren Zeitraum, die Fähigkeit zur Reflexion gruppendynamischer Prozesse sowie das Vorhandensein von Empathie und gegenseitiger Wertschätzung. Die suchtspezifische bzw. psychotherapeutische Beratung und Therapie älterer Menschen mit einer alkoholbezogenen Störung wird in deren Effektivität als positiv, mitunter positiver als bei jüngeren Patienten bewertet, obwohl ein beträchtlicher Bedarf an Forschung zur altersspezifischen Behandlung Alkoholabhängiger besteht (Hoff 2018).

Somatische Therapie mit Anticraving-Substanzen, Antidepressiva und Phasenprophylaktika

In der pharmakologischen Rückfallprophylaxe werden Substanzklassen mit verschiedenen Wirkmechanismen eingesetzt: der Glutamat-(NMDA-Rezeptor-)Modulator Acamprosat, die Opioidantagonisten Naltrexon und Nalmefen sowie der Alkoholdehydrogenase-Hemmer Disulfiram (Koopmann 2020; Sass et al. 1996; Kramer et al. 2023). Die in Europa wohl am meisten diskutierte Anticraving-Substanz ist **Acamprosat,** welche die exzitatorische Wirkung von Glutamat hemmt. Hinsichtlich des Nutzens verschiedener medikamentöser und nichtmedikamentöser Interventionen, die in der Primärversorgung zur Aufrechterhaltung von Alkoholabstinenz eingesetzt werden können, fanden sich in einer Metaanalyse von Cheng et al. (2020) nur für Acamprosat Belege für eine erhöhte Effektivität (Abstinenzwahrscheinlichkeit); die Behandlung mit Acamprosat, Naltrexon und Acamprosat-Naltrexon war mit erhöhter Akzeptabilität (verringerten Studienabbruchraten) verbunden. Laut zweier Metaanalysen verringern sowohl Acamprosat als auch **Naltrexon** das Risiko, dass alkoholabhängige Personen wieder zu Alkohol greifen (Jonas et al. 2014; Donoghue et al. 2015). Disulfiram, Acamprosat und orales Naltrexon waren in einer aktuellen Metaanalyse in der Verbesserung des schweren Alkoholkonsums wirksam (Bahji et al. 2022). In In-vivo-Experimenten konnte nachgewiesen werden, dass Alkohol die Freisetzung von β-Endorphin im Gehirn erhöht. β-Endorphin gilt als ausgesprochener Belohnungsmodulator und aktiviert wahrscheinlich zusammen mit anderen Transmittersystemen die dopaminergen Neurone des mesolimbischen Belohnungssystems. Tierexperimentelle Befunde, nach denen der μ-Opioid-Rezeptorantagonist Naltrexon die Alkoholaufnahme erniedrigt, haben inzwischen zum klinischen Einsatz von Opioidantagonisten als Anticraving-Substanzen geführt. In einer Metaanalyse von Alkohol konsumierenden Personen unter Laborbedingungen zeigte sich, dass Naltrexon das Craving und die alkoholinduzierte Stimulation reduziert, aber die Sedierung sowie die negative Stimmung steigert (Ray et al. 2019). Naltrexon scheint im Vergleich zu Placebo zudem das Risiko schwerer unerwünschter Ereignisse nicht zu erhöhen (Bolton et al. 2019). In einer Metaanalyse von Ahmed et al. (2018) zeigte sich, dass Naltrexon eine Reduzierung des Alkoholkonsums, aber nicht des Cravings bewirkt; Psychotherapie hatte dabei keinen zusätzlichen Effekt. Eine aktuelle Metaanalyse von Murphy et al. (2022) kam zu dem Schluss, dass Naltrexon als Depot-Präparat die Anzahl der Trinktage bzw. der Tage mit starkem Alkoholkonsum pro Monat reduziert. Dabei nahm die Reduktion mit der Dauer der Behandlung zu. Die optimale Suchtbehandlung sollte gemäß einer Metaanalyse von Ray et al. (2020) Pharmakotherapie in Verbindung mit Psychotherapie anstelle des üblichen klinischen Managements oder unspezifischer Beratungsdienste umfassen.

Gemäß Schlüsselempfehlung der S3-Leitlinie sollte bei Alkoholabhängigkeit eine medikamentöse Therapie mit Acamprosat oder

Naltrexon nach der Akutbehandlung außerhalb der stationären rehabilitativen Behandlung angeboten werden (DGPPN und DG-Sucht 2021).

Die Wirksamkeit von **Nalmefen** wurde in doppelblinden randomisierten kontrollierten Studien belegt (Mann et al. 2013; Gual et al. 2013; Miyata et al. 2019). Nalmefen konnte die Anzahl schwerer Trinktage sowie die pro Trinktag konsumierte Menge im Vergleich zu Placebo verringern (Mann et al. 2013; Miyata et al. 2019; vgl. auch die Metaanalyse von Mann et al. 2016). Laut S3-Leitline kann im Rahmen des Gesamtbehandlungsplans eine Behandlung mit Nalmefen angeboten werden (DGPPN und DG-Sucht 2021).

Dies gilt auch für **Disulfiram,** falls andere zugelassene Therapien unwirksam waren. In Deutschland hat Disulfiram für diese Indikation keine Zulassung mehr: Die Verschreibung ist nur „off-label" möglich, und die Kosten werden nicht von den Krankenkassen erstattet. Skinner et al. (2014) fanden in einer Metaanalyse in offenen, nicht jedoch in verblindeten Studien eine höhere Erfolgsrate in den mit Disulfiram behandelten Patientengruppen als in den Kontrollgruppen. Disulfiram ist nur bei sehr zuverlässigen Patienten einsetzbar, die mittels (Antizipation) des „Flush-Syndroms" (Übelkeit, Erbrechen, Kopfschmerzen etc.) am Weitertrinken gehindert werden wollen. Es hemmt die Aldehyddehydrogenase und verhindert damit die Verstoffwechslung von Acetaldehyd, das akkumuliert und Hangover-Symptome verursacht (Wang et al. 2020).

Anticraving-Substanzen müssen sinnvoll in ein suchttherapeutisches Gesamtkonzept mit Psychotherapie und komplementären soziotherapeutischen Maßnahmen integriert werden (Lesch et al. 2020).

Epidemiologische Studien zeigen eine hohe Korrelation zwischen Alkohol- und Nikotinkonsum (im Vergleich zu 30 % in der Allgemeinbevölkerung sind bis zu 80 % der Alkoholabhängigen auch Raucher). Zudem erhöht Nikotin die Alkoholzufuhr, während nichtspezifische Nikotinrezeptor-Antagonisten eine entgegengesetzte Wirkung haben. Es sollte eine **unterstützende Therapie zur Nikotinabstinenz,** z. B. durch Gabe von Vareniclin oder Mecamylamin (beide von der US-amerikanischen Food and Drug Administration [FDA] zugelassen), erwogen werden (Chatterjee und Bartlett 2010).

LITERATURAUSWAHL

Bahji A, Bach P, Danilewitz M, et al. Pharmacotherapies for adults with alcohol use disorders: A systematic review and network meta-analysis. J Addict Med 2022; 16(6): 630–638; https://doi.org/10.1097/ADM.0000000000000992.

Deutsches Krebsforschungsinstitut (Hrsg.). Tabakatlas Deutschland 2020. Lengerich: Pabst Science Publishers 2020.

DGPPN (Deutsche Gesellschaft für Psychiatrie und Psychotherapie, Psychosomatik und Nervenheilkunde e.V.), DG-Sucht (Deutsche Gesellschaft für Suchtforschung und Suchttherapie e.V.). S3-Leitlinie Screening, Diagnose und Behandlung alkoholbezogener Störungen. Stand: 1.1.2021; gültig bis: 31.12.2024; https://register.awmf.org/de/leitlinien/detail/076-001 (letzter Zugriff: 9.4.2024).

European Monitoring Centre for Drugs and Drug Addiction. European Drug Report 2023: Trends and Developments; https://www.emcdda.europa.eu/publications/european-drug-report/2023_en (letzter Zugriff: 9.4.2024).

Heinz A, Gül Halil M, Gutwinski S, et al. ICD-11: Änderungen der diagnostischen Kriterien der Substanzabhängigkeit. Nervenarzt 2022; 93: 51–58; https://doi.org/10.1007/s00115-021-01071-7.

Hermle L, Hewer W, Batra A. Alkoholkrankheit. In: Hewer W, Rössler W, Messer Th (Hrsg.): Die psychiatrische Notfallmedizin. Management und Therapie. 3. A. München: Elsevier Urban & Fischer 2017; 235–255.

John U, Hanke M, Freyer-Adam J, et al. Alkohol. In: Deutsche Hauptstelle für Suchtfragen e.V. (Hrsg.): DHS Jahrbuch Sucht 2022. Lengerich: Pabst 2022; 33–51.

Miller W, Rollnick S. Motivational Interviewing: Preparing people for change. 2nd ed. New York: Guilford Press 2002.

Robinson TE, Berridge KC. The neural basis of drug craving: An incentive-sensitization theory of addiction. Brain Res Brain Res Rev 1993; 18:247–291; https://doi.org/10.1016/0165-0173(93)90013-p.

59.2 Nicht stoffgebundene Süchte

Astrid Müller

59.2.1 Einleitung

Menschen können nicht nur von Substanzen, sondern auch von spezifischen belohnenden Verhaltensweisen abhängig werden und **nicht stoffgebundene Süchte** entwickeln. Die folgende Kurzkasuistik illustriert die Problematik einer nicht stoffgebundenen Sucht am Beispiel eines Patienten mit Computerspielstörung.

Patientengeschichte

Computerspielstörung

Herr C. berichtet, er spiele bereits seit der Grundschule gerne Videospiele. Nach dem Schulabschluss sei er zum Studium in eine andere Stadt gezogen und habe allmählich begonnen, fast seine gesamte Freizeit mit Computerspielen zu verbringen. Früher sei er an seinem Heimatort sportlich aktiv gewesen. Inzwischen habe er keine Lust mehr auf Sport und verlasse die Wohnung nur noch selten. Sein Freundeskreis sei noch nie besonders groß gewesen, und in der neuen Stadt habe er kaum jemanden kennengelernt. Mit neuen Bekanntschaften habe er sich schon immer schwergetan, weil er zurückhaltend sei. Im Spiel sei das anders. Hier fühle er sich respektiert und kompetent. Wenn er nicht spielen könne, sei ihm langweilig, und er fühle sich niedergeschlagen, unruhig und in letzter Zeit auch zunehmend gereizt. Mittlerweile würde er ca. 12 Stunden täglich mit Videospielen beschäftigt sein. Er spiele oft auch nachts und schlafe dann bis mittags. Er habe sich schon öfter vorgenommen, kürzer oder seltener zu spielen und stattdessen z. B. ein Buch zu lesen, mit alten Kumpels zu telefonieren, endlich seine Wohnung aufzuräumen oder für die Hausarbeit zu recherchieren, die er bald abgeben müsse. Irgendwie sei ihm das aber meistens nicht gelungen, und er könne sich auch nicht aufraffen, etwas mehr fürs Studium zu machen, zumal er eh schon so viel verpasst habe und hinterherhänge. Dabei sei ihm bewusst, dass er seinen Studienabschluss gefährde, wenn das so weitergehe. Die Nachfragen seiner Eltern, die ihn finanziell unterstützen würden, und die ständigen Auseinandersetzungen mit ihnen wegen seines Lebensstils würden extrem nerven und seine Sorgen verstärken. Gleichzeitig frage er sich, ob es nicht besser wäre, wieder in den Heimatort zu ziehen und dort eine Ausbildung zu beginnen. Aber auch dazu könne er sich nicht durchringen.

59.2.2 Terminologie und Definition

In der Literatur werden für nicht stoffgebundene Süchte noch weitere Begriffe synonym verwendet, z. B. *nicht stoffgebundene Abhängigkeitserkrankungen, Verhaltenssüchte* oder in Anlehnung an die Terminologie der 11. Revision der International Classification of Diseases (ICD-11) *Störungen aufgrund von süchtigem Verhalten* („disorders due to addictive behaviors") (WHO 2022). Die in diesem Kapitel vorwiegend verwendete deutsche Bezeichnung *Störungen durch Verhaltenssüchte* orientiert sich an einem Expertenkonsens zur Vereinheitlichung der Bezeichnungen für Verhaltenssüchte (Rumpf et al. 2021).

Gemäß **ICD-11** handelt es sich bei den Störungen aufgrund von Verhaltenssüchten um klinisch bedeutsame Syndrome, die mit Leiden oder Beeinträchtigungen der persönlichen Funktionen einhergehen und die sich infolge repetitiver belohnender Aktivitäten entwickeln, die an sich nicht pathologisch sind und bei denen es nicht um den Konsum von abhängigkeitserzeugenden Substanzen geht (WHO 2022). Das pathologische Verhaltensmuster kann kontinuierlich oder episodisch wiederkehrend auftreten, muss jedoch in jedem Fall über einen längeren Zeitraum (z. B. 12 Monate) vorhanden sein. Bei schwerwiegender Symptomatik und Zutreffen der in ➤ Box 59.5 genannten Kriterien kann die Diagnose auch bei kürzerer Dauer (z. B. 6 Monate) gestellt werden.

BOX 59.5

Diagnostische Merkmale von Störungen aufgrund von Verhaltenssüchten nach ICD-11 (WHO 2022; Übers. d. Autorin)

1. **Beeinträchtigte Kontrolle** über das Verhalten bezogen auf z. B. Beginn, Häufigkeit, Intensität, Dauer, Beendigung und Kontext
2. Zunehmende **Priorität** des Verhaltens im Leben der Betroffenen, sodass es ihren Alltag und ihre Interessen maßgeblich dominiert
3. **Fortsetzung** oder Eskalation des Verhaltens trotz negativer Konsequenzen

Voraussetzung für die Diagnosestellung ist ein ausgeprägter **Leidensdruck** oder eine erhebliche **Beeinträchtigung in wichtigen Lebensbereichen** (z. B. persönlich, familiär, sozial, schulisch, beruflich) infolge des Verhaltens.

59.2.3 In der ICD-11 gelistete nicht stoffgebundene Süchte

Die ICD-11 enthält erstmals eine Kategorie *Störungen aufgrund von Verhaltenssüchten,* in der die **Glücksspielstörung** und die **Computerspielstörung** klassifiziert sind. Beide können vorrangig offline oder vorrangig online ausgeführt werden. Im klinischen Alltag sind darüber hinaus noch weitere Störungsbilder zu beobachten, für die eine Kategorisierung als Störungen aufgrund von Verhaltenssüchten naheliegt (Brand et al. 2020), die in der ICD-11 allerdings unter *Impulskontrollstörungen* subsumiert werden. Dazu gehören die *zwanghafte sexuelle Verhaltensstörung* und die *zwanghafte Kauf-Shopping-Störung.*

Glücksspielstörung

Die Beschäftigung mit Glücksspielen (z. B. an gewerblichen Geldspielautomaten, Poker, Roulette, Black Jack, Sportwetten, Lotterien, Online-Glücksspiele, Börsenspekulationen) ist an sich nicht pathologisch. Wenn Menschen jedoch wiederholt die Kontrolle über ihr Glücksspielverhalten verlieren und sich unangemessen lange und oft damit befassen und viel mehr Geld dafür ausgeben, als angebracht wäre, dann kann dies die Kriterien einer nicht stoffgebundenen Sucht erfüllen. Angaben zur **Häufigkeit** der Glücksspielstörung variieren, was auf methodische Unterschiede (z. B. Operationalisierung des Störungsbildes, verwendete Messinstrumente, unterschiedliche Stichproben) der einzelnen Studien zurückgeführt werden kann:

- Laut einer Metaanalyse schwanken die Angaben zur 12-Monats-Prävalenz der Glücksspielstörung weltweit zwischen 0,12 und 5,8 % und in Europa zwischen 0,12 und 3,4 % (Calado und Griffiths 2016).
- Männer sind häufiger betroffen als Frauen.

Die Glücksspielstörung („gambling disorder") ist bereits seit vielen Jahren als eigenständige psychische Störung anerkannt. Während sie in der ICD-10 noch als pathologisches Glücksspiel im Kapitel *Abnorme Gewohnheiten und Störungen der Impulskontrolle* (F63) aufgeführt war (WHO 1992), ist sie nun in der ICD-11 bei den *Störungen aufgrund von Verhaltenssüchten* zu finden (WHO 2022). Dabei kann zwischen der vorwiegend offline ausgeführten (6C50.0) und der vorwiegend online ausgeführten (6C50.1) Glücksspielstörung differenziert werden.

Charakteristisches Merkmal einer Glücksspielstörung ist ein anhaltendes oder wiederkehrendes analoges oder über das Internet ausgeführtes Glücksspielverhalten, das die in ➤ Box 59.5 genannten ICD-11-Kriterien für eine nicht stoffgebundene Sucht erfüllt. Menschen mit einer Glücksspielstörung spüren ein unwiderstehliches Verlangen nach dem Glücksspiel, was in wiederholtem Kontrollverlust über die Aktivität resultiert. Mit der Zeit spielen die Betroffenen immer intensiver und setzen höhere Geldbeträge ein, um das anfangs erlebte Maß an Spannung beim Glücksspielen wieder zu erreichen oder zu übertreffen oder um die zumeist erheblichen Geldverluste auszugleichen (Chasing) (Meyer und Bachmann 2017; Müller et al. 2018; Müller und Wölfling 2020). Andere Lebensbereiche werden zunehmend vernachlässigt (z. B. familiär, schulisch, beruflich, Hobbys). Viele Betroffene belügen irgendwann ihre Angehörigen oder zeigen betrügerisches Verhalten, um das Ausmaß ihrer Verluste bis hin zum finanziellen Ruin zu verbergen, ihre Notlage zu kaschieren und um Geld zu beschaffen, damit sie ihre Spielschulden begleichen können. Gleichzeitig berichten sie über diverse erfolglose Versuche, ihr Glücksspielverhalten zu reduzieren. Das pathologische Spielen wirkt sich negativ auf das psychosoziale und physische Wohlergehen sowie das Alltagsleben der Betroffenen und ihrer Angehörigen aus – bis hin zur familiären Zerrüttung (Meyer und Bachmann 2017; Müller und Wölfling 2020).

Die wachsende Popularität und zunehmende Legalisierung internetbasierter Glücksspielangebote, nicht zuletzt infolge des 2021 in Kraft getretenen Glücksspielstaatsvertrages (GlüStV), sind aufgrund des erhöhten Gefährdungspotenzials kritisch zu sehen (Hayer et al. 2019). Mit Inkrafttreten des Glücksspielstaatsvertrages können Anbieter eine Lizenz für bestimmte online ausgeführte Glücksspiele erwerben (z. B. Online-Casinospiele, virtuelle Automatenspiele und Online-Poker). Das hohe Ausmaß an Anonymität, die stetige Verfügbarkeit, die Option eines Einstiegs ohne Geldeinsatz sowie die Konvergenz mit anderen Internetnutzungsstörungen (z. B. Computerspielstörung) tragen zu einem erhöhten Gefährdungspotenzial dieser Internetanwendungen bei (Hayer und Kalke 2022).

Computerspielstörung

Computerspiele erfreuen sich großer Beliebtheit. Neben Einpersonenspielen sind vor allem die Mehrpersonenspiele („massively multiplayer online games", MMOs) eng mit der Verbreitung des Internets verbunden. Exzessives Computerspielen kann in einer Computerspielstörung („gaming disorder") münden, wenn Personen ihre Computerspielaktivitäten nicht mehr hinreichend kontrollieren können, andere wichtige Lebensbereiche (z. B. Schule, Ausbildung, Hobbys, Familie, Freundeskreis) wegen des Spielens vernachlässigen und trotz eintretender negativer Folgen nicht aufhören können zu spielen (Müller et al. 2018; Mestre-Bach et al. 2022; King und Delfabbro 2018). Die Betroffenen beschreiben ein extremes Verlangen zu spielen und schaffen es aus eigener Kraft meistens nicht, ihr Spielverhalten zu reduzieren oder die Nutzung von Spielen, von denen sie abhängig sind, ganz aufzugeben (Mestre-Bach et al. 2022; King und Delfabbro 2018). Erste Metaanalysen weisen auf eine relativ hohe Verbreitung der Computerspielstörung hin:

- Metaanalysen legen eine Prävalenz der Computerspielstörung zwischen 1 und 3 % nahe (Stevens et al. 2021; Kim et al. 2022).
- Männer sind häufiger betroffen als Frauen.

Die Computerspielstörung wurde bereits im Appendix des DSM-5 (Falkai und Wittchen 2015) als potenzielle psychische Störung gelistet. In der ICD-11 ist sie erstmals als eigenständiges Störungsbild in der Kategorie *Störungen aufgrund von Verhaltenssüchten* aufgeführt (WHO 2022). Bei der Computerspielstörung können die Subtypen **vorwiegend online** (6C50.0) und **vorwiegend offline** (6C51.1) ausgeführt unterschieden werden. Für die Diagnosestellung müssen die in ➤ Box 59.5 genannten ICD-11-Kriterien einer nicht stoffgebundenen Sucht erfüllt sein (Castro-Calvo et al. 2021).

Obgleich eine zeitlich exzessive Beschäftigung mit Computer- und Videospielen typisch ist für eine Computerspielstörung, reicht eine hohe Nutzungszeit allein für die Diagnosestellung nicht aus (Reed et al. 2022). Erst wenn die Spielaktivitäten mit den Anforderungen des täglichen Lebens sowie sozialen, familiären, Ausbildungs- oder beruflichen Verpflichtungen sowie Hobbys kollidieren, weil diese stark vernachlässigt werden, kann von einer Computerspielstörung ausgegangen werden (King und Delfabbro 2018; Castro-Calvo et al. 2021; Wölfling et al. 2022).

Zwanghafte sexuelle Verhaltensstörung

In der ICD-11 wird die sexuelle Sucht nicht den Störungen aufgrund von Verhaltenssüchten, sondern den *Impulskontrollstörungen* zugeordnet und erstmals als zwanghafte sexuelle Verhaltensstörung („compulsive sexual behavior disorder") in dieser Kategorie genannt (WHO 2022). Die Zuordnung wird in Fachkreisen immer wieder kritisch diskutiert, da einige Merkmale dieser psychischen Störung auch die Einordnung als Verhaltenssucht rechtfertigen würden (Reed et al. 2022; Stark et al. 2019). Aufgrund mangelnder Operationalisierung, uneinheitlicher Erhebungsmethoden und eines starken Selektionsbias vieler Studien ist keine verlässliche Aussage zur Prävalenz der zwanghaften sexuellen Verhaltensstörung möglich.

- Für Männer wurden in bevölkerungsbasierten Fragebogenuntersuchungen Häufigkeiten zwischen 3 und 10 % berichtet, wobei problematischer Pornografiekonsum die häufigste Form der zwanghaften sexuellen Verhaltensstörung bei Männern zu sein scheint (Stark et al. 2019).
- Frauen scheinen wesentlich seltener als Männer von einer zwanghaften sexuellen Verhaltensstörung (inkl. problematischer Pornografiekonsum) betroffen zu sein. Allerdings gilt auch für Frauen, dass die mangelnde Datenlage keine zuverlässigen Prävalenzangaben zulässt (Kowalewska et al. 2020).

Personen mit sexueller Sucht leiden unter wiederkehrenden, intensiven sexuellen Impulsen und unwiderstehlich starkem sexuellen Verlangen, das sie nicht hinreichend kontrollieren können, was in wiederholte sexuelle Verhaltensexzesse mündet. Dabei kann es sich um von Masturbation begleiteten Pornografiekonsum, extrem häufige sexuelle Kontakte mit fremden Menschen, die Beobachtung sexueller Aktivitäten anderer Menschen (z. B. Cybersex- oder CamSex-Angebote) oder exzessives Datingverhalten handeln (Stark und Wehrum-Osinsky 2016). Trotz der negativen Folgen und obwohl die sexuellen Aktivitäten in späteren Phasen der Störung nicht mehr so befriedigend erlebt werden wie am Anfang, schaffen es die Betroffenen nicht, die Frequenz ihrer sexuellen Verhaltensweisen zu reduzieren oder eine Abstinenz von sexuellen Aktivitäten, die schwerwiegende negative Auswirkungen für ihr Leben haben, zu entwickeln.

Die sexuellen Aktivitäten sollten bei Diagnosestellung für einen gewissen Zeitraum vorliegen (z. B. 6 Monate) und müssen von Paraphilien abgegrenzt werden (WHO 2022). Nicht übersehen werden darf, dass sexuelle Reize per se belohnend sind und auch bei Personen ohne sexuelle Sucht verstärkend wirken. Wenn der Leidensdruck der Betroffenen ausschließlich auf der moralischen Verurteilung ihrer sexuellen Impulse und Verhaltensweisen beruht, ist die Diagnose einer zwanghaften sexuellen Verhaltensstörung nicht angebracht (WHO 2022). Gesteigertes sexuelles Interesse und Verlangen („excessive sexual drive“) allein rechtfertigen die Diagnose nicht (Reed et al. 2022).

In diesem Zusammenhang ist auch zu beachten, dass Sexualität ein schambesetztes Thema ist und daher nicht nur von Patient*innen, sondern auch auf Behandler*innenseite oft nicht hinreichend exploriert wird.

Für eine Diagnosestellung muss die sexuelle Problematik das Alltagsleben der Betroffenen dominieren, sodass andere Verpflichtungen, Interessen und Freizeitaktivitäten nachrangig geworden sind. Weiterhin muss sie in erheblichen Einschränkungen in wichtigen Lebensbereichen (z. B. persönlich, familiär, schulisch, beruflich, finanziell) und einem enormen Leidensdruck bei den Betroffenen und, falls sie in einer Partnerschaft leben, auch bei deren Partner*innen führen.

Zwanghafte Kauf-Shopping-Störung

Kaufsucht wird in der ICD-11 nicht als eigenständiges Störungsbild, sondern unter der Bezeichnung zwanghafte Kauf-Shopping-Störung („compulsive buying-shopping disorder“) als ein Beispiel für *sonstige näher bezeichnete Störungen der Impulskontrolle* (6C7Y) aufgeführt (WHO 2022). Zu erwähnen ist, dass in der Fachliteratur aufgrund phänomenologischer und neuropsychologischer Überlappungen überwiegend eine Zuordnung zu den Störungen aufgrund von Verhaltenssüchten präferiert wird (Brand et al. 2020; Müller et al. 2019). Bevölkerungsbasierte Angaben legen nahe, dass es sich bei der zwanghaften Kauf-Shopping-Störung um eine der häufigsten Verhaltenssüchte handelt:

- Basierend auf einer Metaanalyse wird die Prävalenz von Kaufsucht auf 5 % geschätzt (Maraz et al. 2016).
- Die Ergebnisse zum Geschlechterverhältnis sind uneinheitlich, wobei die meisten Studien auf eine höhere Prävalenz bei Frauen und jungen Erwachsenen hindeuten.

Typische Merkmale einer Kauf-Shopping-Störung sind die verminderte Kontrolle über den Erwerb nicht notwendiger Konsumgüter, die nach dem Kauf kaum oder gar nicht für den eigentlichen Zweck genutzt werden (Müller et al. 2021). Charakteristisch sind daneben eine starke gedankliche Beschäftigung mit kaufbezogenen Inhalten und ein unwiderstehlicher Kaufdrang. Die erworbenen Waren werden selten retourniert, sondern stattdessen gehortet, entsorgt, verschenkt oder mit Verlust weiterverkauft. Die Unterscheidung zwischen Kaufen (käuflicher Erwerb, endet mit Kaufvertrag/Bezahlung) und Shoppen (z. B. Geschäftsbummel, Recherche nach Konsumgütern im Internet) erscheint angesichts der zunehmenden Popularität des Online-Marktes sinnvoll, da Menschen mit Online-Kaufsucht neben dem maßlosen Erwerb auch über zeitaufwendige Internetrecherchen berichten (z. B. via Smartphone rund um die Uhr), die noch stärker als traditionelle Kaufsucht mit Verpflichtungen, Interessen und Hobbys interferieren.

Die Kaufexzesse haben **schwerwiegende negative Folgen,** z. B. Verschuldung bis zum finanziellen Ruin, extreme psychische Belastungen (vor allem Angst- und depressive Symptome), hoher Leidensdruck, reduzierte Lebensqualität und Beeinträchtigungen in wichtigen Funktionsbereichen. Ungeachtet der negativen Folgen schaffen es die Betroffenen nicht, ihr Konsumverhalten längerfristig zu normalisieren. Das Ausmaß des Konsumverhaltens und der negativen Folgen wird von den Betroffenen gegenüber anderen Personen i. d. R. lange verschwiegen. Die mit der Zeit extreme finanzielle Notlage wird im Einzelfall durch betrügerische Handlungen zu kompensieren versucht. Dazu gehören Eingehungsbetrug, Veruntreuung und Diebstahl.

Weitere potenzielle nicht stoffgebundene Süchte

Neben den beschriebenen Störungsbildern werden noch weitere exzessive Verhaltensweisen i. S. einer nicht stoffgebundenen Sucht diskutiert, für die jedoch weniger empirische Evidenz vorliegt, sodass sie in der ICD nicht als störungsrelevant anerkannt sind. Dazu gehört **exzessives Sporttreiben,** das sich allerdings häufig auf dem Boden einer Essstörung entwickelt und selten ein eigenständiges Phänomen darstellt (Macfarlane et al. 2016).

Weiterhin kann die unkontrollierte Nutzung von sozialen Kommunikationsplattformen (z. B. WhatsApp, Facebook, Instagram, X [ehemals Twitter], TikTok) in einer **Soziale-Netzwerke-Nutzungsstörung** resultieren (Brand et al. 2020). Noch ist jedoch unklar, ob diese mit hinreichend schwerwiegenden negativen Folgen, Leidensdruck und Einschränkungen in der Funktionsfähigkeit einhergeht, um sie als eine psychische Störung klassifizieren zu können.

RESÜMEE

Eine häufig ausgeführte Verhaltensweise sollte nur dann als Störung aufgrund von Verhaltenssüchten bewertet werden, wenn sie die diagnostischen Merkmale einer Störung durch süchtiges Verhalten gemäß ICD-11 erfüllt und in einem erheblichen Leidensdruck und/oder einer substanziellen Beeinträchtigung wichtiger Funktionsbereiche resultiert (➤ Box 59.5). Zudem sollten der Entstehung und Aufrechterhaltung dieser Verhaltensexzesse Suchtmechanismen zugrunde liegen, z. B. Veränderungen in der Belohnungssensitivität und -verarbeitung sowie verzerrte Belohnungserwartungen (Kognitionen).

59.2.4 Ätiopathogenetisches Modell für Verhaltenssüchte

Das **I-PACE-Modell** *(Interaction of Person-Affect-Cognition-Execution model)* ist ein komplexes wissenschaftliches Erklärungsmodell für die Entstehung von nicht stoffgebundenen Süchten, das klinische, empirische und neurowissenschaftliche Annahmen und Befunde sowie Parallelen zu Substanzkonsumstörungen berücksichtigt (Brand et al. 2019). Das Modell geht davon aus, dass individuelle Prädispositionen und spezielle Umweltfaktoren interagieren und sich im Zuge dessen affektive und kognitive Mechanismen entwickeln, die sich kreislaufartig verstärken und in süchtigem Verhalten resultieren. Es kann zwischen generellen (z. B. genetische Variablen, Temperament, Psychopathologie, Stressvulnerabilität, geringes Selbstwertgefühl) und verhaltensspezifischen (z. B. spezielle Bedürfnisse, Computeraffinität, materielle Werteorientierung) Prädispositionen unterschieden werden. Potenziell relevante Umweltfaktoren sind z. B. die Zugänglichkeit von Glücksspielen, personalisierte Werbung, Popup-Nachrichten oder soziales Marketing (z. B. Influenzerbeiträge).

Das Zusammenwirken der individuellen Prädispositionen mit den spezifischen Umweltfaktoren kann dazu führen, dass vulnerable Menschen lernen, die eigene Befindlichkeit durch das Ausführen einer belohnenden Aktivität zu regulieren, weswegen sie immer öfter darauf zurückgreifen und andere Verhaltensoptionen vernachlässigen. So werden suchtbezogene affektive und kognitive Prozesse induziert, die mit der Zeit zu unwiderstehlichem Verlangen (Craving) nach der Aktivität führen, selbst wenn diese schon lange nicht mehr als so belohnend empfunden wird wie am Anfang.

In Übereinstimmung mit der **Incentive-Sensitization-Theorie** (Berridge und Robinson 2016) zur Entstehung süchtigen Verhaltens ist die Aktivität anfänglich hedonistisch motiviert (Liking). Im Zuge der wiederholten Ausführung des Verhaltens kommt es zu einer Sensitivierung des mesolimbischen dopaminergen Belohnungssystems und zu einer erhöhten Attraktivität (Salienz) initial neutraler Reize (z. B. LED-Beleuchtung, Smartphone), die nun als konditionierte suchtbezogene Hinweisreize fungieren und Belohnung vorhersagen. Sie werden von den Betroffenen sehr viel schneller bemerkt als andere Reize (Aufmerksamkeitsbias), lösen Verlangen (Wanting) und Craving aus und motivieren zur erneuten Ausführung des belohnungsassoziierten Verhaltens. So kommt es in späteren Phasen der Störung zu einer Verschiebung zielgerichteter Verhaltensweisen hin zu habituellen, kompulsiven Reiz-Reaktions-Schemata (Berridge und Robinson 2016). Das Ergebnis ist eine eingeschränkte Kontrolle über das Verhalten (reduzierte Inhibitionskontrolle) mit entsprechenden negativen Folgen im Alltag. Zu Beginn der Störung ist das Verhalten mit Belohnungserleben (Gratifikation, positive Verstärkung) verbunden, wird mit der Zeit jedoch überwiegend zur Kompensation negativer Befindlichkeiten eingesetzt (negative Verstärkung).

RESÜMEE

Bei der Entstehung von Verhaltenssüchten scheinen ähnliche affektive und kognitive Mechanismen sowie neuronale Adaptationsprozesse eine Rolle zu spielen wie bei Substanzkonsumstörungen.

59.2.5 Psychische Komorbidität

Personen mit nicht stoffgebundenen Süchten zeigen häufig weitere psychische Störungen. Dies trifft vor allem auf behandlungsaufsuchende Menschen zu, für die die meisten empirischen Befunde vorliegen. Besonders häufig sind Angst- und depressive Störungen (Dowling et al. 2015; Karaca et al. 2017; Müller et al. 2010). Darüber hinaus haben Patient*innen mit Verhaltenssüchten oft auch eine Aufmerksamkeitsdefizit- und Hyperaktivitätsstörung (ADHS), Essstörungen (vor allem Binge-Eating-Störung) oder eine Substanzkonsumstörung. Die zwanghafte Kauf-Shopping-Störung geht häufig mit dem pathologischen Horten der erworbenen Konsumgüter einher (Müller et al. 2019).

59.2.6 Behandlung

Psychotherapie

Detaillierte Informationen zur Psychotherapie von Verhaltenssüchten können den entsprechenden, bereits publizierten Behandlungsmanualen entnommen werden (Müller et al. 2018; Petry 2003; Stark und Wehrum-Osinsky 2016; Wölfling et al. 2022). Diese basieren überwiegend auf **kognitiver Verhaltenstherapie (KVT)** im Einzel- und/oder Gruppensetting. Therapieziel ist die Abstinenz vom Risikoverhalten:

- Bei der *Glücksspielstörung* bedeutet dies Abstinenz vom Glücksspiel.
- Bei der zumeist online ausgeführten *Computerspielstörung* geht es um die Abstinenz von Internetanwendungen mit Suchtpotenzial (keine generelle Internetabstinenz).
- Hinsichtlich der *zwanghaften sexuellen Verhaltensstörung* besteht noch kein Konsens darüber, ob neben dem Aufbau bzw. der Ausweitung angemessenen Sexualverhaltens die völlige Abstinenz oder die kontrollierte Ausführung des sexuellen Verhaltens, das Leidensdruck verursacht hat, das angemessene Therapieziel ist.
- Bei der *zwanghaften Kauf-Shopping-Störung* steht die Normalisierung des Kaufverhaltens im Fokus, wobei das Erreichen einer Punktabstinenz von speziellen Anbietern und Warensegmenten sinnvoll ist.

Im Sinne eines transdiagnostischen Vorgehens sollten zudem die komorbiden psychischen Störungen in der Therapie Berücksichtigung finden. Außerdem müssen die diversen sozialmedizinischen Probleme (z. B. Schuldenregulierung) angegangen werden. Da die meisten Patient*innen erst Jahre nach Beginn der Störung professionelle Hilfe aufsuchen und oft eine hohe Ambivalenz bzgl. der notwendigen Verhaltensänderung mitbringen, bildet eine **motivierende Gesprächsführung** die Grundlage für eine erfolgreiche Behandlung (Miller und Rollnick 2015).

- Störungen aufgrund von Verhaltenssüchten werden in erster Linie psychotherapeutisch behandelt.
- Wirksamkeitsnachweise liegen vor allem für kognitive Verhaltenstherapie vor.

Systematische Übersichtsarbeiten haben ergeben, dass KVT in der Behandlung der Glücksspielstörung (Di Nicola et al. 2020), Computerspielstörung (Goslar et al. 2020; Stevens et al. 2019), zwanghaften sexuellen Verhaltensstörung (Antons et al. 2022; Goslar et al. 2020) und zwanghaften Kauf-Shopping-Störung (Müller et al. 2023) wirksam ist. Erste Studienergebnisse lassen zudem vermuten, dass auch internetbasierte KVT-Angebote wirksam sein können (Sagoe et al. 2021). Zu anderen Therapieansätzen liegen bislang keine systematischen Reviews oder Metaanalysen vor.

Die Limitierungen, denen die bislang publizierten Psychotherapiestudien unterliegen, sind unbedingt zu berücksichtigen. Dazu gehören Mängel in der Operationalisierung der Symptomschwere, kurze Follow-up-Zeiträume sowie andere systematische Verzerrungen („risk of bias").

RESÜMEE

- Da viele Verhaltenssüchte in immensen finanziellen, rechtlichen, sozialen u. a. Problemen resultieren können, kommt es mitunter zu *suizidalen Krisen.* Daher muss immer auch eine Abklärung lebensmüder Gedanken und akuter Suizidalität erfolgen, um bei Bedarf zunächst eine stationäre psychiatrische Behandlung im geschützten Setting zu initiieren, bevor die Patient*innen mit der Psychotherapie starten.
- Störungen durch Verhaltenssüchte gehen mit einer hohen *psychischen Komorbidität* einher, die i. S. eines *transdiagnostischen Ansatzes* in der Behandlung berücksichtigt werden sollten.
- Die Bearbeitung der für Verhaltenssüchte typischen *sozialmedizinischen Probleme* gehört in die Therapie (z. B. betrügerisches Verhalten).

Psychopharmakotherapie

Metaanalysen placebokontrollierter Medikamentenstudien bei Glücksspielstörung zeigten, dass insbesondere die Behandlung mit dem Opioidantagonisten **Naltrexon** zu einer Reduktion der Symptomschwere und finanziellen Verluste führte, wenn auch mit höchstens moderaten Effektstärken und hohen Placeboraten (Di Nicola et al. 2020; Goslar et al. 2019). Ebenso liegen vielversprechende Ergebnisse zum Einsatz von **Lithium** bei Menschen mit Glücksspiel- und bipolarer Störung sowie von **Topiramat** vor (Di Nicola et al. 2020; Goslar et al. 2019). Metaanalysen zu den anderen in diesem Kapitel beschriebenen Störungen kamen zu der Schlussfolgerung, dass die Qualität der bisherigen Medikamentenstudien zu gering ist, um eine valide Aussage zur medikamentösen Behandlung ableiten zu können (Goslar et al. 2020; Soares et al. 2016).

Versorgungssituation

Die bedarfsgerechte, flächendeckende Versorgungsstruktur für Menschen mit Störungen aufgrund von Verhaltenssüchten befindet sich erst im Aufbau. Dies trifft insbesondere auf ambulante Behandlungsangebote zu, die bislang vor allem an Spezialambulanzen (oft mit entsprechendem Forschungsinteresse) vorgehalten werden. Dabei können Verhaltenssüchte so wie andere psychische Störungen erfolgreich im ambulanten Setting behandelt werden.

Indikationskriterien für eine störungsspezifische stationäre Behandlung sind in ➤ Box 59.6 aufgeführt. Die ersten beiden Punkte treffen auch auf eine teilstationäre Behandlung zu. Zu beachten ist dabei, dass auch die stationäre Versorgungssituation noch nicht für alle Formen von Verhaltenssüchten in hinreichendem Maße gegeben ist. Für Menschen mit Glücksspielstörung stehen etablierte stationäre Reha-Angebote im Rahmen des Versorgungssystems der Deutschen Rentenversicherung zur Verfügung. Diese wurden in den letzten Jahren auf die Behandlung von Personen mit Computerspielstörung ausgeweitet. Hingegen sind stationäre Behandlungsangebote für die zwanghafte sexuelle Verhaltensstörung und die Kauf-Shopping-Störung äußerst rar.

BOX 59.6

Indikation für eine stationäre Behandlung von Störungen aufgrund von Verhaltenssüchten

- Erfolglose ambulante Therapie
- Psychische Komorbidität (z. B. Angststörungen, Depression, Binge-Eating-Störung, Substanzkonsumstörung) und/oder Suizidalität
- Gravierende psychosoziale Probleme (z. B. ungeklärte Wohnsituation, destruktive Familienverhältnisse, ein die Verhaltenssucht förderndes soziales Umfeld, drohende Delinquenz)
- Fehlen eines passenden ambulanten Therapieangebots in Wohnortnähe

LITERATURAUSWAHL

Berridge KC, Robinson TE. Liking, wanting, and the incentive-sensitization theory of addiction. Am Psychol 2016; 71(8): 670–679.

Brand M, Wegmann E, Stark R, et al. The Interaction of Person-Affect-Cognition-Execution (I-PACE) model for addictive behaviors: Update, generalization to addictive behaviors beyond internet-use disorders, and specification of the process character of addictive behaviors. Neurosci Biobehav Rev 2019; 104: 1–10.

Di Nicola M, De Crescenzo F, D'Alo GL, et al. Pharmacological and psychosocial treatment of adults with gambling disorder: A meta-review. J Addict Med 2020; 14(4): e15–e23.

Goslar M, Leibetseder M, Muench HM, et al. Treatments for internet addiction, sex addiction and compulsive buying: A meta-analysis. J Behav Addict 2020; 9(1): 14–43.

Kim HS, Son G, Roh EB, et al. Prevalence of gaming disorder: A meta-analysis. Addict Behav 2022; 126: 107183.

Kowalewska E, Gola M, Kraus SW, Lew-Starowicz M. Spotlight on compulsive sexual behavior disorder: A systematic review of research on women. Neuropsychiatr Dis Treat 2020; 16: 2025–2043.

Maraz A, Griffiths MD, Demetrovics Z. The prevalence of compulsive buying: A meta-analysis. Addiction 2016; 111(3): 408–419.

Müller A, Laskowski NM, Trotzke P, et al. Proposed diagnostic criteria for compulsive buying-shopping disorder: A Delphi expert consensus study. J Behav Addict 2021; 10(2): 208–222.

Reed GM, First MB, Billieux J, et al. Emerging experience with selected new categories in the ICD-11: Complex PTSD, prolonged grief disorder, gaming disorder, and compulsive sexual behaviour disorder. World Psychiatry 2022; 21(2): 189–213.

Stevens MWR, King DL, Dorstyn D, Delfabbro PH. Cognitive-behavioral therapy for Internet gaming disorder: A systematic review and meta-analysis. Clin Psychol Psychother 2019; 26(2): 191–203..

KAPITEL

60

Annegret Eckhardt-Henn

Artifizielle Störungen

60.1 Fallbeispiel und Kommentar: Was ist an diesem Fall typisch für artifizielle Störungen?

Patientinnengeschichte

Eine 23-jährige Krankenschwester wurde uns von einer Hämatologischen Universitätsklinik wegen rezidivierender unklarer Anämien konsiliarisch vorgestellt. Vor 6 Jahren waren bereits wiederholt Hämatome unklarer Genese aufgetreten. 3 Jahre vor Aufnahme in unsere Klinik war eine Tonsillektomie durchgeführt worden, in deren Folge es zu einer schweren Nachblutung mit der Notwendigkeit einer Nachoperation gekommen war. Wenige Wochen danach traten rezidivierende, im Durchmesser 5–10 cm große Hämatome an Extremitäten und Stamm sowie Pannikulitis-ähnliche Hautveränderungen auf.

Die Pat. war in unterschiedlichen hämatologischen Fachabteilungen, u. a. zwei Universitätskliniken und drei großen städtischen Kliniken, mehrfach stationär und ambulant mit u. a. invasiven diagnostischen Maßnahmen untersucht und behandelt worden. Eine Ursache für die rezidivierenden Hämatome und „wechselnden Auffälligkeiten in der Gerinnungsdiagnostik" konnte nicht festgestellt werden. Aus einem Arztbericht geht hervor, dass die Befunde „z. B. mit der missbräuchlichen Einnahme von Aspirin vereinbar wären". Trotz dieser Verdachtsdiagnose erfolgte eine längerfristige Steroidtherapie, nach der sich die Symptomatik vorübergehend besserte. Kurz darauf entwickelte die Pat. ein septisches Zustandsbild und musste erneut stationär behandelt werden. Allerdings konnte man keine Erreger nachweisen.

In der Vorgeschichte waren außer den hämatologischen Symptomen mehrfach unklare rezidivierende Fieberschübe bis zu 40 °C aufgetreten. In den Monaten vor der Aufnahme in unsere Klinik war schließlich der Hb-Wert bedrohlich auf 3,8 g/dl abgesunken. Insgesamt hatte die Pat. fast 100 Bluttransfusionen erhalten, und es waren mehrfache invasive diagnostische Maßnahmen erfolgt (u. a. Knochenmarkpunktionen, Jejuno- und Koloskopien, Gastroskopien, Kapselendoskopien, gynäkologische Untersuchungen, MRTs, urologische Untersuchungen, Erythrozytenszintigrafien), ohne dass sich eine Blutungsquelle nachweisen ließ.

Aktuelle Lebenssituation bei Aufnahme

Die Pat. war mit etwa 19 Jahren aus dem Elternhaus ausgezogen, um ihre Ausbildung in einer anderen Stadt zu absolvieren. Wegen der schweren Erkrankung war sie zu ihrer Familie zurückgezogen und lebte dort mit den Eltern und vier jüngeren Geschwistern.

Im *Erstkontakt* war die Pat. äußerst abweisend. Die Verdachtsdiagnose empfand sie als große Kränkung. Sie stritt ab, dass sie sich in irgendeiner Form selbst verletzt oder aber aktiv Krankheitssymptome zugefügt habe. Kurz bevor sie dann in unsere stationäre Behandlung übernommen werden sollte, fiel ihr Hb-Wert noch einmal auf 3,2 g/dl, sodass sie akut Bluttransfusionen erhalten musste.

Nach einem Vorgespräch war sie bereit, zur stationären Behandlung in unsere Klinik zu kommen. In den ersten Wochen mussten wir sie wegen erneuter schwerer Hb-Abfälle vorübergehend auf eine internistische Intensivstation verlegen. Vereinzelt ließen wir noch einmal gynäkologische, urologische und gastroenterologische Untersuchungen durchführen, wobei sich niemals ein sicherer Anhalt für eine Blutungsquelle ergab.

Bei diesem Fall handelt es sich um den typischen Verlauf einer schweren Artefaktstörung. Trotz wiederholter vollkommen unklarer Befunde und mehrfach konstatierter mangelnder Traumata bei gleichzeitig vorhandenen unterschiedlich alten Hämatomen und Petechien wird zum ersten Mal nach etwa 2–3 Jahren (!!) die Verdachtsdiagnose einer artifiziellen Erkrankung gestellt, jedoch nicht weiterverfolgt. Trotz des mehrfach geäußerten V. a. auf einen missbräuchlichen Gebrauch von Aspirin trat keine Änderung im ärztlichen Verhalten ein. Stattdessen wechselt die Patientin die Klinik und ist, wenn man so will, so klug, selbst auf diese Situation hinzuweisen und eine vordergründige Erklärung zu geben. Sie räumt ein, sich selbst mehrfach „zur Ader gelassen“ zu haben.

Dies wird in den Arztberichten in keiner Weise kommentiert oder problematisiert und führt wiederum nicht zu einer psychosomatischen Konsiliaruntersuchung. Stattdessen erfolgt eine erneute ausführliche invasive hämatologisch-internistische Diagnostik. Insgesamt ist eine deutliche Verschlimmerung des Krankheitsverlaufs innerhalb der 6 Jahre seit dem fraglichen Erkrankungsbeginn festzustellen. Die vorherrschenden Symptome sind rezidivierende artifiziell induzierte Anämien, Hämatome und Blutgerinnungsstörungen, aber auch entzündliche Symptome wie rezidivierende Pannikulitiden, Fieberzustände, septische Zustände und schließlich hyperthyreote und hypertone Zustände unklarer Genese sowie unklare dermatologische Symptome mit Hautabszessen und Wundheilungsstörungen.

Untypisch ist, dass bei dieser schweren und sich in immer kürzeren Abständen wiederholenden Symptomatik keinerlei objektivierbare Anzeichen auf eine artifizielle Handlung, z. B. Einstichstellen oder andere Blutungsquellen, gefunden werden. Ebenso werden keine Fremdkörpermaterialien, toxischen Substanzen oder Bakterien wie z. B. *Escherichia-coli*-Bakterien nachgewiesen. Die Patientin erklärt ihre Anämie wiederholt damit, dass sie gelegentlich an schweren Menstruationsblutungen leide. Der gynäkologische Befund ist aber unauffällig. Auch dies wird in den Vorbefunden nicht weiter kommentiert. Typischerweise erfolgt keinerlei Kommunikation zwischen den unterschiedlichen behandelnden Kliniken (u. a. zwei renommierte Universitätskliniken und drei verschiedene große städtische Kliniken). Auch zwischen Hausarzt und Kliniken hat es anscheinend keine wesentliche Kommunikation und keine diagnostische Diskussion des Falls gegeben (vgl. Haddad et al. 2002; Eckhardt-Henn 2015; Girolami et al. 2014).

60.2 Definition und Klassifikation

Bei den **artifiziellen Störungen** handelt es sich um eine heterogene Krankheitsgruppe, deren zentrale Symptomatik darin besteht, körperliche und/oder psychische Krankheitssymptome künstlich zu erzeugen, zu aggravieren oder – seltener – vorzutäuschen.

Das zunächst erkennbare Ziel ist, auf diese Weise die Aufnahme in ein Krankenhaus zu erreichen und die Ärzte zur Durchführung häufig invasiver, oft auch operativer medizinischer Eingriffe zu bewegen. Die Motivation, d. h. die Frage, warum Patient*innen mit artifiziellen Störungen heimlich Erkrankungen induzieren müssen, bleibt zunächst unklar und kann oft erst nach längerfristiger psychosomatisch-psychotherapeutischer Behandlung verstanden werden. Diese Krankheitsgruppe wird sehr oft mit der Simulation verwechselt, womit sie überhaupt nichts zu tun hat. Wenngleich die heimliche Erzeugung von Krankheitssymptomen scheinbar unter willentlicher Kontrolle geschieht, sind die Betroffenen unbewussten Impulsen unterworfen, die sie regelhaft nicht kontrollieren können.

Der Begriff „artifizielle Störungen“ hat zum einen die Bedeutung eines Oberbegriffs, zum anderen beschreibt er die größte und therapeutisch auch am ehesten zugängliche Untergruppe des Störungsbildes, das bzgl. klinischer Symptomatik und Prognose in einigen Aspekten sehr deutlich von den Münchhausen-Syndromen (➤ Kap. 60.10) abzugrenzen ist.

In der **ICD-10** wird die artifizielle Störung (absichtliches Erzeugen oder Vortäuschen von körperlichen oder psychischen Symptomen oder Behinderungen) ohne weitere Unterteilung unter F68.1 aufgeführt. Als „dazugehöriger Begriff“ wird das Münchhausen-Syndrom erwähnt, aber nicht definiert.

Das **DSM-5** unterscheidet bei den artifiziellen Störungen („factitious disorders“, FD) folgende Formen:

- Beschädigung des eigenen Körpers („FD imposed on self“, 300.19)
- Beschädigung anderer Personen („FD imposed on another“); hierunter wird auch das „Münchhausen-Stellvertreter-Syndrom“ (ehemals FD by proxy) eingeordnet.

Bei letzterer Form werden Kindern oder anderen Personen aus der näheren Umgebung wiederholt Krankheitssymptome zugefügt, ärztlichem Personal gegenüber vorgetäuscht oder aggraviert. Die beschädigten Personen werden wiederholt in Kliniken eingewiesen, dort vorgestellt und dann meist invasiven diagnostischen und medizinischen

Eingriffen unterzogen, die sehr häufig zu schweren Folgeschäden bis hin zu letalen Komplikationen führen. Diese schwerwiegende Störung wird (auch im forensischen Sinne) als „Sonderform der Kindesmisshandlung“ betrachtet.

60.3 Epidemiologie

Nach einer Untersuchung von Fliege et al. (2007) lag die (geschätzte) Häufigkeit (d. h. die 1-Jahres-Prävalenz) der artifiziellen Störungen bei durchschnittlich 1,3–1,8 % (vgl. auch Ferrara et al. 2012). In vielen Fällen wird die Diagnose gar nicht oder erst nach monate- oder sogar jahrelangem Krankheitsverlauf gestellt (Schrader et al. 2019). Das Münchhausen-Syndrom macht einen Anteil von ca. 10 % an der Gesamtgruppe der artifiziellen Störungen aus (Feldman und Eisendrath 1996), ist also insgesamt sehr selten.

60.4 Symptomatik

Etwa 65 % der Patient*innen mit artifiziellen Störungen sind Frauen. Das Durchschnittsalter liegt bei 33,5–35 Jahren. Eine Häufung medizinischer Berufe (Pflegeberufe, Medizinisch-technische Assistent*innen, auch Ärzt*innen) fällt auf (ca. ¼–⅓ d. F.) (Caselli et al. 2017; Jimenez et al. 2020).

Patient*innen mit artifiziellen Störungen sind für ihre Umgebung zunächst eher unauffällig. Anfänglich erscheint die Anamnese bzgl. aktueller psychischer Konflikt- und Belastungssituationen eher leer. Selbstentlassungen aus der stationären Behandlung kommen bei diesen Patient*innen i. d. R. nur nach direkter Konfrontation mit dem Verdacht auf eine artifizielle Erkrankung vor. Manchmal kann es im Verlauf der Erkrankung allerdings „notwendig werden“, auf andere Krankenhäuser auszuweichen und, ähnlich wie Münchhausen-Patient*innen, in eine Art „Krankenhauswandern“ bzw. „Doctor Shopping“ zu geraten.

Personen mit artifiziellen Störungen können sich mit medizinischen Symptomen aus sämtlichen Fachgebieten präsentieren. Eine Auswahl der häufigsten Symptome ist in ➤ Box 60.1 aufgeführt.

BOX 60.1

Häufigste Symptome artifizieller Störungen

1 Artifizielle Hauterkrankungen
- Aufbringen von Säuren und Laugen oder anderen schädigenden Substanzen
- Kneten, Reiben, Quetschen der Haut
- Strangulieren von Extremitäten (artifizielle Lymphödeme)
- Subkutanes Einspritzen von infizierten Lösungen, Speichel, Milch etc.

2 Artifizielle innere Erkrankungen
- Artifizielles Fieber durch Einnahme pyrogen wirkender Substanzen
- Thermometermanipulationen, Fälschung des Krankenblatts
- Artifizielle hämatologische Erkrankungen: Selbstentnahme von Blut zur Erzeugung von Anämien; selbst herbeigeführtes Bluten; Einnahme von Antikoagulanzien; Vortäuschen von HIV-Infektion und Selbstinfektion mit HIV-infiziertem Blut
- Artifizielle Stoffwechselerkrankungen: Hyperthyreose durch Einnahme von Schilddrüsenhormonen, Hypoglykämie durch Injektion von Insulin oder Einnahme oraler Antidiabetika; Hypokaliämie durch Einnahme von Diuretika, Lakritzabusus, Laxanzienabusus, Hyperkalzämie durch Einnahme von Kalzium oder Vitamin D; Cushing-Syndrom durch Einnahme von Prednison; Hyperamylasurie durch Speichelzusatz zum Urin; Anticholinergika-Intoxikation durch Einnahme von Sympathomimetika
- Artifizielle kardiologische Symptome: Vortäuschung einer KHK; Einnahme von Betablockern, Clonidin u. a.
- Artifizielle pulmologische Symptome: Hämoptysis durch vorher geschlucktes Eigen- oder Tierblut

3 Artifizielle gynäkologische Symptome
- Abdominelle Schmerzen
- Vaginale Blutungen durch Eigen- oder Fremdblut
- Mechanische Manipulationen an Portio und Vagina
- Einbringen ätzender Lösungen in die Vagina

4 Artifizielle chirurgische Symptome
- Vortäuschen abdomineller Schmerzen
- Stuhlverhalt
- Manipulationen an Wunden und Operationsnarben
- Selbstinjektion von Fremdkörpermaterial zur Erzeugung von Abszessen
- Manipulation an zentralvenösen Zugängen u. Ä.

5 Artifizielle urologische Symptome
- Einbringen von Eigen- oder Tierblut retrograd durch die Harnröhre oder per Injektion durch die Bauchdecke in die Blase zur Erzeugung einer Hämaturie
- Kontamination des Urins mit Fäkalien u. Ä.
- Manipulationen an der Harnröhre mit Nadeln u. Ä.

6 Artifizielle Symptome in der Pädiatrie
- Münchhausen-Stellvertreter-Syndrom
- Artifizielle Symptome bei Kindern und Jugendlichen: meist dermatologische Symptome, Schmerzzustände, Fieber; prinzipiell alle Symptome

7 Psychiatrische Symptome
- Vortäuschen (häufig mithilfe von Medikamenten) von Verwirrtheitszuständen, halluzinativen Erlebnissen, deliranten Zuständen, psychotischen Symptomen und Suizidalität; Vortäuschen von Traumafolgestörungen oder dissoziativen Symptomen (vgl. Catalina et al. 2008; DelCasale et al. 2012)

Es gelingt den Patient*innen, die Symptomatik in überzeugender Weise zu präsentieren, was ihnen durch oftmals gute medizinische Kenntnisse und die Angabe falscher oder die Unterschlagung bestimmter anamnestischer Daten erleichtert wird.

Die Schwere der Krankheitssymptome ist sehr unterschiedlich. Dermatologische artifizielle Symptome sind i. d. R. klinisch deutlich weniger bedrohlich als rezidivierende schwere artifiziell erzeugte Anämien, septische Zustände oder Blutgerinnungsstörungen etc. 88 % der Patient*innen zeigen im Verlauf mindestens vier verschiedene artifizielle Symptomatiken (Jimenez et al. 2020).

In zwei Drittel der Fälle werden die Symptome von den Patient*innen erzeugt, d. h., die Betroffenen leiden dann „wirklich“ an diesen Symptomen (z. B. schweren Anämien) und sind auch entsprechend behandlungsbedürftig. Seltener werden bereits vorhandene Symptome, manchmal auch bei vorhandenen körperlichen Erkrankungen, aggraviert oder aber Symptome nur vorgetäuscht, wie z. B. beim artifiziellen Fieber durch den Austausch von Fieberthermometern oder die Angabe falscher anamnestischer Daten.

Auch schwere Folgeschäden, wie z. B. die Enukleation eines Auges, werden „in Kauf genommen" (Khalil et al. 2022).

Selbstverständlich können jederzeit Krankheitssymptome aufgrund einer komorbiden körperlichen Erkrankung hinzukommen, was die gesamte Symptomatik noch viel komplexer macht. Neben Art und Ausmaß der aktiven Selbstbeschädigung, also der aktiven Verursachung körperlicher Krankheitssymptome, ist auch das Ausmaß der darauffolgenden medizinischen und therapeutischen Eingriffe, welche die Patient*innen induzieren, von wesentlicher Bedeutung für die Ausprägung der Schwere und für die Gefährlichkeit der Erkrankung. Die Patient*innen schrecken i. d. R. nicht zurück, wenn ihnen gefährliche invasive Maßnahmen oder auch Operationen vorgeschlagen werden. Sie lassen sich bereitwillig und auffällig schnell auf diese Maßnahmen ein und zeigen sich bei Ankündigung solcher Maßnahmen häufig entlastet. Die Erkrankung zeigt eine sehr hohe Tendenz zur Chronifizierung und wird bei zwei Dritteln der Betroffenen zu einer Art „way of life", zum Lebensinhalt.

60.5 Die Arzt-Patient-Beziehung

Die Interaktion zwischen Ärzt*in und Patient*in ist von einer spezifischen Pathologie geprägt. Zunächst ist zu beobachten, dass die Ärzt*innen die Verleugnung oder auch dissoziative Abwehr der Patient*innen scheinbar mitmachen. Sie werden in eigenartiger Weise – nach Art einer Folie à deux – in dieses Spiel involviert („tangled in the web", Feldman und Feldman 1995).

Das Ausmaß der Fehldiagnosen ist erheblich; oft wird die Diagnose – wenn überhaupt – erst nach bereits mehrmonatigem bis jahrelangem Krankheitsverlauf gestellt. Die Kenntnis der Ärzt*innen ist noch immer sehr gering. Die behandelnden Ärzt*innen entwickeln eine enorme diagnostische Aktivität, die exponentiell zum Ausmaß ihrer Ratlosigkeit steigt und oft fatale Ausmaße annehmen kann. Sie scheinen die autodestruktiven Impulse der Patient*innen unbewusst mitzuagieren. Die Indikationen für invasive Maßnahmen werden sehr viel schneller gestellt als bei anderen Patient*innen und viel seltener hinterfragt. Die Ohnmacht, die diese Patient*innen in ihren Behandler*innen auslösen, führt eher zu aggressiven als zu resignativen Reaktionen. Die Ärzt*innen geraten aufgrund verinnerlichter berufsethischer Normen, unbewusster Manipulation durch die Patient*innen und unbewusst motivierten professionellen Handelns (Agierens) in einen komplexen Konflikt (vgl. Eckhardt-Henn 1999; Feldman und Eisendrath 1996).

Vordergründig wollen sie nichts übersehen und schrecken lange Zeit vor der Verdachtsdiagnose einer artifiziellen Störung zurück. Insbesondere wenn es bereits zu Folgeschäden gekommen ist, wird die Diagnose weiter tabuisiert. Es fällt schwer, sich mit der Tatsache zu konfrontieren, dass man womöglich falsche Maßnahmen ergriffen und zu Folgeschäden beigetragen hat. Wenn es unvermeidlich ist, sich mit der realen Diagnose auseinanderzusetzen, werden die Betreffenden dann oft nicht mehr als Patient*innen, sondern als Simulant*innen oder Betrüger*innen eingeordnet und aufgegeben. Vorher werden oft detektivisch-kriminalistische Maßnahmen zur „Überführung" dieser Patient*innen erwogen.

In Zeiten des DRG-Systems kommt der Druck der kurzen Verweildauern hinzu. Interessanterweise gibt es in den letzten Jahren kaum Literatur zur Epidemiologie von artifiziellen Störungen. Es existieren noch immer keine differenzierteren neueren klinischen Studien. Meist beschränkt sich die Literatur auf Kasuistiken und retrospektive Analysen von Fallberichten (Yates und Feldman 2016).

60.6 Psychopathologie

Bei den artifiziellen Störungen handelt es sich um eine heterogene Patient*innengruppe, was noch immer zu wenig berücksichtigt wird. Viele Patient*innen mit schweren komplexen artifiziellen Störungen leiden gleichzeitig an einer **Persönlichkeitsstörung,** häufig an einer emotional instabilen Persönlichkeitsstörung vom Borderline-Typ. Es werden aber auch andere (z. B. histrionische oder dissoziale) Persönlichkeitsstörungen beschrieben.

Depressive Störungen sind sehr häufig; teilweise muss man sich fragen, inwieweit das artifizielle Agieren eine Art Depressionsabwehr darstellt. Im klinischen Verlauf kann man beobachten, dass die Patient*innen häufig in eine depressive Verstimmung geraten, wenn sie versuchen oder gedrängt werden, das selbstbeschädigende Verhalten aufzugeben oder daran gehindert werden. DelCasale et al. (2012) beschreiben eine 37-jährige Patientin mit einem Münchhausen-Syndrom und einer Bipolar-I-Störung, die sich zunächst selbst beschädigte und dann ein Münchhausen-by-proxy-Verhalten entwickelte.

Eine **Suizidalität** ist bei sicherlich 20–30 % der Patient*innen vorhanden, und bei etwa 10–15 %, bezogen auf die Gesamtgruppe, kann es zu letalen Komplikationen kommen. In früheren Jahren wurde die Erkrankung einmal als „Suizid auf Raten" oder „fokaler Suizid" bezeichnet. Nach unserer klinischen Erfahrung sind viele Betroffene zwar nicht manifest suizidal in dem Sinne, dass sie den Wunsch haben, sich umzubringen, aber sie nehmen gewissermaßen letale Komplikationen in Kauf, und es scheint ihnen vollkommen egal zu sein, dass sie ihren Körper malträtieren. Sie riskieren schwere körperliche Folgeschäden und bringen sich immer wieder, insbesondere bei bestimmten artifiziellen Störungen wie z. B. den artifiziellen Anämien, in lebensbedrohliche Zustände.

Episodenhafte artifizielle Störungen – etwa 20–25 % d. F. – treten meist in der Folge von Verlusterlebnissen oder anderen schwerwiegenden akuten Lebensbelastungen auf. In diesen Fällen geschieht die Selbstbeschädigung eher bewusstseinsnah und kann meist in einem entsprechenden, dem Patienten oder der Patientin zugewandten Setting auch angesprochen werden. Die Betroffenen lassen sich i. d. R. sehr viel schneller auf eine psychosomatische Behandlung ein und zeigen sich bei diesem Angebot meist entlastet.

60.7 Differenzialdiagnose

Von den artifiziellen Störungen müssen dissoziative und somatoforme Störungen abgegrenzt werden. Schwere dissoziative Störungen der Bewegungs- und Sinnesempfindungen geben nicht selten Anlass zu Verwechslungen mit artifiziellen Störungen. Psychopathologisch wurde die Erkrankung wiederholt den Suchterkrankungen und auch Zwangsstörungen zugeordnet.

60.8 Pathogenese

68 % der Patient*innen haben schwere Traumatisierungen in der Vorgeschichte (Jimenez et al. 2020), vor allem sexueller Missbrauch in Kindheit und Jugend, körperliche Misshandlungen, emotionale Deprivation, Verlusterlebnisse mit inkonstanten Beziehungen und teilweise sadistischen Umgangsformen. Ferner fällt eine Häufung chronischer Krankheiten in diesen Familien auf, z. B. bei den Eltern, aber auch bei den Patient*innen selbst in der Kindheit. Hinzu kommen psychische Störungen der Eltern und chronische familiäre Konflikt- und Belastungssituationen (Eckhardt-Henn 1999).

Die Rolle von Objektverlusten in der Kindheit, aber auch unmittelbar vor Ausbruch einer artifiziellen Störung im Erwachsenenalter wird von mehreren Autoren betont (Eckhardt-Henn 1999). Psychodynamisch kann die artifizielle Störung in solchen Zusammenhängen u. a. als pathologische Trauerreaktion verstanden werden; teilweise kann der Körper in diesen Fällen die Bedeutung eines Übergangsobjekts haben (Zitat einer Patientin: „Meinen Körper habe ich, der ist immer da, der kann mich nicht verlassen“).

60.8.1 Neurobiologische Ergebnisse und Hypothesen

Mittlerweile weiß man, dass Menschen, die (v. a. in ihrer Kindheit) chronischen Traumatisierungen ausgesetzt waren, in der Folge **neurobiologische und hirnorganische Folgestörungen** entwickeln, die u. a. zur Pathogenese der späteren komplexen Erkrankung beitragen. Eine große Gruppe von Patient*innen mit offenen Selbstverletzungen, die i. d. R. an einer Borderline-Störung leiden, und nach klinischer Erfahrung auch Patient*innen mit komplexen artifiziellen Störungen zeigen eine Störung der Schmerzwahrnehmung, zumindest vor und während der selbstverletzenden Handlungen, sowie schwere Affektregulationsstörungen. Letztere bestehen in einer **affektiven Hyperreaktivität,** die sich als Tendenz zu kurzzeitigen, heftigen, rasch wechselnden Affektantworten einerseits und einer hohen Sensibilität gegenüber emotional relevanten Reizen andererseits manifestiert.

Die selbstbeschädigenden Handlungen werden häufig im Sinne der **Affekt- und Spannungsregulation** eingesetzt; dies kann man vor allem bei artifiziellen Hypoglykämien, Anämien und Fieberzuständen beobachten. Eine interessante Hypothese, die sich auf traumatisierte Patient*innen mit Selbstverletzungen bezieht, lautet, dass es durch die chronische Einwirkung von traumatischen Situationen frühzeitig zu einem ständig erhöhten Endorphinspiegel gekommen sein könnte, der dann wiederum zu einer Habituation an hohe Opioidspiegel führte. Die spätere, wiederholte schmerzhafte Stimulation des Körpers könnte eine vermehrte Ausschüttung von Endorphinen bewirken, die dann auch die Störung der Schmerzwahrnehmung erklären könnte.

Eine **stressinduzierte Analgesie,** die teilweise mit der Ausprägung dissoziativer Zustände während der Selbstverletzung korreliert, wurde mehrfach beschrieben (Ludäscher 2009; Kaess und Brunner 2016). Hierin könnten neurobiologische Ursachen zu finden sein, die u. a. als Begründung für das oft suchtartige, z. T. auch zwanghafte Verhalten dieser Patient*innen herangezogen werden könnte. Immer wieder kann man von Betroffenen hören, dass die Selbstverletzung und auch die Folgereaktionen des Körpers (z. B. Abszessbildung nach Selbstinjektion kontaminierter Lösungen) besser zur Spannungs- und Emotionsregulation dienen als Alkohol oder Drogen. Bis heute hat man keinen wirklich befriedigenden psychopharmakologischen Ansatz zur Behandlung dieser Patient*innen gefunden (➤ Kap. 60.9.4).

Die Betroffenen beschreiben, dass sie die Selbstverletzung nicht unterbrechen könnten, Wenn sie „es nicht tun können“, werden sie unruhig, gereizt, entwickeln Schlaf- und Konzentrationsstörungen. Außerdem wurde wiederholt von einem zumindest vorübergehenden Rückgang des selbstverletzenden Verhaltens unter der Einnahme von Opioidantagonisten wie Naloxon und Naltrexon berichtet (Schmahl et al. 2006). Diese Ergebnisse beziehen sich allerdings auf die Untersuchung von Patient*innen mit emotional instabiler Persönlichkeitsstörung vom Borderline-Typ, die offene Selbstverletzungen durchführen, und nicht von Patient*innen mit artifiziellen Störungen. Wahrscheinlich sind neben dem Endorphinsystem – die Endorphin-Hypothese wurde bereits Anfang der 1980er-Jahre von Willer et al. (1981) aufgestellt – weitere Neurotransmittersysteme beteiligt.

60.8.2 Artifizielle Störung und Dissoziation als Traumafolge

Ungefähr zwei Drittel der Patient*innen mit komplexen, schwerwiegenden artifiziellen Störungen leiden an begleitenden **dissoziativen Bewusstseinsstörungen,** insbesondere an dissoziativen Amnesien, schweren Depersonalisationszuständen, dissoziativen Trancezuständen und möglicherweise vereinzelt auch an dissoziativen Identitätsstörungen, die mit dem selbstverletzenden Verhalten in engem Zusammenhang stehen (Eckhardt und Hoffmann 1993; Eckhardt-Henn 1999, 2016).

Es gibt einerseits Patient*innen, die vorwiegend in dissoziativen Zuständen artifiziell agieren, und andererseits solche, bei denen die Selbstverletzung einen stärker inszenierten Charakter hat, Teil einer Perversion ist oder eine Art zwanghaftes Ritual darstellt. Die Übergänge zwischen artifiziellen, d. h. heimlichen, und offenen Selbstverletzungen wie Sich-mit-Rasierklingen-Schneiden, Selbstverbrennungen u. a. sind oft fließend; viele Parallelen sind vorhanden. Wir haben wiederholt Patient*innen gesehen und behandelt, bei denen die artifizielle Störung im Verlauf der Therapie zunächst in eine offene Selbstverletzung und dann nicht selten in somatoforme Störungen übergeht. Diese offenen Selbstverletzungen können dann impulshaft durchgeführt werden, wenngleich die Artefakthandlung im Sinne der heimlichen Selbstbeschädigung i. d. R. Überlegung, also auch Aufschub erfordert.

II Gemeinsamkeiten von zwanghaftem und selbstverletzendem Verhalten bestehen in den häufig intrusiven Gedanken, die Selbstverletzungen durchzuführen, der steigenden Spannung, wenn versucht wird, dem Verhalten zu widerstehen, und dem Nachlassen von Angst und Spannung nach der Handlung. **II**

Bei einer Gruppe von Patient*innen mit mittelschweren und schweren artifiziellen Störungen sind dissoziative Zustände eng mit selbstverletzenden Handlungen verbunden, wobei Erstere durch die Selbstbeschädigung zumindest vorübergehend beendet werden können. Diese dissoziativen Störungen erklären auch teilweise, dass die heimliche Selbstbeschädigung dem Bewusstsein nicht zugänglich ist und auch von der Umgebung lange Zeit nicht realisiert wird. Die Frage, wie bewusstseinsnah die Selbstverletzung bei den artifiziellen Störungen ist, lässt sich nicht einheitlich beantworten. Bei den oben beschriebenen leichten und auch mittelschweren Formen ist sie sehr bewusstseinsnah und kann auch entsprechend frühzeitiger adressiert werden (s. u.).

Bei einer anderen Gruppe von mittelschweren und insbesondere schweren Formen unterliegt sie dissoziativen Prozessen und **Abwehrprozessen** wie Spaltung und Verleugnung, die sie dem Bewusstsein unzugänglich machen. Obwohl die Patient*innen ja teilweise komplizierte Symptome hervorrufen, was eine bewusste intellektuelle Leistung erfordert, scheinen diese Abwehrprozesse zu einer anschließenden Verleugnung/Dissoziation zu führen, sodass ihnen die selbstbeschädigende Handlung scheinbar nicht bewusst ist. Anders lässt es sich schwer erklären, dass die Patient*innen die Symptomatik so überzeugend präsentieren und Ärzt*innen sowie die übrige Umgebung über lange Zeit, manchmal mehrere Monate bis Jahre ebenso überzeugt handeln.

Die Artefakthandlung bringt die **Möglichkeit eines neuen Identitätsgefühls** (Identität Patient*in): Die Betroffenen handeln, als ob sie wie andere Patient*innen körperlich krank wären, und beziehen daraus auch ein neues Beziehungsgefüge (Ärzt*innen, Pflegepersonal etc.), das strukturierend wirkt.

Dissoziative Zustände und Selbstverletzungen stehen in einem spezifischen kausalen Zusammenhang. Zum einen können sie durch **äußere Trigger** hervorgerufen werden, also Auslöser, die mit traumatischen Erfahrungen assoziiert sein können, aber nicht müssen. Zum anderen können sie durch **intrapsychische Trigger** wie z. B. bedrohliche und überflutende Affektzustände ausgelöst werden, die mit intrapsychischen Konflikten und Fantasien verbunden sind, welche mit dem Trauma assoziiert sein können, es aber ebenfalls nicht sein müssen. Die Dissoziation führt dabei zunächst effektiv zu einer Angstreduktion, wenn andere Abwehrmechanismen gewissermaßen nicht ausreichen. Im weiteren Verlauf führt sie aber zu einer zunehmenden Ich-Schwäche, weil solche Patient*innen das Gefühl von Kohärenz und Ich-Identität zunehmend verlieren und diese gewissermaßen durchlöchert wird. Außerdem machen sie die Erfahrung, dass sie immer weniger fähig sind, bestimmte bedrohliche Gefühle und Affekte auszuhalten, zu verarbeiten und zu bewältigen.

Patient*innen mit artifiziellen Störungen führen die Selbstverletzungen häufig in dissoziativen Zuständen durch. Vereinzelt haben mir Patient*innen, die ich über längere Zeit psychotherapeutisch behandelt habe, berichtet, dass die Reaktionen, die ihr Körper dann nach der heimlichen Selbstverletzung gewissermaßen selbstständig durchführt, eine Art Dissoziationsschutz darstellen. Wenn sie sich z. B. kontaminierte Lösungen unter die Haut spritzen und damit eitrige Abszesse verursachen, die wiederum zu Rötungen, Schwellungen und Schmerzen führen, fühlen sie sich in einer bestimmten Weise innerlich gehalten und strukturiert. Eine Patientin sagte einmal: „Ich lasse die Wunden offen, d. h. ohne Verband. Dann reibt die Kleidung daran, und ich weiß ständig, wo ich anfange und wo ich aufhöre."

RESÜMEE

Wie alle Symptome sind sowohl die dissoziative Bewusstseinsstörung als auch die Selbstverletzung ein misslungener Selbstheilungsversuch, der eine weitere, z. T. schwerwiegende Bedrohung schafft, die einerseits in der Gefahr der zunehmenden Schwächung und Zerstörung des Ichs durch Verletzung seiner Integrität und andererseits in den bereits genannten körperlichen Folgeschäden besteht.

Dissoziation und Selbstverletzung stellen eine misslungene Abwehrformation dar, die zunächst psychisches Überleben ermöglicht, aber im weiteren Verlauf eine Entwicklung und Stärkung der Ich-Funktion verhindert und schwächt.

60.8.3 Psychoanalytische und psychodynamische Erklärungsmodelle

Die schweren Traumatisierungen und der Mangel an „protektiven Faktoren" wie tragfähigen, stabilisierenden Objektbeziehungen, welche die Bewältigungsmöglichkeiten traumatischer Erlebnisse wesentlich mit beeinflussen, stehen im Zentrum. Die Entwicklung eines stabilen, reifen Selbst und Körperselbst und der damit verbundenen Fähigkeit, tragfähige zwischenmenschliche Beziehungen einzugehen, wurde nachhaltig gestört.

Meist liegen **ich-strukturelle Störungen** vor, die sich im Zusammenhang mit den autoaggressiven Handlungen in Fragmentationszuständen, depressiven Zuständen und Anhedonie, d. h. chronischen Gefühlen innerer Leere und Leblosigkeit, und dem Vorherrschen sog. unreifer Abwehrmechanismen wie Spaltung, Idealisierung und Entwertung, Projektion und projektiver Identifikation und Dissoziation äußern.

Störungen des Körperselbst

Störungen des Körperselbst und des Körpererlebens sind bei den meisten Patient*innen mit artifiziellen Störungen vorhanden (vgl. Eckhardt-Henn 1999; Eckhardt-Henn und Hoffmann 2004). Der Körper wird häufig als etwas Fremdes, Angsteinflößendes erlebt (➤ Kap. 15). Bei vielen Patientinnen beginnen die ersten selbstverletzenden Handlungen bereits in der Pubertät, selten sogar in der Kindheit, d. h. in einer Zeit der Labilisierung, aber auch des Erwachens sexueller Gefühle und der Veränderung des Mädchenkörpers hin zum weiblichen Körper. Auch hier fallen Parallelen zu den Essstörungen vom Magersuchttyp auf.

In dieser Zeit werden schuldhafte, beängstigende „ödipale Konflikte" wiederbelebt, die bei Missbrauchspatient*innen eine ungleich virulentere Qualität haben können. Viele Patientinnen beschreiben ihren Körper und insbesondere das Weibliche daran als etwas Ekelhaftes, das verdeckt oder zerstört werden sollte. In den Missbrauchssituationen wurde der Körper als etwas erlebt, was sie schuldig macht, in den eingedrungen werden kann, der anderen gehört, die ihn benutzen und ausbeuten können, der Schmerzen und unerträgliche Gefühle von Übererregung und Überstimulation (Shengold 1989) bringt. Die Selbstbeschädigung kann aus psychoanalytischer Sicht auch als eine *unbewusste* Attacke gegen die Mutter oder den Körper der Mutter verstanden werden – und hat gleichzeitig auch die Bedeutung des „Attributs" an die Mutter in der ödipalen Rivalität: „Da hast du meinen beschädigten, kastrierten Körper. Er kann dir nicht gefährlich werden, du musst mich nicht bestrafen!"

Nicht nur der Hass auf den Täter, sondern auch der Hass auf das nicht anwesende, nicht schützende Primärobjekt spielt hier eine zentrale Rolle und kann im Laufe der posttraumatischen Entwicklung zu einer fortschreitenden **Zerstörung der inneren Objektwelt** führen (Ehlert-Balzer 1996, 2002). Diese Aspekte spielen in der psychoanalytischen Behandlung in der Übertragungsbeziehung eine wichtige Rolle; wenn diese Aspekte verstanden und durchgearbeitet werden können, hört die Selbstverletzung oft auf (vgl. Eckhardt und Hoffmann 1993).

Artefaktpatient*innen gehen mit ihrem Körper um, wie die Misshandler*innen mit ihnen umgegangen ist: Der Körper muss alles ertragen, muss sich quälen, ggf. verstümmeln lassen, muss anderen „dargebracht" werden – die Patient*innen werden zu Täter*innen an ihrem Körper und machen die Ärzt*innen zu Täter*innen. Der Körper wird nicht wie ein Teil des Selbst, sondern wie ein „latenter Feind" (vgl. Sachsse und Herbold 2016) erlebt. Es kommt zu einer Art „psychischer Abspaltung" des Körpers oder einzelner Körperteile vom übrigen Selbst. Auf diese abgespaltenen Teile werden dann negative Selbstanteile zur Entlastung des übrigen Selbst projiziert; der Körper bzw. Körperteile werden anstelle des Ganzen geopfert („fokaler Suizid"; ➤ Kap. 60.6; Menninger 1934).

Henningsen (2008) beschreibt die besonderen Verschmelzungen mit dem Objekt, die einen nicht mentalisierbaren und somit auch nicht symbolisierbaren Aspekt der traumatischen Erfahrung enthalten, die an das Objekt gebunden bleibt. Dissoziationen können zur Verselbstständigung dieser **konkretistischen Fusion** führen. Ein Teil des Selbst bleibt an das Objekt gebunden; Trennungen und Autonomieentwicklungen werden verunmöglicht. Die konkretistische Fusion kennt keinen Übertragungsraum im Sinne Winnicotts. Der Affekt ist nicht mentalisierbar, sondern nur agierbar. Es kommt zu Symptomen und dauerhaften Abwehrstrategien, welche die Partner lebenslänglich aneinander binden. Wenn dieses Band zerreißt oder bewusstwird, kommen Scham und Angst vor Entleerung auf. Werden diese Fusionen in der Übertragung aufgelöst, besteht die Gefahr, dass die freiwerdenden Affekte von objektloser Angst vor Vernichtung die therapeutische Beziehung gefährden. Dies wurde bereits an anderer Stelle ausführlich beschrieben (vgl. Eckhardt und Hoffmann 1993).

Sadomasochistische Fixierung und Interaktion

Die sadomasochistische Beziehungsstruktur der Arzt-Patient-Interaktion wurde bereits verdeutlicht. Die Verquickung von Schmerz und sexueller Erregung spielt bei einigen Betroffenen – keinesfalls bei allen – eine Rolle; dies sind Patient*innen, welche die Selbstbeschädigung häufig wie ein Ritual durchführen, verschiedene Arsenale von Instrumenten horten und sich oft innerlich auf die Handlung vorbereiten.

Das Gefühl von Kontrolle und Allmacht, das bei sadomasochistischen Fixierungen wesentlich ist, wird hier deutlich, besonders das **Allmachtsgefühl** über den Körper: Er muss alles ertragen, auch das Gefühl, alles aushalten, alles überwinden zu können, selbst den Tod. Viele Artefaktpatient*innen haben die Fantasie: Nicht sie sterben, sondern der Körper stirbt, ähnlich wie manche magersüchtige Patient*innen. Sie inszenieren die Allmacht über die Ärzt*innen und Therapeut*innen, die letztlich nicht helfen können, die macht- und wertlos sind („Koryphäen-Killer-Syndrom"), die Erotisierung von Schmerz sowie die masochistische Unterwerfung mit dem Gefühl von Macht über den Anderen. Der Schmerz des gefürchteten Objektverlustes ist ungleich größer als die Angst vor dem körperlichen Schmerz.

Patientinnengeschichte

Fortsetzung: Therapieverlauf

Die Pat. erhielt eine hochfrequente psychodynamische Einzeltherapie. Neben körpertherapeutischen, physiotherapeutischen Verfahren, Musik- und Kunsttherapie hatte sie engmaschige Pflegekontakte (Bezugspflegesystem). Pharmakologisch wurde sie symptomatisch mit einem Serotonin-Wiederaufnahmehemmer und einem niedrigpotenten Antipsychotikum behandelt. In den ersten Wochen war die Pat. meist in sehr depressiver Stimmung. In den Kontakten (z. B. Visiten) war sie sehr ablehnend; nach und nach konnte sie sich aber zunehmend auf ihre Einzeltherapeutin einlassen und entwickelte auch eine intensive Übertragungsbeziehung. Beim Pflegepersonal weckte sie verstärkt aggressive Impulse, sodass engmaschige Teambesprechungen erforderlich wurden.

Symptomatisch kam es, teilweise über Nacht, immer wieder zu starken Hb-Abfällen. Wir vereinbarten mit der hämatologischen Klinik an unserem Klinikum, dass bei einem Hb-Abfall auf bestimmte definierte Werte automatisch eine Bluttransfusion in der hämatologischen Tagesklinik durchgeführt wurde. Mit der Pat. wurde ein Behandlungsvertrag festgelegt, in dem u. a. die Bluttransfusionen, die Hb-Werte etc. besprochen wurden. In der ersten Zeit mussten wir die Pat. einige Male verlegen; u. a. einmal mehrere Tage auf die Intensivstation, weil sie bei erneutem starkem Hb-Abfall zusätzlich hohe Fiebertemperaturen entwickelt hatte. Wir führten erneute medizinische Untersuchungen, u. a. eine gynäkologische und urologische Untersuchung sowie eine Magen-/Darmspiegelung durch, weil es bei starkem Hb-Abfall zu dem Verdacht kam, dass die Patientin sich evtl. doch verletzt haben und aus einer bestimmten Quelle viel Blut verlieren könnte. Wiederholt ergaben sich keine sichere Blutungsquelle und keine objektivierbare Ursache für die rezidivierende artifizielle Anämie. Im Verlauf der Behandlung räumte die Pat. schließlich ein, dass sie sich „vereinzelt" Blut abgenommen habe. Sie könne sich aber nur undeutlich daran erinnern. Es müsse wohl in „dissoziativen Zuständen" geschehen sein.

Nach Wochenendurlauben kam es immer wieder zu extremen Hb-Abfällen. Im Verlauf wurde deutlich, dass es um eine sehr komplexe familiäre Konfliktsituation ging; vorübergehend wurden zusätzlich familientherapeutische Gespräche durchgeführt. Insgesamt gestaltete sich die Behandlung sehr schwierig, was aus Platzgründen hier nicht weiter ausgeführt werden kann. Neben der psychodynamischen Bearbeitung der höchst komplexen zugrunde liegenden Konflikte ging es um die verhaltenstherapeutische Bearbeitung der aufrechterhaltenden Bedingungen der Erkrankung. Schließlich konnte die Pat. ihre selbstverletzenden Handlungen reduzieren; der Hb-Wert stabilisierte sich im Normbereich, aber es kam zwischenzeitlich zu einer Phase mit offenen Selbstverletzungen, vorwiegend Verbrennungen an beiden Unterarmen, die nicht mehr in dissoziativ abgespaltenen Bewusstseinszuständen, sondern teilweise auch sehr bewusst durchgeführt wurden. In nachvollziehbarer Weise war es für die Pat., nachdem sie mehrere Jahre ihres Lebens fast ständig in Krankenhäusern verbracht hatte, sehr schwierig, wieder in ihren Alltag zurückzufinden und neue psychosoziale Beziehungen aufzubauen. Auch die Suche nach einem geeigneten, mit solchen Erkrankungen erfahrenen Therapeuten war äußerst problematisch. Wir vereinbarten mit der Pat. ein Intervallsetting, das sich aber an bestimmte Ziele knüpfte.

60.9 Multimodale psychosomatische Therapie der artifiziellen Störungen

60.9.1 Schaffung einer Therapiemotivation

In der Regel sieht man Artefaktpatient*innen zum ersten Mal als Konsiliarärztin. Wesentlich ist, dass in entsprechenden Fällen die Diagnose in Erwägung gezogen wird. Keinesfalls sollte man aber die Patient*innen sofort und unüberlegt mit dem Verdacht auf eine Artefaktstörung konfrontieren, sondern die Ernsthaftigkeit der Erkrankung besprechen, indem man z. B. von einer „psychosomatischen Erkrankung" spricht und ihnen deutlich macht, dass die Erkrankung auch psychische Ursachen hat, auch wenn ihnen diese zunächst nicht zugänglich sein mögen. Auf die Dringlichkeit einer interdisziplinären Behandlung sollte auch im Hinblick auf die meist eintretenden Komplikationen der Erkrankung unbedingt hingewiesen werden.

60.9.2 Ambulante Psychotherapie

Bei den leichten („benignen") Formen der artifiziellen Störung sind meist ambulante, niedrigfrequente, tiefenpsychologisch fundierte Psychotherapien erfolgversprechend. Diese Patient*innen reagieren auf eine einfühlsame Ansprache mit gleichzeitigem Therapieangebot i. d. R. entlastet und sind auch gut zu motivieren. Die Therapien sind – auch wenn es anfänglich in Krisenzeiten gelegentlich zu Rückfällen kommen kann – erfolgreich.

60.9.3 Stationäre multimodale psychosomatische Therapie

In mittelschweren und schweren Fällen ist wegen der oft akuten Gefährdung der Betroffenen eine stationäre Behandlung anfänglich unumgänglich. Die Behandlung dieser Patient*innen kann i. d. R. nur an einem Akutklinikum erfolgen, d. h., die entsprechende Psychosomatische Akutklinik sollte in ein interdisziplinäres Konzept mit Kliniken unterschiedlicher medizinischer Fachrichtungen eingebettet sein. So kann es in der ersten Zeit der Behandlung von Patient*innen mit einer artifiziellen Anämie immer wieder notwendig werden, Bluttransfusionen durchzuführen. Dies sollte dann in Absprache mit einer hämatologischen Abteilung, bei Bedarf auch tagesklinisch, erfolgen. Häufig ist es nötig, vorher eine Kostenzusage durch die Krankenkasse zu erwirken.

Das Behandlungssetting sollte langfristig angelegt sein, d. h., ggf. sollte von vornherein ein Intervallsetting mit mehreren unterschiedlich langen, individuell zu vereinbarenden stationären und teilstationären Aufenthalten geplant werden. Allerdings muss eine weiterführende ambulante Behandlung zwischen den Intervallabschnitten durch einen entsprechend erfahrenen niedergelassenen Facharzt für Psychotherapeutische Medizin gewährleistet sein. Dies ist keinesfalls einfach, da nur sehr wenige Kolleg*innen Erfahrung mit diesen Patient*innen haben. Viele scheuen die Behandlung dieser Patient*innen aus gutem Grund.

Die stationäre Therapie erfolgt nach einem multimodalen Therapiesetting, das störungsspezifisch ausgerichtet sein sollte. In der ersten Zeit der Therapie sind die Patient*innen mit einer interaktionellen Gruppentherapie meist überfordert. Wir wählen ein Einzelsetting, das i. d. R. zwei Einzeltherapiestunden umfasst. Anfänglich können auch häufigere und kürzere Kontakte (z. B. 4 ×/Wo. 25 min) im Einzelsetting sinnvoll sein.

In der ersten Phase der Behandlung geht es darum, ein **Behandlungsbündnis** mit den Patient*innen aufzubauen, und das heißt auch, sich der Konfrontation der Betroffenen mit der heimlichen Selbstbeschädigung anzunähern und sie schließlich auch durchzuführen. Dabei ist das Ausmaß der komorbiden dissoziativen Störung sehr wichtig. Bei Patient*innen mit ausgeprägteren dissoziativen Störungen geht es längere Zeit um die Arbeit an der Abwehrfunktion der Dissoziation und dann auch der Selbstbeschädigung, d. h., man muss die Betroffenen bei erneuten Selbstverletzungen immer wieder auf die Umstände, unter denen diese erfolgt sind, ansprechen und sie gemeinsam mit ihnen analysieren. Ganz konkret sollte dann an dem Ziel gearbeitet werden, die Dissoziation und das selbstbeschädigende Verhalten zu kontrollieren und zu beenden. Wir arbeiten mit Elementen aus der imaginativen Psychotherapie (Dissoziationsstopp, Analyse von Triggern, auslösenden Situationen, Anwendung bestimmter Reize wie z. B. körperlicher Aktivität, Coldpacks u. a.) (vgl. auch Reddemann 2004).

In der zweiten Behandlungsphase wird mit den Patient*innen ein **Behandlungs-/Zielvertrag** erarbeitet. Bei Vorliegen einer artifiziellen

Anämie kann es z. B. darum gehen, dass der Hb-Wert in einer bestimmten Zeit um ein bestimmtes Ausmaß steigen muss – ähnlich wie die Vereinbarung einer Gewichtszunahme bei Patient*innen mit Magersucht. Dabei ist es wichtig, die Betroffenen in die Definition dieser Ziele einzubeziehen, eine individuelle Lösung zu finden, d. h. Schritte zu wählen, die sie weder unter- noch überfordern. Das klare Ziel muss aber sein, die Selbstbeschädigung aufzugeben.

Neben diesen eher verhaltenstherapeutischen Elementen wird in der **Einzeltherapie ein tiefenpsychologisch fundierter fokaler Ansatz** verfolgt, der sich an den Richtlinien der Borderline-Therapie (vgl. Clarkin et al. 2008), der Strukturbezogenen Therapie (vgl. Rudolf 2013) und der Mentalisierungsbasierten Therapie (vgl. Schultz-Venrath 2013) orientiert. Das Pflegeteam wird in Form eines Bezugspflegesystems eng in die Behandlung einbezogen.

Ein wichtiges Element ist die **Dialektisch-behaviorale Therapie (DBT),** die vor allem für Patient*innen mit schweren nichtsuizidalen selbstverletzenden Verhaltensweisen entwickelt wurde und eingesetzt wird. Dieses Verfahren ist auch bei Patient*innen mit artifiziellen Störungen sehr hilfreich, sollte aber in ein gesamttherapeutisches Konzept eingebettet sein (vgl. Bohus 2016).

Eine **kontinuierliche Begleitsupervision** des Behandlungsteams ist wesentlich. Diese Patient*innen handeln nicht nur autodestruktiv, sondern die spezifische Dynamik der Autodestruktion und Destruktion sowie die Spaltungstendenz können auch zur Lähmung und Störung des therapeutischen Rahmens und der therapeutischen Fähigkeiten der Behandler*innen führen (heftige Gegenübertragungsreaktionen, Mitagieren, Teamkonflikte, schließlich Resignation) und die Behandlung scheitern lassen (s. o.).

Eine kontinuierliche Zusammenarbeit mit über diese schwierige Erkrankung informierten und kooperativen somatischen Kolleg*innen und Kliniken ist unerlässlich: Es kommt in der ersten Zeit der psychosomatischen Behandlung nahezu regelhaft zu erneuten Selbstbeschädigungen, die dann eine symptomatische Therapie erforderlich machen.

60.9.4 Medikamentöse Therapie

Eine kausale medikamentöse Therapie der artifiziellen Erkrankungen gibt es nicht. Wir behandeln diese Patienten an unserer Klinik symptomatisch, je nach komorbider Störung. Bei Spannungszuständen setzen wir atypische Neuroleptika wie z. B. Quetiapin oder Risperidon ein. Bei komorbiden depressiven Störungen erfolgt bei Kindern und Jugendlichen eine zusätzliche antidepressive pharmakologische Behandlung gemäß S3-Leitlinie (https://register.awmf.org/de/leitlinien/detail/028-043).

60.9.5 Spezifische Technik der psychotherapeutischen Behandlung

Die Behandlung von Menschen mit schweren artifiziellen Störungen hat viel zu tun mit der Behandlung von schweren Traumatisierungen und damit verbundenen spezifischen Phänomenen wie dissoziativen Störungen, spezifischen Abwehrmechanismen bzw. -funktionen wie projektiver Identifikation, traumatischer Introjektion (Ehlert-Balzer 1996), Identifikation mit dem Aggressor, Allmacht und Ohnmacht, sadomasochistischen Fixierungen und Grenzstörungen. Bezüglich der spezifischen Technik der psychotherapeutischen Behandlung muss auf die einschlägige Literatur verwiesen werden. Es geht, wie bei den beschriebenen Techniken, um die Bildung eines stabilen Arbeitsbündnisses, die Arbeit an der Fähigkeit zur therapeutischen Ich-Spaltung im Sinne der Entwicklung eines symbolisierenden Ichs, die Bearbeitung der Autodestruktion im Kontext der Übertragungsbeziehung (im Wesentlichen um die Bearbeitung „negativ therapeutischer Reaktionen", sadomasochistischer Fixierungen und „traumatischer Introjektionen").

Die Beziehung von Artefaktpatient*innen zu ihrem Körper hat den Charakter einer Objektbeziehung, und der/die Therapeut*in tritt in diese Beziehung ein. Auch wenn Grenzsetzungen nötig sind, ist es meiner Meinung nach für Therapeut*innen unumgänglich, sich auf die Selbstbeschädigung und ihre Dynamik „einzulassen" und diese innerhalb der Übertragungsbeziehung zu verstehen und zu bearbeiten. Dies ist ein anstrengendes Unterfangen, weil man es unweigerlich mit heftigen Gegenübertragungsreaktionen bei sich selbst und im Umfeld (eigene Institution, mitbehandelnde Ärzt*innen etc.) zu tun bekommt.

PRAXISTIPP

Der reale Druck, der durch die bedrohlichen artifiziellen Symptome entsteht, ist nicht zu unterschätzen. Nur wenn es möglich ist, diese Prozesse immer wieder zu reflektieren und nicht in ein unreflektiertes Mitagieren zu verfallen, d. h. nur, wenn der Therapeut bzw. die Therapeutin auch innerhalb eines tragenden institutionellen Rahmens arbeiten kann, sollte man Patient*innen mit schweren artifiziellen Störungen aufnehmen.

60.9.6 Nonverbale Verfahren, Körpertherapie

Patient*innen mit artifiziellen Störungen haben eine Störung ihrer Mentalisierungsfähigkeit (vgl. Fonagy et al. 2002), d. h., sie sind lange Zeit nicht fähig, bestimmte innere Befindlichkeiten und Zustände in Worte zu fassen. Des Weiteren leiden sie an einer ausgeprägten Körperempfindens- und Körperselbststörung – ähnlich wie Patient*innen mit schweren Magersuchterkrankungen. Häufig führen sie einen regelrechten Angriffskrieg gegen ihren Körper und können diesen nur über Schmerzsensationen wahrnehmen. Andere Körperempfindungen, z. B. angenehme Empfindungen, fürchten sie oft und müssen sie bekämpfen.

Häufig haben sie auch Grenzstörungen; oft leiden sie an ausgeprägten Depersonalisationssymptomen. Unumgänglich ist aus diesen Gründen meines Erachtens eine begleitende **Mototherapie** oder auch **Konzentrative Bewegungstherapie,** die allerdings nur erfahrene Therapeut*innen durchführen sollten.

Über die **Kunsttherapie** (➤ Kap. 43.1) ist es in vielen Fällen (persönliche Erfahrung) möglich, dass die Patient*innen die schwierige Beziehung, die sie zu ihrem Körper haben, und die ausgeprägte Tendenz, immer wieder in die bizarre Welt der Selbstverletzung hineinzugeraten, zum Ausdruck zu bringen. Ähnliche Möglichkeiten bietet auch die **Musiktherapie** (➤ Kap. 43.2).

Regelmäßige sportliche Aktivitäten, wie z. B. Walkinggruppen, Joggen, Fitnesstraining, Biking, Boxen nach Anleitung, sind wesentlich. Sie dienen der Spannungsabfuhr und der Stimmungsstabilisierung.

60.10 Münchhausen-Syndrom

Unter dem „Münchhausen-Syndrom" versteht man heute eine Untergruppe der artifiziellen Erkrankungen. Das männliche Geschlecht überwiegt.

Im Vordergrund der Symptomatik steht neben der Selbstmanipulation von Krankheitssymptomen eine ausgeprägte Störung der zwischenmenschlichen Beziehungen, die sich in ständigen Beziehungsabbrüchen, Krankenhauswandern und darüber hinaus permanentem Umherreisen, häufigen unmotivierten Selbstentlassungen aus Kliniken und schließlich völliger Entwurzelung äußert. Medikamentenmissbrauch und delinquentes Verhalten treten bei Münchhausen-Patient*innen häufig auf. Sie neigen zu einem stark dramatisierenden Verhalten und zu einer **Pseudologia phantastica,** einem habituell auftretenden, zwanghaften, unkontrollierbaren Lügen. Es liegt keine Gedächtnis- oder wahnhafte Störung vor (Almeida et al. 2010; Boyd und Likhari 2013; Caocci et al. 2008; Croft et al. 2012; Pulman und Taylor 2012; Cunningham und Feldmann 2011).

Aus psychodynamischer Sicht kann die Pseudologia phantastica als eine Art Zwang, die eigene Identität ständig zu verleugnen und zu wechseln, verstanden werden. Sie dient dem Versuch, das Selbstgefühl aufrechtzuerhalten. Die ständigen Beziehungsabbrüche und der wiederholte Identitätswechsel können auch als Versuch gedeutet werden, ständig drohende Desintegrationsängste abzuwehren, die auf die schwere zugrunde liegende ich-strukturelle Störung zurückzuführen sind, und Nähe-Distanz-Ängste zu beherrschen. Man könnte die Pseudologia phantastica auch als eine Form des *Acting-out* bei der Borderline- und der antisozialen Persönlichkeitsstörung definieren.

Ähnlich wie bei einer schweren dissoziativen Identitätsstörung kann der Betroffene offenbar den manchmal plötzlichen Wechsel (Switch) des jeweiligen Persönlichkeitszustands nicht kontrollieren. Psychopathologisch handelt es sich immer um schwere narzisstische, dissoziale, histrionische und Borderline-Persönlichkeitsstörungen. Die Kindheitsentwicklung von Münchhausen-Patient*innen ist durch häufige Verlusterlebnisse, Inzest, Alkoholerkrankungen der Eltern, Kindesmisshandlung, Delinquenz und Dissozialität geprägt.

Die Prognose dieser Erkrankung ist ausgesprochen schlecht. Meines Wissens sind so gut wie keine nachhaltigen erfolgreichen Behandlungsverläufe beschrieben. Die Patient*innen sind i. d. R. überhaupt nicht motiviert, sich behandeln zu lassen, und haben bzgl. ihrer eigentlichen Erkrankung auch keinen Leidensdruck. Anders als bei der größeren Gruppe der artifiziellen Störungen steht hier die heimliche Selbstbeschädigung nicht allein im Vordergrund. Vor allem das ständige Reisen, die Pseudologia phantastica und die permanenten Beziehungsabbrüche machen eine Therapie fast unmöglich.

LITERATURAUSWAHL

Boyd AS, Ritchie C, Likhari S. Munchausen syndrome and Munchausen by proxy in dermatology. J Am Acad Dermatol 2013; 71: 376–381.

Caocci G, Pisu S, La Nasa G. A simulated case of chronic myeloid leukemia: The growing risk of Munchausen's syndrome by internet. Leuk Lymphoma 2008; 49(9): 1826–1828.

Eckhardt-Henn A. Artifizielle Störungen. Heimliche Selbstbeschädigung. Psychotherapeut 2015; 1: 18–24.

Eckhardt-Henn A. Dissoziation und selbstverletzendes Verhalten. In: Sachsse U, Herbold W (Hrsg.): Selbstverletzung. Stuttgart: Schattauer 2016; 149–163.

Eckhardt-Henn A, Hoffmann SO. Dissoziative Bewusstseinsstörungen, Theorie, Symptomatik, Therapie. Stuttgart: Schattauer 2004.

Girolami A, Bertozzi I, Tassinato V, et al. Bleeding manifestations apparently unrelated to coagulation or other organic disorders: A tentative classification and diagnostic clues. Hematology 2014; 19: 5. 293–298.

Henningsen F. Konkretistische Fusion – Agieren und Symbolisieren. Prozess bei schwerem frühkindlichem Trauma. Psyche 2008; 11: 1148–1169.

Ludäscher P. A cross-sectional investigation of discontinuation of self-injury and normalizing pain perception in patients with borderline personality disorder. Acta Psychiatr Scand 2009; 120: 62–70.

Pulman A, Taylor J. Munchausen by internet: Current research and future directions. J Med Internet Res 2012; 14: 4. e115.

Sachsse U, Herbold W. Selbst-Verletzung. Ätiologie, Psychologie und Behandlung von selbstverletzendem Verhalten. Stuttgart: Schattauer 2016.

KAPITEL

61 Essstörungen

61.1 Allgemeine Aspekte

Stephan Zipfel

Das Spektrum der Essstörungen hat sich seit der Veröffentlichung des DSM-5 (APA 2013) und in der Folge der Entwicklung der ICD-11 deutlich erweitert und verändert. Neben den klassischen und etablierten Formen der Essstörungen – Anorexia nervosa und Bulimia nervosa – ist inzwischen die Binge-Eating-Störung als weitere wichtige Form der Essstörung hinzugekommen. Treasure et al. (2020) differenzieren in ihrer Übersichtsarbeit das Spektrum der Essstörungen in die phänomenologische Gruppe der Essstörungen mit restriktivem Essverhalten und jene mit Binge-Eating-Verhalten. Die Anorexia nervosa ist häufig durch massives Untergewicht, verbunden mit Mangel- und Fehlernährung, gekennzeichnet; die Binge-Eating-Störung geht zumeist mit einem ausgeprägten Übergewicht in Verbindung mit kardiometabolischen und orthopädischen Problemen einher. Daher ist die Kenntnis insbesondere dieser beiden Formen von Essstörungen besonders für ärztliche Psychotherapeutinnen und Psychotherapeuten hoch relevant (Giel et al. 2022; Zipfel et al. 2015).

Bevor wir uns näher mit den etablierten Formen der Essstörungen in den Unterkapiteln befassen, sollen im Folgenden einleitend drei übergeordnete Aspekte der Essstörungen beschrieben werden. Zunächst wird die Bedeutung der Gesamtgruppe der Essstörungen in der globalen Betrachtung und anschließend die Entwicklung der diagnostischen Kategorien des Gesamtkapitels in der ICD-11 dargestellt. Da insbesondere Risikogruppen von der COVID-19-Pandemie betroffen waren, werden hierzu einige Aspekte ergänzt.

61.1.1 Epidemiologie

Laut dem aktuellen Global Burden of Disease (GBD) Report (2022) leiden weltweit 14 Mio. Menschen an einer Essstörung. Einschränkend muss hierzu angemerkt werden, dass diese Zahl nur Essstörungen aus dem Spektrum der Anorexia nervosa (AN) und Bulimia nervosa (BN) berücksichtigt. Santomauro et al. (2021) konnten jedoch zeigen, dass die Gesamtprävalenz der Essstörungen deutlich höher liegt, wenn man die inzwischen auch im DSM-5 und in der ICD-11 aufgenommenen Kategorien der Binge-Eating-Störung (BES) und die Gruppe der „Other specified feeding and eating disorders" (OSFED) mit einbezieht. Die Gesamtgruppe der Essstörungen beläuft sich dann bereits auf 41,9 Mio. mit einer Gesamtsumme von 6,6 Mio. DALYs („disability-adjusted life years") für das Jahr 2019. Diese Zahl übersteigt dann beispielsweise die Gruppe der Menschen mit einer Schizophrenie (24 Mio.) deutlich. Eine Häufung ist insbesondere beim weiblichen Geschlecht im jüngeren und mittleren Alter zu beobachten.

Aufgrund der Tatsache, dass die BES und die OSFED die häufigsten Formen von Essstörungen darstellen und somit auch für die höchste globale Belastung, gemessen in DALYs, verantwortlich sind, plädieren Santomauro et al. (2021) dafür, insbesondere diese beiden Kategorien zusätzlich in zukünftige GBD-Studien einzubeziehen.

61.1.2 Veränderungen der diagnostischen Kategorien in der ICD-11

Wie bereits im DSM-5 werden die Essstörungen in der ICD-11 mit den Fütterstörungen zu einer übergeordneten Kategorie „Fütter- oder Essstörungen" zusammengefasst (Claudino et al. 2019; Gradl-Dietsch et al. 2022):

- **Fütterstörungen** sind Verhaltensstörungen, die sich nicht auf Körpergewicht und -form beziehen, wie z. B. das Essen nicht essbarer Substanzen.
- **Essstörungen** umfassen abnormes Essverhalten und abnorme Beschäftigung mit dem Essen sowie ausgeprägte Sorgen um Körpergewicht und -form.

In Anlehnung an das DSM-5 wurden auch die **Binge-Eating-Störung** und **ARFID** („avoidant-restrictive food intake disorder") als eigene Diagnosen in die ICD-11 aufgenommen. Zu dieser Gruppe gehören dann auch Patient*innen, häufig aus dem Kinder- und Jugendaltersspektrum, mit einer Pica-Symptomatik oder Rumination und Regurgitation. Auch wird es wieder eine Kategorie für „andere nicht näher bezeichnete Fütter- und Essstörungen" (OSFED im DSM-5) geben.

Erste Ergebnisse von Vergleichsstudien zu ICD-10 und ICD-11 deuten darauf hin, dass die ICD-11 die diagnostische Genauigkeit bei den Essstörungen verbessert. Insbesondere die neuen Diagnosen Binge-Eating-Störung (BES) und ARFID würden die Verwendung von Restkategorien reduzieren (Gradl-Dietsch et al. 2022). Die Änderungen und Anpassungen insbesondere für die Anorexia nervosa und die Binge-Eating-Störung werden in den jeweiligen Unterkapiteln explizit aufgegriffen und erläutert.

61.1.3 Prävalenz der Essstörungen während der COVID-19-Pandemie

Die Folgen der COVID-19-Pandemie, insbesondere der Lockdown, haben vor allem Kinder und Jugendliche einer starken Belastung ausgesetzt, die bei einer nicht unerheblichen Zahl entweder zur Erstmanifestation oder zu einer deutlichen Verschlechterung einer Essstörung geführt hat (Zipfel et al. 2022). Taquet et al. (2021) konnten anhand der elektronischen Gesundheitsdaten von 5,2 Mio. Personen unter 30 Jahren, überwiegend aus den USA, zeigen, dass die diagnostische Inzidenz von Essstörungen im Jahr 2020 insgesamt um 15,3 % höher lag als in den Jahren zuvor (relatives Risiko [RR] 1,15; 95 %-KI 1,12 bis 1,19). Das relative Risiko stieg ab März 2020 kontinuierlich an und lag Ende des Jahres bei über 1,5. Der Anstieg betraf ausschließlich Frauen und vor allem Jugendliche mit Anorexia nervosa. Ein höherer Anteil der Patient*innen mit Essstörungen hatte im Jahr 2020 Suizidgedanken (Hazard Ratio [HR] = 1,30; 95 %-KI 1,16 bis 1,47) oder einen Suizidversuch (HR = 1,69; 95 %-KI 1,21 bis 2,35).

Herpertz-Dahlmann et al. (2022) haben eine Studie auf der Grundlage von Verwaltungsdaten der größten deutschen gesetzlichen Krankenkasse durchgeführt, in die alle Kinder (0–14 Jahre) und Jugendlichen (15–19 Jahre) mit der Entlassungsdiagnose einer typischen oder atypischen AN nach ICD-10 eingeschlossen waren. Basierend auf der Anzahl der Aufnahmen im 9-Monats-Intervall von Januar bis September der Jahre 2019, 2020 und 2021 und der Anzahl der Versicherten pro Geschlecht und Altersgruppe im jeweiligen Jahr wurden die Aufnahmeraten pro 10.000 Personenjahre getrennt nach Geschlecht und Altersgruppe berechnet. Die gesamte Stichprobe umfasste rund 4,7 Mio. Kinder und Jugendliche. Es zeigte sich ein hochsignifikanter Anstieg der Krankenhausaufnahmerate von 40 % (RR 1,4; 95 %-KI 1,27 bis 1,55; $p < 0{,}0001$) in der Gruppe der weiblichen Kinder und Jugendlichen (RR 1,32; 95 %-KI 1,24 bis 1,41; $p < 0{,}0001$) in den Jahren 2019 bzw. 2021 zwischen dem Zeitraum vor COVID-19 und nach COVID-19. Bei den männlichen Kindern und Jugendlichen stieg die Krankenhausaufnahmerate zwischen dem Zeitraum vor und dem Zeitraum nach Ausbruch der COVID-19-Pandemie ebenfalls deutlich an (RR 1,32; 95 %-KI 1,24 bis1,41; $p < 0{,}0001$). Auch bei männlichen Betroffenen nahm die Hospitalisierungsrate signifikant zu (RR 1,69; 95 %-KI 1,09 bis 2,62; $p < 0{,}02$). Jugendliche scheinen besonders anfällig für die Entwicklung einer AN in Krisenzeiten zu sein, z. B. bei sozialer Isolation und Schulschließung.

61.2 Anorexia nervosa

Wolfgang Herzog, Beate Wild und Hans-Christoph Friederich

61.2.1 Hintergrund: „Was für eine Krankheit ist eigentlich die Anorexia nervosa?"

Soziokultureller Kontext

Essen hatte und hat schon immer einen soziokulturellen Bezug und ist heute mehr denn je zu einem öffentlichen Thema geworden. Bilder und Idealbilder vom Körper, Informationen über gesundes Essen und Diäten, Trainings- und Fitnessprogramme sind wichtige Themen der Mediengesellschaft. Ein Grund dafür ist, dass **Übergewicht** (25 kg/m^2 ≤ Body-Mass-Index [BMI] ≤ 30 kg/m^2) und Adipositas (BMI ≥ 30 kg/m^2) zu den größten und folgenreichsten Gesundheitsproblemen unserer Zeit gehören. **Adipositas** betrifft – mit steigender Tendenz – ein Fünftel der Bevölkerung. Materieller Wohlstand und reichliche Verfügbarkeit von Nahrungsmitteln einerseits und die relative Bewegungsarmut unserer Arbeitskontexte andererseits führen zu diesem Problem.

Da entwicklungsgeschichtlich Nahrungsmangel das größere und häufigere Problem war, ist unsere biologische Ausstattung primär darauf ausgerichtet, Mangelzustände zu bewältigen. Erhöhte Verfügbarkeit von Nahrungsmitteln und geringerer Energiebedarf erfordern eine neue Balance und damit eine neue Esskultur. Damit rückt aber auch – vermeintlich oder tatsächlich – „gestörtes" Essen vermehrt ins öffentliche Blickfeld. Die zunehmende Stigmatisierung von Übergewicht einerseits sowie der durch die Medien propagierte „Schlankheitswahn" andererseits beschreiben das Spannungsfeld von soziokulturellen Einflüssen, die unser Essverhalten in der heutigen Zeit mitbeeinflussen. Unter diesen soziokulturellen Einflüssen haben sich „neuere" Essstörungsdiagnosen wie die Bulimia nervosa und die Binge-Eating-Störung entwickelt (➤ Kap. 61.3).

So wie Vorstellungen von normalem und gestörtem Essen immer in einem soziokulturellen Kontext stehen, ist auch die Vergabe einer Diagnose immer ein sozialer Akt. Habermas (2022) wies am Beispiel der Zunahme der Häufigkeit von Bulimie nach ihrer „Entdeckung" darauf hin, dass diese Diagnose auch eine gesellschaftlich legitimierte Ausdrucksform für spezifische Konflikte und Rollenkonflikte junger Frauen einer bestimmten Epoche zur Verfügung stellte.

Vor diesem Hintergrund lässt sich mit Beumont und Touyz (2003) die Frage stellen: „Was für eine Krankheit ist eigentlich die Anorexia nervosa?" Gibt es ein Kontinuum zwischen der Anorexia nervosa (AN) und den oben beschriebenen „modernen" Konzeptualisierungen von Essstörungen wie Bulimie und BES? Wie ist es zu verstehen, dass viele magersüchtige Patientinnen im Rahmen ihres Heilungsprozesses eine bulimische Phase erleben (Crossover-Phänomen)? Vehement kritisierten die Autoren die Subsumierung der Anorexie unter den gemeinsamen Begriff der Essstörungen als Verharmlosung der Magersucht.

Die AN – gekennzeichnet durch ein ausgeprägtes selbstinduziertes Untergewicht und einhergehend mit Gewichtsphobie, Krankheitsverleugnung und Störung der Wahrnehmung der eigenen Körperfigur – ist eine seit Langem bekannte Krankheitsentität: Erste medizinische Beschreibungen erfolgten 1689 durch Morton und die Definition als psychosomatische Krankheit im heutigen Sinn um 1870 durch Lasègue und Gull. Die Lebenszeitprävalenz wird auf 0,3–1,3 % geschätzt und die standardisierte Mortalitäts-Ratio mit 5,9 angegeben (Arcelus et al. 2011). Die standardisierte Mortalitätsrate stationär behandlungsbedürftiger Patientinnen mit extremem Untergewicht liegt mit 9,8 noch deutlich höher (Zipfel et al. 2000). Damit gehört die Anorexie zu den gefährlichsten Erkrankungen adoleszenter Mädchen und junger Frauen.

Die durchschnittliche Dauer der Erkrankung bis zur Genesung (falls sie eintritt) beträgt 6 Jahre (Herzog et al. 1997). Eine bleibende somatische Komorbidität (Osteoporose, Anovulation), schwere psychische Beeinträchtigungen (Dysthymie, Zwangssymptome, Persönlichkeitsstörungen, Sucht) und weitreichende soziale Folgen (Isolation, scheiternde Autonomieentwicklung) sind nicht selten.

Zusammengefasst bilden damit zwei Aspekte den Hintergrund für dieses Kapitel und die im Weiteren vorgeschlagenen Therapieoptionen:

- Erstens **unterscheidet sich die Magersucht** als seit Langem zu beobachtende Krankheitsentität **deutlich von Störungen des Essverhaltens wie Bulimie und BES.** Wenn magersüchtige Patient*innen eine bulimische Symptomatik aufweisen, so begründet dies zwar eine Ähnlichkeit von Symptomen und Verhaltensweisen, nicht jedoch eine Identität von Krankheitsentitäten.
- Zweitens ist es notwendig, **Differenzierungen innerhalb der Gruppe der Patient*innen mit Anorexie** in systematischer Art und Weise vorzunehmen – Magersucht ist nicht gleich Magersucht: Ausmaß, psychische und somatische Komorbidität sowie Phase der Erkrankung sind wichtige Unterscheidungskriterien, die Subgruppen charakterisieren und unterschiedliche Therapiestrategien begründen. Im ICD-11 wird der Aspekt des Schweregrades aufgegriffen und eine Differenzierung anhand des BMIs vorgenommen.

Historischer Überblick

Bereits 1691 beschrieb der englische Arzt Richard Morton detailliert die wesentlichen medizinischen Charakteristika dieser Erkrankung, wobei er als Pathogenese eine „nervöse Auszehrung aufgrund von Traurigkeit und ängstlicher Sorge" annahm. Im religiösen Kontext gibt es bereits eine Reihe mittelalterlicher Beschreibungen extremen Fastens und eine nicht unbeträchtliche Zahl von „Fastenheiligen". Wenn dieser Gewichtsverlust auch offensichtlich religiös motiviert war, so zeigen einige Biografien doch auch Charakteristika der Anorexie, wie wir sie heute verstehen: Fasten und Gewichtsabnahme enthielten ein Protestpotenzial und hatten eine Bedeutung in der Autonomieentwicklung – der Hl. Katharina von Siena z. B. ermöglichte es die erfolgreiche Abwehr familiärer Heiratsbeschlüsse, die sie selbst ablehnte.

Ende des 19. Jh. erfolgte eine Differenzierung von Krankheitsbildern in vielen Bereichen mit der Entwicklung spezifischerer ätiopathogenetischer Konzepte. Dies gilt auch für die AN, die dann im heutigen Sinne durch den englischen Internisten Gull (1868) und etwa zeitgleich durch den französischen Neurologen Lasègue (1873) definiert wurde. Während Gull und Lasègue sowie in der Folge englische und französische Ärzte von einer Psychogenese der Erkrankung ausgingen, wurde die Erkrankung in Deutschland nach 1914 irrtümlich als Simmonds-Erkrankung oder Schwäche der Hypophyse angesehen, die in der Tat – allerdings sekundär und reversibel – insuffizient wird. Entsprechend war in Deutschland dann zunächst nicht Psychotherapie, sondern die Hormonsubstitution bis hin zur Implantation von Schweinehypophysen in die Bauchwand von Anorexiepatientinnen die Methode der Wahl in der Behandlung der Magersucht.

Erst seit den 1960er-Jahren wurden differenzierte Psychotherapiekonzepte entwickelt. Psychoanalytiker*innen wie Hilde Bruch in den USA und Helmut Thomä in Heidelberg arbeiteten die Psychodynamik der Erkrankung heraus, die A. E. Meyer (1970) in vier Aspekten zusammenfasste: Abwehr weiblicher Bedürfnisse, Kampf um Autonomie, Abwehr regressiver Tendenzen und selbstperpetuierende Mechanismen der einmal begonnenen Symptomatik. Psychiater*innen und Psychotherapeut*innen aus England (Kay, Crisp, Russell), den USA (Minuchin), Italien (Selvini-Palazzoli, Cecchin) und Deutschland (Stierlin, Sperling, Petzold) wiesen auf familiäre Beziehungsstörungen in Familien mit einer „Indexpatientin" mit Magersucht hin.

Aus lerntheoretischer Sicht wurden verhaltenstherapeutische Therapieelemente entwickelt (Garfinkel, Vandereycken), die heute unverzichtbare Bestandteile der Therapie darstellen. Darüber hinaus sprechen Zwillingsstudien und Verlaufsuntersuchungen für eine genetische Prädisposition zur Magersucht (Bulik und Tozzi 2004).

Patientinnengeschichte

Die 16-jährige kachektische Clara wird notfallmäßig aus einer Kinder- und Jugendpsychiatrie übernommen. Dort war es zu einem fortschreitenden Gewichtsverlust auf zuletzt 31,1 kg (BMI 13,1 kg/m^2) gekommen. Clara, die in Begleitung ihrer Eltern kommt, greift ihre Mutter heftig an: Sie verbiete ihr alles, z. B. das Ausgehen, und sei so konventionell. Dauernd werde sie mit Essen bedrängt – überhaupt beherrsche die Mutter die ganze Familie. Später wird die Pat. eher sehr still. Die Erkrankung habe vor 3½ Jahren mit Fasten begonnen; jetzt bestünden ein exzessiver Laxanzienabusus und Erbrechen, Alkoholmissbrauch komme in unregelmäßigen Abständen vor. Zu Beginn der Erkrankung wurde eine Appendektomie („wegen Bauchweh zur Beruhigung von Clara") berichtet. Wegen des Gewichtsverlusts seien zwei weitere Aufenthalte in einer Kinderklinik erfolgt. Zur **Auslösesituation** stellt sich heraus, dass kurz zuvor Claras Großmutter an Unterleibskrebs verstorben war. Kurze Zeit später hatte Claras Mutter eine Fehlgeburt. Die **familiäre Situation** wurde als „normal" geschildert. Claras Vater war eher zurückhaltend, die Mutter schien eher bestimmend zu sein. Die Eltern hatten gegen den Willen der Großmutter mütterlicherseits geheiratet. Die Mutter hatte weitergearbeitet, sodass Clara bei ihrer Großmutter mütterlicherseits aufgewachsen war. Der Großvater mütterlicherseits hatte sich früh suizidiert. Die Großmutter väterlicherseits war nach der Geburt des Vaters im Wochenbett verstorben, der Vater war von größeren Geschwistern aufgezogen worden.

61.2.2 Definition und Klassifikation

Diagnostische Kriterien

Die diagnostischen Kriterien der AN (ICD-10: F50.0 [Dilling und Mombour 2005] und ICD-11: 6B80 [WHO 2019]) sind in ➤ Tab. 61.1 wiedergegeben.

Leichtere Formen anorektischer Symptomatik können als **anorektische Reaktionen** bezeichnet werden. Von einer **atypischen Anorexia nervosa (F50.1)** wird in der ICD-10 gesprochen, wenn mindestens ein Kernkriterium fehlt. In der ICD-11 wird mit 6B80.2 eine „Anorexia nervosa in Genesung mit normalem Körpergewicht" kodiert.

Subtypen

Eine **restriktive Form der Anorexia nervosa nach ICD-10 (F50.00)** liegt vor, wenn der Gewichtsverlust ohne aktive Maßnahmen zur Gewichtsreduktion durch reines Fasten zustande kommt.

Eine **Binge-/Purging-Form der Anorexia nervosa (F50.01)** ist durch Essanfälle bzw. kompensatorische Maßnahmen wie Erbrechen oder Laxanzienabusus gekennzeichnet.

Die ICD-11 trifft hier noch weitere Unterscheidungen, je nachdem, ob der BMI unter oder über 14,0 kg/m^2 liegt.

61.2.3 Epidemiologie

Die **Lebenszeitprävalenz** der AN wird in der Metaanalyse von Galmiche et al. (2019) mit 1,4 % (Frauen) bzw. 0,2 % (Männer) geschätzt. Qian et al. (2022) schätzen die **12-Monats-Prävalenz** auf 0,6 % für Frauen und 0,04 % für Männer. Durch die Lockerung der diagnostischen Gewichtskriterien im DSM-5 sowie in der ICD-11 zeigt sich in neueren Erhebungen ein Anstieg der Prävalenz. Systematische

Tab. 61.1 Diagnostische Kriterien der Anorexia nervosa (Dilling und Mombour 2005; WHO 2019)

ICD-10: F50.0 WHO		ICD-11: 6B80	
1.	Das tatsächliche Körpergewicht liegt mindestens 15 % unter dem Erwartungsgewicht oder der BMI < 17,5 kg/m^2.	1.	Untergewicht (BMI < 18,5 kg/m^2 oder < 5. Altersperzentile), das nicht auf eine andere Erkrankung oder die Nicht-Verfügbarkeit von Nahrung zurückzuführen ist.
2.	Der Gewichtsverlust ist selbst herbeigeführt durch: A) Fasten, B) selbstinduziertes Erbrechen, C) selbstinduziertes Abführen, D) übertriebene körperliche Aktivität, E) Gebrauch von Abführmitteln oder Appetitzüglern.	2.	Durchgehendes Muster an Verhaltensweisen, welche die Wiederherstellung eines normalen Körpergewichts verhindern (restriktives Essverhalten, selbstinduziertes Erbrechen, Abführmittelmissbrauch, exzessives Sporttreiben), das typischerweise von einer Angst vor Gewichtszunahme begleitet ist.
3.	Es liegt eine Körperschemastörung im Sinne einer spezifischen psychischen Störung vor. Auch bei Untergewicht bestehen eine Angst vor Gewichtszunahme und eine Wahrnehmungsstörung von Körpergewicht und -form.	3.	Störung in der Wahrnehmung der eigenen Figur bzw. des Körpergewichts oder übertriebener Einfluss des Körpergewichts und der Figur auf die Selbstbewertung.
4.	Eine endokrine Störung auf der Hypothalamus-Hypophysen-Gonaden-Achse besteht über mindestens 3 Monate. Sie manifestiert sich bei Frauen als Amenorrhö (Ausnahme: Antikonzeptiva-Gebrauch), bei Männern als Libido- oder Potenzverlust.		

Analysen von nationalen Zwillingskohorten berichten mit 2,2 % eine deutlich höhere Lebenszeitprävalenz (Keski-Rahkonen et al. 2007) bei Frauen und Mädchen.

Die Schätzungen der **Inzidenz** für Anorexia nervosa bei jungen Frauen aus der Allgemeinbevölkerung variieren je nach Studie zwischen 120 und 270 pro 100.000 Personen pro Jahr (Personenjahre). Dabei scheint die Inzidenz der AN über die letzten Jahrzehnte stabil zu bleiben (van Eeden et al. 2021); lediglich registerbezogene Studien finden einen leichten Anstieg (Martinez-Gonzalez 2020). Berichte über die Zunahme von Magersucht dürften am ehesten auf eine erhöhte Aufmerksamkeit gegenüber diesem Krankheitsbild, aber auch auf die Reformierung der diagnostischen Kriterien (DSM-5, ICD-11) zurückzuführen sein.

61.2.4 Symptomatik

Zentrales Symptom und Unterscheidungsmerkmal gegenüber anderen Patient*innen mit starkem Untergewicht ist die Verleugnung der Gefahr und des Krankheitswertes der Kachexie. Meist werden der eigene Körper bzw. bestimmte Körperteile als „zu dick" wahrgenommen. Hunger und körperliche Schwäche werden dagegen i. d. R. nicht bemerkt; vielmehr erleben sich viele Anorexiepatient*innen als aktiv und voller Energie. Ihr Selbstwertgefühl ist aufs Engste mit einem niedrigen Gewicht bzw. der Kontrolle des Gewichts verbunden. Selbstinduziertes Erbrechen und eine übermäßige körperliche Aktivität können in ausgeprägtem Maße vorkommen.

Emotional sind diese Symptome nicht selten mit einer Reduktion von Spannungsgefühlen verbunden, die für die Patient*innen schwer erträglich sind. Die Symptomatik führt mittelfristig zu einer veränderten Beziehungsregulation. Ein sozialer Rückzug der Patient*innen und Reaktionen wichtiger Anderer auf die Symptomatik sind regelhaft zu beobachten. Die massive Esssymptomatik greift jedoch auch regulierend in Interaktionen ein. Vermutlich haben diese „Folgen" der Krankheit für die Patient*innen hinsichtlich bestehender intrapsychischer und interaktioneller Konflikte einen entlastenden Charakter, sodass sie die Aufrechterhaltung der Erkrankung fördern.

Psychische Komorbidität

Entsprechend der aktuellen Diskussion wird der Begriff der Komorbidität hier aufgegriffen, auch wenn die Verwendung dieses Begriffs bei psychosomatischen Störungen durchaus kritisch gesehen werden kann: Das Phänomen der „Komorbidität" ist ja zunächst eine Folge von (oder sogar ein Artefakt bei) der Nutzung von Klassifikationssystemen und weniger ein primär klinisches Phänomen.

Die **psychische Komorbidität** umfasst häufig affektive Störungen mit einer Lebenszeitprävalenz von ca. 50 % für die Major Depression. Weitere häufig anzutreffende komorbide Störungen sind Angst-, Zwangs- und Persönlichkeitsstörungen sowie Suchterkrankungen. Eine Einschätzung der latenten und manifesten Suizidalität sollte bei allen Patient*innen erfolgen. Züge von Perfektionismus und z. T. ausgeprägte Zwangssymptome werden bei etwa 20 % der Patient*innen auch als prämorbide Symptomatik gefunden.

Somatische Komorbidität

Die **somatische Komorbidität** entsteht oft als unmittelbare Folge von pathologischem Essverhalten, selbstinduziertem Erbrechen, Laxanzien- oder Diuretikaabusus: Erniedrigte Serum-Kaliumwerte, angeschwollene Speicheldrüsen, ein Anstieg der Speicheldrüsen-Amylase im Serum und Erosionen der Zähne infolge von Magensäureexposition sind häufige Folgen des Erbrechens. Hormonstörungen (erniedrigte Östrogene, erhöhtes Kortisol, erniedrigtes Leptin) sind obligat, verminderte Zellzahlen in allen Blutzellreihen (Anämie, Leukopenie, Thrombopenie), erniedrigte Herzfrequenz und niedriger Blutdruck sind häufig.

Aus internistischer Indikation sind **Notfallaufnahmen** bei rapidem Gewichtsverlust in kurzer Zeit (> 30 % in den letzten 3 Monaten), bei extrem niedrigem Gewicht (< 60 % des Erwartungsgewichts), ausgeprägten Elektrolytstörungen, ventrikulären Herzrhythmusstörungen und hämodynamischen Störungen (Schwindel, Akrozyanose) angezeigt. Auch akute (z. B. Infekte) oder chronische Zweiterkrankungen (z. B. Diabetes, entzündliche Darmerkrankungen) erhöhen das Komplikations- und Mortalitätsrisiko u. U. erheblich. Medizinische Komplikationen können durch die Starvation und das gestörte Essverhalten an allen Organen aufgetreten.

➤ Tab. 61.2 fasst häufig anzutreffende Beschwerden nach Organmanifestationen zusammen. Häufige Todesursachen sind Infekte,

Tab. 61.2 Häufige medizinische Beschwerden und Komplikationen von Patient*innen mit Anorexie

Organmanifestation	Befund	Symptom
Kardiovaskuläres System	Sinusbradykardie, Hypovolämie, QT-Zeit-Verlängerung, Herzrhythmusstörungen	Schwindel, Synkope, Orthostaseprobleme, Akrozyanose
Endokrinium, Knochenstoffwechsel	Störung der Hypothalamus-Hypophysen-Gonaden-Achse, Osteoporose, pathologische Frakturen, Stressfrakturen	Amenorrhö, fehlende Empfängnisfähigkeit, Skelettschmerzen in Ruhe bzw. bei Belastung
Gastrointestinaltrakt	Ösophagitis, verzögerte Magenentleerung, verminderte gastrointestinale Motilität, paralytischer Ileus	Sodbrennen, Abdominalschmerzen, Völlegefühl, Übelkeit, Verstopfung
Haut	Verminderte Talgproduktion, Vitaminmangel, Zinkmangel, Schilddrüsenunterfunktion	Trockene Haut, Hyperpigmentation, Haarausfall, Lanugobehaarung, Akne, Stomatitis, Dekubitus, Wundheilungsstörung
Zähne	Erosion des Zahnschmelzes, Bisshöhenminderung	Hypersensitivität der Zähne
Niere, Wasser- und Elektrolythaushalt	Hyponatriämie, Hypokaliämie, Hypokalzämie, Hypomagnesiämie, Hypophosphatämie, Niereninsuffizienz, Nierensteine, Herzrhythmusstörungen	Muskelschwäche, Muskelkrämpfe, Exsikkose mit Oligurie, Schwindel

* nur bei Erbrechen

Arrhythmien und plötzlicher Herztod. Ärztliche diagnostische und therapeutische Interventionen sollten die Gefahr der Labilisierung des fragilen somatischen Gleichgewichts extrem abgemagerter Menschen berücksichtigen.

61.2.5 Ätiologische und pathogenetische Konzepte

Entstehung und Aufrechterhaltung einer Magersucht werden als ein multifaktorielles Geschehen angesehen, bei dem psychische Faktoren im Zusammenwirken mit biologischen, soziokulturellen und familiären Faktoren eine zentrale Rolle spielen (Herzog et al. 2004).

Auslösesituation

Auslösesituationen sind häufig eine reale oder fantasierte Trennung vom Elternhaus (Ende der Schulzeit, Schüleraustausch oder Au-pair-Aufenthalt, Tod naher Angehöriger wie der Großeltern) oder alterstypische Verunsicherungen im Rahmen erster erotischer Kontakte oder Enttäuschungen.

Genetische und neurobiologische Befunde

Die hohe Transmission der Anorexie in Familien spricht für eine gemeinsame genetische Prädisposition. Die Heritabilität der Anorexie wird basierend auf Zwillingsstudien auf 48–76 % geschätzt (Bulik und Tozzi 2004). Weibliche Angehörige 1. Grades zeigen im Vergleich zu Frauen ohne familiäre Belastung ein ca. 11-fach erhöhtes Risiko, ebenfalls am Vollbild einer Anorexie zu erkranken.

Basierend auf den bisherigen molekulargenetischen Untersuchungen kann festgehalten werden, dass kein einzelner Gendefekt, sondern vielmehr zahlreiche genetische Varianten in unterschiedlichem Ausmaß zur Ausbildung der verschiedenen phänotypischen Merkmale der Anorexie beitragen. In einer genomweiten Assoziationsstudie (GWAS) mit 16.992 Fällen konnten insgesamt acht signifikante Genloci identifiziert werden (Watson et al. 2019). Der Vergleich des genetischen Profils der Magersucht ergab Zusammenhänge mit anderen psychischen Erkrankungen, körperlicher Aktivität, Bildungserfolg sowie metabolischen und anthropometrischen Merkmalen. Bezogen auf die metabolischen Phänotypen konnten genetische Korrelationen mit Phänotypen für Nüchtern-Insulin, Leptin, Insulinresistenz, Diabetes mellitus Typ 2 und HDL-Cholesterin nachgewiesen werden. Diese Zusammenhänge waren unabhängig von genetischen Varianten, die in Verbindung mit dem BMI identifiziert wurden.

Die bisherigen Ergebnisse der molekularbiologischen Studien definieren die Magersucht als eine „metabolisch-psychische Erkrankung" und unterstreichen eine stärkere Berücksichtigung metabolischer Faktoren in der Entstehung und Aufrechterhaltung der Erkrankung.

Auch die funktionelle Bildgebung des Gehirns mit und ohne Einsatz von spezifischen Radioliganden hat zu einem verbesserten Verständnis der neurobiologischen Aspekte der Anorexie beigetragen. Gesundete Patient*innen weisen Veränderungen im serotonergen und dopaminergen Neurotransmittersystem im Bereich des präfrontalen und mesialen temporalen Kortex sowie des ventralen Striatums auf, die auf eine mögliche Dysregulation im Belohnungssystem und der Affektregulation hinweisen (Kaye 2013).

Die Ergebnisse von fMRT-Studien sind heterogen, jedoch zeigen die meisten Studien Veränderungen in kortikostriatalen Schleifensystemen, die mit Belohnung, kognitiver Kontrolle und Habituation in Verbindung gebracht werden können (Zastrow et al. 2009; O'Hara et al. 2015).

RESÜMEE
Bisherige neurowissenschaftliche Befunde unterstützen vor allem Konzepte der Abwehr von oraler Bedürftigkeit und weisen auf exzessive Selbstkontrolle sowie die gestörte Affektregulation der Patient*innen hin.

Soziokulturelle Befunde

Vor dem Hintergrund der eingangs beschriebenen Zunahme der Adipositas in den Industrieländern hat sich ein erheblicher soziokultureller Druck (insbesondere auf Mädchen und junge Frauen) hin zu Schönheits- und Schlankheitsidealen ausgebildet, die mit normalem Essen nicht vereinbar sind. Die über Jahrzehnte dokumentierte Gewichtsabnahme der Gewinnerinnen von Schönheitskonkurrenzen, die Essstörungen der Topmodels, die Beschreibung einer „female athletes triad" aus Essstörung, Amenorrhö und Osteoporose bei Sportlerinnen sind Mosaiksteine, die diese Entwicklung belegen. Angesichts der nicht ansteigenden Inzidenz der Anorexie in den letzten Jahrzehnten dürfte dieser soziokulturelle Druck aber wohl eher zur Entstehung der anderen Essstörungen und allenfalls zu spezifischen Ausgestaltungen einer Anorexie, weniger zu ihrer Entstehung beitragen.

Interessant ist in diesem Zusammenhang, dass z. B. in Curaçao in einer Studie von 2005 die Prävalenz der Magersucht bei der schwarzen Mehrheit der Bevölkerung äußerst niedrig geschätzt wurde, während sich die Prävalenz bei der Minderheit der Weißen bzw. der Mischlingsbevölkerung nicht von der in den Niederlanden oder in den USA unterschied (Hoek et al. 2005). Auch in den wenigen epidemiologischen Studien zu Essstörungen aus Afrika gab es bis 2014 keine bekannten Fälle von Magersucht (van Hoeken et al. 2016).

Psychodynamik

Psychodynamisch wurde traditionell eine **triebtheoretische Position** vertreten, die eine Verschiebung vom Bereich der genitalen Sexualität auf den der Oralität annahm. Sexuelle Wünsche und eine genitale Sexualität werden vermieden. Körperliche Veränderungen der sexuellen Reifung wie z. B. die sekundären Geschlechtsmerkmale oder die Menstruation treten verzögert auf oder werden zurückgebildet. Sexuelle Beziehungen sind nicht häufig. Die Ablösung vom Elternhaus verzögert sich. Die magersüchtige Patientin „hält die Zeit an", sie wird zu einer „ewigen Tochter". Sie kann damit in der Fantasie für ihren Vater und ihre Mutter das wichtigste Objekt sein. Thomä (1961) betonte demgegenüber die eigenständige Bedeutsamkeit der oralen Phase. **Objektbeziehungstheoretisch** wurde das Ringen um Autonomie vor dem Hintergrund früher Erfahrungen von erlebter mangelnder Verlässlichkeit und daraus folgender Hilf- und Wunschlosigkeit zu einem zentralen Thema (Schneider 2004; Boris 1984; Sperling 1985; Küchenhoff 1996).

RESÜMEE

Gerade überangepasste magersüchtige Patientinnen können in der Erkrankung eine Möglichkeit erleben, in der Pubertät neuen Überwältigungserfahrungen zu entgehen und hier die Macht der Krankheit zu entfalten. Intrapsychisch und interpersonell reduziert sich die Selbstbehauptung dann auf die durchaus erfolgreiche Kontrolle von Hunger und Gewicht (Bruch 1982).

Lerntheoretische Befunde

Die Verselbstständigung des Abnehmens und der damit verbundenen Verhaltensweisen und Rituale kann auch lerntheoretisch verstanden werden: Automatisierungen und psychische Folgen exzessiven Hungerns wurden in der Starvationsliteratur (Keys et al. 1950) ausführlich beschrieben: Hier wurden gegen Ende des Zweiten Weltkriegs Hungerexperimente bei körperlich und psychisch Gesunden durchgeführt, um die günstigsten Strategien zur Bekämpfung der Folgen von Unterernährung zu entwickeln.

Die **Starvation** führt u. a. zu einer Verflachung der emotionalen Schwingungsfähigkeit. Sie stellt somit eine gelernte Strategie dar, mit Belastungssituationen und negativen Gefühlen besser umgehen zu können. Nach lerntheoretischen Gesichtspunkten erfolgt die Aufrechterhaltung somit in erster Linie durch negative Verstärkung; unangenehme Reize werden vermieden. Analog zum selbstverständlichen Einbezug von verhaltenstherapeutischen Elementen in die Therapie primär psychodynamisch orientierter Zentren nennt auch die verhaltenstherapeutisch orientierte Literatur unter den psychologischen Ursachen der Anorexie Konfliktfelder mit langer psychodynamischer Rezeption wie die Autonomieentwicklung und die Selbstwertproblematik (Fairburn 2008).

Befunde zur familiären Situation

Da der pubertäre Loslösungsprozess im Feld der aktuellen familiären Beziehungen stattfindet, wird die gesamte Familie von den Auswirkungen dieser Erkrankung erfasst. Familiendynamisch sind die Pubertät und die Verselbstständigung eines Kindes eine Schwellensituation. Die Ablösung der Jugendlichen mit ihren Ambivalenzen, Launen und rasch wechselnden Bedürfnissen stellt für jede Familie eine Herausforderung dar und verlangt eine Vorstellung davon, wie sich die einzelnen Familienmitglieder und die Familie als Ganzes ohne die sich lösende Jugendliche neu finden und organisieren. Erfahrungen der Eltern bei der eigenen Loslösung (oder Nicht-Loslösung), Erfolge, Misserfolge und Ängste dabei, Vorstellungen der Eltern von der eigenen Zukunft als Paar bilden wichtige Rahmenbedingungen für diesen Prozess. Eine Familienorientierung in Familiengesprächen und ggf. therapeutische Interventionen haben damit vor allem für junge Patient*innen eine große Bedeutung für einen gelingenden therapeutischen Prozess (Selvini-Palazzoli und Viaro 1988; Petzold et al. 1991; Kröger et al. 2004; Pauli 2018; Wild und Hünnemeyer 2024; Liechti und Liechti 2020).

61.2.6 Diagnostik

Eine detaillierte und standardisierte Initialdiagnostik vor Therapiebeginn (Herzog et al. 2004) durch möglichst erfahrene Therapeut*innen ist eine zentrale Voraussetzung für die weitere Therapieplanung (➤ Box 61.1).

BOX 61.1

Initialdiagnostik

Dabei sind zu klären:

- Überweisungskontext
- Aktuelle Motivation
- Frühere Krankengeschichte/Krankheitsphase
- Bisherige Therapien (hilfreiche und schwierige Aspekte, aktuelle Krisen in einer Psychotherapie?)
- Aktuelles Gewicht (Wiegen ohne Kleidung!), Anamnese der Gewichtsentwicklung (Stabilität/Instabilität, Kontrollverlust)
- Essverhalten bzw. Esssymptomatik (Purging, Erbrechen, Laxanzien-, Diuretikaabusus?)
- Körperliche Aktivität
- Medizinische Untersuchung und Laborparameter, Zahnstatus, Knochendichte
- Hypothesen zur Psychodynamik (inkl. Auslösesituation, Grundkonflikte, Abwehrmechanismen, Strukturniveau)
- Psychische Komorbidität (Depression, Persönlichkeitsstörungen, Suchterkrankungen) und Suizidalität
- Aktuelle Lebenssituation und -krisen (Beruf/Ausbildung und finanzielle Situation, Familie, Partnerschaft, Peergroup/Freundeskreis, Wohnsituation)

Elektrolytstatus, Nierenfunktion und Blutbild, Albumin und Leberenzyme sollten initial bestimmt werden; ein EKG sollte vorliegen.

Zu den **irreversiblen somatischen Langzeitfolgen** der Magersucht gehört die Osteoporose (Reduktion der Knochenmasse), die langfristig zu erhöhten Knochenfrakturraten und frühzeitig eintretenden Knochenmasseverlusten in der Menopause führt (Herzog et al. 1993, Lopes et al. 2022). Eine Bestimmung der Knochendichte, die Auskunft über die schon eingetretenen Knochenmasseverluste gibt, sollte bei Patient*innen mit einem mehr als 2-jährigen Verlauf und/oder bei Knochenschmerzen oder Spontanfrakturen durchgeführt werden.

Psychische Differenzialdiagnose

Differenzialdiagnostisch sind die depressive Esshemmung, Brechneurosen, verminderte Nahrungsaufnahme bei Borderline-Persönlichkeitsstörung oder Wahnbildungen im Rahmen einer Schizophrenie abzugrenzen.

61.2.7 Therapie

Patientinnengeschichte

Fortsetzung

Die psychotherapeutische Behandlung von Clara war langwierig und komplikationsreich. Insgesamt wurden 82 Wochen stationärer Psychotherapie und eine Behandlung von 470 Stunden über einen Zeitraum von 10 Jahren absolviert. Besonders in der Anfangsphase der Behandlung verlief die Therapie chaotisch und war von vielen Abbrüchen und Rückfällen begleitet. Während die Eltern als Paar harmonisch wirkten, schien sich ein latenter elterlicher Konflikt zwischen den behandelnden Therapeut*innen bzw. Institutionen zu rekonstellieren. Eine Fallkonferenz aller beteiligten ambulanten und stationären Therapeut*innen endete in der Empfehlung, die Therapie in einer weit entfernt liegenden Modellklinik aufzunehmen, weil vor Ort alle Möglichkeiten ausgeschöpft seien. Dort kam es umgehend zu einem weiteren Gewichtsverlust, schließlich zu einem Suizidversuch von Clara und damit zum Abbruch der Behandlung.

Mehrere Familiengespräche konnten dann die Voraussetzung für eine eigene therapeutische Arbeit der Pat. schaffen. Themen waren die Trauer über den Verlust der Großmutter, die für Clara eine stabilisierende Funktion hatte, der Kontroll- vs. Unterwerfungs-/Autarkiekonflikt in der „Rebellion gegen die Mutter“ und die Rolle des Vaters, der die Mutter in ihrem Konflikt mit Clara weitgehend allein ließ.

Gesamtbehandlungsplan

Zu Beginn jeder Therapie von Patient*innen mit AN sollte ein Gesamtbehandlungsplan (Herzog et al. 2004) entwickelt werden. Die Notwendigkeit einer sorgfältigen Bestandsaufnahme und einer langfristigen Therapieplanung zu Beginn jeder Therapie ergibt sich aus

- der Dramatik der Symptome in der Ausgangssituation,
- der Notwendigkeit der Koordination von vor-, mit- und nachbehandelnden Ärzt*innen und Psychotherapeut*innen sowie
- der Verlaufsdynamik der Magersucht, deren Heilungsprozess sich über Jahre erstreckt und die z. T. in chronische Verlaufsformen übergeht.

In der **Ausgangssituation** erleben Ärzt*innen und Therapeut*innen nicht selten einerseits die Todesnähe magersüchtiger Patient*innen, die Mitleid erregt und helfendes Handeln herausfordert. Andererseits begegnen ihnen Patient*innen mit mangelndem Krankheitsgefühl und einer starken Leugnung, selbst grundlegender Bedürfnisse. In therapeutischen Teams entstehen häufig Polarisierungen. Themen und Konflikte der Therapie von Patient*innen mit AN (z. B. Ablösung von den Eltern, Suche nach Autonomie und Entwicklung einer sicheren Geschlechtsidentität) sind von sehr allgemeiner Natur und sprechen die meisten Menschen unmittelbar an. Auch das Spektrum möglicher Verläufe – von Heilungen bis zu Todesfällen – macht die Ausgangssituation oft unübersichtlich.

Sowohl in der ambulanten als auch in der stationären Therapie der Anorexie wird es Hausärzt*innen oder andere Therapeut*innen geben, mit denen eine **Koordination der Therapie** erfolgen sollte. Multimodale Behandlungen machen zwangsläufig die Koordination und Abstimmung der einzelnen Therapieelemente notwendig. Frühe Erfahrungen der Therapie von magersüchtigen Patient*innen zeigten eindrucksvoll, dass ihre vermeintliche „Unbehandelbarkeit“ auch darauf beruhen kann, dass ein koordiniertes Behandlungssetting nicht zustande kommt, da die Gesamtgruppe der Therapeut*innen Spaltungstendenzen der Patient*innen und ihrer Familien nicht hinreichend wahrnimmt, kommuniziert oder reflektiert (Deter und Herzog 1995).

RESÜMEE

Indikation, Therapieziele (kurativ oder supportiv), Art und Ort der Intervention hängen ganz wesentlich davon ab, in welcher **Phase der Erkrankung** eine Behandlung erwogen wird.

Auswahl eines geeigneten Behandlungsplatzes

Kern und Fundament jeder Therapie von Patient*innen mit Anorexie ist eine längerfristige psychotherapeutische Behandlung. Diese sollte – wann immer möglich – **ambulant** durchgeführt werden. Eine kurze Erkrankungsdauer (< 6 Mon.) und ein BMI > 15 kg/m^2 bei fehlenden Komplikationen rechtfertigen einen initial ambulanten Therapiebeginn (s. u.). Abstimmungen und feste Vereinbarungen mit Hausärzt*innen (wöchentliches Wiegen, ggf. Blutuntersuchungen) und ggf. anderen Fachärzt*innen sowie ergänzende zusätzliche Therapieelemente müssen koordiniert werden und geben der Psychotherapie einen sichernden Rahmen.

Während eine ambulante Psychotherapie in komplikationsarmen Fällen initial die Therapie der Wahl ist, begründen ein niedriges Gewicht, kardiale, metabolische oder sonstige medizinische Komplikationen, eine psychische oder psychiatrische Komorbidität (z. B. Suizidalität) sowie ein mangelndes Ansprechen ambulanter Therapie die **akute stationäre Behandlung** von Patient*innen mit AN (S3-Leitlinie Essstörungen, DGPM 2018). Ein Gewicht von < 75 % des Erwartungsgewichts (bzw. ein BMI < 15 kg/m^2) erfordert bei Patient*innen mit neu aufgetretener AN i. d. R. eine stationäre Therapie. Es besteht ein Konsens (S3-Leitlinie Essstörungen, DGPM 2018), dass eine stationäre Behandlung begonnen werden sollte, bevor es zu medizinisch instabilen Zuständen mit abnormen Vitalparametern (z. B. HF < 40/min, Hypotonie mit RR < 80/50 mmHg, pathologische Orthostasereaktion mit Synkopen) und Elektrolytstörungen kommt. **Hauptziel** der stationären Behandlung ist es, die Voraussetzungen für eine ambulante Therapie zu schaffen. Es geht um eine Gewichtssteigerung bzw. möglichst um Gewichtsnormalisierung, die Behandlung somatischer Komplikationen, eine Motivationssteigerung, die Bereitstellung von Informationen zu gesundem Essverhalten und zunehmend, in einer zweiten Phase, den Beginn einer Psychotherapie im engeren Sinne. Diese Maßnahmen werden gefördert – oder gelegentlich auch erst möglich – durch Einbeziehung der Familie in Form von Familiengesprächen und – falls erforderlich – einer Familientherapie. Die medikamentöse Therapie hat bei Anorexia nervosa allenfalls symptomatischen Charakter bei zusätzlichen Symptomen wie Schlaflosigkeit, Unruhe, ausgeprägter Depressivität.

RESÜMEE

Die Gesamtperspektive und die Abfolge voraussichtlicher Therapieelemente sollten früh mit den Patient*innen erarbeitet und transparent gemacht werden. Die ambulante Psychotherapie (falls verfügbar, evtl. auch ein tagesklinischer Übergang) sollte sich möglichst zeitnah an die stationäre Therapie anschließen.

Stationäre Behandlung

Die starke Verleugnungstendenz anorektischer Patient*innen dürfte der Hauptgrund dafür sein, dass ein primär ambulanter Behandlungsbeginn häufig ausbleibt bzw. die nötige Wirksamkeit zunächst verfehlt. Erst mit zunehmender Krankheitsdauer, Gewichtsreduktion und dem Auftreten von Gefährdungen entsteht dann aus Familie, Hausarztpraxis, Freundeskreis, Schule oder am Arbeitsplatz ein äußerer Druck, der ein wirksames Behandlungssetting einfordert.

Ziel der stationären psychosomatischen Behandlung ist es dann zunächst, den Circulus vitiosus zu durchbrechen:

„Die Verbesserung des Ernährungszustandes ist eine unverzichtbare Voraussetzung für die Durchführung einer Psychotherapie. Die Normalisierung der Ernährung ist nicht alles, aber ohne diese ist alles nichts."

Schors und Huber (2004)

Die Notwendigkeit der Gewichtszunahme begründet sich einerseits aus den physiologischen Folgen des Hungerns, die ab einer bestimmten Grenze eine Psychotherapie unmöglich machen. Zum anderen wird durch eine Unterbrechung der anorektischen Symptomatik der Weg frei zur Wahrnehmung und Bearbeitung spezifischer Selbstbilder, Kränkungen, Ohnmachtsgefühle, die zu Beginn der Erkrankung oft begünstigend wirkten. Dazu wird ein symptomorientiertes Setting aufgebaut, das sich als wirksam erwiesen hat.

Der **Essvertrag** fasst die Rahmenbedingungen dieses Settings für Patient*in und Behandlungsteam zusammen: regelmäßige, gemeinsame Mahlzeiten, Wiegetage, Führen eines Esstagebuchs, Teilnahme an der symptomorientierten Essgruppe etc. Der Essvertrag wird zwischen Patient*in und Therapeut*in ausgehandelt; darin werden ein Zielgewicht und wöchentliche Gewichtszunahmen festgelegt. Mit dem Erreichen von Zielen (primär Gewichtsstufen) sind Verstärker verbunden. Werden Gewichtsziele nicht erreicht, können Zusatznahrung oder Ruhezeiten nach dem Essen vereinbart werden. Die Funktion des Vertrags ist es, zweiseitig mit den Patient*innen etwas auszuhandeln, sie also zu involvieren, ihre Autonomie – in Grenzen – zu achten und Transparenz für sie und das Behandlungsteam herzustellen.

Der Vertrag nutzt klassische verhaltenstherapeutische Techniken (Verstärkung, Stimuluskontrolle, Wahrnehmung fördernde Techniken) und bietet gleichzeitig die Möglichkeit, psychodynamische Elemente der Beziehungsanalyse einzuführen: Der Vertrag kann auch in der Funktion verstanden werden, als helfender, etwas distanzierter, triangulierender Dritter den gefährdeten Diskurs zwischen Patient*in und Therapeut*in zu moderieren und zu entlasten und damit in vielen Fällen erst möglich zu machen. Er dient nicht dazu, Voraussetzungen des Strafens zu explizieren, sondern soll mithelfen, die Patient*innen auch vor destruktiven Aspekten rigider Über-Ich-Strukturen zu schützen.

Eine stationäre psychosomatische Behandlung bietet zudem die Möglichkeit, ein multifaktorielles Krankheitsgeschehen auch multimethodal zu therapieren (Herpertz et al. 2004).

Mit der Stabilisierung des körperlichen Zustands werden oft erst die Voraussetzungen für eine konfliktzentrierte Psychotherapie geschaffen. In einer zweiten Behandlungsphase werden dann Elemente eines psychodynamischen oder systemischen Verständnisses der Patient*innen erarbeitet. Dies wird möglich, wenn sich ein hinreichendes Vertrauen der Patient*innen zur Station gebildet hat, sodass sie es zulassen können, für sie schwierige Situationen nicht mehr nur durch die Esssymptomatik zu beantworten, sondern sie wahrzunehmen, zu reflektieren und neue Lösungen zu finden.

Ambulante Behandlung

Für die ambulante Psychotherapie bei Patient*innen mit AN gibt es verschiedene Behandlungsansätze wie die psychodynamisch orientierte Therapie, die kognitive Verhaltenstherapie (KVT) oder Familientherapie (Systemische Therapie). Diese Verfahren zählen zu den Richtlinienverfahren in Deutschland und sind sozialrechtlich anerkannt (Brockmeyer et al. 2018).

Die bisher größte randomisierte kontrollierte Studie (RCT) zum Vergleich von ambulanten Therapien bei Anorexie (ANTOP) zeigte in Bezug auf den BMI der Patient*innen zur 1-Jahres-Katamnese keinen Unterschied zwischen zwei manualisierten und spezifisch auf das Erkrankungsbild angepassten Behandlungsansätzen – fokale psychodynamische Therapie und KVT (Friederich et al. 2019) – und der bisher üblichen Richtlinien-Psychotherapie. Allerdings war zur 1-Jahres-Katamnese die spezifische psychodynamisch orientierte Therapie der bisher üblichen Behandlung in Bezug auf die Gesundungsrate der Patient*innen signifikant überlegen (Zipfel et al. 2014). Zur 5-Jahres-Katamnese galten 41 % der Patient*innen als genesen, weitere 41 % zeigten teilweise Symptome der Magersucht, und 18 % litten noch am Vollbild der Erkrankung. Unterschiede zwischen den Behandlungsansätzen fanden sich nicht (Herzog et al. 2022).

Beide Therapiearme waren in der ANTOP-Studie in einen allgemeinen therapeutischen Rahmen eingebunden. Zu diesem Rahmen gehörten ein Phasenkonzept, eine Gewichtsdokumentation, ein orientierendes Familiengespräch und die Bereitstellung ernährungsphysiologischer Informationen.

Eine wesentliche Implikation der ANTOP-Studie für die Versorgungspraxis ist, dass AN-Patient*innen mit einem BMI von mindestens 15 kg/m^2 unter Berücksichtigung der genannten Rahmenbedingungen erfolgreich ambulant behandelt werden können.

Die **fokale psychodynamische Therapie (FPT)**, die in ANTOP angewendet wurde, hatte umschriebene Therapieziele. Nach psychodynamischem Verständnis ist Anorexie, wie viele andere psychische Störungen auch, Ausdruck konflikthaften inneren Erlebens, mangelnder Bewältigungsfähigkeiten und eines beeinträchtigten Gestaltens von zwischenmenschlichen Beziehungen (Schauenburg et al. 2009). Ein wichtiges Therapieziel ist das Erarbeiten der **Bedeutung der**

Anorexie für das Verständnis konflikthafter Interaktionen und die Stabilisierung des Selbstwertgefühls:

- In der Anfangsphase der FPT werden therapeutische Gewichtsziele festgelegt und proanorektische Überzeugungen sowie das oft geringe Selbstwerterleben der Patient*innen thematisiert.
- In der mittleren Phase werden die wesentlichen Beziehungen der Patient*innen zu anderen fokussiert. Es wird herausgearbeitet, wie das Verhalten anderer erlebt wird und in welchem Zusammenhang das eigene Essverhalten mit den Aktionen und Reaktionen naher Bezugspersonen steht.
- In der Abschlussphase wird der Abschied frühzeitig thematisiert. Ziel dieser letzten Phase ist die Stabilisierung des Erreichten (Friederich et al. 2019).

Behandlungssettings bei mangelndem Therapieerfolg

Bei extrem niedrigem Aufnahmegewicht, bei schnellem Gewichtsverlust vor stationärer Aufnahme und Gewichtsreduktion trotz Behandlung ist die Notwendigkeit der Ernährung über eine **Magensonde** und Sondennahrung zu prüfen. Die Anlage eines zentralen Venenkatheters sollte nur in Ausnahmefällen und unter strenger Indikationsstellung durch erfahrene Fachärzt*innen erfolgen.

Hohe innere Unruhe bis hin zu extremer körperlicher Aktivität zur Spannungsabfuhr kann eine psychopharmakologische Begleitbehandlung erforderlich machen, die in aller Regel symptomatischen Charakter hat. Nach mehrwöchiger erfolgloser Therapie halten wir eine Begleitmedikation mit **Olanzapin** für gerechtfertigt. Gelegentlich kann dies auch die Behandlung auf einer geschlossenen psychiatrischen Station erfordern.

In verzweifelten Fällen mit längerer Vorgeschichte wird gelegentlich eine Betreuung in Gesundheitsangelegenheiten durch Beschluss des Vormundschaftsgerichts eingerichtet. Sinn dieser Maßnahme ist eine Planbarkeit der Therapie in einem offenen Setting. Hierbei konnten selbst nach langjährigen schwierigsten Verläufen auch nach 17 Jahren noch deutliche Besserungen erzielt werden – es lohnt sich also, nicht zu früh aufzugeben.

Zusammenfassung

Die Therapieempfehlungen sind in ➤ Box 61.2 zusammengefasst.

BOX 61.2

Therapieempfehlungen

- Ein möglichst früher Behandlungsbeginn ist günstig.
- Es ist ein biopsychosozialer Therapieansatz erforderlich: Psychotherapie ist die Behandlungsmethode der Wahl.
- Ein Monitoring der biopsychosozialen Situation ist empfehlenswert.
- Bei einem BMI > 15 kg/m^2 kann an eine ambulante Therapie gedacht werden.
- Eine stationäre Aufnahme sollte nach spätestens 6 Monaten erfolgloser ambulanter Therapie erfolgen.
- Die Familie sollte in die Behandlung einbezogen werden.
- Nach stationärer Therapie empfiehlt sich eine mindestens 1-jährige ambulante Psychotherapie.

61.2.8 Verlauf und Prognose

Patientinnengeschichte

Fortsetzung

Die Prognose zum Aufnahmezeitpunkt war wenig günstig: Zwar lag eine Auslösesituation vor, andererseits führte die brüchige, leicht zu bedrohende Identität der Pat. zu vielfältigen Komplikationen. Nach der klärenden Familienorientierung begann Clara eine 3-jährige psychodynamische Psychotherapie (2 Sitzungen/Woche) bei einer Therapeutin. Nach einer zwischenzeitlichen bulimischen Phase mit phasenweisen Alkoholexzessen konnte sie sich stabilisieren und eine Ausbildung als Krankenschwester erfolgreich abschließen.

Bei der 12-Jahres-Katamnese wirkte Clara selbstbewusst und offen. Nach der Geburt des zweiten Kindes hatte sie wieder versucht, aushilfsweise als Krankenschwester zu arbeiten. Die knapp 2-jährige Tochter hatte danach „Affektkrämpfe" bekommen. Claras Ehemann hatte sich, anders als ihr Vater, sehr engagiert und eine Beratungsstelle mit ihr aufgesucht. Nach einigen Sitzungen mit den Kindern ging das Ehepaar zum Katamnesezeitpunkt weiter zu Paarsitzungen. Clara war körperlich und psychisch weitgehend gesundet.

Outcome

Die AN ist ein Krankheitsbild mit hoher Mortalität und offener Prognose (Steinhausen 2002; Arcelus 2011). Dabei hat sich die Prognose der Behandlung der Erkrankung im Erwachsenenalter in den letzten 50 Jahren nicht essenziell verbessert:

- Die durchschnittliche jährliche **Mortalität** wird mit 5,1 Todesfällen pro 1.000 Personenjahren geschätzt, davon 1,3 Todesfälle durch Suizid.
- Eine **Heilung** im umfassenden biopsychosozialen Sinne erreicht etwa die Hälfte der Patient*innen (Zipfel et al, 2000).
- Etwa ein Viertel der Patient*innen zeigt eine **Besserung:** Beobachtet wurden in dieser Gruppe eine Restsymptomatik der Essstörung (EDNOS) oder Syndromshifts zu anderen psychischen Erkrankungen, oft verbunden mit ausgeprägter sozialer Isolation.

Chronische Verläufe mit dem Vollbild einer Anorexie weisen etwa 10 % der Patient*innen auf. Diese sind mit schwersten psychischen und somatischen Komplikationen (Osteoporose mit Knochenbrüchen, Niereninsuffizienz bis hin zur Dialyse) belastet.

Prognostische Faktoren

Viele Studien zeigen, dass ein niedriger BMI und eine längere Krankheitsdauer zu Beginn der Behandlung ungünstige prognostische Faktoren für eine Gesundung der Patient*innen sind. Die Ergebnisse aus der ANTOP-Studie zeigen zudem, dass auch die komorbide Lebenszeitdiagnose einer Depression zu Studienbeginn einen negativen Prädiktor für die Gesundung darstellt (Wild et al. 2016).

61.3 Bulimia nervosa und Binge-Eating-Störung

Kathrin Schag und Katrin Giel

Patientinnengeschichte

„35 Jahre Bulimie – das heißt 12.000-mal Erbrechen"

Die 58-jährige Frau X. leidet seit dem 22. Lj. unter einer Essstörung. Damals habe sie im Zuge eines Magen-Darm-Infekts während einer Urlaubsreise abgenommen und danach das Erbrechen als Möglichkeit „entdeckt", um nicht wieder zuzunehmen. Schon mit 15 Jahren hätte sie sich erstmals bewusst als „zu dick" empfunden und versucht, ihr Gewicht durch Diäten und Sport zu regulieren. Seitdem sei ihr Leben von unkontrollierten Essanfällen und Erbrechen beherrscht, was in ihrem Leben phasenweise stärker oder schwächer ausgeprägt gewesen sei. Daher sei sie mit Unterbrechungen immer wieder in ambulanter oder stationärer psychotherapeutischer Behandlung gewesen. Dabei stand die Behandlung einer posttraumatischen Belastungsstörung (PTBS) meist im Vordergrund, unter der sie ebenfalls leide. Nun sei sie aber auf der Suche nach einer spezifischen Behandlung der Bulimie.

Aktuell habe sie zwei- bis dreimal pro Woche Essanfälle bei einem BMI von 20,6 kg/m^2. Oft beginne der erste Essanfall mit salzigen Speisen (z. B. 10 mit Käse gefüllte Wraps) und würde dann im Wechsel mit süßen Speisen (12 Schokoküsse, 1 Liter Eis, 1 Schachtel Pralinen) mehrfach wiederholt. Die Essanfälle seien mit großer Scham besetzt. In kurzen Zeitabständen erbreche sie danach bis zu viermal hintereinander. Da sie aktuell nicht mehr alles erbrechen könne, habe in letzter Zeit eine Gewichtszunahme stattgefunden, was sie belaste. Wegen chronischer Rückenschmerzen und zur Regulation des Gewichts betreibe sie aktuell wieder viel Sport (bis zu fünfmal wöchentlich).

Neben der Essstörung berichtet Frau X. über eine PTBS. Ab dem 9. Lj. sei sie als Kinderdarstellerin immer wieder von Mitarbeitern missbraucht worden. Über die Übergriffe hätte sie nie mit ihren Eltern gesprochen, weil diese ihr nach ihrer Einschätzung auch nicht geglaubt hätten. Die Kindheit sei darüber hinaus durch Gewalterfahrungen vonseiten des Vaters geprägt gewesen. Er habe ihre Mutter phasenweise jede Nacht geschlagen, was Frau X. als sehr bedrohlich empfunden und als „das Schlimmste" erlebt habe. Ihre Mutter sei Alkoholikerin gewesen und habe vermutlich auch unter Bulimie gelitten. Daher sei es auch zu einer Mutter-Kind-Rollenumkehr im Sinne einer Parentifizierung gekommen. Nach Verlassen des Elternhauses habe Frau X. Sozialpädagogik studiert und viele Jahre für verschiedene Sozialprojekte gearbeitet. Durch die Arbeitsbelastung vor allem während des Berufseinstiegs und durch die wiederholte Konfrontation mit ihren traumatischen Erfahrungen im Berufsleben habe sich die Bulimie immer wieder verstärkt gezeigt. Viele Jahre habe sie aber auch im Beruf „einfach funktioniert" und die Bulimie dann abends ausgelebt. Vor einigen Jahren wurde sie dann aufgrund ihrer psychischen Erkrankungen berentet. Auch in ihrem Privatleben hat Frau X. weitreichende Konsequenzen der Bulimie und der Traumatisierung erlebt: „Das ganze Leben ist betroffen." Als eine der Personen, die sie missbraucht haben, sich bei ihr wieder gemeldet habe, sei sie in eine tiefe Krise geraten, ins Untergewicht gefallen und stationär behandelt worden. Auch in Partnerschaften gäbe es immer wieder Nähe-Distanz-Probleme, und partnerschaftliche Situationen seien immer wieder Trigger für Flashbacks. Aktuell pflege sie nur wenige Sozialkontakte, da sie im Alltag beispielsweise Schwierigkeiten habe, in Gesellschaft zu essen, und durch die Bulimie auch häufig erschöpft sei und daher Belastung reduzieren müsse. Aufgrund der PTBS habe sie einen 50 %-Schwerbehindertenausweis, die Essstörung werde dabei leider nicht berücksichtigt.

Beurteilung

Die Pat. berichtet von einer lang anhaltenden und phasenweise aggravierenden Bulimia nervosa mit typisch ausgeprägten Essanfällen und kompensatorischen Verhaltensweisen. Typischerweise zeigen sich bei ihr auch über die Lebenszeit Wechsel bzgl. der Essstörungsdiagnose. Zusätzlich findet sich eine lange im Vordergrund stehende PTBS. Solche komorbiden psychischen Erkrankungen sind bei Essstörungen ebenfalls häufig.

61.3.1 Definition von Binge-Eating-Störung und Bulimia nervosa

Symptomatik

Patient*innen mit Binge-Eating-Störung (BES) und Bulimia nervosa (BN) teilen sich als Hauptdiagnosekriterium das regelmäßige Auftreten von Essanfällen. Ein **Essanfall** bezeichnet die Aufnahme von Nahrung innerhalb eines umschriebenen Zeitraums in einer Menge, die größer ist als die, die andere Menschen in einer ähnlichen Situation verzehren würden. Um die Diagnose stellen zu können, müssen diese Essanfälle nach DSM-5 regelmäßig, d. h. mindestens einmal pro Woche über mindestens 3 Monate vorliegen (➢ Tab. 61.3). Während der Essanfälle wird ein Gefühl des Kontrollverlusts wahrgenommen, d. h., die Betroffenen haben Schwierigkeiten, die Nahrungsaufnahme zu verhindern, zu stoppen oder auszuwählen, was oder wann sie essen. Auf diesen Kernaspekt des Kontrollverlusts wird in der ICD-11 (WHO 2019) besonders fokussiert und weniger auf Spezifikationen des Essvorgangs oder die Häufigkeit der Essanfälle (➢ Tab. 61.4). Die Essanfälle geschehen meist, wenn die Betroffenen allein sind, und heimlich, da sie bei ihnen Scham auslösen.

Ein entscheidender Unterschied zwischen BES und BN liegt im Umgang mit den Essanfällen: Patient*innen mit BES empfinden nach einem Essanfall ein übermäßiges Völlegefühl und leiden unter Selbstvorwürfen, Scham und Schuldgefühlen. Patient*Innen mit BN versuchen, die aufgenommenen Kalorien möglichst schnell durch dysfunktionale Verhaltensweisen wie Erbrechen, Laxanzienabusus oder exzessive Bewegung abzubauen, während im Rahmen der BES kein regelmäßiges Kompensationsverhalten auftritt. Scham- und Schuldgefühle treten bei Patient*innen mit BN häufig sowohl nach dem Essanfall als auch nach dem Kompensationsverhalten auf. Ein wesentlicher Unterschied zwischen beiden Diagnosen besteht außerdem darin, dass die Überbewertung des Körpergewichts und der Figur in Bezug auf den Selbstwert bei der BN ein Diagnosekriterium darstellt, während dies – obwohl häufig vorliegend – kein Diagnosekriterium der BES ist.

Diagnostik

Die Erfassung von Essanfällen und kompensatorischen Verhaltensweisen erfolgt i. d. R. über eine ausführliche Anamnese des Ess- und Bewegungsverhaltens und der in ➤ Tab. 61.3 und ➤ Tab. 61.4 dargestellten Diagnosekriterien. Dabei können validierte Fragebögen wie z. B. der *Eating Disorder Examination Questionnaire* (EDE-Q; Hilbert und Tuschen-Caffier 2016a) oder standardisierte Interviewleitfäden wie das *Eating Disorder Examination* (EDE; Hilbert und Tuschen-Caffier 2016b) eingesetzt werden. Die Durchführung von strukturierten klinischen Interviews gilt dabei als Goldstandard der Diagnostik (Giel et al. 2022).

Des Weiteren sollten auch somatische Marker, allen voran der BMI (kg/m^2) erhoben werden. Darüber hinaus sollte ein Blutbild zur Differenzialdiagnostik (s. u.) und zur Abklärung von Komplikationen wie z. B. Elektrolytentgleisungen angefordert werden. Dies ist gerade bei Patient*innen mit BN, die durch das Erbrechen häufig Mangelerscheinungen zeigen, von großer Bedeutung (Herpertz et al. 2022). Insbesondere, wenn bei den Patient*innen eine Adipositas vorliegt, sollte an verschiedene damit einhergehende komorbide Störungen (s. u.) gedacht werden (Giel et al. 2022).

Differenzialdiagnose

Patient*innen mit BN zeigen im Gegensatz zu Patient*innen mit BES regelmäßige kompensatorische dysfunktionale Verhaltensweisen, um das Gewicht zu regulieren. Daher zeigen Personen mit BN i. d. R. auch einen niedrigeren BMI als Personen mit BES, die häufig adipös sind (Hilbert et al. 2018). Bei der Diagnosestellung ist darauf zu achten, dass ein gesundes Maß an Bewegung und Achtsamkeit in der Ernährung keine dysfunktionalen kompensatorischen Verhaltensweisen darstellen, vor allem nicht bei übergewichtigen oder adipösen Personen, bei denen eine Nahrungsrestriktion und körperliche Betätigung indiziert sind. BN und BES können sowohl bei Personen mit Normalgewicht als auch bei solchen mit Übergewicht oder Adipositas vorkommen (Hilbert et al. 2018). Anders als bei der Anorexia nervosa weisen Patient*innen mit BN oder BES allerdings kein Untergewicht auf. Darüber hinaus kommt es auch häufig zu Wechseln zwischen Essstörungsdiagnosen, insbesondere zwischen BN und BES (Herpertz et al. 2022; Udo und Grilo 2018; Welch et al. 2016).

BN und BES sollten von anderen psychischen Erkrankungen abgegrenzt werden, beispielsweise von Depressionen oder bipolaren

Tab. 61.3 Diagnosekriterien der BN und BES nach DSM-5 (Gemeinsamkeiten sind **fett**, Unterschiede *kursiv* dargestellt) (Falkai und Wittchen 2015, S. 26–27)

DSM-5			
Binge-Eating-Störung		**Bulimia nervosa**	
A.	**Wiederholte Episoden von Essanfällen. Ein Essanfall ist gekennzeichnet durch** 1. **Verzehr einer erheblich größeren Nahrungsmenge als die meisten Menschen innerhalb eines vergleichbaren Zeitraumes unter vergleichbaren Bedingungen essen würden und** 2. **das Gefühl, während der Episode die Kontrolle über das Essverhalten zu verlieren.**	**A.**	**Wiederholte Episoden von Essanfällen. Ein Essanfall ist gekennzeichnet durch** 1. **Verzehr einer erheblich größeren Nahrungsmenge als die meisten Menschen innerhalb eines vergleichbaren Zeitraumes unter vergleichbaren Bedingungen essen würden und** 2. **das Gefühl, während der Episode die Kontrolle über das Essverhalten zu verlieren.**
B.	*Die Essanfälle treten gemeinsam mit mindestens drei der folgenden Symptome auf:* 1. *Wesentlich schneller essen als normal,* 2. *Essen bis zu einem unangenehmen Völlegefühl,* 3. *Essen großer Nahrungsmengen, wenn man sich körperlich nicht hungrig fühlt,* 4. *alleine essen aufgrund von Scham über die Menge, die man isst,* 5. *Ekelgefühle gegenüber sich selbst, Deprimiertheit oder große Schuldgefühle nach dem übermäßigen Essen.*	*B.*	*Wiederkehrende unangemessene kompensatorische Verhaltensweisen, um eine Gewichtszunahme zu verhindern, z. B. selbstinduziertes Erbrechen, Missbrauch von Laxanzien, Diuretika oder anderen Medikamenten, Nahrungseinschränkung oder exzessive Bewegung.*
C.	*Es besteht ein deutlicher Leidensdruck wegen der Essanfälle.*	**C.**	**Die Essanfälle** *und unangemessene kompensatorische Verhaltensweisen* **treten beide im Durchschnitt mindestens einmal pro Woche über einen Zeitraum von 3 Monaten auf.**
D.	**Die Essanfälle treten im Durchschnitt mindestens einmal pro Woche über einen Zeitraum von 3 Monaten auf.**	*D.*	*Die Selbstbewertung ist übermäßig abhängig von der Figur und dem Körpergewicht.*
E.	Die Essanfälle treten *nicht gemeinsam mit wiederholten unangemessenen kompensatorischen Maßnahmen (Differenzialdiagnose Bulimia nervosa) und nicht ausschließlich im Verlauf einer Bulimia nervosa* **oder Anorexia nervosa auf.**	**E.**	**Das Verhalten tritt nicht ausschließlich im Verlauf einer Anorexia nervosa auf.**

Tab. 61.4 Diagnosekriterien der BN und BES nach ICD-11 (Gemeinsamkeiten sind **fett**, Unterschiede *kursiv* dargestellt) (BfArM 2024)

ICD-11	
Binge-Eating-Störung	**Bulimia nervosa**
Die Binge-Eating-Störung **ist durch häufige, wiederkehrende Episoden von Essanfällen gekennzeichnet (z. B. einmal pro Woche oder öfter** *über einen Zeitraum von mehreren Monaten).* **Ein Essanfall ist ein bestimmter Zeitraum, in dem die betroffene Person subjektiv die Kontrolle über das Essen verliert, deutlich mehr oder anders isst als gewöhnlich und sich nicht in der Lage fühlt, mit dem Essen aufzuhören oder die Art oder Menge der verzehrten Lebensmittel zu begrenzen.**	Bulimia nervosa ist **gekennzeichnet durch häufige, wiederkehrende Essanfälle (z. B. einmal pro Woche oder öfter** *über einen Zeitraum von mindestens einem Monat).* **Ein Essanfall ist ein bestimmter Zeitraum, in dem die betroffene Person subjektiv die Kontrolle über das Essen verliert, deutlich mehr oder anders isst als gewöhnlich und sich nicht in der Lage fühlt, mit dem Essen aufzuhören oder die Art oder Menge der verzehrten Lebensmittel zu begrenzen.**
Essanfälle werden als sehr belastend empfunden und oft von negativen Gefühlen wie Schuld oder Ekel begleitet.	*Essanfälle werden von wiederholten unangemessenen kompensatorischen Verhaltensweisen begleitet, die eine Gewichtszunahme verhindern sollen (z. B. selbst herbeigeführtes Erbrechen, Missbrauch von Abführmitteln oder Einläufen, anstrengender Sport).*
Es besteht ein ausgeprägter Leidensdruck aufgrund der Essanfälle oder eine erhebliche Beeinträchtigung in persönlichen, familiären, sozialen, schulischen, beruflichen oder anderen wichtigen Bereichen.	**Es besteht ein ausgeprägter Leidensdruck in Bezug auf das Essverhalten und unangemessenes kompensatorisches Verhalten oder eine erhebliche Beeinträchtigung in persönlichen, familiären, sozialen, schulischen, beruflichen oder anderen wichtigen Funktionsbereichen.** *Die Person erfüllt nicht die diagnostischen Anforderungen der Anorexia nervosa.*

Störungen, bei denen es zu Veränderungen im Appetit und Aktivitätsniveau kommen kann (Giel et al. 2022). Auch bei Personen mit emotional instabiler Persönlichkeit kann es zu impulsivem Essverhalten und dysfunktionalen Verhaltensweisen kommen, häufig im Rahmen von Impulsdurchbrüchen oder selbstverletzendem Verhalten. Darüber hinaus können Essanfälle im Rahmen einer Intoxikation, z. B. bei Alkohol- oder Cannabiskonsum, auftreten. Auch somatische Erkrankungen wie z. B. das Cushing-Syndrom, Diabetes, Schilddrüsenfunktionsstörungen, gastrointestinale Erkrankungen, neurologische Störungen oder genetisch bedingte Störungen wie das Prader-Willi-Syndrom können differenzialdiagnostisch in Erwägung gezogen werden (Giel et al. 2022; Herpertz et al. 2022).

Komorbide Störungen

Personen mit BN und BES leiden sehr häufig unter komorbiden psychischen Störungen, allen voran an Angst- und affektiven Störungen, aber auch an Aufmerksamkeitsdefizit-Hyperaktivitätsstörung (ADHS), Substanzmissbrauch und Persönlichkeitsstörungen, insbesondere der emotional instabilen Persönlichkeitsstörung (Giel et al. 2022; Herpertz et al. 2022). So geht man bei Patient*innen mit BN in 85 % der Fälle von mindestens einer komorbiden psychischen Störung aus (Hilbert et al. 2018; Kessler et al. 2013), bei Patient*innen mit BES sind es über 70 % (Herpertz et al. 2022; Keski-Rahkonen und Mustelin 2016; Kessler et al. 2013). Zudem zeigen Patient*innen mit BES und BN eine deutlich reduzierte Lebensqualität und ein eingeschränktes Funktionsniveau vergleichbarer Stärke (Ágh et al. 2016; Herpertz et al. 2022; Kessler et al. 2013). Bezüglich der Prävalenzraten einzelner komorbider psychischer Diagnosen liegen je nach Studie erhebliche Schwankungen vor. Beispielsweise wird bei BN und BES sogar eine Komorbidität mit Persönlichkeitsstörungen von bis zu 50 % über die Lebenszeit berichtet (Friborg et al. 2014; Herpertz et al. 2022; Udo und Grilo 2018).

Bei BES und BN stellt Adipositas eine komorbide Störung mit einer hohen Prävalenzrate von 30–40 % dar (Herpertz et al. 2022; Kessler et al. 2013). Ein besonderes Augenmerk liegt dabei auf Patient*innen mit BES (Hilbert et al. 2018). Weitere somatische komorbide Störungen, die im Zuge einer Adipositas gehäuft auftreten, treten bei BES und BN demnach mit einem erhöhten Risiko auf (Herpertz et al. 2022; Keski-Rahkonen und Mustelin 2016; Kessler et al. 2013), insbesondere das metabolische Syndrom, Typ-2-Diabetes, Atembeschwerden, Herz-, gastrointestinale und muskuloskelettale Probleme (Giel et al. 2022; Kessler et al. 2013). Bei BN weisen die Patient*innen an komorbiden somatischen Diagnosen vor allem Zahnschäden, Entzündungen im Mund-/Rachenraum, Hypokaliämie, eine verminderte Knochendichte oder gastrointestinale Beschwerden auf (Herpertz et al. 2022).

61.3.2 Epidemiologie

Prävalenz

Die Lebenszeitprävalenz für eine BES liegt nach aktueller Studienlage bei 1–2 % in der Allgemeinbevölkerung (Hilbert et al. 2018; Keski-Rahkonen und Mustelin 2016; Kessler et al. 2013). Damit ist sie die häufigste der drei spezifischen Essstörungskategorien. Die Prävalenz für BN liegt mit ca. 1–1,5 % nur unwesentlich niedriger (Herpertz et al. 2022; Hilbert et al. 2018; Keski-Rahkonen und Mustelin 2016; Kessler et al. 2013). Einer aktuellen Metaanalyse zufolge (Qian et al. 2022) liegt die Lebenszeitprävalenz für BN bei 0,63 % (95 %-KI 0,33 bis 1,02) und für BES bei 1,53 % (95 %-KI 1,00 bis 2,17). Zur Inzidenz von BES und BN gibt es bislang nur sehr wenige Untersuchungen mit heterogenen Ergebnissen (Herpertz et al. 2022). In den letzten Jahren scheint die Inzidenz von BN allerdings gesunken zu sein (Hilbert et al. 2018; Keski-Rahkonen und Mustelin 2016), möglicherweise aufgrund der genaueren Spezifikation anderer Essstörungen (BES, OSFED und UFED [„unspecified feeding and eating disorders"]).

Soziodemografische Einflüsse

Die Prävalenzraten sind bei Frauen im Vergleich zu Männern (BN 3 : 1, BES 2 : 1) deutlich erhöht (Herpertz et al. 2022; Qian et al. 2022). Bei BN ist der Geschlechtsunterschied also im Vergleich zu BES deutlicher ausgeprägt. Zudem bestehen möglicherweise kulturelle Unterschiede, auch wenn die Evidenzlage dazu bislang noch gering ist (Herpertz et al. 2022). Qian et al. (2022) berichten einen starken Unterschied zwischen westlichen und asiatischen Ländern (8,5 : 1). Dies könnte an dem vor allem stark westlich geprägten Schlankheitsideal liegen (Herpertz et al. 2022). Uneinheitliche Ergebnisse bestehen hinsichtlich ethnischer Minderheiten (Ágh et al. 2016; Herpertz et al. 2022; Udo und Grilo, 2018). Personen mit Adipositas oder Typ-2-Diabetes haben außerdem mit Prävalenzraten in Höhe von 20–30 % ein dreifach erhöhtes Risiko für BES (Herpertz et al. 2022; Hilbert et al. 2018).

Kindes- und Jugendalter

BES und BN können auch im Kindes- und Jugendalter auftreten. Bei Kindern zeigen sich neben dem Vollbild einer BES oder BN häufig auch subklinische Manifestationen im Sinne eines „loss of control eating", also dem **Essen mit Kontrollverlust.** Demzufolge wird bei Kindern besonderes Augenmerk auf den erlebten Kontrollverlust während des Essens gelegt. Die Menge der aufgenommenen Nahrung während eines Essanfalls wird dabei nicht beurteilt, da sie für Kinder schwer zu quantifizieren oder zu erinnern ist, der Zugang zu Nahrungsmitteln begrenzt sein kann und auch kleine Essensmengen schon das Gefühl eines Kontrollverlusts auslösen können (Bohon 2019; Hilbert et al. 2018). Daher wird im Kinder- und Jugendbereich darüber nachgedacht, die Diagnosekriterien entsprechend anzupassen (Bohon 2019; Hilbert et al. 2018). Bezüglich des Verlaufs und der Ätiologie weisen Kinder Ähnlichkeiten zu Erwachsenen auf. Die Forschungslage hierzu ist aber bislang sehr eingeschränkt.

61.3.3 Ätiologie

Sowohl für die BES als auch die BN wird von einem **multifaktoriellen Störungsmodell,** bestehend aus genetischen, biologischen, soziokulturellen und psychischen Faktoren, ausgegangen. Dabei wird bei BN ein großer Bereich von 30–80 % genetischer Faktoren angegeben, bei der BES werden 40–60 % geschätzt (Giel et al. 2022; Hilbert et al. 2018). Adipositas in der Familiengeschichte scheint für beide Störungsbilder ein relevanter Risikofaktor zu sein. Personen mit BN und BES haben außerdem ein stark ausgeprägtes Schlankheitsideal und leiden sehr unter einer Unzufriedenheit mit dem eigenen Körper, was sich negativ auf den Selbstwert auswirkt (Hilbert et al. 2018).

Auf Verhaltensebene ist restriktives Essverhalten, das häufig eingesetzt wird, um Gewicht zu verlieren, als kontraproduktiv einzuschätzen, da es Heißhunger, Verlangen nach Nahrung und damit Essanfälle begünstigt (Haedt-Matt und Keel 2011; Hilbert et al. 2018). Auch Stressoren und negative Stimmung im Alltag erhöhen die Wahrscheinlichkeit für das Auftreten von Essanfällen (Haedt-Matt und Keel 2011; Hilbert et al. 2018; Leehr et al. 2015). So haben Patient*innen mit BN und Patient*innen mit BES Probleme in der Emotionsregulation (Giel et al. 2022; Hilbert et al. 2018).

Neurobiologisch zeigen sich bei BN und BES Auffälligkeiten in kortikalen Bereichen, die mit Belohnung und Motivation assoziiert sind (Hilbert et al. 2018). So beschreiben z. B. Leenaerts et al. (2022) in ihrer systematischen Übersichtsarbeit, dass Patient*innen mit Essanfällen strukturelle und funktionale Veränderungen im Belohnungssystem aufweisen. Diese Veränderungen stehen mit einer erhöhten Sensitivität gegenüber Nahrung in Verbindung, mit Entscheidungsfindung, die stärker auf Vorerfahrungen beruht, und mit mehr habituellen Verhaltensweisen (Leenaerts et al. 2022). Bronleigh et al. (2022) kommen in ihrer Metaanalyse ebenfalls zu dem Schluss, dass bei Patient*innen mit BN eine Hyperaktivität im Belohnungssystem vorliegt und darüber hinaus eine Hypoaktivität in frontalen Arealen besteht, die mit kognitiver Kontrolle assoziiert sind. Zu ähnlichen Schlussfolgerungen gelangen auch Giel et al. (2022) in ihrer aktuellen Übersichtsarbeit zu BES. Essanfälle bei BES und BN stehen demnach sowohl mit kompulsivem, automatisiertem Verhalten als auch mit impulsivem, spontanem und überschießendem Verhalten in Zusammenhang.

61.3.4 Versorgungssituation

Essstörungen (und damit auch BN und BES) bleiben häufig unentdeckt. Kohortendaten aus Skandinavien zeigen, dass nur rund ein Drittel der diagnostizierten Personen mit BES auch eine entsprechende Diagnose in einem Kontakt mit dem Gesundheitssystem erhalten hatte. In derselben Kohorte hatte nur etwa jede vierte Person mit einer Essstörung auch Therapie erhalten (Silén et al. 2021). Die Gründe für diese Diskrepanzen sind vielfältig. Betroffene mit einer Essstörung berichten selbst von zahlreichen erlebten Hürden, sich in Versorgung zu begeben, wobei als Haupthürde erlebte oder befürchtete Stigmatisierung genannt wird (Ali et al. 2017). Gerade bei Störungen mit Essanfällen ist darüber hinaus zu beachten, dass viele Betroffene Versorgung mit dem primären Wunsch nach Gewichtsreduktion aufsuchen, teilweise ohne sich bewusst darüber zu sein, dass sie eine Essstörung haben (Hilbert et al. 2018; Kornstein 2017).

61.3.5 Prävention

Präventionsansätze, die auf die Vermeidung einer ungesunden Gewichtszunahme gerichtet sind, und die Prävention von Essstörungen zeigen erhebliche Überschneidungen, sowohl was Maßnahmen der Verhältnisprävention auf politischer und gesellschaftlicher Ebene anbelangt, als auch auf individueller Ebene in Bezug auf Verhaltensprävention. So zielt eine Reihe groß angelegter **gesellschaftspolitischer Maßnahmen** auf eine veränderte Nahrungsmittelumwelt (z. B. durch eine höhere Verfügbarkeit ausgewogener Ernährung in Schulen oder Kantinen), auf Kaufentscheidungen durch entsprechende Besteuerung sowie und auf Anreize zu körperlicher Bewegung im Alltag ab. Die generelle Wirksamkeit solcher Einzelmaßnahmen hinsichtlich der Veränderung des Essverhaltens ist zwar belegt, es liegt aber bislang keine spezifische Evidenz dazu vor, inwiefern diese Maßnahmen auch präventiv in Bezug auf Störungen mit Essanfällen wirken (Giel et al. 2022).

Daneben ist eine Reihe von **spezifischen Präventionsansätzen** entwickelt und untersucht worden, die das individuelle Risiko des Auftretens einer Essstörung vermindern sollen (Le et al. 2017). Metaanalytisch haben sich hier vor allem Programme als wirksam erwiesen, welche die Medienkompetenz von Jugendlichen erhöhen und die mit Prinzipien kognitiver Dissonanz arbeiten (Le et al. 2017), wobei Letztere besonders effektiv darin sind, Schlankheitsideale zu hinterfragen und Schlankheitsstreben zu reduzieren. Für eine Weiterentwicklung wirksamer Präventionsprogramme ist die Adressierung direkter Prodromalsymptome der jeweiligen Störung vielversprechend. Symptome, die dem Auftreten der BES und der BN bei weiblichen Jugendlichen direkt vorausgehen, umfassen Essanfälle, kompensatorische Verhaltensweisen, Überbewertung von Figur und Gewicht, Gewichtsphobie und das Gefühl, dick zu sein (Stice et al. 2021).

RESÜMEE

Bezogen auf die Prävention von BN und BES muss einschränkend angemerkt werden, dass direkte Präventionseffekte auf die Prävalenz beider Störungen nicht beziffert werden können, da die meisten Studien Essstörungssymptome allgemein erfassen, und dass die Studienlage spezifisch zur Prävention der BES sehr eingeschränkt ist. Zudem sind derartige Präventionsprogramme in Deutschland bislang nicht flächendeckend verbreitet.

61.3.6 Therapie

Behandlungsziele

Oberstes Behandlungsziel bei BN und BES ist gemäß den deutschen Leitlinien zur Behandlung von Essstörungen (Hilbert et al. 2018; DGPM 2018) die Reduktion der Essanfälle und damit einhergehender Psychopathologie, bei der BN speziell auch die Reduktion kompensatorischer Maßnahmen sowie der Überbewertung von Figur und Gewicht. Daran schließt sich die Behandlung von Persönlichkeitsmerkmalen wie Perfektionismus und Impulsivität, Selbstwertproblemen, Emotionsregulation und aufrechterhaltenden Konflikten sowie komorbider psychischer Störungen an. Bei der BES kann ggf. auch die Behandlung der Adipositas bzw. eine Arbeit an Gewichtszielen hinzukommen, jedoch i. d. R. nicht prioritär, sondern nachgeordnet.

Behandlungssetting

Die meisten Personen mit BN oder BES können ambulant behandelt werden (Hilbert et al. 2018). Eine (teil-)stationäre Behandlung ist indiziert, wenn die ambulante Therapie keine ausreichende Veränderung der Symptomatik bewirkt, ausgeprägte Komorbiditäten vorliegen, eine sehr schwere ausgeprägte Symptomatik besteht, soziale Einflussfaktoren die Heilung erschweren oder eine multiprofessionelle Komplexbehandlung erforderlich ist (Hilbert et al. 2018). Vergleichende Studien zwischen den Settings sind rar und sprechen dafür, dass je nach Schweregrad alle drei Settings wirksam sind.

Wirksamkeit von Psychotherapie

Internationale Leitlinien stimmen darin überein, dass Psychotherapie sowohl bei BN als auch bei BES die Therapie der 1. Wahl ist: Bei beiden Störungen ist die Wirksamkeit von kognitiver Verhaltenstherapie (KVT) am besten untersucht. Einen Überblick über die gängigen psychotherapeutischen Verfahren bei BES und BN gibt ➤ Tab. 61.5.

Tab. 61.5 Psychotherapeutische Verfahren bei BN und BES mit Evidenzgrad 1a/1b laut S3-Leitlinie (Hilbert et al. 2018; Tabelle modifiziert nachGiel et al. 2022)

Therapieverfahren	Störungsmodell	Hauptinterventionen
Kognitive Verhaltenstherapie (KVT)	Grundlegende Überzeugungen bzgl. einer Überbewertung von Gewicht und Figur lösen gewichtskontrollierende Verhaltensweisen aus. Diese führen gemeinsam mit prägenden Lebensereignissen und negativer Stimmung zu Essanfällen und deren Aufrechterhaltung. Kompensatorische Verhaltensweisen werden als dysfunktionale Bewältigungsstrategie verstanden, um eine Angst vor Gewichtszunahme zu reduzieren.	• Personalisierte Psychoedukation • Selbstbeobachtung und Verhaltensexperimente, Verhaltensanalysen • Kognitive Umstrukturierung und Kettenanalysen • Spezialisierte KVT für Essstörungen mit Modulen zu Emotionsregulation, Perfektionismus, interpersonellen Defiziten, niedrigem Selbstwert
Interpersonelle Psychotherapie (IPT)	Es besteht ein bidirektionaler Zusammenhang zwischen Essstörungssymptomen und interpersoneller Funktionalität, der über den Selbstwert und negative Emotionen vermittelt wird. Dabei wird auf vier Problembereiche fokussiert: interpersonelle Konflikte, interpersonelle Defizite, Trauer, Rollenwechsel.	• Untersuchung interpersoneller Funktionalität • Bestandsaufnahme sozialer Beziehungen und Beziehungsaufbau • Klärung von Gefühlen • Kommunikationsanalyse • Komplementäre Beziehungsgestaltung
Dialektisch-behaviorale Therapie (DBT)	Essstörungsbezogenes Verhalten ist Ausdruck einer dysfunktionalen Emotionsregulation zum Abbau von negativen Emotionen. Mithilfe einer dialektischen Sichtweise sollen die essgestörten Verhaltensweisen vor dem Hintergrund der emotionalen Spannungsreduktion verstanden werden.	• Entwicklung eines dialektischen Verständnisses für die Symptome zwischen Akzeptanz und Veränderung • Validierung • Achtsamkeitsübungen • Stresstoleranz und Emotionsregulation • Soziale Kompetenz

In einer breiten Netzwerk-Metaanalyse berichten auch Monteleone et al. (2022) von der Wirksamkeit verschiedener therapeutischer Verfahren bei Essstörungen. Bei BN erwiesen sich KVT, familienbasierte Therapie bei Kindern und Jugendlichen sowie Antidepressiva im Vergleich zu einer aktiven Kontrollgruppe als wirksam. KVT zeigte dabei die höchsten Effektstärken. Auch bei BES war Psychotherapie mit der größten Effektstärke und höchsten Akzeptanz einer aktiven Kontrollbedingung überlegen, insbesondere KVT, gefolgt von Lisdexamfetamin (s. u.).

RESÜMEE

- Entsprechend der breiten Studienevidenz wird **KVT** mit Evidenzgrad 1a sowohl für die BN als auch BES in der deutschen Leitlinie empfohlen (Hilbert et al. 2019b, 2018; DGPM 2018; Svaldi et al. 2019).
- Auch **Selbstmanagementprogramme** waren bei beiden Störungen mit Essanfällen wirksam (Evidenzgrad 1a), wobei in die Beurteilung vor allem verhaltenstherapeutische Selbstmanagementprogramme eingegangen sind.
- Weitere psychotherapeutische Verfahren, für die sehr gute Wirksamkeitsnachweise bei der BN und BES vorliegen, sind die **Interpersonelle Psychotherapie (IPT)** und die **Dialektisch-behaviorale Therapie (DBT)** (Giel et al. 2022). In der deutschen Leitlinie (Hilbert et al. 2018) wird IPT bei BES und DBT bei BN jeweils mit Evidenzgrad 1b alternativ zur KVT empfohlen, da sich beide Verfahren in relevanten Störungsbereichen wie der Reduktion der Essanfälle und des kompensatorischen Verhaltens ebenfalls als wirksam erwiesen haben, allerdings mit weniger durchgeführten Studien.
- Begrenzte Evidenz liegt bei der BES auch für **tiefenpsychologisch fundierte und humanistische Psychotherapie** vor (Hilbert et al. 2018).
- **Familienbasierte Therapie,** die vor allem bei BN im Kinder- und Jugendbereich eingesetzt wird, erhielt aufgrund der eingeschränkten Studienlage den Evidenzgrad 2b (Hilbert et al. 2018).
- Als Besonderheit bei der BES kommt hinzu, dass auch **multimodale Gewichtsreduktionsprogramme,** insbesondere bei komorbider Adipositas, in Betracht gezogen werden können und kurzfristige Wirksamkeit gezeigt haben, wenngleich Langzeiteffekte wenig untersucht sind (Hilbert et al. 2018).

Medikamentöse Therapie

Für die **Behandlung der BN** ist aktuell lediglich der Serotonin-Wiederaufnahmehemmer (SSRI) Fluoxetin in Deutschland in Kombination mit Psychotherapie zugelassen. Die höchste Evidenz für die Wirksamkeit von **SSRIs** bei BN liegt in Bezug auf die Reduktion von Essanfällen, kompensatorischen Maßnahmen und der Überbewertung von Gewicht und Figur vor, und es wurden am wenigsten Nebenwirkungen berichtet (Evidenzgrad 1a; Hilbert et al. 2018). Die Remissionsrate liegt allerdings auch hier nur bei 24 % (Bacaltchuk und Hay 2003). Daher erscheint eine Kombinationstherapie am sinnvollsten, vor allem die Kombination mit KVT erreichte den Evidenzgrad 2a. Allerdings war eine Kombinationstherapie gegenüber Psychotherapie ohne Medikation nicht überlegen (Hilbert et al. 2018). Neben SSRIs kommen auch andere Antidepressiva sowie Lithium, Monoaminoxidase(MAO)-Hemmer, Appetitzügler oder Opioidantagonisten „off-label" zur Anwendung (Hilbert et al. 2018). Auch Stimulanzien zur Behandlung der ADHS stehen aufgrund der hohen Komorbidität zur Debatte. Trizyklika und MAO-Hemmer haben ebenfalls den Evidenzgrad 1a und Topiramat sowie andere 1b erhalten, können jedoch aufgrund der Nebenwirkungen und/oder eines erhöhten Toxizitätsrisikos bei unregelmäßiger Einnahme und Binge-Purge-Verhalten nicht zur Behandlung empfohlen werden (Hilbert et al. 2018; Svaldi et al. 2019). Bei sämtlichen medikamentösen Behandlungsversuchen ist speziell die Datenlage zur Nachhaltigkeit der Therapie noch sehr spärlich (Hilbert et al. 2018).

Für die **Behandlung der BES** ist ebenfalls eine Reihe von Medikamenten überprüft worden, in erster Linie Antidepressiva, Stimulanzien, Antikonvulsiva und Medikamente aus der Adipositastherapie wie z. B. Sibutramin und Orlistat (Giel et al. 2022), wobei in Deutschland derzeit kein Medikament für die Behandlung der BES zugelassen ist.

Insbesondere das Stimulans **Lisdexamfetamin** erwies sich in der Netzwerk-Metaanalyse von Monteleone et al. (2022) als wirksam. Sein Wirkmechanismus auf Essanfälle wird mit Effekten auf Appetit/Sättigung, Belohnung, kognitive und aufmerksamkeitsbezogene Prozesse, insbesondere Inhibitionskontrolle und Impulsivität, in Verbindung gebracht (Schneider et al. 2021). Auch Antidepressiva zeigten im Vergleich zu Placebo eine Überlegenheit (Monteleone et al. 2022).

RESÜMEE

Insgesamt stellt sich die Evidenzlage so dar, dass, auch wenn sich kurzfristige Effekte medikamentöser Therapien auf die Reduktion von Essanfällen bei BES zeigen, diese in RCTs bzgl. der Wirksamkeit auf Kernsymptome der BES der Placebobedingung kaum überlegen sind, Nebenwirkungen aber häufiger auftreten als unter Placebo und Langzeiteffekte gleichzeitig kaum untersucht sind.
Daher wird aktuell **keine medikamentöse Therapie der BES empfohlen,** und anders als bei der BN besteht auch keine Empfehlung für eine Kombinationstherapie aus SSRI und Psychotherapie (Hilbert et al. 2018).

61.3.7 Verlauf und Prognose

Zum Verlauf der BES und BN ist bislang noch nicht viel bekannt. Die BES beginnt meist im späten Jugend- und frühen Erwachsenenalter von durchschnittlich 23–24 Jahren (Herpertz et al. 2022; Kessler et al. 2013). Das Ersterkrankungsalter liegt bei BN mit durchschnittlich 18–20 Jahren etwas später als bei der AN und etwas früher als bei der BES (Hilbert et al. 2018; Kessler et al. 2013). Im Spontanverlauf werden bei der BN und bei der BES häufig Spontanremissionen berichtet, die nach einigen Jahren auftreten (Hilbert et al. 2018). Andererseits ist die Mortalität bei BN und BES im Vergleich zur Normalbevölkerung mit einer standardisierten Mortalitätsrate von ca. 1,5–2 erhöht (Hilbert et al. 2018). Die Suizidrate liegt einer aktuellen Metaanalyse zufolge für BN bei 21 %, für BES bei 11 % (Mandelli et al. 2019).

Als Prädiktoren für einen ungünstigen Verlauf gelten bei Patient*innen mit BN und BES vor allem der Schweregrad der Essstörungspathologie, die Überbewertung von Figur und Gewicht, die Erkrankungsdauer, Defizite in der sozialen Kompetenz und Übergewicht in der Kindheit sowie psychische Komorbiditäten (Fichter et al. 2002; Herpertz et al. 2022; Hilbert et al. 2018; Rohde et al. 2015).

Sowohl bei BN als auch BES wirkt sich ein schnelles Ansprechen auf eine Therapie, d. h. eine starke Reduktion der Essanfälle und des Kompensationsverhaltens zu Beginn der Therapie („rapid response") günstig auf die Prognose aus (Herpertz et al. 2022; Hilbert et al. 2018, 2019a).

Betrachtet man die Entwicklung nach einer Therapie, zeigt sich, dass die Remissionsraten umso höher werden, je länger die Untersuchungszeiträume sind (Hilbert et al. 2018; Linardon und Wade 2018): So wurden bei BN 1 Jahr nach der Behandlung Raten um 30 % angegeben, nach 12 Jahren waren es 70 %. Bei BES zeigte sich nach 1 Jahr bereits eine Remissionsrate von 50 %, nach 12 Jahren waren es wie bei der BN ebenfalls 70 % (Herpertz et al. 2022; Linardon 2018). Mit einer essstörungsspezifischen Behandlung ist also bei beiden Störungsbildern langjährig von einer guten Chance auf eine Verbesserung auszugehen. Allerdings wäre eine schnellere Remission wünschenswert, und bei einem Drittel der Patient*innen kommt es zu einer Chronifizierung, einer Teilremission oder zu einem Wechsel der Essstörungsdiagnose (Herpertz et al. 2022). Laut anderen Studien berichtet sogar die Hälfte der Patient*innen von anhaltenden Symptomen, und die Rückfallrate für BES liegt darüber hinaus im Langzeitverlauf bei 10–25 % (Herpertz et al. 2022; Linardon 2018; Linardon und Wade 2018). Auf den Gewichtsverlauf zeigen sich außerdem kaum klinisch relevante Effekte (Herpertz et al. 2022; Hilbert et al. 2018). Daher ist eine Weiterentwicklung der aktuellen Therapieverfahren vonnöten. Bestenfalls sollten dabei die auslösenden und aufrechterhaltenden Faktoren stärker adressiert werden.

RESÜMEE

Zu BN und BES ist bislang noch wenig bekannt, und die einzelnen Studien enthalten, insbesondere zu Verlauf und Prognose, stark schwankende Angaben. Auch hinsichtlich der Epidemiologie und potenzieller Risikofaktoren ist die Datenlage sehr heterogen. Zudem beziehen sich die bisherigen Untersuchungen oft auf die älteren Klassifikationssysteme ICD-10 und DSM-IV, die andere und teilweise strengere Diagnosekriterien für BN und BES zugrunde legen bzw. die BES bislang nicht als eigenständige Diagnose anerkannt haben. Daher lassen sich aktuelle und weiter zurückliegende Studienergebnisse oft nur schwer vergleichen.
Bezüglich der Behandlung von BES und BN erweist sich vor allem KVT als erfolgreich, gefolgt von IPT und DBT. Trotz der damit erzielten Behandlungserfolge verbleibt dennoch ein Teil der Patient*innen in einem behandlungsbedürftigen Zustand, teils wegen Unterdiagnostizierung, teils wegen Chronifizierung, Rückfällen oder Diagnosewechseln. Eine Optimierung der bisherigen Behandlung, weitere Aufklärung in der Gesellschaft inkl. der Entstigmatisierung von Essstörungen sowie die Etablierung von breit angelegten Präventionsprogrammen sind daher unabdingbar.

LITERATURAUSWAHL

Ali K, Farrer L, Fassnacht DB, Gulliver A, Bauer S, Griffiths KM. Perceived barriers and facilitators towards help-seeking for eating disorders: A systematic review. Int J Eat Disord 2017; 50(1): 9-21.

Brockmeyer T, Friederich H-C, Schmidt U. Advances in the treatment of anorexia nervosa: A review of established and emerging interventions. Psychol Med 2018; 48(8): 1228-1256.

Bronleigh M, Baumann O, Stapleton P. Neural correlates associated with processing food stimuli in anorexia nervosa and bulimia nervosa: An activation likelihood estimation meta-analysis of fMRI studies. Eat Weight Disord 2022; 27(7): 2309-2320.

DGPM (Deutsche Gesellschaft für Psychosomatische Medizin und Ärztliche Psychotherapie e.V.). S3-Leitlinie Diagnostik und Therapie der Essstörungen. Stand: 31.5. 2018 (in Überarbeitung); https://register.awmf.org/de/leitlinien/detail/051-026 (letzter Zugriff: 19.4.2024).

Eisler I, Le Grange D, Asen E. Family Interventions. In: Treasure J, Schmidt U, van Furth E (eds.): Handbook of Eating Disorders. West Sussex: Wiley 2003; 291–310.

Friederich H-C, Wild B, Zipfel S, et al. Anorexia nervosa: Focal Psychodynamic Psychotherapy. Göttingen: Hogrefe 2019.

Galmiche M, Déchelotte P, Lambert G, Tavolacci MP. Prevalence of eating disorders over the 2000-2018 period: A systematic literature review. Am J Clin Nutr 2019; 109(5): 1402-1413.

Giel KE, Bulik CM, Fernandez-Aranda F, et al. Binge eating disorder. Nat Rev Dis Primers 2022; 8(1): 16.

Herpertz S, de Zwaan M, Zipfel S. (Hrsg). Handbuch Essstörungen und Adipositas. 3. A. Berlin: Springer 2022.

Herzog W, Schellberg D, Deter HC. First recovery in anorexia nervosa patients in the long-term course: A discrete-time survival analysis. J Consult Clin Psychol 1997; 65: 169-177.

Herzog W, Munz D, Kächele H (Hrsg.) Essstörungen. Therapieführer und psychodynamische Behandlungskonzepte. Stuttgart: Schattauer 2004.

Herzog W, Wild B, Giel KE, Junne F, Friederich HC, et al. Focal psychodynamic therapy, cognitive behaviour therapy, and optimised treatment as usual in female outpatients with anorexia nervosa (ANTOP study): 5-year follow-up of a randomised controlled trial in Germany. Lancet Psychiatry 2022; 9(4): 280-290.

Hilbert A, Vocks S, Herpertz S, et al. (Hrsg). S3-Leitlinie Diagnostik und Therapie der Essstörungen. Berlin: Springer 2018.

Le LK, Barendregt JJ, Hay P, Mihalopoulos C. Prevention of eating disorders: A systematic review and meta-analysis. Clin Psychol Rev 2017; 53: 46-58.

Leenaerts N, Jongen D, Ceccarini J, van Oudenhove L, Vrieze E. The neurobiological reward system and binge eating: A critical systematic review of neuroimaging studies. Int J Eat Disord 2022; 55(11): 1421-1458.

Mandelli L, Arminio A, Atti AR, De Ronchi D. Suicide attempts in eating disorder subtypes: A meta-analysis of the literature employing DSM-IV, DSM-5, or ICD-10 diagnostic criteria. Psychol Med 2019; 49(8): 1237-1249.

Monteleone AM, Pellegrino F, Croatto G, et al. Treatment of eating disorders: A systematic meta-review of meta-analyses and network meta-analyses. Neurosci Biobehav Rev 2022; 142: 104857.

Stice E, Onipede ZA, Marti CN. A meta-analytic review of trials that tested whether eating disorder prevention programs prevent eating disorder onset. Clin Psychol Rev 2021; 87: 102046.

Zastrow A, Kaiser S, Stippich C, et al. Neural correlates of impaired cognitive-behavioral flexibility in anorexia nervosa. Am J Psychiatry 2009; 16: 608-616.

Zipfel S, Wild B, Gross G, et al. Focal psychodynamic therapy, cognitive behaviour therapy, and optimised treatment as usual in outpatients with anorexia nervosa (ANTOP study): Randomised controlled trial. Lancet 2014; 383: 127-137.

KAPITEL

62 Adipositas

Martina de Zwaan und Stephan Herpertz

Patientinnengeschichte

Frau A. (54 J.) stellt sich in der Psychosomatischen Ambulanz vor. Ihr Hausarzt habe sie überwiesen, sie selbst strebe eine bessere Kontrolle über ihr Essverhalten an. Mittlerweile habe sie ihr Höchstgewicht erreicht. Bei einer Körpergröße von 165 cm wiege sie 120 kg (BMI = 44,1 kg/m^2, Adipositas Grad III). Sie sei schon als Kind „pummelig" gewesen, wie ihre Geschwister auch; ihre Mutter habe sie auf Anraten des Kinderarztes bereits auf eine „Kinderkur" geschickt. Obwohl es ihr immer wieder gelungen sei, mit unterschiedlichen Diäten abzunehmen, habe sie das reduzierte Gewicht nie erfolgreich halten können. Ganz im Gegenteil: Sie habe immer mehr zugenommen, als sie vorher abgenommen habe („Jojo-Effekt"), und sei eigentlich „durch Diäten dicker geworden". Sie habe über einige Monate Orlistat® eingenommen, jedoch nur mit geringem Erfolg. Die Pat. beschreibt ein i. d. R. restriktives Essverhalten, das von gelegentlichen Essattacken unterbrochen wird. Während der Essattacken schlinge sie alles hinunter, was sie finden könne, bis sie ein unangenehmes, fast schmerzhaftes Völlegefühl verspüre. Damit ihr Mann und die Kinder nichts bemerken, ersetze sie die verzehrten Lebensmittel rasch, z. B. im Kühlschrank. Sie habe in jungen Jahren sogar versucht zu erbrechen. Da ihr das aber nur unzureichend gelungen sei, habe sie es wieder aufgegeben. Andere gegenregulatorische Maßnahmen habe sie nie ergriffen.

Vor etwa 1 Monat wurden bei der Pat. eine arterielle Hypertonie und ein Typ-2-Diabetes diagnostiziert, worauf eine Einstellung mit Metformin erfolgte. Die Pat. leidet unter Knieschmerzen, weiterhin besteht der Verdacht auf ein Schlafapnoe-Syndrom, das zur Abklärung in einem Schlaflabor ansteht. Ihr Mann bemerkte nächtliche Atempausen. Alle Ärzte, die sie konsultiere, würden immer wieder auf ihr Körpergewicht als Ursache für die körperlichen Probleme hinweisen. Sie fühle sich als Versagerin, da sie es nicht schaffe, dauerhaft Gewicht zu reduzieren. Aus dem Haus gehe sie selten, sie habe den Eindruck, ihre Kinder würden sich ihretwegen schämen.

Nun habe ihr Hausarzt eine chirurgische Intervention vorgeschlagen. Allerdings schrecke sie vor einer so radikalen Maßnahme zurück und wolle noch einen Therapieversuch in einer psychosomatischen Klinik machen.

62.1 Definition

Adipositas wird am treffendsten als zu viel und falsch verteilte Fettmasse definiert.

Als Maßeinheit für das Körpergewicht eines Menschen hat sich der Body-Mass-Index (BMI, kg Körpergewicht/Körpergröße zum Quadrat) durchgesetzt, wobei ein BMI von 25–29,9 kg/m^2 als Übergewicht und von ≥ 30 kg/m^2 als Adipositas bezeichnet wird (➤ Tab. 62.1;

Tab. 62.1 Einteilung nach dem Body-Mass-Index (BMI = Körpergewicht (kg)/Körpergröße^2 (m^2) gemäß WHO-Kriterien

Beispiel: 1,70 m	Einteilung/BMI (kg/m^2)	Beispiel: 1,80 m	
53,5–72 kg	**Normalgewicht:**	**18,5–24,9**	59,9–80,7 kg
72–86,5 kg	**Übergewicht:**	**25–29,9**	80,7–97 kg
86,5–101 kg	**Adipositas Grad I:**	**30–34,9**	97–113 kg
101–115 kg	**Adipositas Grad II:**	**35–39,9**	113–129,3 kg
≥ 115 kg	**Adipositas Grad III:**	**≥ 40**	≥ 129,3 kg

www.who.int/nutrition/topics/obesity/en/). Entscheidend für das Risiko einer Herz-Kreislauf-Erkrankung ist aber nicht der BMI, sondern das Fettverteilungsmuster. Es sollte daher stets der Taillenumfang gemessen werden, der eine gute Korrelation zur viszeralen Fettmasse zeigt und bei Werten > 88 cm (Frauen) bzw. > 102 cm (Männer) die Diagnose einer abdominalen Adipositas („Apfelform") erlaubt.

62.2 Epidemiologie

Adipositas hat in vielen Ländern der Welt in den letzten Jahren epidemische Ausmaße erreicht; global betrachtet hat Übergewicht die Unterernährung in seiner medizinischen Bedeutung bereits übertroffen. Im Laufe der menschlichen Stammesgeschichte war die Fähigkeit, in Zeiten der Verfügbarkeit von Nahrung zuzunehmen und so Reserven für Notzeiten zu bilden, immer ein entscheidender evolutionsbiologischer Vorteil. Insbesondere konnten sich solche Genvarianten ausbreiten, welche die Energiespeicherung beim Menschen begünstigten. Unter den heutigen Bedingungen des Nahrungsüberflusses führen dieselben Gene nun zur Adipositas („Thrifty Gene"-Hypothese – „haushälterische" Genotypen).

Repräsentative Daten zum aktuellen Stand von Adipositas bei Erwachsenen in Deutschland liefert die von 2008 bis 2011 durchgeführte „Studie zur Gesundheit Erwachsener in Deutschland" (DEGS1) des Robert Koch-Instituts (RKI), in der 7.116 Personen im Alter zwischen 18 und 79 Jahren untersucht wurden. Demnach beträgt die Adipositasprävalenz bei Männern 23,3 % und bei Frauen 23,9 % (Kurth 2012). Im Vergleich zu Vorerhebungen hat sich der Anteil der Männer mit Adipositas in allen Altersgruppen, am meisten jedoch bei jungen Männern erhöht. Adipositas Grad III (BMI ≥ 40 kg/m^2) liegt in der deutschen Bevölkerung bei 1–2 % der Erwachsenen vor (de Zwaan 2012). Die Ergebnisse des Kinder- und Jugendgesundheitssurveys, der von 2003 bis 2006 vom RKI durchgeführt wurde (KiGGS, n = 17. 641, Kurth und Schaffrath-Rosario 2010) ergab, dass 15 % der 3- bis 17-Jährigen übergewichtig und 6,3 % adipös sind (BMI oberhalb der 97. Perzentile). Migrantenstatus, niedrige soziale Schicht und eine Mutter mit Adipositas erhöhen das Risiko der Kinder und Jugendlichen, übergewichtig oder adipös zu sein. Laut KIGGS-Welle 2 (2014–2017) sind die Übergewichts- und Adipositasprävalenzen bei Kindern und Jugendlichen weitgehend unverändert (Schienkiewitz et al. 2018).

62.3 Ätiologie und Pathogenese

Die Gründe, die zur Entstehung von Übergewicht und Adipositas führen, sind vielfältig. Genetische und ernährungsbedingte Faktoren, Sozialisationsbedingungen und individuelle Lernerfahrungen, das Ausmaß an körperlicher Bewegung und psychische Aspekte wie das Auftreten chronischer oder akuter Belastungssituationen sowie dysfunktionale Stressverarbeitungsmechanismen spielen eine Rolle. Eine vorwiegend psychische Genese ist bei einer Subgruppe von Menschen mit Adipositas zu finden, bei denen die Nahrungsaufnahme neben der Sättigung auch der Regulation negativer Affekte dient. Der moderne inaktive Lebensstil mit hohem passivem Medienkonsum, Bewegungsmangel und der hohen Verfügbarkeit energiedichter Speisen und Getränke spielt die entscheidende Rolle in der Entstehung und vor allem der raschen Zunahme der Prävalenz der Adipositas. Die ständige Verfügbarkeit von Nahrungsmitteln vornehmlich in den westlichen Industrienationen, aber auch in den Schwellenländern fördert deren Konsum, wobei die aufgenommene Nahrungsmenge mit der Portionsgröße unabhängig vom Geschmack steigt.

62.3.1 Periphere und zentrale Regelkreise

In den letzten Jahren nehmen die Einsichten in die komplexen peripheren und zentralen Regelkreise von Hunger und Sättigung rasch zu. Die Signalwege vom Gastrointestinaltrakt zum Gehirn (➤ Abb. 62.1), die Rolle der hypothalamischen Regelkreise, des mesolimbischen Systems („Belohnungssystem") und kortikaler Funktionen auf die Nahrungsaufnahme ist z. T. bis zu den molekularen Mechanismen der Signaltransduktionswege in den Zellen erforscht. Es wird dabei deutlich, dass die Regulation von Hunger und Sättigung redundant angelegt ist und dass die biologischen Mechanismen, welche die Nahrungsaufnahme begünstigen, deutlich stärker ausgebildet sind als jene Signalwege, welche die Nahrungsaufnahme hemmen. Die Evolution hat vorrangig Strategien zur Bewältigung von Nahrungsmangel-, kaum aber von Nahrungsüberflusssituationen entwickelt. Wir leben aber in einer adipogenen Umwelt, die von Hypomotilität und Hyperalimentation geprägt ist und über die Sättigung hinaus via Aktivierung des Belohnungssystems den Verzehr hochkalorischer, energiedichter Nahrungsmittel propagiert („evolutionary mismatch"). Von daher greifen individuelle therapeutische Ansätze zur Gewichtsreduktion, die auf das individuelle Verhalten abzielen, zu kurz. Neben der Verhaltensänderung bedarf es auch der Veränderung der Lebensverhältnisse.

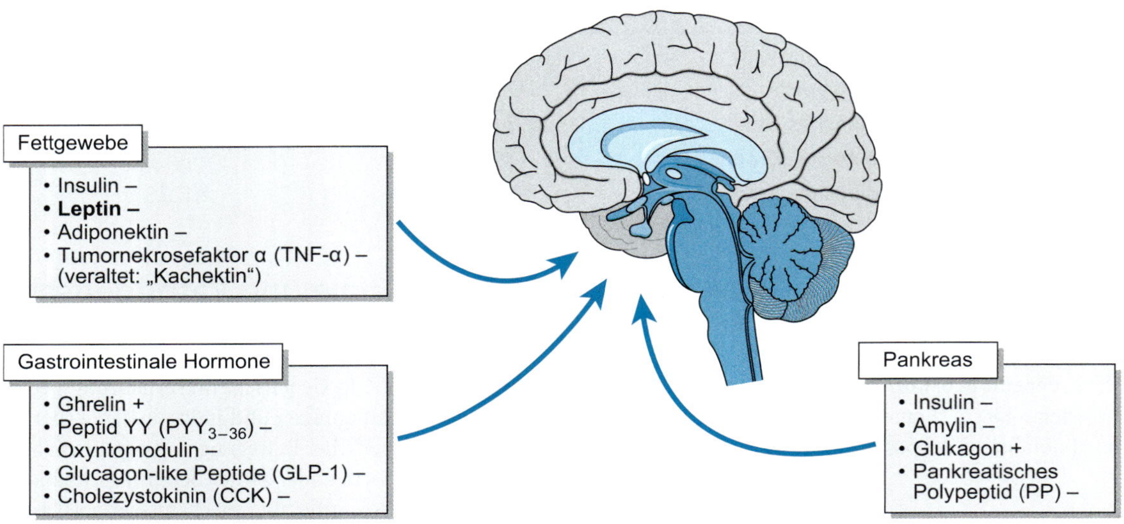

Abb. 62.1 Signalwege der Nahrungsmittel an das Gehirn (Ncl. arcuatus des Hypothalamus) (–: hemmend, +: fördernd auf die Nahrungsaufnahme) [L106]

62.3.2 Neurogastrale Regelkreise

Der Hypothalamus kontrolliert sämtliche Homöostasesysteme, auch die Regulation der Nahrungsaufnahme, wobei dem Ncl. arcuatus und dem Ncl. paraventricularis eine besondere Bedeutung zukommt. Im Ncl. arcuatus des Hypothalamus wird die Nahrungsaufnahme durch zwei gegensätzliche Neuronensysteme reguliert:

- Die eine Gruppe enthält **Neuropeptid Y** (NPY) sowie **Agouti-Related Protein** (AgRP) und fördert die Nahrungsaufnahme („Hungerzentrum" im lateralen Hypothalamus). gebildet
- Die andere Gruppe enthält **Melanozyten-stimulierendes Hormon alpha** (α-MSH), das aus seinem Vorläufer Proopiomelanocortin-Precursor-Protein (POMS) gebildet wird, sowie das auch über Drogen aktivierte Protein **Cocaine- and Amphetamine-Regulated Transcript** (CART), durch welche die Nahrungsaufnahme eingeschränkt wird (Sättigungszentrum im ventromedialen Hypothalamus). Beide Zellgruppen hemmen sich gegenseitig.

Das hypothalamische Regulationssystem wird aus der Peripherie rückgekoppelt. Zahlreiche Peptide und Hormone aus dem Gastrointestinaltrakt (meist über Aktivierung vagaler Nervenendigungen), dem Fettgewebe und dem Pankreas beeinflussen die kurz-, mittel- und langfristige Appetitregulation (➤ Tab. 62.2).

Verfügt der Körper über genügend Fettspeicher, sezernieren die Fettzellen das Neurohormon **Leptin** (griech. „leptos" = dünn), das im Ncl. arcuatus die Freisetzung von NPY hemmt. NPY wiederum hat eine hemmende Wirkung auf den Ncl. paraventricularis und fördert das Hungergefühl. Zudem stimuliert Leptin die Ausschüttung von α-MSH, das über den MC-4-Rezeptor den Ncl. paraventricularis stimuliert und Sattheit induziert. Extrem adipöse Mausmutanten mit fehlendem Leptin-Gen (ob-Maus) oder fehlendem Leptin-Rezeptor (db-Maus) wurden bereits in den 1940er-Jahren in den Jackson Laboratories entdeckt. Diese Tiere fressen übermäßig und wiegen drei- bis viermal so viel wie ihre Artgenossen. Auch beim Menschen sind einige wenige Fälle dieser Defektmutation beschrieben, und die resultierende Adipositas kann durch Leptinsubstitution korrigiert werden. Mit Ausnahme dieser weltweit wenigen Fälle haben Menschen mit Adipositas jedoch wegen des Fettgewebes einen erhöhten Leptinspiegel. Das Ausbleiben einer Gewichtsabnahme lässt daher auf eine **Leptinresistenz** schließen. Die Wirkung von Leptin auf die Zellgruppen im Hypothalamus ist in ➤ Abb. 62.2 dargestellt. Leptin wurde hier nur exemplarisch dargestellt; an der Energiehomöostase im Hypothalamus sind eine Reihe weiterer Neurotransmitter und Neuropeptide beteiligt (➤ Tab. 62.2).

Tab. 62.2 Neurotransmitter und Neuropeptide, die im Hypothalamus bei der Energiehomöostase beteiligt sind (Beispiele)

Erhöhen die Nahrungsaufnahme	Reduzieren die Nahrungsaufnahme
Neuropeptid Y (NPY)	Melanozyten-stimulierendes Hormon alpha (α-MSH)
Agouti-Related-Protein (AgRP)	Cocaine- and Amphetamine-Regulated Transcript (CART)
Melanin-Concentrating-Hormon (MCH)	Thyreotropin-Releasing-Hormon (TSH)
Orexine A und B	Corticotropin-Releasing-Hormon (CRH)
Endogene Cannabinoide	Neurotensin
Endogene Opioide	Serotonin

Nicht zu unterschätzen ist die Bedeutung höherer Hirnfunktionen wie des limbischen Systems („Belohnungssystem"), das einen stärkeren Einfluss auf die Nahrungsaufnahme zu haben scheint als die hypothalamischen Regelkreise.

Nahrung ist ein potenter natürlicher positiver Verstärker. Allein die visuelle Präsentation schmackhafter Nahrungsmittel führt zu einer deutlichen Zunahme des gesamten Gehirnstoffwechsels (Campos et al. 2022). Tatsächlich scheinen die im Überfluss vorhandenen Nahrungsmittel von hoher Schmackhaftigkeit und das bei Nahrungs-

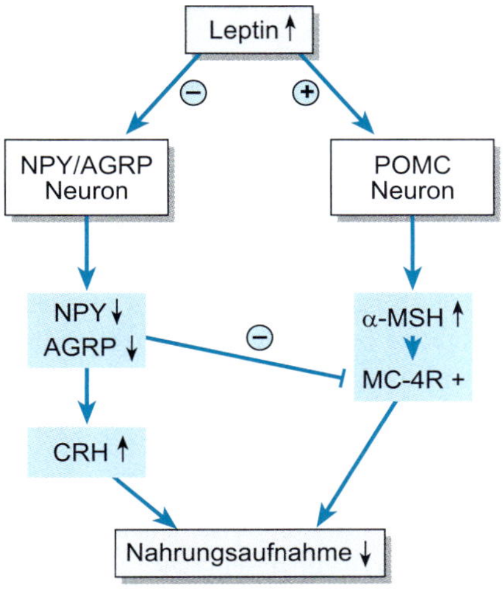

Abb. 62.2 Einfluss von Leptin auf hypothalamische Zellsysteme (AgRP = Agouti-Related Protein; α-MSH = Melanozyten-stimulierendes Hormon alpha; CRH = Corticotropin-Releasing-Hormon; MC-4R = Melanocortin-4-Rezeptor; NPY = Neuropeptid Y; POMC = Proopiomelanocortin-Precursor-Protein) [L106]

aufnahme entstehende Lustgefühl den stärksten Einfluss auf die Nahrungsaufnahme zu haben. Je schmackhafter die Nahrung, desto schwächer ist ein durch die Läsion des lateralen Hypothalamus (Hungerzentrum) entstandener Appetitverlust, d. h., sehr schmackhafte Nahrung wird trotzdem verzehrt. Erfahrungen, Erinnerungen, Appetitkonditionierungen, die emotionale Valenz („liking") und die motivationale Bedeutung („wanting") der Nahrung und der Nahrungsaufnahme spielen eine entscheidende Rolle; die Sättigung, also die Aufhebung des Hungers, ist zum Nebeneffekt geworden. Hierbei spielen der Neurotransmitter Dopamin ebenso wie das Opioid- und das Cannabinoidsystem eine herausragende Rolle. In einer PET-Untersuchung wurde bei Menschen mit Adipositas eine verminderte D_2-Rezeptor-Bindung gefunden, wobei eine negative Korrelation zwischen Rezeptorbindung und BMI bestand. Dies könnte auf ein bei Adipositas bestehendes **Belohnungs-Mangel-Syndrom** (Reward-Deficiency-Syndrom) hinweisen (Wang et al. 2001). Der interessierte Leser wird auf einen detaillierten Übersichtsartikel zur Neurobiologie von Hunger und Sattheit verwiesen (Berthoud und Morrison 2008).

Auf der Grundlage von Zwillings-, Adoptions- und Familienstudien wird die Erblichkeit des Körpergewichts bzw. des BMI auf 40–70 % geschätzt (Hebebrand et al. 2004). Der Versuch, die molekulare Basis für diese Erblichkeit aufzuklären, hat in den letzten Jahren große Fortschritte gemacht (Frieling et al. 2015). Der komplexe Phänotyp der Adipositas kann durch eine ganze Reihe von monogenen und vor allem polygenen Genotypen bedingt sein. Eine genomweite Assoziationsstudie (GWAS) mit 249.796 Personen konnte 32 Genorte identifizieren, die mit dem BMI assoziiert waren. Diese Varianten hatten zumeist sehr kleine Effektstärken und konnten insgesamt nur 1–2 % der BMI-Varianz erklären (Speliotes et al. 2010). In einer weiteren GWAS mit 339.224 Personen konnten sogar 97 Genorte identifiziert werden, die mit dem BMI assoziiert waren und insgesamt 2,7 % der BMI-Varianz erklären konnten (Locke et al. 2015).

|| Die starke Zunahme der Adipositas ist nicht das Ergebnis der genetischen Ausstattung, die sich in den letzten Jahrzehnten praktisch nicht verändert hat, sondern veränderter gesellschaftlicher und ökonomischer Bedingungen. Der im Überfluss vorhandenen schmackhaften Nahrung kann unser komplexes internes homöostatisches System keine ausreichende Bremse entgegensetzen. **||**

In ➤ Box 62. 1 sind die biologischen, psychosozialen und umweltbedingten Risikofaktoren für die Entstehung von Übergewicht und Adipositas zusammengefasst (S3-Leitlinie: DAG 2014).

BOX 62.1

Risikofaktoren für die Entstehung von Übergewicht und Adipositas (DAG 2014)

- Familiäre Disposition, genetische Ursachen
- Lebensstil (z. B. Bewegungsmangel, Fehlernährung)
- Ständige Verfügbarkeit von Nahrung
- Schlafmangel
- Stress
- Depressive Erkrankungen
- Niedriger Sozialstatus
- Essstörungen (z. B. Binge-Eating-Störung, Night-Eating-Syndrom)
- Endokrine Erkrankungen (z. B. Hypothyreose, Cushing-Syndrom)
- Medikamente (z. B. Antidepressiva, Neuroleptika, Phasenprophylaktika, Antiepileptika, Antidiabetika, Glukokortikoide, einige Kontrazeptiva, Betablocker)
- Andere Ursachen (z. B. Immobilisierung, Schwangerschaft, Nikotinverzicht)

62.4 Gewichtsbezogene Stigmatisierung

Häufig wird Menschen mit Adipositas die alleinige Verantwortung für ihr Übergewicht zugeschrieben; die Betroffenen sehen sich verbreitenden Stereotypien (z. B. faul und undiszipliniert zu sein) ausgesetzt und erfahren gesellschaftliche Missbilligung (Rubino et al. 2020). Dies kann in Vorurteile und Diskriminierung münden. Dadurch, dass die stigmatisierenden Stereotype und Vorurteile von den Betroffenen übernommen werden, kommt es i. d. R. zu Selbststigmatisierung. In einer deutschen Repräsentativerhebung berichteten 16,2 % der Frauen mit Adipositas, jedoch nur 4,6 % der Männer mit Adipositas eine ausgeprägte Selbststigmatisierung (Hilbert et al. 2014).

In einer Metaanalyse konnten Spahlholz et al. (2016) zeigen, dass 19,2 % der Menschen mit Adipositas Grad I und 41,8 % mit Adipositas Grad II oder III gewichtsbezogene Diskriminierung erfahren, im Vergleich zu 5,7 % der Normalgewichtigen. Auch im Gesundheitswesen Tätige nehmen adipösen Personen gegenüber häufig eine diskriminierende Haltung ein, welche die klinische Entscheidungsfindung und die Behandlung beeinträchtigen können (Phelan et al. 2015). Dabei hat das adipöse Körpergewicht der Patientinnen und Patienten auch Einfluss auf die Arzt-Patient-Beziehung oder stellt – in psychoanalytischer Terminologie – ein wichtiges Element der Übertragungs-Gegenübertragungs-Prozesse dar. Die Betroffenen selbst berichten, dass Behandelnde oft nur banale Ratschläge geben und weder diagnostische noch weiterführende therapeutische Maßnahmen durchführen (Ananthakumar et al. 2020).

RESÜMEE
Stigmatisierungserfahrungen können zu Selbstinvalidierung führen: Im Sinne eines Circulus vitiosus kann sich dadurch eine Zunahme von Körperunzufriedenheit, Lebensqualität, depressiven Symptomen, Ess- und Angststörungssymptomen entwickeln (Emmer et al. 2020).

62.5 Körperliche Komorbidität

Die WHO zählt Adipositas zu den fünf größten Gesundheitsrisiken unserer Zeit (WHO 2016). Mit steigendem Körpergewicht sinkt die Lebenserwartung (Flegal et al. 2013; Prospective Studies Collaboration 2009). Adipositas ist ein bekannter Risikofaktor für das Auftreten unterschiedlicher Folgeerkrankungen, u. a. Typ-2-Diabetes, Arteriosklerose, Schlaganfall, koronare Herzkrankheit, arterielle Hypertonie, Fettstoffwechselstörungen, die Entwicklung bestimmter Krebsarten, Schlafapnoe sowie Gelenk- und Hauterkrankungen (➤ Tab. 62.3) (Guh et al. 2009). Adipositas ist auch ein entscheidender Risikofaktor für schwere und letale COVID-19-Verläufe (Huang et al. 2020).

Adipositas verursacht in Deutschland erhebliche Gesundheitskosten, zum einen direkte, durch die Behandlung des Übergewichts und der Begleiterkrankungen bedingte Kosten, zum anderen indirekte Kosten durch entstandene Arbeits-, Berufs- oder Erwerbsunfähigkeit (Konnopka et al. 2018).

Zunehmend wird das *Edmonton Obesity Staging System* (EOSS) in der Klassifikation der Adipositas eigesetzt (Sharma und Kushner 2009). Das EOSS-System berücksichtigt neben dem BMI auch die Schwere körperlicher und psychischer Begleiterkrankungen sowie funktioneller Einschränkungen. Es lässt Aussagen zur adipositasbedingten Krankheitslast zu, kann zur Bewertung der Therapiebedürftigkeit herangezogen werden und hat sich als prognostisches Instrument für den Verlauf (Komplikationen) nach Adipositaschirurgie bewährt (Skulsky et al. 2021).

Tab. 62.3 Relatives Risiko für unterschiedliche körperliche Erkrankungen bei Vorliegen einer Adipositas (nach Guh et al. 2009)

Komorbidität	RR Männer (95 %-KI)	RR Frauen (95 %-KI)
Diabetes mellitus Typ 2	6,7 (5,6–8,2)	12,4 (9,0–17,1)
Hypertonie	1,8 (1,5–2,2)	2,4 (1,6–3,7)
Schlaganfall	1,5 (1,3–1,7)	1,5 (1,3–1,7)
Koronare Herzerkrankung	1,7 (1,5–2,9)	3,1 (2,8–3,4)
Herzinsuffizienz	1,8 (1,2–2,6)	1,8 (1,1–3,0)
Arthrose	4,2 (2,7–6,4)	2,0 (1,9–2,0)
Gallensteine	1,4 (1,0–2,0)	2,3 (1,2–4,6)
Dickdarmkarzinom	2,0 (1,6–2,4)	1,7 (1,5–1,8)
Pankreaskarzinom	2,3 (1,7–3,2)	1,6 (1,2–2,2)

62.6 Psychische Komorbidität

Es gibt einen gut belegten Zusammenhang zwischen dem Auftreten bestimmter psychischer Störungen und Adipositas in der Allgemeinbevölkerung (de Wit et al. 2010; Gariepy et al. 2010; Jung et al. 2017; Fulton et al. 2022).

Komorbide psychische Störungen sind oft bidirektional mit Adipositas assoziiert, haben Auswirkungen auf die Lebensqualität und stellen mögliche Barrieren für Gewichtsreduktion und anschließenden Gewichtserhalt dar (de Wit et al. 2022; Luppino et al. 2010).

Zwischen Adipositas und **Depression** besteht eine bidirektionale Assoziation. Menschen mit Adipositas haben ein um 55 % erhöhtes Risiko, eine Depression zu entwickeln (OR 1,55), und Menschen mit Depression haben ein um 58 % erhöhtes Risiko, adipös zu werden (OR 1,58) (Luppino et al. 2010). Das gilt für Frauen und Männer gleichermaßen. Dieser Zusammenhang gilt auch für Übergewicht, ist aber schwächer ausgeprägt. Nicht selten handelt es sich um eine sog. atypische Depression, die neben einer Hypersomnie mit gesteigertem Appetit oder Gewichtszunahme einhergeht (Silva et al. 2020). Je höher der BMI (auch über die Adipositasschwelle hinaus), umso höher ist das Risiko, eine Depression zu entwickeln (Moussa et al. 2019). Kinder mit Adipositas haben ein 32 % erhöhtes Risiko an einer Depression zu erkranken (Sutaria et al. 2019). Möglicherweise gibt es für diese Zusammenhänge neben psychologischen auch biologische Erklärungen (Milaneschi et al. 2019). Adipositastypische Komplikationen wie inflammatorische Prozesse, Insulinresistenz oder eine Dysfunktion der HPA-Achse könnten die Entwicklung einer Depression fördern. Auf der anderen Seite können Psychopharmaka zur Gewichtssteigerung beitragen. Ein weiterer Zusammenhang ergibt sich aus der Tatsache, dass Nahrungsaufnahme nicht nur der Sättigung, sondern auch der Affektregulation dient. Ein höherer BMI ist zwar mit einem erhöhten Depressionsrisiko assoziiert, das Suizidrisiko ist aber erniedrigt. Der Mechanismus ist unklar (Amiri und Behnezhad 2018).

Unter den Essstörungen spielt die **Binge-Eating-Störung** (BES) bei der Adipositas die größte Rolle. Während die Prävalenz in der Allgemeinbevölkerung mit 2 % angegeben wird, liegt sie bei Menschen mit Adipositas bei 4 %. 30 % der Menschen mit BES haben zugleich eine Adipositas (Kessler et al. 2013). Im Rahmen von Gewichtsreduktionsprogrammen sind bis zu 30 % der Teilnehmenden betroffen. Die BES gilt als „Marker" für eine Psychopathologie bei Menschen mit Adipositas, da sie mit weiterer psychischer Komorbidität einhergeht. Auch wenn eine BES den Erfolg einer Gewichtsreduktion nicht zu beeinträchtigen scheint, so ist sie ein Risikofaktor für die Gewichtswiederzunahme. Auch bei erfolgreicher Behandlung einer BES ist die Gewichtsreduktion oft nur gering (weitere Informationen ➤ Kap. 61.3).

Das **Night-Eating-Syndrom** (NES) ist ebenfalls häufig mit Adipositas assoziiert. Es wurde in das DSM-5 (APA 2013) unter „andere näher bezeichnete Fütter- und Essstörungen" aufgenommen und ist charakterisiert durch das Auftreten von entweder wiederkehrenden Episoden nächtlichen Essens in Form von Essen nach dem Erwachen aus dem Schlaf und/oder von übermäßiger Nahrungsaufnahme nach dem Abendessen (Mühlhans et al. 2009; Allison et al. 2010; de Zwaan et al. 2014, 2015). Neben BES und NES sind noch weitere Facetten maladaptiven Essverhaltens bekannt. Dazu gehört das sog. Grasen („grazing"), bei dem Betroffene über einen längeren Zeitraum ständig kleinere Nahrungsmengen zu sich nehmen. Obwohl dieses Essverhalten in der klinischen Routine häufig beschrieben wird, gibt es erst wenige Versuche, diese Variante gestörten Essverhaltens zu operationalisieren (Conceicao et al. 2014).

Adipositas geht mit einer erhöhten Impulsivität und mit exekutiven Dysfunktionen einher (Gerlach et al. 2015; Herpertz und Engelbach 2011). „Neurotizismus", Störung der Emotionsregulation, Impulsivität („acting without thinking") und eine hohe Belohnungssensitivität stellen Risikofaktoren für die Entwicklung und Aufrechterhaltung von Adipositas dar. Schutzfaktoren hingegen sind Gewissenhaftigkeit und Selbstkontrolle. Dies zeigt sich auch in der häufigen Assoziation mit **ADHS** (de Zwaan et al. 2011). Im Erwachsenenalter wird Adipositas bei ADHS mit einer OR von 1,3 berichtet (Cortese et al. 2016). In der BELLA-Studie war ADHS bei Kindern mit Übergewicht und Adipositas doppelt so häufig (7 %) wie bei normalgewichtigen Kindern (3,5 %) (Erhart et al. 2012). Es gibt Hinweise, dass der Zusammenhang von Adipositas und ADHS im Erwachsenenalter stärker ausgeprägt ist als bei Kindern und Jugendlichen (Nigg et al. 2016).

Eine Metaanalyse zur Prävalenz psychischer Störungen **vor Adipositaschirurgie** berichtet für affektive Störungen eine Prävalenz von 23 % und für BES eine Prävalenz von 17 % (Dawes et al. 2016). Nach Adipositaschirurgie gestaltet es sich nicht selten schwierig, zwischen „normalem" und „pathologischem" Essverhalten zu unterscheiden. Die Betroffenen sind gezwungen, ein Essverhalten zu entwickeln, das sich durch Restriktion von Nahrungsmenge und Nahrungsauswahl und ein ritualisiertes Verhalten in der Art der Nahrungsaufnahme (z. B. Kauen) auszeichnet. Objektiv große Nahrungsmengen können nicht mehr aufgenommen werden, daher wird der Begriff „binge eating" durch „loss of control eating" oder „nichtnormatives Essverhalten" ersetzt. **Nach Adipositaschirurgie** sind eine postoperative Depression und nichtnormatives Essverhalten negativ mit dem postoperativen Gewichtsverlauf assoziiert. Es gibt Hinweise, dass die Inzidenz von selbstschädigendem Verhalten und von Suiziden postoperativ zunimmt (Anstieg um OR 1,9). Im Vergleich zu Kontrollpopulationen ist die Prävalenz um 3,8 erhöht (Castaneda et al. 2019). Ob und welche ätiologische Verbindung zum adipositaschirurgischen Eingriff besteht, ist jedoch unklar. Es gibt zudem Hinweise, dass problematischer Alkoholkonsum vor allem nach Magenbypass-Operation langfristig zunimmt. Ein Mental Health Professional soll daher Teil des multidisziplinären Teams sein.

Immer wieder wird die Frage aufgeworfen, ob Adipositas zu den Suchterkrankungen zu zählen ist. Spezifische suchterzeugende Nahrungsmittelinhaltsstoffe wurden beim Menschen bisher nicht gefunden („food addiction"). Im Sinne einer Verhaltenssucht könnte man Überessen als exzessive Verhaltensweisen interpretieren, welche die Belohnungsbefriedigung zum Ziel hat. Möglicherweise gibt es Subtypen (z. B. BES), die eine Art Verhaltenssucht aufweisen („eating addiction") (Ziauddeen und Fletcher 2013). Neue therapeutische Ansätze ergeben sich daraus allerdings nicht.

62.7 Behandlung der Adipositas

62.7.1 Basistherapie

In Deutschland stehen die S3-Leitlinie zur „Prävention und Therapie der Adipositas" unter Federführung der Deutschen Adipositas-Gesellschaft e. V. (DAG 2014) und die Leitlinie zur Chirurgie der Adipositas und metabolischer Erkrankungen" unter Federführung der Deutschen Gesellschaft für Allgemein- und Viszeralchirurgie e. V. (DGAV 2018) zur Verfügung. Die DAG-Leitlinie wird gerade umfangreich überarbeitet; die Publikation der Neuversion ist 2024 zu erwarten.

Eine Gewichtssenkung wirkt sich bei Menschen mit Adipositas positiv auf die meisten somatischen und psychischen Komorbiditäten aus, wobei bereits eine 5-prozentige Gewichtsabnahme mit einer Verbesserung der kardiometabolischen Risikofaktoren verbunden sein kann.

Grundlage jedes Gewichtsmanagements soll eine Ernährungs-, Bewegungs- und Verhaltensmodifikation sein. Diese Komponenten sollen unter Berücksichtigung der individuellen Situation kombiniert werden. Nach einer Gewichtsreduktion soll eine langfristige Gewichtsstabilisierung angestrebt werden (de Zwaan 2013).

Um das Körpergewicht zu senken, sollte ein tägliches Energiedefizit von etwa 500–600 kcal/Tag oder alternativ ein individuell ermitteltes Energiedefizit angestrebt werden. Da sich keine Diätstrategie als überlegen erwiesen hat, empfiehlt die Leitlinie unterschiedliche **Ernährungsformen** für Erwachsene mit Adipositas:

- Reduktion der Fettmenge
- Reduktion der Kohlenhydratmenge
- Ernährung nach den 10 Regeln der Deutschen Gesellschaft für Ernährung e. V.
- Mediterrane Kost
- Vegetarische/vegane Ernährung
- Mahlzeitenersatzstrategie
- Intermittierendes Fasten
- Zeitlich befristetes Essen

In Abhängigkeit von der Situation der Betroffenen (z. B. bei Komorbiditäten und/oder höhergradigem BMI) kann der zeitlich begrenzte Einsatz von Formulaprodukten (i. d. R. nicht über 12 Wochen hinaus) mit einer Energiezufuhr von 800–1.200 kcal/Tag erwogen werden. Dabei soll eine medizinische Betreuung gewährleistet sein.

Extrem einseitige Ernährungsformen sind wegen hoher medizinischer Risiken und fehlender Langzeiterfolge nicht ratsam. Explizit empfohlen wird der Verzicht auf Fastfood, Alkohol und zuckerhaltige Softdrinks.

Da es sich um ein chronisches Problem handelt, ist zudem eine langfristige Betreuung unverzichtbar. Auch wenn Adipositas i. d. R. nicht heilbar ist, kann mit adäquaten Maßnahmen eine signifikante Senkung der Begleitrisiken erreicht werden. Um die Adhärenz zu verbessern, sollte das gesamte Umfeld in die Ernährungsumstellung einbezogen werden. Verhaltensmodifikationen müssen zudem in das tägliche Leben integriert werden können.

Die Therapieziele sollten realistisch und an die individuellen Gegebenheiten angepasst sein. Dabei sollten insbesondere Komorbiditäten,

Erwartungen und Ressourcen der Betroffenen berücksichtigt werden. Folgende **Gewichtsziele** innerhalb von 6–12 Monaten hinsichtlich der Gewichtsabnahme sollten angestrebt werden:
- BMI 25–34,9 kg/m^2: ≥ 5 % des Ausgangsgewichts
- BMI ≥ 35 kg/m^2: ≥ 10 % des Ausgangsgewichts

Interventionen zur **Verhaltensmodifikation** im Einzel- oder Gruppensetting sollen Bestandteil eines Programms zur Gewichtsreduktion sein. Das Spektrum der geeigneten Interventionen zur Verhaltensmodifikation kann folgende Elemente enthalten:
- Selbstbeobachtung von Verhalten und Fortschritt (Körpergewicht, Essmenge, Bewegung, Kontext und Funktion der Nahrungsaufnahme)
- Stimuluskontrolle
- Adäquate Zielvereinbarungen
- Problemlösetraining/Konfliktlösetraining
- Verstärkerstrategien (z. B. Belohnung von Veränderungen)
- Rückfallprävention
- Strategien zum Umgang mit wieder ansteigendem Gewicht
- Soziale Unterstützung

Vor allem die Motivationsphase und Initiierung von Veränderung sowie die Phase der Aufrechterhaltung von Veränderungen stellen für die Betroffene wie für die Behandelnden die größte Herausforderung dar (Teufel et al. 2011).

Kognitive Verhaltenstherapie als Verfahren der Richtlinienpsychotherapie kommt bei Adipositas mit klinisch signifikanter psychischer Komorbidität (v. a. depressive Störung, Angststörung, Essstörung) zur Anwendung und wird durch einen Mental Health Professional durchgeführt. Die Übergänge von Verhaltensmodifikation zur Verhaltenstherapie der Adipositas als psychotherapeutische Intervention sind fließend, mit einer Verschiebung des Fokus auf die Psychopathologie und die Funktionalität von Essen und Gewicht und der aus ihr abzuleitenden dysfunktionalen, mit einer positiven Energiebilanz einhergehenden Kognitionen und Verhaltensweisen (Becker et al. 2007).

Die Frage, ob Adipositas als eigenständige Krankheit oder allein als Risikofaktor für Folgeerkrankungen zu werten ist, ist weiterhin umstritten. Die WHO hat bereits in ihrem Grundsatzpapier aus dem Jahr 2000 die Adipositas als Krankheit anerkannt (WHO 2000). Im Deutschen Gesundheitssystem begann ein politisches Umdenken durch den Referentenentwurf des Bundesgesundheitsministeriums (BMG) für das Gesetz zur Weiterentwicklung der Gesundheitsversorgung (GVWG) im Jahr 2020. Das BMG hat in der Folge den Gemeinsamen Bundesausschuss (G-BA) beauftragt, ein neues strukturiertes Behandlungsprogramm (DMP Adipositas) zu entwickeln, damit von Adipositas Betroffene dauerhaft, strukturiert, qualitätsgesichert, multimodal und transsektoral versorgt werden können. In der Stellungnahme des BMG heißt es, dass *„die Versorgungsrealität den besonderen Bedürfnissen von Versicherten mit Adipositas oftmals nicht gerecht wird. Von einer individuellen und interdisziplinären Behandlung unter Berücksichtigung verhaltensmodifizierender, medikamentöser und nötigenfalls auch chirurgischer Interventionen profitiert bisher nur eine kleine Minderheit der Betroffenen."*

62.7.2 Adjuvante medikamentöse Therapie

Derzeit sind in Deutschland vier Wirkstoffe zur medikamentösen Therapie der Adipositas zugelassen, für die randomisierte kontrollierte Zulassungsstudien vorliegen: Orlistat (ein Lipasehemmer), die GLP-1-Rezeptor-Agonisten Semaglutid und Liraglutid sowie die Fixkombination aus Bupropion, einem Dopamin- und Noradrenalin-Wiederaufnahmehemmer, sowie Naltrexon, einem Opioidrezeptor-Antagonisten. Diese Kombination wird seit 2021 in Deutschland allerdings nicht mehr vertrieben.

Orlistat hemmt das Enzym Lipase im Darm und bewirkt eine Reduzierung der Fettaufnahme um etwa 30 %. Betroffene können ihr Gewicht mit Orlistat zusätzlich um etwa 3–4 kg senken. Als Nebenwirkung kommt es häufig zu übelriechenden Fettstühlen.

GLP-1-Rezeptor-Agonisten (Liraglutid, Semaglutid) wirken in der Peripherie auf metabolische Prozesse oder im ZNS auf Sättigungs- und Hungergefühle (Bray et al. 2016). Eine medikamentöse Therapie soll nur in Kombination mit einem Basisprogramm (Kombination von Ernährungs-, Bewegungs- und Verhaltenstherapie) durchgeführt werden. Sie kann additiv in Bezug auf die Gewichtsreduktion und den Gewichtserhalt wirken (Lundgren et al. 2021). Die Gewichtsreduktion ist gegenüber Placebo signifikant höher (Singh und Singh 2020), jedoch kommt es i. d. R. aufgrund der chronischen Manifestation der Adipositas nach Beendigung der Behandlung zu einer erneuten Gewichtszunahme. Es liegt keine Beschränkung der Therapiedauer vor. GLP-1-Rezeptor-Agonisten sind schon länger zur Therapie des Typ-2-Diabetes zugelassen. Sie stimulieren die glukoseabhängige Freisetzung von Insulin aus den β-Zellen des Pankreas und supprimieren die Glukagonausschüttung. Zudem hemmen sie den Appetit und verzögern die Magenentleerung. Im ZNS wird das Sättigungsgefühl gesteigert und das Hungergefühl vermindert. Die Medikamente werden in höherer Dosis unter anderem Namen zur Therapie der Adipositas vermarktet. Die Substanzen müssen subkutan injiziert werden: Liraglutid täglich und Semaglutid einmal wöchentlich. Im direkten Vergleich der beiden GLP-1-Rezeptor-Agonisten führte Liraglutid 3,0 mg zu einer Gewichtsreduktion von –6,4 % und Semaglutid 2,4 mg von –15,8 % nach einem Behandlungszeitraum von 68 Wochen (Rubino et al. 2022). Die häufigsten Nebenwirkungen sind meist vorübergehende gastrointestinale Beschwerden wie Übelkeit oder Durchfall aufgrund der Verzögerung der Magenentleerung, die von über 80 % angegeben werden und eine schrittweise Titration notwendig machen.

Insgesamt ist zu erwarten, dass in den nächsten Jahren neue Medikamente oder Kombinationen von Medikamenten zur Therapie der Adipositas zur Verfügung stehen werden (Angelidi et al. 2022). Ganz aktuell wurde Tirzepatid in Deutschland zur Gewichtsabnahme zugelassen. Es handelt sich um ein sogenanntes Twinkretin, das agonistisch am GLP1 Rezeptor und zugleich am Rezeptor für das Glukose-abhängige insulinotrope Polypeptid (GIP) wirkt. Die genannten Medikamente sind verschreibungspflichtig, die Kosten werden aber von den Krankenkassen nicht erstattet, da es sich gemäß § 34 SGB V um Arzneimittel handelt, *„die zur Verbesserung der privaten Lebensqualität dienen"*.

62.7.3 Adipositaschirurgie

Die Grenzen der konservativen Behandlung sind i. d. R. bei einem BMI > 40 kg/m² (Adipositas Grad III) erreicht. Bei Adipositas Grad III und Grad II mit adipositasassoziierten Krankheiten wie Diabetes mellitus oder arterieller Hypertonie besteht i. Allg. die Indikation für eine **adipositaschirurgische Maßnahme,** da sie der konservativen Behandlung in Bezug auf langzeitige Gewichtskontrolle, Lebensqualität und Verbesserung der somatischen Komorbiditäten überlegen ist. In der Regel liegt der durchschnittliche BMI bei präoperativen Kohorten in Deutschland bei 50 kg/m². Magenbypass und Schlauchmagen stellen die derzeit am häufigsten durchgeführten Operationen dar, gefolgt mit einigem Abstand vom Magenband, das in den letzten Jahren aufgrund unbefriedigender Gewichtsabnahmen zunehmend seltener implantiert wird. Die Operationen werden heute laparoskopisch durchgeführt. Die postoperative Mortalitätsrate liegt nach Angaben des Deutschen Adipositaschirurgie-Registers bei < 1 %. Postoperativ (v. a. nach Magenbypass) müssen Vitamine und Mineralstoffe (insb. Vitamin B_{12}, Vitamin D, Kalzium, Phosphat und Eisen) lebenslang substituiert werden, was von den Betroffenen eine hohe Adhärenz und Selbstfürsorge erfordert.

Das Ausmaß des Gewichtsverlustes liegt im Durchschnitt bei 50–70 % des Übergewichts (= „excess weight loss", bezeichnet den prozentualen Anteil des Übergewichtsverlustes, bezogen auf einen BMI von 25 kg/m²). Von besonderer Bedeutung ist, dass die deutliche Gewichtsabnahme mit einer nachhaltigen Verbesserung der adipositasassoziierten Folgeerkrankungen bzw. einer wesentlich besseren Kontrollierbarkeit der somatischen Komorbidität einhergeht. Konservative Gewichtsreduktionsmaßnahmen sind bei Menschen mit starker Adipositas dagegen langfristig nicht erfolgreich.

In Deutschland stellt die Adipositaschirurgie eine Wahlleistung dar, welche die Krankenkassen auf Antrag gewähren können. Im Rahmen des Antragsverfahrens einschließlich der Empfehlungen des Medizinischen Dienstes der Krankenkassen (MDK) werden i. d. R. auch Stellungnahmen von Fachärztinnen und Fachärzten für Psychosomatische Medizin und Psychotherapie bzw. Psychiatrie und Psychotherapie oder Psychologischen Psychotherapeutinnen und Psychotherapeuten eingeholt. Eine psychische Komorbidität stellt nach bisheriger Forschungslage jedoch keineswegs eine absolute Kontraindikation für eine bariatrisch-chirurgische Maßnahme dar. Ein leichtfertiger Ausschluss von Patientinnen und Patienten aufgrund psychischer Störungen sollte vermieden werden. Als **psychische Kontraindikationen** gelten

- eine aktive Substanzabhängigkeit,
- eine unbehandelte Bulimia nervosa (nicht aber eine BES) und
- ein „instabiler psychopathologischer Zustand".

Hier ist vor allem an Personen mit Borderline-Persönlichkeitsstörung, bipolarer affektiver Störung, Suizidalität und Schizophrenie zu denken. Können diese Erkrankungen erfolgreich behandelt oder in einen stabilen Zustand überführt werden und sind die Betroffenen in verlässlicher psychiatrischer oder psychotherapeutischer Behandlung, sollte eine erneute Evaluation erfolgen. Weitere psychosomatische Aspekte der Adipositaschirurgie wurden in Übersichtsbeiträgen zusammengestellt (de Zwaan et al. 2007; Müller et al. 2012; Herpertz und de Zwaan 2015).

62.7.4 Ergebnisse der Adipositasbehandlung

Die meisten Menschen mit Adipositas haben schon eine längere Behandlungsvorgeschichte mit vielen Frustrationserlebnissen hinsichtlich einer Gewichtsreduktion hinter sich. Modediäten und kommerzielle Gewichtsreduktionsprogramme werden in fast allen Massenmedien propagiert, mittel- bis langfristige Ergebnisse oder auch Nebenwirkungen wurden allerdings kaum untersucht. Mittels Ernährungs- und Bewegungstherapie kann bei Erwachsenen mit Adipositas ein Gewichtsverlust von durchschnittlich 3–5 kg erzielt werden (Jain 2005). Allerdings haben nach 5 Jahren mindestens 85 % der Menschen wieder ihr altes Gewicht erreicht (Ayyad und Andersen 2000). Ein Übersichtsartikel kommt zu dem Ergebnis, dass die Evidenz für die meisten kommerziellen Gewichtsreduktionsprogramme (inkl. WeightWatchers) unbefriedigend ist (Tsai und Wadden 2005). Zudem liegen nur sehr wenige kontrollierte Studien zu Langzeitergebnissen und Kosteneffizienz vor.

Trotz der Vielzahl an Diätbüchern und anderer stark beworbener, scheinbar einfacher Gewichtsreduktionsstrategien zeigt der deutliche Anstieg der Adipositas, dass diese Strategien unzureichend sind (Haslam und James 2005). Eine Gewichtsabnahme von 5–10 % des ursprünglichen Gewichts, die über 1 Jahr gehalten wird, gilt als Erfolg. Dieses Ziel wird allerdings von vielen Betroffenen als enttäuschend niedrig bewertet. Aufgrund dieser eher bescheidenen Langzeitergebnisse konservativer Behandlungsmaßnahmen, wozu auch die Psychotherapie, egal welcher Ausrichtung, zählt, wird nicht mehr ein Normalgewicht (BMI 18–25 kg/m²), sondern eine moderate, aber dauerhafte Gewichtsabnahme als Behandlungsziel definiert.

Da die Adipositas als chronische Erkrankung mit hoher Rezidivneigung anzusehen ist, sollten den Betroffenen über die Phase der Gewichtsabnahme hinaus geeignete Maßnahmen zur langfristigen **Gewichtsstabilisierung** empfohlen werden. Längerfristige dauerhafte Veränderung der Ernährungs- und Bewegungsgewohnheiten sowie eine damit einhergehende Gewichtsstabilisierung („weight loss maintenance") scheinen mit den gängigen Programmen schwer erreichbar zu sein. Häufige Gewichtsschwankungen in der Vergangenheit stellen einen negativen Prädiktor für den Gewichtserhalt dar. Als positiver Prädiktor für den Gewichtserhalt wird immer wieder die regelmäßige Durchführung von Gewichtskontrollen bei gleichzeitig kontrolliertem bzw. restriktivem Essverhalten betont (Thomas et al. 2014). Auch zahlreiche psychologische Faktoren und Verhaltensaspekte sind als Moderatoren und Mediatoren für eine erfolgreiche Gewichtsstabilisierung untersucht worden und scheinen eine nicht unerhebliche Rolle für die Fähigkeit, ein reduziertes Gewicht erfolgreich zu halten bzw. zu stabilisieren, zu spielen (Varkevisser et al. 2019). Um das Gewicht langfristig zu stabilisieren, bedarf es heute einer andauernden kognitiven Kontrolle der Nahrungsaufnahme. Umwelt und Biologie sind dabei mächtige Widersacher („from instinct to intellect"). Die Erwartungen an Langzeiterfolge sollten sich daher realistischer gestalten und die Zufriedenheit auch mit geringer dauerhafter Gewichtsreduktion möglichst gesteigert werden (Herpertz und de Zwaan 2008).

PRAXISTIPP

Um bessere Langzeiteffekte zu erreichen, sind langfristig angelegte Nachsorgeprogramme notwendig („extended care"), die Maßnahmen zur Stärkung von Selbstkontrolle und Rückfallprophylaxe beinhalten und durchaus niederfrequent stattfinden können. Um die Gewichtsstabilisierung zu unterstützen, können digitale Technologien eingesetzt werden (Holmes et al. 2019). Nur so ist eine dauerhafte Veränderung der Ernährungs- und Bewegungsgewohnheiten sowie damit einhergehend eine Gewichtsstabilisierung zu erzielen.

62.7.5 Die Rolle der Psychotherapie in der Adipositasbehandlung

Es wurden zahlreiche Theorien zur Psychogenese des Übergewichts (tiefenpsychologisch, lerntheoretisch etc.) entwickelt, bis heute existieren jedoch keine schlüssigen Hinweise für eine ausschließlich psychische Verursachung von Übergewicht und Adipositas. Auf dem Hintergrund einer multifaktoriellen Genese der Adipositas hat sich der Stellenwert psychischer Faktoren, insbesondere als alleinige Ursache einer Adipositas, relativiert. Dies schließt nicht aus, dass im Einzelfall psychische Faktoren eine große Rolle in der Genese von Übergewicht und Adipositas spielen können.

Aus der praktischen klinischen Erfahrung wissen wir, dass Essen ein Mittel sein kann, um psychische Probleme zu lindern bzw. unangenehme Gefühle besser ertragen zu können. Dass seelische (Ver-)Stimmungen sowohl hypo- wie hyperkalorisches Essverhalten induzieren können, ist volksmündlich durch zahlreiche Zitate dokumentiert („das Problem schlägt auf den Magen"; „die Wut in sich hineinfressen"). Diese Sprichwörter machen deutlich, dass das Essen neben der Sättigung offensichtlich wichtige andere Funktionen erfüllen muss, die sich z. B. unter dem Begriff der **Affektregulation** zusammenfassen lassen. Nicht nur das Essen, sondern auch das Übergewicht selbst kann positive Konsequenzen haben, die eine Gewichtsreduktion erschweren. Neben dem bereits erwähnten protektiven Effekt gegenüber der Sexualität gibt es zahlreiche weitere mögliche Gründe, die z. B. von Wolf (2007) zusammengestellt wurden (➤ Box 62. 2).

BOX 62.2

Mögliche Funktionalitäten von Übergewicht und Adipositas

- Selbstbestimmung, Streben nach Autonomie
- Angst, verlassen zu werden
- Resignation nach erfolglosen Gewichtsreduktionsversuchen
- Angst vor eigenen sexuellen Bedürfnissen
- Selbstdarstellung („gewichtige Person")
- Entschuldigung für Misserfolge/Ablehnung in anderen Lebensbereichen
- Vermeidungsverhalten (Konkurrenz, soziale Kontakte)
- Aggression gegen andere
- Gefühl von Sicherheit und Schutz

Für die psychotherapeutische Arbeit gilt, zusammen mit den Betroffenen den Rahmen zu bemessen, innerhalb dessen eine Gewichtsabnahme und -stabilisierung möglich ist (Körpergewicht der Eltern und Großeltern, Beginn der Adipositas, Anzahl bisheriger frustraner Gewichtsreduktionsmaßnahmen etc.), psychische Störungen und intra- bzw. interpsychische Konflikte im Hinblick auf Ursache und Folge abzuklären, um schließlich die Betroffenen in ihrem Selbstwerterleben als Menschen mit Adipositas zu stärken. Gerade im Hinblick auf die Selbstwirksamkeit als wichtige Determinante des Selbstwerterlebens ist eine therapeutische Haltung von Vorteil, die weniger die Gewichtsabnahme als vielmehr die Gewichtsstabilisierung favorisiert.

Patientinnengeschichte

Fortsetzung

Die eingangs vorgestellte Pat. wurde über 8 Wochen in einer Tagesklinik psychotherapeutisch behandelt. Die bestehende BES besserte sich deutlich; am Ende der Therapie bestand eine Abstinenz von Essattacken. Es kam jedoch nicht zur erhofften Gewichtsreduktion, sodass sich die Pat. aufgrund ihres BMI von über 40 kg/m^2 und der organischen Komorbiditäten für eine Schlauchmagenoperation entschied. Sie konnte innerhalb von 18 Monaten 30 kg abnehmen und erreichte ein Gewicht von 90 kg, was bei ihrer Körpergröße von 165 cm einem BMI von 33 kg/m^2 entspricht. Es kam zu einer Remission des Typ-2-Diabetes und der Schlafapnoe; die Dosis der antihypertensiven Medikation konnte reduziert werden. Essattacken traten nicht mehr auf.

62.8 Prävention

Primäres Präventionsziel auf Bevölkerungsebene ist eine Gewichtsstabilisierung, die nur erreicht werden kann, wenn neben den Präventionsaktivitäten des Einzelnen (Verhaltensprävention) auch im sozialen Umfeld Voraussetzungen zur Prävention geschaffen werden (Verhältnisprävention). Aktivitäten von Medien, Kommunen, Bildungseinrichtungen, Sozialkassen, Betrieben, Behörden und der Lebensmittelindustrie sowie Einrichtungen zur Personenbeförderung können hilfreich sein (DAG 2014). Zur Frage, welche Präventionsmaßnahmen besonders geeignet und effektiv sind, gibt es vergleichsweise wenige valide Untersuchungen. Die zu diesem Thema vorhandenen Studien sind nicht ausreichend belastbar, um konkrete Empfehlungen zur Art der Präventionsmaßnahmen zu formulieren.

Die **Primärprävention,** d. h. die Verhinderung des Auftretens einer Adipositas vornehmlich im Kindes- und Jugendalter, dürfte politisch wie auch gesellschaftlich am ehesten konsensfähig sein. Dabei darf nicht außer Acht gelassen werden, dass sich die Adipositas in jedem Lebensalter entwickeln kann. Als vulnerable Lebensabschnitte sind die frühe Kindheit, die Pubertät, das junge Erwachsenenalter, eine Schwangerschaft, die Menopause wie auch das zunehmende Alter zu nennen. 41 % der Kinder mit Übergewicht im Alter von 7 Jahren und 80 % der 10- bis 13-Jährigen mit Übergewicht bzw. Adipositas entwickeln sich zu Erwachsenen mit Adipositas. Eingedenk der Tatsache, dass in diesen frühen Lebensphasen Ernährungsgewohnheiten und Lebensweisen eine Prägung erfahren und die Behandlungserfolge der Adipositas im Kindesalter sich besser darstellen als die der Erwachsenen, scheinen präventive Maßnahmen insbesondere bei Kindern und Jugendlichen sinnvoll zu sein (Müller et al. 1998).

Reine Aufklärung und Beratung über Ernährungs- und Bewegungsverhalten reichen nicht aus, um nachhaltige Erfolge zu erzielen. Allerdings ist der Ernährungszustand nicht die einzige Zielgröße einer Prävention, sondern auch ein Gesundheitsverhalten, das eine gesunde Ernährung und eine ausreichende körperliche Aktivität umfasst. Wichtig dürften dabei die Stärkung der persönlichen Autonomie und die Übernahme der Verantwortung für die eigene Gesundheit sein.

PRAXISTIPP

In einem Positionspapier der Nationalen Akademie der Wissenschaften Leopoldina (2019) wird empfohlen, zur Prävention der Adipositas unterschiedliche legislative und regulierende Instrumente kombiniert einzusetzen.

LITERATURAUSWAHL

Ayyad C, Andersen T. Long-term efficacy of dietary treatment of obesity: A systematic review of studies published between 1931 and 1999. Obes Rev 2000; 1: 113–119.

Berthoud HR, Morrison C. The brain, appetite, and obesity. Ann Rev Psychol 2008; 59: 55–92.

DAG (Deutsche Adipositas Gesellschaft e.V.). S3-Leitlinie Adipositas – Prävention und Therapie. Stand: 30.4.2014 (in Überarbeitung); https://register.awmf.org/de/leitlinien/detail/050-001 (letzter Zugriff: 19.4.2024).

DGAV (Deutsche Gesellschaft für Allgemein- und Viszeralchirurgie e.V.). S3-Leitlinie Chirurgie der Adipositas und metabolischer Erkrankungen. Stand: 1.2.2018 (in Überarbeitung); https://register.awmf.org/de/leitlinien/detail/088-001 (letzter Zugriff: 19.4.2024).

de Wit L, Have MT, Cuijpers P, de Graaf R. Body mass index and risk for onset of mood and anxiety disorders in the general population: Results from the Netherlands Mental Health Survey and Incidence Study-2 (NEMESIS-2). BMC Psychiatry 2022; 22(1): 522.

Locke AE, Kahali B, Berndt SI, et al. Genetic studies of body mass index yield new insights for obesity biology. Nature 2015; 518: 197–206.

Luppino FS, de Wit LM, Bouvy PF, et al. Overweight, obesity, and depression: A systematic review and meta-analysis of longitudinal studies. Arch Gen Psychiatry 2010; 67: 220–229.

Rubino F, Puhl RM, Cummings DE, et al. Joint international consensus statement for ending stigma of obesity. Nat Med 2020; 26(4): 485–497.

Tsai AG, Wadden TA. Systematic review: An evaluation of major commercial weight loss programs in the United States. Ann Intern Med 2005; 142: 56–66.

Varkevisser RDM, van Stralen MM, Kroeze W, et al. Determinants of weight loss maintenance: A systematic review. Obes Rev 2019; 20(2): 171–211.

KAPITEL

63 Sexuelle Störungen

Aglaja Stirn und Ronja Zannoni

63.1 Psychosomatische Grundlagen menschlicher Sexualität

Die menschliche Sexualität wird durch biologische, psychologische und soziale Faktoren reguliert und beeinflusst wiederum Kognitionen, Erleben und Verhalten sowohl intraindividuell (z. B. Einstellungen, Werte) als auch zwischenmenschlich (z. B. Rollenverteilung, Beziehungsgestaltung). Psychische Funktionalität und Sexualität hängen eng miteinander zusammen und beeinflussen sich gegenseitig. Sexuelle Störungen können Auslöser, Symptom oder Folge psychischer oder körperlicher Erkrankungen sein. Es lassen sich grundlegend drei Dimensionen ableiten, welche die Basis für die Evaluation sexueller Gesundheit und Störungen bilden: Fortpflanzung, Beziehung und Lust (➤ Box 63. 1).

BOX 63.1

Dimensionen sexueller Gesundheit und Störungen

- **Fortpflanzungsdimension:** Entwicklung aus der Parasexualität bei Bakterien und Einzellern, wobei die Paarung ursprünglich ausschließlich der genetischen Rekombination diente und asexuell erfolgte (ungeschlechtliche Vermehrung, die während der Paarung ruhte). Erst mit der Entwicklung von Vielzellern entwickelten sich die genetische Rekombination und die Paarung zur geschlechtlichen Fortpflanzung.
- **Beziehungsdimension:** Entwicklung aus der zweigeschlechtlichen Paarung, da eine bindungsförderliche Sexualität nur bei Reduktion aggressiver oder fluchtartiger Tendenzen bzw. bei Aufhebung von Rangordnungs- und Reviergrenzen erlebt werden kann. Sexualität erhielt durch das Brutpflege- und Paarungsverhalten eine soziale und kommunikative Bedeutung (Eibl-Eibesfeld 1986).
- **Lustdimension:** umfasst motivationale Aspekte der Sexualität, welche die Initiierung und Belohnung sexuellen Verhaltens beeinflussen. Sexuelle Lust äußert sich sowohl in autoerotischen als auch zwischenmenschlichen Sexualkontakten und wird durch unterschiedliche interne und externe Faktoren mit und ohne Sexualitätsbezug beeinflusst. Zudem ist sie eng mit der Fortpflanzungs- und Beziehungsdimension verbunden. Sexuelle Lustlosigkeit stellt die häufigste sexuelle Funktionsstörung dar.

63.1.1 Modelle der sexuellen Reizverarbeitung

Sexueller Reaktionszyklus

Das klassische Modell nach Masters und Johnson (1966) postuliert vier Phasen der sexuellen Reaktion:
1. Erregungsphase
2. Plateauphase
3. Orgasmusphase
4. Refraktärphase (Rückbildung der sexuellen Erregung)

Nach dieser Modellvorstellung beginnt die sexuelle Interaktion bereits mit der Erregung, die kontinuierlich bis zum Erreichen der Plateauphase ansteigt, um nach einer (individuell unterschiedlich langen) Zeit der Stimulation im Orgasmus zu münden. Im weiblichen Reaktionszyklus gibt es – im Unterschied zum männlichen Reaktionszyklus – jedoch keine Refraktärphase. Das Modell von Masters und Johnson (1966) führte zu einer Relativierung und Liberalisierung sexueller Normvorstellungen.

Kaplan (1974) stellte beiden Reaktionszyklen (weiblich und männlich) noch die Phase der sexuellen Appetenz voran, da Lust z. T. als Motivator für die Initiation sexueller Aktivität fungiert. Während jeder Phase des sexuellen Reaktionszyklus können Störungen auftreten (➤ Abb. 63.1).

Nichtlineares Modell sexueller Lust

Basson (2002) entwickelte ursprünglich ein Modell für Frauen in Langzeitbeziehungen, das sich allerdings auch auf Männer übertragen lässt. Das nichtlineare Modell postuliert, dass Frauen in Partnerschaften sich in einem Zustand „sexueller Neutralität" befinden und lediglich dann eine Motivation für Sexualkontakt verspüren, wenn sie eine emotionale oder körperliche Intimität antizipieren. Diese erwartete Intimität schafft erst die Grundlage für die Empfänglichkeit sexueller Stimuli, allerdings inkludiert das Modell auch spontanes sexuelles Verlangen (➤ Abb. 63.2).

Emotions-Motivations-Systeme

Das klassische Modell der sexuellen Reizverarbeitung beschreibt Bottom-up-Prozesse, d. h., ein sexuell konnotierter Reiz löst eine genitale und subjektive Erregung aus. Jedoch wird das lineare Modell der Komplexität weiblicher Lust nicht gerecht. Sexuelle Lust kann sowohl spontan und primär durch das Bedürfnis nach sexueller Erregung und Befriedigung entstehen als auch durch das Bedürfnis nach Beziehung und emotionaler Nähe (Kossat 2018). Fisher et al. (2002) entwickelten aus diesem Grund das Modell der drei primären Emotions-Motivations-Systeme für Fortpflanzung: Lust, Anziehung und Bindung, die jeweils neuroendokrinologisch moduliert werden (➤ Abb. 63.3). Die sexuelle Erregung wird bei Frauen maßgeblich durch das Empfinden emotionaler Nähe beeinflusst; bei Männern beeinflusst das Erleben von Sexualität vor allem das Bindungssystem. Auch die genitale Erregung wird geschlechtsspezifisch unterschiedlich wahrgenommen.

Duale Steuerung der Lust

Der Komplexität sexueller Lust widmen sich auch Bancroft und Janssen (2000) mit ihrem Modell der dualen Kontrolle, das der Frage nachgeht, unter welchen Bedingungen sich sexuelle Lust entwickelt. Das Modell thematisiert zwei voneinander unabhängige neurophysiologische Systeme, deren jeweilige Ausprägung das sexuelle Erleben und Verhalten moduliert – ein erregendes und ein hemmendes sexuelles System. Bei Personen mit riskantem Sexualverhalten überwiegen erregende Systeme, bei Personen mit einer Neigung zu sexuellen Funktionsstörungen hingegen die hemmenden Systeme. So kann trotz vorhandener erotischer Stimuli sexuelle Motivation abgeschaltet und unterdrückt werden. Es wird vermutet, dass Frauen vulnerabler für hemmende Störfaktoren sind als Männer (➤ Box 63. 2).

BOX 63.2
Hemmende und erregende Faktoren

Hemmende Faktoren
- **Psychosozial:** z. B. Stress, Erschöpfung, Partnerschaftskonflikte, Belastungen durch Kinder, Medikamente
- **Neurobiologisch:** Serotonin, Prolaktin, Opioide

Erregende Faktoren
- **Psychosozial:** z. B. Entspannung, Nacktheit, Streicheln, gemeinsame Erlebnisse mit dem/der Partner*in, emotionale Intimität
- **Neurobiologisch:** Dopamin, Melanocortin, Noradrenalin, Testosteron, Östrogen, Oxytocin

63.1.2 Neurophysiologie der Sexualität

Die Komplexität sexuellen Erlebens und Verhaltens spiegelt sich auf neurobiologischer Ebene wider, wobei das Wissen über inhibitorische Anteile im Gegensatz zu exzitatorischen Anteilen noch sehr gering ist. Bildgebende Studien zeigen, dass bestimmte Hirnareale aktiviert oder deaktiviert werden, um soziale Interaktionen zuzulassen und sich auf eine Beziehung einzulassen. Es wird angenommen, dass Funktionen für Angst und Ablehnung in der Amygdala bei der Interaktion mit einem Sexualpartner deaktiviert werden, um Vertrauen zu fördern und die Kontaktaufnahme zu erleichtern (Bartels und Zeki 2004). Weitere Befunde aus der neuronalen Bildgebung zeigen erhöhte Aktivierungen des okzipitotemporalen Kortex, der Gyri praecentrales und cinguli sowie des Lobulus parietalis superior während visuell induzierter sexueller Erregung. Zudem korreliert die Aktivierung des Hypothalamus am stärksten mit der subjektiv erlebten sexuellen Erregung. Es wird angenommen, dass der Hypothalamus zusammen mit dem Striatum spezifisch die Intensität sexueller Reize abbildet.

Die Neuropeptide Oxytocin und Prolaktin, die Monoamine Dopamin und Noradrenalin sowie die Steroidhormone beeinflussen das menschliche Sexualverhalten maßgeblich. Das serotonerge System übt überwiegend inhibitorische Effekte auf sexuelle Funktionen aus, wohingegen das dopaminerge System sexuelles Verlangen steigern kann. Vor allem das sog. Bindungshormon **Oxytocin,** das bei Berührung ausgeschüttet wird, reduziert bei sexuellen Interaktionen das Stressempfinden und wirkt angstmindernd und analgetisch. Während des Orgasmus erreicht Oxytocin sein Höchstlevel. Eine Metastudie

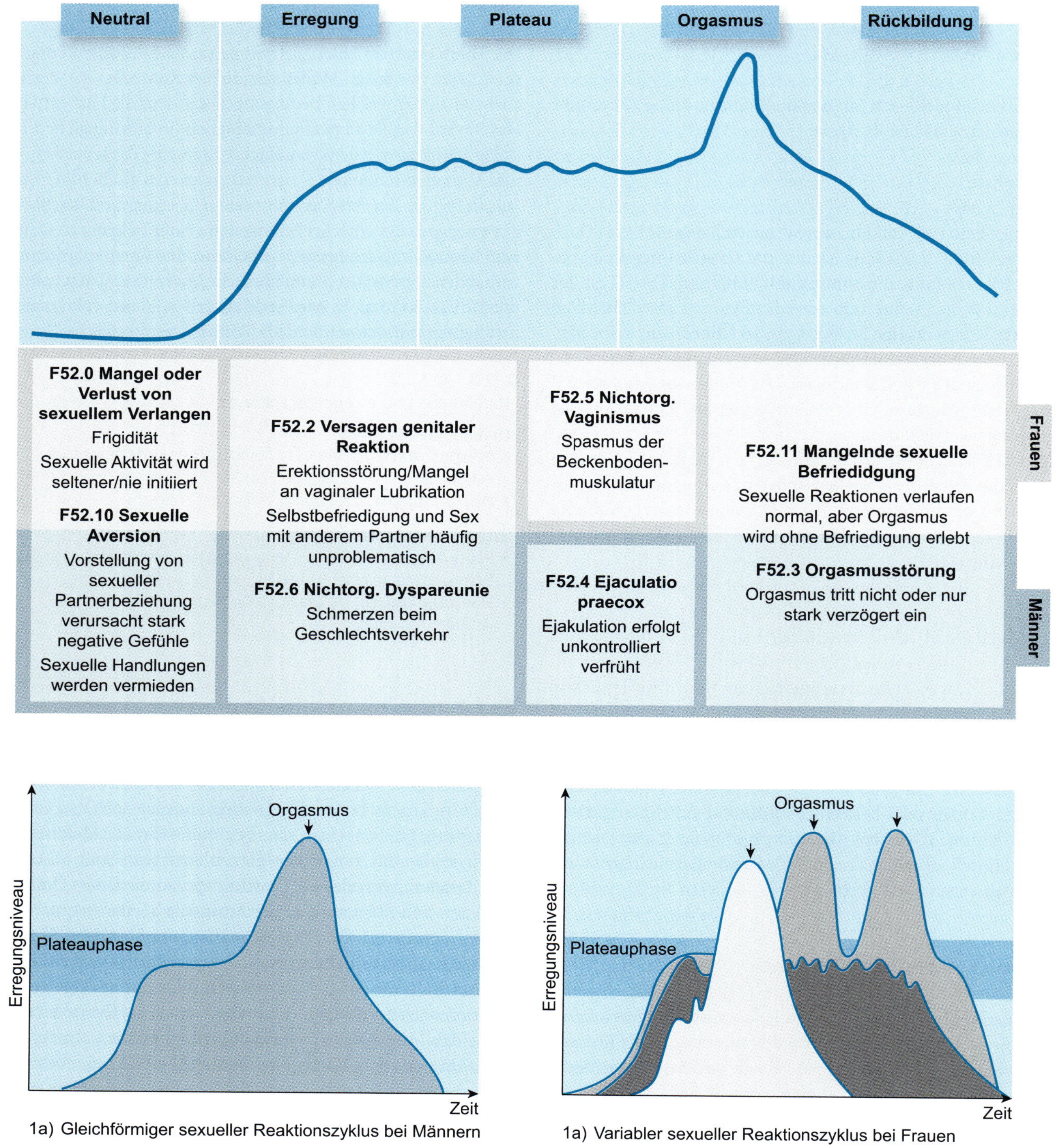

Abb. 63.1 Sexueller Reaktionszyklus der Frau und des Mannes mit sexuellen Funktionsstörungen (mod. nach Masters und Johnson 1966) [L231]

liefert zudem Hinweise darauf, dass Oxytocin auch eine komplexe Rolle bei der Modulation sexueller Fantasien und Gedanken spielen könnte, die für sexuelle Lust verantwortlich sind und zur Ausbildung der genitalen und sexuellen Erregung beitragen (Cera et al. 2021).

Eine neue Studie deutet darauf hin, dass Oxytocin die Exklusivität neuer Partnerschaften durch soziale Distanzierung von Fremden und nahestehenden Personen unterstützt. Darüber hinaus scheint Oxytocin je nach persönlicher Lebensgeschichte eine unterschiedliche Rolle bei Partnerschaftsbindungsstrategien zu spielen (Freeman et al. 2022).

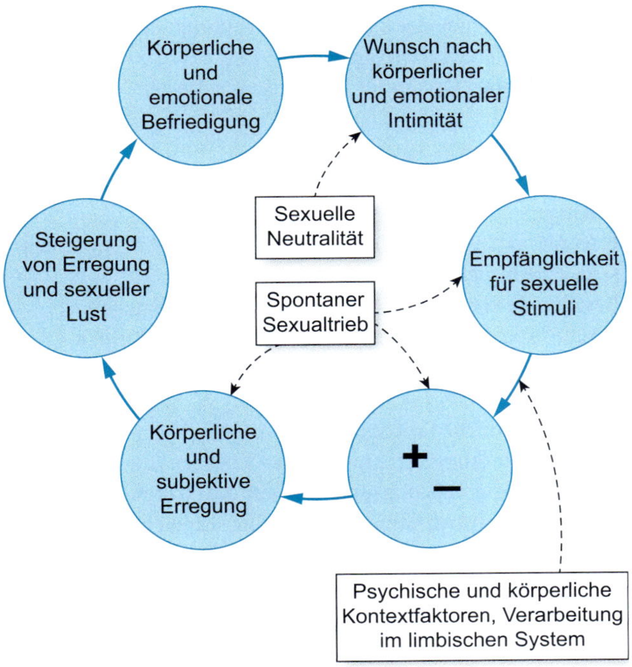

Abb. 63.2 Sexueller Reaktionszyklus, modifiziert nach Rosemary Basson (2002) [L231]

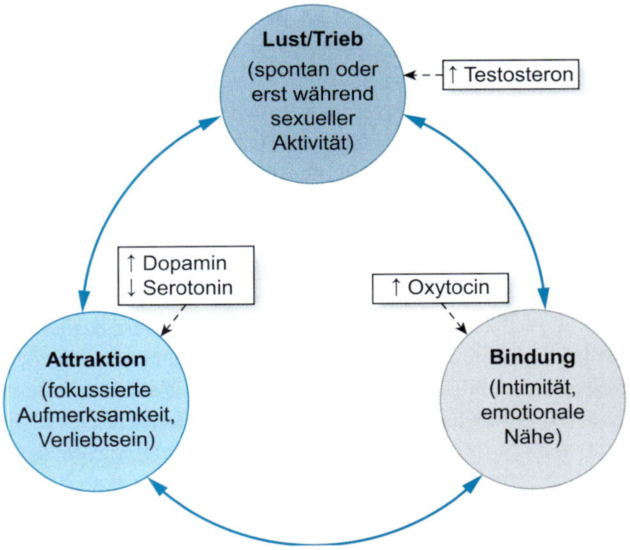

Abb. 63.3 Emotions-Motivations-Systeme nach Helen Fisher (2002) [L231]

Sexuelles Verhalten bedient sich ähnlicher neuronaler Strukturen wie andere natürliche Verstärker (z. B. Nahrungs- und Wasseraufnahme, soziale Kontakte). Diese Strukturen werden auch als „pleasure cycles" bezeichnet (Georgiades und Kringelbach 2012) und zeichnen sich aus durch:

- Bedürfnis und Bestreben,
- lustvolles Erleben und Konsumieren sowie
- eine darauffolgende Sättigung.

Während sexueller Erregung kommt es zu einer moderaten psychophysiologischen oder sympathoadrenergen Aktivierung, die sich peripher durch eine transiente Ausschüttung von Katecholaminen (Adrenalin, Noradrenalin) und einem Anstieg von kardiovaskulären Parametern zeigt (Anstieg von Herzfrequenz und Blutdruck). Unmittelbar nach dem Orgasmus kommt es zu einer ausgeprägten Prolaktinsekretion bei Männern (50 %) und Frauen (100 %), die über mindestens 1 Stunde anhält. Diese Prolaktinausschüttung führt zu Veränderungen der sexuellen Appetenz und des sexuellen Erlebens (Krüger et al. 2003).

❚❚ Während des Geschlechtsverkehrs kommt es zu einer höheren Prolaktinausschüttung als während der Masturbation (Brody und Krüger 2006). ❚❚

Erste MRT-Studien geben Hinweise zu möglichen Alterationen der zentralen Prozessierung sexueller Reize bei Männern und Frauen mit sexuellen Funktionsstörungen. So zeigen Personen mit sexuellen Appetenzstörungen geringere Aktivierungen in Hirnarealen, die zuvor bei der Prozessierung sexueller Reize beschrieben wurden. Eine erhöhte Aktivierung ist hingegen in kortikalen Arealen zu beobachten, die für soziale und visuelle Kognition sowie Selbstbeobachtung verantwortlich sind. Insbesondere die ausgeprägtere Aktivierung präfrontaler Areale wird als neuronales Korrelat eines verstärkten und möglicherweise kritischen Evaluierens sexueller Reaktionen gedeutet, was zu dysfunktionalen emotionalen Reaktionen führen kann, z. B. zu Versagensängsten oder Scham.

63.1.3 Was ist „normale" und was „gestörte" Sexualität?

Was als normal, krankhaft oder gestört beurteilt wird, ist von kulturellen und politisch-sozialen sowie individuellen Faktoren abhängig. Es existieren unterschiedliche Norm- und Idealvorstellungen von Sexualität, die suggerieren, dass bestimmte Anforderungen und Praktiken während sexueller Interaktionen gegeben sein müssen (z. B. Stöhnen als „Muss" zum Lustausdruck, „Orgasmuszwang"). Diese Vorstellungen werden vor allem durch soziale und andere Medien verbreitet und können zu Einengungen und zu Anpassungs- bzw. Leistungsdruck führen (Bragagna 2016). Ob und wann ein sexuelles Problem als behandlungsbedürftig gilt, hängt in erster Linie vom persönlichen Leiden und vom Symptom ab. Die sexualwissenschaftliche Definition verfolgt einen interindividuellen Ansatz, wonach erlaubt ist, was beiden Partner*innen gefällt, wobei niemand unter der sexuellen Aktivität leiden oder gegen seinen Willen erniedrigt werden sollte. Laut WHO ist jedoch nicht nur das Fehlen von Krankheiten oder Störungen Voraussetzung für sexuelle Gesundheit, sondern gleichsam die persönliche Entwicklung beider Partner*innen sowie die Förderung einer gleichwertigen Partnerschaft und Liebe (WHO 2006). Eine mangelnde sexuelle Reaktion soll laut WHO nur als Funktionsstörung diagnostiziert werden, wenn einer der Partner*innen unter dem Problem leidet. Beispielsweise haben einige Frauen oder Männer kein Verlangen nach Sex, leiden jedoch auch nicht unter der verminderten oder fehlenden Appetenz und gelten folglich nicht als krankhaft oder behandlungsbedürftig.

Wie viel Sex (und was) ist in der Paarbeziehung normal?

Die Häufigkeit sexueller Interaktionen in festen Beziehungen ist individuell und paarabhängig, wobei grundsätzlich nicht die Häufigkeit, sondern das Erleben von Intimität und Nähe der entscheidende Faktor für die Beziehungs- und Sexualzufriedenheit darstellt (Kossat 2018). Mit zunehmender Beziehungsdauer nimmt die Frequenz sexueller Interaktionen meist ab und ist gekennzeichnet durch Phasen intensiverer und weniger intensiver oder nicht stattfindender Sexualität (z. B. bei Krankheit, Schwangerschaft). Vereinzelte Studien deuten darauf hin, dass sich eine Mindestfrequenz sexueller Aktivität beziehungsstabilisierend auswirken kann (3- bis 5-mal im Monat). In dieser Studie (N = 30.645) konnte gezeigt werden, dass mehr als 1 ×/Woche Sex nicht zu mehr Wohlbefinden führt, regelmäßiger Sex das Wohlbefinden des Paares jedoch steigert (Muise et al. 2015; Roels und Janssen 2020).

Interessant ist auch ein Blick auf die geschlechtsabhängige Verteilung sexueller Praktiken und sexualitätsbezogener Erlebnisse. Laut GeSiD-Studie (2020, heterosexuelle Beziehungen, N = 1.155) gibt es beim direkten Geschlechtsverkehr kaum Unterschiede (99 % Männer, 100 % Frauen). Bei aktivem und passivem Oralverkehr gibt es ein leichtes Übergewicht bei Männern (91 % bzw. 90 % zu jeweils 85 % bei Frauen), während die Unterschiede bei anderen genitalen Kontakten und manuellem Sex wieder insignifikant sind. BDSM wird zu 6 % von Männern und zu 8 % bei Frauen genannt, Sex mit mehreren zu 13 % bei Männern, zu 8 % bei Frauen.

Eine neuere Studie liefert zudem erste Hinweise dafür, dass nicht unbedingt die Übereinstimmung sexueller Wünsche für die allgemeine und Beziehungszufriedenheit von Paaren ausschlaggebend ist, sondern eher die Ausprägung des sexuellen Verlangens beider Partner*innen. So berichteten Paare mit einem höheren sexuellen Verlangen auch eine höhere Partnerschaftszufriedenheit als Paare mit einem niedrigen sexuellen Verlangen (Kim et al. 2020).

Sexuelles Erleben und Verhalten wird in der Sexualmedizin aus einem **biopsychosozialen** Blickwinkel betrachtet, d. h., sexuelle Probleme oder Störungen können durch körperliche, psychische und/oder soziale Faktoren bedingt sein. Dabei ist gerade die Beziehungsdimension von Bedeutung. Das Problem oder die Störung tritt meist in einer Beziehung auf, sodass nicht nur die Symptomtragenden, sondern das Paar im Fokus der Sexualberatung bzw. -therapie stehen muss. Die biopsychosoziale Behandlung sexueller Störungen beschränkt sich demnach nicht nur auf eine Funktionswiederherstellung, sondern schließt auch immer die einzelnen Partner*innen sowie deren Interaktions- und Kommunikationsmuster in ihrer psychischen, somatischen und sozialen Dimension ein (Beier und Loewit 2011). Eine sexuelle Störung wird nur als solche klassifiziert, wenn die Betroffenen über klinisch relevanten Leidensdruck berichten.

Physiologisch setzt ungestörte Sexualität intakte körperliche Strukturen für die Sexualfunktion voraus, d. h.:

- Das Zentralnervensystem (ZNS) als Steuerungszentrale der Sexualität
- Die spinalen und peripheren Nervenstrukturen als Erregungsleitung vom ZNS zu den genitalen Erfolgsorganen und umgekehrt
- Das kardiovaskuläre System als zu- und abführendes Blutsystem für die Versorgung der kavernösen Strukturen des Klitoriskomplexes und der Schwellkörper
- Die endokrinen Organe als Produktionsstätte der Sexualhormone
- Die genitalen Strukturen

Psychosozial können u. a. folgende Faktoren eine **sexuelle Störung** begünstigen:

- Frustration psychosozialer Grundbedürfnisse (Angenommensein, Zugehörigkeit, Respekt, Nähe, Wärme)
- Bestehende körperliche und psychische Erkrankungen
- Psychosoziale Destabilisierung durch reduzierte Kontaktmöglichkeit (z. B. im Rahmen der Corona-Pandemie, bei älteren Personen)
- Partnerschaftliche Probleme
- Selbstverstärkungsmechanismus der Versagensangst (Erwartungsangst, Leistungsdruck, erhöhtes Selbstmonitoring, reduzierte Wahrnehmung/Verarbeitung sexuell erregender Stimuli, geringe sexuelle Erregung, Bestätigung der negativen Erwartung)

63.2 Sexuelle Funktionsstörungen

Die Diagnose einer sexuellen Funktionsstörung orientiert sich am Vier-Phasen-Modell der sexuellen Reaktion und wird gestellt, wenn eine Person aufgrund einer Störung der sexuellen Appetenz, der Erregung oder des Orgasmus ihre individuellen Bedürfnisse an eine erfüllte Sexualität nicht befriedigen kann und dies zu einem Leidensdruck und/oder interpersonellen Schwierigkeiten führt (Basson 2000). Obwohl diese statische Einteilung nach Master und Johnson (1980) kritisch diskutiert wird, da sie der Komplexität menschlicher Sexualität nicht gerecht wird, bietet sie sich für eine konzeptuelle Einordnung an.

Sexuelle Funktionsstörungen wirken sich meist nicht nur auf Fortpflanzungs- und Lustebene aus, sondern tangieren auch die partnerschaftliche Beziehung. In der Psychotherapie sexueller Störungen sollten deshalb im Sinne eines paartherapeutischen Patient*innenkonzepts immer Beziehungsaspekte thematisiert werden.

In der Praxis werden sexuelle Funktionsstörungen nach Dauer, Kontext und Ätiologie klassifiziert (➤ Tab. 63.1).

63.2.1 Epidemiologie

Die Prävalenzraten sexueller Funktionsstörungen divergieren in der Forschungsliteratur und beziehen sich häufig auf verschiedene Populationsgruppen (klinisch, nichtklinisch, störungsspezifisch usw.). Die 1-Jahres-Prävalenz für sexuelle Probleme in der deutschen Bevölkerung wird bei Männern auf 33,4 % geschätzt, bei Frauen auf 45,7 %. Stark beeinträchtigende sexuelle Dysfunktionen gemäß ICD-11-Diagnosekriterien weisen 13,3 % der sexuell aktiven Männer (6,6 % erektile Dysfunktion; 4,5 % Ejaculatio praecox) und 17,5 % der sexuell aktiven Frauen (6,9 % vermindertes sexuelles Verlangen;

Tab. 63.1 Formale Einordnung sexueller Funktionsstörungen nach DSM-IV-TR

Dauer	• **Lebenslanger Typus:** seit Beginn der sexuellen Aktivität • **Erworbener Typus:** Entwicklung nach einem symptomfreien Intervall
Kontext	• **Generalisierter Typus:** Funktionsstörung existiert bei jeder sexuellen Aktivität und mit verschiedenen Sexualpartnern • **Situativer Typus:** Funktionsstörung besteht nur in bestimmten Situationen, bei bestimmten Sexualpartnern oder bei bestimmten Sexualpraktiken
Ätiologie	• **Primär psychisch:** z. B. Versagensangst • **Primär somatisch:** z. B. neurologische Erkrankungen, Diabetes mellitus • **Kombinierte Faktoren**

5,8 % Orgasmusstörungen) auf. Frauen sind von Orgasmusstörungen doppelt so häufig betroffen wie Männer. Die erektile Dysfunktion nimmt mit höherer Altersgruppe zu, die Ejaculatio praecox nimmt dagegen ab. Frauen berichten insbesondere bei sexuell bedingten Schmerzen einen Leidensdruck (Briken et al. 2021). Die Komorbidität von psychischen und Sexualstörungen ist hoch. 43 % aller ambulanten Psychotherapiepatient*innen haben sexuelle Störungen, bei ca. 12 % besteht ein Leidensdruck. Die Diagnose wird jedoch nur sehr selten gestellt (< 0,2 %) (Hoyer et al. 2009).

Weibliche Sexualstörungen Die Klassifikation erfolgt nicht nach morphologischen, sondern vielmehr nach physiologisch-psychologischen Parametern (➤ Tab. 63.2). Die Phasen weiblicher Sexualstörungen können alle Phasen des sexuellen Reaktionszyklus

Tab. 63.2 Klassifikation sexueller Funktionsstörungen nach ICD

Sexuelle Störung	Erklärung	ICD-10	ICD-11
Störungen der sexuellen Appetenz			
Störung mit verminderter sexueller Appetenz	Chronischer Mangel an sexuellem Verlangen	F52.0 F52.20 Störung mit verminderter sexueller Appetenz beim Mann	Dysfunktion mit Hypoaktivität des sexuellen Verlangens des Mannes
		F52.22 Störung des sexuellen Interesses bzw. der Erregung bei der Frau	Dysfunktion des sexuellen Verlangens der Frau
Sexuelle Aversion und mangelnde sexuelle Befriedigung	Persistierende oder rezidivierende Phobie, sexuelle Aktivitäten mit einem Partner aufzunehmen	F52.1	Empfehlung, diese Kategorie aufgrund des assoziierten Frigiditätsbegriffs wegzulassen
Störungen der sexuellen Erregung			
Erektionsstörung beim Mann	Persistierende oder rezidivierende Unfähigkeit, eine sexuelle Erregung zu erreichen oder zu halten	F52.21	Erektile Dysfunktion
Erektionsstörung der Frau		F52.22	Sexuelle Erregungsstörung bei der Frau
Orgasmusstörungen			
Ejaculatio praecox	Persistierende oder rezidivierende Schwierigkeiten oder die Unfähigkeit, nach einer ausreichenden Erregung einen Orgasmus zu erreichen	F52.4	Frühzeitige Ejakulation
Weibliche Orgasmusstörung		F52.31	Dysfunktion des Orgasmus
Männliche Orgasmusstörung		F52.32	Verzögerte Ejakulation
Sexuelle Schmerzstörungen			
Vaginismus	Schmerzen beim Geschlechtsverkehr	F52.5 (nicht organisch)	Sexuelle Schmerz-Penetrationsstörung (in zusätzlicher Gruppierung: Sexuelle Schmerzstörungen)
Dyspareunie	Unwillkürlicher Krampf der Beckenbodenmuskulatur, der trotz entsprechenden Wunsches der Frau ein Eindringen des Penis verhindert	F52.6	
Sonstige sexuelle Funktionsstörungen			
Andere näher bezeichnete sexuelle Funktionsstörung	Sonstige sexuelle Funktionsstörungen, nicht verursacht durch eine organische Störung oder Krankheit (ICD-10: F52.8, Wegfall in der ICD-11) Sonstige näher bezeichnete Krankheiten des Penis (N48.8) Sonstige näher bezeichnete Zustände im Zusammenhang mit den weiblichen Genitalorganen und dem Menstruationszyklus (N94.8)		
Nicht näher bezeichnete sexuelle Funktionsstörung	Nicht näher bezeichnete sexuelle Funktionsstörungen, nicht verursacht durch eine organische Störung oder Krankheit (ICD-10: F52.9, Wegfall in der ICD-11) Krankheit des Penis, nicht näher bezeichnet (N48.9) Nicht näher bezeichneter Zustand im Zusammenhang mit den weiblichen Genitalorganen und dem Menstruationszyklus (N94.9)		

betreffen. Bei Frauen sind in der Allgemeinbevölkerung am häufigsten Appetenz- sowie Orgasmusstörungen vorzufinden (Günzler et al. 2008).

Männliche Sexualstörungen Bei Männern gibt die erektile Dysfunktion (ED) am häufigsten Anlass zur klinischen Konsultation. Libido-, Orgasmus- und Ejakulationsstörungen treten im klinischen Kontext seltener in Erscheinung (Merfort 2019).

63.2.2 Ätiopathogenese funktioneller Sexualstörungen

Alter Mit zunehmendem Alter steigt das Risiko für eine funktionelle Sexualstörung (26 % bei 20- bis 39-Jährigen bis 39 % bei Frauen > 50 Jahren; Safarinejad 2006). Altersbedingte hormonelle Veränderungen (z. B. Östrogenreduktion) können zu einer verminderten Lubrikationsfähigkeit und damit zu Erregungsstörungen bei Frauen führen. Bei Männern zeigen sich ebenfalls erhöhte Raten der erektilen Dysfunktion mit zunehmendem Alter (6 % bei den 40- bis 49-Jährigen vs. 44 % bei den 70- bis 79-Jährigen; Eardly 2013).

Rauchen Rauchen gilt als unabhängiger Risikofaktor für die Entwicklung einer funktionellen Sexualstörung bei postmenopausalen Frauen (Ju et al. 2021) und auch für die Entwicklung einer erektilen Dysfunktion bei Männern (Verze et al. 2015).

Biologische und organische Ursachen Zu den organischen Faktoren zählen z. B. vor allem Herz-Kreislauf-Erkrankungen bei beiden Geschlechtern und Hyperglykämie als pathogenetischer Faktor für vaskulär bedingte weibliche Sexualprobleme. Hormonelle Veränderungen wie Östrogenmangel, die Einnahme der Pille, Infektionen oder Diabetes mellitus können bspw. eine Lubrikationsstörung bedingen (Merfort 2019). Auch Krebserkrankungen, rheumatische Beschwerden, chronische Schmerzen, Morbus Parkinson, Multiple Sklerose sowie chronisch entzündliche Darmerkrankungen haben einen negativen Einfluss auf die sexuelle Funktionsfähigkeit (Winder et al. 2016; O'Toole et al. 2018). Erregungs- und Schmerzstörungen können vor allem auch durch Zysten, Harnwegsinfekte oder Vernarbungen nach Operationen im Genitalbereich entstehen.

Bei Männern zeigten sich Zusammenhänge zwischen einer erektilen Dysfunktion, Herzerkrankungen, Bluthochdruck, Diabetes mellitus, Hyperlipidämie, Gicht und generalisierter Arteriosklerose. Erregungs- und Orgasmusstörungen können z. B. infolge einer radikalen Prostatektomie entstehen. Störungen der sexuellen Appetenz können durch eine Niereninsuffizienz, HIV-Krankheit und Essstörungen sowie endokrinologische Faktoren (Testosteronmangel, erhöhter Prolaktinspiegel) verursacht werden.

Nebenwirkungen von Medikamenten Insbesondere Antidepressiva (vor allem SSRIs und SNRIs wie Sertralin, Venlafaxin, Citalopram) erhöhen bei hoher Dosierung die Wahrscheinlichkeit für die Schwere und Häufigkeit sexueller Dysfunktionen bei Frauen und Männern (Corona et al. 2015; Serretti und Chiesa 2009). Wirkt sich ein Mittel negativ auf eine Phase der sexuellen Reaktion aus, so verursacht es auch Nebenwirkungen in anderen Phasen. Weitere Medikamente mit negativen Effekten auf die Sexualität sind Antihypertensiva (vor allem Betablocker, zentral wirkende Antihypertensiva sowie Diuretika), Hormonpräparate (vor allem Antiöstrogene, Gestagene und Antiandrogene), Anticholinergika, Antihistaminika (insb. Cimetidin), Medikamente mit Einfluss auf die Hormonsynthese/Hormonachsen und alle Medikamente, die zu einer Prolaktinerhöhung führen. Opioide haben einen hemmenden Einfluss auf die Sexualität.

Psychische und paarbezogene Faktoren Je nach Störungsbild können sich psychosoziale Einflussfaktoren maßgeblich unterscheiden. Bekannte Risikofaktoren bei Lust- und Erregungsstörungen sind u. a. Überlastung, Stress und Müdigkeit, Veränderungen durch Schwangerschaften/Kinder, Probleme mit dem Körperbild, negative sexuelle Erfahrungen, sexuelle Probleme des Partners, Partnerschaftskonflikte und eine unrealistische Erwartungshaltung (➤ Abb. 63.4). Bei weiblichen Orgasmusstörungen sowie erektilen Dysfunktionen führen insbesondere Angst, Ablenkung und überhöhte Selbstbeobachtung im Sinne eines Kontrollmonitorings zur Aufrechterhaltung der Störung (Hartmann 2018).

63.2.3 Symptomatik

Sexuelle Funktionsstörungen verursachen einen erheblichen Leidensdruck und/oder interpersonelle Schwierigkeiten. Betroffene erleben u. a. eine stark ausgeprägte sexuelle Lustlosigkeit und sexuelles Desinteresse; sexuelle Aktivität wird seltener initiiert. Kommt es zu sexuellem Kontakt, kann z. T. dennoch Erregung und/oder Befriedigung empfunden werden (Berner et al. 2021).

63.2.4 Diagnostik

Grundlage der Diagnosestellung ist eine ausführliche Sexual- und Allgemeinanamnese inkl. einer (psycho-)somatischen Anamnese und organischen Abklärung.

Ziel der **Sexualanamnese** ist die Erfassung der Sexualstruktur, also der sexuellen Präferenzen und der Ebenen und Formen des sexuellen Erlebens und Verhaltens. Neben sexualitätsbezogenen Aspekten sollte auch die partnerschaftliche Situation berücksichtigt werden (➤ Tab. 63.3). Die ärztliche/psychotherapeutische Haltung gegenüber Sexualität als wichtigem Bestandteil des menschlichen Lebens im Rahmen eines offenen Gesprächs kann den Betroffenen als Modell dienen (Kossat 2018). Es ist gut, die eigene Haltung zur Sexualität zu reflektieren und sich über die eigenen Moralvorstellungen, Schwierigkeiten und Tabus klar zu werden. Einen möglichen Einstieg in das Gespräch bieten folgende Fragen:

- Wie geht es Ihnen (mit Ihrer Sexualität) in der Partnerschaft?
- Welche Rolle spielt Sexualität in Ihrer Partnerschaft? Bestehen Schwierigkeiten? Möchten Sie darüber sprechen?
- Manchmal ist es so, dass sich die Erkrankung/Therapie/Medikamente auch auf die Sexualität auswirken. Haben Sie Veränderungen bemerkt?

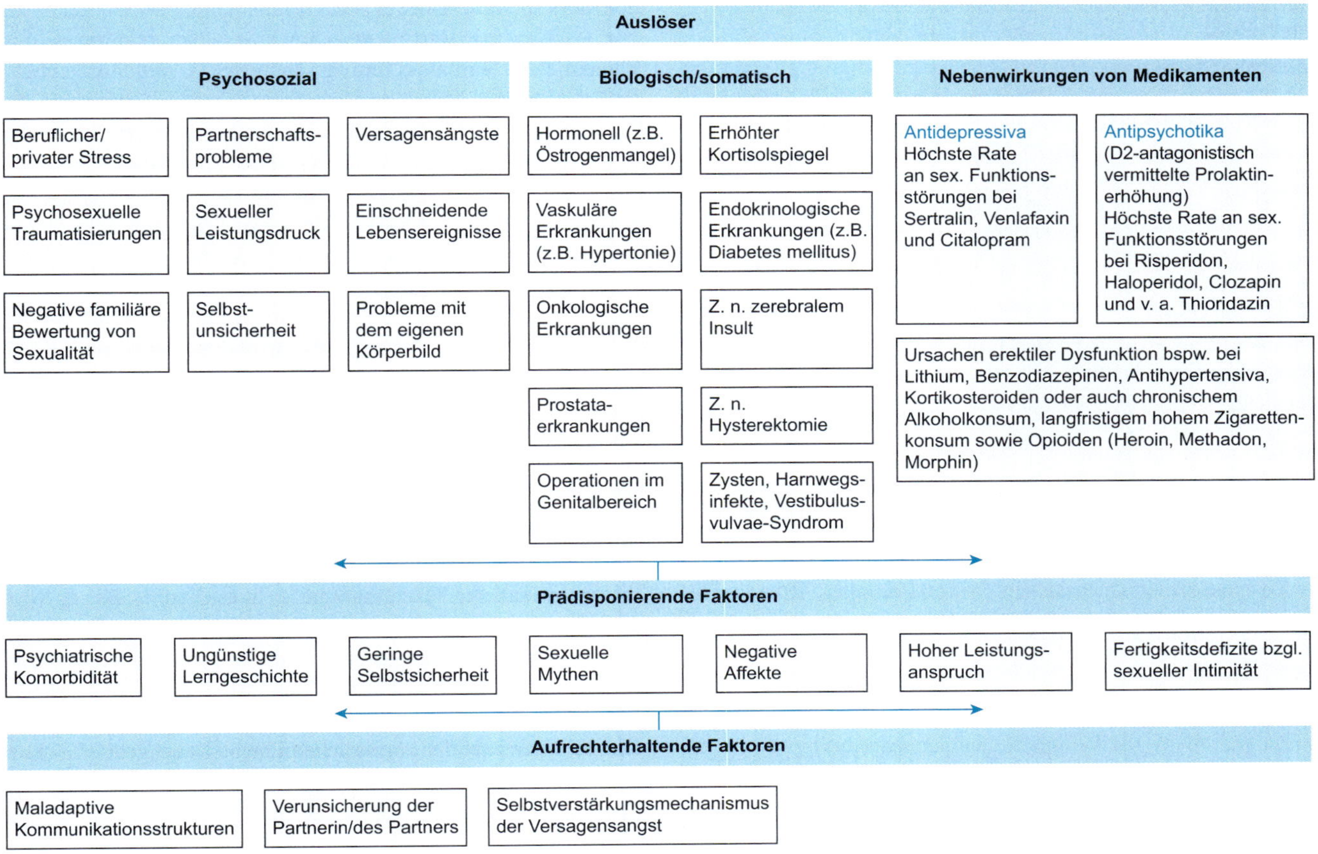

Abb. 63.4 Biopsychosoziale Einflussfaktoren auf die Entstehung und Aufrechterhaltung sexueller Funktionsstörungen (angelehnt an Günzler et al. 2008) [L231]

Häufig ist es für Patient*innen entlastend, wenn spürbare Hemmungen direkt angesprochen bzw. behutsam vorweggenommen werden (Kossat 2018). Ärzt*innen haben oft ebenfalls Ängste und Schamgefühle, offen über Sexualität zu sprechen. Sie haben Sorge, dass die Situation sexualisieren oder zu viel Nähe und Intimität entstehen könnte. Medizinische Fachsprache (z. B. „Libido, Koitus, Masturbation") kann Patient*innen ggf. davon abhalten, von ihren sexuellen Problemen zu berichten. Insbesondere junge Menschen erwarten eine einfache Sprache. Durch den sprachlichen Stil kann eine Entdramatisierung des Problems erfolgen. Weitere Prinzipien der Sexualanamnese sind:

- Achtsamkeit für die individuelle Ausgangssituation der Patient*innen, für Intimschranken und Problemlagen
- Sachliches, wertfreies Ansprechen, ohne das Gefühl zu vermitteln, ausgehorcht zu werden
- So genau wie möglich, so umfangreich wie nötig
- Niemals verletzend

❚❚ Die Sexualanamnese ist wesentlich für das Erkennen weitgehender Störungen und damit Grundlage einer erfolgreichen Sexualtherapie. ❚❚

Das Funktionieren der Partnerschaft spielt sowohl für die Entstehung als auch für die Aufrechterhaltung einer sexuellen Funktionsstörung eine zentrale Rolle. Nicht selten verbirgt sich hinter einer sexuellen Funktionsstörung ein chronifizierter Partnerschaftskonflikt. Oft gibt es einen gemeinsamen Grundkonflikt. Welche Ängste und Konflikte drücken sich in der Störung aus? Welche Funktion, welchen Nutzen hat die Störung für die Betroffenen?

Hinzu kommt eine Beschreibung des äußeren Eindrucks und des emotionalen Kontakts. Bestehen Krankheitseinsicht und eine Motivation für die sexualmedizinische Behandlung? Soll der Partner/die Partnerin einbezogen werden? Welche Gefühlsregungen löst der Patient/das Paar im Behandelnden aus?

Man unterscheidet:

- **Sexuelle Probleme:**
  - Häufig situativ in verschiedenen Phasen einer Paarbeziehung
  - Oft vorübergehend und bestimmte Funktionen betreffend (z. B. Erektionsfähigkeit, sexuelles Verlangen)
- **Sexuelle Funktionsstörung:**
  - Relevanter persönlicher Leidensdruck und/oder interpersonelle Probleme zur Störung der sexuellen Funktion
  - Person ist nicht mehr in der Lage, die individuellen Ansprüche an eine erfüllte Sexualität zu befriedigen

❚❚ Sexualstörungen haben zumeist nicht eine Ursache, sondern sind durch ein Zusammenwirken biologischer, psychologischer, partnerschaftlicher und soziokultureller Faktoren bedingt. ❚❚

Tab. 63.3 Zentrale Aspekte der Sexualanamnese (angelehnt an Mirisch 2018)

Problembeschreibung: • Häufigkeit, primäres/sekundäres und globales/situatives Auftreten der sexuellen Funktionsstörung • Sexuelle Fantasien, sexuelle Kommunikation und Kontaktgestaltung, aktuelle Selbstbefriedigung • Sexuelle Appetenz, Erregung und Orgasmus, sexuelle Verhaltensweisen, spezielle Vorlieben und Abneigungen • Sexuelles Selbstkonzept, Bedeutung der Funktionsstörung für das Selbstwirksamkeitserleben und die Partnerschaft
Sexualbiografie: • **Frühkindliche sexuelle Entwicklung:** liberales vs. restriktives Elternhaus**,** dysfunktionale sexuelle Normvorstellungen, Reinlichkeitserziehung, Umgang mit Körperlichkeit und Nacktheit, Zärtlichkeit und Sexualität bei Eltern/zwischen Eltern und Kindern/unter Geschwistern, sexuelle Aufklärung, sexuelle Kindheitserlebnisse, sexuelle Traumata • Masturbation, Häufigkeit, Scham- und Schuldgefühle; erste Sexualkontakte, homo-, heterosexuelle Erfahrungen, positiv/negativ besetzte Erfahrungen, erster Koitus • Sexuelle Präferenz: heterosexuell, bisexuell, homosexuell, Geschlecht und Alter des gewünschten Partners, Frequenz, Vorlieben, Abneigungen, Paraphilien (z. B. fetischistische Neigung) • Sexuelle Identität, Körperbiografie
Partnerschaft: • Häufigkeit von Partner*innenwechsel, Auftreten sexueller Probleme innerhalb der Partnerschaften • Aktuelle Partnerschaft, Häufigkeit und Zufriedenheit mit der sexuellen Aktivität, Intimität, Beziehungsentwicklung • Erwartungen an die Partnerschaft: Was ist gemeinsam, was ist trennend, was wird aneinander geschätzt, was wird vermisst, was ist konflikthaft?

Zusätzlich sollte eine allgemeine **körperliche Untersuchung** durchgeführt werden. Eine Bestimmung des Hormonlevels (Testosteron und SBG bei Männern; LH, FSH und 17β-Estradiol bei Frauen) ist optional.

63.2.5 Therapeutisches Vorgehen

Während bei leichteren sexuellen Problemen eine allgemeine **Sexualberatung** (Psychoedukation, Vermittlung von Akzeptanz und Vertrauen) durch Hausärzt*innen bereits hilfreich sein kann, bedarf eine manifestierte Sexualstörung einer zielgerichteten **Sexualtherapie** durch qualifizierte Sexualtherapeut*innen. Ist die Sexualstörung primär organisch bedingt, ist die körperliche Grunderkrankung zu behandeln. Eine Kombination somatischer (d. h. pharmakologischer) und psychotherapeutischer Interventionen (einzel- und paartherapeutisch) im Sinne einer Somatopsychotherapie hat sich in der Praxis bewährt. Allgemeine Wirkfaktoren sind verhaltensmodifizierende Komponenten, ein gezieltes Einwirken auf Kommunikationsstrukturen, kognitive und edukative Elemente sowie kommunikationstherapeutische und psychodynamische Ansätze.

Psychoedukation, Information, Aufklärung Zur Psychoedukation gehören Informationen über Anatomie, sexuelle Erregung, sexuelle Mythen(z. B. mangelnde Lust bedeutet mangelnde Liebe, Sex muss spontan sein, Sex muss immer Spaß machen und ist nicht zum Lachen, man darf nicht so viel Lust haben, man muss immer können, der Mann muss immer anfangen …), Aufklärung über religiöse Konflikte, familiäre Verbote, mangelnde Kommunikation, Medikamente, Infektions- und Schwangerschaftsängste, destruktive erotische Atmosphäre und unzureichende Stimulation.

Sexuelle Biografie Arbeit mit dem sexuellen Skript, Selbstfindung, sexuelle Fantasien, sexuelle Identität, Austausch über das ideale Skript, Differenzierung.

Paardynamik Blockierung und destruktive Interaktionen des Systems erkennen und verändern, Machtkämpfe, sexuelle Kollusionen, Kommunikationsprobleme, der Nutzen des Problems und die Vorteile des Status quo; Nutzen und Risiken, wenn das Problem verschwindet. Was soll sich genau verändern, was soll gleich bleiben, was vermeidet das Paar, wovor hat es Angst?

Körperbezogene Therapieverfahren Bei Sexocorporel (Embodiment-orientierte Sexualtherapie) geht es darum, wie der Körper und die Sexualität in Szene gesetzt werden, was körperlich wahrgenommen, gefühlt und gedacht wird. Die sexuelle Interaktion wiederum wirkt sich auf die körperlichen Prozesse und umgekehrt aus. Körper und Geist sind eine Einheit, insofern hat jede Reflexion auch eine Resonanz auf der körperlichen Ebene. Dabei geht es nicht nur um das Fühlen, sondern um das Gewahrwerden des Körperlichen (Sztenc 2021).

Hormontherapie PDE-5-Hemmer, SSRIs, DHEA.

Sexualtherapie Beispiele sind Sensate-Focus (Sensualitätstraining nach Master und Johnson), das Hamburger Modell und die systemische Sexualtherapie. Die aktuelle sexualtherapeutische Methodik basiert auf den von Masters & Johnson erstmals vorgestellten verhaltenstherapeutischen Ansätzen (Sensualitätstraining, Sensate-Focus), wurde aber durch Hinzunahme paar- und konfliktdynamischer Elemente (Hamburger Modell) bzw. des ressourcenorientierten Ansatzes der systemischen Sexualtherapie weiterentwickelt.

- Das Ziel der **Sensate-Focus-Methodik** ist es, die Paardynamik zu verändern. Dabei sollen destruktive Elemente des Paarsystems beseitigt, Ängste vor körperlicher Intimität und negative Erwartungen reduziert, das eigene Körperbild verbessert und Vertrauen im Paar aufgebaut werden.
  Die praktische Durchführung besteht aus Übungen des gegenseitigen Berührens und Streichelns, wobei zunächst die Genitalien ausgelassen und dann sukzessive einbezogen werden. Die Partner nehmen dabei abwechselnd die passive und die aktive Rolle ein. Dies geschieht in mehreren Schritten; der Koitus soll erst im letzten Schritt stattfinden, und das Fortschreiten wird in der Therapie besprochen und entschieden. Endpunkt ist der angstfreie und für beide Partner erfüllende Koitus.
- Nach dem **Hamburger Modell** der Sexualtherapie (Arentewicz und Schmidt 1980) soll auf der Bühne der Sexualität auch die nichtsexuelle Interaktion sichtbar werden. Dies soll kein Training sein, sondern eine Bearbeitung von Problemen (Konflikte, Ängs-

te, Abwehrstrukturen, Feindseligkeiten, Unterdrückungsmechanismen), die von konkreten sinnlichen Erfahrungen aktiviert werden. Das *Prinzip der Selbstverantwortung* (Egoismusregel) wird als wichtiges Prinzip mitgegeben. Jeder soll für sich selbst Verantwortung übernehmen und nichts nur der/dem anderen zuliebe tun oder aushalten. Die *Vetoregel* gilt für die passive Rolle. Sobald etwas nicht angenehm ist, darf er/sie sofort Einspruch erheben, ein sog. Veto einlegen. Dieser Einspruch muss auf jeden Fall respektiert werden. Ziel ist es, Experte der eigenen Sexualität zu werden.

- Die **systemische Sexualtherapie** sieht Sexualität als Ressource. Sie fokussiert auf die Ambivalenz des Sexuellen und des sexuellen Begehrens. Ihr Ziel ist die Kompetenz des postmodernen Paares bei Auswahl und Verhandlung: Was probieren wir gemeinsam aus, und wie einigen wir uns? (Auswahlkompetenz und Verhandlungsmoral) Die systemische Sexualtherapie sieht somit sexuelle Funktionsstörungen nicht als ein „ich kann nicht", sondern als ein „ich will nicht".
  Therapeutischer Bezugsrahmen ist das erotische Potenzial, nicht die Funktion. Leitfrage ist: An welcher Stelle meiner sexuellen Biografie stehe ich?
  Können/Nicht-Können fokussiert auf die Problem-Opfer-Position (defizitorientierte Diagnose). Systemische Sexualtherapeut*innen fragen lieber: Was ist möglich?
  Wollen/Nicht-Wollen fokussiert auf sexuelle Selbstbestimmung.
  - Was will ich, was will ich nicht, was will ich anders?
  - Was will ich angesichts meiner Grenzen/Beeinträchtigungen?

  Beispiel einer therapeutischen Intervention:
  Angesichts Ihrer Erektionsstörung: Was wollen Sie sexuell von Ihrer Frau? Angenommen, Sie haben weiterhin Orgasmusstörungen mit Ihrem Partner: Welchen Sex wollen Sie?
  - Woran genau hindert Sie Ihr sexuelles Problem?
  - Was würden Sie tun, wenn Sie Ihr sexuelles Problem nicht hätten?
  - Wie schätzen Sie ihren eigenen Einfluss auf die Veränderung Ihres sexuellen Problems ein?
  - Angenommen, Sie hätten Ihr sexuelles Problem nicht. Welche Entscheidung müssten Sie treffen?
  - Was denken Sie, was Ihr Partner vermutet, was Sie eigentlich wollen, aber aufgrund Ihres sexuellen Problems nicht können?

Patientengeschichte

Erektionsstörung

Ein alleinstehender Mann (35) berichtet im sexualtherapeutischen Erstgespräch von Erektionsproblemen beim Geschlechtsverkehr mit Frauen, die insbesondere nach seiner zweiten Beziehung zu einer jüdischen Frau aufgetreten seien. Er selbst sei auch jüdischer Abstammung. Der Patient verspüre bei jedem Sexualkontakt zu einer Frau eine „Klemme im Kopf", und es sei ihm höchst peinlich, dass die Erektion mittlerweile jedes Mal nachlasse, sobald er mit einer Frau intim werde und sie sich ausziehen würden. Er habe auch schon verschiedene Medikamente (Viagra, Cialis) ausprobiert, mittlerweile würde aber auch das nicht mehr helfen. Er könne nicht verstehen, wie es zu dieser Problematik komme, er sei ein selbstbewusster, extrovertierter Mann, habe einen guten, hochbezahlten Job, sei sehr attraktiv und habe „keine Komplexe". Er habe bereits für einige Zeit eine analytische Therapie ausprobiert, diese aber abgebrochen, weil sich dadurch „nichts verändert habe".

Im Rahmen der Anamnese stellt sich heraus, dass dem Patienten seit frühester Kindheit vermittelt wurde, dass es im Leben auf Leistungsstärke, Unabhängigkeit und Kontrolle ankomme, dass man(n) funktionieren müsse. Seinen Eltern und auch ihm selbst sei es sehr wichtig, dass er eines Tages eine jüdische Frau aus seiner Schicht heirate. In den anschließenden Sitzungen kristallisiert sich heraus, dass die Erektionsproblematik einen Selbstwertkonflikt provoziert, der wiederum eine aufrechterhaltende Funktion übernimmt. Die Störung der erektilen Funktionsfähigkeit stellt die eigene Leistungsstärke und Kontrollfähigkeit infrage und somit jene Aspekte, die für den Patienten selbstwertdienlich sind. Es folgt eine 12-wöchige Einzeltherapie, in der die Selbstwertproblematik sowie die dysfunktionalen Kognitionen des Patienten hinsichtlich des leistungs- und funktionsorientierten Familiensystem aufgearbeitet werden.

Ejaculatio praecox

Der 35-Jährige liierte Patient ist der zweite Sohn einer, wie er beschreibt, überfürsorglichen Mutter und eines unauffälligen Vaters. Die Mutter sei überprotektiv, habe ihm auch vieles nicht erlaubt, da sie Angst um ihn gehabt habe, und wünsche sich heute immer noch, dass er so viel wie möglich zu Hause sei und auch fast täglich zu Hause anrufen solle. Der Vater halte sich eher raus und sei wenig erreichbar gewesen. Sein Bruder sei ein promovierter Biologe, und sie seien sich eher fremd. Der Patient stellt sich wegen einer Ejaculatio praecox vor, die seit den ersten sexuellen Kontakten bestehe (primär), jedoch nicht während der Selbstbefriedigung auftrete (situativ). Er habe einen Samenerguss beim Eindringen oder nach ein bis zwei Stößen, sodass die Frauen „nie zu ihrem Recht" kämen. Mittlerweile habe er Angst vor jeglicher körperlichen Nähe und befürchte, seine Freundin nie befriedigen zu können. Seine Freundin habe schon nachgefragt, ob sie ihm nicht gefallen würde, was überhaupt nicht der Fall sei. Er habe einen großen Bezug zu der jetzigen Frau, würde sie lieben und wolle sie auf keinen Fall verlieren.

Im Verlauf einer 10-wöchigen kombinierten Einzel- und Paartherapie zeigt sich, dass sich der Patient aufgrund seiner Biografie (überprotektive Mutter und eher schwacher Vater) keine aggressiven Impulse gegenüber Frauen erlaubt und gehemmt ist, was sich auch in der Sexualität widerspiegelt. Der Ablösungsprozess von der Mutter ist noch nicht abgeschlossen. Das Paar wird zudem für das Sensualitätstraining inkl. Koitusverbot und für die manuelle Squeeze-Technik (bei dem dafür erforderlichen Training stimuliert die Sexualpartnerin oder der Patient selbst das Glied, bis es stark erregt ist und sich eine Erektion einstellt. Mit der Hand, die aus Daumen, Zeige- und Mittelfinger einen Ring bildet, wird damit kurz vor der Ejakulation der Penisschaft knapp unterhalb der Eichel fest zusammengedrückt (bis die Erektion nachlässt). Dies wird einige Male wiederholt und mit der Stimulation bis zum Samenerguss abgeschlossen.

Vaginismus und sexuelle Unlust

Ein verheiratetes Paar, beide Mitte 30, kommen auf Empfehlung einer Freundin in die sexualmedizinische Beratung. Beide berichten sogleich, dass die Frau seit Jahren unter einem Vaginismus leide, aufgrund dessen es ihnen bislang nicht möglich sei, miteinander zu schlafen. Sie habe bereits im Internet viel über Vaginismus recherchiert und sich Vaginalstäbe gekauft, mit denen sie regelmäßig allein übe, was ihr auch gut gelinge. Sie sei mittlerweile bei Stab 3 angekommen und wünsche sich nun, dass ihr Mann mit ihr gemeinsam übe, was er jedoch nicht wolle. Zudem berichtet sie von einem starken Kinderwunsch. Der Mann erklärt, er habe nun über 8 Jahre darauf gewartet, dass sich seine Frau wegen des Vaginismus behandeln lasse, nun habe er keine Lust mehr auf sie. Seine Hypothese sei, dass er sich die Lust auf seine Frau „abtrainiert" habe und sie nun etwas mehr, aber eben das Richtige tun müsse", um seine Lust wieder zu aktivieren.

Erst durch eine Paartherapie lernt der Ehemann, auch seinen eigenen Anteil an der Kommunikations- und Sexualproblematik des Paares zu verstehen. Er erkennt, dass ihr Kinderwunsch und der Veränderungswille zu einem Gefühl des Drucks bei ihm geführt haben, was er zunächst durch eine abwehrende Haltung und durch die Verweigerung jeglicher Sexualkontakte zu bekämpfen versucht habe. Mithilfe eines kombinierten Therapieansatzes aus verhaltenstherapeutischen Techniken, systemischer Desensibilisierung und kognitiver Umstrukturierung gelingt dem Paar nach 12 Monaten erstmalig ein schmerzfreier Sexualkontakt, bei dem auch der Ehemann sexuelle Lust empfinden kann.

63.3 Störungen der Geschlechtsidentität

Die ICD-10-Diagnosekategorie „Störungen der Geschlechtsidentität" (F64) bezieht sich auf Personen, deren geschlechtliches Identitätserleben nicht (vollständig) mit den Merkmalen ihres körperlichen Geschlechts übereinstimmt. Dazu gehören Transsexualität (Abkürzung: Trans) und (fetischistischer) Transvestitismus. Die Begriffe Trans/Transgender, Transsexualismus/Transidentität und Geschlechtsdysphorie/Geschlechtsinkongruenz werden häufig synonym verwendet (Berner et al. 2021).

- **Geschlechtsinkongruenz:** Das Geschlechtsidentitätserleben stimmt nicht mit den Geschlechtsmerkmalen des Körpers überein.
- **Geschlechtsdysphorie:** Die betroffene Person leidet unter Geschlechtsinkongruenz.
- **Nicht-binäre Geschlechtsidentitäten:** Dies dient als eine Art Oberbegriff für ein Spektrum von Geschlechtsidentitäten, die nicht weiblich oder männlich sind. Inkludiert sind Begriffe wie Agender, Bi-, Tri- und Pangender, Demi-Junge oder Demi-Mann, Demi-Mädchen oder Demi-Frau, auch genderqueer und genderfuck.
- **FzM (Frau-zu-Mann):** Personen mit biologisch weiblichem Geschlecht, die sich als Mann identifizieren.
- **MzF (Mann-zu-Frau):** Personen mit biologisch männlichem Geschlecht, die sich als Frau identifizieren.
- **Transvestitismus:** Eine Person kleidet sich entsprechend des anderen Geschlechts, um sich zeitweise in der gegengeschlechtlichen Rolle zu erleben. Es findet nicht zwangsläufig eine Ablehnung des Geburtsgeschlechts statt.

63.3.1 Klassifikation

Die Kategorie der Geschlechtsidentitätsstörung nach ICD-10 (F64.x) umfasst u. a. die Diagnose **Transsexualismus** (F64.0) und beschreibt damit den Wunsch, als Angehöriger des anderen Geschlechts zu leben und anerkannt zu werden, verbunden mit einem Leidensdruck sowie dem Wunsch nach körperangleichenden Maßnahmen. Transsexualismus wird hier als psychische Störung verortet. Das DSM-5 hingegen führt die Diagnose der Geschlechtsdysphorie bei einer Abweichung des körperlichen vom erlebten Geschlecht. Die ICD-11 führt die Fachbezeichnung Geschlechtsinkongruenz ein, die erstmalig nicht mehr als psychische Störung, sondern als Zustandsform sexueller Gesundheit behandelt wird, was zu einer Depathologisierung beitragen soll.

63.3.2 Epidemiologie

Epidemiologische Angaben divergieren stark in Abhängigkeit unterschiedlicher Methoden und Falldefinitionen. Für Erwachsene variieren die Prävalenzschätzungen zwischen 0,1 % und 1,1 %, bei Kindern und Jugendlichen zwischen 0,0046 und 4,7 %. Weltweit wird die Prävalenz auf etwa 1 : 11.900–45.000 MzF-Trans und 1 : 30.400–200.000 FzM-Trans geschätzt. Seit einigen Jahren wird insbesondere ein Anstieg von FzM-Trans beobachtet.

63.3.3 Ätiopathogenetische Konzepte

Bisher sind wissenschaftliche Befunde zur Ätiopathogenese sehr heterogen und nicht generalisierbar. Es werden **biopsychosoziale Einflussfaktoren** diskutiert, u. a.:

- Genetische Einflüsse: 39,1 % Wahrscheinlichkeit bei monozygoten Zwillingen, dass das Geschwisterkind ebenfalls transident ist.

- Erhöhte Prävalenz von Störungen im Bereich der Autismus-Spektrum-Störungen von 26 %, was möglicherweise mit strikten Rollenvorstellungen von Personen mit Autismus zusammenhängt.
- Entwicklungspsychologische Komponente: Geschlechtsdysphorie als Resultat einer dysfunktionalen Entwicklung der sexuellen Reifung, da für betroffene Jugendliche die Geschlechtsumwandlung im Vergleich zu anderen Entwicklungsaufgaben als lösbar erscheint.
- Auf Einzelfallebene können Veränderungen im Hormonprofil, Beziehungserfahrungen, traumatische Erfahrungen, Ablehnung des eigenen (Geschlechts-)Körpers, gesellschaftliche und soziale Bedingungen eine Rolle spielen.
- Die für eine medizinische Diagnose jedenfalls überraschend hohen Prävalenzanstiege deuten manche auch als eine Art „soziale Ansteckung" („social contagion"). In diesem Zusammenhang ist der Ausdruck „rapid-onset gender dysphoria" (ROGD) entstanden. Damit wollen Experten den jüngsten Boom der insbesondere unter Mädchen grassierenden plötzlichen Abwendung vom eigenen Geschlecht beschreiben (Lentzen-Schulte 2022). Es kann eine Transkonstruktion als Identitätsschablone oder eine (Pseudo-)Autonomie, gerade in der Adoleszenz, hinzukommen. Aber auch narzisstische Störungen sind zu erwähnen.

Das **biologische Geschlecht** entsteht bei der Konzeption; es wird bei der Geburt erkannt. **Gender** entsteht schon vor der Geburt, da schon vor der Geburt viele Fantasien der Eltern auf das Kind, das Geschlecht des Kindes und die Identifikation des Kindes eine Rolle spielen. Nach der Geburt sind es Blicke, Gesten, Stimme, emotionale Schwingungen usw., die auch immer geschlechtsbezogen sind. Gender ist das soziale, gelebte und gefühlte Geschlecht.

63.3.4 Symptomatik

Die Geschlechtsinkongruenz zeichnet sich immer durch ein Unbehagen bzgl. des Geburtsgeschlechts aus. Weitere Begleitsymptome sind häufig ein Unwohlsein mit dem eigenen Körperbild, vor allem primäre und sekundäre Geschlechtsmerkmale, z. B. der Eindruck, eine zu hohe (oder zu tiefe) Stimme zu haben, oder das Stören der Brust, ggf. mit Abbinden der Brust, oder auch das Fehlen einer weiblichen Brust; darüber hinaus auch der Eindruck, von anderen Menschen „falsch eingeordnet zu werden", sowie das Verlangen nach hormonellen/operativen Maßnahmen zur Angleichung an das Wunschgeschlecht (z. B. Hormontherapie, Mastektomie, genitalangleichende Operationen).

63.3.5 Diagnostik

Das diagnostische Vorgehen zeichnet sich durch eine detaillierte Anamneseerhebung inkl. Erfassung sexualbezogener, biografischer, sozialer und krankheitsbezogener Aspekte aus. Vor der somatischen Behandlung (z. B. Hormontherapie) muss eine körperliche Untersuchung erfolgen. Weiterführende laborchemische Untersuchungen, z. B. auf den körpereigenen Steroidhormonspiegel, sollten erfolgen. Zu den wichtigsten Differenzialdiagnosen gehören:

- Identitätsstörungen, z. B. im Rahmen einer Borderline-/narzisstischen Störung oder anderer psychischer Erkrankungen
- Psychosen
- Fetischistischer Transvestitismus
- Dissoziative Identitätsstörung
- Besonderheiten der Geschlechtsentwicklung, z. B. Turner- oder Klinefelter-Syndrom

63.3.6 Rechtliche Situation

Das **Transsexuellengesetz (TSG)** von 1980 stellt heute die Grundlage für Begutachtungen dar.

- ***§ 1 Vornamensänderung:*** Der Vorname einer Person ist vom Gericht auf Antrag zu ändern, wenn sie sich
  1. aufgrund ihrer sexuellen Prägung nicht mehr dem in ihrem Geburtseintrag angegebenen Geschlecht, sondern dem anderen Geschlecht als zugehörig empfindet und seit mindestens 3 Jahren unter dem Zwang steht, ihren Vorstellungen entsprechend zu leben, und wenn
  2. mit hoher Wahrscheinlichkeit anzunehmen ist, dass sich das Zugehörigkeitsempfinden nicht mehr ändern wird.
- ***§ 8 Personenstandsänderung:*** Der Personenstand wird geändert, wenn Bedingungen für die Vornamensänderung erfüllt sind. Beides ist heute mit einem Gutachten zu erledigen. Die früher geltenden Voraussetzungen (Nachweis einer dauernden Fortpflanzungsunfähigkeit und operativen Veränderung der sekundären Geschlechtsmerkmale) sind entfallen, weil sie nach einem Bundesverfassungsgerichtsurteil aus 2011 nicht mit dem Grundgesetz vereinbar seien. Auch ein Mindestalter ist nicht mehr vorgeschrieben.

Aktuelle Gesetzeslage:

- Die Voraussetzung für eine Personenstandsänderung (PÄ) bzw. eine Vornamensänderung (VÄ) regelt das TSG. Das Bundesverfassungsgericht (BVG) erklärte das derzeitige TSG mittlerweile in sechs Urteilen für verfassungswidrig, u. a. den Scheidungs- und Sterilisationszwang für Betroffene.
- Wer eine PÄ/VÄ beantragt, muss zum Amtsgericht. Dieses gibt zwei unabhängige Gutachten in Auftrag und prüft auf die 3-Jahres-Regel. Aber: Seit 2019 ist die VÄ/PÄ nach § 45 Personenstandsgesetz für Transgender über das Standesamt möglich. Voraussetzung ist die ärztliche Bescheinigung einer Variante der Geschlechtsentwicklung.
- Wer verheiratet ist und seinen Personenstand ändert, bleibt verheiratet.
- Das BVG hat 2011 das juristische Geschlecht von der Körperlichkeit getrennt. Es ist möglich, Personenstand oder Vornamen zu ändern, ohne geschlechtsangleichende Maßnahmen zu ergreifen, und umgekehrt.
- Möglich ist damit auch, dass ein „juristischer" Mann ein Kind zur Welt bringt. Ob er als Vater oder Mutter in die Geburtsurkunde eingetragen wird, ist allerdings strittig.
- CDU/CSU und SPD haben 2019 einen neuen Gesetzesentwurf zur Reformierung des TSG vorgelegt. Die zwei Gutachten zur PÄ/VÄ sollen durch eine „qualifizierte Beratung" ersetzt werden.

Die Entscheidung soll dennoch beim Gericht verbleiben. Dieser Reformvorschlag wurde 2021 vom BVG abgelehnt.

Es ist somit davon auszugehen, dass der aktuelle Zustand sich in absehbarer Zeit nochmals ändern wird.

63.3.7 Therapeutisches Vorgehen

Zu Beginn einer **Psychotherapie** sollten individuelle Bedürfnisse exploriert werden, da eine solche nicht immer gewünscht oder benötigt wird. Wird eine Transition angestrebt, kann diese psychotherapeutisch begleitet werden. Auch ohne Transitionswunsch kann ein Behandlungsbedarf bestehen, wobei unterschiedliche Themenschwerpunkte unter Berücksichtigung des individuellen Leidensdrucks bestehen können. Begleitende **körperverändernde Maßnahmen** sind u. a. Hormonbehandlungen, Logopädie, Entfernung der Gesichts- und Körperbehaarung sowie chirurgische Maßnahmen.

Die Therapieziele sollten im Rahmen der partizipativen Entscheidungsfindung erfolgen. Sie können z. B. die Unterstützung der Identitätsentwicklung, die Förderung der Selbstakzeptanz in Bezug auf die Geschlechtsidentität oder den Umgang mit dem Geburtsgeschlecht adressieren. Aufgrund der Ablehnung des eigenen Körpers tendieren einige Jugendliche mit Geschlechtsdysphorie dazu, sich nicht damit auseinanderzusetzen und/oder sexuelle Kontakte bis nach der Transition aufzuschieben. Die Exploration der eigenen Sexualität kann auch Reifungs- und Entscheidungsprozesse anregen und sollte therapeutisch thematisiert werden (Hellenschmidt und Levitan 2020).

CAVE

Konversionsverbot

Der Bundestag hat am Donnerstag, 7. Mai 2020, den Gesetzentwurf der Bundesregierung „zum Schutz vor Konversionsbehandlungen" in der vom Gesundheitsausschuss geänderten Fassung angenommen. Medizinische Interventionen, die darauf gerichtet sind, die sexuelle Orientierung oder die selbstempfundene geschlechtliche Identität einer Person gezielt zu verändern oder zu unterdrücken (sog. Konversionstherapien), sind damit künftig verboten.

63.4 Psychische und Verhaltensstörungen in Verbindung mit der sexuellen Entwicklung und Orientierung

Diese Diagnosekategorie bezeichnet emotionale Störungen und Verhaltensstörungen, die durch eine Verunsicherung über die sexuelle Orientierung und damit die sexuelle Identität gekennzeichnet sind (➤ Tab. 63.4). Betroffen sind häufig Adoleszente, wobei die Ausrichtung der sexuellen Orientierung nicht als Störung anzusehen ist (Diamond 2006).

63.4.1 Epidemiologie

Es liegen keine gesicherten Daten zur Prävalenz von sexuellen Entwicklungs- und Orientierungsstörungen vor.

Tab. 63.4 Zusammenfassung der Kriterien für die Diagnosestellung von Störungen der sexuellen Entwicklung und Orientierung

Sexuelle Reifungskrise
Unsicherheit bzgl. der sexuellen Orientierung, begleitet von Ängsten, Depressionen, Gereiztheit oder anderen Verhaltensauffälligkeiten. Vor allem bei Heranwachsenden, die in ihrer homo-, hetero- oder bisexuellen Orientierung unsicher sind, oder bei Personen, die nach längerer Zeit scheinbar stabiler sexueller Orientierung eine Änderung ebendieser verspüren.
Ich-dystone Sexualorientierung
Eindeutige sexuelle Orientierung (hetero-, homo-, bisexuell oder präpubertär), aber vorhandener Wunsch, diese wegen begleitender psychischer oder Verhaltensstörungen zu ändern und ggf. eine Behandlung in Anspruch zu nehmen.
Sexuelle Beziehungsstörung
Die sexuelle Orientierung (hetero-, homo- oder bisexuell) verursacht bei der Aufnahme oder Aufrechterhaltung einer Beziehung Probleme mit dem/der Sexualpartner*in.

63.4.2 Ätiopathogenese

Ätiologische Konzepte favorisieren eine multifaktorielle Genese, wobei je nach Störungsbild verstärkt biologische (z. B. Störung der geschlechtlichen Differenzierung) oder (psycho-)soziale Faktoren (z. B. religiöse oder kulturelle Wertorientierung des Umfelds im Rahmen der ich-dystonen Sexualorientierung) ins Gewicht fallen.

63.4.3 Diagnostik

Die Diagnosestellung erfolgt anhand der in ➤ Tab. 63.4 zusammengefassten Kriterien. Voraussetzung ist eine ausführliche biografische und Sexualanamnese inkl. Exploration tabuisierender, restriktiver Normvorstellungen oder verallgemeinernder Stigmatisierung im sozialen Umfeld der Betroffenen.

Zu den wichtigsten **Differenzialdiagnosen** gehören:

- Störungen der Sexualpräferenz
- Störungen der Geschlechtsidentität
- Depression
- Borderline-Persönlichkeitsstörung
- Schizophrenie

63.4.4 Symptomatik

Bei Jugendlichen können sich Konflikte in Bezug auf die sexuelle Orientierung oder Identität durch psychische Symptome äußern. Die zugrunde liegende Problematik wird von Jugendlichen häufig nicht selbst direkt benannt, da sie eine Stigmatisierung fürchten (Mirisch 2012). Bei starker Ausprägung der Ängste gehen die Patient*innen keine Partnerschaften ein und beschäftigen sich mit ihrem Problem bis hin zur sozialen Isolation und Vereinsamung.

63.4.5 Therapeutisches Vorgehen

Basis für die therapeutische Beziehungsgestaltung bildet ein vorurteils- und wertfreies Gespräch mit den Jugendlichen. Gerade in sensiblen Entwicklungsphasen fällt es vielen Betroffenen schwer, über ihre sexuellen Wünsche, Bedürfnisse und Probleme zu sprechen. Die Bewusstwerdung der Andersartigkeit kann im Extremfall suizidale Krisen auslösen, weshalb eine Abklärung der Sexualentwicklung und der sexuellen Orientierung empfohlen wird. Ärzt*innen oder Psychotherapeut*innen sollten bei Bedarf zu spezialisierten Beratungs- oder Psychotherapie-Angeboten vermitteln (Mirisch 2012). Eltern können nach entsprechender Vorbereitung in die Beratung einbezogen werden, um gemeinsam Versagensängste oder Verunsicherungen des Umfelds zu bearbeiten.

63.5 Störungen der Sexualpräferenz

Die sexuelle Präferenzstruktur bildet sich während der Pubertät heraus und ist durch drei Achsen beschreibbar:

1. Geschlecht des/der präferierten Partners/Partnerin
2. Körperliches Entwicklungsalter des/der präferierten Partners/Partnerin
3. Art und Weise der Interaktion/Praktiken mit dem/der präferierten Partner*in (Fantasie, Verhalten, Selbstkonzept)

Die Sexualstruktur konstituiert sich im Jugendalter und gilt nach aktuellem Wissensstand in ihren wesentlichen Merkmalen als unveränderlich. So kann eine sexuelle Orientierung nicht verändert oder eine pädophile Neigung nicht „gelöscht" werden (Beier et al. 2009; Seto 2012). Störungen der Sexualpräferenz werden auch als **paraphile Störungen** bezeichnet (➤ Box 63. 3) und sind gekennzeichnet durch sexuell abweichendes Erleben und Verhalten, wobei sexuelle Erregung und Befriedigung (fast) ausschließlich durch spezifische Handlungen erreicht werden kann (z. B. Fetische, Sadismus). Für die Diagnose einer *Störung* muss ein Leidensdruck und/oder eine Fremdgefährdung vorliegen, ansonsten handelt es sich klassifikatorisch nur um eine *Paraphilie.*

BOX 63.3

Übersicht der paraphilen Störungen

Ein zeitlich überdauerndes und intensives Muster sexueller Erregung durch ...

- **Exhibitionistische Störung:** Zeigen der eigenen Genitalien gegenüber einer nicht einwilligenden erwachsenen oder infantilen Person
- **Voyeuristische Störung:** Beobachten einer nicht einwilligenden Person, die nackt ist, sich gerade entkleidet oder sexuelle Handlungen vollzieht
- **Transvestitische Störung:** Tragen der Kleidung des anderen Geschlechts (Cross-Dressing)
- **Pädophile Störung:** sexuelle Bevorzugung präpubertärer Kinder, wobei die Person nach den Trieben handelt oder durch diese sehr leidet und funktional beeinträchtigt ist
- **Sexuell sadistische Störung:** Zufügen von physischem und/oder psychischem Schmerz bei einer nicht einwilligenden Person oder empfundenem Leidensdruck durch entsprechende Fantasien und Impulse
- **Sexuell masochistische Störung:** Handlungen, die Gedemütigt-, Geschlagen- oder Gefesseltwerden umfassen oder auf andere Weise Leid hervorrufen
- **Frotteuristische Störung:** Berühren oder Sich-Reiben an einer nicht einwilligenden Person
- **Andere paraphile Störungen mit nicht einwilligenden Personen:** z. B. Skatologie, Nekrophilie oder Zoophilie, wobei die Handlung bereits ausgeführt wurde und/oder Leidensdruck empfunden wird

63.5.1 Epidemiologie

Betroffen sind überwiegend Männer. Nach DSM-5 werden folgende Prävalenzraten für paraphile Störungen geschätzt:

- Pädophile Störung: 3–5 % Männer; bei Frauen deutlich niedriger geschätzt
- Sadistische Störung: 2,2 % Männer; 1,3 % Frauen.
- Masochistische Störung: 2,2 % der Männer; 1,3 % Frauen.
- Exhibitionistische Störung: unbekannt. Die Lebenszeitprävalenz exhibitionistischer Handlungen wird auf 2–4 % bei Männern geschätzt; bei Frauen deutlich niedriger und nicht strafbar.
- Voyeuristische Störung: unbekannt. Die Lebenszeitprävalenz voyeuristischer Handlungen wird auf 12 % bei Männern und 4 % bei Frauen geschätzt.
- Frotteuristische Störung: unbekannt.
- Fetischistische Störung: keine Angaben.
- Transvestitische Störung: unbekannt. Lebenszeitprävalenz: 3 % der Männer berichten, jemals durch das Tragen von Frauenkleidung sexuell erregt worden zu sein.

63.5.2 Ätiopathogenetische Konzepte

Bis dato existiert kein erschließendes Erklärungsmodell der Entstehung paraphiler Fantasien und Verhaltensweisen, und die meisten lerntheoretischen und psychoanalytischen Thesen gelten als widerlegt.

Lerntheoretische Modelle im Sinne der klassischen Konditionierung diskutieren, ob eine Kopplung des Kontextes der Situation an die sexuelle Erregung während früher Masturbationserfahrungen zur Paraphilie beitragen könnte, sodass der ursprünglich neutrale Reiz (z. B. Lackschuh) zum klassisch konditionierten Reiz würde. Der Ansatz wurde vor allem im Rahmen von Fetischismus diskutiert, allerdings lässt sich die Häufung bestimmter Merkmale von Fetischobjekten (Lack, Leder etc.) bei Ausschluss anderer Objekte (Handtücher, Sofakissen etc.) damit kaum erklären. Die Aufrechterhaltung paraphiler Verhaltensweisen geschieht aus lerntheoretischer Sicht durch positive (z. B. Konsum von Kinderpornografie bei pädophiler Störung) oder negative Verstärkung (z. B. Ausleben von Exhibitionismus zur Bewältigung von Depressionen) (Briken und Berner 2013).

Das **Konzept der Werbungsstörung** („courtship disorder"; Freund 1988) ordnet verschiedene paraphile Störungen den einzelnen Phasen des „normalen Werbungsverhaltens" zu. Das normale Werbeverhalten (Kontaktanbahnung) zwischen zwei Menschen besteht aus verschiedenen Phasen:

1. Sichtung des/der potenziellen Partner*in
2. Prätaktile Interaktion, die das Anlächeln und Gespräche mit dem/der potenziellen Partner*in einschließt
3. Taktile Interaktion
4. Genitalverkehr

Übergeht jemand die Phasen, spricht man von Werbungsstörung. Voyeurismus ist demnach eine Störung der ersten Phase, Exhibitionismus oder obszöne Telefonanrufe Störungen der zweiten Phase (der Exhibitionist zeigt sich gleich nackt, ohne zuvor in Kontakt und Kommunikation getreten zu sein), Frotteurismus eine Störung der dritten und Vergewaltigung ein Zeichen für das Fehlen sämtlichen Werbungsverhaltens. Die einzelnen Störungen treten dabei häufig komorbid auf (z. B. Voyeurismus/Frotteurismus und Exhibitionismus).

Das **biopsychosoziale Erklärungsmodell** geht davon aus, dass biologische Prädispositionen mit psychosozialen Einflussfaktoren in sensiblen Entwicklungsphasen interagieren und so unterschiedliche sexuelle Präferenzen beeinflussen. Neurobiologische Untersuchungen deuten auf strukturelle und funktionelle Veränderungen im Frontal- und Temporallappenbereich (vor allem Frontalkortex, limbisches System, Basalganglien) bei Personen mit paraphilen Störungen hin, allerdings sind diese Befunde unspezifisch und z. T. heterogen. Befunde zu hormonellen Einflussfaktoren (Veränderungen im Testosteronspiegel sowie im Dopamin- und Serotonin-Transmittersystem) sind ebenfalls heterogen. Vereinzelte Studien deuten u. a. auf ein erhöhtes Testosteronlevel bei sadistischem Sexualverhalten hin (Studer et al. 2005).

Psychosoziale Einflussfaktoren sind u. a. eine niedrigere Lebenszufriedenheit, höhere Depressivität, Selbstwertproblematik, soziale Unsicherheit, erhöhte Impulsivität, ein niedriger sozioökonomischer Status und ein niedrigeres Bildungsniveau.

63.5.3 Symptomatik

Ein primäres Krankheitsgefühl fehlt in der Regel. Paraphilien gehen für Betroffene nach Abklingen der Erregung oft mit Scham und Schuldgefühlen einher und werden deshalb verheimlicht. Je nach Störungsbild zeigt sich eine unterschiedliche Symptomatik (➢ Tab. 63.4).

63.5.4 Diagnostik

Voraussetzung für die Diagnosestellung einer paraphilen Störung ist eine eingehende psychopathologische Befunderstellung inkl. einer ausführlichen Sexualanamnese (psychosexuelle Entwicklung und Biografie, aktuelles Sexual- und Paarverhalten, gezielte Beschreibung der paraphilen Symptomatik inkl. ihrer Dauer und Auftretenshäufigkeit, strafrechtlich relevantes Verhalten, Komorbiditäten, Medikamenten- und Suchtmittelkonsum, körperliche Erkrankungen). Je nach Störungsbild sollten unterschiedliche **physiologische und Laboruntersuchungen** durchgeführt werden, z. B.:

- Neurologische Untersuchung zur Aufdeckung fokal-neurologischer Defizite, zur Abgrenzung von Differenzialdiagnosen (z. B. Hirntumor, frontotemporale Demenz, Parkinson-Syndrom, Epilepsie)
- Endokrinologische Untersuchungen zum Ausschluss hormoneller Störungen (z. B. Hypogonadismus, Gynäkomastie) bzw. eines Hypophysenadenoms (insb. Testosteron, Gonadotropin-Releasing-Hormon)Zu den wichtigsten **Differenzialdiagnosen** gehören:
- Antisoziale oder andere Persönlichkeitsstörung
- Substanzkonsumstörung
- Zwangsstörungen
- Schizophrenie und wahnhafte Störungen
- Traumatische Hirnläsionen inkl. Hirntumoren
- Hormon-produzierendes Hypophysenadenom
- Neurodegenerative Erkrankungen
- Intelligenzminderung

63.5.5 Therapeutisches Vorgehen

Nur wenn es sich um eine paraphile Störung handelt, benötigen Patient*innen eine therapeutische Begleitung. Die Wahl des therapeutischen Vorgehens orientiert sich hierbei am Risiko der Begehung einer Straftat sowie an der Dranghaftigkeit des paraphilen sexuellen Interesses. Es kommen sowohl psycho- als auch pharmakotherapeutische Verfahren zum Einsatz. Übergeordnetes Therapieziel ist fast immer die Erhöhung der Verhaltenskontrolle zur Reduktion des Risikos strafrechtlich relevanten Verhaltens. Je nach Störungsbild spielen unterschiedliche Therapieaspekte eine Rolle, z. B.:

- Exploration der Motive nach Machtausübung, Unterwerfung und Kontrolle bei sexuellem Sadismus
- Identifikation von Auslösefaktoren exhibitionistischen, voyeuristischen bzw. frotteuristischen Verhaltens sowie Erarbeitung von Vermeidungsstrategien und Handlungsalternativen
- Exploration risikoassoziierter Faktoren im Rahmen einer pädophilen Störung, z. B. Beziehungsfähigkeit, soziale Ängste, zwanghaftes Sexualverhalten, Impulsivität und Antisozialität

Pharmakotherapeutische Verfahren zielen auf die Verringerung der sexuellen Dranghaftigkeit ab und haben keinen direkten Einfluss auf den Inhalt der paraphilen Symptomatik. Bei niedrigem bis mittlerem Risiko bzgl. des Begehens einer Sexualstraftat werden SSRIs (z. B. Fluoxetin) oder Cyproteronacetat empfohlen, bei hohem bis sehr hohem Risiko GnRH-Agonisten (z. B. Triptorelin, Cyproteronacetat).

LITERATURAUSWAHL

Basson R. Rethinking low sexual desire in women. BJOG 2002; 109(4): 357–363.

Beier KM, Loewit K. Praxisleitfaden Sexualmedizin. Von der Theorie zur Therapie. Berlin: Springer, 2011.

Briken P, Berner M (Hrsg.). Praxisbuch Sexuelle Störungen: Sexuelle Gesundheit, Sexualmedizin, Psychotherapie sexueller Störungen. Stuttgart: Thieme 2013.

Cera N, Vargas-Cáceres S, Oliveira C, et al. How relevant is the systemic oxytocin concentration for human sexual behavior? A systematic review. Sex Med 2021; 9(4): 100370.

Fisher HE, Aron A, Mashek D, et al. Defining the brain systems of lust, romantic attraction, and attachment. Arch Sex Behav 2002; 31: 413–419.

Georgiadis JR, Kringelbach ML. The human sexual response cycle: Brain imaging evidence linking sex to other pleasures. Prog Neurobiol 2012; 98(1): 49–81.

Günzler C, Harms A, Berner MM. Sexuelle Funktionsstörungen bei Frauen und Männern–Klassifikation, Ätiologie und therapeutische Optionen. Psychiatr Psychother up2date 2008; 2(06): 389–404.

Hartmann U. Sexualtherapie. Sexualtherapie. Berlin, Heidelberg: Springer 2018.

Kaplan HS. The New Sex Therapy New York: Brunner/Mazel 1974.

Kossat J. Sexualität. Das Wichtigste für Ärzte aller Fachrichtungen. München: Elsevier Urban & Fischer 2018.

KAPITEL

64 Angststörungen

Jörg Wiltink, Katja Petrowski und Manfred E. Beutel

Patientengeschichte

Bei Aufnahme auf die Bettenstation erschien Herr A. (57 J.) sehr ängstlich, unruhig-agitiert und hilfsbedürftig. Er vermittelte den Eindruck, dass er das Personal von der Ernsthaftigkeit seiner Erkrankung und seiner aktuellen Situation überzeugen musste. Nach zwei erfolglosen Katheterablationen und zahlreichen elektrischen Kardioversionen litt er weiterhin unter Vorhofflimmern. Täglich hatte er mehrere Episoden von Arrhythmien mit Palpitationen („Mein Herz schüttelt sich"), begleitet von Übelkeit, Schwitzen, Druck auf der Brust, Schwindel und Todesangst. Dies hatte im vergangenen Jahr zu 25 kurzen Krankenhausbehandlungen und zahlreichen Notaufnahmen geführt. Der Pat. verließ das Haus kaum noch und ging nur wenige Schritte, um jegliche körperliche Anstrengung zu vermeiden. Er hatte seinen Schlafplatz ins Wohnzimmer verlegt, da er befürchtete, während einer „Attacke" das Schlafzimmer im ersten Stock nicht mehr zu erreichen. Hinzu kamen eine chronisch obstruktive Lungenerkrankung (COPD), Panikstörung und Depression, weswegen er seit 39 Jahren eine Erwerbsunfähigkeitsrente bezog, ein Barrett-Ösophagus (Schleimhautläsion der Speisenröhre bei gastroösophagealem Reflux), chronische Rückenschmerzen, Adipositas (BMI 43 kg/m^2) und Binge-Eating-Störung mit Gewichtszunahme von 24 kg im letzten Jahr. Der Pat. und seine Ehefrau – eine Gesundheits- und Krankenpflegerin – fühlten sich hilflos, enttäuscht und ärgerlich über das Gesundheitssystem, das nichts anbieten konnte, um die „Attacken abzustellen".

Die Aufnahme in die Psychosomatische Klinik wurde von seinem Kardiologen und dem niedergelassenen Psychotherapeuten, der ihn seit 18 Jahren wegen Panikstörung und Depression im Rahmen monatlicher Gespräche betreute, dringend empfohlen.

Herr A. berichtete, dass er unter Ängsten leide, seit er in seiner Kindheit regelmäßig von seinem gewalttätigen Vater geschlagen worden sei. Als ältestes Kind fühlte er sich verantwortlich dafür, die Geschwister vor den Gewaltausbrüchen des Vaters zu schützen, während die Mutter, die unter Sklerodermie litt, nicht helfen konnte. Erste Panikattacken hatte er mit Mitte 30, als ihn seine Frau mit ihrer gemeinsamen Tochter allein ließ, was frühe Gefühle von Hilflosigkeit und Verlassenwerden reaktivierte.

Nach Aufnahme reduzierten sich die Panikattacken innerhalb weniger Tage deutlich, da sich Herr A. in der Universitätsklinik mit unmittelbarer medizinischer Versorgung sicherer fühlte. Diese Entlastung ermöglichte es ihm, an einem biopsychosozialen Krankheitsmodell zur Entstehung und Aufrechterhaltung seiner Ängste zu arbeiten. Er war überrascht, dass sein „Herz so viel mit seinem Kopf zu tun hat". Er begann, Auslöser für die Panikattacken zu identifizieren, insbesondere die katastrophisierenden Befürchtungen, die mit dem Vorhofflimmern einhergingen, und nachzuvollziehen, dass Ängste kardiale Symptome zur Folge haben können. Mit Entspannungs- und Atemübungen lernte er, sich selbst zu beruhigen. Herr A. fing an, kleine Spaziergänge auf dem

Klinikgelände zu unternehmen. Die langjährige Medikation mit einem selektiven Serotonin-Wiederaufnahmehemmer (SSRI), die wenig Wirkung gezeigt hatte, wurde langsam ausgeschlichen.

Wiederkehrendes Vorhofflimmern wurde von Paniksymptomen begleitet. Wegen einer schweren Bradykardie wurde er zur Weiterbehandlung in die Kardiologie verlegt. Eine weitere Katheterablation normalisierte seine Herzaktionen, sodass er rasch auf die Psychosomatische Station zurückverlegt werden konnte. Der Pat. war euphorisch, dass die vermeintlich „endgültige Reparatur" gelungen war. Obwohl er zunächst keine Arrhythmien mehr hatte, traten dennoch Panikattacken auf und nach wenigen Tagen eine erneute lebensbedrohliche Bradykardie. Die Verlegung in die Kardiologie zur Ablation und Kardioversion brachte jedoch diesmal keinen Erfolg. Die Kardiologen erklärten ihm, dass alle möglichen Herde abladiert worden und die operativen Behandlungsmöglichkeiten damit erschöpft seien. Eine Optimierung der pharmakologischen Therapie mit Antiarrhythmika und Betablockern wurde empfohlen.

Die erste Phase der stationären Psychotherapie hatte den Fokus auf der Erarbeitung des Krankheitsmodells, auf Fähigkeiten (Skills) und Techniken, um den Symptomen zu begegnen und das Spektrum an gesunden Aktivitäten zu erweitern. Die empathische Begleitung der vielen Wechselfälle der kardiologischen Behandlung ermöglichte den Aufbau einer vertrauensvollen Beziehung zum Behandlungsteam. Nach der zweiten Ablation berichtete der Pat. erstmals von Suizidgedanken; er hatte das Gefühl, seine Lebensqualität vollständig verloren zu haben. Er wollte nicht leben ohne Hoffnung, dass seine kardialen Probleme verschwinden. Als wichtigster protektiver Faktor erwies sich die Liebe zu seinem Enkelkind.

Die zweite Behandlungsphase fokussierte auf die Akzeptanz der körperlichen Einschränkungen und die Validierung der damit verbundenen traurigen Gefühle, die zuvor mithilfe des vorwurfsvollen Ärgers abgewehrt wurden. Im Paargespräch mit seiner zweiten Ehefrau zeigte sich der heftige Ärger, dass keine „Reparatur" möglich sei, dass er mit seinen unerbittlichen kardialen Symptomen klarkommen müsse. Tiefe Traurigkeit konnte gemeinsam ausgehalten und als erster Schritt zur Akzeptanz der gravierenden gesundheitlichen Einbußen anerkannt werden.

Die Trauerarbeit ermöglichte es Herrn A., sich seinen realistischen Ängsten zu stellen und zunehmend Verantwortung für seine Gesundheit zu übernehmen. Durch Verzicht auf Essattacken gelang ihm eine Gewichtsabnahme von 7,5 kg und eine Reduktion des langjährigen Zigarettenkonsums (von 20 auf 8 Zigaretten pro Tag). Mit aufkommender Panik konnte er deutlich besser umgehen, und er zog wieder in das gemeinsame Schlafzimmer im ersten Stock.

64.1 Einleitung

Angst und Furcht sind normale, oft überlebenswichtige Emotionen:

- **Furcht** bezieht sich auf aktuelle, unmittelbare Bedrohungen,
- **Angst** hingegen mehr auf die Antizipation künftiger Bedrohung.

Sie dienen als Alarmsignale und warnen den Organismus bei gefährlichen Situationen. Sie lösen unbewusste, schnelle Alarmreaktionen aus und ermöglichen schnelles Handeln durch Flucht und Angriff.

Pathologische Angst ist eine unverhältnismäßige Reaktion, die meist eine natürliche Basis hat. Furcht vor realen Gefahren wie Verletzung, vor Schlangen, Spinnen, Wölfen, Raubkatzen und anderen gefährlichen Tieren war entwicklungsgeschichtlich ein Überlebensvorteil, und so sind die spezifischen Phobien als übertriebene Ausprägungen der angeborenen Urängste zu interpretieren (LeDoux 2003; Mineka und Ohman 2002). Potenziell todbringende Krankheiten wie die koronare Herzerkrankung (KHK) oder Neoplasien erzeugen **reale Angst.** Allerdings hat Angst bei diesen Erkrankungen auch die wichtige Funktion, zur Durchführung von Diagnostik und Therapiemaßnahmen, zu gesundheitsbewussterem Verhalten und Änderung des Lebensstils zu motivieren. Angst als Signal bei innerseelischen Konflikten führt aus psychodynamischer Sicht zu Abwehrvorgängen und Symptombildung (Freud 1926).

Von einer **Angststörung** sprechen wir, wenn Ängste übersteigert sind, d. h., wenn objektiv keine oder nur eine geringe Bedrohung vorhanden ist und wenn eine ständige oder anhaltende Beschäftigung mit der Angst vorliegt.

Die einzelnen Angststörungen unterscheiden sich nach dem Fokus der zugrunde liegenden Befürchtungen, den Reizen oder Situationen, welche die Angst oder Furcht auslösen. Angst verliert bei Angststörungen wie im Fallbeispiel ihren Signalcharakter („Angst vor der Angst"). Es kommt zu zunehmender Vermeidung von angstbesetzten Situationen, zu Einbußen im Beruf, in Partnerschaften und bei der Lebensgestaltung sowie zu psychischen Folgestörungen wie Missbrauch von Sucht- und Beruhigungsmitteln, Depressionen und Suizidalität.

64.2 Evolutionsbiologie von Furcht und Angst

Aus der evolutionsbiologischen Perspektive dient das Furchtsystem der Überlebenssicherung (Darwin 1872). Cannon (1929) beschrieb die körperliche Angstreaktion als „Kampf-Flucht-Reaktion", um den Organismus entsprechend vorzubereiten. Selye (1946) definierte Stress als eine spezifische Alarmreaktion des Körpers, in akuten Belastungen als „Notfall"- und „Bereitstellungsreaktion".

Nach biologisch orientierten Theorien sind Emotionen in spezifischen neuronalen Netzwerken verankert. Die beteiligten Schaltkreise ermöglichen eine rasche Verarbeitung von Gefahrensignalen und damit eine Verhaltensantwort im Millisekundenbereich i. S. von Annäherung, Vermeidung bzw. Kampf/Flucht. Emotionen sind nicht an bewusste Wahrnehmung gebunden.

64.2.1 Angstmodell nach LeDoux

In seinem durch Bildgebungsstudien weitgehend bestätigten Angstmodell (Sobanski und Wagner 2017) unterscheidet LeDoux (2003) zwei **Notfallschaltkreise zur Erkennung von Gefahrensituationen** (➤ Abb. 64.1):

1. Im schnellen Notfallschaltkreis findet die erste Verarbeitung des emotionalen Anteils von Wahrnehmungsinhalten statt. Sobald die Amygdala über den Thalamus Signale aus dem Wahrnehmungsapparat erhält, wird ohne Beteiligung des sensorischen Kortex bereits entschieden, ob das Wahrgenommene eine gefährliche oder schädigende Qualität besitzt. Dies geschieht, bevor aus den einfachen Sinneswahrnehmungen besondere Merkmale von Objekten oder Situationen herausdifferenziert werden können, d. h. bevor die Bedrohlichkeit bewusst wahrgenommen wird. Der biologische Vorteil des raschen, vorreflexiven Verarbeitungsmodus liegt in der rechtzeitig eingeleiteten psychophysiologischen Aktivierung für Kampf oder Flucht. So erstarrt z. B. der Wanderer, der im Wald einen länglichen Gegenstand vor sich auf dem Boden sieht, in seiner Bewegung, bevor er genau bestimmen kann, ob es sich um eine Schlange handelt.
2. Mit zeitlicher Verzögerung erhält die Amygdala aus dem Großhirn Signale über den Thalamus. Die Integration und Bewertung sensorischer Information ermöglicht es, potenzielle Gefahrensituationen komplexer und situationsgerechter zu analysieren und zu beantworten, indem wir z. B. die vermeintliche Schlange als gefahrlosen Stock erkennen und die Bereitstellungsreaktion abklingt.

Die Amygdala (Mandelkern) wird als zentraler Ort des Alarmsystems angesehen (LeDoux 2003), denn sie orchestriert eine Kaskade defensiver Verhaltensweisen, um die Bedrohung abzuwenden oder zu vermeiden. Dazu zählen die sympathikotone Aktivierung mit Tachykardie, Blutdruckanstieg und Pupillendilatation, beschleunigter Atmung, erhöhter Vigilanz und Anzeichen körperlicher oder kortikaler Aktivierung. Es kommt zur Freisetzung von Kortisol durch Aktivierung der Hypothalamus-Hypophysen-Nebennierenrinden-Achse (HHNA). Ist keine Flucht oder Abwehr möglich oder zu peinlich (z. B. Blutentnahme beim Hausarzt), kann es zu tonischer Immobilität kommen. Der Organismus wird starr vor Angst; es herrscht ein vagal dominiertes autonomes Muster vor, das bis zu einer vasovagalen Ohnmacht (Freeze-Reaktion, Totstellreflex) gehen kann.

Insgesamt kann dieses psychobiologische Muster durch archaische Gefahren aktiviert werden. Wir fürchten uns mehr vor Höhen, Gewittern, Naturkatastrophen und fantasierten giftigen Tieren als vor modernen Risiken wie z. B. technischen, sozialen oder Umweltrisiken.

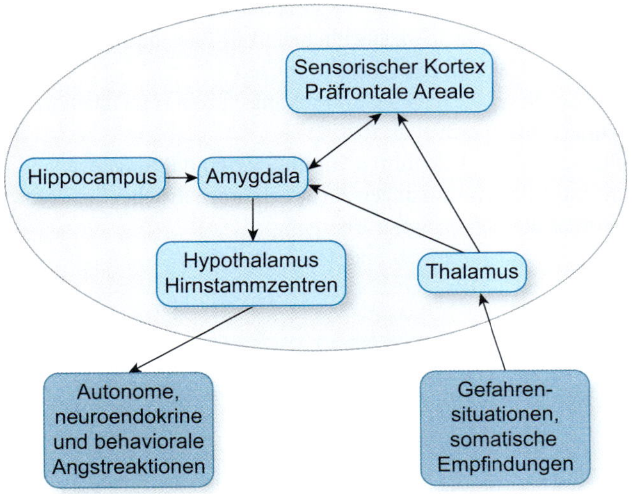

Abb. 64.1 Angstschaltkreise nach LeDoux (2003) [L231]

64.2.2 Das Modell der frontalen Inhibition

Das Überleben des Menschen wird durch die ständige Angstbereitstellung gesichert. Nach dem neuroviszeralen Integrationsmodell (Thayer et al. 2009) moduliert der präfrontale Kortex die subkortikale Antwort, indem er die Amygdala hemmt. Bei pathologischer Angst erfolgt keine hinreichende Hemmung überschießender Angstreaktionen durch den präfrontalen Kortex, wie Bildgebungsstudien (Beutel et al. 2010) zeigen.

Pathologische Angst entsteht nach diesem Modell durch Disinhibition. Der Sinn dieser Top-down-Regulation besteht darin, dass die archaischen Angstbereitstellungsmodi tonisch unterdrückt werden, bei Gefahrensituationen das System jedoch bereitgestellt ist. Das bedeutet, dass der präfrontale Kortex bei Angstzuständen hypoaktiv ist, damit über die Disinhibition von sympathoexzitatorischen Neuronenkreisläufen eine schnelle Energiemobilisation erfolgen kann.

❚❚ Liegt nun bei einer Angsterkrankung ein verlängerter Angstzustand vor, kommt es durch den Mangel an inhibitorischer Kontrolle zu einer Habituation neuraler Stimuli und einer erhöhten Bereitschaft für Schreckreaktionen i. S. einer dauernden Erwartungshaltung (Thayer et al. 2009; Craske et al. 2014). ❚❚

Beispielsweise zeigen sich zwischen Patient*innen mit Angsterkrankungen und gesunden Kontrollpersonen zahlreiche Unterschiede im Hinblick auf verschiedene Neurotransmittersysteme. Untersucht wurden folgende Systeme: Serotonin, Noradrenalin, Benzodiazepin-GABA-Rezeptorkomplex, Cholezystokinin, atriales natriuretisches Peptid, HHNA, CO_2-Sensoren. Umfassende Übersichten zu biologischen Markern für Angststörungen in der Bildgebung, Genetik, Neurochemie, Neurophysiologie und Neurokognition ergaben jedoch, dass es derzeit keine verlässlichen Biomarker für Angststörungen gibt (Bandelow et al. 2016, 2017).

64.3 Diagnose und Differenzialdiagnose

Angststörungen wurden auf der Grundlage des DSM-IIR erst 1990 in der ICD-10 (Dilling et al. 2006) definiert. Die Diagnose wird nach den Kriterien der ICD-10 oder des DSM-5 (APA 2013) gestellt, z. B. mit dem Strukturierten Klinischen Interview (First et al. 2019). Gebräuchliche Screeningfragebögen sind z. B. Module des Patientengesundheitsfragebogens für Panikstörungen und generalisierte Angststörungen (GAD-7, Spitzer et al. 2006).

ICD-11

Die ICD-11 fasst phobische und andere Angststörungen im neuen Kapitel „Angst- und furchtbezogene Störungen" zusammen. Analog zum DSM-5 wurden die Angststörungen um die neuen Diagnosen Trennungsangst-Störung im Erwachsenenalter und selektiver Mutismus ergänzt (https://icd.who.int/en/).

Zu den **somatischen Differenzialdiagnosen** der Angsterkrankungen gehören (DGPM 2021; Bandelow et al. 2021):

- Lungenerkrankungen (z. B. Asthma bronchiale, COPD)
- Herz-Kreislauf-Erkrankungen (KHK, Synkopen, Arrhythmien)
- Neurologische Erkrankungen (komplex-partielle Anfälle, Migräne, Migraine accompagnée, Multiple Sklerose, Tumoren u. a.)
- Endokrine Störungen (Hypoglykämie, Hyperthyreose, Hyperkaliämie, Hypokalzämie, akute intermittierende Porphyrie, Insulinom, Karzinoid, Phäochromozytom)
- Weitere Krankheitsbilder (periphere Vestibularisstörung, benigner paroxysmaler Lagerungsschwindel u. a.)

Zum Ausschluss einer organischen Ursache der Beschwerden sollten wenigstens folgende Untersuchungen durchgeführt werden:

- Ausführliche Anamnese
- Körperliche Untersuchung
- Blutbild, Blutzucker, Elektrolyte (Ca^{++}, K^{+}), Schilddrüsenstatus (TSH)
- EKG mit Rhythmusstreifen
- Ggf. Lungenfunktion
- Ggf. kranielle Bildgebung (MRT, CT)

64.4 Epidemiologie

Angststörungen sind die häufigsten psychischen Störungen in der Bevölkerung. Die 1-Jahres-Prävalenz zeigt ➤ Tab. 64.1 (S3-Leitlinie: DGPM 2021).

Angststörungen sind häufiger bei Frauen als bei Männern und treten früh im Kindes- und Jugendalter oder im jungen Erwachsenenalter auf. Weniger als 50 % werden zeitnah erkannt oder behandelt. Dies liegt daran, dass von Patient*innen vor allem körperliche Symptome wie Herzrasen, Zittern und Schwitzen und weniger psychische Symptome beklagt werden. Wie andere psychische Erkrankungen sind Ängste stigmatisiert; in der Bevölkerung existiert wenig Wissen über die Behandelbarkeit, und es besteht eine hohe Chronifizierungsneigung (DGPM 2021).

Der Median des Alters zu Krankheitsbeginn beträgt 7 Jahre für spezifische Phobien, 24 für die Panikstörung und 31 für die generalisierte Angststörung; die soziale Phobie (ICD-11: soziale Angststörung) beginnt meist zwischen 8 und 15 Jahren. Angststörungen haben einen chronischen Verlauf. Vor allem bei der Panikstörung und der generalisierten Angststörung kommt es zu einem phasenhaften Verlauf, während bei der sozialen Phobie eher ein durchgehender Verlauf zu beobachten ist. Ab der 7. Dekade lassen sich nach epidemiologischen Untersuchungen weniger Angststörungen nachweisen (Canuto et al. 2018).

RESÜMEE

Angststörungen zählen zu den häufigsten psychischen Erkrankungen, nehmen ihren Ursprung oftmals bereits im Kindesalter und neigen zu einem chronischen Verlauf.

64.5 Ursachen und Genese

Angststörungen zeigen eine hohe Komorbidität mit anderen internalisierenden Störungen wie Depression und somatoformen Störungen. Sie überlappen mit Depressionen hinsichtlich Neurobiologie, Genetik, Symptomatik sowie Persönlichkeit (Neurotizismus, geringe Extraversion, biologische und psychologische Vulnerabilität), Pathophysiologie und Ansprechen auf Pharmakotherapie.

Angststörungen werden multifaktoriell verursacht, u. a. durch:

- belastende Kindheitserfahrungen wie Tod eines Elternteils, Erfahrungen von Missbrauch und Misshandlungen, insbesondere Traumatisierungen in Bindungsbeziehungen;
- ungünstige Erziehungsstile (wie abweisende oder überprotektive Eltern);
- belastende Lebensereignisse mit Bedrohung oder Verlust von nahestehenden Personen;
- schwerwiegende oder lebensbedrohliche Erkrankungen;
- moderate bis hohe Erbfaktoren (Familien- und Zwillingsstudien): Panikstörung: 41–54 %; Agoraphobie: 67 %; generalisierte Angststörung: 32 %; soziale Phobie: 51 %; Blut- und Verletzungsphobie: 59 % (DGPM 2021).

Als Ursachen für die höheren Erkrankungsrisiken von Frauen werden diskutiert (Burghardt et al. 2020):

- Biologische Modelle führen Stimmungsveränderungen auf hormonelle Schwankungen zurück (prämenstruelles Syndrom, postpartal, menopausaler Übergang).

Tab. 64.1 Prävalenz von Angststörungen

Störung	Ein-Jahres-Prävalenz [%]	Verhältnis Frauen/Männer	Alter bei Beginn
Agoraphobie ohne Panikstörung	2,5	2 : 1	20–40
Soziale Phobie	2,0–8,0	3 : 2	10–20
Spezifische Phobien	7,0	3 : 1	unterschiedlich
Generalisierte Angststörung	1,5	2 : 1	10–20
Panikstörung	2,0	5 : 2	15–35

- Psychologische Modelle postulieren vermehrten Neurotizismus und negativen Affekt; interpersonale Orientierung, Ruminieren und körperbezogene Scham und Unzufriedenheit als Ursachenfaktoren bei Frauen.
- Soziale Modelle erachten die häufigeren Gewalterfahrungen in Kindheit/Jugend und in intimen Beziehungen von Frauen vor dem Hintergrund ihrer sozial schwächeren Position als Risiken.
- Weibliche Geschlechtsrollenmerkmale und ein feminines Selbstkonzept, gekennzeichnet durch Emotionalität und Fürsorge für andere („communality") dürften eher zur Angstneigung beitragen als stereotyp männliche Eigenschaften von Kompetenz und Durchsetzung („agency").

In **lerntheoretischen Modellen** der Angststörungen werden biologische wie auch psychologische Vulnerabilitätsfaktoren angenommen, sodass sich Angst als fehlerhafter Lernprozess entwickelt. Furcht entsteht präferenziell auf der Basis von entwicklungsgeschichtlich bedeutsamen lebensbedrohlichen Stimuli (Mineka und Ohman 2002) bzw. Angstsensitivität (McNally 2002), einer hohen Empfindlichkeit gegenüber angstassoziierten Körpersensationen.

Psychodynamische Modelle gehen davon aus, dass die Symptome einer Angsterkrankung durch lebensgeschichtlich früh entstandene Konflikte verursacht werden, die zu unangemessenen (neurotischen) Lösungsversuchen führen. Diese überdauern und führen zu Krankheitssymptomen, die besonders unter belastenden Lebenskonstellationen dekompensieren können. Frühe, deprivierende oder traumatisierende Lebensumstände können zu „strukturellen" Störungen führen, die basale psychische Funktionen (wie etwa die Fähigkeit zur Selbst- und Objektwahrnehmung oder Steuerungsfähigkeit von Impulsen) beeinträchtigen.

64.6 Therapie von Angststörungen

Angststörungen können nach den gültigen S3-Leitlinien der AWMF (DGPM 2021; Bandelow et al. 2021) mit Psychotherapie, Pharmakotherapie und weiteren Interventionen behandelt werden:

- Bei der Wahl des Verfahrens kommt es auf die Präferenz der informierten Patient*innen, soziale Faktoren und Verfügbarkeit an.
- Bei der Kombination von Psycho- und Pharmakotherapie sollten die Vor- und Nachteile gegenüber einer Monotherapie berücksichtigt werden.
- Wenn Psychotherapie oder Pharmakotherapie nicht wirksam sind, sollte der jeweils andere Zugang oder eine Kombinationsbehandlung gewählt werden.

Für **spezifische Phobien** liegen nur Studien mit Verhaltenstherapie (KVT) vor, die als Exposition durchgeführt werden sollte. Wenn eine In-vivo-Exposition nicht möglich ist, kann eine Virtual-Reality-Expositionstherapie angeboten werden.

Für Patient*innen mit **sozialer Phobie** („social anxiety disorder", SAD) erscheint neben der individuellen Psychotherapie Selbstsicherheitstraining in Gruppen angebracht. Es gibt eine Reihe von RCTs zur Wirksamkeit von psychodynamischer Psychotherapie (PDT, Beutel et al. 2020). Internetinterventionen können zur Überbrückung bis zum Therapiebeginn oder als therapiebegleitende Maßnahme angeboten werden. Bezüglich Wirksamkeit und Dropout-Rate fand sich in der Metaanalyse von Zhang et al. (2022) kein Unterschied zwischen PDT und KVT bei der sozialen Phobie.

Eine aktuelle Netzwerkmetaanalyse (Papola et al. 2021) empfiehlt sowohl KVT als auch PDT als Therapien der 1. Wahl für die **Panikstörung mit oder ohne Agoraphobie.** Da es im Vergleich zu KVT weniger Evidenz für die Wirksamkeit gibt, empfehlen die aktuellen AWMF-Leitlinien, Patient*innen mit Panikstörung (PDA), **generalisierter Angststörung (GAS)** oder SAD psychodynamische Therapie anzubieten, wenn KVT nicht wirksam oder nicht verfügbar ist oder wenn die informierten Patient*innen eine Präferenz für PDT haben. Systemische Therapie sollte bei entsprechender Patient*innenpräferenz nur angeboten werden, wenn Standardbehandlungen der KVT bzw. PDT unwirksam waren oder nicht verfügbar sind (DGPM 2021; Bandelow et al. 2021).

64

Es liegt eine große Datenbasis von randomisierten kontrollierten Studien (RCTs) zur Wirksamkeit von Pharmakotherapie bei Panikstörung, sozialer Phobie und generalisierter Angststörung vor, aber kaum für spezifische Phobien. Medikamente der 1. Wahl sind selektive Serotonin-Wiederaufnahmehemmer (**SSRI**) und Serotonin-Noradrenalin-Wiederaufnahmehemmer (**SNRI**). Für die Panikstörung kann auch das trizyklische Antidepressivum **Clomipramin** bei mangelnder Verträglichkeit oder Wirksamkeit von SSRI und SNRI eine Option sein. Bei GAS war der Kalziummodulator **Pregabalin** wirksam.

Da Pregabalin gelegentlich von Patient*innen mit Suchtanamnese überdosiert wird und bei Einnahmepausen Entzugssymptome auftreten können, sollte Pregabalin als Mittel der 2. Wahl bei diesen Patient*innen nicht verabreicht werden. Von Benzodiazepinen wird trotz ihrer hohen Wirksamkeit in der Leitlinie wegen ihres Missbrauchspotenzials abgeraten.

Patient*innen müssen über Wirkweise und mögliche Nebenwirkungen, Interaktionen, Kontraindikationen und Risiken informiert werden. Mit Antidepressiva behandelte Patient*innen sollen darüber aufgeklärt werden, dass diese Medikamente ihre Wirksamkeit i. Allg. erst nach einer Latenzzeit von etwa 2 Wochen (Bereich 1–6 Wochen) entfalten.

Körperliches Training (z. B. 5 km Joggen 3 ×/Woche) war in der Behandlung von PDA wirksam und wurde daher als zusätzliche Maßnahme empfohlen (Ramos-Sanchez et al. 2021). Patient*innen sollten ermutigt werden, an Selbsthilfegruppen teilzunehmen.

In einer Reihe neuerer Metaanalysen waren **internetbasierte KVT-Interventionen** bei Panikstörung mit und ohne Agoraphobie (Domhardt et al. 2020) sowie bei anderen Angststörungen wirksam (Domhardt et al. 2019; Warnock-Parkes et al. 2020). Dabei waren therapeutenunterstützte Interventionen generell wirksamer als reine Selbsthilfeinterventionen. Die Wirksamkeit einer psychodynamischen Online-Selbsthilfe bei sozialer Angststörung wiesen Johansson et al. (2017) nach.

Zudem belegen verschiedene Studien die Wirksamkeit von Expositionen mit virtueller Realität (VR) bei spezifischer Phobie, sozialer Phobie und Panikstörung mit und ohne Agoraphobie (Carl et al. 2019; Horigome et al. 2020). Metaanalysen ergaben eine vergleichbare

Effektivität von VR- und In-vivo-Exposition (Carl et al. 2019). Bei sozialer Phobie kann die Exposition mit VR als zusätzliche Selbsthilfeintervention genutzt werden. Für spezifische Phobien (Furcht vor Spinnen, Höhen, Fliegen etc.) kann VR als Exposition zum Einsatz kommen, wenn dies in vivo nicht möglich oder nicht verfügbar ist.

Insgesamt wird bei Online-Interventionen allerdings bemängelt, dass es sich um eine Selektion von gebildeten, vorwiegend online rekrutierten Teilnehmer*innen handelte, sodass die Übertragbarkeit auf die Praxis ebenso wenig nachzuweisen sei wie die häufig behauptete vergleichbare Wirksamkeit mit Face-to-Face-Therapie (Bandelow und Wedekind 2022). Bei Patient*innen mit einer sozialen Phobie und anderen Angststörungen ist jedoch die Empfehlung einer Internetintervention zur Überbrückung der Wartezeit bis zum Beginn einer Psychotherapie leitlinienkonform.

RESÜMEE

Für die Behandlung von Angststörungen stehen wirksame Behandlungsverfahren zur Verfügung. Die S3-Leitlinie empfiehlt in erster Linie Psychotherapie und Pharmakotherapie.

Internetbasierte Interventionen können nach den AWMF-Leitlinien genutzt werden, um eine Wartezeit bis zur Behandlung zu überbrücken oder als Add-on-Selbsthilfemaßnahme eine Standardpsychotherapie oder Medikation begleiten.

64.6.1 Angstbehandlung in verschiedenen Settings

Angststörungen zählen in der **Hausarztpraxis** als erste Anlaufstelle wie auch in den ärztlich-, psychologisch- psychotherapeutischen und psychiatrischen Praxen zu den häufigsten psychischen Erkrankungen.

Die Indikation für eine **stationäre** oder **teilstationäre** psychosomatisch-psychotherapeutische Akut- oder Rehabilitationsbehandlung oder eine stationäre psychiatrische Behandlung besteht bei schwerer Angstsymptomatik mit komorbiden depressiven, Persönlichkeits- oder – wie im Fallbeispiel – somatischen Erkrankungen und erheblichen Einschränkungen im Alltag, Suizidalität, Nichtansprechen auf ambulante Behandlungsmaßnahmen bzw. Notwendigkeit der Distanzierung von einem belastenden Umfeld (Henning et al. 2020).

64.7 Spezielle Krankheitsbilder

64.7.1 Panikstörung und Agoraphobie

Diagnose

Ein Kernmerkmal der Panikstörung (ICD-10: F41.0) sind wiederholte Panikattacken, die nicht auf eine spezifische Situation oder ein spezifisches Objekt bezogen sind und oft spontan auftreten. Entsprechend der Aktivierung des Kampf-Flucht-Systems sind von den 14 Leitsymptomen der Panikattacken (Dilling et al. 2006) 13 körperlicher Art. Am häufigsten sind Herzklopfen, Herzrasen, Atemnot, Schwindel, Benommenheit, Schwitzen, Brustschmerzen sowie Druck- und Engegefühl auf der Brust. Es kann auch zu Angst, die Kontrolle zu verlieren, verrückt zu werden, zu Gefühlen der Depersonalisation und Derealisation und der Angst zu sterben kommen. Panikattacken beginnen abrupt, erreichen innerhalb von wenigen Minuten ein Maximum und dauern mindestens einige Minuten an.

Panikattacken können auch bei sozialen Phobien, generalisierten oder anderen Angststörungen auftreten.

Von einer Panikstörung spricht man, wenn anhaltende Sorgen über weitere Attacken oder deren Folgen und Verhaltensänderungen in Bezug auf die Attacke, insbesondere Vermeidung eintreten.

Eine **Agoraphobie** (ICD-10: F40.00) liegt vor bei deutlicher und anhaltender Furcht vor bzw. Vermeidung von mindestens zwei Situationen, beim Auftreten von Angstsymptomen und einer deutlichen emotionalen Belastung durch Vermeidungsverhalten – häufig in Kombination mit einer Panikstörung (ICD-10: F40.01). Typische Situationen sind öffentliche Transportmittel (z. B. Flugzeug, Bus, Zug), offene Räume (Parkplätze, Brücken usw.), enge Räume (Läden, Theater, Kino, Aufzug), Schlangestehen, Aufenthalt in einer Menschenmenge oder Alleinsein außerhalb des Zuhauses.

Eine Agoraphobie entsteht häufig, wenn nach mehreren spontanen Panikattacken Patient*innen beginnen, Situationen zu vermeiden, in denen das Herbeiholen ärztlicher Hilfe schwierig wäre (z. B. in einer Menschenmenge), da sie befürchten, erneut Symptome zu bekommen, die nach ihrer Interpretation medizinische Maßnahmen erfordern. Nach DSM-5 (APA 2013) besteht Furcht oder Vermeidung wegen Gedanken, dass eine Flucht bei Panik oder in anderen peinlichen Situationen (wie plötzlichem Harndrang oder Stürzen) nicht möglich ist. Es besteht eine aktive Vermeidung; die Betroffenen suchen eine Sicherheit gebende Begleitung oder ertragen die Situation.

Entstehung von Panikstörungen und Agoraphobie

Einen Überblick über die Entstehung von Panikstörungen und Agoraphobie gibt das integrative Modell für Panikvulnerabilität von Shear (1996; ➤ Abb. 64.2).

In dieses Modell wurden verschiedene Faktoren integriert, die in unterschiedlichen Lebensabschnitten zusammenwirken. Dazu gehören die neurophysiologische Vulnerabilität (angeboren), die psychologische Vulnerabilität (z. B. angstbesetztes Elternverhalten, dysfunktionale Beziehungen) und die neurophysiologische Aktivierung (z. B. eindringende negative Affekte) durch biologisch oder psychobiologisch bedeutsame Belastungsereignisse. Zur Verdeutlichung werden zudem folgende Faktoren und Modelle kurz erläutert.

- Angeborene neurophysiologische Vulnerabilität kann durch Temperamentfaktoren wie vermehrte Ängstlichkeit oder neurophysiologisch durch stressinduziert verstärkt ausgeschüttetes CRH vermittelt werden (Charney 2003). Das Risiko für Angststörungen ist für Verwandte ersten Grades eines Angstpatienten erhöht (geschätzter genetischer Beitrag ca. 30–40 % der erklärten Varianz; Domschke et al. 2007).

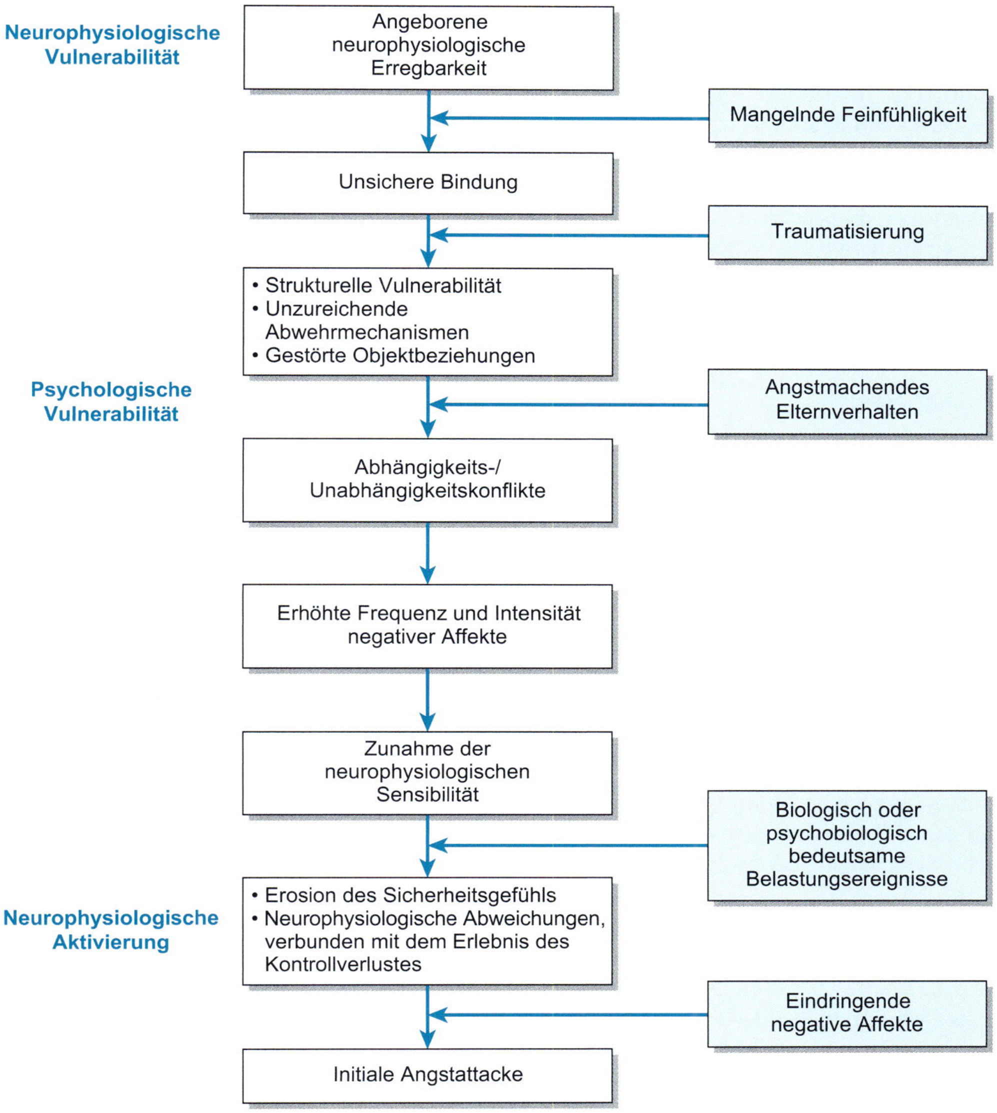

Abb. 64.2 Modifiziertes integratives Modell für Panikvulnerabilität von Shear et al. (1993, S. 862) [L106]

- Elterliches Erziehungsverhalten (z. B. überprotektives Verhalten), Traumatisierungsfaktoren (Missbrauch, Misshandlung etc.) und angstmachendes Verhalten von ihrerseits oft an einer Angststörung leidenden Eltern (Überbetonung einer Schwäche oder Gefährdung von Familienmitgliedern) können zu unsicherer Bindung, Ich-struktureller Vulnerabilität, gestörten Beziehungsmustern und unlösbaren intrapsychischen Konflikten zwischen Abhängigkeits- und Unabhängigkeitsbestrebungen führen.
- Diese führen zu mangelnder Angsttoleranz, vermehrter Reaktivität der HHNA (Joraschky und Petrowski 2016), gehäuften negativen Affekten (häufig auch unterdrücktem Ärger) und physiologischer Sensibilität.
- Unter bedeutsamen Belastungsereignissen und zunehmenden negativen Affekten kommt es zur Erosion von Sicherheitsgefühl, Kontrollverlust und letztlich zu einer initialen Angstattacke.

Kognitive Theorien nehmen an, dass bei einer Panikattacke harmlose Änderungen physiologischer Funktionen (wie eine Herzfrequenzerhöhung) als bedrohliche körperliche Erkrankung (z. B. Herzinfarkt) fehlinterpretiert werden. Gemäß dem „Teufelskreis der Angst" führt diese Fehlwahrnehmung zur Auslösung weiterer Angstsymptome, die dann wiederum als Ausdruck einer körperlichen Fehlfunktion missdeutet werden (Margraf und Schneider 2017). Diese Spirale führt letztendlich zum Vollbild einer Panikattacke.

Kindliche Traumata und intrapsychische Konflikte können aus **psychodynamischer Sicht** zusammen mit einer dispositionellen Vulnerabilität zu einer verminderten Toleranz gegenüber negativen Affekten bzw. einer gesteigerten Trennungs- und Verlustangst beitragen. Da sie sich abhängig von wichtigen Beziehungspersonen fühlen, neigen Patient*innen mit Panikstörung dazu, Bestrebungen nach Eigenständigkeit zu verleugnen. Ärger wird als gefährlich angesehen und weitgehend aus dem Bewusstsein ausgeschlossen, während er zugleich einen hohen Angstpegel auslöst. Paniksymptome verstärken konflikthafte zwischenmenschliche Beziehungen. Tatsächliche oder antizipierte Trennungen gehen daher häufig den Panikattacken voraus, auch wenn sie auf Versuche der Patient*innen zu Selbstbehauptung oder Distanzierung in einer engen, auf Sicherheit angelegten Beziehung zurückgehen. Dieser Teufelskreis mündet in zunehmende Panikattacken, die neuerliche Verlustängste schüren und die Angsttoleranz vermindern (Subic-Wrana et al. 2012).

Psychotherapie

Kognitive Verhaltenstherapie

Empirisch hat sich hinsichtlich der Wirksamkeit die KVT bei der Panikstörung als erfolgreich erwiesen (DGPM 2021). Für die kognitive Vorbereitung der Panikexposition wird den Patient*innen eine Rationale zur Verfügung gestellt, mit der eine genaue Analyse des Vermeidungsverhaltens und der Vermeidungskognitionen erfolgt. Die **Kognitive Verhaltenstherapie** der Panikstörung/Agoraphobie beinhaltet (Margraf und Schneider 2017):

- **Psychoedukation:** Informationsvermittlung über das Störungsbild unter Einbezug häufig auftretender Sorgen und körperlicher Ausdrucksformen der Angst, basierend auf den Grundlagen psychophysiologischer Modelle wie dem „Teufelskreismodell der Angst“ bei der Panikstörung mit und ohne Agoraphobie oder dem „Stressmodell“ zur Rolle der veränderten Wahrnehmungsschwelle körperlicher Symptomatik bei der Aufrechterhaltung der Panikstörung.
- In der **Expositionstherapie** werden Patient*innen mit angstbesetzten und vermiedenen Situationen konfrontiert. Entgegen der Erwartung, dass die Angst sich ins Unerträgliche steigt, wenn nicht vermieden wird, kommt es bei längerer Exposition zu Habituation und zum allmählichen Abfall der Angst. **Exposition** kann mit der **Provokation von Körpersymptomen** (Panikstörung), z. B. mit angeleiteter Hyperventilation oder Provokation von Schwindel, mit der direkten **Konfrontation** (z. B. Busfahren bei Agoraphobie) oder der **Imagination** von Gefahrensituationen durchgeführt werden. Es erfolgt eine **kognitive Vorbereitung** für die Exposition, Erarbeitung von subjektiv von den Patient*innen erwarteten realistischen Angstverläufen bei Konfrontationen mit den angstbesetzten Situationen oder Objekten. Hierzu gehört vor allem, dass die Patient*innen verstehen lernen, dass das Zulassen der Angst und ihrer möglichen kurzfristigen Konsequenzen in der angstbesetzten Situation i. d. R. dazu führt, dass die Angst schon bald abnimmt, wenn die Exposition nicht vorzeitig abgebrochen wird. Dies erfordert den Verzicht auf Sicherheitsverhalten. In der **Rückfallprophylaxe** werden Patient*innen darauf vorbereitet, dass Panikattacken auch nach erfolgreicher Expositionstherapie auftreten können (Löschungslernen bewirkt Hemmung der Angst, aber kein Vergessen).

Aktuelle weitere Entwicklungen der Dritten Welle der Verhaltenstherapie ist die Ergänzung durch die **Akzeptanz- und Commitment-Therapie** (ACT; Hayes et al. 1999; Gloster et al. 2015).

RESÜMEE
Die Konfrontation mit angstbesetzten Situationen zählt zu den effektivsten Behandlungen von Angsterkrankungen. Entgegen der Erwartung, dass die Angst ins Unerträgliche steigt, wenn nicht vermieden wird, kommt es zu Habituation und zum allmählichen Abfall der Angst.

Psychodynamische Psychotherapie

Die **Panikfokussierte Psychodynamische Psychotherapie** (PFPP; Milrod et al. 1997; Subic-Wrana et al. 2012) fokussiert auf die zugrunde liegende emotionale Bedeutung von Körpersymptomen bei Panikattacken und das aktuelle soziale und emotionale Funktionsniveau. PFPP postuliert, dass Paniksymptome eine spezifische emotionale Bedeutung haben und dass sie andauern, bis die Patient*innen diese Bedeutung und die dazugehörigen intrapsychischen und interpersonalen Konflikte tolerieren können. Die Patient*innen lernen, ihre körperlichen Symptome zu verstehen und zu erkennen, dass die Furcht vor der aufkommenden Katastrophe einen inneren Konflikt widerspiegelt, der aus früheren prägenden Beziehungen stammt und nicht die aktuelle Realität widerspiegelt. Diese Einsicht hilft ihnen, autonomer zu werden. Da konflikthafte Erwartungen auch in der Interaktion mit dem Therapeuten auftreten, liegt eine starke Betonung auf der Arbeit in der Übertragung. Die Beendigung der zeitlich begrenzten Psychotherapie wird genutzt, um einen dadurch aktivierten Konflikt zwischen Abhängigkeit und Individuation aktiv zu bearbeiten (Milrod et al. 1997).

RESÜMEE
Die Exploration der unbewussten Bedeutung von Auslösern der Panikattacken und die Bearbeitung der ambivalent-abhängigen Übertragungsbeziehung zur Therapeutin bzw. zum Therapeuten sind Kernmerkmale der psychodynamischen Behandlung der Panikstörung.

64.7.2 Generalisierte Angststörung

Diagnose

Für die Diagnose einer generalisierten Angststörung (GAS) müssen nach ICD-10 (F41.1) mindestens 6 Monate (nach ICD-11 einige Monate) vorherrschende Anspannung, Besorgnis oder Befürchtungen in Bezug auf negative Ereignisse im alltäglichen Leben (z. B. Arbeit, Geld, Gesundheit, Familie) bestehen. Eine allgemeine Ängstlichkeit bezieht sich nicht auf bestimmte Umstände (sog. frei flottierende Angst nach ICD-11). Diese gehen einher mit mindestens drei typischen Symptomen wie Muskelspannung, motorischer Unruhe oder vegetativer Überaktivierung (Übelkeit, Herzklopfen, Schwitzen, Zittern u. a.), Nervosität und Rastlosigkeit, Reizbarkeit, Konzentrations- oder Schlafstörungen. Es kommt zu beträchtlichem Distress, zur Beeinträchtigung von Alltagsfunktionen und zu Verhaltensänderungen (Vermeidung, starkes Bedürfnis nach Versicherung).

Entstehung

Aus **kognitiv-verhaltenstherapeutischer** Sicht wird Sorge dadurch intensiviert, dass Patient*innen ihre Ressourcen zur Problembewältigung als gering einschätzen. Auch positive („Wenn ich mir Sorgen mache, bin ich vorbereitet", „Wenn ich mir Sorgen mache, bin ich sicher …") wie negative Metakognitionen („Die ständigen Sorgen belasten mich, ich könnte ein Magengeschwür bekommen") erhalten die Störung aufrecht. Durch den Versuch, die sorgenvollen Gedanken zu unterdrücken, kommt es zu einer weiteren Intensivierung. Als weiterer negativer Verstärker wird angesehen, dass es den Betroffenen durch die rein kognitive Verarbeitung der Sorgen gelingt, das Auftreten von starken negativen Emotionen zu vermeiden (Becker und Hoyer 2005).

Aus **psychoanalytischer Sicht** weist die anhaltende generalisierte Beunruhigung auf Ich-strukturelle Defizite i. S. einer verminderten Fähigkeit, Sicherheit, Gewissheit und Ruhe herzustellen. Sicherheitsgebende Beziehungserfahrungen sind unzureichend internalisiert, häufig aufgrund widersprüchlicher und verunsichernder Beziehungserfahrungen mit Eltern, die z. B. ihrerseits unter einer Angsterkrankung litten. Die Vulnerabilität für Beunruhigung und Sorge ist erhöht, zugleich aber auch die Toleranz gegenüber solchen Zuständen vermindert. Ein hohes Streben nach Sicherheit kann sich u. a. in einem Lebens- und Beziehungsarrangement der Herstellung räumlicher Nähe zu Bindungspersonen äußern, den „steuernden Objekten". Bereits umschriebene Abweichungen (Reisen, Umzüge, berufliche Versetzung) können zur Symptombildung führen. Dies gilt umso mehr für kritische Lebensereignisse wie den Verlust des Arbeitsplatzes oder des Partners (Leichsenring und Salzer 2014). Vielfach lässt sich in den Beziehungen eine unbewusste Ambivalenz zwischen Anklammern sowie Autonomie- und Separationsbestrebungen feststellen. Die stete Suche nach Präsenz und beruhigendem Zuspruch ermöglicht ein hohes Maß an Kontrolle über den Anderen, engt aber beide in ihrer Entwicklung ein und läuft einer reifen Partnerschaft mit einer erfüllten Sexualität zuwider. Resultierende Spannungen und Konflikte werden jedoch vermieden. Diese Beziehungsdynamik findet sich in der therapeutischen Beziehung wieder, indem der Therapeut als „steuerndes" Objekt eine beständige Quelle von Rat, Beruhigung und Vergewisserung sein soll (Leichsenring und Salzer 2014).

Psychotherapie

Kognitive Verhaltenstherapie

Viele Studien zeigen die Wirksamkeit der Kognitiven Verhaltenstherapie (KVT) u. a. bei der GAS (Bandelow et al. 2021; Kaczkurkin et al. 2022). Zu den Bestandteilen der KVT bei GAS gehören (Becker und Hoyer 2005):

- Psychoedukation, Informationsvermittlung über das Störungsbild unter Einbezug häufig auftretender Sorgen und körperlicher Ausdrucksformen der Angst, Teufelskreismodell der Angst, Vulnerabilitäts-Stress-Modell
- Kognitive und metakognitive Ansätze: Bearbeitung von positiven und negativen Metakognitionen/Metasorgen („Ich mache mir Sorgen, dass meine Sorgen meine Gesundheit beeinträchtigen", „Wenn ich mir Sorgen mache, bin ich besser vorbereitet")
- Neubeurteilung unrealistischer Annahmen bzgl. des Nutzens und der Nachteile von Sorgen
- Umgang mit Problemen, die durch die Intoleranz gegenüber dem Gefühl der Unsicherheit und durch Perfektionismus entstehen
- Exposition: In-sensu-Exposition gegenüber befürchteten persönlichen Katastrophen und damit verbundenen Sorgen (s. dazu auch ➤ Kap. 37):
  - Lernen, angstbesetzte Erfahrungen zu tolerieren anstatt sie zu vermeiden
  - Eliminierung von unangemessenem Sicherheitsverhalten (z. B. Rückversicherungsanrufe einer Mutter, ob ihre Kinder auch gesund sind)
  - Reizkonfrontation: systematische Desensibilisierung, Flooding, graduierte Exposition (Habituationstraining)

Psychodynamische Psychotherapie

Die supportiv-expressive Psychotherapie nach Luborsky geht von der Annahme aus, dass Schilderungen von Beziehungserfahrungen prototypische und charakteristische Subjekt-Objekt-Handlungsrelationen enthalten (Leichsenring und Salzer 2014). Aus diesen Schilderungen der Patient*innen werden die maladaptiven Beziehungsmuster identifiziert, und anhand von drei Komponenten des Beziehungskonflikts wird das Zentrale Beziehungskonfliktthema (ZBKT) formuliert: (Beziehungs-)Wunsch der*des Patient*in, die Reaktion der Anderen (Objekt) auf diesen Wunsch und die Reaktion des Selbst (Subjekt) auf die Reaktion der Anderen. Dieses dient dann als Fokus der Kurzzeitbehandlung. Im Rahmen einer GAS könnte das ZBKT z. B. folgendermaßen lauten:

- Wunsch an das Gegenüber (W): „Ich wünsche mir jemanden, der mir uneingeschränkt Sicherheit gibt."
- Erwartete/erlebte Reaktion der anderen (RO): „Die anderen sind unzuverlässig."
- Reaktion des Selbst (RS): „Ich habe immer Angst (mache mir Sorgen), dass etwas Schreckliches passiert."

Ein solcher Wunsch nach „uneingeschränkter Sicherheit" muss jedoch zwangsläufig zu der beschriebenen Enttäuschung führen. Dieses maladaptive Beziehungsmuster dient als Fokus der Kurzzeitbehandlung. Eine ausführliche Darstellung findet sich in Leichsenring und Salzer (2014).

64.7.3 Soziale Angststörung

Diagnose

Bei der *sozialen Phobie* (ICD-10: F40.1) oder der *sozialen Angststörung* nach ICD-11 besteht eine ausgeprägte oder exzessive Furcht oder Angst, die sich auf eine oder mehrere soziale Situationen oder Interaktionen bezieht, z. B. eine Unterhaltung mit anderen Personen; etwas zu tun (z. B. essen oder trinken), während andere zuschauen; Ausführen von Handlungen vor anderen (z. B. eine Rede halten). Im Vordergrund steht die Sorge, Angstsymptome zu zeigen oder sich so zu verhalten, dass man von anderen negativ bewertet wird (z. B. sich peinlich oder erniedrigend zu verhalten). Wichtige soziale Situationen werden daher vermieden oder nur mit großer Angst ausgehalten. Es kommt zu hohem Distress mit erheblichen persönlichen, familiären, sozialen, Ausbildungs- und beruflichen Beeinträchtigungen. Sorgen bestehen in Bezug auf körperliche Symptome der Angst wie Erröten, Schwitzen oder Zittern.

Entstehung

In den **verhaltenstherapeutischen Störungsmodellen** der sozialen Phobie stehen Angst vor und Antizipation von negativer Beurteilung als auslösende Bedingungen im Vordergrund. Bei vielen Patient*innen bezieht sich dies auf spezifische soziale Situationen (häufig z. B. öffentliches Sprechen), bei anderen ist die Störung stark generalisiert. In sozialen Situationen treten negative Kognitionen, körperliche Reaktionen (u. a. Erröten, Schwitzen, Herzrasen) sowie Vermeidungs- und Sicherheitsverhalten auf. Menschen mit einer sozialen Phobie haben häufig überhöhte Anforderungen an das eigene Auftreten in sozialen Situationen und dysfunktionale Kognitionen bzw. Überzeugungen hinsichtlich der Konsequenzen ihres Verhaltens. So wirkt die Sicht auf die eigene Person („Ich bin ungeschickt, minderwertig, unfähig, dumm, …") sowie auf Andere („Andere sind kritisch, demütigend, überlegen, …") als kognitiver „Filter", der die Interpretation der sozialen Situation bedrohlich verzerrt. Die Fokussierung der Aufmerksamkeit auf vermeintlich negative Attribute der eigenen Person, des eigenen Verhaltens oder körperlicher Symptome beeinträchtigt auch die soziale Kompetenz und das Auftreten der Betroffenen. Die retrospektive negative Bewertung wiederum führt zu einer Wahrnehmung als Misserfolg und zu verstärkter negativer Antizipation zukünftiger Situationen und zu Vermeidungsverhalten. Die fokussierte innere Aufmerksamkeit auf erhöhte körperliche Erregung wird als Bestätigung der antizipierten Ängste interpretiert, was wiederum körperliche Reaktionen verstärkt. Sicherheitsverhaltensweisen nehmen zu, oder die Situation wird verlassen oder gemieden (Stangier et al. 2016).

Aus **psychodynamischer Sicht** stellt sich der Teufelskreis der sozialen Phobie ähnlich dar: Zentral im Erleben ist der Wunsch nach Akzeptanz und Bestätigung bei gleichzeitig antizipierter Demütigung bzw. Beschämung durch das bedeutsame Gegenüber (Leichsenring et al. 2015). Oftmals bemühen sich die Patient*innen, möglichst „perfekt" zu sein, um der gefürchteten Zurückweisung zu entgehen – ein Anspruch jedoch, der die ohnehin schon bestehende Anspannung, die Gefahr des Scheiterns und die damit verbundene Beschämung nochmals intensiviert. Psychodynamische Modelle fokussieren auf unterschiedliche Aspekte der Genese:

- Triebpsychologisch können Aggressionen oder sexuelle Triebkonflikte Schuldgefühle nach sich ziehen.
- Ich-Psychologie: strukturelle Vulnerabilität, Defizite in der Affektwahrnehmung und -steuerung, unzureichende Differenzierung zwischen Selbst- und Objektrepräsentanzen.
- Selbstpsychologie: Fehlen von anerkennenden Introjekten (mangelnde Internalisierung positiver Spiegelung durch primäre Bezugspersonen), gestörtes Selbstkonzept, Affekt der Scham.
- Objektbeziehungspsychologie: Internalisierung früher negativer Beziehungserfahrungen (Beschämung, Zurückweisung und Entwertung).
- Bindungstheorie: Fehlen einer „sicheren" Basis für die angstfreie Erkundung sozialer Situationen.

Psychotherapie

Kognitive Verhaltenstherapie

Die Kernelemente der KVT der sozialen Phobie sind Psychoedukation, kognitive Umstrukturierung, Training sozialer Kompetenzen und die Exposition (Stangier et al. 2016), die nachfolgend erläutert werden:

- **Psychoedukation:** Bei der sozialen Phobie wird entsprechend dem Modell der prädisponierenden, auslösenden und aufrechterhaltenden Faktoren der Zusammenhang zwischen unrealistischen Vorstellungen über soziale Standards, erhöhter Anspannung, dysfunktionalen Gedanken, erhöhter Aufmerksamkeitsfokussierung nach innen und Vermeidungsverhalten dargestellt (Teufelskreismodell der Angst, Vulnerabilitäts-Stress-Modell).
- **Kognitive Umstrukturierung:** Übertrieben negative Selbsteinschätzungen werden mit der Realität abgeglichen. Es erfolgen Umbewertung von körperlichen Missempfindungen, Reframing, d. h. Erarbeitung alternativer Bewertungsmöglichkeiten/Perspektiven, Bearbeitung dysfunktionaler Grundüberzeugungen.
- **Training sozialer Kompetenz:** Grundlage dieser Behandlungskomponente ist die Annahme, dass die soziale Phobie durch soziale Kompetenzdefizite bedingt ist. In einem Rollenspiel sollen die Patient*innen eine Rede vor anderen Gruppenteilnehmer*innen halten, ggf. mit Videofeedback.
- **Exposition (Konfrontation):** Die Patient*innen werden aufgefordert, sich bewusst in der Öffentlichkeit einer subjektiv besonders peinlichen Situation auszusetzen und die Reaktion der Umgebung zu beobachten (z. B. auf einem belebten Platz ein Lied zu singen; Stangier et al. 2016).

Psychodynamische Psychotherapie

Die **supportiv-expressive Therapie** wurde von Leichsenring et al. (2015) auf die soziale Phobie adaptiert. Hier hat die akzeptierend-haltgebende Beziehung zum Therapeuten eine spezifische Bedeutung.

- Sie bietet eine „sichere Basis" (Bowlby 1988), die Explorationsverhalten und damit die Selbstexposition ermutigt.
- Die akzeptierende Haltung korrigiert die Erfahrung, in wichtigen Beziehungen beschämt worden zu sein.
- Sie kann durch beginnende Internalisierung eines haltgebenden und wertschätzenden Objekts zur Verbesserung von Selbstwertregulierung und Impulssteuerung beitragen.

Die Behandlungselemente bei der sozialen Phobie beinhalten spezifische Komponenten, u. a.:

- Fokussierung der Scham als Leitaffekt
- Konfrontation mit überhöhten Selbstanforderungen

- Selbstexposition, d. h., die Patient*innen werden ermutigt, sich angstauslösenden sozialen Situationen zu stellen und dies in der Therapie zu besprechen
- Berücksichtigung der sozialen Einschränkungen der Patient*innen mit sozialer Phobie
- Respekt vor den Patient*innen durch Berücksichtigung der Gegenübertragung

Eine ausführliche Darstellung der psychodynamischen Kurzzeittherapie der sozialen Phobie findet sich in Leichsenring et al. (2015).

64.7.4 Spezifische Phobien

Diagnose

Ausgeprägte oder exzessive Furcht oder Angst bezieht sich bei den spezifischen Phobien auf die Exposition gegenüber bestimmten Objekten oder Situationen oder deren Antizipation, z. B. Nähe zu bestimmten Tieren, Flugreisen, Höhen, enge Räume oder der Anblick von Blut oder Verletzungen. Es kommt zu anhaltender Vermeidung. Einer Phobie können direkte (z. B. Hundebiss) oder stellvertretende negative Erfahrungen (Beobachten von Verletzung oder Schmerz) zugrunde liegen, die durch negative Verstärkung des Vermeidungsverhaltens aufrechterhalten werden.

Entstehung

Zur Erklärung der Angst vor harmlosen Stimuli wurde angenommen, dass Phobien durch Fehlkonditionierung entstehen: Dabei wird ein zunächst neutraler Stimulus zum konditionierten, aversiven Stimulus, wenn er mit einem unkonditionierten negativen Stimulus gepaart wird.

Allerdings sind die Objekte einer spezifischen Phobie praktisch immer Gegebenheiten der Natur, die entweder heute noch eine Gefahr darstellen (wie tiefes Wasser, gefährliche Abhänge, Dunkelheit, Gewitter, Spinnen, Schlangen oder Insekten) oder Tiere, die heute ungefährlich sind, aber vor vielen tausend Jahren eine Gefahr darstellten (wie heimische harmlose Spinnen oder Schlangen). Die häufig verbreitete Angst vor Katzen kann auf gefährliche Raubkatzen zurückgeführt werden, die Angst vor harmlosen Hunden auf gefährliche Wölfe in der Urzeit. Die Blut- und Verletzungsphobie lässt sich auf eine Urangst vor Verletzungen zurückführen, die früher häufig tödlich ausgingen. Dagegen sind Dinge, die in der heutigen Zeit gefährlich sind, wie z. B. Schusswaffen, praktisch nie Gegenstand einer Phobie.

Nach der „Preparedness"-Theorie (Seligman 2016) sind Primaten vorbereitet, bestimmte Objekte der Natur wie Schlangen oder Spinnen leichter mit aversiven Ereignissen zu assoziieren. Allerdings erklärt die Theorie nicht, warum Tiere und Menschen schon bei der ersten Konfrontation mit einem Stimulus Phobien entwickeln, ohne direkte traumatische Erfahrung und ohne Konditionierung auf einen aversiven Reiz.

Bei den Blut- und Verletzungsphobien tritt i. d. R. eine vasovagale Reaktion mit Schwitzen und Blässe, auch Übelkeit (angeborene erhöhte Ekelsensitivität) auf. Hier besteht auch eine Brücke zur Angst vor Infektionen (z. B. AIDS-Phobie) oder umweltbezogenen Ängsten (z. B. Amalgamangst). Eindrücklich ist die Bereitschaft der Betroffenen, mit hoher Suggestibilität oder Sensitivität Gefahrenquellen zu orten. Die Betroffenen vermeiden es, mit Gegenständen oder Personen zusammenzutreffen, über die sie sich anstecken können. Die Bedeutung der spezifischen Phobien liegt auch darin, dass das Risiko einer Person, auch an einer anderen Angststörung zu erkranken, größer wird (40–80 %), je mehr spezifische Ängste sie hat. Die Beeinträchtigung steigt mit der Anzahl der Ängste an (Wani et al. 2014; Brinkmann et al. 2016; Abado et al. 2021).

Psychotherapie

Ausgehend von diesen vorrangig genetisch determinierten spezifischen Phobien wurde die Therapie des Vermeidungsverhaltens mit **Expositions-/Konfrontationsverfahren** hoch relevant. Die Konfrontationstherapie ist bei spezifischen Phobien, wie der Blutphobie, allerdings nicht ausreichend, da die Patient*innen sonst in Ohnmacht fallen würden. Aus diesem Grund sollte bei Blutphobien die Exposition mit der Methode der **„applied tension"** ergänzt werden (Meuret et al. 2017). Den Patient*innen wird beigebracht, wie sie durch Anspannen der großen Skelettmuskeln den Blutdruck kurzfristig stark steigern und somit die Ohnmachtsgefahr bekämpfen können.

Die Vermittlung von Therapieprinzipien soll bei Zahnbehandlungsphobie Betroffene vom ohnmächtigen Ausgeliefertsein in eine kontrollierbare Steuerungssituation bringen (Öst 1997). Die Wirkmechanismen liegen in der Extinktion (Nachlassen der physiologischen Erregungsprozesse) und der kognitiven Neubewertung der Gefahrensituation.

64.8 Angst und somatische Erkrankungen

Angstsymptome werden von den Betroffenen häufig als lebensbedrohliches körperliches Geschehen erlebt, sodass sie akut eine Arztpraxis oder die Notaufnahme aufsuchen. In der Regel sinkt der Angstpegel rasch, sobald medizinische Hilfe in greifbarer Nähe ist. Wiederholte medizinische Abklärungen können jedoch die Überzeugung der Betroffenen stärken, an einer unerkannten körperlichen Erkrankung zu leiden, und die Diagnose und psychotherapeutische Behandlung der Angststörung über Monate bis Jahre hinauszögern.

Angststörungen werden aber auch gehäuft infolge bedrohlicher somatischer Erkrankungen beobachtet (➤ Kap. 57). Überlappungen bestehen zwischen den körperlichen Symptomen der Angst wie Brustschmerz, Schwitzen oder Atemnot und den Kernsymptomen somatischer Erkrankungen. Wie im Eingangsbeispiel attribuieren die Betroffenen ihre Angst auf die somatische Erkrankung, und es fällt ihnen schwer anzuerkennen, dass es sich bei ihren akuten Symptomen um Anzeichen einer Panik handelt. Massive Ängste können durch akut lebensbedrohliche Symptome und Hilflosigkeit (z. B. akuter Myokardinfarkt, schwere Arrhythmie) ausgelöst und durch

Ungewissheit, mangelnde Kontrolle über die Erkrankung und Sorgen um das eigene Überleben verfestigt werden. Eine maßgebliche Rolle spielt das Vermeidungs- und Sicherheitsverhalten, die bei Herrn A. aus der Patientengeschichte die Ängste ins Unermessliche steigerten und seine Lebensführung massiv einengten. So entstand ein Teufelskreis aus permanenter Angst, ängstlicher Selbstbeobachtung, Präokkupation mit der Herzfunktion und Vermeidung jeglicher körperlicher Anstrengung. Völlige körperliche Dekonditionierung, massive Gewichtszunahme und ängstliche Daueranspannung trugen wahrscheinlich zu dem schweren Verlauf der Arrhythmie bei. Die Erfolglosigkeit der zahlreichen Ablationen, für Herrn A. die einzige Hoffnung auf Besserung, führten wiederum in eine tiefe Verzweiflung und Hoffnungslosigkeit bis hin zu ernsthaften Suizidabsichten.

Wie in diesem Beispiel können Angststörungen daher die Prognose von somatischen (z. B. kardiovaskulären oder metabolischen) Erkrankungen verschlechtern. Mögliche Bindeglieder sind wie im Behandlungsfall neben der sympathischen Überaktivierung körperliche Inaktivität, mangelnde Compliance mit medizinischen Empfehlungen und ungünstiges Gesundheitsverhalten. Wie viele Patient*innen mit COPD war Herr A. starker Raucher, und es gelang ihm im Rahmen der psychosomatischen Therapie, seinen Zigarettenkonsum deutlich zu reduzieren, wenn auch nicht, ihn aufzugeben. Zur Behebung der emotionalen Dysregulation der Angststörung werden häufig auch weitere ungünstige Verhaltensmuster eingesetzt, in diesem Fall Essattacken, die zu der massiven Gewichtszunahme führten.

Angststörungen erhöhen auch das Risiko von kardiovaskulären und anderen chronischen somatischen Erkrankungen.

So konnten wir in einer repräsentativen Bevölkerungsstudie zeigen, dass chronische Ängstlichkeit stark verbreitet ist (immerhin 12 % der Teilnehmenden zwischen 40 und 80 J.) und das Risiko für neu auftretende kardiovaskuläre Erkrankungen bei den Männern über die bekannten kardiovaskulären Risikomerkmale (wie Diabetes, Adipositas, Dyslipidämie) hinaus erhöhte (Reiner et al. 2020). Dabei spielen Lebensstilmerkmale (Rauchen, körperliche Inaktivität) und biologische Merkmale (Überaktivität der HHNA, autonome Dysregulation und entzündliche Prozesse eine wichtige Rolle (Henning et al. 2020; ➤ Kap. 81 und ➤ Kap. 82). Aufgrund der wechselseitigen Interaktionen von Angststörungen und kardiovaskulären Erkrankungen empfiehlt z. B. die aktuelle VersorgungsLeitlinie für chronische KHK (https://www.awmf.org/leitlinien/detail/ll/nvl-004.html) das Screening für Angststörungen als festen Bestandteil der Abklärung, um ggf. zeitnah in psychosomatische oder psychotherapeutische Behandlung zu vermitteln.

RESÜMEE

Angststörungen werden i. d. R. erfolgreich ambulant behandelt. Bei komorbider somatischer Erkrankung ist oft ein Sicherheit gebendes multimodales stationäres psychosomatisches Behandlungssetting erforderlich, um die komplexen Themen der Verbesserung phobischer Vermeidung, Lebensstiländerung inkl. körperlicher Aktivität, Compliance und Entzug von Suchtmitteln erfolgreich anzugehen.

LITERATURAUSWAHL

DGPM, DGPM (Deutsche Gesellschaft für Psychosomatische Medizin und Ärztliche Psychotherapie e.V.). S3-Leitlinie Behandlung von Angststörungen. Stand: 6.4.2021; gültig bis: 5.4.2026; https://register.awmf.org/de/leitlinien/detail/051-028 (letzter Zugriff: 19.4.2024).

Henning M, Subic-Wrana C, Wiltink J, Beutel M. Anxiety disorders in patients with somatic diseases. Psychosom Med 2020; 82(3): 287–295.

Horigome T, Kurokawa S, Sawada K, et al. Virtual reality exposure therapy for social anxiety disorder: A systematic review and meta-analysis. Psychol Med 2020; 50(15): 2487–2497.

Johansson R, Hesslow T, Ljótsson B, et al. Internet-based affect-focused psychodynamic therapy for social anxiety disorder: A randomized controlled trial with 2-year follow-up. Psychotherapy (Chic) 2017; 54(4): 351–360.

Kaczkurkin AN, Foa EB. Cognitive-behavioral therapy for anxiety disorders: An update on the empirical evidence. Dialogues Clin Neurosci 2022; 17(3): 337–346.

Leichsenring F, Beutel ME, Salzer S, et al. Psychodynamische Therapie der Sozialen Phobie – Ein Behandlungsmanual auf der Grundlage der Supportiv-expressiven Therapie Luborskys. Göttingen: Hogrefe 2015.

Schneider S, Margraf J. Agoraphobie und Panikstörung. 2., überarb. A. Göttingen: Hogrefe 2017.

Shear MK, Cooper AM, Klerman GL, Busch FN, Shapiro T. A psychodynamic model of panic disorder. Am J Psychiatry 1993; 150: 859–866.

Stangier U, Clark DM, Ginzburg DM, Ehlers A. Soziale Angststörung. Göttingen: Hogrefe 2016.

Subic-Wrana C, Milrod B, Beutel ME. PFPP – Panikfokussierte Psychodynamische Psychotherapie der Panikstörung. Praxis der Psychodynamischen Psychotherapie. Göttingen: Hogrefe 2012.

KAPITEL

65

Wolfgang Wöller, Wolfgang Tress† und Johannes Kruse

Persönlichkeitsstörungen

65.1 Einleitung

Die ICD-10 (WHO 2018, Code F60–F62) versteht unter Persönlichkeitsstörungen „*tief verwurzelte, anhaltende Verhaltensmuster, die sich in starren Reaktionen auf unterschiedliche persönliche und soziale Lebenslagen zeigen*". Sie „*verkörpern gegenüber der Mehrheit der betreffenden Bevölkerung deutliche Abweichungen im Wahrnehmen, Denken, Fühlen und in den Beziehungen zu Anderen. Solche Verhaltensmuster sind meistens stabil und beziehen sich auf vielfältige Bereiche des Verhaltens und der psychologischen Funktionen. Häufig gehen sie mit einem unterschiedlichen Ausmaß persönlichen Leidens und gestörter sozialer Funktionsfähigkeit einher.*"

Mit der ICD-11 (WHO 2022, Code 6D10) wurde erstmalig eine dimensionale Konzeption der Persönlichkeitsstörungen realisiert, die Schweregrade und Funktionseinschränkungen der betroffenen Patienten in den Vordergrund rückt. Unter Persönlichkeit versteht die ICD-11 „*eine ausgeprägte Störung der Persönlichkeitsfunktion, die fast immer mit erheblichen persönlichen und sozialen Beeinträchtigungen verbunden ist. Die zentralen Erscheinungsformen der Persönlichkeitsstörung sind Beeinträchtigungen der Funktionsfähigkeit von Aspekten des Selbst, z. B. der Identität, des Selbstwerts, der Fähigkeit zur Selbststeuerung, und/oder Probleme im zwischenmenschlichen Bereich, z. B. hinsichtlich der Entwicklung und Aufrechterhaltung enger und für beide Seiten befriedigender Beziehungen, bezüglich des Verständnisses für die Sichtweise Anderer und im Hinblick auf die Konfliktbewältigung in Beziehungen. Die Beeinträchtigungen in der Selbststeuerung und/oder im zwischenmenschlichen Bereich äußern sich in maladaptiven (z. B. unflexiblen oder schlecht regulierten) Mustern der Kognition, des emotionalen Erlebens, des emotionalen Ausdrucks und des Verhaltens*" [Übers. W.W].

Aus klinischer Perspektive erscheint es in mehrfacher Hinsicht sinnvoll, sich im Rahmen der Psychosomatischen Medizin mit Persönlichkeitsstörungen auseinanderzusetzen:

- Persönlichkeitsstörungen haben eine hohe Relevanz für die Versorgung der Bevölkerung. Mit einer 12-Monats-Prävalenz zwischen 10 und 12 % der Allgemeinbevölkerung zählen Persönlichkeitsstörungen zu den häufigsten psychischen Störungsbildern (Volkert et al. 2018). Etwa 50 % der psychiatrisch, psychosomatisch oder psychotherapeutisch ambulant versorgten Bevölkerung leiden an einer Persönlichkeitsstörung (Beckwith et al. 2014).
- Psychosomatische Symptombildungen, namentlich somatoforme Störungen, treten mit besonderer Häufigkeit vor dem Hintergrund einer Persönlichkeitsstörung auf (Frankenburg und Zanarini 2006).
- Die Anwesenheit einer Persönlichkeitsstörung beeinflusst den Behandlungsverlauf der meisten Störungsbilder in nennenswerter Weise. Studien, die sich mit dem Einfluss einer gleichzeitig vorhandenen Persönlichkeitsstörung auf den Behandlungsverlauf symptomatisch definierter Störungsbilder befassen, zeigen

nahezu übereinstimmend, dass die Wirksamkeit der zur Anwendung kommenden Therapieverfahren geringer ist, wenn gleichzeitig eine Persönlichkeitsstörung vorliegt (Diguer et al. 1993). Umgekehrt erfordert die Präsenz somatoformer und psychosomatischer Störungen die Integration störungsspezifischer Konzepte, die neben dem persönlichkeitstypischen Interaktionsverhalten auch den Umgang mit der körperlichen Symptomatik in den Fokus nehmen.
- Patienten mit Persönlichkeitsstörungen neigen dazu, Beziehungsmuster in Gang zu setzen, die für sie selbst, ihre Interaktionspartner und für professionelle Helfer ungünstig und enttäuschend verlaufen (> Kap. 65.5).
- Persönlichkeitsstörungen, unter ihnen namentlich die Borderline-Persönlichkeitsstörung (BPS), weisen eine hohe Komorbidität mit anderen psychischen Störungen auf, insbesondere mit depressiven Störungen, Angststörungen, Suchterkrankungen und der Aufmerksamkeitsdefizit-Hyperaktivitätsstörung (ADHS) (Gunderson et al. 2018). Unter therapeutischem Blickwinkel ist besonders bedeutsam, dass die Komorbidität der BPS mit der posttraumatischen Belastungsstörung mit bis zu 50 % angegeben wird (Grant et al. 2008), weiterhin, dass dissoziative Störungen bei 41–72 % der untersuchten Patienten mit BPS diagnostiziert wurden (Sar et al. 2014; Wöller und Mattheß 2017).
- Menschen mit Persönlichkeitsstörungen nehmen besonders oft hausärztliche Behandlungen in Anspruch und präsentieren sich ihren Hausärzten häufig mit somatischen Beschwerden (Herpertz et al. 2022). Speziell Patienten mit einer BPS suchen besonders oft den Hausarzt wegen Schmerz- und Fatigue-Syndromen auf (Doering 2019). Die Konsultationen werden i. d. R. als zeitaufwendig und oft auch als schwierig erlebt (Wlodarczyk et al. 2018). Die Adhärenz gegenüber ärztlichen Empfehlungen ist bei ihnen geringer als bei den meisten anderen Patientengruppen (Sansone et al. 2015). Anderseits finden sich bei ihnen auch höhere Raten an somatischen Erkrankungen, vor allem an kardiovaskulären Erkrankungen (arterielle Hypertonie, Hirninsult), Arthritis sowie gastrointestinalen Erkrankungen – im Vergleich zu Patienten ohne BPS (El-Gabalawy et al. 2010).
- Patienten mit Persönlichkeitsstörungen haben eine um 5,9–9,3 Jahre verminderte Lebenserwartung (Jacobi et al. 2021). Sie ist nur z. T. auf das besonders bei Patienten mit BPS erhöhte Suizidrisiko zurückzuführen (Broadbear et al. 2020). Zumeist sind natürliche Todesursachen verantwortlich (Schneider et al. 2019). Der Lebensstil der Patienten und ihre geringe Neigung zur Selbstfürsorge tragen zu ihrem gesundheitsgefährdenden Krankheitsverhalten bei (Herpertz et al. 2022).

65.2 Klassifikation der Persönlichkeitsstörungen

65.2.1 ICD-10

Die Diagnosepraxis bei Patienten, die von einer Persönlichkeitsstörung betroffen sind, wurde seit Langem als unbefriedigend empfunden. Die Unzufriedenheit betrifft vor allem die Subtypisierung der Persönlichkeitsstörungen in der ICD-10 und die von ihr geforderte kategoriale Zuordnung der Patienten zu einer Diagnoseeinheit.

Die **ICD-10** listet mit den Kodierungen F60–F69 verschiedene spezifische Persönlichkeitsstörungen auf, deren wichtigste Merkmale sich wie folgt zusammenfassen lassen:
- Bei der **paranoiden Persönlichkeitsstörung** (F60) finden wir ein die Persönlichkeit beherrschendes, nicht gerechtfertigtes Misstrauen gegenüber anderen Menschen und eine Neigung, ihnen bösartige Motive zu unterstellen.
- Die **schizoide Persönlichkeitsstörung** (F60.1) ist charakterisiert durch eine ausgeprägte Neigung zur sozialen Isolierung und zum Einzelgängertum. Es werden keine oder fast keine engen Beziehungen außerhalb des Kreises der Erstgradverwandten unterhalten. In zwischenmenschlichen Beziehungen wirken die Personen meist kühl und distanziert.
- Die **dissoziale Persönlichkeitsstörung** (F60.2) ist geprägt durch eine deutliche und überdauernde Verantwortungslosigkeit und Missachtung sozialer Normen, Regeln und Verpflichtungen, durch eine sehr geringe Frustrationstoleranz und eine niedrige Schwelle für aggressives, auch gewalttätiges Verhalten. Eine andauernde Reizbarkeit kann ein zusätzliches Merkmal sein.
- Bei der **emotional instabilen Persönlichkeitsstörung** vom Borderline-Typ (BPS) (F60.31) findet man ein überdauerndes Muster von emotionaler Instabilität und Impulsivität, inkonstante und krisenhafte Beziehungen, eine ausgeprägte Angst vor dem Verlassenwerden, impulsive – häufig auch selbstschädigende – Verhaltensweisen und eine instabile und wechselhafte Stimmung. Es finden sich multiple und wechselnde psychogene Beschwerden sowie eine Identitätsunsicherheit.
- Bei der **histrionischen Persönlichkeitsstörung** (F60.4) überwiegt ein tiefgreifendes Muster übermäßiger Emotionalität und gesteigerten Verlangens nach Aufmerksamkeit, Außenreizen, Akzeptanz und Bewunderung. Die Interaktionen sind durch Selbstdramatisierung sowie oft durch ein unangemessen sexuell verführerisches und provokant-manipulatives Verhalten charakterisiert.
- Personen mit **anankastischer (zwanghafter) Persönlichkeitsstörung** (F60.5) sind von Gefühlen starken Zweifels und verstärkter Vorsicht beherrscht mit einer Vorliebe für Details, Regeln, Listen, Ordnung, Organisation oder Schemata. Perfektionismus, Pedanterie und Rigidität mindern die Aufgabenerfüllung und Genussfähigkeit in zwischenmenschlichen Beziehungen.
- Bei der **ängstlichen (vermeidenden) Persönlichkeitsstörung** (F60.6) finden sich die Persönlichkeit beherrschende andauern-

de intensive Gefühle von Anspannung und Besorgtheit, ferner die Vorstellung, sozial minderwertig, unattraktiv oder anderen unterlegen zu sein, sowie eine übertriebene Erwartung, von anderen Menschen kritisiert oder zurückgewiesen zu werden.
- Personen mit **abhängiger (asthenischer) Persönlichkeitsstörung** (F60.7) neigen dazu, die meisten wichtigen Lebensentscheidungen nicht selbst zu treffen, sondern an andere zu delegieren. Sie ordnen ihre eigenen Bedürfnisse denen anderer unter und zeigen sich ihnen – vor dem Hintergrund einer ausgeprägten Angst, von nahen Personen verlassen zu werden und für sich selbst sorgen zu müssen – in übertriebener Weise gefügig.

So anschaulich die Charakterisierungen der Subtypen von Persönlichkeitsstörungen auch sein mögen, so wenig entsprechen sie mit ihren holzschnittartigen Beschreibungen der klinischen Realität. Das Gleiche gilt für die klinisch häufig gestellte, aber in der ICD-10 nur über eine Restkategorie F60.8 kodierbare Diagnose der narzisstischen Persönlichkeitsstörung. Kaum je weist ein Patient oder eine Patientin eine derartige Persönlichkeitsstörung in Reinform auf; stattdessen findet sich eine breite Überlappung der Subtypen, die dazu führt, dass jeder Patient, der die Diagnose einer Persönlichkeitsstörung erhalten hat, zugleich die Kriterien mehrerer Subtypen erfüllt (Bronisch und Mombour 1994; Tress et al. 2001).

Hinzu kommt, dass nicht wenige der in der ICD-10 aufgeführten Subtypen von Persönlichkeitsstörungen in populärsprachlichen Kontexten eine sozial pejorative Konnotation angenommen haben – allen voran die „narzisstische" Persönlichkeitsstörung, aber auch die unschwer als Ersatz für eine „hysterische" Störung erkennbare „histrionische" Persönlichkeitsstörung und in zunehmendem Maße auch die „Borderline-Persönlichkeitsstörung". Alle diese kategorialen Zuordnungen dürften über die mit ihnen assoziierbaren sozial abwertenden Zuschreibungen nicht wenigen Menschen Schäden i. S. einer Etikettierung oder Stigmatisierung zugefügt haben.

65.2.2 ICD-11

Eine dimensionale Klassifikation, die sich zudem darum bemüht, Etikettierungen und Stigmatisierung weitestgehend zu vermeiden, war seit Langem gefordert worden. Doch trotz der immer wieder erhobenen Forderungen konnten sich dimensionale Modelle bisher nicht durchsetzen, vermutlich weil sie mit den medizinischen Diagnosegewohnheiten nur schwer zu vereinbaren sind (Langenbach et al. 2001). Auch die seit Mai 2013 vorliegende DSM-5-Klassifikation (APA 2013) hat – trotz umfangreicher vorangegangener Diskussionen – schlussendlich die bisherige kategoriale Einteilung beibehalten.

Auch in der **ICD-11-Klassifikation** wird der Oberbegriff der Persönlichkeitsstörung beibehalten, doch zielt die weitere Subklassifizierung nicht mehr auf der Zuordnung zu einem kategorialen Subtyp, sondern vorrangig auf eine **dimensionale Erfassung von Funktionseinschränkungen im Bereich der Selbst- und Beziehungsregulation.** Diese Funktionseinschränkungen bilden den Hintergrund für die maladaptiven Erlebens- und Verhaltensmuster und dysfunktionalen Interaktionsstile der betroffenen Menschen. Gleichzeitig rückt viel stärker in den Blick, dass diese Muster unter schwierigsten und häufig traumatischen Lebensumständen erworben wurden und dass sie – auch darin besteht eine weitere wesentliche Neuerung – keineswegs so „starr" und unveränderbar sind, wie die in der ICD-10 gewählte Definition von Persönlichkeitsstörungen es suggeriert.

Statt lebenslanger Unveränderlichkeit blicken wir nicht nur auf eine beträchtliche Variabilität der Verhaltensmuster in Abhängigkeit vom jeweiligen Beziehungskontext, sondern auch auf die gewachsenen Möglichkeiten therapeutischer Einflussnahme, die so bedeutsam sind, dass ein Kriterium der Starrheit oder Dauerhaftigkeit der Muster kaum noch haltbar erscheint.

Historisch betrachtet liegt die in der ICD-11 vollzogene neuartige Konzeptualisierung der Persönlichkeitsstörungen auf einer aufsteigenden Linie zunehmender Würdigung der Perspektive der betroffenen Patienten. Ursprünglich hatte der Begriff der Persönlichkeitsstörung denjenigen der **Psychopathie** ebenso abgelöst wie den aus der psychoanalytischen Tradition stammenden Begriff der **Charakterneurose.** Neben seiner negativen Konnotation enthielt der in der klassischen deutschen Psychiatrie gebräuchliche Begriff der Psychopathie die ätiologische Hypothese einer konstitutionellen Anlage, während der psychoanalytische Begriff der Charakterneurose in der frühen Kindheit erworbene Eigenschaften betonte (Langenbach et al. 2001). Demgegenüber sollte der Begriff Persönlichkeitsstörung rein deskriptiv verstanden werden und auf ätiologische Annahmen verzichten.

Auch wenn der Begriff „Persönlichkeitsstörung" nun als ein diagnostisches Konstrukt zur Beschreibung diverser interpersoneller Kommunikationsstörungen verstanden wurde, die durch einen dysfunktionalen Interaktionsstil der betroffenen Person und die negativen Reaktionen ihrer Interaktionspartner charakterisiert sind (Tress et al. 2001), blieb doch die i. d. R. negative Außenwirkung und nicht das subjektive Erleben der Patienten das für die diagnostische Einschätzung entscheidende Kriterium. Eine derartige Akzentuierung musste unter dem Blickwinkel der Herstellung einer tragfähigen therapeutischen Beziehung problematisch erscheinen. Wenn in den klassifikatorischen Benennungen die ärgerlichen, enttäuschten, ablehnenden oder zurückweisenden Reaktionen der Interaktionspartner eher spürbar werden als das durch Einschränkungen geprägte subjektive Erleben der Patienten, reflektiert dies, psychoanalytisch formuliert, vor allem die sich bei Patienten mit Persönlichkeitsstörungen leicht einstellende komplementäre Identifikation in der Gegenübertragung, bei der sich ein Therapeut vor allem mit seinen Interaktionspartnern identifiziert (Racker 1959; Wöller 2022). Gleichzeitig erschwert es die für eine psychotherapeutische Intervention notwendige konkordante Identifikation, die darin besteht, sich bestmöglich in das subjektive Erleben der Patienten einzufühlen.

So richtig es ist, dass die abweisenden Reaktionen der Interaktionspartner auf die betroffenen Patienten zurückwirken und bei ihnen das Erleben von Ablehnung, Zurückweisung, Verachtung und Marginalisierung auslösen – was zu wiederkehrenden Einbrüchen der Stimmungslage und ängstlich-depressiven Dekompensationen führen oder in psychosomatische Symptombildungen oder Erkrankung münden kann –, so wichtig ist es zu verstehen, dass sich die maladaptiven Verhaltensmuster vor dem Hintergrund von **Funktionsdefiziten** im Bereich der **Selbst- und Beziehungsregulierung** entwickelt haben, und anzuerkennen, dass diese ihren Ursprung in schwierigen und zumeist **traumatischen Beziehungserfahrungen** haben. Ebenfalls wichtig ist auch, die Aufmerksamkeit auf den oft erheblichen **Leidensdruck** der betroffenen Patienten zu lenken, dem sie durch die Ich-funktionellen Einschränkungen ausgesetzt sind. Zum Einfluss aversiver kindlicher Lebensumstände und psychischer Traumatisierungen in Kindheit und Jugend auf die Entwicklung von Persönlichkeitsstörungen hat die Forschung in den letzten Jahren in breitem Umfang empirische Belege geliefert und bestehende Forschungslücken geschlossen.

So betrachtet, wurde mit der Hinwendung der Blickrichtung auf die betroffenen Patienten und ihre Funktionseinschränkungen im Bereich der Selbst- und Beziehungsregulierung ein mutiger Schritt vollzogen, der ein Umdenken zugunsten einer patientennäheren Diagnostik und einer angemesseneren Versorgung der wichtigen und dringend behandlungsbedürftigen Patientengruppe initiieren kann.

Da bisher nur wenige empirische Forschungsdaten vorliegen, die sich auf die ICD-11 stützen können, beruht unser Wissen über Genese und Auswirkungen von Persönlichkeitsstörungen derzeit noch weitestgehend auf den Befunden, die mithilfe der hergebrachten Klassifikationssystemen ICD-10 und DSM-5 oder auf der Basis ihrer Vorgängersysteme DSM-III-R und DSM-IV erhoben wurden.

Bei dem neuen, dimensional aufgebauten Klassifikationssystem der Persönlichkeitsstörungen in der ICD-11 bedarf es zunächst einer kategorialen Entscheidung, ob eine Persönlichkeitsstörung diagnostiziert werden soll oder nicht; alle weiteren diagnostischen Präzisierungen folgen der dimensionalen Logik (Herpertz 2018; Renneberg und Herpertz 2021).

Eine Persönlichkeitsstörung kann **kategorial diagnostiziert** werden, wenn andauernde Funktionsbeeinträchtigungen in Aspekten des Selbst und der zwischenmenschlichen Beziehungsgestaltung im Hinblick auf Emotionen, Kognition und Verhalten vorliegen. Sie müssen über einen Zeitraum von mindestens zwei Jahren und über eine Bandbreite unterschiedlicher persönlicher und sozialer Situationen bestehen. Das Verhaltensmuster muss für den Entwicklungsstand der Person unangemessen sein und sich primär nicht durch soziokulturelle Faktoren, inkl. sozialpolitischer Konflikte, erklären lassen. Die Symptomatik darf nicht direkte Folge einer Medikation oder Substanz (inkl. Entzugssymptomen) sein und lässt sich nicht besser durch andere Diagnosen erklären. Die Störung muss mit erheblichem Leiden und gewichtigen Funktionsbeeinträchtigungen im persönlichen, familiären, sozialen, Ausbildungs- oder Berufskontext oder in anderen Bereichen verbunden sein.

Zentral für die Diagnostik ist dann aber die **dimensionale Erfassung von Funktionsbeeinträchtigungen in Bezug auf das Selbst und die zwischenmenschlichen Beziehungen** im Hinblick auf Emotionen, Kognition und Verhalten. Das Ausmaß der Funktionseinschränkungen gilt als Indikator des Schweregrades der Persönlichkeitsstörung. Der Schweregrad wird in den drei Stufen leicht, mäßig und schwer bestimmt.

Aspekte des Funktionsniveaus, die zur Bestimmung des Schweregrades herangezogen werden, sind das Ausmaß und der Durchdringungsgrad der Funktionsstörungen des Selbst und interpersonelle Beziehungsgestaltung.

Zu den **Aspekten des Selbst** zählen Aspekte
- der Identität,
- des Selbstwertgefühls,
- der Selbstwahrnehmung und
- der Selbststeuerung.

Interpersonelle Fähigkeiten umfassen die Fähigkeit,
- die Perspektiven anderer zu berücksichtigen,
- nahe und wechselseitig befriedigende Beziehungen einzugehen und aufrechtzuerhalten,
- mit Konflikten in Beziehungen umzugehen.

Der Schweregrad kann durch fünf **prominente Persönlichkeitsmerkmale** spezifiziert werden, nämlich die Merkmale:
- Negative Affektivität
- Bindungslosigkeit/Distanziertheit
- Dissozialität
- Enthemmung
- Zwanghaftigkeit

Zwei Besonderheiten im Klassifikationssystem sind hervorzuheben:
- Eine Ausnahme vor der dimensionalen Systematik der Klassifikation wurde lediglich für den Bereich der Borderline-Persönlichkeitsstörung vorgesehen, da explizit für diese Persönlichkeitsstörung konzipierte und als wirksam erwiesene Behandlungsprogramme vorliegen. Um hier keine konzeptionelle Versorgungslücke entstehen zu lassen, ist es weiterhin möglich, ein Borderline-Muster zu kodieren.
- Als schwächere Form der Ausprägung einer Persönlichkeitsstörung kann die Kategorie der „schwierigen Persönlichkeit" von allen Arztgruppen vergeben werden, um problematisches Interaktionsverhalten und die Auswirkungen maladaptiver Verhaltensmuster auf den Gesundheitszustand der Betroffenen frühzeitig zu erfassen. Die durch unzureichende Selbstfürsorge und selbstschädigende Verhaltensweisen erhöhte Morbidität und Mortalität (Powers und Oltmanns 2012) können einen erhöhten Zeitaufwand in der primärärztlichen Behandlung dieser Patienten rechtfertigen, der auf diese Weise kodierbar wird (Herpertz 2018).

65.3 Beziehungs-, Konflikt- und Strukturdiagnostik bei Persönlichkeitsstörungen

Die deskriptiven Kriterien der ICD-10 haben bereits Hinweise auf die interpersonelle Beziehungsgestaltung von Patienten mit Persönlichkeitsstörungen geliefert und die Dysfunktionalität ihrer interpersonellen Interaktionsmuster beschrieben. Die Anwendung der dimensionalen Klassifikation mithilfe der ICD-11 kann durch die Verstärkung der Patientenperspektive und die stärkere Fokussierung ihrer Funktionseinschränkungen im Bereich der Selbst- und Beziehungsregulation zu einer weiteren Präzisierung der Diagnostik beitragen. Gleichwohl bedarf es, um therapeutische Entscheidungen im Einzelfall auf eine sichere Grundlage zu stellen, zusätzlich einer systematischen Erfassung der typischen Muster der Beziehungsgestaltung, der vorherrschenden ungelösten intrapsychischen Konflikte und der wichtigsten defizitären Ich-Funktionen und Fähigkeiten, zu deren Kompensation sich die dysfunktionalen Interaktionsmuster ausgebildet haben. Diese drei Aspekte der Psychodynamik von Patienten mit Persönlichkeitsstörungen lassen sich mithilfe der Operationalisierten Psychodynamischen Diagnostik (OPD-3; Arbeitskreis OPD 2023; ➤ Kap. 31) vorteilhaft auf den OPD-Achsen „Beziehung", „Konflikt" und „Struktur" abbilden.

65.3.1 Beziehungsdiagnostik

Zur Abbildung der maladaptiven Beziehungsgestaltung eignet sich die **OPD-Achse „Beziehung".** Da die subjektive Wahrnehmung interpersoneller Beziehungen bei Patienten mit Persönlichkeitsstörungen in typischer Weise stark von derjenigen ihrer Interaktionspartner (und auch des Untersuchers) abweicht, bedarf es einer Beziehungsdiagnostik, die sowohl die Erlebensperspektive des Patienten selbst als auch diejenige seiner Interaktionspartner (und ebenso des Untersuchers) erfasst. In der OPD-Achse Beziehung werden die Erlebensperspektive des Patienten und die seiner Interaktionspartner unter Berücksichtigung des Selbst- und des Fremderlebens einander gegenüberstellt (➤ Box 65.1).

BOX 65.1

Erlebensperspektiven

Perspektive A: Die Erlebensperspektive des Patienten

- Der Patient erlebt sich immer so, dass er (andere bzw. an andere) …
- Der Patient erlebt andere immer so, dass sie …

Perspektive B: Erlebensperspektive der anderen, auch des Untersuchers

- Andere – auch der Untersucher – erleben, dass der Patient (sie) immer wieder …
- Andere – auch der Untersucher – erleben sich gegenüber dem Patienten immer wieder so, dass sie …

Eine Patientin mit einer emotional instabilen Persönlichkeitsstörung (Borderline-Persönlichkeitsstörung) kann sich z. B. so erleben, dass sie eine verlässliche Beziehung sucht. Andere Menschen erlebt sie so, dass diese sie entweder in unberechenbar zudringlicher Weise bedrängen oder sie durch unvorhersehbares Sich-Abwenden schädigen. Beziehungspartner erleben die Patientin so, als wolle diese sie grundlos angreifen, beschuldigen und kontrollieren, und verspüren ihren eigenen Impuls, sich zurückzuziehen, um sich vor den Angriffen der Patientin zu schützen.

65.3.2 Konfliktdiagnostik

Die für Persönlichkeitsstörungen typischen intrapsychischen Konfliktkonstellationen lassen sich auf der **OPD-Achse Konflikt** abbilden. Am häufigsten finden wir den Konflikttyp „Individuation vs. Abhängigkeit" als Ausdruck einer gestörten Balance zwischen Bindung und Differenzierung. In typischer Weise misslingt es Patienten mit einer Persönlichkeitsstörung, das Bedürfnis nach Bindung und das nach autonomer differenzierter Ausgestaltung ihrer Persönlichkeit in eine Balance zu bringen. Entweder ist das Bedürfnis nach Bindung überstark und das nach Differenzierung zu schwach (wie bei der selbstunsicheren, ängstlichen oder abhängigen Persönlichkeitsstörung), oder das Bedürfnis nach Differenzierung ist extrem ausgeprägt, wobei es zu aggressiven, impulsiven und soziopathischen Verhaltensweisen im zwischenmenschlichen Bereich kommt.

Zum Verständnis der intrapsychischen und der interpersonellen Konfliktdynamik persönlichkeitsgestörter Menschen hat sich das **Modell des zyklisch maladaptiven Beziehungsmusters** („cyclic maladaptive pattern", CMP) nach Strupp und Binder (1984) bewährt.

Das **CMP-Modell** verknüpft die negativen Beziehungserwartungen und generalisierten Überzeugungen der Betroffenen von der eigenen Person und ihren Bezugspersonen mit ihren interpersonellen Konsequenzen:

- Durch ungünstige frühe Beziehungserfahrungen dominieren negative Überzeugungen über die eigene Person (Introjekt) und negative Erwartungen gegenüber wichtigen Bezugspersonen (Rekapitulation; psychoanalytisch: Übertragung). Negative Überzeugungen über die eigene Person sind z. B. die Überzeugung, unwert, unfähig, schuldig usw. zu sein. Negative Erwartungen gegenüber anderen Bezugspersonen umfassen z. B. die Erwartung, dass andere Menschen sich nicht hilfreich, fürsorglich und rücksichtsvoll, sondern abweisend, ausbeuterisch, entwertend und schädigend verhalten. Entsprechend sind **positive Beziehungswünsche** gegenüber signifikanten Interaktionspartnern blockiert. Wirksam werden hingegen die **erwarteten negativen Reaktionen der Interaktionspartner.** So kann sich eine Person wünschen, von bedeutsamen anderen Menschen geliebt und unterstützt zu werden. Vor dem Hintergrund der Erfahrung, dass sie sich von ihren frühen Bezugspersonen zurückgewiesen fühlte, erwartet sie jedoch, von ihnen übersehen und zurückgewiesen zu werden.
- Diese **Rekapitulationen** bzw. **Übertragungen** prägen das Verhalten gegenüber anderen Menschen. Patienten mit Persönlichkeitsstörungen zeigen ein ihren Erwartungen entsprechendes Verhalten gegenüber anderen Menschen. Sie ziehen sich zurück und meiden soziale Kontakte, um sich vor Zurückweisung zu schützen, sind übervorsichtig, vermeidend oder auch präventiv aggressiv. Typischerweise waren die meisten Verhaltensweisen, die in den aktuellen Beziehungen dysfunktional und maladaptiv erscheinen, unter schwierigen Lebensumständen einmal funktional und geeignet, das psychische Überleben zu sichern. Sie dienten der Selbstregulation und gewährleisteten eine gewisse psychische Stabilität. So können aufdringliche und theatralische Verhaltensweisen einer Person mit einer histrionischen Persönlichkeitsstörung das Ziel verfolgen, die Aufmerksamkeit auf die eigene Person zu richten – ein Verhaltensmuster, das unter beziehungstraumatischen Umständen die einzige Möglichkeit darstellte, um von relevanten Bezugspersonen wahrgenommen zu werden. Manipulative Verhaltensweisen einer Patientin mit einer emotional instabilen Persönlichkeitsstörung können

das Ziel haben, Kontrolle auszuüben, um nicht unerträgliche Gefühle des Kontrollverlusts und Ausgeliefertseins entstehen zu lassen. Das übertriebene Misstrauen einer Person mit paranoider Persönlichkeitsstörung kann ebenso wie das anklammernde Verhalten einer Patientin mit abhängiger Persönlichkeitsstörung in einem bedrohlichen und unberechenbaren familiären Umfeld Möglichkeiten der Bewältigung und Anpassung zur Verfügung gestellt haben.
- All diese Muster, die einmal adaptiv waren, erweisen sich unter gegenwärtigen Bedingungen aber als maladaptiv und führen zu negativen Beziehungserfahrungen, indem Interaktionspartner sich zurückziehen, Vorwürfe erheben oder verletzend oder zurückweisend reagieren, den Patienten beschuldigen oder in aggressiver Weise gegen ihn vorgehen.
- Die negativen emotionalen Reaktionen der Interaktionspartner lösen aufseiten der gestörten Personen negative Emotionen aus. Die wiederholte Erfahrung dieser Sequenzen verstärkt die maladaptiven Beziehungsmuster und wird schließlich Teil der psychischen Struktur. Der Vorgang wird als Introjektion bezeichnet, die verinnerlichte Struktur als Introjekt. Ein **Introjekt** ist ein Erfahrungsspeicher, der den Umgang einer Person mit sich selbst beschreibt. So kann eine Person das Selbstbild eines Menschen entwickeln, der es nicht wert ist, wahrgenommen und unterstützt zu werden.

Unter Bezug auf die psychoanalytische Theorie der Verinnerlichung (Internalisierung) früher Beziehungserfahrungen sowie den bindungstheoretischen Ansatz des verinnerlichten Arbeitsmodells von Beziehungen können die Elemente des zyklisch maladaptiven Beziehungsmusters mit den wichtigsten frühen Beziehungserfahrungen in Verbindung gebracht werden.

Dabei lassen sich die folgenden drei Modi der Verinnerlichung früher Beziehungserfahrungen und damit der Persönlichkeitsbildung (!) drei Elementen des CMP zuordnen (Tress et al. 1996; ➤ Abb. 65.1):

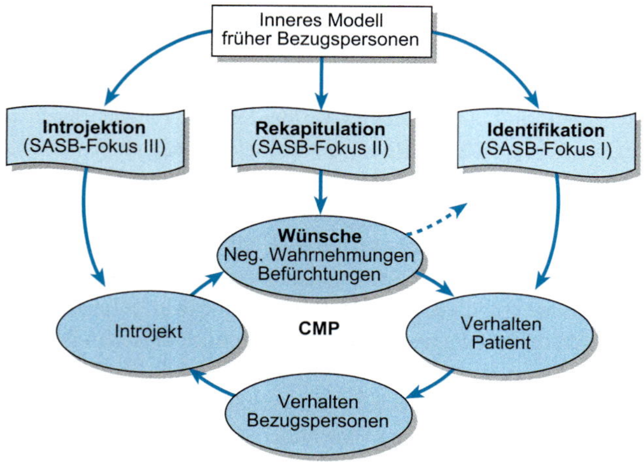

Abb. 65.1 Erweitertes zyklisch maladaptives Beziehungsmuster (CMP; Tress et al. 1996) [L106]

- Durch den Modus der **Identifikation** mit wichtigen Bezugspersonen wird das Verhalten gegenüber anderen Personen beeinflusst. Beispiel: Personen verhalten sich gegenüber anderen Menschen so, wie eine wichtige Bezugsperson sich ihnen gegenüber verhalten hat.
- **Rekapitulationen** bzw. **Übertragungen** prägen die negativen Erwartungen und Befürchtungen. Beispiel: Personen erwarten von ihren aktuellen Interaktionspartnern die gleichen negativen Verhaltensweisen, die sie von ihren frühen Bezugspersonen her kennen.
- Über den Modus der **Introjektion** entsteht das **Introjekt,** d. h. die Art und Weise, wie eine Person sich sieht und mit sich selbst umgeht. Die Person sieht und behandelt sich so, wie sie von ihren wichtigsten Bezugspersonen gesehen und behandelt wurde.

Alle drei Modi dienen der Bindung an das frühe Zuhause, die seelische Heimat, wie dysfunktional es dort auch gewesen sein mag. Die Relevanz der heutigen psychosozialen Realität, insbesondere der tatsächlichen Beziehungsmöglichkeiten, tritt demgegenüber drastisch zurück.

65.3.3 Strukturdiagnostik

Schließlich sind Persönlichkeitsstörungen so gut wie immer mit Einschränkungen relevanter Ich-Funktionen und -Fähigkeiten verbunden. Eine angemessene Beschreibung der Ich-Funktionseinschränkungen ist mithilfe der Strukturachse der OPD-3 (Arbeitskreis OPD 2023) möglich. **Struktur** umfasst nach der OPD-3 (2023, S. 183) die grundlegenden Fähigkeiten der Persönlichkeit, mit sich selbst, mit den Beziehungen und mit anderen differenziert umzugehen.

Die Strukturachse der OPD-3 (➤ Kap. 5) erfasst **strukturelle Einschränkungen** in folgenden Bereichen:
- Selbst- und Objektwahrnehmung (Selbstreflexion, Affektdifferenzierung, Identität, Selbst-Objekt-Differenzierung, objektbezogene Affektdifferenzierung, integrierte Objektwahrnehmung)
- Selbst- und Beziehungsregulierung (Impulssteuerung, Affekttoleranz, Selbstwertregulierung, Beziehungen schützen, Antizipation, Interessenausgleich)
- Kommunikation nach innen und außen (Affekte erleben, lustvolles Erleben, Körperselbst, emotionale Kontaktaufnahme, Intimität, Empathie)
- Bindung an innere und an äußere Objekte (Internalisierung, Introjekte nutzen, variable Bindung, Bindungsfähigkeit, Hilfe annehmen, Bindungen lösen)

Für jede Strukturdimension können sieben **Niveaus der strukturellen Integration** differenziert werden: gut, gut bis mäßig, mäßig, mäßig bis gering, gering, gering bis desintegriert, desintegriert. Unter dem Niveau der Integration wird der Grad verstanden, mit dem die Person über die jeweiligen Fähigkeiten bzw. Ich-Funktionen verfügen kann.

Unter den zahlreichen Ich-strukturellen Einschränkungen von Patienten mit Persönlichkeitsstörungen sollen zwei klinisch besonders wichtige Einschränkungen hervorgehoben werden. Durch schwere und anhaltende Traumatisierungen kann sowohl die **Fähigkeit zur differenzierten Wahrnehmung der eigenen emotionalen Befind-**

lichkeit als auch die **Fähigkeit zur Emotionsregulation** geschwächt sein. Die Fähigkeit zur differenzierten Wahrnehmung von Emotionen kann auch deshalb rudimentär geblieben sein, weil das Erleben und Benennen von Gefühlen seitens der misshandelnden Bezugspersonen als unerlaubt unterdrückt und zusätzlich bestraft wurde. Vielfach wurden die erlebten Gefühle als unzutreffend disqualifiziert, oder den Patienten wurde die Berechtigung abgesprochen, Gefühle von Schmerz, Wut oder Trauer zu erleben. Wenn Kindern die Richtigkeit ihrer Wahrnehmung abgesprochen oder wenn der Ausdruck ihrer Gefühle behindert wird, resultiert typischerweise eine Störung der Fähigkeit, die Richtigkeit der eigenen Wahrnehmung zu beurteilen.

Strukturelle Defizite können auch bei einer Vielzahl anderer Störungsbilder vorkommen, ohne dass die deskriptiven Diagnosekriterien einer Persönlichkeitsstörung in jedem Fall erfüllt sein müssen. Es ist geradezu charakteristisch für psychosomatische Erkrankungen und somatoforme Störungen, dass eine defizitäre Affektwahrnehmung zur somatischen Symptombildung führt.

65.4 Zusammenhänge zwischen Persönlichkeits- und somatoformen Störungen

Seit Längerem werden Zusammenhänge zwischen Persönlichkeitsstörungen und somatoformen Störungen beschrieben. Diese betreffen die auffällig hohe Komorbidität, Ähnlichkeiten der Affektverarbeitung sowie gemeinsame entwicklungsgeschichtliche Wurzeln. Verschiedene Studien haben die Häufigkeit eines gemeinsamen Vorkommens von Persönlichkeitsstörungen und somatoformen Störungen untersucht. Die Studien beziehen sich überwiegend auf Diagnosen auf der Basis der Klassifikationssysteme DSM-III-R und DSM-IV.

Bei Patienten mit somatoformen Störungen findet sich eine höhere Rate an Persönlichkeitsstörungen als bei anderen Achse-I-Diagnosen (Bass und Murphy 1991).

So beträgt die Komorbidität von Persönlichkeitsstörungen bei Patienten mit Somatisierungsstörungen 62,9 % (García-Campayo et al. 2007). Eine Metaanalyse der Studien zu Komorbidität von Persönlichkeitsstörungen und Somatisierungsstörungen fand im Durchschnitt Effektstärken von mindestens $r = 0{,}2$ für den Zusammenhang zwischen Somatisierungsstörungen und der antisozialen, Borderline-, narzisstischen, histrionischen, vermeidenden und dependenten Persönlichkeitsstörung (Bornstein und Gold 2008).

Umgekehrt zeigt sich, dass bei Persönlichkeitsstörungen eine Komorbidität körperlicher Erkrankungen eine bedeutende Rolle spielt. Patienten, die zusätzlich zu einer anderen psychischen Erkrankung die Diagnosekriterien einer Persönlichkeitsstörung erfüllen, haben häufiger Probleme mit der körperlichen Gesundheit als Patienten ohne die Diagnose einer Persönlichkeitsstörung. Auch haben Patienten mit einer dekompensierten BPS mehr medizinische Probleme als Patienten mit einer remittierten BPS (Frankenburg und Zanarini 2006).

Ähnlich wie bei den Persönlichkeitsstörungen sind Traumatisierungen in Kindheit und Jugend bedeutsame Risikofaktoren für die Entwicklung somatoformer Störungen (Spitzer et al. 2008; ➢ Kap. 65.6).

Als weitere Gemeinsamkeit müssen nicht nur Persönlichkeitsstörungen, sondern auch somatoforme Störungen durch **Beziehungscharakteristika** beschrieben werden.

Im Gegensatz zu allen anderen symptomatischen Diagnosen wurde in die ICD-10-Definition der somatoformen Störungen die Störung der Arzt-Patient-Beziehung als Definitionskriterium mit aufgenommen, sowohl aufseiten des Arztes als auch des Patienten – ein Zirkel aus Hoffnung, Enttäuschung und Ohnmacht, der sich ständig wiederholt, wenn der Patient den als inkompetent oder hilfsunwillig wahrgenommenen Arzt verlässt und sich dem nächsten zuwendet. Die zugrunde liegende Beziehungsstörung kann indessen nicht in den Dialog gebracht werden, weil eine gestörte Fähigkeit zur Affektwahrnehmung und -differenzierung und mit ihr der Symbolisierungsfähigkeit es nicht gestattet, die für die Beziehungsregulation wichtigen Gefühle in Sprache zu fassen. Eine solche Diskrepanz zwischen Erwartungen und realisierten Beziehungen findet sich sonst nur bei den Persönlichkeitsstörungen.

ICD-11

Die ICD-11, welche die unter der bisherigen Diagnosekategorie „Somatoforme Störungen" gelisteten Störungsbilder nun unter die neue Kategorie „Bodily Distress Disorders" einordnet, enthält ebenfalls Hinweise auf dysfunktionale Muster der Selbstregulation, wenn auf die anhaltende und in Bezug auf die Schwere der Störung übertriebene Beschäftigung mit den Symptomen hingewiesen wird (➢ Kap. 68).

Störungen der Fähigkeit zur differenzierten Wahrnehmung von Emotionen sind ein weiteres gemeinsames Merkmal von Persönlichkeitsstörungen und somatoformen Störungen. Durch sie geraten die Betroffenen unter entsprechenden Auslösebedingungen in undifferenzierte Affekt- und Spannungszustände, die sie als diffus, bedrohlich und überwältigend empfinden (Waller und Scheidt 2004).

Patienten mit somatoformen Störungen können emotionale Gesichtsausdrücke in Studien schlechter identifizieren als gesunde Probanden (Beck et al. 2013). Sie können ihre undifferenzierten Affekt- und Spannungszustände typischerweise nicht in Worte fassen, sondern erleben sie vor allem körperlich. Die als **Alexithymie** bezeichnete Unfähigkeit, Emotionen zu erkennen und zu verbalisieren (Marty 1976), stellt eine Grundlage der somatoformen Symptombildung dar. Zahlreiche empirische Untersuchungen belegen, dass Menschen mit somatoformen Störungen im Vergleich zu sowohl gesunden (Porcelli et al. 2000; Waller und Scheidt 2004) als auch körperlich kranken Personen (Kooiman et al. 2000) eine deutlich höhere Ausprägung an Alexithymie aufweisen.

Patienten mit psychosomatischen Störungsbildern berichten über die physiologischen Abläufe der Affekte im Körper und nicht über ihr gefühlshaftes Erleben. Interaktionspartner erkennen oft die physiologische Aktivierung von Mimik, Körperhaltung und Gestik. Die Augen werden aufgerissen, oder es gelangt ein Wuteffekt ins Gesicht, aber nicht ins Gefühl, sodass das Gegenüber die Emotionalität des Patienten an der Mimik ablesen, aber darüber nicht in einen verständnisvollen Dialog eintreten kann. Es kommt nicht zur bewussten Eigenwahrnehmung der psychischen und körperlichen Veränderung und nicht zu einer sprachlichen Benennung der Affekte, etwa als Angst oder Freude, Wut oder Trauer, sondern es bleibt bei der Schilderung der körperlichen Begleitphänomene von Affekten.

Inzwischen ist gut erforscht, dass Gründe für **Störungen der Affektwahrnehmung** u. a. in einer defizitären frühen dyadischen Affektregulierung durch die primäre Bezugsperson zu suchen sind. Eine unzureichende und inadäquate Affektspiegelung durch die frühe Bezugsperson kann zur Folge haben, dass die physiologischen Emotionsabläufe im Körper des Kindes zwar stattfinden, aber der Affekt nicht wahrgenommen wird und nicht ins Bewusstsein gelangt (Fonagy et al. 2004).

> Die Patienten können diese Affekte zwar verbal benennen, sind aber aufgrund mangelnder Erfahrung nicht in der Lage, ihnen eine emotionale Bedeutung zu geben; entsprechend bildet sich kein Verhalten zur Bewältigung von Affekten aus. Stattdessen neigen Patienten mit somatoformen Störungen zu ausgeprägter Hilflosigkeit und zu unzureichender Selbstfürsorge. Sie sind unfähig, sich mit der Bitte um Hilfe an ihre Umwelt und ihre Bezugspersonen zu wenden, weil sie nicht wissen, wozu sie Hilfe benötigen. Stattdessen kommt es zu maladaptiven Denkprozessen in Form fixierter Krankheitsüberzeugungen.

Bei den Persönlichkeitsstörungen zeigt sich die **Störung der Affektregulierung** am eindrücklichsten bei der emotional instabilen (Borderline-) Persönlichkeitsstörung. Hier kommt es zu meist abrupten Änderungen der Stimmungslage und zur Aktualisierung wechselnder emotionaler Zustände. Im Unterschied zu vielen somatoformen Störungen ist die Emotionswahrnehmung nicht herabgesetzt; vielmehr werden heftige Emotionen wahrgenommen. Gestört ist jedoch die Fähigkeit der Steuerung und der differenzierten Wahrnehmung dieser Emotionen. Nach neuerer Auffassung sind für die intensiven und anhaltenden negativen emotionalen Reaktionen von Patienten mit BPS vor allem Stimuli verantwortlich, die mit der Erinnerung an Misshandlungen oder Verlassenwerden verbunden sind (Lobbestael und Arntz 2010).

Die i. d. R. undifferenzierten Affektzustände werden typischerweise durch Alltagssituationen ausgelöst, die – für die Betroffenen meist nicht bewusst – assoziativ mit früherem traumatischem Erleben von Ohnmacht, Hilflosigkeit und Verlassensein verbunden sind. Die Personen reagieren auf die Alltagsreize mit einer Intensität, die einer traumatischen Situation angemessen wäre. Selbstverletzungshandlungen, Substanzmissbrauch und bulimische Symptome können als Versuche der Bewältigung unerträglicher traumatisch bedingter Affektzustände angesehen werden.

Bei anderen Persönlichkeitsstörungen kann die Störung der Emotionsregulierung durch interpersonelle Regulationsmuster und geeignete Lebensarrangements über längere Zeit kompensiert bleiben, sodass die Personen zunächst nicht in dem Maße affektiv dysreguliert erscheinen wie Patienten mit BPS, sondern vor allem durch ihre dysfunktionalen Beziehungs- und Interaktionsmuster auffallen.

> Viele der „auffälligen" Persönlichkeitsmerkmale haben eine Schutzfunktion im Dienste der Selbstregulation.

So kann das Rückzugsverhalten eines Patienten mit schizoider Persönlichkeitsstörung vor Verletzungen und Demütigungen in zwischenmenschlichen Beziehungen schützen. Das anklammernde Verhalten einer Patientin mit abhängiger Persönlichkeitsstörung kann vor unerträglichen Trennungsängsten schützen. Mit seinen Entwertungen schützt sich der Patient mit einer narzisstischen Persönlichkeitsstörung vor Kränkungen durch seine Interaktionspartner.

> Erst der Wegfall der kompensatorischen Muster und Lebensformen lässt die zugrunde liegende Störung der Emotionsregulierung manifest werden.

So kann bei Patienten mit einer abhängigen Persönlichkeitsstörung die gestörte Regulierung ihrer Trennungs- und Verlassenheitsängste so lange kompensiert bleiben, wie Personen verfügbar sind, welche die benötigte Steuerungsfunktion übernehmen. Die gestörte Selbstwertregulierung eines Patienten mit einer narzisstischen Persönlichkeitsstörung wird so lange klinisch nicht relevant werden, wie Personen und Umstände für Bewunderung und Spiegelung sorgen. Erst wenn diese stabilisierenden Umstände wegfallen, manifestiert sich die Störung der Emotionsregulierung in zumeist depressiven Dekompensationen.

Wegen der ausgeprägten Überlappungen zwischen Persönlichkeitsstörungen und somatoformen Störungen plädieren Macina et al. (2021) dafür, Somatisierung als einen unabhängigen Persönlichkeitszug zu beschreiben.

65.5 Risikofaktoren für die Entwicklung von Persönlichkeitsstörungen

Die multifaktorielle Genese aller Persönlichkeitsstörungen lässt es sinnvoll erscheinen, genetische, epigenetische und psychosoziale Einflüsse zu differenzieren, die auf komplexe Weise miteinander interagieren. Allgemein ist festzustellen, dass die Studienlage in Abhängigkeit vom Subtyp der Persönlichkeitsstörungen sehr unterschiedlich ist und die Befunde auch innerhalb eines Subtyps oft erheblich variieren. Hinzu kommt, dass die Befunde zu den einzelnen Subtypen der Persönlichkeitsstörung nur zu geringeren Teilen auf der Basis der ICD-10 und meist auf der Basis der amerikanischen Klassifikationssysteme DSM-IIIR, DSM-IV oder DSM-5 erhoben wurden.

65.5.1 Genetische Faktoren

Unter Berücksichtigung dieser Einschränkungen wird die **Erblichkeit** der paranoiden Persönlichkeitsstörung auf 21–28 %, die der schizoiden Persönlichkeitsstörung auf nahezu 30 % geschätzt (Kendler et al. 2006; Torgersen et al. 2000). Für die antisoziale Persönlichkeitsstörung wird ein erblicher Anteil von 38 % angegeben (Torgersen et al. 2008). Bei der Borderline-Persönlichkeitsstörung variieren die Angaben zur Erblichkeit je nach Studie zwischen 35 und 69 % (Distel et al. 2011; Torgersen et al. 2000, 2008). Für die narzisstische Persönlichkeitsstörung liegen Angaben zwischen 24 und 79 % vor (Torgersen et al. 2000, 2008). Bei der abhängigen Persönlichkeitsstörung wird eine Rate der Erblichkeit von 57 %, bei der selbstunsicheren Persönlichkeit von 28 % und bei der anankastischen Persönlichkeit von 78 % angegeben (Torgersen et al. 2000).

Verschiedene Studien beschreiben **Gen-Polymorphismen** mit unterschiedlichen Allelen am gleichen Genort, welche die Ausprägung des Phänotyps beeinflussen. Diese betreffen insbesondere das Serotonintransporter-Gen. So ist anzunehmen, dass eine verminderte Serotonintransporter-Aktivität bei alkoholkranken Personen mit antisozialer Persönlichkeitsstörung die serotonerge Neurotransmission reduziert und so zu erhöhter Impulsivität beiträgt (Reese et al. 2010).

Komplexe Interaktionen von Genen und Umweltfaktoren führen dazu, dass Personen aufgrund einer genetischen Vulnerabilität stärker als andere auf Umwelteinflüsse reagieren und trotz ähnlicher lebensgeschichtlicher Erfahrungen eine unterschiedliche Funktionsfähigkeit aufweisen. Bei gleichen Umweltbedingungen kann die Präsenz eines bestimmten Haplotyps maßgeblich beeinflussen, ob sich eine Persönlichkeitsstörung entwickelt oder nicht (Leighton et al. 2017).

65.5.2 Epigenetische Mechanismen

Hinzu kommt die immer stärker werdende Bedeutung **epigenetischer Mechanismen.** Die neuere epigenetische Forschung hat gezeigt, dass Umwelteinflüsse wie z. B. Stress, traumatische Erlebnisse, aber auch Ernährung, Lebensstil und soziale Interaktionen die Expression der Gene zeitlebens beeinflussen und so die Ausprägung des Phänotyps verändern können (Champagne 2008). Betrachtet man die vorliegenden Befunde zu Persönlichkeitsstörungen, so zeigt sich auch hier, dass die überwiegende Anzahl der epigenetischen Studien an Patienten mit BPS durchgeführt wurde. Insbesondere wurden Veränderungen der DNA-Methylierungsprozesse und Histonmodifikationen beschrieben. So fanden Perroud et al. (2011) eine positive Korrelation zwischen der Schwere des sexuellen Missbrauchs im Kindesalter und der DNA-Methylierungsrate des Glukokortikoidrezeptor-Gens bei Patienten mit BPS. Insgesamt lässt sich sagen, dass die vorliegenden epigenetischen Befunde den Einfluss von Lebenserfahrungen auf biologische Mechanismen unterstreichen.

Frühkindliche Erfahrungen und Traumata, aber auch stressbedingte Einflüsse können während des gesamten Lebens zahlreiche Gene in ihrer Expressionsstärke z. T. irreversibel modulieren und zur Ausbildung unterschiedlicher psychopathologischer Phänotypen beitragen, die dann noch mit den Umwelteinflüssen interagieren (Zill 2018).

65.5.3 Neurobiologische Faktoren

Neurobiologische Risikofaktoren bei Persönlichkeitsstörungen wurden nahezu ausschließlich bei der BPS untersucht. Untersuchungen mit bildgebenden Verfahren des Gehirns konnten strukturelle und funktionelle Defizite im orbitofrontalen und ventromedialen präfrontalen Kortex, im anterioren cingulären Kortex, in der Inselrinde, im limbischen System, aber auch in anderen Gehirnregionen nachweisen (Bandelow und Wedekind 2015; Karl et al. 2006). Als gesichert und hinreichend repliziert gelten auch Befunde, nach denen die Volumina insbesondere des Hippocampus bei diesen Patienten im Vergleich zu Kontrollgruppen reduziert sind (Ruocco et al. 2012). Andere Studien lassen auf ein zu gering aktiviertes endogenes Opioidsystem oder auch dopaminerges Belohnungssystem schließen – was in negativer Emotionalität und Leeregefühlen der Betroffenen zum Ausdruck kommt und sie veranlasst, diese Systeme durch mitunter selbstschädigende Verhaltensmuster zu stimulieren (Bandelow und Wedekind 2015). Studien zur Neurotransmitterfunktion bei Patienten mit BPS legen u. a. eine serotonerge Dysfunktion in frontalen Bereichen und limbischen Schaltkreisen nahe (Wingenfeld et al. 2010). Einschränkend ist zu sagen, dass die korrelative Natur der meisten Befunde besondere Vorsicht bei Kausalschlüssen gebietet. Auch kann nicht von einer Spezifität der Befunde für einzelne Persönlichkeitsstörungen ausgegangen werden, da ähnliche Befunde auch bei Personen mit anderen Störungsbildern, z. B. bei der PTBS, gefunden werden.

65

65.5.4 Psychosoziale Faktoren

Bei der Beurteilung des Einflusses **psychosozialer Risikofaktoren,** die zu einer Persönlichkeitsstörung disponieren, ist im besonderen Maße zu bedenken, dass sich die Studienlage je nach dem Typ der Persönlichkeitsstörung außerordentlich unterschiedlich darstellt. Während bei einigen Persönlichkeitsstörungen, wie z. B. der BPS, umfangreiche Befunde vorliegen, ist die Befundlage etwa der histrionischen oder der narzisstischen Persönlichkeitsstörung nach wie vor äußerst spärlich. Insgesamt hat sich die Studienlage aber vor allem dadurch verbessert, dass inzwischen nicht nur Querschnittsuntersuchungen, sondern auch aussagekräftige Langzeitstudien vorliegen. Der Vorteil von Längsschnittstudien besteht darin, dass Verzerrungen, die durch die retrospektive Qualität der Befunderhebung und durch das Störungsbild selbst hervorgerufen werden, besser kontrollierbar sind als bei Querschnittsstudien.

Die folgenden Aspekte sind im Hinblick auf psychosoziale Risikofaktoren bedeutsam (Dobiosch und Benecke 2018; Stepp et al. 2016):

- Das Risiko, an einer Persönlichkeitsstörung zu erkranken, steigt, wenn die betroffenen Personen bereits in der Kindheit und Jugend unter **Angststörungen, früh einsetzenden Depressionen oder einer ADHS** gelitten haben (Kantojärvi et al. 2016). Dies gilt für nahezu alle Persönlichkeitsstörungen.
- **Problematisches Erziehungsverhalten** auf der Basis elterlicher Psychopathologie erhöht das Risiko der Manifestation einer Persönlichkeitsstörung im frühen Erwachsenenalter (Johnson et al. 2006).
- **Sozialer Status und Lebensweise** haben ebenfalls einen Einfluss. Getrennt lebende oder geschiedene Personen entwickeln ebenso wie Personen mit niedrigem sozialem Status signifikant

häufiger eine Persönlichkeitsstörung als Personen, auf die diese Merkmale nicht zutreffen (Coid et al. 2006).
- Schließlich sind **psychische Traumatisierungen** von großer Bedeutung für die Entwicklung einer Persönlichkeitsstörung. Auf sie soll in ➤ Kap. 65.6 eingegangen werden.

65.6 Traumatisierungen in Kindheit und Jugend und Persönlichkeitsstörungen

Als wichtige Risikofaktoren bei Persönlichkeitsstörungen gelten psychische **Traumatisierungen in Kindheit und Jugend** in Form von körperlicher Misshandlung sowie sexuellem und psychologischem Missbrauch sowie in Form von körperlicher oder emotionaler Vernachlässigung. Zumeist findet sich eine Kombination aus mehreren Misshandlungsformen (Battle et al. 2004; Wöller 2013). Als besonders prädisponierend für die Entwicklung von Persönlichkeitsstörungen gelten Traumatisierungen durch nahe Bezugspersonen, auf deren Schutz und Unterstützung das Kind am meisten angewiesen ist. Der Schaden intrafamiliärer Traumatisierungen für die Persönlichkeitsentwicklung ist weitaus größer als bei extrafamiliären Traumatisierungen. Die hohe Bedeutung des verbalen und emotionalen Missbrauchs wurde erst in den letzten Jahren in vollem Umfang zur Kenntnis genommen. Nach einigen Studien scheint der Zusammenhang zu dysfunktionaler und maladaptiver Persönlichkeitsentwicklung für emotionale Traumatisierung noch höher zu sein als für physische Misshandlung und sexuelle Traumatisierung (Back et al. 2021). Der Vertrauensbruch („betrayal trauma") durch die zentrale Bezugsperson erweist sich als entscheidender Prädiktor der Ausbildung einer antisozialen Persönlichkeitsstörung (Yalch et al. 2021).
Im Einzelnen liegen die folgenden Befunde vor:
- Bei der **paranoiden Persönlichkeitsstörung** gelten körperliche Misshandlung, sexueller und emotionaler Missbrauch sowie Vernachlässigung als Prädiktoren (Afifi et al. 2011; Gibb et al. 2001; Waxman et al. 2014).
- Personen mit einer **schizoiden Persönlichkeitsstörung** erlitten in besonderem Maße mütterlichen verbalen Missbrauch, aber auch emotionale Vernachlässigung (Afifi et al. 2011; Waxman et al. 2014).
- Bei der **antisozialen Persönlichkeitsstörung** wurden verschiedene Formen von Misshandlung als Prädiktoren gefunden (Afifi et al. 2011; Battle et al. 2004; Waxmann et al. 2014), doch scheint der emotionalen Misshandlung und vor allem dem als „betrayal trauma" bezeichneten Verrat durch die nächste Bezugsperson eine besondere prädiktive Bedeutung zuzukommen (Yalch et al. 2021). Eine Metaanalyse von 49 Studien konnte einen signifikanten Zusammenhang zwischen körperlicher und emotionaler Misshandlung in der Kindheit und psychopathischen Persönlichkeitszügen nachweisen (de Ruiter et al. 2022).
- Bei der **Borderline-Persönlichkeitsstörung** wurden in bis zu zwei Drittel der Fälle körperliche oder sexuelle Traumatisierungen gefunden (Afififi et al. 2011; Zanarini et al. 2002) – mehr als bei anderen Persönlichkeitsstörungen (Bozzatello et al. 2021). Emotionale Misshandlung scheint besonders bedeutsam zu sein; sie wurde bei 66 % der untersuchten Patienten gefunden (Battle et al. 2004). Typisch ist auch ein durch wenig Zuneigung und Fürsorge, aber übermäßige Kontrolle geprägter elterlicher Erziehungsstil (Johnson et al. 2006).
- Bei der **histrionischen Persönlichkeitsstörung** lässt die insgesamt nicht umfangreiche Forschungslage den Schluss zu, dass sexueller Missbrauch neben Vernachlässigung und maladaptiven Erziehungsmustern ein wichtiger Prädiktor ist (Gibb et al. 2001; Yalch et al. 2022).
- Bei ebenfalls schwacher Befundlage wurden bei der **narzisstischen Persönlichkeitsstörung** als Risikofaktoren körperliche Misshandlung, emotionaler Missbrauch, Vernachlässigung und mütterlicher verbaler Missbrauch identifiziert (Afifi et al. 2011; Gibb et al. 2001; Waxman et al. 2014).
- Bei der **selbstunsicheren Persönlichkeitsstörung** sind verschiedene Formen der Misshandlung oder Vernachlässigung sowie ein durch wenig Zuneigung und Fürsorge gekennzeichnetes Erziehungsmuster als Risikofaktoren bedeutsam (Afifi et al. 2011; Gibb et al. 2001; Johnson et al. 1999; Waxman et al. 2014).
- Als Risikofaktoren für die Entwicklung einer **abhängigen Persönlichkeitsstörung** wurden bei schwacher Datenlage sexueller Missbrauch und emotionale Vernachlässigung identifiziert (Gibb et al. 2001; Johnson et al. 1999).
- Bei der **anankastischen Persönlichkeitsstörung** ist die Forschungslage widersprüchlich. Einigen Studien zufolge erhöhen sexueller sowie mütterlicher verbaler Missbrauch die Erkrankungswahrscheinlichkeit um ein Mehrfaches (Battle et al. 2004); andere Studien fanden keinen derartigen Zusammenhang (Gibb et al. 2001; Johnson et al. 1999).

65.7 Maladaptives Krankheitsverhalten und die Folgen für die Gesundheit

Die vielbeachtete *Adverse Childhood Experience (ACE) Study* (Felitti 1998) konnte eindrucksvolle Zusammenhänge zwischen negativen emotionalen Erfahrungen während der Kindheit/Jugend und der körperlichen und seelischen Beeinträchtigung der Betroffenen im späteren Erwachsenenalter inkl. ihrer deutlich erhöhten Mortalität nachweisen. Bedeutsam ist auch ein Zusammenhang zwischen der Anzahl frühkindlicher Belastungsfaktoren und der Anzahl gesundheitlich riskanter Verhaltensweisen im Erwachsenenalter. Die Ergebnisse der ACE-Studie zeigen einen eindeutigen Zusammenhang zwischen der Anzahl frühkindlicher Belastungsfaktoren und der Anzahl gesundheitlich riskanter Verhaltensweisen im Erwachsenenalter.

Eine aversive Hochbelastung in der Kindheit zieht eine größere Anzahl riskanter gesundheitlicher Verhaltensweisen i. S. einer dysfunktionalen „Selbstbehandlung" nach sich. Letztere qualifizieren den Betroffenen entsprechend der gängigen Klassifikationssysteme als Fall einer Persönlichkeitsstörung.

Patienten mit hoher ACE-Belastung sind als Erwachsene hochgradig gesundheitsgefährdet. Sie rauchen etwa verstärkt zur Milderung ihrer diffusen seelischen Spannungszustände. Zwischen dem Nikotinkonsum und der Höhe der ACE-Werte besteht eine lineare Dosis-Wirkungs-Relation. In der Folge treten chronisch obstruktive Lungenerkrankungen (COPD) gehäuft auf. Gleiches gilt für die Anzahl der Sexualpartner in Verbindung mit der Häufigkeit sexuell übertragbarer Erkrankungen und schließlich einer konsekutiven Hepatitis. Dies lässt sich auf i. v. Drogenmissbrauch als selbstzerstörerischer Versuch der Selbstheilung ausweiten. Identische Befunde zeigen sich für Suizidversuche, Adipositas, unerwünschte Schwangerschaften und alkoholbedingte Erkrankungen. Allgemein verschlechtert sich mit steigenden ACE-Punkten auch die berufliche Arbeitsfähigkeit (Dong et al. 2004). Auch wenn für die in den Studien der Arbeitsgruppe um Felitti gefundene erhöhte Morbidität und Mortalität eine multifaktorielle Genese anzunehmen ist, die auch eine Dysregulation des Immunsystems einschließt (Fagundes et al. 2013), lassen neuere Befunde den Schluss zu, dass maladaptive Muster des Krankheitsverhaltens entscheidend zu den erhöhten Morbiditäts- und Mortalitätsraten beitragen.

Ein Zusammenhang zwischen Kindheitstraumatisierungen, eingeschränkten Funktionen der Selbst- und Beziehungsregulierung und maladaptiven Verhaltensmerkmalen kann inzwischen als ausreichend gesichert gelten (Back et al. 2020). Patienten mit Traumatisierungen in Kindheit und Jugend neigen eher zu einem gesundheitsschädigenden Lebensstil mit stärkerem Nikotinkonsum und höherem BMI (Kuzminskaite et al. 2021). Bei Typ-2-Diabetikern konnte das Organisationsniveau der Persönlichkeit, erfasst mit einem auf Basis der OPD-2 entwickelten Fragebogen, die Güte der Einstellung des Blutzuckerspiegels vorhersagen (Ehrenthal et al. 2019). Zara et al. (2022) fanden in einer repräsentativen deutschen Stichprobe signifikante Zusammenhänge zwischen Misshandlungserfahrungen in der Kindheit und dem Auftreten von Diabetes mellitus im Erwachsenenalter. Auch in dieser Studie wird der Effekt durch das Ich-strukturelle Niveau der Persönlichkeitsorganisation vermittelt: Je stärker ausgeprägt die ich-funktionellen Einschränkungen sind, desto höher ist die Wahrscheinlichkeit, einen Diabetes zu entwickeln.

Für Patienten mit Persönlichkeitsstörungen, die in hohem Maße mit aversiven Kindheitserfahrungen belastet sind, muss wegen ihrer Neigung zu maladaptiven Mustern der Selbst- und Beziehungsregulierung mit einem erhöhten Gesundheitsrisiko gerechnet werden. In vielen Fällen lassen sich die Defizite im Krankheitsverhalten psychodynamisch durch die Folgen einer unzureichend ausgebildeten Fähigkeit zur Selbstfürsorge erklären. Persönlichkeitsstörungen gehen mit einem erhöhten Risiko für Schlaganfall und Herzinfarkt einher (Moran et al. 2007). Alvarez und Fitzgerald (2006) beschreiben vermehrte schwere Asthmaanfälle bei Patienten mit Persönlichkeitsstörungen. Bei Patienten mit Asthma bronchiale lässt sich ein Zusammenhang zwischen maladaptiven Mustern des Krankheitsverhaltens, einer verminderten Adhärenz gegenüber einer optimierten Medikation und dysfunktionalen Mustern der Beziehungsgestaltung nachweisen (Wöller et al. 1998).

Eine besondere Bedeutung kommt auch hier der BPS zu. In einer 6-jährigen Langzeitstudie wiesen Patienten mit einer BPS, die keine Remission ihrer Symptomatik zeigten, signifikant häufiger medizinische Symptome auf, darunter Adipositas, arthritische Symptome, Diabetes, Harninkontinenz und multiple medizinische Erkrankungen. Sie rauchten erheblich mehr, konsumierten mehr Alkohol und neigten zur täglichen Einnahme von Schlafmitteln oder Schmerzmitteln. Es zeigte sich deutlich, dass eine ausbleibende Remission der Borderlinestörung mit einem erhöhten Risiko chronischer körperlicher Krankheiten, einem ungünstigen Krankheitsverhalten und hohen Gesundheitskosten verbunden ist (Keuroghlian et al. 2013). Das Vorhandensein einer Borderline-Organisation konnte den postoperativen Erfolg von Hüft- und Kniegelenkplastiken im negativen Sinne vorhersagen (Vogel et al. 2020). Patienten mit BPS machten in der Studie von Dubovsky und Kiefer (2014) etwa 6 % der primärärztlich betreuten Patienten aus. Ihre medizinische Versorgung wird als aufwendig erlebt und erfordert meist mehr Zeit, als ein Primärarzt üblicherweise zur Verfügung stellen kann. Vorurteile und Stigmatisierungen von Patienten mit einer BPS sind auch im Gesundheitswesen keine Seltenheit. Selbst von professionellem Medizinpersonal werden maladaptive Verhaltensmuster vielfach als absichtsvolles Fehlverhalten verkannt (Latalova et al. 2015). In vieler Hinsicht erscheint es wegen der verbreiteten Vorurteile gegenüber den betroffenen Patienten notwendig, die BPS zu „demystifizieren“ (Wu et al. 2022).

65.8 Therapeutisches Vorgehen

Die Behandlung der körperlichen Symptome bei Persönlichkeitsstörungen erfordert einen komplexen Behandlungsplan, der störungsspezifische Aspekte ebenso berücksichtigt wie die für die jeweilige Persönlichkeitsstörung charakteristische Art der Beziehungsgestaltung.

Von den **psychotherapeutischen Verfahren** können aufgrund der vorliegenden systematischen Übersichten und Metaanalysen zur Wirksamkeit von Psychotherapien bei Patienten mit BPS (DGPPN 2022; Cristea et al. 2017; Spong et al. 2021; Storebø et al. 2020) kognitiv-behaviorale und psychodynamische Therapien als evidenzbasiert wirksam eingestuft werden. Bei den kognitiv-behavioralen Ansätzen sind die Evidenzkriterien einer ausreichenden Anzahl von RCTs für die Dialektisch-behaviorale Therapie der BPS erfüllt (Linehan 2008). Bei den psychodynamischen Therapieansätzen gilt dies in erster Linie für die Mentalisierungsbasierte Therapie der BPS (Bateman und Fonagy 2014) und in zweiter Linie für die Übertragungsfokussierte Therapie für Borderline-Patienten (Clarkin et al. 2017). Für die vermeidend-selbstunsichere Persönlichkeitsstörung liegen evidenzbasierte Studien von psychodynamischer (Keefe et al. 2020) und kognitiv-behavioraler Seite (Emmelkamp et al. 2006; Svartberg et al. 2004) vor.

Im deutschen Sprachraum haben sich zur Behandlung von Persönlichkeitsstörungen mit ausgeprägten Ich-funktionellen Einschränkungen darüber hinaus die Strukturbezogene Psychotherapie (Rudolf 2020) und die Psychoanalytisch-interaktionelle Psychotherapie (Streeck und Leichsenring 2011) besonders bewährt. Außerdem liegen traumatherapeutische Ansätze zur Behandlung traumaassoziierter Persönlichkeitsstörungen vor (Wöller 2010, 2013, 2014).

Im Wesentlichen folgen die therapeutischen Ansätze, wenn auch mit unterschiedlicher Schwerpunktsetzung, den **folgenden Grundsätzen:**

In der ersten Phase der Behandlung ist die **Herstellung eines tragfähigen therapeutischen Arbeitsbündnisses** zentral.

Sie beinhaltet das Angebot einer haltenden – schützenden, beruhigenden, wertschätzenden und Grenzen setzenden – therapeutischen Beziehungsgestaltung, die von Beginn an die Bewältigungskompetenzen fördert und regressive Tendenzen einschränkt. Die therapeutische Haltung sollte nicht zurückhaltend, sondern durch reale Präsenz, Klarheit und Transparenz gekennzeichnet sein. Unstrukturierte Situationen wirken meist verunsichernd und sollten vermieden werden.

Darüber hinaus erfordert die Gestaltung des therapeutischen Kontakts ein **Verständnis der** für die jeweilige Persönlichkeitsstörung **typischen Modi der Selbst- und Beziehungsregulation:** Stehen Züge einer paranoiden Persönlichkeitsstörung im Vordergrund, sollte auf größtmögliche Offenheit zum Abbau des übertriebenen Misstrauens geachtet werden. Bei Zügen einer schizoiden Persönlichkeitsstörung sind die Distanzbedürfnisse und Näheängste in der Therapie zu berücksichtigen. Bei Patienten mit Merkmalen einer histrionischen Persönlichkeitsstörung ist die Stärkung der kognitiven Fähigkeiten besonders wichtig. Bei dominierenden vermeidenden Persönlichkeitszügen sollte eine überfürsorgliche Haltung vermieden und das Vermeidungsverhalten thematisiert werden. Bei Patienten mit einer anankastischen Persönlichkeitsstörung ist das affektive Erleben besonders zu fokussieren. Bei der abhängigen Persönlichkeitsstörung empfiehlt es sich, die Abhängigkeitsbedürfnisse in der therapeutischen Beziehung zu reflektieren und eine zu starke Übernahme von Verantwortung zu vermeiden (Tress et al. 2001).

Bei der emotional instabilen (Borderline-)Persönlichkeitsstörung stehen die Störungen der Emotionsregulierung im Vordergrund. Die wechselnden Stimmungen und unerträglichen Affektzustände wirken sich nicht nur auf das Alltagsleben, sondern auch auf die therapeutische Beziehung aus. Schnell auftretende und heftige Übertragungsreaktionen, die den Aufbau eines therapeutischen Arbeitsbündnisses erheblich erschweren können, lassen sich meist immer als Ausdruck eines Bedrohungserlebens in der aktuellen therapeutischen Situation verstehen. Die Herstellung eines Gefühls von Sicherheit und Kontrolle ist daher von größter Bedeutung. Die für Patienten mit dieser Persönlichkeitsstörung charakteristischen autodestruktiven Verhaltensweisen – selbstverletzendes Verhalten, Essstörungen, Substanzmissbrauch und risikoreiche Verhaltensweisen – sollten in ihrer emotionsregulierenden Funktion verstanden, begrenzt und durch adaptivere Formen der Selbstregulation ersetzt werden (Wöller 2013).

Die wichtigste therapeutische Arbeit ist die **Vermittlung von Techniken zur Emotionsregulierung.**

Die gezielte Nachentwicklung dieser Ich-Funktionen erfolgt mittels aktiver Anleitung und stetiger Ermutigung zu übendem Aneignen spezifischer Kompetenzen. Imaginative Distanzierungstechniken und verhaltenstherapeutische Techniken des Stressmanagements können zu einem kontrollierten Umgang mit belastendem und traumatischem Material beitragen (Linehan 2008; Rudolf 2020; Wöller 2010, 2013, 2014).

Im weiteren Verlauf sollte die Therapie dann das Ziel verfolgen, auch andere Ich-Funktionen – der differenzierten Selbst- und Objektwahrnehmung, der Affektdifferenzierung und der Verbesserung der interpersonellen Kompetenz usw. – zu entwickeln. Hier ergeben sich wesentliche Schnittmengen der therapeutischen Aufgabenfelder zwischen Persönlichkeitsstörungen und somatoformen Störungen, die ebenfalls durch eine gestörte **Affektdifferenzierung** gekennzeichnet sind. Im Rahmen der Affektdifferenzierung sollen die Patienten zwischen den emotionalen Qualitäten unterscheiden lernen und diese getrennt spüren können. Besonders wichtig ist es, dass sie zwischen traumatischen und nichttraumatischen Gefühlsqualitäten differenzieren können. Nichttraumatische Emotionen haben eine schützende und hinweisende Funktion; manche Emotionen haben eine unmittelbare Überlebensfunktion: Realangst, adaptive Aggressivität oder Trauer nach Verlusten. Die Fähigkeit zur **Selbstfürsorge** wird ebenso gezielt gefördert wie die Fähigkeit zur Selbstbehauptung und zur Abgrenzung gegenüber ungerechtfertigten Ansprüchen anderer (Wöller 2013).

Eine weitere wichtige Aufgabe der Therapie von Patienten mit Persönlichkeitsstörungen und ebenso bei Patienten mit somatoformen Störungen ist die Entwicklung der Fähigkeit zur **Mentalisierung,** d. h. der Fähigkeit, über eigene und fremde mentale Zustände nachzudenken, ohne unmittelbar mit Handlungen reagieren zu müssen, weiterhin um die herabgesetzte Möglichkeit, sich selbst und wichtige Bezugspersonen als durch Bedürfnisse und Wünsche motiviert und durch Erwartungen und Überzeugungen beeinflusst wahrzunehmen.

Unter den Bedingungen von psychischem Stress und verminderter Emotionsregulation leidet die Fähigkeit des reflektierenden Umgangs mit den Anforderungen des Alltags. Die Folge sind unmittelbare Schlussfolgerungen, vorschnelles Handeln und die Neigung, Situationen oder Handlungen anderer Personen als bedrohlich wahrzunehmen (Bateman und Fonagy 2014). Das wahrgenommene Bedrohungserleben kann dann – wiederum in Verbindung mit der geschwächten Fähigkeit zur Emotionsregulierung – den Substanzkonsum als einzigen Ausweg erscheinen lassen. Speziell bei der BPS besteht ein weiteres Therapieziel darin, die gespaltene Welt der Selbst- und Objektrepräsentanzen zu integrieren (Clarkin et al. 2017; Martius 2021).

Bei der Therapieplanung der BPS empfiehlt es sich, wegen der hohen Belastung durch Traumatisierungen in der Vorgeschichte auch **traumatherapeutische Interventionen** in Betracht zu ziehen. In Anbetracht der hohen Komorbidität der BPS mit der PTBS und dissoziativen Störungen (Wöller und Mattheß 2017) ist jeweils zu prüfen, welcher Stellenwert diesen komorbiden Störungen bei der Therapieplanung zukommen sollte. Dabei können neben ressourcenorientierten Interventionen zur traumaspezifischen Stabilisierung auch schonende Methoden der Traumabearbeitung zur Anwendung kommen. Gegenwartsbezogene Problemlösungen haben dabei stets Vorrang vor der Aufarbeitung früher Traumatisierungen (Wöller 2013, 2020; Wöller et al. 2020). Je nach Schwere der Störung sollte die Behandlung ambulant oder stationär durchgeführt werden. Stationäre Psychotherapie dient außerdem der Krisenintervention bei selbst- und fremdgefährdenden Verhaltensweisen sowie der Regression, wenn die Station als schützendes und korrigierendes Milieu genutzt werden kann.

Wegen der starken Symptombelastung ist speziell bei der BPS eine symptomorientierte **psychopharmakologische Unterstützung** der Psychotherapie zu erwägen. Allerdings zeigt eine systematische Übersicht und Metaanalyse pharmakologischer Behandlungen, dass von keiner Behandlung mit Antipsychotika der 2. Generation, Antiepileptika oder Antidepressiva eine signifikante Verbesserung der Schwere der Borderline-Symptome zu erwarten ist (Gartlehner et al. 2021). Die Behandlung der Borderline-Persönlichkeit kann nur auf psychotherapeutischem Wege erfolgen. Gleichwohl können spezifische Antipsychotika der 2. Generation oder serotonerge Antidepressiva bei verschiedenen Kernsymptomen der BPS wirksam sein, namentlich bei Depressionen, Angstsymptomen und Impulskontrollstörungen (Del Casale et al. 2021). Da kein Medikament aus den genannten Substanzgruppen in Deutschland zur Behandlung von Persönlichkeitsstörungen zugelassen ist, erfordert ein „Off-Label"-Gebrauch eine besonders sorgfältige Patientenaufklärung.

LITERATURAUSWAHL

Bateman A, Fonagy P. Psychotherapie der Borderline-Persönlichkeitsstörung. Ein mentalisierungsgestütztes Behandlungskonzept. Gießen: Psychosozial-Verlag 2014.

Berberich G, Zaudig M, Benecke C, et al. (Hrsg). Persönlichkeitsstörungen – Update zu Theorie und Therapie. Stuttgart: Schattauer 2018.

Clarkin JF, Yeomans F, Kernberg OF. Übertragungsfokussierte Psychotherapie für Borderline-Patienten. Das TFP-Praxismanual. Stuttgart: Schattauer 2017.

DGPPN (Deutsche Gesellschaft für Psychiatrie und Psychotherapie, Psychosomatik und Nervenheilkunde e.V.). S3-Leitlinie Borderline-Persönlichkeitsstörung. Stand: 14.11.2022; gültig bis: 31.5.2026; https://register.awmf.org/de/leitlinien/detail/038-015 (letzter Zugriff: 19.4.2024).

Martius P. Persönlichkeitsstörungen. Stuttgart: Kohlhammer 2021.

Renneberg B, Herpertz SC. Persönlichkeitsstörungen. Göttingen: Hogrefe 2021.

Tress W, Henry WP, Junkert-Tress B, et al. Das Modell des zyklisch maladaptiven Beziehungsmusters und der Strukturalen Analyse Sozialen Verhaltens (CMP/SASB). Psychotherapeut 1996; 41: 215–224.

Wöller W. Therapiekonzeption für traumatisierte Patienten mit schweren Persönlichkeitsstörungen. Eine Übersicht über ein integratives Behandlungskonzept. Psychotherapeut 2010; 55: 6–11.

Wöller W. Trauma und Persönlichkeitsstörungen. Ressourcenbasierte psychodynamische Therapie. 2. A. Stuttgart: Schattauer 2013.

Wöller W. Bindungstrauma und Borderlinestörung. Ressourcenbasierte psychodynamische Therapie. Stuttgart: Schattauer 2014.

KAPITEL

66

Henning Schauenburg und Ulrike Dinger

Depression

Patientinnengeschichte

Eine Pädagogikstudentin (23 J.) stellt sich zur Aufnahme auf die Psychotherapiestation vor, nachdem sie bereits seit 1½ Jahren in ambulanter Therapie ist, ihr Befinden sich in den zurückliegenden Wochen aber dramatisch verschlechtert hat. Sie fühlt sich völlig kraftlos, erschöpft, hat keinen Antrieb mehr und kann kaum noch ihren Haushalt erledigen. Mit ihrem Freund, mit dem sie zusammenlebt, wie auch dem Rest ihrer Familie gerät sie in gereizte Auseinandersetzungen. Sie hat zunehmend das Gefühl, keine Zukunft mehr zu haben, nichts wert zu sein, und fühlt sich immer häufiger neben sich stehend, ohne zu merken, was um sie herum passiert. Sie leidet unter Essattacken und hat in den letzten 6 Monaten 15 kg zugenommen. Bereits in ihrem 7 Jahre zurückliegenden Anerkennungsjahr als Erzieherin war sie schon einmal vergleichbar depressiv eingebrochen und hatte auch suizidale Impulse verspürt. Suizidversuche gab es bisher nicht.

Die Pat. beschreibt ein Leben, das schon seit der späten Kindheit von einem Gefühl der Vernachlässigung und des Ungeliebtseins geprägt war. Sie entstammt der Familie eines selbstständigen Unternehmers und hat zwei ältere Schwestern (+5, +7). Wegen der intensiven Berufstätigkeit der Eltern war sie im Wesentlichen von den Großeltern großgezogen worden. Der Großvater (ms) war alkoholkrank, die Großmutter (ms) litt unter Depressionen. Zu einer Zuspitzung der familiären Situation kam es, als die Eltern im 14. Lj. der Pat. beschlossen, einen wesentlichen Teil des Jahres im südlichen Ausland zu verbringen. Sie waren der Meinung, dass die drei Schwestern sich gut allein versorgen könnten.

Im Kontakt mit der Pat. bekommt man eine Vorstellung, wie es zu dieser Einschätzung kommen konnte: Sie ist „munter“, wirkt sehr sympathisch und bezogen, dabei kompetent und scheinbar in der Lage, ihre Angelegenheiten gut zu bewältigen. Erst im Verlauf der stationären Therapie werden ihre darunterliegende tiefe Verzweiflung und ihr Einsamkeitsgefühl deutlich.

Die aktuelle Verschlechterung des Befindens steht in engem Zusammenhang mit der lange nicht auflösbaren Verstrickung mit der Herkunftsfamilie: Immer noch erledigt sie die Angelegenheiten der weiterhin abwesenden Eltern am

Heimatort, lebt dort in unmittelbarer Nähe mit ihrem Freund und träumt doch insgeheim vom Ausbruch. Die ambulante Therapie half der Pat. lange, sich zu stabilisieren, ermöglichte ihr aber bis dahin noch keine wirklich selbstständigen Schritte. Medikamentöse Behandlungen waren wegen Wirkungslosigkeit eingestellt worden.

Die Überweisungsdiagnose lautete rezidivierende mittelgradige depressive Episoden (ICD-10: F33.2), Essattacken (F50.3), gelegentliche Panikattacken (F41.0), V. a. Depersonalisations-/Derealisationssyndrom (F48.1).

Die Pat. hatte sich lebenslang einem starken Leistungsdruck ausgesetzt, diesen mit einem fast zwanghaft anmutenden Wunsch nach Anerkennung verknüpft und kaum ein Gespür dafür, wo sie ihre eigenen Grenzen überschritt. Entsprechend wird sie von ihrer Umgebung als selbstständig und patent erlebt; ihre Bedürftigkeit ist kaum spürbar und kann insofern auch nicht beantwortet werden.

Eine nicht ausreichend wirksame ambulante Therapie bei chronifizierter depressiver Entwicklung ist eine Indikation für die stationäre Behandlung. Die neue soziale Umgebung ermöglichte der Pat. sowohl das Zulassen traurigen und verlassenen Erlebens i. S. einer Regression als auch eigenständige expansive Schritte jenseits der Rücksprache und des Loyalitätskonflikts mit Familie und Freunden. Aufgrund ihrer Sensibilität und Reflexionsfähigkeit kann sie typische, zu depressiven Selbsteinschätzungen führende Interaktionen mit anderen erkennen, wie sie sie auch zunehmend in ihrem beruflichen Umfeld beeinträchtigt haben (Burnout im Helferberuf). Zum Ende der 8-wöchigen stationären Therapie ist die Pat. nicht mehr depressiv bzw. kann mit kurzfristigen negativen Stimmungsschwankungen angemessen umgehen. Sie möchte ihre ambulante Therapie fortsetzen, hat sich mit ihren Eltern auseinandergesetzt und sieht deren eigene konflikthafte Situation mit den daraus erwachsenen „Fluchttendenzen". Auch ihre früher von Neid und gegenseitigen Anklagen gekennzeichnete Beziehung zu den Schwestern hat sich deutlich verbessert. Sie plant eine berufliche Perspektive über das jetzige Studium hinaus, in der sie eigenständig mit körperbehinderten Kindern arbeiten möchte.

66.1 Einleitung

Der Begriff Depression bezeichnet, wie im Fall dargestellt, eine typische Konstellation psychischer Beeinträchtigungen, bei denen die herabgesetzte Stimmung i. S. von Niedergeschlagenheit, Verlust der Freude, emotionaler Leere, Antriebslosigkeit, Interessenverlust und zahlreichen körperlichen Beschwerden wesentliche Merkmale sind. Depressive Störungen haben, neben dem großen Leid für die Betroffenen, Einschränkungen im sozialen Funktionieren, Anfälligkeit für körperliche Krankheiten sowie nicht zuletzt oft ausgedehnte krankheitsbedingte Ausfallzeiten zur Folge. Damit ist die Depression zu einer nicht nur subjektiv sehr belastenden, sondern auch zu einer gesundheitspolitisch und volkswirtschaftlich überaus relevanten Erkrankung geworden.

66.2 Symptomatik

66.2.1 ICD-11-Klassifikation

Depressive Syndrome sind durch eine Vielzahl körperlicher und psychischer Symptome gekennzeichnet; die wesentlichen sind in ➤ Tab. 66.1 aufgeführt.

PRAXISTIPP

Hilfreich ist die Unterscheidung von Symptomen auf emotionaler, motivationaler, kognitiver, vegetativ-somatischer, motorisch-behavioraler und interaktioneller Ebene.

Außerdem werden in der aktuellen **Klassifikation nach ICD-11** folgende Erscheinungsformen depressiver Störungen unterschieden.

Anpassungsstörung (6B43) Eine Anpassungsstörung ist eine maladaptive Reaktion auf einen identifizierbaren psychosozialen Stressor oder mehrere Stressoren (z. B. Scheidung, Krankheit oder Behinderung, sozioökonomische Probleme, Konflikte zu Hause oder am Arbeitsplatz), die normalerweise innerhalb eines Monats nach dem Stressor auftritt. Die Störung ist gekennzeichnet durch die Beschäftigung mit dem Stressor oder seinen Folgen, inkl. übermäßiger Sorgen, wiederkehrender und beunruhigender Gedanken über den Stressor oder ständiges Grübeln über seine Auswirkungen, sowie durch ein Versagen bei der Anpassung an den Stressor, das erhebliche Beeinträchtigungen in persönlichen, familiären, sozialen, schulischen, beruflichen oder anderen wichtigen Funktionsbereichen verursacht. Die Symptome lassen sich nicht besser durch eine andere psychische Störung erklären (z. B. Stimmungsstörung, eine andere spezifisch mit Stress assoziierte Störung) und klingen i. d. R. innerhalb von 6 Monaten ab, es sei denn, der Stressor hält länger an.

Anhaltende affektive Erkrankungen

- **Zyklothyme Störung (6A62):** Die zyklothyme Störung (inkl. zyklothyme Persönlichkeit) ist durch eine anhaltende Stimmungsinstabilität über einen Zeitraum von mindestens 2 Jahren gekennzeichnet, die zahlreiche Perioden mit hypomanischen (z. B. Euphorie, Reizbarkeit oder Expansivität, psychomotorische Aktivierung) und depressiven (z. B. Niedergeschlagenheit, vermindertes Interesse an Aktivitäten, Müdigkeit) Symptomen umfasst, die während eines größeren Teils der Zeit vorhanden sind als sonst. Es gibt keine Vorgeschichte manischer, hypomanischer Schweregrade oder gemischter Episoden, und die depressive Symptomatik war nie schwerwiegend oder lang anhaltend genug, um die diagnostischen Voraussetzungen für eine depressive Episode zu erfüllen. Die Symptome führen zu erheblichem Leidensdruck oder zu erheblichen Beeinträchtigungen in

Tab. 66.1 Kriterien für die Diagnose depressiver Episoden nach ICD-11

Depressive Episode (6A70)	
Eine depressive Episode ist gekennzeichnet durch eine Phase gedrückter Stimmung oder verminderten Interesses an Aktivitäten, die fast jeden Tag während eines Zeitraums von mindestens 2 Wochen auftritt, begleitet von anderen Symptomen wie Konzentrationsschwierigkeiten, Gefühlen der Wertlosigkeit oder übermäßigen oder unangemessenen Schuldgefühlen, Hoffnungslosigkeit, wiederkehrenden Gedanken an Tod oder Suizid, Veränderungen des Appetits oder des Schlafs, psychomotorische Unruhe oder Verzögerung und verminderte Energie oder Müdigkeit	
6A70.0	Eine einzelne leichtgradige depressive Episode wird diagnostiziert, wenn die definitorischen Voraussetzungen für eine depressive Episode erfüllt sind und die Episode einen geringen Schweregrad aufweist. Bei einer leichten depressiven Episode sind Betroffene i. d. R. durch die Symptome beunruhigt und haben gewisse Schwierigkeiten, in einem oder mehreren Bereichen (persönlich, familiär, sozial, schulisch, beruflich oder in anderen wichtigen Bereichen) weiter zu funktionieren. Während der Episode treten keine Wahnvorstellungen oder Halluzinationen auf.
6A70.1	Bei einer mittelgradigen depressiven Episode *ohne* psychotische Symptome sind mehrere Symptome einer depressiven Episode (s. o.) in ausgeprägtem Maße vorhanden, oder es liegt insgesamt eine große Anzahl depressiver Symptome von geringerem Schweregrad vor. Betroffene haben i. d. R. erhebliche Schwierigkeiten, in mehreren Bereichen (persönlich, familiär, sozial, schulisch, beruflich oder in anderen wichtigen Bereichen) zu funktionieren.
6A70.2	Eine einzelne mittelgradige depressive Episode *mit psychotischen Symptomen* wird diagnostiziert, wenn die definitorischen Voraussetzungen für eine depressive Episode erfüllt sind und die aktuelle Episode ausgeprägt ist und während der Episode Wahnvorstellungen oder Halluzinationen auftreten.
6A70.3	Bei einer schwergradigen depressiven Episode *ohne* psychotische Symptome sind viele oder die meisten Symptome einer depressiven Episode in ausgeprägtem Maße vorhanden, oder eine geringere Anzahl von Symptomen ist vorhanden und in starkem Maße ausgeprägt. Betroffene haben ernsthafte Schwierigkeiten, in den meisten Bereichen (persönlich, familiär, sozial, schulisch, beruflich oder in anderen wichtigen Bereichen) weiterhin zu funktionieren
6A70.4	Eine einzelne schwergradige depressive Episode *mit psychotischen Symptomen* wird diagnostiziert, wenn die definitorischen Voraussetzungen für eine depressive Episode erfüllt sind, die aktuelle Episode schwerwiegend ist und während der Episode Wahnvorstellungen oder Halluzinationen auftreten.
6A70.5	Eine einzelne depressive Episode, *Schweregrad nicht näher bezeichnet,* wird diagnostiziert, wenn die definitorischen Voraussetzungen für eine depressive Episode erfüllt sind, anamnestisch keine früheren depressiven Episoden bestehen und keine ausreichenden Informationen vorliegen, um den Schweregrad der aktuellen depressiven Episode zu bestimmen.
6A70.6	Eine einzelne depressive Episode, *gegenwärtig in Teilremission,* wird diagnostiziert, wenn die definitorischen Voraussetzungen für eine depressive Episode vollständig erfüllt sind und in der Vorgeschichte keine depressiven Episoden aufgetreten sind. Die vollständigen definitorischen Voraussetzungen für eine depressive Episode sind nicht mehr erfüllt, aber einige signifikante Stimmungssymptome bleiben bestehen.
6A70.7	Eine einzelne depressive Episode, *gegenwärtig in Vollremission,* wird diagnostiziert, wenn die definitorischen Voraussetzungen für eine depressive Episode in der Vergangenheit vollständig erfüllt wurden und keine signifikanten Stimmungsprobleme mehr bestehen. Es gibt keine depressiven Episoden in der Vorgeschichte, die der fraglichen Episode vorausgegangen sind.
6A71.x	Eine *rezidivierende depressive Störung (inkl. saisonale Störung)* ist gekennzeichnet durch eine Vorgeschichte oder mindestens zwei depressive Episoden im Abstand von mindestens mehreren Monaten, begleitet von anderen Symptomen wie Konzentrationsschwierigkeiten, Gefühlen der Wertlosigkeit oder übermäßigen oder unangemessenen Schuldgefühlen, Hoffnungslosigkeit, wiederkehrenden Gedanken an Tod oder Selbstmord, Veränderungen des Appetits oder des Schlafs, psychomotorische Unruhe oder Verzögerung sowie verminderte Energie oder Müdigkeit (Schweregrad s. o.). Es gab nie zuvor manische, hypomanische oder gemischte Episoden, die auf eine bipolare Störung hindeuten würden. Der Schweregrad der aktuellen Episode (s. o.: leicht/mittel/schwer) wird durch die Nachkommastelle festgelegt.

persönlichen, familiären, sozialen, schulischen, beruflichen oder anderen wichtigen Funktionsbereichen.

- **Dysthyme Störung (6A72):** Die dysthyme Störung ist durch eine anhaltende depressive Stimmung gekennzeichnet (d. h., sie hält 2 Jahre oder länger an), und zwar den größten Teil des Tages und an mehr Tagen als nicht. Bei Kindern und Jugendlichen kann sich die depressive Stimmung als durchdringende Reizbarkeit äußern. Die depressive Stimmung wird von zusätzlichen Symptomen begleitet, wie z. B. deutlich vermindertes Interesse oder Vergnügen an Aktivitäten, verminderte Konzentration und Aufmerksamkeit oder Unentschlossenheit, geringes Selbstwertgefühl oder übermäßige oder unangemessene Schuldgefühle, Hoffnungslosigkeit in Bezug auf die Zukunft, Schlafstörungen oder vermehrter Schlaf, verminderter oder vermehrter Appetit oder geringe Energie oder Müdigkeit. Während der ersten 2 Jahre der Erkrankung gab es nie einen 2-wöchigen Zeitraum, in dem die Anzahl und Dauer der Symptome ausreichte, um die diagnostischen Anforderungen für eine depressive Episode zu erfüllen. Es gibt keine Vorgeschichte von manischen, gemischten oder hypomanischen Episoden.

Diagnosen in anderen ICD-Abschnitten

- **Prämenstruelle dysphorische Störung (GA34.40):** Bei der prämenstruellen dysphorischen Störung treten Symptome während einer Mehrheit der Menstruationszyklen innerhalb des letzten Jahres auf. Es kommt zu Stimmungssymptomen (depressive Stimmung, Reizbarkeit), somatischen Symptomen (Lethargie, Gelenkschmerzen, Überessen) oder kognitiven Symptomen (Konzentrationsschwierigkeiten, Vergesslichkeit), die einige Tage vor dem Einsetzen der Menstruation beginnen, sich innerhalb weniger Tage nach dem Einsetzen der Menstruation verbessern und dann innerhalb von etwa 1 Woche nach dem Einsetzen der

Menstruation minimal werden oder ganz fehlen. Die Symptome sind schwerwiegend genug, um signifikanten Stress oder signifikante Beeinträchtigungen in persönlichen, familiären, sozialen, schulischen, beruflichen oder anderen wichtigen Funktionsbereichen zu verursachen und stellen nicht die Exazerbation einer psychischen Störung dar.

66.2.2 Differenzialdiagnostik

Depressive Symptome sind die Endstrecke nicht nur verschiedenster biografischer, lerngeschichtlicher und konflikthafter, sondern gelegentlich auch somatischer Prozesse. Vor einer Intervention müssen deshalb mögliche körperliche Ursachen mitgedacht und ggf. behandelt werden, die eindeutig und nicht nur i. S. einer Verstärkung der herabgesetzten Stimmung eine Depression hervorrufen können.

Im Bereich der Inneren Medizin sind dies Infekte, endokrinologische Erkrankungen (Schilddrüsenfunktionsstörungen, Morbus Cushing, Morbus Addison, postpartale Hormonstörungen), entzündliche Systemerkrankungen (z. B. Lupus erythematodes), schwere Herzkrankheiten, onkologische Erkrankungen. Im Bereich der Neurologie müssen vor allem die Parkinson-Krankheit, Hirntumoren, Multiple Sklerose und besonders demenzielle Erkrankungen ausgeschlossen werden. Diese Krankheiten stellen keine Kontraindikation für psychotherapeutische Interventionen dar, allerdings verschiebt sich der Behandlungsansatz oft zur Therapie der Grunderkrankung hin.

Depressionen können auch **pharmakologisch verursacht** sein: Hier sind vor allem illegale Medikamente (Amphetamine) zu nennen, aber auch diverse Antihypertensiva, Antibiotika, Interferone, Zytostatika, Hormone und Psychopharmaka (traditionelle Neuroleptika, Barbiturate, Benzodiazepine u. a.) sowie andere Medikamentengruppen.

Abzugrenzen von depressiven Störungen sind einfache **Trauerreaktionen,** die zwar in manchem der Depression ähneln (Antriebsmangel, Interessensmangel bzw. -einengung etc.), die aber z. B. meist keine Selbstwertproblematik bzw. Suizidalität aufweisen. Etwa ein Drittel aller Menschen, die einen nahestehenden Menschen verloren haben, erfüllen irgendwann die Kriterien einer depressiven Episode. Eine „pathologische Trauerreaktion", also eine eigentliche depressive Entwicklung, sollte aber erst angenommen werden, wenn es über mehrere Monate nicht zu einer Auflösung kommt und Schuldgefühle, übermäßige Rituale (ausgeprägte Bewahrung von Erinnerungsstücken u. Ä.), Lebensüberdruss etc. bestehen (➤ Kap. 17).

66.2.3 Komorbidität

Depressive Störungen weisen eine hohe Komorbidität mit anderen *psychischen* Störungen auf. Bezogen auf die letzten 12 Monate vor der Untersuchung wurde in einem nationalen deutschen Survey bei 60,7 % aller Patient*innen mit unipolaren depressiven Störungen das Vorliegen einer Komorbidität erfasst, darunter bei 24,1 % drei und mehr zusätzliche Diagnosen.

CAVE

Patient*innen mit komorbiden Erkrankungen haben ein höheres Chronifizierungsrisiko, eine ungünstigere Prognose und ein erhöhtes Suizidrisiko (Jacobi et al. 2014).

Gleichzeitiges Vorkommen mit folgenden **psychischen Erkrankungen** ist häufig: Angststörungen (50 %, insb. Phobien, soziale Ängste, Panikstörung, generalisierte Angststörung), Zwänge, PTBS, Essstörungen, Substanzabhängigkeiten (50 % aller abhängigen Patient*innen sind auch depressiv), Schlafstörungen, sexuelle Störungen, somatoforme Störungen, psychophysiologische Störungen, auch schizophrene Störungen, hirnorganische Störungen, zerebraler Abbau sowie verschiedene Persönlichkeitsstörungen (je nach Stichprobe 20–80 % Komorbidität).

Psychische Faktoren können zudem körperliche Krankheiten anstoßen und/oder in ihrem Verlauf beeinflussen. Letzteres geschieht im Kern auf biologischer Ebene (Stressphysiologie), aber auch über den jeweiligen Umgang (Coping) mit der Krankheit, d. h. über das Krankheitsverhalten. Depressivität und damit oft einhergehende soziale Isolation bestimmen die Anpassungsfähigkeit, mit der Menschen mit Krankheiten umgehen, und damit oft auch deren Prognose. Gleichzeitig stellen sie einen wichtigen Aspekt der Lebensqualität von Betroffenen dar, ein heute zunehmend wichtiges Ergebniskriterium für viele Therapieansätze in der somatischen Medizin.

Im Bereich der *somatischen* Erkrankungen haben depressive Patient*innen u. a. ein **erhöhtes Krankheitsrisiko** für gefäßbedingte Herzerkrankungen, Hirnblutungen bzw. Schlaganfälle, Asthma bronchiale, Heuschnupfen (Allergien), Ulcus pepticum, Diabetes mellitus und Infektionen. Darüber hinaus findet sich daher eine gegenüber Nichtdepressiven insgesamt erhöhte Sterblichkeit im Rahmen der o. g. Erkrankungen.

Umgekehrt beträgt die Lebenszeitprävalenz für depressive Störungen bei Patient*innen mit länger dauernden körperlichen Erkrankungen 42 % und ist damit doppelt so hoch wie in der Allgemeinbevölkerung.

66.3 Diagnostische Instrumente

Für die Diagnostik depressiver Störungen steht eine Vielzahl von klinischen und Fragebogeninstrumenten zur Verfügung, vier gut etablierte Instrumente werden hier exemplarisch genannt.

66.3.1 Selbstbeurteilungsskalen

- **Gesundheitsfragen für Patienten** (PHQ-9; Spitzer et al. 1999; dt. Löwe et al. 2002), kann als Screeninginstrument sowie zur Verlaufsbeurteilung lizenzfrei eingesetzt werden. Die Fragen beziehen sich auf die vergangenen 14 Tage. Die aufsummierten Werte variieren zwischen 0 und 27, Werte von 5–9 gelten als leichte, Werte von 10–14 als mittelgradige, 15–19 als ausgeprägte und Werte 20 als schwerwiegende Ausprägung der depressiven Symptomatik.

66

- **Beck-Depressions-Inventar** (BDI-II; Beck et al. 1996, dt. Version Hautzinger et al. 2006): Zu 21 Depressionssymptomen werden Aussagen vorgegeben, von denen die Patient*innen diejenige auswählen, die am besten beschreibt, wie sie sich in den vergangenen beiden Wochen gefühlt haben. Die aufsummierten Werte variieren von 0–63. Ein Punktwert von 14–19 wird gilt als leichte, 20–28 als moderate und Werte ≥ 29 als schwere depressive Symptomatik.

66.3.2 Fremdeinschätzungsskalen

- **Hamilton Depressions-Rating-Skala** (HDRS; Hamilton1960) ist eine Fremdbeurteilungsskala zur quantifizierten Beurteilung depressiver Symptomatik. Es existieren verschiedene Versionen, verbreitet sind entweder 17 oder 21 Items. Aufgrund eines klinischen Interviews schätzen Diagnostiker*innen auf drei Stufen den Schweregrad der jeweiligen depressiven Symptome ein. Es existieren keine normierten Schwellenwerte, vorgeschlagen für die 17-Item Version sind die Einordnung von 9–16 Punkten als leicht, 17–24 als mittelgradig und ≥ 25 als schweres depressives Syndrom.
- **Montgomery-Åsberg Depression Rating Scale** (MADRS; Montgomery und Åsberg 1979; dt. Version Neumann und Schulte 1989): Zu 10 vorgegebenen Depressionssymptomen wird die Schwere auf einer 7-stufigen Skala durch externe Beurteilende eingeschätzt, der Gesamtwert liegt zwischen 0 und 60. Ein Punktwert von 7–19 gilt als leichtes, 20–34 als mittelgradiges und Werte ≥ 35 als schweres depressives Syndrom.

66.4 Epidemiologie, Risikofaktoren, Verlauf

66.4.1 Prävalenz und Inzidenz

Die 1-Jahres-Inzidenz für depressive Erkrankungen liegt bei 1–2 auf 100 Personen. Depressionen sind häufige Erkrankungen. Das Lebenszeitrisiko für eine diagnostizierte depressive Störung in Deutschland liegt auf der Basis repräsentativer Untersuchungen zwischen 11 und 16 % und ist für Frauen etwa doppelt so hoch wie für Männer (Busch et al. 2013; Jacobi et al. 2014, 2016; Streit et al. 2021); international werden Lebenszeitprävalenzen von 16–20 % für Depressionen (alle Formen) berichtet.

Die Häufigkeit einer unipolaren Depression in der Allgemeinbevölkerung im Zeitfenster von 12 Monaten wird auf 8 %, die 12-Monats-Prävalenz für eine Major Depression auf 6 % und für eine Dysthymie auf 2 % geschätzt. Für die unipolare Depression entspricht dies ca. 5,3 Mio. Betroffenen in Deutschland, die in einem Zeitraum von 12 Monaten erkrankt sind (Busch et al. 2013; Jacobi et al. 2014, 2016).

Jedem Menschen mit einer depressiven Episode steht dabei mindestens ein Mensch gegenüber, der unter subklinischen depressiven Symptomen leidet. Diese können ebenfalls behandlungsbedürftig sein.

Die Prävalenzen erschienen derzeit annähernd stabil. Bemerkenswert ist jedoch eine aktuelle Verschiebung ca. seit Beginn der 2000er-Jahre hin zu einer höheren Prävalenz bei jüngeren Frauen und zu einer insgesamt größeren Ausprägungsschwere von Symptomen im Fall einer vorhandenen depressiven Episode. Neuere Ergebnisse lassen vermuten, dass das Erkrankungsrisiko für Mädchen und junge Frauen früher einsetzt und außerdem im Jugendalter bzw. frühen Erwachsenenalter steiler ansteigt als für Jungen und junge Männer. Frauen weisen zudem eine höhere Rückfallneigung für weitere depressive Phasen auf. Diese Geschlechtsunterschiede werden im mittleren und höheren Lebensalter geringer, d. h., die Depressionsraten der Geschlechter gleichen sich allmählich an. Bei bipolaren affektiven Erkrankungen finden sich i. d. R. keine bedeutsamen Geschlechtsunterschiede.

Depressionen treten in jedem Lebensalter auf, früher mit einem Ersterkrankungsgipfel zwischen dem 30. und 40. Lj. Heute hat sich dieser Altersgipfel auf das 18. bis 25. Lj. vorverlagert. Bei den Dysthymien kann über die Lebensspanne eine stetige Zunahme, dann jedoch ab dem 30. Lj. eine allmähliche und ab dem 65. Lj. eine deutliche Abnahme festgestellt werden. Dennoch sind im höheren Lebensalter Depressionen die häufigste psychische Störung, wobei eine hohe Komorbidität mit körperlichen Erkrankungen und Funktionseinschränkungen besteht.

66.4.2 Risikofaktoren

Für die Depression werden meist multifaktorielle Erklärungskonzepte angenommen, die von einer Wechselwirkung aus biologischen und psychosozialen Faktoren ausgehen. Deren Bedeutung kann von Person zu Person erheblich variieren (Berger et al. 2019).

Studien an großen Populationen belegen die erhöhte Wahrscheinlichkeit für das Auftreten affektiver Störungen bei **genetisch** vulnerablen Individuen. Insgesamt legen Familienstudien eine Heritabilität von ca. 35 % nahe (Geschwind und Flint 2015); hier wird von einem polygenetischen Risiko ausgegangen (viele Gene tragen zum Risiko bei; Mitchell et al. 2021). Auch Gen-Umwelt-Interaktionen werden vermutet, dies ist jedoch nicht eindeutig belegt und bleibt Gegenstand von Forschung (Caspi et al. 2003; Border et al. 2019).

Die **soziodemografischen Faktoren** weibliches Geschlecht, höheres Lebensalter, Zugehörigkeit zu einer ethnischen Minderheit sowie ein niedriger sozioökonomischer Status und Armut gehen mit einer höheren Wahrscheinlichkeit für depressive Erkrankungen einher. Dies trifft auch auf das Risiko für andere psychische Erkrankungen (z. B. Angst-. Sucht oder Persönlichkeitsstörungen) zu.

Unter den **psychosozialen Risikofaktoren** ist die Häufung aversiver Kindheitserlebnisse (Verluste, Gewalterfahrungen, Missbrauch etc.) bei später depressiv erkrankten Menschen ein häufig replizierter Befund (z. B. Felitti et al. 1998). Hieraus resultieren Persönlichkeitsentwicklungen, die ihrerseits das Erkrankungsrisiko erhöhen. Weitere psychosoziale Risikofaktoren sind generell die Exposition gegenüber Traumata und Katastrophen (z. B. Krieg, Gewalt). Auch soziale Faktoren wie Vereinsamung, Verwitwung und soziale Isolation tragen zum Depressionsrisiko bei.

Aktuell belastende Lebensereignisse kommen im Vorfeld depressiver Episoden gehäuft vor, wobei oft nicht ausgeschlossen werden kann, dass z. B. zwischenmenschliche Belastungen bereits eine Folge der beginnenden Depression sind. Dies gilt für personenabhängige, aber auch für unabhängige (nicht durch die Krankheit oder von Patient*innen selbst herbeigeführte) Ereignisse. Ebenso spielen chronischer Stress, andauernde Überlastung („Burnout") und Überforderung eine wichtige Rolle bei der Entstehung depressiver Episoden.

66.4.3 Verlauf

Etwa die Hälfte bis zwei Drittel der Patient*innen mit einer depressiven Episode werden im Verlauf von ca. 6 Monaten unter Behandlung, z. T. auch unbehandelt, so weit gebessert, dass sie wieder ihre gewohnte Leistungsfähigkeit besitzen und das alte Selbst hervortritt, wobei einzelne Beschwerden weiterbestehen können.

Langzeitstudien weisen jedoch darauf hin, dass auch in behandelten Patient*innenstichproben bei mindestens 20–30 % der Personen eine bedeutsame Restsymptomatik bestehen bleibt bzw. keine ausreichende Besserung eintritt. Auch Rückfälle nach Abschluss der Therapie einer akuten depressiven Episode sind ein häufiges Ereignis (ca. 40–60 % der Betroffenen). Rein statistisch erlebt eine betroffene Person im Durchschnitt während ihres Lebens vier Episoden von ca. 20 Wochen Dauer. Betroffene mit mehr als drei vorhergehenden depressiven Episoden hatten dabei nach Abschluss der Therapie eine Rückfallrate von 70–80 %, verglichen mit ersterkrankten Personen, deren Rückfallrate nur bei 20–30 % lag. Diese Dynamik einer sich steigernden Vulnerabilität wird von Kendler et al. (2000) beschrieben, die fanden, dass mit jeder weiteren depressiven Episode der Zusammenhang zwischen psychosozialen Auslösern und Erkrankung geringer wird (**biologisches Kindling**).

Übereinstimmend wird für etwa 10–20 % der unipolaren Erkrankungen eine **Chronifizierung** (Minimaldauer der Beschwerden von 2 Jahren) gefunden. Diese Rate scheint für ältere Personen höher zu sein und auch mit einsetzenden bzw. parallel bestehenden körperlichen Erkrankungen zu korrelieren. Spätremissionen auch bei langen Phasen und solchen in hohem Lebensalter wurden wiederholt gefunden.

Je früher und je schwerer die depressiven Symptome auftraten, umso größer ist das Risiko von Rückfällen bzw. Chronifizierung. Eine zum Ende einer Therapie noch bestehende Residualsymptomatik (insb. Schlafstörungen) ist mit rascheren Rückfällen korreliert.

Weitere Rückfallrisiken liegen in begleitenden Persönlichkeitsstörungen, Angsterkrankungen (vor allem Sozialangst), Schmerzsyndromen sowie in Alkoholmissbrauch, ebenso in höheren Neurotizismuswerten als (subklinischem) Ausdruck von Angst, Scham und interpersoneller Sensitivität. Letzteres verweist auch auf die Bedeutung der andauernden „leichten" depressiven Herabgestimmtheit (Dysthymie) als Chronifizierungsfaktor. Der Zusammenhang von Rückfallhäufigkeit und Persönlichkeitsstörungen hat vermutlich vor allem mit den hiermit verbundenen interpersonellen Schwierigkeiten zu tun: Diese führen zu einem Mangel an sozialer Unterstützung und Eingebundenheit und damit zu mangelnder Lebensfreude und Genussfähigkeit als Schutzfaktoren.

66.5 Ätiologie

66.5.1 Kognitions- und lerntheoretische Modelle

Die lerntheoretische und kognitive Tradition hat eine Fülle von hilfreichen Modellen hervorgebracht, die sich teilweise auf spezifische Aspekte der Entstehung und Aufrechterhaltung depressiven Erlebens zentrieren und hier kurz erwähnt werden sollen, da aus den jeweiligen Modellen auch spezifische psychotherapeutische Behandlungsansätze entstanden sind (➤ Kap. 65.6.2):

- **Gelernte Hilflosigkeit:** Das Modell der „gelernten Hilflosigkeit" (Seligman 1979) zentriert auf das typische depressive Hilflosigkeitserleben, das aus der Erfahrung der Nichtbeeinflussbarkeit und Nichtvorhersagbarkeit negativer Erfahrungen rührt. Die daraus folgende Neigung zu Schuldzuschreibung, überdauernder hilfloser Selbstcharakterisierung und zur Generalisierung eigener Unfähigkeit ist für depressive Menschen besonders typisch.
- **Kognitive Theorie von Beck:** Beck (1987) beschreibt vor allem die „dysfunktionalen" Kognitionen depressiver Patient*innen. Hierzu zählen die negative Sicht der eigenen Person, der Umwelt und der Zukunft. Diese sind als Schemata relativ stabil und werden meist durch innere oder äußere Belastungserlebnisse aus ihrer „Latenz" geholt. Daneben gibt es „systematische Fehler der Informationsverarbeitung" wie z. B. willkürliche Schlussfolgerungen, Neigung zur Übergeneralisierung sowie zur selektiven Abstraktion, zur Personifizierung und zum absolutistischen Denken bei Überschätzung der Leistung anderer und Unterschätzung der eigenen Fähigkeiten.
- **Verstärker-Verlust-Modell von Lewinson:** Dieses stärker lerntheoretisch orientierte Modell sieht die Depression als Folge mangelnder positiv verstärkender Erfahrungen und Aktivitäten oder als Folge des andauernden Verlustes solcher Erlebnisse (Lewinson und Libet 1972). Damit rücken Beziehungsaspekte depressiven Erlebens ins Zentrum: Die Unfähigkeit, eigene Wünsche und Bedürfnisse in Beziehungen zu äußern, Autonomie oder Distanz sowie andere authentische Gefühle zu äußern bzw. fähig zu sein, Konflikte auszutragen, spielt in der Entstehung und Aufrechterhaltung depressiver Erlebensweisen in diesem Modell eine besondere Rolle.
- **Selbstregulationsmodell von Kanfer:** Das Selbstregulationsmodell (Kanfer et al. 1996) zentriert auf die gestörte Selbstregulation depressiver Menschen: Sie nehmen sich selbst negativ wahr, während sie Positives ausblenden. Sie setzen sich unrealistisch hohe Ziele und bestrafen sich eher für Fehler, als dass sie sich für Erreichtes belohnen.
- **Achtsamkeit und Akzeptanz:** In der sog. Dritten Welle der Verhaltenstherapie liegt der Fokus auf der Notwendigkeit, das

Erleben von Emotionen und den Umgang damit zu verändern (z. B. Hayes et al. 1999; Segal et al. 2002). Durch Achtsamkeit, als eine besondere Form der Aufmerksamkeitslenkung auf das Hier und Jetzt, sowie dem Anstreben einer Akzeptanz des emotionalen Erlebens (anstelle einer Wiederholung von erfolglosen Veränderungsversuchen) wird angenommen, dass die Fähigkeiten zur Regulation negativer Emotionen unterstützt werden.

All diese Modelle haben Berührungspunkte und greifen jeweils besonders typische und wichtige Anteile depressiven Erlebens auf. Sie werden auch in psychodynamischen Therapien thematisiert, dort jedoch häufig unter dem Gesichtspunkt abgewehrter Gefühle und verbotener Wünsche.

66.5.2 Psychodynamisches Krankheitsmodell: depressiver Grundkonflikt

Die zentrale Rolle von Verlust-, Verunsicherungs- oder Enttäuschungserlebnissen in der Kindheit von später depressiv Erkrankten wird immer wieder besonders betont und ist empirisch gesichert (Übersicht: Goodman 2002).

Die jeweils unterschiedlichen Verarbeitungsformen ungünstiger Lebenserfahrungen bestimmen die psychodynamischen Modelle zur Depression. Der **Verlust einer wichtigen Bezugsperson oder eines lebensbestimmenden Ideals** wird bereits von Freud (1917) als zentrales auslösendes Moment beschrieben, wobei er erstmals den Unterschied zwischen der normalen Trauerreaktion und der Depression als einem Rückzug aus der Welt, verbunden mit Minderung des Selbstwertgefühls und der Wendung aggressiver Impulse gegen das eigene Selbst, konzeptualisierte. Der autoaggressive und selbstbeschuldigende Zug depressiver Menschen wird von ihm mit der Verinnerlichung der enttäuschenden, „bösen" Anteile des verlorenen Objekts in Verbindung gebracht, die dann im Selbst attackiert werden.

Die nächste Generation der psychoanalytischen Theoretiker konzentrierte sich auf die **zentrale Rolle des Selbstwertgefühls,** das schon damals mit Aspekten der Bindung des Kindes an seine Bezugsperson verknüpft wurde. Rado (1927) beschrieb, dass depressive Menschen in ihren Beziehungserfahrungen die Eltern als vernachlässigend und überwiegend bestrafend erlebt haben. In der Folge identifizieren sie sich übermäßig mit vermuteten oder tatsächlichen Leistungsanforderungen. Situationen des Scheiterns werden in diesem Sinn vor allem als eigenes Scheitern interpretiert. Auslöser einer Depression können daher nicht nur Verlusterlebnisse, sondern auch Kränkungen, andauernde Hilflosigkeit, Desillusionierungen und Enttäuschungen sein. Erstmals fand sich hier auch die Zentrierung auf den Aspekt der **Hilf- und Machtlosigkeit,** d. h. auf den Zusammenbruch der Möglichkeit, die Selbstachtung angesichts belastender Erlebnisse aufrechtzuerhalten.

Das besondere Erleben der Hilflosigkeit bei depressiven Menschen kann auch als Ausdruck eines spezifischen emotionalen Dilemmas verstanden werden, das von verschiedenen Autoren als **depressiver Grundkonflikt** (➤ Abb. 66.1) bezeichnet wird (z. B. Rudolf 2000): Auf dem Boden eines verunsicherten Selbstwertgefühls bzw. einer unsicheren Bindung an primäre Bezugspersonen (z. B. Bowlby 1987; Ainsworth et al. 1978; vgl. auch Schauenburg 2008) entsteht eine

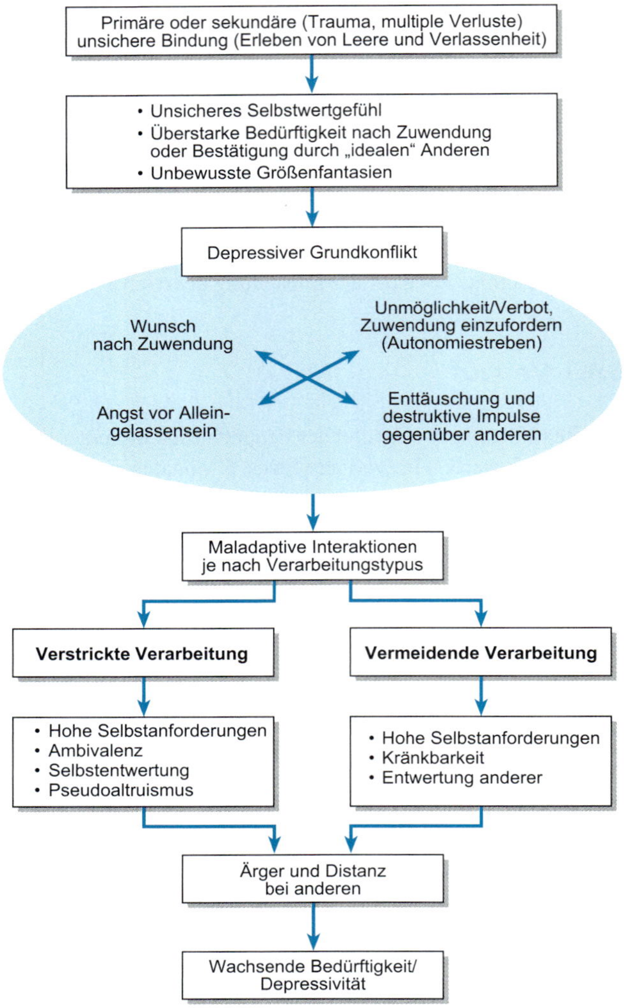

Abb. 66.1 Der depressive Grundkonflikt und seine interaktionellen Folgen (mod. nach Rudolf 2003) [L106]

überstarke Abhängigkeit von äußeren oder auch inneren Objekten bzw. Idealbildungen. Diesen wird aber, gerade wegen der als bedrohlich oder belastend erlebten Abhängigkeit, (oft unbewusst) ein Gefühl von wütendem Aufbegehren oder Distanzierung entgegengebracht. Letztere können nicht innerlich erlebt bzw. nicht ausgedrückt werden, weil damit die Beziehung bedroht würde und ein Verlust an Sicherheit die Folge wäre, der dem Betreffenden unerträglich ist. Aus dieser verborgenen, oft mit Neid und Enttäuschungsgefühlen einhergehenden Spannung entsteht eine Vielfalt schwieriger Interaktionsmuster, die alle als misslungene Verarbeitungsversuche zu verstehen sind. Hierzu zählen gehemmte Aggressivität, Abwehr durch Pseudoaltruismus, Ambivalenz oder Selbstentwertung, denen allen gemeinsam ist, dass sie in anderen Ärger, Distanzierung und Kritik hervorrufen können (vgl. auch kognitiv-behaviorale Modelle der Depression). Solche Reaktionen verstärken dann die basale Unsicherheit der Betroffenen weiter. Aus dem „Patt" zwischen teils verborgener Abhängigkeit und nicht realisierbaren Individuierungs-(Abgrenzungs-, Gegenwehr-) wünschen entsteht die depressive Vulnerabilität. Das Ausbrechen der

Depression hängt dann von der Schwere des „Auslösers“ und der ihn begleitenden Hilflosigkeit, d. h. der Intensität der zugrunde liegenden Bindungsunsicherheit bzw. der Rigidität der Persönlichkeit, ab.

Die Depression ist als **Gegenregulation** auf den Zusammenbruch der bisherigen Konfliktbewältigung zu sehen.

Sie ist eine „regressive Bewegung“, vor allem aber auch eine Schutzreaktion, die dazu dient, in einer Situation der Hilflosigkeit angesichts unlösbarer innerer Konflikte die Bindung an eine schutzgewährende Instanz (äußerer oder innerer Art) zu gewährleisten. So können also alle Situationen, die mit dem Erleben von Angst, Schuld oder Scham einhergehen, zur Depression führen, wenn sie nur das basale Sicherheitsgefühl und die Handlungsfähigkeit der Betroffenen nachhaltig genug beeinträchtigen.

Bedeutsam für das Verständnis der jeweils auslösenden Konstellation ist dabei die **prämorbide Persönlichkeit,** die nach heutigem Verständnis Ausdruck der je spezifischen charakterlichen Verarbeitungsweise des depressiven Grundkonflikts ist. Dieser Verarbeitungsmodus ist dabei auch für den weiteren Verlauf und insbesondere für die Behandlung depressiver Erkrankungen ausschlaggebend.

66.5.3 Persönlichkeit als Ätiologiefaktor: Taxonomie

Hinsichtlich der beschriebenen Verarbeitung des depressiven Grundkonflikts gibt eine Reihe von Typisierungsversuchen zur Persönlichkeit depressiver Menschen. Sie entstammen psychiatrischen (Tellenbach 1961), psychoanalytischen (Arieti und Bemporad 1985; Blatt und Zuroff 1992; Rudolf 2000), aber auch kognitiv-behavioralen (Beck 1987) Ansätzen. Eine Sicherheit suchende Bindung an äußere bzw. innere Objekte ist dabei für die meisten dieser Konzepte kennzeichnend.

So unterscheiden Arieti und Bemporad zwischen Menschen, die sich an dominanten Anderen und solchen, die sich an einem dominanten Ideal orientieren. Blatt beschreibt die Depressiven vom **anaklitischen** (anklammernden) und **introjektiven** (durch hohe Selbstanforderungen geprägten) Typ. Beck teilt die Patient*innen in **soziotrope** (beziehungsorientierte) und **betont autonome** ein. Rudolf unterscheidet zwischen regressiven und eher narzisstischen Verarbeitungsformen des depressiven Grundkonflikts.

In der **OPD-3** (Arbeitskreis OPD 2023) wird diese Typologie vor allem in der **Konfliktachse** abgebildet: Anaklitische Patient*innen werden dem passiven Verarbeitungsmodus des Individuations-Abhängigkeits- oder des Versorgungs-Autarkie-Konflikts zugeordnet, introjektive z. T. (je nach Ausmaß der strukturellen Beeinträchtigung) dem aktiven Modus dieser Konflikte bzw. dem aktiven Modus des Selbstwertkonflikts.

Eine weitere verwandte Zugangsmöglichkeit bietet die **Bindungstheorie** in der Tradition von John Bowlby (z. B. 1987; s. auch Cassidy und Shaver 2018; ➤ Kap. 12). Dieser ging von der Grundannahme aus, dass Menschen mit ungünstigen Bindungserfahrungen, d. h. mit fehlender oder schwankender Verfügbarkeit von Bezugspersonen, innere Arbeitsmodelle („inner working models“) von Bindungen entwickeln, die Parallelen zu den oben beschriebenen Verarbeitungsmodi des depressiven Konflikts aufweisen. Die empirischen Forschungsergebnisse weisen auf einen Zusammenhang realer Beziehungserfahrungen und einer habituellen, z. T. automatisierten Neigung zur Hyper- oder Deaktivierung von Bindungsverhaltensweisen (Mikulincer und Shaver 2003):

- Hyperaktivierende Personen (verstrickte, ambivalente Bindungsstile) agieren auf Basis einer konstant präsenten Angst vor Alleinsein oder Zurückweisung mit Nähesuchen und Anklammern.
- Menschen mit deaktivierenden Strategien (vermeidender Bindungsstil) weichen nahen Beziehungen aus und stellen Pseudoautonomie her, um das Erleben von Abhängigkeit zu minimieren.

Die dargestellten Versuche zur Konzeptualisierung der Vulnerabilität für Depression deuten bereits an, dass die jeweils unterschiedlichen Vorbedingungen der depressiven Dekompensation Auswirkungen auf Strategie und Ziele einer psychodynamisch orientierten Therapie der Depression haben.

66.6 Therapie

Dieser Abschnitt befasst sich vor allem mit psychotherapeutischen Verfahren (zu den vielfältigen pharmakotherapeutischen Ansätzen zur Behandlung der Depression z. B. Benkert et al. 2006; BÄK et al. 2022).

66.6.1 Akute Depression

Umgang mit akuter Depression

Akut depressive Patient*innen sind in großer Not. Unaufdringliches Zuhören, das Angebot von Zeit und Raum und vorsichtige Versuche der Entlastung in den dringendsten Themen stellen deshalb für die meisten Betroffenen schon eine erste Beruhigung dar und lindern Ängste. Die subjektive Starre und Hilflosigkeit können so wenigstens mit jemandem geteilt werden. Da depressive Patient*innen nicht selten davon ausgehen, dass ihnen so viel Aufmerksamkeit und Zuwendung eigentlich gar nicht zustehen, sollten die Betroffenen ggf. explizit darin bestätigt werden, dass sie sich Hilfe gesucht haben. Weiterhin sollte man ihnen Zuversicht vermitteln, dabei aber keineswegs vorschnell sich anbietende „Lösungen“ für die oft tragisch verstrickten Lebenssituationen verfolgen. Zentrale Handlungsmaxime ist der Gedanke, dass die Patient*innen Handlungsfreiheit und -möglichkeit, also Selbstwirksamkeit zurückerhalten sollen.

Differenzialdiagnostik als Moment des Kontaktaufbaus

Neben einer gründlichen Erfragung der depressiven Symptome (u. a. zur Bestimmung der Schwere der Störung) sollte vor jeglicher psychotherapeutischer Intervention Klarheit darüber geschaffen werden, ob der depressiven Symptomatik eine körperliche Erkrankung zugrunde liegt oder ob eine solche die Symptomatik ggf. verstärkt (➤ Kap. 65.2.3).

Die erwähnte genaue Klärung des Ausmaßes der depressiven Symptomatik (Antrieb, Angst, Schlaf, Appetit, Suizidgefährdung), ferner der sekundären sozialen Einschränkungen, aber auch der Folgen für das Umfeld sind ein wichtiger Teil des Aufbaus des therapeutischen Kontakts. Diagnostisch wichtig ist immer auch das Erfragen von Phasen guter Stimmung, von Kompetenzen (selten von depressiven Patient*innen direkt angegeben!) und von psychischen Ressourcen (bisherige Krisenbewältigung).

Behandlungsrahmen

Im Rahmen der ersten Kontakte ist die Vermittlung von Informationen über Symptomatik und Charakter sowie ggf. die Hintergründe der Erkrankung sinnvoll. Fragen der Therapieerwartung und vor allem der Behandlungsdauer sollten, wenn möglich, bereits beim Erstkontakt angesprochen werden. Oft wird unterschätzt, wie wichtig zu Beginn die klare Absprache über die zeitliche Struktur und Perspektive der Behandlung ist. Selbst wenn nach klinischer Einschätzung eine langfristige Therapie angezeigt erscheint, kann es anfangs sinnvoll sein, zunächst nur einen kürzeren Behandlungsabschnitt (10 oder 20 Stunden) zu vereinbaren, um etwaige Abhängigkeitsängste nicht zu sehr zu mobilisieren.

Umgekehrt lässt sich aus der Schwere einer depressiven Symptomatik oft nicht unbedingt abschätzen, ob nicht bereits nach relativ wenigen Therapiesitzungen eine solche Besserung und Stabilisierung erfolgt ist, dass die Betreffenden keiner weiteren Unterstützung bedürfen. Die Entscheidung hierüber wird im Wesentlichen davon abhängen, ob der Hintergrund der Depression eine lebenslange intrapsychische Konfliktsituation ist, die mit einer entsprechenden Rückfallgefährdung einhergeht.

Es kann zu Beginn wichtig sein, konkrete und realistisch erreichbare Ziele (nicht einfach „Besserung der Depression") i. S. eines Themenfokus zu besprechen. Zum Behandlungsrahmen gehören auch das Ansprechen einer etwaigen Begleitmedikation und deren Nebenwirkungen sowie die Frage, wer diese verordnet und die entsprechenden Laborkontrollen durchführt.

Erste Interventionen

Im Zuge depressiver Erkrankungen können sich vielfältige Schwierigkeiten im sozialen Leben der Betroffenen entwickelt haben, die ihrerseits zur Verstärkung der Symptomatik beitragen. Deshalb kommt Therapeut*innen zu Beginn oft eine betreuende und stützende Funktion zu. Zu den unterstützenden Aufgaben gehört auch die Erschließung „antidepressiver" Strategien. Hierzu können sportliche Aktivitäten gehören, aber auch andere Formen aktiver Betätigung oder die (Wieder-)Aufnahme sozialer Kontakte.

Zentral ist oft von Anfang an die meist **habituelle Selbstentwertung.** Hier besteht die therapeutische Arbeit darin, die in dieser Situation oft vermittelte und auch von den Therapeut*innen selbst erlebte Hilflosigkeit quasi „auszuhalten" und den Patient*innen *keine* wohlmeinenden Ratschläge zu geben, um der Hilflosigkeit zu begegnen. Es gibt natürlich dennoch Interventionen, die unmittelbare Entlastung von depressivem Erleben ermöglichen. So sind Patient*innen oft nicht mehr in der Lage, differenzierte innere Bilder und damit auch einen Abstand von sich selbst zu entwickeln, was es ihnen ermöglichen würde, ihr Selbstwertgefühl und ihr Bild von sich selbst so zu regulieren, wie sie das zu gesunden Zeiten könnten. In der akuten Depression sollten Interventionen deshalb auch darauf abzielen, den Patient*innen eine gewisse Distanz zu ihrem inneren Erleben zu erleichtern und damit aus dem Gefühl der Unabänderlichkeit herauszufinden. So kann die Selbstbeobachtung in Bezug auf Stimmungsschwankungen befördert werden, und es können äußere oder innere Einflüsse auf Verschlechterungen und vor allem Verbesserungen der Stimmung beobachtet werden.

Bestimmung des Behandlungsfokus

Hier können sowohl die Dringlichkeit einer belastenden Situation als auch die Zugänglichkeit der Patient*innen, ihre Reflexionsmöglichkeiten und ihre Motivation geklärt werden. Als Fokus kann sich ein problematisches Beziehungsmuster anbieten (z. B. ständiges Unterordnen und lediglich unterschwelliger Protest mit der Folge von Dominanz anderer und zunehmender Selbstentwertung). Im Allgemeinen werden solche therapeutischen Fokusbildungen zunächst nicht ausführlich thematisiert, sondern dienen den Therapierenden als innere Richtschnur. Manchmal kann es allerdings auch entlastend sein, wenn solch ein Interaktionsmuster rasch angesprochen wird (vgl. auch Schauenburg 2004).

Umgang mit Suizidalität

Das Erkennen und Abschätzen des Suizidrisikos ist ein zentraler Bestandteil der initialen Diagnostik (Bronisch 2002). Beim Vorliegen von Suizidgedanken ist deren Akuität und Eingebundensein in Persönlichkeit und Biografie der Patient*innen genau zu ergründen. Suizidversuche und Suizidalität basieren meist auf subjektiven Lebensbilanzen, die korrigierbar sind. Die Schilderung suizidalen Erlebens enthält immer auch einen Appell an menschliche Bindungen. Zusammen mit den Patient*innen muss ein zeitlicher Aufschub zur Rückschau auf die aktuelle Lebenssituation erreicht werden. Eine zentrale Aufgabe ist hier, Hoffnung zu vermitteln.

In diesem Sinn umfasst speziell die **Krisenintervention,** z. B. nach einem Suizidversuch, vor allem die Akzeptanz des ausgedrückten Notsignals sowie das Verständnis von dessen Bedeutung und subjektiver Notwendigkeit. Gescheiterte Bewältigungsversuche sollten besprochen und das Wiederherstellen wichtiger Beziehungen thematisiert werden.

Stationäre Einweisung

Im Rahmen der Diagnostik und Psychotherapie depressiver Erkrankungen ergibt sich nicht selten die Notwendigkeit der stationären Klinikeinweisung. Indikationen hierfür bestehen in einer schweren suizidalen Krise, bei differenzialdiagnostischen Unklarheiten (somatische oder zusätzliche psychiatrische Erkrankung) sowie bei deutlicher Verschlechterung unter ambulanter Behandlung. Ebenso besteht die Indikation für eine stationäre Behandlung bei sehr ausgeprägter Schwere der Symptomatik (z. B. Antriebshemmung, psychotische Wahrnehmungen), bei weitgehender Unfähigkeit zur Alltagsbewältigung und bei plötzlichem Zusammenbruch des sozialen Netzwerks. Die Dauer der stationären Behandlung orientiert sich an den dort gesetzten Zielen (eher kürzer bei Kriseninterventionen, länger bei schweren und nur langsam remittierenden depressiven Zustandsbildern und ebenfalls länger bei expliziter stationärer Psychotherapie).

Einbeziehung des Partners

Die Einbeziehung der Partner*innen ist in der Therapie der Depression besonders wichtig, da diese unmittelbar Leidtragende der Situation sind, und sollte insbesondere nach Abklingen der akuten depressiven Symptomatik dann erwogen werden, wenn die Partnerschaft als konflikthaft geschildert wird. In einem solchen Fall, so hat sich gezeigt, sind die Behandlungsergebnisse nach Einbeziehung von Partner*innen besser (Leff et al. 2000).

Typische Behandlungsprobleme in der akuten Depression

Die vielfältigen Interaktionsangebote der Patient*innen sind auch als Test der Therapierenden auf ihre Belastbarkeit und „Tragfähigkeit" zu verstehen. Insgesamt gilt es hier, sowohl Überengagement als auch eine untergründige Distanzierung von den Patient*innen zu vermeiden.

Der Hilflosigkeit, die der Kontakt mit depressiv Erkrankten auslösen kann, begegnen Therapeut*innen und Ärzt*innen oftmals mit problematischen Interaktionen. Nicht selten ist auch die suggestive Aufforderung zu „positiven Sichtweisen" ohne Berücksichtigung der subjektiven Möglichkeiten der Betroffenen. Manche erwarten dann zu schnell eine Besserung der depressiven Symptome, was einen erhöhten Gewissensdruck bei den Patient*innen zur Folge haben und z. B. zum Verschweigen von Suizidalität führen kann. Das alte, eher mechanistische Modell der **Wendung der Aggression gegen das Selbst** führt zur Deutung und Spiegelung von Aggressivität („Da müssen Sie doch wütend gewesen sein"). Dies kann zur Folge haben, dass sich die Patient*innen angesichts solcher versteckten Vorhaltungen noch hilfloser fühlen und so Autoaggressivität und Schuldgefühle verstärkt werden.

Eine weitere ungünstige Intervention besteht darin, bei der Suche nach auslösenden Ereignissen und problematischen Beziehungskonstellationen die Patient*innen mit biografischen Mustern deutend zu konfrontieren, ohne dies an deren Befinden und innere Möglichkeiten anzupassen („Sie müssen sich jetzt mal von Ihrer Mutter lösen").

RESÜMEE
Alle diese Interventionen zeugen von einem falschen Verständnis der Dynamik des inneren Erlebens depressiv erkrankter Menschen.

Besonderes Vorgehen bei strukturellen Störungen

Eine weitere diagnostische Unterscheidung ergibt sich aus der Einbeziehung struktureller Merkmale i. S. der OPD (Arbeitskreis OPD 2023). Patient*innen mit einem gut integrierten „Strukturniveau" (einfache depressive Episoden ohne starke Charakterproblematik bzw. Dysthymie) erfordern ein anderes Vorgehen als solche, bei denen ein mäßig oder geringgradig integriertes Strukturniveau vorliegt (chronische Dysthymien bzw. schwere Persönlichkeitsstörungen):

- Je höher das Strukturniveau ist, d. h., je mehr eine Person über Ich-Stärken und Ich-Fähigkeiten (wie Reflexionsfähigkeit, Impulssteuerung, Frustrationstoleranz etc.) verfügt, umso stärker kann die Therapie konfliktorientiert und, wenn nötig, auf die Übertragungsbeziehung zentriert durchgeführt werden.
- Je niedriger das Strukturniveau ist, desto eher spielen stützende, strukturierende und psychoedukative Elemente auch im längeren Verlauf der Therapie eine Rolle (vgl. insb. Will et al. 1998).

Behandlungsdauer, Erhaltungstherapie

Wirksamkeitsstudien zur Psychotherapie der Depression (➤ Kap. 65.7) haben üblicherweise einen Behandlungsumfang von ca. 20 Stunden. Katamnesestudien zeigen, dass diese Dauer für eine große Gruppe der behandelten Patient*innen, vor allem für solche mit komplexen Erkrankungen und Komorbiditäten, nicht ausreicht.

Für chronische depressive Entwicklungen und Dysthymien müssen ebenfalls längere Behandlungszeiträume angesetzt werden. Eindeutige Kriterien für die Behandlungsdauer sind angesichts der komplexen Ätiologie und vielfältigen Interaktionen der Erkrankung mit körperlichen, innerpsychischen und sozialen Faktoren bisher nicht verlässlich entwickelt worden. Kriterien für die Verkürzung oder Verlängerung einer Therapie ergeben sich zudem oftmals erst im Laufe des therapeutischen Prozesses. Die Bedingungen der Kassenfinanzierung im Rahmen der deutschen Richtlinienpsychotherapie tragen den komplexen Verhältnissen angemessen Rechnung.

Der Gefahr von raschen Rückfällen und Chronifizierung wird bei vielen Patient*innen mit einer langfristigen Gabe von antidepressiven Medikamenten begegnet. Bei medikamentöser Therapie wird derzeit empfohlen, das Antidepressivum 6–12 Monate über die Remission hinaus zu nehmen, bei rezidivierenden depressiven Störungen mit mehreren vorangegangenen Episoden sogar deutlich länger (bis zu 2 Jahre).

Für die psychotherapeutische Behandlung muss zwischen einer Weiterführung über die Akutphase hinaus und einer Rezidivprophylaxe i. S. von niederfrequenten Kontakten nach Abschluss der Kerntherapie unterschieden werden:

- Die Weiterführung der Therapie über die initiale Akuttherapie hinaus dient der Stabilisierung des erreichten Therapieerfolgs in der Akutphase und der Bearbeitung zugrunde liegender psychologischer Einflussfaktoren gemäß dem jeweiligen Störungsmodell. Sie findet typischerweise in ähnlicher Frequenz wie die Akuttherapie statt (z. B. im Rahmen einer Langzeittherapie).
- Eine psychotherapeutische Rezidivprophylaxe mit niederfrequenten Terminen kann im Anschluss daran z. B. als ausschleichende Behandlung stattfinden.

▮▮ Es gibt zusätzliche Hinweise, dass langfristig fortgeführte niederfrequente psychotherapeutische Kontakte für eine bestimmte Risikogruppe die Gefahr einer erneuten Depression deutlich senken können (Übersicht: Schauenburg und Clarkin 2003). ▮▮

Empfehlenswert ist eine psychotherapeutische Rezidivprophylaxe besonders bei erheblicher Restsymptomatik (z. B. Schlafstörungen), bei raschen Rückfällen nach früheren Therapiebeendigungen, bei mehr als drei eindeutigen depressiven Episoden in der Vorgeschichte, wenn die erste Episode sehr schwer und vor dem 20. Lj. aufgetreten ist, bei ausgeprägter Persönlichkeitsstörung, bei ausgeprägter (vor allem sozialer) Ängstlichkeit und Scham, bei sozialer Isolierung, bei Fortbestehen stark belastender Lebensumstände (Armut, Alleinerziehendenstatus, Gewalt, Krankheit etc.) und nicht zuletzt, wenn Patient*innen dies ausdrücklich wünschen.

Die Art dieser Erhaltungstherapien richtet sich sowohl nach der vorhergehenden Intervention (Kontinuität, auch der Person), aber auch nach den Präferenzen der Patient*innen. Die Häufigkeit liegt oft bei einmal im Monat, kann aber im Einzelnen auch etwas häufiger oder seltener sein. Neben Einzelkontakten bieten sich klinisch auch gruppentherapeutische Settings an, die mit dieser Zielsetzung bislang noch nicht systematisch untersucht wurden.

66

66.6.2 Verhaltenstherapeutische Ansätze

Die vielfältigen verhaltenstherapeutischen Ansätze können hier nur kursorisch dargestellt werden; ansonsten wird auch hier auf die weiterführende Literatur verwiesen (z. B. Hautzinger 1996; Schauenburg und Teismann 2020; Schauenburg und Hofmann 2007).

Ausgehend von den oben beschriebenen Modellen zentriert die **kognitive Verhaltenstherapie** unter Berücksichtigung der allgemeinen Basiselemente der Depressionsbehandlung vor allem auf folgende Aspekte:

- Aufbau befriedigender Aktivitäten mithilfe von Selbstbeobachtungsanleitung
- Förderung des Erkennens von Stimmungsmodulatoren
- Erarbeiten „antidepressiver Aktivitäten"
- Strukturierung von Tages- und Wochenabläufen
- Erweiterung von „hedonistischem Repertoire"
- Zunehmende Erarbeitung längerfristiger Lebenspläne

Des Weiteren geht es um die Veränderung kognitiver Prozesse, zu denen vor allem Becks „dysfunktionale Grundannahmen" (➤ Kap. 65.5.1) gehören. Hierbei wird versucht, die starke affektive Beteiligung in Beziehungserfahrungen zu relativieren, dysfunktionale Grundannahmen ins Bewusstsein zu holen („Alle müssen mich lieben" oder „Ich darf nie einen Fehler machen") und insbesondere soziales Vermeidungsverhalten aufzulösen.

Mit Letzterem steht die Zentrierung auf **soziale Kompetenz** in Zusammenhang, zu der es gehört, eigene Wünsche und Bedürfnisse wahrnehmen und äußern, unberechtigte Forderungen ablehnen und Grenzen setzen, eigenen Ärger und Enttäuschung erleben und ausdrücken zu können sowie Zuneigung und Trauer spüren zu dürfen. All dies soll auch im Rahmen typischer depressiver Beziehungsmuster (insb. mit Partner*innen, im Freundeskreis oder mit Angehörigen) thematisiert werden. Besonders gut untersucht wurde hinsichtlich Letzterer die **Interpersonelle Psychotherapie,** die besonders auf ungünstige Beziehungsmuster, Rollenkonflikte und Rollenbrüche konzentriert ist und dabei Anleihen bei der psychodynamischen Sicht nimmt, aber vom Charakter des Vorgehens als Verhaltenstherapie zu sehen ist (zuletzt Schneibel und Schramm 2014). Etwas näher an psychodynamischem Denken steht die **Schematherapie** nach Young, bei der auf komplexe innere Repräsentanzenwelten rekurriert wird, die sich in typischen Beziehungsschemata ausdrücken (Young et al. 2008).

▮▮ Für die Weiterentwicklung verhaltenstherapeutischer Ansätze sind zwei Stränge bedeutsam: die stärkere Fokussierung auf emotionales Erleben, das Übertragungsgeschehen (sog. Dritte Welle) und die Entwicklung von Strategien zum Umgang mit behandlungsresistenten bzw. chronifizierten Erkrankungen sowie die Prophylaxe von Rückfällen. ▮▮

Bezüglich der Gruppe chronisch depressiver Patient*innen ist hier zunächst das **Cognitive Behavioral Analysis System of Psychotherapy (CBASP)** (z. B. dt. Brakemeier 2014) zu nennen, das in Auseinandersetzung mit psychodynamischen Überlegungen die Bearbeitung ungünstiger Interaktionsmuster auch in der Übertragung in den Mittelpunkt stellt.

Weiterhin ist die **expositionsbasierte kognitive Therapie** zu nennen (große Holtforth und Krieger 2014), die insofern eine Erweiterung bisheriger Ansätze darstellt, als sie explizit die emotionale Aktivierung zur Verbesserung der Nachhaltigkeit von Interventionen im Blick hat.

Eher transdiagnostisch sieht sich die **Akzeptanz- und Commitment-Therapie** (Jacob 2014), in der es um die Gewinnung von mehr psychischer Flexibilität durch das Annehmen gegebener innerer Haltungen im Gegensatz zu typischen Vermeidungen geht. Ähnlich buddhistisch inspiriert ist die sehr erfolgreiche **achtsamkeitsbasierte kognitive Therapie** (Michalak et al. 2014), die sich zunächst aus Verfahren zur Rückfallprophylaxe bei Depressionen entwickelte und Meditationselemente wie das Nichtreagieren auf negative Kognitionen als Strategie z. B. gegen übermäßiges Grübeln und andere Elemente befördert.

Insgesamt hat diese Entwicklung zur weiteren Ausdifferenzierung der vielfältigen psychotherapeutischen Interventionen in der Depressionsbehandlung geführt und auch zu einer Verringerung des Grabens zwischen Verhaltenstherapie und psychoanalytisch begründeten Verfahren beigetragen.

66.6.3 Psychoanalytische und psychodynamische Therapie

Allgemeine Aspekte der psychodynamischen Psychotherapie

Im Umgang mit depressiven Patient*innen sollte die therapeutische Grundhaltung besonders davon geprägt sein, dass Therapierende sich als verlässliche Person zur Verfügung stellen. Ihre Aufgabe ist es, die Patient*innen bei der Wahrnehmung und im Umgang mit ihren Gefühlen zu unterstützen, sich gegen deren Selbstentwertung zu stellen, Interesse und Neugierde für die Mitteilung der Patient*innen und an ihrer Weiterentwicklung zu haben. Insbesondere ist es für depressive Patient*innen wichtig, ihre innere Anspannung und den Mangel an emotionaler Unterstützung zu erkennen und die habituelle Selbstverleugnung zu relativieren. Traurige und ärgerliche Emotionen sollten zugelassen und die damit einhergehende Bedürftigkeit eingestanden werden. Immer liegt ein Schwerpunkt aber auf der Betrachtung ungünstiger Verhaltens- und Interaktionsmuster. Je nachdem wird es eher darum gehen, Hilfe annehmen zu dürfen, für sich sorgen zu können, sich zu behaupten oder sich abzugrenzen.

Im Verlauf einer Depressionstherapie werden zudem das Zulassen schmerzlicher Erfahrungen und die Trauer um unwiederbringliche Verluste und Begrenzungen immer eine gewisse Rolle spielen. Im gelingenden Falle findet eine Versöhnung mit solchen biografischen Erfahrungen statt.

Wie beschrieben, erkranken Menschen nach psychodynamischem Verständnis depressiv, weil ihre kompromisshafte Bewältigung basaler Selbstunsicherheit (depressiver Grundkonflikt) unter bestimmten inneren bzw. äußeren Belastungen nicht mehr ausreicht und in eine quasi psychophysiologische Hilflosigkeitsreaktion mündet. Die neurotisch eingeengte Bewältigung als Ausdruck der unbewussten konflikthaften Konstellation manifestiert sich in bestimmten vorherrschenden Beziehungsmustern, die oben dargestellt wurden.

Vor diesem Krankheitsverständnis erfolgt in der **analytischen Psychotherapie** der Depression die reflektierende Bearbeitung des unbewussten Konflikts u. a. auch im Rahmen der therapeutischen Beziehung (Übertragungsanalyse). Dies geschieht in der klassischen analytischen Therapie innerhalb eines regressionsfördernden Settings (empathische Abstinenz und akzeptierende Grundhaltung des Analytikers, Setting im Liegen, freie Assoziation) (➤ Kap. 35). Befördert werden soll „freies Sprechen". Wichtig sind die therapeutische Einfühlung in inneres Erleben, Gefühle und Ängste und deren Verbalisierung. Außerdem wird die Thematisierung von für die Patient*innen inakzeptablen Gefühlen angestrebt, und es werden mögliche, auch unbewusste Hemmnisse bzgl. Veränderungen („Widerstand") gemeinsam ergründet.

❚❚ Den in der Beziehung zu Therapeut*innen wieder auftretenden Bindungsmustern, dem Auftauchen unbewusst beeinflusster Phänomene (Affekte, Symptome, Träume, Fehlleistungen etc.) sowie der Rekonstruktion der jeweiligen persönlichen Bedeutung des Erlebten kommt vor dem Hintergrund der kindlichen Biografie der Patient*innen große therapeutische Bedeutung zu. So können die unbewusst gewordenen Konflikte im Hier und Jetzt der therapeutischen Beziehung wieder lebendig und damit versteh- und bearbeitbar gemacht werden. ❚❚

Aufgrund der biografisch verwurzelten und unbewusst abgewehrten Hintergrundkonflikte und der nur langsam möglichen Entwicklung *neuer* persönlichkeitsstruktureller Fähigkeiten erfordert die psychoanalytische Behandlung Zeit. Im Rahmen der in Deutschland praktizierten Richtlinienpsychotherapie dauert die analytische Psychotherapie, die höher frequent meist mit 3 Stunden/Woche und i. d. R. im Liegen stattfindet, 160 und maximal 300 Stunden.

In der **tiefenpsychologisch fundierten Psychotherapie** stehen depressive Erlebnisweisen ebenso im Vordergrund wie konkrete Konfliktaktualisierungen in der aktuellen Lebenssituation der Patient*innen. Diese werden im Rahmen einer meist positiven therapeutischen Beziehung bearbeitet. Parallel zur Bewusstmachung der Konflikte werden die Nutzung und die Stärkung der vorhandenen Fähigkeiten der Patient*innen angestrebt. Zunehmende Einsicht in innere Konflikte und die mit der Zeit eintretende Veränderung problematischer Erlebens- und Verhaltensweisen führen z. B. dazu, dass Schwierigkeiten besser vorhergesehen und bewältigt oder Konflikte entschärft werden können.

In der weiterführenden Literatur wird darauf eingegangen, welche Besonderheiten in der Zielsetzung und in der Gestaltung der therapeutischen Beziehung in Abhängigkeit von bestehenden Bindungsrepräsentanzen (s. o., verstrickt vs. vermeidend) berücksichtigt werden müssen (z. B. Schauenburg 2018).

66.6.4 Beendigung der Therapie

Hingewiesen werden muss auf die besondere Bedeutung und Schwierigkeit der Beendigung von Therapien mit depressiven Menschen. Aus den obigen Darstellungen ergeben sich zwei grundsätzliche Probleme:

- Patient*innen mit eher ängstlich-regressiver Struktur neigen dazu, der Beendigung eher auszuweichen,
- Forciert-autonome Patient*innen zeigen die Tendenz, die Behandlung bereits zu einem Zeitpunkt zu beenden, zu dem sie eigentlich noch nicht stabil sind.

Beide Gefahren sollten möglichst früh in der Therapie thematisiert werden, gerade dann, wenn keine feste Stundenzahl vereinbart wurde. Aufseiten der Therapierenden erfordert dies eine ehrliche Reflexion der Gegenübertragung, um ein Mitagieren zu verhindern, d. h. zu sehen, wann anhängliche und vielleicht weniger anstrengende Patient*innen dennoch zur Beendigung angehalten bzw. wann entwertende und unzugängliche Patient*innen zum „Bleiben" veranlasst werden sollten, auch wenn den Therapierenden beides jeweils schwerfällt.

66.7 Wirksamkeitsnachweise

66.7.1 Nationale VersorgungsLeitlinie Unipolare Depression

Im Zuge der Leitlinienentwicklung wurden weltweit evidenzbasierte Empfehlungen für die Behandlung der Depression erarbeitet. In Deutschland liegt seit 2022 die 2. Revision der **Nationalen VersorgungsLeitlinie Unipolare Depression** vor. Diese wurde nach Sichtung der gesamten Literatur unter Berücksichtigung der bekannten Evidenzklassen und unter Konsentierung durch über 30 Fachgesellschaften erstellt (BÄK et al. 2022).

Zunächst kann eine sichere Differenzialindikation weder zwischen medikamentöser und psychotherapeutischer Behandlung noch zwischen verschiedenen als wirksam anerkannten psychotherapeutischen Ansätzen oder zwischen verschiedenen Antidepressiva gestellt werden, da die vorliegenden Studien keine ausreichend valide Grundlage dafür abgeben. Sowohl die psychotherapeutische Behandlung mit Standardverfahren als auch die medikamentöse Behandlung sind grundsätzlich wirksam.

- Bei **leichten Episoden** werden primär Psychotherapie, ggf. hausärztliche Gesprächsbegleitung und niedrigintensive Interventionen empfohlen.
- Bei **mittelschweren Depressionen** gelten Psychopharmaka und wissenschaftlich ausgewiesene Psychotherapie als gleichwertig.
- Bei **schweren Depressionen** soll eine Pharmakotherapie durch eine Psychotherapie ergänzt werden.

Die umgekehrte Frage, ob bei schweren Depressionen medikamentöse Behandlung unumgänglich ist, ist umstritten (Thase et al. 1997; De Rubeis et al. 1999). Gezeigt wurde die Überlegenheit der primären Kombinationsbehandlung in einzelnen Studien für Patient*innen mit lang hingezogener Dysthymie und depressiver Akuterkrankung, für chronifizierte Depressionen (Übersicht: Arnow und Constantino 2003) und für ältere Patient*innen (Hegerl et al. 2004).

Für einfache Depressionen deutet sich an, dass ein sequenzielles Vorgehen (z. B. Beginn mit Psychotherapie, bei unzureichender Wirksamkeit spätestens nach 6–8 Wochen Ergänzung durch medikamentöse Behandlung) insbesondere bei leichten bis mittelschweren Depressionen das Vorgehen der Wahl ist. Dieses war in einer Studie alleiniger pharmakologischer Behandlung, aber auch der bereits initial begonnenen Kombinationsbehandlung überlegen (Frank et al. 2000).

Bei schweren depressiven Episoden **mit psychotischen Symptomen** oder psychosenahem Zustandsbild (z. B. depressiver Stupor) ist in jedem Fall zunächst eine hinreichend dosierte antidepressive und evtl. auch antipsychotische Medikation indiziert (Hegerl et al. 2004).

Insgesamt muss jedoch betont werden, dass die Behandlungserfolge kurzfristiger therapeutischer Interventionen (medikamentöser oder psychotherapeutischer Art) bei depressiven Erkrankungen, die in diesem Kontext meist schon einen längeren Verlauf aufweisen, nur ein mittleres Ausmaß erreichen. Die **STAR-D-Studie,** eine der größten Studien mit naturalistischem Ansatz (z. B. Rush 2007), hat gezeigt, dass ein primäres Ansprechen im Bereich der medikamentösen Therapie nur in einem Drittel der Fälle zu erwarten ist und erst nach Ausschöpfung der in dieser Studie möglichen drei Wechsel der therapeutischen Strategie eine kumulative Remissionsrate von 67 % für alle ursprünglich eingeschlossenen Patient*innen erreicht wurde. Nach einem längeren Beobachtungszeitraum und der Berücksichtigung von Rückfällen haben nur 43 % der Patient*innen dauerhaft von einer Behandlung profitiert. Dies verdeutlicht die Problematik chronifizierter depressiver Erkrankungen und die Notwendigkeit längerfristiger Therapien.

66.7.2 Wirksamkeitsnachweise für Psychotherapie

Die meisten Wirksamkeitsnachweise finden sich für verschiedene Arten von KVT, zu denen es auch mehrere Metaanalysen gibt, wobei sich die Therapien überwiegend auf leichte und mittelschwere Erkrankungen beziehen und die therapeutischen Interventionen üblicherweise einen Zeitraum von 20 Wochen nicht überschreiten (Hofmann et al. 2012). Auch zur psychodynamischen bzw. tiefenpsychologisch fundierten Psychotherapie liegen Metaanalysen bzw. systematische Reviews vor (z. B. Leichsenring et al. 2015). Insgesamt erreichen sie vergleichbare Effektstärken wie die KVT. Das Gleiche gilt für eine Metaanalyse zur IPT. Für humanistische Verfahren liegt eine größere Anzahl von Einzelstudien vor, die ebenfalls eine gute Wirksamkeit nachweisen konnten. Für psychoanalytische Langzeitverfahren liegen ebenfalls erste RCTs vor, die depressive Stichproben untersuchen. Auch hier finden sich Effektstärken, die mit denen der anderen Verfahren vergleichbar sind.

66.8 Zusammenfassung

Depressive Erkrankungen sind offensichtlich Endstrecke nicht nur verschiedenster genetischer, biografischer, lerngeschichtlicher, konflikthafter, sondern auch somatischer Prozesse. Neben einer genetischen Prädisposition finden sich typischerweise aversive Kindheits- bzw. Lebenserfahrungen als Risikofaktoren für depressive Erkrankungen.

Depressive Episoden haben oft einen typischen Verlauf und sind pharmakologisch und/oder psychotherapeutisch relativ gut behandelbar, wobei akut die Beeinflussbarkeit bei beiden Vorgehensweisen gleich ist, psychotherapeutische Verfahren aber nachhaltiger wirken.

Die hohe Rückfall- und Chronifizierungsgefährdung erfordert eher längerfristige therapeutische Ansätze.

LITERATURAUSWAHL

Ainsworth MDS, Blehar MC, Waters E, Wall S. Patterns of Attachment. A psychological study of the strange situation. Hillsdale, NY: Lawrence Erlbaum 1978.
Arbeitskreis OPD. OPD-3 – Operationalisierte Psychodynamische Diagnostik. Göttingen: Hogrefe 2023.
Beck AT. Cognitive models of depression. J Cogn Psychother 1987; 1: 5–38.
Blatt SJ. Contributions of psychoanalysis to the understanding and treatment of depression. J Am Psychoanal Assoc 1998; 46: 723–752.
Bowlby J. Verlust, Trauer und Depression. Frankfurt/M.: Fischer 1987.
Freud S. Trauer und Melancholie. 1917. GW X; 427–446.
Goodman SH. Depression and early adverse experiences. In: Gotlib IH, Hammen CL (eds.): Handbook of Depression. New York: Guilford Press 2002; 245–266.
Kunz O, Teichmann T (Hrsg.). Moderne Ansätze in der Depressionsbehandlung. Tübingen: dgvt 2014.
Rudolf G. Psychodynamische Depressionsbehandlung. Z Psychosom Med Psychother 2003; 49: 363–376.
Schauenburg H. Bindung und Depression. Göttingen: Vandenhoeck & Ruprecht 2018.

KAPITEL

67 Die Vielfalt funktioneller Körperbeschwerden: Einführung

Constanze Hausteiner-Wiehle, Stephan Zipfel und Peter Henningsen

Was sind funktionelle Körperbeschwerden? Welche Bedeutung haben sie für Gesundheit und Wohlbefinden? Wie kann man sie erkennen, einordnen, behandeln? Welche Gemeinsamkeiten und Unterschiede haben ihre verschiedenen Manifestationsformen? Warum läuft bei ihrer Diagnostik und Behandlung so vieles schief, mit so viel Unzufriedenheit auf Behandler*innen- und Betroffenenseite?

Auf der Suche nach Antworten auf diese Fragen lohnt es sich, zunächst über Körperbeschwerden als allgemeines und sehr vielgestaltiges menschliches Phänomen sowie über den Umgang mit anhaltenden und belastenden Beschwerden im Gesundheitssystem nachzudenken.

Dabei zeigt dieses einleitende Kapitel, dass man sich am besten von diversen Schubladen und Scheuklappen verabschiedet und stattdessen konsequent integrativ denkt und handelt. Es orientiert sich an der S3-Leitlinie Funktionelle Körperbeschwerden (Roenneberg et al. 2019; DGPM und DKPM 2018) und der umfangreichen ihr zugrunde liegenden Literatur. Einige wegweisende und neuere Arbeiten werden direkt zitiert.

67.1 Körperbeschwerden sind die Regel, nicht die Ausnahme

Körperbeschwerden sind in der Bevölkerung häufig: Rund 50–80 % haben zu einem bestimmten Zeitpunkt eine oder mehrere Beschwerden, am häufigsten Schmerzen unterschiedlicher Lokalisation, Erschöpfung und Funktionsstörungen wie Verdauungsstörungen, Schwindel, Palpitationen oder Bewegungsstörungen. Rund 5–10 % der Bevölkerung berichten über *vermehrte,* anhaltende und belastende Körperbeschwerden. Oft treten die Beschwerden nicht einzeln, sondern zusammen mit weiteren Beschwerden auf, etwa als Cluster von muskuloskelettalen, gastrointestinalen, kardiovaskulären, urogenitalen oder Allgemeinbeschwerden. Bemerkenswerterweise scheint die individuelle Symptomlast über Jahre recht stabil zu sein (Hiller et al. 2006; Ladwig et al. 2010; Beutel et al. 2019, 2020; Atasoy et al. 2022). Vermehrte Körperbeschwerden haben z. B. Menschen, die altern und/oder an einer bzw. mehreren Erkrankungen leiden. Allerdings ist die Beschwerdelast im mittleren Alter am höchsten (sogar mit Tendenz zum Rückgang im höheren Alter – trotz der dann ja ansteigenden Gesamtmorbidität), bei Frauen und Mädchen (auch wenn es in Industrienationen eine Tendenz zur Angleichung zwischen den Geschlechtern zu geben scheint), bei niedrigerem sozioökonomischem Status/Arbeitslosigkeit, Einsamkeit/geringer sozialer Unterstützung und nach lebensgeschichtlichen Belastungen, oft ganz unabhängig von Grunderkrankungen. Eine hohe Beschwerdelast ist zudem oft vergesellschaftet mit Anzeichen für psychosozialen Stress (Depressivität, Angst, Anspannung, Empfindlichkeit, Schlafstörungen), teilweise auch mit kriteriengemäß ausgeprägten psychischen Erkrankungen. Je höher die Beschwerdelast, desto allgemein belasteter sind Menschen, also auch im Hinblick auf ihr psychisches Wohlbefinden und ihre Lebensqualität.

RESÜMEE

Menschen erleben sehr häufig Körperbeschwerden, und eine kleine, besonders belastete Gruppe tut das in erhöhtem Maße über die Jahre hinweg.

67.2 Subjektivität von Beschwerden und ihre Bedeutungszuschreibungen

„Tauber Unterarm", „wunder Darm", „ununterbrochenes Zittern", „wuschig im Kopf", „brennende Zunge", „Marionettenbeine", „Kloß im Hals", „furchtbares Herzklopfen", „grausamer Schmerz", „ausgelaugt", „wie ein Leichenteil", „wie im Schraubstock", „wie unter einer Käseglocke", „ich kann den Fuß nicht mehr ansteuern", „Schwindel wie auf einem Schiff", „nur so ein leichtes Kribbeln", „das Brennen treibt mich zum Wahnsinn" …

Körperbeschwerden sind immer subjektiv, sie können – zumindest bislang – nicht gemessen werden. Trotzdem werden sie „real", „am eigenen Leib" erlebt; allerdings ziemlich unterschiedlich: Jede*r fühlt Beschwerden anders: anders als andere, anders als am Tag zuvor.

67

Menschen leiden an unterschiedlichen Beschwerden – und sie leiden unterschiedlich an ihren Beschwerden. Unabhängig von einer Grunderkrankung können sie davon völlig unbeeinträchtigt sein, weil sie sie nicht bemerken, kaum beachten oder dissimulieren – oder aber regelrecht daran verzweifeln.

Andere (auch ärztliche oder therapeutische Gegenüber) wissen nicht, wie sich Beschwerden aus der Erste-Person-Perspektive, also „von innen" anfühlen. Beschwerden sind i. d. R. unsichtbar; entweder sie bleiben verborgen, oder sie werden kommuniziert. Oft werden sie mehrdeutig geschildert, nicht unbedingt anatomischen oder physiologischen Gesetzmäßigkeiten entsprechend, oft mit affektiver Färbung, z. B. irritiert, besorgt, besonders tapfer, bildhaft, appellativ – oder auch sachlich, sogar gleichgültig, als würde über ein Drittes gesprochen. Auf einer Beschwerdeliste stellen sie sich anders dar als im Gespräch, gegenüber der Freundin anders als gegenüber dem Vorgesetzten oder der Ärztin.

Um sie einordnen und gegensteuern zu können, suchen Menschen Erklärungen für ihre Beschwerden. In aller Regel werden sie zunächst als passagere Befindlichkeitsstörungen aufgrund unspezifischer Umstände interpretiert, dass man z. B. den empfindlichen Magen vom Vater geerbt, zu wenig Pausen am Arbeitsplatz gemacht, ein Virus aufgeschnappt hat oder nun mal nicht jünger wird. Oft haben Menschen mehrere unterschiedliche, wechselnde Vorstellungen, woher ihre Beschwerden kommen („Stress und Gene"). Kausalattributionen können aber auch einseitig und unflexibel sein, von pathophysiologischen Mechanismen und wissenschaftlichen Erklärungen abweichen („taube obere Körperhälfte") und trotzdem zur Überzeugung werden („Ich weiß, dass ich einen Gehirntumor habe").

Beschwerden sind nicht sehr spezifisch für bestimmte Ursachen. Es gibt weder eine allgemeingültige noch eine eindeutige Antwort darauf, warum Beine wegknicken oder ob Schwindel durch Bluthochdruck, degenerative HWS-Veränderungen, eine generalisierte Angststörung oder eine Krankenhausisolationserfahrung als Kleinkind „erklärt" wird. Meist führt nicht eine einzelne Ursache zu Beschwerden, sondern verschiedene „multifaktorielle" Prädispositionen, Auslöser und aufrechterhaltende Faktoren, die man kaum vollständig aufklären kann. Auch die Direktionalität (d. h. die „Henne-Ei-Frage") ist nicht immer eindeutig, weil Belastungen zu Beschwerden und Beschwerden zu Belastungen führen und Beschwerden sich zudem gegenseitig beeinflussen: So können etwa Schmerzen zu Schlafstörungen und Erschöpfung führen; Schlafstörungen und Erschöpfung wiederum führen zu einer erniedrigten Schmerzschwelle und damit zu vermehrten Schmerzen.

Zum individuellen Beschwerdeerleben mit unterschiedlichen Ursachenvorstellungen kommen unterschiedliche mit den Beschwerden verknüpfte Erwartungen hinzu. Am häufigsten ist wachsamer Optimismus („Ich beobachte die Kopfschmerzen mal, sie werden bestimmt bald nachlassen"). Erwartungen können zwischen Erlösungswünschen und Nihilismus schwanken („Nach der OP bin ich völlig schmerzfrei", „hoffnungsloser Fall", „Ich werde bald nicht mehr laufen können").

Beschwerden und ihre Erklärungsmodelle wirken sich auf das individuelle Befinden und Verhalten aus. Schmerzende Körperteile werden geschont, bei Palpitationen wird wieder und wieder der Puls gefühlt, bei Erschöpfung werden ganze Tage im Bett verbracht. Werden Beschwerden auf Umweltgifte attribuiert, wird das Haus umgebaut und kaum noch verlassen; befürchtet man eine unerkannte Tumorerkrankung, wünscht man sich besonders sorgfältige, sicherheitshalber auch wiederholte Diagnostik; glaubt man an den „bösen Blick", erwägt man vielleicht Rache oder magische Gegenrituale. Gerade überwertige Kausalattributionen können fast das gesamte Denken und Handeln prägen. Folglich prägen Beschwerden und ihre Bedeutungszuschreibungen auch Beziehungen. Vor allem Schmerzen sind ein enorm potentes, zuweilen hochambivalentes Beziehungssignal: Hilf mir – lass mich. Menschen mit Beschwerden bekommen teils Gehör und Unterstützung, sie erleben aber auch Konflikte, Autonomieverlust und Vereinsamung. Teilweise reagiert das Umfeld kaum auf Beschwerden; u. U. richten sich ganze Familien nach dem Beschwerderhythmus, werden Wohnort, Arbeit und Freizeitverhalten an Erklärungsmodellen ausgerichtet. Kinder von Eltern mit hoher Beschwerdelast haben oft selbst vermehrte Körperbeschwerden.

Nicht nur individuell, auch historisch und soziokulturell sprechen Beschwerden „eigene Sprachen", sind eingebettet in unterschiedliche Narrative und Rollenerwartungen (Kirmayer und Ryder 2016). In der Geschichte gab und gibt es Wellen von Beschwerdekonstellationen mit dem Zeitgeist entsprechenden Kausalattributionen, etwa die „railway spine" oder die Neurasthenie des 19. Jahrhunderts. Tragisch mit historischen Katastrophen verflochten sind z. B. die „Kriegszitterer" („shell shock") des Ersten Weltkrieges. Es gibt regional umschriebene

Beschwerdecluster, sog. **kulturgebundene Syndrome** wie Dhat in Südostasien, Susto in Lateinamerika oder Brain Fag in Nigeria, mit ebenso umschriebenen Kausalattributionen. In Deutschland führen, mit leicht abnehmender Tendenz, seit Jahren Rückenschmerzen die Beschwerdelisten an, in Großbritannien sind diese nur etwa halb so häufig wie in Deutschland, in Frankreich klagen Patienten häufig über Leberschmerzen. Innerhalb von Gemeinschaften existiert das Phänomen der sozialen Ansteckung mit umschriebenen „Ausbrüchen" von Beschwerden, z. B. im Zusammenhang mit geteilten Bedrohungsannahmen und der entsprechenden medialen Berichterstattung.

RESÜMEE

Körperbeschwerden werden individuell und situativ unterschiedlich wahrgenommen und kommuniziert. Sie haben soziokulturell geprägte Bedeutungszuschreibungen und Funktionen und u. U. enorme Auswirkungen auf Wohlbefinden, Verhalten und Beziehungen.

67.3 Körperbeschwerden als „Eintrittskarten" ins Gesundheitswesen

Viele Körperbeschwerden sind selbstlimitierend und führen zu keinen oder zu keinen wiederholten Arztbesuchen. Oft – allerdings seltener als früher – warten Menschen mit Körperbeschwerden zunächst einfach ab. Vielleicht gehen sie etwas früher als sonst zu Bett, achten auf eine etwas ausgewogenere Ernährung oder weniger Stress, vielleicht werden die Beschwerden beim nächsten Routinearztbesuch beiläufig erwähnt. Typische Gründe, *keinen* Arzt aufzusuchen, sind z. B. weite Wege, selbst zu tragende Kosten, Befürchtungen hinsichtlich Stigmatisierung oder Angst vor Eingriffen, vor allem aber, dass man den Beschwerden keine hohe Bedeutung beimisst. Wenn Beschwerden z. B. von einem Herzinfarkt, Schlaganfall oder einer Neoplasie herrühren, kann ein solches *Ignorieren oder Bagatellisieren* gefährlich werden. Glücklicherweise interpretieren Menschen z. B. Herzstechen oder Erschöpfung heute schneller als früher als Warnsignale. Vor allem Männer im mittleren und hohen Alter aber gelten als abwartende, dissimulierende „hard to reach patients", was möglicherweise ein Grund für ihre erhöhte Sterblichkeit ist.

Zum Arzt gehen Menschen vor allem dann, wenn ihre Beschwerden persistieren, stärker oder mehr werden, die Lebensqualität bzw. Leistungsfähigkeit einschränken oder als „gefährlich" eingeschätzt werden (z. B., weil die Betroffenen einen bestimmten Medienbericht oder einen Todesfall im Kopf haben). Außerdem ermuntert unsere Gesellschaft Menschen eher zum Arztbesuch, als dass sie sie abschreckt: Die moderne Medizin setzt auf Früherkennung durch Aufklärung. Im Internet findet man jede Menge hilfreiche, allerdings oft auch ängstigende, zuweilen falsche Informationen und die Möglichkeit zum Erfahrungsaustausch. Es gibt einen sehr sichtbaren Medizinmarkt mit vielen „attraktiven" Angeboten für das auch auf dem Arbeitsmarkt wichtige „Kapital Gesundheit". Die ambulante und stationäre Versorgung ist relativ einfach, rund um die Uhr zugänglich und kostenlos. Kranksein wird (bei den meisten Erkrankungen) nicht stigmatisiert, sondern ist sozial abgesichert. Ärzt*innen horchen bei Beschwerden auf (und hören manchmal auch zu). Weil familiäre und dörfliche Strukturen wegbrechen, stellen Arztbesuche zudem gerade für ältere und einsame Menschen wichtige Sozialkontakte dar. Im Einzelfall kann die Krankenrolle, durch die man Entlastung und Mitgefühl bekommt, sogar zu einer neuen Identität werden („Ich bin Schmerzpatientin"). All diese Strukturen sind außerordentlich wertvoll, aber mit dem Risiko einer Übermedikalisierung von Beschwerden und einer erhöhten Inanspruchnahme von Gesundheitsleistungen verbunden.

Die hohe Bedeutung von **Patientenautonomie** überlässt die Entscheidung für den Zeitpunkt des Arztbesuchs, die Art des Arztes und der Behandlung weitgehend den Betroffenen selbst (z. B. Recht auf Information, Selbstbestimmung, freie Arztwahl). Oft suchen Menschen mit Körperbeschwerden als Erstes eine Allgemeinärztin auf oder (immer häufiger) eine Fachärztin, die ihnen als Adressatin für bestimmte Beschwerden geeignet erscheint. Patientenvorstellungen anstatt rein (paternalistische) ärztliche Ratschläge steuern zunehmend auch Behandlungen. Menschen bevorzugen nachvollziehbarerweise diejenigen Angebote, die mit ihrem eigenen Erklärungsmodell (Laienätiologie) in Einklang stehen bzw. probieren verschiedene Möglichkeiten aus und passen ihr Erklärungsmodell dann denjenigen Maßnahmen an, die ihnen am besten helfen („Erst die Antibiotika haben gewirkt", „Besser wurde es erst, als ich mich habe versetzen lassen").

RESÜMEE

Subjektives Beschwerdeerleben und Bedeutungszuschreibungen entscheiden darüber, ob, wann und mit welchen Erwartungen Menschen einen Arzt oder eine Ärztin aufsuchen, welche Diagnostik und Therapie sie nachvollziehen können und mitmachen.

67.4 Beschwerden und Befunde: Ambiguität versus Abstraktion

Ärzt*innen sind **medizinische Expert*innen** mit immer differenzierten diagnostischen und therapeutischen Möglichkeiten. Sie verfügen nicht nur über viel Faktenwissen, sondern im Laufe der Jahre auch über viel Erfahrung hinsichtlich der Varietät von Erkrankungen und Verläufen. Patient*innen dagegen sind **Expert*innen für ihr eigenes Körpererleben,** zu dem nur sie exklusiven Zugang haben, das nur sie erleben und beschreiben können. Nur sie kennen den Kontext ihrer Beschwerden und Erkrankungen. Die unmittelbare Erste-Person-Perspektive der Betroffenen trifft also auf die mittelbare Zweite- und Dritte-Person-Perspektive der Behandler*innen.

Diese verschiedenen Perspektiven auf (objektive) Befunde und (subjektive) Beschwerden können ein stimmiges Bild einer umschriebenen Krankheit ergeben, oft aber passen sie nicht zusammen. Es gibt Beschwerden ohne Befunde, Befunde ohne Beschwerden, einen Dissens in Bezug auf die Beschwerdeätiologie: Beispielsweise haben Menschen mit degenerativen Wirbelsäulenveränderungen sehr unterschiedliche, manchmal überhaupt keine Rücken- oder Nackenschmerzen, Menschen mit Rücken- oder Nackenschmerzen dagegen oft eine unauffällige Bildgebung. Menschen mit Erschöpfung können ganz unauffällige Laborwerte haben, und Menschen mit hochauffälligen Laborwerten können sich völlig fit fühlen. Es gibt Menschen, die gleichzeitig „erklärte" und „unerklärte" Beschwerden haben, und Beschwerden, die nur teilweise „erklärt" werden können.

Es gibt (gute) Gründe, warum die Medizin Krankheit vorwiegend **über Befunde, nicht über das Befinden** definiert und Befunde bisher i. d. R. ernster nimmt als Beschwerden: „Stumme", beschwerdearme Diagnosen wie Diabetes, Hypertonus, oft auch Krebs werden durch objektive Befunde gesichert, sind sogar ohne Patientenkontakt möglich. Eine „live" im Gespräch stattfindende psychopathologische Befunderhebung durch eine*n dafür ausgebildeten Untersucher*in ermöglicht die Diagnose ich-dystoner, subjektiv beschwerdefreier psychischer Diagnosen, für die es keine Biomarker gibt. Befunde erlauben Aussagen über die meisten abwendbar gefährlichen Verläufe; auch die Mortalität wird überwiegend durch Befunde bestimmt. Befunde schützen vor Fehlbehandlungen; Chemotherapie z. B. ist nur sinnvoll, wenn eine Krebserkrankung nachgewiesen, nicht wenn sie erlebt oder befürchtet wird. Und schließlich erleichtern Befunde auch die Abgrenzung von Simulation, die allerdings außerhalb straf- oder versicherungsrechtlicher Zusammenhänge viel seltener vorkommt als gemeinhin angenommen. Die meisten Krankheitsklassifikationen und medizinischen Therapien sind an Befunden ausgerichtet; die Verbesserung von Befunden ist der übliche Maßstab des Behandlungserfolgs.

Allerdings gibt es hier zwei unterschätzte Probleme:

- Die **Methoden der Medizin haben Grenzen.** Befunde werden von verschiedenen Expert*innen unterschiedlich beurteilt, harmlose Befunde überinterpretiert, gravierende unterschätzt, es gibt Maschinen- und Messfehler. Immer wieder gibt es Medizinirrtümer, immer wieder erlauben neue Testverfahren die Beschreibung zuvor rätselhafter Krankheiten. Es gibt stetigen Wandel und keine letztgültige Sicherheit: *„Medicine is a science of uncertainty and an art of probability"* (William Osler 1849–1919).
- **Individuelle Lebensqualität und Leiden** hängen vor allem vom subjektiven Beschwerdeerleben ab. Nacken- und Rückenschmerzen sind unter den fünf Erkrankungen mit den weltweit meisten verlorenen gesunden Lebensjahren (GBD 2013; DALYs and HALE Collaborators et al. 2015). Schmerzen, Erschöpfung etc. können in einen Suizid treiben. Deshalb rücken mehr und mehr auch rein beschwerdebasierte Diagnosen in den Fokus der Medizin. Und deshalb wird Behandlungserfolg inzwischen nicht nur an Befunden, sondern auch an „Patient-reported outcomes" gemessen. Nicht nur objektive **Krankheit** ist (moralisch) legitim, sondern auch **Kranksein,** wenn der*die Betroffene leidet und eine Behandlung (selbst wenn es sie noch nicht gibt) sinnvoll ist (Sharpe und Greco 2019).

RESÜMEE

- Befunde sind maßgeblich für die meisten Diagnosen und die Lebenserwartung, aber nicht immer so zuverlässig, wie sie erscheinen.
- Beschwerden bestimmen wesentlich Krankheitserleben und Lebensqualität, sind aber nicht spezifisch für bestimmte Ursachen.
- Um Krankheiten individuell verstehen und behandeln zu können, brauchen Patient*innen die ärztliche und Ärzt*innen die Betroffenen-Perspektive.

67.5 Schwierige Behandlungsdynamiken

Theoretisch bekennt sich die Medizin zu einem biopsychosozialen, „ganzheitlichen" Krankheitsverständnis und einem individualisierten, „personalisierten" Umgang. Trotzdem dominiert in Lehrbüchern ebenso wie im hektischen, effizienzorientierten Arztalltag standardisiertes, dualistisches, oft auch monokausales Denken und Handeln entlang scheinbar eindeutiger Befunde und Algorithmen. Obwohl jede „körperliche" Erkrankung auch psychosoziale Dimensionen hat, und jede „psychische" Erkrankung biophysikalische Korrelate, werden „somatische" und „psychische" Krankheiten sowohl bei der medizinischen Spezialisierung als auch in den Klassifikationssystemen strikt getrennt.

In vielen Fällen beschleunigt eine solche Entweder-oder-Logik klinische Abläufe. Wenn Patienten, ihre Beschwerden und Erklärungsmodelle aber nicht zu solchen Algorithmen und Schubladen passen, entwickeln sich schwierige Behandlungsdynamiken, oft mit (nachvollziehbarerweise) schlechter Adhärenz:

- Wenn sich Menschen im Gesundheitssystem mit Beschwerden vorstellen, wird, auch zur rechtlichen Absicherung, i. d. R. zuerst nach somatischen Ursachen gesucht. Vor allem wenn die Beschwerden Warnsignalen von (gefährlichen) Erkrankungen ähneln, wie etwa thorakale Beklemmungen, Anfälle oder Bewegungsstörungen, ist das anfangs meist durchaus angemessen. Es kann aber auch zu (teils teurem, risikobehaftetem und längst nicht immer rational begründbarem) ärztlichem Aktionismus und zu Behandlungsfehlern führen. Zudem besteht die Gefahr, psychische Warnsignale wie Vereinsamung oder Suizidalität zu übersehen und Beschwerdenarrativ und -kontext zu vernachlässigen.
- Werden strukturelle Korrelate oder körperliche Erkrankungen gefunden, werden Beschwerden selbst dann damit erklärt, wenn es gar keinen oder einen nur teilweisen Kausalzusammenhang gibt. Gerade Bagatellbefunde, Messfehler oder Befundfehlinterpretationen werden oft fälschlicherweise zur Erklärung herangezogen (z. B. Bandscheibenvorwölbungen als Erklärung für Rückenschmerz). Es kommt (teils auch aus monetären Interessen) zu vorschnellen Labels und nicht indizierten Therapien, die manche verunsicherte Patient*innen auf der Suche nach Heilung gerne annehmen. In solchen Fällen sind Betroffene oft zunächst erleichtert, dass ihr Beschwerdeerleben legitimiert, „eine Ursache" festgeschrieben, eine Behandlung eingeleitet wird. Es kommt zu „Zufriedenheitsfallen" mit immer neuen Krankschreibungen, Massagerezepten u. v. m. Oft verbessern sich die Beschwerden aber nicht durch somatische Therapien, allenfalls durch Placebo-Effekte, manchmal verschlechtern sie sich sogar, z. B. weil Selbstbeobachtung oder Identifikation mit der Krankenrolle zunehmen („Ich muss wirklich schwer krank sein, denn ich bekomme sogar Opioide") oder Nebenwirkungen auftreten (besonders häufig Opioidabhängigkeit). Es drohen eine iatrogene Passivierung und Somatisierung, verbunden mit der Gefahr von Behandlungsfehlern, je nach (Fehl-)Diagnose auch zu unnötig düsteren Prognosen.
- Passen Beschwerden und Befunde zu einer definierten körperlichen Erkrankung, wird diese nach modernen Standards

behandelt. Dabei fühlen sich Betroffene aber immer wieder wie Objekte, biomechanische Apparate, teils sogar Versuchskaninchen. Manche wollen nicht auf Laborwerte oder Zellpathologien reduziert werden. Sie wollen, dass ihre Befürchtungen, ihr Ärger, ihre Erschöpfung nicht als bloße Epiphänomene einer Organpathologie abgetan werden. Sie wollen keine Mediziner*innen, die ihre Krankheit managen, sondern Ärzt*innen, die auch ihre psychosozialen Nöte sehen, sie individuell bzgl. ihrer Therapieoptionen beraten und sie durch Krisen begleiten. Sie wollen wissen, ob ihre Sorgen zur Entstehung oder Aufrechterhaltung ihrer Beschwerden beitragen und wie sie trotz Funktionsbeeinträchtigungen ein gutes Leben führen können.

- Finden sich dagegen keine strukturellen Korrelate, sind Betroffene teilweise erleichtert, aber auch verunsichert, denn ihre Beschwerden sind ja immer noch da: Was steckt denn sonst dahinter? Ärzt*innen sind ratlos oder genervt, weil ihre diagnostischen Mühen umsonst waren und sie ihren Patient*innen nichts anbieten können. Sie nennen die Beschwerden dann oft „unerklärt", interpretieren sie als harmlos, übertrieben, manchmal sogar gespielt („völlig gesund", „Sie haben nichts!", „Stellen Sie sich nicht so an!", „eingebildet"). Sie bezeichnen Betroffene z. B. als „heartsink patients", „Koryphäenkiller", „Spinner" oder „Simulanten". Diese fühlen sich (nachvollziehbarerweise) fallengelassen und missverstanden, als sollten ihnen ihre Beschwerden ausgeredet werden. Dies führt zu zusätzlichem Stress, evtl. mit Beschwerdeverstärkung, und u. U. zu einer (ebenfalls nachvollziehbaren) Beschwerdeverdeutlichung.
- Andererseits werden Beschwerden ohne strukturelle Korrelate oft mit psychischen Krankheiten gleichgesetzt oder als Ausdruck einer psychischen Belastung interpretiert (z. B. Schmerzen und Schwindel als „larvierte Depression" oder als „Somatisierung" eines psychischen Konflikts oder Traumas). In der Tat treten Körperbeschwerden durchaus bei „klassischen" psychischen Erkrankungen auf und sind oft sogar der Grund für einen Arztbesuch (z. B. Erschöpfung bei Depression, Herzrasen und Schweißausbrüche bei Angst); sie müssen deshalb differenzialdiagnostisch beachtet werden. Zum anderen gibt es auch Patient*innen, die zusätzlich zu einer psychischen Erkrankung unter Körperbeschwerden leiden bzw. als Folge anhaltender und belastender Körperbeschwerden psychisch erkranken. Aber etwa die Hälfte der Patient*innen mit Körperbeschwerden hat eben keine affektive, Angst-, Persönlichkeits- oder Traumafolgestörung. Sie fühlen sich durch eine psychische Diagnose missverstanden, stigmatisiert, „in die Psycho-Schublade" gesteckt; es kommt zum Dissens und zu Ringkämpfen um Ursachen.
- Vieles davon haben Menschen mit Körperbeschwerden hinter sich, wenn sie sich zu einer Psychotherapie entschließen. Doch auch dort gelten sie zuweilen als „schwierig": Psychotherapeut*innen erwarten „Krankheitseinsicht" bzw. „psychological mindedness", wollen das mitgebrachte Erklärungsmodell korrigieren, manche schürfen nach einem „eigentlichen" Konflikt oder Trauma. Für Betroffene ist die Vorstellung, dass z. B. ihre Bauchschmerzen oder ihr Schwindel umgewandelte Belastungen darstellen sollen („Somatisierung", „Konversion"), nur selten nachvollziehbar.
- Einen Sonderfall stellen von Patient*innen aus unbewussten Motiven vorgetäuschte („artifizielle") Beschwerden dar (➤ Kap. 60). Mit ihnen werden, i. d. R. unbewusst, Beziehungsfallen konstruiert, die z. B. zu übereifriger Retteridentifikation, gespaltenen Positionen im Team, beim ersten Verdacht dann entrüsteter Konfrontation führen. Solche Behandlungsdynamiken gar nicht erst entstehen zu lassen, erhöht die Chance, mit den Patient*innen ins Gespräch zu kommen, die Selbstschädigungsdynamik abzuschwächen und vielleicht psychotherapeutische Behandlungsbereitschaft zu wecken.

Das Ergebnis solcher Behandlungsdynamiken sind immer wieder von enttäuschter Hoffnung geprägte Ärzteodysseen und Behandlungsabbrüche, teils mit Hinwendung zu teuren oder sogar gefährlichen „Heil(ung)sversprechen", und letztlich eine Beschwerdechronifizierung.

RESÜMEE

Kollision und Kollusion arzt- und patientenseitiger Bedeutungszuschreibungen für Körperbeschwerden können zu schwierigen Beziehungsdynamiken und falschen Behandlungen führen. Ein balancierter Umgang erfordert

- eine (Wieder-)Einführung des Subjekts „Patient*in" in die Medizin, mit einem Fokus auf subjektivem Krankheitserleben,
- eine (Wieder-)Einführung des Subjekts „Ärzt*in" in die Medizin, mit Kultivierung grundlegender ärztlicher Fähigkeiten wie Empathie, differenziertes Wahrnehmen und unvoreingenommenes Begleiten,
- ein integratives, psychosomatisches Verständnis von Menschen als verkörpert, von Krankheiten als biopsychosozial und von Körperbeschwerden als oft „funktionell".

67.6 Zur Ätiologie funktioneller Körperbeschwerden

„Funktionelle" Körperbeschwerden …

- zeigen an, dass nicht primär Organstrukturen, sondern **Funktionsabläufe** verändert sind;
- haben wichtige **Warn-, Entlastungs- oder Kommunikationsfunktionen,** die allerdings auch zu **Fehlfunktionen** werden können;
- wirken sich auf die individuelle **Funktionsfähigkeit** aus. Vor allem wenn sie anhalten, können sie mit erheblichen Alltagsbeeinträchtigungen und Leidensdruck einhergehen.

Bisher standen mögliche Ursachen bzw. Risikofaktoren für funktionelle Körperbeschwerden im Mittelpunkt klinischen und wissenschaftlichen Interesses. Heutige Modelle konzentrieren sich überwiegend auf **Mechanismen** ihrer Entstehung und Aufrechterhaltung (s. auch ➤ Kap. 2 und die Grundlagenkapitel in ➤ Teil I, ➤ Teil II und ➤ Teil III in diesem Buch).

Der Organismus muss sich permanent mit zahlreichen und unterschiedlich gefährlichen inneren und äußeren Noxen und Stressoren auseinandersetzen. Um seine Überlebenswahrscheinlichkeit zu erhöhen, braucht er effiziente vorausschauende Regulationsmöglichkeiten („Allostase"). Was wir wahrnehmen und wie der Organismus reagiert, ist daher das Resultat zahlreicher verschiedener, teils konkurrierender, **vom Gehirn integrierter Informationen und entsprechend orchestrierter Aktionen** (Henningsen et al. 2018a; Sennesh et al. 2022):

- exterozeptive (z. B. Lärm, visuelle Eindrücke) und interozeptive (z. B. Kapseldehnung, Stellung im Raum) Reize,
- deren Vorhersage, Rückschlüsse und Bedeutungszuschreibungen (z. B. als gefährlich),
- interoaktive (z. B. kardiovaskuläre, endokrine, psychologische) und exteroaktive (sensomotorische und soziale) Reaktionen.

Mutmaßlich (Überlebens-)Wichtiges wird dabei naturgemäß priorisiert, sei es eine Glasscherbe im Fuß, Brandgeruch oder Brustschmerzen. Die Aufmerksamkeit wird entweder fokussiert (Selbstbeobachtung, Hypervigilanz) oder abgewendet (verringerte Perzeption, Agency, Ownership; bis hin zu Dissoziation). Bei Diskrepanzen zwischen Reiz und Interpretation wird entweder die Vorhersage angepasst („Es ist wohl doch Krebs") oder aber die Wahrnehmung („Ich merke ja, wie der Schwindel zunimmt") und die entsprechende Reaktion des Organismus („Besser nicht bewegen!"). Dadurch kann es sowohl zu verstärkter (Schmerz, Schwindel) als auch zu verringerter Wahrnehmung (Taubheit, Fremdheit) bzw. Bewegung (veränderte Peristaltik, Zittern, Lähmung) kommen (Edwards et al. 2012; Wiech et al. 2016; Henningsen et al. 2018a).

Je nach organischen Korrelaten, Vorerfahrungen und Erwartungen sowie der Dauer des Stressors gibt es Wechselwirkungen zwischen funktionellen Pathomechanismen und strukturellen Pathologien:

- **Funktionell wird strukturell:** Bei wiederholten, als bedeutungslos bewerteten Wahrnehmungen nimmt die Antwortbereitschaft ab (Habituation), bei wiederholten als bedrohlich bewerteten Wahrnehmungen aber steigt sie. Diese sog. Amplifikation oder Sensitivierung (von anhaltendem Hyperarousal über vermehrte Expression von Rezeptoren bis hin zu neuronaler Vernetzung und sogar Entzündungsreaktion) ermöglicht es dem Organismus, früher und intensiver zu reagieren, im Laufe der Zeit bei immer geringeren Reizen oder sogar nur bei Antizipation dieser Reize. Zudem unterliegen frühere bzw. gleichzeitige Stressoren einem Summationseffekt („allostatic load"). So führen Sensitivierung, Überforderung und fehlende Regeneration auf Dauer zu strukturellen Anpassungen, die dann weniger oder nicht mehr reversibel sind. Andersherum können auch Unterforderung und Schonung zu strukturellen Veränderungen führen, etwa durch Muskelatrophie oder verringerte Kreislaufregulationsfähigkeit.
- **Strukturell wird funktionell:** Zu vorerkrankten, u. U. vorgeschädigten Organsystemen, haben Menschen belastende Beschwerde- und Behandlungserfahrungen („Damals wäre ich fast gestorben", „Diesen Schmerz vergesse ich nie"). Hier können funktionelle Beschwerden zusätzlich (wenn man so will: aufgepfropft) entstehen; man spricht von einem „körperlichen Kern" oder von „somatischem Entgegenkommen". Typische Beispiele sind Reizdarmsyndrom nach Gastroenteritis, anhaltender, früher z. T. als phobisch bezeichneter Schwankschwindel („persistent postural-perceptual dizziness", PPPD oder 3PD) nach Neuritis vestibularis und anhaltende Übelkeit nach Chemotherapie. Prinzipiell können die Beschwerden jeder körperlichen Erkrankung durch die verschiedenen Mechanismen der dysfunktionalen Beschwerdeverarbeitung ganz oder teilweise funktionell werden (Barsky und Silbersweig 2023).

Auch wenn Details noch unklar sind, bietet das Modell „funktioneller Körperbeschwerden", bei denen eine (dysfunktionale) Top-down-Regulation überwiegt, nachvollziehbare biopsychosoziale Pathomechanismen und zahlreiche therapeutische Ansatzpunkte: z. B. Grund- und Begleiterkrankungen gut zu behandeln, begleitende Stressoren zu reduzieren, dysfunktionale Bewegungsmuster umzulernen, die Aufmerksamkeit gezielt zu lenken, Wahrnehmungs- und Regulationsfähigkeiten zu trainieren und auf verschiedenen Wegen mehr Selbstwirksamkeit bzw. Agency zu erreichen (> Abb. 67.1). Mit zunehmendem Verständnis von Mechanismen und Wechselwirkungen im zentralen, peripheren und autonomen Nervensystem, in den verschiedenen Hormon- und Organsystemen, zwischen Individuum, Stressoren und Kontext ist zu hoffen, dass Diagnostik und Therapie noch spezifischer werden.

RESÜMEE

Funktionelle Körperbeschwerden sind weder bloße interozeptive Abbildungen biophysikalischer Vorgänge noch reine innerpsychische Vorgänge, sondern vom Organismus modifizierte, vielschichtige individuelle und situative Wahrnehmungssynthesen, verbunden mit Handlungsimplikationen.

67.7 Übergeordnete epidemiologische Aspekte

Man geht davon aus, dass mindestens ein Drittel der in Allgemeinarztpraxen vorgestellten Beschwerden funktionell sind, in spezialisierten Settings wie Rheuma- oder Schmerzambulanzen liegt der Anteil noch höher (Übersicht: Roenneberg et al. 2019). Eine Übersicht mit über 70.000 Patient*innen aus 24 Ländern ergab bei 40–49 % aller Hausarztpatient*innen mindestens eine funktionelle Körperbeschwerde (Haller et al. 2015). Dabei können Menschen gleichzeitig mehrere Beschwerden haben, von denen einige eindeutig einer somatischen Ursache zuordenbar sind, andere funktionell; einzelne Beschwerden können sogar eindeutig einer konkreten Ursache zuordenbare und funktionelle Anteile zugleich haben. Wie die Allgemeinbeschwerden in der Bevölkerung kommen auch funktionelle Körperbeschwerden häufiger bei Frauen und Mädchen, im mittleren Lebensalter und bei Menschen mit den verschiedensten Stressoren vor, von niedrigerem ökonomischem Status über Einsamkeit bis hin zu Migrations-, Flucht- oder Traumaerfahrungen. Bestimmte Persönlichkeitszüge und Stile scheinen für funktionelle Körperbeschwerden zu prädestinieren (z. B. Neurotizismus, Alexithymie, unsichere Bindung), aber es gibt kein eindeutiges Muster.

Wiederum etwa ein Drittel dieser funktionellen Körperbeschwerden sind so anhaltend und subjektiv so belastend, dass sie eigenständige, behandlungsbedürftige Krankheiten darstellen. Diese sind sowohl für die Betroffenen als auch für das Gesundheitssystem und die Gesellschaft eine große Herausforderung: Lebensqualität und Teilhabe sind im Durchschnitt schlechter als bei körperlichen Erkrankungen mit ähnlichem Beschwerdespektrum (Joustra et al. 2015); sie

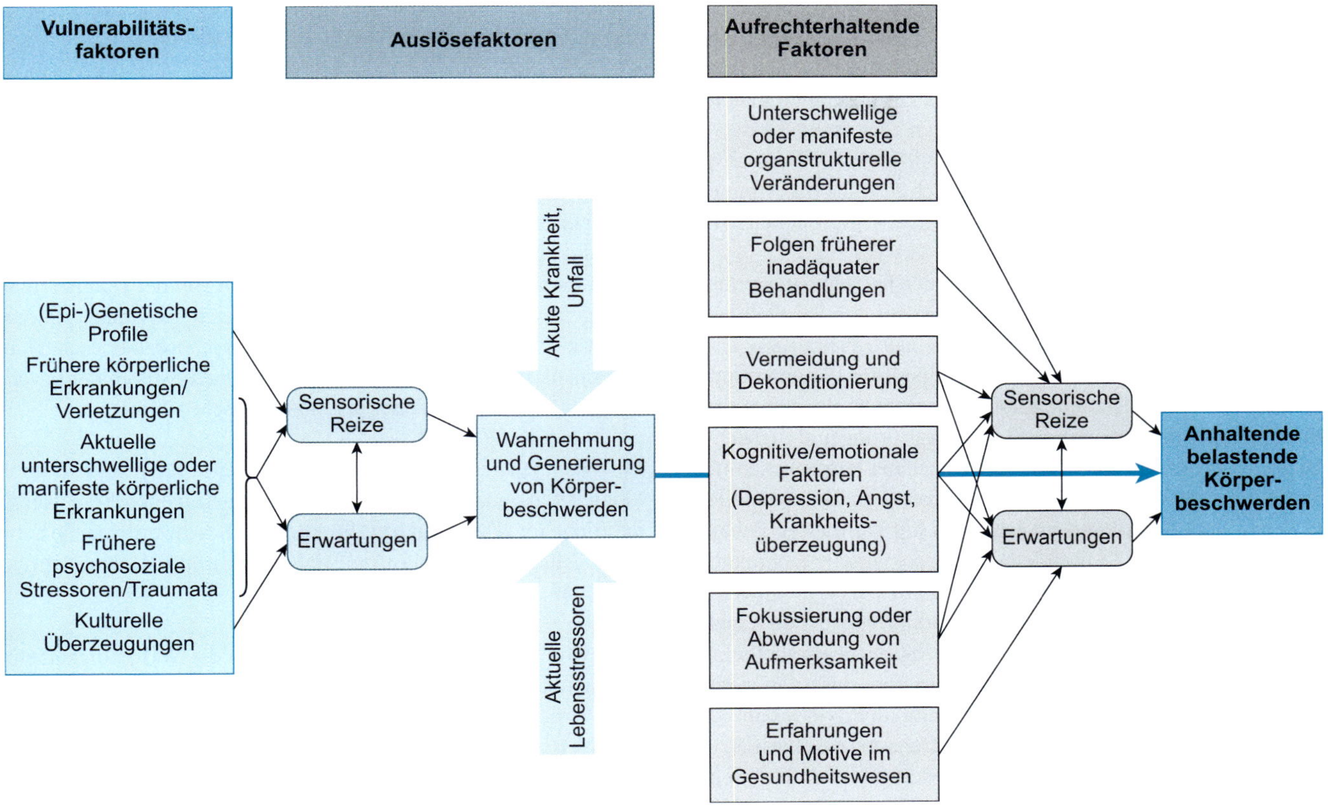

Abb. 67.1 Ätiologie funktioneller Körperbeschwerden (übersetzt und mod. nach Henningsen et al. 2018b) [L231]

sind mit einem hohen Maß an Funktionseinschränkungen und hohen direkten und indirekten Gesundheitskosten verbunden (Konnopka et al. 2012). Im Verlauf berichten rund 50–75 % der Patient*innen über eine Besserung ihrer Beschwerden, bei 10–30 % kommt es jedoch zu einer Verschlechterung (olde Hartman et al. 2009).

Der wichtigste und am einfachsten zu erfassende Prädiktor für einen komplizierten Verlauf ist die Gesamtzahl der Beschwerden (Tomenson et al. 2013). Auch Stigmatisierung geht mit einer schlechteren Prognose einher (Ko et al. 2022). Unzureichend erforscht sind Autopsiebefunde und Gesamtmortalität. Offenbar gibt es bei chronischen Schmerzen und Fatigue eine leicht erhöhte Mortalität (durch Suizidalität; widersprüchliche Daten zu Krebs- und Herz-Kreislauf-Erkrankungen) und bei Reizdarmsyndrom eine leicht erniedrigte Mortalität durch Krebserkrankungen. Die Mortalität bei funktionellen (dissoziativen) Anfällen ist relativ eindeutig erhöht, z. T. wahrscheinlich, weil sie vereinzelt mit Epilepsie verwechselt werden, z. T., weil diese Patient*innen oft grundlos mit Antiepileptika behandelt werden.

RESÜMEE

Funktionelle Körperbeschwerden sind häufig und relevant. Meist treten verschiedene Beschwerden gemeinsam auf. In einer hohen Symptomlast spiegelt sich die oft disproportionale Erkrankungsschwere.

67.8 Übergeordnete klassifikatorische Aspekte

Für anhaltende und belastende funktionelle Körperbeschwerden gibt es verschiedene Diagnosen (s. nachfolgende Kapitel). Die meisten davon sind inzwischen in Klassifikationssystemen definiert und damit legitimiert – inkl. Kostenübernahme- und Kompensationsansprüchen. Um ihre Spezifität und Objektivierbarkeit zu verbessern, fordern einzelne Konzepte von den Untersucher*innen beurteilte psychobehaviorale Charakteristika als zusätzliche Positivkriterien; zudem wird intensiv nach trennscharfen klinischen Zeichen in der körperlichen Untersuchung bzw. nach Biomarkern geforscht. Zugleich werden die Beschwerdekriterien immer wieder verändert und eher umfangreicher. So umfassen z. B. die Kriterien sowohl für Fibromyalgie als auch für das Fatigue-Syndrom inzwischen Beschwerden wie nicht erholsamer Schlaf, kognitive Dysfunktion und Kopfschmerzen – und ähneln sich dadurch immer mehr. Zu den Diagnosekriterien für Fibromyalgie gehört inzwischen optional Depressivität, zu den Diagnosekriterien für das Fatigue-Syndrom Chemikaliensensitivität, also typische Kennzeichen anderer Erkrankungen (➤ Kap. 71 und ➤ Kap. 74).

Daher geht man einerseits von einem Kontinuum der verschiedenen funktionellen Störungen oder zumindest einer teilweise identischen Pathophysiologie aus („Lumping"). In der Tat ist die

Komorbidität verschiedener „funktioneller somatischer Syndrome" und verschiedener somatoformer Störung bzw. der körperlichen Belastungsstörung und chronischer Schmerzerkrankungen untereinander hoch. Einigermaßen umschriebene, auch epidemiologisch erkennbare Beschwerdecluster rechtfertigen aber durchaus die Abgrenzung einzelner Krankheitsbilder („Splitting"). Dieser fachspezifische „Scheuklappenblick", mit dem freilich auch Claims verbunden sind, wurde erstmals vor über 30 Jahren in einer wegweisenden Arbeit von Wessely et al. (1999) problematisiert.

Noch problematischer als die verschiedenen Konzeptualisierungen funktioneller Störungen ist ihre widersprüchliche Parallelklassifikation mal als somatische, mal als psychische Erkrankungen (s. auch ➤ Kap. 68). Die meisten Krankheitsbilder können doppelt verschlüsselt werden (Spannungskopfschmerz etwa als somatoforme Schmerzstörung bzw. körperliche Belastungsstörung und zugleich als chronischer primärer Schmerz, mit gleichzeitiger Verortung als neurologische Erkrankung). Das ist nicht nur verwirrend für Betroffene und Behandler*innen, sondern geht auch mit manifesten Behandlungsnachteilen einher: Je nachdem, welche somatische Fachrichtung die Diagnose stellt, werden entweder weitere Körperbeschwerden außerhalb des jeweiligen Fachgebiets und psychosoziale Aspekte ignoriert und den Betroffenen z. B. eine evtl. hilfreiche Psychotherapie vorenthalten. Oder sehr verschiedene Körperbeschwerden werden zwar im Gesamtspektrum wahrgenommen, aber vorschnell den Patient*innen gegenüber als psychische Erkrankung eingeordnet, was symptomspezifische Behandlungen erschwert und von Betroffenen oft als stigmatisierend empfunden wird.

67

RESÜMEE

- Die Klassifikation krankheitswertiger funktioneller Körperbeschwerden ist bis heute eher von Traditionen bestimmt als von stringenter Logik: Zum einen besteht eine – gerade diesen Patient*innen besonders wenig gerecht werdende – dualistische Klassifikation entweder als psychische oder als somatische Erkrankung, zum anderen eine an Leitsymptomen und nicht am gesamten Beschwerdespektrum orientierte Aufsplitterung in einzelne funktionelle Syndrome.
- Zukünftig wären eine Vereinheitlichung in einer somatisch-psychischen Brückenkategorie oder zumindest entsprechende Querverweise wünschenswert.

Da die Traditionen so prägend sind, werden sie in den nachfolgenden Kapiteln beibehalten. Wichtig ist aber, dass die Leser*innen die nun abschließend dargestellten diagnostischen und therapeutischen *Gemeinsamkeiten* der verschiedenen Manifestationsformen funktioneller Körperbeschwerden im Blick behalten.

67.9 Übergeordnete Aspekte in der Behandlung

Die folgende Darstellung orientiert sich an der S3-Leitlinie Funktionelle Körperbeschwerden (Roenneberg et al. 2019; DGPM und DKPM 2018), die sich als übergeordnete Leitlinie zu funktionellen Körperbeschwerden versteht – als evidenzbasierte und breit konsentierte Zusammenfassung praxisnaher Handlungsempfehlungen und als Ergänzung zu den jeweiligen Einzelleitlinien.

67.9.1 Diagnostik

Die Diagnostik funktioneller Körperbeschwerden erfolgt gestuft, mit Fingerspitzengefühl und in Abhängigkeit vom Kontext.

Das diagnostische Vorgehen bei Erstkontakt und in der somatischen Medizin unterscheidet sich natürlich von der Diagnostik bei etwaigen Folgekontakten und von Kontakten in Psychiatrie, Psychosomatik und Psychotherapie (hier kurz: psychosoziale Fächer), die Diagnostik in der Notaufnahme von der Diagnostik in der psychotherapeutischen Praxis oder psychosomatischen Klinik.

Nicht zuletzt aufgrund ihrer Häufigkeit sollte *frühzeitig* an die Möglichkeit gedacht werden, dass die vorgetragenen Beschwerden funktioneller Natur sind bzw. funktionelle Beschwerdeanteile haben und deshalb eine *integrative* Diagnostik und Therapie sinnvoll sind.

Allen Untersuchungssituationen gemein ist die Notwendigkeit einer **ärztlichen Haltung,** die geprägt ist von professioneller Wachsamkeit, Zurückhaltung und Empathie, Ernstnehmen der Beschwerden und Wertschätzung für die Besorgnis und den Leidensdruck der Betroffenen:

- Vielfalt und Dynamik funktioneller Körperbeschwerden erschließen sich durch eine *Kombination aus Fakten und Bedeutungszuschreibungen.*
- Zentrale „Instrumente" dafür sind *Empathie, teilnehmende Beobachtung, Sorgfalt und Sachkenntnis,* also „offene Augen, Ohren, Herz und Hirn".
- Eine solche Haltung kostet kaum Zeit oder Geld.
- Sie wird von den Betroffenen auch dann wertgeschätzt, wenn die Beschwerden auf strukturelle Erkrankungen zurückzuführen sind.
- Sie hat einen positiven Einfluss auf den Beschwerdeverlauf – ebenfalls nicht nur bei funktionellen Körperbeschwerden. Hier gehen Diagnostik und Therapie ineinander über.

Ein Beispiel: Eine zugewandte klinisch-neurologische Untersuchung mit nachvollziehbarer, gesichtswahrender Demonstration der typischen Zeichen funktioneller neurologischer Störungen (z. B. Tremor-Entrainment oder Hoover-Zeichen) stellt ein entängstigendes Beziehungsangebot dar, ermöglicht neue Vorstellungen und Erwartungen über die eigene Sensomotorik und eröffnet Handlungsspielräume. Hier fungiert die Diagnostik als erster, vielleicht wichtigster Schritt der Therapie (Stone et al. 2020) – das ist ein komplett anderes Vorgehen als die bisher üblicherweise angestrebte „Entlarvung", „Überlistung" oder „Überzeugung von einer Psychogenese".

Beschwerden und Belastungen müssen aufmerksam und empathisch erfragt und ernst genommen werden, auch unabhängig von begleitenden Befunden und Erkrankungen.

Was nicht vergessen werden darf: Auch wenn viel häufiger funktionelle Störungen zunächst fälschlicherweise für körperliche Erkrankungen gehalten werden als andersherum, gibt es eine **breite Differenzialdiagnose.** So stellen sich z. B. Autoimmunerkrankungen ebenfalls oft als Kombination unspezifischer Beschwerden dar. Dazu kommt, dass psychosoziale Belastungen bzw. Charakteristika, wie sie häufig mit funktionellen Körperbeschwerden assoziiert sind, auch rein koinzident oder reaktiv bei somatischen Erkrankungen vorkommen. Bemerkenswerterweise gibt es Hinweise darauf, dass somatische Beschwerden bei Frauen eher „psychisch" erklärt werden, funktionelle und psychische Beschwerden bei Männern eher „somatisch". So erlaubt die Art der Beschwerdeschilderung – eher nüchtern, quasi-objektiv („drückender Schmerz links oben"), medizinisch („wie Blinddarmentzündung") oder emotional gefärbt („wie ein Messer, ich hasse diesen Schmerz") zwar wertvolle Rückschlüsse auf die subjektive Bedeutung der Beschwerden und ihren Kontext, aber nicht notwendigerweise auf Kausalitäten. Das Risiko einer fälschlichen Zuordnung von Körperbeschwerden als „funktionell" sinkt seit Jahren und ist mit 0,5–8,8 % gering, aber nicht vernachlässigbar; die häufigsten Fehleinschätzungen betreffen offenbar vermeintlich funktionelle Anfälle (Zusammenfassung: Henningsen et al. 2018b).

Apparative (Spezial-)Diagnostik kostet Geld und Zeit, die u. U. besser in ein Erfragen von Kontextfaktoren oder in Therapie investiert sind. Sie kann mit Risiken einhergehen und Patient*innen erst recht auf somatische Erklärungsmodelle fixieren. Daher muss sie sinnvoll begrenzt sein und Redundanzen vermeiden. Sie sollte nicht unbegründet, aus überzogenem Sicherheitsdenken, Aktionismus oder Gefälligkeit erfolgen – zumal sie eher Ärzt*innen beruhigt als Patient*innen. Empfohlen werden daher

- eine sorgfältige Anamnese, Beobachtung und körperliche Untersuchung, bei denen neben Fakten auch die Beschwerdepräsentation, inkl. Bedeutungszuschreibungen, sowie die funktionellen Auswirkungen der Beschwerden wahrgenommen werden,
- eine sinnvoll begrenzte leitliniengerechte Diagnostik, die sich an den Leitsymptomen und an Warnhinweisen für abwendbar gefährliche Verläufe orientiert und auch Begleitphänomene beachtet,
- und die Strategie des „abwartenden Offenhaltens": Unsicherheiten und Wahrscheinlichkeiten gehören zur Medizin, und die meisten Betroffenen kommen mit einer gewissen diagnostischen Restunsicherheit gut zurecht, solange sie sich der Sorgfalt und des Interesses ihres*ihrer Behandler*in sicher sind.

Ziele der **Erstdiagnostik** (➢ Tab. 67.1) sind der Ausschluss abwendbar gefährlicher Verläufe, die Beschreibung typischer positiver Befunde sowie die Unterstützung einer spontanen Beschwerderück-

Tab. 67.1 Schritte der Erstdiagnostik (erfolgt meist in der somatischen Medizin)

Anamnese: aktives, aufmerksames Zuhören und Nachfragen, ohne zu frühe Unterbrechungen, mit zunächst offenen, neutralen Fragen	• Hauptbeschwerden und immer auch weitere Beschwerden inkl. Sexualität und Vegetativum • Wie es den Patient*innen mit ihren Beschwerden geht, wie sie damit umgehen und wie sie sich in der Lebensführung, im sozialen oder beruflichen Umfeld auswirken • Individuelles Erklärungsmodell • Zumindest orientierend psychische Beschwerden (mit Screeningfragen nach Angst, Depression, ggf. Suizidalität) und Kontextfaktoren
Orientierender psychopathologischer Befund	• Screening für Angst, Depression, ggf. Suizidalität • Einbeziehung körperlicher und „verkörperter" Aspekte, z. B. Antrieb und Psychomotorik, ängstliche Vermeidung von Bewegungen, dramatisierender Beschwerdeausdruck, wütende Anspannung, Zurückweichen bei Berührung
Aufmerksame körperliche Untersuchung	• Erfassung weiterer Befunde und Einschränkungen inkl. differenzialdiagnostisch relevanter Warnsignale (z. B. Laborauffälligkeiten, Fieber, Blut im Stuhl) • Beachtung von Manifestationen des Intentionalen im physischen Leib (z. B. Untergewicht, Narben, Tätowierungen) • Prüfung typischer klinischer Positivzeichen, z. B. bei funktionellen neurologischen bzw. dissoziativen Störungen
Aktenstudium und Besprechung der Vorbefunde mit Patient*in	• Bereits erfolgte Untersuchungen, deren Ergebnisse und Interpretationen • Frühere Behandlungen und deren Erfolg • „Weisheit der Akte"
Darüber hinausgehende „somatische", i. d. R. Labor- und Bildgebungsdiagnostik	• Leitliniengerecht, systematisch, aber zurückhaltend • Vermeidung wiederholter, vor allem invasiver Zusatzuntersuchungen, wenn sie hauptsächlich dazu dienen sollen, Patient*in oder Behandler*in zu beruhigen • Beruhigende Ankündigung von Untersuchungen, wenn angebracht schon im Vorfeld mit Verweis auf die hohe Wahrscheinlichkeit eines altersentsprechenden Normalbefundes • Ggf. Erklärung, warum Untersuchungen NICHT notwendig sind
Nachvollziehbares Einordnen aller Ergebnisse, auch von auswärts mitgebrachten früheren Befunden, Zufalls- oder Bagatellbefunden	• Positiv formulierte Erläuterung von Befunden in Abgrenzung zu (bekannten oder befürchteten) Erkrankungen • Nicht automatisch Vergabe einer (Verlegenheits-)Diagnose: ggf. Verschlüsselung als Symptome („R") oder Inanspruchnahme („Z") (z. B. Kopfschmerzen, Übelkeit, psychosoziale Umstände) • Hinreichend schwere Beschwerden, die ICD-Diagnosekriterien erfüllen: Mitteilung der Diagnose, ohne sie zu katastrophisieren (z. B. überwiegend positiver Verlauf, normale Lebenserwartung); Verweis auf geeignete Behandlungsmöglichkeiten • Eine Einordnung als „nichts", „psychisch" oder eine kommentarlos überreichte Liste von Psychotherapie-Adressen ist nicht hilfreich
Bei fehlenden Warnsignalen: abwartendes Offenhalten (Watchful Waiting)	• Hinweis, dass sich die Beschwerden wahrscheinlich bessern werden – ohne sie zu verharmlosen oder zu negieren • Festlegen geeigneter nächster Schritte, z. B. Wiedervorstellung in 2–4 Wochen

bildung durch Information und Beruhigung. Das gilt auch für die **Notfalldiagnostik.** Allerdings muss im Notfall fast immer unter Zeitdruck gehandelt und daher priorisiert werden: Hier geht es in erster Linie um die Klärung akuten Handlungsbedarfs; Anamnese und Untersuchung sind hier fokussierter, eine ausführliche Klärung von Kontextfaktoren ist weder möglich noch nötig.

❚❚ Ängstliche Anspannung und Selbstbeobachtung, eine übermäßige Ausrichtung von Aufmerksamkeit/Verhalten bzw. ein Ignorieren/Dissoziieren der Beschwerden, dysfunktionale Bewegungsmuster, ein Selbstkonzept der Anfälligkeit und Schwäche – all das sind typische klinische Befunde, die auf funktionelle Beschwerdeanteile hinweisen und unabhängig von somatischer Komorbidität therapeutisch adressiert werden sollten. ❚❚

Bei Beschwerdepersistenz wird die *Diagnostik erweitert* (➢ Tab. 67.2), und zwar sowohl in der somatischen Medizin, z. B. bei der weiteren hausärztlichen Betreuung, meist im Rahmen der Psychosomatischen Grundversorgung, ggf. einer fachgebundenen Psychotherapie, als auch bei psychiatrischen und psychosomatischen Klinik-/Konsil- oder Praxiskontakten und im Rahmen ärztlicher und psychologischer Richtlinienpsychotherapie.

Tab. 67.2 Erweiterte Diagnostik, meist im Rahmen der Psychosomatischen Grundversorgung, psychosomatischer/psychiatrischer Vorstellungen und in der Psychotherapie

Entschleunigen und Anpassen des Settings Effiziente Gesprächsführung, auch bei Zeitknappheit	• Ruhige, freundliche Atmosphäre, laiengerechte Sprache • Besprechen der Agenda, vor allem Thema und Zeitrahmen • Gesprächstechniken wie die „tangentiale Gesprächsführung": psychosoziale Kontextfaktoren beiläufig und einfühlsam ins Gespräch bringen und immer wieder auf die Körperbeschwerden zurückkommen • Zeit zum Nachdenken, alte Befunde anzusehen, mit Vor- oder Mitbehandler*innen zu sprechen, evtl. für einen Hausbesuch oder eine Fremdanamnese
Ergänzung der Anamnese durch gezieltes Nachfragen (bereits im Hinblick auf mögliche therapeutische Anknüpfungspunkte)	• Hauptbeschwerde(n), frühere und weitere Beschwerden • Beschwerdedifferenzierung: – Erstmanifestation/Auslösesituation, Verstärker, Modelle; Umstände, unter denen die Beschwerden nachlassen – Körperschema, Körperwahrnehmung/-steuerung (vor allem im Hinblick auf Dissoziation), allgemeine Empfindsamkeit und Regulationsfähigkeit – Wahrgenommene Affekte, Gefühl der Gefühllosigkeit • Potenziell dysfunktionale Denk-/Verhaltensweisen (z. B. Katastrophisieren, Schonung, Substanzmissbrauch, Störung des Essverhaltens) • Zentrale Themen und Bedeutungszuschreibungen (z. B. Selbstkonzept als schwach und anfällig, Feindseligkeit der Umwelt, Fremdheit des eigenen Körpers, Schuld, Scham, Progredienzbefürchtungen, Angst vor dem Tod, Rentenbegehren) • Beziehungsdynamiken und Behandlungserfahrungen, z. B. (Nicht-)Ernst-genommen-/(Nicht-)Versorgt-Werden, Kränkung, Enttäuschung, Nähe-Distanz-Bedürfnis, Nocebo-Botschaften, Stigmatisierung, vermutete Ärztefehler • Körperliche und psychische Komorbiditäten inkl. Unfälle/(Selbst-)Verletzungen/Suizidversuche, bisherige Behandlungen inkl. Operationen • Psychosozialer Beschwerdekontext inkl. besonderer psychosozialer Herausforderungen und biografischer Belastungen (z. B. Schmerzerfahrungen, Einsamkeit/Fremdheit, Traumata, Vernachlässigung, Grenzerfahrungen) – als „zusätzliche Baustellen", nicht unbedingt „Ursachen" • Ressourcen, Selbstwirksamkeitserfahrungen, Kraftquellen, soziales Netzwerk, Ziele
Beobachtung von Affekt, Sprache, Körpersprache, körperlichem Befund, Resonanz, weiterhin aber auch körperlichen Befunden, insbesondere Warnsignalen	• Vorherrschende Affekte, Affektlabilität, Affektdissonanz, Schwingungsfähigkeit, Alexithymie • Betontes, Verharmlostes, Randbemerkungen, Tabus, Zwischentöne, Sprachbilder, Diskrepanzen, Sprachlosigkeit • Mimik, Gestik, Sprechen, Atmen, Tonus, Pausen, Bewegungsmuster, Mehr-/Minderbenutzung oder auffällige Präsentation von Körperteilen, Nähe-Distanz-Verhalten, Anhalt für Hyperarousal oder Dissoziation • Gewicht, Haut- und Zahnstatus, Pflegezustand, Narben, Hilfsmittel; Warnzeichen für körperliche Erkrankungen bzw. Folgeschäden vorausgegangener Passivierung oder Fehlbehandlungen • Körpersprache im Gesprächsverlauf: synchrones Verhalten mit dem oder konträres Verhalten zum Gegenüber, Veränderung bei Anspannung oder Ablenkung • Eigenes Empfinden/Verhalten/Erklärungsmodell, Beweggründe in der Interaktion • Bei neuen bzw. veränderten Beschwerden und Befunden ggf. Ergänzung der Diagnostik
Beachtung individueller Besonderheiten und Bedürfnisse	• Persönlichkeit • Geschlecht • Herkunft/Kultur • Behinderung • Alter etc.
Dokumentation wichtiger Befunde	• Für ein möglichst klares Bild relevanter Problembereiche • Unter besonderer Beachtung von (neuen) Hinweisen für abwendbar gefährliche Verläufe oder Chronifizierungsrisiken • Auch zur Verlaufsbeobachtung
Zwischenzeitliche „Bilanzierungsgespräche"	• Zusammenfassung und Bewertung bisheriger Untersuchungen und Behandlungen • Planung der weiteren Behandlung, ggf. Strategie- oder Behandlerwechsel

67

67.9.2 Therapie

Alle Manifestationsformen funktioneller Störungen profitieren von einer integrativen Herangehensweise, die sich am Körperleben und am Leidensdruck orientiert und an Ressourcen anknüpft. Dass auch die therapeutische Haltung von Empathie geprägt ist, versteht sich von selbst.

Zentral ist erstens die gemeinsame **Entwicklung eines Erklärungsmodells.** Bei unkomplizierten Beschwerden muss es nicht besonders differenziert und individuell sein, aber nachvollziehbar, lösungsorientiert und ohne Schuldzuweisungen („zurzeit ganz schön unter Druck", „da kommt vieles zusammen"). Die letztendliche Deutungshoheit für die „Ursachen" oder besser „Umstände" der Beschwerden liegt bei den Patient*innen – den Expert*innen für ihr subjektives Beschwerdeerleben.

Burton et al. (2015) formulierten sechs Kriterien für ein gutes Erklärungsmodell:

- Es ist für Ärzt*in und Patient*in plausibel.
- Es impliziert keine Schwäche oder Schuld des*der Betroffenen.
- Es fördert die therapeutische Partnerschaft bzw. Handlungen.
- Es beinhaltet eine deskriptive Bezeichnung, aber nicht zwingend eine spezifische Diagnose.
- Es beschreibt Kausalitäten, z. B. in Form aufrechterhaltender Faktoren, aber nicht notwendigerweise Ursachen.
- Es entsteht aus einem Dialog zwischen Ärzt*in und Patient*in.

In einer qualitativen Arbeit stellten Saunders et al. (2023) verschiedene – jedes für sich hilfreiche und durchaus miteinander kompatible – integrierte ärztliche Erklärungsmodelle für funktionelle Körperbeschwerden mit den entsprechenden Psychoedukations- und Behandlungsschwerpunkten zusammen:

- **Psychophysiologische Stressreaktion:** Modifikation individueller Vulnerabilitäten und Stressoren, Stressbewältigungsmaßnahmen
- **Überempfindliches Alarmsystem:** Identifikation und Neuinterpretation von Stressoren, Aufmerksamkeitslenkungs-/Entspannungstechniken, ggf. Erwartungsverletzungen und Exposition
- **Fehlregulation, „Softwarefehler":** (Wieder-)Einüben funktionaler Wahrnehmungs- und Bewegungsmuster, z. B. in Kombination mit Physio-/Ergotherapie
- **Verkörperte Erfahrungen:** Achtsamkeit für und Rekonditionierung von früher sinnvollen, jetzt dysfunktionalen psychosensomotorischen Mustern, z. B. in Kombination mit Körperpsychotherapie, interpersonellen bzw. systemischen Ansätzen
- **Individueller Symptombezug:** In der therapeutischen Beziehung angestrebtes gemeinsames individuelles Symptomverständnis, meist basierend auf nachvollziehbarer ärztlich-therapeutischer Erfahrung, Adaptation und Akzeptanz.

Zweitens sollte die Therapie sowohl in der somatischen als auch in der Psychotherapie **integriert körperorientiert** erfolgen, also weder rein biologisch noch rein psychologisch, z. B. in Form von symptomlindernder Medikation bzw. Anwendungen mit wiederholtem Bezug auf das Körperleben oder auf körperbezogene Erfahrungen. Idealerweise ermöglicht die Behandlung Patient*innen die konkrete Erfahrung von Kraft, Integrität, Sicherheit, Genuss, Rhythmisierung, Grenzen und Bezogenheit des Körpers, ggf. über Zusatztherapien wie Physio-/Ergo-/Bewegungs- oder künstlerische Therapien (➤ Kap. 40).

Wenn die Beschwerden die Alltagsfunktion nur leicht bis mäßig beeinträchtigen, ist die Basistherapie im Rahmen einer haus- bzw. fachärztlichen Betreuung für viele Betroffene ausreichend (➤ Tab. 67.3).

Kompliziertere Verläufe – also anhaltende Beschwerden, deutlich reduzierte Funktionsfähigkeit, relevante Kontextfaktoren – erfordern eine erweiterte Therapie (➤ Tab. 67.4). Auch wenn diese teilweise beschwerdespezifisch erfolgt (s. entsprechende Unterkapitel bzw. einschlägige Leitlinien), sollen **körperliche und psychosoziale Therapieelemente** i. S. eines multimodalen Ansatzes in einem Gesamt-

67

Tab. 67.3 Therapeutische Basismaßnahmen bei unkomplizierten Beschwerden

Klares Setting	• Feste, beschwerdeunabhängige Termine in ruhiger Atmosphäre • Gut kommunizierte Gesprächsagenda (inkl. des jeweiligen Zeitrahmens)
Psychoedukation	• Normalisierende Erläuterung der Psychophysiologie funktioneller Körperbeschwerden, z. B. mittels Teufelskreismodellen • Demonstration typischer klinischer Zeichen • Aufklärung über die Wirkung von Belastungen, Erwartungen/Fokussierung, Placebo- und Nocebo-Effekten • Aufklärung über sinnvolle diagnostische und therapeutische Maßnahmen, inkl. Schutz vor nicht überprüften, teuren, risikobehafteten Maßnahmen
Gemeinsame Entwicklung eines nachvollziehbaren Erklärungsmodells	• Keine Korrektur, sondern Erweiterung des mitgebrachten Erklärungsmodells mit laiengerechten, körpernahen Begriffen • Zusammenführung biologischer (z. B. Vorerkrankungen), psychologischer (z. B. Angst und Schonverhalten) und sozialer Faktoren (z. B. Einsamkeit, Unzufriedenheit am Arbeitsplatz) in individueller Wichtung • Markierung veränderbarer Einflussfaktoren, z. B. Behandlung körperlicher oder psychischer Begleiterkrankungen, Abbau von Ängsten oder Veränderungen am Arbeitsplatz • Behandler*in und Patient*in müssen nicht einer Meinung sein, solange sie sich auf konkrete therapeutische Schritte einigen können (Konsens im Dissens – Verständnis zu haben bedeutet nicht unbedingt einverstanden zu sein)
Allgemeinmaßnahmen für einen gesünderen Lebensstil und mehr Teilhabe	• Vor allem Schlafhygiene, ausgewogene Ernährung, regelmäßige körperliche Aktivität, ausreichende Erholungsphasen, sinnstiftende Beziehungen/Arbeit/Hobbys • Evtl. Ergänzung durch körperorientierte bzw. „Body-Mind"-Angebote wie Konzentrative Bewegungstherapie, Feldenkrais, Achtsamkeitsbasierte Stressreduktion (MBSR) oder Balneotherapie, durchaus auch außerhalb der Krankenrolle, z. B. an der Volkshochschule, durch Sport oder Wellness • Wichtig ist, dass die Maßnahmen möglichst aktiv und nicht ausschließlich passiv symptombezogen sind • Idealerweise Maßnahmen, mit denen Betroffene bereits positive Erfahrungen gemacht haben

Tab. 67.4 Spezielle therapeutische Maßnahmen bei anhaltenden und belastenden Körperbeschwerden

Schrittweise Erweiterung des Erklärungsmodells zum persönlichen Narrativ	• Psychoedukation zur Psychophysiologie funktioneller Körperbeschwerden • Einbettung der Beschwerden in psychische und physische Situation (Affekte, Komorbiditäten, psychosoziale Belastungen); ggf. mit Beschwerdetagebuch • Einbindung der Beschwerden in Kontext und Lebensgeschichte (Warum ich? Warum jetzt?)
Therapeutische Gesprächsführung (➤ Kap. 26)	• Aktive, zugewandte, wohlwollende Grundhaltung • Selektiv-authentisches Reagieren: – Tangential, immer wieder Beschwerden, Befinden und Verhalten verbindend – Markieren: „Merken Sie, wie Sie sich bei diesem Thema anspannen?" „Das haben Sie beim letzten Mal auch erzählt, dass die Kopfschmerzen im Urlaub nachlassen" – Mentalisieren/Spiegeln, auch unter Verwendung leibnaher Bilder und Metaphern: „Also so, als ob es einem den Boden unter den Füßen wegzieht?", „Da stehen Sie ganz schön unter Druck", „Der Schmerz brennt – ungefähr so wie Wut?" – Unterstützung und Würdigung von Anstrengungen und Erfolgen
Festlegen von Therapiezielen	• Lebensqualität, Selbstwirksamkeit, Teilhabe • Kleinschrittig, realistisch erreichbar, z. B. Schmerzreduktion statt Schmerzfreiheit, Stressbewältigungstechniken statt Beseitigung von Problemen und Herausforderungen, Akzeptanz statt „alles so wie früher" • Individuell attraktiv und an vorhandene Ressourcen anknüpfend, z. B. Kegeln, Chor • Aber auch darüber hinausgehende Ziele und Sinnfindung, z. B. eine lang ersehnte Reise, ein Ehrenamt
Symptomatische Therapie	• Beschwerdelinderung (z. B. von Anspannung, Schlafstörungen, Erschöpfung, Schmerzen, Verdauungsstörungen) zum Erreichen von Therapiezielen, meist nicht als kausale Therapie • Möglichst zeitlich begrenzt, mit Aufklärung über Nutzen und Risiken • z. B. Massagen, Akupunktur, Antidepressiva, Analgetika oder Spasmolytika • Leitliniengerechte Behandlung von Begleiterkrankungen
Körper(psycho)therapie/ Body-Mind-Verfahren (➤ Kap. 40, ➤ Kap. 42)	• Verbesserung von Körperwahrnehmung/Sensibilität, Affektdifferenzierung, Selbstregulation, Achtsamkeit, Genuss-/Entspannungsfähigkeit, Ansteuerung/Kraft/Ausdauer, Sensibilität/Koordination • z. B. durch verhaltenstherapeutisch orientierte Ergo-, Physio-, Bewegungs-, ggf. Logo- bzw. Sprachheiltherapie • z. B. durch Hypnose, Konzentrative Bewegungstherapie, Feldenkrais, Achtsamkeitsbasierte Stressreduktion (MBSR), autogenes Training, Biofeedback, Meditation oder Yoga
Psychotherapie (➤ Kap. 34, ➤ Kap. 35, ➤ Kap. 36, ➤ Kap. 37, ➤ Kap. 38, ➤ Kap. 39)	• Förderung von Affektdifferenzierung, Selbstregulation, Mentalisierungsfähigkeit • Verstehen/Auflösen maladaptiver und Aufbau funktionalerer Beziehungsmuster • Modifikation dysfunktionaler Erwartungen, Überzeugungen, Metakognitionen, Verhaltensweisen • Förderung von Sinnorientierung, Selbstfürsorge, Achtsamkeit und Akzeptanz • Ggf. hypnotherapeutische, imaginative, systemische bzw. traumaspezifische Ansätze • Beachtung psychischer Komorbiditäten
Künstlerische Therapien (➤ Kap. 43)	• Musiktherapie, Kunsttherapie, Tanztherapie, therapeutisches Schreiben
Psychosoziale Hilfen (➤ Teil IV)	• Grad der Behinderung, Teilhabeleistungen, ggf. Ehe-/Schuldnerberatung o. Ä.

behandlungsplan möglichst kombiniert, am besten integriert werden. Individuell angepasste **aktive und Teilhabe-orientierte Maßnahmen** sind passiven und passivierenden vorzuziehen. Dabei ist darauf zu achten, dass die Betroffenen überzeugt und motiviert sind, „mit im Boot" bleiben und sich weder überredet noch unter Druck gesetzt fühlen. Ein Fokus kann z. B. die Identifikation und behutsame Modifikation von Bewegungsangst oder dysfunktionalen Bewegungs- und Atemmustern sein. Bei der Behandlung funktioneller neurologischer bzw. dissoziativer Störungen werden z. B. derzeit pragmatische integrative Konzepte vorgelegt, bei denen eine verhaltenstherapeutisch orientierte, neurokognitiv gedachte Physio-, Ergo- und Logotherapie im Vordergrund stehen (➤ Kap. 72).

Nicht alle Betroffenen mit komplizierteren Verläufen brauchen eine Psychotherapie. An ihre primär versorgenden Haus- oder Fachärzt*innen (als „Gatekeeper"), die idealerweise sie und ihre Lebensumstände bereits kennen, sollten sie ohnehin angebunden bleiben. Im Rahmen einer allgemein tragfähigen therapeutischen Beziehung und der Psychosomatischen Grundversorgung können die Primärversorger*innen psychosozialen Support und einfache psychologische Interventionen leisten. Die meisten Fächer haben inzwischen gute biopsychosoziale Konzepte und Leitlinien für „ihre" jeweiligen funktionellen Störungen. Falls eine Psychotherapie empfohlen wird, werden hierfür Psychotherapeut*innen „mit ins Boot" geholt, Patient*innen nicht an diese abgegeben.

Richtlinienpsychotherapie (s. auch ➤ Teil VII) ist insbesondere sinnvoll bei:

- relevanten psychosozialen Belastungsfaktoren und/oder psychischer Komorbidität,
- relevanten dysfunktionalen Krankheitsannahmen und/oder Krankheitsverhalten,
- relevanter funktioneller Beeinträchtigung,
- anhaltend schwierigen Behandler*in-Patient*in-Beziehungen.

Viele Patient*innen mit funktionellen Störungen lehnen Psychotherapie zunächst ab, meist aus Sorge vor Stigmatisierung, aufgrund schlechter Vorerfahrungen und weil sie ein einseitig somatisches Erklärungsmodell mitbringen – in der Psychotherapie dagegen oft auf ein einseitig psychosoziales Erklärungsmodell stoßen. Die erste Therapiephase wird daher dominiert vom Erklären der Möglichkeiten (und Grenzen) von Psychotherapie, vom Abbau von Ängsten und Vorurteilen (z. B. Ausgeforscht- oder Manipuliert-Werden), vom Aufbau einer tragfähigen therapeutischen Beziehung, einer ausführlichen Würdigung der Beschwerden und der Vorgeschichte sowie von einem Fokus auf Unterstützung bei der Bewältigung der Beschwerden. Ähnlich wie in der Psychokardiologie oder Psychoonkologie geht es darum, die Therapie durch solche wissenschaftlich belegten psychologischen Strategien zu erweitern, die auch bei körperlich definierten Beschwerden und Erkrankungen helfen. All dies ist eine „Bringschuld“ der überweisenden Haus-/Fachärzt*innen und der Psychotherapeut*innen und weniger der Patient*innen.

Es gilt der **Grundsatz der Störungsorientierung:** An individuellen Vulnerabilitätsfaktoren (Kontext, Persönlichkeit, Biografie) sollte erst gearbeitet werden, wenn eine stabile therapeutische Beziehung besteht, die ggf. erst geschaffen werden muss. Vulnerable Themen können angesprochen werden, wenn die Patient*innen selbst Interesse für psychosoziale Themen zeigen oder im Therapieverlauf erleben, dass ihre Beschwerden durch kleine Änderungen von Erwartungen und Verhalten beeinflussbar sind. Aber auch dann bleibt der Therapieschwerpunkt auf positivem Selbst- und Körpererleben, Selbstregulationstechniken, Beziehungsgestaltung, Förderung von Kreativität und Veränderungsbereitschaft.

Ein Großteil der Psychotherapie bei komplizierteren funktionellen Störungen findet als Einzeltherapie statt. Geleitete Gruppentherapien (meist stationär, teilweise ambulant) beinhalten die Chance zum Austausch mit anderen Betroffenen, zum Modelllernen und zum Reflektieren von Beziehungsdynamiken. Je nach individueller Beschwerdekonstellation, Biografie und Präferenz können spezielle Elemente aus der Angst- oder Traumatherapie integriert werden, etwa EMDR, Hypnose oder Expositionstechniken.

Stationäre Psychotherapie sollte in folgenden Situationen erwogen werden:

- Erfolglosigkeit ambulanter, auch multimodaler Therapien oder logistische Probleme, eine solche multimodale/multiprofessionelle (Differenzial-)Diagnostik und Behandlung ambulant sicherzustellen, z. B. im ländlichen Bereich
- Erhebliche funktionelle Beeinträchtigung mit Chronifizierungscharakter oder -gefahr, z. B. bei Arbeitsunfähigkeit von mehr als 4 Wochen
- Schwere körperliche Symptome bzw. ausgeprägte somatische Komorbidität (z. B. ausgeprägte Gehbehinderung, Fixierung von Fehlhaltungen, komorbide manifeste körperliche Erkrankung wie z. B. Multiple Sklerose)
- Begleitende schwere psychische Symptome oder Komorbidität, z. B. bei massiven Panikattacken mit Vermeidungsverhalten, schwerer Antriebsstörung, selbstschädigendem Verhalten (inkl. Suchtverhalten) oder dissoziativen Zuständen
- Notwendigkeit einer ständigen Facharztpräsenz aufgrund krisenhafter Zuspitzungen, z. B. bei Selbst- oder Fremdgefährdung inkl. Suizidalität
- Bekanntwerden schwerwiegender biografischer Belastungsfaktoren (z. B. Traumatisierung), die mit aktuellen psychischen Symptomen und Beeinträchtigungen verbunden sind
- Relevante sozialmedizinische Probleme, z. B. erhebliche Konflikte im familiären/beruflichen Umfeld oder geringe soziale Unterstützung
- Große interaktionelle Probleme in der Behandler*in-Patient*in-Beziehung
- Notwendigkeit von Therapieplanänderungen bzw. -anpassungen sowie Verlaufsbeobachtungen im multiprofessionellen Team unter fachärztlicher Behandlungsregie
- Notwendigkeit eines Stationsmilieus als veränderter Rahmen bzw. der Klinik als Übungsfeld, z. B. für Expositionstherapien
- Ggf. Wunsch des*der Patient*in

Wenn sich Behandler*innen und Betroffene auf eine ambulante oder stationäre Psychotherapie einigen, sollte per Schweigepflichtentbindung vereinbart werden, dass sich Primärbehandler*in und Psychotherapeut*in orientierend über Vorgehen und Verlauf austauschen dürfen, wobei persönliche Details natürlich geschützt bleiben müssen.

67.10 Resümee

Bevor in den nachfolgenden Kapiteln auf die Besonderheiten der verschiedenen Manifestationsformen funktioneller Körperbeschwerden eingegangen wird, kann folgendes Resümee gezogen werden:

- Funktionelle Körperbeschwerden entstehen einerseits aus einer Kombination von inneren und äußeren Ursachen, Auslösern und Verstärkern und andererseits aus „Top-down“- und „Bottom up“-Mechanismen der Beschwerdeverarbeitung, die auch zusätzlich zu anderen Erkrankungen auftreten können.
- Egal, ob bei Notfall-, Erst-, Folge-, somatischen oder psychotherapeutischen Kontakten: Die Art und Weise der Haltung, Befunderhebung, Befund- und Diagnosemitteilung kann bereits therapeutisch wirken. Funktionelle Körperbeschwerden sollten daher sorgfältig untersucht und nachvollziehbar und entängstigend erklärt werden.
- Wichtiger als „Ursachen“ sind Auswege – vor allem der „common ground“ einer guten therapeutischen Beziehung und eines gemeinsamen Erklärungsmodells sowie individuelle Lösungen, die mehr Lebensqualität und Teilhabe ermöglichen. Idealerweise geht man dafür „multimodal“ bzw. „biopsychosozial“, also integrativ, vor. Bei der Auswahl von Behandlungsmaßnahmen sind Störungsorientiertheit, Körperorientiertheit, Patientenpräferenzen und ein gutes Nutzen-Risiko-Profil wichtig.
- Funktionelle Körperbeschwerden stehen für einen Paradigmenwechsel von einer reduktionistischen „Entweder-oder-Medizin“ zu einer integrativen, am Subjekt orientierten „Sowohl-als-auch“-Medizin. Zukünftige Forschung sollte sich auf Pathomechanismen, Körpererleben, Behandlungsdynamiken und Therapiekonzepte konzentrieren.

LITERATURAUSWAHL

DGPM (Deutsche Gesellschaft für Psychosomatische Medizin und Ärztliche Psychotherapie e.V.), DKPM (Deutsches Kollegium für Psychosomatische Medizin e.V.). S3-Leitlinie Funktionelle Körperbeschwerden (mit Patientenleitlinie). Stand: 18.7.2018 (in Überarbeitung); https://register.awmf.org/de/leitlinien/detail/051-001 (letzter Zugriff: 19.4.2024).

67

Henningsen P, Gündel H, Kop WJ, et al.; EURONET-SOMA Group. Persistent physical symptoms as perceptual dysregulation: A neuropsychobehavioral model and its clinical implications. Psychosom Med 2018a; 80(5): 422–431.
Henningsen P, Zipfel S, Sattel H, Creed F. Management of functional somatic syndromes and bodily distress. Psychother Psychosom 2018b; 87(1): 12–31.
Saunders C, Treufeldt H, Rask MT, et al. Explanations for functional somatic symptoms across European treatment settings: A mixed methods study. J Psychosom Res 2023; 166: 111155.
Wessely S, Nimnuan C, Sharpe M. Functional somatic syndromes: One or many? Lancet 1999; 354(9182): 936–939.

KAPITEL

68

Peter Henningsen und Constanze Hausteiner-Wiehle

Somatoforme Störungen und ihre Nachfolger: Somatische bzw. körperliche Belastungsstörung

Nach dem Überblick in ➤ Kap. 67 und vor den Ausführungen zu den verschiedenen funktionellen Einzelsyndromen wollen wir hier speziell auf die Tradition eingehen, funktionelle Körperbeschwerdesyndrome als eine psychische Störung zu verstehen. Auf die Problematik einer solchen einseitigen Zuordnung wurde in ➤ Kap. 67 schon eingegangen. Die Kenntnis dieser Tradition ist dennoch wichtig, da sie erstens in der Praxis der Psychosomatischen Medizin eine anhaltend wichtige Rolle spielt und zweitens mit den in den letzten Jahren eingeführten Nachfolgekategorien der somatoformen Störungen konzeptuell und praktisch wichtige Neuerungen verbunden sind.

Nicht weiter eingehen wollen wir auf verschiedene historische Vorläufer, die von der Hysterie über das Briquet-Syndrom zu sog. psychogenen Schmerzsyndromen reichen. Sie zeigen aber ebenso wie die aktuellen Konzepte, wie sehr die (Psycho-)Medizin in diesem Feld um valide, nachvollziehbare, konstruktive Bezeichnungen ringt.

Die wichtigen diagnostischen und therapeutischen Handlungsempfehlungen zum Umgang mit Patient*innen mit funktionellen Körperbeschwerden sind in ➤ Kap. 67 und in den Folgekapiteln dargestellt, sie sind ebenfalls nicht Gegenstand dieses Kapitels.

68.1 Somatoforme Störungen

Die Kategorie der somatoformen Störungen wurde erstmals vor gut 40 Jahren im *Diagnostic and Statistical Manual of Mental Disorders* (DSM), und zwar in der dritten Auflage 1980 (DSM-III), eingeführt. 1992 erfolgte die Einführung einer ähnlich, aber nicht identisch definierten Kategorie somatoformer Störungen in der ICD-10, auch dort im Kapitel zu psychischen Störungen (ICD-10: F45). Eine gute Kenntnis dieser Kategorie ist schon deswegen relevant, weil auch nach offizieller Einführung der ICD-11 im Januar 2022 die ICD-10 noch einige Jahre lang maßgeblich für Klassifikations- und Abrechnungszwecke im Gesundheitswesen bleiben wird.

Die klinisch-diagnostischen Leitlinien der ICD-10 beschreiben als Charakteristikum der somatoformen Störungen „*die wiederholte Darbietung körperlicher Symptome in Verbindung mit hartnäckigen Forderungen nach medizinischen Untersuchungen trotz wiederholter negativer Ergebnisse und Versicherung der Ärzte, dass die Symptome nicht körperlich begründbar sind*“. Diese Beschreibung bleibt aber recht allgemein, nicht als obligatorische Diagnosekriterien.

Die Oberkategorie der somatoformen Störungen untergliedert sich nach Zahl, Dauer und Typ der Körperbeschwerden in fünf Unterkategorien, wovon eine, die „Hypochondrische Störung“ (ICD-10: F45.2), aus der Logik herausfällt und hier nicht weiter aufgeführt wird, da dort nicht Körperbeschwerden, sondern daran geknüpfte Ursachenängste im Vordergrund stehen.

- Die **Somatisierungsstörung** (ICD-10: F45.0) stellt die seltene schwerste somatoforme Störung dar, die charakterisiert ist durch multiple, häufig wechselnde und trotz „vieler negativer Untersuchungen“ bzw. „ergebnisloser explorativer Operationen“ organisch nicht oder nicht ausreichend erklärte Körperbeschwerden, die seit mehr als 2 Jahren bestehen. Zu den Arten der infrage kommenden Körperbeschwerden wird nichts gesagt.[1]
- Die **undifferenzierte Somatisierungsstörung** (ICD-10: F45.1) ist eine niedrigschwellige Diagnose, die bereits bei einer mindestens 6 Monate anhaltenden Körperbeschwerde vergeben werden kann, die aber auch dann vergeben werden muss, wenn die strengen Kriterien der Somatisierungsstörung nicht vollständig erfüllt sind. Es fehlt hier eindeutig eine eigene Kategorie mittelschwerer somatoformer Störungen in der Klassifikation.

[1] Die häufiger anzutreffende Pluralbildung „Somatisierungsstörungen“ ist kein offizieller Begriff der Klassifikation.

- Für die **somatoforme autonome Funktionsstörung** (ICD-10: F45.3) als dritte der hier aufgeführten Unterkategorien gilt nach den klinisch-diagnostischen Leitlinien, dass die Beschwerden von Patient*innen so geschildert werden, *„als beruhten sie auf der körperlichen Krankheit eines Systems oder Organs, das weitgehend oder vollständig vegetativ innerviert und kontrolliert wird, so etwa des kardiovaskulären, gastrointestinalen oder des respiratorischen Systems"*. Hier wird also plötzlich die Art der Körperbeschwerde und eine historisch geprägte ätiologische Annahme der autonomen Übererregung maßgeblich; die „Als-ob"-Formulierung suggeriert sogar jegliches fehlende organische Korrelat. Klare Schweregradkriterien fehlen. Die einzelnen somatoformen autonomen Funktionsstörungen (SAF) haben enge Bezüge zu entsprechenden funktionellen Syndromen, z. B. die SAF des unteren Gastrointestinaltrakts zum Reizdarmsyndrom, vgl. auch die folgenden Kapitel in diesem Buch.
- Auch die vierte Unterkategorie ist über die Art der Beschwerde definiert: die **anhaltende somatoforme Schmerzstörung** (ICD-10: F45.4). Laut klinisch-diagnostischen Leitlinien ist die vorherrschende Beschwerde *„ein andauernder, schwerer und quälender Schmerz, der durch einen physiologischen Prozess oder eine körperliche Erkrankung nicht vollständig erklärt werden kann. Der Schmerz tritt in Verbindung mit emotionalen Konflikten oder psychosozialen Problemen auf. Diese sollten schwerwiegend genug sein, um als entscheidende ursächliche Einflüsse zu gelten"*. Dies ist die einzige Form somatoformer Störungen, bei der diagnostisch eine klare Psychogenese gefordert wird, ganz in der Tradition der ICD-9, in der noch von einer „Psychalgie" bzw. „Schmerzen psychischen Ursprungs" gesprochen wurde – und ganz analog den eng mit den somatoformen Störungen verwandten „dissoziativen Störungen der Bewegung und der Sinnesempfindung" oder „Konversionsstörungen" (ICD-10: F44.4–7), bei denen ebenfalls ein Psychogenie-Nachweis sowie eine *„enge zeitliche Verbindung mit traumatisierenden Ereignissen, unlösbaren oder unerträglichen Konflikten oder gestörten Beziehungen"* gefordert werden. Nicht zuletzt wegen der Problematik dieses Psychogenie-Nachweises, der primär vom – sehr variablen – Auge des Betrachters abhängt, wurde in der deutschen Fassung der ICD-10 (ICD-10 GM) vor einigen Jahren eine Modifikation eingeführt: die ICD-10 F45.4 wurde zur „Anhaltenden Schmerzstörung" mit den beiden Unterunterformen der „Anhaltenden somatoformen Schmerzstörung" (ICD-10: F45.40), inhaltlich wie oben, und der „Chronischen Schmerzstörung mit somatischen und psychischen Faktoren" (ICD-10: F45.41). Somatische Faktoren gelten bei dieser zweiten Variante als Ausgangspunkt der Schmerzen; psychischen Faktoren wird eine wichtige Rolle für Schweregrad, Exazerbation oder Aufrechterhaltung der Schmerzen beigemessen, jedoch nicht ursächlich. Diese Kategorie ist also – und das ist in der ICD-10 selten – biopsychosozial konzipiert. Dadurch trifft sie allerdings für praktisch alle chronischen Schmerzsyndrome zu und wird entsprechend niedrigschwellig, geradezu inflationär diagnostiziert.

Die Aufzählung der Unterformen zeigt, dass die Klassifikation der somatoformen Störungen nach ICD-10: F45 schon ganz immanent nicht konsistent ist: Mal gelten Zahl und Dauer körperlich nicht begründeter Körperbeschwerden, mal gilt der Typ der Beschwerden als klassifikationsentscheidend, in einem Fall ist der Nachweis psychischer Verursachung gefordert, in den anderen Fällen nicht. Auch wenn in der Charakterisierung des Störungsbildes Erlebens- und Verhaltensmerkmale der Betroffenen enthalten sind, gehören diese nicht zu den diagnostischen Kriterien. Auch statt möglicher, noch genauer zu definierender somatischer Positivkriterien wird nur auf typischerweise *negative* Untersuchungsergebnisse und eine *fehlende* körperliche Begründbarkeit hingewiesen. Das macht deutlich, dass die Zuordnung der somatoformen Störungen zu den psychischen Störungen nur über die historische Annahme der Psychogenese zu erklären ist – selbst bei den Unterkategorien, bei denen dies nicht explizit als diagnostisches Kriterium gefordert ist. Die, wie wir sehen werden, keinesfalls selbstverständliche Einordnung der somatoformen Störungen als „psychische und Verhaltensstörungen", sog. F-Diagnosen, spricht eine noch deutlichere Sprache: Hier handle es sich um „etwas Psychisches", mit ausschließlich psychologischer Ätiologie und Therapie.

Es kann durchaus als ein Vorteil der Einführung der Kategorie der somatoformen Störungen in die ICD-10 angesehen werden, dass der Blick über die rein körper- und organorientierte Perspektive hinaus auf Erleben, Verhalten und manche mit den Beschwerden einhergehende „Beziehungsstörung im Gesundheitswesen" erweitert wurde, z. B. über eine Beschreibung hartnäckiger Forderungen medizinischer Untersuchungen durch Patient*innen – allerdings gingen diese psychosozialen und interpersonellen Merkmale nicht in die diagnostischen Kriterien ein. In der am ehesten analogen ICD-9-Kategorie 306 „Körperliche Funktionsstörungen psychischen Ursprungs" waren sie allerdings noch gar nicht enthalten.

Ein weiterer Vorteil der Einführung der somatoformen Störungen war die Tatsache, dass hier explizit auch Patient*innen erfasst werden, die über *multiple* funktionelle Körperbeschwerden klagen, über verschiedene Körperregionen und Organsysteme hinweg – für die besonders ausgeprägten Verläufe dieser Art war ja die Kategorie der Somatisierungsstörung i. e. S. vorgesehen.

Insgesamt stand die Kategorie der somatoformen Störungen dennoch von Anfang an unter keinem guten Stern: Nachdem das historische Konzept der Psychogenese, das immerhin eine eindeutige Beschwerdeursache postulierte, (mit Recht) als vage und wissenschaftlich problematisch angesehen und daher als diagnostisches Kriterium aufgegeben werden sollte (was nicht ganz gelang, s. o.), hing das ganze Konzept der somatoformen Störungen und all ihrer Unterformen einzig am seidenen Faden einer Nicht-Ursache: einer fehlenden körperlich-organischen Erklärbarkeit der geklagten Körperbeschwerden.

Es ist nicht überraschend, dass an diesem dünnen Faden von Anfang an gezogen wurde und weiterhin wird:

- Erstens wurde das Konzept organisch nicht erklärter Körperbeschwerden ganz grundsätzlich infrage gestellt, z. B. mit dem Argument, dass jedes Erleben von Körperbeschwerden pathophysiologische Korrelate habe und ein Entweder-Oder von „organisch erklärt vs. nicht erklärt" einem überholten Dualismus entspreche.
- Zweitens wurde auf die praktische Erfahrung verwiesen, dass die Entscheidung, ob ein Schmerz, ein Schwindel oder eine Übel-

keit organisch ausreichend erklärt sei oder nicht, in vielen Fällen schwer zu treffen und sehr von Expertise und Haltung des Untersuchers abhängig sei („zwei Experten, drei Meinungen").
- Drittens wurde auf das (nachvollziehbare) Stigmatisierungserleben von Patient*innen verwiesen, die sich mit ihren Körperbeschwerden unter der Diagnose einer somatoformen Störung als psychisch oder gar als eingebildet krank hingestellt sehen, ganz entgegen ihrem Erleben als körperlich Kranke („Ich hab's im Magen und nicht im Kopf").

Auch wenn sie in Deutschland und insbesondere in der Psychosomatischen Medizin bei Behandler*innen und teilweise auch bei Patient*innen eine relativ gute Akzeptanz fand, blieb die Diagnose der somatoformen Störungen im internationalen Maßstab vor diesem Hintergrund ausgesprochen unbeliebt. So begann schon gut 10 Jahre nach Einführung dieser Kategorie in den Nullerjahren des 21. Jh. die Diskussion um Namen und Inhalte einer möglichen Nachfolgekategorie. Zwei Aspekte waren dabei wegweisend:
- Körperbeschwerden sind *immer* subjektiv erlebt und gefärbt, und haben *immer* ein organisches Korrelat in Form einer sehr unterschiedlichen Wichtung von peripheren Bottom-up-Informationen und zentraler Top-down-Regulation, auch wenn Letztere noch nicht differenziert genug in funktionellen Untersuchungsmethoden abbildbar sind. Daher sollte die Unterscheidung organisch erklärter und nicht erklärter oder gar „psychogener" Körperbeschwerden aufgegeben werden.
- Die Klassifikation von anhaltend belastenden, also krankheitswertigen Körperbeschwerden braucht ausgewogene und valide diagnostische Positivkriterien, die insbesondere auch typische kognitive, affektive und Verhaltensmerkmale umfassen.

RESÜMEE

Das Konzept der „somatoformen Störungen" ist uneinheitlich und einseitig auf Psychogenese ausgerichtet. Neuere Konzepte müssen im Hinblick auf Krankheitsmodell, Diagnostik und Therapie integrativer und konstruktiver sein.

68.2 Somatische bzw. körperliche Belastungsstörung

Wie schon bei der Einführung der Kategorie der somatoformen Störungen wurde die Nachfolgekategorie zuerst im DSM-System eingeführt, und zwar 2013 mit der 5. Auflage (DSM-5; APA 2013). An die Stelle der „somatoform disorders" oder eben „somatoformen Störungen" ist dort die „somatic symptom disorder", in der offiziellen deutschen Übersetzung die „somatische Belastungsstörung" (SBS) getreten. In der 2022 eingeführten 11. Revision der ICD heißt die Nachfolgekategorie aber „bodily distress disorder", in der offiziellen deutschen Übersetzung „körperliche Belastungsstörung" (BfArM 2022b).

Die diagnostischen Kriterien der **somatischen Belastungsstörung (DSM-5: 300.82)** nennen an erster Stelle eines oder mehrere somatische Symptome, die belastend sind und/oder zu erheblichen Einschränkungen im Alltag führen. An zweiter Stelle werden patientenseitige Charakteristika dieses Störungsbildes genannt: exzessive Gedanken, Gefühle oder Verhaltensweisen hinsichtlich der somatischen Symptome oder damit einhergehender Gesundheitssorgen. Mindestens eines der folgenden Merkmale muss dabei erfüllt sein: entweder unangemessene und andauernde Gedanken hinsichtlich der Ernsthaftigkeit der vorliegenden Symptome oder anhaltende stark ausgeprägte Ängste in Bezug auf die Gesundheit oder die Symptome oder ein exzessiver Aufwand an Zeit und Energie, die für die Symptome oder Gesundheitssorgen aufgebracht werden. An dritter Stelle wird darauf verwiesen, dass der Zustand der Symptombelastung persistierend ist, typischerweise mehr als 6 Monate, wobei keines der einzelnen somatischen Symptome durchgängig vorhanden sein muss. Zusätzlich zu diesen diagnostischen Kriterien können noch drei Spezifizierungen vorgenommen werden: mit überwiegendem Schmerz, mit länger als 6 Monate andauernden Beschwerden und hinsichtlich eines leichten, mittleren oder schweren Schweregrads, gemessen an Zahl und Ausprägung der Körperbeschwerden. Diese Spezifizierungsmöglichkeiten treten an die Stelle der bei den somatoformen Störungen nach Schweregrad, Dauer und überwiegendem Schmerz noch getrennten Unterkategorien (s. o. Somatisierungsstörung, undifferenzierte Somatisierungsstörung, somatoforme Schmerzstörung). Die bisherige Unterkategorie der hypochondrischen Störung wird, wenn belastende somatische Symptome und vermehrte Gesundheitssorgen vorliegen, im DSM-5 der somatischen Belastungsstörung zugeordnet; wenn ausschließlich Krankheitsängste bzw. Gesundheitssorgen ohne belastende somatische Symptome vorliegen, wird eine Krankheitsangststörung als Unterform der Angststörungen diagnostiziert.

Das DSM-5 geht damit in folgenden – wesentlichen – Punkten neue Wege:
- Es wählt einen einheitlichen, freilassenden Umgang mit der *Art der Beschwerden:* eine oder mehrere, Schmerz oder andere.
- Es *verzichtet* gänzlich auf den Nachweis fehlender *organischer Erklärungen* der Beschwerden; die zuletzt noch inkonsequent erhaltene Forderung nach nachgewiesenen psychischen Erklärungen wird ganz aufgegeben.
- Es führt obligatorische *psychobehaviorale Positivkriterien* ein.

Der liberale Umgang mit der Art der Beschwerden begründet sich im Standpunkt, dass der Manifestationsort der Beschwerden vielleicht nicht zufällig, aber doch zweitrangig ist und dass es weniger organsystemspezifische Besonderheiten als vielmehr **allgemeine Mechanismen der Beschwerdeverarbeitung** sind, die das Störungsbild und seine Behandlungsansätze charakterisieren.

Der gerade im Hinblick auf die vielen historischen Gefechte über die Ursachen funktioneller Körperbeschwerden besonders markante Verzicht auf „Erklärungen" greift die Tatsache auf, dass Zahl und Ausprägung von Körperbeschwerden das Ausmaß individueller Beeinträchtigung bestimmen – ganz unabhängig von der Frage, ob diese als organisch erklärt gelten oder nicht (exemplarisch: Tomenson et al. 2013). Diese Neuerung wurde in den klinischen und wissenschaftlichen Communities überwiegend begrüßt (Löwe et al. 2022),
- weil sie einen Geist-Körper-Dualismus und die damit verbundene implizite und immer noch als stigmatisierend empfundene Gleichsetzung „organisch unerklärt = psychisch verursacht" vermeidet,
- weil sie eine Diagnose (und damit oft dringend erhoffte Therapie) unabhängig von „beweisenden" Befunden oder Kontext-

faktoren und damit auch zusätzlich zu bestehenden organischen oder psychischen Erkrankungen ermöglicht

- und weil sie dadurch auch in praktischer Hinsicht dazu führen kann, dass weniger unbegründete oder redundante somatische Diagnostik mit dem Ziel erfolgt, entweder doch noch eine organische Erklärung zu finden oder eine Einschätzung als organisch nicht ausreichend erklärt abzusichern.

Dennoch gab und gibt es auch Kritik an diesem Verzicht auf ein Erklärbarkeitskriterium, weil dies dazu führen könne, dass Patient*innen mit Körperbeschwerden bei definierten organischen Erkrankungen ungerechtfertigt „psychiatrisiert" würden, wenn sie die zusätzliche Diagnose einer somatischen Belastungsstörung erhalten. Ein typisches Beispiel wäre eine junge Frau mit ausgeprägter Fatigue bei Multipler Sklerose, die sich große Sorgen über den Fortgang ihrer Erkrankung macht. Dem lässt sich entgegnen, dass ein Erwägen und Diagnostizieren einer somatischen Belastungsstörung dazu beitragen kann, dass diagnostisch und therapeutisch nicht nur die Autoimmunologie der MS, sondern auch das Erleben der Patientin adressiert wird und entsprechende Behandlungselemente ergänzt werden.

Was die Einführung der psychobehavioralen Kriterien angeht, ist positiv festzuhalten, dass ihre systematische Erfassung den therapeutisch sehr relevanten Blick vom Körpererleben auf Beschwerdeinterpretation und Verhalten erweitert – es erfolgt damit erstmals eine nachvollziehbare Rechtfertigung dafür, die SBS weiterhin bei den psychischen Störungen zu klassifizieren. Folgende Aspekte werden aber als wohl wichtigste Mängel der derzeitigen Fassung der SBS kritisiert (Löwe et al. 2022):

- Die Auswahl der einzelnen psychobehavioralen Kriterien folgt einem bestimmten kognitiv-behavioralen ätiologischen Modell der somatischen Amplifikation.
- Andere, klinisch als sehr relevant angesehene Merkmale werden nicht berücksichtigt, z. B. ein Selbstkonzept von Schwäche, eine Intoleranz für Körperbeschwerden oder auch die häufige Unzufriedenheit der Patient*innen mit dem Gesundheitssystem.
- Das für eine Diagnose geforderte „exzessive" Maß an Gedanken, Gefühlen oder Verhaltensweisen ist von einem erhöhten, aber noch nicht exzessiven Maß schwierig abzugrenzen, vor allem außerhalb der psychosozialen Medizin. Hier fehlen derzeit noch weitestgehend empirisch gesicherte Anhaltspunkte für die nötigen „Cut-offs".
- Dass psychobehaviorale Befunde eine Klassifikation der SBS als „psychische" Störung rechtfertigen, kann auch als Nachteil gesehen werden, weil dadurch multifaktorielle Mechanismen wieder in den Hintergrund treten und wieder nicht die erhoffte Entstigmatisierung erfolgt.

Die Diagnose der SBS nach DSM-5 hat sich in Studien als gut reliabel erwiesen. Verlässliche Aussagen zu ihrer Häufigkeit in der Bevölkerung und in verschiedenen klinischen Populationen lassen sich allerdings noch kaum treffen, da Studien mit strukturierten diagnostischen Interviews als dem Goldstandard noch ganz fehlen. Die meisten Studien verwenden nur diagnostische Annäherungen über Selbstauskunftsfragebögen, die es inzwischen zur Erfassung der beiden wesentlichen Kriterien der SBS gibt. Die damit festgestellten Prävalenzzahlen unterliegen großen Schwankungen, für die Bevölkerung liegen sie zwischen knapp 7 und gut 17 % (Einzelheiten bei Löwe et al. 2022).

Dass es sich bei der SBS nach DSM-5 um ein durchaus anderes Krankheitsbild handelt, als die somatoformen Störungen nach DSM-IV oder ICD-10 es sind, wird durch Studien illustriert, die beide Klassifikationskriterien auf die gleiche Patientenpopulation mit belastenden Körperbeschwerden angewandt haben. Dabei zeigt sich z. B. in Venn-Diagrammen zwar eine deutliche Überlappung der Teilmengen, aber es gibt auch eine erhebliche Zahl an Patient*innen, die nur die Kriterien *einer* der beiden Kategorien erfüllen. So gibt es Patient*innen, welche die psychobehavioralen Kriterien erfüllen und deren Beschwerden im Kontext einer definierten organischen Erkrankung stehen – sie erfüllen die SBS-Kriterien des DSM-5, aber natürlich nicht die einer somatoformen Störung. Umgekehrt gibt es Patient*innen mit belastenden Körperbeschwerden, bei denen sich keine organische Erkrankung findet und die keine exzessiven Ängste etc. haben – sie erfüllen nur die Kriterien einer somatoformen Störung (Löwe et al. 2022).

Die neue ICD-11-Kategorie der „bodily distress disorder" – offiziell übersetzt als „körperliche Belastungsstörung (vorgeschlagen wurden auch „Körperstressstörung" oder – schöner: „Störung der Körpererfahrung") – greift auf die Diskussion um und auf die Erfahrungen mit der SBS nach DSM-5 zurück. Da das DSM-5 im deutschsprachigen Raum nur als Forschungsinstrument eingesetzt wird, fehlen hier Erfahrungen im klinischen Alltag. Dagegen wird die neue ICD-11-Kategorie aber früher oder später im deutschen Gesundheitssystem breit eingeführt und ist daher von noch höherer klinischer Relevanz als die SBS-Diagnose.

Die **körperliche Belastungsstörung (KBS) nach ICD-11: 6C20** ist *„gekennzeichnet durch das Vorhandensein von körperlichen Symptomen*[2]*, die für den Betroffenen belastend sind, und durch eine übermäßige Aufmerksamkeit, die auf die Symptome gerichtet ist und sich durch wiederholte Kontakte mit Gesundheitsdienstleistern äußern kann. Wenn ein anderer Gesundheitszustand die Symptome verursacht oder zu ihnen beiträgt, ist der Grad der Aufmerksamkeit im Verhältnis zur Art und zum Verlauf der Symptome eindeutig übermäßig. Die übermäßige Aufmerksamkeit wird nicht durch geeignete klinische Untersuchungen und Untersuchungen sowie durch angemessene Beruhigungsmaßnahmen gemildert. Die körperlichen Symptome sind anhaltend und treten an den meisten Tagen mindestens mehrere Monate lang auf. Typischerweise treten bei einer körperlichen Belastungsstörung mehrere körperliche Symptome auf, die im Laufe der Zeit variieren können. Gelegentlich gibt es ein einzelnes Symptom – in der Regel Schmerzen oder Müdigkeit, das mit den anderen Störungsmerkmalen einhergeht. Die Symptome und die damit verbundenen Sorgen und Ängste wirken sich zumindest in gewissem Maße auf das Funktionieren der Person aus (z. B. Belastung in Beziehungen, weniger effektive schulische oder berufliche Leistungen, Verzicht auf bestimmte Freizeitaktivitäten)"* (BfArm 2022b).

[2] Am Rande sei angemerkt, dass in der deutschen Übersetzung sowohl des DSM als auch der ICD von „Symptomen" gesprochen wird, obwohl im Deutschen der Begriff Symptom für Befunde vorgesehen ist, analog zu engl. „sign". Richtiger wäre es, von Beschwerden zu sprechen.

68

Analog der SBS des DSM-5 wurde die Unterscheidung organisch erklärter und nicht erklärter Körperbeschwerden bei der KBS nach ICD-11 aufgehoben, und es wird ein einzelnes psychobehaviorales Merkmal zum diagnostischen Kriterium gemacht, die „übermäßige Aufmerksamkeit". Ebenfalls analog zur DSM-5-SBS wird auch im neuen „Umbrella-Konzept" der KBS die frühere Differenzierung einzelner somatoformer Störungen nicht fortgeführt und die hypochondrische Störung ausgelagert, in der ICD-11 allerdings zu den Zwangs- statt zu den Angststörungen. Bei der ICD-11-KBS wird stärker auf die Inanspruchnahme des Gesundheitswesens abgehoben als bei der DSM-5-SBS. In einer zusätzlichen Schweregradunterteilung in leichte, mittlere und schwere KBS (bisher nur in der angloamerikanischen Version) werden entsprechend auch nicht nur der Schweregrad des Distresses und der Funktionsbeeinträchtigung, sondern auch der Zeitaufwand der übermäßigen Aufmerksamkeit und die Frequenz der Inanspruchnahme des Gesundheitswesens als Kriterium angeführt.

Angesichts der großen Ähnlichkeiten zur DSM-5-SBS wird die ICD-11-KBS in ihrem Pro und Kontra ähnlich diskutiert werden – Genaueres bleibt bis zur Vorlage der endgültigen Übersetzung und ausführlicher formulierter Diagnosekriterien noch abzuwarten. Entsprechend den großen Ähnlichkeiten der beiden Konstrukte werden die Störungsbezeichnungen in der deutschen Übersetzung erfreulicherweise einigermaßen deckungsgleich sein. Der Begriff „somatische" bzw. „körperliche Belastungsstörung" mit seiner semantischen Nähe zum gut akzeptierten Begriff der posttraumatischen Belastungsstörung wird nach ersten Erfahrungen auch von Patient*innen gut angenommen. Leider greifen weder DSM-5 noch ICD-11 den Begriff „funktionell" auf, der in der ICD den Anschluss an vergleichbare Diagnosen in den somatischen Kapiteln ermöglicht und ein gut nachvollziehbares biopsychosoziales Krankheitsmodell mit Betonung multifaktorieller Entstehungsmechanismen statt „Ursachen" oder „Erklärungen" transportiert hätte. Die Form der Aufnahme verpflichtender psychobehavioraler Zusatzkriterien wirkt auch in der ICD-11-KBS noch nicht ausgereift. Und schließlich: Leider wird bei der KBS nicht die Möglichkeit von Quervernetzungen mit verwandten Krankheitsbildern genutzt, das sog. „multiple parenting", auf das wir weiter unten eingehen werden.

RESÜMEE

Die Nachfolgekonzepte der somatoformen Störungen verzichten auf die Kriterien einer fehlenden körperlichen Erklärbarkeit bzw. einer Psychogenese, führen psychobehaviorale Positivkriterien ein, gelten aber weiterhin als „psychische Störungen". Inwiefern sie die Versorgungsqualität verbessern, ist noch unklar.

68.3 Weitere Kategorien und Klassifikationsvorschläge

Sowohl im DSM-5 als auch in der ICD-11 gibt es neben den unmittelbaren Nachfolgekategorien der somatoformen Störungen noch eine weitere Möglichkeit, funktionelle Körperbeschwerdesyndrome im Kapitel der psychischen und Verhaltensstörungen zu klassifizieren. Das betrifft zum einen die (leider) traditionell separat behandelten *funktionellen neurologischen Störungen* (➤ Kap. 72). Während dieses Störungsbild in DSM-5 weiterhin mit dem historischen Begriff der Konversionsstörung belegt und dem Oberkapitel „SBS und verwandte Störungen" zugeordnet ist, bleibt es in der ICD-11 wie in der ICD-10 den dissoziativen Störungen separat zugeordnet, dort aber jetzt ohne den Zusatzbegriff der Konversionsstörung.

Eine **dissoziative Störung mit neurologischen Symptomen nach ICD-11 6B60** „*ist durch das Auftreten motorischer, sensorischer oder kognitiver Symptome gekennzeichnet, die eine unwillkürliche Unterbrechung der normalen Integration motorischer, sensorischer oder kognitiver Funktionen implizieren und nicht mit einer anerkannten Erkrankung des Nervensystems, einer anderen psychischen oder Verhaltensstörung oder einem anderen medizinischen Zustand vereinbar sind*" (BfArm 2022b). Es gibt zahlreiche Subtypen, z. B. Dissoziative Störung mit neurologischen Symptomen: Parkinson-Syndrom (6B60.85) oder Dissoziative Störung mit neurologischen Symptomen: Kognitive Symptome (6B60.9).

Hier bleibt also im Unterschied zur SBS bzw. KBS einerseits der Aspekt des Fehlens einer organneurologischen Ursache in der Definition teilweise erhalten; andererseits wird mit einer nicht willkürlichen Desintegration von Motorik, Sensorium bzw. Kognition ein neurowissenschaftlich gut nachvollziehbarer Pathomechanismus genannt und die Symptomatik recht deutlich als Funktionsstörungen benannt. In der DSM-5-Definition der funktionellen neurologischen Störungen wird noch etwas klarer als in der ICD-11 auf den folgenden wichtigen Punkt hingewiesen:

> *„Auch wenn die Diagnose erfordert, dass das Symptom nicht durch eine neurologische Erkrankung erklärt wird, sollte sie nicht lediglich aufgrund unauffälliger Untersuchungsergebnisse oder ‚bizarrer' Symptome gestellt werden. Es müssen klinische Befunde vorliegen, die eindeutig belegen, dass die Symptome nicht im Einklang mit bekannten neurologischen Krankheitsbildern stehen."*
>
> Falkai und Wittchen (2015, S. 436, vgl. auch ➤ Kap. 72)

Nun gänzlich *herausgenommen* aus den DSM-5- und ICD-11-Definitionen der dissoziativen Störungen mit neurologischen Symptomen, d. h. der funktionellen neurologischen Störungen, ist die in der ICD-10 noch enthaltene Forderung des Nachweises einer *psychischen Verursachung* der Symptome. Diese Herausnahme wird empirisch durch die Tatsache gestützt, dass in entsprechenden Untersuchungen zwar gehäuft, aber keineswegs immer aktuelle und biografische psychosoziale Belastungsfaktoren (am häufigsten Vernachlässigungserfahrungen) vor dem Auftreten funktioneller neurologischer Störungen nachweisbar sind (Ludwig et al. 2018).

Eine besonders wichtige Neuerung bei den dissoziativen Störungen mit neurologischen Symptomen in der ICD-11 ist ihr sog. „multiple parenting". Das heißt, sie „gehören" zu den psychischen und Verhaltensstörungen, mit dem entsprechenden 6er-Code. Sie sind aber *zusätzlich* mit demselben Code als Störung des Nervensystems aufgelistet, ganz am Ende des neurologischen Kapitels. Diese doppelte Auffindbarkeit – und damit doppelte fachliche Verortung – ist ein sehr begrüßenswerter „relationaler", die Gräben der medizinischen Spezialisierung überwindender Brückenschlag der ICD-11.Eine in der ICD-10 noch vorhandene Klassifikationsmöglichkeit für erschöpfungs- bzw. müdigkeitsfokussierte funktionelle Körperbeschwerden als psychische Störung ist in der ICD-11 nicht mehr enthalten: die **Neurasthenie** (ICD-10: F48.0). Dieser historisch belastete Begriff hatte die bei Betroffenen weitverbreitete Ablehnung der Zuordnung ihres körperlichen Leidens zu psychischen Störungen noch akzentuiert; daher ist es gut, dass er aufgegeben wurde (➤ Kap. 74). Andererseits wird die derzeitige Handhabung, das chronische Erschöpfungssyndrom (CFS) unter „postviral fatigue syndrome" und damit unter den Erkrankungen des Nervensystems anzusiedeln, der heterogenen Ätiologie der chronischen Erschöpfung sicherlich nicht gerecht.

In der ICD-11 gibt es außerdem noch Verschlüsselungsmöglichkeiten *außerhalb* der psychischen und Verhaltensstörungen:

Zum einen führen mehrere „somatische" Kapitel der ICD-11 eigene funktionelle Störungsbilder auf, die teilweise auch als solche bezeichnet werden, z. B. **funktionelle gastrointestinale Störungen** wie das Reizdarmsyndrom (ICD-11: DD91.0) (➤ Kap. 69) und einzelne **funktionelle neurologische Störungen** wie den funktionellen Parkinsonismus (8A00.3) oder den funktionellen Tremor (8A04.4) (➤ Kap. 72). Diese sind allerdings – trotz ihrer oft ebenso guten Kodiermöglichkeit als körperliche Belastungsstörungen bzw. als dissoziative Störungen im Kapitel für psychische und Verhaltensstörungen – nicht mit diesen durch ein „multiple parenting" querverbunden und leider weiterhin „negativ" durch „keine identifizierte zugrunde liegende Pathophysiologie" bzw. „keine Ursache" definiert. Dadurch entstehen verwirrende Mehrfachklassifikationen, die es leider versäumen, die Möglichkeiten einer relationalen multiplen Verortung zu nutzen. Hier werden wieder Ausschlussdiagnosen formuliert, die lange und teure Abklärungen erfordern, keine Behandlungsansätze aufzeigen und Ärzt*innen wie Betroffene frustrieren. Die in den jeweiligen neurologischen Kapiteln verorteten funktionellen Differenzialdiagnosen werden sogar weiterhin als „psychogen" bezeichnet.

68

Chronische primäre Schmerzen (ICD-11: MG30.0), im ätiologisch neutralen Bereich der Allgemeinsymptome (➤ Kap. 75), sind *„chronische Schmerzen in einer oder mehreren anatomischen Regionen, die durch erheblichen emotionalen Stress (Angst, Ärger/Frustration oder depressive Stimmung) oder funktionelle Behinderung (Beeinträchtigung bei Aktivitäten des täglichen Lebens und reduzierte Teilnahme an sozialen Rollen) gekennzeichnet sind. Chronische primäre Schmerzen sind multifaktoriell: biologische, psychologische und soziale Faktoren tragen zum Schmerzsyndrom bei"* (BfArm 2022b). Hier wird also eine biopsychosoziale Kategorie jenseits des Entweder-Oders von „psychisch oder somatisch" definiert – das ist mit Sicherheit problemangemessener als viele andere Klassifikationsvorschläge. Es gibt zahlreiche Unterteilungen der Kategorie, z. B. das chronische ausgedehnte Schmerzsyndrom einschließlich Fibromyalgie-Syndrom, chronische primäre viszerale Schmerzen einschließlich Reizdarmsyndrom, chronische primäre Kopfschmerzen oder orofaziale Schmerzen einschließlich chronischer Migräne oder chronischer Spannungskopfschmerzen oder das komplexe regionale Schmerzsyndrom (CRPS). Hierbei wird übrigens die Möglichkeit des „multiple parenting" ausführlich genutzt, z. B. beim Reizdarmsyndrom (mit dem „gastrointestinalen" Code DD91.0) oder der Migräne (mit dem „neurologischen" Code 8A80.2). Ein Nachteil ist, dass in diesem Kapitel nur unterschiedliche *Schmerz*syndrome adressiert werden nicht aber andere funktionelle Körperbeschwerdesyndrome, mit z. B. Schwindel, Herz-Kreislauf-Beschwerden, Erschöpfung o. Ä. als Leitsymptome. Ein weiterer Nachteil ist die im Vergleich zu den vorangestellten Diagnosekapiteln relative geringe Sichtbarkeit bzw. Wertigkeit im Kapitel „Symptome oder klinische Befunde, anderenorts nicht klassifiziert".

Ein analoger, aber vom Beschwerdespektrum her breiter ansetzender Vorschlag für eine neutrale Klassifikation jenseits von „entweder psychisch oder somatisch" ist bislang inoffizieller Natur: Eine Gruppe von Autoren (Burton et al. 2020) hat vorgeschlagen, **funktionelle somatische Störungen (FSS)** als Oberbegriff für anhaltend belastende Körperbeschwerden zu definieren, unabhängig von der Frage, ob es biologisch-pathologische oder psychosoziale Faktoren gibt, die zum Beschwerdeerleben beitragen; das Vorhandensein solcher Faktoren kann allerdings als Zusatzmerkmal festgehalten werden. Da anhaltende Körperbeschwerden häufig in typischen Mustern bzw. Clustern auftreten, sieht der Vorschlag zudem eine Unterteilung in einzelsymptom-, einzelsystem- und multisystembezogene FSS vor; mit „System" sind dabei bestimmte Organsysteme gemeint, auf die die Beschwerden bezogen sind (gastrointestinal, kardiovaskulär etc.).

Dieser neutral angesiedelte Klassifikationsvorschlag soll es Ärzt*innen aller Fachrichtungen erleichtern, frühzeitig, begleitend zu körperlichen Erkrankungen, nicht erst nach intensiver „Ausschlussdiagnostik" oder psychologischer Befragung und Befundung eine positive Diagnose eines erheblichen körperlichen Belastungssyndroms zu stellen und die entsprechenden therapeutischen Optionen zu eröffnen.

RESÜMEE

Nach wie vor herrscht bei anhaltenden und belastenden funktionellen Körperbeschwerden eine uneinheitliche, verwirrende Parallelklassifikation innerhalb und außerhalb einer Einordnung als „psychische Erkrankungen". Es gibt aber erste Bestrebungen in Richtung ätiologisch breiterer, positiv definierter und damit therapeutisch integrativerer und zugleich konstruktiverer Konzepte.

68.4 Anmerkungen zur Therapie

Wird bei Patient*innen die Diagnose einer somatoformen Störung bzw. einer somatischen/körperlichen Belastungsstörung gestellt, gelten die übergeordneten therapeutischen Prinzipien, die wir bereits in ➤ Kap. 67 aufgeführt haben, natürlich in gleicher Weise. Diese Diagnosen, die fast ausschließlich in Einrichtungen der psychosozialen Medizin gestellt werden, legen allerdings innerhalb des weiter oben dargelegten integrativen Ansatzes einen besonderen Schwerpunkt auf die psychotherapeutischen Therapieteile nahe. Das hat nicht nur historisch mit der entsprechenden Therapietradition im psychosozialen Bereich zu tun. Systematisch liegt es auch daran, dass unter diesen Diagnosen besonders häufig Patient*innen gefasst werden, die multiple funktionelle Körperbeschwerden haben, bei denen also speziellere Ansätze für isolierte funktionelle Syndrome nicht ausreichen. Das bedeutet allerdings im Umkehrschluss, dass bei der

„Sammeldiagnose" somatische bzw. körperliche Belastungsstörung auch leitliniengerechte symptom-/syndromspezifische Behandlungsansätze beachtet werden müssen, z. B. im Hinblick auf Ernährung oder Probiotika beim Reizdarmsyndrom oder balneologische Therapie beim Fibromyalgie-Syndrom.

Darüber hinaus weisen per definitionem und daher vor allem (aber eben bei Weitem nicht nur) Patient*innen mit somatischer/körperlicher Belastungsstörung – neben den Körperbeschwerden die psychobehavioralen Merkmale dysfunktionaler Gedanken, Ängste und Verhaltensweisen auf, für deren Behandlung psychotherapeutische Ansätze besonders infrage kommen. Im Umkehrschluss müssen ggf. vorhandene dysfunktionale kognitive, affektive oder verhaltensbezogene Symptome bzw. psychosoziale Belastungen natürlich auch bei funktionellen Einzelsyndromen therapeutisch adressiert werden. So werden etwa beim Reizdarmsyndrom Psychoedukation mit Vermittlung eines biopsychosozialen Erklärungsmodells, angeleitete Selbsthilfestrategien und bei geeigneter Indikation auch verschiedene Formen von Psychotherapie einschließlich bauchgerichteter Hypnose empfohlen (➤ Kap. 69). Es gibt für diese Patient*innengruppe störungsorientierte Psychotherapien auf sowohl kognitiv-verhaltenstherapeutischer als auch psychodynamisch-interpersoneller Basis. In entsprechenden Studien, in denen diese Therapien meist mit nur ca. 10–12 Sitzungen durchgeführt werden, erweisen sie sich als eindeutig wirksam, wenn auch im Schnitt mit geringeren Effektstärken als bei der Psychotherapie von psychischen Störungen i. e. S. (z. B. depressiven oder Angststörungen); die Wirksamkeit ist auch in Metaanalysen belegt (vgl. Abbass et al. 2020; Berezowski et al. 2022). Bei genauerem Betrachten der Manuale dieser Psychotherapien wird deutlich, dass parallel zur klassischen verbalen Technik häufig auch Entspannungs- und andere körperorientierte Elemente zum Einsatz kommen (ein Beispiel findet sich im Manual zur psychodynamisch-interpersonellen Psychotherapie somatoformer Störungen [PISO], vgl. AG PISO 2012). Dieses oft eher implizit bleibende multimodale Vorgehen nimmt die Erkenntnisse zu den Vorteilen eines integrativeren Vorgehens, die weiter oben dargestellt wurden, auf und erhöht die Akzeptanz und Adhärenz der Patient*innen. Wie bei diesen psychisch-somatischen (und nicht zu vergessen sozialen, also kontextabhängigen) somatoformen Störungen bzw. der somatischen/körperlichen Belastungsstörung einschließlich chronischer Schmerzsyndrome zu erwarten, verdichtet sich die Evidenz für eine bessere Effektivität multimodaler statt rein psychotherapeutischer Ansätze weiter.

68.5 Zusammenfassung und Ausblick

In der langen und, wie dargestellt, problematischen Tradition, funktionelle Körperbeschwerden als psychische Störungen zu klassifizieren, haben sich in den letzten Jahren erhebliche Veränderungen ergeben. Dabei fällt es der Medizin nach wie vor schwer, das große Feld des anhaltenden Leidens an Körperbeschwerden in problemangemessener und klinisch hilfreicher Weise zu erfassen.

Abgesehen von ihren Besonderheiten und vielleicht auch Unzulänglichkeiten bilden die Konzepte der „somatoformen" und der „somatischen bzw. körperlichen Belastungsstörung" dabei einen wichtigen Zugang ab. Sie laden eher zur Weitwinkelperspektive als zum Tunnelblick ein: Sie fokussieren nicht auf eine Einzelbeschwerde oder eine bestimmte Beschwerdekombination, sondern blicken auf ihre Gemeinsamkeiten, dass nämlich verschiedenste Körperbeschwerden anhaltend und belastend sein können, unabhängig von etwaigen Komorbiditäten, von Messwerten, aber auch von Konflikten oder Vortraumatisierungen. Sie ermutigen dazu, auch nach anderen Beschwerden zu fragen als die, welche die Patient*innen als Erstes vorbringen. Sie stellen sicher, dass auch Einstellungen, Emotionen, Verhaltensweisen Beachtung geschenkt wird – schließlich stellen diese wertvolle Anknüpfungspunkte für die Therapie dar.

In den kommenden Jahren werden Forscher*innen und Kliniker*innen in diesem Feld herausgefordert sein, sowohl die Kategorie der somatoformen Störungen im Blick zu behalten, die klinisch mit der ICD-10 noch relativ lange maßgeblich sein wird, als auch die im Forschungsfeld vermutlich rasch dominant werdende neue Kategorie der somatischen bzw. körperlichen Belastungsstörung zu überprüfen, vielleicht nachzubessern. Denn die Unterschiede zwischen diesen Kategorien sind erheblich. Die Vorteile der neuen Klassifikation im Allgemeinen und der neueren Kategorien DSM-5-SBS und ICD-11-KBS im Speziellen – integrativ-multifaktorielleres Denken und relationalere Systematisierung, der weitgehende Verzicht auf die Unterscheidung organisch erklärt/nicht erklärt und Positivdiagnosen durch die explizite Berücksichtigung psychobehavioraler Merkmale – sind dabei offenkundig, aber auch die Limitationen.
Insgesamt bleibt es Aufgabe und Ziel,

- Patient*innen mit belastenden funktionellen Körperbeschwerden angemessen biopsychosozial, also multidimensional zu klassifizieren,
- dafür vorausschauend in der ICD-12 einen Ort jenseits des Entweder-Oders von psychischen oder somatischen Erkrankungen zu schaffen,
- um die Betroffenen schließlich – das ist das Wichtigste – effektiv biopsychosozial und multidimensional zu behandeln. Denn klinisch entscheidend ist am Ende nicht die Klassifikation, sondern der diagnostisch-therapeutische Umgang mit den Betroffenen (der auf lange Sicht Klassifikationen durchaus prägt und wiederum von ihnen auch mitgeprägt wird).

LITERATURAUSWAHL

Abbass A, Town J, Holmes H, et al. Short-term psychodynamic psychotherapy for functional somatic disorders: A meta-analysis of randomized controlled trials. Psychother Psychosom 2020; 89: 363–370.

AG PISO (Hrsg.). Somatoforme Störungen: Psychodynamisch-interpersonelle Therapie (PISO). Göttingen: Hogrefe 2012.

Berezowski L, Ludwig L, Martin A, et al. Early Psychological interventions for somatic symptom disorder and functional somatic syndromes: A systematic review and meta-analysis. Psychosom Med 2022; 84: 325–338.

BfArM (Bundesinstitut für Arzneimittel und Medizinprodukte). ICD-10-WHO. Internationale statistische Klassifikation der Krankheiten und verwandter Gesundheitsprobleme der WHO. Stand: 2022a; https://www.bfarm.de/DE/Kodiersysteme/Klassifikationen/ICD/ICD-10-WHO/_node.html (letzter Zugriff: 19.4.2024).

BfArM (Bundesinstitut für Arzneimittel und Medizinprodukte). ICD-11. Internationale statistische Klassifikation der Krankheiten und verwandter Gesundheitsprobleme, 11. Revision. Stand: 2022b; https://www.bfarm.de/

DE/Kodiersysteme/Klassifikationen/ICD/ICD-11/_node.html (letzter Zugriff: 19.4.2024).
Falkai P, Wittchen HU (Hrsg.). Diagnostisches und statistisches Manual psychischer Störungen (DSM-5). Göttingen: Hogrefe 2015.
Löwe B, Levenson J, Depping M, et al. Somatic symptom disorder: A scoping review on the empirical evidence of a new diagnosis. Psychol Med 2022; 52: 632–648.
Ludwig L, Pasman JA, Nicholson T, et al. Stressful life events and maltreatment in conversion (functional neurological) disorder: Systematic review and meta-analysis of case-control studies. Lancet Psychiatry 2018; 5: 307–320.

KAPITEL

69 Funktionelle Magen-Darm-Beschwerden

Andreas Stengel und Stephan Zipfel

Funktionelle Magen- und Darmbeschwerden sind sehr häufig. So stellen sich in der hausärztlichen Praxis bis zu 20 %, in gastroenterologischen Praxen sogar bis zu 50 % der Patientinnen und Patienten aufgrund von funktionellen Magen- und Darmbeschwerden vor. In diesem Kontext sind die funktionelle Dyspepsie (Reizmagensyndrom) sowie das Reizdarmsyndrom als wichtigste Erkrankungen zu nennen; sie werden im Folgenden näher beleuchtet.

69.1 Funktionelle Dyspepsie

Patientengeschichte

Der 46-jährige Pat. stellt sich eigeninitiativ in der psychosomatischen Sprechstunde der Hochschulambulanz vor. Aufgrund der Corona-Pandemie und der räumlichen Distanz wird der Kontakt videotelefonisch angeboten. Er sei auf uns gestoßen, da er einen wissenschaftlichen Artikel über unsere Arbeit gelesen habe.

Vor genau 1 Jahr habe er plötzlich Magenschmerzen bekommen. Angefangen habe alles in einem Urlaub auf Norderney, wo nach ärztlicher Konsultation und Abdomensonografie der V. a. eine psychosomatische Störung geäußert worden sei. Wieder zu Hause, habe er sich dann gastroskopieren lassen; dabei habe sich eine Gastritis gezeigt, die sich unter der Therapie mit Protonenpumpeninhibitoren (PPI) gebessert habe. Danach seien die postprandialen Beschwerden jedoch wieder aufgetreten; eine neuerliche Gastroskopie hätte keinen wegweisenden Befund gezeigt. Bessernde und verstärkende Faktoren für die Schmerzen kann der Pat. nicht benennen. Nächtliche Beschwerden könne er nicht beurteilen, da schlafe er. Das Gewicht sei stabil. Andere Symptome wie Übelkeit und Erbrechen werden verneint.

Er sei verheiratet, aufgrund der vor 2 Jahren erstmals aufgetretenen Psychose der Ehefrau lebe das Paar aktuell aber nicht zusammen; sie wollen aber bald wieder zusammenziehen. Die Beziehung wird als stabil, durch die Erkrankung der Ehefrau jedoch als deutlich belastet beschrieben. Das Paar habe zwei Töchter (20 und 18 J.), die nicht mehr im gemeinsamen Haushalt leben, zu denen aber ein guter Kontakt bestehe. Er sei selbstständig, habe eine gut laufende Hausverwaltung mit über 50 Angestellten. Dies sei durchaus anspruchsvoll, mitunter stressig. Der Pat. würde sich gern mehr aus dem Geschäft zurückziehen und an einen Geschäftsführer übergeben. Er könne sich jedoch nicht vorstellen, dass es jemand so gut könne wie er.

69.1.1 Definition und Klassifikation

Die funktionelle Dyspepsie (FD) zählt zu den häufigsten Erkrankungen des Magen-Darm-Trakts und ist mit einer deutlichen Beeinträchtigung der Lebensqualität assoziiert. Weiterhin verursacht sie erhebliche direkte und indirekte Kosten, vor allem durch die ausgeprägte Assoziation mit weiteren Komorbiditäten; hier sind vor allem andere (funktionelle) gastrointestinale, aber auch psychische Störungen zu nennen (Ford et al. 2020). Dennoch wird die funktionelle Dyspepsie aufgrund ihrer Heterogenität und der manchmal schwierigen Abgrenzung gegenüber (vorrangig) körperlich verursachten Beschwerden im Alltag zu selten diagnostiziert.
Die Einteilung der FD ist in ➤ Box 69.1 wiedergegeben.

BOX 69.1

Einteilung der funktionellen Dyspepsie

Die funktionelle Dyspepsie wird gemäß der Rom-IV-Kriterien wie folgt definiert (Stanghellini et al. 2016):

- Über 3 Monate persistierende oder rezidivierende Dyspepsie innerhalb der letzten 6 Monate
- Ausschluss (laborchemisch, endoskopisch) einer organischen Ursache (z. B. gastroösophageale Refluxerkrankung, Ulcus ventriculi/duodeni, Magenentleerungsstörung, Zöliakie, Gallensteine etc.), welche die Symptome erklären könnte

Abhängig von der Symptomatik kann die funktionelle Dyspepsie weiter unterteilt werden in:

- **Epigastrisches Schmerzsyndrom (EPS):**
  - Dominierend: Oberbauchschmerzen oder -brennen, nicht ausschließlich nach dem Essen
  - Symptome mindestens einmal in der Woche sowie Beeinträchtigung des Alltags.
- **Postprandiales Distress-Syndrom (PDS):**
  - Postprandiales Völlegefühl und vorzeitige Sättigung
  - Beeinträchtigung im Alltag sowie Hinderung an Vollendung einer Mahlzeit für mindestens 3 Tage pro Woche
- **Overlap-Syndrom (Überlappungssyndrom):** Subtyp mit Überschneidung der Merkmale des EPS und des PDS

RESÜMEE

Die funktionelle Dyspepsie ist eine funktionelle Störung des oberen Verdauungssystems, die mit länger als 3 Monate anhaltenden oder rezidivierenden Beschwerden innerhalb der letzten 6 Monate einhergeht. Die FD kann – je nach vorherrschender Symptomatik – in ein EPS, PDS oder Overlap-Syndrom unterteilt werden.

69.1.2 Epidemiologie

In einer in 10 Industrieländern durchgeführten globalen Studie wurde gezeigt, dass etwa jeder dritte Erwachsene über relevante Beschwerden des oberen Gastrointestinaltrakts klagt (Stanghellini 1999). Die Punktprävalenz der – als solcher diagnostizierten – funktionellen Dyspepsie variiert mit 10–30 % jedoch stark geografisch und vor allem in Abhängigkeit der verwendeten Klassifikation (Mahadeva und Goh 2006). Aktuelle Daten gehen von einer weltweiten Prävalenz um 16 % aus (Ford et al. 2020), wobei Frauen häufiger betroffen sind als Männer (Ford et al. 2015).

69.1.3 Pathogenese

Wie bei anderen funktionellen Störungen wird auch bei der Entstehung der funktionellen Dyspepsie von einer multifaktoriellen Genese ausgegangen. In ➤ Box 69.2 sind die Risikofaktoren gemäß der (erstmals von den jeweiligen nationalen Fachgesellschaften gemeinsam erstellten) neuen europäischen Leitlinie zur funktionellen Dyspepsie aufgeführt (Wauters et al. 2021a).

BOX 69.2

Risikofaktoren für die funktionelle Dyspepsie

- Weibliches Geschlecht
- Vorausgegangene gastrointestinale Infektion
- Einnahme von nichtsteroidalen Antirheumatika
- Antibiotikatherapie
- Angststörungen und depressive Erkrankungen
- Rauchen

Somatische Faktoren wie eine genetische Prädisposition (Gathaiya et al. 2009), eine erhöhte Permeabilität der Mukosa (Vanheel et al. 2014) sowie eine mit Entzündungen assoziierte veränderte Erregbarkeit des enterischen Nervensystems (Cirillo et al. 2015) scheinen eine Rolle in der Pathogenese zu spielen. Dies könnte zu einer viszeralen Hypersensitivität sowie einer gestörten Akkommodationsfähigkeit des Magens führen (Kim et al. 2001). Auch werden mittlerweile Veränderungen des intestinalen Mikrobioms in der Entstehung und Aufrechterhaltung der Beschwerden im Rahmen der FD angenommen.

Wenn auch aufgrund der (zu) geringen Studienlage nicht in der Leitlinie erwähnt, so weisen doch vereinzelte Studien auf psychosoziale Faktoren (van Oudenhove und Aziz 2013) sowie kindliche Traumatisierungen (Oshima et al. 2015) als Risikofaktoren in der Entstehung der FD hin. Nicht zuletzt konnte eine erhöhte Prävalenz von Depression, Angst- und Somatisierungsstörungen bei Patientinnen und Patienten FD gezeigt werden (van Oudenhove und Aziz 2013), wobei die psychische Komorbidität einen erheblichen Anteil an der Einschränkung der Lebensqualität hat (Enck et al. 2017). Diese Assoziation scheint aber bidirektional zu sein: So erhöhen psychische Erkrankungen auch die Wahrscheinlichkeit für das Auftreten einer funktionellen Dyspepsie (Koloski et al. 2016).

69.1.4 Therapie

Ist die (Verdachts-)Diagnose funktionelle Dyspepsie gestellt, sollte eine entsprechende Aufklärung der Betroffenen unter Vermittlung des biopsychosozialen Krankheitsmodells (➤ Abb. 69.1) i. S. einer **Psychoedukation** erfolgen. Hierbei sollten die Gutartigkeit sowie die zahlreichen Behandlungsoptionen hervorgehoben werden.

Auch wenn **diätetische Interventionen** in der Leitlinie nicht empfohlen werden (Wauters et al. 2021a), so kann doch das Führen eines Ernährungs- und Symptomtagebuchs sinnvoll sein, um mögliche diätetische Trigger zu identifizieren und diese dann ggf. in der Ernährung – zeitlich begrenzt – zu reduzieren. Auch das Einnehmen mehrerer kleiner und das Vermeiden großer Mahlzeiten kann die Symptomatik bessern (Hassanzadeh et al. 2016). Nicht zuletzt sollte bei ausgeprägtem Gewichtsverlust eine ernährungsmedizinische Begleitung erfolgen (Wauters et al. 2021a).

Es gibt eine Vielzahl von **medikamentösen Therapieoptionen,** die jedoch allesamt (ausgenommen die *H.-pylori*-Eradikation bei infizierten Patientinnen und Patienten, bei denen zunächst eine Eradikation erfolgen sollte) als symptomatisch angesehen werden müssen. Die Medikation richtet sich nach dem jeweiligen FD-Subtyp:

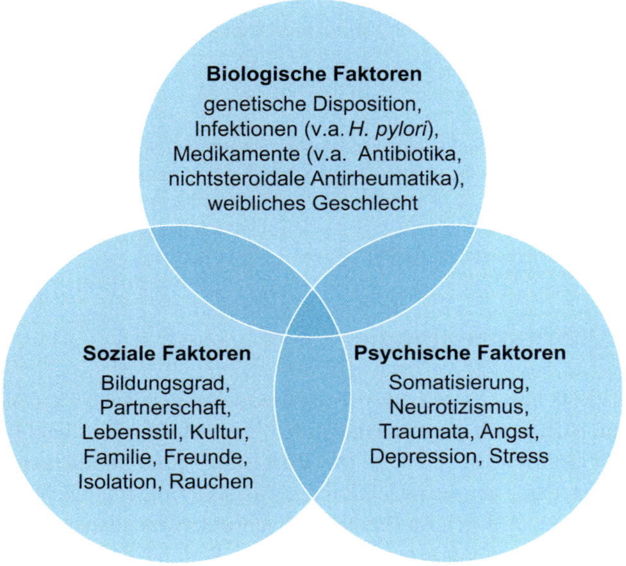

Abb. 69.1 Biopsychosoziales Krankheitsmodell der funktionellen Dyspepsie [L231]

- Für das **EPS** werden vorrangig **Säurehemmer** (sowohl PPI als auch H_2-Rezeptor-Antagonisten) eingesetzt (Wauters et al. 2021a), obschon die Sekretion der Magensäure bei Patientinnen und Patienten mit FD ohne Refluxbeschwerden i. Allg. nicht gesteigert ist.
- Beim **PDS** kommen vorrangig **Prokinetika** zum Einsatz. Hierzu gehören 5-HT_4- (Serotonin)-Rezeptor-Agonisten, D_2- (Dopamin)-Rezeptor-Antagonisten und Motilin-Rezeptor-Agonisten (Erythromycin; Wauters et al. 2021a). Aktuelle Studien haben zudem gezeigt, dass Säurehemmer auch in der Therapie des PDS wirksam sind (Masuy et al. 2019). In einer aktuellen kontrollierten monozentrischen Studie war auch eine Probiotikatherapie mit *Bacillus coagulans* und *Bacillus subtilis* bzgl. der Abnahme von PDS-Symptomen Placebo überlegen (Wauters et al. 2021b). Weitere, größere und multizentrische Studien müssten dieses Ergebnis bestätigen, wenn diese Therapieform Einzug in die Leitlinienempfehlung halten soll.

Phytotherapeutika sind bei Patientinnen und Patienten sehr beliebt; oftmals kommt die *Iberis-amara*-Kombination **STW5** bei der funktionellen Dyspepsie zum Einsatz, deren positiver Effekt auch in mehreren placebokontrollierten Studien gezeigt werden konnte. Dennoch erhielt STW5 aufgrund der derzeitigen Datenlage in der aktuellen europäischen Leitlinie (noch) keine Empfehlung (Wauters et al. 2021a).

Niedrigdosierte Antidepressiva – in diesem Zusammenhang wird oftmals eher von Neuromodulatoren gesprochen – werden gern aufgrund ihrer schmerzregulierenden Eigenschaften eingesetzt. Hierbei kommen tri- und tetrazyklische Antidepressiva, aber auch Serotonin-Noradrenalin-Wiederaufnahmehemmer (SNRIs) und selektive Serotonin-Wiederaufnahmehemmer (SSRIs) zur Anwendung. Auch wenn es hier einzelne kontrollierte Studien mit entsprechendem Wirksamkeitsnachweis gibt, ist die Datenlage für Antidepressiva bei der FD schmal, sodass die europäische Leitlinie deren Einsatz nicht empfiehlt (wobei die Expertenmeinungen bei diesen Statements auffallend stark differierten; Wauters et al. 2021a). Innerhalb des Indikationsspektrums (und dann in regulärer Dosierung) können Antidepressiva natürlich bei psychischer Komorbidität eingesetzt werden.

Im Gegensatz zum Reizdarmsyndrom (➤ Kap. 69.2) ist die Studienlage zur **Psychotherapie** bei FD schwach, weshalb sie in der Leitlinie auch keine Empfehlung erhielt (Wauters et al. 2021a) und auch in der Behandlungspraxis eine eher untergeordnete Rolle spielt. Aktuelle Studien zeigen jedoch, dass Psychotherapie in Ergänzung zur – oftmals medikamentösen – Standardtherapie deren positive Auswirkung auf die Symptomatik und Lebensqualität zusätzlich erhöhen kann (Orive et al. 2015). Als mögliche Therapieformen sind kognitive Verhaltenstherapie (KVT), psychodynamische interpersonelle Therapie, Hypnotherapie, Entspannungstechniken und psychodynamische Kurztherapien wie die Methode des zentralen Beziehungskonfliktthemas (ZBKT) zu nennen (Weibert und Stengel 2019).

RESÜMEE

Die Therapie erfolgt in einem Stepped-Care-Ansatz mit Psychoedukation, symptomorientierter Medikation (vor allem Säurehemmer und Prokinetika), ggf. diätetischen Ansätzen, ggf. Psychopharmaka und Psychotherapie.

Patientengeschichte

Fortsetzung

Der Pat. zeigte sich nach Diagnosestellung und initialer Psychoedukation bereits entlastet. Einer probatorischen Medikation mit STW-5 stimmte er zu; hierunter kam es binnen 3 Monaten zu einer moderaten Symptomverbesserung, die der Pat. als nicht ausreichend wertete. Vor diesem Hintergrund wurde die Therapie um Amitriptylin, 25 mg z. N., erweitert; dies wurde gut toleriert. Der Pat. wird sich in 2 Monaten zur Verlaufskontrolle erneut in unserer Sprechstunde vorstellen.

69.2 Reizdarmsyndrom

Patientinnengeschichte

Die 35-jährige Pat. stellt sich auf Anraten ihres Hausarztes in der psychosomatischen Hochschulambulanz vor. Bei einer Ultraschalluntersuchung des Abdomens sei vermehrt Luft im Bauch aufgefallen. Sie bemerke schon seit Jahren einen störenden Blähbauch (Meteorismus), weiterhin komme es in letzter Zeit (seit ca. 1 Jahr) gehäuft zu Durchfallepisoden (4–5 ×/Tag, nachts nicht; breiig, manchmal sogar flüssig). Hierbei habe sie Angst, es nicht rechtzeitig zur Toilette zu schaffen und sich in die Hose zu machen. Passiert sei dies noch nie, der Gedanke sei ihr jedoch unerträglich. Aus diesem Grund müsse nun immer eine Toilette in der Nähe sein. Ausflüge plane sie sehr genau im Voraus, googele auch das Vorhandensein von öffentlichen Toiletten. Sie bemerke auch, dass sie unsichere Verabredungen (etwa an unbekannten Orten mit evtl. nicht verfügbarer Toilette) absage. Abdominelle Schmerzen habe sie nicht bemerkt.

Aufgrund der Beschwerden habe sie sich nach eigener entsprechender Lektüre gluten- und laktosefrei ernährt. Hierunter sei es zu einer leichten Besserung der Beschwerden gekommen. Allerdings habe sie aktuell das Gefühl, nicht richtig satt zu werden. Sie wiege 64 kg bei einer Körpergröße von 164 cm, was einem BMI von 23,8 entspricht. Hinweise auf eine Körperschemastörung ergeben sich nicht. Die bisherige Diagnostik (Magen- und Darmspiegelung inkl. Duodenalbiopsien z. A. einer Zöliakie, Laktose- und Fruktose-Atemtest, Labor, Abdomensonografie – hier wurde vermehrt Luft gesehen – und gynäkologischer Ultraschall, Koloskopie mit Stufenbiopsien, MR-Sellink) hat keinen wegweisenden organpathologischen Befund ergeben.

Sie arbeite als Rechtsanwältin; dieser Beruf sei durchaus stressig für sie. Ihr Mann und sie führten eine Pendlerehe, er arbeite beim Zoll und habe einen sehr unregelmäßigen Dienstplan. So würde sich das Paar nur unregelmäßig sehen. Er halte sich oft für mehrere Tage in der über 700 km von Stuttgart entfernten Zweitwohnung auf. Das Paar habe keine Kinder, es bestehe seit Längerem ein Kinderwunsch. Ihr Mann sei jedoch zeugungsunfähig und das Paar aktuell in Kinderwunschbehandlung. Eine zeitliche Korrelation der gastrointestinalen Beschwerden mit psychosozialen Belastungsfaktoren konnte von der Pat. nicht festgestellt werden, sie vermutet eine bakterielle Fehlbesiedelung als Ursache der Beschwerden, habe auch schon mehrere Antibiotikakuren sowie Darmsanierungen (mit Einläufen und Koloskopie-Vorbereitungslösungen) hinter sich, alle ohne Erfolg. Als Nächstes wolle sie gern die Behandlung bei einem Heilpraktiker versuchen, der bei ihr eine Histaminintoleranz diagnostiziert habe.

69.2.1 Definition und Klassifikation

Unter dem Reizdarmsyndrom (RDS) versteht man eine funktionelle Störung des unteren Verdauungssystems. Entsprechend der aktualisierten deutschen S3-Leitlinie (Layer et al. 2021) liegt ein RDS dann vor, wenn die drei Kriterien in ➤ Box 69.3 erfüllt sind.

69

BOX 69.3

Diagnostische Kriterien des RDS

- Chronische, d. h. länger als 3 Monate anhaltende oder rezidivierende, auf den Darm bezogene Beschwerden (z. B. Bauchschmerzen, Blähungen), die i. d. R. mit Stuhlgangveränderungen einhergehen (aber nicht müssen).
- Die Beschwerden führen dazu, dass die betroffene Person diesbezüglich Hilfe aufsucht und/oder sich sorgt und die Beschwerden hierbei so stark sind, dass die Lebensqualität relevant beeinträchtigt wird.
- Es liegen keine für andere Krankheitsbilder charakteristischen Veränderungen vor, die für die vorliegenden Symptome verantwortlich sind.

Das RDS kann spontan rückläufig sein, einen chronisch fluktuierenden, aber auch einen chronisch progredienten Verlauf nehmen. Vor allem letztere Verläufe sind mit einem erhöhten Risiko für die Entwicklung psychischer Komorbiditäten assoziiert (Weibert und Stengel 2019).

RESÜMEE

Das RDS ist eine funktionelle Störung des unteren Verdauungssystems, die mit länger als 3 Monate anhaltenden oder rezidivierenden, auf den Darm bezogenen Beschwerden wie Bauchschmerzen, Blähungen und Stuhlgangveränderungen einhergeht, welche die Lebensqualität der Betroffenen in bedeutsamem Ausmaß beeinträchtigen.

69.2.2 Epidemiologie

Das RDS hat weltweit etwa eine Punktprävalenz von 11 % (Enck et al. 2016), auch diese Störung ist bei Frauen häufiger als bei Männern (Andrews et al. 2005). Das RDS ist mit einer deutlichen Reduktion der Lebensqualität (Gralnek et al. 2000) und mit erheblichen direkten (z. B. durch Arztbesuche, Diagnostik, Krankenhausaufenthalte, Medikamente) sowie indirekten (z. B. durch Arbeitsausfälle oder gar Berentung) Kosten verbunden (Layer et al. 2021).

69.2.3 Pathogenese

Unter Berücksichtigung des biopsychosozialen Krankheitsmodells spielen somatische (z. B. [Epi-]Genetik, Infektionen), psychische (z. B. chronischer Stress, Krankheitsverhalten) sowie soziale Aspekte (z. B. sozioökonomischer Status) in der Entstehung und Aufrechterhaltung des RDS eine Rolle (Enck et al. 2016) (➤ Abb. 69.2).

Auf der körperlichen Ebene konnte eine Vielzahl von Veränderungen – jedoch nicht alle bei jedem Patienten bzw. jeder Patientin

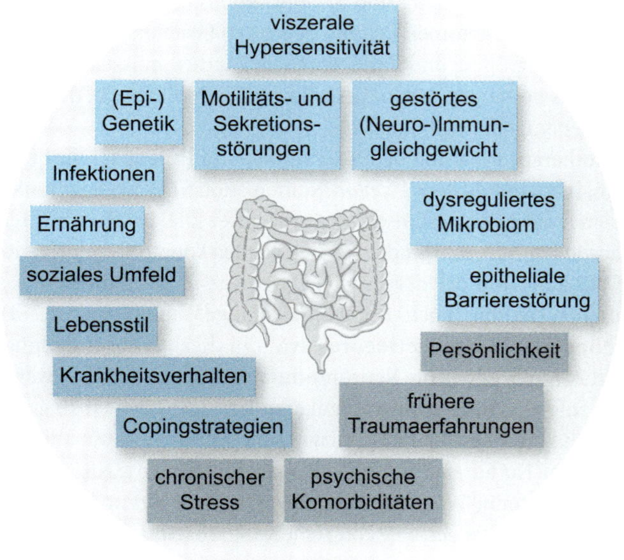

Abb. 69.2 Biopsychosoziales Krankheitsmodell des Reizdarmsyndroms [L231]

– beschrieben werden. Sie umfassen eine viszerale Hypersensitivität (jedoch wurde auch eine Hyposensitivität beschrieben), eine gestörte intestinale Motilität, eine aktivierte enterale Immunantwort sowie veränderte Schleimhautfunktionen, die sich in einer gestörten intestinalen Barriere (auch als „leaky gut" bezeichnet) und Sekretion äußern kann. Bezüglich der viszeralen Hypersensitivität konnte eine veränderte Signalverarbeitung in Hirnregionen gezeigt werden, die für die emotionale oder sensomotorische Verarbeitung viszeraler Signale verantwortlich sind (Mayer et al. 2015).

Darm und Gehirn sind über die **Darm-Gehirn-Achse** neuronal und humoral wechselseitig eng verbunden. Bei Patientinnen und Patienten mit RDS konnte eine reduzierte parasympathische Aktivierung gezeigt werden, während der Sympathikus eher (über-) aktiviert war (Liu et al. 2013) – ein Befund, der gut mit erhöhten (gemessenen und berichteten) Stresslevels korrespondierte. Auch die Antwort auf experimentell induzierten Stress war bei Patientinnen und Patienten mit RDS in Bezug auf gastrointestinale Motilität, autonomen Tonus sowie die Reaktion der HHN-Achse verändert (Schaper und Stengel 2022).

Die Darm-Gehirn-Achse wurde in den letzten Jahren um das **Mikrobiom** erweitert; mitunter wird von der Mikrobiom-Darm-Gehirn-Achse gesprochen, um die vielfältigen und wichtigen Einflüsse des Mikrobioms auf (patho-)physiologische Funktionen hervorzuheben. Es konnte gezeigt werden, dass sowohl die Quantität als auch die Qualität der intestinalen Bakterien bei Patientinnen und Patienten mit RDS verändert sein kann (Kennedy et al. 2014), was Einfluss auf die intestinale Motilität, die Darmbarriere und die viszerale Sensitivität haben kann (Moloney et al. 2016).

Das RDS zeigt eine klare **hereditäre Komponente;** so konnte eine familiäre Häufung, teilweise über mehrere Generationen hinweg, beobachtet werden. Das Risiko, ein RDS zu entwickeln, ist bei Verwandten einer an einem RDS erkrankten Person etwa zwei- bis dreifach erhöht (Saito 2011). Interessanterweise wurden in großen genomweiten Assoziationsstudien gemeinsame genetische Wege für die Entstehung des RDS und von Angst- und depressiven Störungen gefunden (Eijsbouts et al. 2021). Dies unterstreicht die bestehende Assoziation zwischen dem RDS und psychischen Erkrankungen. Nicht zuletzt wurden auch **epigenetische Veränderungen** beobachtet (Dinan et al. 2010).

Eine hohe Komorbidität vor allem mit Angst- und depressiven Störungen ist beim RDS – hier sind vorrangig schwere und lang anhaltende Verläufe zu nennen – sehr gut belegt (Weibert und Stengel 2019) und, wie oben beschrieben, auch durch gemeinsame genetische Entstehungswege zumindest teilweise erklärbar. Diese Symptomatik kann sich dann wieder aggravierend auf z. B. das Schmerzerleben im Rahmen eines RDS auswirken (Elsenbruch et al. 2010). Aber auch umgekehrt stellen psychische Erkrankungen einen Risikofaktor für die Entstehung und Aufrechterhaltung eines RDS dar (Koloski et al. 2012). Weiterhin stellen belastende Lebensereignisse („life events") und vor allem Traumatisierungen – körperliche wie psychische – Risikofaktoren für die Entstehung, Aufrechterhaltung sowie Progredienz eines RDS dar (gepoolte Odds Ratio [OR] 2–3; Chitkara et al. 2008). Diese Daten wurden in einer großen Metaanalyse von 71 Primärstudien bestätigt (Afari et al. 2014). So verwundert es nicht, dass auch das Vorliegen einer posttraumatischen Belastungsstörung ein Risikofaktor für die Entwicklung eines RDS ist (gepoolte OR 2,8; Ng et al. 2019).

RESÜMEE

In der Pathogenese des RDS spielen im Rahmen des biopsychosozialen Modells Wechselwirkungsprozesse zwischen Stressbelastung, Stresserleben, ggf. psychischer Komorbidität und gastrointestinaler Symptomatik eine Rolle.

69.2.4 Therapie

Das RDS ist als funktionelle Störung eine häufig rezidivierende, mitunter chronische Erkrankung. Insofern ist Heilung kein Therapieziel; Vielmehr zielt die Therapie auf Symptomkontrolle, Linderung der Beschwerden, Akzeptanz und Umgang mit der Erkrankung. Behandlungsbausteine werden i. S. eines Stepped-Care-Ansatzes bedarfs- und schweregradorientiert eingesetzt. Es existiert eine Vielzahl von Behandlungsbausteinen, die allein oder – wie in der S3-Leitlinie bei nicht ausreichendem Ansprechen auf eine Monotherapie empfohlen (Layer et al. 2021) – in Kombination einsetzbar sind, aufgrund nicht klarer Vorhersagbarkeit für den Einzelfall oftmals initial als probatorische Therapie.

PRAXISTIPP

Gemäß aktualisierter S3-Leitlinie sollten bei nur partiellem Ansprechen auf eine Monotherapie und/oder zur Behandlung verschiedenartiger Beschwerden insbesondere integrative und multimodale Behandlungskonzepte in der Therapie des RDS angewandt werden.

Lebensstiländerungen (nicht rauchen, wenig Alkohol, bewusst essen, ausreichend Bewegung, genug Schlaf, Stressreduktion) werden häufig und mit durchaus guten Erfolgen empfohlen, dennoch ist die Datenlage aus kontrollierten Studien spärlich. Lediglich für körperliche Bewegung gibt es qualitativ hochwertige Studien, die einen positiven Effekt auf die Symptomatik des RDS zeigen (Johannesson et al. 2015).

Ein Großteil der Patientinnen und Patienten macht die Ernährung bzw. bestimmte Nahrungsmittel für die Entstehung oder Zunahme ihrer Beschwerden verantwortlich. Obschon dies nur in einem geringen Prozentsatz objektivierbar ist, spielen **diätetische Interventionen** in der Praxis eine große Rolle und werden mit großer Akzeptanz eingesetzt. Patientinnen und Patienten mit RDS und vorrangig obstipativen Beschwerden profitieren von der Einnahme löslicher Ballaststoffe. Gemäß S3-Leitlinie sollten Diäten am besten unter ernährungsmedizinischer Begleitung und vor allem zeitlich befristet eingesetzt werden (da sie oftmals doch sehr restriktiv sind, Eliminationsphase), bevor dann eine schrittweise Reexposition der Nährstoffe – ggf. bis zu einer individuellen Schwelle erfolgt (Toleranzfindung). Alle Lebensmittel, die symptomfrei gegessen werden konnten, werden dann in den Langzeit-Ernährungsplan aufgenommen (Phase der Langzeiternährung; Hetterich und Stengel 2020a).

II In diesem Zusammenhang ist vor allem die **Low-FODMAP-Diät** zu nennen. FODMAPs (fermentierbare Oligo-, Di- und Monosaccharide und Polyole) sind kurzkettige Kohlenhydrate, die im Dünndarm schlecht absorbiert werden. Im Dickdarm werden sie dann bakteriell fermentiert und osmotisch aktiv, was Sekretion, Motilität und Gasbildung anregt und Bauchschmerzen, Blähungen sowie Diarrhö zur Folge haben kann. Die Wirksamkeit der Low-FODMAP-Diät beim RDS ist mittlerweile durch mehrere Studien gut belegt (Rao et al. 2015).

Zur symptomorientierten Behandlung steht eine Vielzahl von Medikamenten zur Verfügung:

- Bei **Schmerzen** sollen entsprechend der S3-Leitlinie *Spasmolytika* wie z. B. Butylscopolamin eingesetzt werden. Auch *Phytotherapeutika* wie das Pfefferminzöl oder die Pflanzenmixtur STW-5 (*Iberis amara*, Angelikawurzel, Kamillenblüten, Kümmelfrüchte, Mariendistelfrüchte, Melissenblätter, Pfefferminzblätter, Schöllkraut und Süßholzwurzel) können schmerzlindernd angewandt werden (Layer et al. 2021).
- Bei **Obstipation** sollen *Laxanzien* vom Macrogoltyp zum Einsatz kommen. In zweiter Linie werden auch der 5-HT_4-Agonist Prucaloprid, der Guanylatcyclase-C-Agonist Linaclotid (Kosten in Deutschland nicht erstattungsfähig) oder der Chloridkanal-Aktivator Lubiproston (in Deutschland nicht zugelassen und nur eingeschränkt verfügbar) bedacht.
- Bei vorherrschender **Diarrhö** wird der Peristaltikhemmer *Loperamid* (μ-Opioid-Rezeptor-Agonist) empfohlen. Auch wenn dieses Präparat gut verträglich ist, so liegen doch Einzelfallberichte mit missbräuchlicher (deutlicher Überdosierung) Anwendung vor, die dann z. B. zu Herzrhythmusstörungen führte. Diese Gefahr sollte zumindest bedacht werden. Sollte auf Loperamid kein gutes Ansprechen zu beobachten sein, kann in Einzelfällen der ebenfalls opioidbasierte Wirkstoff *Eluxadolin* versucht werden, allerdings unter Beachtung des ausgeprägten Nebenwirkungs- und Kontraindikationsprofils, weiterhin der 5-HT_3-Antagonist *Ondansetron*. Nicht zuletzt könnte das in Deutschland für diese Indikation nicht zugelassene Antibiotikum *Rifaximin* bei anderweitig therapierefraktären Blähbeschwerden im Rahmen des RDS ohne Obstipation erwogen werden (Layer et al. 2021). Hier scheint jedoch vor allem der erste Zyklus die Beschwerden zu verringern; für eine wiederholte Gabe fehlt die metaanalytische Evidenz (Ford et al. 2018).

Weiterhin sind **Probiotika** bei Patientinnen und Patienten mit RDS sehr beliebt und werden entsprechend häufig nachgefragt. Allerdings ist anzumerken, dass die aktuellen Studien bzgl. Qualität, Methodik sowie Dosis und Zusammensetzung der Probiotika sehr heterogen sind, sodass ein Vergleich sehr schwierig ist. Vor diesem Hintergrund empfiehlt die Leitlinie aktuell einen probatorischen Behandlungsversuch mit Fortsetzung der Therapie lediglich nach überzeugender Beschwerdelinderung (Layer et al. 2021).

Auch **Psychopharmaka** können, allerdings off-label, in der medikamentösen Behandlung des RDS eingesetzt werden. Das trizyklische Antidepressivum **Amitriptylin** sollte zur Therapie von Schmerzen eingesetzt werden, allerdings aufgrund der Nebenwirkungen nicht bei Obstipation. Vor diesem Hintergrund bessert Amitriptylin häufig auch Durchfallbeschwerden (Hetterich et al. 2019). Bei älteren Menschen ist aufgrund der anticholinergen Nebenwirkung Vorsicht geboten (Layer et al. 2021). Trizyklika werden beim RDS in deutlich geringerer Dosierung eingesetzt als im Rahmen einer antidepressiven Behandlung. *Selektive Serotonin-Wiederaufnahmehemmer (SSRIs)* verkürzen die orozökale Transitzeit und können sich somit bei Obstipation (und Schmerzen) günstig auswirken. Dennoch ist die Studienlage für SSRIs beim RDS ohne psychische Komorbidität spärlich, sodass diese in der Leitlinie keine Empfehlung erhalten haben. Der Serotonin-Noradrenalin-Wiederaufnahmehemmer (SNRI) *Duloxetin* kann bei RDS und komorbider Angst- und depressiver Störung erwogen werden (Layer et al. 2021). Des Weiteren wird bei komorbider Angst- und depressiver Störung auf die entsprechenden Leitlinien (und auch auf das gesamte Spektrum der dort angeführten psycho[pharmako]logischen Behandlungsoptionen verwiesen.

RESÜMEE

Die medikamentöse Therapie des RDS sollte probatorisch und symptomorientiert erfolgen. So kommen bei Schmerzen Spasmolytika wie Butylscopolamin, bei Obstipation Laxanzien vom Macrogoltyp und bei Diarrhö Peristaltikhemmer zum Einsatz. Auch Psychopharmaka könnten symptomatisch eingesetzt werden.

Vor Beginn bzw. bereits als wichtiger Teil der Therapie sollte – wie auch in der Leitlinie empfohlen – die Diagnosemitteilung, die Vermittlung eines stimmigen Krankheitsmodells i. S. des biopsychosozialen Ansatzes sowie eine entsprechende – wo möglich – therapeutische Berücksichtigung aller biopsychosozialen Faktoren erfolgen. Diese Inhalte werden im Rahmen der **Psychoedukation** zusammengefasst (Weibert und Stengel 2019).

Patientinnengeschichte

Fortsetzung

Wir besprachen die Diagnose Reizdarmsyndrom mit der Pat., die Einordnung in einen biopsycholozialen Kontext fiel ihr schwer. Es wurde wiederholt die somatische Fixierung deutlich. Dennoch konnte sich die Pat. auf eine Anbindung an unsere psychosomatische Institutsambulanz einlassen, hier nahm sie an der online und diagnoseübergreifend angebotenen Unterstützungsgruppe (alle 2 Wochen über einen Zeitraum von 6 Monaten) teil. Hierüber gelang ein erstes Verständnis vom möglichen Zusammenhang zwischen psychosozialen Belastungen und körperlicher Symptomatik. Die Pat. ist mittlerweile für eine ambulante Psychotherapie motiviert und aktuell auf Therapeutensuche. Eine angebotene unterstützende (off-label) Medikation mit Amitriptylin lehnte sie aus Angst vor Nebenwirkungen ab.

Zudem sind **angeleitete Selbsthilfemaßnahmen** zu empfehlen (Hetterich und Stengel 2020b), die auch onlinebasiert als eHealth-Interventionen erfolgen (Beatty und Lambert 2013) und die Lebensqualität deutlich verbessern können. Auch wenn es in Deutschland bereits eine digitale Gesundheitsanwendung (**DiGA**) für RDS-Betroffene gibt, so steht ein entsprechender studienbasierter Wirksamkeitsnachweis für diese App noch aus.

Entspannungsverfahren (z. B. progressive Muskelrelaxation nach Jacobson, autogenes Training) sind leicht zu erlernen und bei Betroffenen durchaus beliebt, sollten jedoch gemäß Leitlinie nicht als Monotherapie, sondern im Rahmen eines multimodalen Behandlungskonzepts, z. B. in Kombination mit einer diätetischen oder Pharmakotherapie, angeboten werden.

Für psychotherapeutische Verfahren gibt es beim RDS – im Gegensatz zur FD – sehr gute Evidenz. Die Empfehlung zur **Psychotherapie** bleibt jedoch einer Subgruppe von Betroffenen vorbehalten, vorrangig denen mit schwerer Symptomatik, chronifiziertem und trotz multimodaler Therapie refraktärem Verlauf, früherer Traumatisierung, drohender Berentung, psychischen Komorbiditäten und/oder Wunsch nach Psychotherapie (Hetterich und Stengel 2019). Auch wenn die Studienlage für KVT erwartungsgemäß besser ist, wurde ebenso die Wirksamkeit von psychodynamischen Verfahren eindrücklich nachgewiesen (Black et al. 2020). Dabei ist zu erwähnen, dass bei schweren RDS-Verlaufsformen **psychodynamische Psychotherapie** in einer dreiarmigen RCT ähnlich effektiv war wie eine Medikation mit Paroxetin hinsichtlich der Verbesserung der Lebensqualität gegenüber „treatment as usual" (TAU, Standardbehandlung), nach 1 Jahr jedoch kosteneffizienter als die Medikation (Creed et al. 2003).

PRAXISTIPP

Bei schweren Verläufen mit starker Symptomlast, hoher Chronifizierung und oft ausgeprägter Komorbidität, verbunden mit hoher Inanspruchnahme des Gesundheitssystems sollte an eine multimodale und multiprofessionelle psychosomatische Komplexbehandlung im (teil-)stationären Setting gedacht werden.

Nicht zuletzt liegt Evidenz für die **bauchgerichtete Hypnotherapie** als einzigem organspezifischem Psychotherapieverfahren zur Behandlung des RDS vor (Krouwel et al. 2021). Trotz der vielversprechenden Datenlage ist dieses Verfahren bisher jedoch wenig verbreitet und wird auch von den Krankenkassen nicht regelfinanziert. Erste Daten legen jedoch nahe, dass Hypnotherapie auch ressourcensparend auf elektronischen Datenträgern angeboten werden kann.

RESÜMEE

Psychoedukation ist nicht nur Teil der Diagnosevermittlung, sondern integraler Bestandteil der Therapie. Sehr gute Evidenz existiert für die Wirksamkeit von sowohl verhaltenstherapeutischen als auch psychodynamischen Verfahren. Der Einsatz von Psychotherapie bleibt jedoch i. S. eines Stepped-Care-Ansatzes auch aus Kapazitätsgründen einer Subpopulation von Patientinnen und Patienten mit RDS vorbehalten.

LITERATURAUSWAHL

Black CJ, Thakur ER, Houghton LA, et al. Efficacy of psychological therapies for irritable bowel syndrome: systematic review and network meta-analysis. Gut 2020; 69(8): 1441–1451.

Eijsbouts C, Zheng T, Kennedy NA, et al. Genome-wide analysis of 53,400 people with irritable bowel syndrome highlights shared genetic pathways with mood and anxiety disorders. Nat Genet 2021; 53(11): 1543–1552.

Enck P, Aziz Q, Barbara G, et al. Irritable bowel syndrome. Nat Rev Dis Primers 2016; 2: 16014.

Enck P, Azpiroz F, Boeckxstaens G, et al. Functional dyspepsia. Nat Rev Dis Primers 2017; 3: 17081d.

Ford AC, Mahadeva S, Carbone MF, et al. Functional dyspepsia. Lancet 2020; 396(10263): 1689–1702.

Koloski NA, Jones M, Kalantar J, et al. The brain-gut pathway in functional gastrointestinal disorders is bidirectional: A 12-year prospective population-based study. Gut 2012; 61(9): 1284–1290.

Layer P, Andresen V, Allescher H, et al. Update S3-Leitlinie Reizdarmsyndrom: Definition, Pathophysiologie, Diagnostik und Therapie. Gemeinsame Leitlinie der Deutschen Gesellschaft für Gastroenterologie, Verdauungs- und Stoffwechselkrankheiten (DGVS) und der Deutschen Gesellschaft für Neurogastroenterologie und Motilität (DGNM) – Juni 2021 – AWMF-Registriernummer: 021/016. Z Gastroenterol 2021; 59(12): 1323–1415.

Schaper S, Stengel A. Emotional stress responsivity of patients with IBS – A systematic review. J Psychosom Res 2022; 153: 110694.

Wauters L, Dickman R, Drug V, et al. United European Gastroenterology (UEG) and European Society for Neurogastroenterology and Motility (ESNM) consensus on functional dyspepsia. Neurogastroenterol Motil 2021a; 33(9): e14238.

Weibert E, Stengel A. The role of psychotherapy in the treatment of irritable bowel syndrome. Psychother Psychosom Med Psychol 2019; 69(9–10): 360–371.

KAPITEL

70

Joram Ronel

Funktionelle Herzbeschwerden

70.1 Warum ausgerechnet das Herz? Über die Bedeutung und Symbolik eines Hohlmuskels

„Verwunderlich ist auch, was das Herz alles vermag. Denn es kann schlagen und klopfen, pochen und hämmern, es kann zittern und flattern, aber auch schmachten und jubeln, es kann stillstehen, aber auch aufwachen und erglühen, es kann stocken und versagen, brechen und zerspringen […]. Man kann es auf der Zunge haben, aber es kann einem auch in die Hose rutschen […]. Man kann es auf dem rechten Fleck haben, aber auch stehlen und erobern. Man kann sich ein Herz fassen, aber auch sein Herz an jemanden hängen. Man kann seinem Herzen Luft machen und ihm einen Stoß geben, es kann einem ein Stein vom Herzen fallen […].“

Marcel Reich-Ranitzki (2014, S. 23)

Der Literaturkritiker Marcel Reich-Ranicki (1920–2013) begann die Einführung seiner „Geschichte der deutschen Literatur" mit dem Kapitel „Das Herz – der Joker der deutschen Dichtung“ (Reich-Ranicki 2014). Es spricht für sein tiefes Verständnis und seine Neugier über das menschliche Wesen, dass sich Reich-Ranicki mit der Vielfalt der Bedeutungen und Symbolismen des Herzens beschäftigte. Er veranschaulichte hierzu: *„Wenn das Herz keine Leiden bereitete, zahllose Gedichte wären ungeschrieben geblieben und viele Romane und Dramen ebenfalls“* (Reich-Ranicki 2014, S. 26).

Das Organ Herz hat medizin- und kulturanthropologisch ein herausragendes Gewicht – nicht nur für die deutsche Literaturgeschichte, sondern darüber hinaus für die Mehrzahl aller Kulturen und Epochen, vom Anbeginn der Überlieferungen. Es gibt wohl kein anderes Organ, das von uns Menschen mehr Bedeutung zugesprochen bekommen hat. Dies gilt für die heutige moderne Medizin, die insbesondere in der Kardiologie eine hochtechnisierte Entwicklung genommen hat, aber gleichsam auch schon für die Medizin der Antike, in der biologische und physiologische Zusammenhänge zwar erahnt, aber noch weitgehend unverstanden waren. Die erhebliche Symbolträchtigkeit des Herzens prädestiniert dieses Organ als sensible und bedeutungsvolle Projektions- und Ausdrucksfläche für den menschlichen Organismus. Kurz gesagt: *„Das Herz lacht und weint, es pumpt und depolarisiert auch“* (Ronel und Frick 2019). Hierdurch unterscheidet sich das Herz deutlich von anderen Organen des Körpers, die mit solch einer Aufladung von Gewichtigkeit nicht aufwarten können. Der Luzerner Kardiologe und Literat Frank Nager (1929–2018)[1] hat folgerichtig den Begriff der „**K**ordiologie“ anempfohlen (um nicht zu sagen, „ans Herz gelegt“), der den Symbolcharakter in Abgrenzung zum eher unscheinbaren Pumporgan und Hohlmuskel betont (Nager 1993). In einer psychosomatischen Perspektive tun wir gut daran, **K**ordiologie und **K**ardiologie gemeinsam und integrativ zu verstehen: *„vom Herzspezialist zum Herzensspezialist“*.

Als ein weiterer Herz- und Herzensspezialist soll hier Bernard Lown (1921–2021)[2] genannt werden. Er war ein Jahrhundertkardiologe von Weltrang, nach dem u. a. die Klassifikation der Extrasystolen benannt wurde. Zudem war er zentral wichtig für das Verständnis des Sick-Sinus-Syndroms und hat die bahnbrechende Methode der Kardioversion in den 1960er-Jahren entwickelt[3]. Lown war allerdings – als Gegengewicht zur technisierten Medizin – immer auch ein Vorkämpfer für eine humanistische Medizin, welche die Arzt-Patient-Beziehung und die hohe Schule der Anamnese in den Mittelpunkt des ärztlichen Handelns stellte. Ein Arzt sollte sich *„mit dem Patienten*

[1] Eine kurze Würdigung seines Wirkens unter https://www.luzernerzeitung.ch/kultur/medizinliteratur-frank-nager-ist-tot-ld.87384 (letzter Zugriff: 16.4.2024)

[2] https://de.wikipedia.org/wiki/Bernard_Lown (letzter Zugriff: 16.4.2024).

[3] Bernard Lown hat sich auch als politischer Aktivist einen Namen gemacht. 1980 gründete er zusammen mit einem russischen Kardiologen die Organisation *International Physicians for the Prevention of Nuclear War* (IPPNW), die 1985 den Friedensnobelpreis erhielt.

als menschlichem Wesen" vertraut machen und die Dimensionen der Persönlichkeit und der Emotionalität erheben. Im Kapitel „Brustschmerz aus lauter Kummer" (Lown 2003, S. 16 bzw. S. 17) schildert er eine Vignette eines 70-jährigen „Herrn A.", bei dem eine koronare Herzerkrankung (KHK) bekannt war und der unter quälenden, vor allem nächtlichen Brustschmerzen litt. Lown konnte mittels sorgfältiger Anamnese feststellen, dass einerseits die Beschwerden nicht als Angina pectoris (also KHK-bedingt) zu werten waren und andererseits äußerst belastende Lebensumstände eine Rolle spielten, da „Herr A." sich aufopfernd um seine sehr kranke Ehefrau kümmern musste. „*[Es]reichte nicht aus zu wissen, was es nicht war. Man muss im Stande sein, einem Patienten eine Erklärung zu liefern, die [...] akzeptabel ist und dazu beiträgt, mit den Symptomen umzugehen.*" Im zusammenfassenden Gespräch gibt Lown „Herrn A." eine Erklärung, die dieser annehmen kann: „*Die Schwere in der Brust, die sich spät am Nachmittag einstellt, ist die Sprache des Körpers, die den Stress zusammenfasst, dem Sie ausgesetzt sind. Nachts ist es schlimmer, da wir uns alle im Dunkeln hilfloser fühlen.*"

70.2 Lauter Begrifflichkeiten, Erscheinungsbilder und Klassifikationen

Gerade weil die Symbolik der klinischen Phänomene so ausgeprägt ist, besteht über die verschiedenen geschichtlichen Zeiträume und abhängig von medizinischen und psychologischen Paradigmen eine Vielzahl nosologisch unterschiedlicher Begrifflichkeiten. In einem Aufsatz über die Psychodynamik der Herzneurose rezipierte Horst-Eberhard Richter den Diskurs einer „*Krankheit an der Grenze [zwischen] Innerer Medizin, Psychiatrie [und] Psychoanalyse*" (Richter 1964, S. 253). Er konstatiert eine „*bemerkenswerte Uneinheitlichkeit der Begriffe" und betont, dass „was den Krankheitsnamen ‚Herzneurose' anbetrifft, [...] sei vorausbemerkt, daß sich kein sicherer Unterschied zwischen den Krankheitsbildern finden läßt, die in der Literatur als Herzneurose (cardiac neurosis), Angstneurose (anxiety neurosis, anxiety state), neurozirkulatorische Asthenie (neurocirculatory asthenia) und Herzphobie bezeichnet worden sind.*"

Oftmals sind es nur Nuancen, welche die diagnostischen Bezeichnungen voneinander trennen. Es sind die theoriegeleiteten ätiologischen Modelle, die sich unterscheiden, wobei – wie oft in der Medizin und in der Psychopathologie – nicht immer nur evidenzbasierte Grundlagen zur Verfügung stehen. Es sind nicht selten eminenzorientierte Konzeptionen, die das Risiko einer pseudowissenschaftlichen und positivistischen Perspektive in sich bergen (Ronel 2022). Der Versuch einer Übersicht findet sich in ➤ Tab. 70.1. So verschieden die einzelnen nosologischen Konzepte sind, so ähnlich und überlappend ist die klinische Umschreibung. Die konzeptionelle Bandbreite ist groß und reicht von internistischer Ausschlusslogik i. S. von „non-cardiac chest pain" über eher verhaltensbiologisch deskriptive somatoforme Beschwerdebilder bis hin zu psychoanalytischen Konzepten. Letztere positionieren den Diskurs zwischen prägenitaler intrapsychischer Konflikttheorie („konfliktbedingte Neurose") und triebtheoretisch erklärbarem gestörtem Ablauf körperlicher Sexualerregung („Angstneurose").

Auch **kardiologischerseits** gibt es diverse Bemühungen, einleuchtende Erklärungsmodelle aufzuzeigen. Hypothetisiert werden z. B. koronare Mikrospasmen, dynamische Koronarspasmen, funktionelle Mitralklappenprolapse und u. a. Hyperventilationsneigungen – allesamt zwar nachweisbare Phänomene, jedoch mit nur fraglicher Relevanz für die klinische Bedeutung (Herrmann und Rüger 1999). Herrmann-Lingen und Rüger gehen in ihrem Beitrag darauf ein, dass die Dichotomie zwischen Psychogenität und Organpathologie im Bereich der funktionellen Herzbeschwerden nicht zielführend ist und monokausale Erklärungsmodelle als nur wenig hilfreich eingeschätzt werden.

Ein Gedanke, der dieser Haltung folgt, ist der des „**somatischen Entgegenkommens**". Das hinter diesem Begriff stehende Modell greift die Vorstellung auf, dass eine Organschädigung, auch wenn sie per se nicht unbedingt krankheitswertig sein muss, als prädisponierend für die Entstehung einer funktionellen Störung verstanden werden kann (Hausteiner-Wiehle et al. 2013, S. 109). Im Hinblick auf die Unterscheidung zwischen primären und sekundären funktionellen Herzbeschwerden kann das Konzept des „somatischen Entgegenkommens" eine hilfreiche Verständnisbrücke darstellen (➤ Kap. 68).

Was genau ist nun also mit „funktionellen und somatoformen Herzbeschwerden" gemeint? Die gängige Definition in der **ICD-10**[4] formuliert bislang die Diagnose „**Somatoforme autonome Funktionsstörung des kardiovaskulären Systems**" und geht (auch in anderen Körperregionen) davon aus, dass die Beschwerden nicht hinreichend organisch erklärbar sind. Obwohl das „Funktionelle" im Titel der Diagnose prominent und eigentlich sehr sinnvoll ist (Hausteiner-Wiehle et al. 2021), kann es auch gegenteilig interpretiert werden. Wenn nicht ausreichend erklärt, kann bei verängstigten und katastrophisierenden Patienten das somatisch fixierte Missverständnis entstehen, dass die **Funktion** des „kardiovaskulären Systems", also die des Herzens, gestört sei. Die aktuelle ICD-10-Diagnose birgt in sich also ein hohes Maß an Widersprüchlichkeit, da sie einerseits nur die „Funktion" beschreiben will, gleichzeitig aber eben doch eine erhebliche Organspezifität suggeriert. Zudem kann etwas bedrohlich Unkontrollierbares, da „Autonomes", herausgelesen werden. Ein weiteres Beispiel für eine iatrogene Fixierung auf eine somatische Ätiologie? Die Neigung vieler Patienten, ihre Beschwerden auf das Organ Herz (nicht nur i. S. eines psychoanalytischen Abwehrmechanismus) zu projizieren, ist gerade angesichts der eingangs geschilderten ausgeprägten Symbolhaftigkeit nachvollziehbar. Eine konsequentere Beschreibung wäre z. B. auf Symptomebene denkbar: „funktionelle Brust- (oder) Thoraxbeschwerden".

Ein sehr häufiges Phänomen ist die Entwicklung von funktionellen Herzbeschwerden nach einer primär organischen Erkrankung. Solche

70

[4] ICD-10: F45.3 „Somatoforme autonome Funktionsstörung": Die Symptome werden vom Patienten so geschildert, als beruhten sie auf der körperlichen Krankheit eines Systems oder eines Organs, das weitgehend oder vollständig vegetativ innerviert und kontrolliert wird, so etwa des kardiovaskulären [...] Systems [...]. Im Vorwort zu Kapitel F45 wird aufgeführt: „*Das Charakteristikum ist [die] Versicherung der Ärzte, dass die Symptome nicht körperlich begründbar sind.*" (https://www.icd-code.de/icd/code/F45.-.html). Auf die Besonderheiten der ICD-11 wird in ➤ Tab. 70.1 eingegangen (vgl. ➤ Kap. 68).

Tab. 70.1 Begriffe und Bedeutungen für funktionelle Körperbeschwerden im Brustbereich (Auszug)

Begriff	Beschreibung	Einordnung	Literaturhinweise
Irritable heart*	Symptombild zwischen (männlicher/militärischer) Erschöpfung und „erregter, mutiger Tapferkeit"	Diagnose aus der Zeit des amerikanischen Bürgerkrieges (1861–1865)	Kugelmann (2009)
Soldier's heart*	Posttraumatischer Zusammenhang (nach heutiger Lesart) bei Frontsoldaten; eine Neigung zu Organschädigungen wird hypothetisiert	US-amerikanischer Begriff aus der Zeit des Ersten Weltkrieges (1914–1918)	Wooley (1976); Pollard et al. (2016)
Neurocirculatory asthenia* (US), ***effort syndrome**** (Großbritannien), **Da-Costa-Syndrom***	Synonym verwendet, eher nichtpsychiatrisch dominierte Syndrome mit Atemlosigkeit, Palpitationen, Erstickungsgefühl. Familiäre Häufung	Ebenfalls (wie Irritable Heart Syndrome und Soldier's Heart Syndrome) ein historisches Konzept aus dem Ende des 19. Jh.	Oglesby (1987); Levine (1965)
Herz(angst)neurose, Kardiophobie oder **Herzhypochondrie**	Hypochondrische Angstsymptomatik mit Ursachenattribuierung auf das kranke Herz	Psychodynamisches Konzept; geht davon aus, dass innerpsychische Konflikte i. S. einer konversiven Verschiebung auf das Herz projiziert werden. S. Freund sah ursprünglich in der Diagnose einer Angstneurose ein triebtheoretisch erklärbares Konstrukt gestörter sexueller Abläufe	Richter und Beckmann (2004)
Panikstörung	Wiederkehrende, schwere Angstattacken, oftmals mit kardiovaskulären Symptomen (Palpitationen, Thoraxschmerz)	Keine eindeutige Unterscheidbarkeit von anderen funktionellen Herzbeschwerden (Perspektive auf die Angst führt klinisch). Ähnliche Mechanismen bei generalisierter Angststörung und Depression. Entspricht dem psychischen Anteil der sonst eher somatischen Störungen	Machado et al. (2017)
Kardiales Syndrom X, ANOCA (Angina ohne obstruktive Koronararterien)	Angina pectoris mit Auffälligkeiten in Belastungs-EKG, Echo oder Bildgebung. Oft einhergehend mit Psychopathologien	Vermutlich mikrovaskuläre Pathologien und mikrovaskuläre Spasmen. Im engeren Sinne keine sichere funktionelle Störung, aber hohe Überlappung	Chambers et al. (2015); Mohri et al. (1998)
Non-cardiac chest pain	Repetitive Beschwerden, die einer Angina pectoris ähneln, bei diagnostischem Ausschluss einer KHK	Beschreibung einer Ausschlusslogik aus einer eher internistisch-gastroenterologischen Perspektive. Als Ursache wird ein gastroösophagealer Reflux vermutet	Frieling (2018); Rogers et al. (2021)
Somatoforme autonome Funktionsstörung des kardiovaskulären Systems	Aktuell gebräuchliche Diagnose als Sammelbegriff für eine Bandbreite von Beschwerden, die von Schmerzen bis hin zu vegetativen Erscheinungen reichen	ICD-10-Diagnose. Fokus auf Störungen der „Funktion" statt der organischen Struktur. Subsumiert auch die „Herzneurose" und je nach Klinik auch die Panikstörung	Albus (2022); Henningsen und Laugwitz (2022); Herrmann und Rüger (1999)
Somatische Belastungsstörung	In der ICD-11 gelten drei Schweregrade und drei Kriterien: Aufmerksamkeit für Symptome und Konsequenzen daraus, Inanspruchnahme des Gesundheitssystems, Einschränkungen in den Alltagsfunktionen	ICD-11-Diagnose; ersetzt ICD-10-Kapitel F45. Eigentlich ab 2022 gültig, im klinischen Alltag aber noch ohne Relevanz. In der ICD-11 unter 6C20 kodiert	Schäfert et al. (2021)
Chronic primary pain	Unterscheidung in primären und sekundären chronischen Schmerz (z. B. Tumorschmerz). Kriterien > 3 Monate, mindestens eine anatomische Region, führt zu signifikantem emotionalem Distress, und/oder Beeinträchtigung der Alltagsfunktionen	Neue ICD-11-Klassifikation: MG30.00; neutrales Symptom-Kapitel (nicht kardial, nicht psychisch), nicht anderenorts klassifiziert	Schäfert et al. (2021)

* In vielen Publikationen traditionell synonym verwendet

sekundären Beschwerden entwickeln sich nicht selten nach dem Auftreten von belastenden Organdiagnosen (z. B. Myokardinfarkt oder klinisch relevante rhythmologischen Störung). Am besten beschrieben ist dieser Mechanismus im Bereich des somatoformen Schwindels, der oftmals nach primären Schwindelerkrankungen aufkommt bzw. als Erstsymptom persistiert (Tschan et al. 2011). Das Konzept des „somatischen Entgegenkommens" wurde bereits erwähnt und beschreibt die besondere psychosomatische Vulnerabilität einer Körperregion (Hausteiner-Wiehle et al. 2013). Genaue Zahlen für Symptome im Brustbereich liegen bislang nicht vor.

Aus **psychodynamischer Perspektive** stellt sich in diesem Zusammenhang auch die Frage nach der Dynamik von nicht konsequent und unsorgfältig indizierter (Über-)Diagnostik. Dies kann i. S. einer projektiven Identifikation mit unbewusst reinszenierten Forderungen nach Versorgung auf Handlungsimpulse der zuständigen Ärzte stoßen – zuweilen mit bekanntermaßen oft schädigenden Resultaten. Eine solche Dynamik ist bei somatoformen Syndromen oftmals beobachtbar. Die eine Herzkatheteruntersuchung, die andere elektrophysiologische Untersuchung mehr: Ausdruck eines gegenübertragungsgesteuerten Aktionismus als unbewusst erwirkte Folge frühkindlicher Vernachlässigung? So einleuchtend diese Zusammenhänge in der Theorie wirken, so wenig gibt es diese These stützende wissenschaftliche Befunde. Dennoch gibt es einen interessierten Diskurs, der speziell von kritischen Kardiologen geführt wird, der die Hypothese von in manchen Fällen vielfach repetitiven invasivrhythmologischen oder koronarangiografischen (Kontroll-)Untersuchungen infrage stellt, wobei hier mehr auf ökonomische Interessen und weniger auf psychodynamische Interrelationen abgezielt wird (Chmiel et al. 2015).

Ein gewiss eher extremes Beispiel stellt die **Cardiopathia fantastica** dar – eine besondere Form eines kardiologischen Münchhausen-Syndroms (Park et al. 2004), die kardiologische Fachleute dazu bringt, ohne strenge Indikation invasivdiagnostisch tätig zu werden (Mehta und Khan 2002). Den obigen Ausführungen folgend ist insbesondere die „By-proxy"-Dynamik dieses Geschehens zu sehen, und zwar gerade nicht nur im Extremsinne des Münchhausen-Syndroms[5], sondern in einer „minoren" Form auch auf der Ebene von medizinischen Handlungsimpulsen, die Patienten mit Angst- aber auch mit funktionellen Syndromen bei ihren Ärzten auslösen. Entsprechende wissenschaftliche Befunde liegen bislang in diesem Bereich nicht vor. In anderen medizinischen Disziplinen wie der anästhesiologischen Geburtshilfe gibt es indes ein wachsendes Interesse (z. B. im Hinblick auf die Vermeidung von Kaiserschnitten), den Einfluss von maternaler Angst auf invasive Maßnahmen besser zu verstehen. Es zeigte sich, dass Ängstlichkeit bei Patientinnen solche nicht immer nur streng indizierten, aber erbetenen Durchführungen („requested interventions") eines Kaiserschnitts begünstigen kann (Jenabi et al. 2020).

70.3 Epidemiologie

Unabhängig von der klassifikatorischen Systematik kann sich das interindividuelle Erscheinungsbild von funktionellen Herzbeschwerden sehr unterschiedlich manifestieren, wobei Angst als die dominierende Emotionalität bei den meisten dieser klinischen Bilder eine wesentliche Rolle spielt. Das **Symptomspektrum** reicht von monosymptomatischen Beschwerden wie Herzklopfen, Herzstechen, Schwindel, Luftnot, Schwächegefühl, Ziehen oder Brennen bis zu komplexeren Beschwerdebildern, die in schwerwiegenden Fällen durchaus auch der Klinik eines akuten Herzinfarkts mit länger anhaltendem Ausstrahlungsschmerz, Belastungsluftnot, Todesangst, Schwindel und Engegefühl in der Brust gleichen kann (Henningsen and Laugwitz 2022; Albus et al. 2018).

Die **Prävalenz** funktioneller Herzbeschwerden ist über alle Versorgungsstufen und auch in Bevölkerungsstudien hoch. In der aktuellen Gutenberg Health Study (Beutel et al. 2019), die eine Verbindung zwischen somatischer Symptomlast und psychosozialen Faktoren auf der Grundlage einer epidemiologischen Erhebung ermittelte, ergab sich in einer Kohorte von ca. 8.000 Teilnehmern eine Prävalenz von mittel- und schwergradigen Palpitationsbeschwerden von 31 % (Frauen) bzw. 17 % (Männer). Mittel- bis schwergradige Brustschmerzen wurden bei 17 % der Frauen und 15 % der Männer ermittelt. Schätzungen zufolge werden in kardiologischen Praxen ca. 30–40 % aller Patienten als „medically unexplained" eingeschätzt. In der Primärversorgung sind es mit herzbezogenen Beschwerden immerhin noch ca. 3–10 % aller erwachsenen Patienten, wobei ein erhöhtes Inanspruchnahmeverhalten des medizinischen Systems in diesen Patientengruppen gut nachzuweisen ist (Rogers et al. 2021). In Chest Pain Units ist die Rate der Patienten mit „non-cardiac chest pain" (NCPP) ebenfalls erstaunlich hoch. In einer niederländischen Katamnese-Untersuchung mit einer Stichprobe von ca. 1.200 Patienten zeigte sich, dass etwa 60 % aller in diesen Notfalleinrichtungen behandelten Patienten mit einer NCCP-Diagnose entlassen wurden. Bei immerhin noch ca. 30 % der Patienten ließ sich zudem feststellen, dass weder eine kardiologische noch eine sonst spezifisch erklärbare Organpathologie nachweisbar war (Mol et al. 2018; Bruno et al. 2015).

70.4 Entwicklungspsychologische Aspekte und beziehungsmedizinische Behandlungsansätze

So breit die Palette ätiologischer Erklärungsansätze für Körperbeschwerden im Brustbereich und so unterschiedlich die symptomatischen Ausprägungen, so vielfältig sind die Behandlungsgrundsätze. An dieser Stelle kann keine psychotherapeutisch-psychosomatische Fundierung geschaffen werden. Verwiesen wird hier aber auf ➤ Kap. 2, ➤ Kap. 3 und ➤ Kap. 68). Zudem sei auch auf Leitlinienpublikationen zum Thema funktionelle Störungen hingewiesen (Hausteiner-Wiehle et al. 2013; Roenneberg et al. 2019). Eine Reihe von Beiträgen über differenzielle psychosomatisch-psychotherapeutische Konzeptionen, die zunehmend besser belegbar sind, wurden in den letzten Jahren vorgelegt (Strauß et al. 2020). Henningsen führte mit dem Modell des „**verkörperten Selbst**" einen integrativen Fokus ein (Henningsen 2022). Die zentrale Haltung wird dahingehend ausgebildet, dass psychosomatische Störungen nicht nur als sekundäre Folgen psychiatrischer oder somatischer Veränderungen zu verstehen sind, sondern als im engeren Sinne primäre und direkte Entfaltungen des menschlichen Organismus.

Für einige der Manifestationen hilfreich im Verständnis von Patienten, die an Körperbelastungsbeschwerden leiden, sind **entwick-**

[5] Ein nach dem „Lügenbaron" Münchhausen benanntes Syndrom, das in der ICD-10 auch als artifizielle Störung (F68.1) bezeichnet wird (➤ Kap. 60). Zusätzlich und erschwerend zu beispielsweise somatoformen, hypochondrischen- und Konversionsstörungen bewirkt die Psychodynamik der Patienten, dass es zu eigentlich nicht indizierten ärztlichen, meist invasiven Interventionen und dadurch auch iatrogenen Schädigungen kommt. Der Selbstverletzungswunsch wird somit auf das medizinische Personal projiziert und im ungünstigen Fall auch ausgeführt. Eine Variante des Münchhausen-Syndroms stellt das „Münchhausen-Stellvertreter-Syndrom" (engl. „by proxy") dar. Hierbei kommt es zur ärztlichen Schädigung eines Kindes oder einer anderen abhängigen Person, die beim ärztlichen Personal durch eine maligne Dynamik z. B. einer überbesorgten Mutter ausgelöst wird. Weiterführende Literatur z. B. bei Kapfhammer (2017).

lungspsychologische und strukturpsychopathologische Modelle.[6] Strukturelle Störungen, wie sie z. B. in der Systematik der Operationalisierten Psychodynamischen Diagnostik (OPD) beschrieben und kategorisiert sind, können sehr anschaulich verdeutlichen, welche Defizite in der Wahrnehmung z. B. des Körperbildes oder des Körperselbst oder anderer Körperdimensionen bestehen (Arbeitskreis OPD 2023, S. 193).

Dieser Annahme liegt der Gedanke zugrunde, dass traumatisch bedingte Entwicklungsdefizite dazu führen, dass ein Individuum nicht mehr ausreichend in der Lage ist, differenziert wahrzunehmen und einzuordnen, welche affektive und körperliche Empfindung gerade in ihm vorherrscht. Eine Störung der Relation von Körper- und Selbstrepräsentanzen ist die Folge, was als **eingeschränkte „Desomatisierung“** bezeichnet wird (Schur 1955).

Auch die reale Bedrohlichkeit ist für solche Patienten daher oft nicht gut einzuschätzen, was häufig mit frühkindlichen Vernachlässigungs- und defizitären Bindungserfahrungen zu korrelieren ist. Im psychodynamischen Modell der Reinszenierung sind die beobachtbaren Katastrophisierungen daher möglicherweise unbewusste Wiederholungen solcher frühen Alleinseinsängste. Neurobiologische Weiterentwicklungen dieser Modelle stehen inzwischen zur Verfügung und sind in den wissenschaftlichen Diskurs eingegangen (Landa et al. 2012).

Menschen mit funktionellen Körperbeschwerden erleben und definieren sich (zu Recht) nicht als psychisch erkrankte Patienten.

Psychodynamisch gesehen kämpfen solche Patienten dennoch unbewusst oft ein Leben lang um Anerkennung und verlässliche Beziehungsstrukturen, die sie (i. S. der reinszenatorischen Wiederholungen) gleichzeitig in der Arzt-Patient-Beziehung wieder zerstören (Ronel und Henningsen 2021). Über Gegenübertragungsphänomene, die Menschen mit funktionellen Brustbeschwerden oftmals auslösen, wurde in ➤ Kap. 70.2 bereits eingegangen, wobei oft eher negative Gegenübertragungen entstehen. Neben dem dort beschriebenen medizinischen Aktionismus entstehen bei Kardiologen oftmals aber auch Hilflosigkeit, Überforderung und im Extremfall auch Ablehnung - vor allem dann, wenn sich die Symptomatik durch intensives und engagiertes ärztliches oder psychotherapeutisches Handeln nicht zu reduzieren scheint. Ein entsprechendes destruktiv-dysfunktionales „Doctor Hopping“ oder z. B. die nebenwirkungsreiche Einnahme von nicht indizierten Medikamenten, insbesondere von Opioiden, kann die iatrogene Folge sein.

Eine Behandlungshaltung, die diese Aspekte berücksichtigt, den Schwerpunkt auf die Stabilisierung der Beziehungserfahrungen legt und die oft nur agierten Legitimierungswünsche aufgreift, kann im Laufe der Zeit eine im engeren Sinne psychosomatische Psychotherapie ermöglichen.

Aber wie ist „Legitimierung“ zu verstehen? Ein Exkurs zu Edward Shorter, der eine Geschichte der Psychosomatischen Medizin vorlegte, kann die vielschichtige interpersonelle und gleichsam vergesellschaftete Verstricktheit mit zeitgenössischen medizinischen Konzeptionen verdeutlichen (Shorter 1992). Shorter prägte in diesem Zusammenhang den Begriff der **Pathoplastizität,** der in dieser Lesart bedeutet, dass die Ausprägungen und Entwicklungen psychosomatischer Beschwerden der aktuellen Soziokultur und Medizinwissenschaft entsprechen und dem Wandel der Zeit und der Kulturen unterworfen sind. So würden wir eine Patientin mit einem zum Fin de Siècle üblichen „Arc de Cercle“ à la Charcot[7] heute nicht besonders ernst nehmen, was eine rasche Beendigung bzw. Komplizierung der Arzt-Patient-Beziehung zur Folge hätte. Patienten präsentieren sich heutzutage daher mit medizinanthropologisch aktuelleren Konzepten wie Erschöpfungssyndromen oder eben mit Rücken- oder Brustschmerzen. Unbewusst und intrinsisch können sich weder Patienten noch Ärzte oder Psychotherapeuten vor diesen Kodierungen verschließen. Diese Codes sind weitverbreitete, auch mediale Gruppenphänomene innerhalb einer Gesellschaft und nur zu einem geringen Maß von der dyadischen Arzt-Patient-Beziehung abhängig, die Shorter deswegen als ein fein abgestimmtes „Pas de deux“ zwischen Arzt und Patient bezeichnete (Ronel und Frick 2019).

Psychosomatisch-psychotherapeutische Herangehensweisen, die in diesem Sinne reparative Legitimierungs- und Beziehungserfahrungen erzielen wollen, sind am ehesten zielführend. Gerade weil die Patienten, die unter funktionellen Herzbeschwerden leiden, häufig Vernachlässigungstraumatisierungen und dadurch entwicklungspsychologische Defizite kompensieren mussten, gilt es, diesen Aspekt in den Mittelpunkt der Behandlung zu stellen.

Dies bedeutet, dass ein authentisches Interesse am gesamten Menschen, also auch an seinem Körper, den (oft medizinisch nur bedingt nachvollziehbaren) Störungen des Körpers und gleichsam auch an der „Sprachfähigkeit des Körpers“ des Patienten von ärztlicher Seite entstehen sollte. In den letzten Jahren wird zunehmend über die Technik des „empathischen Zuhörens“ als eine zentrale Qualität ärztlicher Kunst berichtet. In einem Online-Manual der American Medical Association wird die Validierung des Leidens („honor the patient experience“) gar in den Mittelpunkt gestellt, um Vertrauen und Beziehung aufzubauen[8]. Ein sehr einprägsamer Leitsatz, den Else

[6] Auch in historisch deutlich älteren Modellen wurden diese Zusammenhänge bereits tiefgehend und umfänglich beschrieben, wobei sich die Nomenklaturen oftmals voneinander unterscheiden. Erinnert sei hier exemplarisch an das Konzept der „Desomatisierung" von Max Schur (1897–1969), dem langjährigen Hausarzt von Sigmund Freud, der Wien aus ähnlichen Gründen wie Freud verlassen musste, allerdings in die USA emigrierte (Schur 1955). Auch das in den 1970er- und 1980er-Jahren vieldiskutierte und als sehr verbreitet angenommene Alexithymiekonzept in der psychosomatischen Krankheitslehre geht davon aus, dass es Menschen gibt, die nicht fähig sind bzw. nie gelernt haben, über ihren emotionalen Zustand ausreichend differenziert zu berichten. Entwicklungsgeschichtlich frühere Körperreaktionen sind jedoch in der Lage, Affekte zu symbolisieren, wobei das den Betroffenen nicht bewusst ist (Gündel et al. 2000).

[7] Gemeint ist der „hysterische Bogen", bei dem der Körper sich kreisbogenartig nach hinten überstreckt. https://fr.wikipedia.org/wiki/Une_leçon_clinique_à_la_Salpêtrière; abgerufen am 11.3.2023

[8] https://edhub.ama-assn.org/steps-forward/module/2702561 (letzter Zugriff: 19.4.2024)

Guthrie (eine Expertin im Umgang mit Patienten mit funktionellen Störungen und Liaisonpsychiaterin aus Leeds) in ihren vielen Workshops vermittelt, lautet: „*You must learn to love the symptoms of your patients*“[9] – eine Haltung, welche die Fähigkeit impliziert, auch mit erwachsenen Patienten in einen quasiregressiven Kontakt zu treten, der vorsprachlich fundiert ist und kognitivierende Ansätze als meist kontraproduktiv ansieht. Die Behandlungshaltung, die i. S. Winnicotts („good enough mother“; Winnicott 1953) den entwicklungspsychologischen Defiziten des Patienten Rechnung trägt, sollte angepasst werden:

In erster Linie sollte es in der Behandlung darum gehen, empathisch wahrzunehmen, anzuerkennen und zu würdigen, dass der Patient unter seinen „Herzbeschwerden“ trotz vielfacher somatisch-organischer „Befundlosigkeit“ wirklich leidet.

Eingesetzt werden therapeutische Techniken wie Mentalisieren oder strukturbezogene Verfahren unter Zuhilfenahme von tangentialen Gesprächstechniken und affektiven Anreicherungen (Schultz-Venrath 2021; Rudolf 2020; Arbeitskreis PISO 2012). Das Ziel der Behandlung ist daher ein echtes und authentisches Interesse für die Beschwerden des Patienten, für ihn als Mensch, für sein Selbst und für seine Beziehungs- und Legitimierungswünsche (weiterführende Ausführungen vgl. Kap. 68).

Ein Abschluss bleibt Reich-Ranicki vorbehalten, dem es erlaubt sei, unser Kapitel auf seine, auf eine liebevolle Weise abzurunden und nochmals auf die besondere Verbindung zwischen dem Körper, den medizinischen Vorstellungen der jeweiligen Zeiten und unserer über alle Zeitepochen symbolisierten Sprache des Herzens hinzuweisen (Reich-Ranicki 2014):

„Man kann die Zwietracht, zumal die deutsche, mitten ins Herz treffen. Und wes das Herz voll ist – wir wissen es aus der Bibel –, des kann der Mund übergehen. Und da man sich einer Sache mit halbem Herzen zuwenden kann, lässt es sich offenbar auch halbieren. Natürlich kann man aus seinem Herzen eine Mördergrube und, häufiger noch, keine Mördergrube machen. Auch kann man jemanden in sein Herz schließen, ja, dort ist so viel Platz, dass sich sogar ein ganzer Chor ins Herz schließen lässt. Und weil das Herz, wie man schon im Mittelalter zu wissen glaubte, eben verschließbar ist, kann es gewisse Schwierigkeiten und auch Möglichkeiten geben – nämlich mit dem Schlüssel. In einem der ältesten und schönsten deutschen Liebesgedichte, in jenem, das aus nur sechs Versen besteht und mit den Worten beginnt: ‚Du bist min, ich bin din:/Des solt du gewis sin‘, ist die oder der Geliebte im Herzen verschlossen, zu dem es ein Schlüsselein gibt; aber es ist abhandengekommen, und so muss sie oder er immer darin, im Herzen also, bleiben.

Marcel Reich-Ranitzki (2014: 23 f.)

LITERATURAUSWAHL

Albus C, Waller C, Fritzsche K, et al. Bedeutung von psychosozialen Faktoren in der Kardiologie – Update 2018. Kardiologe 2018; 12: 312–331.

Beutel ME, Wiltink J, Ghaemi Kerahrodi J, et al. Somatic symptom load in men and women from middle to high age in the Gutenberg Health Study – Association with psychosocial and somatic factors. Sci Rep 2019; 9: 4610.

Hausteiner-Wiehle C, Henningsen P, Häuser W, et al. Umgang mit Patienten mit nicht-spezifischen, funktionellen und somatoformen Körperbeschwerden. Stuttgart: Schattauer 2013.

Herrmann C, Rüger U. Funktionelle Herzbeschwerden. Dtsch Arztebl Int 1999; 96: A-131–36.

Landa A, Peterson BS, Fallon BA. Somatoform pain: A developmental theory and translational research review. Psychosom Med 2012; 74: 717–727.

Lown B. Brustschmerzen aus lauter Kummer. In: Lown B (ed.): Die verlorene Kunst des Heilens. Anleitung zum Umdenken. Berlin: Suhrkamp 2003.

Nager F. Das Herz als Symbol. Basel: Editiones Roche 1993.

Reich-Ranicki M. Meine Geschichte der Deutschen Literatur. Vom Mittelalter bis zur Gegenwart. München: Deutsche Verlags-Anstalt 2014.

Richter H-E. Zur Psychodynamik der Herzneurose. Zeitschrift für Psychosomatische Medizin 1964; 10: 253–267.

Ronel J, Frick E. Das Herz lacht und weint – aber es pumpt und depolarisiert auch. Ärztliche Psychotherapie 2019; 14: 213–217.

[9] https://medicinehealth.leeds.ac.uk/medicine/staff/386/professor-else-guthrie (letzter Zugriff: 19.4.2024); der zitierte Satz stammt aus einer persönlichen Mitteilung.

KAPITEL

71

Winfried Häuser

Fibromyalgiesyndrom

Patientinnengeschichte

54-jährige Patientin (Teil 1)

Häufige Bauchschmerzen als Kind. Vor 8 Jahren Erstdiagnose einer rheumatoiden (anti-CCP-positive) Arthritis, vollständige Rückbildung der Gelenkentzündungen (klinisch und sonografisch) unter einer Basistherapie mit Methotrexat nach 1 Jahr, trotzdem Schmerzausdehnung in den gesamten Rücken sowie beide Arme und Beine; seit dieser Zeit Dauerschmerzen mit durchschnittlicher Schmerzstärke 8/10, geringste Schmerzstärke von 7/10, maximale Schmerzstärke von 10/10 auf einer 11-stufigen numerischen Rating-Skala, keine schmerzfreien oder schmerzarmen Intervalle. Weitere Beschwerden: seit ca. 5 Jahren nicht-erholsamer Schlaf („als wäre in der Nacht ein Lkw über mich gerollt"), rasche Erschöpfung bei bereits geringen körperlichen oder psychischen Belastungen, erhebliche Merkfähigkeitsstörungen („ich muss mir alles aufschreiben"), rezidivierende Bauchschmerzen wechselnder Lokalisation, einhergehend mit einer Erhöhung der Stuhlfrequenz bei 3–10 Stühlen, imperativer Stuhl- und Harndrang (gastroenterologische und urologische Abklärung ohne pathologischen Befund), „Brennen" am ganzen Körper, vermehrte Geräusch- und Geruchsempfindlichkeit. Sie verrichtet nur noch leichte Hausarbeit (Kochen, Geschirr wegräumen). Die übrige Hausarbeit (Putzen, Waschen) wird von einer Putzfrau bzw. einer Tochter übernommen. Aufgabe des Hobbys Malen vor 1 Jahr wegen der Schmerzen in den Armen. Seit 2 Jahren arbeitsunfähig (Bäckereifachverkäuferin), ausgesteuert, Arbeitslosengeld II, finanzielle Probleme.

71.1 Definition

In der ICD-11 der Weltgesundheitsorganisation für die Mortalitäts- und Morbiditätsstatistik findet sich folgende Definition des Fibromyalgiesyndroms (FMS) (WHO 2021):

- Chronische Schmerzen in mehreren Körperregionen („chronic widespread pain", CWP): diffuser Schmerz in mindestens 4 von 5 Körperregionen; assoziiert mit
  - bedeutsamer emotionaler Belastung (Angst, Ärger/Frustration oder depressive Stimmung) und/oder funktioneller Beeinträchtigung,
  - Schlafstörungen,
  - kognitiver Dysfunktion,
  - somatischen Symptomen.
- Die Symptome sind mindestens für 3 Monate vorhanden und können nicht besser durch eine andere Diagnose erklärt werden.

Die Beschreibung der WHO verkennt, dass es auch Personen (überwiegend in der Primärversorgung) gibt, welche die diagnostischen

Kriterien eines FMS erfüllen und keine signifikante emotionale Belastung oder funktionelle Einschränkungen aufweisen (Häuser et al. 2014). Die Änderungen in der ICD-11 wurden von einer Arbeitsgruppe der International Association of Pain (IASP) und der WHO (Nicholas et al. 2019) ohne Absprache mit rheumatologischen oder psychosozialen Fachgesellschaften oder internationalen FMS-Selbsthilfeorganisationen vorgenommen.

Das FMS ist definiert durch chronische Schmerzen in mehreren Körperregionen, die mit Schlafstörungen, kognitiver Dysfunktion und somatischen Symptomen assoziiert sind.

71.2 Klassifikation

In den bisherigen Versionen der *International Classification of Diseases* (ICD-9 und ICD-10) wurde das FMS unter den Krankheiten des muskuloskelettalen Systems und des Bindegewebes geführt. In der **ICD-11** wurde das FMS aus diesem Kapitel entfernt und in ein neu geschaffenes Kapitel „Symptome, Zeichen oder klinische Befunde, nicht an anderer Stelle klassifiziert" überführt. Dieses Kapitel enthält ein Unterkapitel „Schmerz" mit weiteren Unterteilungen in „Chronischer Schmerz" und „Chronischer primärer Schmerz":

- **Chronische primäre Schmerzen** werden als eigenständiges Krankheitsbild („disease of its own right") konzipiert.
- Schmerz bei chronischen **sekundären Schmerzsyndromen** wird als Symptom einer anderen Erkrankung angesehen werden (z. B. chronische Schmerzen bei rheumatoider Arthritis).

Chronische primäre Schmerzsyndrome werden in einzelne Kategorien unterteilt. Eine Kategorie sind chronische Schmerzen in mehreren Körperregionen. Im Gegensatz zu den anderen Kategorien im Unterkapitel „Chronischer primärer Schmerz" (chronisches regionales Schmerzsyndrom, chronische primäre Kopfschmerzen, chronische viszerale Schmerzsyndrome, chronische primäre muskuloskelettale Schmerzsyndrome) werden chronische Schmerzen in mehreren Körperregionen keinem Organsystem zugeordnet (Nicholas et al. 2019). Eine Einordnung als chronische primäre muskuloskelettale Schmerzen in mehreren Körperregionen hätte sowohl der Bedeutung des Wortes FMS (Muskelfaserschmerz) als auch der Konzeption der Erkrankung in der Rheumatologie entsprochen (Häuser et al. 2022).

Die deutsche **S3-Leitlinie** klassifiziert das FMS als eine funktionelle Störung, d. h. einen typischen Komplex von Symptomen ohne spezifischen somatischen Krankheitsfaktor. Daher wird in der Leitlinie der Begriff „FMS" anstelle von „Fibromyalgie" verwendet. Das FMS wird als ein Syndrom erster Ordnung bzw. ein Symptomkomplex mit unbekannter bzw. nicht geklärter Ätiologie, heterogener Pathogenese sowie definiertem Phänotyp eingeordnet (DSG 2017).

In der psychosozialen Medizin gab und gibt es immer noch Vorbehalte gegen das diagnostische Etikett „Fibromyalgie", weil es eine strukturelle Schädigung in der Muskulatur und dem Bindegewebe suggeriere, eine somatische Fixierung der Patientinnen und Patienten und unangemessene Therapien fördere (Bass und Henderson 2014; Egle 2005). Daher wird in der Kommunikation mit den Betroffenen und in Arztbriefen das diagnostische Etikett „anhaltende somatoforme Schmerzstörung" oder „chronische Schmerzstörung mit somatischen und psychischen Faktoren" benutzt. Diese Vorbehalte sind jedoch nicht mehr berechtigt: In der Tat weigerten sich Betroffene und FMS-Selbsthilfeorganisationen vor einigen Jahren, die Bedeutung psychischer Faktoren in Entstehung und Verlauf anzuerkennen. Das Motto der Jahrestagung der Deutschen Fibromyalgie Vereinigung (DFV) im Jahr 2008 lautete: „*Fibromyalgie ist kein Weichteilrheuma und keine psychische Krankheit*". Die Veranstaltung wurde von der Fa. Pfizer unterstützt. Inzwischen haben Patientenselbsthilfeorganisationen wie die DFV und die Deutsche Rheuma Liga an der S3-Leitlinie zum FMS (die dritte Aktualisierung ist zurzeit in Arbeit) sich für die Bedeutung psychischer Faktoren in der Entstehung und der Bedeutung psychotherapeutischer Verfahren in der Behandlung geöffnet. In einem von der DFV initiierten Beitrag zum FMS im ARD-Ratgeber Gesundheit im Jahr 2011 sprach eine FMS-Patientin in der Sendung offen über die biografischen Zusammenhänge der Entwicklung der Beschwerden (Stress am Arbeitsplatz, Tod des Sohnes). Gefördert wurde die Offenheit der Betroffenen für psychische Faktoren durch die Offenheit der Vertreter der psychosozialen Medizin in der Leitliniengruppe für somatische Faktoren in der Ätiologie der Erkrankung.

Die Kriterien eines FMS und die einer **anhaltenden somatoformen Schmerzstörung** (ICD-10: F45.40) bzw. einer **chronischen Schmerzstörung mit psychischen und somatischen Faktoren** (ICD-10: F45.41) bzw. einer **körperlichen Belastungsstörung** (ICD-11: 6C20.x) erfassen teils überlappende, teils unterschiedliche klinische Charakteristika von Personen mit chronischen Schmerzen in mehreren Körperregionen. Einige, aber nicht alle FMS-Betroffene erfüllen einige Kriterien einer anhaltenden somatoformen Schmerzstörung bzw. Kriterien einer chronischen Schmerzstörung mit psychischen und somatischen Faktoren bzw. einer körperlichen Belastungsstörung. Schwere emotionale Konflikte und psychosoziale Belastungen sowie belastende Lebensereignisse und Traumata vor Beginn der Generalisierung der Schmerzen (ein diagnostisches Kriterium der anhaltenden somatoformen Schmerzstörung) lassen sich bei 60–80 % der Betroffenen in der Sekundär- und Tertiärversorgung bei einer psychosomatischen Anamnese eruieren. Das übergeordnete diagnostische Kriterium von somatoformen Störungen, nämlich die hartnäckigen Forderungen nach medizinischen Untersuchungen trotz wiederholter negativer Ergebnisse und Versicherungen der Ärzte, dass die Symptome nicht körperlich begründbar sind, wird (inzwischen) nur noch von wenigen Betroffenen erfüllt (Häuser und Henningsen 2014).

Der diagnostische Code F45.41 ist nur dann gerechtfertigt, wenn das Beschwerdebild mit einem somatischen Krankheitsfaktor begann (z. B. Erstmanifestation einer entzündlich-rheumatischen Erkrankung; akuter Kreuzschmerz bei Bandscheibenvorfall L5/S1) mit radikulärer Symptomatik, der somatische Krankheitsfaktor aktuell nicht mehr nachweisbar ist (z. B. medikamentös induzierte Remission der entzündlich-rheumatischen Erkrankung, operativ behobene radikuläre Schmerzsymptomatik) und psychische Faktoren (emotionale Belastungen, negative soziale Konsequenzen der Schmerzsymptomatik, unangemessene kognitive und behaviorale Schmerzbewältigung) als wesentliche Faktoren für die Exazerbation oder Chronifizierung oder den Schweregrad angesehen werden können (Häuser und Fitzcharles 2018). 35 % der Betroffenen, die sich für die Teilnahme an einer internetbasierten psychotherapeutischen Behandlung des FMS gemeldet hatten, erfüllten die DSM-5-Kriterien einer somatischen Belastungsstörung (Axelsson et al. 2020).

RESÜMEE

Die Klassifikation des FMS (chronischer primärer Schmerz, Erkrankung des Muskel- und Bindegewebes, psychische Störung) ist umstritten. Das FMS ist nicht pauschal mit einer anhaltenden somatoformen Schmerzstörung oder einer chronischen Schmerzstörung mit somatischen und psychischen Faktoren oder einer somatischen Belastungsstörung gleichzusetzen.

Zur vollständigen Abbildung des Gesamtbeschwerdebildes sind häufig mehrere Diagnosen möglich. Die häufigsten **Komorbiditäten** sind depressive Störungen (40–80 %), Angststörungen (30–70 %) und das Reizdarmsyndrom (30–80 %). Häufig kommen auch andere primäre chronische Schmerzsyndrome wie Spannungskopfschmerz, Reizblase und Myoarthropathie der Kiefergelenke, sog. „overlapping chronic pain conditions", vor (Kleykamp et al. 2021).

Psychische Störungen (Angst, Depression) und andere chronische Schmerzsyndrome (Kopf, Kiefergelenke, Bauch) sind bei Patientinnen und Patienten mit FMS häufig.

71.3 Ätiopathogenese und Pathophysiologie

Die S3-Leitlinie zum FMS stellte nach einer systematischen Literatursuche fest, dass die Entwicklung eines FMS mit entzündlich-rheumatischen Erkrankungen, Genpolymorphismen des 5-HT_2-Rezeptors, Lebensstilfaktoren (Rauchen, Übergewicht, mangelnde körperliche Aktivität, Schlafstörungen), psychosozialen Stressoren (Arbeitsplatzkonflikten) sowie körperlicher Misshandlung und sexuellem Missbrauch in der Kindheit und im Erwachsenenalter assoziiert ist (DSG 2017).

Eine aktuelle systematische Übersichtsarbeit von prospektiven bevölkerungsbasierten Studien zu Risikofaktoren von CWP und FMS identifizierte folgende **Risikofaktoren:** biografische Belastungsfaktoren, weibliches Geschlecht, mittleres Lebensalter, Rauchen, hoher BMI, vorbestehende körperliche Erkrankungen. Die stärksten Assoziationen bestanden mit Schlafstörungen, anderen chronischen Schmerzsyndromen, Depression und Krankheitsverhalten (Creed 2020). Der Autor betont, dass viele ätiologische Faktoren zum FMS führen können.

Die aktuelle Datenlage weist darauf hin, dass psychische Faktoren bei vielen, jedoch nicht bei allen FMS-Betroffenen eine wesentliche Rolle bzgl. Entstehung und Verlauf spielen.

71

Folgende pathophysiologische Mechanismen haben eine pathogenetische Bedeutung für das FMS:
- Veränderte zentrale Schmerzverarbeitung (sog. zentrale Sensitivierung)
- Dysfunktion der Hypothalamus-Hypophysen-Nebennieren-Achse
- Periphere Schmerzstimuli (z. B. myofasziale Triggerpunkte, Small-fiber-Pathologie)

RESÜMEE

Die S3-Leitlinie zum FMS postuliert ein biopsychosoziales Modell bzgl. Prädisposition, Auslösung und Chronifizierung des FMS: Verschiedene physikalische, biologische oder psychosoziale Stressoren lösen bei einer entsprechenden genetischen und lerngeschichtlichen Prädisposition vegetative, endokrine und zentralnervöse Reaktionen aus, aus denen die Symptome des FMS wie Schmerz, Müdigkeit, Schlafstörungen, vegetative und psychische Symptome resultieren.

71.4 Schmerzmechanismen

Die International Association for the Study of Pain (IASP) unterscheidet drei verschiedene Schmerzmechanismen (Raja et al. 2020; siehe dazu auch ➤ Kap. 75; ➤ Box 71.1).

BOX 71.1

Schmerzmechanismen

- **Nozizeptive Schmerzen:** Schmerzen, die durch einen aktuellen oder drohenden Schaden von Gewebe und Organen, die nicht dem Nervensystem angehören, und durch die Aktivierung von Schmerzrezeptoren entstehen, z. B. Schmerzen bei akuter rheumatoider Arthritis
- **Neuropathische Schmerzen:** Schmerzen die durch eine Verletzung oder eine Erkrankung des Nervensystems entstehen, z. B. Schmerzen im Innervationsgebiet eines Nervs, der bei einer Operation durchtrennt wurde
- **Noziplastische Schmerzen:** Schmerzen, die durch eine veränderte Schmerzwahrnehmung im Gehirn bedingt sind, jedoch ohne Nachweis einer bestehenden oder potenziellen Gewebeschädigung als Ursache einer Aktivierung peripherer Nozizeptoren und ohne Hinweise auf eine Erkrankung oder Schädigung des somatosensorischen Nervensystems

Die ICD-11 fordert in der Beschreibung des FMS, dass die Schmerzen nicht direkt auf nozizeptive Prozesse in den schmerzenden Regionen zurückzuführen sind und dass es klinische Merkmale gibt, die konsistent mit noziplastischen Schmerzen (z. B. vermehrte Druckempfindlichkeit) sind (WHO 2021). Die Annahme der WHO/ICD-11-Arbeitsgruppe, dass dem FMS nur noziplastische Schmerzmechanismen zugrunde liegen, ist falsch (Fitzcharles et al. 2021).
Basierend auf den Schmerzmechanismen lassen sich zwei Formen des FMS unterscheiden (➤ Tab. 71.1):
- Der **„Von unten nach oben"-Typ** („Top-down") erfasst die in der klinischen Praxis häufige Kombination von primär nozizeptiven Schmerzsyndromen (z. B. Arthrose, entzündlich-rheumatische Erkrankung) mit Schmerzen in weiteren Körperregionen (sog. gemischter Schmerztyp).
- Der **„Von oben nach unten"-Typ** („Bottom-up") beschreibt Betroffene, bei denen die Beschwerden schon oft in der Kindheit und Jugend ohne nozizeptive Einflüsse begannen (Harte et al. 2018). Wenn diese Patientinnen und Patienten älter werden, können nozizeptive Mechanismen aufgrund altersbedingter

Tab. 71.1 Subtypen des Fibromyalgiesyndroms: der Top-down- und der Bottom-up-Typ (mod. nach Harte et al. 2018)

	Von oben (Gehirn) nach unten (Organsysteme) (Top-down-Typ)	Von unten (Organsysteme) nach oben (Gehirn) (Bottom-up-Typ)
Nozizeptive Komponenten	nein	ja
Geschlechtsverhältnis	Frauen >> Männer	Frauen > Männer
Beginn der Schmerzen	Jugend	Alter, in dem die nozizeptiven Prozesse begannen
Angehörige mit chronischen Schmerzen	häufig	selten
Psychische Begleiterkrankungen	häufig	selten
Andere chronische Schmerzsyndrome (z. B. Kopf, Bauch, Kiefergelenke)	häufig	selten
Überempfindlichkeit gegenüber nicht schmerzhaften Reizen (z. B. Geräusche, Licht)	häufig	selten

Veränderungen wie Arthrose zum Gesamtbeschwerdebild beitragen.

Es bestehen Hinweise aus der Grundlagenforschung, dass Schlafstörungen und chronischer bzw. traumatischer Stress über Gliaaktivierung und geringgradige Neuroinflammation zu einer zentralen Hypersensitivierung beitragen können (Nijs et al. 2017).

Weiterhin gibt es Autorinnen und Autoren, die behaupten, dass den meisten FMS-Syndromen neuropathische Schmerzmechanismen aufgrund einer Neuropathie der kleinen Nervenfasern zugrunde liegen (Graystone et al. 2019).

RESÜMEE

Noziplastische Schmerzmechanismen überwiegen beim FMS. Bei einigen Betroffenen spielen jedoch auch nozizeptive und möglicherweise neuropathische Schmerzmechanismen eine Rolle (sog. gemischter Schmerztyp).

71.5 Epidemiologie

Die Punktprävalenz des FMS nach den modifizierten 2010er-ACR-Diagnosekriterien betrug 2012 in der allgemeinen deutschen Bevölkerung lag 2,1 % und lag 2019 nach den 2016er-Kriterien bei 3,4 %. Die administrative 1-Jahres-Prävalenz einer FMS-Diagnose bei der Barmer Ersatzkasse lag im Jahr 2008 bei 0,3 % (DSG 2017).

Das Verhältnis von Frauen zu Männern in klinischen Institutionen beträgt 8–10 : 1, in epidemiologischen Studien jedoch nur 2 : 1. Diese Diskrepanz legt nahe, dass das FMS bei Männern unterdiagnostiziert ist, weil es als Frauenkrankheit gilt. Da Männer (auch in der Allgemeinbevölkerung) weniger Tender Points als Frauen haben, trug die Benutzung der ACR-Klassifikationskriterien von 1990 in der Vergangenheit zu einer niedrigeren Prävalenz bei Männern bei (DSG 2017).

Der Altersgipfel in klinischen Institutionen liegt zwischen dem 40. und 60. Lebensjahr. Es gibt jedoch auch ein FMS bei Kindern und Jugendlichen.

❚❚ Das FMS ist eine häufige Erkrankung (2–3 % der deutschen Bevölkerung). ❚❚

71.6 Verlauf und Prognose

Bei Erwachsenen persistieren FMS-Beschwerden i. d. R. lebenslang; vollständige Remissionen sind eine Rarität. Ein Teil der Betroffenen berichtet im Verlauf über eine bessere Adaptation an die Beschwerden bzw. eine bessere Zufriedenheit mit dem Gesundheitszustand – trotz der Beschwerden. Die Lebenserwartung entspricht der der Durchschnittsbevölkerung. Die Suizidrate bei Frauen ist im Vergleich zur Allgemeinbevölkerung leicht erhöht (DSG 2017).

❚❚ Eine komplette Remission des FMS ist sehr selten. Die Lebenserwartung ist normal. ❚❚

71.7 Diagnose

71.7.1 Klinische Diagnose

Eine chronische Schmerzsymptomatik in mehreren Körperregionen ist eine Blickdiagnose bei der Betrachtung einer vom Patienten bzw. von der Patientin ausgefüllten Schmerzskizze (➤ Abb. 71.1).

Patientinnen und Patienten mit einem „Top down"-Typ des FMS zeichnen meist symmetrische Schmerzlokalisationen. Bei asymmetrischen Schmerzlokalisationen sollte bei der körperlichen Untersuchung auf orthopädische Krankheitsfaktoren (z. B. lokale Entzündung, fortgeschrittene Arthrose) geachtet werden (vgl. ➤ Kap. 89).

Zum Screening auf mögliche erklärende oder zu den Beschwerden beitragende somatische Krankheitsfaktoren werden folgende Maßnahmen empfohlen (DSG 2017):

- Vollständige medizinische Anamnese inkl. Medikamentenanamnese
- Vollständige körperliche Untersuchung (inkl. Haut, neurologischer und orthopädischer Befund)
- Basislabor:
  - BSG, CRP, kleines Blutbild (z. B. Polymyalgia rheumatica, rheumatoide Arthritis)
  - Kreatinkinase (z. B. Muskelerkrankungen)

- Kalzium (z. B. Hyperkalzämie)
- TSH basal (z. B. Hypothyreose)
- 25-Hydroxy-Vitamin-D (z. B. Vitaminmangel)

In den meisten Fällen ist die klinische Diagnose einfach zu stellen, da der körperliche Untersuchungsbefund keine Hinweise auf eine somatische Erkrankung gibt und das Basislabor unauffällig ist (sog. Bottom-down-Typ). In diesen Fällen wird keine weitere apparative Diagnostik (z. B. Bildgebung, neurophysiologische Untersuchungen) empfohlen. Wichtig, vor allem bei älteren Betroffenen, ist die Erfassung anderer Erkrankungen (nozizeptive Schmerzen), die zur Schmerzsymptomatik beitragen können, z. B. myofasziale Verspannungen oder Triggerpunkte, Arthrosen oder entzündlich-rheumatische Erkrankungen mit geringer Aktivität (sog. Bottom-up-Typ).

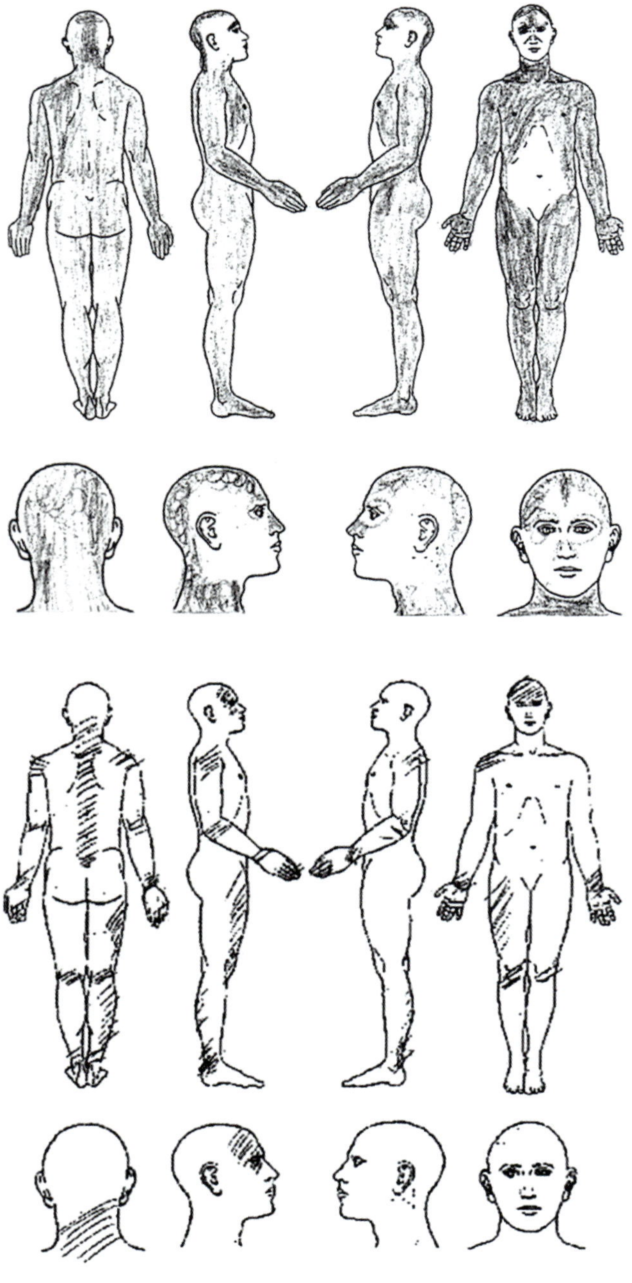

Abb. 71.1 Schmerzskizzen von Patientinnen mit Fibromyalgiesyndrom. Die obere Schmerzskizze stammt von der 54-jährigen Patientin aus dem Fallbeispiel. [P1019]

Die klinische Diagnose wird durch die Anamnese des typischen Symptomkomplexes und durch Ausschluss internistischer, neurologischer und orthopädischer Erkrankungen, die das Beschwerdebild ausreichend erklären können, gestellt.

Patientinnengeschichte

54-jährige Patientin (Teil 2)

Bei der klinischen Untersuchung keine Gelenkschwellungen. Alle Dornfortsätze der Wirbelsäule vermehrt druckschmerzhaft, ebenso die hinteren Beckenkämme und Iliosakralfugen. Vermehrte Druckschmerzhaftigkeit der Finger,- Hand,- Knie,- und Sprunggelenke beidseits und der Oberarm- und Oberschenkelmuskulatur beidseits sowie der gesamten Rückenmuskulatur bei normalem Muskeltonus. 14 von 18 Tender Points druckschmerzhaft. Leichtgradig eingeschränkte aktive Beweglichkeit der Hals- und Lendenwirbelsäule in allen Ebenen. Keine Einschränkung der passiven Beweglichkeit der Extremitätengelenke.

Im rheumatologischen Befundbericht normales Blutbild und CRP. In der Arthrosonografie keine Ergüsse oder Verdickungen der Synovia. In Kernspin der Wirbelsäule und des Beckens keine entzündlichen Veränderungen.

71.7.2 Diagnostische Kriterien

Die in der Vergangenheit zur Diagnose des FMS verwendeten Klassifikationskriterien des American College of Rheumatology (ACR) mit der Überprüfung von sog. Tender Points (Wolfe et al. 1990) wurden 2010 durch die vorläufigen diagnostischen ACR-Kriterien ersetzt (Wolfe et al. 2011). Die 1990-Kriterien eines CWP wurden modifiziert: Es müssen mindestens 7 von 19 Schmerzorten im *Widespread Pain Index* (WPI) vorliegen. Weiterhin wurde das Kriterium „mindestens 11 von 18 druckschmerzhaften Tenderpoints" durch vom Arzt zu erhebende körperliche und psychische Symptome ersetzt. In der Folge wurden diese diagnostischen Kriterien von der Arbeitsgruppe zweimal revidiert. Seit dem Beschluss des ACR, keine diagnostischen Kriterien mehr zu unterstützen, haben die sog. 2011er- und 2016er-Kriterien nicht mehr den ACR-Zusatz. Die 2011er-Kriterien hatten die (aufwendige) Erfassung weiterer Symptome durch den Arzt durch die Selbstauskunft von Betroffenen in einem Fragebogen, der *Polysymptomatic Distress Scale* (auch Fibromyalgiesymptomfragebogen genannt), ersetzt (Wolfe et al. 2011; Häuser et al. 2012) (➤ Tab. 71.2).

Die 2011er-Kriterien eines FMS sind erfüllt, wenn mindestens 5 Punkte in der *Somatic Severity Scale* und mindestens 7 Schmerzorte in der RPS bzw. mindestens 7 Punkte in der *Somatic Severity*

Tab. 71.2 Fibromyalgiesymptomfragebogen (engl.: Polysymptomatic Distress Scale) (Wolfe et al. 2011; Häuser et al. 2012)

I. Bitte geben Sie an, wie ausgeprägt die folgenden Beschwerden **in der letzten Woche** bei Ihnen waren, indem Sie das entsprechende Kästchen ankreuzen.				
• 0: nicht vorhanden • 1: geringfügig oder mild ausgeprägt; i.Allg. gering und/oder gelegentlich auftretend • 2: mäßig oder deutlich ausgeprägt; oft vorhanden und/oder mäßige Intensität • 3: stark ausgeprägt: ständig vorhandene, lebensbeeinträchtigende Beschwerden				
Tagesmüdigkeit	☐ 0	☐ 1	☐ 2	☐ 3
Probleme beim Denken oder Gedächtnis	☐ 0	☐ 1	☐ 2	☐ 3
Morgenmüdigkeit (nicht-erholsamer Schlaf)	☐ 0	☐ 1	☐ 2	☐ 3
II. Wurden Sie in den **letzten 6 Monaten** durch eines der folgenden Symptome geplagt?				
Schmerzen oder Krämpfe im Unterbauch	☐ ja (1)		☐ nein (0)	
Depression	☐ ja (1)		☐ nein (0)	
Kopfschmerz	☐ ja (1)		☐ nein (0)	
III. Bitte geben Sie an, ob Sie in **den letzten 7 Tagen** Schmerzen oder Berührungsempfindlichkeit in den unten aufgeführten Körperregionen hatten. Bitte kreuzen Sie das jeweilige Kästchen an, wenn diese Körperregion schmerzhaft oder druckempfindlich ist. Bitte bewerten Sie die rechte und linke Seite getrennt.				
☐ Schulter, links ☐ Schulter, rechts	☐ Oberschenkel, links ☐ Oberschenkel, rechts		☐ Kreuz ☐ Oberer Rücken (Brustwirbelsäule) ☐ Nacken	
☐ Hüfte, links ☐ Hüfte, rechts	☐ Unterschenkel, links ☐ Unterschenkel, rechts			
☐ Oberam, links ☐ Oberarm, rechts	☐ Kiefer, links ☐ Kiefer, rechts		☐ In keiner der genannten Körperregionen Schmerzen	
☐ Unterarm, links ☐ Unterarm, rechts	☐ Brustkorb ☐ Bauch			
IV. Waren die Beschwerden, die in den Fragen I–III aufgeführt sind, in der Regel in den **letzten 3 Monaten** vorhanden?				
☐ ja ☐ nein				
Hinweis: Der Gesamtwert von I, II und III (Minimum 0, Maximum 31) kann sowohl zur Einschätzung des subjektiven Schweregrades der FMS-Symptomatik als auch als Parameter für das Ansprechen auf Therapien verwendet werden.				

Scale und mindestens 5 Schmerzorte in der RPS positiv sind (Wolfe et al. 2011). Die 2016er-Kriterien fordern daher zusätzlich, dass in mindestens 4 von 5 Körperregionen (4 Extremitäten, Rücken; Ausnahme Kopf, Gesicht, Bauch) Schmerzen angegeben werden müssen (Wolfe et al. 2016).

Die vorläufigen diagnostischen 2010er-ACR-Kriterien forderten, dass andere Erkrankungen, welche die Symptome besser erklären, ausgeschlossen werden müssen (Wolfe et al. 2010). Die 2011er- und 2016er-Kriterien stellen fest, dass die Diagnose eines FMS gültig ist, wenn die diagnostischen Kriterien erfüllt sind, unabhängig davon, ob eine andere Erkrankung vorliegt oder nicht. Als Kompromiss langer Diskussionen in der Autorengruppe wurde auf Initiative des Autors dieses Beitrags ergänzt, dass es bei Vorliegen einer Erkrankung, welche die Symptome auch erklären kann, im ärztlichen Ermessen liegt, die Diagnose eines FMS zu stellen (Wolfe et al. 2016).

❚❚ Die 2016er-Kriterien des FMS erfordern das Vorliegen von chronischen Schmerzen in mindestens 4 von 5 Körperregionen (Ausnahme Kopf, Gesicht, Bauch). ❚❚

Patientinnengeschichte

54-jährige Patientin (Teil 3)

Die Pat. benannte 17 von 19 Schmerzorten in der regionalen Schmerzskala und 8 von 12 Punkten in der *Somatic Severity Scale*. Sowohl in der regionalen Schmerzskala als auch in der Schmerzskizze gab sie Schmerzen in fünf Körperregionen an. Die diagnostischen Kriterien von 2001 und 2016 (wie auch die ACR-Klassifikationskriterien von 1990) waren erfüllt.

71.7.3 Psychologische Erstdiagnostik

Die S3-Leitlinie zum FMS empfiehlt bei der Erstdiagnose des FMS ein Screening auf psychosoziale Belastungen sowie auf Angst und Depression.

Eine fachpsychotherapeutische Untersuchung [Facharzt/Fachärztin für Psychiatrie und Psychotherapie, Facharzt/Fachärztin für Psychosomatische Medizin und Psychotherapie, ärztliche(r) oder psychologische(r) Psychotherapeut(in)] wird bei folgenden Konstellationen empfohlen:

- Hinweise auf vermehrte seelische Symptombelastung (Angst, Depression)
- Anamnestische Angaben von:
  - aktuellen schwerwiegenden psychosozialen Stressoren
  - aktuellen oder früheren psychischen Behandlungen
  - schwerwiegenden biografischen Belastungsfaktoren
- Maladaptive Krankheitsverarbeitung
- Subjektive psychische Krankheitsattributionen

Patientinnengeschichte

54-jährige Patientin (Teil 4)

Biografische Anamnese
Körperliche und sexuelle Gewalt in der Kindheit; belastende Lebensereignisse und psychosoziale Probleme: Suizid einer drogenabhängigen Tochter vor 8 Jahren, Arbeitsplatzkonflikte („Mobbing") seit 7 Jahren. Mit 18 Jahren erstmals Panikattacken sowie zunehmendes Vermeidungsverhalten. Fährt seit 2 Jahren nicht mehr allein mit dem Auto, traut sich nur in Begleitung der Tochter spazieren zu gehen.
Schmerzpsychotherapeutischer Befund
Hilflosigkeit und Katastrophisieren (Angst, im Rollstuhl zu landen); emotionale Belastungen (finanzielle Probleme, existenzielle Ängste).
Diagnosen
Es gibt einen auslösenden somatischen Faktor der Schmerzsymptomatik, nämlich eine rheumatoide Arthritis. Psychische Faktoren wie emotionale Belastungen (Existenzängste), negative soziale Konsequenzen der Schmerzsymptomatik und maladaptive Kognitionen (Katastrophisieren) und Verhaltensweisen (Vermeidungsverhalten) sind von wesentlicher Bedeutung für den Schweregrad der Schmerzen. Daher sind die Kriterien einer chronischen Schmerzstörung mit somatischen und psychischen Faktoren (vom Typ des FMS) (Arnold et al. 2017) erfüllt. Weiterhin sind die Kriterien einer Reizblase, einer diarrhödominanten Form des Reizdarmsyndroms und einer Agoraphobie erfüllt.

71.8 Schweregrade

Wie bei somatischen Erkrankungen (z. B. Herzinsuffizienz) oder psychischen Störungen (z. B. Depressionen) können beim FMS verschiedene Schweregrade unterschieden werden. Analog zur S3-Leitlinie Funktionelle Körperbeschwerden wird folgende Einteilung nach klinischen Gesichtspunkten vorgeschlagen (DSG 2017):

- **Leichte Formen:** neben den Kernsymptomen keine oder geringe weitere körperliche und seelische Beschwerden, keine oder geringe Beeinträchtigungen in Alltagsfunktionen
- **Mittelschwere Formen:** neben den Kernsymptomen weitere körperliche und seelische Beschwerden von Krankheitswert (z. B. Reizdarmsyndrom, leichtgradige Depression), geringe bis mäßige Beeinträchtigungen in Alltagsfunktionen
- **Schwere Formen:** neben den Kernsymptomen weitere ausgeprägte körperliche und seelische Beschwerden von Krankheitswert (z. B. mehrere andere funktionelle somatische Syndrome, mittelschwere und schwere Depression oder Angststörung), ausgeprägte Beeinträchtigungen in Alltagsfunktionen

Patientinnengeschichte

54-jährige Patientin (Teil 5)

Bedingt durch die maladaptive Schmerzbewältigung bei psychischer Komorbidität und aufgrund weiterer funktioneller somatischer Syndrome liegt eine schwere Verlaufsform des FMS vor.

Es werden leichte, mittelschwere und schwere Verlaufsformen des FMS unterschieden. Schwere Verlaufsformen sind durch komorbide psychische und/oder somatische Erkrankungen bedingt.

Patientinnengeschichte

37-jährige Patientin

Leichte Verlaufsform
Bei der Mutter und einer Tante sei ein FMS seit 15 Jahren bekannt. Seit dem 11. Lj. wiederkehrende Kreuzschmerzepisoden ohne Ausstrahlung, vor 2,5 Jahren Ausdehnung der Schmerzsymptomatik auf den ganzen Rücken sowie alle Extremitäten. Seit dieser Zeit auch Schmerzen an den meisten Tagen des Jahres, im Sommer bzw. Urlaub in Mittelmeerländern geringe bzw. keine Schmerzen. Seit 2 Jahren konstantes Schmerzniveau mit einer durchschnittlichen Schmerzstärke von 6/10, geringster Schmerzstärke von 2/10 und maximaler Schmerzstärke von 9/10 auf einer 11-stufigen numerischen Rating-Skala (NRS). Geringe Konzentrationsstörungen. Fühlt sich morgens „nicht immer ausgeschlafen". Seit 2 Jahren vermehrtes Steifigkeitsgefühl der Hände sowie vermehrte Kälteempfindlichkeit, keine auf innere Organe bezogenen Beschwerden, keine vermehrte Reizüberempfindlichkeit. Kein Tragen schwerer Lasten (z. B. Sprudelkästen) mehr möglich. Statt Jogging nur noch Walking möglich. Keine Einschränkungen bei der Hausarbeit.

Unauffällige biografische Anamnese und aktuelle Lebenssituation (verheiratet, kinderlose Ehe, Mann selbstständig). Keine aktuellen seelischen Beschwerden bzw. seelischen Störungen/psychiatrisch-psychotherapeutischen Behandlungen in der Vorgeschichte. Körperlicher Untersuchungsbefund bis auf eine leichte Einschränkung der LWS-Beweglichkeit und druckschmerzhafte Sehnenansätze an allen großen Gelenken. Basislabor unauffällig, keine somatischen Begleiterkrankungen.
Diagnose
Fibromyalgiesyndrom.

71.9 Therapie

71.9.1 Diagnosemitteilung und Patientenedukation

Die Diagnose eines FMS soll dem Patienten explizit mitgeteilt werden.

Die klinische Erfahrung zeigt, dass die meisten Betroffenen erleichtert sind, wenn sie erfahren, dass ihre Beschwerden einem bekannten und gut erforschten Krankheitsbild entsprechen. Das Etikett „Fibromyalgiesyndrom“ kann es vielen Betroffenen ermöglichen, Aufmerksamkeit von der Suche nach der Ursache für ihre Beschwerden abzuziehen und sich auf eine aktive Krankheitsbewältigung einzulassen. Wesentliche Informationen, die in einem ärztlichen Gespräch nach Erstdiagnose vermittelt werden sollen, lauten:

- Es handelt sich um eine häufige, meist chronisch verlaufende Erkrankung.
- Die Beschwerden sind „echt“ (auch wenn die technischen Untersuchungen unauffällig sind).
- Den Beschwerden liegt eine Reizverarbeitungsstörung im Gehirn zugrunde.
- Die Lebenserwartung ist normal. Die Erkrankung führt nicht zu Invalidität („Rollstuhl“).
- Eine „Heilung“ (vollständige Beschwerdefreiheit) ist meist nicht möglich.
- Eine Therapie mit dem Ziel einer Verbesserung bzw. eines Erhalts der Lebensqualität (Funktionsfähigkeit im Alltag, Symptomreduktion) ist erfolgversprechend.
- Wesentlich für den Therapieerfolg sind eigenständige Aktivitäten des Patienten bzw. der Patientin (Bewegung, Wärmeanwendung).

Die Betroffenen sollen auf qualitätsgesicherte Informationen zum FMS hingewiesen werden.

PRAXISTIPP

Internetlinks zu qualitätsgesicherten Informationen zum FMS

- Ärztliches Zentrum für Qualität in der Medizin (ÄZQ). Patienteninformation Fibromyalgiesyndrom; https://www.aezq.de/mdb/downloads/kip/rheumatische-erkrankungen/fibromyalgiesyndrom-kip.pdf
- Deutsche Schmerzgesellschaft (DSG). Patientenversion der FMS-Leitlinie; https://www.awmf.org/leitlinien/detail/ll/145-004.html
- Deutsche Rheuma-Liga. Patientenbroschüre zum FMS; https://www.rheuma-liga.de/rheuma/krankheitsbilder/fibromyalgie
- Institut für Qualität und Wirtschaftlichkeit im Gesundheitswesen (IQWiG). Broschüre Fibromyalgie;. https://www.gesundheitsinformation.de/broschuere-fibromyalgie.html

71.9.2 Allgemeine Therapieprinzipien

Die FMS-Leitlinie empfiehlt ein abgestuftes Behandlungskonzept in Abhängigkeit des Schweregrads. Bei der Auswahl von Therapiemaßnahmen sollen innerhalb der Leitlinienempfehlungen die Präferenzen und Komorbiditäten der Betroffenen berücksichtigt werden. Da es kein Therapieverfahren gibt, das bei allen oder den meisten Patientinnen und Patienten zu einer relevanten Symptom- und/oder Beeinträchtigungsreduktion führt, soll der Nutzen regelmäßig von Betroffenen und Behandelnden evaluiert werden (Symptomreduktion und Verbesserung der Leistungsfähigkeit vs. Nebenwirkungen und Aufwand). Eine Therapie soll nur im Falle eines positiven Nutzens fortgeführt werden. Eine medikamentöse Therapie des FMS ist nicht zwingend erforderlich (DSG 2017).

Realistische Therapieziele, nämlich Erhalt und Verbesserung der Funktionsfähigkeit statt vollständiger Beschwerdefreiheit, sollen erarbeitet werden.

Wirksamkeitsgesicherte Therapiemaßnahmen sollen empfohlen (➤ Tab. 71.3) und von Therapiemaßnahmen ohne Evidenzbasierung oder mit negativen Studienergebnissen soll abgeraten werden.

71.9.3 Abgestufte Therapie

Bei leichten Formen des FMS sollen die Betroffenen zu angemessener körperlicher und psychosozialer Aktivierung ermutigt werden. Eine weitere Therapie ist nicht notwendig. Bei schweren Verläufen sollen mit dem Patienten bzw. der Patientin körperbezogene Therapien, eine zeitlich befristete medikamentöse Therapie sowie multimodale Therapien (mindestens 1 körperlich aktivierendes Verfahren und mindestens 1 psychotherapeutisches Verfahren) besprochen werden. Patientinnen und Patienten mit schweren Verläufen, die auf die obigen Maßnahmen nicht ausreichend ansprechen, sollen mit multimodalen Programmen nach dem deutschen Operationen- und Prozedurenschlüssel (OPS) und bei psychischer Komorbidität mit störungsspezifischer Psycho- und/oder medikamentöser Therapie behandelt werden (DSG 2017).

Patientinnengeschichte

54-jährige Patientin (Teil 6)

Der Pat. wurde nach einer interdisziplinären Schmerzkonferenz eine stationäre Behandlung in einer psychosomatischen Klinik mit Schwerpunkt Schmerz/somatoforme Störungen in einem Akutkrankenhaus empfohlen.

71.9.4 Vorrang für nichtmedikamentöse Therapieverfahren

In der S3-Leitlinie zum FMS erhielt kein Medikament eine starke Empfehlung (DSG 2017). Die Gründe sind:

A) fehlende Zulassung zur Therapie des FMS in Deutschland,
B) fehlende Nachweise für nachhaltige Effekte nach Beendigung der Therapie und
C) potenzielle Risiken.

Tab. 71.3 Empfehlungen der S3-Leitlinie zum FMS zu einzelnen Kategorien von Therapieverfahren (DSG 2017)

Trainingstherapie, Physiotherapie und physikalische Verfahren
• Ausdauertraining mit geringer bis mittlerer Intensität (z. B. schnelles Spazierengehen, Walking, Fahrradfahren bzw. Ergometertraining, Tanzen, Aquajogging), 2–3 ×/Wo. über mindestens 30 min (starke Empfehlung) • Wassergymnastik (Kombination aerobes Training, Flexibilitäts-, Koordinations- und Kräftigungsübungen) mit geringer bis mittlerer Intensität mit einer Häufigkeit von 2–3 ×/Wo. über mindestens 30 min (starke Empfehlung) • Trockengymnastik (Kombination aerobes Training, Flexibilitäts-, Koordinations- und Kräftigungsübungen) mit geringer bis mittlerer Intensität 2–3 ×/Wo. über mindestens 30 min (starke Empfehlung) • Funktionstraining (Trocken- und Wassergymnastik) in einer Häufigkeit von 2 ×/Wo. (mindestens 30 min) Krafttraining mit geringer bis mittlerer Intensität (Empfehlung) • Spa-Therapie (Empfehlung) • Dehnungs- und Flexibilitätstraining (offene Empfehlung) • Vibrationstraining (offene Empfehlung)
Psychotherapie und psychologische Verfahren
• Kognitive Verhaltenstherapie (starke Empfehlung) • Biofeedback (offene Empfehlung) • Hypnose/geleitete Imagination (offene Empfehlung)
Komplementäre und alternative Verfahren
• Meditative Bewegungstherapien (Tai-Chi, Qigong, Yoga) (starke Empfehlung) • Gewichtsabnahme bei Adipositas (Empfehlung) • Elektroakupunktur (offene Empfehlung)
Medikamente
• Amitriptylin 10–50 mg/Tag. Auch positive Wirkung auf Schlaf möglich; problematisch bei Adipositas (Empfehlung) • Duloxetin 60 mg/Tag bei komorbider Major Depression und/oder generalisierter Angststörung (Empfehlung) • Duloxetin 60 mg/Tag, wenn Therapie mit Amitriptylin kontraindiziert ist bzw. nicht wirksam war bzw. nicht vertragen wurde (Off-Label Use) (offene Empfehlung) • Pregabalin 150–450 mg/Tag bei komorbider generalisierter Angststörung (Empfehlung) • Pregabalin 150–450 mg/Tag, wenn Therapie mit Amitriptylin kontraindiziert ist bzw. nicht wirksam war bzw. nicht vertragen wurde (Off-Label Use). Auch positive Wirkung auf Schlaf möglich (Empfehlung) • Serotonin-Wiederaufnahmehemmer (SSRIs; Fluoxetin 20–40 mg/Tag, Paroxetin 20–40 mg/Tag) bei komorbiden depressiven und Angststörungen (Empfehlung) • Tramadol (50–400 mg/Tag) (kein Konsens in Leitliniengruppe) Eine stark negative Empfehlung wurde für starke Opioide gegeben.

Die Verordnung aller Medikamente zur Therapie des FMS erfolgt off-label. In Deutschland ist Amitriptylin für chronische Schmerzen im Rahmen eines therapeutischen Gesamtkonzepts, Duloxetin für depressive Störungen und Pregabalin für die generalisierte Angststörung zugelassen.

Umgekehrt erhielten aerobes Training und multimodale Therapien aufgrund von Nachweisen für nachhaltige Effekte nach Beendigung der Therapie und weitgehend fehlender Risiken eine starke Empfehlung.

71

Nichtmedikamentöse Therapien werden zur Langzeitbehandlung des FMS empfohlen. Eine medikamentöse Therapie ist nicht zwingend erforderlich.

71.9.5 Stellenwert und Grenzen von Psychotherapie

Die S3-Leitlinie empfiehlt eine psychotherapeutische Behandlung bei folgenden Indikationen in Form eines klinischen Konsenspunktes (DSG 2017):
- Maladaptive Krankheitsbewältigung (z. B. Katastrophisieren, unangemessenes Vermeidungsverhalten bzw. dysfunktionale Durchhaltestrategien) und/oder
- relevante Modulation der Beschwerden durch Alltagsstress und/oder interpersonelle Probleme und/oder
- komorbide psychische Störungen.

Eine Netzwerk-Metaanalyse zu FMS-Therapien ergab keine Überlegenheit von kognitiver Verhaltenstherapie (KVT) gegenüber einem Ausdauertraining und den multimodalen Therapien. Bewegungstherapien, die eine hohe Wirksamkeit in der FMS-Therapie aufweisen, haben aber den Vorteil einer höheren Verfügbarkeit und sind im Vergleich zu Psychotherapien kostengünstiger, sodass sie die primäre nichtmedikamentöse Behandlungsstrategie für das FMS sind. In der Netzwerk-Metaanalyse war KVT etablierten medikamentösen Therapien (trizyklische Antidepressiva, Antikonvulsiva [Pregabalin] und Serotonin-Noradrenalin-Wiederaufnahmehemmern [Duloextin, Milnacipran]) am Therapieende bzgl. einer Schmerzreduktion bzw. einer Verbesserung der gesundheitsbezogenen Lebensqualität und der Verträglichkeit (Abbruchraten) weder über- noch unterlegen. Im Gegensatz zu medikamentösen Behandlungen, deren positive Effekte sich innerhalb von 1–2 Wochen nach Beendigung der Therapie zurückbilden, nehmen die positiven Effekte von KVT auf Schmerz, Depression und Beeinträchtigungserleben bei Nachuntersuchungen (6 Monate) zu (Nüesch et al. 2013).

In einer Studie war die Akzeptanz- und Commitment-Therapie (ACT) einer „optimierten" medikamentösen Behandlung am Therapieende und bei Nachuntersuchungen überlegen: Den primären Studienendpunkt (Verbesserung der gesundheitsbezogenen Lebensqualität im *Fibromyalgia Impact Questionnaire* um mindestens 20 %) erreichten in der ACT-Gruppe 80 % und in der Medikamentengruppe 50 % der Teilnehmenden. Auch bei einer Kontrolluntersuchung nach 6 Monaten fand sich eine Überlegenheit der ACT gegenüber der medikamentösen Therapie in den Scores der durchschnittlichen gesundheitsbezogenen Lebensqualität. Weiterhin war ACT kosteneffektiver als die medikamentöse Therapie (Luciano et al. 2014).

Bezüglich der psychotherapeutischen und psychopharmakologischen Behandlung komorbider psychischer Störungen wird auf die entsprechenden Leitlinien verwiesen: Nationale VersorgungsLeitlinie Unipolare Depression (NVL 2022; ➤ Kap. 66), Angststörungen (DGPM 2021; ➤ Kap. 64) und posttraumatische Belastungsstörung (DeGPT 2019; ➤ Kap. 58).

Psychotherapeutische Verfahren können den Betroffenen Techniken zum langfristigen Selbstmanagement vermitteln (z. B. Stress- und Spannungsreduktion, Achtsamkeit, Selbstfürsorge, Energiemanagement). Zusammen mit leichtem aerobem Training und sozialen Aktivitäten lassen sich bei manchen Patientinnen und Patienten emotionaler Distress und Beeinträchtigungserleben dauerhaft reduzieren.

Bei komorbiden chronifizierten schweren psychischen Störungen und/oder anhaltenden negativen sozialen Einflussfaktoren (z. B. Langzeitarbeitslosigkeit, Armut, laufende Renten- oder Schwerbehinderten-Sozialgerichtsverfahren) auf die Beschwerden sind psychotherapeutische und physiotherapeutische Verfahren nicht oder nur eingeschränkt wirksam.

RESÜMEE

Mittelschwere und schwere Formen des FMS benötigen einen Gesamtbehandlungsplan, der aktivierende physiotherapeutische und psychotherapeutische Verfahren umfasst. Psychotherapeutische Verfahren sollten an die Art der Schmerzbewältigung, die psychischen Komorbiditäten und psychosozialen Belastungen angepasst werden.

LITERATURAUSWAHL

Creed F. A review of the incidence and risk factors for fibromyalgia and chronic widespread pain in population-based studies. Pain 2020; 161(6): 1169–1176.

DSG (Deutsche Schmerzgesellschaft e.V.). S3-Leitlinie Definition, Pathophysiologie, Diagnostik und Therapie des Fibromyalgiesyndroms. Stand: 17.3.2017 (in Überarbeitung); https://register.awmf.org/de/leitlinien/detail/145-004 (letzter Zugriff: 19.4.2024).

Fitzcharles MA, Cohen SP, Clauw DJ, et al. Nociplastic pain: Towards an understanding of prevalent pain conditions. Lancet 2021; 397(10289): 2098–2110.

Harte SE, Harris RE, Clauw DJ. The neurobiology of central sensitization. J Appl Behav Res 2018; 23: e12137.

Häuser W, Fitzcharles MA. Facts and myths pertaining to fibromyalgia. Dialogues Clin Neurosci 2018; 20(1): 53–62.

Häuser W, Clauw DJ, Wolfe F, et al. Concerns about the taxonomy, definition and coding of fibromyalgia syndrome in ICD-11: The potential for negative consequences for patient care and research. Clin Exp Rheumatol 2022; 40(6): 1073–1075.

Kleykamp BA, Ferguson MC, McNicol E, et al. The prevalence of psychiatric and chronic pain comorbidities in fibromyalgia: An ACTTION systematic review. Semin Arthritis Rheum 2021; 51(1): 166–174.

Nicholas M, Vlaeyen JWS, Rief W, et al. The IASP classification of chronic pain for ICD-11: Chronic primary pain. Pain 2019; 160: 28–37.

Nüesch E, Häuser W, Bernardy K, et al. Comparative efficacy of pharmacological and non-pharmacological interventions in fibromyalgia syndrome: Network meta-analysis. Ann Rheum Dis 2013; 72(6): 955–962.

WHO (World Health Organization). International Classification of Diseases for Mortality and Morbidity Statistics. Eleventh Revision; https://icd.who.int/browse11/l-m/en#/ (letzter Zugriff: 19.4.2024).

KAPITEL

72

Annegret Eckhardt-Henn

Dissoziative Störungen und Konversionsstörungen

Patientengeschichte

Ein 45-jähriger Mann fand sich plötzlich in einer weit entfernten Großstadt wieder. Da er weder wusste, wo genau er sich befand, noch, wie er dorthin gekommen war, beschloss er, sich an einen niedergelassenen Arzt zu wenden. Er teilte ihm mit, er wisse nicht, woher er komme und wer er sei, und bat um Hilfe.

Erst nach mehreren Wochen gelang es, seine Identität mithilfe einer Suche über die öffentlichen Medien aufzuklären. Das änderte jedoch nichts an seiner Verfassung. Insgesamt war er über seine Situation äußerst verzweifelt und deprimiert und konnte sich nicht erklären, was passiert war. Im weiteren Verlauf kam es zu einer Gegenüberstellung mit der Mutter, einem Bruder und einer engen Freundin. Er beschrieb, wie er eine ihm völlig fremde Frau sah, die ihm weinend und verzweifelt gegenübersaß. Aufgrund von Fremdanamnesen, ärztlichen Vorbefunden etc. wurde deutlich, dass er etwa ½ Jahr zuvor im Rahmen einer extremen beruflichen Stresssituation einen impulshaften Suizidversuch unternommen hatte, nach dem er nur kurz (i. S. einer Krisenintervention) behandelt worden war. Wenige Wochen danach hatte er überstürzt seinen Arbeitsplatz gekündigt, um zu einer anderen Firma zu wechseln. Ebenfalls kurz zuvor war es zur Trennung von seiner Partnerin gekommen. Genauere Informationen ließen sich auch zum späteren Zeitpunkt im Verlauf einer intensiven psychotherapeutischen Behandlung nicht eruieren.

Die Angaben, die der Pat. machte und die er aus Erzählungen von Freunden und Angehörigen rekonstruierte, blieben in sich widersprüchlich. Bezüglich seiner beruflichen Situation hielt er daran fest, dass er bis zu dem Moment, als er sich von seiner Firma getrennt habe, eigentlich immer sehr erfolgreich und auf hohem Leistungsniveau gearbeitet habe. Er sei eine Art Workaholic gewesen, habe nie Grenzen setzen können. Die Pläne, sich evtl. auch beruflich zu verändern, idealisierte er in der Weise, dass alles „super" hätte klappen können; alles sei bereits sehr gut organisiert gewesen, leider sei die Erkrankung dazwischengekommen. Aus einer psychiatrischen Klinik wurde er zunächst in eine neurologische Rehabilitationsklinik verlegt, obwohl es niemals Hinweise auf eine organische Amnesie oder eine neurologische Erkrankung gegeben hatte.

In einer längeren niederfrequenten ambulanten psychotherapeutischen Behandlung konnte er sich einigermaßen stabilisieren; insgesamt war er aber in einer schlechten psychischen Verfassung. Zum Zeitpunkt der Aufnahme in unsere Klinik hatte er nach wie vor eine globale dissoziative retrograde Amnesie für die letzten 10–15 Jahre seines Lebens. Auffallend war, dass er vereinzelte Lebensereignisse erinnern konnte. Er zeigte zwar keine weiteren dissoziativen Symptome in Form von dissoziativen Bewusstseinsstörungen, aber eine ausgeprägte dissoziative Bewegungsstörung, die in bestimmten Belastungssituationen deutlich zunahm. Des Weiteren litt er an einer mittel- bis schwergradigen Depression, zog sich teilweise tagelang ins Bett zurück, nahm nicht am Alltagsleben der Familie teil – er hatte inzwischen wieder geheiratet –, beteiligte sich nicht an den Haushaltspflichten, war auf Zeit berentet und hatte vollkommen unrealistische und idealisierte Vorstellungen über eine Wiederaufnahme seiner beruflichen Tätigkeit. Außer den berichteten Belastungen ließen sich auch im weiteren Verlauf der Therapie keine Ereignisse eruieren, die man objektiv als traumatische Ereignisse hätte einordnen können.

Aufgrund seiner anhaltenden globalen Amnesie für seine Lebensgeschichte blieb auch die Erarbeitung seiner biografischen Entwicklung äußerst fragmentarisch. Insgesamt gestaltete sich die Behandlung sehr schwierig, u. a. auch deswegen, weil er in gewisser Weise einen „dissoziativen Stil" angenommen hatte und es bei jedem Versuch, ihn auf die Belastungen, die zu einem schweren Suizidversuch und zur folgenden Entwicklung der schweren dissoziativen Störung geführt hatten, anzusprechen, zu einer erneuten Zunahme seiner Symptomatik kam.

72.1 Dissoziation(sstörungen)

72.1.1 Definition und Klassifikation

Das Konzept der Dissoziation stammt aus der französischen Psychiatrie des 19. Jh. Psychoanalytikern ist der Begriff der Dissoziation von der sog. **Janet-Freud-Kontroverse** bekannt. Pierre Janet (1859–1947) versuchte bereits die Dissoziation als eine spezifische Folge schwerer Traumatisierung zu konzeptualisieren. Sigmund Freud hat das Dissoziationskonzept anfänglich zwar nachhaltig rezipiert und hielt 1892 (zusammen mit Breuer) „die Annahme einer Dissoziation für unentbehrlich zur Erklärung hysterischer Phänomene", in seinem weiteren Werk ersetzte er diesen Begriff aber durch den der „Verdrängung". Später (1911 und 1913, „Über Grundprinzipien und Absichten der Psychoanalyse") grenzte sich Freud klar von Janets Ansicht ab, indem er sein „Konfliktmodell" ausbaute.

Im weiteren Verlauf geriet das Konzept der Dissoziation nahezu in Vergessenheit, u. a. auch durch die Beschreibung des Hysteriekonzepts und später der Schizophrenie sowie der Psychosen.

Mit dem Neuaufleben der „empirischen" Traumaforschung in den 1970er-Jahren kam es zum Wiederaufgreifen des Dissoziationsbegriffs. Gegenwärtig könnte man von einer Art „Paradigmenwechsel" sprechen: weg von der Hysterie hin zur Borderline-Störung hin zur Dissoziation.

Der Begriff der Hysterie oder der hysterischen Neurose hat sich in den gängigen Klassifikationssystemen gewissermaßen aufgelöst, und zwar in die Begriffe der histrionischen Persönlichkeitsstörung, der somatoformen Störung (u. a. der Somatisierungsstörung, die etwa der früheren Briquet-Hysterie entspräche), der dissoziativen Störungen der Bewegungs- und Sinnesempfindungen, die etwa dem ehemaligen Begriff der Konversionsstörung entsprechen, und schließlich der dissoziativen Bewusstseinsstörung und der posttraumatischen Belastungsstörung.

Die Klassifikation der dissoziativen Störungen und der Konversionsstörungen in der ICD-10 und in der ICD-11 ist ➤ Tab. 72.1 zu entnehmen.

72.1.2 Epidemiologie

In der Studie von Spitzer et al. (2006) lag die Prävalenz pathologischer dissoziativer Störungen zwischen 0,3 und 1,8 %. Höhere Angaben finden sich bei einer Population von psychiatrischen stationären Patienten mit 5,4 % sowie in einer Subgruppe von essgestörten (4,8 %) und ambulanten psychosomatischen Patienten (2,2 %).

70 % aller Menschen, die ein traumatisches Ereignis erleben, leiden während der Situation oder in den Stunden bis Wochen danach an dissoziativen Symptomen, die aber auch relativ schnell wieder nachlassen.

Viele dissoziative Störungen werden erst nach längerer Zeit erkannt, weil die Betroffenen diese Symptome nicht als „krankhaft" ansehen und auch nicht darüber berichten. Viele Betroffene haben auch Angst, als „verrückt" eingestuft zu werden, wenn sie darüber berichten würden.

Schließlich können dissoziative Störungen auch von komorbiden psychischen Störungen, z. B. Depressionen, maskiert werden (Dell und O'Neil 2009). So kommt eine Studie von Foote et al. (2006) zu einer Prävalenz von bis zu 30 % bei psychiatrischen und psychotherapeutischen Patienten.

Depersonalisations- und Derealisationssymptome zeigen in der Allgemeinbevölkerung eine Prävalenz von bis zu ca. 2 %; bei ambulanten 20 % und bei stationäre Patienten 17–42 %. Am häufigsten (25–54 %) kommen sie bei Patienten vor, die interpersonellem Missbrauch ausgesetzt waren (Yang et al. 2023).

Tab. 72.1 ICD-10- und ICD-11-Klassifikation der dissoziativen Störungen und der Konversionsstörungen

ICD-10		ICD-11	
F44	Dissoziative Störungen (Konversionsstörungen)	**6B60**	**Dissoziative Störungen mit neurologischen Symptomen**
F44.0	Dissoziative Amnesie	**6B64**	Dissoziative Identitätsstörung („dissociative identity disorder", DID)
F44.1	Dissoziative Fugue	**6B61**	Dissoziative Amnesie
F44.2	Dissoziativer Stupor	**6B65**	Depersonalisations-/Derealisationsstörung
F44.3	Trance- und Besessenheitszustände	**6B62**	Trance-Störung
		6B63	Besessenheitsstörung
		6B65	Partielle dissoziative Identitätsstörung

72.1.3 Symptomatik

Gegenwärtig wird die Dissoziation – verstanden als **dissoziative Bewusstseinsstörung** und nicht als dissoziative Störung der Bewegungs- und Sinnesempfindung – als ein komplexer psychophysiologischer Prozess bezeichnet, bei dem es zu einer **teilweisen oder völligen Desintegration psychischer Funktionen** wie der Erinnerung an die Vergangenheit, des Identitätsbewusstseins, der unmittelbaren Empfindungen, der Wahrnehmung des Selbst und der Umgebung kommt.

Im Vordergrund steht also eine Störung des Bewusstseins, die vielfältige Formen aufweist. Dissoziation ist damit einmal ein **Prozess,** psychoanalytisch als Abwehrprozess oder vielleicht Abwehrfunktion verstanden, und auch ein **Zustand,** in dem zwei oder mehrere psychische Prozesse nebeneinander bestehen, ohne sich zu verbinden oder integrieren zu können.
Zu unterscheiden sind:

- Sensorische und emotionale Fragmentation der Erfahrung, des Erlebens, Derealisation und Depersonalisation
- „Peritraumatische Dissoziation" oder das „Spacing-out"
- Posttraumatische dissoziative Bewusstseinsstörung
- Nicht traumatisch bedingte dissoziative Bewusstseinsstörungen

Die allgemeine Symptomatik ist in ➤ Box 72.1 zusammengefasst (vgl. Eckhardt-Henn 2015).

BOX 72.1
Allgemeine Symptomatik

- Verfolgende Stimmen, die negative Kommentare oder Drohungen aussprechen oder aber auch zu selbstverletzenden Handlungen aufrufen
- Sprachliche Einwürfe, die nicht intendiert sind, oder aber auch Äußerungen, die als nicht zu sich selbst gehörig empfunden werden, so als ob sie selbstständig aus dem eigenen Mund herauskommen
- Auftreten von Gedanken oder Abzug von Gedanken
- Gemachte oder intrusive Gefühle und Emotionen
- Gemachte oder intrusive Impulse
- Gemachte oder intrusive Handlungen
- Vorübergehender Verlust eigentlich gut etablierten Wissens oder Fertigkeiten
- Beunruhigende Wahrnehmungen einer Veränderung des Selbst
- Profunde und chronische Verwirrung über das eigene Selbst
- Vollständig dissoziierte Intrusionen, die in die exekutiven Funktionen und das Selbst einbrechen

72.1.4 Klinische Formen dissoziativer Bewusstseinsstörungen

➤ Tab. 72.1[1].

Dissoziative Amnesie

Epidemiologie
Bei etwa 10 % der Allgemeinbevölkerung treten nach traumatischen Ereignissen dissoziative Amnesien unterschiedlichen Schweregrades und unterschiedlicher Ausprägung auf. Die Prävalenz bei Erwachsenen (USA) beträgt 1,8 % (nach DSM-5).

Klinische Symptomatik Bei der dissoziativen Amnesie handelt es sich um Erinnerungslücken an bestimmte Lebensereignisse oder Lebensphasen. Bestimmte Informationen zur persönlichen Geschichte und Lebenssituation können nicht mehr erinnert werden. Unterschieden werden eine akute und eine chronische Form. Amnesien können plötzlich auftreten; dies gilt insbesondere für die generalisierte Amnesie. Zwischen den Episoden kann der Betroffene asymptomatisch wirken.

Die Amnesie bezieht sich häufig auf traumatische oder anderweitig belastende und konflikthafte Lebenssituationen und kann generalisiert (alle Ereignisse eines bestimmten Zeitraums werden nicht erinnert), lokalisiert (zeitlich umschriebene Ereignisse wie z. B. ein Erdbeben werden nicht erinnert), selektiv (einige, aber nicht alle Ereignisse eines bestimmten Zeitraums werden nicht erinnert), systematisch (bestimmte Kategorien von Erinnerungen sind betroffen) oder auch auf bestimmte Teilaspekte eines Ereignisses bezogen sein.

Bei der akuten Form kann es zu erheblichen Beeinträchtigungen der Alltagsaktivitäten kommen; die Patienten werden je nach Ausprägung der Amnesie auch in der Umgebung auffällig. Die Betroffenen sind teilweise erheblich verunsichert. Die chronische Form bleibt dagegen oft verdeckt und fällt häufig erst in der klinischen Untersuchungssituation auf. Die Übergänge zu normalpsychologischen Erinnerungslücken sind meist fließend.

Dissoziative Amnesien kommen isoliert, aber auch in Kombination mit anderen dissoziativen Störungen, z. B. der dissoziativen Fugue, der DID oder der komplexen dissoziativen Störung vor.

Dissoziative Fugue

Epidemiologie Die dissoziative Fugue ist ein sehr seltenes Krankheitsbild; genaue epidemiologische Angaben fehlen bislang.

Klinische Symptomatik Bei einem dissoziativen Fuguezustand kommt es zu einem plötzlichen und unerwarteten Sich-Entfernen aus der gewohnten Umgebung. Während dieses Zustands besteht eine Amnesie für die Vergangenheit und die persönliche Lebenssituation, aber nach außen sind die Betroffenen nicht sofort auffällig. Im Verlauf fällt dann auf, dass Handlungen nicht erinnert, sondern von anderen berichtet werden.

Es werden plötzlich Gegenstände gefunden, deren Herkunft nicht erinnerlich ist, oder es werden plötzlich Folgen von bestimmten Handlungen erkannt, aber der Betroffene kann sich nicht daran erinnern, diese Handlungen selbst ausgeführt zu haben.

Von klassischen Fuguezuständen müssen kleinere Alltagsfuguezustände unterschieden werden. Das kann z. B. auch eine Situation sein, wo man aus einem Albtraum erwacht und sich plötzlich nicht

[1] Trance- und Besessenheitszustände spielen in unserer Kultur kaum eine klinische Rolle, weshalb sie hier nicht weiter ausgeführt werden.

mehr im Bett, sondern unter dem Bett, in einer Ecke, in einer Abstellkammer etc. wiederfindet.

Manchmal kommt es für den Zeitraum des Fuguezustands zur Annahme einer anderen Identität. Nach seinem Abklingen besteht für den Zeitraum des Fuguezustands i. d. R. eine Amnesie.

Dissoziativer Stupor

Epidemiologie Es handelt sich um eine eher seltene dissoziative Störung.

Klinische Symptomatik Patienten mit einem dissoziativen Stupor bewegen sich kaum bis gar nicht mehr. Sie sprechen kaum (bis hin zum Mutismus), zeigen keine Aktivitäten mehr, reagieren nicht auf Umgebungs- oder Schmerzreize. Muskeltonus, Haltung, Atmung und Augenbewegungen lassen erkennen, dass die Patienten nicht bewusstlos sind und auch nicht schlafen. Sie nehmen i. d. R. keine Flüssigkeit und keine Nahrung mehr zu sich. Nach Abklingen des Stupors zeigen die Betroffenen wie bei der Fugue eine partielle oder totale Amnesie für den stuporösen Zustand und die Auslösesituation.

Dissoziative Krampfanfälle

Epidemiologie Schätzungen gehen in den USA von einer Prävalenz von 2–33 Fällen/100.000 Menschen aus. 70 % der Betroffenen sind Frauen. Nach retrospektiven Untersuchungen liegt die Jahresinzidenz zwischen 1,4 und 4,3 pro 100.000. In Epilepsiezentren schwankt die Häufigkeit nach verschiedenen Studien zwischen 5 und 25 % (McCutcheon 2022) aller überwiesenen Patienten. Nach Schätzungen sind etwa 20–30 % der therapieresistenten Epilepsien auf unerkannte dissoziative Anfälle zurückzuführen.

Prognose In neueren Studien (Carlson et al. 2017) kam es bei 82 % aller Patienten, die mit einer multimodalen Therapie behandelt wurden, im Verlauf zu einer Reduktion der Anfallsfrequenz um 50 %.

Klinische Symptomatik Dissoziative Anfälle (pseudoepileptische Anfälle) sind *„paroxysmale unfreiwillige Verhaltensmuster, die epileptische Anfälle nachahmen und durch eine plötzliche zeitlich begrenzte Störung der Kontrolle motorischer, sensorischer, autonomer, kognitiver, emotionaler und Verhaltensfunktionen charakterisiert sind und durch psychische Faktoren vermittelt werden“* (Kuyk et al. 1999; Schmutz 2013).

Die klinische Symptomatik ist vielfältig und kann epileptischen Anfällen sehr ähneln. Die Patienten nehmen nicht selten prodromale Missempfindungen wie Gerüche, diffuse Angst, Ohrensausen, Herzklopfen, Atemnot mit Erstickungsgefühlen, Druck im Epigastrium, Schwindel o. a. („Auren“) wahr. Ausgehend von der klinischen Symptomatik werden unterschiedliche Anfallstypen beschrieben (Betts und Boden 1992; Eckhardt-Henn 2011; ➤ Box 72.2).

BOX 72.2

Dissoziative Anfallstypen

- **Ohnmachtsanfälle:** Die Patienten sinken meist langsam zu Boden, haben aber keine Konvulsionen, sondern bleiben meist ruhig liegen. Die Augen sind i. d. R. geschlossen, es handelt sich um eine Art Trancezustand.
- **Wutanfälle** („tantrums“): sind dramatisch und beginnen oft mit Lautäußerungen („Initialschrei“); die Patienten fallen zu Boden, können sich dabei auch verletzen, zeigen heftige körperliche Bewegungen (Kratzen, Beißen, Schlagen), als ob sie mit einer Person kämpfen. Versucht man den Anfall durch Festhalten zu unterbrechen, kommt es meist zu einer Steigerung.
- **Abreaktionsanfälle** („abreactive attacks“): ähneln am meisten dem früher oft beschriebenen „arc de cercle“: Die Patienten können fallen; es kann auch im Liegen zum Anfall kommen; oft werden konvulsive, an Koitalbewegungen erinnernde Bewegungen vollzogen; meist treten Atemstörungen (sistierende Atmung oder Hyperventilation) auf; auch Selbstverletzungen können vorkommen.
- **„Pseudoepileptische Statuszustände“:** treten eher seltener auf, werden dann aber häufig mit einem Status epilepticus verwechselt. Nicht selten werden die Patienten intensivmedizinisch und auch mit hoch dosierten Antikonvulsiva behandelt. Häufig kommen epileptische und dissoziative Anfälle kombiniert vor. Etwa 30 % aller in epileptischen Spezialambulanzen behandelten Patienten leiden gleichzeitig an dissoziativen Anfällen. In diesen Fällen ist die Differenzialdiagnose oft besonders schwierig.

Diagnosestellung Folgende Symptome sprechen für einen dissoziativen Anfall, sind aber nicht beweisend (vgl. auch Beach und Eaton 2014):

- Augen meist geschlossen; beim Versuch, sie zu öffnen (durch Untersucher) häufiges Zusammenkneifen.
- Erhaltene Lichtreaktion der Pupille und erhaltener Kornealreflex.
- Blickdeviation eher selten.
- Fehlen ausgeprägter vegetativer Begleitsymptome (wie Hypersalivation, RR-Anstieg, Zyanose).
- Zungenbisse, Einnässen oder Einkoten eher selten.
- Verletzungen infolge von Stürzen nur gelegentlich, häufig dysrhythmische und eher bizarre Bewegungen (z. B. Schleuder- und Strampelbewegungen, Schütteln und Zittern, seltener Bewegungen, die an Koitalbewegungen erinnern).
- Anfälle treten eher selten aus dem echten Schlaf heraus auf.
- Oft schnelles Erwachen und Reorientierung.
- Eine verlängerte postiktale Atonie kann vorkommen.

Bei der **Durchführung der Diagnostik** ist Folgendes wichtig:

- EEG-Diagnostik (evtl. Videosimultanableitungen): **Cave:** 19–23 % der Betroffenen haben unspezifische EEG-Veränderungen, und bei bestimmten epileptischen Anfällen sind keine EEG-Veränderungen nachweisbar.
- Serologische Parameter (Prolaktin, Kreatinkinase, neuronenspezifische Enolase) haben nur begrenzte Aussagekraft.
- Das Ansprechen auf Antikonvulsiva (meist nur am Anfang: Placeboeffekt) schließt einen dissoziativen Anfall keinesfalls aus.
- Internistische (kardiologische und endokrinologische) Diagnostik sollte zur Ursachenabklärung erfolgen.

- Neuroradiologische Diagnostik dient u. a. dem Ausschluss einer Blutung oder eines Tumors.
- Eine Erhöhung des Serum-Prolaktins ist auch kein ganz sicheres Unterscheidungskriterium, da nicht bei allen epileptischen Anfällen eine Erhöhung beobachtet wird.
- Spezifische Trigger, die die Anfälle auslösen können, sind: „Stress" und „Aufregung", Geräusche und Licht, Schmerzen, bestimmte Bewegungsmuster. Die Situationen, in denen die Anfälle auftreten, sind wichtig für die Diagnostik; z. B. im Wartezimmer, während der Untersuchung. Einige Patienten geben an, dass die Anfälle vorzugsweise aufträten, wenn sie allein wären. Sie fänden sich dann z. B. auf dem Boden liegend wieder etc.
- Die Betroffenen erleben die Anfälle als beängstigend und beschämend und ziehen sich deshalb oft sozial zurück. Sie können die Anfallsereignisse meist nur bruchstückhaft erinnern und berichten. In einigen Fällen werden flashbackartige Erlebnisse und albtraumartige Szenen beschrieben.
- In letzter Zeit gibt es einige Hinweise, dass entzündliche Prozesse (z. B. ein Lupus mit Gehirnbeteiligung und zugehöriger Vaskulitis) differenzialdiagnostisch ausgeschlossen werden sollten. Dies ist aber oft schwierig (McCutcheon et al. 2022).

Therapie Eine psychotherapeutische Behandlung führt in prospektiven Studien bei 50–80 % der Betroffenen zur Anfallsfreiheit oder -reduktion. Dabei scheint eine Kombination verschiedener Therapieverfahren und bei entsprechender Komorbidität eine Kombination mit einer psychopharmakologischen Therapie bei mehr als 50 % der Patienten eine deutliche Reduktion der Anfallsfrequenz zu bewirken.

Vergleichsstudien zu kognitiver Verhaltenstherapie und psychodynamischer Kurztherapie zeigen keine Effektivitätsunterschiede (Haritsa et al. 2021).

Fahrtüchtigkeit

Ob ein Patient mit dissoziativen Anfällen weiterhin ein Fahrzeug fahren darf, muss individuell je nach klinischem Befund entschieden werden (Asadi-Pooya et al. 2020).

Dissoziative Identitätsstörung (DID)

Epidemiologie Genaue Studien fehlen; die Angaben gehen sehr weit auseinander. Prävalenzangaben schwanken zwischen 0,5 % in der Allgemeinbevölkerung und 5 % in psychiatrischen Populationen (vgl. Gast et al. 2006).

Klinische Symptomatik Das nach wie vor umstrittene Krankheitsbild wird folgendermaßen definiert: Bei einem Betroffenen sollten mindestens zwei unterscheidbare Teilidentitäten oder auch Persönlichkeitszustände, die wie Teilidentitäten wirken, vorhanden sein, die jeweils die Kontrolle über das Verhalten des Betroffenen übernehmen und für die gegenseitig eine Amnesie besteht. Die Betroffenen beschreiben sich häufig so, als ob sie plötzlich zu depersonalisierten Beobachtern ihrer „eigenen Rede und Handlung" geworden sind und das Gefühl haben, diese nicht stoppen zu können. Sie beschreiben die Wahrnehmung von Stimmen (vgl. Ross 2020) sowie starke Gefühle, Impulse und auch sprachliche oder andere Handlungen, ohne das Gefühl, dass diese zu ihnen selbst gehören oder von ihnen kontrolliert werden könnten. Die Symptome werden als ich-dyston und verwirrend beschrieben. Auch der Körper kann plötzlich ganz verändert wahrgenommen werden, so als ob es nicht der eigene Körper sei und als stünde er nicht unter der eigenen Kontrolle. Nichtepileptische Anfälle oder andere Konversionsstörungen können vorkommen. Dissoziative Fuguezustände sind typisch. Die Betroffenen entdecken dann, dass sie Reisen unternommen haben, an die sie sich nicht erinnern können. Sie sind sich ihrer Symptomatik unterschiedlich bewusst, und häufig neigen sie dazu, ihre anamnestischen Daten und andere dissoziative Symptome zu verheimlichen.

Nach Dell und O'Neil (2009) ist die Phänomenologie der DID vor allem internal und subjektiv und nicht external und beobachtbar. Die Autoren weisen darauf hin, dass diese Patienten in ca. 40–50 % der Zeit dissoziative Intrusionen erleben, sich dessen aber häufig gar nicht bewusst sind. Eher seien sie verwirrt, wenn sie nicht zwischen verschiedenen Persönlichkeitszuständen wechselten.

Von einer Grundpersönlichkeit („host") werden alternative Persönlichkeitszustände abgegrenzt, die als nicht dem Ich zugehörig erlebt werden und die sich jeweils in Alter, Geschlecht, Sprache, bestimmten Eigenschaften und vorherrschenden Affektzuständen voneinander unterscheiden können. Die Wechsel der Persönlichkeitszustände können durch bestimmte, oftmals traumaassoziierte Auslösereize verursacht werden. Häufig finden die Patienten Sachen, an die sie sich nicht erinnern können. Alle Symptome der anderen dissoziativen Bewusstseinsstörungen können auftreten (insb. Amnesien und Fuguezustände).

Komorbidität Die häufigsten komorbiden Symptome sind Ess-, Schlaf- und Konzentrationsstörungen, Impulskontrollstörungen und Selbstverletzungen, Angstsymptome, depressive Verstimmungen und Suizidalität, affektive Störungen mit schnell wechselnden Affektzuständen sowie Stimmenhören im Kopf, die den anderen Persönlichkeitszuständen zugeordnet werden und von akustischen Halluzinationen bei psychotischen Patienten oft schwer abzugrenzen sind. Dissoziative Flashbackerlebnisse sind typisch. Die Betroffenen haben dann das Gefühl, wieder in einem traumatischen Zustand zu sein. Meist ist dies verbunden mit einer Identitätsveränderung, einem partiellen oder kompletten Verlust des Kontakts, teils mit Desorientierung bzgl. der aktuellen Realität und einer folgenden Amnesie für die Inhalte der Flashbacks.

In 90 % der Fälle besteht ein pathogenetischer Zusammenhang mit wiederholter und schwerer Traumatisierung oder überwältigenden frühen Lebensereignissen (z. B. langwierige, schmerzhafte medizinische Behandlungen). Die DID wird aktuell als schwere Form einer posttraumatischen Belastungsstörung (PTBS) aufgefasst (Reinders et al. 2021).

Diagnose und Differenzialdiagnose Die Diagnose kann schwierig zu stellen sein, da die meisten Patienten nicht von sich aus wegen dissoziativer Symptome eine Klinik oder einen Facharzt aufsuchen. Viele Patienten haben Angst, von ihren Symptomen zu berichten, weil sie befürchten, als schizophren eingestuft zu werden. Meist wenden sie sich wegen komorbider (Selbstverletzungen, Essstörungen, Depressivität und Suizidalität, Angst) oder interaktioneller Probleme sowie Problemen bei der Alltags- und Berufsbewältigung an einen Facharzt. Daher werden dissoziative Symptome nicht selten übersehen oder falsch eingeordnet.

Komplexe dissoziative Störung (DDNOS; nach Dell 2002)

Diese Kategorie wurde im DSM-5 eingeführt, um Störungsbilder zu erfassen, deren Symptome zwar klinisch signifikante Belastungen oder Beeinträchtigungen sozialer, beruflicher oder anderer wichtiger Lebensbereiche verursachen, aber nicht die vollen Kriterien einer der anderen dissoziativen Störungen erfüllen.

Es können chronische und wiederholte Syndrome mit gemischten dissoziativen Symptomen vorkommen, Identitätsstörungen, die nach langen Foltererfahrungen auftreten, und akute dissoziative Reaktionen nach belastenden Ereignissen, die aber vorübergehend auftreten und z. B. weniger als 1 Monat, manchmal auch nur wenige Stunden oder Tage andauern. Auch dissoziative Trancezustände kommen vor. Dell und O'Neil (2009) sprechen von der DDNOS I (dissociative disorder not otherwise specified), die sie als eine spezifische dissoziative, aber weniger symptomatische Störung als die DID einordnen und von einer DDNOS II abgrenzen. Allerdings bleiben die Kriterien relativ unspezifisch.

Depersonalisations- und Derealisationssyndrom (F48.1)

Die Definition der Kriterien nach DSM-5 ist ➤ Box 72.3 zu entnehmen (vgl. APA 2013; DGPM 2014).

BOX 72.3

Depersonalisations-/Derealisationsstörung im DSM-5 (300.6)

A) Andauernde oder wiederkehrende Erfahrungen von Depersonalisation, Derealisation oder beidem:
   a) Depersonalisation: Erfahrungen von Unwirklichkeit, Entfernstsein oder das Gefühl, ein außenstehender Beobachter gegenüber den eigenen Gedanken, Gefühlen, Empfindungen, Körper oder Handlungen zu sein (z. B. Wahrnehmungsveränderungen, gestörtes Zeitempfinden, Empfindung des Selbst als unwirklich oder abwesend, emotionale und/oder körperliche Taubheit).
   b) Derealisation: Erfahrungen von Unwirklichkeit und Entferntsein in Bezug auf die Umgebung (z. B. werden Personen oder Dinge als unwirklich, traumartig, wie hinter einem Nebelschleier, leblos, oder verzerrt empfunden).

B) Während der Depersonalisation oder Derealisation bleibt die Realitätsprüfung intakt.

C) Die Symptome verursachen in klinisch bedeutsamer Weise Leiden oder Beeinträchtigungen in sozialen, beruflichen oder anderen wichtigen Funktionsbereichen.

D) Die Störung ist nicht auf physiologische Effekte einer Substanz (z. B. Droge, Medikation) oder einen anderen medizinischen Krankheitsfaktor (z. B. epileptische Anfälle) zurückzuführen.

E) Die Störung wird durch keine andere seelische Erkrankung besser erklärt, wie z. B. eine Schizophrenie, Panikstörung, Depression, akute Belastungsreaktion, posttraumatische Belastungsstörung oder andere dissoziative Störung.

Die Betroffenen erleben das eigene Selbst als verändert, unwirklich, entfremdet. Gedanken, Gefühle und Handlungen werden nicht mehr als zum Selbst gehörig erlebt. Sie haben das Gefühl, wie Roboter zu funktionieren; das eigene Tun erscheint automatenhaft. Körperteile werden als verändert (dünner, dicker etc.) empfunden; affektives Erleben, sexuelles und Schmerzempfinden sind oft verändert. Manche Betroffene entwickeln in diesem Zusammenhang selbstverletzende Verhaltensweisen („Wenn ich das Blut sehe, bin ich wieder in mir drin, dann kommt Ordnung in das innere Chaos!"), mit dem sie die Depersonalisationszustände vorübergehend beenden können.

Sinnesempfindungen wie Riechen, Hören, Schmecken und Sehen können ebenso gestört sein wie allgemeine Körpergefühle (Appetit, Hunger, Durst).

Episoden der Derealisation sind durch ein Gefühl der Unwirklichkeit oder des Entferntseins von bzw. der Fremdheit gegenüber der eigenen Umwelt, Personen, Objekten oder der gesamten Umgebung gekennzeichnet. Die Betroffenen fühlen sich oft so, als seien sie von einem Nebel umgeben, als befänden sie sich in einem Traum oder in einer Blase oder als befände sich zwischen ihnen und ihrer Umwelt ein Vorhang oder eine Glaswand. Die eigene Umgebung kann als künstlich, farb- oder leblos wahrgenommen werden. Häufig werden subjektive visuelle Verzerrungen, wie Verschwommensehen, verstärkte Sehschärfe, geweitetes oder verengtes Gesichtsfeld, Zweidimensionalität oder Flachheit, verstärkte Dreidimensionalität oder Größenveränderung von Objekten (Makropsie oder Mikropsie) beschrieben.

Es können auch akustische Verzerrungen auftreten, bei denen Geräusche und Stimmen als gedämpft oder viel lauter wahrgenommen werden.

Für die Umgebung bleiben die Patienten unauffällig. Die Symptomatik wird als ich-dyston und oft als äußerst quälend erlebt. In vielen Fällen wird nicht spontan von den Symptomen berichtet. Nach der ICD wird das durch chronische, teilweise schwere Depersonalisationszustände charakterisierte Depersonalisationssyndrom von Depersonalisationssymptomen unterschieden, die bei Angststörungen, depressiven Störungen oder Essstörungen (v. a. bulimischen Erkrankungen) auftreten können.

Mehr als die Hälfte der Betroffenen zeigt komorbide depressive und/oder Angststörungen. Etwa 16 % leiden an komorbiden Zwangsstörungen. Bei 8 % werden bipolare Störungen, bei ca. 7 % Drogen- oder Alkoholabhängigkeit beschrieben (Baker et al. 2003). Die drei häufigsten komorbiden Persönlichkeitsstörungen sind die ängstliche (vermeidende), die Borderline- und die zwanghafte Persönlichkeitsstörung (Michal 2013).

Abzugrenzen sind sog. physiologische Depersonalisationszustände, die als Folge von körperlichem oder psychischem Stress auftreten können (z. B. bei Schlafmangel, Erschöpfung oder sensorischer Deprivation).

Eine manifeste Depersonalisations-Derealisationsstörung tritt mit einer Lebensprävalenz von ca. 2 % auf. Etwa die Hälfte aller Erwachsenen erlebt einmal in ihrem Leben Symptome von Depersonalisation und Derealisation.

72.1.5 Verständniskonzept: Neurobiologie – Trauma – Dissoziation

Gegenwärtig kann man die schweren dissoziativen Bewusstseinsstörungen als **komplexe Traumafolgestörungen** bezeichnen. Die Zusammenhänge zwischen schwerer Traumatisierung und Dissoziation sind mittlerweile durch viele empirische Arbeiten belegt (Eckhardt-Henn und Spitzer 2017; Kate et al. 2021; Ross 2020).

Diathese-Stress-Modell

Komplexe dissoziative Störungen können gegenwärtig als ein **Diathese-Stress-Modell** konzeptualisiert werden, wonach die Erkrankung als eine psychobiologische Antwort auf schwere, in einem bestimmten Zeitfenster (z. B. in der frühen Kindheit) erlittene Traumatisierungen verstanden werden. Dissoziation wird damit in Anlehnung an Pierre Janet als autoregulative Verarbeitungsstörung belastender Erfahrungen aufgefasst.

Menschen mit schweren posttraumatischen Störungen leiden an quälenden vegetativen Symptomen, die am ehesten durch zentrale Aktivierungen der neuroendokrin-humoralen Stressachsen (noradrenerges System, Hypothalamus-Hypophysen-Achse, Nebennierenachse, Sympathikus-Parasympathikus-System) vermittelt werden und ausgeprägter und medikamentös schwerer beherrschbar sind als bei anderen Erkrankungen (z. B. „herkömmliche" Angststörungen). Sie befinden sich in einem permanenten Zustand des **Hyperarousal,** einem systemischen Alarmzustand, einer ständigen Habachtstellung, die mit einer globalen Aktivierung des Organismus („fight or flight") einhergeht und sich u. a. durch eine gesteigerte Herz- bzw. Puls- und Atemfrequenz, einen erhöhten Blutdruck und Grundumsatz, Schlaf- und Konzentrationsstörungen, einen ständigen Zustand der Anspannung und Überaktivierung, eine vermehrte Schreckhaftigkeit und Störung der Konzentrationsfähigkeit etc. äußert.

Wir wissen, dass mit zunehmender Spannung dissoziative Symptome stärker auftreten und dass sich umgekehrt Spannungszustände nach dissoziativen Zuständen verstärken können; wahrscheinlich bedingen sich diese Phänomene gegenseitig (Stiglmayr 2010). Mit diesen Spannungszuständen geht eine Verminderung der Emotionsidentifizierung und -differenzierung einher. Das führt dazu, dass sich die Patienten völlig überfordert fühlen und Distanzierungsprozesse nur erschwert möglich sind.

Diese Störung hat bei Patienten mit komplexen dissoziativen Störungen eine ständige Fehlinterpretation auch harmloser Reize als bedrohlich zur Folge; aktuelle Belastungen werden mit einer emotionalen und affektiven Intensität erlebt, als ob sie mit der traumatisierenden Situation verbunden wären, können dieser aber oft nicht bewusst zugeordnet werden. Durch diese vielfältigen Folgen ist auch eine Störung der Affektregulation bedingt. Die Betroffenen werden häufig von heftigen, subjektiv unaushaltbaren Affekten überflutet. Sie werden oft nicht verstanden, ihre Reaktionen als „hysterisch" oder „dramatisierend" abgewiesen, entwertet oder belächelt. Im weiteren Verlauf kommt es zu einer Steigerung von Angst und Verunsicherung, zu Misstrauen, sozialem Rückzug sowie heftigen Scham- und Schuldaffekten, die ihrerseits z. B. auch Selbstverletzungen oder impulshafte Handlungen nach sich ziehen können (vgl. Eckhardt-Henn 2004).

▌▌ Die Dissoziation kann als eine Art Notfallreaktion verstanden werden, die zu einem Rückzug von der Außenwelt (also äußeren bedrohlichen Reizen), aber auch von der Innenwelt (also inneren bedrohlichen Reizen) und überflutenden Affekten führt. **▌▌**

Van der Kolk et al. (2000) fassen die **Folgen schwerer Traumatisierungen** wie folgt zusammen:

- Vielfalt von Problemen bei der Regulation affektiver Zustände wie Aggressivität, Angst und Sexualität
- Affektdysregulation, welche die Betroffenen für pathologische Versuche der Selbstregulation wie Selbstverletzungen, Essstörungen und Substanzmissbrauch anfällig macht
- Starke Erregung, die zu Dissoziation und zum Verlust der Fähigkeit führt, Gefühle in Worte zu fassen (Alexithymie, Somatisierung)
- Misslingen der Herstellung von Gefühlen der Sicherheit und Geborgenheit, das zu charakterologischen Anpassungen führt
- Probleme in Bezug auf die Selbstwirksamkeit
- Scham und Selbsthass
- Probleme im Umgang mit zwischenmenschlichen Konflikten
- Störungen der Bindungsfähigkeit in Form eines vorherrschend desorganisierten Bindungsstils

Das Modell der strukturellen Dissoziation der Persönlichkeit

Nach der Theorie der strukturellen Dissoziation (van der Hart et al. 2008) wird die Persönlichkeit aufgrund schwerer Traumatisierungen, die in einem bestimmten Lebensalter – meist in der Kindheit – passieren, in unterschiedliche Teile aufgespalten:

- Die **Anscheinend Normalen Persönlichkeitsanteile (ANPs)** dienen hauptsächlich den Funktionen des täglichen Lebens und der Fortpflanzung; sie funktionieren „anscheinend normal". Dies wird auch durch evolutionsbiologische Mechanismen erklärt. Auch bei massiver Belastung durch die Umwelt muss die Spezies weiterbestehen. Es entwickelt sich ein innerer Zustand, in dem alle die Funktionalität einschränkenden emotionalen Reaktionen „dissoziiert", d. h. nicht als eine eigene zugehörige Reaktionsweise, wahrgenommen werden.
- Die **Emotionalen Persönlichkeitsanteile (EPs)** sind an die traumatischen Erinnerungen fixiert und werden als nicht zum Ich gehörig erlebt. In diesen Zuständen empfinden die Betroffenen Gefühle und Gedanken ungefiltert und uneingeschränkt. Sie können deshalb andere wichtige Dinge nicht mehr wahrnehmen und daher auch den Alltagsanforderungen nicht mehr nachkommen. Die Gefühle werden als bedrohlich, unkontrollierbar und unaushaltbar erlebt und häufig impulshaft ausagiert. In anderen Zuständen kann es zu negativen Reaktionen, ähnlich dem Totstellreflex bei Tieren, kommen. Die EPs können als nicht integrierte und nicht zu vereinbarende physiologische und psychische Zustände verstanden werden.

Sowohl die negativen als auch die positiven dissoziativen Symptome werden als Ausdruck der durch die schwere Traumatisierung bedingten Überforderung integrativer Fähigkeiten verstanden.

Trauma-Gedächtnis-Dissoziation

In neuerer Zeit wird die Dissoziation in den Zusammenhang von neurobiologischen und Gedächtnistheorien eingeordnet: massive Stresseinwirkung, bedingt durch eine grundlegende Veränderung der sensorisch-sensiblen Informationsverarbeitung in neuroanatomischen Zentren, dissoziative Symptombildung.
Einige typische posttraumatische Veränderungen des Gedächtnisses sind:

- Nebeneinander von Hypermnesie und Amnesie.
- Intrusive Erinnerung (getriggerte Wiedererinnerungen, Albträume, Flashbacks).
- Gefühl des erneuten Wiedererlebens.
- Neuronales Traumaerinnerungsnetz (hyperstabile Netzwerkstrukturen, behindertes Neulernen, verzögerte Habituation).
- Sensitivierungs- oder Kindling-Prozesse (schnelleres Ansprechen auf immer schwächere Reize).
- Erinnerungen an Traumata sind selten, wenn überhaupt wirklich vergessen.
- Erinnerungen an Traumata sind oft lebendig, aber nicht unveränderbar („immutable"), d. h., die Erinnerung funktioniert nicht wie eine „Videokamera".
- Längere Zeit nicht mehr an das Trauma zu denken, ist nicht das Gleiche wie die Unfähigkeit, sich an das Trauma zu erinnern (McNally 2005).

Nach Calabrese und Markowitsch (2003) sind bei Patienten mit psychogenen Amnesien Änderungen in den biochemischen Charakteristika der Hirnfunktion (Stresshormon-, Transmitterausschüttung) als physiologische Grundlage der Gedächtnisstörungen anzusehen. Im Einzelfall finden sich bei Patienten mit funktionellen oder dissoziativen Amnesien in der rechten temporofrontalen Region hypometabole Hirnareale, was weitestgehend dem Muster des Hirnstoffwechsels von Patienten mit organischen Hirnschädigungen entspricht. Umweltinduzierte Stresszustände können sich nachhaltig und massiv auf das Verhalten und die Lebenssituation eines Individuums auswirken.

Psychischer Stress kann zu signifikanten und lang anhaltenden Stoffwechselveränderungen führen, die unbehandelt möglicherweise sogar neurotoxische Folgen haben könnten. Inadäquates „Stress-Coping" könnte zu rezidivierenden Gedächtnisproblemen führen, die sich als mnestisches Blockadesyndrom manifestieren und aus dem wiederholten überschießenden Freisetzen von Stresshormonen auf der Hirnebene resultieren. Die Mehrzahl der Rezeptoren für diese Stresshormone liegt in hippocampalen und amygdaloiden Regionen, also in Hirngebieten, die für die Verarbeitung episodisch-autobiografischer Gedächtnisinhalte essenziell sind. Sie können dadurch, dass sie ein normales Funktionieren dieser Strukturen verhindern, ähnliche Wirkungen haben wie eine direkte Hirnschädigung (Calabrese und Markowitsch 2003).

Spätestens seit Beginn der Resilienzforschung (vgl. Luthar 2003) wissen wir, dass es Menschen gibt, die – auch wenn sie nach „objektiven" Kriterien einer schweren Traumatisierung ausgesetzt waren – später keine behandlungsbedürftige psychische Störung entwickeln. Nach diesen Beobachtungen entwickelte sich ein neuer Forschungszweig der Resilienz und Vulnerabilität, der mittlerweile interessante Arbeiten zu diesem Thema vorgelegt hat (s. Literatur). Als Resilienzfaktoren sind insbesondere die Qualität der Objektbeziehungen und stabilisierende Faktoren der psychosozialen Situation zu nennen.

Des Weiteren spielt hier die Bindungsforschung eine zentrale Rolle. Schore (2000, 2001) spricht in Bezug auf den Zusammenhang von Dissoziation, Trauma und Bindungsstörungen von einem „Beziehungs- oder Bindungstrauma" („attachment/relational trauma") und unterscheidet zwei Typen von Beziehungstraumatisierungen:

- **Misshandlung/Missbrauch** („abuse"), die/der zur Überstimulation und zum Hyperarousal führt, was auch bereits von Shengold (1989) eindrücklich beschrieben wurde, und
- **Vernachlässigung** („neglect"), die zu einer Unterstimulation und in der Folge zu Überstimulation und Down-Regulation führen kann.

Schore versteht Bindung als eine Regulation interaktioneller Synchronizität, vor allem als regulatorischen Prozess der Affektsynchronizität, der einen Zustand eines positiven Arousals schafft und damit eine innerpsychische Basis für die Fähigkeit, negative Affektzustände zu modulieren. Damit bietet eine sichere Bindungserfahrung und Bindungsfähigkeit das Fundament für die Widerstandsfähigkeit gegenüber Stresserfahrungen und Belastungssituationen.

Ein **desorganisierter Bindungsstil** wurde von vielen Autoren (Liotti und Pasquini 2000; Main und Spanswick 1995 u. v. m.) als ein frühes Analogon zur Dissoziation und als Prädisposition zum späteren Auftreten dissoziativer Störungen verstanden. Er wurde bei bis zu 80 % der Kinder nachgewiesen, die sexuellen und anderen körperlichen Misshandlungen sowie Deprivationssituationen ausgesetzt waren (Lyons-Ruth 2008; Fonagy et al. 2002). Durch Misshandlungserfahrungen (insb. sexuellen Missbrauch) kommt ein Kind in ein unerträgliches, unlösbares inneres Dilemma zwischen Annäherung und Vermeidung. Desorganisiertes Bindungsverhalten kann als eine direkte Auswirkung traumatischer Erlebnisse verstanden werden, kann – als ein „Zweite-Generations-Phänomen" – aber auch bei Kindern von traumatisierten Eltern auftreten, die ihrerseits an dissoziativen Störungen litten.

72.1.6 Psychopathologie

Über die psychopathologische Einordnung dissoziativer Bewusstseinsstörungen gibt es nach wie vor kontroverse Meinungen. Zum einen ist die Dissoziation als ein psychophysiologischer, soziologischer Mechanismus bei unterschiedlichen pathologischen Störungen vorhanden. Fälle, in denen dissoziative Mechanismen und Symptome die Leitsymptomatik darstellen, sollten primär den dissoziativen Bewusstseinsstörungen zugeordnet werden. Bei den schwereren Formen dissoziativer Bewusstseinsstörungen liegen immer sog. strukturelle Störungen der Persönlichkeit zugrunde (vgl. Steele et al. 2004). Bei traumabezogener struktureller Dissoziation der Persönlichkeit ist die Koordination und Kohäsion dieser Aktionssysteme zerrissen, sodass die Überlebenden ihre Aktionen nicht gut an die Erfordernisse ihrer Umgebung anpassen können.

RESÜMEE

Das bedeutet, dass insgesamt bei der Diagnostik und diagnostischen Einordnung dissoziativer Störungen die Persönlichkeitsstruktur und vorhandene Persönlichkeitsstörungen berücksichtigt werden müssen. Insbesondere der Zusammenhang zwischen einer PTBS bzw. einer Borderline-Persönlichkeitsstörung und der DID wird viel diskutiert.

Dissoziative Identitätsstörung und Borderline-Störung

Studien zur Komorbidität zwischen der Borderline-Persönlichkeitsstörung und dissoziativen Störungen sind noch immer selten (Krause-Utz et al. 2021). Insgesamt ist festzuhalten, dass die Diskussion der genaueren differenzialdiagnostischen Abgrenzung oder auch der Komorbidität zwischen beiden schweren Persönlichkeitsstörungen nicht wirklich abgeschlossen ist (Krause-Utz et al. 2021).

Weitere wichtige differenzialdiagnostische Erkrankungen

Schwergradige depressive Störungen, bipolare Störungen und psychotische Erkrankungen müssen abgegrenzt werden. Vor allem bei den bipolaren Störungen und manchen psychotischen Störungen fällt diese Abgrenzung aber oftmals schwer. Letztere werden häufig fehldiagnostiziert, insbesondere von Psychiatern, die das Konzept der DID nach wie vor sehr kritisch sehen. Andere Persönlichkeitsstörungen, substanz- und medikamentenbedingte Störungen, artifizielle Störungen und Simulation sowie Konversionsstörungen im eigentlichen Sinne sind ebenso abzugrenzen wie verschiedene Anfalls- und andere neurologische Erkrankungen.

Besonders häufig kommen bei Patienten mit DID andere Traumafolgestörungen, depressive Störungen, Konversionsstörungen, somatische Symptomstörungen, Ess-, Zwangs- und Schlafstörungen sowie substanzbezogene Störungen vor. Selbstverletzende Verhaltensweisen und Suizidalität sind stark ausgeprägt. Oft werden die Patienten lange Zeit nicht unter der primären Diagnose DID, sondern unter der Diagnose einer komorbiden Störung behandelt. Das Bild kann auch fluktuieren, und es können jeweils unterschiedliche Symptomkomplexe im Vordergrund stehen.

Psychoanalytische Perspektiven

➤ Tab. 72.1[2]

Aus psychoanalytischer Sicht kann die Dissoziation gegenwärtig als eine komplexe Abwehrfunktion in der Folge traumatischer Erlebnisse verstanden werden. Insbesondere sexuelle und körperliche Misshandlungen spielen hier eine zentrale Rolle. Wenn sich das Trauma aktualisiert, entwickeln sich die Furcht vor der Wiederkehr des Traumas und das Gefühl der Hilflosigkeit und der Ohnmacht, es zu verhindern. Das Selbstgefühl – vor allem in Bezug zu anderen – verändert sich profunde. Häufig entwickeln die Betroffenen Gefühle von Wertlosigkeit, Schuld, Scham und Resignation – bis hin zur Selbstaufgabe (➤ Tab. 72.1[3]).

Sexuelle und andere körperliche Misshandlungen durch einen Elternteil, andere Familienangehörige oder nahestehende Menschen bedeuten einen zerstörerischen Angriff auf das basale und lebensnotwendige Bedürfnis, einem Menschen zu vertrauen, ihm nahe zu sein, sich von ihm abhängig zu fühlen, sich einzulassen und zu binden. Besonders die fatale Verbindung von Schmerz und Zuwendung, von Grenzverletzung, Ausbeutung und Zärtlichkeit schafft eine unerträgliche, verrückt machende Verwirrung und bringt das Kind in ein unaushaltbares inneres Dilemma. Auch für Erwachsene, die schwerer Traumatisierung in Form körperlicher, psychischer (sadistischer) und sexueller Misshandlung ausgesetzt werden, sind das die zentralen schädigenden Faktoren.

Bei sexuellen und körperlichen Misshandlungen geht es sehr oft um die Zuweisung von Schuld und um das Gefühl „primärer Hilflosigkeit". Je nach der spezifischen Dynamik in der Beziehung zwischen Opfer und Täter erleben die Betroffenen, dass Menschen, die sie versorgen, die sie lieben, sie gleichzeitig verraten, verletzen und existenziell bedrohen. Es kommt zu einer traumatischen Erfahrung in Form eines Bruchs der Selbst-Objekt-Verbindungen zwischen dem Kind und den Eltern. Das Trauma unterbricht die Verbindung zwischen dem Selbst und dem empathischen Anderen. Insbesondere der psychische Verlust der missbrauchenden Figur (Elternfigur u. a.), der enorme Verrat, den der Betroffene empfindet, die Hilflosigkeit und Ohnmacht, die traumatische Sexualisierung und Überstimulation überfordern die Bewältigungsmöglichkeiten des Opfers.

Durch die Verinnerlichung traumatischer Objektbeziehungen kommt es zu einem innerpsychischen Erleben des Bedrohtseins und der damit verbundenen massiven schmerzhaften Affekte und Emotionen, die nicht „gebunden, nicht verarbeitet" werden können. Die Erfahrung ist für sich wiederum traumatisch und hat eine wichtige Bedeutung für die spätere Behandlung solcher Patienten. Immer wieder geraten sie in Erlebnisse der inneren Überflutung mit belastenden Emotionen und Affekten, die sie nicht kontrollieren können, denen sie sich ungeschützt ausgeliefert fühlen. Sie leiden an einem labilen, ständig bedrohten Abwehrsystem. Das traumatische Erlebnis durchbricht das persönliche Bedeutungsnetz und kann daher nicht in einen persönlichen Bedeutungszusammenhang gestellt werden. Durch die Unfähigkeit, das Trauma zu integrieren, kommt es u. a. zu einer Tendenz, immer wieder in die Vergangenheit zu versinken, aus der Realität herauszurutschen (vgl. van der Kolk 2001). Eine junge Patientin drückte es kürzlich einmal so aus: „Wissen Sie, diese Zustände (Dissoziation) sind wie Urlaub! Aber später bin ich so unsicher, und es ist mir dann auch so peinlich!"

[2] Die folgenden Ausführungen reflektieren eine Auswahl der Autorin und erheben keinen Anspruch auf Vollständigkeit.

[3] Hierzu gibt es umfangreiche psychoanalytische Literatur (z. B. Krystal 2000; Laub und Auerhahn 1993; Varvin 2000; Amati 1977; Fischer und Riedesser 1998; Oliner 2008; Grubrich-Simitis 1979, 1987, 2007, 2008; Henningsen 2008; Shengold 1989; Ferenczi und Groddeck 1986; Balint 1969; Messler Davies und Frawley 1994 u. v. m.).

Die Entwicklung unterschiedlicher Persönlichkeitszustände wird durch das wiederholte Erleben schwerer Traumatisierungen und traumatisierender Beziehungserfahrungen notwendigerweise gefördert und kann auch als eine genuine Leistung der Psyche angesehen werden, ohne die es zu noch schlimmeren Schädigungen käme. Es kann sich ein gewissermaßen „dissoziiertes Selbst" entwickeln, d. h. eine spezifische Organisation von Selbst- und Objektrepräsentanzen oder „Netzwerke" von Objektbeziehungserfahrungen, die zu den Missbrauchserlebnissen gehören und die affektiven, kognitiven, physiologischen und fantasierten Ausgestaltungen dieser traumatischen Beziehungserfahrungen in abgespaltenen Ich-Zuständen enthalten, die für die übrige Persönlichkeit nicht zugänglich sind. Dieses dissoziierte Selbst ermöglicht es dem übrigen Selbst, u. a. auch durch die kathartische Abfuhr bestimmter Affekte, über längere Zeit relativ unauffällig zu funktionieren.

Der Unterschied zwischen verdrängten und dissoziierten psychischen Inhalten besteht vor allem darin, dass das dissoziierte Material nicht symbolisierbar ist. Es bleibt gewissermaßen psychisch unverdaut in den dissoziierten „Kompartimenten" der Psyche erhalten. Menschen, die extremer Traumatisierung ausgesetzt waren, können in der Folge innere und äußere Realität nur unzuverlässig unterscheiden, ebenso wie ihre reale Wahrnehmung und ihre Fantasien; es kommt zu einem *„doppelten Zustand des Wissens und Nichtwissens"* (vgl. Grubrich-Simitis 2008; Laub und Auerhahn 1993).

Die schweren dissoziativen Bewusstseinsstörungen, die im Übrigen nicht selten mit selbstverletzenden Handlungen einhergehen können, müssen als eine Art **Vermeidungsstrategie** verstanden werden, die ihrerseits in der Folge zu entsprechenden Beeinträchtigungen im Alltagsleben und den zwischenmenschlichen Beziehungen führen und teilweise die Patienten vollkommen aus ihren Alltagsaktivitäten herauskatapultieren.

Die Dissoziation hat zum einen die Funktion, unerträgliche überwältigende Erinnerungen an traumatische Erlebnisse und Beziehungserfahrungen abzuwehren, und andererseits als existenziell bedrohlich und unkontrollierbar erlebte sexuelle und aggressive Fantasien und Impulse, die z. T. mit den traumatischen Erlebnissen bzw. Beziehungserfahrungen in Verbindung stehen, zu externalisieren, zu projizieren und auszuagieren, ohne dass dafür die „Verantwortung" vor dem inneren Über-Ich und den Anderen übernommen werden muss. Damit lassen sich (teilweise unbewusst) fantasierte Gefahren umgehen, ohne z. B. abgelehnt, verlassen oder bestraft zu werden.

Elemente der traumatischen Beziehungen können internalisiert/introjiziert werden, was die Betroffenen teilweise als hoch beschämend erleben: Fantasien, Impulse, die als fremd, wie ein inneres fremdes malignes Objekt empfunden werden (z. B. auch heftigste autoaggressive Impulse, die manchmal mit erotisch-sexualisierten oder sexuellen Erlebnissen verbunden sind), aggressive, sadistische Impulse oder wiederkehrende, sich aufdrängende Erinnerungen. Es ist, als wäre der Täter weiterhin untrennbar mit ihnen verbunden, habe Macht und Besitz von ihnen ergriffen, sei eins mit ihnen geworden. Dieses Eins-Werden ist einerseits Qual und andererseits – mit aller Vorsicht formuliert – „Lust". Es handelt sich um hoch komplexe internalisierte Subjekt-Objekt-Erfahrungen, die ihrerseits zu hoch komplexen internalisierten Konfliktkonstellationen führen (vgl. Ehlert-Balzer 1996; Henningsen 2008; Mitzlaff und Niedecken 2013).

72.1.7 Risikofaktoren

Die Bereitschaft, auf ein Trauma mit dissoziativen oder anderen psychischen Störungen zu reagieren, hängt von folgenden Faktoren ab:

- Alter und Entwicklungsstand des Betroffenen zum Zeitpunkt des Traumas
- Konstitutionell-genetische Faktoren
- Zugrunde liegende Persönlichkeitsstruktur und die damit verbundene Qualität der Abwehrstruktur
- Intensität des Traumas (einmalige Ereignisse oder Traumatisierungen über mehrere Jahre?)
- Qualität des Traumas (z. B. Naturkatastrophen, Unfälle oder aber sexuelle und körperliche Misshandlungen, Letztere durch Fremde oder aber intrafamiliär [Bekannte etc.])

72.1.8 Diagnostik und Differenzialdiagnostik

Akut und erstmalig auftretende dissoziative Störungen wie Amnesien, Fugue- und Stuporzustände sind zunächst immer als Notfallsituation zu betrachten, da ursächlich lebensbedrohliche Erkrankungen zugrunde liegen können.

Nach aktuellen Studien finden sich in der funktionellen Bildgebung Störungen im präfrontalen Kortex. Je nach Veränderungen des Identitätsstatus sieht man auch Veränderungen im funktionellen Netzwerk der Caudatusregion und Dysfunktionen im anterioren Gyrus cinguli (Modesti et al. 2022).

Differenzialdiagnostisch müssen vor allem epileptische Anfallsleiden, entzündliche ZNS-Erkrankungen (Enzephalitiden), endokrinologische und kardiologische Erkrankungen, septische Zustände, Intoxikationen (Medikamente, Drogen, Alkohol, andere), hepatische und renale Enzephalopathien, traumatische und vaskuläre Hirnschädigungen (Commotio, Contusio) oder vaskulär bedingte hirnorganische Störungen ebenso ausgeschlossen werden wie Tumorerkrankungen und demenzielle Prozesse. An psychischen Störungen sind Psychosen, artifizielle Störungen, schwere mutistische Depressionen sowie Simulation differenzialdiagnostisch auszuschließen.

Strukturierte Diagnostik

Neben einer ausführlichen klinischen Diagnostik, die immer auch eine Fremdanamnese sowie ggf. eine Paar- und Familiendiagnostik beinhalten sollte, kann das Strukturierte Diagnostische Interview für Dissoziative Störungen – SKID-D (Gast et al. 2000) empfohlen werden (Mychailyszyn et al. 2021).

Psychometrische Instrumente

Im deutschsprachigen Raum sind vor allem der Fragebogen zu dissoziativen Symptomen (dt. Version der *Dissociative Experience Scale;* Freyberger et al. 1998) sowie der Fragebogen zur Depersonalisation (Michal und Beutel 2009) zu erwähnen.

Schuldfähigkeit

Es gibt bisher keinen Konsens darüber, ob Patienten mit einer DIS zu jeder Zeit für ihre Handlungen verantwortlich sind. Aktuell gehen die Gerichte von einer Schuldfähigkeit aus (Kabene et al. 2022).

72.1.9 Therapie

Zur Frage der Therapie dissoziativer Bewusstseinsstörungen liegen unterschiedlichste Publikationen vor. Systematische Therapieevaluationsstudien existieren bisher nicht. Die Indikation für eine ambulante oder stationäre Therapie richtet sich zunächst nach der Schwere der Erkrankung. Bei leichteren Formen kann eine ambulante Therapie ausreichend sein. Patienten, die an komplexeren dissoziativen Bewusstseinsstörungen leiden (z. B. an schweren, häufig auftretenden dissoziativen Anfällen), sollten sich zunächst einer stationären Behandlung unterziehen. Vor allem, wenn es sich um den Beginn der Erkrankung handelt, ist auch aus diagnostischen Gründen die Aufnahme in einer spezialisierten Fachklinik, die in ein größeres Akutkrankenhaus (insb. auch mit einer neurologischen Klinik) eingebettet ist, sinnvoll (vgl. Gold und Seibel 2009).

Der Aufbau des individuellen Therapieplans richtet sich neben dem Schweregrad auch nach den komorbiden Erkrankungen. Die Behandlung hat unterschiedliche Phasen: Patienten, die z. B. an täglichen dissoziativen amnestischen Episoden oder dissoziativen Anfällen leiden, müssen zunächst stabilisiert werden, damit sie ihren Alltag und ihren Beruf wieder bewältigen können.

Rezidivierende dissoziative Symptome können eine therapeutische Entwicklung und damit eine persönliche Weiterentwicklung verhindern oder sehr erschweren. Patienten mit dissoziativen Symptomen reagieren im Verlauf ihrer Erkrankung oft auch auf nicht traumaassoziierte Auslöser (z. B. jegliche Konfliktspannungen) mit dissoziativen Mechanismen.

Die Dissoziation kann sich zu einem sog. dissoziativen Abwehrstil herausbilden. Sie wird zu einer Art phobischen Abwehr. Es ist wichtig anzuerkennen, dass der Patient im Moment keine andere „Lösungsstrategie“ als die dissoziative Abwehr hat und dass diese ihm möglicherweise das Überleben ermöglicht hat.

Aber es muss mit ihm vor der Therapie geklärt werden, dass es darum geht, diese Mechanismen aufzugeben und Fähigkeiten zu entwickeln, um mit Alltagsproblemen, Konflikten und anderen belastenden Situationen effektiver umgehen zu können.

Zunächst geht es darum, mit dem Patienten **auslösende Situationen** für die dissoziativen Symptome herauszuarbeiten und ihn immer mehr in seiner diesbezüglichen Selbstwahrnehmung zu sensibilisieren. Außerdem besteht ein Ziel in der Etablierung symptomatischer Maßnahmen, die dem Patienten helfen können, bereits bei wahrgenommenen Prodromi eine dissoziative Symptomatik zu verhindern. Diese können individuell unterschiedlich sein. Dazu gehört z. B. die Anwendung von Coldpacks, körperliche Bewegung u. a. Viele Patienten können die Ursachen und Auslöser für die dissoziative Symptomatik zunächst nicht benennen; sie erleben oft gar nicht, dass sie an schweren pathologischen dissoziativen Symptomen leiden.

Viele Patienten fühlen sich ausgeliefert und ohnmächtig. Sie haben das Gefühl, ihre Handlungen nicht selbst kontrollieren zu können. Sie befinden sich in einer chronischen Unsicherheit, dass sie etwas tun könnten, das sie nicht beabsichtigt haben. Das führt zu Schamgefühlen und manchmal zu sozialem Rückzug. Zu den wichtigsten Zielen gehören daher „*die Förderung der inneren Wahrnehmung und Kommunikation und das Wiedererlangen von Affektmodulation und Steuerungsfähigkeit im Alltag sowie die Synthese und Integration der desintegrierten Wahrnehmungs- und Handlungsschemata*“ (zit. nach Nijenhuis und Mattheß 2006).

Ein weiteres Ziel der Behandlung ist es, im weitesten Sinne die Abwehrfunktion der Dissoziation durch **reifere Abwehr-** oder, anders ausgedrückt, **Copingmöglichkeiten** zu ersetzen. Neben den ursprünglich auslösenden Mechanismen und den spezifischen, teilweise komplexen zugrunde liegenden unbewussten Konflikten ist es wichtig, Faktoren abzugrenzen, die dem sekundären Krankheitsgewinn zuzurechnen sind.

Bezüglich der eigentlichen psychotherapeutischen Behandlung gibt es derzeit vorwiegend psychodynamische, aber auch kognitiv-behaviorale Ansätze, die aus Platzgründen hier nicht ausführlich dargestellt werden können. Eine phasenorientierte Behandlung komplexer dissoziativer Störungen, die letztlich eher kognitive Aspekte einbezieht, wurde von Steele et al. (2004) beschrieben. Bezüglich einer psychodynamischen Therapie sei insbesondere auf die Übersicht von Kluft (2011) verwiesen.

In einem mehrstufigen, längerfristigen Behandlungsprogramm, das zwischen stationären und ambulanten Intervallen wechseln kann, ist es immer das erste Ziel, dissoziative Mechanismen zu reduzieren und aufzugeben und darüber wieder eine ausreichend stabile Alltagsfunktionalität zu erreichen. Erst dann kann eine weitere differenzierte psychotherapeutische Arbeit beginnen, die sich mit der Traumakonfrontation, aber auch mit spezifischen konflikthaften Inhalten beschäftigt.

Pharmakotherapie

Insgesamt gibt es kaum randomisierte Studien. Eine neuere Metaanalyse kommt zu dem Schluss, dass es nur Studien zur Therapie mit Paroxetin und Naloxon gibt (Sutar und Sahu 2019). Bei 68,42 % der untersuchten Fälle kam es zu einer leichten Besserung der Symptomatik. Letztlich handelt es sich bei der Analyse um sehr heterogene und unzuverlässige Literatur.

72.1.10 Verlauf und Prognose

In der Regel kommt es bei der akuten Form der **dissoziativen Amnesie** nach Stunden bis Tagen zu einer spontanen Rückbildung. Aber es gibt protrahierte Verläufe, bei denen die Amnesie auch jahrelang anhalten kann (vgl. Patientengeschichte).

Die **Fugue** kann Stunden bis Tage, selten auch Wochen und sehr selten auch länger anhalten und bildet sich i. d. R. spontan zurück. Die den Fuguezustand begleitende Amnesie kann sich schrittweise zurückbilden. Rezidivierende Verläufe treten gelegentlich auf.

Der **dissoziative Stupor** kann Minuten bis wenige Stunden bis Tage und selten auch mehrere Wochen anhalten. Der Verlauf ist oft fluktuierend; manchmal kann der Stupor spontan abklingen; auch hier kommen aber rezidivierende Verläufe vor.

Dissoziative Anfälle beginnen eher allmählich und dauern i. Allg. länger als ein epileptischer Anfall. Die Anfallsfrequenz kann sehr stark variieren; bei 60 % der Betroffenen tritt etwa einmal wöchentlich ein Anfall auf. Nicht selten kommt es erst nach mehrmonatigem Krankheitsverlauf zur Diagnosestellung. Fehldiagnosen sind häufig, die Behandlung ist schwierig; bei etwa zwei Drittel der Patienten kommt es zu Teilremissionen, Stagnation oder aber zur Verschlechterung des Krankheitsbildes. Prognostisch günstig sind eine kurze Dauer der Anfälle (< 1 J.), eine geringe psychiatrische Komorbidität und ein geringer sekundärer Krankheitsgewinn. Die Prognose ist sehr unterschiedlich. Katamneseuntersuchungen zeigen, dass eine Spontanrückbildung keineswegs häufig ist. Wir haben viele Patienten gesehen, die über viele Jahre an rezidivierenden Anfällen leiden, deren Frequenz je nach Lebenssituation und Belastung zu- und abnehmen kann.

Häufig wird die **dissoziative Identitätsstörung** erst nach langem chronischem Verlauf diagnostiziert. Meist werden Schizophrenien als Fehldiagnose angenommen, und es erfolgen entsprechende antipsychotische Behandlungen, die bei diesen Patienten nicht den entsprechenden Erfolg haben. Für viele Psychiater existiert dieses Störungsbild gar nicht. Viele Autoren nehmen daher eine Unterform der Borderline-Persönlichkeitsstörung oder eine schwere histrionische Persönlichkeitsstörung an. Wichtigstes diagnostisches Kriterium sei die direkte Beobachtung von Persönlichkeitswechseln; allerdings können solche Wechsel auch iatrogen ausgelöst werden. Erfahrene Autoren betonen aber, dass die wirklich betroffenen Patienten oft versuchen, ihre Symptomatik aus Angst, für „verrückt" gehalten zu werden, und aus Scham verbergen und meist aufgrund von komorbiden oder Folgesymptomen eine psychiatrische oder psychotherapeutische Behandlung aufsuchen.

Die **komplexe dissoziative Störung** verläuft oft langwierig; häufig kann man eine Stabilisierung, aber keine vollständige Remission erreichen.

Akute **Depersonalisationssymptome** können sich, vor allem wenn sie als Begleitsymptome anderer Grunderkrankungen auftreten, oft spontan zurückbilden bzw. mit der Rückbildung der Grunderkrankung (z. B. Angststörung) zurückgehen. Depersonalisationssyndrome im engeren Sinne verlaufen sehr oft chronisch-rezidivierend und sind insgesamt psychotherapeutisch und auch psychopharmakologisch schwer zu behandeln.

72.2 Konversionsstörungen

72.2.1 Vorbemerkungen

Die Begriffe „Konversion" und „Dissoziation" sind eng mit dem Krankheitsbild der Hysterie verbunden. Letzteres ist aus unseren neuen Klassifikationssystemen schon lange verschwunden. Beide Krankheits- bzw. Störungskonzepte entstanden in der französischen Psychiatrie gegen Ende des 19. Jh.

Freud führte den Begriff „Konversion" gemeinsam mit Breuer in den „Studien über Hysterie" (1895) ein. Er wollte damit einen Modus der Symptombildung für die bei der Hysterie auftretenden psychogenen körperlichen Symptome beschreiben. Die Konversion sei eine körperliche Symptomatik, die aufgrund einer Umwandlung seelischer Energie in eine somatische Innervation entstehe, wobei gleichzeitig der zugehörige unbewusste, konflikthafte Vorstellungsinhalt verdrängt werde.

Das Konversionssymptom stellt zunächst einen Lösungsversuch für einen anders nicht zu bewältigenden unbewussten Konflikt dar. Konversionsstörungen wurden später auch als „Ausdruckskrankheiten" bezeichnet, was auf die zugrunde liegende unbewusste Konfliktthematik hinweist. Das Konversionssymptom bringt die verschiedenen Anteile des Konflikts zum Ausdruck, etwa wenn ein Mensch im Rahmen einer aggressiven Auseinandersetzung plötzlich eine Lähmung des Arms entwickelt, also nicht mehr zuschlagen kann, oder im Rahmen eines Ablösungskonflikts eine Gangstörung entsteht und damit der Wunsch wegzulaufen, aber nicht zu können, weil das viel zu angstbesetzt ist.

Freuds Modell bezog sich ausschließlich auf Symptome, die den Bereich der Sensorik, der Sensibilität und der Willkürmotorik betrafen. Später wurde sein Modell auf vegetativ innervierte Organe und Schmerzsyndrome ausgeweitet (vgl. auch Fricke-Neef und Spitzer 2013).

Nach Hartmann (2000: 27) bezeichnet Konversion:

„… die Verdichtung der Besetzung von dem Insgesamt einer verdrängten Vorstellung auf eine ihrer Komponenten, nämlich auf die dieser Vorstellung inhärente oder mit ihr aus unterschiedlichen Gründen assoziierte Körperrepräsentanz. … Konversion affiziert also nicht Körperorgane, wie etwa die psychosomatischen Erkrankungen im engeren Sinne, sondern zunächst die Vorstellungen über den Körper. Dabei werden die von der Symptomatik betroffenen Körperfunktionen so gebraucht also ob es sich um psychische Repräsentanzen handele. Der betroffene Patient weiß aber nicht, dass hinter der konversionsneurotisch veränderten Wahrnehmung bzw. den motorischen Äußerungen jemals eine Vorstellung oder ein Wunsch stand."

Die Konzepte der Konversion und Dissoziation sollten nach Hoffmann et al. (2004) als komplementäre Konzepte angesehen werden. Beide Vorgänge können als Ausdruck einer Störung der integrierenden Funktion des Bewusstseins verstanden werden.

Die Konversion kann als Symbolisierungsleistung angesehen werden, d. h., es handelt sich um einen hoch strukturierten Vorgang. Wünsche, Gedanken oder Fantasien, die für den Betroffenen unerträglich erscheinen, werden aus dem Bewusstsein verdrängt und körpersprachlich ausgedrückt. Der Betroffene weiß anschließend nichts mehr von den unerträglichen Wünschen, Gedanken oder Fantasien. Er bemerkt das körperliche Symptom, aber der innerseelische Stress scheint verschwunden und das seelische Gleichgewicht zunächst wiederhergestellt zu sein. Das kommt in der eigentümlich heiteren und unbeschwerten Stimmung („la belle indifférence") zum Ausdruck, die viele dieser Patienten trotz starker körperlicher Einschränkung zeigen.

Die Dissoziation des Bewusstseins wird eher als Ausdruck schwerer, meist traumatisch bedingter Psychopathologie angesehen. Das bedeutet aber nicht, dass Konversionssymptome weniger Einschränkungen der Lebensaktivität mit sich brächten (➤ Kap. 72.2.4).

Leider haben die nach rein phänomenologischen Kriterien definierten dissoziativen und somatoformen Störungen (auch „funktionelle Störungen") die Konversionsstörungen „verdrängt".

Die ICD-10 kennt keine psychodynamischen Begriffe, sondern nur phänomenologische Klassifikationen. Das eigentlich Charakteristische nämlich, dass das Konversionssymptom einen unbewussten Lösungsversuch für einen intra- oder interpsychischen Konflikt darstellt (s. u.), wird nicht mehr berücksichtigt.

Der von Nijenhuis (2004) eingeführte Begriff der **„somatoformen Dissoziation"** will traumaassoziierte Körpererinnerungen beschreiben, die nicht i. S. einer Umwandlung eines seelischen Konflikts in körperliche Energie, sondern als direkte Traumafolgestörungen zu verstehen seien. In der aktuellen Literatur ist der Begriff der Konversion von der somatoformen Dissoziation nicht immer klar abgegrenzt. Manchmal wird er synonym verwendet.

72.2.2 Klassifikation

Die Konversionsstörungen werden in der ICD-10 unter F44 (Dissoziative Störungen) subsumiert (➤ Tab. 72.1) und befinden sich damit in einer Kategorie mit den dissoziativen Bewusstseinsstörungen. Unter F44.4–F44.7 werden die dissoziativen Störungen der Bewegung und der Sinnesempfindung zusammengefasst. Hier sind auch die dissoziativen Krampfanfälle (F44.5) eingeordnet.

Das DSM-5 ordnet die Konversionsstörungen den „Somatic Symptom and Related Disorders" (somatische Symptomstörung und verwandte Störungen) zu und grenzt sie von den dissoziativen Bewusstseinsstörungen ab. Als Unterbezeichnung gibt es im DSM-5 die „funktionelle neurologische Symptomstörung" („functional neurological symptom disorder"), d. h., die Symptome betreffen die willentlichen motorischen oder die sensorischen Funktionen.

▮▮ Wichtig ist, die Diagnose einer Konversionsstörung aufgrund des klinischen Gesamtbildes und nicht aufgrund eines einzelnen klinischen Symptoms zu stellen. Betont werden hier die Inkonsistenz/Inkongruenz der körperlichen Symptomatik mit organischen Aspekten sowie die funktionelle Beeinträchtigung durch die Beschwerden. ▮▮

72.2.3 Epidemiologie

Die Lebenszeitprävalenz für alle Konversionsstörungen liegt in der Allgemeinbevölkerung bei etwa 0,6 %, die 1-Jahres-Prävalenz bei 0,3 % (Faravelli et al. 2004). Frauen erkranken deutlich häufiger. In der Inneren Medizin und Neurologie leiden etwa 8 % der Patienten an Konversionsstörungen (man die dissoziativen Anfälle zu den Konversionsstörungen rechnen will, so kommen sie bei etwa 10–58 % aller Patienten in Epilepsiezentren vor: Etwa 20–30 % aller therapieresistenten Epilepsien gehen auf nicht erkannte dissoziative Anfälle zurück (vgl. Eckhardt-Henn 2004).

Der Erkrankungsbeginn liegt zwischen dem 17. und dem 32. Lj., Konversionsstörungen können Kapfhammer et al. 1998). Wenn aber in jedem Lebensalter vorkommen.

72.2.4 Klinische Symptomatik

Die häufigsten Symptome sind:

- Bewegungsstörungen wie Gangschwäche oder Schwäche in den Armen oder im ganzen Körper; Lähmungen, Gehstörungen, Krämpfe, Tics, Tremor, Zittern des ganzen Körpers oder einzelner Gliedmaßen, Ja-Nein-Tremor des Kopfes, Blepharospasmen, Ptosen, Dystonien und Myoklonien, psychogene Stimm- und Sprechstörungen.
- Sensorische Störungen wie psychogene Hörstörungen und Sehstörungen bis hin zur psychogenen Blindheit oder Taubheit.
- Sensibilitätsstörungen: Sie können am ganzen Körper vorkommen, richten sich aber nicht nach neuroanatomischen Gesichtspunkten, sondern nach den subjektiven Vorstellungen des Patienten.
- Geschmacks- oder Riechstörungen.
- Juckreiz oder Brennen oder Missempfindungen der Haut und der Zunge.

Einige Autoren beschreiben auch alle Arten von Schmerzsymptomen oder Störungen an inneren Organen als Konversionsstörung (vgl. Adler 2011).

Im Verlauf von Konversionsstörungen wie z. B. schweren Gangstörungen oder Lähmungserscheinungen, Dystonien oder Monoklonien kann es z. T. zu schweren Folgekomplikationen kommen, z. B. zu Muskelatrophien, Gelenkkontrakturen, Schmerzen aufgrund von Fehlhaltungen etc.

72.2.5 Komorbidität

Wir finden eine Häufung unterschiedlicher komorbider Erkrankungen, vor allem depressive Störungen (70–90 %), somatoforme Störungen (ca. 15 %), Phobien und andere Angsterkrankungen (25–90 %) sowie Persönlichkeitsstörungen, insbesondere vom emotional instabilen Typ (ca. 30 %) (Zanarini et al. 2000). Bei etwa 47 % kommen zeitgleich zur Konversionsstörung auch dissoziative Bewusstseinsstörungen vor (vgl. Schäfert 2015).

72.2.6 Verlauf und Prognose

Konversionsstörungen können im Rahmen von Belastungen unterschiedlicher Art einmalig oder episodenhaft, aber auch rezidivierend bis chronisch verlaufen.

Konversionssymptome können – vor allem wenn sie rezidivieren oder chronifizieren – die Betroffenen sehr stark in ihrer Alltags- und Berufsaktivität einschränken. Die chronifizierten Konversionsstörungen sind i. d. R. sehr schwierig zu behandeln.

Die Prognose ist unterschiedlich. Bei einmaligen und episodenhaft auftretenden Konversionsstörungen ist sie sehr günstig. Bei rezidivierenden bis chronischen Verläufen kann sie oft sehr ungünstig sein. Die Patienten entwickeln im Verlauf einer chronifizierten Konversionsstörung oft Folgekomplikationen wie z. B. Lähmungserscheinungen, die zu Gelenkkontrakturen, zu Muskelatrophien und damit verbunden zu einer erhöhten Sturzgefahr und weiteren Komplikationen führen können. In vereinzelten Fällen kommt es dann zu medizinischen Eingriffen wie Gelenkversteifungen oder sogar Amputationen der Gliedmaßen, i. d. R. unter völlig falscher Diagnose.

Viele Patienten entwickeln im Verlauf einen sehr hohen sekundären Krankheitsgewinn, richten sich manchmal regelrecht auf ihre Erkrankung ein und fordern sehr viel Zuwendung und Aufmerksamkeit von ihrer Umgebung, was die weitere Chronifizierung noch verstärkt. So werden auch schwerste Konversionssyndrome beschrieben, z. B. schwere Bewegungsstörungen, die schließlich mit ständiger Bettlägerigkeit und Pflegebedürftigkeit einhergehen. Kürzlich wurde uns eine junge Patientin zur Behandlung angemeldet, die mit der Diagnose „hoher Pseudoquerschnitt" seit Monaten schwerstpflegebedürftig in einer neurologischen Klinik behandelt wurde.

Die mittlere Erkrankungsdauer, bis eine psychiatrisch-psychotherapeutische Intervention erfolgt, liegt in vielen Fällen bei bis zu 7 Jahren (vgl. Fricke-Neef und Spitzer 2013). Wenn eine Konversionsstörung chronifiziert und entsprechend lange verläuft, lassen sich die ursprünglichen Auslösekonflikte oft gar nicht mehr eruieren. Das macht auch die Behandlung schwierig.

Nach unterschiedlichen Studien ist die Diagnose einer Konversionsstörung bei nur etwa 4 % der Patienten falsch. Stone et al. (2005) fanden bei 1.114 Patienten nur vier klare Fehldiagnosen.

Ein **ungünstiger Verlauf** kann bei folgenden Prädiktoren angenommen werden (vgl. Sharpe et al. 2010):

- Erwartung, sich nicht zu erholen
- Nichtattribuierung der Symptome auf psychologische Faktoren
- Bezug von Versorgungsleistungen bereits bei der ersten Konsultation
- Schwierige und konflikthafte familiäre Verhältnisse
- Überprotektives Verhalten der Umgebung
- Schwierige konflikthafte berufliche Situation
- Hoher sekundärer Krankheitsgewinn

Als **günstige Prognosefaktoren** gelten:

- Kurze Erkrankungsdauer bis zur adäquaten Diagnosestellung
- Patientenseitige Wahrnehmung eines effektiven Managements durch den Behandler (vgl. Schäfert 2015)
- Hohe soziale Unterstützung ohne Überprotektion
- Anerkennung des Patienten, dass seelische Faktoren eine wichtige Rolle spielen (Introspektionsfähigkeit)

RESÜMEE

Für die Prognose ist es sehr wichtig, dass die Diagnose frühzeitig gestellt und umgehend eine psychosomatische Therapie – je nach Schweregrad und Chronifizierung auch zunächst stationär – eingeleitet wird. Bei schwer chronifizierten und rezidivierend auftretenden Konversionssymptomen ist nach unserer Erfahrung auch ein stationäres Intervallsetting anzuraten, das mit einer kontinuierlichen ambulanten Therapie verbunden werden sollte. Sehr wichtig ist es, mit anderen Ärzten eng zusammenzuarbeiten, um wiederholte diagnostische oder nicht indizierte medizinische Maßnahmen zu vermeiden.

72.2.7 Therapie

Bezüglich der Behandlung sind folgende Faktoren essenziell (vgl. Schäfert 2015; Brunner 2012; Fricke-Neef und Spitzer 2013):

- Aufklärung über den ursächlichen Einfluss psychologischer Faktoren/Arbeit an einem psychosomatischen Krankheitsverständnis
- Anerkennung des Leidensdrucks und der psychosozialen Konsequenzen
- Einleitung einer symptomorientierten Behandlung
- Reduktion funktioneller Beeinträchtigungen in Beruf und sozialem Netzwerk
- Stärkung eigener und sozialer Ressourcen
- Begrenzung inadäquater Inanspruchnahme medizinischer Ressourcen und Vermeidung iatrogener Schädigungen
- Reduktion dysfunktionaler Verstärkungsprozesse für das Krankheitsverhalten
- Evtl. Angebot suggestiv-hypnotherapeutischer Verfahren, die dem Patienten initial einen eher passiv-rezeptiven Zugang ermöglichen
- Festigung struktureller Schwächen der Selbst- und Beziehungsregulation, insbesondere Steigerung der Affekttoleranz (Erlernen von Strategien zur Emotionsregulation) und Vermeidung von Affektüberschwemmungen
- Identifikation von Auslösern und Verminderung von Dissoziationsneigung
- Stabilisierung und Bearbeitung etwaiger traumaassoziierter Symptome
- Verbesserung komorbider psychischer Störungen
- Psychodynamische Bearbeitung auslösender Konflikte
- Familientherapeutische interaktionelle Bearbeitung von intrafamiliären Konflikten
- Je nach Indikation weiterführende ambulante tiefenpsychologisch fundierte oder psychoanalytische Therapie

LITERATURAUSWAHL

DGPM (Deutsche Gesellschaft für Psychosomatische Medizin und Ärztliche Psychotherapie e. V.). S2k-Leitlinie Depersonalisations-Derealisationssyndrom, Diagnostik und Behandlung. Stand: 18.9.2014 (in Überarbeitung); https://register.awmf.org/de/leitlinien/detail/051-030 (letzter Zugriff: 29.4.2024).

Eckhardt-Henn A, Spitzer C. Dissoziative Bewusstseinsstörungen. Theorie, Symptomatik, Therapie. Stuttgart: Schattauer 2017.

Haritsa SV, Reddy KJ, Rafiq A, Gupta M. Randomized trials of psychotherapeutic treatment for psychogenic seizures: Scoping reviews. Indian J Psychol Med 2021; 43(6): 469–472.
McCutcheon JE. Seizures and pseudoseizures: The great divide. Prog Brain Res 2022; 272: 143–151.
Modesti MN, Rapisarda L, Capriotti G, Del Casale A. Functional neuroimaging in dissociative disorders: A systematic review. J Pers Med 2022; 12(9): 1405.
Mychailyszyn MP, Brand BL, Webermann AR, et al. Differentiating dissociative from non-dissociative disorders: A meta-analysis of the Structured Clinical Interview for Dissociative Disorders (SCID-D). J Trauma Dissociation 2021; 22(1): 19–24.
Ross CA. Voices: Are they dissociative or psychotic? J Nerv Ment Dis 2020; 208(9): 658–662.
Sutar R, Sahu S. Pharmacotherapy for dissociative disorders: A systematic review. Psychiatry Res 2019; 281: 112529.

KAPITEL

73 Schwindel

Annegret Eckhardt-Henn

73.1 Einleitung

Patientengeschichte

Herr T. (geb. 1960) stellte sich erstmalig im Juli 2007 in der Psychosomatischen Ambulanz vor. Er litt seit mehreren Monaten unter Schwindel und hatte sich mehrfach bei niedergelassenen Neurologen, HNO-Ärzten und schließlich bei einem einschlägigen Facharzt für Neurologie untersuchen lassen, der ihn dann an die Psychosomatische Spezialambulanz verwies.

Der angespannt wirkende Pat. berichtete, dass er erstmals vor ca. 2 Jahren nach einer Feier in seiner Firma „wie aus heiterem Himmel" einen Drehschwindel bekommen habe. Alles habe sich gedreht, er habe nicht mehr auf den Beinen stehen können, ihm sei übel gewesen, auch Brechreiz und Schweißausbrüche seien aufgetreten. Er habe in dem Moment große Angst gehabt, einen Herzinfarkt oder Schlaganfall zu erleiden. Mit dem Notarztwagen sei er dann in die Notfallambulanz eines großen Klinikums eingeliefert worden. Man habe nichts Organisches feststellen können. Es sei sogar ein Schädel-MRT angefertigt worden, das unauffällig gewesen sei. Nach wenigen Tagen hätten sich die Beschwerden wieder zurückgebildet. Das Ganze habe ihm aber einen großen Schrecken eingejagt.

Einige Wochen später erneut zu eine Drehschwindelattacke aufgetreten. Ein niedergelassener HNO-Arzt habe den Verdacht auf einen Morbus Menière geäußert und ihn mit Infusionen behandelt. Diese Behandlung sei mehrfach wiederholt worden, ohne Erfolg. Erneut habe er sich bei verschiedenen Ärzten vorgestellt. Schließlich habe man auf einen „vertebragenen Schwindel" getippt. Er habe sich daraufhin mehrere Monate lang physiotherapeutischen und chiropraktischen Maßnahmen unterzogen. Er mache noch immer täglich Krankengymnastik und habe sich mehrfach von seinem Orthopäden mit Spritzen behandeln lassen, was vorübergehend auch geholfen habe. Nach einiger Zeit sei es aber immer wieder zu Schwindelanfällen gekommen. Die Abstände hätten sich zunehmend verringert.

Hinzugekommen sei nun ein dauerhaft anhaltender Schwankschwindel, sodass er sich manchmal fühle, als habe er zu viel getrunken. Er habe Angst, der Boden könne wegkippen, er könne umfallen und in eine peinliche Situation geraten.

Im Erstgespräch verneint er zunächst weitere psychische Symptome. Es gehe ihm allerdings wegen des mittlerweile seit mehreren Monaten bestehenden Schwindels nicht gut. Er habe häufig Angst, erneute Schwindelattacken zu erleiden, weswegen er seither viele Aktivitäten vermeide. Auf genaues Nachfragen gibt er an, seither nicht mehr Auto zu fahren, allenfalls nur noch sehr kurze Strecken. Außerdem traue er sich nicht mehr in Kaufhäuser und sage häufig soziale Anlässe wie Einladungen, Feste etc. ab. Seit mittlerweile 16 Wochen ist er krankgeschrieben, da er sich seinen Aufgaben, die er in einem

Hochleistungsberuf in führender Position wahrnehmen muss, nicht mehr gewachsen sieht. Häufig müsse er Präsentationen vor anderen Managern durchführen. Es sei ihm unerträglich, dass in einer solchen Situation eine Schwindelattacke auftreten und er damit in eine höchst peinliche Situation geraten könne.

Erst im zweiten bzw. dritten Gespräch erfahre ich, dass er auch gelegentlich wegen Schwindelanfällen aus dem Schlaf erwacht und sich dann sehr schlecht fühlt. Er müsse in der Wohnung umherlaufen, sofern er überhaupt laufen könne, und fände nur schlecht wieder in den Schlaf. Am Morgen fühle er sich erschöpft und zerschlagen. Tagsüber habe er dauernd das Gefühl, seine Bewegungen kontrollieren zu müssen, weil der Schwankschwindel eigentlich dauernd da sei. Er fühle sich nicht mehr wirklich sicher, habe oft „Angst, die Wegsteuer zu verlieren", z. B. nach rechts gezogen zu werden, was ihm aber nach Angaben von Bekannten und Freunden nicht anzumerken sei. Durch diese ständige Kontrolle – er habe das Gefühl, seine Muskeln dauernd anspannen zu müssen – habe er seit einiger Zeit daher auch noch Schmerzen im Nackenbereich, die sich häufig über den Kopf zögen und schließlich in einem unangenehmen Kopfschmerz endeten. Seinen sportlichen Aktivitäten (Tennis und Joggen) komme er gar nicht mehr nach, obwohl er bemerkt habe, dass es ihm beim Joggen eigentlich bessergehe. Er habe aber Angst, dann irgendwo im Wald einen Drehschwindelanfall zu erleiden und vielleicht nicht mehr nach Hause zu kommen. Komischerweise fühle er sich bei Bewegung häufig besser. Bei längerem Stehenbleiben trete der Schwindel sehr deutlich hervor.

Bestimmte visuelle Reize könnten den Schwindel verstärken, wenn er z. B. als Beifahrer im Auto an einer Baumallee entlangfahre oder, falls überhaupt, in Begleitung seiner Frau im Supermarkt an den Regalen vorbeilaufe. Das diene ihm als Beweis, dass sein Schwindel doch organische Ursachen haben müsse. Er könne sich nicht vorstellen, dass diese nicht feststellbar seien. Er müsse allerdings einräumen, dass die chiropraktischen und anderen orthopädischen Maßnahmen immer nur kurzfristige Besserung erbracht und in letzter Zeit überhaupt nicht mehr geholfen hätten. Im Gegenteil: Einmal sei sein Schwindel sogar schlimmer geworden.

Nach möglichen Belastungs- und Stressmomenten in seinem Leben gefragt, gibt er an, dass alles gut sei. Er habe ein sehr gutes Verhältnis zu seiner Frau; seine Tochter (15) und seine Söhne (17 und 15) gingen in die Schule und seien gesund. Seine Eltern lebten in der Nähe, seien beide bis auf geringe altersbedingte Beschwerden wohlauf, das Verhältnis zu ihnen sei immer gut gewesen, auch jetzt. Er sei der einzige Sohn. Auch wenn er eher streng erzogen worden sei, hätten ihn die Eltern immer unterstützt. Der Vater sei sehr stolz auf ihn, weil er es in seinem Beruf sehr weit gebracht habe. Seine Schwiegermutter sei vor Kurzem für alle unerwartet sehr plötzlich verstorben. Der Schwiegervater habe sich daher im Garten des Hauses, das seine Frau erbt und in das er mit seiner Frau und den Kindern demnächst einziehen wolle, ein kleines Haus gebaut. Man habe überlegt, dass der Schwiegervater so besser betreut werden könne, obwohl er nun eine Polin angestellt habe, die ihn versorgt. Bei genauerem Nachfragen berichtet Herr T., dass der Schwiegervater ein sehr dominanter Mann sei und seine Tochter seit dem Tod der Ehefrau sehr gefordert habe. Er habe aber zu ihm ein sehr gutes Verhältnis; auch der Schwiegervater sei sehr stolz auf ihn, erzähle überall, was sein Schwiegersohn beruflich leiste. Manchmal mische sich der Schwiegervater allerdings stark in die familiären Angelegenheiten ein, was man ihm aber nachsehen müsse, da er eben schon ein alter Herr sei. Er habe bisher noch nie etwas zu ihm gesagt, weil er das gute Verhältnis nicht stören wolle.

An seiner Arbeitsstelle sei alles „in Butter"; er sei sogar befördert worden und erhalte ein deutlich höheres Gehalt. Erst nach mehreren Gesprächen erfahren wir, dass er vor wenigen Monaten in eine andere Abteilung versetzt wurde und nun mit der Leitung einer größeren Abteilung betraut ist. Aufgrund einer bevorstehenden Fusionierung seiner Firma soll er das Personal reduzieren, d. h., er muss etwa 20 Mitarbeitern kündigen.

Bei einem Paargespräch schildert seine Ehefrau, dass er in der letzten Zeit sehr unkonzentriert und nervös sei. Insgesamt mache er sich immer sehr viele Gedanken um alles, wolle immer alles perfekt machen.

Nach drei Vorgesprächen, in denen es auch um die Schaffung eines psychosomatischen Krankheitsverständnisses bei Herrn T. ging, konnte er sich auf eine stationäre Therapie einlassen. In deren Verlauf wurde deutlich, dass der Pat. an einem ausgeprägten Schuldkonflikt litt, der durch den Aktualkonflikt (Beförderung, die aber mit der Notwendigkeit, Mitarbeitern zu kündigen, verbunden war) wieder aktiviert worden war. Er wurde über 6 Wochen in einem multimodalen stationären Therapieprogramm behandelt, in dem auch störungsspezifisch auf die Schwindelsymptomatik eingegangen wurde. Er nahm schwerpunktmäßig an einer tiefenpsychologisch fundierten Einzeltherapie nach Fokaltechnik und an einer interaktionellen Gruppentherapie teil. Die Symptomatik besserte sich deutlich; es wurde noch eine weiterführende tiefenpsychologisch fundierte Therapie angeschlossen. Ein Jahr später (nach stationärer Entlassung) war der Pat. weiterhin symptomfrei.

Diese Krankengeschichte ist sehr typisch für Patienten mit komplexen funktionellen (ehemals „somatoformen") Schwindelerkrankungen. Der Patient erlebt seinen Schwindel als organisch verursacht. Durch wiederholte Verordnung symptomatischer Maßnahmen unterstützen ihn die Ärzte zunächst in dieser Auffassung. Die Zunahme der Schwindelsymptomatik veranlasst ihn nicht, psychosomatische Hilfe zu suchen, obwohl er trotz wiederholter diagnostischer und therapeutischer Maßnahmen keinen Erfolg, sondern sogar eine Verschlimmerung seiner Erkrankung zu verzeichnen hatte.

Die Erkrankung legitimiert eine längere Zeit der Arbeitsunfähigkeit und damit eine Aufschiebung bzw. vordergründige Entlastung von der beruflichen Belastungssituation. Vor seinem inneren Beobachter muss er sich nicht mit seinen eigentlichen Ängsten und Überforderungsgefühlen auseinandersetzen. Aber es handelt sich nicht um eine wirkliche Lösung, denn die lange Arbeitsunfähigkeit bringt ihn nun unter Druck, ggf. seinen Arbeitsplatz zu verlieren.

Ein zeitlicher Zusammenhang mit bestimmten Lebensveränderungen zeichnet sich ab, seine Sicherheit scheint bedroht. Dies ist dem Patienten aber nicht bewusst.

Wie Patienten mit anderen somatoformen Störungen erlebt auch dieser Patient nur das körperliche Symptom, das ihm als unbewusste Entlastung innerer Konfliktspannungen dient.

73.2 Definition und Klassifikation

Der funktionelle (ehemals somatoforme) Schwindel („psychiatric dizziness") ist eine häufige Erkrankung im Fachgebiet der Psychosomatischen Medizin, bei der Schwindelsymptome unterschiedlicher Qualität das Leitsymptom darstellen. Funktionellen Schwindelsyndromen können unterschiedliche psychische Störungen zugrunde liegen. Zu den häufigsten gehören Angst- und phobische Störungen; weiter zu nennen sind depressive, dissoziative und somatoforme Störungen.

Die Arbeitsgruppe um Eckhardt-Henn sowie Eckhardt-Henn und Dieterich[1] differenzierte primäre funktionelle von sekundären funktionellen Schwindelsyndromen. Diesen funktionellen Schwindelsyndromen liegt eine psychische bzw. psychosomatische Erkrankung zugrunde. Eckhardt-Henn schlug vor, den somatoformen Schwindel unter der ICD-10-Kategorie „F45.8 Sonstige somatoforme Störungen" einzuordnen und je nach Subgruppe (s. u.) zu differenzieren.

Im DSM-5 wird der Schwindel unter der Kategorie „Somatic symptom disorder" geführt (APA 2013). Ob sich diese Einteilung bewähren wird, bleibt offen. Aus Sicht der Autorin handelt es sich hier um eine starke Vereinfachung, die alle funktionellen (somatoformen) Schwindelsymptome in eine Kategorie presst, obwohl es sich um eine sehr heterogene Krankheitsgruppe handelt (Frances 2013).

In die ICD-11 wurde der Oberbegriff „persistierender postural-perzeptiver Schwindel" (PPPD; „persistent postural perceptual dizziness") aufgenommen. Dabei wird zwischen primärem PPPD, der ohne eine vorangegangene organische vestibuläre Störung entsteht, und sekundärem PPPD unterschieden, der sich etwa 3–12 Monate nach einer vorangegangenen vestibulären Störung entwickelt, die aber bereits abgeklungen sein muss und die folgende Symptomatik nicht erklären kann (➤ Tab. 73.1).

Der PPPD wird als ein über ≥ 3 Monate anhaltender persistierender Schwindel oder eine Gang- und Standunsicherheit definiert. Die Symptome können über Stunden oder mehrere Tage oder Wochen bis Monate auftreten. Bestimmte passive oder aktive Körperbewegungen und sich bewegende visuelle Stimuli aus der Umgebung (z. B. an Baumalleen entlangfahren, an Supermarktregalen entlanglaufen, vorbeifahrende Fahrzeuge u. a.) sowie körperliches Aufrichten können die Symptome auslösen. Beim sekundären PPPD können organische vestibuläre Erkrankungen vorausgehen, die aber nun die Symptomatik nicht mehr erklären können. Die Patienten fühlen sich, wie alle Patienten mit funktionellen Schwindelerkrankungen, stark belastet. Es kann zu Folgereaktionen, Vermeidungsverhalten, sozialem Rückzug bis hin zur Arbeitsunfähigkeit und zur Unfähigkeit, den Alltag zu bewältigen, kommen (vgl. die weiteren Ausführungen).

[1] Arbeitsgruppe Somatoformer Schwindel: Prof. M. Dieterich Universitätsklinik Neurologie LMU-München, Dr. Best Universitätsklinik für Neurologie Mainz, Frau Dr. R. Tschan, Universitätsklinik für Psychosomatische Medizin Mainz und A. Eckhardt-Henn, Klinik für Psychosomatische Medizin und Psychotherapie, Med. Klinik 2, Klinikum Stuttgart

73.3 Epidemiologie

Auf die Gesamtgruppe komplexer Schwindelsyndrome bezogen beträgt der Anteil der funktionellen Schwindelsyndrome etwa 30–50 %. Schwindel gehört in der Neurologie und Allgemeinmedizin zu den häufigsten Leitsymptomen. Bei etwa 30 % der Patienten mit ursprünglich organischen Schwindelsyndromen entwickeln sich im Verlauf sekundäre funktionelle Schwindelsyndrome (Eckhardt-Henn et al. 2008; Wiltink et al. 2009).

73.4 Symptomatik

Prinzipiell können beim funktionellen Schwindel alle Schwindelqualitäten vorkommen. Häufiger klagen die Patienten über Schwank- oder diffusen Schwindel. Manchmal gebrauchen sie auch die Bezeichnung Schwindel für unspezifische Missempfindungen, die bei genauerer Exploration keinen eigentlichen Schwindel darstellen. Je nach zugrunde liegender psychischer Störung können Attacken- wie auch Dauerschwindel vorkommen. Nicht selten beschreiben die Betroffenen unterschiedliche Schwindelqualitäten.

Die häufigsten zugrunde liegenden psychosomatischen Störungen sind die **Phobien** und hier besonders die **Agoraphobie** und **Soziophobie,** aber auch **atypische phobische Zustandsbilder** können Grundlage funktioneller Schwindelsyndrome sein. Obwohl Betroffene auch die phobischen Ängste und das damit verbundene Vermeidungsverhalten ausschließlich als Folge des Schwindels beschreiben, lassen sich sehr schnell die typischen Symptome einer phobischen Störung explorieren. Die Schwindelattacken treten in bestimmten Situationen auf – bei der Agoraphobie z. B. in Menschenmengen, auf freien Plätzen, in Kaufhaussituationen, in Warteschlangen, beim Autofahren, in öffentlichen Verkehrsmitteln etc. Bei den soziophoben Störungen kommen die Schwindelattacken typischerweise in Begegnungen mit anderen Personen vor, z. B. im Rahmen von Restaurantbesuchen, Gesprächen, sozialen Anlässen etc. Die Patienten erleben den Schwindel als maximal beeinträchtigend, weil sie das Gefühl haben, vollkommen die Kontrolle zu verlieren und sich im Schwindelanfall überhaupt nicht mehr helfen oder fortbewegen zu können. Sie entwickeln ein ausgeprägtes Vermeidungsverhalten, das oft zunächst bagatellisiert wird.

Bei der **Panikstörung** treten die Schwindelattacken scheinbar aus heiterem Himmel auf und sind keiner spezifischen Auslösesituation zuzuordnen. Hinzu kommen häufig hypochondrische Ängste, z. B. an einem Schlaganfall oder einer entzündlichen neurologischen Erkrankung zu leiden. Die Schwindelattacken können die Panikattacken

Tab. 73.1 Kriterien für die Diagnose von persistierendem postural-perzeptivem Schwindel (PPPD) nach Staab et al. (2017)

1	Ein oder mehrere Symptome von Schwindel, Schwankschwindel oder Drehschwindel treten an den meisten Tagen seit 3 Monaten oder länger auf.
	• Die Symptome halten über längere Zeiträume (stundenlang) an, können aber in ihrer Schwere zunehmen und abnehmen.
	• Die Symptome müssen nicht ununterbrochen den ganzen Tag über vorhanden sein.
2	Anhaltende Symptome treten ohne spezifische Provokation auf, werden aber durch 3 Faktoren verschlimmert:
	• Aufrechte Körperhaltung
	• Aktive oder passive Bewegung ohne Rücksicht auf Richtung oder Position
	• Exposition gegenüber bewegten visuellen Reizen oder komplexen visuellen Mustern
3	Die Störung wird durch Bedingungen ausgelöst, die Schwindel, Unsicherheit, Benommenheit oder Gleichgewichtsprobleme verursachen, einschließlich akuter, episodischer oder chronischer vestibulärer Syndrome, anderer neurologischer oder medizinischer Erkrankungen oder psychischer Belastung.
	• Wenn es sich bei der auslösenden Ursache um eine akute oder episodische Erkrankung handelt, gehen die Symptome mit dem Abklingen der auslösenden Ursache in das Muster von Kriterium 1 über, können jedoch zunächst intermittierend auftreten und sich dann zu einem anhaltenden Verlauf verdichten.
	• Handelt es sich bei der auslösenden Ursache um ein chronisches Syndrom, können sich die Symptome zunächst langsam entwickeln und allmählich verschlimmern.
4	Die Symptome verursachen erheblichen Leidensdruck oder Funktionseinschränkungen.
5	Die Symptome können nicht besser durch eine andere Krankheit oder Störung erklärt werden.

maskieren bzw. sind als somatisches Korrelat einer Panikstörung zu werten. Häufig haben die Patienten auch nächtliche Schwindelanfälle, werden manchmal vom Schwindel wach und haben ausgeprägte Ein- und Durchschlafstörungen.

Bei der **generalisierten Angststörung** kommt neben Schwindelattacken auch häufig ein Dauerschwindel vor, der im Vergleich zu den Schwindelattacken eine geringere Intensität hat. Neben den Schwindelsymptomen beklagen die Patienten oft eine ständige Nervosität und innere Anspannung, eine erhöhte psychomotorische Unruhe, anhaltende, frei flottierende Ängste sowie Ängste, die sich auf die Zukunft, die eigene Person sowie nähere Verwandte und Freunde beziehen. Hinzu kommen meist Ein- und Durchschlafstörungen. Die Intensität der Symptomatik kann wechseln.

Insgesamt beschreiben Patienten mit **Angststörungen** häufiger Drehschwindelattacken; subjektiv wird aber zunächst keine Angst als eigenständiges Beschwerdebild angegeben; die Angst wird ausschließlich als Reaktion auf den Schwindel erlebt. Außerdem gibt es viele **atypische Angststörungen,** die bzgl. der klinischen Symptomatik i. d. R. leichter ausgeprägt sind und mit einer geringen Beeinträchtigung der Alltags- und Berufsaktivitäten einhergehen.

Bei den **depressiven Störungen** zeigt sich ebenfalls das Phänomen, dass die Patienten depressive Symptome i. d. R. als Folge des Schwindels beschreiben. Hier kommt häufiger ein Dauerschwindel vor. Die Patienten berichten von Stimmungsänderungen, Reizbarkeit, Antriebsstörungen bis hin zu Suizidalität. Weiterhin sind Libidostörungen und Tagesschwankungen (morgens oder abends ist der Schwindel besonders schlimm) zu beobachten. Bei schweren Erkrankungen können ausgeprägte soziale Rückzugstendenzen, nihilistische Gedanken und Suizidalität auftreten („Wenn der Schwindel nicht weggeht, will ich nicht mehr leben!").

Bei den **dissoziativen Störungen** lassen sich die Schwindelanfälle bei genauer Exploration als Ausdruck einer unbewussten Lösung eines vorangegangenen oder aktuellen Konfliktgeschehens verstehen. Die Patienten fühlen sich i. d. R. subjektiv nicht ganz so stark beeinträchtigt. Sie beklagen häufiger Dauerschwindel, es kann aber auch ein Attackenschwindel vorkommen. Im Vordergrund steht hier das Gefühl, dass ihnen der Boden unter den Füßen entzogen ist, dass eine allgemeine Verunsicherung besteht, dass sie allein eigentlich nicht mehr existieren können, dass sie bestimmte Dinge keinesfalls tun können, dass sie Halt und Unterstützung brauchen. Wir beobachteten eine Subgruppe junger Patienten, die bestimmte Schwellensituationen (z. B. Aufnahme des Studiums, Auszug aus dem Elternhaus) oder auch andere Lebenskrisen erlebten und in diesem Zusammenhang Schwindelsymptome entwickelten. Meist lässt sich die unbewusste symbolische Bedeutung der Schwindelattacken erst im Verlauf einer psychotherapeutischen Behandlung genauer verstehen (vgl. Best et al. 2009; Eckhardt-Henn und Jäger 2016; Yagi et al. 2021a).

Patientengeschichte

Ein 45-jähriger Lehrer erkrankt an einer akuten Neuritis vestibularis, die klinisch und elektrophysiologisch objektiviert werden konnte. Nach 5 Monaten beklagt er noch immer die gleichen Symptome. Der klinisch-neurologische Befund hat sich deutlich gebessert; im Elektronystagmogramm (ENG) ist noch eine Latenz – wie üblich – nachzuweisen. Dennoch befindet er sich fast ständig im Bett: Wenn er aufstehe, werde der Schwindel so stark, dass er umzufallen drohe. Ihm werde übel, er habe das Gefühl, sich übergeben zu müssen. Er vermeide daher alle Bewegungen, die sein Gleichgewichtssystem zu sehr forderten. Er habe bereits 8 kg abgenommen. Er könne sich nicht mehr selbst versorgen; seine Ehefrau müsse jetzt alles übernehmen, denn die Kinder seien bereits ausgezogen, der letzte Sohn erst vor ½ Jahr. Die Ehefrau könne kaum mehr das Haus verlassen, weil er dann Angst bekomme.

Im Verlauf der stationären psychosomatischen Behandlung wird deutlich, dass die Ehefrau bereits seit einiger Zeit einen Geliebten hat und sich mit Trennungsabsichten trägt. Die Ehe sei schon lange sehr schwierig, aber sie habe warten wollen, bis die Kinder aus dem Haus seien. Er habe dies nicht wirklich ernst genommen, habe gedacht, es werde sich schon einrenken. Er sei beruflich sehr viel unterwegs gewesen und habe nicht bemerkt, dass seine Frau sich immer mehr von ihm vernachlässigt fühlte. Nun drohe ihm der Boden unter den Füßen wegzurutschen. Er wisse nicht ein noch aus. Durch die lange Arbeitsunfähigkeit habe er nun auch noch Angst um seinen Arbeitsplatz.

73.5 Verständniskonzept (Ätiologie, Pathogenese, Risikofaktoren)

Gegenwärtig lassen sich zwei pathogenetische Mechanismen des funktionellen Schwindels unterscheiden:

1. **Funktionelle Schwindelerkrankungen ohne vorangehende organische Schwindelerkrankung (primärer funktioneller Schwindel):** Sie folgen ähnlichen pathogenetischen Mechanismen wie denen die jeweils zugrunde liegende psychopathologische Störung. Wahrscheinlich spielen bei der Pathogenese bestimmte, gegenwärtig noch nicht sicher nachweisbare Faktoren eine Rolle. Möglicherweise gibt es bei bestimmten Menschen ein körperliches „Entgegenkommen", z. B. in Form einer spezifischen Sensitivität des Gleichgewichtsempfindens. In Kombination mit spezifischen Belastungs- und Konfliktsituationen und psychischen Störungen kann es zur Entwicklung eines funktionellen Schwindelsyndroms kommen.
2. **Funktionelle Schwindelsyndrome in der Folge organischer Erkrankungen (sekundärer funktioneller Schwindel):** Bei etwa 30 % aller Patienten mit organischen Schwindelerkrankungen kommt es im weiteren Verlauf zur sekundären Entwicklung eines funktionellen Schwindels (Tschan et al. 2011).

Hier kommt es häufiger zu Fehldiagnosen, weil lange Zeit von „Restzuständen" nach der organischen Läsion ausgegangen wird. Die Patienten werden häufig über Monate symptomatisch behandelt, z. B. mit Antivertiginosa, chiropraktischen Maßnahmen, Injektionen von Lokalanästhetika u. Ä. Die Symptomatik bessert sich – wenn überhaupt – i. d. R. nur vorübergehend, was am ehesten als Placeboeffekt zu werten ist.

Pathogenetisch kann angenommen werden, dass die durch die organischen Läsionen bedingte Symptomatik eine Art **Modell** für die nachfolgende Symptombildung darstellt. Für die Behandlung ist es wichtig, sich zu verdeutlichen, dass organische Schwindelerkrankungen wie der Morbus Menière, die Neuritis vestibularis oder auch der BPPV und die vestibuläre Migräne mit schweren klinischen Symptomen wie heftigen Schwindelattacken und starken vegetativen Begleitsymptomen einhergehen, welche die Patienten zunächst massiv verunsichern und ängstigen können.

In mehreren Studien wurde gezeigt, dass es hier nur Subgruppen von Patienten sind, nämlich solche mit einer besonderen Vulnerabilität und einer hohen psychischen Komorbidität, die im weiteren Verlauf eine funktionelle Schwindelerkrankung entwickeln.

In größeren Kollektiven von Patienten größerer spezieller Schwindelambulanzen zeigt sich, dass ca. 80 % einen organischen Schwindel und ca. 20 % einen nichtorganischen, also medizinisch nicht erklärbaren Schwindel, haben. Komorbide psychische Störungen treten bei Patienten mit vestibulärer Migräne weisen in nahezu 50 % der Fälle und bei Patienten mit vestibulärer Paroxysmie in 51,2 % auf. Angst- und phobische Störungen sind die häufigsten komorbiden psychischen Erkrankungen. Patienten mit bilateraler Vestibulopathie zeigten nur in 17,8 %, solche mit vestibulärer Neuritis nur in 17,2 % komorbide psychische Störungen. Affektive Störungen fanden sich am häufigsten bei Patienten mit zentralem Schwindel (23,7 %) oder mit BPPV in 23 %. Bei der bilateralen Vestibulopathie fanden sich affektive Störungen nur in 11,1 %. Patienten mit vestibulärer Migräne zeigten zu 21,1 % eine komorbide funktionelle Störung (Taggy et al. 2013; Lahmann et al. 2014; Eckhardt-Henn et al. 2008).

RESÜMEE

Möglicherweise spielt die Qualität der klinischen Symptomatik bei der Entstehung reaktiver funktioneller Störungen eine Rolle: Patienten mit vestibulärer Migräne und mit Morbus Menière können die meist plötzlich auftretenden Attacken i. d. R. nicht kontrollieren, sondern fühlen sich dem Geschehen hilflos ausgeliefert und sind subjektiv insgesamt viel stärker beeinträchtigt als Patienten mit einer Neuritis vestibularis oder einem BPPV. Bei Patienten mit klassischer Migräne wurden in unterschiedlichen Studien erhöhte Komorbiditäten für depressive Störungen nachgewiesen. Bezüglich der Pathogenese der Depression und der Migräne wurde ein bidirektionaler Einfluss diskutiert.

73.5.1 Neurobiologische Modelle zum Zusammenhang von Angst und Schwindel

Das vestibuläre System und neuronale Kreisläufe, die bei Angst involviert sind, haben wahrscheinlich folgende gemeinsame Verbindungen. Aufgrund der somatopsychischen Vorerfahrungen entwickeln sich Erwartungen über sensorische Eindrücke, die mit propriozeptiven und vestibulären Informationen abgeglichen werden. Patienten mit funktionellen Schwindelerkrankungen verarbeiten diese Eindrücke wahrscheinlich intern anders als gesunde Menschen (Castro et al. 2022; Powell et al. 2022; Hashimoto et al. 2022).

Furman et al. (2005) präsentierten ein Modell, in dem Verbindungen zwischen Schwindel, Migräne und Angst postuliert werden. Sie stellten die Hypothese auf, dass eine zentrale vestibuläre Aktivierung die Aktivität monoaminerger Bahnen durch eine direkte Verbindung zwischen den vestibulären Kerngebieten zu den dorsalen Raphe-Kerngebieten und der lateralen tegmentalen Region moduliert. Diese durch die vestibuläre Aktivierung bedingten Veränderungen der monoaminergen Aktivität können Migränesymptome triggern und die Aktivierung schmerz- und angstbezogener neuronaler Bahnen modulieren (vgl. Söhsten von Lins et al. 2020; Yagi et al. 2021b; Murofushi et al. 2022).

Diese möglichen neurobiologischen Zusammenhänge könnten den engen Zusammenhang zwischen Schwindelsymptomen und Angsterkrankungen erklären.

73.5.2 Kognitiv-behaviorale Modelle

Bei bestimmten prädisponierten Patienten können körperliche Missempfindungen und Sensationen, die im weiteren Sinne das Gleichgewichtsempfinden betreffen, aufgrund einer positiven Rückkopplungsschleife katastrophisierend als Gefahr bis hin zur Todesgefahr bewertet werden. In der Folge entsteht eine **eskalierende Angstreaktion,** die zu einem weiteren Anstieg des autonomen nervösen Erregungsniveaus führt und sich im weiteren Verlauf nach Art eines Circulus vitiosus bis zur Todesangst steigern kann.

Einige Patienten leiden an subjektiv nicht bemerkten Hyperventilationszuständen, die ihrerseits wiederum zu körperlichen Folgen führen (Parästhesien, Zunahme der Schwindelgefühle und des Gefühls, ohnmächtig zu werden, zu Pfötchenstellung und Krampfgefühl in den Extremitäten etc.). Dieser Zyklus kann sich dann weiter eskalierend verstärken, sodass die Patienten nicht selten unter dem Verdacht auf akuten Schlaganfall, Herzinfarkt, Hirntumor etc. in die Klinik eingeliefert werden.

73.5.3 Psychodynamisches Modell

Die Entwicklung einer funktionellen Schwindelerkrankung findet in der Folge einer organischen Schwindelerkrankung insbesondere dann statt, wenn die organische Schwindelerkrankung auf eine akute innere Konflikt- oder äußere Belastungssituation trifft bzw. ein Patient eine entsprechend prädisponierte (z. B. ängstlich-vermeidende) Persönlichkeitsstruktur hat. Bedrohliche Affekte wie Wut- oder Angstaffekte sind oft nicht bewusst und werden somatisiert; z. B. in Form eines Schwindelsyndroms. Der Patient muss die als bedrohlich erlebten Affekte und Fantasien aus Gründen einer eben nicht oder nur teilweise bewussten innerpsychischen Abwehr verleugnen und ist in gewisser Weise zunächst „dankbar" für die Diagnose der organischen Erkrankung und die damit verbundenen, oft längerfristig durchgeführten symptomatischen medizinischen Maßnahmen.

Bei allen Untergruppen kann der Schwindel, der auch als eine Störung der Körper-Raum-Beziehung beschrieben werden kann, im Verlauf der psychotherapeutischen Behandlung immer mehr als eine Störung der Beziehung zu nahestehenden Menschen und zur Umwelt verstanden werden. Dabei kommt es beim funktionellen Schwindel ähnlich wie beim organisch bedingten Schwindel zu einer Störung der integrierenden Funktionsverarbeitung aus den verschiedenen, am Gleichgewichtsempfinden beteiligten Systeme, zu einer Störung des Selbstgefühls, der inneren Sicherheit, des sicheren Bezugsempfindens des Betroffenen zu seiner Umgebung und zu seinen Mitmenschen. Man kann hier auch von einer **Störung der Integration unterschiedlicher innerer Bestrebungen** (Impulse, Affekte, Bedürfnisse, Wünsche) ausgehen. Der Schwindel weist dabei auf einen existenziellen inneren Konflikt im psychodynamischen Sinne hin. Er eignet sich dafür, auf einer reifen, d. h. im psychoanalytischen Sinne „neurotischen" entwicklungspsychologischen Ebene einige der Grundkonflikte des Menschen auf körperlicher Ebene zum Ausdruck zu bringen, z. B. Konflikte um Ablösung und Trennung, Autonomie und Abhängigkeit sowie Konflikte um aggressive Impulse, Schuld und Scham.

Auf einer im psychoanalytisch-entwicklungspsychologischen Sinne frühen Objektbeziehungsebene kann der Schwindel auch die Angst vor einem Verlust der inneren Selbststruktur, eine Angst vor Verschmelzungen mit dem Objekt („Fusionsangst") zum Ausdruck bringen. Häufig spielen verschiedene Konfliktanteile, die sich auf unterschiedliche Objektbeziehungsebenen beziehen, eine Rolle (Eckhardt-Henn 2011).

Die häufige **Chronifizierung** funktioneller Schwindelsyndrome wird durch aufrechterhaltende Faktoren bzw. Faktoren des sekundären Krankheitsgewinns zusätzlich unterhalten. Die Betroffenen können sich – gewissermaßen durch die organische Diagnose „legitimiert" – regressiven Bedürfnissen und Versorgungswünschen hingeben. Im weiteren Verlauf kommt es nicht selten zu reaktiven depressiven Verstimmungen, weil sich die meisten Patienten durch die Schwindelsymptomatik stark beeinträchtigt fühlen und durch den regressiven Rückzug aus ihren früheren Aktivitäten der Möglichkeit berauben, positive Erfahrungen zu machen. Funktionelle Schwindelerkrankungen, die in der Folge organischer Schwindelerkrankungen auftreten, können außerdem, wenn sie mit phobischen Reaktionen und damit einhergehenden spezifischen Vermeidungsverhaltensweisen verbunden sind (spezifische Schonhaltung und Inaktivität), zu einer Verzögerung der Kompensationsmechanismen des vestibulären Systems führen.

Bei funktionellen Schwindelsyndromen werden allenfalls vorhandene psychopathologische Symptome nicht zur Kenntnis genommen. Die Patienten werden i. d. R. wiederholt bei HNO-Ärzten, Neurologen, Internisten oder Orthopäden vorstellig. Es kommt dann zu vielfältigen symptomatischen medizinischen Behandlungen, die aber keinen Erfolg haben.

73.6 Diagnostik

Bei komplexen funktionellen Schwindelsyndromen soll immer eine differenzierte organische Diagnostik erfolgen, die eine neurologische Diagnostik mit entsprechender Elektrophysiologie sowie eine HNO-ärztliche, ophthalmologische und internistische Diagnostik umfasst. Bei bestimmten Symptomkombinationen, z. B. wenn die Patienten zusätzlich Kopfschmerzen beklagen, sollten auch bildgebende Untersuchungen durchgeführt werden, um u. a. ein Akustikusneurinom auszuschließen. Leider sehen wir immer wieder Patienten, die bereits an chronifizierten Schwindelsyndromen leiden und bei denen bislang keine suffiziente Diagnostik in einer spezialisierten Klinik durchgeführt wurde (vgl. Im et al. 2021).

Bei Patienten mit einer organischen Schwindelerkrankung, die sich nach 8–10 Wochen nicht zurückbildet und zu einer ausgeprägten Beeinträchtigung der Alltags- und Berufsaktivitäten führt, sollte umgehend eine psychosomatische Diagnostik veranlasst werden – bei den primär somatoformen Störungen immer.

Bei der psychosomatischen Diagnostik ist differenzialdiagnostisch vor allem an die o. g. Störungen zu denken. Neben der klinischen Diagnostik sollten eine strukturierte (SKID-I) und eine psychometrische Diagnostik erfolgen. Hier sind vor allem die **Vertigo-Symptom-Skala** und die **Vertigo-Handicap-Skala** zu nennen (dt. Version: Eckhardt-Henn et al. 2008; Tschan et al. 2008). Außerdem sollten standardisierte Fragebögen zur Diagnostik von Angst- und phobischen Störungen zum Einsatz kommen.

73.7 Therapie

Bislang gibt es kaum prospektive Therapiestudien an größeren Patientenkollektiven. Die Therapie besteht zunächst in der Schaffung eines gemeinsamen psychosomatischen Krankheitsverständnisses. Man kann Betroffenen anhand der oben beschriebenen Modelle die psychosomatischen und somatopsychischen Zusammenhänge meist gut erklären (➤ Abb. 73.1).

Die Therapie richtet sich nach den jeweils zugrunde liegenden psychischen Erkrankungen und wird in Anlehnung an die psychosomatischen und psychiatrischen AWMF-Leitlinien durchgeführt. Bei komplexen Schwindelsyndromen sollte sie auf das Leitsymptom Schwindel abgestimmt sein. Wenn die Patienten bereits längere Zeit arbeitsunfähig und in ihren Alltags- und Berufsaktivitäten stark beeinträchtigt sind, dann sollte zunächst stationär in einer entsprechend spezialisierten Fachklinik behandelt werden, vorzugsweise in einer Klinik, die im Rahmen der interdisziplinären Diagnostik auch eine weitere neurologische und HNO-ärztliche Diagnostik ermöglicht. Nach unserer Erfahrung kommt es immer wieder vor, dass seltene organische Schwindelerkrankungen nicht erkannt werden und daher eine sekundäre somatoforme Störung mit unterhalten wird. Die enge interdisziplinäre Zusammenarbeit mit spezialisierten Neurologen und HNO-Ärzten sowie Internisten ist unbedingt erforderlich.

73.7.1 Stationäre Therapie

Bei komplexen, bereits lange bestehenden und vom Schweregrad her mittel- bis schweren funktionellen Schwindelerkrankungen sind die Patienten meist erheblich in ihren Alltags- und Berufsaktivitäten eingeschränkt. Viele Patienten sind schon lange arbeitsunfähig. In diesen Fällen ist zunächst eine **stationäre Therapie** indiziert.

Die Therapie erfolgt im stationären Rahmen nach einem **multimodalen Behandlungskonzept,** das sich zusammensetzt aus psychoedukativen Einheiten, psychodynamischer Einzel- und/oder Gruppentherapie, bei phobischen Störungen mit entsprechendem Vermeidungsverhalten aus KVT und Angstexpositionstherapie, die aber spezifisch auf das Symptom Schwindel und seine Besonderheiten ausgerichtet sein muss, sowie Musik- und Kunsttherapie, Entspannungstechniken wie autogenem Training, progressiver Muskelrelaxation nach Jacobson (am Anfang bei Patienten mit akuten Angststörungen oft noch nicht einsetzbar), Biofeedback, Bezugspflegesystem, sozialtherapeutischen Elementen und je nach Indikation der psychopharmakologischen Therapie (➤ Box 73.1).

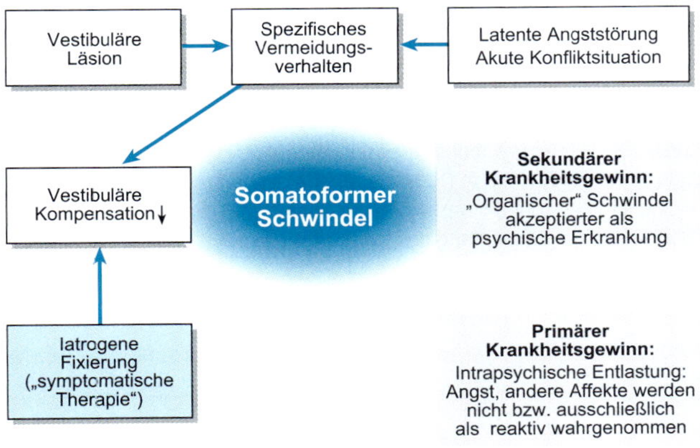

Abb. 73.1 Pathogenetisches Modell [L106]

Ein besonderer Schwerpunkt liegt auf der körperlichen Aktivierung und Körperwahrnehmung. Eine spezifische Physiotherapie, bei der es vor allem um das Gleichgewichtsempfinden und die Körperwahrnehmung geht, ist ein zentraler Therapiebaustein für alle Schwindelpatienten, ebenso eine regelmäßige Walking- und Rückengymnastikgruppe. Ergänzt werden diese Maßnahmen durch eine individuell abgestimmte Einzelphysiotherapie und Fitnesstraining am Gerät. In einer Boxgruppe geht es um Aggressionstraining und beim Biofeedback um die Verbesserung der Wahrnehmung innerer und körperlicher Anspannung (Eckhardt-Henn und Jäger 2016; Schmid et al. 2011; Popkirov et al. 2018; Axer et al. 2020).

BOX 73.1

Therapeutisches Konzept

- Interdisziplinäre Diagnostik (Neurologie mit Elektrophysiologie und Bildgebung, HNO-ärztliche, ophthalmologische, internistische und psychosomatische Diagnostik)
- Psychoedukation (Schaffung eines psychosomatisch-somatopsychischen Krankheitsverständnisses)
- Je nach Krankheitsausprägung und Komorbidität sowie Alltags- und Berufsbeeinträchtigung stationäre oder ambulante Therapie mit einem störungsspezifischen Behandlungskonzept:
  - Tiefenpsychologisch-psychoanalytische Therapie
  - Kognitiv-behaviorale Therapie
  - Bezugsfachpflege
  - Entspannungstechniken
  - Biofeedback
  - Musik- und Kunsttherapie
  - Soziotherapie
  - Physio- und Mototherapie (speziell auf Symptom Schwindel und Gleichgewichtsstörung ausgerichtet)
  - Pharmakotherapie

73.7.2 Ambulante Therapie

Patienten mit organischen Schwindelerkrankungen, die reaktiv eine leichte phobische Störung entwickeln oder aber aufgrund des Screeningverfahrens (Tschan et al. 2011) ein hohes Risiko für die spätere Entwicklung einer sekundären funktionellen Schwindelerkrankung aufweisen, können mit einer manualisierten Kurztherapie („STANDFEST", Tschan et al. 2012) behandelt werden. Diese Intervention besteht aus 10–12 Sitzungen, bei denen psychoedukative, kognitiv-behaviorale und Entspannungstechniken sowie erste psychodynamische Interventionstechniken kombiniert werden. Dadurch lässt sich das Inanspruchnahmeverhalten der Patienten erheblich verringern. Auch das Risiko für die sekundäre Entwicklung eines funktionellen Schwindels lässt sich so vermindern. Auch das subjektive Krankheitserleben in Richtung Kohärenz, mehr persönliche Kontrolle und weniger emotional-ängstliche Kognition kann dadurch verbessert werden. Die Inhalte sind Wissensvermittlung, körperliches und mentales Gleichgewichtstraining (inkl. Hometraining, Selbstexposition und Biofeedback, kognitive Umstrukturierung, Tagebucharbeit und Ressourcenaktivierung). Bei Patienten, die an schwereren komorbiden und reaktiven psychischen Störungen leiden, sollte eine weiterführende tiefenpsychologisch fundierte oder kognitiv-behaviorale und ggf. pharmakologische Therapie eingeleitet werden (Waterston et al. 2021). Eine integrative Gruppenpsychotherapie führte ebenfalls zur Symptomverbesserung (vgl. Limburg et al. 2021).

73.7.3 Psychopharmakotherapie

Die Psychopharmakotherapie richtet sich nach den standardisierten Leitlinien für die jeweils der somatoformen Schwindelerkrankung zugrunde liegende Störung. Bei Angststörungen werden als Mittel der Wahl SSRIs wie Escitalopram, Duloxetin, Agomelatin o. a. eingesetzt. Eine sehr gute Aufklärung und enge Führung dieser oft auf Nebenwirkungen sehr sensiblen Patienten sind unabdingbar. In schweren Fällen kann anfänglich die kurzfristige zusätzliche Gabe eines Anxiolytikums wie Lorazepam sinnvoll sein. Schlafstörungen sollten mit niedrig dosierten atypischen oder trizyklischen Antidepressiva behandelt werden.

PRAXISTIPP

Immer wieder sehen wir Patienten, die über Monate mit **Antivertiginosa** therapiert wurden. Diese Medikamente helfen nicht, verzögern bei Patienten mit organischen Schwindelerkrankungen wie der Neuritis vestibularis, wenn länger als 3 Wochen angewendet, sogar die vestibuläre Kompensationsfähigkeit (vgl. Strupp et al. 2022) und induzieren im Patienten die Vorstellung, dass er an einer organischen Schwindelerkrankung leidet.
Auch das häufig als „spezifisches Medikament gegen Schwindel" angewendete **Sulpirid** hat nach unserer Erfahrung selten eine positive Wirkung, stattdessen aber oft viele Nebenwirkungen (vgl. die S2k-Leitlinie Vestibuläre Funktionsstörungen: DGHNO-KHC und DGA 2021).

Wichtige Elemente sind die Physio- und Mototherapie, die ebenfalls spezifisch auf das Symptom Schwindel/Gleichgewichtsstörung eingehen müssen, dabei den Patienten aber nicht in einem somatischen Krankheitsverständnis unterstützen dürfen. Letzteres haben wir leider wiederholt beobachtet: Patienten mit somatoformen Schwindelerkrankungen werden oft fälschlich in neurologischen Rehakliniken behandelt.

Patienten, die eine organische Schwindelerkrankung erleiden, sollten prophylaktisch über die Möglichkeit der Entwicklung einer sekundären somatoformen Schwindelerkrankung aufgeklärt werden. Nach der langjährigen Erfahrung mit der interdisziplinären Zusammenarbeit in unserer Spezialambulanz erwies sich eine sorgfältige Aufklärung durch den spezialisierten Neurologen und Psychosomatiker als hilfreich für die Patienten. Die Patienten fühlten sich deutlich entängstigt, weil sie bei einigen Kontrolluntersuchungsterminen eine Zeitlang von den Spezialisten der Schwindelambulanz begleitet wurden. Aus unserer Sicht ist zu erwägen, dass man Patienten mit komplexeren Schwindelerkrankungen routinemäßig eine entsprechende Nachsorge anbietet. Bei schweren zugrunde liegenden psychischen Störungen ist diese Therapie jedoch nicht ausreichend. Je nach individueller Situation muss hier eine Therapie wie in ➤ Kap. 73.7.1 beschrieben erfolgen.

73.8 Verlauf und Prognose

Der Verlauf und die Prognose hängen von der jeweils zugrunde liegenden psychischen Erkrankung, der Ausprägung der Komorbidität und der Akuität vs. der bereits vorhandenen Chronifizierung ab:

- Bei Patienten mit Angst- und phobischen Störungen ist die Prognose sehr gut.
- Bei depressiven Störungen entspricht sie der Prognose bei allgemeinen depressiven Störungen.
- Bei zugrunde liegenden dissoziativen Störungen ist sie gut.
- Bei somatoformen Störungen ist sie gut, aber bei bereits vorhandener Chronifizierung oft ungünstig.

II Die möglichst frühzeitige Einleitung einer störungsspezifischen psychosomatischen Behandlung verbessert die Prognose stark. **II**

LITERATURAUSWAHL

Best C, Eckhardt-Henn A, Tschan R, Dieterich M. Psychiatric morbidity and comorbidity in different vestibular syndromes. Results of a prospective longitudinal study over one year. J Neurol 2009; 256: 58–65.

Eckhardt-Henn A. Psychodynamik des Schwindels. Psychodyn Psychother 2011; 10(1): 16–24.

Furman JM, Balaban CD, Jacob RG, et al. Migraine-anxiety related dizziness (MARD): A new disorder? J Neurol Neurosurg Psychiatry 2005; 76: 1–8.

Lahmann C, Henningsen P, Brandt T, et al. Psychiatric comorbidity and psychosocial impairment among patients with vertigo and dizziness. J Neurol Neurosurg Psychiatry 2014; 86: 3. 302–308.

Quinodoz D. Emotional Vertigo. Between Anxiety and Pleasure. London: Routledge 1997.

Tschan R, Best C, Beutel ME, et al. Patients' psychological well-being and resilient coping protect from secondary somatoform vertigo and dizziness (SVD) 1 year after vestibular disease. J Neurol 2011; 258: 104–112.

Tschan R, Eckhardt-Henn A, Dieterich M, et al. Erste Ergebnisse der Entwicklung eines kognitiv-verhaltenstherapeutischen Gruppenschulungsprogramms zur Behandlung des somatoformen Schwindels. Psychother Psychosom Med Psychol 2012; 62: 111–119.

KAPITEL

74

Winfried Häuser und Peter Henningsen

Müdigkeit und Chronic Fatigue

74.1 Definitionen

Das Gefühl der **Erschöpfung/Müdigkeit** kann körperlich und psychologisch sinnvoll sein, um das Leistungsvermögen nach körperlichen und/oder geistigen Anstrengungen durch Erholungsphasen zu erhalten.

Der Begriff **Fatigue** bezeichnet eine Erschöpfung nach vorausgegangenen körperlichen, psychischen oder mentalen Anstrengungen, deren Intensität und/oder Dauer über das übliche Maß hinausgeht und nicht durch übliche Strategien zur Wiederherstellung der Energie gelindert werden kann. Übliche Strategien sind dabei eine Verlängerung der individuellen Ruhe und Schlafzeiten sowie eine Reduzierung oder Unterbrechung möglicher Überlastungssituationen. Es werden verschiedene Dimensionen der Fatigue unterschieden (Maisel et al. 2021; Renz-Polster und Scheibenbogen 2022):

- Körperlich: Schwäche, schnelle Erschöpfbarkeit, reduzierte körperliche Leistungsfähigkeit
- Kognitiv: Störungen von Konzentration und Merkfähigkeit, Gefühl des „Benebeltseins" („brain fog")
- Emotional/motivational: Antriebsschwäche, Schlappheit, Mangel an Energie

Fatigue kann in unterschiedlichem Maße die Fähigkeit zur Durchführung der üblichen täglichen Aktivitäten reduzieren.

❚❚ Es besteht ein Kontinuum von physiologischer Müdigkeit, vermehrter Müdigkeit und Müdigkeit mit Krankheitswert (Fatigue). ❚❚

74.2 Müdigkeit in der allgemeinen Bevölkerung

In Deutschland reicht die Spannbreite der Angaben von Müdigkeit je nach Studienmethodik und Altersgruppe von 20 % bis etwa 60 % (Maisel et al. 2021). Bei Befragungen von repräsentativen Stichproben der deutschen Bevölkerung im Alter von 18–60 Jahren in den alten Bundesländern in den Jahren 1975, 1999 und 2013 war Müdigkeit das am häufigsten angegebene Symptom. Müdigkeit wurde häufiger von Frauen und älteren Personen als von Männern und jüngeren Personen berichtet. Die Prävalenz der Müdigkeit bei Frauen stieg von 1999 auf 2013 von 15 % auf 19 % (Beutel et al. 2020). Die genannten Studien erfassten das Vorliegen und die Intensität von Müdigkeit, nicht jedoch die Kriterien von Fatigue (nicht durch übliche Strategien zur Wiederherstellung der Energie linderbar, Beeinträchtigung in Alltagsfunktionen). Gesellschaftlich relevant ist das Phänomen, dass viele Menschen in immer stärkerem Ausmaß über Erschöpfung aufgrund der Beschleunigung und der multiplen Rollenfunktionen in unserer wachstumsgetriebenen Gesellschaft berichten, was häufig unter dem Etikett „Burnout" zum Arztbesuch führt (Ehrenberg 2004).

II Müdigkeit ist ein häufiges Symptom in der allgemeinen Bevölkerung. **II**

74.3 Müdigkeit in der Hausarztpraxis

Müdigkeit ist in der Hausarztpraxis in 10–20 % Haupt- oder Nebenberatungsanlass (Maisel et al. 2021). Im hausärztlichen Bereich sind zahlreiche Differenzialdiagnosen in Betracht zu ziehen: psychische Erkrankungen, Schlafstörungen, schlafbezogene Atmungsstörungen Malignome, Anämie, Eisenmangel, endokrine Erkrankungen, Infektionen und chronische somatische Erkrankungen (z. B. Herz, Leber, Lunge). Die S3-Leitlinie Müdigkeit der Deutschen Gesellschaft für Allgemeinmedizin empfiehlt eine abgestufte biopsychosoziale Simultandiagnostik (DEGAM 2022; ➤ Box 74.1):

BOX 74.1

Abgestufte biopsychosoziale Simultandiagnostik bei Müdigkeit (DEGAM 2022)

- **Anamnese:**
  - *Müdigkeitsanamnese:*
    - Müdigkeit neu/ungewohnt; Müdigkeit körperlich, seelisch, geistig
    - Schlaf: Dauer, Qualität; Schnarchen, Einschlafen am Steuer
    - Weitere körperliche Symptome (z. B. Muskelschmerzen);
    - Weitere psychische Beschwerden (Angst, Depression)
    - Beeinträchtigung im Alltag
    - Eigene Vorstellung des Patienten zu Ätiologie und Behandlung seiner Müdigkeit
  - *Somatische Anamnese*
  - *Soziale Anamnese:*
    - Chemische oder lärmbedingte Belästigung
    - Ähnliche Symptome im privaten/beruflichen Umfeld
- **Körperliche Untersuchung**
- **Labordiagnostik:** Diese soll von Auffälligkeiten bei der Anamnese und körperlicher Untersuchung abhängig gemacht werden. Wenn keine Hinweise auf definierte körperliche Störungen vorliegen, sollen Blutglukose, Blutbild, Blutsenkung/CRP-Wert, Transaminasen/GGT, TSH basal und bei prämenopausalen Frauen Ferritin bestimmt werden (Maisel et al. 2021).

Anamnese und körperliche Untersuchung erlauben eine Zuordnung zu folgenden drei Kategorien:

- Müdigkeit als Hauptsymptom ohne bekannte Grunderkrankung und ohne relevante Begleitsymptome
- Müdigkeit und gleichzeitiges Vorhandensein weiterer abklärungsbedürftiger Begleitsymptome
- Müdigkeit bei vorhandener, die Müdigkeit evtl. erklärender Grunderkrankung

Ungezielte (Über-)Diagnostik und Überbewertung von somatischen Befunden sowie fehlende Exploration psychischer Symptome erhöhen das Risiko einer somatischen Fixierung (Maisel et al. 2021).

II Müdigkeit ist ein häufiger Beratungsanlass in der hausärztlichen Praxis. Eine abgestufte biopsychosoziale Simultandiagnostik wird empfohlen. **II**

74.4 Chronic-Fatigue-Syndrom/ Myalgische Enzephalomyelitis (CFS/ME)

Um die Klassifikation von chronischer Müdigkeit/Erschöpfung/Fatigue als somatische Erkrankung oder psychische Störung und um die Legitimität einer eigenen klinischen Entität besteht eine bis ins 19. Jh. zurückreichende Kontroverse. Als eigene klinische Entität wurde die Neurasthenie im 19. Jh. und wird das/die CFS/ME im 20. und 21. Jh. diskutiert.

74.4.1 Definitionen und diagnostische Kriterien

In einem Londoner Krankenhaus kam es zwischen Juli und November 1955 zu einer Krankheit, die durch Kopfschmerzen, starke Müdigkeit und weitere grippeähnliche Symptome gekennzeichnet war und bei 292 Angehörigen des Krankenhauspersonals und 12 Patient*innen festgestellt wurde. Nach ihrer vermuteten Genese wurde die Krankheit als **benigne myalgische Enzephalomyelitis** benannt (Gaab 2014). Der Begriff **CFS/ME** wird von Patientenselbsthilfeorganisationen und medizinischen Protagonisten des CFS/ME-Konzepts verwendet. Sie weisen darauf hin, dass der Begriff „unscharf" sei: Eine Enzephalomyelitis nach neurologischen Kriterien (Bildgebung, Liquoruntersuchungen) wurde bei Patient*innen mit CFS bisher nicht nachgewiesen. Muskelschmerzen werden von vielen, jedoch nicht von allen Betroffenen berichtet (Renz-Polster und Scheibenbogen 2022). Sowohl in der ICD-10 als auch in der ICD-11 wird das CFS unter den Erkrankungen des Nervensystems geführt: In der ICD-10 wird es mit G93.3 (Chronisches Müdigkeitssyndrom bzw. Chronic-Fatigue-Syndrom) und in der ICD-11 mit 8E49 „Postviral fatigue syndrome" kodiert.

Nach weiteren postinfektiösen lokalen Ausbrüchen von anhaltender Fatigue erstellten die US-amerikanischen Centers for Disease Control and Prevention (CDC) 1998 eine Falldefinition des Chronic-Fatigue-Syndroms, die stark auf immunologische Aspekte fokussierte und komorbide psychische Störungen ausschloss (Holmes 1988). Aufgrund der hohen Komorbidität von chronischer Fatigue und psychischen Störungen wurden die CDC-Kriterien 1994 revidiert (Fukuda et al. 1994). Neben der chronischen Erschöpfung (> 6 Monate, neuer bzw. umschriebener Beginn, substanzielle Beeinträchtigungen in verschiedenen Lebensbereichen) müssen mindestens drei der folgenden Symptome/Befunde vorliegen:

- Gedächtnis- und Konzentrationsprobleme
- Halsschmerzen
- Empfindliche/schmerzhafte zervikale oder axilläre Lymphknoten
- Muskelschmerzen, Arthralgien an verschiedenen Gelenken
- Neuartige Kopfschmerzen
- Nicht-erholsamer Schlaf
- Unproportional starke Erschöpfung nach Anstrengung

Angst-, somatoforme und depressive Störungen (mit Ausnahme einer Major Depression mit psychotischen, katatonen oder melancholischen Merkmalen) und adäquat behandelte körperliche Erkrankungen stellen kein Ausschlusskriterium dar (Fukuda et al. 1994). Die sog. **Fukuda-Kriterien** sind die in der Forschung am häufigsten verwendeten diagnostischen Kriterien.

Die **kanadischen Konsensuskriterien** fordern für die Diagnose das Vorliegen von fünf Hauptkriterien (Nr. 1–5) und von mindestens 2 von 3 Nebenkriterien (Nr. 6–8) über 6 Monate (Carruthers et al. 2011):

1. Fatigue
2. Zustandsverschlechterung nach Belastung
3. Schlafstörungen
4. Schmerzen (Kopf, Muskeln, Gelenke)
5. Neurologische/kognitive Dysfunktion
6. Autonome Dysfunktion (z. B. orthostatische Intoleranz [orthostatische Hypotonie, posturales Tachykardiesyndrom], Reizmagen, Reizdarm, Reizblase)
7. Neuroendokrine Dysfunktion (z. B. Temperaturempfindlichkeit, Appetitänderung)
8. Immundysregulation (z. B. gehäufte Infekte, neu aufgetretene Allergien)

Die kanadischen Konsensuskriterien erfassen im Vergleich zu den Fukuda-Kriterien eine kleinere Gruppe von Betroffenen mit ausgeprägterer Fatigue, mehr Alltagsbeeinträchtigungen und einer höheren Rate an komorbiden psychischen Störungen (Brown et al. 2013).

Das US Institute of Medicine (IOM) ersetzte 2015 den Begriff CFS durch „systemic exertion intolerance disease" (systemische Belastungsintoleranzerkrankung), die durch vier Symptome definiert wird:

- Substanzielle Reduktion der vormals verfügbaren Leistungsfähigkeit (neuer Beginn; keine Reduktion durch Ruhe)
- Nicht-erholsamer Schlaf
- Krankheitsgefühl nach Anstrengungen („post-exertional malaise", PEM)
- Kognitive Einschränkung und/oder orthostatische Intoleranz

Auch wenn sich der Begriff der systemischen Belastungsintoleranzerkrankung nicht durchgesetzt hat, ist die belastungsabhängige Symptomverschlechterung laut medizinischen Protagonist*innen des CFS/ME-Konzepts neben der Fatigue Kardinalsymptom des CFS. Unter PEM wird eine auch nach leichter Belastung (körperlich, kognitiv, emotional) auftretende Verschlechterung der übrigen CFS-Symptome verstanden, die meist erst nach mehreren Stunden oder am Folgetag nach den Belastungen einsetzt, mindestens 14 Stunden nach Belastung noch spürbar ist und mehrere Tage bis Wochen anhalten kann (Renz-Polster und Scheibenbogen 2022).

Der Schweregrad des CFS ist unterschiedlich: Leicht Betroffene weisen an „guten Tagen" nur geringe Funktionseinschränkungen auf. Moderat Betroffene berichten einen dauerhaften Verlust ihrer prämorbiden Leistungsfähigkeit von 50 % und mehr. Schwer Betroffene sind an ihre Wohnung gebunden und teilweise bettlägerig.

Es gibt verschiedene diagnostische Kriterien und Schweregrade des CFS.

Patientinnengeschichte

Die 44-jährige Pat. stellt sich auf Empfehlung eines Rheumatologen nach Ausschluss einer entzündlich-rheumatischen Erkrankung zur Einholung einer weiteren Meinung zur diagnostischen Einordnung ihres Beschwerdebildes vor. Sie schildert ihre biografische Entwicklung als unauffällig. Sie ist verheiratet, kinderlos und als Sozialarbeiterin in einer Behörde ganztags tätig. Private oder Arbeitsplatzkonflikte werden verneint. Sie sei in der Vergangenheit sportlich aktiv gewesen (Walking 3 ×/Wo. über 8 km; Fitnessstudio 2 ×/Wo. mit Pilates und leichtem Krafttraining). Wesentliche körperliche Vorerkrankungen oder frühere psychische Störungen bzw. psychiatrisch-psychotherapeutische Behandlungen werden verneint. Vor 3 Jahren habe sie während eines Kubaurlaubs über 8 Tage einen fieberhaften Brechdurchfall ohne Blutbeimengungen gehabt. Medizinische Diagnostik und Therapie seien nicht erfolgt. Seit dieser Zeit habe sie 2- bis 3-mal im Jahr schmerzhafte Abszesse in den Leisten bzw. an den äußeren Schamlippen, einhergehend mit einem ausgeprägten Krankheitsgefühl (Abgeschlagenheit, Muskel- und Gelenkschmerzen). Sie sei dann für 1–2 Wochen arbeitsunfähig und liege überwiegend im Bett. Sie fühle sich in dieser Zeit körperlich „zerschlagen". Ihre körperliche Leistungsfähigkeit sei anhaltend reduziert, sie habe noch zwischen 60 und 70 % ihrer früheren Fitness. Sie schaffe es nur noch ca. 4 km zu walken. Früher habe sie für einen Kilometer ca. 7 min benötigt, jetzt zwischen 10 und 11 min. Sie habe mehrfach versucht, die 8 km in dem früheren Tempo zu gehen. Sie sei am Folgetag vor Erschöpfung und Muskelschmerzen nur noch mit Mühen aus dem Bett gekommen und für 2 Tage nicht in der Lage gewesen, zur Arbeit zu gehen bzw. Hausarbeit zu verrichten. Ausruhen würde diese „tiefe Erschöpfung" nicht bessern. Auf Nachfragen berichtet sie folgende weitere Beschwerden: eingeschränkte geistige Leistungsfähigkeit (sie habe früher mehrere schwierige Fälle pro Tag bei ihrer Arbeit bearbeiten können; jetzt könne sie sich nach zwei Fällen nicht mehr richtig konzentrieren und entwickle Kopfschmerzen, die sie früher nicht kannte); Durchschlafstörungen mit nicht-erholsamem Schlaf; Appetitverlust (sie müsse sich zum Essen zwingen), häufige Muskelzuckungen, Licht- und Geräuschempfindlichkeit; Schwarzwerden vor den Augen und Benommenheit beim Aufstehen. Sie sei durch die eingeschränkte körperliche Leistungsfähigkeit psychisch belastet. Depressive oder Angstsymptome (inkl. Ängste vor Invalidität) werden auf Nachfragen verneint. Sie habe ihren Alltag an ihre eingeschränkte Leistungsfähigkeit angepasst: Reduktion der Arbeitszeit um 25 %; Übernahme größerer Teile der Hausarbeit durch ihren Mann. Auch ihr sportliches Trainingsprogramm habe sie reduziert. Sie vermute, dass die Beschwerden Folgen der wiederkehrenden Infekte sind. Eine Dauermedikation wird verneint.

Bei der körperlichen Untersuchung sind eine leichte Rötung des Rachens, druckschmerzhafte Halslymphknoten und ein systolischer Blutdruckabfall von 25 mmHg nach Aufrichtung auffällig. Der psychische Befund ist unauffällig (kein Katastrophisieren; kein unangemessenes Schonverhalten oder Durchhaltestrategien).

Bei der Pat. waren umfangreiche Laboruntersuchungen (inkl. Immunstatus) durchgeführt worden, die bis auf ein leicht erniedrigtes C3 keine Auffälligkeiten zeigten. Die Abszesse waren mehrfach mikrobiologisch untersucht worden. Bei einer Untersuchung vor 3 Jahren wurde *Actinomyces odontolyticus* nachgewiesen, woraufhin eine 3-monatige Therapie mit Clindamycin durchgeführt wurde. Bei weiteren mikrobiologischen Untersuchungen waren keine Erreger mehr nachweisbar. Die Abszesse werden ambulant chirurgisch gespalten.

Die Pat. erfüllt die Fukuda-, die kanadischen Konsensus- und die IOM-Kriterien eines CFS. Es finden sich keine Hinweise für eine psychische Komorbidität bzw. eine inadäquate Krankheitsverarbeitung. Der durchschnittliche Schweregrad des CFS ist mittelschwer.

74.4.2 Epidemiologie

Es liegen keine validen Daten zur Prävalenz des CFS nach definierten Kriterien aus Deutschland vor. Die Prävalenz in der allgemeinen deutschen Bevölkerung wird auf 0,3 % geschätzt (Renz-Polster und Scheibenbogen 2022). Die Erkrankung kann in jedem Alter auftreten, mit einem Gipfel in der Adoleszenz und einem weiteren Gipfel zwischen 30 und 40 Jahren. Frauen erkranken 2- bis 3-mal häufiger als Männer.

74.4.3 Prognose

Eine komplette Remission ist bei Erwachsenen selten. Bei etwa 40 % der Betroffenen bessert sich der klinische Zustand im Verlauf. Etwa 60 % bleiben erwerbsunfähig (Renz-Polster und Scheibenbogen 2022).

74.4.4 Ätiologie und Pathogenese

Multiple Genomassoziationsstudien aus der UK Biobank haben bisher keine signifikanten Assoziationen finden können (Dibble et al. 2020).

In einer britischen Querschnittstudie mit CFS-Patient*innen (nach den CDC- oder den kanadischen Konsensuskriterien) berichteten diese im Vergleich zu Gesunden über vermehrte Erkältungen und Infektionen in der Vorgeschichte, waren häufiger alleinstehend, hatten ein niedrigeres Einkommen und häufiger eine Angststörung in der Familie als Gesunde (Lacerda et al. 2019).

Bei etwa zwei Drittel der Betroffenen entwickeln sich die Beschwerden nach einer Infektion (Viren, Bakterien, Pilze, Protozoen). Manche Patient*innen berichten über Unfälle oder einschneidende Lebensereignisse als Auslöser (Renz-Polster und Scheibenbogen 2022).

Medizinische Protagonist*innen des CFS/ME-Konzepts postulieren, dass es sich bei dem nach den kanadischen Konsensus- und IOM-Kriterien diagnostizierten CFS um eine Multisystemerkrankung mit Dysregulationen des Immunsystems, des autonomen Nervensystems, des Gefäßsystems und des zellulären Stoffwechsels handelt. Psychosomatische Hypothesen zur Ätiopathogenese seien nicht haltbar, allenfalls reaktive Depressionen seien möglich (Renz-Polster und Scheibenbogen 2022). Diese einseitige biologische Sichtweise berücksichtigt nicht den möglichen Einfluss von kognitiven (z. B. Kontrollüberzeugungen, Katastrophisieren, Erwartungen), emotionalen (z. B. Ängstlichkeit) und behavioralen (z. B. unangemessene Bewältigungsstrategien wie Durchhaltestrategien) Prozessen auf die Beschwerden (Ali et al. 2019; Wright et al. 2021).

74.4.5 Therapie

Die „myalgische Enzephalomyelitis" des Personals des Londoner Krankenhauses wurde mit Ruhe sowie zuversichtlicher und beruhigender Haltung des Arztes in der akuten Phase und mit Beschäftigungs- und Bewegungstherapien in warmem Wasser sowie einem beruflichen Wiedereinstieg mit halbem Arbeitspensum in der Rekonvaleszenzphase behandelt.

Beim CFS sind die Effekte von **Graded Exercise Therapy (GET)** umstritten. Bei dieser Therapie wird körperliche Aktivität stufenweise nach einem festen Schema gesteigert, beginnend mit 5 min Stretching pro Tag. Die Aktivitätssteigerung wird engmaschig kontrolliert und schließt auch obligatorische Ruhepausen ein. Die aktuelle Leitlinie zum CFS des britischen National Institute of Excellence (NICE) rät von GET ab, weil sie nicht wirksam und nebenwirkungsreich sei. Ein personalisiertes körperliches Bewegungsprogramm wird empfohlen (NICE 2021). Die bei der Erstellung der NICE-Empfehlungen angewandte Methodik wurde stark kritisiert (Flottorp et al. 2022; White und Etherington 2021). So wurden bei der Literatursuche nach GET-Evidenz Patientenbefragungen und qualitative Studien berücksichtigt, nicht jedoch die Ergebnisse einer systematischen Übersichtsarbeit von kontrollierten Studien. Diese kam zu dem Ergebnis, dass gestuftes Belastungstraining sicher ist, wenn es korrekt verordnet wurde (White und Etherington 2021).

Ein Cochrane Review schloss 7 RCTs mit **aerobem Training** (Walking, Schwimmen, Radfahren, Tanzen mit unterschiedlicher Intensität) ein. Aerobes Training reduzierte im Vergleich zu passiven Kontrollen Fatigue und Einschränkungen der körperlichen Funktionsfähigkeit am Therapieende. Ob die positiven Effekte bei den Nachuntersuchungen anhielten, war ungewiss (Larun et al. 2019).

Medizinische Vertreter*innen des CFS/ME-Konzepts empfehlen **Patientenedukation** (Vermeidung von Überlastung und mentalem Stress) und **Pacing** als wichtigste Prinzipien für das Selbstmanagement. Pacing beinhaltet, die eigenen Belastungsgrenzen nicht zu überschreiten, ausreichend Ruhepausen und Schlaf einzuplanen sowie körperliche und geistige Aktivitäten nur so weit innerhalb des aktuellen Energiekorridors zu steigern, dass kein PEM auftritt (Nacul et al. 2021; Renz-Polster und Scheibenbogen 2022). Kritiker sehen Pacing ohne personalisiertes Bewegungstraining als Anleitung zur Chronifizierung an (Sharpe et al. 2022).

Kognitive Verhaltenstherapie (KVT) wird von NICE mit dem Ziel der Verbesserung des Umgangs mit den Symptomen und der Funktionsfähigkeit im Alltag, nicht jedoch mit dem Ziel der Remission empfohlen (NICE 2021). Auch diese Schlussfolgerung der NICE-Leitlinie wurde als nicht evidenzbasiert kritisiert: Eine Reduktion der

CFS-Symptome durch KVT kann bei einigen Patient*innen erreicht werden, und zwar auch bei Vorliegen einer PEM (Sharpe et al. 2022).

Die schon seit Langem bestehende rein biologistische und psychosoziale Cofaktoren radikal ablehnende Sichtweise vieler Selbsthilfegruppen für CFS, mit der auch Leitlinien wie die des NICE ungünstig beeinflusst werden, ist am ehesten als Ausdruck des Bemühens um eine legitime Erklärung von starker chronischer Erschöpfung zu verstehen – vor allem, da bei dieser mehr noch als bei anderen Körperbeschwerden das „Nicht-(mehr)-Können" nahe beim „Nicht-Wollen" zu liegen scheint (Henningsen und Priebe 1999). Medizinische Fachgesellschaften sollten versuchen, konstruktiv mit CFS-Selbsthilfegruppen zusammenzuarbeiten und gemeinsam ein biopsychosoziales Modell der Entstehung und Therapie des CFS zu entwickeln, wie es in Deutschland beim Fibromyalgiesyndrom durch die Beteiligung von Selbsthilfeorganisationen an der Erstellung der S3-Leitlinie gelungen ist (Petzke et al. 2017).

RESÜMEE

Graded-Exercise-Therapie (GET) und kognitive Verhaltenstherapie sind aus Sicht der Autoren dieses Kapitels nach den Kriterien der evidenzbasierten Medizin beim CFS wirksam. Vertreter*innen des CFS/ME-Konzepts bezweifeln die Wirksamkeit von GET. Ein individualisiertes körperliches Bewegungsprogramm wird allgemein empfohlen.
Kontrollierte Studien sind notwendig, um herauszufinden, welche Patient*innen mit welchem Schweregrad von welchen Trainings- und psychologischen Maßnahmen profitieren.

74.5 Post-COVID, Müdigkeit und CFS

74.5.1 Definition

Der Zusammenhang von postinfektiösen Syndromen mit Fatigue im Zusammenhang mit virale, bakteriellen, Pilz- und Protozoeninfektionen ist seit 100 Jahren in der wissenschaftlichen Literatur bekannt. Dauer und Intensität der Infektion, aber auch vorbestehende psychische Störungen wurden als Risikofaktoren für anhaltende Fatigue beschrieben (Hotopf et al. 1996).

Im Zusammenhang mit der Corona-Pandemie hat die postinfektiöse Müdigkeit erhebliches Interesse in den Medien und der wissenschaftlichen Literatur erfahren.

In Anlehnung an eine internationale Delphi-Konferenz unter Beteiligung der WHO kann eine der folgenden drei Kategorien herangezogen werden, um Long-COVID bzw. ein Post-COVID-Syndrom zu diagnostizieren:

1. Symptome, die nach der akuten COVID-19-Infektion oder deren Behandlung fortbestehen
2. Neue Symptome, die nach dem Ende der akuten Phase auftreten, aber als Folge der SARS-CoV-2-Infektion verstanden werden können
3. Verschlechterung einer vorbestehenden Erkrankung infolge einer SARS-CoV-2-Infektion

Bei Symptomen, die > 4 Wochen nach der Akutphase anhalten, spricht man von Long-COVID und bei Symptomen, die > 12 Wochen der Akutphase anhalten, von einem Post-COVID-Syndrom. Viele Betroffene berichten über gering ausgeprägte Beschwerden, die zu keinen relevanten Beeinträchtigungen in Alltagsfunktionen führen. Die S1-Leitlinie zu Long-/Post-COVID begrenzt die Diagnose auf Personen mit anhaltenden Beschwerden mit behandlungswürdigen Einschränkungen der Alltagsfunktion und Lebensqualität und einem negativen Einfluss auf das Sozial- und/oder das Arbeitsleben (DGP 2023).

74.5.2 Epidemiologie und Symptomatik

Müdigkeit ist ein sehr häufiges Symptom im Rahmen von Long/Post-COVID, das i. d. R. mit anderen Beschwerden (z. B. Muskel- und Gelenkschmerzen, Luftnot) auftritt. In einer systematischen Übersichtsarbeit berichteten 32 % der Betroffenen 12 Wochen nach akuter COVID-19-Infektion über Müdigkeit und 22 % über kognitive Probleme (Ceban et al. 2022).

In einer britischen Studie mit 128 stationär behandelten Patient*innen gaben 10 Wochen nach der Akutphase 52 % anhaltende Müdigkeit an. Es bestand keine Assoziation zwischen Müdigkeit und der Schwere von COVID-19 sowie Laborwerten, jedoch mit weiblichem Geschlecht sowie Angst und depressiven Störungen in der Vorgeschichte (Townsend et al. 2020).

Müdigkeit und Schlafstörungen (je 57 %) waren die am zweithäufigsten berichteten Symptome 6–12 Monate nach der Akutphase von 667 ambulant behandelten Patient*innen mit einer PCR-gesicherten SARS-CoV2-Infektion. In der Gesamtanalyse waren die Schwere der akuten COVID-19-Infektion und eine mit der *Brief Resilience Scale* gemessene verminderte Resilienz mit dem Risiko von ausgeprägten Post-COVID-Symptomen assoziiert. Die Autoren unterschieden zwei Gruppen:

- Patient*innen mit relevanten somatischen und/oder psychischen Vorerkrankungen und schweren Verläufen von COVID-19, bei denen Symptome nach der akuten Infektion persistierten und
- Patient*innen mit milder akuter COVID-19-Infektion, bei denen sich die Beschwerden erst in der Postakutphase entwickelten. Letztere Patienten wiesen auch eine erhöhte Ängstlichkeit auf.

Bei beiden Gruppen lagen die Laborwerte und die Ergebnisse der kardiopulmonalen Funktionsdiagnostik im Normbereich (Bahmer et al. 2022). Eine Fehlattribution von bereits vor der Infektion bestehenden bzw. durch Maßnahmen der Corona-Pandemie durch psychosozialen Stress entstandenen körperlichen Beschwerden auf eine Virusinfektion ist daher möglich.

In einer Studie mit 281 Patient*innen in einer japanischen Nachsorgeklinik nach akuter COVID-19-Infektion erfüllten 16,8 % alle drei Kriterien (Fukuda, Kanada, IOM) eines CFS/ME. Patient*innen mit CFS/ME hatten einen schwereren COVID-19-Krankheitsverlauf als Patient*innen ohne CFS/ME (Tokumasu et al. 2022).

74.5.3 Prognose

Müdigkeit gaben bei Nachuntersuchungen in Wuhan nach 6 Monaten 52 %, nach 1 Jahr 20 % und nach 2 Jahren 30 % der Patient*innen an (Huang et al. 2022).

74.5.4 Ätiologie und Pathogenese

Die Pathogenese des Post-/Long-COVID-Syndroms ist nicht geklärt. Sie ist multifaktoriell und nicht bei jedem Patienten und jeder Patientin gleich. Mögliche Trigger sind persistierende Gewebeschäden, eine Persistenz von Viren oder Virusbestandteilen sowie eine chronische (Hyper-)Inflammation und/oder Autoimmunphänomene (DGP 2023). Bei einigen Patient*innen mit Post-COVID-CFS wurden wie bei anderen CFS-Patient*innen abnorme kardiorespiratorische und metabolische Reaktionen nach körperlicher Belastung und Beeinträchtigungen der endothelialen Gefäßfunktion beschrieben (Renz-Polster und Scheibenbogen 2022). In einer prospektiven Studie an 171 Patient*innen mit Post-COVID-Syndrom wurden in ausführlicher neurologischer Diagnostik keine Befunde erhoben, welche die um Erschöpfung, Kopfschmerzen und Konzentrationsstörungen gruppierten Beschwerden erklären würden. Stattdessen fielen eine hohe körperliche Symptombelastung im PHQ-15 und eine psychiatrische Vorgeschichte als Risikofaktoren auf. Die Autoren vermuten, dass psychosomatische Mechanismen bei Post/Long-COVID relevant sein könnten (Fleischer et al. 2022).

74.5.5 Therapie

Die Living Guideline Long/Post-COVID empfiehlt folgende Maßnahmen:

- Förderung des Schlafs
- Schmerztherapie
- Stressreduktion und Entspannung
- Stärkung von persönlichen Ressourcen
- Unterstützung eines adäquaten Copingverhaltens (z. B. weder Überforderung noch Vermeidung von Aktivitäten)

Je nach individueller Fatiguesymptomatik (körperlich, kognitiv und/oder emotional) werden zusätzlich eine kontrollierte Anleitung zu körperlicher Aktivität bzw. dosiertem körperlichem Training, ein Training der kognitiven Leistungsfähigkeit und/oder eine psychotherapeutische bzw. psychopharmakologische Behandlung empfohlen. Einer körperlichen Überbeanspruchung mit möglicher nachfolgender Symptomverschlechterung („post-exertional malaise", PEM) soll durch individuell dosierte, ggf. supervidierte körperliche Aktivität bzw. körperliches Training und individuell angemessenes Energiemanagement (Pacing) vorgebeugt werden (DGP 2023).

Müdigkeit ist ein häufiges Post-COVID-Symptom. Einige Patient*innen entwickeln ein CFS.

74.6 Müdigkeit bei chronischen körperlichen Erkrankungen

Müdigkeit kann ein Begleitsymptom aller chronischen Erkrankungen aus dem Bereich der Inneren Medizin und der Neurologie sein, z. B. chronische Hepatitis C (Golabi et al. 2017), Parkinson-Syndrom (Siciliano et al. 2010) und Multiple Sklerose (Rottoli et al. 2017). In den durchgeführten Studien wurde der Begriff Fatigue verwendet. Eine einheitliche Definition von Fatigue (z. B. nicht durch übliche Strategien zur Wiederherstellung der Energie zu lindern, Beeinträchtigung in Alltagsfunktionen) wurde in den Studien nicht verwendet.

Exemplarisch werden Müdigkeit und Fatigue als Begleitsymptom von onkologischen sowie von chronisch entzündlichen Darmerkrankungen dargestellt.

Müdigkeit ist ein häufiges Begleitsymptom chronischer internistischer und neurologischer Erkrankungen.

74.6.1 Onkologische Erkrankungen

In Abhängigkeit der Grunderkrankung und der Art der Therapie berichten 30–60 % der Patient*innen über eine mäßige bis schwere Müdigkeit, die manchmal zum Abbruch der onkologischen Therapie führt. Die Müdigkeit bildet sich meist nach Beendigung der onkologischen Therapie zurück. In Langzeitstudien (bis zu 10 Jahre) berichten 25–30 % der Überlebenden einer Krebserkrankung über anhaltende Müdigkeit (Bower et al. 2014). Die krebserkrankungsassoziierte Fatigue kann sich auch als ausgeprägtes Krankheitsgefühl nach Anstrengung (PEM) äußern (Twomey et al. 2020).

Risikofaktoren für eine krebsassoziierte Fatigue sind geringe körperliche Fitness, Chemoradiotherapie, weibliches Geschlecht, Schlafstörungen, Neurotizismus, Schmerzen und Depression (Ma et al. 2020).

Aerobes Training, Krafttraining, KVT, Achtsamkeitstraining, Qi-Gong und multimodale Therapien können krebsassoziierte Fatigue reduzieren (Wu et al. 2019).

74.6.2 Chronisch entzündliche Darmerkrankungen (CED)

Die Prävalenzraten von CED-assoziierter Müdigkeit rechen von bis zu 47 % bei inaktiver Erkrankung bis hin zu 72 % bei aktiver Erkrankung. Schlafstörungen, Angst und Depression sowie Anämie sind Risikofaktoren einer CED-assoziierten Fatigue (D'Silva et al. 2022).

Die S3-Leitlinie zum Morbus Crohn enthält ein eigenes Kapitel zur Fatigue. Eine regelmäßige Erfragung von Fatiguesymptomen wird bei allen Patient*innen mit CED empfohlen. Bei Hinweisen auf Fatigue sollen spezifisch behandelbare Ursachen ausgeschlossen werden. Behandelbare Ursachen von Fatiguesymptomen umfassen insbesondere Eisen-, Vitamin-B_6-, Vitamin-B_{12}-, Vitamin-D- und Folsäuremangel, eine hohe Krankheitsaktivität sowie Mangelernährung, Depression, Drogen- oder Alkoholabusus, Lebererkrankungen und endokrinologische Erkrankungen (z. B. Hypothyreose, NNR-Insuffizienz).

Patient*innen mit Fatigue kann eine regelmäßige physische Aktivität und eine Strukturierung des Tagesablaufs empfohlen werden. Eine psychotherapeutische Behandlung kann eine Minderung der Symptomlast begünstigen (DGVS 2021).

Die bisherigen Studien mit psychotherapeutischen Verfahren (Edukation, KVT, lösungsorientierte Therapie) schlossen nicht genügend viele Patient*innen ein, um eine ausreichende statistische Power zu haben (Emerson et al. 2021).

Patientinnengeschichte

Die 53-jährige Frau wird im Auftrag eines Landgerichts im Rechtstreit um eine private Berufsunfähigkeitsrente (Ganztagstätigkeit als Buchhalterin) zur Frage eines Chronic-Fatigue-Syndroms begutachtet. Als Gründe für den Antrag auf die BU-Rente bringt die Pat. eine ausgeprägte körperliche Schwäche und Konzentrationsstörungen vor, die sich im Rahmen der onkologischen Therapie eines Mammakarzinoms (histologisch T2 N0 G3 M0, Herceptin- und Östrogenrezeptor-positiv) vor 4 Jahren entwickelten. Die Therapie bestand in einer 6-monatigen präoperativen Chemotherapie mit Doxorubicin, Carboplatin, Trastuzumab und Lapatinib; brusterhaltender Operation, 14 Monate postoperativ Herceptin; Tamoxifen-Therapie seit 3 Jahren.

In der somatischen Vorgeschichte wird ein Reizdarmsyndrom seit der Jugend angegeben. Sie habe die Chemotherapie schlecht vertragen. Sie sei 3–4 Tage nach der Chemotherapie „komplett platt" und so erschöpft gewesen, dass sie zu Hause nur gelegen hätte. Bereits während der Chemotherapie habe sie Konzentrations- und Merkfähigkeitsstörungen sowie Durchschlafstörungen bemerkt. Seit der Chemotherapie verfüge sie nur noch über max. 5 % ihrer früheren körperlichen und geistigen Leistungsfähigkeit. Sie habe früher Kreuzworträtsel komplett lösen können, jetzt sei sie froh, wenn ihr fünf Wörter einfielen. Sie habe sich in ihrem Wohnort mit dem Auto verfahren. Sie lese keine Zeitung und keine Bücher mehr, da sie sich nicht merken könne, was sie vor 5 min gelesen habe. Die körperliche Erschöpfbarkeit und die Konzentrations- und Merkfähigkeitsstörungen hätten sich auch nach dem Ende der Herceptin-Therapie nicht geändert. Hinlegen und Ausruhen würden an der Müdigkeit nichts ändern. Wenn sie „außergewöhnliche" Belastungen wie einen Arzttermin habe, sei sie danach für 1–2 Tage „platt" und könne keine Hausarbeit verrichten. Folgende weitere körperliche Beschwerden werden auf Nachfrage angegeben: Gewichtszunahme von 10 kg, Verstopfungsneigung; ausgeprägte Hitzewallungen und vollständiger Libidoverlust seit der antihormonellen Behandlung; keine Geschmacksempfindung für sauer und salzig. Sie sei seit der Diagnose der Brustkrebserkrankung krankgeschrieben. Ein stufenweiser Wiedereingliederungsversuch mit 2 Stunden/Tag sei vor 2 Jahren nach 1 Woche wegen allgemeinen Krankheitsgefühls abgebrochen worden. Sie sei vor der Krebserkrankung sportlich aktiv gewesen (Radfahren, Wandern), könne diese sportlichen Tätigkeiten aber nicht mehr verrichten. Sie könne nur leichte Hausarbeit in Etappen durchführen. Ihre sozialen Kontakte habe sie deutlich reduziert.

An biografischen Besonderheiten berichtet die Pat. über eine uneheliche Geburt und ein seit ihrer Kindheit distanziertes emotionales Verhältnis zur Mutter. Biografische Belastungsfaktoren werden verneint. Die Diagnose einer Brustkrebserkrankung und die Therapie habe sie als traumatisch erlebt. An aktuellen psychosozialen Stressoren werden anhaltende Rechtsstreitigkeiten wegen abgelehnter Rentenanträge sowie ihre eingeschränkten finanziellen Möglichkeiten berichtet. In der psychiatrischen Anamnese werden psychische Störungen vor der Brustkrebsdiagnose und -behandlung verneint. In zeitlichem Zusammenhang mit der onkologischen Behandlung habe sie Phobien (Autofahren, Menschenansammlungen, Fortbewegungsmittel), eine ausgeprägte Krebsrezidivangst, Selbstwertprobleme sowie einen Verlust von Antrieb und Lebensfreude entwickelt. Psychiatrische Behandlungen mit verschiedenen Antidepressiva hätten nichts an der Erschöpfung, Angst und Depression geändert. Sie habe eine ambulante Psychotherapie (KVT) abgebrochen, weil sie sich bzgl. ihrer Erschöpfung von der Psychotherapeutin nicht verstanden bzw. zu körperlichen Aktivitäten gedrängt gefühlt habe.

Diagnostische Einordnung

Bei der Pat. liegt eine krebsassoziierte Fatigue nach einer aggressiven präoperativen Chemotherapie vor. Die CFS-Kriterien des IOM sind erfüllt. Die Agoraphobie und die chronisch depressive Störung können als chronifizierende und die Schwere der Fatigue der Pat. mitbestimmende, jedoch nicht als verursachende und ausreichend erklärende Faktoren angesehen werden – wie von einem psychiatrischen Gutachter postuliert.

74.7 Müdigkeit bei funktionellen somatischen Syndromen

Das CFS und das Fibromyalgiesyndrom (FMS) werden in der Psychosomatischen Medizin zu den funktionellen somatischen Syndromen gerechnet. Außerdem gehören dazu – je nach Autoren wechselnd – weitere Syndrome und Symptomkombinationen, z. B. das Reizdarmsyndrom, funktionelle Herzbeschwerden, das Multiple-Chemikalien-Sensitivitätssyndrom und das chronische HWS-Schleudertrauma. Organpathologische Befunde, welche die Beschwerden ausreichend erklären, finden sich per definitionem nicht. Für all diese Symptome ist charakteristisch, dass neben den Kernbeschwerden auch unspezifische Beschwerden wie Müdigkeit/Fatigue und Konzentrationsstörungen gehäuft auftreten (Henningsen et al. 2018; ➤ Kap. 3). Kognitive Symptome (Konzentrations- und Merkfähigkeitsstörungen) der Fatigue gelten nur beim FMS, nicht jedoch bei anderen funktionellen somatischen Syndromen als zur Diagnose notwendige Kernsymptome (Wolfe et al. 2016).

❚❚ Müdigkeit ist ein häufiges Symptom bei funktionellen somatischen Syndromen. **❚❚**

74.8 Müdigkeit bei psychischen Störungen

Neurasthenie Die Neurasthenie ist das älteste diagnostische Etikett für chronische Erschöpfungszustände und noch in der ICD-10, jedoch nicht mehr in der ICD-11 gelistet. In der ICD-10 wurde zwischen einer psychisch-kognitiven Form mit dem Hauptsymptom Konzentrationsstörungen und einer körperlichen Form mit den Hauptsymptomen körperliche Schwäche und Erschöpfung nach nur geringer Anstrengung unterschieden.

Depression Schwächegefühl/Müdigkeit und Antriebslosigkeit sowie Konzentrations- und Merkfähigkeitsstörungen sind nach ICD-10 Symptome einer depressiven Störung. Vermindertes Selbstwertgefühl, unangemessene Schuldgefühle und negative und pessimistische Zukunftsperspektiven sind Symptome der depressiven Störung, während inadäquate Erschöpfung nach Anstrengung kein Symptom der Depression, jedoch des CFS ist (Jacobsen et al. 2003). CFS-Patient*innen ohne komorbide Depression weisen keine Antriebshemmung auf.

Somatoforme Störungen bzw. somatische Belastungsstörung
Müdigkeit/Fatigue gehört neben Schmerzen aller Lokalisation und organbezogenen Funktionsstörungen wie Schwindel, Kreislauf- und Verdauungs- sowie Gang- und Gefühlsstörungen zu den charakteristischen Symptomen. Zu den Unterschieden zwischen somatoformen Störungen nach ICD-10 und somatischer Belastungsstörung nach ICD-11 (offiziell bisher nur englisch: „bodily distress disorder") und zu den Bezügen und Unterschieden zu funktionellen somatischen Syndromen wird auf die jeweiligen Kapitel in diesem Buch verwiesen.

Angststörungen Konzentrationsstörungen sind nach ICD-10 ein Kernsymptom der generalisierten Angststörung. Vorherrschende Anspannung, Besorgnis und Befürchtungen in Bezug auf alltägliche Ereignisse sind die Hauptsymptome der generalisierten Angststörung und sind bei CFS-Patient*innen ohne komorbide Angststörung nicht nachweisbar.

Kognitive Symptome (Konzentrations- und Merkfähigkeitsstörungen) sind Symptome von Neurasthenie, Depression und generalisierter Angststörung. Motivationale Symptome (Müdigkeit, Schwäche) sind Symptome der Depression. Sowohl kognitive wie körperliche Aspekte von Müdigkeit/Fatigue werden häufig von Patient*innen mit somatoformen Störungen/somatischen Belastungsstörungen berichtet.

Die Therapie der Fatigue bei psychischen Störungen besteht in der psychotherapeutischen und/oder medikamentösen Therapie der psychischen Störung. Aerobes Training kann die positiven Effekte der KVT bei der Behandlung von depressiven und Angststörungen steigern (Bourbeau et al. 2020).

Patientinnengeschichte

Die 53-jährige Pat. stellt sich zur Überprüfung des selbst gestellten Verdachtsdiagnose eines CFS vor. In der somatischen Anamnese berichtet sie über einen „empfindlichen Magen und Darm" seit der Kindheit und eine menstruelle Migräne seit dem 22. Lj. Seit mehreren Jahren fühle sie sich zunehmend durch ihre Halbtagstätigkeit als Erzieherin und die Versorgung eines großen Hauses überfordert. Sie fühle sich ständig müde und körperlich schlapp. In den letzten Monaten habe sie sich morgens aufraffen müssen, um zur Arbeit zu gehen. Wegen ihrer Erschöpfung habe sie in den letzten Jahren immer wieder Krankschreibungen gehabt (AU-Diagnosen „Burnout"), aktuell sei sie seit 14 Monaten krankgeschrieben. Hausarbeit könne sie max. 30 min am Stück verrichten, dann müsse sie eine Pause einlegen. Nach der Erholungspause habe sie das Gefühl, wieder etwas mehr Energie zu haben. Wenn sie sich bei der Hausarbeit übernehme oder die Arbeit im Kindergarten sehr stressig sei, schlafe sie abends vor lauter Erschöpfung schon gegen 20 Uhr ein. Ein „Crash" am Folgetag nach vermehrter körperlicher oder psychischer Beanspruchung wird verneint. Auf Nachfragen werden kognitive Probleme verneint und an weiteren Symptomen seit ca. 1 Jahr nicht-erholsamer Schlaf, gelegentliches nicht lageabhängiges Herzrasen über mehrere Minuten, neu aufgetretene Kopfschmerzen und Kribbeln in allen vier Extremitäten sowie eine Pollenallergie angegeben.

Die emotionale Beziehung zu ihrer überbehütenden und ängstlichen Mutter sei schwierig gewesen. Sie habe in der Schule Sport „gehasst" und sei nie sportlich aktiv gewesen. Sie habe ein größeres Schlafbedürfnis als ihre beiden Geschwister gehabt. Wegen der häufigen Krankschreibungen sei es in den letzten Jahren zu Konflikten mit ihren Kolleginnen gekommen. Ihr Mann sei im Außendienst tätig und beteilige sich kaum an der Hausarbeit. Sie leide seit 10 Jahren unter Emetophobie, Platzangst und panischer Angst vor Spinnen. Sie mache sich seit der Geburt ihrer inzwischen erwachsenen Kinder ständig Sorgen, dass diese schwer erkranken könnten. Manchmal befürchte sie, dass sie selbst eine bisher nicht erkannte schwere körperliche Erkrankung habe. Sie könne ihre Sorgen oft nicht abstellen und habe deswegen Einschlafprobleme. Sie sei häufig innerlich angespannt. Wegen ihrer Ängste habe sie schon mehrere ambulante Psychotherapien (aktuell psychoanalytische Behandlung) sowie zwei stationäre psychosomatische Behandlungen ohne anhaltende Reduktion ihrer Ängste durchgeführt. Eine 2-monatige stationäre Psychotherapie vor 5 Monaten habe keinen Effekt auf ihre Erschöpfung gehabt. Die vom Hausarzt angesetzte Therapie mit 20 mg Escitalopram vor 2 Monaten habe ihre innere Anspannung und schlechte Stimmungslage leicht reduziert, sie fühle sich aber weiterhin stark erschöpft.

Der internistische Untersuchungsbefund inkl. eines Schellong-Tests war unauffällig. Stimmung und Antrieb waren leicht herabgesetzt und die psychomotorische Anspannung leicht und Krankheitsängste mäßig vermehrt.

Aufgrund der körperlichen Beschwerden war in den letzten Jahren eine umfangreiche (hausarztärztliche, endokrinologische, neurologische, gynäkologische) Diagnostik durchgeführt worden. Eine parenterale Eisensubstitution bei normalem Hämoglobin und leicht erniedrigtem Ferritin sowie mehrere medikamentöse Therapien (Q10, Glutamin, Carnitin, Selen, Zink, Vitamin B_{12}) hatten nichts an dem Gefühl der Erschöpfung geändert.

Diagnostische Einordnung
Das Beispiel zeigt, dass die CFS-Diagnose von den verwendeten diagnostischen Kriterien abhängig ist: Die Kriterien von Schlafstörungen, Schmerzen, neurologischen und autonomen Beschwerden sind bei der Pat. erfüllt. Das Fukuda-Kriterium eines neuen/umschriebenen Beginns ist nicht erfüllt. Die Pat. berichtet über eine Zustandsverschlechterung bei Belastung (kanadische Konsensuskriterien). Sie berichtet aber über eine Reduktion des Erschöpfungsgefühls durch Erholungspausen. Die IOM-Kriterien einer Belastungsintoleranz sind nicht erfüllt. Aus psychosomatischer Sicht ist die Fatigue der Pat. überwiegend auf eine mangelnde körperliche Fitness sowie eine gemischte Angststörung und depressive Episode zurückzuführen.

74.9 Fazit für die Praxis

In einer prospektiven (8-Jahres-Verlauf) bevölkerungsbasierten Kohortenstudie aus den Niederlanden berichteten Menschen mit chronischen körperlichen Erkrankungen über häufigere bzw. schwerere Fatigue als Personen ohne chronische körperliche Erkrankungen. Soziodemografische (Alter, weibliches Geschlecht, niedriger sozialer Status) und psychische (Angst, Depression, Neurotizismus) Faktoren erhöhten das Risiko für eine schwere Fatigue – sowohl bei Menschen mit chronischen Erkrankungen als auch bei solchen ohne chronische körperliche Erkrankungen (Goertz et al. 2021). Es ist nicht bekannt, ob diese generischen Risikofaktoren auch für das CFS gelten.

An das individuelle Leistungsniveau angepasstes aerobes Training und KVT können Fatigue bei chronischen körperlichen Erkrankungen, beim Post-COVID-Syndrom, bei seelischen Störungen und beim CFS reduzieren.

II Es gibt generische Risikofaktoren und Behandlungsmethoden für Fatigue. **II**

LITERATURAUSWAHL

DEGAM (Deutsche Gesellschaft für Allgemeinmedizin e.V.). S3-Leitlinie Müdigkeit. Stand: 23.12.2022; gültig bis: 22.12.2027; https://www.awmf.org/leitlinien/detail/ll/053-002.html (letzter Zugriff: 19.4.2024).

DGP (Deutsche Gesellschaft für Pneumologie und Beatmungsmedizin e.V.). Long/Post-COVID - Living Guideline. Stand: 5.3.2023; gültig bis: 4.3.2024); https://www.awmf.org/leitlinien/detail/ll/020-027.html (letzter Zugriff: 19.4.2024).

Fleischer M, Szepanowski F, Tovar M, et al. Post-COVID-19 syndrome is rarely associated with damage of the nervous system: Findings from a prospective observational cohort study in 171 patients. Neurol Ther 2022; 11(4): 1637–1657.

Flottorp SA, Brurberg KG, Fink P, et al. New NICE guideline on chronic fatigue syndrome: More ideology than science? Lancet 2022; 399(10325): 611–613.

Henningsen P, Zipfel S, Sattel H, Creed F. Management of functional somatic syndromes and bodily distress. Psychother Psychosom 2018; 87(1): 12–31.

Maisel P, Baum E, Donner-Banzhoff N. Fatigue as the chief complaint: Epidemiology, causes, diagnosis, and treatment. Dtsch Arztebl Int 2021; 118: 566–576.

NICE (National Institute for Health and Care Excellence). Myalgic encephalomyelitis (or encephalopathy)/chronic fatigue syndrome: Diagnosis and management. 2021; https://www.nice.org.uk/guidance/ng206 (letzter Zugriff: 19.4.2024).

Polster-Renz H, Scheibenbogen C. Post COVID-Syndrom mit Fatigue und Belastungsintoleranz: Myalgische Enzephalomyelitis bzw. chronisches Fatigue-Syndrom. Innere Medizin 2022; 63: 830–839.

Sharpe M, Chalder T, White PD. Evidence-based care for people with chronic fatigue syndrome and myalgic encephalomyelitis. J Gen Intern Med 2022; 37: 449–452.

White PD, Etherington J. Adverse outcomes in trials of graded exercise therapy for adult patients with chronic fatigue syndrome. J Psychosom Res 2021; 147: 110533.

Ali S, Adamczyk L, Burgess M, Chalder T. Psychological and demographic factors associated with fatigue and social adjustment in young people with severe chronic fatigue syndrome/myalgic encephalomyelitis: A preliminary mixed-methods study. J Behav Med 2019; 42: 898–910.

KAPITEL

75 Schmerz

Wolfgang Eich und Jonas Tesarz

75.1 Einleitung

Der Schmerz ist eines der grundlegendsten medizinischen Phänomene überhaupt. Er ist der Hauptgrund, warum Menschen einen Arzt aufsuchen. Die Praxen der niedergelassenen Ärzte sind deshalb voll von Patienten mit Schmerzsyndromen. Chronischer Schmerz bedeutet nach einer verbreiteten Definition, dass ein Patient länger als 6 Monate lang „dauernd oder wiederkehrend" unter Schmerzen leidet (Merskey und Bogduk 1994). In Deutschland lag die 1-Jahres-Prävalenz 2021 laut Wissenschaftlichem Institut der AOK bei 31,45 % (WidO 2024).

75.1.1 Schmerzdefinition

Die allgemeine Definition von Schmerz wird heute von der internationalen wissenschaftlichen Gemeinde bestimmt. Ende der 1970er-Jahre richtete die *International Association for the Study of Pain* (IASP) eine Taskforce ein, die sich mit dem Problem der Schmerzdefinition beschäftigte. Auch wenn heute wieder andere Diskussionen darüber geführt werden, so ist die damalige Definition (Merskey 1979), in der Schmerz als ein *„unangenehmes Sinnes- und Gefühlserlebnis, das mit aktueller oder potenzieller Gewebeschädigung verknüpft ist oder mit Begriffen einer solchen Schädigung beschrieben wird"*, immer noch international anerkannt. Darin wird die Komplexität des Phänomens Schmerz deutlich, das weit über das einfache Warnsignal hinausgeht.

Damit ist auch deutlich ausgesprochen, dass Schmerz nicht objektiv messbar ist. Niemand kann objektiv bestimmen, wie viel Schmerz andere Menschen subjektiv empfinden.

Diese Entwicklungen im internationalen wissenschaftlichen Bereich führten zu einem grundlegenden Paradigmenwechsel, und zwar weg von einer rein mechanischen Schmerzkonzeption hin zu einem modernen **biopsychosozialen Schmerzkonzept.** In diesem Konzept stellen Schmerzempfindungen sehr vielschichtige Erfahrungen dar, die von zahlreichen biologischen, sozialen und psychischen Einflussfaktoren determiniert sind. Schmerzen haben damit immer sowohl körperliche als auch seelische Dimensionen und soziale Aspekte und werden entsprechend in einem biopsychosozialen Modell beschrieben (Engel 1977; Gatchel et al. 2007).

75.1.2 Akuter Schmerz

Akuter Schmerz hat zunächst Hinweischarakter. Er zeigt den Ort einer Störung oder Verletzung an und ist besonders dann exponiert, wenn es sich um eine Verletzung oder um eine Veränderung in einem topografisch schwierigen Ort handelt. Wir alle kennen die Zahnschmerzen des Balduin Bählamm aus Wilhelm Busch (1883/1974):

> *„Das Zahnweh, subjektiv genommen,*
> *ist ohne Zweifel unwillkommen;*
> *doch hat's die gute Eigenschaft,*
> *dass sich dabei die Lebenskraft,*
> *die man nach außen oft verschwendet,*
> *auf einen Punkt nach innen wendet*
> *und hier energisch konzentriert.*
> *Kaum wird der erste Stich verspürt,*
> *kaum fühlt man das bekannte Bohren,*
> *das Zucken, Rucken und Rumoren,*
> *und aus ist's mit der Weltgeschichte,*
> *vergessen sind die Kursberichte,*
> *die Steuern und das Einmaleins,*
> *kurz, jede Form gewohnten Seins,*
> *die sonst real erscheint und wichtig,*
> *wird plötzlich wesenlos und nichtig.*
> *Ja, selbst die alte Liebe rostet,*
> *man weiß nicht, was die Butter kostet,*
> *denn einzig in der engen Höhle*
> *des Backenzahnes weilt die Seele,*
> *und unter Toben und Gesaus*
> *reift der Entschluss:*
> *Er muss heraus!"*

Wir kennen auch die akuten Nieren- und Gallenkoliken und die akuten Harnwegsinfekte. Aus biologischer Sicht ist Schmerz daher ein sehr nützliches, wenn nicht sogar lebensnotwendiges Phänomen. Bei diesen Erkrankungen ist der akute Schmerz in seinem semiotischen Charakter deutlich erkennbar: Er weist auf eine Ursache hin. Wir suchen bei akuten Schmerzsituationen freiwillig und ohne äußere Bedrängnis durch andere den Arzt auf, der uns hoffentlich von dieser Pein befreit, und wir sind bereit, viel zu geben, wenn nur die Schmerzen aufhören. Dieser akute Schmerz ist so gravierend und so instruktiv, dass er für viele anthropologische Mediziner die Ursituation des Arztseins überhaupt darstellt, so auch für Viktor von Weizsäcker (1987). Aber selbst in dieser eindeutig somatisch bedingten Schmerzsituation wird das psychische Miterleben eindeutig spürbar, und die sozialen Folgen (Arbeitsunfähigkeit, Krankenrolle) werden unmittelbar transparent.

Die Internationale Gesellschaft zum Studium des Schmerzes (IASP) hat sich deshalb auch bei akutem Schmerz auf dieses biopsychosoziale Modell des Schmerzes geeinigt, das mehrfach reevaluiert und erneut bestätigt wurde (Merskey 1979; Loeser und Treede 2008). Das heißt, dass auch im akuten Schmerzerleben die psychische Empfindlichkeit und Reaktionsbereitschaft, das Coping, von Patient zu Patient unterschiedlich sein können. Das hängt mit unseren früheren, seit der Geburt gemachten Erfahrungen mit Schmerz zusammen. Waren wir einsam, oder hat sich jemand sorgend und wohlmeinend unseren Schmerzen zugewandt? Müssen wir schreien, um gehört zu werden, oder haben wir einen einigermaßen sachlichen Umgang mit dem Schmerz gelernt? Auch hier wird deutlich, dass Schmerz schon immer in die sozialen Situationen der Beziehung eingebunden ist.

Ein weiterer Aspekt, nämlich die **kulturelle Überformung** des Schmerzes ist in weiten Teilen der Welt so stark, dass wir keine genaue Vorstellung darüber haben, was mit dem Schmerz noch alles transportiert wird, wenn wir nicht selbst Mitglied dieser Kultur sind und sozusagen in die gesellschaftliche Kommunikation des Schmerzes hineingeboren und sozialisiert worden sind (Le Breton 2003). So gibt es Patienten z. B. aus dem türkischen Kulturkreis, die mit Leberschmerzen noch eine humoralpathologische Vorstellung der Antike transportieren, in der sie von schwarzer Galle (Melancholie) sprechen. Die semiotische Dekodierung funktioniert in ihrem Kulturkreis, nicht aber in unserem, der die Leber untersucht anstatt des Gemütes (die Melancholie) und damit u. U. die dahinterliegende Depression übersieht.

RESÜMEE

Selbst im akuten Schmerz bleiben für uns früher gemachte Erfahrungen im Umgang mit Schmerz verhaltensmäßig und psychisch bestimmend und haben Auswirkungen auf soziale Situationen und Rollen.

75.1.3 Exkurs Schmerzlosigkeit

Die moderne Medizin hat sich auch mit Problemen der Schmerzlosigkeit beschäftigt. So gibt es einige Erkrankungen, bei denen die Patienten keinen Schmerz empfinden können oder bei denen der Schmerz, z. B. nach einer neurologischen Erkrankung, systematisch ausgeschaltet ist. Wir wissen heute, dass diese Patienten sehr viel häufiger an Erkrankungen leiden und sich nicht schützen können. Es ist auf der anderen Seite auch deutlich, dass sich viele „bösartige" Erkrankungen, die mit einer Verkürzung der Lebenserwartung einhergehen, nicht durch Schmerzen äußern. So sind viele Tumorerkrankungen im Anfangsstadium ihrer Erkrankung völlig schmerzfrei, was ihre Gefährlichkeit noch einmal dokumentiert. Die moderne Gesellschaft hat deshalb Prävention und systematische Screeninguntersuchungen eingebaut, um diese frühen Erkrankungen, die sich nicht mit Schmerz melden, frühzeitig zu erkennen, und hofft, sie durch frühzeitige Therapie auch behandeln zu können.

75.1.4 Terminologie

Um sich in diesem komplexen Feld der Schmerzen zurechtzufinden, ist es zunächst – wie immer in wissenschaftlichen Untersuchungen – wichtig, Definitionen zu geben und zu wissen, von welcher Ebene gesprochen wird (Loeser und Treede 2008).

- **Schmerz:** unangenehmes Sinnes- und Gefühlserlebnis. Schmerz ist nicht objektiv messbar, sondern kann nur subjektiv bestimmt werden.
- **Noxischer Reiz:** ein gewebsschädigender Reiz.
- **Nozizeptor:** ein sensorischer Rezeptor, der in der Lage ist, noxische Reize wahrzunehmen und weiterzuleiten. Nozizeptoren finden sich als freie Nervenendigungen auf der Körperoberfläche, aber auch im Körper. Sie leiten die Informationen über

Nervenfasern an das zentrale Nervensystem (ZNS) weiter, wo schließlich eine Schmerzwahrnehmung ausgelöst wird.

- **Nozizeption:** neuronaler Prozess, welcher der Aufnahme und Weiterleitung noxischer Reize zugrunde liegt. Er ist ausdrücklich von der Schmerzwahrnehmung abzugrenzen, insofern Schmerz ein subjektives Phänomen ist, während die Nozizeption als Sinneswahrnehmung nozizeptiver Reize Gegenstand der sensorischen Physiologie ist.
- **Neuropathischer Schmerz:** Schmerz infolge einer direkten Schädigung oder Erkrankung somatosensorischer Nervenstrukturen im peripheren und zentralen Nervensystem.
- **Schmerzschwelle:** der niedrigste Reiz, der noch als schmerzhaft empfunden wird.
- **Schmerztoleranz:** maximale Intensität eines schmerzhaften Reizes, die eine Person in einer bestimmten Situation zu ertragen gewillt ist.
- **Hyperalgesie:** gesteigertes Schmerzempfinden. Der Begriff umfasst sowohl eine Herabsetzung der Schmerzschwelle als auch eine gesteigerte Reizantwort auf einen überschwelligen Reiz.
- **Allodynie:** nach der revidierten Nomenklatur eine Unterart der Hyperalgesie.
- **Sensibilisierung:** die gesteigerte Antwort eines Neurons auf einen adäquaten Reiz oder eine Antwort auf einen normalerweise unterschwelligen Reiz.

75.1.5 Neurophysiologische Grundlagen der Schmerzwahrnehmung

Bei der Betrachtung der neurophysiologischen Prozesse muss unterschieden werden zwischen der eigentlichen Schmerzempfindung und den der Schmerzempfindung zugrunde liegenden biologischen Prozessen, die unter dem Begriff Nozizeption subsumiert werden (➤ Kap. 75.1.4). Nozizeption ist das dem Schmerz zugrunde liegende objektive Surrogat. Im Gegensatz zum Schmerz ist Nozizeption nicht an das Bewusstsein gekoppelt und daher empirisch untersuchbar. Sie lässt sich selbst an einem narkotisierten Tier untersuchen, wohingegen das Schmerzempfinden nur bei vollem Bewusstsein valide erforscht werden kann, da es im Rahmen des biopsychosozialen Modells von vielen anderen Faktoren mitbestimmt wird. Diese grundlegende Unterscheidung ist immens wichtig. Im Gegensatz zur Nozizeption ist das Schmerzerleben weit weniger gut definiert.

Die Rolle des Rückenmarks

Lange Zeit galt das Rückenmark lediglich als Verbindungskabel zwischen der Peripherie und dem Gehirn. Heute weiß man, dass selbst auf dieser Stufe schon in Form von Verstärkung, Abschwächung und Kontrastierung periphere nozizeptive Elemente entscheidend moduliert werden (Basbaum et al. 2009). Auf dieser Stufe der Modulation, der Rückenmarksebene, gelten heute die Schmerzrituale wie Reiben, Pusten oder Schütteln der betreffenden Region bzw. die Wirkung von transkutaner elektrischer Nervenstimulation (TENS) als gegeben.

Die Rolle des Gehirns

Zu einem bewusst empfundenen Schmerzerleben kommt es erst, wenn der nozizeptive Impuls vom Rückenmark zum Gehirn und damit zur bewussten menschlichen Wahrnehmung weitergelangt. Hier wird die nozizeptive Information in den Gehirnzentren wahrgenommen, und es wird reagiert. Die Empfindung Schmerz kann also erst wahrgenommen werden, wenn der nozizeptive Impuls im Gehirn einläuft, verschiedene Regionen aktiviert und adäquat verarbeitet wird. Ging man früher dabei von einem speziellen Schmerzzentrum aus, so ist die Vorstellung heute obsolet. Man spricht mehr von einer Schmerzstruktur oder einer **Schmerzmatrix** als von einem Schmerzzentrum, da schätzungsweise 5–10 verschiedene Regionen an der Schmerzwahrnehmung beteiligt sind (Legrain et al. 2011). Dabei sind folgende Gehirnregionen bzw. Gehirnsysteme involviert:

- **Thalamokortikales System:** Hier findet die sensorische Verarbeitung der Information statt, und hier werden die bewusste Wahrnehmung und sensorisch-diskriminante Komponente der Schmerzempfindung abgebildet.
- **Limbisches System:** ist für die Entstehung von Gefühlen und die emotional-affektive Komponente des Schmerzes entscheidend verantwortlich.
- **Präfrontaler Kortex:** verbindet die sensorischen Signale und die aus dem limbischen System stammenden emotionalen Bewertungen zu einer kognitiven Bewertung.
- **Endogene schmerzhemmende Systeme:** sind aktiv in der Lage, Schmerz zu kontrollieren und zu unterdrücken. Dazu gehören der anteriore cinguläre Kortex, Abschnitte des periaquäduktalen Höhlengraus, der Nucleus raphe und Anteile des Nucleus reticularis.

Diese schmerzmodulierenden Areale bilden körpereigene Schmerzhemmstoffe, z. B. Endorphine (Bushnell et al. 2013).

75.1.6 Chronische Schmerzen

Prinzipiell führt jeder wiederholte, anhaltende und heftige somatische Schmerzreiz zur Induktion neuroplastischer Prozesse, die sowohl zellulär verankert als auch auf Rückenmarksebene gefestigt werden (Woolf und Salter 2000). Dieser Ausbau der schmerzübermittelnden synaptischen Strukturen trägt zur Schmerzpersistenz, -ausbreitung und -sensibilisierung bei. Das Schmerzgedächtnis wird über diese plastische Veränderung erklärt.

Zu beachten ist weiterhin die Unterscheidung zwischen lokalem und generalisiertem Schmerz. Wir wissen heute, dass bei **lokalen Schmerzsyndromen** (z. B. chronischer lokaler Rückenschmerz) ebenfalls ein biopsychosoziales Modell angewandt werden muss. Die Korrelation zwischen dem Ausmaß der somatischen Befunde und der psychischen Beeinträchtigung lässt sich eben nicht durch das Ausmaß der somatischen Befunde erklären (Clauw et al. 1999), sondern wird auch durch Faktoren wie Arbeitszufriedenheit und Persönlichkeit sowie psychische Erkrankungen mit determiniert. Trotzdem müssen bei lokalen Schmerzsyndromen immer auch lokale Ursachen ausgeschlossen werden.

Noch stärker durch psychosoziale Faktoren beeinflusst ist der **chronische generalisierte Schmerz.** Dabei handelt es sich nach der Definition des *American College of Rheumatology* um ein Krankheitsbild, das sowohl Schmerzen an der Wirbelsäule als auch Schmerzen oberhalb oder unterhalb der Taille sowie der rechten und linken Körperhälfte beinhaltet (Wolfe et al. 1990). Diese generalisierten Schmerzsyndrome sind in der Bevölkerung sehr häufig (Cimmino et al. 2011). Chronische generalisierte Schmerzsyndrome stellen eine Hauptquelle chronischer Behandlungsbedürftigkeit durch einen Arzt dar (Gerhardt et al. 2014). Bei ihnen sind psychosoziale Faktoren besonders verbreitet (Benjamin et al. 2000), sodass sich insbesondere folgende Fragen stellen:

- Besteht eine Komorbidität von psychischen Erkrankungen wie Angst und Depression?
- Liegt eine Traumatisierung in der Kindheit, in der Jugend oder auch im Erwachsenenalter vor?
- Bestehen soziale Probleme, insbesondere am Arbeitsplatz?

75.1.7 Psychosoziale Einflüsse auf das chronische Schmerzempfinden

Das Erleben von Schmerz wird in unterschiedlicher Weise durch biologische, psychologische und soziale Mechanismen gelenkt. Wichtige Einflussgrößen sind die Aufmerksamkeit und die Erwartungshaltung (Price 2000). Gerade Aufmerksamkeit und Ablenkung modulieren das Schmerzempfinden ganz wesentlich. Bei der Schmerzbewertung werden die aktuellen Schmerzen mit früheren Erfahrungen, potenziellen Auswirkungen und aktuellem Wissen verglichen und entsprechend bewertet.

RESÜMEE

Prinzipiell geht man heute davon aus, dass fördernde wie auch hemmende Prozesse stets nebeneinander aktiv sind und sich in ihrem Gleichgewicht gegenseitig modulieren. In Abhängigkeit davon, welche Prozesse jeweils überwiegen, kann es zur Herabsetzung oder zur Steigerung der Schmerzempfindlichkeit kommen.

75.2 Klinische Schmerzsyndrome

Die Weltgesundheitsorganisation (WHO) hat in ihren Klassifikationskriterien unterschiedliche Kodierungsmöglichkeiten für chronischen Schmerz entwickelt. Die ICD-10 wurde 1990 von der WHO verbschiedet und findet seit 1994 international Anwendung. Die modifizierte deutsche Version wurde zwischen 2003 und 2004 vom Deutschen Institut für Medizinische Dokumentation und Information (DIMDI) veröffentlicht und wird seither in Deutschland zu Abrechnungszwecken benutzt (ICD-10-GM). Im Folgenden werden die Syndrome aufgeführt, die laut ICD-10 Schmerzen als Symptom in ihren Kriterienkatalog integrieren (BfArM 2024; ➤ Tab. 75.1).

2019 hat die WHO die aktualisierte Version ICD-11 veröffentlicht, die seit 2022 mit einer Übergangszeit von 5 Jahren in Kraft ist. Eine deutsche Version wird zurzeit vom BfArM erstellt (ICD-11-GM), ist aber noch nicht veröffentlicht und wird möglicherweise nicht vor 5 Jahren fertig. In der ICD-11 werden die chronischen Schmerzzustände erstmalig einer eigenen Kategorie zugeordnet und nicht mehr im Kapitel F (Psychische Erkrankungen) aufgeführt. Chronische Schmerzen werden definiert als Schmerzen, die länger als 3 Monate anhalten oder wiederkehren. In dieser neuen Kategorie können ferner, basierend auf der Schmerzätiologie, den zugrunde liegenden pathophysiologischen Mechanismen und den primär betroffenen anatomischen Systemen insgesamt sieben diagnostische Grundkategorien mit jeweils verschiedenen Subkategorien unterschieden werden (vgl. ICD-11-Kasten).

Tab. 75.1 Klassifikation der Schmerzsyndrome nach ICD-10

F45.0 (F45.1)	Somatisierungsstörung (Undifferenzierte Somatisierungsstörung)
F45.2	Hypochondrische Störung
F45.3	Somatoforme autonome Funktionsstörung
F45.4	Anhaltende Schmerzstörung • Somatoforme Schmerzstörungen • Chronische Schmerzstörung mit somatischen und psychischen Faktoren

Gleichzeitig ist es nun auch möglich, die gleiche Diagnose unter verschiedenen Kategorien einzuordnen (so kann eine Trigeminusneuralgie sowohl den neuropathischen als auch den Kopf- und orofazialen Schmerzstörungen zugeordnet werden). Dieses wird als **„Prinzip der multiplen Elternschaft“** bezeichnet. So wird verdeutlicht, dass die meisten Schmerzsyndrome multiple Ursachen haben. Vorteil des neuen Ansatzes ist der interdisziplinäre Charakter mit Fokus auf dem biopsychosozialen Verständnis von Schmerz. So ist im Rahmen der ICD-11 auch die Einführung eines optionalen Zusatzcodes (sog. Specifier) vorgesehen, anhand dessen neben der Beschreibung des Zeitverlaufs und der Schmerzschwere auch systematisch das Vorliegen von psychosozialen Faktoren kodiert werden kann.

ICD-11

- In der ICD-11 werden die chronischen Schmerzstörungen in **7 Hauptgruppen** unterteilt:
  1. Chronische primäre Schmerzen
  2. Chronische krebsassoziierte Schmerzen
  3. Chronische postoperative und posttraumatische Schmerzen
  4. Chronische neuropathische Schmerzen
  5. Chronische sekundäre Kopf- und orofaziale Schmerzen
  6. Chronische viszerale Schmerzen
  7. Chronische muskuloskelettale Schmerzen
- Es besteht das **Prinzip der „multiple parentship“,** d. h., ein Patient kann gleichzeitig verschiedene Diagnosen bekommen.
- Es besteht die Möglichkeit, nach emotionalem Belastungsgrad, Funktionseinschränkung und Intensität zu spezifizieren.

75.2.1 Somatisierungsstörung

Bezeichnend für die Somatisierungsstörung sind multiple, wiederholt auftretende und häufig wechselnde körperliche Symptome, zu denen auch generalisierte und lokale Schmerzsyndrome gehören, die gemäß ICD-10 über einen Zeitraum von mehr als 2 Jahren bestehen müssen.

Bei der Somatisierungsstörung ist die Beschwerdesymptomatik der Schmerzen häufig wechselnd, und zwar sowohl im Verlauf als auch in der Lokalisation. Es bestehen neben dem Schmerz oftmals auch Sensibilitätsstörungen, vegetative Störungen und sexuelle Funktionsstörungen. Viele Betroffene haben schon eine lange und komplizierte Patientenkarriere hinter sich. Eine Somatisierungsstörung ist keine Simulation, d. h. keine bewusste Vortäuschung von Symptomen.

Von der Somatisierungsstörung ist die **undifferenzierte Somatisierungsstörung** zu unterscheiden, die nur dann zu diagnostizieren ist, wenn das Krankheitsbild nicht vollständig ist und die Symptomatik weniger als 2 Jahre besteht (Tesarz und Eich 2013).

ICD-11

Die Somatisierungsstörung wird als „körperliche Belastungsstörung" („bodily distress disorder") aufgefasst. Diese Kategorie subsumiert sämtliche körperlichen Beschwerden, die mit einer übermäßigen Beschäftigung mit den Beschwerden einhergehen.

Der Vorteil ist, dass nun weitgehend unabhängig von der eigentlichen Ursache der Beschwerden die Diagnose einer körperlichen Belastungsstörung immer dann gestellt werden kann, wenn eine übermäßige Aufmerksamkeit bzw. Einengung auf die körperliche Beschwerdesymptomatik vorliegt (d. h. selbst in solchen Fällen, in denen die Beschwerden durch eine eindeutige organische Erkrankung verursacht sind, liegt eine körperliche Belastungsstörung vor, wenn die Aufmerksamkeit und subjektive Belastung das angemessene Ausmaß deutlich übersteigt).

75.2.2 Hypochondrische Störung

Kernpunkt der hypochondrischen Störung ist eigentlich nicht der Schmerz, sondern die Angst vor dem Schmerz (bzw. einer mit Schmerz einhergehenden Erkrankung). Charakteristisch ist deshalb die beharrliche Beschäftigung mit der Möglichkeit, an einer schweren fortschreitenden körperlichen Erkrankung zu leiden, die sich im Schmerz äußert. Der Schmerz wird vom Patienten als abnorm und belastend interpretiert. Im Hintergrund der Schmerzen steht jedoch eine Angst, die zu Muskelverspannungen und myofaszialen Schmerzen führen kann.

ICD-11

Die hypochondrische Störung wird den Zwangsstörungen subsumiert („obsessive-compulsive or related disorders").

75.2.3 Somatoforme autonome Funktionsstörung

Sind die Schmerzen auf Organe bezogen, die vom vegetativ-autonomen Nervensystem innerviert und gesteuert werden (z. B. Herz, Magen-Darm-Trakt), so spricht man von funktionellen (kardiovaskulären, gastrointestinalen, respiratorischen oder urogenitalen) autonomen Störungen. Diagnostisch sind hierbei oft objektivierbare Beschwerden wie Herzklopfen, Schwitzen, Erröten, Zittern feststellbar. Hierunter können spezifische somatoforme autonome Funktionsstörungen wie das Reizdarmsyndrom (➤ Kap. 69) oder die Fibromyalgie (➤ Kap. 71) diagnostiziert werden.

ICD-11

Die somatoformen autonomen Schmerzstörungen werden unter den „body dysmorphic disorders" zusammengefasst.

75.2.4 Anhaltende somatoforme Schmerzstörung

Bei dieser Form der Schmerzstörung kann der – oft quälende und schwere – Schmerz durch einen physiologischen Prozess oder eine körperliche Störung nicht hinreichend erklärt werden; vielmehr sind für Beginn, Schweregrad, Exazerbation oder Aufrechterhaltung der Schmerzen emotionale Konflikte bzw. psychosoziale Belastungen verantwortlich.

Nach dieser Definition sind Schmerzsyndrome, die im Verlauf einer depressiven Störung auftreten, genauso abzugrenzen wie sekundäre Schmerzsyndrome aufgrund von Muskelverspannungen.

ICD-11

Die anhaltenden somatoformen Schmerzstörungen werden unter den „bodily distress disorders" zusammengefasst (s. o.).

75.2.5 Chronische Schmerzstörung mit somatischen und psychischen Faktoren

Wenn dem Schmerz eine körperliche Störung als Ausgangspunkt zugrunde liegt und Art und Ausmaß der Symptome durch diese Störung allein nicht hinreichend erklärt werden können, sondern besser durch die emotionale Beteiligung des Patienten, so spricht man von einer „chronischen Schmerzstörung mit somatischen und psychischen Faktoren". In der ICD-11 entfällt diese Kategorie.

75.3 Psychosomatische Modelle von Schmerz

Es gibt eine Reihe von psychosomatischen Schmerzmodellen, die jedoch immer wieder die gleichen psychosomatischen Mechanismen als Bestandteil haben. Im Folgenden werden diese Mechanismen im Einzelnen vorgestellt.

75.3.1 Schmerz als Folge von Lernvorgängen

Jedes menschliche Verhalten – so auch das Schmerzerleben – unterliegt Lernprozessen. Wird ein Schmerzpatient geschont oder bekommt er stärkere Aufmerksamkeit, so kann dies für die Schmerzaufrechterhaltung und -verstärkung relevant sein. Das Modell der operanten Konditionierung postuliert, dass Verhalten in erster Linie durch seine Konsequenzen gesteuert wird. Es geht davon aus, dass bei positiver Konsequenz diese Reaktion wahrscheinlich häufiger gezeigt wird. Nach Fordyce (1978) gibt es drei Möglichkeiten, Schmerz durch **operante Konditionierung** zu lernen:

- Direkte positive Verstärkung durch Zuwendung und Aufmerksamkeit
- Negative Verstärkung durch Vermeidung unangenehmer Aktivitäten
- Bestrafung von „gesundem Verhalten“

Neben diesen Einflüssen des Schmerzverhaltens heben lerntheoretische Modelle auch den Einfluss des sozialen Umfelds auf die Schmerzsymptomatik i. S. einer sozialen Verstärkung (**Social-Support-Theorie**) hervor. So können durch die Schmerzsymptomatik Zuwendungen Dritter in Form von Aufmerksamkeit, Interesse oder Mitleid unbewusst dazu führen, dass der Patient die Krankenrolle nicht aufgeben möchte (Diers 2011). Besonders verhängnisvoll ist dieses Verhalten, wenn es darum geht, materielle Zuwendung in Form von Entschädigungen oder Rentenbegehren zu erheben (Widder et al. 2005).

75.3.2 Schmerz als Folge traumatischer Informationsverarbeitung

Das Gehirn wird durch ein psychisches Trauma in einen maladaptiven Gedächtniszustand versetzt, weil das Trauma zu einem massiven pathologischen Reizeinstrom führt. Diesen Zustand sieht man heute so, dass das Gehirn das Ausmaß der intensiven Gefühle von Angst, Wut, Scham, Schmerz oder Trauer nicht mehr adäquat verarbeiten kann. Einzelne Teile des Erlebnisses werden nicht mehr in einen Verbund integriert, sondern bleiben wie eingefrorene oder pathologische Verknüpfungen im Gehirn bestehen. Im Rahmen dieser dysfunktionalen Verarbeitung kommt es zur Ausbildung von pathologischen neuronalen Netzwerken, sog. Traumanetzwerken, die über verschiedene Mechanismen zu körperlichen Symptomen führen und die damit verbundenen Gefühle verstärken. Zahlreiche Studien belegen, dass traumatische Erlebnisse die Entwicklung von chronischen Schmerzen begünstigen und deren Intensität verstärken können (Lampe et al. 2003; Jadhakhan et al. 2023).

So postulieren z. B. Egloff et al. (2012), dass die posttraumatische Schmerzpersistenz einen ungewollten Nebeneffekt einer traumabezogenen Selbstschutzhypermnesie darstellen kann. Die allgemeine traumaassoziierte sensorische Übererregbarkeit bildet die physiologische Grundlage für eine Sensibilisierung des schmerzverarbeitenden Systems, was Hyperalgesie und Allodynie bewirkt (Nijenhuis et al. 2003).

75.3.3 Schmerz bei psychodynamischen Prozessen

So wie die Angst spielt auch der Schmerz in der Psychodynamik unbewusster Prozesse eine zentrale Rolle. Psychodynamisch werden Schmerzen vor allem bei vier Kardinalsymptomen festgestellt: beim Konversionssyndrom, bei der Affektsomatisierung, bei der depressiven Störung und bei der narzisstischen Störung (s. hierzu den klassischen Artikel von George Engel 1959 oder auch Söllner und Schüßler 2001).

Schmerz als Konversionssyndrom

Beim Schmerz als Konversionssyndrom handelt es sich um die Umwandlung **unbewusster innerer seelischer Konflikte** in ein körperliches Schmerzsyndrom. Dabei können die unterdrückten unbewussten Konflikte – meist aufgrund eines strengen Über-Ichs – nicht wahrgenommen werden.

Schmerz als Symptom einer Affektsomatisierung

Hierbei geht es darum, dass infolge einer eingeschränkten Fähigkeit, Gefühle und Gemütsbewegungen adäquat wahrzunehmen, generell nur ein Schmerz wahrgenommen wird. Die Unfähigkeit, eigene Gefühle adäquat wahrzunehmen (Alexithymie, Sifneos 1973), kann dazu führen, dass im Rahmen interpersoneller und intrapsychischer Konflikte entstehende Affekte als körperliches Phänomen wahrgenommen werden. In diesem Fall geht es nicht um die symbolische Interpretation eines unterdrückten Konflikts, sondern um die **fehlende Wahrnehmung eines Affekts,** sodass Wut, Angst und Scham hinter dem Schmerz stehen, diese Gefühle aber nicht wahrgenommen werden können. Das klinische Erscheinungsbild ist geprägt von auffälligen Schwierigkeiten, Gefühle zu benennen und auszudrücken und von Belastungssituationen adäquat zu unterscheiden.

Schmerz als Folge einer depressiven Störung

Die Konzeptualisierung dieses psychodynamischen Mechanismus ist besonders Rudolf (1993) mit dem Begriff der **depressiven Somatisierung** gelungen, indem er den Circulus vitiosus beschreibt, der durch eine schmerzhafte Objektenttäuschung durch den frühkindlichen Verlust eines Sicherheit gebenden Objekts und einer fortbestehenden unerfüllten Sehnsucht nach diesem idealisierten Objekt Wut, Traurigkeit und Selbstzweifel in Schmerz verwandelt. Die unzureichende Berücksichtigung von Wünschen und Emotionen in der frühen Kindheit kann so zur Ausbildung einer inneren Konfliktsituation führen, die als depressiver Grundkonflikt bezeichnet wird (Rudolf 1993). Hier ist das Risiko der Selbstüberforderung und Burnout-Entwicklung angesprochen. Der typische Bewältigungsversuch des depressiven Grundkonflikts ist die Ausbildung einer altruistischen Haltung, die zugleich auch tendenziell narzisstische Züge der Selbstüberforderung aufweist. Die Betroffenen widmen sich aufopfernd den Interessen anderer Menschen.

Schmerz im Rahmen der narzisstischen Störung

Im Rahmen narzisstischer Konflikte und Zustände geht es um existenzielle Selbstwertkonflikte und um die Rettung eines bedrohten Selbstwertgefühls. Die Schmerzsymptomatik wird dabei wie bei einem Puzzlespiel psychodynamisch in ein bedrohtes Selbstwertgefühl eingebaut und entspricht daher einer Plombe, die vor Kränkung und Verletzung schützt. Der Schmerz übernimmt eine Entlastungsfunktion und wird zu einem haltgebenden Element. Wird hier der Schmerz durch eine Therapie genommen, kommt es zu einer Destabilisierung und zum Zusammenbruch der Persönlichkeit.

Weitere Schlüsselmechanismen bei chronischen Schmerzstörungen

Zusätzlich zu den bisher beschriebenen psychosomatischen Mechanismen wurden in zahlreichen Studien weitere psychosoziale Faktoren identifiziert, welche die Entstehung und Aufrechterhaltung chronischer Schmerzstörungen begünstigen. Eine umfassende Theorie, die alle diese Mechanismen in sich integriert, existiert bis jetzt nicht. Hier seien nur die kognitive Fehlbewertung erwähnt, die zur Verstärkung somatoformer Schmerzen führt, sowie das katastrophisierende Denken, übertriebene Erwartungen an das Gesundheitssystem und Angst vor Bewegung.

Schon in früheren Forschungsarbeiten wird auch der Einfluss eines unsicheren Bindungsverhaltens auf verstärkte Symptomklagen untersucht (z. B. Feeny und Ryan 1994).

Da es eine umfassende Schmerztheorie zurzeit nicht gibt, können auch sekundär auftretende psychosomatische Verkettungen, die zur Ausbildung z. B. myofaszialer Schmerzsyndrome führen, auch hier noch nicht integriert werden. Generell besteht immer noch eine große Diskrepanz zwischen den somatischen und den psychosomatischen Schmerzmodellen.

75.4 Schmerztherapie als interdisziplinäre Zusammenarbeit

75.4.1 Multimodale Schmerztherapie

Entsprechend dem biopsychosozialen Modell der WHO werden Schmerzen heute als komplexe Interaktion zwischen psychischen, sozialen und biologischen Faktoren gesehen (Engel 1977; Gatchel et al. 2007). Die Behandlung erfolgt deshalb meist nicht monokausal, sondern multimodal. Vorausgehen sollte immer eine exakte Diagnose, denn zahlreiche chronische Schmerzsyndrome lassen sich auch durch einfache mechanische und biologische Faktoren erklären. Erst wenn diese entsprechend behandelt und therapiert worden sind, lohnt es sich, ein multimodales Behandlungsregime zu beginnen.

Diese multimodalen Behandlungsansätze basieren alle auf einer Kombination verschiedenster Methoden, die isoliert getestet bei chronischen Schmerzpatienten nicht unbedingt von Erfolg gekrönt sein müssen, in ihrer Kombination aber schließlich doch zu einer deutlichen Beschwerdelinderung, einer Besserung der funktionellen Beeinträchtigung und der psychischen Komorbidität führen. Diese multimodalen Behandlungsregime werden heute in schmerztherapeutischen wie auch in psychosomatischen Einrichtungen angeboten und können derzeit als State of the Art bei der Behandlung chronischer Schmerzzustände angesehen werden. Es gibt mittlerweile eine Vielzahl von empirischen Untersuchungen und Metaanalysen sowohl im ambulanten als auch im stationären Bereich (Arnold et al. 2014), die belegen, dass diese multimodalen Therapieformen auf Dauer zu einem deutlichen Erfolg führen. Einzelne Mechanismen dieser **multimodalen Therapie** sind:

1. Aktivierende Maßnahmen und Bewegungstherapie: leichtes Ausdauertraining, funktioneller Muskelaufbau, Vermittlung von Vertrauen in Bewegung, „graded exposure"
2. Physikalische Therapiemaßnahmen (z. B. Krankengymnastik)
3. Psychotherapie, z. B.:
   - Entspannungsverfahren (nicht als Monoverfahren, aber in Kombination erfolgreich)
   - Fokusspezifische Interventionen: psychodynamisch, systemisch, traumaspezifisch
   - Verhaltenstherapeutische und kognitive Interventionen (z. B. kognitive Umstrukturierung)
4. Schmerzedukation, um Patienten ein biopsychosoziales Erklärungsmodell ihrer Schmerzen näherzubringen und sie somit für das Behandlungsproramm zu motivieren
5. Medikamente (z. B. leichte Analgetika und Co-Analgetika) sowie Psychopharmaka zur Beeinflussung der komorbiden psychischen Erkrankung

Integrierte Gruppentherapien fassen diese bewegungs- und psychotherapeutischen sowie medikamentösen Elemente zusammen und kombinieren sie zu einer 8- bis 12-wöchigen ambulanten oder auch 3- bis 4-wöchigen stationären Gruppentherapie, die bei genereller Therapiemotivation zu deutlichen Effekten führt (Arnold et al. 2014; Kamper et al. 2015), im Idealfall mit einem Refresher nach 2–3-Monaten.

Der **hausärztlichen Behandlung** kommt dabei eine Schlüsselrolle zu. So sollte dringend darauf geachtet werden, dass eine unnötige Diagnostik vermieden wird, indem regelmäßige Gesprächstermine wahrgenommen werden. Dabei sollen dem Patienten neben Schmerzedukation Entspannungstechniken sowie eine Anleitung zu nicht überfordernder körperlicher Aktivität vermittelt werden. Die Verhinderung bzw. kritische Hinterfragung von invasiven diagnostischen und therapeutischen Maßnahmen bzw. Operationen sollte im Vordergrund der Überlegungen stehen, da bekanntermaßen lokale therapeutische Maßnahmen wie Operationen bei zentralnervösen Sensibilisierungen keinen Erfolg vermitteln.

Generell gilt, dass Behandlungen mit passiven Maßnahmen wie Injektionen, Massagen oder Operationen deutlich weniger effektiv sind als aktive Behandlungsformen wie Psychotherapie und eine aktivierende Physiotherapie (Brodski 2013).

Die Wirksamkeit **körperlicher Aktivität** in der Therapie chronischer Schmerzpatienten ist inzwischen wissenschaftlich gut belegt; durch die Entwicklung neuer Therapieansätze hat sie in den letzten Jahren einen hohen Stellenwert im Rahmen der multimodalen Schmerztherapie erhalten (Allegrante 1996; Andrews et al. 2012). So kommt es, dass die Aktivierung und allmähliche Steigerung der Belastung sowie das Vertrauen in die eigene Bewegung zentrale Elemente der Therapie sind. Es gilt, eine Balance zwischen Überlastung einerseits und Entspannung andererseits zu finden. Die Anleitung zu einem angemessenen Maß an Aktivierung und die Verbindung mit körpertherapeutischen Maßnahmen, die sich im individuellen Fall als hilfreich erwiesen haben, ist anzustreben.

Eine individuell angepasste **Patientenedukation** mit der gestuften Bahnung einer psychotherapeutischen Anbindung ist ein zweiter Meilenstein in der Behandlung von chronischen Schmerzpatienten. Informationen, Beratung, partizipative Entscheidungsfindung (Shared Decision-Making) und eine Beratung zur Aktivierung statt Schonung sind die entscheidenden Maßnahmen dieses zweiten Maßnahmenkatalogs, z. B. NVL Nicht-spezifischer Kreuzschmerz (BÄK et al. 2017), S3-Leitlinie Fibromyalgie (Eich et al. 2012), Leitlinie nichtspezifische, funktionelle und somatoforme Körperbeschwerden (Schaefert et al. 2012). Die Vermittlung eines biopsychosozialen Krankheitsmodells ist wesentlich. Kann ein solches Krankheitsverständnis erreicht werden, so ist als weitere Maßnahme schließlich die Psychotherapie anzustreben.

75.4.2 Psychotherapie

Da es kaum Patienten mit chronischen Schmerzen gibt, deren psychisches Wohlbefinden durch den Schmerz nicht in Mitleidenschaft gezogen ist, besitzt die psychotherapeutische Begleitung von Schmerzpatienten einen hohen Stellenwert. Dabei ist die Einstellung des Patienten gegenüber dem Schmerzsyndrom teilweise ambivalent. Ein Großteil der Patienten ist geneigt, bei chronischen Schmerzen eine psychische Mitveräußerung anzunehmen und befindet sich deshalb in Psychotherapie. Ein anderer Teil lehnt dies vehement ab, da er sich körperlich krank fühlt. Hier muss eine diagnostische Zuordnung zu den einzelnen Patientengruppen (➤ Kap. 75.2) erfolgen.

Häufig sind chronische Schmerzpatienten für eine psychotherapeutische Behandlung anfangs nur schwer zu motivieren, da sie sich zunächst körperlich krank fühlen. Erst wenn ihnen ausreichend Aufmerksamkeit gewidmet wird und sie sich in der Arzt-Patient-Beziehung entsprechend getragen fühlen, kommt es zu Einsichten in die auch psychische Mitbedingtheit ihrer Schmerzen.

Es empfiehlt sich dabei eine je nach Schweregrad der Erkrankung gestufte psychologische Betreuung (Henningsen et al. 2007).

Dabei bildet die Psychosomatische Grundversorgung und regelmäßige Anbindung an die Primärversorgung eine wichtige Grundlage. Eine Intensivierung der Behandlung kann durch die Überweisung an eine multimodale psychosomatische Tagesklinik oder eine stationäre psychosomatische Einrichtung erfolgen.

Am Anfang der Psychotherapie stehen häufig psychoedukative Elemente wie die Aufklärung über dysfunktionales Krankheitsverhalten und die Vermittlung eines biopsychosozialen Krankheitsmodells. Schmerzbewältigungsstrategien können dabei eine wichtige Motivationsrolle spielen (➤ Tab. 75.2). Entspannungsverfahren und

Tab. 75.2 Methoden der psychologischen Schmerzbewältigung

Patientenedukation	• Vermittlung eines biopsychosozialen Krankheitsmodells • Abbau von irrationalen Ängsten und maladaptiven Verhaltensweisen • Aktivierung des Patienten und Stärkung eines gesundheitsförderlichen Verhaltens • Förderung von Selbstmanagementkompetenzen und aktiver Schmerzbewältigung
Entspannung • PMR • AT • Selbsthypnose • Imaginative Verfahren	• Aktive Stressbewältigung • Verbesserter Umgang mit belastenden Gedanken, Gefühlen und Empfindungen • Durchbrechung des Teufelskreises aus Schmerz und ansteigender Muskelspannung • Verbesserung der Körperwahrnehmung • Förderung der Selbstmanagementkompetenzen • Ablenkung vom Schmerz
Biofeedback	• Verbesserung der Wahrnehmung von Körpervorgängen • Förderung der Fähigkeit zur Spannungsregulation • Förderung eines biopsychosozialen Krankheitsverständnisses
Verhaltenstherapie • KVT • Operante VT • Gestufte Angstexposition	• Erkennung dysfunktionaler Gedanken- und Verhaltensmuster (z. B. Katastrophisierung) • Entwicklung förderlicher Gedanken- und Verhaltensmuster • Verbesserung der individuellen Copingfähigkeiten • Operante Methoden zur Reduktion des Vermeidungsverhaltens • Identifikation eigener Belastungsgrenzen • Gestufte Steigerung der Aktivitäten (Pacing, graduierte Exposition in vivo)
Psychodynamische Therapie • TFP • PA	• Identifikation von intrapsychischen Konflikten und dysfunktionalen Beziehungsmustern • Differenzierung von Schmerz und Affekt • Veränderung der ätiologisch relevanten maladaptiven interpersonellen Beziehungsmuster • Bearbeitung struktureller Defizite • Bearbeitung vorliegender Bindungs- und Beziehungsstörungen • Verbesserung komorbider psychischer Störungen
Achtsamkeitsbasierte Methoden • MBSR • ACT	• Aktive Stressbewältigung • Entwicklung einer nichtwertenden Haltung • Realistische Auseinandersetzung mit dem Schmerz und der Schmerzakzeptanz • Verzicht auf den Kampf mit dem Schmerz • Förderung des Interesses an positiven Alltagsaktivitäten

Biofeedbackmethoden versuchen die Zentrierung auf den Schmerz zu vermindern und die Chronifizierung der Muskelspannung zu reduzieren. Kognitive Verhaltenstherapie zielt auf die Verstärkung der Schmerzkontrolle und die Steigerung der Selbsteffizienz. Operante verhaltenstherapeutische Techniken werden zur Veränderung des Schmerzverhaltens eingesetzt, psychodynamische Verfahren sind dann vorrangig, wenn die Bearbeitung zugrunde liegender dysfunktionaler Konfliktmuster sowie Bindungs- und Beziehungsstörungen im Vordergrund stehen. In einem systematischen Review mit Metaanalyse von Abbass et al. (2021) führte eine psychodynamische Kurztherapie („short-term psychodynamic psychotherapy“) zu deutlichen Effekten bzgl. der somatischen Symptome, die auch nach einem 1-jährigen Follow-up anhielten.

Darüber hinaus haben sich in den letzten Jahren therapeutische Interventionen wie z. B. EMDR-basierte Schmerztherapie (Tesarz et al. 2014) und achtsamkeitsbasierte Therapieverfahren (Goyal et al. 2014; Wetherell et al. 2011) entwickelt, die zunehmend Eingang in die klinische Praxis finden.

RESÜMEE

Große systematische Übersichtsarbeiten und Metaanalysen (z. B. Eccleston et al. 2012; Williams et al. 2012) haben gezeigt, dass psychologische Interventionen einen positiven Einfluss auf die Lebensqualität und die psychische Komorbidität haben und die funktionelle Beeinträchtigung des Patienten nachhaltig verbessern können. Das Ausmaß der Effektivität liegt dabei im unteren bis mittleren Bereich, während die Effekte auf den Schmerz selbst i. d. R. eher klein sind. Diese Ergebnisse konnten in einer neueren Metaanalyse bestätigt werden (Cheng und Cheng 2019).

LITERATURAUSWAHL

Abbass A, Lumley MA, Town J, et al. Short-term psychodynamic psychotherapy for functional somatic disorders: A systematic review and meta-analysis of within-treatment effects. J Psychosom Res 2021; 145: 110473.

Arnold B, Brinkschmidt T, Casser HR, et al. Multimodale Schmerztherapie für die Behandlung chronischer Schmerzsyndrome. Schmerz 2014; 28(5): 459–472.

Bushnell MC, Ceko M, Low A. Cognitive and emotional control of pain and its disruption in chronic pain. Nat Rev Neurosci 2013; 14(7): 502–511.

Cheng JOS, Cheng ST. Effectiveness of physical and cognitive-behavioural intervention programmes for chronic musculoskeletal pain in adults: A systematic review and meta-analysis of controlled trials. Plos One 2019; 10(14): e0223367.

Eccleston C, Palermo TM, de Williams AC, et al. Psychological therapies for the management of chronic and recurrent pain in children and adolescents. Cochrane Database Syst Rev 2012; 12: CD003968.

Eich W, Häuser W, Arnold B, et al. Fibromyalgiesyndrom–Eine interdisziplinäre S3-Leitlinie. Hintergründe und Ziele–Methodenreport–Klassifikation–Pathophysiologie–Behandlungsgrundsätze und verschiedene Therapieverfahren. Schmerz 2012; 26: 247–258.

Eich W, Dietzemann-Poesdorf A, Hasenbring M, et al. Psychosoziale Faktoren bei Schmerz und Schmerzbehandlung. Eine Positionsbestimmung. Schmerz 2023; 37: 159–167. DOI: 10.1007/s00482-022-00633-1.

Gatchel R, Peng YB, Peters ML, et al. The biopsychosocial approach to chronic pain: Scientific advances and future directions. Psychol Bull 2007; 133(4): 581–624.

Henningsen P, Zipfel S, Herzog W. Management of functional somatic syndromes. Lancet 2007; 369: 946–955.

Price DD. Psychological and neural mechanisms of the affective dimension of pain. Science 2000; 288(5472): 1769–1772.

Tesarz J, Eich W. Somatoforme Schmerzstörungen. In: Baron R, Koppert W, Strumpf M, Willweber-Strumpf A (Hrsg.): Praktische Schmerztherapie. 3. A. Berlin, Heidelberg: Springer 2013; 389–398.

WIdO (Wissenschaftliches Institut der AOK). Gesundheitsatlas Deutschland 2024; www.gesundheitsatlas-deutschland.de (letzter Zugriff: 19.4.2024).

KAPITEL

76

Charly Gaul und Anna-Lena Guth

Kopfschmerzen

76.1 Epidemiologie und Klassifikation

Kopfschmerzen gehören zu den häufigsten Symptomen, die zum Arzt führen. Dabei müssen die häufigen primären Kopfschmerzerkrankungen und die selteneren sekundären Kopfschmerzen als Symptom einer (z. T. schwerwiegenden) Erkrankung diagnostisch unterschieden werden. In der *International Classification of Headache Disorders* (ICHD, ➤ Box 76.1) (IHS 2018) werden die Diagnosen aufgrund klinischer Kriterien gestellt (Beispiel: Diagnosekriterien der Migräne, ➤ Box 76.2).

BOX 76.1

Aufbau der ICHD-3 (IHS 2018)

- **Teil I: Primäre Kopfschmerzen**
  1. Migräne
  2. Kopfschmerz vom Spannungstyp
  3. Trigemino-autonome Kopfschmerzerkrankungen (TAK)
  4. Andere primäre Kopfschmerzen
- **Teil II: Sekundäre Kopfschmerzen**
  1. Kopfschmerz zurückzuführen auf eine Verletzung oder ein Trauma des Kopfes und/oder der HWS
  2. Kopfschmerz zurückzuführen auf Gefäßstörungen im Bereich des Kopfes und/oder des Halses
  3. Kopfschmerz zurückzuführen auf nichtvaskuläre intrakranielle Störungen
  4. Kopfschmerz zurückzuführen auf eine Substanz oder deren Entzug
  5. Kopfschmerz zurückzuführen auf eine Infektion
  6. Kopfschmerz zurückzuführen eine Störung der Homöostase
  7. Kopf- oder Gesichtsschmerzen zurückzuführen auf Erkrankungen des Schädels sowie von Hals, Augen, Ohren, Nase, Nebenhöhlen, Zähnen, Mund und anderen Gesichts- oder Schädelstrukturen
  8. Kopfschmerz zurückzuführen auf psychische Störungen
- **Teil III: Neuropathien und Gesichtsschmerzen**
  1. Schmerzhafte Läsionen der Hirnnerven und andere Gesichtsschmerzen
  2. Andere Kopfschmerzerkrankungen
- **Teil IV: Anhang**

Zusatzdiagnostik dient dem Ausschluss bzw. Nachweis sekundärer Kopfschmerzerkrankungen und sollte gezielt veranlasst werden.

BOX 76.2

Diagnosekriterien der Migräne ohne Aura der ICHD-3 beta (IHS 2013)

A) Mindestens fünf Attacken, welche die Kriterien B–D erfüllen
B) Kopfschmerzdauer zwischen 4 und 72 Stunden (unbehandelt oder erfolglos behandelt)
C) Der Kopfschmerz zeigt mindestens zwei der folgenden Charakteristika:
   i. Einseitige Lokalisation
   ii. Pulsierende Schmerzen

iii. Mittlere oder starke Schmerzintensität
iv. Verstärkung bei körperlicher Aktivität oder Vermeidung körperlicher Alltagsaktivität (Gehen oder Treppensteigen)
D) Während der Kopfschmerzen besteht wenigstens eines der folgenden Symptome:
i. Übelkeit und/oder Erbrechen
ii. Photo-/Phonophobie
E) Nicht besser durch eine andere Erkrankung der Kopfschmerzklassifikation erklärbar

Die Kopfschmerzklassifikation ist hierarchisch gegliedert und erlaubt eine Differenzierung in den nächsten Ebenen. Nach der Häufigkeit des Auftretens der Kopfschmerzattacken werden episodische (Migräne: < 15 Kopfschmerztage/Mon.) und chronische Formen (Migräne: ≥ 15 Kopfschmerztage/Mon.) unterschieden. Zur Prävalenz von Kopfschmerzen gibt es zahlreiche Studien aus vielen Regionen; fokussiert wird meist auf die Migräne (Porst et al. 2020). Bei der Migräne steigt die Häufigkeit vom Kindesalter ins Erwachsenenalter an, um im Senium dann wieder abzunehmen. Ungefähr 6 % der Männer und 15 % der Frauen sind von Migräne betroffen. Für den Kopfschmerz vom Spannungstyp (KST) wird die 6-Monats-Prävalenz mit 30 % angegeben.

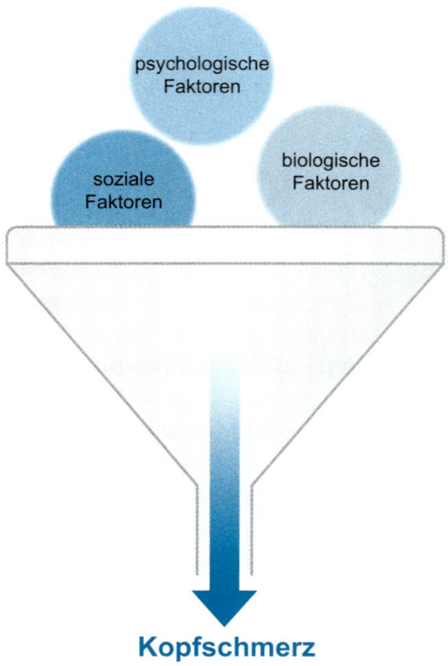

Abb. 76.1 Biopsychosoziales Schmerzmodell [L231]

76.2 Störungsmodell chronischer Kopfschmerzen

Bei chronischen primären Kopfschmerzen (u. a. Migräne, KST) ist i. S. einer biopsychosozialen Sichtweise grundsätzlich von einer unterschiedlich starken Beteiligung und (Wechsel-)Wirkung biologischer, psychischer und sozialer Wirkfaktoren und damit nicht von einer rein psychogenen Verursachung auszugehen (➤ Abb. 76.1). Biologische Faktoren, psychische und soziale Faktoren können aber Ausprägung und Verlauf der Kopfschmerzerkrankung und damit für die Chronifizierung wesentlich beeinflussen. Wichtige **psychische Wirkfaktoren** in Abhängigkeit von der individuellen Lerngeschichte sind u. a. maladaptive Kognitionen (geringe Krankheitsakzeptanz, stressverschärfende Einstellungen, Stigmatisierung), schmerzbezogene Ängste, dysfunktionale Bewältigungsstrategien und Verhaltensmuster, ausgeprägte emotionale Belastung durch Kopfschmerz sowie gehemmte Emotionalität. Relevante **soziale Faktoren** sind z. B. Reaktionen anderer sowie sonstige soziale Konsequenzen (Arbeitsunfähigkeit, sozialer Rückzug etc.) durch die Kopfschmerzerkrankung. Auch Geschlecht, sozioökonomischer Status, Lebensstilfaktoren wie Übergewicht sowie weitere psychosoziale Risikofaktoren beeinflussen die Inzidenz, Prävalenz und Prognose von chronischen Kopfschmerzen (May und Schulte 2016).

76.3 Chronifizierungsfaktoren

Im Verlauf der Chronifizierung kommt es zu einem (teilweisen) Funktionsverlust der segmentalen und deszendierenden Schmerzhemmung. Das Ergebnis ist die Transformation von episodischen zu chronischen Kopfschmerzen; neurophysiologisches Korrelat sind Zeichen einer peripheren und zentralen Sensitivierung.

76.3.1 Stress

Stress wird nicht nur von Betroffenen als einer der häufigsten Migränetrigger genannt (van Casteren et al. 2021), auch ein schneller Stressanfall ist mit erhöhter Wahrscheinlichkeit von Migräneattacken am Folgetag assoziiert (Lipton et al. 2014a). Stressreiche kritische Lebensereignisse können eine Verstärkung der Migräne von episodisch zu chronisch auslösen (Stubberud et al. 2021). Die Stressbelastung sagt auch ein schlechteres Ansprechen auf Akutbehandlung vorher (Cha et al. 2018). Symptomstress durch Schmerz selbst, Ausfallzeiten oder durch Stigmatisierung bei Migräne steigen mit zunehmender Chronifizierung (Parikh et al. 2021; Stubberud et al. 2021). Stress verstärkt Kopfschmerz auch über die Erhöhung der Muskelspannung.

76.3.2 Komorbidität

Die wichtigsten somatischen Komorbiditäten von primären Kopfschmerzen sind weitere Schmerz- sowie vaskuläre Erkrankungen. Bedeutsame psychiatrische Komorbiditäten sind Depression und Angsterkrankung, die Zusammenhänge sind i. d. R. bidirektional (Dresler et al. 2019). Eine komorbide ADHS kann die Kopfschmerzhäufigkeit erhöhen; Kopfschmerzen können hier zusätzlich auch als Nebenwirkung der medikamentösen Behandlung auftreten (Pan et al. 2022). Andererseits kann sich aber auch eine erfolgreiche Behandlung einer ADHS günstig auf die Migränefrequenz auswirken. Schmerzbelastung und Beeinträchtigung im Alltag können Selbstwertprobleme und sozialen Rückzug sowie Verstärkerverlust fördern. Umgekehrt wird die Schmerzwahrnehmung bei Hilflosigkeit, Niedergeschlagenheit und erhöhter Anspannung verstärkt. Die mit einer Depression einhergehende Antriebsreduktion erschwert die nichtmedikamentöse Prophylaxe und auch die aktive Krankheitsbewältigung (Bewegung, Tagesstruktur). Ängste und Panikattacken tragen zu einem erhöhten Grundanspannungsniveau und einer Aufmerksamkeitsfokussierung auf den Körper bei. Etwa ein Drittel der Patienten mit bipolarer Störung – überwiegend Frauen – hat Migräne; hier gibt es einen Subtyp, der durch komorbide Migräne, Rapid Cycling und ein frühes Onset gekennzeichnet ist (Gordon-Smith et al. 2015). Migränebetroffene mit psychischer Komorbidität werden häufiger in der Notaufnahme behandelt als Betroffene ohne psychische Erkrankung (Minen et al. 2014).

Im Vergleich zur Allgemeinbevölkerung leiden Patienten mit Kopfschmerzen vom Spannungstyp häufiger unter Angst, Depression und Schlafstörungen (Kim et al. 2017). Ein höherer Chronifizierungsgrad der Schmerzerkrankung ist mit größerer emotionaler Belastung assoziiert (Heckman und Holroyd 2006), wobei kausale Zusammenhänge noch ungeklärt sind. Andere Schmerzerkrankungen wie Migräne sowie vor allem Rücken- und Nackenschmerzen sind häufig (Ashina et al. 2015, 2018).

76.3.3 Dysfunktionale Krankheitsbewältigung

Defizite in der Emotionsregulation und Katastrophisieren sind potente Chronifizierungsfaktoren von Schmerz (Linton und Bergbom 2011). Bei Migräne spielen insbesondere **Erwartungs- und Attackenängste** sowie damit einhergehende Aufmerksamkeitsfokussierung, Schonsowie Triggervermeidungsverhalten eine Rolle für den Krankheitsverlauf (Klan et al. 2022). Betroffene meiden potenzielle Triggerfaktoren (z. B.: helles Licht, Nahrungsmittel, Lärm, Stress, körperliche oder gedankliche Anstrengung) aus Angst vor Attacken, wodurch sich Ängste verstärken, da ohne spezifische Edukation und Behandlung kaum korrigierende Erfahrungen möglich sind. Die Lebensqualität kann dadurch zusätzlich eingeschränkt werden. Auch das Phänomen der **selbsterfüllenden Prophezeiung** spielt in diesem Zusammenhang eine Rolle, wenn bei wenigen Konfrontationen mit einem vermeintlichen Trigger tatsächlich die einhergehende Erwartungsangst und Anspannung wesentlich zur Auslösung einer Attacke beitragen. Schließlich kann es durch anhaltende Vermeidung zu einer Sensitivierung für Trigger (Kap. 76.8.2) kommen.

Stressverschärfende Einstellungen (z. B. Perfektionismus, Harmoniestreben, Stärkeanspruch, Kontrollambition) tragen über die Überschreitung von Belastungsgrenzen oder über die affektive Belastung bei Nichterreichen des Anspruchs zum erhöhten Grundaktivierungsniveau bei. Sie bedingen Durchhalteverhalten ebenso wie mangelnde Krankheitsakzeptanz. Sowohl Erwartungsängste, Schon- und Vermeidungsverhalten als auch Durchhalteverhalten können die Adhärenz der Betroffenen hinsichtlich medikamentöser (vor allem Akutmedikation) und nichtmedikamentöser Behandlungsansätze (Implementierung nichtmedikamentöser Ansätze in den Alltag) reduzieren.

76.4 Das klinische Bild

76.4.1 Migräne

Die Migräne ist eine primäre Kopfschmerzerkrankung mit rezidivierenden Attacken. Der Schmerz ist von mäßiger bis starker Intensität, pulsierendem Charakter, überwiegend unilateral in der Schläfenregion lokalisiert und i. d. R. von Nausea, Photo- und Phonophobie begleitet.

Bei der **Aura** handelt es sich um neurologische Reiz- und Ausfallsymptome meist visueller Art wie Lichtblitze, Fortifikationen und Gesichtsfeldausfälle. Es kann aber auch zu Sprech-, Sprach- und Sensibilitätsstörungen sowie Paresen kommen. Diese Symptome entwickeln sich über einen Zeitraum von 5–20 Minuten und dauern bis zu 1 Stunde an. Die anschließende Kopfschmerzphase dauert gewöhnlich 4–72 Stunden. Die Schmerzen selbst werden als pochend, klopfend, pulsierend oder hämmernd wahrgenommen und erreichen relativ schnell eine hohe Intensität. Dauern Migräneanfälle mehr als 72 Stunden an, liegt ein Status migraenosus vor (ICHD-3: IHS 2018).

76.4.2 Kopfschmerz vom Spannungstyp

Der Kopfschmerz vom Spannungstyp (KST) ist von mittlerer Intensität, von dumpf-drückender Qualität und bilateral lokalisiert. Migränetypische vegetative Begleiterscheinungen fehlen oder dürfen allenfalls schwach ausgeprägt sein. Klinisch hat sich, analog zur Migräne, die Unterscheidung in einen episodischen und einen chronischen Verlauf bewährt. Der Schmerz wird durch körperliche Anstrengung nicht verstärkt. Die Mehrheit der Patienten mit episodischem KST erlebt im Jahr mehr Tage ohne Kopfschmerzen als mit. Sehr viele Betroffene mit chronischen KST haben kaum noch schmerzfreie Zeiten.

76.4.3 Kopfschmerz bei Medikamentenübergebrauch

Nach den Kriterien der *International Headache Society* (IHS 2018) kann ein Kopfschmerz durch Übergebrauch von akuten Schmerz- oder Migränemitteln („medication overuse headache", MOH) diagnostiziert werden, wenn es unter regelmäßiger Einnahme von nichtopioiden Analgetika an mindestens 15 Tagen/Monat über einen Zeitraum von mehr als 3 Monaten zur Zunahme der Kopfschmerzhäufigkeit kommt. Die kritische Einnahmefrequenz für Opioide, Ergotamine, Triptane, die Einnahme von Triptanen und Analgetika und von Kombinationsanalgetika liegt bei nur 10 Tagen im Monat. Die *International Headache Society* (IHS) führt den MOH als sekundäre Kopfschmerzerkrankung auf, der zusätzlich zur vorbestehenden Kopfschmerzerkrankung diagnostiziert wird. Im Grunde handelt es sich jedoch um eine Komplikation einer primären Kopfschmerzerkrankung. Häufig besteht klinisch ein Mischbild täglicher Kopfschmerzen; dabei bestehen nicht an allen Tagen typische Migränekopfschmerzen. Häufig gehen dumpfe Kopfschmerzen bei körperlicher Belastung dann aber in ein migräneartiges klinisches Bild über. Der Fehlgebrauch von Ergotaminen spielt heute eine geringere Rolle, da sie nur noch von wenigen Betroffenen eingesetzt werden. Ein MOH bei KST-Patienten ist vergleichsweise selten zu beobachten.

Für den **Clusterkopfschmerz** wird ein MOH i. d. R. nur dann postuliert, wenn ein Dauerkopfschmerz auftritt und zusätzlich eine Migräne vorliegt. Entscheidender scheint also das Vorliegen der Migräne zu sein und nicht allein der Übergebrauch. Patienten mit anderen chronischen Schmerzsyndromen wie Rückenschmerzen oder Rheuma erleiden trotz Dauereinnahme von Schmerzmitteln keinen MOH, es sei denn, es besteht bei ihnen eine Migräne, die dann unerwartet wieder zunehmen kann (Bahra et al. 2003).

Der Begriff **medikamenteninduzierter Kopfschmerz** ist der Auslösung eines Kopfschmerzes durch Pharmaka vorbehalten, die Kopfschmerz als Nebenwirkung verursachen, mit der Kopfschmerztherapie selbst jedoch nichts zu tun haben (z. B. Nitrate, Phosphodiesterasehemmer).

76.5 Pathomechanismen

76.5.1 Migräne

Genetik Die Migräne kann als komplexe genetische Erkrankung angesehen werden. Monogenetisch (überwiegend autosomal-dominant) sind nur Patienten, die an einer insgesamt seltenen familiären hemiplegischen Migräne (FHM) leiden. Hier liegen Mutationen in Bereichen zugrunde, die für unterschiedliche Ionenkanäle kodieren. Bei allen übrigen Patienten hat die Migräne quasi einen genetischen Hintergrund, der die Reaktionsbereitschaft des Gehirns, in bestimmten Situationen mit einer Migräneattacke zu reagieren, erhöht. Solche Risikogene wurden in genomweiten Assoziationsstudien identifiziert (Anttila et al. 2013). Bei der Migräne mit Aura scheint die Bedeutung der Genetik größer zu sein als bei Patienten ohne Aura.

Pathophysiologie Lange dominierten pathophysiologische Konzepte, welche die Gefäße ins Zentrum des pathophysiologischen Verständnisses der Migräne rückten. Im Verlauf wurde dann die wahrscheinlich entscheidende Bedeutung der **Neurotransmitterfreisetzung** erkannt, die auch die vaskulären Phänomene erklären kann. Von zentraler Bedeutung ist hierbei die Freisetzung von *calcitonin gene-related peptide* (CGRP), das in der Migräneattacke trigeminal vermittelt freigesetzt wird (Ho et al. 2010). Aktuell geht man also insgesamt eher von einer neuroinflammatorischen Pathophysiologie der Migräne aus. CGRP und Substanz P führen zur Aktivierung und Sensibilisierung meningealer Nozizeptoren und vermitteln so den Kopfschmerz. Als Korrelat der Migräneaura konnte zunächst im Tierversuch und dann auch mit der Bildgebung beim Menschen die *cortical spreading depression* (CSD), eine gerichtet über den Kortex wandernde neuronale Erregung mit nachfolgender Untererregung, gezeigt werden (Hadjikhani et al. 2001).

Pathopsychologie Die Pathopsychologie ist geprägt vom Modell der „**Reizverarbeitungsstörung**". Nach diesem Modell von Gerber et al. (1996) ist die Migräne eine kortikale Reizverarbeitungsstörung aufgrund einer metabolischen „Überlastung" und die Attacke als „Überlastungsschutz" anzusehen. Grundlage ist die Hyperreaktivität (reduzierte Habituation, erhöhte Reizsensitivität) des Migränegehirns, die zu einem erhöhten Energiebedarf führt. Im Sinne eines Vulnerabilitäts-Stress-Modells spielen daneben das Vorhandensein und der Umgang mit Stress und weiteren Triggern eine entscheidende Rolle für die Attackenauslösung und damit auch für Schwere und Verlauf einer Migräneerkrankung. Im Alltag ist häufig eine übermäßige Außenreizorientierung bei Migränepatienten zu beobachten, die mit der Hypothese der **neuronalen Hypersensibilität** korrespondiert. Die Betroffenen fallen nicht nur dadurch auf, dass sie ihre soziale Umgebung nach bedeutsamen Reizen abscannen, sondern auch „einfache" physikalische Außenreize (Sehen, Hören, Riechen und Schmecken) intensiv wahrnehmen. Entsprechend sind reizintensive Situationen Risikofaktoren für die Auslösung von Migräneattacken, denen Betroffene jedoch mit anschließender Reizabschirmung und Pausen begegnen können.

Im Sinne eines Vulnerabilitäts-Stress-Modells spielen für die Auslösung von Migräneattacken die erhöhte Reizsensitivität des Migränegehirns und situative Stressfaktoren zusammen.

76.5.2 Kopfschmerz vom Spannungstyp

Pathophysiologie Die Pathophysiologie der KST ist nicht geklärt. Muskuläre, psychologische, zentralnervöse und Umgebungsfaktoren sind an der Entstehung und Aufrechterhaltung beteiligt. Beim episodischen KST scheinen die peripheren (muskuläre Nozizeption), beim chronischen KST die zentralnervösen (Sensitivierung, Störung der deszendierenden Schmerzhemmung) und psychischen (defizitäre Schmerzbewältigung) Mechanismen zu überwiegen. Zur Diagnostik der erhöhten perikraniellen Druckschmerzempfindlichkeit ist die manuelle Palpation ausreichend; diese kann auch außerhalb der Kopfschmerzattacken bestehen. Offen bleibt, ob die erhöhte Druckschmerzhaftigkeit eine Folge der Schmerzerkrankung ist oder eher zur Chronifizierung beiträgt (Ashina et al. 2021).

Pathopsychologie Höhere Werte (chronisch > episodisch) bei automatischen Gedanken und Alexithymie (➤ Kap. 14) und niedrigere Werte beim Durchsetzungsvermögen bei Patienten mit KST ergeben Hinweise auf einen gehemmten Emotionsausdruck bei dieser Patientengruppe (Torelli et al. 2008; Yücel et al. 2002). Gleichzeitig wurde in Leistungs- und Anforderungssituationen eine psychophysiologische Hyperreaktivität bei geringerem Stresserleben gemessen (Traue et al. 2005). Hieraus entwickelte sich das lerntheoretische Modell einer gestörten Emotionsregulation, die zum Ziel hat, Emotionen durch muskuläre Mehrarbeit zu unterdrücken (Traue et al. 2013).

76.5.3 Kopfschmerzen bei Medikamentenübergebrauch

Pathophysiologie Ätiologie, Pathogenese und Pathophysiologie des MOH sind unvollständig verstanden. Diskutiert werden genetische Risikofaktoren, neuroendokrine Effekte, Effekte der Medikation selbst und eine periphere und zentrale Sensitivierung. Neurophysiologisch konnte die Sensitivierung nozizeptiver trigeminaler Reflexe bei MOH gezeigt werden, die sich nach erfolgreicher Medikamentenpause und Rückgang der Kopfschmerzen auch wieder reduziert. Eine Studie untersuchte mittels voxelbasierter Morphometrie (VBM) den Zusammenhang zwischen MOH, psychischer Komorbidität und dem Ausmaß der Beeinträchtigung durch Kopfschmerzen. Gezeigt wurde eine Verringerung der grauen Substanz in Regionen, die dem antinozizeptiven System zugeordnet werden, diese Veränderungen korrelierten mit dem Ausmaß der Ängstlichkeit und der Beeinträchtigung (Riederer et al. 2012). Die neurophysiologischen und Bildgebungsbefunde lassen sich jedoch aktuell nicht zu einem konsistenten Krankheitsmodell zusammenführen. Problematisch ist es, in diesen Untersuchungen zu zeigen, ob Veränderungen (wie die Sensitivierung) Ursache oder Folge des MOH sind. Diskutiert wird außerdem eine vermehrte Expression von CGRP und von nNOS (Ashina et al. 2023).

Pathopsychologie Ein Schmerzmittelfehl- und -übergebrauch entsteht auf der Basis multipler physischer, sozialer und psychologischer Faktoren. Risikofaktoren für MOH sind neben komorbider Depression und Angst weitere Schmerzerkrankungen und körperliche Inaktivität, auch Rauchen und die regelmäßige Einnahme von Tranquilizern wie Benzodiazepinen sowie der häufige Gebrauch von Opioiden und Ibuprofen (Diener et al. 2018). Zusammenhänge mit und Abgrenzung zur Sucht sind nicht abschließend geklärt. Überlappungen in den psychopathologischen Mechanismen konnten auf verschiedenen Ebenen festgestellt werden, sodass die Hypothese zweier Subgruppen gestellt wurde:
- eine Gruppe, bei der die Verschlechterung der Kopfschmerzerkrankung im Vordergrund steht,
- und eine andere, bei der Verhaltensfaktoren eine wesentliche Rolle spielen (Radat und Lanteri-Minet 2010).

Im Rahmen von Attackenängsten kann es zu einem prophylaktischen und unnötigen Gebrauch von Akutmedikation kommen (Klan et al. 2022). Die Angst vor einer drohenden Attacke beinhaltet oft auch die Angst vor Funktionsverlust im privaten und beruflichen Kontext. Zur Angstreduktion werden Schmerz- oder Migränemittel eingenommen, die Kopfschmerzen und die damit verbundene Angst vor Versagen reduzieren sich, das Einnahmeverhalten wird verstärkt und in nachfolgenden Situationen demzufolge wiederholt. Auch niedrige Frustrationstoleranz, Krankheitsakzeptanz, ein einseitig somatisches Krankheitsmodell oder unzureichendes Wissen können das Einnahmeverhalten ungünstig beeinflussen. Da sich durch die vermehrte Einnahme von Schmerzmitteln die Eigenschaften der Schmerzrezeptoren in Richtung einer Erniedrigung der „Schmerzschwelle" verändern, häufen sich auch die Situationen von bevorstehenden Kopfschmerzen. Der Patient nimmt immer häufiger Schmerzmittel ein und findet sich in einem Circulus vitiosus wieder.

76.6 Psychologische Diagnostik

76.6.1 Diagnostische Strategien

Der wichtigste Bestandteil sowohl der psychologischen als auch der medizinischen Diagnostik ist die Anamnese. Für das psychologische Anamnesegespräch sollte ausreichend Zeit zur Verfügung stehen. Erhoben werden Schmerz- und Begleitsymptome, subjektives Krankheitsmodell und psychosoziale Einflussfaktoren. Es gilt, vor allem die Bedingungen zu identifizieren, unter denen das Schmerzverhalten verstärkt bzw. aufrechterhalten wird. Die einzelnen Inhalte der **psychologischen Anamnese** sind:
- Lebenssituation bei Erstmanifestation
- Bisherige Behandlungserfahrungen
- Aktuelle Lebenssituation
- Psychische Einflussfaktoren
- Psychisches Befinden – Stimmung
- Umgang mit dem Kopfschmerz
- Familiäre Lerngeschichte
- Krankheitskonzept

Ergänzend ist der Einsatz der Multiaxialen Schmerzklassifikation Psychosoziale Dimension (Klinger et al. 2016) zu empfehlen, die eine differenzierte Erfassung von Schmerzdiagnosen ermöglicht und zudem eine bessere Berücksichtigung psychosozialer Faktoren auch für die Behandlungsplanung erlaubt.

76.6.2 Psychometrie

Kopfschmerztagebücher analog oder digital via App gehören mittlerweile zum Standard jeder Kopfschmerztherapie. Erfasst werden z. B. Intensität, Häufigkeit, Dauer, aber auch andere Parameter wie Auslöser von Kopfschmerzen. Grundbestandteile der psychometrischen Diagnostik sind die Messungen der Beeinträchtigung durch Kopfschmerz, der Lebensqualität und der Schmerzverarbeitung sowie von begleitender psychischer Symptomatik und Belastung (Screening). ➤ Tab. 76.1 bietet einen Überblick über die wichtigsten diagnostischen Variablen und gibt Empfehlungen für entsprechende Instrumente.

76.7 Therapie

76.7.1 Prophylaktische Kopfschmerzbehandlung

Ziel einer prophylaktischen Behandlung ist es, die Häufigkeit und Schwere von Kopfschmerzattacken sowie ihrer Begleitsymptome zu reduzieren. Hierfür können nichtmedikamentöse und medikamentöse Verfahren zum Einsatz kommen. Wichtig ist es, den Betroffenen realistische Therapieerwartungen zu vermitteln (z. B. ist eine Reduktion der Kopfschmerztage um 50 % bei Migräne als erfolgreich anzusehen). Es hat sich bewährt, im Rahmen der Edukation das Konzept der Prophylaxe und ihren Stellenwert auch unter Berück-

Tab. 76.1 Empfehlungen für eine psychosoziale Standarddiagnostik bei chronischen Kopfschmerzpatienten

Variable	Instrument	Autoren	Therapiephasen
Psychische Belastung: Depression, Angst, Stress	Depressions-Angst-Stress-Skalen (DASS)	Nilges und Essau (2015; deutschsprachige Version)	prä, para, post, kata
Attackenangst	Fear of Attack Migraine Inventory (FAMI)	Klan et al. (2022)	prä, post
Beeinträchtigung	Inventar zur Beeinträchtigung durch Kopfschmerzen (IBK)	Bauer et al. (1999; deutschsprachige Version)	prä, kata
Funktionelle Beeinträchtigung	Headache Impact-Test (HIT)	Kosinski et al. (2003)	prä, para, post
	Migraine Disability Assessment (MIDAS)	Agosti et al. (2008; deutschsprachige Version)	prä, post, kata
Bewältigung	Fragebogen zur Erfassung der Schmerzverarbeitung (FESV)	Geissner (1992; deutschsprachige Version)	prä, post
Schmerzakzeptanz	Chronic Pain Acceptance Questionnaire (CPAQ)	Nilges et al. (2007; deutschsprachige Version)	prä, post
Lebenszufriedenheit	Fragebogen zur Lebenszufriedenheit (SF-36)	Bullinger und Kirchberger (1998; deutschsprachige Version)	prä, post, kata

sichtigung der Lebensstilfaktoren zu erläutern, auch um eine bessere Compliance und Therapieadhärenz zu erreichen (➤ Abb. 76.2).

76.7.2 Medikamentöse Therapie

Indikation für eine prophylaktische Medikation

Die Auswahl der Prophylaxe muss sich an zahlreichen Aspekten orientieren (➤ Box 76.3). Eine medikamentöse Prophylaxe wird initial vor allem hinsichtlich ihrer Verträglichkeit beurteilt, in den Wochen danach dann im Hinblick auf Dosierung und Wirksamkeit. Bei Nichterreichen des Therapieziels sollte eine Prophylaxe auch wieder beendet werden, ebenso wenn eine sehr gute Kopfschmerzreduktion eingetreten ist und die Fortführung der Prophylaxe nicht mehr notwendig erscheint.

BOX 76.3

Aspekte der Auswahl einer Kopfschmerzprophylaxe

- Diagnosespezifische Substanzauswahl (z. B. Betablocker, Trizyklika, Antikonvulsiva, monoklonale Antikörper gegen CGRP oder den CGRP-Rezeptor, Botulinumtoxin bei Migräne)
- Psychische Komorbidität (z. B. Trizyklika bei Schlafstörung und Depressivität)
- Somatische Komorbidität (z. B. Meiden von Betablockern bei Psoriasis; Kontraindikation von Topiramat bei Nierensteinen und bei Schwangerschaftswunsch; Bevorzugung eines Sartans oder Betablockers bei zusätzlicher arterieller Hypertonie; Meiden von Flunarizin bei Depression und/oder Adipositas)
- Lebensumstände (z. B. Arbeitsplatzanforderung, Schichtdienst)
- Kopfschmerzfrequenz (z. B. wohl geringe Wirkung von Betablockern bei chronischer Migräne; hingegen Zulassung und Wirksamkeitsnachweis für Botulinumtoxin nur bei chronischer Migräne, gute Wirksamkeit und Verträglichkeit monoklonaler Antikörper gegen CGRP oder den CGRP-Rezeptor)
- Berücksichtigung der spezifischen Vorgaben für die Verordnung zulasten der gesetzlichen Krankenversicherung (GKV)
- Patientenpräferenz nach erfolgter Aufklärung

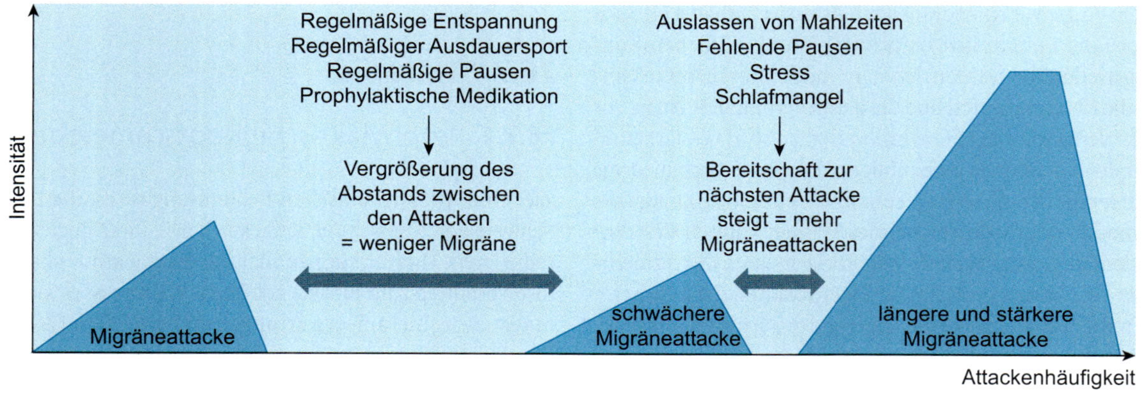

Abb. 76.2 Einfluss von Lebensstilfaktoren sowie nichtmedikamentöser und medikamentöser Prophylaxe auf die Migräne (Gaul et al. 2020) [L231]

Migräne

Nichtmedikamentös können im Migräneanfall Entspannungsübungen, lokale Kühlung sowie Rückzug und Ruhe eingesetzt werden. Zur Behandlung eines schweren Migräneanfalls wird dies jedoch meist nicht ausreichen, sodass zusätzlich eine medikamentöse Therapie zum Einsatz kommt. In den Leitlinien wird der Einsatz von **nichtsteroidalen Antiphlogistika** (NSAR) frühzeitig und hochdosiert im Anfall empfohlen.

Sind Analgetika unzureichend verträglich oder nicht ausreichend gut wirksam, ist die Therapie der Wahl der Einsatz eines Triptans (DGN und DMKG 2022). In Deutschland und der Schweiz sind sieben **Triptane** auf dem Markt: Almotriptan, Eletriptan, Frovatriptan, Naratriptan, Rizatriptan, Sumatriptan und Zolmitriptan. In Österreich sind Eletriptan, Frovatriptan, Sumatriptan und Zolmitriptan verfügbar. Triptane sind migränespezifische Substanzen, die auf die Ausbreitung des Migräneanfalls sowie auf die Ausschüttung von Neurotransmittern (insb. CGRP) wirken. Die Einzelsubstanzen unterscheiden sich in ihrer Wirkstärke, ihrer Halbwertszeit und somit Wirkdauer sowie ihrem Nebenwirkungsspektrum. Alle Triptane wirken auf Subtypen der 5-HT-Rezeptoren. Kardiovaskuläre und zerebrovaskuläre Erkrankungen gelten als Kontraindikation. Aufgrund der z. T. kurzen Halbwertszeit kommt es nicht selten zum **Wiederkehrkopfschmerz** bei abklingender Triptanwirkung und gleichzeitig langen Migräneanfällen. Dann ist die Kombination mit einem langwirksamen NSAR sinnvoll.

Zur **Antiemese** können im Migräneanfall Metoclopramid, Domperidon und Dimenhydrinat eingesetzt werden. Bei kardiovaskulären Vorerkrankungen kann Lasmiditan zur Akuttherapie eingesetzt werden, es wirkt agonistisch auf den 5-HT_{1F}-Rezeptor, der keine Vasokonstriktion vermittelt, wodurch sich das Medikament von den Triptanen, die agonistisch auf 5-HT_{1B}- und auf 5-HT_{1F}-Rezeptoren wirken, unterscheidet.

Bei Kindern genügen gelegentlich auch Rückzug und Schlaf, um Migräneattacken zu behandeln. Erste Wahl der medikamentösen Akuttherapie im **Kindes- und Jugendalter** ist Ibuprofen. Ab dem 12. Lj. ist die Anwendung von Sumatriptan-Nasenspray zugelassen, es gibt jedoch umfangreiche Studiendaten, die belegen, dass Triptane auch im Kindes- und Jugendalter wirksam und verträglich sind.

Zur **medikamentösen Migräneprophylaxe** stehen Betablocker (Propranolol, Metoprolol) sowie Antikonvulsiva (Topiramat), Trizyklika (Amitriptylin) und Botulinumtoxin zur Verfügung (DGN und DMKG 2022). Neue Einschränkungen gelten für die Verordnung von Topiramat, das bei Kinderwunsch nicht eingesetzt werden kann und bei Frauen im gebärfähigen Alter nur noch unter Beachtung von Sicherheitsmaßnahmen wie regelmäßiger Aufklärung, Schwangerschaftstest und sicherer Verhütung zur Anwendung kommen darf. Zugelassen sind mittlerweile außerdem drei monoklonale Antikörper, die CGRP binden (Eptinezumab, Fremanezumab, Galcanezumab), und ein monoklonaler Antikörper, der den CGRP-Rezeptor blockiert (Erenumab). Bei den monoklonalen Antikörpern müssen zusätzlich zur Indikationsstellung bei der Therapie jeweils die spezifischen aktuellen Voraussetzungen beachtet werden, unter denen eine Kostenübernahme durch die GKV erfolgt. Außerdem gibt es Daten aus RCTs für positive Effekte des Einsatzes von Pestwurz (Petasites), Magnesium, Riboflavin (Vitamin B_2) und Coenzym Q10.

!! Die Auswahl der Migräneprophylaxe muss individuell erfolgen (➤ Box 76.3) und Begleiterkrankungen und Patientenpräferenzen berücksichtigen. **!!**

Im **Kindes- und Jugendalter** sollte, wenn eine Migräne häufig ist, eine sorgfältige Situationsanalyse erfolgen. Verantwortlich für eine Zunahme der Kopfschmerzhäufigkeit sind oft psychosoziale Stressoren im familiären oder schulischen Umfeld, mangelnde Freizeit oder Probleme in der Peergroup. Maßnahmen zur Prophylaxe müssen eine altersgerechte Edukation und primär nichtmedikamentöse Verfahren zur Entspannung (Fantasiereisen, progressive Muskelrelaxation) sowie körperliche Aktivität umfassen. Das Einbeziehen der Eltern in Edukation und Therapie ist notwendig. Die Evidenz der medikamentösen Therapie zur Migräneprophylaxe im Kindes- und Jugendalter ist unbefriedigend. Eingesetzt werden kann z. B. Magnesium. Zulassungskonform können der Betablocker Propranolol und Amitriptylin eingesetzt werden, aber auch eine Behandlung mit Topiramat kann im Einzelfall hilfreich sein. Für monoklonale Antikörper gegen CGRP- oder den CGRP-Rezeptor liegen bislang noch keine Daten vor. Bei anhaltenden Kopfschmerzen ist eine interdisziplinäre multimodale Therapie häufig hilfreich; der Schwerpunkt liegt hier auf einem verhaltensmedizinischen Ansatz.

Kopfschmerz vom Spannungstyp

Zur Akutbehandlung des Kopfschmerzes vom Spannungstyp kann Pfefferminzöl lokal auf die Schläfen aufgetragen werden (Göbel et al. 1996), für stärkere Attacken werden Analgetika empfohlen (z. B. Paracetamol, ASS, Kombination aus ASS, Paracetamol und Koffein sowie Metamizol u. a.).

Bei häufigen und chronischen Kopfschmerzen vom Spannungstyp kann die Indikation zur medikamentösen Prophylaxe bestehen. Empfohlen werden in erster Linie Trizyklika (z. B. Amitriptylin). Es empfiehlt sich, mit einer niedrigen Dosierung (z. B. 10 mg Amitriptylin z. N.) zu beginnen und in Abhängigkeit von Wirksamkeit und Verträglichkeit zu steigern. Alternativen sind Mirtazapin und Venlafaxin.

76.7.3 Kopfschmerzpsychotherapie

Kognitive Verhaltenstherapie

Informationsvermittlung spielt in der Kopfschmerzbehandlung eine wichtige Rolle, denn bereits Edukation kann die Attackenhäufigkeit (Wells et al. 2021) und die migränebedingte Beeinträchtigung (Aguirrezabal et al. 2019) reduzieren. Sie sollte daher immer Anwendung finden. Wann aber ist Psychotherapie bei Kopfschmerzerkrankungen sinnvoll? Kriterien für die Indikation einer psychologischen Mitbehandlung neben nicht ausreichender Wirksamkeit oder Unverträglichkeit medikamentöser Verfahren oder Bevorzugung nichtmedikamentöser Behandlungsansätze sind:

- Ungünstige Krankheitsverarbeitung (z. B. ausgeprägte affektive Belastung, ausgeprägtes Schon- oder Durchhalteverhalten)
- Unzureichende Bewältigungskompetenzen (z. B. hohe Stressbelastung, langjähriger, häufiger oder exzessiver Gebrauch von Analgetika/Triptanen)
- Vorhandene Komorbiditäten (Angststörung, Depression, Sucht etc.)
- Relevante Zielkonflikte (sekundärer Krankheitsgewinn)

Allgemeine Ziele

Das biopsychosoziale Störungsmodell hat eine handlungsleitende Funktion für die interdisziplinäre und psychologische Behandlung des chronischen Kopfschmerzes. Entsprechend setzt sich die Schmerzpsychotherapie aus Modulen zusammen, die in diesen Komponenten schmerzunterstützende Dysfunktionalitäten identifizieren und sie zu einer funktionalen Körperwahrnehmung, zu funktionalen Kognitionen und zu einem funktionalen Verhalten modifizieren. Übergeordnete Ziele sind die Verbesserung der Lebensqualität, die Senkung der Grundanspannung, die Förderung der Selbstwirksamkeit sowie die Verbesserung der Krankheitsakzeptanz (Guth und Schäfer 2021).

Migräne

Die medikamentöse Behandlung soll durch nichtmedikamentöse Verfahren aus dem Spektrum der Verhaltenstherapie ergänzt werden. Neben Maßnahmen zur Edukation können im Rahmen der Prophylaxe bei Migräne Maßnahmen zum Krankheitsmanagement und zur Ressourcenförderung unterschieden werden (➤ Abb. 76.3). Diese umfassen Ansätze der KVT mit Stressbewältigung, Achtsamkeit, Entspannungsverfahren und Biofeedback (DGN und DMKG 2022).

Zum **Krankheitsmanagement** gehören die Erarbeitung und Austestung von Strategien im Umgang mit der akuten Attacke (Schonen oder Durchhalten, Kommunikationsverhalten, negative Affekte). Weiterhin spielen Ansätze zur Reduktion von Erwartungs- und Attackenängsten, die klassische Lernprinzipien berücksichtigen, eine Rolle (Klan und Liesering-Latta 2020). Triggermanagement zielt auf die Reduktion von Vermeidungsverhalten und die Verhinderung einer progredienten Senkung der Reizschwelle ab. Hier finden Habituationstrainings zur Veränderung der Reizempfindlichkeit, Verhaltensexperimente und das Einüben von Bewältigungsstrategien wie Reizabschirmung oder Entspannung Anwendung (Martin et al. 2014). Zur Reduktion der Beeinträchtigung und Förderung der Lebensqualität eignen sich Ansätze der Akzeptanz- und Commitment-Therapie (ACT; Vasiliou et al. 2021). Auch allgemeine Lebensstilempfehlungen (ausreichender und regelmäßiger Schlaf, regelmäßige Mahlzeiten, Verbesserung der Kräfteökonomie im Alltag, langsamer Übergang von Anspannung zu Entspannung, Ausdauersport) sind fester Bestandteil der Behandlung.

Ressourcenaufbau beinhaltet die Verbesserung der Stressbewältigungskompetenzen (Stresswahrnehmung, Verändern stressfördernder Einstellungen). Zunehmend werden achtsamkeitsbasierte Ansätze mit Erfolg bzgl. Beeinträchtigung, Katastrophisieren und Selbstwirksamkeit eingesetzt (Wells et al. 2021). Im Rahmen einer regenerativen Stressbewältigung werden **Entspannungsverfahren** wie autogenes Training, Atemübungen und progressive Muskelentspannung nach Jacobson schon lange erfolgreich angewandt; sie stellen die Basis der nichtmedikamentösen Migräneprophylaxe dar. Bei regelmäßiger Anwendung kann durch Entspannungsverfahren eine Reduktion der Migränehäufigkeit von 35–45 % erreicht werden (Kropp et al. 2017). Entspannungsverfahren können mit **Biofeedback** kombiniert werden, das als EMG- oder EEG-Biofeedback (Neurofeedback) aber auch allein zur Migräneprophylaxe genutzt wird (Nestoriuc et al. 2008). Durch Biofeedback können Betroffene lernen, über visuelle oder akustische Rückmeldung bestimmte körperliche Vorgänge willentlich zu beeinflussen, die sonst nicht bewusst angesteuert werden (z. B. Hauttemperatur beim Handerwärmungstraining).

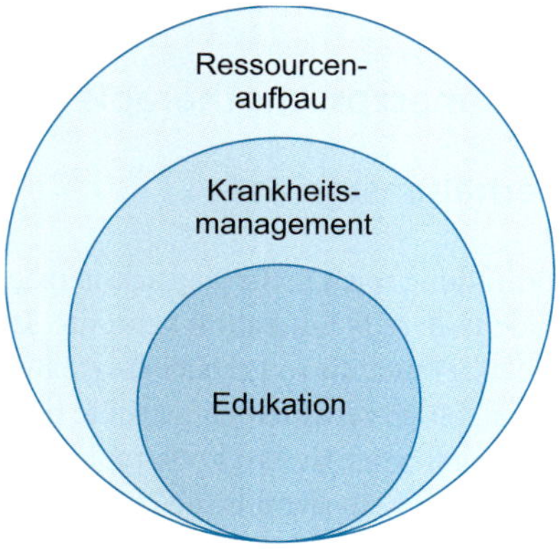

Abb. 76.3 Bestandteile schmerzpsychotherapeutischer Behandlung bei Migräne [L231]

Kopfschmerzen vom Spannungstyp

Auch beim KST werden Entspannungs- und achtsamkeitsbasierte Verfahren erfolgreich eingesetzt. MBSR-Achtsamkeitsmeditation über einen Zeitraum von 8 Wochen kann die Kopfschmerzintensität reduzieren (Gu et al. 2018). KVT-Interventionen wie Stressbewältigungstrainings eignen sich besonders bei Betroffenen mit hohem Stresslevel und komorbiden psychischen Störungen (Holroyd et al. 2006). Die Evidenz zu physiotherapeutischen und manualtherapeutischen Interventionen ist unbefriedigend; supportiv können solche Behandlungen eingesetzt werden. Der Schwerpunkt sollte auf dem Erlernen von Übungen liegen, die z. B. zur Detonisierung der Muskulatur führen. Solche Übungen sollten von den Betroffenen dann sehr regelmäßig eingesetzt werden.

Traue et al. (2013) und Slavin-Spenny et al. (2013; Ärger-Sensibilisierungstraining) haben unter Berücksichtigung der Erkenntnisse zur defizitären Emotionserkennung und Hemmung des Emotionsausdrucks Trainings entwickelt, welche die Selbstwirksamkeit hinsichtlich der Schmerzbewältigung steigern und die Kopfschmerzaktivität sowie Alexithymie reduzieren.

Kopfschmerz durch Medikamentenübergebrauch (MOH)

Zentral in der Prävention und Behandlung des Medikamentenübergebrauchs bei Kopfschmerzerkrankungen ist die Edukation zum Zusammenhang von Einnahmehäufigkeit und Chronifizierung der Kopfschmerzerkrankung. Empfohlen werden auch im Therapieverlauf wiederholte Edukation und Beobachtung des Einnahmeverhaltens (DGN und DMKG 2022). Edukation kann im Rahmen von Psychotherapie (auch „minimal contact-setting") oder durch Informationsmaterialien (Bibliotherapie) erfolgen (Fritsche et al. 2010). Ergänzend ist vor allem bei wiederholtem Übergebrauch die Analyse des Einnahmeverhaltens (Kopfschmerzkalender, Situationsanalysen) mit Bearbeitung interner Risikofaktoren (z. B. Einstellungsüberprüfung, Bewältigung von Risikofaktoren wie Attackenangst) und Verbesserung der Prophylaxe sinnvoll. Die Validierung des dysfunktionalen Verhaltens und die Erarbeitung und Bewältigung etwaiger Zielkonflikte sind dabei von besonderer Bedeutung auch in der Therapiebeziehung, da auch Patienten Übergebrauch mit Sucht in Verbindung bringen und häufig Scham empfinden.

Bei Verdacht auf eine abhängigkeitsbedingt hohe Einnahmefrequenz hat die Kopfschmerzpsychotherapie die Aufgabe, im Alltag des Patienten Risikofaktoren zu identifizieren, die eine erhöhte „Griffnähe" hervorrufen und somit abhängiges Verhalten unterstützen können. Bei erhöhtem Abhängigkeitspotenzial ist der Patient vor der Einnahme von Schmerzmitteln mit Suchtpotenzial zu schützen.

Komplementäre und alternative Kopfschmerzmedizin

Mehr als 80 % der Patienten, die in Kopfschmerzzentren behandelt werden, setzen Verfahren der Komplementär- und Alternativmedizin (CAM) anstelle oder neben der medikamentösen Behandlung ein. Interessanterweise nannten die Patienten – nach ihrer Motivation zur Anwendung dieser Verfahren befragt – nicht eine „generelle Unzufriedenheit mit der Schulmedizin", sondern an allererster Stelle den Wunsch, „nichts unversucht zu lassen" (64 %), bzw. den Wunsch, aktiv gegen die Krankheit vorzugehen (56 %, s. a. Hösl et al. 2021). Insgesamt gaben mehr als 50 % der Befragten an, „Angst vor Nebenwirkungen" zu haben oder eine nebenwirkungsfreie Therapie zu wünschen (Gaul et al. 2009).

Zahlreiche Substanzen (Magnesium, Riboflavin und Coenzym Q10 u. a.) können zur Migräneprophylaxe eingesetzt werden. Ebenfalls wirksam in der Migräneprophylaxe ist ein **Pestwurzextrakt.** Zahlreiche Studien wurden zur Wirksamkeit von **Akupunktur** bei Kopfschmerzen durchgeführt. Zusammenfassend kann ein migräneprophylaktischer Effekt angenommen werden, der gegenüber einer Wartelistenkontrolle gut nachweisbar war, gegenüber einer Scheinakupunkturbehandlung jedoch deutlich geringer ausfiel.

Für den Kopfschmerz vom Spannungstyp ist die Akuttherapie mit Pfefferminzöl möglich, zur Prophylaxe ebenfalls ein Versuch der Behandlung mittels Akupunktur.

76.8 Evidenz für psychologische Verfahren

Unter den psychotherapeutischen Verfahren scheint kognitive Verhaltenstherapie (KVT) am ehesten geeignet, einen ungünstigen Lebensstil zu verändern und in Kombination mit medizinischen Maßnahmen zu einer Besserung der Symptomatik zu führen. Psychodynamische und andere psychotherapeutische Verfahren sind den Nachweis einer spezifischen Wirksamkeit zur Behandlung primärer Kopfschmerzen bisher schuldig geblieben.

Die Wirksamkeit von KVT als alleinigem Verfahren zur Behandlung von chronischen Kopfschmerzen und in Kombination mit pharmakologischen Maßnahmen wurde in den letzten Jahrzehnten in zahlreichen Metaanalysen und systematischen Reviews wiederholt nachgewiesen (Dresler et al. 2021; Dudeney et al. 2022). Psychotherapeutische Ansätze werden daher auch in den aktuellen Behandlungsleitlinien empfohlen (DGN und DMKG 2022; Kropp et al. 2017). Sowohl beim KST als auch bei der Migräne bestätigen die Untersuchungsergebnisse immer wieder die Überlegenheit von Kombinationsbehandlungen mit medikamentösen und nichtmedikamentösen Anteilen im Vergleich zur Monotherapie (z. B. Holroyd et al. 2001; Gaul et al. 2011).

LITERATURAUSWAHL

Ashina S, Mitsikostas DD, Lee MJ, et al. Tension-type headache. Nat Rev Dis Primers 2021; 7(1): 24.

Ashina S, Terwindt GM, Steiner TJ, et al. Medication overuse headache. Nat Rev Dis Primers 2023; 9(1): 5.

DGN (Deutsche Gesellschaft für Neurologie e.V.), DMKG (Deutsche Migräne- und Kopfschmerzgesellschaft e.V.) S1-Leitlinie Therapie der Migräneattacke und Prophylaxe der Migräne. Stand: 18.10.2022; gültig bis: 31.12.2026; https://register.awmf.org/de/leitlinien/detail/030-057 (letzter Zugriff: 19.4.2024).

Diener HC, Kropp P, Dresler T, et al. Management of medication overuse (MO) and medication overuse headache (MOH) S1 guideline. Neurol Res Pract 2022; 4(1): 37.

Gaul C, Totzek A, Guth AL. Patientenratgeber Kopfschmerzen und Migräne. 4., überarb. u. erw. A. Berlin: ABW-Verlag 2020.

Holroyd KA, ÓDonnell FJ, Stensland M, et al. Management of chronic tension-type headache with tricyclic antidepressant medication, stress management therapy and their combination. JAMA 2001; 285: 2208–2215.

IHS (Headache Classification Committee of the International Headache Society). The International Classification of Headache Disorders ICHD-3. 3rd edition. Cephalalgia 2018; 38(1): 1–211.

Klan T, Bräscher AK, Klein S, et al. Assessing attack-related fear in headache disorders – Structure and psychometric properties of the Fear of Attacks in Migraine Inventory. Headache 2022; 62(3): 294–305. Erratum in: Headache 2022; 62(7): 930–931.

Klan T, Liesering-Latta E. Kognitiv-verhaltenstherapeutisches Migränemanagement (MIMA). Ein Behandlungsmanual zur Krankheitsbewältigung und Attackenprophylaxe bei Migräne. Göttingen: Hogrefe 2020.

Kropp P, Meyer B, Dresler T, et al. Entspannungsverfahren und verhaltenstherapeutische Interventionen zur Behandlung der Migräne: Leitlinie der Deutschen Migräne- und Kopfschmerzgesellschaft. Schmerz 2017; 31(5): 433–447.

KAPITEL

77

Marcus Schiltenwolf

Rückenschmerzen

Fallgeschichten

Fall 1: Herr M. mit Rückenschmerzen

Herr M. (43 J.) ist Feuerwehrmann. Seine Rückenschmerzen begannen schleichend vor 2,5 Jahren, wurden stärker. Er ging zum ersten Arzt, der ihm zu Rückentraining riet. Das sei ihm merkwürdig vorgekommen, denn schon von Berufs wegen sei er ins Fitnessstudio gegangen. Der nächste Arzt habe eine MRT veranlasst. Endlich, dachte Herr M. Gefunden wurde ein Bandscheibenverschleiß L4/L5. Mit diesem Befund sei er zum Wirbelsäulenchirurgen gegangen, der die verschlissene Bandscheibe durch eine Bandscheibenprothese ersetzt habe. Nach der Operation habe er sich unsicher gefühlt und die anschließende Reha-Maßnahme nach 2 Wochen abgebrochen. Er habe sich da nicht gut wahrgenommen gefühlt, man sei nicht gut auf seine Wünsche eingegangen. Und überhaupt, lauter kranke Menschen, alte Menschen, er dagegen sei doch ein starker Mann. Im ambulanten Gerätetraining habe er sich abgemüht, gequält, doch der Schmerz sei geblieben. Immer mehr habe ihn gequält, dass ausgerechnet ihm das passiere – dass ihm, der so körperorientiert gearbeitet und als Feuerwehrmann immer in der ersten Reihe gestanden habe, jetzt sein Rücken den Dienst versage. Er habe sich gekränkt gefühlt.

Von einem Schmerzspezialisten sei ihm Morphium verschrieben worden, in immer höherer Dosierung. Er sei davon regelrecht benebelt gewesen; der Schmerz habe sich betäubt angefühlt, aber er habe sich nicht befreit gefühlt.

Für Herrn M. war es dann irgendwie folgerichtig, dass seine Partnerin sich getrennt hat, denn die Partnerschaft sei schon lange nicht mehr erfüllend gewesen. Doch dass sie dann mit einem seiner besten Freunde eine Beziehung eingegangen sei, das sei die nächste große Katastrophe gewesen.

Der Rat, seinen körperlich anspruchsvollen Beruf bei der Feuerwehr durch eine eher sitzende Tätigkeit im Innendienst einzutauschen, sei für ein paar Wochen eine Entlastung gewesen, doch dann seien die Schmerzen wieder schlimmer geworden. Er habe sich mies gefühlt: Schmerzen ohne Behandlungserfolg, Partnerin weg, die Erfüllung im Job weg, wie ein Versager habe er sich gefühlt.

Beim nächsten Arzt ließ er an den Ärzten, die er schon aufgesucht hatte, nicht viel Gutes. Er wolle nicht noch einmal enttäuscht werden.

In einer Gesprächsgruppe der tagesstationären multimodalen Schmerztherapie berichtete er von vielen weiteren Enttäuschungen. Vor 3 Jahren, also ein paar Monate vor seinem Schmerzbeginn, sei sein Vater verstorben. Er habe nicht trauern können, denn er habe seinen Vater gehasst. Der Vater habe unter Alkohol zuerst ihn, dann seine Mutter verprügelt, bis er etwa im Alter von 17 Jahren zurückgeschlagen habe. Immer habe er versucht, die Mutter vor dem Mann zu schützen, der einerseits so männlich und mächtig, beruflich – auch er Feuerwehrmann – ja auch erfolgreich war, andererseits so brutal. Für Wärme, für Gefühle sei nur die Mutter da gewesen. Mit Beginn seiner Ausbildung sei er dann ausgezogen, habe versucht, den Vater zu meiden. Als der Vater dann krank wurde, als klar wurde, dass er sterben müsse, habe sich der Kontakt zur Mutter stark intensiviert. Das habe wiederum seine Partnerin nicht verstehen können. Es habe mit ihr oft Streit gegeben, dann habe er auch da einmal zugeschlagen, weil er sich so in Aufruhr und überfordert gefühlt habe. Er habe sich entschuldigt, aber die Beziehung sei nie mehr gut geworden. Als der Vater gestorben war, habe er nur noch Schmerz gefühlt. Und niemand habe ihm helfen können, niemand habe ihn verstanden. Der Vater war weg, vieles sei nicht ausgesprochen gewesen. Höchstens habe es noch die Mutter gegeben, aber für die habe er seine Partnerin verloren. Dann die Kollegen, für die er der Chef gewesen sei. Und dann die Ärzte. Manche hätten ihn an den Vater erinnert, so wenig habe er sich auch dort verstanden gefühlt.

Herr M. konnte in der Gruppe Gefühle von Kränkung und Enttäuschung entdecken. Im Weiteren gelang es, Medikamente zu reduzieren, Angst vor angemessener Bewegung zu überwinden und Bedürfnisse zu erkennen. Zum Ende der Therapie war das größte Hindernis, mit Würde an den Arbeitsplatz zurückzukehren, den Verlust des Ansehens als Feuerwehrmann zu verstehen, emotional zu verarbeiten und neue Chancen zu erkennen. Sich im Innendienst nicht abgeschoben zu fühlen, Beziehungsbedürfnisse neu zuzulassen und sich nicht mehr verlassen zu fühlen.

Fall 2: Frau B. mit Rückenschmerzen

Frau B. (45 J.), eine Reinigungsfrau, ist wegen Rückenschmerzen seit 9 Monaten arbeitsunfähig. Sie versorgt ihre Kinder und schwärmt von ihrem fürsorglichen Ehemann, der beruflich alles könne und gut verdiene.

Sie hat bereits mit einem Bewegungsprogramm begonnen, präsentiert aber immer wieder neue Symptome, wirkt anklammernd und zeigt wenig Interesse, über ihre Zukunftspläne zu sprechen. Eines Tages bringt sie ihren Ehemann mit zum Arzt. Eine Woche später gibt sie sich ärgerlich:
Pat.: „Ich war sauer auf Sie das letzte Mal."
Arzt: „Auf mich? Warum?"
Pat.: „Das war keine gute Frage, als mein Mann dabei war. Sie fragten ihn, ob er eine kranke Frau habe. Mein Mann liebt mich sehr bis heute. Jetzt aber weiß ich nicht, ob er mich noch weiter lieben wird."
Worum geht es?
Die Pat. erlebt seit Schmerzbeginn ihren Ehemann als entlastend und beschützend. Gleichzeitig kann sie nicht offen bekunden, dass sie lieber Hausfrau sein möchte. Sie will ihren verborgenen Wunsch umdeuten, wobei ihr die Schmerzen helfen: Sie würde ja arbeiten, wenn sie keine Schmerzen hätte. Der Krankheitsgewinn ist mächtiger als der Wunsch nach Autonomie. Im Weiteren scheitern die Therapieversuche an diesem Konflikt. Es gelingt nicht, ihr die Tür zu einer freien Entscheidung über ihre berufliche Zukunft zu öffnen. Die Pat. kann zwar die Bewegung genießen, kommt aber immer wieder mit neuen Schmerzklagen zum Arzt.

Fall 3: Frau K. mit Rückenschmerzen

Frau K. (58 J.) kennt Rückenschmerzen und Verspannungen seit über 20 Jahren. Sie ist gewohnt, dass sie seitdem 2 ×/Woche mit Manueller Therapie behandelt wird. Das tue ihr gut, denn sie wisse, was sie brauche. Sie sei ja auch ansonsten aktiv im Garten und im Sportverein, sie sei selbst Übungsleiterin, habe sich in myofaszialen Dehnungstechniken weitergebildet. Sie wisse, was sie selbst und was nur der Therapeut könne.

Vor 2 Jahren zog sie nach ihrer Pensionierung als Beamtin bei der Arbeitsagentur um und erwartet nun von ihrem neuen Arzt, dass auch er Manuelle Therapie verordnet. Der Arzt erfährt, dass Frau K. sich durchgekämpft hat, von ihren Eltern wenig Unterstützung erfahren hat und die Schule nach der Mittleren Reife beenden musste. Auch am Arbeitsplatz als Finanzbeamtin habe sie mit Schwierigkeiten zu kämpfen gehabt, was letztlich dann mit 56 Jahren auch zur Dienstunfähigkeit geführt habe. Wenn sie Zeit habe, dann gehe es ihr besser, doch auch nach der Pensionierung gebe es genug zu tun: Sie habe – wie damals bei der Arbeit – auch heute den Eindruck, keine Zeit zu finden, um zur Entspannung zu kommen. Viele Ehrenämter habe sie übernommen. Und da sei sie überzeugt, dass es ihre zustehe, dass ihr der Rücken nicht weh tue und sie weiterhin die Therapie bekomme.

Ihr neuer Arzt spürt die von Frau K. mit Nachdruck vorgetragene Erwartung, die Verordnung von ihm zu erhalten. Er will die neue Pat. zufriedenstellen; er denkt auch daran, dass sie Selbstzahlerin ist. Er weiß aber auch, dass die Verordnung nicht seiner Überzeugung entspricht. Der Arzt beginnt mit einem Kompromiss: Er verordnet die Manuelle Therapie und hofft, dass sich das Anliegen der Pat. von selbst gibt. Nach einigen Monaten fühlt er sich unter Druck gesetzt. Er bemerkt, dass es zwischen Frau K. und ihm ähnliche Spannungen gibt wie zwischen Frau K.s ständigem Aktivsein und ihrem Wunsch, zur Ruhe zu kommen. Er kann Frau K. dafür gewinnen, sich selbst besser zu versorgen, sich mehr Auszeiten zu erlauben, statt von ihm zu erwarten, dass er sie mit Rezepten versorgt.

77.1 Definition

- Obere Rückenschmerzen: lokale und regionale Schmerzen zwischen den Schulterblättern, im Bereich der Brustwirbelsäule
- Untere Rückenschmerzen (Kreuzschmerzen): Schmerzen vom unteren Rippenbogen bis zu den Gesäßhälften

Weit über 80 % der Rückenschmerzen in der Bevölkerung sind nicht spezifisch. Sie werden nach biopsychosozialem Krankheitsmodell bewertet werden als chronische Körperbeschwerden infolge von
- Fehlbelastung (Hexenschuss, akute Lumbago),
- muskulärer Verspannung,
- Bewegungsvermeidung und Missverhältnis von Belastung und körperlicher Leistungsfähigkeit.

In der Primärdiagnostik sind sie von Schmerzen spezifischer Ursachen abzugrenzen (sog. Red Flags der Nationalen VersorgungsLeitlinie Kreuzschmerzen (BÄK et al. 2017; s. a. ➤ Kap. 89.1.5).

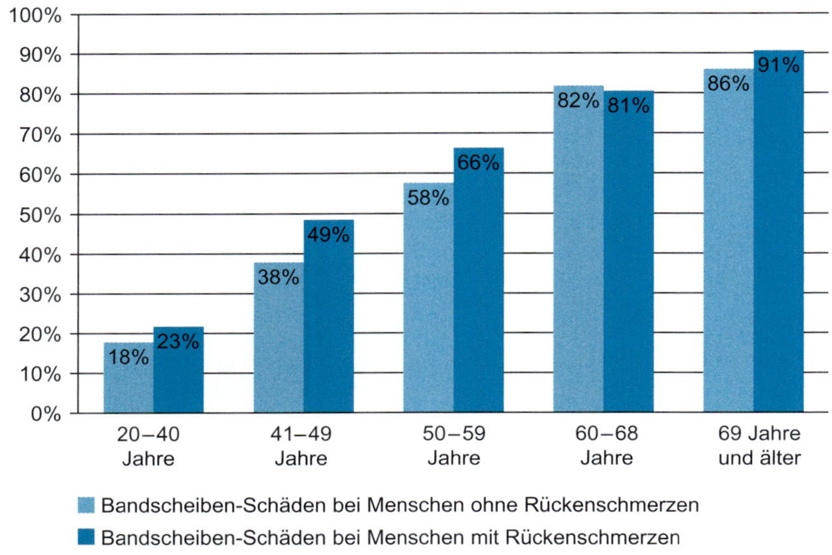

Abb. 77.1 In Deutschland nehmen Rückenschmerzen mit dem Lebensalter zu - unabhängig vom Verschleiß im MRT (nach Kasch et al. 2022) [L231/M1433]

77.2 Epidemiologie

Rückenschmerzen gehören zu häufigsten Beschwerden in der Bevölkerung: 85 % der Bevölkerung erleben sie zumindest einmal in ihrem Leben. Von 1.009 repräsentativ befragten Deutschen gaben 25 % der Frauen und 17 % der Männer für mindestens 3 Monate im zurückliegenden Jahr Rückenschmerzen an. Mit steigendem Lebensalter nimmt die Prävalenz zu (➤ Abb. 77.1). In industrialisierten Ländern nimmt die Prävalenz weiter zu (Raspe 2012). Von einem erheblichen Sozial- und Bildungsgradienten ist auszugehen (Werber et al. 2014).

Die jährlich durch Rückenschmerzen verursachten Gesamtkosten belaufen sich in Deutschland auf bis zu **53 Mrd. Euro,** davon 54 % indirekte Kosten für Arbeitsunfähigkeit (AU) und Beeinträchtigung der Produktivität (Wenig et al. 2009). Rückenschmerzen begründen ca. 7 % der AU-Tage der gesetzlich Versicherten und sind der zweithäufigste Grund für Erwerbsminderungsrenten (Raspe 2012).

77.3 Symptomatik

Untere Rückenschmerzen (auch Kreuzschmerzen) betreffen die Region vom unterhalb des Rippenbogens bis zu den Gesäßhälften. Sie können lokal begrenzt bis regional umschrieben auftreten. Lokale Schmerzen mit akutem Einsatz („Hexenschuss“, „Blockade“) sind eher hell und abhängig von einer Bewegungsrichtung, regionale, häufig belastungsabhängige Schmerzen dagegen eher dumpf bis schneidend und abhängig von Haltungen.

Obere Rückenschmerzen betreffen die Region zwischen den Schulterblättern.

Rückenschmerzen können mit Ausstrahlung auftreten. Folgt die Ausstrahlung dem gesamten Verlauf einer Nervenwurzel, handelt es sich um radikuläre Schmerzen, wird die Ausstrahlung nur im Gesäß oder im Unterschenkel beschrieben, handelt es sich um pseudoradikuläre oder übertragene Schmerzen. Rückenschmerzen können zudem mit weiteren muskuloskelettalen Schmerzen (Nackenschmerzen, Schmerzen in Armen und Beinen) gemeinsam auftreten, bei chronisch weitverbreiteten Schmerzen im Fibromyalgiesyndrom regelhaft (➤ Kap. 71).

77.4 Verständniskonzept (Ätiologie, Pathogenese, Risikofaktoren)

Chronische Rückenschmerzen sind seit Langem als biopsychosoziale Erkrankung anerkannt. Bei hoher Lebenszeitprävalenz ist das Ziel der Rückenschmerzfreiheit wenig realistisch. Vielmehr soll es um Förderung des dauerhaften körperlichen Ausgleichs bei Kompetenz von Selbstberuhigung und Selbststeuerung gehen.

Bewegung ist der wesentliche **protektive Aktivitätsfaktor,** wobei es für jede Person eine individuell angemessene Bewegungsdosis gibt (Shiri und Falah-Hassani 2017; Frey und Schiltenwolf 2022): Zu wenig wie auch zu viel Bewegung steigern die Wahrscheinlichkeit von Schmerzen. Dabei sind berufliche körperliche Aktivitäten und Ausgleichsaktivitäten sowie Aktivitäten aus intrinsischer Motivation und aus extrinsischer Notwendigkeit zu unterscheiden. Insgesamt bewegt sich die Mehrheit der deutschen Bevölkerung zu wenig (Wagner 2018; Frey und Schiltenwolf 2022; ➤ Abb. 77.2).

Bewegungsmangel erniedrigt Schmerzschwellen physiologisch (Tesarz et al. 2012; Dapunt et al. 2018): Menschen mit regelmäßiger körperlicher Aktivität erleben Kälte und zunehmende Druckreize signifikant später schmerzhaft als Menschen mit passiver Lebensgestaltung (➤ Abb. 77.3).

Psychologisch wirken darüber hinaus die geringere Körperlichkeit mit weniger Vertrauen in die körperlichen Vorgänge schmerzfördernd. Menschen mit diesem Muster interpretieren Schmerzen als

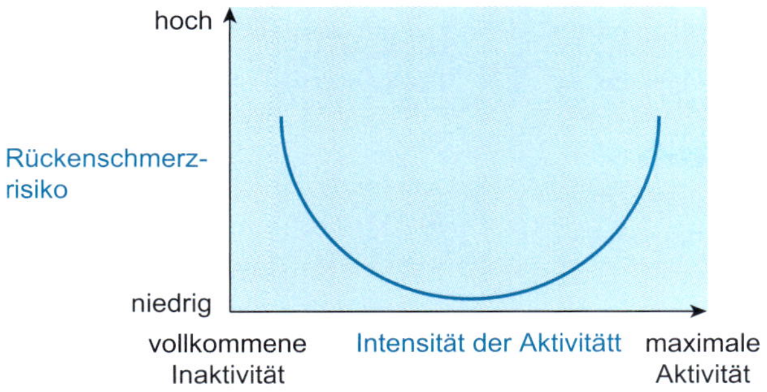

Abb. 77.2 Risiko von Rückenschmerzen in Abhängigkeit körperlicher Aktivität (Heneweer et al. 2009) [L231]

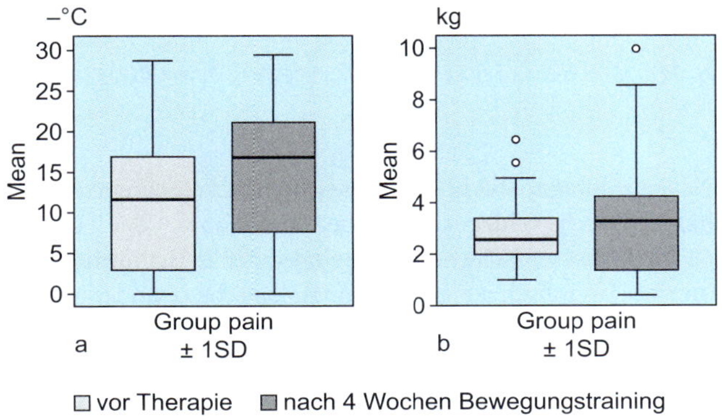

Abb. 77.3 Verbesserung der Kälteschmerzschwelle in der nicht dominanten Hand (links) und der Druckschmerzschwelle des unteren Rückens von körperlich inaktiven Schmerzpatienten (N = 30) nach 4 Wochen Bewegungstraining (Journal of Pain Research 2018:11 2323–2330 – Originally published by and used with permission from Dove Medical Press Ltd.) [F1191-001]

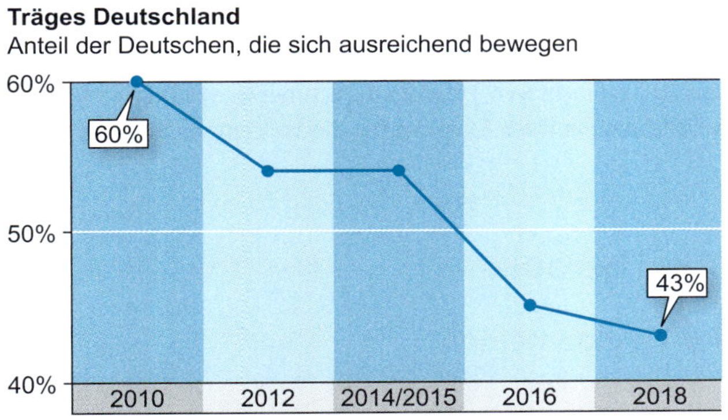

Abb. 77.4 Rückgang von Bewegung in Deutschland [L231/W1316]

Ausdruck von Körperschäden und vermeiden Bewegungen. Hieraus ergibt sich ein **Teufelskreis von Bewegungsvermeidung, Bewegungsangst und Verlust körperlicher Funktionen** wie Kraft, Ausdauer, Geschicklichkeit und Beweglichkeit (sog. Dekonditionierungsspirale; siehe auch ➤ Abb. 77.4).

Betroffene sehen ihre Rückenschmerzen meist durch mechanische Überlastung begründet. Tatsächlich sind Arbeitnehmer in Berufen mit häufigem schwerem Heben und Tragen deutlich häufiger von Rückenschmerzen betroffen. Tätigkeiten in solchen Berufsfeldern gelten daher durch die **objektive Arbeitsschwere** als **Black-Flag-**

Tab. 77.1 Einflussfaktoren (Yellow Flags) auf das Erleben von (Rücken-)Schmerzen (s. a. NVL Kreuzschmerz, BÄK et al. 2017)

Einflussfaktor	Wirkt wie?
Instabiler Bindungsstil (Pfeifer et al. 2016, 2018)	• Geringere Adhärenz an Verhaltensänderung • Unter Stress und Schmerz erhöhtes Risiko von Depressivität
Emotionaler, körperlicher und sexueller Missbrauch in Kindheit und Jugend (Lampe et al. 2003; Spiegel et al. 2016)	Steigerung des Ausgeliefertseins im Schmerz
Parentifizierung (Egle et al. 2016)	Beeinträchtigter Zugang zu eigenen Bedürfnissen, im Altruismus erhöhte beharrliche Arbeitsamkeit, suppressives Durchhalten und erhöhtes Stresserleben
Bewegungsangst (Leonhardt et al. 2009; Wertli et al. 2014)	Aus Schmerzvermeidung folgt Bewegungsvermeidung, passives Schmerzverhalten und daraus Funktionsverlust
Depressivität (Bletzer et al. 2017)	Vermehrte Hilflosigkeit bei Schmerz; katastrophisierende Gedanken im Schmerzerleben
Somatisierung (Waddell et al. 1989; Nickel et al. 2002; Henningsen et al. 2005; Voigt et al. 2013; DGPM und DKPM 2018)	Übermäßige Beschäftigung mit dem Schmerzerleben, negative Emotionen und Stress werden als Schmerzen erlebt, die physiologisch die Wahrnehmung erhöhter Muskelspannung sind Krankheitsgewinn fördert durch Gewinn an Aufmerksamkeit und Entlastung das Fortbestehen des Schmerzerlebens (s. a. Fallgeschichte 2)

Risikofaktoren der Chronifizierung, die **subjektiv erlebten Arbeitsplatzverhältnisse** (Unzufriedenheit, Mobbing, Arbeitsdruck) als **Blue-Flag-Risikofaktoren** (BÄK et al. 2017).

Neben Arbeitsplatzverhältnissen und Bewegungsverhalten erhöhen diverse überdauernde und aktuelle psychosoziale Einflussfaktoren das Schmerzerleben (➤ Tab. 77.1).

Diese Faktoren liegen häufig gleichzeitig vor und bewirken ein komplexes Ineinanderwirken, woraus sich erklärt, dass Patienten mit chronischen (Rücken-)Schmerzen

- sich bei verstärkten Schmerzen schlecht beruhigen können,
- hilflos mit ihren Schmerzen umgehen und sie als bedrohlich erleben,
- mit Hilfsangeboten anklammernd oder vermeidend umgehen,
- in der therapeutischen Beziehung Abbrüche erleben,
- sinnlosen Operationen unterzogen werden oder Operationen als nicht hilfreich erleben (DeVaul und Faillace 1980).

Das Konzept von Engel hat schon vor über 60 Jahren das lebensgeschichtlich begründete Risiko chronischen Schmerzerlebens aufgegriffen (Engel 1959). Er beschrieb damit erhöhte Vulnerabilität z. B. durch unverarbeitete narzisstische Kränkungen oder Traumatisierungen in der Kindheit für die Entwicklung chronischer Schmerzen. Mittlerweile kann die Trajektorie von Anlage, Prägung, Lebenserfahrungen, biologischen und psychosozialen Anpassungen bis hin zum chronischen Schmerzerleben deutlich detaillierter beschrieben werden (➤ Kap. 75).

77.5 Diagnostik

Bei neuen Rückenschmerzepisoden sind zunächst die sog. roten Warnflaggen (Red Flags; ➤ Tab. 77.2) für vital bedrohliche Ursachen durch Befragung und klinische Untersuchung auszuschließen (➤ Kap. 89.2.1).

Nur bei solchen Warnhinweisen sollen bildgebende und Labordiagnostik durchgeführt werden (BÄK et al. 2017). Bei fehlenden Warnhinweisen soll mit Bilddiagnostik 4 Wochen gewartet und die Zeit durch körperliche Ausgleichsaktivität genutzt werden (➤ Kap. 77.6.1).

In die körperliche Diagnostik sollen anamnestische Aspekte zu Bewegungsverhalten, beruflichen Anforderungen und familiären Belastungen eingeflochten werden. Eine Vielzahl von **Screeningfragebögen** zum Chronifizierungsrisiko steht zur Verfügung: z. B. Örebro (Schmidt et al. 2016), HKF-R 10 (Neubauer et al. 2006), STarT Back Tool (Karstens et al. 2015), RISC-R (Hallner und Hasenbring 2004). Der Fragebogen nach von Korff et al. (1992) verbindet die subjektive Schmerzstärke mit den Auswirkungen auf die beruflichen, familiären und Freizeitaktivitäten zur Schmerzschwere I°–IV°. Die multidimensionalen Aspekte des Schmerzerlebens werden durch den Deutschen Schmerzfragebogen berücksichtigt (Deutsche Schmerzgesellschaft 2019).

77

Die **klinische Untersuchung** achtet auf die selbsttätige Präsentation der aktiven Funktionen bei komplexen Körperhaltungen im Stand und auf der Liege wie auch auf die Bewegungsfunktionen. Zur Einschätzung der Beweglichkeit und von Bewegungsangst sollen Bewegungsabläufe wiederholt präsentiert werden. Fremdtätig werden Muskeltonus, Gelenkfunktionen und periphere neurologische Funktionen überprüft.

Es hat sich bewährt, die Patienten selbst beurteilen zu lassen, was sie in der körperlichen Untersuchung an körperlichen Funktionen zeigen konnten und wie sie sich dabei gefühlt haben (hatten sie z. B. Angst vor Schmerzen?).

Tab. 77.2 Spezifische Rückenschmerzen und deren Warnzeichen (Red Flags; BÄK et al. 2017; Schiltenwolf 2020)

Spezifische Ursache	Rückenschmerz als (Warn-) Zeichen
Wirbelkörperfraktur	Nach Unfall (meist axiale Stauchung)
Bakterielle Entzündung der Bandscheiben (Spondylodiszitis)	Bei Fieber, Immunschwäche, Kortisoneinnahme
Tumoren oder Metastasen im Bereich von Wirbelsäule und retroperitonealen Organen	Bei Gewichtsverlust
Rheumatologische Erkrankung unter Mitbeteiligung der Wirbelsäule (Spondylarthropathie)	Morgensteifigkeit über 30 min
Einsteifende Hüftarthrose	Verlust von Abspreizung und Drehung des betroffenen Beins
Bandscheibenvorfall mit Radikulopathie, spinale Neuerkrankung, Radikulitis	Frische neurologische Defizite
Claudicatio spinalis durch spinale Stenose	Zunehmend müde Beine beim Gehen, nicht beim Radfahren

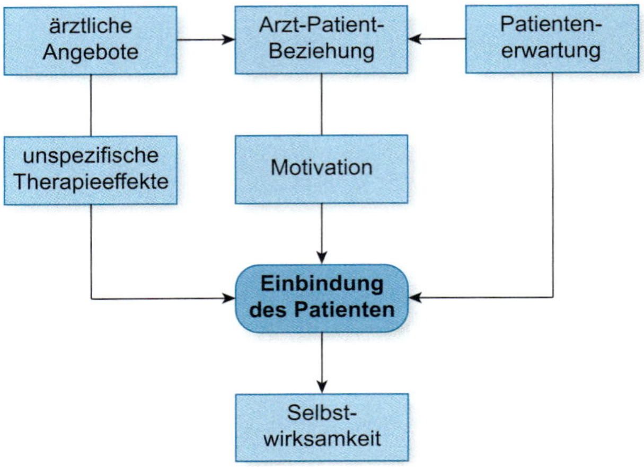

Abb. 77.5 Der Weg zur Selbstwirksamkeit in der Arzt-Patient-Beziehung (aus Schiltenwolf 2016b) [L231]

Neue **Bilddiagnostik** ist bei chronischen Rückenschmerzen davon abhängig, welche Bilder schon vorliegen und ob seit der letzten Diagnostik eine wesentliche Änderung eingetreten ist. **Labordiagnostik** ist nur bei Hinweisen auf eine rheumatologische Grunderkrankung (übermäßig lange Morgensteifigkeit, Gelenkschwellungen über zumindest 3 Wochen) oder bei Fieber im Zusammenhang mit den Schmerzen (Spondylodiszitis?) angezeigt.

Befundmitteilungen sollen zugewandt, transparent und unterstützend erfolgen. Der Patient soll einbezogen werden, indem man nachfragt, was er gehört und verstanden hat. Auf Nocebo-Botschaften soll verzichtet werden (Hausteiner-Wiehle 2016a): Damit sind in der Gesprächsführung Botschaften mit negativen „schädlichen" Wirkungen gemeint, die Angst erzeugen und die Handlungsfähigkeit des Patienten beeinträchtigen. Auch schon Sätze mit Verneinungen („das tut jetzt nicht weh") fördern die Schmerzerwartung der Patienten, die beim Arzt in ihrer Anspannung die Verneinung nicht hören.

77.6 Therapie

77.6.1 Allgemeines

Primäres Therapieziel ist ein **angemessener regelmäßiger körperlicher Ausgleich.** Das gilt sowohl für akute als auch für chronische Rückenschmerzen. Schonung soll vermieden werden. Die Betroffenen sollen die für sie passende Bewegungsform finden. Es ist nicht davon auszugehen, dass ein bestimmtes körperliches Training einer anderen Trainingsform überlegen ist (Liddle et al. 2004; Smeets und Wittink 2007; Booth et al. 2017). Sobald Patienten die Effekte der Bewegung erkannt haben, ist das Therapieziel der **Selbstwirksamkeit als Grundlage von Adhärenz** erreicht (Costa et al. 2011; ➤ Abb. 77.5).

So lapidar das Behandlungsziel „regelmäßige Bewegung" erscheint, so schwierig kann es sein, Betroffene zu motivieren, sich trotz oder gerade wegen ihrer Schmerzen zu bewegen und auch auf Dauer dabei zu bleiben.

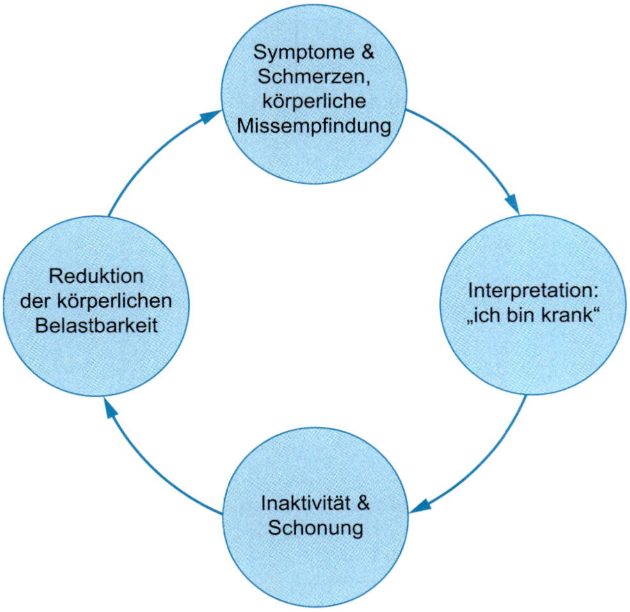

Abb. 77.6 Teufelskreis aus Schmerzen und Schonung (mod. nach Schäfert et al. 2005) [L231]

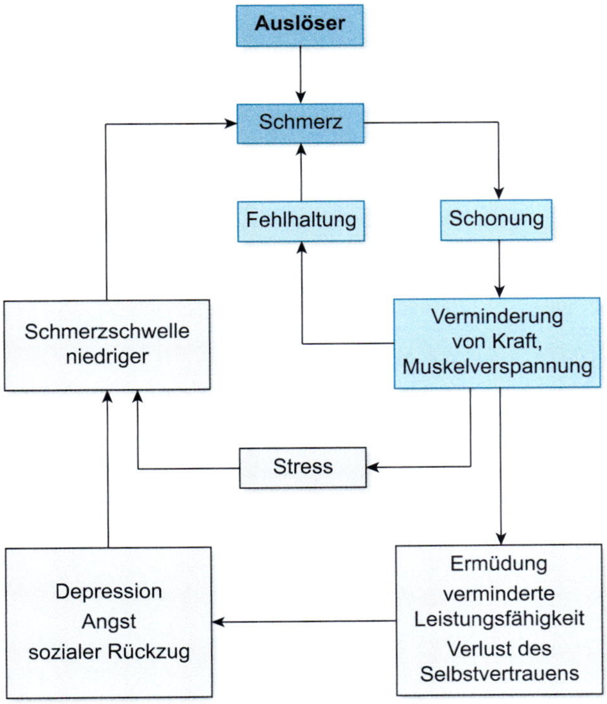

Abb. 77.7 Erweiterter Teufelskreis aus Schmerzen, Stress, Schonung und Rückzug (mod. nach von Wachter 2016) [L231]

Es geht also um Einbindung der Patienten und um Berücksichtigung ihrer Hindernisse bzw. Konflikte. Dabei mag am Anfang die Erörterung stehen, warum für Bewegung keine Zeit gefunden werden kann.

Grundlage einer Verhaltensänderung ist die **gelingende therapeutische Beziehung,** die mit **motivierender Gesprächsführung** beginnt (Schiltenwolf 2016a), z. B.:

- Ich bin für meine Patienten da und spreche in ihrer Sprache.
  → Augenkontakt, keine medizinischen Begriffe
- Ich stelle Befunde positiv dar und verzichte auf Nocebo-Botschaften.
  → Auch bei diesen MRT-Befunden ist Bewegung gut.
- Ich rückversichere meine Patienten und vermeide Verunsicherungen.
  → Das wird Ihnen helfen.
- Ich binde meine Patienten ein, unterstütze sie und betone ihre Handlungsmöglichkeiten.
  → Sie machen das gut, Sie unterstützen sich damit selbst.

Teufelskreismodelle haben sich psychoedukativ bei der Erklärung von Schmerz, Schonung, Angst und Verlust körperlicher Funktionen bewährt ➤ Abb. 77.6 und ➤ Abb. 77.7). Neben (Bewegungs-)Angst, Vermeidung und im weiteren Rückzug und Depressivität als negative Schmerzverstärker soll aber auch Krankheitsgewinn als aufrechterhaltender Faktor berücksichtigt werden (s. a. Patientenbeispiel 2).

Bei Schmerzverschlimmerung trotz Bewegung kann die zeitlich begrenzte Einnahme von Schmerzmitteln unter Berücksichtigung der Kontraindikationen hilfreich sein (Werber und Schiltenwolf 2016).

Führen Motivation und Bewegungsversuche auch unter physiotherapeutischer Anleitung nicht zur Wiederherstellung von Handlungsfähigkeit im engeren, Arbeitsfähigkeit und Lebensqualität im weiteren Sinne, so ist nach 6–12 Wochen anhaltender Schmerzen eine interdisziplinäre multimodale Schmerztherapie zu erwägen.

77.6.2 Unimodale Therapieverfahren

Patienten mit Rückenschmerzen werden i. Allg. zunächst ambulant behandelt. Der Arzt berät und verordnet therapeutische Maßnahmen. Zu diesen sog. unimodalen Therapieverfahren nimmt die NVL Kreuzschmerz evidenzbasiert Stellung (➤ Tab. 77.3).

Zusammenfassend steht die **angemessene Bewegungstherapie** im Vordergrund; Medikamente sollen nur vorübergehend oder im Rahmen multimodaler Konzepte eingesetzt werden.

Medikamente haben keinen Selbstwert, da sie nur symptomatisch wirken. Ihre weitere Verordnung soll daher regelmäßig kritisch hinterfragt werden, auch weil einerseits die Wirkung mit der Einnahmedauer abnimmt, während das Risiko unerwünschter Nebenwirkungen zunimmt (➤ Tab. 77.4). Vor einer Dauertherapie mit Opioiden soll die Suchtgefährdung des Patienten strukturiert geklärt werden (➤ Box 77.1). Funktionelle Schmerzen und Schmerzen bei psychischer Komorbidität sollen nicht mit Opioiden behandelt werden.

Tab. 77.3 Unimodale Therapieverfahren (BÄK et al. 2017)

Therapie	Akute Rückenschmerzen	Chronische Rückenschmerzen
Bettruhe	soll nicht empfohlen werden	soll nicht empfohlen werden
Bewegung und Bewegungstherapie	Körperliche Aktivitäten beibehalten oder beginnen Physiotherapie soll nicht verordnet werden	Kontrollierte Bewegungstherapie soll angewendet werden
Ergotherapie	soll nicht angewendet werden	sollte im Rahmen eines multimodalen Programmes durchgeführt werden
Massage	soll nicht angewendet werden	kann in Kombination mit Bewegungstherapie angewendet werden
Akupunktur	soll nicht angewendet werden	kann nur eingeschränkt angewendet werden
Kälte-, Wärmetherapie	soll nicht angewendet werden	soll nicht angewendet werden
Traktion	soll nicht angewendet werden	soll nicht angewendet werden
Orthesen	sollen nicht angewendet werden	sollen nicht angewendet werden
Entspannungsverfahren	PMR kann angeboten werden	PMR soll angewendet werden
Manipulation/Mobilisation	kann angewendet werden	kann in Kombination mit Bewegungstherapie angewendet werden
Medikamente	**Paracetamol** nicht besser als Placebo **NSAR** sollten verordnet werden: • zeitlich begrenzt • in geringster wirksamer Dosis • unter Beachtung von Nebenwirkungen (gastrointestinal, kardial) • nicht parenteral **Flupirtin** soll nicht angewendet werden	**Paracetamol nicht besser als Placebo** **NSAR** sollten verordnet werden: • nur episodisch • in geringster wirksamer Dosis
	Schwache Opioide (Tramadol, Tilidin/Naloxon) können bei fehlendem Ansprechen auf Analgetika verordnet werden **Transdermale Opioide** sollen nicht gegeben werden	**Opioide** • Evaluation nach 4 und 12 Wochen (Schmerzlinderung, Zunahme der Aktivität): bei fehlenden Effekten Abbruch • Dosis: bei gutem Wirkungs-Nebenwirkungs-Verhältnis, aber nicht > 120 mg Morphinäquivalente/Tag • Keine Präferenz einzelner Opioide • Abhängigkeitspotenzial, Missbrauchsmöglichkeit • Nicht bei psychischer Komorbidität **Schwache Opioide** (Tramadol, Tilidin/Naloxon) können bei fehlendem Ansprechen auf NSAR verordnet werden **Starke Opioide** nur im Rahmen multimodaler Konzepte
	Muskelrelaxanzien: • können angewendet werden, wenn nichtmedikamentöse Maßnahmen oder NSAR keine Besserung bewirken • nicht länger als 2 Wochen	**Muskelrelaxanzien:** für Dauerapplikation nicht zu empfehlen
	Antidepressiva sollen nicht verordnet werden	**Antidepressiva:** • Noradrenerge Antidepressiva können im Rahmen eines Gesamtkonzepts verordnet werden • SSRI sollten nur bei komorbider Depression verordnet werden
	Antiepileptika sollen nicht verordnet werden	**Antiepileptika** sollen nicht verordnet werden
Intravenöse Applikationen	sollen nicht durchgeführt werden	sollen nicht durchgeführt werden
Injektionen	sollen nicht durchgeführt werden	sollen nicht durchgeführt werden
Operationen	sollen nicht durchgeführt werden	sollen nicht durchgeführt werden
Patientenedukation	• Information über: • gute Prognose • die Bedeutung körperlicher Aktivität • keinen Bedarf einer Röntgenuntersuchung der Wirbelsäule • die Option weiterer diagnostischer Maßnahmen bei Persistenz oder Verschlechterung der Beschwerden	soll durchgeführt werden, z. B. im Rahmen eines Gruppenprogramms
Rückenschulung	nein	sollte auf biopsychosozialem Ansatz durchgeführt werden
Psychotherapie	soll bei subakuten Rückenschmerzen angeboten werden	soll durchgeführt werden, z. B. im Rahmen eines Gruppenprogramms

NSAR = nichtsteroidale Antirheumatika, PMR = progressive Muskelrelaxation, SSRI = selektive Serotonin-Wiederaufnahmehemmer.

Tab. 77.4 Unerwünschte Nebenwirkungen häufig eingesetzter Medikamente bei Rückenschmerzen

Substanzklasse	Unerwünschte Nebenwirkungen
NSAR, z. B. • Acetylsalicylsäure (ASS) • Ibuprofen • Diclofenac • Piroxicam • Phenylbutazon • Naproxen • Etoricoxib (COX-2-Hemmer)	• Gastrointestinale Blutungen (ca. 10 %) • Verminderung der Nierendurchblutung (unmittelbar) mit – Bluthochdruck – Ödembildung – Verschlechterung der Nierenfunktion • Kardiovaskuläre Komplikationen (mit zunehmender Einnahmedauer): – Herzinfarkt – Schlaganfall • Hemmung der Plättchenaggregation (ASS) • Schwindel (30 % bei Dauereinnahme)
Muskelrelaxanzien: Diazepam und verwandte Präparate	Abhängigkeit (damit ist schon nach 2 Wochen zu rechnen)
Flupirtin	Unruhe, Benommenheit (ca. 15 %), Erhöhungen der Leberwerte, Leberentzündung, Leberversagen (> 10 %), Müdigkeit, Schwindel, Übelkeit, Erbrechen, Sodbrennen, Schlafstörungen, Appetitlosigkeit, Schweißausbrüche, Depression, Tremor, Kopf- und Bauchschmerzen, Mundtrockenheit Nervosität und weitere
Opioide	**Periphere Nebenwirkungen:** • Obstipation (keine Gewöhnung) • Steigerung der Bronchosekretion bei Bronchokonstriktion • Blutdruckabfall **Zentrale Nebenwirkungen:** • lassen durch Toleranz nach: – Übelkeit und Erbrechen (während der ersten Tage) – Atemdepression – Sedation – Hustenhemmung – orthostatische Dysregulation • bleiben bestehen bzw. nehmen zu: – kognitive Einschränkungen (vor allem bei älteren Patienten) mit Erhöhung des Mortalitätsrisikos – Dysphorie, Euphorie – Fehlgebrauch und Abhängigkeit – Libidoverlust

Am nachhaltigsten – und nebenwirkungsärmsten – sind die Steigerung der Selbstwirksamkeit des Patienten, seine Kenntnis, wie er Rückenschmerzen vorbeugen und lindern kann, und seine Fähigkeit, diese Kenntnisse umzusetzen (Costa et al. 2011).

BOX 77.1

Fragen zur Klärung einer Suchtgefährdung durch Verordnung von Opioiden

- Gibt es Hinweise auf aktuelle oder frühere Alkoholabhängigkeit?
- Gibt es Hinweise auf aktuellen oder früheren Drogenmissbrauch? *Falls ja:* Wurde ein Drogenscreening durchgeführt?
- Wurden vor Verordnung von Opioiden Nicht-Opioide versucht?
- Wurde mit der niedrigsten Opioiddosis begonnen?
- Ist sichergestellt, dass nur ein Arzt Opioide (und andere zentralwirksame) Medikamente verschreibt?
- Gibt es andere Ärzte, die demselben Patienten ggf. Opioide verschreiben?
- Sind alle Nebenwirkungen der Packungsbeilage bekannt? Wurden alle Warnhinweise beachtet?
- Ist der Patient über alle Risiken informiert?
- Fordert der Patient aggressiv höhere Dosen?
- Wünscht er bestimmte Opioide?
- Wünscht er eine bestimmte (z. B. parenterale) Gabe der Opioide?
- Wünscht er schnell wirksame Opioide?
- Erhöht der Patient eigenmächtig die Dosis?
- Missachtet er die Einnahmeregeln?

77.6.3 Interdisziplinäre multimodale Schmerztherapie

Interdisziplinäre multimodale Schmerztherapie (IMST) gilt als **Goldstandard der Behandlung chronischer muskuloskelettaler Schmerzen.** Sie eignet sich, soweit sich keine andere (z. B. operative) Therapie mit guter Prognose anbietet. Im deutschen Prozedurenschlüssel findet sie sich unter dem Code 8–91x. Die Indikation (Notwendigkeit) ist gegeben, wenn drei von fünf **Indikationskriterien** erfüllt sind:

- Manifeste oder drohende Beeinträchtigung der Lebensqualität und/oder der Arbeitsfähigkeit (durch Schmerzen)
- Fehlschlag einer vorherigen unimodalen Schmerztherapie, eines schmerzbedingten operativen Eingriffs oder einer Entzugsbehandlung
- Bestehende(r) Medikamentenabhängigkeit oder -fehlgebrauch
- Schmerzunterhaltende psychische Begleiterkrankung
- Gravierende somatische Begleiterkrankung.

Die IMST wird bevorzugt im tagesstationären Setting durchgeführt; unter bestimmten Voraussetzungen (gravierende somatische Begleiterkrankung, Notwendigkeit der Herauslösung aus dem häuslichen Umfeld) kann sie auch vollstationär erfolgen.

Die IMST umfasst ein integriertes Programm körperlich und mental **aktiv übender Module.** Passiv versorgende (z. B. Massagen, physikalische Therapie) und interventionelle Maßnahmen kommen nicht vor. Die Module werden ärztlich, psychotherapeutisch und körpertherapeutisch angeleitet und gleichwertig miteinander verbunden ➤ Abb. 77.8 und ➤ Tab. 77.5). Die Therapiedosis liegt bei etwa 25 Therapiestunden wöchentlich über 4 Wochen. Das Verhältnis zwischen Gruppen- und Einzeltherapie liegt bei etwa 2 : 1. Hierdurch sollen einerseits die individuellen Bedürfnisse der Patienten berücksichtigt werden, andererseits wird therapeutische Abhängigkeit der Patienten vom Therapiepersonal vermieden. Die Therapiegruppen umfassen nicht mehr als 8 Patienten.

Je nach Therapieanbieter wird die IMST in geschlossenen (alle Patienten beginnen und durchlaufen das Programm gemeinsam) oder in offenen (wöchentlich beginnt und beendet etwa ein Viertel der Patienten das Programm) Gruppen angeboten.

Die Bewegungstherapie sieht für jeden Patienten eine langsam stetige Belastungssteigerung vor. Die mentalen Therapieinhalte können wöchentlich wechseln und gleichzeitig aufeinander aufbauen, wobei sich alle Therapiegruppen an diesen Inhalten orientieren.

Uhrz.	Montag	Dienstag	Mittwoch	Donnerstag	Freitag
08:15	Visite	Visite	Visite	Visite	Visite
	Einzelsprechstunde	Einzelsprechstunde	Einzelsprechstunde	Einzelsprechstunde	Einzelsprechstunde
09:00	Belastungstraining	Belastungstraining	Belastungstraining	Belastungstraining	Belastungstraining
09:30	im Gelände	im Gelände	im Gelände	im Gelände	im Gelände
10:00					
10:30					
11:00	Medizinische	Psychotherapie Einzel	Bewegungserfahrung	Ergotherapie Einzel	Bewegungserfahrung
11:30	Trainingstherapie		Bewegungserfahrung		Bewegungserfahrung
12:00			Mittagspause		
13:00	Bewegungserfahrung	Bewegungserfahrung	Ergotherapie Einzel	Bewegungserfahrung	Psychotherapie Einzel
13:30	Sporthalle	Bewegungserfahrung		Bewegungserfahrung	
14:00	Arztgespräch Einzel		Tanztherapie	Psychotherapie Einzel	Arztseminar
14:30			Tanztherapie		Gruppe
15:00	Psychologische	Psychotherapie Einzel	Entspannungstraining	Psychologische	Entspannungstraining
15:30	Schmerztherapie		Entspannungstraining	Schmerztherapie	Entspannungstraining
16:00		Musiktherapie			
16:30		Musiktherapie			

Abb. 77.8 Beispielhafter Wochenplan eines Therapieprogramms einer IMST (Tagesklinik für Schmerztherapie der Klinik für Orthopädie, Universitätsklinikum Heidelberg) [L231]

Dabei können Themen wie Empathie, Selbststeuerung, Bindung, unangenehme Emotionen gemeinsam erarbeitet werden.

Die administrative und rechtliche Verantwortung trägt ein **Facharzt mit der Zusatzqualifikation „Spezielle Schmerztherapie"** (die Zusatzqualifikation „Ärztliche Psychotherapie" ist hilfreich, aber nicht vorgeschrieben). Er trägt Sorge, dass die Therapie stattfindet und das Therapiepersonal integrativ zusammenarbeitet, achtet auf die Dokumentation und erstellt den Arztbrief.

Alle an der Therapie beteiligten Personen arbeiten eng zusammen und stimmen sich zumindest einmal wöchentlich ab. Damit werden für jeden Patienten die körper- und psychotherapeutischen Module unter täglicher ärztlicher Kontrolle und Verantwortung in ein gemeinsames Störungskonzept integriert. Die unterschiedlichen therapeutischen Erfahrungen der beteiligten Therapiepersonen mit den Ressourcen und therapeutischen Hindernissen (Abwehrmechanismen) der Patienten werden ausgetauscht, um die Beziehungsarbeit regelmäßig neu abzustimmen.

Selbstwirksamkeit ist das zentrale Therapieziel (➤ Box 77.2): Der Patient lernt Bewegungsängste zu überwinden, einen angemessenen Umgang mit seinen Rückenschmerzen zu finden und das Wesen seiner Schmerzen zu verstehen, anzunehmen und zu verändern. Dabei geht es nicht nur um das Verhalten der Patienten, sondern auch um Selbstberuhigung und Selbststeuerung, um Bindungserfahrungen und Empathie, um das Wahrnehmen und Verstehen von Emotionen im Zusammenhang mit den Schmerzen.

BOX 77.2

Ziele der IMST zur Förderung der Selbstwirksamkeit (Arnold et al. 2014; Schiltenwolf 2016b)

- Überwindung von Schonhaltung, Schonverhalten und sozialem Rückzug
- Motivation zu eigenverantwortlichem Krankheitsmanagement
- Überwindung von dysfunktionalem Schmerzverhalten durch Mentalisieren von schmerzverstärkenden und schmerzlindernden Faktoren
- Verbesserung körperlicher Leistungsfähigkeit
- Förderung einer positiven Körperwahrnehmung
- Verbesserung der Regulation von Anspannung und Entspannung, Belastung und Entlastung, Harmonisierung von Lebensrhythmen
- Akzeptanz eigener Leistungsgrenzen
- Förderung des Erkennens von eigenen körperlichen, psychischen, zwischenmenschlichen und sozialen Ressourcen
- Beachtung von lebensgeschichtlichen Bedingungen und Beziehungsgestaltungen (Primärkonflikte)

Die therapeutische Problematik liegt weniger in der Erstellung eines bewegungstherapeutischen Plans als vielmehr in dem Gelingen, den Patienten für eine nachhaltige Verhaltensänderung zu gewinnen, regelmäßig mit dem eigenen Körper aktiv zu sein. Das Schmerzerleben soll als Aufgabe angenommen werden und zu Bewegungsfreude führen.

Tab. 77.5 Die therapeutischen Aufgaben innerhalb der IMST (Arnold et al. 2014; Schiltenwolf 2016b)

Therapiebereich	Modul	Inhalt
Ärztliche Aufgaben	Tägliche Visite	Anerkennen persönlicher Erfolge, Umgang mit Misserfolgen, Stärkung der Eigenverantwortung und des Selbstbezugs, Förderung des Verständnisses für Wirkfaktoren
	Einzelgespräche	• Realistische Therapieziele, Bewertung neu aufgetretener Beschwerden, Rückversicherung und Motivationsförderung, Stärkung der Handlungskompetenz • Transfer in den Alltag
	Gruppengespräche	• Vermittlung des biopsychosozialen Krankheitskonzepts • Arbeit mit manualisierten Themen wie Empathie, Selbststeuerung, Bindung, Emotionen
	Bewertung der Medikation	Entwöhnung von Dauermedikation
	Zielkonflikte klären	• Aufklärung über versicherungsrechtliche Situation und ggf. Einbeziehung des Sozialdienstes • Bei fehlender Auflösung des Zielkonflikts ggf. Beendigung der Therapie
Psychotherapeutische Aufgaben	Einzeltherapie	• Gemeinsames Erarbeiten von biografischen Belastungen und Ressourcen, Analyse der aktuellen Situation, wiederholende Beziehungsstörungen und Primärkonflikte • Erarbeitung ressourcenorientierter Lösungsansätze • Transfer in den Alltag, Vermittlung weiterführender Therapie
	Gruppentherapie	• Vergrößerung des Wissens über psychosoziale Zusammenhänge chronischer Schmerzen, von gelingendem Leben mit Schmerzen, Stressbewältigung • Arbeit mit manualisierten Themen wie Empathie, Selbststeuerung, Bindung, Emotionen
	Entspannungstraining	Verbesserte Selbstberuhigung und Körperregulation
Bewegungstherapeutische (physio-, ergotherapeutische) Aufgaben	Einzeltherapie	• Analyse der körperlichen Funktionen, Erarbeiten realistischer Ziele • Angstfreier Umgang mit den körperlichen Möglichkeiten • Arbeit mit manualisierten Themen wie Empathie, Selbststeuerung, Bindung, Emotionen • Transfer in den Alltag. Welche Bewegungsangebote stehen zur Verfügung?
	Gruppentherapie z. B. • Nordic Walking • Spiel und Spaß • Dehnen • Gerätetraining • Mattentraining	• Rekonditionierung • Angstfreies Bewegen • Bewegungsfreude • Wahrnehmung körperlicher Signale • Spannungsregulation • Schutz vor Überforderung • Arbeitserprobung • Symmetrieförderung (z. B. Spiegeltherapie) • Autonomietraining durch Rücknahme der Bedeutung der Therapeuten
	Tanztherapie	Förderung der Wahrnehmung von Emotionen und Bedürfnissen
	Musiktherapie	Ausdrucks- und Regulationstraining

Verschiedene Hindernisse können dem entgegenstehen:

- (Versorgungs-)Konflikte erlauben es nicht, angemessene Zeitfenster für körperliche Aktivität einzurichten.
- Schonung kann zumindest kurzfristig angenehmer sein als die aktive Auseinandersetzung mit dem schmerzenden Gelenk.
- Frustration über verlorene körperliche Leistungsfähigkeit sowie geringe Anfangserfolge und Angst vor weiterer Gelenkschädigung durch Übung und Benutzung hemmen die Motivation.
- Krankheitsgewinn durch einen entlastenden Partner und durch das ärztliche attestierte Nicht-arbeiten-Müssen (Arbeitsunfähigkeit) an einem konflikthaft oder überfordernd oder nicht anerkennend erlebten Arbeitsplatz konditionieren passiv-vermeidendes Verhalten und erlernte Hilflosigkeit.

Dagegen weisen Patienten, die durch ihren Ehepartner bei ihren Übungsprogrammen unterstützt, nicht jedoch wegen der Schmerzen entlastet werden, eine höhere Selbstwirksamkeit beim Umgang mit ihren Schmerzen auf (Keefe et al. 2004).

Die Therapie orientiert sich zunächst am körperlichen Leistungsvermögen, aber auch an der Therapieerwartung und Stimmung des Patienten. Realistische Therapieziele, Fortschritte in kleinen Schritten und Annahme kleiner Erfolge sind zu vereinbaren. Hierzu zählt auch die Darstellung des therapeutischen Vorgehens in einer längerfristigen Therapieplanung.

Die **Verbesserung von Kraft, Koordination, Ausdauer und Beweglichkeit** wird in die **Steigerung der Selbstwirksamkeit** und deren Wahrnehmung (der Patient bemerkt, dass Handeln zu positiven Effekten führt) integriert. Verhaltenstherapeutisch orientiert soll Üben vom Schmerz entkoppelt werden: Nicht der Schmerz, sondern die kontinuierlich gesteigerte Leistungsquote, die sich am niedrigen Anfangsniveau orientieren soll, bestimmt die Therapiemenge.

Neben dem Schmerz sollen **Ängste überwunden** werden: Angst vor Schmerz, Angst vor Schaden, Angst vor Bewegung. Angstbezogene Verkrampfungen, Muskelschmerzen und wiederum vermehrte Angst vor Schmerz werden in ihrem Einwirken kognitiv verstanden kontrollierbar. Übungserfolge machen die Patienten mutiger, mehr

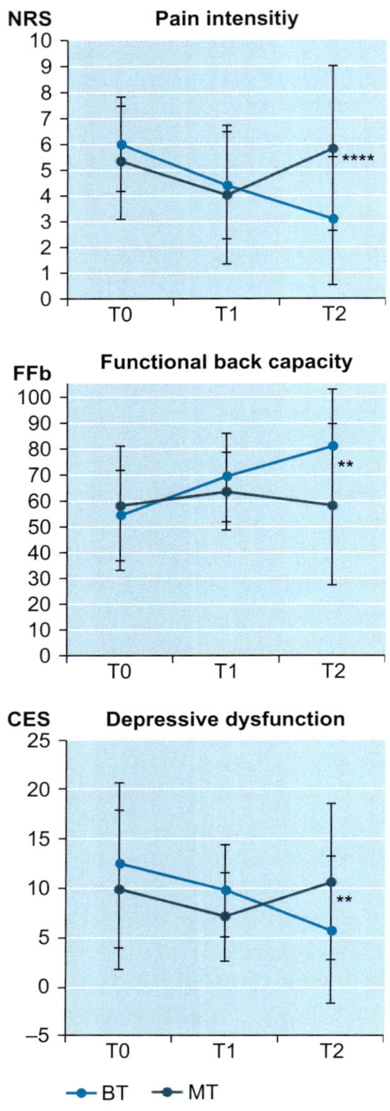

Abb. 77.9 RCT mit 64 Patienten mit chronischen Rückenschmerzen (* Signifikanzniveau; BT = multimodale Therapie mit integrierter Psychotherapie, MT = intensive Physiotherapie. Beide Therapien über 3 Wochen. Therapiedosis in beiden Armen gleich. T0 zu Beginn, T1 zu Therapieende, T3 nach 6 Monaten). **Oben:** Entwicklung der Schmerzstärke (NRS = numerische Ratingskala 0–10). **Mitte:** Funktionelle Rückenfunktion im Funktionsfragebogen Hannover Rücken FFb (0–100) (Kohlmann und Raspe 1996). **Unten:** Depressivität im Fragebogen CES (0–25) (Farmer und Seeley 2009) [H186-004]

Mut führt zu mehr Vertrauen in den eigenen Körper. Durch eine tragfähige therapeutische Beziehung sollen enttäuschende Beziehungserfahrungen überwunden werden, um auch die Beziehung zum eigenen Körper und im persönlichen Umfeld besser gestalten zu können. Die **Förderung der Beziehung zum eigenen Körper** geht dann i. Allg. mit einer besseren Abgrenzung gegenüber den Ansprüchen Dritter und einem gestärkten Selbstwert einher (Costa et al. 2011).

77.7 Verlauf und Prognose

Die positiven Effekte multimodaler Therapie sind allgemein belegt (Buchner et al. 2006, 2007; Schiltenwolf et al. 2006; Moradi et al. 2012; Merle et al. 2014; Waterschoot et al. 2014; Kamper et al. 2015; ➤ Abb. 77.9).

Multimodale Schmerztherapie erreicht die höchsten Effektstärken konservativer Therapieansätze und kann nebenwirkungsreiche medikamentöse und interventionelle Ansätze zugunsten guter Nachhaltigkeit ersetzen. Multimodale Schmerztherapie ist somit auch wirtschaftlich (Jensen et al. 2009).

Es ist immer Ziel, eine stabile Handlungsfähigkeit des Patienten (Selbstwirksamkeit) zu erreichen, wodurch Depressivität und Somatisierung primär und der Schmerz sekundär positiv verändert werden. Konkrete Zielformulierungen des Patienten über Zeit und Ort von körperlichem Ausgleich, über dafür nötige Änderungen von Beziehungsgestaltung zum Abschluss der Therapie sprechen für eine gute Prognose der Therapie (Nees et al. 2020). Ambulante Psychotherapie kann sich zur Verhaltensstabilisierung und bei fortbestehenden Grundkonflikten anschließen (Schiltenwolf 2016b).

LITERATURAUSWAHL

Arnold B, Brinkschmidt T, Casser HR, et al. Multimodale Schmerztherapie für die Behandlung chronischer Schmerzsyndrome. Ein Konsensuspapier der Ad-hoc-Kommission Multimodale interdisziplinäre Schmerztherapie der Deutschen Schmerzgesellschaft zu den Behandlungsinhalten. Schmerz 2014; 28(5): 459–472.

BÄK (Bundesärztekammer), KBV (Kassenärztliche Bundesvereinigung), AWMF (Arbeitsgemeinschaft der Wissenschaftlichen Medizinischen Fachgesellschaften). Nationale VersorgungsLeitlinie (NVL) Nicht-spezifischer Kreuzschmerz, 2. Auflage. Stand: 2.3.2017 (in Überarbeitung); https://www.leitlinien.de/themen/kreuzschmerz (letzter Zugriff: 19.4.2024).

Costa L da C, Maher CG, McAuley JH, et al. Self-efficacy is more important than fear of movement in mediating the relationship between pain and disability in chronic low back pain. Eur J Pain 2011; 15(2): 213–219.

DGPM (Deutsche Gesellschaft für Psychosomatische Medizin und Ärztliche Psychotherapie e.V.), DKPM (Deutsches Kollegium für Psychosomatische Medizin e.V.) S3-Leitlinie Funktionelle Körperbeschwerden. Stand: 18.7.2018 (in Überarbeitung); https://register.awmf.org/de/leitlinien/detail/051-001 (letzter Zugriff: 19.4.2024).

Kamper SJ, Apeldoorn AT, Chiarotto A, et al. Multidisciplinary biopsychosocial rehabilitation for chronic low back pain: Cochrane systematic review and meta-analysis. BMJ 2015; 350: h444.

Nees TA, Riewe E, Waschke D, et al. Multidisciplinary pain management of chronic back pain: Helpful treatments from the patients' perspective. J Clin Med 2020; 9(1): 145.

Nickel R, Egle UT, Rompe J, et al. Somatisation predicts the outcome of treatment in patients with low back pain. J Bone Joint Surg Br 2002; 84(2): 189–195.

Pfeifer AC, Penedo JMG, Ehrenthal JC, et al. Impact of attachment behavior on the treatment process of chronic pain patients. J Pain Res 2018; 11: 2653–2662.

Schiltenwolf M. Multimodale Therapie. Muskuloskelettale Schmerzen. In: Schiltenwolf M, Henningsen P (Hrsg.): Muskuloskelettale Schmerzen: Erkennen und Behandeln nach biopsychosozialem Konzept. Stuttgart: Schattauer 2016; 248–265.

Schiltenwolf M, Buchner M, Heindl B, et al. Comparison of a biopsychosocial therapy (BT) with a conventional biomedical therapy (MT) of subacute low back pain in the first episode of sick leave: A randomized controlled trial. Eur Spine J 2006; 15(7): 1083–1092.

KAPITEL

78

Martin Hatzinger

Schlaf und Schlafstörungen

78.1 Einleitung

Schlafstörungen gehören zu den häufigsten Beschwerden in der Allgemeinbevölkerung. Entsprechend den internationalen Klassifikationsschemata werden sie in der klinischen Praxis in Insomnien, Hypersomnien, Schlaf-Wach-Rhythmus-Störungen und Parasomnien eingeteilt. Beim Auftreten von Schlafstörungen geht es in erster Linie immer um eine ursachenorientierte Abklärung und Behandlung. Zur Ursachenabklärung kann man sich an den „5 Ps" (Physisch, Pharmakologisch, Physiologisch, Psychologisch, Psychiatrisch) orientieren. Quantitativ fallen bei den somatischen Ursachen vor allem das Restless-Legs-Syndrom (RLS) und die Schlafapnoe ins Gewicht. Speziell zu beachten ist die Einnahme von schlafstörenden Substanzen, vor allem auch von Stimulanzien.

Im Therapieschema stehen nach der ursachenorientierten Abklärung und Behandlung nichtpharmakologische Therapieverfahren wie Schlafberatung, Aufklärung und Entspannungsverfahren an erster Stelle. Dazu gesellen sich spezifische psychotherapeutische Techniken, unter denen insbesondere verhaltenstherapeutisch orientierte Verfahren eine gute Akzeptanz und wissenschaftliche Evidenz aufweisen. In der Pharmakotherapie können vor dem Einsatz der eigentlichen Hypnotika auch Phytotherapeutika in Erwägung gezogen werden.

Patientinnengeschichte

Frau S. (70 J.) meldet sich bei ihrem langjährigen Hausarzt, bei dem sie wegen ihres metabolischen Syndroms in Behandlung steht, und klagt darüber, dass sie seit 3 Monaten nicht mehr schlafen könne. Nach dem Verlust des Ehemanns, der vor 6 Monaten an einem akuten Herzversagen verstorben sei, habe sich nach der ersten Trauer Energie- und Hoffnungslosigkeit breitgemacht. Einschlafstörungen, die mit unangenehmen Empfindungen in den Beinen im Zusammenhang stehen, habe sie zwar schon seit Jahren. Aber die Durchschlafstörungen seien erst seit Kurzem im Rahmen ihrer aktuellen Situation aufgetreten. Tagsüber lege sie sich zudem wegen starker Müdigkeit oft hin, manchmal sei sie auch schon in langweiligen Situationen eingeschlafen.

78.2 Normaler Schlaf

Der Schlaf ist ein aktiver Zustand, in dem das zentrale Nervensystem spezielle funktionelle Charakteristika aufweist, die sich elektrophysiologisch erfassen lassen.

78.2.1 Elektrophysiologie

Die schlafphysiologischen Prozesse lassen sich mithilfe der Polysomnografie darstellen (➤ Abb. 78.1). Diese Technik bildet die Grundlage für die Diagnostik im Schlaflabor und dient als Bewertungskriterium für verschiedene Schlafstadien (➤ Abb. 78.2). Sie werden in einem Schlafarchitekturschema aufgezeichnet, dem sog. Hypnogramm.

Nach der Geburt besteht der Schlaf im Wesentlichen aus Stadium 2 und REM-Schlaf. Im Laufe des 1. Lj. stabilisiert sich ein Tag-Nacht-Rhythmus mit Zunahme an Tiefschlaf, der im Kleinkindesalter ca. 50 % der gesamten Schlafdauer ausmacht. Im Laufe der Entwicklung während der Kindheit und Jugend nimmt die Gesamtschlafdauer von anfänglich ca. 15 Stunden/Tag auf ca. 7–9 Stunden nach der Pubertät ab. Danach bleibt die Schlafdauer im Erwachsenenalter relativ stabil.

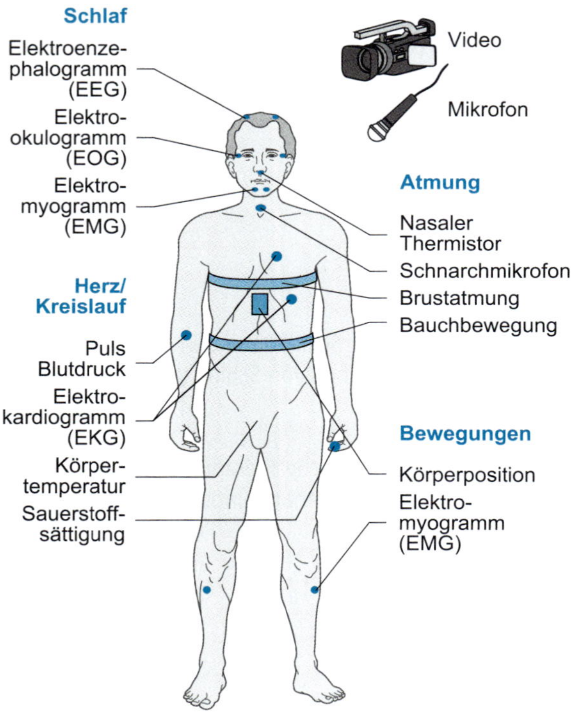

Abb. 78.1 Technik der Polysomnografie. Bei speziellen Fragestellungen können zusätzlich atmungsphysiologische und kardiovaskuläre Parameter sowie die EMG-Aktivität der Beine (M. tibialis anterior) gemessen werden. [L106]

Die Gesamtschlafdauer ist interindividuell sehr unterschiedlich und schwankt zwischen 5 und 10 Stunden. Echte Kurz- (< 5 Stunden) und Langschläfer (> 10 Stunden Schlaf mit normaler Architektur und Physiologie) sind selten. Mit zunehmendem Alter kann sich die nächtliche Schlafperiode verkürzen, z. T. als Folge der nun häufiger werdenden Nickerchen am Tage. Zusätzlich verringert sich der Tiefschlafanteil deutlich (bis ≤ 5 % im Senium), und Anzahl sowie Dauer der Schlafunterbrechungen nehmen zu. Diese altersphysiologischen Prozesse müssen insbesondere bei der Beurteilung von Schlafstörungen älterer Menschen beachtet werden.

78.2.2 Modelle der Schlafregulation

Die heute vorliegenden Modelle zur Schlaf-Wach-Regulation stammen vorwiegend aus der elektrophysiologischen, schlafendokrinologischen und neurochemischen Forschung.

Das reziproke Interaktionsmodell

Für eine Vielzahl von Transmittern und Hormonen konnte gezeigt werden, dass sie direkt oder indirekt in die Regulation des Schlafs involviert sind. In Bezug auf die Regulation des Non-REM/REM-Zyklus ist die komplexe Verzahnung von zentralen aminergen und cholinergen Systemen bisher am besten untersucht (Jouvet 1972; Hobson et al. 1986). Demzufolge lässt sich die Abfolge von Non-REM- und REM-Schlaf aus dem Zusammenspiel dieser Neuronenverbände ableiten.

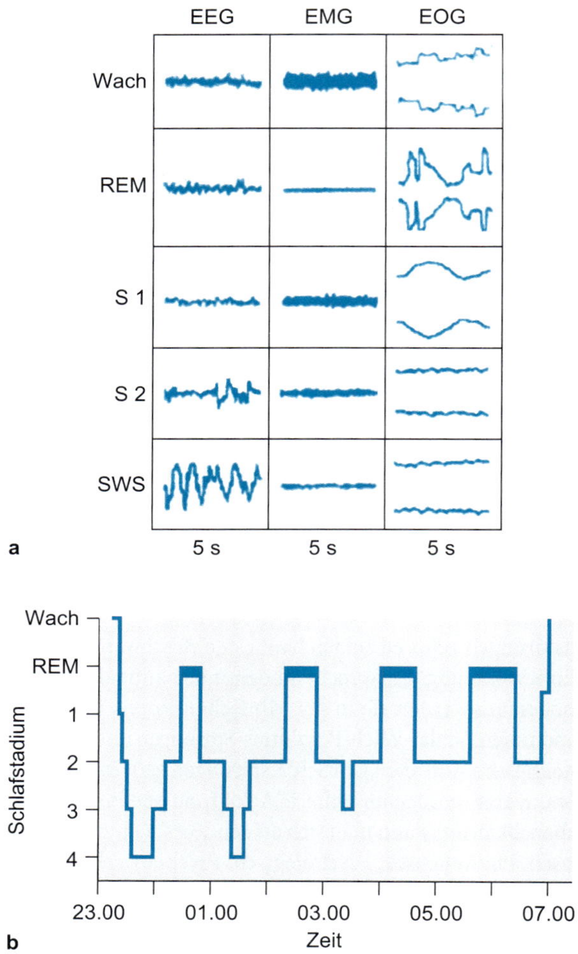

Abb. 78.2 Polysomnografie: **a** Definition der Schlaf-EEG-Stadien: Wachzustand; Stadium 1 (Einschlafphase oder Leichtschlaf); Stadium 2 (oberflächlicher Schlaf); Stadium 3 und 4 (Tiefschlaf). Letztere sind im EEG durch langsame, sog. Delta-Wellen gekennzeichnet (Delta-Schlaf, „slow wave sleep“, SWS). Die Schlafstadien 1–4 nennt man orthodoxen Schlaf. Der paradoxe Schlaf ist durch rasche Augenbewegungen („rapid eye movements“, REM, deshalb auch REM-Schlaf), ein EMG mit fehlendem Muskeltonus und rege Traumtätigkeit gekennzeichnet. Die Stadieneinteilung erfolgte früher gemäß international festgelegten Kriterien nach Rechtschaffen und Kales (1968). Heute werden meist die Schlafstadien 3 und 4 (Tiefschlaf, SWS) gemäß den Kriterien der American Academy of Sleep Medicine (Iber et al. 2007) zu einem Schlafstadium zusammengefasst. Der jugendliche Idealschläfer schläft rasch ein und erreicht nach kurzer Zeit das Tiefschlafstadium. Nach etwa 70–110 min tritt eine erste kurze REM-Phase auf, dann folgt ein zweiter Schlafzyklus. Pro Nacht treten beim jungen gesunden Menschen ca. 4–5 solcher Schlafzyklen von ungefähr 100 min Dauer auf. Gegen Morgen werden die REM-Phasen immer länger, und der Tiefschlaf nimmt ab. Die ungefähren Anteile der Stadien während einer 8-stündigen Schlafperiode betragen beim ca. 20-jährigen „Idealschläfer“ 5 % Stadium 1, 50 % Stadium 2, 20 % Tiefschlaf sowie 25 % REM-Schlaf. **b** Charakteristisches Schlafprofil einer gesamten Nacht (Hypnogramm) [L106]

Das Zwei-Prozess-Modell

Für das Muster der zirkadianen Rhythmen ist die innere Uhr verantwortlich, für die der hypothalamische Nucleus suprachiasmaticus (SCN) eine wichtige Rolle spielt. Die Rhythmik mit einer Periodik von 24,5–25 Stunden wird durch die zyklische Aktivität entsprechender Gene aufrechterhalten (Reppert und Weaver 2002). Der SCN wird durch entsprechende Zeitsignale wie Lichtstimuli über die Retina tagsüber oder Melatoninsekretion aus der Epiphyse während der Dunkelheit synchron zum externen Tag/Nacht-Zyklus gehalten (Saper et al. 2005). Neben diesem zirkadianen Prozess C („circadian") existiert ein zweiter homöostatischer Prozess S („sleep"). Der Tiefschlaf ist dabei das physiologische Korrelat von S. Er entspricht dem „Gedächtnis" des Organismus für die vorangegangene Wachzeit: Nimmt diese zu, so nimmt auch das Schlafbedürfnis zu.

Aufgrund der Interaktion dieser beiden Prozesse wird der Schlaf-Wach-Rhythmus generiert (Achermann und Borbély 2003; ➤ Abb. 78.3). Die Phasenlage der inneren Uhr bestimmt dabei den individuellen Chronotyp, der im Wesentlichen einer genetischen Kontrolle unterliegt (Brown et al. 2008). So existieren neben den normalen Rhythmen Abendtypen („Eulen") bzw. Morgentypen („Lerchen"). Bei ausgeprägten Formen ist die Phasenlage um 2 Stunden verschoben.

Schlafendokrinologische Modelle

Das elektrophysiologisch begründete Zwei-Prozess-Modell wurde in den letzten beiden Dekaden durch schlafendokrinologische Befunde ergänzt. Dabei spielt zum einen die Hypothalamus-Hypophysen-Nebennierenrinden-Achse (HHNA) eine wichtige Rolle. Kortisolkonzentrationen im Plasma sind zu Beginn der Nacht niedrig, durchlaufen den Nadir zwischen 2:00 und 3:00 Uhr und steigen gegen Morgen in pulsatiler Ausschüttung immer mehr an. Dies steht unter der Kontrolle des übergeordneten hypothalamischen Neuropeptids CRH. Dieser Verlauf ist gegenüber Veränderungen des Schlaf-Wach-Verhaltens weitgehend stabil. Zum anderen verläuft die nächtliche Sekretion von Wachstumshormon (nächtliches GH, „growth hormone") gegenüber Kortisol annähernd spiegelbildlich. Die GH-Ausschüttung hängt wesentlich mehr als die Kortisolsekretion vom Schlaf ab, und im Gegensatz zu dieser unterliegt sie keinem zirkadianen Rhythmus. Sie wird über das hypothalamische Neuropeptid GHRH (GH-Releasing Hormone) gesteuert. Daraus wurde das erweiterte Zwei-Prozess-Modell formuliert, das nun die HHNA mit dem Prozess C und die hypothalamisch-somatotrope Achse mit dem Prozess S assoziiert (Steiger 2007; ➤ Abb. 78.4). Im Alter kommt es zu einer Abnahme der somatotropen Aktivität, was sich im Hypnogramm als für das Alter charakteristische Abnahme des Tiefschlafs niederschlägt.

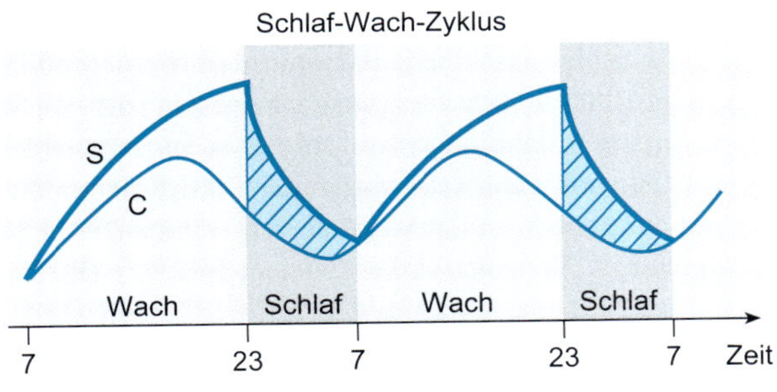

Abb. 78.3 Das Zwei-Prozess-Modell: Verlauf der Prozesse S und C [L106]

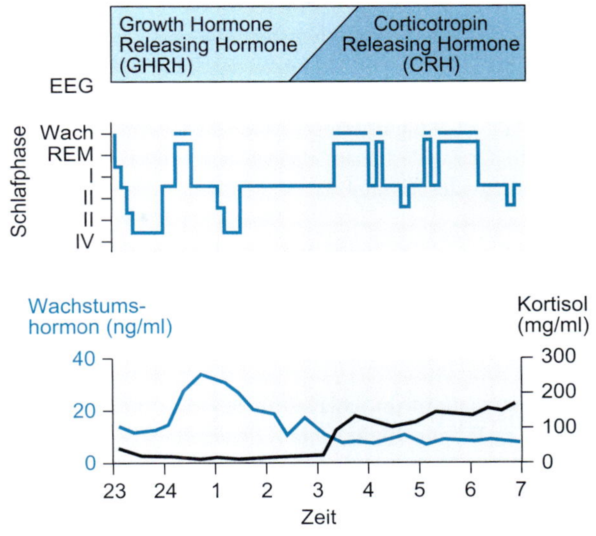

Abb. 78.4 Neuroendokrinologisch erweitertes Zwei-Prozess-Modell (nach Steiger) [F508-002/L106]

Weitere Faktoren

Das Neuropeptidsystem der beiden Orexine A und B (Hypocretin 1 und 2), das im lateralen hypothalamischen Areal lokalisiert ist, spielt nicht nur beim Ess-, sondern auch beim Schlafverhalten eine wichtige Rolle. Diese Neuropeptide aktivieren monaminerge und cholinerge Neurone, die an der Vigilanzsteuerung beteiligt sind. Die Effekte werden über den Orexin-1- und den Orexin-2-Rezeptor vermittelt. In der Physiologie scheinen sie die Wachheit zu stabilisieren und aufrechtzuerhalten (Sakurai 2007).

78.3 Schlafstörungen

78.3.1 Epidemiologie

Nach internationalen epidemiologischen Studien kommen Klagen über Schlafprobleme bei 19–46 % der Bevölkerung vor. Etwa 13 % beschweren sich über eine beeinträchtigende Symptomatik (Wittchen et al. 2011). Die Punktprävalenz aller Schlafstörungen in der Allgemeinbevölkerung wurde in einer europäischen Studie auf 10 % mit der Insomnie (7 %) als weitaus häufigstem Problem geschätzt (Gustavsson et al. 2011). Frauen sind erheblich stärker betroffen als Männer (National Sleep Foundation 1998). Risikofaktoren für Schlafstörungen sind zunehmendes Lebensalter, psychische Belastung und psychische Erkrankungen. Probleme beim Schlafen stellen eine bedeutende Ursache für krankheitsbedingte Absenzen am Arbeitsplatz und Unfälle infolge von Müdigkeit dar. Rund 50 % der Patienten zeigen eine Störungsdauer von > 5 Jahren mit einer mittleren Dauer von 12–14 Jahren. Nur ein geringer Anteil der Patienten sucht primär ärztliche Hilfe, ca. 40 % behandeln sich selbst mit selbstbeschafften Medikamenten oder Alkohol.

78.3.2 Klassifikation der Schlafstörungen

Übersicht

Bei der Klassifikation von Schlafstörungen muss man zwischen der ausführlichen Diagnostik in Schlafzentren, die wissenschaftlichen Kriterien wie der Einteilung gemäß ICSD-3 (American Academy of Sleep Medicine 2014) genügen muss, und der Diagnostik für die klinische Praxis unterscheiden. Die internationale Klassifikation richtet sich aktuell nach den Kriterien der ICD-10 (Dilling et al. 1994).

78

ICD-11

Die Schlaf-Wach-Störungen werden in einem eigenen Kapitel abgehandelt (WHO 2022). Klinisch definierte „Schlafstörungen" liegen vor, wenn sie regelmäßig auftreten, in einem umschriebenen Zeitraum anhaltend bestehen und subjektiv als Beeinträchtigung erlebt werden. Auch wenn die Beschwerden relativ unspezifisch sind, werden Schlafstörungen in der Klinik entsprechend der typischerweise subjektiv führenden Symptomatik in Insomnien und Hypersomnien eingeteilt. Separat werden schlafbezogene Atmungsstörungen, zirkadiane Schlaf-Wach-Rhythmusstörungen, schlafbezogene Bewegungsstörungen und Parasomnien als eigenes Beschwerdebild aufgeführt.

Unter **Insomnien,** die quantitativ am häufigsten vorkommen, versteht man eine ungenügende Dauer oder Qualität des Schlafs, die über einen beträchtlichen Zeitraum bestehen bleibt. Sie werden in Anlehnung an ICD-10 operationalisiert diagnostiziert (➤ Box 78.1).

BOX 78.1

Insomnien: diagnostische Kriterien (ICD-10)

1. Klagen über Ein-, Durchschlafstörungen und/oder schlechte Schlafqualität.
2. Häufigkeit, wenigstens 3 ×/Woche während mindestens 1 Monat.
3. Die Schlafstörung verursacht entweder deutlichen Leidensdruck oder wirkt sich störend auf die soziale und berufliche Leistungsfähigkeit aus.
4. Überwiegendes Beschäftigtsein mit der Schlafstörung sowohl nachts als auch tagsüber, eine übertriebene Sorge über ihre negativen Konsequenzen.

Die wesentlich seltenere **Hypersomnie** bezeichnet eine exzessive Schläfrigkeit oder Schlafanfälle während des Tages, die nicht durch eine ungenügende Schlafdauer erklärbar sind. Die Störung muss nach ICD-10 auch länger als 1 Monat andauern oder in wiederkehrenden Perioden kürzerer Dauer auftreten und zur Erschöpfung oder Beeinträchtigung der sozialen und beruflichen Leistungsfähigkeit führen (➤ Tab. 78.1).

Tab. 78.1 Differenzialdiagnose der Hypersomnie

Ursachen	Rel. Häufigkeit [%, Circaangabe]
Hypersomnie im Rahmen psychischer Erkrankungen	35
Nächtliche Atmungsstörungen	35
Medikamenten-/drogeninduziert	5
Schlafmangel	5
Schichtarbeit	5
Nächtliche Bewegungsstörungen (RLS/PLMS)	5
Postvirale Hypersomnien	2
Narkolepsie	2
Nächtliche Epilepsien	2
Idiopathische Hypersomnie	1
Periodische Hypersomnie (Kleine-Levin-Syndrom)	1

Die seltenen zirkadianen **Schlaf-Wach-Rhythmusstörungen** beschreiben einen Mangel an Synchronizität zwischen dem individuellen und dem erwünschten Schlaf-Wach-Rhythmus, was zu Klagen über Schlaflosigkeit oder Hypersomnie führen kann.

Der Oberbegriff „Parasomnien" fasst Störungen zusammen, die in den Schlafprozess einbrechen, nicht jedoch primär Störungen des Schlaf- oder Wachzustands darstellen. Sie sind charakterisiert durch im Schlaf und aus dem Schlaf heraus auftretende auffällige Verhaltungsweisen (➤ Box 78.2).

BOX 78.2

Parasomnien: Klassifikation nach ICSD-3

- **Aufwachstörungen** (tiefschlafassoziiert – Schlaftrunkenheit):
  - Somnambulismus (Schlafwandeln)
  - Pavor nocturnus
- **REM-Schlaf-assoziierte Parasomnien:**
  - Albträume
  - Schlaflähmung
  - Verhaltensstörungen im REM-Schlaf (Schenck- Syndrom)
- **Schlaf-Wach-Übergangsstörungen:**
  - Crampi nocturni (nächtliche Wadenkrämpfe)
  - Einschlafmyoklonien
  - Stereotype Bewegungsstörungen im Schlaf (z. B. Jactatio capitis nocturna)
  - Somniloquie (Sprechen im Schlaf)
- **Diverse:** z. B. Bruxismus

Tiefschlafassoziierte Parasomnien treten vorwiegend in der ersten und **REM-Schlaf-assoziierte Parasomnien** vorwiegend in der zweiten Nachthälfte auf. Letztere zeigen sich meist in Form von komplexen motorischen Handlungen von sekunden- bis minutenlanger Dauer, wobei die normalerweise vorhandene aktive Hemmung der Muskulatur aufgehoben ist („Ausagieren von Träumen"). Oft gehen sie mit aggressivem Verhalten einher („violent dreams"). Die Trauminhalte werden nach dem Erwachen gut erinnert. Gehäuft wurden sie bei hirnorganischen Veränderungen beschrieben.

Bei V. a. eine Parasomnie kann die Abklärung in einem schlafmedizinischen Zentrum, vor allem bei spektakulären und die Umgebung gefährdenden motorischen Phänomenen aus dem Schlaf heraus, indiziert sein. Bei rhythmisch auftretenden motorischen Phänomenen im Schlaf ist differenzialdiagnostisch eine im Schlaf auftretende Epilepsie abzuklären.

Abklärungen

Im überwiegenden Anteil der Fälle ist die Diagnose aufgrund eines ausführlichen Interviews möglich. Für die klinische Praxis liefert die Leitlinie „Nicht erholsamer Schlaf" der Deutschen Gesellschaft für Schlafforschung und Schlafmedizin einen hilfreichen Algorithmus für das diagnostische und therapeutische Vorgehen (S3-Leitlinie: DGSM 2016; ➤ Abb. 78.5). Eine standardisierte Symptom- und Anamneseerhebung ist dabei oft hilfreich (➤ Box 78.3).

BOX 78.3

Schlafstörungen: Symptom- und Anamneseerhebung

- Art der Schlafstörung:
  - Einschlafstörung?
  - Durchschlafstörung?
  - Zu frühes morgendliches Erwachen
  - Nicht erholsamer Schlaf
- Bettzeiten, Schlafdauer, Verhaltensgewohnheiten während nächtlicher Wachphase
- Begleitsymptomatik
  - Kognitive, emotionale Aktivität
  - Vegetative Symptome (z.B. Herzrasen, Schwitzen)
- Schlafverhalten tagsüber, Tagesbefindlichkeit
- Genussmittelkonsum (Alkohol, Kaffee, Nikotin), abendliche Essgewohnheiten
- Medikamenteneinnahme, besonders Schlafmittel
- Verlauf und Dauer der Störung
- Subjektive und objektive auslösende Ursachen
- Systemanamnese:
  - psychiatrisch
  - somatisch
- Schlaftagebuch über 2 Wochen

Besteht die Schlafveränderung erst seit 4 Wochen, liegt zunächst die Vermutung einer akuten Erkrankung nahe. Diese muss entsprechend durch eine intensive körperliche, evtl. auch eine psychiatrische Untersuchung geklärt werden. Bei länger bestehender Schlafstörung sollten die Patienten über eine Dauer von etwa 14 Tagen ihre Störung exakt protokollieren.

Abgesehen von eindeutig situativ bedingten Ein- und Durchschlafstörungen, die ohne aufwendige Diagnostik für wenige Wochen behandelt werden können, ist eine sorgfältige Abklärung unabdingbare Voraussetzung für die Einleitung einer ursachenspezifischen Therapie.

Polysomnografische Ableitungen sind nur bei spezieller Indikation notwendig (➤ Box 78.4). Hilfreich ist die polysomnografische Untersuchung auch für Patienten mit einer chronischen krankheitswertigen Schlafstörung, die länger als 1 Jahr besteht und bei der sich keine erklärbaren Ursachen eruieren lassen.

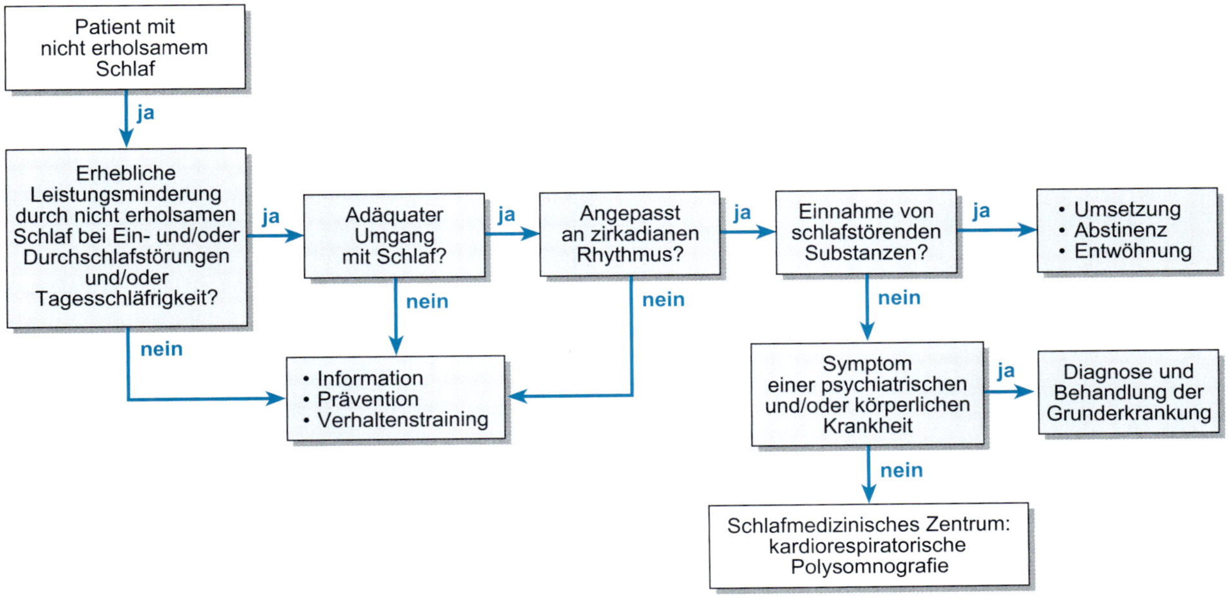

Abb. 78.5 Klinischer Algorithmus zur Abklärung von Schlafstörungen [L106]

BOX 78.4

Indikationen für eine Schlafabklärung im Labor bei Verdachtsdiagnose

- Schlafassoziierte Atemstörungen
- Restless-Legs-Syndrom, Periodic Limb Movement Disorder (PLMD)
- Nächtliche epileptische Anfälle
- Parasomnien
- Narkolepsie

Empfehlung: Chronifizierte Insomnie ohne erkennbare Ursache (Dauer > 1 Jahr)

78.3.3 Spezifische Ursachen von Schlafstörungen

Zur raschen Differenzialdiagnose spezifischer Ursachen von Schlafstörungen hat sich die Anwendung der sog. „5 Ps“ bewährt (➤ Box 78.5).

BOX 78.5

Ursachen von Schlafstörungen: die 5 „Ps“

Physisch (somatisch bedingte Ursachen)

- **Internistische Erkrankungen (E.):**
  - Kardiovaskuläre E.
  - Pulmonale E.: Schlafapnoe etc.
  - Endokrin-metabolische E. (Schilddrüse etc.)
  - Rheumatologische E. (Schmerzen)
- **Neurologische Erkrankungen:**
  - Restless-Legs-Syndrom, periodische Beinbewegungen
  - Degenerative Hirnerkrankungen
  - Narkolepsie
- **Gynäkologische Ursachen:**
  - Menstruation
  - Schwangerschaft
  - Menopause
  - Hormonmangel
  - Hormontherapien
- **Urologische Erkrankungen**

Pharmakologisch (Substanzen mit potenziell schlafstörender Wirkung)

- Aktivierende Antidepressiva (z. B. MAO-Hemmer)
- Alkohol
- Antiasthmatika (z. B. Theophyllin)
- Antibiotika (z. B. Gyrasehemmer, Makrolide)
- Anticholinergika
- Antihypertensiva (z. B. Betablocker, Diuretika)
- Antikonzeptive Hormonpräparate
- Antiparkinsonmittel (z. B. L-Dopa)
- Hypnotika mit kurzer Wirkdauer (Rebound!)
- Interferone
- Ketamin
- Koffein
- Kokain
- Kortikosteroide
- Migränemittel (z. B. Methysergid)
- Sympathomimetika (z. B. Ephedrin)
- Thyroxin
- Zytostatika

Physiologisch (zirkadian bedingte Schlafstörungen)

- **Exogene Ursachen:**
  - Jet Lag
  - Schichtarbeit
  - Sozial bedingte ungenügende Schlafhygiene
  - Kurzhospitalisation
- **Endogene Ursachen:**
  - Vorverlagertes Schlafphasensyndrom
  - Verzögertes Schlafphasensyndrom
  - Unregelmäßiges Schlafphasensyndrom

Psychologisch (psychophysiologische, situativ etc. bedingte Schlafstörungen)

- Lebensereignisse
- Stress
- Schwere Krankheit

Psychiatrisch (diagnostizierbare psychiatrische Störung)

- Angsterkrankungen
- Demenzielle Erkrankungen
- Depressionen
- Schizophrenie
- Suchterkrankungen

Während bei jüngeren Patienten meist sog. psychophysiologisch begründete Schlafveränderungen vorliegen, finden sich bei etwa 80 % der Patienten > 60 J. physische Krankheiten als Kausalfaktoren (van de Straat und Bracke 2015).

Somatisch bedingte Schlafstörungen

Eine Vielzahl an körperlichen Erkrankungen kann als Symptom eine Insomnie zur Folge haben (➤ Box 78.5). Daneben gehen einige wie die schlafassoziierten Atemstörungen oder die Narkolepsie vorwiegend mit hypersomnischen Beschwerden einher (DGP 2014; DGSM 2009; Bassetti et al. 2019).

Patientinnengeschichte

Fortsetzung

Die seit Jahren bestehenden Einschlafstörungen legen aufgrund der angegebenen Missempfindungen in den Beinen ein Restless-Legs-Syndrom (RLS) nahe. Allerdings scheint der Leidensdruck bzgl. dieses Symptoms nur gering zu sein. In der Laborabklärung können eine Hypothyreose und ein Eisenmangel ausgeschlossen werden. In der durchgeführten Polysomnografie zeigen sich tatsächlich periodische Beinbewegungen, die allerdings kaum mit einer Weckreaktion einhergehen. Eine spezifische Therapie ist deshalb nicht indiziert. Wegen der erhöhten Tagesmüdigkeit wurde eine Apnoe-Registrierung durchgeführt, die einen Apnoe-Hypopnoe-Index von < 5 ergab.

Das RLS und die periodischen Beinbewegungen („periodic limb movements“, PLMs) sind Syndrome, die in der Bevölkerung recht häufig vorkommen (4–8 %) und überwiegend Frauen betreffen (Prävalenz 9–20 %). Für das RLS sind unangenehme Empfindungen in den Beinen charakteristisch, die von den Betroffenen als Prickeln,

78

Kribbeln, Stechen oder Jucken beschrieben werden. Diese Empfindungen treten beim abendlichen Ausruhen oder kurz vor dem Zubettgehen auf. Die Folge ist ein kaum unterdrückbarer Drang, die Beine zu bewegen, was verständlicherweise am Einschlafen hindert. Die Beschwerden bessern sich auf Bewegung sofort. Polysomnografisch lassen sich bei ca. 90 % der Patienten PLMs im Schlafen und im Wachen während der Bettruhe nachweisen. Diese PLMs können auch isoliert als „Syndrom periodischer Bewegungen der Gliedmaßen" (PLMD) beobachtet werden. Hier bestehen zwar keine Missempfindungen, und die Bewegungen werden vom Patienten oft auch nicht wahrgenommen, der Schlaf wird dadurch aber fragmentiert.

Die Pathogenese ist unklar. Es werden Dysfunktionen im Eisenstoffwechsel und in dopaminergen und Opioid-Transmittersystemen des ZNS postuliert. Etwa 40 % der Störungen sind idiopathisch, 60 % sind mit einer Schwangerschaft oder einer internistischen Grunderkrankung wie rheumatoider Arthritis oder Eisenmangelanämie assoziiert (Trenkwalder et al. 2018).

Pharmakologisch und substanzinduzierte Schlafstörungen

Viele (auch) zentral wirkende Medikamente und Suchtmittel führen zu Störungen des Schlafs (➤ Box 78.5).

Alkohol als beliebter Schlaftrunk führt abhängig von der individuellen Disposition und der Dosis zu einer verkürzten Einschlafzeit und zu REM-Suppression in der ersten Nachthälfte. In der zweiten Nachthälfte treten ein REM-Rebound und vermehrte Wachphasen auf, wodurch der Nachtschlaf sowohl in der Quantität als auch in der Qualität gestört wird. Chronischer Alkoholkonsum führt zu vermehrten Wachphasen, zur Abnahme der Schlafeffizienz und des Tiefschlafs sowie zu einer Zunahme von REM-Schlaf. Diese Veränderungen persistieren teilweise auch unter Abstinenz.

Zirkadian bedingte Schlafstörungen

In dieser Gruppe werden vorwiegend Schlafstörungen zusammengefasst, die durch einen Mangel an Synchronizität zwischen dem individuellen und dem erwünschten Schlaf-Wach-Rhythmus der Umgebung gekennzeichnet sind (➤ Box 78.5). Die Störungen können exogen (Schichtarbeit, Jetlag) oder durch genetische Faktoren (verlagerte bzw. unregelmäßige Schlafmuster) moduliert werden.

Psychophysiologische Schlafstörungen

Von psychophysiologisch und situativ bedingten Schlafstörungen, die mit emotionalen Konflikten oder anderen seelischen Belastungen in Verbindung stehen, sind vor allem jüngere Patienten betroffen (➤ Box 78.5). Im Vordergrund steht ein erhöhter Erregungszustand (Hyperarousal), der durch emotionale Erregung, kognitive Überaktivität und körperliche Anspannung in Verbindung mit vegetativer Überregung gekennzeichnet ist. Dies verhindert das Einschlafen bzw. führt zu nächtlichem Erwachen.

Bei akuten Belastungsreaktionen und Anpassungsstörungen sind die Symptome i. d. R. vorübergehend und sistieren, wenn der auslösende Faktor nicht mehr vorhanden ist. In der Therapie stehen nichtpharmakologische Verfahren wie verhaltenstherapeutische Methoden und Entspannungstechniken im Vordergrund. Hypnotika können allenfalls vorübergehend zum Einsatz kommen.

Psychiatrisch bedingte Schlafstörungen

Viele psychische Erkrankungen gehen mit Schlafstörungen einher, die sich auch polysomnografisch objektivieren lassen.

Patientinnengeschichte

Fortsetzung

In der erweiterten psychiatrischen Anamnese konnte eine mittelgradige depressive Episode einhergehend mit starken Durchschlafstörungen diagnostiziert werden. Das leichte RLS war klinisch vernachlässigbar, eine Schlafapnoe wurde ausgeschlossen.

In der Therapie mit einem sedierenden Antidepressivum, das keine Verstärkung der RLS-Symptomatik bewirkt, stabilisierte sich der Nachtschlaf, die Tagesschläfrigkeit verschwand, und nach 5 Wochen Behandlung remittierte die Depression vollständig.

Depression 70–90 % der Patienten mit einer mittelschweren bis schweren Depression haben schwere Schlafstörungen mit typischem Muster (gestörte Schlafkontinuität, Verschiebung von REM-Schlaf in die erste Nachthälfte, Verringerung von Tiefschlaf, verkürzte REM-Latenz und erhöhte REM-Dichte). Sie stehen mit den fehlregulierten Neurotransmittern und der abnorm regulierten HHNA in Zusammenhang. Etwa 10 % aller Depressionen zeigen atypische Merkmale. Darunter versteht man Appetitzunahme mit Heißhunger auf Kohlenhydrate, evtl. Gewichtszunahme, vermehrte Müdigkeit und erhöhte Gesamtschlafzeit, wobei der Schlaf nicht als erfrischend erlebt wird.

Therapeutisch werden in der biologischen Depressionsbehandlung neben der Pharmakotherapie auch chronobiologische Therapieverfahren eingesetzt. Der akute stimmungsaufhellende Effekt von Schlafentzug ist seit den 1960er-Jahren bekannt und wird als Zusatztherapie in der Behandlung jeglicher Depressionsform eingesetzt. Lichttherapie hingegen ist bisher vor allem bei Patienten mit saisonal verlaufenden Depressionsformen indiziert.

Angststörungen Patienten mit Panikstörung können auch aus dem Schlaf heraus, typischerweise aus dem Stadium-2-Schlaf, Panikattacken erleben. Bei der PTBS stehen Ein- und Durchschlafstörungen sowie Angstträume im Vordergrund.

Schizophrenie Insbesondere in der Prodromalphase einer schizophrenen Erkrankung oder im Rahmen der Exazerbation von psychotischen Symptomen geben die Patienten häufig Ein- und Durchschlafstörungen an.

Demenz Bei fortschreitenden demenziellen Erkrankungen treten oft ausgeprägte Schlafstörungen auf. Als Sundowning-Syndrom wird dabei eine Kombination von Insomnie, Ängstlichkeit und Verwirrtheit am späten Nachmittag bezeichnet.

II Die Therapie der Schlafstörung bei psychischen Erkrankungen wird in erster Linie durch die Behandlung der Grunderkrankung abgedeckt. So empfiehlt sich neben psychotherapeutischen Interventionen in der Behandlung depressiver Patienten, aber auch von Angstpatienten mit Schlafstörungen die Gabe schlafanstoßender Antidepressiva zur Nacht (➤ Tab. 78.3). Antipsychotika mit sedierender Wirkkomponente kommen in erster Linie bei Schizophrenie-Erkrankungen zum Einsatz. Auch bei Demenz werden sedierende Antipsychotika eingesetzt. Cholinesterasehemmer scheinen bei dementen Patienten günstige Effekte auf die Schlafqualität auszuüben, können aber Albträume verursachen. II

78.4 Therapie

Der wichtigste Grundsatz bei der Therapie des Symptoms Schlafstörung ist der Ausschluss von kausal behandelbaren Ursachen (➤ Kap. 78.3.3). Findet sich keine erkennbare behandelbare Ursache, wird bei Vorliegen einer Insomnie i. d. R. nach einem von den Schlafmedizinischen Gesellschaften empfohlenen Stufenschema vorgegangen (➤ Box 78.6).

78

BOX 78.6

Therapie der Insomnien: Stufenschema

1. **Ursachenorientiert:** Abklärung und Einleitung einer spezifischen Therapie
2. **Symptomatische Therapie** nach Ausschluss einer spezifischen Ursache:
   a) Nichtpharmakologische Therapieansätze:
      i. Basisverfahren: Aufklärung und Beratung, Regeln der Schlafhygiene
      ii. Entspannungsverfahren und spezifische Interventionen
      iii. Psychotherapien im engeren Sinne, z. B. CBTi
   b) Pharmakologische Therapieansätze:
      i. Phytotherapeutika
      ii. Hypnotika: $GABA_A$-Benzodiazepin-Rezeptoragonisten (bis 4 Wochen)
      iii. Sedierende Antidepressiva
      iv. Duale Orexin-Rezeptor-Antagonisten (DORA)

78.4.1 Nichtpharmakologische Therapieverfahren

Die Basisverfahren mit Aufklärung und Beratung zur Schlafhygiene bei allen Schlafstörungen mit Vermittlung der Schlafhygieneregeln kommen bei allen zur Anwendung (➤ Tab. 78.2, ➤ Box 78.7). Die Aufklärung über die Schlafphysiologie ist dabei von erheblicher Bedeutung, um unrealistische Erwartungen an einen vermeintlich normalen Schlaf zu korrigieren. So sollten ältere Patienten wissen, dass sich der Schlaf mit dem Alter verändert.

Tab. 78.2 Nichtmedikamentöse Therapieverfahren von Schlafstörungen

Basisverfahren	• Aufklärung und Beratung • Schlafhygiene
Verhaltenstherapeutische Techniken	• Stimuluskontrolle • Schlafrestriktion • Paradoxe Intention • Kognitive Techniken
Entspannungsverfahren	• Progressive Muskelrelaxation • Autogenes Training • Biofeedback • Yoga, Meditation
Psychotherapie im engeren Sinne	• Kognitive Verhaltenstherapie (KVT) • Interpersonelle Psychotherapie (IPT)

BOX 78.7

Die 10 Regeln der Schlafhygiene

1. Regelmäßige körperliche Aktivität fördert Müdigkeit. Keine Spitzenleistungen, dafür z. B. ein Abendspaziergang.
2. Keine schweren Mahlzeiten am Abend.
3. Koffeinhaltige Getränke stören den Schlaf (Kaffee, Schwarztee, Energy Drinks): ab späterem Nachmittag vermeiden.
4. Alkohol erleichtert das Einschlafen, beeinträchtigt aber die Schlafstruktur. Nicht als Schlafmittel einsetzen.
5. Schlafzimmer: wohliges Bett, Dunkelheit, Ruhe.
6. Regelmäßigkeit: zur gleichen Zeit abends zu Bett gehen und am Morgen aufstehen. Einschlafritual – Monotonie hilft beim Einschlafen.
7. Schlafzeit knapp bemessen: Schlafdefizit ist zwar unangenehm, aber ungefährlich. Das Mittagsschläfchen programmiert die abendliche Einschlafstörung.
8. Lieber aufstehen und lesen als sich stundenlang im Bett wälzen.
9. Paradoxie: „Ich will gar nicht einschlafen" – Durchbrechen des Terrors der Erwartungshaltung.
10. Schlafmittel programmieren Schlafstörung.

Neben den aufgeführten **Entspannungsverfahren** (➤ Tab. 78.2) hat vor allem die **Verhaltenstherapie** Methoden mit guter Effektivität entwickelt. Die **Kognitive Verhaltenstherapie für Insomnie (CBTi)** mit nachweislich guter Wirksamkeit umfasst Psychoedukation/Schlafhygiene, Entspannungsverfahren, Stimuluskontrolle (Schlafumgebung als Stimulus für den Schlaf), Schlafrestriktion (erhöhter Schlafdruck durch Beschränkung der im Bett verbrachten Zeit) und KVT mit kognitiver Umstrukturierung zur Reduktion von negativen Gedanken, Angst vor der Schlaflosigkeit und falschen Erwartungen (Riemann et al. 2023). Auch eine **paradoxe Intention** (Instruktion, wach zu bleiben, dadurch Reduktion angstbesetzter Kognitionen) kann hilfreich sein. In der **IPT** werden zwischenmenschliche Beziehungsprobleme angesprochen, die einen Einfluss auf die Qualität des Schlafs haben.

78.4.2 Pharmakologische Behandlungsmöglichkeiten

Wenn nichtpharmakologische Maßnahmen ungenügend sind, können bei leichten Schlafstörungen vor dem Einsatz der eigentlichen Hypnotika die Phytotherapeutika berücksichtigt werden. Erst wenn

Tab. 78.3 Auswahl von Substanzen, die in der Insomniebehandlung zur Anwendung kommen

Substanzklasse	Substanz	Dosierung [mg]	Eliminationshalbwertszeit [h]
Hypnotika (Benzodiazepinrezeptor-Agonisten, BZRA)			
kurz wirksam	Midazolam	7,5–15	1,5–2,5
	Triazolam	0,125–0,25	2,4
	Zaleplon	5–10	1
	Zolpidem	5–10	1,5–4
mittellang wirksam	Brotizolam	0,125–0,25	4–7
	Eszopiclon	1–3	6
	Flunitrazepam	0,5–2	10–30
	Lormetazepam	0,5–2	8–12
	Temazepam	15–30	8–20
	Zopiclon	7,5	5
lang wirksam	Flurazepam	15–30	45–120
	Nitrazepam	2,5–10	15–30
Antidepressiva			
	Agomelatin	25–50	1–2
	Amitriptylin	25–200	12–24
	Doxepin	25–100	10–30
	Mianserin	30–120	21–61
	Mirtazapin	7,5–30	5
	Trazodon	50–150	3–6
	Trimipramin	10–100	25
DORA (duale Orexin-Rezeptor-Antagonisten)			
	Daridorexant	25–50	8
Antipsychotika			
klassisch niederpotent	Chlorprothixen	15–90	8–12
	Melperon	50–200	4
	Pipamperon	20–40	8–17
	Promethazin	25–50	9
atypisch	Olanzapin	2,5–5	21–54
	Quetiapin	25–100	6–7
Antihistaminika			
	Diphenhydramin	50–100	6–8
	Doxylamin	6,25–25	6–12
Sonstige	Chloralhydrat	250–2.000	6–7
	Clomethiazol	192–384	4–8

dieser Versuch erfolglos bleibt, sind verschreibungspflichtige Medikamente angezeigt (➢ Tab. 78.3).

Phytopharmaka

Mehrere Phytopharmaka haben bei der Behandlung von nervösen Unruhezuständen, die häufig mit Schlafstörungen einhergehen, eine positive Bewertung erfahren (➢ Box 78.8). Aufgrund der hohen Akzeptanz in der Bevölkerung können sie relativ niederschwellig eingesetzt werden.

BOX 78.8

Schlafstörungen: Phytopharmaka

- Hopfenzapfen *(Lupuli strobuli)*
- Melissenblätter *(Melissae folium)*
- Passionsblumenkraut *(Passiflorae herba)*
- Baldrianwurzel *(Valerianae radix)*

Viele dieser Substanzen werden als standardisierte Präparate und z. T. auch als Tee angeboten. Bei jüngeren Frauen ist besonders zu beachten, dass es für alle diese Präparate keine Studien zur Teratogenität gibt. Generell ist vor nicht offiziell registrierten Präparaten zu warnen.

Hypnotika

In der Hypnotikatherapie nehmen die $GABA_A$-Benzodiazepin-Rezeptoragonisten dank ihrer gesicherten hypnotischen Wirkung sowie ihrer unkomplizierten Handhabung und großen therapeutischen Breite eine dominierende Stellung ein. Benzodiazepine wie auch die Nicht-Benzodiazepin-Hypnotika (sog. Z-Substanzen) Zopiclon (Cyclopyrrolon), Zolpidem (Imidazopyridin) und Zaleplon (Pyrazolopyrimidin) wirken über eine Interaktion mit dem $GABA_A$-Benzodiazepin-Rezeptor-Komplex.

Unterschiede in der Wirkung beruhen zu einem großen Teil auf der Pharmakokinetik der Substanzen. Kurz wirkende Hypnotika sollten bei Einschlafstörungen angewendet werden, während der Einsatz von mittellang wirkenden Substanzen bei Durchschlafstörungen bzw. kombinierten Ein- und Durchschlafstörungen und Früherwachen indiziert ist. Lang wirkende Hypnotika sollten nur eingesetzt werden, wenn eine gezielte Beeinflussung der Tagessymptomatik (z. B. Anxiolyse) erwünscht ist (➤ Tab. 78.3). Für den kurzzeitigen Einsatz (4 Wochen) ist die Wirkung gut belegt Ein längerer Einsatz von BZRA wird nicht empfohlen. Besteht die Insomnie nach langsamem Absetzen der Medikation weiter, sollte die Behandlungsstrategie überdacht werden.

Nebenwirkungen und Interaktionspotenzial sind bei der Indikationsstellung von entscheidender Bedeutung. Die potenziell gefährlichen Wechselwirkungen mit anderen psychotropen Substanzen müssen beachtet werden. Die Nebenwirkungen nehmen altersabhängig zu, können aber auch bei jungen Patienten erheblich sein (➤ Box 78.9).

78

BOX 78.9

Probleme der Hypnotika vom Benzodiazepin-Typ

- Tagessedierung, kognitive Beeinträchtigungen
- Rebound-Phänomene (Insomnie, Angst)
- Anterograde Amnesie
- Ataxie (Sturzgefahr!)
- Delirante Zustandsbilder (**cave** Alter!)
- Toleranz-/Abhängigkeitsentwicklung (**cave** Patienten mit Suchtverhalten)
- Atemdepression (**cave** Schlafapnoe)
- Interaktionen: andere Medikamente, Alkohol

Die wesentlichen Behandlungsgrundsätze sind in der 5 K-Regel der Schlafmedizin zusammengefasst (➤ Box 78.10).

BOX 78.10

Die 5 K-Regel für den Einsatz von Hypnotika

1. **K**lare Indikation
2. **K**leinstmögliche Dosierung
3. **K**ürzestmögliche Behandlungszeit
4. **K**einesfalls abrupt absetzen
5. **K**ontraindikationen beachten

Bei älteren Patienten hat es sich bewährt, die Einstiegsdosis zu halbieren. Patienten mit Suchtanamnese sollten möglichst keine Schlafmittel mit Suchtpotenzial erhalten. Eine primäre Neueinstellung auf eine Langzeitdauertherapie sollte nur in Ausnahmefällen erfolgen (➤ Box 78.11).

BOX 78.11

Hypnotika: Langzeittherapie

Kriterien

- Chronisches Schlafdefizit vorhanden
- Tagesbeeinträchtigung ohne Einsatz von Hypnotika vorhanden
- Absetzen bringt dem Patienten mehr Schaden als Nutzen
- Regelmäßige Intervalltherapien und Absetzversuche gescheitert
- Kontraindikationen ausgeschlossen

Therapiekonzepte

- **Standardintervalltherapie:** Dauer der Gabe beschränkt auf Wochen oder Tage
- **Kontrollierte Bedarfsintervalltherapie:** bedarfsgerechte Anwendung von Einzeldosen
- **Niedrig dosierte Kombinationstherapie:** z. B. Kombination von Hypnotikum und Antidepressivum

Andere schlaffördernde Substanzen

Sedierende Antidepressiva (➤ Tab. 78.3). Sie sollten in erster Linie bei depressiven Patienten mit Schlafstörungen eingesetzt werden. Wegen ihrer sedierenden Potenz können Antidepressiva auch unabhängig vom Vorliegen einer Depression bei Schlafstörung zur Anwendung kommen. Untersuchungen existieren insbesondere zu Trimipramin, Doxepin und Mirtazapin. Vorteile: gute Wirksamkeit, fehlendes Abhängigkeitspotenzial, geringe Absetzprobleme. Besonders bei den Trizyklika können aber ausgeprägte Nebenwirkungen auftreten. Mianserin und Mirtazapin sind besser verträglich und auch bei älteren Menschen einsetzbar. Sie können entweder kurz vor dem Zubettgehen oder in niedriger Dosierung bereits 1–2 Stunden vor dem Schlafengehen eingenommen werden.

Als schlafregulierendes Antidepressivum ist **Agomelatin** mit einem Agonismus an den Melatonin-Rezeptoren (M_1, M_2) und einem Antagonismus am Serotonin-Rezeptor ($5HT_{2c}$) zu erwähnen.

Duale Orexin-Rezeptor-Antagonisten (DORA) Unter den drei dualen Orexin-Rezeptor-Antagonisten Suvorexant, Lemorexant und Daridorexant ist bisher Daridorexant der einzige in Europa für die Indikation Insomnie zugelassene DORA (Herring et al. 2016; Scott 2020; Markham 2022). Neben geförderter Ein- und Durchschlaffähigkeit hat es positive Effekte auf die Tagesbefindlichkeit. Aus den Zulassungsstudien sind keine Anzeichen von Toleranzentwicklung oder Absetzinsomnien bekannt (Mignot et al. 2022; Kunz et al. 2023).

Antipsychotika Systematische Studien zur Wirksamkeit von Antipsychotika in der Insomniebehandlung fehlen. Problematisch sind die potenziell gefährlichen Nebenwirkungen wie z. B. starke kardiovaskuläre Effekte bei Levomepromazin. Gemäß den Empfehlungen sollen sedierende Antipsychotika in erster Linie bei Schlafstörungen im Zusammenhang mit Psychosen appliziert werden. Hilfreich sind sie auch bei Patienten mit Kontraindikationen für Benzodiazepine (Abhängigkeitserkrankungen) oder bei älteren Menschen mit Schlafstörungen, die von der im Vergleich zu den Benzodiazepinen geringen Muskelrelaxation profitieren können.

Antihistaminika Aufgrund der freien Verkäuflichkeit werden Antihistaminika sehr häufig in der Selbstbehandlung von Schlafstörungen eingesetzt. Obwohl sie insgesamt eine geringe Toxizität besitzen, können sie aber gerade bei älteren Menschen wegen anticholinerger (delirante Zustandsbilder) und α-adrenolytischer Effekte (Blutdruckabfall) problematisch sein. Sie werden deshalb nicht empfohlen.

Diverse Substanzen

Clomethiazol Das Sedativum besitzt eine starke sedativ-hypnotische Wirkung, ist aber mit einem erheblichen Abhängigkeitspotenzial und der Gefahr der Atemdepression behaftet. Es wird vorwiegend zur Behandlung deliranter Syndrome unter stationären Bedingungen eingesetzt und ist aufgrund der genannten Risiken für den ambulanten Bereich nicht zu empfehlen.

Chloralhydrat Das Alkoholderivat wirkt nur leicht sedierend und beeinflusst die Schlafstruktur nur geringfügig. Problematisch sind die geringe therapeutische Breite, der rasche Wirkungsverlust und das Abhängigkeitsrisiko. Deshalb wird der Einsatz heute nicht mehr empfohlen.

Melatonin Diese Substanz kommt vor allem in der Behandlung von Schlaf-Wach-Rhythmus-Störungen bei Blinden, bei Jetlag-Symptomatik nach Zeitzonenverschiebung oder beim sehr seltenen Syndrom der verzögerten Schlafphase zum Einsatz. Im höheren Lebensalter soll die zirkadiane Rhythmik weniger prominent und mit einer geringeren Melatoninausschüttung assoziiert sein. Aus diesem Grund wurde ein Melatoninpräparat für die kurzzeitige Insomniebehandlung ab 55 J. zugelassen. Die phasengerechte Gabe 1–2 Stunden vor Beginn der Nachtschlafenszeit ist dabei essenziell (Hajak et al. 2015). Seit wenigen Jahren ist Melatonin zudem für die Behandlung von Insomnie bei Kindern und Jugendlichen im Alter von 2–18 Jahren mit Autismus-Spektrum-Störung zugelassen, wenn Schlafhygienemaßnahmen unzureichend sind (Gringras et al. 2017).

Ramelteon Dieser selektive MT_1- und MT_2-Melatonin-Rezeptoragonist wurde 2005 in den USA von der FDA zur Behandlung von Einschlafstörungen zugelassen. Die Substanz führt zur Verbesserung der subjektiven und polysomnografisch gemessenen Schlafqualität (Borja et al. 2006).

LITERATURAUSWAHL

AASM (American Academy of Sleep Medicine). ICSD-3-International Classification of Sleep Disorders. 3rd ed. Diagnostic and Coding Manual. Chicago, IL: AASM 2014.

Achermann P, Borbély AA. Mathematical models of sleep regulation. Front Biosci 2003; 8: 683–693.

Brown SA, Kunz D, Dumas A, et al. Molecular insights into human daily behavior. PNAS USA 2008; 105(5): 1602–1607.

DGP (Deutsche Gesellschaft für Pneumologie und Beatmungsmedizin). Positionspapier zur Diagnostik und Therapie schlafbezogener Atmungsstörungen bei Erwachsenen. Pneumologie 2014; 68: 15–18.

DGSM (Deutsche Gesellschaft für Schlafforschung und Schlafmedizin e.V.). S3-Leitlinie Nicht erholsamer Schlaf/Schlafstörungen – Schlafbezogene Atmungsstörungen. Stand: 23.12.2016 (in Überarbeitung); https://register.awmf.org/de/leitlinien/detail/063-001 (letzter Zugriff: 19.4.2024).

Dilling H, Mombour W, Schmidt MH. WHO Internationale Klassifikation psychischer Störungen, ICD-10 Kapitel V, Klinisch-diagnostische Leitlinien. Bern, Göttingen: Huber 1994.

Hobson JA, Lydic R, Baghdoyan HA. Evolving concepts of sleep cycle generation: From brain centres to neuronal populations. Behav Brain Sci 1986; 9: 371–448.

Iber C, Ancoli-Israel S, Chesson AL, Quan SF. American Academy of Sleep Medicine. The AASM Manual for the Scoring of Sleep and Associated Events: Rules, Terminology, and Technical Specifications. Westchester, Ill: AASM 2007.

Rechtschaffen A, Kales A. A Manual of Standardized Terminology, Techniques and Scoring System for Sleep Stages in Human Subjects. Bethesda, MD: U.S. Department of Health National Institute of Neurological Disease and Blindness 1968.

Saper CB, Scammell TE, Lu J. Hypothalamic regulation of sleep and circadian rhythms. Nature 2005; 437: 1257–1263.

KAPITEL

79

Johannes Kruse, Bernhard Kulzer und Karin Lange

Diabetes mellitus

Patientinnengeschichten

Fall 1

Frau F., eine 48-jährige Erzieherin, ist seit ihrem 8. Lj. an einem Typ-1-Diabetes erkrankt. Sie sucht die Psychosomatische Ambulanz auf, da sie unter Erschöpfung, Schlafstörungen, Müdigkeit und Konzentrationsstörungen leidet. Im Kindergarten sei sie sehr engagiert, fühle sich nun durch den Beruf und den Diabetes aber zunehmend überfordert. Sie habe große Angst, ihre Arbeit auf Dauer nicht mehr bewältigen zu können.

In den letzten Jahren habe sie kaum HbA_{1c}-Werte < 8 % (64 mmol/mol) erreicht. Sie finde keine Zeit, sich um ihren Diabetes zu kümmern. Schulungsmaßnahmen und intensive Gespräche mit dem behandelnden Diabetologen hätten zu keiner Veränderung der Glukosewerte geführt. Ihr Arzt rate ihr dringend zu mehr Engagement in der Therapie. Es gehe ihr sehr gut, sie habe keine Folgeerkrankungen und lehne es ab, sich intensiver mit dem Diabetes zu beschäftigen. Sie sei froh, dass sie eine Insulinpumpe trage, da sie so unabhängiger sei. Das System zur kontinuierlichen Glukosemessung (CGM) erlebe sie dagegen ambivalent: Es warne sie vor Hypoglykämien, führe ihr aber auch ständig die unbefriedigenden Glukosewerte vor Augen. Das belaste sie schon.

Frau F. lebt allein. Sie war zweimal verheiratet, doch die Männer hätten sie immer zu sehr eingeengt und von ihr versorgt werden wollen. In den letzten Jahren kümmere sie sich intensiv um ihre inzwischen pflegebedürftigen Eltern.

Aus ihrer Biografie berichtet Frau F., dass ihre Eigenständigkeit in der Kindheit wegen des Diabetes durch die Eltern stark eingeengt worden sei. Ihre Mutter sei selbst körperlich krank gewesen, ihr Vater habe intensiv gearbeitet. Sie habe von den Eltern wenig Unterstützung, aber viele Vorhaltungen bekommen, verbunden mit dem Auftrag, sich um die kranke Mutter zu kümmern. Sehr früh habe sie erfahren, dass sie mit ihrem Diabetes allein fertig werden müsse. Frau F. fühlte sich verpflichtet, ihre Eltern zu entlasten; deswegen habe sie zunächst auf ein mögliches Studium verzichtet und stattdessen die Ausbildung zur Erzieherin gewählt. Abhängigkeit von anderen bedeute für sie den Verzicht auf eigene Wünsche und das Gefühl, helfen zu müssen, bei gleichzeitiger Gewissheit, in ihrer eigenen Not nicht gesehen zu werden. Daher ist sie bestrebt, die Zügel selbst in der Hand zu behalten, wobei sie sich Wünsche nach Nähe, Anerkennung und Versorgung versagt.

Fall 2

Vor 9 Jahren wurde bei Frau M. (58 J.) ein Typ-2-Diabetes diagnostiziert, der zunächst diätetisch und durch vermehrte körperliche Aktivität behandelt wurde. Wegen kontinuierlich zu hoher Blutglukosewerte und eines HbA_{1c} > 7,5 % (59 mmol/mol) erfolgte zunächst eine Therapie mit Metformin, dann zusätzlich mit GLP-1. Frau M. ist seit mehr als 20 Jahren übergewichtig. Diversen kurzfristig erfolgreichen Versuchen der Gewichtsreduktion folgten Gewichtszunahmen, die aktuell in einem BMI von 34 kg/m^2 resultieren. Weiterhin wurden ein Hypertonus und eine Hyperlipoproteinämie diagnostiziert, beide werden leitliniengemäß behandelt.

Frau M. ist verheiratet und war wegen der Erziehung ihrer drei Kinder langfristig nicht berufstätig. Nachdem der jüngste Sohn das Elternhaus vor 2 Jahren verlassen hatte, bemühte sich Frau M. erfolglos um eine Anstellung in ihrem ehemaligen Beruf als Bibliothekarin. Außerdem ist Frau M. seit 6 Monaten durch die Pflege ihrer Mutter belastet, die wegen der Folgekomplikationen ihres Typ-2-Diabetes (diabetisches Fußsyndrom) das Bett nicht verlassen darf.

Aktuell ist die Stoffwechselsituation mit einem HbA_{1c} von > 9 % wieder so unbefriedigend, dass eine Insulintherapie indiziert ist. Die aktuell notwendige Insulintherapie lehnt Frau M. ab: Sie sei schon jetzt völlig mit den vielen Tabletten überfordert; eine so komplizierte Therapie mit Spritzen traue sie sich nicht zu. Ihre Therapieversuche (Gewichtsreduktion und Bewegung) seien immer erfolglos gewesen; sie sei ständig müde, könne aber nachts nicht schlafen. Die Konzentrationsfähigkeit habe nachgelassen, auch habe sie keinen Antrieb mehr. Die Folgeerkrankungen ihrer Mutter würden ihr Angst machen, die Verantwortung sei zu groß, und es gäbe keine Unterstützung durch andere Familienmitglieder. Schließlich habe sie die Hoffnung aufgegeben, ihren eigenen Diabetes besser behandeln und Folgeerkrankungen vermeiden zu können. Manchmal frage sie sich, ob sie überhaupt so weiterleben wolle.

Frau M. wirkt erschöpft, unkonzentriert und hilflos. Das Screening des Diabetologen gibt Hinweise auf eine klinisch relevante Depression. Dabei ist zu berücksichtigen, dass die Symptome der Erschöpfung und Konzentrationsschwäche bereits allein durch die kontinuierliche Hyperglykämie begründet sein können.

79.1 Definition

Der Diabetes mellitus umfasst unterschiedliche Störungen des Kohlenhydratstoffwechsels, die durch eine chronische Hyperglykämie charakterisiert sind. Der Regulationsstörung liegt entweder eine gestörte Insulinsekretion oder eine gestörte Insulinwirkung oder beides zugrunde. Nach der aktuellen nosologischen Klassifikation (ADA 2022; Schleicher et al. 2022) wird zwischen Typ-1-Diabetes, Typ-2-Diabetes, anderen seltenen spezifischen Typen und dem Gestationsdiabetes unterschieden:

- Der **Typ-1-Diabetes (T1D)** ist durch eine progrediente Zerstörung der insulinproduzierenden β-Zellen in den Langerhans-Inseln des Pankreas infolge eines autoimmunologischen Prozesses bedingt. Entsprechend kommt es initial zu einem relativen, dann aber zu einem absoluten Insulinmangel. Die Manifestation dieses Diabetestyps ist durch die klassischen Symptome Polyurie, Polydipsie, Gewichtsverlust, Leistungseinbußen und oft auch Ketoazidose gekennzeichnet. Eine Insulintherapie ist von Diagnose an lebensnotwendig. Der T1D tritt bevorzugt in jüngeren Lebensjahren auf; der Neuerkrankungsgipfel liegt im Alter von 10–15 Jahren, es sind jedoch zunehmend bereits Kleinkinder betroffen (Holder et al. 2022). Er kann sich jedoch auch im späteren Lebensalter manifestieren („late onset autoimmune diabetes in adults", LADA).
- Der **Typ-2-Diabetes (T2D)** umfasst chronisch progrediente Krankheiten mit unterschiedlichen Störungen der Insulinwirkung und -sekretion. In der Regel sind Patienten betroffen, die älter als 30 Jahre und übergewichtig sind. In der letzten Dekade wird dieser Diabetestyp jedoch auch schon bei Jugendlichen bzw. jungen Erwachsenen beobachtet. Der Beginn der Krankheit ist schleichend, initial oft asymptomatisch. Die Patienten beschreiben Müdigkeit und Infektionen. Oftmals sind bei Diagnosestellung bereits vaskuläre Folgeerkrankungen vorhanden.
- Zu den sehr selten vorkommenden Diabetesformen zählen genetische Defekte der β-Zell-Funktion oder der Insulinwirkung, Erkrankungen des exokrinen Pankreas, Endokrinopathien oder ein medikamenten- oder chemikalieninduzierter Diabetes mellitus.
- Der **Gestationsdiabetes** tritt während der Schwangerschaft auf.

Für die **Diagnose** des Diabetes gelten folgende Kriterien (ADA 2022; Schleicher et al. 2022):

79

- klassische Symptome und ein Blutglukosewert von > 200 mg/dl (11,1 mmol/l) oder
- ein erhöhter Nüchtern-Glukosewert von ≥ 126 mg/dl, (≥ 7,0 mmol/l) im venösen bzw. 110 mg/dl (6,1 mmol/l) im kapillären Vollblut oder
- ein oraler Glukosetoleranztest (OGTT) mit einem erhöhten 2-Stunden-Wert von ≥ 200 mg/dl (≥ 11,1 mmol/l) oder
- ein HbA_{1c} ≥ 6,5 % (≥ 48 mmol/mol)

79.2 Epidemiologie

Seit Jahren steigt die Anzahl der Neuerkrankten an, mittlerweile sind ca. 8,5 Mio. Menschen in Deutschland an T2D erkrankt. Hinzu kommt eine Dunkelziffer von weiteren 2 Mio. Menschen mit einem unerkannten T2D. Damit gehört Deutschland weltweit zu den zehn Ländern mit den höchsten absoluten Zuwachszahlen des T2D.

Wissenschaftler des Robert Koch-Instituts (RKI) und des Deutschen Diabetes-Zentrums (DDZ) prognostizieren auf der Basis von Daten von rund 65 Mio. gesetzlich Versicherten und des Statistischen Bundesamtes unter Berücksichtigung der Variablen Altersentwicklung, Mortalitätsrate und Neuerkrankungsrate, dass 2040 mit rund 11,5 Mio. Menschen mit T2D gerechnet werden kann. Hierbei wird die Zahl der älteren Menschen mit T2D besonders stark zunehmen (Tönnies et al. 2019). Zusätzlich weisen ca. 13,1 Mio. Menschen zwischen 18 und 79 Jahren einem Prädiabetes auf, was mit einem erhöhten Risiko für T2D und/oder kardiovaskuläre Erkrankungen assoziiert ist (Seidel-Jacobs et al. 2023).

79

Das mittlere Alter bei der Diagnose eines T2D liegt für Männer bei 61,0 ± 13,4 Jahren (95 %-KI 60,9–61,0), für Frauen bei 63,4 ± 14,9 Jahren (95 %-KI 63,4–63,5). Dies bedeutet, dass rund die Hälfte aller Menschen mit T2D noch während ihres Erwerbslebens an Diabetes erkrankt und aufgrund der noch relativ langen Lebensprognose ein erhöhtes Risiko für die Entwicklung von Folgeerkrankungen aufweist (Seidel-Jacobs et al. 2023). Menschen aus niedrigen sozialen Schichten sowie einige Ethnien (z. B. Menschen aus dem östlichen Mittelmeerraum oder African Americans) sind häufiger von Diabetes betroffen. Hinzu kommen regionale Unterschiede mit höheren Prävalenzen in den östlichen Bundesländern Deutschlands. So fand sich eine mehr als doppelt so hohe Inzidenz in Regionen mit der höchsten Deprivation im Vergleich zu Regionen mit niedriger Deprivation (Seidel-Jacobs et al. 2023).

Etwa 80–90 % der Diabetespatienten haben einen T2D, ca. 5–10 % einen T1D. Die Prävalenz des T1D im Kindes- und Jugendalter (0–17 J.) liegt nach Ergebnissen einer modellbasierten Schätzung aller Kinderdiabetesregister in Deutschland bei 0,23 % (Zeitpunkt 2020) (Buchmann et al. 2023). Die vorhergesagte Prävalenz zum 31.12.2026 könnte bei 0,27 % liegen, bei Personen < 40 Jahre bei 0,30 %. Somit leben in Deutschland aktuell 32.500 Kinder und Jugendliche im Alter zwischen 0 und 17 Jahren mit einem T1D (Baechle et al. 2022). Insgesamt leben in Deutschland etwa 341.000 Erwachsene mit einem T1D. Bei weiteren 5–15 % liegt vermutlich ein autoimmun bedingter Insulinmangeldiabetes vor (LADA). Die Zahl der Patienten höheren Alters mit einem verzögert auftretenden insulinpflichtigen Diabetes wird grob auf 500.000 geschätzt.

79.3 Symptomatik

Bei stabiler normnaher Stoffwechsellage ist der Diabetes nahezu symptomfrei. Bei unzureichender Behandlung mit anhaltender **Hyperglykämie** beschreiben Patienten zunächst Allgemeinsymptome wie Müdigkeit und Leistungsminderung. Je nach aktueller Stoffwechselsituation können Polyurie, Polydipsie, Gewichtsverlust, Hautinfektionen und diverse andere Beeinträchtigungen hinzukommen.

!! Die **diabetische Ketoazidose (DKA)** infolge eines absoluten Insulinmangels stellt eine akut lebensbedrohliche Komplikation dar. Sie tritt bei verzögerter Diagnose eines T1D, aber auch bei unzureichender Insulintherapie oder in Verbindung mit anderen schweren Erkrankungen auf (Holt et al. 2021; Ehrmann et al. 2020). !!

Die Symptomatik der **Hypoglykämie** als Folge einer zu hohen Gabe von Insulin oder Sulfonylharnstoff-Präparaten ist einerseits durch die Auswirkungen des Glukosemangels im Gehirn gekennzeichnet, andererseits durch die Zeichen der hormonellen Gegenregulation. Bei Senkung der arteriellen Plasmaglukose auf ca. 60 mg/dl (3,3 mmol/l) treten autonome Symptome wie Schwitzen, Zittern, Unruhe, Tachykardie etc. auf. Sinkt der Blutglukosespiegel weiter, kommen neuroglykopenische Symptome (z. B. Konzentrationsstörungen, Schwächegefühl, Wesensveränderungen, kognitive Störungen, Bewusstseinstrübung bis hin zu Koma und zerebralem Krampfanfall) hinzu. Hier besteht ein erhöhtes Mortalitätsrisiko, vor allem in Verbindung mit Alkohol- und Drogenkonsum, Unfällen oder weiteren Folge- und Begleiterkrankungen (Wu et al. 2023).

79.4 Prognose

Die langfristige Qualität der Glukosestoffwechseleinstellung im Zusammenspiel mit weiteren Risiken (Hypertonie, Adipositas, Dyslipidämie, Rauchen, Depressivität) prägt neben noch nicht näher identifizierten genetischen Faktoren das individuelle Risiko für eine diabetesbedingte Multimorbidität und Mortalität. Die Prognose und Lebensqualität bei Diabetes mellitus wird vor allem durch die mikro- und makrovaskulären Komplikationen sowie periphere und autonome Neuropathien bestimmt. In der Folge des Diabetes entwickeln sich ischämische Herzkrankheiten, zerebrovaskuläre Erkrankungen, Nephropathie, Retinopathie, autonome und periphere Neuropathie, pAVK und das diabetische Fußsyndrom (Rawshani et al. 2018, 2019).

!! Das relative Risiko für Myokardinfarkt, Schlaganfall, Demenz, terminale Niereninsuffizienz, erektile Dysfunktion, Fußulzera, Amputation der unteren Extremitäten und/oder Verlust des Sehvermögens ist bei Menschen mit Diabetes gegenüber der Allgemeinbevölkerung um das 2- bis 5-Fache erhöht. Abhängig vom Manifestationsalter ist die Lebenserwartung bei Diabetes gegenüber Stoffwechselgesunden auch heute noch deutlich reduziert, z. B. bei Diagnose eines T1D vor dem 10. Lj. um ca. 15 Jahre (Rawshani et al. 2019). !!

79.5 Ätiologie und Pathogenese

79.5.1 Typ-1-Diabetes

Der T1D ist durch eine progrediente, oft über Jahre andauernde selektive Zerstörung der insulinproduzierenden β-Zellen der Langerhans-Inseln des Pankreas bedingt. Die Ätiologie des T1D ist noch nicht hinreichend geklärt; es wird jedoch davon ausgegangen, dass es sich um eine Autoimmunerkrankung mit genetischem Hintergrund handelt (Bonifazio et al. 2021; Krischer et al. 2022). Dafür sprechen u. a. die **Insulitis** bei neu entdecktem Diabetes, inselzellspezifische humorale und zelluläre Autoimmunreaktionen mit inselzellspezifischen Autoantikörpern (IAA, ICA, GADA, IA-2A, ZnT8A), spezifische Assoziationen mit Genen des Immunsystems, Veränderungen des natürlichen Verlaufs der Erkrankung durch Behandlung mit Immunsuppressiva und schließlich das erhöhte Erkrankungsrisiko von Erstgradverwandten (Ziegler und Nepom 2010). Diverse genetische Risikofaktoren, überwiegend aus dem Genbereich für HLA-Klasse-II-Antigene, werden als prädisponierend für einen T1D angesehen. Zusätzlich wird vermutet, dass Umweltfaktoren, Viren, Virusproteine und Nahrungsmittelbestandteile bei der Induktion der Insulitis eine Rolle spielen könnten (Besser et al. 2022).

Derzeit laufen einige prospektive Studien zur Interaktion genetischer, immunologischer, pränataler, familiärer und sozialer Faktoren, die zur Entwicklung der Autoimmunität des T1D in verschiedenen Altersgruppen beitragen. Eine abschließende Bewertung zur Bedeutung spezifischer Umweltfaktoren kann derzeit noch nicht getroffen werden (Johnson et al. 2021; Besser et al. 2022).

79.5.2 Typ-2-Diabetes

Der T2D ist ein heterogenes Syndrom, das pathophysiologisch charakterisiert ist durch:

- eine Veränderung der Insulinsekretion,
- eine reduzierte Fähigkeit des Insulins, die periphere Aufnahme von Glukose in die Gewebe zu stimulieren (Insulinresistenz) und
- durch eine gesteigerte bzw. vermindert hemmbare hepatische Glukoseproduktion.

Am Beginn des Entwicklungsprozesses steht die **Insulinresistenz.** Das Insulin hat nur noch einen reduzierten Effekt auf die Glukoseaufnahme in die Muskelzellen und kann die endogene Glukoseproduktion in den Leberzellen nicht mehr ausreichend hemmen. Um den Blutglukosespiegel weiter zu normalisieren, wird kompensatorisch mehr Insulin sezerniert. Es folgt eine reaktive Hyperinsulinämie. Nach einiger Zeit erschöpft sich jedoch die Insulinproduktion bzw. werden die β-Zellen im Pankreas zerstört. Es entstehen zunächst ein überhöhter und verlängerter Blutglukoseanstieg nach Kohlenhydrataufnahme (**gestörte Glukosetoleranz**) und schließlich ein manifester T2D.

Bei der Entwicklung eines T2D interagieren lebensstilbedingte sowie genetische, soziale und psychische Faktoren.

Genetische Faktoren Unter eineiigen Zwillingen, von denen einer an T2D erkrankt ist, liegt das Diabetesrisiko für den nicht erkrankten Zwilling bei 35–58 %, bei zweieiigen Zwillingen zwischen 17 und 20 %. Haben beide Eltern einen T2D, dann erkranken bis zum 60. Lj. 60 % ihrer Kinder. Es ist davon auszugehen, dass ein genetisch determinierter Defekt in der Insulinsekretion und -wirkung eine Prädisposition für die Krankheit darstellt, wobei nicht ein „Diabetes-Gen", sondern eine Vielzahl unterschiedlicher, noch nicht ausreichend identifizierter Gene Einfluss nimmt (DeForest und Majithia 2022).

Lebensstil Hochkalorische Ernährung, Bewegungsmangel und Übergewicht sind als Risikofaktoren für die Entwicklung des T2D epidemiologisch zweifelsfrei belegt. Viszerale Fettverteilung und Hirsutismus bei Frauen sind als Risikofaktoren bedeutsamer als der isolierte BMI-Wert. Die Mechanismen sind bis heute nicht ausreichend geklärt. Es wird angenommen, dass bei viszeral adipösen Patienten die intrazelluläre Wirkung des Insulins sowie die Insulinsekretion u. a. durch freie Fettsäuren, Entzündungs- und Immunmediatoren (z. B. TNF-α, IL-6) sowie Adiponektin geblockt werden.

Psychische Faktoren Metaanalysen prospektiver Langzeitstudien weisen darauf hin, dass eine depressive Symptomatik das Risiko, an einem T2D zu erkranken, um bis zu 60 % (Kulzer et al. 2013b) erhöht – auch nach Kontrolle für somatische, sozioökonomische und Lebensstilfaktoren. Unter einer PTBS leidende Vietnamveteranen haben ein 2,7-fach erhöhtes Risiko, einen T2D zu entwickeln (Scherrer et al. 2018). Frühkindliche gewalttätige und sexuelle Traumatisierung sowie Vernachlässigung sind mit einem erhöhten Diabetesrisiko assoziiert (Kruse und Ladwig 2017), wobei der Zusammenhang über die mangelnde Entwicklung von epistemischem Vertrauen und Persönlichkeitsfunktionen sowie die Entwicklung psychischer Störungen (Depression, Angst, PTBS) moderiert wird (Atasoy et al. 2022; Zara et al. 2022). Schlafstörungen und anhaltende arbeitsplatzbezogene Belastungen gehen mit einer erhöhten Diabetesinzidenz einher. Dabei interagieren psychische und somatische Risikofaktoren miteinander. Angststörungen erhöhen das Diabetesrisiko bei Patienten mit einem Prädiabetes (Ziang et al. 2020), Depressionen steigern das Risiko insbesondere bei Patienten mit Adipositas (Atasoy et al. 2018).

Insgesamt zeichnet sich ab, dass nicht so sehr eine spezifische psychische Störung, sondern ein chronischer Stresszustand die Entwicklung eines T2D begünstigt (Moulton et al. 2015; Sørensen et al. 2022).

79.6 Biopsychosoziale Interaktionen in der Genese und im Verlauf des Diabetes

Psychosoziale Faktoren können auf unterschiedlichen Wegen mit der Entwicklung und dem somatischen Verlauf des Diabetes interagieren:

- Sie können direkt über neuroendokrinologische und psychophysiologische Wege die Entwicklung des T2D bzw. die Stoffwechselsituation bei allen Diabetestypen beeinflussen (➤ Kap. 79.7).

- Sie können das Behandlungsverhalten des Betroffenen prägen (Davies et al. 2022). Psychosoziale Faktoren sind nahezu für alle Aspekte der Diabetestherapie relevant. Probleme bei der Bewältigung des Diabetes und seiner Folgen wie auch bei der Umsetzung der Therapieanforderungen im Alltag haben eine negative Wechselwirkung mit somatischen Parametern und der langfristigen Prognose des Diabetes (➤ Kap. 79.11).
- Sie nehmen aber auch indirekt Einfluss, indem sie den Lebensstil modifizieren. So ist der Lebensstil von Menschen mit psychosozialer Problematik oder mit psychischen Störungen im Vergleich zur Normalbevölkerung oftmals ungesünder. Menschen mit psychischer Symptomatik sind häufiger nikotinabhängig, bewegen sich weniger, brechen Gewichtsreduktionsprogramme häufiger ab und halten sich seltener an Ernährungsempfehlungen (Sim et al. 2021; Knychala et al. 2015). Insbesondere bei traumatisierten Menschen wird diskutiert, dass sie diffuse Spannungszustände durch vermehrtes Essen, Alkohol oder Rauchen reduzieren. Diese Form der Spannungsreduktion ist mit erheblichen gesundheitlichen Risiken verbunden, die in die Entwicklung eines T2D münden könnten.

Patientinnengeschichten

Fall 2: Fortsetzung

Frau M. bemühte sich jahrelang erfolglos um eine Gewichtsreduktion. Ihre Lebenssituation ist durch zahlreiche Misserfolge geprägt. Auf emotionale Spannungen reagiert sie mit unkontrolliertem Essen und passivem Rückzug. Es entwickelten sich Schuldgefühle; sie gewann den Eindruck, mit der Behandlung überfordert zu sein. Der ungünstige Verlauf des Diabetes wurde als schuldhaft verarbeitet, was die emotionalen Spannungsgefühle vermehrte.

79

79.7 Direkte psychophysiologische und neuroendokrinologische Bindeglieder

79.7.1 Veränderungen der Hypothalamus-Hypophysen-Nebennierenrinden-Achse (HHNA)

Stress, Traumafolgeerkrankungen, depressive Störungen und Trauerprozesse können mit einer Hyperaktivität der HHNA einhergehen, die durch eine vermehrte Freisetzung von ACTH und Kortisol gekennzeichnet ist (➤ Kap. 7).

Der **Hyperkortisolismus** greift auf verschiedenen Wegen in den Glukosestoffwechsel ein (Sharma et al. 2020). Er mindert die Wirksamkeit des Insulins und begünstigt den Anstieg des Blutglukosespiegels. So reduziert Kortisol die insulinstimulierte Glukoseutilisation, die insulininduzierte Suppression der hepatischen Glukoseproduktion und die Hemmung der Lipolyse von Fettdepots. Dies geht unmittelbar mit der Steigerung der Insulinresistenz einher. Darüber hinaus geht der Hyperkortisolismus mit einer Abnahme der muskulären Kapillarisierung, einer Veränderung der Faserzusammensetzung in der Muskulatur sowie einer Abnahme insulinsensitiver Fasern einher. Zudem führt die HHNA-Dysregulation mit Hyperkortisolämie zu einer viszeralen Fettakkumulation sowie zu einer verminderten Wachstums- und Sexualhormonsekretion. Auch diese Faktoren bedingen eine Steigerung der Insulinresistenz, der in der Genese und im Verlauf des T2D eine zentrale Rolle zukommt.

79.7.2 Aktivierung des angeborenen Immunsystems

Für die Pathogenese des T2D und seiner Folgeerkrankungen wird Entzündungsprozessen und der Aktivierung des angeborenen Immunsystems zunehmend eine wesentliche Rolle zugesprochen. Immunmediatoren wie z. B. TNF-α und IL-6 blockieren die intrazelluläre Wirkung des Insulins und dämpfen die Insulinantwort der Zelle erheblich. Auch entfalten Glukose und freie Fettsäuren ihren pathologischen Einfluss erst durch die induzierten Entzündungsprozesse (vgl. Moulton et al. 2015; Domingueti et al. 2016).

Depression sowie Stressreize gehen mit einer Aktivierung des angeborenen Immunsystems und einem verstärkten Auftreten proinflammatorischer Enzyme einher (Passos et al. 2015). Der T2D und die Arteriosklerose können sich über diese Entzündungsprozesse direkt oder über eine kompensatorische Aktivierung der HHNA mit Hyperkortisolismus ausbilden.

79.7.3 Aktivierung des adrenergen Systems

Durch die Freisetzung von Adrenalin und Noradrenalin im Rahmen von Stressreaktionen kommt es kurzfristig zu einer Freisetzung und Neubildung von Glukose und damit zu einem Blutglukoseanstieg. Dieser Effekt wird durch die α_2-adrenorezeptorvermittelte Hemmung der Insulinproduktion und die β-adrenorezeptorvermittelte Freisetzung von Glukagon verstärkt. Insgesamt führt die Aktivierung des adrenergen Systems zu einer Erhöhung des Grundumsatzes.

79.7.4 Dysregulation im autonomen Nervensystem

Dysregulation im autonomen Nervensystem mit verminderter Herzratenvariabilität (HRV) und Störungen der Baroreflexsensitivität sowie Veränderungen im Gerinnungssystem werden bei depressiven Patienten beobachtet. Sie begünstigen insbesondere bei Patienten mit Diabetes und KHK den plötzlichen Herztod (Chen et al. 2023). Viele Menschen weisen infolge der diabetischen Neuropathie bereits eine reduzierte HRV auf, sodass die isolierte Bedeutung der depressionsbezogenen Veränderungen für die kardiovaskuläre Morbidität und Mortalität bei Diabetes zurzeit noch ungeklärt ist.

79.8 Prävention des Diabetes

Die Prävention des T2D ist angesichts der jährlichen Neuerkrankungsrate von rund 600.000 Menschen in Deutschland zu einer herausragenden gesellschaftlichen Aufgabe geworden (Seidel-Jacobs et al. 2023).

Die Programme richten sich an Menschen mit erhöhtem Diabetesrisiko (z. B. Personen mit gestörter Glukosetoleranz). Zentrale Bausteine sind Ernährungsumstellung, Gewichtsreduktion (um 5–7 %) und vermehrte regelmäßige körperliche Aktivität. In den zwei großen Präventionsstudien DDP (Herman et al. 2005) und DPS (Tuomilehto et al. 2001) konnten Personen mit einem erhöhten Diabetesrisiko unter intensiver Betreuung in einem strukturierten Programm zur Lebensstilmodifikation das Risiko der Diabetesmanifestation um 58 % senken. Interventionen zur Lebensstilmodifikation mit einer Number-Needed-to-Treat (NNT) von 6,4 sind zur Prävention des T2D weitaus effektiver als medikamentöse Maßnahmen (NNT 10,8) (Gillies et al. 2007). Mittlerweile gibt es Langzeitergebnisse wie die der Da-Qing-Studie mit einer 30-jährigen Nachbeobachtungszeit der kombinierten Interventionsgruppe (Ernährung und Bewegung) im Vergleich zur Kontrollgruppe (Gong et al. 2019):

- Mittlere Verzögerung des Auftretens von Diabetes um 3,96 Jahre (95 %-KI 1,25–6,67; $p = 0{,}004$)
- Weniger kardiovaskuläre Ereignisse (HR 0,74; 95 %-KI 0,59–0,92; $p = 0{,}006$)
- Niedrigere Inzidenz mikrovaskulärer Komplikationen (HR 0,65; 95 %-KI 0,45–0,95; $p = 0{,}025$)
- Geringere kardiovaskuläre Mortalität (HR 0,67; 95 %-KI 0,48–0,94; $p = 0{,}022$)
- Geringere Gesamtmortalität (HR 0,74; 95 %-KI 0,61–0,89; $p = 0{,}002$)
- Durchschnittliche Erhöhung der Lebenserwartung um 1,44 Jahre (95 %-KI 0,20–2,68; $p = 0{,}023$)

Präventionsprogramme mit verhaltensmedizinisch orientierten Konzepten zur Lebensstiländerung konnten auch in Real-World-Studien den Ausbruch eines T2D vermeiden (Kelsey et al. 2022).

Für den deutschsprachigen Bereich liegen strukturierte Gruppenschulungsprogramme zur Prävention des T2D vor (z. B. PRAEDIAS). Zunehmend richtet sich der Blick aber auch auf Maßnahmen der Verhältnisprävention, d. h. auf Stadtentwicklung und Transport (Radwege, Grünflächen, Sportplätze), gesetzliche Regelungen zur verbraucherfreundlichen Nahrungsmittelkennzeichnung, öffentliche Verpflegung, Medienangebote u. a. (Schwarz und Landgraf 2015).

79.9 Therapie des Diabetes

Das übergeordnete Therapieziel bei allen Diabetesformen sind möglichst normnahe Glukosewerte, um mikro- und makrovaskulären sowie weiteren diabetesassoziierten Folgeerkrankungen vorzubeugen. Außerdem sollen akute Komplikationen, d. h. schwere Hypoglykämien und Ketoazidosen, vermieden werden. Dabei sollen die Lebensqualität und das soziale Leben der Patienten möglichst wenig durch die Krankheit und deren Therapie eingeschränkt werden.

Der Diabetes ist eine chronische Erkrankung, welche die Betroffenen bei der Therapie tagtäglich vor erhebliche Herausforderungen stellt. Neben der medikamentösen Therapie spielt ihr Therapieverhalten für die Prognose der Erkrankung eine bedeutsame Rolle.

II Es gilt daher in der Diabetestherapie gemeinsam mit den Betroffenen unter Einbezug einer Vielzahl von biologischen, somatischen, sozialen und verhaltensbezogenen Faktoren Therapieziele zu formulieren und sie (Haak et al. 2022) bestmöglich bei deren Umsetzung in ihrem persönlichen Lebensumfeld und ihrem Selbstmanagement zu unterstützen. **II**

79.9.1 Somatische Behandlung

Typ-1-Diabetes Die Therapie des T1D zielt auf die Imitation der fehlenden körpereigenen Insulinsekretion durch eine intensivierte Insulintherapie ab. Sie wird entweder mit mehrfachen täglichen Insulininjektionen (MDI) oder einer kontinuierlichen subkutanen Insulininfusionstherapie (CSII) mit einer Insulinpumpe durchgeführt. In der letzten Dekade hat die CSII in allen Altersgruppen, insbesondere bei jüngeren Kindern, zunehmend an Bedeutung gewonnen. Bei einer intensivierten Insulintherapie werden der Bedarf an basalem und prandialem Insulin differenziert betrachtet und vor jeder Insulingabe passend zu den aktuellen Aktivitäten (z. B. Ernährung, körperliche Aktivität, Stress u. a.) sowie dem Ergebnis der jeweiligen Glukoseselbstmessung berechnet (Haak et al. 2022). Seit einigen Jahren hat die kontinuierliche Glukosemessung (CGM) vor allem in Verbindung mit einer Insulinpumpe und einem Algorithmus zur automatischen Steuerung der Insulingabe (AID-System) zu weitreichenden Verbesserungen der Therapie des T1D geführt. Dazu zählt die Reduktion akuter Komplikationen ebenso wie die Senkung des HbA_{1c} und die Erhöhung der Zeit im Glukose-Zielbereich (TiR) zwischen 70 und 180 mg/dl. Damit verbunden sind vielfältige Verbesserungen im Alltag der Betroffenen, z. B. weniger Therapieaufwand, besserer Schlaf, mehr Zutrauen und geringere psychosoziale Belastungen (Cobry et al. 2022; Bisio et al. 2021; Ware et al. 2023; Brown et al. 2019).

Typ-2-Diabetes Die Therapie des T2D folgt nach den Leitlinien der Deutschen Diabetes-Gesellschaft (DDG) einem Stufenplan (BÄK et al. 2023). Die erste Therapiestufe umfasst zunächst eine nichtpharmakologische Basistherapie i. S. einer Lebensstilmodifikation mit dem Ziel einer Gewichtsreduktion, einer Ernährungsumstellung und vermehrter körperlicher Bewegung, oft unterstützt durch die Verordnung von Metformin. Insbesondere Gewichtsreduktion und Bewegung sind geeignet, um die Insulinresistenz zu reduzieren. Gleichzeitig soll das diabetesassoziierte Risiko für kardiovaskuläre Ereignisse geprüft und bei Vorliegen eines Risikos die Verordnung eines SGLT2-Hemmer oder GLP-1-RA erfolgen. Wird das Therapieziel nach 3–6 Monaten nicht erreicht, so sollte die Auswahl eines zweiten Medikaments entsprechend den Effekten auf priorisierte Endpunkte oder eine Insulintherapie erwogen werden. Als Einstieg in die Insulintherapie hat sich die basal-unterstützte Insulintherapie bewährt.

Die Therapie des Diabetes sollte nicht glukozentrisch erfolgen. Vielmehr sollte auch auf eine sorgfältige Einstellung des Hypertonus, die Regulation des Fettstoffwechsels und die gezielte Therapie der Folgeerkrankungen geachtet werden (Davies et al. 2022).
Die Behandlung setzt die aktive, intrinsisch motivierte Mitarbeit des Patienten voraus, da sie nahezu ausschließlich in seiner Eigenverantwortung stattfindet. Die NVL Typ-2-Diabetes betont in einem eigenen Kapitel zur partizipativen Entscheidungsfindung die Notwendigkeit des Einbezugs der Patienten in alle Belange der Therapie: *„Bei anstehenden gesundheitsbezogenen Entscheidungen bezüglich des Typ-2-Diabetes soll die Gesprächsführung entsprechend dem Konzept der partizipativen Entscheidungsfindung erfolgen“* (BÄK et al. 2023; vgl. auch ➤ Kap. 26).

Neben der Pharmakotherapie sind als **wesentliche Bausteine der Behandlung** zu nennen:
- Alltagsnahe und bedarfsgerechte Aufklärung über die Krankheit und ihre Behandlung (u. a. in strukturierten Diabetesschulungen)
- Erarbeitung individueller Therapieziele
- Training von Selbstmanagementfähigkeiten
- Stärkung der Behandlungsmotivation
- Reduktion krankheits- oder therapiebedingter somatischer, psychischer und sozialer Belastungen
- Erkennung und ggf. Behandlung psychologischer Behandlungsbarrieren und Anpassungsstörungen

Psychologische Aspekte sind daher unmittelbar in die Diagnostik und Behandlung des Diabetes zu integrieren. Die Behandlung sollte stets aus einer biopsychosozialen Perspektive und nach Möglichkeit interdisziplinär erfolgen (BÄK et al. 2023; Davies et al. 2022).

79.9.2 Diabetesschulungen

Strukturierte und evaluierte Schulungen sind integraler Bestandteil jeder Diabetestherapie und über die Disease-Management-Programme (DMP) bundesweit festgeschrieben. Moderne Schulungsprogramme zielen darauf ab, mit dem Patienten individuelle Behandlungsziele zu vereinbaren und Wissen sowie alltagspraktische Fertigkeiten zur Erreichung der Therapieziele zu vermitteln. Sie beinhalten Module zur Krankheitsbewältigung, zum Umgang mit Ängsten und Misserfolgen und zur Förderung von sozialer Kompetenz und Unterstützung. Aktuelle Reviews und Metaanalysen (vgl. Tavakoly et al. 2020; He et al. 2017) belegen die positiven Effekte der Schulungsmaßnahmen auf die Stoffwechseleinstellung, den systolischen Blutdruck und das diabetesspezifische Wissen der Patienten. Als effektiver haben sich insbesondere Schulungen erwiesen, die eine ausreichende Länge aufweisen und dem Selbstmanagementansatz verpflichtet sind.

Die Schulung verbessert nicht nur die Stoffwechselparameter, sondern erhöht die Lebensqualität der Betroffenen und reduziert die diabetesassoziierten psychosozialen Probleme sowie die Depressivität der Patienten (Kulzer et al. 2013b; DDG 2023).

Mittlerweile liegen diverse strukturierte, evaluierte und von Fachgesellschaften (DDG) oder dem Bundesamt für soziale Sicherung (BAS) zertifizierte Schulungs- und Behandlungsprogramme für unterschiedliche Zielgruppen und Behandlungsanlässe vor (Kinder, Jugendliche, Eltern betroffener Kinder, Erwachsene, T1D, T2D, Insulinpumpentherapie, Einsatz von CGM, Patienten mit diabetischer Neuropathie, erektiler Dysfunktion, diabetischem Fußsyndrom, makrovaskulären Erkrankungen, Hypertonie etc.).

79.9.3 Arzt-Patient-Beziehung in der Diabetologie: Empowerment und Selbstmanagement

Empowerment und Selbstmanagement sind Grundbegriffe der modernen Diabetestherapie (Kulzer et al. 2022; BÄK et al. 2023):
- **Empowerment** umschreibt Strategien und Maßnahmen, die das Ziel verfolgen, die Autonomie und Selbstbestimmung von Menschen mit Diabetes zu erhöhen, um ihnen einen eigenmächtigen und selbstverantwortlichen Umgang mit Diabetes zu ermöglichen (sog. Hilfe zur Selbsthilfe).
- Unter **Selbstmanagement** wird die Kompetenz verstanden, das eigene Leben mit dem Diabetes als chronischer Erkrankung selbstständig nach eigenen Zielen, Werten und Überzeugungen zu gestalten. Zu den wichtigen Selbstmanagementfähigkeiten gehören u. a. die Fertigkeit, sich sinnvolle Ziele zu setzen, eine Strategie für die erfolgreiche Umsetzung dieser Ziele zu erarbeiten und diese konsequent umzusetzen, sowie die Fähigkeit, sich zu beobachten, zu kontrollieren und aus den Beobachtungen reflektierte Schlussfolgerungen abzuleiten.

Somit kommen dem Arzt bzw. dem Diabetesteam in der Behandlung die Aufgaben zu, die Patienten über die Stoffwechselstörung und die Therapie so zu informieren, dass diese selbst begründete Therapieentscheidungen fällen können. Die Behandler im Empowerment-Ansatz sollen die Patienten im Umgang mit der Krankheit coachen, sie unterstützen, die Therapie entsprechend eigenen Zielen selbstständig zu gestalten, und ihnen die größtmögliche Verantwortung übergeben. Dies gelingt nur, wenn auch die Ängste und Befürchtungen der Patienten, ihre Lebensziele sowie die subjektiven Theorien erfragt und berücksichtigt werden.

Studien belegen, dass der Wunsch nach Information und Aufklärung bei den Patienten sehr groß ist. Durch Information und strukturierte Schulungen wächst ihr Selbstbewusstsein im Umgang mit der Therapie, aber auch der behandelnde Arzt wird positiver eingeschätzt. Dabei haben insbesondere die Diagnosemitteilung und die initiale Information großen Einfluss auf den weiteren Verlauf.

Eine paternalistische ärztliche Grundhaltung, die vorgibt zu wissen, was für den Patienten das Beste sei, ist in der Betreuung von Patienten mit Diabetes häufig zum Scheitern verurteilt. Die Diabetestherapie konkurriert auch mit anderen Lebenszielen des Patienten. Langfristige Gesundheit und die optimale Einstellung des Stoffwechsels sind nicht für jeden Patienten zentrale Lebensziele. Es ist anzustreben, dass der Patient seine Ziele in einem offenen kommunikativen Prozess gemeinsam mit dem Arzt identifiziert. Nur über dieses **akzeptierende**

Gespräch ohne Vorhaltungen kann es gelingen, ein problematisches Krankheitsverhalten zu verstehen, um es ggf. zu modifizieren.

Die Arzt-Patient-Beziehung ist jedoch nicht nur durch das Ringen um **Autonomie** geprägt, sie ist vielschichtiger. Menschen mit Diabetes sind Langzeitpatienten. Ihre Bindung an den Hausarzt oder Diabetologen ist sehr groß. 70–80 % der Patienten mit T2D bleiben im gesamten Verlauf der Behandlung in der hauärztlichen Betreuung. Langzeitpatienten bemessen dem affektiven Aspekt der Arzt-Patient-Kommunikation, wie „sich kennen, sich verstehen, sich vertrauen, Zeit füreinander haben etc." eine herausragende Bedeutung bei. **Wertschätzung und Präsenz** in Form von u. a. aktiver Unterstützung und Anerkennung für die Bemühungen sind zentrale Beziehungsaspekte, die neben der Berücksichtigung der Autonomie und der Beteiligung am Entscheidungsprozess zu beachten sind (Davies et al. 2022).

Der Wunsch nach Information unterscheidet sich von dem Wunsch, über die weiteren Behandlungsschritte zu entscheiden. Einige Patienten verstehen sich im Rahmen des Prozesses einer **partizipativen Entscheidungsfindung** (Shared Decision-Making) (BÄK et al. 2023) als gleichberechtigte Partner und treten aktiv in einen Abwägungsprozess ein. Diese Patienten sind mit der Behandlung zufriedener, orientieren sich in ihrem Verhalten mehr an den Behandlungszielen und haben eine stärkere Kontrolle über ihre Krankheit (Buhse et al. 2015). Andererseits tragen viele Patienten eine idealisierte Erwartungshaltung an den Arzt heran, fordern Hilfe ein und suchen den Arzt, der den Weg in der Behandlung weist. Hilfreich ist es, den Wunsch des Patienten nach Information und Beteiligung an der Entscheidungsfindung in Erfahrung zu bringen und diesen Wunsch zu respektieren. Die Gefahr ist darin zu sehen, dass die Wünsche der Patienten nach Führung, Versorgung und Bindung als defizitär betrachtet werden, anstatt auch diese Wünsche zu respektieren und die Autonomieentwicklung behutsam zu fördern.

Eine vertrauensvolle Arzt-Patient Beziehung ist eine entscheidende Voraussetzung dafür, dass sich Menschen mit Diabetes im Gespräch mit dem Arzt/Diabetesteam öffnen, auch von den Schwierigkeiten, Problemen, aber auch Erfolgen und Herausforderungen der Diabetestherapie im Alltag berichten und nachfragen, wenn sie medizinische Informationen nicht ausreichend verstehen.

So wundert es nicht, dass eine positive Beziehung zwischen Menschen mit Diabetes und dem Arzt/Diabetesteam mit einer erhöhten Adhärenz und psychischen Lebensqualität der untersuchten Personen einhergeht (Schunk et al. 2015). Das setzt aber eine Kommunikation voraus, in der der Patient seine subjektiven Wahrnehmungen, Bedürfnisse, Erwartungen und Hintergründe berichten kann. Die Wahrnehmung einer **gelungenen Kommunikation** wird häufig von Arzt/Diabetesteam und Menschen mit Diabetes unterschiedlich bewertet. Während der überwiegende Anteil der Ärzte in der DAWN-Studie angab, den Einfluss des Diabetes auf das Leben in den Gesprächen mit den Betroffenen thematisiert zu haben, wurde dies nur von jeder fünften Person mit Diabetes bestätigt (Kulzer et al. 2017).

79.10 Belastungen durch die Krankheit und die Therapie

Je nach Diabetestyp, Therapieform, Grad der körperlichen Beeinträchtigung, Lebensphase und Alter des Patienten unterscheiden sich die Belastungen erheblich:

- Die Insulintherapie verlangt im Alltag die ständige Reflexion jeder Aktivität (u. a. Nahrung, körperliche Belastung, Stress), um die Insulindosierung mehrfach täglich daran anzupassen. Da der Blutglukosespiegel nicht immer berechenbar ist, wiederholen sich Misserfolgserlebnisse in der Diabetestherapie in Verbindung mit der Erfahrung von Hilflosigkeit. Dazu können auch die kontinuierlich sichtbaren Glukosewerte bei CGM-Systemen beitragen, vor allem dann, wenn Betroffene darauf nicht adäquat reagieren können.
- Die Therapie lässt sich oft nicht mit einem flexiblen Lebensstil vereinen. So kommt es regelmäßig zu Konflikten zwischen persönlichen Bedürfnissen und Erfordernissen der Therapie, die ein hohes Maß an Selbstdisziplin und Selbststeuerung erfordern.
- Insulinpumpen, CGM und AID-Systeme (automatisierte Insulindosierung) sind für Außenstehende meist zu erkennen, der Diabetes ist damit ständig sichtbar. Ebenso macht die Diskussion der aufgezeichneten Sensorglukosedaten die gesamte Lebensführung transparent, verletzt Intimitätsschranken und kann als belastend oder kränkend erlebt werden. Der Einsatz von CGM ist zweifelsfrei mit Vorteilen und Entlastungen für Patienten verbunden. Die dabei gewonnenen Daten machen jedoch alle therapeutischen Schritte und auch die gesamte Lebensführung eines Patienten transparent.
- Die auf den ersten Blick „einfache" diätetische Behandlung bei übergewichtigen Patienten mit T2D verlangt eine grundlegende Modifikation eines oft seit Jahrzehnten gepflegten Lebensstils. Die Bemühungen vieler Patienten sind dabei frustran und münden in Hilflosigkeit und Selbstabwertung.
- Hypoglykämien beeinträchtigen aktuell die kognitive und körperliche Leistungsfähigkeit.
- In eher seltenen Fällen können sich Einschränkungen bei der Berufswahl oder Berufsausübung ergeben.
- Die chronische Krankheit und die Folgen sind in das Selbstbild zu integrieren. Stigmatisierungen im Beruf oder im persönlichen Umfeld können das Selbstbild besonders bei jüngeren Menschen mit T1D beeinträchtigen.
- Die Bedrohung durch Folgeerkrankungen stellt eine ständige emotionale Belastung dar. Werden Folgeerkrankungen wie eine KHK, Nephropathie oder Retinopathie diagnostiziert, resultieren spezifische physische, psychische, soziale und wirtschaftliche Belastungen. Da den Patienten ein hohes Maß an Selbstverantwortung für die Therapieergebnisse übertragen wird, sind damit Schuld- und Versagensgefühle verbunden.
- Je nach Persönlichkeitsstruktur und Lebensgeschichte können der Diabetes und die Behandlung innerseelische Konflikte und zugehörige Affekte mobilisieren, insbesondere Ängste vor Autonomie- und Kontrollverlust, Abhängigkeit und Verlust der körperlichen und psychischen Integrität. Nicht selten führt die

Krankheit zu einer Störung der Selbstwertregulation durch den Wegfall wichtiger Stabilisatoren des Selbstwertgefühls.
- Die Vernachlässigung oder Leugnung der lebensnotwendigen Therapie kann insbesondere bei T1D selbstschädigend oder suizidal genutzt werden.

Patientinnengeschichten

Fall 1: Fortsetzung

Die Autonomieproblematik prägte die Arzt-Patient-Beziehung und das Selbstbehandlungsverhalten bei Frau F. Ihr Arzt beklagte sich regelrecht, dass die Pat. ihm Anweisungen gebe, sich selbst jedoch nicht an seinen Behandlungsvorschlägen orientiere. Die Unabhängigkeit in der Tagesgestaltung hatte für Frau F. ein größeres Gewicht als eine normnahe Stoffwechseleinstellung.

Für Kinder und Jugendliche mit Diabetes und ihre Familien ergeben sich darüber hinaus spezifische Belastungen (Dehn-Hindenberg et al. 2021; Danne et al. 2016; Holder et al. 2022):
- Müttern und Vätern kommt die Doppelaufgabe zu, einerseits die normale psychische und soziale Entwicklung ihres Kindes zu fördern, es gleichzeitig aber ununterbrochen zu überwachen und den Diabetes differenziert zu behandeln. Die Doppelrolle als Erzieher und Therapeut prägt die Eltern-Kind-Beziehung und kann zu zahlreichen Konflikten führen.
- Die Pubertät stellt eine besonders vulnerable Phase dar. Hormonell bedingt kommt es zu vermehrten unvorhersehbaren Stoffwechselschwankungen. Gleichzeitig realisieren Jugendliche die Bedrohung ihrer Zukunft durch Folgeerkrankungen. Der Aufbau einer stabilen Identität kann dadurch beeinträchtigt werden. Depression und ein negatives Selbstbild werden häufiger beobachtet, ebenso die Vernachlässigung der Therapie bis hin zu lebensbedrohlichen Manipulationen (Hypoglycaemia factitia, Insulin-Purging, DKA).
- Jugendliche benötigen die Unterstützung ihrer Eltern bei der anspruchsvollen Therapie; das gleichzeitige Streben nach persönlicher Autonomie führt zu wiederholten Konflikten um den Diabetes (Saßmann et al. 2022).
- Das Screening auf frühe Stadien des T1D bei Neugeborenen und Vorschulkindern kann bei positivem Ergebnis eine Belastung für Eltern darstellen und mit Ängsten vor der Manifestation verbunden sein (Ziegler et al. 2020).

79.11 Anpassungs- und komorbide psychische Störungen

79.11.1 Depressive Anpassungsstörung und Depression

Menschen mit T1D wie auch T2D weisen doppelt so häufig eine depressive Symptomatik auf wie Personen in stoffwechselgesunden Vergleichsstichproben. Nahezu 30 % der Menschen mit Diabetes leiden an einer subklinischen oder klinischen depressiven Symptomatik, ca. 10–15 % an einer klinischen Depression (Kulzer et al. 2013b; Farooqi et al. 2022). Auch bei Müttern von Kindern mit Diabetes wird eine erhöhte Prävalenz von Depression und PTBS beobachtet, die sich wiederum negativ auf die Stoffwechselsituation und das psychische Befinden der Kinder auswirkt (de Wit et al. 2022).

Die Depression gilt als Risikofaktor für die Entwicklung eines T2D (Kulzer et al. 2013b; Dendrup et al. 2018). Andererseits zeigt sich eine erhöhte Depressionsrate auch in der Folge des Diabetes und seiner Folgeerkrankungen. Neben den allgemeinen Risikofaktoren gelten als **diabetesspezifische Faktoren für die Entwicklung einer depressiven Symptomatik:**
- Diagnosestellung
- Umstellung von oraler Therapie auf Insulintherapie
- Komplexes Therapieschema
- Akut auftretende Folgeerkrankungen (z. B. Retino-, Nephro-, Neuropathie, sexuelle Dysfunktion)
- Schwere Hypoglykämien
- Diabetesbezogener Distress
- Ausgeprägte funktionelle Beeinträchtigungen
- Soziale Einschränkungen und Diskriminierung
- Vermindertes Gefühl der Kontrolle und Selbstwirksamkeit bei unbefriedigender Stoffwechseleinstellung

Der **diabetesbezogene Distress** ist eine emotionale Reaktion auf den Diabetes und die Herausforderungen, welche die Therapie für den Patienten beinhaltet. Er entsteht, wenn die diabetesbezogenen Anforderungen die Ressourcen des Patienten übersteigen. Sorgen vor Folgeerkrankungen und die Zukunft, Sorgen, die Blutzuckereinstellung nicht hinreichend bewältigen zu können, Ängste vor Stoffwechselentgleisungen u. a. zählen zu diesen emotionalen Reaktionen, von denen 20–40 % der Patienten betroffen sind (Skinner et al. 2020). Sie sind eng mit der Entwicklung depressiver Symptome, einer eingeschränkten Lebensqualität, aber auch einer problematischen Stoffwechselsituation verbunden. Es ist davon auszugehen, dass das Konzept des spezifischen diabetesbezogenen Distresses die Problematik der Patienten mit depressiver Symptomatik besser abbildet als das Konzept der klassifikatorischen Diagnose der Depression (Fisher et al. 2015).

Die depressive Symptomatik ist aber nicht immer Ausdruck einer maladaptiven Krankheitsverarbeitung, sondern kann sich auch als direkte Folge der organischen Erkrankung (z. B. anhaltende Hyperglykämie, Herzinsuffizienz, Pankreatitis etc.) oder Behandlung (u. a. Antihypertensivum) entwickeln. Sie kann bei zuvor bestehender Depression erneut durch den Diabetes und seine Folgen ausgelöst werden oder sich unabhängig vom Diabetes entwickeln.

Die depressive Symptomatik prägt die Lebensqualität der Betroffenen in besonderem Maße. Menschen mit Diabetes, die gleichzeitig unter einer depressiven Symptomatik leiden, erleben bei vergleichbarer körperlicher Beeinträchtigung eine deutlich reduzierte Lebensqualität. Sie nehmen medizinische Hilfen in hohem Maße in Anspruch und haben ein deutlich erhöhtes Risiko für Arbeitsunfähigkeitstage auch gegenüber Menschen, die an einem Diabetes, aber nicht an einer Depression erkrankt sind.

Menschen mit Diabetes, die an einer subklinischen oder klinischen Depression leiden, stellen eine besondere Risikogruppe dar. Prospektive bevölkerungsbezogene Studien legen nahe, dass eine depressive Symptomatik sowohl das Risiko für die Entwicklung der Folgeerkrankungen als auch das Mortalitätsrisiko erheblich steigert (u. a. Hofmann et al. 2013; Prigge et al. 2022).

Nicht nur schwere depressive Störungsbilder, sondern auch leichte, subklinische depressive Zustände sind dabei bedeutsam. So stieg in der NHANES-Studie das Mortalitätsrisiko für nichtdepressive Menschen mit Diabetes im 10-Jahres-Verlauf gegenüber der Normalbevölkerung um 98 %, während es für Menschen mit Diabetes und depressiver Symptomatik um 227 % erhöht war. Auch das Auftreten von Folgeerkrankungen wird bei Diabetes durch die Depression begünstigt (Hofmann et al. 2013; Prigge et al. 2022). Es ist davon auszugehen, dass die Interaktion von Depression und Stoffwechselstörung eine besondere Brisanz für die gesundheitliche Entwicklung entfaltet, entweder über direkte psychoneuroendokrinologische Wege oder über die Beeinflussung des Lebensstils.

Patientinnengeschichten

Fall 2: Fortsetzung

Bei Frau M. ergeben sich deutliche Hinweise auf eine Depression, die einer Behandlung des Diabetes entgegenstehen und das weitere Morbiditäts- und Mortalitätsrisiko erhöhen – sei es durch das problematische Therapieverhalten, sei es durch den Lebensstil oder auf neuroendokrinologischen Wegen (z. B. Hyperkortisolismus) der Depression.

79.11.2 Diabetesspezifische dysfunktionale Ängste und Angststörungen

Trotz unbefriedigender Datenlage ist von einer erhöhten Rate an Angststörungen bei Diabetes auszugehen. Insbesondere diabetesspezifische dysfunktionale Ängste beeinträchtigen das Krankheitsverhalten und die Lebensqualität. Dazu zählen die übermäßige Angst vor Folgeerkrankungen und die Hypoglykämieangst (Chatwin et al. 2023; de Wit et al. 2022; Lindekilde et al. 2021).

Patienten mit übermäßigen **Ängsten vor Folgeerkrankungen** sind bemüht, ihre Ängste (z. B. vor Erblindung oder Niereninsuffizienz) durch ein ausgeprägtes Vermeidungs- und Sicherheitsverhalten zu kompensieren. Sie kontrollieren ihren Glukosespiegel häufiger als notwendig, streben zu niedrige Glukosewerte an und nehmen wiederholt schwere Hypoglykämien in Kauf. Sie verbinden damit die Hoffnung, Folgeerkrankungen vermeiden zu können. Das ganze Leben wird auf die Therapie ausgerichtet, berufliche und private Tätigkeiten werden darauf abgestimmt. Die Angst beeinträchtigt das tägliche Leben und persönliche Beziehungen; Schlafstörungen sind häufig anzutreffen.

Auch Mütter jüngerer Kinder mit T1D können entsprechende Ängste vor akuten Komplikationen und Folgeerkrankungen entwickeln. Sie überprüfen regelmäßig auch nachts mehrfach die Glukosewerte ihres Kindes, beobachten diese am Tag kontinuierlich über die Follower-Funktion des CGM-Systems und kreisen in ihren Gedanken ängstlich um das Wohlergehen des Kindes (Saßmann et al. 2022).

Die **Hypoglykämieangst** ist durch eine übermäßige Angst vor schweren Hypoglykämien gekennzeichnet. Bis zu 15 % der Menschen mit T1D sind davon betroffen. Nach einer schweren Hypoglykämie kommt es fast regelhaft zu ausgeprägten Ängsten vor Hypoglykämien, dem damit verbundenen Kontrollverlust und möglichen lebensbedrohlichen Risiken. Erste Anzeichen einer Unterzuckerung mobilisieren starke Ängste. Die physiologischen Begleitreaktionen der Angst (Herzklopfen, Schwitzen, Tachykardie etc.) entsprechen der autonomen Symptomatik der Hypoglykämie und sind für Patienten außer durch die Blutglukosebestimmungen nicht von einer Hypoglykämie zu unterscheiden. In der Folge werden in Panik sehr viele Kohlenhydrate verschlungen. Aus Angst vor Hypoglykämien vermeiden die Patienten Autofahrten, beschränken ihre berufliche Tätigkeit, aber auch ihre Freizeitaktivitäten und stellen ihren Glukosespiegel zu hoch ein. Weiterhin können Ängste vor nächtlichen Hypoglykämien eine besondere Belastung darstellen. Durch den Einsatz von CGM-Systemen mit entsprechenden Alarmen konnten diese Ängste gegenüber der Vergangenheit deutlich reduziert werden (Elbalshy et al. 2022).

79

Patientinnengeschichten

Fall 1: Fortsetzung

Frau F. hatte in der Vergangenheit leichte Hypoglykämien mit Zittern und Konzentrationsstörungen bei der Arbeit. Sie war sehr verunsichert und hatte große Angst, dass dies von ihren Kollegen und Kindern bemerkt würde. Angst bereitete ihr auch die Vorstellung, eine schwere Hypoglykämie mit Kontrollverlust bei der Arbeit zu erleiden. Sicherheitshalber strebte sie daher höhere Blutglukosewerte an.

Auch nicht diabetesspezifische Angststörungen wie z. B. Phobien, generalisierte Angststörungen, Panik- oder Zwangsstörungen interagieren mit dem Krankheitsverhalten und können negative Auswirkungen auf das Diabetesmanagement haben. Der Zusammenhang zwischen dysfunktionalen Ängsten, Angststörungen, Krankheitsverhalten und Krankheitsverlauf bei Menschen mit Diabetes ist nicht einheitlich. Während moderate Ängste vor Folgeerkrankungen durchaus mit einer stabilen Stoffwechsellage verbunden sein können, geht eine ausgeprägte Hypoglykämieangst mit einer unzureichenden Stoffwechseleinstellung, einem problematischen Krankheitsverhalten sowie einem erhöhten Mortalitätsrisiko einher (Kulzer et al. 2013b; Zhang et al. 2022; Polonsky et al. 2023).

79.11.3 Essstörungen und Diabetes

Die Therapie des Diabetes erfordert eine intensive Auseinandersetzung mit dem eigenen Essverhalten. Ein sehr kontrolliertes Essverhalten, das bei Menschen ohne Diabetes als symptomatisch einzuordnen wäre, ist für Menschen mit Diabetes adäquat und funktional. Auch entwickeln sich in der Folge von Hypoglykämien Heißhungerattacken als physiologische Reaktion. Kontrolliertes Essverhalten, vermehrte Aufmerksamkeit gegenüber dem Essen und Heißhungerattacken sind bei Menschen mit Diabetes daher nicht immer Folge einer Essstörung. Studien, die diese Zusammenhänge nicht berücksichtigen, stehen in der Gefahr, die Prävalenz von Essstörungen bei Menschen mit Diabetes zu überschätzen.

Je nach Krankheitsdefinition und Untersuchungsstichprobe nimmt man in der Allgemeinbevölkerung bei den 14- bis 20-jährigen Frauen eine Prävalenz der Anorexia nervosa von 0,2–0,8 % an. Die Prävalenz der Bulimie wird mit 2–4 % angegeben. Nach aktueller Datenlage weisen Patienten mit T1D gegenüber der altersadjustierten Normalbevölkerung keine erhöhte Prävalenz für eine Anorexia nervosa auf. Dagegen zeichnet sich in der angloamerikanischen Literatur ab, dass die Prävalenz der Bulimie und der nicht näher bezeichneten Essstörungen bei adoleszenten Mädchen mit T1D erhöht ist (de Wit et al. 2022). Dem sog. **Insulin-Purging,** der gezielten Unterdosierung des Insulins zur Kontrolle des Gewichts, kommt dabei eine besondere Bedeutung zu. Eine deutsche Studie unter Jugendlichen mit T1D konnte keine erhöhte Rate von gestörtem Essverhalten gegenüber der Hintergrundbevölkerung zeigen (Hevelke et al. 2016). Die Komorbidität einer klinischen und subklinischen Essstörung mit T1D geht mit einer problematischen Stoffwechseleinstellung einher und erhöht das Risiko für mikro- und makrovaskuläre Folgeerkrankungen sowie das Mortalitätsrisiko (de Wit et al. 2022). Die sehr selten anzutreffende Komorbidität von **Anorexia nervosa** und T1D ist als prognostisch besonders problematisch einzuschätzen, ebenso das Insulin-Purging. Allerdings reicht hier das klinische Bild von Jugendlichen mit unbeholfenem Umgang mit der Therapie bis hin zu Patienten mit artifiziellen Erkrankungen.

Studien zur Prävalenz der Essstörungen bei Patienten mit T2D weisen je nach eingesetzter Methodik und Untersuchungskollektiv sehr heterogene Ergebnisse auf. Die Prävalenzraten schwanken zwischen 3,5 und 40 %. Anhand der vorliegenden Daten ist nicht abzuschätzen, ob Menschen mit T2D vermehrt an Essstörungen, insbesondere an einer Binge-Eating-Störung (BES), leiden. Die Prävalenz der BES bei adipösen Patienten, die sich an einem Gewichtsreduktionsprogramm beteiligten, wird auf 15–30 % geschätzt (Lindekilde et al. 2022).

Das **Night-Eating-Syndrom** ist ein bei übergewichtigen Patienten anzutreffendes Syndrom, das durch übermäßiges spätabendliches/nächtliches Essen, Schlaflosigkeit und morgendliche Appetitlosigkeit gekennzeichnet ist (➤ Kap. 62.6). Für Menschen mit Diabetes erweist sich dieses Essverhalten als besonders problematisch. Abbott et al. (2018) ermittelten in ihrem Review Prävalenzraten von 3,8–8,4 % bei Patienten mit T2D.

79.12 Selbstbehandlungsverhalten und Stoffwechseleinstellung

Trotz umfangreicher Bemühungen zur Verbesserung der Versorgung bei Diabetes mellitus ist die Situation noch immer unbefriedigend. Ein Drittel der Patienten mit T2D ist mit einem HbA_{1c} > 7,5 % (58,5 mmol/mol) unzureichend eingestellt, ca. 50 % weisen erhöhte Blutdruckwerte auf. Bei Kindern, Jugendlichen und jungen Erwachsenen mit T1D erreichen etwa 45 % einen Ziel-HbA_{1c} von < 7,0 % (53 mmol/mol) (Albanese-O'Neill et al. 2022). Dabei gelingt das Erreichen des HbA_{1c}-Ziels jungen Kindern und ihren Eltern sehr viel häufiger als Jugendlichen und jungen Erwachsenen.

Wenn die Therapieziele der Diabetesbehandlung längerfristig nicht erreicht werden, sind häufig Probleme im Selbstmanagement der Erkrankung ursächlich. Wesentliche Gründe für ein ungünstiges Selbstbehandlungsverhalten fasst ➤ Tab. 79.1 zusammen.

Tab. 79.1 Faktoren, die ein ungünstiges Selbstbehandlungsverhalten bzw. eine unzureichende Stoffwechseleinstellung bei Patienten mit Typ-1- oder Typ-2-Diabetes fördern

Patientenbezogene Gründe	• Mangelndes Wissen über die konkrete Behandlung unter Alltagsbedingungen • Intellektuelle Einschränkungen, Bildungsferne • Fehlende Risikowahrnehmung und zu große oder zu geringe Risikoeinschätzung • Mangelnde Fertigkeiten zur Selbstbehandlung/Überforderung z. B. auch durch neue Technologien • Lebensphasenabhängige Alltagsprioritäten, die der Diabetestherapie entgegenstehen • Psychische Störungen (Depression, Angst, Essstörung, Sucht, artifizielle Störungen, Persönlichkeitsstörung) • Autonomiekonflikt (forcierte Autonomie bei Angst vor zu großer Abhängigkeit) • Selbstwertproblematik • Burnout-Syndrom • Angst vor beruflicher und persönlicher Ausgrenzung und Diskriminierung • Kulturelle Spezifika (religiös geprägter Fatalismus, Zugehörigkeit zu einer Minorität, Migrationsstatus) • Weitere körperliche Komorbidität
Behandlerbezogene Gründe	• Unrealistische Behandlungsanforderungen und Überforderung des Patienten • Unangemessene Informationsvermittlung und Schulung, auch zu neuen Technologien • Vorwurfsvolle Einstellung und übermäßige Kontrolle • Störung in der Arzt-Patient-Kommunikation, da die Sichtweise des Patienten nicht beachtet wird • Fehlende personelle Konstanz • Heterogene Therapieziele und -prinzipien im Team
Umfeldbezogene Gründe	• Übermäßige Kontrolle und Autonomieeinschränkung durch die Familie • Übermäßige Rücksicht und Versorgung • Verleugnung der Erkrankung • Fehlende soziale Unterstützung und mangelnde Bereitschaft des Umfelds, Lebensgewohnheiten umzustellen • Soziale Ausgrenzung/Armut

79.13 Psychosomatische/psychotherapeutische Beiträge zur Diabetestherapie

Psychologische und psychosomatische Aspekte sollen in die gesamte Diabetestherapie (insb. Schulungs- und Betreuungsprogramme) sowie in die ärztliche Behandlung integriert werden. Darüber hinaus ergeben sich – neben den allgemeinen Psychotherapieindikationen – spezifische Indikationen für eine Psychotherapie, bei denen die bio-psychosozialen Interaktionen bei Diabetes besonders beachtet werden müssen (➤ Box 79.1; vgl. Kulzer et al. 2013 a, b).

BOX 79.1

Spezifische Indikationen zur Psychotherapie bei Patienten mit Diabetes mellitus

- Chronisch unzureichende Blutglukoseeinstellung im Rahmen psychosozialer Belastungen
- Anpassungsstörungen in belastenden Krankheitsphasen (Manifestation nach akuten Krisen, Diagnose einschränkender Folgeerkrankungen)
- Subklinische und klinische Depression
- Dysfunktionale diabetesspezifische Ängste (Hypoglykämieangst, Angst vor Folgeerkrankungen, Spritzenphobie)
- Angststörungen
- Essstörungen (inkl. Insulin-Purging)
- Selbstschädigendes Verhalten mit Insulin (Hypoglycaemia factitia, Abbruch der Insulintherapie)
- Hochbelastete Eltern junger Kinder mit Typ-1-Diabetes
- Jugendliche mit Diabetes bei Autonomiekonflikten mit ihren Eltern

79.13.1 Unzureichende Stoffwechseleinstellung

Metaanalysen (van der Feltz-Cornelis et al. 2021; Winkley et al. 2020) weisen darauf hin, dass psychotherapeutische Interventionen und psychosoziale Beratung bei Menschen mit T2D und ungünstiger Stoffwechseleinstellung die psychosoziale diabetesbezogene Problematik reduzieren und die Stoffwechseleinstellung verbessern können. Dies gilt auch für Diabetespatienten, die nicht unter einer psychischen Störung leiden. Für intensiv geschulte Erwachsene mit Diabetes konnte gezeigt werden, dass sich im Rahmen einer psychosomatisch-psychotherapeutischen **Kurzzeitpsychotherapie** (8 Sitzungen: Selbstmanagement, lösungsorientierte Psychotherapie) die metabolischen Parameter und die Lebensqualität nach 6 Monaten verbesserten und die diabetesassoziierte Problematik zurückging (Kampling et al. 2022). Das Spektrum der eingesetzten psychotherapeutischen Verfahren insgesamt reicht von kognitiv-behavioralen Therapieansätzen, psychodynamisch orientierten Verfahren bis hin zu Entspannungstechniken und Coaching. Online Angebote waren bei der Reduktion der psychosozialen Belastung erfolgreich, nicht aber bei der Verbesserung der Stoffwechselparameter (Tavares Franquez et al. 2023). Insgesamt ist die Aussagefähigkeit der Studien zu Online-Interventionen eingeschränkt, da die Nachbeobachtungszeiträume sehr kurz und die Effekte nur gering ausgeprägt waren.

Sicherlich ist eine Psychotherapie nicht für alle Patienten mit unzureichenden Glukosewerten indiziert. Patienten z. B. mit intensiver Stressbelastung oder Patienten mit ungünstigem Selbstbehandlungsverhalten im Rahmen eines Autonomiekonflikts können aber bei entsprechender Motivation von einer Psychotherapie profitieren. Die Frage der differenziellen Indikation zur Psychotherapie wurde bisher noch nicht ausreichend untersucht.

Patientinnengeschichten

Fall 1: Fortsetzung

Frau F. hatte mehrfach an einer Diabetesschulung teilgenommen, ohne davon ausreichend profitieren zu können. Wegen ihrer Erschöpfung und der Sorge um ihre Arbeitsfähigkeit begab sie sich in eine stationäre psychosomatische Behandlung. Nachdem dort zunächst sehr ressourcenorientiert gearbeitet wurde, konnte die Autonomieproblematik zunehmend angesprochen werden. Ängste vor Abhängigkeit und entsprechende Schamgefühle, Schuldgefühle bei Abgrenzungsbemühungen sowie die Selbstfürsorge wurden bearbeitet und alternative Umgangsformen unter Wahrung ihrer Autonomiebestrebungen gesucht. Dabei gelang es der Pat. zunehmend, ihre CGM-Daten ohne Schuldgefühle sachlich zu analysieren und im Alltag zu nutzen. Damit gelang es ihr, die Zeit im Glukosezielbereich deutlich zu erhöhen und mit dem Diabetologen befriedigender zu kooperieren. Es schloss sich eine ambulante Psychotherapie an.

In der Pädiatrie wurden mit großem Erfolg **familientherapeutische Interventionen** erprobt. Die Einführung von familienorientierten verhaltensmedizinischen Prinzipien (Zielsetzung, Selbstbeobachtung, positive Verstärkung, unterstützende elterliche Kommunikation und angemessene Aufgabenverteilung bei der Diabetestherapie) in die pädiatrische Praxis verbessert das Therapiemanagement, die Qualität der Stoffwechseleinstellung, aber auch die Beziehung zwischen Jugendlichen und Eltern. Diabetesspezifische familientherapeutische Ansätze führten zu verringerten Familienkonflikten, optimiertem Diabetesmanagement und verbesserten Glukosewerten (de Wit et al. 2022; Holder et al. 2022).

Psychoedukative Maßnahmen zur Steigerung der Problemlösefertigkeiten und der elterlichen Unterstützung direkt nach der Diagnose zeigten positive Effekte auf die Stoffwechseleinstellung der Kinder. Auch Gruppenangebote für Jugendliche zur Förderung von Problemlösefähigkeiten, zum Stressmanagement und zu Bewältigungsstrategien führten zur Verbesserung von Stoffwechseleinstellung, Lebensqualität und sozialer Kompetenz (de Wit et al. 2022). Die Technik der **motivierenden Gesprächsführung** (Motivational Interviewing) hat sich als psychotherapeutischer Ansatz zur Unterstützung von Jugendlichen bewährt: Stoffwechseleinstellung und Lebensqualität konnten verbessert werden.

Auch ein telemedizinisches Coaching (TeLiPro) erwies sich bei T2D als hilfreich, um die Stoffwechseleinstellung zu verbessern, das Gewicht zu reduzieren, den Blutdruck besser einzustellen und die Lebensqualität zu optimieren (Kempf et al. 2017).

79.13.2 Behandlung der depressiven Anpassungsstörung und Depression bei Menschen mit Diabetes

Angesichts der multiplen Interaktionen zwischen Depression und Diabetes mellitus sind die Diagnose und Behandlung dieser psychischen Störung von besonderer Bedeutung. Selbstverständlich sind dabei die allgemeinen Leitlinien zur Therapie der Depression zu beachten: Psychosomatische Grundversorgung, Psychotherapie und Psychopharmakotherapie stellen die wesentlichen Säulen der antidepressiven Therapie dar. Gleichzeitig sind spezifische Therapieziele zu beachten. Bei depressiven Patienten mit Diabetes soll nicht nur die depressive Symptomatik reduziert, sondern auch das Therapieverhalten optimiert und die gesundheitsbezogene Lebensqualität verbessert werden. Folgende Therapiebausteine wurden diesbezüglich mittlerweile empirisch untersucht.

Individualisierte Diabetes-Schulungsprogramme Programme wie z. B. MEDIAS-2 (Kulzer et al. 2013a) führen sowohl zu einer Verbesserung der Qualität der Stoffwechseleinstellung als auch zu einer Reduktion der depressiven Symptomatik bei Patienten mit einer depressiven Anpassungsstörung. Wenn die depressive Symptomatik als Reaktion auf diabetesspezifische Probleme zu verstehen ist, kann die Stärkung der Kompetenz der Patienten im Umgang mit der Krankheit eine effektive Therapie darstellen – vorausgesetzt, die Schulungsprogramme gehen individuell auf die Anpassungsproblematik ein (Davies et al. 2022).

79

Pharmakotherapie Eine psychopharmakologische Behandlung der Depression bei Diabetes mit Antidepressiva führt im Vergleich mit Placebo zu einer Reduktion der depressiven Symptomatik. Die Auswirkungen auf den Glukosestoffwechsel sind nicht einheitlich. Beim Einsatz trizyklischer Antidepressiva kommt es zu einer Verschlechterung der metabolischen Parameter und zu einer Gewichtszunahme. SSRI (Sertralin, Fluoxetin, Citalopram) und der Melatoninagonist Agomelatin sind wegen der geringeren Interaktion mit dem Glukosestoffwechsel und dem Körpergewicht zu bevorzugen und in klinischen Studien bei Menschen mit Diabetes getestet (Feltz-Cornelis et al. 2020; Kulzer et al. 2013a).

Psychotherapie Die Auswirkungen psychotherapeutisch-psychoedukativer Interventionen bei depressiven Diabetespatienten auf die depressive Symptomatik und die Stoffwechselsituation wurden in zahlreichen RCTs überprüft (van der Feltz-Cornelis et al. 2021). Einzel- und gruppenpsychotherapeutische Interventionen bei depressiven Menschen mit T1D oder T2D und unbefriedigender Stoffwechseleinstellung führen zu einer erhöhten Remissionsrate der Depression (Petrak et al. 2015). Psychodynamisch orientierte supportive Psychotherapie im Rahmen einer CL-Intervention bei stationär behandelten Patienten mit diabetischem Fußsyndrom reduzierte ebenfalls die depressive Symptomatik auch bei schwerster körperlicher Beeinträchtigung (Kruse et al. 2006; Simson et al. 2008). Verhaltenstherapeutische Interventionen erwiesen sich als effektiv in der Prävention der depressiven Störung bei Patienten mit Diabetes und subklinischer Depression (Hermanns et al. 2015).

Collaborative-Care-Ansätze Hier erfolgt eine gestufte multidisziplinäre Versorgung in primärärztlichen Praxen. Diese beinhaltet ein fragebogengestütztes durchgehendes Depressionsscreening durch einen geschulten Case-Manager. Die Betroffenen werden aktiv kontaktiert und zunächst beraten (psychoedukativ, einfache Problemlösetechniken). Falls dies keinen Erfolg hat, werden sie dem CL-Psychiater/Psychosomatiker vorgestellt. Wie eine Metaanalyse (Atlantis et al. 2014) zeigt, führen diese Interventionen zu einer moderaten Reduktion sowohl der depressiven Symptomatik als auch des HbA_{1c}. Eine langfristige Verbesserung der Stoffwechseleinstellung unter einem Stepped-Care-Ansatz bei Depression ist ebenso wie die Frage, ob die Ergebnisse dieser Studien auf das deutsche Versorgungssystem übertragbar sind, nicht sicher abzuschätzen.

Digitale Gesundheitsanwendungen (DiGA), Online Therapieangebote Beide haben sich in der Reduktion der depressiven Symptomatik als erfolgreich erwiesen, nicht jedoch in der Reduktion erhöhter HbA_{1c}-Werte. Ihre Bedeutung liegt insbesondere in der Vorbereitung auf eine Psychotherapie und bei der Überbrückung von Wartezeiten (Tavares Franquez et al. 2023).

Die publizierten Therapiestudien zur Behandlung depressiver Diabetespatienten gehen jedoch mit methodischen Einschränkungen einher, sodass weiterer Forschungsbedarf besteht.

Patientinnengeschichten

Fall 2: Fortsetzung

Frau M. entschied sich auf Empfehlung ihres Arztes zu einer medikamentösen Therapie ihrer Depression und zur Teilnahme an einer individualisierten Diabetesschulung, in der realistische Therapieziele bei Adipositas und Diabetes entwickelt und Schuldgefühle bearbeitet wurden. Ergänzt wurde dies um eine KVT. Ferner entschloss sich Frau M., regelmäßig zusammen mit anderen Patienten an einer Walking-Gruppe teilzunehmen. Sie veränderte ihre Einstellung zum Insulin und konnte ihre Blutzuckerwerte zunehmend befriedigend steuern. Dabei bildete sich die depressive Symptomatik zurück.

79.13.3 Diabetesspezifische Ängste und Angststörungen

Auch wenn sich Interaktionen zwischen Angststörungen und Diabetes abzeichnen, können bei der derzeitigen Studienlage keine Aussagen über die Auswirkungen der Therapie der klinischen Angststörungen auf den Diabetes und die metabolische Situation gemacht werden.

Bei ausgeprägten Ängsten vor Hypoglykämien in der Folge schwerer Hypoglykämien kann initial eine Schulung zur Wahrnehmung, Vermeidung und Bewältigung der Hypoglykämie (z. B. HyPOS, Hermanns et al. 2007) zu einer deutlichen Verbesserung der Selbstmanagementfähigkeiten im Umgang mit Hypoglykämien sowie zu einer Reduktion der Angst und der schweren Hypoglykämien führen. Die kontinuierliche Glukosemessung (CGM) und der Einsatz von AID-Systemen haben sich bei Hypoglykämie-Wahrnehmungsproblemen und damit verbundenen realen Ängsten bewährt (Amigó et al. 2023; Chatwin et al. 2023).

79.13.4 Therapie der Essstörung bei Diabetes

Es liegen nur sehr wenige Therapiestudien zu essgestörten jugendlichen und erwachsenen Patienten mit **T1D** vor (Winston 2020).

Die akute vitale Bedrohung beim Insulin-Purging oder bei einer Hypoglycaemia factitia erfordert eine abgestimmte diabetologische und psychotherapeutische Behandlung.

Ist das Insulin-Purging Ausdruck eines selbstschädigenden Verhaltens bei Menschen mit T1D, bedarf es oftmals einer stationären psychotherapeutischen Behandlung (de Wit et al. 2022). Systematische Therapiestudien mit Jugendlichen mit T1D wurden dazu bisher nicht publiziert. Einige Kasuistiken berichten aber über positive Therapieergebnisse durch eine koordinierte psychotherapeutische und diabetologische Behandlung bei Jugendlichen, vornehmlich im stationären Setting (de Wit et al. 2022).

Aber auch bei den häufiger auftretenden subklinischen Essstörungen sollte Jugendlichen frühzeitig individuelle psychotherapeutische Hilfe angeboten werden, um negativen Folgen für die aktuelle Stoffwechselsituation, die gesundheitliche Prognose und die seelische Entwicklung allgemein vorzubeugen. Ein aktuelles Schulungsprogramm für Jugendliche mit T1D greift das Thema präventiv auf (Lange et al. 2017). Bei der Therapie sind die gleichen Ansätze zu beachten wie bei essgestörten Patienten ohne Diabetes.

Patienten mit **T2D,** insbesondere jüngere Betroffene, leiden vermehrt an einer Binge-Eating-Störung. Die Binge-Eating-Störung beeinflusst unmittelbar die Stoffwechseleinstellung. Studien zur Effektivität der Psychotherapie bei BES zeigen auf, dass im Rahmen einer KVT die Essstörungssymptomatik, insbesondere die Essattacken, sowie die Depressivität abnehmen und sich die Lebensqualität der Betroffenen verbessert. Das Gewicht reduziert sich jedoch kaum.

Zur Psychotherapie bei Adipositas wird auf ➤ Kap. 62, zur Problematik und Behandlung der komorbiden Sucht, Psychosen sowie der kognitiven Einschränkungen und Demenz auf die Leitlinien „Psychosoziales und Diabetes“ der DDG verwiesen (Kulzer et al. 2013a, b).

PRAXISTIPP

Website-Empfehlungen

- www.deutsche-diabetes-gesellschaft.de: Fachgesellschaft mit Leitlinien, Fortbildungen, Adressen etc.
- www.diabetes-psychologie.de: AG Diabetes und Verhaltensmedizin in der DDG: Fortbildungen, Adressen, Leitlinien, Literatur
- www.diabetes-kinder.de: Deutsche Gesellschaft für pädiatrische und adoleszente Endokrinologie und Diabetologie (DGPAED): Leitlinien, Fortbildungen, Adressen
- www.ispad.org: International Society for Paediatric and Adolescent Diabetes: AG zur pädiatrischen Diabetologie mit psychosozialem Schwerpunkt: Leitlinien, Fortbildungen, Literatur
- www.idf.org: International Diabetes Federation
- www.diabetes.org: American Diabetes Association

LITERATURAUSWAHL

American Diabetes Association Professional Practice Committee. 2. Classification and Diagnosis of Diabetes: Standards of Medical Care in Diabetes-2022. Diabetes Care 2022; 45 (Suppl 1): S17–S38.

BÄK (Bundesärztekammer), KBV (Kassenärztliche Bundesvereinigung), AWMF (Arbeitsgemeinschaft der Wissenschaftlichen Medizinischen Fachgesellschaften). S3-Leitlinie Nationale VersorgungsLeitlinie (NVL) Typ-2-Diabetes – Langfassung. Version 3.0. Stand: 15.5.2023; gültig bis: 14.5.2028; https://register.awmf.org/de/leitlinien/detail/nvl-001 (letzter Zugriff: 19.4.2024).

de Wit M, Gajewska KA, Goethals ER, et al. ISPAD Clinical Practice Consensus Guidelines 2022: Psychological care of children, adolescents and young adults with diabetes. Pediatr Diabetes 2022; 23(8): 1373–1389.

DDG (Deutsche Diabetes Gesellschaft e.V.). S3-Leitlinie Diagnostik, Therapie und Verlaufskontrolle des Diabetes mellitus im Kindes- und Jugendalter – Langfassung. Version 4. Stand: 15.11.2023; gültig bis 14.11.2028; https://register.awmf.org/de/leitlinien/detail/057-016 (letzter Zugriff: 19.4.2024).

Hermanns N, Schmitt A, Gahr A, et al. Diabetes-Specific Cognitive Behavioral Treatment Program (DIAMOS) for patients with diabetes and subclinical depression: Results of a randomized controlled trial. Diabetes Care 2015; 38(4): 551–560.

Kampling H, Köhler B, Germerott I, et al. An Integrated Psychosomatic Treatment Program for People with Diabetes (psy-PAD). Dtsch Arztebl Int 2022; 119(14): 245–252.

Kulzer B, Albus C, Herpertz S, et al. Evidenzbasierte Leitlinie – Psychosoziales und Diabetes mellitus S2-Leitlinie Psychosoziales und Diabetes. Diabetologie und Stoffwechsel. Teil 1. Diabetologie und Stoffwechsel 2013a; 8: 198–242.

Kulzer B, Albus C, Herpertz S, et al. Evidenzbasierte Leitlinie – Psychosoziales und Diabetes mellitus S2-Leitlinie Psychosoziales und Diabetes. Diabetologie und Stoffwechsel. Teil 2. Diabetologie und Stoffwechsel 2013b; 8: 292–324.

Lange K, Neu A, Holl R, et al. Diabetes bei Jugendlichen: ein Behandlungs- und Schulungsprogramm. 3. überarb. A. Mainz: Verlag Kirchheim 2017.

van der Feltz-Cornelis C, Allen SF, Holt RIG, et al. Treatment for comorbid depressive disorder or subthreshold depression in diabetes mellitus: Systematic review and meta-analysis. Brain Behav 2021; 11(2): e01981.

Winkley K, Upsher R, Stahl D, et al. Pychological interventions to improve self-management of type 1 and type 2 diabetes: A systematic review. Health Technol Assess 2020; 24(28): 1–232.

KAPITEL

80

Christiane Waller, Heinz Rüddel und Christoph Herrmann-Lingen

Arterielle Hypertonie

Patientengeschichte

Herr H. (49) wird vom Chefarzt eines auswärtigen Krankenhauses zur dringlichen Aufnahme angemeldet, da er in den letzten Monaten immer wieder wegen hypertensiver Krisen mit Kollapsneigung die Notaufnahme aufgesucht hatte. Trotz einer umfangreichen antihypertensiven Medikation zeigte er bei wiederholten Messungen durch die Internisten immer wieder Blutdruckwerte bis 280/175 mmHg. Er stehe sehr unter Stress und sei mittlerweile so verängstigt, dass er schon in eine Wohnung in unmittelbarer Nähe des Krankenhauses umgezogen sei, um jederzeit kurzfristig die Notaufnahme erreichen zu können. Sekundäre Ursachen für den Hypertonus konnten bislang nicht gefunden werden.

Bei der Aufnahme berichtet der adipöse (BMI 35 kg/m^2) Pat., zuletzt zeitgleich elf antihypertensiv wirksame Präparate (17½ Tbl. pro Tag) verordnet bekommen zu haben. Dennoch steige der Blutdruck immer wieder sehr stark an. Als erste Maßnahme wird vereinbart, dass der Pat. seine Medikation so wie bisher einnehmen und darunter regelmäßig der Blutdruck gemessen werden solle. Bereits am Abend des Aufnahmetags kommt es dann allerdings zu einem Kreislaufkollaps. Der in dieser Situation gemessene Blutdruck liegt bei 80/50 mmHg und normalisiert sich im Liegen nur zögerlich. Unter dem Eindruck dieses Erlebnisses „gesteht" der Pat., doch nicht immer alle verordneten Präparate eingenommen zu haben. Vielmehr messe er häufig seinen Blutdruck und entscheide dann jeweils spontan, welche Medikamente er einnehme. Unter dem Schutz der stationären Umgebung lässt er sich erstmals darauf ein, auf einige der bisherigen Medikamente zu verzichten. Es kann ausgehandelt werden, dass er vorerst nur vier Präparate einnimmt, diese aber regelmäßig und unter Aufsicht einer Pflegekraft.

Unter dieser Vierfachkombination (Valsartan, Metoprolol, Moxonidin, Torasemid) zeigt eine 24-Stunden-Blutdruckmessung einen mittleren Blutdruck von 184/112 mmHg mit erheblicher Schwankungsbreite von systolisch 77–260 und diastolisch 61–175 mmHg, bei unzureichender Nachtabsenkung.

Die hohe Variabilität zeigt sich nach Zugabe von Hydrochlorothiazid auch kurzfristig während einer Vorstellung im Studentenkurs (➤ Abb. 80.1). Während der Schilderung der Anamnese pendelt der Blutdruck innerhalb von 24 Minuten situativ zwischen 110/60 und 220/150 mmHg und beträgt im Mittel 170/119 mmHg. In einer anschließenden ruhigen Taktatmungsphase (6/min) fallen die Werte sehr rasch im Mittel auf 122/99 mmHg, während sie unter definierten Stressbelastungen erheblich ansteigen: Durch Kopfrechnen unter Zeitdruck kommt es erneut zum Anstieg auf durchschnittlich 160/117 mmHg, beim Berichten einer ärgerlichen Situation (Konflikt mit dem Sozialamt um Fahrtkostenerstattung für die Vorstellung in unserer Klinik) steigt der Blutdruck systolisch von 135 auf 230 mmHg und diastolisch von 105 auf 173 mmHg (Mittelwert 182/132 mmHg) an. In einer abschließenden Entspannungsphase pendelt er sich um 150/105 mmHg ein.

In der Anamnese wird deutlich, dass Herr H. durch die Alkoholabhängigkeit und Gewalttätigkeit des Vaters bereits früh traumatisiert wurde und sich als Ältester von fünf Brüdern zudem in der Verantwortung für die Familie fühlte, vor allem nachdem der Vater die Familie verlassen hatte. Die früh eingegangene Ehe des Pat. wurde durch eine schwere Krankheit der Ehefrau überschattet, an der sie mit Mitte 30 verstarb. Von den drei Kindern litt eines unter einer schweren Behinderung und musste zuletzt in einer Einrichtung betreut werden. Seit 3 Jahren lebt er wieder mit einer Partnerin zusammen, die jedoch psychische Probleme habe und als wenig unterstützend geschildert wird. Beide beziehen Sozialhilfe. Dabei war es dem Pat. trotz aller Belastungen lange Zeit gelungen, sportlich und beruflich aktiv und erfolgreich zu sein, ehe sein selbstständiger Handwerksbetrieb vor einigen Jahren in die Insolvenz ging und er mit hohen Schulden und einer kurzen Gefängnisstrafe wegen Steuerhinterziehung zurückblieb. Seit der Haftentlassung ist er arbeitslos.

Neben der Hypertonie besteht ein unzureichend eingestellter insulinpflichtiger Diabetes mellitus (HbA_{1c} bei Aufnahme 9,9 %). Eine offensichtlich bereits bestehende diabetische autonome Neuropathie erklärt die in ➤ Abb. 80.1 deutlich erkennbare weitgehend aufgehobene Herzfrequenzvariabilität. Sie spiegelt sich auch in einer massiv reduzierten Barorezeptorsensitivität von ca. 2 ms/mmHg (normal > 9 mmHg) wider. Herr H. ist also physiologisch kaum in der Lage, auf Anstiege oder Abfälle des Blutdrucks mit kompensatorischen Anpassungen der Herzfrequenz zu reagieren. Eine aufgrund der fehlenden Nachtabsenkung des Blutdrucks durchgeführte Polysomnografie ergibt ein ausgeprägtes obstruktives Schlafapnoe-Syndrom. Hinweise auf eine sekundäre Hypertonie finden sich weiterhin nicht.

In der multimodalen psychosomatischen Behandlung wird eine ausgeprägt narzisstische Persönlichkeitsakzentuierung deutlich, die immer wieder zu heftigen Ärgeraffekten führt. Mit dem langsamen Aufbau von Vertrauen in das Behandlungsteam gelingt es Herrn H. allmählich, sich von seinem Ärger teilweise zu distanzieren und sich auf Gesprächs- und Entspannungsangebote einzulassen. Psychoedukativ wird mit ihm zum Thema des Bluthochdrucks und seiner sinnvollen Behandlung gearbeitet. Die objektiv schwierige soziale Lage wird in Gesprächen mit der Sozialarbeiterin thematisiert, und es werden Lösungsschritte vereinbart. Zunehmend gelingt es Herrn H., Schritt für Schritt mehr Eigenverantwortung für die Behandlung der Hypertonie und des Diabetes zu übernehmen. Dies bedeutete auch, die im Verlauf nach ausführlicher Absprache angepasste Hochdruckmedikation aus Valsartan, Moxonidin, zwei Diuretika und Spironolacton eigenverantwortlich und regelmäßig einzunehmen. Im Schlaflabor wird Herrn H. eine CPAP-Maske angepasst, was zu einer deutlichen Verbesserung seines Nachtschlafs beiträgt. Dennoch reagiert er in Konfliktsituationen auf Station immer wieder extrem kränkbar sowie fast paranoid und entwertet die Behandlung im Vorfeld der Entlassung.

Objektiv ist der Diabetes bei Entlassung besser eingestellt (HbA_{1c} 8,3 %). Die 24-Stunden-Blutdruckmessung zeigt zwar weiterhin auffällige Werte; der systolische Blutdruck ist gegenüber der initialen Untersuchung jedoch um 19 mmHg gesenkt, zeigt eine bessere Nachtabsenkung und viel weniger Extremwerte (Maximum 212 mmHg gegenüber 260 mmHg bei Aufnahme, Minimum 107 mmHg gegenüber 77 mmHg). Etwas weniger, aber immerhin um durchschnittlich 9 mmHg, konnte auch der diastolische Blutdruck gesenkt werden.

Dem Pat. wurde empfohlen, eine ambulante Psychotherapie aufzunehmen und mit den behandelnden Ärzten am Heimatort an einer weiteren Verbesserung von Blutdruck- und Diabeteseinstellung zu arbeiten. Der zuweisende auswärtige Chefarzt berichtet ein halbes Jahr später, dass Herr H. sich nach der stationären psychosomatischen Behandlung nicht erneut auf der Notaufnahmestation vorgestellt habe.

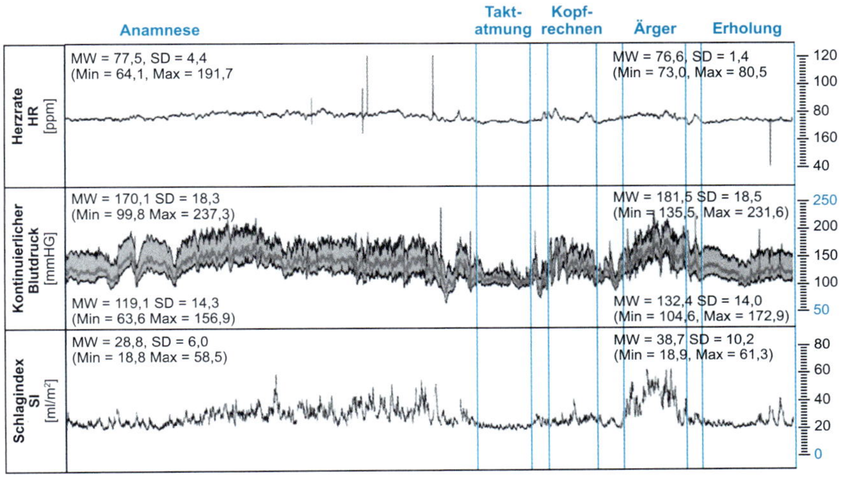

Abb. 80.1 Zeitverlauf von Herzfrequenz, Blutdruck und Herzschlagindex bei Herrn H. (s. Patientengeschichte) während eines psychosozialen Anamnesegesprächs sowie gezielter Stressexposition und Entspannung [L231]

80.1 Definition und Klassifikation

Wir sprechen von einer **Hypertonie** (griech. „ὑπέρ“ [hyper] und lat. „tonus“: Spannung, Druck; „τείνειν“ [teinein]: spannen), wenn der Blutdruck des arteriellen Gefäßsystems dauerhaft erhöht ist. Gleichbedeutend sprechen wir von Hypertonus, Hypertension oder umgangssprachlich Bluthochdruck.

Nach der NVL Hypertonie (BÄK et al. 2023) liegt bei Erwachsenen eine Hypertonie bei systolischen Blutdruckwerten ≥ 140 mmHg und/oder diastolischen Blutdruckwerten ≥ 90 mmHg vor.

Für Kinder und Jugendliche gelten generell niedrigere Grenzwerte, die sich an standardisierten Perzentilwerten orientieren (Neuhauser et al. 2013). ➤ Tab. 80.1 zeigt die Einteilung der Normalwerte sowie der Schweregrade einer Hypertonie gemessen nach Praxisblutdruckwerten für Erwachsene.

Eine absolute Größe für einen normalen Blutdruck gibt es nicht. Ein erhöhter Blutdruck ist definiert über den Anstieg des kardiovaskulären Risikos auf der Basis großer epidemiologischer Studien. Als errechnete Größen gilt der **arterielle Mitteldruck (MAD)** in mmHg als ein Parameter der Organdurchblutung (Perfusionsdruck). Er errechnet sich nichtinvasiv über den diastolischen und systolischen Blutdruck nach der auskultatorischen Messung nach Riva-Rocci aus folgender Formel:

$$\text{MAD} = \text{diastolischer Druck} + \frac{1}{3}(\text{systolischer Druck} - \text{diastolischer Druck})$$

Eine weitere wichtige Größe stellt der **Pulsdruck** (engl. „pulse pressure“, PP) dar. Er ist ein Maß für die Elastizität der Blutgefäße und errechnet sich aus der Differenz von systolischem und diastolischem Blutdruck. Ein hoher Pulsdruck erklärt sich neben dem systolischen Druckaufbau durch die im Alter abnehmende Elastizität (Compliance) der großen Arterien (bzw. vermehrte Gefäßsteifigkeit). Physiologischerweise verhindert die „Windkesselfunktion“ in der Diastole einen zu starken Blutdruckabfall und stellt damit u. a. die Koronarperfusion sicher. Eine erhöhte Gefäßsteifigkeit beeinträchtigt diese Windkesselfunktion und äußert sich auch in einer schnelleren **Pulswellengeschwindigkeit** („pulse wave velocity“, PWV). Diese wird auf der Basis einer Messung der Pulswelle an zwei Messpunkten (A, B) einer durchgehenden Gefäßstrecke mittels Druckpulsmessung ermittelt und errechnet sich aus Distanz/Zeit (B–A) in Meter pro Sekunde.

Tab. 80.1 Klassifikationen des Bluthochdrucks in mmHg (Williams et al. 2018)

Klassifikation	systolisch	diastolisch
Optimal	< 120	< 80
Normal	120–129	80–84
Hochnormal	130–139	85–89
Grad-1-Hypertonie (leicht)	140–159	90–99
Grad-2-Hypertonie (mittelschwer)	160–179	100–109
Grad-3-Hypertonie (schwer)	≥ 180	≥ 110
Isolierte systolische Hypertonie	≥ 140	< 90

Neben optimalen Blutdruckwerten (Erwachsene: systolisch < 120 mmHg, diastolisch < 80 mmHg) wird zwischen normalem und hochnormalem Blutdruck unterschieden. Bereits unter **hochnormalen Blutdruckwerten** (systolisch 130–139 mmHg, diastolisch 85–89 mmHg) zeigt sich ein erhöhtes Risiko, im Lebenszeitverlauf ein kardiovaskuläres Ereignis (Herzinfarkt, Schlaganfall, Herzschwäche, plötzlicher Herztod) zu erleiden (Vasan et al. 2001). Dieser hochnormale Blutdruck wird auch als **Borderline-Hypertonie** bezeichnet.

Die Hypertonie wird nach der Höhe des systolischen und/oder diastolischen Blutdrucks in drei Schweregrade eingeteilt (➤ Tab. 80.1). Man unterscheidet zwischen verschiedenen Formen der Hypertonie in Abhängigkeit von der Schwere und Dauer der Blutdruckerhöhung:

- Bei **labiler** und **belastungsabhängiger Hypertonie** sind die Blutdruckwerte nur zeitweise bzw. bei Belastung erhöht.
- Unter einer **„Weißkittelhypertonie“** versteht man eine isolierte Blutdruckerhöhung in angespannter Erwartungshaltung bei Anwesenheit des Arztes. Umgekehrt zeigen manche Hochdruckpatienten in der beruhigenden Gegenwart des Arztes normale Blutdruckwerte, sodass die Diagnose bei alleiniger Praxis-Blutdruckmessung verpasst wird („missed hypertension“).
- Bei einer **stabilen Hypertonie** ist der Blutdruck dauerhaft über 160 mmHg systolisch und/oder 95 mmHg diastolisch erhöht. Bei einer isolierten systolischen Hypertonie finden sich nur die systolischen Blutdruckwerte erhöht bei normalen diastolischen Werten.
- Unter einer **hypertensiven Entgleisung** versteht man nach der NVL Hypertonie (BÄK et al. 2023) situative Blutdruckerhöhungen > 180/110 mmHg ohne akute Begleitsymptome. Kommt es unter der hypertensiven Entgleisung zu akuten Organmanifestationen wie z. B. Herzinsuffizienz, Lungenödem, Niereninsuffizienz oder intrazerebraler Blutung, dann spricht man von einem **hypertensiven Notfall** (BÄK et al. 2023).
- Eine weitere schwere Hypertonieform stellt die **maligne** oder **akzelerierte Hypertonie** dar, bei der neben Übelkeit, Erbrechen und Kopfschmerzen bereits Endorganschäden wie Augenhintergrundveränderungen, neurologische Ausfallerscheinungen und Niereninsuffizienz eingetreten sind.
- Schließlich sprechen wir von einer (therapie-)**resistenten** oder schwer einstellbaren Hypertonie, wenn durch Änderungen des Lebensstils und den Einsatz einer Kombination von mindestens drei Blutdruckmedikamenten (inkl. eines Diuretikums) der systolische und/oder diastolische Blutdruck nicht ausreichend kontrolliert werden kann (s. Patientengeschichte).

Ein Blutdruck kann primär (ohne erfassbare Ursache) oder sekundär (infolge bestimmter Krankheiten) erhöht sein. Rund 10 % aller Hypertoniker leiden an sekundären Hypertonieformen aufgrund von renoparenchymatösen (z. B. Glomerulonephritis, diabetische Glomerulosklerose) und renovaskulären (Nierenarterienstenose) Erkrankungen, endokrin bedingten Hypertonieformen (u. a. primärer und sekundärer Hyperaldosteronismus, Phäochromozytom, Cushing-Syndrom, Akromegalie, Hyperthyreose) und anderen Ursachen für sekundäre Hypertonie (u. a. Schlafapnoesyndrom, Aortenisthmusstenose, Aortensklerose, Vaskulitiden). Etwa 90 % aller Hypertoniker leiden an einer primären, sog. essenziellen Hypertonie, d. h., die zugrunde liegende Ursache ist bisher unbekannt.

80.2 Epidemiologie

Die arterielle Hypertonie zählt nach dem Deutschen Erwachsenen-Gesundheitssurvey (Neuhauser et al. 2013) mit einer Prävalenz von 30 % (Frauen) bzw. 33 % (Männer) zu den häufigsten Erkrankungen in der erwachsenen Bevölkerung. Die Hypertonie kann schon in der Kindheit beginnen. So fanden wir bei 7.688 11- bis 17-Jährigen aus der repräsentativen KiGGS-Studie in gut 10 % Blutdruckwerte oberhalb der publizierten amerikanischen Referenzwerte (Berendes et al. 2013). Die Prävalenz nimmt mit dem Alter stetig zu: In der DEGS1 lagen bei 4,6 % der 18- bis 29-Jährigen, aber bei 31,8 % der 70- bis 79-Jährigen Blutdruckwerte über 140/90 mmHg vor. Unter den 70- bis 79-Jährigen liegt die Hypertonieprävalenz (inkl. der behandelten Hypertoniker mit aktuell normalem Blutdruck) bei insgesamt 75 %. Insbesondere im höheren Lebensalter findet sich oft eine isolierte systolische Hypertonie (≥ 140 mmHg), die heute ebenfalls als kardiovaskulärer Risikofaktor eingestuft wird.

80.3 Symptomatik

Erhöhte Blutdruckwerte führen häufig lange Zeit nicht zu krankheitswertigen Symptomen, sodass eine Hypertonie häufig erst durch Komplikationen klinisch auffällig wird. Blutdruckanstiege finden sich als physiologische Reaktionen des Körpers auf akute physische und emotionale Belastungen (körperlicher oder psychischer Stress) und stellen den Organismus in Flucht- oder Kampfbereitschaft („fight or flight"). Signifikante Blutdruckanstiege finden sich typischerweise als sympathikotone Körperreaktionen bei Panikattacken (➤ Kap. 64). Dadurch kann es – individuell unterschiedlich und vom Schweregrad der Hypertonie abhängig – zu manifesten Körpersymptomen wie linksseitigem Thoraxschmerz (Angina pectoris durch relative Ischämie), Palpitationen, Schweißausbrüchen, Dyspnoe, Schwindelgefühlen, Kopfschmerzen, Kollapsneigung, Taubheitsgefühl in Händen und Füßen, Ohrensausen oder Sehstörungen kommen. Typisch sind auch frühmorgendlich auftretende Kopfschmerzen (insb. im Bereich des Hinterkopfes), die sich durch Höherstellen des Bettkopfendes oft bessern.

Bei **nächtlicher Hypertonie** können Schlafstörungen hinzukommen. Umgekehrt können Schlafstörungen, insbesondere im Rahmen eines Schlafapnoe-Syndroms, durch das autonome Arousal zur Blutdrucksteigerung bzw. zur Entwicklung einer Hypertonie führen. Bei sehr hohen Blutdruckwerten (hypertensive Krise) können auch Symptome wie Nasenbluten, Erbrechen, Bewusstseinstrübungen bis hin zu Krämpfen oder Lähmungserscheinungen auftreten. Diese körperlichen Beschwerden (z. B. Kollapsneigung) werden mitunter als lebensbedrohlich erlebt und können zugrunde liegende Ängste noch verstärken, sodass daraus ein Bedürfnis nach zeitnaher medizinischer Hilfe und ein Sicherheitsverhalten resultieren können, das sich im Fallbeispiel durch den Wohnortwechsel in die Nähe der Klinik ausdrückt. Eine hypertensive Krise stellt aber auch objektiv eine Notfallsituation dar, die sofortiger angemessener Behandlung bedarf.

Im klinischen Alltag finden sich jedoch häufiger Patienten, die negative Affekte wie **Angst und Ärger** und die o. g. Körpersymptome nicht bewusst wahrnehmen oder artikulieren können. Andere Patienten nehmen Affekte und Symptome zwar wahr, können aber keinen Zusammenhang mit den erhöhten Blutdruckwerten herstellen. Daraus resultieren eine mitunter spät diagnostizierte hypertensive Herzerkrankung sowie unzureichend eingestellte Blutdruckwerte. Zudem konnte gezeigt werden, dass eine hohe Angstsensitivität, also die Furcht vor den Körpersensationen im Rahmen des Blutdruckanstiegs, mit einem erhöhten Risiko für nichtadhärentes Verhalten bei der Einnahme antihypertensiver Medikation einhergeht (Alcantara et al. 2014). In einer Metanalyse waren 45 % der untersuchten Hypertoniker und sogar 84 % der Patienten mit unkontrolliertem Hypertonus nicht oder nur unvollständig adhärent zur antihypertensiven Medikation (Abegaz et al. 2017). Eine andere Gruppe von Patienten fällt durch eine übermäßige Blutdruckkontrolle und häufige, oft zeitgenau dokumentierte Eigenmessungen des Blutdrucks auf. Diese Patienten sind sehr fixiert auf maximale Adhärenz als Ausdruck eines starken Kontrollbedürfnisses. In Bezug auf die medikamentöse Adhärenz stellt sich auch bei diesen Patienten mitunter eine **Selbstmedikation i. S. einer Non-Adhärenz** ein, da die Blutdruckmedikamente situativ und nicht nach ärztlichem Rat eingenommen werden. Dieses übertriebene und sehr auf die Kontrolle des Blutdrucks eingeengte Verhalten findet sich häufig bei Persönlichkeiten mit zwanghafter oder narzisstischer Akzentuierung und zugrunde liegendem Kontroll-Unterwerfungs-Konflikt, wie er auch im Fallbeispiel deutlich wird.

❚❚ Die Bewältigungsstrategien von Vermeidung der Blutdruckmessung oder von übermäßiger Blutdruckkontrolle zeigen dysfunktionale Mechanismen der Krankheitsbewältigung auf und bedingen, u. a. vermittelt über unzureichende Adhärenz, langfristig ungünstige Verläufe. ❚❚

80

Typische **Spätfolgen** einer unzureichend eingestellten Hypertonie sind u. a. eine systemische Arteriosklerose mit der Folge von KHK oder Schlaganfall, hypertensiver Retinopathie und Nephropathie, Bauchaortenaneurysma, Aortendissektion und hypertensiver Kardiomyopathie mit früher diastolischer Dysfunktion und späterer Linksherzinsuffizienz. Häufig führt die Hypertonie erst in diesem Stadium zu einer krankheitswertigen Symptomatik, der dann ein irreversibles organisches Korrelat zugrunde liegt.

80.4 Pathophysiologische Grundlagen der Blutdruckregulation

❚❚ Der Blutdruck erhöht sich als Folge eines Anstiegs des Herzminutenvolumens (HMV) („Volumenhochdruck") und/oder eines erhöhten peripheren Widerstands („Widerstandshochdruck"). ❚❚

Das **Herzminutenvolumen** errechnet sich aus dem Produkt von Herzfrequenz und Schlagvolumen. Eine Steigerung des HMV ergibt sich durch einen Anstieg der Kontraktionskraft (positive Inotropie) und/oder durch Anstieg der Herzfrequenz (positive Chronotropie). Akute Veränderungen des Schlagvolumens während psychischer Stresstests wurden häufig untersucht – allerdings sind die Ergebnisse nicht einheitlich zu bewerten. So finden sich unter mentaler Belastung durch Kopfrechnen unter Zeitdruck bei Patienten mit und ohne Herzerkrankung im Durchschnitt meist leichte Anstiege des Schlagvolumens, während emotionale Stressoren wie Ärgerprovokation sich kaum auf das Schlagvolumen auswirken. Selten wurden Veränderungen von mehr als 20 % nachgewiesen. Herzfrequenzanstiege sowohl unter emotionalen Stressoren als auch unter mentaler Belastung dagegen werden konsistent berichtet, sodass daraus ein Anstieg des HMV resultiert.

Der **periphere Widerstand** wird durch Vasokonstriktion (Gefäßverengung) und Vasodilatation (Gefäßerweiterung) im Wesentlichen auf Ebene der Arteriolen (Widerstandsgefäße) reguliert. Unterschieden werden kann zwischen einer funktionellen Vasokonstriktion, die aus einer gesteigerten Sympathikusaktivität resultiert, und einer Stenosierung (Gefäßverengung), die durch strukturelle Gefäßveränderungen (Remodelling, Versteifung) vermittelt wird und unzureichend reversibel ist (Folkow 1982; Julius und Nesbitt 1996). Auf diese Weise lässt sich der Übergang von einer situativ bedingten Blutdruckerhöhung zu einer manifesten Hypertonie erklären.

80.4.1 Autonomes Nervensystem

Das autonome Nervensystem ist neben dem Renin-Angiotensin-Aldosteron-System (RAAS, ➤ Kap. 80.4.2) der wohl wichtigste Regulator des Blutdrucks. Es besteht aus dem sympathischen und dem parasympathischen Nervensystem, die sich hinsichtlich ihrer Effekte auf den Blutdruck gegenseitig antagonisieren. Die Höhe des Blutdrucks spiegelt also z. T. das Gleichgewicht zwischen der Aktivität des sympathischen und des parasympathischen (vagalen) Nervensystems wider.

Ausgangspunkte der parasympathischen und sympathischen Aktivität sind Kerngebiete in der Medulla oblongata: der Nucleus ambiguus (NA), der dorsale motorische Vaguskern (DVMN) sowie die rostrale ventrolaterale Medulla (RVLM), die wiederum durch das zentrale autonome Netzwerk moduliert werden (Benarroch 1993). Über diesen Weg wirken sich auch psychische Faktoren auf die Kreislaufregulation aus. Diese übergeordneten Kreislaufzentren erhalten ihre afferenten Impulse von den Barorezeptoren, die im Karotissinus, im Aortenbogen und in den Herzhöhlen lokalisiert sind. Bei Blutdruckanstieg führen die gesteigerten afferenten Reize zu einer Steigerung der vagalen Efferenzen und zu einer Hemmung der efferenten sympathischen Antwort aus den zentralen Kreislaufzentren; bei Blutdruckabfall kommt es zu einer Vagusdeaktivierung und Steigerung der efferenten sympathischen Impulse. Eine erhöhte Herzfrequenz und eine reduzierte Barorezeptorsensitivität sind in vielen unabhängigen Erhebungen mit ungünstigen kardiovaskulären Endpunkten assoziiert. Dies gilt sowohl für die Entwicklung einer arteriellen Hypertonie (Cierpka-Kmiec und Hering 2020) als auch für das Auftreten kardiovaskulärer Ereignisse (Fox et al. 2007; La Rovere 2002).

Die efferenten Fasern des sympathischen Nervensystems setzen sich aus einem prä- und einem postganglionären Neuron zusammen. Das präganglionäre Neuron entspringt aus dem Brustmark und den oberen 2–3 Segmenten des Lendenmarks (thorakolumbales System). Vom Grenzstrang aus ziehen die postganglionären Neurone zu den peripheren Organen (u. a. Herz, glatte Gefäßmuskulatur). Die postganglionäre sympathische Signalübertragung besitzt sowohl eine neuronale Komponente über Noradrenalin als Neurotransmitter als auch eine humorale Komponente über das Nebennierenmark (Ausschüttung von Adrenalin und Noradrenalin im Verhältnis 5 : 1).

Die glatte Gefäßmuskulatur der Widerstandsgefäße mit Ausnahme der Arterien der Geschlechtsorgane und des Gehirns wird über den Sympathikus innerviert. Daher kommt dem Sympathikus bei der funktionellen Regulation des peripheren Widerstands eine zentrale Bedeutung zu. Dabei wirken niedrige Adrenalinkonzentrationen über die Aktivierung von β-Rezeptoren vasodilatierend, während Noradrenalin und hohe Adrenalinkonzentrationen über die Aktivierung von α-Rezeptoren zur Vasokonstriktion führen.

Eine wichtige blutdruckregulierende Wirkung scheint die sympathische Nervenversorgung der Nieren zu haben. Afferente Impulse der vegetativen Nervenfasern der Niere an die übergeordneten Kreislaufzentren, die z. B. durch Ischämie oder Hypoxie des Nierengewebes ausgelöst werden, führen zu einem Blutdruckanstieg.

▮▮ Kathetergestützte Interventionen zur Ablation perirenaler sympathischer Nervenfasern (auch **renale Denervation** genannt) scheinen zur Besserung der Blutdrucksituation von Patienten mit schwer einstellbarer Hypertonie beizutragen. Sie werden als eine mögliche Therapieoption in Kombination mit antihypertensiver Medikation bei Patienten mit schwer einstellbarer Hypertonie und angemessener Therapieadhärenz angesehen (BÄK et al. 2023). ▮▮

Das sympathische Nervensystem ist verantwortlich für die kurzfristige Reaktion der Körperfunktion auf einen Flucht- oder Kampfreiz und reagiert mit einer Ausschüttung der adrenalen Katecholamine und einer lokalen Noradrenalinfreisetzung, Dass dieses System im Wesentlichen nicht an den Stressor adaptiert, konnte mithilfe repetitiver sozialer Stresstests gezeigt werden (Schommer et al. 2003).

Die Efferenzen des Parasympathikus gehen aus dem Hirnstamm und dem Sakralmark hervor (kraniosakrales System), mit organnah gelegenen Ganglien auf oder in der Wand der Erfolgsorgane. Die postganglionäre Neurotransmission des Parasympathikus erfolgt über Acetylcholin. Wesentlich dafür ist der N. vagus, der die präganglionären Fasern für die kardiale Innervation führt. Die Ruheherzfrequenz ist über die Aktivität des N. vagus determiniert. Ergebnisse zu Studien, die eine Stimulation des N. vagus bei Patienten mit eingeschränkter Auswurfsleistung bei chronischer Herzinsuffizienz untersuchten, zeigen bisher jedoch keine eindeutig positiven Effekte (Verrier et al. 2022; Musselman et al. 2019). Da die Barorezeptorstimulation über gesteigerte vagale Efferenzen zur Blutdrucksenkung führt, werden seit einiger Zeit Barorezeptor-Modulatoren auch bei Patienten mit schwer einstellbarer Hypertonie erprobt (Wallbach et al. 2016).

80.4.2 Renin-Angiotensin-Aldosteron-System (RAAS)

Das RAAS reguliert den Blutdruck durch Modulation von Gefäßtonus, Flüssigkeits- und Elektrolythaushalt über ein komplexes Zusammenspiel der beteiligten Hormone:

- **Renin** wird in den Granula des juxtaglomerulären Apparats der Niere gebildet und u. a. durch β-adrenerge Stimulation, Minderperfusion der Nieren oder einen Blutdruckabfall im Karotissinus vermehrt ausgeschüttet. Es ermöglicht die Umwandlung von Angiotensinogen, einem in der Leber gebildeten Plasmaglobulin, in das biologisch inaktive Angiotensin I, das über die Peptidase Angiotensin-Konversionsenzym in Angiotensin II umgewandelt wird.
- **Angiotensin II** (AT II) entfaltet seine Wirkung über AT-Rezeptoren, wobei vor allem der AT_1-Rezeptor für die Vasokonstriktion der glatten Gefäßmuskulatur von Bedeutung ist. AT_1-Rezeptoren im Gehirn üben nachweislich eine spezifische Funktion in der Regulation der kardiovaskulären Reaktivität auf psychosozialen Stress aus (Mayorov 2011). Über diesen Rezeptor kommt es auch durch renale Na^+-Rückresorption im proximalen Tubulus zur Flüssigkeitsretention und dadurch zur Blutdruckregulation. Zudem vermindert AT II indirekt die Freisetzung von Stickstoffmonoxid (NO), einem zentralen Regulator der endothelialen Funktion, und bewirkt dadurch eine endothelzellvermittelte Vasokonstriktion.
- Bei verringertem intravasalem Volumen stimuliert AT II zudem die Freisetzung von **Aldosteron,** einem in der Nebenniere produzierten Steroidhormon. Blutdruckregulierend wird Aldosteron wirksam, indem es die renale Rückresorption von Na^+ und Wasser im Austausch gegen K^+ im distalen Tubulus der Nieren fördert und eine Vasokonstriktion bewirkt.

Als endogene Antagonisten des RAAS gelten die natriuretischen Peptide. Das atriale natriuretische Peptid (ANP) wird im Vorhof des Herzens gebildet und fördert, ebenso wie das vorwiegend im Ventrikelmyokard gebildete B-Typ natriuretische Peptid (BNP), die Na^+- und Wasserausscheidung und inhibiert die Renin- und Aldosteronsekretion. Zudem wirkt es der Aktivierung des Sympathikus entgegen.

80.5 Theorien zur Ätiologie und Pathogenese

Ein primärer Hypertonus stellt eine multifaktorielle und polygene Erkrankung dar. Konstitutionelle Faktoren (Genetik), Verhaltensfaktoren (Adipositas, Kochsalzzufuhr, Alkoholkonsum, körperliche Aktivität) und psychosoziale bzw. lebensgeschichtliche Faktoren (einschneidende Lebensereignisse, belastendes Lebensumfeld) beeinflussen dauerhaft den Blutdruck. Thure von Uexküll und seine Schüler erarbeiteten bereits in den 1960er-Jahren anhand von Experimenten zur Blutdruckregulation, dass nicht nur die physikalischen und physiologischen Komponenten, sondern auch die Subjektivität des Patienten, seine Biografie und sein sozialer Kontext entscheidend und individuell unterschiedlich Einfluss auf das Blutdruckverhalten nehmen (Roelcke 2021). Sie bauten damit auf eine langjährige Tradition der psychosomatischen Hypertonieforschung auf, die bereits von Dunbar (1935) ausführlich referiert wird. Durch Akkumulation von Belastungsfaktoren erhöht sich das Risiko für eine primäre Hypertonie.

80.5.1 Genetik

Die primäre Hypertonie wird durch Varianten mehrerer blutdruckdeterminierender Genloci, Umwelt- und andere Faktoren beeinflusst, wobei 30–40 % der Blutdruckvariabilität in der Bevölkerung genetisch determiniert sind. Es gibt wenige (ca. sechs bis heute bekannte) monogen vererbte Hypertonieformen. Bei der primären Hypertonie muss daher von der pathogenetischen Bedeutung mehrerer Gene mit jeweils kleinen Effekten ausgegangen werden. Ein internationales Konsortium zur Durchführung von genomweiten Assoziationsstudien zum Blutdruck konnte insgesamt 29 Mutationen an 28 Genorten identifizieren, die signifikant mit dem systolischen Blutdruck, dem diastolischen Blutdruck oder mit beiden assoziiert sind (Ehret et al. 2011). Aktuelle Befunde deuten auf eine Wechselwirkung der genetischen Ausstattung mit psychosozialen Faktoren in der Hypertonieentstehung hin (Sun et al. 2021).

80.5.2 Verhaltensfaktoren

Adipositas

Ab einem BMI von 30 kg/m² findet sich bei fast jedem zweiten Patienten eine Hypertonie, ab einem BMI von 35 kg/m² sogar bei ca. 80 % der Patienten. Der Zusammenhang zwischen Blutdruckerhöhung und viszeraler Adipositas erklärt sich durch die erhöhte Zufuhr von Proteinen und Kohlenhydraten, wodurch es im Plasma zu einer vermehrten Katecholaminausschüttung mit gesteigerter sympathischer Aktivität und vermehrter Insulinausschüttung kommt. Die Aktivierung des RAAS führt zudem zu verstärkter Natrium- und Wasserretention und damit zur Steigerung des HMV (Konstantinidou et al. 2022).

Eine Reduzierung des Körpergewichts ist mit einer Abnahme von sympathischer und RAAS-Aktivität sowie einer beschleunigten Natriurese assoziiert. Eine Gewichtsreduktion um 4 kg führte in einer Studie zu einem um 6 mmHg niedrigeren systolischen Blutdruck, und dieser Blutdruckeffekt stand im Zusammenhang mit der Verminderung insbesondere viszeraler Fettmasse. Dabei scheint es einen linearen Zusammenhang zwischen der Reduzierung des Blutdrucks und des Gewichts zu geben, wobei ausreichende Langzeitbeobachtungsstudien über mehr als 10 Jahre bisher fehlen (Fantin et al. 2019).

Kochsalzzufuhr

Unter bestimmten genetischen Voraussetzungen, die etwa bei der Hälfte der Bevölkerung vorliegen, trägt eine erhöhte Kochsalzzufuhr

80

zur Erhöhung der Blutdruckwerte und zur Entstehung einer Hypertonie bei.

Seit der groß angelegten DASH-Studie (**D**iätetische **A**nsatz zum **S**topp von **H**ochdruck) (Sacks et al. 2001) gilt eine fettarme Kost sowie eine Kochsalzzufuhr von bis zu 5 g/Tag als empfohlene Ernährungsumstellung zur Senkung des Blutdrucks.

Im Vergleich zu einer Kontrolldiät konnte der systolische Blutdruck bei normotensiven Personen um 7 mmHg und bei Patienten mit Hypertonie um 12 mmHg gesenkt werden (Adrogue und Madias 2007; Filippou et al. 2020).

Bei Personen mit Natriumregulationsstörung kommt es unter mentalem Stress zu einer verminderten Natriumausscheidung im Urin und damit zu einer Volumenretention trotz erhöhter Blutdruckwerte. Erst nach Normalisierung der Volumenverschiebung normalisieren sich die Blutdruckwerte, was einen wesentlichen Pathomechanismus der kochsalzbedingten Blutdruckerhöhung darstellen könnte (Harshfield et al. 2009).

Alkoholkonsum

Alkohol in höheren Dosen kann akut zur Blutdruckerhöhung führen. Ab einem Alkoholkonsum von 30 g/Tag (Männer) bzw. 20 g/Tag (Frauen) steigt der Blutdruck um bis zu 7 mmHg systolisch und 5 mmHg diastolisch an, wobei bei Männern auf Alkoholkonsum ein stärkerer Blutdruckanstieg folgt. Als zugrunde liegende pathophysiologische Mechanismen werden u. a. eine alkoholinduzierte zentralnervöse Aktivierung des sympathischen Nervensystems, Stimulierung des RAAS, Schädigung der endothelialen Funktion über NO sowie Störungen des intrazellulären Kalziumstoffwechsels diskutiert (Puddey et al. 2019).

Bei regelmäßigem Alkoholkonsum in Mengen > 20–30 g/Tag kann sich eine Hypertonie manifestieren.

Körperliche Aktivität

Körperliche Aktivität ist ein wesentlicher Schutzfaktor gegen die Entstehung und Aufrechterhaltung einer Hypertonie (Dickinson et al. 2006). Direkte Effekte auf die Blutdruckregulation durch körperliche Aktivität ergeben sich durch Reduzierung des Sympathikotonus und Verbesserung der vagalen Gegenregulation sowie durch eine NO-vermittelte endothelabhängige Vasodilatation i. S. einer Verbesserung der endothelialen Funktion (Goto et al. 2003). Dabei zeigten Patienten mit den niedrigsten Plasma-Reninwerten die besten Effekte auf die Blutdruckreduktion unter körperlicher Aktivität. In einer über 4 Jahre an Personen ohne Bluthochdruck durchgeführten Beobachtungsstudie war eine Verbesserung der körperlichen Fitness direkt mit einer Reduzierung des Risikos für erhöhte Blutdruckwerte assoziiert (Blair et al. 1984). Auch hatten junge Erwachsene mit besserer körperlicher Fitness und Aktivität ein signifikant niedrigeres Risiko, eine Hypertonie zu entwickeln (Carnethon et al. 2010). Dabei scheint es einen dosisabhängigen Effekt körperlicher Aktivität zu geben, der jedoch ein Maximum erreicht. So zeigten Personen, die 61–90 min/Woche trainierten, stärkere Effekte einer Blutdrucksenkung als diejenigen, die 31–60 min/Woche trainierten. Bei Trainingszeiten > 90 min/Woche ergaben sich jedoch keine zusätzlichen Effekte einer Blutdrucksenkung (Ishikawa-Takata et al. 2003). Ältere Personen profitieren aufgrund der altersbedingten vermehrten Gefäßsteifigkeit weniger von einer Blutdrucksenkung durch körperliche Aktivität.

RESÜMEE

Effektiv für eine Senkung der Blutdruckwerte ist die kombinierte Anpassung mehrerer der o. g. Faktoren i. S. einer Lebensstiländerung mit Einbeziehung eines gesunden, salzarmen Essverhaltens, körperlicher Aktivität, Gewichtsnormalisierung und angepasstem Genussmittelgebrauch.

80.5.3 Psychosoziale Faktoren

Den psychosozialen Faktoren wird seit jeher eine wichtige Bedeutung im Zusammenhang mit der Entwicklung früher Blutdruckregulationsstörungen sowie bei der Manifestation einer primären Hypertonie beigemessen. Soziale Faktoren wie Langzeiteffekte von Arbeitslosigkeit, Lärmbelastung, generelle Arbeitsbelastung und Schichtarbeit, niedrige soziale Schicht, Migration und Änderung von Lebensweisen gelten als Einflussfaktoren für die Manifestation einer Hypertonie i. S. von sozialen Stressbelastungsfaktoren (z. B. Dzhambov und Dimitrova 2018; Boini et al. 2022; Nygren et al. 2015; Manohar et al. 2017; Busingye et al. 2014; Rosenthal et al. 2022).

Relativ aktuelle systematische Übersichtsarbeiten konnten jedoch nur wenige methodisch geeignete Studien zum Zusammenhang von **psychosozialem Stress** und Hypertonie-Inzidenz identifizieren, die zudem sehr heterogene Expositionsvariablen und unterschiedliche Hypertoniekriterien verwendeten, sodass eine metaanalytische Auswertung nur eingeschränkt möglich war. Für akuten Stress zeigte sich keine eindeutige Assoziation mit der Manifestation einer Hypertonie. Für andauernden Stress und insbesondere für eine unzureichende Fähigkeit zur Anpassung an Stress konnte in den meisten, jedoch nicht in allen Studien ein signifikanter Zusammenhang mit einer bleibenden Blutdruckerhöhung aufgezeigt werden (Liu et al. 2017; Cuffee et al. 2014). Für affektive Stressfolgen (Hoffnungslosigkeit, schweres Stresserleben, ängstliche Anspannung) zeigte sich ein studienübergreifend konsistenter Zusammenhang mit der Hypertonie, der im Kontrast zu klinischen Beobachtungen steht, die Hypertoniker als auffällig wenig emotional beschreiben.

Diese Heterogenität der Befunde wird in einem Editorial (Mann 2012) zusammengefasst, das der zurückliegenden psychosomatischen Forschung zur Hypertonie eine schwache praktische Relevanz zuschreibt. In diesem Editorial wird kritisiert, dass während eines halben Jahrhunderts psychosomatischer Forschung die Ansicht vorgeherrscht habe, die Blutdruckerhöhungen unter akutem Stress würden bei wiederholtem Auftreten schließlich in eine manifeste Hypertonie münden, der therapeutisch mit Maßnahmen zur Stressreduktion zu begegnen sei. Forschung zur akuten Stressreaktivität sei zwar hilfreich, zur Identifikation gesteigerter Stressreaktivität gebe es jedoch eine große interindividuelle Varianz in Abhängigkeit von Stressor und Zeitverlauf. Auch sei der kausale Zusammenhang zwischen verstärkter Reaktivität und Hypertonierisiko nicht eindeutig, da andere Faktoren, z. B. eine bereits erhöhte Gefäßsteifigkeit, die veränderte Reaktivität mit bedingen könnten.

In diesem Editorial wird herausgearbeitet, dass weder für Ärger noch für Angst ein klarer Zusammenhang mit der Hypertonie belegt werden konnte. Zwar führen diese Affekte zu einem situativen Blutdruckanstieg, wie z. B. im Rahmen der ängstlich-angespannten Erwartungshaltung bei Anwesenheit des Arztes („Weißkittelhypertonie“), die primäre Hypertonie sei dadurch jedoch nicht erklärt. Im Gegensatz zu den bewusst wahrgenommenen negativen Affekten könnte eine reduzierte oder fehlende Wahrnehmung negativer Emotionen oder traumatisch bedingte Emotionsunterdrückung einen Einfluss auf die Entwicklung einer Hypertonie nehmen. In mehreren neueren Studien mit insgesamt über 12.000 Teilnehmern (Berendes et al. 2013; Herrmann-Lingen et al. 2018; Hassoun et al. 2015) konnte sowohl an kardiologischen Patienten als auch an repräsentativen Bevölkerungsstichproben von Jugendlichen und Erwachsenen gezeigt werden, dass höhere (insb. systolische) Blutdruckwerte konsistent mit weniger subjektiven Distress-Angaben und besserer Lebensqualität auf unterschiedlichen Selbst- und Fremdbeurteilungsfragebögen assoziiert waren. Allerdings waren die Effektstärken gering und klinisch nicht unmittelbar bedeutsam. Diese Befunde könnten jedoch einerseits für die **Repressor-Hypothese** sprechen: Die Unterdrückung negativer Gefühle würde demnach positivere Angaben zur eigenen Befindlichkeit und zugleich erhöhte Blutdruckwerte zur Folge haben. Allerdings fand sich ein identischer Zusammenhang an der Stichprobe von über 7.000 Jugendlichen auch zwischen Blutdruck und Elternangaben zum Distresserleben bzw. zur Lebensqualität ihrer Kinder. McCubbin et al. (2013) postulieren, dass übergeordnete zentralnervöse Prozesse sowohl eine schlechtere Emotionswahrnehmung als auch einen erhöhten Blutdruck bedingen könnten. Hier könnte sich eine Brücke zur (zentralen) Repression negativer Affekte schlagen lassen. Allerdings fanden die Autoren, dass sowohl negative als auch positive Emotionen bei Personen mit höherem Blutdruck schlechter wahrgenommen wurden und dass dieser Zusammenhang statistisch unabhängig von der Affektlage und dem Ausmaß einer Alexithymie bestand.

Ein anderes Erklärungsmodell liefert das **Konzept der „erlernten Hypertonie“.** Auf der Basis experimenteller Befunde konnten Dworkin (1998) sowie Dwoekin et al. (1979, 1994) zeigen, dass akute Stimulation der Barorezeptoren zur Dämpfung der Schmerz- und Stresswahrnehmung führt, was auch durch neuere Studien bestätigt wird (Ottaviani et al. 2018). Sie postulieren, dass eine Blutdrucksteigerung in einer als aversiv erlebten Situation durch Barorezeptorstimulation zu einer Beruhigung führen kann. Bei wiederholtem Erleben dieses Zusammenhangs könnte dieser Mechanismus auf dem Weg der negativen Verstärkung als Copingstrategie zur Stressbewältigung gelernt werden und so insbesondere unter belastenden äußeren Bedingungen zur Hochdruckentstehung führen. Passend hierzu zeigten Elbert et al. (1994) in einer Längsschnittstudie, dass Personen, die auf Barorezeptorstimulation mit einer stärkeren akuten Schmerzreduktion reagierten, nach 20 Monaten eine stärkere Zunahme des Ruheblutdrucks aufwiesen als Personen mit initial schwächerem Effekt der Barorezeptorstimulation. Der Zusammenhang war besonders ausgeprägt bei Personen, die initial ein erhöhtes Stressniveau im Alltag angegeben hatten.

Während die Befundlage zur Bedeutung psychosozialer und insbesondere psychophysiologischer Faktoren in der Entstehung der primären Hypertonie trotz solcher vielversprechenden Befunde nach wie vor nicht hinreichend aufgeklärt ist, ist die Beteiligung psychosomatischer Prozesse beim Zusammenwirken von Stress, Affekten und der aktuellen Blutdruckregulationslage bei Patienten mit Hypertonie klinisch oft eindrucksvoll. Ein psychobiologisches Modell, welches das Zusammenwirken von Stress und dauerhafter Blutdruckregulation beschreibt, ist das **Allostase-Last-Modell** von McEwen and Stellar (1993). Dabei beschreibt die Allostase den Prozess, durch den der Körper in Stresssituationen durch psychologische und physiologische (u. a. Blutdruckanstieg) Veränderungen eine Stabilität aufrechterhält. Eine dauerhafte allostatische Aktivierung als Resultat von chronischem Stress wird auch als allostatische Last („allostatic load“) beschrieben. Durch Akkumulierung von Stressbelastungen erhöht sich die allostatische Last, die sich dauerhaft auf das Organsystem auswirkt und dadurch eine primäre Hypertonie bedingen kann. Determinanten der Allostase wie Konstitution (Genetik) und Verhaltensfaktoren (Adipositas, Kochsalzzufuhr, Alkoholkonsum, körperliche Aktivität) wurden oben ausführlich erörtert. Lebensgeschichtliche Faktoren (➤ Kap. 80.5.4) sind ebenfalls eine wesentliche Determinante der Allostase und werden in der Psychosomatischen Medizin und Psychotherapie besonders fokussiert.

80.5.4 Lebensgeschichtliche Faktoren

Die subjektive Wahrnehmung von Stress hängt wesentlich vom Maß der empfundenen Bedrohung und Hilflosigkeit ab und wird durch lebensgeschichtliche Ereignisse (Trauma, Missbrauch, Vernachlässigung, einschneidende Lebensereignisse, stressbelastendes Umfeld) determiniert. In der Tat finden sich in letzter Zeit zunehmende Hinweise, dass **belastende Kindheitserlebnisse** (Stein et al. 2010; Suglia et al. 2014) und **posttraumatische Belastungsstörungen** (PTBS) (Coughlin 2011; Mendlowicz et al. 2023) zu einer erhöhten Hypertonie-Inzidenz beitragen. Kausal dürften hier zumindest teilweise dysfunktionale Verhaltensmechanismen von Bedeutung sein, da bei den traumatisierten Personen neben der Hypertonie auch insgesamt eine um etwa das Doppelte erhöhte Prävalenz metabolischer Risikofaktoren inkl. Adipositas bzw. das Vollbild eines metabolischen Syndroms vorlag (Rosenbaum et al. 2015).

Von den Patienten mit primärer Hypertonie, die an einer Studie zur Prävalenz einer PTBS teilnahmen, wiesen 9 % das Vollbild einer PTBS auf (Balint et al. 2015). Frühkindliche Ereignisse wie Trauma und Vernachlässigung sind häufig mit der Entwicklung von unsicheren Bindungsmustern assoziiert, die sich auch bei Patienten mit Hypertonie finden (McWilliams und Bailey 2010; Balint et al. 2016). Pathophysiologisch findet sich bei der PTBS u. a. eine Überaktivierung des sympathischen Nervensystems via Dopamin/Noradrenalin mit Anstieg von Herzfrequenz, Blutdruck und anderen psychovegetativen Parametern (Sherin und Nemeroff 2011). Demgegenüber scheint die vagale Regulationsfähigkeit reduziert zu sein (Meyer et al. 2016).

Durch diese autonome Imbalance kann die Blutdruckregulation dauerhaft gestört sein.

80.5.5 Adhärenz

Ein häufiges Problem bei Patienten mit Hypertonie ist die unzureichende Einhaltung der ärztlichen Empfehlungen zur Einnahme der antihypertensiven Medikation oder anderer empfohlener Maßnahmen zur Senkung des Blutdrucks (**Non-Adhärenz**). Bis zu 50 % aller Patienten mit Hypertonie nehmen ihre Medikamente nicht wie verordnet ein. Dabei sind junge und sehr alte Patienten mit generell ungesundem Lebensstil und verminderter sozialer Unterstützung sowie mit Zugehörigkeit zu Minderheiten stärker von Non-Adhärenz betroffen (Burnier und Egan 2019). Im Erleben der Patienten werden reale oder auch nur befürchtete Nebenwirkungen der antihypertensiven Medikamente (z. B. Libido- oder Erektionsstörungen oder vermehrte depressive Verstimmung unter Betablockertherapie) berichtet (➤ Kap. 80.3). Aber auch ein sich selbst verstärkender Teufelskreis aus ängstlicher, teils zwanghafter Selbstbeobachtung des Blutdrucks mit Panikerleben und dadurch wiederkehrenden Blutdruckentgleisungen können ein Grund für nichtadhärentes Verhalten sein.

80.6 Therapie

80.6.1 Behandlungsziele und -adhärenz

Der Nationalen VersorgungsLeitlinie Hypertonie (BÄK et al. 2023) zufolge sind wesentliche Ziele, die krankheitsbezogene Lebensqualität zu verbessern, die hypertonieassoziierte Morbidität und Sterblichkeit zu reduzieren und kardiovaskuläre Folgeerkrankungen zu vermeiden. Im Mittelpunkt stehen dabei die gemeinsame Vereinbarung individueller Therapieziele und eine partizipative Entscheidungsfindung bei anstehenden Therapieentscheidungen. Dabei können auch individuell unterschiedliche Zielblutdruckwerte angestrebt werden.

Wesentlich für den Therapieerfolg ist die Adhärenz zu den vereinbarten Therapiezielen und Behandlungen, weshalb beim Nichterreichen der Therapieziele die Adhärenz überprüft, mögliche Adhärenzbarrieren identifiziert und die Therapie ggf. angepasst werden sollten. Bei Bedarf wird ggf. fachpsychologische bzw. psychotherapeutische Unterstützung bei der Überwindung solcher Barrieren empfohlen (BÄK et al. 2023).

Die europäische Leitlinie zur Hypertoniebehandlung (Williams et al. 2018) empfiehlt zur **Adhärenzförderung** auf individueller Patientenebene konkret:

- Informationsvermittlung kombiniert mit behavioralen Motivationsstrategien
- Gruppensitzungen
- Blutdruckselbstkontrolle (außer bei sehr ängstlichen oder zwanghaften Patienten)
- Selbstmanagement mit einfachen patientengeleiteten Systemen
- Komplexe Interventionen unter Einbeziehung psychosozialer, psychotherapeutischer und verhaltensmedizinischer Elemente

Die von der europäischen Leitlinie empfohlenen komplexen Interventionen stehen für die Indikation „Hypertonie" im deutschen Gesundheitssystem nur punktuell zur Verfügung. Grundsätzlich könnten sie von Psychosomatischen Institutsambulanzen, bei schweren Adhärenzproblemen mit z. B. häufigen Blutdruckentgleisungen oder Folgeschäden auch von psychosomatischen (Tages-)Kliniken geleistet werden. Eine Kostenübernahme ist allerdings derzeit nur bei entsprechender psychischer Komorbidität möglich, wobei zu beachten ist, dass psychische und Verhaltensfaktoren bei Patienten mit unzureichend einstellbarem Hypertonus sehr häufig eine wichtige Rolle spielen und dann gemäß ICD-10: F54 bzw. ICD-11: 6E40 entsprechend diagnostiziert werden können.

Unter Praxisaspekten kommt bei der Überwindung der Adhärenzbarrieren einer **stabilen Arzt-Patient-Beziehung** mit expliziter Beachtung der Adhärenz und möglicher Adhärenzbarrieren eine zentrale Bedeutung zu. Die einfache Verordnung einer Medikation mit nur minimaler Erklärung oder die schlicht mündlich mitgeteilte Empfehlung zur Verbesserung des Lebensstils reicht in der Mehrzahl der Fälle nicht aus, um die oft lebenslang erforderliche Adhärenz langfristig aufrechtzuerhalten, zumal das Konzept der Adhärenz im Kontrast zum paternalistischen Compliance-Konzept eine gemeinsame Vereinbarung generell voraussetzt. In der Arzt-Patient-Beziehung sollte daher im Rahmen der partizipativen Entscheidungsfindung und der Verlaufskontrollen explizit auf psychosoziale Belastungsfaktoren und psychische Störungen geachtet werden, die sowohl die Medikamenten- und Lebensstiladhärenz als auch im Einzelfall den Blutdruck selbst langfristig ungünstig beeinflussen können. Bei Bedarf können Methoden der Psychosomatischen Grundversorgung und einfache verhaltensmedizinische Interventionen eingesetzt werden.

80.6.2 Behandlungsansätze

Die Therapie der **sekundären Hypertonie** basiert, soweit möglich, auf der (kausalen) Behandlung der Grunderkrankung, etwa der Beseitigung einer Nierenarterienstenose, der Behandlung einer Schlafapnoe oder der operativen oder pharmakologischen Korrektur einer endokrinen Störung. Für die Behandlung der **primären Hypertonie** stehen nichtmedikamentöse und medikamentöse Optionen zur Verfügung.

Eine größere Netzwerk-Metaanalyse zu nichtmedikamentösen Interventionen bei Patienten mit Prähypertonus oder manifester Hypertonie (Fu et al. 2020) konnte für verschiedene Interventionen zur Stressbewältigung (z. B. Tai-Chi, Yoga, Meditation und langsame Taktatmung) gegenüber einer Standardbehandlung signifikante Effekte auf den Blutdruck nachweisen. Unklar ist aber noch, wie nachhaltig diese Effekte sind, zumal diese Verfahren eine langfristige Adhärenz erfordern. Letzteres gilt auch für körperliches Training, Salzrestriktion und multifaktorielle Interventionen, deren grundsätzliche Wirksamkeit auf den Blutdruck gut belegt ist.

An nichtmedikamentösen Therapieoptionen werden von der NVL Hypertonie mit hoher Empfehlungsstärke empfohlen (BÄK et al. 2023):

- Einschränkung des Kochsalzkonsums auf < 6 g/Tag
- Angepasste körperliche Aktivität
- Rauchabstinenz

Weitere Empfehlungen mit geringerer Empfehlungsstärke betreffen:

- Gewichtsabnahme bei Vorliegen von Übergewicht oder Adipositas
- Begrenzung des Alkoholkonsums
- Entspannungsverfahren
- Strukturierte Schulungen, u. a. zur Förderung von Selbsthilfekompetenzen
- Bei Bedarf strukturierte Therapieprogramme

Zu den **Entspannungsverfahren** wird auf einen potenziellen Nutzen bei fehlendem Schadenspotenzial verwiesen. Die Auswahl des Verfahrens sollte sich vorrangig an individuelle Präferenzen orientieren, wobei unter pragmatischen Gesichtspunkten auch Atemübungen oder Stressmanagement zum Einsatz kommen könnten.

Finden sich bei „primärer" Hypertonie deutliche Hinweise auf eine diese mitbedingende oder zu krisenhaften Entgleisungen beitragende psychosoziale Belastungssituation (z. B. chronische Konfliktsituation oder andere chronische bzw. rezidivierende Stressexposition) oder eine psychische Störung (z. B. PTBS, Persönlichkeitsstörung mit selbstschädigendem Verhalten inkl. ausgeprägter Non-Adhärenz), so kann nach klinischer Erfahrung – wie im geschilderten Fallbeispiel – durch eine Berücksichtigung und Entaktualisierung der Stressexposition, eine Förderung der Stressbewältigung bzw. eine erfolgreiche Behandlung der psychischen Grundkrankheit eine deutliche Besserung der Blutdrucksituation erreicht werden.

Bei der Behandlung relevanter psychischer Störungen (z. B. sekundäre Angststörungen mit zwanghaftem Blutdruckkontrollverhalten, hypertensiven Entgleisungen im Rahmen von Panikattacken, PTBS, Alkoholabhängigkeit) können auch spezifische, bei den jeweiligen Störungen wirksame psychotherapeutische und ggf. psychiatrische bzw. psychopharmakologische Behandlungen eingesetzt werden, auch wenn deren Wirksamkeit zur Blutdrucksenkung bzw. Prognoseverbesserung bislang nicht ausreichend belegt ist.

Bei schwereren Hypertonieformen oder zusätzlichen Risikofaktoren wird zusätzlich zur nichtmedikamentösen Behandlung, z. T. bereits von Beginn an, eine **antihypertensive Medikation** erforderlich. Hierfür geben die Leitlinien umfangreiche Empfehlungen, auf die hier nicht im Einzelnen eingegangen werden kann. Ziel der Behandlung ist die Verbesserung von Prognose und Lebensqualität durch Normalisierung des Blutdrucks auf Werte innerhalb eines Zielkorridors, der in Abhängigkeit von Alter, Lebenserwartung und zusätzlichen Patientenvariablen angepasst werden kann. Weiterhin gilt das Erreichen eines Zielblutdrucks, der möglichst Werte von 140/90 mmHg nicht überschreiten sollte, wobei die NVL Hypertonie (BÄK et al. 2023) Vorschläge zur individuellen Anpassung der Zielwerte macht.

Interventionelle bzw. invasive Behandlungen stellen Reserveoptionen für Patienten dar, deren Blutdruck auch unter Ausschöpfung aller medikamentösen und nichtmedikamentösen Verfahren nicht den Zielbereich erreicht. So wird die renale Denervation in der NVL Hypertonie für solche Fälle als Option erwähnt. Demgegenüber liefern die Daten zur Barorezeptorstimulation derzeit aus Sicht der Leitliniengruppe keine verlässliche Beurteilungsgrundlage.

LITERATURAUSWAHL

Balint EM, Boseva P, Schury K, et al. High prevalence of posttraumatic stress in patients with primary hypertension. Gen Hosp Psychiatry 2015; 38: 53–58.

Balint EM, Gander M, Pokorny D, et al. High prevalence of insecure attachment in patients with primary hypertension. Front Psychol 2016; 3: 1087.

Berendes A, Meyer T, Hulpke-Wette M, Herrmann-Lingen C. Association of elevated blood pressure with low distress and good quality of life: Results from the nationwide representative German Health Interview and Examination Survey for Children and Adolescents. Psychosom Med 2013; 75: 422–428.

Hassoun L, Herrmann-Lingen C, Hapke U, et al. Association between chronic stress and blood pressure: Findings from the German Health Interview and Examination Survey for Adults 2008–2011. Psychosom Med 2015; 77: 575–782.

Herrmann-Lingen C, Meyer T, Bosbach A, et al. Cross-sectional and longitudinal associations of systolic blood pressure with quality of life and depressive mood in older adults with cardiovascular risk factors: Results from the observational DIAST-CHF study. Psychosom Med 2018; 80: 468–474.

Mann SJ. Psychosomatic research in hypertension: The lack of impact of decades of research and new directions to consider. J Clin Hypertens (Greenwich) 2012; 14: 657–664.

Neuhauser H, Thamm M, Ellert U. Blutdruck in Deutschland 2008–2011 – Ergebnisse der Studie zur Gesundheit Erwachsener in Deutschland (DEGS1). Bundesgesundheitsbl – Gesundheitsforsch – Gesundheitsschutz 2013; 56: 795–801.

Stein DJ, Scott K, Haro Abad JM, et al. Early childhood adversity and later hypertension: Data from the World Mental Health Survey. Ann Clin Psychiatry 2010; 22: 19–28.

KAPITEL

81

Christian Albus und Christoph Herrmann-Lingen

Koronare Herzkrankheit

Nach gut 100 Jahren psychosomatischer Forschung liegt mittlerweile eine überzeugende empirische Evidenz vor, dass bestimmten psychosozialen Faktoren und psychischen Störungen eine wesentliche Bedeutung für die Entstehung und den Verlauf der koronaren Herzkrankheit (KHK) zukommt. Psychosoziale Faktoren und psychische Störungen beeinflussen sowohl das Gesundheits- als auch das Krankheitsverhalten und sind über biologische Mechanismen mit dem somatischen Substrat der KHK verknüpft, womit der negative Einfluss auf die Morbidität und Mortalität plausibel erklärbar ist.

Ferner sprechen empirische Befunde dafür, dass psychosomatische Interventionen bei Menschen mit KHK einen positiven Effekt auf die Lebensqualität und die Prognose haben können.

Patientengeschichte

Ein 57-jähriger Schriftsetzermeister verspürt an einem Werktag gegen 17 Uhr ein schmerzhaftes Beklemmungsgefühl, das reifenförmig den Brustkorb umfasst und über 10 Minuten anhält. Nachdem es abgeklungen ist, fährt er mit dem eigenen Wagen nach Hause. Dort tritt die Symptomatik erneut, aber verstärkt auf und verschwindet nicht mehr. Die Ehefrau ruft den Notarzt, der den Pat. mit V. a. Herzinfarkt in eine Klinik bringt. Dort wird ein akuter Vorderwandinfarkt diagnostiziert und umgehend eine Herzkatheteruntersuchung mit Stent-Einlage vorgenommen, was zu einer stabilen Revaskularisierung mit nur kleiner Myokardnarbe führt.

Nach wenigen Tagen wird der Pat. in eine Reha-Klinik verlegt. Dort entwickelt er in der ersten Behandlungswoche ausgeprägte herzbezogene Ängste mit Gefühlen der Hilf- und Hoffnungslosigkeit, Freudlosigkeit, Antriebsstörungen und schweren Schlafstörungen. Es wird eine „Depression" diagnostiziert und Mirtazapin 15 mg z. N. verordnet, was den Nachtschlaf bessert, aber negativ-ängstliches Grübeln nicht mindert.

Zurück am Heimatort nimmt er auf Anraten des Hausarztes eine ambulante Psychotherapie auf. Dabei wird Folgendes deutlich: Der Pat. ist das ältere von zwei Kindern. Der Vater verstarb 44-jährig an „Nervenentzündung"; der Pat. war zu diesem Zeitpunkt 15 Jahre alt und musste nachfolgend über Jahre seine überforderte und mehrfach manifest depressive Mutter unterstützen. Die Mutter verstarb 72-jährig an einem Schlaganfall. Der Vater sei ein fleißiger Mann gewesen, der ihn streng, aber gerecht erzogen habe. Er selbst sei seit 30 Jahren verheiratet und habe einen 27-jährigen Sohn. Er arbeite seit 25 Jahren als Schriftsetzer im gleichen Betrieb, in den letzten 15 Jahren als Abteilungsleiter. Er erlebe sich als korrekten Vorgesetzten, der viel Wert darauf lege, dass im Betrieb alles wie am Schnürchen laufe. Dabei fühle er sich häufig von der Betriebsleitung unter Druck gesetzt.

Während der letzten 3 Monate vor dem Infarkt sei er einer außerordentlichen Terminhetze ausgesetzt gewesen. Er habe z. T. bis zu 60 Stunden in der Woche gearbeitet und sei im Betrieb, aber auch zu Hause immer reizbarer geworden. Er habe sich zunehmend müde gefühlt, sein Körper sei „wie eine Batterie gewesen, die keinen Saft mehr hat". Nach dem Infarkt befürchte er, nie mehr zu alter Leistungsfähigkeit zurückfinden zu können, beruflich „ausrangiert" zu werden und seiner Frau zur Last zu fallen. Er fängt kurz nach dem Krankenhausaufenthalt wieder an zu rauchen, weil er dadurch eine Entlastung von innerer Spannung verspürt. Es fällt ihm schwer, sich zu mehr Bewegung aufzuraffen, und er ist sich aufgrund ausgeprägter Konzentrationsstörungen häufig unsicher, ob er die verordnete Medikation gegen seinen Bluthochdruck und die bestehende Fettstoffwechselstörung eingenommen hat.

Im Rahmen einer primär supportiv-expressiven Einzelpsychotherapie, die im Verlauf neben einer Förderung der Krankheitsbewältigung auch überstarke Gefühle der Verantwortlichkeit als Quelle chronischen Stresserlebens relativiert, kommt es unter fortgeführter antidepressiver Medikation zu einer schrittweisen Überwindung der depressiven Symptomatik.

81.1 Historische Vorbemerkungen

Annahmen über den Zusammenhang zwischen Gefühlen und Erkrankungen des Herzens beschäftigen die Menschheit seit Langem. Schon die alten Ägypter differenzierten sprachlich nicht klar zwischen Problemen des Herzens und der Psyche. So spricht etwa der Papyrus Ebers aus dem 16. Jh. v. Chr. vom trübseligen Herzen und von Zorn, der das Herz „frisst" (Joachim 1890). Eine Vielzahl literarischer Darstellungen gibt seither hiervon Zeugnis, und volkstümliche Redensarten beschreiben dies anschaulich (z. B. der Satz „Mir bricht das Herz" bei Trauer oder Verbitterung). Die frühen medizinischen Autoren gingen vor allem davon aus, dass emotionale Ausbrüche (z. B. akuter, massiver Ärger) ein Auslöser für den plötzlichen Herztod sein können (Heberden 1772).

Ab den 1930er-Jahren begann eine **Tradition psychokardiologischer Forschung,** deren frühe Vertreter durch vorwiegend aus klinischen Beobachtungen gewonnene Befunde bereits wesentliche Ergebnisse späterer empirischer Forschung vorwegnahmen. So schilderte die Analytikerin Helen Flanders Dunbar bereits 1935 KHK-Patienten als hart arbeitend, ihrer Aufgabe ergeben, immer auf den Erfolg gerichtet und als Märtyrer der eigenen Ideale. Andere Autor*innen beschrieben Infarktpatient*innen als unter Druck stehend, immer in körperlicher Hast; sie neigten, wenn sie blockiert werden, zu Wutausbrüchen. Sie seien von Ehrgeiz besessen, dabei aber außerordentlich verletzlich gegenüber Beschämung und Herabsetzung, was zu heftigen Gefühlen von Schuld und Wertlosigkeit führe (Übersicht: Barde und Jordan 2003).

Eine größere Bekanntheit erlangte das **Typ-A-Verhaltensmuster** („type-A behaviour pattern", TABP), das durch die Kardiologen Friedman und Rosenman bereits 1959 beschrieben wurde. Typ A steht für einen „Handlungs-Emotionen-Komplex", der bei Menschen beobachtet wird, die aggressiv unablässig bemüht sind, immer mehr in immer weniger Zeit zu erreichen, wenn nötig auch gegen den Widerstand von Situation oder Personen. Die beiden **Hauptkomponenten** des Typ-A-Verhaltens sind **Zeitnot und Feindseligkeit.** Das Gefühl permanenter Zeitnot ergibt sich aus dem unwiderstehlichen Drang, immer mehr in immer weniger Zeit zu vollbringen (Übersicht: Myrtek 2000).

Diese frühen Beobachtungen bzw. Hypothesen sind mittlerweile durch eine Fülle an empirischer Literatur teils bestätigt bzw. spezifiziert, teils verworfen worden. Hinzu kamen erweiterte Sichtweisen (z. B. zur Bedeutung von sozialer Isolation und niedrigem sozioökonomischem Status), die weiter unten ausgeführt werden.

81.2 Definition und klinisches Bild

Die KHK ist definiert als arteriosklerotischer Prozess im Bereich der Koronararterien, die das Herz von außen kranzförmig mit oxygeniertem Blut versorgen. Dabei kann man unter klinischen Gesichtspunkten drei Stadien unterscheiden:

- **Asymptomatisches Stadium,** das sich trotz fortschreitender Erkrankung unbemerkt über Jahrzehnte hinziehen kann, ohne dass es zu einer relevanten Einschränkung der Durchblutung des Herzens kommt.
- **Symptomatisches Stadium,** das von einer nur unter definierten Belastungsbedingungen ausgelösten **stabilen Angina pectoris** bis zum **akuten Koronarsyndrom** (ACS) mit seinen drei Formen bzw. Schweregraden **instabile Angina pectoris, Nicht-ST-Hebungs-Myokardinfarkt (NSTEMI)** und **ST-Hebungsinfarkt (STEMI)** reicht.
- **Chronisches Stadium,** in dem bei diagnostizierter KHK und gutem Gesundheitsverhalten sowie medikamentöser und nach ggf. invasiver Therapie (perkutane Koronarintervention (PCI), ggf. mit Stent oder Bypass-Chirurgie) über viele Jahre ein mehr oder weniger asymptomatischer Verlauf möglich ist, bevor evtl. wieder Symptome auftreten.

Das Leitsymptom der KHK, die **Angina pectoris** (wörtlich: „Brustenge"), wird durch die Myokardischämie infolge der koronaren Minderdurchblutung ausgelöst. Sie ist häufig retrosternal oder links thorakal lokalisiert; die Beschwerden können aber auch in den Rücken, nach rechts thorakal, in eine oder beide Schultern, Arme, Oberbauch bzw. Unterkiefer ausstrahlen. Die Intensität der Symptome reicht vom akuten, stärksten Schmerz, dann häufig mit Vernichtungsgefühl und Todesangst, bis hin zur vollkommen asymptomatischen Phase trotz bestehender Myokardischämie. Dazwischen liegen Druck-, Schwere- oder Engegefühle – auch häufig mit der subjektiven Empfindung der Dyspnoe verbunden – bzw. als bohrend, brennend, krampfartig, ziehend oder ähnlich beschriebene Beschwerden. Nicht selten wird eine koronare Minderperfusion auch nur über eine belastungsabhängige Dyspnoe, das Auftreten von Herzrhythmusstörungen oder Symptome einer Herzinsuffizienz manifest.

Unter **instabiler Angina pectoris** versteht man ein heterogenes klinisches Bild, bei dem es entweder ohne vorherige Symptome direkt zu besonders schwerer Angina pectoris kommt oder sich ein vorbestehend stabiles Stadium hinsichtlich der auslösenden Faktoren, Intensität oder Häufigkeit der Beschwerden deutlich verschlechtert.

Allerdings gibt es eine große Anzahl von Patienten, bei denen vorher asymptomatische Patient*innen direkt einen symptomatischen Myokardinfarkt entwickeln oder selbst im akuten Infarkt keine Angina pectoris wahrgenommen wird. Diese „stummen" Myokardinfarkte stellen, wie generell die „stummen Myokardischämien", ein bedeutsames klinisches Problem dar.

Unter klinischen Gesichtspunkten ist ferner bekannt, dass eine Angina-pectoris-Symptomatik nicht spezifisch für eine KHK ist. **Differenzialdiagnostisch** kommen neben weiteren organischen Erkrankungen wie einer Refluxösophagitis insbesondere auch herzbezogene Symptome im Rahmen von funktionellen bzw. somatoformen Störungen in Betracht (➤ Kap. 70).

Im ärztlichen Gespräch entspricht die Vielfalt der von Patient*innen wahrgenommenen Beschwerden der Palette von Symptomen, die dem Arzt bzw. der Ärztin vorgetragen wird. Dies ist auch deswegen bedeutsam, weil Art und Intensität sowohl subjektiver Symptome als auch deren Schilderung i. d. R. als Eingangskriterium für die Veranlassung weiterer medizinischer Maßnahmen dienen. Dabei werden jedoch nicht nur die Unterschiede in der Symptomwahrnehmung und -verarbeitung aufseiten des Patienten wirksam, sondern auch die handlungsleitenden Einstellungen und Kenntnisse aufseiten des Arztes. Zum Beispiel wird bei Frauen deutlich seltener als indiziert der Verdacht auf eine KHK geäußert, was negative Auswirkungen auf die Diagnostik und Therapie hat (Visseren et al. 2021). Bei emotional aufgeladener Schilderung der Symptome wird häufiger eine Aggravation bzw. psychogene Symptomatik unterstellt; andersherum findet bei Patient*innen mit „funktionellen" Herzbeschwerden oder KHK-Patienten mit einer komorbiden Angststörung eine deutliche Überdiagnostik statt (➤ Kap. 57 und ➤ Kap. 70).

81.3 Epidemiologie und sozioökonomische Bedeutung

Herz-Kreislauf-Erkrankungen, vor allem die KHK, sind nach der *Global Burden of Disease Study* (Roth et al. 2020) die **weltweit führende Quelle krankheitsbedingter Belastungen.** Allein in Deutschland verstarben 2020 etwa 120.000 Menschen an einer KHK (www.gdb.bund.de).

Zwar ist es in Deutschland, ähnlich wie in anderen westlichen Industrienationen, seit Anfang der 1970er-Jahre dank verbesserter Akutbehandlung und Sekundärprävention zu einem Rückgang der kardialen Mortalität gekommen (Visseren et al. 2021), gleichzeitig ist – teilweise auch deswegen – die Anzahl der KHK-Erkrankten gestiegen. Entsprechend hat die **sozioökonomische Bedeutung der KHK** zugenommen. Im Jahr 2020 betrugen allein in Deutschland die KHK-bedingten direkten (medizinische Behandlung) und indirekten Kosten (Arbeitsunfähigkeit, vorzeitiges Ausscheiden aus dem Erwerbsleben) ca. 7,9 Mrd. Euro (www.gdb-bund.de). Da aufgrund der demografischen Entwicklungen mit einer Zunahme der KHK-Prävalenz gerechnet werden muss, wird die sozioökonomische Bedeutung noch ansteigen.

Auffällig sind die deutlichen Geschlechterunterschiede: Bei Männern steigt die Inzidenz bereits ab dem 45. Lj. deutlich an und erreicht bei den über 75-Jährigen eine Prävalenz von ca. 25 %. Bei Frauen steigt die Inzidenz erst ca. 10 Jahre später an und erreicht nur ca. 16 % (www.gdb-bund.de). Dennoch starben in 2020 ca. 52.000 Frauen an einer KHK (vs. ca. 69.000 Männern).

81.4 Ätiologie und Pathogenese

Die **Arteriosklerose** ist ein unbehandelt i. d. R. fortschreitender Entzündungsprozess, der durch Verletzungen der Gefäße ausgelöst und über verschiedene Cofaktoren moduliert wird. Die Hauptformen der Gefäßverletzung bestehen in einer Invasion der Gefäßintima durch oxidierte **Low-Density-Lipoproteine (LDL)** sowie Scherkräfte durch Blutdruck- und Herzfrequenzschwankungen. Wesentliche biochemische Mediatoren der Gefäßschädigung sind freie Radikale, vasoaktive Amine und Tabak- sowie Feinstaubeinwirkungen. Die Schädigung führt zu einer Aktivierung von Makrophagen, die bei biologischen Heilungsprozessen eine zentrale Rolle spielen, da sie die Zytokine IL-1, IL-6 und TNF-α produzieren. Diese Zytokine induzieren neben anderen Effekten im Bereich der Koronararterien die Proliferation und Migration glatter Muskelzellen, was primär eine Wiederherstellungs- bzw. Heilungsreaktion ist. Hält dieser Prozess jedoch aufgrund fortgesetzter Gefäßschädigungen über einen längeren Zeitraum an, fördert er u. a. die Entstehung von subendothelialen **instabilen Plaques** (Konglomerate aus Cholesterinkristallen und Makrophagen), die mit einem erhöhten Risiko für akute thrombotische Gefäßverschlüsse (**ACS**) verknüpft sind. Die Plaques können aber auch anwachsen und verkalken, sodass es in Kombination mit der Proliferation von glatten Muskelzellen zu einer fortschreitenden Verengung der Koronararterien (**Koronarstenosen**) kommt (Übersicht: Albus und Haass 2020).

Unspezifische Einflüsse auf die systemische Immunlage wie das Mikrobiom, Ernährung und körperliche Fitness können den Verlauf der Arteriosklerose erheblich modulieren (Lechner et al. 2020). Weitere psychobiologische Prozesse werden unten dargestellt.

Während eine stabile Angina pectoris i. d. R. durch (hochgradige) Koronarstenosen hervorgerufen wird, wird ein akuter Herzinfarkt meist durch Rupturen instabiler Plaques in Gefolge akuter Herzfrequenz- und/oder Blutdrucksteigerungen ausgelöst. Die Ruptur führt zu einer Thrombusbildung, der resultierende Gefäßverschluss bedingt eine anhaltende Myokardischämie, deren Konsequenzen akut sowohl letale Herzrhythmusstörungen als auch längerfristig eine Myokardnekrose mit Ausbildung einer Narbe und Ausprägung einer mehr oder weniger starken Herzinsuffizienz sein können (Übersicht: Albus und Haass 2020).

81.4.1 Biopsychosoziales Ursachenmodell

Die klinisch-epidemiologische und experimentelle Forschung hat in den letzten Jahrzehnten zur Etablierung eines komplexen **Risikofaktorenmodells** geführt, das sowohl somatische als auch verhaltensbezogene und psychosoziale Faktoren einschließt (➤ Tab. 81.1). In diesem Modell wird davon ausgegangen, dass die längerfristige, mittelfristige oder auch akute Einwirkung unterschiedlicher Risikofaktoren in eine gemeinsame klinische Endstrecke – die KHK mit allen „Endpunkten" (vor allem tödlicher/nichttödlicher Myokardinfarkt) – einmündet. Gleichzeitig gibt es eine zunehmende Evidenz für bestimmte **psychosoziale Schutzfaktoren,** auf die weiter unten eingegangen wird.

Zum weitergehenden Verständnis des Risikofaktorenmodells ist wesentlich, dass die meisten Einzelfaktoren nicht unabhängig voneinander auftreten, sondern sich zu Clustern zusammenfügen. Dies gilt sowohl für **somatische Risikofaktoren** (z. B. ist ein Diabetes mellitus häufig mit Dyslipoproteinämien sowie arterieller Hypertonie verbunden) als auch für **psychosoziale und verhaltensbezogene Risikofaktoren** (z. B. geht Depressivität mit Bewegungsmangel und Rauchen einher).

Die Kombination einzelner Risikofaktoren führt nicht zu einer Addition der Einzelrisiken, sondern zu einer Potenzierung des Risikos.

Ferner besteht eine intensive **Wechselwirkung** zwischen somatischen, verhaltensbezogenen und psychosozialen Risikofaktoren, auf die im Folgenden näher eingegangen wird.

81.4.2 Psychosoziale Risikofaktoren

Vor dem Hintergrund der wachsenden wissenschaftlichen Evidenz haben psychosoziale Risikofaktoren in den letzten 15 Jahren zunehmend Eingang in nationale und internationale Leitlinien und Positionspapiere gefunden (Visseren et al. 2021; Levine at al. 2021; Albus et al. 2019a; BÄK et al. 2022).

Alle nachfolgend beschriebenen Risikofaktoren sind vielfältig miteinander korreliert. Beispielsweise wird das Auftreten von Depressivität und Ängstlichkeit durch „Stress" gefördert, dies jedoch besonders bei bestimmten Persönlichkeitsmerkmalen und/oder in Verbindung mit sozialer Isolation. Die getrennte Darstellung des Erlebens und Verhaltens unabhängig vom sozialen Kontext ist daher eine Verkürzung und erfolgt nur zum Zwecke der besseren Übersichtlichkeit.

Biografische Traumatisierungen

Ungewöhnlich belastende Erlebnisse in Kindheit und Jugend („**childhood adversities**"), wie sexuelle, körperliche oder seelische Gewalt durch Angehörige oder das weitere soziale Umfeld, emotionale Vernachlässigung, psychische Erkrankungen der Eltern oder wirtschaftliche Not, erhöhen sowohl das Risiko für verschiedene psychische als auch kardiometabolische Erkrankungen inkl. KHK (Suglia et al. 2018). Gemäß einer Metaanalyse von 35 vorwiegend retrospektiven Studien beträgt die kardiovaskuläre Risikosteigerung etwa 40 % (Jakubowski et al. 2018). Zusätzlich ist der frühe Tod eines Elternteils nach einer großen schwedischen Kohortenstudie mit einem 41 % erhöhten KHK-Risiko verknüpft – unabhängig von der Todesursache des Elternteils (Chen et al. 2022).

In dem Kontext ergeben sich klare Hinweise für geschlechterspezifische Unterschiede, in dem Mädchen v. a. häufiger sexueller Gewalt und Jungen häufiger körperlicher Gewalt ausgesetzt sind. „Childhood adversities" sind zudem in sozialen und ethnischen Minderheiten häufiger, vor allem, wenn die Kinder/Jugendlichen in bildungsfernen und einkommensschwachen Schichten leben (Suglia et al. 2018).

Niedriger sozioökonomischer Status

Im Hinblick auf die Verteilung der KHK über die verschiedenen Sozialschichten hat sich im Laufe des 20. Jh. ein bemerkenswerter

Tab. 81.1 Überblick über die wichtigsten somatischen, verhaltensbezogenen und psychosozialen Risikofaktoren der KHK (Visseren et al. 2021; Levine et al. 2021)

Somatische Risikofaktoren	Verhaltensbezogene Risikofaktoren	Psychosoziale Risikofaktoren
• Höheres Alter • Männliches Geschlecht • Dyslipoproteinämien, vor allem – LDL-Cholesterinerhöhung – Non-HDL-Cholesterin-Erhöhung – Lipoprotein-(a)-Erhöhung • Arterielle Hypertonie • Diabetes mellitus • Adipositas (i. e. BMI ≥ 30) • Frühe KHK bei Angehörigen • Diverse Autoimmunerkrankungen, Niereninsuffizienz, obstruktives Schlafapnoe-Syndrom etc.	• Rauchen • Fehlernährung, vor allem – Überangebot an gesättigten Fettsäuren – Übergewicht • Bewegungsmangel • Medikamentöse Non-Adhärenz • Einnahme von Psychostimulanzien, vor allem Kokain	• Niedriger sozioökonomischer Status • Exposition gegenüber Lärm und Luftverschmutzung • Akuter und chronischer Stress • Soziale Isolation bzw. Mangel an sozialer Unterstützung • Depressivität bzw. vitale Erschöpfung • Angststörungen • Maladaptive Persönlichkeitszüge wie Feindseligkeit bzw. Neigung zu Ärger, Typ-D-Persönlichkeit und Pessimismus • Weitere psychische Erkrankungen, u. a. PTBS, Schizophrenie

81

Wandel vollzogen. War die **KHK früher vorwiegend eine Krankheit der oberen Schichten,** so ist spätestens **seit Anfang der 1970er-Jahre** in fast allen westlichen Industrienationen eine Veränderung der Schichtspezifität in dem Sinne zu verzeichnen, dass mittlerweile die **KHK überproportional in unteren Sozialschichten vertreten** ist (Rugulies und Siegrist 2002; Coughlin und Young 2020).

Als Marker für niedrigen sozioökonomischen Status gelten niedriges Einkommen, geringe Bildung (z. B. Arbeiter, Ungelernte), i. d. R. verknüpft mit einem Leben in unterprivilegierten Wohngebieten. Mehrere große populationsbezogene Studien konnten zeigen, dass das Risiko für einen Herzinfarkt in unterprivilegierten Wohngebieten 1,3- bis 1,8-fach höher ist als in Vierteln mit hohem Einkommen (Übersicht: Coughlin und Young 2020). Zusätzlich weisen Menschen mit einem niedrigen Sozialstatus, die vor dem 50. Lj. einen Herzinfarkt erleiden, eine ca. 32 % höhere Langzeitsterblichkeit auf als Menschen mit hohem Sozialstatus (Berman et al. 2021). Eine große deutsche Studie konnte unter Nutzung von Krankenkassendaten zeigen, dass Personen mit niedrigem Einkommen signifikant häufiger einen Herzinfarkt entwickeln und nach einem leichten Herzinfarkt einen schlechteren Verlauf aufweisen (Tetzlaff et al. 2021).

Hinsichtlich möglicher Mediatorvariablen wurde vermutet, dass untere Sozialschichten einer höheren Stressbelastung am Arbeitsplatz ausgesetzt sind. Diese Hypothese wurde z. B. in der Whitehall-II-Studie mit britischen Angestellten öffentlicher Einrichtungen bestätigt. Interessanterweise verschwand hier der soziale Gradient erhöhter Sterblichkeit, wenn biomedizinische Risikofaktoren sowie das Ausmaß der Stressbelastung am Arbeitsplatz, gemessen nach dem *Jobstrain*-Modell (➤ Kap. 21), in das statistische Modell eingeführt wurden, was darauf hinweist, dass Stress einer der Mediatoren des Zusammenhangs ist (Marmot et al. 1997).

Soziale Isolation und Mangel an sozialer Unterstützung

Gemäß einer Metaanalyse von 19 prospektiven Studien von Valtorta et al. (2016) waren soziale Isolation oder Einsamkeit bei initial Gesunden mit einem ca. 30 % erhöhten Risiko für das Auftreten einer KHK assoziiert. Smith et al. (2021) verknüpften jedoch Daten aus der prospektiven *Million Women Study* und der sehr großen *UK Biobank Study* und stellten dar, dass „soziale Isolation", definiert als Kombination von Alleinleben und wenig Kontakt mit Familie oder Freunden, nicht mit dem Auftreten einer KHK assoziiert war. Ein vertieftes Verständnis ermöglichte die *Longitudinal Study of Aging* (Valtorta et al. 2018), in der nur das **subjektive Erleben von Einsamkeit** signifikant und unabhängig von traditionellen Risikofaktoren mit einem knapp 30 % erhöhten Risiko einer KHK assoziiert war, soziale Isolation per se jedoch nicht. Insgesamt ergeben sich damit deutliche Hinweise, dass subjektive Einsamkeit die Inzidenz der KHK erhöhen kann (Cené et al. 2022).

Bei bekannter KHK sind subjektive und objektive Marker sozialer Isolation und Mangel an sozialer Unterstützung konsistent mit einer 1,2- bis 3-fachen Steigerung des Mortalitätsrisikos verknüpft (Cené et al. 2022). Allerdings ergeben sich Hinweise für eine Wechselwirkung mit anderen psychosozialen Risikofaktoren: Frasure-Smith et al. (2000) z. B. konnten zeigen, dass gute soziale Unterstützung den negativen Effekt depressiver Symptome auf die Sterblichkeit abschwächt.

In dem Kontext beschrieben West et al. (1995) den Einfluss einer „unsicheren Bindung" (nach Bowlby) auf das Ausmaß der globalen psychischen Belastung. Bei Patient*innen nach Herzinfarkt konnte während der Rehabilitation gezeigt werden, dass die Faktoren „Verlustangst" („feared loss") und „Nähe suchen" („proximity seeking") am besten geeignet waren, Patient*innen mit hoher Belastung von denen mit geringer zu unterscheiden. Söllner et al. (2018) konnten zeigen, dass eine „sichere Bindung" bei KHK-Betroffenen mit einer signifikant stärkeren Remission depressiver Belastung verknüpft ist.

Akuter Stress

Akuter Stress ist mit einer Vielzahl psychobiologischer Reaktionen verknüpft, die eine Bedeutung für die akute Exazerbation einer bestehenden KHK haben können. Aufgrund zahlreicher experimenteller und klinischer Studien ist gesichert, dass akuter Stress bei KHK-Patienten myokardiale Ischämien, lebensbedrohliche Arrhythmien und strukturelle Defekte bis hin zu Rupturen atherosklerotischer Plaques mit der Konsequenz eines Myokardinfarkts auslösen kann (Vancheri et al. 2022).

Bei Verlust eines nahen Angehörigen ist die Wahrscheinlichkeit, binnen der folgenden 24 Stunden einen Myokardinfarkt zu erleiden, um das 20-Fache erhöht (Mostofsky et al. 2012). Der Verlust eines Kindes steigert das KHK-Risiko insbesondere in der ersten Woche um das 3,7-Fache (Wei et al. 2021a). Wilbert-Lampen et al. (2008) konnten zeigen, dass kardiale Notfälle anlässlich der Fußballweltmeisterschaft 2006 im Raum München 2,7-mal häufiger waren als in einem Referenzzeitraum zuvor. Männer wiesen in der Studie ein höheres Risiko auf als Frauen, wenngleich auch deren Risiko signifikant erhöht war. Auch Weihnachten und Neujahr (Wallert et al. 2017) oder besonders umkämpfte Wahlen werden mit einem 1,1- bis 1,6-fach erhöhten kardiovaskulären Risiko verknüpft (Mefford et al. 2020, 2022).

Als potenter Alltagsstressor hat sich **Reden vor Publikum** erwiesen (Kirschbaum et al. 1993). Weitere Auslöser können Kopfrechnen unter Zeitdruck oder konflikthafte Gespräche sein, insbesondere wenn sie Ärger auslösen; gemäß der Metaanalyse von Zhang et al. (2020) können unter akutem Stress bei etwa 30 % aller KHK-Patienten passagere Myokardischämien auftreten.

Hinsichtlich prädisponierender Persönlichkeitsfaktoren deuten Untersuchungen darauf hin, dass **vor allem Menschen mit feindseligen Zügen** in sozial herausfordernden Situationen intensivere kardiovaskuläre Reaktionen haben (Guyll und Contrada 1998; Suarez et al. 1998). Darüber hinaus können auch überdauernde Gefühle von Anspannung, Frustration und Traurigkeit das Risiko für myokardiale Ischämien erhöhen (Gulette et al. 1997). Zusätzlich scheint das Vorliegen chronischer psychosozialer Belastungsfaktoren das Ausmaß akuter Stressreaktivität zu intensivieren (Matthews et al. 2001).

Chronischer Stress

Aktuelle Metaanalysen mit einer Vielzahl epidemiologischer Studien zeigen einen signifikanten Zusammenhang zwischen chronischem Stress (vor allem aufgrund von Belastungen am Arbeitsplatz) und der Entwicklung bzw. dem Verlauf der KHK. Demnach erhöhen chronischer arbeitsbezogener Stress (vor allem hohe psychische Belastung oder unfaire Behandlung) bei Männern und Frauen die KHK-Inzidenz und -Sterblichkeit um das 1,2- bis 1,5-fache (Taouk et al. 2020; Niedhammer et al. 2021).

Die psychische Belastung am Arbeitsplatz wurde meist mit zwei Konstrukten gemessen: Das **Jobstrain-Modell** (Karasek 1979) definiert das Erleben von Stress am Arbeitsplatz als ein Missverhältnis zwischen hoher Anforderung („high demand") und niedriger Kontrolle über wesentliche Entscheidungsprozesse („low control"). Im Kontrast dazu legt das **Modell der beruflichen Gratifikationskrise** (Siegrist et al. 1990; ➤ Kap. 21) den Akzent auf das Verhältnis zwischen Verausgabung und Belohnung im Erwerbsleben. Es postuliert, dass chronischer Stress am Arbeitsplatz als Resultat eines Missverhältnisses zwischen persönlich und/oder situativ bedingter hoher Verausgabung bei gleichzeitig niedriger Belohnung (Einkommen, Anerkennung, Sicherheit/Aufstiegschancen) gesehen werden kann („effort-reward imbalance").

Darüber hinaus sind auch **exzessive Überstunden** (Trudel et al. 2021), Mobbing- und Gewalterfahrungen am Arbeitsplatz (Xu et al. 2019) sowie **Schichtarbeit** (Niedhammer et al. 2022) mit einem erhöhten Risiko für die Entwicklung und einen schlechteren Verlauf einer KHK verknüpft.

Weitere chronische Stressoren ergeben sich vor allem für Frauen aus der Doppelbelastung durch Beruf und Familie (Brisson et al. 1999; Eaker et al. 2007). Darüber hinaus liegen Hinweise vor, dass das Risiko für erneute kardiale Ereignisse bei Frauen mit KHK gerade durch häuslichen Stress stärker beeinflusst wird als durch Stress am Arbeitsplatz (Orth-Gomer et al. 2000; Weidemann et al. 2003; Rosengren et al. 2004; Büchner et al. 2005). Gesunde Männer sind nach einer Scheidung einem gleich hohen Mortalitätsrisiko ausgesetzt wie durch chronischen Stress am Arbeitsplatz (Matthews und Gump 2002).

Depressivität und depressive Störungen

Metaanalysen zeigten wiederholt, dass Menschen mit Symptomen erhöhter Depressivität bzw. Depression von einer etwa 1,8-fach erhöhten KHK-Inzidenz und bei bestehender KHK von einer etwa 1,2- bis 1,5-fach erhöhten Morbidität bzw. Mortalität betroffen sind (Nicholson et al. 2006; Meijer et al. 2013). Neuere Metaanalysen mit spezifischeren Fragestellungen konnten zeigen, dass nach einer PCI das Risiko für schwere kardiovaskuläre Ereignisse oder die Gesamtmortalität um das 1,8- bis 2,0-Fache erhöht ist (Song et al. 2020; Zhang et al. 2022). Dabei scheint in Bezug auf die KHK-Inzidenz kein relevanter Geschlechtsunterscheid vorzuliegen (Smaardijk et al. 2019), in Bezug auf die Prognose scheinen jedoch Männer einem höheren Risiko ausgesetzt zu sein (HR 1,2 vs. 1,48; Smaardijk et al. 2019).

Nach einem Herzinfarkt lassen sich bei über 25 % der Patient*innen Depressionen bzw. eine erhöhte Depressivität beobachten (Ladwig et al. 2018). Dabei haben Frauen ohne Berufstätigkeit, Menschen mit depressiven Störungen in der Anamnese, Verwitwete und Menschen mit begleitender Herzinsuffizienz ein 2,0- bis 4,2-fach erhöhtes Risiko, eine Depression zu entwickeln (Yuan et al. 2019).

Allerdings wird die nosologische Zuordnung „depressiver Symptome" bei KHK-Patient*innen kontrovers diskutiert: Die Mehrzahl der Autor*innen bezeichnet typische Symptome wie Niedergeschlagenheit, Hoffnungslosigkeit, Anhedonie und Antriebsstörung als Depression. In Kontrast dazu verwendete Appels (1987) erstmals den Begriff **„vitale Erschöpfung"**, weil ein „Mangel an Energie" nach ihren Beobachtungen die Hauptbeschwerde vieler KHK-Patient*innen darstellt und diese Untergruppe häufig nicht an einer depressiven Ich-Störung leidet. Eine Metaanalyse von 17 prospektiven Studien konnte zudem zeigen, dass „vitale Erschöpfung" mit einem ca. 50 % erhöhten Risiko für kardiale Ereignisse sowie einer erhöhten Gesamtsterblichkeit verknüpft war (Cohen et al. 2017).

Wichtig für die klinische Beurteilung ist deshalb, dass sich das Bild einer Depression bei KHK-Patient*innen anders darstellen kann als bei somatisch gesunden Patient*innen. Lespérance und Frasure-Smith (2000) haben dazu eine differenzierte Beschreibung publiziert:

„Die Beschreibung depressiver Symptome ist im Vergleich zu den Beschwerden psychiatrischer Patienten gewöhnlich weniger direkt und weniger typisch. Sie klagen meist vor allem über eine ungewöhnliche Müdigkeit, einen Mangel an Energie und unerklärliche körperliche Symptome, einschließlich atypischer Brustschmerzen, Atemnot und Palpitationen. Herzpatienten neigen dazu, depressive Gefühle zu rationalisieren und somatische Symptome einer Depression ihrer Herzstörung zuzuschreiben, und lenken damit von den emotionalen Hintergründen ihrer Beschwerden ab. Zudem werden die typischen Symptome der Depression bei psychiatrischen Patienten wie Trauer, verminderter Selbstwert, Schuld und Todeswünsche oft durch weniger typische Symptome ersetzt wie Ängstlichkeit (chronische Sorgen, Überwachheit, multiple somatische Beschwerden) und Nervosität (plötzlicher Ärger oder Feindseligkeitsausbruch, häufige negative und unangenehme Bemerkungen gegenüber anderen, Überempfindlichkeit gegen Lärm). Kurz gesagt kann der Patient durchaus an einer klinisch relevanten Depression leiden, auch wenn er oder sie an weniger als fünf der für die Depression typischen Symptome leidet."

zit. nach Lespérance und Frasure-Smith (2000; Übers. d. Autoren)

Unter klinischen Gesichtspunkten muss also darauf geachtet werden, dass ein größerer Teil der Patient*innen phänomenologisch eher das Bild einer „vitalen Erschöpfung" denn einer klassischen Depression zeigt, wobei beide Syndrome therapiebedürftig sind.

Angst und Angststörungen

Schwere Angst und Angststörungen können zwei Metaanalysen zufolge sowohl die Inzidenz (Relatives Risiko 1,41; Emdin et al. 2016) als auch möglicherweise das Risiko für einen ungünstigen Verlauf (Odds Ratio [OR] 1,2; Celano et al. 2015) einer KHK erhöhen.

Erhöhte Ängstlichkeit ohne klinische Diagnose einer Angststörung scheint bei stabiler KHK eher mit einer besseren Prognose verknüpft zu sein; nur bei gleichzeitiger Herzinsuffizienz ergaben sich Hinweise für eine schlechtere Prognose (Meyer at al. 2015). Angststörungen i. S. des DSM oder der ICD können jedoch sowohl die Inzidenz als auch die Prognose einer KHK verschlechtern. In Bezug auf die **Panikstörung** haben mehrere große prospektive Studien gezeigt, dass das Risiko für die Inzidenz einer KHK um das 1,7- bis 4-Fache erhöht ist (Smoller et al. 2007; Chen et al. 2009).

Bei bestehender KHK kann eine Panikstörung, **phobische Störung** und **generalisierte Angststörung** das Risiko für eine schlechtere Prognose um das 1,01- bis 2-Fache erhöhen (Shibeshi et al. 2007; Szekely et al. 2007).

Laut einer Metanalyse von Chen et al. (2019) liegen ausgeprägte Angstsymptome nach der Diagnose einer KHK über alle Stadien bei durchschnittlich 40–50 % aller Betroffenen vor, wobei Menschen mit geringer Bildung und langer Krankheitsdauer signifikant häufiger betroffen sind. Bei der Mehrzahl kardial stabiler KHK-Patient*innen sind Angstsymptome jedoch eher mild ausgeprägt und entsprechen einer gut einfühlbaren Verunsicherung hinsichtlich der Zukunft, vor allem angesichts etwaiger körperlicher Symptome.

Andere psychische Erkrankungen

Eine **posttraumatische Belastungsstörung** (PTBS) ist nach einer Metaanalyse von 14 prospektiven Kohorten mit einer knapp 1,5-fachen Steigerung der KHK-Inzidenz verknüpft, wobei eine Adjustierung um depressive Symptome die Risikorate nur geringfügig (HR 1,32) abschwächte (Jacquet-Smailovic et al. 2021).

Zwischen 3 und 19 % aller Patient*innen entwickeln nach einem Herzinfarkt Symptome einer PTBS, wobei die Prävalenz definierter Störungen mit ca. 3 % deutlich geringer ist (Jacquet-Smailovic et al. 2021). Einige Studien deuten jedoch darauf hin, dass eine PTBS das Risiko eines erneuten ACS verdreifachen kann (Jacquet-Smailovic et al. 2022), weshalb der Störung nicht nur für die Lebensqualität, sondern auch für die Prognose eine hohe Bedeutung zukommt. Zudem ist wichtig, dass sich PTBS-Symptome z. B. nach einer Bypass-Operation eher verschlechtern, wohingegen sich Depressivität häufig abschwächt (Rosson et al. 2021).

Schizophrenien und **bipolare affektive Störungen** (BAS) sind ebenfalls mit einer deutlich erhöhten KHK-Inzidenz und einer schlechteren Prognose verknüpft. Gemäß einer aktuellen Metaanalyse von 87 prospektiven Kohorten zeigte sich bei der Schizophrenie eine etwa 1,8-fach erhöhte KHK-Mortalität (BAS 1,6-fach), wobei das Risiko seit den 1990er-Jahren deutlich angestiegen ist (Lambert et al. 2022). Die Inzidenz ist bei der Schizophrenie um das 1,25-Fache erhöht (BAS 1,5; Lambert et al. 2022).

Maladaptive Persönlichkeitsmuster

Nachdem das Typ-A-Verhaltensmuster, wie in ➤ Kap. 81.4.2 beschrieben, keinen konsistenten Zusammenhang mit dem KHK-Risiko zeigte, wandte sich die Forschung dessen hypothetisch „toxischer“ Teilkomponente zu: **Feindseligkeit** bzw. **Neigung zu Ärger.** Gemeinhin wird Feindseligkeit als lang anhaltendes zynisch geprägtes Misstrauen gegenüber anderen gesehen, während Neigung zu Ärger als Emotionskomponente des Konstrukts Feindseligkeit betrachtet wird. Allerdings kamen Chida und Steptoe (2009) in einer Metaanalyse zu der Einschätzung, dass zwar ein statistisch signifikanter Zusammenhang zwischen Feindseligkeit und der Entwicklung einer KHK besteht, die Effektstärke aber gering ist (Risikoquotient 1,2).

Möglicherweise ist das globale Konstrukt Feindseligkeit bzw. Neigung zu Ärger aber zu undifferenziert, um einen stärkeren Zusammenhang mit der KHK nachweisen zu können. Einige Autoren konnten z. B. einen Zusammenhang zwischen Feindseligkeit bei gleichzeitiger Hemmung des Ausdrucks von Ärger und der Ausprägung einer Koronarsklerose bzw. KHK-Inzidenz zeigen, in anderen Studien war nur das Ausdrücken von Ärger im Gegensatz zu dessen Unterdrückung (oder lediglich Erleben) mit einer KHK assoziiert (Übersicht: Hank und Mittag 2003). In einer Metanalyse von vier prospektiven Studien war akuter Ärger mit einem signifikant erhöhten Risiko für ein ACS verknüpft ist (OR 4,74; Mostofsky et al. 2014). Von daher erscheint es plausibel, dass eine chronisch erhöhte Ärgerbereitschaft/Feindseligkeit nicht nur die Wahrscheinlich myokardialer Ischämien steigert (s. o.), sondern über gehäufte schwere Ärgerepisoden auch das kardiale Risiko erhöhen könnte.

Als ein weiteres maladaptives Persönlichkeitsmerkmal wird die **Typ-D-Persönlichkeit** („distressed personality“) angesehen. Der belgische Forscher Denollet hat damit einen wichtigen Beitrag zur Beziehung zwischen „negativer Affektivität“ wie Depression/Angst/Ärger und KHK geleistet, indem das kardiale Risiko einer „negativen Affektivität“ durch die Unfähigkeit, Emotionen auszudrücken („soziale Inhibition“), vergrößert werden kann. Er konnte in prospektiven Studien zeigen, dass KHK-Patient*innen, die **gleichzeitig durch ausgeprägte negative Affektivität und soziale Hemmungen** charakterisiert sind, ein deutlich erhöhtes Risiko haben, an einer Herzkrankheit zu sterben (u. a. Denollet et al. 1996, 1998, 2000).

Allerdings konnten neuere Studien den Zusammenhang zwischen der Typ-D-Persönlichkeit und einer ungünstigen Prognose der KHK nicht mehr in dem vorbeschriebenen Ausmaß bestätigen bzw. zeigten sogar keinen Zusammenhang (z. B. Meyer et al. 2014). Die aktuellste Metaanalyse kommt zu der Einschätzung, dass eine Typ-D-Persönlichkeit bei Menschen mit einer KHK mit einem erhöhten Risiko für „major adverse cardiac events“ einhergeht (OR 1,14), die Herzinfarktrate, kardiale Sterblichkeit oder die Gesamtsterblichkeit jedoch nicht erhöht ist (Lodder et al. 2023). Aus klinischer Perspektive konnte gezeigt werden, dass eine Typ-D-Persönlichkeit bei depressiven KHK-Patient*innen mit einer erhöhten Wahrscheinlichkeit für eine komorbide soziale Phobie, Dysthymie oder eine zwanghafte bzw. vermeidende Persönlichkeitsstörung assoziiert war (Lambertus et al. 2018).

81.4.3 Psychosoziale Schutzfaktoren

In den letzten Jahrzehnten wurden neben den vorbeschriebenen Risikofaktoren auch komplementäre **Schutz- oder Resilienzfaktoren** identifiziert, die neben einer indirekten Bestätigung des Risikofaktorenkonzepts auch Hinweise für mögliche therapeutische Ansätze geben. Dabei kann man zwischen individuellen bzw. psychologischen und soziokulturellen Schutzfaktoren unterscheiden. So ist **dispositioneller Optimismus,** definiert als Neigung, allgemein günstige Erwartungen für die Zukunft zu haben, nach einer Metaanalyse von 10 Kohortenstudien im Gegensatz zu Pessimismus mit einer 35 % geringeren Wahrscheinlichkeit für ein zukünftiges kardiovaskuläres Ereignis verknüpft (Rozanski et al. 2019). **Sorgfalt** und **Kontaktfreudigkeit** können gemäß einer großen Kohortenstudie mit einem erniedrigten, Nervosität dagegen mit einem erhöhten Infarktrisiko einhergehen (Dahlén et al. 2022).

Eine zusammenfassende Darstellung im Auftrag der American Heart Association (Levine et al. 2021) kommt zu der Schlussfolgerung, dass **Optimismus,** ein Gefühl der **Sinnhaftigkeit, Glückserleben,** hohe **Selbstaufmerksamkeit („mindfulness"**) und **emotionale Vitalität** sowohl die Inzidenz als auch die Prognose kardiovaskulärer Erkrankungen günstig beeinflussen können.

Als Bespiel für soziokulturelle Schutzfaktoren kann **Religiosität/Spiritualität** gemäß einer Metanalyse von 9 Studien die Inzidenz kardiovaskulärer Ereignisse um 12 % reduzieren, wobei sich Hinweise für eine Dosis-Wirkungs-Beziehung ergaben, indem der Effekt bei häufigen Kirchenbesuchen ausgeprägter erschien (Hemmati et al. 2019). Eine weitere Metaanalyse von 10 großen Kohortenstudien ergab, dass **Hundehaltung** die kardiovaskuläre Mortalität um 31 % reduzieren kann (Kramer et al. 2019).

Eine aktuelle Metanalyse verglich die Effekte verschiedener individueller (z. B. Optimismus), interpersoneller (z. B. soziale Unterstützung) und umgebungsbezogener (z. B. sozialer Zusammenhalt in der Nachbarschaft) Quellen von **Resilienz** (Park et al. 2022). Hierin bestätigte sich der positive Effekt individueller und interpersoneller Resilienz auf die Inzidenz kardiovaskulärer Ereignisse; zudem war eine hohe umgebungsbezogene Resilienz mit einer geringeren Schlaganfall-Inzidenz assoziiert (Park et al. 2022).

Ein weiterer Schutzfaktor ist eine hohe **Gesundheitskompetenz („health literacy")**. Darunter versteht man die Kombination aus Wissen, Motivation und Kompetenz, gesundheitsrelevante Entscheidungen zu finden, zu bewerten und in alltägliches Handeln umzusetzen (Sørensen et al. 2012). Ein systematisches Review von 14 quantitativen und 27 qualitativen Studien zur Primär- und Sekundärprävention der KHK ergab, dass eine geringe Gesundheitskompetenz mit höherem Alter, niedrigem sozioökonomischem Status und höheren Verleugnungstendenzen verknüpft ist, was sich in ungünstigem Gesundheitsverhalten, geringerer Nutzung des Gesundheitssystems und einer rascheren Verschlechterung des körperlichen Befindens niederschlägt (Peltzer et al. 2020).

❚❚ Aus der Behandlungsperspektive ist wichtig, dass eine hohe kommunikative Kompetenz der Behandler*innen sowie eine aktive, gleichermaßen informierende wie unterstützende therapeutische Beziehung mit einer höheren Gesundheitskompetenz verknüpft war (Peltzer et al. 2020a). ❚❚

81.4.4 Psychophysiologie und maladaptive Verhaltensmerkmale

Wie bereits in ➤ Kap. 81.4.2 ausgeführt, sind psychosoziale, verhaltensbezogene und somatische Risikofaktoren auf vielfältige Weise miteinander verschränkt. So ergeben sich klare Hinweise dafür, dass Menschen mit niedrigem Sozialstatus, geringer sozialer Unterstützung, chronischem Stress und psychischen Erkrankungen häufiger ein ungünstiges **Gesundheitsverhalten** (z. B. Rauchen, fettreiche Ernährung und Bewegungsmangel in der Freizeit) aufweisen (Visseren et al. 2021; Levine et al. 2021). Umgekehrt ist eine hohe Selbstaufmerksamkeit („mindfulness") seltener mit Rauchen und mit vermehrter körperlicher Aktivität und Normalgewicht verknüpft (Levine et al. 2021).

Kardiale Ereignisse im Kontext von **akutem Stress, Panikattacken** oder **akuten PTBS-Symptomen** etc. scheinen vor allem über eine sympathische Überreaktion bzw. eine sympathovagale Imbalance ausgelöst zu werden. Pathophysiologisch kommt es dabei zu akuten Steigerungen von Herzfrequenz und Blutdruck, zur Erhöhung der Thrombozytenadhäsivität, zur Aktivierung der plasmatischen Gerinnung sowie zu einer Verminderung der Herzfrequenzvariabilität, was zu Rupturen vulnerabler arteriosklerotischer Plaques mit konsekutiver Thrombusbildung und/oder Auslösung von Arrhythmien führen kann (Levine et al. 2021).

Zum Verständnis der pathophysiologischen Hintergründe von **chronischem Stress, depressiven Symptomen** und/oder **maladaptiven Persönlichkeitsmerkmalen** haben zunächst vor allem die bahnbrechenden Untersuchungen von Kaplan und Manuck an Langschwanzmakaken beigetragen. Diese Makaken wiesen unter sozialem Stress (erzwungene dauerhafte Konfrontation eines rangniederen Affen mit einem ranghöheren) anhaltende Aktivierungen des sympathoadrenomedullären (SAM-) Systems auf, was mit einer vorzeitigen Arteriosklerose verknüpft war (Kaplan et al. 1982).

Mittlerweile gibt es aber auch bei Menschen eine Fülle von empirischen Befunden zu den negativen Auswirkungen von **chronischem Stress,** aber auch von depressiven und chronisch ängstlichen Symptomen auf **Blutdruck, Insulinresistenz, zentrale Adipositas, entzündliche Aktivität, Thrombozytenadhäsivität** und **endotheliale Funktion** (Levine et al. 2021). Die zugrunde liegenden pathophysiologischen Prozesse lassen sich in zwei Hauptformen unterscheiden:

- Dysfunktionale Aktivierung der **SAM-Achse** bei reduzierter vagaler Aktivität: Allerdings sind die Effekte (z. B. Steigerung von Herzfrequenz und Blutdruck etc.) im Durchschnitt weniger ausgeprägt, werden dafür aber repetitiv wirksam und geben möglicherweise Anlass zu dauerhaften Veränderungen (Levine et al. 2021).
- Dysfunktionale Aktivierung der **Hypothalamus-Hypophysen-Nebennierenrinde-Achse** (HHNA): So fanden sich z. B. in Haaranalysen bei Infarktpatient*innen für einen Zeitraum von 4–6 Wochen vor dem Infarktereignis im Vergleich zu einer Kontrollgruppe mehr als doppelt so hohe Kortisolwerte (Faresjö et al. 2020).

Neuere Befunde deuten zudem darauf hin, dass Gefäß-Hirn-Regelkreise über direkte neuroimmune Interaktionen in die Gefäßwand eine Rolle bei der Entwicklung der Atherosklerose spielen (Mohanta et al. 2022). In Bezug auf psychosoziale Stressoren konnte z. B. gezeigt werden, dass die damit verknüpfte Amygdalaaktivierung mit einer

Stimulation des Knochenmarks und inflammatorischer Gefäßinfiltration assoziiert war (Tawakol et al. 2019).

81.4.5 Ein integriertes Modell zur Ätiopathogenese der KHK

Zusammenfassend wird deutlich, dass die Ätiopathogenese der KHK unter psychosozialen Gesichtspunkten ein komplexes Geschehen ist, in dem Variablen übergeordneter sozialer Strukturen (soziale Schicht) Einfluss auf die Belastungsmerkmale der Lebenssituation haben (z. B. Stress im Erwerbsleben), die wiederum in Abhängigkeit von den sozialen oder personalen Bewältigungsressourcen (z. B. soziale Unterstützung, Persönlichkeit) Anlass zu mehr oder weniger gesundheitsgefährdenden Verhaltensmerkmalen (Rauchen, Fehlernährung etc.) oder negativen Emotionen (Depressivität/vitale Erschöpfung, Angst, Ärger) geben.

RESÜMEE

Damit erscheint die **KHK** in ihren verschiedenen klinischen Gestaltformen **als somatische Endstrecke eines komplexen Gefüges pathogenetischer Mechanismen.** Dabei kann man in Bezug auf die Auswirkungen der skizzierten Risikofaktoren zwischen langfristigen Prozessen (z. B. somatische Risikofaktoren, chronischer Stress, ungünstiges Gesundheitsverhalten und langsamer Progress der KHK), mittelfristigen Prozessen (z. B. Depression/vitale Erschöpfung und zunehmende Entzündung) und akuten Prozessen (z. B. akuter Ärger oder Angst und Plaqueruptur) unterscheiden.

Herrmann-Lingen (2000) hat die Dynamik und die komplexen Wechselwirkungen der verschiedenen Faktoren in einem Modell veranschaulicht, das sowohl den zeitlichen Verlauf als auch die verschiedenen biopsychosozialen Ebenen in der Ätiopathogenese eines akuten Koronarereignisses abbildet (➤ Abb. 81.1):

- Ausgehend von der individuellen genetischen Ausstattung, die in Wechselwirkung mit frühen Beziehungserfahrungen und sozialem Status sowohl biologische (z. B. Dyslipoproteinämie, Diabetes mellitus, arterielle Hypertonie) als auch psychische Faktoren (z. B. Temperament, Ehrgeiz, Irritabilität) determiniert, wird die einem kardialen Ereignis häufig vorausgehende Depressivität/vitale Erschöpfung als Dekompensation psychosozialen „Risikoverhaltens" (z. B. Typ-A-Muster) verstanden, das sich als Abwehr einer narzisstischen Problematik entwickelt hatte.
- Parallel dazu fördern Gruppennormen ein schädliches Gesundheitsverhalten (z. B. Rauchen, Fehlernährung, Bewegungsmangel), das zusammen mit den beschriebenen mittelfristigen psychophysiologischen Prozessen das Auftreten von entzündlichen Plaques und/oder Koronarstenosen befördert.
- Maladaptive Selbst- und Beziehungsregulierung, Gratifikationskrisen oder Mangel an sozialer Unterstützung begünstigen im weiteren Verlauf das Auftreten situativer psychischer Dekompensationen (z. B. akuter Ärger oder schwerste Hoffnungslosigkeit), die über einen akuten Blutdruck- und Herzfrequenzanstieg und/oder Abfall der Herzfrequenzvariabilität eine Plaqueruptur oder eine schwere Arrhythmie auslösen können.

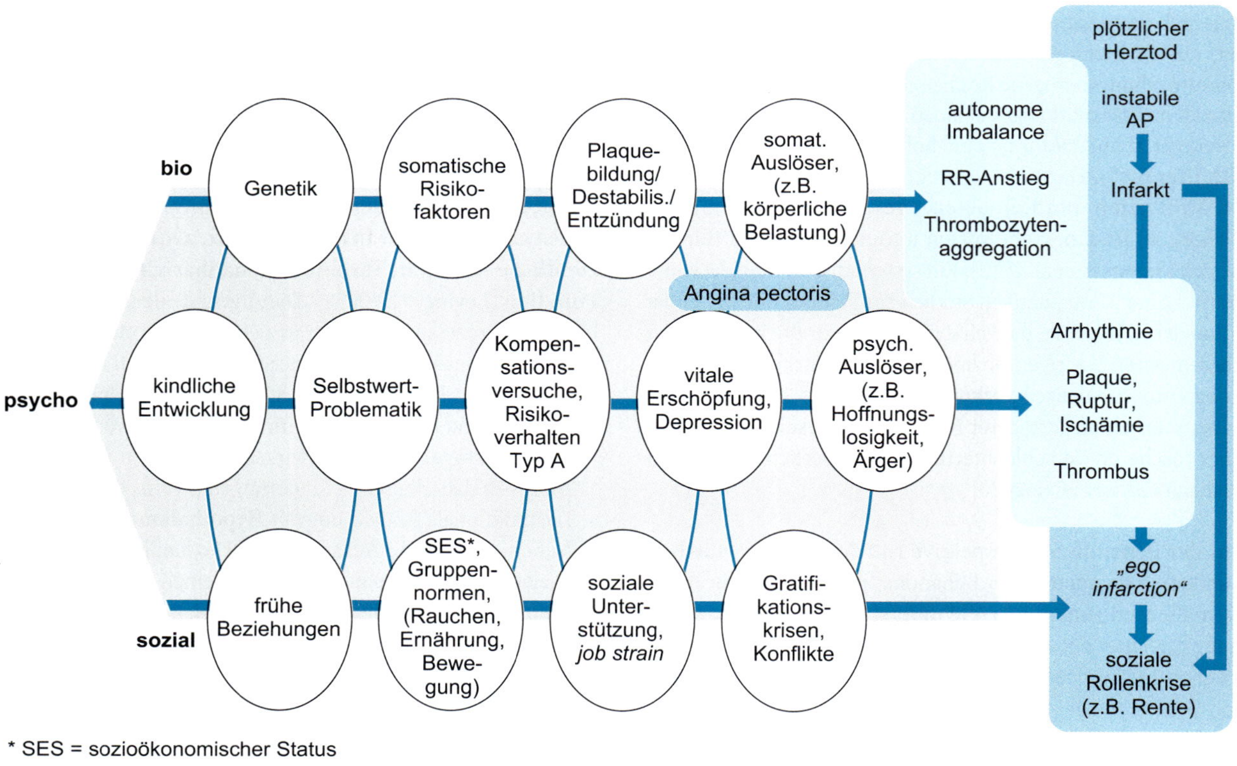

Abb. 81.1 Biopsychosoziales Modell zur KHK-Genese (nach Herrmann-Lingen 2000) [L106]

81.5 Krankheitsverhalten bei manifester KHK

81.5.1 Inanspruchnahme medizinischer Akutversorgung

Zwei Drittel der Gesamtsterblichkeit an einem akuten Herzinfarkt entfallen auf die Prähospitalphase, davon über die Hälfte auf die erste Stunde nach Symptombeginn. Der Einsatz frühzeitiger Therapiekonzepte kann die Letalität deutlich verringern, ist aber nur dann aussichtsreich, wenn die Patient*innen rasch nach Einsetzen erster Symptome ärztliche Hilfe aufsuchen (**Prähospitalzeit**). Eine medikamentöse Fibrinolyse muss idealerweise in den ersten 2 Stunden, spätestens jedoch innerhalb von 12 Stunden nach Einsetzen der Symptome begonnen werden. Auch eine Akut-PCI soll möglichst früh, spätestens jedoch binnen 12 bis maximal 24 Stunden nach Symptombeginn durchgeführt werden (Übersicht: Albus und Haass 2020).

Psychosoziale Faktoren können die Inanspruchnahme medizinischer Versorgung erheblich beeinflussen. Höheres Alter, weibliches Geschlecht, niedriger soziökonomischer Status sowie Verleugnung, Vermeidung bzw. Unterschätzung der Relevanz herzbezogener Symptome eines ACS sind mit einer verzögerten Inanspruchnahme medizinischer Versorgung verknüpft (Ladwig et al. 2017).

Die Erfahrung eines früheren Herzinfarkts führt nicht immer zu einer rascheren Hilfesuche, sondern kann, ebenso wie vorangegangene Koronarinterventionen (PCI, Bypass-Operation), sogar mit einer längeren Prähospitalzeit assoziiert sein (Gärtner et al. 2008). Dieser auf den ersten Blick überraschende Befund verweist auf die besondere Bedeutung der **subjektiven Symptomzuordnung,** die einen besonders großen Einfluss auf die Entscheidungszeit der Patient*innen hat. Hierzu haben Gärtner et al. (2008) die folgenden möglichen Faktoren extrahiert: Herzinfarktpatient*innen mit einer längeren Prähospitalzeit

- … schätzen Symptome als nicht schwerwiegend ein, oder es besteht ein Missverhältnis zwischen erwarteten und erlebten Beschwerden;
- … wollen niemanden belästigen bzw. erleben es als peinlich, medizinische Hilfe anzufordern;
- … wollen Symptome nicht wahrhaben und/oder hoffen, dass die Symptome sich spontan bessern, bzw. betreiben Eigenmedikation;
- … haben Angst vor den Konsequenzen des Hilfeholens (z. B. Krankenhausaufnahme, invasive Therapie);
- … informieren lieber zuerst den Hausarzt, weil sie sich nicht krank genug fühlen, um den Notruf zu alarmieren;
- … fragen zuerst Angehörige um Rat bzw. lassen sich von diesen ins Krankenhaus bringen.

81.5.2 Gesundheitsverhalten, Adhärenz und Inanspruchnahme von Rehabilitation

Die Prognose der KHK wird maßgeblich vom Gesundheitsverhalten und der medikamentösen **Adhärenz** bestimmt (BÄK et al. 2022). Hier bestehen jedoch deutliche Defizite. Große epidemiologische Studien zeigten, dass bei zwei Drittel der KHK-Patient*innen mindestens zwei Aspekte des Gesundheitsverhaltens verbesserungsbedürftig sind. Die Mehrzahl bewegt sich nicht ausreichend, ein Fünftel raucht, das Ernährungsverhalten ist bei der Hälfte verbesserungsfähig (Campbell et al. 1998). Eine große prospektive Kohortenstudie ergab, dass 12 Monate nach einem Herzinfarkt nur ca. 50 % der verschriebenen Medikamente auch tatsächlich eingenommen wurden (Ho et al. 2006). Psychosoziale Prädiktoren unzureichender medikamentöser Adhärenz sind Angst vor unerwünschten Arzneimittelwirkungen, geringes Bildungsniveau, Mangel an sozialer Unterstützung und ungünstige Arzt-Patient-Interaktionen (Matthes und Albus 2014).

Die Inanspruchnahme einer **Rehabilitationsbehandlung** unterliegt nicht nur strukturellen Merkmalen (z. B. der realen Verfügbarkeit), sondern vor allem psychosozialen Faktoren: So beschrieben Cooper et al. (2002), dass Patienten, die keine Rehabilitation aufnehmen, häufig ein höheres Alter haben, einen niedrigeren sozioökonomischen Status aufweisen, eine verleugnende Haltung gegenüber ihrer Herzkrankheit einnehmen oder weniger glauben, dass sie ihre Gesundheit selbst günstig beeinflussen können. Das Geschlecht oder die Sorge um die eigene Gesundheit haben nur eine indirekte Bedeutung. Eine psychische Komorbidität ist ebenfalls mit geringerer Inanspruchnahme einer Rehabilitation, ungünstigem Gesundheitsverhalten und geringer Adhärenz gegenüber Medikamenten assoziiert (Crawshaw et al. 2016; Edwards et al. 2019).

Doch selbst wenn eine Rehabilitationsmaßnahme initial aufgenommen wird, ist deren Nutzung nicht garantiert, da zahlreiche Studien eine erhebliche Dropout-Rate nachgewiesen haben. Vor allem bei ambulanten Reha-Formen waren eine inadäquate subjektive Krankheitstheorie, jüngeres Alter, weibliches Geschlecht, vorbestehendes Gesundheitsverhalten und mehr Angst und Depressivität Prädiktoren für einen vorzeitigen Abbruch (Grande und Badura 2001; Yohannes et al. 2007).

Im Kontrast dazu führen psychische Komorbiditäten bei KHK-Patient*innen zu verstärkter Inanspruchnahme des medizinischen Versorgungssystems und erhöhten Kosten (Baumeister et al. 2015). Dabei kann z. B. die Differenzierung zwischen angstbedingten körperlichen Symptomen oder den somatischen Syndromen im Rahmen einer Depression und einem ACS schwierig sein und zur somatischer Überdiagnostik führen.

81.6 Diagnostik psychosozialer Risikofaktoren

Zahlreiche internationale Studien belegen, dass in der Routineversorgung kardiologischer Patient*innen nur etwa 25 % der Patient*innen mit depressiven Symptomen identifiziert werden (Amin et al. 2006). In einer deutschen Studie wurde gezeigt, dass nur knapp 50 % aller durch die Studiengruppe diagnostizierten psychischen Störungen in der Routineversorgung korrekt detektiert wurden (Peltzer et al. 2020b). Die Behandlungsraten sind ebenfalls sehr niedrig: Ladwig et al. (2018) beschrieben in einer Metaanalyse von 17 Studien, dass unter 10 %

der als depressiv diagnostizierten Koronarpatienten eine Psychotherapie und nur 14 % eine antidepressive Medikation erhielten. Die Detektionsrate der sonstigen psychosozialen Risikofaktoren wie soziale Isolation, psychosozialer Stress oder maladaptive Persönlichkeitszüge dürfte nicht höher sein. Vor diesem Hintergrund schlagen nationale und internationale Leitlinien zur Primär- und Sekundärprävention der KHK ein **routinemäßiges Screening psychosozialer Risikofaktoren** vor (Visseren et al. 2021; BÄK et al. 2022). Die in ➢ Tab. 81.2 aufgeführten Screening-Fragen und -Instrumente sind der NVL Chronische KHK entnommen (BÄK et al. 2022).

PRAXISTIPP

- Positive Antworten in Bezug auf eine psychische Störung sollten Anlass zu einer fachpsychotherapeutischen Validierung der Diagnose geben.
- Hinweise für ein Vorliegen anderer Risikofaktoren sollte Anlass zu einer vertiefenden Erörterung geben, um Anhaltspunkte zur Differenzialindikation weitergehender Angebote zu erhalten.

Als Randnotiz sei vermerkt, dass auch im umgekehrten Fall, der Diagnostik und Therapie kardiovaskulärer Risikofaktoren bei Menschen mit primär psychischen Erkrankungen, weltweit erhebliche Defizite bestehen: Nach einer Metaanalyse von 47 Studien erhalten Menschen mit psychischen Störungen signifikant seltener eine angemessene Diagnostik und Behandlung einer KHK oder zerebrovaskulären Erkrankung (Solmi et al. 2021). Besonders groß war das Defizit bei Menschen mit einer Schizophrenie.

81.7 Therapie

81.7.1 Akutphase

Unterstützendes ärztliches Handeln setzt auch in der Akutbehandlungssituation die Kenntnis der „individuellen Wirklichkeit" der

Tab. 81.2 Empfehlungen zum Screening psychosozialer Risikofaktoren (aus: NVL Chronische KHK; BÄK et al. 2022)

Risikofaktor	Screening-Fragen für Anamnese	Standardisierte Fragebögen
Psychische Störungen		
Depression	Fühlten Sie sich im letzten Monat häufig niedergeschlagen, traurig bedrückt oder hoffnungslos? Hatten Sie im letzten Monat deutlich weniger Lust und Freude an Dingen, die Sie sonst gerne tun?	Depressionssubskala der *Hospital Anxiety and Depression Scale* (HADS) oder des *Patient Health Questionnaire* (PHQ-9)
Panikstörung	Haben Sie plötzliche Anfälle, bei denen Sie in Angst und Schrecken versetzt werden und bei denen Sie unter Symptomen wie Herzrasen, Zittern, Schwitzen, Luftnot, Todesangst u. a. leiden?	Panik-Items aus PHQ-D
Generalisierte Angststörung	Fühlen Sie sich nervös oder angespannt? Machen Sie sich häufig über Dinge mehr Sorgen als andere Menschen? Haben Sie das Gefühl, ständig besorgt zu sein und dies nicht unter Kontrolle zu haben?	Angstsubskale der HADS oder des *Patient Health Questionnaire* (GAD-7)
Posttraumatische Belastungsstörung	Leiden Sie unter sich aufdrängenden, belastenden Gedanken und Erinnerungen an ein schwerwiegendes Ereignis (Bilder, Albträume, Flashbacks)? (Das Ereignis kann ggf. auch in einem kardialen Ereignis oder seiner Behandlung bestehen.)	*Impact of Event Scale – revised* (IES-R)
Sonstige psychische Störung	Leiden Sie an einer sonstigen psychischen Erkrankung?	
Psychosoziale Belastungen		
Niedriger sozioökonomischer Status	Sind Sie Arbeiter oder Handwerker? Ist der Haupt- oder Volksschulabschluss (oder weniger) Ihr höchster Bildungsabschluss?	
Soziale Isolation/mangelnde soziale Unterstützung	Leben Sie allein? Vermissen Sie eine oder mehrere Personen, denen Sie vertrauen und auf deren Hilfe Sie zählen können?	
Beruflicher Stress	Fühlen Sie sich bei Ihrer Arbeit häufig sehr stark gefordert? Vermissen Sie es, auf die Gestaltung Ihrer Arbeitsaufgaben Einfluss nehmen zu können? Erhalten Sie deutlich zu wenig Bezahlung oder Anerkennung für Ihren Arbeitseinsatz? Machen Sie sich Sorgen um Ihren Arbeitsplatz oder Ihr berufliches Fortkommen?	
Familiärer Stress	Haben Sie ernsthafte Probleme mit Ihrem Lebenspartner oder Ihrer Familie?	
Prognostisch ungünstige Persönlichkeitszüge		
Feindseligkeit bzw. Neigung zu Ärger	Ärgern Sie sich häufig über Kleinigkeiten? Sind Sie oft verärgert über Angewohnheiten anderer Leute?	
Typ-D-Persönlichkeitsmuster	Fällt es Ihnen schwer, Ihre Gedanken und Gefühle mit Fremden zu teilen?	Typ-D-Skala (DS 14)

Erkrankten, ihrer *erlebten* Beeinträchtigung, ihrer subjektiven Krankheitstheorie und Annahmen über ihre künftige Entwicklung voraus.

In der Akutsituation vermittelt meistens eine kompetente kardiologische Versorgung (z. B. PCI, ggf. Lyse) hinreichende Sicherheit. Nach der unmittelbaren Akutversorgung können Behandler*innen etwaige Sorgen und Ängste weiter mindern, wenn sie durch eine patientenzentrierte Anamneseerhebung (➤ Kap. 26) Zugang zum subjektiven Erleben der Erkrankten gewinnen und ihr weiteres Vorgehen darauf abstimmen. In dem Rahmen sollten sich Behandler*innen zunächst darauf beschränken, die Erkrankten erzählen zu lassen, an ihre Äußerungen anzuknüpfen und offene Fragen zu stellen. Falls erforderlich, können folgende Fragen das Bild ergänzen:

- „Was haben Sie selbst im Infarkt gespürt?"
- „Was, denken Sie, ist in dem Moment passiert?"
- „Was haben Sie gemacht? Wen haben Sie um Hilfe gebeten?"
- „Wie wollen Sie wieder in den Alltag zurückkehren?"
- „Und was spüren Sie jetzt?"

Das Angebot einer begleitenden „hilfreichen Beziehung" (Luborsky 1988) wirkt beruhigend; das umfassende Interesse der Behandler*innen unterstützt das oft verletzte und gefährdete Selbsterleben und mindert Schamgefühle. Ein empathisches Eingehen ermöglicht es wiederum den Erkrankten, weitergehende Befürchtungen zu äußern oder Fragen zu Behandlungs- und Rehabilitationsmöglichkeiten zu stellen.

Entsprechende Aus- oder Fortbildung und Erfahrung vorausgesetzt, nimmt ein solches Anamnesegespräch meist nicht mehr als 10–15 Minuten in Anspruch. Die bedeutsamen Themen können auch während kurzer Visitengespräche wieder aufgegriffen werden. Das vorgeschlagene Vorgehen ist dann besonders effektiv, wenn sich das gesamte Team der Intensiv- bzw. (später) der Allgemeinstation am Konzept einer integrierten biopsychosozialen Medizin orientiert.

Spezielle Empfehlungen bei psychischen Symptomen und pathologischer Verleugnung

Die nachfolgend geschilderten Hinweise entsprechen der vorwiegend psychodynamischen Sichtweise der Autoren und können nicht nur im Rahmen einer **ärztlich-psychokardiologischen Grundkompetenz,** sondern auch für psychotherapeutische Interventionen im Rahmen des **Konsiliar-Liaison-Dienstes** und in der Postakutphase im Rahmen der **Psychosomatischen Grundversorgung** und genutzt werden.

Angst ist das bedeutsamste psychische Symptom während der Akutphase. Sie kann ein erhebliches Ausmaß annehmen, gelegentlich bis hin zu panischer Todesangst. Die Angst der Infarktkranken wird oft als direkte Folge der meist heftigen, z. T. als „Vernichtungsschmerz" beschriebenen Thoraxschmerzen dargestellt. Dies ist jedoch nicht die einzige Angstquelle. Ein Teil der Erkrankten weist dem Infarktereignis auch unrealistische Bedeutungen zu. Besonders relevant sind übertrieben negative Vorstellungen über den Verlauf der Erkrankung. Auch Befürchtungen hinsichtlich negativer sozialer Konsequenzen des Herzinfarkts können eine wesentliche zusätzliche Angstquelle darstellen. Äußern Infarktkranke ihre Angst nicht direkt, wird die Beobachtung von Verhalten und mimischem Ausdruck bedeutsam; es hat sich bewährt, wahrgenommene Beunruhigung vorsichtig und die Schutzfunktion der Patient*innen berücksichtigend anzusprechen.

PRAXISTIPP

Angstmindernd wirken kompetente ärztliche und pflegerische Versorgung und das Angebot tragfähiger Beziehungen, die auch die Äußerung von Emotionen zulassen. Hilfreich sind ferner realistische Informationen über das Krankheitsbild, wie die rasche Abnahme des Mortalitätsrisikos bei unkompliziertem Verlauf, und ein Plan für die weitere Behandlung bzw. spätere Rehabilitation.

Depressivität i. S. einer übermäßig negativen Zukunftsperspektive und/oder Selbstwertkrise geht über angemessene Sorgen um die eigene Gesundheit und normale emotionale Belastung angesichts der akuten Erkrankung deutlich hinaus. Depressive Patient*innen erleben z. B. die dauerhafte Abhängigkeit von Behandler*innen und Medikamenten und die Infragestellung ihres bisherigen Lebensstils als hoch belastend, befürchten eine Verschlechterung ihrer beruflichen Stellung und fühlen sich massiv von vorzeitiger Alterung und Invalidität bedroht. Krankheitsbedingt nimmt der Abstand zwischen realer Selbsteinschätzung und idealen Selbstvorstellungen zu. Zuwendung im Gespräch, Verständnis für nachvollziehbare Gefühlsreaktionen, Anerkennung bisheriger Lebensleistungen und Hinweise auf die Chance zu vollständiger Rehabilitation können depressive Reaktionen mindern. Bei zu weitgehenden Entschlüssen der Patient*innen in Bezug auf Änderungen ihrer Lebensweise, insbesondere ihrer Berufstätigkeit, sollten die Behandelnden zum Abwarten raten und mit den Erkrankten gemeinsam überlegen, ob es sich nicht um eine Kurzschlussentscheidung auf dem Boden einer depressiven Verstimmung oder krankheitsbezogener Ängste handeln könnte.

Pathologische Verleugnung kann die Anpassungsbemühungen des Ichs blockieren und so die Erkrankten dabei behindern, sich aktiv an ihrer Behandlung zu beteiligen. Das Angebot einer emotional tragfähigen therapeutischen Beziehung und die klare Orientierung über Therapie- und Rehabilitationsziele vermögen diesen Abwehrvorgang meist zu entschärfen: Die Erkrankten finden darin einen Sicherheit bietenden Orientierungsrahmen und nehmen wahr, dass sie die Situation nicht allein bewältigen müssen. Besonders ausgeprägt sind Verleugnungsprozesse oft bei Patient*innen mit Problemen im Bindungsverhalten, die ihre Bedürfnisse nach Unabhängigkeit betonen und gleichzeitige Abhängigkeitsbedürfnisse abwehren müssen. Bei ihnen kann es sinnvoll sein, ausdrücklich und anerkennend darauf hinzuweisen, welche besonderen Schwierigkeiten es einem bisher im Leben aktiven und erfolgreichen Menschen es bereitet, die mit der Krankenrolle verbundene Passivität auszuhalten. Dabei kann es sich als günstig erweisen, dass Ertragen dieser Schwäche als „besondere Leistung" zu benennen. Ferner kann entlastend wirken, den Betroffenen zu vermitteln, dass sie nach den Anstrengungen ihres Lebens die jetzt erforderliche „Entspannung" und das „Zur-Ruhe-Kommen" auch verdient haben.

Häufige Fehler

- **Nichtbeachtung des „unauffälligen" Kranken:** Der stille, „unauffällige", für Ärzt*innen und Pflegekräfte oft „angenehme" Patient bleibt nicht selten unbeachtet. Dieses Bild schließt jedoch nicht aus, dass bedeutsame Ängste oder depressive Affekte vorliegen können. Alle Behandler*innen sollten deshalb nicht nur sorgfältig auf Signale achten, durch die belastete Erkrankte ihren Wunsch nach einem Gespräch mitteilen, sondern auch immer wieder selbst Gesprächsangebote unterbreiten.

Hintergrund für den Mangel an Gesprächsangeboten können neben unzureichender Sensibilität für diskrete Zeichen seelischer Belastung auch emotionale Belastungen des Personals selbst sein, vor allem auf Intensivstationen. Dies führt nicht selten zu der Notwendigkeit, eigene emotionale Reaktionen und die der Patient*innen weitgehend abzuwehren.

- **Unnötige Frustration der Patient*innen:** Noch verbleibende Befriedigungsmöglichkeiten sollten den bereits aufs Äußerste belasteten Kranken nicht ohne zwingende Notwendigkeit genommen werden. So raten wir davon ab, z. B. bei Übergewicht eine Gewichtsreduktion bereits in den ersten Krankheitstagen einzuleiten, zumal diese auch prognostisch oft nicht indiziert ist.
- **Einseitiges Verlassen auf apparative Überwachung:** Eine kritische Situation entsteht nicht selten nach Anschluss der Erkrankten an den Monitor. Aus der Sicht der Behandelnden ist er nun versorgt und kann allein gelassen werden. Die Erkrankten können sich jedoch verlassen und geradezu einsam fühlen. Es ist deshalb wichtig, dass Teammitglieder, evtl. auch Angehörige, zunächst bei den Erkrankten bleiben oder wenigstens immer wieder nach ihnen sehen. Zusätzlich sollte eine verständliche Erläuterung der Monitorfunktion erfolgen und auf die Möglichkeit eines „falschen Alarms" bei den verschiedenen Geräten rund um das Krankenbett hingewiesen werden.
- **Unvorbereitete Verlegung von der Intensivstation:** Für die meisten Erkrankten dürfte die Verlegung von der Intensivstation mit ihren vielfältigen, potenziell ängstigenden Reizen (z. B. Fehlalarme, Reanimation von Mitpatient*innen) auf die Allgemeinstation eine Entlastung darstellen. Die Verlegung kann aber auch als Verlust der ständigen Verfügbarkeit von Ärzt*innen und Pflegekräften sowie der Monitorüberwachung erlebt werden. Dies kann zu einer Reaktivierung von Ängsten führen. Ein „Verlegungsgespräch", in dem die eingetretene Besserung oder der Wegfall der unmittelbaren Bedrohung betont wird, kann die Erkrankten beruhigen und dazu beitragen, die Zahl der Rückverlegungen auf die Intensivstation zu reduzieren. Entsprechendes gilt auch für die Entlassung aus dem Krankenhaus.

PRAXISTIPP

Psychokardiologische Basiskompetenzen können über die Weiter- und Fortbildungsakademie der Deutschen Gesellschaft für Kardiologie (DGK; https://akademie.dgk.org) erworben werden. Hier existiert seit über 10 Jahren ein Fortbildungsangebot für **Psychokardiologische Grundversorgung,** in dem Ärzt*innen und Psycholog*innen gemeinsam über fünf Wochenenden ein umfassendes Curriculum durchlaufen.

81

Spezielle psychologische Interventionen

Trotz schwieriger Rahmenbedingungen haben einige Studien die Effekte spezieller psychologischer Interventionen im Akutkrankenhaus untersucht. Nachfolgend werden einige Beispiele ausgeführt.

Johnston et al. (1999) untersuchten die Effekte einer von Krankenschwestern geleiteten **Psychoedukation** nach einem Herzinfarkt (Ursachen des Herzinfarkts, Behandlungsansätze, Hinweise zur Krankheitsbewältigung). Die Intervention wurde im Krankenhaus begonnen und über 6 Wochen nach Entlassung fortgeführt. Im Krankenhaus wurden durchschnittlich 5,5 Sitzungen, danach noch etwa 4 Sitzungen angeboten. Positive Effekte traten bereits vor der Entlassung auf und waren noch nach 1 Jahr nachweisbar. Dabei wies die Behandlungsgruppe signifikant weniger depressive und/oder ängstliche Symptome, mehr herzbezogenes Wissen und weniger Beeinträchtigungen durch die Erkrankung auf. Es ergaben sich Hinweise darauf, dass der Effekt umso höher war, je mehr Behandlungsstunden die Patient*innen in Anspruch genommen hatten.

Petrie et al. (2002) evaluierten eine strukturierte Psychoedukation nach dem ersten Herzinfarkt. Im Krankenhaus wurden drei 30- bis 40-minütige Einzelsitzungen angeboten. Inhaltliche Schwerpunkte waren die Vermittlung einer realistischen Krankheitstheorie, die Diskussion des Verlaufs herzbezogener und nicht herzbezogener Symptome sowie die Entwicklung individueller Handlungsstrategien für die Sekundärprävention. Die Intervention hatte einen signifikant positiven Einfluss auf die subjektive Krankheitstheorie, Kontrollüberzeugungen sowie eine optimistische Einstellung vor der Entlassung. Nach 3 Monaten hatten signifikant mehr Patient*innen ihre Arbeit wieder aufgenommen.

Vor und nach herzchirurgischen Eingriffen (vor allem Bypass-/Klappenoperationen) können gezielte Psychoedukation, Kurzzeitpsychotherapie sowie Entspannungs- und Hypnoseverfahren zu einer Reduktion des Analgetikabedarfs sowie zu geringerer Ängstlichkeit bzw. Depressivität beitragen (Tigges-Limmer et al. 2021).

RESÜMEE

Es gibt erste Hinweise, dass psychotherapeutische Interventionen bereits während der Krankenhausphase hilfreich sein können. Gleichzeitig besteht noch weitergehender Forschungsbedarf, welche Behandlungsangebote bei welchen Patient*innen günstige Effekte haben. Allgemein haben Interventionen im Rahmen von psychiatrischen oder psychosomatischen **CL-Diensten** nach einer neueren Metaanalyse von 38 Studien schwache bis mäßige Effekte auf Depressivität/Ängstlichkeit (Stein et al. 2020). Allerdings waren hier unterschiedliche Patient*innengruppen und Interventionen (Psychotherapie und/oder Medikation) eingeschlossen.

81.7.2 Rehabilitation

Psychologische Interventionen (vor allem **Stressmanagement, Verhaltensmodifikation** und **Gespräche zur Förderung der Krankheitsbewältigung**) werden i. d. R. zusätzlich zur Standardrehabilitation (d. h. Ernährungsberatung, Bewegungstraining und optimierte kardiovaskuläre Medikation) angeboten und sind damit Bestandteil einer zeitgemäßen **multimodalen Rehabilitation** (Rauch et al. 2021; Schwaab et al. 2021).

Zum Konzept der multimodalen Rehabilitation liegt eine Vielzahl von Studien, teilweise mit sehr langen Katamnesen vor. Historisch gesehen erlangte bereits eine größere Bekanntheit der *San Francisco Lifestyle Heart Trial* (Ornish et al. 1990). Die Autoren konnten darin erstmals nachweisen, dass extreme Veränderungen der Lebensweise auch ohne Einsatz von Lipidtherapeutika bereits nach 1 Jahr positive Auswirkungen auf arteriosklerotisch geschädigte Koronargefäße haben können. Das 4-monatige ambulante Programm beinhaltete tägliche mehrstündige Meditation, eine extrem fettarme vegetarische Ernährung, Nikotin- und Koffeinkarenz sowie mäßige körperliche Aktivität. Darunter konnte ein statistisch signifikanter, aber klinisch irrelevanter Rückgang der durchschnittlichen Koronarstenosen von 40,0 auf 37,8 % gegenüber einem Anstieg von 42,7 auf 46,1 % in der Kontrollgruppe festgestellt werden. Insgesamt kam es bei 82 % der Interventionsgruppe innerhalb von 1 Jahr zu einer Verbesserung des Koronarstatus. Nach 5 Jahren hatte sich die Regression der Koronarstenosen in der Interventionsgruppe weiter fortgesetzt, in der Kontrollgruppe war der Befund schlechter geworden (–3,1 vs. +11,8 %; Ornish et al. 1998). Die Patient*innen profitierten umso mehr, je ausgeprägter sie sich an dem empfohlenen Gesundheitsverhalten orientierten.

Doch auch Interventionen mit nicht so hohen Anforderungen an das Gesundheitsverhalten sind ambulanter „Routinebehandlung" überlegen. So konnten Albus et al. (2009) zeigen, dass es 7 Jahre nach einer ambulanten multimodalen Gruppenintervention (Edukation, Sport- und Bewegungstherapie, Stressmanagement; 25 Sitzungen à 2,5 Stunden über 12 Monate) im Vergleich zur Routineversorgung zu einer signifikanten Verbesserung der Myokardperfusion und weniger kardialen Ereignissen kam, obwohl beide Gruppen eine leitlinienbasierte medikamentöse Therapie erhalten hatten.

Allerdings kommt eine neuere Metaanalyse von 20 methodisch guten Studien, in denen nur der Effekt *zusätzlicher* psychologischer Interventionen – hier definiert als kognitiv-behavioral basierte Lebensstilintervention, Stressmanagement oder als Kombination aus beidem – im Vergleich zu einer bewegungsbasierten Rehabilitation untersucht wurde, zu der Einschätzung, dass nur ein Trend in Richtung stärker reduzierter Depressivität und kein Effekt auf Ängstlichkeit erzielt wird. Auffällig war jedoch der Befund, dass zusätzliches Stressmanagement nach 5 Jahren mit einem Trend in Richtung reduzierter Morbidität verknüpft war, was im Wesentlichen auf drei vergleichbare Studien mit jeweils 1-jähriger psychologischer Intervention zurückzuführen war (Albus et al. 2019b).

RESÜMEE

Es liegt hochwertige Evidenz vor, dass eine multimodale kardiologische Rehabilitation zu besserer Lebensqualität sowie geringerer Morbidität und Mortalität führen kann, weshalb sie im deutschsprachigen Raum bei allen KHK-Betroffenen nach einem kardialen Ereignis indiziert ist (Rauch et al. 2021; Schwaab et al. 2021). Es besteht jedoch noch Forschungsbedarf, um zu klären, welche psychologischen Interventionen in der Reha bei welchen Patient*innen die besten Ergebnisse zeigen (Albus et al. 2019b).

In Deutschland wurde 2017 das Konzept der **verhaltensmedizinisch orientierten Rehabilitation (VOR)** eingeführt, das auch in der Kardiologie zunehmend Verbreitung findet. Die Behandlung dauert mit 4 Wochen 1 Woche länger als eine Standard-Reha und ermöglicht mit einem Personalschlüssel von einem*einer Psycholog*in pro 20 Patient*innen (anstelle von 1 zu 80) eine bessere psychologische Versorgung. Zu deren Nutzung muss neben der KHK als Hauptdiagnose ein relevanter psychosozialer Risikofaktor vorliegen, z. B. eine Depression (DRV 2017).

Neuerdings haben sich auch spezialisierte **psychokardiologische Reha-Maßnahmen (duale Rehabilitation)** etabliert, bei denen die therapeutischen Standards einer psychosomatischen Rehabilitation (ein*e ärztliche*r/psychologische*r Psychotherapeut*in pro 7,5 Patient*innen; Laufzeit 5 Wochen) mit einer kompletten kardiologischen Betreuung kombiniert sind (Langheim et al. 2022). Die Indikation dafür ergibt sich z. B. bei ausgeprägterer Depression/Angststörung nach Herzinfarkt oder Bypass-Operation, sofern aufgrund der Schwere der psychischen Störung keine Krankenhausbehandlung indiziert ist. Erste Ergebnisse deuten darauf hin, dass diese Behandlungsform zu einer signifikanten Reduktion ängstlicher, depressiver und somatoformer Symptome führen kann (Langheim et al. 2022).

Für Patient*innen mit psychosomatischer Komorbidität, die aufgrund der Krankheitsschwere keiner Rehabilitation, sondern einer längeren **interdisziplinären Krankenhausbehandlung** bedürfen, existieren an einigen Akutkliniken integrierte internistisch-psychosomatische Stationen, auf denen auch Patient*innen mit Herz-Kreislauf-Erkrankungen eine deutliche und anhaltende Besserung von psychischem Befinden, körperlicher Symptomatik und Lebensqualität erreichen können (Sadlonova et al. 2022).

81.7.3 Postakutphase

Ziele psychologischer Interventionen in der Postakutphase – unabhängig davon, ob sie in Form der Psychosomatischen Grundversorgung (s. o.) oder Fachpsychotherapie angeboten werden – sind eine Abnahme psychischer Symptome, Förderung der Krankheitsbewältigung und Modulation psychosozialer Risikofaktoren. Zugleich sollen Barrieren gegenüber Lebensstilveränderungen und biologische Risikofaktoren positiv beeinflusst werden. Nachfolgend werden exemplarisch einige Studien näher beschrieben.

In der Studie **ENRICHD** (ENhancing Recovery In Coronary Heart Disease) wurden Erkrankte nach einem Myokardinfarkt mit depressiver Symptomatik und/oder geringer sozialer Unterstützung entweder einer kognitiv-behavioralen Psychotherapie oder einem standardisierten Selbsthilfeprogramm zugeteilt (Writing Committee for the ENRICHD Investigators 2003). Bei ausgeprägter Depressivität oder Nichtansprechen auf Psychotherapie wurde in der Psychotherapiegruppe zusätzlich ein SSRI verordnet. Die psychotherapeutische Intervention umfasste initial eine Einzeltherapie und nachfolgend eine Gruppentherapie. Nach 6 Monaten zeigten sich im Vergleich zur Kontrollgruppe signifikante, aber geringe Effekte der Psychotherapie in Bezug auf die Depressivität; Gesamtmortalität und Reinfarktrate waren nach durchschnittlich 2,5 Jahren jedoch identisch (OR 1,07). Nach weißen/schwarzen Männern/Frauen getrennte Sekundäranalysen zeigten nur für weiße Männer einen signifikanten Effekt auf die kardiale Mortalität und die Reinfarktrate (OR 0,63; Schneiderman et al. 2004).

Die Studie **CREATE** *(Canadian Cardiac Randomized Evaluation of Antidepressant and Psychotherapy Efficacy)* verglich den Effekt von 12 Sitzungen Interpersoneller Therapie (IPT) und/oder Citalopram im Vergleich zu „enhanced clinical management" sowie einer Placebo-Medikation bei Patienten mit klinisch stabiler KHK und Major Depression (Lespérance et al. 2007). Die IPT war hinsichtlich depressiver Symptome tendenziell sogar weniger wirksam als „enhanced clinical management", wobei Letzteres in Gestalt einmal wöchentlicher, ca. 20- bis 25-minütiger supportiver Gespräche mit einem psychologisch geschulten Mitarbeiter in etwa dem Konzept der Psychosomatischen Grundversorgung entsprach.

Im Rahmen der Studie **SPIRR-CAD** *(Stepwise Psychotherapy for Reducing Risk in Coronary Artery Disease)* untersuchte eine deutsche Arbeitsgruppe an 570 Patient*innen die Effekte einer kombiniert psychodynamisch/kognitiv-behavioral ausgerichteten Einzel- und Gruppenintervention bei depressiven Patient*innen mit KHK (Albus et al. 2011). Hierbei wurden der Interventionsgruppe zunächst drei expressiv-supportive Einzelgespräche angeboten (Fritzsche et al. 2010); bei persistierender Depressivität erfolgte das Angebot einer 20-stündigen psychodynamischen Gruppentherapie mit KVT-Elementen über 1 Jahr. Die Kontrollgruppe erhielt eine ca. 30-minütige psychosoziale Einzelberatung. In beiden Gruppen zeigte sich eine signifikante Reduktion der Depressivität, die jedoch entgegen der Erwartung in der Interventionsgruppe nicht ausgeprägter war als in der Kontrollgruppe. Erst eine Differenzierung der Teilnehmer*innen hinsichtlich des Vorliegens oder Nichtvorliegens einer **Typ-D-Persönlichkeit** zeigte eine signifikant-bessere Wirkung der Intervention bei Patienten mit Typ-D-Persönlichkeit als bei denjenigen ohne dieses maladaptive Persönlichkeitsmuster (Herrmann-Lingen et al. 2016).

Davidson et al. (2013) konnten im Rahmen der **CODIACS-Vanguard-Studie** (n = 150) zeigen, dass eine gestufte, präferenzbasierte Behandlung mit entweder 6 Monaten lösungsorientierter KVT und/oder antidepressiver Medikation bei ausgeprägter Depressivität nach einem Herzinfarkt im Vergleich zur Routineversorgung mit einer signifikant besseren Reduktion der psychischen Belastung verknüpft war. Über 50 % der Patient*innen präferierten zu Beginn der Behandlung eine Psychotherapie, nur 12 % eine Medikation und 23 % beides (Davidson et al. 2013).

Zwei schwedische Arbeitsgruppen untersuchten die Effekte einer ambulanten kognitiv-behavioralen Gruppenpsychotherapie zur Stress- und Krankheitsbewältigung mit 20 Sitzungen über ein Jahr. In zwei unabhängigen RCTs (n = 237 bzw. n = 362) konnte nach 7 Jahren bei Frauen eine Reduktion kardialer Ereignisse um 67 % (Orth-Gomer et al. 2009) und bei Frauen und Männern nach 8 Jahre um 41 % (Gulliksson et al. 2011) dargestellt werden. Pristipino et al. (2019) untersuchten die Effekte einer *„ontopsychologischen"* sequenziellen Einzel- und Gruppentherapie nach dem Herzinfarkt (n = 94). Die Einzelpsychotherapie erfolgte in den Monaten 1–3, vom 4.–6. Monat wurde eine Gruppentherapie angeboten. Nach 5 Jahren ergab sich eine 19 % niedrigere Inzidenz kardialer Ereignisse (NNT = 8).

Insgesamt liegen für psychotherapeutische Interventionen in der Postakutphase nach Herzinfarkt, PCI oder Bypass mehrere Metaanalysen von 17–37 RCTs vor (Zhang et al. 2021; Tully et al. 2021; Magán et al. 2021), in denen übereinstimmend signifikante, aber je nach eingeschlossenen Populationen und Formen der psychotherapeutischen Intervention unterschiedlich-ausgeprägte Effekte auf Depressivität, Ängstlichkeit und Stresserleben dargestellt werden. Zusätzlich wurde in einer aktuellen Metaanalyse von 25 RCTs gezeigt, dass KVT und „positive Therapie" einen signifikanten Effekt auf kardiovaskuläre Ereignisse (RR 0,82) und die Intensität und Dauer einer Angina pectoris (SMD –0,64) haben kann (Magán et al. 2022).

RESÜMEE

Es gibt Hinweise, dass psychotherapeutische Interventionen nicht nur das subjektive Befinden, sondern auch die KHK-Prognose verbessern können. Um Letzteres zweifelsfrei zu bestätigen, fehlen jedoch große, methodisch gute Einzelstudien. Für die klinische Praxis empfehlen die einschlägigen Leitlinien und Positionspapiere eine Psychotherapie zur Behandlung von krankheitswertiger Depressivität, Ängstlichkeit oder sonstigen schweren Stressbelastungen (BÄK et al. 2022; Visseren et al. 2021; Albus et al. 2019a; Jha et al. 2019).

Für das konkrete psychotherapeutische Vorgehen bei Herzpatient*innen in Praxis und Klinik sind vielfältige Empfehlungen publiziert worden, die jedoch an dieser Stelle aus Platzgründen nicht vertieft werden können. Weitergehende Hinweise finden sich z. B. bei Boll-Klatt et al. (2020).

81.7.4 Psychopharmaka

Zur Wirksamkeit von **Antidepressiva** bei depressiven KHK-Patienten liegen mehrere neuere Metanalysen vor (Tully et al. 2021; Fernandes et al. 2021; Doyle et al. 2021), ohne dass ein direkter Vergleich zwischen Psychotherapie und Pharmakotherapie eingeschlossen werden konnte. Es kamen vorwiegend Substanzen aus der Gruppe der SSRI (z. B. Sertralin, Citalopram) und Mirtazapin zum Einsatz. In einem Cochrane Review von Tully et al. (2021) ergaben sich Hinweise für starke Prä-Post-Effekte auf depressive Symptome (SMD –0,83) und die Remission depressiver Störungen (OR 2,06), ohne dass ein klarer Effekt auf die kardiale Prognose gesichert werden konnte. Im Kontrast dazu kommt die Metaanalyse von Fernandes et al. (2021) anhand von 8 RCTs zu der Einschätzung, dass SSRI signifikant die Reinfarktinzidenz senken können (RR 0,54 bzw. 0,56), nicht jedoch die kardiovaskuläre oder die Gesamtmortalität, KHK-Symptome oder die Rehospitalisierungsrate. Die Effekte unterschiedlicher Ansätze zur Behandlung depressiver Symptome (z. B. Sport, Antidepressiva, Psychotherapie, Kombinationen davon) wurden in einer Netzwerk-Metaanalyse verglichen: Den Autoren zufolge bestanden die stärksten Effekte auf depressive Symptome für Antidepressiva, wobei eine Kombination mit Psychotherapie und/oder Sport noch effektiver sein könnte (Doyle et al. 2021). Allerdings wurden dort die einzelnen Therapien überwiegend indirekt und primär über einen Zeitraum von nur 8 Wochen verglichen.

Obwohl bislang weder in großen Einzelstudien noch in Metaanalysen eine erhöhte Inzidenz von unerwünschten Arzneimittelwirkungen (UAW) bei Koronarpatienten unter **SSRI** oder **Mirtazapin** beobachtet wurde, besteht unter SSRI-Therapie ein geringes Risiko für potenziell lebensbedrohliche Herzrhythmusstörungen sowie eine erhöhte Blutungsneigung (Albus et al. 2019b). Anwendungsbeschränkungen, Dosisbegrenzung und mögliche Interaktionen mit anderen Pharmaka (z. B. Amiodaron oder Sotalol) müssen sorgfältig beachtet werden. Vor und während der Einleitung und Erhaltungsphase einer Therapie werden serielle EKGs zur Beurteilung der QT-Zeit empfohlen (Albus et al. 2019b). Tri- und tetrazyklische Antidepressiva (z. B. Amitriptylin, Opipramol, Doxepin) sollten wegen des erhöhten Risikos kardialer UAW nicht oder nur nach sorgfältiger Nutzen-Risiko-Abwägung eingesetzt werden (Albus et al. 2019b; BÄK et al. 2022).

RESÜMEE

Eine antidepressive Pharmakotherapie soll unter sorgfältiger Beachtung der Indikation, der Behandlungspräferenzen des Patienten und möglicher UAW erwogen werden.

81.7.5 Empfehlungen zur Förderung des Gesundheitsverhaltens

Die bisherigen Befunde legen nahe, dass eine Verbesserung der Lebensqualität und Prognose bei Patient*innen mit KHK am besten gelingt, wenn neben einer Verbesserung des psychischen Befindens bzw. der Stress- und Krankheitsbewältigung auch herzgesunde Verhaltensweisen (z. B. Nichtrauchen, gesunde Bewegung und Ernährung, hohe medikamentöse Adhärenz) erreicht werden (BÄK et al. 2022). Ärzt*innen im Allgemeinen und Psychotherapeut*innen im Besonderen haben eine gute Chance, einen wesentlichen Beitrag zur Förderung des Gesundheitsverhaltens zu leisten. Dabei wird die Wahrscheinlichkeit einer Verbesserung des Gesundheitsverhaltens sowie der Adhärenz gegenüber der medikamentösen Therapie durch eine angemessene Gestaltung der therapeutischen Beziehung maßgeblich erhöht.

Im Weiteren sollten **„zehn strategische Schritte"** zur Verbesserung der Effektivität von Beratungen zur Verhaltensumstellung genutzt werden, die aufgrund ihrer vielfach nachgewiesenen Wirksamkeit für alle Behandelnden von KHK-Patient*innen empfohlen werden können (BÄK et al. 2022; ➤ Box 81.1).

BOX 81.1

Strategische Schritte zur Förderung von Verhaltensänderungen (BÄK et al. 2022)

- Entwickeln Sie ein tragfähiges therapeutisches Bündnis mit dem Patienten (v. a. genug Zeit ansetzen, offen-vorurteilsfreie Zuwendung).
- Beraten Sie konsequent alle Patienten mit KHK.
- Stellen Sie sicher, dass Ihr Patient den Zusammenhang zwischen seinem Verhalten und seiner gesundheitlichen Verfassung verstanden hat.
- Helfen Sie Ihren Patienten, etwaige Barrieren zur Verhaltensumstellung wahrzunehmen (z. B. Angst vor Nebenwirkungen, Depressivität etc.).
- Wirken Sie auf eine verbindliche Zustimmung Ihres Patienten zur Verhaltensänderung hin.
- Beteiligen Sie Ihren Patienten an der Identifizierung und Auswahl der zu verändernden Risikofaktoren.
- Kombinieren Sie professionell angeleitete Maßnahmen mit Maßnahmen, die Ihr Patient selbst anwenden kann (u. a. Eigenstudium, Selbsthilfegruppen).
- Entwerfen Sie gemeinsam mit dem Patienten einen Plan für die Lebensstiländerung mit eindeutigen, realistischen Zielformulierungen.
- Beteiligen Sie an dessen Umsetzung weitere Gesundheitsexperten (Ernährungsberater, Sporttherapeuten, Psychotherapeuten), wo immer es sinnvoll und machbar ist.
- Führen Sie langfristige Verlaufskontakte durch (z. B. durch Wiedereinbestellung oder telefonische Nachbetreuung), um Erfolge zu bestärken und Probleme zu besprechen.

81.7.6 Kollaborative Versorgung

Ein besonders erfolgversprechender Ansatz zur Therapie sowohl psychischer Belastung als auch verhaltensbezogener Risikofaktoren hat sich im angloamerikanischen Raum unter dem Begriff **Collaborative Care** eingebürgert (Katon et al. 1999; Tully und Baumeister 2015). Darunter versteht man die Koordination verschiedener Therapieansätze (i. e. supportive Gespräche, ggf. Psychotherapie und/oder antidepressive Medikation; z. T. auch kombiniert mit Unterstützung bei Krankheitsverhalten und Risikofaktorkontrolle: **Blended Collaborative Care**) parallel zur kardiologischen Basistherapie. Als wesentliche Elemente werden eine schrittweise, bedarfsgerechte Auswahl der Therapieverfahren sowie die Orientierung an den Behandlungspräferenzen der Patient*innen angesehen. Eine zentrale Rolle nehmen sog. **Care Manager** ein (in Studien meist speziell trainierte Pflegekräfte); sie screenen alle KHK-Patient*innen auf Symptome psychosozialer Belastung, geben (meist telefonisch) kontinuierliche Unterstützung und ziehen bei ausgeprägten und/oder anhaltenden Symptomen einen Psychotherapeuten und/oder Psychiater hinzu. Zudem kommunizieren sie regelmäßig mit den ärztlichen Behandler*innen und bilden so ein therapeutisches Dreieck, wobei die Ärzt*innen die therapeutische Verantwortung behalten (Tully und Baumeister 2015). Gemäß aktuellen Metaanalysen von internationalen Studien lassen sich mit dem Konzept bei der KHK positive Effekte auf das psychische Befinden sowie teilweise auch auf den klinischen Verlauf sichern (Tully und Baumeister 2015; van Eck van der Sluijs 2018; Cui 2019).

Zum deutschen Gesundheitssystem liegt für KHK-Patient*innen bislang nur eine Pilotstudie vor, die jedoch ermutigende Ergebnisse in Bezug auf die Machbarkeit lieferte (Bosselmann et al. 2020). Ergebnisse einer laufenden multizentrischen RCT (Herrmann-Lingen et al. 2020) werden für 2024/2025 erwartet.

81.8 Schlussfolgerungen

Die Anwendung eines biopsychosozialen Krankheitsverständnisses hat weitreichende Konsequenzen für die Behandlung von KHK-Patient*innen. Aus den Befunden einer rund 100-jährigen Forschungstradition ergibt sich die klare Empfehlung, psychosoziale Risikofaktoren systematisch zu erfassen und bedarfsgerecht geeignete Interventionen in die Standardbehandlung zu integrieren.

Die bislang untersuchten psychologischen bzw. psychotherapeutischen Interventionen rangieren von kurzen, vorwiegend supportiven Maßnahmen, Stressmanagement und Psychoedukation zu Risikofaktoren bis hin zu für 1 Jahr in Einzel- und/oder Gruppengesprächen angebotenen spezifischen Psychotherapietechniken. Damit können, wie auch mit antidepressiver Medikation, sowohl die Lebensqualität als auch möglicherweise die Prognose psychisch belasteter KHK-Patient*innen verbessert werden, wobei Letzteres noch durch gute Einzelstudien abgesichert werden muss.

Wesentlich ist eine optimale Vernetzung aller Behandler*innen i. S. von Collaborative Care. Zudem sollte die klare Evidenz, dass für die somatische Prognose neben einer Verbesserung des psychischen Befindens auch das Gesundheitsverhalten (inkl. medikamentöser Adhärenz) unverzichtbar ist, auch Psychotherapeut*innen dazu anregen, diesen Gesichtspunkt in ihrer Therapie gezielt zu berücksichtigen.

LITERATURAUSWAHL

Albus C, Waller C, Fritzsche K, et al. Significance of psychosocial factors in cardiology – update 2018. Position paper of the German cardiac society. Clin Res Cardiol 2019; 108: 1175–1196.

BÄK (Bundesärztekammer), KBV (Kassenärztliche Bundesvereinigung), AWMF (Arbeitsgemeinschaft der Wissenschaftlichen Medizinischen Fachgesellschaften). Nationale VersorgungsLeitlinie Chronische KHK, Version 6.0. Stand: 16.9.2022; gültig bis: 15.9.2027; https://register.awmf.org/de/leitlinien/detail/nvl-004 (letzter Zugriff: 19.4.2024).

Boll-Klatt A, Köllner V, Herrmann-Lingen. Spezielle psychotherapeutische Verfahren, Methoden und Techniken. In: Herrmann-Lingen C, Albus C, Titscher G (Hrsg.): Psychokardiologie. Ein Praxisleitfaden für Ärzte und Psychologen. 3., erw. u. akt. A. Berlin, Heidelberg: Springer 2020; 249–285.

Jha MK, Qamar A, Vaduganathan M, et al. Screening and management of depression in patients with cardiovascular disease: JACC State-of-the-Art Review. J Am Coll Cardiol 2019; 73: 1827–1845.

Levine GN, Cohen BE, Commodore-Mensah Y, et al. Psychological health, well-being, and the mind-heart-body connection: A scientific statement from the American Heart Association. Circulation 2021; 143: e763–e783.

Suglia SF, Koenen KC, Boynton-Jarrett R, et al. Childhood and adolescent adversity and cardiometabolic outcomes: A scientific statement from the American Heart Association. Circulation 2018; 137: 15–28.

Visseren FLJ, Mach F, Smulders YM, et al. 2021 ESC Guidelines on cardiovascular disease prevention in clinical practice. Eur Heart J 2021; 42: 3227–3337.

KAPITEL

82 Herzinsuffizienz und Herzrhythmusstörungen

Christoph Herrmann-Lingen und Christian Albus

Patientengeschichte

Herr K. (53 J., verheiratet) wird konsiliarisch durch die kardiologische Station vorgestellt, auf der er sich nach wiederholten Schockabgaben eines implantierten Defibrillators in Behandlung befindet. Seit gut 1 Jahr ist bei ihm eine dilatative Kardiomyopathie mit Herzinsuffizienz des Schweregrads NYHA II–III bekannt. Seither ist er arbeitsunfähig. Die Ursache der Kardiomyopathie ist unbekannt. Es liegt zwar eine Koronarsklerose vor, signifikante Stenosen bestehen aber nicht. An kardiovaskulären Risikofaktoren bestehen ein Bluthochdruck, eine Fettstoffwechselstörung und ein langjähriger Tabakkonsum (30 Pack-Years).

82.1 Definition und Klassifikation

82.1.1 Herzinsuffizienz

Die Herzinsuffizienz stellt die gemeinsame Endstrecke zahlreicher Erkrankungen dar. Durch Störungen der kardialen Pumpfunktion kommt es zur Minderversorgung des Organismus mit Sauerstoff und Nährstoffen, zum Flüssigkeitsrückstau mit entsprechender Symptomatik (➤ Kap. 82.3) sowie zur physiologischen Gegenregulation. Diese ist wesentlich am Zustandekommen der Symptomatik und der Komplikationen der Herzinsuffizienz beteiligt. Eine Herzinsuffizienz kann akut auftreten und wieder ausheilen (akute Myokarditis, Takotsubo-Syndrom), nach akutem Auslöser (z. B. ausgedehntem Myokardinfarkt) persistieren oder einen primär chronischen Verlauf nehmen (z. B. bei ischämischen, hypertensiven oder dilatativen Kardiomyopathien). Die Herzinsuffizienz lässt sich nach ihrer Schwere einteilen, z. B. nach den Kriterien der New York Heart Association (NYHA), wobei das Stadium I dem Fehlen klinischer Symptome, das Stadium IV einer schweren, schon in Ruhe oder bei geringster Belastung auftretenden Symptomatik entspricht. Unterteilt werden kann die Herzinsuffizienz zudem anhand pathophysiologischer Kriterien, z. B. in Links- vs. Rechtsherzinsuffizienz oder in Herzinsuffizienz mit reduzierter („heart failure with reduced ejection fraction", HFrEF) oder erhaltener („heart failure with preserved ejection fraction", HFpEF) Ejektionsfraktion (EF).

82.1.2 Herzrhythmusstörungen

Bei Herzrhythmusstörungen (HRS) ist der physiologische, relativ gleichmäßige Sinusrhythmus durch Störungen der elektrischen Erregungsbildung bzw. -leitung oder durch ektope Aktivität zeitweise oder dauerhaft unterbrochen. HRS lassen sich in supraventrikuläre (d. h. aus den Vorhöfen stammende) und ventrikuläre (aus den Kammern stammende) HRS differenzieren. Klinisch unterscheidet man **bradykarde** (HRS mit zu langsamer Herzfrequenz; < 50/min) und **tachykarde** (**HRS** mit zu schneller Herzfrequenz, > 100/min). HRS können verschiedene Gestaltformen annehmen, indem die

Herzaktion entweder gleichmäßig (rhythmisch) oder ungleichmäßig (arrhythmisch) ist. Details können Lehrbüchern der Kardiologie entnommen werden.

82.2 Epidemiologie

Die Herzinsuffizienz mit ihrem Häufigkeitsgipfel im höheren und hohen Lebensalter nimmt mit zunehmendem Anteil alter Menschen an der mitteleuropäischen Bevölkerung in ihrer Bedeutung stetig zu. So liegen die Angaben zur Prävalenz unter den 65- bis 74-Jährigen bei 3 %, bei den > 85-Jährigen bereits bei 8–16 % mit relativem Überwiegen der Frauen. Im Jahr 2020 wurden (lt. Gesundheitsberichterstattung des Bundes) in Deutschland 429.000 Personen wegen einer Herzinsuffizienz stationär behandelt, wobei die Zahlen in den letzten Jahrzehnten kontinuierlich gestiegen sind. HRS können harmlos sein (z. B. einzelne Extrasystolen) und als ubiquitäres Phänomen auch bei vielen Gesunden auftreten. Sie liegen in komplexen Formen (z. B. Torsaden), aber auch sehr häufig dem plötzlichen Herztod zugrunde, der noch immer eine der häufigsten Todesursachen in industrialisierten Ländern darstellt. In diesen Fällen liegt meist auch eine strukturelle Herzerkrankung vor.

Patientengeschichte

Fortsetzung

Angesichts der anhaltend deutlich eingeschränkten linksventrikulären Pumpfunktion (EF 29 %) war Herrn K. vor ½ Jahr aus primärpräventiver Indikation ein Defibrillator implantiert worden. Nachdem der Pat. der Implantation zunächst skeptisch gegenübergestanden hatte, hatte er sich gerade daran gewöhnt, diesen kleinen „Lebensretter" stets bei sich zu tragen, als es zu mehreren Schockabgaben durch das Gerät kam, was zu einer massiven Zunahme der schon vorbestehenden Todesängste geführt hatte.

82.3 Symptomatik

Die Leitsymptome einer **Linksherzinsuffizienz** sind Leistungsminderung mit Kurzatmigkeit (Dyspnoe) bis hin zur Ruhedyspnoe und Orthopnoe, der Unfähigkeit, beim flachen Liegen ausreichend Luft zu bekommen. In besonders schweren Fällen kann es zur akuten Flüssigkeitsansammlung in der Lunge kommen (Lungenödem), die zu einer lebensbedrohlichen Verschlechterung der Sauerstoffversorgung des Organismus führt. Vorstadien können sich durch rasche Zunahme der Atemnot und Hustenreiz ankündigen. Dann kann man mit dem Stethoskop über der Lunge oder im Extremfall mit bloßem Ohr sog. feuchte Rasselgeräusche hören.

Bei der **Rechtsherzinsuffizienz** kommt es in erster Linie zu peripheren (Ödemen vor allem in den unteren Körperabschnitten) und zur Nykturie mit z. T. mehrfachen nächtlichen Toilettengängen.

Zusätzlich leiden Betroffene häufig an allgemeiner Kraftlosigkeit und Abgeschlagenheit, die z. T. mit der Symptomatik einer häufig gleichzeitig bestehenden Depression überlappt. Auch HRS treten bei Menschen mit Herzinsuffizienz gehäuft auf.

Die Symptomatik der **HRS** reicht von völlig asymptomatischen Formen über die Wahrnehmung des veränderten Herzschlags bis zu Zeichen der Kreislaufinsuffizienz mit Schwindel, Synkopen und ggf. dem plötzlichen Herztod. Insbesondere beim Vorhofflimmern kann es auch zur Thrombusbildung im Herzen mit nachfolgender Embolisation kommen, was zu Schlaganfällen führen kann.

Patientengeschichte

Fortsetzung

Im Konsiliargespräch fällt neben der Angstsymptomatik auch eine deutliche depressive Symptomatik auf. Eine hausärztliche Vormedikation mit 50 mg Sertralin Seit bestand bereits seit einigen Monaten. Seitdem die Kardiomyopathie diagnostiziert wurde, macht Herr K. sich große Sorgen um seine Zukunft, ist leicht reizbar, oft verzweifelt und gedrückter Stimmung. Er habe sich zunehmend zurückgezogen und körperliche (wie auch sexuelle) Aktivität aus Angst um sein Herz gemieden. Die Defibrillatorschocks hätten ihn nun vollends verängstigt.

Herr K. ist auf einem Bauernhof aufgewachsen, auf dem er bereits mit 10 Jahren Hilfsarbeiten übernahm. Für die Schule habe er sich wenig interessiert und nach dem Hauptschulabschluss eine Lehre zum Kfz-Schlosser absolviert. Später habe er lange Jahre als Lkw-Fahrer gearbeitet, seit 15 Jahren dann in der aktuellen Firma als Baggerfahrer. Die Arbeit habe immer eine wichtige Rolle in seinem Leben gespielt und nicht selten habe sein Arbeitstag bis zu 16 Stunden gedauert. Herr K. ist verheiratet. Die Ehebeziehung sei „normal". Das Paar hat vier Kinder im Alter zwischen 12 und 26 Jahren.

Vor gut 1 Jahr sei er dann mit massiver Luftnot und Rückenschmerzen ins Krankenhaus gekommen. Ein Herzinfarkt sei ausgeschlossen, aber eine Herzschwäche diagnostiziert worden. Seither traue er sich nicht mehr zur Arbeit, vermisse sie aber zugleich sehr und mache sich wegen seiner Schwäche viele Selbstvorwürfe.

82.4 Verständniskonzept

82.4.1 Herzinsuffizienz

Die klinische Symptomatik der Herzinsuffizienz ist Folge eines komplexen Wechselspiels von kardialer Funktionsstörung, humoraler und autonom-nervöser Gegenregulation, begleitender Entzündungsreaktion und psychischer Verarbeitung. Diese Faktoren gehen in kaum voneinander abgrenzbarer Weise in die klinische Schweregradbeurteilung ein. Diese orientiert sich üblicherweise (NYHA-Klassifikation) an der relativ subjektiven Beschreibung der Situationen, in denen das Leitsymptom Dyspnoe auftritt.

Der so definierte klinische Schweregrad korreliert nur mäßig mit morphologischen (z. B. Ejektionsfraktion) oder funktionellen Messwerten (z. B. den Plasmaspiegeln natriuretischer Peptide). Subjektive und objektive Verläufe können unterschiedliche Verlaufsdynamiken aufweisen. So kann ein langsamer Funktionsverlust trotz schließlich schwer kontraktionsgestörter Ventrikel lange subjektiv unbemerkt bleiben. Bei gutem allgemeinem Trainingszustand wird die Symptomatik u. U. gar nicht erst wahrgenommen. Daneben ist aber auch die durch die ersten Symptome oder ärztliche Diagnosen ausgelöste Vorstellung, an einer schwerwiegenden Herzkrankheit zu leiden, für viele Menschen sehr stark ängstigend und stellt die Grundlage des Selbstbildes als eines „unverletzlichen Leistungsträgers" so sehr infrage, dass sie lange abgewehrt werden muss, was auch zur Bagatellisierung einer durchaus wahrgenommenen Symptomatik führt. Auf der anderen Seite findet sich deutliche Luftnot schon bei geringer Belastung auch bei Patient*innen mit nur leicht beeinträchtigter linksventrikulärer Ejektionsfraktion, wenn weitere kardiale Funktionsstörungen (diastolische Dysfunktion, Klappenfehler, Arrhythmien) oder somatische Begleiterkrankungen (z. B. Anämie) oder auch eine psychische Verarbeitungsstörung mit somatisierter Depressions- oder Angstsymptomatik vorliegen.

Insbesondere **depressive Symptome** treten bei herzinsuffizienten Patienten deutlich häufiger auf als bei Gesunden, wobei eine klare Beziehung zwischen klinischem Schweregrad der Herzinsuffizienz und Depression besteht (Moradi et al. 2022). Obwohl die mit der Herzinsuffizienz einhergehenden Symptome und Beeinträchtigungen von Selbstbild und Alltagsaktivitäten häufig Auslöser einer depressiven Anpassungsstörung sein können, wäre es aber zu kurz gegriffen, die depressive Komorbidität lediglich als Epiphänomen der kardialen Krankheitsschwere anzusehen.

Somatische Schweregradmarker korrelieren nur schwach mit Depressivität. Von daher ist die Assoziation mit dem klinischen Schweregrad wesentlich dadurch mitbedingt, dass depressive Fehlverarbeitung über eine vermehrte Bedeutungserteilung leichter Körpersymptome und allgemein erhöhte Klagsamkeit zu erhöhtem Leidensdruck führt, der sich dann über verstärkte Symptomdarstellung in der NYHA-Klassifikation niederschlägt. Es handelt sich also um eine **bidirektionale Beziehung mit wechselseitiger Verstärkung der Symptomatik.**

Somatopsychisch-psychosomatische Interaktionen werden bei der Herzinsuffizienz außer durch kognitiv-affektive Verarbeitungsprozesse mit u. a. Auswirkungen auf die autonom-nervöse Regulation auch durch neuroendokrine und immunologische Prozesse vermittelt. Eine wesentliche Rolle für den klinischen Verlauf der Herzinsuffizienz spielt die **neuroendokrine Aktivierung.** Hier werden vor allem ein erhöhter Sympathikotonus und eine Aktivierung des Renin-Angiotensin-Aldosteron-Systems (RAAS) als relevant angesehen.

Eine sympathische Aktivierung im Rahmen psychischer Prozesse (psychosozialer Stress, Angst, Depression) kann bei Menschen mit Herzinsuffizienz zur Verstärkung der neuroendokrinen Aktivierung beitragen.

Als weiterer Mediator der Wechselbeziehungen zwischen Herzinsuffizienz und psychosozialem Stress bzw. Depression wurden inflammatorische Prozesse beschrieben, die das Auftreten einer Depression begünstigen. Andersherum können Stress und Depression ihrerseits die Entzündungsaktivität erhöhen (Ladwig et al. 2022), was in einen weiteren Circulus vitiosus münden kann.

Gegen den Teufelskreis aus Stress, neuroendokriner Aktivierung und Inflammation können die bei Herzinsuffizienz freigesetzten natriuretischen Peptide ANP (atriales natriuretisches Peptid) und BNP (B-Typ natriuretisches Peptid) als Teil der humoralen Gegenregulation u. a. im ZNS vermutlich zur Angst- und Stressminderung beitragen (Meyer und Herrmann-Lingen 2017).

Da 70–90 % aller Fälle von **chronischer Herzinsuffizienz** auf dem Boden einer KHK und/oder eines arteriellen Hypertonus auftreten, wirken sich psychosoziale Risikofaktoren für deren Auftreten bzw. für deren ungünstigen Verlauf auch auf Inzidenz und Prognose der Herzinsuffizienz aus. Insbesondere für die Depressivität konnte auch bei der Herzinsuffizienz eine Risikorolle sowohl für das Auftreten als auch für ungünstige subjektive (anhaltender Distress, reduzierte Lebensqualität) und objektive (gehäufte Hospitalisierungen und Todesfälle) Verläufe nachgewiesen werden (Baert et al. 2018; Ladwig et al. 2022).

Einen Sonderfall akuter Herzinsuffizienz stellt das **Takotsubo-Syndrom** (Stress-Kardiomyopathie, Broken-Heart-Syndrom) dar, das typischerweise durch psychischen und/oder körperlichen Stress ausgelöst wird (Ghadri et al. 2018). Die Symptomatik lässt an einen Herzinfarkt denken; jedoch liegt ursächlich kein Verschluss großer Herzkranzgefäße, sondern eine akute Pumpfunktionsstörung der linken Herzkammer vor, die offenbar durch einen Katecholaminexzess ausgelöst wird und sich nach Überstehen der Akutphase wieder zurückbildet. Als prädisponierende Faktoren wurden u. a. psychische Störungen und eine mutmaßlich dadurch erhöhte Stresssensitivität identifiziert. Im Verlauf kann es zu Rezidiven und anderen kardialen Komplikationen kommen, sodass Ängste vor erneuten Stressbelastungen, die ggf. derartige Komplikationen auslösen könnten, zur Belastung der Betroffenen führen können.

82.4.2 Herzrhythmusstörungen

Im Gegensatz zu mechanistischen Vorstellungen vom Herzen als strikt rhythmisch getakteter Blutpumpe ist ein gesunder Herzrhythmus niemals völlig gleichförmig. Der vom Sinusknoten generierte physiologische Rhythmus der Herzaktion unterliegt vielmehr sporadischen und rhythmischen Schwankungen, für die humorale und neurale Regulationsmechanismen verantwortlich sind. Von Herzrhythmusstörungen (HRS) oder kardialen Arrhythmien spricht man, wenn der physiologische, *relativ* gleichmäßige Sinusrhythmus durch Störungen der elektrischen Erregungsbildung bzw. -leitung oder durch ektope Aktivität zeitweise oder dauerhaft unterbrochen wird. Von diesen regelhaft elektrokardiografisch nachweisbaren Störungen sind subjektive Empfindungen einer Störung des Herzrhythmus, die Palpitationen, abzugrenzen, für die sich sehr häufig kein oder nur ein ungefährliches (z. B. leichtere HRS) elektrokardiografisches Korrelat findet.

Leichtere HRS stellen ein ubiquitäres und nicht grundsätzlich krankheitswertiges Phänomen dar, das erst durch ängstliche Fehlverarbeitung zu Leidensdruck und Behandlungsbedürftigkeit führen kann. Höhergradige und anhaltende Arrhythmien können dagegen erheblichen Krankheitswert erlangen und zur Leistungsminderung sowie zu Schwindel, Synkopen, Schlaganfällen und plötzlichem Herztod führen. Diesen schwerwiegenden HRS liegt in den meisten Fällen eine strukturelle Herzerkrankung oder eine genetische Ursache zugrunde. Psychosoziale Faktoren wie Stress, Angst und Depression sowie Substanzabusus wurden jedoch häufig als Arrhythmietrigger, auch bei Personen ohne dokumentierte Herzerkrankung, beschrieben (Ladwig et al. 2020; Culic et al. 2021; Wu et al. 2022).

RESÜMEE

Symptomatische Arrhythmien können über die Auslösung sekundärer Ängste, Vermeidungsverhalten und Depression in einen Teufelskreis führen, in dem die psychische Anspannung über die resultierende autonome Aktivierung zu einem vermehrten bzw. verlängerten Auftreten der Arrhythmie führt.

82.5 Diagnostik

Die Diagnostik der Herzinsuffizienz erfolgt neben der Anamnese und der klinischen Untersuchung in erster Linie mittels Echokardiografie und Bestimmung natriuretischer Peptidspiegel (BNP/NT-proBNP). Weitere kardiologische Diagnostik ist zur ätiologischen Einordnung, Funktions- und Verlaufsbeurteilung indiziert.

Die Diagnostik der HRS geschieht neben Anamnese, Pulspalpation und ggf. Diagnostik einer kardialen Grunderkrankung in erster Linie mittels verschiedener EKG-Verfahren, in Einzelfällen auch mittels invasiver elektrophysiologischer Testung.

Die begleitende **psychosomatische Diagnostik** sollte auf die Erkennung häufiger psychischer Komorbiditäten bzw. Folgeprobleme, insbesondere depressive, Anpassungs- und Angststörungen sowie PTBS und Suchterkrankungen zielen. Daneben sollten psychosoziale bzw. verhaltensbezogene Risikofaktoren, Copingprobleme und Non-Adhärenz exploriert werden. Auch eine Beurteilung der krankheitsbezogenen Lebensqualität und bestehender Behinderungen im Alltagsleben wird generell empfohlen (BÄK et al. 2023).

82.6 Somatische Therapie

Zur **pharmakologischen Therapie** von Herzinsuffizienz und Herzrhythmusstörungen sowie zu den Empfehlungen bzgl. Lebensstilanpassungen und Krankheitsselbstmanagement wird auf aktuelle Leitlinien (z. B. BÄK et al. 2023) verwiesen.

Entscheidend ist hier eine gute Behandlungsadhärenz, die wesentlich durch psychosoziale Faktoren mit determiniert ist und ggf. aktiv gefördert werden muss. Maßnahmen hierzu sind neben guter Information und der Behandlung einer psychischen Komorbidität die Etablierung einer tragfähigen therapeutischen Beziehung und eine partizipative Entscheidungsfindung.

Bei schwerer Herzinsuffizienz bzw. Arrhythmien kann sich eine zusätzliche Indikation zur **apparativen Therapie** mit Ein- oder Zweikammer-Herzschrittmachern, implantierten Defibrillatoren oder Herzunterstützungssystemen ergeben. Bei schwerster Herzinsuffizienz kann auch eine Herztransplantation erforderlich werden (➤ Kap. 100.3). Alle diese Maßnahmen können erhebliche Auswirkungen auf das Körper- und Selbstbild der Patient*innen haben.

Als häufigste behandlungsbedürftige HRS ist das **Vorhofflimmern** auch unter psychosomatischem Aspekt von Bedeutung. Die Patient*innen müssen neben der Belastung durch eine kardiale Grunderkrankung und die in vielen Fällen scheinbar aus heiterem Himmel auftretenden arrhythmischen Episoden oft auch belastende Therapien auf sich nehmen. So besteht oft die Möglichkeit, das Vorhofflimmern durch Kardioversion oder Katheterinterventionen (insb. Pulmonalvenenisolation) zu beseitigen, wobei aber Rezidive nicht selten sind. Die antiarrhythmische Behandlung mit z. B. Amiodaron kann zu erheblichen Nebenwirkungen führen; und schließlich benötigen viele Patient*innen zur Schlaganfallprophylaxe eine dauerhafte Antikoagulation. Aufgrund der schlechten Steuerbarkeit der Behandlung mit Vitamin-K-Antagonisten (z. B. Phenprocoumon) besteht dabei ein erhebliches Risiko von Blutungskomplikationen bzw. unzureichender Gerinnungshemmung. Daher sind eine hohe Behandlungsadhärenz und regelmäßige Gerinnungskontrollen erforderlich, sodass inzwischen vermehrt direkte orale Antikoagulanzien (DOAKs) eingesetzt werden, die ein günstigeres Nutzen-Risiko-Verhältnis aufweisen und auch weniger Kontrollen erfordern. Schlaganfallrisiko und mit der Antikoagulation verbundene Blutungsrisiken tragen dazu bei, dass sich bei Menschen mit Vorhofflimmern vermehrt Ängste, depressive Störungsbilder und Einschränkungen der Lebensqualität finden.

82.6.1 Schrittmacher und interne Defibrillatoren

Die **antibradykarde Schrittmacherbehandlung** stellt ein technisch hoch entwickeltes Routineverfahren dar. Moderne Algorithmen erlauben heute die Adaptation der Stimulationsfrequenz an erhöhte Kreislaufanforderungen („rate response"). Diese erleichtert die Steigerung des Herzzeitvolumens z. B. bei körperlicher Aktivität und verbessert die Leistungsfähigkeit, wenn eine physiologische Herzfrequenzregulation nicht mehr möglich ist. Eine Weiterentwicklung der klassischen antibradykarden Schrittmacher stellen **biventrikuläre Systeme** dar, die mit Stimulationselektroden in beiden Ventrikeln bei Patient*innen mit Herzinsuffizienz und Linksschenkelblock zum Einsatz kommen. Durch gezielte, voneinander unabhängige Stimulation beider Kammern kann die physiologische Synchronizität der Kammererregungen wiederhergestellt werden („kardiale Resynchronisationstherapie"), was zu einer Verbesserung der Auswurfleistung führt.

Implantierbare Kardioverter-Defibrillatoren (ICDs) enthalten heute regelhaft auch eine konventionelle antibradykarde Schrittmacherfunktion. Die Geräte, die nur wenig größer als ein gewöhnlicher Schrittmacher sind, werden üblicherweise ebenfalls subpektoral implantiert und über transvenöse Sonden mit dem rechten (und ggf. linken) Herzen verbunden. Der Defibrillator registriert auch die spontane Herzaktivität. Beim Auftreten ventrikulärer Arrhythmien kann er diese durch (unmerkliche) elektrische Überstimulation (antitachykardes Pacing, ATP) oder im Bedarfsfall durch einen oder mehrere elektrische Stromstöße recht zuverlässig beenden. Neben sekundärpräventivem Einsatz bei Patient*innen mit überlebten höhergradigen Arrhythmien bzw. plötzlichem Herztod werden ICDs auch „primärpräventiv" bei Patienten mit schweren Herzerkrankungen und hohem Arrhythmierisiko implantiert (McDonagh et al. 2021).

Ein Herzschrittmacher bzw. Defibrillator verhindert zwar mit hoher Sicherheit einen arrhythmiebedingten Herztod, entgegen den Vorstellungen mancher Betroffener aber nicht das Fortschreiten der kardialen Grunderkrankung, das Altern oder den Tod an sich. Auch mit funktionsfähigem Schrittmacher können Patient*innen durch septischen oder hämorrhagischen Schock, myokardiales Pumpversagen oder elektromechanische Entkopplung (Verlust der myokardialen Kontraktionsfähigkeit trotz elektrischer Erregung) zu Tode kommen. Auch bei Patient*innen mit ICD kann es in Einzelfällen zu terminalem therapierefraktärem Kammerflimmern kommen, bei dem der ICD nach wiederholten erfolglosen Defibrillationsversuchen seine Tätigkeit einstellt.

Manche Betroffene sträuben sich zunächst gegen die beunruhigende Vorstellung eines implantierten Fremdkörpers mit einem gewissen unbeeinflussbaren „Eigenleben". Tatsächlich vorkommende Gerätefehlfunktionen können diese Skepsis noch verstärken. Andererseits kann die ärztliche Aufklärung über das Vorliegen bösartiger, in jedem Moment potenziell tödlicher Herzrhythmusstörungen zu einer **existenziellen Verängstigung** führen. Die hiergegen angebotene „technische" Lösung mit Implantation eines Herzschrittmachers oder Defibrillators wird von den Patient*innen i. d. R. als unausweichliche, „vernünftigste" Lösung akzeptiert und führt in den ersten Monaten häufig zu einer deutlichen Verbesserung der subjektiven Lebensqualität; im Nachhinein kommt es aber bei einer relevanten Minderheit zu erheblichen **Anpassungsproblemen.** So gewährt das Gefühl der kontinuierlichen Herzrhythmusüberwachung nicht nur ein Gefühl von Sicherheit, sondern begünstigt auch Gefühle von Autonomie- und Kontrollverlust.

Die **Veränderung im Körperbild** kann bis zu dem Wunsch gehen, den Fremdkörper wieder loszuwerden, vor allem wenn dessen Lebensnotwendigkeit nicht unmittelbar erlebbar ist. Insofern kann ein erster (adäquater) Defibrillationsschock durchaus als entlastend erlebt werden. Er „beweist" nämlich, dass das Gerät funktioniert und auch tatsächlich benötigt wird. Häufige Stromschocks führen dagegen oft zu schwerer Verängstigung und depressivem Rückzug (da Silva et al. 2018) sowie geringer Therapiezufriedenheit (Ladwig et al. 2005). Diese Schocks werden typischerweise wie der Griff in eine Haushaltssteckdose oder an einen Weidezaun beschrieben.

Insbesondere die mangelnde Vorhersagbarkeit der Schockabgaben und die ihnen um wenige Sekunden vorausgehende Aura des unvermeidlichen Unglücks können als klassisches Stressmodell in einen Zustand der **gelernten Hilflosigkeit** münden und zum Auftreten von **sekundären,** also durch Herzerkrankung und Defibrillatorschocks hervorgerufenen, **psychischen Störungen** (Agoraphobie, Panikstörung, posttraumatische Störung) führen.

Diese haben nachhaltige Beschränkungen des Alltagslebens zur Folge. Betroffene vermeiden zunehmend bestimmte, später ggf. jedwede Aktivitäten, in der Hoffnung, hierdurch die Situation wieder unter Kontrolle zu bringen und erneute Stromschocks zu verhindern. Dies kann u. a. erhebliche Störungen der sexuellen Partnerbeziehung verursachen. Auch die Partner*innen werden oft erheblich verunsichert, ob sie die Betroffenen durch Forderung oder Duldung körperlicher (u. a. sexueller) Aktivitäten dem Risiko erneuter Stromschläge aussetzen und bei engem Körperkontakt ggf. selbst einen Stromschlag erhalten.

Besonders gefährdet für eine psychische Fehlverarbeitung häufiger Schocks sind Menschen mit schon vor ICD-Implantation bestehender Angst- oder Depressionssymptomatik (Pedersen et al. 2021). Als besonders quälend, weil auch tatsächlich nutzlos werden **inadäquate Schockabgaben** erlebt, die auf eine Fehlfunktion des Defibrillators oder eine ungünstige Geräteprogrammierung zurückzuführen sind.

Neben den Stromstoßabgaben können auch weitere **Gerätekomplikationen** zur psychischen Belastung von Patient*innen mit Herzschrittmacher oder Defibrillator beitragen. Da die Batterielebensdauer dieser Geräte auf einige Jahre begrenzt und auch ein technisches Versagen durch Bruch oder Dislokation von Elektroden grundsätzlich jederzeit möglich ist, kann sich eine ängstliche Besorgtheit um diese Möglichkeit entwickeln, die sekundär neurotische Züge annehmen kann. Je abhängiger eine Person objektiv und subjektiv von dem Gerät ist, desto bedrohlicher ist diese Vorstellung. Als lästig und als ständige Erinnerung an das Vorhandensein des Geräts und der Herzerkrankung werden auch Muskelzuckungen erlebt, die bei Isolationsdefekten oder sehr hohen Amplituden der ansonsten nicht spürbaren antibradykarden oder ggf. antitachykarden Schrittmacherimpulse auftreten können.

Den psychischen Belastungen durch das Implantat stehen im subjektiven Erleben andererseits **wichtige positive Reaktionen** gegenüber. So können Herzschrittmacher und Defibrillatoren nach erfolgreicher Integration in das Körperbild als gewöhnlich kaum störende kleine „Lebensretter" oder „Schutzengel" angenommen werden. Auch die narzisstische Gratifikation durch Implantation eines hochmodernen und teuren Geräts trägt zu seiner Akzeptanz bei. Positiv wahrzunehmen sind auch der z. T. mögliche Verzicht auf nebenwirkungsreiche Antiarrhythmika sowie die hämodynamischen Verbesserungen, die sich aus einer Normalisierung der Herzfrequenz ergeben. Bei den Defibrillatoren wird durch verbesserte Arrhythmiedetektion und Beendigung möglichst vieler Tachykardien durch antitachykardes Pacing die Notwendigkeit von Stromschocks zunehmend reduziert.

82.6.2 Herzunterstützungssysteme und Herztransplantation

Mit der **Implantation eines Herzunterstützungssystems,** meist eines Left Ventricular Assist Device (LVAD), wird Betroffenen unübersehbar vor Augen geführt, dass sie aus eigener Kraft nicht mehr lebensfähig sind. Die Einstellung der Patient*innen zu dieser Behandlung ist oft hoch ambivalent: Auf der einen Seite stellt sie eine erkennbar lebensrettende Maßnahme dar. Andererseits sind die

Patient*innen dem technischen Unterstützungssystem in extremer Weise ausgeliefert, muss doch in Form von Geräteversagen oder ständig drohenden Gerinnungs-, Blutungs- oder Infektionskomplikationen jederzeit ein akut lebensbedrohlicher Zwischenfall befürchtet werden. Eine Möglichkeit zur psychokardiologischen Mitbehandlung sollte daher sichergestellt sein (Bundesärztekammer 2019).

Allerdings sind Menschen mit LVAD oft „Vorzeigepatient*innen", die sehr intensive Zuwendung erfahren und sich hier durchaus wichtig genommen fühlen dürfen. Insofern gelingt es ihnen häufig, sich gut an die ggf. lebenslange Kunstherzbehandlung zu adaptieren, die ihnen immerhin im Alltag auch eine gewisse Mobilität erlaubt.

Sofern die LVAD-Behandlung hinreichend lange toleriert wird, kann damit ein einigen Fällen dem Herzen die Gelegenheit zur wenigstens partiellen Genesung gegeben werden. In vielen Fällen stellt sie dagegen eine Dauertherapie oder eine Überbrückung (Bridging) zur Herztransplantation dar.

Die **Herztransplantation** hat sich längst als Verfahren zur Behandlung der schwersten Herzinsuffizienz etabliert. Während der operative Eingriff beim Vorhandensein eines geeigneten Spenderorgans erfahrenen Herzchirurg*innen relativ wenige Probleme bereitet, stellen die Vorbereitung auf die Transplantation, das Warten auf ein geeignetes Spenderorgan sowie die somatische und psychische Integration des Spenderherzens hohe Anforderungen an Patient*innen und behandelnde Ärzt*innen. In Deutschland verlangt das Transplantationsgesetz daher auch eine Einbeziehung psychosozialer Expert*innen in die Evaluation und Begleitung der Patient*innen. Diese Vorschrift trägt der Beobachtung Rechnung, dass Betroffene vor und nach Herztransplantation massiven psychischen Belastungen ausgesetzt sind. Neben einer Psychodiagnostik zur Beurteilung psychosozialer Prognosefaktoren (Depression, Sucht, Non-Adhärenz) ist in vielen Fällen auch eine psychosomatische Begleitung während der oft zermürbenden Wartephase bis zur Transplantation und in der peri- und postoperativen Phase erforderlich (Näheres hierzu s. Herrmann-Lingen 2020a; ➤ Kap. 101.3).

82.7 Psychosomatische Therapien

Wegen der Häufigkeit von Anpassungsproblemen und psychischer Komorbidität sollten Menschen mit schwerer Herzinsuffizienz und/oder Arrhythmien psychosomatisch evaluiert und ggf. mitbehandelt werden (Ertl et al. 2016). Dies gilt besonders, aber keineswegs ausschließlich für Empfänger*innen von Defibrillatoren, LVADs oder Spenderherzen. Trotz aller Erfolge der somatischen Maximaltherapie darf nicht übersehen werden, dass die fortgeschrittene Herzinsuffizienz eine „maligne" Erkrankung darstellt. Wie beim terminal krebskranken Patienten besteht daher auch immer wieder die Notwendigkeit der **psychotherapeutischen Begleitung** in existenziell bedrohlichen Situationen (z. B. auf Intensiv- oder Überwachungsstationen) bis hin zur Palliativbehandlung und Sterbebegleitung (vgl. BÄK et al. 2019, Herrmann-Lingen 2020a; Ladwig et al. 2022).

RESÜMEE
Die psychosomatische Behandlung sollte eng mit der somatischen Therapie abgestimmt sein, der realen Bedrohung der Patient*innen Rechnung tragen und primär eine Verbesserung von Lebensqualität, Krankheitsverarbeitung und Gesundheitsverhalten zum Ziel haben.

82.7.1 Psychosomatische Grundversorgung

Die NVL Chronische Herzinsuffizienz (BÄK et al. 2019) empfiehlt als erste Behandlungsoptionen bei psychischer Komorbidität die Psychosomatische Grundversorgung (➤ Kap. 102) und ggf. Psychotherapie. Die Psychosomatische Grundversorgung kann allerdings bereits ohne manifeste psychische Komorbidität Hilfe bei der Krankheitsbewältigung und ggf. erforderlichen Lebensstilanpassungen geben. Hier gelten ganz ähnliche Vorgehensweisen, wie sie in ➤ Kap. 81 für die Behandlung von KHK-Patient*innen bzw. von Herrmann-Lingen et al. (2020a, b) beschrieben werden. Während es zur Psychosomatischen Grundversorgung bei Patient*innen mit Herzinsuffizienz oder Arrhythmien keine spezifischen kontrollierten Studien gibt, konnte wiederholt gezeigt werden, dass es unter regelmäßigen supportiven Gesprächsangeboten bei depressiven Patient*innen mit Herzerkrankungen zu einer deutlichen Besserung des Befindens kommen kann.

82.7.2 Psychotherapie

❚❚ Die Bedeutung psychosozialer bzw. im engeren Sinne psychotherapeutischer Behandlungen liegt bei Menschen mit Herzinsuffizienz bzw. Arrhythmien im chronischen Krankheitsstadium im Wesentlichen in der Ressourcenaktivierung und Förderung der Krankheitsverarbeitung, der Anpassung an Körperbildveränderungen und Verhaltenserfordernisse des Lebens mit der Erkrankung sowie in der Therapie krankheitswertiger psychischer Begleit- oder Folgeerkrankungen. ❚❚

Entscheidend sind für Psychotherapeut*innen in jedem Fall die enge Kooperation mit den behandelnden Somatiker*innen sowie die Anerkennung der Realsituation der Betroffenen mit den hieraus resultierenden Belastungen und Einschränkungen.

Wenn Patient*innen nach Details im Zusammenhang mit ihrer Herzerkrankung fragen, sollten diese Fragen als grundsätzlich nachvollziehbares Anliegen aufgegriffen und ggf. beantwortet werden. Auch wenn das wiederholte „Kreisen" um somatische Symptome, Befunde etc. auch i. S. einer Abwehr tiefer liegender psychischer bzw. psychosozialer Problemfelder benutzt werden kann, sollte eine Konfrontation mit einer ggf. erkennbaren psychischen Problematik behutsam und unter Anerkennung der realen Bedrohung durch die Herzerkrankung wie auch der bisherigen Lebensleistungen der Patient*innen erfolgen. Im Wesentlichen gilt für die psychotherapeutische Arbeit mit diesen Personen Ähnliches wie für die Arbeit mit anderen Gruppen kardiologischer Patient*innen (➤ Kap. 81.1). Neben der Ressourcenaktivierung kann ggf. auch eine Bearbeitung interpersoneller und intrapsychischer Konflikte erforderlich werden. Die Indikationsstellung für eine stärker aufdeckende Psychotherapie muss aber dem oft begrenzten Therapieauftrag der Patient*innen und ihrer psychosomatische Gesamtverfassung Rechnung tragen.

RESÜMEE

Bisherige Studien zur Psychotherapie mit herzinsuffizienten Patient*innen waren überwiegend klein und beschränkten sich überwiegend auf kognitive Verhaltenstherapie und Stressmanagement. Mit diesen Ansätzen ließen sich metaanalytisch signifikante, aber eher kleine Effekte auf Angst und Depressivität erzielen (Jeyanantham et al. 2017; Gathright et al. 2021), während der Effekt auf die Lebensqualität inkonsistent war und zu Effekten auf den somatischen Verlauf noch keine klaren Aussagen möglich sind (Chernoff et al. 2022).

82.7.3 Antidepressive Medikation

In den zwei größten RCTs zum Einsatz von Sertralin bzw. Escitalopram bei depressiven herzinsuffizienten Patient*innen (SADHART-CHF; O'Connor et al. 2010; MOOD-HF; Angermann et al. 2016) waren die SSRI einer Placebobehandlung nicht überlegen. In beiden Studien kam es jedoch unter der engmaschigen Begleitung im Rahmen der Studienteilnahme zu einer deutlichen Besserung der Depressivität, die sich zwischen Placebo- und Verumgruppe nicht unterschied. Insofern wird die Gabe von Antidepressiva bei Menschen mit Herzinsuffizienz kritisch gesehen (Visseren et al. 2021), zumal eine Metaanalyse bei herzinsuffizienten Patient*innen eine erhöhte Mortalität unter Antidepressiva befürchten lässt (He et al. 2020).

RESÜMEE

Die Entscheidung über eine antidepressive Medikation soll bei Patient*innen mit Herzinsuffizienz nur unter sorgfältiger individueller Risiko-Nutzen-Abwägung getroffen werden und muss mit engmaschigen Kontrollen (u. a. QT_c-Zeit und Laborwerte) begleitet werden (Ladwig et al. 2022).

82.7.4 Collaborative Care, körperliches Training und Telemedizin

Eine engmaschige Begleitung der Patienten durch geschulte und supervidierte Pflegekräfte konnte nicht nur in den Placeboarmen der beiden o. g. SSRI-Studien, sondern auch im Rahmen eigenständiger kontrollierter Studien zu **kollaborativen Behandlungskonzepten** (z. B. Rollman et al. 2021) bei depressiven Patient*innen mit Herzinsuffizienz zur Besserung der depressiven Symptomatik und Lebensqualität beitragen. Hier begleiteten trainierte und regelmäßig supervidierte Pflegekräfte die Patient*innen regelmäßig beim Leben mit der Krankheit. Während in dieser Studie der Fokus auf der gleichzeitigen Behandlung von Herzinsuffizienz und Depression lag („blended collaborative care"), wurden kollaborative Behandlungsansätze mit Fokus auf das Leben mit der Herzinsuffizienz selbst und die damit einhergehenden psychosozialen Belastungen i. Allg. schon in diversen Studien mit im Durchschnitt positiven Ergebnissen auf die Lebensqualität und Symptomatik getestet (Cui et al. 2019).

Wichtiger Bestandteil psychosomatischer Behandlung ist insbesondere bei der Herzinsuffizienz auch ein **angepasstes körperliches Training,** das sowohl die Herzerkrankung als auch das psychische Befinden und die Lebensqualität günstig beeinflusst (McDonagh et al. 2021; Ladwig et al. 2022).

Günstige Effekte auf die Depressivität werden auch für eine **telemedizinische Überwachung** berichtet (Koehler et al. 2021).

82.7.5 Spezielle Behandlungskontexte

Eine kompetente **suchtmedizinische Behandlung** sollte Patient*innen mit Abhängigkeitserkrankungen angeboten werden, da die Fortsetzung des Suchtverhaltens sehr oft ein wesentliches Adhärenzhindernis darstellt und vor allem bei der alkoholischen Kardiomyopathie die Alkoholabstinenz bzw. bei der KHK die Tabakabstinenz auch prognostisch wichtig ist.

Menschen mit **Palpitationen** ohne organisches Korrelat bzw. blanden Arrhythmien mit ängstlicher Fehlverarbeitung erfordern einen therapeutischen Zugang, der sich an den Empfehlungen zur Therapie funktioneller Herzbeschwerden (➤ Kap. 70) orientiert.

Dagegen unterscheidet sich die psychotherapeutische Behandlung von – in der Mehrzahl herzinsuffizienten – Patient*innen mit **implantierten Devices** nicht grundsätzlich von derjenigen anderer herzinsuffizienter Personen, wobei freilich auf spezifische Probleme mit der Akzeptanz des Geräts, mit Einschränkungen durch die Behandlung, gerätebezogenen Befürchtungen oder erlebten ICD-Schockabgaben einzugehen ist. Bei insgesamt schwacher Datenlage finden sich Hinweise auf kleine bis mittelgroße Effekte kognitiver Verhaltenstherapie bei Patienten mit ICD (Li et al. 2022), während zur Psychotherapie bei Patient*innen mit anderen Herzrhythmusstörungen oder LVAD-Versorgung noch keine belastbaren Daten vorliegen.

Für Personen mit Komorbidität aus schwerer Herzinsuffizienz bzw. malignen HRS und ausgeprägten **depressiven, Angst- oder posttraumatischen Störungen** wurden in den letzten Jahren in einigen Kliniken spezialisierte stationäre Behandlungskonzepte entwickelt. Diese ermöglichen eine intensive interdisziplinäre Behandlung auch bei solchen Menschen, die aus kardialen und/oder psychischen Gründen ambulant nicht behandelbar sind und von einer rein kardiologischer bzw. ausschließlich psychotherapeutischer Rehabilitation bzw. Krankenhausbehandlung nicht ausreichend profitieren würden.

Patientengeschichte

Fortsetzung

Herr K. konnte zeitnah auf die psychokardiologische Station übernommen werden. Dort wurden mit ihm ein psychosomatisches Krankheitsmodell und eine Motivation zur weiterführenden Psychotherapie erarbeitet. Der Pat. konnte Sicherheits- und Vermeidungsverhalten abbauen und zunehmend zuvor ängstigende Situationen aufsuchen. Die depressive Symptomatik besserte sich, war aber bis zur Entlassung noch nicht ausreichend remittiert. Die Sertralin-Dosis konnte ohne subjektive Probleme auf 25 mg/d reduziert werden und sollte ambulant im Rahmen der Psychosomatischen Grundversorgung zügig abgesetzt werden. Zusätzlich wurde eine ambulante Fortsetzung der Psychotherapie empfohlen.

LITERATURAUSWAHL

Baert A, de Smedt D, de Sutter J, et al. Factors associated with health-related quality of life in stable ambulatory congestive heart failure patients: Systematic review. Eur J Prev Cardiol 2018; 25(5): 472–481.

BÄK (Bundesärztekammer), KBV (Kassenärztliche Bundesvereinigung), AWMF (Arbeitsgemeinschaft der Wissenschaftlichen Medizinischen Fachgesellschaften). Nationale VersorgungsLeitlinie Chronische Herzinsuffizienz – Langfassung, Version 4.0. Stand: 12.12.2023; gültig bis: 22.10.2024; https://register.awmf.org/de/leitlinien/detail/nvl-006 (letzter Zugriff: 19.4.2024).

Chernoff RA, Messineo G, Kim S, et al. Psychosocial interventions for patients with heart failure and their impact on depression, anxiety, quality of life, morbidity, and mortality: A systematic review and meta-analysis. Psychosom Med 2022; 84(5): 560–580.

Čulić V, AlTurki A, Proietti R. Public health impact of daily life triggers of sudden cardiac death: A systematic review and comparative risk assessment. Resuscitation 2021; 162: 154–162.

Ghadri JR, Wittstein IS, Prasad A, et al. International expert consensus document on takotsubo syndrome (Part I): Clinical characteristics, diagnostic criteria, and pathophysiology. Eur Heart J 2018; 39(22): 2032–2046.

Ladwig KH, Baghai TC, Doyle F, et al. Mental health-related risk factors and interventions in patients with heart failure: A position paper endorsed by the European Association of Preventive Cardiology (EAPC). Eur J Prev Cardiol 2022; 29(7): 1124–1141.

Li Z, Liu Y, Wang J, et al. Effectiveness of cognitive behavioral therapy on mood symptoms in patients with implantable cardioverter defibrillator: A systematic review and meta-analysis. Complement Ther Clin Pract 2022; 47: 101570.

McDonagh TA, Metra M, Adamo M, et al. 2021 ESC Guidelines for the diagnosis and treatment of acute and chronic heart failure. Eur Heart J 2021; 42(36): 3599–3726.

Rollman BL, Anderson AM, Rothenberger SD, et al. Efficacy of blended collaborative care for patients with heart failure and comorbid depression: A randomized clinical trial. JAMA Intern Med 2021; 181(10): 1369–1380.

Wu H, Li C, Li B, et al. Psychological factors and risk of atrial fibrillation: A meta-analysis and systematic review. Int J Cardiol 2022; 362: 85–92.

KAPITEL

83

Wolf Langewitz und Antonius Schneider

Asthma bronchiale und COPD

Patientinnengeschichte

Frau B. (26 J.) wird von der pneumologischen Sprechstunde zugewiesen, nachdem sie mehrfach über die Notfallstation Kontakt mit der Pneumologie gesucht hatte – aus Angst, sie könnte in einen Status asthmaticus hineingeraten. Weder der Auskultationsbefund noch die dabei jeweils erhobenen spirometrischen Befunde ergaben Hinweise auf eine signifikante Bronchokonstriktion; auf der anderen Seite zeigten sich meist eine ausgeprägte Tachykardie (Herzfrequenz 110–130 Schläge/min), Zittern und Schwitzen der Patientin, eine schnelle und flache Atmung (Atemfrequenz > 25/min); die Frau wirkte verängstigt.

Nach Angaben der Pneumologie habe die Patientin jeweils vor der Einweisung auf die Notfallstation ihren Peakflow-Meter zwischen 10- und 15-mal benutzt, um sich über die reale Gefahr einer Bronchokonstriktion Gewissheit zu verschaffen. Wenn der Messwert jeweils unter dem vorangehenden lag (z. B. 380 l/min anstatt 440 l/min), habe sie Beta-2-Sympathomimetika (Salbutamol) inhaliert und sich so im Laufe mehrerer Stunden eine deutliche Überdosis zugeführt.

Bei der Konsultation in unserer psychosomatischen Ambulanz bitten wir die Patientin, die letzte (in diesem Fall 4 Stunden zurückliegende) Episode näher zu beschreiben, die für sie mit Angst verknüpft war und in der sie den Peakflow gemessen und das Medikament inhaliert hatte. Sie gibt an, dass sie bei der Arbeit ein gewisses Engegefühl retrosternal verspürt habe und unruhig geworden sei. Auf die Frage, ob ihr sonst an ihrem Körper irgendetwas aufgefallen sei, berichtet sie von wiederholtem Hüsteln und kommentiert dies mit den Worten: „Damit ich merke, wie es um meine Bronchien steht."

Auf die Bitte, dieses Hüsteln vorzumachen, zeigt sich, dass die Patientin mittlere Atemvolumina forciert ausatmet, dass sie also – ohne eine eigentliche Messung – so etwas wie eine Peakflow-Bestimmung durchführt. Dabei entstehen auch im aktuellen Gespräch akustische Phänomene, die mit der Annahme eines nicht ganz freien Bronchialsystems durchaus vereinbar sind. Auf die entsprechende Rückmeldung der Ärztin: „Das klingt ja wirklich so, als ob da etwas im Luftstrom mitschwingen würde", beginnt die Frau zu weinen, wirkt ausgesprochen bestürzt und sagt: „Genau das ist ja das Problem, dass ich merke, da ist doch was, und hinterher ist der Peakflow völlig normal. Was soll ich denn eigentlich glauben?"

Seit sie vor 14 Monaten wegen eines therapierefraktären Status asthmaticus intubiert wurde, sei sie völlig durcheinander. Einerseits kämen ihr immer wieder Erinnerungsfetzen, die sie mit der Intubation und dem Aufenthalt auf der Intensivstation in Zusammenhang bringe und die heftige Angstgefühle in ihr auslösen würden. Andererseits habe sie sich geschworen, es nie wieder so weit kommen zu lassen und fortan noch besser auf sich aufzupassen.

Diese Neigung, sich selbst und die eigene Umgebung gut zu beobachten, sei ihr so lange vertraut, wie sie an Asthma leide, also seit dem 4. Lebensjahr. Der Kinderarzt habe ihrer Mutter und diese ihr eingeschärft, dass Erkältungen das Asthma jeweils verschlimmern würden, und man wolle ihr doch „die Kortisontabletten" ersparen.

Auf die Frage der Ärztin, was das denn konkret in ihrer Kindheit bedeutet habe, z. B. beim Spielen mit anderen Kindern oder später in der Schule, erinnert sich die Patientin daran, dass sie immer darauf geachtet habe, ob die Umrandung der Sandkiste auf einem Spielplatz aus Metall oder aus Holz gewesen sei: Das kalte Metall habe ihr Angst gemacht („Angst vor Erkältung/Blasenentzündung!"), auf Holz habe sie sich ohne Angst hinhocken können. Nach dem Schwimmunterricht sei sie oft zu spät in die nächste Unterrichtsstunde gekommen, da sie sich so lange geföhnt habe, bis die Haare wirklich eindeutig trocken gewesen seien. Danach habe sie immer noch gewartet, bis Haare und Kopfhaut ganz abgekühlt waren, da sie wusste, dass es nichts Schlimmeres gebe, als mit erhitztem Kopf an die kalte Außenluft zu gehen.

Abgesehen von diesen spezifischen Erfahrungen in ihrer Kindheit, die durch die Asthmaerkrankung geprägt waren, fällt ihr nichts Besonderes zu ihrer Jugend ein. Sie sei die zweite Tochter; das Verhältnis zwischen ihr und ihrer 3½ Jahre älteren Schwester sei gut. In ihrer Kindheit sei die Schwester immer wieder mal von zu Hause weg gewesen, habe bei ihrer Patentante gewohnt, damit die Mutter sich besser um sie habe kümmern können. Mit der Mutter habe sie ein ganz gutes Verhältnis; etwas schwierig sei immer nur, dass diese oft glaube, mehr vom Asthma zu verstehen als die Patientin selbst.

Der Vater sei in ihrer Kindheit vor allem für die vergnüglichen Seiten des Lebens zuständig gewesen: Wenn es ihr gut ging, durfte er mit ihr Ausflüge machen, sie auch mal in den Ferien zu Kunden mitnehmen. Sobald sie gesundheitliche Probleme hatte, habe wieder die Mutter das Zepter übernommen. Sie habe erst bei dem 3 Jahre zurückliegenden Herzinfarkt des Vaters gemerkt, wie gern sie ihn hat, und sie könne es jetzt kaum ertragen, dass er wieder genauso viel arbeite wie in der Zeit vor dem Infarkt; sie habe Angst um ihn.

Die Patientin arbeitet als Sachbearbeiterin bei einer Versicherung, hat nach dem Abitur eine Ausbildung als Versicherungskauffrau absolviert und ist mit ihrer Arbeitsstelle im Großen und Ganzen zufrieden. Sie hat sich vor 1½ Jahren aus einer 3 Jahre lang bestehenden Freundschaft mit einem Arbeitskollegen gelöst, da sie dessen Drängen auf eine baldige Familiengründung nicht habe entsprechen wollen; er habe dann kurzfristig eine andere Frau kennengelernt und vor einem ½ Jahr geheiratet.

83.1 Überlegungen zur Patientinnengeschichte

Diese Fallgeschichte illustriert zunächst einmal, wie wichtig es ist, ganz konkret nachzuvollziehen, was die Patientin bei sich bemerkt, was dies für sie „kategorial" und „emotional" bedeutet (in diesem Fall: Bronchokonstruktion! und Gefahr) und welche Verhaltensweisen daraus resultieren. Der Bericht der Patientin wird also „beim Wort genommen" und liefert Hinweise auf ihre katastrophale Interpretation von Symptomen und ihr wenig hilfreiches Verhalten. Wichtig ist vor allem das repetitive Hüsteln, das – wie im Eigenversuch leicht nachzuvollziehen ist – per se zu einem Engegefühl im Hals führt, was die Patientin dazu veranlasst, den Peakflow zu messen. Wenn dieser auch nur geringfügig schlechter ausfällt als bei der Vormessung, wird die Patientin unruhig, und ein Teufelskreis aus Symptomwahrnehmung – katastrophale Interpretation – Verhalten – Verstärkung der Symptome wird ausgelöst. Bei der Verstärkung des Symptoms „Atemnot" scheint Hyperventilation eine Rolle zu spielen (➤ Kap. 83.5.1): Während der Schilderung des letzten Anfalls beginnt die Patientin zu hyperventilieren; Hyperventilation führt zu subjektiver Atemnot und einer Wahrnehmung erschwerter Atmung (Langewitz und Schäfert 2019). Aus diesen Befunden ergeben sich therapeutische Interventionsmöglichkeiten, die zum einen die Bedeutung von Zeichenprozessen im Umgang mit dem eigenen Erleben adressieren und zum anderen dazu anregen, Alternativen für das Verhalten beim Auftreten von Beschwerden zu suchen und auszuprobieren.

83.2 Ätiologie, Differenzialdiagnose und Epidemiologie von Asthma bronchiale und COPD

Asthma bronchiale und COPD („chronic obstructive pulmonary disease") sind sehr häufige obstruktive Atemwegserkrankungen, die auf den ersten Blick große Ähnlichkeiten aufweisen. Im Prinzip handelt es sich jedoch um zwei unterschiedliche Krankheitsentitäten, wobei in ca. 10 % der Fälle Überlappungen auftreten.

Bei **Asthma bronchiale** besteht eine chronische Entzündung der Atemwege, die mit einer variablen Atemwegsobstruktion einhergeht. Diese ist häufig spontan oder nach adäquater Therapie reversibel. Die chronische Entzündung der Atemwege wird durch eine Infiltration der Bronchialschleimhaut mit Entzündungszellen hervorgerufen: Beim *extrinsischen* Asthma bronchiale wird dies durch allergische Reaktionen des Bronchialsystems verursacht, sodass überwiegend IgE-vermittelte Entzündungsprozesse das Krankheitsgeschehen dominieren. Beim nichtallergischen oder auch *intrinsischen* Asthma ist die Ursache der Erkrankung immer noch unklar. Durch den chronischen Entzündungsprozess entwickeln sich die Symptome Husten, Luftnot und Auswurf, die aufgrund der Variabilität der Atemwegsobstruktion i. d. R. episodisch bzw. anfallsartig auftreten. Häufig ist eine jahreszeitliche Variabilität der Symptome gegeben, mit einem Höhepunkt der Krankheitsbeschwerden im Frühjahr, wenn eine Allergie gegen Blüten und Pollen besteht. Der wesentliche Meilenstein der Therapie ist die Gabe von inhalativen Kortikosteroiden (ICS), um die chronisch-allergische Entzündungsaktivität zu reduzieren. Bei saisonalem Asthma genügt u. U. eine saisonale ICS-Gabe. Bei intrinsischem Asthma besteht die Symptomatik häufig ganzjährig, manchmal auch mit Schwerpunkt in den nasskalten Herbst- und Wintermonaten. Die 12-Monats-Prävalenz von Asthma bronchiale liegt laut Nationaler VersorgungsLeitlinie Asthma bei ca. 6 % (BÄK et al. 2020).

Bei der **COPD** besteht ein chronischer Entzündungsprozess der Atemwege, der in den allermeisten Fällen durch Nikotingebrauch (Zigarettenrauchen, aber auch andere Formen des Rauchens) ausgelöst wird. Andere seltenere Ursachen sind ein Alpha-1-Antitrypsin-Mangel und Belastung mit Stäuben o. Ä. Aufgrund der chronifizierten Entzündungsreaktion kommt es zur Destruktion des Lungenparenchyms, sodass hieraus eine irreversible Atemwegsobstruktion resultiert, oft begleitet von Überblähung bzw. Emphysembildung. Aufgrund der Irreversibilität besteht ein chronischer Husten, oft verharmlosend als Raucherhusten wahrgenommen, aber auch Belastungsdyspnoe, bei schweren Formen auch in Ruhe, und chronischer Auswurf. Wesentliche Eckpunkte der Therapie sind bronchodilatativ wirkende Inhalativa, ICS sind bei diesem Erkrankungsbild eher nachrangig zu sehen. Die 12-Monats-Prävalenz liegt nach Angaben der Nationalen VersorgungsLeitlinie COPD ebenfalls bei ca. 6 %, wobei die Häufigkeit mit steigendem Alter zunimmt (BÄK et al. 2021). Ein langjährig bestehendes Asthma kann in eine COPD übergehen, vor allem wenn es unbehandelt bleibt.
Erste differenzialdiagnostische Unterscheidungen lassen sich bereits bei der Präsentation der Atemwegsbeschwerden treffen:

- Patient*innen mit Asthma sind eher jung, die Atemwegsbeschwerden durch Allergene getriggert, daher also anfallsartig auftretend.
- COPD-Patient*innen sind i. d. R. zumeist älter als 40 Jahre, die Atemwegsbeschwerden bestehen durchgehend.

Kernelement der Diagnostik ist die Lungenfunktionsprüfung mittels **Spirometrie.** Eine Atemwegsobstruktion liegt vor, wenn die Einsekundenkapazität FEV_1 unter 80 % des Sollwerts liegt bei gleichzeitigem Vorliegen eines pathologischen Tiffeneau-Quotienten $FEV_1/VC < 70\,\%$. Die neuen Sollwerte der *Global Lung Initiative* (GLI) sind besser geeignet sind, eine Atemwegsobstruktion nachzuweisen, da mit FEV_1/VC allein eine Atemwegsobstruktion bei älteren Patient*innen überschätzt und bei jüngeren Patient*innen unterschätzt wird. Als unterer Grenzwert („lower limit of normal", LLN) gilt das 5. Perzentil. Bei Nachweis einer Atemwegsobstruktion erfolgt ein **Bronchodilatationstest** durch Inhalation von Salbutamol:

- Bei einer Verbesserung der FEV_1 von mindestens 12 % und 200 ml ist von einer Reversibilität auszugehen; es besteht ein Asthma bronchiale (NVL Asthma: BÄK et al. 2020).
- Bei nur geringfügigen oder ausbleibenden Änderungen besteht eine irreversible Atemwegsobstruktion, also eine COPD, wobei ggf. noch eine längerfristige Gabe von ICS versucht werden sollte, um ein Asthma bronchiale definitiv auszuschließen.

Falls eine Atemwegsobstruktion nicht nachweisbar ist, sollte ggf. eine **Bronchoprovokation** durchgeführt werden, um die Diagnose Asthma bronchiale zu stellen oder definitiv auszuschließen.

83.3 Biopsychosoziale Aspekte bei der Behandlung des Asthma bronchiale

In den 1950er-Jahren wurde das Asthma bronchiale noch in die sog. Heiligen Sieben (Holy Seven) der Psychosomatik eingereiht, namentlich Colitis ulcerosa, Ulcus pepticum, essenzielle Hypertonie, Neurodermitis, Hyperthyreose, rheumatoide Arthritis und eben Asthma bronchiale. Noch bis in die frühen 1990er-Jahre galt Asthma als schwer behandelbare Erkrankung, und Hausärzt*innen berichten von zahlreichen Notfalleinsätzen und auch von Todesfällen. Durch Einführung der ICS hat die Erkrankung jedoch erheblich an Schrecken verloren. Bei adäquater Therapie ist die Lebenserwartung nicht eingeschränkt, mit Ausnahme von ca. 5 % der Patient*innen, die an einem „Difficult-to-treat"-Asthma leiden, das nur schlecht auf ICS-Gabe anspricht.

Bezüglich der Therapie unterscheidet man zwischen kontrolliertem, teilkontrolliertem und unkontrolliertem Asthma. Je nach Ausmaß der Asthmakontrolle werden im Rahmen eines Stufenkonzepts die Medikamente „titriert". Einzelheiten zur Therapie finden sich in der NVL Asthma (BÄK et al. 2020).

❚❚ Trotz der guten therapeutischen Optionen bestehen aufgrund der Chronizität der Beschwerden häufig erhebliche Einschränkungen im Alltag, eine erniedrigte Lebensqualität und psychische Belastungen. ❚❚

83.3.1 Zur Rolle emotionaler Faktoren

Es ist seit Langem bekannt, dass sich respiratorische Parameter unter unterschiedlichen stressinduzierenden Laborbedingungen und bei Belastungen im Alltag bei Gesunden und bei Asthmapatient*innen wechselseitig beeinflussen (Wientjes und Grossmann 1998).

Mittlerweile hat sich der Forschungsschwerpunkt dahingehend verschoben, die zugrunde liegenden neuronalen Prozesse zu verstehen (z. B. Maric et al. 2020). Zudem geht es um die Frage, wie eine bewusste Kontrolle der Atmung für die Beeinflussung von Emotionen und Gedächtnisleistungen nutzbar zu machen ist. Häufig werden dabei meditative Praktiken untersucht, wie sie aus dem Buddhismus oder aus dem Zen-Umfeld überliefert sind (Ashhad et al. 2022). Die vielfältigen Interaktionen zwischen Atmung, zentralnervöser Aktivität, Kognitionen und Emotionen sind ein anschauliches Beispiel für das, was man unter dem Konzept der **„körperlich" verankerten Kognitionen** („embodied cognition") verstehen könnte. Demzufolge sollte das Zustandekommen von Kognitionen nicht als eine rein zentralnervöse Leistung gesehen werden, sondern als das Resultat einer Wechselwirkung zwischen „körperlichen" Prozessen (z. B. Gesten und eben auch Veränderungen im Atemmuster) und neuronaler Aktivität (Varga und Heck 2017).

Das führende subjektiv wahrscheinlich am meisten bedrohliche Symptom von COPD und Asthma, die Atemnot („shortness of breath"), ist mittlerweile hinsichtlich seiner pathophysiologischen Mechanismen sehr viel besser verstanden als noch vor 20 Jahren. Sowohl **Hyper- als auch Hypoventilation** und **emotionale Belastungsfaktoren** können das quälende **Gefühl von „Luftnot"** auslösen (Banzett et al. 2021). Im Hinblick auf die Betreuung von Patientinnen und Patienten mit Luftnot als führendem Symptom ist allerdings erstaunlich, wie wenig diese Erkenntnisse bisher in therapeutische Maßnahmen umgesetzt wurden. Dies mag damit zusammenhängen, dass Forschungen, die das theoretische Konstrukt des „embodiment" verfolgen, ihre Schlussfolgerungen aus Untersuchungen ziehen, die das unmittelbare Erleben von Betroffenen wenig, dafür messbare Korrelate von induzierten Veränderungen in den Fokus stellen. Könnte es sein, dass dabei der Kontakt zum individuellen Erleben verloren geht? Oder etwas überspitzt formuliert: Was weiß die am Anfang des Kapitels beschriebene Asthmapatientin von zentralnervösen Erregungsmustern, die ihre Atmung steuern? Dies soll Forschungsaktivitäten aus der Position eines neutralen Beobachters nicht diskreditieren, aber – gerade aus der Sicht eines Psychosomatik-Lehrbuchs – den Geltungsbereich einer solchen Forschung eingrenzen und auch dem subjektiven Erleben von Betroffenen die notwendige Reverenz erweisen.

RESÜMEE

Langfristige Konsequenzen für den Therapieerfolg bei Asthma und COPD haben emotionale Faktoren insofern, als vor allem eine depressive Stimmungslage von Betroffenen mit ungünstiger Therapietreue korreliert, die wiederum die Häufigkeit von Komplikationen und Krankenhauseinweisungen beeinflusst (Volpato et al. 2021).

83.3.2 Belastende Ereignisse und Gewalterfahrungen

Zur Bedeutung **ungewöhnlich belastender Ereignisse** untersuchten Fagan et al. (2003) den Einfluss des Angriffs auf die Türme des World Trade Centers in New York: Bei einer Befragung 6–9 Monate nach dem 11. September 2001 (9/11) klagten mehr Asthma-Patient*innen über mittlere bis schwere Asthmasymptome in den vorausgegangenen 4 Wochen (24 %) als im Zeitraum vor 9/11 (14 %). Dieser Zusammenhang ist laut einer Follow-up-Studie nicht mit schlechter Compliance zu erklären (Brite et al. 2020). Die klinisch wesentliche Frage, ob eine Zunahme von Belastungen im Alltag intraindividuell einen Einfluss auf die Asthmasymptomatik hat, wurde paradigmatisch bei Studierenden unter dem Einfluss von Examensstress untersucht (Liu et al. 2002). In dieser Studie zeigte sich, dass eine Allergenbelastung unter Stressbelastung zu einer heftigeren Reaktion führte als die gleiche Allergenbelastung unter Kontrollbedingungen.

Die Prävalenz von Asthma ist vor allem in unterprivilegierten Bevölkerungsschichten erstaunlich hoch, wie z. B. bei Menschen mit Migrationshintergrund. Neben physikalischen Ursachen (beengte Wohnverhältnisse, mehr Exposition von Tabakrauch oder Feuchtigkeit) ist mittlerweile die Rolle von **Gewalterfahrungen** bei der Entstehung von Asthma und als Erklärung für schlechte Asthmabehandlung belegt (Landeo-Gutierrez et al. 2020).

Bei **Kindern** haben Sandberg et al. (2000, 2004) in einer prospektiven Studie beobachtet, wie sich akute schwerwiegende Ereignisse (z. B. Verlust einer nahestehenden Person, Verlust der Sicherheit im persönlichen Umfeld durch Scheidung etc.) und chronische Belastungen (z. B. Mobbing in der Schule, Substanzmissbrauch nahestehender Personen etc.) auf die Häufigkeit von Asthmaanfällen auswirken. Wie ➤ Tab. 83.1 zeigt, waren schwerwiegende Lebensereignisse mit und ohne Hintergrundbelastung durch chronischen Stress mit einer Zunahme von Asthmaattacken verknüpft.

Auffallend ist der unterschiedliche Zeitgang dieser Beziehung: Wenn die Kinder unter chronischer Belastung stehen, wirken sich

Tab. 83.1 Odds Ratio für die Häufigkeit von Asthmaanfällen bei Kindern aufgrund schwerwiegender Lebensereignisse bei hohem und niedrigem Hintergrundstress (nach Sandberg et al. 2000)

Schwerwiegendes Ereignis vs. kein Ereignis	Odds Ratio (95 %-Konfidenzintervall)
Schwerwiegendes Ereignis ohne hohe chronische Belastung	
In den letzten 2 Wochen	0,73 (0,39–1,40
Vor 2–4 Wochen	1,71 (1,04–2,82)*
Vor 4–6 Wochen	2,17 (1,32–3,57)**
Schwerwiegendes Ereignis mit hoher chronischer Belastung	
In den letzten 2 Wochen	2,98 (1,20–7,28)
Vor 2–4 Wochen	0,78 (0,22–2,80)
Vor 4–6 Wochen	0,50 (0,13–1,91)
* $p < 0{,}05$; ** $p < 0{,}01$	

aktuelle Ereignisse unmittelbar aus, während sie bei Fehlen chronischer Belastungen erst nach einer Latenz von einigen Wochen die Häufigkeit von Asthmaanfällen erhöhen. Als Ursachen für diese Beziehung diskutieren die Autoren die Verknüpfung von Stress mit der Häufigkeit viraler Infekte des Bronchialsystems – ein Zusammenhang, der mehrfach in der Literatur belegt wurde. Sandberg et al. (2000, S. 986) folgern ganz im Sinne einer psychosomatischen Sichtweise des Asthma bronchiale:

„Da die meisten dieser chronischen Belastungen im Elternhaus und in der Schule auftreten und entweder sozialer oder zwischenmenschlicher Natur sind, ist eine erhöhte Sensibilität für solche Probleme bei Fachleuten wie Lehrern, Schulkrankenschwestern, Haus- und Kinderärzten erforderlich."

83.3.3 Asthmaschulung und Selbstmanagement

Die nichtmedikamentöse Therapie stellt einen Baustein in der Asthmatherapie dar, der von ebenso großer Bedeutung ist wie die medikamentöse Therapie. Durch eine **Asthmaschulung** sollen die Patient*innen zum optimalen Umgang mit ihrer Erkrankung, also zu einem optimalem **Selbstmanagement,** befähigt werden („patient empowerment"). Das Selbstmanagement beinhaltet das Führen eines Asthmatagebuchs mit regelmäßiger Selbstmessung des Peakflow. Hierdurch sollen die Patient*innen in die Lage versetzt werden, auch eigenständig Anpassungen der inhalativen Medikation bei Verschlechterung bzw. Verbesserung der Atemwegsbeschwerden vorzunehmen, ggf. aber auch im Notfall adäquat mit oraler Selbstmedikation von Steroiden bzw. Intensivierung der inhalativen Therapie zu reagieren (Pinnock et al. 2017). Diese Schulungsmaßnahmen sind im Rahmen der Disease-Management-Programme in der ambulanten Versorgung breit verfügbar und werden häufig von niedergelassenen Pneumolog*innen angeboten.

Eine Herausforderung bleibt es, die Patient*innen zur Schulung zu motivieren, denn nur ca. 25 % der Asthmatiker*innen in Deutschland nehmen an derartigen Schulungsmaßnahmen teil – ein Phänomen, das auch in anderen Ländern bekannt ist (Pinnock et al. 2017). Dies ist jedoch besonders problematisch, da bereits vielfach gezeigt wurde, dass durch derartige Schulungsmaßnahmen die Lebensqualität verbessert wird, ungeplante Notfallbehandlungen reduziert werden und die Arbeitsfähigkeit erhalten bleibt (Pinnock et al. 2017). Das Schulungsdefizit mag durch Zugangshürden, wie z. B. weite Anfahrtswege oder zeitliche Hindernisse, erklärbar sein. Eine qualitative Studie hat jedoch auch gezeigt, dass die Patient*innen im Laufe ihrer Krankengeschichte selbst an einen Punkt kommen müssen, an dem die **Motivation zur Schulung** reift – das kann je nach Krankheitsverlauf unterschiedlich sein (Barth et al. 2021). Die hausärztliche Kunst ist es, den optimalen Zeitpunkt abzupassen, um dann die Patient*innen zur Schulungsteilnahme zu motivieren. Zugangsschwellen zu Schulungen könnten evtl. durch **Online-Schulungsangebote** reduziert werden. Eine prinzipielle Vergleichbarkeit von Präsenz- und Onlineschulung konnte im Hinblick auf den Wissenserwerb bereits gezeigt werden (Kohler et al. 2020). Allerdings müsste noch die Effektivität im ambulanten Setting erprobt werden, da die Patient*innen auch eine praktische Anweisung bei der Handhabung der Inhalatoren und eine regelmäßige Präsenzbetreuung in der Praxis benötigen (Pinnock et al. 2017).

83.4 Biopsychosoziale Aspekte bei der Behandlung der COPD

Auch bei der COPD kann von einem komplexen Zusammenspiel von biopsychosozialen Faktoren ausgegangen werden. Allein durch die Nikotinabhängigkeit kommt ein Suchtverhalten ins Spiel, bei nachgewiesener Lungenschädigung ggf. auch ein schlechtes Gewissen oder Reue. Bei fortgesetztem Nikotingebrauch ist u. U. eine rasche Abnahme der Lungenfunktion gegeben, sodass manche Patient*innen bereits mit Mitte 40 eine Langzeitsauerstofftherapie benötigen. Teilweise geht dies mit einem quälenden „Lufthunger" einher.

Die therapeutischen Optionen werden auf den Internetseiten der NVL COPD (BÄK et al. 2021) dargestellt. Allerdings können die Medikamente eine Verschlechterung der Lungenfunktion nicht aufhalten – dies ist nur durch eine absolute Nikotinkarenz gegeben. Bei fortgesetztem Nikotingebrauch ist die Lebenserwartung dementsprechend eingeschränkt, wobei hierbei auch die anderen typischen Erkrankungen wie KHK, Arteriosklerose und Bronchialkarzinom zu berücksichtigen sind. Darüber hinaus ist die Lebensqualität im fortgeschrittenen Stadium stark eingeschränkt; häufig bestehen neben der Suchterkrankung zusätzlich Angststörungen und Depressionen.

83.4.1 Zur Rolle emotionaler Faktoren

Der enge Zusammenhang von **Angst und Depression** mit COPD wurde in zahlreichen Studien belegt. Hierbei gibt es eine komplexe Interaktion zwischen Angst und Luftnot, aber auch zwischen Angst, Depression und Nikotingebrauch. Diese Faktoren bedingen sich wechselseitig und tragen bei COPD zu einer Verschlechterung im Krankheitsverlauf bei. Besonders herausfordernd ist, dass eine zunehmende Dyspnoe zu körperlicher Inaktivität und Reduktion von gesellschaftlicher Teilhabe führt, sodass eine daraus resultierende soziale Isolation zu einer weiteren depressiven Entwicklung beiträgt. Systematische Übersichtsarbeiten zeigen, dass die Prävalenz von Angst und Depressivität bei Patient*innen mit COPD deutlich erhöht ist, wobei exakte Angaben aufgrund variierender Stichproben nur schwer möglich sind (Hill et al. 2007; Yohannes und Alexopoulos 2014). Insbesondere der quälende „Lufthunger", also die Dyspnoe, ist stark mit Ängsten assoziiert. Eine erhöhte Ängstlichkeit geht mit einer Dysfunktion des autonomen Nervensystems (Suh et al. 2013) und einer Hypersensitivität der Chemorezeptoren auf Kohlendioxid einher (Smoller et al. 1996), wobei der Schweregrad der Dyspnoe nicht mit dem Ausmaß der Angstsymptome zu korrelieren scheint (Hill et al. 2007).

Die Luftnot kann also ein Stimulus für Angstattacken sein, und Angstattacken können wiederum eine Luftnot verstärken, sodass eine unabdingbar enge Verknüpfung im Sinne eines Dyspnoe-Angst-Dyspnoe-Kreislaufs gegeben ist (Bailey 2004).

Bei 1.202 Patient*innen mit COPD konnte gezeigt werden, dass eine vorhandene Angststörung mit einem ungünstigeren Krankheitsverlauf innerhalb von 2 Jahren assoziiert ist, bedingt durch eine Erhöhung der Exazerbationsrate und einer Verschlechterung von patientenzentrierten Outcomes wie Lebensqualität, generellem Gesundheitszustand und körperlicher Belastbarkeit (Eisner et al. 2010).

Das Risiko einer schweren Tabaksucht ist aufgrund der hohen Neuroplastizität insbesondere in der Jugendzeit und Adoleszenz sehr hoch. In diesem Kontext ist der Zusammenhang von Nikotingebrauch mit Angststörung und Depressionen sehr bedeutsam, da diese als Risikofaktoren für den Beginn des Rauchens in der Adoleszenz identifiziert wurden (Patton et al. 1996). Die hohe psychische Komorbidität ist also mitunter zugleich Ursache und Folge der COPD, vermittelt durch das Tabakrauchen.

Der Behandlung von Depression und Angst kommt also eine besondere Bedeutung zu. In einem systematischen Review wurde gezeigt, dass verhaltenstherapeutische Interventionen bei COPD-Patient*innen signifikant zu einer Reduktion von Angst, Depressivität und Notfallbehandlungen bei gleichzeitiger Steigerung der Lebensqualität führen (Ma et al. 2020). **Psychotherapeutische Unterstützungsangebote** sollten dementsprechend neben dem potenziellen Einsatz von medikamentöser Therapie berücksichtigt werden.

83.4.2 COPD-Schulung, Selbstmanagement und Nikotinkarenz

Auch bei der COPD sind die nichtmedikamentösen Therapiemaßnahmen von entscheidender Bedeutung (BÄK et al. 2021). Die Ziele umfassen neben den beiden prognostisch entscheidenden Themen Tabakkarenz und Steigerung der körperlichen Aktivität die Stärkung der Krankheitsbewältigung sowie eine Verbesserung des Selbstmanagements der Patient*innen. Letzteres soll insbesondere durch **strukturierte, verhaltensbezogene Schulungsprogramme** erreicht werden. Daher sollen im Rahmen des Disease-Management-Programms COPD alle Patient*innen Zugang zu einem strukturierten, evaluierten und zielgruppenspezifischen Schulungsprogramm erhalten und ärztlicherseits regelhaft zur Teilnahme motiviert werden. Anders als beim Asthma bronchiale ist der Stellenwert der Patient*innenschulung bei COPD jedoch weniger gut belegt. Es konnte aber bereits in einigen Studien gezeigt werden, dass strukturierte Patient*innenschulungen positive Effekte auf die Selbstkontrolle der Erkrankung und Lebensqualität haben können und außerdem zu einer Reduktion von Exazerbationen führen können (Cannon et al. 2016; Sánchez-Nieto 2016).

Hilfreich für ein gutes Selbstmanagement ist neben der Schulung auch die Bereitstellung von **COPD-Tagebüchern** in Kombination mit **COPD-Aktionsplänen.** Hierdurch werden die subjektive Krankheitswahrnehmung sowie die Fähigkeit verbessert, akute Exazerbationen frühzeitig zu erkennen und entsprechend zu reagieren. Zudem gibt es Hinweise, dass sich durch die Verwendung eines COPD-Aktionsplans Krankenhauseinweisungen reduzieren lassen (Howcroft et al. 2016). Dennoch erhält nur ein Bruchteil der COPD-Patient*innen in Deutschland eine derartige Schulung. Laut einer Analyse von bayerischen Versorgungsdaten aus dem Jahr 2012 erhalten nur ungefähr 16 % eine adäquate COPD-Schulung (Mehring et al. 2014). Dies mag hier ebenfalls an entsprechenden Zugangshürden liegen. Aber auch die **Motivation** zur Schulung könnte bei diesen Patient*innen noch schwieriger sein, evtl. erzeugt die begleitende kontinuierliche Aufforderung zur Tabakkarenz hier einen Widerstand. Dies müsste in weiterführenden qualitativen Studien untersucht werden.

Die **absolute Nikotinkarenz** ist für das Management der COPD von herausragender Bedeutung. Die alleinige Reduktion des Nikotingebrauchs ist nicht ausreichend wirksam, da hierunter die Lungenfunktion weiterhin kontinuierlich abnimmt.

In der S3-Leitlinie „Rauchen und Tabakabhängigkeit" wird eine **Kurzberatung** i. d. R. in den Arztpraxen, aber auch in anderen medizinischen Settings empfohlen (Batra et al. 2021). Studien zeigen, dass eine Kurzberatung wirkungsvoller ist als gar keine Ansprache. Es werden Techniken des Motivational Interviewing vorgeschlagen, Details hierzu können in der frei verfügbaren S3-Leitlinie und der NVL COPD eingesehen werden. Entscheidet sich der/die Patient*in für eine **Nikotinentwöhnung,** wird entsprechend der Studienlage eine Kombination aus Verhaltenstherapie und medikamentöser Therapie empfohlen (BÄK et al. 2021). Der Stellenwert von eZigaretten zur Nikotinentwöhnung ist umstritten, da auch deren Einsatz schädliche Auswirkungen auf die Lunge haben kann und die Langzeitauswirkungen noch ungekannt sind. Ein Cochrane Review ergab jedoch eine Überlegenheit von eZigaretten gegenüber anderen Nikotinersatzprodukten wie Nikotinpflaster und -kaugummi (Hartmann-Boyce et al. 2022). Im Rahmen der ärztlichen Begleitung muss besonders berücksichtigt werden, dass sich bei Patient*innen mit psychischer Komorbidität unter Nikotinentzug depressive Symptome verschlechtern können.

83.5 Funktionelle respiratorische Störungsbilder

Die akute und die chronische Hyperventilation sowie die Vocal Cord Dysfunction sind die wesentlichen Störungsbilder, die unter dem Oberbegriff der dysfunktionalen Atmung zusammengefasst werden (Boulding et al. 2016).

83.5.1 Hyperventilation

Ein **akutes Hyperventilationssyndrom** ist ein relativ häufiges Phänomen, das nicht bedrohlich, jedoch meist sehr unangenehm ist. Die Symptome (Tachypnoe, innere Unruhe, Parästhesien, Schwindel, ggf. Pfötchenstellung) erklären sich sowohl durch die psychische Komponente als auch durch die respiratorische Alkalose. Ursächlich ist eine über das physiologische Bedürfnis hinausgehende Atemfrequenz und/oder Atemtiefe mit konsekutiver Hypokapnie. Bei der **chronischen Hyperventilation** wird die respiratorische Alkalose metabolisch kompensiert. Klinisch ist eine akute Hyperventilation so eindrucksvoll, dass sich keine diagnostischen Schwierigkeiten ergeben dürften. Allenfalls muss geklärt werden, ob die Hyperventilation im Rahmen einer Panikstörung auftritt, die dann einer spezifischen Behandlung bedürfte.

Die chronische Hyperventilation ist oft nur schwer zu erkennen – wichtig ist, daran zu denken.

Diagnostisch hilfreich ist die Zeitspanne, über die Personen mit V. a. chronische Hyperventilation die Luft anhalten können: Im Vergleich zu gesunden Versuchspersonen (ca. 60 s „breath-holding time") ist diese Zeitspanne bei Betroffenen deutlich reduziert (ca. 20 s) (Jack et al. 2004). Der Nutzen dieser Prozedur ist zweifach: Zum einen realisieren Betroffene, ob sie hyperventilieren oder nicht, die Diagnose wird also im Alltag von Patient*innen bestätigt, und zum anderen ist das repetitive Luftanhalten therapeutisch wirksam: Es reduziert das Atemminutenvolumen.

83.5.2 Vocal Cord Dysfunction (VCD)

Ein dysfunktionales Verhalten der Stimmbänder ist zu vermuten, wenn Betroffene auf eine optimale (Asthma-)Behandlung nicht adäquat reagieren und wenn sie plötzlich auftretende schwere Atemnot erleben, ohne dass eine Hypoxie nachweisbar wäre (Malaty und Wu 2021). Die ursächliche Genese der VCD ist nach wie vor unklar. Diskutiert werden entzündliche oder allergische Reizzustände und psychische bzw. psychosomatische Einflussfaktoren im Sinne eines multifaktoriellen Geschehens.

Therapeutisch geht es zunächst darum, etwaige Trigger (z. B. gastroösopohagealer Reflux, postnasales Drip-Syndrom, Panikattacken) auszuschließen. Es wurde gezeigt, dass Techniken, welche die Stimmbänder entspannen, und das Erlernen von Atemtechniken hilfreich sein können.

PRAXISTIPP

Gute Erfahrungen wurden folgender Übung gemacht: Die Patientin oder der Patient wird gebeten, in die eigene Hand oder besser noch auf die Brillengläser zu hauchen und darauf zu achten, dass die Gläser feucht werden bzw. die Feuchtigkeit auf der Haut zu spüren ist. Diese Übung zeigt Betroffenen, ob sie mit entspannten Stimmlippen ausatmen, also die Ausatemluft in einem laminaren Luftstrom bewegen, oder ob sie bei nicht weit geöffneten Stimmlippen eine turbulente Strömung erzeugen, bei der sich die Feuchtigkeit an den Schleimhäuten niederschlägt – in diesem Fall bleiben die Brillengläser trocken.

In der NVL Asthma wird ggf. die Verordnung von Atemphysiotherapie emfohlen (BÄK et al. 2020). Aber auch Entspannungstechniken können hilfreich sein, wie durch das eben genannte Beispiel illustriert werden sollte.

LITERATURAUSWAHL

Barth N, Kellerer C, Schneider A. Erzählmuster bei Asthma bronchiale – über die Herausforderung, Schulungen dann zu wollen, wenn man soll. Z Evid Fortbild Qual Gesundhwes 2021; 163: 13–19.

Boulding R, Stacey R, Niven R, Fowler SJ. Dysfunctional breathing: A review of the literature and proposal for classification. Eur Respir Rev 2016; 25: 287–294.

Hill K, Geist R, Goldstein RS, Lacasse Y. Anxiety and depression in end-stage COPD. Eur Respir J 2008; 31: 667–677.

Kohler B, Kellerer C, Schultz K, et al. Internetbasiertes Asthma-Selbstmanagementprogramm erhöht das Wissen zu Asthma. Dtsch Arztebl Int 2020; 117: 64–71.

Landeo-Gutierrez J, Forno E, Miller GE, Celedón JC. Exposure to violence, psychosocial stress, and asthma. Am J Respir Crit Care Med 2020; 201: 917–922.

Langewitz W, Schäfert R. Hyperventilationssyndrom und dysfunktionale Atmung. Swiss Med Forum 2019; 19: 749–752.

Maric V, Ramanathan D, Mishra J. Respiratory regulation and interactions with neuro-cognitive circuitry. Neurosci Biobehav Rev 2020; 112: 95–106.

Pinnock H, Parke HL, Panagioti M, et al. Systematic meta-review of supported self-management for asthma: A healthcare perspective. BMC Medicine 2017; 15: 1–32.

Sandberg S, Paton JY, Ahola S, et al. The role of acute and chronic stress in asthma attacks in children. Lancet 2000; 356: 982–927.

Sandberg S, Järvenpää S, Penttinen A, et al. Asthma exacerbations in children immediately following stressful life events: A Cox's hierarchical regression. Thorax 2004; 59: 1046–1051.

KAPITEL

84 Chronisch entzündliche Darmerkrankungen und gastroduodenale Ulzera

84.1 Chronisch entzündliche Darmerkrankungen

Rainer Schaefert und Winfried Häuser

Patientinnengeschichte

Teil 1

Die 30-jährige Pat. wendet sich auf eigene Initiative nach der Lektüre des Beitrags zur Bauchhypnose im *Bauchredner*, der Zeitschrift der Deutschen Morbus Crohn/Colitis ulcerosa Vereinigung (DCCV) (Moser 2012) an den Erstautor. Eine Colitis ulcerosa (CU) ist seit 7 Jahren bekannt. Aktuell hat die Pat. den dritten Schub. Die Symptomatik der beiden früheren Schübe (2006: linksseitige Colitis ulcerosa, 2010: Pankolitis) habe jeweils 1 Jahr angehalten. Ängste, nicht rechtzeitig eine Toilette zu erreichen, hatten sich beim ersten Schub entwickelt. Die Pat. verließ bei den früheren Schüben über Monate das Haus nicht und wurde von den Eltern versorgt. Die aktuelle Symptomatik besteht seit 5 Monaten in bis zu 10 blutigen Stühlen/Tag, z. T. mit krampfartigen Bauchschmerzen. Die Pat. verlässt das Haus nur zu Arztbesuchen, auf die sie sich mit einer Nahrungs- und Flüssigkeitskarenz über 24 Stunden und mehrfachen Toilettengängen vorbereitet. Weiterhin berichtet die Pat. über vermehrte Unruhe und Nervosität sowie Sorgen um ihre Gesundheit und berufliche Zukunft. Sie ist seit 5 Monaten krankgeschrieben.

84.1.1 Definition und klinisches Erscheinungsbild

Chronisch entzündliche Darmerkrankungen (CED) umfassen die beiden Hauptentitäten Colitis ulcerosa (CU) und Morbus Crohn (MC); in ca. 10 % der Fälle kann man trotz ausführlicher Diagnostik zwischen den beiden nicht unterscheiden; in diesen Fällen spricht man von einer „Colitis indeterminata". Leitsymptome sind Bauchschmerzen und Durchfälle (bei CU blutig-schleimig, bei MC meist nicht blutig) plus ggf. extraintestinale Symptome. CED imponieren durch chronisch rekurrierende Entzündungen des Gastrointestinaltrakts (GIT), sind als entzündliche Systemerkrankungen aber nicht auf diesen beschränkt (Fischer et al. 2018). Extraintestinale Manifestationen betreffen am häufigsten Gelenke (z. B. Arthritis, ankylosierende Spondylitis – meist HLA-B27 positiv), Haut (z. B. Erythema nodosum, Pyoderma gangraenosum), Augen (z. B. Episkleritis, Iritis, Uveitis, Konjunktivitis) und Leber/Gallenwege (z. B. primär sklerosierende Cholangitis: bei CU häufiger als bei MC). Eine vergleichende Gegenüberstellung von CU und MC ist ➤ Tab. 84.1 zu entnehmen.

Beide Erkrankungen können nach ihrer Ausdehnung klassifiziert werden:

- CU: Proktitis, linksseitige Kolitis (Rektum bis linke Flexur), Pankolitis
- MC: Mund, Ösophagus, Magen, Dünndarm, Dickdarm (jeweils befallene Abschnitte).

Weiterhin können ein fistulierender und ein stenosierender Typ unterschieden werden. Eine weitere Einteilung erfolgt nach dem Krankheitsverlauf:

Tab. 84.1 Vergleichende Gegenüberstellung der CED (vgl. Fischer et al. 2018)

	Colitis ulcerosa (CU)	Morbus Crohn (MC)
Lokalisation	Auf Kolon begrenzt, ggf. Backwash-Ileitis	Gesamter Gastrointestinaltrakt (Mund bis After)
Verteilungsmuster	Kontinuierlich, von distal (Rektum) nach proximal	Diskontinuierlich, segmental
Defektniveau/ betroffene Wandschichten	Mukosale Entzündung	Transmurale Entzündung
Endoskopie/ Makromorphologie	• Entzündliche Schleimhaut mit kleinen flachen, später landkartenartigen Schleimhaut**ulzerationen** • **Kontaktvulnerabilität** → häufig Blutungen • **„Garten-/Fahrradschlauch-" Phänomen** durch Verlust der Haustrierung • Bildung von **Pseudopolypen** durch Entstehung von regeneratorischem Epithel und Granulationsgewebe • **Gefäßrarefizierung**	• Aphthoide Ulzera • **Pflastersteinrelief**
Histologie	• **Kryptenabszesse**	• Epitheloidzell**granulome** • Mehrkernige Riesenzellen
Komplikationen		
Stenosen	selten – Malignomverdacht!	ja
Fistel	selten	ja, Fistelungen (z. B. in die Haut, Harnblase, Vagina, andere Darmabschnitte)
Abszess	selten	ja
Konglomerattumor	selten	ja
Toxisches Megakolon	ja	selten
Ileus	selten	ja
Risiko für kolorektales Karzinom	erhöht	leicht erhöht

- rezidivierend mit Remissionsphasen (schubweise) oder
- chronisch aktiv.

Bei der Behandlung werden weiterhin steroidabhängige und steroidrefraktäre Verläufe differenziert.

Die **Krankheitsaktivität** kann anhand von klinischen Symptomen wie Häufigkeit der Durchfälle, Ausmaß der Blutbeimengung, Stärke der Bauchschmerzen sowie von laborchemischen (z. B. fäkales Calprotectin im Stuhl, CRP, Hb), endoskopischen und histologischen Kriterien eingeordnet werden. In der klinischen Routine wird der Schweregrad meist durch eine Gesamtschau der genannten vier Kriterien durchgeführt und eine leichte, mäßige, schwere und sehr schwere (fulminante) Krankheitsaktivität unterschieden. Für klinische Studien werden standardisierte Schweregradindizes verwendet, z. B. *Crohn's Disease Activity Index* (Symptome, Befunde) oder *Mayo Score* (endoskopisch) für die CU.

RESÜMEE

Bei den chronisch entzündlichen Darmerkrankungen (CED) werden die Colitis ulcerosa (CU), die Colitis indeterminata und der Morbus Crohn (MC) unterschieden. Die CED werden nach ihrer Lokalisation, Krankheitsaktivität und Verlauf eingeteilt.

Patientinnengeschichte

Teil 2

Endoskopisch zeigt sich eine Proktitis (10 cm ab Anus). Eine bakterielle oder virale Superinfektion kann ausgeschlossen werden. CRP ist minimal erhöht, Hb normal. Nach klinischen Kriterien liegt ein mittelschwerer Schub vor. Eine eindeutige Besserung war trotz lokaler Therapie mit Kortisonschäumen, Mesalazin 4,5 g/Tag und bis zu 60 mg Prednisolon/Tag nicht eingetreten. Bei der Pat. liegt eine steroidrefraktäre Proctitis ulcerosa vor.

84.1.2 Verlauf und Prognose

Der Krankheitsverlauf bei CED ist sehr variabel. Es gibt Patienten, die nach einem milden Schub über 20–30 Jahre beschwerdefrei sind, Patienten mit jahrelangen chronisch-aktiven Verläufen und solche mit fulminanten und tödlichen Verläufen. Die Lebenserwartung von Menschen mit CED ist im Laufe der Jahrzehnte gestiegen, ist aber im Vergleich zur Allgemeinbevölkerung reduziert: Laut einer retrospektiven bevölkerungsbasierten Kohortenstudie aus Kanada ist die Lebenserwartung von Frauen mit CED im Vergleich zu Frauen ohne CED um 6,6–8,1 Jahre und von Männern mit CED im Vergleich um 5,0–6,1 Jahre reduziert. Die Differenz in der lebensqualitätsadjustierten Lebenserwartung lag bei Frauen zwischen 9,5 und 13,5 Jahren und bei Männern zwischen 2,6 und 6,7 Jahren (Kuenzig et al 2020).

84.1.3 Gesundheitsbezogene Lebensqualität

Die Lebensqualität ist bei Patienten mit CED deutlich beeinträchtigt: Ein aktuelles systematisches Review mit Metaanalyse von 30 Studien (23 für Erwachsene, 7 für Kinder) untersuchte die Lebensqualität bei Patienten mit CED und kam zu folgenden Ergebnissen (Knowles et al. 2018a): Die gepoolten mittleren Quality-of-life(QoL-)Werte) waren bei erwachsenen und pädiatrischen CED-Stichproben niedriger als bei gesunden Kontrollpersonen und zwar sowohl für die psychische als auch für die physische Lebensqualität. Die Lebensqualität war höher, aber nicht signifikant für Personen mit CED im Vergleich zu Kontrollpersonen mit verschiedenen anderen körperlichen Erkrankungen. 83 (75 Erwachsene, 8 Kinder) Studien befassten sich mit Vergleichen innerhalb der CED (Knowles et al. 2018b). Die gepoolten mittleren QoL-Werte waren bei aktiver CED signifikant niedriger als bei inaktiver CED; sie waren bei Patienten mit MC signifikant niedriger gegenüber CU. Im Laufe der Zeit verbesserte sich die Lebensqualität deutlich.

RESÜMEE

Der Krankheitsverlauf bei CED ist sehr variabel. Die (gesundheitsbezogene) Lebensqualität von Menschen mit CED ist im Vergleich zu Menschen ohne CED reduziert.

84.1.4 Epidemiologie

In einem systematischen Review von 147 bevölkerungsbasierten Studien finden sich die höchsten Prävalenzen aktuell in Europa (CU 505/100.000 in Norwegen; MC 322/100.000 in Deutschland) und Nordamerika (CU 286/100.000 in den USA; MC 319/100.000 in Kanada) (Ng et al. 2017). Bis zum Ende des 20. Jh. waren CED hauptsächlich Erkrankungen westlicher Industrienationen; nach wie vor sind auch die Inzidenzraten in Europa und Nordamerika weltweit am höchsten. Seit 1990 sind die Inzidenzen in den Schwellenländern Afrikas, Asiens und Südamerikas allerdings angestiegen, was u. a. mit veränderten Lebensstilen und verbesserter Diagnostik in Zusammenhang gebracht wird.

CED sind Zivilisationskrankheiten.

Der Krankheitsbeginn liegt meist in jungen Jahren, bei der CU zwischen 25–35, beim MC zwischen 15 und 35 Jahren (Herold et al. 2022). Bezüglich der Geschlechterverteilung fand ein aktuelles Review epidemiologischer Studien, dass der MC bei Frauen häufiger und schwerer auftritt als bei Männern, während die CU bei Männern häufiger auftritt und schwerer verläuft als bei Frauen. Die weiblichen Sexualhormone (inkl. oraler Kontrazeptiva) beeinflussen das Immunsystem und tragen zur Verschlimmerung von CED-Symptomen bei Frauen bei (Goodman et al. 2020).

CED manifestieren sich meist in der Jugend und im frühen Erwachsenenalter.

84.1.5 Biopsychosoziale Ätiopathogenese

Die genaue Ätiologie der CED ist weiterhin unklar. Aktuelle Hypothesen zur Pathogenese der CED gehen davon aus, dass es bei bestehender genetischer Disposition durch komplexe Wechselwirkungen zwischen verschiedenen Umweltfaktoren, der Mikrobiota und den Immunzellen zu einer Fehlregulation des Immunsystems i. S. einer übermäßigen Aktivierung kommt (Nishida et al. 2018; Liu et al. 2021). Dabei scheint eine psychoneuroimmunologische Modulation durch die Mikrobiota-Darm-Hirn-Achse eine wichtige Rolle zu spielen, über die psychosoziale Faktoren zum Tragen kommen (Ge et al. 2022). Die Darm-Hirn-Interaktion ist bidirektional und kann sich in verstärkender wie in lindernder Hinsicht auf die Inflammationssituation auswirken:

- So können durch die Pathophysiologie der CED neuroinflammatorische Reaktionen im ZNS verstärkt werden, die zu ängstlichen und depressiven Komorbiditäten beitragen, was z. B. die Assoziation von mukosalen Entzündungsprozessen und Depressivität erklären kann (Häuser et al. 2011b).
- Andererseits kann durch bauchgerichtete Hypnotherapie bei Patienten mit CED eine Reduktion von systemischen und rektalmukosalen Entzündungsprozessen erreicht werden (Mawdsley et al. 2008)

Genetik

Genetische Faktoren der CED ergeben komplexe polygenetische Risikosituationen für CED; mono- oder oligogenetische Formen sind selten (Fischer et al. 2018). Neue Hochdurchsatztechnologien und internationale Kooperationen haben zwischenzeitlich zur Identifikation von mehr als 200 unabhängigen genetischen Risikoloci für CED beigetragen, die z. T. auch mit anderen Autoimmunerkrankungen assoziiert sind; bei 5–15 % der Betroffenen besteht eine familiäre Häufung (Ek et al. 2014; Uniken Venema et al. 2017).

Lebensstilfaktoren: Tabakrauchen

Tabakrauchen erhöht das Risiko für das Auftreten und einen schweren Verlauf des MC (Gomollón et al. 2017). Die aktuelle deutsche MC-S3-Leitlinie empfiehlt daher: *„M. Crohn-Patienten, die rauchen, sollen zur Abstinenz von Tabakgebrauch motiviert werden“* (Evidenzgrad 1, Empfehlungsgrad A, starker Konsens), wodurch die langfristige Rezidivrate des MC etwa halbiert werden kann (DGVS 2021).

Umweltfaktoren, Ernährung und Mikrobiota

Für CED konnten Zusammenhänge zwischen Umweltfaktoren, insbesondere Hygiene und Ernährung, der Mikrobiota und der gastrointestinalen Immunhomöostase nachgewiesen werden (Hold et al. 2014; Nishida et al. 2018; Liu et al. 2021). Das häufigere Auftreten von CED in industrialisierten Ländern, bei der Stadtbevölkerung und das Nord-Süd-Gefälle weisen ebenfalls auf mögliche Umweltfaktoren hin (z. B. Hygiene, frühkindliche Infektionen, Antibiotikagebrauch) (Bernstein 2012). Jüngste Fortschritte in der Sequenzierungstechnologie haben in der Darmmikrobiota von Patienten mit CED Veränderungen in der Zusammensetzung und Funktion festgestellt, die als **Dysbiose** bezeichnet werden (Nishida et al. 2018). Klinische und experimentelle Daten legen nahe, dass die Dysbiose eine zentrale Rolle bei der Pathogenese von CED spielen könnte. Eine wichtige Rolle scheint dabei auch der Barrierefunktion der Darmschleimhaut gegenüber der Umwelt zuzukommen (Hold et al. 2014).

Psychosoziale Faktoren

Nach der Erstbeschreibung des MC wurde lange Zeit diskutiert, ob CED psychosomatische Erkrankungen im engeren Sinne sind, d. h., dass psychische Faktoren mitursächlich für ihre Entstehung sind. CED wurden ursprünglich zu den „psychosomatischen Erkrankungen im engeren Sinne", den „Holy Seven" der Psychosomatischen Medizin, gezählt (Alexander 1950), für die eine psychogenetische Entstehung angenommen wurde. Heute besteht Konsens, dass belastende Lebensereignisse, psychischer Stress und psychische Störungen nicht ursächlich für die Entstehung der CU oder des MC verantwortlich sind; somit sind CED keine psychosomatischen Erkrankungen im engeren Sinne. Dennoch herrscht Einigkeit, dass eine hohe Krankheitsaktivität mit vermehrter psychischer Symptombelastung einhergehen kann und dass psychosozialer Stress und/oder psychische Störungen einen zusätzlichen negativen Einfluss auf den Krankheitsverlauf und auf die Lebensqualität haben können. CED werden somit als psychosomatische Krankheiten im weiteren Sinne, als **somatopsychische Erkrankungen** klassifiziert. Die verschiedenen psychosozialen Faktoren sind vermutlich über die Stresssysteme und die Mikrobiota-Darm-Hirn-Achse mit dem Verlauf und der Lebensqualität bei CED assoziiert.

Stress

Patienten mit CED berichten häufig über ein hohes Maß an psychischem Stress. Chronischer psychischer Stress kann den Verlauf und die Krankheitsaktivität von CED beeinflussen, Verschlechterungen und Rückfälle auslösen und negativen Einfluss auf die Lebensqualität haben (Ge et al. 2022). In populationsbasierten und in prospektiven Studien konnte gezeigt werden, dass die subjektive Stressbelastung mit einem erhöhten Risiko für Krankheitsschübe bzw. symptomatische Aktivität in Verbindung gebracht werden kann (DGVS 2021). Unterstrichen wird die Bedeutung des hormonellen Stresssystems (HHNA) bei CED durch Tierstudien, in denen durch anhaltenden psychosozialen Stress eine Colitis induziert wurde (Reber 2012).

Angst und Depression

Ein aktuelles systematisches Review mit Metaanalyse (Barberio et al. 2021) von 77 Beobachtungsstudien mit 30.118 Teilnehmern fand eine hohe Prävalenz von Angst- und Depressionssymptomen bei Patienten mit CED, die signifikant höher war als bei gesunden Kontrollen: Von Angstsymptomen war bis zu ein Drittel betroffen, von depressiven Symptomen bis zu ein Viertel. Noch stärker erhöht war die Prävalenz bei Patienten mit aktiver Erkrankung: Die Hälfte der Betroffenen berichtete über vermehrte Ängste und ein Drittel über vermehrte Depressivität. In einer großen retrospektiven Studie aus Großbritannien (Umar et al. 2022), an der 50.000 Patienten mit CED aus der Primärversorgung teilnahmen, waren die Inzidenzraten für psychische Komorbidität bei den Patienten mit CED höher als bei gematchten nicht exponierten Kontrollen: Das durchschnittliche relative Risiko (RR) betrug für eine Angsterkrankung 1,17, für Depression 1,36 und für Schlafstörungen 1,62 und war im ersten Jahr nach Diagnosestellung besonders hoch.

Traumatisierung

In einer prospektiven Kohortenstudie bei MC waren Symptome einer posttraumatischen Belastungsstörung (PTBS) mit einem höheren Rezidivrisiko verbunden (Cámara et al. 2011).

Krankheitsbewältigung

In einer systematischen Übersichtsarbeit von 39 Studien war emotionsbezogene Krankheitsbewältigung mit einem schlechteren psychologischen Ergebnis assoziiert, während problembezogene Bewältigungsstrategien – allerdings weniger konsistent – mit einem besseren psychologischen Ergebnis assoziiert waren (McCombie et al. 2013). Die Feststellungen der aktuellen MC/CED-Leitlinien zu psychosozialen Faktoren in der Ätiopathogenese sind in ➤ Tab. 84.2 wiedergegeben.

RESÜMEE

CED sind keine psychosomatischen Erkrankungen im engeren Sinne. Psychosozialer Stress und/oder psychische Störungen können einen negativen Einfluss auf den Krankheitsverlauf und auf die gesundheitsbezogene Lebensqualität haben.

84.1.6 Diagnostik

Somatische Diagnostik und Differenzialdiagnostik

Die Diagnose einer CED wird aufgrund des klinischen Erscheinungsbildes sowie einer Kombination aus laborchemischen, endoskopischen, histologischen und radiologischen Methoden gestellt (Kucharzik et al 2020; DGVS 2021).

Das Spektrum der somatischen **Differenzialdiagnosen** der CED umfasst infektiöse, neoplastische und vaskuläre Darmerkrankungen (Kucharzik et al 2020; DGVS 2021). Einige Patienten mit CED entwickeln aufgrund essensabhängiger Bauchschmerzen (z. B. bei Stenose) ein phobisches Essverhalten, das als Anorexia nervosa fehl-

Tab. 84.2 Statements zur Psychosomatik aus der deutschen S3-Leitlinie Diagnostik und Therapie des MC (DGVS 2021)

Statement	Evidenzgrad und Konsensstärke
Belastende Lebensereignisse, psychologischer Stress und psychische Störungen sind nicht ursächlich für die Entstehung der CED.	Evidenzgrad 2 Starker Konsens
Subjektive Stressbelastung und affektive Störungen können einen negativen Einfluss auf den Verlauf der CED und die krankheitsspezifische Lebensqualität haben.	Evidenzgrad 2 Konsens
Eine hohe Krankheitsaktivität kann mit vermehrter psychischer Symptombelastung einhergehen.	Evidenzgrad 2 Starker Konsens

diagnostiziert werden kann. Im Gegensatz zur Anorexia nervosa wünschen die Betroffenen sich ein Normalgewicht und haben kein verzerrtes Körperschema.

CED und Reizdarmsyndrom

Bei trotz abgeklungener Entzündung in der Remission einer CED anhaltendenden Symptomen wie abdominellen Schmerzen mit Stuhlunregelmäßigkeiten ist an ein Reizdarmsyndrom (RDS) zu denken. Ein systematisches Review mit Metaanalyse untersuchte Studien mit CED-Patienten, die validierte Fragebögen zu RDS- Symptomen beantwortet hatten (Halpin und Ford 2012). Bei Patienten mit CED in Remission lag die Prävalenz von RDS-artigen Symptomen bei 35 % und war etwa 4-mal höher als bei gesunden Kontrollpersonen. Der Overlap zwischen CU in Remission und RDS wurde auch mittels Daten aus der *Inflammatory Bowel South-Eastern Norway* (IBSEN) *Study* untersucht, die sehr strenge Kriterien für die Definition einer Remission anlegt. In dieser Studie lag die Prävalenz des RDS bei Patienten mit CU in histologischer Remission und einem Calprotectin-Wert < 250 µg/g bei 27 % (Henriksen et al. 2018).

Psychosoziale Diagnostik: Erfassen psychosozialer Belastungen und psychologischer Behandlungswünsche

Gastroenterologische Leitlinien empfehlen betreuenden Ärzten, die psychosozialen Belastungen und psychologischen Behandlungswünsche ihrer Patienten regelmäßig zu erfassen (DGVS 2021; ➤ Tab. 84.3).

In der psychosozialen Mitbeurteilung und Mitbehandlung sollen die psychosozialen Krankheitsfaktoren und Krankheitsfolgen (Ausbildung, Beruf, Partnerschaft, Sexualität), die Lebensqualität, aber auch die Ressourcen der Patienten vertieft erfasst werden.

Tab. 84.3 Psychosoziale Screeningfragen in der Psychosomatischen Grundversorgung

Dimension	Screeningfragen
Lebensqualität	„Haben Ihre Beschwerden Auswirkungen auf Ihren Alltag?" (Arbeit, Freizeit, Familienleben, Sexualität)
Stress	„Haben Sie in der letzten Zeit Probleme mit Stress oder Sorgen gehabt?" „Haben sich diese Probleme auf ihre CED ausgewirkt?"
Psychisches Befinden	„Waren Sie in der letzten Woche häufig … • niedergeschlagen oder schwermütig? • ohne rechten Schwung und Energie? • unruhig und nervös?" „Konnten Sie Ihre Sorgen in der letzten Woche häufig nicht stoppen?"
Notwendigkeit Psychotherapie	„Benötigen Sie Hilfe bei der Bewältigung Ihrer Probleme/Sorgen?"

RESÜMEE
In der Psychosomatischen Grundversorgung durch Hausärzte und Gastroenterologen sollen psychosoziale Belastungen und psychischer Distress der Patienten und ihre psychologischen Behandlungswünsche erfasst werden.

84.1.7 Therapie

Somatische Pharmakotherapie

Bei den CED führt die un- oder unterbehandelte Entzündung zu strukturellen Schäden am Intestinaltrakt und an den angrenzenden Organen (Ochsenkühn 2019). Entscheidend für die Prognose sind eine frühe Diagnosestellung und eine **leitlinienbasierte und stadienadaptierte Therapie** (Kucharzik et al. 2020; DGVS 2021). Es können verschiedene Therapieziele definiert werden: Remission nach klinischen, laborchemischen, endoskopischen und histologischen (Mukosaheilung) Kriterien.

Im akuten Schub von CED ist die medikamentöse Behandlung unter ärztlicher Überwachung unabdingbar.

Je nach Lokalisation, Ausdehnung, Entzündungsaktivität und Schwere der Erkrankung werden im akuten Schub antientzündlich wirkende Präparate lokal oder systemisch (Mesalazin und/oder Kortikosteroide), bei schweren Schüben und/oder chronisch aktiven Verläufen auch Immunsuppressiva oder bei Versagen der herkömmlichen Therapien auch Biologika eingesetzt (Kucharzik et al. 2020; DGVS 2021).

In den letzten 2 Jahrzehnten hat sich das Feld der pharmakologischen Therapieoptionen vergrößert; eine breite Palette wirksamer Pharmaka ist verfügbar, insbesondere eine Vielzahl von immunmodulierenden Medikamenten inkl. Thiopurinen, Anti-TNF-Antikörper, Anti-Integrin-Antikörper, Anti-IL-17/IL-23-Antikörper oder Januskinase(JAK)-Inhibitoren. Trotz dieser Fortschritte ist die akute antientzündliche Therapie für eine Subgruppe von Patienten nicht suffizient und nachhaltig und die Rückfallprophylaxe ein bislang ungelöstes Problem (Zhao et al. 2021).

Psychosomatische Grundversorgung

Die aktuellen deutschen CED-Leitlinien (Kucharzik et al. 2020, DGVS 2021) empfehlen den betreuenden Ärzten die Einbeziehung von Betroffenen und ggf. deren Angehörigen in die medizinischen Entscheidungsprozesse, um eine tragfähige und vertrauensvolle Arzt-Patient-Beziehung aufzubauen (DGVS 2021) (➤ Tab. 84.3). Eine gute Arzt-Patient-Beziehung ist mit einer höheren Therapieadhärenz verbunden (Selinger et al. 2011). Des Weiteren wird für die Versorgung von CED-Betroffenen empfohlen, Kooperationen mit Psychotherapeuten bzw. Psychosomatikern aufzubauen, damit psychosoziale Faktoren innerhalb der Therapiekonzepte z. B. durch den Einsatz psychotherapeutischer und psychopharmakologischer Verfahren Beachtung finden können.

Selbsthilfe und internetbasierte Interventionen

Die deutschen CED-Leitlinien empfehlen, dass die behandelnden Ärzte ihre Patienten auf die Selbsthilfeorganisationen und Selbsthilfegruppen für CED hinweisen; Internetseiten (z. B. von Patientenselbsthilfeorganisationen wie der Deutschen Morbus Crohn/Colitis ulcerosa Vereinigung [DCCV] oder von pharmazeutischen Firmen) sind zu einer wichtigen zusätzlichen Informationsquelle für Patienten geworden (Blumenstein et al. 2013; Häuser 2020).

Ein systematisches Review mit Metaanalyse (Hanlon et al. 2018) zu online-basierten Interventionen bei RDS und CED identifizierte zwei RCTs zu Online-KVT bei CED (McCombie et al. 2013; Mikocka-Walus et al. 2015, 2017). Für Online-KVT ließen sich keine statistisch signifikanten Effekte bei CED nachweisen.

Psychotherapeutische Verfahren

Psychotherapeutische Verfahren werden von Patienten mit CED nachgefragt und deren Einsatz als Therapieoption befürwortet (Mikocka-Walus und Andrews 2016; Klag et al. 2017).

Die deutschen CED-Leitlinien empfehlen, bei Patienten mit CED und psychischen Störungen eine leitliniengerechte Psychotherapie oder Psychopharmakotherapie durchzuführen (Evidenzgrad 2, Empfehlungsgrad A, starker Konsens). Kindern und Jugendlichen und ihren Familien soll eine psychosoziale Unterstützung angeboten werden (Evidenzgrad 1, Empfehlungsgrad A, starker Konsens) (DGVS 2021). Die spezifischen Empfehlungen zu psychotherapeutischen Verfahren der aktuellen deutschen S3-Leitlinie Diagnostik und Therapie des MC sind in ➤ Tab. 84.4 zusammengefasst.

Tab. 84.4 Empfehlungen zu psychotherapeutischen Verfahren der S3-Leitlinie „Diagnostik und Therapie des MC" (DGVS 2021)

Empfehlung	Evidenzgrad, Empfehlungsgrad und Konsensstärke
Kognitive Verhaltenstherapie kann zur Reduktion psychischer Symptombelastung in Erwägung gezogen werden.	*Expertenkonsens* *Empfehlung offen* *Starker Konsens*
Akzeptanz- und Commitment-Therapien (Akzeptanz- und Achtsamkeitsverfahren zusammen mit dem Erlernen von Strategien des engagierten Handelns und von Verhaltensänderungen) können zur Stressreduktion angeboten werden.	*Evidenzgrad 1* *Empfehlungsgrad 0* *Starker Konsens*
Lösungsorientierte Therapie kann für Patienten in Remission, die an schwerer Fatigue leiden, zur Verbesserung der Lebensqualität und zur Reduktion der Müdigkeit angeboten werden.	*Evidenzgrad 1* *Empfehlungsgrad 0* *Starker Konsens*
Psychotherapie Multikonvergente Therapien (Achtsamkeitsmeditation mit Aspekten kognitiver Verhaltenstherapie) können zur Stressreduktion bei Patienten mit entzündlichen Darmerkrankungen in Remission und mit Reizdarmsyndrom zur Verbesserung der Lebensqualität angeboten werden.	*Evidenzgrad 2* *Empfehlungsgrad 0* *Starker Konsens*

Die Evidenzlage zu den Effekten von Psychotherapie bei CED ist uneinheitlich.

Ein systematisches Review untersuchte, aufbauend auf einem Cochrane Review (Timmer et al. 2011), 18 RCTs (19 Arbeiten) zur Psychotherapie bei CED (McCombie et al. 2013). Die Ergebnisse dieses Reviews zeigen gemischte Effekte von Psychotherapie auf Ängstlichkeit, Depressivität, Lebensqualität und den Krankheitsverlauf sowie vielsprechende Effekte auf Schmerzen, Müdigkeit, Rückfallquote, Krankenhausaufenthalte und die Verbesserung der Medikamentenadhärenz. Das Review kommt zu dem Schluss, dass Psychotherapie in der Behandlung von CED-Patienten möglicherweise hilfreich sein könnte, dass aber ein Bedarf an weiterer Forschung besteht, um zu klären, ob bestimmte Arten von Psychotherapie erfolgversprechender sind als andere und ob bestimmte Gruppen von Patienten mehr profitieren als andere.

Eine weitere systematische Übersichtsarbeit führte eine qualitative Analyse, stratifiziert nach psychotherapeutischen Verfahren unter Einschluss kontrollierter und nichtkontrollierter Studien, durch. Die Ergebnisse sind in ➤ Tab. 84.5 dargestellt (Knowles et al. 2013).

Tab. 84.5 Wirkungen unterschiedlicher psychotherapeutischer Methoden auf CED-Symptome, psychische Symptome und Lebensqualität (Knowles et al. 2013)

Intervention	Anzahl der Studien	Therapiedauer			Wirkungen auf		
		Sitzungen	Dauer [min]	Länge [Wochen]	CED-Symptome	Psychische Symptome	Lebensqualität
Stressmanagement	5	6–12	120–180	6–26	(+)	(+)	(+)
Kognitive Verhaltenstherapie	5	6–12	60–300	8–12	inkonsistent	+	(+)
Psychodynamische Psychotherapie	4	10–52, z. T. LZ-Analysen*	50	10–52, z. T. LZ-Analysen*	–	+	–
Bauchgerichtete Hypnotherapie	2	12	60	12	+	(+)	+

* = Langzeit-Psychoanalysen, + = deutliche Verbesserung, (+) = moderate Verbesserung, – = keine Verbesserung

Ein klinisches Review fasst die Evidenzlage bzgl. CED und Reizdarmsyndrom zusammen (Ballou und Keefer 2017). Die bzgl. CED präsentierte Evidenz ist schwach. In Bezug auf **kognitive Verhaltenstherapie** (KVT) kommt das Review zu dem Schluss, dass KVT positive Effekte auf die Lebensqualität und Bewältigungsstrategien haben kann, nicht jedoch auf physische Symptome oder den Krankheitsstatus.

Die Evidenz bzgl. der Effekte **psychodynamischer Psychotherapie** ist mit nur einer Studie äußert spärlich. Es handelt sich dabei um die deutsche Multicenterstudie zur additiven Psychotherapie bei Patienten mit MC (Jantschek et al. 1998; Keller et al. 2004) mit Entspannungstherapie und psychodynamischer Psychotherapie in Ergänzung zur Standardmedikation. Möglicherweise beeinflusst die Intervention die Anzahl an Rezidiven und operativen Prozeduren. Die Gruppe mit psychotherapeutischer Intervention zeigte im Jahr nach der Intervention eine signifikante Verringerung der Krankenhaustage (Deter et al. 2007).

Als spezielles psychotherapeutische Verfahren für Indikationen, die den GIT betreffen, wurde die **bauchgerichtete Hypnotherapie** entwickelt. Diese Form der Hypnotherapie hat sich bislang vor allem beim Reizdarmsyndrom als wirksam erwiesen (Ford et al. 2019). Fallberichte und spezifische Reviews zur bauchgerichteten Hypnotherapie berichten aber auch vielversprechende Effekte des Verfahrens bei CED (Moser 2014; Peters et al. 2015): Hypnose zeigte sich effektiv zur Reduktion systemischer und rektal-mukosaler Entzündungsreaktionen (Mawdsley et al. 2008) und verlängerte die Remissionszeit bei CED. Die Evidenz aus RCTS ist jedoch mit bislang zwei Studien unzureichend (Keefer et al. 2013; Hoekman et al. 2021): Dieselbe Feststellung gilt für die beiden kontrollierten Studien mit achtsamkeitsbasierten Interventionen (Berrill et al. 2014; Jedel et al. 2014).

Die vorliegende Evidenz belegt die Wirksamkeit psychotherapeutischer Verfahren für CED-Patienten mit psychischen Belastungen bzw. Symptomen. Eine weitere Indikation besteht bei körperlichen Symptomen mit psychischen Einflüssen (z. B. Durchfälle, Bauchschmerzen), die nicht ausreichend auf Medikamente ansprechen (Häuser 2020). Insgesamt ist es dringend notwendig, für CED-Patienten mit unterschiedlichen psychosozialen Problemen spezifischere Therapieangebote zu entwickeln und in methodisch hochwertigen Studien zu evaluieren. Weiterhin stellt sich die Frage, welche Verfahren auch für erwachsene Patienten, die nicht an komorbiden psychischen Störungen leiden, angebracht sind, um die Lebensqualität zu erhöhen und krankheitsassoziierten Stress zu verringern.

RESÜMEE

Psychotherapeutische Verfahren können die psychische Symptombelastung reduzieren, die gesundheitsbezogene Lebensqualität verbessern und bei Patienten mit hoher Stressbelastung möglicherweise die Anzahl der Schübe reduzieren.

Antidepressiva

Ein systematisches Review zum Einsatz von Antidepressiva bei CED (Macer et al. 2017) fasste insgesamt 15 Studien zusammen: 1 RCT, 2 Kohortenstudien, 1 Fall-Kontroll-Studie, 1 Querschnittsbefragung, 1 qualitative Studie, 2 Audits, 1 Fallserie und 6 Fallberichte. In 12 Studien hatten die Antidepressiva einen positiven Einfluss auf den Verlauf der CED. Neun Studien berichteten über Ängste und Depressionen als Ergebnis, davon 8 über positive Auswirkungen von Antidepressiva. Am häufigsten werden bei Patienten mit CED und komorbider Angst und Depression **trizyklische Antidepressiva** (z. B. Amitriptylin) und **SSRI** (z. B. Citalopram) eingesetzt. An weiteren Substanzklassen werden **SNRI** (z. B. Duloxetin) und das NaSSA **Mirtazapin** auch zur Behandlung körperlicher Symptome wie Schmerzen, Appetitlosigkeit und Übelkeit genannt (Häuser 2020).

Im klinischen Einsatz können Antidepressiva sowohl psychische als auch gastrointestinale Beschwerden lindern.

84.1.8 Epikrise zur einleitenden Krankengeschichte

Patientinnengeschichte

Teil 3

Die Pat. hatte positive Vorerfahrungen mit autogenem Training und Atemtechniken. Wir führten zwei Bauchhypnosesitzungen durch. Wesentliche Inhalte waren das eigenständige Herstellen eines Gefühls von Ruhe und Sicherheit im Bauch durch Atmen, das Beruhigen des überaktiven Darms durch Auflegen der Hand auf den Bauch mit Imagination eines angenehmen Wärmegefühls sowie Imaginationen, dass eine heilende Energie die Entzündung und die überflüssigen Sorgen wegspült. Die Bauchhypnosesitzungen wurden auf Datenträger aufgenommen. Die Pat. erhielt die MP3-Dateien der Sitzungen zum täglichen Üben (Häuser 2013).

Auch unter Reduktion der Kortisondosis kam es zu einer Abnahme der Blutbeimengungen im Stuhl und der Häufigkeit der Stühle. Die Pat. führte eine eigenständige Angstkonfrontationstherapie durch, beginnend mit kleinen Spaziergängen bis zu eigenständigen Einkäufen mit dem Pkw. Mit Erlaubnis der Pat. zitiere ich Auszüge aus einer E-Mail (2 Monate nach Beginn der psychotherapeutischen Behandlung):„Hallo Herr Dr. H.,

[…] Mir geht es von Tag zu Tag besser. Ich habe festen Stuhlgang, und die Stuhlgänge haben sich auch reduziert. Es sind jetzt ca. 4 pro Tag.

Ich gehe jetzt öfters mit meinem Sohn spazieren, sogar meist ohne Loperamid. War auch schon meine Freundin besuchen seit langer Zeit und sogar öfters einkaufen (mit dem Hintergedanken, wenn ich auch Krämpfe bekomme, kann ich immer noch das Geschäft verlassen, niemand hält mich fest, und meist ist mein Mann dabei, sodass ich mich dann ins Auto setzen könnte, wenn's schiefgeht). Fahre öfters meine Eltern und Schwiegereltern besuchen. Und bekomme auch mehr Besuch.

Ab und an bin ich nervös, dann schlägt das auch auf meinen Darm, aber ich versuche das auch noch durch die tägliche Hypnose in den Griff zu bekommen. Ist manchmal gar nicht so einfach, meine Gedanken zu lenken, aber ich arbeite dran.

[…] Ich habe auch gemerkt, dass ich mich nicht mehr so stresse wegen jeder Kleinigkeit, und versuche Dinge zu tun, die mir guttun. Ich reiße mir auch kein Bein mehr aus, wenn die Tür oder das Telefon klingelt. […] Ich habe mittlerweile die Einstellung, was geht, das geht, und wenn nicht, ist auch nicht schlimm.
Ich achte mehr auf mich. Ich weiß nicht, ob's vielleicht nicht zu egoistisch ist. […] Aber ich hab gemerkt, dass ich sonst immer gleich gesprungen bin, wenn jemand was von mir wollte bzw. hab versucht, es allen recht zu machen, und das tat mir oftmals nicht gut, und ich hab mich oft über mich selbst geärgert. Und nun denk ich: Nein! Jetzt geht's grad nicht und fertig!
Auf jeden Fall bekomme ich jeden Tag ein Stück mehr Leben und Selbstvertrauen zurück, und das ist ein schönes Gefühl. Wenn meine Ängste jetzt noch komplett verschwinden, dann wäre ich total zufrieden.“

84.1.9 Zusammenfassung

Belastende Lebensereignisse, psychosozialer Stress und psychische Störungen sind nicht ursächlich für die Entstehung der CED, können aber einen negativen Einfluss auf den Krankheitsverlauf und die krankheitsbezogene Lebensqualität haben. Zudem kann eine hohe Krankheitsaktivität mit vermehrter psychischer Symptombelastung einhergehen. CED sind somit keine psychosomatischen Erkrankungen im engeren Sinne, sondern werden als psychosomatische Krankheiten im weiteren Sinne, als somatopsychische Erkrankungen, klassifiziert.

Die Basisdiagnostik auf psychosoziale Belastungen, krankheitsbezogene Lebensqualität und Bedarf nach psychotherapeutischer Unterstützung sollte in der hausärztlichen und gastroenterologischen Psychosomatischen Grundversorgung erfolgen. Für eine leitliniengerechte Versorgung sollte eine Kooperation von Gastroenterologen mit Psychotherapeuten bzw. Psychosomatikern verfügbar sein. Bei Patienten mit psychosozialen Einflüssen auf den Krankheitsverlauf, psychischen Begleiterkrankungen oder Reizdarmbeschwerden trotz Remission der CED sollte eine störungsorientierte Psychotherapie und Pharmakotherapie durchgeführt werden. Außerdem sollten behandelnde Ärzte auf die Möglichkeit einer Unterstützung durch Selbsthilfeorganisationen hinweisen. Psychotherapeutische Verfahren können die psychische Symptombelastung reduzieren, die gesundheitsbezogene Lebensqualität verbessern und bei Patienten mit hoher Stressbelastung die Anzahl der Schübe reduzieren.

Kinder und Jugendlichen und ihren Familien soll in jedem Fall eine psychosoziale Unterstützung angeboten werden.

LITERATURAUSWAHL

Berrill JW, Sadlier M, Hood K, Green JT. Mindfulness-based therapy for inflammatory bowel disease patients with functional abdominal symptoms or high perceived stress levels. J Crohns Colitis 2014; 8(9): 945–955.
DGVS (Deutsche Gesellschaft für Gastroenterologie, Verdauungs- und Stoffwechselkrankheiten e.V.). S3-Leitlinie Diagnostik und Therapie des Morbus Crohn. Stand: 1.8.2021; gültig bis: 31.7.2026; https://register.awmf.org/de/leitlinien/detail/021-004 (letzter Zugriff: 8.4.2024).
Fischer S, Rath T, Neurath MF. Chronisch-entzündliche Darmerkrankungen. Internist 2018; 59(7): 681–693.
Halpin SJ, Ford AC. Prevalence of symptoms meeting criteria for irritable bowel syndrome in inflammatory bowel disease: Systematic review and meta-analysis. Am J Gastroenterol 2012; 107: 1474–1482.
Häuser W, Schmidt C, Stallmach A. Depression and mucosal proinflammatory cytokines are associated in patients with ulcerative colitis and pouchitis – A pilot study. J Crohns Colitis 2011; 5: 350–353.
Kucharzik T, Dignass AU, Atreya R, et al; Collaborators. Aktualisierte S3-Leitlinie Colitis ulcerosa – Living Guideline. Z Gastroenterol 2020; 58(12): e241–e326.
Macer BJ, Prady SL, Mikocka-Walus A. Antidepressants in inflammatory bowel disease: A systematic review. Inflamm Bowel Dis 2017; 23(4): 534–550.
McCombie AM, Mulder RT, Gearry RB. Psychotherapy for inflammatory bowel disease: A review and update. J Crohns Colitis 2013; 7(12): 935–49.
Peters SL, Muir JG, Gibson PR. Review article: Gut-directed hypnotherapy in the management of irritable bowel syndrome and inflammatory bowel disease. Aliment Pharmacol Ther 2015; 41(11): 1104–1115.
Selinger CP, Robinson A, Leong RW. Clinical impact and drivers of non-adherence to maintenance medication for inflammatory bowel disease. Expert Opin Drug Saf 2011; 10(6): 863–870.
Timmer A, Preiss JC, Motschall E, et al. Psychological interventions for treatment of inflammatory bowel disease. Cochrane Database Syst Rev 2011; 2: CD006913.
Umar N, King D, Chandan JS, et al. The association between inflammatory bowel disease and mental ill health: A retrospective cohort study using data from UK primary care. Aliment Pharmacol Ther 2022; 56(5): 814–822.

84.2 Magen- und Zwölffingerdarmgeschwüre

Winfried Häuser

Magen- und Zwölffingerdarmgeschwüre zählten früher zu den klassischen Psychosomatosen.

84.2.1 Gastroduodenale Ulzera – ein ehemaliges Paradigma der Psychosomatischen Medizin

Die Beobachtungen W. Beaumonts im Jahr 1833 über den Einfluss von Emotionen auf die Durchblutung der Magenschleimhaut und die Produktion von Magensekret bei einem Patienten mit Magenfistel haben die sich damals entwickelnde Psychosomatik stark beeinflusst. F. H. Dunbar postulierte 1948 das Konzept der **Ulkuspersönlichkeit** und vertrat die Meinung, dass die Erfassung des Persönlichkeitsprofils für Diagnose, Prognose und Therapie von Bedeutung sein könnte. Ein typisches Persönlichkeitsprofil des Ulkuskranken konnte in späteren Untersuchungen nicht bestätigt werden. In der 1950 erschienenen *Psychosomatic Medicine* hat F. Alexander sieben internistische Krankheitsbilder genannt, bei denen ausgeprägte seelisch-körperliche und körperlich-seelische Wechselwirkungen bestehen („psychogene organische Störungen“), u. a. das peptische Ulkus (Ulcus pepticum). Nach den Vorstellungen Alexanders soll das Ulkusleiden durch einen von der oralen Phase der frühkindlichen Entwicklung herrührenden unbewussten Konflikt bedingt sein (Konzept des spezifischen Konflikts). Diese These vom spezifischen Krankheitskonflikt konnte nie bestätigt werden. Danach wurde die Ulkusgenese durch ein Zusammenspiel unspezifischer psychischer Faktoren (belastende Lebensereignisse, chronische psychosoziale Stressoren) mit genetischen Faktoren erklärt. Ein konsistenter Nachweis der Assoziation von Stress und peptischen Ulzera gelang jedoch in Fall-Kontroll-Studien nicht (Leiß 2001).

Die Entdeckung von *Helicobacter pylori* im Magen und der Nachweis der Ulkusheilung durch eine Antibiotikatherapie wurde mit dem Nobelpreis belohnt und verdrängt bis zum heutigen Tag die Bedeutung möglicher psychosozialer Einflüsse auf die Entstehung gastroduodenaler Ulzera.

84.2.2 Von der psychosomatischen säurebedingten Erkrankung zur Infektionskrankheit

Die Publikation einer 7-jährigen Follow-up-Studie nach Eradikation von *Helicobacter pylori (H. p.)* mit Nachweis der „Heilung der Ulkuskrankheit" sowie die Konsensuskonferenz des National Institute of Health (1994), welche die antibiotische Therapie des peptischen Ulkus zur Therapie der Wahl erklärte und *H. pylori* als potenziell kanzerogenes Bakterium einstufte, verdrängte psychosomatische Betrachtungen und Therapieansätze (Leiß 2001). In der Patientenversion der Leitlinie des American College of Gastroenterology (2022) steht, dass der Zusammenhang zwischen Stress und gastroduodenalen Ulzera ein „Mythos" sei. Der Titel der aktuellen deutsche Leitlinie heißt bezeichnenderweise „Helicobacter pylori und gastroduodenale Ulkuskrankheit" (DGVS 2022).

H.-p.-negative Ulzera – nicht alle gastroduodenalen Ulzera sind infektionsbedingt!

84.2.3 Ein biopsychosoziales Modell der Ulkuskrankheit

H.-p.-Infektion, Einnahme von nichtsteroidalen Antirheumatika (NSAR) und Rauchen werden aktuell als die **Hauptursachen** von gastroduodenalen Ulzera angesehen. Jedoch weisen 5–20 % der Ulkuspatienten keinen dieser Risikofaktoren auf, und die Prävalenz der *H.-p.*-negativen Ulzera steigt weltweit (Deding et al. 2016).

Die aktuelle deutsche Leitlinie führt unter den seltenen Ursachen psychologische Faktoren wie Stress, Angst oder Depression nicht auf, aber u. a. Crack-, Kokain- und Amphetamin-Abusus sowie die Einnahme von Serotonin-Wiederaufnahmehemmern. Als **Risikofaktoren** werden aber auch schwere psychosoziale Belastungen und Rauchen genannt (DGVS 2022). Weiterhin ist die Prävalenz von gastroduodenalen Ulzera bei Personen mit niedrigem sozioökonomischem Status erhöht. Das Risiko einer *H.-p.*-Infektion steigt bei engem Wohnraum und schlechten hygienischen Verhältnissen. Chronische psychosoziale Stressoren und einige psychische Störungen treten bei Personen mit niedrigem sozioökonomischem Status häufiger auf als bei Personen mit hohem sozioökonomischem Status (Sattar et al. 2017).

In bevölkerungsbasierten Studien konnte ein Zusammenhang zwischen dem Ausmaß der wahrgenommenen Stressbelastung bzw. der Zahl der psychischen Störungen und dem Ulkusrisiko nachgewiesen werden.

Die Assoziation von psychosozialem Stress und psychischen Störungen mit gastroduodenalen Ulzera ist in letzten 10 Jahren durch Beobachtungsstudien in der allgemeinen Bevölkerung belegt worden:

- In einer bevölkerungsbasierten dänischen Querschnittsstudie mit 3.379 Erwachsenen zeigten Personen im höchsten Drittel der Stress-Index-Skala (3,5 % der Teilnehmer) im Vergleich zu Personen im untersten Drittel (1,6 % der Teilnehmer) ein erhöhtes Ulkusrisiko – unabhängig von *H. p.*-Status, Einnahme von NSAR oder Rauchen. Die adjustierte Odds Ratio (OR) betrug 2,2; (95 %-Konfidenzintervall [KI] 1,2–3,9; Levenstein et al. 2015).
- In einer prospektiven dänischen Studie mit 17.525 Personen hatte die Gruppe mit dem höchsten Stresslevel ein 2,2-fach erhöhtes Risiko für ein peptisches Ulkus im Vergleich zu Personen mit dem niedrigsten Stress-Level (Hazard Ratio [HR] 2,24; 95 %-KI 1,16–4,35, auch nach Adjustierung nach Einnahme von NSAR und Rauchen; Deding et al. 2016).
- In einer repräsentativen deutschen Bevölkerungsstichprobe mit 4.181 Erwachsenen waren Angststörungen (OR 2,6), Panikstörung (OR 5,2) und soziale Phobie (OR 3,3) mit einem erhöhten Risiko eines arztdiagnostizierten Ulkus assoziiert im Vergleich zu Personen ohne Ulkus. Es bestand eine Dosis-Wirkung-Beziehung zwischen der Anzahl der psychischen Störungen und dem Ulkusrisiko (Goodwin et al. 2013).
- In einer koreanischen Querschnittsstudie war das Risiko von Personen mit psychologischen Problemen und einer gastroduodenalen Ulkuskrankheit im Vergleich zu Personen ohne Ulkuskrankheit erhöht – auch nach Berücksichtigung von Tabakkonsum bzw. sozioökonomischen Faktoren und medizinischen Begleiterkrankungen. Die OR für schwere Stressbelastung, Depression und psychologische Beratung lagen zwischen 1 und 2. Das Risiko für eine Ulkuskrankheit stieg mit der Zahl der psychologischen Probleme (Lee et al. 2017).

Die **psychophysiologischen Mechanismen** der Ulkus-Mitentstehung durch Stress, psychische Störungen und Lebensstil (Tabakkonsum) sind nicht eindeutig geklärt. Ungesunder Lebensstil aufgrund von Stress und psychischen Störungen erhöht möglicherweise die Säuresekretion im Magen und reduziert mukosale Schutzmechanismen durch eine kapilläre Konstriktion infolge einer vermehrten Ausschüttung von Noradrenalin. Weiterhin wird angenommen, dass eine stressbedingte vermehrte Ausschüttung von Glukokortikosteroiden die Kolonisation mit *H. p.* fördert und die Wundheilung verlangsamt (Sattar et al. 2017).

Es stehen keine in Leitlinien empfohlenen psychosomatischen Behandlungsoptionen für gastroduodenale Ulzera zur Verfügung.

Das Pendel der Ätiologie der gastroduodenalen Ulzera scheint sich inzwischen von den Extremen „alles Stress" über „alles *H. p.*" zu einem **biopsychosozialen Modell** zu bewegen, in dem die Bedeutung der biologischen und psychosozialen Faktoren und ihre mögliche Wechselwirkung im Einzelfall zu bewerten ist. Bei den meisten Patienten sind biologische Risikofaktoren in der Ätiologie führend. Sie sind leicht zu identifizieren. Für sie gibt es evidenzbasierte Handlungsempfehlungen wie antibiotische Eradikationstherapie bei Nachweis von *H. p.* oder Absetzen von NSAR. Behandlungsoptionen für psychosoziale Risikofaktoren wie Rauchstopp bei Tabakrauchen und Stressbewältigungstraining bei vermehrter subjektiver Stressbelastung sind prinzipiell vorhanden, jedoch in der klinischen Routineversorgung oft nicht verfügbar und in ihrer Wirksamkeit in der Therapie des *H.-p.*- und NSAR-negativen Ulkus nicht gesichert.

LITERATURAUSWAHL

American College of Gastroenterology. Peptic Ulcer Disease Overview. 2022. https://gi.org/topics/peptic-ulcer-disease/ (letzter Zugriff: 19.4.2024).

Deding U, Ejlskov L, Grabas M, et al. Perceived stress as a risk factor for peptic ulcers: A register-based cohort study. BMC Gastroenterol 2016; 16(1): 140.

DGVS (Deutsche Gesellschaft für Gastroenterologie, Verdauungs- und Stoffwechselkrankheiten). S2k-Leitlinie Helicobacter pylori und gastroduodenale Ulkuskrankheit. Stand: 1.5.2022; gültig bis: 30.4.2027; https://register.awmf.org/de/leitlinien/detail/021-001 (letzter Zugriff: 19.4.2024).

Goodwin RD, Talley NJ, Hotopf M, et al. A link between physician-diagnosed ulcer and anxiety disorders among adults. Ann Epidemiol 2013; 23: 189–192.

Lee YB, Yu J, Choi HH, et al. The association between peptic ulcer diseases and mental health problems: A population-based study. A STROBE compliant article. Medicine (Baltimore) 2017; 96(34): e7828.

Leiß O. Helicobacterisierung psychosomatischer Konzepte. Dtsch Arztebl 2001; 98: A886–A890.

Levenstein S, Rosenstock S, Jacobsen RK, et al. Psychological stress increases risk for peptic ulcer, regardless of Helicobacter pylori infection or use of nonsteroidal anti-inflammatory drugs. Clin Gastroenterol Hepatol 2015; 13: 498–506. e491.

Sattar A, Bseiso A, Patel NB. Review of psychological and behavioural factors in peptic ulcer disease. Int J Adv Res 2017; 6(2): 1899–1908.

KAPITEL

85 Chronische Polyarthritis

Wolfgang Eich und Jonas Tesarz

85.1 Vorbemerkung

Die chronische Polyarthritis (cP) ist eine Gelenkerkrankung, die seit Jahrhunderten nachweisbar ist. Eine einheitliche Terminologie wurde erst Anfang des 20. Jh. entwickelt. Die wesentliche Unterscheidung war dabei die Differenzierung des **akuten** („gichtigen") vom **chronischen entzündlichen Gelenkrheumatismus.** Alfred Pribram (1841–1912) hat durch die Bezeichnung „primär chronische Polyarthritis" die akute von dieser chronisch entzündlichen Form unterschieden. Die Abgrenzung von den nichtentzündlichen und degenerativen Gelenkleiden geht auf Friedrich von Müller zurück, der 1905 den Begriff „Arthropathie" vorschlug, und auf H. Assmann, der 1925 den Begriff „Arthrose" schuf. Eine besondere Bedeutung kam dabei den Entdeckungen der Röntgendiagnostik seit 1895 zu, welche die Diagnostik rheumatischer Erkrankungen und deren Verlauf deutlich verbesserte.

Chronische Polyarthritis (engl. „rheumatoid arthritis" und daher im internationalen Schrifttum immer als RA bezeichnet) wird definiert durch die klassischen klinischen Kriterien, die bei den allermeisten Patienten typischerweise auftreten. Das American College of Rheumatism (ACR) hat zuletzt 2010 die Klassifikationskriterien zusammengestellt, mit denen eine cP zu diagnostiziert werden kann (Aletaha et al. 2010). Dies sind insbesondere symmetrische, entzündlich geschwollene Gelenkauftreibungen (Arthritiden) von Hand-, Fingergrund- und Fingermittelgelenken über einen Zeitraum von > 6 Wochen, ein positiver Rheumafaktor und erhöhte Entzündungswerte. Die Erkrankung geht mit Entzündungen der Gelenkinnenhaut (besonders der Finger-, Zehen- und Handgelenke) einher, die allmählich zu Fehlstellungen der Gelenke und schließlich zur Funktionslosigkeit führen können. Die Krankheit entwickelt sich am häufigsten zwischen dem 25. und 50. Lj. Frauen erkranken dreimal so häufig wie Männer. Es handelt sich um die häufigste entzündlich rheumatische Erkrankung. Sie betrifft, nicht zuletzt auch wegen der Chronizität der Behandlungsnotwendigkeit, rund zwei Drittel der Patienten einer rheumatologischen Fachpraxis.

Die Ätiologie des Leidens ist unbekannt. Wahrscheinlich handelt es sich um ein kompliziertes Ineinandergreifen von genetischer Prädisposition und Umwelteinflüssen, wobei möglicherweise Viren und Bakterien, vermittelt über Veränderungen der T- und B-Lymphozyten, der Makrophagen und Synovialfibroblasten, der neutrophilen Granulozyten und der Endothelzellen, unter Zwischenschaltung von Neuropeptiden, letztendlich zu einer Synovialmembranhypertrophie und schließlich zu Gelenkzerstörung führen.

Wie in diesem komplizierten Räderwerk psychische Faktoren interagieren, wird unterschiedlich gesehen. Die Vielzahl der interagierenden Variablen macht daher auch sehr unterschiedliche Verläufe möglich. Die folgenden zwei Krankengeschichten sollen darlegen, dass es zu äußerst unterschiedlichen Verläufen kommen kann.

Patientinnengeschichten

Fall 1

Bei Frau A. (55 J.) wurde erstmals 1998 eine cP festgestellt. Sie ist seit ihrem 24. Lj. verheiratet, hat zwei eigene Kinder (16 und 22 J.) sowie ein Pflegekind (20 J.). Ihre Mutter lebt noch; ihr Vater verstarb im Februar 1997. Die Beschwerden fingen bei Frau A. langsam und schleichend 1995 mit Schmerzen in der Halswirbelsäule an und breiteten sich über die Schultern und Hüften schließlich in die kleinen Fingergelenke aus. Wegen der symmetrischen Schwellung in den Handgelenken kam es 1998 erstmals zur Diagnose einer cP.

In der erweiterten Anamnese schildert die Pat. eine relativ behütete und sorglose Kindheit und sich selbst als glückliches Kind mit guten Beziehungen zu beiden Elternteilen. Es sei ihr nicht schwergefallen, sich in schwierigen Situationen zurechtzufinden, sodass sie immer das Gefühl hatte, die Dinge auch meistern zu können. Ihr Ehemann, den sie mit 24 J. heiratete, habe sie während der gesamten Erkrankung sehr unterstützt. Sie wohnte zu Beginn der Krankheit in einem Einfamilienhaus. Die Kinder, die langsam erwachsen wurden, sind z. T. aus dem Haus ausgezogen und studieren heute. Frau A. und ihr Ehemann sind beide Lehrer.

Mit der Diagnosestellung wurde auch eine Therapie mit Zytostatika begonnen. Die Pat. hat keine übertriebenen Ängste vor der Medikation; sie fühlt sich relativ sicher in der Behandlung; die Beschwerden sind gut in den Griff zu bekommen. Das Röntgenbild im Jahr 2001 zeigt keine Progression der 1998 festgestellten cP. Frau A. berichtet bei der letzten Vorstellung, dass sie jetzt in eine kleinere Wohnung umgezogen sei; die größere Wohnung habe sie nicht mehr versorgen wollen, da die Kinder doch teilweise ausgezogen seien. Sie sei dadurch von einer Last befreit und insgesamt in einem recht glücklichen Zustand. Ihre Entscheidung, den häuslichen Bereich zu verkleinern, sei goldrichtig gewesen. Ihre Krankheit hat Frau A. gut im Griff, die cP behindert ihr Leben kaum.

Fall 2

Bei Frau B. (53 J.) wurde ebenfalls die Diagnose cP gestellt. Es begann im März 2001 mit symmetrischen Schmerzen in den kleinen Fingergelenken („wie Wundsein") und an den Füßen. Es dauerte sehr lange, bis die Diagnose feststand. Die Pat. ist verheiratet und hat zwei Söhne. Sie hat auf dem Hof der Schwiegereltern in der Landwirtschaft mitgearbeitet – oft beim Holzholen, wobei ihr die Söhne halfen. Schließlich konnte sie nicht mehr. Sie habe auch kaum noch schlafen können und Schmerzmittel eingenommen. Kalter Schweiß sei bis zum Ausbruch ihrer „Elendsgefühle" vorhanden gewesen. Zusätzliche Angstgefühle und „Einschnürungen bis zum Hals" haben sie dann auch zum Neurologen gebracht, der jedoch keine Diagnose stellen konnte.

Bei ihrer ersten Vorstellung in der Rheuma-Ambulanz berichtet die Pat., sie habe den Eindruck, dass die Schmerzen durch den Missbrauch entstanden seien, der durch Verwandte stattgefunden habe. Niemand wisse davon, und bis heute habe sie auch mit niemandem darüber sprechen wollen. Keiner in ihrer Familie wisse eigentlich etwas davon. Während sie also den Untersucher auf die Fährte lockt, dass es sich hier um eine Missbrauchssituation mit anschließender PTBS und Stresssituation handelt, zeigt die anschließende Untersuchung, dass auch ein somatischer Befund in Form einer cP vorliegt.

Die Pat., die im elterlichen Landwirtschaftsbetrieb aufgewachsen ist, wird vom 8. bis 18. Lj. in unregelmäßigen Abständen von einem „Onkel" missbraucht. Mit 18 J. hat sie eine zunehmende Angst vor Geschlechtskrankheiten und lässt sich daraufhin medizinisch untersuchen. Seither sistiert auch der Missbrauch. Im selben Jahr zieht sie sich bei einem Sturz vom Pferd anhaltende Schmerzen zu.

Beruflich schließt die Pat. eine Hauswirtschaftslehre ab. Sie fühlt sich aber dauernd verkrampft und angespannt und kann nur schwer entspannen. Verschiedene Entspannungsverfahren hat sie schon angewandt, kann sie aber nicht dauerhaft einsetzen.

Die Therapie der cP gestaltet sich schwierig: Frau B. hat immer wieder starke Ängste vor den mit Nebenwirkungen behafteten Medikamenten. Mehrfach werden mit ihr darüber ausführliche Gespräche geführt. Trotzdem ist sie nicht zu einem konstanten Verhalten zu motivieren. Am besten fühlt sie sich noch in einer Kur, wo sie erstmals feststellt, dass sie nicht unter demselben Stress steht wie auf dem häuslichen Bauernhof und dass ihr das guttut. Da die Pat. die Pharmaka nur unregelmäßig einnimmt und auch immer wieder schweren körperlichen Belastungen ausgesetzt ist, nimmt die Erkrankungsschwere zu; das Leiden lässt sich nicht unterdrücken. Die Entzündungswerte sind hoch; es zeigt sich auch röntgenologisch eine Progredienz der Erkrankung.

Sowohl für die Psychosomatische Medizin als auch für die Rheumatologie sollte die systematische Einbeziehung psychosozialer Aspekte bei der Erstmanifestation, dem Verlauf und der Therapie rheumatischer Erkrankungen integraler Bestandteil ihres Selbstverständnisses sein. Patientenselbsthilfeorganisationen wie die Rheumaliga haben die Notwendigkeit dieser integrierten Betreuung schon frühzeitig erkannt. Differenzierungen und Neuentwicklungen in der psychosomatischen Theoriebildung der letzten Jahrzehnte, die mit einer größeren Differenzierung auch auf der somatischen Ebene der Krankheiten korrespondiert, führten zur Beschreibung von immer komplexeren biopsychosozialen Interaktionsfeldern (➤ Kap. 1). So gelingt es heute oft nur noch für hochselektierte und eng definierte Krankheitsuntergruppen von klassischen Krankheitseinheiten, wissenschaftliche Aussagen über beteiligte psychosoziale Faktoren zu erstellen.

85.2 cP und Persönlichkeit

Aus der Gruppe der rheumatischen Erkrankungen wurde die cP paradigmatisch immer wieder auf psychologische Faktoren hin untersucht. Franz Alexander (1950) nahm sie in den Kanon der psychosomatischen Krankheiten im engeren Sinne auf. Patienten und Ärzte sind mit den schwierigen psychosozialen Fragen einer Krankheit konfrontiert, die chronische Schmerzen bereitet und Bewegung behindert.

Schon vor der psychodynamischen Hypothesenbildung wurden Personen mit cP in klinischen Beschreibungen als eine auch **psychologisch auffällige Patientenpopulation** charakterisiert. Die Kranken erscheinen ruhig, bescheiden, zuverlässig, gewissenhaft, beruflich selbstständig, gefühlsmäßig äußerungsgehemmt und selbstaufopfernd (Halliday 1942) sowie unreif, umweltabhängig und perfektionistisch (Ludwig 1952). Durch ihre Schwierigkeiten, Gefühle auszudrücken (Blom und Nicholls 1954), vor allem Ärger und Aggression (McLaughlin et al. 1953), wirken sie hinter einer Fassade gespielter Selbstsicherheit doch erheblich unsicher und haben Schwierigkeiten im mitmenschlichen Umgang (Robinson 1957).

Diese frühen klinischen und psychosomatischen Beschreibungen und Beobachtungen, die hauptsächlich in den 1940er- und 1950er-Jahren erfolgten und insbesondere psychodynamische Überlegungen in ihre Untersuchungen einbezogen, reflektieren die zu dieser Zeit üblichen einzelfallmethodischen Zugangsweisen. Sie haben aus heutiger Sicht den methodischen Mangel einer nicht charakterisierten Patientenselektion und eines fehlenden Kontrollgruppenvergleichs und genügen damit nicht mehr modernen methodischen Überlegungen. Einzelfallstudien eignen sich aber auch heute noch zur Generierung von Hypothesen.

Einen anderen Zugangsweg zu den rheumatischen Erkrankungen und vor allem zur cP fand die medizinische Anthropologie der Heidelberger Schule. Der Internist H. Plügge wies in seiner **phänomenologisch-anthropologischen Studie** (Plügge 1953) auf die „Selbstlosigkeit" dieser Kranken hin. Darunter verstand er die klinisch imponierende Beobachtung, dass die Patienten mit einer außergewöhnlichen Geduld und Genügsamkeit ausgestattet zu sein scheinen, die er auf einen zentralen Mangel an eigener Selbsthaftigkeit zurückführte. Die unermüdliche Fürsorge der Patienten noch für andere Menschen und ihr aufopferndes Dienen bei gleichzeitig vorhandener eigener schwerer Behinderung erklärte er sich durch diese ausgeprägte „Selbstlosigkeit". Er verknüpfte dies mit einem Mangel an Selbst- und Körperwahrnehmung.

Alexander (1950) postulierte für die von ihm beobachtete klinische Symptomatik einen gemeinsamen **psychodynamischen Hintergrund.** Zentral ist für ihn, dass bei den Patienten eine spezifische Form der Aggressionsverarbeitung besteht. Er fand in seinen psychoanalytischen Interviews mit den Patienten einen chronisch gehemmten, feindselig-aggressiven Zustand, der sich als Aufständigkeit gegen jede Form von äußerlichem und innerlichem Druck, gegen das Beherrschtwerden von anderen Menschen oder gegen den hemmenden Einfluss des überempfindlichen Gewissens zeigt. Die Kranken zeichneten sich in seinen Interviews dadurch aus, dass sie versuchten, ein Gleichgewicht zwischen ihren aggressiven Antrieben und der geforderten Beherrschung derselben zu erreichen. Sie taten dies, indem sie die eigenen Aggressionen in schwere körperliche Arbeit oder Sport umleiteten. In Bezug auf ihre Mitmenschen lernen sie den einschränkenden Einfluss des Gewissens durch eine dienende Haltung anderen gegenüber aufzuheben. So können aggressive Gefühle gegen andere nicht zugelassen werden. Die Anpassung an neue Situationen und sich verändernde Umwelten wird dadurch erheblich erschwert.

Die Generalisierbarkeit dieser Aussagen wurde immer wieder infrage gestellt und angezweifelt. Wegen des Fehlens von Kontrollgruppen genügen sie aus heutiger Sicht auch nicht mehr modernen methodischen Ansprüchen. Neuere Untersuchungen mit Fragebögen und standardisierten Testinstrumenten haben gezeigt, dass die Persönlichkeitsstruktur von Patienten mit cP, wenn sie in den Frühstadien erfasst wird, sich nicht von Patienten mit anderen chronischen Krankheiten unterscheiden lässt. Auch neuere psychoanalytisch inspirierte Studien zeigten **keine spezifischen Konflikte,** sondern entlang der individuellen psychogenetischen Entwicklungslinie **unterschiedliche Vulnerabilitäten** gegenüber konflikthaften Lebenssituationen (Jordan et al. 1987).

Die oben aufgezeigten Eigenschaften sind somit auch krankheitsreaktiv interpretierbar oder Ausdruck einer **Persönlichkeitsstruktur chronisch Kranker** überhaupt. Das ändert jedoch nichts an der Tatsache, dass bei nahezu allen Patienten konflikthafte Probleme mit der Krankheit auftreten, und zwar entweder in Form einer ängstlichen Verleugnung oder einer depressiven bzw. konversionsneurotischen Verarbeitung. In einer größeren Stichprobe ließ sich nur bei 19 % kein Konflikt finden (Schüssler 1993), auch wenn es sich hierbei nicht um spezifische Konflikte handelte.

85.3 cP und Stress

Eine zunehmende Anzahl von Untersuchungen belegt einen Zusammenhang zwischen belastenden Lebensereignissen, sog. Life Events, und Krankheitsausbruch (Baker 1982). Während des letzten Jahres vor Beginn der Erkrankung sollen sich signifikant mehr psychologische Stressoren und familiäre Konflikte finden. Als **Life Events** werden genannt: Probleme bei Trennungen sowie Krisen in zwischenmenschlichen Beziehungen, Tod und Verlust wichtiger Bezugspersonen oder Autoritäts- und Eheprobleme. Dabei spielt sich die Stressaktivierung auf verschiedenen Systemebenen ab, neben der physiologischen auch auf der psychologischen (Walter et al. 1999).

Wie ein aktuelles systematisches Scoping Review zu 16 Studien zeigt, findet sich arbeitsbedingter und sozialer Stress, z. T. aus interpersonalem Stress resultierend, bei Patienten mit einer cP häufiger als bei gesunden Kontrollen (de Cock et al. 2022). Auch zu Beginn der Erkrankung hatten Patienten mit cP höhere Stresslevel als Patienten mit nichtentzündlichen, degenerativen Erkrankungen.

Ruhte früher die Hoffnung, das „missing link" zwischen Körper und Psyche eher in der Psychophysiologie der Muskelverspannungen zu finden, so ist an diese Stelle heute die **Psychoneuroimmunologie** getreten (Ader 1981; Baslund et al. 1993).

85.4 Verlauf

Der Verlauf der cP kann durch das Vorhandensein psychischer Konflikte und durch die Art des Umgangs mit der Krankheit sowie die bewusste und unbewusste Einstellung (Coping) zur Krankheit insgesamt beeinflusst werden. Dies zeigen eindrücklich auch unsere beiden Patientenbeispiele.

Rimón (1969) war der Erste, der psychologisch bedingte Differenzierungen in der wahrscheinlich inhomogenen Gruppe von Patienten mit cP zeigen konnte. Er isolierte zwei Subgruppen, deren klinischer Verlauf mit der An- oder Abwesenheit psychischer Konflikte korrelierte:

1. eine „**major conflict group**“ mit
   - akuter Symptomatik,
   - rapider Progression sowie
   - deutlicher Häufung psychischer Konflikte und
   - eine „**non-conflict group**“ mit
2. Ausbleiben psychischer Konflikte,
   - schleichendem Beginn,
   - langsamerem Verlauf und
   - positiver Familienanamnese.

Er schloss deshalb bei der zweiten Gruppe auf das Vorherrschen eines genetischen Faktors, der bei der ersten Gruppe nicht vorliegen sollte.

Die Copingforschung hat gezeigt, dass die Art des Bewältigungsstils einen bisher unterschätzten Einfluss auch auf den körperlichen Verlauf der Erkrankung hat und eng mit dem Funktionsstatus der Gelenke korreliert. Ein passiv hinnehmendes Coping zusammen mit einer niedrigen Einschätzung eigener Beeinflussungsmöglichkeiten („self-efficacy“) ist mit Hoffnungslosigkeit und Depression verbunden (Schmale 1964). Angst und Depression wiederum führen zu einem deutlich schlechteren Verlauf der cP. Erlernte Hilflosigkeit und „Katastrophisieren“ haben einen signifikant schlechten Einfluss auf die Schmerzen und den Funktionsstatus (Keefe et al. 1989).

Grob klassifizierend können neuerdings bei der cP **drei verschiedene Copingmuster** (Solomon 1981) der Krankheitsbewältigung unterschieden werden:

- Aktive Auseinandersetzung
- Verleugnung
- Hilflose Unterwerfung

Diese unterschiedlichen Copingstile haben einen prädiktiven Wert für das psychische Wohlbefinden und den Funktionsstatus der Gelenke (Parker et al. 1988). In der NICE Guideline NG100 (NICE 2020) wird daher auch die Beachtung und adäquate Behandlung psychologischer Begleiterscheinungen bei der Behandlung der rheumatoiden Arthritis, wie Angst und Depression, empfohlen.

Die Compliance mit der Medikation bei cP ist ein bisher wenig untersuchtes Gebiet. Sie ist nicht systematisch analysiert worden und bei der cP generell als sehr niedrig anzusehen. Es gibt Hinweise darauf, dass eine positive Beeinflussung der Selbstwirksamkeit hier eine deutliche Verbesserung bringt (Brus et al. 1997).

Die Verlaufsforschung konnte zeigen, dass psychologische Variablen wie Angst und Depression den Funktionszustand der Gelenke besser prädizieren können als somatische Parameter (wie z. B. BKS, CRP etc.) und Schweregradparameter (wie z. B. röntgenologischer Befund) (Hagglund et al. 1989). Das unterstreicht die Bedeutung psychischer Faktoren für den Verlauf.

Einige Studien betonen auch die erhebliche Bedeutung sozialer und ökonomischer Konsequenzen der cP, die sich schon im ersten Jahr nach der Diagnose nachweisen lassen (Albers et al. 1999).

RESÜMEE

In der Zusammenschau zeigen die Ergebnisse der Persönlichkeits-, Stress- und Verlaufsforschung deutlich, dass belastende und über längere Zeiträume unbewältigte Lebensereignisse dann größeres Gewicht haben, wenn der Ausbruch der Erkrankung als jenseits der eigenen Kontrollierbarkeit erlebt wird und wenn es infolge erlernter Hilflosigkeit, Depression oder Angst zu mangelnder Compliance und unvollständiger medizinischer Therapie kommt. Diese Faktoren potenzieren sich gegenseitig, wenn der Patient infolge mangelnder Körper- und Selbstwahrnehmung nur schwer in der Lage ist, über seine somatischen und psychischen Beschwerden adäquat mit dem Arzt zu kommunizieren. Ein günstiger Verlauf stellt sich ein, wenn Stressoren weitgehend fehlen, die Krankheit als kontrollierbar empfunden wird und der Patient in seiner Wahrnehmung durch möglichst wenig neurotische Verzerrungen eingeschränkt ist (was die beiden Patientinnengeschichten verdeutlichen sollen).

85.5 Therapie

85.5.1 Bewegungstherapie

Beginnend in den 1990er-Jahren mit Baslund et al. (1993) finden sich bis 2008 insgesamt acht hochkarätige prospektive RCTs, die in mehreren Metaanalysen zusammengefasst wurden, zuletzt durch die Cochrane Collaboration (Hurkmanns et al. 2009).

❚❚ Alle diese Studien belegen den positiven Effekt von begleiteten Bewegungstherapieprogrammen auf Beweglichkeit, Lebensqualität, Schmerz und funktionelle Kapazität. ❚❚

Kurzzeitiges aerobes Ausdauertraining (mindestens 2 ×/Woche mehr als 20 min über mindestens 8 Wochen) und muskelkräftigendes Training zeigen einen besseren Effekt als kurzzeitiges Ausdauertraining allein. Wassergymnastik zeigt nicht so gute Effekte.

Werden das kurzzeitige Ausdauertraining und die Muskelkräftigung dauerhaft angewandt, zeigt sich ein noch besserer, insgesamt mittlerer Effekt auf Wohlbefinden, Lebensqualität, allgemeine Beweglichkeit und Schmerz. Die körperliche Bewegung und die Kräftigungsübungen mussten dabei deutlich spürbar sein.

❚❚ Aerobes Ausdauertraining kombiniert mit Muskelkräftigung sollte zum Standardprogramm in der Therapie der cP gehören. ❚❚

In einer Metaanalyse von Büssing et al. (2012) konnte ein positiver Effekt von Yoga auf verschiedenste psychosoziale und bewegungstherapeutische Aspekte nachgewiesen werden.

Auch kommunale Bewegungstherapiegruppen oder Selbsthilfegruppen haben, wie Kelley et al. (2011) in einer Metaanalyse festgestellt haben, einen positiven Effekt auf die Schmerzen und die Erkrankung.

85.5.2 Psychotherapie/Edukation

Studien zur **Einzelpsychotherapie** von Patienten mit cP sind rar, die wenigen berichten aber über z. T. erstaunliche Ergebnisse (Lindberg und Lindberg 1988) bis hin zur Symptomfreiheit (Kütemeyer 1963). Die Behandlung besteht hier in einer niedrigfrequenten Psychotherapie über mehrere Jahre (de Boor 1986).

In Studien zu **krankheitsorientierten Gruppentherapien** (Deter und Schüffel 1988) wurden neben Entspannungsmethoden (autogenes Training, Biofeedback oder progressive Muskelrelaxation) auch psychodynamische (Brinkmann et al. 1963) oder kognitiv-verhaltenstherapeutisch (McCracken 1991) orientierte Gruppengespräche eingesetzt. Daneben wird mit Schmerzbewältigungsstrategien und gezieltem Aktivitätsaufbau gearbeitet.

Diese Gruppentherapien stellen für die Patienten oft ein nur gering geschätztes therapeutisches Verfahren dar, mit dem sie sich individuell nicht genug gefördert sehen. Als eigenständiges Therapieverfahren bietet es dem Patienten jedoch in konzentrierter Form vielfältigste Möglichkeiten der Krankheitsbewältigung und darüber hinaus eine Fülle neuer Kommunikationsmöglichkeiten. Verglichen mit Kranken, die lediglich soziale Unterstützung oder keine Gruppentherapie erhielten, zeigten diese Patienten eine deutlichere Schmerzreduktion, einen verbesserten Funktionsstatus sowie signifikante Verbesserungen der Krankheitsaktivitätsparameter wie BKS, Anzahl der betroffenen Gelenke, Griffstärke und Rheumafaktor-Titer (Bradley et al. 1984; Rehfisch 1988). In einer systematischen Übersichtsarbeit mit Metaanalyse von 24 RCTs zur Patientenedukation bei chronischer Polyarthritis konnten Wu et al. (2022) zeigen, dass die Krankheitsaktivität, das physische Funktionsniveau und die Selbstwirksamkeit verbessert und der generelle Gesundheitszustand durch diese Gruppeninventionen gestärkt werden konnten. Insbesondere Patienten mit einer schwer zu behandelnden Erkrankung profitieren von einer solchen Intervention (Roodenrijs et al. 2021).

Für den rheumatologisch orientierten Arzt geht es bei der Behandlung von Patienten mit cP um eine langfristige und abgestufte psychotherapeutische Begleitung, wie sie in der **Psychosomatischen Grundversorgung** (Bergmann 1989) konzeptualisiert ist. Über Jahre oder Jahrzehnte ist er der entscheidende Ansprechpartner, mit dem wichtige Entscheidungen wie Medikamentenänderungen, Operationen, Zeitpunkt von Reha-Maßnahmen, berufliche Schwierigkeiten, Berufsaufgabe etc. besprochen werden und der mit neu aufkommender Sorge, Angst, Depression und Verzweiflung sowie der zwischenzeitlichen Hoffnungslosigkeit als Erster konfrontiert wird.

Seine psychotherapeutische Funktion besteht hierbei in:
- Aktiv stützender und haltender Einstellung, die den Patienten in seinen Ängsten annimmt und beruhigt.
- Information und Beratung des Patienten, aber auch seiner Angehörigen, damit die individuellen und familiären Ressourcen genutzt werden können (Welter-Enderlin 1989).
- Stimulierung einer introspektiven und selbstreflexiven Wahrnehmungsfähigkeit, um z. B. Medikamentennebenwirkungen genauer abzugrenzen, Gefühle differenzierter als bisher zu erleben oder die eigene Befindlichkeit realistischer einschätzen zu können; dies geschieht am ehesten in einer kontinuierlichen und geduldigen Betreuung des Patienten, die das Anlehnungsbedürfnis des kranken Menschen versteht und die langfristig zu einer Ich-Stärkung und damit zur Möglichkeit aktiver Konfliktlösung führen kann.

Unabhängig davon ergibt sich eine **Indikation zur speziellen Psychotherapie** und damit die Überweisung zum Arzt für Psychotherapeutische Medizin, wenn zwischen Arzt und Patient ein Grundkonsens über eine psychosoziale Konfliktsituation und deren Zusammenhänge erreicht ist, d. h., wenn eine genügend große Introspektionsfähigkeit vorliegt, der Patient nach einer reflektierenden Annahme der eigenen Krankheit zu einer Behandlung motiviert ist und wenn das Ausmaß der psychischen Störung die Erkrankung des Patienten beeinflusst. Aus heutiger Sicht ist insbesondere dann an eine Überweisung zu denken, wenn neben den körperlichen Symptomen wesentliche und gravierende psychologische Faktoren wie depressive Episoden und Angstzustände hinzukommen, aber auch wenn subsyndromale Zustände wie Grübeln und anhaltende Hoffnungslosigkeit das Krankheitsgeschehen komplizieren oder der Patient den Wunsch äußert, bessere Bewältigungsmöglichkeiten zu erlernen. Dann ist vor allem darauf zu achten, dass geklagte Symptomverschlechterungen nicht als stärkere somatische Krankheitsaktivität gedeutet, sondern auch im Hinblick auf eine psychische Komorbidität hin abgeklopft werden.

85.5.3 Integrierte Behandlung

Alle aufgeführten Befunde und Belege sprechen für eine integrierte Behandlung von Patienten mit cP durch den jeweiligen Haus- oder Facharzt, am besten in der interdisziplinären Zusammenarbeit beider. Zudem müssen bei Patienten mit cP auch meist weitere Fachärzte hinzugezogen werden. Diese integrierte Behandlung bezieht sich auf mehrere Ebenen:
- **Genaue Beobachtung der körperlichen Funktionsfähigkeit:** Denn allein schon die exakte Bestimmung des körperlichen Status erlaubt eine Vorhersage über den psychischen Status. So fand eine finnische Studiengruppe in einer gemeindebasierten Untersuchung, dass der körperliche Funktionszustand der wichtigste Vorhersagefaktor für das Auftreten von Depression oder Angst ist (Söderlin et al. 2000). Dabei spielt die Art der Depression keine Rolle und muss daher nicht näher differenziert werden. Allein das Vorliegen einer irgendwie gearteten Depression hat Einfluss auf die Erkrankung (Smarr et al. 2000).
- **Genaue Beachtung der Schmerzäußerungen:** Schmerzäußerungen dürfen nicht immer als Verschlechterung der körperlichen Grunderkrankung angesehen werden, sondern müssen jedes Mal auf das neue oder wiederholte Auftreten von depressiven oder ängstlichen Episoden hin untersucht werden (Frantom et al. 2006).
- **Genaue Beobachtung der Medikamenteneinnahme:** Die Medikamenteneinnahme ist von den persönlichen Überzeugungen und Erwartungen des Patienten gesteuert. Für Patienten mit cP konnte gezeigt werden, dass eine verlässliche und vernünftige Medikamenteneinnahme hoch mit der Lebenszufriedenheit und

Lebensqualität korreliert ist (Treharne et al. 2004). In jeder Konsultation sollte deshalb nach den persönlichen Überzeugungen auch hinsichtlich der Medikamenteneinnahme gefragt werden.

- **Genaue Beobachtung der sozialen und der interpersonellen Beziehungen:** Gerade der soziale Stress, der durch die Erkrankung entsteht, hat wesentlichen Einfluss auf die Entwicklung einer Depression, wie Dickens et al. (2003) nachweisen konnten. Und schließlich:
- **Genaue Beobachtung der psychischen Komorbidität:** Denn die Erkennung und exakte Diagnose sowie entsprechende Therapie einer psychischen Komorbidität kann die Lebensqualität von Patienten mit cP erheblich verbessern (Piccinni et al. 2006).

PRAXISTIPP

Diese integrierte Form der Behandlung sollte deshalb allen Patienten mit einer cP angeboten werden, um eine möglichst adäquate, erfolgreiche und die Lebensqualität der Betroffenen fördernde Therapie zu gewährleisten.

LITERATURAUSWAHL

Aletaha D, Neogi T, Silman AJ, et al. Rheumatoid arthritis classification criteria. Arthritis Rheum 2010; 62: 2569–2581.

Bradley L, Young L, Anderson KO, et al. Psychological approaches to the management of arthritis pain. Soc Sci Med 1984; 19: 1352–1360.

de Cock D, Doumen M, Vervoesen C, et al. Psychological stress in rheumatoid arthritis: A systematic scoping review. Semin Arthritis Rheum 2022; 55: 152014.

Dekkers JC, Geenen R, Evers AW, et al. Biopsychosocial mediators and moderators of stress-health relationship in patients with recently diagnosed rheumatoid arthritis. Arthritis Rheum 2001; 45: 307–316.

Frantom CG, Parker JC, Smarr KL, et al. Relationship of psychiatric history to pain. reports in rheumatoid arthritis. Int J Psychiatry Med 2006; 36: 53–67.

Jordan J, Rothhaupt J, Overbeck G. Interpersonelle Konfliktabwehr bei entzündlich-rheumatisch Erkrankten – Ergebnisse einer empirisch-psychoanalytischen Untersuchung. Psychother Med Psychol 1987; 37: 111–120.

Keefe FJ, Brown GK, Wallston KA, Caldwell DS. Coping with rheumatoid arthritis pain: Catastrophizing as a maladaptive strategy. Pain 1989; 37: 51–56.

Piccinni A, Maser JD, Bazzichi L, et al. Clinical significance of lifetime mood and panic-agoraphobic spectrum symptoms on quality of life of patients with rheumatoid arthritis. Compr Psychiatry 2006; 47: 201–208.

Rimón R. A psychosomatic approach to rheumatoid arthritis. Acta Rheum Scand 1969; Suppl 13: 1–154.

Solomon GF. Emotional and personality factors in the onset and course of autoimmune disease, particularly rheumatoid arthritis. In: Ader R (ed.): Psychoneuroimmunology. New York: Academic Press 1981; 159–182.

KAPITEL

86 Psychoonkologie

86.1 Psychische und soziale Faktoren bei der Entstehung und im Verlauf von Krebserkrankungen

Imad Maatouk

Die moderne Onkologie kann auf eine erfolgreiche Geschichte zurückblicken. In den letzten Jahren wurden enorme Fortschritte erreicht. Erkenntnisse aus der Grundlagenforschung werden i. S. einer translationalen Medizin in die klinische Praxis umgesetzt (Cohrs et al. 2015). Durch die neuen Möglichkeiten zielgerichteter und immunonkologischer Therapien haben sich die Heilungschancen vieler Krebserkrankungen oder die Möglichkeiten, eine fortgeschrittene Erkrankung wie den metastasierten schwarzen Hautkrebs zum Stillstand zu bringen, enorm verbessert (Hodi et al. 2010). Bei einigen Krebserkrankungen mit ungünstiger Prognose wie dem Pankreaskarzinom sind die Entwicklungen vergleichsweise ernüchternd (Nevala-Plagemann et al. 2020).

Trotz der Entwicklungen in der Krebsmedizin geht die Diagnose einer Krebserkrankung bei den meisten Patient*innen immer noch mit einer Lebensbedrohung und Furcht vor Einschränkungen durch die Erkrankung einher. Vorstellungen und Bilder starker Nebenwirkungen sowie von Folgeerscheinungen chirurgischer, strahlentherapeutischer und medikamentöser Therapien, die nachvollziehbar erscheinen, belasten Patient*innen und ihr Umfeld. Häufig sehen sich die Betroffenen bereits durch die Diagnose erstmalig mit existenziellen Themen wie der Endlichkeit des eigenen Lebens konfrontiert. Das hat fast immer auch starke Auswirkungen auf das psychische Wohlbefinden, führt zu psychischer Belastung und in vielen Fällen auch zur Entstehung einer manifesten psychischen Erkrankung (Mehnert et al. 2014). Ein Teil der Patient*innen erlebt die Diagnosestellung als traumatische Erfahrung mit starkem Kontrollverlust (Menger et al. 2021; Hultcrantz et al. 2015).

86.1.1 Psychische und soziale Faktoren bei der Entstehung einer Krebserkrankung

Der Wunsch nach einer Erklärung – Kausalattribution

Krebs ist die einzige Erkrankung, die als „bösartig" (maligne) bezeichnet wird. Darin kommen auch die Unkontrollierbarkeit und Belastung, die Menschen damit assoziieren, zum Ausdruck. Unvorhersehbare, kritische Lebensereignisse führen häufig zu einem **Vertrauens- und Kontrollverlust.** Das Vertrauen in Gott oder in den eigenen Körper kann stark infrage gestellt werden. Um diese Situation bewältigen und aushalten zu können, suchen Menschen nach Erklärungen für das Unerklärliche. Subjektive Krankheitstheorien dienen dabei der Einordnung in den eigenen Lebenskontext und

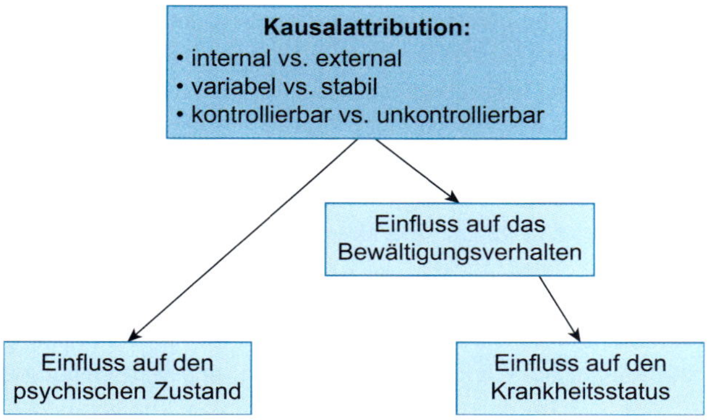

Abb. 86.1 Auswirkungen von Kausalattribution [L231]

der Wiederherstellung eines Kohärenzgefühls, wie es Antonovsky in seiner Theorie zur Salutogenese beschrieben hat (Suominen et al. 2008). Forscher sprechen bei der Untersuchung und Beschreibung dieser **Kausalattributionen** auch von **Laienätiologien** (Söllner et al. 2016). Es hat sich gezeigt, dass Kausalattributionen onkologisch erkrankter Personen einen bedeutsamen Einfluss auf den psychischen Zustand, das Bewältigungsverhalten und somit auf den klinischen Krankheitsstatus (Hagger et al. 2017) haben können (➤ Abb. 86.1). Daher ist die Erfassung individueller Kausalattributionen im Rahmen der onkologischen und psychoonkologischen Anamnese von großer Bedeutung. Kausalattributionen können grundsätzlich internal (die betroffene Person sieht die Ursachen der Krankheit bei sich) oder external (Person sieht die Ursachen der Krankheit bei äußeren Faktoren, z. B. Umwelteinflüssen), variabel oder stabil, kontrollierbar oder unkontrollierbar sein (Weiner 1985).

II Die subjektive Krankheitstheorie im Rahmen einer Krebserkrankung inkl. der Annahme bestimmter psychischer und sozialer Auslöser kann Teil der Bewältigung sein. Wichtig ist es, in jedem einzelnen Fall vor dem Hintergrund einer ausführlichen Anamnese und klinischen Einschätzung zu evaluieren, ob die Theorie hinterfragt werden soll. Aus Sicht des Psychosomatikers ist dieser Aspekt auch bei der Kommunikation mit der behandlungsführenden Onkologin und weiteren beteiligten Berufsgruppen relevant. II

Patientinnengeschichte

Fall 1

Eine alleinstehende Frau (53 J.) stellt sich mit einem fortgeschrittenen Mammakarzinom (Brustkrebs) in einem universitären Krebsbehandlungszentrum vor. Sie habe schon vor einem guten Jahr beim Duschen eine Verhärtung in der rechten Brust bemerkt, jedoch aus Sorge, dass etwas Bösartiges vorliegen könne, zunächst niemandem davon erzählt und auch keinen Arzt aufgesucht. Auf die Ärzt*innen macht die Frau durch ihre emotional unbeteiligte Art und ihre Vorstellung zu einem späten Zeitpunkt einen auffälligen Eindruck. Der behandelnde Onkologe zieht den psychosomatisch-psychoonkologischen Konsiliardienst hinzu, bei dem die Pat. zunächst sehr zurückhaltend und wenig auskunftsbereit auftritt. Im Zuge einer stationären Aufnahme erfolgt eine erneute Kontaktaufnahme durch den Psychoonkologen, und die Pat. zeigt sich während des stationären Aufenthalts zunehmend gesprächsbereit. Sie berichtet von ihrer Lebensgeschichte und ihrer daraus abgeleiteten subjektiven Krankheitstheorie: Sie sei in einem kleinen Dorf in Süddeutschland strenggläubig erzogen worden. Mit Anfang 20 sei sie von ihrem damaligen Partner, den sie habe heiraten wollen, ungeplant schwanger geworden. Dieser habe sie jedoch sitzen gelassen. Unter Tränen und flüsternd berichtet die Pat., dass sie damit gerungen habe, das Kind abtreiben zu lassen. Ihre Eltern hätten ihr jedoch beigestanden, und die gesellschaftlichen Umstände hätten es nicht ermöglicht, diesen Schritt zu gehen. Sie habe ihr Kind dann allein mithilfe der Eltern großgezogen und sogar eine Berufsausbildung abgeschlossen, sodass sie für sich und ihren Sohn habe sorgen und ihm sogar ein auswärtiges Studium habe ermöglichen können. Im Verlauf sei es zu Streitigkeiten zwischen ihr und dem Sohn gekommen, da sie sich mit seiner Partnerin nicht gut verstanden und sie abgelehnt habe. Sie berichtet, dass diese wiederholten „Verluste" (erst der Vater des Sohnes, dann der Sohn) ihrer Meinung nach den Krebs haben entstehen und schließlich ausbrechen lassen. Durch die Art der Schilderung der Episode, in der die Pat. von der Zeit berichtet, als sie damals überlegt habe, das Kind abzutreiben, entsteht beim Psychoonkologen der Eindruck, dass aufseiten der Pat. allein mit diesen Überlegungen starke Schuldgefühle einhergehen. Untermauert wird seine Vermutung durch die Äußerung der Pat.: „Vielleicht habe ich es nicht anders verdient".

In vielen Fällen überschätzen onkologisch erkrankte Personen ihren eigenen Einfluss und die Verantwortung für das Erkrankungsrisiko stark und machen sich Schuldvorwürfe, die teilweise durch negative Reaktionen und Vorhaltungen von Personen des persönlichen Umfelds noch verstärkt werden können. Im Fallbeispiel könnte der Umgang mit biografisch belastenden Ereignissen auch ein Grund für die späte Inanspruchnahme medizinischer Unterstützung gewesen und dadurch zumindest die Krankheitsprognose nachteilig beeinflusst haben. Betroffene bringen oftmals psychosoziale Faktoren wie Trennungen und Verluste, psychischen Stress und Kränkungen sowie den Verlust des Arbeitsplatzes mit dem Entstehen der Erkrankung in Verbindung. Teilweise wurden diese Assoziationen in der Vergangenheit auch von der wissenschaftlichen Gemeinschaft postuliert. Es erscheint naheliegend, dass die Betroffenen versuchen, Erklärungen zu finden, um dieses belastende Lebensereignis in seinem jeweiligen Kontext verstehen und bewältigen zu können. Doch was wissen wir heute über somatische und psychosoziale Risikofaktoren? Gibt es so etwas wie eine Krebspersönlichkeit? Welche wissenschaftlichen Positionen waren in der Vergangenheit vorherrschend und haben sich unter Laien und teilweise auch bei Fachpersonal bis heute gehalten? Welche aktuellen wissenschaftlichen Belege finden wir zu möglichen Zusammenhängen zwischen psychosozialen Faktoren und der Entstehung von Krebserkrankungen?

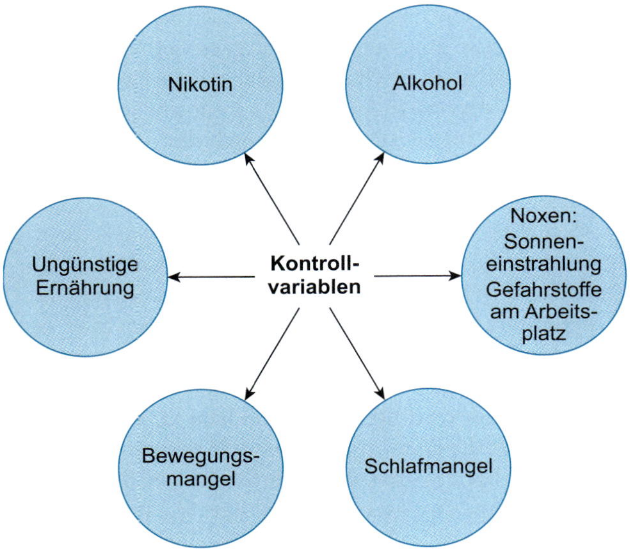

Abb. 86.2 Krebs als multifaktorielles Geschehen [L231]

Krebsentstehung als multifaktorielles Geschehen

Für die Entstehung einer Krebserkrankung sind zahlreiche Faktoren und Ursachen bekannt (Wu et al. 2016). In aller Regel liegt bei den meisten Krebsarten eine **multifaktorielle Genese** vor (➤ Abb. 86.2). Nach aktuellem Stand der Wissenschaft können bei etwa 5–10 % aller Krebserkrankungen angeborene genetische Prädispositionen festgestellt werden. Menschen mit seltenen Krebsprädispositionssyndromen wie dem Li-Fraumeni-Syndrom erkranken mit höherer Wahrscheinlichkeit bereits in jüngeren Jahren an Krebs (Nees et al. 2022). Es ist zudem bekannt, dass einige **potenziell modifizierbare Risikofaktoren** die Entstehung von Krebs begünstigen. Dazu zählen eine ungesunde Lebensweise, Rauchen, Übergewicht oder Bewegungsmangel. Darüber hinaus können auch Umwelteinflüsse (z. B. UV-Strahlung, chemische Substanzen) oder Krankheitserreger die Krebsentstehung begünstigen. Schätzungsweise könnten bis zu 40 % der Krebserkrankungen durch präventive Maßnahmen, die auf diese Faktoren einwirken, verhindert werden (Mons et al. 2018; Behrens et al. 2018; Gredner et al. 2018). Bei der Untersuchung des Einflusses psychosozialer Faktoren auf die Krebsentstehung müssen diese verlässlich erhoben und als konfundierende Variablen berücksichtigt werden.

Patientengeschichte

Fall 2

Ein 70-jähriger Pat., der an Darmkrebs erkrankt ist, befindet sich auf der Station einer chirurgischen Klinik eines onkologischen Zentrums. Auf Nachfrage nach psychischen Erkrankungen berichtet er dem Psychoonkologen von seiner seit dem frühen Erwachsenenalter immer wiederkehrenden Depression, teilweise offensichtlich mit schwergradigen Episoden. Er stellt die Vermutung an, dass diese auch zur Entstehung seiner Krebserkrankung beigetragen habe. Schon früher habe seine Psychotherapeutin ihn darauf aufmerksam gemacht, dass wissenschaftliche Studien belegen würden, dass „durch eine Depression die Krebsentstehung gefördert" werden könne. Er habe auch schon mal davon gehört, dass bestimmte menschliche Charaktereigenschaften („die Wut immer runterzuschlucken") zu Krebs führen können. Bis vor einigen Jahren sei er starker Raucher gewesen und habe auch regelmäßig Alkohol konsumiert, ohne dass er sich als abhängig empfunden habe. In Phasen, in denen es ihm psychisch gut gegangen sei, habe er deutlich weniger getrunken und geraucht. Er habe im vergangenen Jahr fast 15 kg abgenommen. Wegen der starken Gewichtsabnahme habe ihn seine Hausärztin zur Darmspiegelung geschickt, bei der die Erkrankung entdeckt worden sei. Aktuell ist der Pat. „normalgewichtig", was darauf schließen lässt, dass er zuvor stark übergewichtig war.

Psychoätiologie im Laufe der Geschichte

Auch zu Zeiten, als noch keine epidemiologischen oder laborexperimentellen Untersuchungsmöglichkeiten zur Verfügung standen, bemühten sich die Menschen und so auch die Wissenschaftler ihrer Zeit um Erklärungen und suchten nach Gründen für die Krebsentstehung. Dabei spielten Vorstellungen zu psychischen Faktoren und ihrem Einfluss auf die Genese und Manifestation einer Krebserkrankung schon immer eine bedeutende Rolle. So vertrat bereits in der Antike Galen von Pergamon vor dem Hintergrund der von Hippokrates begründeten Säftelehre die These, dass bestimmte Körpersäfte mit der Melancholie („schwarze Galle") und dem Auftreten einer Krebserkrankung im Zusammenhang stünden (Correa und Smaldone 2018). Diese Theorie stützte sich auf klinische Beobachtung von depressiven („melancholischen") Frauen, die an Brustschwellungen (also Brustkrebs) erkrankt waren. Die Theorien behielten über viele Jahrhunderte ihre Gültigkeit.

Ab den 1950er-Jahren dominierten dann psychoanalytische Theorien und Fallberichte, die kausale Zusammenhänge postulierten. Psychoanalytische, verhaltenstherapeutische und Forscher sowie Therapeuten der humanistischen Psychologie gingen lange davon aus, dass ein Zusammenhang zwischen **psychosozialen Faktoren** und der Entstehung und dem Verlauf einer Krebserkrankung bestünden. In einer Übersichtsarbeit von 1969 weist Baltrusch auf die Untersuchung von „bisher über 3.200 Krebskranken durch verschiedene Autoren" hin, die übereinstimmend belegen würden, dass an der Entstehung und dem Ausbruch von Krebserkrankungen belastende Emotionen maßgeblich beteiligt seien. Aufgeführt werden u. a. Depressionen und Hilflosigkeit sowie weitere Zustände, die durch das Erleben von Machtlosigkeit und Enttäuschung gekennzeichnet sind. Dazu werden auch frühe Erfahrungen von Vernachlässigung durch enge Bezugspersonen, die sich auf die spätere Beziehungsfähigkeit auswirken, bestimmte Persönlichkeitsmerkmale wie die Unfähigkeit, aversive Affekte wie Aggression und Feindseligkeit wahrzunehmen und auszudrücken und die „... *Tendenz, emotionale Konflikte zu verleugnen oder zu verdrängen*" gezählt. Hervorgehoben werden auch Verlusterfahrungen, die zu einer längerfristigen depressiven Verarbeitung und Stimmungslage führen und schließlich in eine „neoplastische Erkrankung" münden (Baltrusch 1969). In den 1980er-Jahren gab es seriöse wissenschaftliche Bemühungen, bestimmte Persönlichkeitstypen mit erhöhtem Krebsrisiko zu beschreiben. Eines der bekanntesten Konzepte ist die **Typ-C-Persönlichkeit,** die einige Analogien zu den psychoanalytischen Konzepten aufweist. Eigenschaften dieses „Risikotyps für Krebserkrankungen" sind eine starke Aufopferungsbereitschaft unter Zurücknahme eigener Bedürfnisse sowie die Neigung zur Vermeidung von Konflikten und des Ausdrucks eigener Gefühle (Temoshok 1987).

Krebspersönlichkeit

Reinhold Schwarz (1994) konnte mit seinen Arbeiten den Mythos der Krebspersönlichkeit plausibel entkräften. Die Hypothese einer angeblichen „Krebspersönlichkeit" ist heute wissenschaftlich nicht mehr haltbar (➤ Box 86.1).

BOX 86.1

Beurteilung der Studienlage

Bei der Interpretation epidemiologischer Studien ergeben sich einige Herausforderungen, die berücksichtigt werden müssen: Zum einen basieren die meisten älteren Untersuchungen auf retrospektiven Befragungen, die sehr anfällig für systematische Fehler sind. Des Weiteren vergehen von der Entstehung der ersten Krebszelle bis zum Ausbruch einer Erkrankung häufig viele Jahre. Daher ist zumindest die Durchführung längsschnittlich angelegter Erhebungen über einen langen Zeitraum und mit großen Stichproben notwendig. Doch auch längsschnittliche Studien, die große Populationen über einen längeren Zeitraum beobachten, sind mit Vorsicht zu interpretieren, da sichergestellt sein muss, dass bedeutende Risikofaktoren zuverlässig erhoben und als Kontrollvariablen in die Analysen einbezogen wurden. Zudem ist es notwendig, gefundene Zusammenhänge in verschiedenen Kohorten nachzuweisen (Reproduzierbarkeit der Daten). Weitere Probleme ergeben sich durch die Verwendung verschiedener Methoden zur Messung psychosozialer Variablen und deren Veränderbarkeit über die Zeit. Einmalig erhobene psychosoziale Faktoren wie Stress oder das Vorliegen depressiver Symptome zu Beginn einer langfristig angelegten prospektiven Studie könnten sich im Verlauf stark verändern.

Postulierte Zusammenhänge zwischen der Krebsinzidenz und Persönlichkeitszügen/Konstrukten wie Extraversion, Neurotizismus, Lüge und Psychotizismus konnten anhand wissenschaftlicher Studien nicht nachhaltig bestätigt werden:

- Nakaya et al. (2003) untersuchten mithilfe eines standardisierten Persönlichkeitsfragebogens in einer prospektiven Kohortenstudie 29.606 Personen auf die vier Persönlichkeitszüge Extraversion, Neurotizismus, Lüge und Psychotizismus und erfassten zudem die Inzidenz von Krebserkrankungen des Magens, der Lunge, des Darms und der Brust. Während des Erhebungszeitraums von 7 Jahren erkrankten 986 Patient*innen an Krebs. Ein statistisch signifikanter Zusammenhang zwischen den o. g. Persönlichkeitszügen und dem Auftreten von Krebs konnte nicht gefunden werden.
- In einer weiteren registerbasierten Studie derselben Forschergruppe (Nakaya et al. 2010), die mithilfe skandinavischer Krebsregister mit fast 60.000 Teilnehmenden durchgeführt wurde, zeigte sich in univariaten Analysen zu einzelnen Krebsarten lediglich ein Zusammenhang zwischen Neurotizismus und Lungenkrebs, der nach der Hinzunahme von Kontrollvariablen nicht mehr nachweisbar war.
- Auch Lillberg et al. (2002) fanden in ihrer prospektiven Studie über Persönlichkeitscharakteristika und ihren Einfluss auf das Auftreten von Brustkrebs keinen signifikanten Zusammenhang.

RESÜMEE

Ein kausaler Zusammenhang zwischen Persönlichkeitsfaktoren und dem Auftreten von Krebserkrankungen konnte bislang nicht wissenschaftlich nachgewiesen werden. Es erscheint vielmehr naheliegend, dass typische Charakterzüge, die mit einer angeblichen „Krebspersönlichkeit" in Verbindung gebracht wurden, eher als Reaktion auf die Krebserkrankung denn als deren Ursache interpretiert werden sollten. Doch was ist mit einer wie im Fallbeispiel geschilderten depressiven Erkrankung und weiteren Belastungen?

Psychische Belastung und Komorbidität

Ältere Studien, die Zusammenhänge zwischen psychosozialen Risikofaktoren wie Depression und eine hohe Stressbelastung postulierten, waren nach dem heutigen Wissensstand methodisch fragwürdig. Häufig handelte es sich um retrospektive Datenerhebungen, oder relevante Risikofaktoren für die Krebsentstehung wurden unzureichend berücksichtigt (Bergelt 2016). Einige psychische Erkrankungen sind mit gesundheitsschädlichen Verhaltensweisen und Lebensgewohnheiten assoziiert, die das Krebsrisiko steigern können. Menschen, die unter chronischem Stress und Depressionen leiden und ungünstige Stimmungszustände durch Suchtmittelkonsum (Alkohol- und Nikotinabusus) oder exzessives Sonnenbaden bekämpfen, können hierdurch ihr Risiko, an Krebs zu erkranken, steigern. Auf diese Weise können psychosoziale Belastungen „mittelbar" zur Genese von Krebserkrankungen beitragen. Sowohl Stress als auch Depressionen können mit geringer körperlicher Aktivität und einer ungünstigen Ernährung im Zusammenhang stehen, die wiederum das Krebsrisiko steigern können (Allgöwer et al. 2001; Ng und Jeffery 2003; Rod et al. 2009). Weitere Risikofaktoren für die Entwicklung von Krebserkrankungen, denen sich manche Personen, die unter psychischen Erkrankungen leiden, mitunter in höherem Ausmaß aussetzen als andere, sind natürliche Umwelteinflüsse (z. B. übermäßige Sonneneinstrahlung) und Gefahrstoffe am Arbeitsplatz (Bertz et al. 2004).

Auch bei der Beurteilung der aktuellen Studienlage ergeben sich Herausforderungen: In einer neueren Metaanalyse, bei der u. a. ein Zusammenhang zwischen **Angsterkrankungen/Depression** und der Krebsinzidenz (Neuerkrankungen) untersucht werden sollte, wurden Daten von insgesamt 2,6 Mio. Teilnehmer*innen mit einer mittleren Beobachtungszeit von 10 Jahren zusammenfassend bewertet (Wang et al. 2020). Die Autoren berichten für die Krebsinzidenz in 21 Studien ein leicht erhöhtes Gesamtkrebsrisiko (RR 1,13) bei gleichzeitig extrem hoher Heterogenität der Studien. Die Heterogenität wird mithilfe bestimmter statistischer Maßzahlen (I^2) beschrieben. Die Maßzahl

I^2 kann einen Wertebereich von 0 bis 100 % einnehmen, wobei ein höherer Wert eine sehr kritische Interpretation erfordert. Statistiker empfehlen bereits ab einem Wert von > 50 % die Unterlassung einer Metaanalyse (Higgings und Thompson 2002). In der betreffenden Studie berichten die Autoren für die Auswertung der Inzidenz ein I^2 von > 80 %. Darauf machen die Autoren in ihren Schlussfolgerungen auch aufmerksam. Häufig werden solche Details bei der Rezeption dieser anspruchsvollen Studien nicht berücksichtigt und somit nicht vorsichtig genug interpretiert. Bei genauerer Betrachtung finden sich die stärksten Zusammenhänge wieder bei Krebsentitäten, die stark mit bestimmten Lebensstilfaktoren (Rauchen, Alkohol, Sonnenexposition) zusammenhängen: Lungenkrebs, Mundhöhlenkrebs und Hautkrebs.

Bei einem multifaktoriell bedingten Outcome wie Krebs ist es nahezu unmöglich, alle relevanten Faktoren und ihre Entwicklung über die Zeit zu erfassen. Das erschwert Versuche, den Einfluss psychosozialer Faktoren auf die Entstehung von Krebserkrankungen valide wissenschaftlich zu untersuchen. Eine einmalige Messung von depressiven Symptomen zu einem bestimmten Zeitpunkt erscheint da wenig aussagekräftig. Dennoch kann aufgrund der zumeist großen Heterogenität der in die Metaanalysen eingeschlossenen Studien nicht ausgeschlossen werden, dass bestimmte schwerwiegende psychosoziale Faktoren (insbesondere lang anhaltende Depression oder andere lang anhaltende unbewältigte Stressfaktoren oder geringe soziale Unterstützung) bei bestimmten (z. B. nikotinassoziierten) Krebserkrankungen in Kombination mit anderen Risikofaktoren nicht doch einen Risikofaktor für das Entstehen oder einen ungünstigen Verlauf solcher onkologischen Erkrankungen bilden könnten. Eine große US-amerikanische Studie wies ein stark erhöhtes Risiko starker Raucher gegenüber Nichtrauchern auf, wenn diese prämorbid depressiv waren (Linkins und Comstock 1990).

Einfluss von Verlusterfahrungen

Lange hielt sich der Glaube (Patientengeschichte 1), dass der Verlust eines wichtigen Menschen ein Faktor für die Krebsentstehung sein könne. Im 19. Jh. untersuchte der Chirurg Herbert Snow eine Gruppe von 250 Frauen mit Unterleibs- oder Brustkrebs und konnte nachweisen, dass 171 dieser Frauen in der Vergangenheit einen plötzlichen und belastenden Verlust eines nahestehenden Verwandten erlitten hatten. Damit hatte er den ersten epidemiologischen Beleg für einen möglichen Zusammenhang zwischen psychischer Belastung und Krebs erbracht (Snow 1893). Auch die bereits erwähnten psychoanalytischen Konzepte benennen Objektverluste, die in der Endstrecke zum Entstehen einer Krebserkrankung führen. Diese retrospektiv ausgewerteten Daten erlauben nach heutigen wissenschaftlichen Standards keine kausalen Schlussfolgerungen.

Später wurden auch längsschnittliche Studien durchgeführt: In einer 2002 veröffentlichten großen, prospektiven registerbasierten Studie mit einer Nachbeobachtungszeit von bis zu 18 Jahren untersuchte eine dänische Forschergruppe das Krebsrisiko von über 20.000 Elternpaaren, die ein Kind verloren hatten. Die Forscher fanden ein leicht erhöhtes Gesamtkrebsrisiko bei trauernden Müttern und ein signifikant erhöhtes Risiko für Krebsarten, die mit dem Rauchen zusammenhängen (RR 1,65). Die Autoren beobachteten kein erhöhtes Risiko für Brustkrebs und andere Malignome. Informationen zum Gesundheitsverhalten lagen nicht vor, doch die Ergebnisse deuten darauf hin, dass dieses leicht erhöhte Krebsrisiko mit einem möglicherweise stressbedingten ungünstigen Lebensstil zusammenhängt, sodass auch hier ein mittelbarer Zusammenhang zu bestehen scheint (Li et al. 2002).

86.1.2 Psychobiologie

Mittlerweile konnte vielfach nachgewiesen werden, dass psychosoziale Parameter einen direkten Einfluss auf physiologische Körperfunktionen haben, z. B. auf immunologische und endokrinologische Signalkaskaden. Zahlreiche Studien haben gezeigt, dass chronischer Stress verschiedene Bereiche des menschlichen Immunsystems beeinflussen kann (Besedovsky und Del Rey 2007). Die Mechanismen werden umfassend in ➤ Kap. 7 und ➤ Kap. 8 erläutert. Es herrscht zudem Einigkeit darüber, dass ein Immunsystem, das über längere Zeit in seiner Funktion eingeschränkt ist, prinzipiell das Wachstum von Krebszellen begünstigen kann (Vajdic und van Leeuwen 2009). Einfache, lineare Ursache-Wirkungs-Modelle können derartige komplexe und multidimensionale Abläufe jedoch in den meisten Fällen nur unzureichend erfassen.

Die Krebsforscher Hanahan und Weinberg haben wiederholt aktualisierte Übersichten („Hallmarks of Cancer" – Merkmale von Krebs) zu biologischen Charakteristika von gesunden Zellen, die sich zu Krebszellen entwickeln, systematisch beschrieben (Hanahan und Weinberg 2000, 2011; Hanahan 2022). Eine britisch-amerikanische Arbeitsgruppe recherchierte den aktuellen Kenntnisstand möglicher Verbindungen zwischen biologischen Reaktionen auf psychologischen Stress und diesen „Hallmarks" (Falcinelli et al. 2021: ➤ Abb. 86.3).

In der Arbeit werden viele Anhaltspunkte zu psychobiologischen Zusammenhängen aus Zellkulturexperimenten und Experimenten im Tiermodell abgeleitet. Die Übertragbarkeit auf den Menschen und die klinische Situation ist nicht ohne Weiteres möglich. Dennoch sollen hier zur Veranschaulichung einige konkrete Beispiele benannt werden:

- **Immunsuppression:** Im Mausmodell förderte chronischer Stress das Tumorwachstum über β-adrenerge Signale. Dabei scheinen auch immunsuppressive Prozesse eine Rolle zu spielen (Jiang et al. 2019).
- **Genominstabilität:** DNA-Schädigungen sind bedeutsam für die Krebsentstehung. In Zellkulturexperimenten hemmten Stresshormone (u. a. Kortisol) bestimmte DNA-Reparaturmechanismen, was zu einer Zunahme von DNA-Schäden führte (Flint et al. 2007).

Bisher gibt es keine belastbaren Daten, die belegen, dass eine Einflussnahme auf die beschriebenen Mechanismen (z. B. durch die Hemmung des sympathischen Nervensystems durch Betablocker) die Krebsentstehung verhindert. Hier bedarf es weiterer Untersuchungen und Erprobungen von Therapieansätzen.

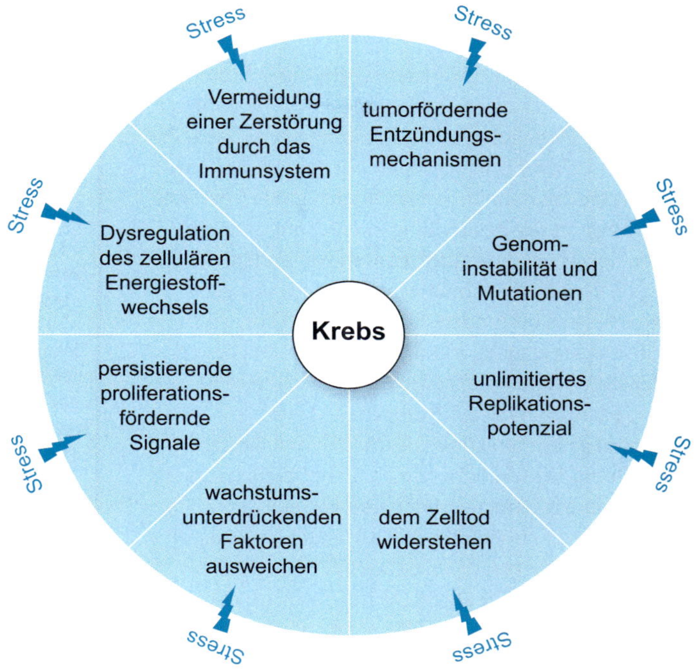

Abb. 86.3 Stress und Auswirkungen auf die Merkmale von Krebs (in Anlehnung an Falcinelli et al. 2021) [L231]

86.1.3 Psychische und soziale Faktoren beim Verlauf einer malignen Erkrankung

Der sozioökonomische Status

Ein niedriger sozioökonomischer Status (SES) wird mit einer schlechteren Gesundheit in Verbindung gebracht. Schädliche Gesundheitsverhaltensweisen wie Rauchen oder schlechte Ernährungsgewohnheiten wurden mit einem niedrigen SES in Verbindung gebracht. Internationale Daten zeigen eine höhere Inzidenz von Krebserkrankungen, die mit dem Lebensstil zusammenhängen, bei Menschen mit niedrigem SES (Dalton et al. 2008). Auch die Krebsfrüherkennungsraten sind in Bevölkerungsgruppen mit niedrigem SES niedriger als bei Menschen mit höherem SES (Brzoska et al. 2020; Guessous et al. 2016). In Deutschland ist dies insbesondere bei Frauen und bei jüngeren Menschen (< 40 J.) der Fall (Starker und Saß 2013). Die oben beschriebenen Umstände führen dazu, dass Personen mit niedrigem SES ein höheres Risiko haben, an Krebs zu erkranken (Coughlin 2020). Doch auch der Verlauf einer Krebserkrankung ist bei sozial benachteiligten Personen schlechter (Yu et al. 2008). Das Stadium bei der Diagnose und Unterschiede in der Behandlung werden als wahrscheinlichste erklärende Faktoren benannt (Woods et al. 2006). Daher bedarf es besonderer Anstrengungen, um die Versorgung sozial benachteiligter Bevölkerungsgruppen (z. B. Menschen mit geringem Einkommen, Menschen mit Migrationshintergrund, Menschen in Langzeitarbeitslosigkeit) zu verbessern.

Psychische Belastung im Verlauf und Auswirkungen auf die Prognose

Seit vielen Jahrzehnten wird zu psychosozialen Faktoren geforscht, die einen Einfluss auf den Verlauf einer Krebserkrankung haben könnten. Zu möglichen Prädiktoren gehören der sozioökonomische Status, psychische Belastung und Komorbidität, aber auch die Art der Krankheitsverarbeitung. Lange speiste sich daraus auch die Hoffnung, die zunächst auch wissenschaftlich untermauert schien, mithilfe psychosozialer oder psychotherapeutischer Interventionen einen Einfluss auf die Krankheitsprognose nehmen zu können. Einige Studienergebnisse deuten darauf hin, dass psychosoziale Parameter wie die gesundheitsbezogene Lebensqualität, Stress oder auch eine psychische Komorbidität die Prognose des Erkrankungsverlaufs negativ beeinflussen. Doch die Befunde bleiben widersprüchlich (Lee et al. 2018). In der Metaanalyse von Wang et al. (2020) von 16 Studien zeigte sich eine leicht erhöhte krebsspezifische Mortalität (RR 1,21) für Patient*innen mit einer Depression oder Angsterkrankung. Bei chronisch verlaufenden Depressionen fanden sich in einer Arbeit von Penninx et al. (1998) Hinweise auf eine erhöhte Mortalität. Insgesamt muss konstatiert werden, dass keine eindeutigen Belege für einen direkten Einfluss von psychischer Belastung auf den Verlauf einer Krebserkrankung bestehen. Es gibt jedoch Hinweise, dass die Adhärenz und Compliance durch Depressivität oder Ängstlichkeit in einem beträchtlichen Ausmaß beeinträchtigt werden, dass es zu Auswirkungen auf die Prognose kommen kann (Di Matteo et al. 2002; Ayres et al. 1994).

Patientinnengeschichte

Fall 3

Eine 29-jährige Pat., die seit 6 Monaten wegen einer Brustkrebserkrankung in kurativer Behandlung ist, wird von ihrem Frauenarzt zur psychoonkologischen Beratung zugewiesen. Die Pat. wirkt schwer belastet und berichtet, mit der Erkrankung nicht mehr zurechtzukommen. Sie mache sich große Vorwürfe, weil sie manchmal an der Behandlung zweifle und trotz der Beteuerungen der Ärzte, dass gute Chancen bestünden, den Krebs ganz zu besiegen, manchmal eine Hoffnungslosigkeit und Ängste zu sterben bestünden. Sie habe schon kurz nach Beginn der Therapie versucht, mit ihrem Partner darüber zu sprechen, der sie jedoch zurückgewiesen und aufgefordert habe, solche Gedanken nicht auszusprechen, da das ihre Heilungschancen gefährden könne. Auch andere nahestehende Personen aus ihrem Umfeld hätten in ähnlicher Weise reagiert. Sie habe sich dann zusammengerissen und versucht, eine positive Einstellung zu entwickeln. Viele Monate sei sie damit zurechtgekommen, jetzt gerate sie jedoch zunehmend unter Druck und fühle sie sich sehr allein. Sie frage sich, ob etwas falsch mit ihr sei. Eigentlich habe sie von Anfang an nicht mit einem Psychoonkologen sprechen wollen, ihre behandelnde Ärztin habe ihr jedoch dringend dazu geraten.

Die Vorstellung, über positives Denken Einfluss auf den Krankheitsverlauf nehmen zu können, speist sich aus zahlreichen Untersuchungen über die Zusammenhänge zwischen psychischer Belastung und Überlebensdauer, psychobiologischen Theorien und Erklärungsansätzen (vor allem aus der Psychoneuroimmunologie). Eine berühmte britische Arbeitsgruppe um den Psychiater und kognitiven Verhaltenstherapeuten Steven Greer hat in den 1980er-Jahren die kognitiven Reaktionen von Patient*innen auf eine Krebsdiagnose untersucht und folgende beschrieben: aktives Verleugnen, kämpferische Haltung („fighting spirit"), stoisches Akzeptieren und Hilf- und Hoffnungslosigkeit. Patient*innen, die den Stil des aktiven Verleugnens und/oder einer kämpferischen Haltung zeigten, schienen in einer prospektiven Studie auch länger rezidivfrei zu bleiben (Greer et al. 1979; Greer 2008). In später durchgeführten Replikationsstudien mit sorgfältigerer Methodik und größeren Stichproben ließen sich diese Zusammenhänge nicht replizieren (Coates et al. 2000).

RESÜMEE

Auch heutzutage werden Betroffene von ihrem Umfeld und teilweise auch vom medizinischen Personal aufgefordert, gegen den Krebs zu kämpfen und mithilfe dieser Einstellung positiv Einfluss auf die Erkrankung zu nehmen. Problematisch an dieser Aufforderung kann sein, dass sich Patient*innen, die phasenweise psychisch belastet sind und unter Hoffnungslosigkeit und Zweifeln leiden, zurückziehen und in eine Isolation geraten. In dieser ohnehin stark belastenden Situation kann es dadurch zum Verlust wichtiger sozialer Unterstützung kommen. Eine weitere Folge sind Schuldgefühle, die auf Patient*innenseite entstehen und das Ausmaß der psychischen Belastung verstärken. Bei der psychosozialen Begleitung, sei es im Rahmen einer Beratung oder Therapie, sollten diese Aspekte berücksichtigt werden.

LITERATURAUSWAHL

Behrens G, Gredner T, Stock C, et al. Cancers due to excess weight, low physical inactivity and unhealthy diet – Estimation of the attributable cancer burden in Germany. Dtsch Arztebl Int 2018; 115: 578–585.

Coughlin SS. A review of social determinants of prostate cancer risk, stage, and survival. Prostate Int 2020; 8(2): 49–54.

Falcinelli M, Thaker PH, Lutgendorf SK, et al. The role of psychologic stress in cancer initiation: Clinical relevance and potential molecular mechanisms. Cancer Res 2021; 81(20): 5131–5140.

Hanahan D. Hallmarks of cancer: New dimensions. Cancer Discovery 2022; 12(1): 31–46.

Mehnert A, Brähler E, Faller H, et al. Four-week prevalence of mental disorders in patients with cancer across major tumor entities. J Clin Oncol 2014; 32(31): 3540–3546.

Nakaya N, Bidstrup PE, Saito-Nakaya K, et al. Personality traits and cancer risk and survival based on Finnish and Swedish registry data. Am J Epidemiol 2010; 172(4): 377–385.

Nevala-Plagemann C, Hidalgo M, Garrido-Laguna I. From state-of-the-art treatments to novel therapies for advanced-stage pancreatic cancer. Nat Rev Clin Oncol 2020; 17(2): 108–123.

Wang YH, Li JQ, Shi JF, et al. Depression and anxiety in relation to cancer incidence and mortality: A systematic review and meta-analysis of cohort studies. Mol Psychiatry 2020; 25(7): 1487–1499.

Woods LM, Rachet B, Coleman MP. Origins of socio-economic inequalities in cancer survival: a review. Ann Oncol 2006; 17(1): 5–19.

Wu S, Powers S, Zhu W, Hannun YA. Substantial contribution of extrinsic risk factors to cancer development. Nature 2016; 529(7584): 43–47.

86.2 Psychosoziale Belastungen und Krankheitsbewältigung bei Krebs

Kurt Fritzsche und Wolfgang Söllner

86.2.1 Psychosoziale Belastungen und Störungen

Patientinnengeschichte

Fall 1[1]

Die sehr sportlich und jünger aussehende 48-jährige Frau F. war von ihrer Brustkrebserkrankung völlig überrascht worden. Alles hätte sie in ihrem Leben für möglich gehalten, nur nicht, dass sie eines Tages an Krebs erkranken würde – und dann noch an Brustkrebs. Wegen der ungünstigen histologischen Diagnose und Tumorausbreitung konnte nicht brusterhaltend operiert werden.

Frau F. war vor ihrer Erkrankung lebenslustiger, gern gesehener Mittelpunkt im örtlichen Reitverein und Golfclub. Herr F., ihr 2 Jahre älterer Ehemann, ist als persönlicher Referent eines Personalpolitikers im Tag- und Nachteinsatz und nur selten und unregelmäßig zu Hause. Der 21-jährige Sohn ist bei der Bundeswehr, kommt nur noch am Wochenende, die 19-jährige Tochter steht vor dem Abitur, wohnt noch zu Hause.

Nach ausgeprägter Schockreaktion lässt sich bei Frau F. eine 3-monatige ausgeprägte Depression beobachten. Sie bricht alle sozialen Kontakte ab. Während dieser Zeit finden vier familientherapeutische Sitzungen statt. Es wird offen über den Brustkrebs, das Tumorstadium und die Prognose gesprochen. Die verkrustete Beziehungsstruktur von Frau und Herrn F. kommt rasch zutage. Die erwachsenen Kinder sind es, die der Mutter durch realistische Vorschläge einer Neuorientierung aus der Depression heraushelfen, unabhängig vom Ehemann und Vater, der sich als schwach, hilflos und unbeteiligt erweist. Frau F. kehrt zurück in die Gesellschaft, wobei sie – wie sie sagt – Freunde und Bekannte ganz neu sortiert. Der Sport hilft ihr beim Überwinden der längere Zeit als narzisstische Kränkung erlebten Brustamputation. Sie fängt an zu reisen, sich für alte Kulturen zu interessieren. Nach 2 Jahren wird von ihr über einige Wochen das Thema „Wiederaufbau der Brust" intensiv hin und her bewegt. Schließlich beendet sie diese Diskussion und lässt sich nicht plastisch operieren.

[1] Für die Überlassung der Patientinnengeschichte danken wir Prof. Dietmar Richter.

Wenn die Diagnose Krebs lautet …

Ängste, Verzweiflung, Unsicherheit, Schwanken zwischen Hoffnung und Resignation, Rückzug sowie Konflikte in Partnerschaft und Beruf begleiten die Zeit nach der Diagnosestellung. Krisenhafte Zuspitzungen „seelischen Leidens" treten vor allem in den ersten Wochen nach Diagnosemitteilung oder bei einem Rezidiv auf. Hauptsächlich handelt es sich hierbei um akute Belastungsreaktionen oder Anpassungsstörungen. Die meisten Patienten berichten unmittelbar nach der Konfrontation mit der Diagnose einer Krebserkrankung von einem Schock, verbunden mit Unglauben und dem Gefühl der Betäubung. Dann erst treten erste Gefühlsregungen auf. Am häufigsten sind Angst, Verzweiflung, Hilflosigkeit und Bedrücktsein. Spezifische Ängste von Krebskranken sind in ➤ Box 86.2 zusammengefasst.

BOX 86.2
Ängste bei Krebskranken (nach Meerwein 1991)

Angst vor
- Fortschreiten der Erkrankung, Rückfällen und Unheilbarkeit
- Verlassenwerden, Trennung und sozialer Isolation
- Schuldgefühlen
- Passiver Auslieferung und Überwältigung durch unkontrollierbare Kräfte
- Neid und Eifersucht auf die Gesunden
- Verstümmelnden chirurgischen Eingriffen
- Überempfindlichkeit und leichter Kränkbarkeit
- Verlust von Autonomie und Lebensqualität
- Eigenen bösen Gedanken
- Schmerzen

Aber auch Ärger, Wut, Feindseligkeit, Vorwürfe, Schuldgefühle und Gefühle von extremer Sinnlosigkeit werden je nach emotionaler Ausdrucksfähigkeit des Patienten berichtet. Ähnlich wie bei anderen als traumatisch erlebten Ereignissen können Veränderungen der inneren Wahrnehmung (z. B. „alles läuft ganz langsam ab", „alles läuft wie im Zeitraffer ab") oder ein Gefühl der maximalen Einengung ohne Ausweg auftreten. Extreme Reaktionen sind Gefühle von Unwirklichkeit, automatische Bewegungen, Rückzug vom eigenen Körper bis zu Gefühlen der Depersonalisation und Derealisation.

Psychische Reaktionen im Verlauf der Krebserkrankung

Die mit der Diagnose und Behandlung einhergehenden häufigen **körperlichen und psychosozialen Belastungen** sind (Mehnert und Koch 2016; Kuswanto et al. 2018; Niedzwiedz et al. 2019; McBride et al. 2021; Bai 2022):
- Todesdrohung: Diagnose Krebs wird oft noch als gleichbedeutend mit dem baldigen Tod assoziiert, quasi als „Todesurteil" („Sturz aus der normalen Wirklichkeit")
- Beeinträchtigung durch eingreifende Behandlungsmaßnahmen (Radio- und Chemotherapie, antihormonelle Behandlung, immunmodulierende Behandlung, Chirurgie)
- Schmerzen, Verletzung der körperlichen Unversehrtheit und veränderte Körperwahrnehmung
- Verlust der Selbstbestimmung über das eigene Schicksal
- Verlust von gewohnten und alltäglichen Aktivitäten
- Verlust sozialer Rollen
- Angst vor Stigmatisierung und sozialer Isolierung
- Bedrohung der sozialen Identität und des Selbstwertgefühls
- Anhaltende Ungewissheit auch bei günstigem, aber kaum vorhersehbarem Krankheitsverlauf

Die Belastungen häufen sich in den ersten Wochen und Monaten nach Diagnosemitteilung und nehmen in der Folgezeit ab. Bei einem Teil der Patienten können sie noch 1–2 Jahre andauern. In einer multizentrischen Untersuchung bei 22.000 Krebspatienten in Deutschland konnte eine Punktprävalenz psychischer Störungen nach ICD-10 von 31,8 % und eine 1-Jahres-Prävalenz von 39,4 % erhoben werden (Mehnert et al. 2014). Patienten mit Bronchialkarzinom, Mammakarzinom und anderen gynäkologischen Tumoren, Gehirntumoren, HNO- sowie gastrointestinalen Tumoren zeigen die höchsten Belastungswerte. Risikofaktoren für das Auftreten psychischer Beschwerden sind eine schlechte Prognose der Krebserkrankung, das Vorhandensein von Schmerzen oder Fatigue, jüngeres Lebensalter sowie psychische Störungen in der Vorgeschichte (DKG 2023) (➤ Box 86.3). Ursachen für eine depressive Störung können eine vorbestehende eigenständige depressive Erkrankung, eine Reaktion auf die Krebserkrankung, eine Folge der Krebserkrankung oder eine Kombination aus diesen Faktoren sein (➤ Box 86.4).

BOX 86.3
Risikofaktoren für eine psychische Dekompensation bei Diagnosemitteilung oder Rezidiv

- Frühere und bestehende psychische Probleme (vor allem Depression, Alkoholismus, frühere Suizidversuche)
- Mangelnde soziale Einbindung und Unterstützung
- Aktuelles Erleben von Trennung, Tod
- Ehe- und Familienprobleme
- Finanzielle, berufliche Probleme
- Negative Krankheitserfahrungen
- Unkontrollierbare Schmerzen
- Ungünstige Prognose
- Fortgeschrittener Tumor
- Körperliche und emotionale Erschöpfung

86

BOX 86.4

Ursachen depressiver Störungen bei Krebs

- Aktivierung einer vorbestehenden Depression
- Mangelnde soziale Unterstützung
- Depressive Krankheitsverarbeitung
- Tumorbedingte Schmerzen und Fatigue
- Desynchronisierung zirkadianer Rhythmen
- Endokrinologische Ursachen (Dysregulation der HHNA)
- Immunologische Ursachen („sickness behavior")
- Nebenwirkung von Zytostatika
- Komorbidität mit anderen chronischen Erkrankungen (z. B. Herzinsuffizienz)

Suizide kommen bei Krebspatienten fast doppelt so häufig wie in der Allgemeinbevölkerung vor. Patientinnen und Patienten mit einer prognostisch besonders ungünstigen Krebserkrankung und solche, deren Krebsdiagnose weniger als ein Jahr zurücklag, zeigten ein 3,5- bzw. 3-fach erhöhtes Suizidrisiko im Vergleich zur Allgemeinbevölkerung. Verheiratete Krebspatienten wiesen eine niedrigere Suizidsterblichkeit auf als unverheiratete alleinlebende Krebspatienten (Heinrich et al. 2022).

Suizidgedanken ohne konkrete Pläne zur Umsetzung des Suizids sind jedoch häufig. Sie sollen angesprochen und als Bewältigungsversuche verstanden werden, mit denen Patienten Selbstbestimmung und Kontrolle für den Fall einer zukünftigen Situation unerträglicher Hilflosigkeit oder Abhängigkeit aufrechterhalten wollen.

Hindernisse bei der Identifizierung psychisch belasteter Patienten sind auf Patientenseite die Angst vor Stigmatisierung („Ich habe doch Krebs, ich hab's doch nicht im Kopf") und die Vorstellung, dass die psychischen und psychosomatischen Probleme „normal" sind und ausgehalten werden müssen. Auf Arztseite werden aufgrund von Zeitmangel und Überlastung die psychosozialen Belastungen der Patienten häufig nicht wahrgenommen, unterschätzt und wegen unzureichender Aus- und Weiterbildung im Umgang mit emotional belasteten Krebspatienten die Begegnung damit vermieden. Onkologen erkennen psychische Belastungen und krankheitswertige psychische Störungen nur in 30–70 % (Fallowfield et al. 2001; Söllner et al. 2001; Keller et al. 2004). Besonders häufig werden depressive Symptome bei Männern und bei Patienten mit geringerer Bildung übersehen. Einem psychoonkologischen Dienst werden am ehesten junge, gebildete und offen ängstliche Krebspatienten zugewiesen, die eine schlechte Prognose haben und ein eher aktives Muster der Krankheitsverarbeitung zeigen (Söllner et al. 2001).

Das **Erkennen psychischer Belastungen** bei Krebskranken im ambulanten oder stationären Rahmen kann durch **Screeningfragebögen** für Patienten (➤ Kap. 86.3) verbessert werden. Belastete Patienten sollten anschließend im Rahmen einer psychosozialen Anamnese ausführlich untersucht werden, um dann gezielte psychoonkologische Interventionen anzubieten (DKG 2023). Durch Screening während der Krankenhausbehandlung kann die Identifikation psychischer Belastung verbessert und die Inanspruchnahme psychosozialer Unterstützung gesteigert werden (Söllner et al. 2004). Bei Patientinnen mit Brustkrebs in der Primärversorgung führten maßgeschneiderte Strategien zur Implementierung eines routinemäßigen Depressionsscreenings im Vergleich zu einer Kontrollgruppe mit reiner Aufklärung zu einem größeren Anteil an Überweisungen in eine Verhaltenstherapie (Hahn et al. 2022). Bisher konnte jedoch aufgrund mangelnder Longitudinalstudien nicht nachgewiesen werden, dass durch Screening die Belastung der Patienten über einen längeren Zeitraum signifikant reduziert wird (Meijer et al. 2011).

Krebspatienten wünschen sich emotionale Unterstützung primär von ihren onkologischen Behandlern (Söllner et al. 1998; Singer et al. 2007). Aber 20–40 % der Patienten äußern auf Befragung darüber hinaus auch den Wunsch nach professioneller psychoonkologischer Unterstützung durch Psychotherapeuten oder Sozialarbeiter (Singer et al. 2007; Schäffeler et al. 2010).

Psychische Belastungen im Langzeitverlauf

Etwa zwei Drittel aller Krebsüberlebenden gelten als Langzeitüberlebende (> 5 J. nach Krebsdiagnose). Als psychische Langzeitfolgen sind vor allem **Angst und Depression, Einschränkung der Lebensqualität,** neuropsychologische Defizite sowie **Müdigkeit und Erschöpfung** (Fatigue) bedeutsam (Weis 2022). Die Prävalenz für Depression beträgt 21 % (Varianz von 5,4–49,9 %), für Angst ebenfalls 21 % (Varianz von 3,4–43,0 %) (Brandenbarg et al. 2019). Besonders hohe Werte traten bei Brustkrebsüberlebenden sowie jüngeren (23- bis 60-jährigen) Patienten auf. Besonders hohe Angstwerte hatten Hautkrebsüberlebende und ebenfalls jüngere Patienten (Götze et al. 2020). Es finden sich jedoch auch Hinweise, dass sich mit zunehmendem Abstand vom Ende der Behandlung das emotionale Befinden von Langzeitüberlebenden im Mittel verbessert (Burgess et al. 2005).

Die **Lebensqualität** bei Langzeitüberlebenden ist insgesamt mit den Werten der gesunden Normalbevölkerung vergleichbar. Es finden sich jedoch sehr unterschiedliche Ergebnisse im Vergleich der verschiedenen Diagnosegruppen: Bei Brustkrebs nahm die Lebensqualität im Verlauf der Zeit leicht zu, während sie bei Patienten mit Prostatakarzinom abnahm. Probleme der Sexualität fanden sich insbesondere bei Frauen nach Brustkrebs und anderen gynäkologischen Tumoren sowie bei Hodgkin-Lymphomen (Bloom et al. 2007; Arndt et al. 2017).

Über alle Diagnosegruppen waren Erschöpfungszustände (Fatigue) eines der häufigsten Langzeitprobleme (➤ Kap. 74). Neuropsychologische Einschränkungen betreffen hauptsächlich die Gedächtnisleistung, die kognitive Verarbeitungsgeschwindigkeit, die Aufmerksamkeit und die exekutiven Funktionen (Lange et al. 2019.)

86.2.2 Spezifische Probleme

Müdigkeit und Erschöpfung (Fatigue)

Die tumorassoziierte Fatigue („Cancer-related Fatigue", CrF) schränkt die Lebensqualität und Leitungsfähigkeit der Patienten erheblich ein und wird als sehr stark belastend empfunden (Al Maqbali et al. 2021; Weis 2022). Im Unterschied zu anderen Störungen, die mit Müdigkeit und Erschöpfung einhergehen, kommt es durch Erholungsphasen oder Schlaf kaum oder gar nicht zu einer Besserung der Beschwerden. Folgende Symptome sind dabei anzutreffen (➤ Kap. 74):

- Müdigkeit, Energiemangel oder unverhältnismäßig gesteigertes Ruhebedürfnis
- Gefühl der generalisierten Schwäche oder Gliederschwere
- Konzentrationsstörungen
- Mangel an Motivation oder Interesse, den normalen Alltagsaktivitäten nachzugehen
- Gestörtes Schlafmuster (Schlaflosigkeit oder übermäßiges Schlafbedürfnis)
- Erleben des Schlafs als wenig erholsam
- Gefühle, sich zu jeder Aktivität zwingen zu müssen
- Ausgeprägte emotionale Reaktionen auf die empfundene Erschöpfung (z. B. Niedergeschlagenheit, Frustration, Reizbarkeit)
- Schwierigkeiten bei der Bewältigung des Alltags
- Störungen des Kurzzeitgedächtnisses
- Nach körperlicher Anstrengung mehrere Stunden andauerndes Unwohlsein

Fatigue kann zu jedem Zeitpunkt der Tumorerkrankung auftreten. Angaben zu den Prävalenzraten schwanken zwischen 59 und > 90 %. Nach Ende der Tumortherapie sind fast alle Patienten betroffen. Als Langzeitfolge werden Prävalenzen zwischen 20 und 50 % berichtet (Bower 2014; Weis und Horneber 2015; Weis 2022). Die Fatigue gilt als eigenständiges Syndrom, dem wahrscheinlich ein komplexes Wechselspiel zwischen Tumorerkrankung, Chemo- und Radiotherapie, Tumoranämie, Mangelernährung, Stoffwechselveränderungen, weiteren Begleiterkrankungen sowie immunologischen und psychischen Verarbeitungsprozessen zugrunde liegt (Ma et al. 2020). ➤ Abb. 86.4 zeigt die Einflussfaktoren und behandelbaren Ursachen der CrF.

Rezidiv- und Progredienzangst

Die Rezidivangst ist eine der zehn häufigsten Belastungen und der am häufigsten genannte ungedeckte Versorgungsbedarf (Simard et al. 2013; Ozga et al. 2015; Luigjes-Huizer et al. 2022). In einer deutschen Studie mit ehemaligen Brustkrebspatientinnen lag der Prozentsatz von moderater Rezidivangst bei 11 % und von hoher Rezidivangst bei 6 %. (Koch et al. 2014).

Die Rezidiv- und Progredienzangst unterscheidet sich von Angststörungen dadurch, dass es sich um eine angemessene Befürchtung handelt, die dann behandlungsbedürftig wird, wenn sie die Lebensqualität des Patienten einschränkt (➤ Kap. 57).

Kinder krebskranker Eltern

Die Krebserkrankung eines Elternteils ist für ein Kind ein äußerst einschneidendes Erlebnis. Rund 200.000 Kinder sind in Deutschland jährlich davon betroffen. Klinisch relevante psychische Auffälligkeiten (vor allem Depression, Angststörungen) sind häufiger als in der Normalbevölkerung (Visser et al. 2004; Möller et al. 2014; Romer et al. 2014). Jüngere Kinder reagieren oft mit Verhaltensänderungen, während Adoleszente sich oft cool und unbeteiligt zeigen (Flechtner et al. 2013; Morris et al. 2016). Die Verhaltensänderungen und Symptome von Kindern umfassen je nach Alter: Daumenlutschen, Trennungsängste, Bettnässen und Einschlafstörungen, Aggressionen gegenüber anderen Kindern, aber auch gegenüber anderen erwachsenen Bezugspersonen, um den erkrankten Elternteil zu schonen. Weiterhin treten auf: Kopf- und Bauchschmerzen, Konzentrationsstörungen, Lernschwierigkeiten und Leistungsabfall in der Schule, sozialer Rückzug mit Vernachlässigung von Freunden und Hobbys, äußerliche Verwahrlosung, Parentifizierung mit Übernahme von Verantwortung für andere Familienmitglieder und für den Haushalt (Krattenmacher et al. 2012; Huang et al. 2014; Faccio et al. 2018;

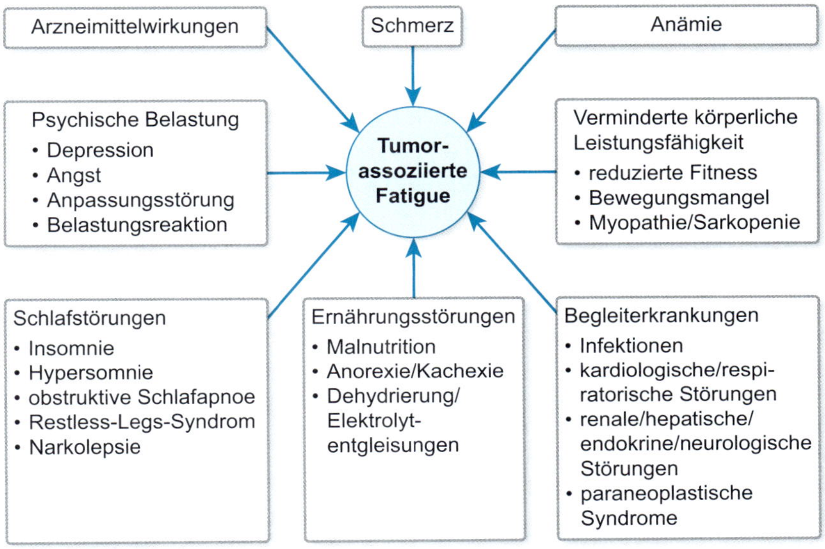

Abb. 86.4 Einflussfaktoren und behandelbare Ursachen der tumorassoziierten Fatigue (aus Weis und Brähler 2013) [L231]

Momen et al. 2019). Vorbestehende dysfunktionale Beziehungsmuster in der Familie sind ein Prädiktor für die Entwicklung von Symptomen und Verhaltensauffälligkeiten (Möller et al. 2014).

Krebserkrankung und Partnerschaft

Eine Krebserkrankung bedeutet einen Einbruch in das gesamte System zwischenmenschlicher Beziehungen. Die Diagnose Krebs führt neben der individuellen Belastung häufig auch zu einer Beeinträchtigung der Partner- und Familiensituation. Zahlreiche Untersuchungen (u. a. Brandão et al. 2017; Nalbant et al. 2021; Zimmermann 2022) haben gezeigt:

- Intensität und Ausmaß der psychischen Belastungen und die Anpassungsprobleme an eine Krebserkrankung sind bei Patienten und Angehörigen gleich stark.
- Starke Belastung des Patienten bedingt auch eine starke Belastung des Partners und umgekehrt.
- Weibliche Partner geben häufiger eine starke Belastung an als männliche Partner (51 vs. 29 %; Zwahlen et al. 2011).
- Ehepartner berichten häufiger über psychische Probleme als die Patienten selbst.
- Ehepartner sind nicht von vornherein als Unterstützung anzusehen. Sie sind selbst belastet und brauchen oft selbst Hilfe. Eine schlechte Qualität der Partnerschaft ist eine zusätzliche Belastung für den Patienten.
- Gerade Patienten, die sich schlecht abgrenzen können, denen es schwerfällt, auf sich selbst zu achten, fühlen sich durch Angst und depressive Symptomatik des Partners zusätzlich belastet.
- Die psychische Belastung ist besonders groß, wenn kleine Kinder zu versorgen sind.
- Die Krankheitsverarbeitung des von der Diagnose Betroffenen ist immer im familiären Kontext zu verstehen (Patientengeschichte 2).

Die Krebserkrankung eines Partners hat Auswirkungen auf die Qualität der Ehe. Die Hälfte der Patienten, bei denen es zu Scheidung oder Trennung kam, gab an, dass Überlastung der Partnerschaft durch die Krebserkrankung ein wesentlicher Grund dafür war (Fobair et al. 1986). Weitere negative Auswirkungen der Krebserkrankung waren Schwierigkeiten, über Gefühle, Ängste und Probleme in der Zukunft und vor allem nach dem möglichen Tod zu sprechen (Hagedoorn et al. 2008).

Als Schutzfaktoren werden stärkere familiäre Bindung (Drabe et al. 2013) und größere Zufriedenheit mit der Familie insgesamt (Tschuschke 2011) genannt.

Die Lust auf Sexualität und die sexuelle Aktivität nehmen bei allen Krebsformen zumindest zeitlich befristet ab, besonders ausgeprägt ist dies neben den Tumoren im Genitalbereich bei Patienten mit Morbus Hodgkin, Leukämie, Hoden- und Brustkrebs sowie bei Patienten nach Hormontherapie, Hochdosischemotherapie und Knochenmarktransplantation. Hauptprobleme sind Orgasmusschwierigkeiten, Erektionsstörungen, Lubrikationsstörungen, Lustlosigkeit, Schmerzen und Inkontinenz (Alananzeh et al. 2022; Esmat Hosseini et al. 2022; Qian et al. 2023).

Patientengeschichte

Fall 2

Der 37-jähige Pat. wurde 1 Woche zuvor wegen eines Rektumkarzinoms (T3/N2/M0) operiert und zur Radiochemotherapie auf eine internistische Station verlegt. Im Kontakt ist der Pat. freundlich, sucht das Gespräch; es besteht jedoch eine deutliche depressive Symptomatik bis zu Suizidgedanken. Weiterhin wird er von starken Ängsten in Bezug auf seine berufliche Zukunft und vor allem auch in Bezug auf seine Ehe und den Kinderwunsch seiner Frau beherrscht.

Beim Pat. selbst sind keine ernsthaften Vorerkrankungen bekannt. Jedoch ist der Vater an Blasenkrebs verstorben, und in der Familie der Mutter sind gehäuft Tumorerkrankungen bekannt. Nach seiner Lehre als Kfz-Mechaniker war er 4 Jahre bei der Marine, hat dann zum Qualitätsingenieur umgeschult und ist seit vielen Jahren in diesem Beruf erfolgreich tätig. Vor 5 Jahren lernte er seine jetzige Ehefrau kennen; vor 3 Jahren haben sie geheiratet. Bei beiden besteht ein starker Kinderwunsch.

Der Stationsarzt mit Qualifikation in Psychosomatischer Grundversorgung und einem spezifischen Training in Gesprächsführung bei onkologischen Pat. nimmt sich jeden Tag 10–15 Minuten Zeit, um mit dem Pat. und seiner Ehefrau zu sprechen. Die deutlich depressive Stimmung bildet sich zurück, die manifesten Suizidgedanken treten in den Hintergrund. Weiterhin herrschen jedoch starke Ängste vor der Zukunft vor. Im Gegensatz zum Pat. ist die Ehefrau eher optimistisch und zukunftsorientiert. Der Pat. beschreibt sie folgendermaßen: „Sie ist der Sonnenschein – ich bin der Regen." Aber auch bei ihr bestehen Ängste vor Unfruchtbarkeit und Kinderlosigkeit.

Nachdem die ersten Chemotherapiezyklen trotz starker Nebenwirkungen gut bewältigt wurden, lässt die depressive Stimmung weiter nach, und ein vorsichtiger Optimismus in Bezug auf die Wiederaufnahme seiner beruflichen Tätigkeit tritt hervor. Jetzt auf einmal zeigt sich die Ehefrau von einer anderen Seite: Sie müsse oft stundenlang weinen, fühle sich so müde und ausgelaugt, gehe kaum noch aus dem Haus. Offensichtlich hat sie sich angesichts der Depression, der Verzweiflung und des Pessimismus ihres Ehemannes verpflichtet gefühlt, eine optimistische kämpferische Einstellung anzunehmen. Mit der Besserung des körperlichen und seelischen Befindens des Pat. hatten nun auch ihre Zweifel, Ängste und Erschöpfung Platz.

Die seelischen Reaktionen des Pat. und seiner Ehefrau wurden als gut nachvollziehbare Verhaltensweisen angesichts dieser lebensbedrohlichen Erkrankung verstanden und beiden Partnern auch so vermittelt. Nach Abschluss der Radio- und Chemotherapie und auch bei den ambulanten Nachgesprächen traten zwar immer wieder Phasen von Zweifel und Unsicherheit auf, die im Gespräch aber jedes Mal gut aufgefangen werden konnten. Die schrittweise Wiederaufnahme der Berufstätigkeit erbrachte eine weitere psychische Stabilisierung des Patienten. Eine Überweisung in eine fachpsychotherapeutische Behandlung war zu keinem Zeitpunkt notwendig.

Krebskranke in der terminalen Lebensphase

In der Endphase einer Erkrankung leiden ca. 80 % der Krebspatienten an Körperbeschwerden wie Schmerzen, Fatigue, Übelkeit und Appetitlosigkeit und 40–60 % an psychischen Beschwerden (➤ Kap. 87). Darunter sind am häufigsten Ängste (vor unkontrollierbaren Schmerzen; vor dem Sterben; vor dem, was nach dem Tod kommt), Trauer und Gefühle von Hoffnungslosigkeit und der Wunsch zu sterben, bevor das Leiden unerträglich wird (u. a. Mitchell et al. 2011; Fritzsche und Campagnolo 2018). Psychische Beschwerden sind häufiger bei Patienten mit ausgeprägten körperlichen Symptomen oder Beeinträchtigungen, bei Patienten mit geringer sozialer Unterstützung und bei Patienten, die ihre Prognose nicht akzeptieren. Umgekehrt kann aber auch psychischer Distress Körperbeschwerden (z. B. Schmerzen) verstärken (Coffey et al. 2022).

Angststörungen oder depressive Störungen im klinischen Sinn sind hingegen nicht häufiger als bei Patienten mit fortgeschrittener Erkrankung, die sich nicht in einem terminalen Stadium befinden (Lichtenthal et al. 2009). Eine Ausnahme scheinen diejenigen Patienten zu sein, die nicht akzeptieren können, dass sie im letzten Stadium ihrer Erkrankung und ihres Lebens angekommen sind. Bei ihnen fanden Chochinov et al. (2000) eine 3-mal so hohe Rate an Depressivität wie bei denjenigen, die ihre Prognose akzeptieren konnten.

Die Pflege terminal krebskranker Patienten liegt vor allem in den Händen der Angehörigen. Die Belastungen und Bedürfnisse der Angehörigen werden meist nicht ausreichend erkannt und berücksichtigt. Psychosoziale Unterstützung in der letzten Lebensphase muss daher die Angehörigen der Patienten einschließen.

Die psychosoziale und spirituelle Begleitung ist neben der Symptomkontrolle, zu der die Schmerztherapie, die Behandlung internistischer Symptome sowie die Therapie neuropsychiatrischer Symptome gehören, Bestandteil der palliativen Behandlung (➤ Kap. 87). Ziel ist es, den Patienten bis zuletzt ein möglichst gutes Leben am Ort seiner Wahl zu ermöglichen (Coffey et al. 2022).

Belastende Aspekte der Begleitung unter palliativer Behandlung sind die sich ausbreitenden Gefühle der Ohnmacht und Hilflosigkeit sowohl beim Patienten als auch bei den Angehörigen und beim Arzt, das sog. Syndrom der „leeren Hände". Dazu sagt die Krebspatientin Paula in Irvin D. Yaloms „Die Reise mit Paula":

„Warum begreifen die Ärzte nicht die Bedeutung ihrer schieren Gegenwart? Warum können sie nicht erkennen, dass gerade der Augenblick, in dem sie sonst nichts mehr zu bieten haben, der Augenblick ist, in dem man sie am nötigsten hat?"

Die Hoffnung zu überleben tritt zurück, andere Hoffnungen (z. B. auf einen friedlichen Tod, auf eine Versöhnung mit zerstrittenen Familienangehörigen) oder Wünsche (z. B. den gerade geborenen Enkel noch einmal zu sehen) gewinnen an Bedeutung. Manche Sterbende zeigen in dieser Situation ein wiedergewonnenes Gleichgewicht mit großer Ruhe, Weisheit und Humor, das die Außenstehenden erstaunt. Das Erreichen dieses Zustands einer neuen Gelassenheit wird durch hektische Aktivität der Helfenden und drängende Bedürfnisse der Angehörigen (z. B. den Wunsch nach endgültiger Klärung alter Konflikte) erschwert (Mehnert und Vehling 2018).

86.2.3 Krankheitsverarbeitung

Jedes Verhalten, das vom Patienten eingesetzt wird, um bereits bestehende oder erwartete krankheitsbedingte Belastungen zu überwinden, zu lindern oder zu akzeptieren, ist ein Versuch der Krankheitsverarbeitung. Gefühle der Bedrohung, der Selbstwertbeeinträchtigung und des Kontrollverlustes sollen in aushaltbaren Grenzen gehalten werden. Im englischen Sprachraum wird dafür das Wort Coping („cope with": umgehen mit) verwendet.

Coping kann am besten allgemein mit dem Begriff der Krankheitsbewältigung beschrieben werden. Ein Copingmodus ist das im psychoanalytischen Kontext gebräuchliche Konzept der Abwehr. In ihrer ursprünglichen, von Freud vorgeschlagenen Definition dient die **Abwehr** dazu, unlustvolle und bedrohliche Vorstellungen und Gefühle auf Distanz zu halten, sie womöglich soweit vom Bewusstsein fernzuhalten, dass sie den Betroffenen nicht belasten (Tschuschke 2011). Das Verhältnis von Abwehr und Coping wird in der Literatur unterschiedlich erörtert. Wir folgen dem Abwehr- vs. Copingkonzept von Faller (1998).

Coping

Coping dient der Realitätsbewältigung; es nutzt meist bewusste und verhaltensnahe Strategien auf der kognitiven, emotionalen und Verhaltensebene. Zu den **bewussten Copingstrategien** gehören:

- Kognitive Verarbeitungsweisen wie z. B. der Versuch, die Entstehung der Krankheit zu verstehen, Zweifel an der Richtigkeit der Diagnose, ermutigende Selbstdialoge oder das Haftbarmachen anderer Menschen für die Erkrankung.
- Auf der emotionalen Ebene finden sich gereiztes Reagieren, Grübeln, Hadern, Galgenhumor etc. Während in der frühen Copingforschung vor allem die negativen Affekte Beachtung fanden, hat sich das Interesse mehr auf die positiven Emotionen (Freude an schönen Erlebnissen, Erleichterung, Hoffnung) verschoben. Dabei wurde insbesondere die Bedeutung der Hoffnung für die Verarbeitung einer schweren Erkrankung hervorgehoben (Folkman 2010).
- Die Verarbeitung der Belastung durch aktives Handeln, z. B. Dinge (endlich) erledigen, nach vorn schauen, sich ablenken, sich etwas Gutes tun, den ärztlichen Rat akribisch befolgen. Als defensive Copingstrategie auf Verhaltensebene ist Rückzug häufig.

Abwehrmechanismen

Abwehrmechanismen haben das Ziel, bedrohliche Fantasien und Gefühle nicht ins Bewusstsein vordringen zu lassen. Dadurch wird die Funktionsfähigkeit des Ichs gesichert. **Unbewusste Verarbeitungsstrategien** beschreiben die Art und Weise, wie sich Patienten mit unangenehmen, unerträglichen und anstößigen Vorstellungen und Affekten auseinandersetzen. Auch hierbei ist das Ziel, Sicherheit und Wohlbefinden zu anderen Menschen und zu sich selbst zu erhalten oder wiederherzustellen.

Die wichtigste Abwehrform bei lebensbedrohlichen Erkrankungen ist die Verleugnung, die vor allem zu Beginn einer Erkrankung und bei Diagnosemitteilung eine entscheidende Rolle spielt.

Verleugnung hat die Funktion einer Art von Notfallmechanismus, bei dem die Realität der Erkrankung und die damit verbundenen Folgen partiell oder total ausgeblendet werden: „Ich habe keine Angst, ich komme gut damit zurecht, ich bin auf alles vorbereitet." Nicht selten werden solche Reaktionen als pathologisch verstanden.

Es ist jedoch schwer zu beurteilen, was angesichts einer lebensbedrohlichen Erkrankung als pathologisch und was als normal bezeichnet werden kann. Wir verstehen Verleugnung und andere Abwehrmechanismen als einen nachvollziehbaren und oft auch hilfreichen Vorgang, bei sich zu bleiben und die von außen eindringenden Herausforderungen auf Abstand zu halten. Es kann sogar so weit gehen, dass der Patient sich als neben sich stehend erlebt und seinen akut von der Erkrankung betroffenen Körper als fremd, sogar unwirklich betrachtet (Mechanismus der **Dissoziation**). Diese Verlagerung des Körperselbst aus dem eigenen Körper heraus verschafft eine innere Freiheit, in der sich der Patient von den Ängsten, die den Körper bedrohen, lösen kann.

Patientinnengeschichte

Fall 3

Eine 34-jährige Pat. mit akuter lymphatischer Leukämie und Rezidiv nach Knochenmarktransplantation, hält wenige Tage vor ihrem Tod fest die Hand der Psychotherapeutin und macht Pläne für die Zukunft. Durch eine Spaltung zwischen Selbst und Körperselbst gelingt es ihr, den Körper und sein Sterben als „nicht zu ihr gehörig" zu erleben.

Im Kontakt mit dem Patienten ist es wichtig, sich nicht an den normativen Werten und Maßstäben externer Beobachter zu orientieren, sondern die **individuelle Wirklichkeit des Patienten** anzuerkennen, auch wenn sie von außen betrachtet unlogisch erscheint. Mit den Augen des Patienten gesehen, ist sein Verhalten jedoch oft folgerichtig und stimmig. Durch die Verleugnung einer bedrohlichen Situation macht der Patient eine potenziell unerträgliche Situation erträglicher. Er fantasiert die Unverletzlichkeit seines Körpers und macht für sich damit ein Weiterleben annehmbar. Verleugnung kann übermäßige Angst, Hoffnungslosigkeit, Depression und auch regressives Verhalten reduzieren und zurückdrängen.

Weitere häufige Abwehrmechanismen sind ➤ Box 86.5 zu entnehmen.

BOX 86.5

Weitere häufige Abwehrmechanismen

- **Projektion:** „Meine Frau macht sich über meinen Zustand große Sorgen. Ich bitte Sie, ihr beizustehen, denn ihre Angst belastet mich mehr als alles andere."
- **Kontraphobische Abwehr:** „Meines Wissens beträgt die Gefahr der Erkrankung der zweiten Brust nach Brustkrebs etwa 15 %. Ich schlage vor, dass sie mir sofort beide Brüste amputieren, damit ich mich als endgültig geheilt betrachten kann."
- **Rationalisierung und Verschiebung:** „Die Krankheit als solche macht mir keine Angst. Hingegen fürchte ich die Einnahme der Medikamente. Wenn ich gelegentlich Angst verspüre, sind die starken Medikamente daran schuld."
- **Verleugnung und Projektion im Rahmen einer Partnerschaft:** Eine Patientin mit fortgeschrittenem Zervixkarzinom verhält sich gegenüber Ärzten und Schwestern so, als wisse sie nichts über ihre Krankheit. Sie zeigt sich hingegen bestürzt über ein Ulcus duodeni, das bei ihrem Ehemann festgestellt wurde.

Copingstrategien: Was ist hilfreich?

Das sog. aktive, kämpferische, expressive Bewältigungsverhalten („engagement coping") scheint günstiger für die Lebensqualität und die allgemeine Funktionsfähigkeit zu sein als ein Bewältigungsverhalten, das durch Rückzug, Selbstvorwürfe, Wunschdenken, Resignation, Hilf- und Hoffnungslosigkeit gekennzeichnet ist („disengagement coping") (Kvillemo und Bränström 2014; Söllner et al. 2016). Vermeidungsstrategien führen möglicherweise kurzfristig zu einer Entlastung, wirken sich aber längerfristig negativ auf den Anpassungsprozess aus und fördern weiteres dysfunktionales Bewältigungsverhalten.

Umgekehrt fördert der Ausdruck von negativen Affekten die aktive Auseinandersetzung mit der Erkrankung und die Reduktion emotionaler Belastungen (Cordova et al. 2003). Über eine große Bandbreite von Krankheitsbewältigungsstrategien zu verfügen und diese je nach Situation gezielt einzusetzen, ermöglicht eine bessere Anpassung an den Krankheitsverlauf als das Vorherrschen nur einer Strategie (Richardson et al. 2017).

Es gibt jedoch wenig wissenschaftliche Evidenz, dass psychologische Bewältigungsstile eine wichtige Rolle beim Überleben oder Wiederauftreten von Krebs spielen. Menschen mit Krebs sollten sich nicht unter Druck gesetzt fühlen, bestimmte Bewältigungsstile anzuwenden, um das Überleben zu verbessern oder das Rückfallrisiko zu verringern (Petticrew et al. 2002). Je nach Krankheits- und Behandlungsphase werden an den Patienten und seine Familie unterschiedliche Anforderungen in Bezug auf die Krankheitsverarbeitung und -bewältigung gestellt.

RESÜMEE

Krankheitsbewältigung ist ein hochindividuelles Geschehen, bei dem je nach spezifischer Situation und einem lebensgeschichtlich determinierten individuellen Bewertungsprozess Bewältigungsressourcen aktiviert werden (Tschuschke 2011).

Selbstwirksamkeit, Resilienz und posttraumatisches Wachstum

Sinnfindung, Anknüpfen an bewältigte Krisen in der Vergangenheit und das Bedürfnis, bei Therapieentscheidungen und der Therapie selbst mitzuwirken, stärken die **Selbstwirksamkeit** des Patienten und geben ihm so das Gefühl, Wohlbefinden und Krankheitsverlauf selbst beeinflussen zu können. Die positiven Wirkungen für das Wohlbefinden sind dabei nicht so sehr davon abhängig, ob die Lebensstiländerungen (Ernährung, Bewegung, alternative Heilungsmethoden) evidenzbasiert sind, sondern eher davon, dass sie Patienten das Handlungsmoment zurückgeben (Chirico et al. 2017). Patienten mit illusionären Kontrollüberzeugungen sind jedoch anfälliger für eine psychische Dekompensation, wenn sich die Krebserkrankung als nicht heilbar erweist (Faller und Jelitte 2010).

Theoretische Grundlagen dafür finden sich im Resilienzkonzept. **Resilienz** wird als die Fähigkeit verstanden, belastende Lebensschicksale erfolgreich zu bewältigen. Sie ist einerseits ein überdauerndes Persönlichkeitsmerkmal und andererseits dynamisches Interaktionsmuster zwischen sozialer Umwelt und Persönlichkeit (Shiner und Masten 2012). Verschiedene Autoren beschreiben einen positiven Einfluss von Resilienz auf die Befindlichkeit und die Krankheitsbewältigung bei Krebspatienten (Seiler und Jenewein 2019; Molina et al. 2014).

Auf der Resilienzforschung basieren auch die Konzepte des **posttraumatischen Wachstums (PTG)** und des **Benefit Finding (BF).** BF ist eine Form der kognitiven Anpassung an Belastungen der Tumorerkrankung und PTG ist definiert als die positiven Veränderungen, die durch ein traumatisches Ereignis erfahren werden(Tedeschi und Calhoun 2004). Posttraumatisches Wachstum ist bei Krebspatienten mit bestimmten Persönlichkeitseigenschaften (optimistische Einstellung, Humor) und aktiven Copingstrategien wie problemfokussiertem Coping, Sinnsuche, Spiritualität/Religiosität und Suche nach sozialer Unterstützung assoziiert (Menger et al. 2021; Liu et al. 2021).

LITERATURAUSWAHL

Brandão T, Pedro J, Nunes N, Martins MV, Costa ME, Matos PM. Marital adjustment in the context of female breast cancer: A systematic review. Psychooncology 2017; 26(12): 2019–2029.

Brandenbarg D, Maass SWMC, Geerse OP, et al. A systematic review on the prevalence of symptoms of depression, anxiety and distress in long-term cancer survivors: Implications for primary care. Eur J Cancer Care (Engl) 2019; 28(3): e13086.

Chirico A, Lucidi F, Merluzzi T, et al. A meta-analytic review of the relationship of cancer coping self-efficacy with distress and quality of life. Oncotarget 2017; 8(22): 36800–36811.

DKG (Deutsche Krebsgesellschaft e.V.). S3-Leitlinie Psychoonkologische Diagnostik, Beratung und Behandlung von erwachsenen Krebspatient*innen. AWMF-Registernummer 032-051OL. Stand: 31.5.2023; gültig bis: 30.5.2028; https://register.awmf.org/de/leitlinien/detail/032-051OL (letzter Zugriff: 19.4.2024).

Faccio F, Ferrari F, Pravettoni G. When a parent has cancer: How does it impact on children's psychosocial functioning? A systematic review. Eur J Cancer Care (Engl) 2018; 27(6): e12895.

Luigjes-Huizer YL, Tauber NM, Humphris G, et al. What is the prevalence of fear of cancer recurrence in cancer survivors and patients? A systematic review and individual participant data meta-analysis. Psychooncology 2022; 31(6): 879–892.

Ma Y, He B, Jiang M, et al. Prevalence and risk factors of cancer-related fatigue: A systematic review and meta-analysis. Int J Nurs Stud. 2020; 111: 103707.

Mehnert A, Vehling S. Psychoonkologische Unterstützung von Patienten und Angehörigen in der Terminalphase. Forum 2018; 33(1): 30–34.

Mehnert A, Brähler E, Faller H, et al. Four-week prevalence of mental disorders in patients with cancer across major tumor entities. J Clin Oncol 2014; 32(31): 3540–3546.

Menger F, Mohammed Halim NA, Rimmer B, Sharp L. Post-traumatic growth after cancer: A scoping review of qualitative research. Support Care Cancer 2021; 29(11): 7013–7027.

Richardson EM, Schüz N, Sanderson K, et al. Illness representations, coping, and illness outcomes in people with cancer: A systematic review and meta-analysis. Psychooncology 2017; 26(6): 724–737.

86.3 Psychoonkologische Interventionen

Jörg Wiltink und Manfred E. Beutel

86.3.1 Einleitung

In den letzten Jahren ist deutschlandweit mit steigender Lebenserwartung eine Zunahme von Krebserkrankungen zu verzeichnen (RKI 2021). Gleichzeitig haben sich die Überlebensaussichten seit den 1990er-Jahren für Menschen mit Krebserkrankungen aufgrund neuer aussichtsreicher Behandlungsmöglichkeiten erheblich verbessert (Carioli et al. 2021). Mit den Patient*innenzahlen steigt auch der Bedarf an psychosozialen Unterstützungsangeboten. Trotz Fortschritten der onkologischen Behandlung bleiben Krebserkrankungen mit Bildern des Schreckens, starken Schmerzen und der Vorstellung vom Sterben verbunden. Der Begriff „Krebs" weckt bei Betroffenen i. d. R. Gefühle von Bedrohung und Schrecken; tief verwurzelt im kollektiven Bewusstsein ist Krebs Sinnbild für das Heimtückische, Bösartige und Unvorhersagbare (Söllner und Keller 2016).

Die Psychoonkologie, die bei der Bewältigung psychischer Belastungen durch die Erkrankung unterstützt, zählt zu den Kernaufgaben der Psychosomatischen Medizin. Entsprechend dem Ziel, dass alle Krebspatient*innen eine angemessene und bedarfsgerechte psychoonkologische Versorgung erhalten (Nationaler Krebsplan 2020), werden psychoonkologische Interventionen in allen Phasen der Erkrankung empfohlen (S3-LL Psychoonkologie: DKG 2023; Weis et al. 2022) und sind in onkologischen Versorgungsstrukturen fest verankert.

Patientengeschichte

Herr M. (31 J.) befand sich bei Beginn der psychoonkologischen Betreuung in stationärer Behandlung in der Konsolidierungstherapie seiner Leukämieerkrankung. Die Erstdiagnose war 3 Monate zuvor erfolgt. Damals hatte der Pat. ein Gesprächsangebot vom zuständigen Psychoonkologen abgelehnt, da er nicht glaubte, dass ihm das helfen würde.

In der aktuellen konsiliarischen Anforderung beschrieb die behandelnde Onkologin, dass sich der Pat. nach Diagnosestellung und im Rahmen des langwierigen stationären Behandlungsverlaufs nun überwältigt fühle und den dringenden Wunsch habe, mit jemandem über seine zunehmend unerträgliche Situation zu sprechen. Neben Schlafstörungen leide er insbesondere darunter, dass er aufgrund des pandemiebedingten Besuchsverbots keinen Angehörigenbesuch bekommen dürfe. Im Beschwerdescreening (NCCN-Distressthermometer) wies der Pat. einen hohen Wert (8/10) auf.

Der Psychoonkologe fand den Pat. beim Packen vor, da eine vorübergehende Entlassung nach Hause vorgesehen war. „Zwischen Tür und Angel“ erklärte er, dass er in 2 Wochen wieder stationär aufgenommen werde und sich freue, für kurze Zeit wegzudürfen. Er wolle jedoch über die Ereignisse und Erlebnisse der letzten Behandlungsmonate sprechen, da er mit der Situation völlig allein sei.

Das ausführliche Gespräch nach Wiederaufnahme ergab vor allem ausgeprägte Einschlafstörungen, Grübelneigung und eine depressive Stimmung mit reduzierter affektiver Schwingungsfähigkeit. Nach vielen Jahren des Drogenkonsums seit der Adoleszenz und erfolgreichem Entzug/Entwöhnung 4 Jahre zuvor (vor allem Amphetamine, Kokain, Cannabis) bestand weiterhin Suchtdruck, dem er aber nicht nachgab. Er berichtete von ausgeprägten Ängsten vor Krankheitsprogress und Tod, aber auch vor einem prolongierten Leiden ohne gesellschaftliche Teilhabe. Der Pat. erlebte sich „als Versager“ mit einer tiefen Trauer über die „verschwendete Biografie“. Den in der Kindheit und Adoleszenz kaum verfügbaren Vater, der die Familie bereits früh verlassen hatte, habe er vor 5 Jahren in dessen Wohnung nach Suizid aufgefunden. Die Beziehung zur Mutter sei gut, jedoch sei diese rasch überfordert. Zu den zwei Brüdern bestehe wenig Kontakt; er habe alle Verbindungen zu früheren Freunden abgebrochen, weil diese weiterhin Drogen konsumierten.

Beruflich sei er zuletzt bei einer Zeitarbeitsfirma angestellt gewesen und habe sich für Ausbildungsplätze beworben. Durch die Diagnose der Leukämie und die gesundheitlichen Einschränkungen habe er keine Aussicht auf Anstellung gesehen. Die Unterstützung der Arbeitsagentur sei nicht ausreichend gewesen, sodass er zunehmend finanzielle Schwierigkeiten bekommen habe. Schließlich habe sich seine Freundin von ihm getrennt, da sie sich nicht in der Lage gesehen habe, eine Beziehung mit einem schwerkranken Mann fortzuführen. Er frage sich zunehmend, ob es sich überhaupt lohne, gegen die Erkrankung zu kämpfen. Dass er, falls er überhaupt überlebe, viele Jahre lang Schulden abbauen müsse, sehe er als „gerechte Strafe“ für sein Verhalten, wisse aber nicht, ob er die Kraft dafür aufbringen könne.

Als Ressourcen konnten seine Durchhaltefähigkeit, die insgesamt gute Beziehung zur Mutter, eine hohe Imaginationsfähigkeit, eine hohe Compliance, die gewachsene Bereitschaft, sich Unterstützung zu holen, und der Wunsch nach Sinnfindung identifiziert werden.

Nach dem längeren Gespräch befand sich der Pat. wiederholt in stationärer Behandlung. In kürzeren entlastenden Kontakten gelang es zunehmend, gemeinsam die schweren Belastungen auszuhalten (z. B. Angst vor Krankheitsprogress), die ihn überforderten. Zusätzlich wurde der verminderten Selbstwirksamkeitserwartung mit der Aktivierung von Ressourcen (vor allem Durchhaltefähigkeit und -wunsch, Wille zur Veränderung) begegnet. In Kooperation mit dem Sozialdienst wurde eine Erwerbsunfähigkeitsrente auf Zeit beantragt und eine Schuldnerberatung vereinbart. Auffällig war, dass Herr M. zwischenzeitlich immer wieder Zweifel äußerte, ob der Psychoonkologe, der sich im Alter seines verstorbenen Vaters befand, ihm wirklich helfen könne. Nachdem der Pat. seine Enttäuschung bzgl. seines nie verfügbaren Vaters zum Ausdruck bringen konnte und erfuhr, dass der Psychoonkologe echtes Interesse an seinem Schicksal zu haben schien, konnte er sich mehr auf die Gespräche einlassen. So berichtete er, dass seine Drogenkarriere eine Flucht gewesen sei, um sich nicht mit seinen Ängsten und Problemen auseinandersetzen zu müssen. Auch die Mutter, die er liebe und bei der er wieder wohne, sei emotional nicht unterstützend gewesen. Der Pat. zeigte zunehmend seine Gefühle, weinte und betrauerte sein „weggeworfenes Leben“ und seine Wut auf sich, die Erkrankung und sein Pech im Leben. Er habe seit dem Drogenentzug mit niemandem über das, was ihn beschäftige, sprechen können.

Inhaltlich veränderten sich die Themen von krankheitsbezogenen Ängsten hin zu Fragen des Lebenssinns. Hier setzte sich der Pat. mit Schuldgefühlen bzgl. seines Lebenswandels (Drogen, Schulden) auseinander und stellte infrage, ob er ein gutes Leben überhaupt verdient habe. Die Ängste wurden gemeinsam mit dem Psychoonkologen ausgehalten; zur Unterstützung wurde eine Atemübung eingeübt. Bis zum Ende dieser Behandlungsphase war der Pat. vorsichtig optimistisch, die depressive Stimmung hatte sich etwas und der Nachtschlaf deutlich verbessert. Die Stabilisierung konnte er in den folgenden Monaten aufrechterhalten, sodass überbrückende kurze Telefonate mit dem Psychoonkologen ausreichend waren.

Nach ½ Jahr wurde er mit einem Rezidiv erneut stationär aufgenommen. Der Allgemeinzustand hatte sich deutlich verschlechtert; er litt unter Übelkeit, Erbrechen und Fieber. Psychisch war der Pat. sehr depressiv mit einem hohen Leidensdruck. Nach der allogenen Stammzelltransplantation fühlte sich Herr M. körperlich sehr schlecht, obwohl die Transplantation medizinisch erfolgreich war und vom Körper gut angenommen wurde. Zunächst gelang es ihm nicht, sich von dem Gefühl zu lösen, dass er sich „wie sterbend“ fühlte. Dies konnte er kognitiv realistisch einordnen, war jedoch affektiv stark niedergestimmt und negativistisch. Aktivere Interventionen (Entspannung, Atemübung) halfen dem Pat. in den ersten Tagen kaum. Vom Psychoonkologen wurde ihm viel Raum gegeben, über seine Sorgen und Qualen zu sprechen. Im Nachhinein, als es ihm besser ging, äußerte er seine Dankbarkeit dafür, in dieser Phase jemanden gehabt zu haben, der zuhörte.

Innerhalb weniger Tage verbesserte sein Zustand sich so weit, dass die aktiveren Interventionen wieder wie zuvor griffen. Zusätzlich wurde eine Imagination eingeübt („Wohlfühlort“), die ihm beim Einschlafen half. Nun sprach er darüber, dass er – auch durch die psychoonkologischen Gespräche motiviert – angefangen habe, darüber nachzudenken, was er mit seinem Leben tun wolle, sollte er eine zweite Chance durch Heilung erhalten. Er wolle in der Sozialarbeit tätig werden und anderen helfen, die wie er in die Drogenszene abgeglitten seien. Er glaube, dass es ihm damals geholfen hätte, wenn er einen (väterlichen) Ansprechpartner gehabt hätte. Hierbei wirkte der Pat. unsicher, fast beschämt, konnte aber in seiner ersten authentisch positiven und hoffnungsvollen Vorstellung, die sich auf seine Person und seine Zukunft bezog, bestärkt werden.

Im Behandlungsverlauf kam es immer wieder zu Komplikationen wie Fieber im Rahmen der Neutropenie und Mukositiden. Insbesondere die Entzündungen im Mundraum waren für ihn sehr belastend und erforderten eine vorübergehende parenterale Ernährung und einen anschließenden vorsichtigen Kostaufbau. Dennoch gelang es ihm – auch getragen von den neuen Perspektiven – sich zu stabilisieren. Im Abschlussgespräch mit dem Psychoonkologen gab er an, nun die kleinen Dinge mehr für wertvoll zu erachten, die für die meisten Menschen selbstverständlich seien, wie die Möglichkeit, „vor die Tür gehen und die Winterluft riechen" zu können.

86.3.2 Ziele psychoonkologischer Interventionen

Psychoonkologische Interventionen haben das Ziel, die Verarbeitung der Krebserkrankung zu unterstützen, die psychische Befindlichkeit sowie Begleit- und Folgeprobleme der medizinischen Diagnostik oder Therapie zu verbessern, soziale Ressourcen zu stärken, Teilhabe zu ermöglichen und damit die Lebensqualität der Patient*innen und ihrer Angehörigen zu erhöhen (DKG 2023).

Ein direkter Einfluss psychoonkologischer Interventionen auf den somatischen Krankheitsverlauf (z. B. auf die Überlebenszeit) ist wissenschaftlich nicht belegt; daher zählt dies nicht zu den primären Zielen psychotherapeutischer Mitbehandlung.

86.3.3 Strukturelle Voraussetzungen

Stationäre Versorgungseinrichtungen

Krankenhaus

Die psychoonkologische Versorgung in Krankenhäusern wird durch das Behandlungsteam (Ärzt*innen und Pflegekräfte) in Zusammenarbeit mit den psychoonkologischen Fachkräften im Rahmen von Konsiliar- oder Liaisondiensten umgesetzt (➤ Kap. 52). Hierbei stellt der Liaisondienst die stärker integrierte und personalintensivere Art der Versorgung dar (u. a. Teilnahme an Fallbesprechungen, Visiten und an der internen Fortbildung).

Die psychoonkologische Versorgung orientiert sich an den krankheits- und therapiebedingten Belastungen (Distress) und den daraus resultierenden individuellen Bedürfnissen der Patient*innen und ihrer Angehörigen. Der Behandlungsbedarf sollte über ein standardisiertes Belastungsscreening ermittelt werden. Zentrale Aufgabe in der Akutversorgung von Krebspatienten ist die Unterstützung der Kommunikation der Patient*innen mit ihren Angehörigen und mit dem Behandlungsteam und die Entlastung und Aktivierung seelischer und sozialer Ressourcen von Patient*innen und ihren Angehörigen.

Die psychoonkologische Versorgung im Krankenhaussetting soll in enger Abstimmung mit weiteren Hilfsangeboten erfolgen, z. B. Sozialdienst, Schmerztherapie, Physiotherapie, Ernährungsmedizin, Palliativmedizin (➤ Kap. 87), Klinikseelsorge und auch Selbsthilfeorganisationen (➤ Kap. 56).

86

PRAXISTIPP

Empfehlungen für eine bedarfsgerechte psychoonkologische Versorgung werden von ONKO ZERT für die Deutsche Krebsgesellschaft zertifizierte Tumorzentren (http://www.onkozert.de/) bereitgestellt.

Onkologische Rehabilitationseinrichtungen

Stationäre, teilstationäre und ambulante Reha-Maßnahmen kommen in allen Phasen der Behandlung der Krebserkrankung (Primärbehandlung, Rezidiv bzw. Auftreten von Metastasen, palliative Situation, im Langzeitverlauf) infrage. Die bedarfsweise zusammengestellten Behandlungsangebote sind im Bereich der Beratung, Psychoedukation, Vermittlung von Entspannungstechniken und psychotherapeutischen Kurzzeitinterventionen angesiedelt und werden durch weitere Verfahren wie z. B. Ergo- oder Bewegungstherapie ergänzt. Im Rahmen der Reha-Maßnahme werden mit Unterstützung des Sozialdienstes berufliche Reintegration und Wiedererlangung der Erwerbsfähigkeit geklärt und die erforderlichen Hilfestellungen gegeben. Weitere Ziele der Rehabilitation sind die Verbesserung von Lebensqualität und Teilhabe, die körperliche und psychische Stabilisierung, Förderung der Selbstverantwortung und Selbsthilfe sowie die Ressourcenstärkung.

Ambulante psychoonkologische Versorgungseinrichtungen

Verkürzungen der stationären Behandlungszeiten sorgen dafür, dass der ambulanten psychoonkologischen Weiterversorgung eine große Bedeutung im Rahmen der psychosozialen Nachsorge zukommt. Hier existieren unterschiedliche psychoonkologische Versorgungsangebote:

- Psychosomatische Grundversorgung durch Haus- und Fachärzt*innen
- Niedergelassene Fachärzt*innen für Psychosomatische Medizin und Psychotherapie, Fachärzte für Psychiatrie und Psychotherapie
- Niedergelassene Psychologische Psychotherapeut*innen
- Psychosoziale Krebsberatungsstellen
- Ambulanzen der Krankenhäuser/zertifizierten Zentren
- Ambulante Rehabilitationsangebote
- Onkologische Schwerpunktpraxen

Sektorenübergreifende Koordination der psychoonkologischen Versorgung

Eine frühzeitige Information über psychoonkologische Unterstützungsangebote im weiteren Behandlungsverlauf kann eine individuelle bedarfsgerechte psychoonkologische Versorgung einleiten. Aufgrund der meist kurzen stationären Behandlungszeiten haben die psychoonkologischen Versorger im Krankenhaus neben der direkten Betreuung auch die Aufgabe der Information und Vermittlung weiterführender psychoonkologischer Unterstützung. Hierzu ist eine gute regionale wie auch überregionale Vernetzung der psychoonkologischen Fachdienste im stationären und ambulanten Bereich unerlässlich. Eine solche Vernetzung existiert vielfach über psychoonkologische Arbeits- und Fortbildungskreise sowie durch Beratungsstellen der Krebsgesellschaft.

Ein in den angelsächsischen Ländern entwickeltes und in England auch für die psychoonkologische Versorgung in mehreren RCTs erfolgreich evaluiertes Modell der sektorenübergreifenden Versorgung stellt das sog. **Collaborative-Care**-Modell dar. Onkologische Pflegekräfte werden als Care Manager in die psychoonkologische Versorgung depressiver Krebspatienten einbezogen. Sie führen ein Screening auf Belastung durch, betreuen die Patienten während der stationären Behandlung gemeinsam mit Onkolog*innen, Psychiater*innen und Psycholog*innen und führen unter Supervision einfache psychosoziale Unterstützungsmaßnahmen durch. Nach der Entlassung kontaktieren sie die Patent*innen regelmäßig, führen erneut ein Screening durch. Bei Bedarf koordinieren und setzen sie die Betreuung weiter fort (Sharpe et al. 2014; Walker et al. 2022).

86.3.4 Identifizierung von Behandlungswunsch und -bedarf

Mindestens ein Drittel aller Krebspatient*innen äußert einen Bedarf an psychosozialer Unterstützung (Mehnert et al. 2018). Allerdings bleibt die Inanspruchnahme oftmals hinter dem geäußerten Bedarf zurück, auch wenn niedrigschwellige Angebote verfügbar sind (Haun et al. 2018). Zwischen 30 und 70 % der Patient*innen mit behandlungsbedürftigen Belastungen bzw. psychischer Komorbidität werden nicht von Ärzt*innen und Pflegenden identifiziert (Söllner et al. 2001).

Diesem klinischen Problem wird begegnet, indem einfache (Screening-)Instrumente eingesetzt werden, mit denen sich eine psychische Belastung im klinischen Alltag identifizieren lässt. Schulungen sollen das ärztliche und/oder pflegerische Personal onkologischer Einrichtungen besser befähigen, Belastungen und psychische Störungen ihrer Patient*innen zu erkennen (Singer et al. 2017). Die ausführliche Diagnostik erfolgt im Rahmen der psychoonkologischen Abklärung.

Screeninginstrumente

Ein **Distress-Screening** gibt Hinweise für psychosoziale Belastungen und psychische Störungen, die durch ein klinisches Interview bzw. eine Exploration weiter abgeklärt werden sollten. Dieses wichtige Steuerungsinstrument einer bedarfsorientierten Versorgung wird sowohl in der S3-Leitlinie Psychoonkologie (DKG 2023; Weis et al. 2022) als auch in den Zertifizierungskriterien für onkologische Zentren (Deutsche Krebsgesellschaft) und in onkologischen Spitzenzentren (Deutsche Krebshilfe) gefordert. Auch international wird das Screening als unabdingbare Voraussetzung für eine interdisziplinäre patientenorientierte Versorgung angesehen (Andersen et al. 2014; Fitch et al. 2018; Howell et al. 2013; Ma et al. 2014). Die vom National Comprehensive Cancer Network (NCCN) veröffentlichte Leitlinie zum Distress-Screening empfiehlt die Integration des Screenings in die klinische Routine, um die onkologische Versorgung zu verbessern (Riba et al. 2019).

Kürzlich wurde durch die Arbeitsgruppe Psychoonkologie/Krebsselbsthilfe der onkologischen Spitzenzentren (Comprehensive Cancer Centers, CCCs) im Rahmen ihrer Arbeit für die Deutsche Krebshilfe (DKH) eine Best-Practice-Empfehlung für die Umsetzung eines psychoonkologischen Distress-Screenings an CCCs vorgelegt (Stengel et al. 2021). Dort ist detailliert beschrieben, wie ein Screening (Verfahren, Zeitpunkt, Verantwortlichkeiten, Durchführung, Dokumentation, Auswertung) idealerweise umgesetzt werden sollte.
Folgende Instrumente eignen sich für das Screening:

- NCCN Distress-Thermometer (DT) (deutsche Version; Mehnert et al. 2006)
- Fragebogen zur Belastung von Krebspatienten (FBK) (Book et al. 2011)
- Hospital Anxiety and Depression Scale (HADS-D) (Herrmann-Lingen et al. 2010)
- Patient Health Questionnaire (PHQ-9) (Löwe et al. 2004)
- Hornheider Fragebogen (Strittmatter 2006)

Prinzipiell kann ein psychoonkologisches Fragebogenscreening in allen Versorgungssettings, d. h. in der stationären wie ambulanten Versorgung, eingesetzt werden. Ein solches Screening kann neben der psychosozialen Anamnese in die ärztliche oder pflegerische Anamnese einfließen. Screeningfragen sind z. B.

- „Wie belastet haben Sie sich in der vergangenen Woche gefühlt?"
- „Wie stark fühlten Sie sich in den letzten beiden Wochen durch Nervosität, Ängstlichkeit oder Anspannung beeinträchtigt?" oder
- „Wie stark fühlten Sie sich in den letzten beiden Wochen durch Niedergeschlagenheit und/oder Depressivität beeinträchtigt?".

86.3.5 Psychoonkologische Interventionen

Psychoonkologische Interventionen sollen die psychosoziale Belastung von Krebspatienten oder ihren Angehörigen reduzieren und deren Lebensqualität erhöhen. Die Indikation für eine psychoonkologische Intervention richtet sich nach dem durch das Screening und die weiterführende diagnostische Abklärung ermittelten Bedarf.

Nachfolgend werden psychoonkologische Interventionen und die dazu jeweils vorliegende Evidenz vorgestellt. Die Darstellung orientiert sich dabei an der S3-Leitlinie Psychoonkologie (DKG 2023; Weis et al. 2022). Die Empfehlung der Maßnahmen richtet sich nach dem Grad der Belastungen.

- Bei keiner oder einer geringen Belastung sind Information und psychosoziale Beratung die geeigneten Interventionen (DKG 2023; Faller et al. 2013).
- Wenn subsyndromale Störungen vorliegen, profitieren Patient*innen von Einzel- und Gruppeninterventionen (Faller et al. 2013; Weis et al. 2022).
- Bei einer diagnostizierten psychischen Erkrankung erfolgt die Behandlung gemäß der Leitlinie für die entsprechende Störung. Aktuell liegen S3-Leitlinien für Angststörungen, unipolare Depression, posttraumatische Belastungsstörung, funktionelle Körperbeschwerden, Essstörungen, bipolare Störung und Schlafstörungen vor (http://www.awmf.org/leitlinien/aktuelle-leitlinien.html).

Bei Indikationsstellung für ein Behandlungsverfahren sollte neben Evidenz und klinischer Expertise die Präferenz der Patient*innen Berücksichtigung finden (Sacket et al. 2000). Vielfach äußern auch Patient*innen, die sich nicht stark belastet fühlen, einen Wunsch nach Unterstützung, um ihr Leben im Kontext der schweren Erkrankung zu reflektieren, besser „in den Griff zu bekommen" und ggf. Prioritäten anders zu setzen („aus der Krise lernen").

Empfehlungen für psychoonkologische Interventionen orientieren sich am Behandlungssetting (Krankenhaus, Reha-Einrichtung, ambulantes Setting) und der Krankheitsphase der Patient*innen (Erstdiagnose, Operation, adjuvante Therapie, rezidivfreie Phase, Rezidivphase, palliative Phase). Anhand des Interventionsbedarfs, der diagnostischen Abklärung, der klinischen Evidenz, der Patient*innenpräferenz, des Settings und der Krankheitsphase wird in den Leitlinien (DKG 2023) ein Versorgungsalgorithmus skizziert.

Behandlungsphasen

Während der onkologischen Behandlung

Nach der Diagnose und während der intensiven onkologischen (Primär-)Behandlung stehen die **existenzielle Bedrohung** und die damit verbundenen Gefühle im Vordergrund. Im Rahmen der psychoonkologischen Interventionen orientiert sich das supportive Vorgehen an aktuellen Belastungen und Schwierigkeiten der Patient*innen.

Oftmals geht es zu Beginn darum, die wesentlichen Bereiche des psychischen Krankheitserlebens, insbesondere die individuelle Bedeutung von realen und subjektiv erlebten Verlusten mit den Patient*innen zu verstehen, anzuerkennen und einer Veränderung durch **Trauerarbeit** zugänglich zu machen. Dies setzt voraus, dass die begleitenden Gefühle von Schmerz, Trauer, Enttäuschung und Wut wahrgenommen und kommuniziert und von Therapeut*innen i. S. eines Containments gehalten und reflektiert werden können (vgl. Söllner 2018a). Damit wird es Patient*innen wieder möglich, eigene verloren geglaubte Fähigkeiten zu nutzen. Bei Problemen mit dem medizinischen Team geht es darum, Beziehungs- und Handlungsfähigkeit zu erhalten. Hilfreich und oft notwendig ist in dieser Behandlungsphase die Einbeziehung von Angehörigen, die durch die veränderte Situation und ihre Anforderungen belastet sind, aber gleichzeitig auch eine wichtige externe Ressource der Patient*innen darstellen. Gemeinsam mit ihnen geht es darum, die Kommunikation innerhalb der Familie zu erleichtern und die Stärken, Fähigkeiten und Gemeinsamkeiten herauszuarbeiten und zu betonen.

Ergänzend bieten sich **angstreduzierende Techniken** wie Entspannungsverfahren, kreative (Musik- und Kunsttherapie) und imaginative Methoden an (➢ Kap. 41). Die Arbeit mit Bildern, Träumen, Mythen oder Märchen bietet kreative Wege, sich der aktuellen Wirklichkeit zu stellen und gleichzeitig durch eine gewisse Distanz den Umgang mit ihr zu erleichtern (Wentzlaff et al. 2007). Durch die Vermittlung leicht anzuwendender Techniken (sog. **Mini-Interventionen**) wie Entspannung oder geleitete Imagination kann Patient*innen ein Hilfsmittel (z. B. bei belastenden Behandlungen wie der Chemotherapie) zur Verfügung gestellt werden. Diese verringern nicht nur situative Angst und gedrückte Stimmung, sondern erleichtern auch belastende Behandlungsprozeduren (z. B. Bestrahlung mit Gesichtsmaske) und vermindern Nebenwirkungen der Tumorbehandlung, vor allem Übelkeit und Schmerzen.

> Die Selbstwirksamkeit von Patient*innen wird erhöht, wenn sie die Erfahrung machen, dass sie selbst aktiv gegen behandlungsbedingte Beschwerden angehen und ihr Wohlbefinden verbessern können. Diese niedrigschwelligen symptomorientierten Verfahren können auch durch geschultes Personal (z. B. Pflegepersonal) angeboten werden.

Nach Abschluss der Primärbehandlung und Nachsorge

Für die Psychotherapie mit Krebskranken ist es wichtig, das Thema der existenziellen Bedrohung und die realen Auswirkungen von Krankheit und Behandlung in somatischer, psychischer und sozialer Hinsicht aufzugreifen, die Fragen nach der persönlichen Bedeutung der Erkrankung und ihrem Zusammenhang mit Sinnfragen im Leben aufzugreifen, die etwaige zeitliche Begrenztheit des Lebens und die mit der Erkrankung einhergehenden körperlichen Einschränkungen zu berücksichtigen sowie soziale und personale Ressourcen aktiv zu mobilisieren und zu nutzen (Söllner 2018b).

Spezielle manualisierte Interventionen für Krebspatient*innen werden i. d. R. im Rahmen von Forschungsprojekten entwickelt. Strukturierte **edukativ-supportive Kurzzeittherapien** existieren u. a. für Patientinnen mit Brustkrebs (Andersen et al. 2004; Weis und Domann 2006), Melanom (Fawzy et al. 1993; Trask et al. 2003), Prostatakrebs (Penedo et al. 2004) oder für gemischte Gruppen von Krebspatienten (Jacobsen und Jim 2008). Sie verbinden Informationen mit kognitiven Orientierungshilfen, Bewältigungs- und Problemlösestrategien und Entspannung/Imagination zur Stressreduktion.

Die **supportiv-expressive Gruppentherapie** (SET, Reuter und Spiegel 2015) kombiniert einen unterstützenden Ansatz mit Methoden, die Wahrnehmung und Ausdruck von Gefühlen fördern, und nutzt als Gruppentherapie die gegenseitige Unterstützung der Teilnehmenden. Die SET nach Luborsky wurde erfolgreich bei Patientinnen mit Brustkrebs im Einzelsetting eingesetzt (Beutel et al. 2014, 2015).

Verschiedene Formen von kognitiver Verhaltenstherapie (KVT) wie z. B. die **adjuvante Psychotherapie** (Greer und Moorey 1997) und die **Problemlösetherapie** (Nezu et al. 2003) wurden an die spezifischen Bedürfnisse von Krebspatienten angepasst. Daneben finden sich adaptierte Verfahren für spezifische Problembereiche, z. B. Progredienzangst (Herschbach et al. 2010).

Für Patient*innen mit fortgeschrittenen Krebserkrankungen wurden Interventionen entwickelt, welche die Aufrechterhaltung des Lebenssinns (**Meaning-Centered Group Psychotherapy,** MCGP; Breitbart et al. 2015) oder die Wertschätzung der eigenen Lebensgeschichte (**Dignity-Therapie,** Chochinov et al. 2011) zum Fokus haben.

Außerhalb von Forschungsprojekten erfolgt der Einsatz verschiedener Methoden i. d. R. pragmatisch. Sie werden oft um Entspannung und Imagination erweitert (Söllner et al. 2002; Frick et al. 2008). Patienten profitieren davon, wenn Angehörige in die Behandlung einbezogen werden (Northhouse et al. 2007; McLean et al. 2008).

Psychoonkologische Interventionen und ihre Evidenz

Basale Unterstützung, therapeutische Beziehung, patientenzentrierte Kommunikation

Die Beziehung zwischen Patient*innen und Behandler*innen spielt im Kontext der onkologischen Behandlung eine herausragende Rolle. Die psychotherapeutische/-onkologische Behandlung Krebskranker erfordert nicht nur eine hohe spezifische Kompetenz, sondern konfrontiert die Behandler*innen auch mit eigenen Ängsten vor Krankheit, Tod, Alleinsein, Siechtum und den Grenzen einer Psychotherapie (➤ Kap. 41). So überrascht es nicht, dass Schwarz et al. (2006) in einer Untersuchung mit ambulanten Psychotherapeut*innen auf erhebliche Vorbehalte gegenüber der Arbeit mit Krebskranken gestoßen sind.

Der primäre Fokus und letztlich auch die Hoffnung der Betroffenen liegen in der onkologischen Behandlung. Das konkret Faktische (Meerwein 1981) steht damit im Vordergrund, und es gilt, die körperlichen Belastungen und Veränderungen, die den psychotherapeutischen Spielraum begrenzen können (z. B. Schmerzen, Fatigue, kognitive Einbußen), ernst zu nehmen und mit den Patient*innen zu reflektieren und die Möglichkeiten somatischer Therapie zur Symptomlinderung auszuschöpfen (z. B. psychopharmakologische Behandlung). Die psychotherapeutische Auseinandersetzung mit dem beschädigten Körperbild ist eine wesentliche Voraussetzung für die Chance der narzisstischen Restitution.

Die frühzeitige Beachtung und ggf. Förderung einer tragfähigen positiven Beziehung dient als Basis der therapeutischen Arbeit und wirkt zugleich der Demoralisierung, Hilflosigkeit und Hoffnungslosigkeit gerade bei ungünstigen chronischen Krankheitsverläufen entgegen.

Weis (2010) sieht die Aufgabe der Psychoonkologie primär im supportiven Bereich. Hier geht es um psychische Stabilisierung, Hilfe bei der Krankheitsverarbeitung und Folgeproblemen zur Verminderung von Angst und Hilflosigkeit. Die Therapeut*innen als sog. Hilfs-Ich stützen das bedrohte Ich der Patient*innen und ihre Bewältigungs- und Abwehrmechanismen. Hilfreich können Maßnahmen zur Verminderung körperlicher Beschwerden (z. B. durch Entspannung oder Meditation; Spiegel et al. 1981) sein. Wesentlicher Teil der emotionalen Unterstützung ist, den Patient*innen die Möglichkeit zu geben, Emotionen zu spüren und auszudrücken, was z. B. in einer stark belasteten familiären Situation und im medizinischen Kontext oft nicht möglich ist (Spiegel et al. 1981). **Stützende Interventionen** sind in akuten Belastungssituationen, bei schwerer Krankheit und Traumatisierung wesentlich; zur persönlichen Entwicklung angesichts der Konfrontation mit der „Krise Krebs" können aber auch deutende (expressive) Interventionen sehr hilfreich sein, die Verbindungen mit ungelösten biografischen oder zwischenmenschlichen Konfliktthemen herstellen.

Aufgrund der begrenzten Zeitperspektive und der hohen Beanspruchung durch die Konfrontation mit potenziell lebensbedrohlichen Erkrankungen ist es sinnvoll, fokussiert und im Hier und Jetzt zu arbeiten. Die Trauer über die zeitliche Begrenztheit der Therapie kann in der Übertragung zu Therapeut*innen als Modell dienen, die Trauer über Verluste und Einbußen, letztlich auch die durch die Krankheit begrenzte Lebenszeit durchzuarbeiten.

Entsprechend den Konzepten der Übertragung und Gegenübertragung wird aus psychodynamischer Sicht angenommen, dass sich Beziehungs- und Erlebensmuster der Patient*innen auch in der therapeutischen Situation abbilden. Diese eröffnen einen unmittelbaren Zugang zu inneren Konflikten im Hier und Jetzt, wenn sie von Therapeut*innen benannt oder gedeutet werden. So können z. B. Heilungserwartungen an die Psychotherapeut*innen wichtige Hinweise auf Übertragungsangebote geben, in der Patient*innen eine passive, hilflose Rolle einnehmen und die Therapeut*innen als mächtige, schutzgebende Elternfiguren fantasiert werden. Wichtig erscheint hier, solch „magische Heilserwartungen" einerseits nicht vorschnell zurückzuweisen (Krebskranke fühlen sich dann evtl. allein gelassen), sie aber andererseits auch nicht unkritisch zu übernehmen, sondern sie i. S. des Containments zu halten (Söllner 2018a). Dementsprechend sind gegenüber Krebskranken häufig beschriebene emotionale Reaktionen von Therapeut*innen (z. B. ängstliche Vermeidung der existenziellen Bedrohung) darauf zu prüfen, inwieweit sie genuine Gegenübertragungen auf Übertragungsangebote des Kranken oder eigene Schwierigkeiten der Therapeut*innen signalisieren.

Patientenzentrierte Kommunikation schließt eine partizipative Entscheidungsfindung ein und trägt zur Verbesserung u. a. von Informiertheit, Lebensqualität, Zufriedenheit, Selbstwirksamkeit und Befinden bei (Kashaf und McGill 2015; Howick et al. 2018; Tsvitman et al. 2021).

PRAXISTIPP

Die Förderung und die Schulung kommunikativer Kompetenzen ist mittlerweile fest in den Anforderungen an zertifizierte Zentren verankert (OnkoZert; http://www.onkozert.de/). Berufsbegleitende Supervision und Schulung der kommunikativen Kompetenzen verbessern die patientenzentrierte Kommunikation und tragen dazu bei, die eigene berufliche Belastung zu verringern (z. B. Epstein et al. 2017).

Entspannungsverfahren und Imaginative Verfahren

Entspannungsverfahren können nach Einübung unter Anleitung von Patient*innen in Eigenregie durchgeführt werden (➤ Kap. 42). Damit haben sie als wichtige Ressource und Werkzeug eine niedrigschwellige Methode zur Verfügung, z. B. um Nebenwirkungen während der Chemotherapie zu vermindern. Verfahren wie progressive Muskelrelaxation zeigten mittelgroße Effekte bei der kurzfristigen Reduktion von Übelkeit und Angst. Bezüglich der Angst ist die Reduktion mittel- (bis 6 Monate) bis langfristig größer. Kleine Effekte finden sich kurzfristig bei psychischer Belastung und Depressivität, wohingegen die Wirksamkeit bzgl. Lebensqualität kurzfristig klein bis mittelgroß, mittelfristig sogar groß ist (Faller et al. 2013).

Auch für die Anwendung von Yoga, das von Patient*innen gern praktiziert wird, findet sich Evidenz hinsichtlich der Verbesserung von Lebensqualität, Fatigue, Schlafstörungen sowie Angst und Depression (Cramer et al. 2017).

Psychoedukation

Psychoedukative Interventionen/Patientenschulungen (➤ Kap. 38) decken als manualisierte, multimodale, interaktive Interventionen breite Themenbereiche ab: Krankheitsinformation, Gesundheitsverhalten, Stressmanagement, Krankheitsbewältigung, psychosoziale Unterstützung (Fawzy und Fawzy 1994; Ströbl et al. 2007).

Hinsichtlich der Wirksamkeit in Bezug auf Verbesserungen der psychischen Belastung, Lebensqualität, Angst, Depressivität ergeben sich kurzfristig und mittel- bzw. langfristig meist kleine signifikante Effekte (Faller et al. 2013).

Psychoonkologische E-Health-Interventionen

Digitale Angebote helfen, Lücken in der psychoonkologischen Versorgung von Krebspatient*innen zu schließen. Mit der Digitalisierung finden eine Diversifizierung und Ergänzung des psychoonkologischen Angebots statt. Online-Interventionen ermöglichen niedrigschwellige Zugänglichkeit, Anonymität sowie örtliche und zeitliche Flexibilität (➤ Kap. 44) So stehen Behandler*innen z. B. immer mehr digitale Gesundheitsanwendungen (DiGAs) zur Verfügung, die sie ihren Patient*innen verschreiben können. Allerdings ist die Inanspruchnahme von digitalen Anwendungen, wenn sie während der onkologischen Akutbehandlung angeboten wird, eher gering (Tsiouris et al. 2023). Bei den bestehenden psychoonkologischen Interventionen im deutschsprachigen Raum handelt es sich vorrangig um Interventionen ohne therapeutische Anleitung, die auf dem Prinzip der Selbsthilfe basieren und auf z. B. Stressmanagement, Verhaltensaktivierung, Emotionsfokussierung und achtsamkeitsbasierte Techniken zurückgreifen (Urech et al. 2018; Ringwald et al. 2019; Tsiouris et al. 2021; Bäuerle et al. 2022). Für die Behandlung von Krebsüberlebenden haben sich E-Health-Interventionen im Hinblick auf krebsassoziierte Fatigue als wirksam erwiesen (Huang et al. 2020), insbesondere, wenn sie therapeutengeleitet waren (Seiler et al. 2017). Bei Patientinnen mit gynäkologischen Tumoren konnte im Rahmen von Online-Interventionen eine Verbesserung von Lebensqualität und Körperbild gefunden werden (Lin et al. 2020); bei kolorektalen Tumoren ergab sich eine Reduktion von Angst, Depressivität und Distress (Wan et al. 2022). Eine Pilotstudie mit einer transdiagnostischen kognitiv-behavioralen Intervention konnte erfolgversprechende Ergebnisse hinsichtlich der Verbesserung von Emotionsregulation, Angst und Depression zeigen (Smith et al. 2022).

Psychotherapeutische Interventionen

Psychotherapeutische Interventionen im Einzel- und Gruppensetting

Im Rahmen der Erstellung der S3-Leitlinie Psychoonkologie (DKG 2023) erfolgte eine umfassende Metaanalyse von 55 Studien mit insgesamt 6.820 Patient*innen, die mit einer psychotherapeutischen Einzelintervention behandelt wurden (Faller et al. 2013). Bei den Interventionen handelte es sich zum Großteil um KVT (81 %) und zu einem geringeren Anteil um supportiv-expressive (psychodynamische) Therapie (9 %) und andere Therapieverfahren (11 %). Es ergaben sich kurzfristig (bis Ende der Intervention) mittelgroße Effekte für die Verbesserung psychischer Belastung, gesundheitsbezogener Lebensqualität, Angst, Depressivität und körperlicher Beschwerden, die z. T. mit abgeschwächten Effekten auch mittelfristig (≤ 6 Monate) bzw. für Lebensqualität sogar langfristig (> 6 Monate) aufrechterhalten werden konnten.

In die Analyse der psychotherapeutischen Gruppeninterventionen gingen die Daten von insgesamt 5.428 Patienten aus 42 Studien ein. Hier waren 51 % der Interventionen kognitiv-verhaltenstherapeutisch, 36 % supportiv-expressiv (psychodynamisch) und 14 % sonstige. Gruppeninterventionen zeigten für psychische Belastung kurz- und langfristig einen kleinen Effekt. Für gesundheitsbezogene Lebensqualität konnte kurzfristig ebenfalls ein kleiner Effekt, für Angst und Depressivität kurzfristig mittelgroße Effekte gezeigt werden, die –abgeschwächt– längerfristig aufrechterhalten wurden.

Die Wirksamkeit psychotherapeutischer Interventionen (kognitiv-verhaltenstherapeutisch) auf Progredienzangst wurde in einer Metaanalyse von Tauber et al. (2019) untersucht. Über alle 23 Studien wurden kleine kurzfristige Effekte vor allem im Gruppenformat gefunden. Eine Reihe neuerer Metaanalysen spiegelt das zunehmend breite Spektrum psychotherapeutischer Interventionen und Zielgrößen wie z. B. Hoffnungslosigkeit, zeigt aber auch die nach wie vor bestehenden methodischen Limitationen der Studien (Bauereiß et al. 2018; Hoppen und Morina 2021; Luo et al. 2022).

Psychotherapeutische Paar- und Familieninterventionen

Da die Krebserkrankung auch für Angehörige eine erhebliche Herausforderung darstellt (Girgis et al. 2013), spielen Interventionen, welche die Familie mit einbeziehen, eine wichtige Rolle (Zimmermann 2022).

Für die Wirksamkeit von psychotherapeutischen Interventionen für Paare ergaben sich in der Analyse von Faller et al. (2013) kurzfristig kleine Effekte bzgl. einer Verbesserung der psychischen Belastung, in Bezug auf gesundheitsbezogene Lebensqualität, Angst, Depressivität und körperliche Beschwerden dagegen keine Veränderungen. Erste ermutigende Verbesserungen von Depression und Lebensqualität von Pflegepersonen von Patienten mit fortgeschrittenen Krebserkrankungen beruhten auf qualitativ als gering eingestuften Studien (Lee et al. 2021).

Spezifische psychoonkologische Interventionen in der Palliativphase
In der palliativen Versorgung spielen vor allem existenzialistische psychotherapeutische Interventionen eine große Rolle (z. B. Managing Cancer and Living Meaningfully, CALM), die psychodynamische Wurzeln haben (Terao und Satoh 2022; ➤ Kap. 87). Eine Metaanalyse, die lediglich die Subgruppe der fortgeschrittenen, palliativen Behandlungen aus 12 Studien einschloss, berichtete mittlere Effektstärken bzgl. der Depressivität, wobei die Studienqualität als eher gering eingestuft wurde (Okuyama et al. 2017). In dieser Analyse waren die Effektstärken für Einzel- und Gruppeninterventionen vergleichbar.

Psychosoziale Beratung

Psychosoziale Beratung ist multimethodal und dient dazu, die Bewältigungskompetenz im Umgang mit psychosozialen Problemen und Belastungen zu fördern und sozialstaatliche Hilfen zu erschließen. Durch problembezogene Hilfestellung (z. B. Entlastung, Stabilisierung, Unterstützung bei Problemlösung, instrumentelle Hilfe) und Aktivierung von Ressourcen sollen krankheitsbedingte psychosoziale Belastungen reduziert und die Entstehung bzw. Chronifizierung von psychischen Störungen verhindert werden.

Psychosoziale Beratung wird stationär (z. B. Klinik) und ambulant (z. B. Krebsberatungsstellen) von verschiedenen Berufsgruppen (Psycholog*innen, Sozialarbeiter*innen, Pädagog*innen, Ärzt*innen) angeboten. Soziale (z. B. sozialrechtliche Fragestellungen) und psychologische Inhalte (bei psychischen Belastungen) können Themenbereiche der Beratung sein. Bei sozialer oder sozialrechtlicher Schwerpunktsetzung sind die Inhalte der Beratung i. d. R. soziale Unterstützung, gesellschaftliche Teilhabe, berufliche Integration oder Erschließung und Koordination von Versorgungsleistungen. Die Gesprächstechnik ist personenzentriert, Psychoedukation, Kriseninterventionen oder symptomorientierte Interventionen spielen eine wichtige Rolle. Bei Verdacht auf eine psychische Störung werden die Patient*innen an qualifizierte Psychotherapeut*innen oder Psychiater*innen verwiesen.

❚❚ Psychosoziale Beratung soll grundsätzlich niederschwellig, leicht zugänglich und kurzfristig verfügbar sein. Sie sollte außerdem bedarfsgerecht, möglichst frühzeitig und in allen Phasen der Erkrankung angeboten werden. ❚❚

Bezüglich der Evidenz psychosozialer Krebsberatungszentren legen die vorhandenen Studien Verbesserungen im Wohlbefinden nahe, wenngleich die Qualität der in eine Metaanalyse eingeschlossenen Studien insgesamt eher gering ist (Lingens et al. 2021).

Künstlerische Therapien

Musik-, Kunst-, Tanztherapie u. a. werden von der Bundesarbeitsgemeinschaft Künstlerische Therapien (BAG-KT) als Künstlerische Therapien zusammengefasst (➤ Kap. 43). Diese Therapieformen nutzen primär nichtsprachliche Ausdrucksformen. Künstlerische Therapien können während des gesamten Krankheitsverlaufs und in verschiedenen Behandlungssettings (Rehabilitation, ambulante Nachsorge, Akut-, Palliativ- und Hospizversorgung) als begleitende Therapien eingesetzt werden (DKG 2023).

Kunsttherapie
Jiang et al. (2020) fanden in ihrer Metaanalyse eine signifikante Reduktion von Angst, Depressivität, Fatigue und Lebensqualität durch Kunsttherapie. Etwas breiter eingeschlossen wurden in die Metaanalyse von Xu et al. (2020) musik-, tanz- und bewegungsbasierte sowie malerische und gestaltende Verfahren. Kunsttherapie erwies sich als effektiv bzgl. Depressivität, nicht jedoch bzgl. Angst.

Zhang et al. (2015) berücksichtigten in ihrer Metaanalyse, die achtsamkeitsbasierte Ansätze einschloss, zwei Studien von Monti et al. (2006, 2013), die achtsamkeitsbasierte-Kunsttherapie untersuchten. In einer Subgruppenanalyse erbrachten die zusammengefassten Ergebnisse signifikante Effekte bzgl. Angst und Depressivität. In einer weiteren Metaanalyse erwies sich achtsamkeitsbasierte Kunsttherapie hinsichtlich der Reduktion von Angst und Depressivität als wirksam (Xunlin et al. 2020).

Musiktherapie
Ein Cochrane Review zur psychologischen und physiologischen Wirkung von Musiktherapie in der Onkologie fand positive Effekte auf Angst, Schmerz, Fatigue und Lebensqualität (Bradt et al. 2016). Weitere Metaanalysen kamen zu dem Schluss, dass Musiktherapie die Lebensqualität von Krebspatient*innen erhöhen, Angst und Schmerz reduzieren und die Stimmung verbessern kann (Bro et al. 2018; Li et al. 2020). Patient*innen mit hämatologischen Krebserkrankungen berichteten eine Verbesserung ihrer Fatigue nach adjuvanter Therapie, wenn sie Musiktherapie erhielten (Qi et al. 2021).

Tanz- und Bewegungstherapie
Für die Tanztherapie liegt ein Cochrane Review vor, das drei Studien mit insgesamt 207 Teilnehmer*innen einschloss (Bradt et al. 2015). Aus der Metaanalyse lässt sich keine Wirksamkeit auf Depressivität, Stress, Angst, Fatigue, Körperbild ableiten, wenngleich in Einzelstudien Hinweise für eine Verbesserung von Lebensqualität, Somatisierung und Kraft vorlagen. Insgesamt wurden die Studienlage und die Qualität der Studien als nicht ausreichend für Rückschlüsse auf die Wirksamkeit von Tanz- und Bewegungstherapie bei Krebspatient*innen angesehen.

Psychopharmakotherapie

Zur begleitenden Behandlung ausgeprägter psychischer Beschwerden (Angst, Depression, delirante Zustände), insbesondere während der kurativen oder palliativen onkologischen Therapie, ist der Einsatz von Psychopharmaka häufig sinnvoll. Hier sollte störungsbezogen eine Orientierung an den bestehenden Leitlinien erfolgen (http://www.awmf.org/leitlinien/aktuelle-leitlinien.html).

❚❚ Die Verordnung von Psychopharmaka muss immer in eine vertrauensvolle Arzt-Patient-Beziehung „eingebettet" sein und sollte niemals unkritisch oder gar „reflexhaft" beim Auftreten von Angst oder Depressivität erfolgen. Es ist eine enge Kooperation zwischen den behandelnden Ärzt*innen, Psychoonkolog*innen und Pflegenden notwendig und die Indikation für psychotherapeutische Maßnahmen sollte immer bedacht werden (Söllner und Keller 2016).

Während die S3-Leitlinie Angststörung (DGPM 2021) eine klare Position gegen die Verordnung von **Benzodiazepinen** einnimmt (➤ Kap. 46), ist in Ausnahmefällen (z. B. heftige Angstzustände in palliativer Situation oder während eingreifender therapeutischer Maßnahmen) ein zeitlich befristeter Einsatz unter Abwägung einer möglichen Abhängigkeit und Nutzen möglich. Zur Behandlung von Angststörungen und (schweren) Depressionen sollten **SSRI** mit schwächeren Interaktionen mit anderen Medikamenten (z. B. Citalopram, Escitalopram, Sertralin) insbesondere bei älteren Patient*innen mit komorbiden Erkrankungen bevorzugt erwogen werden. Für Paroxetin, Fluoxetin und Mianserin finden sich Hinweise zur Verbesserung der depressiven Symptomatik bei Krebspatient*innen (Riblet et al. 2014). Insgesamt sind die Anzahl der RCTs zur Überprüfung der Wirksamkeit und ihre Qualität gering (Ostuzzi et al. 2018), sodass bei der Auswahl der antidepressiven Substanz der klinischen Erfahrung der Behandler*innen eine besondere Rolle zukommt. Die Behandlung von Krebskranken mit Psychopharmaka folgt den Leitlinien für die jeweilige psychische Erkrankung. Zusätzlich sind Nebenwirkungsprofile (z. B. gastrointestinale Nebenwirkungen, Appetitminderung) und Interaktionen von Antidepressiva mit der Schmerzmedikation (Opioide) sowie mit Tamoxifen und anderen Substanzen der Krebstherapie zu beachten (DKG 2023; DGPM 2021).

LITERATURAUSWAHL

Beutel ME, Barthel Y, Haselbacher A, et al. Depressive Störungen bei Krebserkrankungen. Psychodynamische Therapie. Göttingen: Hogrefe 2015.

DKG (Deutsche Krebsgesellschaft e.V.). S3-Leitlinie Psychoonkologische Diagnostik, Beratung und Behandlung von erwachsenen Krebspatient*innen. AWMF-Registernummer 032-051OL. Stand: 31.5.2023; gültig bis: 30.5.2028; https://register.awmf.org/de/leitlinien/detail/032-051OL (letzter Zugriff: 19.4.2024).

Epstein RM, Duberstein PR, Fenton JJ, et al. Effect of a patient-centered communication intervention on oncologist-patient communication, quality of life, and health care utilization in advanced cancer: The VOICE randomized clinical trial. JAMA Oncol 2017; 3(1): 92–100.

Faller H, Schuler M, Richard M, et al. Effects of psychooncological interventions on emotional distress and quality of life in adult cancer patients: Systematic review and meta-analysis. J Clin Oncol 2013; 31(6): 782–793.

Lingens SP, Schulz H, Bleich C. Evaluations of psychosocial cancer support services: A scoping review. PloS One 2021; 16(5): e0251126.

Mehnert A, Hartung TJ, Friedrich M, et al. One in two cancer patients is significantly distressed: Prevalence and indicators of distress. Psychooncology 2018; 27(1): 75–82.

Reuter K, Spiegel D. Psychische Belastungen bei Krebserkrankungen: Gruppentherapie nach dem supportiv-expressiven Ansatz. Göttingen: Hogrefe 2015.

Söllner W. Welche Form der psychodynamischen Therapie für körperlich Kranke: Konfliktzentrierte oder supportive Therapie? In: Söllner W (Hrsg.): Kranker Körper – kranke Seele. Psychotherapie mit körperlich Kranken. Berlin, Heidelberg: Springer 2018b; 39–50.

Walker J, Hobbs H, Wanat M, et al. Implementing collaborative care for major depression in a cancer center: An observational study using mixed-methods. Gen Hosp Psychiatry 2022; 76: 3–15.

Weis J, Brehm F, Hufeld J, et al. Die Aktualisierung der S3-Leitlinie „Psychoonkologische Diagnostik, Beratung und Behandlung von erwachsenen Krebspatienten". Onkologie 2022; 28: 812–817.

KAPITEL

87

Eckhard Frick

Palliativmedizin

Patientengeschichte

Herr T. will noch nicht sterben

Herr T. arbeitet in einem technischen Bereich unseres Klinikums und meldet sich per Mail: Er habe davon gehört, dass ich mich mit Spiritual Care beschäftige, und bittet um einen Termin. Als dieser wenige Tage später stattfindet, erscheint ein sportlicher 51-jähriger Mann, der mich freundlich anlächelt und ohne Umschweife zur Sache kommt: Oberschenkelbruch beim Skifahren, Metastase eines Prostatakarzinoms, das durch Strahlentherapie behandelt wurde. Herr T. unterbricht seinen Bericht und ruft zornig: „Warum bekomme ich so einen Altmänner-Krebs?“ Sein „streng katholisches“ Elternhaus sei „scheinheilig“ gewesen. Die Eltern hätten zwei seiner Schwestern nicht vor dem sexuellen Missbrauch durch einen Bruder des Vaters geschützt. Auch heute werde darüber nicht geredet, um die schöne Fassade einer Familie aufrechtzuhalten, die in einer katholischen Laienbewegung engagiert ist. Er selbst gelte als schwarzes Schaf der Familie, seit er von seiner Frau und der gemeinsamen 8-jährigen Tochter getrennt lebe, sei aus der Kirche ausgetreten. „Das ändert aber nichts daran, dass ich ein spiritueller Mensch bin“, fügt er hinzu und fragt nochmals, nunmehr mit traurig-verzweifelter Stimme: „Warum bekomme ich so einen Altmänner-Krebs? Warum lässt Gott das zu?“ Herr T. klagt über Schmerzen, die er gern loswerden will, weil er möglichst bald wieder „ganz normal“ arbeiten möchte. Seine Hausärztin habe schon einmal das Wort „palliativ“ in den Mund genommen, das sei aber wohl nicht das Richtige für ihn: „Ich will ja noch nicht sterben!“. Ich gebe zu bedenken, dass eine palliativmedizinische Mitbehandlung seiner Schmerzen auf jeden Fall sinnvoll ist und schlage vor, den Kontakt zu einer Palliativstation herzustellen. Dort wird er kurz darauf zur Symptomkontrolle aufgenommen. Bis zu seinem Tod 2 Monate später sehe ich Herrn T. noch acht Mal. Anfangs finden die Termine in meiner Praxis statt, zunächst von der Palliativstation und dann von zu Hause oder von der Arbeit aus. Es ist Herrn T. wichtig, wieder arbeiten zu gehen, und eine Zeitlang gelingt dies auch. In der Folge nehmen seine Beschwerden jedoch so stark zu, dass er wieder auf der Palliativstation aufgenommen werden muss, wo ich ihn besuche. Der letzte Termin dort findet an seinem 52. Geburtstag statt, in einer zugleich wehmütigen, aber auch neugierigen Stimmung. Die Palliativstation hat einen Zugang vom Krankenhaus her, aber auch eine kleine Gartentür, die sich auf den weiten und prachtvollen Schlossplatz hin öffnet. „Ich will noch nicht durch die kleine Tür gehen“, sagt Herr T., „aber ich bin gespannt, wie es auf der anderen Seite ausschaut“. Zwei Tage darauf stirbt er.

87.1 Was ist Palliativmedizin?

Das Wort „palliativ“ kann auf mehreren Bedeutungsebenen gebraucht werden (➤ Tab. 87.1).

Dieses Kapitel befasst sich mit dem Bezug zwischen zwei medizinischen Fachgebieten mit verschiedenen Eigennamen (Palliative vs. Psychosomatische Medizin), mit Beispielen für Bezüge zwischen den zugeordneten Krankheitsbildern (Komorbiditäten), aber auch mit der wechselseitigen Übernahme von Therapieprinzipien (➤ Tab. 87.2).

Tab. 87.1 Bedeutungsebenen des Begriffs „palliativ" (mod. nach Frick 2023)

	Bedeutungsebene	Begriff	Interpretation
1	primär metaphorisch	Palliation als „Bemäntelung"	Verblasste, weitgehend unbewusste Etymologie
2	nominell	Bezeichnung für medizinisches oder Care-Gebiet	Erste Orientierung, Vorannahmen
3	deskriptiv	Therapiebegrenzung	Anzahl, Art, Dosis von Behandlungen werden reduziert
4	intentional	Therapiezielwechsel: Bevorzugung des palliativen gegenüber dem kurativen Ansatz	Gegensatz: Übertherapie, „futility"
5	normativ	Verpflichtung durch Patientenwillen, Recht, Ethik, Leitlinien, Autorität, Ökonomie	Komplexer Sollensanspruch mit vielfältigen Quellen
6	sekundär metaphorisch	„palliativ" umgangssprachlich, evtl. nur nominell (→ 2)	**Cave:** Metaphorik kann auf die Medizin zurückwirken!

Tab. 87.2 Palliativ- und Psychosomatische Medizin und Psychotherapie (PMPT) (mod. nach Frick 2023)

Modus		Konstellation	Klinik
1	integrativ	Palliativ-Psychotherapie innerhalb von Palliative Care	Angst, Depression, Demoralisierungssyndrom
2	PMPT palliativ	Palliative Situation innerhalb der PMPT	Lebensende bei schwerer Depression
3	Komorbidität palliativ	Palliative Situation innerhalb der PMPT und schwere somatische Erkrankung	Lebensende bei schwerer Depression und Tumorleiden
4	Therapiezielwechsel bei psychischer Erkrankung	Kurativ → palliativ	Ist der Therapiezielwechsel ein mögliches Modell innerhalb der PMPT?

„Palliativversorgung ist ein Ansatz, der die Lebensqualität von Patienten und deren Familien verbessert, die mit Problemen im Zusammenhang einer lebensbedrohenden Erkrankung konfrontiert sind, und zwar mittels Prävention und Linderung von Leiden durch frühzeitiges Erkennen und umfassende Erfassung sowie durch die Behandlung von Schmerz und anderen Problemen im körperlichen, psychosozialen und spirituellen Bereich."

World Health Organization (2002, Übersetzung: Radbruch und Payne 2011)

Die englischsprachige Originaldefinition von „Palliative Care" wird hier übersetzt mit „Palliativversorgung". Beide Begriffe werden einerseits im deutschen Sprachraum synonym mit „Palliativmedizin" gebraucht. Andererseits werden die Medizinalisierung des Sterbens und die ärztliche Dominanz in der Palliativ*medizin* kritisiert (Radbruch und Payne 2011; Pastrana et al. 2008), die im engen, auf die medizinische Professionalität eingeengten Sprachgebrauch zum Ausdruck kommt, z. B. in den gültigen ärztlichen Weiterbildungsordnungen.

„Die Zusatz-Weiterbildung Palliativmedizin umfasst die Behandlung und Begleitung von Patienten mit einer inkurablen, weit fortgeschrittenen und fortschreitenden Erkrankung mit dem Ziel, unter Einbeziehung des sozialen Umfeldes die bestmögliche Lebensqualität zu erreichen und sicherzustellen."

BLÄK (o. J.).

Die Weiterbildungsordnungen für Palliativmedizin betonen sowohl die Zusammenarbeit im interprofessionellen Team als auch die von der WHO geforderte Berücksichtigung physischer, psychosozialer und spiritueller Aspekte. Für diesen inhaltlich holistischen und interprofessionellen Ansatz hat sich auch im deutschen Sprachraum der Container-Begriff „Palliative Care" eingebürgert, der nicht nur Palliativmedizin und deren klinische Institutionen umfasst, sondern auch stationäre Hospize und ambulante Dienste, in denen Medizin und Psychotherapie, Pflege, Soziale Arbeit, Seelsorge und andere beteiligte Berufsgruppen sowie ehrenamtliche Dienste zusammenarbeiten.

Mögliche Interaktionen von Palliativ- und Psychosomatischer Medizin nennt ➤ Tab. 87.2.

Am häufigsten ist die integrative Interaktion (1): Mitwirkung der Psychosomatischen Medizin und Psychotherapie (PMPT) an der Versorgung von Palliativpatientinnen und -patienten innerhalb des Palliativteams oder im Konsiliar-Liaison-Dienst. Selten kommt es zu palliativen Situationen innerhalb der PMPT (2) oder zur Komorbidität einer schweren, tödlich verlaufenden psychischen Erkrankung und eines ebenfalls schweren palliativen Krankheitsbildes (3). Schließlich stellt sich die Frage, ob es innerhalb der PMPT und ohne Vorliegen eines üblichen palliativen Krankheitsbildes (z. B. Tumorleiden oder degenerative neurologische Erkrankung) zum palliativen Therapiezielwechsel kommen kann (➤ Kap. 87.3.6).

87.2 Interdisziplinäre Diagnostik und Indikationsstellung

Häufig folgt die Integration psychosomatischer Aspekte in gängige medizinische Modelle immer noch einer Add-on-Logik, die relevante psychosoziale Krankheitsaspekte zu den nach wie vor relevanten mechanistisch-biologischen Faktoren getrennt hinzutreten lässt. Dies führt gelegentlich zu Sonntagsreden, wodurch die psychosomatischen Aspekte rhetorisch betont, in der Praxis jedoch verleugnet werden. Henningsens Bestandsaufnahme der gegenwärtigen Psychosomatischen Medizin gilt uneingeschränkt auch für die Palliativmedizin: Auch hier besteht die Gefahr einer Add-on-Logik, nach der die psychosozialen und spirituellen Module unverbunden an die **Dritte-Person-Perspektive** der mechanistischen Medizin angeheftet werden. Dabei geht verloren, dass alle Bereiche des subjektiven Erlebens – eben auch das Spüren am eigenen Leib – zunächst einmal subjektive Tatsachen beschreiben, die nur Betroffenen selbst zur Verfügung stehen und durch die Übersetzung in objektive Tatsachen (z. B. Fragebogen-Scores oder Indikatoren sozialer Einbettung) ihre Individualität einbüßen. Auch in der Palliativmedizin gibt es Sonntagsreden – gerade, was die spirituelle Dimension angeht – ohne klinische Relevanz und Bereitschaft zur Implementierung.

Die große Aufgabe für die Palliativmedizin liegt darin, sich neben den objektivierbaren Befunden aus der beobachtenden Dritte-Person-Perspektive auf die je eigenen Erlebensweisen von Betroffenen einzulassen. Wenn es dann noch gelingt, der Offenheit von Betroffenen mit einer Offenheit als Fachperson zu begegnen, die aufmerksam beachtet, was in ihrem Innern und mit ihr geschieht, kann die Einnahme einer **Zweite-Person-Perspektive** gelingen und eine unmittelbare Begegnung zweier Personen ermöglicht werden. Inwieweit Letzteres in der Praxis verwirklicht wird, lässt sich gut am Stil von klinischen Visiten und Fallbesprechungen ablesen. Zweite-Person-Perspektive bedeutet zunächst Einholen der **Erste-Person-Perspektive** des kranken oder sterbenden Menschen: Die Stationsärztin oder die zuständige Pflegekraft eröffnet den Visitendialog durch Zuhören auf Augenhöhe, drückt durch Platznehmen auf einem Stuhl aus, dass für diese Mitteilung von Beschwerden, Bedürfnissen und Fragen jetzt Zeit zur Verfügung steht. Erst danach werden medizinische und pflegerische Fakten ebenso wie psychosoziale und spirituelle Aspekte von anderen Teammitgliedern eingebracht und, wenn möglich, mit der Patientin oder dem Patienten besprochen.

Interdisziplinäre Diagnostik und Indikationsstellung läuft nach dem durch Viktor von Weizsäcker als **„Drehtürprinzip"** bezeichneten Wechsel zwischen dem Objektivieren klinischer Befunde einerseits und dem verstehenden intersubjektiven Dialog andererseits ab. Die „Drehtür" verbindet beide Bereiche, trennt sie jedoch auch: Weder lässt sich der Wunsch des Patienten, z. B. nach Schmerzmedikation, Mundsorge, Kunst- oder Musiktherapie, evidenzbasiert aus Befunden ableiten, noch lassen sich alle vorgeschlagenen Interventionen evaluieren. Andererseits, auf der Ebene des intersubjektiven Dialogs, wird eine qualifizierte medizinisch-pflegerische Behandlung *auch* als zwischenmenschliche Beziehung, als therapeutische Zuwendung erlebt.

Psychotherapeuten kennen die Erfahrung, dass der Kontakt zum Patienten „abreißt", sei es in der Dissoziation im Rahmen einer Traumafolgestörung, bei einer Alkoholintoxikation oder im depressiven Rückzug. Die gestörte therapeutische Beziehung kann beim Helfer Ratlosigkeit auslösen oder das Umschalten auf die Dritte-Person-Perspektive, z. B. durch Beschreiben und Klassifizieren oder durch Medikamentengabe. Im palliativen Kontext hat das Abreißen der therapeutischen Beziehung das eigene Gepräge des „Aussteigens" einer Patientin wie in der folgenden von Yvonne Petersen berichteten Vignette:

> *„In meinem üblichen Rhythmus komme ich vier Tage später auf Station und höre vom Stationsarzt, dass sie in der Folgenacht bettflüchtig, sehr unruhig und verwirrt gewesen sei. Sie habe sehr ängstlich gewirkt. Das Behandlungsteam spricht in solchen Fällen davon, dass die Patientin oder der Patient ‚aussteigt'. Der hinzugezogene Psychiater diagnostiziert eine Psychose und behandelt dementsprechend mit Psychopharmaka. Vom Team erfahre ich, sie sei jetzt ruhiger. Bei meinem Besuch wirkt sie schläfrig, erkennt mich nicht. Beim nächsten Termin geht es ihr auf Nachfrage im Team besser, sie sei aber sehr labil und vor allem nachts ängstlich. Ich entscheide, derzeit kein Gespräch mehr zu führen."*
>
> Frick und Petersen (2018, S. 182)

Die ärztliche Psychotherapeutin hat einen anderen Besuchsrhythmus als die übrigen Mitglieder des Behandlungsteams. Sie stimmt ihre Frequenz auf das Befinden der Patientin ab und kann Besuche zurückstellen, wenn, motiviert durch das „Aussteigen" der Patientin, der Psychiater diagnostisch und therapeutisch auf den Plan tritt. Systemisch gesehen nimmt das Team nun eher eine Dritte- als eine Zweite-Person-Perspektive ein.

Zur palliativen Professionalität gehört es jedoch, die Zweite-Person-Perspektive nie ganz aufzugeben, d. h., bei fehlender, erschwerter oder schwacher Kommunikation der Patienten dialogbereit zu bleiben und ggf. wieder auf das Überwiegen des Dialogs „umzuschalten". Was in der deskriptiven Psychopathologie als psychotische Dekompensation diagnostiziert wird, kann psychodynamisch als Versuch verstanden werden, mit der unerträglichen Realität umzugehen.

Psychosomatische und spirituelle Belastung („Distress") des Sterbenden, die sich als „Aussteigen", Schmerzen, Atemnot, Angst, Psychose, Delir oder Dissoziation äußert, kann in der Gegenübertragung Ratlosigkeit und Schuldgefühle auslösen, da die Rückkopplung durch die Erste-Person-Perspektive des Patienten fehlt und, juristisch gesprochen, nur mehr sein mutmaßlicher Wille bleibt.

Palliativmedizinisch Tätige sind mit den therapeutischen und zwischenmenschlichen Aspekten des Aussteigens vertraut. Sie kennen auch das „Zurückkehren" wie z. B. bei der beschriebenen „ausgestiegenen" Patientin, das Wiederanknüpfen an die therapeutische Interaktion ebenso wie den (partiell reversiblen) Rückzug in die terminale Sedierung oder in den freiwilligen Nahrungsverzicht. Zur therapeutischen Haltung der **Abschiedlichkeit** gehören aber auch die Auseinandersetzung mit Sterbewünschen der Patienten und mit dem nicht mehr reversiblen Übergang in komatöse Zustände.

Schließlich lässt sich auch der **Tod als definitives Aussteigen** verstehen, das ständig als möglicher klinischer Verlauf präsent ist, in Situationen des Aussteigens jedoch deutlicher vor Augen steht. In der Totenfürsorge wird sich wieder die Dritte-Person-Perspektive in den Vordergrund schieben. Weil aber die therapeutische Beziehung nachwirkt, möglicherweise verstärkt durch die beginnende Trauerarbeit der Angehörigen, wird es auch dann noch um Präsenz gehen. Die Fürsorge für die verstorbene Person, die Berührung, das Singen von Liedern, das Weinen sind in der Zweiten-Person-Perspektive angesiedelt. Juristisch gilt: Persönlichkeitsrechte wirken testamentarisch über den Tod hinaus. Auf der Beziehungsebene gilt: Der Leichnam wird nicht nur als Sache behandelt und „entsorgt", sondern als der vertraute Mensch, dem sich die Trauernden zuwenden.

87.3 Komorbiditäten

87.3.1 Delir und verwandte Syndrome

Unter **Delir** versteht die ICD-11 *„ein ätiologisch unspezifisches hirnorganisches Syndrom, das charakterisiert ist durch gleichzeitig bestehende Störungen des Bewusstseins einerseits und mindestens zwei der nachfolgend genannten Störungen andererseits: Störungen der Aufmerksamkeit, der Wahrnehmung, des Denkens, des Gedächtnisses, der Psychomotorik, der Emotionalität oder des Schlaf-Wach-Rhythmus. Die Dauer ist sehr unterschiedlich und der Schweregrad reicht von leicht bis zu sehr schwer."*

Der lat. Begriff „de lira" („lira": Furche, Spur; „de": von, aus) beschreibt somit einen Patienten, der gewissermaßen „aus der Spur" geraten, „ausgestiegen" ist. Die „terminale Unruhe" des **hyperaktiven Delirs** kann neben motorischen Symptomen (Grimassieren, Myoklonien, Nesteln, Ausziehen der Kleidung) auch psychische „Rastlosigkeit" (Ängste, Panik, gestörter Schlaf-Wach-Zyklus) beinhalten. Die **„hypoaktive" Erscheinungsform** hingegen ist durch eine verminderte Spontanmotorik und reduzierte Sprachproduktion gekennzeichnet. Das Delir lässt sich recht zuverlässig mit einer einzigen Frage an die Angehörigen diagnostizieren: „Glauben Sie, dass XY stärker verwirrt ist als früher?" (Anneser 2023).

Die Pathogenese des Delirs am Lebensende ist vielfältig und im wahrsten Sinne des Wortes „psychosomatisch": Neben metabolischen, inflammatorischen und tumorbedingten Faktoren spielen „iatrogene" und umweltbezogene Einflüsse eine Rolle, z. B. (Über-)Medikation, Warten in der Notaufnahme, Fixierung, Blasenkatheterisierung.

Das Auftreten eines Delirs am Lebensende kann ein Signum mali ominis sein; es belastet das Personal und die Angehörigen. Umgekehrt verbessert sich die Prognose, wenn sich das Delir zurückbildet. Zusammenfassend lässt sich feststellen, dass in Prävention, Pathogenese und Behandlung die psychischen und somatischen Aspekte des Delirs untrennbar miteinander verbunden sind.

Erwähnenswert sind psychiatrische/psychosomatische Komorbiditäten und Risikofaktoren für das Auftreten eines Delirs am Lebensende, insbesondere die Demenz und die posttraumatische Belastungsstörung. Belastende Lebensereignisse können sich im Kontext des „Aussteigens" aufdrängen, in dem psychotherapeutische Interventionen erschwert oder unmöglich erscheinen. Oft werden die Inhalte von den Patientinnen und Patienten verdichtet, angstbesetzt und inkohärent geschildert. Dennoch sollten delirante oder psychotische Beschwerden nicht nur als Leitsymptome für die Behandlung betrachtet, sondern so weit wie möglich verstehend gehört werden.

Der psychotherapeutischen Begleitung kommt hier neben der spirituellen eine wichtige verstehende und begleitende Aufgabe zu (Thurn 2023), insbesondere um das Delir gegen das „Sterbebettphänomen" abzugrenzen. Darunter fallen nahtodähnliche, hyperreal erlebte Visionen und Wahrnehmungen (Reisinger und Schärli-Purtschert 2018).

87.3.2 Total Pain

Der Begriff „Total Pain" drückt wie kein anderer die ganzheitlich-psychosomatische Orientierung der Palliativmedizin aus. Dame Cicely Saunders prägte ihn ausgehend von ihrer klinischen Erfahrung, genauer gesagt nach dem folgenden Gespräch, das sie 1963 mit einer Patientin führte:

„'Well doctor, it began in my back but now it seems that all of me is wrong'. She spoke of several other symptoms and went on – 'I could have cried for the pills and the injections but I knew I mustn't. Nobody seemed to understand how I felt and it was as if the world was against me. My husband and son were marvellous, but they were having to stay off work and lose their money. But it's wonderful to begin to feel safe again'. Physical, emotional and social pain and the spiritual need for security, meaning and self-worth, all in one answer. Such a holistic approach will enable the dose of opioid to remain between each patient's own effective and sedative levels while regular giving enables constant control of the almost invariably constant pain."

Saunders (2000/2006. S. 253).

Der Begriff „Total Pain" vereint zwei untrennbare Aspekte von Palliative Care, nämlich die diagnostische Aufmerksamkeit und die therapeutisch effiziente Symptomkontrolle (Dritte-Person-Perspektive) einerseits und das unablässige Bemühen um Dialog mit den Patienten andererseits (Zweite-Person-Perspektive). Im manifesten, expliziten Text des Patientendialogs geht es vordergründig um Schmerzen und andere Beschwerden. Auf einer mehr oder minder latenten, impliziten Ebene äußert die Patientin mit diesen Beschwerden aber auch seelische, soziale, spirituelle Not.

Diese existenzielle Dimension des Leidens wird in der Medizin häufig vernachlässigt (Agledahl et al. 2011). „Total Pain" meint eine Not, die sich nicht syndromal einordnen lässt, sondern die ganze Person in all ihren Aspekten betrifft.

Schmerz ist nach der gültigen Begriffsdefinition der International Association for the Study of Pain (IASP) *„ein unangenehmes Sinnes- und Gefühlserlebnis, das mit einer tatsächlichen oder drohenden Gewebeschädigung verknüpft ist oder mit Begriffen einer solchen Schädigung beschrieben wird"*. Im Unterschied zu früheren Schmerzkonzepten fragt die IASP nicht mehr, ob der Schmerz (als Nozizeption) objektivierbar und „glaubhaft" ist, sondern überlässt Wahrnehmung und Bewertung des tastsächlichen oder drohenden („potential") Schmerzes der Erste-Person-Perspektive der Patientinnen:

- *„Pain is always a personal experience that is influenced to varying degrees by biological, psychological, and social factors.*
- *Pain and nociception are different phenomena. Pain cannot be inferred solely from activity in sensory neurons.*

- *Through their life experiences, individuals learn the concept of pain.*
- *A person's report of an experience as pain should be respected.*
- *Although pain usually serves an adaptive role, it may have adverse effects on function and social and psychological well-being.*
- *Verbal description is only one of several behaviors to express pain; inability to communicate does not negate the possibility that a human or a nonhuman animal experiences pain."*
  IASP (2020)

Auch im deutschen Sprachgebrauch wird der Begriff „Total Pain" verwendet, um die von Saunders betonte Multidimensionalität des Schmerzes auszudrücken. Dies gilt für die Vielfältigkeit der Verursachung ebenso wie für die Auseinandersetzung mit dem Schmerz, der nicht nur ein (passiv zustoßendes) *Leid* ist, sondern auch der aktive Prozess der Auseinandersetzung damit (*Leiden*):

Das Hauptwort „Leid" kommt von ahd. *leid* (9. Jh.), mhd. *leit:*, „das angetane Böse, Unrecht, Schädigung, Kränkung, Beleidigung, Sünde" und bedeutet: „großer Kummer, seelischer Schmerz", dann auch: „durch Schädigung hervorgerufener Kummer, Schmerz, Betrübnis, Sorge". Das Zeitwort „leiden" hingegen kommt vom ahd. *līdan:* ertragen, erdulden, schon früh *gilīdan*, mit jemandem dulden für spätlat. *compatī:* „mitleiden"; die ursprüngliche Bedeutung ist: „sich fortbewegen, gehen, vergehen, in die Fremde ziehen, Not durchstehen", dann: „ertragen, erdulden und jemanden/etwas (nicht) leiden können". Substantiviert bedeutet Leiden: „anhaltende Krankheit, Qual, Pein, seelischer Schmerz" (nach dwds.de).

Die sprachliche Differenzierung zwischen Leid und Leiden hilft dabei, zwei Aspekte im Schmerzerleben und in der Schmerzbewältigung zu unterscheiden:

- **Leid** wird als schicksalhaft zustoßend, passivierend, ohne Sinn erlebt. Leid ist für den betroffenen Menschen unkontrollierbar, er ist auf fremde Hilfe und „Schmerzmittel" angewiesen (externale Kontrollattribution).
- **Leiden** meint den Prozess der Auseinandersetzung und Transformation durch das Subjekt und in der Intersubjektivität der therapeutischen Beziehung (gemischte, internale und externale Kontrollattribution).

Leiden berührt die existenziell-spirituelle Dimension des Schmerzes, das *„Ineinander von existentiellen Sinnfragen und spirituellen Fragen im engen Sinn", d. h. „Fragen, die letzten Sinn oder letzte Transzendenz involvieren"* (Schaupp 2017). Durch Analgetika kann die physische und mittelbar auch die psychische Dimension des Schmerzes (vor allem Angst und Depression) behandelt werden, nicht jedoch die spirituelle. Vielmehr kann die spirituelle Not sogar zunehmen und ins Zentrum der Aufmerksamkeit rücken, wenn die physischen, psychischen und sozialen Schmerzkomponenten gelindert sind. Die Frage nach dem Warum des Schmerzes, seine Deutung als Strafe, akzeptiertes Opfer oder Prüfung kann ebenso in den Vordergrund rücken wie die Klage und die Suche nach einer rettenden göttlichen Antwort. Vorbild für diese spirituelle Kontrollattribution ist der leidende Gerechte im biblischen Buch Hiob. Er hadert mit Gott, setzt sich mit seinen Freunden auseinander, die sein Leid durch sein Fehlverhalten und als göttliche Strafe erklären wollen. Am Ende erweisen sich nicht die Vertröstungen und theologischen Erklärungen der Ratgeber als tragfähig, sondern Hiobs Mut zur existenziellen Auseinandersetzung.

Schließlich sei noch auf eine Gefahr des Total-Pain-Konzepts hingewiesen, nämlich auf die Gefahr eines totalitären ärztlichen Paternalismus: Wenn Arzt oder Ärztin nicht nur für die Behandlung des organisch bedingten Schmerzes mit somatischen (vorwiegend pharmakologischen) Mitteln zuständig sind, sondern auch für psychische, soziale und spirituelle Belange des Schmerzes, nimmt die Medizin seelsorgliche, sozialarbeiterische, pflegerische und psychotherapeutische Aufgaben wahr.

Wer einen sterbenden Menschen begleitet, wird Zeuge eines ganzheitlichen Geschehens: Es geht nicht nur um das Versagen einzelner und schließlich aller organismischer Funktionen, sondern um alle von Cicely Saunders beschriebenen Dimensionen. Die in der Medizin nicht seltene Größenfantasie, alles reparieren zu können, kehrt hier als Versuchung wieder, das gute Sterben „herstellen" zu können (Heller 2012). Der Gefahr, dass aus dem Total-Pain-Konzept im Extremfall ein therapeutischer Missbrauch wird, kann nur durch Teamarbeit und persönliche Arbeit an den eigenen Grenzen begegnet werden, nicht jedoch, indem zentrale Dimensionen des Schmerzes in Bausch und Bogen an andere Berufsgruppen „abdelegiert" werden.

87.3.3 Depression und Demoralisierung

Das Spektrum zwischen der depressiven Erkrankung (> Kap. 57, > Kap. 66) und dem (in reiner Form nicht pathologischen) Demoralisierungssyndrom erfordert in der Palliativmedizin Überlegungen sowohl zur Differenzialdiagnose als auch zur Differenzialindikation (> Tab. 87.3).

Zwischen beiden Polen des Spektrums sind Mischbilder und Übergänge häufig. Umso wichtiger ist es, einerseits eine behandlungsbedürftige Depression „hinter" der Demoralisierungsproblematik zu erkennen und andererseits die existenziell-spirituellen Themen im Rahmen eines depressiven Erlebens nicht zu vernachlässigen. Erschwerend kommt hinzu, dass kranke Menschen meist nicht über Demoralisierung klagen, sondern über körperliche oder psychische Symptome wie Depression oder Angst.

Demoralisierung wird in der ICD-11 beschrieben als *„Verlust des Vertrauens in die eigene Fähigkeit zur Bewältigung, mit damit verbundenen Gefühlen von Hilflosigkeit, Hoffnungslosigkeit und Entmutigung"* (MB22.2).

Im Einzelnen finden sich in der Literatur die folgenden Symptome:

- Hilflosigkeit
- Hoffnungslosigkeit
- Empfinden von Sinnverlust
- Gefühl, für andere eine Last zu sein
- Gefühl der Überwältigung/Unfähigkeit zum Coping
- Verlust von Würde
- Verlust der körperlichen Integrität
- Resignation über die unheilbare Erkrankung

Unter „Moral" versteht man meist die Gesamtheit sittlicher Normen und Verhaltensweisen. Darüber hinaus spricht man von der Moral

Tab. 87.3 Differenzialdiagnose und Differenzialindikation Depression vs. Demoralisierung (Stotz-Ingenlath und Frick 2023)

Depression	beide	Demoralisierung
Andauernder Zustand		Situationsabhängig
Anhedonie und Apathie	Schlaf-, Appetit-, Energieverlust	Hilflosigkeit und Hoffnungslosigkeit
	Suizidgedanken	
Ansprechen auf Psychopharmaka und Psychotherapie		**Kein Ansprechen auf Psychopharmaka. Wichtiger psychotherapeutischer Inhalt**
		Ansprechen auf Zuwendung und therapeutischen Optimismus

einer Mannschaft, einer Armee, eines Teams und von Arbeitsmoral. Eine demoralisierte Armee hat keine Kampfbereitschaft mehr. Dieser zweite Sprachgebrauch ist auch für die Palliativmedizin der entscheidende. Demoralisierung kann auch ohne klinische Depressivität mit Suizidalität und dem Wunsch nach beschleunigtem Tod einhergehen, weshalb dieser Zustand Beachtung finden und mit Unterstützungsangeboten beantwortet werden muss (DGP 2019, Empfehlung 18.8).

87.3.4 Funktionelle Syndrome/Bodily-Distress-Syndrom

Die Psychosomatische Medizin und Psychotherapie ist auf diese Beschwerdegruppe (➤ Kap. 68) spezialisiert, die oft als „medizinisch unerklärbar" definiert und charakterisiert wird. Kranke Menschen, die unter derartigen „funktionellen" Beschwerden leiden, wenden sich i. d. R. nicht an die Psychosomatikerin oder den Psychotherapeuten, sondern an dasjenige medizinische Fachgebiet oder an diejenigen Fachgebiete, die in der subjektiven Anatomie der Betroffenen für ihre Beschwerden zuständig sind.

ICD-11

Gemäß ICD-11 muss man eine derartige **„körperliche Belastungsstörung"** dann diagnostizieren, wenn die Betroffenen zusätzlich zu einer oder mehreren körperlichen Beschwerden starke Angst vor den Beschwerden verspüren und durch Schonung, Rückzug, Suche nach medizinischer Rückversicherung usw. auffallen. Kausalität oder Kausalattribution spielen keine Rolle: Das „Bodily Distress Syndrome" kann eigenständig, aber auch als mögliche und wichtige Komorbidität zu „organischen" Erkrankungen vorliegen. Im Unterschied zum traditionellen Psychogenie-Modell braucht man also keine „Ausschlussdiagnostik" organischer Erkrankungen, ebenso wenig wie den Beweis psychischer Auslöser; es wird lediglich gefordert, dass die psychobehavioralen Charakteristika „exzessiv" bzw. „disproportional" sein müssen.

Die erwähnte breite und ätiologisch neutrale Definition des Bodily-Distress-Syndroms hat für die Palliativmedizin den Vorteil, dass sie die Fokussierung auf das Erleben und Verhalten der Patientinnen und Patienten erleichtert, unabhängig vom Kausalmodell und von der diagnostischen Agenda der Behandelnden (Hausteiner-Wiehle et al. 2023). Die mögliche Komorbidität von schwerer organischer *und* funktioneller Pathologie wird dadurch ausdrücklich eingeräumt. Spezifischer als mit der Diagnose einer „larvierten" Depression oder einer Anpassungs- oder Belastungsstörung kann das seelische Mitleiden diagnostisch abgebildet werden, und zwar in ressourcenfreundlicher und für die psychotherapeutische Indikationsstellung zielführender Weise.

Trotz der ätiologisch neutralen Konzeption des Bodily-Distress-Syndroms bleiben ätiologische Hypothesen hilfreich, wenn sie dem kranken Menschen dabei helfen, Antworten auf die Fragen: „Warum ich?" und „Warum ich jetzt?" zu finden. Wichtig ist, diese Fragen nicht apodiktisch zu beantworten: Die Antworten sollen nicht als gegebene Wahrheiten vermittelt werden, sondern als Angebote einer Einordnung.

- **Psychodynamische Hypothese:** Ein Strukturdefizit oder ein pathogener unbewusster Konflikt führen zur Symptombildung, die durch den Krankheitsgewinn stabilisiert wird.
- **Lerntheoretische Hypothese:** Durch mehrfaches Darbieten eines pathogenen Stimulus wird das Symptom als Reaktion auf den Stimulus erzeugt (klassische Konditionierung) und durch soziale Konsequenzen verstärkt (operante Konditionierung).
- **Systemische Hypothese:** Das Symptom des (Index-)Patienten ist Ausdruck einer Familien-, Paar- oder Gruppenpathologie.

Die genannten drei Hypothesen sind manchmal hilfreich, um ein Symptom innerhalb des jeweiligen biografischen und sozialen Kontextes zu verstehen, etwa eine analgesierefraktäre Schmerzkomponente. Wenn eine neurosenähnliche Symptombildung neben der massiven organischen Pathologie zu beobachten ist, so kann dem psychodynamisch als Abwehrmechanismus die „Verschiebung auf das kleinere Übel" zugrunde liegen; d. h., die Betroffenen „wählen" unbewusst ein vergleichsweise harmloses, im Vergleich zu ihrer lebensbedrohlichen Erkrankung weniger ängstigendes Problem.

87.3.5 Angst

Die ICD-11 beschreibt Furcht als *„eine Reaktion auf eine wahrgenommene unmittelbare Bedrohung in der Gegenwart, während Angst eher zukunftsorientiert ist und sich auf eine wahrgenommene erwartete Bedrohung bezieht"*. Von den klinisch unterscheidbaren Angsttypen lässt sich bindungstheoretisch insbesondere die **Trennungsangststörung** (ICD-11: 6B05) verständlich machen (Petersen und Müller 2023), die häufig bei Kindern und Jugendlichen beobachtet wird. Jedoch kann sich auch bei Erwachsenen das Todesthema mehr oder minder unbewusst-implizit hinter zahllosen Angstsymptomen verbergen. So kann es bei der Fokussierung auf ein bestimmtes Furchtobjekt (Spezifische Phobie, ICD-11: 6B03) um die Bindung der Todesangst durch Verschiebung auf das kleinere und vermeidbare Übel eines furchtauslösenden Objekts gehen, ähnlich wie bei der Vermeidung freier Plätze (Agoraphobie, ICD-11: 6B02) oder angstauslösender Gruppensituationen (Soziale Angststörung, ICD-11: 6B04). Diese Angstbindung durch Verschiebung gelingt im akuten Anfall einer

Panikstörung (ICD-11: 6B01) nicht. Hingegen kann die generalisierte Angststörung (ICD-11: 6B00) durch eine diffuse Sorge um die Zukunft gekennzeichnet sein.

Aus bindungstheoretischer Hinsicht wird in der mehr oder minder unbewussten Bindungs- und Trennungsangst das individuelle Bindungssystem aktiviert. Die Beziehung zu den Angehörigen, zum therapeutischen Team, aber auch zu transzendenten Bindungsfiguren wie Gott oder Heiligen kann je nach Bindungstyp von Distanz, Anklammerung, Suche und Loslassen von Kontakt oder widersprüchlichen, ambivalenten Interaktionen bestimmt sein.

- **Sicher-autonome Bindung:** Ein ausgewogenes Verhältnis zwischen Abhängigkeit und Autonomie gelingt. Zwischenmenschliche Beziehungen können genutzt, Nähe und Distanz können reguliert werden.
- **Unsicher-distanzierte Bindung:** Das Autonomiebedürfnis überwiegt, auch auf Kosten sinnvoller Abhängigkeitsmomente (z. B. sich in Notsituationen/bei Schmerzen Hilfe holen). Beziehungen werden als kaum hilfreich und stabilisierend erfahren.
- **Unsicher-verstrickte Bindung:** Abhängigkeitsmomente überwiegen auf Kosten der Autonomie (z. B. Hilfe holen/die Patientenklingel betätigen, auch wenn es nicht unbedingt notwendig wäre). Beziehungen werden zwar in manchmal exzessiver Weise aufgesucht, tragen trotzdem kaum zur inneren Regulation bei.
- **Desorganisierte Bindungen:** Es besteht keine stabile und kohärente Strategie zur Bindungsregulation. Wünsche nach Nähe können abrupt in Ablehnung und Distanzierung übergehen.

Spirituelle (transzendente) Bindungsfiguren können sowohl Ressourcen des Vertrauens und der Bewältigung der Trennung (Abschiedlichkeit) darstellen als auch ängstigende innere Bilder des Verlassen- oder Bestraftwerdens. Es lohnt sich, auf das von den Betroffenen gezeigte Bindungsverhalten zu achten, um ihr Bindungssystem nicht über Gebühr zu belasten und Ideen für eine ergänzende Begleitung zu entwickeln. Da auch die Fachpersonen ihre je eigene Bindungsgeschichte haben, ist es ausgesprochen hilfreich, mit einem multidisziplinären Team zusammenzuarbeiten, da dann die Wahrscheinlichkeit größer ist, dass sich jemand findet, der das Bindungsmuster der Betroffenen mit Verständnis und Wohlwollen annehmen kann.

87.3.6 Palliative Behandlung psychosomatischer Erkrankungen?

Trachsel et al. (2019) legten deutschsprachigen Schweizer Psychiaterinnen und Psychiatern (N = 1.311, Rücklauf 34,9 %) bzgl. palliativer Aspekte bei therapieresistenter „severe and persistent mental illness" (SPMI) drei bereits publizierte Fallvignetten vor, die einen „therapierefraktären" Verlauf boten: Anorexia nervosa, Depression, Schizophrenie. Die Befragten sollten jeweils Stellung nehmen zu der Feststellung: „Ich wäre nicht erstaunt, wenn dieser Patient/diese Patientin innerhalb der nächsten 6 Monate stürbe" und zur Indikation für palliative Sedierung und ärztlich assistierten Suizid. Es ergab sich eine breite Zustimmung dazu, dass SPMI terminale Erkrankungen sind, dass kurative Ansätze vergeblich („futile") sind und palliative Ansätze in derartigen Fällen angemessen sein können. Die Autoren räumen ein, dass der globale Begriff „palliativ" für die behandelte Problematik möglicherweise ungeeignet sei. 48,6 % der Befragten lehnten die Möglichkeit des ärztlich assistierten Suizids bei SPMI ab, während 21,2 % neutral blieben und 29,3 % gewisse Indikationen sahen, deutlicher bei der Anorexia-nervosa-Vignette als bei den anderen präsentierten Diagnosen.

Psychosomatische Störungsbilder wie Suizidalität bei Depression oder Anorexia nervosa gehen mit einem vitalen Risiko einher. Wie sinnvoll ist in derartigen klinischen Situationen die Rede von einem Therapiezielwechsel (von kurativ nach palliativ, ➤ Tab. 87.2)? Eignet sich die palliative Terminologie für schwierige psychosomatische Krankheitsverläufe?

Kurative Psychotherapie, so Senf (2019, S. 30), fokussiere auf die auslösenden oder aufrechterhaltenden Bedingungen einer Störung mit dem Ziel, diese aufzulösen oder so zu verändern, dass sie ihre pathogene Wirkung verlieren. Je nach Stand des therapeutischen Prozesses und gewähltem Behandlungsverfahren stehen die Problemaktualisierung, Problembewältigung und motivationale Klärung im Vordergrund. Im Gegensatz dazu bedeute „palliativ" in der Psychotherapie, dass eine Heilung nicht möglich ist und es deswegen nur um die Linderung des Leidens gehen kann. **Palliativ** bedeute die Stabilisierung des Zustands mithilfe psychotherapeutischer Methoden. Senf stellt in Analogie zum biomedizinischen Modell kurativ-kausale (heilende) Psychotherapie einer palliativen gegenüber, mit deren Hilfe es möglich sei, kranke Menschen „im Leben zu halten" (Senf 2019).

Wie sinnvoll ist der palliative Sprachgebrauch in der Psychosomatischen Medizin und Psychotherapie? Ein palliativer Ansatz in Psychiatrie und Psychotherapie sollte nicht als (kontradiktorischer) Gegensatz zum kurativen aufgefasst werden, sondern i. S. der WHO-Definition von Palliative Care als Ergänzung des somatischen Aspekts um den psychosozialen und den spirituellen. Die Begriffe „kurativ" und „palliativ" sind also keine kontradiktorischen, sondern konträre Gegensätze, Pole, zwischen denen sich Behandlungsziele einordnen lassen; sie koexistieren innerhalb einer Ergänzungsreihe: Beide Begriffe sind dimensional zu sehen, nicht als sich ausschließende binäre Wörter. „Therapiezielwechsel" in der Palliativmedizin bedeutet nicht, dass punktuell ein ausschließlich kuratives Vorgehen durch ein ausschließlich palliatives ersetzt wird. Vielmehr handelt es sich um ein Übergangsfeld, innerhalb dessen zwar ein Therapieziel im Vordergrund stehen kann, ohne jedoch das andere vollständig „abzuschalten". Das Erleben von Scheitern und therapeutischer Ohnmacht darf nicht dazu führen, den therapeutischen Blick auf deskriptiv-diagnostische Überlegungen zu reduzieren. Zusätzlich müssen vielmehr die Beziehung zum kranken Menschen und die Werte (der Patientin und der Teammitglieder) einbezogen werden, also normative Gesichtspunkte.

RESÜMEE

Psychosomatische und palliative Medizin teilen einen interprofessionellen und mehrdimensionalen (bio-psycho-sozio-spirituellen) Ansatz: Deshalb kann die Psychosomatische Medizin und Psychotherapie durchaus von der kritischen Reflexion des Therapieziels lernen, wie sie in der Palliativmedizin alltägliche Praxis ist. Von Cicely Saunders lässt sich lernen, wie wichtig die „Seele" (in psychischer und in spiritueller Hinsicht) für den Behandlungsplan ist. Die Rezeption palliativer Konzepte durch die Psychosomatik darf nicht dazu führen, dass die Seele im Verstehen und in der Behandlung seelischer Störungen verloren geht.

87.4 Psychotherapeutische Interventionen

Sinnzentrierte existenzielle und spirituelle psychotherapeutische Interventionen (Überblick: Lang 2023) stehen zur Verfügung, um Patientinnen und Patienten in der Auseinandersetzung mit dem psychoexistenziellen Leiden am Lebensende (Thurn 2023) zu unterstützen. Ebenso wie kreative Angebote (Kunst- und Musiktherapie ➢ Kap. 43) gilt dies vor allem im stationären Bereich, viel weniger im ambulanten.

Etwas weiterzugeben, etwas zu hinterlassen, das eigene Vermächtnis zu gestalten, stellt ein zentrales spirituelles Bedürfnis älterer und insbesondere sterbender Menschen dar (Büssing et al. 2021). Ein Fallbeispiel aus dem Legacy-Projekt am Klinikum rechts der Isar der TU München soll dies illustrieren (Jost und Kratz 2023).

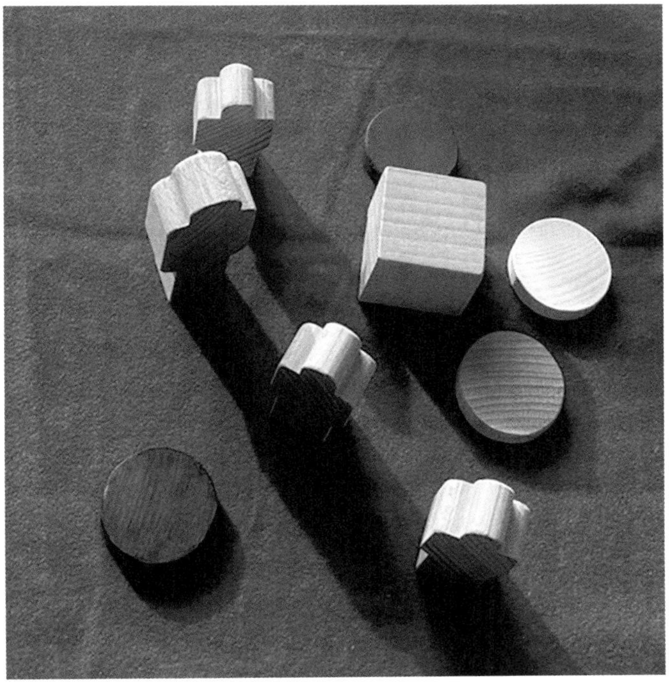

Abb. 87.1 Szenenfoto „Rückkehr nach Hause" von Herrn S. Figuren von links nach rechts: Glioblastom, Patient, Ehefrau, Sohn, Haus und grüner Garten, Sohn, Besuch [P830]

Patientengeschichte

Der 52-jährige Thomas S. (verheiratet, 2 Kinder) leidet seit 2 Jahren unter einem rezidivierenden Glioblastom. Stationäre Aufnahme zur Symptomkontrolle (erfolgreiche Behandlung des Hirndrucks und der starken Übelkeit). Interessiert und bereitwillig greift er den Vorschlag auf, mithilfe von Holzfiguren aus der psychodramatischen Monodrama-Box (Jost und Kratz 2023) wichtige Szenen aus seinem Leben aufzubauen. Dies ermöglicht eine Visualisierung und Gestaltung der „inneren Bildgebung" bzgl. der jetzigen Lebens- und Krankheitssituation.

1. Die erste Szene ist eine ressourcenstarke Urlaubssituation: mit Frau und Kindern am Strand in Italien, mit gutem Kontakt zu den Strandnachbarn. Diese Szene versinnbildlicht die erinnerte und gewünschte Familienkonstellation vor der Tumorerkrankung und unabhängig von ihr.
2. Die zweite Szene greift das Thema der begrenzten und ungewissen Lebenszeit nach Entlassung aus der Palliativstation und Rückkehr nach Hause auf. Herr S. baut wiederum eine Familienkonstellation auf (➢ Abb. 87.1), mit Blick in den Garten. Aber auch das Glioblastom ist wie ein ungebetener Besuch in der Szene präsent – in Gestalt eines schwarzen runden Holzstücks:

Arzt: Also, jetzt haben wir Sie und Ihre Frau, die Kinder, die Krankheit daneben, dann der Besuch, und als Ressource haben Sie ganz spontan gesagt: Der Garten und das Grün. Meine Frage ist jetzt, wie Sie denn mit dieser Begleiterin umgehen, die Sie nicht ganz loswerden, die so dabei ist. Also, wollen Sie das mal versuchen, dass Sie ihr mal eine Stimme geben? Das hier ist das Glio. Lassen Sie das mal kurz reden. Was sagt das Glio?

Pat. (im Rollentausch mit seinem Glioblastom): Schauen wir mal, wie lange wir es noch miteinander aushalten. Ich versuche mich mal ruhig zu verhalten, aber ich kann es dir nicht versprechen.

Arzt (interviewt das Glioblastom): Im Moment bist du ja ruhig und machst auch keine großen Symptome. Und du lässt Herrn S. jetzt auch in Ruhe gerade.

Pat.: Ja.

Arzt (zum Pat.): Sagen Sie ruhig auch mal was zum Glio.

Pat.: Ja. Weihnachten wäre schon noch schön.

Arzt: Bis Weihnachten soll es Ruhe halten, sagen Sie ihm.

Pat.: Ja genau. Das hat mich schon geprägt, dass ich mit der ersten Krankheitsrunde im Dezember 2020 einfach spontan Weihnachten nicht zu Hause war.

Arzt: Mussten Sie auf Weihnachten verzichten, weil Sie im Krankenhaus waren?

Pat.: Ja, genau.

Arzt: Also das ist etwas Wichtiges, dass das auch an Weihnachten ist. Dann ist da zwar das Glio mit dabei, aber es ist möglich, in der Familie Weihnachten zu feiern.

Pat.: Ja, das wäre schön.

87.5 An die Grenze begleiten

Der sich entwickelnde Mensch kann die Auseinandersetzung mit Erfahrungen der Grenze und des Scheiterns entweder vermeiden und Halt in weltanschaulichen Beschwichtigungen suchen oder aber sich aktiv mit Grenzerfahrungen auseinandersetzen. Das Palliativteam sollte diese **Existenzerhellung** (Jaspers 1932) begleiten, ohne Akzeptanz und existenziell-spirituelle Auseinandersetzung von der sterbenden Person einzufordern. Ein aktuelles systematisches Review (Balboni et al. 2022) mit nachgeschaltetem Delphi-Prozess formuliert die folgenden „evidence statements" zur Spiritualität bei schwerer Krankheit:

Hochrangige Implikationen dieser Evidenz für Schwerkranke:

1. Einbeziehung von Spiritual Care in die Behandlung dieser Patienten
2. Einbeziehung von Spiritual Care in die Ausbildung von interdisziplinären Teams, die sich um Schwerkranke kümmern
3. Einbeziehung von Fachleuten für Spiritual Care in die Behandlung von Schwerkranken

Hochrangige Implikationen dieser Evidenz für die Gesundheitsoutcomes:

1. Einbeziehung von patientenzentrierten und evidenzbasierten Ansätzen in Bezug auf Assoziationen zwischen spiritueller Gemeinschaft mit verbesserten Gesundheitsoutcomes für Patienten
2. Sensibilisierung der Gesundheitsberufe für die gesundheitsfördernde Wirkung der spirituellen Gemeinschaft
3. Anerkennung von Spiritualität als sozialem Faktor, der mit Gesundheitsforschung, Erfassung von Gemeinschaft und Programmimplementierung zusammenhängt

Gemeinschaft („community") wird in diesem Review einerseits im traditionell religiösen Sinn des Kirchenbesuchs und der Beteiligung an Ritualen verstanden, andererseits aber in einem weiteren, nichtinstitutionellen Sinn als jegliche Sozialform spiritueller oder existenzieller Praxis. Für die Erfassung („assessment") wird ein multidimensionaler Ansatz gefordert, der auch negative Effekte berücksichtigt, z. B. den Ausschluss aus einer religiösen Gemeinschaft oder sonstige negative Gemeinschaftserfahrungen.

RESÜMEE

Zwischen Palliativ- und Psychosomatischer Medizin gibt es zahlreiche konzeptionelle, diagnostische und therapeutische Berührungspunkte. Psychotherapeutische Interventionen in der Palliativmedizin können die **Grenzsituation** (Jaspers 1932) sterbender Menschen, die sich mit ihren zeitlichen, räumlichen, gesundheitlichen Grenzen auseinandersetzen, begleiten. Dies schränkt einerseits die Möglichkeiten der Behandelnden ein, andererseits eröffnet das notwendige Eingehen auf die Begrenzungen der palliativen Situation Chancen für Begegnung.

LITERATURAUSWAHL

Agledahl KM, Gulbrandsen P, Førde R, Wifstad Å. Courteous but not curious: How doctors' politeness masks their existential neglect. A qualitative study of video-recorded patient consultations. J Med Ethics 2011; 37(11): 650–654.

Anneser J, Frick E (Hrsg.). Psychosomatische Medizin und Palliative Care. Perspektiven und Ansätze aus multiprofessioneller Sicht. Stuttgart: Kohlhammer 2023.

Balboni TA, VanderWeele TJ, Doan-Soares SD, et al. Spirituality in serious illness and health. JAMA 2022; 328(2): 184–197.

Büssing A, Spalek R, Pikuła NG, et al. Spiritual needs of elderly. In: Büssing A (ed.): Spiritual Needs in Research and Practice: The Spiritual Needs Questionnaire as a global resource for health and social care. Cham: Palgrave 2021; 369–395.

Frick E, Petersen Y. Lohnt sich Psychoanalyse kurz vor dem Lebensende? Psychoanalyse im Kontext von Palliative Care. In: Hierdeis H, Scherer M (Hrsg.): Psychoanalyse und Medizin: Perspektiven, Differenzen, Kooperationen. Göttingen: Vandenhoeck & Ruprecht 2018; 171–194.

Heller A. Das perimortale Omnikompetenzsyndrom. Anspruch als Belastungsfaktor. In: Müller M, Pfister D (Hrsg.): Wie viel Tod verträgt das Team? Belastungs- und Schutzfaktoren in Hospizarbeit und Palliativmedizin. Göttingen: Vandenhoeck & Ruprecht 2012; 68–79.

Reisinger M, Schärli-Purtschert M. Sterbebettphänomen. Spir Care 2018; 7(2): 151–158.

Saunders CM. The Evolution of Palliative Care. Cicely Saunders: Selected writings 1958–2004. Oxford: Oxford University Press 2000/2006; 251–258.

Schaupp W. Die spirituelle Dimension des Schmerzes. Spir Care 2017; 6(3): 285–293.

Trachsel M, Hodel MA, Irwin SA, Hoff P, Biller-Andorno N, Riese F. Acceptability of palliative care approaches for patients with severe and persistent mental illness: A survey of psychiatrists in Switzerland. BMC Psychiatry 2019; 19:111.

KAPITEL

88 Plastische Chirurgie und kosmetische Dermatologie

Uwe Gieler und Peter Joraschky

88.1 Plastische Chirurgie in Deutschland

Patientinnengeschichte

Eine 29-jährige Pat. befindet sich bereits in psychotherapeutischer Behandlung. Die Therapie wurde begonnen, weil sie über Prüfungsängste klagte und Probleme mit Beziehungspartnern angab. Nachdem die Pat. die erste Psychotherapie abgebrochen und bei einer neuen Psychotherapeutin eine zweite Behandlung begonnen hatte, kam die Psychotherapeutin durch die Thematisierung der Beziehung zu einem Partner auf eine deutliche Ablehnung des eigenen Körpers. Damit stellte sich erstmals die Diagnose einer körperdysmorphen Störung. Bei der Sexualanamnese brach die Pat. in Tränen aus, und in der Therapie wurde ein ganz starker Wunsch nach einer brustverändernden Operation deutlich. Darüber hinaus stellte sich dann eine tiefe Ablehnung ihres Körpers und auch ihres Gesichts dar, die letztlich der tiefere Grund für ihre soziale Phobie und Prüfungsangst war. Die Psychotherapeutin wies die Pat. folgerichtig zunächst in eine stationäre Akutbehandlung in die Psychosomatische Klinik ein.

Bei der Aufnahme hatte sie ihr Studium der Geografie abgebrochen und empfand ihr Gesicht fratzenhaft und hässlich, hatte tiefen Ekel vor der Form ihrer Brüste und mochte diese auch nicht im Spiegel ansehen; selbst die gynäkologische Untersuchung wollte sie am liebsten vermeiden! Ihre subjektive Einschätzung steht in deutlichem Gegensatz zum Eindruck der Therapeuten, die ihr vor allem ihr als makellos eingeschätztes Äußeres kaum vermitteln können. Die Pat. wirkt recht depressiv, verzweifelt und auch kontaktscheu gegenüber den Mitpatientinnen.

In der Anamnese beschreibt sie sich als lebhaftes und freches, bisweilen verträumtes und unaufmerksames Kind. Bis zum 11. Lj. sei sie zusammen mit ihrer 2 Jahre älteren Schwester im Elternhaus aufgewachsen. Beide Eltern arbeiteten in akademischen Berufen. Als die Pat. 11 Jahre alt war, habe sich die Mutter vom Vater getrennt und sei eine zweite Ehe mit dem Mann eingegangen, mit dem sie bereits 5 Jahre zuvor eine Liaison gehabt hatte. Diese Trennung habe sie als großen Einschnitt in ihrem Leben erlebt, zumal es auch kurz nach der Heirat der Mutter mit dem Stiefvater zur Geburt von zwei Halbgeschwistern im Abstand von 2 Jahren gekommen sei.

Der leibliche Vater wird als zurückgezogen und unflexibel erlebt, die Mutter dagegen als lebhafte und kreative Frau. Die Beziehung zu ihrer älteren leiblichen Schwester schildert die Pat. als eng und verbindlich, bisweilen auch rivalisierend. Den jüngeren Stiefschwestern gegenüber habe sie häufig Neidgefühle empfunden.

Im 15. Lj. kam es zu einem einschneidenden Erlebnis anlässlich eines Austauschjahres in Australien, als ihre – wie die eigene Mutter sehr an Äußerlichkeiten interessierte – Gastmutter ihr eine Brustverkleinerung empfahl, da in der Gastfamilie plastische Operationen als durchaus normal angesehen wurden. Die Pat. kann sich erinnern, dass sie zu diesem Zeitpunkt erstmals das Gefühl entwickelte, hässlich zu sein, und angefangen habe, sich stark zu schminken. Nach dem Abitur begann sie ein Studium der Geografie mit Schwerpunkt Australien, da die Faszination durch Land und Leute trotz der dort erlebten eigenen Minderwertigkeitsgefühle überwog. Mit Mitte 20 kam es zur ersten sexuellen Begegnung mit einem Mann, die bei ihr, da sie keinen Orgasmus bekam, ein ausgeprägt schamhaftes Gefühl hinterließ, als Frau versagt zu haben. Danach empfand sie immer stärkeren Ekel vor dem eigenen Äußeren, der insbesondere Gesicht und Brüste betraf. Sie habe sich deshalb nach plastischen Operationen erkundigt; von der Durchführung hielten sie bislang nur die Kosten ab. Der plastische Chirurg habe auch nicht nach den Hintergründen ihres OP-Wunsches gefragt. Die Pat. begibt sich dann in eine Psychotherapie wegen Depression, spricht aber von sich aus die Ekelgefühle und Entstellungsproblematik nicht an.

Diese Patientengeschichte ist recht typisch für die häufig hinter der Schamproblematik verborgenen Körperängste und Selbstwertprobleme. Der Fall stellt dar, wie zentral das Zusammenwirken von plastischer Chirurgie, kosmetischer Dermatologie und Psychosomatik ist, um das Behandlungsziel differenzieren und den möglichen pathologischen Behandlungswunsch diagnostizieren zu können.

88.1.1 Plastische Chirurgie und Kosmetik

Generell sollen kosmetische und plastisch-chirurgische Maßnahmen nicht nur verschönernd wirken, sondern mindestens ebenso das Lebensgefühl steigern und soziales Prestige ausdrücken helfen. Die Ursprünge der Kosmetik gehen nachweisbar bis in das alte Ägypten zurück. Kosmetische Eingriffe am Körper sollen bewirken, dass der Patient Sympathie ausstrahlt und anziehend auf andere wirkt, Selbstbewusstsein im Auftreten verschaffen, dem Patienten helfen, sich am eigenen Anblick zu erfreuen und mit der Mode zu gehen, und sein berufliches Fortkommen unterstützen.

Im Jahre 2021 wurden in Deutschland insgesamt 476.950 Schönheitsoperationen durchgeführt: Das waren mehr als doppelt so viele wie noch 10 Jahre vorher (Radtke/Statista 2023). Nach Angaben der Vereinigung der Deutschen Ästhetisch-Plastischen Chirurgen stieg in der Corona-Pandemie und während des Lockdowns einer Umfrage unter den Mitgliedern der Gesellschaft zufolge die Zahl von 81.516 auf 93.853 im Jahr 2022; das entspricht einem Anstieg von knapp 15 %. Hierbei standen Faltenunterspritzungen an erster Stelle, die Behandlung mit Fillern und Hyaluron an zweiter Stelle, gefolgt von Fettabsaugungen, die mit einem Anstieg um 32,6 % die höchste Steigerungsrate zeigten. Weltweit liegt Deutschland mit seinen Zahlen hinter den USA, Brasilien und Mexiko an Platz 4 der Schönheitsoperationen (Radtke/Statista 2023).

Eine Facharztgruppe in Deutschland, die im Moment expandiert, ist die der plastischen Chirurgen (Radtke/Statista 2022a). Während es 2006 ca. 370 anerkannte Fachärzte für plastische Chirurgie gab, waren es 2020 bereits 797. 88,3 % der Behandelten waren im Jahr 2022 Frauen; bei den Männern sanken die Zahlen hingegen seit 2012 von 16,8 % auf 10,2 % im Jahr 2022 (Radtke/Statista 2022b).

Obwohl die Kosten der Eingriffe von den Krankenkassen meist nicht übernommen werden und die Preise nicht unerheblich sind, steigt die Häufigkeit der Eingriffe von Jahr zu Jahr und damit auch die Zahl der Menschen, die darunter leiden und z. T. auch psychotherapeutisch-psychosomatische Hilfe suchen. Die durchschnittlichen Kosten (in Euro) für plastisch-chirurgische Eingriffe betragen: Lidkorrektur ca. 3.000, Fettabsaugung 1.500–5.000, Brustvergrößerung 5.000–7.000, Bauchstraffung 3.500–6.000, Facelifting 4.000–12.000, Ohrenkorrektur 2.500, Nasenkorrektur 3.000–6.000. Da es oft im Ausland preiswerter ist, reisen auch viele Gesundheitstourist*innen in andere Länder. Das türkische Statistikamt gab für das 1. Halbjahr 2022 bereits fast 600.000 Patient*innen an. Von diesen scheinen nur ca. 59 % mit dem jeweiligen Eingriff zufrieden zu sein, d. h., dass mindestens ca. 40 % nicht zufrieden sind (Schwanitz 2022).

Ganz ungefährlich sind die plastisch-chirurgischen Eingriffe nicht; besonders gefährlich scheint die Aufpolsterung des Pos zu sein: Dabei stirbt statistisch gesehen pro 3.000 durchgeführten Operationen 1 Person (ärzte.de 2022).

Für viele Betroffene sind auch kleine Hautsymptome nicht akzeptabel, und sie suchen andere Ärzt*innen auf. Sie finden sich in ihrem Selbstwertgefühl massiv beeinträchtigt, ziehen sich sozial zurück und isolieren sich im Kontaktverhalten.

Das Geschäft mit der Schönheit wächst, ist aber auch gut beforscht. Die Umsatzahlen der Kosmetikindustrie (ohne Körperpflege) in Deutschland wurden 2014 mit 5,84 Mrd. Euro angegeben und lagen 2023 bei 10 Mrd. Euro (dpa/handelsblatt.com 2021). Im Corona-Jahr 2020/2021 ist der Umsatz leicht gesunken; der Trend geht deutlich zur Naturkosmetik.

Das Geschäft mit der Kosmetik ist ein emotionales und wird gezielt beworben, um den Verbraucher*innen ein gutes Gefühl zu geben, ein Stück Luxus im Alltag zu suggerieren und das Erleben von Markenwelten zu gestatten. Somit ist davon auszugehen, dass das Benutzen von Kosmetikprodukten einen nicht zu unterschätzenden Anteil an Individualisierung suggerieren kann. Bis zum Jahr 2020 sollen neue Kundengruppen erschlossen werden, z. B. die „weisen Männer" und die Generation der Digital Natives, außerdem soll der Online-Markt gestärkt und das Angebot so im heimatlichen Umfeld präsentiert werden.

Die andere Annahme, dass es eine Tendenz gibt, durch den „Jugendkult" jugendlicher aussehen zu wollen, ist ebenfalls gut beforscht. Hierbei suggeriert die Werbeindustrie gezielt Komplexe, die in einem Artikel der Huffington Post zusammengefasst wurden. Hier werden die **7 Komplexe der Schönheitsindustrie** benannt:

1. Deine natürliche Haarfarbe ist nicht schön genug.
2. Deine Körperbehaarung ist hässlich.
3. Deine Haut ist zu dunkel.
4. Deine Haut ist zu hell.
5. Deine Cellulite ist ein Schandfleck und muss verbannt werden.
6. Deine nicht manikürten Nägel sind unansehnlich.
7. Deine Wimpern sind nicht lang genug.

Im Verlauf des letzten Jahrhunderts waren von dieser gezielten Verunsicherung vor allem Frauen betroffen, aber dies hat sich schon gewandelt und wird sich auf weitere Zielgruppen ausbreiten.

88.1.2 Negatives Körpererleben und der Wunsch nach Kontrolle über den Körper

Epidemiologische Untersuchungen zum Körpererleben zeigen eine Unzufriedenheit mit dem Körper: Bei Frauen beträgt sie heute ca. 80 %, bei Männern etwa 60 % (➤ Kap. 16). Die Bedeutung dieser geringen Körperakzeptanz für das Selbstwerterleben stellt dabei die detaillierte Diagnostik vor eine bedeutsame Aufgabe. Hintergründe für diese stetige Zunahme der Bedeutung von Körperakzeptanz liegen im gesellschaftlichen Bereich, z. B. im „**Bodyismus**" unserer Kultur. Körperliche Leitbilder werden immer unrealistischer, weil gesellschaftliche Idealbilder Makellosigkeit und unphysiologische Schlankheit selbst bei Schaufensterpuppen vorgeben. Nach Nuber (1994) entwickeln viele Frauen „depressive Gefühle", wenn sie erkennen, dass ihr Körper dem öffentlichen Standard von Schönheit, Schlankheit, Sexappeal und Jugend nicht erfüllt. In ihren Beobachtungen des Körpererlebens junger Frauen beschreibt Wardetzki (2007) den fatalen Zusammenhang zwischen der eigenen Selbstachtung und dem Bestreben, eine makellose Figur zu erreichen.

In der Literatur wird auf die Tendenz zur Objektivierung des Körpers hingewiesen (Davis 1995). Diese instrumentalisierte **Betonung des Körpers zum Zwecke des Selbstausdrucks** zeigt sich in exzessiv betriebenem Bodybuilding, obsessiven Essgewohnheiten, Piercings, Tätowierungen und der schönheitschirurgischen Körperkorrektur. Der Körper wird dabei zum Kultobjekt und teils in exhibitionistischer Weise zur Schau gestellt. Die modernen Technologien stellen immer perfektere Möglichkeiten zur Verfügung, die psychophysische Konstitution des Menschen zu verändern. Dieses zunehmende Angebot medizinisch-technischen Enhancements wirft die Frage auf, ob es sich hierbei lediglich um eine Fortsetzung kulturell vertrauter Praktiken der Körperverschönerung und -verbesserung handelt oder ob nicht eine neue Qualität „menschlicher Selbstverbesserung" (Borkenhagen 2001) erreicht ist. Unter diesem Aspekt kommen sehr schnell wertende (positive wie negative) Kommentare zur plastischen Chirurgie zustande, was empirische Untersuchungen besonders wichtig macht.

Bei korrektursuchenden Menschen findet sich ein weites Störungsspektrum. Sarwer et al. (1998a, b) gehen von einem Kontinuum aus, das von einer übermäßigen Sorge um das eigene Erscheinungsbild bis zu Störungen reicht, die durch massive Pathologie gekennzeichnet sind. Unter subklinischen **Körperbildstörungen** („body image disturbances") werden Beeinträchtigungen des Körpererlebens gefasst, die das Alltagsleben lediglich geringgradig behindern, aber mit einer erhöhten Sorge um das eigene körperliche Erscheinungsbild verbunden sind.

Wichtig sind die Übergänge zwischen subklinischen und klinischen Störungen, da hier als Kippphänomen häufig der Übergang zwischen einer sozial erwünschten Beschäftigung mit dem eigenen Körper und einem obsessiven Streben nach unrealistischer Körperoptimierung zu beobachten ist. Aufgrund dieser Epidemie plastisch-chirurgischer Interventionen findet dieses Phänomen zunehmend in den öffentlichen und politischen Debatten Beachtung (Koalition gegen den Schönheitswahn 2004; Nationaler Ethikrat 2003).

Frauen zeigen sehr unterschiedliche Ausprägungen der Störung des Körpererlebens. Sie unterziehen sich einer Schönheitsoperation, weil sie sich in ihrem Körper nicht „zu Hause" fühlen und ihr Körper nicht zu einem Gefühl von sich selbst passt. Problematische Körperteile werden als vom Rest des Körpers dissoziiert erlebt, mit negativen Beschreibungen wie „diese Dinger", „Fleischmassen", „Ballast", „Wampe" usw. charakterisiert. Dabei erscheinen die problematischen Körperteile als fremd und aufgezwungen, gleichsam bösartig gegen die Intention der Frauen handelnd. Durch diese Art der Darstellung werden sie zu Fremdkörpern, deren Fremdheitscharakter häufig durch Analogien aus dem Tierreich (Hühnerbrust, Flunder u. a.) unterstrichen wird. Typisch für die Betroffenen sind der Handlungsaspekt, die Neugestaltung des Körpers und der Wunsch nach Kontrolle über ihr Aussehen und das Bild, das andere sich von ihnen machen. Dahinter steht der Wunsch, das Schicksal selbst in die Hand zu nehmen, der körperlichen Mangelhaftigkeit nicht länger passiv ausgeliefert zu sein, den Körperteil für die eigene Gestalt zu transformieren. Das Kultivieren von Schönheit durch Schönheitschirurgie vermittelt so ein Gefühl von Selbstkontrolle und Selbstbemächtigung. Nach Angaben der Zufriedenheit mit dem eigenen Körper geben 65 % der Männer und nur 54 % der Frauen an, mit ihrem Körper zufrieden zu sein (YouGov Deutschland 2019). Immerhin geben 83 % der Befragten nach Schönheitsoperationen an, sehr zufrieden oder zufrieden mit dem Ergebnis zu sein, während 6 % eher unzufrieden oder sehr unzufrieden sind (Statista 2015). Insofern sollten Psychotherapeut*innen mit pauschalen Verurteilungen von kosmetischen Eingriffen oder plastischen Operationen etwas vorsichtig sein; manche scheinen das eigene Selbstbewusstsein auch tatsächlich zu verbessern, und in der Psychotherapie lohnt es sich, nach den inneren Beweggründen für solche Eingriffe zu fragen und sie nicht pauschal abzulehnen. Als Beispiel sei die sog. Rüsselbrust bei Frauen genannt, die wohl jede(r) als hässlich empfinden und deren operative Korrektur als berechtigt ansehen würde.

RESÜMEE

Die Schönheitschirurgie beschränkt sich heute nicht mehr nur auf Frauen, sondern erfasst zunehmend auch Männer. Die alte Aussage „Männer handeln, und Frauen treten mit ihrem Körper in Erscheinung" hat sich überlebt. Der Versuch einer Kontrolle des körperlichen Erscheinungsbildes wird zur Gestaltung des eigenen Ichs. Die Schönheitschirurgie ermöglicht es scheinbar, die Objektivierung des Körpers zu kontrollieren und im Rahmen dieses Prozesses auch ihre Identität neu zu konstruieren. Eine langjährige und mit viel Emotionen verbundene Psychotherapie scheint dagegen die schlechtere Lösung zu sein, wenn durch einen Eingriff das Selbstwertgefühl sich scheinbar einfach verbessern lässt.

88.1.3 Plastisch-chirurgische Intervention am Beispiel der Brustreduktion

Für den Wunsch nach einer plastisch-chirurgischen Korrektur liegen Interviewstudien mit qualitativen Methoden vor (Davis 1995; Borkenhagen 2001). Je nach Ausprägung der Erlebensstörung geht es bei den Betroffenen um emotionale Stabilisierung, Verbesserung der sexuellen Attraktivität, soziale Konformität und Normalität. Unter den Motivkonstellationen wiederholen sich folgende Kategorien:

- Neue Selbstaneignung des Körpers (eines fremd erlebten Körperteils, das weder zum Gesamtkörper noch zum Körperselbst passt)
- Selbstakzeptanz, die *aktive* Selbstgestaltung
- Rückgewinnung der Kontrolle über den eigenen Körper

Zur Indikationsstellung ist die Diagnostik des Ausmaßes der Störung des Körperbildes, das die Selbstpathologie bestimmt, notwendig. In ➤ Kap. 16 wird zwischen der Dissoziation eines Körperteils bei allgemeiner guter Körperakzeptanz gegenüber einer Dissoziation bei negativem Ganzkörpererleben unterschieden. In letzterem Fall wird über die plastische Chirurgie eine Pars-pro-toto-Lösung gesucht, d. h., das negative Ganzkörpergefühl soll über den negativ erlebten Körperteil repariert werden. Es besteht der Wunsch, über die Korrektur dieses Teiles das Gesamtkörpererleben aufzuwerten und zu stabilisieren. Diese Diagnostik lässt sich mit dem Körperfototest erfassen (Borkenhagen 2001), der die Berechnung des Gesamtkörperwertes, die Zufriedenheit mit dem Gesamtkörper erlaubt. Daneben werden die weiblichen Problemzonen (Brüste, Oberbauch, Unterbauch, Hüften und Oberschenkel) berechnet.

Empirische Messungen der plastisch-chirurgischen Reduktion der Brust zeigen eine positive Auswirkung auf die Körperzufriedenheit (Freire et al. 2004). Es steigt nicht nur die Zufriedenheit mit der weiblichen Problemzone signifikant an, sondern auch die Zufriedenheit mit den neutralen Körperzonen, also das Gesamtkörpererleben i. S. der Erwartung, dass die Integration in ein Gesamtbild zu einer verbesserten Passung geführt hat. Die bisherigen Ergebnisse stellen dar, dass vorher abgelehnte Körperteile nach dem plastisch-chirurgischen Eingriff besser in das eigene Bild vom Körper integriert werden können. Dabei verbessert sich auch das eigene Selbstbild. Daneben kommt es zu einer signifikanten Verbesserung von Gesundheit und Lebensqualität (Borkenhagen et al. 2007).

❚❚ Im Unterschied zu diesen positiven Ergebnissen zeigen Patientinnen mit Dysmorphophobie häufig einen negativen Outcome des plastischen Eingriffs, eine verstärkte Selbstwertvulnerabilität mit einer erhöhten Zahl von Suizidversuchen und Depressionen. Daher ist es wichtig, die Diagnose der körperdysmorphen Störung für die Psychosomatik stellen zu können. ❚❚

88.2 Die körperdysmorphe Störung (KDS)

88.2.1 Definition und Klassifikation

Bei der körperdysmorphen Störung (KDS) wird von den Betroffenen eine Entstellung wahrgenommen, die zwar objektiv nicht oder zumindest nicht in dem subjektiv empfundenen Ausmaß vorhanden ist, die aber deutliche psychosoziale Beeinträchtigungen nach sich zieht.

Die KDS beginnt meist im frühen Jugend- oder Erwachsenenalter und wird nach der **ICD-10** zu den somatoformen Störungen (F45) als Unterform der Kategorie „Hypochondrische Störung" (F45.2) gezählt. Es wird zwischen einer hypochondrischen Form und einer wahnhaften Form unterschieden. Auch im **DSM-IV** wurde die dort als „body dysmorphic disorder" (BDD) bezeichnete Störung unter 300.7 ebenfalls bei den somatoformen Störungen eingeordnet und auch hier von wahnhaften Störungen abgegrenzt. Im **DSM-5** wird die BDD unter den Zwangsstörungen klassifiziert (APA 2013; Schieber et al. 2015), ebenso in der **ICD-11.**

Nach Phillips et al. (1996) werden bei der KDS sowohl qualitative als auch quantitative Aspekte berücksichtigt. Als ein Hauptkriterium muss die übermäßige Beschäftigung mit einem eingebildeten Mangel oder einer Entstellung in der äußeren Erscheinung vorkommen. Bei einer evtl. vorhandenen leichten Anomalie oder kleineren Effloreszenzen sind die Besorgnis und die Beschäftigung damit stark übertrieben. Dieses Hauptkriterium führt in klinisch relevanter Weise zu Leidenszuständen oder Beeinträchtigungen in sozialen, beruflichen oder sonstigen wichtigen Lebensbereichen. Qualitativ sind die Beschäftigung mit und die Überzeugung von der Entstellung deutlich ausgeprägt, quantitativ wird als kritische Größe für die Diagnostik eine mindestens 1 h/Tag andauernde Beschäftigung mit dem „entstellten" äußeren Erscheinungsbild angesehen. Mehr als 30 % der Betroffenen erreichen Größenordnungen von ≥ 8 h/Tag (Phillips et al. 1993). Obgleich einige Autoren die KDS als Vorstufe weiterer psychiatrischer Erkrankungen ansehen (Wegner et al. 1999), hat sie sich in den letzten Jahren als psychopathologisch eigenständiges Störungsbild durchgesetzt.

88.2.2 Historische Betrachtung der körperdysmorphen Störung und Synonyme

Das Krankheitsbild ist in der Dermatologie auch als Dysmorphophobie bekannt und wurde von Cotterill (1981) als *„dermatological non-disease"* bezeichnet. Es wurde unter verschiedenen Synonymen in der Dermatologie immer wieder erwähnt, was verdeutlicht, dass die KDS bereits seit Langem wahrgenommen wurde, z. B. als Thersites-Komplex.

Der Begriff **Thersites-Komplex** ist Homers Ilias entliehen, wo Thersites als der hässlichste Krieger in Odysseus' Heer beschrieben wurde. Die Erstbeschreibung des KDS-Phänomens 1886 stammt von dem italienischen Psychiater Enrico Morselli, der 1891 den Begriff **„Dysmorphophobie"** prägte. Pierre Janet beschrieb 1903 vor allem junge Frauen, die Angst hatten, keinen Liebhaber zu finden, und 1909 fokussierte der Psychiater Kraepelin die extreme Scham der Betroffenen. Erst 1987 wurde die KDS im DSM-III als eigenständiges Krankheitsbild aufgenommen und den somatoformen Störungen unter Hypochondrie zugeordnet. 1991 erschien der erste Artikel der amerikanischen Psychiaterin Katharine Phillipps im *American Journal of Psychiatry,* in dem sie das bis dahin in den USA wenig beachtete Krankheitsbild vorstellte; 1996 erschien die Erstauflage ihres inzwischen mehrfach verlegten Buches *The Broken Mirror* (Phillips 2005). 2001 wurden im Hinblick auf die Nutzung von Lifestyle-Drogen bzw. den Wunsch, nicht zu altern, mit der **„Muskeldysmorphophobie"** (Olivardia 2001) und dem **„Dorian-Gray-Syndrom"** (Brosig et al. 2001) zwei weitere Syndrome als Subtyp der KDS beschrieben.

88.2.3 Epidemiologie

Die Prävalenz der KDS in der amerikanischen Bevölkerung geben Phillips et al. (1993) mit ca. 1–4 % an (Oosthuizen et al. 1998; Otto et al. 2001). Eine repräsentative Erhebung der KDS in Deutschland von Rief et al. (2006) ergab eine Prävalenz von 1,7 %, wobei Frauen häufiger unter KDS leiden als Männer (60 zu 40 %). Buhlmann et al. (2010) fanden in einer repräsentativen Studie ebenfalls eine Prävalenz von 1,8 %, während Gieler et al. (2016) zeigen konnten, dass klinisch relevante Entstellungsprobleme zwischen 2002 und 2013 von 0,4 auf 1 % zugenommen haben. Für 2018 und 2020 wurde ein weiterer Anstieg auf 1,3 % beobachtet, während die Zahl unter Corona-Bedingungen im Jahr 2020 wieder auf 0,6 % zurückfiel (Gieler T et al., eigene Erhebungen).

Die KDS geht mit geringerem Einkommen, geringerer Partnerschaftsrate und höherer Arbeitslosigkeit einher. Der Schweregrad reicht von milden Formen mit einer geringgradig herabgesetzten Lebensqualität bis zu einer schweren Form, bei der die Betroffenen jegliche Kontakte zu vermeiden suchen. In Kliniken für ästhetische Medizin leiden 6–14,6 % der Patient*innen unter KDS (Altamura 2001). 8 % (Stangier et al. 2003a) bzw. 6,6–12 % der Patient*innen, die eine dermatologische Praxis aufsuchen, und 6–15 %, die sich einer kosmetischen Operation unterziehen, leiden an einer körperdysmorphen Störung (Phillips 2001). Die Beschwerden konzentrieren sich nach Phillips et al. (2005) vorwiegend auf Haut (80 %), Haare (57,5 %) und Nase (39 %). Während Männer vor allem auf ihre Genitalien, Körpergröße, Muskulatur oder exzessive Körperbehaarung fokussiert sind, sorgen sich Frauen besonders um Gesicht, Brüste, Hüfte und Beine.

Die Störung beginnt typischerweise in der Adoleszenz bzw. Pubertät (Ø 14,8 J.) und verläuft i. d. R. chronisch. Die KDS wird aufgrund starker Schamgefühle von den Betroffenen zumeist verschwiegen.

88.2.4 Symptomatik und Diagnostik

Die Diagnostik der KDS sollte nach Kenntnis des Krankheitsbildes für klinisch Erfahrene im Grunde kein Problem darstellen. Zur schnellen Erfassung hat sich der Einsatz einer visuellen Analogskala (VAS) bewährt (➤ Abb. 88.1). Bei Verdacht auf eine KDS wird der bzw. die Betroffene aufgefordert, die Entstellung auf einer Skala von 0–10 einzuschätzen. Wenn sich durch die unabhängig erfolgte hautärztliche Einschätzung eine Differenz von > 4 Punkten ergibt, ist die Diagnose KDS wahrscheinlich und sollte in einem eingehenden Gespräch genauer abgeklärt werden. Für die Autoren haben sich hierfür im klinischen Einsatz die in ➤ Box 88.1 zusammengestellten Kern- und Zusatzfragen bewährt.

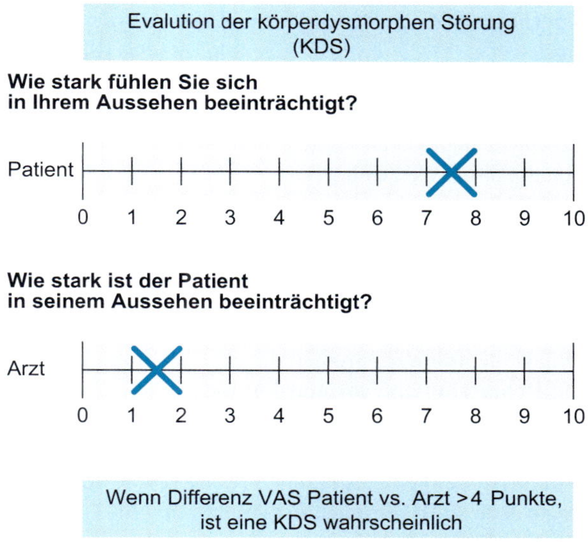

Abb. 88.1 Kurzerfassung der KDS in der dermatologischen Praxis durch VAS [L106]

BOX 88.1

Klinisches KDS-Screening (mod. nach Stangier et al. 2003a und Dufresne et al. 2001)

Kernfragen:

1. Sind Sie bzgl. Ihres äußeren Erscheinungsbildes häufig beunruhigt?
2. Denken Sie häufig über Ihre Erscheinung nach und wünschen sich, Sie könnten diese Gedanken unterbrechen?
3. Wie viele Stunden verbringen Sie im Durchschnitt damit, sich mit Ihrem Aussehen zu beschäftigen?
4. Ist hierbei Ihr Hauptinteresse, nicht dünn genug zu sein oder zu dick zu werden? (Abgrenzung zu Essstörungen)
5. Beeinflusst die Beschäftigung mit Ihrem Aussehen Ihr Leben?
6. Vermeiden Sie Treffen mit Freunden, mit der Familie?
7. Können Sie Ihrer Arbeit nachgehen/Gehen Sie zur Schule?
8. Gibt es Dinge, die Sie aufgrund Ihres Aussehens vermeiden?

Zusatzfragen:

- Erwarten Sie eine radikale Veränderung Ihres Lebens durch die Therapie?
- Sind Sie manchmal so verzweifelt, dass Sie sich wünschen, Sie wären tot, oder wollen Sie sich etwas antun?

Wenn die ersten fünf der acht Fragen mit ja beantwortet werden, sehr viel Zeit aufgewendet wird, erhebliche Auswirkungen auf das Sozialverhalten bestehen und die Funktionsfähigkeit beeinträchtigt ist, dann liegt mit hoher Wahrscheinlichkeit eine KDS vor; in diesem Fall sollten ästhetische Wunschoperationen nicht durchgeführt werden. Eine chirurgische Therapie ist absolut kontraindiziert, wenn auch die Zusatzfragen mit ja beantwortet werden. Grundsätzlich sollte man besonders vorsichtig sein, wenn beruflicher Misserfolg oder Partnerschaftsprobleme nur auf die äußere Erscheinung zurückgeführt werden.

Die DSM-5-Diagnosekriterien sind in ➤ Box 88.2 wiedergegeben (APA 2013).

BOX 88.2

Diagnostische Kriterien nach DSM-5

A) Beschäftigung mit einem eingebildeten Defekt in der Erscheinung. Falls eine leichte physische Anomalität vorhanden ist, wird diese von der Person überbewertet.
B) Wiederholendes Verhalten wie Kontrolle vor dem Spiegel, Vermeidung des Spiegels, Vergleich mit anderen.
C) Die Beschäftigung verursacht Stress und ein Ungleichgewicht in sozialen, beruflichen oder anderen wichtigen Funktionen.
D) Ausschluss von Essstörungen.

Für Fragebögen wie den *Dysmorphic Concern Questionnaire* (DCQ; Oosthuizen et al. 1998), das *BDD Diagnostic Module* (BDDDM) und die *BDD Modification of the Yale-Brown Obsessive Compulsive Scale* (BDD-YBOCS) liegen testpsychologisch gesicherte deutsche Übersetzungen vor (Stangier et al. 2003b, 2000). Der DCQ ist mit 7 Fragen und einem Cut-off-Wert einfach anzuwenden (➤ Tab. 88.1; Stangier et al. 2003b).

88.2.5 Komorbidität und Differenzialdiagnose

Auffällig ist bei fast allen Studien die mit 70 % **hohe Komorbidität von Depression** und **sozialer Phobie** (Buhlmann et al. 2002; Hollander und Aronowitz 1999; Nierenberg et al. 2002; Phillips und Dufresne 2000); teilweise wird von einer **hohen Assoziation mit Zwangsstörungen** ausgegangen (Cororve und Gleaves 2001; Neziroglu et al. 2001), die nach Aski und Chilli (2002) in fast 32 % der Fälle bestehen soll. Die meisten Autoren geben auch eine **verstärkte Suizidalitätsneigung** an (Garcia-Parajua et al. 2003; Phillips et al. 2000). Dies wird durch eine schwedische Studie erhärtet, in der Frauen nach Einlage kosmetischer Brustimplantate eine um den Faktor 2,9 erhöhte Suizidrate zeigten (Koot et al. 2003). In einer 4-jährigen prospektiven Follow-up-Studie von Phillips und Menard (2006) wurden bei 57,8 % von 185 Patient*innen mit KDS suizidale Ideen festgestellt; 2,7 % hatten Suizidversuche unternommen.

Die KDS korreliert mit sozialem Rückzug, der das Maß üblicher Schüchternheit deutlich überschreitet und bis zur klinischen Ausprägung der sozialen Phobie reicht (Patterson et al. 2001; Phillips 1991). Dieser Rückzug beinhaltet, dass die Betroffenen keine zwischenmenschlichen Kontakte mehr pflegen oder aufnehmen, sozial ausgegliedert sind und arbeitsunfähig werden (Phillips et al. 2005). Ein deutlich erniedrigtes Selbstwertgefühl konnte in einer umfangreichen Metaanalyse belegt werden (Kuck et al. 2021). Weiterhin treten komorbide Ess-, Angst- und affektive Störungen (Phillips et al. 2005) auf. In diesem Kontext kommt es meist zu einem Anstieg des Körpergewichts mit nachfolgenden Diäten. In diesem Teufelskreis treten in etwa 15 % der Fälle suizidale Reaktionen auf (Phillips und Menard 2006). Der Wunsch nach und die Umsetzung von kosmetisch-dermatologischen und plastisch-chirurgischen Eingriffen birgt das entsprechende Risiko von unerwünschten Folgeerscheinungen oder führt zur Operationssucht (Phillips et al. 2001).

Differenzialdiagnostisch sind definitionsgemäß Fälle abzugrenzen, in denen sich die veränderte Wahrnehmung des Körperbildes durch andere Störungen – vor allem Anorexie – erklären lässt. Ebenso sind objektivierbare Entstellungen wie Naevi flammei u. Ä. abzugrenzen, bei denen aber häufig gerade kein so ausgeprägtes Entstellungsgefühl vorhanden ist, wenn die Hautsymptomatik bereits in die Entwicklung des Selbstkonzepts integriert werden konnte.

Weitere psychosomatische Störungen weisen Assoziationen zur KDS auf. Für die Dermatologie sind hierbei vor allem der nicht objektivierbare Haarverlust (Telogeneffluvium) i. S. einer somatoformen Störung zu nennen, nachdem eine androgenetische Alopezie vom weiblichen Typ ausgeschlossen wurde. Auch die von Harth und Linse (2001) beschriebene Botulinophilie spiegelt die Nichtakzeptanz der Hyperhidrose wider, die oft kaum oder nicht objektivierbar ist. Ähnliches gilt für die Fehlwahrnehmung des eigenen Körpergeruchs, die Bromhidrosis oder Chromhidrosis.

88.2.6 Verlauf und Prognose

Die Prognose scheint von der frühzeitigen Diagnosestellung und Einleitung einer psychotherapeutischen Behandlung abhängig zu sein. Insgesamt ist die Prognose aber schlechter als bei Persönlichkeitsstörungen (Phillips et al. 2006). Da viele der von KDS Betroffenen auch kosmetisch-dermatologisch bzw. plastisch-chirurgisch behandelt

Tab. 88.1 Fragebogen zur Erfassung von Sorgen bzgl. des Aussehens (Dysmorphic Concern Questionnaire, DCQ; Stangier et al 2003b)

		überhaupt nicht	wie die meisten anderen Menschen	mehr als andere Menschen	sehr viel mehr als andere Menschen
1.	Haben Sie sich jemals wegen eines bestimmten Aspekts Ihres Aussehens Sorgen gemacht?	0	1	2	3
2.	Haben Sie sich jemals in irgendeiner Weise für entstellt oder missgebildet gehalten (z. B. Nase, Haare, Haut, Körperbau)?	0	1	2	3
3.	Haben Sie sich jemals um Ihre Körperfunktionen Sorgen gemacht (z. B. übermäßiger Körpergeruch, übermäßiges Schwitzen)?	0	1	2	3
4.	Haben Sie wegen dieser Sorgen bereits einen Hautarzt, einen plastischen Chirurgen oder Ihren Hausarzt aufgesucht, oder glaubten Sie, einen aufsuchen zu müssen?	0	1	2	3
5.	Wurde Ihnen schon von Ärzten oder anderen gesagt, dass Sie normal seien, obwohl Sie der Überzeugung sind, dass etwas mit Ihrem Aussehen oder Ihren Körperfunktionen nicht stimmt?	0	1	2	3
6.	Haben Sie schon viel Zeit damit verbracht, sich mit einem Makel im Aussehen oder eine Störung von Körperfunktionen zu beschäftigen?	0	1	2	3
7.	Haben Sie jemals viel Zeit damit verbracht, einen Makel im Aussehen oder eine Störung von Körperfunktionen zu verbergen?	0	1	2	3

werden, sind auch hier die Prognosen meist nicht besser. Nach Phillips et al. (2001) ist durch solche Eingriffe nur bei ca. 15 % der Patient*innen eine Verbesserung der klinischen Symptome erreichbar, während 15–20 % sich eher verschlechtern, und der Rest unverändert bleibt.

88.2.7 Verständniskonzept (Ätiologie, Pathogenese, Risikofaktoren)

Theoretische Ansätze zur Erklärung und Behandlung der KDS

Neben den genannten soziokulturellen Faktoren und biologischen Dispositionen sind vor allem Theorien aus dem Bereich der Selbstpsychologie, der kognitiven und psychodynamischen Theorieansätze für die klinische Praxis von Bedeutung.

Die **Self-Discrepancy Theory** (SDT) ist ein von Veale et al. (2003) dargestellter Ansatz, der anhand einer Studie verifiziert werden konnte: 72 Patient*innen mit KDS wiesen vor allem im „Selbstideal" und im „Selbst-sein-Wollen" Unterschiede im Vergleich zu den Kontrollen auf, während sie im „aktuellen Selbst" und „Anderen-Ideal" keine Unterschiede zeigten.

Aus psychiatrischer Sicht wird die Hypothese diskutiert, die KDS gehöre zu den **Zwangsspektrumsstörungen,** das u. a. auch Hypochondrie, Essstörungen und Impulskontrollstörungen wie die Trichotillomanie umfasst (McElroy et al. 1994). Als Argumente für diese Theorie werden phänomenologische Ähnlichkeiten in Struktur und Inhalt des Denkens und Verhaltens, Parallelen im Verlauf, hohe Komorbidität untereinander und mit affektiven Störungen, ein gehäuftes familiäres Auftreten und das Ansprechen auf SSRI genannt.

Aufgrund der vorläufigen Hinweise auf die mögliche Effektivität von SSRI bei KDS (Patterson et al. 2001) wird auch eine **Störung des Serotoningleichgewichts** als gemeinsame neurobiologische Grundlage diskutiert (Hollander und Aronowitz 1999).

Kognitiv-behaviorale Erklärungsansätze

Kognitiv-behaviorale Erklärungsansätze stellen fehlerhafte Wahrnehmungs- und Bewertungsprozesse aufgrund einer erhöhten Sensibilität für ästhetische Proportionen oder perfektionistische Standards bzgl. des eigenen Aussehens in den Vordergrund (Veale et al. 1996a, b; Stangier et al. 2003c; ➤ Abb. 88.2).

❚❚ Danach tragen selektive Aufmerksamkeit (Buhlmann et al. 2002) und/oder fehlerhafte Wahrnehmungsprozesse (Stangier et al. 2003c) zu einer verzerrten Repräsentation des eigenen Aussehens bei. Kontrollrituale, Sicherheitsverhalten und soziale Vermeidung stabilisieren die Überzeugung, entstellt zu sein, indem sie korrigierende Informationen ausschließen (Veale et al. 2001). ❚❚

Die begleitenden depressiven Symptome, sozialer Rückzug sowie Hoffnungslosigkeit und Suizidalität werden als Folge des Kontrollverlustes gesehen, das Aussehen nur begrenzt manipulieren zu können.

Psychodynamische Erklärungsansätze

Neuere psychoanalytische Ansätze beziehen sich insbesondere auf die Bindungstheorie (➤ Kap. 12), Emotions- und Selbstregulation (➤ Kap. 11). Bei Angstdynamik, die besonders auf Verlust- und Trennungsthemen fokussiert ist, stehen Aggressions- und Traueraffekte im Mittelpunkt (➤ Kap. 64). Vor allem narzisstische Regulationsstörungen haben im Zusammenhang mit Selbstunsicherheit und Selbstwertvulnerabilität besondere Bedeutung erlangt. Die Wechselbeziehung von Körper- und Selbstakzeptanz spielt unter entwicklungspsychologischem Aspekt eine besondere Rolle.

❚❚ Ähnlich wie bei der Sozialphobie und im Zwangsspektrum sind es die Diskrepanzen zwischen Selbst und Ideal-Selbst, zwischen Selbst und Soll-Selbst, die bei hoher Selbstunsicherheit besonders bedeutsam sind. ❚❚

Von KDS Betroffene empfinden ihren Körper aus der Außenperspektive als kritisch-negativ beobachtet. Menschen mit negativem Körperbild sind auf positive Bestätigungen angewiesen, stellen diese jedoch chronisch in Zweifel und benötigen daher eine besondere positive affektive Resonanz, die sie jedoch oft nicht wahrnehmen können. Kompensatorische Versuche sind eine narzisstische Überbesetzung des Körpers, besondere Selbstgestaltungen im ästhetischen Outfit sowie Körpermodifikationen, die als Copingmechanismus zur Selbststabilisierung angesehen werden können. Die **narzisstische Vulnerabilität** wird in der Entwicklung durch kritische Umgebungsfaktoren, Elternkritik, wechselnden Erziehungsstil, Hänseleien in der Schule (insb. körperbezogene) und Ausgrenzungen aus Gruppen beeinflusst.

Neben dieser vor allem sich in der sozialphobischen Komponente darstellenden Minderwertigkeitsthematik sind es die Triebprozesse – besonders in der Pubertät die Integration der Sexualität –, die bei rigidem Über-Ich unterdrückt werden. Die hohe Diskrepanz in der Passung an das Körperideal korrespondiert mit der konfliktreichen Passung an das soziale Umfeld, sodass der Körper häufig als Ganzes dissoziiert wird, mit dem Ziel, sozial besser zu passen und im Selbstwert stabiler zu sein.

Neben den bei der Zwangsstruktur vorherrschenden Ekel- und Schamaffekten sind auch, wie bei allen Persönlichkeitsstörungen, frühkindliche Belastungsstörungen und Traumatisierungen zu berücksichtigen. Auch Studien zum Selbstbild in Abhängigkeit von einer depressiven Mutter weisen auf psychodynamische Verstehensansätze hin (Berg-Nielsen et al. 2003).

88.2.8 Therapie

Die KDS ist nicht leicht zu behandeln, und die Motivation zur Therapie ist bei den Betroffenen entsprechend der Definition als somatoforme Fixierung auf den Körpermakel eine Problematik für die Akzeptanz einer psychosomatischen Therapie. In einer größeren Online-Umfrage in Deutschland wurden 429 Menschen, welche die Diagnosekriterien einer KDS erfüllten, nach ihrer Therapie befragt. Nur 15,2 % hatten die Diagnose erhalten, und die Rate an Psychotherapie war mit 39,9 % sehr niedrig (Schulte et al. 2020).

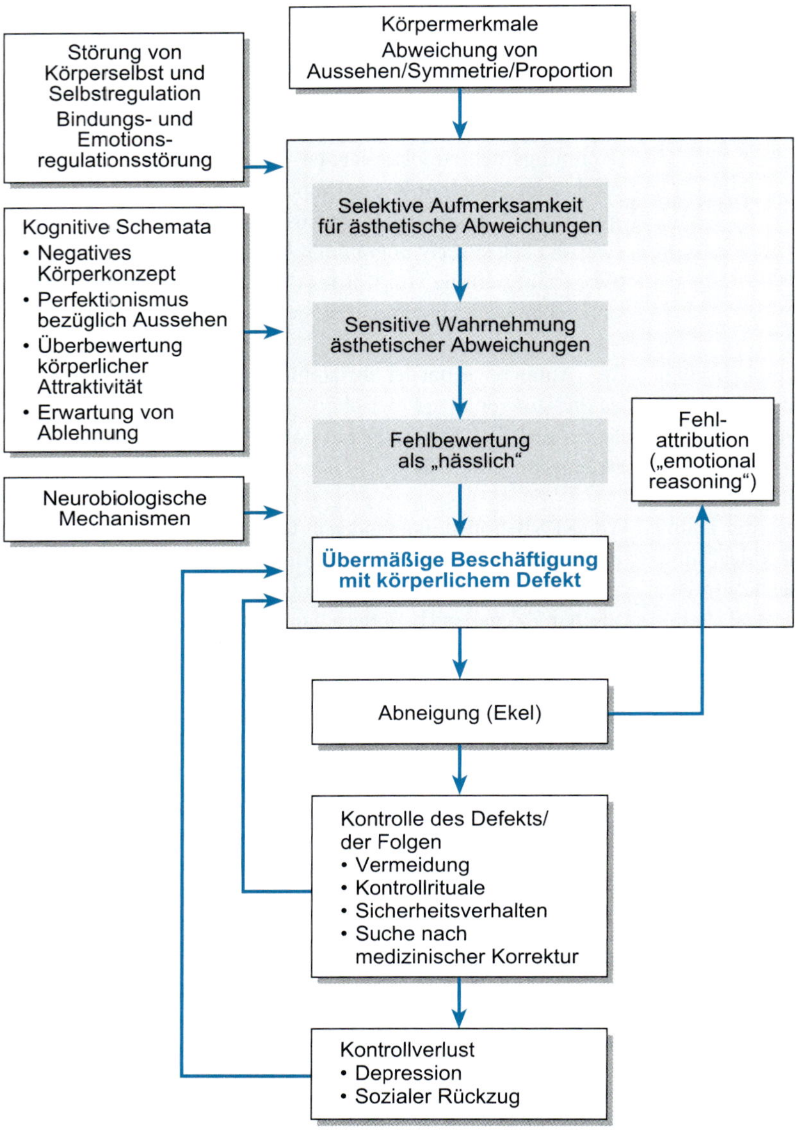

Abb. 88.2 Modell zur Entstehung der körperdysmorphen Störung [L106]

Bei der KDS bieten sich verschiedene Therapieansätze an. Die Grundlage der Behandlung bildet zunächst die **KVT** (Wilhelm et al. 2011). Aber auch pharmakologische Ansätze sowie psychosoziale Interventionen scheinen hilfreich zu sein. Psychodynamische Psychotherapie ist bisher selten beschrieben worden und nur in Ansätzen evaluiert. In einer gepoolten Analyse zum Effekt von Therapie bei KDS wurden in den verschiedenen Fragebögen unterschiedliche Erfolgsraten angegeben; am besten erwies sich der *Clinical Global Impression* mit einer Reduktion im BDD-YBOCS von > 30 % (Fernandez de la Cruz et al. 2021).

Das Hauptziel der Behandlung besteht zunächst darin, zu verhindern, dass die Patient*innen die Krankenrolle annehmen. Weiterhin sollen unnötige Kosten und Komplikationen, die vor allem im Bereich der plastischen Chirurgie aufkommen und die Betroffenen selten zufriedenstellen, vermieden werden (Phillips et al. 2001). Eine komorbide soziale Phobie und Depression sollten ebenso mitbehandelt werden wie eine Essstörung.

Die **pharmakologische Therapie** der KDS erfolgt i. d. R. mit selektiven Serotonin-Wiederaufnahmehemmern (SSRI), z. B. Fluoxetin, Escitalopram und Citalopram (Phillips und Najjar 2003; Phillips und Hollander 2008). Auch das trizyklische Antidepressivum Clomipramin zeigt gelegentlich gute Wirkungen (Sondheimer 1988). Bei starker paranoid anmutender Fokussierung auf die Symptome haben sich auch niedrig dosierte Antipsychotika bewährt (Harth und Gieler 2006).

PRAXISTIPP

Da die Betroffenen häufig in dermatologischen Praxen zu finden sind, sollte immer der Versuch unternommen werden, sie zu einer psychiatrischen Mitbehandlung zu motivieren. Diese Liaison kann eine Brücke zwischen der hautärztlichen und der angestrebten psychotherapeutischen Behandlung schlagen.

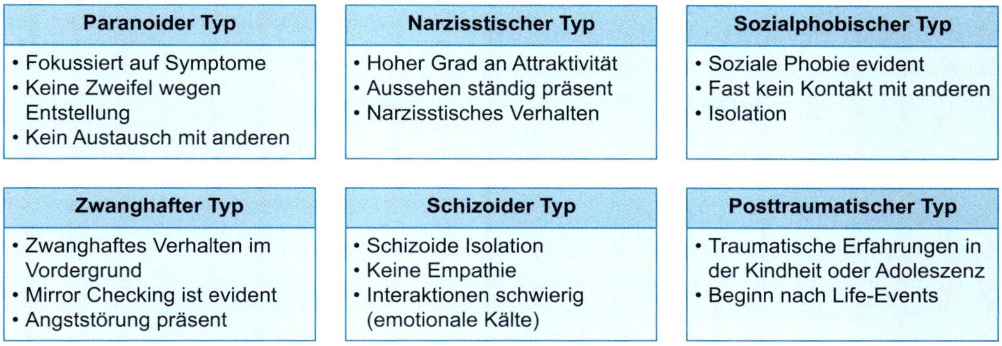

Abb. 88.3 Klassifikation der körperdysmorphen Störung [L231]

Chirurgische Interventionen sind eher kontraindiziert, da > 90 % der Betroffenen mit dem operativen Ergebnis unzufrieden sind. Zusätzlich werden die Symptome der KDS durch die Intervention eher schlimmer. Das Verhältnis von Nutzen und Risiko der Operationen wird von den Patient*innen häufig falsch eingeschätzt.

Die Evidenzlage zu psychotherapeutisch-psychopharmakologischen Interventionen ist bis heute relativ wenig gesichert, und die in den letzten Jahren beschriebenen Ansätze beruhen meist auf kleinen Fallzahlen (Tailon et al. 2013; Phillips et al. 2013). In einer Untersuchung zur Effektivität eines **multimodalen Therapieansatzes** für Adoleszente in zwei spezialisierten Kliniken in Stockholm und London wurden in den Jahren 2015–2021 140 Patient*innen erfasst; 72 % erhielten eine zusätzliche Pharmakotherapie (meist SSRI). Im Follow-up-Zeitraum von 12 Monaten wurden 79 % als Responder und 59 % als voll oder partiell gebessert eingestuft (Rautio et al. 2022).

In dem von unserem Team bevorzugten **psychodynamischen Therapieansatz** gehen wir von einem auslösenden Ereignis auf dem Boden ungelöster, unbewusster Konflikte aus. Für die Verarbeitung spielt das Strukturniveau mit Bezug auf das unsichere Bindungsmuster und die Einschränkung der Selbstreflexion eine zentrale Rolle. Das Konfliktmuster wird mit den Betroffenen mittels Spiegelung bearbeitet: Durch die Übertragung der unbewussten Anteile wird den Betroffenen ermöglicht, einen Erklärungsansatz für ihre Störung zu finden, wodurch nicht nur die erlernten Symptomreaktionen zur Bearbeitung kommen. Zur Festigung der durch die psychodynamische Therapie gefundenen Erklärungsmuster werden dann auch kognitive Verfahren wie die Übung an der visuellen Analogskala eingesetzt. Die mit den hypochondrischen Ängsten im Zusammenhang stehenden Ekel- und Schamgefühle werden besonders durch **körpertherapeutische Interventionen** und Konfrontationsmethoden zum Körpererleben ergänzt. Da neben der kritisch entwertenden destruktiven Beziehung zum eigenen Körper auch die Beziehungsgestaltung in Partnerschaften häufig in malignen Zirkeln angelegt ist, sollte die **interpersonelle Ebene** mit dem psychodynamischen Ansatz verbunden werden. In der stationären psychodynamischen Therapie haben sich für uns die in ➤ Box 88.3 wiedergegebenen Abläufe als hilfreich erwiesen.

BOX 88.3

Schema der psychodynamischen Psychotherapie bei KDS

- Die Therapeutin erfasst durch die Erhebung der Biografie und Übertragung unter Berücksichtigung der Gegenübertragung das Problem und den dahinterliegenden unbewussten Konflikt des Patienten.
- Das Erkennen eines zentralen Konflikts stellt zunächst eine Arbeitshypothese dar, die wiederholt von der Therapeutin geprüft und auf ihre diagnostische Stabilität hin untersucht werden sollte.
- Nach Erkennen des Konflikts und der neurotischen Muster sollte versucht werden, dies dem Patienten behutsam näher zu bringen und anhand von Beispielsituationen aus dem Alltag für ihn emotional erlebbar zu machen. Häufig kann hierzu vor allem die Technik der interaktionellen Deutung zwischen Patient und Therapeutin genutzt werden.
- Wenn der Patient den Konflikt und seine neurotischen Strukturen erkannt hat, müssen diese für ihn auch in vielen Alltagssituationen verständlich, erkennbar und damit engrammierbar werden.
- Nach der Erkenntnis beginnt anschließend (nicht früher!) der Prozess, durch erste alternative Handlungsmuster neue Erfahrungen zu sammeln und diese unter Berücksichtigung der eigenen Erkenntnis in seine Lebensstruktur einzubauen und in vielen Lebenssituationen zu benutzen, um neue Erfahrungen machen zu können, die auch emotional gespeichert werden sollten.
- Diese neuen Handlungsalternativen vor dem Hintergrund der biografischen Muster müssen vom Patienten stabilisiert werden können und auch in krisenhaften Bewährungssituationen Bestand haben. Damit wäre die Therapie dann erfolgreich abgeschlossen.

Für die individuelle Therapieanpassung hat es sich in der klinischen Praxis bewährt, die Betroffenen nach ihrer Grundstruktur in verschiedene Untergruppen aufzuteilen, die jeweils ein dieser Grundstruktur angepasste psychosomatische Therapie nach sich zieht (➤ Abb. 88.3).

88.3 Zusammenfassung

Schönheit spielt in der modernen Gesellschaft eine große Rolle und wirkt sich unmittelbar wie mittelbar immer auch in den Psychotherapien aus. Gefühle von Scham und Ekel scheinen durch die Beauty-Industrie seit den 1960er-Jahren gezielt im Marketing eingesetzt zu werden, um die ohnehin schon sehr hohen Umsatzzahlen noch weiter zu steigern.

Psychisch korreliert das subjektiv empfundene Schönheitsideal mit dem erlebten Selbstwertgefühl. Plastische Operationen und kosmetische Dermatologie haben trotz ökonomischer Probleme in den letzten Jahren weiterhin einen rasanten Aufschwung erfahren, sodass auch die Schattenseiten der Schönheit, die körperdysmorphe Störung (KDS), sich offenbar häufiger als früher zeigt und einige Betroffene Hilfe auch in der Psychotherapie suchen.

Die KDS tritt in der plastischen Chirurgie und der kosmetischen Dermatologie häufiger auf als bisher vermutet: bei ca. 1 % der Allgemeinbevölkerung und bei bis zu 10 % in der dermatologischen Praxis. Nach ICD-10 wird die KDS in der Kategorie „Hypochondrische Störung" klassifiziert. Für Hautärzt*innen stellt sie eine therapeutische Herausforderung dar. Sie kann alle Körperteile betreffen, hat eine hohe Komorbidität mit Depression, Zwang und sozialer Phobie und ist definiert durch eine sehr ausgeprägte Beschäftigung mit einem als peinlich und beeinträchtigend empfundenen kleinen oder gar nicht existierenden körperlichen Makel.

Zum theoretischen Verständnis wurden verschiedene Theorien dargestellt, die einen Erklärungsansatz für diese Störung liefern sollen:

- Die *Self-Discrepancy Theory* stellt die Diskrepanz zwischen Ich-Ideal und realem Selbst dar.
- Kognitiv-behavioristische Erklärungsansätze stellen fehlerhafte Wahrnehmungs- und Bewertungsprozesse aufgrund einer erhöhten Sensibilität für ästhetische Proportionen oder perfektionistische Standards bzgl. des eigenen Aussehens in den Vordergrund.
- Psychoanalytische Hypothesen gehen von einem Selbstkonflikt aus.

Diese Erklärungsansätze, aber auch die Therapien sind denen bei Zwangsstörungen ähnlich: Erfolgversprechend sind selektive Serotonin-Wiederaufnahmehemmer (SSRI) und Psychotherapien.

RESÜMEE

Die Kenntnis dieser Störung ist für Psychosomatiker*innen wichtig, um die Betroffenen frühzeitig einer angemessenen psychotherapeutischen Therapie zuführen und damit Chronifizierung und Komorbidität abwenden zu können.

LITERATURAUSWAHL

Brohede S, Wingren G, Wijma B, et al. Prevalence of body dysmorphic disorder among Swedish women: A population-based study. Compr Psychiatry 2014; 58: 108–115.

Buhlmann U, Glaesmer H, Mewes R, et al. Updates on the prevalence of body dysmorphic disorder: A population-based survey. Psychiatry Res 2010; 178: 171–175.

Dey JK, Ishii M, Phillis M, et al. Body dysmorphic disorder in a facial plastic and reconstructive surgery clinic: Measuring prevalence, assessing comorbidities, and validating a feasible screening instrument. JAMA Facial Plast Surg 2015; 17: 137–143.

Dogruk Kacar S, Ozuguz P, Bagcioglu E, et al. The frequency of body dysmorphic disorder in dermatology and cosmetic dermatology clinics: A study from Turkey. Clin Exp Dermatol 2014; 39: 433–438.

Gieler T, Schmutzer G, Braehler E, et al. Shadows of the beauty – Prevalence of body dysmorphic concerns in Germany is increasing. Data from two representative samples from 2002 and 2013. Acta Dermatovenereologica 2016; 67(5): 385–390.

Harth W, Gieler U. Psychosomatische Dermatologie. Berlin, Heidelberg: Springer 2006.

Kuck N, Cafitz L, Bürkner PC, et al. Body dysmorphic disorder and self-esteem: A meta-analysis. BMC Psychiatry 2021; 21(1): 310.

Phillips KA. Body dysmorphic disorder: the distress of imagined ugliness. Am J Psychiatry 1991; 148: 1138–1149.

Phillips KA, Menard W, Quinn E, et al. A 4-year prospective observational follow-up study of course and predictors of course in body dysmorphic disorder. Psychol Med 2013; 43: 1109–1017.

Rautio D, Gumpert M, Jassi A, et al. Effectiveness of multimodal treatment for young people with body dysmorphic disorder in two specialist clinics. Behav Ther 2022; 53(5): 1037–1049.

Schulte J, Schulz C, Wilhelms S, Buhlmann U. Treatment utilization and treatment barriers in individuals with body dysmorphic disorder. BMC Psychiatry 2020; 20(1): 69.

Stangier U. Hautkrankheiten und körperdysmorphe Störung. Göttingen: Hogrefe 2002.

Wilhelm S, Phillips KA, Fama JM, et al. Modular cognitive-behavioral therapy for body dysmorphic disorder. Behav Ther 2011; 42: 624–633.

KAPITEL

89 Orthopädie

Marcus Schiltenwolf

Das Fachgebiet der Orthopädie diagnostiziert und therapiert Krankheiten der Stütz- und Bewegungsorgane. Inwieweit sich Schmerzen und Bewegungsstörungen durch Verletzungen, Verletzungsfolgen oder andere körperliche Schädigungen ausreichend erklären lassen, hängt einerseits vom Blickwinkel und andererseits von der Bereitschaft ab, nichtkörperliche Einflüsse auf das Krankheitserleben und die Krankheitsbewältigung zuzulassen und zu berücksichtigen. Über die Häufigkeit psychosomatischer Störungen in der Orthopädie können wegen des methodischen Mangels an systematischen Befunderhebungen keine umfassenden Aussagen getroffen werden.

Während für chronische Rückenschmerzen psychosoziale Wirkfaktoren transkulturell weltweit gut belegt sind, insbesondere die gegenseitige Bedingtheit von Schmerz und Depression (Demyttenaere et al. 2007) wie auch das häufig gut zu bestätigende Krankheitsmodell zunehmender Schmerzen durch ängstliche Bewegungsvermeidung (sog. „fear avoidance beliefs“; Waddell et al. 1993), werden solche psychischen Wirkfaktoren für Gelenkschmerzen in jüngerer Vergangenheit ähnlich festgestellt (Liddle et al. 2015; Pfeifer et al. 2018; Scott et al. 2026).

Bei chronischen muskuloskelettalen Schmerzen geht es um eine Beziehungsstörung, die durch das Schmerzerleben moderiert und aufrechterhalten wird. Neben der Feststellung schmerzerklärender somatischer Befunde stehen die Fragen im Fokus, was die Schmerzen bei der betroffenen Person kognitiv und emotional auslösen, wie sie sich beruhigen, regulieren und steuern kann.

89.1 Gelenkschmerzen

89.1.1 Definition

Organmedizinisch wird bei Schmerzklagen in der Nähe eines Gelenks nach Befunden eines Gelenkverschleißes gesucht. Dennoch sind Schmerzen im Bereich von Gelenken keineswegs immer Gelenkschmerzen. Einerseits können alle gelenknahen Strukturen Schmerzen vermitteln, andererseits sind Schmerzen nicht an Schadensbefunde gebunden: Sowohl funktionelle als auch strukturelle Befunde können Ursachen peripherer Schmerzen sein, aber auch unabhängig von peripheren Befunden sind Gelenkschmerzen als unbewusst erlerntes Störungssymptom möglich.

Da jeder strukturelle Befund in Abhängigkeit vom Schädigungsausmaß funktionell trainierbar ist, für jedes Training aber bewusst Motivation hergestellt werden muss und unbewusste Motivationshindernisse zu überwinden sind, ist bei jedem Gelenkschmerz von einer biopsychosozialen Störungskonstellation auszugehen.

89.1.2 Epidemiologie

Gelenkschmerzen sind die häufigsten muskuloskelettalen Schmerzen im höheren Alter (> 60 J.). Knieschmerzen stehen an erster Stelle (Urwin et al. 1998): Längsschnittuntersuchungen legen eine dramatische Zunahme unabhängig von Arthrose, Gewicht und Alter nahe (➤ Abb. 89.1; Nguyen et al. 2011).

Die klinische Präsentation von Gelenkschmerzen nimmt mit der Verschlechterung der morphologischen Befunde zu; ab dem 60. Lj. kann mit einer 7-Tages-Prävalenz von > 20 % gerechnet werden (Bellach 1999; ➤ Abb. 89.2); jeder zweite wird durch seine Schmerzen wesentlich beeinträchtigt.

Neben genetischen Faktoren und Alter ist eine eindeutige Dosis-Wirkungs-Beziehung zwischen Übergewicht und Arthroserisiko nachweisbar (Liebers et al. 2012).

Während Kniegelenkarthrosen weltweit etwa gleich häufig vorkommen, sind Hüftgelenkarthrosen in Asien und Afrika deutlich seltener (McCarney 1999). Schulterschmerzen sind in Japan besonders häufig.

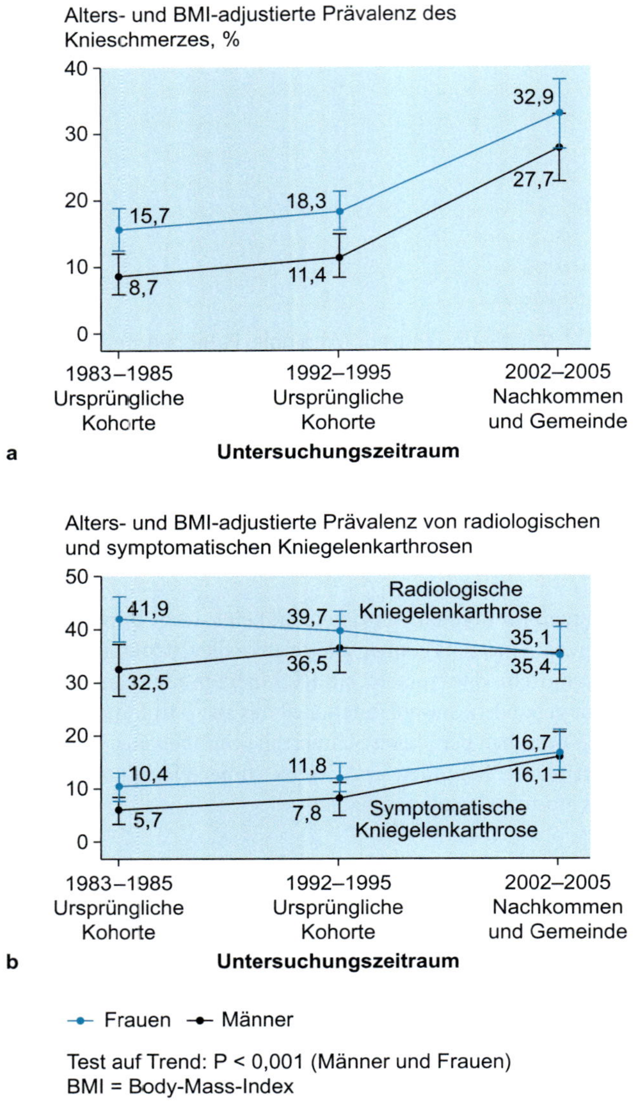

Abb. 89.1 **a** Zunahme von Knieschmerzen, alters- und BMI-adjustiert, **b** bei rückläufiger Inzidenz der Kniegelenkarthrose über ca. 20 Jahre (Framingham-Studie zu Arthrose; Nguyen et al. 2011) [L231]

89.1.3 Symptomatik

Das Leitsymptom der Arthrose sind **gelenkbezogene Schmerzen,** also z. B. Schmerzen über der Leiste und/oder entlang der Oberschenkelvorderseite bei der Koxarthrose, Schmerzen in Gelenkspaltnähe bei der Gonarthrose. Typisch ist der Loslaufschmerz: Die ersten Schritte, die ersten Bewegungen nach Ruhe (z. B. Loslaufen nach längerem Sitzen) sind besonders schmerzhaft; mit zunehmender Bewegung lassen die Schmerzen nach. Anfangs werden vorwiegend belastungsabhängige Schmerzen beklagt, später bewegungsabhängige, zuletzt auch Ruheschmerzen. Bewegungseinschränkung und Instabilität können hinzutreten. Intermittierende Verschlimmerungen sind möglich (z. B. nach unangemessener Belastung) und können durch vorübergehende Entzündung der Gelenkschleimhaut zum Gelenkerguss führen.

Periartikuläre Schmerzen in der Umgebung von Gelenken treten auch ohne Arthrosebefund auf (50 % der über 55-jährigen Frauen mit Knieschmerzen waren in einer britischen Studie ohne radiologische Arthrosezeichen (McAlindon et al. 1992), können aber auch neben artikulären Schmerzen auftreten und sie verschlimmern. Sie zeichnen sich durch eine dumpfe bis ziehende Schmerzqualität aus, teils wandernd, teils projiziert. Zur Sicherstellung einer angemessenen Therapie ist eine Trennung von artikulären gegenüber periartikulären Schmerzen hilfreich. Typische Schmerzbilder sind unspezifische Schulterschmerzen, die Epicondylitis lateralis, die Periarthrosis coxae (oder Bursitis trochanterica), der vordere Knieschmerz, die Achillodynie. Ähnliche Schmerzen sind in allen Körperregionen möglich.

89.1.4 Verständniskonzept (Ätiologie, Pathogenese, Risikofaktoren)

Arthrose ist der phänomenologische Sammelbegriff für sämtliche **Verschleißprozesse der Gelenke,** gleich welcher Ursache (genetisch, altersbezogen, idiopathisch, posttraumatisch, postinfektiös, immunologisch etc.) und gleich welcher klinischen Präsentation (mit oder ohne Schmerzen, mit oder ohne Ergussbildung, mit oder ohne Stabilitätsverlust, mit oder ohne Einschränkung der Beweglichkeit). Disponierende und lokal-mechanische Faktoren stehen ätiopathogenetisch nebeneinander.

Arthrose ist anfangs gleichzusetzen mit dem Verlust an Gelenkknorpelfunktion (Verlust an Elastizität) und später mit strukturellem Verlust an Gelenkknorpelvolumen; Verlust von weiterem Knorpelgewebe (z. B. der Menisken der Kniegelenke) kann ebenfalls zum Arthroseprozess gerechnet werden; auch die iatrogene (operative) Reduzierung von Meniskusgewebe entspricht langfristig den arthrosetypischen Verlustprozessen. Später kommt es zu adaptiven Veränderungen des gelenknahen Knochens mit Verdichtung, Erhöhung des Gewebedrucks und Zystenbildungen. Ausdruck frustraner Reparation sind knöcherne Anbauten (Osteophyten). Der subchondrale Knochen und die Synovialis können nozizeptive Reize entwickeln und zu peripherer Schmerzsensibilisierung führen.

Fallgeschichte

Herr A. mit Ellenbogenschmerzen (1)

Diagnose Tennisellenbogen

Ein 47-jähriger Vulkanisierer verspürt zunächst rechts, dann links Schmerzen im Bereich der Handgelenkstrecker am Ellenbogen; auch Drehbewegungen in Supinationsrichtung werden zunehmend schmerzhafter. Als er die Arbeit nicht mehr bewältigen kann, geht er zum Arzt. Es wird die Diagnose einer Epicondylitis radialis gestellt; ihm wird gesagt, er habe rechts und links einen Tennisellenbogen.

Periartikuläre Schmerzen sind der **funktionelle Anteil** von Gelenkschmerzen. Sie werden durch das gelenkumgebende Gewebe (Sehnen,

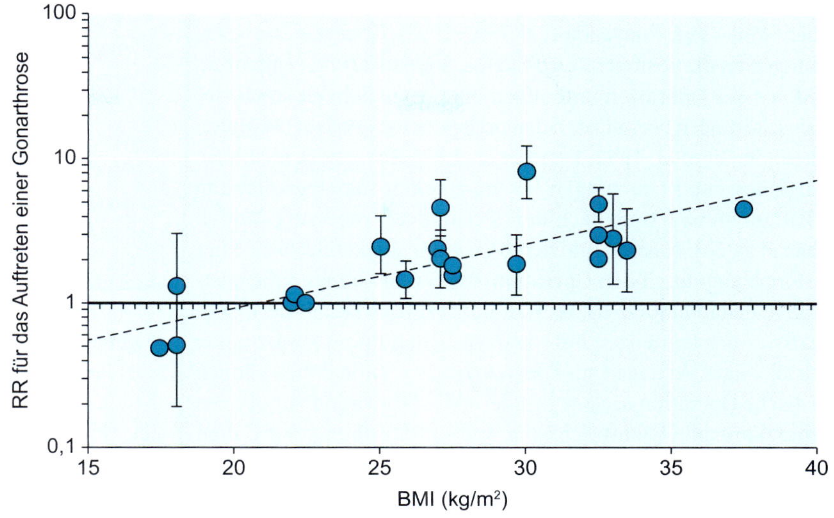

Abb. 89.2 Risiko für das Auftreten höhergradiger Kniegelenkarthrosen in Bezug zum BMI. Gepoolte Darstellung für 7 Kohorten mit einem minimalen Eintrittsalter in die Kohorte bis zum 50. Lj. (aus Liebers et al. 2012) [L231]

Muskelfaszien) generiert. Der Begriff der **muskulären Dysbalance** beschreibt das Missverhältnis zwischen Anspannung und Verkürzung der agonistischen und der relativen Schwäche der antagonistischen Muskelgruppen. In der Muskulatur bilden sich Triggerpunkte (Faserverquellungen). Durch mechanischen Stress, Hypoxie und inflammatorische Zytokine wird im geschädigten Sehnengewebe durch Expression des Angiogenesefaktors VEGF („vascular endothelial growth factor") Neovaskularisation angeregt. Kollagenfasern nehmen zulasten der elastischen Fasern zu. Die Grundsubstanz dehydriert. Sehnengewebe degeneriert fettig. Der Gewebedruck in den Sehnen nimmt durch die Umbauprozesse zu, was wiederum zu Kompression von durchziehenden Nervenendigungen führen kann, aber auch Sensibilisierungen der freien Nervenendigungen begünstigt. Im Rahmen funktioneller Anpassung können knorpelspezifische Metaplasien ablaufen. Die Nozizeption entsteht nicht in Muskelfasern, sondern in den freien Nervenendigungen der durch den Muskeltonus angespannten Faszien und perivaskulären Bindegewebsstränge. Diese Schmerzen neigen zu pseudoradikulärer Ausstrahlung, da spinale Chronifizierungsmechanismen die anfangs lokale Nozizeption generalisieren.

Die **Symptomatik** der Gelenkschmerzen ist veränderlich und nicht nur von der Schwere der Arthrose abhängig, sondern auch von externen Belastungsfaktoren (Körpergewicht, Art der Gelenkbelastung), internen Gelenkschutzfaktoren (Zustand der gelenkstabilisierenden Muskulatur: Tonus, Dehnbarkeit, Kraft, Geschicklichkeit) und psychosozialen Faktoren: Das Ausmaß des Gelenkverschleißes korreliert mit der klinischen Befundpräsentation nur schwach (Dieppe und Lohmander 2005).

Auch nach endoprothetischer Versorgung verschlissener Gelenke können Schmerzen fortbestehen, ohne dass sie durch biologische oder biomechanische (Implantation der Endoprothese in wesentlicher Fehlstellung, Infektion des Implantats, Implantatlockerung) Faktoren erklärt werden können. (Die Fachliteratur der Endoprothetik spricht von ca. 10 % der Patienten mit einer Hüftendoprothese und ca. 20–30 % der Patienten mit einer Knieendoprothese, die mit dem erreichten Zustand schmerzbedingt nicht zufrieden sind.)

Parallel zur zunehmenden Beeinträchtigung wirken **gelenkunabhängige Faktoren,** welche die klinische Symptomatik von Gelenkschmerzen fördern: Zunahme des Körpergewichts, Verlust an allgemeinkörperlicher Fitness und monotone Belastungsformen der Arbeitswelt sowie fehlende Motivation, aktive gelenkschützende Maßnahmen zu ergreifen, können ebenso schmerzfördernd wirken wie depressive Stimmungsstörungen. Niedrige Arbeitszufriedenheit und geringe Entscheidungsfähigkeit am Arbeitsplatz sowie geringe körperliche Kompetenz fördern die Hilflosigkeit gegenüber dem zunächst lokalen Schmerz, sodass zentrale Sensibilisierung die Chronifizierung fördert. Vermeidung (Arbeitsunfähigkeit) und Bewegungsangst sind die Folge, wodurch weitere depressive Symptome gefördert werden.

Etwa die Hälfte der Patienten mit Schulterschmerzen beklagt nach 1 Jahr einen weitgehend unveränderten Befund. Schmerzen in benachbarten Regionen, Schmerz der dominanten Körperhälfte, niedrige Muskelkraft, Rauchen und psychosozialer Distress beeinträchtigen die Prognose (van der Windt et al. 2002).

Fallgeschichte

Frau S. mit Vorfußschmerzen (1)

Diagnose „Hallux valgus": Arzt-Patient-Beziehung – Somatisierung

Eine 55-jährige Pat. suchte den Facharzt für Orthopädie wegen Rückenbeschwerden auf. Dieser habe aber entsetzt bemerkt, welch unvorteilhaftes Schuhwerk sie tragen müsse. Viel schöner und besser zu ihr passend wären doch enge Schuhe mit Absatz. Er habe auf ihren Ballen gedrückt und sie gefragt, ob er hier nicht Schmerzen auslösen könne. Als sie bejahte, habe er ausgerufen, dass er ihr das wegmachen könne und sie dann wieder ohne Schmerzen schicke Damenschuhe tragen könne: Der Hallux müsse operativ korrigiert werden.

Bekannt ist, dass Patienten mit Somatisierungstendenzen ein erhöhtes Risiko haben, übermäßigen diagnostischen Prozeduren und schlecht indizierten Operationen mit zweifelhaftem Ergebnis unterzogen zu werden (Fink 1992; Kouyanou et al. 1997, 1998). Unangemessene Erwartungen an die postoperativen Effekte, Somatisierungstendenzen, Angst vor der Operation und allgemeine Ängstlichkeit sowie depressive Störungen beeinflussen den perioperativen Verlauf (Mannion et al. 2009; Gil et al. 1992; Perry et al. 1994; Taenzer et al. 1986). Unangemessene Erwartungen führen zu einer massiven Störung der Patientenerwartung nach dem Predictive-Processing-Modell (Koban et al. 2019), Angst und depressive Störungen führen zu einer Überforderung durch den Operationsstress und hemmen die postoperative Rehabilitation, da der Handlungsantrieb vermindert wird. Somatisierungstendenzen mit passiven Behandlungserwartungen durch alleiniges Vertrauen auf Effekte ärztlicher Maßnahmen können realistische Operationsziele verhindern, die Motivation zur aktiven Schmerzkontrolle beeinträchtigen und Enttäuschungen mit dem Ablauf und dem Behandlungsergebnis begründen.

Patienten mit Schmerzen bei beginnender und mäßiger Arthrose z. B. des Kniegelenks, hoffen auf den reparierenden Effekt operativer Behandlungsangebote; zumindest kann der nicht unerhebliche Placeboeffekt von arthroskopischen Eingriffen bei degenerativen Kniegelenkschmerzen so interpretiert werden (Moseley et al. 2002).

89

Unter der Dominanz der morphologischen Gelenkdiagnostik und der fast unüberschaubaren Angebote reparativer Therapieoptionen (z. B. Injektionen mit Knorpelgrundsubstanz wie Hyaluronsäure, operative Eingriffe mit sog. Knorpelglättungen) sind Untersuchungen über den Einfluss psychosozialer Faktoren auf Gelenkschmerzen bislang allerdings spärlich.

Aktuelle Ergebnisse

Fallgeschichte

Frau S. mit Vorfußschmerzen (2)

Psychodynamik

Später berichtete die Pat., dass ihre Ehe stumpf geworden sei; seit über 4 Jahren habe es keine Sexualität mehr gegeben, was sie sehr vermisse. Das habe in einer Phase begonnen, als der einzige Sohn (30 J.) ihr große Sorgen bereitet habe; er betreibe Risikosportarten, wolle sogar vielleicht seinen Beruf als Lehrer aufgeben. Auch ihr Mann treibe viel Sport, sei oft unterwegs. Wegen ihrer ängstlichen Mutter habe sie sich immer vorgenommen, ihren Sohn zu unterstützen, mutig zu werden. Das sei er jetzt, und sie könne damit schlecht umgehen. Sie habe damals depressiv reagiert, aber gut auf eine ambulante Psychotherapie angesprochen. Als ihr der Orthopäde das Tragen schicker Schuhe in Aussicht gestellt habe, habe ihr das geschmeichelt. Rückblickend könne sie zustimmen, dass er sie verführt habe.

Eigene Untersuchungen haben den Zusammenhang zwischen psychosozialen Störungsmerkmalen vor und fortbestehenden Schmerzen bzw. Unzufriedenheit nach einer elektiven Gelenkoperation beleuchtet. Untersucht wurden Patienten nach Hüftendoprothese (H-TEP) und Knieendoprothese (K-TEP) (➤ Tab. 89.1). Von ursprünglich 157 Patienten konnten 142 (90 %) über 2 Jahre prospektiv verfolgt werden, um den Einfluss von Somatisierung, depressiver Störung, Panik- und Angststörung auf postoperative Schmerzen und Zufriedenheit mit dem Eingriff zu bewerten. Die psychosomatischen Kriterien wurden mit dem Fragebogen PHQ-D[1] gemessen (Spitzer et al. 1999). 98,7 % der Patienten nannten Schmerzen als Hauptgrund für den Einbau einer Endoprothese. Erhöhte Werte für Somatisierung wiesen 16,6 %, für Depressivität 47,2 %, für Angst 10,8 % und für Panikstörung 4,5 % der Patienten auf. Rund 85 % waren mit dem Ergebnis nach Einbau einer H-TEP und K-TEP zufrieden. Die Ergebnisse bestätigen die empirischen Beobachtungen, dass die Endoprothetik der Hüfte und Knie überwiegend gute Ergebnisse elektiver (Gelenk-)Chirurgie liefert.

Besonderes Augenmerk gilt aber jenen Patienten, die nicht zufrieden waren. Nach 2 Jahren beklagten 14,3 % der Patienten mit H-TEP und 10,8 % mit K-TEP weiterhin starke Schmerzen (VAS > 7); 15,6 % der Patienten mit H-TEP und 13,8 % mit K-TEP waren mit dem Operationsergebnis unzufrieden. Fortbestehender Schmerz und Unzufriedenheit waren verknüpft: Präoperative Somatisierung und Major Depression erhöhten das Risiko postoperativer Schmerzen und

[1] Die deutsche Version des *Patient Health Questionnaire* ermöglicht die Diagnostik von somatoformen, depressiven, Angst- und Essstörungen sowie Alkoholmissbrauch; für diese Gelenkschmerzstudie wurden aus der Komplettform des Frageinventars vier Module zu somatoformen, depressiven, Panik- und Angststörungen zusammengestellt.

Tab. 89.1 Wahrscheinlichkeit des Einflusses von psychosomatischen Prädiktoren auf postoperativen Schmerz im Operationsgebiet im zeitlichen Verlauf (Odds Ratio)

Psychosomatische Prädiktoren (Referenz: Gesunde)	6 Mon. postop.	12 Mon. postop.	24 Mon. postop.
Somatisierung	49,8***	36,6***	17,6***
Depression			
• Major Depression	6,4**	3,5	3,9
• Sonstige depressive Symptome	2,1	1,2	0,7
Angst	0,3	0,7	1,0

Die Anzahl der * gibt den Ausprägungsgrad wieder.

Tab. 89.2 Wahrscheinlichkeit des Einflusses von psychosomatischen Prädiktoren auf die postoperative Unzufriedenheit mit der Operation im zeitlichen Verlauf (Odds Ratio)

Psychosomatische Prädiktoren (Referenz: Gesunde)	6 Mon. postop.	12 Mon. postop.	24 Mon. postop.
Somatisierung	4,9**	6,8***	8,6**
Depression			
• Major Depression	5,1*	2,7	2,4
• Sonstige depressive Symptome	4,3*	1,9	2,2
Angst	2,8	1,9	2,7

Die Anzahl der * gibt den Ausprägungsgrad wieder.

Unzufriedenheit um ein Vielfaches gegenüber Patienten ohne diese erhöhten Skalenwerte (➤ Tab. 89.1 und ➤ Tab. 89.2). Präoperative Schmerzstärke, Geschlecht, Alter blieben ohne Einfluss.

Depressivität verschwindet bei starker Ausprägung durch den operativen Eingriff zunächst nicht; sie kann die Rehabilitationsfähigkeit eines Patienten beeinträchtigen. Der Patient bleibt auch nach dem Eingriff hilflos, perspektivlos und kann die biologischen Veränderungen im Operationsbereich nicht umsetzen. Im weiteren Verlauf sind deutlich weniger Patienten von Depressivität betroffen.

RESÜMEE

Präoperative Somatisierung kann die Erwartungen an die Effekte der Operation unrealistisch überhöhen, auch zur Idealisierung des operierenden Arztes führen (s. Kasuistik Vorfußschmerzen). Wenn postoperativ erkannt wird, dass sich nicht alles zum Besseren wenden kann, wird die Hoffnung auf einen allmächtigen Arzt enttäuscht, evtl. als Wiederholung früherer Beziehungsenttäuschung. Derjenige, der dies mit seinen operativen Angeboten doch regeln sollte, hat sein Versprechen nicht gehalten, so wie das der eine oder andere Patient schon zuvor in seinem Leben erfahren hat.

89.1.5 Diagnostik

Klinische Diagnostik

Zur Erfassung der Gelenkfunktionen ist die Untersuchung von Beweglichkeit und Stabilität wesentlich. Anamnese (Anlaufschmerz nach längerer Bewegungspause, Belastungsinsuffizienz) und klinischer Untersuchungsbefund können zwischen artikulärem und periartikulärem Schmerz unterscheiden:

- Schmerzen über der Leiste oder dem Kniegelenkspalt und insbesondere der Nachweis eines Gelenkergusses weisen auf ein **artikuläres Geschehen.**
- Schmerzen in den gelenknahen Sehnen mit funktionellen Störungen (insb. Verkürzung der gelenkumspannenden Muskulatur mit Schmerzzunahme unter Dehnung) sprechen dagegen für **periartikuläre Schmerzen.**

Beide Aspekte überlagern sich häufig. Bei diagnostischer Unsicherheit hilft eine diagnostische Blockade durch intraartikuläre Injektion eines schnell wirksamen Lokalanästhetikums. Das Punktat aus dem Gelenkerguss ist klar, viskös und zellarm (bis 1.000/mm^3). Andere Analyseergebnisse sprechen gegen einen Reizerguss bei aktivierter Arthrose.

Apparative Diagnostik

Üblicherweise wird die Diagnose einer Arthrose radiologisch gestellt. Allerdings können durch Arthroskopie und MRT Knorpeldefekte wesentlich sensitiver dargestellt werden; dabei ist zu beachten, dass ähnlich den MRT-Befunden der LWS-Bandscheiben die Spezifität dieser Befunde gering ist, d. h., viele schmerzfreie Patienten weisen deutliche degenerative Gelenkbefunde auf (Boden et al. 1992). Die Wahrscheinlichkeit, an Gelenkschmerzen zu leiden, nimmt zwar mit dem Ausmaß der radiologischen Veränderungen zu, jedoch sind viele Probanden mit bildbezogenen Arthrosezeichen symptomfrei (McAlindon et al. 1992; Bhattacharyya et al. 2003; Boks er al. 2006).

Der typische Röntgenbefund umfasst (zu Beginn) Gelenkspaltverschmälerung, (später) Randosteophyten und subchondrale Sklerose sowie subchondrale Zysten. Gelenkdestruktionen sind im Gegensatz zu entzündlichen Gelenkveränderungen (z. B. durch rheumatoide Arthritis) selten; häufiger sind dagegen Achsabweichungen infolge asymmetrischen Knorpelverlusts (vor allem des Kniegelenks).

Von Arthroseschmerzen zu differenzieren sind periartikuläre Schmerzen, Gelenkschmerzen bei entzündlich-rheumatischen Gelenkerkrankungen (typisches Befallsmuster sowie länger anhaltende Schwellungen mit positiven Entzündungswerten im Labor und arthritische Veränderungen der Gelenkflüssigkeit), infektiöse Gelenkerkrankungen (Empyeme z. B. als Behandlungskomplikationen nach intraartikulären Injektionen) sowie neurogene Gelenkerkrankungen (schwere Gelenkdestruktionen infolge diabetischer oder tabischer Polyneuropathie bei eher geringer Schmerzstärke).

89.1.6 Therapie

Bei Gelenkschmerzen wird eine fast unüberschaubare Anzahl von Therapiemethoden angeboten.

Übungs- und Sporttherapie

Fallgeschichte

Herr A. mit Ellenbogenschmerzen (2)

Verhalten – konservative Therapie – Verständniskonzept

Ärztlich wird dehnende und kräftigende Physiotherapie verordnet. Der Pat. lernt, dass er seine Muskeln stärker trainieren muss, und beginnt mit Gerätetraining. Die Schmerzen werden schlimmer; er macht noch mehr Gerätetraining.

Jede Art von Üben zur Verbesserung von Kraft, Beweglichkeit, Ausdauer und Geschicklichkeit kann hilfreich sein. Generell können Übungsmaßnahmen nicht auf Veränderung der strukturellen Schädigung des Gelenks zielen, nur die funktionellen Störungen können gelindert werden. Die Therapie zielt also auf **Verbesserung der gelenksichernden muskulären Funktionen** (Kraft, Spannung, Koordination). Soweit das Gelenk frei von entzündlichen Symptomen ist (insb. Ergussbildung), ist die gelenksichernde Funktion der umgebenden Muskulatur und somit ihr günstiger Einfluss auf die Schmerzkontrolle unbestritten. Es kann davon ausgegangen werden, dass das Risiko weiterer Gelenkschädigung durch Training gegenüber dem möglichen Nutzen durch Muskelfunktionsgewinn deutlich zurücksteht (Deyle et al. 2000; Lange et al. 2008; Hernández-Molina et al. 2008; van Baar et al. 1999). Das Beüben soll das Fehlbelasten des Gelenks ablösen. Dies hat Bedeutung für die Wahl der Bewegungsprogramme: z. B. Fahrrad fahren statt Fußball spielen. Wesentlich erscheint, dass Patienten eine „Entweder-oder"-Einstellung überwinden können („Entweder ich kann Fußball spielen, oder ich mache nichts").

Die **Kräftigung** sollte exzentrisch erfolgen (i. S. der Bremsarbeit) und verfolgt algorithmisch zunächst die Minderung des Muskeltonus, dann die Dehnung von Muskulatur und Sehnen und zuletzt die Kräftigung der geschwächten Antagonisten. Immobilisationen sollen immer vermieden werden. Dehnung und Muskeltraining beruhigen einerseits die Dehnungs- und Spannungsrezeptoren, normalisieren andererseits die Stoffwechsellage und führen die pathologische Neovaskularisation im verspannten (z. B. peritendinösen) Gewebe zurück, was letztlich die Schmerzlinderung ermöglicht (Ohberg und Alfredson 2004).

Die **Schmerzlinderung** ursprungs- und ansatznaher periartikulärer Schmerzen – z. B. beim Tennisellenbogen – kann durch lokale Kortikoidinjektionen gegenüber rein physiotherapeutischer Behandlung beschleunigt werden (Verhaar et al. 1996). Da sich die Unterschiede im mehrmonatigen Verlauf jedoch egalisieren und Kortikoidinjektionen in das peritendinöse Gewebe regenerative Prozesse stören und die Sehnenrupturgefahr erhöhen, ist kritisch zu hinterfragen, ob die schnellen Anfangserfolge durch lokale Injektionen nicht durch Risikoerhöhung erkauft werden und zudem die notwendige Eigeninitiative des Patienten stören. Überhaupt sind nachhaltige Effekte – vor allem wenn Sehnengewebe betroffen ist – erst nach mehrwöchiger Therapie zu erwarten. Für die Behandlung der Achillodynie ist von zumindest 12 Wochen auszugehen (Roos et al. 2004). Daher sind positive Behandlungserwartung, Geduld und Ausdauer sowie Eigeninitiative der Patienten immer wieder sicherzustellen und in die Therapieplanung einzubeziehen.

Entlastung

Übergewicht steigert die klinische Penetranz (Schmerz) der Arthrose. Jede Gewichtsreduktion kann den Verlust an Knorpelfunktion zumindest teilweise kompensieren und die gelenkschützenden Effekte der Muskulatur unterstützen.

Unimodale Methoden

Medikamente

Alle Medikamente verlieren im mehrwöchigen Gebrauch an Wirksamkeit; dafür nimmt die Gefahr von Nebenwirkungen zu. Sie sind daher zeitlich zu begrenzen (Übersicht: Nees und Schiltenwolf 2019).

Paracetamol ist der Wirkstoff der 1. Wahl, bei Ergussbildung allerdings nicht geeignet. Oral eingenommene nichtsteroidale Antirheumatika (**NSAR**) sind Mittel der 1. Wahl bei der aktivierten Arthrose (mit Ergussbildung); sie sind dann Paracetamol und Placebo überlegen.

Bei Fortbestand der Schwellung kann auf intraartikulär applizierte**s** **Kortison** übergegangen werden, allerdings ohne Effekt auf den Gelenkschmerz (Nees und Schiltenwolf 2019). NSAR und Kortison wirken zwar entzündungs- und somit auch schmerzhemmend, sie hemmen aber auch die Proteoglykansynthese und somit den Gelenkstoffwechsel und können auf Dauer gelenkschädigend sein.

In der Diskussion sind Matrixpräparate („symptomatic slow-acting drugs in osteoarthritis", SYSADO), also **Chondroprotektiva** mit Komponenten der extrazellulären Matrix des Knorpels. Chondroitin und Glukosamin haben keine placebokontrollierte Wirksamkeit. Intraartikuläre Hyaluronsäure entspricht der Wirkstärke eines Placebos (Nees und Schiltenwolf 2019).

Opioide bieten sich unter Einhaltung der Empfehlungen der LONTS-Leitlinie bei Patienten an, denen sonstige Therapie nicht hilft und die sich nicht operieren lassen wollen, wenngleich die Effekte gering sind (Hochberg et al. 2012; Schaefert et al. 2015). Daher sollen Opioide nicht verschrieben werden, ohne ausreichende körperliche Aktivierung, Kräftigung der gelenkführenden Muskulatur und Gewichtsnormalisierung gleichermaßen zu erreichen. Die Möglichkeit der Opioidentwöhnung soll immer wieder versucht werden.

Technische Hilfen

Hierzu zählen ergonomische Hilfen sowie gelenkstabilisierende und -entlastende Zurichtungen wie Pufferabsätze, Schuhranderhöhung (außen bei Varusgonarthrose, innen bei Valgusgonarthrose), Sohlenversteifungen und Sohlenrollen bei Sprunggelenkarthrosen, Einlagen und Schmetterlingsrollen bei Spreizfuß und Zehengrundgelenkarthrosen, der Fritzstock und Unterarmgehstöcke zur Entlastung bei Beinarthrosen sowie Orthesen (gelenkübergreifende Stützbandagen und -apparate) bei Handgelenk- und Daumensattelgelenkarthrosen sowie Anziehhilfen und Fasszangen, um bei erheblicher Einschränkung der Beweglichkeit durch Koxarthrosen die Selbstständigkeit der Patienten zu sichern.

Operative Therapie

Fallgeschichte

Herr A. mit Ellenbogenschmerzen (3)

Operative Therapie – Verständniskonzept

Nach kurzer Vorbehandlung wird Herrn A. zur beidseitigen Operation nach Hohmann und Wilhelm (Einkerbung der Strecker und Supinatorenursprünge und Neurolyse des N. radialis) geraten. Der Pat. fühlt sich in seiner Überzeugung bestärkt, dass nur die richtigen Maßnahmen ihn wieder reparieren können und willigt der beidseitigen operativen Behandlung zu. Es kommt postoperativ zu keiner Besserung der Beschwerden.

Frau S. mit Vorfußschmerzen (3)

Operative Therapie – keine Besserung

Nach einer Korrektur der Großzehenstellung (es bestand eine leichte Hallux-valgus-Fehlstellung) entwickelt die Pat. allerdings noch stärkere Schmerzen, weswegen sie > ½ Jahr an Unterarmgehstützen laufen muss. Auch 2 Jahre später beklagt sie noch Schmerzen im Vorfußbereich, die immer mal anders seien, wanderten und ihre Gehleistung noch immer beeinträchtigten.

Gute Indikationen für operative Maßnahmen sind bei eindeutigem Zusammenhang zwischen Gelenkschaden, Schmerz und Funktionsstörung und bei Ausschluss einer relevanten psychischen Störung gegeben.

Sollte neben der klinisch relevanten Arthrose z. B. auch eine depressive Störung vorliegen, so soll vor der Operation zunächst die

Stimmungsstörung ausreichend behandelt werden. Realistische Therapieziele sind im Hinblick auf mögliche Somatisierung präoperativ zu klären.

Bei guter Indikation stehen verschiedene operative Maßnahmen zur Verfügung (➤ Box 89.1); die Entscheidung für eine der Operationen nach Scheitern einer konservativen Schmerztherapie hängt vom Alter und Ausmaß der Arthrose ab, aber auch vom Nutzen und vom Risiko, das mit dem Ausmaß der Invasivität (OP-Dauer, Traumatisierung, Implantate) zunimmt.

BOX 89.1

Operative Therapien der Arthrose

- **Minimalinvasive Therapien (Arthroskopien)** werden am Kniegelenk wegen Schmerzen häufig durchgeführt. Sie sind gut indiziert, wenn mechanische Störungen nachgewiesen sind (freie Gelenkkörper, in den Gelenkbinnenraum luxierte Meniskusanteile). Für die Behandlung von Schmerzen bei Kniegelenkverschleiß ist das arthroskopische Vorgehen allerdings nicht besser als Üben allein und wird daher metaanalytisch als ungeeignet eingeschätzt (IQWiG 2014).
- Der Effekt der **Chondroplastik** (Knorpelzellzüchtung) und Verpflanzung bei lokal begrenzten Knorpeldefekten ist noch immer umstritten. Neutrale Studien liegen noch nicht vor.
- **Gelenkkorrigierende Operationen** werden bei Fehlstellungen vorwiegend des Hüft- und Kniegelenks durchgeführt. Ihr Stellenwert hat durch die Endoprothetik stark nachgelassen. Bei guter Indikation und Durchführung sind Befundverbesserungen über ca. 10 Jahre möglich.
- Durch **Gelenkersatz** ist mit guten Ergebnissen für zumindest 15 Jahre sowohl am Hüft- wie auch am Kniegelenk zu rechnen. Am Kniegelenk erbringt der Oberflächenersatz für die isolierte Arthrose des medialen Kompartiments gute Ergebnisse und ist auch für jüngere Patienten eine Option.
- Die Akzeptanz für **Gelenkversteifungen** hat stark nachgelassen. Gute Ergebnisse sind bei schwerer Arthrose des oberen Sprunggelenks sowie der Fingermittel und -endgelenke belegt.

Evidenzbasierung

Die Evidenzbasierung ist bei der Kniegelenkarthrose am besten untersucht (➤ Tab. 89.3). Problematisch ist allerdings, dass keine Rangfolge der einzelnen Maßnahmen erstellt werden kann, da nicht alle Maßnahmen miteinander verglichen wurden und der Schweregrad der Arthrose meist nicht bewertet wurde. Die Qualität nichtpharmakologischer Studien ist schlechter als die von Studien über den Einsatz von Medikamenten bei der Behandlung von Gelenkschmerzen (Boutron et al. 2003). Hierdurch ist jede wertende Einschätzung der Therapieoptionen methodisch problematisch, da die Studienlage auch Drittinteressen wiedergibt. Der Einfluss von Somatisierung und Depressivität auf postoperativ fortbestehende Schmerzen erscheint dennoch evident.

Tab. 89.3 Evidenz für therapeutische Optionen (s. auch Jordan et al. 2003; NICE 2022)

Wirksam	Nicht wirksam
Aufklärung, Übungstherapie und Krankengymnastik, Gewichtsreduktion	
Paracetamol Vorübergehend: NSAR, topische Applikation von NSAR, Capsaicin	Längerfristige medikamentöse Behandlung Opioide
Kortison (gegen Schwellung)	Kortison (gegen Schmerz) Chondroitinsulfat, Glukosaminsulfat (oral und lokal) Hyaluronsäure (intraartikulär)
Multimodale Schmerztherapie	Röntgen-Reizbestrahlung Radiosynoviorthese Pulsierende Signaltherapie Magnetfeldtherapie
Arthroskopische Entfernung mechanischer Hindernisse (freie Gelenkkörper, luxierte Meniskusteile)	Arthroskopische Behandlung des Knorpelschadens
Gelenkersatz	

LITERATURAUSWAHL

Boden SD, Davis DO, Dina TS, et al. A prospective and blinded investigation of magnetic resonance imaging of the knee. Abnormal findings in asymptomatic subjects. Clin Orthop Relat Res 1992(282): 177–185.

Hernández-Molina G, Reichenbach S, Zhang B, et al. Effect of therapeutic exercise for hip osteoarthritis pain: Results of a meta-analysis. Arthritis Rheum 2008; 59(9): 1221–1228.

Kouyanou K, Pither CE, Rabe-Hesketh S, Wessely S. A comparative study of iatrogenesis, medication abuse, and psychiatric morbidity in chronic pain patients with and without medically explained symptoms. Pain 1998; 76(3): 417–426.

Liddle AD, Pandit H, Judge A, Murray DW. Patient-reported outcomes after total and unicompartmental knee arthroplasty: A study of 14,076 matched patients from the National Joint Registry for England and Wales. Bone Joint J 2015; 97-B(6): 793–801.

Liebers F, Latza U, Bolm-Audorff et al. Adipositas und Übergewicht in der Ätiologie der Kniegelenksarthrose – eine Literaturübersicht. Trauma Berufskrankh 2012; 14 (Suppl 4): 414–433.

Moseley JB, O'Malley K, Petersen NJ, et al. A controlled trial of arthroscopic surgery for osteoarthritis of the knee. New Engl J Med 2002; 347(2): 81–88.

Nees TA, Schiltenwolf M. Pharmakotherapie bei Arthroseschmerzen. Schmerz 2019; 33(1): 30–48.

Nguyen US, Zhang Y, Zhu Y, et al. Increasing prevalence of knee pain and symptomatic knee osteoarthritis: Survey and cohort data. Ann Intern Med 2011; 155(11): 725–732.

NICE (National Institute for Health and Care Excellence). Guideline Osteoarthritis: Assessment and management. Draft for consultation. April 2022; https://www.nice.org.uk/guidance/gid-ng10127/documents/draft-guideline (letzter Zugriff: 19.4.2024).

Scott CE, Oliver WM, MacDonald D, et al. Predicting dissatisfaction following total knee arthroplasty in patients under 55 years of age. Bone Joint J 2016; 98-B(12): 1625–1634.

KAPITEL

90

Kerstin Weidner und Mechthild Neises-Rudolf

Frauenheilkunde

90.1 Psychosomatische Frauenheilkunde und Psychotherapie

90.1.1 Bedeutung der Psychosomatischen Frauenheilkunde

In der Frauenheilkunde werden Frauen in allen Lebensphasen in Gesundheit und Krankheit umfassend begleitet: von der Pubertät über Familienplanung, Schwangerschaft und Wochenbett bis ins Klimakterium und Senium. Damit handelt es sich um typische Lebensübergänge, in denen körperliche und psychosoziale Veränderungen gleichermaßen auftreten, verbunden mit psychosomatischer Vulnerabilität. Psychosomatische Störungen können sich als Folge von körperlichen, seelischen und sozialen Veränderungen in geschlechtsspezifischen Lebensphasen bzw. als Reaktion auf Lebensereignisse entwickeln. Psychosomatische Störungen in der Frauenheilkunde manifestieren sich an den weiblichen Geschlechtsorganen, die mit Sexualität, Reproduktion und weiblicher Identifikation assoziiert sind. Dabei finden die allgemeinen Konzepte zur Entstehung psychosomatischer Krankheiten Anwendung (Herrmann-Lingen 2017; Weidner et al. 2012).

In der Frauenheilkunde werden neben den Frauen oft auch ihre Partner, Kinder und andere Angehörige in die Behandlungsschritte einbezogen, womit bereits die Grundlage für die Familienmedizin gelegt ist. Eine biopsychosoziale Begleitung der Frau ist in der Frauenheilkunde unerlässlich, da zahlreiche gynäkologisch-geburtshilfliche Symptome biopsychosozial verursacht sind und sensible sowie ethisch schwierige Entscheidungen in der Frauenheilkunde getroffen werden müssen (z. B. Schwangerschaftsabbruch, Wunschsectio, irreversible Sterilisation, Geschlechtsbestimmung in der Frühschwangerschaft).

90.1.2 Lebensübergänge und Lebensereignisse in der Frauenheilkunde

Übergangsphasen sind im Leben unvermeidbar; in ihnen finden komplexe Veränderungen auf verschiedenen Ebenen statt. In der Geburtshilfe stellen Familienplanung, Schwangerschaft und Wochenbett typische Lebensübergänge dar. Jeder Lebensübergang fordert von der Frau und dem Paar individuelle Adaptationsleistungen und ermöglicht einen Reifungsschritt. Psychosoziale Faktoren, die das Auftreten von psychosomatischen Beschwerden in den einzelnen Lebensphasen beeinflussen, sind: Persönlichkeit, biografische Erfahrungen, Beziehungen, Erwerbstätigkeit, Bildungsniveau, Gesundheitsverhalten und Kulturkreis. Bei persönlicher Disposition und Vulnerabilität sind psychosomatische Symptome oder somatopsychische Reaktionen in diesen Phasen besonders häufig.

Die Begleitung und Behandlung von Frauen in Lebensübergängen fordert von Frauenärzt*innen ein komplexes Wissen um biopsychosoziale Veränderungen, die eine psychosomatische Anamneseerhebung voraussetzen.

Die **Pubertät** ist eine Periode hormonell gesteuerter körperlicher Veränderungen mit Entwicklung der sekundären Geschlechtsmerkmale und Erreichen der Fertilität. Unter **Adoleszenz** versteht man die Auswirkungen dieser körperlichen Vorgänge auf das psychische Erleben und die sie begleitenden soziokulturellen Prozesse. Psychische Entwicklungsprozesse (z. B. libidinöse Besetzung, d. h. Aneignung des veränderten Körpers, Autonomiebestrebungen, Selbstwertvulnerabilität), soziale Entwicklungsprozesse, veränderte Beziehung zu Freunden und Eltern (aus kindlicher Bewunderung wird kritische Distanz) gehen mit der **Menarche** einher, die bei Mädchen ambivalente Gefühle hervorrufen kann: Stolz und Scham, Lust und Ekel, Souveränität und Abhängigkeitsgefühle (Marván und Alcalá-Herrera 2019). Die Verarbeitung der Menarche ist von eigenen Lernerfahrungen abhängig (Mutter als Identifizierungsobjekt), aber auch von gesellschaftlichen Erwartungen (uneingeschränkte Leistungsfähigkeit trotz Menstruation). Obwohl die Menstruation die biologische Potenz zur Schwangerschaft verkörpert, wurde sie im gesellschaftlichen Kontext über Jahrzehnte negativ attribuiert und eher als Makel interpretiert. Auch aus diesem Grund stellen dysmenorrhoische Beschwerden bei jungen Frauen in der frauenärztlichen Praxis einen häufigen Konsultationsgrund dar, und Verhütungsmethoden mit der Folge einer Amenorrhö erfreuen sich zunehmender Beliebtheit.

Aufgaben von Frauenärzt*innen sind hier vor allem spezielle Beratung zu normalen Veränderungen während der Menstruation, zu kulturellen Vorurteilen (und Entwertungen) sowie Reflexion des eigenen Wertesystems.

Die Lebensphase der potenziellen **Fruchtbarkeit** und **Familienplanung** ist die längste im Leben einer Frau und durch den zyklischen Verlauf der Menstruation gekennzeichnet. **Schwangerschaft und Wochenbett** stellen im Leben einer Frau fast einzigartige Lebensphasen dar, in denen innerhalb kurzer Zeit gravierende körperliche, seelische und soziale Veränderungen eintreten. Die Frau und das Paar müssen sich mit der neuen Identität auseinandersetzen.

Das **Klimakterium** bezeichnet den Übergang vom Ende der Geschlechtsreife bis zum Senium und ist durch das allmähliche Erlöschen der Ovarialfunktion und die damit verbundenen hormonellen Veränderungen gekennzeichnet. Die **Prämenopause** beginnt ca. 5 Jahre vor der **Menopause,** die etwa im 52. Lj. stattfindet. Das Klimakterium ist neben den körperlichen Veränderungen (Ende der Fortpflanzungsfähigkeit, altersbedingte Veränderungen von Haut, Knochen und Haaren) durch typische psychosoziale Veränderungen (Selbstständigkeit der Kinder, paardynamische Veränderungen, Pflege- und evtl. Hilfsbedürftigkeit der eigenen Eltern) gekennzeichnet. Während ein Drittel der Frauen aus Industrienationen keine klimakterischen Beschwerden hat, leidet ein Drittel der Frauen unter leichten bis mittelschweren und ein weiteres Drittel unter starken körperlichen und/oder psychischen Beschwerden. Als typische klimakteriumsspezifische Beschwerden haben sich allerdings lediglich die Hitzewallungen/Schweißausbrüche dargestellt (Weidner et al. 2020). Auch die Inzidenz von Depressionen ist im Klimakterium entgegen der weitverbreiteten Meinung nicht höher als in anderen Lebensabschnitten (vgl. Beckermann 2020).

90.1.3 Psychosomatische Symptome und psychische Störungen in Gynäkologie und Geburtshilfe

Neben den beschriebenen Besonderheiten der Ätiologie und der aktuellen Auslösebedingungen finden für die Krankheitsentstehung die allgemeinen pathogenetischen Konzepte der Psychosomatischen Medizin mit ursächlichen und symptomaufrechterhaltenden Faktoren Anwendung: lerntheoretische Konzepte, psychodynamische Modelle mit biografischer Vulnerabilität, Bindungsunsicherheit, psychoneuroendokrinologische und psychoneurovegetative Stressmodelle inkl. neurobiologischer Korrelate und epigenetischer Veränderungen, kognitive Fehlbewertungen, Krankheitsgewinn, Iatrogenisierung usw.

Die wissenschaftlichen Erkenntnisse sind jedoch häufig lückenhaft, sodass eine Vielzahl von Krankheitsbildern/Symptomen noch nicht zufriedenstellend erklärt werden kann und Therapiekonzepte sich ständig weiterentwickeln. Dies betrifft z. B. die Hyperemesis gravidarum, hypertensive Schwangerschaftserkrankungen, Sterilität und Infertilität sowie Blutungsanomalien oder auch chronische Unterbauchschmerzen.

Andererseits darf man langfristige Auswirkungen (psycho-)somatischer Symptome, insbesondere in der Schwangerschaft, nicht vernachlässigen. Hier wurde gezeigt, dass antenatale mütterliche Angst mit langfristigen emotionalen und behavioralen Problemen des Kindes assoziiert sein kann (Field 2017) und eine unmittelbare psychosomatische/psychotherapeutische Behandlung in der Schwangerschaft erfordert (➤ Kap. 54).

90.2 Psychosomatische Gynäkologie

90.2.1 Chronischer Unterbauchschmerz (CUBS)

Patientinnengeschichte

Fall 1

Frau A. (35 J.) wird wegen anhaltender Unterbauchschmerzen zur Adnexektomie rechts stationär aufgenommen (Z. n. vaginaler Hysterektomie, Adnexektomie links, Appendektomie, dreimalige diagnostische Laparoskopie mit Adhäsiolyse). Im Rahmen des Aufnahmegesprächs erfolgt auch eine vertiefte psychosomatische Anamnese. Die Schmerzen bestehen seit 6 Jahren, erste Operation im 30. Lj., danach jährliche Operationen in verschiedenen Krankenhäusern. Anamnestisch zeigt sich, dass die Pat. ohne Gewalterfahrungen aufwuchs, die Eltern werden aber als emotional wenig zugewandt und streng beschrieben. Als die Pat. im 17. Lj. ungeplant schwanger wurde, erhielt sie von den Eltern keine Unterstützung, sondern wurde aus dem Elternhaus gewiesen. Mithilfe ihres Partners und seiner Familie konnte sie nach Geburt der Tochter die Ausbildung zur Bürokauffrau beenden und entwickelte ihr eigenes Lebenskonzept, das im 25. Lj. zusammenbrach, nachdem sich der Partner von ihr getrennt und eine gemeinsame Freundin geheiratet hatte. Im 27. Lj. wurde die Pat. arbeitslos und lernte 2 Jahre später einen 24 Jahre älteren Mann kennen, der sie heiratete und in der eigenen Firma anstellte. Mit der pubertierenden Tochter gab es massive Konflikte. Gleichzeitig konsumierte der Ehemann zunehmend Alkohol und forderte aggressiv Geschlechtsverkehr ein. Im Zuge eines Alkoholexzesses kam es gemeinsam mit einem „Kumpel" zu einem sexuellen Übergriff.

Unmittelbar danach wurde wegen Unterbauchschmerzen die erste diagnostische Laparoskopie durchgeführt; es folgten weitere Operationen. Die Pat. fühlte sich in den kommenden Jahren als Frau zunehmend unattraktiv und wertlos, wurde depressiv und hatte wiederholt suizidale Gedanken. Sie entwickelte soziale Ängste, isolierte sich zu Hause; Arztbesuche stellten die wesentlichen Außenkontakte dar. Die Schmerzen hielten an; ein deutlicher Schmerzanstieg war im Laufe des Tages mit Gipfel in den Abendstunden zu verzeichnen. Ein deutlicher sekundärer Krankheitsgewinn zeigte sich, indem der Mann die Pat. regelmäßig zu den Arztbesuchen fuhr, während sonst seit dem sexuellen Übergriff eine räumliche und emotionale Distanz zwischen den Partnern bestand.

Die Pat. konnte den Zusammenhang zwischen den Schmerzen und der emotionalen Befindlichkeit erkennen und Affekte wie Wut, Aggression und Trauer, aber auch Scham, Kränkung und Hilflosigkeit zulassen. Während des stationären Aufenthalts in der Frauenklinik wurde auf eine weitere Operation verzichtet, ein biopsychosoziales Krankheitsmodell mit der Pat. erarbeitet und ein Behandlungskonzept nach Diagnose „chronischer Unterbauchschmerz und komorbide Depression" entwickelt: Einleitung einer ambulanten Psychotherapie mit zwischenzeitlicher Reha-Behandlung, pharmakologische Behandlung mit Antidepressiva und physiotherapeutischer Zusatzbehandlung.

Beim CUBS handelt es sich um einen mindestens 6 Monate bestehenden Schmerz im kleinen Becken von unterschiedlicher Intensität und Qualität, der zyklusabhängig oder zyklusunabhängig auftritt. Der Schmerz ist häufig mit Dyspareunie und/oder Dysmenorrhö assoziiert und entspricht nicht dem organpathologischen Befund; er tritt fast ausschließlich im reproduktionsfähigen Alter auf. Es kommt zu einer veränderten Körperfunktion (Schonverhalten), veränderter Beziehungsdynamik (Partnerschaft und Sexualität) und vermehrter Inanspruchnahme medizinischer Leistungen.

Die Schwierigkeit der kausalen Zuordnung dieses Krankheitsbildes zeigt sich in der wissenschaftlichen Literatur in den etwa 150 Synonymen. Auch in der internationalen Literatur fehlt eine allgemeingültige Definition für dieses Krankheitsbild. Vor diesem Hintergrund lässt sich die Prävalenz des CUBS für die Gesamtbevölkerung nicht abschätzen. Meist erfolgt eine Zuordnung zu bestimmten Symptomgruppen, für dysmenorrhoische Beschwerden wird die Prävalenz in einer Breite von 17–81 % angegeben, für Patientinnen mit Dyspareunie von 8–22 % und für Patientinnen mit nichtzyklischem Schmerz von 2–24 % (Siedentopf 2015). Der CUBS stellt ein multikausales Krankheitsbild dar, bei dem biopsychosoziale Faktoren bei der Entstehung und Aufrechterhaltung des Krankheitsbildes identifiziert und insbesondere die beeinträchtigte Lebensqualität der Patientin in den Fokus gerückt werden müssen (Siedentopf et al. 2009).

Den CUBS können **organische Ursachen** aus dem gynäkologischen, aber auch nichtgynäkologischen Bereich mitbedingen: Endometriose, Adhäsionen nach Entzündungen und/oder operativen Eingriffen, pelvine Varikosis, Myome, gastrointestinale Erkrankungen (chronisch entzündliche Darmerkrankung, Divertikulitis, Reizdarmsyndrom), urologische Erkrankungen (z. B. chronische, insbesondere interstitielle Zystitis), muskuloskelettale Erkrankungen, vor allem im LWS-Bereich (Lamvu et al. 2021). Psychosoziale Belastungen und traumatische Erfahrungen in der Biografie spielen ursächlich eine Rolle, wie frühe Vernachlässigung, körperliche und sexuelle Gewalt und im weiteren Leben traumatisch erlebte Geburten und Verlusterlebnisse (unbewältigte Kindsverluste wie Schwangerschaftsabbruch, Fehlgeburt, Totgeburt, Verlust des Kindes) (Latthe et al. 2006b; Schrepf et al. 2018).

Psychosoziale Auslöser im Kontext des Schmerzbeginns können Partnerschaftskonflikte inkl. Retraumatisierung in der Partnerschaft sein („Wiederholung der Opferrolle"; Kränkung) aber auch Überforderung und Stress, insbesondere mit Rollenkonflikten einhergehend. Das Schmerzerleben wird einerseits durch die Nachwirkungen früher Lernerfahrungen im Umgang mit Schmerzen (sekundärer Krankheitsgewinn) und andererseits durch eine rein somatische Betrachtungsweise des Schmerzes mit (oft nicht indizierten) medizinischen Eingriffen und/oder Behandlungen (Iatrogenisierung) aufrechterhalten. Damit werden in Abgrenzung des chronischen Unterbauchschmerzes der Frau von anderen funktionellen Schmerzstörungen oder somatischen Belastungsstörungen insbesondere die Häufung sexueller Übergriffe in der Anamnese und die spezifischen Rollenkonflikte der Frau gesehen (Lampe et al. 2000). In der Praxis ist eine Simultandiagnostik biopsychosozialer Aspekte von Beginn an anzustreben (vgl. Weidner et al. 2015).

Die Psychotherapie des CUBS richtet sich nach diagnostischer Zuordnung, psychosomatischer Krankheitseinsicht der Patientin und ggf. somatischer oder psychischer Komorbidität und sollte gemäß den Prinzipien der Behandlung des chronischen Schmerzes mit Berücksichtigung der geschlechtsspezifischen Kausalität des chronischen Unterbauchschmerzes erfolgen.

90.2.2 Erkrankungen der Vulva

Bei den Erkrankungen der Vulva werden die Vulvodynie, der chronische Pruritus und der chronische Fluor unterschieden.

Vulvodynie

Die **Vulvodynie** bezieht sich auf chronische Schmerzen im Bereich der Vulva über einen Zeitraum von mehr als 6 Monaten, verbunden mit Brennen, Stechen und Druckgefühl oder dem Gefühl von allgemeinem Wundsein. Bei diesem oft chronischen Krankheitsverlauf gibt es nicht selten eine akute Phase, in der auch eine Entzündung diagnostiziert wird und aus der sich erst allmählich ein chronisches Krankheitsbild entwickelt. Betroffen davon sind bis zu 18 % aller Frauen (Gumus et al. 2008). Die Berücksichtigung psychischer Zusammenhänge sollte nicht erst postuliert werden, wenn eine organische Verursachung ausgeschlossen ist, sondern simultan unabhängig von einem körperlichen Befund erhoben werden. Die betroffenen Frauen leiden unter häufigen komorbiden Erkrankungen wie Migräne (34 %), Reizdarmsyndrom (23 %), CUBS (22 %), Angststörungen (41 %) und Depression (41 %), weshalb immer eine umfassende Schmerzanamnese zu erheben ist (Lamvu et al. 2014).

Vulvar-Vestibulitis-Syndrom

Bei der Vulvodynie werden verschiedene Subtypen differenziert. Der häufigste ist das Vulvar-Vestibulitis-Syndrom, das charakterisiert ist durch Dyspareunie, Spannungsschmerz und ein vestibuläres Erythem, insbesondere um die Ausführungsgänge der Vestibulardrüsen. Als Ursache bzw. auslösende Faktoren werden rezidivierende Candida-Infektionen und immunologische Faktoren diskutiert. Psychogene Faktoren werden weniger als ursächlich angesehen, sondern mehr i. S. einer somatopsychischen Auswirkung auf die Patientin und ihre Partnerschaft (Bodden-Heidrich 2004; Sadownik 2014). Häufig vermeiden die Patientinnen den sexuellen Kontakt, machen sich aber gleichzeitig Sorgen um die sexuellen Bedürfnisse der Partner*innen und stellen diese über ihre eigenen (Bois et al. 2013). Klinische Interventionen sollten die interpersonellen Aspekte dieser Partnerdynamik einbeziehen.

Pruritus vulvae

Ein eigenes Krankheitsbild ist der chronische Pruritus vulvae. 17–23 % der deutschen Bevölkerung leidet an chronischem Juckreiz der Haut, in 5–10 % der Fälle betrifft es das weibliche Genitale, speziell die Vulva. Der chronische Pruritus vulvae ist damit ein häufiges Symptom, das die Lebensqualität der betroffenen Frauen erheblich einschränkt (Woelber et al. 2020). Neben vielfältigen anderen Ursachen spielen Infektionen und auch der Östrogenmangel bei der postmenopausalen Frau eine Rolle (➤ Box 90.1).

BOX 90.1

Ursachen und Differenzialdiagnosen bei Pruritus vulvae

- **Chronische inflammatorische Dermatosen:** z. B. Lichen simplex und Lichen sclerosus
- **Präinvasive Läsionen:** z. B. vulväre intraepitheliale Neoplasie (VIN), Morbus Paget
- **Infektionen:**
  - z. B. Candida albicans und Candida clabrata
  - Virusinfektionen wie z. B. Herpes genitalis, humanes Papillomvirus (HPV)
  - Sexuell übertragene Erkrankungen wie z. B. Trichomoniasis
  - Parasiten
- **Sekundäre Ursachen:**
  - Systemisch: z. B. Diabetes mellitus
  - Lokal: z. B. Intimhygiene
  - Psychosomatisch: z. B. Vulvodynie

Die Patientinnen haben oft eine lange Behandlung hinter sich, in der neben der Frauenheilkunde auch die Dermatologie, Urologie, Innere Medizin und Allgemeinmedizin einbezogen sein können. Zunächst ist immer eine fachgerechte Differenzialdiagnostik in der Gynäkologie und/oder Dermatologie durchzuführen, günstigenfalls simultan die psychische/psychosomatische Diagnostik inkl. der Abklärung von Beziehungs- und Sexualstörungen. Letztlich zielt eine spezifische Diagnostik im Gespräch mit der Patientin darauf, ihr subjektives Leiden an der Erkrankung, verbunden mit den Belastungen für sie selbst und ihre Partnerschaft, in ein psychosomatisch orientiertes Vorgehen einzubeziehen.

Chronischer Fluor

Die Häufigkeit des chronischen Fluors wird mit 2–3 % angegeben. In diesem Fall wird in der Annahme einer organischen Ursache auch bei fehlendem Erregernachweis häufig antimykotisch behandelt, da das Symptom dadurch nicht selten eine zeitweilige Linderung erfährt. Auch hier kommt es in der Ärzt*in-Patientin-Beziehung oft zu einer therapeutischen Polypragmasie, verbunden mit der Gefahr des Beziehungsabbruchs bei ausbleibendem Behandlungserfolg. Aufseiten der Patientin kann ein Circulus vitiosus dadurch entstehen, dass sie das Symptom durch häufiges Waschen und übertriebene Hygiene wie Vaginalspülungen zu beherrschen versucht, es auf diese Weise u. U. jedoch zusätzlich unterhält. Werden diesen Patientinnen von ärztlicher Seite immer neue Empfehlungen zur Lokalbehandlung gegeben, führt dies letztlich zu einer iatrogenen Fixierung auf das Symptom.

Wichtig ist, bei allen Symptomen schon früh eine biopsychosozial orientierte Anamnese einzubeziehen und alle psychosomatischen Aspekte abzuklären, d. h. das Miterfassen von psychischem Befinden, Partnerbeziehung, Sexualität, Arbeitsbelastung und Lebenssituation allgemein.

Auf keinen Fall sollten von ärztlicher Seite voreilige Schlüsse zur Psychodynamik gezogen werden. So lässt sich z. B. nicht aufrechterhalten, dass dem chronischen Pruritus nahezu ausschließlich sexuelle Konflikte zugrunde liegen oder dass der chronische Pruritus als masturbatorisches Äquivalent zu betrachten sei. Zu betonen sind von ärztlicher Seite die gründliche, u. U. wiederholte körperliche Untersuchung, auch i. S. der Rückversicherung, dass kein pathologischer Befund zu erheben ist, und gleichzeitig die gemeinsame Planung weiterer diagnostischer und therapeutischer Maßnahmen mit der Patientin. Auf der Basis dieses Vertrauensverhältnisses und der ärztlichen Kenntnis um psychotherapeutische Möglichkeiten kann die Weitervermittlung in eine Fachpsychotherapie gelingen. Erst muss die Patientin ihre subjektive Krankheitstheorie, die häufig in die Richtung einer rein organischen Verursachung zielt, selbst revidieren und psychische Aspekte als relevant akzeptieren. So kann gemeinsam erarbeitet werden, inwieweit allgemeiner Stress oder partnerschaftliche und sexuelle Schwierigkeiten mit dem Auftreten des Symptoms zusammenhängen, sei es in der Verursachung oder in der Folge.

90.2.3 Endokrinologische Störungsbilder

Zu den Erkenntnissen der Psychoneuroendokrinologie verweisen wir auf > Kap. 7. Im Folgenden werden exemplarische Krankheitsbilder vorgestellt, zur speziellen gynäkologisch-psychosomatischen Therapie wird auf die Fachliteratur zur psychosomatisch orientierten endokrinologischen Therapie verwiesen.

Funktionelle hypothalamische Amenorrhö (FHA)

Patientinnengeschichte

Fall 2

Die sehr schlanke Pat. (25 J.) äußert bei der gynäkologischen Untersuchung einen Kinderwunsch, ihre Regelblutung sei allerdings schon 6 Monate ausgeblieben, vorher regelmäßige Abbruchblutung bei hormoneller Kontrazeption. Die gynäkologische Untersuchung zeigt einen regelrechten Befund, die Gewichtsanamnese ergibt einen BMI von 17,5 und eine Körperschemastörung. Die Notwendigkeit der Gewichtsnormalisierung wird von der Frauenärztin angesprochen, von der Pat. jedoch abgelehnt, und es wird ein Arztwechsel vollzogen. Bei einem weiteren Frauenarzt erfolgt eine hormonelle Stimulation, eine Gravidität wird induziert. Nachdem in der Schwangerschaft keine ausreichende Gewichtszunahme erfolgt, wird die Pat. in der 30. SSW in der Frauenklinik stationär aufgenommen und eine schwere Anorexie diagnostiziert. Die Pat. verweigert das Essen und wird parenteral ernährt. Bei pathologischem Doppler, stark retardiertem Kind und V. a. eine Präeklampsie muss in der 34. SSW eine Sectio erfolgen. Die Pat. wird von einem stark retardierten Kind mit intensivmedizinischer Behandlungspflicht entbunden. Sie kann post partum keine Beziehung zum Kind aufbauen. Ihr wird ein psychosomatisch-psychotherapeutisches Behandlungsangebot unterbreitet, jedoch nach drei Terminen von der Pat. abgelehnt.

Bei der FHA handelt es sich um eine **sekundäre Amenorrhö** als psychosomatisches Symptom i. S. einer passageren Funktionsruhe der reproduktiven Achse. Häufig ist es eine sinnvolle Adaptationsleistung des Körpers auf

- psychosoziale und körperliche Belastungen (z. B. „Internatsamenorrhö"),
- Unterernährung (z. B. „Notstandsamenorrhö"),
- Untergewicht (Amenorrhö als Leitsymptom bei Anorexie),
- Fehlernährung und kognitive Gewichtskontrolle (Amenorrhö bei Bulimie),
- exzessives Körpertraining (Amenorrhö bei Leistungssportlerinnen).

Diese Symptomkonstellationen können klinisch als Amenorrhö im Rahmen einer Essstörung imponieren. Endokrinologisch ursächlich ist die Hemmung des Gonadotropin-Releasing-Hormon-Pulsgenerators durch endogene Opiate, CRH (erhöhte Werte bei Depression, Angst- und Zwangsstörungen, Hyperthyreose und Diabetes mellitus, Anorexie und Übergewicht, Schwangerschaft, sexueller Traumatisierung, exzessivem Körpertraining), Hyperprolaktinämie, IL-1-Erhöhung und weitere Substanzen. Häufige Langzeitkomplikationen der FHA sind Osteopenie, Osteoporose, Folgen im kardiovaskulären und metabolischen Bereich allgemein sowie signifikante Folgen für die mentale und reproduktive Gesundheit (Gibson et al. 2019). Die FHA ist verantwortlich für 20–35 % der sekundären Amenorrhöen (Shufelt et al. 2017).

Grundlage der Therapie ist die Erfassung und ggf. Behandlung der Ursache (z. B. einer Essstörung) sowie die Psychoedukation mit Betonung der adaptiven Leistung des Körpers. Nach Normalisierung des Körpergewichts bei Essstörungen kommt es zur Spontanremission der FHA. Bei sekundären Amenorrhöen im Rahmen von psychosozialen und körperlichen Belastungen können supportive Gesprächstechniken zur Entwicklung von Copingstrategien hilfreich sein, ggf. auch Anleitung zu Entspannungsverfahren. Eine medikamentöse hormonelle Behandlung ist nicht indiziert und eine ausschließliche medikamentöse Behandlung (hormonelle Stimulation) kontraindiziert.

Dagegen hat die **primäre Amenorrhö** (Nichteintreten der Regelblutung bis zum 18. Lj.) eher genetische (z. B. Turner-Syndrom) oder anatomische Ursachen (z. B. Uterusfehlbildungen und andere Anlageanomalien).

Dysmenorrhö und prämenstruelles Syndrom

Unter Dysmenorrhö versteht man eine schmerzhafte Regelblutung mit Beeinträchtigung der Lebensqualität vor allem bei begleitenden migräneartigen Kopfschmerzen, Übelkeit, Erbrechen, Durchfall und Kreislaufstörungen.

Die Dysmenorrhö tritt vorwiegend in der Adoleszenz auf. Somatisches Korrelat sind anhaltende spastische Uteruskontraktionen ohne intermittierende Myometriumrelaxation. Die dadurch bedingte Ischämie korreliert mit den Schmerzphasen. Zwischen 12 und 40 % aller Frauen leiden unter Dysmenorrhö bis zur Arbeitsunfähigkeit und nehmen ärztliche Behandlung in Anspruch. Die Dysmenorrhö ist auch Leitsymptom der Endometriose mit erheblichem Einfluss auf die Lebensqualität der Frauen, inkl. Sexualleben und soziale Beziehungen (Della Corte et al. 2020).

Risikofaktoren und Verlauf

Dysmenorrhö verbessert sich mit zunehmendem Alter, zunehmender Parität und Einnahme von oralen Kontrazeptiva. Es besteht ein positiver Zusammenhang mit Stress und Dysmenorrhö in der Familiengeschichte (Ju et al. 2014).

Beim Fehlen somatischer Ursachen (uterine Fehlbildungen, Stenosen, Synechien, Infektionen, Myome, Polypen, Endometriose) spricht man auch von **funktioneller Dysmenorrhö,** wobei keine dichotome Ursachenzuschreibung erfolgen sollte, sondern die Komplexität des Syndroms berücksichtigt werden muss. Hinweise für eine funktionelle

Dysmenorrhö sind neben einem frühen Beginn die Regelmäßigkeit der Beschwerden mit jedem Zyklus, hohe Arztinanspruchnahme und Bitte um Krankschreibung, der Zusammenhang mit Stress und eher passivem Bewältigungsstil und das Erleben ähnlicher Beschwerden bei eigenen weiblichen Verwandten/Bekannten (McKenna und Folgeman 2021).

Beim **prämenstruellen Syndrom** (PMS) treten periodisch körperliche (allgemeines Spannungsgefühl in Brüsten, Unterleib und Beinen sowie Kopfschmerzen und Wassereinlagerung) und psychische Beschwerden (Affektlabilität/Depressivität, Angst, Insuffizienzgefühl) in einem Zeitraum von 2–12 Tagen vor der Menstruation auf, die spontan mit der Regelblutung sistieren. Das PMS tritt bevorzugt in der mittleren Lebensphase der Frau auf; 3–8 % aller Frauen sind davon betroffen.

Bei depressiver Kardinalsymptomatik spricht man auch von **prämenstrueller dysphorischer Störung** (PMDD; Hofmeister und Bodden 2016). Die PMDD umfasst emotionale und körperliche Symptome sowie funktionelle Beeinträchtigungen. Frauen mit PMDD reagieren unterschiedlich auf zyklische hormonelle Schwankungen. Diese Anfälligkeit kann mit dem Serotoninsystem, einer veränderten Empfindlichkeit des GABA-A-Rezeptors für das Neurosteroid Allopregnanolon und mit veränderten Hirnschaltkreisen für emotionale und kognitive Funktionen zusammenhängen (Lanza di Scalea und Pearlstein 2019).

Psychosozialem Stress kommt sowohl bei der Dysmenorrhö als auch beim PMS eine große Bedeutung in der Entstehung und Aufrechterhaltung der Symptome zu (Kollipaka et al. 2013). Außerdem wirken sich dysmenorrhoische Schmerzen unmittelbar negativ auf die Lebensqualität aus. Frauen mit primärer Dysmenorrhö haben während der Menstruation eine deutlich geringere Lebensqualität, eine schlechtere Stimmung und eine schlechtere Schlafqualität im Vergleich zu ihrer schmerzfreien Follikelphase und im Vergleich zur Menstruationsphase schmerzfreier Kontrollfrauen (Iacovides et al. 2015).

90.3 Psychosomatische Geburtshilfe

Schwangerschaft, Geburt und Wochenbett stellen eine somatische und psychosoziale Adaptationsleistung im Leben einer Frau und eines Paares dar. Bisherige Lebenserfahrungen, Kinderwunschmotive und -ambivalenz, soziale Rahmenbedingungen und psychosoziale Ressourcen haben einen wesentlichen Einfluss auf die Qualität dieser Auseinandersetzung und das Schwangerschaftserleben. Im Mittelpunkt dieses Erlebens können ein emotionaler Rückzug sowie Hilfs- und Anlehnungsbedürftigkeit stehen, aber auch typische schwangerschaftsbedingte Ängste, Fantasien zur Geburt und zum Leben mit dem Kind. Während bei psychischen Störungen in der Anamnese die Schwangerschaft einen Risikofaktor darstellt, treten psychische Störungen in der Schwangerschaft sonst mit gleicher Prävalenz auf wie in anderen Lebensphasen, können sich aber negativ auf den Schwangerschaftsverlauf, den Feten, die Geburt, die Entwicklung des Kindes und die Mutter-Kind-Beziehung auswirken (➤ Kap. 54). Eine psychosomatische Schwangerenbetreuung, Geburtsvorbereitung und -führung muss unter diesen Gesichtspunkten selbstverständlich sein.

90.3.1 Unerfüllter Kinderwunsch

Angesichts der noch lückenhaften medizinischen und psychologischen Erkenntnisse über die Ursachen und der trotz fortschrittlicher hochmoderner Techniken in der Reproduktionsmedizin nicht zufriedenstellenden Behandlungsergebnisse ist unerfüllter Kinderwunsch ein medizinisch und ethisch brisantes, angesichts des Leidensdrucks, der sich für jedes Paar mit unerfülltem Kinderwunsch entwickelt, aber auch psychologisch bedeutsames Thema. Weltweit sind 8–12 % der Paare im reproduktionsfähigen Alter von ungewollter Kinderlosigkeit betroffen (Vander Borght und Wyns 2018). Da die Ursachen zu etwa gleichen Teilen (jeweils zu einem Drittel) bei beiden Partnern liegen können, spricht man vom „sterilen Paar".

In 80 % der Fälle können **organische Befunde** zu etwa gleichen Anteilen bei der Frau oder/und dem Mann erhoben werden (anatomisch, endokrinologisch, entzündlich-immunologisch), die ihrerseits häufig eng mit **psychosozialen Prozessen** in Wechselwirkung stehen. Die Endometriose ist eine der häufigsten Ursachen für die ungewollte Kinderlosigkeit bei jungen Frauen. Bei > 50 % der Frauen mit Fertilitätsproblemen findet sich bei der zur Abklärung durchgeführten Bauchspiegelung eine Endometriose.

Eine eindeutig organisch bedingte Sterilität schließt jedoch psychologische Einflussfaktoren nicht aus. Über die Prävalenz **psychogener Sterilität** gibt es keine verlässlichen Angaben. Es ist aber davon auszugehen, dass die Prävalenz der psychogenen Sterilität meist deutlich überschätzt wird. Psychodynamische Theorien von psychogener Sterilität als Ausdruck unbewusster intra- oder interpersonaler Abwehr wurden bislang nicht empirisch bestätigt. Unabhängig von der Sterilitätsursache bedürfen ca. 15–20 % aller Paare mit unerfülltem Kinderwunsch einer eingehenderen psychologischen Beratung (Strauß et al. 2000).

Etwa 10 % der Infertilität bleiben mit den herkömmlichen Untersuchungsmethoden ungeklärt, i. S. einer idiopathischen Sterilität. Infertilität ist mit Depression, Angst und gestörtem Essverhalten assoziiert. Ein Teil dieses Zusammenhangs kann durch die von Infertilität verursachte emotionale Belastung erklärt werden. Schwere Depressionen und Essstörungen können auch prospektiv mit Infertilität assoziiert sein. Eine besondere Beziehung besteht zwischen psychischen Störungen und den wichtigsten Ursachen von Infertilität aufgrund ovulatorischer Faktoren, der hypothalamischen Amenorrhö und dem polyzystischem Ovarialsyndrom (Schweiger et al. 2012).

In der IVF-Behandlung gibt es mehrere Risikofaktoren für ein wiederholtes Scheitern; dazu gehören das fortgeschrittene Alter insbesondere der Mutter, Raucherstatus beider Elternteile, ein erniedrigter/erhöhter BMI und ein hoher Stresspegel. Immunologische Faktoren wie Zytokinspiegel und das Vorhandensein spezifischer Autoantikörper sollten ebenso untersucht werden wie eine chronische Endometritis. Uteruspathologien wie Polypen und Myome sowie angeborene anatomische Anomalien sollten ausgeschlossen werden. Neben der Spermienanalyse sollte ein genetisches Präimplantationsscreening stattfinden, die endometriale Empfänglichkeit untersucht werden. Die Behandlungsansätze sollten auf die individuelle Patientin und das Paar abgestimmt werden (Bashiri et al. 2018).

Neben diesen somatischen und psychosomatischen Faktoren ist eine weitere Bedingung in den veränderten sozialen Normen und der Verschiebung des Erstgraviditätsalters auf mittlerweile > 29 Jahre (einem Alter, in dem das Fruchtbarkeitsoptimum der Frau schon deutlich überschritten ist) zu sehen. Zahlreiche soziologische Studien befassen sich mit der Verschiebung des Kinderwunsches in die dritte bis vierte Lebensdekade, der abnehmenden Kinderzahl bei Akademikerinnen und anderen soziologischen Phänomenen. Hier muss neben der ungewollten auch die gewollte Kinderlosigkeit berücksichtigt werden.

Der Begriff „überwertiger Kinderwunsch" wurde von Stauber et al. (1999) definiert. Häufig ist er Folge des unerfüllten Kinderwunsches und jahrelanger Behandlung mit gedanklicher Fixierung auf dieses Thema. Dieses Konzept ist nach wie vor hilfreich für das Verständnis der oft komplexen und frustrierenden Interaktion zwischen den Ärzt*innen und der jeweiligen Frau bzw. dem jeweiligen Paar.

Unabhängig von den Ursachen führt ungewollte Kinderlosigkeit zur seelischen Belastung des Individuums, die wiederum Auswirkungen auf die partnerschaftliche Beziehung inkl. der Sexualität und damit auch eine negative Rückkopplung auf die Chance der Realisierung des Kinderwunsches haben kann. Nach Stammer et al. (2004) spricht man von **Fertilitätskrise,** die mit Kontrollverlust, Hilflosigkeits- und Abhängigkeitsgefühlen einhergeht, zu einer Labilisierung des Paares mit Neid- und Wutgefühlen, aber auch Selbstwertproblemen führt und letztendlich wieder Stresserleben mit sozialem Rückzug und sexuellen Funktionsstörungen bedeutet. Der unerfüllte Kinderwunsch und die Behandlungen können im Verlauf Belastungen bis hin zu Depressionen und starken Ängsten auslösen (Verhaak et al. 2007; Gana und Jakubowska 2016). Selbst wenn noch Behandlungsoptionen bestehen, hat der Abbruch von Behandlungszyklen nachweislich Auswirkungen auf die Lebensqualität der Patient*innen (Heredia et al. 2013). Dies gilt besonders seit Beginn der COVID-19-Pandemie. So konnten Ben-Kimhy et al. (2020) unter den Bedingungen der Pandemie den größten Anteil der Varianz der emotionalen Belastung aus den persönlichen Ressourcen der Frauen ableiten: ihrer Wahrnehmung, dass sie die Kontrolle über ihr Leben haben, und der Unterstützung, die sie von ihren Familienmitgliedern und Freunden erhalten.

Sterilität und die reproduktionsmedizinischen Behandlungen stellen eine relevante Stressbelastung für den Körper dar und können i. S. eines Circulus vitiosus die o. g. biopsychosoziale Stressreaktion aufrechterhalten.

Die Unterstützung der Patientinnen und Paare fokussiert drei Ebenen der psychosozialen Versorgung:

- psychosoziale Routineversorgung (z. B. Bereitstellung von Informationen, Selbsthilfeunterstützung),
- Unfruchtbarkeitsberatung (z. B. Krisenintervention, Trauerbegleitung, Beratung über Auswirkungen) und
- Psychotherapie (z. B. Unterstützung für Patientinnen mit diagnostizierten psychischen Störungen).

Die grundlegende psychosoziale Betreuung sollte im Rahmen der medizinischen Routineversorgung erfolgen, allen Patientinnen zugänglich sein und während des gesamten Behandlungsverlaufs angeboten werden. In Ergänzung dazu sollte die spezialisierte psychosoziale Betreuung von qualifizierten Ärzt*innen und Psycholog*innen erbracht werden und sich an die etwa 20 % der Patientinnen richten, bei denen das Risiko besteht, dass sie klinisch signifikante emotionale Probleme haben (Boivin und Gameiro 2015). Auf dieser Basis geht es um die Identifizierung des subjektiven Stresserlebens und partnerschaftlicher Probleme sowie die Durchführung von Interventionen zur Entlastung mit supportiven und ressourcenaktivierenden Angeboten (Dube et al. 2021).

Zur „Psychosomatisch orientierten Diagnostik und Therapie bei Fertilitätsstörungen" liegt eine S2k-Leitlinie vor, in der eine abgestufte somatopsychische Diagnostik und Therapie beschrieben wird (DGPFG 2019). Eine sorgfältige und ausführliche Sexualanamnese beider Partner ist dabei obligat. Es zeigt sich wiederholt, dass Paare kein ausreichendes Wissen über das Konzeptionsoptimum oder zum Konzeptionszeitpunkt keinen Geschlechtsverkehr haben. Dies kann neben der räumlichen Abwesenheit auch auf (unbewusste) Abwehr deuten, Folge der langjährigen Sterilitätsbehandlung mit Resignation oder aber auch Hinweis auf eine manifeste sexuelle Funktionsstörung sein (Wischmann 2013). Dieser Umstand muss differenzialdiagnostisch geklärt und ggf. eine Pause in der Kinderwunschbehandlung vereinbart werden. In jedem Fall hat sich die **Therapie** nach den diagnostizierten Ursachen zu richten und muss psychische Aspekte des unerfüllten Kinderwunsches und der Behandlung inkl. der Nebenwirkungen und der sozialmedizinischen Auswirkungen sowie den Umgang mit misslungenen Fertilitätstherapien beinhalten.

Das heißt, die beschriebenen psychischen, psychosomatischen und somatopsychischen Auswirkungen und Wechselwirkungen müssen berücksichtigt werden, sodass bei jeder Kinderwunschbehandlung eine psychotherapeutische Diagnostik und ggf. Behandlung angeboten werden soll.

Indikationen für eine begleitende Psychotherapie sind:

- Sexualstörungen
- Psychische Belastung/Fehlverarbeitung beim Individuum oder beim Paar
- Hinweise auf fixierten Kinderwunsch
- Hinweise auf psychogene Sterilitätsursachen
- Hinweise auf komorbide psychische Störungen (z. B. Sexualstörungen, affektive Erkrankungen, Angststörungen, Zwangsstörungen, Suchtproblematiken, PTBS)
- Hinweise auf komorbide psychosomatische Störungen (z. B. CUBS, Essstörungen)

Neben den somatischen Kontraindikationen für eine Schwangerschaft sind schwere psychische Erkrankungen als relative Kontraindikationen einer Kinderwunschbehandlung zu beachten (z. B. Essstörungen, insbesondere mit Untergewicht; schwere Persönlichkeitsstörung, schwere affektive Erkrankung, Sucht, akute Psychose).

RESÜMEE

Eine **erfolgreiche Sterilitätstherapie** wird von vielen Paaren und auch Ärzt*innen ausschließlich im geborenen Kind gesehen. Dies ist angesichts der nicht sehr großen Aussichten, mit einer reproduktionsmedizinischen Behandlung schwanger zu werden und diese Schwangerschaft auch auszutragen, jedoch umfassender zu sehen: Ein gelungener Abschluss einer Sterilitätstherapie kann auch die Akzeptanz der Kinderlosigkeit sein, das Beschreiten alternativer Wege (Adoption, Pflegekind), das Vorbeugen von Partnerschaftskonflikten und sexuellen Funktionsstörungen, Prävention von psychischen Folgesymptomen und das Erreichen von partnerschaftlicher sowie individueller Lebenszufriedenheit.

90.3.2 Der Schwangerschaftskonflikt

In der heutigen Gesellschaft herrscht, vor allem seit Verbreitung der Pille in den 1960er-Jahren, die Überzeugung vor, die Macht über Konzeption und Kontrazeption zu haben, nicht selten einhergehend mit dem Gefühl, dass alles machbar ist. Trotz dieser Möglichkeit zur Willensentscheidung sind Schwangerschaftskonflikte in der medizinischen Praxis häufig zu beobachten. Die Erfahrung zeigt, dass dabei bewusster Wille und unbewusste Tendenzen oft nicht übereinstimmen. So muss die bewusste Entscheidung, kein Kind zu wollen, keineswegs den tieferen Wunsch nach einem Kind ausschließen, und umgekehrt schließt der formulierte Wunsch nach einem Kind tiefer liegende Ängste und Befürchtungen nicht aus. So kann jede*r Gynäkolog*in die Erfahrung machen, dass die Einstellung zur Schwangerschaft in vielen Fällen konflikthaft ist, obwohl die Frau und das Paar die Möglichkeit hätten, sich vom Willen her für oder gegen ein Kind zu entscheiden.

Der Wunsch nach einem Kind kann sich aus vielen Facetten zusammensetzen, u. a. aus dem Bedürfnis, einem Menschen in der Fürsorge und Zärtlichkeit eng verbunden zu sein, dem Wunsch der Frau, mit einem Kind eine biopsychische Symbiose einzugehen und zu erleben, wie sich das Kind mit Unterstützung von Mutter und auch Vater in seiner Individualität entwickelt. Der Wunsch, ein Kind zu gebären, kann auch als ein biologisch verankerter Wunsch i. S. von weiblicher Potenz und Vollwertigkeit verstanden werden. Es kann auch der Wunsch sein, über den Tod hinaus fortzubestehen oder wirksam zu sein. Dazu gehören die genetische Ebene, die soziale in der Namensgebung, die materielle hinsichtlich eines Erbes und die ideelle i. S. eines geistig-kulturellen Erbes. Auf einer reifen Entwicklungsstufe kann es der Wunsch sein, mit und von einem Partner ein Kind zu haben, verbunden mit der Chance für das Kind, als eigenständiges Individuum gesehen zu werden.

Auf der Gegenseite lassen sich viele Ängste vor dem Kind aufzeigen. Im Zeitalter der Kontrazeption sind diese Gefühle häufig bewusstseinsnah und lassen sich in der Beratung auch thematisieren. Dazu gehören reale Schwierigkeiten wie z. B. eine finanzielle Notlage mit schlechten Wohnverhältnissen und überdurchschnittlicher finanzieller Belastung. Aufseiten der Frau können es Rollenkonflikte sein, mit Angst vor Überforderung durch die Belastung als Partnerin, Mutter und Berufstätige. Darüber hinaus führen Partnerschaftskonflikte und auch familiäre Probleme dazu, dass ein Kind sorgenvoll und mit Angst erwartet wird. Die durch Schwangerschaft und Mutterschaft bedingten psychischen Schwierigkeiten aufseiten der Frau lassen sich i. S. einer Reifungschance und möglicherweise krisenhaftem Erleben bei jeder Frau verstehen. Die seelischen Ursachen vieler Schwangerschaftskonflikte lassen sich im Zusammenhang mit einer nicht gefestigten Identität verstehen, die unter der Anforderung einer Schwangerschaft zum Gefühl der Überforderung führen, der Angst, das Kind nicht austragen zu können.

Unter Umständen können unter der Schwangerschaft vorbestehende psychische Belastungen und Störungen wieder auftreten, so z. B. eine Ess-, Angst-, Zwangs- oder posttraumatische Belastungsstörung. In diesem Dilemma gibt es mehrere Arten von **Pseudokonfliktlösungen.** Dazu gehört die übermäßige und lineare Fixierung auf den Kinderwunsch; die Frau und das Paar können nur diesen einen Wunsch gemeinsam tragen und blenden mögliche Konflikte und Ambivalenzen aus. Es wird dann betont, dass das Kind ihnen über alles geht und ihnen ihr ersehntes Glück verspricht. Eine andere Scheinlösung ist die idealisierte Mütterlichkeit, d. h., die Frau kann nur eine gute Mutter sein, wenn sie die Schwangerschaft und das Kind konfliktfrei bejaht. Die gewollte Kinderlosigkeit kann ebenfalls eine Pseudokonfliktlösung sein. Auch in diesem Fall gelingt es nicht, beide Seiten – die des Wunsches und die der Ängste – zu integrieren.

Frauen, die sich bereits zum Schwangerschaftsabbruch entschlossen haben, suchen meist von sich aus den Weg zu Beratungsstellen. In der gynäkologischen psychosomatischen Beratung werden eher die Frauen und Paare das Gespräch suchen, die sich in einem Ambivalenzkonflikt erleben. In dieser Situation spielen erstuntersuchende Ärzt*innen oft die entscheidende Rolle. Die Schwangere hat wegen ihres Konflikts immer einen hohen Erwartungsdruck gegenüber Ärzt*innen, was auch zur Mobilisierung von Aggressionen bzw. zur Idealisierung der Behandelnden führen kann.

RESÜMEE

Für das Erstgespräch während einer Frühschwangerschaft ist zu empfehlen, dass durch erstuntersuchende Ärzt*innen keine Festlegung auf den Abbruch erfolgt, auch wenn die Schwangere diesen Wunsch äußert. Stattdessen sollten im Rahmen einer biopsychosozial orientierten Sprechstunde in der Gynäkologie die aktuelle Lebenssituation mit all ihren Belastungen und – soweit zugänglich – auch die Inhalte eines Ambivalenzkonflikts abgeklärt werden. Gerade in der Frühschwangerschaft ist für die Frau der Hinweis wichtig, dass sie Zeit zum Überlegen hat und weitere Gesprächstermine möglich sind. Hilfreich ist auch die Kenntnis der Beratungsangebote vor Ort, vor allem wenn die soziale Notlage im Vordergrund steht.

90.3.3 Habituelle Abortneigung

Von habitueller Abortneigung spricht man bei drei und mehr aufeinander folgenden Fehlgeburten. Sie ereignen sich bei etwa 1 % der fruchtbaren Paare (von Wolff 2016). Von manchen Autor*innen werden zwei aufeinander folgende Fehlgeburten als rezidivierende Fehlgeburten beschrieben, da bereits diese Situation als Voraussetzung für eine weitergehende Untersuchung der Frau bzw. des Paares angesehen wird. Ein besonderer diagnostischer und Beratungsanlass ist immer dann gegeben, wenn im Rahmen dieser Erfahrungen ein Spätabort aufgetreten ist. So wie mit jedem weiteren Schwangerschaftsverlust die physischen und psychischen Belastungen für die Frau und das Paar zunehmen, steigt auch mit jeder weiteren Fehlgeburt das Risiko für weitere Fehlgeburten; allein damit begründet sich eine weitergehende Diagnostik. So wird das Fehlgeburtsrisiko bei anamnestisch unbelasteten Frauen mit 11 % angegeben, wobei es sich mit jeder weiteren Fehlgeburt auf 16, 25, 45 und sogar 54 % bei zwei bis fünf vorausgegangenen Fehlgeburten erhöht (vgl. Bergner 2012).

❚❚ Frauen nach wiederholten Fehlgeburten brauchen intensive Begleitung und ggf. Psychotherapieangebote, da sie oft die Erfahrung machen, ihre Trauer auch mit nahestehenden Menschen nicht teilen zu können, und ihnen selbst Objekte für ihre Trauer fehlen. ❚❚

Frauen und auch Paare bewahren sich oft Erinnerungen an das Kind, d. h. den Schwangerschaftspass oder das Ultraschallbild, vielleicht erste Dinge, die zur Babyausstattung bereits geschenkt oder gekauft wurden. Zu diesen Erinnerungsstücken wird manchmal auch ein Abschiedsbrief gelegt. Heute erfahren Frauen und Paare dazu oft hilfreiche Begleitungen. Wichtig ist es, der Frau und dem Paar zu vermitteln, dass sie ihre Empfindungen und Reaktionen in ihrem gesamten Spektrum, sei es Trauer, Wut, Enttäuschung oder Schuldgefühle, zulassen und zum Ausdruck bringen. Erst über dieses Zulassen ist der Trauerprozess möglich, und erst dann sind letztlich Veränderungen erfahrbar, dass etwa Schmerzlichkeit und Heftigkeit der Gefühle sich im Laufe der Zeit abschwächen. Wichtig ist es immer, dieser Zeitspanne Raum zu geben, damit es nicht zu unbewältigter Trauer und Ängsten kommt (Doghor et al. 2017). Die psychischen Folgen reichen von Ängsten, Depressionen, posttraumatischer Stressbelastung bis hin zum Suizid (Quenby et al. 2021).

Für die Behandelnden ist es wichtig zu wissen, dass es für die Frau und das Paar in dieser Situation nicht hilfreich ist zu hören, sie seien z. B. noch jung und könnten wieder ein Kind haben. Auf der anderen Seite sollte ein weiteres Kind auch nicht Platzhalter für diesen Verlust sein; die Eltern sollten vielmehr offen für eine neue Erfahrung mit einem Kind sein.

90.3.4 Hyperemesis

Während 80 % der Schwangeren im ersten Trimenon mit Übelkeit und Erbrechen reagieren, ist bei 0,3–3,6 % der Schwangeren eine schwere Symptomatik i. S. einer Hyperemesis gravidarum meist im ersten Trimenon zu beobachten, die selten auch bis zum Schwangerschaftsende persistiert. Definitionsgemäß handelt es sich um ein verstärktes und gehäuftes Erbrechen (> 3 ×/Tag) mit Flüssigkeits- und Elektrolytverlust, Säure-Basen-Imbalance mit hypochlorämischer Alkalose, Ketonurie, Oligurie und schließlich Gewichtsverlust um mindestens 5 % des Ausgangsgewichts. Bei schweren Verläufen kann es zu Exsikkose, Temperaturanstieg, Ikterus und Koma kommen. Daraus ergibt sich die häufige stationäre Behandlungsnotwendigkeit mit Infusionstherapie. Für die „Vorinfusionsära" wurde für Großbritannien eine Mortalität von 1,6 Frauen auf 10.000 Geburten angegeben (Verberg et al. 2005). Differenzialdiagnostisch muss eine Bulimie oder Anorexie ausgeschlossen werden.

Biologische Ursachen werden insbesondere im hormonellen Bereich durch das β-HCG gesehen. Vor allem Frauen mit Mehrlingsschwangerschaften und Blasenmole reagieren häufiger mit Hyperemesis gravidarum. Aber auch Frauen mit erhöhten β-HCG-Werten leiden nicht unter Hyperemesis gravidarum, und nicht alle Frauen mit Hyperemesis gravidarum haben stark erhöhte β-HCG-Werte. Auch eine Schilddrüsenstimulation durch β-HCG, genetische Ursachen sowie das Vorliegen einer Helicobacter-pylori-Infektion werden diskutiert (Haßdenteufel und Wallwiener 2023). Frühere immunologische Theorien (Konfrontation mit körperfremdem Protein von Trophoblast und Fetus sowie Übertritt von Chorionelementen in das mütterliche Blut und mangelnde Toleranz insbesondere bei Frauen mit allergischer Disposition) wurden wissenschaftlich nicht bestätigt (Austin et al. 2019). Risikofaktoren sind Mehrlingsschwangerschaften, weiblicher Fetus, psychische Vorerkrankungen, sehr niedriger oder hoher BMI vor der Schwangerschaft, junges Alter und Typ-1-Diabetes (Austin et al. 2019).

Gleichzeitig zu den körperlichen Veränderungen sind psychosoziale Adaptationsleistungen vor allem im ersten Schwangerschaftstrimenon notwendig. Für die am häufigsten postulierten **psychischen Ursachen** der Hyperemesis gravidarum, nämlich ungelöster Ambivalenzkonflikt und überdurchschnittliche Schwangerschaftsängste, findet sich in der wissenschaftlichen Literatur keine ausreichende Evidenz. Dass Schwangerschaften heute immer planbarer geworden sind, kann in diesem Zusammenhang jedoch eine Ursache für die sinkende Inzidenz der Hyperemesis gravidarum sein, da ungewollte Schwangerschaften u. U. ein höheres Risiko für Ambivalenzerleben darstellen. Weitere mit der Hyperemesis in Zusammenhang gebrachte psychische Ursachen (Ambivalenzkonflikt gegenüber der eigenen Mutter, sexuelle Störungen, Hyperemesis gravidarum als Konversionssymptom und Ausdruck einer neurotischen, histrionischen oder depressiven Störung, als Folge von psychosozialem Stress, Gewalterfahrung oder Partnerschaftskonflikt) sind so allgemein gefasst, dass man sie auch bei anderen psychosomatischen Störungsbildern beobachten kann. Es lässt sich bei den retrospektiv angelegten Studien nicht unterscheiden, ob psychische Auffälligkeiten Ursache oder Folge der Hyperemesis gravidarum sind. Hyperemesis gravidarum ist fast ausschließlich in den westlichen Nationen (Simpson et al. 2001) und häufiger bei Migrantinnen zu beobachten (David et al. 2002), was für soziale und insbesondere kulturelle Hintergründe spricht.

RESÜMEE

Insgesamt kann man postulieren, dass es sich bei der Hyperemesis gravidarum um ein multifaktorielles Krankheitsgeschehen handelt. Biologische Faktoren prädisponieren Frauen für eine Hyperemesis gravidarum, psychische Bedingungen der Frau sowie soziale und insbesondere auch kulturelle Einflussfaktoren können über den Ausbruch oder den Verlauf der Hyperemesis gravidarum entscheiden.

Solange keine allgemeine Ursache gefunden ist, kann die Therapie auch nur symptomatisch sein. Für diverse **somatische Therapieansätze** (Ingwer, Vitamine, Antihistaminika, Dopamin- und Serotoninantagonisten sowie Kortikosteroide, transdermales Clonidin, Gabapentin) zeigen sich kleine, teils widersprüchliche Effekte (Austin et al. 2019). Infusionstherapie, Schonkost und psychosomatische Gesprächsführung mit Erfassung der individuellen psychosozialen Situation der Schwangeren und des Paares, Aktivierung von Ressourcen und Unterstützung in der Akzeptanz der Schwangerschaft sowie Bindungsaufbau sollten in jedem Fall zum Therapieregime gehören. Bei 90 % der Schwangeren kommt es nach stationärer Aufnahme zu einem Sistieren der Symptome. Stauber et al. (1999) interpretierten dieses Phänomen als Holding bzw. Tender Loving Care in der geburtshilflichen Praxis/Klinik: Die Patientinnen erfahren durch Herausnahme aus dem häuslichen Umfeld eine Entlastung und durch die Zuwendung des Pflegeteams eine Versorgung und damit auch Entlastung von der eigenen bevorstehenden Notwendigkeit zur Verantwortungsübernahme.

Ernsthafte Folgeschäden für den Feten oder die Mutter sind nicht zu erwarten; insbesondere konnte keine erhöhte Fehlgeburten- oder Fehlbildungsrate nachgewiesen werden. Bei anhaltender Übelkeit/Erbrechen und mangelnder Gewichtszunahme der Schwangeren sind erniedrigte Geburtsgewichte nachgewiesen (Austin et al. 2019).

90.3.5 Drohende Frühgeburt

Frühgeburten sind mit einer hohen kindlichen Morbidität und Mortalität sowie erheblichen psychosozialen Auswirkungen auf die Familie verbunden. Trotz umfangreicher Forschungsinitiativen ist die Frühgeborenenrate in den vergangenen Jahren bei nahezu 6 % unverändert geblieben und durch die verbesserten Überlebenschancen extrem klein geborener Kinder sogar etwas gestiegen; weltweit schwankt sie zwischen 5 und 18 % (Di Renzo et al. 2018).

Als Frühgeburt wird laut WHO eine Geburt vor der vollendeten 37. SSW oder ein Geburtsgewicht < 2.500 g bezeichnet. Eine juristische, gesetzlich fixierte Definition der Frühgeburt existiert nicht; der Übergang vom Spätabort zur Frühgeburt ist fließend. Bei fortschreitender Medizintechnik haben inzwischen auch extrem klein geborene Kinder ab der 23. SSW Überlebenschancen, wobei mit erheblichen psychoneurologischen Spätfolgen zu rechnen ist. Das Gestationsalter ist ausschlaggebend für die Prognose und hat mehr Einfluss als das Geburtsgewicht, wobei ab der 28. SSW (entspricht bei normaler fetaler Entwicklung etwa einem Geburtsgewicht von 1.000 g) hinsichtlich perinataler Morbidität und Mortalität eine gute Prognose besteht. Die überwiegende Mehrheit der Frühgeburten wird zwischen der 31. und 36. SSW registriert.

Die Ätiologie der (drohenden) Frühgeburt ist ein multifaktorielles Geschehen. Neben somatischen mütterlichen und kindlichen Faktoren sind anamnestische und psychosoziale Risikofaktoren zu berücksichtigen (➤ Box 90.2).

BOX 90.2

Ursachen der (drohenden) Frühgeburt

Psychosoziale Ursachen:
- Soziodemografische Faktoren, z. B. niederer Sozialstatus, jugendliches Alter (< 18 J.), fehlende Partnerschaft (unabhängig vom Familienstand), fehlende soziale Unterstützung, berufliche Belastung mit Stress
- Risikoverhalten, z. B. Nikotin, Alkohol, Drogen
- Biografische Faktoren und Persönlichkeitsmerkmale, z. B. Qualität der Paarbeziehung, unrealistische Ängste, allgemein erhöhte Ängstlichkeit

Schwangerschaftsanamnese:
- Geburtshilflich belastete Anamnese (Abruptiones, Fehl-, Früh- oder Totgeburten)

Mütterliche (somatische) Ursachen:
- Mütterliche Erkrankungen, die teilweise eine Beendigung der Schwangerschaft erfordern, z. B. hypertensive Schwangerschaftserkrankungen, angeborene oder erworbene Herz- und weitere internistische Erkrankungen, chirurgische Notfälle
- Uterine Ursachen (Fehlbildungen, benigne und maligne Tumoren, Z. n. operativen Eingriffen)
- Zervixinsuffizienz
- Blutungen (vorzeitige Plazentalösung, Placenta praevia)
- Infektionen
- Vorzeitiger Blasensprung

Kindliche Ursachen:
- Mehrlingsschwangerschaften
- Kindliche Fehlbildungen und Erkrankungen
- Intrauterine Wachstumsretardierung

So lässt sich

> *„die vorzeitige Geburt als ein Syndrom verstehen, dass durch verschiedene Faktoren ausgelöst werden kann, wie z. B. Infektionen, Pathologie des Gebärmutterhalses, uterine Überdehnung, Progesteronmangel, vaskuläre Veränderungen (utero-plazentare Ischämie, Dezidualblutung), mütterlicher und fetaler Stress, Allograft-Reaktion, allergische Phänomene und wahrscheinlich weitere unbekannte Faktoren. Diese verschiedenen Ursachen können zu einer pathologischen Aktivierung eines gemeinsamen Weges zwischen Dezidua und fetalen Membranen führen, der die Kontraktilität des Uterus, die Reifung des Gebärmutterhalses und die Ruptur der Membranen verursacht. Außerdem wurden die für diese Prozesse verantwortlichen Mechanismen identifiziert, an denen Rezeptoren, Chemokine und entzündliche Zytokine beteiligt sind.“*
>
> Di Renzo et al. (2018, S. 13; Übers. durch die Verfasserinnen)

Insgesamt scheint eine kausale Beziehung zwischen psychischer und physischer Belastung, Beeinträchtigung des Immunsystems und drohender Frühgeburt zu bestehen.

Letztendlich sind die Symptome einer drohenden Frühgeburt (vorzeitige Wehentätigkeit, vorzeitiger Blasensprung, Zervixinsuffizienz und vaginale Blutungen) Spätzeichen in einem viel früher beginnenden pathophysiologischen Prozess, der in seiner Komplexität noch nicht geklärt ist. Eine kausale Therapie ist jedoch erst dann möglich, wenn Ätiologie und Pathogenese bekannt sind. Deswegen kommt der **Prävention** der drohenden Frühgeburt mit Berücksichtigung der psychosozialen Faktoren größte Bedeutung zu. Ziele sind die Identifizierung der gefährdeten Schwangeren (Primärprävention), die Erkennung von Frühsymptomen einer drohenden Frühgeburt (Sekundärprävention) und die Vermeidung neonataler Komplikationen beim Frühgeborenen (Tertiärprävention) (Rauchfuß und Trautmann 2004).

Zur Identifizierung gefährdeter Schwangerer haben sich seit Jahren Frühgeburtsvermeidungsprogramme bewährt, die neben der Basis-Schwangerenvorsorge mit Erfassung somatischer und psychosozialer Risikofaktoren die detaillierte psychosoziale Anamnese mit Erfassung von Lebenssituation, Stress- oder anderen Belastungsfaktoren und

Bewältigungsstil sowie Informationsvermittlung und Stressbewältigung beinhalten, aber auch niederschwellige psychotherapeutische Interventionen anbieten (Rauchfuß und Trautmann 2004; Daskalakis et al. 2019). Gynäkologische Praxen konnten bei konsequenter Anwendung dieser Frühgeburtsvermeidungsprogramme weniger Hospitalisierungen ihrer Schwangeren und weniger Frühgeburten nachweisen.

Die gegenwärtig gebräuchlichen Tokolytika haben nur einen kurzfristigen schwangerschaftsverlängernden Effekt. Dieser Zeitraum kann für die Lungenreifeinduktion genutzt werden. Nebenwirkungen auf den mütterlichen und fetalen Organismus führen aber ebenso wie die Hospitalisierung zu psychosozialen Folgen, die nicht vernachlässigt werden dürfen. Der Schwangeren sollten Entlastungsmöglichkeiten bzgl. aktueller Stressbelastungen mit Ressourcenaktivierung, Stärkung des Selbstwert- und Autonomiegefühls, Aufbau einer Tagesstruktur und Beziehungsaufbau zum Kind angeboten werden. Auch Entspannungstechniken, Atemübungen oder Biofeedback sowie kunsttherapeutische Angebote können als hilfreich erlebt werden und zu mehr subjektivem Wohlbefinden führen.

Die psychotherapeutische Aufgabe nach einer stattgehabten Frühgeburt fokussiert auf den Beziehungsaufbau zum Kind mit Anregung zum Körperkontakt und Stillen sowie Bearbeitung vorhandener Schuld- oder Insuffizienz- und Versagensgefühle. Noch ein Jahr nach der Frühgeburt berühren Eltern ihre frühgeborenen Kinder weniger; die Sensibilisierung für emotionale Bedürfnisse und Stärkung von Kompetenz ist deshalb ein wichtiges Ziel und wird in einigen Geburtszentren durch sog. Frühchenprojekte mit psychologischen oder ärztlichen Psychotherapeut*innen unterstützt (vgl. Reichert und Rüdiger 2013). Der Gemeinsame Bundesausschuss (G-BA) fordert und fördert Perinatalzentren mit umfassender somatischer und psychologischer Versorgung in Deutschland.

90.3.6 Hypertensive Schwangerschaftserkrankungen

Hypertensive Schwangerschaftserkrankungen stellen bei etwa 6–10 % der Schwangerschaften ernst zu nehmende Komplikationen dar. Ab einem Blutdruck von > 140/90 mmHg spricht man von hypertensiven Schwangerschaftserkrankungen mit unterschiedlichen Schweregradeinteilungen (Kintiraki et al. 2015). Die Ursachen hypertensiver Schwangerschaftserkrankungen sind bis in die Gegenwart ungeklärt. Pathophysiologischer Hintergrund ist eine plazentare Durchblutungsstörung aufgrund annehmbarer immunologischer Reaktionen, genetischer und weiterer noch unbekannter Faktoren. Psychosoziale Faktoren scheinen eine Rolle bei der Entstehung und Ausprägung der **Präeklampsie** zu spielen, wobei die Datenlage hier widersprüchlich und insgesamt nicht zufriedenstellend ist. An 1.145 prospektiv beobachteten Schwangeren konnten Leeners et al. (2002) einen signifikanten Unterschied bzgl. des Auftretens verschiedener psychosozialer Faktoren (Belastungen während der Schwangerschaft, psychosomatische Erkrankungen) zwischen Frauen mit **HELLP-Syndrom** und Normalschwangeren aufzeigen.

Bestimmte Persönlichkeitseigenschaften wie auch soziale und somatische Faktoren (Erstschwangerschaft oder Abstand zur letzten Schwangerschaft > 10 Jahre, schwangerschaftsinduzierte Hypertonie in vorausgegangener Schwangerschaft oder in der Familie, Lebensalter > 40 Jahre, BMI zu Beginn der Schwangerschaft > 35, diastolischer Blutdruck > 80 mmHg und Proteinurie zu Beginn der Schwangerschaft, Mehrlingsschwangerschaften und prämorbide Krankheiten wie Hypertonus, Nierenleiden, Diabetes mellitus, Nachweis von Antiphospholipid-Antikörpern) erhöhen das Risiko, eine schwangerschaftsinduzierte Hypertonie zu entwickeln (Kintiraki et al. 2015). Es gibt keine wissenschaftliche Evidenz für weitere oft genannte Risikofaktoren wie depressiv-neurotische Tendenzen, ängstlich-feindselige Verhaltensmuster oder orale Problematiken mit schwerem Über- oder Untergewicht in der Kindheit sowie pathologische Mutter-Tochter- sowie Vater-Tochter-Beziehungen, die sich sowohl in der Beziehung zum Ehemann als auch zum ungeborenen Kind wiederholen.

Unabhängig von psychosozialen Entstehungsbedingungen müssen die **psychosozialen Folgen** bei Diagnosestellung einer hypertensiven Schwangerschaftserkrankung beachtet werden. Zwar kommt die Diagnosestellung oft nicht überraschend, weil die Schwangere schon ein Krankheitsgefühl über die Zeit entwickelt hat, die Klinikeinweisung wird jedoch von den Frauen und Partnern oft als dramatisch wahrgenommen. Die Frauen sind von ihrer Familie getrennt, werden medizinisch, z. T. intensivmedizinisch überwacht und müssen häufig per Sectio frühzeitig entbunden werden. Damit entfällt auch ein positives Geburtserlebnis, und es können zusätzlich Insuffizienz- und Versagensgefühle entstehen. Besonders dramatisch entwickelt sich die Situation, wenn ein stark retardiertes Kind mit bleibenden Folgeschäden geboren wird oder das Kind verstirbt.

Für die psychosomatische Versorgung ergibt sich die Notwendigkeit, alle notwendigen Diagnostik- und Therapieschritte der Frau und dem Paar transparent zu machen und im Rahmen der Psychosomatischen Grundversorgung oder psychotherapeutischen Begleitung Affekte, insbesondere Ängste, Schuld- und Versagensgefühle zu reflektieren.

Die Psychotherapie sollte sich – entsprechend der psychotherapeutischen Begleitung bei schweren Organerkrankungen – primär supportiv gestalten. Ein besonderes Augenmerk gilt dem Beziehungsaufbau zum ungeborenen und später geborenen Kind mit Anregung des Bondings.

90.3.7 Geburt und Gebärstörungen

Für die Frau wie auch für den Partner ist die Geburt immer ein herausragendes und oft auch einmaliges Lebensereignis. In der Schwangerschaft setzen schon früh vielfältige und auch zwiespältige Erwartungen bzw. Fantasien ein, die sich in das Erleben der Geburt fortsetzen.

Aus der Perspektive der Frau bestehen viele Gestaltungsmöglichkeiten im Geburtsverlauf; dazu gehört die Teilnahme einer wichtigen Bezugsperson, z. B. des Partners. Darüber hinaus ist es die Entscheidung über notwendige medikamentöse oder technische Hilfsmaßnahmen, in welche die Frau und ihr Partner einbezogen werden.

Nach der Geburt ist es die Gestaltung der Kontaktaufnahme mit dem Neugeborenen sowohl von mütterlicher als auch väterlicher Seite. Diese von der Frau und ihrem Partner mitgetragene Verantwortlichkeit unterstützt den Wunsch des Paares nach einem individuellen Geburtsverlauf. Dem Kreißsaalteam kommt dabei die Aufgabe zu, eine Geburtsatmosphäre mitzugestalten, die Intimität ermöglicht und damit Gefühlen der Freude und Rührung, aber auch der Besorgnis und Angst Raum gibt. Dabei ist es wichtig, die Schwangere in ihrer Beziehungsgestaltung mit ihrem Partner wahrzunehmen, aber selbstverständlich auch mit ihren Erfahrungen aus früheren Schwangerschaften und dem Zusammenleben mit weiteren Kindern (Winter et al. 2022).

Immer begegnet man der Frau im Kontext ihrer inneren Gefühlswelt und ihrer Persönlichkeit und den damit verbundenen spezifischen Belastungen unter der Geburt. Im Geburtsverlauf werden stets Gefühle wie Zweifel und Unsicherheit, aber auch Wünsche und Hoffnungen aktiviert, verbunden mit der Erfahrung von Schmerz, Angst und u. U. Aggressivität (Neises und Ditz 2000).

Die Forderung nach einer individuellen, patientinnenorientierten Geburtshilfe bedeutet, dass die Erwartungen, Wünsche und Ängste der Schwangeren bekannt sind. Gerade das Wissen um die antizipierten Ängste zur Geburt ist für das geburtshilfliche Team wegen des Einflusses auf den Geburtsverlauf besonders wichtig. Da jede und nicht nur die erste Geburt ein einmaliges Ereignis mit schwer vorhersehbarem Ablauf darstellt, ist es entscheidend, dass das Team in der Lage ist, aufmerksam für die Situation der Gebärenden und der Begleitperson zu bleiben und bereit zu sein, flexibel auf diese Besonderheiten einzugehen.

Die **Geburtsangst** hat oft Themen wie Angst vor Kontrollverlust und Fremdbestimmung zum Inhalt und „being at a point of no return" (Wigert et al. 2020). Im Vordergrund stehen Ängste vor einer möglichen Erkrankung oder Schädigung des Kindes, an zweiter Stelle rangieren angstbesetzte Vorstellungen über eine operative und vaginal-operative Entbindung. Es folgen Befürchtungen wie die Angst, hilflos ausgeliefert zu sein, die Beherrschung zu verlieren und nicht verstanden zu werden, gefolgt von Ängsten vor körperlichen Belastungen während der Geburt wie Schmerzen, Erschöpfung und Dammschnitt. Diese Ängste zu kennen, wahrzunehmen und darauf einzugehen, ist obligater Bestandteil einer psychosomatisch orientierten geburtshilflichen Betreuung.

Bei einem im weitesten Sinne auffälligen **Geburtsverhalten** und Geburtsverlauf lässt sich häufig eine zuvor schon schlecht gelungene Anpassung an die Schwangerschaft nachweisen. Dies kann sich in Form vermehrter psychosomatischer Beschwerden, aber auch in einer offen ablehnenden Haltung gegenüber der Schwangerschaft äußern. Hier kann die Geburt bzw. das Verhalten unter der Geburt als negativer Kulminationspunkt in der Auseinandersetzung mit der Schwangerschaft und den daraus folgenden Anforderungen angesehen werden. Darüber hinaus ist eine erfolgreiche Bewältigung der Geburt in übergreifende biografische Erfahrungen der Frau eingebettet. So spielen z. B. der Informationsgrad über Schwangerschaft und Geburt sowie bei Mehrgebärenden die früher gemachten Erfahrungen bei Geburten eine Rolle. Schließlich kann ein tiefer liegender biografischer Aspekt für das Verhalten unter der Geburt die Einstellung der Frau zu Intimität und Sexualität sein. Frauen mit eigenen traumatischen Lebenserfahrungen suchen häufiger außerklinische Geburtsoptionen (Hausgeburt, Geburtshäuser), um die Sicherheit einer verlässlich und konstant begleitenden vertrauten Hebamme zu haben (Winter et al. 2022).

Von besonderer Bedeutung für die Geburtserfahrung können sexuelle Traumatisierungen in der Biografie werden. Die Erinnerung an diese Erfahrung kann im Geburtserleben berührt werden, u. U. mit der Folge, dass vaginale Untersuchungen verweigert werden. Dies erfordert in besonderer Weise Empathie und Kompetenz vonseiten des Kreißsaalteams, insbesondere Verständnis für das Verhalten der Gebärenden vor dem Hintergrund ihrer traumatischen Erfahrungen. Das Wissen um biografische Traumatisierungen kann die Begleitung der Gebärenden durch vorherige Identifikation von Triggern und Erarbeitung von Skills sowohl für die Gebärende als auch das Kreißsaalteam erleichtern (vgl. Weidner et al. 2018, 2023).

90.3.8 Die Postpartalzeit

Das **Wochenbett** beginnt mit der Ausstoßung der Plazenta und dauert etwa 6 Wochen, bis sich der körperliche Zustand wie vor der Schwangerschaft eingestellt hat. Die Bezeichnung „Wochenbett" ist ein historischer Begriff und stammt daher, dass Wöchnerinnen früher 6 Wochen das Bett hüteten. In der Gegenwart spricht man eher von der **Postpartalzeit,** die das 1. Lj. des Kindes umfasst und eine klassische Schwellensituation mit körperlichen, seelischen und sozialen Veränderungen und Adaptationsleistungen innerhalb kürzester Zeit darstellt. In den ersten Wochen (klassisches Wochenbett) findet der prozesshafte Aufbau der Mutter-Kind-Bindung (Bonding) seinen Höhepunkt. Das Wissen zur frühen Mutter-Kind-Beziehung findet inzwischen in allen Geburtskliniken und Entbindungseinrichtungen Berücksichtigung. Integrierte Mutter-Kind-Versorgung ist selbstverständlich geworden und findet im stationären Bereich mit dem Rooming-in-System oder im ambulanten Bereich mit der Hebammenhilfe ihre praktische Anwendung.

Auch die **Beziehung in der Partnerschaft** ändert sich insbesondere nach der Geburt des ersten Kindes: Aus einer Dyade wird eine Triade. Geburt und frühe Mutterschaft sind mit Fantasien, Vorstellungen und Erwartungen assoziiert und können bei konflikthaftem Verlauf zu langwierigen Störungen führen. Gerade in der Postpartalzeit zeigt sich die hohe Diskrepanz zwischen gesellschaftlicher Erwartung und Realität. Viele Frauen setzen sich nach der Geburt ihres Kindes unter Druck, wollen schnell wieder funktionieren und stellen hohe Erwartungen an sich. In unserem Kulturkreis kann nicht mehr auf die Unterstützung einer Großfamilie zurückgegriffen werden; vielmehr werden Schwangerschaft, Geburt und Postpartalzeit häufig harmonisiert und idealisiert und in einschlägigen Zeitschriften und Informationsmaterialien ausschließlich glückliche Schwangere und Mütter dargestellt. Frauen, die dieses Mutterglück nicht uneingeschränkt genießen können, sondern sich übermäßig erschöpft oder grundlos traurig fühlen, reagieren oft mit einem ausgeprägten Schuldgefühl, verstärktem Rückzug und somit mit einer Zunahme der psychischen

Symptomatik. Mit diesen soziokulturellen Veränderungen ist auch zu erklären, dass zwar schwere depressive und psychotische Störungen in der Postpartalzeit in der Prävalenz gleichgeblieben sind, leicht- bis mittelgradige depressive Störungen und Anpassungsstörungen jedoch eher zugenommen haben. 75 % der postpartalen Depressionen und Psychosen treten nach der Geburt des ersten Kindes auf (Riecher-Rössler und Rohde 2005).

Folgende Faktoren beeinflussen die Postpartalzeit und können psychische Störungen verursachen, verstärken oder aufrechterhalten:

- **Mütterliche körperliche Ursachen:**
  - Hormonelle Veränderungen nach der Geburt
  - Körperliche Faktoren (Schilddrüsenfunktionsstörung, Eisenmangel)
  - Veränderungen des Körpers (Rückbildung, Wundheilung nach Schnittentbindung, Dammriss etc.)
  - Komplikationen bei der Entbindung, traumatisch erlebte Entbindung
  - Körperlich erschwerte Anforderungen (Schlafmangel)
  - Erkrankungen der Brust oder Veränderungen der Brustwarze mit Stillschwierigkeiten
- **Kindliche Einflussfaktoren:**
  - Frühgeburt
  - Mehrlingsgeburt
  - Krankheiten/Behinderungen des Kindes
  - Stillprobleme, „Schreikind“ und andere Regulationsstörungen
- **Soziale Einflussfaktoren:**
  - Ungeplante Schwangerschaft
  - Partnerschaftsprobleme
  - Soziale Unsicherheit, Arbeitslosigkeit (auch des Partners)
  - Trennung/Abwesenheit des Partners
  - Trennung von Mutter und Kind
- **Anamnestische und weitere Einflussfaktoren:**
  - Psychische Erkrankungen in der Eigen- und Familienanamnese
  - Körperliche Erkrankungen bei Familienangehörigen
  - Traumatisierungen, Verlusterlebnisse, Vernachlässigung in der Eigenanamnese
  - Medikamenten-, Drogen-, Alkoholmissbrauch
  - Psychosoziale Probleme/Psychische Erkrankungen in der Schwangerschaft
- **Persönlichkeitsfaktoren:**
  - Perfektionismus
  - Aktive, leistungsorientierte Persönlichkeit
  - Identitätsstörungen
  - Persönlichkeitsstörungen

Störungen in der Postpartalzeit sind immer ein multifaktorielles Geschehen. Obwohl es Überlappungen zwischen den einzelnen Störungsbildern gibt, ist bei sorgfältiger Anamnese eine gute Abgrenzung und damit spezifische Therapieeinleitung möglich. Vorschnelle Ursachenzuschreibungen (Erschöpfung, Übermüdung) und damit Bagatellisierung sind kontraproduktiv.

Erst nach vollständiger Anamnese und Erfassung der o. g. Einflussfaktoren inkl. der Laborparameter kann eine diagnostische Zuordnung getroffen werden. Während es in der Postpartalzeit zu Erstmanifestationen von psychischen Störungen kommen kann, können bereits im Vorfeld bestehende psychische Störungen (Zwangsstörungen, Panikstörungen, rezidivierende depressive Störungen, Persönlichkeitsstörungen) wieder auftreten oder sich verstärken. Diese müssen dann unter Beachtung der Besonderheiten in Schwangerschaft, Postpartalzeit und Stillzeit ebenso behandelt werden (vgl. Bittner et al. 2021; ➤ Kap. 54).

90.3.9 Prä- und perinataler Verlust eines Kindes

Unter Fehlgeburt versteht man einen nicht artifiziellen Verlust der Schwangerschaft vor dem Erreichen der Lebensfähigkeit des Kindes; **Frühabort** vor der 14. SSW post conceptionem, **Spätabort** nach der 14. SSW. Von einer **Totgeburt** spricht man bei der Geburt eines toten Kindes ab einem Geburtsgewicht von 500 g. Alle Neugeborenen mit einem Geburtsgewicht von > 500 g werden standesamtlich gemeldet, unabhängig davon, ob bei der Geburt Lebenszeichen vorhanden waren oder nicht. **Perinataler Tod** bedeutet den Verlust eines Kindes kurz vor, während und nach (inkl. 28 Tage) der Geburt. Der plötzliche Säuglingstod bezeichnet den Tod des Kindes im 1. Lebensjahr.

Die Prävalenz des prä- und perinatalen Kindsverlustes ist mit ca. 20 % hoch, wobei am häufigsten Frühaborte zu verzeichnen sind (Statistisches Bundesamt 2021).

Die **Trauerreaktion** als normale psychologische, phasenhaft verlaufende Reaktion auf einen Verlust ist bei prä- und perinatalem Kindsverlust von einigen Besonderheiten gekennzeichnet und muss bei der Begleitung dieser Frauen berücksichtigt werden. Trauernde berichten häufig von einer intensiven Sehnsucht nach dem verstorbenen Kind und lebhaften Träumen. Frauen und Paaren nach dem prä- oder perinatalen Verlust eines Kindes fehlt aber die greifbare Beziehungserfahrung, sodass sie um ein fantasiertes „Idealobjekt“ trauern. Trauerobjekte sind die „leere Wiege“, das „leere Kinderzimmer“, die nicht gebrauchten „Babysachen“. Oft reagieren Frauen mit intensiven Schuld-, Versagens- und Insuffizienzgefühlen hinsichtlich des unglücklichen Schwangerschaftsausgangs. An dem in der Frühschwangerschaft getrunkenen Glas Wein oder der Stressphase wird als Ursachenzuschreibung festgehalten; neben der Trauer kommt es zu Selbstzermarterung. Schuldzuweisungen betreffen nicht nur die eigene Person, sondern können auch in der Partnerschaft greifen und meinen hier die oft diskrepanten Bewältigungsformen hinsichtlich des Verlustes. Im Familien- und Freundeskreis fühlen sich die betroffenen Frauen/Paare oft zu Rechtfertigungen gezwungen; es stellt sich auch die Angst vor einer neuen Schwangerschaft ein.

Wissenschaftliche Untersuchungen zeigen, dass viele Frauen noch Jahre nach dem Kindsverlust intensiv um ihr Kind trauern. 20–30 % aller Frauen leiden unter anhaltenden signifikanten psychischen und/oder psychosomatischen Symptomen (Morris et al. 2019). Insbesondere Frauen nach Verlust eines Kindes sind gefährdet, eine komplizierte Trauerreaktion zu entwickeln (prolongierte Trauer, chronische Trauer, traumatische Trauer).

Komplizierte Trauerreaktionen im Kontext einer perinatalen Verlusterfahrung können neben allgemeinen Symptomen der Trauer spezifische Symptome aufzeigen, etwa zwanghafte Beschäftigung mit Gedanken an das tote Baby oder den Fetus, Grübeln über eigenes Versagen, verzweifelte Suche nach Erklärungen, negative Gefühle beim Anblick lebender Babys, halluzinatorische Empfindungen wie „leere Arme", Suizidgedanken („mit dem Kind vereint sein"), sexuelle Störungen und unerfüllter Kinderwunsch. Ungelöste Trauer in Form der komplizierten Trauerreaktion oder weiterer psychischer Störungen haben aus bindungstheoretischer Sicht weitreichende Bedeutung für eine nachfolgende Schwangerschaft. Nach Hughes et al. (2004) zeigen sich hochsignifikante Zusammenhänge zwischen einer vorausgegangenen Totgeburt und einem ungelösten Bindungsstatus der Mutter zum Zeitpunkt der Folgeschwangerschaft sowie zwischen dem ungelösten Bindungsstatus einer schwangeren Mutter und dem desorganisierten Bindungsverhalten ihres Kindes im Alter von 12 Monaten. Diese Zusammenhänge blieben auch nach Kontrolle für demografische Faktoren, Depressions- und Angstwerte oder die inzwischen verstrichene Zeit signifikant. In dem desorganisierten Bindungsverhalten wird eine Ursache dafür gesehen, dass nach einem unverarbeiteten Schwangerschaftsverlust geborene Kinder eine erhöhte Vulnerabilität für psychische und physische Probleme aufweisen (Turton et al. 2009).

Aus diesem Wissen ergeben sich **Empfehlungen für die psychosomatische Begleitung** von Frauen, vor allem auch im Hinblick auf die Sekundärprävention (Kochen et al. 2020). Exemplarisch sollen diese an der Diagnose **i**ntrauteriner Fruchttod mit nachfolgender Totgeburt dargestellt werden.

- Im Rahmen der **Diagnosestellung** in der Frauenarztpraxis oder Frauenklinik sollte eine offene, empathische und ehrliche Aufklärung über den Tod des Feten erfolgen, auch unter Zuhilfenahme des Ultraschallgeräts, wenn die Frau oder das Paar dies wünscht. Über die Geburt und die Möglichkeiten des Abschiednehmens sollte das Paar vor der Geburt einfühlsam aufgeklärt und seine Wünsche sollten respektiert werden. Die Eltern müssen unbedingt an den Entscheidungen beteiligt sein.
- In der Phase nach Geburt und **Abschiednehmen** müssen die Wünsche des Paares toleriert werden. Ob das Paar das tote Kind unbekleidet oder bekleidet in die Arme nehmen will, ob es sich selbst Erinnerungsmöglichkeiten (z. B. Foto) schaffen will, sollte dem Paar überlassen bleiben. Reagiert das Paar unsicher, sollten konkrete Anleitungen zum Abschiednehmen gegeben werden. In jedem Falle sollten vom Kreißsaalteam Erinnerungsstücke gesichert werden (Fuß- und Handabdruck, Haarlocke, Foto) und auch bei Ablehnung durch das Paar zum aktuellen Zeitpunkt in der Akte archiviert werden. Häufig schauen sich Betroffene dieses Foto oder andere Erinnerungsstücke später an, etwa im Rahmen eines psychotherapeutischen Prozesses. Die Aufklärung über seelische Reaktionen (normale Trauerreaktion, akute Belastungsreaktion, psychopathologische Symptome) möglichst unter Einbeziehung des Partners verschafft Transparenz und Erleichterung.
- Nachbetreuende Hebammen, Frauenärzt*innen oder auch Psychotherapeut*innen sollten Raum für Gespräche geben und den **Trauerprozess** begleiten und fördern. Dabei ist es essenziell, den Namen des Kindes zu nennen und das Kind als Teil der Familie anzuerkennen, Trauerrituale zu erfragen oder zu fördern. Schuldgefühle müssen thematisiert, der Umgang der Familie mit diesen (inkl. Geschwisterkinder) erfragt und der Partner selbstverständlich einbezogen werden. Der in einer Partnerschaft diskrepante Umgang mit der Trauer ist zu thematisieren, Konflikte sind zu benennen. Letztendlich soll eine Informationsvermittlung über Einzelrückbildungsgymnastik erfolgen, aber auch über potenzielle Selbsthilfeorganisationen. Mit der Frau und dem Paar sollte bei schnellem erneutem Kinderwunsch die Gefahr einer unzureichenden Verarbeitung des erlebten Verlustes thematisiert werden (Scheidt et al. 2007; Kersting 2005).

90.4 Die onkologische Patientin in der psychosomatischen Frauenheilkunde

Im Verlauf einer Karzinomerkrankung kommt es zu vielfältigen psychischen Belastungen und Verlusterfahrungen sowohl aufgrund der Erkrankung selbst als auch aufgrund der notwendigen Behandlungen wie Operation, Strahlen-, Chemo-, Immun- und antihormonelle Therapie. Die psychischen und psychosozialen Probleme werden mit einer Häufigkeit von bis zu 50 % angegeben und äußern sich insbesondere im Rahmen von Angststörungen. Von den Patientinnen mit Brustkrebs litten 70,4 % und von den Patientinnen mit gynäkologischen Tumoren 80,6 % unter hohem Distress (Krebs et al. 2019). Frauen mit unterschiedlichen Krebserkrankungen hatten in > 50 % der Fälle entweder subklinische oder klinische Angststörungen. Über alle Tumorentitäten hinweg zeigten 19,0 % der Patient*innen klinisch relevante Ängste, und weitere 22,6 % hatten subklinische Symptome. Ferner berichteten 12,9 % der Patient*innen über klinische Symptome einer Depression und weitere 16,5 % beschrieben subklinische Symptome (Linden et al. 2012).

Diese Belastungen treffen sowohl auf Frauen mit Mammakarzinom (Bjerkeset et al 2020) als auch auf Frauen mit einem Karzinom der Genitalorgane zu; Letztere umfassen Karzinome des Uterus, der Tuben und Ovarien (Hill und Hamm 2019), der Vagina und des Vulvabereichs. Betroffen sind Patientinnen aller Altersgruppen, wobei das Korpuskarzinom im höheren Alter der Frau auftritt und das Zervixkarzinom bei jüngeren, noch in der reproduktiven Phase befindlichen Frauen.

|| Die signifikante Bedeutung der gynäkologischen Organe liegt in ihrer zentralen Funktion für das sexuelle Erleben, die reproduktiven Möglichkeiten und über die weibliche Identifikation auch für das zentrale emotionale Erleben. **||**

Bei Genitalkarzinomen führt die operative Behandlung häufig zum Verlust der Ovarfunktion und damit bei der jüngeren Frau zum vorzeitigen Eintritt des Klimakteriums. Eine große Bedeutung für das äußere Erscheinungsbild haben insbesondere Operationen der Vulva, auch Komplikationen im Bereich der Narbenbildung wie z. B. nach Sekundärheilung oder schließlich ausgedehnte Operationen im Bauchraum mit Anlage eines Anus praeter und/oder eines Nephrostomas. Durch Folgetherapien wie die Strahlentherapie können sich außerdem Fibrosen und Vernarbungen in der Vagina bilden. Dies führt zu sexuellen Funktionsstörungen wie Libidoverlust, Dyspareunie und weiteren Belastungen, da u. U. der Geschlechtsverkehr nicht mehr wie bisher gewohnt praktiziert werden kann. Frauen in der reproduktiven Phase sind immer durch den Verlust der Möglichkeit einer Schwangerschaft belastet. Dies trifft zentral Frauen, denen dies ein wichtiger Bereich der Lebensplanung war, wenn dieser bis zum Zeitpunkt der Erkrankung nicht realisiert werden konnte.

In der gynäkologischen Psychoonkologie sind die Behandelnden besonders gefordert, da Frauen eine höhere kommunikative Erwartung in die Ärzt*in-Patientin-Beziehung einbringen, d. h., ein offenes Gespräch über die Erkrankung wird von Frauen eher konfliktarm erlebt und ist mit dem Wunsch nach psychologischer Information verbunden.

PRAXISTIPP

In der Begleitung krebskranker Frauen sollten Ärzt*innen selbstverständlich ein Behandlungsangebot i. S. der Psychosomatischen Grundversorgung machen, auf psychosoziale Angebote und Selbsthilfegruppen hinweisen und möglichst die Notwendigkeit einer psychotherapeutischen Behandlungsbedürftigkeit erkennen.

Die Notwendigkeit einer psychotherapeutischen Behandlung wird von verschiedenen Autor*innen mit 10–30 % angegeben; diese sollte motivierend in die Wege geleitet werden (➤ Kap. 85.3). Zu den psychotherapeutischen Angeboten zählen Entspannungsverfahren, Stressmanagement, kognitiv-behaviorale Ansätze und die psychodynamische supportive sowie systemische Psychotherapie. Klassische therapeutische Ansätze wie kognitive Verhaltenstherapie wurden untersucht, und in jüngerer Zeit wurden spezielle Behandlungsprogramme entwickelt (Breitbart et al. 2018).

II Bei der psychotherapeutischen Behandlung müssen das spezifische Behandlungssetting, das Krankheitsstadium, die körperlichen Belastungssymptome und die existenzielle Bedrohung berücksichtigt werden. II

Ähnliche Prinzipien, wenn auch weniger gründlich untersucht, gelten für Angststörungen, bei denen die psychotherapeutische und psychopharmakologische Behandlung in etwa den Leitlinien für die Behandlung nichtonkologischer Patient*innen folgt (Lang-Rollin und Berberich 2018).

Für die tägliche Arbeit mit Tumorpatientinnen in der Gynäkologie ist es wesentlich zu sehen, inwieweit vermeidbare Angstverstärker in der Ärzt*in-Patientin-Beziehung vorliegen. Dazu gehören Empathiemangel, das Warten in unfreundlicher Umgebung, Störungen in der Kommunikation mit dem Behandlungsteam, aber auch die Konfrontation mit dem Leidensweg von Mitpatientinnen. Ärzt*innen, die sich diesen Aufgaben stellen, erfahren eine Bereicherung in der Reflexion der eigenen Grenzen und Wertehierarchie.

LITERATURAUSWAHL

Austin K, Wilson K, Saha S. Hyperemesis gravidarum. Nutr Clin Pract 2019; 34(2): 226–241.

Beckermann MJ. Wechseljahre – was muss ich wissen, was passt zu mir? Bern: Hogrefe 2020.

Bjerkeset E, Röhrl K, Schou-Bredal I. Symptom cluster of pain, fatigue, and psychological distress in breast cancer survivors: Prevalence and characteristics. Breast Cancer Res Treat 2020; 180: 63–71.

Lamvu G, Carrillo J, Ouyang C, Rapkin A. Chronic pelvic pain in woman: A review. JAMA 2021; 325: 2381–2391.

Lamvu G, Rapkin A, Witzeman K, et al. Psychosocial characteristics, quality of life and the pain experience of women with vulvodynia enrolled in the national vulvodynia registry. J Pain 2014; 15: 4.

Weidner K, Garthus-Niegel S, Junge-Hoffmeister J. Traumatische Geburtsverläufe: Erkennen und Vermeiden. Z Geburtshilfe Neonatol 2018; 222(05): 189–196.

Weidner K, Rauchfuß M, Neises M. Leitfaden Psychosomatische Frauenheilkunde. Köln: Deutscher Ärzte-Verlag 2012.

Wigert H, Nilsson C, Dencker A, et al. Women's experiences of fear of childbirth: A metasynthesis of qualitative studies. Int J Qual Stud Health Well-being 2020; 15(1): 1704484.

KAPITEL

91

Hermann J. Berberich

Urologie

91.1 Allgemeine Aspekte zur Psychosomatik in der Urologie

Schätzungen zufolge beträgt der Anteil der Patient*innen mit psychosomatischen oder psychosomatisch mit bedingten Störungen in der urologischen Sprechstunde zwischen 15 und 50 % (Günthert 1980; Breitwieser 1981). Zu diesen Störungen gehören:

- Somatoforme urologische Störungen (ICD-10: F45.34)
- Anhaltende somatoforme Schmerzstörungen (ICD-10: F45.40)
- Sexuelle Funktionsstörungen (ICD-10: F52)

Hinzu kommen die zahlreichen urologischen Tumorpatient*innen (25–30 %), die in unterschiedlichem Maß psychosozial belastet sind.

Somatoforme urologische Funktionsstörungen (ICD-10: F45.34)

In der seit Januar 2022 gültigen ICD-11 ist der Begriff „Somatoforme Störungen“ durch „Somatische Belastungsstörung“ ersetzt worden. Dieser Begriff berücksichtigt die Tatsache, dass bei den genannten Beschwerden häufig psychische und physiologische Faktoren ineinandergreifen. So gehen zahlreiche „somatoforme urologische Funktionsstörungen” mit chronischen Muskelverspannungen im Unterbauch- und Beckenbereich einher. Dies gilt z. B. für folgende Syndrome/Störungen:

- Chronischer Beckenschmerz
- Reizblasensymptomatik
- Urethralsyndrom
- Psychogene Miktionsstörungen
- Psychogene Harninkontinenz

Auch rezidivierende Blasenentzündungen können die Folge einer psychosomatisch bedingten funktionellen Blasenentleerungsstörung sein.

Wie das emotionale motorische System die Beckenorgane steuert

Die Beckenorgane werden von den sakralen parasympathischen Motoneuronen innerviert, die von einer bestimmten Gruppe von Neuronen im pontinen Hirnstamm, dem **Beckenorgan-Stimulationszentrum** („pelvic organ stimulating center”, POSC), gesteuert werden. Durch lange absteigende Bahnen erzeugt dieses Zentrum Miktion, Stuhlgang und sexuelle Aktivitäten, indem es verschiedene Gruppen von sakralen parasympathischen Motoneuronen stimuliert.

Das POSC wiederum wird vom periaquäduktalen Grau (PAG) angetrieben, das über das sakrale Rückenmark genaue Informationen über die Situation in allen Beckenorganen erhält. Darüber hinaus erhält das PAG Anweisungen von höheren Gehirnebenen wie der Amygdala, dem Bettkern der Stria terminalis und verschiedenen Regionen des Hypothalamus. Bemerkenswerterweise ist beim Menschen die wichtigste Hirnregion mit Zugang zum PAG der mediale orbitofrontale Kortex, der bei Frauen mit einer Störung des sexuellen Verlangens deaktiviert ist (Holstege 2016).

91.2 Somatoforme urologische Funktions-, Schmerz- bzw. Belastungsstörungen

91.2.1 Chronisches Beckenschmerzsyndrom des Mannes (ICD-10: F45.34, F45.40)

Das chronische Beckenschmerzsyndrom („chronic pelvic pain syndrome", CPPS) ist eine chronische Schmerzstörung, die durch anhaltende oder wiederkehrende episodische Schmerzen gekennzeichnet ist, die länger als 6 Monate in mit dem Becken verbundenen Strukturen andauern, ohne dass eine Infektion nachgewiesen wurde oder eine andere offensichtliche Pathologie vorliegt (EAU Guidelines 2022).

91

Der chronische Beckenschmerz zählt zu häufigsten urologischen Diagnosen bei Männern < 50 Jahren (Beutel und Brähler 2004).

Patientengeschichte

Fall 1

Ein junger Ingenieur klagt über Unterbauchschmerzen und Schmerzen im linken Hoden. Diese seien erstmals während des ersten Auslandseinsatzes für seine Firma vor 1 Jahr aufgetreten, den er daraufhin zum Missfallen seines Chefs abgebrochen habe. Zu Hause hätten die Ärzte keinen krankhaften Befund erheben können. Zunächst hätten sich die Beschwerden gebessert, bei einem Besuch bei seiner Mutter seien sie jedoch wieder so stark gewesen, dass er eine urologische Klinik vor Ort aufgesucht habe. Obwohl die Entzündungsparameter, u. a. das C-reaktive Protein (CRP), nicht erhöht waren, glaubte man aufgrund der Magnetresonanztomografie (MRT) eine Nebenhodenentzündung diagnostizieren zu können. Eine Woche lang sei er stationär mit hoch dosierten Antibiotika behandelt worden. Bei Entlassung habe man ihm empfohlen, sich in nervenärztliche Behandlung zu begeben, falls sich die Beschwerden in den nächsten 4–6 Wochen nicht bessern würden. Schließlich habe er sich in schmerztherapeutische Behandlung begeben.

Vorgeschichte

Als Kind sei er wegen einer schmerzhaften Hodentorsion links im Krankenhaus gewesen. Mit 15 Jahren sei bei ihm außerdem eine linksseitige Varikozelenoperation durchgeführt worden. Beide Eingriffe seien für ihn sehr belastend gewesen.

Nach der Trennung seiner Eltern habe er bis zum Ende seines Studiums allein mit seiner Mutter gelebt. Danach habe er eine Stelle in einer ca. 150 km entfernten Großstadt angenommen. Er sei das erste Mal auf sich allein gestellt gewesen. Seine Mutter rufe ihn mehrmals in der Woche an. Wegen seiner Beschwerden nenne sie ihm ständig neue „Spezialisten" und dränge ihn, die psychotherapeutische Behandlung abzubrechen.

Er leide unter Schlafstörungen, sei morgens völlig kaputt und könne sich bei der Arbeit kaum konzentrieren. Er arbeite täglich ca. 10 Stunden, immer in der Angst, die Arbeit nicht zu schaffen. Seinen Chef empfinde er als sehr streng. Seine Schmerzen seien am Wochenende etwas besser, montags auf dem Weg zur Arbeit seien sie wieder stark. Wegen seiner Arbeitszeiten habe er so gut wie keine sozialen Kontakte. Sexuell sei er auf Frauen ausgerichtet, habe allerdings bislang keine soziosexuellen Erfahrungen.

Körperlicher Befund

Bei der rektalen digitalen Untersuchung zeigen sich ein hoher Analsphinktertonus und eine schmerzhafte Beckenbodenmuskulatur.

Kommentar

Bei der Entwicklung des CPPS spielen offenbar mehrere Faktoren eine Rolle:

- Anpassungsprobleme an das Berufsleben nach dem Studium und daraus resultierende Versagensängste
- Konflikte mit der übergriffigen Mutter
- Mangel an sozialen Kontakten und Schwierigkeiten, eine sexuelle Beziehung einzugehen
- Vergangene operative Eingriffe in der Urogenitalregion, zuletzt zum Zeitpunkt der Pubertät, die als belastend erlebt wurden

Affekte wie Wut, Ärger, Enttäuschung und insbesondere Angst erzeugen ein Gefühl der inneren Anspannung. Die psychische Anspannung wird auf die Körpermuskulatur übertragen. Es handelt sich um körperliche Bereitstellungsreaktionen nach dem Flucht-Kampf- (Cannon 1915) bzw. Rückzug-Konservierungs-Muster (Engel 1959).

Infolge dieser dysfunktionalen psychischen Konflikt- bzw. Stressverarbeitung entwickelt sich mit der Zeit eine chronische Muskelverspannung bis hin zur Ausbildung schmerzhafter Myogelosen. Dies gilt auch für das chronische Beckenschmerzsyndrom (CPPS). Bei der Anspannung der Beckenbodenmuskulatur handelt es sich wahrscheinlich um eine unwillkürliche Reaktion zum Schutz der Urogenitalregion, die auch durch eine vorausgegangene Erkrankung in dieser Körperregion ausgelöst werden kann. Oft geht das CPPS mit weiteren Beschwerden wie Rücken-, Gelenk- und Gliederschmerzen einher. Am häufigsten korreliert es jedoch mit sexuellen Funktionsstörungen. Männer mit einem chronischen Beckenschmerzsyndrom haben deutlich häufiger sexuelle Funktionsstörungen als Männer ohne CPPS (Brähler et al. 2002; Beutel und Brähler 2004).

Psychosoziale Aspekte des chronischen Beckenschmerzes

In einer systematischen Übersichtsarbeit fanden Riegel et al. (2014) unter insgesamt 662 Arbeiten zum CPPS ganze 69 Studien, die sich mit den psychosozialen Aspekten des chronischen Beckenschmerzes befassten. Folgende psychosoziale Faktoren konnten identifiziert werden:

- Kognitive Verzerrung der Schmerzwahrnehmung
- Stress
- Persönlichkeitsstruktur
- Soziale Faktoren (Reaktion des Partners oder Partnerin)
- Psychische Komorbiditäten (Depression, Angst, Traumata)

Häufig wird der psychosomatische Hintergrund der Beschwerden nicht erkannt, sondern als chronische Prostatitis fehlgedeutet, und es werden ungezielt Antibiotika verabreicht.

Nach wie vor wird das CPPS in der „Prostatitisklassifikation" der amerikanischen National Institutes of Health (NIH) unter der Kategorie IIIb aufgeführt, obwohl keine erhöhte Leukozytenzahlen im Prostataexprimat, d. h. keine Entzündungszeichen, nachweisbar sind. Diese Einordnung ist wissenschaftlich durch nichts gerechtfertigt und führt sowohl diagnostisch als auch therapeutisch in die Irre.

Dabei lässt bereits die eher diffuse Beschreibung der Beschwerden einen psychosomatischen Hintergrund vermuten. So klagen die Patienten über ein oder mehrere der folgenden Symptome:

- Druckgefühl im Damm
- Ziehende Beschwerden in den Leisten, die z. T. in die Hoden ausstrahlen
- Vermehrter Harndrang
- Erschwerte, verlangsamte Blasenentleerung
- Brennen in der distalen Harnröhre
- Nachträufeln von Harn
- Druckgefühl oder Brennen hinter dem Schambein
- Spannungsgefühl in der Dorsolumbal- und in der Sakralregion
- Schmerzen bei oder nach der Ejakulation

Diagnostik

Ausführliche biopsychosoziale Schmerz- und Sexualanamnese, körperliche Untersuchung:

- Suche nach Triggerpunkten, insbesondere im Bereich der Adduktoren, des symphysären Ansatzes der Mm. recti abdomini und der Beckenbodenmuskulatur bei der digitalen rektalen Untersuchung

  Spezielle urologische Untersuchungen:
- Urologische Sonografie inkl. transrektaler Sonografie der Prostata
- Uroflowmetrie, sonografische Restharnbestimmung, IPSS (International Prostate Symptom Score), 4-Gläser-Probe, Chlamydien, Mykoplasmen, Ureaplasmen, Pilze, TBC, Ejakulatkultur, PSA
- Evtl. proktologische Untersuchung

Piontek et al. (2022) befragten 234 Patienten und Patientinnen mit chronischen Beckenschmerzen. Erhoben wurden:

- Gesundheitsbezogene Lebensqualität (Short-form Physical & Mental Health Component Summary, SF-12PCS, SF-12MCS)
- Schwere der CPPS-Symptome (National Institutes of Health Chronic Prostatitis Symptom Index, NIH-CPSI)
- Intensität der Schmerzen (Short Form McGill Pain Questionnaire, SF-MPQ)
- Körperliche Beschwerden (Patient Health Questionnaire, PHQ-15)
- Depressivität (Patient Health Questionnaire, PHQ-8)
- Angst (Generalized Anxiety Disorder Scale, GAD-7)
- Schmerzkatastrophisierung (Pain Catastrophizing Scale, PCS)

Nach 1 Jahr wurde die Befragung wiederholt, an der sich jedoch nur 125 (53,4 %) der ursprünglich Befragten beteiligten. Nach 1 Jahr hatten sich die Schwere der CPPS-Symptome, die Schmerzintensität und die Schmerzkatastrophisierung verringert, wohingegen das Ausmaß der körperlichen Beschwerden, der Depressivität und Angst sowie die im Vergleich mit der Allgemeinbevölkerung verminderte Lebensqualität gleich blieben. Wie die Patientinnen und Patienten zwischenzeitlich behandelt wurden, wurde nicht erfasst.

Therapie

Psychoedukation Eine verständliche Erläuterung der psychophysiologischen Zusammenhänge (Angst-Spannungs-Zyklus), die zur Entwicklung eines CPPS führen, bewirkt in vielen Fällen bereits eine psychische Entlastung des Patienten. Ängste, z. B. vor einem Prostatakarzinom, werden abgebaut und Behandlungsvorschläge eher akzeptiert.

Entspannungsverfahren Behandlungsverfahren wie die progressive Muskelrelaxation (PMR), die den Patienten aktiv einbeziehen.

Biofeedback Durch das Biofeedback-Training mittels Beckenbodensummations-EMG werden physiologische Signale wie die Muskelspannung visuell oder akustisch an den Patienten zurückgemeldet und unwillkürliche Körperprozesse dadurch wahrnehmbar gemacht. Dadurch können sie in eine günstige Richtung verändert werden (Mück-Weymann und Einsle 2005).

Psychotherapeutische Verfahren Prinzipiell kommen sowohl psychodynamische als auch verhaltenstherapeutische Verfahren infrage (➤ Kap. 34).

91.2.2 Chronischer Unterbauchschmerz der Frau

Etwa 15 % aller Frauen leiden an chronischen Unterbauchschmerzen, ca. 10 % aller gynäkologischen Konsultationen erfolgen aus diesem

Grund (Siedentopf 2016). Laut einer deutschen Prävalenzstudie von Beutel et al. (2005) lag die Häufigkeit bei 12 %, mit einem höheren Auftreten bei jüngeren Patientinnen. Einige Patientinnen suchen die urologische Praxis in der Annahme auf, dass die Beschwerden von der Harnblase, z. B. durch eine interstitielle Cystitis, verursacht werden. Meistens wird bei einer Zystoskopie kein pathologischer Befund erhoben. Einigen Studien zufolge korrelieren die chronischen Unterbauchschmerzen mit einer erhöhten Prävalenz der Depression (Latthe et al. 2006; Walker et al. 1988, 1995). Weitere Untersuchungsergebnisse weisen auf eine erhöhte Inzidenz von sexuellem Missbrauch bzw. körperlichen Gewalterfahrungen in der Kindheit hin (Campbell 2002).

91.2.3 Urethralsyndrom

Für dieses Krankheitsbild, das überwiegend bei Frauen auftritt, gibt es unterschiedliche Definitionen. Einige Autoren beschreiben es als einen Symptomkomplex aus Dysurie, Pollakisurie/Urge, Nykturie und intermittierenden oder chronischen Schmerzen im Bereich der Harnröhre und/oder des kleinen Beckens bei fehlendem Nachweis einer Harnwegsinfektion und empfehlen eine „multimodale Therapie" nach dem Trial-and-Error-Prinzip (Antibiotika, α-Rezeptoren-Blocker, Muskelrelaxanzien, Anticholinergika, Östrogensubstitution usw.) (Dreger et al. 2015). Dies führt häufig dazu, dass die Patientinnen eine regelrechte Odyssee von einem „Spezialisten" zum anderen durchmachen.

Günthert (2013) macht für das Urethralsyndrom und dessen Beschwerden ebenfalls eine dauerhafte Verspannung der Beckenbodenmuskulatur verantwortlich, insbesondere des M. bulbospongiosus, der den Scheideneingang umgibt. Für gelegentliche Unterbauchschmerzen sei meistens eine schmerzhafte Spannung des M. rectus abdominis verantwortlich.

Manche Dyspareunie sowie das sog. postkoitale Urethralsyndrom dürften ebenfalls darauf zurückzuführen sein. Die genannten muskulären Verspannungen lassen sich manuell ertasten.

91.2.4 Reizblasensymptomatik/idiopathische überaktive Blase

Typisch für die Reizblasensymptomatik („idiopathic overactive bladder", iOAB) ist ein häufiger Harndrang ohne erkennbare organpathologische Ursache. Toilettengänge bis zu 20-mal am Tag sind keine Seltenheit. Über dysurische Beschwerden und Nykturie wird meist nicht geklagt.

Patientinnengeschichte

Fall 2

Eine Pat. (56 J.) klagt über häufigen Harndrang mit bis zu 15 Toilettengänge am Tag und 1–2 in der Nacht. In öffentlichen Verkehrsmitteln auf dem Weg zur Arbeit habe sie Angst, bei Harndrang nicht auf die Toilette zu können. Mitunter bekomme sie regelrechte Panikattacken mit Schweißausbrüchen. Sie habe einige Male die S-Bahn fluchtartig verlassen, bevor sie ihr eigentliches Fahrziel erreicht habe. Weder urologisch noch gynäkologisch habe man eine organische Ursache feststellen können. Medikamentöse Behandlungsversuche hätten zu keiner Besserung geführt. Man habe ihr empfohlen, die Trinkmenge zu reduzieren und regelmäßig Beckenbodengymnastik zu machen. Wenn sie diesen Empfehlungen nicht folge, habe sie ein schlechtes Gewissen. Laut ihrer Physiotherapeutin sei ihr gesamter Unterbauch völlig verspannt.

Vor 1 Jahr sei ihr Mann an einer schweren Depression erkrankt und lange arbeitsunfähig gewesen, was wegen seiner Selbstständigkeit erhebliche finanzielle Einbußen zur Folge habe. Sie befürchte, eines Tages allein das Familieneinkommen verdienen zu müssen. Sie habe jedoch selbst große Probleme an ihrem Arbeitsplatz. Aufgrund ständiger Einsparungen sei der Arbeitsdruck hoch und das Betriebsklima schlecht. Von ihrer Vorgesetzten fühle sie sich nicht wertgeschätzt. Angesichts ihres Alters sehe sie allerdings wenig Chancen, den Arbeitsplatz zu wechseln. Sie leide unter Schlafstörungen und Stimmungsschwankungen. Gegenüber ihrem Mann habe sie ein schlechtes Gewissen, weil sie Geschlechtsverkehr wegen der Schmerzen dabei seit Längerem vermeide.

Vorgeschichte

Als Kind habe sie sehr unter ihrem cholerischen Vater gelitten. Mit 18 hätten bei ihr die Essstörungen begonnen. Deswegen und wegen ihres Übergewichts habe sie mehrfach an Therapie- und Selbsthilfegruppen teilgenommen. Nach dem Abitur sei sie zu Hause ausgezogen und habe Soziale Arbeit studiert. Heute bereue sie, kein „qualifizierteres Fach" (Medizin, Psychologie) gewählt zu haben. Wegen ihrer Gewichtsprobleme und Schlafstörungen sei sie mehrfach, jeweils für 25 Stunden, in psychotherapeutischer Behandlung gewesen. Als sie sich jetzt erneut an ihre Psychotherapeutin gewandt habe, habe diese sie per E-Mail aufgefordert, sich einen anderen Therapieplatz zu suchen.

Kommentar

Aufgrund der familiären Situation (cholerischer, gewalttätiger Vater und hilflose Mutter) konnte die Pat. keine emotionale Sicherheit entwickeln. Sie wägt sich stets ohnmächtig ausgeliefert, z. B. ihrer Vorgesetzten, von der sie sich ungerecht behandelt und nicht wertgeschätzt fühlt. Von ihrer bisherigen Therapeutin fühlt sie sich im Stich gelassen. Die erhebliche psychosoziale Belastung haben bei der Pat. eine Anpassungsstörung ausgelöst, die mit Ängsten und depressiver Verstimmung einhergeht. Mit der Bewältigung ihrer psychischen Konflikte und Affekte ist die Pat. überfordert. Ihre Ängste gehen offenbar mit einer chronischen Verspannung der abdominellen Muskulatur einher. Der dadurch erhöhte intraabdominelle Druck überträgt sich auch auf die Blase, sodass vor dem Erreichen der Blasenkapazität bereits ein Harndranggefühl ausgelöst wird.

Eine aktuelle deutsche Leitlinie zur Behandlung der idiopathisch überaktiven Blase gibt es gegenwärtig nicht. Die Europäische Gesellschaft für Urologie (EAU) empfiehlt in ihrer Leitlinie „Non-neurogenic female lower urinary tract symptoms (LUTS)" als Erstlinientherapie **allgemeine Maßnahmen** (Gewichtsabnahme, Blasen- und Beckenbodentraining, Reduktion der Flüssigkeitsaufnahme und des Kaffeekonsums). Führen diese nicht zum gewünschten Ergebnis, empfiehlt sie die Gabe von **Anticholinergika** oder **β_3-Rezeptor-Agonisten.** Allgemein ist die Therapietreue bei Anticholinergika wegen zahlreicher potenzieller Nebenwirkungen (z. B. trockene Schleimhäute, Akkommodationsschwierigkeiten, Verstopfung, Blasenentleerungsstörungen, kognitive Einschränkungen) oder eines ausbleibenden Therapieerfolgs gering. Innerhalb von 1 Jahr brechen 80 % die Einnahme der verordneten Medikamente ab (Hardinger 2016).

Seit einigen Jahren wird das Nervengift **Botulinumtoxin (Botox) A** in der Urologie nicht nur bei der neurogenen Detrusorhyperaktivität (MS, Rückenmarksverletzungen), sondern auch bei der idiopathischen überaktiven Blase eingesetzt, wenn Anticholinergika keine Wirkung zeigen oder nicht vertragen werden. Es wird in die Blasenschleimhaut injiziert. Dort blockiert es die Ausschüttung von Acetylcholin und hemmt die Blasenmuskelkontraktion. Diese Wirkung hält zwischen 2 und 12 Monaten an (Hardinger 2016). Danach muss die Behandlung wiederholt werden. Insbesondere bei erhöhten Dosierungen (> 100 Einheiten) kann es allerdings zu einem Harnverhalt kommen. Die Folge ist, dass sich die Patient*innen über Monate selbst katheterisieren müssen, bis die Wirkung nachlässt. Die vermutlich erhebliche psychosoziale Belastung solcher Komplikationen wurde bislang nicht untersucht.

RESÜMEE

Eine ausschließlich symptomatische Behandlung von somatoformen Beschwerden kann zunächst durchaus erfolgreich sein. Kehren die Beschwerden jedoch nach einiger Zeit wieder zurück, sollten die möglicherweise zugrunde liegenden psychischen Konflikte psychotherapeutisch bearbeitet werden.

91.2.5 Psychosomatische Blasenentleerungsstörungen und Harnverhalt

Beim psychogenen Harnverhalt handelt es sich gewissermaßen um die Extremform einer psychosomatisch bedingten Detrusor-Sphinkter-Dyskoordination und den damit einhergehenden Blasenentleerungsstörungen. Diese sind ebenfalls auf eine chronische Verspannung der Beckenbodenmuskulatur zurückzuführen. Ein anatomisches Abflusshindernis liegt hingegen nicht vor, was die Erfolglosigkeit so mancher Urethrotomie bei Frauen erklären dürfte.

Patientinnengeschichte

Fall 3

Eine 32-jährige Pat., die sich wegen eines akuten Harnverhalts notfallmäßig in Behandlung begeben musste, stellt sich vor. Sie war mit einem Dauerkatheter versorgt und arbeitsunfähig erkrankt. Organpathologische Ursachen wurden ausgeschlossen. Bei der urodynamischen Untersuchung wurde eine sog. Detrusor-Sphinkter-Dyskoordination mit Beckenbodenanspannung unter Miktion festgestellt.

Vorgeschichte

Bereits als Jugendliche sei es für sie ein Problem gewesen, fremde Toiletten zu benutzen. Die stets offenen Toilettentüren zu Hause habe sie als mangelnde Intimität empfunden. Ihre Eltern hätten ihr einmal erzählt, dass es einem Besuch sehr peinlich gewesen sei, dass man ihre Pinkelgeräusche habe hören können. Seitdem stopfe sie öfters die Toilettenschüssel vor allem auf öffentlichen Toiletten mit Papier aus, um die Geräusche zu dämpfen.

Familiäre Situation

Ihr Vater sei cholerisch und unberechenbar gewesen. Ihre liebevolle Mutter habe sie nicht schützen können. Seit der Geburt der jüngeren Schwester habe sie Schlafstörungen. Sie habe Albträume, wache mit Herzrasen auf und würde schlafwandeln.

Als Kind habe sie viel Zeit bei der Großmutter verbracht. Diese sei alkoholabhängig und depressiv gewesen und mit Mitte 60 an Herzversagen verstorben. Die ebenfalls alkoholabhängige Tante sei mit 50 tot auf der Straße aufgefunden worden.

Sexualität und Partnerschaft

Jahrelang habe sie eine schwierige Beziehung zu einem türkischstämmigen Mann gehabt. Er habe sie ständig gedemütigt. Auf der Straße habe sie hinter ihm gehen sollen. Außerdem habe er sie häufig zum Sex gezwungen. Sie habe sich benutzt und missbraucht gefühlt. Ihre Blasenprobleme hätten sich dadurch verstärkt. Schließlich habe er sich von ihr getrennt. Als er die Beziehung wieder aufnehmen wollte, habe sie das abgelehnt, worauf er sie regelrecht gestalkt habe. Ihr neuer Freund sei sehr liebevoll. In seiner sizilianischen Familie fühle sie sich allerdings oft eingeengt.

Verlauf

Im Verlauf der psychotherapeutischen Behandlung, in der die Ängste der Pat. ausführlich bearbeitet wurden, konnte der Katheter entfernt werden. Schließlich fasste sie den Mut, auch an ihrem Arbeitsplatz die Toilette bei Bedarf aufzusuchen und mit der Blasenentleerung nicht mehr zu warten, bis sie wieder zu Hause war. Gegen Ende der Therapie war die Pat. beschwerdefrei.

Kommentar

Aufgrund des unberechenbaren Verhaltens des cholerischen Vaters und des fehlenden Schutzes durch die Mutter konnte die Pat. kein ausreichendes Selbstvertrauen entwickeln. Sie ist passiv-abhängig und emotional instabil und hat das demütigende Fehlverhalten ihres Partners jahrelang erduldet. Sie wird von Versagensängsten geplagt und neigt zu Zwanghaftigkeit. Bei den Blasenfunktionsstörungen handelte es sich um eine sog. regressive Somatisierung, da sie mit der Bewältigung ihrer psychischen Konflikte und Affekte überfordert war.

91.2.6 Interstitielles Cystitis-Blasenschmerz-Syndrom (IC/BPS)

Die interstitielle Cystitis (IC/BPS) ist eine nichtinfektiöse chronische Harnblasenerkrankung, die geprägt ist von Schmerzen, Pollakisurie, Nykturie und imperativem Harndrang in unterschiedlicher Ausprägung und Kombination der Symptome bei gleichzeitigem Ausschluss differenzialdiagnostischer Erkrankungen. Die Diagnose IC/BPS ist nicht an ein bestimmtes Blasenvolumen oder dauerhafte Schmerzen gebunden.

Eine weltweit einheitliche Definition der Erkrankung existiert bislang nicht (DGU 2018).

Epidemiologie

Die interstitielle Cystitis findet sich in allen Altersklassen. Am höchsten sind die Prävalenzzahlen bei Personen mittleren Alters. Frauen sind 9-mal häufiger betroffen als Männer (♀ 52–500/100.000, ♂ 8–41/100.000) (DGU 2018).

Ätiopathogenese

Die Pathogenese der IC/BPS ist bisher nicht geklärt. Zahlreiche Faktoren werden diskutiert. Die folgende Aufzählung ist der S2k-Leitlinie „Diagnostik und Therapie der Interstitiellen Cystitis (IC/BPS) entnommen (DGU 2018):

- Dysfunktionen des Urothels (Zerstörung der Glykosaminoglykan-Schicht [GAG])
- Entzündungen (Mastzellaktivierung, Hunner-Ulzera)
- Neuronale Hyperaktivität (vermehrte Freisetzung von Urinary Nerve Growth Factor [NGF], Adenosintriphosphat [ATP] und Prostaglandin)
- Beeinträchtigte Mikrozirkulation (Vascular Endothelial Growth Factor[VEGF]-Werte)
- Exogene Substanzen
- Histaminintoleranz
- Infektionen
- Dysfunktion des Beckenbodens
- Viszeraler Crosstalk zwischen Darm und Blase
- Endometriose
- Nicht-harnblasenassoziierte Faktoren (Reizdarmsyndrom, Autoimmunerkrankungen, allgemeine Erschöpfung, chronisches Erschöpfungssyndrom [CFS], Fibromyalgie, neurologische, rheumatologische und mentale Erkrankungen)
- Somatische Belastungsstörungen
- Mikrobiom
- Genetik

Diagnostik und Differenzialdiagnostik

Im Prinzip handelt es sich bei der interstitiellen Cystitis um eine Ausschlussdiagnose. Um Fehldiagnosen und z. T. langjährige erfolglose Behandlungen zu vermeiden, sind eine ausführliche Anamnese und Differenzialdiagnostik wegen der zahlreichen verwechselbaren Erkrankungen zwingend erforderlich (Foresti und Schulze-Lampel 2021).

Differenzialdiagnosen der interstitiellen Cystitis:
- Andere urologische Erkrankungen
- Gynäkologische Erkrankungen
- Neurologische Erkrankungen
- Psychische Erkrankungen
- Gastrointestinale Erkrankungen

Insbesondere für die Schmerzdiagnostik ist die Verwendung von spezifischen Fragebögen hilfreich wie z. B.:
- O'Leary-Sant Interstitial Cystitis Problems and Symptoms Scale (ICPI/ICSI)
- Pelvic Pain and Urgency/Frequency Patient Symptom Scale (PUF)
- Bladder Pain/IC Symptom Score (BPIC-SS)
- Female Sexual Function Index (FSAFI-d)

Psychosoziale Belastung bei IC/BPS

Die psychosoziale Belastung der Betroffenen ist sehr hoch und die Lebensqualität erheblich eingeschränkt. Normale Alltagaufgaben können von den Patientinnen kaum oder nur schwer erfüllt werden. Die Folge ist eine erhöhte depressive Belastung (Lopez und Mangir 2021).

Bei Patientinnen mit interstitieller Cystitis fand sich u. a. eine erhöhte Inzidenz belastender Kindheitsfaktoren wie schlechte emotionale Bindung an die Eltern, chronische Erkrankung eines Elternteils und körperliche Misshandlung (Oemler 2004), ferner eine erhöhte Rate (49 %) von sexuellem Missbrauch und häuslicher Gewalt in der Vorgeschichte (Peters et al. 2007).

Therapie

Die ungeklärte Ätiologie der interstitiellen Cystitis spiegelt sich auch in den vielfältigen palliativen Behandlungsansätzen wider. Das nachstehende Stufenschema (➤ Abb. 91.1) entstammt der S2k-Leitlinie „Diagnostik und Therapie der Interstitiellen Cystitis" (DGU 2018).

91.2.7 Rezidivneigung der Urozystitis

Rezidivierende Blasenentzündungen gehören zu den häufigsten Erkrankungen, mit denen sich Patientinnen in einer urologischen Praxis vorstellen. Welche Rolle können hierbei psychosoziale Faktoren spielen?

Durch Stress verursachte erhöhte Kortisol- und Katecholaminwerte können sich sowohl auf die angeborene als auch auf die erworbene

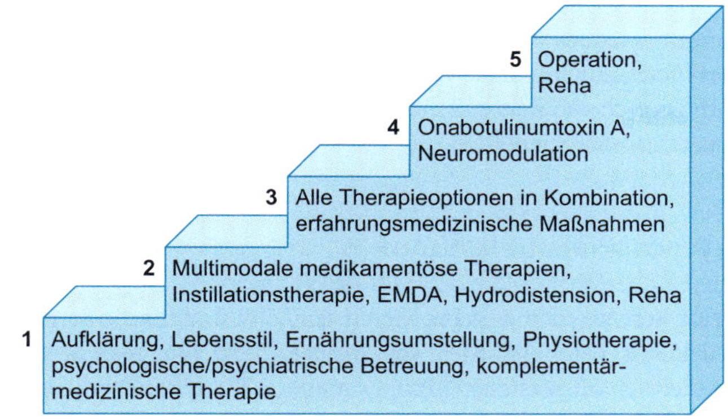

Abb. 91.1 Individuelless Stufenschema (DGU 2018, S. 34) [L231/W1312]

Immunabwehr auswirken. Einerseits hemmen sie die Produktion von proinflammatorischen Zytokinen und T-Helferzellen (TH), andererseits stimulieren sie die Produktion von TH2-Zytokinen. Wenn es somit unter Stress zu einer exzessiven Immunstimulierung kommt, können Stresshormone die Immunantwort dämpfen und eine Veränderung des TH1-TH2-Gleichgewichts bewirken. Letzteres hat ein erhöhtes Infektrisiko zur Folge (Schubert 2011). Es ist anzunehmen, dass dieser Mechanismus auch das Immunabwehrsystem der Blasenschleimhaut beeinträchtigt, sodass die aus dem Darm stammenden, an der Vaginalschleimhaut anhaftenden uropathogenen Bakterien in die Blase vordringen können. Hinzu kommen z. T. stressbedingte Hormonschwankungen mit einer konsekutiven Störung des Scheidenmilieus sowie ein mangelhaftes Trinkverhalten, das eine unzureichende Ausspülung der aszendierenden Bakterien bewirkt.

Durch eine psychotherapeutische Verbesserung des Stressmanagements der Patientinnen lassen sich nachweislich die Stresshormone senken und die Immunabwehr verbessern (Gaab et al. 2003).

91.2.8 Psychosomatische Harninkontinenz

Bei der psychosomatischen Harninkontinenz kommt es zum unwillkürlichen, nicht kontrollierbaren Abgang oft nur kleiner Urinmengen. Mitunter geht dem ein plötzliches Harndranggefühl in Situationen voraus, in der die Betroffenen keine Möglichkeit haben, eine Toilette aufzusuchen. Aus Angst vor Urinverlust wird reaktiv der Beckenboden angespannt, wodurch der Druck auf die Blase nur erhöht wird, bis es schließlich zu einem unwillkürlichen Urinabgang kommt, ohne dass die Blase völlig entleert wird (Günthert 2013).

Patientinnengeschichte

Fall 4

Eine 35-jährige Pat. berichtet, dass sie seit Längerem unter häufigem Harndrang leide; mitunter komme es zu einem unwillkürlichen Abgang kleiner Mengen Urin. Seit einiger Zeit habe sie auch Schmerzen im Unterleib. Sie sei schon mehrfach in urologischer Behandlung gewesen. Eine Blasenspiegelung, die sehr schmerzhaft gewesen sei, habe nichts ergeben. Die diversen Medikamente hätten leider nicht viel gebracht; eines hätte sogar Sehstörungen verursacht. Das habe ihr beim Autofahren große Probleme bereitet. Da sie täglich mit dem Auto zur Arbeit fahren müsse, habe sie das Medikament abgesetzt. Längere Autofahrten seien sowieso ein Problem. Gerate sie in Staus, bekomme sie bei Harndrang panische Angst und Schweißausbrüche. Danach habe sie den ganzen Tag starke Unterbauchschmerzen. Inzwischen trage sie zur Sicherheit Slipeinlagen und habe einen Ersatzslip im Handschuhfach. Neulich habe sie bemerkt, dass sie die Slipeinlage vergessen habe. Das habe bei ihr panische Angst ausgelöst.

Sie habe seit Längerem einen unerfüllten Kinderwunsch. Obwohl ihr Ehemann vorsichtig sei, habe sie Schmerzen beim Geschlechtsverkehr. Deshalb hätten sie nur noch Verkehr, wenn sie einen Eisprung habe. Ihr Mann sei damit sehr unzufrieden. Inzwischen bleibe bei ihm öfters die Erektion aus, oder er bekomme keinen Samenerguss. Es sei deshalb auch schon zum Streit gekommen.

Mit der jetzigen Situation bei der Arbeit sei sie sehr unzufrieden. Ihr früherer Chef, der sehr väterlich gewesen sei, sei letztes Jahr in Rente gegangen. Sein Nachfolger – frisch von der Uni – sei sehr ungeduldig. Alles müsse sofort erledigt werden, selbst wenn man gerade mit einer anderen Arbeit vollauf beschäftigt sei. Er verkünde ständig, dass er den Laden völlig umkrempeln wolle. Eine Schwangerschaft käme ihr deshalb nicht ungelegen, in der Hoffnung, dass nach der Elternzeit der jetzige Chef wieder weg sei.

Kommentar

Auch in diesem Fall haben die Versagensängste der Pat. eine chronische Verspannung der Beckenboden- und Unterbauchmuskulatur bewirkt, was wiederum zu einer Verstärkung ihrer Beschwerden (häufiger Harndrang, ungewollter Urinverlust und umgekehrt geführt hat. Die Hoffnung, durch eine Schwangerschaft den Konflikten am Arbeitsplatz zumindest vorübergehend entkommen zu können, hat sich bislang nicht erfüllt. Eine weitere Folge sind sexuelle Funktionsstörungen bei ihr (Dyspareunie) und bei ihm (Erektionsstörungen, früher Orgasmus).

Psychosoziale Belastungen bei Harninkontinenz

In Deutschland klagen 12,6 % der Gesamtbevölkerung über Inkontinenzbeschwerden. Bei den über 60-Jährigen beträgt der Anteil 23 %. In allen Altersgruppen ist der Anteil der Frauen deutlich höher als der der Männer (Beutel et al. 2005). Inkontinenzbeschwerden korrelieren mit erhöhter Angst, Depressivität, Erschöpfung und einer deutlich verminderten Lebensqualität. Angsterkrankungen sind bei Inkontinenzpatient*innen 3,5-mal und Depressionen 2,5-mal häufiger als in der Allgemeinbevölkerung (Abrams et al. 2000).

Aus Angst vor ungewolltem Urinverlust schränken die Patient*innen häufig ihre Trinkmenge ein und vermeiden die Teilnahme am sozialen Leben (Reisen, sportliche Betätigungen, kulturelle Veranstaltungen). Sexuelle Kontakte und Intimität werden ebenfalls häufig gemieden. Das psychosoziale Bedürfnis nach Nähe, Akzeptanz und Geborgenheit bleibt unerfüllt. Letzteres kann zu Spannungen in der Partnerschaft führen.

Da sowohl Harnkontinenz als auch Sexualität Tabuthemen sind, scheut sich die Mehrheit der Patient*innen, darüber zu sprechen. Ärzt*innen können den Betroffenen helfen, dieses Tabu zu durchbrechen und durch eine empathische Unterstützung die Lebensqualität verbessern.

91.2.9 Kindliche Enuresis

Die Kontrolle unserer Ausscheidungsfunktionen ist die erste soziale Leistung, die von uns gefordert wird. Enuretische Kinder werden in der ärztlichen Praxis meistens zu einem Zeitpunkt vorgestellt, wenn diese Kontrolle gesellschaftlich erwartet wird (Einschulung, Klassenfahrt etc.) Man unterscheidet zwischen primärer und sekundärer Enuresis:

- Bei der **primären Enuresis** handelt es sich häufig lediglich um eine Entwicklungsverzögerung, die bis zur Pubertät dauern kann.
- Die **sekundäre Enuresis** nach einer bereits längeren Periode der Trockenheit hat häufig psychosoziale Ursachen wie z. B. Konflikte in der Familie oder im nahen sozialen Umfeld (Kindergarten, Schule). Sie kann aber nicht nur Ausdruck einer Regression des Kindes sein, sie findet sich auch bei schweren psychischen Erkrankungen, z. B. einer Angsterkrankung.

Die Behandlungsmethode orientiert sich an der jeweiligen Ursache der Enuresis.

91

91.2.10 Erkrankungen der Nieren und ihre psychosomatischen Aspekte

Die Harnsteinerkrankung stellt weltweit eine der häufigsten Erkrankungen dar und kann als Volkskrankheit bezeichnet werden. In Deutschland beträgt die Prävalenz 5 %, in den USA 12–15 %. In vielen Ländern steigen Inzidenz und Prävalenz sowohl bei Erwachsenen als auch bei Kindern an. Die Gründe hierfür sind veränderte Lebensumstände und Ernährungsgewohnheiten, aber auch eine verbesserte medizinische Diagnostik (DGU 2019).

Die Nieren sind zwar nicht, wie im Mittelalter geglaubt, der Sitz der Gefühle, ihre Funktion wird jedoch von psychophysiologischen Vorgängen beeinflusst. Einige Untersuchungen weisen darauf hin, dass erhöhte Stressbedingungen eine Nierensteinbildung begünstigen können (Wochnik und Schneider 1972; Baruch 1977; Walters 1986). So komme es nach einem Stressereignis innerhalb von 24 Stunden zu einem deutlichen Anstieg lithogener Substanzen (Kalzium, Oxalat, Harnsäure) im Urin.

Vermutlich führe die Ausschüttung von adrenokortikotropem Hormon (ACTH) und Parathormon zu einem Anstieg des Serum-Kalziumspiegels. Außerdem bewirke Vasopressin eine Verminderung des Urinvolumens (Najem et al. 1997).

Bei einer Übersättigung des Urins mit lithogenen Substanzen kommt es jedoch nicht zwangsläufig zu einer Kristallisation. Es bedarf hierzu außerdem der Anwesenheit „fremder" Substanzen (z. B. pathologisch veränderte Zellen, Makromoleküle, Proteine, Fremdkörper) (Strohmaier 2016).

Psychosoziale Belastung

Akute Beschwerden wie eine Nierensteinkolik sind für die Betroffenen äußerst belastend. Nicht von ungefähr bezeichnet man sie auch als „Vernichtungsschmerz". Früher mussten Nierensteine, die nicht spontan abgingen oder durch eine Harnleiterschlinge entfernt werden konnten, offen-operativ entfernt werden. Seit der Einführung der extrakorporalen Stoßwellenlithotripsie (ESWL) und anderer minimalinvasiver Verfahren wie der Ureterolithotomie ist dies nur noch in komplizierten Ausnahmefällen erforderlich. Dies hat sicherlich zu einer Reduzierung der psychosozialen Belastung von Patient*innen mit Nierensteinen beigetragen. Lundeen et al. (2021) fanden in ihrer Studie mit 704 Patient*innen keinen direkten Zusammenhang zwischen der Steinerkrankung, der allgemeinen Stressbelastung und der Lebensqualität.

Bei den sog. **Nierenschmerzen ohne organpathologischen Befund** an den Harnwegen, insbesondere wenn diese beidseitig auftreten, dürfte es sich in Wirklichkeit um myofasziale Beschwerden in der Umgebungsmuskulatur der Nieren handeln (Günthert 2013).

91.2.11 Angstpolyurie

Zum Bild der passageren anfallsartigen psychogenen Polyurie gibt es nur Einzelfallbeschreibungen (Schwarz 1925; Günthert 2013). Günthert vertritt die Ansicht, dass es sich bei dem beschriebenen Phänomen um eine psychoreaktive Funktionsstörung der tubulären Rückresorption der Nieren und die damit verbundene Ausscheidung von unkonzentriertem Primärharn handelt. Der vorübergehende häufige Harndrang sei lediglich auf die damit verbundene rasche Ausscheidung von größeren Urinmengen zurückzuführen.

RESÜMEE

- Somatoforme urologische Funktionsstörungen und somatoforme urologische Schmerzstörungen bzw. somatische Belastungsstörungen gehen häufig mit chronischen Verspannungen der Becken- und Abdominalmuskulatur einher. Diese werden durch psychische Affekte wie Wut, Ärger und Angst ausgelöst.
- Es besteht hohe Komorbidität mit anderen psychosomatischen Krankheitsbildern.
- Vor allem bei Frauen geht den Störungen nicht selten ein sexueller Missbrauch voraus.

91.3 Psychosoziale Belastung bei urologischen Tumorerkrankungen

Jährlich erkranken in Deutschland 98.250 Menschen an einer urologischen Krebserkrankung. Das sind 20,66 % aller Krebserkrankungen. Darunter sind 84.470 Männer und 10.780 Frauen (RKI 2016). Außer beim Nierenkarzinom sind alle urologischen Tumorerkrankungen in der Genitalregion lokalisiert. Das erklärt u. a. die Häufigkeit sexueller Störungen im Krankheitsverlauf. Diese können sowohl Folge eines operativen Eingriffs als auch der Krankheitsbewältigung sein.

90 % aller urologischen Krebskranken sind Männer, die aus unterschiedlichen Gründen dazu neigen, psychosoziale Belastungen zu verschweigen oder nicht deren volles Ausmaß zu berichten. Nur 21,6 % der Patienten mit Prostatakarzinom geben 4 Wochen nach der Operation an, psychosozial belastet zu sein, während es bei Patientinnen mit einem Mammakarzinom fast doppelt so viele (41,6 %) sind (Mehnert et al. 2014).

Depressionen werden bei Männern oft nicht erkannt. Sie verbergen sich häufig hinter aggressivem Verhalten. Deshalb kommt es vor allem darauf an, Männer zum Sprechen zu bringen, um ihnen ein entsprechendes psychosoziales Unterstützungsangebot machen zu können (Berberich 2022). Für eine ausführliche Darstellung der psychosozialen Belastungen und der Krankheitsbewältigung bei Krebserkrankungen wird auf ➢ Kap. 88.2 verwiesen.

91.4 Sexuelle Funktionsstörungen des Mannes

Sexuelle Funktionsstörungen sind geradezu ein Paradebeispiel dafür, wie somatische, psychische und soziale Faktoren bei der Entwicklung eines psychosomatischen Störungsbildes ineinandergreifen können. Die Klassifizierung folgt im Wesentlichen dem von Masters und Johnson (1966) sowie von Kaplan (1981) beschriebenen sexuellen Reaktionszyklus.

Zu den sexuellen Funktionsstörungen zählen:

- Störungen der sexuellen Appetenz (ICD-10: F52.0, F52.1, F52.7)
- Störungen der sexuellen Erregung (ICD-10: F52.2)
- Störungen des Orgasmus (ICD-10: F52.4)
- Weitere Störungen, die an verschiedenen Stellen des sexuellen Reaktionszyklus auftreten (ICD-10: F52.8, F52.9)

Die Ursachen sexueller Funktionsstörungen sind meist multifaktoriell. Sowohl körperliche und seelische als auch soziale Faktoren können daran beteiligt sein. Sie können zwar ein unterschiedliches Gewicht haben, sind jedoch alle von Bedeutung und müssen deshalb auch alle betrachtet werden. Die Bewertung sexueller Funktion wird zudem durch kulturelle Hintergründe geprägt (Rösing und Berberich 2016).

Eine Klassifizierung in entweder körperlich oder psychisch wie in der ICD-10 (F52.2 vs. N48.4) greift angesichts der Komplexität menschlicher Sexualität zu kurz, weshalb diese in der ICD-11 zugunsten einer integrierten Klassifikation zu Recht aufgegeben wurde.

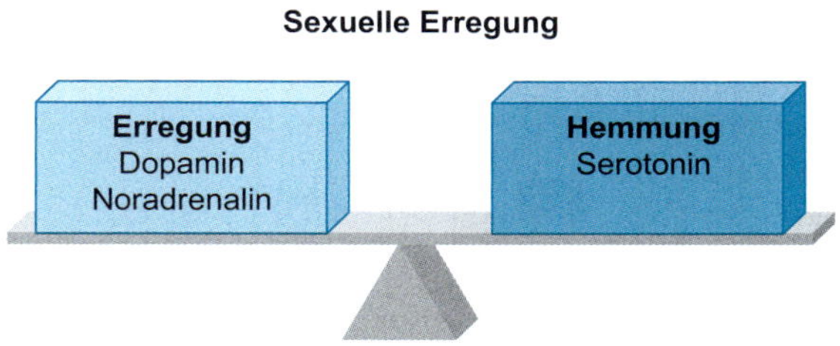

Abb. 91.2 Modell der dualen Kontrolle von sexueller Erregung und Hemmung (nach Bancroft und Janssen 2000) [L231]

Nun sind die sexuellen Funktionsstörungen in einem neuen Kapitel „Zustände im Zusammenhang mit sexueller Gesundheit" aufgeführt.

Die Arbeitsgruppe des Kinsey-Instituts um John Bancroft und Erik Janssen entwarf in den 1960er-Jahren ein Modell, mit dem sich die komplexen Vorgänge im Rahmen des sexuellen Reaktionszyklus erklären lassen. Das „**Modell der dualen Kontrolle von sexueller Erregung und Hemmung**" basiert auf der neurobiologischen Annahme, dass sexuelle Reaktionen auf einem Zusammenspiel von erregenden und hemmenden Mechanismen im Gehirn beruhen (Bancroft und Janssen 2000). Die jeweilige Gewichtung der beiden Systeme entscheidet darüber, ob und in welcher Weise sich eine sexuelle Reaktion entwickelt. Das Modell korreliert mit der Tatsache, dass die Neurotransmitter Dopamin und Noradrenalin eine erregende und Serotonin eine hemmende Wirkung ausüben (➢ Abb. 91.2). Letzteres erklärt auch, warum die Einnahme von selektiven Serotonin-Wiederaufnahmehemmern (SSRI) eine Anorgasmie bewirken kann. Diese neurobiologische Wechselwirkung dämpft u. a. die sexuelle Ansprechbarkeit bei Gefahr, bei Versagensängsten oder bei Ablenkung, wohingegen sowohl die vorzeitige Ejakulation als auch die Hypersexualität mit einer mangelhaften Impulskontrolle einhergehen.

Bei der Entwicklung der männlichen Identität sind Angst und Unsicherheit unvermeidbare Begleiter (Beier et al. 2021). Hinzu kommt der aufgrund ihrer Sozialisation ungenügende Zugang von Männern zu den eigenen Gefühlen.

91.4.1 Appetenzstörungen

Der Mangel oder der Verlust von sexuellem Verlangen bei Männern ist heutzutage ein zunehmendes Problem und nimmt mit dem Alter zu. Bei Männern < 50 J. sind Appetenzstörungen eher eine Folge anderer sexueller Funktionsstörungen, z. B. Orgasmus- oder Erektionsstörungen. Man(n) hat einfach die Lust verloren. Die Ätiopathogenese ist vielschichtig.

Faktoren im Zusammenhang mit Appetenzstörungen (Rösing und Berberich 2016):

- Andere sexuelle Funktionsstörungen
- Sexuelle Präferenzstörungen
- Massive Sexualängste
- Konflikte mit der eigenen sexuellen Orientierung
- Sexuelle Traumatisierung
- Soziale Faktoren (Arbeitslosigkeit, berufliche Zäsur)
- Partnerschaftsfaktoren
- Psychische Erkrankungen (Depression, Angsterkrankungen)

- Körperliche Erkrankungen (Hypogonadismus, Hyperprolaktinämie, Schilddrüsenerkrankungen, chronisches Nierenversagen, Leberzirrhose)
- Medikamente

91.4.2 Gesteigertes sexuelles Verlangen (ICD-10: 52.7)

Ob es sich hierbei um ein eigenständiges Störungsbild handelt, wird in der Literatur kontrovers diskutiert. Es gibt im Wesentlichen vier Erklärungsmodelle:

1. Zwangsstörung
2. Impulskontrollstörung
3. Verhaltenssucht
4. Dysreguliertes sexuelles Verlangen

In der Praxis haben wir es mit Patienten mit hohem Leidensdruck zu tun, die in wichtigen Lebensbereichen aufgrund ihres Verhaltens eingeschränkt sind.

Es gibt zahlreiche Parallelen zwischen exzessivem Sexualverhalten und Sucht, sowohl was die Verhaltensebene als auch die ätiopathogenetischen und neurobiologischen Prozesse, sowie die Komorbiditäten und entzugsähnlichen Erscheinungen betrifft (Hartmann 2018; Kingston 2015).

Therapie

Zur Verbesserung der Impulskontrolle und Lockerung der Zwänge kommen in erster Linie SRRI in Kombination mit psychotherapeutischen Interventionen zur Anwendung. Mitunter werden auch Stimmungsstabilisierer, Antiepileptika, Opioidantagonisten und bei Eigen- oder Fremdgefährdung auch Antiandrogene eingesetzt. Eine Sexualtherapie sollte jedoch hier nicht stehen bleiben. An die Stelle des bisherigen dysfunktionalen Sexualverhaltens sollte ein Sexualverhalten treten können, welches das menschliche Grundbedürfnis nach Nähe, Akzeptanz und Geborgenheit erfüllt.

91.4.3 Erektionsstörungen

Während bei jungen Männern Erwartungs- und Versagensängste sowie Leistungsdruck die Erektion beeinflussen, gewinnen mit zunehmendem Alter organische Faktoren an Bedeutung. Zahlreiche chronische Erkrankungen (Diabetes, Herzkrankheit, Bluthochdruck etc.) und ihre Behandlung gehen mit sexuellen Funktionsstörungen einher. Ferner können die meisten psychischen Erkrankungen sowie ihre medikamentöse Behandlung die Sexualität erheblich beeinträchtigen.

Somatische Faktoren:

- Kardiovaskuläre Erkrankungen
- Diabetes mellitus, Fettstoffwechselstörung
- Hypogonadismus, Prolaktinom
- Folgen operativer Eingriffe und Bestrahlungen im Urogenital- und Beckenbereich
- Medikamente, Drogen

Psychosoziale Faktoren:

- Versagensängste, Selbstbeobachtung
- Partnerschaftskonflikte
- Negative Bindungs- und Beziehungserfahrungen
- Sozialer Stress

91.4.4 Psychische Erkrankungen mit Beeinflussung der Sexualität

- Angsterkrankungen
- Anpassungsstörung
- Posttraumatische Belastungsstörung
- Phobien
- Depression
- Zwangsstörungen
- Bipolare affektive Störung
- Suchterkrankungen

Behandlungsempfehlungen:

- Sexualberatung
- Sexualtherapie mit dem Paar
- Sexualtherapie in Kombination mit erektionsfördernden Medikamenten bzw. mechanischen Hilfsmitteln
- Psychotherapie im Einzelsetting, wenn eine Paartherapie nicht möglich ist und/oder eine andere psychische Erkrankung diagnostiziert wurde
- Reduktion aufrechterhaltender organischer Einflussfaktoren durch Behandlung der Grunderkrankung bzw. Medikamentenumstellung/-absetzung

Eine medikamentöse Behandlung einer sexuellen Funktionsstörung sollte stets in eine Sexualberatung/Sexualtherapie eingebettet sein. Im Hinblick auf die Nachhaltigkeit führt dies i. d. R. zu einem besseren Behandlungsergebnis als eine ausschließlich medikamentöse Therapie (Schmidt et al. 2014; Boddi et al. 2015).

91.4.5 Orgasmusstörungen

Dabei handelt es sich um ein vorzeitiges Erreichen und seltener um ein Ausbleiben des Erregungshöhepunkts.

Vorzeitiger Orgasmus/Ejaculatio praecox

Von Ejaculatio praecox (EP) spricht man, wenn die Ejakulation immer oder fast immer innerhalb einer Minute nach dem Einführen des Penis in die Vagina (intravaginale Latenzzeit) oder sogar davor auftritt, ohne dass der Mann dies willentlich kontrollieren kann und wenn das für ihn und/oder innerhalb einer Beziehung zu Leidensdruck führt (McMahon et al. 2008; Althof et al. 2010).

Man unterscheidet die Subtypen lebenslang, erworben, generalisiert und situativ sowie nach dem Schweregrad. In der Literatur schwanken die Angaben zur Prävalenz zwischen 3 und 30 %. Folgt man der obigen Definition, beträgt diese lediglich 3 %.

91

Eine genetische Disposition bei der lebenslangen Ejaculatio praecox ist nicht sicher belegt und wird kontrovers diskutiert (Althof et al. 2014; Gillman und Gillman 2019).

So soll die EP auf eine Hyposensitivität der ejakulationsverzögernden 5-HT_{2C}-Rezeptoren oder/und auf eine Hypersensitivität der ejakulationsfördernden 5-HT_{1A}-Rezeptoren zurückzuführen sein. Die Hypothese wird dadurch gestützt, dass SSRI wiederum den 5-HT_{2C}-Rezeptor aktivieren, was zu einer Verlängerung der Orgasmuslatenz führt.

Tatsächlich kommen viele Männer sehr früh und ohne Kontrollvermögen zum Orgasmus, was vor allem ihre Partnerin stört. Im Vergleich zu den Erektionsstörungen ist die Zahl der Ratsuchenden jedoch gering.

Antrainierte Strategien, wie Ablenkung von sexuellen Gedanken oder Handlungen, führen im Alter aufgrund der körperlichen Veränderungen eher dazu, dass die Erektion ausbleibt. Häufig sind die Männer von Versagensängsten erfüllt und betrachten es als ihre Aufgabe, vor allem die Partnerin zufriedenzustellen.

Seit Längerem wird versucht, durch den Einsatz von SSRI (z. B. Paroxetin) die Ejakulation zu verzögern. Häufig kommt es jedoch nach längerer Einnahme zum völligen Ausbleiben des Orgasmus. Der SSRI **Dapoxetin,** das einzige in Deutschland zur EP-Behandlung zugelassene Medikament, konnte trotz der Studienergebnisse den gewünschten Markterfolg nicht erzielen. Studien sind hier das eine, Patientenakzeptanz das andere.

Sexualtherapeutische Übungen wie die Start-Stopp-Technik allein oder mit der Partnerin, die Squeeze-Technik nach Masters und Johnson oder die „Silent Vagina", bei der die Partnerin in der „Frau-oben-Stellung" den Penis zwar in ihre Vagina einführt, sich aber nicht bewegt, haben allesamt das Ziel, dass der Mann eine bessere Kontrolle über seine sexuelle Erregung erlangt und die intravaginale Ejakulationslatenz sich dadurch verlängert.

Ein sexualtherapeutischer Behandlungserfolg hängt vor allem von der Motivation der Sexualpartner und von ihrem Umgang mit der Problematik ab. Leider fallen viele Paare einige Zeit nach einer Therapie wieder in ihre alten Gewohnheiten zurück.

Gehemmter oder ausbleibender Orgasmus

Mit einer Prävalenz von ca. 8 % (Laumann et al. 1994) tritt er bei Männern im Vergleich zu anderen sexuellen Funktionsstörungen relativ selten auf. Organische Ursachen (MS, Diabetes, Neuropathien, Operationsfolgen) sollten ausgeschlossen werden. Tief verwurzelte Konflikte sowie unbewusste Ängste und Fantasien wie z. B. Inzestängste, Kastrationsängste, Ängste vor Kontrollverlust, Feindseligkeit und Wut, Ängste vor Samenverlust und paraphile Impulse spielen ebenfalls eine Rolle. Die häufigsten Ursachen sind vor allem **Versagensängste** und das Bemühen, „sexuell eine gute Figur abzugeben" und es der Partnerin oder dem Partner recht zu machen. Sexualität wird dann zur Erfüllung einer Aufgabe und weniger zu einem lustvollen Erlebnis mit einem anderen Menschen.

RESÜMEE

Die beschriebenen sexuellen Funktionsstörungen greifen in der Realität oft ineinander. So kann eine sexuelle Appetenzstörung mit einer Erektionsstörung einhergehen und eine Erektionsstörung und die damit verbundenen Frustrationen eine Appetenzstörung zur Folge haben. Versuche, Erektionsprobleme durch eine Überstimulation in den Griff zu bekommen, können andererseits eine vorzeitige Ejakulation bewirken. Der Versuch, die sexuellen Abläufe unter Kontrolle zu bekommen, kann schließlich zu einem ausbleibenden Orgasmus führen. In ➤ Kap. 63 wird ausführlich auf sexuelle Störungen und ihre Behandlung eingegangen.

LITERATURAUSWAHL

Beier KM, Loewit K, Rösing D. Sexuelle Funktionen des Mannes und ihre Störungen. In: Beier KM, Bosinski HAG, Loewit K (Hrsg.): Sexualmedizin. München: Elsevier Urban & Fischer 2021; 275–339.

Berberich HJ. Psychosomatische urologische Störungsbilder. In: Michel S, Thüroff J, Janetschek G, Wirth M (Hrsg.): Die Urologie. Berlin, Heidelberg: Springer 2016; 2232–2233.

Berberich HJ. Die Bedeutung der psychosozialen Uroonkologie. In: Berberich HJ, Dräger DL (Hrsg.): Psychosoziale Uroonkologie. Berlin, Heidelberg: Springer 2022.

Rösing D, Berberich HJ. Sexuelle Funktionsstörungen des Mannes. In: Berberich HJ, Siedentopf F (Hrsg.): Psychosomatische Urologie und Gynäkologie. München: UTB 2016; 93–110.

Siedentopf F. Chronischer Unterbauch der Frau. In: Berberich HJ, Siedentopf F (Hrsg.): Psychosomatische Urologie und Gynäkologie. München: UTB 2016; 49–55.

KAPITEL

92 Neurologie

Roger Schmidt

Neurologie und Psychosomatik gehören eng zusammen – schon anatomisch, wie an Aufbau, Struktur und Organisation des Nervensystems zu erkennen ist. Mit dem Gehirn im Zentrum bildet es bis in feinste Verästelungen hinein ein Netzwerk, das einen umfassenden Austausch physischer und psychischer Information und deren Integration sichert und komplexe Beziehungen zwischen Soma, Psyche und natürlicher wie sozialer Umwelt gewährleistet (Fuchs 2021; ➤ Kap. 2 und ➤ Kap. 4). Auf einen engen Zusammenhang von neurobiologischen und psychosozialen, das Krankheitsgeschehen interaktiv prägenden Faktoren und auf die unmittelbare Notwendigkeit eines entsprechend differenzierten diagnostischen und therapeutischen Vorgehens verweist zugleich die hohe Komorbidität neurologischer und psychischer Gesundheitsstörungen. Vor allem aber gibt es eine Reihe von spezifischen „psychosomatischen" Herausforderungen einzelner neurologischer Krankheitsbilder mit ihrem sensomotorisch, emotional und kognitiv und damit auch psychosozial stark einschränkendem, teils krisenhaftem, teils fortschreitendem Charakter.

92.1 Das Nervensystem: Schnittstelle von Körper, Person und Umwelt

Auch aus neurobiologischer Perspektive liegt ein Ineinandergreifen von Neurologie und Psychosomatik unmittelbar nahe. Als regelrechte biopsychosoziale Schnittstelle entwickelt sich das Nervensystem aus der Begegnung des Menschen mit seiner Welt heraus – ein Zusammenspiel, das zugleich die Voraussetzungen für ein Überleben des Individuums wie auch seiner Art in seiner konkreten Lebenswirklichkeit schafft.

Allein schon das in der **Sensomotorik** angelegte ununterbrochene Zusammenspiel von Wahrnehmung und Bewegung trägt dazu bei:

- *Exterozeption* ist die Außenwahrnehmung über die Sinnesorgane inkl. der Hautrezeptoren.
- *Interozeption* umfasst die innere afferente Signalgebung (Propriozeption und Interozeption), deren zentrale Verarbeitung sowie die neuronale und mentale Repräsentation interner Körpersignale inkl. der Fähigkeit, sich emotional in andere einzufühlen (Terasawa et al. 2014; Critchley und Garfinkel 2017; Khalsa et al. 2018). Zugleich dient sie der Aufrechterhaltung der körperlichen Homöostase durch antizipatorische Regulation biologischer, kognitiver und affektiver Prozesse, der sog. Allostase (Sterling 2012; Berntson und Khalsa 2021).

Störungen der Interozeption sind nicht nur im Zusammenhang mit zahlreichen psychischen Erkrankungen, Traumafolgestörungen, mit Alexithymie und allgemein bei Störungen der Emotionalität beschrieben worden (Khalsa et al. 2018; Nord und Garfinkel 2022; Schmitz et al. 2023), sondern auch mit Entwicklungsstörungen wie Autismus, funktionellen neurologischen Erkrankungen, MS, Parkinson-Krankheit, Alzheimer- und frontotemporaler Demenz (Bonaz et al. 2021). Neurobiologisch unmittelbar mit der Wahrnehmung verschränkt sind die motorischen Funktionen (inkl. grober Kraft und Ausdauer, Feinmotorik, Balance etc.). Sie ermöglichen dem Menschen nicht nur das Handeln und Gestalten in der Außenwelt, sondern wirken zugleich körperlich wie seelisch auf ihn zurück.

Die **bidirektionale Interaktion von Individuum und Umwelt** findet auch auf Ebene basaler neuro- und psychophysiologischer Funktionen statt (➤ Kap. 5, ➤ Kap. 6, ➤ Kap. 7, ➤ Kap. 8 und ➤ Kap. 10), z. B. bei der Schmerzverarbeitung, der Traumabewältigung und der Schlafregulation (Sanford et al. 2023). Psychoneuroimmunologisch zeigen sich enge Wechselwirkungen zwischen Psyche, Nerven- und Immunsystem, die gleichermaßen in einer Grenzsituation zwischen Umwelt und Organismus stehen (Kipnis 2016). Nerven- und Immunsystem gleichen sich sogar insofern, als ihre zellulären Elemente in strukturellen und funktionellen Netzwerken organisiert sind und untereinander auf vergleichbare Weise kommunizieren (Mix et al. 2007). Klinisch spielen (psychoneuro-)immunologische und chronische (neurogene) Entzündungsprozesse eine wesentliche Rolle bei MS und neurodegenerativen Erkrankungen, aber auch bei psychischen Gesundheitsstörungen (Depression, PTBS, Angst, schizophrene Erkrankungen), und sie beeinflussen wiederum Kognition, Erschöpfbarkeit, Fatigue und Schlaf sowie das Interaktionsverhalten (Furman et al. 2019; Bower und Kuhlman 2023). Eine rasche Aktivierung der sympatho-adreno-medullären-Achse (SAM-Achse) und der Hypothalamus-Hypophysen-Nebennieren-Achse (HHNA) dient einer erfolgreichen Stressregulation (Molina-Torres et al. 2019). Bei überbordenden oder anhaltenden Belastungen kommt es jedoch zu immunsuppressiven, autoimmunologischen, neurofunktionellen und schließlich neuroplastischen Veränderungen – und im Ergebnis zu einer hypo- oder hypersensitiven Erkennung, Bewertung und Beantwortung realer oder potenzieller Bedrohungen (McEwen 2007; Godoy et al. 2018).

Über eine Mikrobiota-Darm-Hirn-Achse nimmt sogar das Mikrobiom Einfluss auf das Gehirn, auf Verhalten und Kognitionen – und umgekehrt (Morais et al. 2021; Sittipo et al. 2022). Aber auch das soziale Zusammenleben ist – Stichwörter Spiegelneurone, Intersubjektivität, Theory of Mind – neurobiologisch fundiert. Umfassende, von entero- wie interozeptiven Informationen beeinflusste neuronale Netzwerke erlauben gleichsam eine direkte Einsicht in das Erleben und Fühlen eines anderen Menschen und sorgen interindividuell, emotional sowie im Verhalten für eine fortlaufende Abstimmung und ein soziales Miteinander. Gleichsam im Spiegel der anderen entsteht zugleich ein Bild von sich selbst, während sich in Einem mit all dem das neuronale Netz herausbildet und differenziert (Feldman 2017).

Lernend, einmal Gelerntes bewahrend und es zugleich im Aufnehmen von Neuem stetig fortschreibend, entwickelt sich das Nervensystem ein Leben lang fort. **Neuronale Plastizität** ist die *„Fähigkeit des Nervensystems, seine Aktivität in Reaktion auf intrinsische oder extrinsische Reize zu verändern, indem es seine Struktur, Funktionen oder Verbindungen neu organisiert"* (Mateos-Aparicio und Rodríguez-Moreno 2019; Übers. R.S.). Diese besondere Lernfähigkeit des Gehirns erklärt die auch nach schweren Erkrankungen oft erstaunlich gute funktionelle Wiederherstellung. Sie ist in unterschiedlichen Lebensphasen unterschiedlich und postnatal und in der Kindheit größer als beim Erwachsenen. Im Alter sind mehr Anstrengungen und regelmäßiges Üben erforderlich; eine anregende, Neugier, Interesse, Aktivität und vor allem emotionales Beteiligtsein fördernde Umwelt wird noch entscheidender. Wenig überraschend lassen sich enge somatopsychische Wechselwirkungen auf Ebene des ZNS auch mit Blick auf die individuelle **Resilienz** einer Person gegenüber psychosozialen Belastungen beschreiben (Cathomas et al. 2019).

Für restitutive Prozesse nach Hirnschädigung von Bedeutung ist auch das **Phänomen der Redundanz** in der Organisation des Gehirns: Unterschiedliche neuronale Schaltkreise können eine Hirnfunktion übernehmen und so Funktionsverluste ausgleichen (Mizusaki und O'Donnell 2021).

Gleichartige Hirnschädigungen können daher mit unterschiedlichen Symptommanifestationen einhergehen und unterschiedliche Hirnschädigungen dieselben Symptome nach sich ziehen.

Sich überschneidende funktionelle Netzwerke scheinen offenbar auch für die semiotische Ähnlichkeit neurologischer und psychischer Symptome verantwortlich zu sein, die sich etwa zwischen leichter kognitiver Beeinträchtigung, Alzheimer-Krankheit und Major Depression oder zwischen Epilepsie, ADHS und Schizophrenie zeigen kann (Ma et al. 2020).

Inzwischen gibt es für geradezu alle psychischen Funktionen und Störungen – immer differenziertere und komplexere – neurobiologische Befunde und Verständnismodelle. Die hier nur sehr knapp und beispielhaft dargelegten Erkenntnisse dürfen, so beeindruckend sie auch sind, jedoch nicht dazu führen, alles Psychische primär aus der Biologie des ZNS und seinen Funktionen heraus erklären zu wollen (➤ Kap. 2). Obgleich empirisch noch vielfach Klärungsbedarf besteht, lässt sich dem psychosomatischen Charakter des Nervensystems über das Modell der **Autopoiese** (Maturana und Varela 1987) lebender Systeme näherkommen, wonach sich der der belebte Organismus und seine individuelle Lebenswirklichkeit als interagierende, sich selbst organisierende Systeme beschreiben lassen, die über eine strukturelle Kopplung zu einem biopsychosozialen Ganzen werden und aus deren Zusammenspiel schließlich das individuelle Bewusstsein – bzw. allgemeiner: alles Psychische – als nicht direkt auf deren Eigenschaften rückführbare, **emergente Entität** entsteht.

RESÜMEE

Das Gehirn steht nicht allein, es ist eingebunden in die fortlaufende Interaktion von körperlichen Prozessen, von Befinden, Stimmungen und Affekten, von Denken und Handeln und in die Begegnung mit seiner materiellen und psychosozialen Umwelt. Dies kann eine erfolgreiche Anpassung an die je konkrete Lebenswirklichkeit ermöglichen, aber bei anhaltenden Belastungen zu Erkrankungen und auch zu schädlichen funktionellen und strukturellen Veränderungen im Gehirn führen.

92.2 Psychosomatik in der Neurologie heißt Komplexität erfassen

Das Werden eines Menschen findet auch jenseits der Neurobiologie in seiner Begegnung mit der Welt statt, wobei sich das Individuum, körperlich wie seelisch, sein Nervensystem und seine spezifische Lebenswirklichkeit zugleich wechselseitig bedingen, erschaffen und gestalten – ein Leben lang. Angesichts der Mittlerfunktion des Nervensystems sind neurologische Erkrankungen entsprechend oft und unmittelbarer als Erkrankungen anderer Organsysteme komplexe, multidimensional determinierte Gesundheitsstörungen mit vielfältigen und verwickelten somatischen wie psychosozialen Einflussfaktoren, die das klinische Bild in von Mal zu Mal und über die Zeit unterschiedlichem Umfang mitbestimmen. Ohne Anspruch auf Vollständigkeit und mit dem Hinweis, dass im Einzelfall auch anderes eine Rolle spielen kann, werden aus der Perspektive einer klinischen Abteilung für Psychotherapeutische Neurologie hier die wichtigsten psychosomatischen Aufgaben in der Versorgung neurologisch Kranker dargestellt (➤ Abb. 92.1).

92.2.1 Primär organische Folgen einer Hirnschädigung

Bei neurologischen Erkrankungen ist primär das Organ betroffen, das für das eigene leibliche und psychosoziale Sein und die Gestaltung des eigenen Lebens eine zentrale Bedeutung hat. Schädigungen des ZNS können die körperlichen, emotionalen, kognitiven und sozialen Funktionen und damit die persönlichen Erlebnis-, Ausdrucks-, Kommunikations- und Gestaltungsmöglichkeiten betroffener Menschen in einer Art direkt beeinträchtigen, die den Gegebenheiten bei funktionell psychischen Erkrankungen nahekommt (Cieza et al. 2015).

❚❚ Neurologische Symptome und Funktionsbeeinträchtigungen geben den verbleibenden persönlichen Erlebnis- und Gestaltungsrahmen vor, wobei die Auswirkungen der Hirnschädigung initial weit im Vordergrund stehen, während die Bedeutung psychosozialer Einflüsse mit dem Abstand vom Erkrankungsbeginn wächst. Selbst unmittelbar evidente somatische bzw. hirnorganische Symptome schließen behandlungsbedürftige psychische Störungsanteile nicht aus. ❚❚

Nach einer Hirnschädigung können organisch bedingte **emotionale und kognitive Störungen** das klinische Bild in Art organischer Psychosyndrome und/oder neuropsychologisch fassbarer mentaler Funktionsbeeinträchtigungen eindrücklich prägen. Sie können aber auch in nur subtiler Ausprägung auftreten und trotzdem Krankheitsgeschehen und Verlauf in erheblicher Weise ungünstig beeinflussen. Die somatische Schädigung bildet gleichsam den Kern des psychischen Krankheitsgeschehens, das seinerseits Art und Umfang der schädlichen Auswirkungen der körperlichen Schädigung bzw. deren Bewältigung entscheidend mitbestimmt. Zugleich erweisen sich mentale Fähigkeiten als insgesamt deutlicher beeinträchtigt, wenn die neurologische Erkrankung mit einer funktionellen psychischen Störung einhergeht (Neue et al. 2022; Muschalla und Jöbges 2023; Neue und Muschalla 2023).

Nicht nur Störungen des Denkens, Fühlens oder der Persönlichkeit, sondern auch **Störungen der Sprache und des Sprechens, der Sensorik, der Motorik** etc. beeinflussen in besonderem Maße das Selbstempfinden, das Selbstbewusstsein und Beziehungen. Weil sie so grundlegend „menschlich" sind, sind sie oft affektiv hoch aufgeladen,

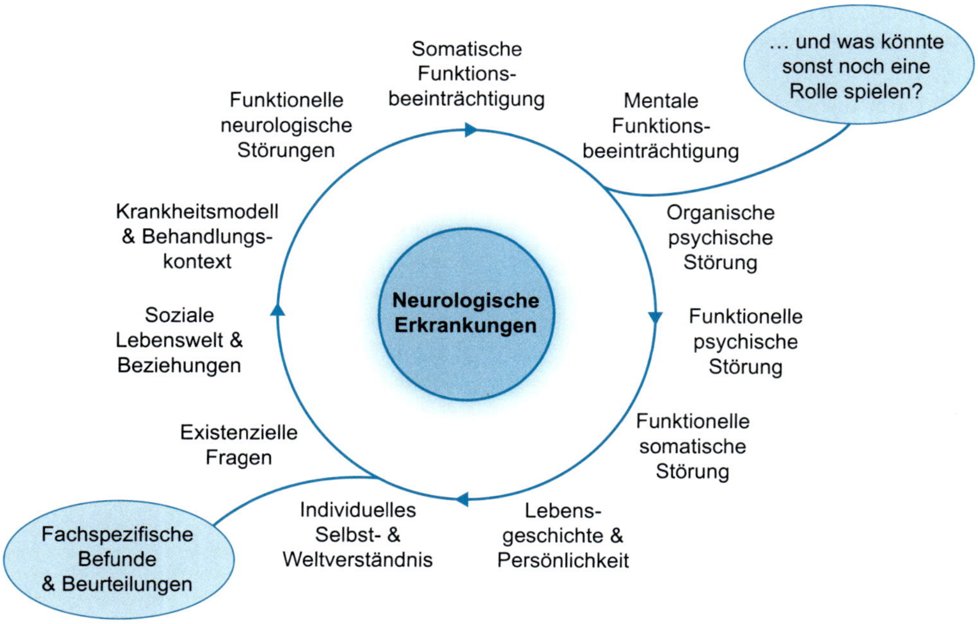

Abb. 92.1 Die Komplexität neurologischer Krankheit: das klinische Bild mitgestaltende Einflussfaktoren (vgl. ➤ Kap. 92.2) [L231]

angst-, wut- oder schambesetzt. Körperliche Beeinträchtigungen können so zusätzlich verschlimmert werden, wenn etwa eine Störung von Stand und Gang mit einer Angst zu stürzen zusammenkommt oder ein Tremor mit einer sozialen Phobie. Andere Erkrankte, etwa beginnend Demente, aber auch Patientinnen und Patienten mit anderen neurologischen Erkrankungen, die ihre Beeinträchtigungen selbst wahrnehmen, können aufgrund von Angst und/oder Scham alles daransetzen, möglichst gesund zu erscheinen. Andererseits kann die hirnorganische Schädigung (z. B. durch Anosognosie oder Neglect) Betroffene an der Wahrnehmung der Beeinträchtigungen hindern, sodass sie sie nicht bemerken und spontan nicht angeben. Gerade psychische Beeinträchtigungen bleiben dann leicht verborgen. Aber auch das Kommunikations- und Ausdrucksverhalten kann (z. B. durch aphasische Störungen, dysprosodische Veränderungen, eine hirnorganische Verlangsamung und Umständlichkeit) so verändert sein, dass subtilere psychische oder auch körperliche Symptome für die Betroffenen zwar spürbar, für Außenstehende aber nicht unmittelbar erkennbar sind.

92.2.2 Funktionelle neurologische Symptome und Störungen

Kommt es ohne nachweisbare oder bei nur geringfügiger ZNS-Schädigung bzw. außerhalb definierter neurologischer Erkrankungen zu unwillkürlichen Diskontinuitäten der normalen Integration von Kognition, Motorik oder Perzeption inkl. des Gleichgewichtsinns, spricht man von **funktionellen neurologischen Störungen** (FNS) (➤ Kap. 71 und ➤ Kap. 77).

In der ICD werden sie einerseits als neurologische Erkrankungen kodiert, z. B. als funktionelles Parkinson-Syndrom oder funktionelle Dystonie, andererseits im Abschnitt für psychische Störungen als dissoziative Störungen mit neurologischen Symptomen. Ihre neurobiologische Basis wird zunehmend verstanden (Hallett et al. 2022).

FNS finden sich bei 10–20 % der in neurologischen Kontexten behandelten Menschen, sie gehören also zum neurologischen Alltag (Hallett et al. 2016; Popkirov 2020). Oft bleiben sie freilich lange unerkannt: Bis zur Diagnosestellung vergehen 2–10 Jahre (Perez et al. 2021), bis zur ersten psychiatrischen Intervention bei primär in der Neurologie behandelten Erkrankten im Mittel 7 Jahre (Freyberger und Stieglitz 2015). Mit der Dauer der Erkrankung aber verschlechtert sich die Prognose.

Neurologische Erkrankungen und neurologisch fundierte Funktionsstörungen stellen Risikofaktoren für das Auftreten von FNS dar (Stone et al. 2013). Über ein somatisches Entgegenkommen (Freud 1905) können die körperliche Schädigung oder – in Art einer Gewohnheitslähmung (Ehret 1901) – auch daraus resultierende adaptive Prozesse den Weg zur Manifestation von FNS bahnen (Hirschmann 1942). Vor allem bei schub- oder anfallsweise auftretenden Störungen können funktionelle Symptombildungen in Art einer Mimikry genau die angesichts der Grundkrankheit zu erwartende neurologische Symptomatik so nachahmen, dass eine Unterscheidung im klinischen Querschnitt schwerfallen kann, die Therapie aber beides berücksichtigen muss (Schmidt et al. 2006; Ambar Akkaoui et al. 2020). Gleiches gilt für kognitive Störungen, bei denen man ebenfalls gut daran tut, von einem häufig mehrfach determinierten klinischen Bild auszugehen, wie auch für den Schmerz (Schmidt und Berger 2005; Ball et al. 2020; Popkirov et al. 2020; McWhirter et al. 2020, 2022; Fitzcharles et al. 2021). Besonders hoch ist die Komorbidität von epileptischen und funktionellen Anfällen (Popkirov et al. 2019).

Die Krankheitsfolgen von FNS kommen denen bei neurologisch Erkrankten gleich; komplexe Störungsbilder mit frühen psychosozialen Belastungen und auch aktueller psychischer Komorbidität sind häufig (Carson et al. 2011; Steffen et al. 2015; Fiess et al. 2016; Gendre et al. 2019). Wie etwa der Vergleich von an MS erkrankten Menschen mit und ohne zusätzliche funktionelle Symptombildung zeigt, gehen FNS mit einer schlechteren gesundheitsbezogenen Lebensqualität und einer geringeren Leistungsfähigkeit einher (Piliavska et al. 2023).

Die Versorgung von FNS kann klinisch vor erhebliche Herausforderungen stellen (Schmidt et al. 2023). Gerade wegen ihrer Häufigkeit und Vielgestaltigkeit bieten gerade FNS aber auch eine unmittelbare Gelegenheit für eine umfassende, integrative neurologisch-psychosomatische Diagnostik und Therapie (Schmidt et al 2018; Hausteiner-Wiehle und Schmidt 2024).

92.2.3 Funktionelle Körperbeschwerden bei neurologischen Erkrankungen

Auf weitere funktionelle Körperbeschwerden und Syndrome (DGPM 2018) wird an anderer Stelle ausführlich eingegangen (➤ Kap. 67 ff.). Funktionelle Beschwerden können zusätzlich und disproportional zur neurologischen Grunderkrankung auftreten und primär neurologisch-strukturell fundierte Beschwerden und Funktionsbeeinträchtigungen modulieren oder verstärken. Sie korrelieren jedoch nicht mit den organischen Befunden, sprechen nicht auf deren Therapie an, erklären sich aber auch nicht hinreichend aus Therapienebenwirkungen oder Komorbiditäten – und profitieren von einem angepassten therapeutischen Zugang (Hausteiner-Wiehle und Henningsen 2015). Zugleich ist, gerade bei disseminierten neurologischen Schädigungen und Beeinträchtigungen, mit einer wechselseitigen Verstärkung von Symptomen und Funktionsbeeinträchtigungen zu rechnen. So kann etwa bei MS eine Fatigue zu verringerter körperlicher Aktivität führen, was Störungen der Darm- und Blasenfunktion verstärkt, die ihrerseits Schlafstörungen befördern, was wiederum mit einem Mehr an Erschöpfung und einer Abnahme kognitiver Leistungen einhergeht und schließlich in Depressivität, Fatigue und eine überproportional beeinträchtigte Lebensqualität mündet (Crayton et al. 2004).

92.2.4 Komorbidität funktionell psychischer Beschwerden und Störungen

Neben organischen Psychosyndromen und Störungen der Kognition gehen neurologische Erkrankungen mit einer hohen Komorbidität funktionell psychischer Störungen einher. Deren gezielte und verlässliche Behandlung ist nicht allein mit Blick auf die psychische

Entlastung der Betroffenen dringend. Sie ist auch körpermedizinisch angezeigt, denn komorbide psychische Störungen können den neurologischen Krankheits- und Behandlungsverlauf wegweisend beeinflussen.

Zusätzlich zu den Herausforderungen der neurologischen Grunderkrankung selbst wirken sich komorbide psychische Erkrankungen auf Adhärenz, Länge von Krankenhausaufenthalten, erreichbare Behandlungsergebnisse und sozialmedizinisches Outcome, Lebensqualität und Inanspruchnahme medizinischer Leistungen aus. Aber auch das somatische wie psychische Krankheitsrisiko und die Mortalität werden – über die bestehende neurologische Erkrankung hinaus – zusätzlich negativ beeinflusst (Härter 2000; Härter et al. 2007; Baumeister et al. 2014; Magyari und Sorensen 2020).

Psychische Belastungen und Erkrankungen scheinen andersherum das Risiko einer neurologischen Erkrankung zu erhöhen – etwa für das Auftreten eines Schlaganfalls (Pan et al. 2011; Cai et al. 2019; Perkins et al. 2021), einer MS (Polick et al. 2022), einer Demenz (Diniz et al. 2013; Schneider et al. 2019). Eine psychiatrische Vorgeschichte erhöht das Risiko komorbider psychischer Störungen bei Manifestation einer somatischen Erkrankung (Hedlund et al. 2011).Das klinische Bild komorbider psychischer Störungen kann uncharakteristisch sein, von dem rein funktionell psychischer Störungen deutlich abweichen und sich in den gängigen Selbst- und Fremdbeurteilungsverfahren nicht recht abbilden. Es ist vermehrt mit „unterschwelligen" psychischen Störungen zu rechnen, die aber mit einer erheblichen Krankheitslast einhergehen können (Helmchen 2001).

Daten zur Prävalenz funktionell psychischer Störungen gibt es vor allem für die häufigen neurologischen Erkrankungen (➤ Tab. 92.1) und zumeist lediglich bei stationär klinisch behandelten Kranken. Zugleich fokussieren die meisten Untersuchungen auf das Vorkommen kriteriologisch fassbarer Störungen. Obwohl in Abhängigkeit von untersuchter Population, Stichprobengröße, Art und Schwere der neurologischen Störung, der berücksichtigten psychischen Störungen und der eingesetzten Untersuchungsmethodik große Unterschiede zu erkennen sind, werden spezifische diagnostische und therapeutische Erfordernisse deutlich (Zasler et al. 2013; Baumeister et al. 2014; Schmidt et al. 2017; Pagonabarraga et al. 2023). Angesichts der überragenden Bedeutung des Nervensystems in der Schaffung und Gestaltung dessen, was – somatisch wie psychosozial – ein menschliches Individuum und seine Lebenswirklichkeit ausmacht, erscheinen die berichteten Prävalenzen sogar noch niedrig.

Besonders häufig treten depressive Störungen und Angst auf. Neben allgemeinen finden sich situativ und sozial phobische, ggf. um die Funktionsbeeinträchtigungen kreisende Ängste und auch Zwangsstörungen (Korostil und Feinstein 2007; Sparaco et al. 2021). Traumafolgestörungen sind häufig, zumal nach Schädel-Hirn-Traumata, möglicherweise auch solchen mit Bewusstlosigkeit, nach Schlaganfällen und Subarachnoidalblutungen (Glaesser et al. 2004; Bruggimann et al. 2006; Noble et al. 2011). Auch die Prävalenz von – primären und sekundären – Suchterkrankungen ist hoch. Alkohol, illegale Drogen, Psychopharmaka und Schmerzmittel können Ausdruck der Hirnschädigung sein, aber auch als dysfunktionale Selbstmedikation zu einem wesentlichen Problem werden. Eine Sucht kann aber auch iatrogen auf den Weg gebracht werden, etwa durch eine unkritische Verordnung oder Überverordnung von Opioiden, Antiepileptika, Benzodiazepinen usw.

Vor allem dann, wenn die Symptomatik schon durch die Art und Schwere der Schädigung des ZNS hinreichend erklärt scheint, bleiben auch offensichtliche funktionell-psychische Störungsanteile von Behandlerseite leicht unbeachtet.

PRAXISTIPP

Im neurologischen Alltag tut man gut daran, das allfällige Vorliegen einer psychischen Störung durch eine zielgerichtete klinische Untersuchung zu klären. Zu rechnen ist insbesondere auch mit sich vor allem körperlich zeigenden Ausdrucksformen psychischen Leidens.

92.2.5 Krankheits- und Behandlungserfahrungen

Neurologische Erkrankungen sind mit einigen besonderen Krankheitserfahrungen verbunden, die empathisch verstanden und aktiv aufgegriffen werden sollten. Bei einem Schlaganfall verliert man aus heiterem Himmel Funktionen, die einen Minuten vorher noch mitten im Leben hielten; bei amyotropher Lateralsklerose (ALS) wird man bei lange klarem Verstand zusehends erlahmen und nach Luft ringen; bei MS büßt man in einem meist jungen, (re-)produktiven Alter nach und nach Funktionalität ein; mit Epilepsie ist man nie sicher, wann man wieder die Kontrolle verliert und die peinliche Situation mit Schreien, Zucken und Unter-sich-Lassen losgeht; Patienten mit Migräne sind meist sensibel und leistungsbereit, machen dann aber immer wieder die Erfahrung, ausgebremst zu werden.

Krankheits- und Behandlungserfahrungen können auch einen regelrecht traumatischen Charakter erreichen und das klinische Bild nachhaltig mitgestalten.

Allein das mit der neurologischen Erkrankung verbundene Erleben des eigenen Körpers kann, wie etwa für die MS im Phänomen der „physiologischen Regression" (Philippopoulos et al. 1958) beschrieben, psychisch mit der Erfahrung von Kontrollverlust, existenzieller Hilflosigkeit und schutzloser Preisgabe verbunden sein (Manjaly et al 2019; Pust et al. 2021).

Oft genug ist auch die Behandlung selbst mit belastenden, stigmatisierenden oder auch traumatischen Erlebnissen verbunden – und sei es im Rahmen schwieriger Behandlungsdynamiken (➤ Kap. 67). Insbesondere **intensivmedizinische oder frührehabilitative Behandlungen** stellen erhebliche situative Belastungen dar, mit denen Betroffene zurechtkommen müssen, während sie in ihren Möglichkeiten zur Affektsteuerung und zur kognitiven Verarbeitung, psychischen Integration und Kommunikation zugleich nachhaltig eingeschränkt sind (Zieger 2002; LaBuzetta et al. 2019; Schmidt und Schmid 2023). In der Folge kann sich u. a. ein **„post-intensive care syndrome"** entwickeln, das neue oder zunehmende Funktionsbeeinträchtigungen mit körperlichen und psychischen Gesundheitsstörungen, kognitiven Störungen und einem Scheitern der psychosozialen

Tab. 92.1 Prävalenzen häufiger komorbider psychischer Störungen bei ausgewählten neurologischen Erkrankungen in % (nach Schmidt und Schmid 2023; mod. und ergänzt)

Neurologische Erkrankung	Depression	Angst	Andere
Schlaganfall (Dollenberg et al. 2021)	25–35	18,7–29	PTBS: 4–37 Fatigue: 25–85 Apathie: 36,3
Subarachnoidalblutung (Tang et al. 2022)	0–61,7	27–54	PTBS: 18–37 Fatigue: 31–90 Apathie: 15–68
Schädel-Hirn-Trauma	27–38	2–50	PTBS: 2.6–48,2 Chronischer Schmerz: 32,1–75,3 Schlafstörungen: 30–85 Psychotische Störung: 1,35–9,2 Aggressivität: < 70
Hirntumoren	2,5–44	10–34	Anpassungsstörungen: 15–19 Apathie: 35,2 Psychotische Störung: 22
Multiple Sklerose	30,5–35	22,1–57	Zwangsstörung: 11,8–16,1 PTBS: 16–24 Funktionell neurologische Störung: 7,5 Psychotische Störung: 0,8–4,7 Bipolare Störung: 0,5–5,8 Alkohol: 13,6–14,6 Andere Substanzen: 1,5–7,4
Parkinson-Krankheit	2,7–90	6–55	Schlafstörungen: 30–40 Fatigue: 50 Funktionell neurologische Störung 1,4–7 Apathie: 13,9–70 Psychotische Störungen:17–72 Störungen der Impulskontrolle: 10–20
Demenzen	19–78	14–62	Schlafstörungen: 14–69 Aggressivität: 11–68 Apathie: 18–53 Psychotische Störung: 9–59
Anfallsleiden	13,4–68	12, 5–42, 5	ADHS: 12–37 PTBS: 1,8–35 Funktionelle Anfälle: 1–62 Psychotische Störung: 1, 8–9,4 Bipolare Störung: 1,5–12 Abhängigkeiten: 0,5–20,6
Migräne (Buse et al. 2013; Dresler et al. 2019; Leo und Singh 2016; Song et al. 2016; Zarei et al. 2016)	6,1–73, 7	30,1–31,2	PTBS: 25–40 Bipolare Störung: 5,9–9
Funktionelle neurologische Störungen (Perez et al. 2021; Pun et al. 2020)	35–42	7–23	PTBS: 0–24 Panikstörung: 3–36 Dissoziative Störung: 26 Somatisierungsstörung: 22–27

Reintegration verbindet (Yuan et al. 2021; Smith und Rahman 2022). Auch offensichtlich hirnorganische Störungen wie ein Delir, die komplexen und bedrohlich-realitätsnahen Träume in Art eines Oneiroids (Mayer-Groß 1924) oder eine Katastrophenreaktion (Goldstein 1934) können **überwältigende existenzielle Bedrohungserfahrungen** und **scheiternde Versuche einer Bewältigung** in sich tragen (Mayer-Groß 1924; Schmidt-Degenhard 2004; Harry und Lösslein 2011).

Biografisch frühere oder mit der Entstehung des neurologischen Krankheitsbildes einhergehende selbst- oder auch miterlebte Traumata verstärken die Belastung (Kessler et al. 2017). Die Erfahrung körperlicher Hilflosigkeit und das Angewiesen-Sein auf andere können frühere, bis dahin asymptomatische traumatische Lebenserfahrungen aktualisieren. Selbst Maßnahmen, die den Behandelnden gänzlich harmlos erscheinen, können (re-)traumatisieren, z. B. die Anlage eines Blasenkatheters oder selbst schon ein ungefragtes Entkleiden bei Menschen mit Erfahrungen sexualisierter Gewalt.

RESÜMEE

Gefühle von Ohnmacht und Angst oder das Erleben von Kränkung und Scham, das Auf-andere-Angewiesen-Sein und das Sich-in-die-Rolle-als-krank-und-hilfsbedürftig-Einfinden erfordern umso eher eigene Bewältigungsanstrengungen, je ausschließlicher die Versorgung allein auf die medizinischen Aspekte der neurologischen Erkrankung zielt. Dabei gilt es oft mit mehreren Belastungen zugleich zurechtzukommen: mit lebensgeschichtlichen, mit der Erkrankung selbst (oder auch noch dem Unfallereignis, etwa bei einem Schädel-Hirn-Trauma) einhergehenden und dann den mit der Behandlung sowie evtl. bleibenden Einschränkungen verbundenen.

Näher auf Stress, Trauma und Traumafolgestörungen wird in ➤ Kap. 15, Kap.16 bzw. ➤ Kap. 58 eingegangen.

92.2.6 Leben mit Krankheit und Behinderung

Gilt es mit höhergradigen Funktionsdefiziten und Handicaps zurechtzukommen, liegt es nahe, alle Kräfte „zusammenzureißen" und sich nichts anmerken zu lassen. Ein Fokussieren auf den kranken Körper und die erforderliche Behandlung kann dabei helfen, eine bedrohte psychische Verfassung zu schützen („problem of lost normality", Prigatano 1995). Das Bestreben, allem aus dem Weg zu gehen, was die eigene Kontrolle infrage stellen könnte, kann sich in einer **forcierten Bewältigung** zeigen (Schmidt et al. 2001, 2006; Epp und Lautenschläger 2018). Idealtypisch zeichnet sich diese Bewältigungsstrategie durch eine aktive Negation emotionaler (psychischer) Bedürftigkeit und ein Vermeiden relationaler Abhängigkeit, ein hohes Kontroll- und Informationsbedürfnis und ein hohes Aktivitätsniveau aus – und das Bestreben, die Herausforderungen des eigenen Lebens durch ein ggf. stetiges Mehr an eigenen Anstrengungen zu meistern. Im Umgang mit schweren Beeinträchtigungen kann eine solche Haltung durchaus von Vorteil sein – allerdings um den Preis eines eingeschränkten Verständnisses der eigenen gesundheitlichen Probleme und zu Lasten möglicher persönlicher Veränderung. Über längere Zeit kann sie meist nur unter wachsender psychophysischer Erschöpfung aufrechterhalten werden, bis sie dann schließlich doch in manifeste psychische und psychosomatische Beschwerden einmündet (Schmidt et al. 2001). Interessanterweise korreliert eine forcierte Bewältigung offenbar positiv mit Sensibilität für Kontrolle, aber nicht mit Selbstwirksamkeit und negativ mit Selbstkongruenz (Schmidt et al. 2023). Klinisch weisen forcierte Bewältigungsstrategien jedenfalls i. d. R. darauf hin, dass eine psychische Bewältigung nicht hinreichend gelungen ist, vielleicht nicht gelingen will, und dass ein Erleben existenzieller Bedrohung fortbesteht, das anhaltende Bewältigungsanstrengungen erforderlich macht.

Verbleiben nach einer Schädigung des ZNS anhaltende Beeinträchtigungen, kann es nach a anfangs scheinbar gelungener Anpassung auch noch nach Jahren dynamisch meist **in Art einer sekundären Anpassungsstörung** zur Manifestation psychischer Beschwerden kommen, wenn Betroffene mit den Entwicklungen im persönlichen Lebensumfeld nicht mithalten können und sich Funktionsbeeinträchtigungen und Handicaps individuell wie sozial wieder deutlicher auswirken (Mazaux et al. 2002; Schmidt 2020; Mostert et al. 2022). Komorbide psychische oder psychosomatische Störungen sind nicht an die Akut- und Restitutionsphase einer neurologischen Erkrankung gebunden, auch wenn sie in der Zeit nach der Erkrankung häufiger zu beobachten sind (Thielscher et al. 2013).

92.2.7 Partnerschaft, Familie und soziale Lebenswirklichkeit

Die mit einer neurologischen Erkrankung einhergehenden und oft lange anhaltenden Beeinträchtigungen wirken sich auch auf Partner und Angehörige aus (Maguire und Maguire 2020; Ponzini et al. 2022; Kjeldgaard et al. 2023), deren Belastung wiederum der erkrankten Person zu schaffen macht. Ist ein Familienmitglied erkrankt, kann es zu erheblichen Veränderungen der sozialen und familiären Rollen und Beziehungen kommen, die Lebensqualität, persönliche Entwicklung und Gesundheit aller beeinflussen und familienweit eine Anpassung und Neuorientierung erforderlich machen. Besondere Belastungen und Aufgabenstellungen können sich im Falle der Erkrankung von Eltern oder Kindern ergeben.

Allein schon einen nahestehenden Menschen leiden zu sehen, kann emotional eine besondere Belastung darstellen – für Gesunde wie Kranke. Nicht selten kommen zur aktuellen Not aktualisierte familiäre Belastungen aus früheren Generationen hinzu. Als gerade in eng gebundenen Familien verbreitetes Problem kann sich die stillschweigende, jede Begegnung bestimmende Übereinkunft erweisen, dass es einem nur gut geht, wenn es allen anderen auch gut geht. Dann wird nicht nur eigenes Leid, so gut es geht, verborgen, auch eigene Bedürfnisse und Wünsche haben keinen Platz mehr. Für den Moment potenziell durchaus entlastend, führt ein solcher Umgang auf Dauer für alle Beteiligten jedoch leicht zu einem Mehr an Belastungen und Unzufriedenheit. Aber auch eine feste Zuschreibung der Krankenrolle kann schließlich zu einem Problem werden und das Familienleben regelrecht zum Stillstand bringen.

Oft sind sozial wesentliche Lebensbereiche wie Aussehen und Attraktivität, Liebe, Sexualität, Kinderwunsch und Elternschaft betroffen. Rasch stellt sich dann die Frage, wie sich Beziehungen so eingehen und gestalten lassen, dass Krankheit und Behinderung (und ggf. auch erforderliche Hilfsmittel) ihren Platz haben, ohne alles Weitere zu bestimmen. Emotional wie relational spielen in einer Partnerschaft die Angst vor Abhängigkeit und Bedürftigkeit und der Wunsch nach Selbstständigkeit und Begegnung auf Augenhöhe oft die entscheidende Rolle. Aufseiten der gesunden Personen kann sich die (Selbst-)Verpflichtung zur Hilfe und ggf. Pflege zu einer schweren Belastung ausweiten. Stress und Beziehungskonflikte und auch -abbrüche sind nicht selten. Auch lange bestehende Beziehungen und Freundschaften können enden oder sich stark verändern. Zugleich können eingeschränkte Kommunikationsmöglichkeiten und -fähigkeiten sowie eigenes Rückzugsverhalten das Knüpfen und Gestalten neuer Beziehungen erschweren.

Belastungen von Partnerschaft und Familie können in allen Erkrankungsphasen auch auf systemischer Ebene gezielte diagnostische, psychoedukative und therapeutische Maßnahmen notwendig machen (Altmeyer et al. 2002).

92.2.8 Weitere psychosomatische Aufgabenstellungen

Eine neurologische Erkrankung kann auch sozial zu weitreichenden Veränderungen der persönlichen Lebenswirklichkeit führen, wobei die – u. U. auch nur vorausschauend vorweggenommene – Gefährdung der wirtschaftlichen Existenz eine wichtige Rolle spielt. In unserer heutigen Lebens- und Arbeitswelt wirken sich kognitive Defizite und Persönlichkeitsveränderungen besonders stark aus, früher waren das eher die Beeinträchtigungen der körperlichen Leistungsfähigkeit. Selbst wenn der Arbeitsplatz erhalten bleibt, wird die eigene **Berufstätigkeit** in vielen Fällen zu einer bedeutenden körperlichen und seelischen Belastung. Beeinträchtigungen der körperlichen, geistigen und seelischen Leistungsfähigkeit und eine allgemein verminderte Belastbarkeit können zu wachsenden Problemen führen, eine berufliche Neuorientierung erzwingen oder doch vermehrte Anstrengungen erfordern, um den Arbeitsplatz zu erhalten. Die Sorgen sind umso größer, je mehr von der eigenen Arbeit abhängt – etwa, weil sie eine wichtige Rolle im eigenen Lebensentwurf spielt oder weil es nahestehende Menschen gibt, die auf eine Unterstützung angewiesen sind. Umso wesentlicher sind eine sozialmedizinische Klärung und gezielte beruflich-rehabilitative Maßnahmen.

Sich medizinisch behandeln, körperlich und seelisch versorgen und sozialrechtlich absichern lassen zu müssen, kann sich manchmal als größere Belastung erweisen und vor schwierigere Aufgaben stellen als die unmittelbaren Folgen der Erkrankung. Ist die **Geschäftsfähigkeit** infrage gestellt, wird eine gesetzliche Betreuung erforderlich; kommen gar weitergehende Maßnahmen ins Spiel, zeigt sich das besonders unmittelbar.

Dass Persönlichkeit und Lebensgeschichte der erkrankten Person auf Krankheitsbild und Krankheitsgeschehen wesentlichen Einfluss nehmen, liegt auf der Hand. Eine körperliche Erkrankung trifft nicht nur den Körper, sondern stellt das eigene Selbstverständnis ebenso infrage wie die eigene Sicht der Wirklichkeit. Mit einem Blick zurück auf das eigene Leben wird zugleich deutlich, was alles aufgeschoben und ungelebt geblieben und in der Erkrankung vielleicht für immer verloren ist. Zu einer besonderen psychischen Belastung kann es im Zusammenhang mit einer neurologischen Erkrankung gerade auch dadurch kommen, dass **biografische Altlasten,** lebensgeschichtlich frühere, gesundheitliche oder soziale Belastungen oder auch Erkrankungen wieder an Gewicht gewinnen. Auch wenn sie bis dahin gleichsam weithin unter Kontrolle geblieben sind, melden sie sich nun mit neuer Stärke zurück. In diesem Zusammenhang ist auch an von früheren Generationen übernommene, meist aus den Leben der Eltern oder Großeltern stammende und transgenerational weitergegebene Probleme zu denken, an traumatische Ereignisse, wie etwa Gewalterfahrungen oder Vertreibung, aber auch an Erkrankungen von Angehörigen.

Mit oder ohne psychische Komorbidität können neurologische Erkrankungen zu Schwierigkeiten in der **therapeutischen Beziehung** und bei der Adhärenz führen. Gesundheit bedeutet, mit den je einzigartigen Bedingungen zurechtzukommen, in die das eigene Leben ein Individuum stellt – und Therapie eine Unterstützung auf dem Weg dorthin (Canguilhem 2009). Die immer noch häufig zu hörende Empfehlung „Damit müssen Sie sich abfinden!" ist ebenso schädlich wie oft durchaus gut gemeinte Fehlverordnungen. Neben Medikamenten, z. B. Antikonvulsiva bei funktionellen Anfällen oder die Erlebnis- und Gestaltungsfähigkeit beeinträchtigende Pharmaka, zählen dazu alle Maßnahmen, die der psychomotorischen Reintegration und Teilhabe entgegenstehen – etwa auch im Übermaß ausgestellte AU-Bescheinigungen oder die ungeprüfte Verordnung passiver Behandlungen wie Massagen. Ein therapeutischer Zugang, der bestehenden (z. B. motorischen oder kognitiven) Beeinträchtigungen auch im Detail nicht proaktiv Rechnung trägt, geht rasch ebenfalls ins Leere. Wie die erkrankte Person ihre Lage beurteilt und wie ihr subjektives Krankheitsmodell aussieht, ist ebenfalls aktiv zu klären, zumal beides therapeutisch den Weg weist.

92.2.9 Existenzielle Fragen

Eine neurologische Erkrankung kann vielfältige existenzielle Fragen aufwerfen – und Selbst- und Weltverständnis rundum infrage stellen, mitsamt dem Sinn des Lebens und dem Wunsch zu leben. Fragen nach Möglichkeiten, aus dem Leben zu scheiden, und die Bitte um Unterstützung sind bei schweren Beeinträchtigungen häufig und erfordern eine ernsthafte, persönlich verbindliche Antwort. Suizidale Ideation und **Suizidalität** kommen bei neurologischen Erkrankungen vermehrt vor, etwa bei Epilepsie und MS, nach Schädel-Hirn-Trauma und Schlaganfall, bei der Huntington-Krankheit, Migräne mit Aura, bei (beginnender) Demenz und ALS (Arciniegas und Anderson 2002; Dickstein et al. 2015; Silva-Moraes et al. 2020; Kułak-Bejda et al. 2021; Howlett et al. 2022). Das Risiko von Suizidversuchen und erfolgreichen Suiziden ist deutlich erhöht. Neben der Ätiologie der Erkrankung und bekannten psychosozialen Risikofaktoren (z. B. männliches Geschlecht) entscheiden Art und Ausmaß der Behinderung, die erfahrene Lebensqualität und die sozialen Bindungen mit über das Auftreten von Todesgedanken und die Ausführung eines Suizidversuchs. Erwartungsgemäß stellt psychische Komorbidität einen Risikofaktor dar, und zwar sowohl initial als auch im Verlauf neurologischer Erkrankungen inkl. FNS (Coughlin und Sher 2013; Carson und Lehn 2016; Costanza et al. 2020; Eliasen et al. 2018), sie ist jedoch keine Voraussetzung. Suizidalität kann sich auch verdeckt, funktionell körperlich manifestieren und etwa hinter einer Fatigue oder einem gestörten Schlaf verbergen (Tang et al. 2011; Klumpp et al. 2023). Besonders gefährdet sind auch Patienten mit chronischen, z. B. neuralgiformen Schmerzen – wobei es klinisch auch dann angemessen ist, von einem komplexen, mehrfach determinierten Geschehen auszugehen (Kirtley et al. 2020).

92.3 Psychosomatik in der Neurologie heißt (Be-)Handeln

92.3.1 Die multimodale interdisziplinäre Behandlung

Zielgerichtet gefördert, stellt die Anpassungs- und Lernfähigkeit des Gehirns eine wichtige Ressource dar. Neurowissenschaftlich fundierte Verständnis- und Handlungsmodelle erweisen sich therapeutisch und auch neurorehabilitativ als hilfreich, und das offenbar noch einmal mehr, wenn spezifische **funktionstherapeutische Maßnahmen** wie Ergo-, Physio- und Logotherapie um komplementäre Verfahren wie **Musiktherapie** oder **MBSR** ergänzt werden, was offenbar auch zu einer Verbesserung neurologisch bedingter Funktionsbeeinträchtigungen beiträgt. Gleiches lassen **videogestützte Interventionen** oder der **Einsatz virtueller Realität** erwarten (Cortés-Pérez et al. 2021, 2023). Auf somatischer Seite werden zunehmend neurophysiologisch fundierte, auch apparativ gestützte Behandlungsverfahren entwickelt. Und auch für die Psychotherapie bringen die neurowissenschaftlichen Fortschritte wertvolle Anregungen für gezielte Interventionen mit sich (Cammisuli und Castelnuovo 2023).

Aus psychosomatischer wie auch neurobiologischer Perspektive bietet freilich schon jede, auch nur beiläufige Begegnung die Gelegenheit zu einer hilfreichen und konstruktiven Intervention – sei es bei der ärztlichen Betreuung oder in der Pflege, bei Beratungen, in den Funktionstherapien oder bei psychotherapeutischen Maßnahmen (➤ Kap. 67). Die neurologische Schädigung, ihre körperlichen Auswirkungen und sie begleitende organische und/oder funktionell psychische Störungen können ein angepasstes Vorgehen mit einem Mehr an Struktur, an Wiederholungen, Klarheit und ggf. dem Einsatz von Hilfsmitteln verlangen. Differenzierte Behandlungskonzepte, die sich als Modell für die Entwicklung multimodaler Therapieangebote auch für andere neurologische Erkrankungen eignen, gibt es im Bereich der **Rehabilitation** – beispielhaft sei hier die MS genannt (Dettmers et al. 2024). Zu den wichtigsten psychosomatisch mitgestalteten neurologischen Krankheitsbildern und deren Therapie liegen zudem konkrete klinische Handlungsanleitungen vor (Henningsen et al. 2006). Angesichts meist vielschichtiger, über den Verlauf einer Behandlung zudem oft variierender Behandlungserfordernisse ist auch die psychotherapeutische bzw. psychosomatische Behandlung am besten multimodal angelegt – so, dass die im Einzelfall je passenden Interventionen zur Anwendung kommen können (Schmidt et al. 2017).

Mit Blick auf körperliche Symptome und Funktionsbeeinträchtigungen gilt es, die Kenntnisse der „Psychopathologie des Körpers" (Pedinielli 1993) klinisch zu nutzen und zu vertiefen. Einmal abgesehen von **körperpsychotherapeutischen Verfahren** zeigen sich die Chancen eines integrierten, Körper und Seele berücksichtigenden Zugangs in der Pflege und den Funktionstherapien besonders deutlich (Nicholls und Gibson 2010; Bjorbækmo und Mengshoel 2016; Schmidt 2024). In der Neurologie und Neurorehabilitation gehört ein zugleich neurobiologisch fundiertes und psychosomatisch erweitertes Verstehen aber auch zu den unmittelbaren ärztlich-neurologischen Aufgaben. Dafür gilt es Instrumente und Verfahren zu nutzen und weiterzuentwickeln, die sich direkt im Rahmen der Erledigung der medizinisch-somatischen Aufgaben einsetzen lassen.

Für primär psychologisch, psychiatrisch und psychotherapeutisch Tätige gilt es, die Scheu vor der Behandlung somatisch, zumal neurologisch Erkrankter hinter sich zu lassen, bestehende Behandlungskonzepte an die Notwendigkeiten neurologisch Erkrankter anzupassen und vor allem in ambulanten Behandlungskontexten den Zugang zur Behandlung – Stichwort Barrierefreiheit – zu erleichtern.

92.3.2 Das Arbeiten mit Bedingungsgefügen

Zwar gibt es, etwa im Zusammenhang mit den je unterschiedlichen, mit der Erkrankung einhergehenden leiblichen und seelischen Erfahrungen auch Unterschiede in der psychischen Komorbidität und den psychosomatischen Aspekten neurologischer und sie begleitender psychischer Krankheitsbilder. Die klinischen Erfordernisse aber bleiben sich im Grundsatz gleich: Soll den psychosomatischen Aspekten neurologischer Krankheit klinisch angemessen Rechnung getragen werden, muss man vom üblichen „Entweder-oder" weg und hin zu einem verlässlichen „Sowohl-als-auch" und ggf. zu einem „Was denn sonst noch?" kommen. Dabei sind integrierte Versorgungsangebote hilfreich, die medizinisch-somatische und psychotherapeutische Behandlungsressourcen in interdisziplinären Behandlungsteams umsetzen und auch organisatorisch-strukturell unmittelbar miteinander verbinden (Kütemeyer 1992; Schmeling-Kludas und Eckert 2007; Schmidt et al. 2007; Frommelt et al. 2024). Bei der praktischen Umsetzung haben sich systemtheoretische Modelle und das Arbeiten mit Bedingungsgefügen als hilfreich erwiesen, bei denen der Untersucher auch seine eigene Rolle und die seiner Modellbildungen in die Betrachtung einbezieht (Glatzel 1995; Simon 1988).

Idealtypisch beschreibt ein **Bedingungsgefüge** das Zusammenspiel „aller" Einflussfaktoren, aus dem heraus sich die jeweilige Symptomatik manifestiert. Über die medizinischen Sachverhalte und Befunde, die Funktionsstörungen, Beeinträchtigungen und Diagnosen hinaus sind die individuellen Erlebnis- und Verhaltensweisen, die Persönlichkeit und ihre Lebensgeschichte und die familiäre und weitere soziale Lebenswelt zu erfassen. Neben den persönlichen Ressourcen sind die bevorzugten Bewältigungsstrategien des Kranken und spätestens bei chronischen Krankheitsverläufen der *Behandlungskontext* selbst zu berücksichtigen. Aufbauend auf den Befunden und Beurteilungen aller Behandelnden wird unter Einbeziehung der Vorstellungen der Erkrankten dann gemeinsam geprüft, wie die erfassten potenziellen Einflussfaktoren, sich gegenseitig verstärkend oder abschwächend, in der Manifestation des Krankheitsgeschehens zusammenwirken könnten und welche diagnostischen und therapeutischen Erfordernisse sich daraus ergeben (➤ Kap. 92.1, ➤ Abb. 92.1). Dazu gilt es, je unterschiedliche klinische Perspektiven einnehmen zu lernen und dabei sowohl die eigenen Befunde und Beurteilungen konsequent zu vertreten als sie auch komplementär zu anderen Sichtweisen in ein übergreifendes und kohärentes, übergreifend abgestimmtes klinisches Vorgehen einzubinden.

In einem aktiv gestalteten, repetitiven Wechsel von Aufbau und Reduktion von Komplexität schälen sich so – orientiert an der klinischen Entwicklung, die als Feedback dient – die im Einzelfall nach und nach passenden – integrierten – Einzel- und Teambehandlungen heraus (Simon 1988, S. 123; Schmidt et al. 2007, 2021; Altmeyer und Hendrischke 2012).

Wenn es darum geht, stark divergente Erklärungs- und Handlungsmodelle in einer integrativen Betrachtung zusammenzuführen, hilft es weiter, pluriperspektiv und mehrdimensional (Wesiack 1989) zu denken und zu handeln. Psychosomatik in der Neurologie bedeutet insofern auch, im eigenen klinischen Tun – in der Begegnung mit

Patienten und Patientinnen und der Klärung der klinischen Zusammenhänge, bei der Arbeit im Team und gegenüber den eigenen Verständnis- und Handlungsmodellen– eine aktive Neugier zu leben, welche Einflüsse und Zusammenhänge im je individuellen Krankheitsbild auch noch eine Rolle spielen könnten (Cecchin 1988).

Eine den vielschichtigen klinischen Anforderungen angemessene, zugleich neurologisch wie psychosomatisch fundierte Behandlung neurologisch erkrankter Menschen lässt sich in stationär-klinischen Kontexten naturgemäß leichter sicherstellen, grundsätzlich aber auch ambulant realisieren. Entscheidend ist die Bereitschaft, sich der Komplexität und vielfachen Bedingtheit neurologischer Krankheitsbilder zu öffnen. Das führt auch dann weiter, wenn man im Rahmen der eigenen Fachdisziplin allein arbeitet. Aufbauend auf der Analyse der Behandlungserfordernisse auf den verschiedenen Ebenen wird dann häufig schon eine rein klärend-supportive Maßnahme, verbunden mit der nötigen Wegweisung bzgl. weiterführender oder ergänzender Maßnahmen, zu einer entscheidenden Intervention.

92.3.3 Integrative Behandlungsansätze

Über das reine Nebeneinander biologischer und psychosozialer Behandlungsansätze der meisten multimodalen Behandlungskonzepte hinaus wächst die Zahl an integrativen – wenn man so will – „Body-Mind"-Ansätzen. Sie trennen nicht, sondern verbinden. In solchen übergreifenden Ansätzen fungiert der Neurologe zugleich als Psychotherapeut, indem er seine klinische Untersuchung dazu nutzt, der erkrankten Person existenziellen Halt und ein lösungs- und ressourcenorientiertes Krankheitsverständnis zu vermitteln. Ergo-, Physio- und Sprachheiltherapeuten können ebenfalls psychologische Aufgaben übernehmen, indem sie dysfunktionale Muster und Ängste identifizieren, ihren Patienten und Patientinnen spiegeln und in der gemeinsamen Arbeit mit ihnen modifizieren. Integrativ sind auch Selbsthilfemanuale, die z. B. auf die Reduktion der Anfallsfrequenz und ein gelingendes Coping bei epileptischen und funktionellen Anfällen gleichermaßen zielen, ohne die Unterscheidung in „organisch" und „psychisch" oder gar „psychogen" (z. B. Stone 2009; Henze 2020; Heinen et al. 2021). Verfahren wie die Konzentrative Bewegungstherapie oder die Achtsamkeitsbasierte Stressreduktion (MBSR) integrieren verhaltenstherapeutische Ansätze, die neuropsychologische Behandlung kognitiver Störungen psychotherapeutisch fundierte Interventionen. Psychosomatik in der Neurologie heißt insofern auch, dass die je fachspezifischen übergreifenden Interventionen i. d. R. (!) so angelegt und ausgeführt werden sollten, dass innerhalb primär somatisch orientierter Behandlungsmaßnahmen die psychosozialen Aspekte Berücksichtigung finden – und umgekehrt.

RESÜMEE

Die Behandlung neurologisch erkrankter Menschen stellt für alle beteiligten Fachdisziplinen mit Blick sowohl auf die Berücksichtigung neurobiologischer Erkenntnisse als auch auf die Integration neurologischer und psychosomatischer Ansätze und die interdisziplinäre Vernetzung immer mehr eine – nicht allein interessante, sondern auch vielversprechende – Entwicklungsaufgabe dar (Hausteiner-Wiehle et al. 2023). Neurologie und Psychosomatik gehören zusammen: Neurologische Krankheit wirkt sich psychosozial aus, und Psychosoziales schlägt sich – auch biologisch – im Nervensystem nieder. Integrative Ansätze, die dieser Zusammengehörigkeit verlässlich Rechnung tragen, sind wissenschaftlich wie klinisch eine ebenso unabweisbare wie lohnende Aufgabe.

LITERATURAUSWAHL

DGPM (Deutsche Gesellschaft für Psychosomatische Medizin und Ärztliche Psychotherapie e.V.). S3-Leitlinie Funktionelle Körperbeschwerde". Stand: 18.7.2018 (in Überarbeitung); https://register.awmf.org/de/leitlinien/detail/051-001 (letzter Zugriff: 24.4.2024).

Frommelt P, Thöne-Otto A, Grötzbach H (Hrsg.). NeuroRehabilitation. Ein Praxisbuch für interdisziplinäre Teams. 4. A. Berlin, Heidelberg: Springer 2024.

Fuchs T. Das Gehirn – ein Beziehungsorgan. Eine phänomenologisch-ökologische Konzeption. 6. A. Stuttgart: Kohlhammer 2021.

Goldstein K. Der Aufbau des Organismus. Einführung in die Biologie unter besonderer Berücksichtigung der Erfahrungen an kranken Menschen. Den Haag: Nijhoff 1934.

Hausteiner-Wiehle C, Henningsen P. Kein Befund und trotzdem krank?: Mehr Behandlungszufriedenheit im Umgang mit unklaren Körperbeschwerden- bei Patient und Arzt. Stuttgart: Schattauer 2015.

Henningsen P, Gündel H, Ceballos-Baumann A (Hrsg.). Neuro-Psychosomatik: Grundlagen und Klinik neurologischer Psychosomatik. Stuttgart: Schattauer 2006.

Schmidt R, Krauß B, Schörner K, Lütgehetmann R. Vom „entweder – oder" zum „sowohl als auch": Die integrierte Versorgung komorbider neurologischer und funktionell psychischer Störungen im neurologischen Fach- und Rehabilitationskrankenhaus. Neurol Rehabil 2007; 13(2): 51–60.

Schmidt R, Piliavska K, Maier-Ring D, et al. Psychotherapie in der neurologischen Rehabilitation. Aktuelle Neurologie 2017; 44(8): 578–585.

Schmidt R, Klaasen van Husen D, Gegusch M, Schmid D. Funktionelle neurologische Störungen in der Neurorehabilitation. In: Frommelt P, Thöne-Otto A, Grötzbach H (Hrsg.). NeuroRehabilitation. Ein Praxisbuch für interdisziplinäre Teams. 4. A. Berlin, Heidelberg: Springer 2024; 619–635.

Simon FB. Unterschiede, die Unterschiede machen. Klinische Epistemologie: Grundlage einer systemischen Psychiatrie und Psychosomatik. Berlin: Springer 1988.

KAPITEL

93

Eva M.J. Peters

Dermatologie

93.1 Einleitung

Schon die Umgangssprache deutet auf die hohe psychosoziale Bedeutung der Haut hin und gleichzeitig auf die biologischen Prozesse, die bei Belastung in ihr vorgehen. Es ist zum Aus-der-Haut-Fahren, die Haare stehen zu Berge, es juckt einen nicht oder eben doch, man fühlt sich wohl in seiner Haut oder hat eine zu dünne, und wenn man seine Haut nicht zu Markte tragen will, geht einem manchmal einiges darunter. An der Haut sind also sowohl Emotionen und Verhaltensweisen als auch der Gesundheitszustand unmittelbar ablesbar. Veränderungen der Haut sind weithin sichtbar. Sie wird zudem soziokulturell stark bespielt und dient auch mittelbar der sozialen Interaktion. Damit bietet sich die Haut als Organ in besonderer Weise der biperspektivischen Betrachtung an: Ist eine Rötung der Wangenhaut symbolische Schamröte oder Symptom eines ansteckenden Infekts? Ist eine feuchte Haut Ausdruck von Angst oder Zeichen einer gestörten Barrierefunktion? Ist der Geruch der Haut ein Indikator für Selbstvernachlässigung oder für einen Infekt?

Patientinnengeschichte

Frau K. kommt mit einer ausgeprägten Neurodermitis (stark juckende nässende Exantheme periorbital und -oral, in den Ellen- und Kniebeugen), nachhaltig erschöpft und mit depressiver Symptomatik (PHQ-9 = 12) in die ambulante tiefenpsychologisch fundierte Psychotherapie. Sie berichtet, die Verschlechterung sei im Rahmen der Prüfungsvorbereitung auf das I. medizinische Staatsexamen aufgetreten. Der Hautarzt habe ihr hoch dosierte lokale Steroide verschrieben, die aber nur kurzfristig geholfen hätten. Neurodermitis habe sie schon, seit sie denken könne. Besonders ausgeprägt sei es in der Pubertät gewesen, als sich ihre Eltern nach langen Streitereien getrennt haben. Sie sei bei der Mutter geblieben, die Haut habe sich gebessert, bis auf einen kurzen Rückfall während der Abiturvorbereitung. Bis zur aktuellen Exazerbation sei sie stabil gewesen. In der aktuellen Prüfungsphase habe sie das Verhalten ihres Partners sehr belastet. Er habe kein Verständnis für ihre Fokussierung auf das Lernen aufgebracht; seither komme es häufig zu Streitereien. Auch habe ihr Hautzustand dazu geführt, dass sie Berührungen kaum ertragen habe und ihr Sexualleben fast zum Erliegen gekommen sei. Im Verlauf der Behandlung berichtet sie, dass ihre Mutter, eine Ärztin, als sie mit ihr schwanger war, im ersten Anlauf durch das Staatsexamen gefallen sei und jetzt halbtags als Amtsärztin arbeite, damit sie sich um die kranke Tochter kümmern könne.

Die Therapie fokussiert auf die Bearbeitung der ambivalenten Beziehung zur Mutter und des daraus resultierenden Autonomie-Abhängigkeits-Konflikts. Die Pat. beginnt zunehmend eigene Wünsche und Bedürfnisse wahrzunehmen und zu realisieren, nimmt an einer Neurodermitis-Schulung teil und zieht 6 Monate nach Beginn der Therapie bei der Mutter aus. 2 Jahre danach ist sie hautstabil, lebt in einer erfüllenden Beziehung und studiert nun Betriebswirtschaftslehre. Bei Spannung wendet sie die Habit-Reversal-Technik und am Wochenende Hydrocortison extern an.

93.2 Das biopsychosoziale Konzept in der Psychodermatologie

93.2.1 Direktionalität der Haut-Psyche-Interaktion

Dass Haut und Psyche in einem bidirektionalen Zusammenhang stehen, ist ein seit Langem gesetztes Thema in der Psychosomatik und wird von der Psychodermatologie (S1-Leitlinie: DDG 2018) in Forschung, Lehre und Versorgung vertreten. Erste Erkenntnisse hierzu reichen bis in die Antike zurück. Moderne Arbeiten nehmen seit Mitte des vergangenen Jahrhunderts Fahrt auf (Michelson1945). Großangelegte epidemiologische und longitudinale Behandlungsstudien haben die wechselseitige Beziehung in Zahlen bestätigt (z. B. Treudler et al. 2020; Hedemann et al. 2022). So belegen erste evidenzbasierte Publikationen aus den 1980er-Jahren, dass Hauterkrankungen vermehrt psychische Belastung und Störungen zur Folge haben (Evers und van Beugen 2021; Cheng et al. 2015; Schonmann et al. 2020). Gleichzeitig zeigen sie, dass hohe psychische Belastungen offenbar auch die Entwicklung und die Verschlechterung von Hauterkrankungen begünstigen (Cheng et al. 2015; Chida et al. 2008). In der Summe ist bei einem guten Viertel aller Hautpatient*innen zeitgleich auch eine klinisch relevante Depression, Angsterkrankung, Traumafolgestörung oder auch somatische Belastungsstörung zu erwarten (Ring et al. 2019; Dalgard et al. 2015). Bei einem hohen Anteil von Hautpatient*innen ist also damit zu rechnen, dass auch eine behandlungswürdige und -bedürftige psychische Diagnose vorliegt. Grob lassen sich **psychodermatologische Themen** dabei in drei Felder einteilen (➤ Abb. 93.1):

1. Erkrankungen, bei denen die Haut der Schauplatz psychischer Störungen und Aktivitäten ist (z. B. Zwangserkrankungen; ➤ Kap. 60 und ➤ Kap. 65)
2. Erkrankungen, bei denen eine Wechselbeziehung zwischen psychosozialer Belastung und Beginn und/oder Schwere und Rückfällen in die dermatologische Erkrankung besteht (z. B. chronisch entzündliche Hauterkrankungen)
3. Erkrankungen, die hohe psychosoziale Belastungen verursachen (z. B. onkologische Erkrankungen der Haut)

Je nach Gewichtung stehen auf der Behandlungsseite unterschiedliche Schwerpunkte an. Sie reichen von Behandlungen, die dermatologische Therapien mit dem Ziel begleiten, Stressursachen (z. B. Lebensstil, Konflikte, Arbeitsbelastungen usw.) und negative neuroendokrin-immune Stresseffekte zu reduzieren und Krankheitsverarbeitung, Coping und Resilienz zu verbessern, bis zur primären Behandlung einer psychischen Störung. Ein bislang relativ schwach bespieltes Feld ist die Prävention.

93.2.2 Theoretische Konzeptualisierung der Haut-Psyche-Interaktion

Psychodermatologische Konzepte, die die Rolle der Haut für die psychische Gesundheit und die psychotherapeutische Behandlung von Patient*innen mit Hautkrankheiten greifbar machen, sind bislang vor allem psychodynamisch und verhaltensmedizinisch ausgerichtet (Peters und Gieler 2020). Somatische Erkrankungen werden in diesem Kontext in der Tradition von Thure von Uexküll als Erkrankungen angesehen, die sich aus einem Gesamtbild biologischer, psychischer und sozialer Komponenten ergeben. Der Körper wurde dabei traditionell als eine Pyramide von Subsystemen verstanden (von Uexküll und Wesiack 1998).

Heute gehen wir von einer komplexen Wechselbeziehung aus, bei der neuroendokrine Botenstoffe und Entzündungsmediatoren die Interaktion zwischen psychosozialen Belastungen und Hautfunktion sowie -regeneration bewerkstelligen.

Der Psychoanalytiker Didier Anzieu hat in den 1990er-Jahren das „Haut-Ich" und damit die Funktionen des lebenslangen „Dialogs mit der Haut" für die Persönlichkeitsentwicklung beschrieben (Walter 1992). Er schrieb der **Haut an der Grenze von Nicht-Selbst zu Selbst** die folgenden Eigenschaften zu: Reizschutzschicht, Individualität (Farbe, Textur usw.), sensomotorische Oberfläche (Sinnesinformationen, Tonus), sexuelle Erregung und Immunfunktion. Gleichzeitig sah er für die psychische Hülle an der Grenze von Selbst zu Nicht-Selbst folgende Aufgaben: Zusammenhalt der Psyche, psychische Reizschutzfunktion und Individuationsfunktion. Das „Haut-Ich" kann demnach als intersensorale und libidinöse, durch Reize aufladbare Hülle des Ichs verstanden werden, in die taktile Spuren der Realität eingeschrieben werden.

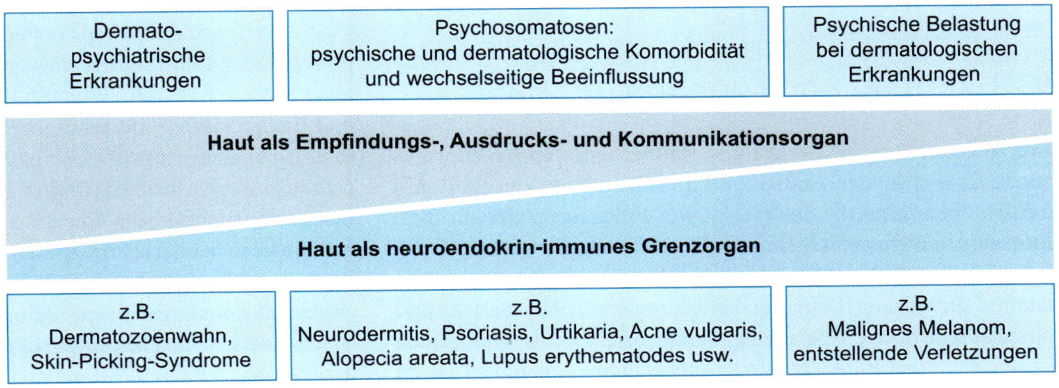

Abb. 93.1 Dermatologisch-psychosomatische Themenfelder [L231]

In der Entwicklungspsychologie spielt gerade die sehr **frühe taktile Phase** bei der **Entwicklung der Identität** eine zentrale Rolle. Kann ein Kind durch die Störung seiner Körperoberfläche keine positive Vorstellung von der Haut als abgrenzender, schützender und fühlender Hülle entwickeln, die es gegen eine Außenwelt abgrenzt und gleichzeitig fühlend mit ihr verbindet, sind Störungen des Selbstbildes und der Bindung zu signifikanten Anderen programmiert. Die besondere Zuwendung zum kranken Kind fördert die Entwicklung von Nähe-Distanz-Konflikten (Koblenzer 2005). Erschöpfung und unterschwellige Aggressivität von Bezugspersonen führt zu ambivalenten Beziehungserfahrungen und sorgt dafür, dass auch später im Leben entsprechende Erwartungen an Begegnungen gestellt werden (Dieris-Hirche et al. 2012; Esposito et al. 2021; Troisi et al 2021). Weitere psychodynamische Ansätze fokussieren auf Schamgefühl (Homayoon et al. 2020) und Ekel (Mento et al. 2020).

Aus der **verhaltenstherapeutischen Perspektive** wirkt eine intensive Zuwendung zum symptomatischen Kind kognitiv verstärkend auf krankheitsfördernde Verhaltensweisen. Es kommt zur Konditionierung z. B. von Kratzen bei Stressreizen, was sich i. d. R. zusätzlich schädigend auf die Haut auswirkt. Hier besteht eine enge Verknüpfung zur psychoneuroendokrinologischen und -immunologischen Perspektive: Die Sensitivität z. B. der Hypothalamus-Hypophysen-Nebennierenrinden Achse (HHNA) für Stressreize kann über epigenetische Regulationsmechanismen konditioniert werden (Liu und Nusslock 2018) (➤ Kap. 7 und ➤ Kap. 8). Entsprechend legen randomisierte kontrollierte Studien einen epigenetischen Effekt von Stress gerade in der frühen Entwicklung nahe.

Störungen der Haut im späteren Leben bleiben jedoch ebenfalls nicht ohne Folgen. Es kann zum Verlust eines positiven Selbstbildes und des Vertrauens in Andere kommen, mit psychischen Folgen bis hin zu Suizidalität, auch bei vermeintlich harmlosen Erkrankungen wie Haarausfall. Die besondere Position der Haut lädt zudem dazu ein, sie genau zu betrachten und zu beurteilen.

Betroffene fühlen sich vielfach negativen Bewertungen ausgesetzt und mit ihrem Leid nicht gesehen. Patient*innen mit chronischen Hauterkrankungen berichten von schwierigen Partner*innenbeziehungen und von kurzen und unbefriedigenden Behandlungskontakten in der Routineversorgung. Entsprechend ist Stigmatisierung eine zentrale psychodermatologische Thematik, gerade bei Erkrankungen, die ab der Pubertät auftreten (Dalgard und Gieler 2015; Basso et al. 2022; Dalgard et al. 2018).

93.3 Aufbau und Funktion der Haut

Um zu verstehen, wie Psyche und Haut zusammenwirken, ist es zunächst wichtig den Aufbau und die Vernetzung von Haut und Gehirn über verbindende Systeme wie endokrines, Nerven- und Immunsystem zu verstehen. Die Haut als biologische Grenze des Organismus zur Umwelt ist das Ziel zahlreicher Umweltreize: von taktilen (Berührung, Dehnung, Verletzung usw.) über toxische und physikalische (z. B. UV-Strahlung, Detergenzien) bis zu mikrobiellen (Viren, Bakterien, Pilze, Parasiten). Anpassungsreize kommen jedoch auch von innen, z. B. im Rahmen der sexuellen Reifung und der Alterung (Passeron et al. 2021). Die Haut ist mit gut 10 % eines standardgewichtigen Körpers eines der größten Organe des Körpers und bewerkstelligt ihre Aufgaben durch ihren besonderen neuroendokrinimmunen Aufbau und ihre enge Verknüpfung lokaler mit zentralen Ereignissen über Zirkulation und Nervensystem (Dhabhar 2013; Peters 2016). Ihre Struktur ist Voraussetzung für die Erfüllung ihrer **Barriere-, Wahrnehmungs- und Immunfunktionen.**

93.3.1 Die Schichten der Haut

Die **Epidermis** bildet die äußerste, der Umwelt zugewandte Schicht der Haut. Sie besteht überwiegend aus Epithelzellen (Keratinozyten), die sich in einem Prozess ständiger Erneuerung befinden und auch Haare und Drüsenausgänge bilden. Ihr Zusammenhalt wird durch Proteinkomplexe wie Tight Junctions und Desmosomen gewährleistet, die durch Stress negativ beeinflusst werden können (Passeron et al. 2021; Volksdorf et al. 2017; Choe et al. 2018; Papaccio et al. 2022). Durch die Basalmembran, welche die Epidermis von den darunterliegenden Hautschichten trennt, treten nichtmyelinisierte sensorische und autonome Nervenendigungen. In der Epidermis sitzen epidermisspezifische antigenpräsentierende Zellen (APZ) und $CD8^+$ zytotoxische T-Zellen, die basale angeborene infektiologische Abwehrfunktionen erfüllen. Von dieser Schicht der Haut gehen die meisten Tumorerkrankungen (Basaliom, Melanom, Spinaliom) aus. Hier spielen sich außerdem die beiden häufigsten chronisch inflammatorischen Hauterkrankungen ab: Neurodermitis und Psoriasis. Verletzungen dieser Hautschicht im artefaktischen Kontext sind gut sichtbar (Exkoriationen, häufig bizarr konfigurierte nässende und verkrustende Hautareale, Schnitte, Narben usw.) (➤ Kap. 60).

In den darunterliegenden Schichten der Haut, in der **Dermis** und **Subkutis,** finden sich überwiegend Fibroblasten und Adipozyten, umgeben von Kollagen- und Elastinfasern. Die Dermis enthält ein komplexes Immunzellrepertoire aus Zellen, die mehr oder weniger stabil hautansässig sind (z. B. Mastzellen), und Immunzellen, welche die Haut auf Reize hin vermehrt aufsuchen (Makrophagen, Granulozyten, T-Zellen, natürliche Killerzellen [NK-Zellen]) usw.) (Christophers und Schröder 2022; Gaudenzio et al. 2022). Hier befinden sich die Hautanhangsgebilde (Haarwurzeln, Talg- und Schweißdrüsen). Tumoren dieses Kompartiments sind selten. Wenn die Haut dauerhaft Belastungen ausgesetzt ist, finden Umbauprozesse statt, welche die Hautstruktur verändern (z. B. Fibrose durch Entzündung). Bei einer Vielzahl von entzündlichen Hauterkrankungen finden sich zudem perivaskuläre Infiltrate aus einwandernden Zellen des Immunsystems. Es spielen sich also Hauterkrankungen ab, die von Blutgefäßen und Hautanhangsgebilden ausgehen wie die Vaskulitiden (Grayson et al. 2014), Acne vulgaris (Clayton et al. 2020; Jovic et al. 2017) oder pathologisches Schwitzen (Harker 2013). Das beteiligte Immunzellrepertoire ist dabei hochgradig stressabhängig und bestimmt auch die Pathologie in der darüberliegenden Epidermis (Passeron et al. 2021; Peters und Stierle 2022; O'Sullivan et al. 2022). In diese Hautschichten eingebrachte Agenzien im artefaktischen Kontext stellen sich meist als Granulome, tiefe Ulzerationen und Nekrosen bzw. tiefe Vernarbungen dar (➤ Kap. 60).

93.3.2 Das neuroendokrin-immune System der Haut

Praktisch jede Zelle der Haut hat unmittelbar oder mittelbar Kontakt zum Nervensystem. Unmyelinisierte Nervenfasern durchziehen die Epidermis und bilden mit Keratinozyten, Langerhans-Zellen, $CD8^+$ zytotoxischen T-Zellen und Melanozyten enge Kontakte. In der Dermis und Subkutis liegen Nervenfaserbündel, die einzelne Nervenfasern an Blutgefäßendothelien, glatte Muskelzellen (Blutgefäße, Drüsen, Haarfollikel), Fibroblasten, Adipozyten und Immunzellen abgeben. Sie werden begleitet von arteriellen und venösen Blutgefäßen, die ebenfalls ein dichtes, die gesamte Dermis und Subkutis durchziehendes Geflecht bilden. Neben Nährstoffen und Abfallprodukten transportieren Blutgefäße neuroendokrine Faktoren wie Kortisol und Immunzellen in die Haut und von ihr weg. Praktisch alle neuroendokrinen Faktoren (Steroide, Neurotrophine, Neurotransmitter, Neuropeptide usw.) werden aber auch in der Haut selbst produziert. Damit können neuroendokrine Botenstoffe in praktisch alle biologischen Funktionen der Haut, inkl. trophischer, metabolischer und immunologischer Funktionen, eingreifen (Passeron et al. 2021; Trier et al. 2019; Farzanfar et al. 2018; O'Sullivan et al. 2022; Tamari et al. 2021; Martins et al. 2020; Oliveira und Torres 2019; Blake et al. 2019; Choi et al. 2018). Als Zellen der angeborenen Immunität tragen neutrophile Granulozyten, NK-Zellen, Makrophagen und Mastzellen Rezeptoren für neuroendokrine Botenstoffe (Dhabhar 2013; Christophers und Schröder 2022 (➤ Kap. 7). Als Zellen der erlernten Immunität finden sich Rezeptoren auf B-Zellen und $CD4^+$ T-Helferzellen (Dhabhar 2013; Medovic et al. 2022). Die adrenerge Innervation wirkt immunmodulatorisch über Noradrenalin und das Neuropeptid NPY (z. B. Golpanian et al. 2020; Carstens et al. 2020), die cholinerge Innervation kann neben Acetylcholin ebenfalls Neuropeptide mit immunmodulatorischer Wirkung enthalten (z. B. VIP, SLURP-1) (Ertle et al. 2021). Sensorische Nervenfasern können entlang ihrer varikösen Auftreibungen genauso wie an ihren Termini immunmodulatorische Neuropeptide (z. B. Substanz P [SP], *Calcitonine Gene Related Peptide* [CGRP]) überall in der Haut freisetzen (O'Sullivan et al. 2022; Talagas 2023; Pavlovic et al. 2008). Neurotrophine wie *Nerve Growth Factor* (NGF – sensorische und cholinerge Innervation) und *Brain Derived Neurotrophic Factor* (BDNF – sensorische und noradrenerge Innervation) strukturieren die Hautinnervation und erlauben einen lebenslangen Umbau und damit **langfristige Anpassungsreaktionen,** aber auch **maladaptive Umbauprozesse** im Kontext von Krankheit (Peters et al. 2011; Guseva et al. 2020). Anstiege von neuroendokrinen Faktoren aus der Haut können zudem unmittelbar zu psychosomatischen Symptomen beitragen (Peters et al. 2020).

93.4 Psychoneuroimmunologische Konzepte für die Dermatologie

Die initiale Reaktion auf Stressreize sorgt dafür, dass die Haut im Falle einer Kampf- oder Fluchtsituation für Verletzung und Kontakte zu neuen Keimen gewappnet ist, sodass eine schnelle Schadensbegrenzung erfolgen kann (Talagas 2023; Yazdi et al. 2016). Sie begrenzt außerdem Schäden, wie sie z. B. durch Krebszellen verursacht werden. Dabei sorgt die Ausschüttung von **(Nor-)Adrenalin** zunächst dafür, dass Zellen der **angeborenen Immunantwort** in die Haut transferiert und vor Ort aktiviert werden, darunter Monozyten, die im Gewebe zu Makrophagen reifen, und NK-Zellen. Sie beseitigen als unspezifische Fresszellen und Zelltod-Induktoren zügig z. B. mikrobiell befallene Zellen und Krebszellen. **Kortisol** aktiviert die angeborene Immunantwort weiter, in dem es z. B. neutrophile Granulozyten mobilisiert. Im Kontrast zu den pharmakologisch eingesetzten hohen Steroiddosen wirkt ein endogener kurzer Steroidanstieg also nicht immunsuppressiv. Weitere Zellen der angeborenen Immunantwort wie die Mastzellen (MZ) werden durch sensorische Neuropeptide wie das SP rekrutiert (neurogene Entzündung) (Peters 2016; Siiskonen und Harvima 2019). In der Summe ist diese Antwort auf Störungen eher unspezifisch, getrieben von sog. proinflammatorischen Zytokinen wie IL-1β, IL-6, TNF-α. Ihre Effizienz verursacht Kollateralschäden, indem z. B. auch gesunde Zellen in der unmittelbaren Nähe zerstört werden, und sie setzt voraus, dass Zellen und Botenstoffe nicht erst gebildet werden müssen, sondern vom Körper ständig vorgehalten werden.

Etwa nach ½ Stunde erreicht der Aktivierungspuls seinen Höhepunkt und macht nach 2–48 Stunden der spezifischen Immunantwort und reparativer Regeneration Platz. Angestoßen u. a. von Kortisol und Neurotrophinen werden vermehrt **Neuropeptide** in der Haut freigesetzt und sorgen gemeinsam mit **Acetylcholin** für die Freisetzung von **Zytokinen,** die spezifische Immunreaktionen koordinieren (IFN-γ, IL-4, IL-2, IL-10, TGF-β usw.). Damit wird der **Übergang zur erlernten Immunantwort** initiiert. Einige dieser Zytokine werden als antiinflammatorisch bezeichnet, weil sie die angeborene Immunantwort unterdrücken. In diesen Prozess wirkt dann auch das inzwischen abfallende Kortisol-Level hinein und sorgt z. B. für die Reifung von APZ und die Aktivierung von $CD8^+$ zytotoxischen T-Zellen. Der Switch zur erlernten Immunantwort ist zentral für das Gelingen einer auf den jeweiligen Schadensfall genau zugeschnittenen und zeitlich begrenzten Abwehr- bzw. Schadensbegrenzungsreaktion. Die spezifische Immunantwort erfordert allerdings Zeit für ihren Aufbau und auch Energie für die Neuproduktion von Antikörpern, die Reifung von Zellen und die Reparatur der erlittenen Schädigungen. Das Tierexperiment zeigt, dass ein effizienter Switch in der Haut durch bestimmte Stressparadigmen (kurze Impulse mit Pausen) trainiert werden kann und abschließend entzündungsterminierende T-regulatorische Zellen auf den Plan ruft (Pavlovic et al. 2011).

Lokale Abwehrmechanismen auf der Ebene der Haut können also durch neuroendokrine Stressbotenstoffe in systemische Stressreaktionen eingebunden sein. Gemeinsam ist pathologisch wirksamen Stressoren, dass sie die Abwehrreaktion aus ihrem adaptiven Gleichgewicht bringen und die Hautimmunantwort überschießend, unflexibel, oder überlang agieren lassen. Stressoren, die eine Auslenkung dieser neuroendokrinologisch-immunologischen Prozesse aus einem Zustand relativer Homöostase bewirken, sind dabei von sehr unterschiedlicher Quantität und Qualität und reichen von sog. „daily hassles", den kurzen Belastungen des Alltags, bis zu lange wirksamen traumatisierenden Lebensereignissen (Glas und Claeson 2021; Kaaz et al. 2019; Peters et al. 2017; Liu et al. 2022). Hochakute Gefahrensignale können überschießende angeborene Immunreaktionen herbeiführen (z. B. Zytokinsturm, Anaphylaxie). Unter dem Einfluss von chronischer Belastung kann es zum Barrierezusammenbruch kommen, u. a. vermittelt durch neuroendokrine Faktoren wie Kortisol oder NGF und SP (Choe et al. 2018; Keita et al 2010). MZ etablieren unter dem Einfluss von Neurotrophinen dauerhaft vermehrte Kontakte mit peptidergen Nervenfasern und werden zu „Tretminen", die schon auf geringe Reize proinflammatorische Botenstoffe wie Histamin ausschütten.

Die erlernte Immunantwort unterdrückt andere Immunantwortprofile und macht die Immunantwort blind für neue Herausforderungen. Es kommt zu Fehleinschätzungen der erlernten Immunität (z. B. Allergensensibilisierung, Autoimmunreaktionen), zu Verschiebungen im Mikrobiom und zu inflammatorischen Exzessen.

In dieser Situation kommt es auch gehäuft zu einem Zusammenbruch der Abwehr gegen Tumorzellen, der sog. **Tumor-Immunsurveillance.** Grob können auf dieser neuroimmunologischen Basis Hauterkrankungen in zwei große Gruppen eingeteilt werden:

- solche, die eher durch akute Reize beeinflusst werden und durch überaktive Granulozyten und Zytokine wie IL-1β, TNF-α und IL-17 charakterisiert sind (z. B. Psoriasis), und
- solche, die eher durch länger bestehende Reize beeinflusst werden und durch fehlgeleitete Aktivität von B- und T-Lymphozyten sowie Zytokinen wie IFN-γ, IL-2, IL-4, IL-5 charakterisiert sind (z. B. Neurodermitis).

RESÜMEE

Haut als Grenze des Organismus zur Umwelt

Die Haut bildet sowohl eine mechanische und biochemische als auch eine psychosoziale Barriere zwischen dem Inneren und der Umwelt und kann mithilfe ihres komplexen neuroanatomischen, vaskulären, endokrinen und immunologischen Aufbaus von Körpertemperatur über Heilung nach Verletzung bis Infektabwehr ihre biologischen Funktionen mit ihrer Rolle als Ausdrucksorgan (Schamesröte, Schreckensblässe usw.) integrieren. Damit bietet die Haut als Schauplatz einen Zugang für psychotherapeutische Intervention. Gleichzeitig können psychodermatologische Patient*innen auch biologisch von Psychotherapie profitieren.

93.5 Häufige psychodermatologische Störungen

93.5.1 Neuropsychiatrische Störungen und Hautbild

Maßnahmen, die das Hautbild aktiv modifizieren, sind Teil der meisten Kulturen und dienen der psychosozialen Kommunikation, der Markierung besonderer Ereignisse (kulturelle Handlungen, Karneval, Halloween usw.), der Selbstdarstellung und Mitteilung von Haltungen und Überzeugung (Frisur, Haarfarbe, Sonnenbräune, Make-up, Tätowierungen, Piercings usw.). Sie können aber auch einen ersten Hinweis auf besondere psychische Belastungen und Erkrankungen geben (Ernst et al. 2022), wie an anderer Stelle ausführlich ausgeführt (➤ Kap. 88, ➤ Kap. 59, ➤ Kap. 60).

Betroffene suchen häufig als Erst- oder einzigen Behandlungskontakt die Dermatologie auf. Die fachgerechte Überweisung ist daher zentral für einen frühen Behandlungsbeginn und den Behandlungserfolg (Ernst et al. 2022; Kaess et al. 2019; Buhren et al. 2014; Gieler et al. 2013).

93.5.2 Chronisch entzündliche Hauterkrankungen

Die Evidenz für eine nachhaltig wirksame Wechselbeziehung zwischen psychosozialer Belastung und gerade chronischer Hautentzündung ist in den letzten Jahrzehnten stark angewachsen. Dennoch findet sich in der dermatologisch-immunologisch getriebenen Fachliteratur häufig nur ein Nebensatz zu den psychischen Folgen von Hauterkrankungen. Sie werden meist auf Schlafstörung und Juckreiz, lebensbedrohliche Prognose oder Entstellung zurückgeführt. Selten wird die Möglichkeit einer auslösenden und triggernden Wirkung psychosozialer Belastungen in der klinischen Realität anerkannt (Cevikbas und Lerner 2020). Hier steht ein Perspektivwechsel an.

Neurodermitis

Die Neurodermitis gilt seit den Anfängen der Psychosomatik bei Pionieren wie Alexander, Mitscherlich, M'Uzan, Stephanos oder Groddeck als psychosomatische Erkrankung (Senra und Wollenberg 2014). Neurodermitis wird auch als atopische Dermatitis bezeichnet, da sie sich mit Asthma bronchiale und allergischer Rhinitis eine genetische Prädisposition teilt (endogen), die bei etwa jedem 5. Kind vorliegt. Sie kann sich jedoch auch ohne genetische Prädisposition (exogen) entwickeln. Mit 7–10 % aller Kinder und 2–4 % aller Erwachsenen ist sie in Deutschland die häufigste chronisch entzündliche Hauterkrankung und eine der häufigsten chronisch entzündlichen Erkrankungen insgesamt. Die Ekzeme finden sich jenseits der Pubertät überwiegend sichtbar beugeseitig und im Gesicht.

Immunologisch wurde sie lange als Erkrankung betrachtet, die von einem Übergewicht von IL-4 und IL-5 produzierenden Typ-2-T-Helferzellen (TH2-Zellen) getrieben ist. Dieses Bild hat sich in den letzten Jahren verändert, und der **Zusammenbruch der Barrierefunktion** markiert in der aktuellen Betrachtung den Ausgangspunkt (Kader et al. 2021). Es kommt zur Aktivierung von APZ, die dann über Zytokine wie IL-33 zunächst TH2-Zellen zur Produktion von IL-4 und IL-13 anregen. Außerdem werden B-Zellen zur Antikörperproduktion angeregt, vor allem vom IgE-Typ. Die Reaktion schwächt die Barriere weiter und verursacht Juckreiz über MZ-Aktivierung und neuronale Reizung. Im weiteren Verlauf sorgen Kratzen sowie mechanische Schäden z. B. über Neuropeptid- und TSLP-Ausschüttung (Polányi et al. 2020) für eine Chronifizierung der Entzündung. TH1-

Zytokine wie IFN-γ treten hinzu und sorgen für einen strukturellen Umbau der Haut (Lichenifikation).

Warum Neurodermitis in den letzten Jahrzehnten stark zugenommen hat, ist bislang nicht gut verstanden. Es fällt jedoch auf, dass der Anstieg mit veränderten Lebensumständen in industrialisierten Ländern zusammenfällt. Ernährungsgewohnheiten, Feinstaub, Nikotinexposition, Stressbelastung usw. verstärken z. B. die Aktivierung von MZ und tragen zu einer Prominenz der TH2-Antwort bei. Sie fördern im Konzert also gerade die **Immunimbalance,** die bei der Neurodermitis eine zentrale Rolle in der Pathogenese spielt. Entsprechend sind Stressmediatoren, die dieses Profil begünstigen, vermehrt im Blut und in der Haut von Neurodermitiker*innen nachweisbar, darunter Kortisol, BDNF und SP (Guseva et al. 2020; Siiskonen und Harvima 2019; Flanigan et al. 2018). Neurodermitiker*innen zeigen außerdem eine veränderte neuroendokrin-immune Reaktion auf Stressreize (Buske-Kirschbaum et al. 2010) und, als Korrelat des klinisch ausgeprägten und hoch belastenden Juckreizes, Veränderungen der Hautinnervation (Silverberg et al. 2021; Peters et al. 2014). Man spricht bei der Entwicklung der Neurodermitis im immunologischen Sinne vom **atopischen Marsch.**

Auf der entwicklungsbiologischen und -psychologischen Schiene kann man einen entsprechenden psychosozialen Marsch nachzeichnen. Ungünstige **belastende psychosoziale Faktoren** der Mutter in der Schwangerschaft und nach der Geburt (Depression, schwerwiegende Lebensereignisse u. a.) führen zur Erhöhung des Risikos einer späteren atopischen Erkrankung bei ihren Kindern (Letourneau et al. 2017; Chang et al. 2016), wobei vor allem das letzte Trimester der Schwangerschaft ein vulnerables Fenster darzustellen scheint (Buske-Kirschbaum et al. 2010). Ekzeme schon in den ersten Lebensmonaten sorgen für problematische Bindungserfahrungen; hohe soziale Unterstützung und hohe mütterliche Sensibilität hingegen scheinen das Risiko einer kindlichen Neurodermitis zu mindern (Letourneau et al. 2017). Krankheitsbedingt erhöhte Zuwendung in den **frühen Lebensjahren** interferiert mit der Entwicklung des primären Narzissmus. Die frühe Objektbindung an die Eltern und weitere signifikante Andere wird gestört. Unsichere Bindungsmuster, Selbstwertkonflikte, autoaggressives oder permissives Verhalten sind häufig. Selbst und Struktur, Frustrationstoleranz und Selbstwirksamkeit können sich nicht stabil entwickeln, und das Ich kann seine Fähigkeit zu adäquatem Affekterleben nicht voll entfalten. In der **Pubertät** können Ekzeme zu Problemen bei der Partner*innensuche und -bindung führen, und auch die Krankheitsakzeptanz in dieser Lebensphase ist eine besondere Herausforderung. Scham und Ekel tragen zu niedriger Resilienz und fehlenden Ressourcen bei. Man spricht auch von einem „double" oder „triple hit", wenn in dieser Lebensphase Lebensereignisse und Entzündungsereignisse zusammen auf eine hohe Vulnerabilität treffen. In der **Adoleszenz** ist mit Problemen mit der Berührung, durch sich selbst und andere, sowie mit der Entwicklung von sexuellen Konflikten zu rechnen. Es kommt zu strukturellen Problemen mit ihren bekannten Konsequenzen für Beziehung und Beruf. Die Entwicklung psychischer Erkrankungen reduziert zudem die Erkrankungskontrolle (Licari et al. 2019), erhöht die Krankheitsschwere, senkt die Lebensqualität und steigert das Risiko für weitere Komplikationen (Levinson et al. 2019; Barnes et al. 2019; Azzi et al. 2019).

Psoriasis

Psoriasis ist die häufigste erythematosquamöse Erkrankung der Haut (2–4 %). Rötung und Schuppung betreffen überwiegend die Streckseiten des Körpers, der Kopfhaut und inguinal – häufig da, wo Druck ausgeübt wird *(Köbner-Phänomen).* Sie hat zwei Manifestationsgipfel (beide Geschlechter): einen zwischen dem 10. und 25. Lj. (schwerer, familiär gehäuft, Assoziation mit Arthropathie) und einen zwischen dem 35. und 60. Lj.

Immunologisch stellt sie in gewisser Weise eine zur Neurodermitis komplementäre Erkrankung dar. Keratinozyten setzen, durch äußere Einflüsse getriggert, vor einem genetisch prädisponierenden Hintergrund DNA frei, die in Kombination mit AMP als Alarmsignal zur Aktivierung von APZ führt. Typ-I-IFN und von den Keratinozyten gebildetes IL-1α bewirken dann eine T-Zell-Aktivierung und Differenzierung. Es kommt zu perivaskulärer Infiltration der Dermis mit T-Zellen, APZ und $CD8^+$ T-Zellen, die aus deutlich erweiterten Kapillargefäßen in das Gewebe übertreten *(Phänomen des letzten Häutchens* und *Auspitz-Phänomen:* leicht induzierbare oberflächliche punktuelle Blutungen). $CD4^+$ T-Zellen produzieren IL-17 und IFN-γ, was die Hyperproliferation der darüberliegenden epidermalen Keratinozyten bewirkt (Hyper- und Parakeratose, sichtbar am *Kerzenwachsphänomen).* Neutrophile Granulozyten (sterile Munro-Mikroabszesse) infiltrieren die Epidermis. Hier treibt also eine **überschießende angeborene Immunantwort in Interaktion mit einer zellulären, erlernten Komponente** die Entzündung.

Stress scheint die Immunimbalance bei Psoriasis Neuropeptid-abhängig zu verschärfen (Schmid-Ott et al. 2009; Wang et al. 2020), und es gibt eine epigenetische Komponente (Lapsley et al. 2020), die u. a. zu einer Entkopplung der Stressreaktionssysteme HHNA und SNS beiträgt (Buske-Kirschbaum et al. 2007; Niemeier et al. 2005; Samotij et al. 2020). Die Patient*innen sind durch eine herabgesetzte Morgen-Kortisolausschüttung und eine gesteigerte (Nor-)Adrenalin- und BDNF-Ausschüttung charakterisiert. Dies trägt insbesondere zur überschießenden zellulären Immunantwort und zur Ausschüttung von Zielzytokinen der modernen Immuntherapien wie IL-1β und TNF-α bei (Peters et al. 2012; Ferreira et al. 2016; Sjahrir et al. 2019).

93

Entwicklungsbiologisch und -psychologisch trifft Psoriasis als chronisch entzündliche Erkrankung häufig die vulnerablen Entwicklungsphasen der Pubertät und Adoleszenz sowie den Übergang in die höheren Lebensjahre. Sie ist hochstigmatisierend, da sie sichtbare Hautareale am Kopf und an den Extremitäten betrifft und oft auch im genitalen Bereich auftritt (Schmid-Ott et al. 2003).

Zudem können die oft dicken, sich leicht ablösenden Schuppen und der Juckreiz hoch belasten. Bei Psoriasis sind in der Folge eine niedrige Stressresilienz (Crosta et al. 2018) und komorbide Traumafolgestörungen, Angsterkrankungen und depressive Erkrankungen, aber auch Alkoholmissbrauch häufig (Lesner et al. 2017; Parisi et al. 2019).

93.6 Psychodermatologische Diagnostik

Die psychosoziale Dimension, auch weil sie biologische Relevanz für die Haut hat, ist ein elementares Momentum einer zukunftsorientierten personalisierten Medizin. Wenn Behandler*innen zentrale Aspekte der Krankheitsgeschichte und der Biografie kennen und über die soziale Situation und womöglich auch die Persönlichkeit ihrer Patient*innen Bescheid wissen, kennen sie auch die jeweiligen psychosozialen Voraussetzungen für die Entwicklung und Aufrechterhaltung der Hauterkrankung, die es für nachhaltige Behandlungserfolge zu adressieren gilt. Für die individuell erfolgversprechendste Therapieplanung ist es wichtig, über die unmittelbaren (epi-)genetischen, molekularen und zellulären Voraussetzung der Erkrankung hinaus, auch zu wissen, welche psychosozialen Hebel für das Gelingen einer Behandlung in Bewegung gesetzt werden können. Ganz nebenbei entwickelt sich über ein authentisches Interesse am Vollbild der Erkrankung auch eine Behandlungsbeziehung zwischen Ärzt*innen und Patient*innen, die wesentlich für die Behandlungsadhärenz, den Erfolg der Behandlung und damit auch für die Behandler*innenzufriedenheit ist.

Zu erfassen ist diese Dimension über eine **präzise Anamnese,** die gut durch den Einsatz von psychometrischen Messinstrumenten zur Erfassung von *Patient Reported Outcomes* (PROM) und strukturierten Interviews für die präzise differenzialdiagnostische Erfassung von psychischen Störungen auf dem aktuellen Klassifikationsniveau gestützt werden kann. Eine erste, auch in der dermatologischen Praxis praktikable Einschätzung können Screeningfragen sowie standardisierte und validierte Fragebögen liefern, die krankheitsübergreifend erfassen, ob eine Beeinträchtigung der Lebensqualität vorliegt.

PRAXISTIPP

Bei Hautpatient*innen hat sich für die Lebensqualität der SF-12 bewährt, für die Depressivität der BDI-II oder PHQ-9 (schließt die Frage nach Suizidalität ein), für Angst der HADS, für die Traumatisierung der IES oder ITQ. Als hautspezifische Fragebögen stehen z. B. DLQI, MHF und Haut-Zuf zur Verfügung. Der Einsatz von PROM ermöglicht einen gezielteren Einstieg in ein Gespräch zur entsprechenden Überweisung, ersetzt jedoch nicht die fachärztliche Konsultation.

Die häufigsten **psychischen Komorbiditäten** von Interesse sind Depressionen, Angsterkrankungen, Traumafolgestörungen und somatische Belastungsstörungen. Auch Suizidalität ist zu erfassen.

Eine besondere Herausforderung in der Psychodermatologie ist die Abgrenzung bzw. die simultane Diagnose einer somatischen Belastungsstörung (➤ Tab. 93.1). Hier gilt es Ängste und Sorgen bzgl. der Erkrankung ernst zu nehmen, aber sie nicht durch unnötige Untersuchungen zu verstärken.

93.7 Psychodermatologische Behandlungsansätze

Die hohe Komorbidität psychischer und dermatologischer Erkrankungen legt nahe, dass integrierte psychodermatologische Behandlungsansätze einen ganzheitlichen Erfolg versprechen (➤ Abb. 93.2;

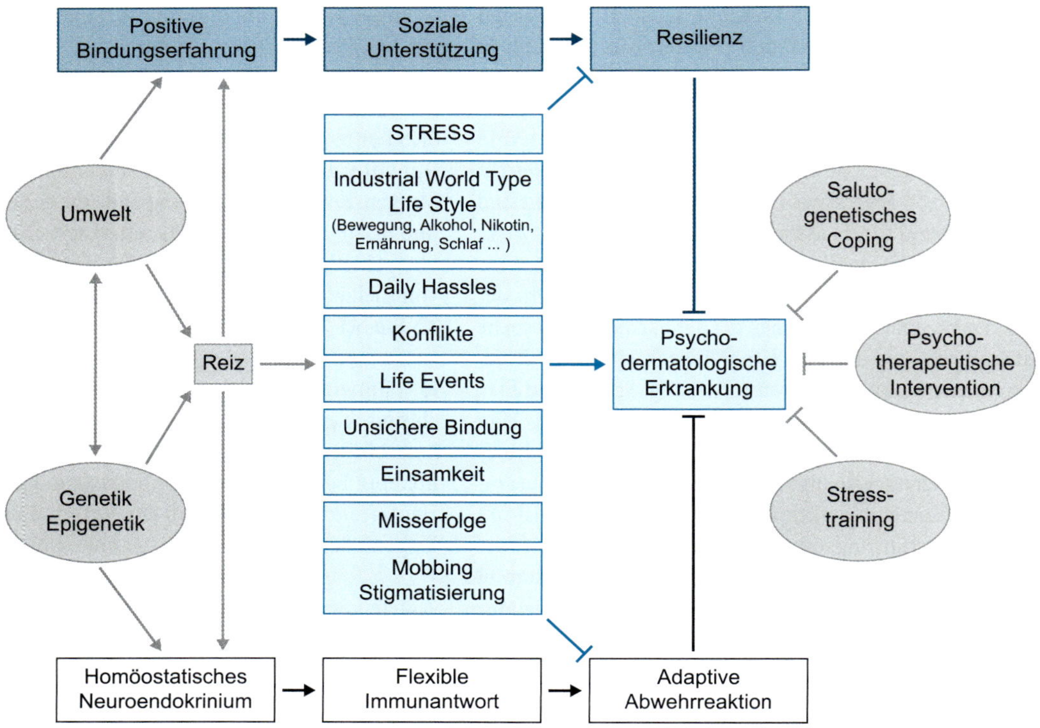

Abb. 93.2 Ganzheitlicher Behandlungsansatz [L231]

Tab. 93.1 Differenzialdiagnostischer Vergleich zwischen allergischen und somatoformen Symptomen

Allergische Erkrankung	Somatische Belastungsstörung
Erkrankung in der Anamnese spezifisch dermatologisch beschrieben	Symptome unspezifisch beschrieben, auslösende Faktoren sind nicht eindeutig eruierbar
Ängste situationsangemessen und realistisch auf konkrete Anlässe oder Themenfelder bezogen	Ängste kaum nachvollziehbar, zum Anlass unverhältnismäßig oder ohne konkreten Bezug
Patient*innen wägen eigenständig möglichen Stresseinfluss ab	Patient*innen auf körperliche Erklärungen fixiert, können sich auf integrierte psychosomatische Erklärungsmodelle nicht gut einlassen
Negative oder klinisch nicht relevante körperliche Untersuchungsergebnisse (z. B. hohe IgE-Werte ohne korrespondierende klinische Symptome) können eingeordnet und akzeptiert werden	Auch hochspezifische negative Untersuchungsergebnisse (z. B. negativer Epikutantest auf Kontaktallergen) werden meist nicht oder nur kurzfristig akzeptiert und weitere Untersuchungen eingefordert bzw. weitere Fachexpert*innen konsultiert (kostspieliges Doctor Hopping)
Keine oder nachvollziehbar zeitlich konkrete triggernde transiente Korrelation zwischen psychisch belastenden Ereignissen (z. B. außergewöhnliche Stressbelastungen in Ausbildung und Beruf, interpersonelle Konflikte) und Symptomen	Zeitlich eindeutiger Zusammenhang von psychischen Ereignissen (z. B. Traumata) und Symptomen, bei häufig gleichzeitig bestehenden Hinweisen auf niedriges Strukturniveau sowie fehlende Resilienz und Ressourcen
Keine oder begleitende, durch dermatologische Behandlung besserbare psychische Symptome (z. B. depressive Verstimmung, prognosebezogene Ängste usw.)	Psychische Symptome deutlich im Vordergrund der Belastung und unabhängig vom Erfolg der Behandlung der körperlichen Symptomatik
Das Angebot psychotherapeutischer Diagnostik wird abgewogen und Interventionen werden bei Bedarf akzeptiert	Psychointerventionelle Angebote werden eher abgelehnt. Die Vermittlung psychischer Faktoren als mögliche Einflussfaktoren erfordert psychodermatologische Kompetenz

Peters und Stierle 2022). Von grundlegender Bedeutung für die erfolgreiche Therapie dermatologischer Erkrankungsbilder und ihrer psychischen Komorbiditäten ist daher nach aktuellem Wissensstand eine **enge interdisziplinäre Zusammenarbeit** zwischen Dermatologie und den psychotherapeutischen Fachdisziplinen. Gerade die Sichtbarkeit von Hautsymptomen erleichtert dermatologischen Patient*innen den Zugang zum biopsychosozialen Krankheitsverständnis. Es ist unmittelbar ablesbar und ansprechbar, wenn Stress zu einer Exazerbation beiträgt und die entsprechende Behandlung greift. In einer vertrauensvollen Atmosphäre können vermeintliche Tabuthemen wie Ekel, Berührung und Sexualität angesprochen und einer Bearbeitung zugeführt werden. Eine kombinatorische Behandlung i. S. einer personalisierten Therapie dermatologischer Patient*innen ist bereits in früheren Stadien einer Erkrankung sinnvoll, um z. B. hohe Stresswahrnehmung, Stigmatisierungen, eine mögliche Traumatisierung sowie Chronifizierung zu verhindern. Sie verbessert Selbstakzeptanz, Ressourcen, Mentalisierungsfähigkeit, Affektregulation, interpersonelle Beziehung und Krankheitsverarbeitung (Wöller et al. 2012; Fischer-Kern et al. 2015; Steinert et al. 2017), und es wird verhindert, dass die Entwicklung von Depressivität, Angst, Frustration, Krankheitsverleugnung und Somatisierung die Hauterkrankung kompliziert (Steinert et al. 2017 Picardi et al. 2005). Eine integrierte psychodermatologische Behandlung sorgt für zufriedene Patient*innen und Behandler*innen und im Endeffekt auch für eine Entlastung des Gesundheitssystems (Egger 2005).

Gerade bei der Behandlung chronisch entzündlicher Hauterkrankungen nehmen psychodynamische Behandlungskonzepte historisch einen besonderen Stellenwert ein (Schneider 1954; Horne et al. 1989). Psychische Belastungen, die zur Exazerbation von Hautentzündungen führen, werden hier meist vor dem Hintergrund der oben beschriebenen zentralen Konfliktthemen bearbeitet. So konnten Erfolge z. B. in einem Kontrollgruppenvergleich mit einem psychodynamisch basierten Kurzeittherapieprogramm bei Patient*innen mit **Urtikaria** erzielt werden (Lindsay et al. 2019). Des Weiteren gibt es zahlreiche Berichte über die Wirksamkeit von KVT (Zill et al. 2019; Sijercic et al. 2020), Achtsamkeitsverfahren (Zill et al. 2019), Biofeedbackverfahren, Entspannungsverfahren, emotionalem Schreiben und hypnotherapeutischem Vorgehen (Chida et al. 2008; Lindsay et al. 2019; Russo et al. 2004; Ersser et al. 2014; Stettwer und Kupper 1998; Gruchała et al. 2020). Imaginationsübungen konnten im Rahmen hypnotherapeutischer Behandlungen bei Allergiepatient*innen **Allergiesymptome oder Erytheme** bei einem Drittel der Patient*innen reduzieren (Langewitz et al. 2005). Eine Placebo-Toleranzinduktion bei Erdnussallergie kann auch bei Testpersonen erreicht werden, die über die Placebobehandlung aufgeklärt wurden (Kelso et al. 2003). Eine Metaanalyse zeigt, dass psychotherapeutische Interventionen mit stressreduzierender Wirkung auch immunregulative Effekte haben können (Schakel et al. 2019). Es besteht jedoch weiterhin hoher Forschungsbedarf zur Entwicklung evidenzbasierter Therapieempfehlungen für psychodermatologische Erkrankungen. Die Laienliteratur ist voll von Beiträgen, die sich für eine **Verbesserung der Immunantwort durch psychosoziale Interventionen** aussprechen. Es liegen jedoch wenige Arbeiten vor, die psychoneuroimmunologische Effekte psychotherapeutischer Interventionen belegen. Auch für die aktuell propagierten digitalen Anwendungen zur Stressreduktion fehlt bislang der Wirknachweis weitgehend (Ridd et al. 2017).

Psychointerventionelle Behandlungsansätze bei **Neurodermitis** sind wohl das bislang am besten untersuchte psychodermatologische Feld (Heratizadeh et al. 2017; Amaral et al. 2020; Rangachari et al. 2019; Knibb et al. 2019). Im Sinne der evidenzbasierten Medizin haben sich hier Schulungsprogramme bewährt, die zumeist verhaltensmedizinische Ansätze verfolgen und Entspannungsverfahren, Psychoedukation und Krankheitsmanagement integrieren (Heratizadeh et al. 2017, 2018; Zhao et al. 2020). Schulungsinterventionen und kognitive Therapieverfahren haben sich für die Durchbrechung des Kratz-Juckreiz-Zyklus als besonders effizient erwiesen und auch Wirksamkeit bei der Behebung von Schlafbeeinträchtigungen gezeigt. Ihre Effektivität ist in Cochrane Reviews belegt, und sie werden in der AWMF-S1-Leitlinie empfohlen (Ersser et al. 2014; Werfel et al. 2021; DDG 2018). Sie sind auch erfolgreich in der Tertiärprävention von Krankheitsschüben und in der Verbesserung von Coping. In Deutschland stehen *AGAS* (Asthma-Schulung), *AGNES* (Neurodermitis-

Schulung für Kinder und Jugendliche von 0–18 Jahren), *AGATE* (Anaphylaxie-Schulung) und *ARNE* (Neurodermitis-Schulung für Erwachsene) zur Verfügung (Gieler et al. 2020). Die Programme folgen einem modularen Aufbau und werden von interdisziplinären Teams aus zertifizierten Ärzt*innen, Psycholog*innen und Ernährungsmediziner*innen angeboten. Bestandteile sind Entspannungsübungen, Training in Konfliktverhalten sowie Training in alternativen Verhaltensweisen zur Durchbrechung von symptomaufrechterhaltenden Verhaltensketten (z. B. Habit-Reversal-Technik).

93.8 Fazit

Psychodermatologische Zusammenhänge sind bidirektional.

Praktisch bei jeder Hauterkrankung ist ein gewisser Einfluss von Stress und psychosozialen Belastungen auf die Erkrankung einerseits zu erwarten, und andererseits sind Stress und psychosoziale Belastung durch eine dermatologische Erkrankung eher die Regel als die Ausnahme. Interventionen, die auf eine Prävention oder Behandlung von Hauterkrankungen mit psychosomatischer Komponente abzielen, sollten nach Möglichkeit alle vorliegenden Symptome und Problemfelder adressieren und bei Bedarf dermatologische mit psychotherapeutischen Behandlungsbausteinen integrieren. Die umfassende psychodermatologische Erfassung und Behandlung berücksichtigen dabei sowohl aktuelle psychodynamische als auch verhaltens-, systemische, kunst- und körpertherapeutische Ansätze.

LITERATURAUSWAHL

Abdallah F, Mijouin L, Pichon C. Skin immune landscape: Inside and outside the organism. Mediators Inflamm 2017; 2017: 5095293.

Buske-Kirschbaum A, Ebrecht M, Hellhammer DH. Blunted HPA axis responsiveness to stress in atopic patients is associated with the acuity and severeness of allergic inflammation. Brain Behav Immun 2010; 24(8): 1347–1353.

Chida Y, Hamer M, Steptoe A. A bidirectional relationship between psychosocial factors and atopic disorders: A systematic review and meta-analysis. Psychosom Med 2008; 70(1): 102–116.

DDG (Deutsche Dermatologische Gesellschaft e. V.). S1-Leitlinie Psychosomatische Dermatologie (Psychodermatologie). Stand: 31.8.2018 (in Überarbeitung); https://register.awmf.org/de/leitlinien/detail/013-024 (letzter Zugriff: 19.4.2024).

Dhabhar FS. Psychological stress and immunoprotection versus immunopathology in the skin. Clin Dermatol 2013; 31(1): 18–30.

Heratizadeh A, Werfel T, Gieler U, Kupfer J, Arbeitsgemeinschaft Neurodermitisschulung für Erwachsene. Neurodermatitis-Erwachsenenschulung nach dem Konzept der „Arbeitsgemeinschaft Neurodermitisschulung für Erwachsene" (ARNE). Hautarzt 2018; 69(3): 225–231.

Pavlovic S, Daniltchenko M, Tobin DJ, et al. Further exploring the brain-skin connection: Stress worsens dermatitis via substance P-dependent neurogenic inflammation in mice. J Invest Dermatol 2008; 128(2): 434–446.

Peters EMJ, Stierle C. Psychodermatologie: Grundlagen für den Aufbruch zu neuen Versorgunsgformen. Psychother Psychosom Med Psychol 2022; 72(3-04): 155–168.

Schakel L, Veldhuijzen DS, Crompvoets PI, et al. Effectiveness of stress-reducing interventions on the response to challenges to the immune system: A meta-analytic review. Psychother Psychosom 2019: 88(5): 274–286.

Zhao M, Liang Y, Shen C, et al. Patient Education programs in pediatric atopic dermatitis: A systematic review of randomized controlled trials and meta-analysis. Dermatol Ther (Heidelb) 2020; 10(3): 449–464.

KAPITEL

94

Hedwig-Josefine Kaiser und Carl Erb

Augenheilkunde

94.1 Einleitung

Der Zusammenhang zwischen Auge und Psyche ist auf den ersten Blick vielleicht nicht so offensichtlich; aber unsere klinischen Erfahrungen haben gezeigt, dass das Auge stärker auf die Psyche reagiert, als in der medizinischen Fachwelt allgemein angenommen wird. Die Augen sind unser „Fenster zur Außenwelt". Wir nehmen damit nicht nur unsere Umwelt wahr, sondern mit den Augen erfolgt auch die erste zwischenmenschliche Kontaktaufnahme.

Die Redewendung „seine Augen vor einem Problem verschließen" versinnbildlicht die **Mittlerrolle** der Augen **zwischen Innen und Außen.** Sehr häufig verbergen sich hinter Augenerkrankungen oder -symptomen psychische Probleme im Rahmen von Trennung und Objektverlusten, überhöhten Über-Ich-Forderungen (Gewissen) oder Identitäts- und Realitätsdefiziten. Anhand einiger Krankheitsbilder wollen wir den Einfluss psychischer Probleme auf Augenerkrankungen darstellen.

Das Auge hat eine quantitativ sehr hohe Blutversorgung, und die Aderhaut und der Ziliarkörper werden reichlich durch das vegetative Nervensystem (VNS) versorgt (im Gegensatz zur Netzhaut und Papille). Emotionale und psychische Faktoren, die das VNS beeinflussen, können auch dessen Funktion am Auge modulieren und so Störungen verursachen, die zu einer Erkrankung führen oder diese beeinflussen können. Zirkulierende humorale Faktoren spielen sicher eine bedeutende Rolle, die aber bisher noch wenig erforscht ist. Oft liegen prädisponierende Faktoren oder subklinische Pathologien vor, die unter einer psychischen Belastung nicht mehr kompensiert werden können. Davon zu unterscheiden sind subjektiv empfundene Sehstörungen, bei denen trotz fachkompetenter Abklärung keine organische oder funktionelle Pathologie als Ursache gefunden wird; sie werden in der Literatur als nichtorganische Störungen bezeichnet (Beatty 1999; Mojon und Schläpfer 2001), auf die wir in diesem Beitrag aber nicht weiter eingehen wollen.

94.2 Akkommodations-Konvergenz-Spasmus

An der Akkommodation sind Linse, Zonulafasern und Ziliarmuskel beteiligt. Die Zonulafasern inserieren zirkulär um den Linsenäquator und verbinden die Linse mit dem Ziliarmuskel. Dadurch wird die Linse in ihrer Position stabilisiert und der Zug des Ziliarmuskels auf die Linse weitergegeben. Die Kontraktion des Ziliarmuskels wird durch parasympathische Fasern des N. oculomotorius gesteuert. Zusätzlich hat der Ziliarkörper eine sympathische Innervation, die wichtig ist für den sog. Ruhetonus.

Im Ruhezustand (Schlaf, Dunkelheit, Anästhesie) ist das Auge nicht auf den Fernpunkt eingestellt, sondern befindet sich in einem „Akkommodationszustand" von 1–1,5 Dioptrien. Dies wird durch ein Gleichgewicht zwischen sympathischer und parasympathischer Aktivität erreicht, wobei Letztere überwiegt (Gilmartin und Hogan 1985; Gilmartin 1986; Rosenfeld et al. 1993). Unter psychischer Belastung kann es zu einem Akkommodations-Konvergenz-Spasmus kommen (Rutstein et al. 1988; Khalid et al. 2021). Ein Beispiel soll dies verdeutlichen.

Fallgeschichte

Fall 1

Eine 37-jährige Zahnarzthelferin wurde als Kind wegen eines dekompensierten kleinwinkligen Schielens operiert. Nach der Operation verblieb ein kleiner Schielwinkel. In der Pubertät begann die Pat., den Schielwinkel durch aktive Desakkommodation zu verkleinern, um dadurch die kosmetische Situation zu verbessern. In dieser Situation war die Sehschärfe deutlich reduziert, was die Pat. aber in Kauf nahm.

Infolge einer starken psychischen Belastung während einer Ehekrise konnte die Pat. diesen Mechanismus nicht mehr aufrechterhalten; es kam sogar zu einer massiven Vergrößerung des Schielwinkels durch einen Akkommodations-Konvergenz-Spasmus und damit zu Doppelbildern. Erst die nach einem Suizidversuch eingeleitete psychiatrische Behandlung ermöglichte uns die erfolgreiche Therapie des Akkommodations-Konvergenz-Spasmus mit Okklusion eines Auges und Atropin-Applikation sowie nachfolgender adäquater Refraktionskorrektur für Fern- und Nahdistanz. Die Pat. hatte sich vorher aus kosmetischen Gründen geweigert, die Therapie zu beginnen.

94.3 Auge und Immunsystem

Immunsystem und Nervensystem wurden lange Zeit als weitgehend getrennt funktionierende Systeme betrachtet. Untersuchungen konnten aber zeigen, dass das Nervensystem und das Immunsystem in enger funktioneller Wechselbeziehung miteinander stehen (Adler und Cohen 1993; Felten und Felten 1994, ➤ Kap. 12; Besedovsky 2007; Irwin 2008; Straub 2018). Die Interaktion ist sehr komplex. Ein Stressor kann beim Menschen zu gesteigerter Immunantwort führen (z. B. Autoimmunerkrankungen; Cutolo et al. 2006) oder zu erhöhter Infektanfälligkeit (z. B. Herpes-Infektion). Stress aktiviert die HHNA und das sympathoadrenerge System (SAS), wodurch es zu einer Erhöhung der zirkulierenden Glukokortikoide und Katecholamine kommt. Diese wiederum führen zu einer Modulation von Zytokinen wie Tumornekrosefaktor (TNF), Interleukin (IL-)1 und IL-6 mit Wirkung auf die T_1-Helferzellen (TH1) und T_2-Helferzellen (TH2).

Wie in anderen Organsystemen sind auch am Auge psychisch induzierte immunologische Phänomene zu beobachten. Berlinberg et al. (2021) konnten den Zusammenhang von psychischem Stress und nichtinfektiöser Uveitis in einer Studie zeigen. Yamamoto et al. (1997) beschrieben den drastischen Anstieg der Rezidivrate einer endogenen Uveitis nach einem Erdbeben in Kobe (Japan), wohingegen die Rate der Neuerkrankungen unverändert blieb. Die gesteigerte Immunantwort soll die folgende Kasuistik verdeutlichen.

Fallgeschichte

Fall 2

Bei einer 30-jährigen Pat. war seit 15 Jahren ein systemischer Lupus erythematodes (SLE) bekannt; betroffen waren vor allem das ZNS und die Haut. Es bestand eine Dauertherapie mit Prednison®, 10 mg, und Aspirin cardio®, 100 mg. Drei Tage vor der Erstkonsultation hatte die Pat. heftige Kopfschmerzen, und am nächsten Morgen bemerkte sie verkippte Doppelbilder im gesamten Blickfeld. Die Kopfschmerzen traten nach Aufregung und beruflicher Überlastung auf. Die Pat. war während der Ferienabwesenheit der anderen Mitarbeiter allein für eine Postfiliale zuständig und fühlte sich dieser Anforderung nicht gewachsen.

Die Motilitätsprüfung ergab eine Einschränkung der Senkung in Adduktion beidseits, und die Schielwinkelmessung bestätigte eine beidseitige Trochlearisparese. In der MRT wurde als Ursache ein hyperintenser Herd im Bereich der Vierhügelplatte gefunden, der das Kerngebiet des N. trochlearis beidseits betraf. Aufgrund der systemischen Erkrankung konnte man annehmen, dass es sich um einen kleinen vaskulitischen Herd handelte. Unter intensiver Therapie mit Kortison und Azathioprin über 3 Monate kam es zur vollständigen Rückbildung der Trochlearisparese.

Genau 1 Jahr später hatte die Pat. wieder heftige Kopfschmerzen, die durch die gleiche belastende Situation wie im Jahr davor ausgelöst wurden. Am nächsten Tag bemerkte die Frau eine Abnahme der Sehschärfe rechts und einen Schatten, weswegen sie notfallmäßig die Klinik aufsuchte. Der Visus betrug rechts 0,5 bei regelrechtem morphologischem Status. Im Gesichtsfeld fand sich rechts ein relatives Skotom in der unteren Hälfte, bis ins Zentrum reichend, und bei der Pupillentestung sah man ein relatives Afferenzdefizit rechts. So konnte die Diagnose einer Optikusaffektion im Rahmen des SLE gestellt werden. Unter erhöhter Kortisontherapie kam es innerhalb von 3 Wochen zur vollständigen Rückbildung.

94.4 Endokrine Orbitopathie

Die endokrine Orbitopathie (EOP), eine Autoimmunerkrankung, stellt die häufigste Erkrankung der Orbita im Erwachsenenalter dar. Dabei handelt es sich um eine entzündliche Erkrankung der extraokulären Muskeln und des orbitalen Fettgewebes, die mit einer Autoimmunthyreopathie („autoimmune thyroid disease", AITD) –

meist vom Typ eines Morbus Basedow, seltener mit einer Hashimoto-Thyreoiditis – assoziiert ist (Parry 1825; von Basedow 1840).

94.4.1 Immunologische Besonderheiten

Die Pathogenese der EOP ist multifaktoriell. Genetische Prädisposition und Umweltfaktoren wie z. B. Rauchen spielen eine Rolle in der Auslösung sowohl einer zellulären als auch einer humoralen Immunantwort gegen die Schilddrüse. Für die immungenetische Prädisposition spricht die Assoziation mit dem HLA-System (Simmonds 2007). Zahlreiche Autoantikörper wurden festgestellt (z. B. TSH-Rezeptor-Ak; mikrosomale, antinukleäre und antimitochondriale Ak; Thyreoglobulin-Ak).

Orbitafibroblasten (OF) exprimieren den TSH- und den IGF-1-Rezeptor. Autoantikörper im Serum der Patienten mit EOP binden an die Rezeptoren, wodurch die OF aktiviert werden. Durch die Interaktion mit autoreaktiven T-Zellen über den CD40-Rezeptor können OF ebenfalls aktiviert werden. Als Folge der pathologischen Aktivierung proliferieren die OF und sezernieren Zytokine und Prostaglandine, wodurch die Entzündung getriggert wird. Des Weiteren differenzieren aktivierte OF zu Adipozyten oder Myofibroblasten und produzieren große Mengen an Hyaluronsäure. Eine gesteigerte Adipogenese und Muskelfibrose sind die Folgen (Eckstein 2016).

94.4.2 Psychische Aspekte

Psychische Auffälligkeiten bei Patienten mit EOP wurden schon von den Erstbeschreibern genannt, aber nicht weiter differenziert. Bereits 1909 widmete Sattler in seinem Buch über die EOP den psychischen Auffälligkeiten dieser Patienten ein eigenes Kapitel. Neben anderen Ursachen wurden psychische Traumata als Auslöser beschrieben (Read 1923). Die Erhöhung der zirkulierenden Glukokortikoide und Katecholamine als Folge der Aktivierung der HHNA und des SAS durch Stress führt zu einer Verminderung der TH1 und zu einer Erhöhung der TH2 und damit zu einer TH2-vermittelten humoralen Immunreaktion durch Aktivierung von antigenspezifischen B-Lymphozyten, die Antikörper produzieren (Bagnasco 2006). Die oft gleichzeitig bestehende Hyperthyreose führt zu einer erhöhten Produktion von reaktiven Sauerstoffradikalen. Oxidativer Stress ist an der Kontrolle des Immunsystems beteiligt und kann den Autoimmunprozess über mehrere Mechanismen perpetuieren (Marcocci et al. 2012).

Untersuchungen bei ca. 800 Patienten mit EOP zeigen, dass häufig Verlusterlebnisse wie z. B. der Tod einer nahestehenden Person, Arbeitsplatzverlust, Scheidung, Wohnungswechsel, Verlust sozialer Bindungen und/oder lang anhaltende psychische wie auch physische Überforderungen zu einer EOP führten (Unsöld und Greeven1997). Genauere Angaben finden sich in Strempel und Steuernagel (1998): Hier hatten insgesamt 60 % der Patienten 1 Jahr vor Ausbruch der Erkrankung Verlusterlebnisse. Auffällig war das Gefühl einer geringen sozialen Unterstützung. Auch der Anstieg der Neuerkrankungen um das 5-Fache während des Bürgerkriegs im ehemaligen Jugoslawien stützt diese Evidenz (Paunkovic et al. 1998). In einer Studie von Matos-Santos et al. (2001) wiesen Patienten mit Basedow-Krankheit statistisch signifikant mehr negative Lebensereignisse auf als Patienten mit einer Struma und normale Kontrollen.

Psychische Auffälligkeiten können jedoch auch das Ergebnis der EOP sein. Einerseits führt die oft gleichzeitig bestehende Hyperthyreose zu einem Hypermetabolismus mit motorischer Unruhe. Zum anderen kann ein Exophthalmus, der die Patienten entstellt, zu einer starken psychischen Belastung führen. Durch die kosmetische Entstellung kommt es zu einem Rückzug aus dem gesellschaftlichen Leben mit zunehmender Einsamkeit. Dies erhöht den Wunsch nach sozialer Unterstützung. Wird dieser nicht ausreichend erfüllt, kommt es zu einer depressiven Verstimmung der Patienten mit weiterer Zunahme der psychischen Störungen, wie z. B. erhöhte Ängstlichkeit und reduziertes Coping (Kahaly et al. 2005).

Umso wichtiger ist es, dass Ophthalmologen und Internisten dieses Problem als behandlungsbedürftig (an-)erkennen. Leider stehen wir, was die Akzeptanz betrifft, immer noch am Anfang.

Fallgeschichte

Fall 3

Eine attraktive Pat. (30 J.) stellte sich mit einem beidseitigen Exophthalmus vor. Die Untersuchungen ergaben den Verdacht auf eine EOP. Bei gezielter Nachfrage nach vorausgegangenen Ereignissen berichtete die Frau Folgendes: Sie sei seit 1 Jahr mit ihrem türkischen Mann verheiratet und gut von dessen Familie aufgenommen worden. Aufgrund seines starken Kinderwunsches wurde sie vor 10 Monaten schwanger. In der 10. SSW hatte sie dann einen Spontanabort, für den keine medizinisch nachweisbaren Gründe vorlagen. Dadurch sei es zu ersten Spannungen mit der Familie ihres Mannes gekommen. Vor allem wurde ihre Fruchtbarkeit infrage gestellt, was sie stark belastete.

Kurz darauf bildete sich eine Schwellung am linken Auge mit leichtem Exophthalmus. Auf Drängen ihres Mannes wurde sie unmittelbar nach dem Abort erneut schwanger. Erneut kam es genau in der 10. SSW zum Abort, was wieder erhebliche Konflikte mit ihrem Mann und seiner Familie nach sich zog. Gleichzeitig entwickelte sich ein Exophthalmus am rechten Auge mit weiterer Verschlechterung am linken Auge. Diese Veränderungen zogen wiederum Probleme mit ihrem Mann nach sich, für den sie nun auch noch unattraktiv geworden war.

Bemerkenswert ist, dass die Pat. den Arzt erst 10 Monate nach Symptombeginn aufsuchte – zu einem Zeitpunkt, als psychische Belastung und Ausweglosigkeit für sie kaum mehr zu ertragen waren. Die EOP konnte erfolgreich behandelt werden. Unterstützend wurde eine psychiatrische Behandlung eingeleitet, die zusammen mit ihrem Mann erfolgte und zu einer deutlichen Stabilisierung der Pat. führte. Seit 3 Jahren ist die Frau beschwerdefrei; vor 1 Jahr brachte sie ein gesundes Kind zur Welt.

94

94.5 Trockenes Auge

Beim Trockenen Auge handelt es sich um eine multifaktorielle Störung von Tränenfilm und Augenoberfläche, die mit physisch-psychischem Unbehagen oder visueller Beeinträchtigung einhergeht. Inflammatorische Prozesse und ein hyperosmolarer Tränenfilm sind wichtige assoziierte Faktoren (Dry Eye Work Shop 2007). Das Trockene Auge ist eine häufige Erkrankung im ophthalmologischen Praxisalltag (ca. 20 % aller Patienten, in Deutschland ca. 10 Mio. Betroffene).

Die Ursachen für das Trockene Auge sind vielfältig. Neben zunehmendem Alter, weiblichem Geschlecht und der Assoziation mit zahlreichen anderen Erkrankungen (z. B. Kollagenosen, Diabetes mellitus) werden noch viele weitere Faktoren mit unterschiedlichem Evidenzgrad diskutiert (Qian und Wie 2022).

Der Tränenfilm besteht aus drei Schichten: Die *innerste* Schicht ist die Muzinschicht; sie dient der Benetzung der Hornhaut und verhindert, dass die wässrige *mittlere* Schicht (90 %) von der Hornhaut abperlt. Die lipidhaltige *äußere* Schicht dient der Stabilisierung des Tränenfilms und verhindert eine schnelle Verdunstung. Physiologisch gesehen sind die Übergänge aber fließend, und es kommt über eine Gradientenbildung der Muzine zu einer Grenzflächenorganisation im Tränenfilm. Da alle drei Schichten gleichermaßen für die Stabilität des Tränenfilms notwendig sind, kann jede isolierte Störung einer der drei Komponenten zu einem Trockenen Auge führen. Klinisch unterscheidet man zwei Formen des Trockenen Auges:

1. eine mangelnde Tränenproduktion als **hypovolämische Form** und
2. die wesentlich häufiger vorkommende **hyperevaporative Form,** bei der es zu einer vermehrten Verdunstung des Tränenfilms kommt.

94.5.1 Neurologische und immunologische Besonderheiten

Die Tränensekretion ist ein komplexer Prozess, der durch neuronale, endokrine und immunologische Vorgänge gesteuert wird. Damit ergeben sich zahlreiche Einflussgrößen, die regulierend an der Tränensekretion beteiligt sind. Betroffen sind alle Strukturen für die Tränenfilmbildung. Vor allem die neuronale Einflussnahme ist gut untersucht. Sowohl die Tränendrüse als auch die Meibom-Drüsen werden von sympathischen und parasympathischen Nervenfasern versorgt. Zahlreiche Neurotransmitter (z. B. das vasoaktive intestinale Peptid oder das Neuropeptid Y) wurden an der Tränendrüse, den Meibom-Drüsen und den akzessorischen Drüsen nachgewiesen (Dartt 1989; Seifert und Spitznas 1996). Deshalb geht man davon aus, dass ein Teil der Regulation der Tränenfilmbildung über neuronale Mechanismen abläuft, wobei die sensorischen Nervenimpulse im ZNS verarbeitet und über sekretomotorische Nervenimpulse an die tränenfilmbildenden Strukturen weitergeleitet werden (Stern et al. 1998).

Ein wesentlicher Bestandteil des Trockenen Auges besteht in der immunologischen Komponente. Entzündliche Prozesse haben dabei einen wesentlichen Anteil (Lan et al. 2012; Barabino et al. 2012; Wei und Asbell 2014). Aufgrund der nervalen Einflussmöglichkeiten und der immunologischen Beteiligung beim trockenen Auge ist eine Verbindung dieser beiden Systeme anzunehmen. Hierbei werden neuroimmunologische Abläufe vermutet, die durch psychische Störungen getriggert werden können, sodass das Trockene Auge als eine psychoneuroimmunologische Erkrankungen angesehen werden kann (Erb 2021).

94.5.2 Psychische Veränderungen

Da die Tränensekretion z. T. über neuronale Mechanismen geregelt wird, wird die Tränensekretion durch emotionale Ereignisse beeinflusst, z. B. Weinen bei Trauer oder Freude. Aber auch die gegensätzliche Form, das Trockene Auge, ist bei entsprechenden psychischen Zuständen möglich.

Auf der anderen Seite können die Beschwerden eines Trockenen Auges selbst zu psychischen Veränderungen führen. Denn chronisches Jucken, Brennen und Kratzen der Augen ist mit oft geröteten Augen verbunden, die im Umfeld der Patienten unangenehm wahrgenommen werden. Zudem kommt es im Rahmen eines Trockenen Auges zu einer Sehverschlechterung, zur Verminderung der Kontrastempfindlichkeit mit und ohne Blendung sowie zur Herabsetzung der Lichtunterschiedsempfindlichkeit (Rüfer und Erb 2012). Dadurch ist die Lesegeschwindigkeit vermindert (Ridder et al. 2013) und die Reaktionszeit im Straßenverkehr deutlich reduziert (Deschamps et al. 2013). Diese visuellen Einflüsse tragen zu einer erheblichen Minderung der Lebensqualität und zu ausgeprägten Störungen im Beruf bei, was nicht selten zu ausgedehnten Arbeitsausfällen bis hin zur Berufsunfähigkeit führt. Alles zusammen führt zu einer erheblichen Belastung von Patienten mit einem Trockenen Auge, sodass dadurch psychische Veränderungen möglich sind.

In einer früheren Studie wurde mithilfe standardisierter psychometrischer Fragebogentests eine deutliche psychische Beeinträchtigung dieser Patienten in Form einer emotionalen Instabilität und einer erhöhten Neigung zu Depressivität nachgewiesen (Erb et al. 1996). Diese Befunde wurden in neueren Studien bestätigt, in denen Angststörungen und Depressionen bei Patienten mit einem Trockenen Auge signifikant häufiger nachweisbar waren (Labbé et al. 2013; van der Vaart et al. 2015). Ein Beispiel soll diesen Zusammenhang aufzeigen.

Fallgeschichte

Fall 4

Eine 45-jährige Pat. kommt wegen eines seit Monaten bestehenden Brennens, Juckens und Fremdkörpergefühls an beiden Augen in die Sprechstunde. Nach ausgiebiger Anamnese ergeben sich keine Hinweise für Allergien, und es sind keine ophthalmologischen oder systemischen Krankheiten bekannt. Die Spaltlampenuntersuchung zeigt die typischen Veränderungen bei zu trockenem Auge.

Die Frage, ob belastende Situationen bestehen, wird von der Pat. zuerst verneint. Bei intensivem Nachfragen berichtet sie jedoch, dass sie beruflich stark unter Druck stehe. Sie habe sich als Betriebswirtin in einer größeren Versicherung gut eingearbeitet und durch ihr berufliches Engagement Schwierigkeiten mit ihren Kollegen bekommen. Ihr Vorgesetzter würde sie zwar fördern, aber mit den Spannungen im eigenen Team komme sie nicht zurecht, die z. T. durch die enge persönliche Beziehung zu ihrem Vorgesetzten bedingt seien.

Bei der Verbalisierung dieser Probleme bemerkt die Pat. plötzlich selbst, in welch schwieriger Situation sie sich befindet. Sie habe diese Probleme nie richtig analysiert, da sie keine Vertrauensperson habe und mit ihren Eltern nicht über solche Themen sprechen könne. Erst als ein allgemeines Erschöpfungsgefühl hinzukam, habe sie den Arzt aufgesucht, weil sie die Augensymptome plötzlich nicht mehr aushalten konnte und dadurch auch in ihrer Arbeitsfähigkeit eingeschränkt war.

Nach einem ausführlichen Gespräch werden der Pat. neben einer medikamentösen Lokaltherapie autogenes Training und eine Normalisierung ihrer Lebensverhältnisse empfohlen. Nach 6 Monaten waren die Beschwerden deutlich gemildert. Die Pat. tropfte nur noch zweimal am Tag zum Schutz der Augen. Sie hatte erfolgreich den Arbeitsplatz gewechselt, sich von ihrem ehemaligen Vorgesetzten getrennt und eine neue, harmonische Freundschaft begonnen.

94.6 Glaukom

Das Glaukom ist die zweithäufigste Erblindungsursache in der westlichen Welt. Der Glaukomschaden ist definiert als eine Schädigung des N. opticus mit entsprechend assoziierten Gesichtsfeldausfällen. Anerkannte Risikofaktoren des primären Offenwinkelglaukoms (POWG) für einen solchen Schaden sind ein erhöhter Augeninnendruck, ausgeprägte Augendruckschwankungen, Kurzsichtigkeit, eine dünne zentrale Hornhautdicke, genetische Disposition, ethnische Zugehörigkeit, vaskuläre Erkrankungen wie arterielle Hypotonie und bis zu einem gewissen Grad auch ein Diabetes mellitus sowie ein höheres Alter (Schuster et al. 2020).

„Glaukom" ist ein Sammelbegriff für eine Vielzahl unterschiedlicher Erkrankungen des N. opticus mit ähnlichen Schädigungsmustern. Man unterscheidet die Gruppe der primären von der Gruppe der sekundären Glaukome. **Sekundärglaukome** entstehen z. B. nach Augenoperationen, durch entzündliche Prozesse im Auge oder durch Gefäßneubildungen im Rahmen eines Gefäßverschlusses. Beim **primären Glaukom** werden Offenwinkelglaukom (POWG, ca. 70 % aller Glaukome), Engwinkelglaukom und infantiles Glaukom unterschieden.

94.6.1 Regulation des Augendrucks

Einer der Hauptrisikofaktoren beim Glaukom ist ein erhöhter Augeninnendruck. Dabei ist bis heute noch nicht klar, wie genau der Augeninnendruck geregelt wird und wodurch es beim POWG zu diesen hohen Druckwerten kommt. Gesichert ist ein gestörter Abfluss des Kammerwassers im Auge im Rahmen einer inflammatorischen Trakekulopathie (Cela et al. 2021). Diskutiert wird zudem eine erhöhte Kammerwasserproduktion durch agonistische β_2-adrenerge Rezeptor-Autoantikörper (Hohberger et al. 2021).

Der Ziliarkörper wird als eine neuroendokrine Drüse angesehen, die humoralen und neuronalen Regulationen unterliegt (Coca-Prados und Escribano 2007). Aber auch das Trabekelwerk wird aktiv über Aktin und Myosin reguliert und durch zahlreiche Hormone und Neurotransmitter gesteuert (Stamer und Clark 2017).

Zudem sind der Ziliarkörper und das Trabekelwerk in das nervale System eingebunden und können adäquat auf neurale Reize reagieren. Deshalb liegt es nahe, dass übergeordnete neuronale Zentren die Steuerung des Augeninnendrucks kontrollieren können. Auf der einen Seite ist das autonome Nervensystem daran beteiligt (McDougal und Gamlin 2015), auf der anderen Seite kann eine Reizung im Dienzephalon zu einer Drucksteigerung führen (Samuels et al. 2012). Die neuroanatomischen Verbindungen zum Hypothalamus wurden inzwischen nachgewiesen (Yang et al. 2021). Da das Dienzephalon u. a. als Schaltstelle für emotionale Empfindungen dient, ist eine emotional bedingte Beeinflussung des Augeninnendrucks denkbar. Tatsächlich konnte eine Drucksteigerung bei gesunden Probanden erreicht werden, nachdem sie einem mentalen Stressor ausgesetzt worden waren (Sauerborn et al. 1992; Erb et al. 1998).

94.6.2 Neuropathologische Prozesse

Die glaukomtypischen Veränderungen zeigen sich vor allem an den Veränderungen der Papille (Mardin 2012) und der retinalen Nervenfaserschichtdicke (Grewal und Tanna 2013). Durch entzündliche Prozesse im Sehnerv kommt es zur Aktivierung der Mikroglia, die neben zahlreichen Aktivierungen von Botenstoffen zu einer überschießenden Bildung von Stickoxid führt (Neufeld und Liu 2003). Tierexperimentell konnte bei Primaten mit einem künstlich induzierten okulären Hypertonus auch eine Aktivierung der Astrozyten und der Mikroglia im Corpus geniculatum laterale und im visuellen Kortex nachgewiesen werden (Lam et al. 2009). Demzufolge wurden sowohl tierexperimentell (Weber et al. 2000) als auch bei Glaukompatienten erhebliche Umbauvorgänge im Corpus geniculatum laterale (Gupta et al. 2007), in der Sehstrahlung (Michelson et al. 2012) und im visuellen Kortex (Gupta et al. 2006) gefunden, die mit einem deutlichen Gewebsverlust einhergehen. Derzeit wird das primäre Offenwinkelglaukom als eine neuroinflammatorische Erkrankung angesehen (Vernazza et al. 2020), die in eine Neurodegeneration des Zentralnervensystems mündet (Chan et al. 2021). Hierbei ist nicht nur die Sehbahn betroffen, sondern auch zahlreiche nichtvisuelle Zentren (Sabel und Lehnigk 2021). Durch diese umfangreichen neuropathologischen Veränderungen kommt es auch zu generellen Veränderungen im ZNS, sodass auch dadurch emotionale und psychische Störungen auftreten können (Sabel und Lehnigk 2021).

94.6.3 Einfluss der Psyche beim primären Offenwinkelglaukom

Anfang des 20. Jh. wurden erste Hinweise auf psychische Auffälligkeiten bei Patienten mit POWG beschrieben (Inman 1929; Seidel 1932). Erste konkrete Studien wurden in den 1950er- und 1960er-Jahren durchgeführt (Übersicht: Erb et al. 1997). In den meisten Studien wurden eine emotionale Instabilität bei Patienten mit psychischer Belastung und eine Neigung zur Depressivität nachgewiesen. Die Patienten verhielten sich ängstlich, hypochondrisch und perfektionistisch. Diese Beobachtungen konnten in neueren Studien bestätigt werden (Mabuchi et al. 2008; Zhou 2013).

Einige Studien ergaben keine psychischen Auffälligkeiten der Patienten; diese Studien wiesen allerdings methodische Schwächen auf (z. B. keine oder ungeeignete Kontrollgruppen, Vermischung unterschiedlicher Glaukomformen).

Wie in den meisten Fällen ist es auch hier schwierig, die Reihenfolge der Ereignisse festzulegen. Zum einen scheinen in der Tat psychische Belastungen zu erhöhtem Augeninnendruck zu führen, woraus sich über längere Zeit hinweg ein Glaukom entwickeln kann. Auf der anderen Seite stellt die chronische Krankheit Glaukom mit Beteiligung des gesamten visuellen Systems an sich wie auch die Vorstellung, an einem Glaukom erblinden zu können, eine ausreichende Belastung dar, um auf die Dauer psychische Probleme zu verursachen. Unabhängig von der Reihenfolge zeigen aber diese Patienten psychische Auffälligkeiten und bedürfen einer zusätzlichen Betreuung. Zudem wurde gezeigt, dass vor allem depressive Glaukompatienten eine schlechte Compliance (Weiss et al. 2011; Kong et al. 2014; Sleath et al. 2014) aufweisen.

Da eine negative Adhärenz die Glaukomprogression maßgeblich begünstigt, sind eine intensive Betreuung und eine Schulung dieser Patienten besonders erforderlich (Zaharia et al. 2022).

94.6.4 Einfluss der Psyche beim primären Engwinkelglaukom/akuten Glaukomanfall

In der Iris ist der M. dilatator pupillae sympathisch innerviert, und es kommt bei erhöhtem Sympathikotonus zu einer Erweiterung der Pupillen. Bei Kindern ist dies z. B. in Angstsituationen oft eindrücklich zu beobachten. Der M. sphincter pupillae ist parasympathisch innerviert. Unter emotionaler Belastung (z. B. Traum, Schock) werden Sympathikus und Parasympathikus gleichzeitig aktiviert. Diese gleichzeitige Innervation des M. sphincter pupillae und des M. dilatator pupillae kann bei prädisponierten Patienten zu einem akuten Glaukomanfall führen.

Prädisponierende Faktoren sind:

- eine Achsenhyperopie (das Auge ist in Relation zur Brechkraft zu kurz),
- eine durch das Alter verdickte Linse und
- eine flache Vorderkammer.

Bei gleichzeitiger Kontraktion von Sphinkter und Dilatator entsteht ein erhöhter Abflusswiderstand von der Hinterkammer in die Vorderkammer. Dadurch wird die normale Kammerwasserzirkulation behindert: Der erhöhte Druckgradient drückt die periphere Iris in den Kammerwinkel, sodass ein Winkelblock entsteht.

In früheren Arbeiten wurde eine Assoziation eines akuten Glaukomanfalls mit akuten Stressbelastungssituationen beschrieben (Shily 1987). Kong et al. (2015) haben gezeigt, dass die Neigung zu Angst und Depression bei Patienten mit einem primären Engwinkelglaukom stärker ausgeprägt ist als bei Patienten mit einem primären Offenwinkelglaukom.

Obwohl diese Prädisposition immer besteht, kann es erst unter psychischer Belastung zum Glaukomanfall kommen. Wichtig ist anzumerken, dass in Abhängigkeit vom zirkadianen Rhythmus des Parasympathikus und Sympathikus akute Glaukomanfälle häufiger in der zweiten Nachthälfte auftreten.

94.7 Durchblutungsstörungen am Auge

Die Durchblutung gehört zu den Funktionen, die sehr stark durch unsere Psyche beeinflusst werden. Am besten kann man das an der Haut beobachten. Wir alle kennen das Erröten und Erblassen in bestimmten Lebenssituationen. Das Beispiel der Haut zeigt aber, dass die individuelle Reaktionsform verschieden sein kann. Manche Leute erröten viel schneller und viel stärker als andere. Mit größter Wahrscheinlichkeit handelt es sich also um ein Zusammenspiel zwischen einer Veranlagung, mit bestimmten Reaktionsmustern zu reagieren, und auslösenden Momenten wie psychischem Stress.

Was wir so selbstverständlich für die Haut annehmen, wird an anderen Organen, i. d. R. am Auge, kaum beachtet. Die meisten Ärzte gehen davon aus, dass die Durchblutung des Auges mehr oder weniger konstant und höchstens noch vom Blutdruck abhängig ist. In Wirklichkeit aber wird die Durchblutung des Auges sehr intensiv reguliert: Sie muss den gegebenen Bedürfnissen dauernd angepasst werden (so steigt z. B. die Durchblutung an, wenn das Auge gegen ein flackerndes Licht schaut) und steht unter erheblichem Einfluss der Psyche (Flammer 1999).

94.7.1 Wie wird die Durchblutung reguliert?

Die Regulation des lokalen Gefäßwiderstands dient der Verteilung des Blutes. Damit der Körper optimal und auch ökonomisch funktioniert, muss das Blut permanent in die Gebiete geleitet werden, die im Moment Bedarf haben. Die Regulierung geschieht durch lokale Mechanismen. Neben der autonomen Innervation kommt den **endothelialen Zellen** entscheidende Bedeutung zu (Haefliger et al. 1994). Die endothelialen Zellen reagieren auf zirkulierende Hormone und Medikamente, aber auch auf physikalische Kräfte und geben entsprechend vasokonstriktive oder vasodilatatorische Hormone ab. Dies gilt im Grundsatz für den ganzen Körper, je nach Organ aber leicht modifiziert.

94.7.2 Was ist das Besondere an der Augendurchblutung?

Wie in jedem Organ hängt die Durchblutung im Auge von der Blutviskosität, vom Perfusionsdruck und vom lokalen Gefäßwiderstand ab. Der Perfusionsdruck wiederum entsteht aus der Differenz zwischen dem lokalen arteriellen und dem venösen Blutdruck. Der venöse Druck im Auge ist geringfügig höher als der Augeninnendruck, damit die Venen offen bleiben. Im Auge gibt es zwei getrennte Gefäßgebiete, die sich sowohl in ihrer Histologie als auch Physiologie wesentlich unterscheiden, nämlich die retinale Zirkulation und die uveale Zirkulation (Orgül et al. 1999):

- Die **retinale Zirkulation** ist anatomisch und physiologisch mit der Gehirnzirkulation vergleichbar. Sie hat eine Blut-Retina-Schranke und eine gut funktionierende Autoregulation. Der große Unterschied zu den Gehirngefäßen ist das Fehlen einer autonomen Innervation.
- Die **chorioidale Durchblutung** ist quantitativ viel größer und entspricht ca. 85 % der gesamten Augendurchblutung (Bill 1975). Sie hat eine intakte Autoregulation (Schmidl et al. 2012), aber keine Gefäß-Gewebe-Schranke, sondern im Gegenteil ausgesprochen viele Fenestrierungen und eine ganz intensive autonome Innervation. Die Chorioidea ist das bestdurchblutete Gewebe im Körper. Die Gründe dieser starken Zirkulation liegen in der optimalen Sauerstoffversorgung der Netzhaut, im Wärmetransport (die Netzhaut braucht konstante Temperaturen, unabhängig davon, ob wir Ski fahren oder in der Sonne liegen) und schließlich in der Volumenregulation. Die gesamte intensive Innervation durch vasodilatatorische autonome Nervenfasern wird lediglich bei hoch entwickelten Tieren, die auch eine Makula haben, gefunden. Wir vermuten heute, dass die Chorioidea als eine Art Schwellkörper dient und damit auch zur optischen Feinanpassung beiträgt.

Eine Sonderstellung in der Durchblutung nimmt die Papilla nervi optici ein. Anatomisch gesehen sind die Netzhaut und der Sehnerv ein Teil des Gehirns und entstehen embryologisch durch Ausstülpung aus der Hirnblase. Trotzdem unterscheidet sich aber die Durchblutung an der Papille deutlich von der Durchblutung im Gehirn oder in der Netzhaut. Die arterielle Versorgung geschieht nur zu einem geringen Teil durch die A. centralis retinae, welche die oberflächlichen Anteile der Papille versorgt. Den größten Teil der arteriellen Versorgung übernehmen die Ziliargefäße, die auch die Chorioidea versorgen. Die venöse Drainage hingegen wiederum erfolgt durch die V. centralis retinae.

Die Blutgefäße haben, ähnlich wie in der Netzhaut, keine autonome Innervation. Bis zu einem gewissen Grad besteht eine Autoregulation. Die Blutgefäße zeigen Tight-Junctions und damit eine Blut-Hirn-Schranke, die aber funktionell ineffizient ist, weil mittelgroße und auch größere Moleküle aus der Chorioidea relativ einfach in die Papille diffundieren können. Die Diffusion gefäßaktiver Substanzen aus der Chorioidea in die Papille ist wahrscheinlich der Hauptgrund, warum die Papille so häufig von Durchblutungsstörungen betroffen ist. Vasokonstriktive Hormone wie z. B. Angiotensin II oder Endothelin 1 diffundieren in die Papille und kommen damit direkt in Kontakt mit den glatten Muskelzellen der Arteriolen und den Perizyten der Kapillaren.

Dysregulationen der okulären Durchblutung sind häufig ein Bestandteil des generalisierten vasospastischen Syndroms (Guthauser et al. 1988; Konieczka et al. 2014).

94.7.3 Das vasospastische Syndrom

Von einem vasospastischen Syndrom sprechen wir, wenn eine Veranlagung vorliegt, auf bestimmte Reize wie Kälte oder psychischen Stress mit einer vermehrten Vasokonstriktion zu reagieren. Betroffen sind vor allem Frauen, weniger häufig Männer. Die Symptome akzentuieren sich meist im Laufe der Pubertät und nehmen dann nach der Menopause deutlich ab. Das Syndrom kommt aber auch schon bei Kindern vor (Kaiser 1993) und kann ebenso bei älteren Menschen beobachtet werden. Es manifestiert sich u. a. an den Händen, gelegentlich auch an den Füßen. Zudem können andere Organe wie Herz, Innenohr, Gehirn oder das Auge (meist unbemerkt) beteiligt sein.

Die Mehrzahl der Betroffenen hat einen niedrigen Blutdruck. Die Patienten sind tendenziell eher schlank, beruflich meist erfolgreich und strebsam. Viele von ihnen haben ein vermindertes Durstgefühl (Suppression des Durstzentrums durch Endothelin).

Das vasospastische Syndrom ist in den meisten Fällen relativ harmlos und verursacht bei der Mehrzahl der Betroffenen keine bleibenden Störungen. Es ist dennoch ein Risikofaktor für Durchblutungsstörungen, die zu bleibenden Schäden führen können. So haben wir Patienten beobachtet, die sehr jung an einem Herzinfarkt verstorben sind oder rezidivierende Hörstürze hatten.

Das okuläre vasospastische Syndrom

Das okuläre vasospastische Syndrom bezeichnet eine Beteiligung des Auges an dieser generalisierten Fehlregulation. Aufgrund unserer Erfahrung ist dies sehr häufig der Fall. Die Drosselung der Durchblutung scheint nicht so sehr in der Netzhaut als vielmehr in der Chorioidea und wahrscheinlich auch in der Papille vorzukommen. Das Hauptsymptom sind diffuse Gesichtsfeldausfälle bei normaler Sehschärfe.

Diese Gesichtsfeldausfälle bemerkt der Patient normalerweise nicht, weshalb die meisten okulären Vasospasmen auch nicht erkannt werden. Der Patient schildert höchstens unspezifische Sehstörungen, die nicht interpretiert bzw. häufig fehlinterpretiert werden. Diese Drosselung der Durchblutung zusammen mit Gesichtsfeldausfällen ist praktisch immer reversibel und deswegen an sich relativ harmlos.

Das okuläre vasospastische Syndrom ist ein entscheidender Risikofaktor für Augenerkrankungen wie Glaukom, Venenverschlüsse, Chorioretinopathia serosa und akute Arterienverschlüsse, vor allem in der Papille. Deshalb ist es wichtig, schwere Dysregulationen zu erkennen und prophylaktische Maßnahmen zu ergreifen. Eine Sonderform ist das Flammer-Syndrom (Konieczka et al. 2014), das auch spezielle therapeutische Konsequenzen z. B. beim Glaukom nach sich zieht (Konieczka und Flammer 2021).

Einfluss der Psyche auf das vasospastische Syndrom

Es besteht meist eine gewisse Veranlagung. Die eigentlichen Fehlregulationen werden aber durch Stimuli ausgelöst. Ein klassischer Stimulus, den wir auch im Labor für Diagnostik einsetzen, ist Kälte. Im Alltag aber dürfte die psychische Belastung das wichtigere auslösende Moment sein (Flammer 1996). Erleiden solche Patienten schwere Augenerkrankungen wie z. B. einen Gefäßverschluss oder eine Chorioretinopathia serosa, dann zeigt die Anamnese mit erstaunlicher Konstanz, dass kurz vor dem Eintritt dieses Ereignisses schwere psychische Belastungen bestanden haben (Kaiser et al. 1993). Im Folgenden werden zwei Beispiele des schweren okulären vasospastischen Syndroms und seine Komplikationen beschrieben.

Fallgeschichten

Fall 5

Ein 16-jähriges Mädchen aus einer Flüchtlingsfamilie war im Badezimmer auf eine Rasierklinge getreten. Im Anschluss an die kleine Schnittverletzung an einer Zehe entwickelte sie einen Morbus Sudeck (Algodystrophie) am linken Unterschenkel. Bei der Abklärung in der Kinderklinik zeigten sich Hinweise auf eine Konversionssymptomatik mit depressiver Verstimmung sowie ein Z. n. Hyperventilation. Das Mädchen wies keinerlei Sehstörungen auf und hatte einen vollen Visus. Die Abklärung ergab einen deutlichen akralen Vasospasmus. Eine Gesichtsfelduntersuchung zeigte eine massive Gesichtsfeldeinschränkung beidseits, die dem Mädchen nicht bewusst war. Eine Therapie mit Nifedipin 3 × 10 mg führte in wenigen Tagen zur Normalisierung des Gesichtsfeldes.

Fall 6

Bei einem 12-jährigen Mädchen war der Familie und dem Lehrer aufgefallen, dass es an Gegenstände wie z. B. Türpfosten anstieß. Eine Abklärung beim Augenarzt ergab eine massive Gesichtsfeldeinengung, die weder ophthalmologisch noch neuroradiologisch erklärt werden konnte. Es wurde anschließend kinderpsychiatrisch wegen einer neurotischen Entwicklung behandelt. Als wir das Kind zum ersten Mal sahen, war es extrem vasospastisch (mit kalten Händen und veränderten Konjunktivalgefäßen). Obwohl die Gesichtsfeldausfälle zu dieser Zeit bereits mehr als 3 Jahre bestanden, verschwanden sie nach einmaliger Gabe von 10 mg Nifedipin binnen einiger Stunden fast vollständig.

Okuläres vasospastisches Syndrom und Normaldruckglaukom

Wir konnten zeigen, dass okuläre Vasospasmen ein entscheidender Risikofaktor für die Entwicklung eines Normaldruckglaukoms sind (Flammer 1994; Flammer et al. 1996, 2001). Auch bei diesen Patienten mit Normaldruckglaukom wurden die Spasmen nicht selten durch Emotionen hervorgerufen, was ebenfalls an zwei Beispielen dargestellt werden soll.

Fallgeschichten

Fall 7

Eine Pianistin (50 J.) wurde uns wegen eines fortgeschrittenen Normaldruckglaukoms zugewiesen. Die Anamnese ergab Hinweise auf ein vasospastisches Syndrom mit niedrigem Blutdruck und häufig kalten Händen. In der Kapillarmikroskopie wurde ein Kälteprovokationstest durchgeführt. Dieser zeigte wider Erwarten eine völlig normale physiologische Reaktion. Im Anschluss an diesen Kältetest wurde die Durchblutung im Nagelfalz mithilfe des Videos zufällig weiter aufgezeichnet, während die Pat. mit der untersuchenden Laborantin sprach. Wir konnten anschließend rekonstruieren, dass es genau in dem Moment, als sie über Schwierigkeiten in ihrer Ehe zu sprechen begann, während 3 Minuten zu einem vollständigen Stillstand des Blutflusses in den Nagelfalzkapillaren kam. Dieses Beispiel zeigt klar, dass Vasospasmen nicht nur durch Kälte, sondern auch durch emotionale Belastungen ausgelöst werden können.

Fall 8

Bei einer anderen Musikerin hatten wir beobachtet, dass sie vor jedem Auftritt, der offensichtlich mit Stress verbunden war, Skotome entwickelte, die nach dem Auftritt wieder verschwanden. Wurde die Pat. mit einem Kalziumantagonisten vorbehandelt, traten diese Ausfälle vor dem Auftritt nicht mehr auf.

Vasospasmen und anteriore ischämische Optikusneuropathie

Die anteriore ischämische Optikusneuropathie (AION) ist meist Folge einer arteriosklerotischen Gefäßveränderung oder einer Arteriitis temporalis. Seit Langem ist bekannt, dass eine AION gelegentlich auch bei jungen Menschen – sogar bei Jugendlichen ohne jegliche Hinweise für Arteriosklerose oder Arteriitis – auftreten kann. Bei diesen ansonsten gesunden jungen Patienten wurden meist Hinweise auf Vasospasmen gefunden (Kaiser et al. 1996). Ein Teil dieser Vasospasmen wird durch emotionale Belastungen ausgelöst.

Fallgeschichten

Fall 9

Ein Geschäftsmann erfuhr überraschend von einem schlechten Geschäftsgang, was ihn sehr beschäftigte. Wenige Stunden später bemerkte er auf der Heimfahrt im Auto eine rasch progrediente Verdunkelung, die ihn zum Anhalten zwang. Die notfallmäßige Abklärung ergab eine AION beidseits.

Fall 10

Ein bereits chronisch gestresster Börsenmakler erlitt nach akutem Stress eine AION am rechten Auge. Nach intensiver Therapie kam es zu einer fast vollständigen Erholung der visuellen Funktion.

94.7.4 Zentralvenenthrombose bei relativ jungen Patienten

Die Zentralvenenthrombose (ZVT) hat ein Risikoprofil, das weitgehend dem der Arteriosklerose entspricht. Obwohl der Verschluss auf der venösen Seite lokalisiert ist, handelt es sich wahrscheinlich primär um ein arterielles Problem. Meist findet man entsprechende Risikofaktoren, i. d. R. einen erhöhten Blutdruck und/oder eine Dyslipidämie, oft auch einen erhöhten Augendruck. Das gleiche klinische Bild lässt sich gelegentlich bei jungen Patienten beobachten, bei denen diese Risikofaktoren völlig fehlen (Kyu et al. 2021). Stattdessen findet man anamnestisch fast immer Hinweise auf Vasospasmen (Messerli und Flammer 1996). Auch hier scheint häufig psychischer Stress der auslösende Faktor für die vaskuläre Fehlregulation zu sein. Zwei Beispiele sollen dies illustrieren.

Fallgeschichten

Fall 11

Ein Professor wurde aus dem Ausland in die Schweiz berufen. Der Amtsantritt war für ihn mit sehr viel Stress verbunden; 2 Wochen nach Aufnahme seiner Arbeit bemerkte er an einem Auge eine Sehstörung. Die Abklärung ergab das Vollbild einer ZVT trotz völlig fehlender klassischer Risikofaktoren. Der Pat. war deutlich vasospastisch und betonte seine psychische Belastung.

Fall 12

Ein Zahnarzt hatte während der ersten Wochen nach Eröffnung seiner Praxis mit einem seiner Pat. ein Problem, das ihn sehr belastete. Er entwickelte eine klassische ZVT ohne die bekannten Risikofaktoren. Auch er zeigte in der Kapillarmikroskopie eine schwere spastische Reaktion und gab eine starke emotionale Belastung an.

94.7.5 Funktionelle Verschlüsse retinaler Gefäße

Spricht man über Durchblutungsstörungen am Auge, denkt man primär immer an retinale Gefäße. Die Erfahrung zeigt aber, dass Netzhautgefäße viel seltener an funktionellen Dysregulationen beteiligt sind als die Chorioidalgefäße oder die Gefäße der Papille. Bekannt hingegen und schon vor Jahrzehnten beschrieben sind kurzfristige Vasokonstriktionen im Rahmen einer Migräne. Eine sog. retinale Migräne ist aber selten. Sie führt meist nicht zur Infarzierung der Netzhaut und damit auch nicht zu bleibenden Schäden. Wir haben einige wenige Fälle beobachtet, bei denen nach einem akuten Stressereignis retinale Mikroinfarkte aufgetreten sind.

Bemerkenswert erscheint, dass Zusammenhänge zwischen psychischen Belastungen und solchen Gefäßstörungen schon vor Jahrzehnten erkannt wurden. So beschreiben schon Blessig und Amburger (1910) einen Patienten, bei dem nach psychischen Belastungen rezidivierende Angiospasmen mit Gesichtsfeldausfällen auftraten. Bereits damals wurde bemerkt, dass sich keine allgemeinen Erkrankungen finden ließen, außer dass der Patient unter Stress einen besonders starken Blutdruckanstieg und anschließend einen auffallend starken Blutdruckabfall zeigte. Zudem litt der Mann unter Migräne.

94.7.6 Chorioretinopathia centralis serosa

Bei der Chorioretinopathia centralis serosa (RCS) handelt es sich um eine seröse Abhebung der zentralen Netzhaut infolge einer Schrankenstörung auf der Ebene des Pigmentblatts. Aufgrund angiografischer Untersuchungen besteht die Annahme, dass diese Störung durch eine wahrscheinlich nur kurz dauernde vaskuläre Fehlregulation auf der Ebene der Chorioidea bzw. der Choriokapillaris initialisiert wird (Prünte und Flammer 1996). Die Chorioidea ist intensiv autonom innerviert und reagiert deswegen auch auf vegetative Störungen. Seit Langem ist bekannt, dass die RCS hauptsächlich bei jungen Männern und wiederum vor allem nach Stress auftritt. Studien haben dies eindrücklich belegt. Es konnte gezeigt werden, dass Stress-Scores, Kortisolspiegel, Homocysteinspiegel und Blutdruck bei allen Patienten mit CSC im Vergleich zur Kontrollgruppe deutlich erhöht waren (Agarwal 2016). Durch den Nachweis des Zusammenhangs mit einem Haplotyp des *NR3C2*-Gens, das Mineralokortikoid-Rezeptoren kodiert (Wang et al. 2019), scheint sich eine neue Behandlungsoption mit Mineralokortikoid-Rezeptor-Antagonisten zu eröffnen (van Dijk et al. 2017). Zwei Beispiele sollen diese Zusammenhänge erläutern.

Fallgeschichten

Fall 13

Eine junge Frau (20 J.) hatte sich von ihrem Freund getrennt und in dieser Stressphase das Bild einer RCS entwickelt. Da gleichzeitig auch Symptome einer Sehnervaffektion auftraten, vermutete man zuerst eine MS, die sich aber nicht bestätigte. Die Pat. erlitt in den folgenden Jahren zwei Rezidive, die sich jedes Mal nach erheblichem Stress manifestierten. Einmal trat ein Rezidiv auf, nachdem die Pat. vernommen hatte, dass ihr Vater ins Gefängnis musste. Inzwischen ist es der Pat. gelungen, Stresssituationen besser zu bewältigen, und es sind keine Rezidive mehr aufgetreten.

Fall 14

Ein junger Psychiater litt an rezidivierender RCS. Er selbst hatte den Zusammenhang mit Stressphänomenen beobachtet. Aus diesem Grunde entschloss er sich, seine Praxis für 3 Monate zu schließen und sich auf einer längeren Auslandsreise zu erholen. In den ersten Tagen nach seiner Rückkehr fuhr er mit seinem Auto ein Kind an. Wenige Stunden danach zeigte er wieder das Vollbild einer RCS.

94.8 Zusammenfassung

Aus diesen Ausführungen geht hervor, dass Augenerkrankungen dem Einfluss psychischer Störungen in einem viel höheren Maße unterliegen, als bisher angenommen wurde. Die Beispiele illustrieren sehr deutlich, in welchem Ausmaß auch das Auge in die Auseinandersetzung zwischen dem Individuum und seiner subjektiven Realität involviert ist.

Man könnte die von uns dokumentierten pathologischen Veränderungen als Resultat misslungener Anpassungsversuche interpretieren: Die z. T. autonom vermittelten Anpassungen verfehlen das Ziel einer besseren Einpassung des Individuums in eine subjektive Realität, die im Moment der Manifestation der Störung besonders ausgeprägte Passungsanstrengungen verlangen.

Für die augenärztliche Tätigkeit bedeutet dies, dass wir den Patienten als Individuum wahrnehmen müssen, das im Verhalten, im Erleben und im Anpassen seiner Körperfunktion versucht, sich so gut wie möglich in seiner subjektiven Umwelt zu positionieren.

Auch wenn nicht bis ins Einzelne geklärt ist, auf welchem Weg die Wahrnehmung einer Anforderungssituation letztlich „übersetzt" wird (z. B. in Vasospasmen der Chorioidea oder einen Akkommodationsspasmus), legen die Beispiele nahe, dass wir uns auch in der von Technik dominierten augenärztlichen Praxis mit der momentanen Lebenssituation eines Patienten auseinandersetzen müssen. Vielleicht würde es bei den in diesem Kapitel dargelegten Krankheitsbildern manchmal reichen, Patienten auf die Möglichkeit einer Interaktion von Belastung im Alltag und z. B. Durchblutungsstörungen hinzuweisen, um sie zu motivieren, sich Gedanken darüber zu machen, ob bei der erlebten Augenerkrankung nicht auch Stress und psychische Belastung einen wesentlichen Faktor darstellen könnten.

RESÜMEE

Ziel dieses Kapitels ist es, Fachpersonal in der Augenheilkunde für diese Zusammenhänge zu sensibilisieren, damit sie die neu gewonnene Sichtweise an ihre Patienten weitergeben und so auch in der Augenheilkunde Therapeuten und Patienten gemeinsam die Bedeutung der individuellen Wirklichkeit des Einzelnen anerkennen können. Es kann nicht Aufgabe der ophthalmologischen Fachpersonen sein, eine detaillierte psychologisch-psychiatrische Diagnostik mit dem Ziel zu betreiben, prädisponierende Persönlichkeitsfaktoren oder interpretative Schemata ihrer Patienten, mit denen sie belastenden Ereignissen eine besondere Bedeutung zuweisen, zu hinterfragen. Sie könnten aber, indem sie gemeinsam mit ihren Patienten einen möglichen Zusammenhang zwischen augenärztlichem Befund und aktueller Lebenssituation herstellen, die Patienten dazu motivieren, sich dieser Fragen anzunehmen und professioneller Unterstützung zu öffnen.

LITERATURAUSWAHL

Agarwal A, Grag M, Dixit N, Godara R. Evaluation and correlation of stress scores with blood pressure, endogenous cortisol levels and homocysteine levels in patients with central serous chorioretinopathy and comparison with age-matched controls. Indian J Ophthalmol 2016; 64: 803–805.

Berlinberg EJ, Gonzales JA, Doan T, Acharya NR. Association between noninfectious uveitis and psychological stress. JAMA Ophthalmol 2021; 137(2): 199–205.

Erb C, Horn A, Günthner A, et al. Psychosomatische Aspekte bei Patienten mit primärer Keratoconjunctivitis sicca. Klin Monatsbl Augenheilkd 1996; 208: 96.

Flammer J, Pache M, Resink T. Vasospasm, its role in the pathogenesis of diseases with particular reference to the eye. Prog Retin Eye Res 2001; 20(3): 319–349.

Kahaly GJ, Petrak F, Hardt J, Pitz S, Egle UT. Psychosocial morbidity of Graves' orbitopathy. Clin Endocrinol (Oxf) 2005; 63: 395–402.

Kaiser HJ, Flammer J, Messerli J. Vasospasm – A risk factor for nonarteric anterior ischemic optic neuropathy? Neuro-Ophthalmol 1996; 16: 5–10.

Khalid K, Padda J, Pokhriyal S, et al. Pseudomyopia and its association with anxiety. Cureus 2012; 13(8): e17411. DOI: 10.7759/cureus.17411.

Kyu SE, You NK, Yu Jeong P, et al. Central retinal vein occlusion in young patients. Clinical characteristics and prognostic factors. Retina 2021; 41: 630–637.

Mabuchi F, Yoshimura K, Kashiwagi K, et al. High prevalence of anxiety and depression in patients with primary open-angle glaucoma. J Glaucoma 2008; 17: 552–557.

Wang SK, Sun P, Tandias RM. Mineralocorticoid receptor antagonists in central serous chorioretinopathy. A meta-analysis of randomized controlled trials. Retina 2019; 3: 154–160.

KAPITEL

95 Hals-Nasen-Ohren-Heilkunde

95.1 Stimmstörungen und Schwerhörigkeit

Frank Rosanowski

95.1.1 Grundlagen

In der Umgangssprache verknüpfen viele Redewendungen auf den HNO-Bereich projizierte Körperbeschwerden mit einem meist negativen seelischen Erleben, z. B. „Ich bin sprachlos", „Ich kann das nicht mehr hören" oder „Ich habe den Hals voll". Eine Formulierung wie „Das stimmt nicht" greift quasi „sachlich" eine wesentliche Funktion des HNO-Bereichs auf. So haben die Wörter „Stimme", „stimmig" und „Stimmung" denselben Wortstamm; dies legt natürlich auch ihren inneren Bezug nahe.

In der klinischen Routine begegnet der HNO-Arzt vielen Symptomen mit psychosozialen Komponenten. Die vielfältigen und vielschichtigen psychosomatischen Gesichtspunkte der HNO-Heilkunde begründen einerseits Schnittstellen zu anderen Fächern, andererseits aber auch gerade im Hinblick auf eine Symptomspezifität eine gewisse Subspezialisierung. In diesem Buch werden daher Schwindel und onkologische Themen in ➤ Kap. 73 bzw. ➤ Kap. 86 und Tinnitus in ➤ Kap. 95.2 dargestellt.

95.1.2 HNO-ärztliche Professionalisierung und fachbezogene Psychosomatik

Die Weiterbildung eines HNO-Assistenten dürfte in den meisten Kliniken überwiegend auf die organbezogene, operative Medizin fokussieren. Die Versorgungsrealität in der Praxis des niedergelassenen HNO-Arztes ist eine andere: Sie zielt sehr viel mehr auf funktionsbezogene Aspekte und das subjektive Erleben der Patienten. Einen noch bedeutenderen psychosozialen Schwerpunkt hat die ärztlich-therapeutische Arbeit im Umfeld der Rehabilitation, und zwar sowohl bei onkologischen als auch benignen Grunderkrankungen.

Patientinnengeschichte

Fall 1

Die Pat. war vor 5 Jahren, damals im Alter von 29 Jahren, erstmalig wegen einer nach einem Infekt persistierenden Heiserkeit bei einer Logopädin übend behandelt worden. Im Verlauf kristallisierte sich immer mehr heraus, dass die endoskopisch erkennbare Atrophie beider Stimmlippen am ehesten als Ausdruck einer kleinen Kehlkopffehlbildung zu interpretieren war. Wegen einer erneuten erheblichen Zunahme der Heiserkeit bis hin zur Aphonie („Stimmlosigkeit") und wegen der daraus resultierenden langfristigen Arbeitsunfähigkeit als Bürokauffrau in einem mittelständischen Unternehmen „auf dem Lande" wurde eine stimmverbessernde Operation durchgeführt, konkret: Beide Stimmlippen wurden in Vollnarkose „unterfüttert". Dadurch kam es zu einer erheblichen Besserung der Stimmfunktion und zur beruflichen Reintegration. Nach der erwarteten Resorption der implantierten Hyaluronsäure wurde bei erneuter Stimmverschlechterung und Arbeitsunfähigkeit über einen operativen Zugang von außen versucht, die Stimme dauerhaft zu verbessern. Der Eingriff misslang aufgrund der Kehlkopffehlbildung. Danach entwickelte die Pat. eine therapiebedürftige emotionale Störung mit weiteren körperlichen Auffälligkeiten. Sie verlor ihren Arbeitsplatz; der Partner trennte sich von ihr. Die erneute Unterfütterung mit Hyaluronsäure musste zunächst aufwendig mit dem Kostenträger verhandelt werden, wurde aber dann erfolgreich durchgeführt. Die Pat. unterzieht sich unter der Diagnose einer Depression einer ambulanten Psychotherapie; die berufliche Reintegration mit einer Umschulung ist beim Rentenversicherungsträger beantragt.

Bewertung

Lautsprachliche Kommunikationsstörungen können im Einzelfall zu einer tiefgreifenden Störung der gesamten Integration eines Betroffenen führen. In solchen Fällen können eine komplexe interdisziplinäre Untersuchung und Behandlung inkl. individuell zu konzipierender psychotherapeutischer Maßnahmen erforderlich sein. Das gilt, wie im hier geschilderten Fall, für die Heiserkeit, die also auch unter psychosozialen Gesichtspunkten keine „Banalität" darstellt (Misono et al. 2019; Rosanowski und Hoppe 2004), aber auch für Schwerhörigkeit und andere Störungen der Befähigung zur lautsprachlichen Kommunikation (Cieśla et al. 2016; Al Majali et al. 2021).

Die Entwicklung unterschiedlicher Tätigkeitsschwerpunkte in der HNO-Heilkunde zeichnet auch die Geschichte des Fachs nach. So sind die früher zahlenmäßig bedeutenden lebensbedrohlichen Krankheitsbilder (tonsillogene Sepsis usw.) in den Hintergrund getreten. Die Interaktion des Individuums mit der sich ändernden Umwelt und die Bewältigung der sich dabei offenbarenden Konflikte hat zu einer Zunahme von Zivilisations- bzw. Verbrauchserkrankungen wie Lärmschwerhörigkeit, Hörsturz oder (berufsassoziierten) Stimmstörungen geführt. In westlichen Industrie- bzw. Kommunikationsgesellschaften verursachen Kommunikationsstörungen (Hör-, Stimm-, Sprach- und Sprechstörungen) Kosten im Umfang von ca. 3,5 % des Bruttoinlandprodukts (Ruben 2000). Auch deshalb besteht die zwingende Notwendigkeit eines ganzheitlichen Zugangs zu diesen Erkrankungen.

Patientinnengeschichte

Fall 2

Die 67-jährige Frau stellte sich in Begleitung ihrer Tochter wegen eines seit wenigen Wochen bestehenden Druckgefühls in Projektion auf den Kehlkopf und unsystematischer Schluckbeschwerden in der Sprechstunde vor. Sie trug schwarze Kleidung, ging gebückt und wirkte auch gedrückt, sprach sehr leise und ohne Einsatz von Mimik und Gestik. Sie bat den Arzt mehrfach, „das doch mit der Tochter" zu besprechen. Die klinische Untersuchung ergab einen unauffälligen Befund. Auf Nachfrage „Ich sehe, Sie tragen Trauer" berichtete sie ausführlich vom Tod ihres Ehemanns nach einer Krebserkrankung vor fast genau 1 Jahr und davon, wie sie die Zeit danach und sich selbst erlebte.

Außer einer profunden Beratung über den angenommenen Zusammenhang ihrer Beschwerden mit dem Todestag ihres Mannes und über die Unbedenklichkeit des Befunds wurde keine Behandlung durchgeführt. Bei einer Kontrolle 3 Monate später gab die Pat. keine Beschwerden mehr an. Nach eigener Schilderung und auch den Worten der Tochter zufolge hatte sich ihre Stimmung deutlich aufgehellt und stabilisiert; sie nahm intensiv am Leben der Kirchengemeinde teil und brachte sich mit der Betreuung der Enkelkinder wieder vermehrt aktiv in den Familienverbund ein.

Die **kurative Onkologie** der HNO-Heilkunde ist in großem Umfang eine Behandlung komplex erkrankter Patienten mit komorbiden bzw. ursächlichen Suchterkrankungen (Nikotin, Alkohol). Die **rehabilitative Onkologie** zielt auf die lautsprachliche Kommunikation (Stimme und Sprechen) und auf die Schluckfunktion, deren Störungen nach zumeist aufwendigen, zumindest aber die Funktion beeinträchtigenden onkologischen Therapien das Selbsterleben der Betroffenen und ihrer Angehörigen erheblich beeinträchtigen kann.

Patientengeschichte

Fall 3

Der 53-jährige Pat. hatte sich wegen einer Kehlkopfkrebserkrankung nach jahrelangem Nikotin- und Alkoholabusus einer ausgedehnten operativen Teilentfernung des Kehlkopfes mit anschließender Bestrahlung unterziehen müssen. Als wesentliche Beeinträchtigungen nach dieser Therapie berichtete er eine anhaltende Schluckstörung (die Ernährung erfolgte über eine Nährsonde), eine ausgeprägte Heiserkeit und die Notwendigkeit des häufigen Absaugens über sein Tracheostoma. Der Pat. war bereits 4 Jahre vor der Ersterkrankung arbeitslos geworden und seit mehr als 10 Jahren geschieden; zu seinen erwachsenen Kindern hatte er keinen Kontakt mehr. Er lebte bei seiner hochbetagten Mutter. Freundschaften pflegte er nicht. Hobbys hatte er keine („Dafür habe ich kein Geld").

Durch eine umfangreiche Schluck- und Stimmtherapie konnten diese Funktionsbereiche bis hin zur normalen oralen Ernährung und zu einer alltagstauglichen Stimme verbessert werden. Nach dem plötzlichen Tod der Mutter dekompensierte die Alkoholerkrankung des Pat. Nach einer Mitteilung des Hausarztes wurde er ohne Zeichen von Fremdeinwirkung von einem Nachbarn tot in seiner Wohnung gefunden.

Der Schwerpunktbildung hat der Deutsche Ärztetag u. a. dadurch Rechnung getragen, dass er 1993 neben der HNO-Heilkunde deren früheres Teilgebiet Phoniatrie und Pädaudiologie als eigenständiges Fachgebiet (heute: Sprach-, Stimm- und kindliche Hörstörungen) eingeführt hat. Die Weiterbildung in diesem Fach grenzt sich von der der HNO-Heilkunde u. a. durch eine deutlich stärkere Betonung funktioneller und psychosozialer Gesichtspunkte in der Diagnostik und Therapie ab.

95.1.3 Stimmstörungen benigner Ursache

Stimmentstehung

Die bedeutendste Struktur für die Stimmentstehung sind die Stimmlippen, die im Volksmund gemeinhin als „Stimmbänder" bezeichnet werden. Ihre Schwingung wird durch das dynamische Gleichgewicht zwischen dem Ausatemdruck und dem muskulären Gegentonus der Stimmlippen angeregt. So entsteht das primäre Stimmsignal. Dies wird durch die Resonanzräume Rachen, Mund und Nase akustisch gefiltert und dann von der Mundöffnung abgestrahlt (Rosanowski und Eysholdt 2000a, b).

Störungen der Stimme (Dysphonien)

Die Untersuchung der gestörten Stimmfunktion zielt zunächst auf der Basis einer i. d. R. transoral durchgeführten Endoskopie auf den Organbefund im Kehlkopf. Die Stimme wird mit subjektiven (im Wesentlichen auditiven) und objektiven (d. h. apparativen) Methoden untersucht. Das individuelle Leiden an einer gestörten Stimme wird psychometrisch bestimmt (Dejonckere et al. 2001).

Organbefund

Man unterscheidet organische und funktionelle Stimmstörungen, weiterhin entwicklungsbedingte („Mutationsstörung") und insgesamt heute sehr seltene psychogene Dysphonien. Eine Kehlkopferkrankung kann sehr unterschiedliche Formen einer gestörten Stimme verursachen, und identisch auffällige Stimmen können durch unterschiedliche Erkrankungen verursacht sein: Organ- und Stimmbefund sind also voneinander unabhängig (Rosanowski und Eysholdt 2000a, b).

Stimmbefund

Eine einfache und aufgrund ihrer pathophysiologischen Korrelate für die breite klinische Anwendung zu empfehlende Klassifikation einer gestörten Stimme ist das RBH-System (Rauigkeit – Behauchtheit – Heiserkeit). „Heiserkeit" ist der übergeordnete Begriff („Stimmstörung über alles"). Behaucht klingt eine Stimme dann, wenn die Stimmlippen während ihrer Schwingung keinen Kontakt haben und man die Ausatemluft während des Sprechens hören kann. Rau klingt die Stimme bei unregelmäßigen, d. h. asymmetrischen und/oder asynchronen, Schwingungen der Stimmlippen (Dejonckere et al. 2001; Eysholdt et al. 2003).

Eine auffällige Stimme wird nach dem **RBH-System** folgendermaßen beurteilt:

- Rauigkeit und Behauchtheit werden unabhängig mit den Zahlenwerten 0 = normal, 1 = leicht, 2 = mittel und 3 = stark beschrieben.
- Die Heiserkeit erhält dann den höchsten Wert, der bei der Einschätzung von Rauigkeit und Behauchtheit vergeben wurde.

Diese beiden „Kernsymptome" können individuell in Abhängigkeit von Art und Ausmaß des Stimmgebrauchs auch wechselnd ausgeprägt sein. Andere Faktoren wie etwa eine besondere Anspannung (z. B. bei einem Vortrag oder Bewerbungsgespräch) können die Stimme beeinflussen. Derartige Veränderungen können häufig nur aus der Schilderung des Betroffenen erschlossen werden. Zu diesen auf den Schallreiz „Stimme" zielenden Symptomen kann eine Vielzahl sog. unspezifischer Symptome hinzutreten: Diese Symptome können das Beschwerdebild des Betroffenen beherrschen und ihm die Diagnose einer Stimmstörung zunächst nicht nahelegen – so ist z. B. ein sog. Globus pharyngis in den meisten Fällen durch eine funktionelle Stimmstörung hervorgerufen und keine psychosomatische Erkrankung im engeren Sinne.

Dem Prinzip nach unterscheidet man spezifische (Intensität, Frequenz, Klang, Veränderung über die Zeit) und unspezifische Stimmsymptome (Fremdkörpergefühl, Trockenheit, Räusperzwang, Hustenreiz usw.). Sie können im Einzelfall das subjektive Empfinden des Betroffenen beherrschen. In vielen Fällen findet man bei der endoskopischen Untersuchung des Kehlkopfes jedoch funktionelle Korrelate dieser Symptome. Auch unspezifische (Stimm-)Symptome sind einer übenden Stimmbehandlung zugänglich.

Messung der subjektiven Betroffenheit durch eine gestörte Stimme

Der Goldstandard der Messung der subjektiven Betroffenheit durch eine Stimmstörung ist der *Voice Handicap Index* (VHI) (Jacobson et al. 1997; Nawka et al. 2003; Weigelt et al. 2004), ein Fragebogen mit ursprünglich 30 Fragen zu Kernaspekten des „stimmlichen Selbsterlebens". Er liegt in verkürzten Fassungen vor, alternativ wird der Fragebogen zur stimmbezogenen Lebensqualität *(Voice-Related Quality of Life,* VRQOL) mit 10 Fragen empfohlen. Die Fragebogeninstrumente sind gleichwertig und sollten bei jedem Patienten mit einer nicht nur akuten Stimmstörung angewendet werden.

Ungeklärt und auch in Leitlinien nicht abgebildet ist die Frage, wie denn das Testergebnis das individuelle therapeutische Vorgehen leitet. So wäre z. B. im Fall eines sicher benignen Organbefunds bei nur geringem Handicap eine Therapie nur dann indiziert, wenn der Therapieverzicht zu einer Verschlimmerung der Erkrankung führen würde.

Patientengeschichte

Fall 4

Der 38-jährige Pat. stellte sich wegen einer nach einer Erkältung vor 6 Monaten erstmals aufgetretenen und seitdem persistierenden Heiserkeit mit einem gelegentlichen Stechen im Hals in Projektion auf den Kehlkopf vor. Bei der endoskopischen Untersuchung zeigte sich ein „typischer" Stimmlippenpolyp. Der Palpationsbefund des Halses war unauffällig. Der Stimmklang wurde nach der RBH-Klassifikation mit R1B0H1 eingeschätzt. Der VHI-Gesamtwert betrug 20 Punkte, war somit „eher unauffällig" und entsprach einem Betroffenheitsgrad 1. Screeningmessungen zur Emotionalität und zu anderen Körperbeschwerden waren in allen Dimensionen unauffällig.

Bewertung

Der Organbefund war eindeutig gutartig; Stimmlippenpolypen entarten auch nicht. Die Stimmfunktion war nur gering auffällig und bedingte keine relevante Einschränkung im Alltag; das Stechen im Hals trat nur gelegentlich auf und beeinträchtigte den Pat. nicht. Weitere psychosomatische Auffälligkeiten bestanden nicht. Eine Therapie war daher nach der Information des Pat. über die Unbedenklichkeit der Erkrankung nicht erforderlich.

Der Bezug des störungsspezifischen Beeinträchtigungsgefühls durch eine Stimmstörung einerseits mit der Lebensqualität andererseits ist der Ausgangspunkt für die Betrachtung der psychosomatischen Relevanz von Dysphonien, ihrer „subjektiven Seite" (Rosanowski und Hoppe 2004; Keilmann und Rosanowski 2021). Denn ausweislich spezifisch auf die Emotionalität (Ängstlichkeit, Depressivität) bzw. auf Körperbeschwerden (Erschöpfung, Gliederschmerzen, Herz- und Magenbeschwerden) zielender testpsychologischer Messverfahren ist bei Patienten mit Stimmstörungen gutartiger Ursache in einem über den Erwartungswert weit hinausgehenden Ausmaß mit komorbiden Auffälligkeiten zu rechnen (Krischke et al. 2005): Selbst unter der Annahme, dass beim Vergleich mit der Normalbevölkerung nur ein Prozentrang von > 90 bzw. < 10 auch eine klinische Relevanz signalisiert, wären im Hinblick auf eine Depressivität mit 35 %, auf die Angst mit 23 und im Hinblick auf die geklagten körperlichen Probleme zwischen 18 und 31 % der untersuchten Patienten „auffällig" (Schwanfelder et al. 2008).

Die geschilderten Zusammenhänge sagen nichts über ein individuelles Ursachengefüge aus, das sich auch im HNO-ärztlichen Gespräch häufig nicht abschließend klären lässt: So besteht z. B. im Hinblick auf die Ängstlichkeit kein statistischer Zusammenhang mit dem Rauchen, auch wenn bei Rauchern auf den ersten Blick im Falle einer Kehlkopferkrankung eine gewisse „Krebsangst" unterstellt werden könnte (Glas et al. 2008).

Patienten mit Stimmstörungen bewegen sich in klinisch relevantem Ausmaß in einem komplexen Gefüge unterschiedlicher weiterer emotionaler und körperlicher Beschwerden. Die Einstellung gegenüber dem dysphonen Patienten und die konkrete Ausgestaltung der Untersuchung und Behandlung sollten sich daher an einem biopsychosozialen Menschenbild orientieren. Im Umfeld der HNO-Heilkunde ist dieses Vorgehen weitgehend operationalisiert. Jenseits der Psychosomatischen Grundversorgung durch den HNO-Arzt bedarf es aber in einer Vielzahl von Fällen der Fachpsychotherapie: HNO-Erkrankungen sind auch für den Psychotherapeuten ein umfassendes und interessantes Gebiet.

Für die klinische Routine ist bedeutsam, dass das Leiden an einer Stimmstörung im Wesentlichen sowohl von der Art der Dysphonie (funktionell vs. organisch) als auch vom Geschlecht und Lebensalter der Betroffenen unabhängig ist. Die früher häufige Unterstellung, Patienten mit funktionellen Dysphonien (insb. Frauen) neigten zu einer besonderen Ausgestaltung ihres Leidens, kann also heute verworfen werden.

Patientengeschichte

Fall 5

Der 54-jährige Pat. stellte sich auf Überweisung eines niedergelassenen HNO-Arztes, bei dem er wegen eines Tinnitus vorstellig geworden war, wegen einer seit einigen Jahren heiseren Stimme vor, die ihn im Alltag nicht wesentlich beeinträchtigte, auch nicht im beruflichen Umfeld. Weiterhin berichtete er von einer gesamtkörperlichen Ermüdung inkl. einer „geringfügigen" Erektionsstörung und von gelegentlichem Sodbrennen; der Pat. rauchte 2–3 Zigarillos pro Tag. Endoskopisch zeigten sich im Kehlkopf in den hinteren Stimmlippenanteilen und zwischen den Stellknorpeln geringe entzündliche Veränderungen sowie auf der rechten Seite ein sog. Kontaktgranulom; beide Stimmlippen wirkten atroph. Zusammen mit dem gestörten Schwingungsablauf der Stimmlippen wurde zunächst die Diagnose eines Kontaktgranuloms bei einer hypofunktionellen Stimmstörung gestellt und – der VHI-Wert war deutlich auffälliger, als es nach dem Anamnesegespräch erwartet worden war – eine Stimmübungsbehandlung veranlasst. Wegen der sog. posterioren Laryngitis und auch auffällig hoher Werte im Komplex „Magen" des Gießener Beschwerdebogens GBB (Brähler und Scheer 1994) wurde eine internistische Abklärung einer Refluxkrankheit durchgeführt; diese Untersuchung ergab einen auffälligen, therapiebedürftigen Befund. Die ergänzende Hormonanalyse zeigte einen relativen Testosteronmangel, der medikamentös behandelt wurde. Darunter besserte sich auch der initial auffällige Wert der Subskala Depressivität der HADS-D (Herrmann und Buss 1995).

Bewertung

Laryngeale Minimalpathologien können im Einzelfall auf relevante komorbide Störungen hinweisen, die ihrerseits relevant für das Selbsterleben der Betroffenen sein können (posteriore Laryngitis – Reflux; Stimmlippenatrophie beim Mann – Testosteronmangel; Kontaktgranulom – Reflux, „psychosomatische Disposition"; Reiter et al. 2018). Der HNO-Arzt hat die Aufgabe, die einzelnen Befunde zu einer interdisziplinären Abklärung und ggf. Behandlung zu bringen. Dabei wird er im Einzelfall auch die Frage nach der Indikation einer Psychotherapie zumindest i. S. der Motivierung eines Pat. zur Inanspruchnahme einer weiteren fachspezifischen Beratung beantworten müssen.

Die **Therapie** von Stimmstörungen folgt genau wie die Diagnostik der zunächst gleichwertigen Würdigung des Organbefunds, der Stimmfunktion und des subjektiven Erlebens. So kommen im Einzelfall operative Maßnahmen in Betracht („Phonochirurgie", d. h. operative Techniken zum Erhalt oder zur Verbesserung der Stimmfunktion, entweder endoskopisch oder über einen transkollaren Zugang). Übende Maßnahmen, meist bei einer Logopädin, zielen auf die Stimmfunktion (ursächlich bei funktionellen Stimmstörungen, anpassend bei organischen Störungen). Weiterhin gibt es physikalische Therapieformen (z. B. Inhalation) und medikamentöse Behandlungen. Die fachgebundene oder fachärztliche Psychosomatik kann bei allen Stimmstörungen und unabhängig von anderen Therapieformen erforderlich sein.

95.1.4 Schwerhörigkeit

Grundlagen

Das Ohr ist aus dem äußeren Ohr (Ohrmuschel, äußerer Gehörgang), dem Mittelohr (Trommelfell und Gehörknöchelchenkette) und dem Innenohr (Schnecke mit dem Hörorgan, Bogengangsystem mit peripherem Gleichgewichtsorgan) aufgebaut. Das äußere Ohr hat die Funktion der Schallbündelung und Weiterleitung ans Trommelfell. Das Mittelohr dient der weiteren Fortleitung und der sog. Impedanzanpassung (ohne diese würde der Schall beim Übertritt von der Luft hin zu den flüssigkeitshaltigen Strukturen des Innenohrs zu stark gedämpft). Im Innenohr findet die mechanoelektrische Umwandlung des Schalls statt, der dann über den Hörnerv zum Gehirn weitergeleitet wird.

▌▌ Allgemein wird (fälschlicherweise) angenommen, das Gehör werde mit zunehmendem Lebensalter grundsätzlich schlechter. Auch gibt es kaum noch ein „altersgemäßes" Gehör. Wir sehen immer wieder ältere Menschen mit einem „normalen" Hörvermögen; umgekehrt leiden auch immer mehr junge Menschen an Höreinbußen, die durch Lärm im Berufsleben, aber auch durch das Hören lauter Musik hervorgerufen werden (**Lärmschwerhörigkeit**).
In Deutschland haben etwa 16 % der Bevölkerung eine nach Hörtestkriterien behandlungsbedürftige, sprich: mit einem Hörgerät zu versorgende Schwerhörigkeit. Ein solches Gerät tragen aber < 20 % der Betroffenen. Daraus resultiert gerade bei älteren Menschen häufig eine verminderte Bereitschaft zur Kommunikation mit der Folge von sozialem Rückzug und Vereinsamung. Jüngere Daten weisen auf die Assoziation demenzieller Entwicklungen und Schwerhörigkeit hin (Johnson et al. 2021). Deshalb sollte auch im Umfeld der Gerontopsychiatrie und -psychotherapie aufklärend darauf hingewiesen werden, dass diesem Problem auch beim betagten Menschen mit modernen Hörgeräten, im Extremfall einer funktionellen Ertaubung auch durch operative Versorgung mit einer Innenohrprothese (sog. Cochlea-Implantat), heute erfolgreich abgeholfen werden kann. ▌▌

Langsam auftretende Schwerhörigkeiten betreffen i. d. R. zunächst die hohen Töne. Die Patienten bemerken diese Schwerhörigkeit oft nur in Gruppengesprächen und bei Störgeräuschen (sog. Partyeffekt). Später greift die Hörminderung auf die mittleren und tiefen Frequenzen über. Dann fällt die Schwerhörigkeit auch in alltäglichen Situationen auf. Die Betroffenen müssen häufig nachfragen, oder ihre Familien bemerken den lauter gestellten Fernsehapparat.

Für die Psychotherapie ist besonders bedeutsam, dass eine Innenohrschwerhörigkeit mit einem Ohrgeräusch vergesellschaftet sein kann (➤ Kap. 95.2). Bei vielen Patienten mit einem chronischen **Tinnitus** liegt eine Hörminderung nur der sehr hohen Töne vor, die von den Patienten zunächst gar nicht bemerkt wird. In diesen Fällen fällt die Schwerhörigkeit erst bei der Durchführung eines Hörtests im Rahmen der Tinnitusabklärung auf. In diesem Zusammenhang ist zu beklagen, dass ein Tinnitus häufig losgelöst vom Hörvermögen „psychologisiert" wird:

▌▌ Der Psychotherapeut eines Tinnituspatienten sollte sich immer vergewissern, dass eine bestehende Schwerhörigkeit unabhängig vom individuellen Ursachengefüge auch „organbezogen" therapiert wird (Jafari et al. 2019). ▌▌

Plötzlicher Hörverlust: Hörsturz

Patientengeschichte

Fall 6

Der 42-jährige Mann befand sich mit seiner Familie im Sommerurlaub im Gebirge, als er eines Morgens plötzlich auf dem linken Ohr kaum mehr hörte und einen Pfeifton „ähnlich dem Kreischen eines stark bremsenden Zuges" vernahm. Er wollte seiner Familie den Urlaub nicht verderben und suchte deshalb keinen Arzt auf. Das Hörvermögen verbesserte sich etwas, der Pfeifton wurde leiser, verschwand aber nicht. Im Urlaub konnte er sich nicht erholen.

Der danach beim HNO-Arzt durchgeführte Hörtest ergab auf dem betroffenen Ohr eine mittelgradige Schwerhörigkeit; das rechte Ohr hörte „normal". Der bislang gesunde Bankangestellte musste sich im laufenden Jahr besonderen beruflichen Herausforderungen stellen; so wurde ihm ein anderer Mitarbeiter bei der Nachbesetzung der Position des Geschäftsführers vorgezogen. Infolge dieses Misserfolgs entwickelte er andere körperliche Beschwerden, für die bei ausführlichen Untersuchungen keine Ursache gefunden wurde. Auch privat sah er sich einem zunehmenden Druck ausgesetzt, da er seine beiden kleinen Kinder wegen der erheblichen beruflichen Zeitbelastung während der Woche kaum sah und seine Frau sich beklagte, er falle abends „immer gleich hundemüde" ins Bett.

Unter einem Hörsturz versteht man eine ohne erkennbare Ursache plötzlich auftretende, meist einseitige Innenohrschwerhörigkeit oder Ertaubung aus vollständiger Gesundheit heraus. Die Hörminderung kann von einem Tinnitus begleitet sein, häufig berichten Patienten von einem Druckgefühl im Ohr oder einer sog. Diplakusis, d. h., sie haben den Eindruck, zwei Töne zu hören, obwohl objektiv nur einer da ist. Ohrenschmerzen oder Ohrenlaufen treten beim Hörsturz nicht auf.

Bei vielen Patienten finden sich in der Zeit unmittelbar vor dem Ereignis Belastungssituationen. Ein Hörsturz gilt zwar als eine „typische Managerkrankheit", kann aber letztendlich jeden Menschen treffen. Nach der organ- und funktionsbezogenen Diagnostik und Therapie, zumeist mit Kortison und durchblutungsfördernden Substanzen, bei fehlender Remission der Schwerhörigkeit ggf. auch mit einer Hörgeräteversorgung, ist die psychosomatische Beratung in praktisch allen Fällen integraler Bestandteil der Behandlung. Häufig ist das Leiden der Betroffenen aber so vielschichtig, dass eine Fachpsychotherapie geboten ist. Die Aufgabe des HNO-Arztes besteht dann also darin, den Patienten zur Inanspruchnahme einer weitergehenden Psychotherapie zu motivieren (Mühlmeier et al. 2016).

LITERATURAUSWAHL

Al Majali SA, Alghazo EM. Mental health of individuals who are deaf during COVID-19: Depression, anxiety, aggression, and fear. J Community Psychol 2021; 49(6): 2134–2143.

Cieśla K, Lewandowska M, Skarżyński H. Health-related quality of life and mental distress in patients with partial deafness: preliminary findings. Eur Arch Otorhinolaryngol 2016; 273(3): 767–776.

Günther S, Rasch T. Klotz M et al. Bestimmung der subjektiven Beeinträchtigung durch Dysphonien – Ein Methodenvergleich. HNO 2005; 53: 895–904.

Johnson JCS, Marshall CR, Weil RS, et al. Hearing and dementia: From ears to brain. Brain 2021; 144(2): 391–401.

Keilmann A, Rosanowski F. Gesundheitsbezogene Lebensqualität bei Stimm- und Aussprachestörungen. Sprache Stimme Gehör 2021; 45(03): 136–142.

Krischke S, Weigelt S, Hoppe U, et al. Quality of life in dysphonic patients. J Voice 2005; 19(1): 132–137.

Lukomski J. Deaf college students' perceptions of their social-emotional adjustment. J Deaf Stud Deaf Educ 2007; 12(4): 486–494.

Misono S, Haut C, Meredith L, et al. Dysphonia, perceived control, and psychosocial distress: A qualitative study. J Voice 2019; 33(5): 682–669.

95.2 Tinnitus

Jörg Frommer und Michael Langenbach

95.2.1 Einleitung, Definition, Epidemiologie

Als Tinnitus (lat. „tinnire": klingeln) werden Hörempfindungen ohne einen entsprechenden externen akustischen Stimulus bezeichnet (Lockwood et al. 2002):

- Beim **objektiven Tinnitus** liegt eine pathologische Ursache (z. B. arterielle Gefäßschlinge im Bereich des Innenohrs) vor.
- Beim **subjektiven Tinnitus** – von dem dieses Kapitel handelt – fehlen makroanatomisch feststellbare pathologische Veränderungen.
- Beim **chronischen Tinnitus** dauern die Ohrgeräusche über einen Zeitraum von mehr als 3 Monaten an.
- Beim **dekompensierten Tinnitus** gehen sie mit erheblichen psychischen Begleitsymptomen einher und haben so den Stellenwert einer eigenständigen Erkrankung (DGHNO-KHC 2021).

Die weltweite jährliche Prävalenz für Tinnitus beträgt 14,4 %. Sie zeigt keine eindeutige Geschlechtspräferenz, nimmt aber mit zunehmendem Alter zu. Chronischer Tinnitus betrifft 9,8 % und schwerer Tinnitus 2,3 % der Bevölkerung (Jarach et al. 2022). In Deutschland bewertet ca. 1 % der Bevölkerung ihren Tinnitus als „mittelgradig" oder „stark störend" und als eigenständige Krankheit (Pilgramm et al. 1999). Nur 10–15 % der von akutem Tinnitus betroffenen Menschen hören die Ohrgeräusche über einen längeren Zeitraum. Von diesen entwickeln 10–20 % unter der permanenten Präsenz der Geräusche depressive Verstimmungen, Angst-, Schlaf- und Konzentrationsstörungen bis hin zu Suizidalität und Invalidisierung (Mazurek et al. 2022). Hier spricht man von komplexem oder dekompensiertem Tinnitus (Goebel 2001). Beim kompensierten Tinnitus registrieren Betroffene ihr Ohrgeräusch ohne zusätzliche Symptome, sind wenig beeinträchtigt und ohne größeren Leidensdruck.

Beim dekompensierten Tinnitus hat das Ohrgeräusch massive Auswirkungen auf sämtliche Lebensbereiche und führt zu einer Sekundärsymptomatik mit hohem Leidensdruck und erheblicher Beeinträchtigung der Lebensqualität, besonders bei ununterbrochener Präsenz des Tinnitus.

Klinisch hat sich eine graduelle **Abstufung des Schweregrades** (Biesinger und Heiden 1998) durchgesetzt:

- **Grad 1:** kompensiertes Ohrgeräusch, kein Leidensdruck.
- **Grad 2:** Der Tinnitus tritt hauptsächlich in Stille in Erscheinung und wirkt störend bei psychischen oder physischen Belastungen (Stress).
- **Grad 3:** Der Tinnitus führt zu einer dauernden Beeinträchtigung im privaten und beruflichen Bereich. Es treten Störungen im emotionalen, kognitiven und körperlichen Bereich auf.
- **Grad 4:** Der Tinnitus führt zur völligen Dekompensation im privaten Bereich.

Patientengeschichte

Herr C. (54 J.) stellt sich in der HNO-Ambulanz einer Universitätsklinik mit seit 3 Jahren bestehenden und ihm zunehmend unerträglichen hochfrequenten beidseitigen Ohrgeräuschen vor. Die bei dem sehr gequält wirkenden Pat. durchgeführten Untersuchungen (Trommelfellmikroskopie, Nasopharyngoskopie, Tubendurchgängigkeitsprüfung, Tonaudiometrie, Tympanometrie, otoakustische Emissionen [OAE] und Hirnstammaudiometrie) sichern eine begleitende Hochtonschwerhörigkeit beidseits, schließen eine sonstige symptomatische Genese der Beschwerden aber aus.

Der Pat. hat starken Leidensdruck. Er klagt über Ein- und Durchschlafstörungen. Seine Stimmung ist sehr gedrückt. Er wisse am Morgen nicht, wie er den Tag hinter sich bringen solle. Seine Arbeit leide unter seiner ausgeprägten Konzentrationsschwäche. Gelegentlich gehe ihm durch den Kopf, ob es wohl eine Erleichterung sei, wenn er sein Leben beenden würde. Er glaube, dass er die Ohrgeräusche nicht mehr lange aushalten könne. Früher habe er beruflich und privat immer „wie am Schnürchen funktioniert"; jetzt bleibe alles liegen, er sei in einen regelrechten Teufelskreis geraten; alles werde von Tag zu Tag schlimmer. Von Beruf ist Herr C. selbstständiger Bauschlosser. Er klagt über die schlechte Auftragslage und die fehlende Zahlungsmoral seiner Kunden. Zusätzlich leidet er unter Bluthochdruck und degenerativen Veränderungen des Skelettsystems.

Nach gründlicher Untersuchung in der HNO-Abteilung wird Herr C. aufgrund seines erheblichen Leidensdrucks in der Klinik für Psychosomatik vorgestellt. Hier wird im Gespräch, das von starkem Redebedürfnis und heftigen Verzweiflungsgefühlen gekennzeichnet ist, klar, dass er zusätzlich zu den Ohrgeräuschen erheblichen beruflichen und privaten Belastungen ausgesetzt ist. Er bestätigt im Gespräch suizidale Gedanken.

Herr C. wird bei guter Motivation in eine Reha-Fachklinik für Psychosomatik mit Schwerpunkt Tinnitustherapie überwiesen. Das dortige Therapiekonzept ist interdisziplinär und schulenübergreifend ausgerichtet. Es umfasst Aufklärung und Beratungsgespräche zum Umgang mit dem Tinnitus (Counseling), Entspannungstherapie unter Einschluss verhaltenstherapeutischer Übungen zur Aufmerksamkeitslenkung, psychodynamisch orientierte Gruppengespräche zur Bearbeitung dysfunktionaler vergangener und aktueller Verhaltensmuster, Sozialtherapie mit Fokus auf die berufliche Situation und kreative Therapien. Ein HNO-Arzt, ein Internist, ein Orthopäde und ein Hörgeräteakustiker sind eng in das Therapiekonzept einbezogen. Herr C. bekommt ein Hörgerät verordnet.

Der Pat. profitierte von der insgesamt 8-wöchigen Behandlung deutlich. Die Blutdruckmedikation wurde optimiert. Schmerzen und Ohrgeräusche gingen zurück; insbesondere fühlte er sich aber viel weniger gequält. Seine Stimmung besserte sich, der Antrieb nahm wieder deutlich zu. Er konnte seine Arbeit wieder aufnehmen und sich dort besser auseinandersetzen und wieder ausreichend schlafen. Auch seine familiären Beziehungen besserten sich erheblich. In einem Nachgespräch gab er an, dass er sehr dankbar für die Behandlung sei und seine Lebenszufriedenheit wiedergewonnen habe, obwohl die Ohrgeräusche fortbestünden – jetzt aber deutlich leiser und erträglicher seien. Ganz wesentlich sei, dass er nun seine Belastungsgrenzen besser kenne, bei der Arbeit kürzertrete und sich mit seiner insgesamt verminderten Leistungsfähigkeit arrangiert habe.

95.2.2 Einführung in ein psychosomatisches Modell des Tinnitus

Der Komplexität der Tinnitusentwicklung vom akuten Symptom zum chronischen Leiden wird am besten ein biopsychosoziales Modell gerecht, das biologische Voraussetzungen, psychische Bedingungs- und Verarbeitungsfaktoren und soziale Umstände der Betroffenen integriert. Der chronisch belastende Tinnitus aurium wird damit als paradigmatische psychosomatische Krankheit verstanden: Eine somatische Schädigung der Cochlea auf mikroanatomischer Ebene mit Störungen im Bereich der inneren und/oder äußeren Haarzellen und konsekutiver pathologischer Hörnervenreizung entwickelt sich in einem individuell belasteten und/oder einem psychosozialen und gesellschaftlich pathogenen Kontext zu einer chronischen Erkrankung mit schweren psychosozialen Komplikationen.

Im Sinne einer semiotisch verstandenen Psychosomatik kann das Ohrgeräusch als Ausgangspunkt eines Funktionskreises i. S. eines **Merkphänomens** verstanden werden, das in Abhängigkeit von individuumseigenen Dispositionen unterschiedliche Interpretationen erfahren kann (von Uexküll und Wesiack 2003). Nach Jastreboff et al. (1996) macht ein pathologischer Reiz eines mikrostrukturell defekten Innenohrs für sich noch lange keine Krankheit, sondern kann kompensiert bleiben. Es kommt erst dann zum „dekompensierten" Tinnitus, wenn dieser Reiz unter dem Einfluss limbischer Strukturen pathologisch kodiert wird.

Eggermont (1984) konnte zeigen, dass die Wahrnehmung der Tinnitusintensität von den medialen Teilen des limbischen Systems beeinflusst wird. Mittlerweile wurden zahlreiche empirische Befunde gesammelt, die ein Zusammenwirken perzeptiver, kognitiver und affektiver zentraler Neuronengruppen beim chronischen Tinnitus belegen. Im Folgenden werden die hinsichtlich ihrer therapeutischen Relevanz wichtigsten audiologischen, neurowissenschaftlichen, psychologischen, psychosomatischen, auf Methoden der Biografieforschung basierenden und kommunikationswissenschaftlichen Forschungsergebnisse dargestellt.

Ergebnisse audiologischer und neurowissenschaftlicher Studien

Die Genese des akuten Tinnitus wird meist durch eine akute Nährstoffmangelversorgung erklärt, z. B. durch vaskuläre Minderperfusion oder traumatische Schädigung (Knalltrauma) und die hierdurch bedingte Funktionsstörung der Cochlea. Demnach verursacht die Schädigung der Haarzellen eine Veränderung der neuronalen Spontanaktivität einzelner Hörnervenfasern, sodass deren Stimulationsmuster in der zentralen Hörbahn nicht mehr vom physiologischen Erregungsmuster bei akustischer Stimulation unterschieden werden kann (Bartels et al. 2007; Saunders 2007). Chronisch belastende Tinnitussymptome entwickeln sich unabhängig von der primären Genese des Tinnitus zentral unter der Verstärkung der Tinnitussignalentdeckung und der Verarbeitung von Reizeindrücken im auditorischen Subkortex (Jastreboff et al. 1996). Über die zentrale Hörbahn kann die Tinnitusaktivität unter der wesentlichen Mitwirkung affektiver Bewertungsvorgänge verstärkt oder abgeschwächt werden. Die Involvierung affektiver zerebraler Zentren in der Entwicklung des dekompensierten Tinnitus kommt in PET-Studien in deutlichen Veränderungen der Aktivität des limbischen Systems zum Ausdruck (Lockwood et al. 1998; Lohaus 2013).

Aus psychosomatischer Sicht ist es wichtig zu verstehen, warum sich bei manchen Patienten keine Toleranz gegenüber dem Tinnitus entwickelt. Gemeinsamer Ausgangspunkt der audiologischen und neurowissenschaftlichen Erklärungsansätze ist die Feststellung, dass der **Leidensdruck nicht durch die Lautstärke der Ohrgeräusche oder andere otologische Faktoren erklärt werden kann** (Berry et al. 2002; Henry und Meikle 2000), auch wenn einzelne Untersuchungen darauf hinweisen, dass ein Teil des Leidensdrucks durch eine Kombination von Tinnituslautstärke, Hörverlust, Schwindel oder Hyperakusis bedingt sein könnte (Hiller und Goebel 2007). Auch eine schlechte Maskierbarkeit des Tinnitus war in einzelnen Arbeiten mit dem Beeinträchtigungsgrad korreliert (Hiller und Goebel 1999). Das Ausmaß des Leidensdrucks der schwer dekompensierten Patienten ist mit solchen otologischen Charakteristika aber nicht zu erklären.

II In der chronischen Progression des dekompensierenden Tinnitus spielt die neuronale Plastizität zerebraler Bahnen unter dem Einfluss affektiver Bewertungen und Störungen eine große Rolle. Dieser Einfluss des affektiven Systems scheint in komplexen somatopsychischen Progressionsschleifen vor sich zu gehen (Georgiewa et al. 2006).

Es bestehen Ähnlichkeiten zur Pathogenese von chronischen Schmerzsyndromen, insbesondere dem Phantomschmerz (Møller 2007), bei dem ebenfalls neuroplastische Prozesse durch primäre Deprivation angestoßen werden (Shore et al. 2016). Die beteiligten anatomischen Strukturen und ihren jeweiligen Einfluss auf Entstehung, Chronifizierung und Dekompensation des Tinnitus zeigt ➤ Abb. 95.1.

Neurobiologische Hypothesen zur Tinnitusbelastung gehen von unterschiedlichen Mechanismen der Tinnitusentstehung und -aufrechterhaltung aus. So könnten Umschaltprozesse im auditorischen Kortex nach der Schädigung von Innenohrhaarzellen einer bestimmten Frequenz dazu führen, dass die diesen Frequenzen zugeordneten Neurone einen erheblich geringeren auditiven Input erhalten und die angrenzenden Frequenzen zugeordneten Nachbarneurone in der Hörrinde überrepräsentiert sind, was unter gewissen Bedingungen eine Grundlage für Tinnitusgeräusche sein kann (Remapping-Theorie, Haider et al. 2018). Entscheidende Bedeutung für die Entwicklung eines chronischen Tinnitus scheint aber die Involvierung affektiver Zentren und des zentralen Aufmerksamkeitsnetzwerks zu sein (Leaver et al. 2016a, b; Harold et al. 2012). Die von Lockwood et al. (2002) beschriebenen Crossover-Effekte zwischen affektiven, kognitiven und sensorischen Netzwerken könnten den starken und anhaltenden Leidensdruck von Patienten mit chronisch dekompensiertem Tinnitus erklären (Langenbach 2005).

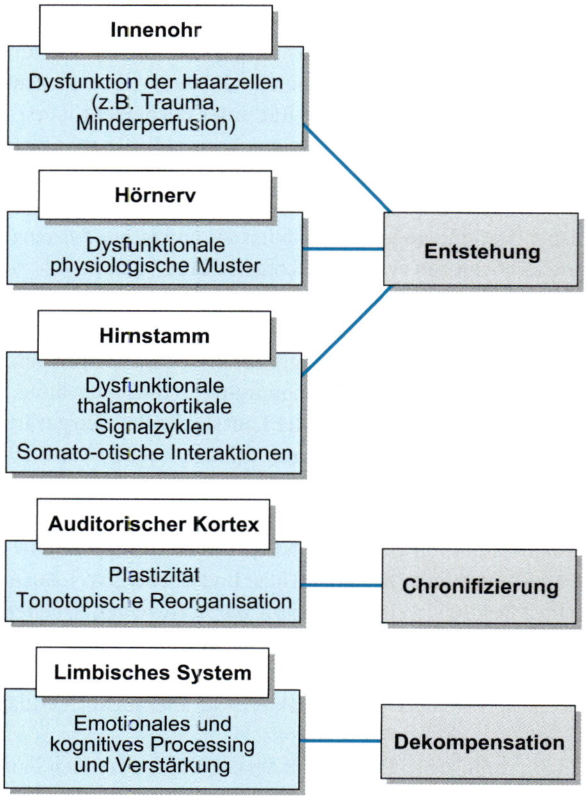

Abb. 95.1 An der Tinnitusentstehung beteiligte anatomische Strukturen und ihre Funktionen (nach Georgiewa et al. 2006) [L106]

Klinische Untersuchungen mit bildgebenden Verfahren bei Patienten mit chronischem Tinnitus weisen auf die Bedeutung neuronaler Netze hin, in denen limbische, präfrontale und somatosensorische Strukturen und auditorische Rindenareale interagieren (Lockwood et al. 1998, 2002). Dies könnte ein neurobiologisches Korrelat für eine reduzierte auditorische Filterfunktion für Störreize, die verstärkte Wahrnehmung von Geräuschen mit Fixierung der Aufmerksamkeit und die erhebliche affektive Dekompensation chronisch belasteter Patienten anzeigen (Hu et al. 2021).

Ergebnisse psychologischer und psychosomatischer Studien

Die Suche nach für die Tinnitusbelastung relevanten psychischen Faktoren wurde durch den insgesamt nur schwach ausgeprägten Zusammenhang zwischen audiologischen Variablen und dem Belastungserleben stimuliert. So wurde das Forschungsinteresse verstärkt auf Mechanismen der Verarbeitung der Ohrgeräusche und psychologische Faktoren, die das Tinnituserleben modulieren, fokussiert.

Harrop-Griffiths et al. (1987) fanden bei beeinträchtigten Tinnitusbetroffenen vermehrt eine **Persönlichkeitsstruktur** mit einer Häufung von neurotischen, besonders hypochondrischen Beschwerden. Belli et al. (2008) wiesen bei dekompensierenden Patienten eine verstärkte Belastung mit Depressivität, Ängstlichkeit, Substanzmissbrauch und Selbstzentrierung nach. Erlandsson und Hallberg (2000) fanden bei Patienten mit dekompensiertem Tinnitus mehr Schwierigkeiten in personalen Lebensbereichen und interaktionellen Situationen als bei kompensierten Patienten.

Hiller und Goebel (2001) wiesen bei einer stark beeinträchtigten Patientengruppe eine **hohe Prävalenz psychischer Störungen** (insb. affektive und Angststörungen) nach. Retrospektiv erfragte Verlaufsdiagramme deuten an, dass diese Störungen in etwa gleicher Häufigkeit dem Tinnitus vorangingen bzw. als Konsequenz folgten. In Anbetracht der hohen Komorbiditätsraten schlagen Hiller und Goebel ein **Vulnerabilitätsmodell der Dekompensation** vor, das von der Annahme ausgeht, dass das Auftreten der Ohrgeräusche nur dann zu einer Dekompensation führt, wenn der Tinnitus auf ein bereits vorbestehendes erhöhtes Vulnerabilitätsniveau trifft.

In einer prospektiven Längsschnittuntersuchung konnten drei differenzielle Faktoren identifiziert werden, die dekompensierende Patienten bereits bei Tinnitusbeginn von den später nahezu unbeeinträchtigten Tinnitusbetroffenen unterscheiden: **Ängstlichkeit, Schlafstörungen,** die von den Patienten dem Tinnitus ätiologisch zugeschrieben werden, und **negative Lebenszufriedenheit** (Langenbach et al. 2005). In einer weiteren Studie (Stobik et al. 2005) konnte gezeigt werden, dass Patienten mit einem dekompensierten Tinnitus psychosozial beeinträchtigter und depressiver waren und eine ineffektivere Krankheitsverarbeitung und eine höhere Rate an somatischer Komorbidität aufwiesen als kompensierte Patienten. Ähnliche Befunde fanden sich auch bei Svitak (1998), die die Tinnitusbeeinträchtigung mit der psychopathologischen Symptombelastung korrelieren konnte. In diesen Studien kann allerdings wegen des Querschnittdesigns nicht differenziert werden, ob es sich bei den psychischen Symptomen um ursächlich wirksame Faktoren oder Folgeerscheinungen des Tinnitus handelte. D'Amelio et al. (2004) wiesen eine hohe Korrelation zwischen Tinnitusbelastung und globaler psychischer Belastung und Depressivität bereits im Akutstadium des Tinnitus nach und fanden bei Patienten mit hoher subjektiver Tinnitusbelastung Reizbarkeit und starke Aggressionstendenzen.

Jäger und Lamprecht (2001) beobachteten in einer clusteranalytischen Studie an Tinnituspatienten überdurchschnittlich häufig familiäre und Alltagsbelastungen. Viele Patienten geben belastende Ereignisse als auslösend für die Entwicklung des Tinnitus an. Typisch für solche Belastungen sind berufliche Überlastungsreaktionen, Überforderungsgefühle im Alltag mit dem Erleben von Autonomiebedrohung, Einschränkung der Handlungsfähigkeit und Ohnmachtsgefühlen (Fichter und Goebel 1996).

In den letzten Jahren ist zunehmend das bereits 1984 von Hallam vorgelegte **habituationstheoretisch fundierte** Tinnitusmodell, modifiziert von den Audiologen Jastreboff (1995; Jastreboff et al. 1996) und Hazell (1995), in den Mittelpunkt der psychologischen Tinnitusforschung gerückt. Hallam betrachtet das Tinnitusleiden vor allem als ein Aufmerksamkeitsproblem. Die Beobachtung, dass bei dekompensierenden Patienten die Ohrgeräusche im Zentrum der Aufmerksamkeit stehen, interpretiert er als Ausdruck des Versagens normalerweise einsetzender Habituationsmechanismen. Bei den dekompensierenden Patienten bleibe die Orientierungsreaktion in Form einer ständigen **Fokussierung der Aufmerksamkeit** auf die Ohrgeräusche vor allem infolge der aversiven Bedeutung aufrechterhalten, welche die Betroffenen den Ohrgeräuschen beimessen.

Eine Ausarbeitung und Differenzierung des Habituationsmodells durch Integration zentraler Annahmen des interaktionellen Stressmodells nach Lazarus und Folkmann (1984) stammt von Mertin und Kröner-Herwig (1997). Die Autorinnen gehen davon aus, dass bei den dekompensierenden Patienten häufig Gefühle von **Hilflosigkeit** und ein geringes Erleben von Selbsteffizienz in Bezug auf die Bewältigung der Ohrgeräusche einer Habituation entgegenstünden und so zu einer permanenten Fokussierung der Aufmerksamkeit auf die Ohrgeräusche führten. Die ständige Wahrnehmung der Ohrgeräusche erzeuge eine Stressreaktion, wobei sich die damit verbundene Anspannung zusätzlich ungünstig auf die tinnitusrelevanten Parameter auswirke und es dadurch zu einer weiteren Verstärkung der Ohrgeräusche kommen könne. So entstehe ein Teufelskreis aus Tinnitus, dysfunktionaler Bewertung des Tinnitus, Stressreaktion und Tinnitusverstärkung, den der Patient aus eigener Kraft nicht mehr durchbrechen kann.

RESÜMEE

Insgesamt ist der Stand der Forschung zum Tinnitus, insbesondere der Therapieforschung, noch unbefriedigend. Einer der Hauptgründe hierfür liegt u. E. in der ungenügenden Erfassung der Bewältigungsprozesse vor dem Hintergrund der großen Varianz von Bedeutungsmöglichkeiten und Bewertungen, die der Tinnitus in Abhängigkeit von den jeweiligen lebensgeschichtlichen Erlebnissen erfahren kann. Erste Ansätze hierzu liefern psychodynamische Ansätze, die den Tinnitus als Kondensationskern bereits vorbestehender psychischer Beschwerden verstehen. So haben Jäger und Lamprecht (2001) als angstbindende Funktion von Ohrgeräuschen beschrieben, dass die Angst vor der Verschlimmerung des Tinnitus als probate Erklärung für eine bereits vorbestehende Angstsymptomatik dienen kann.

Der Tinnitus spricht auch Beziehungsaspekte an:

- Er kann die Funktion einer Tür zur Außenwelt annehmen, die den Kontakt mit den auditorischen Reizen von extern erschwert, wenn der Kontakt zu Außenobjekten schwierig wird, z. B. in Konfliktsituationen. So erfüllt der Tinnitus die Funktion einer Schranke, die sich in Auseinandersetzungen wie ein Keil zwischen den Patienten und seine Umgebung schiebt (Schaaf et al. 2003).
- Der Tinnitus kann aber auch die Funktion eines „inneren Verfolgers" übernehmen, der die eigenen Ansprüche und die Ansprüche anderer an den Patienten transportiert. Das Gefühl, beständig Leistung erbringen zu müssen, führt zu andauernder Selbstüberforderung, wobei aber die Fähigkeit, viel zu leisten, mit Stolz besetzt ist. So wird der Tinnitus zum Symptom einer Überforderung (Hesse et al. 2001).

Eine qualitative Interviewstudie zeigt, dass typische Argumentationsfiguren, auf die Tinnituspatienten bei der Bewältigung zurückgreifen, Bezüge zu Prozessstrukturen ihrer jeweiligen autobiografischen Narrative aufweisen. Die Interpretation des Tinnitus im Kontext einer als „Teufelskreis" erlebten Verlaufskurve lässt sich in diesem methodischen Kontext deutlich von anderen Integrationsformen unterscheiden, die auf institutionelle Vorgaben oder eigene Handlungsentwürfe zurückgreifen, bis hin zu der Möglichkeit, die Symptomatik als Anstoß für einen inneren Reifungsprozess zu verstehen (Ackermann 2006; Ackermann und Frommer 2006).

95.2.3 Therapie des subjektiven Tinnitus

Tinnituspatienten stellen den behandelnden Arzt oft vor ähnliche Probleme wie Patienten mit anderen chronischen, schlecht heilbaren Erkrankungen. Die Interaktionsmuster zwischen Arzt und Patient gleichen denen bei somatoformen Störungen: Die Patienten setzen den Behandler unter starken Druck, sich mit ihnen durch eine immer weiterreichende Diagnostik und neue, oft wenig erprobte Therapieverfahren auseinanderzusetzen (Folmer et al. 2014). Die oft bei Tinnituspatienten nachweisbaren interpersonellen Schwierigkeiten (Erlandsson und Hallberg 2000) belasten auch die Arzt-Patient-Beziehung und verlangen eine präzise emotionale Beobachtungsgabe, viel Feingefühl im Umgang und eine reflektierte Gesprächsführung (Kruse und Wöller 2018), um sich nicht in oft feindselig geprägte Verwicklungen zu verstricken. Hiervor kann auch eine gute interdisziplinäre Zusammenarbeit zwischen Audiologen, Allgemeinärzten, psychosomatisch Tätigen und anderen Spezialisten schützen.

Angesichts der Komplexität des Phänomens Tinnitus und des hohen subjektiven Leidensdrucks ist gerade die ärztliche Haltung und die Fähigkeit zu offener, hilfreicher Kommunikation von grundsätzlicher Bedeutung in der Behandlung des chronischen Tinnitus (Shi et al. 2014).

Den Schwerpunkt der Behandlung des akuten Tinnitus stellt eine antiphlogistisch-rheologische Infusionstherapie dar, deren Wirksamkeit jedoch umstritten ist (Michel et al. 2000).

Bei Patienten mit chronischem Tinnitus ohne psychische Komorbidität kann zunächst eine **Tinnitus-Retraining-Therapie mit Counseling** (fundierte Experteninformation über Entstehung und aufrechterhaltende Faktoren des chronischen Tinnitus mit Erarbeitung von be- und entlastenden Faktoren und Entspannungsübungen) oder einem Selbsthilfemanual (schriftliche Information über Tinnitusentstehung und -belastung und eine Reihe von Bewältigungsstrategien, wie Aufmerksamkeits- und Wahrnehmungslenkungsübungen, Entspannungsübungen, Selbststeuerungstechniken) angewandt werden (Seydel et al. 2015).

Bei schwereren Verläufen mit psychischer Komorbidität ist eine differenzialtherapeutische Abklärung angezeigt, um festzulegen, welche Art des therapeutischen Vorgehens für den individuellen Patienten angezeigt ist (Theodoroff et al. 2014).

Im chronischen Stadium stehen psychologische, meist **kognitiv-behavioral orientierte Behandlungsverfahren** im Vordergrund. Die Wirksamkeit der psychologischen Behandlungskonzepte stellte sich in Metaanalysen überwiegend als befriedigend dar (Grewal et al. 2014; Cima et al. 2014). Dabei lässt sich i. d. R. allerdings keine Beeinflussung der Lautheit der Ohrgeräusche belegen, sondern eine Minderung der Depressivität oder eine Besserung der allgemeinen Lebensqualität (Martinez-Devesa et al. 2010).

▮▮ So konnten Goebel et al. (2006) in einer großen Katamnesestudie belegen, dass ein spezifisches kognitiv-behaviorales stationäres Behandlungsprogramm für Tinnituspatienten auch 15 Jahre nach der Behandlung im Vergleich zu einer Kontrollgruppe (Warteliste) noch signifikante und relevante Effekte hatte, besonders bzgl. Tinnituswahrnehmung und komorbider psychischer Symptome. ▮▮

Die Wirksamkeit **psychodynamischer Verfahren** ist noch zu belegen; hier sind Einzelberichte zu Patienten mit hoher Ängstlichkeit, Traumatisierung und negativer Lebenszufriedenheit publiziert (Dauman und Erlandsson 2012).

Eine **pragmatische Psychotherapie** mit einem gestuften Vorgehen unter Einbeziehung von hörbeeinflussenden Maßnahmen der Tinnitus-Retraining-Therapie, der Arbeit an pathogenen Kognitionen und orientiert an der Psychodynamik der Störung haben Schaaf und Gieler (2010) vorgelegt. Eine empirische Überprüfung der Wirksamkeit ihres Verfahrens steht noch aus.

95.2.4 Zusammenfassung

Der aktuelle Stand der Forschung stützt sich auf ein biopsychosoziales Verständnis, demzufolge das alleinige Auftreten eines Tinnitus ungeachtet seiner Genese bei einem ansonsten gesunden Menschen häufig noch bewältigt werden kann. Bestehen jedoch neben dem Tinnitus weitere Erkrankungen und ziehen diese auch objektiv das Hörorgan in Mitleidenschaft, kann dies zu einer Überschreitung der Bewältigungsressourcen des Betroffenen und damit zu einem Absinken seiner Fähigkeit zur Tinnitusbewältigung führen.

Epidemiologisch kommen hierfür **Stress** als psychosoziales Faktorenbündel und – häufig in enger Kopplung – **degenerative Herz-Kreislauf-Erkrankungen** als somatischer Faktor am ehesten in Betracht. Beide Faktoren können an verschiedenen Stellen negativ in die Pathomechanismen eingreifen.

▮▮ Abstrakt formuliert ließe sich hiernach die Pathogenese des dekompensierten Tinnitus als das Wirken **zyklisch maladaptiver psychosomatischer Prozesse** beschreiben, in denen sich
1. die Gesamtmorbidität inkl. der Hörstörung,
2. Stress i. S. psychophysiologischer Anspannung,
3. negatives Coping und
4. Tinnitusdekompensation gegenseitig verstärken (> Abb. 95.2). ▮▮

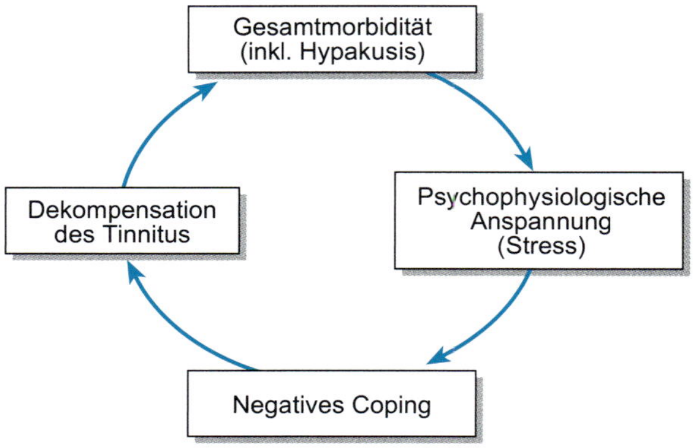

Abb. 95.2 Modell der zyklisch-maladaptiven Prozesse in der Pathogenese und Chronifizierung des dekompensierten Tinnitus (nach Stobik et al. 2005) [L106]

LITERATURAUSWAHL

Cima RF, Andersson G, Schmidt CJ, Henry JA. Cognitive-behavioral treatments for tinnitus: A review of the literature. J Am Acad Audiol 2014; 25: 29–61.
Dauman N, Erlandsson SI. Learning from tinnitus patients' narratives – A case study in the psychodynamic approach. Int J Qual Stud Health Well-being 2012; 27: 1–11.
DGHNO-KHC (Deutsche Gesellschaft für Hals-Nasen-Ohren-Heilkunde, Kopf- und Hals-Chirurgie e.V.). S3-Leitlinie Chronischer Tinnitus. Stand: 15.9.2021; gültig bis: 14.9.2026 (in Überarbeitung); https://register.awmf.org/de/leitlinien/detail/017-064 (letzter Zugriff: 19.4.2024).
Georgiewa P, Klapp BF, Fischer F, et al. An integrative model of developing tinnitus based on recent neurobiological findings. Med Hypotheses 2006; 66: 592–600.
Grewal R, Spielmann PM, Jones SE, Hussain SS. Clinical efficacy of tinnitus retraining therapy and cognitive behavioural therapy in the treatment of subjective tinnitus: A systematic review. J Laryngol Otol 2014; 128: 1028–1033.
Haider HF, Bojić T, Ribeiro SF, et al. Pathophysiology of subjective tinnitus: Triggers and maintenance. Front Neurosci 2018: 12. DOI: 10.3389/fnins.2018.00866.
Harold B, Andre W, Mousumi B, et al. Altered networks in bothersome tinnitus: A functional connectivity study. BMC Neurosci 2012; 13: 3. DOI: 10.1186/1471-2202-13-3.
Leaver A, Seydell-Greenwald A, Rauschecker J. Auditory-limbic interactions in chronic tinnitus: Challenges for neuroimaging research. Hear Res 2016; 334: 49–57.
Stobik C, Weber RK, Münte TF, et al. Evidence of psychosomatic influences in compensated and decompensated tinnitus. Int J Audiol 2005; 44: 370–378.
Theodoroff SM, Schuette A, Griest S, Henry JA. Individual patient factors associated with effective tinnitus treatment. J Am Acad Audiol 2014; 25: 631–643.

KAPITEL

96

Anne Wolowski

Zahnheilkunde

96.1 Die Bedeutung der Psychosomatik für die Zahnmedizin

Traditionell wird die Zahnmedizin als rein somatisch orientierte Fachrichtung angesehen. Dies mag ein wesentlicher Grund dafür sein, dass Patient*innen, aber auch Kolleg*innen aus anderen medizinischen Disziplinen in hohem Maße erstaunt sind, wenn der Verdacht psychosozialer Einflussfaktoren bei orofazialer Symptomatik erhoben wird. Gerade die betroffenen Patient*innen und ihre Angehörigen fühlen sich angesichts einer solchen Verdachtsäußerung stigmatisiert, missverstanden und abgeschoben. Ein wert- und tabufreier Umgang mit solchen Aspekten, bezogen auf den zahnmedizinischen Kontext, setzt eine umfassende Information und Aufklärung auf allen Ebenen voraus (Wolowski und Demmel 2010).

Die motorische und sensorische zentralnervöse Präsentation des orofazialen Bereichs ist überproportional und dementsprechend auch die nervale Dichte dieser Körperregion, was sich wiederum auf eine empfindliche Sinneswahrnehmung und komplexe Steuerung auswirkt. In der psychosozialen Entwicklung des Menschen nimmt der Mund eine zentrale Stellung ein, sodass Freud das 1. Lj. mit dem Begriff der oralen Phase charakterisiert. Während dieser Zeit steht der Mund im Zentrum der Wahrnehmung und der Kontaktaufnahme mit der Umgebung. So beziehen sich Sprichwörter im übertragenen Sinne auch im Erwachsenenalter auf diese Form des Begreifens und der Sinneswahrnehmung: „Das schmeckt mir nicht", „Das hat einen faden Beigeschmack" oder „sich an etwas die Zähne ausbeißen". Emotionen werden durch Sprichwörter wie „die Zähne zusammenbeißen", „sich vor Wut auf die Zähne beißen" oder „zerknirscht sein" ausgedrückt.

Mund und Zähne sind aber auch für das Selbstwertgefühl eines Menschen von Bedeutung. So weist Bischof (2010) darauf hin, dass symmetrische Gesichtszüge, eine harmonische Zahnreihe und weiße Zähne als schön gelten und durchaus als Einflussfaktor auf die Karriere wahrgenommen werden. Das belegen Befragungen unter Führungskräften: Bereits 1999 wurde der Anteil des Aussehens am beruflichen Erfolg mit 22 % eingeschätzt. Es ist offensichtlich, dass mit dem oralen Bereich ein Lebensgefühl verbunden ist. Dieses lässt sich mit dem *Oral Health Impact Profile* (OHIP)erfassen und objektivieren. Dabei handelt es sich um eine Selbstbeurteilung in fünf Abstufungen, die sich in ihrer Struktur an der *Classification of Impairments, Disabilities and Handicaps* der WHO orientiert. Darin werden biologische, verhaltenstechnische und soziale Aspekte abgefragt, die Einfluss auf die mundgesundheitsbezogene Lebensqualität haben können (Locker 1988). In der Kurzversion umfasst der OHIP 14 Fragen mit jeweils 2 Unterfragen aus den Kategorien „Funktionelle Einschränkung, Schmerzen, psychisches Unwohlsein/Unbehagen", „Benachteiligung bzw. Behinderung", „Physische, psychische und soziale Beeinträchtigungen" (Locker 1988; Slade 1997; John et al. 2006). So konnten John et al. (2006) in ihrer Studie zur mundgesundheitsbezogenen Lebensqualität nachweisen, dass die psychosoziale Erwartung an Zähne und Zahnersatz hoch ist. Ziel der Studie war es,

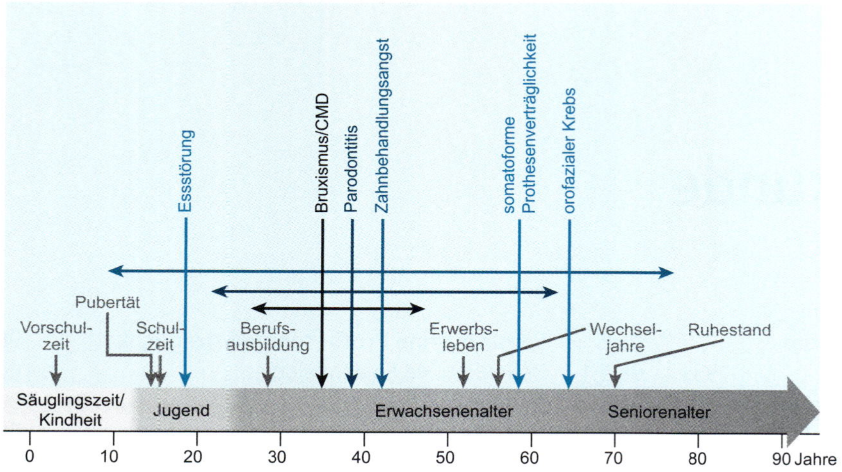

Abb. 96.1 Erstmanifestation bzw. Risikozeiträume für die Erstmanifestation orofazialer Krankheiten mit psychosozialen Einflussfaktoren [L231]

die Häufigkeit von subjektiv wahrgenommenen Beeinträchtigungen anhand des OHIP (deutsche Fassung) zu untersuchen und daraus Normwerte für die Allgemeinbevölkerung abzuleiten. Dabei wurden Prävalenzen eingeschränkter mundgesundheitsbezogener Lebensqualität zwischen 13 und 55 % festgestellt. 13 % fühlten sich durch die reduzierte Mundgesundheit in psychosozialer Hinsicht und 21 % in ihrem Aussehen beeinträchtigt. Demgegenüber steht, dass Zahnärzt*innen Abweichungen vom „ästhetischen Ideal" toleranter einschätzen als Laien (Pohlgeers 2013). Daraus ergibt sich die Gefahr, dass allein aus einer hohen psychosozial überlagerten Erwartungshaltung an das ästhetische Erscheinungsbild seitens der Patient*innen in Diskrepanz zur zahnärztlichen Bewertung Schwierigkeiten in der Zahnarzt*in-Patient*in-Beziehung auftreten können (➤ Abb. 96.1).

Patientinnengeschichte

Eine 16-jährige Patientin stellte sich vor, weil sie bemerkt hatte, dass ihre Zähne „kleiner werden". Ihre Mutter, die ein ähnliches Phänomen aufwies, nahm an, dass auch die Tochter nachts so stark mit den Zähnen knirsche, dass sie abgerieben wurden. Ihrer Mutter hatte man erklärt, dies sei eine Folge von Stress. Zum Schutz hatte sie eine Aufbissschiene erhalten, die sie nachts trug. Die Jugendliche wünschte nun auch eine solche Schiene. Die Eltern hatten telefonisch bei der Terminabsprache dieser ggf. indizierten Maßnahme zugestimmt und waren bereit, anfallende Kosten zu übernehmen. Umso erstaunter waren die Eltern, als sie nach diesem Untersuchungstermin gemeinsam mit der Tochter zu einem Gespräch gebeten wurden. Der Grund dafür war, dass sich dem Zahnarzt klinisch nicht das Bild übermäßiger Parafunktionen (Bruxismus) oder einer kraniomandibulären Dysfunktion mit sog. Schlifffacetten, Muskel- und/oder Kiefergelenkbefunden bot, wie dies bei der Mutter der Fall war. Vielmehr deuteten die Zahnhartsubstanzverluste auf massive Säureeinwirkung hin, die aufgrund der dafür typischen Lokalisation auf den Palatinalflächen der Zähne den Schluss einer Essstörung mit bulimischen Anteil nahelegten. Die Patientin hatte dieses abnorme Essverhalten offensichtlich sehr geschickt geheim halten können.

Auch wenn Zahnärzte die Verlaufsform unterschiedlicher **Essstörungen** nicht therapieren, sind sie aufgrund typischer dentaler Befunde (Säureschäden) oft nicht nur die Ersten, die entscheidende Hinweise für dieses Verhalten diagnostizieren können; sie haben auch die Möglichkeit, wichtige Hinweise auf die Verlaufsform zu erkennen. Zwischen dem Schweregrad der Erkrankung und dem Ausmaß der Erosionen besteht eine statistisch signifikante Korrelation. Durch das Vorhandensein oder Nichtvorhandensein von Farbeinlagerungen können Rückschlüsse gezogen werden, ob der Verlauf akut ist oder bereits seit längerer Zeit keine Säureeinwirkung mehr stattgefunden hat (Scheutzel 2010). Diese dentalen Befunde sollen hier kurz beschrieben werden (➤ Tab. 96.1); bzgl. der psychosozialen und weiterer allgemeinmedizinischer Aspekte dieser Erkrankung wird auf ➤ Kap. 61 verwiesen.

96.2 Orofaziale Funktionsstörungen

Bei der Mutter der Patientin aus der Fallgeschichte war es durch orale Parafunktionen (z. B. Knirschen mit den Zähnen) zum Verlust von Zahnhartsubstanz gekommen. Dabei handelt es sich um Attritionen,

Tab. 96.1 Verdachtsdiagnostische Annahmen bei Erosionsschäden an den Zähnen

Lokalisation der Erosionen	Verdachtsdiagnostische Annahme
Äußere Zahnflächen (vor allem Frontzähne)	Intensiver Konsum säurehaltiger Diätlimonaden oder Früchte
Innere Zahnflächen (vor allem Frontzähne), Erosionen ohne Verfärbungen	Magensäure durch Erbrechen
Nahezu vollständiger Verlust der Schmelzschicht, Erosionen ohne Verfärbungen auch im Seitenzahnbereich	Erkrankungsdauer > 5 Jahre
Farbeinlagerungen im Bereich der Erosionen (z. B. durch Kaffee oder Tee)	Akut dauerhafte Säureeinwirkung besteht nicht mehr

die bei Bruxismus und kraniomandibulären Dysfunktionen (CMD) auftreten können.

96.2.1 Bruxismus

Definition und Epidemiologie

Entsprechend der S3-Leitlinie (DGZMK 2019a) ist Bruxismus gekennzeichnet als „… *eine wiederholte Kaumuskelaktivität, charakterisiert durch Kieferpressen und Zähneknirschen und/oder Anspannen oder Verschieben des Unterkiefers ohne Zahnkontakt.*" Bruxismus hat zwei verschiedene zirkadiane Manifestationen und kann während des Schlafs oder im Wachzustand auftreten (Lobbezzo 2013):

- **Schlafbruxismus** tritt in Form von Knirschen und/oder Pressen der Zähne, i. d. R. mit Schlaf-Arousal-Reaktionen einhergehend, als Bewegungsstörung auf (Sateia 2014). Dabei wird auch eine physiologische Komponente zur Sicherung geöffneter Atemwege angenommen.
- Beim **Wachbruxismus** geht man dagegen von einem Zusammenhang mit psychosozialen Stressfaktoren aus (Lavigne et al. 2000; Emodi Perlman et al. 2016). Die Prävalenzzahlen für Wachbruxismus allgemein liegen, bezogen auf die Bevölkerung, bei ca. 22–31 % (Manfredini et al. 2013).

Ätiologie und Risikofaktoren

Lange Zeit ist man davon ausgegangen, dass bruxistisch aktive Menschen spezifische Persönlichkeitsmerkmale von handlungsunfähig, ängstlich, scheu bis zu überangepasst, leistungsorientiert und aggressiv aufweisen (Künkel 1991). Es hat sich jedoch herausgestellt, dass solche pseudosymbolischen Interpretationen und pauschalisierten Persönlichkeitsprofile für die Betroffenen eher stigmatisierend als hilfreich sind. Durch systematische Studien konnten derartige Zusammenhänge ohnehin nicht bewiesen werden. Wie neuere Studien zeigen, spielen offensichtlich **Angst** und auch **depressive Störungen** bei Patient*innen mit Bruxismus eine Rolle (Manfredini et al. 2009).

Als weiterer Risikofaktor für die Entstehung von Bruxismus wird **Stress** i. S. von Schwierigkeiten am Arbeitsplatz, familiären Problemen, finanziellen Sorgen, Mobbing, Pflege kranker Angehöriger oder Prüfungssituationen diskutiert. So wiesen in einer japanischen Studie Arbeiter*innen, die wenig Anerkennung und Unterstützung durch Kolleg*innen und Vorgesetzte bekamen, höhere Prävalenzzahlen für Bruxismus auf (Nakata et al. 2008). Fehlende Berufserfahrung oder ein hohes Arbeitsaufkommen stellen ebenfalls Stressfaktoren dar, die signifikant mit Bruxismus einhergehen (Rao et al. 2011; Giraki et al. 2010; Carvalho et al. 2008; Manfredini et al. 2004; Sharma et al. 2006). Bruxismus kann aber auch als eine Art Stressbewältigung angesehen werden, wenn gesellschaftlich nicht akzeptierte aggressive Reaktionen unangemessen sind. Slavicek (2004) sieht in diesem Zusammenhang das Kauorgan als *„äußerst kompetenten und nahezu risikofreien Notausgang"* bei ungelösten psychischen Problemen. Künkel (1991) gibt zu bedenken, dass die Bedeutung des Bruxismus in jedem Fall im Rahmen der Therapie evaluiert werden muss, um adäquate Stressbewältigungsmechanismen zu erarbeiten. Wie Mercuri et al. (1979) nachweisen konnten, zeigten Bruxierer*innen bei einer Abfolge von mehreren Intelligenzaufgaben nicht nur unverhältnismäßig hohe Stressreaktionen und Muskelanspannungen, sondern waren auch nicht in der Lage, die Entspannungsphasen zwischen den Aufgaben als solche zu nutzen. Wie Glaros (2008) gezeigt hat, gehen Bruxierer*innen zu Zeiten, in denen Entspannung möglich ist, entgegen objektiver Messungen selbst davon aus, dass ihre Kaumuskulatur nicht angespannt ist.

Auf somatischer Ebene wird der Risikofaktor **Zubissstörung** (fehlerhafte/nicht gleichmäßige Zahnkontakte beim Aufeinandertreffen der oberen und unteren Zahnreihen) immer wieder sehr kontrovers diskutiert. Auch wenn als gesichert gilt, dass es sich dabei nicht um einen ätiologischen Hauptfaktor handelt, ist die Frage nach ihrer Bedeutung noch nicht abschließend geklärt. Hoffmann et al. (2013) fanden bei Proband*innen mit Zubissstörungen am Ende experimenteller Stressphasen im Unterschied zur Kontrollgruppe einen Anstieg der Aktivität des M. masseter. Ruscheweyh et al. (2015) stellten fest, dass bei diesen Proband*innengruppen die Schmerzschwelle in den Entspannungsphasen im Unterschied zur Kontrollgruppe nicht wieder auf das normale Ausgangsniveau zurückgestellt werden konnte. Weiterhin wurde nachgewiesen, dass es eine dosisabhängige Korrelation zwischen Rauchen und Bruxismus gibt; ebenso steigert starker Alkoholkonsum das Risiko um das 1,9-Fache. Ähnlich hohe Werte lassen sich bei erhöhtem Koffeinkonsum feststellen. Medikamente (z. B. trizyklische Antidepressiva, Medikamente zur Behandlung des Aufmerksamkeitsdefizitsyndroms oder auch Antihistaminika) können Bruxismus auslösen. Ebenso gelten genetische Dispositionen als ursächlich (DGZMK 2019a).

Diagnostik und Therapie

Zur Diagnostik bruxistischer Aktivität stehen Screenings zur Verfügung. In Abhängigkeit vom Ergebnis dieser ersten Evaluation sind ggf. weitere zahnärztliche Untersuchungen zur Verifizierung somatischer Befunde erforderlich (S3-Leitlinie: Screeningbogen Bruxismus, DGZMK 2019a). Aufgrund der Multikausalität von Bruxismus sollte die Therapie die unterschiedlichen Aspekte adressieren. Zentraler Aspekt ist die Aufklärung, die ein Bewusstmachen der bruxistischen Aktivität, auch in Abhängigkeit von spezifischen Situationen, sowie das Erlernen adäquater Bewältigungsstrategien beinhalten sollte. Biofeedback leistet dabei gute Unterstützung und kann zur Schmerzreduktion eingesetzt werden. Zum Schutz der Zähne und der beteiligten Strukturen wird eine herausnehmbare Schiene (abnehmbare orale Okklusionsschienen) individuell angefertigt (Crider et al. 2005; Glaros und Burton 2004; DGZMK 2019a, 2024).

96.2.2 Kraniomandibuläre Dysfunktionen (CMD)

Definition und Epidemiologie

Im Unterschied zum Bruxismus ist das Krankheitsbild der CMD dadurch gekennzeichnet, dass die Betroffenen klinische Symptome in

Form von Schmerz und/oder Dysfunktionen wahrnehmen. Es handelt sich dabei um muskuloskelettale und neuromuskuläre Schmerzen in Kaumuskeln, Kiefergelenken und assoziierten Strukturen. In Abhängigkeit von der Schmerzintensität und -dauer werden Zahnärzt*innen und Ärzt*innen konsultiert und diverse Schwierigkeiten geklagt, die u. a. das Kauen, das Sprechen und weitere orale Funktionen beeinträchtigen können. Es können akute oder chronische Schmerzen bestehen und auch weitere Beschwerden damit einhergehen. Die chronische Form kann sich auf soziale Funktionen und die Lebensqualität auswirken.

Man geht heute davon aus, dass 33–75 % der Erwachsenen Funktionsstörungen aufweisen. Behandlungsbedarf besteht bei 16 % der 19- bis 45-Jährigen, wobei die Angaben, bezogen auf Deutschland, niedriger angegeben werden (Al-Jundi et al. 2008; Unell al. 2012). Frauen sind häufiger betroffen als Männer (Gesch et al. 2004), was sich bereits mit Eintritt der Pubertät abzeichnet. Als Gründe werden eine höhere Stressbelastung von Frauen, eine exogene Hormonsubstitution oder auch Schwankungen im Menstruationszyklus mit einer erhöhten Prävalenz chronischer Schmerzen genannt (LeResche et al. 2003).

▌▌ Gesundheitsökonomisch ist das Krankheitsbild der CMD durchaus von Bedeutung. So erhielten laut Pressemitteilung der BARMER (2018) im Jahr 2016 rund 1,6 Mio. gesetzlich Versicherte eine Aufbissschiene. Weitere Kosten entstehen durch schmerzbedingte Einschränkungen. 40 % der an CMD Leidenden können nur eingeschränkt arbeiten oder lernen, und auch bei sonstigen alltäglichen Verrichtungen fühlen sie sich belastet. ▌▌

Ätiologie und Risikofaktoren

Die Ätiopathogenese von CMD ist multifaktoriell. Nach biopsychosozialem Krankheitsverständnis sind traumatische, anatomische, neuromuskuläre und psychosoziale Faktoren an der Prädisposition, Auslösung und Unterhaltung der Erkrankung beteiligt (Suvinen et al. 2005). Als Risikofaktoren gelten Alter und Geschlecht sowie das Bestehen einer depressiven Verstimmung. Auch wenn die soziale Schicht eine eher untergeordnete Rolle spielt, findet man im Unterschied zu anderen schmerzhaften Erkrankungen eine Prävalenzzunahme in höheren sozialen Schichten, was jedoch kontrovers gesehen wird (Bernhardt et al. 2005).

Psychosozialen Faktoren (u. a. Angst, Depression, Überlastung/Stress) wird eine Schlüsselstellung bei der Entstehung einer CMD zuerkannt. Durch ein psychosoziales Screening kann die psychische Komorbidität bei CMD erfasst werden, wobei auf eine entsprechende Eignung für den zahnärztlichen Kontext geachtet werden sollte (Survinen et al. 2005; Schiffman et al. 2014). Da der Schmerz bei CMD vielfach bereits chronifiziert ist, ist allerdings davon auszugehen, dass die psychosomatischen Komorbiditäten auch eine Folge des Schmerzes sein können bzw. damit einhergehen.

▌▌ Es konnte gezeigt werden, dass CMD-Patient*innen ängstlicher sind und zu depressiven Zuständen neigen. Ebenso konnten Somatisierungstendenzen ausgemacht werden. Diese Faktoren werden auch als Prädiktoren für eine Chronifizierung diskutiert (Bonjardim et al. 2005). Kontrollüberzeugungen scheinen insofern eine Rolle zu spielen, als die Betroffenen vergleichsweise weniger Kontrolle über den eigenen Gesundheitszustand erleben und somit intensiver auf Fremdhilfe hoffen (de Leeuw et al. 1994). ▌▌

Bezogen auf alltägliche Stresssituationen berichten CMD-Patient*innen über stärkere Belastungen. Dabei scheint ein hoher Stresslevel mit muskulären Schmerzen und allgemeinen körperlichen Beschwerden assoziiert zu sein. De Leeuw et al. (1996) diskutieren ebenso wie Reismann et al. (2007), Hoffmann et al. (2013), Ruscheweyh et al. (2015) sowie Glaros und Burton (2004) eine mangelnde Stressverarbeitung und Selbstkontrolle im Zusammenhang mit chronischer CMD.

Therapie

Therapeutisch ist vor allem von Bedeutung, dass CMD-Patient*innen über die aufgezeigten Zusammenhänge und die oftmals fehlende Selbstkontrolle aufgeklärt werden (Michelotti et al. 2004). Neben notwendigen zahnmedizinischen (abnehmbare orale Okklusionsschienen) und/oder medikamentösen Behandlungen können unterstützend Biofeedback, Anleitungen zu Selbstübungen und für längerfristige Verhaltensänderungen eine kognitive Verhaltenstherapie angeboten werden (Crider et al. 2005; Michelotti et al. 2004; Schindler et al. 2007; DGZMK 2024; DGZMK und DGFDT Wissenschaftliche Mitteilung 2022). Bei speziellen Formen können auch invasive prothetische, kieferorthopädische und/oder operative Maßnahmen erforderlich sein (DGZMK und DGFDT Wissenschaftliche Mitteilung 2022).

96.3 Okklusale Dysästhesie

Definition und Epidemiologie

Beim Krankheitsbild der okklusalen Dysästhesie handelt es sich um das Phänomen, dass Betroffene dauerhaft und mit unverhältnismäßig hoher Intensität störende Zubisskontakte wahrnehmen, ohne dass dies klinisch objektivierbar ist. Die Patient*innen sind in hohem Maße belastet und erfüllen i. d. R. alle Kriterien einer somatischen Belastungsstörung, d. h. eine erhebliche Beeinträchtigung des Alltagserlebens, die auf allen Ebenen nahezu permanente Beschäftigung mit dem Problem und eine Beschwerdedauer von > 6 Monaten. Ein Auslöser kann durchaus eine zahnmedizinische Behandlung sein – mit der Folge, dass die Betroffenen zur Lösung und Rechtfertigung des Problems eine juristische Auseinandersetzung mit dem Behandler bzw. der Behandlerin für unvermeidbar halten. Die Patient*innen haben zumeist ein rein somatisch-mechanistisch fixiertes Krankheitsmodell. Frauen ab dem 52. Lj. sind fünfmal häufiger betroffen als Männer. Diagnostisch auffällig ist die Diskrepanz zwischen dem i. d. R. fehlenden somatischen Befund und der Intensität der Beschwerden sowie dem daraus resultierenden Leidensdruck, was durch entsprechende Screenings zur Chronifizierung, Angst, Depression, Somatisierungsstörung und/oder Stress verifiziert werden kann (S3-

Leitlinie: DGZMK 2019b). Anamnestisch wird über viele erfolglose Behandlungsversuche berichtet.

Therapie

Das Ziel jeder therapeutischen Maßnahme sollte die Defokussierung und Verbesserung der Lebensqualität sein. Hierzu bedarf es einer intensiven Aufklärung hinsichtlich der über die Zahnmedizin hinaus bestehenden möglichen Ursachen und Folgen. Zur Reizreduktion kann in Einzelfällen eine kurzzeitige Therapie mit einer Aufbissschiene sinnvoll sein. Kontraproduktiv sind nicht streng lokal indizierte okklusale Korrekturen, wobei es kein Fehler ist, notwendige Maßnahmen durchzuführen. Unabhängig davon sollte eine Aufklärung hinsichtlich der Prognose und der therapeutischen Grenzen erfolgen. Die Akzeptanz eines psychosozialen Erklärungsansatzes seitens der Betroffenen ist als eher gering einzustufen. Ebenso ist die Prognose bei chronifiziertem Verlauf als ungünstig zu bewerten.

96.4 Burning-Mouth-Syndrom (BMS)

Patientengeschichte

Ein 30 Jahre alter gelernter Koch stellte sich mit einem seit etwa 5 Jahren bestehenden unerträglichen Mundschleimhautbrennen vor. Mit 25 Jahren hatte er im Rahmen einer Umschulungsmaßnahme seine Ausbildung als Koch abgeschlossen, war seitdem aber nicht berufstätig. Er war der Überzeugung, dass die Ursache dieses Mundschleimhautbrennens eine Unverträglichkeit auf Amalgam in Zahnfüllungen sei, die zum Zeitpunkt des Auftretens der Beschwerden durchschnittlich 8 Jahre alt waren. Mittlerweile war er zahnlos und seine Beschwerden eskalierten, zumal ein Amtsarzt seine Arbeitsfähigkeit bescheinigt hatte und er jetzt damit rechnen musste, dass seine finanzielle Unterstützung gestrichen wurde. Herr H. lebte allein in einem Einzimmerapartment. Er berichtete, dass er aufgrund der Beschwerden abends kaum schlafen könne und deshalb abends auch immer 2–3 Flaschen Bier trinke. Morgens müsse er ausschlafen. Arzttermine könne er nur am späten Vormittag wahrnehmen. Nachmittags treffe er sich mit seinen „Kumpels in der Laube". Das Gespräch mit dem recht abgemagerten, aber dennoch sehr agilen Patienten war von Aggressivität, Vorwürfen und Selbstmitleid gekennzeichnet. Sämtliche zahn- und allgemeinmedizinischen Untersuchungen mit dem Ziel, ein sekundäres Mundschleimhautbrennen auszuschließen, ergaben keine pathologischen Befunde, was der Patient in keiner Weise akzeptierte.

Es steht außer Frage, dass der Patient die somatische Anerkennung seiner Beschwerden benötigte, um finanziell abgesichert zu sein. Außerdem unterhielt er über die Beschwerden seine sozialen Kontakte. Somit haben die Beschwerden gewinnbringende Effekte (Egle et al. 2014). In diesem Zusammenhang ist aber auch ein Erklärungsmodell von Bailer et al. (2000) interessant. In Anlehnung an das kognitiv-behaviorale Erklärungsmodell für die Entstehung und Aufrechterhaltung gefahrstoffbezogener Beschwerden beschreiben sie die Entstehung somatischer Störungen. Trotz des fehlenden klinischen Zusammenhangs von Befund und Befindlichkeit hat eine erhöhte Selbstaufmerksamkeit zur Folge, dass typische körperliche Reaktionen als Ausdruck von Angst nicht nur verstärkt wahrgenommen werden, sondern dass diese physiologischen Vorgänge der Angstreaktion auch als Folge einer fraglichen Substanzeinwirkung fehlinterpretiert werden. Dieses wird i. S. eines Nocebo-Effekts gesehen (vgl. ➤ Kap. 45).

96.4.1 Definition und Epidemiologie

Beim **Burning-Mouth-Syndrom** (BMS) handelt es sich um einen brennenden Schmerz, der im Bereich der gesamten Mundschleimhaut auftreten kann. Die tageszeitlichen Schwankungen unterliegen vielfach starker Individualität, wobei eine Intensivierung im Tagesverlauf typisch zu sein scheint. Die Beschwerden können über Monate und Jahre andauern. In der 3. Auflage der *International Classification of Headache Disorders* (ICHD-3: 2018) ist festgelegt, dass für die Diagnose eines BMS das Brennen täglich für mehr als 2 h/d und über einen Zeitraum von mehr als 3 Monaten wiederkehrt. Gemäß WHO-Klassifikation sollte zur Feststellung der Diagnose BMS ein wiederkehrendes Brennen für mehr als 2 h/d an 50 % der Tage während der vergangenen 3 Monate vorhanden sein (Ariyawardana et al. 2019). Allen Definitionen ist gemeinsam, dass erklärbare Ursachen ausgeschlossen wurden.

Aufgrund der nicht immer eindeutigen Definition und der bis heute nicht abschließend geklärten Ätiologie schwanken die Prävalenzzahlen, bezogen auf die Gesamtbevölkerung, zwischen 0,7 und 7,9 %, teils bis 15 %. Frauen in der postklimakterischen Phase sind häufiger betroffen, wobei hier die Angaben zwischen 2,5- bis 9-mal häufiger variieren als bei Männern. Unter 30-Jährige sind i. d. R. nicht betroffen (Zakrzewska et al. 2016; Klein et al. 2020).

96.4.2 Ätiologie

Das primäre Mundschleimhautbrennen oder BMS ist idiopathisch und beruht auf der Feststellung, dass keine Mundschleimhautveränderungen vorliegen und alle Parameter eines sekundären Mundschleimhautbrennens ausgeschlossen werden können. Letzterem können lokale, systemische und psychosoziale Ursachen zugrunde liegen (Tan et al. 2020) (➤ Tab. 96.2).

Man findet zunehmend Hinweise darauf, dass somatosensorische, zentrale und periphere neuropathische Defizite und Defekte eine Rolle spielen (Wolowski et al. 2020). Eine Tendenz zu Somatisierungen und anderen psychiatrischen Symptomen (z. B. Angst oder Depressionen) konnte ebenfalls festgestellt werden. Ungewöhnliche Geschmacksirritationen (11–70 %), ein Gefühl der Mundtrockenheit (66 %) oder chronische allgemeingesundheitliche Beschwerden werden in der Literatur als Komorbiditäten beschrieben (Wolowski und Runte 2013).

Tab. 96.2 Ursachen des sekundären Mundschleimhautbrennens (zit. nach Wolowski und Runte 2013

Systemische Faktoren	• Endokrine Störungen • Mangel an Vitamin B_6, B_{12}, C, Eisen, Zink • Hormonstörungen (Prävalenz 12–18 %) • Diabetes, Hypothyreose • Medikation (Antihistaminika, Neuroleptika, Antihypertensiva, Antiarrhythmika, Benzodiazepine) • Sjögren-Syndrom, Ösophagusreflux
Psychische Faktoren	• Angst, Depression (Prävalenz 40–70 %) • Psychosomatische Erkrankung • Kanzerophobie (Prävalenz 20–30 %)
Lokale Faktoren	• Chemische, physikalische, biologische Reize • Mundtrockenheit (34–39 %) • Schmeckstörungen (> ⅔ der Betroffenen) • *Helicobacter pylori* • Neuropathologische Defizite • Kontaktallergisches Geschehen

96.4.3 Therapie

Die Therapie des BMS erfolgt symptomatisch. In Abhängigkeit von der Intensität des Brennens können zur Schmerzlinderung Schmerzmittel und/oder Antidepressiva verordnet werden. Eine psychotherapeutische Begleittherapie kann i. S. der Bewältigung hilfreich sein. Die Ursachen des sekundären Mundschleimhautbrennens müssen auf der Basis einer gezielten Differenzialdiagnostik behandelt werden, wodurch jedoch nach Therapieende keine Beschwerdefreiheit garantiert werden kann.

96.5 Somatoforme Prothesenunverträglichkeit

96.5.1 Definition und Epidemiologie

Das Phänomen der somatoformen (früher: psychogenen) Prothesenunverträglichkeit wurde erstmals von Marxkors und Müller-Fahlbusch (1976) beschrieben. Mehrheitlich leiden daran Frauen, die bei Beschwerdebeginn i. d. R. älter als 55 Jahre sind (Wolowski 1996). Leitsymptome sind Schmerzen und Mundschleimhautbrennen, die mit anatomisch physiologischen Erklärungsmodellen nicht zugeordnet werden können. Die Betroffenen weisen eine hohe Somatisierungstendenz auf, und ihre sozialen Strukturen sind in außergewöhnlichem Maße beeinträchtigt.

Bereits frühzeitig sollten diagnostische Hinweise identifiziert werden, um notwendige Maßnahmen prognostisch einschätzen und darüber ausführlich aufklären zu können (➤ Box 96.1).

BOX 96.1

Diagnostische Hinweise auf eine somatoforme Prothesenunverträglichkeit

Folgende Hinweise in der Frühphase der Zahnarzt-Patient-Beziehung helfen, potenziell „schwierige Patient*innen" zu erkennen:

- Diskrepanz von Befund und Befindlichkeit
- Ausgeprägte Somatisierungstendenz, ggf. Zielorganverschiebung
- Viele und vielfältige erfolglose Behandlungsversuche
- Negative Bewertung bisheriger Maßnahmen, Verherrlichung des aktuellen Behandlers
- Nahezu ausschließliches somatisches Krankheitsmodell
- Starke soziale Beeinträchtigung und Abhängigkeit

96.5.2 Ätiologie

In der Literatur findet man zu diesem Phänomen viele Erklärungsmodelle. Heute wird es im Kontext somatoformer Störungen gesehen und kann mit den Kriterien einer solchen Störung diagnostiziert werden (Hausteiner-Wiehle et al. 2013; Döring und Wolowski 2008). Ebenso treffen die Merkmale einer somatischen Belastungsstörung zu (Wolowski 2021). Das Krankheitsmodell der Betroffenen und auch ihrer Angehörigen ist in hohem Maße somatisch fixiert, sodass psychotherapeutische Angebote vielfach nicht akzeptiert werden. Die Folge ist eine Chronifizierung mit erheblicher psychosozialer Beeinträchtigung.

96.5.3 Therapie

Bereits in der Primärversorgung werden die Weichen für solche chronifizierten Verlaufsformen gestellt. Präventiv sollte hier der Grundsatz gelten, dass neben einer systematischen, nicht redundant zahnmedizinisch-somatischen Ausschlussdiagnostik psychosoziale Einflussfaktoren nicht nur frühzeitig erkannt, sondern auch adäquat thematisiert werden sollten (Hausteiner-Wiehle et al. 2013). Somatische Behandlungen sollten mit strenger Indikationsstellung und ausdrücklich besprochener prognostischer Einschätzung durchgeführt werden.

96.6 Parodontale Erkrankungen

Entzündliche Veränderungen des Zahnhalteapparats können lebenslang in unterschiedlichen Schweregraden auftreten.

Die seit über 80 Jahren bestehende Hypothese der **Stressparodontitis** hat ihren Ursprung in Fallbeobachtungen. In diesbezüglichen systematischen Studien seit ungefähr Mitte der 1990er-Jahre gibt es erste Hinweise auf die Gültigkeit dieser Annahme.

Ätiologie unter psychosozialen Aspekten

Stress, definiert als kritisches Lebensereignis (Erkrankung, Pflege oder Verlust einer nahestehenden Person, finanzielle Belastungen, überdurchschnittliche Belastungen am oder Verlust des Arbeitsplatzes) kann ein negativer Einflussfaktor sein. Weitere mögliche Faktoren sind Angst und auch inadäquate Stressbewältigungsstrategien.

Angesichts dieser psychischen Faktoren stellt sich immer die Frage, welches das Bindeglied zur klinisch-somatisch nachweisbaren Reaktion ist. Dieses ist ein verändertes, i. d. R. schlechteres Mundhygieneverhalten, das den Betroffenen aber nicht bewusst ist. Ebenso spielt ein verändertes Ernährungsverhalten in Stressphasen eine Rolle (Junkfood) (Deinzer et al. 2001, 2004). Die stressbedingte Steigerung der Sympathikusaktivität hat eine Reduktion der Speichelfließrate und damit reduzierte natürliche Selbstreinigungseffekte zur Folge. Der Kalziumgehalt sinkt bei Wut und Angst und steigt im Zustand der Ruhe und Zufriedenheit. Es ist weiterhin eine Veränderung der Immunantwort zu vermuten, die sich vor allem in einem Anstieg des osteoklastenaktivierenden Faktors Interleukin-1β niederschlägt, während das antiinflammatorisch wirkende Interleukin-4 in gleichbleibender bis reduzierter Menge nachgewiesen wird (Leyendecker 2005).

96.7 Zahnbehandlungsangst

Die Zahnbehandlungsangst ist ein weitverbreitetes Phänomen. 50–60 % der Bevölkerung erleben den Zahnarztbesuch als unangenehm, 10 % geben starke Angstgefühle zu, 1–2 % leiden an einer Zahnbehandlungsphobie. Zahnbehandlungstermine werden von Betroffenen vermieden oder immer wieder abgesagt. Frauen sind 2,5- bis 3-mal häufiger betroffen als Männer (Enkling et al. 2006; Lahti et al. 2007). Entsprechend der S3-Leitlinie „Zahnbehandlungsangst beim Erwachsenen" (AKPP/DGZMK 2019; ICD F40.2, Angst vor spezifischen Situationen [mit Krankheitswert]) *„wird krankhafte Zahnbehandlungsangst als intensive Gefühlsreaktion auf Elemente der zahnärztlichen Behandlungssituation verstanden, die für den Betroffenen Leiden verursacht und die angesichts der tatsächlichen Gefahren in der Situation übertrieben erscheint. Sie äußert sich nicht nur durch Gefühle von Angst, Bedrohung und Unbehagen, sondern führt auch zu kognitiven Verzerrungen bei der Situationswahrnehmung, zu typischen physiologischen Veränderungen und zu Flucht-, Ausweich- und Vermeidungsreaktionen. Sie ist mit Risiken für die Zahngesundheit verbunden und kann auf psychopathologische Prozesse hinweisen."*

Gegenstand der Zahnbehandlungsangst ist die gesamte Mundhöhle. Der Gegenstandsbezug ist individuell mehr oder weniger konkret und kann am ehesten der Gruppe der „einfachen" Phobien (ICD-10 40.2) zugeordnet werden. Hägglin et al. (2003) konnten feststellen, dass sich eine Behandlung anderer Phobien auch positiv auf die Zahnbehandlungsangst auswirkt. Derartige Zusammenhänge zwischen anderen Phobien, Neurotizismus und Zahnbehandlungsangst stellen auch andere Autoren fest. Weitere Persönlichkeitsmerkmale können eine höhere Schüchternheit, Tendenz zu negativem Denken und Emotionalität sein (Funtes et al. 2009; Skaret et al. 2007).

96.7.1 Ätiologie

Da die Zahnbehandlungsangst ein spezifisches Angsterleben darstellt, gilt sie i. S. der klassischen Konditionierung als erworben, wobei eine selektive Aufmerksamkeit für potenziell bedrohliche Reize und die Reaktionen darauf eine Rolle zu spielen scheinen (AKPP und DGZMK 2019; Waters et al. 2008; Rapee et al. 2009). Die Überzeugung des Kontrollverlustes als essenzielle Bedrohung oder Hilflosigkeit i. S. des kognitiven Modells, durchaus gekoppelt an das Gefühl der Peinlichkeit, soziale Ängste, auch in Abhängigkeit von der kognitiven Entwicklung eines Menschen, werden ebenso als Modell diskutiert wie das psychoanalytische Modell nach Freud und das eher umstrittene genetische Modell, das auf Beobachtungen im Rahmen von Zwillingsstudien basiert (Kendler et al. 2008).

Junge Erwachsene haben eher nach invasiven Maßnahmen die Tendenz zur Vermeidung. Dabei spielen Schmerzhaftigkeit oder furchtauslösende Situationen eine Rolle. De Jongh et al. (2006) stellten fest, dass eine Zahnbehandlung auch andere Traumata wie z. B. Gewalterleben aktualisieren kann. In der Annahme eines Kontrollverlustes wird auch diskutiert, ob ein Zusammenhang zwischen sexuellem Missbrauch in der Kindheit und späterer Zahnbehandlungsangst besteht (Lehrners et al. 2007). Das elterliche Vorbildverhalten, deren Einstellung und der Umgang mit der Ängstlichkeit des Kindes werden als auslösender Faktor einer indirekt erworbenen Zahnbehandlungsangst nach wie vor kontrovers diskutiert.

96.7.2 Diagnostik

Zur Diagnostik für die Zahnbehandlungsangst in jeder Ausprägungsform im Kindes- wie im Erwachsenenalter stehen eine Vielzahl von Screening-Instrumenten und systematischen Interviewschemata zur Verfügung (s. hierzu Hoefert und Jöhren 2010).

96.7.3 Therapie

Bei krankheitswertiger Zahnbehandlungsangst empfiehlt die S3-Leitlinie als Therapie der 1. Wahl eine kognitive Verhaltenstherapie (KVT), was jedoch nicht für die Situation einer akut notwendigen zahnmedizinischen Maßnahme gilt, da dafür i. d. R. die Zeit nicht ausreicht. In diesen Fällen muss ggf. zur zahnmedizinischen Akutbehandlung sediert werden. Bei nicht ausreichender Wirksamkeit der KVT kann als Therapie der 2. Wahl EMDR versucht werden. Für Betroffene mit Zahnbehandlungsangst ohne Krankheitswert bieten sich z. B. unterschiedliche Entspannungsverfahren an. Der Einsatz von Informationsvideos wird für keine der beiden Patient*innengruppen empfohlen. Gelegentlich kommen hypnotherapeutische Verfahren zum Einsatz, wobei die Studienlage diesbezüglich unklar ist, sodass keine diesbezügliche Leitlinienempfehlung existiert.

96.8 Psychische Folgen bei Orofazialkarzinomen

Seit der Jahrtausendwende erkranken jährlich etwa 2.800 Frauen und 7.600 Männer neu an bösartigen Tumoren in Mundhöhle und Rachen. Das Erkrankungsalter liegt im Mittel bei 63 (Frauen) bzw. 61 Jahren (Männer). Die wesentliche Folge einer invasiven Tumoroperation im Kiefer-Gesichts-Bereich betrifft das Selbstbild bzw. die eigene Körperwahrnehmung. 29 % der Betroffenen vermeiden es, diese Region zu berühren. 17 % vermeiden den Blick in den Spiegel, und 48 % fühlen sich nicht mehr attraktiv.

Das bedeutet, dass sich dieser „physische Einschnitt“ ohne Zweifel auf die Psyche auswirkt. Hier sind an erster Stelle depressive Verstimmungen zu nennen. Etwa 20–25 % der an Krebs erkrankten Patient*innen entwickeln eine **Depression.** Bei Patient*innen mit orofazialer Lokalisation liegen die Angaben zur Prävalenz in der Literatur zwischen 30 und 40 % mit teils extremem Ausmaß und Verlauf. Die Symptome der Depression (z. B. depressive Verstimmung, Angst oder Gefühl der Hoffnungslosigkeit) werden vielfach als normale und erwartete Reaktionen fehlbewertet. Es ist ohne Frage schwierig, Symptome wie Gewichtsverlust ohne Diät, verändertes Appetitverhalten, Störungen des Schlaf-Wach-Rhythmus, Müdigkeit und Energieverlust und auch ein Gefühl der Wertlosigkeit bei Patient*innen zu deuten, die operationsbedingt Schwierigkeiten mit dem Sprechen, Schlucken und Essen haben. Dennoch sollte kritisch überprüft werden, ob die Diagnosekriterien einer Depression erfüllt sind, zumal diese spezielle Patient*innengruppe ein doppelt so hohes Suizidrisiko aufweist wie Patient*innen mit Krebserkrankungen in anderen Körperbereichen (Ausnahme Lunge). Das erhöhte Risiko erklärt sich aus den Faktoren: Vorhandensein von Schmerz, ständige Suizidgedanken, Suizid in der Familie, Substanzabusus, permanentes Gefühl der Hoffnungslosigkeit und Verzweiflung. Speziell bei MKG-Patient*innen sind die weiteren Risikofaktoren des höheren Lebensalters, einer eher geringen sozialen Unterstützung, ein oft fortgeschrittenes Stadium der Erkrankung sowie die Demaskierung durch die Erkrankung und/oder Operation von besonderer Bedeutung. Etwa die Hälfte der Patient*innen mit orofazialer Tumorlokalisation leidet zudem an einer Angststörung (Wolowski et al. 2012). Es gilt die Empfehlung, betroffene Patient*innen in jedem Fall nach der stationären Behandlung über entsprechende Therapieangebote zu informieren (Leitlinienprogramm Onkologie | S3-Leitlinie Mundhöhlenkarzinom | Kurzversion 3.0).

LITERATURAUSWAHL

AKPP (Arbeitskreis Psychologie und Psychosomatik in der DGZMK), DGZMK (Deutsche Gesellschaft für Zahn-, Mund- und Kieferheilkunde). S3-Leitlinie Zahnbehandlungsangst beim Erwachsenen. Stand: 31.10.2019; gültig bis: 30.10.2024; https://register.awmf.org/de/leitlinien/detail/083-020 (letzter Zugriff: 19.4.2024).

DGZMK (Deutsche Gesellschaft für Zahn-, Mund- und Kieferheilkunde). S3-Leitlinie Diagnostik und Behandlung des Bruxismus. Stand: 2.5.2019a; gültig bis: 1.5.2024; https://register.awmf.org/de/leitlinien/detail/083-027 (letzter Zugriff: 19.4.2024).

DGZMK (Deutsche Gesellschaft für Zahn-, Mund- und Kieferheilkunde). S1-Leitlinie Okklusale Dysästhesie – Diagnostik und Management. Stand: 1.10.2019b; gültig bis: 31.7.2024; https://register.awmf.org/de/leitlinien/detail/083-037 (letzter Zugriff: 19.4.2024).

Egle UT, Heim C, Strauß B. Psychosomatik – neurobiologisch fundiert und evidenzbasiert: Ein Lehr- und Handbuch. 2. A. Stuttgart: Kohlhammer 2024.

Hoefert HW, Jöhren HP. Zahnbehandlungsangst erkennen und behandeln. Diagnostik, Therapie, Praxismanagement. Balingen: Spitta 2010.

Ruscheweyh R, Becker T, Born Y, et al. Effects of stress and relaxation on pain perception in subjects with pain-free occlusional disharmony compared with healthy controls. Oral Dis 2015; 21(3): 400–407.

Scala A, Checchi L, Montevecchi M, Marini I. Update on burning mouth syndrome: Overview and patient management. Crit Rev Oral Biol Med 2003; 14: 275–291.

Schiffman E, Ohrbach R, Truelove E. Diagnostic criteria for temporomandibular disorders (DC/TMD) for clinical and research applications: Recommendations of the International RDC/TMD Consortium Network and Orofacial Pain Special Interest Group. J Oral Facial Pain Headache 2014; 28: 6–27.

Suvinen TI, Reade PC, Kemppainen P, et al. Review of aetiological concepts of temporomandibular pain disorders: Towards a biopsychosocial model for integration of physical disorder factors with psychological and psychosocial illness impact factors. Eur J Pain 2005; 9: 613–633.

Wolowski A. Ist der Begriff somatoforme Prothesenunverträglichkeit noch zeitgemäß? Dtsch Zahnärztl Z 2021; 76: 40–48.

Wolowski A, Demmel HJ. Psychosomatische Medizin und Psychologie für Zahnärzte. Stuttgart: Schattauer 2010; 174–186.

Wolowski A, Runte C. Somatische Reaktionen nach restaurativer Therapie – somatisches oder psychosomatisches Krankheitsbild. Dt Zahnärztl Z 2013; 68: 471–482.

KAPITEL

97

Franz Resch

Kinder- und Jugendmedizin

97.1 Allgemeine Einleitung

97.1.1 Soma und Psyche im Kindes- und Jugendalter

Die Psychosomatische Medizin sieht aus einer Perspektive der Lebensspanne die Entstehung, den Verlauf und die Behandlung von Erkrankungen des Menschen in einem biopsychosozialen Kontext. Kausale und hermeneutische Modelle sollen dabei nicht gegeneinander ausgespielt, sondern in einem Gesamtzusammenhang interpretiert werden. Im Fokus des psychosomatischen Konzepts steht der Mensch als Subjekt und Objekt des Erkrankungsprozesses. Im Kindes- und Jugendalter umfasst die biopsychosoziale Perspektive

„... nicht nur die multifaktorielle Ätiologie (körperliche, seelische und soziale Teilaspekte) einer Krankheit, eines gesundheitsschädlichen Verhaltens sowie einer Beeinträchtigung der körperlichen Unversehrtheit im Allgemeinen, sondern auch ihre Auswirkungen auf das emotionale Wohlbefinden, auf die soziale Integration, die Leistungsfähigkeit und auf das Bewältigen der altersadäquaten Entwicklungsschritte von Kindern und Jugendlichen."

Resch et al. (2012, S. 680)

Mit Blick auf die psychischen Störungen im Kindes- und Jugendalter hat sich in den letzten Jahrzehnten des 20. Jh. eine interdisziplinäre Sichtweise entwickelt, die **Entwicklungspsychopathologie** genannt wird (Resch 1999).

Die Grundidee einer funktionellen Psychopathologie, in der psychopathologische Symptome auch einen Anpassungswert besitzen, ist dadurch verwirklicht. Symptome werden nicht nur als Ausdruck gestörter Hirnfunktionen betrachtet, sondern stellen im Lebensalter des Kindes die bestmögliche Anpassung dar, die auf seiner aktuellen Ressourcenlage realisierbar ist. Es ist notwendig, eine gemeinsame Betrachtung von Umweltbedingungen und Anpassungsmöglichkeiten vorzunehmen, denn das Symptom wird nicht nur als Krankheitszeichen gesehen, sondern als die bzgl. der Diskrepanz zwischen Anforderungen und Ressourcen momentan beste Lösung (Resch und Parzer 2015, 2021).

Ein besonderer Fokus wird auf die Entwicklungsperspektive gelegt, und in diesem Licht werden die Entstehung und therapeutische Beeinflussung von psychischen Störungen betrachtet. Der Entwicklungsgedanke soll nicht nur auf die Genese, die Epidemiologie sowie die Art und Ausprägung der Symptome angewendet werden, sondern auch neue Formulierungen für Diagnostik, Therapie, Rehabilitation und Prävention ermöglichen (Resch und Parzer 2015). Einflüsse der normalen Entwicklung auf die Ätiopathogenese und Präsentation psychischer Symptome in unterschiedlichen Lebensaltern bilden ebenso den Inhalt der Entwicklungspsychopathologie, wie im umgekehrten Sinne der Einfluss von psychischen Störungen auf die normale Entwicklung im Lebenszyklus betrachtet wird. Kinder und Jugendliche besitzen in unterschiedlichen Lebensphasen unterschiedliche Möglichkeiten, auf seelische Erschütterungen, Traumata oder psychische Krisen zu antworten und psychopathologische Symptome zu entwickeln. Unter therapeutischen Gesichtspunkten führen Heilungsprozesse nie wieder zum virtuellen Ausgangspukt zurück, da ja die normale Entwicklung in der Zwischenzeit vorangeschritten ist. So kann es nur nach dem Abklingen einer Störung zu einer Veränderung des Entwicklungsprozesses kommen, die schließlich einen günstigeren Verlauf vorhersehen lässt.

97.1.2 Symptomanalyse und Symptomverständnis

Die psychopathologische Symptomanalyse erlaubt eine nosologische Zuordnung von Einzelsymptomen – wie Angst oder Schmerzen – zu psychischen Störungsbildern mit Syndromcharakter. Eine solche nosologische Zuordnung ist in den diagnostischen Manualen des DSM-5 (APA 2015) und der ICD-10 (Dilling et al. 2009) verwirklicht. Die Diagnostik darf dabei aber nicht stehen bleiben. Auch wenn eine symptomorientierte (nosologieorientierte) Behandlung der Schadensminderung und Leidensreduktion dienen kann (z. B. durch Reduktion belastender Zwangssymptome), reicht die nosologische Zuordnung allein nicht aus, um das Kind mit seinen Symptomen in seinem Lebensumfeld zu verstehen. Es bedarf auch einer funktionellen Analyse der Symptomatik (von Weizsäcker 1986).

Hat man die psychopathologischen Symptome detailliert und differenziert in ihrem Kontext beschrieben, wird im klassisch-psychiatrischen Kontext als Erstes die Frage nach der kausalen Verursachung gestellt (Resch und Parzer 2015). Sowohl neurobiologische als auch soziotheoretische Modelle versuchen, die klinischen Symptome als Folge von zerebralen Störungen und/oder sozialen Zwängen herzuleiten (Resch und Parzer 2015). Die Frage der Kausalität fokussiert also *„… auf eine Herleitung des Verhaltens aus Vorbedingungen, sie stellt das Verhalten als notwendige Konsequenz solcher Vorbedingungen dar. Verhalten ist dabei das schlüssige Ergebnis dieser Vorbedingungen. Aus Sicht des Betrachters werden unter kausalen Gesichtspunkten die Symptome der Betroffenen hervorgerufen, sie widerfahren den kindlichen Patienten gleichsam, sie werden von diesen nicht aktiv erzeugt“* (Resch und Parzer 2015, S. 19).

In den alltäglichen Handlungsfeldern aber bleiben unseren Patient*innen Spielräume, die den Betroffenen eine Wahl möglich machen. Denn schließlich kann das kindliche Handeln subjektiv gelenkt, aktiv verändert und an Umgebungsbedingungen angeglichen werden. Die Patient*innen handeln also, auch im Rahmen von psychopathologischen Syndromen, nach Zielen. Sie setzen ihr Erleben und Verhalten ein, um Ziele zu erreichen. In einer solchen Betrachtungsweise erscheinen Symptome nicht einfach passiv hervorgerufen, sondern sie werden aus einem Kanon möglicher Verhaltensweisen aktiv ausgewählt (Resch und Parzer 2015, 2021). Solche **inneren Ziele** werden jedoch nicht immer auf selbstreflexive Weise verfolgt. Ziele können auch unbewusst bleiben und, außerhalb einer Beachtung durch die Patient*innen selbst, wirksam werden (Näheres dazu in Resch und Parzer 2015, S. 20). Wir gehen davon aus, dass zwischen der Ebene der Reflexe und dem selbstbewussten reflektierten Verhalten ein ganzes Spektrum an zielgerichteten Verhaltensweisen existiert, die nur teilweise einen Bezug zum Bewusstsein aufweisen.

In der Ausgestaltung und/oder Perpetuierung von Symptomen bleiben den Patient*innen praktisch immer Freiheitsgrade, die der Erreichung der inneren Ziele dienen. Die Kenntnis solcher Ziele kann neue Spielräume für Veränderungen ergeben, wenn sie den Patient*innen selbst bewusst zugänglich sind. Es scheint, dass kausal orientierte Therapieformen (z. B. pharmakologische Interventionen) an solchen Regelkreisen, die pathologisches Verhalten perpetuieren, scheitern können, wobei auf diese Weise Therapieresistenz entsteht, die nicht nur durch pharmakokinetische Variablen oder mangelnde Rezeptorempfindlichkeit bedingt ist (Resch und Parzer 2015).

Eine funktionelle Sichtweise im Hinblick auf psychopathologische Symptome betrachtet immer die Wechselwirkungen der kindlichen Patient*innen mit ihrer Umwelt. Eine solche ganzheitliche Betrachtung wird von neuen Vertretern der Verhaltenstherapie **funktioneller Kontextualismus** (Hayes 2004) genannt. Ein solcher funktioneller Kontextualismus wirkt wie eine Denkplattform, auf der die Sichtweisen der Entwicklungspsychopathologie, die ja einen ganz anderen Traditionsstrang hat, aber auch die der Tiefenpsychologie mit ihren selbstpsychologischen und intersubjektiven Ansätzen einander und mit den Verhaltenstheorien begegnen können. Auch der systemische Ansatz konzentriert sich ja auf die Funktionalität von Symptomen im zwischenmenschlichen Bereich und hat dafür eindrucksvolle Erklärungsansätze geliefert. Es besteht die Chance, dass im Bereich des funktionellen Kontextualismus ein Diskussionsprozess zur konzeptuellen Verständigung unterschiedlicher psychotherapeutischer und psychopathologischer Denkrichtungen in Gang kommt. Dies könnte Anlass zur Entwicklung einer schulenübergreifenden Entwicklungstheorie werden.

❚❚ Im Rahmen des funktionellen Kontextualismus wird das Verhalten der kindlichen Patient*innen gleichsam hermeneutisch erschlossen. Die kindlichen Handlungen sind so wie ein Text zu lesen, der in Bezug auf die Situation, in der die Kinder sich befinden, Sinn ergibt. Es scheint also gar keine objektiven Wahrheiten zu geben, an denen sich die kindlichen Ziele orientieren, sondern es gibt nur kontextuell historische Erkenntnisse, die jedem Kind seine persönliche Wahrheit in der Beurteilung der Welt, seiner wichtigen Bezugspersonen und anderer Menschen nahelegen. Wir gehen davon aus, dass die kindlichen Gedanken, Erlebnisformen und Verhaltensweisen also immer passend und klug auf den Kontext bezogen sind und nicht bloß fehlerhafte zerebrale Prozesse repräsentieren (Resch und Parzer 2015, 2021). ❚❚

97.1.3 Kybernetische Modelle in der Psychosomatik

Die Regelkreistheorie besagt, dass zielgerichtetes menschliches Verhalten als kybernetischer Zirkel dargestellt werden kann. Ähnlich dem Prinzip technischer Regelkreise werden auch in der Biologie solche Vorstellungen verwendet, um z. B. das Reafferenzprinzip in der

Feinabstimmung muskulärer Aktivitäten oder die neuroendokrinen Mechanismen der Stressregulation durch Kortikoide angemessen verständlich zu machen. Auch **Regelkreise des Verhaltens** sind aus den gleichen Elementen aufgebaut wie technische oder biologische Regelkreise (s. Resch und Parzer 2015). Ausgangspunkt des Regelkreises ist eine Zielgröße, die erreicht und aufrechterhalten werden soll. Über ein Vergleichselement, das die aktuellen Abweichungen von der Zielgröße erkennt (Komparator), wird schließlich eine Verhaltensantwort in Gang gesetzt, die in die Umwelt hinauswirkt, um eine angemessene Veränderung in Richtung Zielgröße zu bewirken. Solche Veränderungen, die in der Außenwelt durch Störgrößen beeinflusst werden, finden dann über einen Wahrnehmungsprozess wieder Eingang in das Vergleichselement und werden als aktuelle Zielannäherung oder -entfernung erkennbar. Wird die Zielgröße wieder nicht erreicht, wird das Verhalten aufrechterhalten, die Veränderungsbemühungen zur Zielerreichung setzen sich fort.

Genau betrachtet handelt jeder Mensch in seiner Umwelt, um seine eigene Wahrnehmung von der Umwelt im Regelkreis so zu verändern, dass das innere Ziel erreicht oder möglichst angenähert wird. Der Schlüssel zur Zielerreichung ist also nicht allein die Verhaltenswirkung auf die Umwelt, sondern die Erkenntnis einer wie auch immer durch das Verhalten oder andere Faktoren veränderten Umwelt, die dann nach Zielerreichung den Verhaltenszirkel unterbricht (Resch und Parzer 2015, 2021).

Alle intentionalen Handlungsmuster können in solchen Regelkreisen besser erklärt werden als durch ein Reiz-Reaktions-Modell, das als Kausalkette angeordnet ist und an deren Ende die Verhaltensantwort frei in die Umwelt hinauswirkt (Marken und Mansell 2013). Die Beschreibung von Regelkreisen kann erklären, warum Verhaltensweisen oft wider besseres Wissen und gegen die Verhältnisse in der Umwelt aufrechterhalten werden, wenn nur dadurch ein inneres Ziel oder Bedürfnis verfolgt werden kann (Resch und Parzer 2015). Auch unvernünftiges, emotional geleitetes, sich aufschaukelndes und scheinbar unlogisches Handeln kann so auf logische Weise erklärt werden, wenn man das **Verhalten nicht als Folge von Umweltreizen, sondern auf innere Ziele bezogen** erkennt. Auch der Begriff der tendenziösen Apperzeption – wie ihn die Individualpsychologie formuliert hat (Adler 1978) – kann als emotional aufgeladene und durch innere Ziele verfälschte Wahrnehmung der Umwelt zur persönlichen Zielerreichung formuliert und auf diese Weise in ihrer Anpassungsbedeutung fassbar gemacht werden (Dyslin 1998).

Ein Regelkreis kann das menschliche Verhalten aber nicht vollständig erfassen. Das wäre in der Tat eine zu simple Vorstellung. Viele, auch gegenläufige Ziele, Motive, Wünsche, Tendenzen und Appetenzen lenken das spontane humane Verhalten (Resch und Parzer 2015). Autoren wie Powers (1973) oder Carver und Scheier (1998) konstruieren daher komplexe Verhaltensweisen aus hierarchisierten, ineinander verschachtelten Regelkreisen, deren jeder ein bestimmtes über- oder untergeordnetes Verhaltensziel verfolgt (Näheres in Resch und Parzer 2015). Die resultierende Aktion als Verhaltensantwort kann schließlich ganz vielen hierarchisch gegliederten Zielen dienen.

Es lohnt daher, von unterschiedlichen Symptomen nicht nur auf irgendwelche biologischen oder erlebnisbedingten Ursachen zu schließen, sondern auch die Frage zu stellen, welchen inneren Zielen solche Symptome gehorchen könnten und welche Zwecke sie für die Person erfüllen.

Eine solche funktionelle Analyse des Verhaltens geht weit über die nosologieorientierte Psychopathologie hinaus. Gleiche psychopathologische und psychophysiologische Phänomene können ganz unterschiedlichen Zielen für die Person unterstellt sein. Innere Ziele (z. B. Selbstwertstabilisierung, Identitätssuche oder Ablösungsbedürfnis) tragen zur Aufrechterhaltung von Symptomen bei, wobei ein Rückschluss vom Symptom direkt auf irgendwelche Ziele nicht gelingt. Kinder und Jugendliche haben eine je unterschiedliche Motivlage. Man kann nicht vom Symptom auf das Motiv schließen (Resch und Parzer 2015)!

97.1.4 Das Eltern-Kind-System

Jedes Kind bedarf für seine Entwicklung eines sozialen Rahmens. Alle Entwicklungsschritte finden nicht nur in der Auseinandersetzung mit den Erfordernissen einer materiellen Umwelt statt, sondern stehen vielmehr auch in einem unlösbaren Zusammenhang mit den umgebenden sozialen Bedingungen, Notwendigkeiten und Angeboten (Resch 1999). Offenbar besitzen menschliche Aktionen immer zwei Aspekte: einen materiellen, der auf Veränderungen in der physikalischen Welt abzielt, und einen sozialen, der auf Veränderungen von menschlichen Beziehungen ausgerichtet ist (Wygotski 1964). So ist das Kind in ein Gefüge von zwischenmenschlichen Relationen eingebettet, wobei diese interaktionelle Matrix wesentlichen Einfluss auf die kindliche Entwicklung behält.

Betrachtet man nun die Familie im Entwicklungskontext, ist der elterliche Einfluss auf das Kind durch zwei Begriffe, nämlich Beziehung und Erziehung, beschreibbar. Sowohl die Beziehungs- als auch die Erziehungsqualität sind von individuellen Faktoren der elterlichen Personen, aber auch von deren wechselseitiger Beziehung abhängig (Resch 1999). Jede Eltern-Kind-Interaktion hat Beziehungs- und Erziehungsqualitäten zugleich. Eltern gestalten somit die Welterfahrung, die das Kind in dem von ihnen gestalteten Rahmenbedingungen machen kann. Diese von den Eltern gestalteten Rahmenbedingungen erlauben erfolgsorientierte Lernprozesse beim Kind, wenn dieser Rahmen emotional gefüllt ist und die Eltern-Kind-Interaktion zunehmend, zuerst dyadisch und später in einer Triade, stabilisiert werden kann.

Das **Regelkreismodell** kann von der individuellen Ebene auch auf die Ebene von Familien und transaktionalen Systemen erweitert werden. Individuelle Regelkreishierarchien können sich als Elemente in Gruppen solcher Systeme integrieren. Das Regelkreismodell ist da ja nicht nur auf die einzelnen Patient*innen beziehbar, sondern kann auch auf soziale Systeme Anwendung finden, wie dies ja in den systemischen Therapieverfahren grundsätzlich angedacht ist. Für das Individuum bilden soziale Systeme einen Teil ihrer komplexen Umwelt. Auf diese Umwelt gilt es einzuwirken, und in dieser Umwelt werden Ziele und Motive zu verwirklichen getrachtet. Wichtige

Bezugspersonen und deren Zielsetzungen stellen also die sozialen Umwelten des Individuums dar. Je undurchschaubarer dieses Umfeld bleibt, je uneindeutiger und widersprüchlicher die Regeln in dieser Umwelt sind, desto schwerer kann sich das Kind darin zurechtfinden, wenn es seine Bedürfnisse mit den Umgebungsbedingungen abstimmen möchte (Resch und Parzer 2015). Aus früheren Interaktionserfahrungen entsteht ein Erfahrungsschatz, der dem Kind Vorhersagen erlaubt, wobei Lösungswege für Widersprüche und Probleme nahegelegt werden. Aus der Interaktion entwickelt das Kind auch ein Wissen über sich selbst, das zunehmend ausdifferenziert ist und schließlich in der selbstreflexiven Erkenntnis eigener Identität und des eigenen Selbstwerts mündet. Unter dem Begriff der **Mentalisierung** haben Fonagy et al. (2006) diesen Entwicklungsweg einer psychischen Innenwelt konzeptuell gefasst.

Die klinische Untersuchung darf daher nicht bei den kindlichen und jugendlichen Patient*innen stehen bleiben, sondern muss auch ihr soziales Umfeld einbeziehen.

Die klinischen Untersucher*innen versuchen, in ihrem eigenen Erleben alle Informationen der Patient*innen zu integrieren, wobei alles dabei Gesagte und Nichtgesagte oder im Verhalten Gezeigte bedeutsam bleibt. Die Selbstbeschreibung der Patient*innen wird mit ihrem Erscheinungsbild und ihren Symptomen und Handlungen abgeglichen. Auf diese Weise kann ein Rückschluss auf das Erleben der kindlichen Patient*innen möglich werden, der jener inneren Vergegenwärtigung entspricht (Jaspers 1973), die neben der objektivierenden Sammlung klinischer Daten die ganzheitliche klinische Untersuchung komplettiert. Wir benötigen jedoch auch die Spiegelungen des Erlebens und Verhaltens unserer Patient*innen im Erleben und Verhalten der wichtigen Bezugspersonen. Es ist wichtig, was Eltern über ihr Kind erzählen, aber auch, in welcher Form sie es tun. Wie werden darüber hinaus Problemkonstellationen von außenstehenden oder vertrauten Personen wie z. B. Lehrer*innen gesehen? Mit ausdrücklicher Einwilligung von Jugendlichen können auch solche Quellen außerhalb der Familie genutzt werden.

Das klinische Symptom ist nicht allein die Sache des Kindes. Das Symptom wird erst im Kontext der sozialen und materiellen Umwelt klinisch verständlich.

97.2 Entwicklung der kindlichen Persönlichkeit

97.2.1 Temperament und Bindung

Die Entwicklung der kindlichen Persönlichkeit findet in einem dialektischen Wechselspiel zwischen angeborenen Temperamentseigenschaften und strukturbildenden Einflüssen durch die Eltern-Kind-Interaktion statt. Es gibt einen angeborenen Kern an Erlebnis- und Verhaltensbereitschaften, den das Kind in Form des Temperaments in die Eltern-Kind-Interaktion einbringt. So definieren wir als **Temperament** angeborene individuelle Besonderheiten der Aktivität, Reaktivität und Affektregulation (Resch et al. 2004; nach Rothbart und Bates 1998). Die Unterschiede von Kindern zeigen sich oft schon von Geburt an in Latenz, Intensität und Dauer affektiver Reaktionen auf Umweltreize (Resch und Möhler 2001). Nach Rothbart und Bates (1998) werden vier Komponenten des selbstregulatorischen Verhaltens bei kleinen Kindern unterschieden: Selbsttröstung, Aufmerksamkeitsregulation, Kommunikation und Impulsivität. Ein basales neurobehaviorales Regulationsmodell hat Gray (1982) entwickelt: Er unterscheidet ein behaviorales Aktivierungs- und ein behaviorales Inhibitionssystem, die in der Steuerung des kindlichen Verhaltens antagonistisch arbeiten:

- Das **behaviorale Aktivierungssystem (BAS)** scheint vor allem durch Belohnung getriggert zu werden; sein neurophysiologisches Substrat liegt in den Basalganglien. Auch das dorsale und ventrale Striatum, das dorsale und ventrale Pallidum und die dopaminergen Nervenbahnen, die vom Mittelhirn zu den Basalganglien aufsteigen, werden zu dem System gezählt. Natürlich sind auch thalamische Kerne und der präfrontale Kortex beteiligt (Übersicht: Resch et al. 2004). Es scheint Zusammenhänge zwischen dem BAS und positiven Stimmungen und Affekten zu geben.
- Demgegenüber ist das **behaviorale Inhibitionssystem (BIS)** auf Bestrafung hochreagibel. Es reagiert auch auf unbekannte Reize und drückt Eigenschaften wie Ängstlichkeit, Rückzugsneigung und Schadensvermeidung aus. Das BIS erzeugt einen Zustand der gespannten Erregung und erhöhten Aufmerksamkeit. Ihm werden der Locus coeruleus, das septohippocampale System sowie serotonerge Bahnen des medianen Raphe-Kerns zugeordnet. Wenn das BIS aktiviert ist, führt dies zu Angstgefühlen und anhaltend negativen Affekten, wobei auch die Amygdala und das limbische System einbezogen sind (Resch et al. 2004).

Während das BAS exploratorisches und zielgerichtetes Verhalten fördert, hemmt das BIS das Verhalten im Einklang mit Angstgefühlen. Kinder mit erhöhter Irritabilität können in der Balance von behavioraler Aktivierung und behavioraler Inhibition in unterschiedliche Richtungen ihrer Regulation Einbußen erleiden:

- Irritierbare Kinder mit stärkerer behavioraler Aktivierung reagieren negativ auf die Einschränkung ihrer Handlungsfreiheit. Sie zeigen Wut bei Eingrenzung ihres Verhaltens, woraus sich unter ungünstigen Entwicklungsbedingungen in der Folge aggressive Tendenzen entwickeln können.
- Kinder mit verstärkter behavioraler Inhibition zeigen vor allem Unbehagen bei neuen Reizen und Gefahren. Furcht ist ihr zentraler Affekt, wobei sich in der Folge Ängstlichkeit, Rückzug und bei negativen Entwicklungsbedingungen Angststörungen und Symptome aus dem depressiven Formenkreis entwickeln können.

In der Ausgestaltung grundlegender Temperamentseigenschaften besteht eine enge Wechselbeziehung mit den elterlichen Interaktionen (Resch und Möhler 2001). Auf die Bedeutung der frühen Mutter-Kind-Interaktion für die spätere kindliche Entwicklung wurde schon in ➤ Kap. 18 eingegangen. Insbesondere die Mechanismen des affektiven Attunement und der sozialen Referenzierung sollen hervorgehoben werden.

Beim **affektiven Attunement** werden die kindlichen Gefühlsäußerungen durch die Bezugsperson aufgegriffen und von dieser in unterschiedlichen Sinnesmodalitäten beantwortet. Durch die differenzierte Reaktion der Bezugsperson können Intensität, Rhythmus und die zeitliche Kontur des kommunizierten Affekts intersubjektiv beeinflusst werden. Dadurch kann es zu einer Beruhigung, aber auch zu einer Aufschaukelung oder Unterdrückung kindlicher Affektäußerungen kommen (Übersicht: Dornes 1997, 2006).

Durch die **sozialen Referenzierungsprozesse** hingegen werden affektive Zustände mit Bezugspersonen geteilt, und durch den elterlichen Affekt wird die emotionale Reagibilität des Kindes beeinflusst. Eltern besitzen in diesen Punkten eine intuitive Kompetenz, die auch als Feinfühligkeit bezeichnet wird.

Frühe Mechanismen der Interaktion haben auch Einfluss auf die Entwicklung der Bindung (Näheres zur Bindungsentwicklung ➤ Kap. 12). Als **Bindung** wird die Qualität von Beziehungen bezeichnet, die sich für das Kind als grundsätzliche Vertrauensbeziehung äußern. Durch die Anwesenheit einer Bindungsperson entsteht für das Kind eine sichere Basis, sodass sein Neugier- und Explorationsverhalten verstärkt wird. In Belastungssituationen sucht das Kind die Nähe der Bezugsperson, um sich rückzuversichern. Bei chaotischer und wiederholt beeinträchtigter Eltern-Kind-Interaktion kommt es zum Phänomen der desorganisierten Bindung. Solche Bindungsmuster zeigen Kinder, die negativen Entwicklungseinflüssen, Traumatisierungen und Misshandlungen ausgesetzt waren.

97.2.2 Alarmreaktionen

Hochgeschaukelte emotionale Zustände (affektive Turbulenzen) können vor allem dann eintreten, wenn das Bindungssystem versagt. In affektiven Ausnahmezuständen entsteht erhöhter Handlungsdruck. Solche Zustände können auch „affektive Alarmreaktionen" genannt werden. Nach Perry et al. (1998) werden zwei Komponenten unterschieden (Sachsse 2013):

- Unter Gefahrensituationen entsteht ein Zustand der Übererregung („Übererregungskontinuum"), der Angriffs- oder Fluchtreaktionen vorbereitet. Wir sprechen von der sog. **Fight-Flight-Dichotomie:** Die Welt wird in ein Schwarz-Weiß-Schema gepresst, die Anpassung der Entscheidung „Kampf oder Flucht" unterworfen. Dabei kommt es als Ausdruck der Stresssituation zu einer vermehrten Sympathikusaktivität und einer Aktivierung des NNR-Systems zur Stressregulation. Auch das Noradrenalin-System spielt bei dieser Alarmreaktion eine fundamentale Rolle. Angriffsentscheidungen werden durch die Affekte Zorn und Wut signalisiert. Eine hohe Erregung und die positive Einschätzung der eigenen Handlungsmächtigkeit (situative Überlegenheit) führen in sozialen und territorialen Auseinandersetzungen zum Angriffsverhalten. Demgegenüber wird das Fluchtverhalten durch den Affekt Angst/Furcht eingeleitet. Eine solche Verhaltenseinstellung kommt durch eine hohe Erregung und die Gewissheit mangelnder Handlungsmacht mit Vermeidungstendenzen zustande (situative Unterlegenheit) (Resch et al. 2004).
- Wenn jedoch Flucht oder Angriff unter den Bedingungen einer Alarmreaktion nicht möglich sind, weil in der momentanen Situation weder Angriff noch Flucht zugelassen werden, die Gefahr aber präsent bleibt, kommt es zu einer weiteren Eskalation des Alarmzustands. Die sich weiter steigernde Irritation führt beim Kind zu einem Prozess der Verzweiflung. Wenn entsprechende Bezugspersonen nicht rekrutiert werden können, die zur Abhilfe und Abwendung von Gefahr beispringen, und das Kind kein soziales Echo, keine Resonanz in der Umgebung findet, weil z. B. die Bezugsperson selbst Verursacher der Alarmreaktion ist, bleibt das Kind seiner eskalierenden affektiven Situation ausgeliefert (Resch et al. 2004). Der jetzt einsetzende zweite Regulationsmechanismus der affektiven Alarmreaktion wird als **Dissoziationskontinuum** bezeichnet. Diese Alarmreaktion entspricht im Tierreich der Kapitulation. Es kommt zu einer Erstarrungsreaktion und einem inneren Abstandnehmen von der Gefahr – gleichsam zu einem „Vogel-Strauß-Verhalten". In besonderer Weise wird neben dem sympathischen auch das parasympathische Nervensystem aktiviert, wobei Blutdruck und Herzfrequenz trotz erhöhter Adrenalinspiegel sinken können; auch mesolimbisch-mesokortikale dopaminerge Systeme und das Opioidsystem scheinen an der Dissoziationsreaktion beteiligt zu sein. Diese Reaktion führt zu einer inneren Distanzierung, die es erlaubt, ein unerträgliches Gefahrenmoment aktuell auszuschalten oder vermeintlich ungeschehen zu machen – wobei jedoch aus der dissoziativen Reaktion langfristig ungünstige Entwicklungseinflüsse auf die Affektregulation des Kindes drohen.

❚❚ Alle Alarmreaktionen, die nicht in der Interaktion mit Bezugspersonen mitigiert werden können, überfordern das kindliche Affektsystem und können bei wiederholtem Auftreten in der Folge zu unterschiedlichen psychopathologischen Symptomen Anlass geben. ❚❚

97.2.3 Traumatisierung

Ereignisse, welche die Gesundheit, die Integrität des Körpers, ja sogar das Leben des Kindes unmittelbar gefährden können, lösen affektive Alarmsituationen aus. Wenn sie das Kind so belasten, dass es keinen Ausweg aus der Belastungssituation findet und auch keine elterliche Bezugsperson zur Beruhigung zur Verfügung steht, können solche Ereignisse ein seelisches Trauma auslösen. Solche Traumata mit ereignishaftem Charakter, wie wir sie bei Naturkatastrophen, Unfällen oder Terrorakten finden, werden chronischen Überbelastungen gegenübergestellt, die als Typ-2-Trauma (Terr 1991) bezeichnet werden. Dazu zählen Misshandlungen, sexuelle Missbrauchserlebnisse und kumulative Traumata in einem sozialen Kontext der Vernachlässigung. Auch Einzelereignisse wie der Verlust eines Elternteils im frühen Kindesalter können prozesshaft wirksame Folgen zeitigen.

❚❚ In der Regel führen Traumata, da sie nicht durch Angriff oder Flucht abgewehrt werden können, in aussichtsloser Lage zur Einmündung in das dissoziative Kontinuum. Dabei kommt es zur Desintegration psychischer Funktionen, welche die bewusste Selbstreflexion deutlich verändern können. ❚❚

Dissoziative Mechanismen können sich ungünstig auf die Entwicklung der kindlichen Persönlichkeit auswirken, insbesondere dann, wenn Kinder i. S. einer Wiederholungstendenz mehrfachen Reviktimisierungen und Retraumatisierungen anheimfallen. Schließlich kann es unter besonders ungünstigen Entwicklungsbedingungen und schweren Kommunikationsstörungen mit den wichtigen Bezugspersonen zur Entwicklung eines jugendlichen Borderline-Syndroms oder zu einer Somatisierungsstörung kommen.

Demgegenüber sind auch die **transgenerationalen Aspekte von Traumatisierungen** sehr bedeutsam (Eisenbeis et al. 2016). So können elterliche Missbrauchserfahrungen einen Risikofaktor für die Entwicklung der eigenen Kinder bedeuten. Dies ist nicht nur so zu verstehen, dass Eltern, die in ihrer Kindheit körperlich oder sexuell missbraucht wurden, für ihre Kinder ein Risiko erneuten körperlichen oder sexuellen Missbrauchs durch sie selbst darstellen; vielmehr scheint die Symptomatik eines Missbrauchstraumas die Fähigkeit auf der Elternseite zu hemmen, eine für das Kind beschützende Familienumgebung zu schaffen und den Bedürfnissen des Kindes mit der angemessenen Feinfühligkeit zu begegnen. Mütter mit Misshandlungserfahrungen zeigen Veränderungen der emotionalen Verfügbarkeit i. S. intrusiverer Verhaltensmuster (Möhler et al. 2007). Häufig wird auch eine Störung in der Mutter-Kind-Bindung als Folge von Missbrauchserfahrungen der Mutter erfasst (Zeanah et al. 2004).

Wenn Mütter einer Feinfühligkeit gegenüber kindlichen Bedürfnissen entbehren, können die Säuglinge deren Verhalten nicht vorhersagen. Dadurch äußern die Säuglinge ihre Bindungsbedürfnisse in verunsichernden Situationen äußerst stark und dramatisch, um überhaupt beachtet zu werden. Das Bindungssystem solcher Säuglinge ist dann chronisch aktiviert, wobei in Belastungssituationen Neugier und Erkundungslust zugunsten des übersteigerten Bindungsverhaltens zurückgefahren werden (Eisenbeis et al. 2016). Andere Kinder lernen wiederum, ihre Signale nach Nähe und Kontakt stark einzuschränken, um sich nicht dem zurückweisenden und impulsiven Verhalten der Mutter aussetzen zu müssen (Möhler et al. 2009). All diese Erfahrungen bilden schließlich die Grundlage einer **unsicheren Bindungsorganisation** (Eisenbeis et al. 2016).

97.2.4 Psychische Konflikte

Häufig liegen psychosomatischen Beschwerden im Kindes- und Jugendalter nicht posttraumatische Erfahrungen, sondern psychische Konflikte zugrunde. Der Arbeitskreis OPD-KJ-2 (2013, S. 75) definiert **intrapsychische Konflikte** als unbewusste intrapsychische Zusammenstöße entgegengerichteter Affekte, Motivationsbündel, Strebungen oder Verhaltenstendenzen. So stellt z. B. auf der einen Seite der basale Wunsch nach Versorgung und auf der anderen Seite der basale Wunsch, autark zu sein und sich selbst zu versorgen, die beiden Pole eines Konflikts dar. Definitionsgemäß werden psychodynamische Konflikte dann als zeitlich überdauernd bezeichnet, wenn sie über 6 Monate anhalten und durch festgelegte Erlebnismuster eines Kindes oder Jugendlichen gekennzeichnet sind, die in entsprechenden Situationen immer wieder zu ähnlichen Verhaltensmustern führen, ohne dass dies bewusst wäre. „*Sie sind dysfunktional, d. h., sie behindern die Entwicklung und stören das zwischenmenschliche Zusammenleben*" (Arbeitskreis OPD-KJ-2 2013, S. 76).

Zeitlich **überdauernde Konflikte** haben sich über Internalisierungsprozesse aus frühen Beziehungserfahrungen und konflikthaften Episoden innerhalb des altersentsprechenden Radius wichtiger Beziehungen von Kindern oder Jugendlichen entwickelt. Thematisch beziehen sich solche Konflikte auf Lebensthemen im Alterszusammenhang. Die Wirkung überdauernder intrapsychischer Konflikte liegt in zwei Folgen (Arbeitskreis OPD-KJ-2 2013, S. 76): „*Einerseits hemmen sie die Entwicklung, indem sie Motivationen und Affekte eines Kindes oder Jugendlichen in den verschiedenen Lebensbereichen auf ein Konfliktthema fixieren und einschränken. Andererseits sind überdauernde Konflikte Leistungen*" der kindlichen Persönlichkeit, der es gelungen ist, auf diese Weise z. B. konflikthafte Beziehungsepisoden zu verarbeiten. An Konfliktthemen sind Nähe vs. Distanz, Unterwerfung vs. Kontrolle, Selbstversorgen vs. Versorgtwerden sowie Selbstwert-, Schuld-, ödipale und Identitätskonflikte zu nennen.

97.2.5 Entwicklungsaufgaben

Neben den Traumatisierungen und überdauernden Konflikten kann auch die Auseinandersetzung mit Entwicklungsaufgaben die kindliche Selbstregulation überfordern. Das Konzept der Entwicklungsaufgaben wurde von Havighurst (1972) entwickelt; dabei ist die aktive Leistung des Individuums am Entwicklungsprozess hervorzuheben. Durch die Lösung von altersspezifischen Entwicklungsaufgaben kann das Kind seine eigene Entwicklung vorantreiben. Insofern liegt der Fokus auf der individuellen Aktivität (Arbeitskreis OPD-KJ-2 2013, S. 31). Die **Bewältigung von Anpassungsnotwendigkeiten** wird in unterschiedlichen Verlaufsformen erkennbar:

1. Bei psychischer Flexibilität ist eine erfolgreiche Weiterentwicklung (Kashdan und Rottenberg 2010) und Aufrechterhaltung einer guten Kommunikation mit wichtigen Bezugspersonen möglich.
2. Bei Nichtgelingen der Bewältigung kann es zu einem Entwicklungsstillstand bzw. in der Folge zu einem Entwicklungsrückstand kommen.

Zur Lösung altersspezifischer Entwicklungsaufgaben müssen Anforderungen aus drei Bereichen (körperliche Verfassung, gesellschaftliche Normen und individuelle Fähigkeiten) integriert werden können. Havighurst orientiert sich an einer Gliederung des menschlichen Lebenslaufs in sechs Abschnitte – von der frühen Kindheit bis zum hohen Alter – und formuliert aufeinander aufbauende Aufgaben, die realisiert werden müssen, wobei die Realisierung der Aufgaben eines Lebensabschnitts für die Inangriffnahme der phasenspezifischen Entwicklungsaufgaben der nächsten Altersstufe den Ausgangspunkt darstellen (Arbeitskreis OPD-KJ-2 2013, S. 32). Havighursts Konzept enthält einen normativen Anspruch der Gesellschaft, denn viele Entwicklungsaufgaben enthalten normative Erwartungen wie Schuleintritt, Übergang in eine weiterführende Schule und Schulabschluss. Die Entwicklungsaufgaben insbesondere in der Kindheit und im Jugendalter sind gut untersucht worden (Seiffge-Krenke 1998). Die Nichtrealisierung von Entwicklungsaufgaben –z. B. ein schulisches Anpassungsproblem – kann affektive Alarmreaktionen hervorrufen, das psychische Gleichgewicht stören und einer Symptombildung Vorschub leisten.

97.3 Behandlungsstrukturen und Kooperationen

Wir fassen den Begriff von Psychosomatischer Medizin bei Kindern i. S. Thure von Uexkülls auf, der bereits in der ersten Auflage seines Standardwerks feststellte, dass die psychosozialen Einflüsse auf die Entstehung und den Verlauf von Störungen eine ähnliche Wichtigkeit besitzen wie die Einflüsse physikalischer, chemischer oder mikrobiologischer Faktoren (von Uexküll und Adler 1979). Im Erwachsenenalter wird dieser Tatsache durch einen eigenen Facharzt Rechnung getragen, der die Aspekte der klinischen Medizin und Psychotherapie miteinander verbindet (Herpertz-Dahlmann und Warnke 2006). Das biopsychosoziale Krankheitsverständnis beginnt sich in vielen Fachdisziplinen der Medizin durchzusetzen. Es hat auch im Leitbild des Medizinstudiums, z. B. der Universität Graz, seinen Niederschlag gefunden.

Aus unserer Sicht ist das biopsychosoziale Modell den Fachgrenzen übergeordnet. Es setzt Kooperation über diese Grenzen voraus und bedarf einer grundsätzlichen Offenheit zum Dialog.

Für das Kindes- und Jugendalter spielen zwei medizinische Fächergruppen eine besondere Rolle:

- Die **Pädiatrie** hat sich bereits im 19. Jh. als eigenständiges Fachgebiet aus unterschiedlichen Erwachsenendisziplinen – insbesondere aus der Inneren Medizin – entwickelt.
- Die **Kinderpsychiatrie** entstand erst im 20. Jh., vornehmlich aus den Wurzeln der Erwachsenenpsychiatrie. Es gibt aber auch andere Wurzeln in Erziehungsberatungsstellen und heilpädagogischen Abteilungen an Pädiatrischen Kliniken. Im Kanon der Medizinwissenschaften wird die Kinder- und Jugendpsychiatrie oft in einer Äquidistanz zwischen den Fachgebieten Psychiatrie und Pädiatrie angesiedelt (Resch 2007).

Mit der Pädiatrie verbindet die Kinder- und Jugendpsychiatrie aber nicht nur das Alter der Patient*innen, sondern auch die Notwendigkeit, im Rahmen einer biopsychosozialen Gesamtsicht eine Zusammenarbeit möglich zu machen. Das Aufgabenfeld der **Psychosomatik** wird dabei nicht nur von den ärztlichen Disziplinen abgedeckt; auch klinische Kinder- und Jugendpsycholog*innen und Kinder- und Jugendlichenpsychotherapeut*innen arbeiten im Feld der Pädiatrie und Kinder- und Jugendpsychiatrie. Darüber hinaus bedarf die biopsychosoziale Sichtweise auch noch anderer Berufsgruppen, z. B. medizinischer Co-Therapeut*innen (Ergo-, Physio-, Musik- und Kunsttherapie) und der Professionen der Sozialarbeit, Sozialpädagogik und einer Klinikschule, die das Lebensumfeld gestalten und die Bildungsansprüche der Patient*innen erfüllen können.

Unter pragmatischen Gesichtspunkten hat eine Arbeitsgruppe Kinder- und Jugendpsychiater*innen an Kinderkliniken zur Differenzierung der biopsychosozialen Aufgaben und Leistungen **vier Ebenen einer psychosozialen Versorgung** im Bereich der Kinder- und Jugendmedizin formuliert (Thun-Hohenstein 2001):

- **Ebene 1** ist die Versorgung im Rahmen der Pädiatrischen Grundversorgung, wo es gilt, durch Einbeziehung psychosozialer Faktoren z. B. die Compliance zu fördern, Adhärenzprobleme zu vermeiden und die Vielfalt der somatischen Behandlungsmethoden durch Beratungsangebote und psychosoziale Betreuungsmöglichkeiten für die Familien zu ergänzen.
- **Ebene 2** betrifft die Versorgung verhaltensauffälliger und psychisch kranker Kinder im Kinderkrankenhaus, die wegen schwerer somatischer Probleme eine Behandlung benötigen. In Statistiken werden 15–20 % der pädiatrischen Klientel als verhaltensauffällig beschrieben. Bei chronischen Krankheiten und schweren körperlichen Beeinträchtigungen gibt es in einem viel höheren Prozentsatz psychosoziale Leidensreaktionen.
- **Ebene 3** ist durch die Konsiliar- und Liaisonebene gekennzeichnet (➤ Kap. 52), wobei diese zur diagnostischen und therapeutischen Unterstützung der organmedizinischen Spezialist*innen auf dem Gebiet der psychosozialen Medizin dient (Thun-Hohenstein 2001). Die Integration kinder- und jugendpsychiatrischer Sichtweisen und im Idealfall sogar psychotherapeutisch geschulter Mitarbeiter*innen in die Kinderklinik stellt eine bessere Kooperationsform dar als die verzweifelten Inanspruchnahmen der Kinderpsychiatrie, wenn psychosoziale Probleme bereits eskaliert sind.
- **Ebene 4** beschreibt die Arbeit auf kinderpsychiatrischen oder -psychosomatischen Stationen, die in Kinderkliniken integriert sind, wie dies an einigen Standorten in Deutschland bereits verwirklicht ist. Auf diesen Stationen ist eine Kooperation zwischen Pädiatrie sowie Kinder- und Jugendpsychiatrie alltägliche Praxis.

Im Folgenden sollen Grundprinzipien eines biopsychosozialen Therapieverständnisses im Kindes- und Jugendalter dargestellt werden. Die Therapie bei Kindern und Jugendlichen hat die in ➤ Box 97.1 zusammengefassten Postulate zu berücksichtigen.

BOX 97.1

Grundprinzipien eines biopsychosozialen Therapieverständnisses im Kindes- und Jugendalter

- Es müssen die Voraussetzungen für Partizipation und Mitsprache der Kinder und Jugendlichen im Therapieprozess geschaffen werden. Das setzt kindgerechte Formulierungen der Krankheitsbegriffe, Verständlichkeit im Ausdruck und Offenheit gegenüber den Fragen der Kinder und Jugendlichen voraus. Eine Verwirklichung der Kinderrechte im Krankenhaus verlangt auch, dass Kinder altersgerecht über ihre Krankheiten informiert werden und nicht nur mit den Eltern ein Entscheidungspakt getroffen wird.
- Es ist ein therapeutisches Dreieck zwischen kindlichen Patient*innen, ihren Eltern und dem Behandlungsteam auszugestalten.
- Es braucht eine Kooperation unterschiedlicher Berufsgruppen, welche die somatischen, psychischen und sozialen Aspekte der Störungen kompetent vertreten.
- Diagnosestellung, Indikation und therapeutisches Prozedere werden vom gesamten Behandlungsteam getragen und einheitlich vermittelt. Ziel ist ein gemeinsames Erklärungsmodell im therapeutischen Dreieck.

- Psychologische und somatische Behandlungsmodelle werden integriert und nicht gegeneinander ausgespielt.
- Das Krankheitsmodell der Patient*innen und Eltern wird vorsorglich aufgegriffen und behutsam erweitert und modifiziert. Dieses Krankheitsmodell der Familien ist meist somatisch getönt. Es muss um die psychischen Komponenten erweitert werden.
- Psychogen akzentuierte Leitsymptome werden kritikfrei angenommen, und es wird kein Simulationsvorwurf gemacht. Die Symptome werden auch nicht gegenüber somatischen Beschwerden abgewertet.
- Initial haben Beschwerden mit hoher Funktionseinschränkung oder großem Gefährdungspotenzial Vorrang, wobei die anderen Symptome und Ressourcen nicht aus den Augen verloren werden.
- Es gilt, wechselnde Inanspruchnahmen von medizinischen Untersuchungen und diagnostischen Maßnahmen zu begrenzen; iatrogene Schädigungen sind zu vermeiden.
- Das Therapiebündnis (therapeutische Dreieck) muss im Rahmen des multidisziplinären Behandlungsteams durch Feedbackkonferenzen und regelmäßige gemeinsame Visiten gesichert werden.

97.4 Ausgewählte Störungen, die sich mit psychischen und somatischen Symptomen präsentieren

97.4.1 Essstörungen

Essstörungen sind typische Erkrankungen des Jugend- und frühen Erwachsenenalters (Vloet und Herpertz-Dahlmann 2006). Sie können mit einer Reihe von Komorbiditäten assoziiert sein und in ungünstigen Fällen auch heute noch zu schweren sozialen Beeinträchtigungen Anlass geben oder letal enden (Culbert et al. 2015). Im Kindes- und Jugendalter finden sich in Übereinstimmung mit den Diagnosen des Erwachsenenalters primär drei definierte Störungen: Anorexia nervosa, Bulimia nervosa und Binge-Eating-Störung (BES; s. auch ➤ Kap. 61 und ➤ Kap. 62):

- Die **Anorexia nervosa** ist typischerweise mit Nahrungsrestriktion und Untergewicht vergesellschaftet. Häufig finden sich Störungen des Körperschemas.
- Bei der **Bulimia nervosa** stehen Essattacken im Vordergrund, die mit kompensatorischen Verhaltensweisen (z. B. Erbrechen) zur Aufrechterhaltung des Normalgewichts vergesellschaftet sind. Auch hier findet sich nicht selten eine Unzufriedenheit mit dem körperlichen Aussehen.
- Bei der **Binge-Eating-Störung** kommt es immer wieder zu Essattacken, vor allem unter emotionalem Druck. Es gibt aber keine kompensatorischen Gewichtsreduktionsmaßnahmen.

Die Anorexie ist beim weiblichen Geschlecht 8- bis 12-mal häufiger als beim männlichen (Brunner und Resch 2015). Ungefähr 13 % der Jugendlichen machen bis zum Erwachsenenalter zumindest eine Essstörung (die genannten drei oder andere unspezifische Ernährungsstörungen) durch. Ein signifikant verändertes und beeinträchtigtes Essverhalten finden wir bei 15–47 % der Jugendlichen (Culbert et al. 2015). Solche Essstörungen erfüllen nicht das Vollbild von Diagnosen; sie gehen aber mit einer Unzufriedenheit bzgl. des körperlichen Aussehens und einer Überbeschäftigung mit der Kontrolle des eigenen Gewichts einher.

Die Entstehung von Essstörungen wird in einem biopsychosozialen Modell erklärt, das gesellschaftliche Faktoren und individuelle Persönlichkeitseigenschaften mit einer (neuro-)biologischen Vulnerabilität verbindet. Es gibt klare Hinweise, dass die soziokulturelle Idealisierung der Schlankheit, die in den Medien präsentiert wird und unter Gleichaltrigen einen sozialen Druck erzeugt, zu entsprechenden persönlichen Erwartungen gegenüber der eigenen Körperlichkeit führt (Brunner und Resch 2015; Weissman 2019).

II Demgegenüber werden auch Persönlichkeitszüge als Risikofaktoren hervorgehoben: Es handelt sich dabei um die Faktoren „negative Emotionalität“, „Perfektionismus“ und das Phänomen der „negativen Dringlichkeit“ („negative urgency“). Die negative Dringlichkeit äußert sich als eine Tendenz, unter Stress zu unüberlegten Handlungen zu neigen, die impulsiv umgesetzt werden (Culbert et al. 2015). II

Stressoren und psychische Auslöser (z. B. Traumata) können das Symptomgeschehen in Gang setzen. Die Symptomatik der Essstörungen kann auch im Familienverband systemische Wirkungen zeigen. So finden wir bei manchen Patient*innen, dass nach anfänglicher Besserung Widerstände gegenüber der Therapie entstehen, die sich durch eine funktionelle Kontextanalyse als Zusammenhänge mit den Eltern erkennen lassen (Beispiel s. Resch und Parzer 2015).

Patientinnengeschichte

Die Eltern, deren Partnerbeziehung tiefgreifende Disharmonien erkennen ließ, hatten rund um die lebensgefährliche Krankheitssituation ihrer Tochter wieder zusammengefunden und sich um die Therapieversuche, die Zusammenarbeit mit den Therapeut*innen und die Genesungsschritte in fürsorglicher Weise gemeinsam gekümmert. Als jedoch eine Besserung in greifbare Nähe rückte, begannen die Partnerkonflikte wieder zu eskalieren. Der deutlich hervortretende Trennungswunsch der Eltern belastete das Mädchen sehr. Durch neuerliche Gewichtsabnahme und eine Zunahme der Sorgen aufseiten der Eltern wurde die Trennungsidee der Eltern vorübergehend gebannt und eine gemeinsame Fürsorge garantiert. Solche funktionellen Mechanismen können die nur auf das Individuum konzentrierten Therapiebemühungen konterkarieren.

Die therapeutische Arbeit hat als primäres Ziel die Gewichtszunahme, um die ungünstigen somatopsychischen Konsequenzen des Hungerns auszugleichen. Begleitend ist eine psychotherapeutische Betreuung unter Einbeziehung der Familie bzw. der sonstigen Bezugspersonen angezeigt. In leichteren Fällen kann die Behandlung ambulant erfolgen. Liegt der BMI jedoch unter der 10. altersspezifischen Perzentile, sollte zeitnah eine stationäre Behandlung in einer Klinik für Kinder- und Jugendpsychiatrie und -psychotherapie erfolgen (Vloet und Herpertz-Dahlmann 2006; Lock 2019). Neue Modelle mit tagesklinischen Konzepten haben sich therapeutisch bewährt (Herpertz-Dahlmann et al. 2014).

97.4.2 Schlafstörungen

Der Schlaf ist ein physiologischer, hoch strukturierter Zustand der neuronalen Netzwerke, der durch eine zur normalen Wachheit des Kindes komplementäre – umschriebene – Gehirnaktivität gekennzeichnet ist (Resch et al. 2012). Die Entwicklung der Schlaf-Wach-Regulation unterliegt Reifungsprozessen, die in den unterschiedlichen Altersstufen der Kindheit zu Veränderungen des Schlafverhaltens führt (Jenni et al. 2014).

Schlafstörungen sind ein häufiges Phänomen in der Kindheit. So finden wir bei etwa 20–30 % aller Kinder im Verlauf ihrer Entwicklung eine Störung des Schlafs, die auch helfende Interventionen erfordern (Jenni et al. 2014). Während Albträume bei 60 % der Vorschulkinder auftreten, finden wir etwa 5 % Hypersomnien, die durch eine verlängerte Schlafdauer gekennzeichnet sind (Mehler-Wex 2006). **Insomnien** (Schlafmangelsyndrome) sind die häufigste Schlafproblematik. Davon werden die **Parasomnien** abgegrenzt, die im Kindesalter vor allem durch Somnambulismus, Pavor nocturnus und Albträume repräsentiert werden:

- **Somnambulismus** ist durch ein komplexes Verhaltensmuster mit Aufstehen und Herumgehen bei schwerer Erweckbarkeit und Desorientierung im ersten Nachtdrittel gekennzeichnet. Somnambulismus tritt aus dem Nicht-REM-Schlafstadium 3–4 heraus auf.
- Ähnlich ist auch der **Pavor nocturnus** als plötzliches Erwachen mit gellendem Schrei und intensiver Angst aus einem Nicht-REM-Schlafstadium 3–4 definiert. Auch hier finden wir das Phänomen der schweren Erweckbarkeit und Desorientierung und die zeitliche Beschränkung auf das erste Nachtdrittel.
- Demgegenüber treten **Albträume** in REM-Schlafphasen im letzten Nachtdrittel auf, wobei diese Angstträume das Kind aus dem Schlaf wecken. Die Desorientierung ist nur gering, und es besteht gute Erinnerungsfähigkeit bzgl. der Inhalte (Resch et al. 2012).

Einschlafstörungen, Durchschlafstörungen und nächtliches Erwachen können im Kindesalter die Entwicklung von Angststörungen, Störungen aus dem depressiven Formenkreis und die Aufmerksamkeitsdefizit-Hyperaktivitätsstörung (ADHS) begleiten, wobei die Schlafstörung dem Vollbild der Diagnose bereits vorausgehen kann (Tesler et al. 2013). Auch bei Störungen aus dem autistischen Spektrum finden sich in 53 % Schlafprobleme (Klukowski et al. 2015). Die Entwicklung des zirkadianen Schlafrhythmus verläuft je nach Kind unterschiedlich schnell (Jenni et al. 2014). Die Diagnose von Schlafstörungen sollte daher immer auf das individuelle Schlafverhalten des Kindes bezogen werden.

Im Jugendalter stehen Schlafstörungen mit Risikoverhaltensweisen in Zusammenhang: Alkoholkonsum, Drogenabusus, aber auch aggressive Verhaltensweisen waren signifikant mit Schlafdefiziten verknüpft (Short und Weber 2018).

Die Wechselwirkungen zwischen kindlichen und elterlichen Faktoren können zur Aufrechterhaltung kindlicher Schlafstörungen beitragen. Kindliche Faktoren des Temperaments und die spezifische Fähigkeit zur Selbstregulation und Selbstberuhigung beim Kind treten zu den elterlichen Faktoren in Wechselwirkung (z. B. Fähigkeit, auf das unruhige Kind einzugehen und sich ihm angemessen zu widmen). Selbstwert, Identität und der Lebensentwurf der Eltern spielen dabei ebenso eine Rolle wie die elterliche emotionale Reagibilität. So kann es z. B. bei vielfältigen erfolglosen Beruhigungsversuchen durch die Bezugsperson, die beim Kind die Unruhe noch weiter steigern, zu negativen eskalierenden Zyklen kommen: Das Kind erfährt, dass es von seiner geliebten Bezugsperson nicht beruhigt werden kann, und wird dadurch irritiert. Aufseiten der Eltern sinkt die Zuversicht, helfen zu können, wobei zunehmend auch probate Beruhigungshilfen überhastet und inkonsequent eingesetzt und schließlich ausgelassen werden (Resch 1999). Schließlich kann es auf Elternseite auch zum Eindruck der Überforderung kommen, was die intuitive elterliche Kommunikationsbereitschaft noch einmal negativ beeinflusst.

Tiefe Selbstverunsicherungen bei den Eltern können dazu führen, dass die kindlichen Signale nicht mehr differenziert wahrgenommen werden, sodass schließlich ungünstige Kontingenzen auftreten, d. h., dass dem Kind die Regelhaftigkeit und Vorhersagbarkeit des Verhaltens der Bezugspersonen nicht mehr deutlich wird (Resch 1999). Klinisch relevante Schlafstörungen können das Ergebnis solcher eskalierenden Zyklen sein.

!! In dieser Perspektive ist die kindliche Schlafstörung nicht primär und ausschließlich ein Problem des Kindes! Beratungsangebote sollen daher unbedingt sowohl das Kind als auch die Bezugspersonen einschließen. **!!**

Es geht darum, den Eltern zu vermitteln, dass sie die Entwicklung selbstregulatorischer Fähigkeiten ihres Kindes unterstützen können (Jenni et al. 2014). Nach derzeitiger Studienlage ist davon auszugehen, dass das selbstständige Einschlafen beim Kind als eine Voraussetzung für das Durchschlafen angesehen werden kann (Jenni et al. 2014). Die Vermittlung von Informationen zu gesundem Schlafverhalten, Schlafhygiene und zu den Konsequenzen aus Schlafstörungen für die Entwicklung der Kinder und Jugendlichen spielen eine Rolle bei psychoedukativer Begleitung der Familien. Bei Parasomnien sollten je nach Schweregrad eine Überwachung des Schlafs und eine Sicherung der Umgebung erfolgen. Dyssomnien lassen sich i. d. R. durch Veränderung des Tag-Nacht-Rhythmus, besondere Abendaktivitäten, Veränderungen der Nahrungsgewohnheiten und Rituale bei der Zubettgehsituation günstig beeinflussen (Resch et al. 2012).

Treten die Schlafstörungen im Rahmen anderer psychiatrischer Problemstellungen auf, können stützende psychotherapeutische Maßnahmen bei älteren Kindern und Jugendlichen angezeigt sein. Die psychiatrischen Störungen sind im Einzelnen *lege artis* zu behandeln.

97.4.3 Ausscheidungsstörungen

Nach von Gontard (2001, 2004) können wir drei große Gruppen von Ausscheidungsstörungen unterscheiden: das nächtliche Einnässen (Enuresis nocturna), das Einnässen tagsüber (Enuresis diurna oder funktionelle Harninkontinenz) sowie das Einkoten (Enkopresis). Die Ausscheidungsstörungen gehören zu den häufigsten Störungen des Kindesalters. So nässen 10 % der 7-Jährigen nachts und 2–3 % untertags ein, und 1–3 % koten ein (von Gontard 2006).

Die **Enuresis nocturna** wird als eine genetisch bedingte Reifungsstörung des ZNS angesehen. Typischerweise werden drei Pathomechanismen bei der monosymptomatischen Enuresis nocturna beschrieben: eine nächtliche Polyurie (die aber nur bei manchen Kindern zu finden ist), eine erschwerte Erweckbarkeit und ein Inhibitionsdefizit der Blasenentleerung bei voller Blase. Auch wenn der Leidensdruck bei den Kindern und ihren Bezugspersonen im Einzelfall sehr hoch sein kann, zeigen Kinder mit einer *primären* Enuresis nocturna nur selten weitere psychische Begleitstörungen. Auch vorhandene Beeinträchtigungen des Selbstwertgefühls bessern sich rasch nach dem Trockenwerden (von Gontard 2006). Bei der *sekundären* Enuresis, die dadurch definiert ist, dass nach einem mindestens 6 Monate langen trockenen Intervall erneut nächtliches Einnässen auftritt, werden psychische Störungen und auch belastende Lebensereignisse gehäuft gefunden. Diese können auch zur Symptompersistenz Anlass geben.

Wenn die Diagnose gestellt ist, sollte unbedingt eine pädiatrisch-internistische Untersuchung erfolgen, bevor eine psychotherapeutische (verhaltensorientierte, z. B. Klingelhose) oder pharmakotherapeutische (z. B. Desmopressin) Maßnahme ergriffen wird.

Bei der **funktionellen Harninkontinenz** nässen die Kinder untertags ein. Mehrere unterschiedliche Formen sind beschrieben und müssen differenzialdiagnostisch in Kooperation zwischen Pädiatrie und Kinder- und Jugendpsychiatrie geklärt werden. Eine symptomorientierte Vorgangsweise mit Psychoedukation, Beratung und Einbeziehung der wichtigen Bezugspersonen erscheint grundlegend (von Gontard 2006). Bei psychischen Komorbiditäten ist eine Psychotherapie angezeigt. Generell sollten organische Erkrankungen (z. B. ein vesikoureteraler Reflux) ausgeschlossen werden.

Als **Enkopresis** wird das unwillkürliche oder willkürliche Absetzen von Stuhl in unangemessenen Situationen ab dem Alter von 4 Jahren definiert. Die Enkopresis kann mit und ohne Obstipation und Stuhlretention auftreten. Auch hier sind die Differenzialdiagnose und die organische Abklärung in der Kinderheilkunde in Kooperation mit der Kinder- und Jugendpsychiatrie von besonderer Bedeutung. So liegen doch bei 5 % aller Kinder mit einer chronischen Obstipation organische Ursachen vor, die unbedingt ausgeschlossen werden müssen. Auch hier stehen die Beratung des Familiensystems und die Psychoedukation am Anfang der Therapie. Gerade der Zusammenhang zwischen Retention und Einkoten ist vielen Kindern und ihren wichtigen Bezugspersonen nicht bewusst (von Gontard 2006). Schließlich beginnt man mit der Stuhlregulierung, und die Kinder sollen aufgefordert werden, dreimal pro Tag nach den Mahlzeiten auf die Toilette zu gehen – unabhängig davon, ob sie Drang verspüren oder nicht. Nach dem Essen sind die Entleerungsreflexe am aktivsten. Die Mitarbeit der Kinder kann in diesem Zusammenhang positiv verstärkt werden. Begleitende psychische Problemstellungen, die emotionale Spannungen hervorrufen, sollten psychotherapeutisch in den Fokus genommen werden.

Bei allen Ausscheidungsstörungen ist die biopsychosoziale Sichtweise von Bedeutung, da ansonsten keine optimale Therapie erfolgen kann.

97.4.4 Induzierte Erkrankungen oder Münchhausen-Stellvertreter-Syndrom

Das Syndrom der induzierten Erkrankungen durch wichtige Bezugspersonen soll in diesem Kapitel aufgegriffen werden, weil es auch heute noch klinisch unterschätzt wird!

Das **Münchhausen-Stellvertreter-Syndrom** (engl. „Munchausen by proxy syndrome") wurde 1977 von Meadow erstmals in *The Lancet* beschrieben (Bass und Glaser 2014). Seither gab es viele veränderte Definitionen, die vor allem die Erzeugung und Induktion von Krankheitssymptomen in den Vordergrund stellten. Im DSM-5 ist die Störung dadurch definiert, dass die Symptominduktion durch Bezugspersonen ein Täuschungsmanöver gegenüber dem medizinischen Personal darstellt. Es gibt jedoch auch Formen von induzierten Störungen, die durch überbesorgte Aggravation vorhandener leichter Symptome gekennzeichnet sind und bei denen die Täuschungsabsicht im Hintergrund steht.

Typischerweise berichten die Eltern Beschwerden bzgl. des körperlichen oder seelischen Gesundheitszustands ihres Kindes. Das Spektrum der Missachtung kindlicher Bedürfnisse und Behandlungsnotwendigkeiten reicht von extremem **Neglect** – und damit der Nichtinanspruchnahme notwendiger ärztlicher, diagnostischer und therapeutischer Maßnahmen – bis hin zu **aktiven Symptominduktionen** in Form von erzeugtem Durchfall, Dehydratation, Elektrolytverschiebungen, Blutungen, heimlichen Vergiftungen oder Hypoglykämien (Resch 1999). In einer Zusammenfassung der Literatur zum Thema kommen Bass und Glaser (2014) zu dem Schluss, dass die induzierten Störungen kein seltenes Phänomen sind. Untersuchungen an einer pädiatrischen Klinik ergaben, dass etwa 2 % der Patient*innen künstlich induzierte Störungen aufwiesen, wobei am häufigsten Fieber diagnostiziert wurde. Ungefähr 42 % der Fälle von induzierten Störungen in der Literatur handeln von Anfallserkrankungen. In einer Asthmaklinik fanden sich Problemfälle mit induzierten Symptompräsentationen bei rund 1 % der Familien.

Im therapeutischen Dreieck zwischen Bezugspersonen, Ärzt*innen und Kind entwickelt sich ein von den Bezugspersonen ausgehender fataler Handlungsdruck, der die Ärzt*innen zu immer mehr diagnostischen Interventionen treibt. Diese können schließlich in invasiven Maßnahmen gipfeln, die das Kind und seine Gesundheit potenziell bedrohen (Glaser und Davis 2019). Bei den Bezugspersonen findet sich in manchen Fällen eine gesteigerte Angst vor schweren Krankheiten i. S. eines hypochondrischen Spektrums, wobei sie die Ärzt*innen zu Ausschlussdiagnosen forcieren. In diesem Zusammenhang können Bestrafungsmotive gegenüber dem Verhalten des Kindes eine Rolle spielen, Wünsche vermehrter Aufmerksamkeit durch das medizinische Team ausgelebt oder auch nur das Bedürfnis, das Kind stärker an sich zu binden, befriedigt werden.

Laut Literatur werden in mehr als drei Viertel der Fälle die leiblichen Mütter als Täterinnen erkannt; nur in 7 % wurden die Väter als Täter entlarvt (Bass und Glaser 2014). Wichtig ist, dass bis zu ein Drittel der infrage kommenden Eltern professionelle Verbindungen zum medizinischen Gesundheitssystem besitzt: Es handelt sich also nicht selten um Mitarbeitende des medizinischen Systems, was die Diagnostizierung zusätzlich erschweren kann. Es gibt Evidenz, dass bei Müttern, die auch Symptome an ihren Kindern induzieren, selbst häufig somatoforme Störungen, eigeninduzierte Erkrankungen oder Münchhausen-Symptome vorliegen. Nicht selten finden sich in der Lebensgeschichte der Täterinnen Deprivation, sexueller Missbrauch und andere schwere Traumatisierungen.

Die Kinder selbst sind in diesem verzerrten therapeutischen Dreieck von vielfachen Untersuchungen und stationären Aufnahmen bedroht. Es besteht die Gefahr nachhaltiger körperlicher Schädigungen bis hin zur Todesfolge; in der Literatur wird eine Mortalität von bis zu 6 % angegeben (Bass und Glaser 2014). Auch im Alltagsleben sind die Kinder beeinträchtigt; häufig werden sie von der Schule ferngehalten oder vom Sport befreit. Die Kinder entwickeln selbst eine verzerrte Wahrnehmung ihres Gesundheitszustands; Angststörungen und eine Präokkupation mit körperlichen Beschwerden können diagnostiziert werden.

❚❚ Diesen Teufelskreis gilt es zu durchbrechen und den Kindern und ihren Familien therapeutische Angebote zu machen, die den tatsächlichen Bedürfnissen – im Hintergrund der induzierten Störungen – Rechnung tragen. Das Kindeswohl stellt dabei den zentralen Entscheidungsfaktor für die ärztlichen Maßnahmen dar. Das Kind zu beschützen, ihm einen sicheren Ort zu geben und es nicht weiteren quälenden diagnostischen Maßnahmen zu unterziehen, muss das erste Ziel sein. Die Bezugspersonen sollen, wenn sie kooperativ sind, in familienorientierte therapeutische Maßnahmen einbezogen werden. Wenn das Verhältnis zu den Bezugspersonen zu schwer beeinträchtigt ist und diese zur Einsicht in ihr Tun nicht in der Lage sind, müssen Maßnahmen des Kinderschutzes ergriffen werden. ❚❚

97.5 Ausgewählte somatische Erkrankungen mit psychischer Beteiligung

97.5.1 Kopfschmerz

Kopfschmerzen (➤ Kap. 76) zählen zu den häufigsten körperlichen Beschwerden im Schulalter und werden i. d. R. von Eltern, Lehrer*innen und auch Ärzt*innen unterschätzt (Oelkers-Ax und Resch 2006). Immerhin kennen 9 von 10 Schulkindern das Symptom Kopfschmerz, und epidemiologische Untersuchungen gehen sogar davon aus, dass rund ein Viertel der Kinder in weiterführenden Schulen (nach einer kanadischen Studie) wöchentlich oder öfter unter Kopfschmerzen leidet (Gordon et al. 2004). Das Manifestationsalter der Migräne und des Kopfschmerzes vom Spannungstyp (der beiden klassischen Äußerungsformen der Schmerzsymptomatik) scheint in den letzten Jahren gesunken zu sein.

Die Diagnose der typischen **Migräne** ist dann zu stellen, wenn die Schmerzen attackenweise, oft einseitig und pulsierend-pochend auftreten. Die normalen Tagesaktivitäten sind dann nicht mehr möglich. Solche Attacken können von Übelkeit, Erbrechen sowie Licht- und Lärmempfindlichkeit begleitet sein. Es ist davon auszugehen, dass bei schweren und wiederkehrenden Kopfschmerzsymptomen mit großer Wahrscheinlichkeit eine Form von Migräne vorliegt. Bis zu ein Drittel der Migränepatient*innen erlebt vor den Attacken eine Aura mit reversiblen neurologischen Symptomen, die über mehrere Minuten andauern kann. Es handelt sich dabei um Verschwommensehen, Lichtblitze oder blinde Flecken im Gesichtsfeld. Auch Taubheitsgefühle und Lähmungen sind beschrieben.

Demgegenüber ist der **Kopfschmerz vom Spannungstyp** (KST) durch einen meist bilateralen, dumpf-drückenden bis ziehenden, nicht pulsierenden Schmerz charakterisiert, der die körperlichen Aktivitäten beeinträchtigt, aber nicht unmöglich macht. Die Patient*innen berichten ein Schraubstock-, Helm- oder Bandgefühl um den Kopf (Oelkers-Ax und Resch 2006).

Bei Kopfschmerzsymptomatik muss grundsätzlich eine organische Erkrankung ausgeschlossen werden. Eine weitere wichtige differenzialdiagnostische Überlegung muss der **somatoformen Schmerzstörung** (in der ICD-11 als somatische Belastungsstörung kodiert) gelten. Sie ist durch die wiederholte Darbietung körperlicher Symptome in Verbindung mit hartnäckigen Forderungen (meist der Eltern) nach medizinischen Untersuchungen gekennzeichnet – auch wenn diese wiederholt negative Ergebnisse erbringen und ärztlicherseits versichert wird, dass die Symptome nicht körperlich begründbar sind (Oelkers-Ax und Resch 2006). Auch hier bewährt sich die Kooperation zwischen Pädiatrie und den psychiatrischen Fächern des Kindesalters. Ferner muss über die somatoforme Schmerzstörung hinaus eine psychiatrische Komorbidität, z. B. mit Depressionen und Angststörungen, bedacht werden. Kinder mit Kopfschmerzen entwickeln häufig auch Schulvermeidung mit vermehrten Fehltagen zu Symptombeginn.

❚❚ Der chronische KST ist schon im frühen Kindesalter durch eine erhöhte psychiatrische Komorbidität gekennzeichnet! Davon ist etwa die Hälfte der Patient*innen in Kopfschmerzambulanzen betroffen. ❚❚

Somatoforme Beschwerden sind nicht selten mit familiären Konflikten vergesellschaftet, wobei auch elterliche emotionale Vernachlässigung sowie körperliche und sexuelle Missbrauchserlebnisse im Vorfeld berichtet werden (Oelkers-Ax und Resch 2006).

❚❚ Bei Kindern ist die Beeinträchtigung der Lebensqualität durch die Kopfschmerzen fundamental und muss unbedingt berücksichtigt werden. ❚❚

In einem biopsychosozialen Modell wird eine genetische Bereitschaft zu attackenhaftem Kopfschmerz angenommen. Die Migräneattacken können periodisch auftreten, wobei Stress mehr zur Vorbereitung einer Attacke beiträgt und die eigentlichen Attacken typischerweise nach dem Abklingen der Stressfaktoren auftreten (Oelkers-Ax und Resch 2006). So stellen sich die Attacken dann nach Prüfungen oder in Ruhezeiten am Wochenende ein. Die Therapie ist symptomatisch, wobei der Medikamentengabe im Akutfall die größte Bedeutung zukommt. Empfohlen werden ausreichend dosierte Analgetika, oft in Kombination mit Antiemetika.

❚❚ Wichtig ist im Kindes- und Jugendalter die Prophylaxe von Kopfschmerzen, die durch Vermeidung von Triggerfaktoren, Ernährungsoptimierung und psychologische Therapieinterventionen erfolgen kann.

Neben der Beratung von Eltern und Kindern, die außer der Aufklärung über die Diagnose auch pathophysiologische Konzepte vermitteln kann und im Rahmen des therapeutischen Dreiecks der Beruhigung und Rückversicherung dient, sind Entspannungsverfahren von Vorteil, sodass die Bewältigungsmuster für Stress modifiziert werden können. Auch die Wirksamkeit von Biofeedbackverfahren ist zu empfehlen.

97.5.2 Diabetes mellitus

Der Diabetes mellitus Typ 1 (juveniler Diabetes) entwickelt sich typischerweise im Kindes- und Jugendalter als chronische Stoffwechselstörung (➤ Kap. 79). Die Ätiologie ist multifaktoriell und durch ein komplexes Zusammenwirken genetischer Prädispositionen mit auslösenden Umweltfaktoren gekennzeichnet (Resch et al. 2012). Weltweit scheint eine anhaltende Zunahme des Typ-1-Diabetes nachweisbar zu sein. In jüngster Zeit mehren sich auch epidemiologische Befunde, die das Auftreten von Typ-2-Diabetes (Altersdiabetes) bereits im Jugendalter in Verbindung mit chronischer Adipositas berichten.

Wegen der multiplen Komplikationen der Diabeteserkrankung mit Stoffwechselentgleisung und irreversiblen Spätfolgen wie Retino-, Nephro- und Neuropathie ist die Optimierung der Blutzuckereinstellung zentraler Ausgangspunkt der Therapie. Für die Kinder ist die Gewöhnung an regelmäßige Blutzuckermessungen und Insulininjektionen schmerzhaft und belastend. Neue Technologien wie Insulinpumpe und kontinuierliche Blutzuckermessung durch einen Oberarmsensor haben diesbezüglich zu einer deutlichen Erleichterung im Diabetesmanagement geführt.

Diätberatung und Diabetesschulung sind hier im Vordergrund zu sehen. Frühzeitig soll das Kind im Selbstmanagement des Diabetes unterstützt werden, damit Eltern und Pflegepersonen nicht überprotektiv und kontrollierend in die Zuckerregulierung eingreifen – dies könnte zu vermehrten Konflikten, Anpassungsproblemen und schließlich zu Schwierigkeiten in der Therapieadhärenz führen.

Eine familienorientierte psychosomatische Beratung soll den Eltern helfen, die eigenen Ängste und Besorgnisse im Umgang mit ihrem Kind auszuhalten und trotz der bekannten Risiken eine altersentsprechende Autonomieentwicklung zu gewähren (Resch et al. 2012).

Ausgeprägte psychiatrische Auffälligkeiten im Kindes- und Jugendalter bedürfen einer spezifisch psychiatrisch-psychotherapeutischen Behandlung, da sie das Ausmaß an Komplikationen erhöhen und damit die Langzeitprognose der Kinder gefährden können. Chronische Problemfälle mit einem schwierigen psychosozialen Hintergrund bedürfen bisweilen einer langfristig orientierten stationären Jugendhilfemaßnahme, wobei in den psychosozialen Einrichtungen eine ausreichende Diabetesschulung des Betreuungspersonals besonders wichtig ist (Resch et al. 2012).

97.5.3 Asthma bronchiale

Das Bronchialasthma stellt eine chronisch rezidivierende entzündliche Erkrankung der Atemwege dar, die mit Atemnot einhergeht (➤ Kap. 83). Die Atemnotanfälle können angstauslösend wirken, sodass es zwischen körperlichen und psychischen Symptomen zu einer Wechselwirkung kommen kann. Häufigkeit und Schwere der Asthmaschübe sind sehr variabel; meist werden sie von externen Faktoren (z. B. Pollenallergien, Infekte der oberen Atemwege, Staub, Rauch) sowie seelischen oder körperlichen Belastungen getriggert (Resch et al. 2012). Auch wenn psychischer Stress als Auslöser wirken kann, ist die frühere Auffassung einer Psychogenese des Bronchialasthmas obsolet geworden! Häufig besteht eine Komorbidität mit anderen atopischen Erkrankungen wie z. B. der Neurodermitis (➤ Kap. 93), sodass an der allergenen Auslösung des Asthma bronchiale nicht zu zweifeln ist.

Mit Prävalenzraten von 5–15 % gilt das Bronchialasthma als eine der häufigsten chronischen Erkrankungen des Kindes- und Jugendalters (Resch et al. 2012). Die Asthmaschübe lassen sich durch inhalatives Kortison und Bronchodilatatoren i. d. R. gut symptomatisch kontrollieren, wobei das inhalative Kortison dabei den wesentlichen Eckpfeiler der Therapie darstellt, denn eine alleinige Therapie mit Bronchodilatatoren setzt die Kinder einer Gefährdung durch erhöhte Letalität aus (NVL Asthma). Wichtig sind auch die Patientenschulung und die Einhaltung vorgegebener Therapiepläne. So soll die **Behandlung nach einem Stufenplan** erfolgen.

Da die Asthmaerkrankung wie andere chronische Erkrankungen weitreichende Auswirkungen auf die Entwicklung des Kindes besitzt, die schulische Anpassung erschwert und auf das Familiensystem ungünstig einwirken kann, muss i. S. des biopsychosozialen Modells auch auf die Faktoren aller drei Ebenen geachtet werden. Asthmaerkrankungen gehen mit einer **deutlichen Beeinträchtigung der Lebensqualität** einher, wobei diese am stärksten durch die Höhe des Angstpegels der Kinder bestimmt wird (Frank 2006). Häufig finden sich Schulversäumnisse, Schulrückstände, Befreiungen vom Sportunterricht und Beeinträchtigungen der Schulleistungen.

In den Familien wird die chronische Erkrankung des Kindes i. d. R. durch eine emotional enge Verbundenheit beantwortet. Ungünstig für die Entwicklung der Kinder sind jedoch überprotektives Verhalten, zu große Kontrolle und elterliche Angstsymptome, die wiederum bei den Kindern Ängste und Vermeidungsverhalten triggern können. Durch die enge Verschränkung von psychologischen und somatischen Faktoren im Verlauf der Erkrankung sind somatisch orientierte und psychologisch geschulte behandelnde Institutionen zur Kooperation in einem Gesamtbehandlungsplan verpflichtet.

Eine **ausgeprägte psychische Komorbidität** (z. B. mit Angst- oder depressiven Störungen) lässt eine psychotherapeutische Mitbehandlung unbedingt ratsam erscheinen. Auch ADHS oder Störungen des Sozialverhaltens können das Asthmamanagement erheblich beeinträchtigen. Die Eltern sollen unbedingt in das therapeutische Dreieck integriert werden.

97.5.4 Kinder- und Jugendonkologie

Galt in den 1960er-Jahren die Krebserkrankung eines Kindes i. d. R. noch als beinahe sicheres Todesurteil, können wir heute von einer Überlebenswahrscheinlichkeit von ca. 75–80 % im Durchschnitt aller onkologischen Diagnosen ausgehen (Westhoff 2006; McEachron und Helman 2021). Überleben heißt jedoch für die jungen Patient*innen nicht selten, über einen langen Zeitraum hinweg krank zu sein, Therapien und Kontrollen über sich ergehen lassen zu müssen und Unsicherheiten angesichts eines möglichen tödlichen Verlaufs oder etwaiger Dauerschäden ertragen zu lernen (Westhoff 2006). Die plötzlich eintretende Lebensbedrohung stellt für das Kind wie auch seine Familie eine zentrale Herausforderung dar. Nicht zuletzt birgt die onkologische Behandlung darüber hinaus durch Nebenwirkungen und Toxizität ein erhöhtes Risiko für maligne Zweiterkrankungen (Resch et al. 2012).

Die Diagnose einer Krebserkrankung löst daher bei den Betroffenen und ihren Eltern existenzielle Ängste und Verlustängste aus. In der Regel sind ausgeprägte akute Belastungsreaktionen zu verzeichnen, die sowohl Paniksymptome und unterschiedliche Angstformen als auch emotionale Abstumpfung bis hin zu dissoziativen Symptomen umfassen können (Resch et al. 2012).

Angst- und depressive Symptome sind bei krebskranken Kindern und Jugendlichen sowie ihren Eltern typische Begleitphänomene der Grunderkrankung und dürfen nicht übersehen oder bagatellisiert werden.

Auf onkologischen Stationen sollte daher der psychosozialen Betreuung der kranken Kinder und Jugendlichen besonderes Augenmerk geschenkt werden.

Die pädiatrische Psychoonkologie ist darauf ausgerichtet, eine Stärkung der Krankheitsbewältigung und eine Aktivierung von Resilienzfaktoren zu ermöglichen (Resch et al. 2012). So finden sich auf den meisten kinderonkologischen Stationen Psycholog*innen und Sozialarbeiter*innen, die i. S. einer kontinuierlichen Begleitung der Familien während der Akutbehandlung bis hinein in die Rehabilitationsphase tätig sind. Die kinder- und jugendpsychiatrische Versorgung wird meist über einen Konsil- und Liaisondienst geleistet. Neben den Belastungen für die Patient*innen und ihre Familien stellen die strapaziösen Therapien auch für das behandelnde ärztliche und pflegerische Personal eine große emotionale Beanspruchung dar, ist dieses doch einer ständig wiederkehrenden Konfrontation mit Leiden, Sterben, trauernden Angehörigen und der Auseinandersetzung mit verschiedensten Formen der Krankheitsverarbeitung ausgesetzt. Im Team ist es daher notwendig, dem Erleben der eigenen Hilflosigkeit und immer wieder neu auftretenden ethischen Fragen genügend Raum zu geben (Westhoff 2006).

Die Krebserkrankung eines Kindes kann im Verlauf zu einer ganzen Serie von Krisensituationen führen. Das Andauern der Belastungssituation über längere Zeit i. S. eines kumulativen Traumas kann Reaktionen bewirken, wie sie auch nach akuten schweren Traumatisierungen beschrieben werden (Westhoff 2006).

Das Leben der ganzen Familie wird aus seinen normalen Zusammenhängen gerissen, und viele Familien sprechen von einem Leben vor und einem Leben nach der Krankheit, um dieser fundamentalen Veränderung Ausdruck zu verleihen (Kap. 86.2). Die Familienmitglieder müssen nicht nur lernen, was eine Krebserkrankung ist, sie müssen auch mit Gefühlen von Schock, Unsicherheit und (Zukunfts-)Angst umgehen lernen.

Daneben gilt es, die Kommunikation gegenüber den Partner*innen und anderen Familienangehörigen so aufrechtzuerhalten, dass wechselseitige Unterstützung möglich ist. Es scheint, dass die schwerwiegendsten Probleme für Mütter und Väter darin bestehen, die Schmerzen des Kindes zu bewältigen, schließlich den möglichen Tod des Kindes zu antizipieren und sich dabei auch noch Sorgen um die gesamte finanzielle Situation zu machen. Dabei darf das Wohlergehen der anderen Familienmitglieder (z. B. der Geschwister) nicht aus den Augen verloren werden. Nicht selten kommt es vor, dass sich Elternteile von ihren Ehepartner*innen wegentwickeln.

Ungeachtet der verbesserten Prognose sterben etwa 20–25 % der einmal an Krebs erkrankten Kinder und Jugendlichen meist nach langer belastender medizinischer Behandlung. Besonders wichtig sind in diesen Fällen eine gute palliativmedizinische Versorgung, die Sterbebegleitung und die psychosoziale Nachsorge für verwaiste Eltern und Geschwister (Resch et al. 2012).

Trotz der gravierenden psychosozialen Belastungen durch eine Krebserkrankung im Kindes- und Jugendalter bleibt die Mehrzahl der Überlebenden resilient und entwickelt keine psychopathologischen Spätfolgen (Resch et al. 2012).

LITERATURAUSWAHL

Bass C, Glaser D. Early recognition and management of fabricated or induced illness in children. Lancet 2014; 383(9926): 1412–1421.

Culbert KM, Racine SE, Klump KL. Research review: What we have learned about the causes of eating disorders–A synthesis of sociocultural, psychological, and biological research. J Child Psychol Psychiatry 2015; 56(11): 1141–1164.

Fegert JM, Eggers C, Resch F. Psychiatrie und Psychotherapie des Kindes- und Jugendalters. Berlin: Springer 2012.

Frank R. Mangold B. Psychosomatische Grundversorgung bei Kindern und Jugendlichen: Kooperationsmodelle zwischen Pädiatrie und Kinder- und Jugendpsychiatrie. Stuttgart: Kohlhammer 2001.

Herpertz-Dahlmann B., Warnke A. Psychosomatisches Kompendium der Pädiatrie: Leitfaden für den Kinder- und Jugendarzt. München: Marseille 2006.

Jenni O, Benz C, Hunkeler P, Werner H. Schlafphysiologie bei Kindern und deren Bedeutung für die Behandlung von nicht-organischen Schlafstörungen. Ther Umsch 2014; 71(11): 647–655.

Resch F. Entwicklungspsychopathologie des Kindes- und Jugendalters: ein Lehrbuch. Weinheim: Beltz 1999.

Resch F, Parzer P. Entwicklungspsychopathologie und Psychotherapie: kybernetische Modelle zur funktionellen Diagnostik bei Jugendlichen. Wiesbaden: Springer 2015.

Resch F, Parzer P. Adolescent Risk Behavior and Self Regulation. Heidelberg: Springer International 2021.

Resch F, Schulte-Markwort M. Kursbuch für integrative Kinder- und Jugendpsychotherapie: Schwerpunkt: Psyche und Soma. Weinheim: Beltz 2006.

Resch F, Meyenburg K, Goldbeck L. Psychische Störungen mit körperlicher Symptomatik sowie chronische somatische Erkrankungen mit psychischer Beteiligung. In: Fegert J, Eggers C, Resch F (Hrsg.): Psychiatrie und Psychotherapie des Kindes- und Jugendalters. 2. A. Heidelberg: Springer 2012; 679–715.

Westhoff K. Psyche und Soma in der Kinderonkologie. In: Resch F, Schulte-Markwort M (Hrsg.): Kursbuch für integrative Kinder- und Jugendpsychotherapie: Schwerpunkt: Psyche und Soma. Weinheim: Beltz 2006; 106–118.

KAPITEL

98

Gereon Heuft

Gerontopsychosomatik

Patientinnengeschichte

Vom Hausarzt vorgestellt, kommt die 80-jährige Frau A. in die Ambulanz der Psychosomatischen Klinik. Sie bringt ein dickes Heft mit, in dem viele Wochen lang täglich 15–40 nach z. T. im 10-Minuten-Abstand gemessene Blutdruckwerte notiert sind. Im Gespräch drängt die Pat. zunächst nur darauf, mit dem Diagnostiker über diese in Wirklichkeit recht guten, von ihr aber als bedrohlich erlebten Blutdruckwerte und die notwendigen Medikamente zu sprechen: „Soll ich die Tabletten immer schon prophylaktisch nach Plan nehmen oder erst dann, wenn der Blutdruck steigt?" – „Es ist sinnvoll, dieses Blutdruckmittel regelmäßig einzunehmen." – „Ja, ich kann aber doch nicht einfach tatenlos bleiben, wenn der Blutdruck steigt, dann muss ich doch sofort etwas dagegen tun!" – „Eigentlich stehen Ihre Blutdruckwerte ja recht gut, sodass Sie ganz zufrieden sein können." – „Herr Doktor, wenn mein Blutdruck steigt – und das tut er vor allem am Nachmittag, wie Sie sehen [Frau A. reicht erneut die Dokumentation herüber], dann geht das rasend schnell. Ich kann doch dann nicht einfach abwarten."

Das Gespräch geht in diesem Grundtenor zunächst etwa ½ Stunde weiter. Wer hat da noch Geduld, weiter zuzuhören? Später im Gesprächsverlauf wird die Pat. selbst sagen: „Ich spinne doch?! Niemand führt sich so auf wie ich, aber ich weiß mir nicht mehr zu helfen!" Hat da der (i. d. R. jüngere) Arzt nicht längst – i. S. einer Identifikation mit dem negativen Selbstbild der Pat. – selbst gedacht: „Was will die Alte denn? Sie ist für ihr Alter erstaunlich gesund, geistig nicht beeinträchtigt, verheiratet mit einem gleichaltrigen, ebenfalls noch recht gesunden Mann, hat einen erfolgreichen erwachsenen Sohn, ist sozial gut situiert und könnte es eigentlich den ganzen Tag so gut haben." Die zunehmende Aggressivität in der Gegenübertragung lässt daran denken, den Kontakt zu der Pat. zu zerstören, ihn „umzubringen". Impulse einer lauter werdenden Belehrung über rationale Blutdrucktherapie und wer von beiden diese Behandlungsprinzipien denn nun gelernt habe, drängen im Behandler an.

Bis sich der Arzt auf einmal fragt: „Was will die Patientin mir eigentlich mit der ganzen Szene sagen?" Auf die Frage: „Was befürchten Sie denn, wenn Sie mal nicht so viel messen würden?", antwortet die Pat. spontan: „Dass mich der Schlag treffen könnte!" – „Und dann?" – „Dann wäre ich hilflos und ausgeliefert. Dann würde ich Schluss machen, denn so hätte das Leben keinen Sinn mehr." – „Kennen Sie jemanden, dem das passiert ist?" – „Nein." – „Sie fürchten, jetzt in Ihrem Alter eine schwere Krankheit zu bekommen, die Sie pflegebedürftig werden ließe?" – „Ja, Altsein ist sehr schwer. Man sollte nicht alt werden. Man wird dann so angewiesen auf andere."

Jetzt kann besser verstanden werden, welche Angst die Pat., die bisher in ihrem Lebenslauf niemals psychisch erkrankt gewesen war, beim Messen ihres Blutdrucks umtreibt. Aber geht es dem Arzt mit diesem Wissen besser? Hat er nun doch vor Augen, welche Not einen mit 80 Jahren befallen kann? Er spürt vielleicht den Impuls, noch einen raschen Trost auszusprechen und dann aber das Gespräch wirklich zu beenden – ehe er sich noch mit den eigenen Ängsten vor dem Alter auseinandersetzen müsste.

98.1 Wie hätten Sie sich gegenüber der 80-jährigen Patientin verhalten?

Bei Menschen jenseits des 60. Lj., die in ihrem bisherigen Leben nie psychisch erkrankt waren und bei denen sich neurotisch-repetitive Konfliktmuster in einem klinisch nicht relevanten Ausmaß in der Biografie nachweisen lassen, spricht man dann von einem Aktualkonflikt (Arbeitskreis zur Operationalisierung Psychodynamischer Diagnostik, OPD-3 2023), wenn entwicklungsbezogene Aufgaben in der zweiten Hälfte des Erwachsenenlebens nicht ausreichend psychisch bewältigt, d. h. gelöst werden können (Heuft et al. 1997a, 2006). Einem Aktualkonflikt liegt – wie bei einem repetitiv-dysfunktionalen neurotischen Muster – ein motivationaler Konflikt zugrunde, der – obwohl er oft bewusst ist (hier: „Man sollte nicht alt werden") – zwar nicht über den gesamten Lebenslauf relevant war, jetzt aber für den Betreffenden unlösbar erscheint (➤ Kap. 98.3).

Solche Aktualkonflikte lassen sich wegen der definitionsgemäß gering ausgeprägten repetitiv-neurotischen Konfliktthematik auch im höheren Lebensalter oft gut mit fokalpsychotherapeutischen Behandlungskonzepten oder sogar auf der Ebene der Psychosomatischen Grundversorgung angehen. Dabei sind die entwicklungsbezogenen Konflikte sowohl im psychodynamischen Sinne zu deuten („Sie haben jetzt den Eindruck, Sie hätten mich wegen einer Schwerhörigkeit nicht verstanden, wobei ich mir denken könnte, dass das, was wir soeben besprochen haben, Ihnen auch sehr unangenehme Gefühle bereitet.") als auch mit kognitiv verarbeitbaren Interventionen (z. B. im Hinblick auf negative Altersstereotypien oder dysfunktionale Gedanken) zu behandeln.

Die Psychodynamik solcher Aktualkonflikte wird verständlich, wenn man deren Bedeutung vor dem Hintergrund einer lebenslangen Entwicklungsnotwendigkeit versteht. Dabei kommt unter einer psychosomatischen Perspektive vor allem dem körperlichen Alternsprozess als dem Organisator der Entwicklung in der zweiten Hälfte des Erwachsenenalters (Heuft et al. 2006; Heuft 2018) eine bedeutsame Rolle zu. Im Folgenden werden zunächst die epidemiologische Bedeutung psychischer Störungen bei älteren Menschen und die noch immer unbefriedigende Versorgungsrealität dargestellt. Danach sollen insbesondere die Chancen einer Psychotherapie psychosomatischer Störungen bei Älteren herausgearbeitet werden.

RESÜMEE

Die Patientinnengeschichte macht bereits deutlich, dass psychische Konflikte älterer Menschen noch häufiger in einer „somatischen Zeichensprache" dargeboten werden können als in jüngeren Lebensjahren. Der körperliche Alternsprozess bietet eine Folie, auf die sich intrapsychische Konflikte noch leichter als im mittleren Erwachsenenalter projizieren lassen. Die Herausforderung besteht darin, älteren Patient*innen einerseits eine somatische Diagnostik und Therapie auf dem aktuellen Wissenstand anzubieten und gleichzeitig auch in Erwägung zu ziehen, dass die somatischen Symptome (zumindest teilweise) einer Somatisierung geschuldet sein könnten. Auch durch die Attribuierung der Körpersymptome auf den Alternsprozess als „normale" Phänomene kommt es zu einer deutlichen Diskrepanz zwischen vorhandenem psychotherapeutischem Wissen und psychosomatisch-psychotherapeutischen Behandlungserfahrungen bei älteren Personen. Hinzu kommt, dass vor allem die Gegenübertragung auf die Indikationsstellung, den Entwurf des Therapieverlaufs und die Therapieziele ganz entscheidend Einfluss nimmt.

98.2 Epidemiologische Grundlagen

Betrachtet man die psychotherapeutischen Behandlungen älterer Menschen als einen Indikator psychosomatischer Versorgung, dann sind über 60-Jährige in der psychotherapeutischen Versorgung nach wie vor deutlich unterrepräsentiert. Die Diskussion über die Gründe für diese „Indikationszensur" kann sich heute kaum noch auf die bekannte skeptische Haltung Freuds (1903) zur psychotherapeutischen Behandelbarkeit älterer Patient*innen zurückziehen, zumal er später selbst einräumte, es gebe aber Personen, *„bei denen diese psychische Plastizität weit über die gewöhnliche Altersgrenze hinaus bestehen bleibt"* (Freud 1918: 151). Abraham betonte schon 1919 den Erfolg von psychoanalytischer Behandlung auch im Alter:

> *„Das Lebensalter, in welchem die Neurose ausgebrochen ist, fällt für den Ausgang der Psychoanalyse mehr ins Gewicht als das Lebensalter zurzeit der Behandlung. Man kann auch sagen, das Alter der Neurose sei belangreicher als dasjenige des Neurotikers."*
>
> Abraham (1919: 116)

Linden et al. (1993) wiesen nach, dass nur 0,2 % einer Zufallsstichprobe von 1.344 verhaltenstherapeutischen Psychotherapieanträgen für > 65-jährige Patient*innen gestellt wurden. Nach einer aktuelleren Studie im Münsterland betrug der Anteil der ≥ 60-Jährigen nur 5,6 % aller Psychotherapie-Patient*innen (Imai et al. 2008).

Die Prävalenzdaten von Cooper und Sosna (1983) für die Stadt Mannheim gehen von 23 % psychisch oder psychiatrisch erkrankten alten Menschen aus. Die Wahrnehmung psychosomatischer Zusammenhänge variiert auch in der Gerontopsychiatrie beträchtlich: Die Spanne reicht von Vernachlässigung dieser Aspekte auf der einen (Häfner et al. 1986) bis zu deutlicher Berücksichtigung auf der anderen Seite (Platt und Oesterreich 1989; Kipp und Jüngling 1991). In der Geriatrie wurden 1991 erstmals psychosomatische Zusammenhänge explizit gewürdigt (Bruder et al. 1991).

Eigene Untersuchungen bei > 60-jährigen Patient*innen eines geriatrischen Akutkrankenhauses zeigten, dass bis zu 27,6 % der stationär behandelten Patient*innen die Fallkriterien einer psychogenen

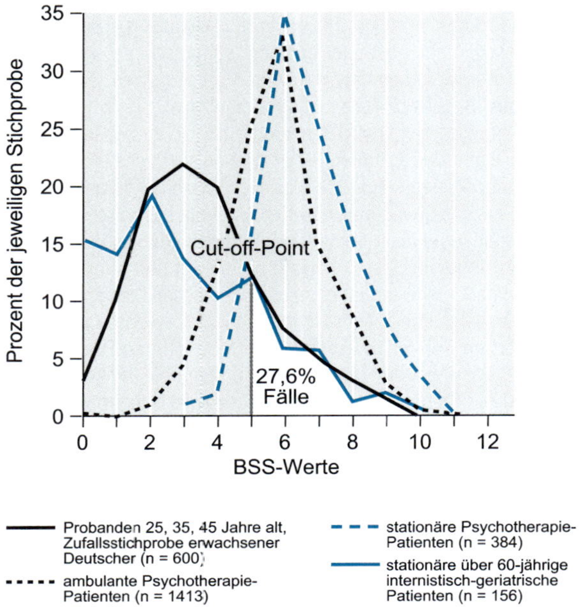

Abb. 98.1 Beeinträchtigungsschwere-Score (BSS) – Vergleich epidemiologischer Befunde an 25- bis 45-jährigen Proband*innen aus der Mannheimer Allgemeinbevölkerung mit ambulanten bzw. stationären Psychotherapie- und stationären internistisch-geriatrischen Patient*innen > 60 Jahre [L106]

Beeinträchtigung erfüllten (Schneider et al. 1997). ➤ Abb. 98.1 setzt diese Daten in einen Vergleich zu epidemiologischen Befunden an 25- bis 45-jährigen Probanden der Mannheimer Allgemeinbevölkerung und zu ambulanten (n = 1.413) sowie stationären (n = 384) psychosomatisch-psychotherapeutischen Patient*innen. Der Beeinträchtigungsschwere-Score (BSS) nach Schepank (1995) erlaubt es, die Schwere einer psychogenen Erkrankung zwischen „0" (keine Beeinträchtigung) und maximal „12" (schwerste Beeinträchtigung) operationalisiert zu erfassen. Bei einem BSS > 5 (Cut-off-Wert für das Fallkriterium einer psychogenen Erkrankung) und zusätzlich mindestens einer ICD-10-Diagnose der Kategorien F1 bzw. F3–F6 wird von einem Fall psychogener Erkrankung gesprochen. Unterhalb dieser Schwelle weist ein bedeutsamer Anteil der alten Patient*innen „subklinische" psychogene Symptome auf, über deren Wechselwirkung mit einer organischen Erkrankung noch wenig bekannt ist. Die Abbildung verdeutlicht, dass sich die epidemiologische „Last" bei > 60-Jährigen nicht wesentlich von der im mittleren Erwachsenenalter unterscheidet, jedoch bleibt die Inanspruchnahme von Psychotherapie durch Ältere weit hinter ihrem relativen Anteil in der Bevölkerung zurück.

In der Öffentlichkeit hat in den letzten Jahren die Bedeutung der demenziellen Erkrankungen sowohl unter medizinischen und menschlichen als auch unter ökonomischen Aspekten zu Recht große Aufmerksamkeit erfahren. Aber demenzielle Entwicklungen mit „dem Alter" gleichzusetzen, ist eine unzulässige Verkürzung der Entwicklungsaufgaben im Alter auf dieses spezielle Risiko.

❚❚ Eine eigene Studie ergab, dass rund 25 % der 1.000 Patienten, die unter dem Verdacht einer Gedächtnisstörung im Alter untersucht wurden, tatsächlich unter einer Neurose, einer akuten Belastungsreaktion oder einer Persönlichkeitsstörung im Alter litten (Heuft et al. 1997b). Das bedeutet, dass selbst in solchen auf Gedächtnisstörungen im Alter spezialisierten Sprechstunden an das ganze Spektrum psychischer Störungen gedacht werden muss. ❚❚

Auch wenn das Problem einer **Low-Dose-Tranquilizer-Abhängigkeit** im Alter in den letzten Jahren bewusster wahrgenommen wird, sprechen die Verordnungszahlen dennoch weiterhin eine deutliche Sprache: Je älter die Patient*innen sind, desto eher erscheint eine solche Abhängigkeit „riskierbar". Dabei gilt umgekehrt: Je älter die Patient*innen sind, desto mehr sind sie auf ihren inneren Antrieb und Rhythmus angewiesen, da äußere Anforderungen im Tagesverlauf abnehmen. Sonst riskieren die Betreffenden eine institutionelle Pflege und setzen leichtfertig ihr selbstorganisiertes Leben aufs Spiel. Denn infolge einer Low-Dose-Tranquilizer-Abhängigkeit kann sich eine chronische Dysphorie entwickeln: Es treten weniger Ängste ins Bewusstsein (z. B. im Hinblick auf anstehende Entwicklungsaufgaben bei Aktualkonflikten), aber es wird auch weniger Lebensfreude spürbar (Wolter 2010). Da man im Alter mangels äußerer „Rhythmusgeber" jedoch die ganze motivationale Kraft zur Tagesgestaltung aus sich selbst holen muss, reicht die intentionale Bewegung, um sich in Kontakt zu anderen zu bringen, oft nicht mehr aus. Es resultiert eine zunehmende Vereinsamung – einer der Risikofaktoren für eine depressive Erkrankung im Alter. Außerdem ist bei einem Tranquilizergebrauch die Sturzneigung bzw. das Frakturrisiko signifikant erhöht.

Erst in den letzten 20 Jahren wurde das Thema der Alterspsychotherapie in einigen psychoanalytischen oder verhaltenstherapeutischen Aus- bzw. Weiterbildungsinstituten in das Curriculum integriert, ohne dass die Übernahme entsprechender Behandlungen unter Supervision für die Kandidat*innen verpflichtend wäre. Solche Behandlungen mit inverser Altersrelation durch jüngere Weiterbildungskandidaten würden diese auch mit Erfahrungen der aktiven Generation aus der Zeit der nationalsozialistischen Diktatur und des Zweiten Weltkriegs in Kontakt bringen (vgl. z. B. Noll-Hussong et al. 2012). Dass die Behandlungsmöglichkeiten Älterer bis dahin fast vollständig verleugnet wurden, kann mit hoher Wahrscheinlichkeit auf zwei Ursachen zurückgeführt werden, die in synergistischer Weise zusammengewirkt haben:

- die bis dahin noch mangelhaft ausgearbeiteten Konzepte eines Verständnisses von psychischen bzw. psychosomatischen Altersprozessen und
- eine Abschottung gegenüber massenhaften traumatischen Erfahrungen und Schuldthematiken von Täter*innen oder/und Opfern.

Dieser Abwehr der „politischen Biografie alter Menschen" (Lohmann und Heuft 1997) entsprach auf der politischen Ebene die Ablehnung der „Eltern- und Großelterngeneration" Ende der 1960er- und Anfang der 1970er-Jahre.

Die offensichtlich konfliktbegründete Rationalisierung der Nichtbehandelbarkeit alter Menschen durch fast eine ganze Generation von Fachpsychotherapeut*innen führte zur konzeptuellen **Erweiterung des Übertragungs-Gegenübertragungs-Paradigmas** um die Dimension der **Eigenübertragung** von Diagnostiker*innen oder Therapeut*innen (Heuft 1990a). Die Unfähigkeit zu einer differenten

Psychotherapie-Indikation oder gar die Behandlungsverweigerung bei Menschen jenseits des 60. Lj. wurde als Ausdruck einer (unanalysierten) Therapeut*innenvariablen begriffen, die im Gewand scheinbarer Objektivität und Berufskompetenz daherkam („In Ihrem Alter geht eine solche Behandlung nicht mehr!").

Der daraus resultierende Beweisdruck führte zwischenzeitlich zu einer befriedigenden Dokumentation der Wirksamkeit psychodynamischer (z. B. Radebold 1992; Heuft und Herpertz 1993; Radebold und Schweizer 2001; Heuft et al. 2006; Heuft 2018; Peters und Lindner 2019) und kognitiv-behavioraler Psychotherapie (Maercker 2015). Entsprechend dem Konzept der Störungsspezifität in der Verhaltenstherapie wurden die ersten englischsprachigen Manuale zur Verhaltenstherapie der Depression im Alter vor über 40 Jahren entwickelt (Emery 1981; Gallagher und Thompson 1981; Rupp 1984; Yost et al. 1986).

Groen (1982) bezeichnete den Alternsprozess als ein psychosomatisches Paradigma. Durch die Formulierung des Begriffs Gerontopsychosomatik in einem 1989 eingereichten Manuskript für die „Zeitschrift für Gerontologie" (Heuft 1990b) entstand ein zunehmendes Bewusstsein für die Notwendigkeit, die normal-konflikthafte Entwicklung in der zweiten Hälfte des Erwachsenenalters zu beschreiben. Der körperliche Alternsprozess wird seither als eine unabdingbare „Zumutung" der Biologie (im doppelten Wortsinn) und als „Organisator" der Entwicklung in dieser Lebensspanne verstanden. Dieses theoretisch-klinische Modell ließ sich in den folgenden Jahren auch empirisch belegen (Schneider et al. 1999) und wurde zur Grundlage differenzieller Psychotherapie-Indikationen bei Älteren.

❚❚ Auf der (forschungs-)politischen Ebene ist die Bedeutung gerontopsychosomatischer Fragestellungen eher erkannt worden als in der klinischen Versorgung. Das Deutsche Kollegium für Psychosomatische Medizin (DKPM) gründete einen Arbeitskreis „Gerontopsychosomatik", und seit 1992 finden Arbeitstagungen „Gerontopsychosomatik und Alterspsychotherapie" (bis 1998 jährlich am Universitätsklinikum Essen, seit 2000 alle 2 Jahre am Universitätsklinikum Münster) in Zusammenarbeit mit der Deutschen Gesellschaft für Psychosomatische Medizin und Ärztliche Psychotherapie (DGPM) und dem 1994 gegründeten „Arbeitskreis Gerontopsychosomatik und Alterspsychotherapie" in der Deutschen Gesellschaft für Gerontologie und Geriatrie (DGGG) statt. ❚❚

Neben der Förderung durch die Deutsche Forschungsgemeinschaft (DFG) ist vor allem der Bericht „Gesundheit im Alter" hervorzuheben, der von einer **Expertenkommission** im Auftrag der Bundesärztekammer erstellt und mit großer Mehrheit vom Deutschen Ärztetag 1998 angenommen wurde. Dort wird erstmals der Versorgungsbereich der Gerontopsychosomatik und Alterspsychotherapie in einer offiziellen Entschließung der deutschen Ärzteschaft neben den Versorgungsbereichen der Inneren Medizin/Geriatrie und der Gerontopsychiatrie dargestellt. Darüber hinaus hat sich die **Sachverständigenkommission** zur Erstellung des 3. Altenberichts der Bundesregierung 1999 eine Expertise „Gegenwärtige Entwicklung und zukünftige Anforderungen an die Gerontopsychosomatik und Alterspsychotherapie" zu eigen gemacht (Heuft und Schneider 2001).

98.3 Entwicklungspsychologisches Konzept des Alterns und die Bedeutung einer somatopsychosomatischen Sicht des Alternsprozesses

Befragt man professionelle Helfer*innen aller Berufsgruppen, die mit alten Menschen arbeiten, nach ihrem Bild des Lebenslaufs, begegnet man immer wieder dem **Halbkreismodell:** Nach dem Scheitelpunkt des Lebens, der heute mit 40–50 Jahren angesetzt wird, gehe alles „den Bach hinunter". Dieses Halbkreismodell suggeriert, dass die Entwicklungsaufgaben im Alternsprozess denen des Kleinkindes entsprächen. „Die Alten werden wieder wie die Kinder!" leistet dem Defizit- und Defektmodell des Alterns unmerklich Vorschub.

Das Halbkreismodell entspricht weder den aktuellen gerontologischen Ergebnissen zur Lernfähigkeit und Kompetenz auch im hohen Alter (Kruse 2017) noch der mit dem Alter stetig zunehmenden Variabilität physiologischer Befunde. Mit diesem Halbkreismodell können Psychotherapeut*innen für ihre alten Patient*innen keine Entwicklungsperspektive vorfantasieren, da ihnen der Horizont für ihre Patient*innen „nach unten wegkippt". Insofern ist den Herausgebern der Berliner Altersstudie (BASE) voll zuzustimmen: „*Was wir über das Alter als Lebensspanne und über das Altern als Prozess zu wissen meinen, ist außerordentlich folgenreich*" (Mayer et al. 1996, S. 599).

Befragt man Menschen jenseits des 60. Lj. zu ihrem aktuellen Zeiterleben, antworten über 80 % der ausführlich Interviewten unter Bezug auf ihren körperlichen Alternsprozess. Dieses Ergebnis bestätigt Befunde der Berliner Altersstudie: „*Im Unterschied zum jüngeren und mittleren Lebensalter, wo die Beschäftigung mit Beruf, Freunden und Familie im Mittelpunkt steht, hat im hohen Alter … die Beschäftigung mit der eigenen Gesundheit und geistigen Leistungsfähigkeit einen zentralen Stellenwert*" (Mayer et al. 1996, S. 614). Auf der Basis seiner Studienergebnisse formulierte Heuft (1994) ein entwicklungspsychologisches Modell, in dem der **somatische Alternsprozess als „Organisator" der Entwicklung in der zweiten Hälfte des Erwachsenenlebens** verstanden wird. Dabei steht die Verwendung des Begriffs „Organisator" in der Tradition von Spitz (1965: „kritische Kontenpunkte in der Entwicklung des Kleinkindes"). Mit diesem Konzept einer neuen zentralen Entwicklungsaufgabe, mit der man erst jenseits des 60. Lj. konfrontiert ist, lässt sich die Entwicklung eines Aktualkonflikts (vgl. Fallgeschichte zu Beginn des Kapitels) nachvollziehen.

❚❚ Bei dieser Modellbildung muss das Individuum immer in seinem historischen und soziokulturellen Kontext mitgedacht werden. Das bedeutet, dass der somatogene Organisator mit Lebensveränderungen wie der Berentung oder dem Auszug des letzten Kindes in Interaktion tritt. Dabei kommt solchen Lebensveränderungen u. U. der Charakter einer Auslösesituation zu. ❚❚

Die Integration medizinisch-geriatrischer und soziotherapeutischer Interventionen mit den spezifischen psychotherapeutischen Verfahren ist gerade bei alten Menschen von zentraler Wichtigkeit. So sollten Ärzt*innen aller Fachrichtungen sowie Fachpsychotherapeut*innen, die mit alternden Menschen arbeiten, wissen, welche somatischen Risikofaktoren auch im höheren Erwachsenenalter präventiven Maßnahmen zugänglich sind.

Werden diese Risikofaktoren (Bewegungsmangel, Übergewicht, nicht oder unzureichend behandelte Hypertonie, Hyperlipidämie und Diabetes mellitus) von Patient*innen ignoriert, sollte der Therapeut oder die Therapeutin auch über die Psychodynamik dieses Verhaltens im Behandlungsprozess nachdenken und sich nicht mit der Fehlinformation lähmen, die Berücksichtigung dieser somatischen Faktoren sei bei > 60-Jährigen ohne Belang. Selbst für 80-Jährige „lohnt" es sich aus epidemiologischer Perspektive noch, das Rauchen aufzugeben. Hinter einem risikoreichen Gesundheitsverhalten kann sich z. B. auch eine unerkannte Depressivität oder auch eine latente Suizidalität verbergen.

Mit steigendem Alter nehmen auch die Einschränkungen hinsichtlich der Alltagsfähigkeiten (gemessen durch die *Activities-of-Daily-Living*-[ADL-]Skalen) mit einer linearen Korrelation (.40) zu. Parallel sinkt die Lebenszufriedenheit im Alter zwischen dem 60. und 75. Lj. signifikant ab, um nach diesem Lebensalter trotz weiter ansteigender Einschränkungen im Alltag wieder zuzunehmen. An diesen empirischen Befunden lässt sich die bereits oben erwähnte Bedeutung der Organisatorfunktion des somatischen Alternsprozesses erkennen. Jenseits des normal erwartbaren somatischen Alternsprozesses sind insbesondere auch Ältere durch steigende Risiken für somatische Erkrankungen (z. B. Krebserkrankungen, Schlaganfall, Morbus Parkinson etc.) hinsichtlich ihrer Fähigkeiten zur Krankheitsverarbeitung zusätzlich herausgefordert (Slaets 2006). Neben Copingproblemen (diagnostisch zu fassen als **akute Belastungsreaktion** [ICD-10: F43.0] bzw. bei einer zeitlichen Dauer über 4 Wochen hinaus als **Anpassungsstörung** [ICD-10: F43.2]) spielt auch die erhöhte Inzidenz komorbider psychischer Störungen (z. B. depressiver Störungen [ICD-10: F32/33 ff.]) eine wesentliche Rolle. Studien zu psychosomatisch-psychotherapeutischen Behandlungen von multimorbiden Älteren fehlen noch. Dabei leiden 35 % der 60- bis 69-jährigen Männer unter zwei oder mehr behandlungspflichtigen somatischen Erkrankungen (Frauen 45 %). Dieser Anteil steigt bei den 70- bis 79-Jährigen auf 47 % (Frauen 61 %) und liegt jenseits des 80. Lj. für Männer bei 53 % (Frauen 70 %) (Ding-Greiner und Lang 2004).

Außerdem ist es für Diagnostiker*innen unter dem Eindruck der mit steigendem Alter **zunehmenden Variabilität somatischer Befunde** oft nicht einfach, z. B. bei Schmerzpatient*innen zwischen einem organisch begründeten Schmerzerleben und einer somatoformen Störung [ICD-10: F45 ff.] zu unterscheiden. Dies zeigt die Bedeutung eines **psychosomatischen Konsiliar-/Liaisondienstes** auch für diese Altersgruppe (➤ Kap. 52). Wenn bei einem chronischen Schmerzsyndrom der somatische Befund das Befinden nicht ausreichend erklären kann und somatische Vorerkrankungen oder Operationen in der schmerzenden Körperregion nachweisbar sind, kann dies in der bei Älteren häufiger relevanten Diagnosekategorie „Chronische Schmerzstörung mit somatischen und psychischen Faktoren" [ICD-10: F45.41] abgebildet werden. In der ICD-11 wird diese Diagnosekategorie „Chronisches primäres Schmerzsyndrom" heißen.

RESÜMEE

Selbst wenn körperliche Beschwerden geklagt werden, sollten gerade auch bei Älteren die psychosomatischen Störungsbilder nicht übersehen werden. Denn neben der ethisch-medizinischen Versorgungsverpflichtung sind die Folgen einer möglichen Fehlbelegung, die Folgen verlängerter stationärer Krankenhausaufenthalte durch eine psychogene Komorbidität und die Folgekosten erschwerter poststationärer Rehabilitation von eminenter individueller und gesundheitsökonomischer Bedeutung.

98.4 Psychogeriatrische Diagnostik

II Im Alter sind die Auswirkungen physischer, funktionaler, psychischer und sozialer Beeinträchtigungen noch enger miteinander verzahnt als in der Jugendzeit oder in der ersten Hälfte des Erwachsenenalters, da die wechselseitigen Kompensationsmöglichkeiten abnehmen. **II**

Somatische Störungen können auch aus sich heraus zu einer psychischen Störung oder zu einer hirnorganischen Beeinträchtigung führen: So kann z. B. ein depressives Bild durch eine Hypothyreose verursacht werden oder eine kognitive Beeinträchtigung durch ein zunehmendes Leberversagen oder ein hirnorganisches Durchgangssyndrom infolge einer großen Operation mit langer Narkose auftreten.

PRAXISTIPP

Neben der Weiterentwicklung von Anästhesieverfahren scheinen Projekte, in deren Rahmen ältere Menschen bei geplanten Operationen von „persönlichen Begleitern" durch den Klinikalltag geleitet werden, die Fähigkeit der Patient*innen zu fördern, sich postoperativ rascher wieder orientieren zu können.

98.4.1 Demenzielle Erkrankungen

Da das Risiko einer demenziellen Erkrankung mit dem Lebensalter steigt, muss diese Differenzialdiagnose bei der Beeinträchtigung von kognitiven Leistungen (etwa der Sprache), Störungen der Affektkontrolle, Einschränkungen der Alltagskompetenz und sozialer Fertigkeiten sowie Persönlichkeitsveränderungen stets in Betracht gezogen werden. Neben dem persönlichen Untersuchungsgespräch, das immer auch die sog. Ausgangspersönlichkeit (inkl. Bildungsgang etc.) der Patientin bzw. des Patienten – u. U. auch mithilfe von Fremdanamnese – berücksichtigen muss, ist zur Quantifizierung der kognitiven Leistungsfähigkeit der Einsatz von Testinstrumenten (z. B. SIDAM; Mini-Mental-State-(MMS-)Test; Zaudig et al. 2002) angezeigt. Dabei gibt es aktuell Hinweise, dass mit KVT auch bei leichteren kognitiven Störungen Besserungen erzielbar sind (Simon et al. 2015). Immer mehr Krankenhäuser gehen dazu über, durch speziell geschultes Personal den Risikofaktor einer kognitiven Störung aktiv zu evaluieren (am Universitätsklinikum Münster: „demenzsensibles Krankenhaus"), um rechtzeitig einer Vielzahl denkbarer Komplikationen während der stationären Behandlung vorzubeugen. Dabei hat die bildgebende Diagnostik bei Verdacht auf eine Gedächtnisstörung im Alter eher die

Aufgabe, andere hirnorganische Ursachen bzw. Erkrankungen (z. B. Hirntumoren oder Systematrophien) auszuschließen.

98.4.2 Depressive Störungen

Sieht man die Symptome einer demenziellen Entwicklung und nimmt zur Kenntnis, dass im Jahr 2017 über alle Altersgruppen hinweg depressive Erkrankungen bei Frauen 4,1 % und bei Männern 2,7 % betragen haben, in der Altersgruppe der > 65-Jährigen jedoch 10 % im Jahr 2017 unter einer Depression gelitten haben (Statista 2017), liegt es auf der Hand, dass die depressiven Störungen die wesentlichste Differenzialdiagnose im Alter sind. Auch eine depressive Störung und ihre spezifische Ausbildung (Dysthymia [ICD-10: F34.1] vs. depressive Störungen unterschiedlicher Schweregrade [ICD-10: F32 ff. und F33 ff.]) muss mittels persönlicher Untersuchung durch einen erfahrenen Arzt diagnostiziert werden.

PRAXISTIPP

Screeninginstrumente wie der HADS (Herrmann 1997) können auf einer geriatrischen Station oder in der Praxis helfen, solche Entwicklungen nicht zu übersehen.

Eine Besonderheit bei depressiven älteren Menschen besteht darin, dass somatische Beschwerden und kognitive Beeinträchtigungen i. S. einer „depressiven Pseudodemenz" häufig geklagt werden – mit der Gefahr, dass depressive Störungen im Alter eher unterdiagnostiziert sind. Einen ersten Anhaltspunkt für die Differenzierung einer **depressiven Pseudodemenz** von einer kognitiven Störung im engeren Sinne kann die Beobachtung liefern, dass Menschen mit einer leichten bis mittelgradigen demenziellen Störung mit hohem Engagement bemüht sind, ihre selbst wahrgenommenen Einschränkungen zu überspielen. Dies gelingt umso „besser", je höher das vorauslaufende Bildungsniveau ist. Im Unterschied dazu neigen Menschen mit einer „Pseudodemenz" dazu, relativ prompt „falsche" Antworten oder direkte Erinnerungslücken anzubieten, um ihr „Nicht-mehr-Können" bzw. depressives „Versagen" offensichtlich zu thematisieren.

Wenn eine demenzielle Störung sicher diagnostiziert wurde, bedarf es spezialisierter gerontopsychiatrischer Behandlungsprogramme, die bisher überwiegend verhaltenstherapeutisch konzipiert sind (Überblick bei Forstmeier 2015). Ergänzend zu den Behandlungsansätzen mit den Betroffenen selbst kommt heute der **Paarberatung** und der **Familien- bzw. Angehörigenperspektive** angesichts des zunehmenden Anteils an Paaren höheren Alters ein hoher Stellenwert zu (Wunner et al. 2020). Neben einem adäquaten Umgang mit der Erkrankung geht es in den Gruppen pflegender Angehöriger vor allem auch darum, je nach Schweregrad der Erkrankung legitimerweise auch Entlastungen, z. B. durch eine Tagespflege, in Anspruch nehmen zu „dürfen", um die eigenen Kräfte über den oft längeren Pflegeprozess hinweg angemessen einteilen zu können.

98.4.3 Somatoforme Störungen

Wesentlich ist im Hinblick auf die höhere Wahrscheinlichkeit von somatischen Symptomen bei Älteren neben einer zeitlich gestrafften Klärung etwaiger somatischer Ursachen im engeren Sinne und etwaigen Hinweisen auf eine affektive Störung auch an das Vorliegen einer **somatoformen Störung** (in der Nomenklatur der ICD-11: somatische Belastungsstörung) zu denken. So fand sich in der Interdisziplinären Längsschnittstudie des Erwachsenenalters (ILSE; Wild et al. 2004) bei 2,9 % der Geburtenkohorte 1930–1932 (also der Allgemeinbevölkerung) eine hinsichtlich der engen ICD-10-Kriterien (F45ff.) ärztlich abgesicherte somatoforme Störung. Im Hinblick auf das geriatrische Assessment wird an dieser Stelle auf grundlegende Handbücher verwiesen (Gunzelmann und Oswald 2005).

98.5 Behandelnde: ihre Wahrnehmung und ihre möglichen Reaktionen

Nur in den seltensten Fällen sind Ärzt*innen im Umgang mit Menschen, die erheblich älter sind als sie selbst, besonders geschult. Da bei der Hausärztin oder im Krankenhaus der größte Teil der Patient*innen im höheren und hohen Alter steht, gehört gerontopsychosomatisches Wissen zur notwendigen Kompetenz der heutigen Medizin. In der Regel stützen sich Ärzt*innen in ihren Interaktionen mit älteren Patient*innen auf ihren „gesunden Menschenverstand", dem eine „enge Verwandtschaft" mit Vorurteilen nachgesagt wird und der überwiegend auf ihren eigenen Erfahrungen mit Älteren gründet (Radebold 1992; Heuft et al. 2006).

Zu diesen Älteren zählen zunächst Erwachsene, die der Arzt oder die Ärztin in ihrer Kindheit aufgrund der bestehenden Altersdifferenz – nicht aufgrund ihres chronologischen Alters – subjektiv als „alt" erlebt hat. Dazu gehören die eigenen Eltern, die Geschwister der Eltern, aber auch wichtige ältere Bezugspersonen wie Kindergärtner*innen, Lehrer*innen, Krankenpflegekräfte, Ärzt*innen, Pfarrer*innen und Hausmitbewohner*innen. Hinzu kommen Erinnerungen an wirklich alte Menschen wie die Großeltern oder weitere alte Verwandte. Insgesamt werden somit von Ärzt*innen Erfahrungen mit biografisch gesehen früheren „Alternden" oft unzutreffend auf die heute Älteren übertragen.

98.5.1 Umgekehrte Übertragungskonstellation und bedrohte eigene Stabilität bei Behandelnden

Zum einen gibt es genauso wie im mittleren Erwachsenenalter zwischen relativ gesehen jüngeren Behandler*innen und ihren älteren Patient*innen die klassische positive Übertragungskonstellation. In ihrer positiven Ausprägung wird die jüngere Psychotherapeutin als kompetente Helferin gesehen und u. U. über eine längere Zeit in der Therapie idealisiert.

Alle aus der Kindheit stammenden und durch Abwehr mehr oder weniger unbewusst gehaltenen Ängste, Befürchtungen, Wünsche,

Sehnsüchte und Konflikte können jedoch auch in den Therapeut*innen in jeder Interaktion mit Älteren reaktiviert und unbewusst gefühlsmäßig auf diese älteren Patient*innen übertragen werden. Dies kann eine **Umkehrung der klassischen Übertragungskonstellation** bewirken. Das heißt, nicht die i. d. R. jüngeren oder gleichaltrigen Patient*innen erleben die in der Realität oder Fantasie älteren Behandler*innen in der unbewussten Wiederholung einer Kind-Eltern-Beziehung, sondern jetzt begegnen möglicherweise die sogar viel jüngere Behandler*innen älteren Patient*innen und wiederholen damit u. U. deren Kind-Eltern- bzw. Enkelkind-Großeltern-Beziehung.

Entsprechend kann z. B. auch eine ältere Patientin ihre jüngere Therapeutin als ihr reales oder fantasiertes Kind erleben, auf das ebenfalls frühere Wünsche, Vorstellungen, Ängste und Konflikte unbewusst übertragen werden. Damit befindet sich die jüngere Therapeutin nicht mehr in der Sicherheit, Anerkennung und Stabilität vermittelnden Position eines fantasierten Elternteils, wie es ihren Vorstellungen über ihre Position als Ärztin entspricht (Hinze 1987; Kemper 1990; Radebold 1992). – Beide Übertragungsformen können sich abwechseln oder sogar nebeneinander bestehen.

Weiterhin sehen sich Ärzt*innen durch ihre alternden Patient*innen – wie oben dargestellt – mit ihren zahlreichen, meist negativen und unübersehbaren Veränderungen im Alternsprozess konfrontiert. Schließlich können bei ihren alternden Patient*innen zusätzlich auch langfristige und wenig beeinflussbare Krankheiten bestehen, die letztlich zum Tode führen. Sie erleben durch ihre alternden Patient*innen Kummer, Verzweiflung und Resignation, wobei sie sich oft hilflos fühlen. So sind – wenn vom Therapeuten bzw. der Therapeutin nicht ausreichend reflektiert – ausgeprägte narzisstische Kränkungen vorprogrammiert (Kastenbaum 1963).

Die angesprochenen Gegen- und Eigenübertragungsprobleme (Heuft 1990a), die in Kap. 98.5.2beispielhaft ausgeführt werden, sind natürlich gleichermaßen auch in Patient-Pflege-Beziehungen zu erwarten. Da der körperlich pflegende Umgang oft längere Zeit noch intimer ist als die Arzt-Patient-Beziehung, ist besonders beim Erleben von Hilflosigkeit aufseiten der Pflegenden auch an die Möglichkeit einer Trauma-Reaktivierung zu denken, z. B. wenn die intime Körperpflege nach langer Latenz bei einer Bewohnerin im Altenheim eine bis dahin niemandem bekannte Vergewaltigungserfahrung „wachruft". Plötzlich auftretende aggressiv abwehrende Äußerungen oder Körperbewegungen der Bewohnerin können von den Pflegenden als persönliche Zurückweisung ihrer Bemühungen und als Kränkung empfunden werden – gerade wenn die Arbeit eigentlich gern und engagiert erledigt wird („Jetzt gebe ich mir mit ihr schon alle Mühe, und dann das!"). Wenn dann im Pflegeteam erarbeitet werden kann, dass die aggressiv empfundene Abwehr „nicht uns" gilt, sondern aus lebensgeschichtlichen Erfahrungen verstehbar wird, besteht die Chance zu einer neuen Solidarität mit der Bewohnerin. Auf diesem Boden kann ggf. auch eine modifizierte Pflegeplanung helfen, für die Situation die Bewohnerin zu „entschärfen". – Besonders regressive Haltungen sich bedürftig gebender Älterer können ebenfalls erhebliche aggressive Gegenübertragungsimpulse seitens der Pflegenden mobilisieren („Der Alte soll sich nicht so hängen lassen, wir haben es schon schwer genug!").

RESÜMEE

Die Wahrnehmung des Älterwerdens bei den eigenen Patient*innen fordert Ärzt*innen und Pflegende dazu heraus, sich ihren eigenen Vorstellungen und Fantasien, aber auch den Ängsten bzgl. des eigenen Alterns zu stellen. Der Umgang mit jüngeren oder gleichaltrigen Patient*innen erlaubt es den Behandelnden mehr, sich mit deren Entwicklung, Erfolgen und Fortschritten zu identifizieren („Ich helfe ihnen, ein(e) ebenso kompetente Erwachsene(r) zu werden wie ich selbst!"), und ermöglicht es ihnen gleichzeitig, Fragen nach dem eigenen Älterwerden abzuwehren bzw. zu verdrängen.

98.5.2 Reaktionen der Behandelnden

Die in ➤ Kap. 98.5.1 skizzierten Übertragungs-, Gegenübertragungs- bzw. Eigenübertragungsdynamiken, die sich bei der Interaktion mit alternden Patient*innen in Klinik und Praxis beobachten lassen (Radebold 1992; Heuft et al. 2006), machen die nachfolgend zusammengestellten Beobachtungen eher verständlich:

- Eine psychotherapeutische Behandlung findet gar nicht erst statt, da jegliche Interaktion mit alternden Patient*innen vermieden wird.
- Wird sie in Erwägung gezogen, wird oft von vornherein rationalisierend (i. S. einer Abwehr) argumentiert, dass Ältere nur „geringe Erfolgschancen" hätten, „Jüngere bevorzugt zu behandeln" seien, „die geringe Lebenserwartung eine intensive Behandlung verbietet" usw. Damit ist durch die unbewusst ablehnende Erwartung bereits ein ausbleibender Therapieerfolg vorweggenommen.
- Bei alternden Menschen erscheinen die diagnostischen und therapeutischen Bemühungen oft in zwei Extremen abzulaufen: Entweder wird schnell, fast ungeduldig und überstürzt diagnostiziert und behandelt, mit auffallend schnellen Entschlüssen zur Entlassung oder Verlegung ins Pflegeheim, oder Diagnostik und Behandlung wirken auffallend umfassend, strapaziös und eingreifend und ohne große Rücksichtnahme auf den körperlichen und seelischen Zustand.
- Die Behandlung ist weitgehend medikamentös ausgerichtet unter Zurückstellung aktivierender, rehabilitativer und erst recht sozio- oder psychotherapeutischer Maßnahmen. Rehabilitationsversuche werden in deutlich geringerem Umfang unternommen.
- Die verbalen Äußerungen beinhalten oft sehr aggressive und ablehnende Züge. Massive Vorwürfe werden wegen „fehlender Mitarbeit", wegen „zu langsamen Verhaltens" oder wegen des „typischen Vergessens" erhoben. Dazu rechnen auch infantilisierende Umgangsformen mit Duzen, Anrede in der dritten Person, Erzählen entsprechender Witze und Anzüglichkeiten bei deutlichen Bemühungen um (Nach-)Erziehungsmaßnahmen. Nicht selten ist die Visitendauer im Vergleich zur Visite bei jüngeren Patient*innen verkürzt.
- Versprechungen bzgl. „neuer, großartiger Behandlungen" oder „fantastisch wirksamer Medikamente" sollen offenbar unbewusst die guten Absichten der Behandelnden demonstrieren und gegenseitigen Enttäuschungen vorbeugen. Können die entsprechenden Erwartungen nicht befriedigt werden, liegt es oft am „Alter" der betreffenden Patient*innen. Dazu werden diese

häufig mit Versprechungen anstatt Informationen über die weitere Hilfestellung vertröstet, die dann nicht eingehalten werden.

- Eine Überschätzung mit der Unfähigkeit, deutliche hirnorganische Veränderungen, Abhängigkeit oder Hilflosigkeit wahrzunehmen, kann auf unterschiedliche Schwierigkeiten der behandelnden Person zurückgeführt werden: Entweder wünscht sie sich noch „großartige und mächtige Eltern", die nicht abgebaut und altersverändert sein dürfen, oder ihre Alterspatient*innen sollen ihren Idealvorstellungen vom Alter mit Weisheit, Abgeklärtheit und Selbstständigkeit entsprechen. Die idealisierende Sicht kann auch in einer Verkehrung ins Gegenteil zur Abwehr eigener aggressiver Impulse gründen.
- Die Unterschätzung von Fähigkeiten und Möglichkeiten alternder Patient*innen spricht für eine vorweggenommene Abwertung älterer Menschen.
- Die fast ausschließlich „organische Sicht" des Alters vermeidet die Notwendigkeit der Einbeziehung psychosozialer Aspekte. Häufiger treffen sich hierbei Ärzt*in und Patient*in in einem unbewussten Bündnis: So kann z. B. der Patient sein Selbstbild eines unabhängigen, auch im Alter zurechtkommenden Menschen aufrechterhalten und der Arzt die Begegnung mit beunruhigenden oder beängstigenden Gefühlen und Ereignissen vermeiden.
- Sehr bemühte, teilweise warmherzige, liebevolle Interaktionsformen sprechen teilweise für den unbewussten Wunsch nach einer Wiedergutmachung oder für die Suche nach „neuen" (d. h. besseren und liebevolleren) „Eltern" und „Großeltern". Wenn die Patient*innen diese Wünsche nicht entsprechend befriedigen können, kann es zu ausgeprägten Enttäuschungen mit Abbruch der Behandlungsbemühungen kommen.

Können sich Ärzt*innen auf gute Erfahrungen mit den Eltern und Großeltern stützen, an (internalisierte) warmherzige und liebevolle Interaktionsformen erinnern, erlauben diese ihnen einen guten Zugang zu alternden Patient*innen, wobei diese weder unter- noch überfordert werden dürfen. Die Suche der Älteren selbst nach ihrer biografischen Kontinuität und Identität sowie nach den eigenen Ich-Fähigkeiten (Kompetenzen) bzw. Ressourcen erweist sich für die Bewältigung der Herausforderungen durch den (körperlichen) Alternsprozess per se und bei zusätzlichen psychosomatischen Störungen als ausgesprochen hilfreich.

RESÜMEE

Die in problematischen Übertragungs-Gegenübertragungs-Dynamiken begründeten Interaktionsformen spiegeln die gefühlsmäßigen Schwierigkeiten in der Arzt-Patient-Dynamik wider, die den Aufbau einer Beziehung zu alternden Patient*innen sowie die Einbeziehung und Verarbeitung von Konflikten und psychosozialen Schwierigkeiten in dieser Altersspanne erschweren.

98.6 Hilfestellung und (psycho-)therapeutische Behandlungsmöglichkeiten

98.6.1 Erforderliche Gesamtsicht

Durch eine bevölkerungsbasierte repräsentative Studie (Heuft et al. 2014) wissen wir, dass sich unabhängig von der jeweiligen psychischen oder psychosomatischen Problemlage über 70 % der Deutschen primär an ihre Hausärztin wenden.

Die behandelnden Ärzt*innen für Allgemeinmedizin/Innere Medizin verfügen oft über eine lange Kenntnis der Krankengeschichte ihrer über 60-jährigen Patient*innen. Zusätzliche Informationen steuern Hausbesuche, Partner*innen und Familienangehörige sowie die weitere Umwelt (z. B. Mitarbeitende von ambulanten Diensten oder Alten- und Pflegeheimen) bei.

Zunächst ist es notwendig, die **krankheits- in eine personenzentrierte Sicht zu verändern:** „Kann ich mir als Behandlerin aufgrund meiner Kenntnisse ein umfassendes Bild über Lebenssituation, Beziehungen, soziale Umstände sowie über mögliche Probleme/Konflikte meiner alternden Patient*innen machen, oder kenne ich sie kaum?" Die Fragestellung führt **von einer symptom- zu einer funktionsorientierten Haltung** gegenüber den älteren Menschen: So kann z. B. eine leichte Hemiplegie für eine Sportlerin den Verlust ihrer in der Beweglichkeit gesehenen Unabhängigkeit bedeuten und daher katastrophal erlebt werden. Ein Mann, der an Bewegung weniger interessiert ist und sich gern umsorgen lässt, wird dieser Hemiplegie möglicherweise weniger emotionale Bedeutung beimessen. Eine Arthrose im Handbereich bedeutet für einen musisch oder künstlerisch tätigen Menschen den Verlust entscheidender Lebensinhalte; für eine Hausfrau dagegen ergibt sich die Möglichkeit, nun endlich die evtl. schon lange innerlich abgelehnte Hausarbeit aufzugeben. Schwerhörigkeit kann sich für kontaktfreudige Menschen als die Lebensqualität beeinträchtigend auswirken; Menschen, die Kontakte eher ablehnen und sich aus der Umwelt zurückziehen möchten oder unter einem hohen Geräuschpegel leiden, wird sie eher willkommen sein. Insofern kann der Verlust somatischer Fähigkeiten und Ressourcen auch als persönlicher „Gewinn" erlebt werden.

Welche **Aktivitäten, Interessen und Fähigkeiten** (Ich-Stärken als Ausdruck der Kompetenz) und welche konfliktfreien Bereiche bestehen zum Ausgleich? Diese Fragestellung beugt einer durch die Multimorbidität nahegelegten, ausschließlich defizitorientierten Sicht des älteren Menschen vor.

Über welche **Beziehungen** verfügen die über 60-Jährigen (Partner*in, Familie, Verwandte, Freundeskreis und Umgebung)? In welcher sozialen Situation (Status, Einkommen, Wohnung, Versorgung) leben sie zurzeit? Problematische, konfliktträchtige oder sich reduzierende Beziehungen ebenso wie Armut, schlechte Wohn- und Versorgungsverhältnisse gestatten oft nicht, eine eigentlich bestehende Autonomie zu erhalten und vorhandene Ich-Funktionen zu nutzen.

Drohen **Veränderungen der Ich-Funktionen** in den Beziehungen oder in den sozialen Lebensumständen bzw. sind diese bereits eingetreten? Handelt es sich um unvorhergesehene Ereignisse, oder bestand eine längere Anpassungszeit? Treten die Bedrohungen/Verluste kumuliert auf? Wie erleben und beurteilen die über 60-Jährigen selbst ihre augenblickliche Situation? Wie stellen sie sich ihre weitere Entwicklung vor, und welches Ziel streben sie mit einer (möglichen) Behandlung an? Wie sind sie früher mit ähnlichen Schwierigkeiten umgegangen (Ressourcen)? Einerseits lassen sich dadurch die „privaten" Ziele und die aus der Sicht der Patient*innen notwendige Reihenfolge von Behandlungsschritten und andererseits frühere Bewältigungsstrategien i. S. von Copingstilen (Beutel 1988) kennenlernen, die jetzt genutzt werden können.

Erst eine **Teilidentifizierung** mit den Mitteilungen und Bildern älterer Menschen erlaubt es, sich wirklich in die Krankheits- und Lebenssituation von alternden Menschen hineinzufühlen. Wie empfinden sie es, viele Tage bettlägerig und ständig auf fremde Hilfe angewiesen zu sein, eingeschränkt (Hören, Sehen) ihre Umwelt wahrzunehmen oder dauernd Hilfsmittel (z. B. einen Stock oder einen Rollstuhl) benutzen zu müssen? Wie belastet fühlen sie sich durch die große Anzahl verordneter Medikamente, deren mögliche Nebenwirkungen oder durch die notwendigen Untersuchungen? Wie erleben sie den Verlust oder sogar mehrere Verluste wichtiger Bezugspersonen?

98.6.2 Psychosomatische Grundversorgung

Aufbauend auf das so geschaffene strukturierte Arbeitsbündnis lässt sich auch in der Psychosomatischen Grundversorgung ein breites Spektrum nachfolgend dargestellter Interventionsmöglichkeiten verwirklichen. Als gemeinsame Zielvorstellung gilt, dass alternde Menschen durch eine möglichst weitgehende, lang anhaltende – und immer wieder neu zu schaffende – Ich-Stabilität und Autonomie als Erwachsene in ihrer gewohnten Umgebung in die Lage versetzt werden, die Entwicklungsaufgaben in ihrer Lebenssituation – und damit ggf. auch ihre Krankheiten – zu bewältigen, ggf. unter Bearbeitung der jeweiligen Konfliktdynamik.

Stabilisierung von Ich-Funktionen

Unter einer funktionsorientierten Sicht ist es entscheidend, dass die Ich-Funktionen durch eingeschränkte körperliche (Leistungsfähigkeit, Hören, Sehen, Beweglichkeit, Blasen- und Darmkontrolle; sexuelles Erleben), psychische (Orientierung, Stimmungslage, Gedächtnisleistungen) und soziale (Wohnsituation, Versorgung, materielle Lebensumstände sowie Kontakte, Interessen etc.) Einbußen nicht zu sehr unter Druck geraten. Um diese Funktionszustände zu verbessern bzw. zu stabilisieren, sind Beratung, ggf. zusätzliche somatische oder/und psychische Behandlungen, Verordnungen von Hilfsmitteln, Training entsprechender Fertigkeiten sowie die Nutzung von sozialen und weiteren ambulanten Diensten dienlich.

Oft können auch bisher nicht benötigte Ich-Stärken (Interessen und Fähigkeiten) zur Kompensation eingebüßter Kompetenzen reaktiviert werden. Wenn jemand z. B. nach einem Schlaganfall seiner bisher favorisierten Gartenarbeit nicht mehr nachgehen kann, sich aber auch für ein anderes Thema interessiert und dazu gerne liest, kann er seine Aktivität in diesen Bereich hinein weiterentwickeln. Information, (Angehörigen-)Beratung und Kenntnisse der lokalen Netzwerke mit adäquater Vermittlung erweisen sich dabei als geeignete Instrumente. – Ich-Funktionen können umgekehrt durch die häufig verordneten Tranquilizer, Schlaf- und Schmerzmittel negativ beeinflusst werden.

Vermeidung regressionsfördernder Einflüsse in der Interaktion

Die Interaktion mit alternden Menschen kann seitens der Behandelnden im negativen Fall hierarchisch, infantilisierend, pädagogisierend oder abhängig machend gestaltet werden. Einwände, Überlegungen und Wünsche der Älteren werden dabei kaum respektiert, nach ihrer Meinung wird nicht gefragt. Fördernde, aktivierende oder rehabilitative Maßnahmen unterbleiben, und an ihrer Stelle werden übermäßig pflegende, bewahrende oder sogar kontrollierende Vorgehensweisen (durch Partner*in, Familie und/oder professionelle Umwelt) in den Vordergrund gestellt. Ältere Menschen werden nicht (mehr) als Gesprächspartner akzeptiert. Diagnostische Eingriffe und Behandlungsmaßnahmen werden eher mit den Familienangehörigen oder den professionellen Mitarbeitenden „über den Kopf der Älteren hinweg" verabredet und durchgeführt. Gespräche mit Angehörigen erfolgen nicht in Gegenwart oder mit explizitem Einverständnis des älteren Menschen. Die (noch) bestehende Teilautonomie wird nicht respektiert. Alle diese Verhaltensweisen bergen die Gefahr, den älteren Menschen in eine sich verstärkende regressive Entwicklung zu treiben.

Gezielte Ansprache

Oft wird es notwendig und auch hilfreich, Probleme, Konflikte und Schwierigkeiten, drohende oder eingetretene Verluste ebenso wie soziale Notstände direkt und offen anzusprechen. Wenn Ärzt*innen diesen Themen nicht ausweichen, können Gefühle wie Kummer, Trauer und Verzweiflung eher zugelassen werden, und gleichzeitig erfahren sie, welche Verarbeitungs- und Bewältigungsmöglichkeiten bestehen. Oft werden alternative Lösungsmöglichkeiten gesehen, die dann im Gespräch abgeklärt und gegeneinander abgewogen werden können. So wird es älteren Patient*innen möglich, Lösungen für Schwierigkeiten und Konflikte zu finden oder sich stärker auf einen Trauerprozess einzulassen.

„Symbolische" Gabe

Empathie, Ansprache, vermehrt zur Verfügung gestellte Gesprächszeit, Teilidentifizierung sowie Anerkennung der gezeigten Aktivitäten und rehabilitative Hilfe bei oft schwierigen bis subjektiv unerträglichen Lebens- und Krankheitssituationen stellen im Rahmen der Psychosomatischen Grundversorgung einen wichtigen Behandlungsbeitrag i. S. einer „symbolischen" Gabe des Arztes oder der Ärztin dar, die von älteren Patient*innen als Solidarität mit ihrer Situation erlebt werden kann und deren Bedeutung oft unterschätzt wird. Gerade bei vereinsamten alternden Menschen kommt dem so gestalteten

Kontakt zum behandelnden Arzt hohe Bedeutung zu. Da viele (verwitwete) Ältere einen Mangel an körperlicher Berührung erleben, können Berührungen bei der ärztlichen Untersuchung oder bei Pflegehandlungen eine „wohltuende" Wirkung entfalten. Eine tragfähige Patient-Arzt-Beziehung erlaubt gleichzeitig eine Reduzierung von medizinisch gesehen unnötiger Medikamentengabe. Noch einmal sei hier auf die Gefahr insbesondere einer unkritischen Tranquilizer-Applikation hingewiesen (Glaesken 1991).

Benötigte Zeit

Ältere Patient*innen erhalten tendenziell eher weniger Zeit als jüngere, benötigen eigentlich jedoch zumindest die gleiche Zeit. Der Arzt braucht diese Zeit, um ihre Biografie und ihre Lebenssituation kennenzulernen. Sie selbst benötigen Zeit, um über Probleme und Sorgen zu sprechen, um sich an sich verändernde oder geänderte Lebensumstände zu gewöhnen, Konfliktlösungen im Gespräch zu finden oder einen Trauerprozess zu durchleben. Die Kraft, welche die älteren Menschen bei diesen Entwicklungsprozessen aufbringen, gilt es anzuerkennen.

Erforderliche Kenntnisse und Kooperation

Um dieses Spektrum der Hilfsmöglichkeiten zu realisieren, bedarf es umfassender Kenntnisse über lokale und regionale Hilfs- und Versorgungssysteme und weitreichender Kooperationen. Die Ärztin benötigt Wissen darüber, welche Möglichkeiten an Information, Beratung (Altenberatungsstellen, Trauer-Cafés und spezifische [Angehörigen-] Beratungsangebote), ambulanten (Essen auf Rädern, Versorgungsdienste, Pflegeangebote) und stationären (Tagespflegeeinrichtungen, Alten- und Pflegeheime, Kurzzeitpflege-Unterbringungsmöglichkeiten) Diensten der Altenhilfe sowie an Angeboten der Altenarbeit (Begegnungsstätten, Altenzentren, Alten-Erholungsmaßnahmen, Volkshochschule, Studium im Alter und weitere Bildungsangebote etc.) lokal und regional bestehen. Ebenso bedarf es der Kooperation mit unterschiedlichen Berufsgruppen (z. B. Altenpflege-, Krankenpflege- und Rehabilitationskräfte, Sozialarbeiter*innen und Sachbearbeiter*innen unterschiedlicher Behörden/Ämter) sowie ehrenamtlichen Mitarbeitenden der unterschiedlichen Wohlfahrtsverbände und Kirchen.

98.6.3 Psychotherapeutische Behandlungsmöglichkeiten

Für alternde Menschen bedarf es keiner „neuen" Psychotherapie.

!! Sowohl die psychodynamisch-psychoanalytischen als auch die kognitiv-behavioralen Grundverfahren sind generell anwendbar und gut geeignet. **!!**

Die seit 1980 vorgelegten umfangreichen Behandlungserfahrungen älterer Menschen erlauben folgende Aussagen über bestehende psychotherapeutische Behandlungsmöglichkeiten (Übersicht bei Heuft et al. 2006):

- Die **psychoanalytisch/psychodynamisch orientierte Einzelbehandlung** hat sich unter Berücksichtigung üblicher Indikationskriterien bis ins hohe Lebensalter bei neurotischen und reaktiven Erkrankungen als erfolgreich erwiesen: Als Krisenintervention (3–5 Behandlungsstunden) dient sie zur akuten Hilfestellung; bei pathologischen Trauerreaktionen haben sich 15–20 Einzelbehandlungen (im Verlauf mehrerer Monate) bewährt; erstmals auftretende schwere reaktive und wieder auftretende neurotische Erkrankungen bedürfen einer längeren Behandlungszeit (1–2 h/Wo., 1–2 Jahre lang). Psychoanalysen (mehrjährig 3–4 h/Wo. Behandlung) wurden bisher nur vereinzelt bei Älteren durchgeführt und publiziert (Radebold und Schweizer 2001). Aktuell wurde von Peters (2021) eine **mentalisierungsbasierte psychodynamische Psychotherapiemethode für Ältere** vorgestellt.
- Die **kognitiv-behaviorale** Einzelpsychotherapie setzt am aktuellen Problem oder Erleben an und sucht z. B. die dysfunktionalen Kognitionen über „die Alten" i. S. hinderlicher Altersstereotypien z. B. bei depressiven Älteren zu modifizieren. Es kommen bei entsprechender Indikationsstellung auch alle anderen Behandlungstechniken wie etwa die Konfrontationsbehandlung oder Desensibilisierungstechniken zum Einsatz.
- Die **psychoanalytisch/psychodynamisch orientierte Gruppenpsychotherapie** zur Behandlung von psychoreaktiven/neurotischen Alterskranken findet in der ambulanten Praxis (1 Doppelstunde/Wo.), in Tageskliniken sowie in psychosomatischen, geriatrischen Rehabilitationskliniken und gerontopsychiatrischen Krankenhäusern statt. Allerdings ist das Angebot ambulanter Gruppenpsychotherapie insgesamt eher gering, und gerade für Ältere besteht noch enormer Nachholbedarf. Die Gruppenpsychotherapie bietet insbesondere für Ältere in ihrer häufigeren Vereinsamung und mit ihren Kontaktstörungen die Möglichkeit, Kompetenzen zu entwickeln, um sich neue Kontakte zu erschließen, um Erfahrungen austauschen zu können, sich gegenseitig zu helfen und Verständnis zu finden. Sie gewährt bei ausgeprägten regressiven Entwicklungen Schutz gegen ansteigende Angst oder Isolierung und lässt ein besseres Ertragen von Übertragung und Gegenübertragung i. S. der Aufspaltung der aggressiven oder libidinösen Impulse auf einzelne Gruppenmitglieder und die Therapeut*innen zu. Zudem fällt eine Identifizierung mit der Gruppe häufig leichter als mit dem Einzelnen.
- Ebenso hat sich das Instrument **Gruppe im Rahmen der KVT** für depressiv Erkrankte, beim autogenen Training sowie bei allen nichtverbalen Psychotherapie-Techniken (z. B. Konzentrative Bewegungstherapie (KBT), Gestaltungs- und Musiktherapie) bewährt.
- Aufgrund **fokaltherapeutischer Behandlungserfahrungen** wurde es möglich (Heuft 1993), differenzielle Psychotherapie-Indikationen für Patient*innen mit Somatisierungsstörungen etwa bei durch die Auseinandersetzung mit dem körperlichen Alternsprozess ausgelösten Aktualkonflikten zu entwickeln. Sowohl aus psychodynamischer (Wolf et al. 2011) als auch verhaltenstherapeutischer Sicht wird über erfolgreiche stationäre gerontopsychosomatische Behandlungskonzepte berichtet (Tonscheidt 1992).

- **Paar- und familientherapeutische Erfahrungen** liegen bisher nur in geringem Umfang für den Altersbereich vor. Ältere Menschen werden in die Familientherapie meist zugunsten der jüngeren Kernfamilie einbezogen. Die **Systemische Therapie** hat sich der Hilfestellung für ältere Patient*innen unter Einbeziehung ihrer Familie bisher kaum gewidmet.
- Manchmal wird auch eine **Veränderung der therapeutischen Technik** erforderlich, die jetzt sowohl auf die Bearbeitung von aktuellen innerpsychischen Konflikten als auch auf Beratung, Behandlung und Hilfestellung im körperlichen und sozialen Bereich ausgerichtet sein muss. Die **Reminiszenz-Therapietechnik,** die sich nach Erfahrung des Autors gut mit der psychodynamischen und kognitiv-behavioralen Therapiemethode kombinieren lässt, scheint als Gruppenintervention sowohl gegen ängstliche als auch gegen depressive Symptome eine Option zu sein (Syed Elias et al. 2015).
- Wenn ambulante Therapieansätze nicht ausreichen, sollten sich Behandelnde nicht scheuen, älteren Patient*innen auch eine **tagesklinische** oder eine **stationäre Behandlung** zu empfehlen. Neben gerontopsychiatrischen Einheiten wurden einige gerontopsychosomatische Tageskliniken oder stationäre Behandlungseinheiten konzipiert, deren Schwerpunkt auf der psychotherapeutischen Behandlung liegt (Adler 2007). Wunner et al. (2014) konnten sowohl die Akzeptanz als auch die Effektivität eines solchen tagesklinischen Programms für Ältere durch eine kontrollierte Studie nachweisen.

II Aufgrund historischer Vorerfahrungen ist der Vorbehalt gegen eine stationäre Behandlung gerade in der Generation, welche die nationalsozialistische Diktatur miterlebt hat, nachvollziehbar am höchsten. Daher bedarf es oft einer ausführlichen Darlegung der therapeutischen Möglichkeiten eines multimodalen Settings und einer möglichst hohen Transparenz (Tag der offenen Tür; „Besichtigung" der stationären Einheit vor Aufnahme; schriftliche Vorinformationen etc.). II

Eine der spannendsten Forschungsfragen der Zukunft wird sein, wie die **Resilienz** i. S. einer psychischen Widerstandskraft (Antonovsky 1979) im Hinblick auf die Herausforderungen durch den Alternsprozess gestärkt werden kann. Denn das **Kohärenzgefühl** als Konkretisierung einer Resilienz hat einen wesentlichen Einfluss auf die Lebenszufriedenheit im Alter trotz erheblicher, auch somatischer Einschränkungen (Schneider et al. 2006). Aufgrund der vorliegenden Daten kann angenommen werden, dass kognitives und körperliches Training sowie kreativtherapeutische Behandlungsmethoden (wie Gestaltungs-, Bewegungs- und Musiktherapie) (Masuch et al. 2021) die Resilienz stärken können (SIMA-Studie; Oswald et al. 2006). Aber auch präventive Hausbesuche könnten ein solcher Ansatz sein (Brandes und Walter 2007), wobei die Diskussion über präventiv investierte Gesundheitskosten vs. (vermeidbare) spätere Behandlungskosten aktueller ist denn je.

LITERATURAUSWAHL

Arbeitskreis zur Operationalisierung Psychodynamischer Diagnostik (OPD). Operationalisierte Psychodynamische Diagnostik (OPD-3). Huber. Bern 2023.

Heuft G. Psychodynamische Gerontopsychosomatik. Göttingen: Vandenhoeck & Ruprecht 2018.

Heuft G, Freyberger H, Schepker R. Die spezifische Rolle der Ärztlichen Psychotherapie–Vier-Ebenen-Modell einer Personalisierten Medizin. Stuttgart: Schattauer 2014.

Kruse A. Lebensphase hohes Alter – Verletzlichkeit und Reife. Berlin: Springer 2017.

Maercker A. Alterspsychotherapie und klinische Gerontopsychologie. 2. A. Berlin, Heidelberg: Springer 2015.

Peters M. Mentalisierungsbasierte Psychotherapie im höheren Lebensalter. Psychodynam Psychother 2021; 20(3): 220–233.

Peters M, Lindner R. Psychodynamische Psychotherapie im Alter. Grundlagen, Störungsbilder und Behandlungsformen. Stuttgart: Kohlhammer 2019.

Simon SS, Cordás TA, Bottino CM. Cognitive behavioral therapies in older adults with depression and cognitive deficits: A systematic review. Int J Geriatr Psychiatry 2015; 30: 223–233.

Syed Elias SM, Neville C, Scott T. The effectiveness of group reminiscence therapy for loneliness, anxiety and depression in older adults in long-term care: A systematic review. Geriatr Nurs 2015; 36: 372–380.

Wunner C, Reichhart C, Strauss B, Söllner W. Effectiveness of a psychosomatic day hospital treatment for the elderly: a naturalistic longitudinal study with waiting time before treatment as control condition. J Psychosom Res 2014; 76: 121–126.

KAPITEL

99 Anästhesie und Intensivmedizin

99.1 Anästhesie

Ursula Wisiak

99.1.1 Einleitung

Anästhesie (griech. „anaísthesis") bedeutet Unempfindlichkeit, Empfindungslosigkeit, Gefühllosigkeit und umfasst sowohl die Ausschaltung der Schmerzempfindungen (wie durch Narkose) als auch das Fehlen von Schmerzempfindungen (wie bei Nervenschädigungen). Schon Platon hat den Begriff Anästhesie im Zusammenhang mit Schmerzen verwendet.

Die Schmerzlinderung bzw. -ausschaltung ist heute wesentlicher Bestandteil der Chirurgie. Chirurgische Eingriffe wurden immer durchgeführt, jedoch gab es keine adäquate Schmerzausschaltung. Erleichterung erfolgte durch die schmerzlindernde Wirkung von Pflanzen wie Mohn, Alraunen oder Bilsenkraut. Die Pflanzenextrakte wurden oral verabreicht, lokal aufgetragen oder inhaliert. Neben der Gabe von Alkohol und dem Bemühen, schnell zu operieren, war das die einzige Methode gegen den Operationsschmerz.

Das medizinische Fachgebiet Anästhesie, so wie es heute verstanden wird, ist relativ jung. Der Beginn der modernen Anästhesie ist auf den 16. Oktober 1846 festzulegen, als William Morton in Boston die erste Äthernarkose durchführte. Nur Chirurgen und speziell ausgebildetes Pflegepersonal führten Narkosen durch. Erst 1952 wurde der Berufsverband deutscher Anästhesisten gegründet. Heute geht es nicht mehr um Schmerzausschaltung und Ruhigstellung eines zu operierenden Patienten, sondern auch um Schmerztherapie, Intensiv-, Notfall- und Palliativmedizin.

Durch die Anästhesie kann es keine Heilung geben, sie ist jedoch gesundheitliche Voraussetzung für den Erfolg eines medizinischen Eingriffs. Ein Anästhesist trägt somit große Verantwortung und steht im Spannungsfeld Patient und chirurgisches Team. Das stellt nicht nur eine große Herausforderung an seine hohe fachliche Kompetenz dar, sondern verlangt auch die Übernahme neuer Rollen und Funktionen, wie sie in CanMEDS 2015 als „Medical Expert, Communicator, Collaborator, Manager, Health Advocate, Scholar und Professional" beschrieben werden. Darin sind die Interaktion und das Gespräch von zentraler Bedeutung.

Menschen treffen aus unterschiedlichen somatischen Ursachen auf Anästhesisten. Sie können vorbereitet bzw. unvorbereitet in Interaktion treten. Der nötige operative Eingriff eines relativ gesunden Patienten (z. B. einer 50-jährigen Frau mit Hallux) unterscheidet sich bedeutend von einer weiteren Mammaoperation bei einer bereits an Krebs erkrankten Frau. Ein schwerverletzter Unfallpatient hat oft im Intensivbereich den ersten Kontakt zum Anästhesisten.

Art und Ausmaß der somatischen Erkrankungen sind objektiv gesehen kein Indiz für mögliche psychische Schwierigkeiten im präoperativen Verlauf. So kann eine Narkose für eine banale Mandeloperation bei einer 20-jährigen Person große Ängste hervorrufen, vergleichbar mit einem neurologischen Eingriff, der aus medizinischer Sicht viel mehr Komplikationspotenzial bergen kann. Für Kinder und Jugendliche ist eine Blinddarmoperation oft der erste Kontakt mit einem Krankenhaus und bedeutet Getrenntsein von den Eltern.

Ein Anästhesist spricht mit dem Patienten vor einer Operation durchschnittlich 20 Minuten. Die Abschätzung des Krankheitsschweregrades, die Beurteilung des perioperativen Verlaufs und der Therapiekontrolle werden durch die ASA-Klassifikation eingestuft. Ein gesunder Patient erhält ASA1 und ein Patient mit lebensbedrohlicher Erkrankung ASA4. ASA-Score, Art der Narkose, Patientenalter, Vorhandensein einer operativen Aufklärung und operatives Fachgebiet bestimmen die Dauer (Viergutz et al. 2019). Anästhesisten mit 2–5 Jahren Berufserfahrung benötigen die kürzeste Zeit (Kieninger 2018). Gelegentlich gibt es zusätzliche Gespräche bei Ein- und Ausleitung einer Allgemeinanästhesie sowie während einer Regionalanästhesie. Die Kontakte sind wichtig und verlangen hohe Kommunikationskompetenz. Da sie zeitweise während ärztlicher Tätigkeit am Patienten ausgeführt werden, muss die Konzentration des Anästhesisten primär auf die korrekte Durchführung gerichtet sein und nicht auf das Informationsbedürfnis des Patienten. Arbeitet ein Anästhesist auf einer Intensiv- und Überwachungsstation oder im Schockraum, so gehört es auch zu seinen Aufgaben, „schlechte Nachrichten" zu übermitteln. In den heutigen deutschsprachigen Curricula des Medizinstudiums sind entsprechende Ausbildungsschritte obligatorisch, jedoch gibt es nur sehr begrenzte Fort- und Weiterbildungsangebote (Söllner et al. 2007).

99.1.2 Interaktion und Gespräch

Die vorliegenden Ausführungen gehen auf einige wichtige Aspekte der Kommunikation und Interaktion ein. Jede geplante Narkose erfordert ein **Abklärungsgespräch,** wo es um das Erkennen von Risiken, Aufklärung des Anästhesieverfahrens und die Operationsfreigabe geht. Sie findet nicht immer in Präanästhesieambulanzen, sondern auch bei Internisten statt. Die zu operierende Person hat einen Fragebogen zu körperlicher Belastung, Vorerkrankungen, Medikamenteneinnahme und spezifischen Risikofaktoren auszufüllen und vorhandene Befunde mitzubringen. Es werden Herz und Lunge untersucht sowie je nach Operation und Gesundheitszustand weitere Untersuchungen angeordnet.

Im präoperativen anästhesiologischen Gespräch können individuelle Fragen genauer geklärt werden. Die Zustimmung zum operativen Eingriff wird im Aufklärungsbogen schriftlich dokumentiert. Die Diagnose wird schriftlich an das Operationsteam weitergeleitet.

Häufig begegnen sich Anästhesist und Patient zu einem persönlichen Gespräch im Krankenzimmer. Zu den Realkontakten gibt es telefonischen Kontakt, daneben können Videos über die Anästhesie, ihr Risiko und die nötigen Verhaltensmaßnahmen den Kranken anregen, um Fragen im **Aufklärungsgespräch** zu stellen, auf die dann individuell eingegangen wird. Patienten haben dadurch mehr Wissen, sind zufriedener und können den Anästhesisten teilweise von nötigen, regelmäßig zu wiederholenden Informationen entlasten. Videos sind als Ergänzung zum Informationsmaterial und zum persönlichen Gespräch zu sehen. Es kann als gesichert gelten, dass Kranke ein großes Informationsbedürfnis besitzen, daher wollen sie i. d. R. offen informiert werden (Mavridou et al. 2012; Garcia-Marcinkiewicz et al. 2014). Der Patient muss in die Lage kommen, die für ihn wichtigen Informationen zu nutzen (Empowerment). Dafür muss die Information an die persönliche Verständlichkeit angepasst werden, d. h., sie sollte einfach und klar präsentiert werden, mit einfachem Anschauungsmaterial unterstützt sein und nur wenige medizinische Fachausdrücke enthalten. Zudem soll der Patient aufgefordert werden, Fragen zu stellen. **Risikoinformation** wird oft schlecht oder falsch verstanden. Risiken sind Wahrscheinlichkeiten, die sich messen lassen und aus evidenzbasierten Forschungsergebnissen stammen. Der Anästhesist nutzt Statistiken, die oft schwer zu verstehen sind und daher fehlerhaft kommuniziert werden. Es sollten verständliche Statistiken und klare Informationen verwendet werden, um Unklarheiten und Unsicherheiten beim Patienten zu vermeiden, da diese kaum weitere Fragen stellen (Tylee 2017). Eine patientenzentrierte Information erfordert somit einen achtsamen Umgang mit der Wortwahl. McGovern und Harmon (2017) fordern eine Analyse der unterschiedlichen Begriffe und Ausdrücke zum Thema Unsicherheit in Hinblick auf den Einfluss auf die emotionale Befindlichkeit von Patienten.

Vor mehr als 50 Jahren konnten Egbert et al. (1964) zeigen, dass eine präoperative Visite bestehende Ängste mehr verringert als ein sedierendes Medikament. So wurde sie routinemäßig eingeführt und bis heute beibehalten. Trotz Zeitversetzung von Operation und präoperativem anästhesiologischem Gespräch sind Patienten zufrieden, wenn sie ausreichend aufgeklärt und informiert wurden (Harms et al. 2007), wobei das Ausmaß der Empathie (Neumann et al. 2012), Persönlichkeitsmerkmale des Patienten und Art der Anästhesie (Ayele et al. 2022) Einfluss auf die Zufriedenheit mit der Aufklärung haben. Jones et al. (2018) nennen als weitere Einflussfaktoren für die Patientensicherheit die Teamarbeit, eine genaue Planung des Eingriffs und interdisziplinäre Kommunikation.

Diagnostische, anamnestische und informierende Aspekte sind Bestandteil jedes präoperativen Gesprächs. Neben verständlichen Informationen – z. B. über das Vorgehen, das Verhalten des Patienten, Medikamente und Risiken – gilt es, Emotionen (insb. Ängste) zu erkennen und anzusprechen (Hool und Smith 2009). Der Einsatz visueller Medien scheint dabei hinsichtlich der Informiertheit der Patienten, der Reduktion von Angst und des postoperativen Schmerzmittelverbrauchs förderlich zu sein (Salzwedel et al. 2008; Ihrig et al. 2012). Die Hauptvorteile seitens der Anästhesisten sind bessere Information der Patienten, Zeiteinsparung und Arbeitserleichterung (Vogel et al. 2018).

RESÜMEE

Eine hohe Kommunikationskompetenz führt zu vielen positiven Effekten (z. B. hohe Patientenzufriedenheit, Compliance, Arbeitszufriedenheit des Arztes) und beeinflusst physiologische Parameter. Neben der medizinischen und der kommunikativen Fachkompetenz des Anästhesisten ist auch Organisationskompetenz erforderlich.

99.1.3 Befindlichkeit

Der Patient ist vor der Operation mit starken Emotionen konfrontiert; am häufigsten tritt **Angst** auf (Toogood 1999). Die präoperative Angst ist dreidimensional: Es geht um die Angst vor Unbekanntem, Angst vor Missempfindungen und Angst ums eigene Leben. Dazu gehören Ängste, nie mehr aufzuwachen, zu früh aus der Narkose zu erwachen, intraoperativ Schmerzen zu haben, ein schlechtes Operationsergebnis zu erfahren, sich vor Geräten zu fürchten, unangenehme postoperative Komplikationen wie Übelkeit, Erbrechen, Schwindel zu erleben (Paetz und Benzinger-König 2000; Aust et al. 2018). Die Angstausprägung wird durch eine Vielzahl von Faktoren beeinflusst, etwa durch Vorerfahrung mit operativen Eingriffen, Persönlichkeit, Geschlecht, Alter, soziales Umfeld des Patienten sowie Art und Ausmaß des operativen Eingriffs mit bevorstehender Diagnose und weiterem Therapieverlauf (Mavridou et al. 2013; Stamenkovic et al. 2018). Angst kann ein belastender Faktor sein und Auswirkungen auf den perioperativen Verlauf haben (Eberhart et al. 2020). So gibt es einen Zusammenhang von präoperativer Angst und postoperativem Schmerz (Torres et al. 2020). Daher sollen Ängste im Kontext der Anästhesie, eine negative Erwartungshaltung und der Wunsch nach Unterstützung erkannt und zum Gesprächsthema werden, um die Chancen für eine bessere Bewältigung von Distress zu erreichen (Salzmann et al. 2021). Besteht ausreichend Zeit bis zum operativen Eingriff, so haben psychologische präoperative Kurzinterventionen einen Einfluss auf den Genesungsprozess (Salzmann et al. 2018). Auch der Einsatz eines Fragebogens als Screening – wie APAIS – mit den Skalen „Angst vor Anästhesie und Operation" und „Informationsbedürfnis" mit je 6 Items kann hilfreich sein, um entsprechend reagieren zu können (Berth et al. 2007; Celik und Edipoglu 2018; Zemła et al. 2019).

Angst wirkt sich auch auf die Interaktion und Kommunikation selbst aus. Neben dem nötigen Erkennen und Ansprechen von Emotionen, wie es Kommunikationsmodelle fordern, geht es um die Worte selbst. Worte können sowohl nutzen als auch schaden (Schenk 2008). Negativsuggestionen (z. B. „Das ist nicht so schlimm, Sie brauchen keine Angst zu haben") sollten erkannt und vermieden werden (Hansen 2011). Durch hypnotherapeutische Techniken und Kommunikationsmuster, auch ohne formale Hypnoseinduktion, können Angst und Stress reduziert werden. Positive Worte, die über Kopfhörer dem Patienten in Allgemeinanästhesie während eines operativen Eingriffs zugespielt wurden, hatten Einfluss auf die Schmerzwahrnehmung und den Schmerzmittelverbrauch (Nowak et al. 2020). In dieser Studie wird die Wirksamkeit einer therapeutischen Kommunikation selbst unter Narkose gezeigt. Kommunikation mit dem Patienten darf das ärztliche Tun nicht unterbrechen oder behindern.

RESÜMEE

Durch adäquate Kommunikation kommt es zu einer Reduzierung von Angst, Stress, Schmerz und postoperativen Komplikationen; der Patient übernimmt Selbstverantwortung und nutzt seine Möglichkeiten für die Stressbewältigung.

LITERATURAUSWAHL

Ayele TT, Negash TT, Oumer KE, et al. Patients' satisfaction and associated factors towards preoperative informed consent process: A cross-sectional study. Ann Med Surg (Lond) 2022; 30;79: 104104.

Eberhart L, Aust H, Schuster M, et al. Preoperative anxiety in adults – A cross-sectional study on specific fears and risk factors. BMC Psychiatry 2020; 30; 20(1): 140.

Jones CPL, Fawker-Corbett J, Groom P, et al. Human factors in preventing complications in anaesthesia: A systematic review. Anaesthesia 2018; 73 (Suppl 1): 12–24.

Kieninger M, Eissnert C, Seitz M et al. Analyse und Möglichkeiten der Optimierung von Prämedikationsgesprächen an einem Universitätsklinikum. Anaesthesist 2018; 67(2): 93–108.

Nowak H, Zech N, Asmussen S, et al. Effect of therapeutic suggestions during general anaesthesia on postoperative pain and opioid use: Multicentre randomised controlled trial. BMJ 2020; 371: m4284.

Salzmann S, Rienmüller S, Kampmann S, et al. Preoperative anxiety and its association with patients' desire for support – An observational study in adults. BMC Anesthesiol 2021; 21(1): 149.

Tylee MJ, Rubenfeld GD, Wijeysundera D, et al. Anesthesiologist to patient communication: A systematic review. JAMA Netw Open 2020; 3(11): e2023503.

99.2 Patienten und Angehörige auf der Intensivstation

Sabina Hunziker

99.2.1 Einführung

Patienten, die auf der Intensivstation (ITS) hospitalisiert werden müssen, haben ein hohes Risiko zu versterben oder dauerhafte körperliche oder neurologische Defizite und damit verbundene psychische Langzeitfolgen davonzutragen. Dazu kommt, dass viele Patienten zumindest anfangs nicht bei Bewusstsein sind, sich jedoch potenziell in einer lebensbedrohlichen Situation befinden und der weitere Verlauf und die Prognose hierdurch zumindest initial häufig ungewiss sind. Dies ist sowohl für die betroffenen Patienten, aber auch für deren Angehörige, die in diesen Situationen als Surrogatentscheider miteinbezogen werden, eine belastende Situation, die zu längerfristigen psychischen Beeinträchtigungen wie Depression, Angst oder sogar zu Symptomen einer posttraumatischen Belastungsstörung (PTBS) führen können. Daher ist es besonders wichtig, bei dieser vulnerablen Patientenpopulation und ihren Angehörigen auf Sorgen und Ängste einzugehen und Verständnis und Unterstützung einzuräumen. Eine proaktive patientenzentrierte Kommunikation kann hier helfen, die psychische Belastung für betroffenen Patienten und ihre Angehörigen zu mindern.

99.2.2 Morbidität und Mortalität von Patienten auf der Intensivstation

Die therapeutischen Fortschritte in der Intensivmedizin führen zu einer besseren Chance, auf der Intensivstation zu überleben, obwohl die Gesamtsterblichkeit auf der ITS aufgrund des stetigen Anstiegs des Patientenalters und der Zahl der Komorbiditäten nur sehr leicht zurückgegangen ist (Kim et al. 2019; Vincent et al. 2022). Viele der Patienten, welche die kritische Krankheit überleben, weisen danach schwere neurologische Defizite sowie körperliche Einschränkungen auf (Young 2009; Hendriks et al. 2015). Infolgedessen ist die langfristige physische, neurologische und psychische Beeinträchtigung des Gesundheitszustands dieser Überlebenden in den letzten Jahren zu einem zunehmend wichtigen Thema geworden.

Diese langfristigen Beeinträchtigungen wurden unter dem Begriff **Post-Intensive-Care-Syndrom** (PICS) zusammengefasst, das allgemein als neue oder verschlimmerte Funktionsstörung im physischen, kognitiven und/oder mentalen Bereich nach einer kritischen Erkrankung definiert wird (Turnbull et al. 2016; Vincent et al. 2022). Mehrere Studien deuten darauf hin, dass mehr als 50 % der ITS-Überlebenden an mindestens einer PICS-Komponente leiden (Marra et al. 2018; Morgan 2021). Dementsprechend entwickelt sich PICS zu einem immer weiter verbreiteten Konzept in der klinischen Praxis, obwohl eine abschließende Definition und entsprechende einheitliche Erhebungsinstrumente diesbezüglich noch nicht klar definiert sind (Turnbull et al. 2016). PICS ist häufig mit einer eingeschränkten Lebensqualität, einer verzögerten oder ausbleibenden Rückkehr zur Arbeit oder gar mit einer erhöhten Mortalität verbunden (Rydingsward et al. 2016). Es hat sich außerdem gezeigt, dass gewisse Krankheitsbilder besonders für das Entstehen eines PICS prädisponieren. Dazu gehören z. B. schwere Sepsis, akutes Lungenversagen (Acute Respiratory Distress Syndrome, ARDS), mechanische Beatmung von > 7 Tagen oder ein mehrtägiges Delir. Weitere prädisponierende Faktoren sind u. a. eine psychische Grunderkrankung (z. B. Depression), erschreckende Erinnerungen an die Intensivstation oder andere Faktoren, die mit dem Intensivaufenthalt zusammenhängen (z. B. Länge der Beatmungsdauer, Erhalt von Benzodiazepinen, akutes Delir etc.) (Parker et al. 2015).

99.2.3 Angehörigensituation

Die psychische Morbidität der Angehörigen kritisch kranker Patienten kann durch das Miterleben der schweren und akuten Erkrankung und wahrscheinlich auch durch die damit verbundene Unsicherheit über deren Ausgang ebenfalls langfristig erhöht sein, was als „**PICS-family**" (PICS-F) bezeichnet wird. Ursächlich sind Familienmitglieder einerseits mit invasiver Behandlung sowie mit für sie unbekannten medizinischen Interventionen und Geräten konfrontiert, andererseits erleben sie die meist akute Verschlechterung des Gesundheitszustands des Patienten mit der Aufnahme auf die Intensivstation, die potenziell lange Aufenthaltsdauer, die Todesgefahr und den ungewissen Verlauf dieser kritischen Krankheit mit. Dies kann zu einer akuten, aber auch langfristigen psychischen Belastung führen, die z. T. auch mehrere Jahre nach der Zeit auf Intensivstation fortbestehen kann.

Dabei weist ein hoher Anteil der Familienmitglieder Symptome von **Angst** (70 %) und **Depression** (35 %) auf (Schmidt und Azoulay 2012). **Akute Belastungsreaktionen** und **posttraumatische Belastungsstörungen** (PTBS) sowie verwandte Symptome sind ebenfalls häufig. Diese Symptome treten signifikant häufiger auf, wenn es sich bei dem Angehörigen um einen Ehepartner handelt oder wenn der Patient verstirbt. Bisher liegen nur wenige Langzeitdaten dazu vor. Von den Familienmitgliedern sterbender Patienten weisen 1 Jahr nach dem Verlust bis zu 40 % Kriterien für eine psychische Erkrankung wie generalisierte Angststörung, schwere depressive Störungen oder eine anhaltende Trauerstörung auf (➤ Kap. 17). Verschiedene Studien konnten zeigen, dass eine proaktive Kommunikationsstrategie mit Angehörigen von kritisch kranken Patienten helfen kann, die psychische Morbidität zu verbessern. So konnte z. B. eine proaktive Kommunikation gemäß einer Checkliste (➤ Box 99.1) sowie das Aushändigen einer Informationsbroschüre über die aktuelle Palliativsituation das Risiko für PTBS, depressive und Angstsymptome signifikant senken (Lautrette et al. 2007).

BOX 99.1

Proaktive Kommunikations-Checkliste für Angehörige von Patienten, die auf der Intensivstation sterben (Curtis et al. 2001; Lautrette et al. 2007)

1. Wertschätzung gegenüber dem, was die Angehörigen sagen
2. Eingehen auf die Emotionen der Angehörigen
3. Zuhören
4. Fragen stellen, um sich ein Bild zu machen, was der Patient für ein Mensch ist/war
5. Fragen vonseiten der Angehörigen beleuchten

PTBS bei Angehörigen kritisch kranker Patienten

Seit den letzten Jahrzehnten wird die PTBS bei Angehörigen zunehmend als Folge von akutem Stress als Reaktion auf die kritische Erkrankung des Patienten erkannt (Azoulay et al. 2005; Anderson et al. 2008; Gries et al. 2010; Schmidt und Azoulay 2012). Es ist nachvollziehbar, dass im Rahmen der akuten Belastung ähnliche Symptome wie bei der PTBS auftreten, die aber nach einigen Wochen besser werden. Dies wird als akute Belastungsreaktion (< 1 Monat) bezeichnet. Wenn die Symptome länger als ein paar Wochen anhalten und das tägliche Leben beeinträchtigen, kann es sich um eine PTBS handeln. Treten die Symptome nach einer längeren Latenz (nach 6 Monaten oder noch nach Jahren), sprechen wir von einer verzögerten PTBS (Schmidt und Azoulay 2012; ➤ Kap. 58).

Eine PTBS kann sich entwickeln, nachdem man ein einschneidendes Ereignis gesehen oder erlebt hat. Bei Familienmitgliedern von Intensivpatienten wurden in etwa einem Drittel der Fälle Symptome einer PTBS berichtet (Schmidt und Azoulay 2012). Aufgrund der „Akutheit", also der meist unvorhergesehen Notfallsituation einer kritischen Krankheit, sind Angehörige häufig nicht auf die Intensivstation und deren ungewohnte Umgebung (invasive Eingriffe, Alarmierung) vorbereitet. Familienmitglieder werden oft gebeten, die Rolle des stellvertretenden Entscheidungsträgers zu übernehmen (White et al. 2010), was eine belastende Erfahrung ist (Azoulay et al. 2005). Etwa 60 % der Familienmitglieder weisen innerhalb der ersten Tage nach der Aufnahme des Patienten auf der Intensivstation erhebliche Symptome einer **akuten Belastungsreaktion** auf (McAdam et al. 2010; Schmidt und Azoulay 2012). Die häufigsten Symptome sind Übererregung, Flashbacks und Albträume (Auerbach et al. 2005). Risikofaktoren hierfür sind jüngeres Alter des Patienten oder der Familienangehörigen und weibliches Geschlecht der Angehörigen (McAdam et al. 2010). Nach der Entlassung von der Intensivstation treten bei Familienmitgliedern häufig Symptome auf, die ein hohes Risiko für die Entwicklung einer PTBS nahelegen (Jones et al. 2004). Drei Monate nach der Entlassung von der Intensivstation oder nach dem Tod haben > 30 % der Familienmitglieder Symptome einer posttraumatischen Stressreaktion (Azoulay et al. 2005). Risikofaktoren hierfür sind wiederum weibliches Geschlecht, Kind eines Patienten auf der Intensivstation zu sein, eine Krebsdiagnose des Patienten, das Gefühl, dass Informationen unvollständig waren, wenn Angehörige in den Entscheidungsprozess eingebunden wurden (partizipative Entscheidungsfindung), und der Tod des Patienten. Darüber hinaus ist die posttraumatische Stressreaktion mit einer erhöhten Prävalenz von Angst- und Depressionssymptomen und mit einer Beeinträchtigung der Lebensqualität verbunden (Azoulay et al. 2005).

Depressive Zustände und Angst bei Angehörigen von Intensivpatienten

Bis zu zwei Drittel der Familienmitglieder von Intensivpatienten leiden unter Angstsymptomen oder depressiven Zuständen. Dabei wurde in einer französischen Studie bei 35 % aller Angehörigen eine Depression gefunden, bei Angehörigen von Intensivpatienten mit einem hohen Sterberisiko waren es sogar bis zu 70 % (Lautrette et al. 2007; McAdam et al. 2010). Risikofaktoren waren vor allem jüngeres Alter der Patienten, Ehepartner, Frauen und widersprüchliche Aussagen des Behandlungsteams.

Interessanterweise haben Angehörige von Intensivpatienten auch ein erhöhtes Risiko, eine Depression zu entwickeln, wenn der Patient überlebt (McAdam et al. 2010). Bei Angehörigen von Patienten, die auf der Intensivstation versterben, scheint das Risiko für die Entwicklung einer Depression geringer zu sein, wenn die Therapie wegen infauster Prognose abgebrochen wird – dies möglicherweise vor allem deshalb, weil der bevorstehende Tod des Patienten mit den Angehörigen eingehend besprochen und eine adäquate palliative Versorgung eingeleitet werden kann. Obwohl die Prävalenz von Symptomen einer Depression im Laufe der Zeit bei den Angehörigen abnimmt, bleibt das Risiko für die Entwicklung einer Depression auch 3–6 Monate nach der Entlassung oder dem Tod des Patienten bei > 17 % (Douglas und Daly 2003; Metzger et al. 2019). Außerdem weisen 3–12 Monate nach Versterben des Patienten bis zu 30 % der Hinterbliebenen Kriterien einer schweren Depression auf (Siegel et al. 2008).

Unsicherheit spielt bei Angehörigen von Patienten auf der Intensivstation eine große Rolle, insbesondere aufgrund der unsicheren Prognose und der instabilen klinischen Umstände während der kritischen Krankheit. Bis zu 70 % der Angehörigen entwickeln während des Intensivaufenthalts des Patienten sowie bei Entlassung von der Intensivstation oder beim Tod des Patienten Symptome von **Angst,** insbesondere, wenn das Behandlungsteam wenig Informationen liefert (Pochard et al. 2001; Douglas und Daly 2003). Auch 3 Monate nach Entlassung oder Tod bleiben häufig substanzielle Angstsymptome bestehen, und es werden Anxiolytika oder Antidepressiva neu verschrieben (Lemiale et al. 2010; Metzger et al. 2019). Paradoxerweise ist die Entlassung der Patienten von der Intensivstation häufig mit einem Anstieg der Angstsymptomatik und der psychischen Morbidität sowohl beim Patienten als auch bei den Angehörigen vergesellschaftet, und zwar umso mehr, je höher die Unsicherheit während der kritischen Krankheit auf der Intensivstation war.

99.2.4 Konsequenzen für die Angehörigen von Intensivpatienten

Die Rolle der Entscheidungsfindung

Auf der Intensivstation ist die Mehrheit der Patienten nicht in der Lage, an Entscheidungen, z. B. über weitere Therapiemaßnahmen oder gar den Abbruch der Therapie teilzunehmen (Azoulay et al. 2005; White et al. 2010), sodass oft die Familienmitglieder gebeten werden, die Rolle „stellvertretender Entscheidungsträger" zu übernehmen. Die Beteiligung der Angehörigen an den Entscheidungen des Patienten wird nicht überall gleich gehandhabt und kann je nach Intensivstation variieren oder sich in verschiedenen Ländern auch interkulturell unterscheiden (Smedira et al. 1990; Vincent 1990). Entscheidungen können den Stress für Familienmitglieder erhöhen, besonders wenn die Kommunikation zwischen Angehörigen und Behandlungsteam suboptimal ist (Pochard et al. 2001; Zimmerli et al. 2014).

!! Dabei besteht die Gefahr, dass Ärzte die Entscheidungsfähigkeit gestresster Familienmitglieder überschätzen und deren Kapazität, in dieser Belastungssituation die Wichtigkeit und Konsequenz jener Informationen einzuschätzen, die für eine informierte Entscheidung nötig sind, sowie Vor- und Nachteile möglicher Optionen abzuschätzen. **!!**

Dabei scheinen Angehörige, die eher eine „passive" Entscheidungsrolle präferieren, häufiger zu Angst und Depression zu neigen als jene, die eher eine „aktive" Rolle oder eine gemeinsame Entscheidungsfindung bevorzugen. Familienmitglieder, deren Einbezug bei der Entscheidungsfindung im Widerspruch zu ihrer bevorzugten Rolle stand, zeigen eine höhere Prävalenz von PTBS und depressiven Symptomen. Daher ist es gerade hier wichtig, bei Einbezug der Angehörigen als „Surrogat"-Entscheider deren Präferenzen zu explorieren und abzuwägen, wie sehr sie selbst in den Entscheidungsprozess eingebunden sein und „Mitverantwortung" tragen wollen.

Nach der Entlassung von der Intensivstation

Aufgrund der häufig komplexen und kritischen Zustände, die eine Behandlung auf der Intensivstation nötig machen, sowie dem Trend, Patienten eher früher nach Hause zu entlassen, sind Patienten bei Entlassung nach Hause mit hoher Wahrscheinlichkeit kurz- oder auch langfristig funktionell beeinträchtigt und benötigen die Pflege durch Familienangehörige (Johansson et al. 2004). Dies kann nebst der Belastung durch die zuvor akute kritische Krankheit des Patienten eine zusätzliche Bürde für die Angehörigen darstellen und sie für das Erbringen der nötigen Pflegeleistungen beeinträchtigen. Außerdem kann schon die Entlassung nach Hause allein eine intensive Stressreaktion bei Angehörigen hervorrufen, die sich schlecht gerüstet fühlen, mit den neuen Gegebenheiten und der veränderten Lebenssituation fertig zu werden. Häufig führt die veränderte Lebenssituation der Patienten nicht nur bei diesen selbst, sondern auch bei Angehörigen zu einer veränderten Arbeitssituation, da Letztere die Pflege der Patienten mit übernehmen.

99

Es ist daher wünschenswert, für PICS bzw. PICS-F gefährdete Patienten und Angehörige zu identifizieren und hierfür auch nach der Entlassung nach Hause eine gezielte interprofessionelle Unterstützung anzubieten, z. B. mit einer Post-ICU-Sprechstunde, wie sie derzeit vielerorts aufgebaut wird. Dies ist bisher ein eher neues Konzept und wird inhaltlich noch sehr unterschiedlich gehandhabt. Weitere Forschung auf diesem Gebiet ist wichtig, um zu evaluieren, welche therapeutischen Strategien und Angebote sich als wirksam erweisen, um in der Folge entsprechende Leitlinien entwickeln zu können.

99.2.5 Maßnahmen und therapeutische Möglichkeiten zur Verbesserung der psychischen Morbidität bei Angehörigen

Aus der Literatur kennen wir einige Strategien, wie wir möglicherweise die psychische Belastung vor allem bei Angehörigen von Intensivpatienten verbessern können. Dabei ist es wichtig zu verstehen, dass nicht nur die Patienten, sondern auch ihre Angehörigen eine Mitbetreuung brauchen. Dies bedeutet auch, dass das Behandlungsteam den Angehörigen helfen kann zu verstehen oder gar zu antizipieren, was sie auf der Intensivstation sehen, antreffen, hören werden, während sie zu Besuch sind. Auch kann es helfen, hier – sofern möglich – eine Struktur zu geben, indem Organisatorisches erklärt wird (z. B. flexible Besuchszeiten, geplante Untersuchungen, zeitnahe Information auch von unvorhergesehenen Interventionen oder Änderungen). Ferner haben die Einbeziehung von Angehörigen in die tägliche ITS-Routine, z. B. ihre Beteiligung an der Pflege der Patienten, einen beruhigenden Effekt gezeigt. Der so ermöglichte Kontakt mit dem kritisch kranken Patienten, ein Gefühl der Nützlichkeit sowie ein regelmäßiger Kontakt zum Behandlungsteam können dazu beitragen, den Umgang mit der unsicheren Situation zu verbessern. Das Erfragen psychischer Belastungen kann hilfreich sein, um frühzeitig eine Belastungssituation zu erkennen und Unterstützung anzubieten. ➤ Box 99.2 nennt mögliche Interventionen, welche die psychologische Bürde bei Angehörigen reduzieren können.

BOX 99.2

Interventionen zur Reduktion psychischer Belastung bei Angehörigen von Intensivpatienten

1. Proaktive Kommunikationsstrategien
2. Aushändigung von Informationsbroschüren
3. Organisatorische Faktoren der Intensivstation: regelmäßige Absprachen und Updates zwischen Ärzten und Pflegenden; Anpassung der Besuchszeiten, falls nötig (z. B. in Situationen am Lebensende)
4. Familie in die Pflege einbeziehen
5. Regelmäßige Information über den aktuellen Stand
6. Psychologisches Screening (z. B. Erfragen von psychischer Belastung)
7. Post-ICU-Management (z. B. Nachbetreuung in einer Post-ICU-Sprechstunde, medizinische und psychologische Nachbetreuung)

99.2.6 Kommunikation

Kommunikation mit Angehörigen von Patienten auf der Intensivstation ist wohl einer der wichtigsten Faktoren, um die psychische Belastungssituation von Angehörigen zu verbessern. Die Art und Weise, wie das Behandlungsteam während der Hospitalisation auf der Intensivstation kommuniziert und wie Angehörige in Entscheidungsprozesse eingebunden werden, spielt eine wichtige Rolle für die psychische Morbidität, auch Monate nach Entlassung oder Versterben des Patienten. So sind z. B. ungenügende Informationen oder Unzufriedenheit mit der Betreuung des Patenten Risikofaktoren für die Entwicklung eines PICS-F (Azoulay et al. 2005; Siegel et al. 2008; Zimmerli et al. 2014).

Daher ist es wichtig, entsprechende Leitlinien zu erarbeiten und gezielte Kommunikationsschulungen zu etablieren. Dies könnte helfen, Angehörigen in dieser unsicheren Situation mehr Halt und Sicherheit zu vermitteln und Missverständnisse zu vermindern, unabhängig vom Verlauf und Ausgang der kritischen Krankheit der Patienten. Auch gilt es, Angehörige regelmäßig über die aktuelle Situation zu informieren, zumal sich diese auf der Intensivstation ständig ändern kann. Die Information sollte einfach und verständlich kommuniziert sein, Fachbegriffe sollten vermieden oder erklärt werden. Die Angehörigen können ermutigt werden, bei der Pflege des Patienten dabei zu sein und zu helfen, sofern sie dies wünschen (Davidson et al. 2007). Auch die Abgabe von Broschüren über kritische Krankheit oder Therapien kann Angehörigen helfen, mehr Einsicht zu bekommen, die Erwartungen anzupassen sowie das Gespräch mit dem Behandlungsteam zu suchen und so Diskrepanzen bzgl. der Therapie oder bei Entscheidungen zu reduzieren (Lautrette et al. 2007). Insbesondere bei der Entscheidungsfindung ist es wichtig, Angehörige einerseits zu informieren, aber auch die mutmaßlichen Präferenzen des Patienten zu klären. Dabei sollte aber auch exploriert werden, wie sehr Angehörige in diese Entscheidung aktiv einbezogen werden möchten.

Breaking bad news

Auf der Intensivstation ist das Behandlungsteam häufig mit dem Überbringen schlechter Nachrichten konfrontiert, sei es gegenüber Angehörigen, z. B. wenn ein Patient akut verstirbt oder ein Therapieabbruch nötig wird, aber auch direkt gegenüber den Patienten, z. B. wenn sie nach einer kritischen Krankheit, einer Intervention oder einem Unfall wieder zu Bewusstsein kommen und noch nichts über ihre aktuelle medizinische Situation wissen. Dabei stellt das Mitteilen einer infausten Prognose für den Arzt regelmäßig eine große Herausforderung dar. Aber auch nicht unmittelbar lebensbedrohliche Erkrankungen oder Situationen können für den Patienten oder für Angehörige eine lebensverändernde Auswirkung haben (z. B. eine schwere Herzschwäche nach einem Infarkt oder kognitive Einschränkungen nach einem Herz-Kreislauf-Stillstand) und stellen eine „Breaking bad news"-Situation" dar. Dabei sollen Kommunikationstechniken helfen, die schlechten Nachrichten „patientengerechter" zu überbringen, z. B. mit dem SPIKES-Modell (Baile et al. 2000) (➤ Tab. 99.1) und dem BAD-Schema (➤ Box 99.3) (Becker and Hunziker 2019).

Tab. 99.1 SPIKES-Modell für das Überbringen schlechter Nachrichten (Baile et al. 2000; Becker und Hunziker 2019)

Stilmittel	Ziel/Beispiele
Setting up the Interview (Schaffung einer passenden Umgebung/Atmosphäre)	• Gespräch vorbereiten (z. B. medizinische Befunde) • Unterbrechungen vermeiden (z. B. Telefon abgeben) • Augenkontakt, evtl. Hinsetzen
Assessing the patient's **P**erception (Einschätzung der Patientenwahrnehmung)	• Was weiß der Patient bereits über seine medizinische Situation oder seine Befunde? Ist er bereits vorinformiert? • „Warum, glauben Sie, führen wir die Diagnostik durch?"
Obtaining the Patient's **I**nvitation (Einschätzen der Bereitschaft, die schlechte Nachricht zu überbringen)	• Testergebnisse detailliert oder aufs Nötige beschränkt übermitteln • Gesprächsmöglichkeit zu späterem Zeitpunkt anbieten
Giving **K**nowledge and Information to the Patient (Ankündigung der schlechten Mitteilung, respektvolle Kommunikation)	• „Es tut mir leid, ich muss Ihnen leider sagen …" • „Ich habe keine guten Nachrichten für Sie."
Addressing the Patient's **E**motions with Empathic Responses (Emotionen widerspiegeln und empathisch antworten)	• Erfassen von Emotionen (Wut, Trauer, Schock, Angst …) • Dem Patienten die Möglichkeit geben, seine Gefühle auszudrücken • Benennen/Ansprechen der Gefühle, sofern erkennbar
Strategy and Summary (Besprechung des weiteren diagnostischen/therapeutischen Prozederes)	• **Cave:** Aufnahmefähigkeit (nicht zu viele Informationen auf einmal übermitteln) • Ängste vermindern, Ungewissheit reduzieren • Patientenkonzept, Patientenwünsche explorieren • Zeitnahen Folgetermin vereinbaren, um sich dann u. a. zu vergewissern, was der Patient verstanden hat, welche Informationen und ggf. Unterstützung er braucht; evtl. Angehörige einbeziehen, sofern der Patient damit einverstanden ist

BOX 99.3

BAD-Modell für das Überbringen schlechter Nachrichten (Becker und Hunziker 2019)

***B**reak bad news*
- Was muss ich als Arzt wissen?
  - Medizinische Vorbefunde
- Was weiß der Patient?
  - Ist er bereits über die Diagnose informiert?
- Schlechte Nachricht ankündigen:
  - „Leider habe ich keine guten Nachrichten für Sie."
- KISS – Keep it short and simple
  - „In der Gewebsprobe, die wir bei der Darmspiegelung entnommen haben, haben sich bösartige Zellen gefunden. Das bedeutet, Sie haben Darmkrebs."

***A**cknowledge the reaction*
- Warten!
- Eingehen auf Emotionen
- Keinen vorschnellen Trost geben
- Information auf Fragen des Patienten

***D**iscuss the near future*
- Informationen, die der Patient haben muss
- Wie geht es konkret weiter?
- Schlechte Nachrichten mit guten Aspekten unterfüttern
- Folgetermin vereinbaren

Sowohl das SPIKES- als auch das BAD-Modell legen einen starken Fokus auf das Benennen der Gefühle und Emotionen des Patienten oder seiner Angehörigen und auf das Eingehen darauf. Es ist wichtig, diesen Gefühlen und Emotionen genügend Raum zu geben und sie zuzulassen, bis die Patienten oder Angehörigen wieder bereit sind, Weiteres zu besprechen oder Fragen zu stellen. Gerade bei einer kritischen Krankheit handelt es sich oft um akute Ereignisse, z. B. eine Verschlechterung der medizinischen Situation des Patienten oder das Nichtansprechen auf Maßnahmen und Therapien, die sofortige Konsequenzen haben.

99

❚❚ Das Gespräch mit den Angehörigen erfordert besonders viel Feingefühl, da es nebst der schlechten Nachricht häufig auch noch mit einer Entscheidung, wie es weitergehen soll, verbunden ist. Daher ist es besonders wichtig, dass Angehörige hierbei auch in ihren Emotionen unterstützt und begleitet werden (➤ Kap. 26). ❚❚

Entscheidungsfindung

In der Intensivmedizin gibt es viele medizinische Situationen, die eine zeitnahe Entscheidung nötig machen, z. B. über das weitere Prozedere im Falle einer akuten Verschlechterung. Allgemein konnte gezeigt werden, dass etwa 55–65 % der Patienten Entscheidungen im Hinblick auf ihre medizinische Behandlung mit ihren Ärzten gemeinsam treffen möchten (Bruera et al. 2001; Böcken et al. 2014; Becker et al. 2022). Lediglich eine Minderheit bevorzugt es, Entscheidungen den Ärzten zu überlassen. Obwohl sich diese Ergebnisse nicht auf das Intensivmedizinische beschränken, ist hier die gemeinsame Entscheidungsfindung wichtig und vor allem auch der Einbezug der Angehörigen (z. B. zur Diskussion mit Angehörigen über einen Therapieabbruch oder eine Weiterführung von Maßnahmen), um durch die Klärung der Präferenzen und Abstimmung der Ziele der Behandlung eine individualisierte Entscheidung treffen zu können. Gerade in kritischen Situationen könnte dies helfen, durch die gemeinsame Strategie mögliche Missverständnisse und dadurch bedingte psychische Belastungen zu vermeiden.

Um eine informierte Entscheidung treffen zu können, bedarf es medizinischen Wissens, z. B. über mögliche Konsequenzen mit Vor- und Nachteilen der jeweiligen Entscheidungsmöglichkeiten. Das Leben zu verlängern und den Tod zu verhindern hat für viele Menschen den höchsten Stellenwert, in manchen Situationen ist jedoch die Linderung von Leiden ein wichtigeres Ziel, wenn z. B. die medizinische Situation des Patienten mit einem hohen Risiko verbunden ist, zu versterben oder mit schweren körperlichen oder kognitiven Defiziten zu überleben. Häufig zeigen hier lebensverlängernde Maßnahmen keinen guten Nutzen, sondern würden vielmehr eine Leidensverlängerung bedeuten. Hier ist es besonders wichtig, die eingeschränkten therapeutischen und entsprechenden palliativen Möglichkeiten mit den Angehörigen gut zu besprechen.

Die Kommunikation und die Entscheidungsfindung in infausten medizinischen Situationen sind herausfordernd und werden häufig von Ärzten als belastend empfunden. Eine kürzlich durchgeführte Studie auf der Intensivstation ergab, dass mehr als 10 % der Patienten eine Behandlung erhielten, die von ihren behandelnden Ärzten als sinnlos angesehen wurde (Huynh et al. 2013). Dabei konnte gezeigt werden, dass die Ansprache von Prognose und Tod sowohl bei polymorbiden Patienten als auch bei Angehörigen von Intensivpatienten nicht grundsätzlich als belastend erlebt wird (Emanuel et al. 2004; Thomson et al. 2005; White et al. 2007; Curtis und White 2008; You et al. 2014). Diese Gespräche sind kommunikativ, aber anspruchsvoll, was sich auch in häufigen rechtlichen Klagen oder Beschwerden vonseiten Angehöriger über die ärztliche Kommunikation am Lebensende widerspiegelt (Cohen-Mansfield et al. 2017). Viele Ärzte fühlen sich für diese schwierigen Gespräche zu wenig vorbereitet und wünschen sich entsprechende Kommunikationstrainings, insbesondere auch, wie eine infauste medizinische Situation oder ein palliativer Therapieansatz besprochen werden sollte (Cegala und Lenzmeier Broz 2002; Walczak et al. 2016).

99.2.7 Unterstützung des Personals auf Intensivstationen

Das herausfordernde Arbeitsumfeld auf Intensivstationen birgt das Risiko von psychischen Belastungsreaktionen und Burnout (Ricou et al. 2020). Dieser Zustand kann sich negativ auf das Wohlbefinden und die Leistungsfähigkeit des ITS-Personals auswirken und sogar zur Aufgabe des Berufs führen. Angesichts des Pflegekräftemangels auf Intensivstationen stellt dies eine ernsthafte Bedrohung für die Aufrechterhaltung der hohen klinischen Standards dar. Insbesondere die COVID-19-Pandemie hat die psychologischen Herausforderungen, mit denen Intensivstationspersonals weltweit konfrontiert sind, besonders deutlich gemacht. Durch die ständigen herausfordernden akuten kritischen Situationen und die Konfrontation mit schwierigen Entscheidungen kommt der emotionalen und psychischen Unterstützung des Personals auf Intensivstationen eine besondere Relevanz zu. Derzeit gibt es allerdings noch wenig gute Evidenz über die Art und Wirksamkeit dieser Interventionen, sodass diesbezüglich weiterführende Forschung vonnöten ist.

Mögliche Strategien könnten darin bestehen, einerseits die Verbesserung des ITS-Umfeldes anzustreben oder andererseits den Einzelnen im Umgang mit kritischen Situationen zu unterstützen (Moss et al. 2016). Dabei braucht es wahrscheinlich multidimensionale organisatorische Umstellungen und individuelle Angebote. Diese können z. B. beinhalten, in Form von Supervisionen, Balint-Gruppen oder anderen Unterstützungsangeboten Raum für die Besprechung der herausfordernden Situationen und für das Befinden des Personals zu schaffen. Zudem könnte es helfen, regelmäßige Reflexionsmöglichkeiten anzubieten und bei Bedarf professionelle Unterstützung durch psychologische Fachkräfte bereitzustellen, um das „Wohlbefinden" des Intensivpersonals zu erhalten und ihm zu helfen, seine Arbeit effektiv und mitfühlend fortzusetzen.

Psychologische Interventionen könnten auch dazu beitragen, die Resilienz des Personals zu stärken und ihre Fähigkeit zur Bewältigung von belastenden Situationen zu verbessern.

99.2.8 Resümee

Intensivpatienten und ihre Angehörigen haben ein hohes Risiko für psychische Belastungsreaktionen während, aber auch noch lange nach der kritischen Krankheit. Eine frühe Identifikation eines PICS oder PICS-F mit entsprechendem Anbieten von Unterstützung ist wünschenswert. Mit wachsender Zahl der Patienten, die eine kritische Krankheit überleben, ist es dringend erforderlich, Strategien zur Bewältigung der psychischen Morbidität dieser Patienten und Angehörigen zu entwickeln:

- Besonders wichtig sind verbesserte proaktive Kommunikationsstrategien, um Kommunikationsdefizite, die mit einer verstärkten psychischen Morbidität bei Intensivpatienten und ihren Angehörigen assoziiert sind, zu reduzieren.
- Auch eine Nachbetreuung, z. B. im Rahmen einer Post-ICU-Sprechstunde, bietet eine Möglichkeit, psychosoziale und somatische Folgen kritischer Krankheit zu identifizieren und gezielt zu adressieren.

Um zu ermitteln, welche Therapieintervention hier am hilfreichsten ist, bedarf es noch weiterer Evidenz.

LITERATURAUSWAHL

Anderson WG, Arnold RM, Angus DC, et al. Posttraumatic stress and complicated grief in family members of patients in the intensive care unit. J Gen Intern Med 2008; 23(11): 1871–1876.

Azoulay E, Pochard F, Kentish-Barnes N, et al. Risk of post-traumatic stress symptoms in family members of intensive care unit patients. Am J Respir Crit Care Med 2005; 171(9): 987–994.

Baile WF, Buckman R, Lenzi R, et al. SPIKES – A six-step protocol for delivering bad news: Application to the patient with cancer. Oncologist 2000; 5(4): 302–311.

Becker C, Hunziker S. Die Wichtigkeit der Kommunikation in der Arzt-Patienten-Beziehung. Ther Umsch 2019; 76(5): 231–238.

Becker C, Gross S, Gamp M, et al. Patients' preference for participation in medical decision-making: Secondary analysis of the BEDSIDE-OUTSIDE trial. J Gen Intern Med 2023; 38(5): 1180–1189.

Curtis JR, DB White. Practical guidance for evidence-based ICU family conferences. Chest 2008; 134(4): 835–843.

Curtis JR, Patrick DL, Shannon SE, et al. The family conference as a focus to improve communication about end-of-life care in the intensive care unit: Opportunities for improvement. Crit Care Med 2001; 29 (2 Suppl): N26–33.

Gries CJ, Engelberg RA, Kross EK, et al. Predictors of symptoms of post-traumatic stress and depression in family members after patient death in the ICU. Chest 2010; 137(2): 280–287.

Lautrette A, Darmon M, Megarbane B, et al. A communication strategy and brochure for relatives of patients dying in the ICU. N Engl J Med 2007; 356(5): 469–478.

Moss M, Good VS, Gozal D, et al. An official Critical Care Societies Collaborative Statement: Burnout syndrome in critical care health care professionals: A call for action. Am J Crit Care 2016; 25(4): 368–376.

Pochard F, Azoulay E, Chevret S, et al. Symptoms of anxiety and depression in family members of intensive care unit patients: Ethical hypothesis regarding decision-making capacity. Crit Care Med 2001; 29(10): 1893–1897.
White DB, Braddock CH 3rd, Bereknyei S, Curtis JR. Toward shared decision making at the end of life in intensive care units: Opportunities for improvement. Arch Intern Med 2007; 167(5): 461–467.
Zimmerli M, Tisljar K, Balestra GM, et al. Prevalence and risk factors for post-traumatic stress disorder in relatives of out-of-hospital cardiac arrest patients. Resuscitation 2014; 85(6): 801–808.

KAPITEL

100 Transplantation und Organersatz

100.1 Nierenersatz und Nierentransplantation

Alexander Kiss und Irene Geiger

Obwohl der Organersatz und die Organtransplantation nur wenige Menschen betreffen, berührt diese Therapieform Grundfragen der menschlichen Existenz und die Frage des technisch Machbaren bzw. Möglichen. War früher ein Organversagen gleichbedeutend mit einem Todesurteil, so machen heute Organersatz und Organtransplantation ein Weiterleben möglich. Gleichzeitig hat der Bedarf nach Organen unsere Vorstellungen über den Tod radikal verändert (Hirntod).

100.1.1 Dialyse

Die häufigste Form des Organersatzes ist der Nierenersatz durch die Dialyse. Patienten mit terminaler Niereninsuffizienz (Urämie) leiden unter einer Vielzahl von unterschiedlich stark ausgeprägten körperlichen Symptomen: Müdigkeit, Abgeschlagenheit, Appetitlosigkeit, Übelkeit und Erbrechen sowie oft ausgeprägter Juckreiz.

Die Nierenersatztherapie hat das Ziel, Flüssigkeit und harnpflichtige Substanzen zu eliminieren sowie Störungen im Elektrolyt- und Säure-Basen-Haushalt zu korrigieren. Die chronisch intermittierende Hämodialyse erfolgt meist 3-mal/Woche in Dialysezentren oder zu Hause (Heimdialyse) für jeweils 4–6 h. Die **Peritonealdialyse** führt der Patient nach entsprechender Schulung daheim durch, womit eine größere Selbstständigkeit erreichbar ist. Die Anzahl der Patienten an der Dialyse nimmt weltweit zu.

Adhärenz („adherence") bezeichnet das Ausmaß, in dem Patienten sich an die mit dem Arzt gemeinsam vereinbarte Therapieempfehlung halten. Adhärenz mit der Dialysebehandlung bedeutet, wie sehr tatsächliche und vereinbarte Medikamenteneinnahme übereinstimmen und inwieweit vereinbarte Diät und Flüssigkeitsrestriktion sowie Termin und Zeitdauer der Dialyse eingehalten werden.

Abhängig davon, wie **Non-Adhärenz** definiert wird, sind bis zu 50 % der Dialysepatienten non-adhärent (Kaveh und Kimmel 2001). Erfasst werden entweder Blutwerte (Serum-Kalium), Serum-Phosphat, Harnstoff-Stickstoff („blood urea nitrogen", BUN), die Gewichtszunahme zwischen den Dialysen und/oder das Einhalten der vereinbarten Dialysefrequenz/-dauer. Nicht-adhärente Dialysepatienten werden vermehrt stationär aufgenommen und sterben früher als adhärente Patienten.

Neben dem Nichtwissen der Patienten scheinen auch fehlende soziale Unterstützung, Depression und Schmerzen sowie die Anzahl der einzunehmenden Medikamente die Adhärenz negativ zu beeinflussen (Oh et al. 2013; Weisbord et al. 2014).

Psychische Adaptation und psychische Störungen

Jeder 5. Patient an der Dialyse ist klinisch depressiv (Bautovich et al. 2014). Bei einer Längsschnittuntersuchung über 2 Jahre mit

Messzeitpunkten alle 6 Monate waren 50 % der Dialysepatienten mindestens zu einem Messpunkt depressiv (Weisbord et al. 2014). Mehr Depressivität war in dieser Studie mit weniger Adhärenz an der Dialyse, mehr Notfallaufnahmen und höherer Mortalität assoziiert.

Angesichts des Leidens der Patienten und des negativen Einflusses von Depression auf Lebensqualität, Adhärenz und Überleben sind die Ergebnisse einer großen randomisierten Multicenterstudie ernüchternd (Mehrotra et al. 2019):

- Das Gespräch mit depressiven Dialysepatienten mit dem Ziel, die Akzeptanz für die Diagnose Depression und die Motivation für eine Therapie zu steigern („engagement interview"), war wirkungslos (Therapiebeginn mit Gespräch 66 % der Patienten, Therapiebeginn ohne Gespräch 64 %).
- Nach 12 Wochen Therapie mit Sertralin hatten die Patienten etwas weniger depressive Symptome als die mit kognitiver Verhaltenstherapie (KVT) behandelten Patienten der Vergleichsgruppe.
- Mit Sertralin behandelte Patienten hatten mehr unerwünschte Nebenwirkungen.

RESÜMEE

Ein Cochrane Review mit Metaanalyse zur Wirksamkeit psychosozialer Interventionen zur Vorbeugung und Therapie von Depression an der Dialyse kam zu dem Schluss, dass KVT, körperliche Aktivität und Entspannungsübungen depressive Symptome bei Patienten an der Dialyse wahrscheinlich vermindern (Natale et al. 2019).

Partnerschaft

Die Belastung durch die Krankheit und die Dialysebehandlung betrifft nicht nur die Patienten, sondern auch ihre Partnerinnen oder Partner. Belasco und Sesso (2002) berichten über deutliche Einschränkungen in der Lebensqualität der Partner von Dialysepatienten. Für Patienten scheint eine Partnerschaft einen gewissen Schutzfaktor darzustellen.

Singles an der Dialyse sterben früher als verheiratete Dialysepatienten (Tanno et al. 2013), möglicherweise wegen schlechterer Adhärenz (Cicolini et al. 2012).

Psychosoziale Faktoren und Überleben: Option Transplantation

Nicht alle Patienten, die dialysiert werden, sind medizinisch als Transplantatempfänger geeignet. Die Evaluation soll sicherstellen, dass der zu erwartende Nutzen der Transplantation möglichst groß und das zu erwartende Risiko für den Empfänger möglichst gering ist. In den KDIGO[i]-Leitlinien (Chadban et al. 2020) werden neben einer somatischen Evaluation auch eine psychosoziale Evaluation sowie eine Evaluation der (Non-)Adhärenz empfohlen.

Non-Adhärenz mit Medikamenten an der Dialyse ist mit Non-Adhärenz nach Transplantation assoziiert (Dobbels et al. 2008). Die Notwendigkeit für standardisierte Interviewleitfäden wie *Psychosocial Assessment for Candidates for Transplantation* (PACT; Olbrisch et al. 1989) oder *Transplant Evaluation Rating Scale* (TERS; Twillman et al. 1993) wird unterschiedlich gesehen (Puttarajappa et al. 2021). In der klinischen Praxis werden sie selten systematisch angewendet. Oft werden nur diejenigen Transplantationskandidaten psychosozial evaluiert, die den betreuenden Ärzten oder dem Pflegepersonal auffällig erscheinen.

Ein besonderes Problem stellen Adoleszente dar, die oft nicht adhärent sind. Sie selbst nehmen sich zwar als adhärent wahr, sind aber zu zwei Drittel nach der Transplantation nicht adhärent, was den Titel der Publikation von Massey et al. (2015) rechtfertigt: *Young Adult Kidney Transplant Recipients: Nonadherent and Happy.*

Option: Dialyse beenden

Im klinischen Alltag wird dem Wunsch des Patienten, die Dialysebehandlung zu beenden und damit den Tod herbeizuführen, sehr unterschiedlich begegnet: In der deutschsprachigen Schweiz kommt man einem solchen Wunsch selbstverständlicher nach als in Deutschland oder Österreich. Eine Ursache mag die Geschichte sein: Das Erbe der massenweisen Vernichtung „unwerten Lebens" unter aktiver Beteiligung von Ärzten und Pflegenden in Deutschland und Österreich macht das Eingehen auf den Wunsch nach Abbruch der Dialyse schwierig.

In der Literatur wird das Verfassen einer gesundheitlichen Vorausplanung mit einer **Patientenverfügung** (Advanced Care Planning, ACP) empfohlen, damit Kranke und ihre Angehörigen sich frühzeitig mit dem Thema beschäftigen und ihr Entscheidungsprozess so erleichtert wird (Davison 2002). Obwohl es Empfehlungen gibt, wie ACP und die Begleitung am Lebensende („end-of-life care") mit Dialysepatienten besprochen werden sollen (NHS Kidney Care 2019), finden solche Gespräche selten statt (Mandel et al.2017)

Die **Option „Dialyse abbrechen"** kann im klinischen Alltag ein komplexer Prozess der Entscheidungsfindung sein. Darin eingebunden sind der Patient, seine Angehörigen, das Behandlungsteam und mögliche sonstige Beteiligte (z. B. Psychosomatiker, Psychiater, Ethiker etc.). Erleichtert wird der Prozess durch Respekt für unterschiedliche Sichtweisen, offene Kommunikation, klare Entscheidungsstrukturen, Priorität der Patientenautonomie, den Willen zur individuellen Verantwortung und die Bereitschaft, Zeit zu investieren.

Nach Abbruch der Dialyse leben die Patienten noch 1–2 Wochen, in denen Symptomlinderung nach den Prinzipien der Palliativmedizin im Vordergrund steht (Cohen et al. 1995).

100.1.2 Transplantation

Bei der Transplantation werden dem Spender Organe explantiert und dem Empfänger implantiert. Die Anzahl der Dialysepatienten nimmt rasant zu und damit auch die Anzahl jener, die auf eine Spenderniere

[i] KDIGO: *Kidney Disease: Improving Global Outcomes*

warten. Die Zahl der pro Jahr gespendeten Nieren hat sich über die Jahre nur geringfügig erhöht. Im Folgenden soll auf beide Seiten – Spender und Empfänger – eingegangen werden.

Spender

Tote Spender und ihre Angehörigen

Die Mehrheit der gespendeten Nieren stammt von hirntoten Spendern. Der Begriff Hirntod wurde 1968 vom *Ad hoc Committee of the Harvard Medical School* definiert. Danach gilt der **Hirntod** als vollständiger und irreversibler Zusammenbruch der Gesamtfunktion des Gehirns bei noch erhaltener Kreislauffunktion im übrigen Körper. In den meisten Ländern bestehen genaue Richtlinien, nach welchen Kriterien der Hirntod zu diagnostizieren ist (Wijdicks 2001, 2002). Die Hirntoddiagnose gilt als unabdingbare Voraussetzung für die Organentnahme. Seit Einführung des Hirntodkonzepts gibt es daran auch grundsätzliche Kritik (Jonas 1987).

Im klinischen Alltag haben trauernde Angehörige, die sich ja in einem emotionalen Ausnahmezustand befinden, oft große Mühe, den Hirntod zu begreifen, da der Hirntote warm ist, sein Herz schlägt und er durch die maschinelle Beatmung zu atmen scheint (Franz et al. 1997; Kesselring et al. 2007).

Abhängig von der jeweiligen Rechtslage sind **Angehörige** am Entscheid zur Organentnahme unterschiedlich beteiligt:

- Ist der Wille des Betroffenen nicht bekannt, dann ist eine Organentnahme in Deutschland und in der Schweiz nur zulässig, wenn die Angehörigen ihr zustimmen (Zustimmungslösung). Die Schweizer Bevölkerung hat in einer Volksabstimmung vom 15.5.2022 einer Widerspruchslösung zugestimmt, und eine entsprechende Gesetzesänderung ist in Arbeit.
- In Österreich gilt diese Informationspflicht von Angehörigen nicht: Falls der Hirntote nicht zu Lebzeiten seinen Willen gegen eine Organentnahme registrieren ließ (Widerspruchslösung), können Organe auch ohne Einverständnis der Angehörigen entnommen werden.

Die Entscheidung erfolgt meist schnell und spontan und wird, wenn einmal getroffen, selten geändert (Siminoff et al. 2001). Die spätere Zufriedenheit mit der getroffenen Entscheidung hängt davon ab, ob

- sich die Angehörigen vom Behandlungsteam ernst genommen gefühlt haben,
- ihm vertrauen konnten und
- ihnen der Hirntod verständlich erklärt wurde (Burroughs et al. 1998).

Ob die Mitteilung des Hirntods und die Frage nach der Organspende später als traumatisch erinnert werden, ist im Wesentlichen von zwei Faktoren abhängig: 1) von der Art der Entscheidungsfindung der Angehörigen (sicherer vs. ambivalenter Entscheid) und 2) davon, wie die Angehörigen das Ärzte- und Pflegeteam auf der Intensivstation erleben (auf das Organ oder auf die Bedürfnisse der Angehörigen fokussiert; Kesselring et al. 2007).

PRAXISTIPP
Ein Kommunikationstraining mit Transplantationskoordinatoren erhöht die Zustimmungsrate der Angehörigen signifikant (Siminoff et al. 2015).

Lebendspender

In den USA und in einigen europäischen Ländern (z. B. Schweiz) ist die Zahl der Lebendnierentransplantationen etwa gleich hoch wie die der Leichennierentransplantation.

Art der Nierenlebendspender

- Genetisch verwandte Spender (am häufigsten).
- Emotional verbundene Nierenlebendspender, z. B. (Ehe-)Partner oder Freunde.
- In der Schweiz sind auch nichtgerichtete Spenden erlaubt. Die Spende erfolgt aus altruistischen Motiven. Die Annahme, diese Spender seien generell psychisch auffällig, wird durch die bisherige klinische Erfahrung nicht bestätigt (Jendrisak et al. 2006).
- Paare haben die Möglichkeit, an einem Crossover- oder Kidney-Paired-Donation(KPD)-Programm teilzunehmen. Spender, die z. B. aus immunologischen Gründen ihrem Empfänger nicht spenden können, spenden einem unbekannten passenden Empfänger, dafür erhält ihr Empfänger die Spende eines passenden Spenders. Diese Spenden finden ebenfalls anonym statt.
- Durch die sozialen Medien gibt es neue Arten von Spendern: z. B. gerichtet, ohne emotionale Bindung.
- In manchen Ländern besteht ein organisierter illegaler Schwarzmarkt mit meist schlecht bezahlten Organspendern.

Allgemein spenden Frauen häufiger als Männer, und Männer sind häufiger Empfänger von Lebendnierenspenden als Frauen.

Art der Entscheidungsprozesse

Die Art der Entscheidungsprozesse bei gerichteter Nierenspende wurde von Simmons et al. (1977) beschrieben:

- **Spontanentscheid** („snap decision"): Der potenzielle Spender erfährt von der terminalen Niereninsuffizienz seines Nächsten und ist spontan, ohne langes Nachdenken bereit, eine Niere zu spenden. Ein Entscheidungsprozess findet eigentlich nicht statt; die Spende ist „selbstverständlich" und eine innere Notwendigkeit. Der Spontanentscheid ist die häufigste Art der Entscheidungsfindung.
- **Abwägender Entscheid** („deliberate decision"): Der Betroffene entscheidet nicht sofort, sondern sammelt Informationen, wägt ab, überlegt und entscheidet sich erst dann für die Organspende.
- **Hinausschiebender Entscheid** („postponed decision"): Aus innerer Verpflichtung und/oder auf äußeren Druck hin beginnt der Betroffene die medizinischen Abklärungen, ob er als Spender geeignet ist, ohne den Entscheid für die Organspende bereits gefällt zu haben.

Psychosoziale Evaluation

Ziel der medizinischen und psychosozialen Evaluation des potenziellen Spenders ist es, sein Risiko, durch die Organspende Schaden zu nehmen, möglichst gering zu halten (Kasiske et al. 1995; Duerinckx et al. 2014).

In der Schweiz sind die medizinisch-ethischen Richtlinien der Schweizer Akademie für Medizinische Wissenschaften für die Lebendspende von soliden Organen bindend (SAMW 2023). Danach sollen folgende Aspekte Teil der obligaten psychosozialen Evaluation sein:

- Urteilsfähigkeit
- Motivation für die Organspende, insbesondere Freiwilligkeit und Unentgeltlichkeit
- Psychosoziale Anamnese
- Bisheriger Umgang mit psychosozialem Stress
- Derzeitige Lebensumstände (soziales Netz, Beruf, Finanzen)
- Beziehung zum Empfänger
- Erwartungen des Spenders im Zusammenhang mit der Organspende
- Wissen um Nutzen und Risiken für Spender und Empfänger
- Information über allfällige psychische Folgen einer Lebendspende
- Information über die Möglichkeit einer psychologischen Betreuung

Die Europäische Plattform für ethische, rechtliche und psychosoziale Aspekte der Organtransplantation ELPAT[iii] hat mit dem „ELPAT Living Organ Donor Pychosocial Assessment Tool" (EPAT) ein Manual entwickelt, das die Vereinheitlichung der psychosozialen Abklärung fördert. Die Gruppe hat darin u. a. eine Red-Flag-Checkliste veröffentlicht, mit deren Hilfe mögliche Risiken für den Lebendnierenspender erkannt werden sollen (Massey et al. 2018).

In einem Konsensuspapier zur psychosozialen Evaluation wird zusätzlich die Abklärung der persönlichen und sozialen Ressourcen des Spenders empfohlen (Ismail et al. 2015), um ihm die bestmögliche Betreuung nicht nur im organischen, sondern auch im psychischen Bereich anzubieten (de Zwaan et al. 2017). Um zu vergleichbaren Resultaten in der psychosozialen Abklärung zu kommen, bedarf es verbindlicher Richtlinien (Ludwig et al. 2022).

Es gibt nur wenige **absolute Kontraindikationen** für eine Lebend-Organspende: Dazu zählen schwere akute psychiatrische Störungen wie z. B. akute Psychose, schwere Depression, schwere Substanzabhängigkeit) sowie Urteilsunfähigkeit oder die Gewissheit, dass die Spende unfreiwillig erfolgt oder mit einer finanziellen Zuwendung verbunden ist.

Relative Kontraindikationen sind etwa eine relevante psychiatrische Vorgeschichte, soziale Instabilität oder unrealistische Erwartungen an den Empfänger. Auch Ambivalenz stellt eine relative Kontraindikation dar, da sie mit einem höheren Risiko für spätere psychosoziale Konsequenzen verbunden ist. Die Ambivalenz sollte vor der Spende aufgelöst werden (Dew et al. 2013).

Langzeitfolgen einer Lebendnierenspende

Um die Langzeitfolgen für die Lebendspender zu erfassen, sind nationale Register notwendig, in denen prospektiv und systematisch medizinische und psychosoziale Daten gesammelt werden.

[iii] ELPAT: *Ethical, Legal, and Psychosocial Aspects of Organ Transplantation*

PRAXISTIPP

- SOLKID-GNR – Deutsches Lebendspende Register: https://www.medizin.uni-muenster.de/solkid-gnr/startseite.html
- SOL-DHR – Schweizer Lebendspender-Gesundheitsregister: https://www.sol-dhr.ch/de/

Somatische Langzeitfolgen:

- Nierenlebendspender haben im Vergleich zu Gesunden nur ein leicht erhöhtes Risiko, an einer terminalen Niereninsuffizienz zu erkranken (Muzaale et al. 2014; Kasiske et al. 2020).
- Für jüngere Spender scheint das Lebenszeitrisiko für terminale Niereninsuffizienz größer zu sein (Grams et al. 2016).
- Wenn Spenderinnen schwanger werden, haben sie eher einen erhöhten Blutdruck oder eine Präeklampsie als Gesunde (O'Keeffe et al. 2018), bzgl. der Geburt selbst bestehen keine Unterschiede (Garg et al. 2015).
- Mittlerweile gibt es vereinzelt Spender (0,1 % der Spender), die selbst dialysepflichtig werden (persönl. Mitteilung des Medical Director SOL-DHR).

Psychosoziale Langzeitfolgen:

- 93 % der Spender in der Schweiz würden wieder spenden (SOL-DHR Schweiz).
- Nicht mehr spenden würden jene, die den Entscheid zu spenden hinausgezögert hatten (Simmons und Anderson 1985), sowie jene, deren Organempfänger innerhalb von 1 Jahr nach der Transplantation verstarben (Johnson et al. 1999).
- Die mentale Gesundheit, gemessen mit dem *Patient Health Questionnaire* (PHQ), nimmt nach einer Lebendnierenspende nicht signifikant ab (Suwelack et al. 2022).
- Es gibt jedoch vereinzelt Spender, die gemessen mit dem *Mental Component Summary* (MCS) des *Short Form Health Survey* SF-8, eine niedrige mentale Gesundheit nach Lebendnierenspende aufweisen (SOL-DHR Schweiz).

Suwelack et al. (2022) fanden eine Zunahme der mit dem *Multidimensional Fatigue Inventory* (MFI-20) gemessenen klinisch relevanten Müdigkeit von 10,6 % vor der Spende auf 28,1 % 12 Monate nach der Spende; untersucht wurden 207 Spender. Rodrigue et al. (2020) berichten von 12 % persistierender Müdigkeit 12 Monate nach Spende, gemessen mit dem *Fatigue Symptom Inventory* (FSI) bei 193 Spendern. Sommerer et al. (2018) fanden unter 211 weiblichen Lebendnierenspenderinnen (40–59 J.) 11,2 % mit einer im Vergleich zur Durchschnittsbevölkerung signifikant erhöhten Müdigkeit (MFI-20).

Aufklärung von Lebendnierenspendern

Eine umfassende Aufklärung der potenziellen Lebendnierenspender über die medizinischen und psychosozialen Kurz- und Langzeitrisiken inkl. des Risikos von Müdigkeit nach der Spende ist unabdingbar. Die Aufklärung sollte laufend den aktuellen wissenschaftlichen Erkenntnissen bzgl. möglicher Komplikationen nach Lebendnierenspende angepasst werden. Die Informationen sollen gut zugänglich und maßgeschneidert sein (Schick-Makaroff et al. 2021).

PRAXISTIPP

Informationen zum gesundheitlichen Verhalten nach Nierenlebendspende: https://www.lebendspende.ch/de/lebendspenderbroschuere (Schweizer Lebendspender-Gesundheitsregister 2024)

Adhärenz mit Medikamente nach der Transplantation

Non-Adhärenz mit der verordneten immunsuppressiven Medikation ist nach der chronischen Abstoßung die zweithäufigste Ursache für einen Transplantatverlust (Dunn et al. 1990).

In einer prospektiven Studie mit Transplantierten über 2 Jahre waren zwischen 17 und 34 % der Transplantierten nicht adhärent, was nur selten von den betreuenden Ärzten wahrgenommen wurde (Couzi et al. 2013).

Erfolgreiche Ansätze zur Verbesserung der Adhärenz sind Interventionen, die individuell auf den Patienten und seine engste Umgebung zugeschnitten sind (Russell et al. 2020), und verhaltenstherapeutische Maßnahmen, insbesondere die Ausarbeitung eines Vertrages, den der Transplantierte unterzeichnet: In einer randomisierten Studie, bei der in der Interventionsgruppe die Apotheker den Vertrag mit dem Transplantierten abschlossen, hatte diese im Vergleich zur Kontrollgruppe nicht nur eine signifikant höhere Adhärenz, sondern auch eine signifikant niedrigere Jahres-Hospitalisierungsrate (Chisholm-Burns et al. 2013).

Lebensqualität und berufliche Reintegration

Eine gelungene Transplantation erhöht die Lebensqualität und reduziert die Mortalität im Vergleich zur Dialyse (Tonelli et al. 2011).

Die berufliche Reintegration ist von entscheidender Bedeutung, geht sie doch mit einer deutlich verbesserten Lebensqualität einher (Neipp et al. 2006). In der Schweizer Kohortenstudie arbeiteten vor der Transplantation 58,9 % der Patienten und 12 Monate nach der Transplantation 56,2 %. Alter, Ausbildung, selbstwahrgenommener Gesundheitszustand, Beschäftigung vor der Transplantation und ein Lebendspender sind Prädiktoren für eine Arbeitstätigkeit nach der Transplantation (Danuser et al. 2017).

Psychische Adaptation

Die **Integration des fremden Organs** in das eigene Körperbild beschreibt Muslin (1971) als schrittweise „Internalisierung" der gespendeten Niere. Störungen dieser Integration sind selten (Henneman et al. 2021). Der Anteil der Patienten mit psychiatrischen Diagnosen (vor allem depressive und Angststörungen) nimmt nach der Transplantation deutlich ab (33 vs. 17 %; Sensky 1989).

Depression ist ein Risikofaktor für eine erhöhte Mortalität nach Transplantation (Dew et al. 2015). Die Entwicklung einer depressiven Störung ist vom somatischen Verlauf abhängig: Akute und chronische Organabstoßungen sind häufig mit depressiver Stimmung vergesellschaftet. Die Gefahr, wieder an die Dialyse zu müssen, hängt wie ein Damoklesschwert über vielen Transplantierten.

Verglichen mit nichtdepressiven Patienten haben depressive transplantierte Patienten ein 2-fach erhöhtes Risiko, das Transplantat zu verlieren oder mit funktionierendem Transplantat zu versterben (Dobbels et al. 2008).

Wie bei anderen chronischen Erkrankungen sind **psychische Störungen** auch bei Nierentransplantierten **unterdiagnostiziert** und werden selten adäquat behandelt. Neben der psychotherapeutischen Betreuung (Johann und Erim 2001) stehen Medikamente wie z. B. Serotonin-Wiederaufnahmehemmer zur Verfügung (Vella und Sayegh 1998).

Die Einnahme von Johanniskraut, das wegen seines pflanzlichen Ursprungs bei den Patienten beliebt ist und oft ohne Wissen der behandelnden Ärzte konsumiert wird, ist kontraindiziert: Es senkt den Ciclosporin-Spiegel im Blut und kann den Verlust des Transplantats bewirken (Moschella und Jaber 2001).

Beziehung zum Spender

11 % der Empfänger von Organen hirntoter Spender denken häufig über die Herkunft des Organs nach, und 30 % hätten gern mehr Informationen über den Spender (Schlitt et al. 1999). Die meisten Empfänger von Nieren eines Lebendspenders sind diesem sehr dankbar. Bei emotionaler Bindung ist diese nach der Spende oft vertieft (Simmons et al. 1977; Ummel und Achille 2016). In Einzelfällen kann es zu Auseinandersetzungen zwischen Spender und Empfänger kommen. Oft besteht bei Problemen nach der Transplantation schon **vor der Spende** eine schwierige und komplexe Beziehung zwischen Spender und Empfänger, die oft unbewusst sehr unterschiedliche Erwartungen und Hoffnungen mit der Organspende verknüpfen. Dies aufzuzeigen ist ein wichtiger Teil der psychosozialen Evaluation vor der Transplantation.

Partnerschaft

Wie bei allen chronischen Erkrankungen sind auch bei einer Nierentransplantation nicht nur die Patienten selbst, sondern auch die Partner und die Familie betroffen. Zu den Partnern von Nierentransplantierten gibt es wenige Studien: Voepel-Lewis et al. (1990) beschreiben bei 50 Familienangehörigen die Sorge um Nebenwirkungen und die Angst vor Komplikationen wie Abstoßung und Transplantatverlust. Angehörigen von Dialysierten sind bei aber deutlich stärker belastet als die von Transplantierten (Avsar et al. 2015).

Zurück an die Dialyse

Abhängig von der Art der Transplantation und dem Lebensalter müssen Transplantierte damit rechnen, wieder an die Dialyse zu kommen. Diese Zeit ist mit einer erhöhten Mortalität und Morbidität verbunden (Lubetzky et al. 2021) sowie mit einer psychischen Belastung für den Transplantierten und seine Angehörigen, da sich die Alltagswirklichkeit für die Betroffenen radikal ändert. Oft wird die Dialyse lange hinausgezögert, und die Patienten befinden sich in einem körperlich schlechteren Zustand als zum Zeitpunkt der erstmaligen Dialyse (Arias et al. 2002).

LITERATURAUSWAHL

Chisholm-Burns MA, Spivey CA, Graff Zivin J, et al. Improving outcomes of renal transplant recipients with behavioral adherence contracts: A randomized controlled trial. Am J Transplant 2013; 13(9): 2364–2373.

Cohen SD, Kimmel PL. Management of Nonadherence in ESKD Patients. Clin J Am Soc Nephrol 2018; 13(7): 1080–1082.

de Zwaan M, Erim Y, Greif-Higer G, et al. Ergebnisse einer repräsentativen Befragung zur Durchführung der psychosozialen Begutachtung vor Lebendnierenspende in Deutschland. Psychother Psychosom Med Psychol 2017; 67(6): 240–244.

Kesselring A, Kainz M, Kiss A. Traumatic memories of relatives regarding brain death, request for organ donation and interactions with professionals in the ICU. Am J Transplant 2007; 7: 211–217.

Mafra D, Fouque D. Lower physical activity and depression are associated with hospitalization and shorter survival in CKD. Clin J Am Soc Nephrol 2014; 9(10): 1669–1670.

Massey EK, Meys K, Kerner R, et al. Young adult kidney transplant recipients: Nonadherent and happy. Transplantation 2015; 99(8): e89–96.

Massey EK, Timmerman L, Ismail SY, et al. ; ELPAT Psychosocial Care for Living Donors and Recipients Working Group. The ELPAT living organ donor Psychosocial Assessment Tool (EPAT): From 'what' to 'how' of psychosocial screening – A pilot study. Transpl Int 2018; 31(1): 56–70.

Mehrotra R, Cukor D, Unruh M, et al. Comparative efficacy of therapies for treatment of depression for patients undergoing maintenance hemodialysis: A randomized clinical trial. Ann Intern Med 2019; 170(6): 369–379.

O'Keeffe LM, Ramond A, Oliver-Williams C, et al. Mid- and long-term health risks in living kidney donors: A systematic review and meta-analysis. Ann Intern Med 2018; 168(4): 276–284.

Puttarajappa CM, Schinstock CA, Wu CM, et al. KDOQI US Commentary on the 2020 KDIGO Clinical Practice Guideline on the Evaluation and Management of Candidates for Kidney Transplantation. Am J Kidney Dis 2021; 77(6): 833–856.

100.2 Hämatopoetische Stammzelltransplantation

Klaus Hönig, Norbert Grulke und Harald Bailer

100.2.1 Terminologie und somatische Aspekte

Unter dem Oberbegriff **hämatopoetische Stammzelltransplantation (HSZT)** wird die Transfusion von Blutstammzellen eines Spenders auf einen Empfänger verstanden, die dem Knochenmark (Knochenmarktransplantation, KMT), dem peripheren Blut (periphere Blutstammzelltransplantation) oder dem Nabelschnurblut von Neugeborenen entstammen können. Sind Spender und Empfänger identisch, spricht man von einer **autologen** (Eigenspende), andernfalls von einer **allogenen HSZT** (Fremdspende).

Die HSZT hat sich inzwischen zu einer Standardbehandlung entwickelt. Es gibt zunehmend Langzeitüberlebende nach allogener HSZT. Indikationsbereiche der autologen und allogenen HSZT sind akute und chronische Leukämien, maligne Lymphome, multiple Myelome, myelodysplastische Syndrome und aplastische Anämien, in einzelnen Fällen aber auch solide Tumoren.

Neben der Art der Erkrankung sind das Krankheitsstadium, das Alter des Patienten und das Vorliegen weiterer Risikofaktoren für den Erfolg ausschlaggebend. Über alle Erkrankungen hinweg kann mit einer Heilungsrate von ca. 50 % gerechnet werden. Je nach individuellen Voraussetzungen unterscheiden sich die transplantationsassoziierten Mortalitätsraten erheblich und können für ungünstige Krankheitsbilder über 60 % liegen. Insgesamt ist die transplantationsassoziierte Mortalität bei allogener HSZT in den letzten 40 Jahren erheblich gesunken (Penack et al. 2020).

Der HSZT geht eine meist hoch dosierte Chemotherapie, evtl. in Kombination mit einer Ganzkörperbestrahlung (Konditionierung), voran. Die Tage nach der Transplantation sind durch Aplasie gekennzeichnet, was das Risiko für Infektionen erheblich steigert. Schmerzen infolge von Schleimhautschädigungen (Mukositis) sind häufig, ebenso gastrointestinale Beschwerden. Die sehr eingeschränkte oder auch nicht mehr vorhandene Immunkompetenz bedingt, dass die Behandlung des Patienten unter besonderen Umkehr-Isolationsbedingungen, häufig über mehrere Wochen, erforderlich ist.

Mit dem Wiederanstieg der Leukozyten (Engraftment) kann es bei allogener HSZT mit der **Transplantat-gegen-Wirt-Reaktion** (Graft-vs.-Host-Disease, GvHD) zu einer typische Nebenwirkung kommen, die durch immunkompetente T-Lymphozyten des Spenders ausgelöst wird und innerhalb der ersten 3 Monate nach Transplantation auftritt (akute GvHD). In einer milden Form ist eine GvHD sogar erwünscht, da sie mit einem Transplantat-gegen-Tumor-Effekt („graft vs. malignancy") gekoppelt zu sein scheint. Unbehandelt kann eine akute GvHD, die meist Haut, Leber und GIT betrifft, tödlich verlaufen. Der Befall der Haut manifestiert sich ähnlich einem Sonnenbrand von leichter Rötung bis zu schweren entzündlichen Hautveränderungen, die Affektion der Leber ist durch den Anstieg der Leberwerte und Gelbsucht charakterisiert, die des Darms ruft Bauchschmerzen und wässrige Durchfälle hervor. Vorbeugend werden Immunsuppressiva verabreicht, oder das Transplantat wird T-Zell-depletiert. Die Behandlung der akuten GvHD erfolgt durch Immunsuppression. Patienten nach autologer HSZT haben i. d. R. einen besseren Immunstatus; Infektionen verlaufen bei ihnen weniger dramatisch.

Auch unabhängig vom Auftreten einer akuten GvHD kann sich nach 3 oder mehr Monaten eine chronische GvHD als eigenständige Erkrankung nach allogener HSZT einstellen. Oftmals ist eine andauernde medikamentöse Immunsuppression erforderlich. Weitere Spätfolgen einer HSZT, meist abhängig von der Intensität der Vorbehandlungen, sind Sterilität, Katarakt und ein erhöhtes Risiko für Sekundärmalignome. Das Rezidivrisiko ist bei autologer gegenüber allogener HSZT infolge des Fehlens der Transplantat-gegen-Tumor-Reaktion erhöht. Im Gegensatz zur Transplantation von soliden Organen (➤ Kap. 100.3) ist die Abstoßung des Transplantats eher selten.

100

100.2.2 Psychologische Aspekte

Erkrankung und Behandlung tangieren nicht nur den Patienten, sondern auch sein soziales Umfeld und das Behandlungsteam.

Patient

Die Auseinandersetzung mit einer potenziell tödlichen Erkrankung und ihrer vital bedrohlichen Behandlung stellt für viele Patienten während des gesamten Krankheits- und Behandlungsverlaufs (vor der HSZT, in der Hospitalisierungsphase und in der Zeit nach der HSZT) eine enorme psychische Belastung (Polomeni et al. 2019).

Psychische Belastungen

Rund die Hälfte der Patienten berichten vor einer HSZT über eine eingeschränkte Lebensqualität und ebenso über erhöhte Angst und, etwa jeder fünfte, über Depressivität (Corman et al. 2021). Allerdings scheinen die Ängste wie auch die Informationen über Risiken und Nebenwirkungen i. R. der Aufklärung wenig Einfluss auf den Entscheidungsprozess zur Transplantation zu haben.

Die maximale körperliche Belastung geben die Patienten in den Tagen ca. +3 bis +7 nach der Transplantation an (Grulke et al. 2012). Während in früheren Jahren starke (Mukositis-) Schmerzen ein prominentes Symptom der Isolationsphase waren, treten diese dank der verbesserten Behandlung inzwischen gegenüber Belastungen wegen z. B. Magen-Darm-Problemen, Fatigue oder Appetitlosigkeit eher in den Hintergrund. Während dieser Zeit besteht insgesamt ein erhöhtes Risiko für psychische Störungen, vor allem wenn erhöhter psychischer Distress bereits vor HSZT beobachtet wird (Amonoo et al. 2019).

Kognitive Beeinträchtigungen

In Studien wurden bei über der Hälfte der Patienten deutlich beeinträchtigte kognitive Funktionen nach der Behandlung mittels HSZT beobachtet. Eine generelle Nebenwirkung, wie früher angenommen, scheinen sie nicht darzustellen, da bis zu 50 % der Patienten bereits vor Durchführung der HSZT neuropsychologische Testscores unterhalb der Norm aufweisen (Scherwath et al. 2013). Nach myeloablativer HSZT erleiden bis zu 50 % der Patienten in den ersten 4 Wochen eine delirante Episode. Meist geht sie mit beträchtlicher weiterer Morbidität einher und wird deshalb in diesem Kontext – gestützt durch Dissimulationstendenzen aufseiten des Patienten – vom Behandlungsteam oftmals übersehen. Das Auftreten einer Episode mit Delir während der stationären Behandlung nach HSZT scheint mit einem erhöhten Mortalitätsrisiko und neurokognitiven Beeinträchtigungen gekoppelt zu sein. Insgesamt stellen neurokognitive Beeinträchtigungen eine häufige Langzeitfolge nach HSZT dar, die weiterer Forschung auch mit Blick auf die Behandlungsoptionen bedarf (Kelly et al. 2018; Harrison et al. 2021).

Sexualität

Als Langzeitfolge von Vorbehandlungen, Konditionierung und Immunsuppression sind Einschränkungen in der Sexualität häufig, und in den meisten Fällen ist die Fertilität dauerhaft zerstört. Die Beeinträchtigungen der Sexualität sind vielfältig (z. B. verringerte Frequenz, erektile Dysfunktion, Lubrikationsprobleme, Dyspareunie, reduziertes Lustempfinden) und scheinen bei weiblichen Patienten ausgeprägter zu sein (Syrjala et al. 2021).

Lebensqualität

Die meisten Patienten schätzen ihre allgemeine Lebensqualität nach länger zurückliegender HSZT als gut bis sehr gut ein. Sie erreicht 1 Jahr nach Transplantation das Niveau wie kurz davor (Grulke et al. 2012), wobei die physische Rekonstitution früher als die psychische erfolgt. Die berufliche Reintegration gelingt den meisten Patienten, ist aber oftmals mit einer Verschlechterung ihrer beruflichen und damit finanziellen Situation verbunden (Kirchhoff et al. 2010). Unabhängig von der allgemeinen Lebensqualität leidet auch 3–5 Jahre nach HSZT ein signifikanter Anteil der Patienten unter gewissen körperlichen und psychischen Einschränkungen, die wohl als Preis für das Überleben angesehen werden müssen. Dieser „Preis" sollte im Vorfeld der Entscheidung zur Transplantation ärztlicherseits thematisiert werden (D'Souza et al. 2014), auch wenn die meisten Langzeitüberlebenden ihre Entscheidung für die HSZT rückblickend nicht infrage stellen (Jim et al. 2014).

Adhärenz

(Nicht-)Adhärenz bei Patienten unter HSZT stellt ein in der Forschung noch randständiges Thema dar. Die Compliance bei der Medikamenteneinnahme ist mit Blick auf den Genesungsprozess besonders wichtig. Untersucht wird inzwischen, inwieweit neue Techniken hier zu einer Erhöhung der Adhärenz beitragen können (Ribaut et al. 2020). In einer amerikanischen Untersuchung beurteilten Ärzte, Pfleger und Sozialarbeiter verschiedene Fallvignetten: Über 80 % der Befragten raten beim Vorliegen von Noncompliance in der Anamnese von einer HSZT ab (Foster et al. 2005). Aufgrund der ohne Transplantation oftmals infausten Situation für die Patienten werden psychosoziale Kontraindikationen zur HSZT allerdings wenig diskutiert.

Psychosoziale Faktoren und Überlebenszeit

Eine Reihe von Untersuchungen beschäftigt sich mit den Zusammenhängen psychosozialer Faktoren und der Überlebenszeit nach HSZT.

Es liegt zunehmend empirische Evidenz dafür vor, dass negative emotionale Befindlichkeit vor HSZT als prognostischer Risikofaktor anzusehen ist, was insbesondere für Depressivität zuzutreffen scheint (Grulke et al. 2008; El-Jawahri et al. 2017).

Mögliche psychoneuroimmunologische Modelle werden diskutiert (Costanzo et al. 2013; Knight et al. 2013). Inzwischen liegen Hinweise vor, dass gute soziale Unterstützung die Überlebenszeit nach HSZT positiv beeinflusst (Ehrlich et al. 2016).

Psychoonkologische und psychotherapeutische Interventionen

In den meisten Transplantationseinheiten gehört eine psychologisch-psychotherapeutische Betreuung der Patienten inzwischen zum Standard. Das gesamte Spektrum der evidenzbasierten psychoonkologischen Interventionen, wie sie in der S3-Leitlinie (Leitlinienprogramm Onkologie 2023; zu den Aktualisierungen: Weis et al. 2022) beschrieben sind, kann in diesem Kontext zum Einsatz kommen. Grenzen setzen die äußeren Rahmenbedingungen (etwa für gruppentherapeutische Interventionen während der Isolationszeit).

Studien zu Interventionen bei HSZT zielen überwiegend auf die Reduktion einzelner Symptome während des stationären Aufenthalts oder eher unspezifisch auf die Verbesserung des psychischen Zustands und der Lebensqualität. Es wurde eine Vielzahl von Methoden untersucht, darunter Hypnose, Entspannung, Gestaltungs-, Musik-, Massagetherapie sowie kognitiv-behaviorale Ansätze. Nach der Entlassung können körperliche Fitnessprogramme die allgemeine Lebensqualität verbessern, und gruppentherapeutische Angebote ermöglichen es, sich über die vielfältigen Themen auszutauschen, die z. T. erst später in den Vordergrund treten. Über die Inanspruchnahme von Selbsthilfegruppen durch Patienten nach HSZT in Deutschland (z. B. Gruppen der Deutschen Leukämie- & Lymphom-Hilfe) gibt es unseres Wissens keine empirischen Informationen.

Jenseits eines Gutachtens zur allgemeinen psychoonkologischen Versorgung in Deutschland (Schulz et al. 2018) scheinen bislang keine umfassenden Informationen über die konkrete psychoonkologische Versorgungsrealität auf deutschen Transplantationsstationen (personelle Ausstattung, Intensität und Art der Betreuung usw.) vorzuliegen.

RESÜMEE
Insgesamt ist davon auszugehen, dass psychosoziale Interventionen geeignet und wirksam sind, die Lebensqualität der Patienten global zu verbessern. Sie sollten möglichst niederschwellig angeboten und an die jeweilige Behandlungsphase vor, während und nach der HSZT angepasst werden.

Spender

Bei verwandten Spendern scheint nur in Ausnahmefällen ein Entscheidungsprozess im engeren Sinne aufseiten des Spenders erforderlich zu sein, für die meisten ist es „keine Frage", dass sie für ihren Verwandten als Spender zur Verfügung stehen. Aus ihrer Sicht ist ihre körperliche Belastung gegenüber der potenziellen Heilung des Empfängers nachrangig. Wenn der Empfänger des Transplantats stirbt, entwickeln manche Spender Schuldgefühle; oftmals werden auch innerfamiliäre Schwierigkeiten beobachtet. Es gibt jedoch Hinweise darauf, dass die Spender nach der Trauerphase trotzdem über einen Gewinn an Lebensqualität und -zufriedenheit berichten (Switzer et al. 1998).

Bislang nicht systematisch untersucht sind die **psychodynamischen Aspekte** auf Spender- und Empfängerseite, d. h. die Veränderungen in den beiderseitigen Beziehungen. Eine besondere Dynamik, die bislang nicht untersucht wurde, dürfte Spenden innewohnen, bei denen ein Elternteil für das Kind oder ein Kind für einen Elternteil als Spender fungiert.

Bei der Fremdspende kennen sich Spender und Empfänger nicht. In dieser Hinsicht ist von einer anderen Motivationslage für eine Spende auszugehen als bei verwandten Spendern. Je nach Spenderregister ist bei gegenseitigem Einverständnis nach einem oder mehreren Jahren ein persönliches Kennenlernen möglich. Für einen Teil der Spender verbessert sich durch die Spende das Selbstbild, und die Erfahrung der Spende wird überwiegend als positiv erlebt.

RESÜMEE
Inwieweit allgemein ein tatsächlich psychosomatisch-psychotherapeutischer Versorgungsbedarf für die Spender besteht, ist derzeit noch offen. Insgesamt ist festzuhalten, dass die Stammzell- bzw. Knochenmarkspende auch für den Spender ein emotional bewegendes und evtl. auch folgenreiches Ereignis darstellt (Garcia et al. 2013).

100.2.3 Familie, Bezugspersonen

Die Familie stellt eine wesentliche Quelle der sozialen Unterstützung dar. Familie und wichtige Bezugspersonen leiden psychisch i. d. R. ebenso wie der Patient unter den krankheits- und behandlungsbedingten Belastungen. Ihr Distress hängt eng mit dem Wohlbefinden des Patienten zusammen und kann dessen Distress sogar übersteigen. Die belastenden Themen korrespondieren eng. Die aktive Einbeziehung der Angehörigen in die Versorgung, sofern möglich und in den Stationsablauf integrierbar, könnte dem nach unserer Erfahrung häufig zu beobachtenden Gefühl der Hilflosigkeit aufseiten der Angehörigen („zuschauen und nichts tun können") entgegenwirken.

In Zeiten knapper Ressourcen besteht ein Trend dahin, Patienten möglichst frühzeitig aus der stationären Behandlung in das ambulante Setting zu entlassen. Dies ist jedoch nur dann erfolgreich möglich, wenn der Patient über ein entsprechend unterstützendes Sozialsystem verfügt (Frey et al. 2002) – eine Voraussetzung, die heute angesichts sich verändernder Familienkonstellationen gegenüber früher eher seltener gegeben sein dürfte, sodass verstärkt **sozialdienstliche Ressourcen** benötigt werden. Es gibt so gut wie keine empirische Forschung zu spezifischen psychosozialen Angeboten für Angehörige von Patienten nach HSZT. Auch hier dürften die üblichen psychoonkologischen Angebote für Angehörige von Krebspatienten gleichermaßen hilfreich sein. Angesichts der allfälligen Mehrbelastung von Angehörigen könnten **psychoonkologische Online-Angebote** oder **App-basierte Interventionen,** die aufgrund ihrer zeitlichen und logistischen Flexibilität oft besser an die Bedürfnisse von Angehörigen angepasst sind, eine hilfreiche Erweiterung des Angebotsspektrums darstellen (Bodschwinna et al. 2022).

100.2.4 Behandlungsteam

Empirische Untersuchungen über Belastungen des Behandlungsteams auf KMT-Stationen liegen kaum vor. Die pflegerische Verantwortung im Rahmen der Intensivbehandlung ist hoch. Oft liegt für das Personal auf der Transplantationseinheit die besondere Herausforderung darin, den Patienten und seine Angehörigen emotional stabil zu halten, dabei aber gleichzeitig eine aggressive Behandlung durchzuführen. Die lang dauernde Behandlung der Patienten kann zu einer Identifikation mit dem Patienten und seiner Familie führen. Die teilweise hohe transplantationsassoziierte Mortalität führt zu einer häufigen Konfrontation mit dem Thema „Tod und Sterben".

Die Beanspruchung des Behandlungsteams resultiert aus intrapsychischen und interpersonellen, aber nicht zuletzt auch strukturellen Faktoren. Dementsprechend gibt es Ansatzpunkte auf unterschiedlichen Ebenen, die zu einer Entlastung der behandelnden Ärzte und Pflegekräfte führen und damit sehr wahrscheinlich auch zu einer besseren Patientenversorgung beitragen (Grulke et al. 2009).

100.2.5 Ausblick

Die Fortschritte in der Transplantationsmedizin lassen eine Reihe von Verbesserungen für die Patienten unter HSZT erkennen. Diese „Erleichterungen" bedeuten jedoch nicht, dass der einzelne Patient und seine relevanten Bezugspersonen sich nicht der existenziellen Bedrohung der Person und ihres sozialen Systems sowie dem Umgang damit stellen müssen.

II Ein einfaches Distress-Monitoring, z. B. mit dem Distress-Thermometer (Mehnert et al. 2006), kann helfen, Interventionsbedarf frühzeitig zu erkennen. **II**

In diesem Kontext ist zu diskutieren, ob Interventionen dann in erster Linie den belasteten Patienten und ihren Angehörigen vorbehalten sein sollten, was aus wissenschaftsmethodischer Sicht auch für Outcomestudien sinnvoll wäre (Andrykowski und Manne 2006), oder ob aus ethischen Gründen nicht allen Patienten, die eine so eingreifende und belastende medizinische Maßnahme über sich ergehen lassen müssen, psychosoziale Unterstützung angeboten werden sollte. Nachholbedarf in der konkreten psychosozialen Versorgung sehen wir vor allem in der nachstationären Zeit.

LITERATURAUSWAHL

Bodschwinna D, Lorenz I, Bauereiß N, et al. A psycho-oncological online intervention supporting partners of patients with cancer (PartnerCARE): Results from a randomized controlled feasibility trial. Psychooncology 2022; 31(7): 1230–1242.

Carreras E, Dufour C, Mohty M, et al. (eds.). The EBMT Handbook – Hematopoietic Stem Cell Transplantation and Cellular Therapies. Cham: Springer Open 2019.

Costanzo ES, Juckett MB, Coe CL. Biobehavioral influences on recovery following hematopoietic stem cell transplantation. Brain Behav Immun 2013; 30(Suppl): S68–S74.

Grulke N, Larbig W, Kächele H, Bailer H. Pre-transplant depression as risk factor for survival of patients undergoing allogeneic haematopoietic stem cell transplantation. Psychooncology 2008; 17: 480–487.

Grulke N, Larbig W, Kächele H, Bailer H. Distress in patients undergoing allogeneic haematopoietic stem cell transplantation is correlated with distress in nurses. Eur J Oncol Nurs 2009; 13: 361–367.

Grulke N, Albani C, Bailer H. Quality of life in patients before and after haematopoietic stem cell transplantation measured with the European Organization for Research and Treatment of Cancer (EORTC) Quality of Life Core Questionnaire QLQ-C30 – A review. Bone Marrow Transplant 2012; 47: 473–482.

Knight JM, Lyness JM, Sahler OJZ, et al. Psychosocial factors and hematopoietic stem cell transplantation: Potential biobehavioral pathways. Psychoneuroendocrinology 2013; 38: 2383–2393.

Norkin M, Hsu JW, Wingard JR. Quality of life, social challenges, and psychosocial support for long-term survivors after allogeneic hematopoietic stem-cell transplantation. Semin Hematol 2012; 49(1): 104–109.

Scherwath A, Schirmer L, Kruse M, et al. Cognitive functioning in allogeneic hematopoietic stem cell transplantation recipients and its medical correlates: A prospective multicenter study. Psycho-Oncology 2013; 22: 1509–1516.

Weis J, Brehm F, Hufeld J, et al. Die Aktualisierung der S3-Leitlinie „Psychoonkologische Diagnostik, Beratung und Behandlung von erwachsenen Krebspatienten". Onkologie 2022;·28: 812–817.

100.3 Transplantation solider Organe

Yesim Erim und Frank Vitinius

Patientinnengeschichte

Eine 47-jährige Pat. mit der Vorgeschichte einer dilatativen Kardiomyopathie mit ausgeprägter Herzinsuffizienz (NYHA IV) wird dem psychosomatischen Konsildienst erstmalig während der hochdringlichen Listung für eine Herztransplantation vorgestellt. In der Vorgeschichte sind eine Chemotherapie, Bestrahlung des Mediastinums/ZNS bei Non-Hodgkin-Lymphom, vor 3 und 7 Jahren insgesamt zwei ischämische Hirninsulte, Operation wegen Schmerzen im unteren Rücken (Bandscheibenvorfall) bekannt. Die Pat. präsentiert sich mit Zukunftsangst, innerer Unruhe, Konzentrationsstörungen und Erschöpfung. Sie hat Sorgen um den zukünftigen stationären Aufenthalt.

Im psychischen Befund imponieren eine depressive und ängstliche Stimmungslage, körperliche Unruhe, reduzierte Konzentrationsfähigkeit wegen Lorazepam-Einnahme, Ein- und Durchschlafstörungen.

Die differenzialdiagnostische Einschätzung zu diesem Zeitpunkt durch den Konsiliarius lautet „Borderline-Persönlichkeitsstörung" vs. „Regression auf Borderline-Persönlichkeitsorganisationsniveau" aufgrund der sehr langen stationären Behandlung, später dann auch schwere Depression.

Der Aufenthalt auf der IMC-Station wird von der Pat. als belastend erlebt. Zwei Wochen später erfolgt die Transplantation. In der Nachfolge klagt die sehr erschöpfte Pat. über die eingeschränkten Möglichkeiten, sich abzulenken. In der Nachfolge geht es ihr nach zahlreichen Konsilgesprächen und Teamberatungen besser. Sie kann sich erstmals wieder die Haare waschen und Krankengymnastik ohne Gehhilfe absolvieren. Konzentrationssymptome, Zukunftsängste und Schlafstörung sind rückläufig.

100.3.1 Medizinische Bedeutung

Die Transplantation solider Organe ist ein Standardverfahren zur Behandlung von terminalen, therapierefraktären Erkrankungen, die zu Organversagen führen (Gawande 2012). In Deutschland stehen 2023 insgesamt ca. 8.400 Patienten auf einer Warteliste für eine Transplantation. Im Jahr 2023 wurden 2.986 Organtransplantationen nach postmortaler Spende und aus dem Eurotransplant-Verbunddurchgeführt (Herz 330, Lunge 266, Leber 748, Nieren 1.514; u. a. DSO 2024). Nach Angaben der Deutschen Stiftung Organtransplantation (vorläufige Aufstellung für 2023: DSO 15.1.2024) waren 6513 nierenkranke Menschen in Deutschland auf der Warteliste. Die Nachfrage übersteigt das Angebot bei Weitem. Relevant für die am Transplantationsprozess Beteiligten sind u. a. die jeweiligen Richtlinien der Bundesärztekammer für die Wartelistenführung und Organvermittlung.

100.3.2 Stellenwert der Psychosomatik in der Transplantationsmedizin

Die Wartezeit auf die Transplantation ist für Patienten und Angehörige sehr belastend (Johann und Erim 2001; Jowsey et al. 2001). Die Mitteilung, dass eine Transplantation erforderlich ist, kann den Patienten schockieren und Angst vor Operation und dem fremden Organ auslösen. Viele Patienten erleben die Aussicht auf die Transplantation ambivalent zwischen Hoffnung auf Besserung und Furcht vor der OP und potenziellen postoperativen Komplikationen, möglichen Abstoßungen, Nebenwirkungen der Immunsuppressiva und den erforderlichen Veränderungen in der Lebensführung.

Die Anpassung an das „neue" Leben nach der Transplantation ist eine psychisch beanspruchende Aufgabe. Soziale Unterstützung, körperliche Funktionsfähigkeit und Erwerbsfähigkeit beeinflussen die Wahrnehmung der Lebenszufriedenheit während des Transplantationsprozesses (Langenbach et al. 2008). Von großer Bedeutung für die Bewertung der Transplantation sind auch die Einstellungen zu medizinischen Eingriffen am Körper und das subjektive Körperbild (Quintin 2013; Goetzmann 2004).

Auch die Angehörigen werden durch den Transplantationsprozess oft emotional belastet (Erim et al. 2013).

Gibt es einen Bedarf für psychosoziale Maßnahmen?

Das deutsche Transplantationsgesetz (TPG) in der Fassung vom 4.9.2007 (aktualisierte Fassung von 2021; https://www.dso.de/Pages/Ueber-die-DSO/Transplantationsgesetz.aspx) fordert in § 10(2) Abs. 7:

(2) „Die Transplantationszentren sind verpflichtet,
[…]
7. vor und nach einer Organübertragung Maßnahmen für eine erforderliche psychische Betreuung der Patienten im Krankenhaus sicherzustellen […]"

In der S3-Leitlinie „Psychosoziale Diagnostik und Behandlung von Patientinnen und Patienten vor und nach Organtransplantation" werden zahlreiche Gründe für den Bedarf an psychosozialen Maßnahmen, u. a. eine hohe psychische Belastung der Patienten, beschrieben (DGPM und DKPM 2022). Die Leitlinie gibt folgende prätransplantare psychische Störungen an: depressive Störungen 24–50 % (Herz), 23–60 % (Leber), 12–25 % (Lunge). Hinsichtlich der Angststörungen zeigen sich die Lungentransplantationspatienten mit 40–58 % belasteter als die beiden anderen Gruppen (Herz 8–16 %, Leber 14–20 %).

Das Vorliegen von depressiven Symptomen geht mit einer erhöhten Mortalität nach Transplantation einher. Psychosoziale Maßnahmen sind sowohl für die Erhöhung der Lebensqualität der Patienten als auch für eine bessere Motivation für die somatischen Behandlungen, z. B. im Zusammenhang mit Non-Adhärenz, notwendig. In einer Untersuchung unterschätzten die behandelnden Ärzte den psychosozialen Betreuungsbedarf nach einer Lebertransplantation systematisch und erkannten nur bei knapp der Hälfte die Indikation hierfür (Schulz et al. 2007).

Als typische Belastungen nach einer Organtransplantation wurden identifiziert (Erim et al. 2013; Surman et al. 2009; Laederach-Hofmann et al. 2002):

- Entwicklung von Angst, Depression (Prävalenz in den ersten 2 Jahren nach Transplantation jeweils ca. 20–25 %), PTBS (Prävalenz in den ersten 3 Jahren nach Transplantation ca. 15–20 %) oder anderen psychischen Störungen nach der Transplantation
- Probleme der psychischen Akzeptanz des Transplantats
- Probleme bei der Wiedereingliederung in Familie und Partnerschaft
- Probleme bei der Wiederaufnahme der Berufstätigkeit
- Probleme mit den Nebenwirkungen der Immunsuppressiva
- „Non-Adhärenz" mit den Lebensregeln nach der Transplantation

Psychosomatische Diagnostik

Vor der Transplantation

Gemäß den in Deutschland geltenden Richtlinien der Bundesärztekammer wird ein unterschiedlicher Umgang für die verschiedenen Organtransplantationen beschrieben. Allgemein ist eine Evaluation nur bei mangelnder Adhärenz erforderlich (BÄK 2023). Für die Lungentransplantation ist eine Evaluation obligatorisch. Eine Evaluation zur Lebertransplantation ist lediglich bei Vorliegen einer ethyltoxischen (Co-)Genese der Lebererkrankung erforderlich. In der S3-Leitlinie wird die psychosoziale Evaluation durch Mental Health Professionals unabhängig vom zu transplantierenden Organ für alle Transplantationspatienten gefordert.

In der Zeit der Listung sollte eine präzise somatische, psychosoziale und biografische Anamnese charakteristische Lebensbelastungen und typische Krankheitsbewältigungsmuster klären. Aktuelle oder vergangene psychische Störungen und die Adaptationsfähigkeit der Patienten müssen erfasst werden, um rechtzeitig psychosomatischen Interventionsbedarf zu identifizieren. Zur Vereinheitlichung der Anamnese wurden spezifische psychosoziale Evaluationsinstrumente entwickelt, z. B. SIPAT (Maldonado et al. 2012; dt. Übersetzung wird im Rahmen einer Validierungsstudie derzeit, d. h. 2024, angewendet) und *Transplant Evaluation Rating Scale* (TERS, Twillman et al. 1993; dt. Version: Johann und Lorenzen 1997; Erim et al. 2005).

Eine psychische Störung ist i. d. R. keine Kontraindikation für eine Transplantation. Die Identifikation psychosozialer Probleme dient vor allem der Zuführung des Patienten zu geeigneten psychosomatischen Interventionen (Corbett et al. 2013, Kröncke et al. 2018).

Nach der Transplantation

Nach der Transplantation werden die Patienten in der psychosomatischen Sprechstunde nicht mehr routinemäßig, sondern nur noch bei Bedarf vorgestellt. Häufige Problemkonstellationen sind Non-Adhärenz sowie perioperativ auftretende akute hirnorganische Syndrome (Delire).

Non-Adhärenz

Adhärenz ist definiert als Bereitschaft der Patienten, ärztliche Empfehlungen anzunehmen und umzusetzen. Die S3-Leitlinie räumt der Kooperation zwischen Patienten und behandelnden Ärzten einen besonderen Stellenwert ein.

Die Rate von **Non-Adhärenz bzgl. immunsuppressiver Medikation** nach Herz- oder Lungentransplantation ist hoch (1–42,9 %). Im Vergleich zu den anderen Organen ist die Adhärenz bzgl. körperlicher Aktivität bei Herztransplantierten am geringsten, bei Lungentransplantierten steht die Non-Adhärenz bzgl. Durchführung der Atemübungen in häuslicher Umgebung im Vordergrund. Einige Studien (Dobbels et al. 2004) finden Zusammenhänge zwischen Non-Adhärenz und Abstoßungsreaktionen oder Auftreten einer KHK im Transplantat, in anderen Studien korrelierten Non-Adhärenz und medizinische Outcomes im Langzeitverlauf nicht.

Die **Adhärenz bzgl. nichtmedikamentöser Behandlungsempfehlungen** bezieht sich auf die Einhaltung ärztlicher Gesundheitsempfehlungen wie Ernährung, körperliche Aktivität, Substanzkonsum/-missbrauch (Alkohol, Tabak, illegale Drogen), Termineinhaltung, Überwachen eigener Vitalfunktionen, Durchführung diagnostischer Tests, Hygienemaßnahmen zur Infektionsprävention (in verschiedenen Situationen inkl. Sexualität) sowie Sonnenschutzverhalten zur Krebsprävention.

Während sich Faktoren wie Depressivität, Angst, negative Einstellungen und Erwartungen, männliches Geschlecht, jüngeres Alter, längere Zeitspanne seit Transplantation als Risikofaktoren für Non-Adhärenz in Studien und Metaanalysen bestätigten, gibt es keine ausreichende Evidenz für soziale Unterstützung, geringe Bildung und geringen sozioökonomischen Status sowie Arbeitslosigkeit als Risikofaktoren.

Prospektive Interventionsstudien zur Verbesserung der Adhärenz sind selten. Die Interventionen ermöglichen jedoch einheitlich eine Verbesserung der Medikamentenadhärenz; die Effekte sind bis ca. 15 Monate nach Studienende nachweisbar, wobei multimodalen Interventionen stärkere Effekte zugeschrieben werden (Low et al. 2015; Foster et al. 2018).

Delir

Delirante Zustände nach einer Transplantation stehen im Zusammenhang mit der Sauerstoffversorgung des Gehirns (z. B. bei längerer Beatmungsdauer nach Lungentransplantation) oder mit vorbestehenden enzephalopathischen Veränderungen bei Lebertransplantation. Die Beurteilung und Behandlung des Delirs ist i. d. R. eine Aufgabe für den psychiatrischen Konsildienst.

Prinzipien der psychosomatischen Betreuung von Patienten vor und nach Organtransplantation

- Alle Transplantationskandidaten sollten vor Aufnahme auf die Warteliste für eine Transplantation einem psychosomatischen Psychologen bzw. Psychosomatiker (in der S3-Leitlinie „Mental Health Professional" genannt) zur Diagnostik so zeitig überwiesen werden, dass Gelegenheit für therapeutische Interventionen besteht. Es ist immer ein vollständiges biografisches Interview erforderlich. Fragebögen reichen nicht aus.
- Transplantationspatienten müssen lebenslang weiter ärztlich betreut werden. Dies erfordert ein gutes Arbeitsbündnis zwischen Transplantationsteam und Patient. Wegen der starken psychosozialen Belastung ist eine Ausbildung der betreuenden Mitarbeiter empfehlenswert. Bei ernsteren psychosozialen Störungen sollte eine Überweisung zum Fachpsychosomatiker erfolgen.
- Die interdisziplinäre Zusammenarbeit von Internisten, Transplantationschirurgen und Psychosomatikern muss besonders gepflegt werden.
- Psychosoziale Belastungs- und Schutzfaktoren müssen wahrgenommen und bearbeitet werden, da sie erhebliche Auswirkungen auf die Lebensqualität und weitere Morbidität der Patienten haben).
- Das geduldige Explorieren und Bearbeiten von Angst und Sorgen, von Beschwerden und negativen Affekten kann Patienten helfen, ihre eigenen Reaktionen auf die Transplantation, ihre Wünsche und Befürchtungen besser zu verstehen und durchzuarbeiten (Mikelsons und Langenbach 2018).
- Die Gabe von Psychopharmaka sollte bei schwerwiegenden psychischen Störungen (Angststörung, Depression) erwogen werden; auf etwaige Dosisanpassungen wegen der jeweiligen Grunderkrankung ist zu achten (Mullish et al. 2014).
- Das Transplantationsteam kann durch Kommunikationstrainings in seiner psychosozialen Kompetenz verbessert werden, z. B. durch regelmäßige Schulungen (Kiss et al. 2005).
- Gruppen können den Erfahrungsaustausch unter den Patienten fördern und sie in der Bewältigung der Organtransplantation (Goetzmann et al. 2006) oder bzgl. Alkoholabstinenz vor und nach Lebertransplantation unterstützen (Erim et al. 2006a).
- Angehörige können von Anfang an in die Arbeit mit den Patienten einbezogen werden. Auch internetbasierte Interventionen (Stressmanagement, Diskussionsgruppen) wurden vorgeschlagen worden (Dew et al. 2004).

- Die Verwendung von neuen Medien wird zunehmend an Bedeutung für Organspender und -empfänger gewinnen (Wirken et al. 2018, Wu et al. 2016; ➤ Kap. 44).

100.3.3 Transplantation thorakaler Organe

Herztransplantation

Epidemiologie Den 2022 in Deutschland durchgeführten 358 Herztransplantationen standen 690 transplantable Patienten im Jahr 2023 gegenüber, die aus Mangel an geeigneten Organen kein Transplantat erhielten (vorläufige Aufstellung für 2023, DSO 15.1.2024).

Indikation
- Irreversible Herzerkrankungen im Endstadium
- Voraussichtliche Lebenserwartung von 6–12 Monaten nach Ausschöpfung der optimalen medikamentösen Behandlung und fehlender Möglichkeit einer organerhaltenden operativen Maßnahme

Typische Grunderkrankungen:
- Endzustände der KHK
- Progrediente Formen einer Herzmuskelerkrankung (Kardiomyopathie)
- Angeborene Herzfehler

Funktionsraten und Prognose Weltweit überleben ca. 90 % das erste Jahr. Im Einzelfall hängt das Überleben von individuellen Risikofaktoren wie Vorerkrankungen, Allgemeinzustand und Alter des Patienten ab. Die 3-Jahres-Überlebensrate beträgt in Deutschland im Jahr 2018 ca. 72 % (DSO 2024). Die Langzeitprognose wird durch Folgen der Immunsuppression limitiert (Shiba et al. 2004). Haupttodesursachen sind chronische Abstoßung und erneute Herzinsuffizienz. Systematische Reviews deuten darauf hin, dass Depressivität, jedoch nicht Angst bei Herztransplantierten zu einer Erhöhung der Mortalität führt (DGPM und DKPM 2022, S. 150).

Besonderheiten
- **Überbrückungssysteme vor Herztransplantation:** Bei extrem lebensbedrohlichen Zuständen, die langes Warten auf ein geeignetes Transplantat nicht zulassen, können vor der Transplantation zur Überbrückung (Bridging) technische Unterstützungssysteme eingesetzt werden. „Kunstherzen" („ventricular assist device", VAD) unterstützen über Monate die Pumpfunktion des Ventrikels und erlauben dem Patienten weitgehende Mobilisation. In ca. 90 % ist die Überbrückung bis zur Transplantation erfolgreich (Partyka und Taylor 2014). Diese Zeit ist für Patienten und Angehörige besonders belastend.
- **Kinder:** Bei angeborenen Herzfehlern muss eine Herztransplantation manchmal bereits im Kindesalter erfolgen. Kinder überblicken die Bedeutung des Eingriffs nicht und brauchen intensive Betreuung während des Transplantationsprozesses. Oft stehen sie und ihre Angehörigen große Todesangst aus und brauchen Trost und Zuwendung.

Besondere Aufgaben der Psychosomatik Die Mehrheit der Patienten erreicht kurz- und langfristig eine allgemein gute Lebensqualität, besonders hinsichtlich des körperlichen und globalen Wohlbefindens (Alraies und Eckman 2013). Somatische und psychosoziale Beschwerden können zu weiterer Morbidität, zu psychischen Störungen und Einschränkungen der Adhärenz beitragen (Dew et al. 2000; Ladwig et al. 2014). Nach einer Herztransplantation weisen bis zu 8 % eine depressive, bis zu 17 % eine angstbezogene (Dew et al. 1996) und ca. 10 % eine posttraumatische Belastungsstörung auf (Ladwig et al. 2014).

Hohe Bedeutung haben subjektive **Sinn- und Bedeutungszusammenhänge** und der persönliche Kontext des Individuums, welche die Bewertung des medizinischen Eingriffs modulieren (Greenhalgh und Hurwitz 1998). Bei Herztransplantationen spielen diese subjektiven Faktoren eine besondere Rolle, gilt doch das Herz als Zentrum der menschlichen Persönlichkeit (vgl. Redewendungen wie „gebrochenes Herz" oder „Herzlichkeit"). Herz steht für Vitalität, Freude und Leid. Oft haben Patienten Angst, einen wesentlichen Aspekt ihrer Persönlichkeit zu verlieren oder in ihrem Charakter verändert zu werden. Diese Angst ist objektiv unbegründet. Lebensverändernd wirken eher die lebensbedrohliche Erkrankung und der Transplantationseingriff (Langenbach 2006).

❚❚ Besonders förderlich für eine positiv wahrgenommene Lebensqualität scheint die Wahrnehmung von vermehrter Kontrolle in Bezug auf Gesundheit und Alltagsfunktionen zu sein (Conway et al. 2013). ❚❚

Bei **Kindern** ist sorgfältig zu untersuchen, wie sie und die Angehörigen den Eingriff verarbeiten. Die Mehrheit der Kinder meistert die Belastungen der Vorbereitung und des Transplantationseingriffs im ersten Jahr nach der Herztransplantation gut (Demaso et al. 1995). Dabei berichten sie zum Zeitpunkt des Transplantationseingriffs und in der Zeit unmittelbar davor über hohen Stress. Ein Jahr nach der Transplantation jedoch kommt es bei den meisten Kindern zu einer Abnahme der psychischen Belastung. Dies spricht dafür, dass sie offenbar genügend soziale Unterstützung haben und ihre psychischen Ressourcen ausreichend sind. Allerdings scheint es Patienten zu geben, die ein erhöhtes Risiko für Angst und Depression haben, das besonders in der Adoleszenz zu Verhaltensauffälligkeiten führen kann (Krishnamurthy et al. 2011). Die aktuelle S3-Leitlinie „Transition von der Pädiatrie in die Erwachsenenmedizin" gibt allgemeine Hinweise für diese schwierige Übergangsphase (GfTM 2021).

Lungen- und Herz-Lungen-Transplantation

Epidemiologie Im Jahr 2022 wurden in Deutschland 341 Lungentransplantationen durchgeführt (DSO 2021). 325 Patienten warteten 2023 auf eine Lungentransplantation (vorläufige Angaben DSO 15.1.2024).

Indikation und Prognose Lungentransplantationen werden i. d. R. kombiniert mit einer Herztransplantation ausgeführt und sind bei Lungenerkrankungen im Endstadium indiziert, wenn eine medika-

mentöse Therapie ausgeschöpft und die Lebenserwartung auf weniger als 2–3 Jahre begrenzt ist (Whitson und Hayes 2014).
Typische Grunderkrankungen:
- Bestimmte Formen des Lungenemphysems
- Idiopathische pulmonale Fibrose
- Mukoviszidose (zystische Fibrose)
- Primäre Lungenhypertonie
- Lungenglobalinsuffizienz

Prognose und Funktionsraten Die Überlebensrate nach 1 Jahr liegt bei ca. 70 %, nach 3 Jahren bei ca. 72 % (DSO 2024) und nach 10 Jahren bei knapp über 30 % (Whitson und Hayes 2014). Die Langzeitprognose wird durch Nebenwirkungen der Immunsuppression und chronische Abstoßungsreaktionen limitiert.

Bei Lungentransplantationspatienten ergab sich laut S3-Leitlinie kein Zusammenhang zwischen Angstbeschwerden vor und nach der Transplantation und dem Überlebenserfolg (DGPM und DKPM 2022, S. 58). Der Tabakkonsum sollte bei allen Transplantationspatienten erfragt und dokumentiert werden. Schließlich ist es die Aufgabe der Mental Health Professionals, den Patienten angemessene Beratungsangebote zu unterbreiten.

Die Richtlinie der BÄK fordert für Lungentransplantationen eine 6-monatige Abstinenz bzgl. Tabak (mit laborchemischem Nachweis) und Cannabiskonsum (BÄK 2006).

Empirische Untersuchungen zur psychosozialen Belastung Lungentransplantationskandidaten und Organempfänger sind während des gesamten finalen Krankheitsprozesses, der Evaluation für die Transplantation, perioperativ und nach erfolgter Lungentransplantation offenbar stärkeren psychosozialen Belastungen ausgesetzt als andere Transplantationspatienten (Myaskovsky et al. 2005; Rosenberger et al. 2012; Singer und Singer 2013). Nach Besserung der allgemeinen Lebensqualität besonders im ersten Jahr nach Transplantation kommt es häufig zu einer Zunahme von Komplikationen (Whitson und Hayes 2014).

Prädiktoren für eine gute Lebensqualität sind u. a. die fehlende oder erst späte Entwicklung eines Bronchiolitis-obliterans-Syndroms, gute präoperative subjektive Lebensqualität, jüngeres Lebensalter und präoperatives Fehlen von depressiven Symptomen (Vermeulen et al. 2007). Auch die Qualität der sozialen Unterstützung spielt eine wichtige Rolle; die Angehörigen sind i. d. R. belastet (Rosenberger et al. 2012; Goetzmann et al. 2007).

Lebertransplantation

Epidemiologie Den 2022 in Deutschland durchgeführten 748 Lebertransplantationen standen 1.296 angemeldete Patienten zur Lebertransplantation gegenüber, die nicht mit einem geeigneten Transplantat versorgt werden konnten (DSO 2024).

Indikation und Prognose Indikationen für eine Lebertransplantation sind Endzustände mit zunehmendem Leberversagen (DSO 2015):
- Endstadium einer Leberzirrhose (viral, autoimmunologisch, alkoholtoxisch, durch cholestatische Lebererkrankungen, Stoffwechselkrankheiten und seltene angeborene Erkrankungen der Leber bedingt).
- Besonders streng ist die Indikation beim hepatozellulären Karzinom (HCC) zu stellen (kleine Tumorgröße, keine Gefäßinvasion, keine Fernmetastasierung).
- Einen geringen Anteil an den Indikationen macht das akute Leberversagen (bei akuter Virushepatitis oder akuter toxischer Leberschädigung) aus.

In Deutschland betrug die Transplantatüberlebensrate nach 1 Jahr ca. 70 %, nach 5 Jahren < 60 % (DSO 2015). Die ungünstigsten 10-Jahres-Überlebensraten werden für das HCC (Rezidive!) und das akute Leberversagen (jeweils ca. 50 %, CTS 2024) angegeben.

Besonderheiten
- **Leberlebendspende:** Die Anatomie der Leber ermöglicht die Spende eines Lebersegments. Die Lebersegment-Lebendspende (LDLT) ist wegen der Organknappheit eine Therapiealternative, um Patienten mit einem Organ zu versorgen (Dutkowski et al. 2015).
  2013 wurden in Deutschland 83 LDLT vorgenommen (ca. 8 % Anteil an der Gesamtzahl der Lebertransplantationen), aus anatomisch-physiologischen Gründen vor allem bei Kindern. 2021 waren es nur noch 54 Teilleber-Lebendspenden (DSO 2021). Nach 1 Jahr waren etwa 75 % und nach 3 Jahren fast 70 % der Organe noch funktionsfähig (DSO 2015).
- **Alkoholtoxische Leberzirrhose:** Annähernd 25–35 % der Lebertransplantationen weltweit werden für Patienten im Endstadium einer alkoholbedingten Lebererkrankung durchgeführt, der Behandlungserfolg ist mit anderen Lebererkrankungen vergleichbar. Wegen der in verschiedenen Untersuchungen zwischen 12 und 46 % schwankenden postoperativen Rückfallquoten ist die Transplantationsindikation bei alkoholtoxisch induzierten Leberzirrhosen sorgfältig zu stellen (Jaurigue und Cappell 2014). Die Nicht-Abstinenz vor und nach der Lebertransplantation erhöht das Risiko für viele Komplikationen (z. B. oropharyngeale Tumoren). Risikofaktoren eines Alkoholkonsumrezidivs sind kurze Phasen von Alkoholabstinenz vor Lebertransplantation, Alkoholkonsum noch unmittelbar vor Lebertransplantation und das Verleugnen der Alkoholabhängigkeit durch den Patienten (Hartl et al. 2011; Jaurigue und Cappell 2014). Viele Institutionen, u. a. die American Association for the Study of Liver Diseases und die Bundesärztekammer, empfehlen daher eine 6-monatige Abstinenzzeit vor Aufnahme auf die Warteliste (BÄK 2006). Der prädiktive Wert der 6-Monats-Abstinenzregel wird heute kontrovers diskutiert, sie findet sich aber auch in der aktuellen Richtlinie wieder (BÄK 2020). Regelmäßige psychosoziale Screeninggespräche bzgl. des Alkoholkonsums sollten in der Wartezeit und nach der Transplantation durchgeführt werden (Erim 2021). Messungen von Ethylglucuronid, einem stabilen Abbauprodukt von Alkohol z. B. im Urin, decken deutlich häufiger als die Ethanolmessung in der Ausatemluft den stattgefundenen Alkoholkonsum auf und sind ein guter Indikator für noch nicht weit zurückliegende Rückfälle (Erim et al. 2016). Supportive Maßnahmen zur Abs-

tinenzsicherung der Transplantationskandidaten sind sinnvoll, z. B. eine psychosoziale Vorbereitungsgruppe (Erim et al. 2006a).

Empirische Untersuchungen zur psychosozialen Belastung In der Wartezeit leidet etwa die Hälfte der Patienten an psychischen Störungen (Anpassungsstörung, Depression, hirnorganische Störungen, Angststörungen). Die meisten Untersuchungen zum postoperativen Outcome belegen eine gute Lebensqualität (Yang et al. 2014).

Das psychische Wohlbefinden scheint sich nicht in gleichem Maße wie das körperliche zu verbessern. Bis zu 50 % der Patienten leiden an psychischen Störungen (Angststörungen, Depression und kognitive Störungen). Nur eine geringe Anzahl von Patienten nimmt nach Lebertransplantation eine Berufstätigkeit auf (Bravata und Keefe 2001). Im Langzeitverlauf wird die Lebensqualität von den meisten Patienten als befriedigend und besser als vor der Transplantation beschrieben (de Kroon et al. 2007), ohne dass das Niveau gesunder Kontrollpersonen erreicht wird (Tome et al. 2008). Kognitive Einschränkungen bessern sich meist, obgleich grundständige Defizite i. d. R. bestehen bleiben (Campagna et al. 2010). Angst vor Abstoßungsreaktionen und Rückschläge beim Erarbeiten einer neuen Lebensperspektive können die Lebenszufriedenheit einschränken (Langenbach et al. 2001).

Die Metaanalyse von Dew et al. (2015) ergab kein erhöhtes Mortalitätsrisiko bei lebertransplantierten Patienten mit Depressivität, während bei Fineberg et al. (2016) die Ergebnisse zum Zusammenhang zwischen depressiver Symptomatik vor Lebertransplantation und Organverlust sowie Mortalität nach Transplantation uneinheitlich waren. Ebenso waren depressive Störungen nicht signifikant mit einer Erhöhung des Risikos für Organverlust, Infektionen oder Rehospitalisierungen assoziiert. Auch ergab sich mit zunehmender Angstsymptomatik keine Erhöhung des Mortalitätsrisikos (Fineberg et al. 2016).

Für den Einsatz psychotherapeutischer Behandlungen bei Transplantationspatienten mit Depressivität liegen bisher keine kontrollierten Studien vor. In zwei Einzelstudien waren Wirksamkeit psychopharmakologische Behandlungen bei Patienten nach Lebertransplantation wirksam. Wenn Depressionen ausreichend behandelt wurden, verbesserte sich die Mortalitätsrate. Patienten, die zum Zeitpunkt der Lebertransplantation Antidepressiva einnahmen, hatten seltener eine akute zelluläre Abstoßungsreaktion als diejenigen, die nicht antidepressiv behandelt wurden (Rogal et al. 2013). Unter Lebertransplantierten mit alkoholtoxischer Genese wiesen diejenigen, die unter einer bestehenden oder zunehmenden Depression litten, ein eingeschränktes 10-Jahres-Überleben auf (DiMartini et al. 2011). In einer prospektiven Studie waren in der Frühphase nach Lebertransplantation beginnende Depressionen mit erhöhter Mortalität nach Transplantation assoziiert (Corruble et al. 2011).

Auch LDLT-Patienten berichten meist von einer verbesserten Lebensqualität. Die Ergebnisse für somatische und psychosoziale Lebensqualität sind tendenziell den Ergebnissen nach Totenleberspende überlegen (DSO 2015). Die Spender sind in der Evaluationsphase und in der Zeit unmittelbar um den Eingriff psychisch belastet, später aber i. d. R. mit dem Eingriff sowie ihrem körperlichen und psychischen Zustand zufrieden. Psychosomatischer Interventionsbedarf besteht bei Spendern, die vor der Transplantation unrealistisch hohe Erwartungen hatten (z. B. Hoffnung auf eine Verbesserung der Beziehung zum Empfänger) (Erim et al. 2006b).

LITERATURAUSWAHL

Corbett C, Armstrong MJ, Parker R, et al. Mental health disorders and solid-organ transplant recipients. Transplantation 2013; 96: 593–600.

Dew MA, Rosenberger EM, Myaskovsky L, et al. Depression and anxiety as risk factors for morbidity and mortality after organ transplantation: A systematic review and meta-analysis. Transplantation 2015; 100(5): 988–1003.

Dobbels F, de Geest S, van Cleemput J, et al. Effect of late medication non-compliance on outcome after heart transplantation: A 5-year follow-up. J Heart Lung Transplant 2004; 23(11): 1245–1251.

Erim Y. Psychosomatische Aspekte der Transplantationsmedizin. In: Egle UT, Heim C, Strauß B, von Känel R (Hrsg.): Psychosomatik. Stuttgart: Kohlhammer 2021; 580–593.

Erim Y, Beckmann M, Klein C, et al. Psychosomatische Aspekte der Transplantationsmedizin. Psychother Psychosom Med Psychol 2013; 63: 238–246.

Erim Y, Böttcher M, Schieber K, et al. Feasibility and acceptability of an alcohol addiction therapy integrated in a transplant center for patients awaiting liver transplantation. Alcohol Alcohol 2016; 51(1): 40–46.

Foster BJ, Pai ALH, Zelikovsky N, et al. A randomized trial of a multicomponent intervention to promote medication adherence: The Teen Adherence in Kidney Transplant Effectiveness of Intervention Trial (TAKE-IT). Am J Kidney Dis 2018; 72(1): 30–41.

Kröncke S, Greif-Higer G, Albert W, et al. Psychosoziale Evaluation von Transplantationspatienten – Empfehlungen für die Richtlinien zur Organtransplantation. Psychother Psychosom Med Psychol 2018; 68(5): 179–184.

Langenbach M. Die Bedeutung der Biografie für das subjektive Erleben einer Herztransplantation. Psychother Soz 2006; 8: 29–70.

Maldonado JR, Dubois HC, David EE, et al. The Stanford Integrated Psychosocial Assessment for Transplantation (SIPAT): A new tool for the psychosocial evaluation of pre-transplant candidates. Psychosomatics 2012; 53: 123–132.

Surman OS, Cosimi AB, DiMartini A. Psychiatric care of patients undergoing organ transplantation. Transplantation 2009; 87: 1753–1761.

X Aus-, Fort- und Weiterbildung

KAPITEL

101

Anne Herrmann-Werner, Jana Jünger, Stephan Zipfel und Christoph Nikendei

Aktuelle Entwicklungen in der Lehre der Psychosomatischen Medizin

101.1 Hintergrund

Bereits seit 1970 ist der Fachbereich Psychosomatische Medizin und Psychotherapie als integraler Pflichtbestandteil in der Ausbildung deutscher Medizinstudierender verankert. Aufgrund des medizinischen Fortschritts im Fachgebiet selbst sowie der Veränderung der Lehr- und Lernkultur, nicht zuletzt durch den COVID-19-bedingten Digitalisierungsschub, gilt es, für das Fach Psychosomatische Medizin und Psychotherapie mit seinen Kerninhalten sowie Anknüpfungspunkten Unterrichtsinhalte zu überprüfen und weiterzuentwickeln und sich den Herausforderungen einer modernen Lehre zu stellen.

101.2 Novellierung der ärztlichen Approbationsordnung (ÄAppO)

Seit der Novellierung der Ärztlichen Approbationsordnung im Jahr 2002 (ÄAppO 2002) sind insbesondere affektive Lehr- und Lerninhalte in Form von sozialen, kommunikativen und interpersonellen Kompetenzen in den Mittelpunkt der Ausbildung von Medizinstudierenden gerückt. 2012 wurde erstmalig die „ärztliche Gesprächsführung“ nicht nur ausdrücklich als Lerngegenstand, sondern auch als relevanter Prüfungsinhalt aufgenommen (ÄAppO 2012). Die derzeit im Raum stehende nächste Novellierung der ÄAppO wird – so sie dem aktuellen Referentenentwurf treu bleibt – weitreichende Umstrukturierungen im Medizinstudium bewirken (BMG 2020; ➢ Box 101.1).

BOX 101.1

Vorgesehene Umstrukturierungen im Medizinstudium (BMG 2020)

- Modularisierung von Unterrichtseinheiten mit thematischen Schwerpunkten sowie übergeordneten Inhalten (u. a. Wissenschaftlichkeit, Digitalisierung, Interprofessionalität)
- Intensivierung der Verzahnung von Vorklinik und Klinik bereits von Beginn des Studiums an (sog. Z-Curriculum)
- Stärkung der Lehre im Bereich der ambulanten Versorgung inkl. verpflichtendem Quartal im Praktischen Jahr (PJ) im ambulanten Bereich

Damit einhergehend wird auch die Prüfungsstruktur angepasst werden (u. a. standardisierte praktische Prüfungen). Sollten diese umfassenden Änderungen in Kraft treten, würde dies entsprechende

Chancen und Risiken für alle Fachdisziplinen bedeuten, die auch das Fach Psychosomatische Medizin und Psychotherapie berücksichtigen sollten.

101.3 Kompetenzorientiertes Lernen und Prüfen

Um die notwendigen Anforderungen des späteren ärztlichen Alltags erfüllen zu können, braucht es kompetente Ärzt*innen. Kompetenzen sind hierbei als messbare Fähigkeiten und Fertigkeiten zu verstehen, die über ein reines Fakten- und Anwendungswissen hinaus auch Bereiche wie z. B. Kommunikation, kritisches Denken, Reflexion oder technische Fähigkeiten einschließen (Epstein 2002). Diese **Kompetenzorientierung** spiegelt sich u. a. in der Entwicklung des Nationalen Lernzielkatalogs Medizin (NKLM) 1.0 (Hahn und Fischer 2009) wider; darin wurden 2019 erstmals verbindliche Lernziele zur **Kommunikationskompetenz** von Studierenden aufgenommen, die in den Staatsexamina seit 2022 zum Tragen kommen (IMPP 2021b). In NKLM- und GK-Katalogen sind für alle Lerninhalte des Medizinstudiums – inkl. affektiver und kommunikativer Lernziele – diejenigen Kompetenzstufen definiert, die die Studierenden im Rahmen ihrer Ausbildung zu erlangen haben. Derzeit erfolgt die erste Überarbeitungsschleife des NKLM 2.0 auf Basis deutschlandweiter fakultärer Bewertungen. Neben dem klassischen Kapitel VI.10 „Nervensystem und Psyche" bilden insbesondere die übergeordneten Kompetenzen im Kapitel VIII (u. a. VIII.2 „Ärztliche Gesprächsführung", VIII.3 „Interprofessionelle Kompetenzen" und VIII.6 „Professionelles Handeln und Ethik, Geschichte und Recht in der Medizin") in besonderer Weise die zentralen Anliegen des Faches Psychosomatische Medizin und Psychotherapie ab. Psychosomatische Inhalte sind jedoch auch in anderen Kapiteln bzw. Organsystemen integriert, sodass die Psychosomatische Medizin und Psychotherapie sowohl als Kernfach als auch als Querschnittsfach gefordert ist (Weidner et al. 2015).

Besondere Bedeutung kommt im Referentenentwurf der neuen ÄAppO der Stärkung der **Patient*innenorientierung und -autonomie** sowie der **gemeinsamen Entscheidungsfindung** mit Patient*innen zu. In Pilotierungen der neuen Staatsexamensprüfungen wurde diese Patient*innenorientierung mit dem Konzept der Entrustable Professional Activities (EPAs) abgebildet und verknüpft (Demmer et al. 2021).

EPAs (engl. „entrustable professional activities") oder **APTs** (Anvertraubare Professionelle Tätigkeiten) bilden im Bereich Lehre an den jeweiligen Ausbildungsstand angepasste Tätigkeiten ab, die Studierenden übertragen werden können. Dabei lassen sich verschiedene Domänen einteilen (z. B. Betreuung von Patient*innen, Durchführung ärztlicher Prozeduren, Kommunikation mit Patient*innen, Kommunikation/Zusammenarbeit im kollegialen Team), welche die dazugehörigen EPAs gruppieren. Dabei gibt es sog. Kern-EPAs, die zumeist sehr übergeordnet gefasst sind und mehrere Unterarbeitsschritte beinhalten. Diese kleineren Untereinheiten nennen sich „nested EPAs" (Holzhausen et al. 2019).

Im Bereich der Lehre bilden EPAs an den Ausbildungsstand angepasste Tätigkeiten ab, die Studierenden übertragen werden können. Auch in zukünftigen ambulanten oder stationären Prüfungen wird es zunehmend von Bedeutung sein, neben fachspezifisch formulierten Berichten auch solche als Prüfungsleistung abzugeben, die patient*innengerecht verfasst sind. Die Studierenden lernen so den Transfer von medizinischer Fachsprache in eine an den Bedürfnissen der Patient*innen orientierten Verständigung. Diese Entwicklungen folgen internationalen Trends, die schon seit Langem kompetenzorientiertes Lehren, Lernen und Prüfen auch konsequent in ihren Rahmenbedingungen hinterlegt haben. Zudem fördern diese Entwicklungen eine frühzeitige und zugleich angemessene Einbindung von Studierenden in die klinische Versorgung von Patient*innen und stellen somit insbesondere für ein Fach wie die Psychosomatik eine niederschwellige Gelegenheit dar, durch konkrete Erfahrungen für die spezifischen Arbeitsinhalte zu begeistern.

101.4 Psychosomatische Medizin und Psychotherapie als zentrales Kernfach

Psychische und psychosomatische Störungen sind für das Gesundheitssystem von zentraler Bedeutung. Zudem werden der Verlauf sowie die Prognose von primär somatischen Erkrankungen maßgeblich durch psychische Komorbiditäten mitbestimmt (Hare et al. 2014; Doan et al. 2015). Daher kommt der Vermittlung psychosomatischer Fachkompetenzen ein hoher Stellenwert in der Ausbildung von Medizinstudierenden zu.

Von besonderer Wichtigkeit ist hierbei, dass die zu vermittelnden Lerninhalte den Studierenden im Rahmen von praxisorientierten Unterrichtseinheiten direkt erfahrbar und zugänglich gemacht werden.

Dies geschieht zumeist durch die Vorstellung von Patient*innen in Seminaren und Praktika oder bei Unterrichtsveranstaltungen auf Station. Methodisch werden neben etablierten Unterrichtseinheiten wie der Anamneseerhebung in Kleingruppen (z. B. Keifenheim et al. 2014) oder interaktiv gestalteten Vorlesungen häufig auch modernere Lehrformen wie **Videoanalysen** der Arzt-Patient-Kommunikation oder Elemente der **Selbsterfahrung** (z. B. Balint-Gruppen, Simulationsanzüge) eingesetzt (Herrmann-Werner et al. 2019; Piot et al. 2021). Daneben bieten Wahlpflichtangebote, Praxistage und andere Lehrformate eine gute Gelegenheit, sich als Fachbereich vermehrt zu öffnen und somit bei einer breiteren Gruppe von Studierenden ein vertieftes Interesse am Fachgebiet zu wecken.

101.5 Aktuelle Herausforderungen

Die momentane Lebenssituation ist geprägt von Umbrüchen und Unsicherheiten, die je nach Ausmaß und Wirkungsbereich mehr oder minder große Bedeutung für die Psychosomatische Medizin und damit für die Lehre in dem Fach haben. Exemplarisch werden im Folgenden zwei große Themenbereiche angeführt, die auch in den kommenden Jahren das Feld prägen werden.

101.5.1 COVID-19

Das Coronavirus hat auch im Bereich der medizinischen Lehre zu massiven Disruptionen geführt. Über die Zeit der Pandemie fand die Lehre für Medizinstudierende primär online statt, während gleichzeitig insbesondere zu Beginn der Pandemie 2020 auf diese Gruppe als Hilfskräfte bei der Versorgung von Patient*innen mit COVID-19 auf Intensivstationen und in Notaufnahmen zurückgegriffen wurde (Pravder et al. 2021; Connolly und Abdalla 2022). Neben schwierigen Aspekten von Online-Lehre hat diese erzwungen katalysierte **Digitalisierung** aber auch Vorteile mit sich gebracht, und auch in der Psychosomatik sind gelungene Unterrichtsmodule entstanden (Langewitz et al. 2021; Herrmann-Werner et al. 2022). Studierende wünschen sich digitale Lehrinhalte als Ergänzung und sind insbesondere an innovativen Formaten und Möglichkeiten interessiert, wie sie z. B. in Form von virtuellen Realitäten (VR), künstlicher Intelligenz und elaborierten Simulationen widergespiegelt werden (Loda et al. 2020). Hierbei geht es nicht nur darum, als Fach mit den generellen aktuellen medizindidaktischen und telemedizinischen Entwicklungen mitzuhalten, sondern auch innovative digitale Trends in der Patient*innenversorgung (z. B. VR bei Essstörungen oder in der Angsttherapie) an die Studierenden heranzutragen und ihnen somit Einblicke in die Medizin von morgen zu ermöglichen.

101.5.2 Planetare Gesundheit

Der Klimawandel hat für uns alle, jedoch in ganz besonderer Weise für psychisch vorbelastete Menschen erhebliche Konsequenzen, die sich direkt auf die Mortalität und die Suizidhäufigkeit auswirken (Nikendei 2022a). Auch Extremwetterereignisse mit resultierenden Traumafolgestörungen und anderen psychischen Belastungsformen werden in Deutschland zunehmen (Nikendei 2022b). Die Bewusstwerdung und Realisierung der Bedrohung durch den Klimawandel bedürfen der stringenten Integration korrespondierender Lehrinhalte in die Curricula der Aus-, Weiter- und Fortbildung (➤ Kap. 24).

101.6 Vermittlung interpersoneller Fertigkeiten als zentrale Kernkompetenz der Psychosomatischen Medizin und Psychotherapie

Die Vermittlung kommunikativer und sozialer Fertigkeiten kann methodisch vielfältig erfolgen.

Beim **Rollenspiel** erhalten Medizinstudierende durch den Wechsel der Rolle in z. B. Patient*innen einen Einblick in die andere Perspektive, was den Lernprozess hin zu einer verbesserten Selbst- und Fremdeinschätzung unterstützt und Studierende ermutigt, sich insbesondere über die Bedürfnisse von Patient*innen klarer zu werden (Nestel und Tierney 2007; Dieckmann et al. 2008; Bosse et al. 2012).

Darüber hinaus werden mittlerweile flächendeckend **Simulationspersonen (SP)** eingesetzt, die nach einem spezifischen Training in der Lage sind, anhand von Rollenskripten selbst komplexe Krankheitsbilder und Lebensgeschichten darzustellen (Barrows 1968; Nikendei et al. 2003). Die SP bieten eine sehr hohe Realitätstreue, die sich u. a. darin zeigt, dass diese von erfahrenen Ärzt*innen nicht als Schauspieler*innen erkannt werden (Vu und Barrows 1994) und ähnliche psychophysiologische Reaktionen wie in realen Gesprächskontakten hervorrufen (Herrmann-Werner et al. 2022; Rieber et al. 2009). Die durch die SP gebotene Bandbreite an für den späteren Berufsalltag relevanten Simulationen von Begegnungen zwischen Patient*innen und Ärzt*innen eröffnet den Studierenden vielfältige Übungsmöglichkeiten. Neben alltäglichen Standardsituationen können dabei auch solche dargestellt werden, die realen Patient*innen nicht zumutbar (z. B. Überbringen schwerwiegender Diagnosen) oder aus zeitlich-organisatorischen Gründen im Rahmen der Studierendenkurse nicht umsetzbar sind (z. B. Folgekonsultationen im Therapieverlauf). Zudem helfen derartige Übungseinheiten nachweislich, das Verständnis kommunizierter Inhalte aufseiten der Patient*innen zu verbessern (Werner et al. 2013).

❚❚ Didaktisch und für den Lernerfolg von herausragender Bedeutung ist die durch das Medium SP gebotene Möglichkeit eines strukturierten und professionellen Feedbacks bzgl. der Kommunikation und Interaktion (Bokken et al. 2009). ❚❚

Hierfür werden die SP nicht nur medizinisch-inhaltlich, sondern auch didaktisch-schauspielerisch geschult, was zwar einen erhöhten finanziellen und organisatorischen Aufwand erfordert, der jedoch durch Automatisierungsprozesse und entsprechende Lernzieloperationalisierung zumindest anteilig moduliert werden kann (Langewitz et al. 2021). Insbesondere im Hinblick auf interprofessionelle Formate erschließt sich mit diesem für den Fachbereich der Psychosomatik ein methodisch-didaktisches Potenzial, das zukünftig in einem noch größeren Ausmaß genutzt werden sollte (https://www.medtalk-education.de/projekte/longkomm/). Eine gute Unterstützungsmöglichkeit bietet hierbei die *Medtalk-Toolbox*, in der Lehr- und Prüfungseinheiten zur ärztlichen Gesprächsführung und interprofessionellen Zusammenarbeit fakultätsübergreifend kostenfrei zur Verfügung gestellt werden (Ringel et al. 2015; Deis et al. 2017; Jünger und Mutschler 2017). Sie wurde im Rahmen des „Nationalen longitudinalen Mustercurriculums Kommunikation in der Medizin (LongKomm)“ entwickelt, das die Integration der Lernziele zur ärztlichen Gesprächsführung in bestehende Curricula und die konkrete Umsetzung derselben in der Lehre und in Prüfungen erleichtern soll und an vier Standorten erfolgreich pilotiert und implementiert wurde (Jünger 2015; IMPP 2020a; Hinding et al. 2021; Brünahl et al. 2022).

Parallel hierzu bieten neue Technologien ergänzend zum simulierten Patient*innenkontakt digitale Umsetzungsmöglichkeiten, um an **virtuellen Patient*innenfälle** (z. B. DigiPal) diagnostische Schritte und therapeutische Interventionen zu erlernen oder in ganzen virtuellen Krankenhäusern (z. B. INMEDEA: https://www.inmedea-simulator.net/med/scene/entry?) psychosomatische Vorgehensweisen zu erfahren (Jennebach et al. 2022).

Die curriculare Umsetzung sollte vorzugsweise in Form einer frühen Kontaktaufnahme sowie einer longitudinalen, kontinuierlichen Begleitung in **Längsschnittcurricula** erfolgen, welche die Studierenden i. S. einer Lernspirale ärztlicher Basisfertigkeiten durch ihre gesamte vorklinische und klinische Ausbildung begleiten. Vorzugsweise sollten aktivierende Methoden angewendet werden (Sandrone et al. 2020).

Eine Grundvoraussetzung für die qualifizierte Vermittlung interpersoneller Elemente stellt die qualifizierte Ausbildung von ärztlichen Dozierenden dar. An zahlreichen Standorten existieren qualifizierende **Dozent*innenschulungen** i. S. des „faculty development" (Roos et al. 2014), bei denen die Teilnehmenden im Rahmen von Selbsterfahrungseinheiten und Simulationen an die Aufgabe der Vermittlung kommunikativer Kompetenzen herangeführt werden. Diese Form der Qualifizierungsmaßnahmen kann auf Landes- (z. B. Hochschullehrerzertifikat Baden-Württemberg) oder Bundesebene (z. B. MME-D, Master of Medical Education; Huwendiek und Scheffer 2006; Jünger et al. 2008) fortgesetzt oder verstetigt werden. Auch im Hinblick auf solche Qualifizierungsmaßnahmen ist das aktive Engagement von Vertreter*innen des Faches Psychosomatische Medizin und Psychotherapie sowohl aufseiten der Teilnehmenden als auch aufseiten der Dozierenden in besonderem Maße gefordert, um als Expert*innen und Multiplikator*innen sichtbar zu werden.

101.7 Das Praktische Jahr (PJ) im Fachbereich Psychosomatische Medizin und Psychotherapie

Das Praktische Jahr stellt die letzte Stufe der studentischen Ausbildung vor Erreichen der ärztlichen Approbation dar. Neben den festgelegten Pflichttertialen in Innerer Medizin und Chirurgie können die Studierenden sich im Rahmen des PJ-Wahlfachs noch einmal intensiv mit unserem Fach auseinandersetzen. Um eine strukturierte Ausbildung zu ermöglichen, werden seit April 2014 auch für die PJ-Wahlfachbereiche verpflichtend **Logbücher** eingesetzt, welche die durchgeführten Tätigkeiten der Studierenden festhalten. Darüber hinaus definieren sie Lernziele und den Erwartungshorizont für die Tätigkeiten der PJ-Studierenden und können als Kommunikationsinstrument in den Gesprächen mit den fachspezifischen PJ-Betreuer*innen sowie den betreuenden Ärzt*innen auf Station oder in der Praxis fungieren.

Eine große Rolle spielen hierbei die in ➤ Kap. 101.3 bereits angeführten **EPAs,** um arbeitsbezogenes Wissen, Fähigkeiten und Haltungen überprüfbar abbilden zu können. EPAs erlauben eine individuelle Betrachtung jedes einzelnen Studierenden, indem sie definieren, wie viel Supervision genau dieser Studierende bei genau jener Tätigkeit benötigt bzw. welche Dinge er bereits allein ohne Supervision durchführen kann (Hauer et al. 2013). Eine Besonderheit des PJ-Tertials in der Psychosomatik ist zudem die Gelegenheit, unter Supervision psychotherapeutisch tätig zu werden. Dies eröffnet den Studierenden die Möglichkeit, nicht nur intensiv mit Patient*innen in Kontakt zu treten, sondern unter Anleitung auch ihre eigene ärztliche bzw. therapeutische Haltung zu entwickeln und zu reflektieren.

101.8 Quervernetzungsaspekte des Fachbereichs Psychosomatische Medizin und Psychotherapie mit den klassischen somatischen Fächern

Neben der vertikalen Vernetzung muss dem hohen Anteil psychischer und psychosomatischer Erkrankungen in den klassischen somatischen Fachbereichen (Friederich et al. 2002) auch durch horizontale Verknüpfungen Rechnung getragen werden. Hierzu gibt es zwei geeignete Unterrichtsformate:

I. **Wahlpflichtfächer (WPV)** dienen der Inhaltsvertiefung in Neigungsbereichen der Medizinstudierenden. Das Potenzial der WPV begründet sich insbesondere darin, dass sie eine exzellente Gelegenheit darstellen, das Fach Psychosomatische Medizin und Psychotherapie in seiner genuinen Funktion als „Bindeglied" und „Übersetzungshilfe" zwischen somatischen und psychosozialen Fachbereichen zu etablieren.

II. **Querschnittsbereiche (QB)** vermitteln als interdisziplinäre Seminare fest curricular verankert übergeordnete Themenbereiche, die in einem interdisziplinären Zugang unterrichtet werden. Hier bietet sich je nach Themenschwerpunkt für die Psychosomatik eine Gelegenheit zur interdisziplinären Lehre. Neben den bereits im Zuge der ÄAppO von 2002 eingerichteten für die Psychosomatik interessanten QB sind in den letzten Jahren noch zwei weitere relevante QB entstanden: Im QB 13 „Palliativmedizin" findet der breite Aspekt der Psychoonkologie Platz. Im QB 14 „Schmerzmedizin" hingegen bietet sich die Möglichkeit, den Studierenden die psychosoziale Dimension chronischer Schmerzen zu verdeutlichen.

Aber auch integrative Elemente auf Ebene verschiedener Gruppen stellen eine weitere Chance für die Psychosomatische Medizin und Psychotherapie als Verbindung schaffendes Fach dar: So stellt sich neu die Aufgabe, **interkulturelle und interprofessionelle Unterrichtsformate** zu schaffen. Diese können helfen, dass etwaige unterschiedlich geprägte Vorstellungen hinsichtlich Kommunikation und Interaktion sowie bzgl. Gesundheit und Krankheitskonzepten miteinander geteilt und somit über biografisch oder professionell geprägte Kulturspezifika hinweg ein gemeinsames Verständnis gefördert werden kann (Hannich et al. 2013; Balzer et al. 2019).

101.9 Überprüfung der Lerninhalte im Rahmen des Fachbereichs Psychosomatische Medizin und Psychotherapie

Um die Vermittlung der neuen Lehr- und Lerninhalte zu überprüfen, wird die Prüfungskultur im Rahmen der ÄAppO kontinuierlich modernisiert und angepasst. Zum einen muss sich die Psychosomatik wie alle anderen Fächer der Herausforderung einer Standardisierung und Objektivierung von dezentralen, in der Verantwortung der Fakultät liegenden Prüfungen stellen und zum anderen für jede Lehrveranstaltung eine eigenständige Note vergeben, die im Endzeugnis der Studierenden abgebildet ist.

Die Entwicklung neuer Prüfungsformen gewährleistet eine möglichst realitätsnahe Prüfung an Patient*innen und den expliziten Einbezug von Haltung und Professionalität der Studierenden.

Die zunehmende Orientierung von medizinischen Inhalten an zuvor definierten Kompetenzen zeigt sich auch im **kompetenzorientierten Prüfen.** Führende Leitfrage ist hierbei, was die Medizinstudierenden am Ende der Unterrichtseinheit können sollen und welche Fertigkeiten hierfür notwendig sind. Beispiele für praxisnahe Prüfungsformen sind **OSCE**- („objective structured clinical examination") (z. B. Jünger et al. 2005) oder **Mini-CEX-Prüfungen** („mini clinical evaluation exercise") (z. B. Norcini et al. 2003). Hierbei werden im Rahmen von simulierten Szenarien Handlungen und Verhalten im Kontext direkt beobachtbar gemacht und aufgrund der hohen Standardisierung (z. B. durch Checklisten) reliable und valide Prüfungsinstrumente geschaffen. Von zunehmender Bedeutung sind in den letzten Jahren **arbeitsplatzbasierte Prüfungsverfahren,** die direkt im klinischen Kontext bei der Durchführung umschriebener Aufgaben wie z. B. Führen eines Aufklärungsgesprächs, Übergabe von Patient*innen an die Pflege oder Kolleg*innen oder eine strukturierte Falldiskussion, angewandt werden (AMEE Guide No. 31; Norcini et al. 2008; IMPP 2021a, b).

101.10 Wissenschaftlichkeit des Fachbereichs Psychosomatik und Psychotherapie und deren Vermittlung

Viele relevante Befunde aus dem Bereich der Psychosomatischen Medizin und Psychotherapie sind nicht zuletzt Verdienst einer professionalisierten Wissenschaftsexpertise (Ehrenthal et al. 2014). Dass Wissenschaftlichkeit im Fachbereich der Psychosomatischen Medizin und Psychotherapie auf Begeisterung und Erfolg stoßen kann, zeigen Initiativen im postgraduierten Bereich. Im Zusammenschluss mehrerer deutscher Fakultäten (Berlin, Hamburg, Tübingen, München, Heidelberg) werden jedes Jahr mehr als 30 Bewerber*innen in einem 2-jährigen Qualifizierungsprogramm an die Entwicklung, Umsetzung und Auswertung wissenschaftlicher Fragestellungen im Bereich der Psychosomatik herangeführt. Neben der hohen Akzeptanz eines solchen Programms (Hartmann et al. 2008) konnte gezeigt werden, dass diese Innovation zu einer Verbesserung der Wissenschaftsleistung führt (Löwe et al. 2008).

101.11 Ausblick

Die gesetzgeberischen Neuerungen der letzten Jahre haben zu einer expliziten Aufwertung der psychosozialen Fächer geführt und betonen weiterhin die Bedeutsamkeit einer bereits frühzeitigen Lehre in diesem Bereich. Insgesamt hat sich dadurch die Ausbildung verschoben: weg von der Vermittlung rein kognitiver Inhalte hin zu einer Ausrichtung auf ein integratives biopsychosoziales Gesundheits- und Krankheitsmodell. Dies wird auch mehr den Anforderungen an die jungen angehenden Ärzt*innen gerecht, von denen neben fachspezifischem Wissen, das immer detaillierter sein soll, auch ein hohes Maß an interpersonellen, affektiven und sozialen Kompetenzen erwartet wird.

Zunehmend in den Mittelpunkt rückt dabei die Beachtung der Komplexität der späteren Aufgaben, indem das Medizinstudium eine verstärkte Orientierung an Kompetenzen und spezifischen Ausgangssituationen erfährt. Herausfordernd ist hierbei die Tatsache, dass keine Fachzuordnungen einzelner Lernziele mehr erfolgen und das Fach Psychosomatische Medizin und Psychotherapie seinen Platz in der Vermittlung von Inhalten in der ganzen thematischen Breite neu definieren muss.

Kritisch anzumerken bleibt dabei weiterhin, dass die gebotenen Chancen nach wie vor noch nicht in vollem Umfang genutzt werden. Dies ist jedoch insbesondere deshalb von großer Wichtigkeit, da das Fach Psychosomatische Medizin und Psychotherapie die Möglichkeit, aber auch die Verantwortung hat, die hierfür benötigten Handlungskompetenzen zu vermitteln und in der Umsetzung der geforderten Neuerungen im deutschen System des Medizinstudiums eine Vorreiterrolle einzunehmen.

LITERATURAUSWAHL

Bokken L, Linssen T, Scherpbier A, et al. Feedback by simulated patients in undergraduate medical education: A systematic review oft he literature. Med Educ 2009; 43: 202–210.

Connolly N, Abdalla ME. Impact of COVID-19 on medical education in different income countries: A scoping review of the literature. Med Educ Online 2022; 27(1): 2040192. DOI: 10.1080/10872981.2022.2040192.

Hahn EG, Fischer MR. Nationaler Kompetenzbasierter Lernzielkatalog Medizin (NKLM) für Deutschland: Zusammenarbeit der Gesellschaft für Medizinische Ausbildung (GMA) und des Medizinischen Fakultätentages (MFT). GMS Z Med Ausbild 2009; 26(3): Doc35.

Hartmann M, Wild B, Herzog W et al. Der klinische Forscher in der psychosomatischen Medizin: Status, Kompetenzen und Leistungen. Psychother Psychosom Med Psychol 2008; 58(6): 230–237.

Herrmann-Werner A, Erschens R, Fries M, et al. The effects of diverse fidelity scenarios on stress in medical students when taking patients' medical histories: A longitudinal study. Stress Health 2023; 39(3): 553–561. DOI: 10.1002/smi.3206.

Huwendiek S, Scheffer C. Master's degrees in medical education. Med Teach 2006; 28(7): 664.

Jünger J, Schäfer S, Roth C, et al. Effects of basic clinical skills training on objective structured clinical examination performance. Med Educ 2005; 39: 1015–1020.

101

Nikendei C. Klima, Psyche, Psychosomatische Medizin und Psychotherapie. Ärztl Psychother 2022a; 17(1): 16–21.

Piot MA, Attoe C, Billon G, et al. Simulation training in psychiatry for medical education: A review. Front Psychiatry 2021; 12: 658967. DOI: 10.3389/fpsyt.2021.658967.

Weidner K, Herrmann-Lingen C, Herzog W et al. Lernziele der Psychosomatischen Medizin und Psychotherapie vor dem Hintergrund des Nationalen Kompetenzbasierten Lernzielkataloges Medizin (NKLM). Z Psychosom Med Psychother 2015; 61(3): 275–288. DOI: 10.13109/zptm.2015.61.3.275.

KAPITEL

102

Olaf Reddemann und Kerstin Weidner

Psychosomatische Grundversorgung

102.1 Historie, Konzept und Verortung in der Versorgung

Eine psychosomatische Basiskompetenz ist zweifellos in jeder Arztgruppe mit Patient*innenbezug notwendig, um der epidemiologischen Bedeutung psychischer und psychosomatischer Störungen sowie der biopsychosozialen Komplexität insbesondere chronischen Krankseins Rechnung zu tragen.

Die ärztliche psychosomatisch-psychotherapeutische Versorgung wird in Deutschland als Versorgung üblicherweise auf vier Ebenen konzeptualisiert (Heuft et al. 2014):

1. Ärztliche Grundhaltung mit Berücksichtigung biopsychosozialer Zusammenhänge in der Patient-Arzt-Beziehung (P-A-B) bei Diagnostik und Therapie in Sprechstundensituation, Visite am Krankenbett oder Entlassgespräch im Krankenhaus
2. Psychosomatische Grundversorgung mit differenzierter Erfassung biologischer, sozialer und seelischer ursächlicher sowie aufrechterhaltender Faktoren bei der Entstehung oder beim Verlauf von Erkrankungen durch verbale Intervention, Einleitung entsprechender diagnostischer und therapeutischer Maßnahmen
3. Zusatzweiterbildung Psychotherapie für somatische Fachärzt*innen mit Befähigung zur Durchführung fachgebundener Psychotherapie im psychodynamischen/-analytischen, verhaltenstherapeutischen Bereich oder mit systemischen Verfahren
4. Fachärztliche Versorgung durch Fachärzt*innen für Psychosomatische Medizin und Psychotherapie

Psychosomatische Grundversorgung (PSGV) ist folglich seit inzwischen 25 Jahren fester Bestandteil der Weiterbildungsordnung. Gegenwärtig ist in den Facharzt-Weiterbildungen Allgemeinmedizin sowie Gynäkologie und Geburtshilfe und außerdem im Rahmen des Erwerbs der Zusatzweiterbildungen Spezielle Schmerztherapie und Sexualmedizin die aktuell insgesamt 80 Stunden umfassende Weiterbildung der PSGV verpflichtender Bestandteil. Von den anderen Gebieten kann die Qualifikation der PSGV freiwillig als Fortbildung erworben werden und ist Voraussetzung für die Abrechnung der dafür vorgesehenen Ziffern nach Genehmigung durch die Kassenärztliche Vereinigung entsprechend Psychotherapievereinbarung § 5 Abs. 6 (KBV und GKV-Spitzenverband 2017/2021). Damit ist die PSGV Bestandteil sowohl der Weiter- als auch der Fortbildung.

Gegenwärtig sind etwa 80.000 niedergelassene Ärzt*innen in Deutschland zur Erbringung von Leistungen der PSGV qualifiziert und berechtigt. Neben den ca. 31.000 Psychologischen Psychotherapeut*innen sind etwa 12.000 Ärzt*innen zur Erbringung von psychotherapeutischen Leistungen befugt und qualifiziert sowie etwa 7.000 Ärzt*innen überwiegend psychotherapeutisch tätig (KBV 2021).

Qualifizierte Ärzt*innen können die Leistungen der PSGV in der vertragsärztlichen Versorgung über die Ziffern 35100 und 35110 des Einheitlichen Bewertungsmaßstabs (EBM) abrechnen (KBV 2022). Die privatärztliche Abrechnung erfolgt über die Gebührenordnungsposition 849 (BMJ und Bundesamt für Justiz 2019). Die obligatorischen Leistungsinhalte zeigt ➤ Tab. 102.1.

Die historische und inhaltliche Entwicklung der PSGV ist in ➤ Tab. 102.2 dargestellt.

Die PSGV ist aus der bis hierher eingenommenen Perspektive vor allem eine psychosoziale Erweiterung der biologischen ärztlichen Kompetenzen und Krankheitskonzepte, die im diagnostischen und therapeutischen Setting niedrigschwellige Interventionen aus der Psychosomatischen Medizin für die anderen Fachgebiete zur Verfügung stellt.

Tab. 102.1 Abrechnung der Psychosomatischen Grundversorgung in der vertragsärztlichen Versorgung*

Abrechnungsziffer in EBM (1) bzw. GOÄ (2)	Obligate Leistungsinhalte
35100 (1)	• Differenzialdiagnostische Klärung psychosomatischer Krankheitszustände • Schriftlicher Vermerk über ätiologische Zusammenhänge • Dauer mindestens 15 min
35110 (1)	• Verbale Intervention bei psychosomatischen Krankheitszuständen • Systematische Nutzung der Arzt-Patient-Interaktion • Dauer mindestens 15 min
849 (2)	• Psychotherapeutische Behandlung bei psychoreaktiven, psychosomatischen oder neurotischen Störungen • Dauer mindestens 20 min

* Für (1) zitiert nach KBV (2022), Einheitlicher Bewertungsmaßstab 2022 und für (2) nach Bundesministerium für Justiz (2019). Gebührenordnung für Ärzte

Tab. 102.2 Historische Entwicklung der Psychosomatischen Grundversorgung als Bestandteil ärztlicher Weiterbildung in Deutschland

Jahr	Ereignis
1987	Einführung der PSGV und dadurch Anregung zur konkreten inhaltlichen Diskussion, was PSGV sein kann Inhalte: • Ausdrückliche Verpflichtung zu einem biopsychosozialen Krankheitsverständnis • Bis heute 50 Stunden Theorie und Vermittlung verbaler Interventionstechniken und 30 Stunden Balint-Gruppenarbeit • Ziel: möglichst frühzeitige differenzialdiagnostische Klärung komplexer Krankheitsbilder in ihren somatischen, psychischen (affektiv-kognitiven) und psychosozialen Aspekten • Von Beginn an aktive, kontinuierliche und vertrauensfördernde Gestaltung der P-A-B als unabdingbare Grundlage • Umorientierung von einem paternalistischen, verordnenden, autoritären Stil des ärztlichen Verhaltens zu einem beratenden, vorschlagenden und begleitenden Umgang • Stärkung von Selbstverantwortlichkeit und Selbstwirksamkeit der Patient*innen • Berücksichtigung und Analyse eines potenziell maladaptiven Beziehungszirkels zwischen Ärzt*in und Patient*in als diagnostische und therapeutische Intervention
1993	Beschluss des Deutschen Ärztetages, die PSGV in die ärztliche Weiterbildung zu integrieren und die Weiterbildungsordnung entsprechend zu ändern
1997	Erstes Modellcurriculum der Bundesärztekammer
2003	PSGV wird Pflichtweiterbildung für werdende Fachärzt*innen für Allgemeinmedizin sowie für Frauenheilkunde und Geburtshilfe
2018	Kursbuch der Bundesärztekammer (➤ Tab. 102.3)

Mit ihrer Hilfe können „einfachere Fälle" bereits besser begleitet oder „gelöst" werden. Komplexere Fälle– insbesondere mit zusätzlichem psychotherapeutischem Behandlungsbedarf – können frühzeitiger und für die Patient*innen nachvollziehbarer weitervermittelt werden.

Dieses Bild der PSGV ist aber an einigen bedeutsamen Stellen unvollständig, da es möglicherweise suggeriert, dass die PSGV ihren Platz immer in einer frühen Versorgungsphase oder bei weniger komplexen psychosozialen Problemstellungen habe. Eine nicht genau bekannte, aber sicher nicht unbedeutende Anzahl von Patient*innen mit chronischen, komplexen biopsychosozialen Problemen hat irgendwann die Versorgungsmöglichkeiten in der gestuften Versorgung durchlaufen, ohne ihre Probleme lösen zu können. Auch diese Menschen, die eben nicht am Anfang, sondern am Ende der Versorgung stehen, werden im Rahmen der PSGV (mit-)versorgt, wie Fall 1 zeigt.

Patientinnengeschichte

Fall 1

Frau C. (62 J.) wird seit inzwischen 15 Jahren in ihrer Hausarztpraxis behandelt. Sie meldet sich nahezu wöchentlich wegen akuter Ängste, verschiedener Körpersymptome oder Schmerzen telefonisch (Kurzkontakt 2–5 min), obwohl regelmäßige Termine (15–20 min, alle 4–6 Wochen) stattfinden.

Diagnosen: chronische Ganzkörperschmerzen bei milden degenerativen Veränderungen der Wirbelsäule (im Wesentlichen somatoformer Schmerz), generalisierte Angststörung, rezidivierende depressive Störung, komplexe Traumafolgestörung, multiple Medikamentenunverträglichkeiten, unter verschiedenen Psychopharmaka mehrfach QT-Zeit-Verlängerung mit objektivierten Herzrhythmusstörungen, deshalb keine Medikation, Tabakabhängigkeit (aktuell ca. 30 Zigaretten/Tag).

Sie ist die mittlere Tochter einer depressiven Mutter und eines alkoholkranken Vaters, der als 20-jähriger Soldat in russischer Kriegsgefangenschaft und „nie emotional greifbar" war und als kaufmännischer Angestellter eines Familienbetriebs viel arbeitete. Als die Patientin 12 Jahre alt war, verließ er die Familie wegen seines Coming-outs. Er verstarb früh an einem Herzinfarkt. Die Mutter ihrerseits „war mit den Kindern überfordert". Ihrem Bericht zufolge beschimpfte sie die Patientin ständig als „faul und nichtsnutzig". In der Familie kam es zu zahllosen Misshandlungen, Gewalt und sexualisierter Gewalt. Ein Bruder suizidierte sich mit 24 Jahren. Frau C. studierte Sozialpädagogik und fand Arbeit nur in geförderten (ABM-)Maßnahmen. Nach dem Studium begannen Ängste und chronische Schmerzen, später zeigten sich immer wieder depressive Phasen. Sie lebt seit mehr als 20 Jahren kinderlos allein nach einer 10-jährigen Beziehung, in der sie weniger Ängste hatte, aber sich selbst als sehr klammernd beschreibt. Die Beziehung zerbrach, weil ihr Partner sie wegen einer anderen Frau verließ. Seit 14 Jahren bezieht sie Rente.

Insgesamt wurde sie 8-mal stationär behandelt (Psychosomatische Reha, Psychiatrische Klinik, Psychosomatische Klinik). Sie beschreibt diese stationären Therapien als „desaströs". In den letzten 20 Jahren wurden 5 Langzeitpsychotherapien (analytisch, verhaltenstherapeutisch, tiefenpsychologisch, tiefenpsychologische Gruppe) durchgeführt. Eine Verhaltenstherapie endete vor 1 Jahr nach maximaler Verlängerungsdauer. Betreutes Wohnen wurde nicht weiterbewilligt. Die Ergotherapeutin hat trotz vorliegender Verordnung durch den mitbehandelnden Psychiater eine weitere Behandlung abgelehnt. Eine neue Therapeutin fand sie nicht. Weitere Mitbehandler*innen sind ein Orthopäde und eine Schmerztherapeutin.

Der behandelnde Hausarzt versucht im Rahmen der regelmäßigen etwa 15- bis 20-minütigen Termine alltagsbezogen, wertschätzend, lösungsorientiert und ressourcenorientiert zu intervenieren. Er fokussiert das Therapieziel langfristiger Begleitung, also Sicherheit in der Beziehung, und versucht die zahllosen irrationalen Diagnostikwünsche partizipativ zu begrenzen. Termine beim Psychiater hat die Patientin alle 3–6 Monate.

Die hausärztliche Versorgung ist gemäß ihrem Versorgungsauftrag niederschwellig erreichbar und zugänglich. Typisch für die primärärztliche Versorgung sind ungeplante Termine im Rahmen der Akutversorgung und sonst eher kurze geplante Termine (5–15 min Dauer). Die breite Zuständigkeit, Hausbesuche, familienmedizinische Begleitung und somatische Langzeitversorgung bedingen zahllose settingimmanente Verstrickungen und Verstrickungspotenziale. Die Besonderheiten des Settings einer hausärztlichen Praxis sind in ➤ Kap. 48 ausführlich dargelegt.

Die Komplexität des Auftrags und des Settings begründet einen sehr eigenständigen und komplexen Wirk- und Entwicklungs-, vor allem aber Beziehungsraum, der möglicherweise an vielen Stellen i. S. der PSGV noch unvollständig verstanden, insgesamt als solcher aber sicher noch immer zu wenig beforscht ist. Auch deshalb hat die Deutsche Gesellschaft für Allgemein- und Familienmedizin ein auf der Literatur und einem breiten Experten-Konsensverfahren basiertes Positionspapier veröffentlicht (DEGAM 2014), in dem festgehalten wird, dass PSGV

- konstitutiv, nicht additiv für die allgemeinmedizinische Tätigkeit ist,
- mehr ist als eine psychosomatisch-psychiatrische Krankheitslehre,
- sich als konstitutives Instrumentarium biopsychosozialen Verstehens und prozessorientierten Intervenierens innerhalb der longitudinal sich entwickelnden P-A-B versteht, zu dem viele nicht-psychotherapeutische Interventionen gehören.

Das Positionspapier benennt **Wirkfaktoren** der PSGV, die man auch als Wirksphären oder Anwendungsbereiche verstehen könnte (➤ Box 102.1).

BOX 102.1

Wirkfaktoren von PSGV

- P-A-B als heilsame Beziehung und Möglichkeit einer korrigierenden Beziehungserfahrung
- Informationsvermittlung
- Gemeinsame Problemaushandlung und Formulierung individueller Gesundheitsziele sowie Einbeziehung der Patient*innen in die Entscheidung über den Plan der Diagnostik und Therapie
- Erhöhung der Selbstwirksamkeit der Patient*innen
- Erfahrung von Anteilnahme und Annehmen bzw. Würdigung des Leids, Ermutigung und Fürsorge

Das Positionspapier lenkt deshalb stärker den Fokus auf die Beobachtung, das Verstehen und die Arbeit mit und in der P-A-B, nämlich:

- einerseits auf die ärztliche Kompetenz zur Reflexion dysfunktionaler Muster der P-A-B (hierzu finden Konzepte von Übertragung und Gegenübertragung Anwendung, die in anderen Kontexten Resonanz, Enactment oder gemeinsame Situation genannt werden; Ziel ist die Vermeidung oder Auflösung dysfunktionaler Muster), und
- andererseits auf die gemeinsame Entwicklung neuer oder Weiterentwicklung bestehender salutogener Beziehungsmuster.

PSGV arbeitet einerseits mit begrenzteren psychotherapeutischen Behandlungsmethoden als die wissenschaftlich anerkannten Psychotherapieverfahren, andererseits mit einem erweiterten Spektrum von Interventionen, wie z. B. körperliche Untersuchung, medikamentöse Behandlung, psychosoziale Interventionen und insbesondere in der hausärztlichen Versorgung mit der erlebten Anamnese und dem familiären und nachbarschaftlichen Umfeld.

So gesehen verfügt PSGV über einen **eigenständigen Behandlungsprozess** mit Behandlungsinstrumenten, die auf dem **biopsychosozialen Modell** beruhen. Soweit Methoden der Psychotherapie zum Einsatz kommen, entstammen sie nicht notwendigerweise nur einer therapeutischen Schule oder Richtung. Trotz ihrer Herkunft und Verwurzelung in der Psychodynamischen bzw. Tiefenpsychologischen Psychotherapie ist eine **schulenübergreifende Diversität** der zur Anwendung kommenden Modelle und Perspektiven sinnvoll und gebräuchlich.

102.2 Umsetzung von PSGV in der Versorgung unter Einbeziehung des Behandlungsteams

Für die Umsetzung von PSGV in der (insb. primärärztlichen) Versorgung sind geeignete Haltungen und Fertigkeiten Voraussetzung für eine zielführendere und gelingende Kommunikation und die Reflexion der Prozesse in der langfristigen Begleitung, die in ➤ Kap. 102.6 konkret dargestellt sind. Dies gilt für alle in den diagnostischen und Behandlungsprozess involvierten Mitglieder eines Teams. Zugleich erfordert die Umsetzung von PSGV aber auch strukturelle Voraussetzungen und deren transparente Darstellung wie z. B. die Möglichkeit, feste Termine zu vergeben, und eine außerhalb von Akutsituationen mögliche Zuordnung zu bestimmten Behandler*innen. Sie erfordert eine Übereinstimmung der Ziele und Abstimmung der Vorgehensweisen im Umgang mit Patient*innen und Beziehungskonstellationen bzw. Verhaltensweisen im gesamten Praxisteam. Es bedarf also eines **Trainings aller versorgungsbeteiligten Personen,** insbesondere auch der MFAs, und **regelmäßiger interprofessioneller Teamsitzungen** (s. dazu Fall 2).

Patientinnengeschichte

Fall 2

Eine 82-jährige Pat. mit Mobilitätseinschränkungen, chronischen Schmerzen und Herzinsuffizienz auf dem Boden einer KHK wird regelmäßig zu Hause besucht. Ihre Wohnung ist extrem akkurat aufgeräumt, die Blutdruckwerte werden mehrfach täglich gemessen und mit dem täglichen Gewicht sorgfältig dokumentiert bereitgelegt. Zu jedem Hausbesuch erwartet sie den Hausarzt freundlich, fast unterwürfig.

Die 55-jährige Tochter der Pat. wird ebenfalls in der Praxis behandelt. Sie versorgt gemeinsam mit einem Pflegedienst die Mutter und stellt sich regelmäßig erschöpft in der Praxis vor. Dabei klagt sie über die „anstrengende Mutter" und den von der Mutter bewunderten Bruder, „der sich um nichts kümmert, aber alles besser weiß". Sie schaffe es nicht abzunehmen; trotz zahlreicher Medikamente ist der Typ-2-Diabetes mit einem HbA_{1C} von 8,0–9,5 % nicht gut eingestellt.

Der 52-jährige Sohn der Pat. ist Rechtsanwalt und wird ebenfalls in der Praxis behandelt. Er erlitt bei hohem kardiovaskulärem Risiko und verleugnendem Gesundheitsverhalten bereits mit 48 J. einen NSTEMI. Er zeichnet sich durch ein gegenüber den MFAs abfälliges und forderndes Auftreten aus, während er schmeichlerisch mit dem ärztlichen Chef der Praxis und wohlwollend jovial mit der Ärztin in Weiterbildung umgeht.

Der regelmäßige Austausch im Team ermöglicht es, die komplexen Verstrickungen als Ausdruck der dysfunktionalen zwanghaften Beziehungsmuster der Mutter, der depressiven Beziehungsmuster der Tochter und der narzisstischen Beziehungsgestaltung des Sohnes zu identifizieren, die u. a. bei allen Teammitgliedern zu unangemessener Förderung der rigiden Verhaltensweisen der Mutter, zu Genervtsein bei den MFAs gegenüber der Tochter und einer unangemessenen Toleranz gegenüber den Regel- und Grenzverletzungen des Bruders durch den ärztlichen Chef der Praxis geführt hatten. So gelingt es auch, die sich daraus ergebenden Konflikte im Praxisteam zu entschlüsseln und lösungsorientiert zu thematisieren sowie eine gemeinsame, auf die unterschiedlichen Beziehungsmuster abgestellte Strategie zu entwickeln.

102.3 Kooperation von somatischen Fächern

Gerade bei Patient*innen mit nicht-spezifischen und funktionellen Körperbeschwerden ist in der interdisziplinären Zusammenarbeit ein umsichtiger Umgang mit dem Schädigungspotenzial von Überdiagnostik und Medikalisierung wichtig (Ronneberg et al. 2019). Dualistische Krankheitskonzepte und monokausale Erklärungsmodelle sind genauso wie Dualismus auf der Strukturebene der Versorgung nicht nur bei Patient*innen, sondern auch bei Ärzt*innen und anderen Mitgliedern der Versorgungsteams noch immer verbreitet (Fall 3).

Patientinnengeschichte

Fall 3

Eine 29-jährige Pat. mit komplexen traumatischen biografischen Belastungen und chronischen, in der Qualität stabilen nackenbetonten und nicht-radikulären Schmerzen hatte vor 2 Jahren eine MRT der HWS ohne wegweisend pathologischen Befund erhalten. Jetzt konnte der gemeinsame Verzicht auf ein MRT im Gleichklang von Hausärztin und Orthopädin vereinbart werden. Am Wochenende sucht sie wegen starker Schmerzen im Rahmen eines Harnwegsinfekts den ärztlichen Notdienst auf. Der diensthabende Facharzt für Chirurgie rät nun dringend zu einer neuerlichen MRT, zur Vorstellung bei einem befreundeten Neurochirurgen und einem Neurologen. Die Pat. erscheint dann dienstags in der Akutsprechstunde und berichtet, sie habe glücklicherweise bereits in 2 Tagen einen Termin vereinbaren können und benötige jetzt nur noch die Überweisung. Die Hausärztin hätte sich hier eine zurückhaltendere Vorgehensweise des Chirurgen gewünscht, verbunden mit der Empfehlung an die Pat., zunächst nochmal mit der Hausärztin zu sprechen.

Wünschenswert sind hier:

- Verbesserung und Präzisierung der Risikokommunikation, also konkrete Benennung von zu erwartendem Nutzen, möglichem Schaden (inkl. möglicher Enttäuschung, Verunsicherung und Chronifizierungsrisiken) und der möglichen therapeutischen Konsequenzen von Diagnostik vor deren Veranlassung sowohl auf primär- als auch auf spezialärztlicher Ebene
- Anerkennung der Koordinierungsfunktion auf primärärztlicher Ebene. Überweisung mit konkreter Fragestellung und Übermittlung relevanter Information einerseits sowie Berichterstattung andererseits
- Idealerweise Verbesserung des kurzfristigen interdisziplinären Austauschs im Einzelfall, z. B. durch gegenseitige Durchwahlnummern oder im Rahmen regelmäßiger interdisziplinärer Qualitätszirkel

102.4 Kooperation mit Psychotherapie

Eine sensible Schnittstelle ist die Zusammenarbeit zwischen Hausärzt*innen und ärztlichen/nicht-ärztlichen Psychotherapeut*innen. Wünschenswert wären hier ein regelmäßiger Informationsaustausch in beide Richtungen, z. B. durch Befundberichte der Psychotherapeut*innen oder inhaltlich differenzierte Konsiliarberichte, aber auch durch aussagekräftige Befundmitteilungen der Hausärzt*innen. Hausärzt*innen berichten in den Kursen der PSGV häufig, dass sie die detaillierten Befundberichte aus den Kliniken schätzen: Befundberichte auch von ambulanten Kolleg*innen sollten Standard sein, um das Fachwissen über Krankheitskonzepte, biografische oder soziale Einflussfaktoren, anzuwendende Verhaltensmuster oder zu vermeidende Chronifizierungsfaktoren auch für die hausärztliche Führung zu erhalten. Gleichermaßen sind die hausärztlichen Konsiliarberichte („Konsiliarbericht vor Aufnahme einer Psychotherapie") für die Psychotherapeut*innen oft wenig aufschlussreich, da diese zumeist nur sehr wenige stichpunktartige Informationen enthalten. Informationen über somatische Rahmenbedingungen sind jedoch insbesondere bei Patient*innen mit klassischen psychosomatischen Erkrankungen (somatische Belastungsstörungen, Essstörungen) im psychotherapeutischen Prozess ebenso zu berücksichtigen wie sozialmedizinische Fakten wie AU-Zeiten, GdB-Anträge, Erwerbsunfähigkeit usw.

PRAXISTIPP

Mit einem verbesserten interdisziplinären Informationsaustausch von beiden Seiten ließe sich die Indikationsstellung für differenzierte Psychotherapieverfahren oder Settings oft optimieren, aber auch Kommunikationsdefizite, Behandlungsabbrüche oder Spaltungen könnten vermieden werden.

102.5 Inhalte und Struktur der Weiterbildung PSGV

PSGV befähigt Ärzt*innen zur Entwicklung einer **Grundhaltung,** bei der Neugierde und Interesse für biopsychosoziale Zusammenhänge bestehen und eine Simultandiagnostik somatischer sowie psychosozialer Prozesse auf Grundlage einer tragfähigen P-A-B mittels verbaler Intervention erfolgt. Dabei wird der besonderen Bedeutung von Beziehungserfahrungen i. Allg. und der Beziehungsgestaltung der P-A-B in Bezug auf Gesundsein und Kranksein Rechnung getragen. Selbstbeobachtende und selbstreflexive Fertigkeiten sollen die notwendige Fürsorge für die Patient*innen, aber auch für sich selbst ermöglichen.

Die **diagnostische Kompetenz** wird somit einerseits um die psychosoziale Ebene erweitert und die Bedeutung von biografisch vulnerabilisierenden Belastungen und sozial aufrechterhaltenden oder verstärkenden Faktoren berücksichtigt. Außerdem wird sie um die Wahrnehmung dysfunktionaler Beziehungsmuster erweitert. Zusätzlich sollen Krankheitsbilder aus dem psychosomatischen bzw. psychiatrischen Gebiet erkannt werden, und in Kooperation mit anderen Gebietsärzt*innen oder Behandlungsangeboten soll die Therapie eingeleitet werden.

Die **therapeutische Kompetenz** inkludiert empathische Gesprächsführung, Psychoedukation, Entwicklung neuer/korrigierter Krankheitsmodelle mit Patient*innen, Aktivierung bzw. gemeinsame Vereinbarung zur Schonung sowie Sensibilisierung für körperliche und seelische Reaktionen auf soziale Belastungen (berufsbedingter Stress oder zwischenmenschliche Probleme) und beinhaltet damit auch Beratungsinterventionen. Dabei wird die aktive Gestaltung der P-A-B als möglicher Raum für heilsame neue Beziehungserfahrungen unter Berücksichtigung und in Anpassung an vorliegende dysfunktionale Muster erlebbar gemacht. Entscheidung und Motivation zur Psychotherapie sollen erleichtert bzw. verbessert werden. Effektives Management und die Kooperation in interdisziplinären und multiprofessionellen Teams sollen ermöglicht oder verbessert werden. Außerdem gilt es Werkzeuge für die Langzeitbegleitung von Patient*innen mit komplexen, chronischen und therapeutisch schwer beeinflussbaren Störungen der Persönlichkeit zu vermitteln und den Wert und die Anerkennung einer solchen Versorgungsleistung bewusst zu machen.

102.6 Curriculumsentwicklung

Die Bundesärztekammer (BÄK) veröffentlichte 2018 das (Muster-)**Kursbuch Psychosomatische Grundversorgung** mit integriertem Fortbildungscurriculum „Patientenzentrierte Kommunikation". Die Gesamtstundenzahl des Kurses „PSGV" beträgt 80 h mit 3 Modulen: (I) Theoriemodul 20 h, (II) Modul verbale Intervention 30 h und (III) Balint-Gruppenarbeit 30 h. Die 50 h umfassenden Module I und II stellen gleichzeitig das Fortbildungscurriculum „Patientenzentrierte Kommunikation" dar. Sie können auch unabhängig von den Balint-Gruppen durchgeführt werden.

Die Durchführung des Kurses sollte über einen längeren Zeitraum berufsbegleitend mindestens über ½ Jahr kontinuierlich erfolgen, sog. Crashkurse der Balint-Gruppenarbeit sind unzulässig und werden weder von den Landesärztekammern noch von den KVen anerkannt (Weidner 2012). In ➤ Tab. 102.3 sind Inhalt, Kompetenzziel und didaktische Methoden auf Basis des (Muster-)Kursbuchs Psychosomatische Grundversorgung der BÄK dargestellt.

Es bietet sich an, Kurse zur PSGV **gebietsspezifisch,** möglichst mindestens in enger Kooperation mit gebietsärztlichen Kolleg*innen, zu gestalten und die Lerninhalte auf die jeweiligen Gebiete zu fokussieren (z. B. PSGV in der Kardiologie, PSGV in der Pädiatrie, PSGV in der Frauenheilkunde, PSGV in der Allgemeinmedizin). Die Gebietsärzt*innen sind in ihrem klinischen Alltag mit unterschiedlichen fachspezifischen psychosomatischen Fragestellungen beschäftigt und gestalten die Beziehungen zu ihren Patient*innen in sehr unterschiedlichen Settings. Da man auch in 80 Stunden keine vollständige Wissensvermittlung erwarten kann, sollten exemplarische Themen fokussiert werden. Beispielhaft könnten sich 20 Stunden Theorie im Rahmen der PSGV in der Frauenheilkunde, wie in ➤ Tab. 102.4 vorgeschlagen, verteilen (Weidner 2012).

Tab. 102.3 Stundenumfang, Inhalt, Kompetenzziel und didaktische Methoden basierend auf dem (Muster-)Kursbuch PSGV der BÄK (2022)

Modul und Stunden [h]	Bezeichnung	Kompetenzziel	Didaktische Methoden
I (20)	Theoretische Grundlagen	Fakten- und Begründungswissen	
	Biopsychosoziale Krankheitslehre mit kritischer Einordnung ursächlicher, auslösender und aufrechterhaltender Faktoren Differenzialdiagnostische Einordnung wesentlicher Krankheitsbilder aus dem psychosomatischen und psychiatrischen Fachgebiet Kenntnis der Versorgungsstrukturen und der Psychotherapieverfahren Erkennen und Management von Suizidalität Umgang mit Patient*innen mit chronischen somatischen, psychischen oder psychosomatischen Erkrankungen	Kenntnis über biopsychosoziales Krankheitsmodell und Einordnung der Erkrankungen Kenntnis über Bedeutung und aktive Gestaltung der P-A-B Kenntnis über typische Interaktionsmuster und ihren Einfluss auf diagnostische und therapeutische Entscheidungen Kenntnis über verbale Interventionstechniken Kenntnis der psychotherapeutischen, psychosomatischen und psychiatrischen Versorgung Kenntnis über familien- und gruppendynamische Prozesse	Vorträge Fallbeispiele Videodemonstrationen Übungen in Kleingruppen
II (30)	Verbale Intervention	Handlungskompetenz	
B	Ärztliche Gesprächsführung: auf Basis wichtiger Grundhaltungen mit Gesprächstechniken in typischen Gesprächssituationen Umgang mit Patient*innen mit bestimmten Interaktionsmustern: Dysfunktionale, störungsverursachende oder -aufrechterhaltende Interaktionsmuster (depressiv, histrionisch, narzisstisch, ängstlich, kontrollierend, querulatorisch ...) Gering ausgeprägte soziale oder persönlichkeitsstrukturelle Kompetenzen Selbstreflexion in typischen Interaktionssituationen mit Erkennung von inneren Widerständen, Abwehr, agierenden oder ausweichenden Verhaltensmustern Umgang mit Patient*innen in bestimmten Situationen Diagnostische Kompetenz durch verbale Interaktion mit Erkennung wesentlicher Krankheitsbilder, ursächlicher oder aufrechterhaltender Einflussfaktoren	Beherrschen verschiedener Interventionstechniken Erfahrung in der Gesprächsdurchführung (Anamnese, Visite, Aufklärung, Beratung, Motivation, Bilanzierung, partizipative Entscheidungsfindung) Erfahrung in besonderen Gesprächssituationen (Krisenintervention, Mitteilung schwerwiegender Diagnosen, belastender Nachrichten) Erfahrung in besonderen Gesprächsanlässen (Traumatisierung, Panik, funktionelle Störungen, Verlust)	Übungen spezifischer Techniken (z. B. Spiegeln, Verbalisierung emotionaler Erlebnisinhalte, zirkuläre Fragen) Übungen von Gesprächssituationen in Kleingruppen mit Videoaufzeichnungen Reflexion und Feedback Rollenspiele Arbeit mit Schauspielpatient*innen Darstellung eigener Patient*innenbegegnungen mit Einüben konkreter Situationen
III (30)	Balint-Gruppenarbeit	Handlungskompetenz	
		Erkennen verschiedener Interaktions- und Verhaltens- sowie Erlebensmuster Frühzeitiges Erkennen und angemessene Reaktion auf potenziell schädliche Interaktionsmuster und P-A-B	Falldarstellung mit Reflexion und Feedback in der Gruppe

Für die hausärztliche Versorgungsebene ist bedeutsam, dass chronisch somatisch erkrankte Menschen (mit Diabetes, KHK, COPD etc.) häufig unter komorbiden psychischen und psychosomatischen Störungen leiden (Beutel und Schulz 2011). In der Hausarztpraxis prägen zusätzlich dysfunktionale Beziehungsmuster in der P-A-B Gelingen und Misslingen der Versorgung der „großen chronischen somatischen Erkrankungen" (Veit 2018). Insofern spielt die Frage der **Einbettung von PSGV in die Langzeitbegleitung** eine zentrale Rolle. Die Perspektive auf die Beziehung kann helfen, eine biopsychosoziale, aber eben nicht-dualistische Sicht auf das Kranksein zu fördern und die Bedeutung einer salutogenetischen Perspektive für die gemeinsame Lösungsfindung zu verdeutlichen. In der hausärztlichen Langzeitbegleitung gerade schwer chronisch und chronifiziert erkrankter Menschen sind zusätzlich – auch für die eigene Psychohygiene – Kenntnisse über die Folgen von Psychotraumata und ressourcenorientierte Vorgehensweisen besonders bedeutsam (Reddemann 2016). Eine Umsetzung der Kursbuchinhalte (Theorie und verbale Interventionen) samt settingspezifischer Erweiterung und Anpassung könnte dann z. B. wie in ➤ Tab. 102.5 aussehen.

Idealerweise gelingt es durch eine Mischung didaktischer Formate wie Rollenspiele und Videos mit kleinschrittigen Analysen, die Theorie fallbezogen lebendig und praxisnah werden zu lassen. Dabei kann dann außerdem eine Reflexion über die Bedeutung der eigenen ärztlichen Haltung und deren Stimmigkeit mit den angestrebten Zielen und den angewendeten Techniken für die Gestaltung der P-A-B angestoßen werden. Dabei nimmt die Anregung zur bewussten

Tab. 102.4 Beispiel für 20 Stunden Theorie im Rahmen PSGV in der Frauenheilkunde

1.	**Grundlagen der Psychosomatik**	**5**
	Allgemeines Krankheitsverständnis der Psychosomatischen Medizin, psychosomatische Grundhaltung, Besonderheit der Gynäkologie, Bedeutung von Schwellensituationen in der Frauenheilkunde	1
	Grundlagen der P-A-B und der ärztlichen Gesprächsführung, Besonderheit der gynäkologischen Untersuchungssituation	1
	Grundlagen der verbalen Intervention	1
	Psychosomatische Krankheitsmodelle	1
	Beispiele ausgewählter psychosomatischer Erkrankungen mit theoretischen Erklärungsmodellen (z. B somatoforme Störungen, Essstörungen, Depression)	1
2.	**Schwangerschaft, Geburt, Wochenbett**	**4**
	Schwangerschaft als bedeutende Schwellensituation mit biopsychosozialen Veränderungen und Einflüssen, Lösung des Ambivalenzkonflikts, Ängste, psychosomatische Symptome/Erkrankungen in der Schwangerschaft: Hyperemesis, schwangerschaftsinduzierte Hypertonie, vorzeitige Wehentätigkeit	2
	Psychosomatik der Geburt und des Wochenbetts: psychosomatische Geburtsvorbereitung, Schmerzwahrnehmung und -verarbeitung, Gebärstörungen inkl. traumatischen Geburtserlebens, Anpassungsstörungen im Wochenbett, Stillschwierigkeiten, Baby Blues, postpartale psychische Störungen	2
3.	**Gynäkologie**	**7**
	Allgemeine Psychosomatik in der Gynäkologie mit Beispielen für psychosomatische Reaktionen: Lebensübergänge (Pubertät, Adoleszenz, Klimakterium und Menopause), Kontrazeption (Bedeutung wiederholter Pillenunverträglichkeiten), Hormonsubstitution	1
	Kinderwunsch, ambivalenter Kinderwunsch, Schwangerschaftsabbruch, Abort, unerfüllter Kinderwunsch, Sterilität, Infertilität	1
	Sexualmedizin in der Frauenheilkunde, funktionelle Sexualstörungen	1
	Krebserkrankungen: Besonderheit der gynäkologischen Tumoren für die Frau, Copingmechanismen, Grundlagen psychoonkologischer Betreuung (Psychoedukation, Krisenintervention, Paar- und Familienberatung), Umgang mit sterbenden Patientinnen	1
	Ausgewählte Krankheitsbilder der Gynäkologie:	
	• Chronischer Unterbauchschmerz (Grundlagen der Schmerzanamnese, Bedeutung von Traumatisierung, psychosomatische Behandlungsansätze)	1
	• Blutungsstörungen: primäre und sekundäre Amenorrhö, Dysmenorrhö, prämenstruelles Syndrom	1
	• Harninkontinenz, Fluor, Fluorgefühl, Pruritus	1
4.	**Beratung**	**2**
	Allgemeine Prinzipien der Beratung	1
	Beratung am Beispiel der Pränataldiagnostik	1
5.	**Ethik in der Frauenheilkunde**	**1**
	Ethische Aspekte in der Frauenheilkunde an ausgewählten Beispielen und mögliche interpersonelle und intrapsychische Konflikte	1
6.	**Psychohygiene**	**1**
	Erkennen eigener Belastungen und Reaktionsmuster mit Bewältigungsstrategien, Selbstfürsorge und Burnout-Prophylaxe	1

Tab. 102.5 Beispiel 50 Stunden Theorie und verbale Interventionen für einen Kurs PSGV in der Allgemeinmedizin

Tag 1	Tag 2	Tag 3	Tag 4	Tag 5	Tag 6
Kommunikation zwischen Ärzt*in und Patient*in Allgemeine Gesprächstechniken Psychosomatische Krankheitsmodelle	Depressiver Beziehungsmodus	Zwanghafter und histrionischer Beziehungsmodus	Der akut und chronisch traumatisierte Patient Umgang mit akuter Krisensituation	Chronische Krankheiten Krankheitsverarbeitung Chronische Schmerzsyndrome	Motivation zu gesunder Lebensführung
Angstneurotischer Modus Theorie Beziehungsstruktur und Interventionen	Narzisstischer Beziehungsmodus		Umgang mit funktionellen Körperbeschwerden	Essstörungen, spez. Adipositas	Indikationen und Methoden der Psychotherapie, Kooperation im psychosozialen Versorgungssystem Organisation der PSGV in der eigenen Praxis Selbstfürsorge, Burnout-Prophylaxe

Tab. 102.6 Was hilft in der Psychosomatischen Grundversorgung? (modifiziert nach Reddemann et al. 2022)

Hilfreiche Haltung(en) …	ergeben/führen zu Erleben oder Handlung(en)	mit dem/den Ziel(en)	Dafür nützliche Technik(en)/Werkzeuge	Weitere Hilfe(n)
• Offenheit • Neugier • Wunsch zu verstehen • Aufrichtigkeit • Transparenz • Demut • Beharrlichkeit • Lösungsorientierung und Bereitschaft zur Partizipation, Patient*in bestimmt (maßgeblich) den Inhalt • Anerkennung der Patientenautonomie • Ressourcenorientierung • Empathie: Mitgefühl und Selbstmitgefühl • Eigene Gefühle sind diagnostisch besonders wichtig • Ärzt*in bestimmt die Form • Eigene Grenzen dürfen sich verändern • Echtheit • Bedingungslose Wertschätzung	• Glaubwürdigkeit • Vertrauen • Würdigung des Leides • Wertschätzende Bemerkungen und Lob • Angebote/Hypothesen • Keine Wahrheiten • Selbstbeobachtung • Biografische Exploration • Bemühen um Klärung und Klarheit • Containing • Innehalten, Geduld-Haben, Abwarten	• Biopsychosoziales/ganzheitliches Verstehen • Gemeinsame Erweiterung des Krankheitskonzepts/-modells • Erkennen dysfunktionaler Muster • Ausbildung von Alternativen • Mehr Wahlfreiheit • Erhöhung der Selbstwirksamkeit • Neue Beziehungserfahrungen • Professionelle Distanz, aber auch Sich-Einlassen • Wissen um Verstricktsein • Psychohygiene	• Offene Fragen • Pausen • Aktives Zuhören • Spiegeln • Wiederholen • Zusammenfassen • Vereinbarungen treffen • „Keep it short and simple" • WWSZ (Warten, Wiederholen, Spiegeln, Zusammenfassen) • NURSE (Naming, Understanding, Respecting, Supporting, Exploring) • Lösungsorientierte Techniken: Skalen, Zukunftsprojektionen • Gegenübertragung wahrnehmen und nutzen • Bilder/Metapher • Grafiken	• Balint-Arbeit • Intervision • Supervision • Qualitätszirkel • Selbsterfahrung • Coaching

Selbstbeobachtung als diagnostischer Fähigkeit eine zentrale Rolle ein. So verstanden können die wesentlichen Inhalte der PSGV und der Weiterbildung zur PSGV dann wie in ➢ Tab. 102.6 geordnet werden.

102.7 Erfahrungen in der Weiterbildung zur PSGV aus Sicht der Weiterbildenden

In der Weiter- oder Fortbildung PSGV treffen unterschiedliche Charaktere zusammen. Primär neugierig und offen eingestellte Kolleg*innen treffen auf Kolleg*innen mit ausgeprägten Widerständen hinsichtlich psychosozialer Zusammenhänge. Auch Teilnehmende der PSGV haben eigene Persönlichkeitsstrukturen, die es im gruppendynamischen Prozess der Kleingruppenarbeit zu führen gilt (Fälle 4–6).

Fallbeispiele

Fall 4

Eine Ärztin (28 J.) ist im 3. Weiterbildungsjahr Frauenheilkunde und Geburtshilfe. Sie nimmt am Kurs PSGV teil und reflektiert in der ersten Kleingruppe einerseits Interesse, andererseits aber innere Abwehr angesichts der Verpflichtung zu diesem Kurs. Warum gerade für angehende Frauenärzt*innen diese Weiterbildung verpflichtend sei, kann auch die ihr zustimmende Gruppe nicht nachvollziehen. Am Ende des ersten Moduls der curricularen Weiterbildung meldet die Kollegin Begeisterung für das Erfahrene, insbesondere in der Kleingruppe mit regelmäßigen Rollenspielen zu Patientinnenvignetten – durch die Teilnehmenden mitgebracht –, zurück. Sie spüre keine Abwehr mehr, sondern Vorfreude auf den nächsten Kurs und Lust zum Üben. Sie habe konkretes „Handwerkzeug" der verbalen Intervention geübt und wolle insbesondere Spiegeln, Ich-Botschaften, Reflektieren emotionaler Erlebnisinhalte gezielt üben. Im nächsten Modul berichtet die Kollegin interessante Patientinnenbegegnungen mit kritischerer selbstreflexiver Wahrnehmung und eine höhere Zufriedenheit mit sich selbst.

Fall 5

Ein Internist (35 J.) ist seit 2 Jahren als Hausarzt niedergelassen und braucht den Kurs für die Abrechnungsziffern. Seine Frau sei Psychologin, so sprächen sie zu Hause auch oft über „Psycho-Themen". Er habe das Gefühl, er ziehe „psychosomatische Patient*innen" an, eigentlich mache er das auch sehr gerne. Er merke aber, dass es schlauche und er sich manchmal richtig ausgesaugt fühle. Er wolle im Kurs auch ein Stück Abgrenzung lernen, ohne seine Patient*innen verprellen zu wollen. Und er wolle für sich prüfen, ob die Zusatzbezeichnung Psychotherapie für ihn eine Option sei.

Fall 6

Ein 52-jähriger ehemaliger Chefarzt einer urologischen Klinik berichtet, dass er sich niederlasse, da das Krankenhaus geschlossen worden sei. Eigentlich brauche er diesen Kurs nicht, rede seit Jahren mit seinen Patient*innen und Kolleg*innen. Der Kurs sei eigentlich für ihn Zeitverschwendung, aber die Ziffern wolle er abrechnen. Dies äußert er mit verschränkten Armen, nach hinten angelehnter Körperhaltung, ausgestreckten Beinen. In der Kleingruppe versucht er wiederholt, die Co-Leitung zu übernehmen und seinen Erfahrungsschatz einzubringen.

Interessanterweise zeigt sich über die vergangenen Jahre eine zunehmende Offenheit und Motivation für die PSGV. Junge Ärzt*innen haben im Vergleich zu früheren Jahrgängen oft bereits im Studium Psychosomatische Medizin und Psychotherapie absolviert, Gesprächsführung geübt und mit Simulationspatient*innen gearbeitet. Ihre Bereitschaft für die Anerkennung verbaler Intervention als Diagnostikum und Therapeutikum auch für partizipative Entscheidungsfindungen ist gewachsen. Gleichzeitig bringen die Kolleg*innen auch Erfahrungen aus den eigenen Krankenhaus- oder Praxisteams mit und berichten sehr unterschiedliche Erfahrungen im Umgang mit „psychosomatischen Patient*innen": Sie reichen von kompletter Ablehnung psychosozialer Themen durch Vorgesetzte bis hin zu integrierten Versorgungskonzepten.

Wenn man eine Gruppe über die Module begleitet, so beobachtet man vielfach gruppendynamische Prozesse. Typischerweise werden anfänglich die eigenen Gesprächskompetenzen überschätzt, im Verlauf der Module tritt eine Verunsicherung ein und über eine Phase des gegenseitigen Schutzes und Lobens schließlich die selbstkritischere Reflexionsfähigkeit mit konkreten Übungswünschen.

Dabei gelangen Teilnehmende der Kursweiterbildung PSGV zu wichtigen eigenen **Selbsterfahrungserkenntnissen.** Hierzu einige Beispiele:

Die schnelle Lösung Eine der zentralen Erkenntnisse ist das eigene alltägliche ärztliche sehr lösungs- und handlungsorientierte Vorgehen, verbunden mit dem Impuls, die Patient*innen durch geeignete Interventionen zu „knacken" und Lösungen zu präsentieren. Dass psychosomatische Gesprächsführung häufig mit einer zwar aufdeckenden, aber abwartenden Haltung verbunden ist und Patient*innen eher zu Handlungen, Einstellungsveränderungen oder Akzeptanz ermuntert werden sollen, verunsichert zunächst, erleichtert aber im Verlauf und nimmt den Handlungsdruck von den Kolleg*innen. Damit erschließen sich diese Interventionen für sie auch oft als eigene spezifische diagnostische und therapeutische Kompetenzen.

Die Zeit Typischer und fast regelhaft verbalisierter Grund für eine vermiedene Intervention ist die Zeit. „Wir haben keine Zeit, mit den Patient*innen zu sprechen." Dass gezielte verbale Intervention unter Anwendung der erlernbaren Technik nicht mehr, sondern sogar weniger Zeit „verschlingt", ist eine wesentliche Erkenntnis im Laufe des Kurses. Teilnehmer*innen erfahren z. B. durch das erneute Hören aufgezeichneter Gesprächssequenzen, dass sie durch die Benutzung von relativierenden oder Füllwörtern, durch das Vermeiden der Aussprache bestimmter Wörter (z. B. Benennung einer psychosomatischen Störungsdiagnose) oder der Verbalisierung emotionaler Erlebnisinhalte und das Unterbrechen der Patient*in Zeit verschwenden und günstige Momente einer gezielten Intervention verpassen. Dies kann dann gezielt geübt werden und vermittelt Sicherheit.

Auftragsklärung und Zielvereinbarung In der gemeinsamen Besprechung eigener als herausfordernd wahrgenommener Fälle verstehen die Kolleg*innen, wie Konflikte, mangelnde Adhärenz und das Erleben, Patient*innen nicht zu erreichen, oder Gefühle von Misstrauen oft ihren Anfang nehmen, weil nicht explizit über Auftrag und Ziele gesprochen wird. Auch hier kann gut und sehr gezielt geübt werden.

Unbewusst wirksame eigene Themen Durch wiederholtes Erleben verschiedener Rollenspiele und Hören der Aufzeichnung bzw. Anschauen des Videos reflektieren die Teilnehmer*innen Situationen, Themen oder Gefühle, die sie während des eigenen Spiels nicht in der Intensität erfahren und reflektieren konnten. Ängste, eigene Erfahrungen oder gern vermiedene Themen können damit sichtbar gemacht werden.

Innehalten, Wahrnehmen der eigenen Gefühle und eigene Psychohygiene Einigen Teilnehmenden fällt eine gesunde Distanzierung von Patient*innenschicksalen schwer, sie nehmen sich der Themen emotional sehr an, geraten in einen helfenden Überaktionismus oder können nach Abschluss der Begegnung nicht abschalten. Das birgt die Gefahr des emotionalen Ausbrennens. Auch hier ermöglichen das Wahrnehmen und Reflektieren eigener Gefühle bzw. das Einordnen und Ordnen von Gegenübertragungsgefühlen und damit verbundenen Impulsen zunächst das Erkennen und im weiteren Schritt das Erlernen von professionellen Skills zur Verhinderung emotionaler Überfrachtung. Schon die Erkenntnis, dass es den Patient*innen zugehörige Gegenübertragungsgefühle gibt, hilft vielen, unangenehme Beziehungskonstellationen weniger persönlich zu nehmen.

102

Gefühl des Ausgeliefertseins Viele Kolleg*innen erleben sich gegenüber z. B. fordernden, ärgerlichen oder sehr klagenden Patient*innen ausgeliefert. Durch die Einsicht, dass es sich um unbewusste Reinszenierungen vor dem Hintergrund dysfunktionaler Beziehungsmuster handelt, die durch passende Kommunikation und Interaktion aktiv neu gestaltet werden können, werden sie oft entlastet. Sie finden einen neuen Blick auf die Patient*innen, wenn sie deren Verhalten als dysfunktionale Lösungsversuche einzuordnen lernen.

Stellenwert der eigenen Perspektive und der Wert ressourcenorientierten Arbeitens Gerade in der Begleitung von chronisch kranken Menschen mit schwer beeinflussbaren und trotz vieler Bemühungen nicht gelösten biopsychosozialen Problemlagen spüren Kolleg*innen Entlastung durch einen Perspektivwechsel. Leistungen bzw. Persönlichkeitseigenschaften bei Patient*innen zu finden, die das Meistern und Überleben ermöglicht haben und ermöglichen, helfen wertschätzend zu bleiben und das Zutrauen in die Patient*innen zu stärken.

Erleben von Scheitern Viele Kolleg*innen profitieren –auch außerhalb der Balint-Gruppen – vom offenen kollegialen fallbezogenen

Austausch, indem sie ihre Erfahrungen in der Langzeitbegleitung austauschen und ihr Da- und Verfügbarsein trotz teilweise ausbleibender „Heilung“ oder Veränderung als wertvolles Unterstützungsangebot wertschätzen lernen. Das ermutigt, auch in anderen Intervisionskontexten (z. B. Qualitätszirkeln) offener darüber in Austausch zu kommen und die Wahrnehmung des Scheiterns zu hinterfragen.

Sich-alleingelassen-Fühlen Vielen Kolleg*innen sind der Wert und die Wirksamkeit ihrer eigenen möglichen, verhältnismäßig einfachen Interventionen nicht bewusst. Zum Beispiel ist bereits ein „Containing“ – also ein einfaches Aufnehmen, ohne sofort zu reagieren – für Patient*innen oft schon sehr entlastend. Viele kennen aber auch die große Vielzahl existierender niederschwelliger und insbesondere der nicht im SGB V, sondern in SGB II, XIII, XI und XII angesiedelten interprofessionellen Hilfsangebote nicht, wie z. B. die Angebote der Sozialpsychiatrischen Dienste, der Flüchtlings- und Folteropferzentren oder Unterstützungsangebote im Rahmen des sog. betreuten Wohnens. Der Austausch innerhalb der Gruppe und konkrete Informationen werden oft als sehr entlastend erlebt.

102.8 Fazit und Ausblick

Da PSGV eine zentrale Rolle in der Versorgung einnimmt, ist die Kursweiterbildung zur PSGV unerlässlich. Die Weiterbildung sollte praxis- und settingbezogen, unter Einsatz vieler didaktischer Formate sehr praktisch mit vielen übenden Anteilen und unter Einbezug der eigenen Fälle der Teilnehmenden durchgeführt werden (Steger et al. 2020). Forschung zur Versorgungsrealität in der PSGV ist dringend erforderlich. Praxisnahe Fortbildungsangebote zur Vertiefung und Wiederauffrischung der Fertigkeiten sind wertvoll.

LITERATURAUSWAHL

Heuft G, Freyberger HJ, Schepker R (Hrsg.). Ärztliche Psychotherapie – Vier-Ebenen-Modell einer Personalisierten Medizin. Epidemiologische Bedeutung, historische Perspektive und zukunftsfähige Modelle aus Sicht von Patienten und Ärzten. Stuttgart: Schattauer 2014.

DEGAM. Positionspapier Psychosomatische Grundversorgung. 2014; http://www.degam.de/files/Inhalte/Degam-Inhalte/Ueber_uns/Positionspapiere/DEGAM_Positionspapier_Psychosomatische_Grundversorgung_final.pdf (letzter Zugriff: 19.4.2024).

Reddemann O, Herrmann M, Veit I. Psychosomatische Grundversorgung. In: Chenot F, Scherer M (Hrsg.): Allgemeinmedizin. München: Elsevier Urban & Fischer 2022; 883–891.

Roenneberg C, Sattel H, Schaefert R, et al. Clinical practice guideline: Functional somatic symptoms. Dtsch Arztebl Int 2019; 116: 553–560.

Veit I. Praxis der Psychosomatischen Grundversorgung. Die Beziehung zwischen Arzt und Patient. 2., überarb. A. Stuttgart: Kohlhammer 2018.

Weidner K. Psychosomatische Grundversorgung in der Frauenheilkunde. In: Weidner K, Rauchfuß M, Neises M (Hrsg.): Leitfaden Psychosomatische Frauenheilkunde. Köln: Deutscher Ärzteverlag 2012; 81–85.

KAPITEL

103 Die ärztliche Fort- und die psychosomatische Weiterbildung in Deutschland, Österreich und der Schweiz

103.1 Die Weiterbildung in Deutschland

Paul L. Janssen und Johannes Kruse

103.1.1 Einleitung

Psychosomatische Medizin bezeichnet ein Grundlagenfach mit integrativen Aufgaben *und* eine Spezialdisziplin.

Der holistische und der spezialistische Ansatz können sich ergänzen: bei der Entwicklung von Verständniskonzepten für die Wechselbeziehungen zwischen den Subsystemen des menschlichen Organismus und bei der Umsetzung der Psychosomatik als Beurteilungs- und Handlungsdimension (Meyer 1994) in die Praxis. In Deutschland haben sich beide Ansätze seit etwa 1920 außerhalb der Psychiatrie entwickelt – anders als u. a. in der Schweiz und in den USA. Der holistische Ansatz wurde von einzelnen Internisten und Neurologen an Universitätskliniken gefördert, der spezialistische von Psychoanalytikern in der Praxis und an Ambulatorien der Ausbildungsinstitute weiterentwickelt.

Freud plädierte bereits 1913 für eine psychotherapeutische Tätigkeit des „Spezialarztes" anderer Fächer; Viktor von Weizsäcker erkannte, dass die Integration eines ernst zu nehmenden psychologischen Verständnisansatzes nicht nur eine Erweiterung des ärztlichen Selbstverständnisses, sondern auch neue Formen der Kooperation zwischen den Berufsgruppen, organisatorische Veränderungen an den Institutionen und eine Modifikation des Weiterbildungssystems und des Honorierungssystems erfordert. Frühe Kooperationsansätze wurden durch Widerstände gegen die Rezeption der Psychoanalyse behindert; diese verschärften sich mit der Machtergreifung der Nationalsozialisten drastisch.

In der Nachkriegszeit begannen beide Richtungen aufzublühen und wurden institutionalisiert:

- Einführung der Zusatzbezeichnung „Psychotherapie" (1957)
- Anerkennung der tiefenpsychologisch fundierten und der analytischen Psychotherapie als Leistung im kassen- und vertragsärztlichen Bereich (1967)
- Einführung des Fachs „Psychosomatische Medizin und Psychotherapie" in die ärztliche Approbationsordnung (1970) und Aufbau entsprechender Abteilungen an den medizinischen Fakultäten
- Gründung des Deutschen Kollegiums für Psychosomatische Medizin (1974)
- Entwicklung des Fachgebiets „Allgemeinmedizin"

Mit der Institutionalisierung entwickelten sich Interessenkonflikte. Die Fachvertreter an den Universitäten forderten eine wissenschaftlich fundierte Ganztagsweiterbildung in einem breiten Spektrum von Verständnisansätzen und therapeutischen Methoden und damit den Gebietsarzt für „Psychosomatik und Psychotherapie". Das Deutsche Kollegium für Psychosomatische Medizin (DKPM) verteidigte

„Psychosomatische Medizin" als einen für alle Ärzte bedeutsamen Verständnis- und Handlungsansatz. Vertreter der Allgemeinmedizin wollten gleichsinnig eine „sprechende Medizin" fördern, die Kassenärztliche Bundesvereinigung die Qualifikation primär versorgender Ärzte für eine „psychosomatische Basisversorgung" sicherstellen. Zeitweise blockierten diese Gruppierungen sich gegenseitig. Das übergeordnete Ziel, den psychosozialen Zugang differenziert in die medizinische Versorgung einzubeziehen, schien gefährdet. Die Lösung für diesen Konflikt stellt das im Jahr 1992 vom Deutschen Ärztetag beschlossene dreigliedrige Qualifizierungsprogramm dar, das mit einem dreistufigen Versorgungskonzept einhergeht (vgl. Janssen 1985, 1993). Dieses umfasst:

- **Psychosomatische Grundversorgung:** Sie soll die „Basisversorgung" sichern, d. h. den psychosomatischen Verständnisansatz in die ambulante und – bisher noch nicht formalisiert – in die klinische Versorgung integrieren helfen.
- **Zusatzweiterbildung (ZWB) Psychotherapie:** Diese Weiterbildung soll es Ärzten, die weiter in ihrem (somatischen) Fachgebiet arbeiten, ermöglichen, wissenschaftlich anerkannte Psychotherapieverfahren in ihre Tätigkeit zu integrieren.
- **Fachgebiet Psychosomatische Medizin und Psychotherapie** (bis 2003 Psychotherapeutische Medizin): Der Gebietsarzt soll die spezialisierte psychosomatisch-psychotherapeutische Versorgung insgesamt sicherstellen. Der Facharzt kann als Gebietsarzt die ZWB „Psychoanalyse" absolvieren und ist dann berechtigt, das Behandlungsverfahren „analytische Psychotherapie" durchzuführen.

Die zunächst als Fortbildung über die vertragsärztliche Versorgung eingeführte Psychosomatische Grundversorgung wurde zwar 1992 in die **Musterweiterbildungsordnung** aufgenommen, blieb aber nur verpflichtend in der Allgemeinmedizin sowie in der Gynäkologie und Geburtshilfe, obwohl andere Gebiete wie Pädiatrie, Dermatologie, Kardiologie u. a. diese Qualifikation auch anstreben. Wegen der besonderen Stellung in den beiden genannten Fächer in der Versorgung wird die Entwicklung der Psychosomatischen Grundversorgung daher an anderer Stelle des Buches (➤ Kap. 102) ausführlich dargestellt. Wir beschränken uns auf die Darstellung der fachärztlichen Weiterbildung in Psychosomatischer Medizin und Psychotherapie und auf die Zusatzweiterbildungen Psychotherapie und Psychoanalyse. 1992 wurde die Deutsche Gesellschaft für Psychosomatische Medizin und ärztliche Psychotherapie (DGPM) gegründet, die die Ärztekammern in allen fachlichen Fragen berät.

Die fachärztliche Weiterbildung für Psychosomatische Medizin und Psychotherapie hat seit der ersten Formulierung (1992) vier Novellierungen erfahren, die Zusatzweiterbildungen Psychotherapie (1957 eingeführt) und Zusatzweiterbildung Psychoanalyse (1978 eingeführt) noch häufigere. Die letzte Novellierung der Musterweiterbildungsordnung (MWBO) wurde nach mehr als 6 Jahren intensiver Diskussionen zwischen der Bundesärztekammer, den Landesärztekammern, den Fachgesellschaften und den Berufsverbänden 2018 verabschiedet. Die unten wiedergegebenen Inhalte der MWBO sind zumeist von den Landesärztekammern übernommen worden, geringe Abweichungen in den Ordnungen der Landesärztekammern sind jedoch möglich.

Die neue MWBO ist wie die ärztliche Ausbildung kompetenzorientiert. Nach der Kompetenzforschung werden in der Ausbildung und fortgesetzt in der psychosomatisch-psychotherapeutischen Weiterbildung Fähigkeiten vermittelt, die zu eigenständigem Handeln in der Psychosomatischen Medizin führen. Die Fortbildung im Gebiet setzt dann diesen Prozess, der lebenslang währt, fort.

In die **Kompetenzblöcke** sind drei Ebenen eingegangen:

- Kognitive und methodische Kompetenzen (Kenntnisse)
- Handlungskompetenzen (Erfahrungen und Fertigkeiten)
- Personale und relationale Kompetenzen (Selbsterfahrung)

Im Facharzt für Psychosomatische Medizin und Psychotherapie wie auch in den ZWB sind auf allen drei Ebenen Richtzahlen angegeben. In einem Glossar sind gewisse Standardisierungen für Einzel- und Gruppenselbsterfahrungen, für Balint-Gruppe und für Supervision festgelegt. Diese Grundstruktur gilt sowohl für die Gebiete wie für die Zusatzweiterbildungen (ausführlich: Janssen und Kruse 2019).

103.1.2 Das Fachgebiet Psychosomatische Medizin und Psychotherapie

In Deutschland hat sich das Fachgebiet Psychosomatische Medizin und Psychotherapie als unabhängiges Fachgebiet in der Aus- und Weiterbildung sowie in der Versorgung entwickelt. Die Weiterbildung im Fachgebiet vermittelt eine spezifische psychosomatische Kompetenz und zugleich – auch im Vergleich zu anderen medizinischen Fachgebieten – die umfangreichste psychotherapeutische Kompetenz.

> Das Gebiet **Psychosomatische Medizin und Psychotherapie** umfasst die Erkennung, psychosomatisch-medizinische und psychotherapeutische Behandlung, Prävention und Rehabilitation von Krankheiten und Leidenszuständen, an deren Verursachung und Chronifizierung psychosoziale, psychosomatische und somatopsychische Faktoren einschließlich dadurch bedingter körperlich-seelischer Wechselwirkungen maßgeblich beteiligt sind.

Weiterbildungszeiten

Die Weiterbildungszeit umfasst **60 Monate.** Sie ist in der Psychosomatischen Medizin und Psychotherapie an einer anerkannten Weiterbildungsstätte mit einem Weiterbildungsbefugten durchzuführen; dabei:

- müssen 12 Monate in anderen Gebieten der somatischen Patientenversorgung abgeleistet werden,
- können bis zu 12 Monate Weiterbildung in Psychiatrie und Psychotherapie und/oder Kinder- und Jugendpsychiatrie und -psychotherapie erfolgen.

Die Änderungen in der neuen MWBO im Vergleich zur alten MWBO sind erheblich:

- Neben der Richtlinienpsychotherapie wurde als Behandlungsoption die psychosomatisch-medizinische Behandlung eingeführt.
- Die Weiterbildung in der Psychosomatischen Medizin und Psychotherapie wurde auf 4 Jahre verlängert, wobei 1 Jahr Psychiatrie und Psychotherapie angerechnet werden kann.
- Für das sog. Fremdjahr kommen alle Gebiete mit somatischer Patientenversorgung infrage und nicht nur Innere Medizin.

- Das psychiatrische Pflichtjahr wurde abgeschafft.
- Es gibt keine Verpflichtung zur stationären Weiterbildung; spezielle Inhalte der stationären Weiterbildung, z. B. Komplexbehandlung, werden über die Inhalte geregelt.

Weiterbildungsinhalte

Die zu erwerbenden Weiterbildungsinhalte werden in sieben Kompetenzblöcke eingeteilt. Die allgemeinen Inhalte, die für alle Fachgebiete gelten, umfassen:

1. Ethische, wissenschaftliche und rechtliche Grundlagen ärztlichen Handelns
2. Maßnahmen zur Qualitätssicherung, Hygienemaßnahmen
3. Ärztliche Begutachtung, Aufklärung, Befunddokumentation
4. Therapieentscheidungen am Lebensende
5. Allgemeine medizinische Notfallsituationen, lebensrettende Notmaßnahmen
6. Grundlegende Kenntnisse der Pharmakotherapie, Arzneimittelsicherheit und Missbrauch
7. Interpretation von Basislabor und bildgebenden Befunden u. a.

Als übergreifende Inhalte sind zu erwerben:

- Kenntnisse über Gesetze und Richtlinien, z. B. Unterbringung und Betreuung, Patientenrechte, Sozialrecht, Psychotherapie-Richtlinie
- Wissenschaftlich begründete Gutachten (3 Gutachten)

Krankheitslehre und Diagnostik sind wesentliche Bestandteile der Weiterbildung. Die wissensbasierte Kompetenz wird in Theorieseminaren vermittelt, die diagnostische Handlungskompetenz in der Patientenversorgung unter Supervision.

- Theorieseminare (120 Stunden) mit folgenden Inhalten: Konzepte der Psychosomatischen Medizin, Ätiologie psychischer und psychosomatischer Störungen, Konzepte der psychosozialen Belastungen und deren Bewältigung, Psychopathologie und psychiatrische Nosologie, Grundmodelle der Klassifikation (ICD, DSM, ICF), Neurobiologie, Genetik, Epigenetik, Psychodynamik und Gruppendynamik, Lernpsychologie und Verhaltensdiagnostik, psychodiagnostische Testverfahren, generationsübergreifende neurobiologische und psychologische Entwicklungspsychologie, Bindungstheorie und Psychotraumatologie, theoretische Grundlagen der Psychotherapieverfahren wie psychodynamische Krankheitslehre (Konfliktlehre, Ich-Psychologie, Strukturtheorie, Objektbeziehungstheorie, Selbstpsychologie, Mentalisierungstheorie) sowie allgemeine und spezielle Verhaltenslehre, Kognitionspsychologie und systemische Theorie.
- Vermittlung der Handlungskompetenz durch:
  - 40 psychosomatische und psychotherapeutische Anamnesen und Befunderhebungen im Konsiliar- und Liaisondienst, ggf. unter Einbeziehung der Familie, der sozialen Situation, des psychopathologischen Befunds, der Erkennung seelisch-körperlicher Wechselwirkungen bei psychischen und somatischen Erkrankungen und Störungen, z. B. onkologische, neurologische, kardiologische, orthopädische und rheumatische Erkrankungen sowie Stoffwechsel- und Autoimmunerkrankungen
  - 60 psychodynamische oder verhaltenstherapeutische oder systemische Erstuntersuchungen, wovon 20 in der jeweils anderen als der gewählten Grundorientierung durchgeführt werden können

Auch die Kompetenz zur **Therapie psychosomatischer Störungen und Erkrankungen** wird wissensbasiert in den Theorieseminaren vermittelt. Die Handlungskompetenz wird durch die Durchführung der Behandlung unter Supervision erworben.

- Inhalte der Theorieseminare (120 Stunden) sind: Wissenschaftlich anerkannte Psychotherapieverfahren, Methoden der psychodynamischen, verhaltenstherapeutischen, systemischen Einzel-, Paar-, Familien- und Gruppenpsychotherapie sowie der Psychotraumatherapien, Konzepte der Psychoedukation und der supportiven, ressourcenorientierten, achtsamkeitsbasierten und nonverbalen Behandlungen, störungsorientierte Methoden und Techniken, Verhaltensauffälligkeiten im Kindes- und Jugendalter, Verhalten bei nichtstoffgebundenen und stoffgebundenen Süchten.
- Die Handlungskompetenz wird erworben durch psychosomatisch-psychotherapeutische Behandlungen (100 Fälle unter Supervision) inkl. traumabedingter und sexueller Störungen mit besonderer Gewichtung der psychosomatischen Symptomatik unter Einschluss der Anleitung zur Bewältigung somatischer und psychosomatischer Störungen und Erkrankungen und der multimodalen psychosomatisch-psychotherapeutischen Komplexbehandlung und der multimodalen Therapie im stationären oder teilstationären Setting. Dazu gehören:
  - Entweder im psychodynamischen, verhaltenstherapeutischen oder systemischen Verfahren: 8 Fälle Einzeltherapie von 30–100 Stunden, 50 Fälle Kurzzeittherapie von 5–25 Stunden, 200 Stunden Gruppenpsychotherapie mit 3–9 Patient*innen, 5 Psychotraumatherapien mit Anwendung traumaspezifischer Techniken, psychosomatisch-supportive und psychoedukative Therapien und Anwendung von Entspannungstechniken. 20 Fälle können im jeweils anderen als dem gewählten Verfahren durchgeführt werden.
  - Psychosomatisch-psychotherapeutische Gesprächsführung und Beziehungsgestaltung zum Aufbau eines psychosozialen Krankheitsverständnisses und zur Therapiemotivation,
  - Indikations- und Differenzialindikationsstellung von Psychotherapie, Somatotherapie, Soziotherapie, Kunst-, Musik-, Bewegungstherapie, sensomotorischer Übungsbehandlung, Krankenhausbehandlung, Rehabilitation,
  - die Durchführung von Psychopharmakotherapien sowie die
  - Mitbehandlung im stationären Team bei somatischen Erkrankungen.

Entsprechend den anerkannten Psychotherapieverfahren erfolgt die Vermittlung der Handlungskompetenz in der Diagnostik und Therapie in einer psychodynamischen, verhaltenstherapeutischen oder systemischen Grundorientierung, wobei ein Anteil von 20 % auch in den anderen Therapieverfahren erworben werden kann.

Der Kompetenzblock **Prävention und Rehabilitation** umfasst den Erwerb der Kenntnisse über Klassifikationsmodelle der Funktionsfähigkeit, Behinderung und Gesundheit psychischer Erkrankungen (ICF), der Kenntnisse zur Früherkennung, Prävention und

Rehabilitation psychosomatischer Störungen und Erkrankungen sowie die Fähigkeit zur Indikationsstellung zur psychosomatischen Rehabilitation und die Befunderstellung für Rehabilitationsanträge.

Die Kompetenz zum Umgang mit **Notfällen** wird durch Erfahrungen in der allgemeinen Notfallversorgung erworben, aber auch durch Kriseninterventionen bei Suizidalität, Traumafolgestörungen, akuten Belastungsreaktionen, akuten Angststörungen, psychotischen und dissoziativen Zuständen.

Die **personalen und relationalen Kompetenzen** werden in der **Selbsterfahrung** erworben. Selbsterfahrung ist im Unterschied zu der Weiterbildung in somatischen Gebieten ein unverzichtbarer Anteil der Weiterbildung zur Förderung der personalen, relationalen und psychisch-reflexiven Kompetenz des psychosomatisch-psychotherapeutisch tätigen Facharztes. Sie muss in dem gleichen psychotherapeutischen Verfahren erfolgen, in der auch die Psychotherapie-Kompetenz vertiefend erworben wird (s. Janssen und Kruse 2019).

Die Selbsterfahrungen unterscheiden sich gemäß den Unterschieden von psychodynamischen, verhaltenstherapeutischen und systemischen Verfahren auch in ihrem Umfang:

- Im psychodynamischen Verfahren beträgt die Gesamtstundenzahl 200, davon 120 Stunden Einzelselbsterfahrung und 40 Doppelstunden Gruppenselbsterfahrung.
- Im verhaltenstherapeutischen und systemischen Verfahren beträgt die Gesamtstundenzahl 150. Dabei ist nur die Mindeststundenzahl für die Gruppenselbsterfahrung (40 Doppelstunden) festgelegt, aber nicht die Stundenzahl für die Einzelselbsterfahrung. Der Weiterbildungsteilnehmer kann also überwiegend Gruppenselbsterfahrung wählen.
- Die Balint-Gruppenarbeit und die interaktionsbezogene Fallarbeit werden als patientenbezogene Selbsterfahrung verstanden. Sie ist für alle drei Grundorientierungen mit 35 Doppelstunden angesetzt.

Nach Erfüllung der Weiterbildungszeiten und dem Erwerb der Kompetenz erfolgt eine abschließende Prüfung bei der Landesärztekammer zur Verleihung der **Facharztbezeichnung.** Aktuell haben 5.592 Ärztinnen und Ärzte (BÄK 2018/2023) den Facharzt für Psychosomatische Medizin und Psychotherapie erworben.

103

103.1.3 Zusatzweiterbildung Psychotherapie

Zusatzweiterbildungen (ZWB) sind neben den Inhalten der Facharzt- und Schwerpunktweiterbildungen in einem somatischen Fachgebiet berufsbegleitend zu erwerben. Sie müssen unter Leitung eines befugten Arztes erfolgen. Entweder als „Bausteinweiterbildung", in der einzelne Inhalte über befugte Ärzt*innen erworben werden oder in von der Ärztekammer nach § 4 Abs. 8 anerkannten Kursen von befugten Ärzt*innen. Die Absolvierung dieser Zusatzweiterbildung ermöglicht es, entsprechende diagnostische und psychotherapeutische Leistungen in die Tätigkeit niedergelassener Fachärzt*innen verschiedener Fachrichtungen (z. B. Innere Medizin, Gynäkologie, Neurologie, Pädiatrie) zu integrieren. Nahezu 18.000 Ärzt*innen in Deutschland führen die Zusatzbezeichnung Psychotherapie (BÄK 2018/2023).

Die **Zusatzweiterbildung Psychotherapie** umfasst in Ergänzung zu einer Facharztkompetenz die Vorbeugung, Erkennung und psychotherapeutische Behandlung von Erkrankungen und Störungen, die durch psychosoziale Faktoren und Belastungsreaktionen mit bedingt sind.

Die Mindestanforderungen zum Erwerb der Bezeichnung sind die Facharztanerkennung in einem Gebiet der unmittelbaren Patientenversorgung und der Erwerb der Kompetenz zur Psychotherapie gemäß den Weiterbildungsinhalten unter einem Weiterbildungsbefugten.

Weiterbildungsinhalte

Der Erwerb der Zusatzbezeichnung erfolgt in einer Grundorientierung in Diagnostik und Psychotherapie, die psychodynamisch/tiefenpsychologisch, verhaltenstherapeutisch oder systemisch sein kann. Daran orientiert sich auch die Selbsterfahrung. Die Kompetenzblöcke sind eingeteilt in:

- Krankheitslehre und Diagnostik
- Therapie
- Selbsterfahrung

Die wissensbasierte und handlungsorientierte Kompetenz im Bereich der **Krankheitslehre und Diagnostik** wird vermittelt durch:

- Theorieseminare (70 Stunden) mit den Inhalten: Psychopathologie und allgemeine psychiatrische und psychosomatische Krankheitslehre unter Berücksichtigung der Altersgruppen, psychodynamische, verhaltenstherapeutische und systemische Konzepte zur Ätiologie und Behandlung, Methoden der psychotherapeutischen Anamneseerhebung, Entwicklungspsychologie, Lernpsychologie, Psychologie der Beziehung und Systeme, Persönlichkeitslehre, Neurobiologie, Grundlagen von Emotion/Motivation/Kognition, Krankheitsverarbeitung, Bewältigungsstrategien und Salutogenese
- Psychiatrische oder psychosomatische oder kinder- und jugendpsychiatrische Untersuchungen (30 Fälle)
- Psychiatrische oder psychosomatische oder kinder- und jugendpsychiatrische Fallseminare (30 Doppelstunden)
- Durchführung von psychotherapeutischen Erstuntersuchungen nach der jeweiligen Grundorientierung (20 Untersuchungen unter Supervision) sowie durch die
- Einübung in die Indikationsstellung zu Einzel- und/oder Gruppenpsychotherapie, Sozialpsychiatrie, Psychopharmakotherapie, stationäre und/oder rehabilitative Behandlung

Die **therapeutische Kompetenz** wird erworben durch:

- Theorieseminare (70 Stunden): Grundlagen der wissenschaftlich anerkannten Psychotherapieverfahren, insbesondere der gewählten Grundorientierung unter Berücksichtigung der Altersgruppen und des psychosozialen Kontextes, Psychoedukation, störungsorientierte Methoden, Entspannungsverfahren, Kombinationsbehandlungen
- Durchführung von
  - Einzelpsychotherapien (6 Fälle mit insgesamt 240 Stunden) unter Supervision inkl. Akuttherapie

- Gruppenpsychotherapien mit 3–9 Teilnehmern unter Supervision (ohne Nennung der Anzahl der Sitzungen)
- Entspannungsverfahren (16 Doppelstunden)
- Kriseninterventionen (10 Fälle)

Die **Selbsterfahrung** erfolgt
- im tiefenpsychologisch-psychodynamischen Verfahren in 150 Stunden, davon 70 Stunden Einzel und 40 Doppelstunden Gruppe,
- im verhaltenstherapeutischen und systemischen Verfahren in 150 Stunden Einzel und Gruppe, davon 40 Doppelstunden Gruppe und im Rahmen der
- Balint-Gruppenarbeit oder Interaktionsbezogenen Fallarbeit (35 Doppelstunden).

103.1.4 Zusatzbezeichnung Psychoanalyse

Diese ZWB ist wie die ZWB Psychotherapie berufsbegleitend meist an den psychoanalytischen Instituten, in denen Ärzt*innen wie Psycholog*innen aus- bzw. weitergebildet werden, zu erwerben. Sie ergänzt die Facharztweiterbildung. Sie kann erst nach dem Erwerb des Facharztes abgeschlossen werden. Aktuell führen 3.090 Ärzt*innen (BÄK 2018/2023) die Zusatzbezeichnung Psychoanalyse.

Die **Zusatzweiterbildung Psychoanalyse** umfasst in Ergänzung zur Facharztkompetenz die Erkennung und psychoanalytische Behandlung von Krankheiten und Störungen, denen unbewusste seelische Konflikte und/oder strukturelle Beeinträchtigungen zugrunde liegen, inkl. der Anwendung in der Prävention und Rehabilitation sowie zum Verständnis unbewusster Prozesse in der Arzt-Patient-Beziehung.

Als Mindestanforderungen für die Zusatzbezeichnung Psychoanalyse gelten die Facharztanerkennung für Kinder- und Jugendpsychiatrie und -psychotherapie, Psychiatrie und Psychotherapie oder Psychosomatische Medizin und Psychotherapie oder Facharztanerkennung in einem Gebiet der unmittelbaren Patientenversorgung zusammen mit der ZWB Psychotherapie und der Erwerb der Kompetenzen zur Psychoanalyse gemäß Weiterbildungsinhalten unter Befugnis.

Die Definition und die Mindestanforderungen machen das Ziel des Erwerbs dieser ZWB deutlich:
- Die psychoanalytische Behandlung der unbewussten seelischen Konflikte und der strukturellen Störungen wird methodisch von der psychotherapeutischen Behandlung dieser Störungen (ZWB Psychotherapie) abgegrenzt.
- Die P-Fachärzt*innen sollen durch den Erwerb der ZWB Psychoanalyse auch längerfristige und höherfrequente Behandlungen durchführen können.
- Die Kompetenzen für die Behandlung von Kindern und Jugendlichen müssen von den Kompetenzen für die Behandlung von Erwachsenen differenziert werden.

Weiterbildungsinhalte

Die Weiterbildungsinhalte werden gegliedert in die Kompetenzblöcke:
- Allgemeine Krankheitslehre und Diagnostik
- Allgemeine psychoanalytische Therapie
- Spezifische Inhalte bei Erwachsenen bzw. Kindern und Jugendlichen in der Diagnostik
- Spezifische Inhalte in der psychoanalytischen Therapie bei Erwachsenen und Kindern und Jugendlichen

Allgemeine Krankheitslehre und Diagnostik

Als kognitive und Methodenkompetenz sind in Theorieseminaren zu erwerben: die Grundlagen der psychoanalytischen Theorie, die Entwicklungspsychologie und Wahrnehmungseinstellung, die allgemeine und spezielle psychoanalytische Krankheitslehre psychischer, psychosomatischer und somatopsychischer Erkrankungen und Störungen, die Methoden der psychoanalytischen Erstuntersuchung unter Einbezug psychiatrischer sowie kinder- und jugendpsychiatrischer Untersuchung sowie die psychoanalytische Kulturtheorie und Sozialpsychologie.

Die diagnostische Handlungskompetenz wird durch die Indikationsstellung zu verschiedenen psychoanalytisch-psychotherapeutischen und verhaltenstherapeutischen Therapiemethoden und Settings einschließlich Gruppe erworben.

Spezifische Inhalte zur **Diagnostik und Therapie bei Erwachsenen** werden erworben durch:
- Theorieseminare (140 Stunden) in Krankheitslehre, Diagnostik und Therapietechnik
- Psychoanalytische Erstuntersuchungen (20 Fälle) unter Supervision
- Psychoanalytische Fallseminare (35 Doppelstunden)
- Zwei psychoanalytische Einzelpsychotherapien von jeweils mindestens 250 Stunden unter Supervision
- Durchführung von psychoanalytischen Gruppenpsychotherapien mit 3–9 Teilnehmern (ohne Nennung einer Anzahl von Sitzungen wie bei der ZWB Psychotherapie)

Spezifische Inhalte zur **Diagnostik und Therapie bei Kindern und Jugendlichen** werden vermittelt durch:
- Theorieseminar in psychoanalytischer Krankheitslehre, Diagnostik und Therapie (140 Stunden)
- Erwerb von Kenntnissen über psychoedukative, störungsorientierte und systemische Methoden
- Psychoanalytische Erstuntersuchungen (20 Fälle) inkl. Entwicklungs- und Intelligenzuntersuchung
- Psychoanalytische Fallseminare (35 Doppelstunden)
- Psychoanalytische Einzelpsychotherapie (3 Fälle) bei Kindern 150 Stunden, bei Jugendlichen 180 Stunden unter Supervision
- Psychoanalytische Gruppenpsychotherapie mit 3–9 Teilnehmern (auch hier keine Angaben zur Anzahl der Sitzungen)

Selbsterfahrung

Die Anforderungen sind für Erwachsenen- bzw. Kinder- und Jugendlichen-Psychoanalytiker*innen gleich:
- Lehranalyse (180 Stunden) ohne Angaben der Sitzungsfrequenz (im Glossar werden max. 3 Stunden/Woche genannt)
- Analytische Gruppenselbsterfahrung (60 Doppelstunden)

103.1.5 Weiterbildungsordnung im ständigen Wandel

Die MWBO ist in einer permanenten Entwicklung, weil auch die medizinischen Gebiete und die ärztliche Versorgung sich kontinuierlich weiterentwickeln. Wahrscheinlich werden wir mit der hier dargestellten Ordnung 10 Jahre leben, aber schon jetzt sind Gedanken zu entwickeln, wie das Fach und die Versorgung weitergedacht werden können und welche Herausforderungen die gesellschaftliche Entwicklung an das Fach stellen (z. B. Pandemie, Flüchtlinge, Krieg, Migration, Digitalisierung). Weiterbildungen sollten sich in erster Linie an der wissenschaftlichen Entwicklung und in zweiter Linie an den gesellschaftlichen Entwicklungen orientieren. Zur gegebenen Zeit wird es dann möglich sein, Konzepte und Ideen in einen Handlungsprozess umzusetzen. Dies dürfte die Aufgabe der zukünftigen Fachwissenschaftler*innen und der Fachärzt*innen in der ärztlichen Berufspolitik sein.

103.2 Die Weiterbildung in Österreich

Wolfgang Söllner

In Österreich gibt es zwei Möglichkeiten der ärztlichen Weiterbildung in Psychosomatischer Medizin und Psychotherapie:

- Die seit 1991 bestehende 3-stufige und aufeinander aufbauende Diplomweiterbildung in (a) Psychosozialer Medizin, (b) Psychosomatischer Medizin und (c) Psychotherapeutischer Medizin, die in berufsbegleitenden und von den Landesärztekammern akkreditierten Lehrgängen von Ärzten aller Fachrichtungen und von Praktischen Ärzten absolviert werden kann, und
- die im Jahr 2018 neu etablierte „Spezialisierung in fachspezifischer Psychosomatischer Medizin", die von Fachärzten aller Gebiete an stationären psychosomatischen Einrichtungen absolviert werden kann.

103.2.1 Die Diplomweiterbildung in Psychosozialer, Psychosomatischer und Psychotherapeutischer Medizin

Die PSY-Diplome

Nachdem Wesiack und Mitarbeiter mit finanzieller Unterstützung der Robert Bosch Stiftung modellhafte modulare Weiterbildungscurricula entwickelt und in Tirol etabliert hatten, wurde 1994 von der Österreichischen Ärztekammer bundesweit die dreistufige Diplomweiterbildung in Psychosozialer Medizin (PSY I), Psychosomatischer Medizin (PSY II) und Psychotherapeutischer Medizin (PSY III) als postpromotionelle und berufsbegleitende Fort- und Weiterbildungsmöglichkeit für Ärzte aller Fachrichtungen und für Praktische Ärzte eingerichtet und in der Folge in allen österreichischen Bundesländern etabliert (Wesiack und Söllner 1997; Söllner et al. 2000a; Stix und Egger 2003; ➤ Tab. 103.1). 1993 wurde die Österreichische Gesellschaft für Psychotherapeutische Medizin gegründet, welche die Ärztekammern in Fragen der Weiterbildung in Psychotherapie und Psychosomatischer Medizin berät.

Tab. 103.1 Inhaltliche Struktur der PSY-Diplome

PSY-Diplom	Ausbildungseinheiten (AE) à 45 min
Psychosoziale Medizin (PSY I)	
• Theorie	40
• Ärztliche Gesprächsführung und Balint-Gruppe	50
• Praktische Umsetzung in der ärztlichen Tätigkeit	100
Gesamtdauer (ca. 1 Jahr)	**190**
Psychosomatische Medizin (PSY II)	
• Theorie	80
• Selbsterfahrung in Kleingruppen und Erlernen einer Entspannungstechnik	120
• Balint-Gruppe und Supervision der psychosomatischen Behandlungen	100
• Praktische Umsetzung im Rahmen der Behandlung von Patienten mit psychosomatischen Störungen	200
Gesamtdauer (ca. 2 Jahre)	**500**
Psychotherapeutische Medizin (PSY III)	
• Allgemeine Theorie der Psychotherapie	100
• Theorie der spezifischen Methoden	140
• Literaturstudium	60
• Selbsterfahrung, mindestens	150
• Praktische ärztliche Tätigkeit	600
• Reflexion dieser Tätigkeit in einer Balint-Gruppe	100
• Praktische psychotherapeutische Tätigkeit	600
• Supervision der praktischen psychotherapeutischen Tätigkeit	120
Gesamtdauer (ca. 3–4 Jahre)	**1.845**

Für Fachärzte für Psychiatrie wurden – aus der Erkenntnis, dass einzelne Inhalte der PSY-Diplom-Lehrgänge in deren Facharztweiterbildung enthalten sind – Sonderregelungen für die Gestaltung und Abwicklung der Lehrgänge festgelegt. Seit 2007 besteht eine integrierte Psychotherapieausbildung im Rahmen der Facharztweiterbildung Psychiatrie. Die Facharztbezeichnung wurde erweitert zu „Psychiatrie und Psychotherapeutische Medizin".

Diplom Psychosoziale Medizin (PSY I): Ergänzend zu den im Medizinstudium und in der Ausbildung zum Praktischen Arzt bzw. Facharzt vermittelten Inhalte werden vertiefte Kenntnisse und Fertigkeiten im Bereich der Arzt-Patient-Kommunikation und des ärztlichen Gesprächs sowie eine vertiefte Orientierung über Therapiemöglichkeiten im psychosozialen Feld vermittelt. Der Kurs wird mit einem Kolloquium abgeschlossen. Er entspricht in etwa der „Psychosomatischen Grundversorgung" in Deutschland.

Diplom Psychosomatische Medizin (PSY II): Aufbauend auf dem Kurs PSY I erwerben die Teilnehmenden Wissen und Fertigkeiten für die Behandlung von Patienten mit psychosomatischen Problemen und Störungen und erlernen integrative psychosomatische Behandlungsansätze. Der Kurs vermittelt einen Ansatz der „Beziehungsmedizin". Die teilnehmenden Ärzte aller Fachbereiche sollen lernen, psychosoziale und psychosomatische Aspekte in die Diagnose und Behandlung ihrer Patienten zu integrieren. Der Kurs wird mit einer schriftlichen Falldarstellung abgeschlossen.

Diplom Psychotherapeutische Medizin (PSY III): Die Teilnehmer erlangen die volle psychotherapeutische Kompetenz zur selbstständigen und eigenverantwortlichen Durchführung von Psychotherapeutischer Medizin im stationären und ambulanten Bereich inkl. präventiver und rehabilitativer Maßnahmen.

Die Theorie gliedert sich in allgemeine und methodenspezifische Theorie der Psychotherapie. Die Methodenlehre orientiert sich an den methodischen Hauptströmungen der Psychotherapie: tiefenpsychologische, verhaltenstherapeutische, systemische und humanistische Tradition.

Eine der o. g. Traditionen stellt den persönlichen Schwerpunkt (Hauptfach) in der Ausbildung zur Psychotherapeutischen Medizin dar. Im *Hauptfach* werden 150 AE Theorie und Praxis der jeweiligen psychotherapeutischen Methode, diagnostische Techniken, therapeutische Kurz- und Langzeitmethoden, störungsspezifische Therapieansätze und Praxis in verschiedenen Settings vermittelt. Als *Zusatzfach* kann jede andere Tradition gewählt werden (Theorie und praktische Umsetzung: 40 AE). Als *Ergänzungsfächer* in Theorie und Praxis sind die beiden verbleibenden Traditionen verpflichtend (je 20 AE).

Der Abschluss erfolgt durch eine schriftliche Arbeit und ein Abschlusskolloquium. In Tirol, Vorarlberg und Salzburg (Kurs Schloss Hofen) sowie am Department für Psychosoziale Medizin und Psychotherapie der Donau-Universität Krems (Niederösterreich) kann der Lehrgang nach Erstellung einer Masterarbeit und einer Prüfung mit dem akademischen Grad Master of Science (M. Sc.) abgeschlossen werden.

Im Jahr 2001 hat der Hauptverband der Sozialversicherungsträger die „qualitätsgesicherte Leistung der psychotherapeutischen Medizin" in der Vereinbarung „Psychotherapie durch Ärzte" als Bestandteil des ärztlichen Leistungskatalogs offiziell anerkannt.

Die Zahl der in die Liste der PSY-Diplome eingetragenen Ärzt*innen ist seit 1991 kontinuierlich gestiegen (➤ Abb. 103.1). 11 % aller Allgemeinmediziner*innen haben zumindest eine Stufe dieser Diplomweiterbildung absolviert, die meisten davon Stufe 1 oder Stufe 2 (Fazekas et al. 2009). Von den PSY-III-Absolvent*innen sind ca. 50 % Psychiater*innen (Fazekas und Leithner 2012).

Effekte der Weiterbildung

Teilnehmer*innen an vier konsekutiven Kursen in PSY I und II in Westösterreich schätzten ihre Kompetenz im Führen des ärztlichen Gesprächs sowie in der Kommunikation mit sog. schwierigen und mit sterbenden Patient*innen nach dem Kurs signifikant gebessert ein (Söllner et al. 2000b). Dieser Effekt war noch 1 Jahr nach Ende der Kurse nachweisbar. Die Teilnahme an den Kursen scheint auch das Verhalten der Ärzt*innen in der Praxis beeinflusst zu haben: Etwas mehr als ein Drittel der Teilnehmenden gab an, seit den Kursen häufiger Patient*innen mit psychosomatischen und psychischen Störungen zu behandeln. 64 % der Ärzt*innen gaben an, häufiger ein ausführliches ärztliches Gespräch von mindestens 20 Minuten Dauer

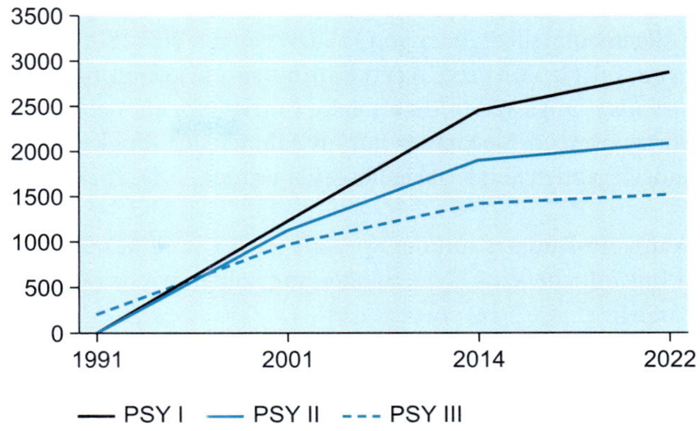

Abb. 103.1 Zahl der in die Liste der PSY-Diplome eingetragenen Ärzt*innen (Quelle: Österreichische Ärztekammer 2022) [L231]

zu führen, und 48 % führten häufiger Gespräche mit Angehörigen durch. Die Verschreibung von Beruhigungs- und Schlafmitteln hatte sich nach den Angaben von 22 bzw. 18 % der Ärzt*innen reduziert. Die Befragten gaben nach dem Kurs zudem eine höhere Zufriedenheit mit ihrer ärztlichen Tätigkeit an. Die Ergebnisse dieser Untersuchung sind aufgrund des unkontrollierten Designs als „Konsumentenbefragung" zu bewerten.

In einer kontrollierten Studie zeigten Allgemeinmediziner*innen, die PSY-Diplome erworben hatten, eine **höhere Kompetenz, psychosoziale Probleme** bei ihren Patient*innen **zu erkennen,** als Ärzt*innen, die keine solche Weiterbildung absolviert hatten. Diese Kompetenz nahm mit jeder Stufe der Weiterbildung zu (Fazekas et al. 2009).

Auch die **Kompetenz in ärztlicher Gesprächsführung** verbesserte sich nach Absolvierung von PSY I und PSY II. In einer Untersuchung mithilfe von Videoanalysen von 120 ärztlichen Gesprächen mit Schauspielerpatient*innen verbesserte sich das aktive Zuhören der trainierten Ärzt*innen, und sie sprachen häufiger Emotionen an (Langewitz et al. 2010).

In Niederösterreich wurden in einer Pilotstudie 35 Ärzt*innen, die den Universitätslehrgang PSY III absolviert hatten, sowie 131 von ihnen behandelte Patient*innen befragt (Leitner et al. 2008). Die Effekte der im Rahmen der Weiterbildung von den Ärzt*innen durchgeführten Psychotherapien wurden aus Sicht der Therapeut*innen und Patient*innen zu Beginn, am Ende sowie ½ Jahr nach Therapieende erhoben. Die durchschnittliche Dauer der Behandlungen lag bei 22 Sitzungen über einen Zeitraum von 14 Monaten. Auf der Symptomcheckliste (SCL-90-R) zeigte sich zwischen Beginn und Abschluss der Weiterbildung bzw. dem Follow-up-Zeitpunkt eine signifikante Verbesserung der Symptomatik im Globalwert sowie in verschiedenen Skalen der SCL.

103.2.2 Die Spezialisierung in fachspezifischer Psychosomatischer Medizin

Die Spezialisierung in „Fachgebundener Psychosomatischer Medizin" (FPM) wurde 2018 etabliert.

Spezialisierungen können gemäß Ärztegesetz von Ärzt*innen für Allgemeinmedizin oder von Fachärzt*innen eines Sonderfachs an speziellen von den Ärztekammern zu genehmigenden „Spezialisierungsstätten“ (stationäre Einrichtungen, Lehrpraxen) erworben werden. Sie können nur im Rahmen der Tätigkeit des zugrunde liegenden Sonderfachs ausgeübt werden.

So kann ein Pädiater mit der Spezialisierung in FPM nur Kinder und Jugendliche, eine Gynäkologin nur Frauen psychosomatisch behandeln.

Die Dauer dieser Weiterbildung beträgt 18 Monate. Inhalte sind u. a. Kenntnisse und Fertigkeiten in folgenden Bereichen:

- Psychopathologie, Diagnostik und Behandlung psychosomatischer und somatopsychischer Störungsbilder
- Multidimensionales psychosomatisches Assessment
- Psychoedukative Methoden, Motivational Interviewing
- Entspannungs- und achtsamkeitsbasierte Verfahren
- Spezielle Gesprächsführung mit Patient*innen mit funktionellen Störungen
- Supportive psychotherapeutische Verfahren
- Grundlagen psychotherapeutischer Methoden
- Grundlagen der Psychopharmakologie
- Grundlagen der Sexualmedizin
- Supervidierte eigene Fälle supportiver und symptomspezifischer Behandlungen (140 AE)
- Supervision (40 AE) und Balint-Arbeit (40 AE)
- Selbsterfahrung

Bislang sind in Österreich 17 Psychosomatische Abteilungen in Kliniken für Innere Medizin (5), Kinder- und Jugendheilkunde (7), Gynäkologie und Geburtshilfe (1) und Psychiatrie und Psychotherapeutische Medizin (4) als „Spezialisierungsstätten“ anerkannt. Es ist zu erwarten, dass durch die Etablierung dieser Spezialisierung weitere Psychosomatische Abteilungen und Kliniken entstehen werden.

103.3 Die ärztliche Weiterbildung in Psychosomatischer und Psychosozialer Medizin in der Schweiz

Niklaus Egloff

103.3.1 Interdisziplinärer Schwerpunkttitel

Die ärztliche Expertise in Psychosomatischer und Psychosozialer Medizin wird in der Schweiz nicht als Facharzttitel, sondern als **interdisziplinärer Schwerpunkttitel** zertifiziert. Es handelt sich dabei um einen staatlich reglementierten ärztlichen Zweittitel, der additiv zu einem Facharzttitel freier Wahl erworben werden kann. Etwa 60 % der Titelträger*innen in der Schweiz tragen als Basisausbildung einen Facharzttitel in Innerer Medizin, je ca. 10 % in Pädiatrie oder Gynäkologie und etwa 20 % in Psychiatrie.

Dieser interdisziplinäre Zugang spiegelt ein psychosomatisches Fachverständnis i. S. einer Querschnittsdisziplin wider.

Der Schwerpunkttitel soll eine spezifische Fachexpertise ausweisen und legitimiert die Titelträger*innen sodann, mit einem psychosomatischen Abrechnungstarif kostendeckend ambulante Gesprächszeiten abzurechnen. Der Titel ermöglicht damit, vollzeitmäßig im Bereich der Psychosomatischen Medizin tätig zu sein. Im stationären Bereich wird der Schwerpunkttitel ebenfalls zur Abrechenbarkeit gewisser psychosomatischer Behandlungsprozeduren vorausgesetzt.

2023 waren in der Schweiz etwa 900 praktizierende Schwerpunkttitelträger*innen registriert, was 2,3 % der schweizerischen Ärzteschaft ausmacht.

103.3.2 Weiterbildungsreglementierung

Die Schweizerische Akademie für Psychosomatische und Psychosoziale Medizin (SAPPM) ist von der Weiterbildungssektion des ärztlichen Berufsverbandes der Schweiz (FMH/SIWF) vertraglich autorisiert, den interdisziplinären Schwerpunkttitel zu erteilen und die Ausbildung zu überwachen. Das Ausbildungsreglement schreibt mindestens **360 Stunden an zertifizierter Weiterbildung** in Psychosomatischer und Psychosozialer Medizin vor; die Weiterbildung ist zu drei gleichen Teilen in Theorie, Fertigkeiten und Supervision aufgeteilt.

Die Erhaltung des Titels erfordert jährlich ein **obligatorisches Fortbildungspensum von mindestens 20 Stunden.** Das Fortbildungssoll umfasst einerseits die Teilnahme an akkreditierten fachspezifischen Fortbildungsveranstaltungen, andererseits auch ein dokumentiertes Kontingent an Supervisions- bzw. Intervisionsstunden.

103.3.3 Breites institutionelles Weiterbildungsangebot

Die mehrsprachige Schweiz ist in vielen Bereichen föderalistisch organisiert. Es gibt sowohl in der italienisch-, der französisch- und der deutschsprachigen Schweiz akkreditierte **Weiterbildungsinstitute,** die berufsbegleitend vollständige Weiterbildungscurricula zum Erwerb des Schwerpunkttitels anbieten. Dass dabei regional unterschiedliche thematische Gewichtungen bestehen, wird respektiert.

Neben den Weiterbildungsinstituten gibt es nahezu ein Dutzend Kliniken, die als klinische **Weiterbildungsstätten** von der SAPPM als ausbildungsberechtigt akkreditiert sind. Dabei handelt es sich um universitäre wie auch rehabilitativmedizinische Krankenhäuser.

Schließlich gibt es auch die Möglichkeit, mittels **Weiterbildungsmodulen** klinische und kursmäßige Weiterbildungsangebote zu kombinieren.

Flexibilität, Individualisierungsmöglichkeit sowie Vielfalt der Weiterbildungsstrukturen werden von der SAPPM unterstützt. Die Website des Berufsverbandes (www.sappm.ch) informiert über die laufenden Weiterbildungsangebote.

103.3.4 Inhaltliche Aspekte der Weiterbildung

Ziel der Weiterbildungscurricula der SAPPM ist es, psychosomatische und psychosoziale Fachkompetenz in die Grundversorgung, Spitäler und Spezialpraxen zu bringen. Es geht insbesondere um eine Verbesserung der Expertise im Umgang mit Patient*innen mit funktionellen Körperbeschwerden, chronischen somatischen Erkrankungen sowie somatopsychischen Kombinationsleiden.

Typische Stichwörter aus den Weiterbildungskatalogen sind: *Krankheitsverhalten, Entwicklungspsychologie, psychosoziale Einflüsse auf Gesundheit und Krankheit, psychosomatische und somatopsychische Wechselwirkungen, Stressmedizin, Krankheitslehre funktioneller Störungen, spezifische Diagnostik bei funktionellen Symptomen* sowie *medizinanthropologische Themen.* Die ärztlich-therapeutischen Themen verstehen sich kontextualisiert in ein multimodales Therapieverständnis und umfassen *diagnosespezifische psychoedukative Methoden, entspannungs- und achtsamkeitsbasierte Verfahren, Motivational Interviewing,* sowie andere *Formen stützender Gesprächstherapien.*

Im Gegensatz zum Deutschen Facharzttitel ist in der Schweiz der Schwerpunkttitel reglementarisch nicht an eine (psychodynamische oder anderweitige) Psychotherapie-Ausbildung gekoppelt. Es ist Titelträger*innen freigestellt, ob und welche Art von anerkannter Psychotherapie-Ausbildung zusätzlich absolviert wird. Alle Inhabenden des Schwerpunkttitels sind daselbst autorisiert, Psychotherapie aus dem ganzen Spektrum der anerkannten Methoden anzuordnen; d. h., sie können ohne administrative Hürden ihre eigenen Patient*innen zur spezifischen Psychotherapie-Behandlung an psychotherapeutisch ausgebildete Psycholog*innen weiterdelegieren.

103.3.5 Selbstverständnis und Ausblick

Die Psychosomatische und Psychosoziale Medizin der Schweiz hat eine vielschichtige Entwicklungsgeschichte (Buddeberg 2004). Das Fach ist seit Anfang der 1980er-Jahre in den universitären Lehrplänen verankert und heute sowohl im Bachelor- als auch im Masterstudium der Medizin präsent. In ihrem Selbstverständnis betont die Psychosomatische Medizin der Schweiz heute einen holistisch-interdisziplinären Ansatz i. S. der Querschnittsdisziplin. Diese **integrative Ausrichtung** findet sich bereits bei ärztlichen Vorläufern des frühen 20. Jh., die eine Synthese von Innerer Medizin, Neurologie und Psychotherapie praktizierten (Müller 2001). Dank der übergeordneten Position als **Zweitqualifikation additiv zu einem Facharzttitel** nach freier Wahl wird das Fach kaum als Konkurrenzangebot zu den bestehenden Facharzttiteln wahrgenommen, sondern als deren Ergänzung. Ihre explizite Expertise i. S. der Spezialisierung ergibt sich nicht selten aus der Kombination von Facharztspezialisierung und dem additiven psychosomatischem Schwerpunkt und bildet sich in Neudisziplinen wie Neuropsychosomatik, Psychoimmunologie, Psychokardiologie, Psychodermatologie etc. ab. Diesen Spezialisierungskompetenzen ist gemein, dass eine Integration der organmedizinischen Symptome und Befunde in die Realität des individuellen Gesamtorganismus und der Subjekthaftigkeit des einzelnen Menschen stattfindet.

Die fächerübergreifende Aufstellung der Psychosomatischen Medizin in der Schweiz gibt Hoffnung, dass sich das humanistisch-holistische Grundanliegen des Fachs mit einer gewissen Breitenwirkung auf die Gesamtmedizin auswirken kann.

LITERATURAUSWAHL

Fazekas C, Leithner A. Towards implementing the biopsychosocial factor in national health care systems: The role of postgraduate training in Austria. Psychother Psychosom 2012; 81: 391–393.
Herzog W, Beutel ME, Kruse J (Hrsg.). Psychosomatische Medizin und Psychotherapie heute. Stuttgart: Schattauer 2013.
Janssen PL, Geyer M. Zur neueren Geschichte der Institutionalisierung der Psychosomatischen Medizin und Psychotherapie in Deutschland. Ärztl Psychother2022; 17(3): 218–225.
Janssen PL, Kruse J. Was bringt die neue Musterweiterbildungsordnung (MWBO) 2018? Ärztl Psychother 2019; 14: 127–142.
Kruse J, Jäger B, Jakobi H, et al. Psychische Erkrankungen und ärztlich-psychotherapeutische Versorgung: Herausforderung für das System. Dtsch Arztebl 2021; 118(18): A-932/B-776.
Langewitz WA, Edlhaimb HP, Höfner C, et al. Evaluation of a two-year curriculum in psychosocial and psychosomatic medicine – Handling emotions and communicating in a patient centred manner. Psychother Psychosom Med 2010; 60: 451–456.
Leitner A, Märtens M, Höfner C, Petzold HG. Effektivität der Psychotherapeutischen Medizin. Psychol Med 2008; 2: 4–11.
Söllner W, Crombach G, Harrer M, et al. Effekte psychosomatischer Fortbildung für Ärzte: Selbsteinschätzung durch die Teilnehmer der Fortbildungskurse in Psychosozialer und Psychosomatischer Medizin in Tirol. Psychol Med 2000; 11(3): 51–56.
Zipfel S, Herzog W, Kruse J, Henningsen P. Psychosomatic Medicine in Germany: More timely than ever. Psychother Psychosom 2016; 85(5): 262–269. DOI: 10.1159/000447701.

KAPITEL

104

Wolfgang Schneider

Psychosomatische Begutachtung

104.1 Vorbemerkungen

Im Fach Psychosomatische Medizin und Psychotherapie nehmen sozialmedizinische Begutachtungen eine wachsende Bedeutung ein; zumeist werden sie im sozial- oder zivilrechtlichen Kontext erstellt, obschon sozialmedizinische Fragestellungen auch in anderen Rechtsgebieten von Interesse sind.

Bei der sozialmedizinischen Begutachtung steht die **Beurteilung der Leistungsfähigkeit** im Vordergrund. Bei den Rentenverfahren wegen verminderter Erwerbsfähigkeit geht es um die Beurteilung der quantitativen und qualitativen Leistungsfähigkeit des zu Begutachtenden, wobei die Leistungsfähigkeit abstrakt für den allgemeinen Arbeitsmarkt bewertet werden muss. Die Beurteilung, inwieweit der zu Begutachtende erwerbsunfähig, eingeschränkt erwerbsfähig oder erwerbsfähig ist, fällt in die Kompetenz des Sozialgerichts. Da die Arbeitsunfähigkeitszeiten wegen psychischer und psychosomatischer Erkrankungen und auch die Rentenverfahren wegen verminderter Erwerbsfähigkeit zahlenmäßig angewachsen sind, haben diese Begutachtungsfragestellungen im Fachgebiet Psychosomatische Medizin und Psychotherapie erheblich an Relevanz gewonnen.

Bei den **Berentungen wegen verminderter Erwerbsfähigkeit** stellen die psychischen und psychosomatischen Erkrankungen seit 2003 sowohl für Männer als auch Frauen die größte diagnostische Gruppe dar. Bei den Rentenzugängen 2013 wiesen 48 % der Frauen die Erstdiagnose einer psychischen Erkrankung auf, bei den Männern waren es 35 % (BPtK 2014). Im Jahr 2022 fielen 64.000 (39,4 %) der knapp 164.000 Rentenneuzugänge auf die Bereiche der Psychosomatik und Psychotherapie (47,4 % Frauen, 30,7 % Männer; https://www.ihre-vorsorge.de/rente/nachrichten/psychische-erkrankung-bleibt-der-hauptgrund-fuer-fruehrente#). Aber auch für den Verlauf körperlicher Erkrankungen spielen psychosoziale Faktoren eine wichtige Rolle, da Chronifizierungsprozesse vielgestaltig durch dysfunktionale Krankheitsverarbeitungsprozesse und maladaptives Krankheitsverhalten beeinflusst werden oder sich infolge der Erkrankung eine psychische Störung entwickelt.

Bei den privaten Berufsunfähigkeitsversicherungen besteht die Aufgabe in der Beurteilung der Leistungsfähigkeit eines Individuums für eine spezifizierte berufliche Tätigkeit. **Berufsunfähigkeit** liegt vor, wenn der zu Begutachtende nicht mehr in der Lage ist, seinen zuletzt ausgeübten beruflichen Tätigkeiten zu 50 % oder mehr nachzukommen, wenn nicht andere Vorgaben im Versicherungsvertrag angeführt sind.

Generell lässt sich sagen, dass in der Folge des wachsenden gesellschaftlichen Drucks auf den Arbeitsmarkt und der damit in Zusammenhang stehenden zunehmenden materiellen und sozialen „Nöte“ sozialmedizinische Fragestellungen erheblich an Bedeutung gewonnen haben. Die Gewährung von Renten wegen verminderter Erwerbsfähigkeit, aber auch die privaten Renten wegen Berufsunfähigkeit weisen eine komplexe psychosoziale Dynamik auf, bei der es um soziale Absicherung, Entstigmatisierung, aber auch psychologische Motive i. S. von Wiedergutmachung und Gerechtigkeit geht. Die hier thematisierten sozialmedizinischen Fragestellungen werden

m. E. zunehmend zur Regulation allgemeiner sozial- und gesellschaftspolitischer Entwicklungen eingesetzt. In ihnen kristallisieren sich unterschiedlichste politische, aber auch berufliche Interessen, weil sich damit ideelle wie auch finanzielle Vorteile erschließen lassen.

Diese Entwicklung erfordert von den Gutachtern ein hohes Ausmaß an Kompetenz in Bezug auf die fachspezifischen Fragestellungen sowie Vertrautheit mit den sozialpolitischen und sozialrechtlichen Kontext- und Rahmenbedingungen.

In diesem Kapitel werden ausgewählte diagnostische und methodische Aspekte der sozialmedizinischen Begutachtung dargelegt.

104.2 Welche diagnostischen Dimensionen sind bei der psychosomatischen Begutachtung zu berücksichtigen?

Die ausschließliche Beschreibung der Pathologie bzw. Psychopathologie ergibt in der psychosomatischen Medizin und Psychotherapie i. d. R. keine ausreichende Beurteilungsgrundlage zur Beantwortung sozialmedizinisch relevanter Problemstellungen.

Unabhängig von der konkreten Fragestellung (z. B. Leistungsbeurteilung oder Kausalitätsfragen) umfasst die sozialmedizinische Beurteilung neben der Feststellung der Psychopathologie weitere psychosoziale und psychosomatische Dimensionen. Dazu gehören die psychische Längsschnittentwicklung des Individuums, seine aktuell relevanten Entwicklungsbedingungen sowie relevante psychosoziale und somatische Wechselwirkungen. Nur auf dieser Grundlage lässt sich ein diagnostisches Gesamtbild des zu Begutachtenden herausarbeiten, das insbesondere auch die subjektiven Hintergründe und „Motive" verstehbar werden lässt und das entsprechend der konkreten Fragestellung dann um spezifische diagnostische Merkmalsbereiche ergänzt werden muss (➤ Box 104.1).

BOX 104.1

Diagnostische Basisebenen der sozialmedizinischen Begutachtung

- Umfassende somatische Untersuchung (meist vorliegend, Gewichtung und Bewertung der Befunde ist notwendig, ggf. müssen weitere Befunde eingeholt oder eine Zusatzbegutachtung veranlasst werden)
- Diagnostik der psychischen und psychosomatischen Störungen auf der Grundlage der ICD-10-Klassifikation (zukünftig ICD-11); unter Berücksichtigung von Schweregrad und Verlaufscharakteristika, soweit in diesen Klassifikationssystemen vorhanden, sowie der Komorbidität
  - Tiefergehende psychosomatisch-psychologische Themenstellungen und Methoden
    Operationalisierte Psychodynamische Diagnostik (Arbeitskreis OPD-3 2023)
  - Verhaltensdiagnostik (z. B. Erkrankung und damit verbundene funktionelle Beeinträchtigungen, aufrechterhaltende Bedingungen, veränderungsbehindernde Barrieren)
  - Veränderungsmotivation; hinderliche und förderliche Bedingungen
  - Berücksichtigung von Einflüssen der sozialen Umwelt

Die weiterführende psychologische Diagnostik orientiert sich entsprechend unserer theoretischen und klinischen Orientierung an psychodynamischen Konzepten. Eine Vorstellung von der Persönlichkeitsentwicklung sowie von charakteristischen früheren oder aktuellen Beziehungs- und Verhaltensmustern sowie lebensüberdauernden Konfliktthemen, wie sie mit der Operationalisierten Psychodynamischen Diagnostik (Arbeitskreis OPD-3 2023) erhoben werden, sind für eine integrierende Bewertung unverzichtbar.

Auf der Grundlage von verhaltensorientierten diagnostischen Zugangsweisen (z. B. Schulte 1994) wird das Verständnis für Faktoren erweitert, die dysfunktionales Verhalten stabilisieren können (Barrieren) oder Veränderung unterstützen (Ressourcen).

Der Gutachter erhebt so relevante Informationen darüber, wie plausibel die Entstehung psychischer Probleme/Symptome oder auch das „Nicht-mehr-Können" im Feld der Rentenbegutachtung vor der Matrix persönlicher Vulnerabilitäten oder Ressourcen ist. Von Bedeutung für die gutachterliche Bewertung ist auch die Kompetenz des Patienten, in der Vergangenheit mit Belastungen oder Herausforderungen in unterschiedlichen Lebensbereichen oder auch mit Erkrankungen umzugehen. Gerade für die gutachterliche Bewertung von Kausalitätsfragen ist das Verständnis der Persönlichkeitsentwicklung im Gesamt ihrer Akzentuierungen, Ressourcen und etwaiger Hemmnisse essenziell, wie weiter unten noch auszuführen sein wird.

Das methodische Vorgehen im klinischen Interview umfasst somit unterschiedliche Zugangsweisen. Es müssen Elemente des **psychodynamischen Erstinterviews** mit seiner Beziehungsorientierung, der biografischen Anamnese, der Verhaltens- und Ressourcendiagnostik sowie der psychiatrischen Exploration im engeren Sinne (Symptom- oder Syndromdiagnostik) sowie der somatischen Anamnese umgesetzt und integriert werden. Mit Verweis auf den in ➤ Kap. 104.4 dargelegten Leitfaden zur Beurteilung der beruflichen Leistungsfähigkeit müssen insbesondere auch die psychischen und psychosomatischen Funktionen und die Aktivitäten systematisch im Gespräch sowie, sofern möglich, testpsychologisch erhoben werden. Szenische, interaktive und nonverbale Informationen, die sich nicht nur im Interview darstellen, sondern auch bei der klinischen Untersuchung zeigen, wie auch Übertragungs- und Gegenübertragungsphänomene können für den psychodynamischen oder beziehungsorientierten Gutachter weitere Beurteilungskriterien darstellen. Jedoch sollte der Gutachter bei der Interpretation dieser „weichen" Befunde in der Tendenz eher zurückhaltend sein und die Validität dieser Aussagen kritisch reflektieren.

Es ist evident, dass ein derartiger Ansatz vom Gutachter ein hohes Maß an Kompetenz bzgl. dieser unterschiedlichen diagnostischen Zugänge erfordert. Er muss in der Lage sein, das Gespräch flexibel zwischen einer „aktiv-explorierenden" und einer „offen-reflexiven" Interaktion zu gestalten. Allerdings wird sich die Interviewführung in Abhängigkeit von den Möglichkeiten des konkreten Probanden unterscheiden.

Patientengeschichte

Auszug aus der Anamnese

Herr B. ist in Bosnien aufgewachsen und hat dort das Abitur abgelegt. Kindheit und Jugendzeit seien insgesamt zufriedenstellend gewesen. Insgesamt sieht er sich als Kind und Jugendlicher durchaus belastbar und sozial sowie leistungsmäßig gut angepasst. Er sei ein guter und motivierter Schüler gewesen, habe sich jedoch nach dem Abitur „hängen lassen".

Er beschreibt sich als eher zurückhaltend, andererseits auch als impulsiven, manchmal etwas ungesteuerten Menschen. Jedoch sieht er sich alles in allem als sozial gut integrierten jungen Mann und Heranwachsenden.

1989 sei er nach einer geschiedenen Ehe, aus der ein heute erwachsener Sohn hervorging, nach Deutschland gegangen; dort habe er seine heutige Ehefrau, eine Deutsche, die er in Kroatien schon als Heranwachsender kennengelernt hatte, geheiratet. Aus dieser Ehe, die er als zufriedenstellend schildert, sind drei weitere Söhne (4, 13 und 17 J.) hervorgegangen.

Von 1989 bis 2005 arbeitete Herr B. bei der Post im Paketpackdienst. Hier war er vor allem mit dem Auf- und Abladen bzw. Sortieren von Postgütern beschäftigt. Diese Tätigkeit sei oftmals körperlich ausgesprochen schwer, er selbst jedoch immer sehr belastbar und zuverlässig gewesen. Nach der Privatisierung der Post habe es bei der Arbeit einen zunehmend stärkeren Zeitdruck gegeben. Hinzugekommen seien aufgrund der veränderten Zusammensetzung der Arbeitsgruppen, die häufig durch Zeitarbeiter besetzt wurden, zwischenmenschliche Probleme am Arbeitsplatz. Wiederholt hätte er Streitigkeiten mit anderen Kollegen, aber auch mit Vorgesetzten gehabt. Der Postzustelldienst, den er für kurze Zeit ebenfalls ausgeübt habe, hätte ihm nicht so sehr gelegen. Aufgrund seiner Impulsivität sei es häufig zu Konflikten oder kleinen Ärgernissen mit Postkunden gekommen.

Schleichend habe er Schmerzen und Bewegungseinschränkungen im Rücken sowie im Halswirbelsäulen-/Schulterbereich entwickelt und sich deswegen im Auftrag der Post in den Jahren 2003–2005 dreimal zur Untersuchung bei einem Arbeitsmediziner vorgestellt. Dieser habe festgestellt, dass Herr B. aufgrund seines Beschwerdebildes für körperliche Tätigkeiten nicht mehr geeignet sei, und die Gewährung einer Postrente veranlasst. Daraufhin habe er dann auf Anraten seiner Ärzte einen Antrag auf Erwerbsunfähigkeitsrente gestellt. Die Schmerzen würden ihn in seiner körperlichen Belastbarkeit erheblich einschränken. Er sei nicht mehr in der Lage, über längere Zeiträume hinweg gleichförmige Bewegungen auszuführen und beizubehalten oder auch nur leichtere Gegenstände zu tragen. Zu seiner psychischen Situation berichtet Herr B., dass er seit 2005 immer wieder unter Zuständen erheblicher seelischer Labilisierung in Verbindung mit Gefühlen von Depressivität und passager auftretenden Suizidgedanken gelitten habe. Er habe sich häufig überfordert und auch resigniert gefühlt. Von einem Psychiater sei er für mehr als 1 Jahr in eine Psychotherapie bei einem Psychologen geschickt worden, die ihn durchaus entlastet habe. Er fühle sich heute nicht mehr so deprimiert und überfordert und sei auch besser in der Lage, sich um familiäre Belange zu kümmern, wenn seine Frau bei der Arbeit sei. Zurzeit würde er, weil die Psychotherapie ausgelaufen sei, den Psychotherapeuten noch ca. alle 4 Wochen zu kürzeren Gesprächen aufsuchen. Herr B. ist davon überzeugt, dass er aufgrund seiner Schmerzen und funktionellen Beeinträchtigungen nicht mehr in der Lage ist, auch nur leichtere körperliche Tätigkeiten ganztags zu verrichten. Er sieht seine Schmerzen und seine anderen körperlichen Beschwerden insbesondere als Folge seiner Wirbelsäulenprobleme an.

104.3 Die Reichweite der testpsychologischen Diagnostik

Die testpsychologische Diagnostik (➤ Kap. 32) stellt eine wichtige methodische Ergänzung bei der Begutachtung dar, wird jedoch von medizinischen Gutachtern allzu oft in ihrer Aussagekraft unterschätzt und deshalb bei der Gutachtenerstellung nicht genügend berücksichtigt.

Grundsätzlich sind multimethodale und multimodale diagnostische Zugänge, die neben der Fremdbeurteilung (durch den Gutachter) auch die Selbstbeschreibung des zu Begutachtenden umfassen, besser geeignet, die komplexen Begutachtungsaufgaben angemessen zu bearbeiten. Bei der Frage, ob eine testpsychologische Untersuchung im Rahmen des Gutachtens eingesetzt werden sollte, ist die Kosten-Nutzen-Relation von Interesse. Die Kosten umfassen z. B. den Faktor Zeit, den finanziellen Aufwand sowie die Zumutbarkeit der Testung für den zu Begutachtenden. Den Nutzen stellt der Zugewinn an diagnostischem Verständnis dar, der durch die testpsychologische Untersuchung erreicht wird.

Der Nutzen von Testergebnissen kann durch systematische Verfälschungstendenzen aufseiten des zu Begutachtenden eingeschränkt sein. Aufgrund der oftmals hohen Transparenz der Testaufgaben – die inhaltliche Zielrichtung der Items ist für den Probanden erkennbar – eröffnen Symptomskalen, Persönlichkeitsfragebögen, Fragebögen zur Messung der Krankheitsverarbeitung oder Psychotherapiemotivation, aber auch Schmerzdokumentationen dem zu Begutachtenden relativ leicht die Möglichkeit, den Test intentional zu bearbeiten. Um diesem Verfälschungsdilemma zu begegnen, wurden insbesondere in der Neuropsychologie **Beschwerdenvalidierungstests** (Merten 2005) entwickelt, die prüfen, ob die in den Tests berichteten Symptome valide sind.

Testpsychologische Befunde sind grundsätzlich geeignet, eine breitere Datenbasis in Ergänzung zur klinischen Untersuchung zur Verfügung zu stellen, und können der Systematisierung und Differenzierung von Befunden dienen. Gleichzeitig kann die Testung als „Belastungserprobung" für den zu Begutachtenden dienen, in der sich vor allem auch motivationale Variablen – z. B. auch eine Aggravationstendenz – ausdrücken. Das Testverhalten, monoforme und extreme oder inkonsistente Testergebnisse, aber auch kritische Werte auf Offenheitsskalen können auf dieser Ebene Hinweise auf

„sozial erwünschtes“ oder tendenziöses Antwortverhalten geben (➤ Kap. 104.4).

Um die Möglichkeiten der testpsychologischen Zusatzbegutachtung in ihrer inhaltlichen Aussagekraft für das Gesamtgutachten optimal nutzen zu können, müssen die Testergebnisse angemessen mit den anderen Befunden in das psychosomatische Gutachten integriert werden. Dafür ist eine enge und kontinuierliche Zusammenarbeit zwischen dem ärztlichen und dem psychologischen Gutachter erforderlich, die bereits vorab die speziellen Fragestellungen der psychometrischen Begutachtung gemeinsam abklären und die Aussagekraft der erhobenen Befunde nach der Testung diskutieren sollten.

Patientengeschichte

Testpsychologische Befunde

In den psychologischen Tests stellt sich Herr B. auf vielen Symptomskalen der SCL-90 als hoch belastet dar. Im Freiburger Persönlichkeitsinventar zeigt sich ein ähnlich hoch belastetes Profil, die Werte auf der „Offenheitsskala“ sprechen jedoch für eine geringe Offenheit oder eine Tendenz zur sozialen Erwünschtheit aufseiten des Probanden. Die Tests werden von Herrn B., der die Untersuchung rasch beenden möchte, zügig und konzentriert bearbeitet. Inhaltliche Verständnisprobleme zeigt er nicht. Diese Befunde werden vom Gutachter als Hinweis auf eine relevante Aggravationstendenz gewertet.

104.4 Die Beurteilung der Leistungsfähigkeit

Die Beurteilung der Leistungsfähigkeit bzw. von Leistungseinschränkungen nimmt eine zentrale Bedeutung bei der sozialmedizinischen Begutachtung ein.

Der Gutachter hat die Aufgabe, das (Rest-)Leistungsvermögen zu beurteilen. Der Sozialrichter bewertet dann ggf. das Ausmaß der Minderung der Erwerbsfähigkeit auf der Basis des Gutachtens. Im Gutachten ist festzustellen, was der zu Begutachtende noch leisten kann (quantitativ und qualitativ). Grundsätzlich sollen gemäß dem Prinzip „Reha vor Rente“ sowohl positive als auch negative **Leistungsprofile** erstellt werden, um Handlungsansätze für rehabilitative Maßnahmen herauszuarbeiten. Die Praxis der Begutachtung orientiert sich jedoch allzu oft ausschließlich an der Feststellung von Leistungseinbußen und weniger an der Suche nach leistungsbezogenen Ressourcen.

Bei der psychosomatischen Begutachtung spielen organische und/oder funktionelle Beeinträchtigungen gegenüber den psychischen Störungen oder komplexen psychosozialen Merkmalskombinationen eher eine geringere Rolle. Das verfügbare Leistungsvermögen stellt i. d. R. das Ergebnis einer komplexen Wechselwirkung zwischen psychosozialen und somatischen Faktoren dar.

Die psychosomatische Begutachtung muss das Gesamt an somatischen, psychischen und sozialen Variablen in ihren Wechselwirkungen und ihren Auswirkungen auf die Leistungsfähigkeit bewerten. Auch hier gilt, dass die psychiatrische oder psychosomatische Diagnose i. S. der ICD-10 keine oder nur eine eingeschränkte Aussagekraft für die Leistungsbeurteilung aufweist.

Von unterschiedlichen Autoren sind verschiedene Kriterien oder Kriterienkataloge für die Beurteilung der Leistungsfähigkeit vorgeschlagen worden. Foerster (1997) und Konrad (1997) haben **Kriterien zur Beurteilung des Schweregrades** einer psychischen oder psychosomatischen Erkrankung formuliert. Seitens der Rentenversicherer hat eine Arbeitsgruppe zu verschiedenen Zeiten (1999, 2001, 2006) neben der Beurteilung der psychischen Störung und ihres Schweregrades insbesondere auf die **Bedeutung des chronischen Krankheitsverhaltens** für das Leistungsvermögen hingewiesen. Die „Leitlinie Schmerzbegutachtung“ (DGOU und DGPM 2023) enthält:

1. Indikationskriterien zur Begutachtung
2. Unterschiedliche Kategorien von Schmerzsyndromen: Schmerz als Begleitsyndrom einer körperlichen Erkrankung; körperlicher, z. T. erklärbarer Schmerz mit psychischer Komorbidität, Schmerz als Ausdruck einer primär psychischen Erkrankung

Es werden dann die Vorgehensweisen bei Zustandsbegutachtungen und bei Zusammenhangsbegutachtungen differenziert dargelegt. Wenn Funktionsbeeinträchtigungen sicher festgestellt seien, müsse geklärt werden, ob diese *„bewusst oder bewusstseinsnah zur Durchsetzung eigener Wünsche gegenüber Dritten eingesetzt werden (sekundärer Krankheitsgewinn)“* und so grundsätzlich überwindbar seien oder ob die Schmerzkrankheit eine derartige Bedeutung für den Lebensablauf und die Lebensplanung übernommen habe, dass sie willentlich oder mithilfe einer Therapie nicht mehr überwunden werden könne. Die Beschwerdenvalidierung sei fester Bestandteil der gutachterlichen Beurteilung.

Die im Folgenden dargelegte **Leitlinie zur Begutachtung psychischer und psychosomatischer Erkrankungen** wurde von einer multizentrischen Arbeitsgruppe entwickelt (Schneider et al. 2015), von der AWMF als S2k-Leitlinie (auf Konsensbildung beruhend) anerkannt und 2019 aktualisiert (DGPM und DGNB 2019). Die überarbeitete Leitlinie umfasst neben einem allgemeinen Teil zu juristischen Rahmenbedingungen und methodischen Vorgehensweisen insbesondere die Begutachtung der Leistungsfähigkeit und der Kausalitätsbeurteilung (s. Widder und Schneider 2020).

104

Die Leistungsfähigkeit eines Individuums mit einer psychischen oder psychosomatischen Erkrankung/Störung ergibt sich nicht allein aus der Symptomatologie, sondern stellt eine Folge der Wechselwirkung von individuellen Verarbeitungsprozessen und Umweltfaktoren dar.

Das der Leitlinie zugrunde liegende diagnostische Modell ist an der *International Classification of Functioning, Disability and Health* (ICF) (WHO 1998, dt. Version 2002; ➤ Box 104.2) orientiert, deren zentrale diagnostische Kategorien neben der **Störung** und den **somatischen und psychischen Funktionen** insbesondere die Ebenen der **Aktivität** und der **Partizipation** sind.

BOX 104.2

International Classification of Functioning (ICF)

- **Störungsebene und Funktionsbeeinträchtigungen:**
  - Somatische wie auch psychische Dimensionen
  - Schweregrad- und Verlaufskriterien
  - Komorbidität?
- **Aktivität:**
  - Konkrete Beschreibungen der Aktivitäten bzw. deren Störungen
  - Möglichkeiten der Assistenz
  - Prognose
- **Partizipation:**
  - Teilhabe an unterschiedlichen Lebensbereichen
  - Einschränkungen von Art, Dauer und Qualität der Teilnahme
  - Resultat der Wechselbeziehung zwischen der Gesundheitsstörung (Beeinträchtigungen der Funktion/Struktur und Aktivität) und den Bedingungen des jeweiligen Lebensbereichs

Folgt die Begutachtung dem Modell der ICF, so ist evident, dass der „Schlüssel" für die Leistungsbeurteilung wie auch die Therapie oder Rehabilitation nicht in der medizinischen Erkrankung (der Diagnose) im engeren Sinne liegt. Vielmehr müssen die Funktionsstörungen auf der psychosomatischen Ebene (z. B. der Mobilität), die Aktivitäten und die Partizipation des zu Begutachtenden beobachtungsnah analysiert und beschrieben werden. Dabei muss für alle Dimensionen reflektiert werden, wie diese gefördert werden können.

Für den Begutachtungsprozess bedeutet dies, dass diese Merkmale im Interview aktiv und ausführlich exploriert werden müssen.

Die ergänzende Erhebung dieser Merkmale durch Dokumentationen, Tages- und Wochenpläne stellt eine weitere wichtige Informationsquelle dar. Auch die Akten sollten sorgfältig auf Hinweise in Bezug auf diese Dimensionen geprüft werden.

Die berufliche „Leistungsfähigkeit" wird i. S. der ICF als ein Konstrukt verstanden, das als Beurteilungsmerkmal das höchstmögliche Niveau der Funktionsfähigkeit angibt, das eine Person an Aktivitäten und Teilhabe an unterschiedlichen Lebensbereichen (Partizipation) zu einem gegebenen Zeitpunkt erreicht. Leistungsfähigkeit spiegelt die umweltadjustierte, bezogen auf die Berufsfähigkeit also die an die beruflichen Arbeitsbedingungen adjustierte Leistungsfähigkeit wider. Insofern geht die Beurteilung der beruflichen Leistungsfähigkeit über eine einfache Beschreibung des allgemeinen Funktionsniveaus (Aktivität und Partizipation) hinaus.

Die Leitlinie stellt einen operationalisierten und manualisierten Ansatz zur Begutachtung der beruflichen Leistungsfähigkeit dar und umfasst die folgenden **diagnostischen Merkmalsbereiche:**

A) Psychiatrische und psychosomatische Vorbefunde/Vorbehandlungen
B) Psychische und psychosomatische Funktionen
C) Krankheitsverarbeitung
D) Aktivität
E) Beurteilung tendenziöser Haltungen
F) Beurteilung der beruflichen Leistungsfähigkeit unter Berücksichtigung der Prognose (Partizipation)

Das zentrale Ziel bei der Entwicklung der Leitlinie bestand darin, ein möglichst hohes Maß an Reliabilität und Validität der Diagnostik zu erreichen sowie den gutachterlichen Prozess und die Entscheidungsfindung so transparent wie möglich zu machen.

In der Leitlinie werden mit Ausnahme der diagnostischen Hauptkategorie A (psychiatrische und psychosomatische Vorbefunde) die diagnostischen Merkmale (Kategorien) in einem ersten Schritt definiert und dann durch Kriterien beschrieben, die der Operationalisierung des Bewertungsprozesses dienen.

Im Folgenden werden die psychischen und psychosomatischen Funktionen und Funktionsstörungen angeführt, die nach dem Verständnis der Leitlinie zentral für die Bewertung der Leistungsfähigkeit sind, da diese einen bedeutenden Einfluss auf die einem Individuum möglichen Aktivitäten und seiner beruflichen Partizipation aufweisen.

Psychische und psychosomatische Funktionen

Bei der Beurteilung sind nicht nur die Einschränkungen der Funktionen, sondern auch die **Ressourcen** zu beachten. Diese umfassen individuelle Fähig- und Fertigkeiten und Stärken, die geeignet sind, bestehende Funktionsminderungen zu kompensieren (Reservekapazität).

Von Bedeutung ist die Feststellung des aktuell verfügbaren psychischen und physischen Funktionsniveaus des Individuums zum Zeitpunkt der Begutachtung. Aus der Beurteilung der psychischen und psychosomatischen Funktionen und Funktionsstörungen lassen sich in einem nächsten Schritt das individuelle Aktivitätenprofil und auch die Leistungsfähigkeit ableiten.

Für die Beurteilung einzelner Funktionsbereiche sind alle zur Verfügung stehenden objektiven (z. B. Exploration, Verhaltensbeobachtung, Aktenauszüge) und subjektiven Informationen (z. B. Befragung des zu Begutachtenden nach seinen subjektiven Erfahrungen) heranzuziehen (➤ Box 104.3).

BOX 104.3

Psychische und psychosomatische Funktionsbereiche

1. Ausmaß an Somatisierung
2. Emotionalität
3. Ausmaß an Antriebs- bzw. psychomotorischen Störungen
4. Ausmaß an kognitiven Störungen
5. Ausmaß an psychotischem oder psychosenahem Erleben und Verhalten
6. Ausmaß an qualitativen und quantitativen Bewusstseins- und Orientierungsstörungen
7. Ausmaß an Verhaltensauffälligkeiten
8. Ausmaß an zwischenmenschlichen Problemen
9. Ausmaß an körperlichen Funktionsbeeinträchtigungen
10. Gesamtbeeinträchtigungen durch 1–9

104

Krankheitsverarbeitung

Die Beeinträchtigungen und Ressourcen auf der Ebene der psychischen und psychosomatischen Funktionen, aber auch der Aktivitäten sind weiter durch die Krankheitsverarbeitung beeinflusst, die insbesondere Aspekte des Leidensdrucks, des Krankheitskonzepts, der Veränderungsmotivation und Selbstregulation sowie der Veränderungsressourcen umfasst. Prozesse der Krankheitsverarbeitung beeinflussen so in relevanter Weise auch die letztlich vorhandene berufliche Leistungsfähigkeit.

Aktivitäten

Für die Beurteilung der Leistungsfähigkeit sind die Aktivitäten und Fähigkeiten, die ein Individuum noch umsetzt oder prinzipiell noch umsetzen könnte, zentral.

Die Bewertung der Aktivitäten und Fähigkeiten orientiert sich an der Beurteilung dessen, was Personen in ihrer tatsächlichen Umwelt tun. Um im Bereich der Berufsunfähigkeitsbegutachtung eine möglichst umfassende Bewertung relevanter Aktivitäten und Fähigkeiten eines Individuums zu gewährleisten, sollten prinzipiell alle berufsrelevanten Aktivitäten und Funktionen als Bezugsrahmen herangezogen werden. Bei der Beschreibung und Bewertung der Aktivitäten/Fähigkeiten wurde in dem diagnostischen Modell ein enger Bezug auf die Kategorien für Aktivitäten und Fähigkeiten des *Mini-ICF-Rating* (Linden et al. 2009, 2015) genommen. Dieses beschreibt Funktions- und Fähigkeitsbereiche, die für die allgemeine und insbesondere die berufliche Leistungsfähigkeit von Bedeutung sind.

Bei der Bewertung der Aktivitäten sollte auch berücksichtigt werden, welche Aktivitäten einem Individuum grundsätzlich aufgrund seiner vorhandenen psychischen Funktionen möglich sein sollten, auch wenn er diese aktuell (z. B. aufgrund regressiver Tendenzen) nicht umsetzt. Zentral ist die Frage, inwieweit eine Aktivität zukünftig möglich ist oder nicht (Prognose).

Beurteilung tendenziöser Haltungen

Die berichtete oder bei der Untersuchung dargestellte Symptomatik, aber auch etwaige Beeinträchtigungen der psychischen Funktionen oder Aktivitäten sollten bei der Begutachtung so weit wie möglich gegen Simulation, Aggravation oder Dissimulation (z. B. der Leistungsfähigkeit) abgegrenzt werden können.

In der Leitlinie werden unterschiedliche Gruppen von Kriterien expliziert, die als Hinweise für Tendenzen zur **Simulation** und Aggravation gewertet werden können. Dazu zählen z. B. externe Anreize für tendenziöse Haltungen, Hinweise aus der testpsychologischen Untersuchung (Merten und Dohrenbusch 2015), Antwortverzerrungen und plakative Schilderungen, Widersprüche und Inkonsistenzen bei der Beschwerdenschilderung und den klinischen Befunden sowie zwischen den einzelnen diagnostischen Ebenen.

Die subjektive Gewissheit des Gutachters sollte nicht das alleinige Kriterium der Bewertung etwaiger **Aggravationstendenzen** sein, da sie nachweislich in hohem Maße von Urteilsstereotypen beeinflusst wird. Es sollte weiter geprüft werden, in welchem Ausmaß ein Motiv zur Täuschung vorliegt. Zur Beurteilung des Vorliegens einer Aggravationstendenz ist ein möglichst breites Repertoire an Untersuchungsmethoden (Gespräch, Untersuchung, Testung) einzusetzen und die jeweiligen Ebenen nach Hinweisen auf Inkonsistenzen zu prüfen. Abschließend ist eine Gesamtwürdigung hinsichtlich dieser Fragestellung vorzunehmen.

Die Beurteilung der **Beschwerdenvalidität** darf nicht nur aufgrund des klinischen Eindrucks erfolgen oder in Gegenübertragungsprozessen des Gutachters begründet sein, sondern muss die verschiedenen Informationsquellen, die dem Gutachter zur Verfügung stehen, kritisch reflektieren und für Außenstehende (z. B. Richter) transparent und nachvollziehbar sein. Wichtig ist, verbleibende Inkonsistenzen oder Zweifel im Gutachten explizit darzulegen und keine Sicherheit in der Beurteilung vorzugeben, wo sie nicht existiert.

Beurteilung der beruflichen Leistungsfähigkeit (Partizipation)

Die berufliche Leistungsfähigkeit ergibt sich aus den dem Individuum zur Verfügung stehenden somatischen und psychosozialen Funktionen bzw. deren Einschränkungen sowie den ihm möglichen Aktivitäten. Auf der Basis dieser Faktoren lässt sich, soweit diese differenziert herausgearbeitet sind, ein **Leistungsprofil** in Bezug auf qualitative und quantitative arbeitsbezogene Leistungsanforderungen erstellen.

Bei der Begutachtung im Rahmen der privaten Berufsunfähigkeitsversicherung geht es z. B. um die Beurteilung der konkreten Leistungsfähigkeit in Bezug auf zuletzt erbrachte berufliche Tätigkeit. Zur Beurteilung der beruflichen Leistungsfähigkeit müssen die berufsbezogenen Aufgaben in die unterschiedlichen Aktivitätskategorien „übersetzt“ bzw. durch diese beschrieben werden.

Abschließend muss der Gutachter eine **prognostische Einschätzung** über die Entwicklung der Leistungsfähigkeit vornehmen.

Die empirische Überprüfung des hier skizzierten Leitfadens hat in mehreren Reliabilitätsstudien für „leitfadengeschulte“ Beurteiler eine befriedigende bis gute Interrater-Reliabilität gezeigt (Schneider et al. 2015).

Patientengeschichte

Aktivitäten und Partizipation

Herr B. beschreibt seine Aktivitäten in körperlicher, aber auch in sozialer Hinsicht infolge der Schmerzen und Bewegungsbeeinträchtigungen als ausgesprochen eingeschränkt. Manche Tage sei er kaum in der Lage, beliebigen Tätigkeiten über einen längeren Zeitraum nachzugehen, berichtet dann jedoch, dass er weitestgehend den Haushalt besorge und einkaufen gehe, weil seine Frau arbeite. Darüber hinaus kümmere er sich vor allem um seinen jüngsten Sohn, bringe ihn häufig zur Schule und mache mit ihm des Öfteren Hausaufgaben. Er gehe mit ihm spazieren oder fahre Fahrrad. Er habe regelmäßig Kontakt zu den Verwandten seiner Frau; ansonsten gäbe es kaum soziale Kontakte.

104

Bei der Prognose der Leistungsfähigkeit, nach der bei sozialrechtlichen Gutachten oftmals gefragt wird, kann auf die Kriterien in ➤ Box 104.4 Bezug genommen werden.

BOX 104.4

Prognostische Kriterien für die Begutachtung der Leistungsfähigkeit

1. Verlauf und Folgen der Erkrankung (Schweregrad, Dauer, Chronifizierung, Art und Ausmaß der Funktionseinschränkungen, der Aktivität und der Partizipation)
2. Bisherige Therapien und Reha-Maßnahmen: Wie angemessen waren sie, und wie war ihr Erfolg?
3. Hemmende und fördernde psychosoziale Bedingungen
4. Krankheitsverarbeitung und Veränderungsmotivation, etwaige Veränderungshemmnisse (z. B. hoher sekundärer Krankheitsgewinn)
5. Arbeitsunfähigkeitszeiten
6. Rentenantragstellung
7. Sozialer Hintergrund (z. B. Familie, Bildung, Beruf)
8. Verfügbarkeit eines Arbeitsplatzes

104.5 Das Kriterium der zumutbaren Willensanspannung

In vielen Fällen (insb. bei Sozialgerichtsbegutachtungen zur Frage der Erwerbsfähigkeit) wird danach gefragt, ob beim Vorliegen einer psychischen Störung dem zu Begutachtenden eine Willensanspannung zur Überwindung dieser Störung zumutbar ist. Diese juristisch-normative Setzung ist jedoch medizinisch nicht messbar, da der Begriff des „Willens" abstrakt und kaum operationalisierbar ist; die Kriterien für die Zumutbarkeit sind zudem nicht definiert und damit tendenziell willkürlich.

104

Nach Winckler und Foerster (1996) ist es sinnvoll, die Frage nach der zumutbaren Willensanspannung in die Frage nach dem **bisherigen und aktuellen Schweregrad** sowie der **Prognose einer krankheitsbedingten Beeinträchtigung** zu übersetzen. Wenn in einer plausibel nachvollziehbaren, konkreten Darstellung der Schweregrad einer Erkrankung als erheblich und die Prognose als eher ungünstig erscheinen würde, sei eine zumutbare Willensanspannung zur Überwindung einer Störung eher zu verneinen als bei leichteren Schweregraden und besserer Prognose. Mit Bezug auf den Leitfaden sind also die Funktionsbeeinträchtigungen sowie die Kategorien der Aktivitäten und der Partizipation als Beurteilungskriterien heranzuziehen.

Nicht berücksichtigt haben die Autoren bei der Prognosebeurteilung jedoch etwaige emotionale, kognitive, interaktionelle und handlungsbezogene Ressourcen aufseiten des Betroffenen, welche die Auswirkungen der Erkrankungen sowie deren Prognose erheblich beeinflussen können. Im klinischen Kontext ist die Frage der **Steuerungsfähigkeit** und der Veränderungsmotivation sicherlich eher geeignet, diesen hier diskutierten Sachverhalt der zumutbaren Willensanspannung zu beantworten. Die Prognose der Erkrankung wie der Leistungsfähigkeit eines Individuums wird weiter beeinflusst durch die grundsätzliche **Verfügbarkeit eines förderlichen sozialen Netzes** und eines **Arbeitsplatzes,** da dadurch die Motivation zur Veränderung bzw. zur Überwindung von Hemmnissen in Bezug auf die Aktivitäten oder die Beteiligung an unterschiedlichen Lebenskontexten (Partizipation) gefördert werden kann.

104.6 Die Begutachtung der Kausalität

Kausalitätsfragen sind in unterschiedlichen Rechtsgebieten von Bedeutung und deshalb für die sozialmedizinische Begutachtung wichtig. Problematisch ist tendenziell, dass der juristische Kausalitätsbegriff in verschiedenen Rechtsgebieten (z. B. Sozialrecht, Verwaltungsrecht und Zivilrecht) unterschiedlich definiert ist (s. Teil III der Leitlinie zur Begutachtung psychischer und psychosomatischer Störungen: DGPM und DGNB 2019).

Bei der Begutachtung, ob eine bestehende psychische oder psychosomatische Erkrankung durch ein bestimmtes Ereignis verursacht ist, muss selbstverständlich in einem ersten Schritt geklärt werden, ob eine und, wenn ja, welche Störung/Erkrankung bei der zu begutachtenden Person vorliegt. Die Art der Erkrankung bzw. die psychiatrische Diagnose sowie die Symptomatik geben i. d. R. keinen Hinweis auf die Verursachungsbedingungen. Diese müssen in einem komplexen Beurteilungsprozess herausgearbeitet und erschlossen werden (s. a. Foerster 1997).

Zu beachten ist, dass nach der ICD-10 unterschiedliche **Reaktionen auf Belastungen/Traumatisierungen** klassifiziert werden. Dazu gehören:

- **F43.0:** Akute Belastungsreaktion
- **F43.1:** Posttraumatische Belastungsstörung
- **F43.2:** Anpassungsstörungen
- **F43.8:** Sonstige Reaktionen auf schwere Belastung
- **F62:** Andauernde Persönlichkeitsänderung nach Extrembelastung

Eine akute Belastungsreaktion geht oft einer PTBS voraus. In der **ICD-10** wird für die gesamte Kategorie F43.x vom Paradigma der Reversibilität ausgegangen (Freyberger und Stieglitz 2015). Das Konzept der andauernden Persönlichkeitsänderung ist, historisch betrachtet, im Kontext von Holocaust-Studien entstanden und damit als eine Folgeerscheinung sehr komplexe und lang anhaltende Traumatisierungen zu verstehen (➤ Kap. 58).

Das **DSM-5** ordnet die Traumafolgestörungen der Kategorie „Trauma und belastungsabhängige Störungen" zu. Auch die zukünftig verbindliche **ICD-11** klassifiziert die Traumafolgestörungen unter der Kategorie „Belastungsabhängige Störungen". Zumindest im Sozialrecht gelten nach den Autoren der Leitlinie aktuell noch die diagnostischen Einteilungen der ICD-10 bei den psychoreaktiven Störungen.

Gutachtlich von wesentlicher Bedeutung ist die Unterscheidung zweier unterschiedlicher Formen der Traumatisierung:

- Einmalige, kurz dauernde traumatische Ereignisse (**Typ-I-Traumata**), z. B. im Rahmen von Unfällen, können die Symptomatik einer PTBS verursachen, rufen jedoch – mit Ausnahme auch nach objektiven Kriterien schwerster Katastrophen – definitionsgemäß keine andauernde Persönlichkeitsänderung hervor.

- Eine derartige Symptomatik setzt gemäß ICD-10 zwingend „katastrophale, wiederholte und/oder andauernde" Traumatisierungen (**Typ-II-Traumata**) voraus. Zu Letzteren zählen z. B. Geiselhaft, Folter oder wiederholter sexueller Missbrauch und Gewalt während der Kindheit.

Traumafolgestörungen nach Typ-II-Traumata werden in der Literatur der letzten Jahre häufig auch als **komplexe posttraumatische Belastungsstörungen** (Herman 1992) bzw. als **DESNOS** („disorders of extreme stress not otherwise specified") bezeichnet. Dressing und Foerster (2014) weisen jedoch darauf hin, dass weder die komplexe PTBS noch die komplexe Traumafolgestörung in der ICD-10- oder DSM-5-Klassifikation als diagnostische Entität aufgeführt sind. Derartige Diagnosen sind daher im gutachtlichen Kontext zumindest im Sozialrecht nicht statthaft, da sich diese gemäß höchstrichterlicher Rechtsprechung zwingend an den in der Psychiatrie anerkannten Diagnosemanualen zu orientieren haben. In der ICD-11 ist die komplexe posttraumatische Belastungsstörung (KPTBS) jedoch enthalten.

Die bei der Begutachtung zu berücksichtigenden Merkmale sollen am Beispiel der PTBS expliziert werden.

104.7 Diagnostische Ebenen bei der Beurteilung posttraumatischer Belastungsstörungen

Die aktuell in der Literatur berichteten oder diskutierten Symptome sowie die Verlaufskriterien von posttraumatischen Belastungsstörungen (PTBS) sind sehr vielschichtig und fast beliebig. Neben den traumaspezifischen Symptomen (Albträume, intrusive Gedanken, Flashbacks und innere wie äußere Vermeidung) werden heute alle möglichen psychiatrischen oder psychosomatischen Symptome (Hyperarousal, Ängste, Depression und Somatisierung) als etwaige Folgen von Traumatisierungen angesehen. Diese Entwicklung macht die Beurteilung des Vorliegens einer PTBS tendenziell schwierig, da bei einer derartigen Ausweitung des klinischen Bildes der entsprechenden Diagnosestellung „Tür und Tor" geöffnet werden.

Als wichtigstes diagnostisches Referenzmodell wurde in der Wissenschaft wie auch bei der Begutachtung das **DSM-IV-TR** verwendet, das differenzierter ist als die ICD-10. Mit der Einführung des DSM-5 im Jahr 2013 sind die diagnostischen Kategorien für die PTBS jedoch noch einmal essenziell geändert worden, und es bleibt zu fragen, inwieweit sich diese Änderungen auch in den zukünftigen Begutachtungen niederschlagen werden. Das im DSM-IV-TR enthaltene Traumakriterium der „Gefahr der körperlichen Unversehrtheit", das aufgrund seiner weiten Interpretationsmöglichkeiten die Gefahr einer unkritischen Diagnosestellung beinhaltete, wurde verlassen. Als Eingangskriterium wird lediglich noch „Konfrontation mit tatsächlichem oder drohendem Tod, ernsthafter Verletzung oder sexueller Gewalt" genannt. Auch das im DSM-IV-TR enthaltene „A2-Kriterium" („die Reaktion der Person umfasste intensive Furcht, Hilflosigkeit oder Entsetzen") ist nicht mehr enthalten. Dressing und Foerster (2014) begrüßen diese Änderung, weil in der Vergangenheit das Fehlen dieser eng umschriebenen Angstsymptome unmittelbar nach der Traumakonfrontation seitens der Leistungsträger nicht ganz selten als Argument für die Abweisung des Anspruchs auf eine entschädigungspflichtige PTBS-Symptomatik verwendet worden sei. Begründet wird der Wegfall des A2-Kriteriums im DSM-5 damit, dass das klinische Bild der PTBS vielfältig(er) sei und nach dem Trauma – über die im A2-Kritierum des DSM-IV-TR aufgeführten Angstsymptome hinaus – unterschiedliche Reaktionsformen vorherrschen können. Dazu gehören: Angstreaktionen, depressive Reaktionen, Erregungsreaktionen, dissoziative Reaktionen sowie kombinierte Reaktionen mit unterschiedlichen Symptommustern.

Als weiterhin problematisch anzusehen sind **Verlaufscharakteristika.** Hier finden sich durchaus unterschiedliche Angaben zu den Verläufen bzgl. des Auftretens und der Dauer der Symptome. Nach Dressing und Foerster (2014) sei gemäß Forschungsstand davon auszugehen, dass eine PTBS nach der Traumakonfrontation auch **zeitlich verzögert** auftreten kann. In diesen Fällen würden sich in der Anamnese häufig im Vorfeld einige Symptome einer PTBS finden, ohne dass die Kriterien dieser Diagnose vollständig erfüllt seien. Ein anderer verlaufsrelevanter Aspekt betrifft die **Dauer der Symptome** bzw. der Beschwerden. Bei der Mehrzahl der PTBS-Fälle findet sich eine enge zeitliche Anbindung der Symptomatik an das Trauma bzw. die Traumatisierung, was zumeist zum Sistieren der Symptome innerhalb von 3 Monaten führt. Soweit sich davon abweichende Verläufe finden, ist es bei der Begutachtung zentral, die individuellen Bedingungen kritisch zu prüfen und Argumente dafür herauszuarbeiten, dass die Diagnose einer PTBS dennoch gerechtfertigt ist.

❚❚ Zeigen sich die Symptome einer PTBS – sei es als Vollbild oder in Teilen – erst mit Verzögerung, muss sich der Gutachter damit auseinandersetzen, *„warum im individuellen Fall ein besonderer Verlauf anzunehmen ist"*, und dies auch schlüssig begründen (Dressing und Foerster 2014). ❚❚

Ein zentrales Problem bei der Diagnosestellung einer PTBS stellt der Sachverhalt dar, dass zunehmend eine Vielzahl unterschiedlicher Symptome mit dieser Diagnose verbunden wird, wie z. B. Depressionen, Angststörungen oder Somatisierungsphänomene. Diesbezüglich ist es für die Diagnosestellung und die Begutachtung bedeutsam, ein nachvollziehbares Konzept der **Entstehungsbedingungen** dieser Problemkonstellationen zu entwickeln. Für das Vorliegen einer PTBS als zentrale Ursache dieser psychischen Probleme ist zu erwarten, dass die längsschnittliche Entwicklung des Betroffenen nur wenige Anhalte für psychosoziale Belastungen und maladaptive Anpassungsprozesse in der Biografie aufweist.

❚❚ Generell ist festzustellen, dass es wissenschaftlich nicht haltbar ist, von der Art der Symptomatik auf das Vorliegen einer PTBS, also auf einen kausalen Zusammenhang zwischen der Erkrankung und dem Trauma, zu schließen. Der Symptomatik kommt ein Indizcharakter zu. ❚❚

Die positive Diagnosestellung ergibt sich aus der Beurteilung der einzelnen **diagnostischen Dimensionen** (➤ Abb. 104.1) und deren Integration.

104

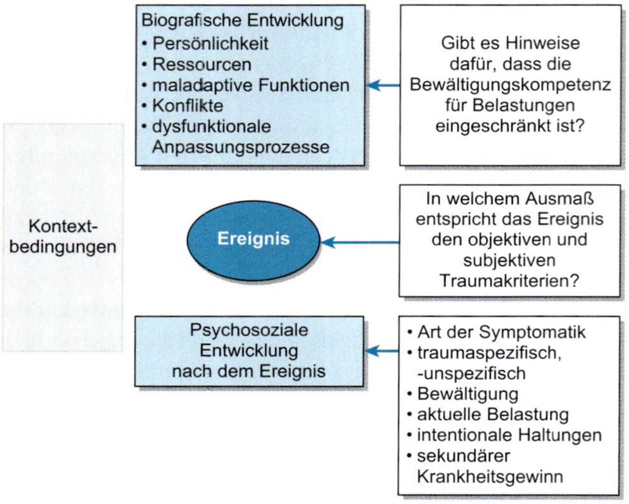

Abb. 104.1 Dimensionen der Begutachtung [L106]

Inwieweit ein Ereignis jedoch kausal wirksam war, hängt von unterschiedlichen psychosozialen Variablen ab, die auf die Verarbeitung eines potenziell traumatisierenden Ereignisses Einfluss nehmen können. Dazu gehören z. B. dysfunktionale Persönlichkeitscharakteristika, die zu einer maladaptiven Verarbeitung eines Ereignisses führen können, oder eine spezifische intrapsychische Konfliktdynamik, die durch das Ereignis (als Auslöser) mobilisiert wird und zur Herausbildung der Symptome führt. Auch eine initiale Organschädigung kann sich im Rahmen einer maladaptiven Krankheitsverarbeitung zu einem komplexen psychosomatischen Störungsbild verselbstständigen.

104

RESÜMEE

Bei der Bewertung muss der Gutachter die unterschiedlichen Merkmale beurteilen und dann in einer Gesamtschau bzgl. der Frage gewichten, inwieweit das kritische Ereignis oder eine Ereigniskette die psychische oder psychosomatische Problemstellung mit einer hohen Wahrscheinlichkeit (mit-)verursacht hat. Wer sich in der Komplexität des Verursachungsgefüges dieser Störungen auskennt, kann sich leicht vorstellen, wie schwer diese Entscheidung im Einzelfall zu treffen ist. Verschärft wird dieser Sachverhalt durch die kontextuellen Bedingungen gerade bei diesen gutachterlichen Fragestellungen, die i. d. R. mit materiellen (z. B. Entschädigungen) oder politischen Aspekten (z. B. Abschiebung) verbunden sind.

104.8 Die Bewertung und Integration der unterschiedlichen Datenebenen

Das Vorgehen bei der Beurteilung und Integration der unterschiedlichen Informationsebenen umfasst folgende Schritte, wobei für jede diagnostische Merkmalsebene geprüft werden muss, ob die **Befunde und Aussagen reliabel und valide** erhoben wurden:

- Wurden die Informationen/Befunde methodisch angemessen erhoben?
- Sind die Befunde einer diagnostischen Ebene in sich schlüssig und kongruent?
- Sind die Bewertung und die Interpretation der Befunde innerhalb einer diagnostischen Ebene angemessen?
- Kommt eine tendenzielle Beantwortung/Haltung des Probanden (z. B. Aggravation) zum Tragen?
- Lassen sich die (Teil-)Ergebnisse der verschiedenen diagnostischen Ebenen weitgehend widerspruchsfrei zu einem Gesamtbild oder einer Gesamtbewertung zusammenfügen?

Danach muss abgeklärt werden, inwieweit etwaige Widersprüche zwischen unterschiedlichen Informationsebenen bestehen und wie diese zustande kommen können:

- Sind die Widersprüche zwischen verschiedenen diagnostischen Ebenen in einer unzulänglichen Erhebung (mangelnde Zuverlässigkeit der Messung, mangelnde Validität) begründet?
- Bei Vorliegen von widersprüchlichen Ergebnissen entlang der unterschiedlichen Datenebenen muss die Beurteilung begründet/transparent gemacht werden!
- Wenn die Widersprüche nicht geklärt werden können, müssen sie klar benannt werden.

Alle am Begutachtungsprozess beteiligten Personen/Fachdisziplinen sollten an der kritischen Integration der Befundebenen teilnehmen!

Patientengeschichte

Bewertung

Diagnostisch liegt bei Herrn B. eine chronifizierte Schmerzstörung vor, die ihren Schwerpunkt in der oberen und unteren Wirbelsäule hat. Als organische Korrelate sind degenerative Prozesse in der Hals- und Lendenwirbelsäule anzusehen. Das Vollbild der Schmerzen sowie auch der Bewegungsbeeinträchtigungen ist jedoch nicht ausschließlich durch die körperliche Symptomatik erklärbar. Psychosomatische Faktoren i. S. einer maladaptiven Schmerzverarbeitung haben das Vollbild der Schmerzproblematik und der damit im Zusammenhang stehenden Bewegungsbeeinträchtigungen und körperlichen Inaktivierungen beeinflusst.

Vor dem Hintergrund der dysfunktionalen Schmerzverarbeitung hat er körperliche Aktivitäten angst- und sorgenvoll besetzt und zunehmend vermieden. Sein körperliches Selbstkonzept fokussiert so seine schmerzbedingten Beeinträchtigungen. Er sieht sich selbst sowohl im körperlichen als auch im psychischen Bereich als nicht mehr belastbar an. Diese Entwicklung ist somit als Ausdruck einer somatoformen Störung anzusehen, die einerseits eine Folge der dysfunktionalen Schmerzverarbeitung darstellt und andererseits in der psychischen Labilisierung von Herrn B. begründet ist. Im seelischen Bereich hat Herr B. mit Beginn des neuen Jahrtausends zunehmend unter den Eindrücken der veränderten Situation bei der Post erhebliche Gefühle der Überforderung, aber auch der Unzufriedenheit oder auch des Erlebens von Ungerechtigkeit entwickelt. Die Arbeitsplatzsituation war für ihn zunehmend mit Konflikten besetzt; insofern stellt die Berentung für ihn eine Entlastung von subjektiv als brisant erlebten

Arbeitsaufgaben und Interaktionen am Arbeitsplatz dar. Trotz der Berentung hat sich – zumindest bis 2006 – die psychische Verfassung des Klägers weiter verschlechtert. Phasenweise hat er neben Prozessen einer erhöhten psychischen Labilisierung Gefühle der Überforderung, Gereiztheit und auch depressive Verstimmungen ausgebildet, die mit dem Gefühl der Niedergeschlagenheit, Selbstwertproblemen und Antriebsmangel sowie Grübeleien verbunden waren. Es ist davon auszugehen, dass er zumindest phasenweise eine klinisch relevante Depression i. S. einer Dysthymia aufwies. Diese Entwicklung steht mit den Erfahrungen am Arbeitsplatz, mit seiner durch die Berentung veränderten familiären Rolle und mit dem Gefühl des Ausgeliefertseins im aktuellen Rentenverfahren in Zusammenhang. Sowohl die Befunde aus dem psychosomatischen Interview und der körperlichen Untersuchung als auch die Ergebnisse der psychologischen Tests sowie ausgewählte Aktenbefunde legen jedoch nahe, dass Herr B. sowohl seine körperlichen als auch psychischen Beeinträchtigungen bewusstseinsnah aggraviert und seine „Aktivitäten“ und Kompetenzen im sozialen Bereich geringer darstellt, als sie tatsächlich sind.

Als bewusstseinsnahes Motiv ist der sekundäre Krankheitsgewinn als Folge einer etwaigen Berentung anzusehen. Er fürchtet, an einem neuen Arbeitsplatz wieder in relevante zwischenmenschliche Konflikte zu geraten und diesen nicht gewachsen zu sein.

Bezüglich der Bewertung seiner Leistungsfähigkeit auf der körperlichen wie psychischen Ebene ist jedoch davon auszugehen, dass Herr B. in der Lage sein sollte, leichtere körperliche Tätigkeiten vollschichtig mit einigen qualitativen Einschränkungen zu verrichten. Aufgrund seiner psychischen Labilisierung sollte eine etwaige Arbeit auch nicht mit zu hohen psychosozialen Anforderungen i. S. von interpersonalem Stress oder mit Kundenkontakten verbunden sein.

104.9 Abschließende Bemerkungen zum Gutachtenprozess

Aus ethischen und verfahrensrechtlichen Gründen muss der Proband über das Ziel der Begutachtung aufgeklärt werden, und er muss wissen, dass alle Informationen, die der Gutachter im Begutachtungsprozess erhält, im Gutachten berücksichtigt werden müssen, sofern sie zur Problemklärung beitragen. Der Proband sollte wissen, dass der Gutachter nicht sein behandelnder Arzt ist, der eine Schweigepflicht gegenüber dem Gutachtenauftraggeber (z. B. dem Gericht) hätte. Die Interaktionsgestalt bei der Begutachtung ist triangulär oder noch komplexer, wenn wir z. B. auch die in das Verfahren involvierten Rechtsanwälte berücksichtigen. Die besondere Struktur und Beziehungsdynamik der psychosomatisch-psychotherapeutischen Begutachtung kann über die Art der Interaktionen und Themenstellungen den Probanden zu persönlichen Mitteilungen (z. B. über familiäre Konflikte, Angaben zu Aktivitäten, zur tatsächlichen Leistungsfähigkeit) „verführen“, die er mit einer Distanz zum konkreten Gesprächsverlauf nicht formuliert hätte.

Sowohl die Struktur des Gutachtenprozesses als auch der spezifisch zu beurteilende Gutachtengegenstand weisen ein gewisses Maß an Unschärfe oder Ermessensspielraum auf. Auf die Bedeutung von Übertragungs- und Gegenübertragungsprozessen bei der Begutachtung ist vielfach hingewiesen worden (z. B. Sandweg 1988).

Es ist evident, dass die Begutachtung einen hohen Anspruch an die Kompetenzen der Gutachter in Bezug auf ihre wissenschaftliche und klinische Qualifikation sowie ihre juristischen und verfahrenstechnischen Kenntnisse stellt. Um dieses Ziel zu erreichen und aufrechtzuerhalten, sind qualifizierte Aus- und Weiterbildungscurricula notwendig und eine praxisbegleitende Supervision oder Intervision hilfreich. Ein interdisziplinärer Austausch zwischen medizinischen und psychologischen Gutachtern und Richtern sowie eine systematische Implementierung von Rückmeldungen an die Gutachter über die Güte und Brauchbarkeit ihrer Gutachten seitens der Gerichte würde die Qualität des Begutachtungsprozesses weiter verbessern.

LITERATURAUSWAHL

Arbeitskreis OPD (Hrsg.). OPD-3. Operationalisierte Psychodynamische Diagnostik. Das Manual für Diagnostik und Therapieplanung. Göttingen: Hogrefe 2023.

DGOU (Deutsche Gesellschaft für Orthopädie und Unfallchirurgie e.V.), DGPM (Deutsche Gesellschaft für Psychosomatische Medizin und Ärztliche Psychotherapie e.V.). Leitlinie für die ärztliche Begutachtung von Menschen mit chronischen Schmerzen („Leitlinie Schmerzbegutachtung“). 5. Version 2023; https://register.awmf.org/assets/guidelines/187-006l_S2k_KF_Aerztliche-Begutachtung-von-Menschen-mit-chronischen-Schmerzen_2023-06.pdf (letzter Zugriff: 4.3.2024).

DGPM (Deutsche Gesellschaft für Psychosomatische Medizin und Ärztliche Psychotherapie e.V.), DGNB (Deutsche Gesellschaft für Neurowissenschaftliche Begutachtung e.V.). S2k-Leitlinie Begutachtung psychischer und psychosomatischer Störungen. Stand: 15.12.2019; gültig bis: 14.12.2024; https://register.awmf.org/de/leitlinien/detail/051-029 (letzter Zugriff: 19.4.2024).

Dressing H, Foerster K. Forensisch-psychiatrische Beurteilung posttraumatischer Belastungsstörungen. Nervenarzt 2014; 85: 279–289.

Merten T, Dohrenbusch R. Psychologische Methoden der Beschwerdenvalidierung. In: Schneider W, Henningsen P, Dohrenbusch R et al. (Hrsg.): Begutachtung bei psychischen und psychosomatischen Erkrankungen. Autorisierte Leitlinien und Kommentare. 2. A. Bern: Hogrefe 2015; 152–188.

Schneider W, Dohrenbusch R, Freyberger HJ et al. Manual zum Leitfaden „Begutachtung der beruflichen Leistungsfähigkeit bei psychischen und psychosomatischen Erkrankungen“. In: Schneider W, Henningsen P, Dohrenbusch R et al. (Hrsg.): Begutachtung bei psychischen und psychosomatischen Erkrankungen. Autorisierte Leitlinien und Kommentare. 2. A. Bern: Hogrefe 2015; 473–632.

Widder B, Berchtold J, Foerster K et al. Standards der Begutachtung bei der Beurteilung von Kausalitätsfragen. In: Schneider W, Henningsen P, Dohrenbusch R et al. (Hrsg.): Begutachtung bei psychischen und psychosomatischen Erkrankungen. Autorisierte Leitlinien und Kommentare. 2. A. Bern: Hogrefe 2015; 549–631.

Winckler P, Foerster K. Zum Problem der „zumutbaren Willensanspannung“ in der sozialmedizinischen Begutachtung. Med Sach 1996; 92: 120–124.

KAPITEL

105

Harald Gündel und Peter Angerer

Arztgesundheit

105.1 Einführung

Auch Ärztinnen und Ärzte werden krank. Bedeutung gewinnt diese an sich triviale Feststellung angesichts der Tatsache, dass insbesondere bestimmte Beeinträchtigungen des Wohlbefindens wie Burnout und psychische Erkrankungen wie Depressionen und posttraumatische Belastungsstörungen (PTBS) häufiger vorkommen als in der Allgemeinbevölkerung oder unter vergleichbaren akademisch gebildeten Berufsgruppen, mindestens in bestimmten Berufsabschnitten. Vor allem Ärztinnen begehen häufiger Suizid. Suchterkrankungen sind im ärztlichen Bereich vielleicht nicht häufiger, aber spezieller ausgeprägt, was die Substanzen angeht; zudem sind die Folgen gravierend.

Diese Beeinträchtigungen und Erkrankungen sind besonders bedeutsam, da sie einerseits von äußeren Faktoren, welche die Arbeit im Gesundheitswesen bestimmen, beeinflusst werden und somit prinzipiell beeinflussbar sind. Ein gutes Beispiel sind die überlangen Arbeitszeiten, die in den letzten Jahrzehnten in vielen Ländern Europas und Nordamerikas begrenzt worden sind. Andererseits hängen die Qualität und Sicherheit der Patientenversorgung wesentlich von Wohlbefinden und Gesundheit der Leistungserbringer ab, hier der Ärztinnen und Ärzte. Burnout, Depression oder Abhängigkeitserkrankungen können nachweislich die gute Versorgung erheblich beeinträchtigen (Hodkinson et al. 2022). Zufriedenheit mit dem Beruf, von ähnlichen Faktoren beeinflusst wie die psychische Gesundheit, bestimmt darüber hinaus den Nachwuchs aus den Universitäten und das Verbleiben der Ausgebildeten im klinisch-therapeutischen Bereich. Wechsel- und Ausstiegsabsichten hängen zu einem guten Teil von den Arbeitsbedingungen ab. Personalmangel beeinträchtigt die Versorgungsqualität und erhöht die Belastung für die, die arbeiten.

Ärzte und Ärztinnen zeigen häufig wenig Selbstfürsorge, behandeln sich bevorzugt selbst und vermeiden es, professionelle Hilfe in Anspruch zu nehmen, was gerade im Bereich psychischer Erkrankungen problematisch ist.

In ➤ Kap. 105.2 gehen wir zunächst auf Burnout, Depression und Angststörungen, stoffgebundene Abhängigkeitserkrankungen und PTBS ein, die im ärztlichen Beruf besonders häufig vorkommen bzw. besondere gravierende Konsequenzen haben. Andere krankmachende Einflüsse, denen Ärztinnen und Ärzte in erhöhtem Maß ausgesetzt sind, wie Schicht- und Nachtarbeit, Infektionen oder Verletzungen, denken wir soweit mit, wie sie auf die hier besprochenen Erkrankungen Einfluss nehmen, behandeln sie aber nicht im Einzelnen. In ➤ Kap. 105.3 beschreiben wir verschiedene Interventionen und die Ergebnisse ihrer Evaluation im Gesundheitswesen: Hier geht es nicht mehr nur um das ärztliche Personal, sondern um alle Gesundheitsberufe, insbesondere auch die Pflegekräfte.

105.2 Zusammenhänge

In diesem Abschnitt stellen wir zum einen die Zusammenhänge zwischen den Belastungen, also den äußeren Einwirkungen, im Arztberuf und verschiedenen Erkrankungen dar, und zum anderen Zusammenhänge zwischen den Erkrankungen.

105.2.1 Burnout

Mit **Burnout** wird allgemein ein Zustand überwältigender Erschöpfung beschrieben, mit Gefühlen des Zynismus bzw. der Distanziertheit von der beruflichen Aufgabe, insbesondere den betroffenen Personen gegenüber, sowie dem Gefühl von beruflicher Wirkungslosigkeit bzw. reduzierter persönlicher Erfüllung – stets im Zusammenhang mit der Arbeit.

Aus arbeitspsychologischer Sicht lassen sich durch die Messung von Burnout bei den Beschäftigten die individuellen Auswirkungen der Arbeitsgestaltung erfassen; damit ist der Blickwinkel des Burnout-Konzepts die Beurteilung der Arbeitsverhältnisse. Burnout wird aber mittlerweile zur diagnostischen Einordnung des Befindens von Individuen verwendet, in der jetzt gültigen 11. ICD-Revision bezeichnet als ein *„Syndrom, das als Folge von chronischem Stress am Arbeitsplatz konzeptualisiert wird, der nicht erfolgreich bewältigt werden kann"*. Burnout ist damit keine Diagnose.

Burnout wird in der ICD-11 durch drei Dimensionen charakterisiert, die den drei Dimensionen des **Maslach Burnout Inventory (MBI)** ähnlich sind. Das Fragebogeninstrument wurde 1981 von Maslach und Jackson als Forschungsinstrument entwickelt und hat sich unter den zahlreichen verfügbaren Instrumenten zur Messung von Burnout mittlerweile als Standard durchgesetzt. Der MBI bewertet Burnout anhand von drei Dimensionen (Maslach et al. 1997):

- **Emotionale Erschöpfung (EE):** Die EE-Dimension wird als Energieverlust, Gefühl der Erschöpfung oder Müdigkeit beschrieben.
- **Depersonalisierung (DP):** Die DP-Dimension, auch als Zynismus bezeichnet, wird eher als Loslösung von der Arbeit mit Verlust von Idealismus und Rückzug interpretiert.
- **Mangel an persönlicher Erfüllung** (PA): Die PA-Dimension wird als ein Mangel an beruflicher Wirksamkeit beschrieben, der zu Produktivitätseinbußen und Unfähigkeit zur Bewältigung führt (Leiter und Maslach 2016).

Wenn im Folgenden Burnout im ärztlichen Beruf thematisiert wird, so beruht die Forschung im Wesentlichen auf dem MBI, d. h., Burnout ist definiert als das, was der MBI misst. Bemerkenswerterweise gibt es bislang keinen wissenschaftlichen Konsens darüber, wie Burnout mit dem MBI zu definieren ist, konkret, welche Punktwerte auf welchen der drei Skalen ein Burnout anzeigen; es gibt keinen klaren Grenzwert, ab dem ein Burnout vorliegt (Bianchi et al. 2015). Dies illustriert eines der aktuellsten, systematischen und weltweiten Reviews zu Burnout bei Ärztinnen und Ärzten (Rotenstein et al. 2018), der allein 47 verschiedene Burnout-Definitionen in den Studien identifizierte, die Burnout mit dem MBI-Tool bewerten, d. h. Interpretationen, wann ein Burnout vorliegt. Entsprechend folgern die Autoren:

„… wurden eine erhebliche Variabilität bei den Prävalenzschätzungen von Burnout unter praktizierenden Ärzten und deutliche Unterschiede bei Burnout-Definitionen, Beurteilungsmethoden und der Studienqualität festgestellt. Diese Ergebnisse lassen keine endgültigen Schlussfolgerungen über die Prävalenz von Burnout zu …".

(Übers. P.A.)

Die in diesem Review gefundene Prävalenz von ärztlichem Burnout, die in verschiedenen Studien zwischen 0 und 80,3 % lag, ist vor diesem Hintergrund nicht verwertbar.

Genauere Daten lassen sich einer Metaanalyse von Studien aus dem europäischen Raum entnehmen, in der danach unterschieden wurde, ob in den Originalarbeiten eine, zwei oder drei der MBI-Dimensionen in die Bewertung als Burnout eingingen. Berücksichtigt wurden 56 Studien, die in 41 europäischen Ländern durchgeführt wurden. Je nach Studie reichten die Prävalenzraten von Burnout bei Ärzt*innen von 2,5 bis 72,0 %. Die gepoolte Prävalenzrate von Burnout wurde mit der tridimensionalen Definition auf 7,7 %, mit der bidimensionalen Definition auf 19,7 % und mit der unidimensionalen Definition auf 43,2 % geschätzt (Hiver et al. 2022). Letztere entspricht der Definition in der o. g. amerikanischen Studie. Eine Übersicht für Deutschland fand in verschiedenen Untersuchungen eine Prävalenz von 4–20 % (Beschoner et al. 2019).

Auch wenn die absolute Prävalenz von Burnout bei Ärzt*innen schwer abschätzbar ist, lässt sich feststellen, dass sie höher liegt als in der Allgemeinbevölkerung. Ebenfalls kann als gesichert gelten, dass Burnout mit psychischen Erkrankungen korreliert (➤ Kap. 105.2.3), insbesondere EE mit Depression.

Ob Burnout und Depression lediglich unterschiedliche Ausdrucksformen einer gemeinsamen psychischen Problematik oder unterschiedliche Phänomene sind, wird nach wie vor diskutiert. Longitudinale Studien weisen darauf hin, dass ein bidirektionaler bzw. zirkulärer Kausalzusammenhang zwischen Burnout und Depression besteht (Bianchi et al. 2015). Interessanterweise scheinen Depressionen, nicht aber Burnout bei Ärzt*innen direkt mit Suizidgedanken verbunden zu sein (Menon et al. 2020). Berufliche Einflüsse gehen mit einer Erhöhung der Burnout-Häufigkeit einher, und Burnout hat wiederum erheblichen Einfluss auf den Beruf.

RESÜMEE

Als Folgen sind eine geringere Qualität der medizinischen Behandlung, mehr Behandlungsfehler, längere Genesungszeiten und geringere Patientenzufriedenheit gefunden worden (Loerbroks et al. 2017).

Die Kosten für das Gesundheitssystem sind enorm (West et al. 2018). Die jährlichen wirtschaftlichen Kosten im Zusammenhang mit Burnout aufgrund von Fluktuation und verringerter klinischer Arbeitszeit belaufen sich in den USA nach einer aktuellen Schätzung auf 7.600 US-Dollar pro angestelltem Arzt und Jahr (Han et al. 2019). Für die Kosten durch die Einbußen der Behandlungsqualität liegen keine belastbaren Zahlen vor.

105.2.2 Depression

Depression wird in epidemiologischen Studien i. d. R. mit etablierten Fragebogeninstrumenten erfasst, selten durch klinische Interviews. Auch hier ist die absolute Häufigkeit mit vom Fragebogeninstrument abhängig, d. h., in den im Folgenden berichteten Studien wurden nur mehr oder weniger schwere depressive Symptome erhoben, die

Hinweise auf das Vorliegen einer Depression erlauben. Die klinische Diagnose einer Depression kann valide nur mit einem klinischen Interview gestellt werden.

Die Studien zeigen in Nordamerika ebenso wie in Europa im Vergleich zum Bevölkerungsdurchschnitt erhöhte Prävalenzen von Angstzuständen, Depressionen und Suizidgedanken bei Ärzt*innen. Dies beginnt im Medizinstudium (Rotenstein et al. 2016) und steigert sich in der Facharztausbildung mit einer durchschnittlichen Prävalenz von 28,8 % (Mata et al. 2015). Auch im weiteren Verlauf des Berufslebens bleiben die Prävalenzen hoch, vor allem gemessen an Suizidgedanken, -versuchen und vollzogenen Suiziden. Ob der Vergleich mit der Allgemeinbevölkerung sinnvoll ist, wird diskutiert; im Vergleich zu anderen Gruppen von Berufstätigen ist die Prävalenz insgesamt nicht erhöht (Harvey et al. 2021; Goodwin et al. 2013). Was bleibt, ist aber eine absolut gesehen **hohe Krankheitslast für depressive Erkrankungen** und ein **Häufigkeitsgipfel am Beginn der Facharztausbildung** im Krankenhaus („Internship"). Eine US-weite Kohortenstudie konnte zeigen, dass schon mit „normalen" Arbeitszeiten von 40–45 Wochenstunden depressive Symptome (gemessen mit dem PHQ) zunehmen und rund 10 % der Befragten Zeichen einer mindestens mittleren Depression aufweisen. Mit steigender Arbeitszeit steigt die Symptomschwere, und bei 55–60 Wochenstunden finden sich rund 15 % mindestens mittelschwere Depressionen (Fang et al. 2022).

Weniger Studien haben Angststörungen unter Ärzt*innen untersucht, wobei die wenigen Querschnittsstudien auf Raten von bis zu 24 % für generalisierte Angststörungen kommen (Harvey et al. 2021).

105.2.3 Suizid

Schon in einer großen Untersuchung 1984–1995 an weißen US-amerikanischen Ärzten fiel auf, dass die Ärzte im Vergleich zu anderen berufstätigen Männern tendenziell länger lebten und von einigen Erkrankungen weniger betroffen waren, aber ein 70 % höheres Risiko hatten, durch Suizid zu sterben (Frank und Biola 2000). Eine Metaanalyse bestätigte wenig später diesen Befund: Ärzte haben demnach ein um 41 % und Ärztinnen ein um 127 % höheres Risiko, an einem Suizid zu versterben, als die Allgemeinbevölkerung (Schernhammer und Colditz 2004). Das Phänomen wurde zwischenzeitlich immer wieder untersucht; eine aktuelle weltweite Metaanalyse findet bei Ärzten eine um 24 %, bei Ärztinnen um 94 % erhöhte Suizidsterblichkeit verglichen mit der Allgemeinbevölkerung und eine erhöhte Suizidsterblichkeit bei US-amerikanischen Ärzten und Ärztinnen (+63 %) verglichen mit denen in Europa (+27 %) (Dutheil et al. 2019). Eine parallel entstandene Untersuchung mit einem etwas anderen methodischen Ansatz findet nur bei Ärztinnen eine erhöhte Sterblichkeit (+46 %), bei Männern dagegen eine geringere Sterblichkeit (–27 %), geschlechtsspezifisch verglichen mit Frauen bzw. Männern in der Allgemeinbevölkerung (Duarte et al. 2020). Somit gelten vor allem Ärztinnen als Risikogruppe für Tod durch Suizid.

Die Besonderheit dieser erhöhten Suizidsterblichkeit wird dadurch unterstrichen, dass Ärzte und Ärztinnen zwar ähnliche Prävalenzen für Depressionen und Angstzustände aufweisen wie andere Berufsgruppen und dass – vom sozioökonomischen Status her betrachtet – ihr Suizidrisiko geringer sein sollte als bei Berufsgruppen mit niedrigem Status, da das Risiko mit sinkendem Status steigt (Harvey et al. 2021).

Insgesamt unternehmen 1 % der Ärztinnen und Ärzte einen Suizidversuch, 17 % haben Suizidgedanken (Dutheil et al. 2019). Suizide machen 4 % aller Todesursachen bei Ärzten aus. Übereinstimmend wird ein Trend hin zur Abnahme der Suizidhäufigkeit über die Zeit seit ca. 1980 beobachtet, vor allem in Europa (Dutheil et al. 2019; Duarte et al. 2020). Innerhalb der Ärzteschaft scheinen insbesondere die Berufsgruppen der Anästhesist*innen, Psychiater*innen, Allgemeinmediziner*innen und Allgemeinchirurg*innen besonders betroffen zu sein.

Diese Befunde werfen die Frage nach den Ursachen auf, der in ➤ Kap. 105.2.4 detaillierter nachgegangen wird. Der Zugang zu tödlichen Mitteln und das Wissen, wie man diese Mittel effektiv einsetzt, scheint einer der wichtigsten Gründe für das erhöhte Suizidrisiko bei Ärzt*innen zu sein; die Annahme wird unterstützt durch die Beobachtung ähnlich hoher Suizidraten bei anderen Gesundheitsberufen, die Zugang zu solchen Mitteln haben (Harvey et al. 2021). Vergiftung oder Drogen sind zwar, vor allem in Europa, die häufigste Art, sich das Leben zu nehmen, aber – je nach Weltregion kommen auch Schusswaffen und Erhängen vor (Duarte et al. 2020).

105.2.4 Berufliche Determinanten von Burnout und Depressionen

Die der klinischen ärztlichen Tätigkeit innewohnende routinemäßige Begegnung mit menschlicher Krankheit und menschlichem Leid scheint weniger Auslöser für psychische Erkrankungen im ärztlichen Beruf zu sein als andere Faktoren, die der Arbeitsgestaltung zuzuordnen sind. Sehr lange bis übermäßig lange Arbeitszeiten, vor allem bei Ärzt*innen in Facharztweiterbildung, ein Ungleichgewicht zwischen Berufs- und Familienleben, übermäßige oder widersprüchliche berufliche Anforderungen oder ein Ungleichgewicht von Anstrengung und Belohnung spielen eine besondere Rolle.

Die beiden letztgenannten Belastungen werden durch die beiden einflussreichsten Arbeitsstressmodelle „Hohe Anforderungen – niedrige Kontrolle" bzw. „job strain" (Karasek 1979) und „Gratifikationskrise" bzw. „effort-reward imbalance" (Siegrist 1996) erfasst. Arbeitsstress nach diesen Konzepten erhöht generell das Risiko für Burnout, Depression und kardiovaskuläre Erkrankungen. Die Arbeitsstressmodelle werden in ➤ Kap. 21 „Arbeit, Gesundheit und Krankheit" durch Johannes Siegrist ausführlich dargestellt. An dieser Stelle gehen wir der Frage nach, welche Rolle diese Form von Arbeitsstress bei der ärztlichen Arbeit spielt, welche weiteren arbeitsbedingten Belastungen die hier diskutierten psychischen bzw. psychosomatischen Erkrankungen fördern können und welche Ansatzpunkte sich daraus für die Prävention ergeben.

Beispielhaft für die Situation in der Chirurgie und Gynäkologie in deutschen Krankenhäusern waren Ärztinnen und Ärzte, gemessen mit den Standardfragebögen für **Job Strain** und **Gratifikationskrisen,** zu rund 22 % durch Job Strain belastet, also durch hohe

Anforderungen bei gleichzeitiger geringer Kontrolle, und zu rund 25 % durch Gratifikationskrisen, also durch ein Missverhältnis von Anstrengung und Belohnung (von dem Knesebeck et al. 2010). Dabei waren mit einem Anteil von rund 28 % besonders die Befragten in Facharztweiterbildung betroffen. Im Vergleich zu den Durchschnittswerten in der deutschen Bevölkerung in einem vergleichbaren Zeitraum (Niedhammer et al. 2012) sind Ärzte und Ärztinnen damit etwas geringer durch Job Strain, aber deutlich höher durch Gratifikationskrisen belastet. Eine aktuelle Studie untersucht die Prävalenz von Burnout bzw. wichtigen Merkmalen von Burnout in allgemeinmedizinischen Praxen in Deutschland (Nordrhein-Westfalen). Dazu wurden 185 Praxen eines Praxisnetzwerks untersucht. Jeweils ein Drittel der befragten Ärzt*innen gab an, unter emotionaler Erschöpfung bzw. einer depersonalisierten Arzt-Patient-Beziehung zu leiden. 20 % berichteten über eine verringerte Leistungsfähigkeit („personal accomplishment“). Gemeinschaftspraxen waren dabei höher belastet als Einzelpraxen. Besonders betroffen waren hier angestellte (vs. selbstständige) Kolleg*innen; die höchste Belastung wiesen junge angestellte Ärztinnen auf, die in Teilzeit arbeiten (Dreher et al. 2019).

Eine Metaanalyse von Studien über ärztliche Gratifikationskrisen weltweit, operationalisiert als Verhältnis zwischen Anstrengungs- und Belohnungswerten > 1, errechnete aus 41 überwiegend in Europa durchgeführten Studien Prävalenzen von 40,2 % im Vergleich zu 31,7 % in der europäischen Erwerbsbevölkerung (Le Huu et al. 2022). Während die Anstrengung zwischen den Studien wenig variierte, waren die Unterschiede in den Belohnungswerten hoch, was darauf hindeutet, dass Unterschiede in der Häufigkeit von Gratifikationskrisen auf Unterschiede in der „Gratifikation“ zurückzuführen sind (Le Huu et al. 2022).

Das Konzept der Gratifikationskrisen schließt eine Persönlichkeitskomponente mit ein (➤ Kap. 21), und zwar die **Neigung zum Overcommitment.** Dieses Überengagement im Beruf geht mit erhöhten Erwartungen an „Belohnung“ einher, die dann leichter enttäuscht werden. Diese Eigenschaft wird Ärztinnen und Ärzten nachgesagt (auch wenn es dazu keine guten Daten gibt) und könnte erklären, warum diese Art von Arbeitsstress in dem Beruf überdurchschnittlich häufig zu finden ist (s. u.).

Unabhängig davon, ob die gefundene Häufigkeit für Job Strain und Gratifikationskrisen in der Bevölkerungsnorm liegt oder davon abweicht, sind die Werte erschreckend hoch. Für Job Strain wurde in einer Metaanalyse eine Verdopplung des Risikos (+100 %) für eine depressive Erkrankung gezeigt (Seidler et al. 2022); das Risiko, das von einer Gratifikationskrise ausgeht, liegt zumindest beim 1,7-Fachen (+72 %) (Seidler et al. 2022). Mit Job Strain und Gratifikationskrisen sind darüber hinaus weitere Erkrankungsrisiken wie z. B. für Herz-Kreislauf-Erkrankungen verbunden (➤ Kap. 21). Sie befördern Burnout und das Verlassen des ärztlichen Berufs.

Diese Erkenntnisse führen zu zwei Konsequenzen:

- Erstens lässt sich durch **Abbau von unnötigem Arbeitsstress** i. S. von Job Strain, Gratifikationskrisen, illegitimen Aufgaben und weiteren Stressquellen auf der Verhältnisebene (also der Ebene der Arbeitsbedingungen, nicht der des Individuums) Burnout, Depressionen und anderen Erkrankungen vorbeugen. Die gesetzliche Grundlage gibt es in Deutschland (ähnlich wie in anderen europäischen Ländern) durch das Arbeitsschutzgesetz, in dem seit 1996 implizit, seit 2013 explizit dem Arbeitgeber eine Beurteilung der Gefährdung durch psychosoziale Belastungen vorgeschrieben ist. Dabei bedeutet **Gefährdungsbeurteilung** die Erfassung, Bewertung und Schaffung von Abhilfe gegen die Gefährdung durch entsprechende Maßnahmen. Dieser Verpflichtung kommt die überwiegende Zahl der Einrichtungen im Gesundheitswesen nicht nach.
- Zweitens erscheint es im individuellen Fall sinnvoll, wenn bei einer Ärztin oder einem Arzt Zeichen eines verminderten Wohlbefindens i. S. von Burnout oder eine depressive Erkrankung erkennbar sind, auch spezifisch nach den o. g. Formen von Arbeitsstress (➤ Kap. 21) als Auslöser bzw. verstärkendem Faktor zu fragen.

105.2.5 Posttraumatische Belastungsstörung (PTBS)

Ärzt*innen sind durch ihre Arbeit häufig traumatischen Erlebnissen ausgesetzt. Dazu gehören kritische Erkrankungen und Todesfälle von Patient*innen, schwere medizinische Fehler und Komplikationen oder die Behandlung von Menschen, die schweren Unfällen oder Katastrophen ausgesetzt sind. Sie selbst können Gewalt am Arbeitsplatz oder Gesundheitsgefahren wie COVID-19-Infektionen ausgesetzt sein. Es gibt aber zur Prävalenz und zum Zusammenhang von Traumaexposition und PTBS bei Ärzten und Ärztinnen relativ wenige größere Untersuchungen. In einer Kohortenstudie mit über 1.000 Ärzt*innen in Facharztweiterbildung in den USA berichten rund 56 % der Befragten während des „Intern“-Jahres über eine berufsbedingte Traumaexposition, von denen 19,0 % eine PTBS entwickelt hatten, somit 10,8 % bezogen auf die gesamte Kohorte. Die 12-Monats-Prävalenzrate in der Allgemeinbevölkerung für PTBS liegt bei 3,6 % (Vance et al. 2021). Aus Studien bei Unfallchirurg*innen, Notärzt*innen oder Intensivmediziner*innen wurden Prävalenzen von bis ca. 30 % berichtet. In Deutschland berichteten rund 15 % der ärztlichen Beschäftigten einer Universitätsklinik, unter einer PTBS zu leiden (Bock et al. 2022).

105.2.6 Umgang von Ärztinnen und Ärzten mit eigenen Erkrankungen

Die große Häufigkeit von Burnout, Depressionen, Angst- und Abhängigkeitserkrankungen sowie PTBS steht im Kontrast zu der geringen Inanspruchnahme professioneller psychischer Unterstützung. Bei Krankheit, besonders aber bei psychischen Problemen sind Selbstdiagnose und Selbstmedikation unter Ärztinnen und Ärzten gängige Praxis.

In Nordamerika würden fast 4 von 10 befragten Ärzt*innen, die Suizidgedanken haben, keine professionelle Hilfe in Anspruch nehmen (Shanafelt et al. 2021); 2 von 10 Ärzt*innen mit Zeichen einer Depression wüssten nicht, an wen sie sich für professionelle Hilfe wenden sollten (Compton und Frank 2011). In Europa nehmen 8 von 10 Ärzt*innen mit Zeichen einer klinisch relevanten depressiven oder

Burnout-Problematik keine professionelle Unterstützung in Anspruch (Fridner et al. 2012).

Die Hemmnisse, sich nach den Regeln der eigenen Kunst von Kolleg*innen behandeln zu lassen, sind Gegenstand mehrerer Studien und theoretischer Überlegungen. Zum einen stellen Ärztinnen und Ärzte eine Selektion von Menschen dar, die bereits in der Schulzeit **hohe Leistungen** erbracht haben, um überhaupt zu diesem Studium zugelassen zu werden, und die dann im Studium besonders gefordert werden. Gleichzeitig wird im Laufe der Ausbildung immer wieder die Botschaft vermittelt, dass Härte gegen sich selbst erforderlich, Schwäche dagegen verpönt ist. Die Vorstellung vom „Ritter gegen die Krankheit, der selbst unverwundbar ist", ist im ärztlichen Selbstverständnis tief verwurzelt (Berner 2016). Ärztinnen und Ärzten wird Perfektionismus, Detailverliebtheit, übertriebenes Pflichtbewusstsein, übermäßiges Verantwortungsgefühl und der Wunsch, es allen recht zu machen, zugeschrieben. Am Arbeitsplatz sind das geschätzte Eigenschaften, die aber dazu geeignet sind, die Belastung zu erhöhen, depressive Störungen zu fördern, und gleichzeitig daran hindern, sich adäquate Hilfe zu suchen (Dutheil et al. 2019). Daneben können sog. **frühe maladaptive Schemata** eine Rolle spielen. Schemata werden in der Kindheit und Jugend angelegt und aktivieren in der Gegenwart Emotionen und sozial vermittelte kognitive Bewertungen. Negative Beziehungserfahrung mit Verletzung der Grundbedürfnisse in der Kindheit können so im Erwachsenenalter „maladaptiv", d. h. dysfunktional, wirken. Maladaptive Schemata können einen wesentlichen Faktor beim Erleben beruflicher Gratifikationskrisen darstellen (Kempf et al. 2021).

Die Verharmlosung psychischer Krankheiten und vor allem die mit psychischer Erkrankung verbundene Stigmatisierung hemmen die Bereitschaft, Hilfe aufzusuchen. Das Eingeständnis psychischer Probleme kann darüber hinaus negative Folgen für die Karriere haben, bis hin zum Verlust der ärztlichen Approbation (Mihailescu und Neiterman 2019). Der drohende Verlust der ärztlichen Zulassung ist zumindest in Nordamerika ein handfester Grund, nicht offiziell Behandlung aufzusuchen (Shanafelt et al. 2021). Fast 40 % der Ärzt*innen gaben bei einer Befragung an, dass sie aus Sorge um die Auswirkungen auf ihre ärztliche Zulassung zögern würden, eine formelle medizinische Versorgung zur Behandlung eines psychischen Leidens in Anspruch zu nehmen (Dyrbye et al. 2017). Ein Review von 33 Studien über die Hindernisse, speziell bei Suchtproblematik Hilfe zu suchen, nennt als wichtigste Gründe die Verleugnung der Krankheit und des professionellen Leistungsabfalls, die Angst vor Stigmatisierung, psychiatrische Komorbiditäten, Angst vor familiären, sozialen, vor allem aber beruflichen und wirtschaftlichen Folgen sowie mangelndes Wissen über die Erkrankung und ihre Folgen (Vayr et al. 2019).

105

RESÜMEE

Viele Ärztinnen und Ärzten leiden unter Burnout, Depressionen, Angststörungen, PTBS oder Suchterkrankungen, z. T. mehr, als das vom Durchschnitt der Allgemeinbevölkerung und dem hohen sozioökonomischen Status des Berufsstandes her zu erwarten wäre. Zum Leiden der Betroffenen kommt hinzu, dass einerseits die Arbeitsqualität i. S. von Arzt-Patient-Interaktion, Behandlungsqualität und Fehlerrate unter diesen Zuständen leidet, andererseits Betroffene häufiger den ärztlichen Beruf verlassen. Belastende Arbeitsbedingungen, die nicht zwingend zum Beruf gehören, wie Arbeitsstress (Job Strain, Gratifikationskrisen, illegitime Aufgaben u. a.) tragen zu einem erhöhten Krankheitsrisiko bei, wären im Prinzip zu weiten Teilen vermeidbar und müssen eigentlich nach gesetzlichen Vorgaben reduziert werden, was aber in der Realität nicht passiert.

Das scheint – betrachtet man die Einbußen bei der Leistungsfähigkeit, das Risiko für Behandlungsfehler, die Personalfluktuation und den Personalmangel – auch ökonomisch widersinnig. Der Umgang mit der eigenen Krankheit ist bei Ärztinnen und Ärzten, gerade was psychische Störungen angeht, davon geprägt, dass Hilfe zu selten und zu spät aufgesucht wird. Eine Änderung der Kultur, in der auch der ärztliche Berufsstand schwach und hilfsbedürftig sein darf, könnte hier Abhilfe schaffen. Eine besondere Aufmerksamkeit für psychische Problematiken anderen Ärzt*innen gegenüber, begegnet man ihnen als Kolleg*innen oder als Patient*innen, ist daher geboten.

105.3 Interventionen zur Unterstützung der Gesundheit von Gesundheitsfachkräften

Interventionen können auf sozialpolitischer Ebene, auf organisationaler Ebene, auf der Ebene der konkreten Arbeitsbedingungen und auf der Ebene der einzelnen Mitarbeitenden erfolgen. Bei **verhältnispräventiven,** organisationsbezogenen Maßnahmen geht es in erster Linie um eine gemeinsame Arbeit von Teams oder auch ganzen Abteilungen an den objektiv bestehenden Arbeitsbedingungen. Bei **verhaltenspräventiven** Interventionen geht es komplementär darum, die einzelnen Mitarbeitenden zu stärken. Dies kann ganz unterschiedliche Angebote umfassen: Oft geht es hier um Angebote wie Meditation und/oder Entspannungsmaßnahmen. Oder es handelt sich um Seminarangebote, die unterschiedliche, persönlich relevante Aspekte behandeln, z. B. Vereinbarkeit von Beruf und Familie, verbesserte Orientierung bei einer Fülle von z. T. widersprüchlichen Aufgaben („Dilemmakompetenz"), Vermittlung individueller Führungskompetenzen u. v. m. Vielen verhaltenspräventiven Seminaren ist gemeinsam, dass sie eine persönliche Reflexion der aktuellen eigenen Befindlichkeit am Arbeitsplatz ermöglichen. Oft ist das Ziel solcher Seminare eine **verbesserte Selbstwahrnehmung und Selbststeuerung.**

Im Folgenden werden wir aktuelle Ansätze zur Prävention in den Gesundheitsberufen darstellen. Bei der Beschreibung von entsprechenden Interventionen erweitert sich das Spektrum dieses Beitrags von Ärzt*innen auf alle Gesundheitsberufe, insbesondere die Pflege, da Interventionen in Kliniken und Praxen sinnvollerweise meist interdisziplinär erfolgen.

105.3.1 Abteilungsübergreifend: innovative Organisationskultur und psychosoziales Sicherheitsklima

Speziell im Gesundheitswesen braucht es ein „neues ökonomisches Mantra" (persönl. Mitteilung Mathias Lohmer), also offen und gezielt erarbeitete und kommunizierte gemeinsame Werte und Ziele, die sich im konkreten Miteinander, in konkreten Handlungen und Maßnahmen widerspiegeln. Eine solche Haltung trägt dazu bei, mehr „Zufriedenheitsfaktoren" am Arbeitsplatz zu implementieren.

Früher galt beim Thema Arbeitsstress gerade im Gesundheitswesen häufig, dass die/der einzelne Mitarbeitende diesbezüglich für sich selbst sorgen muss. Demgegenüber setzt sich in Kliniken und Praxen immer mehr die Idee durch, dass Sicherheit und Gesundheit am Arbeitsplatz auf vielen Ebenen von der jeweiligen **Organisationskultur** bzw. dem Top-Management abhängen (Zadow und Dollard 2016). Auf dem Boden der Organisationskultur entstehen dann die konkreten Arbeitsbedingungen.

Ein diesbezügliches Konzept erscheint uns besonders geeignet für das Gesundheitswesen: Das theoretisch fundierte Konzept des **Psychosocial Safety Climate** (PSC, Formazin et al. 2021; ➤ Box 105.1) wendet Prinzipien einer humanen Arbeitswelt auf den internen Funktionszustand einer Abteilung/Klinik/Organisation an und verbindet dies mit externen ökonomischen Anforderungen. Inhaltlich beschreibt PSC in einer Organisation ein spezifisches Klima, nach dem das Top-Management und die nachgeordneten Führungsebenen entscheiden und handeln. Es misst mithilfe mehrerer Fragen im Kern die Wahrnehmung der Mitarbeitenden, ob in ihrer Organisation die Gesundheit der Mitarbeitenden genauso wichtig ist wie die Produktivitätszahlen.

BOX 105.1

Die vier Items der validierten deutschsprachigen Version der PSC-4 (Formazin et al. 2022)

- Die Geschäftsleitung beteiligt sich an der Vermeidung von Stress im Unternehmen.
- Die Geschäftsleitung hält die psychische Gesundheit der Beschäftigten für genauso wichtig wie die Leistung des Unternehmens.
- Die Kommunikation unter den Beschäftigten zum Thema „psychische Gesundheit" ist in unserem Unternehmen gut.
- In unserem Unternehmen ist die Prävention von Stress eine gemeinsame Aufgabe, bei der das ganze Unternehmen zusammenarbeitet.

Ein „gelebtes" PSC-Klima wird daran sichtbar, dass entsprechende Aspekte in die Entscheidungsprozesse der obersten Führungsebene mit eingehen. Mit diesem Konzept in Einklang stehende Interventionen zielen auf die **Ursachen** von belastenden konkreten Arbeitsbedingungen, nicht primär auf die konkreten Arbeitsbedingungen selbst ab. Um PSC zu fördern, muss es eine regelmäßige offene Kommunikation zwischen allen Mitarbeitergruppen und dem Top-Management geben. Dies geschieht in Gesprächsrunden, in denen dieser Austausch über objektive Arbeitsbedingungen und deren subjektives Erleben stattfindet (s. u.), und gemeinsam konkrete Verbesserungen der Arbeitsbedingungen erarbeitet werden (z. B. „Runde Tische" in Kliniken). PSC führt so zu mehr Zusammenarbeit und mehr Partizipation.

Eine steigende Anzahl an Publikationen zeigt, dass PSC positiv mit Variablen wie Motivation, Arbeitsengagement, Produktivität und selbstberichtetem Gesundheitszustand sowie einer verminderten Anzahl von AU-Tagen („motivational pathway") korreliert ist. Zugleich zeigt PSC negative Korrelationen mit AU-Zeiten (Zadow et al. 2017). Speziell im Gesundheitswesen korrelierte ein niedriges PSC in einer Querschnittstudie mit knapp 9.000 Mitarbeitenden im Gesundheitswesen mit emotionaler Erschöpfung und anderen Gesundheitsrisiken (Bronkhorst und Vermeeren 2016).

PSC ist wirksam, weil es auf soziales Kapital einzahlt, indem es ein Gefühl von „Gesehen-Werden" und individueller Wertschätzung bei den Mitarbeitenden ermöglicht sowie Partizipation und Teamzusammenhalt fördert („motivational pathway").

Vertrauen in haltgebende Beziehungen ist der stärkste Resilienzfaktor beim Menschen und hat zentralen Einfluss auf die Bewältigung sogar von traumatischen Erfahrungen. Bezogen auf eine Klinik-/Abteilungsorganisation ist ein solches subjektives Mindset bei den Beschäftigten nach bisherigem Wissen mit mehr Gesundheit und mehr Zufriedenheit verbunden (Barnicot et al. 2023).

Eine **Organisationskultur** prägt das allgemeine Mindset einer Organisation. Hier können Rückschlüsse aus der Placeboforschung gezogen werden: Die Wahrnehmung eines Gegenübers als emotional warm und kompetent erhöht die Wirksamkeit von subjektiven Erwartungen bzw. „psychologischen Botschaften". Eine psychologische Botschaft ist demgegenüber nicht wirksam, wenn das Gegenüber als emotional kühl wahrgenommen wird (Howe und Crum 2017). Damit übereinstimmend fanden Gaab et al. (2019), dass die Wirkung von psychologischen „Placebos", also sinnstiftenden Botschaften, nur wirksam innerhalb einer als unterstützend/freundlich wahrgenommenen Beziehung ist.

RESÜMEE

Diese Befunde legen nahe, dass eine als empathisch und emotional warm empfundene Organisationskultur (Klinik-/Praxiskultur) die Wirksamkeit einer gemeinsam formulierten positiven Erwartung, z. B. Patienten bestmöglich zu behandeln, die Gesundheit von Mitarbeitern zu fördern, die Entwicklung einer Klinikabteilung zu verbessern etc., unterstützt und fördert. Ein solches Klima wird durch PSC gefördert.

105.3.2 Abteilungsbezogen: regelmäßige Reflexionsräume für Teams und Gruppen schaffen und pflegen

Partizipative Entscheidungsprozesse und Reflexionsräume der täglichen praktischen Arbeit sind auch für Teams zentral.

Zwack und Ehlers (2022, S. 36) beschreiben gerade im Gesundheitswesen einen aus Zeitdruck und der Standardisierung von Prozessen resultierenden „Kreislauf aus Effizienzdruck und Entsolidarisierung": Unter Zeitdruck verarmt die Kommunikation, gesucht werden Abkürzungen und schnelle Erleichterungen. Multitasking wird dabei oft als „*nichts richtig zu Ende bringen können*" erlebt (Schweitzer 2022, S. 184). Für eine Gruppe, eine Abteilung oder ein Team bleiben dann wenig Zeit und Raum, um gemeinsam Ziele zu entwickeln. Gerade aus einer solchen gemeinsamen Arbeit kann aber Vertrauen erwachsen. Das gegenseitige Vertrauen schwindet, wenn solche planenden und reflexiven Teamräume nicht mehr bestehen. So entwickeln sich Abwärtsspiralen, die zu individuellem Rückzug und fehlendem Verbundenheitsgefühl mit der Gruppe bzw. dem Team führen. Das wiederum erhöht die gefühlte Belastung der einzelnen Mitarbeitenden. *„Druck schafft Entsolidarisierung"* (Jochen Schweitzer; persönl. Mitteilung).

Solche Gruppendynamiken haben wir während eines mehrjährigen Projekts (Mulfinger et al. 2019) in verschiedenen Krankenhäusern wiederholt beobachten können. Bisherige Erfahrungen und Eindrücke beim Arbeiten im Gesundheitswesen sind:

- Oft besteht – auch auf dem Boden der oben beschriebenen Zusammenhänge – **zu wenig Austausch/Kontakt zwischen Führung und Geführten** und nicht selten auch eine geringe Präsenz der Führungskraft, die dann besonders zur Projektionsfläche für die Übertragungen der Mitarbeitenden wird.
- Es entstehen und verbreiten sich dann rasch **negative emotionale Mindsets** – bewusst oder auch unbewusst.
- Wenn es keinen Raum für offenen Austausch gibt, äußert sich Emotionales oft bewusst oder unbewusst im sog. **Handlungsdialog:** Mitarbeiter finden so – ohne es auszusprechen – vorsprachliche „Lösungen" für zwischenmenschliche Konflikte und gefühlte Notlagen. Dieser Handlungsdialog kann sich in emotionalem und sozialem Rückzug, einer Reduktion der Arbeitszeit, häufigen AU-Zeiten und natürlich auch in Kündigungen und fehlenden neuen Bewerbungen äußern.

Nach über 40 Jahren im Wissenschaftsbetrieb, oft mit dem Fokus Medizinische Organisationsberatung, konstatiert Schweitzer (2022, S. 225) zugespitzt: *„zu viele nutzlose Problembeschreibungen, zu wenig nützliche Problemlösungen."* Im Folgenden soll daher auf praktisch hilfreiche Interventionen im Gesundheitswesen eingegangen werden, zunächst auf allgemeine Prinzipien, danach auf konkrete empirische Befunde.

Um ein Team im Gesundheitswesen darin zu unterstützen, zufrieden, gesund und kreativ zu bleiben oder wieder zu werden, sind sinnvollerweise interdisziplinäre Interventionen auf Team- und Abteilungsebene zentral wichtig: Diese haben eine Zwitterrolle: Sie dienen zum einen der emotionalen Entlastung des/der einzelnen Mitarbeitenden, stärken aber durch partizipatives Arbeiten auch den Teamzusammenhalt. Sinnvoll erscheint uns hierbei eine Verbindung von Teamsupervision, in der es sowohl um das subjektive individuelle Erleben, einen offenen Austausch, offene Kommunikation und wenn möglich Klärung von Konflikten geht, mit „ergebnisorientierten Ansätzen des Projektmanagements" (Schweitzer 2022, S. 186). Dabei ist es wichtig, die Gruppe zu motivieren, zwischen den Sitzungen sehr konkret und mit klaren Verantwortlichkeiten an ihren Arbeitsbedingungen zu arbeiten. In den Sitzungen sollten alle Entscheider vertreten sein. Eine solche gemeinsame Arbeit kann den Realitätsbezug der Gruppe stärken und dabei den emotionalen Zusammenhalt untereinander fördern („Holding-together"-Funktion).

Der psychodynamische Organisationsberater Heltzel nennt Räume der gemeinsamen Reflexion, in denen solche Prozesse ablaufen können, „**Übergangsräume**", in denen es um den **Bereich zwischen objektiven Fakten und subjektivem Erleben** („Fantasie und äußerer Realität") geht (Heltzel 2021, S. 77 f.). Hier können die Ursachen für vorsprachliche Handlungsdialoge zur Sprache kommen, und es kann gemeinsam nach Lösungen – oder auch nur einer bewussten persönlichen Haltung – gesucht werden. Es braucht solche Übergangsräume, um in einem sich dynamisch verändernden Gesundheitswesen Unsicherheiten und Überlastungen bestmöglich bewältigen zu können (**Containment**).

105.3.3 Arbeiten mit Abteilungen und Teams in der Krise: posttraumatisches Wachstum

Eine englische Arbeitsgruppe untersuchte die Einflussfaktoren bei Mitarbeitenden des englischen National Health Service (NHS) während der ersten Monate der COVID-19-Pandemie zu posttraumatischem Wachstum geführt haben (Barnicot et al. 2023).

Posttraumatisches Wachstum wurde dabei definiert als „positive psychologische Veränderung, die das Resultat einer Auseinandersetzung mit stark herausfordernden Lebenserfahrungen ist (Barnicot et al. 2023).

Wichtige diesbezügliche positive Einflussfaktoren in dieser Querschnittsstudie mit leider geringer Teilnahme (3 %) aller NHS-Mitarbeitenden waren u. a. selbstreflektive Aktivitäten wie Meditation/MBSR, Unterstützung durch die Vorgesetzten und die Bevölkerung sowie die Möglichkeit, ständig dazuzulernen, die auch „growth mindset" genannt wird und die Fähigkeit bezeichnet, aus Fehlern zu lernen und innovative Lösungen zu finden.

105.3.4 Empirische Befunde zu verhaltens- und verhältnispräventiven Interventionen im Gesundheitswesen

Verhaltens- und verhältnispräventive Maßnahmen werden am besten geplant, nachdem eine gemäß dem Arbeitsschutzgesetz durchzuführenden Gefährdungs- und Belastungsbeurteilung durchgeführt worden ist. In der Regel wird dann eine Kombination von verhaltens- und verhältnispräventiven Interventionen erfolgen, die zusammen mit Vertretern der verschiedenen Berufsgruppen einer Klinik/Institution geplant wird. Zur Wirksamkeit von verhaltens- und verhältnispräventiven Interventionen liegen einige systematische Reviews und Metaanalysen vor, die im Folgenden kurz zusammengefasst werden:

Ruotsalainen et al. (2014) gingen in einem systematischen Review der Frage nach, welche **Maßnahmen zur Verhinderung von berufsbedingtem Stress** bei Mitarbeitenden aller Berufsgruppen im Gesundheitswesen evidenzbasiert wirksam sind. Das Review erfasste 58 Studien mit insgesamt 7.188 Teilnehmenden im Zeitraum von 1966 bis Ende 2013. Eingeschlossen wurden randomisierte kontrollierte Studien (besonders bei verhaltenspräventiven Fragestellungen), bei organisationsbezogenen Interventionen wurden auch Studien ohne RCT-Design und auch reine prospektive Verlaufsstudien (Vorher-Nachher-Messungen) berücksichtigt. Von den insgesamt 58 Studien waren 14 Seminare nach kognitiv-behavioralen (KVT-) Prinzipien organisiert, 21 Interventionen hatten mentale und körperliche Entspannungsmaßnahmen zum Inhalt, 6 Interventionen kombinierten KVT und Entspannungsverfahren. Zusätzlich wurden 20 verhältnispräventive Interventionen eingeschlossen. Der Follow-up-Zeitraum schwankte zwischen < 1 Monat bis > 6 Monate nach Ende der Intervention. 35 Studien schlossen ausschließlich Pflegekräfte ein, 15 Studien hingegen alle Gesundheitsberufe, also auch Ärzt*innen. Die Autor*innen fanden Evidenz niedriger Qualitätsstufe dafür, dass (**verhaltenspräventive**) **kognitiv-behaviorale Interventionen mit oder ohne Entspannungstechniken** Burnout-Symptome im Zeitraum von bis zu 6 Monaten nach der Intervention reduzieren konnten. Insgesamt konnten die Stresslevel der Teilnehmenden im Vergleich zu Kontrollgruppen (keine Intervention) um ca. 13 % reduziert werden. Die Effekte von **Entspannungsmaßnahmen** waren mit denen von KVT-Interventionen vergleichbar. Zwischen den primär körperlichen Entspannungsmaßnahmen wie Massage und den mentalen Entspannungsmaßnahmen wie MBSR bestanden keine signifikanten Unterschiede. Die in die Metaanalyse einbezogenen **verhältnispräventiven (organisationsbezogenen) Interventionen** hatten zum Ziel, Arbeitsbedingungen zu verändern, die Unterstützung von Mitarbeitern zu verstärken, die Kommunikation untereinander zu stärken und Arbeitszeitpläne und Arbeitszeiten zu verändern. Es zeigte sich Evidenz niedriger Qualitätsstufe, dass eine Veränderung von Arbeitszeiten und Einsatzplänen („changing work schedules") die Stressbelastung der Mitarbeitenden reduzieren konnte. Andere organisationsbezogene Interventionen waren im Vergleich nicht sicher wirksam. Über alle Interventionen hinweg fanden sich keine Unterschiede in der Wirksamkeit dieser präventiven Interventionen bzgl. der verschiedenen Berufsgruppen. Bis Ende 2013 gab es eher wenige Studien zur Gesundheit von Ärzt*innen. Die Qualität der eingeschlossenen Studien wird als niedrig eingeschätzt.

De Simone et al. (2021) gingen in einem systematischen Review mit Metaanalyse sehr speziell der Frage nach, ob **eher verhaltensorientierte oder eher verhältnispräventive, organisationsbezogene Interventionen** zur Vermeidung von Burnout bei Ärzt*innen wirksam sind. Die verhaltenspräventiven Interventionen in dieser Metanalyse waren häufig auf der Grundlage der KVT konzipiert. Die eingeschlossenen organisationsbezogenen Interventionen zielten auf einfache Veränderungen des zeitlichen Ausmaßes und Ablaufs der Arbeitstätigkeit (Einsatzpläne) bzw. auf eine Veränderung verschiedener Arbeitsbedingungen (z. B. Reduktion des Arbeitsumfangs, Änderungen von Einsatzzeiten, Strukturen und Prozessen, verbesserte Kommunikation zwischen Organisationseinheiten, Förderung des Teamzusammenhalts). Insgesamt wurden 19 Studien in die Analyse einbezogen. Alle Interventionen hatten das Ziel, Stress am Arbeitsplatz zu vermindern (MBI oder andere validierte Maße). Untersucht wurde die Wirksamkeit der Interventionen auf die Ausprägung des Burnout-Scores bzw. auf die drei Burnout-Dimensionen nach Maslach. Die Autoren kamen zu folgenden Ergebnissen:

> Verhältnispräventive (organisationsbezogene) Interventionen für Ärzt*innen waren mit einer stärkeren Reduktion des Burnout-Scores verbunden (mittlerer Effekt) als primär verhaltenspräventive Interventionen (geringer signifikanter Effekt).

Organisationsbezogene Interventionen, die den direkten Arbeitsumfang und eine Änderung der Arbeitszeiten zum Ziel hatten, waren wirksamer als solche, die mehr die Qualität der Arbeit, wie Veränderungen von Strukturen und Prozessen, Verbesserung der Kommunikation sowie Verbesserung von Teamwork und Jobkontrolle fokussierten (de Simone et al. 2021). Die Autoren erklären dieses Ergebnis damit, dass auch das Phänomen des Burnouts insgesamt stärker als ein organisationsbedingtes Phänomen und weniger als ein rein individuelles Phänomen betrachtet wird. Die Kombination von verhaltens- und verhältnispräventiven Maßnahmen sei sinnvoll; verschiedene verhaltenspräventive Maßnahmen seien dann effektiv, wenn sie von verhältnispräventiven, organisationsbezogenen Maßnahmen begleitet würden.

Ein weiteres systematisches Review mit Metaanalyse (Fendel et al. 2021) untersuchte speziell die Wirksamkeit von **rein verhaltenspräventiven Mindfulness-basierten Interventionen** (Adaptationen des MBSR oder standardisiertes MBSR-Vorgehen) auf eine Verminderung von Burnout und Stress unter Ärzt*innen. Eingeschlossen wurden 6 randomisierte und 19 nichtrandomisierte Längsschnittstudien. Insgesamt ergaben sich eine geringe Reduktion von Burnout und eine moderate bis geringe Reduktion von Stress bei insgesamt 925 in die Studie eingeschlossenen Ärzt*innen. In 11 der 25 Studien betrug der Follow-up-Zeitraum durchschnittlich 5,3 Monate: Bei dieser verlängerter Nachbeobachtung zeigte sich eine moderate Effektstärke für die Reduktion von Burnout und Stress. Der Interventionseffekt bzgl. Burnout- und Stressreduktion war unabhängig vom Studiendesign, dem genauen Interventionsformat und dem karrieremäßigen Entwicklungsstand der Ärzt*innen. Die Qualität vieler eingeschlossener Studien wurde nicht als hochwertig bewertet.

Xu et al. (2020) untersuchten in einem systematischen Review die Effektivität von Interventionen speziell in Notfallambulanzen. Dabei wurden alle Berufsgruppen eingeschlossen, die in einer Notfallambulanz arbeiten. Ausgewertet wurden alle zwischen 2008 und 2019 publizierten Studien zu verhaltens- und verhältnispräventiven Interventionen (n = 14). Dabei handelte es sich z. T. um randomisierte Studien, z. T. aber auch um nichtkontrollierte prospektive Beobachtungsstudien. Verhaltenspräventive Interventionen mit Schwerpunkt Mindfulness waren geeignet, unter den Mitarbeitenden einer Notfallambulanz arbeitsbezogenen Stress und Burnout zu reduzieren. Organisationsbezogene, verhältnispräventive Interventionen konnten individuelles Stresserleben reduzieren, führten z. T. aber sogar zu einem Zuwachs von Burnout. Die Autoren schränken ein, dass die methodische Qualität der eingeschlossenen Studien stark schwankte und die Durchführung methodisch hochwertiger wissenschaftlicher Studien notwendig sei.

RESÜMEE

Insgesamt zeichnen sich in der empirischen Literatur zu Interventionen zur Förderung der Gesundheit von Ärzt*innen und überhaupt der Gesundheitsberufe folgende Kernaussagen ab:

1. Die wissenschaftliche Evidenz ist dünn, da viele Studien in diesem Bereich methodisch keine sicheren Aussagen erlauben. Die Anzahl der Publikationen ist in den letzten ca. 10 Jahren deutlich gestiegen. Personalmangel und demografischer Wandel führen zu einer immer größeren Offenheit gegenüber konkreten Maßnahmen in Kliniken und Praxen.
2. Verhältnispräventive Interventionen scheinen etwas wirksamer zu sein als verhaltenspräventive Interventionen: Die Veränderung von belastenden Arbeitsbedingungen wirkt stärker als eine „Resilienzsteigerung" beim Einzelnen.

3. Die Wirksamkeit ist bei sowohl verhaltens- als auch verhältnispräventiven Interventionen gering bis mittelgradig, was angesichts der Komplexität des Gesundheitswesens auch zu erwarten ist – ob sie auch klinisch bedeutsam ist, ist noch nicht bewiesen.
4. Vieles spricht dafür, beide Ansätze – wo sinnvoll und möglich – i. S. von für das jeweilige Setting partizipativ entwickelten Interventionen zu kombinieren.
5. Es gibt keine Hinweise, dass Ärzte anders von entsprechenden Interventionen profitieren als andere medizinische Berufsgruppen, z. B. Pflegekräfte. Dies spricht u. E. für die Planung und Durchführung interdisziplinär besetzter Interventionen im Gesundheitswesen.
6. Die methodische Qualität der eingeschlossenen Studien ist oft nicht zufriedenstellend. Hier braucht es weitere hochwertige anwendungsorientierte Forschung. Die bisherigen Ergebnisse legen aber nahe, dass psychosoziale Interventionen mit Beschäftigten des Gesundheitssystems sinnvoll und wirksam sind.

LITERATURAUSWAHL

Bianchi R, Schonfeld IS, Laurent E. Burnout–depression overlap: A review. Clin Psychol Rev 2015; 36: 28–41.

Dutheil F, Aubert C, Pereira B, et al. Suicide among physicians and health-care workers: A systematic review and meta-analysis. PloS One 2019; 14(12): e0226361.

Formazin M, Ertel M, Kersten N, Nübling M. Psychosocial Safety Climate. Validierung der deutschen Fragebogenversion. Z Arb Organ 2022; 66(3): 129–142.

Harvey SB, Epstein RM, Glozier N, et al. Mental illness and suicide among physicians. Lancet 2021: 398(10303): 920–930.

Hodkinson A, Zhou A, Johnson J, et al. Associations of physician burnout with career engagement and quality of patient care: Systematic review and meta-analysis. BMJ 2022; 378: e070442. DOI: 10.1136/bmj-2022-070442.

Mata DA, Ramos MA, Bansal N, et al. Prevalence of depression and depressive symptoms among resident physicians: a systematic review and meta-analysis. JAMA 2015; 314(22): 2373–2383.

Zadow A, Dollard MF, McLinton SS, et al. Psychosocial safety climate, emotional exhaustion, and work injuries in healthcare workplaces. Stress Health 2017; 33(5): 558–569. DOI: 10.1002/smi.2740.

Register

D

J

K

M

O

Q

R

T

U